Klinische Psychologie und Psychotherapie

Tobias Teismann
Patrizia Thoma
Svenja Taubner
André Wannemüller
Kirsten von Sydow

Klinische Psychologie und Psychotherapie

Ein verfahrensübergreifendes Lehr- und Lernbuch

hogrefe

Prof. Dr. Tobias Teismann, geb. 1975. Diplom-Psychologe und Psychologischer Psychotherapeut (Verhaltenstherapie), Supervisor (VT). 1996–2002 Studium der Psychologie in Mainz und Bochum. 2004–2012 Wissenschaftlicher Mitarbeiter in der Abteilung für Klinische Psychologie und Psychotherapie an der Ruhr-Universität Bochum. 2009 Promotion. Seit 2012 Geschäftsführender Leiter des Zentrums für Psychotherapie (ZPT) am Forschungs- und Behandlungszentrum für Psychische Gesundheit (FBZ) der Ruhr-Universität Bochum. 2017 Habilitation. Seit 2023 Apl.-Professur. Arbeitsschwerpunkte: Depression und Suizidalität.

Prof. Dr. Patrizia Thoma, geb. 1979. Diplom-Psychologin und Psychologische Psychotherapeutin (Verhaltenstherapie), Klinische Neuropsychologin (PTK), Supervisorin (VT). 1999–2004 Studium der Psychologie in Bochum. 2008–2009 Post Doc am University College London. 2004–2015 Wissenschaftliche Mitarbeiterin der Abteilung Neuropsychologie der Ruhr-Universität Bochum. 2007 Promotion. 2015 Habilitation. Seit 2019 Co-Leitung des Neuropsychologischen Therapie Centrums und der Ruhr-Akademie für Neuropsychologie an der Ruhr-Universität Bochum. Seit 2021 Apl.-Professur. Arbeitsschwerpunkt: Soziale Kognitionen bei psychischen und neurologischen Erkrankungen.

Prof. Dr. Svenja Taubner, geb. 1973. Diplom-Psychologin und Psychologische Psychotherapeutin (Analytische Psychotherapie und Tiefenpsychologisch fundierte Psychotherapie für Kinder, Jugendliche und Erwachsene), Supervisorin (TP). 1992–1998 Studium der Psychologie in Bremen. 2002–2013 Wissenschaftliche Mitarbeiterin an den Universitäten Bremen, Kassel und Ulm. 2007 Promotion. 2010–2013 Juniorprofessorin für Entwicklungspsychopathologie an der International Psychoanalytic University Berlin. 2013–2015 Professorin für Klinische Psychologie und Psychotherapie an der Alpen-Adria-Universität Klagenfurt (Österreich). Seit 2016 Lehrstuhlinhaberin und Direktorin des Instituts für Psychosoziale Prävention am Universitätsklinikum Heidelberg. Arbeitsschwerpunkte: Mentalisierung bei Persönlichkeitsstörungen, Psychotherapieforschung und Prävention von psychischen Erkrankungen.

PD Dr. André Wannemüller, geb. 1980. Diplom-Psychologe und Psychologischer Psychotherapeut (Verhaltenstherapie), Supervisor (VT). 2000–2006 Studium der Psychologie in Wuppertal. 2006–2009 Postgraduales Studium der Psychotherapie in Bochum. 2012 Promotion. Seit 2012 Wissenschaftlicher Mitarbeiter in der Arbeitseinheit für Klinische Psychologie und Psychotherapie der Ruhr-Universität Bochum. 2023 Habilitation. Seit 2020 Akademischer Rat am Lehrstuhl für Klinische Psychologie und Psychotherapie an der Ruhr-Universität Bochum. Arbeitsschwerpunkt: Angst- und Psychotherapieforschung.

Prof. Dr. Kirsten von Sydow. Diplom-Psychologin, Psychologische Psychotherapeutin (Systemische Psychotherapie und Tiefenpsychologisch fundierte Psychotherapie) und Kinder- und Jugendlichenpsychotherapeutin, Supervisorin (ST). 1979–1984 Studium der Psychologie in Bonn. 1985–2001 Wissenschaftliche Mitarbeiterin an den Universitäten Bonn, Augsburg, München (LMU) und Gießen sowie am Max-Planck-Institut für Psychiatrie München. 1991 Promotion. 2002 Habilitation. 2002–2005 Vertretungsprofessorin für Klinische Psychologie und Psychotherapie an den Universitäten Duisburg-Essen und Hamburg. 2009 Vertretungsprofessorin an der Universität Hamburg. 2010–2013 Professorin für Klinische Psychologie und Psychotherapie an der Psychologischen Hochschule Berlin (PHB, 50 %). Seit 2005 eigene Psychotherapiepraxis in Hamburg (TP und ST). Seit 2022 Professorin für Klinische Psychologie und Psychotherapie, Schwerpunkt Systemische Therapie an der Medical School Hamburg (MSH, 50 %). Arbeitsschwerpunkte: Psychotherapieforschung, besonders zur Systemischen Therapie, Bindungstraumata, sexuelle Entwicklung.

Bibliografische Information der Deutschen Nationalbibliothek
Die Deutsche Nationalbibliothek verzeichnet diese Publikation in der Deutschen Nationalbibliografie; detaillierte bibliografische Daten sind im Internet über http://dnb.dnb.de abrufbar.

Hogrefe Verlag GmbH & Co. KG
Merkelstraße 3
37085 Göttingen
Deutschland
Tel. +49 551 999 50 0
Fax +49 551 999 50 111
info@hogrefe.de
www.hogrefe.de

Umschlagabbildung: © stock.adobe.com / Jacob Lund
Satz: Sabine Rosenfeldt, Hogrefe Verlag GmbH & Co. KG
Druck: mediaprint solutions GmbH, Paderborn
Printed in Germany
Auf säurefreiem Papier gedruckt

1. Auflage 2024

(E-Book-ISBN [PDF] 978-3-8409-3148-2; E-Book-ISBN [EPUB] 978-3-8444-3148-3)
ISBN 978-3-8017-3148-9
https://doi.org/10.1026/03148-000

Vorwort

Das Lehr- und Lernbuch richtet sich primär an Masterstudierende des Direktstudiengangs Psychotherapie und orientiert sich in seinen Inhalten an der Psychotherapie-Approbationsordnung von September 2020. Ziel des Buches ist es, die zentralen klinischen Inhalte des Studiengangs zusammenfassend und in einer möglichst lernfreundlichen Weise zu vermitteln. Mit Blick auf die Breite des Faches und die Anforderungen der Approbationsordnung ist das Buch sicher umfangreicher geworden, als man es sich aus Studierendenperspektive wünschen würde. Wir hoffen jedoch, dass das notwendige Wissen so klar und verständlich vermittelt wird, dass die Auseinandersetzung als lohnenswert betrachtet wird.

Mit Blick auf die Kondensierung von Inhalten hatten die Autorinnen und Autoren des Buches die Anweisung, nur solche Inhalte aufzuschreiben, die zu den jeweiligen Themen absolut zwingend gewusst werden sollten. Verschiedene „Ausschweifungen" sind trotzdem vorhanden, aber darüber, was absolute „Essentials" und was vertiefende Zusatzinformationen sind, lässt sich natürlich mitunter debattieren. In einem einbändigen Lehr- und Lernbuch müssen selbstverständlich Inhalte ausgespart werden: Nicht zu allen Störungsbildern der ICD-10 gibt es ein Kapitel und hinsichtlich der Therapieverfahren haben wir uns auf die Hauptströmungen konzentrieren müssen. Gleichwohl sind sehr viele Bereiche abgedeckt: Mit Blick auf den unterschiedlichen therapeutischen Hintergrund der Herausgeberinnen und Herausgeber ist es gelungen, sowohl die kognitiv-verhaltenstherapeutische, als auch die psychodynamische/psychoanalytische, systemische und neuropsychotherapeutische Perspektive gleichberechtigt zu berücksichtigen – und dies mit Blick auf die verschiedenen Störungsbilder, die unterschiedlichen Zielgruppen psychotherapeutischer Interventionen und die konkrete Gestaltung einer psychotherapeutischen Behandlung. Das Buch fühlt sich dabei selbstverständlich einer empirisch-wissenschaftlichen Grundhaltung verpflichtet. Zu allen Diagnostik- und Therapieverfahren wird auf deren empirische Basis verwiesen bzw. es wird kenntlich gemacht, wenn Verfahren, die in der klinischen Praxis Verwendung finden, (bislang) keine ausreichende empirische Fundierung aufweisen. Letzteres ist leider immer noch häufiger der Fall, als man es sich wünschen würde.

Eine schwierige Entscheidung galt es bezüglich der dargestellten Störungskriterien zu treffen. Nach vielen internen Debatten haben wir uns für das ICD-10 entschieden. DSM-5 ist schon lange verfügbar und ICD-11 ist gerade verfügbar geworden; nichtsdestotrotz orientiert sich die Approbationsprüfung aktuell an der ICD-10 und die Umstellung des deutschen Gesundheitssystems auf die ICD-11 wird auch erst in einigen Jahren erfolgen. Unter der Perspektive der Prüfungsvorbereitung erschien es uns daher sinnvoll, diese Kriterien in den Mittelpunkt der Störungsbeschreibung zu nehmen; auch wenn es nur wenig zeitgemäß und aus einer Forschungsperspektive überholt erscheinen mag. In allen Störungskapiteln wird allerdings auf Unterschiede zwischen der ICD-10, der ICD-11 und dem DSM-5 verwiesen. Auf diese Weise hoffen wir die bestmögliche Vorbereitung auf die Approbationsprüfung gewährleisten zu können.

Dieses Lehr- und Lernbuch gliedert sich in sechs Teile:

- Teil I „Grundlagen der Klinischen Psychologie und Psychotherapie" beschreibt verschiedene Psychotherapieverfahren und stellt verfahrensübergreifende Perspektiven dar.
- In Teil II „Diagnostik und angewandte Psychotherapie" wird ausführlich auf verfahrensspezifische und verfahrensübergreifende Diagnostikverfahren eingegangen und es werden therapeutische Basiskompetenzen, das verfahrensspezifische Vorgehen bei der Fallkonzeption, therapeutische Standardmethoden und der Abschluss einer Psychotherapie beschrieben. Zusätzlich wird ein Überblick über die pharmakologische Behandlung psychischer Störungen gegeben. Die Darstellungen in diesem Teil des Buches sind darauf ausgelegt, praktisch-therapeutische Hinweise zur Gestaltung der berufsqualifizierenden Tätigkeit im Direktstudium Psychotherapie zu geben.
- Teil III „Störungsspezifische Psychotherapie" geht auf die verschiedenen Störungsbilder und deren Behandlung ein. Theorie und Therapie werden – wenn vorhanden und empirisch abgesichert – aus kognitiv-verhaltenstherapeutischer, psychodynamisch/psychoanalytischer und systemischer Sicht dargestellt, für Störungsbilder, die vorwiegend nach erworbenen Hirnschädigungen auftreten entsprechend primär aus neuropsychotherapeutischer Perspektive. Um Redundanzen zu vermeiden, wird in den jeweiligen Therapiedarstellungen immer wieder auf die Kapitel zu den therapeutischen Standardmethoden verwiesen. Die Kapitel in Teil III verfügen über eine einheitliche Gliederung, um das systematische und zusammenhängende Lernen und die Strukturierung des Wissens zu erleichtern.
- In Teil IV „Modifikationen in Abhängigkeit von spezifischen Merkmalen der Patient:innen und des Settings" wird auf beachtenswerte Besonderheiten in der Behandlung spezifischer Zielgruppen – Kinder und Jugendliche, ältere Menschen, Menschen aus anderen Kulturen und Menschen mit Intelligenzminderung – eingegangen. Darüber hinaus werden Besonderheiten spezifischer Settings beschrieben, z. B. der Einbezug von Bezugspersonen, die Gruppen- und Onlinetherapie sowie die Krisenintervention.
- Teil V „Prävention und Rehabilitation" stellt die Grundzüge der psychologischen Prävention und Rehabilitation dar.

- In Teil VI „Begutachtung, rechtliche und ethische Rahmenbedingungen" wird auf die klinisch-psychologische Begutachtung und auf zentrale Rahmenbedingungen therapeutischen Handelns eingegangen.

Die Darstellung im Buch wird durch ein Onlinesupplement ergänzt, in dem Lernkontrollfragen zu jedem Kapitel bearbeitet werden können (siehe hierzu auch die Hinweise auf Seite 903).

Alle Kapitel in diesem Buch wurden von Studierenden gegengelesen und kommentiert. Wir möchten uns für die unschätzbare Arbeit von (in alphabetischer Reihenfolge) Lea Beermann, Lena Billstein, Ina Deckenhoff, Lara Ehrlich, Julia Ellermann und Vivien Nass ganz herzlich bedanken. Zudem möchten wir allen Autorinnen und Autoren danken. Die Zusammenarbeit hat durchgängig Spaß gemacht und sämtliche Kapitel waren auch für uns Herausgeberinnen und Herausgeber spannend und gewinnbringend zu lesen. Unser Dank gilt schließlich Susanne Weidinger vom Hogrefe Verlag, die den ganzen Prozess der Buchentwicklung unterstützend und motivierend begleitet hat.

Wir würden uns freuen, wenn Ihnen das Buch hilfreiche Dienste im Studium leistet!

Bochum,
Heidelberg,
Hamburg,
Oktober 2023

Tobias Teismann,
Patrizia Thoma,
Svenja Taubner,
André Wannemüller
und Kirsten von Sydow

Inhaltsverzeichnis

Teil III: Störungsspezifische Psychotherapie 365

1 Was ist Klinische Psychologie und Psychotherapie?

Tobias Teismann, Patrizia Thoma, André Wannemüller, Kirsten von Sydow & Svenja Taubner

Inhaltsübersicht

1.1 Klinische Psychologie

Die Klinische Psychologie ist ein Teilgebiet der Psychologie, das sich in Forschung und Praxis mit Determinanten psychischer Störungen und psychischer Gesundheit beschäftigt (siehe Kasten).

Definition: Klinische Psychologie

Klinische Psychologie ist definiert als „diejenige Teildisziplin der Psychologie, die sich mit psychischen Störungen und den psychischen Aspekten somatischer Störungen/Krankheiten befasst. Dazu gehören u.a. die Themen Ätiologie/Bedingungsanalyse, Klassifikation, Diagnostik, Epidemiologie und Intervention (Prävention, Psychotherapie, Rehabilitation, Gesundheitsversorgung, Evaluation)" (Baumann & Perrez, 1998, S. 32).

Der Fokus der Klinischen Psychologie ist das Konstrukt „psychische Störung". Die Klinische Neuropsychologie befasst sich dabei spezifisch mit psychischen Störungen, die als Folge einer erworbenen Erkrankung oder Verletzung des Gehirns auftreten. Anders als man vielleicht denken würde, ist es nicht trivial zu definieren, was eine psychische Störung – in Abgrenzung zu psychischem Normalbefinden – ausmacht. Herangezogen werden hierzu verschiedene Kriterien (Devianz, Leiden, Funktionsbeeinträchtigung), die aber nicht alle immer gegeben sind oder gegeben sein müssen, um von einer psychischen Störung zu sprechen:

1. **Devianz.** Devianz (= Abweichung) kann definiert werden als: (a) Abweichung von einer *statistischen Norm,* d.h. die „Seltenheit" des Verhaltens oder Erlebens wird als Indikator für Störung/Erkrankung genommen. Dieses Kriterium stößt vielfach an Grenzen: So wird beispielsweise ein außergewöhnlich hoher IQ von den wenigsten als gestört betrachtet und Karies bleibt pathologisch, obwohl die Erkrankung sehr häufig ist. (b) Abweichung von einer *sozialen Norm,* d.h. von gesellschaftlichen Erwartungen, wie sich eine gesunde Person zu fühlen und zu verhalten hat. Dieses Kriterium ist auf erhebliche Weise kulturellen und zeitgeistlichen Schwankungen unterworfen, wie beispielsweise die Tatsache, dass Homosexualität bis ins Jahr 1973 als psychische Störung galt, deutlich macht. (c) Abweichung von einer *subjektiven Norm,* d.h. von dem Zustand, in dem eine Person sich zu einem früheren Zeitpunkt befand und der ihren Zielsetzungen, ihren Möglichkeiten und ihren Lebensumständen entsprach. Dieses Kriterium steht in engem Zusammenhang mit dem Erleben von Leidensdruck, verliert aber bereits bei der Betrachtung von Alterungsprozessen an definitorischer Schärfe.
2. **Leiden.** Inwieweit Betroffene (und ihre Bezugspersonen) sich durch Symptome, Denk-, Verhaltens- und Reaktionsweisen belastet fühlen, wird hier als Indikator für Störung/Erkrankung genommen. Das Ausmaß persönlichen Leidens entscheidet darüber, ob beispielsweise Ängste vor Spinnen, Schlangen oder Höhen als spezifische Phobie und damit als psychische Störung verstanden werden oder im Variationsbereich normaler Ängste verortet werden. Gleichzeitig gehen Zustände wie Hypomanie bzw. Manie oder eine organisch bedingte Apathie vielfach nicht mit Leidensdruck bei den Betroffenen (wohl aber häufig bei den Angehörigen) einher und werden gleichwohl als pathologisch verstanden. Auf der anderen Seite sind Liebeskummer und Trauer mit erheblichem Leid verbunden, ohne im Regelfall als pathologisch zu gelten.
3. **Funktionsbeeinträchtigung.** Inwieweit Betroffene durch Symptome, Denk-, Verhaltens- und Reaktionsweisen in ihrer sozialen, schulischen, beruflichen und freizeitbezogenen Lebensführung beeinträchtigt sind, wird hier als Indikator für eine Störung/Erkrankung verstanden. Dieses Kriterium greift beispielsweise, wenn das Haus aufgrund einer Angststörung nicht mehr verlassen werden kann oder eine Manie oder eine Gedächtnisstörung infolge einer neurologischen Erkrankung das Ausführen einer geregelten Tätigkeit verhindert. Gleichzeitig gelingt es vielen Betroffenen auch trotz einer psychischen Problematik ein gehobenes Funktionsniveau aufrechtzuerhalten, sodass auch dieses Kriterium kein definitives Kennzeichen psychischer Störungen ist.

Bei der Beurteilung des Zustands einer Person als psychische Störung wirken die verschiedenen Kriterien – in jeweils unterschiedlicher Gewichtung – zusammen. Allgemein werden psychische Störungen von der American Psychiatric Association (APA) wie folgt definiert (siehe Kasten).

Definition: Psychische Störung

„Eine psychische Störung ist als Syndrom definiert, welches durch klinisch bedeutsame Störungen in den Kognitionen, der Emotionsregulation oder des Verhaltens einer Person charakterisiert ist. Diese Störungen sind Ausdruck von dysfunktionalen psychologischen, biologischen oder entwicklungsbezogenen Prozessen, die psychischen und seelischen Funktionen zugrunde liegen. Psychische Störungen sind typischerweise verbunden mit bedeutsamen Leiden oder Behinderung hinsichtlich sozialer oder berufs-/ausbildungsbezogener und anderer wichtiger Aktivitäten. Eine normativ erwartete und kulturell anerkannte Reaktion auf übliche Stressoren oder Verlust, wie z. B. der Tod einer geliebten Person, sollte nicht als psychische Störung angesehen werden. Sozial abweichende Verhaltensweisen (z. B. politischer, religiöser oder sexueller Art) und Konflikte zwischen Individuum und Gesellschaft sind keine psychischen Störungen, es sei denn, der Abweichung oder dem Konflikt liegt eine der oben genannten Dysfunktionen zugrunde" (APA/Falkai et al., 2015, S. 26).

Bei der Auseinandersetzung mit psychischen Störungen muss immerzu im Blick behalten werden, dass psychische Störungen Konstrukte sind und es sich nicht um tatsächliche Entitäten handelt. Psychische Störungen werden auf Basis eines – empirisch-informierten – konsensualen Prozesses definiert und nicht auf Basis einer bekannten und detektierbaren (biologischen) Verursachung. Dies gilt auch für die Klinische Neuropsychologie, die sich zwar mit psychischen Störungen befasst, die in der Regel mit einer nachweisbaren organischen Ätiologie in Zusammenhang stehen, in ihrer genauen Ausgestaltung dennoch auch bei gleicher organischer Pathologie variieren. Damit geht einher, dass die Definition psychischer Störungen sich über die Zeit und kulturell abhängig wandelt und gewandelt hat (Frances, 2014) und dass es – anders als vielfach im Bereich der somatischen Erkrankungen – keinen objektivierbaren Marker für das Vorliegen einer psychischen Störung gibt. In der Konsequenz hat sich der Begriff der psychischen Störung (mit Krankheitswert) gegenüber dem Begriff der psychischen Krankheit etabliert. Da psychische Störungen immer auch soziale Konstruktionen sind, wird um ihre Konzeptualisierung immer wieder gerungen (Borsboom, 2017).

Was als psychische Störung verstanden wird und wie spezifische psychische Störungen definiert werden, ist in den diagnostischen Klassifikationssystemen psychischer Störungen – der International Classification of Diseases (ICD-10; WHO, 1992) und dem Diagnostic and Statistical Manual of Mental Disorders (DSM-5; APA/Falkai et al., 2015) – festgelegt (siehe Kasten).

ICD-10, ICD-11 und DSM-5

Die im Kapitel V (F) der 10. Revision der Internationalen Klassifikation der Erkrankungen (International Classification of Diseases; ICD-10; WHO, 1992) kodierten diagnostischen Konventionen sind international für alle Gesundheitssysteme und -berufe verbindlich. In insgesamt 11 Unterkapiteln werden verschiedene Formen psychischer Störungen zusammengefasst und mit spezifischen Kodierungen versehen: Organische, einschließlich symptomatischer psychischer Störungen (F00–F09), Psychische Störungen und Verhaltensstörungen durch psychotrope Substanzen (F10–F19), Schizophrene, schizotype und wahnhafte Störungen (F20–F29), Affektive Störungen (F30–F39), Neurotische, Belastungs- und somatoforme Störungen (F40–F48), Verhaltensauffälligkeiten mit körperlichen Störungen und Faktoren (F50–F59), Persönlichkeits- und Verhaltensstörungen (F60–F69), Intelligenzminderung (F70–F79), Umschriebene Entwicklungsstörungen (F80–F89), Verhaltens- und emotionale Störungen mit Beginn in der Kindheit und Jugend (F90–F98) und Nicht näher bezeichnete psychische Störungen (F99). Innerhalb jedes Unterkapitels werden sodann weitere Unterkategorien (z. B. F40 = Phobische Störungen) und die zugehörigen psychischen Störungen (z. B. Agoraphobie, Soziale Phobie, Spezifische Phobie) dargestellt bzw. definiert (siehe Teil III in diesem Band).

Die ICD-11, d. h. die 11. Version der Internationalen Klassifikation der Erkrankungen, trat am 1. Januar 2022 infolge eines umfassenden Revisionsprozesses der ICD-10 in Kraft (https://icd.who.int); über den konkreten Zeitpunkt einer Einführung der ICD-11 in den klinischen Alltag in Deutschland sind aktuell jedoch noch keine definitiven Aussagen möglich.

In der Klinischen Psychologie und Psychotherapie sowie auch in der Psychiatrie wird darüber hinaus das Diagnostic and Statistical Manual of Mental Disorders in seiner aktuell 5. Revision (DSM-5; APA/Falkai et al., 2015) als Standard in der Forschung und Lehre verwendet. Es ist mit der ICD-10 und der ICD-11 kompatibel, definiert aber spezifischer und ausführlicher die Kriterien für die einzelnen Störungskategorien. Das DSM-5 umfasst 22 Störungskategorien (u. a. Depressive Störungen, Angststörungen, Zwangsstörungen und verwandte Störungen) und definiert 374 unterschiedliche psychische Störungen (siehe Kapitel 8).

Kontrastiert wird der Begriff der (psychischen) Störung/Erkrankung vielfach mit dem Begriff der (psychischen) Gesundheit. Die Weltgesundheitsorganisation (WHO) definiert Gesundheit sehr umfassend und markiert hiermit einen weitreichenden gesundheitspolitischen Anspruch (siehe Kasten).

Definition:
Gesundheit und seelische Gesundheit

Gesundheit ist definiert als „Zustand des vollständigen körperlichen, geistigen und sozialen Wohlbefindens und nicht nur das Freisein von Krankheit und Gebrechen. Das Erreichen des höchstmöglichen Gesundheitsniveaus ist eines der Grundrechte jedes Menschen, ohne Unterschied der ethnischen Zugehörigkeit, der Religion, der politischen Überzeugung, der wirtschaftlichen oder sozialen Stellung" (WHO, 2020).

Psychische Gesundheit ist definiert als „ein Zustand des Wohlbefindens, in dem eine Person ihre Fähigkeiten ausschöpfen, die normalen Lebensbelastungen bewältigen, produktiv arbeiten und einen Beitrag zu ihrer Gemeinschaft leisten kann" (WHO, 2022).

Diese Definition macht deutlich, dass (psychische) Gesundheit nicht einfach die Abwesenheit von (psychischer) Krankheit ist, sondern weit darüber hinausgeht. Das Verhältnis von Gesundheit und (psychischer) Störung wird unterschiedlich konzeptualisiert: Während unidimensionale Modelle Gesundheit und Störung/Erkrankung als unterschiedliche Manifestationen einer einzelnen Dimension begreifen (Caspi & Moffit, 2018), verstehen multidimensionale Modelle Gesundheit und Störung/Erkrankung als zwei distinkte Dimensionen (Keyes, 2005).

Die International Classification of Functioning, Disability and Health (ICF), ein Klassifikationssystem der WHO (2008), das vor allem im (neurologischen) Rehabilitationskontext Anwendung findet (siehe Kapitel 44), berücksichtigt für die Beurteilung der Funktionsfähigkeit eines Menschen mit einem Gesundheitsproblem sowohl förderliche als auch einschränkende persönliche und umweltbezogene Kontextfaktoren, um einzuschätzen, inwiefern das jeweilige Gesundheitsproblem einen Menschen tatsächlich an der Ausübung von Aktivitäten und der Teilhabe am gesellschaftlichen Leben hindert. Im therapeutischen Kontext eröffnet eine solche Perspektive, die gesunde Anteile auch im Kontext schwerwiegender Psychopathologie sieht und berücksichtigt, einen ressourcen- und stärkenorientierten Umgang mit Patient:innen.

1.2 Psychotherapie

Unter Psychotherapie wird der gezielte Einsatz psychologischer Methoden zur Reduktion oder Bewältigung von leidvollem und/oder beeinträchtigenden Erlebens- und Verhaltensmustern verstanden (siehe Kasten). Psychotherapie und Neuropsychologische Psychotherapie wird genauso zur Behandlung psychischer Störungen wie auch zur Behandlung psychischer Probleme im Kontext somatischer Erkrankungen genutzt.

Definition: Psychotherapie

Psychotherapie ist ein „bewusster und geplanter interaktioneller Prozess zur Beeinflussung von Verhaltensstörungen und Leidenszuständen, die in einem Konsens (möglichst zwischen Patient, Therapeut und Bezugsgruppe) für behandlungsbedürftig gehalten werden, mit psychologischen Mitteln (d.h. durch Kommunikation) meist verbal aber auch averbal, in Richtung auf ein definiertes, nach Möglichkeit gemeinsam erarbeitetes Ziel ... mittels lehrbarer Techniken auf der Basis einer Theorie des normalen und pathologischen Verhaltens" (Strotzka, 1969, S. 32).

Die Geschichte der Psychotherapie ist geprägt durch verschiedene Therapieverfahren, die sich in den zugrunde liegenden theoretischen Modellen und den abgeleiteten Interventionsstrategien (mehr oder minder) voneinander unterscheiden. Von besonderer Bedeutung sind die psychodynamische Therapie (Psychoanalyse und die tiefenpsychologisch fundierte Therapie), die humanistische Therapie, die systemische Therapie und die Verhaltenstherapie (siehe Kapitel 2 bis 5). Inzwischen hat auch die neuropsychologische Psychotherapie den Status eines eigenen Fachgebietes. Hinter all diesen Oberbegriffen verbergen sich eine Vielzahl an unterschiedlichen Therapieformen, Interventionen und Methoden. Hinzu kommen Variationen mit Blick auf die Zielgruppe (Babys, Kinder, Jugendliche, Erwachsene, Hochbetagte, geflohene Menschen, Menschen mit neurologischen Erkrankungen usw.), das Behandlungssetting (ambulant, teilstationär, stationär, online), die einbezogene Personengruppe (Einzel-, Gruppen-, Familien-, Paartherapie, Multifamilientherapie) und die Dauer der Behandlung (Krisenintervention, Kurzzeittherapie, Langzeittherapie).

In Deutschland unterliegt eine psychotherapeutische Behandlung diversen Regulierungen (siehe Kasten): Von den gesetzlichen Krankenkassen finanziert werden nur sogenannte *Richtlinienverfahren*. Hierzu zählen – schon seit Jahrzehnten – die tiefenpsychologisch fundierte und die analytische Psychotherapie (TP & AP) und die Verhaltenstherapie (VT). Diese Richtlinienverfahren können in Deutschland störungsübergreifend in der Behandlung von Kindern, Jugendlichen und Erwachsenen eingesetzt und mit der Krankenkasse abgerechnet werden. Seit 2012 wurde auch die ambulante neuropsychologische Behandlung – für alle Altersgruppen – in die Leistungen der gesetzlichen Krankenversicherungen aufgenommen. Die systemische Therapie (ST) wurde 2020 zum Richtlinienverfahren – zunächst nur als Verfahren der Erwachsenenpsychotherapie; in Kürze wird ST jedoch auch als Verfahren der Kinder- und Jugendlichentherapie anerkannt werden. Neben den großen Richtlinienverfahren sind auch einzelne Methoden – die sich keiner der Richtlinientherapien zuordnen lassen – wie z.B. Eye Movement Desensitization and Reprocessing (EMDR), in Deutschland als abrechnungsfähig zugelassen. Die humanistischen Verfahren (siehe Kapitel 5) können in Deutschland – trotz ihrer Bedeutung für die Entwicklung und Professionalisierung der Psychotherapie – derzeit nicht als Kassenleistung in Anspruch genommen werden.

Wissenschaftlicher Beirat Psychotherapie

Für die psychotherapeutische Ausbildung und Versorgung sind in Deutschland die Stellungnahmen des Wissenschaftlichen Beirates Psychotherapie (WBP) von besonderer Bedeutung (www.wbpsychotherapie.de). Der WBP wird von der Bundespsychotherapeuten- und der Bundesärztekammer Deutschlands getragen und erstellt Gutachten zur wissenschaftlichen Anerkennung von Psychotherapieverfahren und Psychotherapiemethoden. Der Beirat setzt sich aus sechs Vertreter:innen der Psychologischen Psychotherapeut:innen und der Kinder- und Jugendlichen-Psychotherapeut:innen sowie sechs ärztlichen Vertreter:innen aus den Bereichen „Psychiatrie und Psychotherapie", „Psychosomatische Medizin und Psychotherapie" sowie „Kinder- und Jugendlichenpsychiatrie und -psychotherapie" zusammen. Grundlage für die Arbeit des WBP ist das deutsche Psychotherapeutengesetz (PsychThG) vom 16. Juni 1998.

Die wissenschaftliche Anerkennung eines Psychotherapieverfahrens ist die Voraussetzung dafür, dass eine sozialrechtliche Anerkennung durch den gemeinsamen Bundesausschuss (G-BA) beantragt werden kann (www.g-ba.de). Der GB-A entscheidet darüber, ob für gesetzlich krankenversicherte Menschen ein Leistungsanspruch auf bestimmte Behandlungsformen besteht.

Typischerweise beanspruchen die Vertreter:innen der unterschiedlichen Verfahren, dass die Wirkung der jeweiligen Therapien auf spezifischen – dem jeweiligen Störungs- und Veränderungsmodell entsprechenden – Wegen zustande kommen. In diesem Sinne soll beispielsweise der Erfolg einer Kognitiven Verhaltenstherapie durch die Veränderung dysfunktionaler Kognitionen zustande kommen, der Erfolg einer tiefenpsychologischen Behandlung durch die Klärung eines unbewussten Konfliktes, der Erfolg einer systemischen Therapie durch die Veränderung systeminterner Kommunikation und Beziehungsmuster und der Erfolg einer neuropsychologischen Behandlung durch die Verbesserung beeinträchtigter kognitiver und affektiver Funktionen. Der Nachweis solcher differenzieller Wirkmechanismen steht bislang verfahrensübergreifend aus (Cuijpers et al., 2019), wie auch eine unterschiedliche Wirksamkeit der verschiedenen Richtlinienverfahren immer wieder kritisch infrage gestellt wird (Wampold & Imel, 2015). Vor diesem Hintergrund wurde schon früh versucht, Mechanismen zu identifizieren, die allen erfolgreichen psychotherapeutischen Verfahren gleichermaßen zugrunde liegen (Rosenzweig, 1936; Frank, 1971). Man spricht von sogenannten *Common Factors*. Im Rahmen des sogenannten kontextuellen Wirk-Modells postuliert beispielsweise Wampold (2015; Wampold & Imel, 2015) drei Mechanismen, auf Basis derer Psychotherapie (therapieschulenübergreifend) wirkt (siehe Tabelle 1.1).

Im deutschen Sprachraum sind insbesondere die von Grawe (1995) postulierten Wirkfaktoren einer Psychotherapie bekannt. Grawe (1995) betont vier allgemeine Wirkfaktoren,

Tabelle 1.1: Common Factors nach Wampold (2015)

Wirkfaktor	Beschreibung
Beziehung	Psychotherapie bietet Patient:innen eine empathische und unterstützende Beziehung, die an sich heilsam ist – insbesondere für Patient:innen, die unzureichende oder chaotische soziale Beziehungen haben.
Schaffung von Erwartungen	Psychotherapie vermittelt eine adaptive Erklärung für die Schwierigkeiten von Patient:innen und zeigt gleichzeitig einen Weg auf, wie diese Schwierigkeiten überwunden bzw. bewältigt werden können. Patient:innen entwickeln also die Erwartung, dass sie den aktuellen Zustand überwinden können. Wichtig ist, dass therapeutische Handlungen mit der Erklärung übereinstimmen, sodass sich für Patient:innen ein kohärentes, erwartungskonformes Bild ergibt.
Durchführung von gesundheitsfördernden Maßnahmen	Die therapeutischen Maßnahmen müssen nicht nur zu den Erwartungen passen, sondern auch einen allgemein gesundheitsförderlichen Effekt anzielen: aktiver sein, weniger negativ denken, Beziehungen verbessern, akzeptierender mit sich sein, die Perspektive anderer einnehmen usw. Wenn dies gelingt, dann sind – nach dem kontextuellen Modell – die spezifischen Interventionen, die genutzt werden, irrelevant.

Tabelle 1.2: Wirkfaktoren nach Grawe (1995)

Wirkfaktor	Beschreibung
Motivationale Klärung	Patient:innen erhalten in der Therapie neue Einsichten und Erkenntnisse über die Störungsdynamik, deren Zusammenhänge zu früheren Erfahrungen sowie zu bewussten und unbewussten Zielen und Werten.
Problembewältigung	Patient:innen steigern ihre Kompetenzen zur Bewältigung von Schwierigkeiten und problematischen Situationen sowie zum besseren Umgang mit der Symptomatik und erwerben eine verbesserte Problembewältigungskompetenz sowie eine erhöhte Selbstwirksamkeitserwartung.
Problemaktualisierung	Die meisten Therapien streben an, die problematischen Verhaltens- und Erlebenssituationen im Verlauf der Therapie zu aktivieren (z. B. in einer Expositionssitzung oder einem Stuhldialog), um darauf aufbauend neue Bewältigungsmöglichkeiten oder Erfahrungen zu stimulieren.
Ressourcenaktivierung	Psychotherapie ist dann erfolgreich, wenn sie gezielt positive Möglichkeiten, Eigenarten, Fähigkeiten und Motivationen der Betroffenen berücksichtigt bzw. darauf aufbaut.

die in der Psychotherapie – neben der therapeutischen Beziehung – zu beachten sind (siehe Tabelle 1.2).

Die Frage, ob Therapieverfahren auf unterschiedliche Weise wirken und unterschiedlich effektiv sind, ist nicht beantwortet (Cuijpers et al., 2019); auch deshalb nicht, weil viele Therapiestudien letztlich unzureichende Stichprobegrößen aufweisen (Cuijpers, 2016) und weil es mit Blick auf viele Störungs- und Problembereiche überhaupt keine vergleichende Therapieforschung gibt. Unabhängig davon, ob entsprechende Unterschiede existieren, lohnt sich eine Orientierung an den postulierten Wirkfaktoren in der therapeutischen Prozessgestaltung. Dies sei hervorgehoben, da die folgenden Kapitel in diesem Lehrbuch einer stärker verfahrensorientierten Struktur folgen. Es bleibt abzuwarten, inwieweit sich eine verfahrensübergreifende Vorgehensweise in der Zukunft durchsetzen wird.

Literatur

American Psychiatric Association (APA)/Falkai, P., Wittchen, H.-U., Döpfner, M. et al. (2015). *Diagnostisches und Statistisches Manual Psychischer Störungen – DSM-5*. Göttingen: Hogrefe.

Baumann, U. & Perrez, M. (1998). Grundbegriffe – Einleitung. In U. Baumann & M. Perrez (Hrsg.), *Lehrbuch Klinische Psychologie – Psychotherapie* (S. 31–52). Bern: Huber.

Borsboom D. (2017). A network theory of mental disorders. *World Psychiatry, 16,* 5–13. https://doi.org/10.1002/wps.20375

Caspi, A. & Moffitt, T. E. (2018). All for one and one for all: Mental disorders in one dimension. *American Journal of Psychiatry, 175,* 831–844. https://doi.org/10.1176/appi.ajp.2018.17121383

Cuijpers, P. (2016). Are all psychotherapies equally effective in the treatment of adult depression? The lack of statistical power of comparative outcome studies. *Evidence-based Mental Health, 19,* 39–42. https://doi.org/10.1136/eb-2016-102341

Cuijpers, P., Reijnders, M. & Huibers, M. (2019). The role of common factors in psychotherapy outcomes. *Annual Review of Clinical Psychology, 15,* 207–231. https://doi.org/10.1146/annurev-clinpsy-050718-095424

Frances, A. (2014). *Normal. Gegen die Inflation psychiatrischer Diagnosen.* Köln: DuMont.

Frank, J. D. (1971). Therapeutic factors in psychotherapy. *American Journal of Psychotherapy, 25,* 350–361. https://doi.org/10.1176/appi.psychotherapy.1971.25.3.350

Grawe, K. (1995). Grundriss einer Allgemeinen Psychotherapie. *Psychotherapeut, 40,* 130–145.

Keyes, C. L. M. (2005). Mental illness and/or mental health? Investigating axioms of the complete state model of health. *Journal of Consulting and Clinical Psychology, 73,* 539–548. https://doi.org/10.1037/0022-006X.73.3.539

Rosenzweig, S. (1936). Some implicit common factors in diverse methods of psychotherapy. *American Journal of Orthopsychiatry, 6,* 412–415. https://doi.org/10.1111/j.1939-0025.1936.tb05248.x

Strotzka, H. (1969). *Psychotherapie und soziale Sicherheit.* Bern: Huber.

Wampold, B. (2015). How important are the common factors in psychotherapy? An update. *World Psychiatry, 14,* 270–277. https://doi.org/10.1002/wps.20238

Wampold, B. & Imel, Z. (2015). *The great psychotherapy debate.* London: Routledge. https://doi.org/10.4324/9780203582015

World Health Organization (WHO). (1992). *The ICD-10 classification of mental and behavioural disorders.* Clinical descriptions and diagnostic guidelines. Geneva: WHO Press.

World Health Organization (WHO). (2008). *International classification of functioning, disability and health.* Genf: WHO Press.

World Health Organization (WHO). (2020). *Constitution of the World Health Organization.* Retrieved from https://www.who.int/about/governance/constitution.

World Health Organization (WHO). (2022). *Mental health.* Retrieved from https://www.who.int/news-room/fact-sheets/detail/mental-health-strengthening-our-response.

Teil I: Grundlagen der Klinischen Psychologie und Psychotherapie

A. Psychotherapieverfahren

2 Kognitive Verhaltenstherapie

Tobias Teismann & Jürgen Hoyer

Inhaltsübersicht

2.1 Einleitung

Die Entwicklung der Verhaltenstherapie hat in den 50er und 60er Jahren des vergangenen Jahrhunderts ihren Ausgangspunkt genommen. Diese Entwicklung wurde getragen von verschiedensten Akteur:innen. Anders als bei der Ausgestaltung der Psychoanalyse oder der Gesprächspsychotherapie lässt sich die Verhaltenstherapie somit nicht auf eine einzelne „Gründerpersönlichkeit" zurückführen (Margraf, 2018).

In den Anfangsjahren verstand sich die Verhaltenstherapie vornehmlich als klinische Anwendung lerntheoretischer Annahmen. In diesem Sinne setzten Interventionen an den vorausgehenden Bedingungen und den nachfolgenden Konsequenzen problematischer Erlebens- und Verhaltensweisen an. Der Erfolg von Interventionen wurde an der Veränderung beobachtbaren Verhaltens festgemacht. Im Zuge der sogenannten „kognitiven Wende" in den 1970er Jahren setzte sich die Erkenntnis durch, dass kognitive Inhalte und kognitive Prozesse unmittelbare Ansatzpunkte therapeutischer Interventionen sein können und sich der Erfolg einer therapeutischen Intervention nicht allein an Verhaltensänderungen festmachen lässt. Vielmehr lassen sich auch nicht direkt beobachtbare Erlebens- und Verarbeitungsaspekte zur Therapieevaluation heranziehen.

Anfang des gegenwärtigen Jahrhunderts erweiterte sich das kognitiv-verhaltenstherapeutische Spektrum mit den Ansätzen der sogenannten „dritten Welle" erneut. Unter diesem Label firmieren unterschiedliche therapeutische Ansätze, die sich einer einheitlichen Charakterisierung weitgehend entziehen (Heidenreich & Michalak, 2013). Die Kultivierung von Achtsamkeit und Akzeptanz, wie auch ein Fokus auf gelernte Beziehungsmuster, spielt in verschiedenen dieser Ansätze – jedoch nicht in allen – eine entscheidende Rolle. Therapeutische Interventionen zielen darauf ab, eine distanziertere, beobachtende Haltung gegenüber belastenden persönlichen Erlebensweisen zu kultivieren.

Zusammengenommen zählen somit unterschiedliche therapeutische Ansätze zur „Familie" der Kognitiven Verhaltenstherapie (Hayes & Hofmann, 2018): Allein zur Behandlung unipolarer Depressionen lassen sich beispielsweise mühelos mehr als 20 Therapiemanuale zu unterschiedlichen kognitiv-verhaltenstherapeutischen Behandlungsansätzen identifizieren. Es erscheint daher sinnvoll, wenn Margraf (2018) oder Hoyer und Knappe (2020) die Kognitive Verhaltenstherapie als eine therapeutische „Grundorientierung" bezeichnen. Im Folgenden wird der Begriff der Kognitiven Verhaltenstherapie als Oberbegriff für alle Varianten verhaltenstherapeutischer Behandlungsstrategien verwendet.

2.2 Definition

Die Vielgestaltigkeit der Kognitiven Verhaltenstherapie (KVT) erschwert eine einheitliche Definition. Nichtsdestotrotz hat sich die folgende Definition weitgehend durchgesetzt (siehe Kasten).

Definition: Kognitive Verhaltenstherapie

„Die Verhaltenstherapie ist eine auf der empirischen Psychologie basierende psychotherapeutische Grundorientierung. Sie umfasst störungsspezifische und -unspezifische Therapieverfahren, die aufgrund von möglichst hinreichend überprüftem Störungswissen und psychologischem Änderungswissen eine systematische Besserung der zu behandelnden Problematik anstreben. Die Maßnahmen verfolgen konkrete und operationalisierte Ziele auf den verschiedenen Ebenen des Verhaltens und Erlebens, leiten sich aus einer Störungsdiagnostik und einer individuellen Problemanalyse ab und setzen an prädisponierenden, auslösenden und/oder aufrechterhaltenden Problembedingungen an. Die in ständiger Entwicklung befindliche Verhaltenstherapie hat den Anspruch, ihre Effektivität empirisch abzusichern" (Margraf, 2018, S. 5).

Diese Definition ist als vorläufig zu betrachten und es bleibt abzuwarten, ob sich die Kognitive Verhaltenstherapie – vor dem Hintergrund konzeptioneller Neuerungen und zunehmender empirischer Fundierung – auf diese Weise auch zukünftig von anderen Therapieverfahren abgrenzen lässt (Rief, 2019).

2.3 Grundprinzipien

Eine Orientierung an verschiedenen Prinzipien der kognitiv-verhaltenstherapeutischen Vorgehensweisen mag bei der Differenzierung von anderen Therapieverfahren helfen (siehe Tabelle 2.1).

Für das Verständnis ist es auch hilfreich zu klären, was KVT nicht ist und wie sie nicht vorgeht: Verstreut über verschiedene Beiträge in der klinischen Literatur finden sich vereinzelt Fehlannahmen oder „Mythen" über die KVT, die in Tabelle 2.2 kommentiert werden.

2.4 Historische Entwicklung

Die Verhaltenstherapie entstand – wie bereits gesagt – aus der Anwendung lernpsychologischer Prinzipien auf klinische Probleme. Erste klinische Beschreibungen finden sich bereits früh, so publizierte Mary Cover Jones bereits 1924 eine Einzelfallstudie zur Behandlung des „kleinen Peter", eines Dreijährigen mit Angst vor Kaninchen, Ratten und anderen flauschigen Objekten (Pelzmäntel, Federn, Baumwolle). Jones behandelte Peter, indem sie ihn mit anderen Kindern zusammenbrachte, die keine Angst vor Kaninchen äußerten. Peter spielte jeden Tag mit diesen Kindern, wobei während eines Teils der Spielzeit ein Kaninchen anwesend war. Peters anfänglich starke Angstreaktion nahm kontinuierlich ab. Nachdem Peter unerwartet von einem Hund angesprungen wurde, erlebte er jedoch einen Rückfall. Daraufhin wurde die Therapiestrategie geändert und Peter wurde von nun an direkt mit dem Kaninchen konfrontiert, während er in seinem Hoch-

Tabelle 2.1: Prinzipien der KVT (modifiziert nach Margraf, 2018)

Prinzip	Erläuterung
Die KVT orientiert sich an der empirischen Psychologie.	Grundlagenwissenschaft der KVT ist die empirische Psychologie; ihre wissenschaftlichen Kriterien (Objektivität, Reliabilität, Validität) gelten auch für die Überprüfung der Annahmen der Verhaltenstherapie.
Die KVT ist problemorientiert.	Die Behandlung setzt in der Regel an der aktuell bestehenden Problematik an. Die Bearbeitung eher distaler und schwer zu ändernder Problembedingungen (z. B. des Verständnisses der eigenen Persönlichkeitsentwicklung) ist möglich, steht aber nicht am Anfang der Behandlung.
Die KVT setzt an den prädisponierenden, auslösenden und aufrechterhaltenden Bedingungen an.	In der Regel setzt die KVT an den aufrechterhaltenden Bedingungen eines Problems an (siehe Kapitel 2.5). Möglich ist aber auch die Auseinandersetzung mit prädisponierenden und auslösenden Bedingungen.
Die KVT ist zielorientiert.	Therapieziele werden gemeinsam festgelegt und operationalisiert. Aus den Zieldefinitionen lassen sich die therapeutischen Mittel ableiten. Im Therapieprozess gilt es, die Annäherung an Ziele fortlaufend zu prüfen.
Die KVT ist handlungsorientiert.	Die KVT setzt eine aktive Mitarbeit von Patient:innen voraus. Die KVT motiviert Patient:innen zum aktiven Erproben von neuen Denk- und Verhaltensweisen.
Die KVT ist nicht auf das therapeutische Setting begrenzt.	Die KVT strebt eine Generalisierung der erzielten Änderungen auf den Alltag von Patient:innen an. Hierzu werden (von Therapeut:innen begleitete) Übungen zwischen den Sitzungen und außerhalb des Therapieraums angeregt.
Die KVT ist transparent.	Die KVT klärt Patient:innen über ihre Inhalte und Methoden auf. Entsprechend werden Störungs- und Veränderungsmodelle verständlich erklärt.
Die KVT soll „Hilfe zur Selbsthilfe" sein.	Die KVT will Patient:innen mit generellen Fertigkeiten zur Analyse und Bewältigung von Problemen ausstatten.
Die KVT bemüht sich um Evaluation, Ausdifferenzierung, Weiterentwicklung.	Die KVT unterzieht sowohl ihre theoretischen als auch ihre praktischen Konzepte einer beständigen Überprüfung und Verfeinerung.

Tabelle 2.2: Mythen zur KVT

Mythos	Erläuterung
Die therapeutische Beziehung ist in der KVT unbedeutsam.	Eine gute therapeutische Beziehung bildet unbestritten die Basis für die Anwendung verhaltenstherapeutischer Interventionen und für die therapeutische Mitarbeit aufseiten der Patient:innen (Schulte, 1998). Die therapeutische Beziehung gilt in der KVT somit als (absolut) notwendige, allerdings nicht als hinreichende Bedingung für Therapieerfolg.
KVT ist mechanistisch.	KVT erfolgt mitnichten als stereotype Umsetzung therapeutischer Methoden. Die Tatsache, dass in der KVT Behandlungsmanuale genutzt werden, dient der effizienten Minimierung von Leiden, und zwar dort, wo das möglich und indiziert erscheint. Wo immer nötig, werden Therapien an die interaktionellen Besonderheiten, Ziele, Werte und die lebensbedingten Besonderheiten von Patient:innen angepasst.
KVT propagiert positives Denken.	In der KVT geht es nicht darum, negatives Denken durch positives Denken zu ersetzen; vielmehr geht es darum, eine „nicht negative", weniger extreme Sicht zu befördern, mehr Distanz zu belastenden Denkweisen zu entwickeln und realistisch-glaubwürdige Betrachtungsweisen zu erarbeiten.
KVT beschäftigt sich nicht mit der Vergangenheit.	KVT setzt an Schwierigkeiten im „Hier und Jetzt" an. Gleichzeitig entstammen Annahmen und Grundüberzeugungen (siehe Kapitel 2.5.3) der Vergangenheit und bedürfen im Therapieverlauf vielfach der weitergehenden Klärung und Bearbeitung. Diese weitergehende Klärung und Bearbeitung erfolgt aber nur, wenn sie erforderlich und gewünscht ist.
KVT behandelt oberflächliche Symptome.	Der Vorwurf, dass eine symptomfokussierte Behandlung nicht das eigentliche Problem behandelt und so einer „Symptomverschiebung", d.h. dem Aufkommen neuer Symptome Vorschub leistet, konnte empirisch nie bestätigt werden (Margraf, 2018). Vielmehr erweist sich die KVT in Studien als langfristig wirksam (siehe Kapitel 2.9). Eine erfolgreiche Reduktion von Symptomen ist zudem in „isolierter" Form gar nicht möglich; im Sinne des reziproken Determinismus ist eher davon auszugehen, dass Veränderungen auf einer Ebene (zum Beispiel der emotionalen) eigengesetzliche Veränderungen auf anderen Ebenen (zum Beispiel der verhaltensbezogenen oder kognitiven) nach sich ziehen (Hoyer & Brockmeyer, 2021).

stuhl saß und seine Lieblingsspeisen aß. Das Kaninchen wurde hierbei zunehmend an Peters Stuhl angenähert. Auch bei diesem Behandlungsteil wurden nicht ängstliche Kinder herangezogen, die vor den Augen Peters mit dem Kaninchen spielten. Schon bald konnte Peter ein Kaninchen auf den Arm nehmen, ohne eine Angstreaktion zu zeigen. Augenscheinlich weist die von Jones verwendete Methode große Ähnlichkeit mit moderneren Anwendungen einer Expositionsbehandlung auf, sodass sie vielfach als „Mutter der Verhaltenstherapie" bezeichnet wird.

Jenseits von Einzelfallbeschreibungen entstand eine größere verhaltenstherapeutische Bewegung ab den 1950er und 1960er Jahren. Untersuchungen und Publikationen zur lerntheoretisch fundierten Behandlung von Ängsten erfolgten in Südafrika unter der Ägide von Joseph Wolpe, Stanley Rachmann, Arnold Lazarus und Isaac Marks sowie am Institut of Psychiatry des Maudsley Hospitals in England unter Leitung von Hans J. Eysenck. Die von Wolpe (1958) entwickelte Methode der systematischen Desensibilisierung und die Fortentwicklung der Methode zur Exposition („exposure") als heutige gängige Form der Konfrontationsbehandlung (Marks, 1975) ist als Verdienst der genannten Wissenschaftler zu verstehen. Zudem entwickelten sich operante Verfahren, wie sie von Skinner (1953) beschrieben und für die Behandlung von Kindern, Personen mit geistiger Behinderung und langzeithospitalisierten Patient:innen in den USA genutzt wurden.

Unabhängig von den lerntheoretisch fundierten Therapieinterventionen entwickelten sowohl Albert Ellis als auch Aaron T. Beck – in kritischer Auseinandersetzung mit der Psychoanalyse – ihre jeweils spezifischen Formen der kognitiven Therapien. Die von Ellis entwickelte Variante wurde im Jahr 1957 unter der Bezeichnung „Rationale Therapie" eingeführt und später erst als „Rational-Emotive Therapie" und dann als „Rational-emotive Verhaltenstherapie" (REVT) bezeichnet (Ellis, 1997). Die kognitive Therapie wurde von Beck (1964, 1976) zunächst für die Behandlung depressiver Störungen entwickelt. Ihre Prinzipien wurden in den folgenden Jahrzehnten erfolgreich und umfassend auf so gut wie alle Störungsbereiche und klinische Anwendungsfelder (inklusive Angststörungen, Suchtmittelstörungen, Schizophrenie, Suizidalität, Persönlichkeitsstörungen und Paarprobleme) übertragen. Das Selbstinstruktionstraining – ein weiterer kognitiver Ansatz – wurde von Meichenbaum 1977 beschrieben und betont vor allem die Erarbeitung und das Training förderlicher Kognitionen. Alle drei Ansätze haben sich über die Jahre konzeptionell und praktisch-therapeutisch einander weitgehend angenähert.

Mit der breiten Rezeption kognitiver Modellannahmen kam es in den 1970er Jahren zur sogenannten „kognitiven Wende" in der Verhaltenstherapie, die ab den 1980er Jahren in eine zunehmende Integration kognitiver und verhaltenstherapeutischer Interventionen mündete. Zudem wurden – ab dieser Zeit – vermehrt Behandlungsprogramme für Gruppen an Patient:innen entwickelt, die bislang unzureichend vom therapeutischen Angebot profitierten. Hervorzuheben ist hierbei die Entwicklung der dialektisch-behavioralen Therapie der Borderline-Störung (DBT) durch Marsha M. Linehan (1987, 2021). Linehan kommt überdies das Verdienst zu, als erste Forscherin Achtsamkeitsinterventionen in ein psychotherapeutisches Behandlungsprogramm integriert zu haben. In den 1990er Jahren kam es zu einer weiteren Konsolidierung kognitiv-verhaltenstherapeutischer Behandlungsansätze. Es wurden zunehmend mehr störungsspezifische Modelle und dazu passende störungsspezifische Behandlungsprogramme entwickelt und evaluiert. Als federführend erwiesen sich hierbei insbesondere die Arbeitsgruppe um Edna B. Foa in den USA und die Arbeitsgruppen um David Clark, Anke Ehlers, Paul Salkovskis und Adrian Wells in England.

In Auseinandersetzung mit den Grenzen der „klassischen“ Kognitiven Verhaltenstherapie setzte sich die Perspektivenerweiterung der Verhaltenstherapie zum Anfang des neuen Jahrtausends dann mit neuen theoretischen Modellen, Interventionsstrategien und Behandlungsprogrammen fort: Steven Hayes entwickelte die Akzeptanz- und Commitment-Therapie (ACT; Hayes et al., 1999), Adrian Wells (2002) die Metakognitive Therapie und Jeffrey Young die Schematherapie (Young et al., 2003). Mit dem Ziel die Behandlung depressiver Patient:innen zu verbessern, entwickelten Zindal Segal, Mark Williams und John Teasdale (2002) die achtsamkeitsbasierte kognitive Therapie zur Rückfallprävention und John McCullough (2000) präsentierte das Cognitive-Behavioral Analysis System of Psychotherapie (CBASP) zur spezifischen Behandlung chronisch depressiver Patient:innen. Schlussendlich fanden positiv-psychologische Ansätze in Beratung und Therapie ab den 2000er Jahren zunehmende Verbreitung (Seligman, 2002). Die dynamische Erweiterung des therapeutischen Spektrums in den 2000er Jahren ging bislang jedoch – bis auf wenige Ausnahmen – nicht mit einer konsistent höheren therapeutischen Wirksamkeit einher (Dimidjan et al., 2016; Schefft et al., 2023).

Grundsätzlich richtet sich der Blick daher heute vor allem auf die Frage, wie sich erfolgreiche Behandlungsangebote (allen voran die Expositionstherapie) in stärkerem Maße in der klinischen Routinepraxis verankern lassen, und auf die Frage, wie sich eine stärkere Passung zwischen Patient:in und Behandlungsangebot erreichen lässt. Die Nutzung von künstlicher Intelligenz bei der Auswahl des Behandlungsangebotes und zur Optimierung der therapeutischen Prozessgestaltung stellt hierbei einen aus heutiger Sicht vielversprechenden Weg dar. Zugleich rücken störungsübergreifend nutzbare Behandlungskonzepte, die auf einer individuellen Fallkonzeption basieren, wieder stärker in den Fokus (Hayes & Hofmann, 2018).

2.5 Störungsverständnis

Psychische Störungen lassen sich als Folge einer negativen Balance zwischen salutogenen Faktoren auf der einen Seite und pathogenen Faktoren auf der anderen Seite verstehen. Bei den pathogenen Faktoren lassen sich des Weiteren Vulnerabilitätsfaktoren sowie auslösende und aufrechterhaltende Faktoren unterscheiden (siehe Tabelle 2.3).

Die aufrechterhaltenden Faktoren bilden, wie bereits gesagt, den zentralen Ansatzpunkt kognitiv-verhaltenstherapeutischer Interventionen. Die Idee hierhinter besteht darin, dass die Ursache von Problemen nicht zwangsläufig relevant für die Lösung von Problemen ist *(„Um ein Feuer zu löschen, muss ich nicht wissen, wodurch das Feuer entstanden ist“)*. Nichtsdestotrotz machen Störungsmodelle, auf die die klassischen kognitiv-verhaltenstherapeutischen Methoden aufbauen, auch Annahmen zur Verursachung psychischer Störungen. Im Folgenden wird auf einzelne für die klassische KVT bedeutsame Modelle eingegangen.

2.5.1 Klassische und operante Konditionierung

In ihren Anfängen war die Verhaltenstherapie von den lerntheoretischen Prinzipien des klassischen und des operanten Konditionierens geprägt. Maladaptives Verhalten ist unter beiden Perspektiven als eine Folge fehlerhaften Lernens zu verstehen. Die *klassische Konditionierung* verläuft in vier aufeinanderfolgenden Schritten (siehe Kasten und Abbildung 2.1).

Tabelle 2.3: Differenzierung pathogener Faktoren (modifiziert nach Margraf, 2018)

Vulnerabilitätsfaktoren (auch Prädisposition, Diathese, Risikofaktoren)	Hierunter fallen vorexistierende genetische, somatische (z. B. tonisch erhöhter Cortisolspiegel), psychische (z. B. Grübelneigung, Neurotizismus) oder soziale Merkmale (z. B. Armut), die das Auftreten einer Störung möglich bzw. wahrscheinlicher machen.
Auslösende Faktoren	Vor dem Hintergrund einer individuellen Vulnerabilität können akute oder chronische Belastungen („Stressoren“: Trennungen, Todesfälle, Arbeitslosigkeit, Traumata, Behinderungen, körperliche Erkrankungen, Mobbing, Überlastung) das Erstauftreten einer Störung bedingen.
Aufrechterhaltende Faktoren	Verschiedene Reaktionsweisen (des:der Betroffenen oder der Umwelt) – wie z. B. Vermeidungsverhalten, Rückzugsverhalten, dysfunktionale Bewertungen (siehe Kapitel 2.5.4) – können dazu beitragen, dass Symptome nicht abklingen und Belastungen anhalten. Die aufrechterhaltenden Bedingungen entscheiden demnach wesentlich über den weiteren Verlauf nach dem Erstauftreten eines Problems.

Schritte der klassischen Konditionierung

1. Ein unkonditionierter Reiz (UCS) löst eine unkonditionierte Reaktion (UCR) aus. Diese Reiz-Reaktions-Verbindung läuft reflexhaft ab, d.h., sie musste nicht zuvor erlernt werden.
2. Ein neutraler Reiz (NS) wird mit dem unkonditionierten Reiz (UCS) gekoppelt, d.h. in unmittelbarer zeitlicher Nähe dargeboten.
3. Die Kombination aus neutralem Reiz (NS) und unkonditioniertem Reiz (UCS) wird wiederholt dargeboten.
4. Der vormals neutrale Stimulus (NS) wird zum sogenannten konditionierten Stimulus (CS) und löst – auch ohne Darbietung des UCS – die ehemals unkonditionierte Reaktion aus (UCS), die in diesem Fall als konditionierte Reaktion (CR) bezeichnet wird.

Watson und Rayner (1920) nutzen in einem berühmten Experiment die Prinzipien der klassischen Konditionierung, um bei einem elf Monate alten Jungen Angst vor einer weißen Ratte zu erzeugen. Der „kleine Albert", der zunächst keine Furcht vor der Ratte zeigte, entwickelte phobische Angst vor dem Tier, nachdem mehrfach mit einer Eisenstange Lärm hinter seinem Kopf erzeugt wurde, wenn er versuchte, die Ratte zu streicheln. Das Experiment wird aus verschiedenen ethischen und methodischen Gründen scharf kritisiert. Dies ändert jedoch nichts daran, dass Prozesse der klassischen Konditionierung bis heute als hochbedeutsam für das Verständnis von u.a. Angst-, Traumafolge-, Schmerz-, Schlaf- und Substanzkonsumstörungen gelten.

Es gilt jedoch zu beachten, dass Prozesse klassischer Konditionierung weniger mechanistisch ablaufen, als es vielleicht erscheinen mag. So hängt es von vielen zusätzlichen lerngeschichtlichen und Kontextfaktoren ab, ob sich eine konditionierte Reiz-Reaktions-Verbindung herausbildet: Beispielsweise entwickelt eine Person, die viel Erfahrung mit Hunden hat, nach einem Hundebiss seltener phobische Ängste als eine Person, die keinerlei Vorerfahrung mit Hunden hat. Man spricht von einer sogenannten *latenten Hemmung*. Zudem bilden sich spezifische Phobien viel häufiger in Bezug auf Spinnen, Schlangen oder Höhen aus, als in Bezug auf Autos, AKWs oder Steckdosen. Zur Erklärung dieses Phänomens wird eine sogenannte *Preparedness,* d.h. eine biologisch bedingte erhöhte Bereitschaft auf phylogenetisch relevante Reize zu reagieren, vermutet.

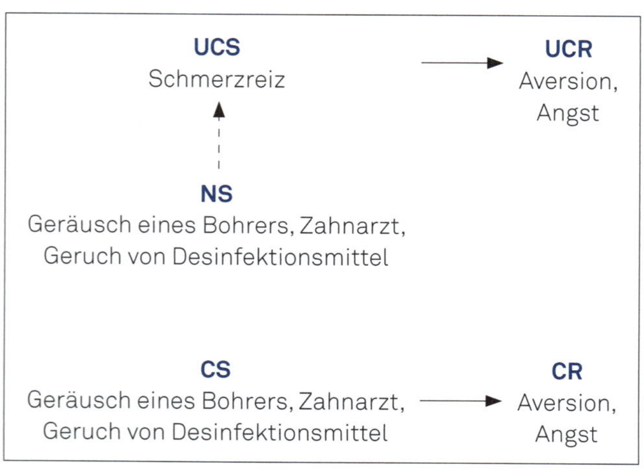

Abbildung 2.1: Beispiel klassischer Konditionierung

Die klassische Konditionierung beschreibt Lernen als Verknüpfung von Stimulus-Reaktions-Verbindungen, die *operante Konditionierung* begreift Lernen hingegen als durch den Zusammenhang zwischen einer Reaktion und den darauffolgenden Konsequenzen bedingt. Aufbauend auf den Arbeiten von Edward Lee Thorndike (1932) widmete sich insbesondere Burrhus F. Skinner (1938, 1953) der Frage, wie Verhalten durch die nachfolgenden Konsequenzen geformt wird. Tabelle 2.4 zeigt die verschiedenen Arten von Verhaltenskonsequenzen und deren Auswirkung auf Verhalten.

Im Allgemeinen hat Verstärkung oder Bestrafung, die unmittelbar auf ein Verhalten folgt, einen stärkeren Effekt als verzögert dargebotene Konsequenzen, d.h., der zeitliche Abstand zwischen Verhalten und Verstärkung oder Bestrafung, ihre *Kontiguität,* ist für die Effektivität der Konditionierung von Bedeutung. Darüber hinaus hat auch die Häufigkeit der Konsequenz einen Einfluss auf die Verhaltensrate: Regelmäßige positive Verstärkung führt beispielsweise zu einem raschen Verhaltenserwerb, während eine unregelmäßige positive Verstärkung zwar zu einer langsameren Steigerung der Verhaltensrate führt, gleichzeitig aber zu einem besonders löschungsresistenten Verhalten (d.h. das Verhalten wird auch dann noch lange gezeigt, wenn keine positive Konsequenz mehr folgt). Die Häufigkeit, mit der ein Verhalten eine Konsequenz nach sich zieht, wird als *Kontingenz* bezeichnet.

Auch beim operanten Lernen spielen die Reize, die dem Verhalten vorausgehen, eine wichtige Rolle. Diese Reize können anzeigen, ob einem bestimmten Verhalten eine Verstärkung (positiver diskriminativer Hinweisreiz, S^D) oder eine Bestrafung bzw. keine Konsequenz (negativer diskriminativer Hinweisreiz, S^{Δ}) folgen wird. So lernen Kinder beispielsweise schnell, bei welcher Stimmung eines Elternteils „Betteln" sich lohnt und bei welcher Stimmung nicht.

Zusammengenommen kommt Verstärkungsprozessen eine große Bedeutung für die Entstehung und Aufrechterhaltung der verschiedensten psychischen Schwierigkeiten zu: Infolge des Rückgangs von Angst (negative Verstärkung), steigt die Wahrscheinlichkeit, dass Vermeidungsverhalten (z.B. Straßenseite wechseln, wenn ein Hund zu sehen ist) auch in Zukunft gezeigt wird (und gleichzeitig die korrigierende Erfahrung ausbleibt, dass Hunde in der Regel ungefährlich sind). Infolge des Rückgangs von emotionaler Anspannung (negative Verstärkung) steigt die Wahrscheinlichkeit, dass die Person auf Belastungen auch zukünftig mit Selbstverletzungen reagiert. Infolge einer Zunahme positiver Stimmung und sozialer Nähe (positive Verstärkung) steigt die Wahrscheinlichkeit, dass die Person in Partysituationen auch zukünftig Alkohol konsumiert. Infolge einer verstärkten Aufmerksamkeitszuwendung (posi-

Tabelle 2.4: Klassifikation von Verhaltenskonsequenzen

	Positive Konsequenz	Negative Konsequenz
Darbietung	**Positive Verstärkung** *Etwas Angenehmes (z. B. Lob, Belohnung) wird einer Situation nach einem bestimmten Verhalten hinzugefügt.* Verhaltenswahrscheinlichkeit steigt	**Direkte Bestrafung** *Etwas Unangenehmes (z. B. Kritik) wird einer Situation nach einem bestimmten Verhalten hinzugefügt.* Verhaltenswahrscheinlichkeit sinkt
Entfernung	**Indirekte Bestrafung** *Etwas Angenehmes wird nach einem bestimmten Verhalten aus einer Situation entfernt (z. B. wird das Handy nach Fehlverhalten entzogen).* Verhaltenswahrscheinlichkeit sinkt	**Negative Verstärkung** *Etwas Unangenehmes wird nach einem bestimmten Verhalten aus einer Situation entfernt (z. B. Angstrückgang nach Flucht aus einer bedrohlichen Situation).* Verhaltenswahrscheinlichkeit steigt
Ausbleiben jeglicher Konsequenz	**Löschung** Verhaltenswahrscheinlichkeit sinkt	

tive Verstärkung) steigt die Wahrscheinlichkeit, dass kindliche Problemverhaltensweisen weiterhin gezeigt werden.

In vielen Fällen dürfte die Kombination von klassischer und operanter Konditionierung für die Entstehung und Aufrechterhaltung psychischer Probleme relevant sein (siehe Abbildung 2.2): In der *Zwei-Faktoren-Theorie* zur Entstehung von Angststörungen nimmt Mowrer (1947) beispielsweise an, dass zunächst durch klassische Konditionierung ein vormals ungefährlicher Reiz mit Angst gekoppelt wird und zukünftig auch ohne den unkonditionierten Reiz eine Angstreaktion auslöst. Diese Angstreaktion führt zu Vermeidungsverhalten, welches durch den Wegfall von Angst negativ verstärkt wird (operante Konditionierung).

Die Auseinandersetzung mit der Frage, welche Stimuli einem Problemverhalten vorausgehen und welche Konsequenzen auf ein Verhalten folgen, bzw. die Frage, inwieweit klassische und operante Konditionierungsmechanismen an der Aufrechterhaltung klinischer Probleme beteiligt sind, hat theoretisch und praktisch eine zentrale Bedeutung in der Verhaltenstherapie. Das in Abbildung 2.3 dargestellte SORKC-Schema (Kanfer & Saslow, 1974) gilt entsprechend als wichtigstes Beschreibungs- und Analyseinstrument der klassischen Verhaltenstherapie (siehe auch Kapitel 17.2).

Das *S* steht hierbei für die einem Verhalten vorausgehenden Stimuli. Das *O* steht für Organismusvariable, hierunter werden überdauernde Vulnerabilitäten (z. B. Überzeugungen, Denkstile, Vorerfahrungen; aber auch physiologische Reaktionsmuster, Schichtzugehörigkeit, familienanamnestische Risikofaktoren) gefasst. Die Organismusvariable wurde erst deutlich später in die Verhaltensgleichung aufgenommen und stellt eine Integration mit kognitiven Theorien dar. *R* steht für Reaktion und umfasst behaviorale, emotionale, kognitive und physiologische Reaktionen in einer bestimmten Situation. *K* steht für Kontingenz und gibt an, mit welcher Konsistenz bestimmte Reaktionen und Konsequenzen erfolgen. *C* steht für Konsequenz und bezieht sich auf das Eintreten einer Verstärkung oder einer Bestrafung infolge eines spezifischen Verhaltens (siehe Kapitel 17.2).

Empirischer Status der lerntheoretischen Modelle. Die Gültigkeit der lerntheoretischen Annahmen ist unbestritten. Gleichzeitig wurde vor allem die Überbetonung der klassischen Konditionierung für die Entwicklung einer Störung immer wieder kritisiert: Beispielsweise wurde angemerkt, dass nicht alle Personen mit einem schmerzhaften oder traumatischen Ereignis eine Störung entwickeln, sich nicht alle Patient:innen an ein aversives Ereignis zu Beginn der Symptome

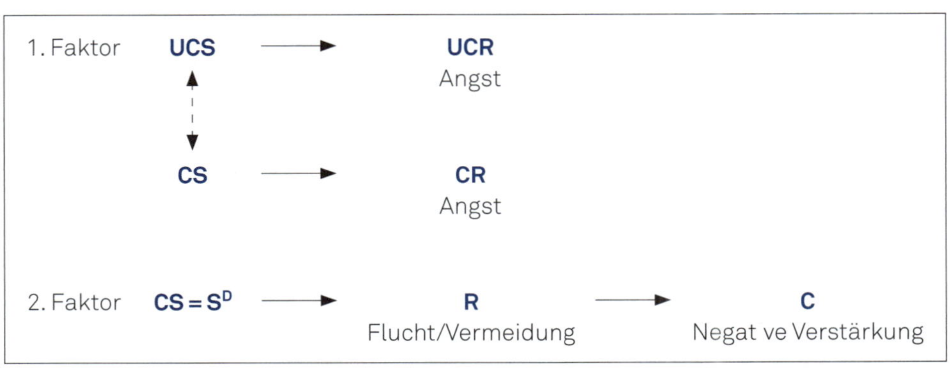

Abbildung 2.2: Zwei-Faktoren-Theorie

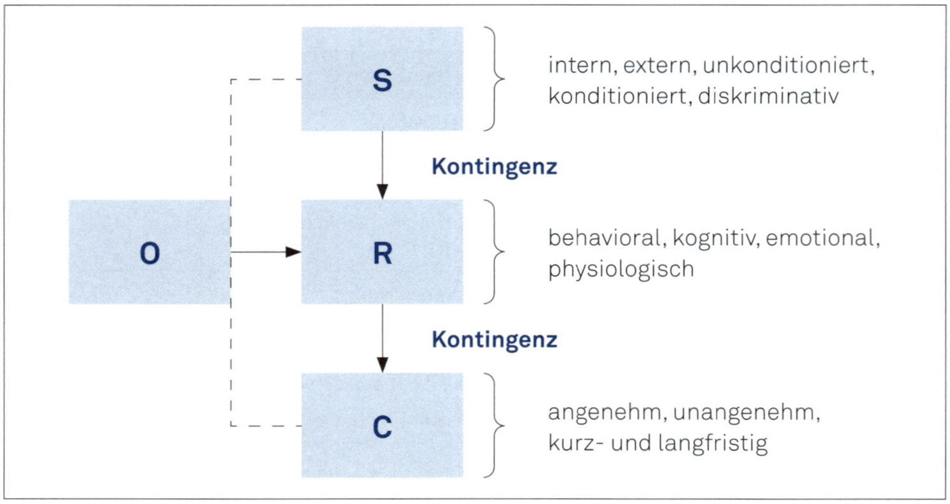

Abbildung 2.3: SORKC-Schema

erinnern können oder sich nicht alle Stimuli gleich gut konditionieren lassen. Die verschiedenen Kritikpunkte verweisen letztendlich darauf, dass Konditionierungsprozesse einer Vielzahl moderierender Faktoren unterliegen und Lernen zudem auf unterschiedlichste Weise erfolgen kann.

2.5.2 Sozial-kognitive Lerntheorie

Die von Bandura (1969, 1977) entwickelte sozial-kognitive Lerntheorie betont die Rolle des Lernens durch Beobachtung und Imitation von anderen. Eine komplexere Form des Beobachtungslernens stellt dabei das *Modelllernen* dar. Die Beschreibung dieses Konzeptes beruht auf Studien zum Erwerb aggressiven Verhaltens bei Kindern. In den sogenannten Bobo-Doll-Experimenten beobachteten Kinder, wie sich ein Erwachsener aggressiv gegenüber einer Puppe verhielt. Es zeigte sich, dass Kinder, die einen aggressiven Erwachsenen beobachtet hatten, in einer späteren Untersuchungsphase selbst häufiger aggressiv agierten als Kinder, die zuvor kein aggressives Modell beobachtet hatten. Folgeexperimente zeigten, dass Nachahmungsverhalten dann wahrscheinlich ist, wenn beobachtet wurde, dass das Modell positive Verstärkung für sein Verhalten erfahren hat. Darüber hinaus wird die Wahrscheinlichkeit für Modelllernen durch zahlreiche weitere Variablen beeinflusst, zum Beispiel durch die Ähnlichkeit zwischen Beobachter:in und Modell, durch den sozialen Status des Modells und die emotionale Nähe zwischen Modell und Beobachter:in.

Im klinischen Kontext sind die Annahmen des Modelllernens z.B. für den Erwerb phobischen Vermeidungsverhaltens, die Einschätzung von Gefahren, Substanzkonsummuster und Kompetenzmängel (infolge fehlender elterlicher Modelle) relevant.

2.5.3 Kognitive Theorien

Die Grundannahme der kognitiven Theorien zum Verständnis psychischer Störungen besagt, dass nicht eine Situation an sich die Gefühle einer Person verursacht, sondern die Art und Weise, wie eine Person die Situation interpretiert und bewertet. Diese Vorstellung wurde bereits von dem römischen Stoiker Epiktet (50–138 n. Chr.) formuliert: *„Nicht die Dinge selbst beunruhigen die Menschen, sondern ihre Vorstellung von den Dingen"*. Von Ellis (1997) stammt das sogenannte ABC-Modell, in dem diese Grundidee auf einfache Weise veranschaulicht wird: Bei bestimmten auslösenden Ereignissen und Erfahrungen (A=„activating events") werden Bewertungsvorgänge aktiv (B=„belief", „belief system"), die zu emotionalen und verhaltensbezogenen Konsequenzen (C=„consequences") führen (siehe Abbildung 2.4).

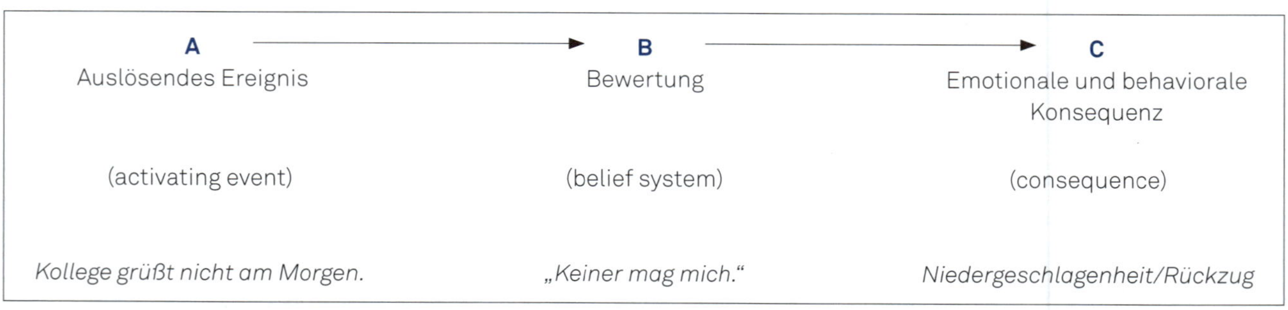

Abbildung 2.4: ABC-Modell

Im Kontext psychischer Störungen wird sogenannten irrationalen oder dysfunktionalen Kognitionen eine entscheidende Rolle beigemessen. *Irrational* bzw. *dysfunktional* meint dabei, dass Gedanken nicht hilfreich, nicht zielführend, unangemessen oder fehlerhaft sind. Psychische Störungen entstehen – den kognitiven Ansätzen zufolge – wenn die gedankliche Bewertung und Verarbeitung von Informationen in diesem Sinne verzerrt, starr oder fehlerhaft ist. Kognitive Modelle wurden für viele verschiedene psychische Störungen ausformuliert (siehe Teil III in diesem Band). Die Darstellung hier beschränkt sich daher auf die generischen kognitiven Modelle nach Ellis und Beck.

2.5.3.1 Kognitives Modell nach Ellis

Albert Ellis (1997) geht davon aus, dass die Bewertungen in konkreten Situationen von zugrunde liegenden Grundüberzeugungen (beliefs) abhängen. „Irrationale" Grundüberzeugungen lassen sich Ellis zufolge vier Grundkategorien zuordnen (siehe Kasten).

Grundkategorien irrationaler Grundüberzeugungen

1. **Absolute Forderungen (*Muss-Gedanken* oder *Mussturbationen*).** Eigene Wünsche werden zu absoluten Notwendigkeiten eskaliert: „Ich muss perfekt sein", „Die anderen müssen mich rücksichtsvoll behandeln", „Die Lebensbedingungen müssen so beschaffen sein, wie ich das will".
2. **Globale negative Selbst- und Fremdbewertungen.** Nicht einzelne Verhaltensweisen, Leistungen und Eigenschaften, sondern die ganze Person wird als minderwertig und unzulänglich bewertet: „Ich bin ein Versager", „Der andere ist nichts wert".
3. **Katastrophendenken.** Negative Ereignisse werden einer Katastrophe gleichgesetzt: „Wenn etwas nicht nach meinen Vorstellungen läuft, ist das eine Katastrophe", „Wenn ich einen Fehler mache, ist das ganz schrecklich".
4. **Niedrige Frustrationstoleranz.** Die Person sieht sich als unfähig an, einen befürchteten oder eingetretenen Zustand zu ertragen: „Ich halte es nicht aus, wenn andere mich kritisieren".

Viele irrationale Überzeugungen lassen sich nach Ellis als Verknüpfung von absoluten Forderungen einerseits mit Bewertungen der Kategorien 2 bis 4 verstehen: „Ich muss absolut perfekt sein (absolute Forderung), ansonsten bin ich ein Nichts (globale negative Selbstbewertung)." Die Selbstindoktrination mit solchen Forderungen und Bewertungsmustern bildet nach Ellis den Kern psychischer Probleme.

Ein weiteres von Ellis geprägtes Konzept ist das des *Symptomstresses*. Symptomstress meint eine negative Bewertung von vorhandenen Symptomen oder Emotionen. Dass man in einer bestimmten Situation Angst erlebt hat, kann beispielsweise als „schwach" und „verweichlicht" bewertet werden und wiederum Gefühle von Scham nach sich ziehen. In der Konsequenz leidet man unter zwei belastenden Emotionen. Da Symptomstress die Auseinandersetzung mit dem Ausgangsproblem behindert, ist seine Bearbeitung in der Therapie der Bearbeitung des primären Problems vielfach vorgeschaltet. Das Prinzip, dass initiale (und eigentlich nicht weiter bedrohliche) Symptome in ihrer Bedeutung überbewertet und/oder durch übertriebene Kontrollversuche erst verstärkt werden, liegt heute zahlreichen Störungstheorien im Bereich von Angststörungen und Depressionen zugrunde.

2.5.3.2 Kognitives Modell nach Beck

Das kognitive Modell psychischer Störungen wurde von Aaron T. Beck in den 1960er Jahren zunächst mit Blick auf Depressionen entwickelt. Beck betont in seinem Ansatz die Bedeutung einer negativ verzerrten Sicht auf die Realität für die Entstehung und Aufrechterhaltung psychischer Störungen. Nach Beck (1963, 1964; Beck & Bredemeier, 2016) ist das Denken depressiver Patient:innen beispielsweise durch eine negativ-verzerrte Sicht auf die eigene Person („Ich bin ein Versager"), die Umwelt („Keiner mag mich") und die Zukunft („Es wird nie besser werden") geprägt. Diese dreifach negative Sicht wird als *kognitive Triade* bezeichnet und gilt als typisch für das Denken depressiver Personen. Typische Kognitionen anderer Störungsbilder sind in Tabelle 2.5 aufgeführt.

Beck unterscheidet drei Ebenen dysfunktionaler Gedanken: automatische Gedanken, konditionale Annahmen (assumptions) und Grundüberzeugungen (core beliefs; siehe Abbildung 2.5). *Automatische Gedanken* treten in einer konkreten Situation blitzartig und scheinbar automatisch auf. Sie sind oft kurz und schnell und liefern eine Interpretation oder eine Bewertung der Situation („Mist!", „Niemand hier mag mich", „Ich werde ersticken"). Die Gedanken werden als wenig bewusst erlebt – bemerkbar macht sich vielmehr das Gefühl, welches sie verursachen. Zwischen (automatischem) Gedanken und ausgelöstem Gefühl gibt es jedoch einen (explorierbaren) logischen Zusammenhang: Wenn man Angst erlebt, muss man vorher etwas als Bedrohung bewertet haben. Wenn man sich traurig fühlt, muss man vorher etwas als Verlust bewertet haben. Wenn man sich wütend fühlt, muss man vorher etwas als Unverschämtheit bewertet haben. Ausgehend vom Gefühl, kann daher der automatische Gedanken (annäherungsweise) erschlossen werden.

Automatische Gedanken werden in der Regel als wahre Beschreibung einer Situation erlebt. Beck postuliert jedoch, dass diese durch eine Reihe von typischen logischen Verzerrungen, sogenannten *Denkfehlern* charakterisiert sind: *Willkürliches Schlussfolgern* ist einer dieser typischen Denkfehler; so könnte jemand nach einem schulischen Misserfolg denken „Ich bin einfach ein Versager, nichts bringe ich zustande", ohne zu berücksichtigen, dass die Aufgabe möglicherweise nicht lösbar war und dass es auch schon Erfolge gab. *Schwarz-Weiß-Denken* stellt einen weiteren typischen Denkfehler dar: Menschen, Ereignisse und Erfahrungen werden schnell in nur zwei Kategorien einsortiert, ohne Abstufungen zu berücksichtigen. Dinge sind entweder gut oder schlecht, ich bin entweder erfolgreich oder ein:eine Versager:in. In einem solchen System gibt es keine Graustufen. *Selektives Verallgemeinern* meint die Tendenz, Einzelfakten aus einem Kontext zu nehmen und überzubewerten, während andere Informationen unberücksichtigt bleiben: Dass ein Kollege einen morgens nicht grüßt, wird als Beleg dafür genommen, dass „niemand einen mag", obwohl man zu sämtlichen Feiern eingeladen wird. Denkfehler tragen dazu bei, dass sich die negative Sicht des:der Betroffenen immer wieder bestätigt und festigt.

Nach Beck (1963, 1964; Beck & Dozois, 2011) sind die Inhalte automatischer Gedanken nicht zufällig, sondern vielmehr Ausdruck zugrunde liegender, situationsübergreifender Überzeugungen. *Grundüberzeugungen (core beliefs)* bilden sich in der Kindheit und Jugend aus. In Abhängigkeit von den individuellen Erfahrungen werden unterschiedliche Überzeugungen über die eigene Person und die Welt ausgebildet: Einschneidende Erfahrungen wie die Trennung der Eltern, negative Auseinandersetzungen mit Eltern, Lehrkräften oder Gleichaltrigen, in denen man sich bloßgestellt, kritisiert oder abgewertet gefühlt hat, können genauso wie Krankheit, Misshandlungen, Armut oder die Vorstellung, dass ein Geschwisterkind vorgezogen wird, zur Entwicklung negativer Überzeugungen beitragen. Laut Beck (1964) lassen sich Grundüberzeugungen in zwei große Kategorien einteilen (siehe Tabelle 2.6).

Solche negativen Überzeugungen können das Leben dauerhaft prägen; viele Menschen entwickeln jedoch Strategien, um den Einfluss entsprechender Überzeugungen zu kompensieren. Außerhalb emotionaler Belastungen spielen diese Überzeugungen dann keine Rolle: Solange man in einer Partnerschaft lebt, wird die Idee, dass man sich unattraktiv findet, ausgeglichen. Solange man beruflich erfolgreich ist, wird die Idee, dass man unfähig ist, ausgeglichen. Kommt es aber zu belastenden Ereignissen – einer Trennung, einem beruflichen Misserfolg – treten die negativen Überzeugungen in den Vordergrund und prägen die Wahrnehmung – man spricht von einer *Schemaaktivierung*. Erfahrungen und Informationen, die zu den Grundüberzeugungen passen, werden sodann schnell wahrgenommen und bevorzugt verarbeitet. Informationen, die hierzu im Widerspruch stehen, werden übersehen oder als irrelevant entwertet. Grundüberzeugungen sind situationsübergreifend bedeutsam und prägen daher die Wahrnehmung in ganz vielen Bereichen. Automatische Gedanken sind hingegen ein situationsspezifischer Ausdruck davon, dass bestimmte Überzeugungen aktiviert sind. Zwischen diesen beiden Ebenen lassen sich die sogenannten *bedingten Annahmen (assumptions)* ansiedeln (siehe Abbildung 2.5).

Bedingte Annahmen lassen sich als „Wenn-dann"-Aussagen formulieren: „Wenn ich nicht von allen mir wichtigen Menschen geliebt werde, dann bin ich ein Nichts." „Wenn ich Fehler mache, bedeutet das, dass ich unfähig bin." „Wenn ich nicht eine herausragende Leistung erbringe, dann habe ich versagt." „Wenn ich nicht im Mittelpunkt stehe, dann bin ich nicht attraktiv." Bedingte Annahmen setzen sich also immer zusammen aus einer Bedingung („Wenn ...") und einer Schlussfolgerung („dann ..."). Somit prägen sie das Verhalten und die Wahrnehmung in vielen Situationen, ohne – wie die

Tabelle 2.5: Typische Kognitionen unterschiedlicher Störungsbilder (modifiziert nach Beck & Haigh, 2014)

Störungsbild	Beispielkognition
Generalisierte Angststörung	„Etwas Schlimmes wird passieren."
Posttraumatische Belastungsstörung	„Die Welt ist gefährlich und es steht nicht in meiner Macht, mich zu beschützen."
Panikstörung	„Mein Herz rast; ich erleide einen Herzinfarkt."
Zwangsstörung	„Ich bin in Gefahr mich und meine Familie anzustecken."
Soziale Phobie	„Wenn ich etwas sage, werde ich dumm klingen."
Hypochondrie	„Die Kopfschmerzen können nur Krebs bedeuten."
Schlafstörung	„Wenn ich nicht schlafe, dann werde ich morgen nichts zustande bringen."
Substanzkonsumstörung	„Ich hatte einen harten Tag heute; ich verdiene ein paar Drinks zur Entspannung."

Tabelle 2.6: Kategorien negativer Grundannahmen

Nicht liebenswert sein	Ich bin nicht liebenswert. Ich bin unsympathisch. Ich bin unerwünscht. Ich bin unattraktiv. Keiner will etwas mit mir zu tun haben. Keiner kümmert sich um mich. Ich bin schlecht. Ich bin wertlos. Ich bin anders als die anderen. Ich bin nicht in Ordnung, deshalb mag mich keiner. Ich bin nicht gut genug, um geliebt zu werden. Ich werde immer zurückgewiesen. Ich werde immer verlassen. Ich werde immer allein bleiben.
Hilflos sein	Ich bin hilflos. Ich bin machtlos. Ich habe keine Kontrolle. Ich bin schwach. Ich bin verletzlich. Ich bin bedürftig. Ich sitze in der Falle. Ich bin unfähig. Ich bin ineffektiv. Ich bin inkompetent. Ich bin ein Versager. Ich werde verachtet. Ich bin nicht in Ordnung. Ich bin nicht so gut wie die anderen. Ich bin (im Hinblick auf Leistung) nicht gut genug.

Überzeugungen – für alle Situationen zu gelten. Bedingte Annahmen lassen sich auch positiv formulieren: „Wenn ich keine Fehler mache, dann bin ich kompetent", „Wenn ich im Mittelpunkt stehe, dann bin ich attraktiv", „Wenn ich alles perfekt mache, dann bin ich unangreifbar", „Wenn ich mich von anderen zurückziehe, dann kann ich nicht verletzt werden". Sie lassen sich also als Regeln verstehen, wie Betroffene eine weitergehende Schemaaktivierung verhindern können. Die in den bedingten Annahmen formulierten Regeln beinhalten jedoch oftmals Erwartungen, die kaum zu erfüllen sind, sodass sie auch zu erheblichem Leid und Belastung beitragen.

Empirischer Status der kognitiven Modelle. Die Bedeutung negativer, dysfunktionaler Kognitionen vor allem für die Aufrechterhaltung psychischer Störungen ist unbestritten. Es ließ sich u. a. zeigen, dass bestimmte dysfunktionale Kognitionen für bestimmte psychische Störungen spezifisch sind und dass bestimmte negative Denkmuster für die Entwicklung von Angststörungen und Depressionen Prädiktionswert haben (Beck & Dozois, 2011).

2.5.4 Fazit

Es sei hervorgehoben, dass die obige Darstellung mitnichten eine allumfassende Darstellung ätiologischer Annahmen und Theorien ist, sondern sich auf einzelne Modelle beschränkt, die für die „klassische" Kognitive Verhaltenstherapie von besonderer Bedeutung sind. Störungsspezifisch relevante Ausdifferenzierungen finden sich in Teil III in diesem Band.

In Tabelle 2.7 werden abschließend Reaktionsmuster und Mechanismen dargestellt, die – z. T. in Ergänzung zu den beschriebenen Modellen – Neulernen bzw. die Korrektur dysfunktionaler Kognitionen verhindern und auf diese Weise zur Aufrechterhaltung von psychischen Problemen beitragen.

2.6 Veränderungstheorie

Neulernen gilt als zentraler Mechanismus der KVT. Die klassische Verhaltenstherapie zielt darauf ab, konditionierte Reiz-Reaktions-Muster aufzulösen bzw. operante Verstärkungsmechanismen zu verändern. In diesem Sinne geht es bei der Reizexposition darum, eine gelernte Reiz-Reaktions-Verbindung zu löschen (bzw. zu inhibieren), beim Verhaltensaufbau geht es darum, gewünschtes Verhalten positiv zu verstärken, bei einem Lerndefizit geht es darum, Modelllernen und positive Verstärkung zu nutzen, um den Kompetenzerwerb zu fördern und beim Abbau dysfunktionaler Verhaltensweise geht es darum, aufrechterhaltende Verstärkerquellen zu identifizieren und ihre Wirkung zu minimieren. Die kognitive Therapie zielt darauf ab, erwartungs- bzw. befürchtungskonträre Erfahrungen zu ermöglichen und Distanz zu belastenden Denkmustern zu befördern. Hierzu werden belastende Annahmen und Überzeugungen verbal disputiert oder mithilfe von Verhaltensexperimenten überprüft (siehe Kapitel 18).

Soweit die Theorie. Tatsächlich sind die genauen Mechanismen, wie die Wirkung einer KVT zustande kommt, nicht zweifelsfrei geklärt. Allein zur Erklärung der Wirkweise einer Expositionsbehandlung bestehen zahlreiche konkurrierende Vorstellungen (Teismann & Margraf, 2018) und die Frage, ob die Veränderung von Kognitionen notwendige Bedingung für eine Symptomverbesserung ist (oder nur ihre Folge), wird seit Jahren debattiert (Longmore & Worrell, 2007).

Forschung zur Wirkweise von Psychotherapie ist auf dem Weg; aktuell ist jedoch zu betonen, dass Annahmen zu spezifischen kausalen Wirkmechanismen noch nicht auf methodisch zufriedenstellende Weise geprüft wurden (Cuijpers et al., 2019); ob bzw. inwieweit es verfahrensspezifische Wirkmechanismen, wie die oben genannten, oder unspezifische

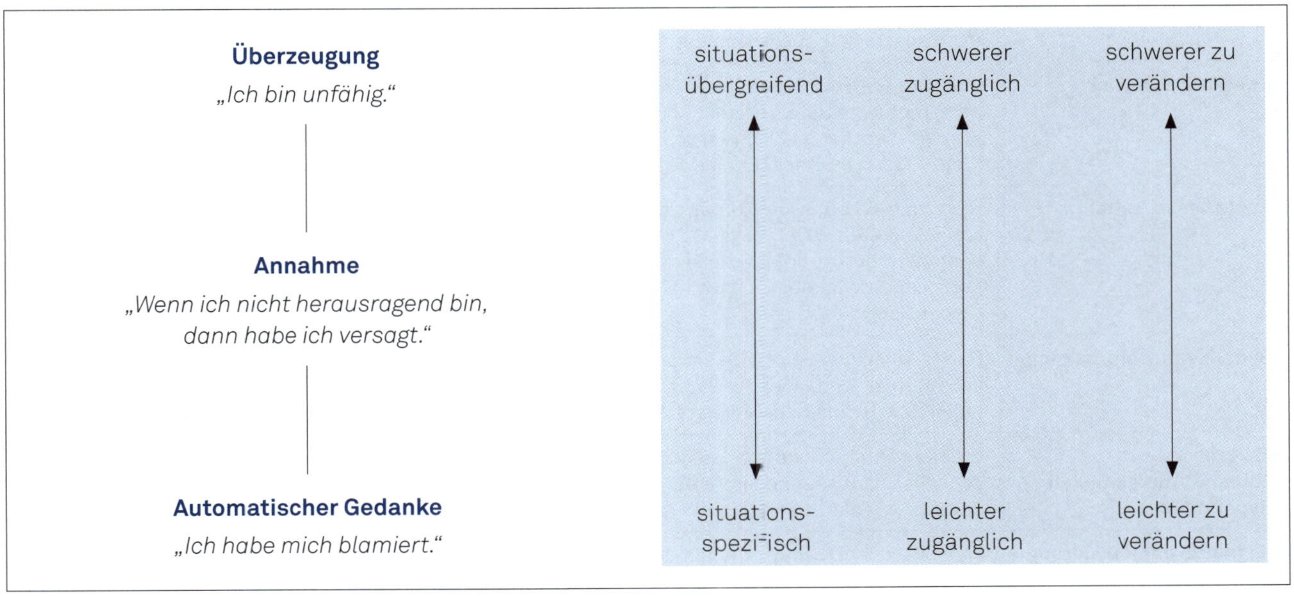

Abbildung 2.5: Ebenen dysfunktionaler Kognitionen (modifiziert nach Westbrook et al., 2007)

Wirkfaktoren anderer Art (z. B. die therapeutische Beziehung) sind, die psychotherapeutischen Veränderungen zugrunde liegen, ist zum jetzige Zeitpunkt nicht abschließend zu beantworten. Gleichzeitig sind die hier beschriebenen Annahmen und Modelle die handlungs- und entscheidungsleitenden Heuristiken in der Therapiepraxis und -supervision.

2.7 Indikationen und Kontraindikationen

Der Wissenschaftliche Beirat Psychotherapie (WBP), also jenes Gremium, welches in Deutschland Gutachten zur wissenschaftlichen Anerkennung von Psychotherapieverfahren erstellt, betont in einer Stellungnahme von Dezember 2003, dass Verhaltenstherapie bei allen psychischen Störungen, deren wissenschaftliche Evidenz bei Erwachsenen und bei Kindern und Jugendlichen geprüft wurden, als indiziert gilt.

Hierzu gehören im Erwachsenenbereich: Affektive Störungen, Angststörungen, Belastungsstörungen, Dissoziative, Konversions- und somatoforme Störungen, Essstörungen, andere Verhaltensauffälligkeiten mit körperlichen Störungen, Psychische und soziale Faktoren bei somatischen Krankheiten, Persönlichkeitsstörungen und Verhaltensstörungen, Abhängigkeiten und Missbrauch, Schizophrenie und wahnhafte Störungen.

Im Kindes- und Jugendbereich zählen hierzu: Affektive Störungen, Angststörungen, Belastungsstörungen, Dissoziative, Konversions- und somatoforme Störungen, Essstörungen, andere Verhaltensauffälligkeiten mit körperlichen Störungen, Verhaltensstörungen mit Beginn in der Kindheit und Jugend, Tic-Störungen, Autistische Störungen, Persönlichkeitsstörungen und Verhaltensstörungen, Störungen der Impulskontrolle, Störungen der Geschlechtsidentität und Sexualstörungen, Abhängigkeit und Missbrauch, Schizophrenie und wahnhafte Störungen.

Trotz dieses breiten Indikationsbereiches können im individuellen Fall selbstverständlich relative oder auch absolute Kontraindikationen aufgrund schwerer körperlicher (z. B. Herz-Kreislauf-Erkrankungen, Epilepsie, Asthma und andere Lungenerkrankungen) oder psychischer Beeinträchtigungen (z. B. akute Suizidalität) bestehen. Insbesondere bei der Planung von Expositionsverfahren sind etwaige Kontraindikationen zu beachten (siehe Kapitel 18).

Tabelle 2.7: Ausgewählte aufrechterhaltende Mechanismen bei psychischen Störungen aus Sicht der modernen Verhaltenstherapie

Problemverhalten	Beschreibung und Wirkweise
Flucht- und Vermeidungsverhalten	Flucht- und Vermeidungsverhalten verhindert unter lerntheoretischer Perspektive, dass die Erfahrung gemacht wird, dass der konditionierte Stimulus nicht (mehr) den unkonditionierten Stimulus ankündigt. Unter kognitiver Perspektive verunmöglicht es erwartungskonträre Erfahrungen.
Sicherheitsverhalten	Der Begriff Sicherheitsverhalten bezeichnet Verhaltensweisen, die während des Auftretens von Angst eingesetzt werden, um das Eintreten befürchteter Katastrophen zu verhindern: Ablenkung, Rückversicherung (z. B. bei Ärzt:innen, Freund:innen, Familienangehörigen), Tragen von Sicherheitssignalen (z. B. Notfallmedikamente, Handy) sind Beispiele für Sicherheitsverhalten. Sicherheitsverhaltensweisen verunmöglichen erwartungskonträre Erfahrungen, da das Ausbleiben einer Katastrophe immer auf das Sicherheitsverhalten attribuiert werden kann: „Dass nichts passiert ist, liegt daran, dass ich mich abgelenkt habe, ansonsten hätte die Angst mich erledigt."
Checking Behavior	Checking Behavior bezeichnet Verhaltensweisen, die dazu dienen, das Vorhandensein bestimmter Körpersymptome zu überprüfen. Checking Behavior (wie beispielsweise das wiederholte Abtasten von Körperteilen) kann jedoch körperliche Veränderungen (z. B. Rötungen/Schwellungen) hervorrufen, die dann wieder als Beleg für eine bestehende Bedrohung interpretiert werden.
Rückzugsverhalten	Rückzugsverhalten kann unter lerntheoretischer Perspektive einen Verlust positiver Verstärkung (Verlust von Freude, Erfolg, sozialer Akzeptanz) nach sich ziehen sowie die aktive Lösung von Problemen behindern und auf diese Weise zur Aufrechterhaltung negativer Stimmung führen. Unter kognitiver Perspektive trägt Rückzugsverhalten zur Aufrechterhaltung und Bestätigung negativer, selbstabwertender Denkweisen bei.
Gedankenunterdrückung	Der Versuch, unerwünschte Gedanken zu unterdrücken, führt vielfach dazu, dass genau diese Gedanken häufiger und intensiver auftreten und sich in der Konsequenz der Eindruck, keine Kontrolle zu haben und hilflos zu sein, verstärkt.
Exzessive Selbstaufmerksamkeit/ Hypervigilanz	Exzessive Aufmerksamkeit auf vermeintliche Symptome bzw. Bedrohungsreize führt dazu, dass diese schneller, häufiger und intensiver erlebt werden. Hierdurch verstärkt sich wiederum der Eindruck bedroht bzw. lädiert zu sein.
Kognitive Immunisierung	Im Sinne einer Dissonanzreduktion werden eigentlich positive neue Erfahrungen gemäß vorbestehenden Schemata und Grundannahmen umgedeutet („Sie loben mich nur, weil ich anders bin und sie eigentlich bloß Mitleid mit mir haben.")

2.8 Grundlegende Aspekte des therapeutischen Vorgehens

Die Therapieinterventionen der KVT lassen sich in drei Gruppen von Methoden oder Strategien ordnen (Hoyer & Knappe, 2020):

Gruppen therapeutischer Strategien

1. **Kognitive Strategien,** die auf eine Veränderung (verhaltensleitender) Kognitionen abzielen: Kognitive Infragestellungsmethoden, Verhaltensexperimente, metakognitive Therapietechniken.
2. **Expositionsbasierte Strategien,** die Neulernen provozieren: Interozeptive Exposition, In-vivo-Exposition, In-sensu-Exposition, Systematische Desensibilisierung, Cue-Exposure, Imaginatives Nacherleben.
3. **Fertigkeiten-/verstärkungsbasierte Strategien,** die Kompetenzen bzw. Verhalten aufbauen: Soziales Kompetenztraining, Kommunikationstraining, Problemlösetraining, Skillstraining, Aufmerksamkeitstrainings, Entspannung, Achtsamkeit, Verhaltensaktivierung, operante Methoden (Verhaltensverträge, Verstärkerpläne).

Die verschiedenen Methoden werden in Kapitel 18 ausführlich beschrieben. Zu beachten ist, dass die Nutzung spezifischer Therapiemethoden immer in einen umfassenden Therapieplan eingebunden ist (siehe Kapitel 17.2), der die motivationale Ausgangslage, komorbide Problemkonstellationen und interaktionelle Besonderheiten von Patient:innen sowie die individuellen Therapieziele und das Sitzungskontingent berücksichtigt. Die Anwendung spezifischer Therapiemethoden stellt daher immer nur einen Teilaspekt kognitiv-verhaltenstherapeutischen Handelns dar (Kanfer et al., 2006).

Charakteristisch für die Kognitive Verhaltenstherapie ist schließlich die Entwicklung von speziellen Therapieprogrammen für fast alle psychischen Störungen. Die Programme werden in der Regel in Form von konkret-praxisorientierten Therapiemanualen veröffentlicht. Die störungsspezifischen Programme erlauben es oft, die individualisierte Problemanalyse und Therapieplanung zu vereinfachen; darüber hinaus wird in den Programmen vorgegeben, welche Interventionen in welcher Reihenfolge genutzt werden sollen, was sowohl Therapeut:innen und Patient:innen Sicherheit und Orientierung (einen „roten Faden") gibt und die Effizienz des Vorgehens erhöhen kann. Gleichwohl machen besondere Problemkonstellationen (wie z.B. seltene Störungsbilder, zu denen keine Manuale existieren, oder komorbide Störungsbilder) eine Individualisierung der Therapieplanung und Prozessgestaltung oft notwendig. Die nahezu unüberschaubare Vielzahl an unterschiedlichen Therapiemanualen hat in den letzten Jahren zudem eine Gegenbewegung auf den Plan gerufen, die den Nutzen störungsübergreifender Therapieprogramme (Barlow, 2017) und einer individualisierten Therapieplanung (Hayes & Hofmann, 2018) betont.

2.9 Empirische Fundierung

Die Kognitive Verhaltenstherapie ist die am häufigsten untersuchte Psychotherapieform. Butler et al. (2006) fassten in einem Review die Ergebnisse zur Wirksamkeit der KVT aus 16 Metanalysen – die insgesamt 332 Primärstudien mit 9995 Teilnehmer:innen umfassten – zusammen. Es zeigte sich, dass KVT ein hochwirksames Verfahren für unipolare Depressionen im Kindes-, Jugend- und Erwachsenenalter, bei Generalisierten Angststörungen, Panikstörungen mit und ohne Agoraphobie, sozialer Phobie und Posttraumatischen Belastungsstörungen ist. Im Vergleich zu Wartelisten- oder Placebo-Kontrollgruppen ergab sich eine gemittelte Effektstärke von 0.95 (SD = 0.08). In Bezug auf ärgerbezogene Probleme, Partnerschaftsprobleme, kindliche somatoforme Störungen und chronische Schmerzen zeigte sich eine gemittelte Effektstärke von 0.65 (SD = 0.11) im Vergleich zu den jeweiligen Kontrollbedingungen. Die einbezogenen Metaanalysen weisen des Weiteren darauf hin, dass die Wirkung der KVT bei vielen Störungen über einen längeren Zeitraum nach Beendigung der Behandlung anhält. Eine langfristige Wirksamkeit zeigte sich insbesondere in Bezug auf unipolare Depression, generalisierte Angst, Panik, soziale Phobie, Zwangsstörung, Schizophrenie und internalisierenden Störungen in der Kindheit.

In einer aktuellen Meta-Metaanalyse schlossen Dragioti et al. (2017) insgesamt 247 Metaanalysen ein, in die wiederum 5157 Primärstudien eingegangen waren. In 84 dieser Metaanalysen wurde der Effekt von KVT untersucht. Tatsächlich fanden sich in Bezug auf die KVT die robustesten Effekte – und dies insbesondere mit Blick auf Angst- und Depressionssymptome. Gleichzeitig verweisen die Autoren auf die erhebliche Heterogenität in den einbezogenen Metaanalysen und die Tatsache, dass viele Studien methodische Mängel aufweisen. In der Konsequenz besteht u.a. die Gefahr einer Überschätzung der tatsächlichen Therapieeffekte (Hengartner, 2018).

Fordham et al. (2021) bezogen in ihrer Arbeit 494 Übersichtsarbeiten zur Effektivität von KVT ein. Bei einer ausschließlichen Berücksichtigung methodisch hochwertiger Reviews ergab die metaanalytische Auswertung mit Blick auf Lebensqualität, Angst und Schmerz eine Überlegenheit der KVT gegenüber Kontrollbedingungen – und dies über Störungsbilder, Altersgruppen, Geschlecht und Studienorte hinweg.

Die Befundlage verweist somit darauf, dass sich KVT zur Behandlung des gesamten Spektrums psychischer Störungen wie auch über die gesamte Lebensspanne hinweg erfolgreich einsetzen lässt. In Teil III dieses Bandes wird die Studienlage zur Effektivität der KVT mit Blick auf die verschiedenen Störungsbilder nochmals spezifischer beleuchtet werden.

2.10 Neue Entwicklungen

Zum aktuellen Zeitpunkt befindet sich die KVT – nach der rasanten Entwicklung der diversen Verfahren der dritten

Welle – in einer erneuten Konsolidierungsphase. Die neuen Ansätze werden in Bezug auf weitere Störungsbereiche erprobt und es gibt einen deutlichen Trend zu methodisch hochwertigeren Therapiestudien. Das Augenmerk liegt vermehrt auf kultursensiblen bzw. kulturadaptierten Therapien. Zudem erfolgt die Erprobung neuer Formate, wie onlinebasierter Therapie, Avatartherapie, Blended Care Therapie (d.h. einer Kombination aus klassischer und Online-Therapie) und reiner Videotherapie. Es gibt Untersuchungen dazu, inwieweit der gezielte Einsatz von Medikamenten (D-Cycloserin, Glucocorticoiden), die Lernprozesse unterstützen – ohne eine angstlösende Wirkung zu haben –, die Effekte einer Expositionsbehandlung verbessern können. Neue Analysemethoden (z.B. Machine Learning, Netzwerkmodelle) werden genutzt, um die therapeutische Prozessgestaltung zu optimieren und mit der Frage weiterzukommen, welche Therapieform (oder -variante) für welche Patient:innen die beste Erfolgsaussicht mit sich bringt. Diskutiert werden schlussendlich Therapiekonzeptionen, die nahelegen, einen störungsspezifischen Fokus (inkl. störungsspezifischer Therapiemanuale) wieder aufzugeben, Therapien störungsübergreifend auf Basis individueller Fallkonzeptionen zu planen und therapieschulenübergreifend mit evidenzbasierten Methoden zu behandeln (Hayes & Hofmann, 2018). Inwieweit sich eine Orientierung an Evidenzen statt an Therapieschulen – wie sie bereits in den 1990er Jahren vehement gefordert wurde (Grawe, 1995) – durchsetzen wird, bleibt abzuwarten. Die skizzierten Punkte machen jedoch deutlich, dass sich die KVT-Forschung weiterhin einer erheblichen Dynamik erfreut.

2.11 Kritische Würdigung

Die Geschichte der KVT ist eine Erfolgsgeschichte: Die KVT hat sich für die Behandlung der unterschiedlichsten Störungsbilder als effektiv erwiesen – und dies über die gesamte Lebensspanne hinweg. Es wurden störungsspezifische Modelle und Behandlungen für Störungen entwickelt, die vormals als nicht psychotherapeutisch behandelbar galten (wie z.B. Schizophrenie). KVT-Ansätze werden nicht nur in der Therapie, sondern auch in der Prävention und Rehabilitation eingesetzt. KVT-Interventionen werden im Einzel-, Gruppen-, Virtual-Reality-, Online- und App-Format genutzt.

Gleichzeitig ist zu betonen, dass – wie bereits gesagt – erhebliche Lücken bezüglich des Wissens darum bestehen, auf welche Weise die Wirkung von Therapie zustande kommt, welche Komponenten eines Therapieprogrammes besonders wichtig sind und welche Merkmale aufseiten der Patient:innen sowie der Therapeut:innen mit einem guten Therapieergebnis assoziiert sind. Schlussendlich ist es nicht hinnehmbar, dass hochwirksame Therapiemethoden wie die Exposition in der Regelversorgung vielfach nicht oder nicht lege artis genutzt werden (Pittig et al., 2019). Der Dissemination dieser Methoden kommt somit zukünftig entscheidende Bedeutung zu.

Literatur

Bandura, A. (1969). *Principles of behavior modification.* New York: Holt.

Bandura, A. (1977). *Social learning theory.* Englewood Cliffs: Prentice Hall.

Barlow, D.H. (2017). *Unified protocol for transdiagnostic treatment of emotional disorders.* Oxford: Oxford University Press.

Beck, A.T. (1963). Thinking and depression: I. Idiosyncratic content and cognitive distortions. *Archives of General Psychiatry, 9,* 324–333. https://doi.org/10.1001/archpsyc.1963.01720160014002

Beck, A.T. (1964). Thinking and depression: II. Theory and therapy. *Archives of General Psychiatry, 10,* 561–571. https://doi.org/10.1001/archpsyc.1964.01720240015003

Beck, A.T. (1976). *Cognitive therapy and the emotional disorders.* New York: International Universities Press.

Beck, A.T. & Bredemeier, K. (2016). A unified model of depression: Integrating clinical, cognitive, biological, and evolutionary perspectives. *Clinical Psychological Science, 4,* 596–619. https://doi.org/10.1177/2167702616628523

Beck, A.T. & Dozois, D.J.A. (2011). Cognitive Therapy: Current status and future directions. *Annual Review of Medicine, 62,* 397–409. https://doi.org/10.1146/annurev-med-052209-100032

Beck, A.T. & Haigh, E.A. (2014). Advances in cognitive theory and therapy: The generic cognitive model. *Annual Review of Clinical Psychology, 10,* 1–24. https://doi.org/10.1146/annurev-clinpsy-032813-153734

Butler, A.C., Chapman, J.E., Forman, E.M. & Beck, A.T. (2006). The empirical status of cognitive-behavioral therapy: A review of meta-analyses. *Clinical Psychology Review, 26,* 17–31. https://doi.org/10.1016/j.cpr.2005.07.003

Cuijpers, P., Reijnders, M. & Huibers, M. (2019). The role of common factors in psychotherapy outcomes. *Annual Review of Clinical Psychology, 15,* 207–231. https://doi.org/10.1146/annurev-clinpsy-050718-095424

Dimidjian, S., Arch, J.J., Schneider, R.L., Desormeau, P., Felder, J.N. & Segal, Z.V. (2016). Considering meta-analysis, meaning, and metaphor: a systematic review and critical examination of „third wave" cognitive and behavioral therapies. *Behavior Therapy, 47,* 886–905. https://doi.org/10.1016/j.beth.2016.07.002

Dragioti, E., Karathanos, V., Gerdle, B. & Evangelou, E. (2017). Does psychotherapy work? An umbrella review of meta-analyses of randomized controlled trials. *Acta Psychiatrica Scandinavica, 136,* 236–246. https://doi.org/10.1111/acps.12713

Ellis, A. (1957). Rational psychotherapy and individual psychology. *Journal of Individual Psychology, 13,* 38–44.

Ellis, A. (1997). *Grundlagen und Methoden der Rational-Emotiven Verhaltenstherapie.* München: Pfeiffer.

Fordham, B., Sugavanam, T., Edwards, K., Hemming, K., Howick, J., Copsey, B. et al. (2021). Cognitive-behavioural therapy for a variety of conditions: an overview of systematic reviews and panoramic meta-analysis. *Health Technology Assessment, 25*(9), 1–378. https://doi.org/10.3310/hta25090

Grawe, K. (1995). *Von der Konfession zur Profession.* Göttingen: Hogrefe.

Hayes, S.C. & Hofmann, S.G. (2018). *Process-based CBT.* Oakland: Context Press.

Hayes, S.C., Strohsal, K.D. & Wilson, K.G. (1999). *Acceptance and commitment therapy.* New York: Guilford Press.

Heidenreich, T. & Michalak, J. (2013). *Die „dritte Welle" in der Verhaltenstherapie.* Weinheim: Beltz.

Hengartner, M.P. (2018). Raising Awareness for the replication crisis in clinical psychology by focusing on inconsistencies in psychotherapy research: how much can we rely on published findings from efficacy trials? *Frontiers in Psychology, 9,* 256. https://doi.org/10.3389/fpsyg.2018.00256

Hoyer, J. & Brockmeyer, T. (2021). Die Familie der kognitiv-verhaltenstherapeutischen Verfahren. In W. Rief, E. Schramm & B. Strauß (Hrsg.), *Psychologische Psychotherapie* (S. 547–575). München: Urban & Fischer.

Hoyer, J. & Knappe, S. (2020). Verhaltenstherapie. In J. Hoyer & S. Knappe (Hrsg.), *Klinische Psychologie und Psychotherapie* (S. 397–407). Berlin: Springer.

Jones, M.C. (1924). A laboratory study of fear: The case of Peter. *Pediatric Seminars, 31,* 308–315.

Kanfer, F.H. & Saslow, G. (1974). Verhaltenstheoretische Diagnostik. In D. Schulte (Hrsg.), *Diagnostik in der Verhaltenstherapie* (S. 24–59). München: Urban und Schwarzenberg.

Kanfer, F.H., Schmelzer, D. & Reinecker, H. (2006). *Selbstmanagement-Therapie.* Berlin: Springer.

Linehan, M.M. (1987). Dialectical Behavior Therapy for borderline personality disorder. *Bulletin of the Menninger Clinic, 31,* 261–276.

Linehan, M.M. (2021). *Building a life worth living.* New York: Random House.

Longmore, R.J. & Worrell, M. (2007). Do we need to challenge thoughts in cognitive behavior therapy? *Clinical Psychology Review, 27,* 173–187. https://doi.org/10.1016/j.cpr.2006.08.001

Margraf, J. (2018). Verhaltenstherapie. In J. Margraf & S. Schneider (Hrsg.), *Lehrbuch der Verhaltenstherapie* (Band 1, S. 3–35). Heidelberg: Springer Medizin Verlag.

Marks, I.M. (1975). Behavioral treatments of phobic and obsessive-compulsive disorders: A critical appraisal. In M. Hersen, R.M. Eisler & P.M. Miller (Eds.), *Progress in behavior modification* (Vol. 1, pp. 65–158). New York: Academic Press.

McCullough, J.P. (2000). *Treatment of chronic depression: Cognitive Behavioral Analysis System of Psychotherapy.* New York: Guilford Press.

Meichenbaum, D. (1977). *Cognitive-Behavior Modification: An Integrative Approach.* New York: Plenum. https://doi.org/10.1007/978-1-4757-9739-8

Mowrer, O.H. (1947). On the dual nature of learning: A reinterpretation of „conditioning" and „problem-solving". *Harvard Educational Review, 17,* 102–150.

Pittig, A., Kotter, R. & Hoyer, J. (2019). The struggle of behavioral therapists with exposure: Self-reported practicability, negative beliefs, and therapist distress about exposure-based interventions. *Behavior Therapy, 50,* 353–366. https://doi.org/10.1016/j.beth.2018.07.003

Rief, W. (2019). Von der verfahrensorientierten zur kompetenzorientierten Psychotherapie-Qualifikation. *Psychotherapeutenjournal, 3,* 261–268.

Schefft, C., Heinitz, C., Guhn, A., Brakemeier, E.L., Sterzer, P. & Köhler, S. (2023). Efficacy and acceptability of third-wave psychotherapies in the treatment of depression: A network meta-analysis of controlled trials. *Frontiers in Psychiatry, 14,* 1189970. https://doi.org/10.3389/fpsyt.2023.1189970

Schulte, D. (1998). *Therapieplanung.* Göttingen: Hogrefe.

Segal, Z.V., Williams, J.M.G. & Teasdale, J.D. (2002). *Mindfulness-based cognitive therapy for depression: A new approach to preventing relapse.* New York: Guilford Press.

Seligman, M. (2002). *Authentic happiness.* Boston: Brealey.

Skinner, B.F. (1938). *The behavior of organisms.* New York: Appleton-Century-Crofts.

Skinner, B.F. (1953). *Science and human behavior.* New York: McMillan.

Teismann, T. & Margraf, J. (2018). *Exposition und Konfrontation.* Göttingen: Hogrefe. https://doi.org/10.1026/02825-000

Thorndike, E.L. (1932). *The fundamentals of learning.* Columbia: Columbia University. https://doi.org/10.1037/10976-000

Young, J.E., Klosko, J.S. & Weishaar, M.E. (2003). *Schema therapy.* New York: Guilford Press.

Watson, J.B. & Rayner, R. (1920). Conditioned emotional reactions. *Journal of Experimental Psychology, 3,* 1–14. https://doi.org/10.1037/h0069608

Wells, A. (2002). *Emotional disorders and metacognition.* Hoboken: Wiley. https://doi.org/10.1002/9780470713662

Westbrook, D., Kennerly, H. & Kirk, J. (2007). *An introduction to CBT.* Thousand Oaks: Sage.

Wolpe, J. (1958). *Psychotherapy by reciprocal inhibition.* Stanford: Stanford University Press.

3 Tiefenpsychologisch fundierte Psychotherapie und Analytische Psychotherapie

Timo Storck & Svenja Taubner

Inhaltsübersicht

3.1 Einleitung

Die Analytische Psychotherapie (AP) und die Tiefenpsychologisch fundierte Psychotherapie (TP) sind zwei Behandlungsverfahren in der psychotherapeutischen Regelversorgung in Deutschland, die 1967 als erste Richtlinientherapien sozialrechtlich und wissenschaftlich anerkannt wurden. Die TP verdankt ihre Einführung dem Anliegen, Psychotherapie für mehr Menschen als zuvor zugänglich zu machen, da sie in einer geringeren Frequenz von Wochenstunden als die AP durchgeführt wird. Damals reichten für die Anerkennung und Integration in die Regelversorgung zwei Studien unter der Leitung von Annemarie Dührssen aus, die zeigten, dass kürzere psychoanalytische Behandlungen („Dynamische Psychotherapie“) krankheitsbedingte Erwerbsausfälle reduzierten (Dührssen, 1962; Dührssen & Jorswieck, 1965). Durch die Einführung von AP und TP existieren zwei psychoanalytisch begründete Richtlinienverfahren, die im internationalen Sprachgebrauch und gemäß der Einschätzung des Wissenschaftlichen Beirats Psychotherapie (2004) als psychodynamische Verfahren zusammengefasst werden können. In der Versorgung wird allerdings eher von „psychoanalytisch begründeten“, in der Forschung von „psychodynamischen“ Verfahren gesprochen. Obwohl beide auf dem gleichen Theoriegebäude der Psychoanalyse stehen, haben sich – international und in Deutschland verstärkt durch die Trennung der Richtlinienverfahren – distinkte Therapieansätze entwickelt, die jeweils eigenständig gelernt werden müssen. Aktuell existieren daher zwei getrennte Aus-/Weiterbildungsgänge, die aber auch „verklammert“ belegt werden können. In diesem Kapitel werden wir die Gemeinsamkeiten der psychodynamischen Therapien herausarbeiten sowie die Unterschiede zwischen AP und TP kennzeichnen (theoretische Vertiefung z. B. bei Storck, 2018).

3.2 Definition der psychodynamischen Therapien

Laut Psychotherapierichtlinie (Gemeinsamer Bundesausschuss, 2021) sind die psychoanalytisch begründeten Verfahren ursachenorientierte Therapieformen, die eine mit der Erkrankung assoziierte, unbewusste Psychodynamik unter Beachtung von Besonderheiten in der Beziehungsgestaltung (Übertragung, Gegenübertragung und Widerstand) behandeln. Während bei der TP eine Begrenzung des Behandlungszieles und damit eine an einem Behandlungsfokus orientierte Arbeit zentral ist, wird bei der AP die zugrunde liegende „neurotische Struktur“ oder Persönlichkeit der Patient:innen behandelt, d.h. die Person in ihrer Gesamtheit (siehe

Kasten). Im Kontrast wird in der TP eher konfliktzentriert, gegenwartsbezogen und unter Begrenzung regressiver Prozesse gearbeitet (es wird also weniger unter Rückgriff auf ungesteuerte Erlebnisweisen gearbeitet), während die AP regressive Prozesse durch die Nutzung des hochfrequenten und liegenden (Couch-)Settings sowie der stärkeren Berücksichtigung biografischer Erfahrungen fördert. Ergänzend hat sich seit der Revision der Psychotherapierichtlinien im Jahre 2009 neben dem Konfliktfokus in der psychodynamischen Behandlung (dem Fokus auf unbewusste psychische Konflikte) ein Strukturfokus auch für die TP entwickelt (ein Fokus auf die Persönlichkeit und Persönlichkeitsfunktionen), der stärker supportiv und ebenfalls die Regression begrenzend die Entwicklung psychischer Funktionen ins Zentrum des Arbeitens setzt. Zuletzt wurden 2014 traumatherapeutische Interventionen wie das Eye Movement Desensitization Reprossessing (EMDR) in psychodynamische Richtlinientherapien integriert. Allen psychodynamischen Therapien liegt das Arbeiten in der Beziehung zugrunde, d.h. die Annahme, dass sich lebensgeschichtlich entstandene zentrale intrapsychische und interpersonelle Muster (Konflikte und/oder strukturelle Probleme) in der Beziehung zu den Therapeut:innen zeigen und durch diese Aktualisierung der Probleme in der Therapie bearbeitet werden können.

Definition: Psychodynamische Psychotherapie

Psychodynamische Psychotherapie lässt sich definieren als eine Gruppe psychotherapeutischer Verfahren und Methoden, deren Fokus auf der Bearbeitung unbewusster Konflikte und/oder eingeschränkt zur Verfügung stehender psychischer Funktionen (Struktur) bzw. einem oder mehreren psychischen Trauma(ta) liegt. Dafür nutzen psychodynamische Therapien die Aktualisierung von Konflikten oder strukturellen Einschränkungen in der psychotherapeutischen Beziehung und gehen stützend-supportiv, traumaspezifisch bis deutend-expressiv vor. Letzteres bedeutet, dass Patient:innen auf ihnen bislang verborgene unbewusste Aspekte ihres Erlebens und Verhaltens angesprochen werden.

Die Regelkontingente der TP in Deutschland umfassen bei Erwachsenen maximal 100 Stunden, während für die AP bis zu 300 Stunden kassenfinanziert werden können. Im Bereich der Kinder- und Jugendlichentherapie wird in Bezug auf die Stundenkontingente nicht zwischen TP und AP differenziert. Hier liegen die maximalen Kontingente bei 150 Stunden für Kinder- und bei 180 Stunden für Jugendlichen-Behandlungen (siehe Kapitel 16). Psychodynamische Therapien können als Kurz- und Langzeittherapien durchgeführt werden und sind hoch personalisiert, d.h., die jeweilige Therapie wird individuell und passgenau auf die Patient:innen adaptiert, weshalb die Therapie transdiagnostisch eingesetzt wird. Im Kontrast dazu liegen für die Kurzzeitprogramme und evidenzbasierten Ansätze störungsspezifische Manuale vor, die ein diagnoseabhängiges Vorgehen empfehlen.

3.3 Grundprinzipien der psychodynamischen Therapien

Psychisches ist das Ergebnis aus Erfahrungen, die ein Mensch bisher mit anderen gemacht hat. Sowohl mentale Inhalte (Vorstellungen von sich selbst, von anderen und der eigenen Gefühle) als auch mentale Prozesse (Regulierung, Integration, Differenzierung) sind Verinnerlichungen dessen, was jemand erlebt hat, insbesondere in den frühen Bindungsbeziehungen. Die psychodynamische Psychotherapie nutzt die Beziehung im therapeutischen Arbeiten, um zu verstehen und zu verändern, wie jemand sich selbst und andere in emotional bedeutsamen Beziehungen erlebt und auf welche mentalen Prozesse dabei zurückgegriffen werden kann.

Fallbeispiel: Frau B.

Frau B., Mitte 40, schildert, dass sie unter schweren Depressionen leide, die sich verstärkt haben, seit ihre Mutter nach einem Schlaganfall im Koma liege. Sie habe sich immer vorgestellt, dass sie sich befreit fühlen würde, wenn die Eltern endlich aus ihrem Leben gegangen wären, aber tatsächlich habe sie sich nach dem Tod des Vaters vor fünf Jahren immer elender gefühlt. Auch bei der Arbeit könne sie sich kaum noch konzentrieren und habe Hassgefühle auf ihren Chef entwickelt, den sie als ungebildet und grob beschreibt. Sie räche sich manchmal heimlich an ihm und stelle Telefonate nicht durch oder trete gegen seinen Schreibtisch, wenn er nicht im Raum sei. In der biografischen Anamnese zeigt sich, dass sowohl ihre Mutter als auch die Großmutter in der mütterlichen Linie ebenfalls schwer depressiv waren. Die Großmutter habe für den Großvater den Traum der Auswanderung nach Südamerika aufgegeben und sei dann in der schwäbischen Provinz „versauert", bis sie sich schließlich erhängt habe. Der Suizid sei ein Tabu, über das in der Familie geschwiegen werde. Die Mutter habe die nach der Patientin geborenen Zwillinge vorgezogen. Sie selbst habe seither ein trotziges und hasserfülltes Dasein als ungeliebte Tochter geführt. Beim Vater habe sie etwas Halt gefunden, doch der sei beruflich bedingt kaum anwesend gewesen. Die Patientin habe zeitlebens keine romantische Beziehung gehabt und mit den Zwillingsschwestern „vereinbart", dass der Zweig der Familie durch deren Kinderlosigkeit aussterben solle.

Es zeigt sich psychodynamisch ein Festhalten an frustrierenden und versagenden elterlichen Bezugspersonen in der unbewussten Hoffnung, doch noch die ersehnte Liebe, Wertschätzung und Zuneigung zu erhalten. Während die Enttäuschung bewusst ist, ist der Versorgungswunsch unbewusst und so werden Ärger, Schuld- und Schamgefühle immer wieder gegen das eigene Selbst gerichtet, als ob sie die Zurückweisung selbst verschuldet hätte, oder allenfalls passiv-aggressiv ausgedrückt. In diesem depressiven Teufelskreis gefangen, ist die Patientin nicht von zu Hause ausgezogen, hat an der toxischen Beziehung zur Mutter festgehalten und konnte sich nicht neu binden.

Bedürfnisse können nicht geäußert werden, sondern werden kindlich-trotzig agiert wie mit dem Chef. Der bevorstehende Tod der Mutter aktiviert ihren neurotisch-depressiven Konflikt, da eine Wiedergutmachung und Liebe durch die Mutter nun nie mehr erfolgen wird.

In der hochfrequenten psychoanalytischen Behandlung lernt die Patientin, die eigenen Wünsche und Gefühle als berechtigt und angemessen wahrzunehmen, kann ihre übermäßige Strenge mit sich und anderen mildern und erlebt im Sinne einer korrektiven Beziehungserfahrung in der mütterlichen Übertragung auf die Psychoanalytikerin, dass Angriffe auf elterliche Andere nicht mit Rache beantwortet werden müssen. Sie kommt in Kontakt mit ihrer Vitalität, kann nach dem Tod der Mutter eine eigene Lebensplanung gestalten und beginnt eine Liebesbeziehung.

Das Einnehmen einer *Entwicklungsperspektive* für die Erklärung normalen und abweichenden psychischen Funktionierens ist für alle psychodynamischen Ansätze zentral. Dabei wird den ersten Lebensjahren eines Individuums ein besonders formender Stellenwert beigemessen. Hier geht es um zentrale psychische Funktionen (v.a. Symbolisierung), die bis zum Erwachsenwerden in der Auseinandersetzung mit der biosozialen Umwelt entwickelt werden, sowie um Vorstellungen von sich selbst und anderen, die als Repräsentanzen bezeichnet werden. Die ersten Lebensjahre (ca. 0 bis 3 Jahre), vor allem die vorsprachliche Entwicklung, gelten als besonders bedeutsam, da die dort gemachten Erfahrungen implizit prozedural gespeichert werden und die grundlegenden Motivationssysteme (Bindung, Sexualität, Aggression, Narzissmus) gestalten, die nur eingeschränkt bewusstseinsfähig sind und trotzdem unser spontanes Erleben und Verhalten maßgeblich beeinflussen. Abweichungen von einer gesunden Entwicklung werden auf dysfunktionale Wunsch-Verbot-Konstellationen oder frühe aversive Erfahrungen zurückgeführt, die die Entwicklung adaptiver psychischer Funktionen unterwandern. Tatsächlich bildet die Beschreibung der Entwicklung von Psychopathologie den Kern vieler psychoanalytischer Entwicklungstheorien (Fonagy & Target, 2020).

Unbewusste Motive und *Intentionen* als wesentliche Ausgangspunkte für das Verständnis menschlichen Erlebens und Verhaltens zu nehmen, war für eine psychologische Theorie zunächst neu, ist heute aber in den neurowissenschaftlichen und kognitionspsychologischen Disziplinen angekommen (Lieberman, 2007), wenngleich in der Psychoanalyse ein besonderer Akzent auf dem dynamisch Unbewussten liegt – also auf dem innerpsychischen Kräftespiel zwischen Bewusst-Werden und Nicht-bewusst-werden-Dürfen. Auch gibt es mittlerweile einen Konsens darüber, dass verschiedene Motivationssysteme einander oftmals widersprechen. Menschen streben aus psychodynamischer Sicht nach einer Ausbalancierung der verschiedenen Motivationssysteme, ohne dass ihnen dies notwendigerweise immer gelingt oder jeweils bewusst ist. Über mentale Gesundheit oder Krankheit entscheidet, welche Wege des Umgangs jemand mit Konflikten zwischen basalen Motivationssystemen finden kann.

Ein psychischer Konflikt ergibt sich daraus, dass dieselbe Handlung oder Handlungsvorstellung einerseits „attraktiv" ist, also mit positiven Gefühlen und Erwartungen verbunden, und andererseits unangenehme Gefühle (insbesondere Scham, Schuldgefühle, Angst) mit sich bringt (Lust-Unlust-Prinzip). Zwischen beiden muss ein Kompromiss im Erleben gefunden werden. Die psychische Abwehr sorgt dafür, dass ein Teil des Konflikts aus dem bewussten Erleben ausgeschlossen wird (Verdrängung) und andere, mit ihm verbundene, aber weniger unangenehme Vorstellungen stattdessen erlebt werden (z.B. Verschiebung, Rationalisierung). Auf diese Weise wird etwas im Erleben „dynamisch" unbewusst, das bedeutet, dass es zwar dem bewussten Erleben unzugänglich ist, aber aufgrund der damit auch verbundenen Gefühle, Wünsche und Erwartungen trotzdem seine Wirkung entfaltet. Psychische Konflikte bringen es mit sich, dass Kompromisse aus unterschiedlichen Motiven (basal: Lust aufsuchen, Unlust vermeiden) gebildet werden müssen. Diese können unterschiedlich funktional sein, das heißt das Erleben und Handeln des Individuums stärker oder weniger stark einschränken, und potenziell mit Leidensdruck verbunden sein.

Ein weiteres zentrales Merkmal psychodynamischen Denkens ist die Annahme, dass jede soziale Interaktion von *internalisierten Schemata* der beteiligten Personen gefärbt wird, die nicht immer bewusst sein müssen (siehe auch Kapitel 6). Diese Schemata oder Repräsentationen werden durch wiederholte und meist frühe Interaktionen geprägt, durch Wünsche, Fantasien, Ängste oder Sehnsüchte angereichert und beeinflussen spätere Interaktionen, z.B. durch Erwartungshaltungen, was in Beziehungen passieren wird. Je rigider die verinnerlichten Schemata sind, desto weniger offen ist eine Person für neue Erfahrungen. Psychodynamische Therapien machen sich die *Übertragung* in der therapeutischen Situation zunutze und explorieren unbewusste Beziehungserwartungen und -angebote in der Interaktion zwischen Therapeut:in und Patient:in. Dies hat das Ziel der Bewusstwerdung und schließlich Erweiterung und Lockerung rigider Vorstellungen über sich und andere, was neue soziale Lernprozesse auch außerhalb der Therapie anstößt. Übertragung als Wiederholung vorangegangener Beziehungserfahrungen oder Aktualisierung verinnerlichter Schemata geschieht größtenteils unbewusst und begründet, warum Verhaltensveränderungen in Beziehungen schwierig sein können, auch wenn die bewusste Motivation zur Veränderung hoch ist.

Im Sinne einer *Orientierung am Individuum* sind psychodynamische Theorien transdiagnostisch und holistisch aufgebaut, d.h., einzelne Aspekte des Erlebens (z.B. ein Symptom) werden immer in Relation zu ihrem Entstehen und zu anderen Aspekten der ganzen Person betrachtet. Daher werden sehr individuelle Erklärungsansätze und Entwicklungsnarrative für jedes Individuum erarbeitet (auch auf der Ebene einer psychodynamischen Diagnostik), die während der Therapie gemeinsam mit den Patient:innen exploriert und konkretisiert werden. Dabei sind die persönliche Bedeutung und psychische Bewertung besonders zentral. Die Komplexität psychodynamischer Theorien ist ihrem Fokus auf das psychische Erleben verpflichtet, von den amodalen Wahrnehmungen und undifferenzierten Affekten des Säuglings bis hin zu elaborierten und differenzierten Gefühlen und Gedanken inklusive Hoffnungen, Begierden, Fantasien, und der imaginativen Fähigkeit, menschlichem Verhalten einen Sinn auf der Grundlage von mentalen Befindlichkeiten zuzuschreiben (Mentalisieren).

3.4 Geschichte der psychodynamischen Therapien

Die psychodynamischen Therapien sind Behandlungsformen, die auf der von Sigmund Freud ab den 1890er Jahren entwickelten Psychoanalyse beruhen.

Der klassische Untersuchungsgegenstand der Psychoanalyse ist das dynamische Unbewusste, das individuelles Erleben und Verhalten maßgeblich beeinflusst, jedoch ohne, dass dies dem Individuum gewahr wird. In der Wortbedeutung steht Psychoanalyse für eine Zerlegung der Psyche oder Seele, das heißt das Herausarbeiten einzelner Elemente, die für das Entstehen bestimmter Erlebniszustände verantwortlich sind. Gegenüber Auffassungen vom Wesen psychischer Erkrankungen aus den Jahrhunderten zuvor und in seinem eigenen akademischen und medizinischen Umfeld (oft stark somatogen geprägt) stellte Freuds Anliegen einer Heilung durch das Gespräch einen Paradigmenwechsel dar. Freud hoffte als Neuropathologe auf naturwissenschaftliche Belege seiner Theorie, stellte seine Bemühungen jedoch mit dem Verweis ein, dass dies mit verbesserten Methoden der Neurowissenschaften zukünftig nachzuholen sei. Stattdessen konzentrierte er sich auf die Entwicklung und Beschreibung hermeneutischer, verstehender Methoden als Zugang zum subjektiven Erleben unter dem Einfluss eines dynamisch Unbewussten. Freud hat allerdings weder das Unbewusste „entdeckt" noch sich als Erster mit triebhaften Regungen und Sexualität auseinandergesetzt. Sein Verdienst ist, dass er als Erster Zusammenhänge zwischen dem Unbewussten, dem Triebhaften und psychischen Erkrankungen systematisch erkundet und konzeptualisiert hat, in der Annahme einer psychischen Verursachung psychischer Störungen sowie der Idee, dass Symptome einer psychischen Erkrankung eine Funktion erfüllen (z. B. eine Anpassung an eine spezifische Umgebung).

Ab 1885 beschäftigte sich Freud mit der Hypnose-Therapie und übernahm diesen Gedanken für seine Praxis, musste aber recht schnell feststellen, dass unter Hypnose erreichte Zustandsveränderungen bei Patient:innen im Wachleben wieder verschwanden – es fehlte die subjektiv erlebte und verinnerlichte Einsicht in die Bedingungen von Leidenszuständen und deren Veränderung. In der Folge blieb nur das Setting der Hypnose, das Liegen auf einer Couch, während die suggestiven Anteile der Methode verworfen wurden. Stattdessen entwickelt Freud zusammen mit seinem Kollegen Breuer und dessen Patientin Anna O. die sogenannte „Redekur". In einem „Junktim aus Heilen und Forschen" (Freud, 1927, S. 293 f.) wurde die Psychoanalyse in ihren verschiedenen Aspekten mit jeder neuen Behandlung weiterentwickelt.

3.4.1 Die Entwicklung der psychoanalytischen Theorie und Behandlungspraxis von Sigmund Freud

Im Rückblick lassen sich in der Theoriebildung Freuds drei verschiedene, aufeinander aufbauende Modelle des Seelischen inkl. verschiedener Behandlungstechniken unterscheiden (Sandler et al., 1997):

1. Das Traumamodell, bei dem durch das traumatische Erlebnis aufgestaute Affekte durch kathartisches Erleben einer Erregungsabfuhr zugeführt werden (was in heutigen körperbezogenen Ansätzen wie dem Somatic Experiencing oder der Sensory Motor Psychotherapy wieder eine Renaissance erfährt). Dem liegt die Annahme zugrunde, dass es traumabedingt zu einem Zerreißen der Verbindung zwischen Affekt und Vorstellung gekommen ist, wodurch das Affekterleben blockiert ist.
2. Das (erste) topische Modell, bei dem Neurosen aus dem dynamischen Unbewussten heraus erklärt werden, d. h. dem Zusammenspiel aus Wunsch, Verbot, Verdrängung und Kompromissbildung. Der Schwerpunkt in diesem Modell liegt auf der Zensur zwischen den drei psychischen „Systemen": dem Bewussten, Vorbewussten und Unbewussten.
3. Das Struktur- oder Instanzen-Modell (manchmal auch als zweites topisches Modell bezeichnet), welches verschiedene intrapsychische Strukturen unterscheidet: (a) das Es als Reservoir des Triebhaften und Verdrängten, (b) das Über-Ich als Verinnerlichung der elterlichen und gesellschaftlichen Gebote und Verbote sowie (c) das Ich als ausgleichende und vermittelnde Instanz zwischen den inneren Strukturen und der Umwelt. Hier wird die lebenslange Herausforderung des Menschen beschrieben, innere Forderungen nach Befriedigung lustvoller und aggressiver Strebungen mit eigenen moralischen Ansprüchen und den Forderungen anderer (der Gesellschaft) in Einklang bringen zu müssen.

Freud erregte Aufsehen durch seine Annahme einer frühkindlichen Sexualität und damit verbundener Wünsche und Ängste als Teil der allgemeinen psychischen Entwicklung. Auch wenn es bei ihm gelegentlich etwas konkretistisch klingt, ist damit im Kern gerade nicht gemeint, dass ein Vorschulkind sich Geschlechtsverkehr mit den Eltern wünscht. Vielmehr geht es hier um Sexualität in einem erweiterten Verständnis, nämlich nicht zentriert auf die primären Geschlechtsorgane. Frühkindliche Sexualität ist bezogen auf Wünsche nach zärtlicher, körperlicher Nähe zu den Bezugspersonen und einer „Reizung" in unterschiedlichen Körperregionen. So konstituieren

Lust und Unlust das Psychische in der frühen Entwicklung: Lustvolles soll sich wiederholen, Unlustvolles vermieden werden. In diesem Sinn entwickelte Freud (v.a. Freud, 1905) seine Theorie der psychosexuellen Entwicklungsphasen: oral, anal, phallisch-ödipal. Was zunächst konkret körperlich gemeint ist (orale Wünsche haben mit Mundregion, Lippen, Zunge zu tun und äußern sich in Nahrungsaufnahme, Nuckeln, Lautproduktion), wird später zu einem psychischen Motiv (orale Wünsche drehen sich um Themen von Versorgung, Genügsamkeit, „Sättigung").

Freuds Annahme allgemeiner menschlicher Konflikte im „Dreieck" zwischen Kind und Eltern *(Ödipus-Konflikt)* besagt in ihrer klassischen Form, dass das Kind im Alter von etwa fünf oder sechs Jahren mit einem Elternteil um die Liebe und Nähe zum anderen Elternteil konkurriert. Meist schreibt Freud von einem Jungen, der die exklusive zärtliche Liebe der Mutter sucht und dafür den Vater aus dem Weg räumen zu müssen meint. Ein Konflikt entsteht vor allem daraus, dass im Fall der Erfüllung des Wunsches, der Vater möge vom Erdboden verschwinden, mit ihm eine wichtige Figur für die Entwicklung und deren Liebe verloren wäre. Die Lösung dafür ist im Freud'schen Sinn die Identifizierung – und zwar mit Anteilen der Mutter und des Vaters. Andere motivationale Systeme, wie die Linie von Aggression oder Narzissmus, aber auch von Bindung, kommen erst mit nachfolgenden Autor:innen zentraler zur Sprache.

Freud beschäftigte sich in der Ausgestaltung der psychoanalytischen Theorie mit dem Fokus auf der individuellen psychischen Leistung, zwischen inneren und äußeren Ansprüchen sowohl dem Lustprinzip als auch dem Realitätsprinzip zu folgen, und legte damit eine umfassende Motivationstheorie vor: die *Triebtheorie*. Diese ist bei Freud fast durchweg dualistisch angelegt, das heißt, es stehen einander zwei Triebgruppen gegenüber, was eine wichtige Grundlage für die Annahme psychischer Konflikte liefert. Zunächst stellt Freud Selbsterhaltung und Sexualität einander gegenüber, später Ich-Triebe und Sexualität und gegen Ende seines Werks *Eros* (Eingehen von Bindungen, Suche nach Erregung und Lust) und *Todestrieb* (Lösen von Bindungen, Erregungslosigkeit). Freud denkt sich den Trieb als Motivationssystem als etwas, das in „Besetzungen" bestimmter Vorstellungen mit „Energie" (v.a. Libido) führt. Freuds Triebtheorie verändert sich über sein Werk hinweg stark. Darin ist unter anderem der Gedanke enthalten, „Trieb" als ein Konzept zu verstehen und zu gebrauchen, das sich auf die „Grenze" zwischen Psyche und Soma bezieht. Trieb bezieht sich auf die Vermittlung physisch-körperlicher Empfindungen in das psychische Erleben. In diesem Sinn kann die Triebtheorie als eine Theorie der allgemeinen Motivation des Psychischen verstanden werden; sie gibt an, wie Psychisches allgemein motiviert ist.

Freud verstand neurotische Erkrankungen als ungünstige Lösungen für *Konflikte* zwischen unvereinbaren Strebungen, als ein Beispiel dafür, weshalb etwas abgewehrt und daher dynamisch unbewusst wird. Fixierungen auf bestimmte Lösungen und psychosexuelle Phasen entstünden aus einem fehlenden Gleichgewicht zwischen starken Lustempfindungen und damit verbundenen Wünschen auf der einen sowie versagenden oder strafenden Anteilen auf der anderen Seite. Am Beispiel der Untersuchung der Melancholie entwarf Freud (1917) außerdem die Idee einer inneren „Aufrichtung" von Repräsentanzen anderer („Objektvorstellungen"). Hier sind die Grundzüge einer stark beziehungsorientierten Konzeption der psychischen Innenwelt und deren Entwicklung zu erkennen.

Ein Grundgedanke der Behandlungspraxis Freuds war es, dass durch die psychoanalytische *„Redekur"* Symptome aufgegeben werden können bzw. müssen. Dieser Annahme folgte er im frühen Gedanken einer „Katharsis", also einem „Ab-Erzählen" dessen, was zu einer psychischen Starre oder Hemmung geführt hat (in Freuds Worten: die „ausbleibende Trieb-Abfuhr"), aber auch in der späteren Praxis der Förderung von Einsicht in unbewusste Konflikte und ihre Bedeutungen. Diese Einsichtnahme ist keine Frage der Erläuterung oder pädagogischen Anleitung, sondern eine emotionale Erfahrung, die im Behandlungszimmer stattfindet. Freud wählte das *Couch-Setting* für die psychoanalytische Behandlung (bzw. behielt er es aus der Hypnose-Zeit bei), weil er annahm, dass diese Art der „Ausschaltung der Motorik" dazu führt, dass „Trieb-Energie" nicht abgeführt werden kann, sondern sich in das Fantasieleben umsetzt. Anders ausgedrückt: Das Liegen auf der Couch sollte einen anderen Zugang zu dem schaffen, was im psychischen Erleben spontan entsteht, jenseits von Vernunft oder Alltagskommunikation. Einem ähnlichen Gedanken folgte auch Freuds Hinweis an Patient:innen, alles zu sagen, was ihnen in den Sinn komme *(Grundregel der freien Assoziation)*. Unbewusstes kann man nicht einfach berichten, es zeigt sich im Verhältnis der spontanen Einfälle zueinander (oder auch in Träumen). Diesem Zweck diente auch die Förderung regressiver Prozesse in der Psychoanalyse. Es sollen ein Zugang zu weniger vernunftgeleiteten Erlebnisweisen gefunden und Behandlungswiderstände zugänglich sowie gelöst werden. Sich selbst erlegte Freud eine weitere Grundregel auf, die *gleichschwebende Aufmerksamkeit,* womit gemeint ist, dass Analytiker:innen keine Vorauswahl treffen, was in der Rede von Patient:innen wohl relevant ist, sondern auf eine Weise zuhören, die noch nicht Wichtiges von Unwichtigem unterscheidet, bevor erkannt werden kann, welche Bedeutung etwas hat.

Das vorrangige Mittel des Förderns von Einsicht war für Freud die *Deutung* als zentrale Interventionsform der Psychoanalyse. Die Deutung richtet sich auf Unbewusstes, sowohl die Wunsch- als auch die Abwehr-Seite darin. Sie soll Patient:innen etwas vom innerpsychischen Kräftespiel vor Augen führen. Freud bemerkte, dass Patient:innen mitunter intensive Gefühle dem:der Analytiker:in gegenüber entwickelten, verstand dies als Ausdruck der *Übertragung* und nutzte es für den Deutungs- und Einsichtsprozess. Was sich in der Therapiebeziehung wiederholt, kann direkter und emotional getragen verstanden und verändert werden. Mit den Übertragungsprozessen korrespondieren solche der *Gegenübertragung,* also der emotionalen Antwort des:der Analytiker:in auf die Übertragungen von Patient:innen. Diese darf nicht unerkannt und unreflektiert in Handlungen ausgedrückt werden. Ihre Reflexion durch Analytiker:innen ist ein wichtiger Bestandteil des Verstehens der Beziehungsinszenierungen im Behandlungszimmer.

Die Deutung bedurfte also der vorangegangenen Aktualisierung in der Therapiebeziehung und es bedurfte eines Prozesses des Erlangens von Einsicht. Abgewehrte Konflikte ließen sich nicht durch eine einzelne Bemerkung bewusst machen und in geeignetere Bewältigungsformen überführen, sondern es brauchte das, was Freud als *Durcharbeiten* bezeichnete. Damit ist ein Prozess gemeint, im Zuge dessen starre Abwehrformen durch wiederholtes Erkennen wiederkehrender Muster gelockert werden können.

3.4.2 Die Theorieentwicklung der Psychoanalyse nach Freud

Eine Orientierung über die verschiedenen Entwicklungen nach Freud geben die vier „Psychologien" der Psychoanalyse, die Pine (1988) unterscheidet: Triebtheorie, Ich-Psychologie, Objektbeziehungstheorie und Selbstpsychologie. Seit Pine sind weitere Ansätze entstanden: die relationale und die intersubjektive Psychoanalyse, die französische Psychoanalyse mit einem Fokus auf Trieb, Sprache oder Symbolisierung sowie die Bindungs- und Mentalisierungstheorie, wobei letztere sich stark in eine integrative und transtheoretische Richtung bewegt (siehe Kapitel 6). Weiterentwicklungen von Theorie und Technik ergaben sich unter anderem aus der Notwendigkeit, Patient:innen ein therapeutisches Angebot zu machen, die von der klassischen Technik nicht erreicht wurden, wie z.B. bei Diagnose einer schweren Persönlichkeitsstörung oder psychotischen Störung. In Abbildung 3.1 ist die Entwicklung der psychoanalytischen Theorien entlang einiger Haupttheorien und beteiligter Hauptakteur:innen dargestellt.

Die *Triebtheorie* wurde bereits ausführlich beschrieben. Sie setzt sich postfreudianisch fort. Das bedeutet, dass an der Annahme einer grundlegenden Polarität der Motivationssysteme des Menschen festgehalten wird, die sich nicht zuletzt körperlich zeigt. „Trieb" kann verstanden werden als ein Grenzbegriff zwischen Psyche und Soma, als etwas, das zu konzeptualisieren hilft, wie sich Körperliches in Erlebniszustände vermittelt. Das Triebkonzept behält so eine zentrale Rolle für Überlegungen dazu, was den „Motor" für Denken und psychische Repräsentation darstellt. In der französischen Psychoanalyse behalten Triebtheorie und Körperlichkeit einen zentralen Platz, verbunden mit Überlegungen zur Rolle von Sprache und Symbolisierung (Jacques Lacan, André Green, Jean Laplanche).

Die *Ich-Psychologie* wurde als Weiterentwicklung der Triebtheorie mit einem Schwerpunkt auf den adaptiven psychischen Funktionen (im Kontrast zu den Triebregungen) konzipiert (Hartmann, 1939). Wie können sich Kinder auf innere und äußere Anforderungen einstellen und welche unbewussten Abwehrprozesse spielen dabei eine Rolle? Anna Freud setzte sich mit den Entwicklungslinien der Abwehrmechanismen und adaptiven psychischen Funktionen auseinander, was die psychoanalytische Pädagogik, die an Beobachtungen orientierte Entwicklungspsychopathologie und die Kinderanalyse mitbegründete. Hier ist auch das epigenetische Stufenmodell von Erik H. Erikson (1959) anzusiedeln, der zentrale Entwicklungskonflikte über die Lebensspanne von der Geburt bis ins hohe Lebensalter beschrieb.

In dem Versuch, die Repräsentation von Subjekt, Objekt und Affekten stärker in die Therapie und in das Verständnis der Entwicklung psychischen Erlebens einzubauen, wurde die *Objektbeziehungstheorie* entwickelt. Freud (1917) formulierte die Grundzüge der Annahme verinnerlichter Erfahrungen mit anderen, die er als „Introjektion" von „Objekten" bezeichnete, das heißt als Ausbilden psychischer Repräsentanzen wichtiger anderer. „Objekte" sind hier vor allem andere Personen, also jedes menschliche Gegenüber eines Individuums. Freud ist vorgehalten worden, eine „Ein-Person-Psychologie" aufzustellen, also eine Theorie, die aus der Perspektive des um den eigenen Lust-Unlust-Haushalt bemühten Individuums formuliert ist. Fairbairn betonte dem gegenüber bereits in den 1940er Jahren, die Libido sei nicht lustsuchend, sondern objektsuchend, und damit den Umstand, dass die Begegnung mit einem liebevollen Anderen der Motor für Erleben und Handeln ist, nicht die Befriedigung. Auch wenn der Kontrast zur Freud'schen Haltung gelegentlich überspitzt wird, kann von der Objektbeziehungstheorie als einer *Zwei-Personen-Psychologie* gesprochen werden. Ausgehend von der Entwicklung der Kinderanalyse (Anna Freud, Melanie Klein, Donald Winnicott), über die Beobachtungen von Eltern-Kind-Interaktionen (Magret Mahler), empirischer Forschung zur Deprivation von Heimkindern (Rene Spitz), Säuglingsstudien (Robert Emde, Daniel Stern) und der therapeutischen Behandlung von schweren Persönlichkeitsstörungen (Michael Balint, Joseph Sandler, Edith Jacobson, Otto Kernberg) wurde eine Theorie der Psyche als ein intrapsychischer Integrationsprozess von positiven und negativen Repräsentanzen vom Selbst und den anderen entwickelt. Pathologie wurde hier konzipiert als ein Scheitern dieser Integrationsleistung, das mit sozial verzerrenden Wahrnehmungen von sich selbst und anderen einhergeht. Eine wichtige Bedeutung hat bis heute die „britische" Objektbeziehungstheorie, die mit Melanie Kleins Arbeiten ab den späten 1920er Jahren in Verbindung steht. Hier steht vor dem Hintergrund der Bedeutung von Angst und Aggression in der frühen Entwicklung im Zentrum, wie sich durch Prozesse der *Introjektion* (etwas vom anderen in die subjektive Erlebniswelt hineinnehmen) und *Projektion* (etwas aus der subjektiven Erlebniswelt ausstoßen und nurmehr als „von außen" kommend erleben) die mentale Welt ausbildet. Donald Winnicott oder Wilfred Bion betonen dabei die emotionale Antwort, die in der frühen Entwicklung, aber auch später, dafür erforderlich ist, was unter den Begriffen des emotionalen *Gehalten-Werdens* oder des *Containments* firmiert.

Ebenfalls ausgehend von der Bedeutsamkeit realer früher Interaktionen, nimmt die *Selbstpsychologie* das Erleben des Subjektes

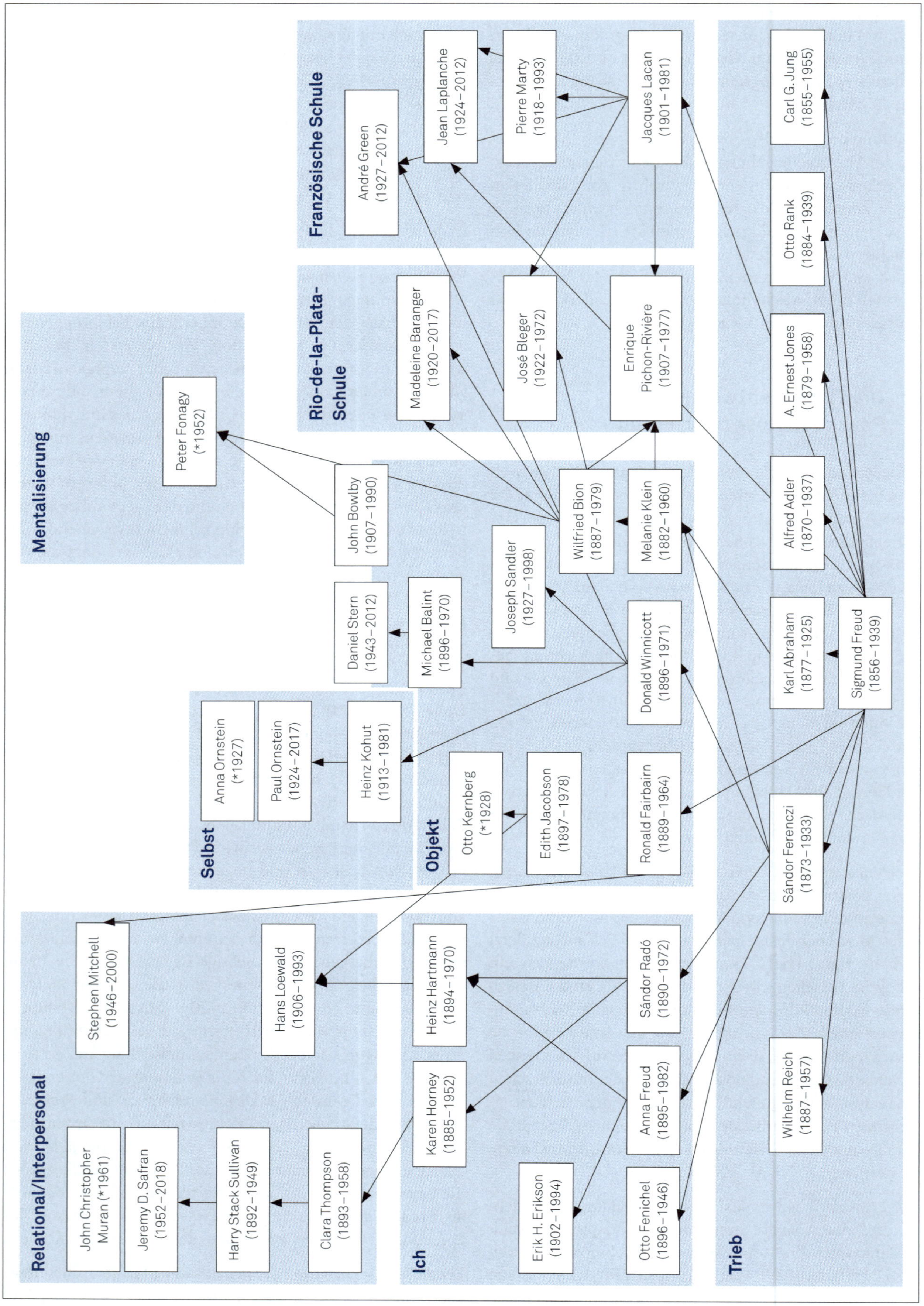

Abbildung 3.1: Entwicklung psychoanalytischer Theorien

als mehr oder weniger kohärentes Selbst zum Ausgangspunkt der Überlegungen. Zentral ist hier die Vorstellung, dass für eine gesunde Entwicklung – hier als positives und kohärentes Selbsterleben operationalisiert – ein verstehendes und empathisches Gegenüber notwendig ist. Unempathisches elterliches Verhalten wird in Verbindung gebracht mit einer Vulnerabilität für depressive und andere selbstwertbezogene Erkrankungen sowie der Unfähigkeit, mit Kritik umgehen zu können. Heinz Kohut (1976) beschreibt eine gegenüber der Triebentwicklung eigenständige Entwicklungslinie des Narzissmus, also der Besetzung des Selbst. Mit dem Begriffspaar des infantilen Größen-Selbst und der idealisierten Eltern-Imago versucht er zu konzeptualisieren, wie in der frühkindlichen Entwicklung mit Abhängigkeit und Ängsten umgegangen wird. Eigene Hilflosigkeit wird in gewissen Entwicklungsstadien darüber bewältigt, die Eltern als großartig und allmächtig zu erleben, das heißt zu idealisieren. Das Kind hat Anteil an dieser Großartigkeit und erlebt auch eigene Größenvorstellungen als Weg, mit Verunsicherungen umzugehen. Dazu müssen die realen Eltern dazu geeignet sein, sie zu idealisieren – aber sie müssen im weiteren Entwicklungsverlauf auch ermöglichen, dass das Kind sie ent-idealisiert. Damit ist gemeint, auch ein Vorbild dafür zu finden, wie man mit Unsicherheit umgeht, unperfekt ist oder eigene Grenzen wahrnimmt und toleriert. Erst dann kann das Kind zu einer realistischen Vorstellung seiner selbst gelangen. Ebenfalls erst dann wird es möglich, eigene Unvollkommenheit nicht als schwere Kränkung zu erleben, sondern einen „gesunden" Narzissmus zu entwickeln.

In der *Relationalen Psychoanalyse* wird das, was zwischen Therapeut:in und Patient:in passiert, konsequent als co-kreativ entstanden aufgefasst. Erkenntnisse in der Therapie sind Co-Konstruktionen zwischen zwei Subjekten, und Veränderungen betreffen auch beide, d.h., Therapeut:innen lernen etwas Neues über sich von ihren Patient:innen. Andere Einflüsse sind die Objektbeziehungstheorie Fairbairns oder die interpersonelle Theorie Sullivans. Gelegentlich findet man eine Unterscheidung zwischen relationalen, interpersonellen und intersubjektiven Ansätzen innerhalb der Psychoanalyse. Gemeinsam ist allen der Fokus auf die Wechselseitigkeit; Unterschiede liegen darin, wie andere psychoanalytische Konzepte (z.B. das Unbewusste oder die Übertragung) einbezogen werden. Die interpersonelle Theorie vereinfachte und operationalisierte die grundlegenden Interaktionsformen in *Circumplexmodellen*, d.h. Kreismodellen der Persönlichkeit, auf den Dimensionen von Liebe vs. Feindseligkeit und Dominanz vs. Unterwerfung (Benjamin, 1974). Darüber hinaus sind auf der Grundlage der relationalen Ansätze transtheoretische Konzeptualisierungen der therapeutischen Beziehungsgestaltung entstanden, wie z.B. das Allianz-Fokussierte-Training (AFT), die *Rupture* und *Repair* als Grundlage korrigierender Beziehungserfahrung sehen (Safran & Muran, 2000). Das positive Gestalten der therapeutischen Allianz (einschließlich der Bearbeitung von Beziehungskrisen) gilt inzwischen als allgemeiner Wirkfaktor für erfolgreiche Therapien (siehe Kapitel 6).

Die von John Bowlby begründete *Bindungstheorie* schlug den Bogen zur Verhaltenswissenschaft, indem sie die Bedeutsamkeit von Bindung und Exploration als die Psyche konstituierende Elemente neben die anderen Verhaltenssysteme stellte. Empirisch durch Laborexperimente und Interviewstudien nachgewiesen, kann die Bindungstheorie den lebenslangen Einfluss auf das Selbstbild und das Bild von anderen (Bindungsrepräsentationen) zeigen, die prototypisch in den ersten drei Lebensjahren auf der Grundlage der co-regulativen Erfahrungen mit den frühen Bezugspersonen psychisch etabliert werden (Ainsworth et al., 1978; Bowlby, 1971). Darauf aufbauend wird mit der *Mentalisierungstheorie* eine sozial-kognitive Kommunikations- und Affektregulationstheorie hinzugefügt, die begründet, in welchen Entwicklungsschritten und in Abhängigkeit von welchen Bindungserfahrungen Individuen lernen, sich selbst und andere psychologisch zu verstehen und zu regulieren (Fonagy et al., 2018). Einschränkungen dieser Fähigkeit in Verbindung mit traumatischen Erfahrungen zeigen sich als starker Erklärungsfaktor für psychische Störungen, besonders Persönlichkeitsstörungen und die transgenerationale Weitergabe von Trauma und psychischen Erkrankungen (siehe Kapitel 6).

3.5 Die Störungstheorie der psychodynamischen Therapien

Vor dem Hintergrund zentraler Bestandteile der psychoanalytischen Theorie (Konflikt, Unbewusstes, Selbst- und Objektrepräsentanz, strukturelle Funktionen) werden in der Regel drei Störungstheorien unterschieden. Diese schließen einander in der Anwendung und der daraus erwachsenden Behandlungsplanung nicht wechselseitig aus. Vielmehr geht es um geeignete Schwerpunktsetzungen für einen individuellen Fall, der sich im Verlauf einer Therapie auch ändern kann.

3.5.1 Das Konfliktmodell

In der AP und TP wird der Mensch als Konfliktwesen gedacht. Das bedeutet, dass menschliches Erleben und daraus erwachsene Entscheidungen und Handlungen davon getragen sind, für unterschiedliche, einander nicht selten widersprechende Motive eine geeignete Lösung zu finden („Kompromissbildung"), zum Beispiel zwischen eigenen selbstbezogenen und sozialen Interessen oder zwischen liebevollen und ärgerlichen Gefühlen u.v.m. Förderliche psychische Entwicklung und mentale Gesundheit bemessen sich dann daran, ob die Konfliktlösungen, die jemand findet, das Erleben und Handeln wesentlich einschränken oder nicht, und ob sie mit Leidensdruck verbunden sind.

Von (vorrangig) konfliktbedingten psychischen Störungen spricht man dann, wenn sich das Entstehen und die Funktion von Symptomen als Ausdruck dessen verstehen lassen, dass für Motivkonflikte keine geeignetere Lösung gefunden werden kann. Das Auftreten der Symptome wird auf einen *Aktualkonflikt* zurückgeführt, der angesichts einer auslösenden Situation einen *Grundkonflikt* (der in der Regel aus der Lebensgeschichte stammt) wiederaufleben lässt.

Fallbeispiel: Herr M.

Der depressiv erkrankte Herr M. berichtet in der Therapie davon, wie er sich am Arbeitsplatz zunehmend über seinen Chef geärgert habe. Der verlange immer mehr und mehr von ihm, lauter neue und sehr anspruchsvolle Aufgaben. Gleichzeitig erlebe er seitens des Chefs nur wenig Anerkennung für seine Leistungen und dafür, dass er schon so lange im Betrieb arbeite. Der Patient berichtet: „Es ist einfach so viel zu tun. Ich habe mich dann so erschöpft gefühlt, ich bin gar nicht mehr aus dem Bett hochgekommen. Im letzten Jahr war ich insgesamt vier Mal für zwei Wochen oder länger krankgeschrieben."

Bei vertiefender Exploration könnte sich das Thema „Es wird viel von mir gefordert, aber ich bekomme keine Zuwendung oder Anerkennung" als biografisch relevantes Thema und verbunden mit einem Grundkonflikt (z. B. im Hinblick auf ambivalente Versorgungswünsche) herausstellen, das sich aktuell in der Beziehung zum Chef wiederholt und den Aktualkonflikt darstellt. Zur depressiven Symptomatik kommt es, weil für den inneren Konflikt, der mit dem Ärger auf den Chef verbunden ist (der Patient möchte gegenüber dem Chef seine Wut zeigen, fürchtet aber, dann erst recht keine Anerkennung zu erfahren, sondern Ablehnung), keine andere Lösung gefunden wird als die passiv-aggressive Verweigerung. Auch die depressive Symptomatik ist Ausdruck dessen, den Anforderungen des Chefs nicht länger nachzukommen, aber die mangelnde interpersonelle Konfliktfähigkeit des Patienten hindert ihn daran, geeignete Versuche der Bewältigung des inneren Konflikts aus Wut und dem Wunsch nach Anerkennung zu finden.

Motivkonflikte können solche zwischen einem Wunsch und einem dagegen aufgerichteten innerpsychischen Verbot sein (was sich zum Beispiel darin äußert, Schuldgefühle für eigene Bedürfnisse zu erleben) oder solche zwischen widerstreitenden Wünschen. Es wird davon ausgegangen, dass es bei nicht gut gelösten Entwicklungskonflikten (sexueller, aggressiver, narzisstischer Art) zu einer *Fixierung* an diesen Konflikt und die nicht gelungene Bewältigung kommt. Jemand weist dann für bestimmte Versuchungs- oder Versagungssituationen eine besondere Vulnerabilität auf. Entspricht nun eine spätere (auslösende) Situation diesem Muster, wird der Konflikt aktualisiert und es kommt zu einer Regression zum Punkt der Fixierung in der Entwicklung und jemand „reagiert" im Erleben und unter Umständen auch im Verhalten gemäß der ursprünglichen Konfliktsituation, also zum Beispiel trotzig-verweigernd. Dabei ist in der Regel unbewusst (als Resultat des Wirkens der psychischen Abwehr), dass hier etwas wiederkehrt und weshalb.

Das Konfliktmodell eignet sich gut für das Verständnis und die Behandlungsplanung bei „neurotischen" Symptomen und Störungen. Damit sind hier solche gemeint, bei denen das Symptom als Ausdruck eines Widerstreits unterschiedlicher Motive verstanden werden kann.

3.5.2 Das Strukturmodell

Das Konzept der psychischen Struktur oder der strukturellen Fähigkeiten bezieht sich auf die Verfügbarkeit des psychischen Vermögens zur Regulierung, Differenzierung und Integration im Hinblick auf das Selbst in Beziehung zu anderen.

Von (vorrangig) strukturbedingten psychischen Störungen spricht man dann, wenn die Symptome und die Psychodynamik der Erkrankung sich am besten darüber verstehen lassen, dass es jemandem wiederkehrend nicht möglich ist, auf bestimmte Fähigkeiten zurückzugreifen und sie für eine angemessene und flexible Gestaltung von Beziehungen und des Selbst-Verhältnisses einzusetzen.

Fallbeispiel: Frau N.

Die junge Frau N. sucht die Therapie mit der Diagnose einer Persönlichkeitsstörung mit „Borderline-Muster" auf. In einer Stunde beschreibt sie ihrer Therapeutin, wie sie am zurückliegenden Wochenende mit Freundinnen in eine Disco gegangen sei. Sie habe sich gut gefühlt, aber nach einiger Zeit habe sich das verändert. Sie habe sich nicht mehr als Teil der Gruppe gefühlt, keinen Spaß mehr gehabt. Sie könne nicht sagen, wann das angefangen habe, es sei ihr „alles zu viel" geworden und sie habe „nur noch raus" gewollt. Ohne sich zu verabschieden sei sie nach Hause gegangen. Dort habe sie sich dann schrecklich „leer" gefühlt und den starken Drang gespürt, sich selbst zu verletzen.

Da strukturelle Fähigkeiten nicht angeboren sind, geht man auch im Strukturmodell davon aus, dass die Entwicklungsbedingungen, in denen jemand aufgewachsen ist, den entscheidenden Einfluss darauf haben, ob jemand später auf psychische Fähigkeiten zurückgreifen kann. Beispielsweise wird das Vermögen zur Affektregulierung im Verlauf der Entwicklung internalisiert, weil es in den frühen Bindungsbeziehungen interpersonell zur Verfügung gestellt worden ist.

Treten also Symptome auf, die als strukturbedingt verstanden werden können, dann ist das vor dem Hintergrund der psychischen Entwicklung zu denken und kein reines Defizit fehlender Funktionen. Dass jemand nicht auf bestimmte strukturelle Fähigkeiten zurückgreifen kann, kann auch funktional verstanden werden. Denkbar ist, dass es für jemanden in der Entwicklung „sinnvoll" gewesen ist, sich beispielsweise nicht in das Gegenüber hineinzuversetzen (einen Perspektivwechsel vorzunehmen, empathisch zu sein), weil die Innenwelt der Bezugsperson zu bedrohlich gewesen ist.

Das Strukturmodell eignet sich gut für das Verständnis und die Behandlungsplanung bei Vorliegen von solchen psychischen Störungen und Symptomen, die tiefer „in" der Persönlichkeit verwurzelt sind und sich daher in unterschiedlichen Lebensbereichen und über einen längeren Zeitraum zeigen.

3.5.3 Das Traumamodell

Auch wenn sowohl im Konflikt- als auch im Strukturmodell frühe Traumatisierungen eine Rolle spielen und die Operationalisierte Psychodynamische Diagnostik (Arbeitskreis OPD, 2023) bislang keine eigenständige Trauma-Achse konzipiert hat, gibt es Argumente für ein eigenständiges Traumamodell innerhalb der psychodynamischen Störungstheorien (Wöller, 2022). Dies kann damit begründet werden, dass bestimmte traumatische Erfahrungen nicht verdrängt werden (wie im Konfliktmodell konzipiert) oder zu generell eingeschränkten psychischen Funktionen führen (wie im Strukturmodell konzipiert), sondern dass hier ein spezifischer Mechanismus der Traumaverarbeitung angenommen werden kann, der eine modifizierte Interventionstechnik für eine erfolgreiche Behandlung erfordert.

Fallbeispiel: Frau O.

Eine junge Mutter, Frau O., stellt sich in der Ambulanz für ein Elternprogramm vor, da sie Probleme mit ihrem einjährigen Sohn erlebe. Wenn dieser auf dem Spielplatz trotzig werde, verfalle sie in einen Schockzustand und könne sich danach kaum erinnern, was passiert sei. Sie berichtet erschüttert, dass ihre Freundin ihr nach einer solchen Situation erzählt habe, sie habe ihren Sohn angeschrien und an ihm gezerrt. Insgesamt gehe es ihr sehr schlecht, sie sei reizbar, habe Alpträume und verbringe viele Tage im Bett mit großer Traurigkeit. Es zeigt sich in der Anamnese, dass die junge Frau als Kind vernachlässigt wurde, als Jugendliche sexuellen Missbrauch erfahren hat und die Geburt des Sohnes als hilflose und überfordernde Situation erlebte, da dieser direkt nach der Geburt über einen längeren Zeitraum wiederbelebt werden musste.

Traumatische Erlebnisse, die mit Ohnmacht, Hilflosigkeit und Todesangst einhergehen, versetzen das Individuum in einen massiven psychischen Stress, der sich auf die Wahrnehmung und Erinnerungsleistung auswirkt. Allgemein werden die Veränderungen des Bewusstseins, der Wahrnehmung und des Gedächtnisses während und nach einer traumatischen Erfahrung als *Dissoziation* bezeichnet. Darunter wird eine Schutzreaktion eines Individuums verstanden, die dazu führt, dass die verschiedenen sensorischen Bestandteile des Bewusstseins, der Wahrnehmung und des Gedächtnisses im Zusammenhang einer traumatischen Erfahrung nicht integriert erlebt und im Gedächtnis gespeichert werden, sondern eine aufgetrennte, abgespaltene Wahrnehmung und Speicherung erfahren. In psychoanalytischer Terminologie bedeutet dies, dass keine integrierte psychische Repräsentanz der Traumaerfahrung gebildet wird, was neurobiologisch als hippocampale Amnesie bezeichnet wird.

Dissoziative Prozesse können sich über Bewusstseins-, Wahrnehmungs- und Gedächtnisprozesse hinaus bei chronischen Traumatisierungen auch auf die Identität eines Individuums auswirken, was als *strukturelle Dissoziation* bezeichnet wird (van der Hart et al., 2008). Eine strukturelle Dissoziation fragmentiert das Selbst in verschiedene Elemente und untergräbt das Erleben von Kohärenz und Identität. In der Theorie der strukturellen Dissoziation wird zwischen *augenscheinlich normalen Selbstanteilen* (apparantly normal parts) und *traumatisierten Selbstanteilen* unterschieden, die verschiedene Fertigkeiten und Funktionen haben können. Innerhalb der Psychoanalyse wurden seit Beginn der Theoriebildung besonders die Konsequenzen dissoziativer Prozesse für die Persönlichkeitsentwicklung betrachtet sowie die funktionale Bedeutung einer Dissoziation z. B. bei Traumatisierungen durch Bindungspersonen (siehe Kapitel 6).

3.6 Die Veränderungstheorie der psychodynamischen Therapien

Auch für die psychoanalytischen Veränderungstheorien gilt, dass sie einander nicht ausschließen. Sie sind im Verlauf der Entwicklung der psychoanalytischen Theorie und der psychodynamischen Verfahren und Methoden formuliert worden und setzen jeweils unterschiedliche Akzente, die für unterschiedliche Behandlungen Schwerpunkte darstellen können.

3.6.1 Einsicht in unbewusste konflikthafte Bedeutungen

Seit Freud geht man in der Psychoanalyse davon aus, dass konfliktbedingte Symptome dadurch aufgelöst werden können, dass der:die Betroffene Einsicht in deren Entstehungsbedingungen und Funktion nimmt. Darin besteht der Freud'sche Gedanke der Psycho*analyse:* Das Symptom und das Erleben, das damit zusammenhängt, sollen in ihre Bestandteile zerlegt werden, um so zu erkennen, wie sie entstanden sind. Freud geht davon aus, dass bei Auflösen der Abwehr die anschließende Synthese, also das Finden neuer Bewältigungsformen für den Konflikt, vom „Ich des Kranken" selbst geleistet wird, die psychoanalytische Arbeit also die Selbstheilungskräfte aktiviert. Veränderung durch Bewusstwerdung bedeutet, dass die Abwehr unbrauchbar gemacht wird. Zu beachten ist allerdings, dass aus konfliktbedingter Perspektive die Symptome manchmal das kleinere Übel gegenüber einer größeren Angst sind. Sie sind ja die beste verfügbare Kompromissbildung zwischen Wunsch und Verbot, die dem Zweck dient, unangenehme Gefühle zu vermeiden oder zu vermindern. Insofern besteht aus heutiger Sicht das Durcharbeiten der Konflikte nicht nur im Erkennen, worin sie bestehen, sondern auch in der Exploration der Möglichkeiten anderer Erlebnisweisen und Verstehen der „Kosten" der bisherigen Lösung.

Der Gedanke, Veränderung über die Einsichtnahme in unbewusste Bedeutungen zu erreichen, berührt außerdem die psychoanalytische Verstehens- und Bedeutungstheorie. Hier geht es um die jeweils individuellen Bedeutungen. Wie auch in der psychoanalytischen Arbeit mit Träumen nicht von vorgefertigten Bedeutungen bestimmter Traumsymbole ausgegangen wird, sind auch die sonstigen unbewussten Bedeutungen individuelle, in die in einer Behandlung Einsicht genommen werden soll.

3.6.2 Korrigierende emotionale Erfahrung

Freud wurde und wird eine eher kühle, „nüchtern" deutende Vorgehensweise in seinen Behandlungen vorgeworfen, während zugleich dokumentiert ist, dass er seinen Patient:innen gegenüber deutlich zugewandter und wärmer gewesen ist. Trotzdem wird mit der Betonung einer „mütterlichen" Haltung in der frühen Psychoanalyse eher der Name Sandor Ferenczis in Verbindung gebracht. Dieser Ansatz ist als Vorläufer dessen zu betrachten, was ab 1950 von Alexander und French als „korrigierende emotionale Erfahrung" bezeichnet worden ist. Hier wird angenommen, dass Veränderung dadurch bewirkt wird, dass jemand in der therapeutischen Beziehung erlebt, dass Erfahrungen mit anderen nicht den verinnerlichten Schemata und den damit verbunden Gefühlen, also den Erwartungen, entsprechen müssen. Therapeutische Veränderung entsteht dadurch, dass sich Muster wiederholen, erkannt und verstanden werden können und aus ihnen dann ein anderer Ausweg gefunden werden kann. „Korrigierend" ist hier also nicht als ein operativer oder manipulativer Vorgang zu verstehen, sondern als die Erfahrung, dass es nicht so kommen muss, wie es immer gekommen ist oder befürchtet wird.

Diese Veränderungstheorie greift noch deutlicher auf, dass an einer psychischen Störung nur dann etwas verändert werden kann, wenn in der aktuellen Beziehung etwas spürbar und verstehbar wird, nicht in einer abstrakt-rationalen Draufsicht. Insofern kann man sagen, dass die Einsichtnahme in unbewusste Bedeutungen ohne die emotionale Erfahrung in der Behandlungsbeziehung und das Durcharbeiten mit Übertragung und Gegenübertragung nicht gelingen wird; ebenso wenig wie eine emotionale Erfahrung ohne Verstehen veränderungswirksam sein wird. Bei konfliktbedingten Störungen steht die Einsicht besonders im Zentrum, während bei strukturbedingten Störungen die korrigierende Beziehungserfahrung wichtiger ist.

3.6.3 Finden psychischer Erlebnisformen (Mentalisierung und Symbolisierung)

Moderne Ansätze gehen davon aus, dass therapeutische Veränderung dadurch ermöglicht wird, dass Patient:innen sprachlichen und symbolischen Ausdruck für das eigene Erleben finden. Diese Methoden fokussieren auf die Förderung von Mentalisierungs- oder Symbolisierungsfähigkeit. Manche psychische Störungen lassen sich als Ausdruck dessen verstehen, dass jemandem innerlich die Worte, Bilder oder andere Ausdrucksformen fehlen, um psychisch zu repräsentieren, was mit ihm oder zwischen ihm und anderen passiert. Ein Beispiel wäre, wenn es jemandem schwerfällt, eigene Affektzustände zu benennen und voneinander zu unterscheiden. Oder wenn jemand noch nicht in der Lage ist, zu erleben oder zu beschreiben, was eine wichtige andere Person für ihn ausmacht.

3.6.4 Aufbau einer psychischen Repräsentation bei Traumaerinnerungen

Die therapeutische Behandlung dissoziierter Traumaerfahrungen basiert auf den Erkenntnissen, dass traumatische Erinnerungen verändert werden können, wenn die verschiedenen sensorischen Anteile kontextualisiert und integriert neu gespeichert werden. Dazu können traumaspezifische Techniken in die psychodynamische Behandlung eingebaut werden, wie z.B. EMDR (Hofmann, 2014) oder imaginative Techniken im Rahmen der *Psychodynamisch Imaginativen Traumatherapie* (PITT; Reddemann, 2021; siehe Kapitel 28.7). Auch körperbezogene Ansätze finden Anwendung wie die *Sensorimotor Psychotherapy* (Ogden & Fisher, 2015), die auf die Bearbeitung körperlicher Trigger und den Aufbau körperlicher Ressourcen fokussieren. Bedeutsam ist bei allen Ansätzen und Techniken, dass die Traumaerfahrung in so kleinen Schritten memoriert und reprozessiert wird (z.B. durch das Bearbeiten von Teilerinnerungen), dass keine erneute Überwältigung des Individuums erfolgt. Bei einer strukturellen Dissoziation werden Techniken eingesetzt, die eine Kommunikation abgespaltener Selbst-Teile und Mitgefühl mit traumatisierten Anteilen ermöglichen (z.B. das Arbeiten mit *Ego-States* nach Watkins & Watkins, 1997).

3.7 Indikation und Kontraindikation der psychodynamischen Therapien

Spezifische Kontraindikationen psychodynamischer Therapie auf der Ebene einzelner Störungsbilder werden nicht beschrieben, es ist allerdings unter Umständen erforderlich, Behandlungssetting oder -technik anzupassen. Als besonders geeignet erweisen sich die AP und TP dann, wenn eine klar konfliktdynamisch und/oder beziehungshaft verstehbare Symptomatik erkennbar ist und die Behandlungsziele eines:einer Patient:in damit zu tun haben, die Grundlagen und Hintergründe eigener Leidenszustände besser verstehen zu wollen (im Kontrast zu einer „bloßen" Orientierung an einer Verhaltensänderung). Wenngleich ein gewisses Maß an Introspektionsfähigkeit für eine gelingende Psychotherapie allgemein wichtig ist (unter Umständen aber erst erarbeitet werden muss), ist sie für die Arbeit in psychodynamischen Verfahren von besonderer Bedeutung.

Eine AP kann dann empfohlen werden, wenn die aktuellen psychischen Belastungen eine Art der Chronifizierung und ein lebensgeschichtliches Entstanden-Sein erkennen lassen und sich umfassend darin äußern, wie jemand sich selbst im Verhältnis zu anderen erlebt. Eine AP bei Vorliegen einer Anpassungsstörung allein einzuleiten, gilt beispielsweise als unpassend. Zugleich sollte bei Patient:innen ein gewisses Maß an „Ich-Stärke“ vorliegen, also das Vermögen, sich innerhalb der Behandlungsstunden der relativen Ungesteuertheit des Settings zu überlassen, zwischen den Stunden jedoch Aufgaben der alltäglichen Lebensführung gut nachkommen zu können. Die „Destabilisierung“, die im regressionsfördernden Vorgehen der AP bestehen kann, sollte eine partielle und passagere bleiben können. Die Indikation für eine AP ist also gegeben, wenn unter den Bedingungen der Regressionsförderung und der Vertiefung von Übertragung und Gegenübertragung sowie mit den Mitteln des Durcharbeitens innerpsychischer Konflikte und struktureller Probleme von einer Linderung von Symptomatik und Leidenszuständen ausgegangen werden kann. Das ist zum Beispiel der Fall, wenn chronische „starre“ Abwehrstrukturen vorherrschen.

Von einer Kontraindikation für eine (unmodifizierte) AP kann dann gesprochen werden, wenn „maligne regressive“ Prozesse zu befürchten sind. Damit sind solche Prozesse im Verlauf einer Therapie gemeint, in denen und durch welche Patient:innen auf eine Weise destabilisiert werden, dass sie sich in ihrer Lebensführung schaden, zum Beispiel im Beruf, familiären oder freundschaftlichen Beziehungen oder gesundheitlich. Das ist dann der Fall, wenn eine Person außerhalb der Therapie nicht genügend auf funktionale, progressive Persönlichkeitsanteile zurückgreifen kann. Hier sind entweder Behandlungssetting, -technik oder -verfahren anders zu wählen. Das kann in der Wahl einer *modifizierten AP* bestehen, die dann im Gegenüber-Sitzen und/oder mit weniger Wochenstunden durchgeführt wird (Veränderung des Settings) bzw. in der mehr stützende statt aufdeckende Techniken eingesetzt werden (Veränderung der Technik).

Eine TP ist dann indiziert, wenn eine klar umgrenzte konflikt- oder strukturbezogene Symptomatik vorliegt, die sich im aktuellen Leben eines:einer Patient:in manifestiert. Auch hier wird angenommen, dass sich eine lebensgeschichtliche Entwicklung bestimmen lässt, diese steht aber nicht im Zentrum der therapeutischen Arbeit. Es sollte ein Behandlungsfokus formulierbar sein, der die Arbeit an spezifischen, aktuell präsenten Themen der Lebensführung leitet. Dies kann gegenüber der AP auch dann gewählt werden, wenn (noch) ein stark interpersonell oder somatisch geprägtes Krankheitsverständnis auf Seite der Patient:innen vorliegt. Dementsprechend ist eine TP kontraindiziert, wenn sich kein umgrenzter und aktuell wirksamer Bereich, in dem sich die Problematik zeigt, identifizieren lässt.

3.8 Grundlagen des therapeutischen Vorgehens in den psychodynamischen Therapien

Die wichtigste Grundlage des therapeutischen Vorgehens in einer psychodynamischen Behandlung liegt in der Annahme, dass in der therapeutischen Beziehung eine Aktualisierung *verinnerlichter konflikthafter Beziehungsmuster und Verarbeitungsweisen* erfolgt (Konflikt, Beziehung, Struktur). Dies wird in den Konzepten der Übertragung und Gegenübertragung beschrieben. Zu den Grundlagen gehört weiter, dass diese Aktualisierungen ein Mittel der „Diagnostik“ derjenigen Bereiche des Erlebens und Handelns sind, die nicht verbalisierbar sind, das Subjekt aber wesentlich leiten. Von zentraler Bedeutung ist daher auch die Annahme, dass es zu einem wichtigen Teil unbewusste Aspekte des Psychischen sind, die für das Entwickeln und Aufrechterhalten von Leidenszuständen verantwortlich sind.

Die Orientierung an unbewussten Prozessen, die sich in die Therapiebeziehung vermitteln, hat nicht nur den Zweck des Verstehens, sondern auch der Veränderung. Freud formulierte, man könne die Neurose nur „in praesentia“, nicht „in effigie“ „erschlagen“. Damit ist gemeint, dass es für eine psychische Veränderung eine Art der Spürbarkeit in einer gegenwärtigen Beziehung braucht. Symptome einer psychischen Erkrankung lassen sich dann auflösen, wenn sie emotional und relational „präsent“ geworden sind. Es geht also gerade nicht allein um das „Dort und Damals“ der Biografie, sondern stärker um das Hier und Jetzt der therapeutischen Beziehung (und wie sich das Dort und Damals dort re-inszeniert). Die Reflexion dessen, was in der therapeutischen Beziehung „passiert“, ist also ein wichtiger Teil dessen, was psychodynamische Therapeut:innen tun. Mit der *therapeutischen Ich-Spaltung* wird dabei auf den Begriff gebracht, dass psychodynamisch Behandelnde sowohl eine authentische Beziehung anbieten als auch dazu einladen, mit Patient:innen gemeinsam auf diese Beziehung zu blicken und zu erkennen, was diese aufseiten der Patient:innen ausmacht. So kann ein neuer Ausweg aus dem gefunden werden, was sich wiederholt.

Die Annahme, dass es sich bei Symptomen einer psychischen Erkrankung um fehlschlagende Lösungsversuche für Konflikte oder strukturelle Probleme handelt, bringt als eine weitere Grundlage mit sich, die *Arbeit mit Abwehr und Widerstand* zu beachten. Es wird davon ausgegangen, dass psychischen Veränderungsprozessen mit „gemischten Gefühlen“ begegnet wird: Einerseits hegen Patient:innen einen Veränderungswunsch, da sie unter ihren Symptomen leiden und/oder in ihrer Lebensführung teils massiv durch sie beeinträchtigt sind. Andererseits bedeutet Veränderung auch, bisherige Lösungsversuche, seien sie auch dysfunktional, aufzugeben. Das *Durcharbeiten* dessen, was einer Veränderung im Weg stehen könnte, ist daher ebenfalls ein Teil der Arbeit in psychodynamischen Psychotherapien.

Hier zeigen sich Unterschiede in den behandlungstechnischen Grundlagen zwischen AP und TP. Während in der AP unter einer „Minimalstrukturierung" des Behandlungsprozesses die Regression gefördert und Prozesse von Übertragung und Gegenübertragung intensiviert und für das Durcharbeiten genutzt werden sollen, findet eine TP unter „Beachtung" von Übertragung und Gegenübertragung statt, mit einer Begrenzung von Regression und Intensität des emotionalen Erlebens der wiederkehrenden verinnerlichten Muster.

Von Körner (2014) ist der Unterschied als „Arbeit in der Übertragung" (AP) und „Arbeit an der Übertragung" (TP) beschrieben worden. Während die Arbeit *in* der Übertragung das Ziel verfolgt, Übertragungsprozesse zu vertiefen und sich weiterentwickeln zu lassen, setzt die Arbeit *an* der Übertragung früher darauf, Patient:innen in Interventionen kommentierend etwas von dem zu markieren, was sich dem:der Therapeut:in als wiederholende Beziehungsmuster zeigt.

Fallbeispiel: Herr P.

Herr P. ist in einer psychodynamischen Behandlung und klagt wiederholt darüber, sich von anderen nicht „gesehen" zu fühlen. Immer wieder erlebe er es so, dass er „nichts zu bieten habe" und in der Gunst der anderen zurückstecken müsse, weil andere interessanter seien. Das ziehe sich so durch: Unter seinen Geschwistern habe er sich als Kind benachteiligt gefühlt, aktuell habe er den Verdacht, am Arbeitsplatz bei einer Beförderung übergangen zu werden und er habe auch die Hoffnung verloren, eine Partnerschaft aufnehmen zu können. Im aktuellen Prozess der Therapie beginnt der Patient, Gedanken dazu zu äußern, dass sein Therapeut sich mit ihm langweile, die Behandlung sicher nicht mehr lange fortführen wolle und bestimmt immer schon an die folgende Behandlungsstunde denke – oder an den Feierabend mit der eigenen Familie.

Die Arbeit in der Übertragung (AP) würde zentral darin bestehen, dass sich dieses Übertragungsmuster weiter entfalten kann. Daran würden sich die Interventionen ausrichten, die – neben abwartendem Zuhören – eher die Exploration der Enttäuschung betreffen könnten (einschließlich einer möglichen Funktion, sich für den anderen langweilig zu „machen") oder dem Zweck dienen würden, gemeinsam ein Bild zu entwickeln, wie der Patient es weiter erlebe, wenn er es mit einem desinteressierten, andere begünstigenden Gegenüber zu tun hat. Die Arbeit an der Übertragung (TP) würde hier das Ziel verfolgen, früher etwas zu benennen wie: „Dann passiert hier zwischen uns ja für Sie etwas, das Sie in so vielen anderen Bereichen auch kennen."

Der Unterschied zwischen der AP und der TP kann auch über die Beschreibungen eines zentripetalen Vorgehens (AP) und eines zentrifugalen Vorgehens in der Interventionstechnik verdeutlicht werden (vgl. Hardt, 2013). Während das (für die AP typische) zentripetale Intervenieren alles, was in einer Behandlungsstunde zutage tritt (vor allem in den verbalen Berichten der Patient:innen) auf seine Bedeutung im Hinblick auf Übertragung und Gegenübertragung befragt, richtet sich das (für die TP typische) zentrifugale Intervenieren darauf, das, was im Behandlungszimmer geschieht, als ein Beispiel für das zu nehmen, was ein:eine Patient:in auch in anderen Beziehungen erlebt.

Auf die neueren manualisierten Therapien und die damit zusammenhängenden Interventionen wird im Kapitel 19 zu den psychodynamischen Standardinterventionen und Prinzipien eingegangen.

3.9 Empirische Fundierung der psychodynamischen Therapien

Da die psychoanalytisch begründeten Verfahren genauso wie die Verhaltenstherapie vom Bundesausschuss der Ärzte und Krankenkassen anerkannte Verfahren darstellen, unterliegen sie im deutschen System nicht der kritischen Überprüfung der Landesbehörden oder des Wissenschaftlichen Beirats Psychotherapie. Um eine Gleichbehandlung mit den anderen Verfahren zu erwirken, hat dennoch eine Prüfung durch den Wissenschaftlichen Beirat Psychotherapie (2004) stattgefunden. In Bezug auf psychodynamische Therapien, die bis zu 100 Stunden dauern, wurde die Wirksamkeit für neun Anwendungsbereiche festgestellt (Affektive Störungen, Angststörungen, Belastungsstörungen, Dissoziative, Konversions- und somatoforme Störungen, Essstörungen, Psychische und soziale Faktoren bei somatischen Krankheiten, Persönlichkeitsstörungen und Verhaltensstörungen, Abhängigkeit und Missbrauch, Schizophrenie und wahnhafte Störungen). In Ergänzung der Stellungnahme von 2004 wurde 2008 im Rahmen einer ergänzenden Bewertung, die Begrenzung auf die Stundenzahl revidiert (Wissenschaftlicher Beirat Psychotherapie, 2008). Daher gilt die wissenschaftliche Anerkennung in Deutschland für die psychodynamischen Verfahren insgesamt ohne Eingrenzung der Stundenzahl für die genannten Anwendungsbereiche. Damit gilt die psychodynamische Therapie bei Erwachsenen als wissenschaftlich anerkannt. Eine Übersicht der Metaanalysen zu den Effektstärken psychodynamischer Therapien finden sich bei Shedler (2010), ein aktuelles systematisches Review anhand der Kriterien für Empirically Supported Treatments (EST) bei Leichsenring et al. (2022) sowie ein allgemeiner Überblick bei Ehrenthal (2017; vgl. auch den beständig aktualisierten Überblick bei Lilliengren, 2022).

3.10 Kritische Würdigung

Die Rezeption der Psychoanalyse in der fachlichen und nicht fachlichen Öffentlichkeit ist immer kontrovers gewesen und hat sich in teils sehr intensiven Debatten geäußert. Dazu gehört die Struktur der Freud'schen (Persönlichkeits- und Entwicklungs-)Theorie, die sich auf Selbstanalyse und aus klinischen Berichten abgeleitete Rekonstruktion von Kindheitserfahrungen gründete. Mit der zunehmenden Entwicklung der Psychologie als akademische Disziplin wurde kritisch angemerkt, dass es zu vielen der psychoanalytischen Konstrukte keine empirische Evidenz gebe bzw. sie dieser nicht zugänglich seien (fehlende Falsifizierbarkeit).

Einen besonderen Stellenwert hat der Kritikpunkt eingenommen, ob von einer Universalität des Ödipuskomplexes ausgegangen werden könne. Darin zeigen sich grundlegendere Fragen: Formuliert Freud eine Theorie und Behandlungsmethode, die auch für andere Menschen und zu anderen Zeiten als den eher gut situierten Patient:innen im Wien (oder Berlin, London, Budapest) des beginnenden 20. Jahrhunderts zutreffend bzw. geeignet ist? Auf der Ebene der theoretischen Schlüssigkeit kann dem etwas leichter begegnet werden, etwa indem eine Theorie ödipaler Konflikte als wichtiger Teil der psychischen Entwicklung so formuliert wird, dass sie grundlegende Entwicklungsaufgaben und das Erarbeiten psychischer Funktionen betrifft (etwa: mit der Komplexität menschlicher Beziehungen im Vergleich von Geschlechtern oder Generationen umzugehen lernen).

Zu wichtigen Kritikpunkten der Anfangszeit (und in Teilen bis heute) gehört die Wahrnehmung der Revision von Freuds sogenannter *„Verführungstheorie"* Ende des 19. Jahrhunderts. Zuvor hatte Freud konkrete Vorfälle sexuellen Missbrauchs in der Ätiologie der Hysterie als regelhaft angenommen, nun ergänzte er diese Annahme um die potenziell pathogene Wirkung unbewusster Fantasien. Auch angesichts einiger missverständlicher Formulierungen wurde Freud zurecht vorgeworfen, die Realität des Kindesmissbrauchs zu leugnen und stattdessen die „Schuld" in den kindlichen Wünschen zu suchen. Heute wird klar Stellung bezogen, dass sowohl reale Missbrauchserlebnisse als auch unbewusste Konflikte ätiologische Faktoren für (unterschiedlich schwerwiegende) psychische Belastungen und Erkrankungen sein können.

So wie Freuds Theorie der Weiblichkeit und der weiblichen Entwicklung als eigenständige gegenüber der männlichen weitestgehend unausgearbeitet blieb (das änderte sich für die Psychoanalyse mit nachfolgenden Autor:innen), so können auch weitere aus heutiger Sicht männlichkeitszentrierte und/oder wertkonservativ wirkende Aspekte gefunden werden. Die Psychoanalyse hat sich zudem lange Zeit schwer damit getan, eine nicht pathologisierende Sicht auf Homosexualität oder Transidentität einzunehmen.

Ferner ist insbesondere der AP vorgeworfen worden, auf potenziell schädigende Weise die Abhängigkeit von Patient:innen zu fördern. In der Tat erfordert die regressionsfördernde Arbeit in einem minimal vorstrukturierten Behandlungssetting neben einer besonders genauen Indikationsstellung ein klares ethisches Verständnis des eigenen Arbeitens. Sowohl vor Aufnahme als auch während des Behandlungsprozesses sollte beständig bedacht werden, ob eine passagere und partielle Destabilisierung (etwa: das Lockern starrer Abwehr oder Selbstbilder) (noch) im Dienste einer förderlichen Entwicklung steht.

Literatur

Ainsworth, M. D. S., Blehar, M. C., Waters, E., & Wall, S. (1978). *Patterns of attachment: A psychological study of the strange situation.* Hillsdale, NJ: Lawrence Erlbaum.

Arbeitskreis OPD. (2023). *Operationalisierte Psychodynamische Diagnostik OPD-3: Das Manual für Diagnostik und Therapieplanung.* Göttingen: Hogrefe.

Benjamin, L. S. (1974). Structural analysis of social behavior. *Psychological Review, 81*(5), 392–425. https://doi.org/10.1037/h0037024

Bowlby, J. (1971). *Attachment and loss, Vol. 1: Attachment.* New York: Basic Books.

Dührssen, A. (1962). Katamnestische Ergebnisse bei 1 004 Patienten nach analytischer Psychotherapie. *Zeitschrift für Psychosomatische Medizin, 8,* 94–113.

Dührssen, A. & Jorswieck, E. (1965). Eine empirisch-statistische Untersuchung zur Leistungsfähigkeit psychoanalytischer Behandlung. *Nervenarzt, 36,* 166–169.

Ehrenthal, J. C. (2017). Psychodynamische Psychotherapie – Grundlagen, Wirksamkeit, Methoden, Techniken. *PSYCH up2date, 11*(03), 267–286. https://doi.org/10.1055/s-0043-103157

Erikson, E. H. (1959). Identity and the life cycle: Selected papers. *Psychological Issues, 1,* 1–171.

Fonagy, P., Gergely, G., Jurist, E. L., Target, M. & Gergely, G. (2018). *Affect regulation, mentalization, and the development of the self.* London: Routledge. https://doi.org/10.4324/9780429471643

Fonagy, P. & Target, M. (2020). *Psychoanalyse und die Psychopathologie der Entwicklung.* Stuttgart: Klett-Cotta.

Freud, S. (1905). Drei Abhandlungen zur Sexualtheorie. In *Gesammelte Werke* (Band 5, S. 27–145). Frankfurt am Main: S. Fischer.

Freud, S. (1917). Trauer und Melancholie. In *Gesammelte Werke* (Band 10, S. 427–446). Frankfurt am Main: S. Fischer.

Freud, S. (1927). Nachwort zur Frage der Laienanalyse. In *Gesammelte Werke* (Band 14, S. 287–296). Frankfurt am Main: S. Fischer.

Gemeinsamer Bundesausschuss. (2021). *Richtlinie des Gemeinsamen Bundesausschusses über die Durchführung der Psychotherapie.* Verfügbar unter: https://www.g-ba.de/downloads/62-492-2400/PT-RL_2020-11-20_iK-2021-02-18.pdf

Hardt, J. (2013). Die tiefenpsychologische Methode und Variationen psychoanalytischer Behandlungstechnik. In J. Hardt (Hrsg.), *Methode und Techniken der Psychoanalyse. Versuche zur Praxis* (S. 171–189). Gießen: Psychosozial-Verlag.

Hartmann, H. (1939). Ich-Psychologie und Anpassungsproblem. *Internationale Zeitschrift für Psychoanalyse und Imago, 24,* 62–135.

Hofmann, A. (2014). *EMDR: Praxishandbuch zur Behandlung traumatisierter Menschen.* Stuttgart: Thieme.

Kohut, H. (1976). *Narzißmus: Eine Theorie der psychoanalytischen Behandlung narzißtischer Persönlichkeitsstörungen.* Frankfurt am Main: Suhrkamp.

Körner, J. (2014). Arbeit „in" der Übertragung. *Forum der Psychoanalyse, 30*(4), 341–356. https://doi.org/10.1007/s00451-014-0184-1

Leichsenring, F., Abbass, A., Heim, N., Keefe, J. R., Luyten, P., Rabung, S. & Steinert, C. (2022). Empirically supported psychodynamic psychotherapy for common mental disorders-An update applying revised criteria: Systematic review protocol. *Frontiers in Psychiatry, 13,* 976885. https://doi.org/10.3389/fpsyt.2022.976885

Lieberman, M. D. (2007). Social cognitive neuroscience: A review of core processes. *Annual review of psychology, 58,* 259–289. https://doi.org/10.1146/annurev.psych.58.110405.085654

Lilliengren, P. (2022). *Comprehensive compilation of randomized controlled trials (RCTs) involving psychodynamic treatments and interventions.* Retrieved from https://www.researchgate.net/publication/317335876_Comprehensive_compilation_of_randomized_controlled_trials_RCTs_involving_psychodynamic_treatments_and_interventions

Ogden, P. & Fisher, J. (2015). *Sensorimotor psychotherapy.* New York: W. W. Norton & Company Incorporated.

Pine, F. (1988). The four psychologies of psychoanalysis and their place in clinical work. *Journal of the American Psychoanalytic Association, 36*(3), 571–596. https://doi.org/10.1177/000306518803600301

Reddemann, L. (2021). *Psychodynamisch Imaginative Traumatherapie – PITT: Ein Mitgefühls- und Ressourcen-orientierter Ansatz in der Psychotraumatologie.* Stuttgart: Klett-Cotta.

Safran, J.D. & Muran, J.C. (2000). Resolving therapeutic alliance ruptures: Diversity and integration. *Journal of Clinical Psychology, 56*(2), 233–243. https://doi.org/10.1002/(SICI)1097-4679(200002)56:2<233::AID-JCLP9>3.0.CO;2-3

Sandler, J., Holder, A., Dare, C. & Dreher, A.U. (1997). *Freud's models of the mind: An introduction.* London: Karnac Books.

Shedler, J. (2010). The efficacy of psychodynamic psychotherapy. *The American Psychologist, 65*(2), 98–109. https://doi.org/10.1037/a0018378

Storck, T. (2018). *Psychoanalyse nach Sigmund Freud. Psychotherapie kompakt.* Stuttgart: Kohlhammer. https://doi.org/10.17433/978-3-17-030875-6

van der Hart, O., Nijenhuis, E.R.S. & Steele, K. (2008). *Das verfolgte Selbst: Strukturelle Dissoziation und die Behandlung chronischer Traumatisierung.* Paderborn: Junfermann.

Watkins, J.G. & Watkins, H.H. (1997). *Ego states: Theory and therapy.* New York: W.W. Norton & Company.

Wissenschaftlicher Beirat Psychotherapie. (2004). *Stellungnahme zur Psychodynamischen Psychotherapie bei Erwachsenen.* Verfügbar unter: https://www.wbpsychotherapie.de/fileadmin/user_upload/_old-files/downloads/pdf-Ordner/WBP/Stellungnahme_zur_Psychodynamischen_Psychotherapie_bei_Erwachsenen.pdf

Wissenschaftlicher Beirat Psychotherapie. (2008). *Ergänzung der Stellungnahme zur Psychodynamischen Psychotherapie vom 30. Juni 2008.* Verfügbar unter: https://www.wbpsychotherapie.de/fileadmin/user_upload/_old-files/downloads/pdf-Ordner/WBP/Ergaenzung_der_Stellungnahme_zur_Psychodynamischen_Psychotherapie_vom_30._Juni_2008.pdf

Wöller, W. (2022). *Psychodynamische Psychotherapie: Lehrbuch der ressourcenorientierten Praxis.* Stuttgart: Schattauer.

4 Systemische Psychotherapie

Kirsten von Sydow

Inhaltsübersicht

4.1 Einleitung

Systemische Therapie (ST) ist aus der Familien- und Paartherapie heraus entstanden. Auf der Grundlage einer wissenschaftlichen Expertise (Sydow et al., 2007), die von den beiden systemischen Dachverbänden (Deutsche Gesellschaft für Systemische Familientherapie [DGSF]; Systemische Gesellschaft [SG]) beauftragt worden war, erkannte der Wissenschaftliche Beirat Psychotherapie (WBP) die Systemische Therapie 2008 wissenschaftlich als Verfahren der Erwachsenen- und der Kinder- und Jugendpsychotherapie an (WBP, 2009). Damit wurden systemische Approbationsausbildungen in Deutschland möglich. Nach vierjähriger Prüfung durch den Gemeinsamen Bundesausschuss (G-BA) wurde Systemische Therapie 2018 sozialrechtlich anerkannt und 2020 zum Richtlinienverfahren der ambulanten Psychotherapie. Erst im Januar 2024 wurde ST auch als Verfahren der Kinder- und Jugendlichenpsychotherapie anerkannt und wird in Kürze auch für diese Altersgruppe zum Richtlinienverfahren werden.

4.2 Definition

Paar- und Familientherapie (Couple and Family Therapy [CFT]) ist in Nordamerika schon lange ein wissenschaftlich anerkannter Psychotherapieansatz mit einer integrativen, aber immer (auch) systemischen Grundorientierung. Da sich in Europa die Psychotherapie-Regularien stärker am Begriff des (theoretisch begründeten, und nicht allein durch das Setting definierten) Psychotherapieverfahrens orientieren, hat sich hier eine Orientierung am Verfahren „Systemische Therapie" *(Systemic Therapy)* herausgebildet (siehe Kasten).

Definition: Systemische Therapie

Systemische Therapie lässt sich definieren als „ein psychotherapeutisches Verfahren, dessen Fokus auf dem sozialen Kontext psychischer Störungen liegt und das zusätzlich zu einem oder mehreren Patienten (‚Indexpatienten') weitere Mitglieder des für den/die Patienten bedeutsamen sozialen Systems einbezieht und/oder fokussiert ist auf die Interaktionen zwischen Familienmitgliedern und deren sozialer Umwelt." (Sydow et al., 2007, S. 15)

Systemische Therapie ist in den meisten europäischen Ländern ein anerkanntes Psychotherapieverfahren. Paar-/Familientherapie und Systemische Therapie haben eine große Schnittmenge, doch systemische Therapie wird nicht nur im Paar- und Familienkontext, sondern auch als Einzel- und Gruppentherapie sowie als Multifamilien- bzw. Paar-Gruppentherapie realisiert, und CFT integriert auch Elemente aus anderen Therapieverfahren.

4.3 Grundprinzipien

Systemische Therapie fokussiert auf zirkuläre Wechselwirkungsprozesse auf intrapsychischer, biologisch-somatischer und interpersoneller Ebene. Die therapeutische Haltung und das Vorgehen der ST ist geprägt durch *„Allparteilichkeit"* bzw. wechselnde Parteilichkeit und Respekt gegenüber *allen* relevanten Personen (auch abwesenden) sowie „beidäugiges Sehen", das sowohl auf die *Ressourcen* als auch auf Probleme, Belastungen und etwaige Traumata aller Beteiligten achtet. Der *biopsychosoziale Kontext* wird exploriert und es werden *zirkuläre Wechselbeziehungen* herausgearbeitet.

Fallbeispiel: Erschöpfte und deprimierte junge Mutter und Lehrerin

Frau M., 36 Jahre, Lehrerin, kommt in die Sprechstunde: Sie sei total erschöpft, habe massive Schlafstörungen, könne ihre Aufgaben als Mutter eines eineinhalbjährigen Jungen und Lehrerin in Teilzeit nur noch mit Mühe erfüllen. Sie erfüllt alle Kriterien einer mittelgradigen depressiven Episode. So schlecht ginge es ihr seit etwa fünf bis sechs Monaten. Sie sei nach lang bestehendem Kinderwunsch glücklich über die Geburt ihres Sohnes gewesen und habe sich dem Baby intensiv gewidmet, doch seitdem sie wieder angefangen habe zu arbeiten, sei es zu eskalierenden Streits mit ihrem Mann (40 Jahre, Informatiker) gekommen. Sie fühle sich von ihm mit Haushalt und Kind komplett alleingelassen und völlig erschöpft und überlastet. Da die depressive Symptomatik in Zusammenhang mit Partnerschafts- und Familienproblemen zu stehen scheint, schlägt die Therapeutin der Patientin vor, zum zweiten Gespräch ihren Mann mitzubringen und die Lage mit ihm gemeinsam zu besprechen. Sie willigt ein.

Beide kommen zum zweiten Gespräch; sie setzen sich weit auseinander. Die Frau wirkt angespannt, der Mann gleichgültig und skeptisch. Die Therapeutin fasst ihren bisherigen Eindruck zusammen (depressive Symptomatik der Frau, Konflikte in der Paarbeziehung) und erkundigt sich, ob es für beide - auch den Mann - akzeptabel ist, hier mit ihr über die Partnerschaft zu sprechen. Beide sind einverstanden. Die Therapeutin bittet nun beide, ihre Sicht auf die Lage zu schildern. Es wird deutlich, dass es den Mann schon lange ärgert und kränkt, dass die Frau sich in seinen Augen „seit eineinhalb Jahren nur um den Sohn dreht". Da der Sohn fast ein Jahr lang gestillt wurde, hatte er auch das Gefühl, als Vater irrelevant zu sein und sexuell liefe ja auch „fast gar nichts". Die Frau ist überrascht, dass er sich so einsam und abgehängt zu fühlen scheint, da sie sich ja eigentlich von ihm komplett im Stich gelassen fühlt und auch denkt, dass er sich gar nicht für seinen Sohn interessiere.

Deutlich wird ein zirkuläres Muster („Teufelskreis"): Je mehr er sich von seiner Frau abgelehnt fühlt, desto mehr flüchtet er sich in Arbeit und Abwesenheit, und je mehr ihr Mann sie gefühlt im Stich lässt, desto mehr flüchtet sich die Frau in eine noch stärkere Hinwendung zum Sohn (der freut sich wenigstens über sie) oder aber sie verfolgt den Mann mit Anklagen und Vorwürfen. Beides verstärkt die Ausweichmanöver des Mannes. Die Therapeutin zeichnet ihr bisheriges Verständnis des zirkulären Musters grafisch auf, zeigt es dem Paar und fragt, ob sie sie richtig verstanden hat. Beide fühlen sich halbwegs verstanden.

Auch die dritte Stunde erfolgt im Mehrpersonensetting mit dem Paar. Beide werden gebeten, ihre aktuelle Situation und ihre Therapieziele als „lebende Skulptur" darzustellen (siehe Kapitel 12): In Bezug auf die aktuelle Situation stellt der Mann seine Frau und sich nebeneinander mit ca. 1,5 Metern Abstand auf. Der Sohn wird durch eine Puppe symbolisiert, die die Frau im Arm hält. Die Frau symbolisiert die Gegenwart ähnlich: Deutlicher Abstand und kein Blickkontakt zwischen ihr und ihrem Mann, das Kind nah bei ihr - sie aber sitzt auf dem Boden mit einer großen Tasche auf den Beinen und zwischen ihr und ihrem stehenden Mann stehen noch zwei Stühle. Die Ziel-Skulptur von beiden ist dagegen erstaunlich ähnlich: Beide stehen näher zueinander, berühren sich, und das Kind (die Puppe) ist beiden zugewandt. Wie auch schon ansatzweise im Gespräch werden Ressourcen deutlich, die die Therapeutin benennt: Beide scheinen einander wichtig zu sein und sich nach mehr Nähe zu sehnen, beide sind engagierte Eltern (wobei allerdings die Frau schon mehr als Mutter angekommen zu sein scheint, aber vielleicht auch in größerer Gefahr, die Mutterrolle für eigene Nähewünsche zu nutzen). An die Aktual- und Ziel-Skulpturen anknüpfend können nun konkrete Therapieziele und das weitere Vorgehen besprochen werden.

Therapieziele werden gemeinsam kollaborativ entwickelt. Systemiker:innen versuchen, sich eng an den Anliegen der Klient:innen zu orientieren. Die häufig vorhandene „Veränderungsambivalenz" wird erkundet und es wird besprochen, dass auch erwünschte Veränderungen Risiken mit sich bringen können. Wichtig ist das Bemühen um gute Kooperationsbeziehungen zu allen Beteiligten (Familie, Freund:innen, berufliche Bezugspersonen wie Lehrkräfte, andere Mitbehandler:innen). Durch eine „Sprache der Veränderung" werden neue Handlungsspielräume eröffnet und alte problematische Gewissheiten allmählich aufgelöst. Wesentliche Interventionen sind systemische/lösungsorientierte Fragen, positive Umdeutungen, Genogramme und Skulpturarbeit (siehe Kapitel 12 und 20).

Das Vorgehen variiert je nach Kontext (Setting, Alter des:der Indexpatient:in, Art der Störung, kulturelle Aspekte usw.). Bei kindlichen und jugendlichen Indexpatient:innen wird immer versucht, möglichst beide Elternteile einzubeziehen, bei Jugendlichen wird häufiger auch getrennt mit Indexpatient:in (IP) und Eltern gearbeitet. Bei Erwachsenen ist die Arbeit im Einzelsetting häufiger, aber auch da sollte genau geprüft werden, ob und welche familiären und außerfamiliären Bezugspersonen Teil des Problems und/oder Teil der Lösung sind (siehe Kapitel 38 und 39). Zentral ist immer die Suche nach Wechselwirkungen zwischen Symptomatik und Kontext (Familie, Schule, Arbeitsplatz, Kultur, Religion usw.). Die Arbeit mit Co-Therapeut:innen, Videoaufnahmen, Videofeedback und Unterbrechungen der Therapiegespräche für Reflexionspausen sind weitere hilfreiche Optionen.

4.4 Historische Entwicklung

Ab den 1930er bzw. 1940er Jahren begannen einzelne – meist angloamerikanische – Psychotherapeut:innen die Angehörigen (Eltern oder Partner:innen) ihrer Patient:innen in die Behandlung mit einzubeziehen. Die Forschung fokussierte erstmals auf (problematische) innerfamiliäre Interaktionsmuster, z.B. zwischen Patient:innen mit schizophrener Symptomatik und ihren Angehörigen. Mit der Integration systemtheoretischer und kommunikationswissenschaftlicher Ansätze entwickelte sich die Paar- und Familientherapie dann ab den 1950er Jahren zu einem eigenen therapeutischen Paradigma: Störungen einzelner Familienmitglieder wurden nicht mehr primär als individuelles Problem, sondern (auch) als Symptom dysfunktionaler familiärer Interaktionen aufgefasst. Der neue Ansatz wurde in Nordamerika zunächst *Marital and Family Therapy (MFT)* genannt. Inzwischen werden alle hetero- und homosexuellen Paare und alle Familienformen unter dem Begriff *Couple and Family Therapy (CFT)* berücksichtigt. In den 1960er Jahren etablierte sich die Familientherapie in den USA als psychotherapeutisches Verfahren mit eigenständigen Ausbildungsinstituten, Kongressen und Fachzeitschriften (z.B. *Family Process*) und in der Medizin wurde *Family Medicine* als Fachgebiet anerkannt.

Familientherapie (einschließlich Paartherapie) war zunächst durch das *Mehrpersonensetting* definiert, das von der sonst üblichen Einzeltherapie abwich. Im Lauf der Zeit wurden neue theoretische Konzepte und spezielle Interventionstechniken entwickelt, die über die bis dahin übliche psychodynamische Orientierung hinausgingen und die besonders an der *interpersonellen Systemdynamik von Familien und Partnerschaften* orientiert sind. So entstand etwa ab den 1970er Jahren die *Systemische Paar-/Familientherapie,* die sich dann theoretisch und klinisch-praktisch zum neuen Therapieverfahren *Systemische Therapie* weiterentwickelte, die auch systemische Einzel- und Gruppentherapie umfasst. Es lässt sich also unterscheiden, ob mit einem *Mehrpersonensetting* (z.B. Paar-/Familientherapie; siehe Kapitel 38 und 39) gearbeitet wird, und/oder mit einer *systemischen theoretischen Orientierung* (Sydow et al., 2007; Sydow, 2015).

Verschiedene Gründerpersönlichkeiten mit unterschiedlichen Hintergründen waren bedeutsam, insofern ist ein integrativer Ansatz konstitutiv für die Systemische Therapie (Sydow & Borst, 2018; Pinsof, 2018). Wichtige Protagonist:innen des neuen Ansatzes waren Psychotherapeut:innen bzw. Psychoanalytiker:innen, die aus den USA stammten (Murray Bowen, Virginia Satir, Steve de Shazer), in die USA eingewandert waren (Iván Böszörményi-Nagy, Salvador Minuchin, Paul Watzlawick) oder in Europa lebten (Mara Selvini-Palazzoli) sowie – als Theoretiker – der britisch-amerikanische Biologe und Anthropologe Gregory Bateson. Wegbereiter der Paar-/Familientherapie im deutschsprachigen Raum waren die Psychoanalytiker Horst-Eberhard Richter, Helm Stierlin und Jürg Willi. Stierlin gilt als Begründer der Systemischen Therapie in Deutschland. Inzwischen wird weltweit systemisch therapiert und geforscht.

Tabelle 4.1 fasst grundlegende Perspektiven der Systemischen Therapie zusammen, nennt prominente Vertreter:innen und zentrale Interventionen, die an diese Perspektiven anknüpfen; diese entstanden z.T. nacheinander, z.T. parallel (Sydow et al., 2007; Sydow, 2018e).

Bedeutsam für die wissenschaftliche und sozialrechtliche Anerkennung der ST sind die *Trademark-Therapien.* Diese meist störungsspezifischen, „pur" systemischen und systemisch-integrativen Manuale stützen sich fast immer auf die *Strukturelle Familientherapie* (Minuchin, 1997) und die *Lösungsorientierte Kurzzeittherapie* (de Shazer, 2022), die störungsspezifische Grundlagenforschung und z.T. auch auf die *Bindungs- und Mehrgenerationenperspektive* (Sydow & Borst, 2018). Diese Manuale werden in Kapitel 20 sowie in den störungsspezifischen Kapiteln dieses Buches (siehe Teil III) genauer dargestellt.

4.5 Störungsverständnis

Im Folgenden werden zentrale theoretische Konzepte der ST skizziert.

4.5.1 Gemäßigter Konstruktivismus

Systemische Therapeut:innen unterscheiden zwei Typen von Daten oder „Wirklichkeiten" (siehe Kasten). Sie interessieren sich sowohl für „harte Fakten" als auch für die (oft subjektiv sehr unterschiedlichen) Bedeutungen, die den harten Fakten beigemessen werden. Unterschiedliche Sichtweisen können zu Konflikten über die Richtigkeit verschiedener Beschreibungen führen. Unterschiedliche Sichtweisen können jedoch auch als Bereicherung therapeutisch genutzt werden.

Definition: „Wirklichkeit erster und zweiter Ordnung" (Watzlawick, 1976)

- Unter *„Wirklichkeit erster Ordnung"* werden „harte", objektiv messbare Daten verstanden (z.B. Körpergröße, Einkommen, Resultat eines PCR-Tests auf COVID-19, genetische Vaterschaft).
- Der Begriff *„Wirklichkeit zweiter Ordnung"* verweist auf „weiche", subjektiv geprägte Daten, die auch von zwischenmenschlicher Kommunikation geprägt sind (z.B. subjektive Bedeutung von Einkommensunterschieden in einer Partnerschaft, „gefühlte Vaterschaft", subjektive Gesundheit).

Tabelle 4.1: Grundlegende Perspektiven der Systemischen Therapie (modifiziert nach Sydow, 2018d, Tab 1-1)

Perspektive	Grundideen	Prominente Vertreter:innen	Zentrale Interventionen
Strukturell-strategische Perspektive	• Klinische Probleme werden als Ausdruck dysfunktionaler, nicht (mehr) entwicklungsgerechter familiärer Strukturen gesehen. • Familien werden als regelgesteuerte Systeme betrachtet, deren Struktur von außen hinreichend objektiv erkennbar und therapeutisch gezielt beeinflussbar ist. • Fokus auf zirkuläre Kausalität („Teufelskreise").	• Salvador Minuchin • Jay Haley • Cloe Madanes • Mara Selvini-Palazolli	• Joining (Beziehungsaufnahme) • Enactments (Reinszenierungen alltäglicher Interaktionen in der Therapie) • Aufgaben und Verschreibungen • Dosierte Konfrontation • Fokus auf Koalitionen und Familiengeheimnisse • Zirkuläre/triadische Fragen • Hypothesenbilden und paradoxe Interventionen
Mehrgenerationen-, Bindungs- und Mentalisierungsperspektive	• Verknüpft psychodynamische, bindungstheoretische, psychotraumatologische und systemische Konzepte. • Fokus auf Bindungsmuster/-traumata, Mentalisierung, epistemisches Vertrauen und Differenzierung und deren transgenerationale Weitergabe. • Beachtung familiärer Delegationen, Vermächtnisse, Loyalitäten und familiärer „Schuld- und Verdienstkonten".	• John Bowlby • Murray Bowen • Ivan Boszormenyi-Nagy • Helm Stierlin • Eia Asen • Peter Fonagy • David Schnarch	• Genogrammarbeit • Mehrgenerationen-Familiengespräche • „Familienrekonstruktion" als Selbsterfahrung in der Psychotherapieausbildung • Fokus auf Bindungssicherheit, Mentalisierung, epistemisches Vertrauen und Differenzierung • Bestimmte ST-Manuale (siehe Kapitel 20)
Experientielle (erlebnis-aktivierende) Familientherapie	• Verknüpft humanistische und systemische Konzepte. • Fokus auf Emotionsaustausch in Partnerschaften/Familien und auf Selbstwertregulation und Nähe-Distanz-Wünsche.	• Virginia Satir • Sue Johnson	• Familienskulptur • Emotionsfokussierte Paartherapie (EFT; siehe Kapitel 5 und 20)
Lösungsorientierter Ansatz	• Fokus auf Ressourcen/Lösungen statt auf Probleme/Symptome. • Abstimmung der Interventionen auf die Therapiemotivation.	• Steve de Shazer • Insoo Kim Berg	• Lösungsorientierte Kurzzeittherapie • „Solution Talk" • „Wunderfrage" • Lösungsorientierte Fragen • Positive Umdeutungen • Raster zur Einschätzung der Therapiemotivation
Selbstorganisations-Perspektive	• Fokus auf Selbststeuerung und Selbstorganisation. • Verzicht auf normative Vorstellungen über Familien und Gesundheit.	• Gianfranco Cecchin	• Wertschätzende Neutralität • Infragestellen von Grundüberzeugungen • Positive Umdeutungen
Narrative Perspektive	• Fokus darauf, wie durch Sprache Realität und Identität mitkonstruiert wird.	• Michael White • Jaakko Seikkula • Harlene Anderson • Tom Andersen	• „Dekonstruktion" dominanter Erzählungen und Entwicklung von Alternativerzählungen • „Reflektierendes Team" • „Offener Dialog"
„Trademark-Therapien" (siehe Kapitel 20)	• Pur systemische und systemisch-integrative, oft störungsspezifische Manuale für die Behandlung von Störungen und Beziehungsproblemen von Kindern/Jugendlichen, Erwachsenen und allen Altersgruppen.		• ST-Manuale (siehe Kapitel 20)

4.5.2 Das biopsychosoziale Modell

Das *biopsychosoziale Modell* beschreibt komplexe Wechselwirkungsprozesse zwischen biologischen, psychologischen und sozialen Systemen. Erkrankungen beeinflussen Familien und familiäre Faktoren können Krankheitsverläufe günstig oder ungünstig beeinflussen. Bezugspersonen, Mitbehandler:innen und weitere soziale Systeme sind ein wichtiger Ansatzpunkt für therapeutische und präventive Maßnahmen. Auch *Familien-Stress- und Familienresilienztheorien* verweisen darauf, dass neben biologischen Faktoren auch kontextuell beeinflusste Bedeutungsgebungsprozesse und Ressourcen für die Entstehung und den Verlauf von Erkrankungen bedeutsam sind (McDaniel et al., 2013). In Psychotherapie und Medizin liegt der Fokus traditionell auf belastenden Risikofaktoren *(Pathogenese)*, diese Sicht wird ergänzt durch ein Interesse an gesundheitsfördernden Faktoren (*Salutogenese;* Antonovsky, 1987).

4.5.3 Systeme und Strukturen

Definition: System

„System" wird definiert als ein „Satz von Elementen und Objekten zusammen mit den Beziehungen zwischen diesen Objekten und deren Merkmalen" (Hall & Fagen, 1956, zitiert nach Sydow et al., 2007). Wichtige Parameter bei der Beschreibung von Systemen sind Grenzen und Regeln.

Psychologie und Psychotherapie konzentrierten sich lange Zeit auf individuelle Merkmale Einzelner. Forscher:innen und Therapeut:innen wie Gregory Bateson und Paul Watzlawick entwickelten eine neue metatheoretische Perspektive, orientiert an der allgemeinen Systemtheorie und *Kybernetik* (d.h. der Lehre von der Steuerung und Regelung von Systemen). Charakteristisch für die *Systemtheorie* ist ein Denken in Netzwerken und Kreisläufen gegenseitiger Beeinflussung (siehe Kasten).

Definition: Zirkuläre Sicht/Kausalität

„Statt einseitiger Ursache-Wirkungsbetrachtungen von Krankheitsprozessen (z.B. ‚eine bestimmte Familiendynamik erzeugt ein bestimmtes klinisches Symptom' vs. ‚ein bestimmtes klinisches Symptom erzeugt eine bestimmte Familiendynamik') oder von Beziehungsprozessen (z.B. ‚die überprotektiven Eltern erschweren die Ablösung ihres Kindes' vs. ‚das unselbstständige Kind erschwert es den Eltern, es loszulassen') werden konsequent die Wechselbeziehungen (in Verhalten und Wahrnehmung) zwischen zwei und mehr Menschen, ihren Symptomen sowie ihrer weiteren Umwelt zum Gegenstand des Verstehens und der Veränderung gemacht. Es interessieren also gleichermaßen die Auswirkungen der Interaktionen innerhalb (und außerhalb) der Familie auf die Symptome eines Familienmitgliedes als auch umgekehrt die Auswirkungen von Symptomen auf (andere) Familienmitglieder und deren Interaktionen" (Sydow et al., 2007, S. 15).

Systemtheorie wird in vielen wissenschaftlichen Kontexten angewandt auf unterschiedliche Systeme wie Maschinen, Viren, Ratten oder Menschen. Fokus der Systemischen Therapie sind menschliche Systeme (z.B. Einzelpersonen, Paare, Familien); diese haben weitaus höhere Freiheitsgrade (größere Variationsspielräume in ihrem Verhalten und Erleben) als nicht menschliche Systeme. Insofern sind menschliche Systeme weniger gut vorhersehbar und nur begrenzt und weniger „zielsicher" beeinflussbar (Bateson, 1972/1983).

Die *Familiensystemtheorie* (Minuchin, 1974, 1997; Schneewind, 2010) untersucht, wie Familienmitglieder durch Interaktion und Kommunikation miteinander vernetzt sind und sich wechselseitig beeinflussen. Es lassen sich unterschiedliche Subsysteme (z.B. biologische, psychische, soziale) differenzieren, innerhalb derer und zwischen denen Kommunikation stattfindet. In der *sozial-ökologischen Theorie* werden nicht nur *Mikrosysteme* (Familie) und *Mesosysteme* (Verwandte, Freund:innen), sondern auch *Exosysteme* (Gemeinden, Schulen, Unternehmen) und *Makrosysteme* (politische, juristische, wirtschaftliche Systeme einer Gesellschaft) berücksichtigt (Bronfenbrenner, 1981).

Definition: Grenzen

Grenzen sind (meist implizite) Vereinbarungen darüber, wer zum jeweiligen sozialen System dazugehört. „System-Umwelt-Grenzen unterscheiden, was zu einem System gehört und was nicht. Sie sind z.T. biologisch (z.B. die Haut als Körpergrenze) und physikalisch bestimmbar (z.B. wer liegt im Ehebett: Mann? Frau? Kind(er)?), werden aber in psychosozialen Systemen auch ausgehandelt" (Sydow, 2015, S. 149). Über *Mitgliedschaft* definiert ein soziales System, was den Kern seiner Identität ausmacht. Gehört beispielsweise die Partnerin der Tochter zur Familie?

Definition: Regeln

„*Regeln* ... bezeichnen wiederkehrende Verhaltensmuster in sozialen Systemen. Die Regeln können explizit (z.B. ‚Wir sind Vegetarier', ‚Bei uns gibt es keine Scheidungen') oder implizit sein. Sie verkörpern die Normen des Zusammenlebens, die ein System definieren, und sind wichtig für die Stabilität des Systems. Regeln sind den Beteiligten nicht immer bewusst und werden manchmal erst dann erkennbar und formulierbar, wenn eine Regel übertreten wird (z.B., wenn der Sohn einer christlichen Familie eine muslimische Frau heiraten will)" (Sydow, 2018d, S. 56).

In Bezug auf *Entwicklungsprozesse* von Systemen lassen sich Beharrungsimpulse *(Morpho-/Homöostase)* und Veränderungsimpulse *(Morphogenese)* beobachten. Systeme zeigen oft deutliche Beharrungsneigungen, also Tendenzen dazu, Veränderungen Widerstände entgegenzusetzen (wenn z.B. der Mann in einer Einzeltherapie entdeckt hat, dass er in seiner Partnerschaft manches ändern möchte, wird die Frau möglicherweise eher skeptisch reagieren). Übergänge von einem Systemzustand in einen anderen erfolgen auf unterschiedliche

Weisen. Manchmal führen kleine Fluktuationen (oder kleine Interventionen) plötzlich und überraschend in neue, andersartige Zustände. Und manchmal bleibt auch nach aufwendigen Interventionen jegliche Veränderung aus.

Fallbeispiel: Erschöpfte und deprimierte junge Mutter und Lehrerin (Fortsetzung)

Das Paar einigt sich u. a. darauf, eine Babysitterin zu engagieren, um einmal in der Woche gemeinsam wegzugehen (was gut klappte, weil die Babysitterin schon eingearbeitet war) und dass die Frau mehr Zeit für eigene Freizeitaktivitäten einplant, um dem Mann zu ermöglichen, sich allein um das Kind zu kümmern. Am ersten Abend, an dem die Frau sich nach langer Zeit wieder einmal mit ihren Freundinnen treffen will, ruft der Mann nach 15 Minuten gestresst und überfordert bei ihr an (im Hintergrund hört sie ihren laut schreienden Sohn): Er würde es nicht schaffen, das Kind zu beruhigen.

Wird die Frau sofort nach Hause zurückkehren? Oder dem Mann Mut zusprechen, dass er das schaffen kann? Wird es dem Mann gelingen, sich erst einmal selbst zu beruhigen, z. B., indem er auf den Balkon geht und durchatmet, um sich dann mit erneuerter Gelassenheit wieder dem Kind zu widmen? Wird das Kind sich beruhigen lassen? – Hier geht es um einen kritischen Übergang, bei dem die Beharrungskräfte oder die Veränderungsimpulse im Widerstreit stehen. In jedem Fall sollte das Paar in der Therapie vorgewarnt werden, dass mit Schwierigkeiten zu rechnen ist, wenn sich ein mit dem Kind noch nicht sehr vertrauter Vater erstmals allein um das Kind kümmert.

Das Konzept „Problemsystem“ (Anderson & Goolishian, 1988) verweist auf eine zirkuläre Wechselwirkung zwischen Problem und sozialem Kontext (z. B. Familie). Problemsysteme können auch dann noch aufrechterhalten werden, wenn die ursprüngliche „Krankheitsursache“, um die herum sich das Problemsystem organisiert hat, selbst gar nicht mehr existiert. „Bei chronifizierten Prozessen zeigt sich oft, dass daran beteiligte Helfer- und Versorgungssysteme eine machtvolle Eigendynamik entwickeln können“ (Sydow, 2018d, S. 57), die – ungewollt – das Problem stabilisieren oder sogar verstärken. Systemische Therapeut:innen versuchen, solche Dynamiken zu erkennen und auf eine Auflösung der problematischen Kommunikationsmuster in Problemsystemen hinzuarbeiten.

Fallbeispiel: Erschöpfte und deprimierte junge Mutter und Lehrerin (Fortsetzung)

Wenn der überforderte junge Vater mit dem schreienden Kind dann vielleicht in seiner Not seine eigene Mutter anruft und diese meint: „Wie kann dir Susanne das nur antun, dich mit dem Kind alleinzulassen – das Kind braucht doch die Mutter!“, dann könnte das als (ungewollt) problemstabilisierende Haltung im Problemsystem verstanden werden.

Lebende Systeme haben eine Eigendynamik und sind von außen nur begrenzt beeinflussbar (Eltern und Lehrkräfte wissen das!). Im systemischen Kontext spricht man von „Selbstorganisation“ und „autopoietischen Eigenheiten“ lebender Systeme. Insofern können Interventionen nur dann (vielleicht) Veränderung bewirken, wenn sie gut abgestimmt sind auf die Eigenheiten der Klient:innen (bzw. ihrer Familien). Bestimmte Positionen („Attraktoren“) verengen den Möglichkeitsraum und können dazu führen, dass die Wahrnehmung zunehmend eingeschränkt wird (z. B. Überzeugungen wie „Nur Mütter können kleine Kinder gut beruhigen“ oder „Ich werde immer abgelehnt“ oder eine ICD-Diagnose).

Im Kontext der Systemischen Therapie wird zwischen Kybernetik erster und zweiter Ordnung unterschieden. In der *Kybernetik erster Ordnung* werden Familien als ein von Regeln gesteuertes System verstanden und Psychotherapeut:innen versuchen, dieses System gezielt zu beeinflussen. Orientiert an der *Kybernetik zweiter Ordnung* verstehen sich Forscher:innen und Therapeut:innen selbst auch als Teil des beobachteten Systems. In Anlehnung an Konzepten wie Selbststeuerung, Selbstorganisation und der strukturellen Autonomie von Lebewesen wird auf normative Vorstellungen über Familien und Gesundheit eher verzichtet und Therapeut:innen versuchen das System ihrer Klient:innen (irgendwie) zu „verstören“ (Sydow et al., 2007). Unter manchen Systemiker:innen gilt die Kybernetik zweiter Ordnung als besonders avantgardistisch, doch fast alle evidenzbasierten Ansätze der Systemischen Therapie (siehe Tabelle 4.1, S. 54) beruhen eher auf der Kybernetik erster Ordnung. Allerdings ist systemischen Therapeut:innen klar, dass Veränderungen – wenn überhaupt – nur bei guter Zusammenarbeit mit den Klient:innen und Respektierung der Eigendynamik des Patientensystems funktioniert. Aber jede Psychotherapie im Dienst der Krankenkassen hat das Ziel, die gemeinsam entwickelten Therapieziele zu realisieren und die Symptomatik zu verringern – auch Systemische Therapie!

4.5.4 Kommunikation und „Expressed Emotion“

Watzlawick, Beavin und Jackson (1967/2011) entwickelten die Grundlagen der systemischen Kommunikationstheorie, so z. B. die Unmöglichkeit nicht zu kommunizieren, die Zirkularität von Interaktionen und die Rolle der Interpunktion (siehe auch Bateson, 1972/1983). Jede Kommunikation ist ein Austausch von Botschaften zwischen Systemmitgliedern. Dabei lässt sich der *Inhaltsaspekt* (Was wird explizit gesagt?) vom *Beziehungsaspekt* unterscheiden (Was denkt A darüber, dass B dies gerade jetzt in einem bestimmten Tonfall zu A sagt?). Der Beziehungsaspekt einer Nachricht stimmt manchmal nicht mit dem Inhalt überein und ist dem:der Sender:in oft weniger bewusst, löst aber bei dem:der Empfänger:in meist heftigere Reaktionen aus.

Fallbeispiel: Inhalts- und Beziehungsaspekt

Wenn eine Frau z. B. zu ihrem Mann sagt, „Anton (der gemeinsame Sohn) hat in der Mathearbeit eine 5 geschrieben", kann das vieles bedeuten und vieldeutig interpretiert werden: Als sachliche Information, als Appell, dass der Vater endlich mal mit dem Sohn Mathe lernen soll, als Erinnerung, Vorwurf (Das Vater-Sohn-Mathelernen war offenbar nicht so erfolgreich?!) oder Kampfansage. Der Mann kann den Satz gelassen oder gestresst zur Kenntnis nehmen und ganz unterschiedlich reagieren: „Aha" sagen und weiter auf sein Handy gucken, ins Zimmer des Sohnes gehen – besorgt, wütend oder ruhig – und mit dem Sohn darüber sprechen, die Mathematiklehrerin des Sohnes anrufen, Mathenachhilfe organisieren oder auch zu seiner Frau sagen „Immer musst du mir die Laune verderben!" oder „Nur weil du zu doof bist, soll ich mich darum kümmern!".

Zwei kommunikationstheoretische Konzepte (Double-Bind und Expressed Emotion) wurden intensiver beforscht:

„Double-Bind"-Konzept (Doppelbindungskonzept) von Bateson (1972/1983)

Das „Double-Bind"-Konzept beschreibt, dass eine Person einer anderen zwei widersprüchliche Botschaften senden kann. Metakommunikation ist unmöglich, da der:die Empfänger:in der Botschaft in einer Abhängigkeitsbeziehung von dem:der Sender:in steht, z. B., wenn der Vater auf dem Spielplatz zu seiner kleinen Tochter sagt: „Geh doch zu den anderen Kindern spielen", und dann ganz traurig guckt, wenn die Tochter sich von ihm wegbewegt.

Ursprünglich war angenommen worden, dass das „Double-Bind"-Konzept die Entstehung von Schizophrenie miterklären könne. Das ließ sich empirisch nicht belegen. Deshalb gilt das „Double-bind"-Konzept inzwischen als überholt. Doch ein anderes Konzept zur innerfamiliären Kommunikation ist nachweislich hochbedeutsam (siehe Kasten).

Expressed Emotion (EE)

Im Forschungskontext wurden „Expressed Emotion"-Skalen zur Analyse der Interaktion von Angehörigen beim Gespräch über oder mit einem:einer Patient:in entwickelt. Die Hauptdimensionen von EE sind kritische Kommentare (die Bezugspersonen über den:die Patient:in äußern), Feindseligkeit und emotionales Überengagement.

Metaanalysen belegen, dass ein hoher Anteil *kritischer Kommentare* von Bezugspersonen gegenüber Patient:innen mit Schizophrenie, Depressionen oder Essstörungen eine verzögerte Genesung und ein erhöhtes Rückfallrisiko prognostiziert, während ein höherer Anteil von *Wärme* signifikant vor schizophrenen Rückfällen schützt (Butzlaff & Hooley, 1998; Ma et al., 2021). *Emotionales Überengagement* der Angehörigen hatte negative Effekte bei Patient:innen mit Angst-, Essstörungen oder Schizophrenie, jedoch positive bei Borderline-Störungen. Offenbar muss differenziert werden in eher positive Anteile „emotionalen Überengagements", die als soziale Unterstützung wirken, und in eher negativ wirkende Anteile, die als Grenzverletzung erlebt werden und die psychische Stabilität der Betroffenen in Gefahr bringen (Fredman et al., 2015).

4.5.5 Bindungs-, Mentalisierungs- und Mehrgenerationenkontext

In Familientherapie und Systemischer Therapie wurden – in Abgrenzung zur Psychoanalyse – innere Prozesse lange vernachlässigt. Doch wie in der Verhaltenstherapie gab es auch in der Systemischen Therapie eine „emotionale Wende" (von Schlippe & Schweitzer, 2013), sodass Konzepte wie Persönlichkeit, Biografie, Emotionen, implizit gelernte unbewusste Inhalte und die Bindungstheorie – wieder – stärker Beachtung finden. Tatsächlich nämlich war im Kontext der Mehrgenerationen-Familientherapie (siehe Tabelle 4.1, S. 54) ja schon immer Genogrammarbeit und der Einbezug auch älterer Generationen und damit auch die transgenerationale Weitergabe von belastenden Erfahrungen und Ressourcen ein zentrales Element der Systemischen Therapie. Insofern war die Praxis der ST hier immer schon weiter, während die Theorie der ST sich erst in den letzten Jahrzehnten – ebenso wie auch in anderen Therapieverfahren – für die Themen „Bindung" und „Mentalisierung" öffnete (siehe Kapitel 6) und theoretische Entwürfe zur Integration von Bindungstheorie und Familiensystemtheorie – also einer „systemischen Bindungstheorie" – erstellt wurden (Johnson & Whiffen, 2003; Sydow, 2008, 2017). Die *Forschung zur transgenerationalen Weitergabe von Bindungsmustern und Bindungstraumatisierungen* (Brisch, 2017; Sydow, 2017) lieferte den empirischen Beleg für die zuvor durch Erfahrungswissen etablierte familientherapeutisch-systemische Praxis der Mehrgenerationenperspektive und des Einbezugs der Erfahrungen mehrerer Generationen (Boszormenyi-Nagy & Spark, 1973/2015; Stierlin, 1978). Wichtige klinische Anwendungen dieser Perspektive sind Genogrammarbeit und systemisch-bindungsorientierte Manuale (Sydow & Borst, 2018; siehe Kapitel 20 und 27.1).

Es gibt spezifische familiäre Muster, die in Zusammenhang mit Symptomen und/oder erhöhten Risiken der transgenerationalen Weitergabe des Musters in die nächste Generation stehen können, wenn Betroffene das Problem nicht erkennen und sich damit auseinandersetzen (vgl. Kasten). So sind ehemals parentifizierte Kinder oft selbst emotional so vernachlässigt aufgewachsen und „daran gewöhnt", dass in einer Rollenumkehr Kinder für ihre Eltern sorgen, dass sie als Eltern gar nicht bemerken, wenn auch ihre Kinder sich für das Wohlergehen von Eltern(teilen) zuständig fühlen (Sydow, 2015).

Transgenerationale familiäre Muster, die in Zusammenhang mit Symptomen stehen können (Sydow, 2018d)

- **Koalitionen und Verstrickung.** Eine heimliche „Verbündung" über Generationengrenzen hinweg (z. B. zwischen Mutter und jüngstem Sohn, die sich insgeheim einig sind, dass der aggressive Vater nur Verachtung verdient).
- **Konfliktumleitung.** Die Umleitung von Konflikten zulasten eines Kindes im Sinn einer Sündenbockdynamik (z. B. der geschiedene Mann und Vater ist wütend und verletzt, dass seine Frau ihn verlassen hat und fühlt sich von ihr abgelehnt – er wagt es nicht, seine Exfrau mit seinen Gefühlen zu konfrontieren, stattdessen beginnt er, die gemeinsame Tochter dann ständig zu kritisieren, während er dem Sohn gegenüber weiterhin freundlich bleibt).
- **Triangulierung (nach Bowen).** Eine dritte Person wird in eine Zweierbeziehung einbezogen, um die Zweierbeziehung zu entschärfen oder zu stabilisieren (z. B. Kind, Geliebter:Geliebte, Psychoanalytiker:in). Bowen beschreibt mit diesem Begriff „einen eher ungesunden Prozess", bei dem z. B. ein Kind in die Beziehung zwischen zwei Erwachsenen „eingebaut" wird, die belastet ist durch unausgesprochene Konflikte, und ein Elternteil und ein Kind eine „verstrickte" Beziehung mit einer *heimlichen Koalition* entwickeln. So könnte z. B. eine Frau, die es nicht wagt, sich direkt mit ihrem Mann über seinen Alkoholmissbrauch auseinanderzusetzen, ihr Leid einer Tochter klagen, die fortan (in der Regel erfolglos) versuchen wird, den Vater zu kritisieren und zu „erziehen".
  CAVE: Triangulierung beschreibt in der ST (nach Bowen) etwas anderes als in der psychodynamischen Therapie (= Hinzutreten eines Dritten zu einer Zweierbeziehung).
- **Elterliches Entfremdungssyndrom („parental alienation syndrome" [PAS]).** Eine extreme Variante der Triangulierung (nach Bowen) bei der ein Kind beginnt, ein Elternteil abzulehnen, ohne dass ein für Externe nachvollziehbarer Grund (z. B. Missbrauch, Vernachlässigung) erkennbar wäre. Hintergrund ist eine aktive „Indoktrination" durch das andere Elternteil oder aber, dass sich ein Kind spontan mit dem „leidenden", verlassenen, wütenden anderen Elternteil identifiziert und aus Identifikation mit diesem das scheinbar weniger leidende Elternteil ablehnt. PAS lässt sich nicht selten im Kontext von Scheidungs- und Sorgerechtskonflikten beobachten.
- **Delegation.** Es wird angenommen, dass Eltern ihren Kindern immer bestimmte Aufträge mitgeben – ausgesprochen (z. B. Kinder zu bekommen, die Praxis zu übernehmen), aber auch unausgesprochen und zum Teil unbewusst (Stierlin, 1978). „Delegationen" sind nur dann pathogen, wenn sie nicht abgelehnt werden können.
- **Parentifizierung.** Wenn Eltern aufgrund eigener Traumatisierungen nicht in der Lage sind, die zentralen Bedürfnisse ihrer Kinder wahrzunehmen und es auch sonst niemand tut, bleibt betroffenen Kindern – um die Bindungsbeziehung zum Elternteil zu schützen und damit ihr Überleben zu sichern – keine andere Möglichkeit, als selbst in einer Rollenumkehr zum fürsorglichen „Elternteil" zu werden (Boszormenyi-Nagy & Spark, 1973/2015). Emotionale Parentifizierung erhöht das Risiko für spätere psychische Belastungen im Erwachsenenalter, kann aber seltener auch positive Effekte haben (Hooper, DeCoster, White & Voltz, 2011).
- **Mini-Paartherapeut:in.** Ebenfalls parentifizierte „Mini-Paartherapeut:innen" versuchen von klein auf (in der Regel vergeblich), die belastete Partnerschaft der Eltern zu retten und eskalierende, womöglich auch noch gewalttätige Streits der Eltern zu stoppen.
- **„Schuld- und Verdienstkonten".** Es wird angenommen, dass in Familien immer solche „Konten" geführt werden, also registriert wird, wer mehr oder weniger für die Familie getan hat (Boszormenyi-Nagy & Spark, 1973/2015). Das kann explizit verhandelt werden (z. B. die Tochter, die die Eltern gepflegt hat, erbt „als Belohnung" das Haus), viel häufiger aber ist es implizit und unausgesprochen bedeutsam und führt z. B. im Kontext von Erbstreitigkeiten manchmal zu explosiven Familienkonflikten.

Murray Bowen (1978) gilt in den USA als Begründer einer wesentlichen Richtung der Familientherapie, doch in Deutschland wurde sein Ansatz erst durch die Bestseller seiner Schüler:innen wie des Sexualtherapeuten David Schnarch (2006) bekannt (Sydow & Borst, 2018). Im Zentrum von Bowens Konzeption stehen *Beziehungsdreiecke*, z. B. zwischen Mutter, Vater und Kind. Bowen beschrieb Zwei-Personen-Systeme als instabil. Unter Stress verwandeln sie sich oft in Dreieckssysteme („Triangulierung", siehe oben). Er sieht emotionale *Verschmelzung* als Hauptproblem in Familien (siehe Kasten). Ihr Gegenspieler und das Therapieziel ist eine Zunahme der „Differenzierung". „Differenzierung" ist – so wie „Bindung" – eine intrapsychische Variable (vgl. Kasten).

Definition: Differenzierung und emotionale Verschmelzung (nach Bowen)

Differenzierung wird definiert als die Fähigkeit, im engen Kontakt zu wichtigen anderen Bezugspersonen ein stabiles Selbstwertgefühl zu wahren, besonders wenn der andere emotional sehr bedeutsam ist. Damit einher geht eine gute Gefühlswahrnehmung, Selbstregulation und eine Resistenz gegen die „Infektion" durch Ängste von Beziehungspartner:innen. Differenzierung zeigt sich in der Fähigkeit, auch in emotional aufgeladenen Situationen ruhig und „bei sich zu bleiben", den eigenen Standpunkt nicht zu verlieren und darin, dass man auch in solchen Stresssituationen noch klar rational denken kann. Das Gegenteil von Differenzierung ist *emotionale Verschmelzung*. Hier passt sich ein:eine

Beziehungspartner:in dem anderen an, der dadurch stärker wirkt, z.B. in Bezug darauf, was gegessen wird, wann man schlafen geht oder wie man Sex hat. Emotionale Fusion gibt es in allen Familien, jedoch in unterschiedlich starker Ausprägung (Kerr & Bowen, 1988; Sydow, 2015).

4.6 Veränderungstheorie

Systemische Therapeut:innen gehen davon aus, dass hilfreiche Veränderungen (wenn überhaupt!) nur erreicht werden können, wenn folgende Aspekte beachtet werden:

- Möglichst *alle* relevanten Beteiligten „ins Boot" zu bekommen, also konstruktiv einzubeziehen (Partner:innen, Familienmitglieder, wichtige außerfamiliäre Bezugspersonen, professionelle Bezugspersonen und Mitbehandler:innen), da sie alle potenziell zu Lösungen beitragen können und da die Gefahr besteht, dass bei Nichtbeachtung relevanter Personen diese „gegen" positive Entwicklungen anarbeiten (wie die Fee im Märchen, die nicht zur Taufe geladen wurde!).
- Ressourcen und Positives zu „entdecken" und zu betonen – also auch „das Gute im scheinbar Schlechten" –, da nur so Menschen, die der Therapie vielleicht skeptisch oder angstvoll gegenüberstehen oder befürchten, „auf der Anklagebank zu sitzen" (wie viele Eltern symptomatischer Kinder und manche Partner:innen symptomatischer Erwachsener!), sich eingeladen und wertgeschätzt fühlen und weil Ressourcenorientierung das Selbstbewusstsein der Beteiligten stärkt, was Änderungen erleichtert. So wird ein Vater, der seinen in der Schule „versagenden" Sohn mit Strenge, Vorwürfen und Verboten verfolgt, sich wahrscheinlich eher motiviert fühlen bei der Therapie mitzuarbeiten, wenn die hinter seiner Härte und Strenge vermutlich liegende große Sorge um den Sohn wertgeschätzt wird.
- Systemische Therapeut:innen bemühen sich aktiv um eine gute Beziehung zu *allen* Anwesenden und Abwesenden (z.B., indem sie diese brieflich einladen und, sofern noch Hoffnung besteht, dass z.B. ein:eine Partner:in mit zur Therapie kommt, eher verhindern, dass intime Probleme in der Partnerschaft angesprochen werden, da solche Gespräche „hinter dem Rücken des Mitbetroffenen" eher dazu beitragen können, dass sie oder er weiter fernbleibt) und vermeiden es, sich negativ über Menschen zu äußern.
- Zwischenmenschliche verbale und nonverbale Interaktionen und Beziehungsmuster werden wahrgenommen, gewürdigt und vorsichtig und vielleicht auch humorvoll in Frage gestellt, um so Veränderungsprozesse anzuregen. Doch das kann erst dann geschehen, wenn eine tragfähige Beziehung zu allen relevanten Menschen im Beziehungssystem aufgebaut wurde!

Oder präziser gesagt: In der Systemischen Therapie sind unterschiedliche Ansatzpunkte für Veränderungen relevant: Im Fokus stehen Interaktionsmuster (Verhalten), Sichtweisen und Glaubenssysteme und/oder größere (mehrgenerationale) Kontexte (Carr, 2012).

4.6.1 Fokus auf Interaktionsmuster

Systemische Ansätze, die geprägt sind von Minuchins (1997) struktureller Familientherapie, fokussieren auf problematische, repetitive Interaktionsmuster von Familien und Paaren. Symptome werden als Nebenprodukte struktureller Probleme von Familien verstanden (siehe Kasten). Zentral ist es, diese Muster zu erkennen, zirkuläre Zusammenhänge zwischen Interaktionsmustern und Symptomatik zu erkunden, problematische Muster zu unterbrechen und die Familie dabei zu unterstützen, neue, besser funktionierende Interaktionsmuster zu entwickeln, was mit einem Rückgang von psychischer Belastung und Symptomatik einhergeht (Minuchin, 1974, 1997). Insofern ist die „Arbeit an den (interpersonellen) Grenzen" zentral. Die Arbeit zielt darauf ab, in verstrickten Beziehungen mehr Grenzziehungen zu ermöglichen und in isolierten Beziehungen mehr Verbindung neu oder erneut aufzubauen. Wichtig sind auch Beziehungen zu Außensystemen (z.B. Schule), das Funktionieren von familiären Subsystemen (z.B. Paar), Machtfragen und Rollenverteilung, offene, verdeckte und umgeleitete Konflikte und Koalitionen. Es werden oftmals implizite Grenzen und Regeln verdeutlicht und infrage gestellt. Es werden Hypothesen über die Familie aufgestellt, geprüft und gegebenenfalls revidiert.

Minuchins Typologie von Familienstrukturen

- **„Gesunde" Familien.** Klare Grenzen der Subsysteme (Generationen, Geschlechter, Funktionen).
- **„Verstrickte" Familien.** Fehlende oder zu schwache Grenzziehungen.
- **„Isolierte" Familien.** Übermäßig starre Grenzen; nur wenig Nähe und Bindung.

4.6.2 Fokus auf eine „Sprache der Veränderung" (Lösungen, Ressourcen, Glaubenssysteme und Narrative)

Soziale Konsensbildungsprozesse in Familie, Gesellschaft und der Fachwelt haben Einfluss darauf, welche Verhaltens- und Erlebensweisen als „gesund" oder „gestört" gelten. Sprache bildet Realität nicht nur ab, sondern prägt diese auch. Daher streben systemische Therapeut:innen an, mit einer *„Sprache der Veränderung"* vermeintliche Gewissheiten über Störungen infrage zu stellen. Sie fragen nach *Ausnahmen* vom Problem, erkunden in hypothetischen Zukunftsszenarien andere Lebensmöglichkeiten und tragen dadurch zu Behandlungsoptimismus bei.

Watzlawick et al. legten bereits 1974 eine grundlegende Arbeit zum Thema „Change" vor. Die Autoren postulieren, dass Veränderungen bzw. das Finden von Lösungen für Probleme es erfordert, die Dynamik der Problementstehung und -aufrechterhaltung zu verstehen. Sie unterscheiden zwei Arten von Wandel (siehe Kasten).

Zwei Arten von Veränderungen (Watzlawick et al., 1974)

- **Veränderungen erster Ordnung.** Veränderungen im System, die sich an die Regeln des Systems halten.
- **Veränderungen zweiter Ordnung.** Veränderungen der Regeln des Systems und damit des Systems als Ganzem.

Fallbeispiel: Der Junge, der unter seinen schwachen Mathematikleistungen leidet

Der 14-jährige Sohn eines Mathematikprofessors und einer Informatikerin entwickelt depressive Symptome in Zusammenhang mit schwachen Schulleistungen im Fach Mathematik, unter denen er sehr leidet. Eine Veränderung erster Ordnung wäre beispielsweise, wenn in der Therapie mit dem Jugendlichen (durch ein Training) direkt an seinem Konzentrationsvermögen gearbeitet würde oder wenn in der Therapie Unterstützungsmöglichkeiten angeregt würden (z. B. Nachhilfe). Eine Veränderung zweiter Ordnung wäre ein Herausarbeiten der impliziten Werte der Familie (hier: „Hohe mathematische Intelligenz und Leistungsfähigkeit ist lebensnotwendig"), ein Infragestellen dieser Werte und eine Klärung, wo die tatsächlichen Interessen und Fähigkeiten des Sohnes liegen.

Insofern ist ein wesentlicher Weg, Veränderungen zu erreichen, ein Bemühen darum, alle Beteiligten dabei zu unterstützen, anders auf die altbekannten Probleme zu blicken. Wichtige Anregungen kommen hierbei aus der *lösungsorientierten Therapie* (de Shazer, 2012). Bedeutsam sind auch *narrative Ansätze* (White & Epston, 2006), die Störungen als Folge problemerzeugender, abwertender und entmutigender Erzähltraditionen von Familien verstehen. Wenn diese dominant und identitätsprägend werden (z. B. „Ich bin wertlos"), schränken Betroffene ihre Möglichkeiten kognitiv, affektiv, im Verhalten und in Beziehungen immer weiter ein, was ein klinisch relevantes Ausmaß erreichen kann. Der dialogische Ansatz eröffnete auf der Grundlage des *sozialen Konstruktionismus* neue Möglichkeiten, Themen (Symptome) aus unterschiedlichen Perspektiven zu beschreiben, sodass neue Sichtweisen und Lösungen entstehen, wie z. B. die Arbeit mit *reflektierenden Teams* (Andersen, 1990), der *offene Dialog* und *Kooperationsgespräche* (Seikkula & Alakare, 2015).

4.6.3 Fokus auf größere Kontexte

Der Fokus liegt entweder auf dem größeren historischen Kontext, also auf der *transgenerationalen Weitergabe* von Belastungen, Traumatisierungen und Ressourcen wie z. B. bei bindungsorientierten Ansätzen (siehe Kapitel 20) und/oder auf einem breiteren soziologischen Kontext, also einer Berücksichtigung nicht nur des familiären, sondern auch des außerfamiliären gesellschaftlich-kulturellen Kontexts (z. B. *Multisystemische Therapie*). Der Grundgedanke ist, dass durch das Erkunden, Würdigen und Nutzen von Kontextfaktoren Problemverhalten verständlicher wird und dann auch leichter verändert werden kann.

Fallbeispiel: Der Junge, der unter seinen schwachen Mathematikleistungen leidet (Fortsetzung)

Das scheinbar so harte Festhalten der Eltern und des 14-jährigen Indexpatienten selbst an der „Notwendigkeit" guter mathematischer Leistungen wird bei der Genogrammarbeit verständlicher: Der Großvater väterlicherseits überlebte als einziger seines Bataillons eine dreijährige russische Kriegsgefangenschaft – er nimmt an, allein seine Fähigkeiten als Ingenieur hätten ihn gerettet, da er als solcher sehr nützlich war und deshalb besser mit Essen versorgt wurde. Vor diesem Hintergrund drängte er sein einziges Kind – den Vater des Indexpatienten – zu einer Karriere in einem MINT-Fach, dabei wollte dieser eigentlich Jurist werden. Für den 14-jährigen Patienten sind dies überraschende Neuigkeiten. Und sein Vater macht sich erstmalig Gedanken darüber, dass es vielleicht schön wäre, wenn sein Sohn mit weniger Druck aufwachsen muss als er selbst.

4.7 Indikationen, Kontraindikationen und Risiken

Systemische Therapie ist bei *Störungen des Erwachsenenalters* ein *Richtlinienverfahren*, das bei allen psychischen Störungen angewandt werden kann. Die vom Institut für Qualität und Wirtschaftlichkeit im Gesundheitswesen (IQWiG, 2017) durchgeführten Recherchen und Metaanalysen belegen die Wirksamkeit von ST bei affektiven Störungen, Angststörungen, Essstörungen, Substanzkonsumstörungen, Schizophrenie und gemischten Störungen; sie zeigen darüber hinaus auch, dass eine systemische psychotherapeutische Mitbehandlung auch auf die psychosoziale (und z. T. somatische Gesundheit) bei körperlichen Erkrankungen positive Effekte hat (z. B. bei kardiovaskulären, orthopädischen Erkrankungen oder HIV). Allerdings ist die Evidenzlage bei bestimmten Störungen (z. B. Borderline-Persönlichkeitsstörungen) derzeit für andere Therapieansätze noch besser als für ST (Sydow, 2018e).

Systemische Therapie ist bei Störungen des Kindes- und Jugendalters seit 2008 aufgrund empirischer Wirksamkeitsnachweise für die wichtigsten Störungen wissenschaftlich anerkannt (WBP, 2009) und wurde 2023 auch sozialrechtlich anerkannt, sodass sie in Kürze zum Richtlinienverfahren werden wird. Eine Metaanalyse belegt die Wirksamkeit von ST bei Kindern und Jugendlichen mit Depressionen/Angststörungen, externalisierenden Störungen, Substanzstörungen, Essstörungen und gemischten Störungen (Riedinger et al., 2015). Das IQWiG wurde vom Gemeinsamen Bundesausschuss beauftragt, die ST bei Kindern und Jugendlichen zu evaluieren, um die Möglichkeit der sozialrechtlichen Anerkennung der ST auch für diese Altersgruppe zu prüfen. Neue Metaanalysen des IQWiG (2023) belegen die Wirksamkeit von ST bei Angst- bzw. Zwangsstörungen, Essstörungen, hyperkinetischen Störungen, Substanzkonsumstörungen und gemischten Störungen des Kindes- und Jugendalters; in Bezug auf Depressionen ist die Befundlage uneindeutig.

In allen Richtlinientherapien ist es möglich, Bezugspersonen einzubeziehen. Das geschieht außerhalb der ST – zumindest bei der Therapie Erwachsener – aber eher selten. Terminologisch verwirrend ist, dass bei allen nicht systemischen Richtlinienverfahren hier vom „Einbezug von Bezugspersonen" gesprochen wird (siehe Kapitel 38), in der ST jedoch wird der therapeutische Einbezug von Partner:in, Familienangehörigen und/oder anderen privaten und professionellen Bezugspersonen als Arbeit im „Mehrpersonensetting (MPS)" bezeichnet (siehe Kapitel 38, 39). ST lässt sich in unterschiedlichen und auch in wechselnden Settings realisieren. Die Arbeit im Mehrpersonensetting ist immer dann *indiziert,* wenn die Störung mehr als einen Menschen betrifft, wenn der:die Indexpatient:in, Angehörige oder beide Parteien eine Einbeziehung wünschen, wenn eine Person mit Symptomen in starker Abhängigkeit von anderen Menschen lebt (das gilt besonders für Kinder!), wenn Wechselwirkungen zwischen Beziehungskontext und Krankheitsgeschehen erkennbar werden oder wenn familiäre Ressourcen aktiviert werden sollen. Bei kindlichen und jugendlichen Indexpatient:innen ist das Einbeziehen der Eltern durch systemische Methoden wesentlich für den Therapieerfolg – nicht aber die gemeinsame physische Präsenz von Patient:in und Eltern im Therapieraum (Sydow, 2018b).

Kontraindikationen. Es liegen keine Erkenntnisse zur Unwirksamkeit oder zum Schaden der Systemischen Therapie in Bezug auf die Anwendungsbereiche der Psychotherapie-Richtlinie vor (IQWiG, 2017, 2023; G-BA, 2018; WBP, 2009). Wie in der Psychotherapieforschung generell existieren hier jedoch Forschungsdefizite. Das Verfahren sollte zu dem:der Patient:in passen: Systemische Therapie ist nicht indiziert, wenn ein:eine Klient:in lieber auf andere Weise behandelt werden möchte. Die Arbeit im *Mehrpersonensetting (MPS)* ist kontraindiziert bei Familien, in denen die Gefahr von gewalttätigen Eskalationen, Beschimpfungen oder Retraumatisierungen gegeben ist. Auch bei Familien mit „high expressed emotion" ist therapeutische Arbeit ohne Familiensitzungen, mit paralleler Einzeltherapie und Sitzungen mit Eltern günstiger. Das Mehrpersonensetting sollte auch nur dann eingesetzt werden, wenn Therapeut:innen dafür angemessen ausgebildet wurden (Sydow, 2018b, 2021; siehe auch Kapitel 39).

Risiken, Nebenwirkungen, negative Effekte. Negative Effekte können auftreten, wenn mit Klient:innen Familien- oder Paarsitzungen durchgeführt werden, die diese vielleicht gar nicht wollen, oder die zu risikoreich sind. Erlebnisaktivierende Methoden wie die „lebende Skulptur" sollten nur dann eingesetzt werden, wenn eine tragfähige therapeutische Beziehung zu allen Beteiligten aufgebaut wurde und genug Therapiezeit zur Verfügung steht, die Ergebnisse auch (in der aktuellen Sitzung oder in nachfolgenden Sitzungen) aufzuarbeiten.

Bert Hellingers „Familienaufstellungen" wurden in den 1990er Jahren populär und brachten gravierende ethische Probleme mit sich (z. B. fehlender Respekt vor den Grenzen der Klient:innen). Hellinger war kein Psychotherapeut (sondern katholischer Priester und Missionar), dennoch hatte sein Ansatz Auswirkungen auf die Arbeit mit Skulpturen und „Aufstellungen" in der Systemischen Therapie. Darauf wird in Kapitel 12 eingegangen.

4.8 Grundlegende Aspekte des therapeutischen Vorgehens

4.8.1 Diagnostik

Obwohl die Defizitorientierung, die „Festschreibungstendenzen" und die reine Fokussierung der klinischen Klassifikationssysteme (ICD-10, ICD-11, DSM-5) auf das Individuum den meisten systemischen Therapeut:innen Bauchschmerzen bereiten, arbeiten Systemiker:innen dennoch mit den etablierten symptombezogenen diagnostischen Ansätzen, verstehen diese jedoch eher als „Arbeitshypothesen", die durch Ressourcen- und Systemdiagnostik ergänzt werden. Standardisierte Verfahren der Systemdiagnostik wie Fragebögen zum aktuellen Familiensystem und klinische Rating-Skalen sowie symbolisch-metaphorische Verfahren (wie Genogramm- und Skulpturarbeit), werden an anderer Stelle ausführlicher dargestellt (siehe Kapitel 11 und 12).

Wichtige *Quellen der Familien- bzw. Systemdiagnostik* sind die Aussagen der Betroffenen zu ihrem aktuellen Beziehungserleben und Befinden, die Beobachtung der (non-)verbalen Interaktionen zwischen den Familienmitgliedern und zwischen den Familienmitgliedern und dem:der Therapeut:in (Übertragung und Gegenübertragung), die Rekonstruktion erlebter und gemeinsam geschaffener Familiengeschichte sowie Informationen über die objektive materielle und soziale Lebenslage der Familie (Sydow, 2018c; Sydow & Borst, 2018).

4.8.2 Setting, Behandlungsfrequenz und Stundenzahl

Bei der Entwicklung eines Behandlungsplans wird gemeinsam mit dem:der Patient:in und ggf. den Angehörigen besprochen, in welchem oder welchen Setting(s) gearbeitet wird (siehe Kasten). Die Entscheidung hängt auch von praktischen Fragen ab (z. B. davon, ob Therapeut:innen Multifamilien-Gruppentherapie anbieten) und kann sich auch im Lauf des Therapieprozesses noch ändern. Die hohe Flexibilität bei der Settingwahl erfordert Transparenz bzgl. des Vorgehens und klare explizite Regeln bzgl. der Schweigepflicht (siehe Kapitel 38 und 39).

Mögliche Settings in der Systemischen Therapie

- Einzeltherapeutisches Setting
- Mehrpersonensetting (MPS)
  - Paar- oder Familiengespräch
  - Netzwerkgespräch (Indexpatient:in mit Familie, weiteren Bezugspersonen und weiteren Behandler:innen)
- Gruppentherapeutisches Setting
  - „Klassisches Gruppensetting": Gruppe mehrerer Indexpatient:innen (IP)
  - Multifamilien-Gruppentherapie-Setting: Gruppe mehrerer IP mit ihren Familien, Partner:innen, Bezugspersonen

Für die *Frequenz* und *Anzahl der Behandlungsstunden* gilt die Maxime „So wenig wie möglich, so viel wie nötig". Je nach Dringlichkeit und zeitlichen Ressourcen des:der Therapeut:in wird meist anfangs mit ein- bis zweiwöchentlichen Abständen gearbeitet, im späteren Verlauf können die Abstände zwischen den Stunden deutlich größer werden (ca. alle ein bis drei Monate). Die maximalen *Stundenkontingente* für ambulante systemische Therapie bei psychischen Störungen Erwachsener liegen bei 24 Stunden (Kurzzeittherapie) und 48 Stunden (Langzeittherapie; siehe Kapitel 16).

4.8.3 Grundlagen der systemischen therapeutischen Praxis

Muster erkennen, zirkulär beschreiben und verändern. Partnerschaftliche und familiäre Interaktionen weisen oft beobachtbare Muster (formal ähnliche Kommunikationsabläufe bei wechselnden Inhalten) auf. Anhand des wiederholten Auftretens bestimmter Kommunikationsabläufe (Redundanzen) können Regeln abgeleitet werden (z. B. „Immer wenn der Mann sich ärgerlich zeigt, wendet die Frau sich von ihm ab und intensiv dem Kind zu"). Diese Muster werden in der ST zunächst verdeutlicht und dann vorsichtig infrage gestellt. Bei interaktionellen Konflikten ist oft kaum ergründbar, wer angefangen hat. Oft liegt ein „Teufelskreis" vor, bei dem sich problematische Verhaltensmuster beider Partner:innen gegenseitig verstärken. In konflikthaften Beziehungen neigen die Beteiligten dazu, unterschiedlich zu interpunktieren, also die Ursache für das Problem immer beim anderen zu suchen. Es ist dann nützlicher, statt kausaler Ursache-Wirkungs-Modelle eine neue zirkuläre Sichtweise zu verwenden: Keiner von beiden ist „schuld", sondern beide sind in einem problematischen Interaktionsmuster gefangen, in dem sie gleichzeitig Täter:in und Opfer sind und sich kreisförmig gegenseitig verstärken (siehe das Fallbeispiel auf Seite 52). Dabei sollten im Sinn des biopsychosozialen Modells und der sozial-ökologischen Systemtheorie immer auch weitere Aspekte berücksichtigt werden (biologisch-medizinische Faktoren, Entwicklungsstand, soziales und materielles Umfeld, Kultur). Macht- und Einflussunterschiede dürfen nicht ignoriert werden (z. B. Kinder vs. Eltern).

Klinische Implikationen der „Sprache der Veränderung": Lösungs-, ressourcenorientierte und narrative Ansätze. Systemische Therapeut:innen versuchen sensibel mit Sprache und Etikettierungen umzugehen. Sie vermeiden negative Bezeichnungen und Entwertungen (auch in Arztbriefen und Gutachten) und stellen diese bei Patient:innen, Angehörigen und anderen Behandler:innen infrage, arbeiten kontinuierlich Ressourcen heraus und setzen häufig positive Umdeutungen und lösungsorientierte Fragen ein. Ziel ist, das Selbstbewusstsein der Beteiligten sowie die therapeutische Beziehung zu stärken und Klient:innen (bzw. ihre Familien) zu unterstützen, positivere Alternativgeschichten zu entdecken oder zu entwickeln (siehe Kapitel 20).

Klinische Implikationen des Bindungs-, Differenzierungs- und Mehrgenerationenkontextes. Im Bindungs- und Mehrgenerationenkontext ist eine fragende Grundhaltung therapeutisch wichtig. Ebenso wichtig ist ein Interesse auch an den inneren Prozessen der Patient:innen, der Blick aus der Mehrgenerationenperspektive und der Einsatz von Genogrammen sowie das Bemühen der Therapeut:innen, sich nicht in familiäre Dreiecke hineinziehen zu lassen. Patient:innen werden über diese Abläufe aufgeklärt und dabei unterstützt, mehr Differenzierung sowie die Fähigkeit zur Mentalisierung und Selbstberuhigung zu entwickeln. Wesentlich ist auch die direkte Auseinandersetzung mit Eltern und anderen Verwandten durch Briefe und Gespräche.

4.8.4 Spezifische Interventionen

„Urmodell" fast aller aktuellen systemischen Ansätze sind *systemisch-strukturelle Interventionen*, die darauf abzielen, familiäre Strukturen und Interaktionsmuster sichtbar werden zu lassen (z. B. Wer redet mehr?) und zu verändern, *lösungsorientierte systemische Fragen* (z. B. „Wunderfrage") und das *positive Umdeuten („Reframing")*. Als typisch systemisch gelten auch symbolisch-metaphorische Ansätze wie das *Genogramm* (Stammbaum) und die *(Familien-)Skulptur*, die es ermöglichen, emotionale Bindungen und hierarchische Strukturen von Systemen abzubilden – als *„lebende Skulptur"* (mit Menschen) oder als *Figurenplatzierungsverfahren* mit Ersatzfiguren (siehe Kapitel 12).

Wichtige Elemente des Vorgehens sind das *Joining* (Einstimmung auf Klient:innen), das Erkunden der Anliegen bzw. Probleme und Ressourcen der Klient:innen, das Sammeln von Informationen über die Familienbeziehungen und den *Überweisungskontext*, das Entwickeln von *Hypothesen* über mögliche Zusammenhänge von Symptomatik und Kontext sowie *Schlussinterventionen* (Minuchin, 1997; de Shazer, 2022; Sydow & Borst, 2018; siehe Kapitel 20).

Verschiedene manualisierte und oft auch störungsspezifische systemische Ansätze werden in Kapitel 20 und den störungsspezifischen Kapiteln (Teil III) beschrieben.

4.9 Empirische Fundierung

4.9.1 Störungen des Erwachsenenalters

Zur Wirksamkeit von Systemischer Therapie bei Erwachsenen mit psychischen (und/oder somatischen) Störungen existieren zwei metaanalytische Publikationen (IQWiG, 2017; Pinquart et al., 2014). Die umfassendste Metaanalyse wurde vom IQWiG (2017) im Auftrag des G-BA erstellt (siehe auch Sydow, 2018a). Auf der Basis von systematischen Literaturrecherchen wurden 42 methodisch hochwertige randomisiert-kontrollierte Studien (RCTs) extrahiert. 33 RCTs erbrachten für die Fragestellung verwertbare Daten. Soweit relevante Daten vorlagen, wurden für acht Störungsbereiche jeweils drei verschiedene Vergleichstypen untersucht und Metaanalysen berechnet: Verglichen wurde jeweils die Wirksamkeit von Systemischer Therapie (ST) mit anderen Psychotherapien (z. B. Verhaltenstherapie), mit Psychoedukation oder mit „keine Zusatzbehandlung". Empirische Belege für einen Nutzen der Systemischen Therapie wurden bei der Behandlung von Depressionen, Angststörungen, Essstörungen, „gemischten Störungen", körperlichen Erkrankungen, Schizophrenie und (überwiegend auch) Substanzstörungen gefunden. Bei Persönlichkeitsstörungen ergab sich kein signifikanter Wirksamkeitsunterschied zwischen Systemischer Therapie und einer alternativen Richtlinienpsychotherapie (IQWiG (2017).

Auf der Grundlage der Metaanalysen des IQWiG (2017) hat der G-BA (2018) Systemische Therapie als Verfahren der Erwachsenenpsychotherapie sozialrechtlich anerkannt. Dafür notwendig war ein Nachweis der Wirksamkeit von ST im „Schwellenkriterium" – d. h. bei Angst- und Zwangsstörungen und bei Affektiven Störungen – sowie bei weiteren Störungen. ST ist auch nachweislich wirksam bei Substanzkonsumstörungen, Essstörungen, Schizophrenie und gemischten Störungen. Effekte auf somatische Krankheiten gingen hier in die Bewertung nicht ein, doch das IQWiG (2017) belegt auch signifikante Effekte von Systemischer Therapie auf das psychische und/oder somatische Befinden somatisch Erkrankter.

4.9.2 Störungen des Kindes- und Jugendalters

Die (globale) Metaanalyse zur Wirksamkeit Systemischer Therapie bei psychischen Störungen des Kindes- und Jugendalters von Riedinger et al. (2015) analysierte 56 RCTs (Publikationen bis 2014). Verglichen mit Kontrollgruppen ohne Behandlung zeigte Systemische Therapie (ST) signifikant größere Kurzzeiteffekte. Auch im Vergleich mit aktiven Alternativbehandlungen zeigte ST signifikant größere Kurz- und Langzeiteffekte. Störungsspezifische Analysen zum Vergleich von Systemischer Therapie mit anderen aktiven Interventionen zeigen, dass ST bei Interventionsende signifikant positivere Effekte auf externalisierende, Substanzkonsum- und gemischte Störungen hatte, während sich bei Angststörungen bzw. Depressionen und Essstörungen nur nicht signifikante positive Trends zeigten. Im Follow-up schnitt Systemische Therapie bei allen untersuchten Störungsgruppen (Angst/Depression, externalisierende Störungen, Ess- und Substanzkonsumstörungen) signifikant besser ab – außer bei den gemischten Störungen. Beim Vergleich von Systemischer Therapie und Verhaltenstherapie ergaben sich weder im Posttest noch im Follow-up signifikante Unterschiede. Im Vergleich mit anderen Therapien (Psychodynamische Therapie, Gesprächspsychotherapie, Psychoedukation) erwies sich ST als signifikant wirksamer im Posttest und im Follow-up. Im Follow-up erwiesen sich längere Interventionen generell als effektstärker (Riedinger et al., 2015).

Das IQWiG wurde vom G-BA auch beauftragt den Forschungsstand zur Systemischen Therapie (ST) bei Störungen des Kindes- und Jugendalters zu evaluieren (IQWiG, 2023). In Hinblick auf acht Störungsgruppen (Affektive Störungen; Angst- und Zwangsstörungen; Essstörungen; Hyperkinetische Störungen; Störungen des Sozialverhaltens; Substanzkonsumstörungen; Seelische Krankheiten aufgrund frühkindlicher Mangelzustände; gemischte Störungen) wurden durch Literaturrecherchen 42 RCT identifiziert, die die vorgegebenen Kriterien erfüllen. Deren Ergebnisse wurden vier Vergleichstypen zugeordnet (ST vs. Richtlinientherapie; ST vs. Psychotherapie, die keiner Richtlinientherapie entspricht; ST vs. sonstige Behandlungen; ST vs. Placebo oder keine Behandlung). In jedem des so entstehenden 32-Felder-Schemas wurde die Evidenz gesichtet und soweit wie möglich wurden Metaanalysen berechnet (siehe Kasten).

Zusammenfassende Übersicht über den Forschungsstand zur ST bei Störungen des Kindes- und Jugendalters (IQWiG, 2023)

- Affektive Störungen (7 RCT): Laut IQWiG (2023) ergab sich insgesamt ein „Anhaltspunkt für einen geringeren Nutzen der ST", da der IQWiG die gemischten Befunde mit z. T. etwas geringerer Wirksamkeit von ST versus Verhaltenstherapie, mit z. T. nicht signifikanten Befunden und mit z. T. Überlegenheit von ST versus unbehandelten Kontrollgruppen so wertete, dass der Vergleich mit der Richtlinientherapie als bedeutsamer eingeschätzt wurde (siehe IQWiG, 2023, S. 40–41).
- Angst-/Zwangsstörungen (5 RCT): „Anhaltspunkt für einen Nutzen von ST"
- Essstörungen (8 RCT): „Anhaltspunkt für einen Nutzen von ST"
- Hyperaktivitätsstörungen (4 RCT): „Anhaltspunkt für einen Nutzen von ST"
- Störungen des Sozialverhaltens (4 RCT): „Kein Anhaltspunkt für einen Nutzen oder einen Schaden der ST"
- Substanzkonsumstörungen (10 RCT): „Anhaltspunkt für einen Nutzen von ST"
- Autistische Störungen (1 RCT): „Kein Anhaltspunkt für einen Nutzen oder einen Schaden der ST"
- Gemischte Störungen (3 RCT): „Anhaltspunkt für einen Nutzen von ST"

Die Ergebnisse belegen, dass keine Hinweise auf Schäden durch ST vorliegen und dass die Wirksamkeit von ST in Bezug auf Angst-/Zwangsstörungen, Essstörungen, Hyperaktivitätsstörungen, Substanzkonsumstörungen und gemischten Störungen belegt werden kann und der Forschungsstand bzgl. affektiven Störungen uneindeutig scheint (IQWiG, 2023). Es müssen die Schlussfolgerungen des G-BA abgewartet werden.

Weitere Metaanalysen belegen die Wirksamkeit von „Family Therapy" bei verschiedenen Störungsbildern, wie z.B. Depressionen, dissozialen Störungen und jugendlicher Delinquenz und/oder Substanzkonsumstörungen oder Essstörungen sowie Schizophrenie (Carr, 2019; Sydow, 2018a). Allerdings wird in diesen Übersichten z.T. nicht differenziert zwischen „pur" systemischen, integrativen oder anderen Familientherapien. Systemische (Familien-)Therapie (plus medizinische Behandlung) ist bei Kindern und Jugendlichen auch nachweisbar wirksamer als medizinische Behandlung allein bei somatischen Erkrankungen wie Adipositas, Asthma und Diabetes; es ergeben sich positive Effekte nicht nur auf das psychische Befinden der Erkrankten, sondern häufig auch auf somatische Parameter (Carr, 2019).

4.10 Neue Entwicklungen

Aktuell ist die Systemische Therapie in Deutschland im Umbruch: Seit 2020 ist ST als Richtlinienverfahren zugelassen für Störungen im Erwachsenenalter – in Kürze auch für Störungen von Kindern und Jugendlichen. Das impliziert, dass ST adäquat im Psychotherapie-Masterstudium abgebildet werden muss: Alle Studierenden sollen auch in diesem Verfahren mindestens Grundkenntnisse erwerben. Durch die neuen Lehrstühle in den Masterstudiengängen entsteht erstmals auch in Deutschland die Möglichkeit, größere Forschungsprojekte mit systemischem Fokus durchzuführen und Stellen für Nachwuchsforscher:innen auszuschreiben.

Die Neuzulassung des gar nicht so neuen Verfahrens „Systemische Therapie" führt auch zu Veränderungen im „alten" Psychotherapie-Ausbildungssystem und der zukünftigen postgradualen Psychotherapie-Weiterbildung von Absolvent:innen der Psychotherapie-Masterstudiengänge: An den privaten Aus- und Weiterbildungsinstituten wird eine noch stärkere Anbindung an die Grundlagen- und Psychotherapieforschung und eine intensivere Berücksichtigung von (auch standardisierter) Diagnostik sowie Manualen bedeutsamer werden. Diese Veränderungen tragen nicht immer nur zur Freude aller Systemiker:innen bei, da es bei manchen Skepsis bzgl. standardisierter Diagnostik gibt und auch die nicht ganz unberechtigte Sorge, ob das Besondere der ST – der Humor und die Kreativität, die Ressourcenorientierung und die große Expertise in der Arbeit mit Mehrpersonensettings – auch unter den neuen Bedingungen erhalten werden kann.

4.11 Kritische Würdigung

Systemische Therapie ist als Weiterentwicklung der Paar- und Familientherapie ein in allen Altersgruppen und bei allen wichtigen Störungen nachweislich wirksames Psychotherapieverfahren. Zentral sind Wechselwirkungsprozesse zwischen Symptomatik und unterschiedlichen Aspekten des biopsychosozialen Systems, in dem Menschen leben. Dabei interessieren unterschiedliche Subsysteme sowohl in der „Breite" (Individuum mit biologisch-medizinischen und intrapsychischen Faktoren, Familie, Kultur und Gesellschaft), als auch in der historischen „Tiefe" (Mehrgenerationenkontext). Besonders bedeutsam ist der Fokus auf zirkuläre Interaktionsmuster, die Ressourcen- und Lösungsorientierung und das Interesse an unterschiedlichen Sichtweisen und Bedeutungsgebungsprozessen. Das Verfahren wurde 2008 wissenschaftlich (WBP, 2009) und 2018 sozialrechtlich anerkannt – zunächst nur als Verfahren für Erwachsene (G-BA, 2018; 2023 auch für Kinder und Jugendliche).

In Hinblick auf die Implementierung der ST ins deutsche Gesundheitswesen existieren noch Probleme in Bezug auf die – vergleichsweise kleinen – *Therapiekontingente* (siehe Kapitel 16) und die Tatsache, dass Therapie im *Mehrpersonensetting (MPS)* ja deutlich aufwendiger ist als Einzeltherapie, aber – anders als bei Gruppentherapie – nicht höher entgolten wird (siehe Kapitel 39).

An deutschen staatlichen Hochschulen ist Systemische Therapie in den „P-Fächern" (Klinische Psychologie und Psychotherapie; Psychiatrie und Psychotherapie; Psychosomatische Medizin und Psychotherapie; Kinder- und Jugendpsychiatrie und Psychotherapie) bisher kaum vertreten; etwas besser sieht es an privaten Universitäten aus. Es ist zu hoffen, dass systemische Expertise zeitnah in Forschung und Lehre aller Hochschulen ihren Platz findet – insbesondere im Psychotherapie-Masterstudium, das alle wissenschaftlich anerkannten Verfahren berücksichtigen soll. Wichtig für das Masterstudium ist die Orientierung an Schlüsselkompetenzen. Zu systemischen Schlüsselkompetenzen liegen aus den USA und Großbritannien bereits umfassende wissenschaftlich fundierte Vorarbeiten vor (Sydow, Borst & Geyerhofer, 2018).

Literatur

Andersen, T. (1990). *Das reflektierende Team.* Dortmund: Modernes Lernen.

Anderson, H. & Goolishian, H.A. (1988). Human systems as linguistic systems: Preliminary and evolving ideas about the implications for clinical theory. *Family Process, 27*(4), 371–393. https://doi.org/10.1111/j.1545-5300.1988.00371.x

Antonovsky, A. (1987). The salutogenetic perspective: Toward a new view of health and illness. *Advances, 4,* 47–55.

Bateson, G. (1983). *Ökologie des Geistes.* Frankfurt am Main: Suhrkamp. (Original erschienen 1972: Steps to an ecology of mind: Collected essays in anthropology, psychiatry, evolution, and epistemology)

Boszormenyi-Nagy, I. & Spark, G. (2015). *Unsichtbare Bindungen. Die Dynamik familiärer Systeme* (10. Aufl.). Stuttgart: Klett-Cotta. (Original erschienen 1973: Invisible loyalties)

Bowen, M. (1978). On the differentiation of self (1972). In M. Bowen (Ed.), *Family therapy in clinical practice* (pp. 477–542). New York: Jason Aronson.

Brisch, K.H. (2017). *Bindungsstörungen. Von der Bindungstheorie zur Theorie* (14. Aufl.). Stuttgart: Klett-Cotta.

Bronfenbrenner, U. (1981). *Die Ökologie der menschlichen Entwicklung. Natürliche und geplante Experimente*. Stuttgart: Klett-Cotta. (Original erschienen 1979: The ecology of human development: Experiments by nature and design) https://doi.org/10.2307/j.ctv26071r6

Butzlaff, R.L. & Hooley, J.M. (1998). Expressed emotion and psychiatric relapse: a meta-analysis. *Archives of general psychiatry, 55*(6), 547–552. https://doi.org/10.1001/archpsyc.55.6.547

Carr, A. (2012). *Family therapy: Concepts, process and practice* (3rd ed.). Chichester, UK: Wiley-Blackwell.

Carr, A. (2019). Family therapy and systemic interventions for child-focused problems: The current evidence base. *Journal of Family Therapy, 41,* 153–213. https://doi.org/10.1111/1467-6427.12226

de Shazer, S. (2022). *Der Dreh: Überraschende Wendungen und Lösungen in der Kurzzeittherapie* (15. Aufl.). Heidelberg: Auer.

Fredman, S.J., Baucom, D.H., Boeding, S.E. & Miklowitz, D.J. (2015). Relatives' emotional involvement moderates the effects of family therapy for bipolar disorder. *Journal of Consulting and Clinical Psychology, 83*(1), 81–91. https://doi.org/10.1037/a0037713

Gemeinsamer Bundesausschuss (G-BA). (2018). *Beschluss des Gemeinsamen Bundesausschusses über die Anerkennung des Nutzens und der medizinischen Notwendigkeit der systemischen Therapie als Psychotherapieverfahren*. Verfügbar unter: https://www.g-ba.de/beschluesse/3588/

Hall, A.D. & Fagen, R.E. (1956). Definition of System. *General Systems: Yearbook of the Society for Advancement of General Systems Theory, 1,* 18–28.

Hooper, L.M., DeCoster, J., White, N. & Voltz, M.L. (2011). Characterizing the magnitude of the relation between self-reported childhood parentification and adult psychopathology: A meta-analysis. *Journal of Clinical Psychology, 67*(10), 1028–1043. https://doi.org/10.1002/jclp.20807

Institut für Qualität und Wirtschaftlichkeit im Gesundheitswesen (IQWiG). (2017). *Abschlussbericht Systemische Therapie als Psychotherapieverfahren bei Erwachsenen* (Auftrag N14-2, Version 1.0, Stand: 24.05.2017). Verfügbar unter: https://www.iqwig.de/download/N14-02_Abschlussbericht_Systemische-Therapie-bei-Erwachsenen_V1-0.pdf

Institut für Qualität und Wirtschaftlichkeit im Gesundheitswesen (IQWiG). (2023). *Systemische Therapie als Psychotherapieverfahren bei Kindern und Jugendlichen. Abschlussbericht* (Auftrag N21-03, Version 1.0, veröffentlicht am 24.02.2023). Verfügbar unter: https://www.iqwig.de/download/n21-03_systemische-therapie-bei-kindern-und-jugendlichen_abschlussbericht_v1-0.pdf

Johnson, S.M. & Whiffen, V.E. (2003). *Attachment processes in couple and family therapy*. New York: Guilford.

Kerr, M. & Bowen, M. (1988). *Family evaluation: An approach based on Bowen theory*. New York: Norton.

Ma, C.F., Chan, S., Chung, Y.L., Ng, S.M., Hui, C., Suen, Y.N. & Chen, E. (2021). The predictive power of expressed emotion and its components in relapse of schizophrenia: A meta-analysis and meta-regression. *Psychological Medicine, 51*(3), 365–375. https://doi.org/10.1017/S0033291721000209

McDaniel, S., Doherty, W.J. & Hepworth, J. (2013). *Medical family therapy and integrated care*. Washington: APA.

Minuchin, S. (1974). Therapeutic implications of a structural approach. In S. Minuchin (Ed.), *Families and family therapy* (p. 102). Cambridge: Harvard University Press.

Minuchin, S. (1997). *Familie und Familientherapie: Theorie und Praxis struktureller Familientherapie* (10. Aufl.). Freiburg: Lambertus.

Pinquart, M., Oslejsek, B. & Teubert, D. (2014). Efficacy of systemic therapy on adults with mental disorders: A meta-analysis. *Psychotherapy Research: Journal of the Society for Psychotherapy Research, 26*(2), 241–257. https://doi.org/10.1080/10503307.2014.935830

Pinsof, W. (2018). Integrative Systemische Therapie (IST). In K. von Sydow & U. Borst (Hrsg.), *Systemische Therapie in der Praxis* (S. 963–975). Weinheim: Beltz.

Riedinger, V., Pinquart, M. & Teubert, D. (2015). Effects of systemic therapy on mental health of children and adolescents: A meta-analysis. *Journal of Clinical Child and Adolescent Psychology, 46*(6), 880–894. https://doi.org/10.1080/15374416.2015.1063427

Schlippe, A. von & Schweitzer, J. (2013). *Lehrbuch der systemischen Therapie und Beratung I: Das Grundlagenwissen* (2. Aufl.). Göttingen: Vandenhoeck & Ruprecht.

Schnarch, D. (2006). *Die Psychologie sexueller Leidenschaft*. Stuttgart: Klett-Cotta.

Schneewind, K.A. (2010). *Familienpsychologie* (3. Aufl.). Stuttgart: Kohlhammer. https://doi.org/10.17433/978-3-17-022775-0

Seikkula, J. & Alakare, B. (2015). Bedürfnisorientierter Ansatz und Offener Dialog: Von der Mobilisation familiärer Entwicklungsprozesse in der Therapie psychotischer Störungen. *Psychotherapie im Dialog, 3,* 28–33.

Stierlin, H. (1978). *Delegation und Familie: Beiträge zum Heidelberger familiendynamischen Konzept*. Frankfurt am Main: Suhrkamp.

Sydow, K. von (2008). Bindungstheorie und systemische Therapie. *Familiendynamik, 33,* 260–273.

Sydow, K. von (2015). *Systemische Psychotherapie*. München: Ernst Reinhardt.

Sydow, K. von (2017). Bindung, Paar-/Familientherapie und Systemische Therapie. In B. Strauß & H. Schauenburg (Hrsg.), *Bindung in Psychologie und Medizin* (S. 327–342). Stuttgart: Kohlhammer.

Sydow, K. von (2018a). Forschungsstand, wissenschaftliche und sozialrechtliche Anerkennung der Systemischen Therapie. In K. von Sydow & U. Borst (Hrsg.), *Systemische Therapie in der Praxis* (S. 929–943). Weinheim: Beltz.

Sydow, K. von (2018b). Indikationen und Kontraindikationen. In K. von Sydow & U. Borst (Hrsg.), *Systemische Therapie in der Praxis* (S. 134–141). Weinheim: Beltz.

Sydow, K. von (2018c). Standardisierte Diagnostik. In K. von Sydow & U. Borst (Hrsg.), *Systemische Therapie in der Praxis* (S. 123–133). Weinheim: Beltz.

Sydow, K. von (2018d). Was ist Systemische Therapie? In K. von Sydow & U. Borst (Hrsg.), *Systemische Therapie in der Praxis* (S. 47–69). Weinheim: Beltz.

Sydow, K. von (2018e). Komplexe Traumafolgestörungen und Borderline-Persönlichkeitsstörungen. In K. von Sydow & U. Borst (Hrsg.), *Systemische Therapie in der Praxis* (S. 472–487). Weinheim: Beltz.

Sydow, K. von (2021). Einbezug von Bezugspersonen. In W. Rief, E. Schramm & B. Strauß (Hrsg.), *Psychologische Psychotherapie – ein kompetenzorientiertes Lehrbuch* (S. 497–505). München: Elsevier Urban & Fischer.

Sydow, K. von, Beher, S., Retzlaff, R. & Schweitzer, J. (2007). *Die Wirksamkeit Systemischer Therapie/Familientherapie*. Göttingen: Hogrefe.

Sydow, K. von & Borst, U. (Hrsg.). (2018). *Systemische Therapie in der Praxis*. Weinheim: Beltz.

Sydow, K. von, Borst, U. & Geyerhofer, S. (2018). Aus- und Weiterbildung in Systemischer Therapie an Hochschulen und privaten Instituten. In K. von Sydow & U. Borst (Hrsg.), *Systemische Therapie in der Praxis* (S. 944–962). Weinheim: Beltz.

Watzlawick, P. (1976). *Wie wirklich ist die Wirklichkeit – Wahn, Täuschung, Verstehen*. München: Piper.

Watzlawick, P., Beavin, J.H. & Jackson, D.D. (2011). *Menschliche Kommunikation, Formen, Störungen, Paradoxien*. Bern: Huber. (Original erschienen 1967: Pragmatics of human communication: A study of interactional patterns, pathologies, and paradoxes)

Watzlawick, P., Weakland, J.H. & Fisch, R. (1974). *Lösungen: Zur Theorie und Praxis menschlichen Wandels*. Bern: Huber. (Original erschienen 1974: Change: Principles of problem formation and problem resolution)

White, M. & Epston, D. (2006). *Die Zähmung der Monster: Der narrative Ansatz in der Familientherapie* (5. Aufl.). Heidelberg: Auer.

Wissenschaftlicher Beirat Psychotherapie. (2009). Gutachten zur wissenschaftlichen Anerkennung der Systemischen Therapie. *Deutsches Ärzteblatt, 106*(5), A208-A211.

5 Humanistische Psychotherapie

Mark Helle

Inhaltsübersicht

5.1 Einleitung

Die Verfahren der Humanistischen Psychotherapie gingen aus der Bewegung der Humanistischen Psychologie hervor, welche sich in den USA der 1960er Jahre formierte. Sie verstand sich als sogenannte *Dritte Kraft* im Sinne einer Gegenbewegung zu der damals von einem radikalen Behaviorismus geprägten akademischen Psychologie einerseits und der Psychoanalyse mit ihrem eher pessimistisch-deterministischen Menschenbild andererseits. Insofern entstand die Humanistische Psychologie vor allem aus einer Opposition heraus, um einen Gegenpol sowohl zu einer allzu mechanistischen Vorstellung vom Menschen (Behaviorismus) als auch einer vorab sehr pathologisierenden Vorstellung vom Menschen (Psychoanalyse) zu bilden. Der Mensch in seiner Ganzheit und seinen Potenzialen sollte ins Zentrum dieser neuen psychologischen Bewegung gerückt werden. Bei dieser neuen Strömung handelte es sich keinesfalls um eine ausschließlich intradisziplinäre Entwicklung. Vielmehr war diese stark geprägt von den damaligen Umbrüchen der amerikanischen Gesellschaft der 1960er Jahre und beeinflusst von den Grundannahmen der Gestaltpsychologie sowie dem Gedankengut der beiden philosophischen Strömungen Existenzialismus und Phänomenologie. Diese verschiedenen und sehr unterschiedlichen Einflusssphären sollen in den folgenden Unterkapiteln noch ausführlicher dargestellt werden, um so ein Verständnis hinsichtlich der Wurzeln der Humanistischen Psychologie zu vermitteln.

Auch wenn die Society of Humanistic Psychology als 32. Division der American Psychological Association (APA) heute noch existiert, muss konstatiert werden, dass sich die Humanistische Psychologie an den Universitäten lediglich in den 1970er Jahren auch in Deutschland nur vergleichsweise kurz etablieren konnte und von da an kontinuierlich an Bedeutung verloren hat, sodass sie heute als psychologische Richtung innerhalb der universitären psychologischen Curricular nicht mehr oder kaum noch präsent ist (Helle, 2023).

Als Reaktion auf die zunehmende Marginalisierung der humanistisch-therapeutischen Ansätze formierte sich in Deutschland im Jahr 2010 der Verband Arbeitsgemeinschaft Humanistische Psychotherapie (AGHPT), in dem sich interessierte Einzelpersonen sowie Vertreter:innen der entsprechenden Fachverbände zu regelmäßigen Treffen zusammenfanden, um „(...) die Humanistische Psychotherapie in Wissenschaft und Anwendung zu fördern und zu verbreiten“ (siehe www.aghpt.de). Im Oktober 2012 reichte die AGHPT einen Antrag auf wissenschaftliche Anerkennung der Humanistischen Psychotherapie als Psychotherapieverfahren gemäß § 11 PsychThG ein, der allerdings negativ beschieden wurde (Kriz, 2012; AGHPT, 2012). Zum einen konstatierten die Mitglieder des wissenschaftlichen Beirats (siehe Kapitel 1), dass es sich bei der Humanistischen Psychotherapie zwar um eine psychotherapeutische Grundorientierung handle, die Störungstheorien und Behandlungsansätze allerdings so heterogen seien, dass „Humanistische Psychotherapie“ nicht als ein in sich geschlossenes Psychotherapieverfahren betrachtet werden könne. Ferner reichten die vorgelegten Wirksamkeitsstudien aus ihrer Sicht nicht aus, die für Psychotherapieverfahren erforderliche Versorgungsrelevanz nachzuweisen (Wissenschaftlicher Beirat nach § 11 PsychThG, 2017). Auch wenn viele hier eher eine politisch motivierte Entscheidung sehen und das zugrunde liegende Prüfverfahren als kritisch einstufen, hatte dieser Beschluss verheerende Konsequenzen für die weitere Etablierung der psychotherapeutischen Ansätze aus der Humanistischen Psychologie.

Es bleibt festzuhalten, dass die Humanistische Psychologie, als psychologische Bewegung in ihren theoretischen Bezugnahmen sehr heterogen und widersprüchlich erscheint. Die aus ihr hervorgegangen psychotherapeutischen Ansätze stellen jedoch eine wichtige Bereicherung des breiten Spektrums psychotherapeutischer Zugänge dar.

In Tabelle 5.1 werden die therapeutischen Ansätze, die die Humanistische Psychologie hervorgebracht hat bzw. die sich ihr zugeordnet haben, abgebildet.

Es würde den Rahmen dieses Kapitels sprengen, alle in der Tabelle wiedergegebenen Ansätze vorzustellen. Daher wird die Gesprächspsychotherapie nach Carl Rogers den Schwerpunkt bilden. Das Focusing nach Eugene Gendlin sowie die Emotionsfokussierte Therapie nach Leslie Greenberg werden in einer kurzen Übersicht als Beispiele für Weiterentwicklungen vorgestellt. Für einen vertieften Einblick in die Humanistische Psychologie sowie einen Großteil ihrer therapeutischen Ansätze sei auf das Buch „Humanistische Psychotherapie" (Kriz, 2023) verwiesen.

5.2 Definition Humanistische Psychologie

Zunächst soll geklärt werden, woher der Begriff „Humanismus" stammt und in welchen Kontexten dieser wiederzufinden ist.

Humanismus geht auf den Renaissance-Humanismus zurück und ist eng mit dem Dichter Francesco Petrarca (1304–1374) verbunden. Er grenzte sich gegenüber dem Mittelalter, welches von Aberglauben und dem schicksalhaften Ausgeliefertsein geprägt war, ab und rückte die Ideale der griechischen Antike in den Mittelpunkt. Dem Menschen – als einem vernunftbegabten Wesen – sei es möglich, den Aberglauben abzulegen, sich selbst zu erkennen und sowohl die eigenen Angelegenheiten als auch die der Gesellschaft in sinnvoller Weise zu regeln. Insbesondere im 20. Jahrhundert gewann Humanismus nicht nur in der Psychologie, sondern auch in verschiedenen anderen gesellschaftspolitischen Strömungen an Bedeutung. Mit Rüegg (1954) lassen sich idealistischer, liberaldemokratischer, marxistischer, biblizistischer und existenzialistischer Humanismus voneinander unterscheiden. Bei dieser Vielzahl an Ausrichtungen ist es nicht verwunderlich, dass es hinsichtlich der Vorstellung von Humanismus viele unterschiedliche Positionen gibt. Entsprechend wird befürchtet, dass „Humanismus" in einem zu breiten Verständnis zu unspezifisch und somit inhaltsleer werden könnte.

Die große gemeinsame Klammer dieser unterschiedlichen Positionen ist eine von Grund auf positive Einschätzung menschlicher Fähigkeiten sowie die Vorstellung, dass die Realisierung eines bestimmten Gesellschafts- und Bildungsideals die bestmögliche Persönlichkeitsentfaltung des Menschen ermöglicht. Das der Humanistischen Psychologie zugrunde liegende Verständnis wurde von Krutsch (1959) folgendermaßen beschrieben:

> Man ist ein Humanist, wenn man u. a. jeglichen Versuch ablehnt, den Menschen allein auf Grund physikalischer und chemischer Gesetze oder nach dem Muster tierischer Verhaltensweisen zu beschreiben. Der Humanist schließt die Überzeugung ein, dass Wille, Vernunft und Zielgerichtetheit menschlichen Handelns und Denkens real und bedeutungsvoll sind und dass das Unmessbare bedeutsam sein kann. Ein Humanist ist also jemand, für den mehr Dinge auf Erden existieren, als positivistisch orientierte Methoden der Wirklichkeitsmessung zulassen. (Krutsch, 1959, S. 197)

Diese Definition macht bereits deutlich, dass sich die Humanistische Psychologie klar gegen den damals in der akademischen Psychologie vorherrschenden Behaviorismus (siehe Kapitel 2) stellte.

Tabelle 5.1: Die wichtigsten Vertreter:innen und Verfahren der Humanistischen Psychotherapie

Name	Lebensdaten	Verfahren
Carl Rogers	1902–1987	Gesprächspsychotherapie
Eugene Gendlin	1926–2017	Focusing
Fritz Perls	1893–1970	Gestalttherapie
Viktor Frankl	1905–1997	Logotherapie und Existenzanalyse
Eric Berne	1910–1970	Transaktionsanalyse
Ruth Cohn	1912–2010	Themenzentrierte Interaktion
Jacob Levy Moreno	1890–1974	Psychodrama
Erich Fromm	1900–1980	Sozialpsychologisch-marxistische Psychoanalyse
Leslie Greenberg	*1945	Emotionsfokussierte Therapie

5.3 Grundlagen

Die Entstehung der Humanistischen Psychologie lässt sich nur dann einigermaßen verstehen, wenn man sie in ihrer Synchronizität, also der parallelen Entwicklung voneinander unabhängig scheinender Strömungen, zu begreifen versucht.

5.3.1 Einflüsse der Gestaltpsychologie

Einen bedeutenden Einfluss auf die Humanistische Psychologie hatte die Gestaltpsychologie, welche auf den österreichischen Philosophen von Ehrenfels (1859–1932) zurückgeht. In seinem 1890 publizierten Aufsatz „Über Gestaltqualitäten" legte er dar, dass beim Hören einer Melodie eine Gestalt wahrgenommen wird, die nicht über die Addition einzelner Töne erklärt werden kann. Dies wird deutlich, wenn man sich vergegenwärtigt, dass eine Melodie in eine andere Tonart transponiert werden kann, sich also aus völlig anderen Tönen zusammensetzt und dennoch ohne Weiteres als die identische Melodie wahrgenommen wird. Die Töne wurden zwar verändert, nicht aber die Gestalt der Melodie. Demnach ist also eine Melodie mehr als die Summe ihrer Töne. Dieses Phänomen wurde mit dem Begriff *Übersummativität* umschrieben und bedeutet allgemein formuliert: Das Ganze ist mehr als die Summe seiner Teile. Mit dieser Erkenntnis positionierte sich die Gestaltpsychologie klar gegen die bis dahin unter anderem auch durch Wilhelm Wundt verbreitete Elementenpsychologie, die komplexes psychisches Geschehen auf eine begrenzte Zahl kleinerer, leicht bestimmbarer Einheiten herunterbricht, um diese dann untersuchen zu können. Große Bedeutung erlangte vor allem die Berliner Schule der Gestaltpsychologie, die sich zwischen den Jahren 1915 und 1935 formierte und wichtige Beiträge auch zu unserem heutigen Verständnis u. a. zur visuellen Wahrnehmung leistete. Hier sei an das Figur-Grund-Phänomen erinnert, das beispielsweise bei Kippbildern zum Einsatz kommt. Das Prinzip einer ganzheitlichen Organisation wurde in einem weiteren Schritt auch auf das Denken sowie die motorischen Bewegungsabläufe angewandt. Der Neurologe Kurt Goldstein (1878–1965) übertrug diesen Ansatz dann auf den gesamten menschlichen Organismus, der sich, so Goldstein, in ganzheitlicher Art und Weise selbst zu regulieren und zu organisieren versteht.

Die Beiträge der Gestaltpsychologie schlagen sich in der Humanistischen Psychologie in Form der Annahme nieder, dass jeder Mensch über das Potenzial und die Motivation verfügt, sich selbst in sinnvoller Weise als Ganzes zu organisieren und weiterzuentwickeln. Um den Menschen als Ganzes zu verstehen, ergibt es keinen Sinn, einzelne Aspekte herauszugreifen und gesondert zu betrachten. Vielmehr kann er nur in seiner Gesamtheit wahrgenommen und verstanden werden.

5.3.2 Einflüsse der Philosophie

Von Seiten der Philosophie waren es sowohl die Existenzphilosophie als auch die Phänomenologie, welche großen Einfluss auf die Humanistische Psychologie ausübten.

Im Gegensatz zu den anderen philosophischen Strömungen, die sich eher im abstrakten Raum mit Theoriebildung, beispielsweise zum Bewusstsein, der Vernunft, der Logik oder auch dem Weltganzen befassten, berührten Existenzphilosophie und Phänomenologie die unmittelbare individuelle Existenz sowie die unmittelbare Erfahrung und Wahrnehmung des einzelnen Menschen in seiner subjektiv wahrgenommenen Welt. So handelt es sich um eine philosophische Strömung, die eng an den alltäglichen Erfahrungen des Einzelnen anknüpft.

Das zentrale Merkmal der Existenzphilosophie ist der Bruch mit dem Absoluten im Sinne des Deutschen Idealismus oder auch einer verabsolutierenden Wissenschaft. Das Subjekt, der einzelne Mensch in seinem Sein, rückt in den Mittelpunkt. Anders als in der Romantik, in der der Fokus zwar auch auf das Individuum gelegt wurde, aber dann vor allem mit einer Flucht vor der Wirklichkeit verknüpft war, stellt der Existentialismus für jeden Einzelnen eine rigorose Konfrontation mit seiner eigenen Realität dar. Im Sinne der Heideggerschen Geworfenheit wird der Mensch ungefragt in eine Welt hineingeworfen und sieht sich mit der Unausweichlichkeit seines Seins konfrontiert (Heidegger, 1927/1967). Diese Ausgangssituation beinhaltet sowohl unermessliche Freiheit, erzeugt aber auch Angst, welche wiederum der Preis für diese Freiheit ist. Hier klingen bereits die grundlegende Tragik des Menschseins und die damit letztlich verbundene Einsamkeit an. Der Mensch hat die Chance, sein Leben zu ergreifen. Er hat die Chance, der zu werden, der er ist, kann dies aber auch verfehlen. Nach Sartre ist der Mensch zur Freiheit verurteilt (Sartre, 1946/1989).

Eine kritische Rezeption der vermeintlichen Nähe zwischen Existentialismus und Humanistischer Psychologie führt allerdings zu dem Standpunkt, dass es sich bei Sartres Existentialismus zwar um eine sehr spezifische Form des Humanismus handeln mag, die Humanistische Psychologie jedoch kein Existentialismus im eigentlichen Sinne sei (vgl. Straub, 2012). Konkret habe die Humanistische Psychologie den Existentialismus weichgespült, indem sie der existentialistischen Leere, Einsamkeit und Entfremdung des Einzelnen ein Menschenbild gegenüberstellt, das jedem Individuum ein kreatives Potenzial zugesteht, sich selbst zu verwirklichen und kontinuierlich weiterzuentwickeln. Der Ausgangspunkt der Humanistischen Psychologie ist zwar wie beim Existentialismus auch ein starker Subjektbezug aber mit der Gewissheit, dass im Grunde schon alles angelegt sei und nur zur Entfaltung gebracht werden müsse.

Die Phänomenologie ist eng mit dem Namen Husserl (1859–1938) verknüpft. Ausgangspunkt der Phänomenologie, die in erster Linie als philosophische Methode und nicht als ein Theoriensystem zu verstehen ist, ist die Feststellung, dass die Gesetze der Logik nicht mit den Vorgängen des denkenden Bewusstseins identisch sind (vgl. Störig, 1987). Das wiederum bedeutet, dass der Mensch über seine Ratio keinen Zugang zur wahren Welt bekommen kann, wie sie sich ihm in diesem Moment wirklich zeigt, da ihm der Blick auf das Wesen durch seine impliziten Vorannahmen und Erklärungsansätze verstellt ist. Wir erleben die Welt oder eben ihre Phänomene im Bewusstsein und dieses Bewusstsein ist immer auf etwas gerichtet. Ob im Wachzustand oder im Schlaf, unser Bewusstsein ist ständig mit irgendetwas beschäftigt.

Die Welt mit ihren Phänomenen kann sich dem Menschen nur über sein intentionales Bewusstsein zeigen. Richten wir unser Bewusstsein auf ein Wahrnehmungsobjekt, können wir im Sinne der logischen Untersuchung etwas Bestimmtes entdecken (z. B., dass es schneit) und gleichzeitig gibt es eine besondere Art und Weise, wie wir uns intentional auf diesen Sachverhalt beziehen. So werden während des Wahrnehmungsaktes Feststellungen wie „Ich brauche Winterschuhe", „Ich muss die Pflanzen vom Balkon nehmen" oder „Bald kann ich wieder Ski fahren" zu einem ganz bestimmten individuellen Wahrnehmungserlebnis führen. Jeder wird so also zu einem ganz eigenen Wahrnehmungseindruck gelangen.

Um die Phänomene so, wie sie *wirklich* sind, beschreiben zu können, muss es zur „Einklammerung" aller Vorannahmen über die Existenz einer Welt kommen. Ausgesprochen begnadete Phänomenolog:innen sind kleine Kinder, die staunend und selbstvergessen das Geschehen auf einer Baustelle beobachten und den ganzen Trubel ohne Vorannahmen und Erklärungsversuche einfach auf sich wirken lassen, während wir Erwachsene versuchen zu antizipieren, wie das Gebäude wohl im fertigen Zustand aussehen wird, wer der Bauträger ist, ob die Bauarbeiter offiziell angemeldet sind, und gleichzeitig feststellen, dass wir jetzt aber weitermüssen, weil wir sonst den Termin beim Zahnarzt verpassen.

Insgesamt bleibt festzuhalten, dass die Beziehung zwischen der Humanistischen Psychologie und der Phänomenologie eher einen assoziativen Charakter hat. Sie drückt sich zusammengefasst in der Vorsicht bezüglich schneller Interpretationen sowie der Mahnung aus, Theorien nicht zu verabsolutieren, dem konkreten Erfahrungsbereich des Alltags verbunden zu bleiben sowie die Autonomie der Erfahrung des anderen zu achten.

5.4 Historische Entwicklung

Die von Carl Rogers, der als einer der Mitbegründer der Humanistischen Psychologie gilt, entwickelte Gesprächspsychotherapie zählt zu den prominenten Psychotherapieverfahren der Humanistischen Psychologie. Neben der Bezeichnung „Gesprächspsychotherapie" existieren auch die Begriffe „Klientenzentrierte Psychotherapie" oder auch „Personzentrierte Psychotherapie". Letzter wird dem Ansatz eigentlich am ehesten gerecht, da nicht eine bestimmte therapeutische Gesprächstechnik, wie man es bei „Gesprächspsychotherapie" vermuten könnte, sondern die Person des:der Patient:in den Fokus der Therapie bildet. Die Entwicklung des Personzentrierten Ansatzes war bereits weitgehend abgeschlossen, lange bevor sich die Humanistische Psychologie zu formieren begann (Rogers, 1942).

Den Ursprung der Gesprächspsychotherapie selbst stellt Rogers als eine eher zufällige Begebenheit dar, bei der der klassische Behandlungsansatz und das alte Störungsverständnis völlig versagt hatten. Rogers begibt sich daraufhin in eine neue unbekannte Situation, in der er als Therapeut seinen Anspruch auf Expertentum aufgibt und sich offen und authentisch auf seine Klientin einlässt. Diese „Improvisation", die im Grunde bereits alle wesentlichen Elemente des personzentrierten Ansatzes beinhaltet, führte zu einem Ergebnis, welches er mit seiner „Expertise" zuvor nicht erreichen konnte. In einem Vortrag im Jahre 1972 berichtet er von diesem Erlebnis:

> Eine Mutter bringt ihren schlecht angepassten und sich auffällig verhaltenden Jungen in die Klinik. Es folgt Anamnese der Mutter und Testung des Jungen. Wir kamen zum Schluss, dass die Ursache für das Verhalten des Jungen in der Ablehnung der Mutter gegenüber ihrem Sohn zu sehen ist. Ich arbeitete mit der Mutter, ein anderer Psychologe nahm den Jungen in Spieltherapie. In den Gesprächen mit der Mutter war es mein Ziel, sie mit den Mustern ihrer Ablehnung gegenüber ihrem Sohn vertraut zu machen, so dass sie die Auswirkungen dieser Ablehnung auf den Jungen erkennt. Als dies jedoch ohne Erfolg blieb, teilte ich ihr nach ca. 12 Sitzungen mit, dass wir wohl beide alles versucht hätten, wir so aber nicht weiterkommen, so dass es wohl das Beste sei, die Therapie an dieser Stelle zu beenden. Sie wollte gerade den Raum verlassen, als sie sich noch mal umdrehte und fragte, ob ich auch Erwachsene beraten würde. Als ich dies bejahte kehrte sie um, setzte sich wieder hin und erzählte von den massiven Schwierigkeiten, die zwischen ihr und ihrem Mann bestehen und ihrem dringenden Wunsch nach Hilfe jedweder Art. Das, was sie mir nun erzählte, hatte überhaupt nichts mit der ausführlichen Anamnese gemeinsam, die ich erhoben hatte. Ich wusste nicht so richtig, was ich nun tun sollte, so dass ich in erster Linie zuhörte. Nach einer ganzen Reihe von Sitzungen, wurde die Beziehung zu ihrem Mann besser und auch das auffällige Verhalten des Jungen nahm ab, je mehr die Mutter eine echte und freie Person wurde. Das besondere war, dass es eine sehr persönliche mit Sicherheit aber auch wenig professionelle Beziehung war. Die Ergebnisse jedoch sprachen für sich. (Rogers, 1972, "My philosophy and how it grew"; Übers. v. Verf.)

Während sich Rogers in der Darstellung des neuen Therapieansatzes zunächst um die Abgrenzung der Therapeut:in-Patient:in-Beziehung gegenüber dem Beziehungsverständnis in Psychoanalyse und Psychiatrie bemühte, verlässt er in seinen Schriften ab den 1950er Jahren zunehmend den „klassischen" psychotherapeutischen Rahmen und verlagert sich immer mehr auf ein Psychotherapieverständnis, das die existenzielle Begegnung zweier Menschen in den Vordergrund rückt. Er arbeitet immer klarer heraus, dass es ihm nicht um die Realisierung von beschreibbaren Techniken, sondern um eine bestimmte therapeutische Grundhaltung geht, die einen Raum für die unmittelbare zwischenmenschliche Begegnung schaffen soll und so einen therapeutischen Prozess ermöglicht.

Rogers' bedeutender Beitrag zur Humanistischen Psychologie ist vor allem darin zu sehen, dass es ihm gelungen ist, das Menschenbild, das mit einem bedingungslosen Vertrauen in die dem Menschen innewohnenden Wachstumskräfte verknüpft ist, in eine breit anerkannte Therapieform zu überführen, in der die Begegnung zwischen Therapeut:in und Patient:in im Zentrum steht.

5.5 Störungsverständnis

Anders als in der klassischen Psychopathologie, die – als Teildisziplin der Medizin – eng an einem medizinischen Störungsverständnis ansetzt, erklärt sich in der Humanistischen Psychologie das Verständnis von „Krankheit" vor allem über die Vorstellung von Gesundheit. Nach Maslow zeichnet sich ein gesunder Mensch durch seine Integrität, seine Ganzheit, seine klare Wahrnehmung der Realität sowie die Offenheit gegenüber den eigenen Erfahrungen aus. Er ist in der Lage, seine kreativen Fähigkeiten zu entfalten und ihnen nachzugehen (Maslow, 1959). Die Ursache von psychischen Störungen ist in jeder Form von Unterdrückung oder auch Manipulation der menschlichen Entfaltungsmöglichkeiten zu sehen. Diese Einschränkungen können sowohl durch intrapsychische Vorgänge als auch durch Vorgänge in der Umwelt bzw. dem sozialen Umfeld sowie durch eine Kombination von beidem bedingt sein. Der Ausgangspunkt, vom dem aus psychotherapeutische Hilfe in Anspruch genommen wird, ist also aus Sicht der Humanistischen Psychotherapie weniger ein objektiv feststellbarer regelwidriger psychopathologischer Zustand, sondern vielmehr ein Entfremdungserleben in dem:der Patient:in. Diese Selbstentfremdung betrifft insbesondere:

- „(...) den eigenen Körper und die Körperempfindungen,
- die eigenen Gefühle und Zustände,
- die sozialen Bindungen, Abhängigkeiten und Beziehungen,
- die eigenen Fähigkeiten, Kompetenzen und Erfahrungen,
- das Selbstbild und die Selbstwahrnehmung sowie
- die Halt und Schutz gebenden Grenzen und psychosozialen Strukturen" (Eberwein, 2017).

Ausgangspunkt von psychischen Störungen ist demnach ein vorherrschendes Ungleichgewicht, eine *Inkongruenz,* zwischen dem individuellen Selbstkonzept und der tatsächlichen Erfahrungswelt, dem *organismischen Erleben*. Das organismische Erleben beinhaltet sämtliche Erfahrungen, die sich innerhalb des Organismus abspielen und potenziell dem Bewusstsein zugänglich sind, aber eben nicht bewusst sein müssen. Wenn organismische Erfahrungen bewusst werden, ist dies gleichbedeutend mit der Entwicklung einer inneren Repräsentanz dieses organismischen Erlebens, indem es symbolisiert wurde.

Zentrale Begriffe im Störungsverständnis der Gesprächspsychotherapie sind Organismus, Aktualisierungstendenz, Selbst bzw. Selbstkonzept, Selbstaktualisierungstendenz sowie Kongruenz bzw. Inkongruenz.

Ausgangspunkt bildet die Vorstellung eines Organismus (siehe Kasten), der danach strebt, sich in sinnvoller Weise zu entwickeln und zu entfalten.

Definition: Organismus (nach Höger, 2012; Hall & Lindzey, 1978)

Der Organismus umfasst die integrierte Gesamtheit aller physischen und psychischen Erfahrungen eines Menschen. Mit Erfahrungen sind alle organismischen Erfahrungen gemeint, die sich zu einem bestimmten Zeitpunkt im Organismus ereignen und potenziell dem Bewusstsein zur Verfügung stehen. Die bewusst gewordenen Erfahrungen konstituieren das phänomenale Feld, die subjektive Realität und bilden den inneren Bezugsrahmen, von dem aus das Individuum die Welt betrachtet, erlebt und bewertet.

Sowohl unter Rückgriff auf die Arbeiten von Kurt Goldstein (1934) als auch auf Basis eigener Beobachtungen geht Carl Rogers davon aus, dass allen lebenden Organismen eine Tendenz innewohnt, sich selbst zu erhalten und weiterzuentwickeln. Diese Tendenz wird mit „Aktualisierungstendenz" umschrieben (siehe Kasten).

Definition: Aktualisierungstendenz

„Aktualisierungstendenz ist die dem Organismus eigene Tendenz, all seine Kapazitäten so zu entwickeln, dass sie dazu dienen, den Organismus zu erhalten oder zu erweitern" (Rogers, 1959, S. 196).

Dies bedeutet also nichts anderes, als dass jedem Organismus eine Tendenz innewohnt, sich unter den jeweils gegebenen Umständen in sinnvoller Weise zu organisieren. Einige Jahrzehnte später, in den 1980er Jahren, entwickelte der Biologe Maturana ein sehr ähnliches Konstrukt, nämlich die Autopoiese, welches eine große Nähe zu der Theorie Rogers aufweist und im Menschenbild und der Störungstheorie der Systemischen Therapie einen zentralen Raum einnimmt (Maturana & Varela, 1990; siehe Kapitel 4).

Demnach ist jeder Mensch grundsätzlich befähigt, sich ohne äußeren Einfluss in sinnvoller Weise zu organisieren und zu entwickeln.

Da, wie aus der Definition von „Organismus" hervorgeht, das subjektive Erleben des:der Patient:in den therapeutischen Ausgangspunkt bildet, spielt das Konzept des Selbst eine zentrale Rolle. Unter Rückgriff auf Mead (1934) unterteilt Rogers das Selbst in "I" („Ich"), also das Selbst als Subjekt, und "Me" („Mich"), also das Selbst als Objekt (siehe Kasten).

Definition: Das Selbst

Das Selbst ist eine „(...) organisierte, konsistente begriffliche Gestalt. Sie setzt sich zusammen aus den Wahrnehmungen des ‚Ich' (‚I') oder ‚Mich' (‚me') und den Wahrnehmungen der Beziehungen des ‚Ich' oder ‚Mich' zu anderen sowie zu verschiedenen Aspekten des Lebens, zusammen mit den Bewertungen, die mit diesen Wahrnehmungen verbunden sind. Es ist eine Gestalt, die dem Bewusstsein zugänglich, aber nicht immer im Bewusstsein gegenwärtig ist" (Rogers, 1959, S. 200).

So wie dem Organismus eine Aktualisierungstendenz zugrunde liegt, wird dem Selbst eine Selbstaktualisierungstendenz zugeschreiben (siehe Kasten).

Definition: Selbstaktualisierungstendenz

„Selbstaktualisierungstendenz bedeutet, dass der Organismus die Tendenz hat, sein Selbst sowohl zu erhalten, um die Kontinuität der Orientierung zu gewährleisten und zu entfalten, damit es als Repräsentations- und Orientierungssystem mit den sich verändernden Bedingungen der äußeren und inneren Welt Schritt hält. Darüber hinaus leistet es damit auch einen wichtigen Beitrag für die Weiterentwicklung des gesamten Organismus und der Persönlichkeit" (Höger, 2012, S. 62).

Der Idealzustand ist nach Rogers (1962) die *fully functioning person,* eine Person, die in der Lage ist, ihre eigenen Erfahrungen und Bedürfnisse bewusst wahrzunehmen und auszudrücken und sich selbst vollständig akzeptiert und wertschätzt. Sie ist offen für neue Erfahrungen und Herausforderungen und hat ein tiefes Vertrauen in ihre eigenen Fähigkeiten und Potenziale.

Das Selbst formt sich nicht nur aus den eigenen Erfahrungen und Bewertungen, sondern wird auch beispielsweise von Wahrnehmungen und Bewertungen anderer wichtiger Personen mitgeprägt. In diesem Sinne können auch Werte und Vorstellungen internalisiert werden, die lediglich von außen übernommen wurden.

Wenn ein Kind in einem Umfeld aufwuchs, in dem jeder Form von aggressiver Äußerung mit Missbilligung begegnet wurde, hatte es keine Möglichkeit, eigene aggressive Tendenzen adäquat zu zeigen bzw. auszuleben. Aggression ist nicht kompatibel mit dem während der Kindheit erworbenen Selbstkonzept. Dennoch wird auch diese Person auf der Ebene der organismischen Erfahrung immer wieder Aggressionen erleben, die aber nicht ins Selbstkonzept integriert werden können bzw. dürfen und daher nicht, nur unvollständig oder verzerrt symbolisiert werden können. Tritt eine solcher Zustand ein, befindet sich die Person in einem Zustand der Inkongruenz, welche den inneren Spannungszustand erhöht und gleichzeitig mit einer massiven Einschränkung der Offenheit und Spontaneität einhergeht. Dies wird als Ausgangspunkt der Ausbildung jeder psychischen Störung verstanden.

Die Dynamik der Entwicklung von *Inkongruenz* wird in Abbildung 5.1 verdeutlicht. Im Zuge von Beziehungsstörungen oder auch frühkindlichen Konflikten wird zunehmend ein Selbstkonzept geformt, das sich dem organismischen Erleben entfremdet und somit nur Teile dieses Erlebens bewusst wahrnehmen kann. Je weniger des organismischen Erlebens kompatibel zum Selbstkonzept ist, umso höher das Ausmaß an Inkongruenz. Dies wiederum steigert die Vulnerabilität, sich nicht mehr stimmig an neue Situationen adaptieren zu können.

Der Ursprung einer psychischen Störung liegt also in der Unvereinbarkeit, der Inkongruenz, zwischen dem organismischen Erleben und dem Selbstkonzept.

Das bedeutet, dass die Persönlichkeit des Individuums nicht in Übereinstimmung mit den Erlebnissen und Erfahrungen steht, die es auf organismischer Ebene in der Welt gemacht hat. Dies kann zu einem Gefühl der Diskrepanz, des Unbehagens und der Angst führen. Im therapeutischen Prozess wird nun versucht, dieses Ungleichgewicht aufzulösen, indem der:die Patient:in dabei unterstützt wird, seine:ihre Erfahrungen und Empfindungen bewusster wahrzunehmen und sich mit ihnen auseinanderzusetzen und diese letztlich ins Selbstkonzept zu integrieren. So lässt sich das therapeutische Ziel der Humanistischen Psychotherapie mit dem dem Existenzphilosophen Kierkegaard zugeschriebenen Zitat formulieren: „Das Selbst zu sein, das man in Wahrheit ist".

5.6 Veränderungstheorie

Wie aus der Bezeichnung „Personzentrierter Ansatz" bereits hervorgeht, spielt der Begriff der Person bei Carl Rogers eine herausragende Rolle.

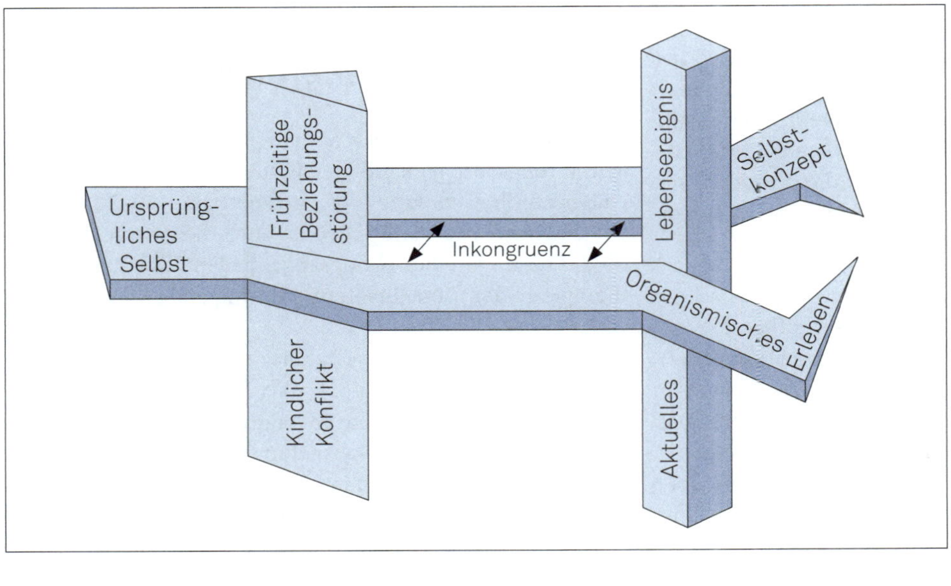

Abbildung 5.1: Modell der Inkongruenz (aus Finke, 1994, S. 106)

Die Gesprächspsychotherapie ist gekennzeichnet durch zwei sich zunächst widersprechende Perspektiven zum Personverständnis, die sich auf jeweils unterschiedliche philosophische Traditionen beziehen (Schmid, 2008): Der eine Zugang bezieht sich auf einen *substanziellen Personbegriff* und fokussiert auf die Autonomie, die Einzigartigkeit und die Freiheit der Person. Aus dieser Perspektive existiert die Person deshalb, weil sie aus sich heraus ist, was sie ist. Alle Potenziale sind bereits in der Person vorhanden. Der zweite Zugang bezieht sich auf das *relationale Personverständnis,* das die Beziehungsangewiesenheit der Person betont. Die Existenz der Person ist an das Eingebundensein in Beziehungen geknüpft. Nur in der Begegnung, durch den Dialog und die Verbindung zur Welt kann sich die Person erfahren und entfalten. Diese beiden vermeintlich einander gegenüberstehenden Perspektiven sind im Personzentrierten Ansatz vereint. So ist es beispielsweise die Aufgabe von Therapeut:innen, in Kontakt mit ihren Patient:innen zu treten und so Begegnung zu ermöglichen (relationales Personverständnis). Angesprochen ist hier eine nicht direktive Aufmerksamkeit und Absichtslosigkeit von Therapeut:innen, die auf einer anderen Beschreibungsebene in den Kernbedingungen der Empathie und Wertschätzung zum Ausdruck kommen. Gleichzeitig sollen Therapeut:innen ihren Patient:innen als eigenständigen Personen begegnen (substanzielles Personverständnis). Die Therapeut:innen sind reale Gegenüber, die Begegnung ermöglichen und erfahrbar machen. Eine der Voraussetzungen für die Realisierung als wirkliches Gegenüber ist der Zustand der Kongruenz. So ist die Haltung der Therapeut:innen in der Gesprächspsychotherapie sowohl ein „Mit-Sein" als auch ein „Gegenüber-Sein" (Schmid, 2008).

Die Verknüpfung dieser beiden Verständnisse von „Person" veranschaulichen einen wesentlichen Teil der Therapeut:in-Patient:in-Beziehung, die den Ausgangspunkt der therapeutischen Veränderung bildet.

Nach Rogers ist die therapeutische Beziehung eine Beziehung, „in der freundliche Zugewandtheit und das Fehlen jedweden Zwangs oder persönlichen Drucks durch den Berater dem Klienten den maximalen Ausdruck von Gefühlen, Einstellungen und Problemen ermöglicht. (...) In dieser einmaligen Erfahrung vollständiger emotioneller Freiheit innerhalb eines genau definierten Rahmens hat der Klient die Möglichkeit, seine Impulse und seine Strukturen, die positiven wie die negativen, zu erkennen und zu verstehen wie in keiner anderen Beziehung" (Rogers, 1942/1992, S. 107).

Die Therapeut:in-Patient:in-Beziehung, und hier unterscheidet sich dieser Ansatz von vielen anderen Psychotherapieverfahren (siehe Kapitel 15), ist eben nicht eine wichtige Vorbedingung oder Unterstützung der eigentlichen Therapie – sie selbst *ist* die Psychotherapie (vgl. Auckenthaler, 2008). Die zentralen Elemente dieses Beziehungsangebots charakterisierte Rogers mit den sogenannten hinreichenden und notwendigen Bedingungen für die Persönlichkeitsentwicklung (Rogers, 1957). Diese lauten:

1. Zwei Personen befinden sich in psychologischem Kontakt.
2. Die erste Person, der:die Klient:in, befindet sich im Zustand der Inkongruenz, ist verletzbar bzw. ängstlich.
3. Die zweite Person, der:die Therapeut:in, ist in der therapeutischen Beziehung kongruent.
4. Der:die Klient:in erfährt gegenüber seinem:seiner Therapeut:in bedingungsfreie positive Beachtung.
5. Der:die Therapeut:in versteht empathisch den inneren Bezugsrahmen des:der Patient:in.
6. Der:die Patient:in nimmt zumindest in Ansätzen die bedingungsfreie positive Beachtung und das empathische Verstehen des:der Therapeut:in wahr.

Wenn, so Rogers (1957), diese sechs Bedingungen über eine gewisse Zeitspanne erfüllt sind, kommt es in dem:der Patient:in zu einer konstruktiven Veränderung der Persönlichkeit. Eine solch resolute Behauptung war vor allem in der damaligen Zeit nicht nur mutig, sondern stellte, insbesondere für die Gruppe der eher konservativen Psychoanalytiker:innen, eine große Provokation dar (vgl. Hill, 2007). Die gesamte Expertise erscheint mit einem Mal bedeutungslos, da „lediglich" die Realisierung dieser Kernbedingungen eine erfolgreiche Psychotherapie verspricht.

Rogers stand mit seinem damaligen Denken allerdings keinesfalls allein da, sondern reihte sich in einen Kreis von innovativen und kreativen Psychotherapeut:innen ein, die das von Freud geprägte klassisch psychoanalytische Verständnis von Psychotherapeut:innen (siehe Kapitel 3), das eher an einen weisen oder gar allwissenden, aber eben auch strengen und unnahbaren Vater erinnerte, erweiterten. So rückten beispielsweise die Ich-Psychologie und die Objektbeziehungstheorie die Autonomie des Ichs und das Beziehungserleben bzw. dessen innere Repräsentanzen in den Vordergrund, was zwangsläufig die Grundhaltung und das Handeln der Therapeut:innen veränderte. Der:die Therapeut:in erinnert nun eher an die *gute Mutter,* die Patient:innen in ihrem Erleben halten *(containment)* und korrigierende Beziehungserfahrungen ermöglichen soll (vgl. Samstag, 2007).

5.7 Indikationsbereiche

Aus Sicht der Gesprächspsychotherapie greift eine ausschließlich störungsbezogene Indikationsstellung auf Basis von ICD-Diagnosen hier zu kurz (vgl. Auckenthaler, 2012). Jenseits der diagnostischen Störungen ist auch die Ansprechbarkeit für das besondere Beziehungsangebot der Gesprächspsychotherapie bedeutsam. Insofern sind folgende vier Kriterien wichtig:

- „Die Störung ist eine psychische, die eine Inkongruenz zur Grundlage hat.
- Der Patient nimmt seine Inkongruenz im Ansatz als solche wahr, und diese Wahrnehmung ist mit dem Wunsch nach Veränderung verbunden.
- Es sind ein Selbstkonzept und ein gewisses Ausmaß an Beziehungsfähigkeit zu sich selbst beim Patienten gegeben.

- Der Patient kann das gesprächspsychotherapeutische Beziehungsangebot zumindest in Ansätzen wahrnehmen und annehmen“ (Biermann-Ratjen et al., 2012, S. 152 f.).

Aus Forschungsperspektive konnte wiederholt bestätigt werden, dass die verfahrensspezifischen Faktoren letztlich einen vergleichsweise geringen Einfluss auf das Therapieergebnis haben (Lambert, 1992; Wampold & Imel, 2015). Sehr viel mehr Bedeutung kommt den sogenannten allgemeinen bzw. kontextuellen Faktoren zu, welche allerdings in der Gesprächspsychotherapie wiederum als verfahrensspezifische Faktoren anzusehen sind.

Im Zuge eines Forschungsgutachten zur Frage des Psychotherapeutengesetzes wurde Anfang der 1990er Jahre eine große Metaanalyse durchgeführt, in der für die Gesprächspsychotherapie eine sehr überzeugende Wirksamkeit für ein breites Spektrum an Störungen festgestellt wurde (Grawe et al., 1994).

Im Jahr 2002 sah der Wissenschaftliche Beirat (nach § 11 PsychThG) die Wirksamkeit der Gesprächspsychotherapie für die folgenden vier Anwendungsbereiche bestätigt, was in der Folge zur Empfehlung führte, Gesprächspsychotherapie als wissenschaftliches Verfahren anzuerkennen und somit als Vertiefungsverfahren für die Approbationsausbildung zum:zur Psychologischen Psychotherapeut:in zuzulassen:

- Affektive Störungen (F3),
- Angststörungen (F40–F42),
- Anpassungsstörungen (F43),
- Psychologische Faktoren oder Verhaltensfaktoren bei anderenorts klassifizierten Krankheiten (F54).

5.8 Zentrale Aspekte der Gesprächspsychotherapie

Carl Rogers (1957) formulierte sechs notwendige und hinreichende Bedingungen die für eine therapeutische Persönlichkeitsveränderungen erfüllt sein müssen. Drei davon, Kongruenz, bedingungsfreie Beachtung und Empathie, beziehen sich unmittelbar auf die Therapeut:innen und sollen in den folgenden Unterkapiteln näher beschrieben werden.

5.8.1 Kongruenz, Echtheit, Authentizität

Die erste wesentliche Grundhaltung nach Rogers betrifft die „Kongruenz“ (Echtheit oder auch Authentizität; siehe Kasten).

Definition: Kongruenz

„Als Kongruenz/Inkongruenz zwischen Selbst und Erfahrung wird im Klientenzentrierten Konzept das Ausmaß bezeichnet, in dem bei einer Person ihre Erfahrungen mit deren Symbolisierungen im Selbst übereinstimmt, d.h., in das Selbst integriert wird“ (Höger, 2012, S. 70).

Kongruenz bedeutet demnach die Übereinstimmung von innerem Erleben und äußerem Verhalten. Ist dies nicht vorhanden, spricht man von Inkongruenz, die beispielsweise gegeben ist, wenn jemand mit gepresster Stimme und traurigem Blick mitteilt, dass es ihm richtig gut geht. Rogers schreibt zur Kongruenz,

> (…), dass der Therapeut in der Beziehung zu seinem Klienten er selbst ist, ohne sich hinter einer Fassade oder Maske zu verstecken (…); dass der Therapeut sich dessen, was er erlebt oder leibhaft empfindet, deutlich gewahr wird, und das ihm diese Empfindungen verfügbar sind, so dass er sie dem Klienten mitzuteilen vermag, wenn es angemessen ist. (Rogers, 1990, S. 30)

Im Sinne dieser Selbstkongruenz sollten Psychotherapeut:innen ihr inneres Erleben, ihre Gefühle und Empfindungen, die im Prozess der Psychotherapie aufkommen, möglichst vollständig wahrnehmen können, was jedoch nie vollständig erreichbar ist (Rogers, 1973). Kongruenz sollte keinesfalls dahingehend missverstanden werden, dass die Psychotherapeut:innen ihren Patient:innen immer alles erzählen, was ihnen so durch den Kopf geht. Wann immer Psychotherapeut:innen den Patient:innen ihr eigenes Erleben anbieten, sollte es sich um eine bewusste Intervention handeln.

Fallbeispiel: Kongruenz

Ein Patient erzählt emotional völlig unbeteiligt, dass er mit seiner Partnerin das letzte Wochenende an der Ostsee verbringen wollte. Am ersten Abend eröffnete sie ihm, dass sie parallel schon seit Längerem mit einem anderen Mann zusammen sei und nun beschlossen habe, diese Beziehung voll und ganz leben zu wollen. Dies habe gar nichts mit dem Patienten als Person zu tun. Es seien viele wunderbare Jahre gewesen, aber nun sei diese gemeinsame Zeit leider zu Ende.

Die Psychotherapeutin ist erstaunt, wie wenig Emotionen sie bei ihrem Patienten wahrnehmen kann. Gleichzeitig spürt sie, wie während der Erzählung eine Traurigkeit hochkommt. Da die Psychotherapeutin den Eindruck hat, dass ihr Patient in der Lage ist, das mit dieser Trennung emotionale Erleben auch aushalten zu können, sagt sie: „Während Sie mir von diesem Wochenende erzählt haben, habe ich gespürt, wie in mir eine tiefe Traurigkeit aufgestiegen ist. Und nun frage ich mich, ob Sie nicht auch eine solche Traurigkeit verspüren oder wo diese versteckt sein könnte?“

Kongruenz bedeutet für die Praxis, dass die Psychotherapeut:innen nicht nur auf ihre Patient:innen und deren Bedürfnisse fokussiert sind, sondern immer wieder Kontakt zu sich selbst aufnehmen, um die eigenen Emotionen wahrzunehmen. Dieser Vorgang kann ein wichtiger Schlüssel zu einem besseren Verständnis des aktuellen Geschehens sein.

5.8.2 Bedingungsfreie Wertschätzung und unbedingte positive Beachtung

Die zweite Bedingung betrifft ebenfalls die therapeutische Grundhaltung, die sich maßgeblich auf die spezifischen Interaktionen zwischen Psychotherapeut:innen und Patient:innen auswirkt: Psychotherapeut:innen sollen ihren Patient:innen mit bedingungsfreier Wertschätzung begegnen.

Am deutlichsten wird diese Haltung, wenn man sich das ideale Verhältnis zwischen Eltern und deren Kindern ansieht. Wenn die Eltern dem Kind das Grundgefühl vermitteln, dass sie es, so wie es ist und unabhängig von dem, was es tut, wertschätzen und lieben, so wird dem Kind ein verlässlicher Rahmen gegeben, in dem es sich spontan und unbefangen erleben und ausdrücken kann. Diese Grundhaltung bedeutet keinesfalls, dass die Eltern alles, was ihr Kind tut, gutheißen müssen. So steht die klare und unmissverständliche Aufforderung der Mutter, dass das Kind zuerst das Zimmer aufräumen soll und dann erst draußen mit den Freunden spielen darf, in keinem Widerspruch zur bedingungsfreien Wertschätzung. Dieser Widerspruch wäre erst dann gegeben, wenn dem Kind signalisiert würde, dass die Eltern es erst dann wieder liebhaben, nachdem es sein Zimmer aufgeräumt hat.

Übertragen wir diese Haltung auf den Psychotherapieprozess, bedeutet dies die Überzeugung, dass alles, was Patient:innen sagen, fühlen und tun, irgendwo Sinn ergibt, auch wenn sich dieser den Psychotherapeut:innen nicht immer erschließen muss. Diese Haltung bedeutet eine hohe Achtung des Gegenübers und seiner Autonomie, die dazu führt, dass sich auch Patient:innen in ihrem Selbsterleben besser ernst nehmen und annehmen können.

Auch wenn Patient:innen hinsichtlich bestimmter Einstellungen (Fremdenfeindlichkeit, Sexismus, Gewaltbereitschaft), die die Psychotherapeut:innen möglicherweise nicht teilen, abweichen, ist es Aufgabe der Psychotherapeut:innen, deren Welt anzuerkennen und sie ohne Urteil oder Vorurteil in ihren Haltungen verstehen zu wollen (siehe Kapitel 47). Sollte dies nicht gelingen, spricht vieles dafür, sich gegen die Arbeit mit diesen Patient:innen zu entscheiden, da die Grundvoraussetzungen für eine konstruktive Zusammenarbeit nicht gegeben sind.

Die Voraussetzung, um diese Haltung authentisch einnehmen zu können, ist die Fähigkeit, zunächst sich selbst mit bedingungsloser Wertschätzung zu begegnen. Dies sollte keinesfalls mit dem Aufruf zur Selbstgefälligkeit gleichgesetzt werden, sondern mit einer Grundhaltung, in der man sich selbst in seiner Gesamtheit, mit Stärken und Schwächen und auch der eigenen Mittelmäßigkeit akzeptiert, so wie man eben ist. Der Aspekt der unbedingten positiven Beachtung stellt auch für die Reflexion von Psychotherapieprozessen, z. B. in der Supervision, einen bedeutsamen Fokus dar. Immer wieder gibt es Situationen, in denen Psychotherapeut:innen diese Grundhaltung abhandenkommt und sie ihre Patient:innen nicht mehr vorbehaltlos akzeptieren können. In der Regel haben solche Entwicklungen einen direkten Bezug zur Person der Psychotherapeut:innen, ihrer Geschichte und möglichen Ambivalenzen, die in der Supervision geklärt werden können.

5.8.3 Empathie und einfühlendes Verstehen

Eine zentrale Rolle innerhalb des Therapieprozesses kommt der Empathie zu. Jeder entwickelt eine sehr subjektive Vorstellung von sich und seiner Umwelt, eine innere Welt, die den inneren Bezugsrahmen darstellt. Wir reagieren nicht auf eine objektiv gegebene äußere Welt, sondern auf die innerpsychischen Repräsentanzen, die diese Welt für uns erst erfahrbar machen.

Zwei Personen, die gemeinsam im Stadion dasselbe Fußballspiel sehen, aber Fans der jeweils anderen Mannschaft sind, werden hier sehr unterschiedliche Erfahrungen machen. Nur über die empathische Einfühlung kann es gelingen, ansatzweise diesen inneren Bezugsrahmen einer anderen Person zu erfassen. Es geht also darum, sich so in das Erleben der anderen Person einzufühlen, *als ob* man diese andere Person wäre. Wichtig dabei ist, dass dieser Als-ob-Charakter nicht verlassen wird, da man sich ansonsten mit ihr identifiziert. Ist man beispielsweise mit seinem Patienten identifiziert, läuft man Gefahr, ihn mit seinem Erleben und seinen Bedürfnissen aus den Augen zu verlieren und ihn möglicherweise dazu zu drängen, so zu reagieren, wie man selbst in der Situation reagieren würde.

Mit Book (1988) lässt sich Empathie in zwei separate Phasen unterteilen:

- In der ersten Phase *(Process of Empathy)* sind die Therapeut:innen darum bemüht, sich in das innere Erleben bzw. in den inneren Bezugsrahmen ihrer Patient:innen einzufühlen. Diese Phase hat zunächst keinerlei Bezug zur unmittelbaren Interaktion zwischen Therapeut:innen und Patient:innen. Es geht lediglich darum, einen emotionalen Zugang zum Erleben ihrer Patient:innen herzustellen.
- In der zweiten Phase *(Being Empathic)* ist es nicht die Aufgabe, das emotional Verstandene blind zu verbalisieren, sondern mit dem Verstandenen die Patient:innen (weiterhin) hilfreich zu begleiten. Das kann in einzelnen Situationen auch bedeuten, den Patient:innen gerade nicht mitzuteilen, was von ihrem emotionalen Erleben wahrgenommen wird, da dies eine Überforderung oder eine massive Verängstigung zur Folge haben könnte.

Empathie im Sinne Rogers ist also nicht die Fähigkeit der Therapeut:innen, die Sätze ihrer Patient:innen beenden zu können, sondern kann sich im besonderen Fall auch darin ausdrücken, zu schweigen und die emotionale Einfühlung zu nutzen, um z. B. zu verstehen, dass die Patient:innen an einem für sie so bedrohlichen Punkt ihres Selbsterlebens angekommen sind, der aktuell nicht weiter vertieft werden sollte.

5.8.4 Zusammenfassung

Zusammenfassend lässt sich festhalten, dass Gesprächspsychotherapie auf der Annahme basiert, dass jeder Mensch das Potenzial hat, sich selbst zu verstehen und zu verändern, und dass die Therapeut:innen als unterstützende Begleiter:innen in diesem Prozess fungieren.

Grundlagen der Gesprächspsychotherapie

- **Kongruenz.** Die Therapeut:innen verhalten sich authentisch und ehrlich. Dadurch entsteht eine offene und transparente Beziehung zwischen Therapeut:innen und Patient:innen.
- **Bedingungslose Wertschätzung.** Die Therapeut:innen akzeptieren die Patient:innen bedingungslos und zeigen ihnen gegenüber eine positive Haltung.
- **Empathie.** Die Therapeut:innen bemühen sich, sich in die Gedanken und Gefühle der Klient:innen hineinzuversetzen und die Welt aus deren Perspektive zu verstehen.
- **Fokus auf das Hier und Jetzt.** Die Therapeut:innen konzentrieren sich auf die aktuelle Erfahrung der Patient:innen und ermutigen sie, im Moment zu leben und ihre eigenen Gedanken und Gefühle zu erforschen. Dies hilft, sich selbst besser zu verstehen und positive Veränderungen zu bewirken.

Durch die Anwendung dieser Grundlagen zielt die Gesprächspsychotherapie darauf ab, dass die Patient:innen ihre eigenen Ressourcen und Lösungen entdecken und ihre persönlichen Entwicklungen unterstützt werden.

5.9 Empirische Fundierung

In dem neuaufgelegten Lehrbuchklassiker von Hoyer und Knappe (2021) zur Klinischen Psychologie und Psychotherapie stellen Gaub et al. (2021) fest, dass Gesprächspsychotherapie bei den untersuchten Störungsbildern im Durchschnitt in ihrer Wirkung mit der Verhaltenstherapie vergleichbar ist. Gaub et al. sprechen von einer „breiten Dokumentation der Wirksamkeit“ (S. 456), die im Kontrast zu der Tatsache steht, dass Gesprächspsychotherapie weder in internationalen noch in nationalen Leitlinien aufgeführt wird.

Zu einer ganz anderen Einschätzung kam der Gemeinsame Bundesausschuss (G-BA) im Jahr 2008, als er feststellte, dass die Gesprächspsychotherapie als heilkundliches Verfahren die Kriterien für eine Anerkennung als Richtlinienverfahren nicht erfülle, da nach Sichtung aller potenziell verfügbaren Publikationen nur eine der Studien hinsichtlich Design und Forschungsmethodik geeignet sei, Wirksamkeit und Nutzen der Gesprächspsychotherapie zu belegen (G-BA, 2008).

Es wirkt doch befremdlich, wenn die Einschätzung zur Gesprächspsychotherapie unter jeweils enger Bezugnahme auf den Forschungsstand so widersprüchlich ausfällt.

In einer Metaanalyse mit 91 Primärstudien konnte die Wirksamkeit der humanistischen Verfahren mit einer Effektstärke von .86 eindrucksvoll bestätigt werden (Elliot et al., 2021). Ein direkter Vergleich mit anderen Psychotherapieverfahren, wie z. B. der Verhaltenstherapie, konnte insgesamt keine nennenswerten Unterschiede aufzeigen. Zwar gab es zum Teil signifikante Effekte zugunsten der Verhaltenstherapie, die aber, so die Autor:innen, als klinisch unbedeutend einzustufen sind und gänzlich verschwinden, wenn der „Allegiance Effect“, also die jeweilige theoretische Orientierung der Forscher:innen, herauspartialisiert wird (Elliot et al., 2021). Die Wirksamkeit für das gesamte Spektrum der humanistisch-experientiellen Verfahren konnte bestätigt werden. Zusammenfassend kann demnach festgehalten werden, dass sich die Verfahren der Humanistischen Psychologie über ein breites Spektrum von psychischen Störungen als wirksam erwiesen haben. Unter dem Dach der Humanistischen Psychologie finden sich sehr unterschiedliche Ansätze, die sich unter anderem auch hinsichtlich der jeweiligen Aktivitäten der Psychotherapeut:innen im Therapieprozess unterscheiden lassen. So ist die Rolle des:der Therapeut:in in der Emotionsfokussierten Therapie (EFT), der Gestalttherapie und dem Focusing eine deutlich aktivere als beispielsweise in der Gesprächspsychotherapie. Die Ergebnisse der Metaanalyse deuten an, dass die aktiveren Varianten der Humanistischen Psychologie den weniger aktiven minimal überlegen sind (Elliot et al., 2021). Gleichzeitig sind diese Ergebnisse mit Vorsicht zu interpretieren, da sie aus nur neun direkten Vergleichen generiert wurden, bei denen zudem unklar ist, wo jeweils auf dem Kontinuum die jeweilige Aktivität des:der Therapeut:in einzuordnen ist.

Von besonderem Interesse bei der Bewertung der Verfahren aus der Humanistischen Psychologie ist natürlich die Frage, inwieweit es Evidenzen gibt, die das Besondere, das diese Verfahren ausmacht, als psychotherapeutisch bedeutsam auszeichnen.

Im Rahmen einer qualitativen Untersuchungen mit 106 Patient:innen, die am Ende der Psychotherapie zu ihren Erfahrungen befragt wurden, konnte bestätigt werden, dass sie nach Abschluss der Therapie ihr emotionales Erleben sensibler und konstruktiver wahrnehmen konnten, einen besseren Zugang zur ihren vulnerablen Seiten hatten und ein besseres Selbstbewusstsein und mehr Selbstvertrauen entwickeln konnten (Timulak & Creaner, 2010).

5.10 Neuere Entwicklungen

5.10.1 Focusing

Eugene Gendlin, ein langjähriger Weggefährte von Rogers, gilt als Begründer der prozesserlebnisorientierten Therapie. Indem der Fokus auf das körperliche Erleben gelegt wird, wird den Patient:innen ein Zugang zu Emotionen ermöglicht, die sich einem direkten verbalen Zugang zunächst verschließen oder nur schwer zu fassen sind. Dieses körperorientierte Verfahren eröffnet so eine Möglichkeit, mit komplexem und für Patient:innen schwer fassbarem Erleben in Kontakt zu treten. Ausgangspunkt ist die Erkenntnis, dass sich jedes emotionale Erleben auch in einem bestimmten Körpererleben widerspiegelt. Diese körperliche Resonanz, die die Emotionen begleitet, nennt Gendlin „Felt Sense" (Gendlin, 1998). Anders als in der klassischen Psychotherapie, die sich dem subjektiven Erleben in erster Linie über verbale Kommunikation nähert, ist Focusing ein Prozess, in dem die Therapeut:innen ihre Patient:innen über verschiedene Schritte darin unterstützen, einen Zugang zu dieser körperlichen Resonanz herzustellen. Zunächst werden die Patient:innen in einen entspannten Zustand gebracht. Hierzu können wahlweise Methoden der klassischen Entspannungsverfahren zur Anwendung kommen. Die Patient:innen begeben sich in einen Zustand innerer Achtsamkeit und beobachten dabei, welche Themen oder auch Probleme sich in diesem Zustand der Ruhe zeigen. Indem die Patient:innen angeleitet werden, den richtigen Abstand zu ihren Problemen zu halten, soll sichergestellt werden, dass sie in dieser Phase nicht an einem bestimmten Thema haften bleiben. Sie sollen alles, was sie gerade betrifft, wahrnehmen können. In einer nächsten Phase wenden sich die Patient:innen dann dem Thema zu, das sie am meisten angesprochen hat. Dies können Konflikte in Paarbeziehungen oder am Arbeitsplatz sein, Ängste vor zukünftigen Entwicklungen, Sehnsüchte nach bestimmten Veränderungen etc. Während sie sich diesem Thema nähern, werden sie angeleitet, auf mögliche körperliche Veränderungen zu achten. Hier geht es nicht darum, diese zu kontrollieren oder auf diese einzuwirken, sondern sie bewusst wahrzunehmen und zuzulassen. Nicht selten wird ein zunehmender Druck auf der Brust oder auch auf den Schultern wahrgenommen. Andere berichten von einem flauen Gefühl in der Magengegend. Als Nächstes werden sie aufgefordert, ein Symbol zu suchen, das dieses sich einstellende Körpergefühl am besten wiedergibt. Dies können eine Landschaft, ein Wort, ein Musikstück oder Ähnliches sein. Durch ein Hin- und Herpendeln mit der inneren Aufmerksamkeit zwischen körperlichem Zustand und Symbol überprüfen die Patient:innen, inwieweit das Symbol das Wesen des inneren Zustands trifft. In der Regel kommt es mit dem Auffinden eines passenden Symbols zu einer spürbaren Entspannung. Über die Annäherung an das emotionale Erleben durch Aufspüren der körperlichen Resonanz und die Abbildung dieses Zustands mithilfe eines treffendes Symbols ist ein Prozess der Symbolisierung erfolgt, welchen die Patient:innen - unter therapeutischer Anleitung - mit sich selbst vollführen.

Einerseits versteht sich Focusing als ein eigenständiges therapeutisches Verfahren, gleichzeitig gibt es eine große Anzahl an Gesprächspsychotherapeut:innen und Therapeut:innen anderer Richtungen, die eine entsprechende Ausbildung durchlaufen haben und Focusing innerhalb ihres Herkunftsansatzes als therapeutische Methode indikationsabhängig nutzen.

In Tabelle 5.2 sind die einzelnen Schritte des Focusing noch mal übersichtlich zusammengefasst.

5.10.2 Emotionsfokussierte Therapie

Leslie Greenberg, der sowohl eine gesprächspsychotherapeutische als auch eine gestalttherapeutische Ausbildung durchlaufen hatte, entwickelte auf Basis eigener praktischer Erfahrungen und Forschungsarbeiten die Emotionsfokussierte Therapie, welche sowohl mit der Gesprächspsychotherapie als auch mit der Gestalttherapie sehr viele Berührungspunkte aufweist.

Das Besondere an der Emotionsfokussierten Therapie ist die Integration von prozessdirektiven und erlebnisaktivierenden Interventionen. Greenberg fokussiert in seinem Ansatz un-

Tabelle 5.2: Sechs Schritte des Focusing (Woelm, 2006)

1. Schaffen Sie sich innerlich einen Freiraum.	Wie fühlen Sie sich? Was hindert Sie daran, sich gut zu fühlen? Lassen Sie die Antwort aus dem Körper kommen, nicht aus dem Kopf. Heißen Sie alles, was kommt, willkommen, ohne in einzelne Dinge einzudringen. Reihen Sie alles in der Vorstellung neben/vor sich auf, bis Sie sagen können: „Abgesehen von all dem, fühle ich mich gut."
2. Erlauben Sie, einen Felt Sense kommen zu lassen.	Wählen Sie eines der Probleme aus. Was ist gerade das Schwierigste? Was fühlen Sie im Körper, wenn Sie alles, was mit diesem Problem zu tun hat, in Erinnerung rufen? Ohne in das Problem als solches tiefer einzudringen! Wie fühlt sich dieses Problem an?
3. Beschreiben Sie den Felt Sense (einen Griff finden).	Welches ist die Eigenart des Felt Sense? Wie fühlt er sich an (wie sieht er aus, wie klingt er)? Welche Worte, Sätze, Bilder kommen aus dem Felt Sense? Welches Eigenschaftswort passt am besten dazu? Erspüren Sie den Griff, einen Shift, Entspannung, neues Erkennen etc.
4. Vergleichen Sie die Beschreibung mit dem Felt Sense.	Gehen Sie hin und her zwischen Wort (Beschreibung) und Felt Sense. Passen sie zusammen? Wie fühlt sich das Gefühl des Zusammenpassens an? Lassen Sie es mehrere Male aufkommen. Wenn sich der Felt Sense verändert, folgen Sie ihm mit der Aufmerksamkeit.
5. Stellen Sie dem Felt Sense Fragen.	Lassen Sie die Antworten aus dem Körper kommen! Was an diesem Problem macht Sie so ...? Was ist so schlimm (das Schlimmste) an diesem Gefühl? Was braucht es, damit es besser wird? Was sollte geschehen? Wie würde es sich anfühlen, wenn alles in Ordnung wäre?
6. Nehmen Sie das Erlebte an und schützen es.	Nehmen Sie alles, was Sie soeben erlebt haben, offen und dankbar an, ohne zu werten und zu analysieren.

mittelbar auf den Prozess des Erlebens selbst (Bischkopf & Greenberg, 2007).

Im Zentrum der Theoriebildung steht die Vorstellung von emotionalen Schemata, die die Erfahrungen organisieren. Diese Schemata stellen Handlungs- und Wahrnehmungsbereitschaften dar und bestimmen somit das Erleben in der jeweiligen Situation. Diese Schemata setzen sich aus biologischen Faktoren und der individuellen Erlebens- und Lerngeschichte zusammen. Über den therapeutischen Dialog lernen die Patient:innen, ihr unmittelbares Erleben immer besser zu fokussieren und anzuerkennen. Diese subjektive Erfahrung, die nicht angezweifelt oder hinterfragt werden soll, dient zunehmend als Quelle der Information über ihre eigene Person.

Die Therapeut:innen lenken die Aufmerksamkeit der Patient:innen vor allem auf solche Erfahrungen, die emotional adaptiv sind und somit eine Stärkung der Person darstellen. Anders als in der Gesprächspsychotherapie greifen also die Therapeut:innen aktiv in den Therapieprozess ein und nehmen auf der Basis der von ihnen vorgenommenen Prozessdiagnosen Einschätzungen vor, welche Interventionen in der jeweiligen Situation hilfreich sein können. So kommt zum Beispiel der in der Gestalttherapie verbreitete Zwei-Stuhl-Dialog zum Einsatz, bei dem Patient:innen in einer Art Rollenspiel einen Dialog zwischen sich und beispielsweise dem inneren Kritiker führen. Mit dieser Übung gelingt es den Patient:innen zunehmend, einen Teil dieses inneren Kritikers in die eigenen Selbststrukturen zu integrieren und sich wiederum von anderen Teilen zu distanzieren. Bei anderer Indikation können die Therapeut:innen eine Art „Emotionscoach" werden und die Patient:innen in der Be- und Verarbeitung ihrer Emotionen unterstützen, sodass sie sich ihrer emotionalen Erfahrungen bewusst werden und diese akzeptieren können (Greenberg, 2006).

Die Emotionsfokussierte Therapie basiert auf den folgenden vier Hauptprinzipien (nach Greenberg, 2006):

1. Steigerung der Emotionsaufmerksamkeit,
2. Verbesserung der Emotionsregulation,
3. Transformation der Emotion,
4. Nachdenken über die Emotion.

Anhand diverser Studien konnte nachgewiesen werden, dass die Emotionsfokussierte Therapie insbesondere bei der Behandlung von Menschen mit Depressionen wirksam ist (Watson et al., 2003). Daher findet sich die Emotionsfokussierte Therapie auf der Liste der empirisch validierten Verfahren der American Psychological Association (APA, o. J.).

5.11 Kritische Würdigung

Carl Rogers ist nicht nur der Begründer der Gesprächspsychotherapie, sondern zählt zu den herausragenden Persönlichkeiten, die die Humanistische Psychologie als große psychologische Bewegung ins Leben rief und maßgeblich mitgestaltete. Bereits Anfang der 1960er Jahre prophezeite er, dass es sich in naher Zukunft um eine Bewegung handeln würde, die sich in der gesamten Kultur manifestieren wird (Rogers, 1962). Gleichzeitig äußert er aber auch die Sorge, dass, wenn es nicht gelingt, sich in den gesellschaftlich relevanten Feldern fest zu verankern, die Humanistische Psychologie bestenfalls als eine zeitlich befristete Protestbewegung erinnert werden wird (Rogers, 1962).

Bis in die 1980er Jahre hinein gab es wenig Anlass, diese Sorge zu teilen. Die Gesprächspsychotherapie hatte einen festen Platz in der Therapielandschaft, und die Humanistische Psychologie schien in der Klinischen Psychologie etabliert. Bestätigt wird dieser Eindruck in der Begründung der APA zur Verleihung des „Distinguished Professional Contribution Award", die Rogers im Jahr 1972 erhalten hatte:

> Dieser neue psychotherapeutische Ansatz berührt die Wurzeln der menschlichen Entfaltungsmöglichkeiten und gesamten Individualität. Im Lichte dieser neuen Erkenntnisse werden alle Psychotherapeuten ihr bisheriges Handeln neu zu bewerten haben. (vgl. APA, 1973)

Nun haben sich die Zeiten aber verändert: Die Gesprächspsychotherapie verliert in Deutschland zunehmend an Bedeutung und die Inhalte der Humanistischen Psychologie nehmen in den entsprechenden Lehrbüchern immer weniger bzw. gar keinen Raum ein. Es stellt sich die Frage, wie diese Entwicklung zu deuten ist.

Einige sehen die Ursache in der Vergangenheit und erheben den Vorwurf, dass sich die damaligen Pionier:innen der Humanistischen Psychologie mit ihren revolutionären Ideen nicht ausreichend mit dem Mainstream arrangiert haben (vgl. Cain, 2003). Auch heute noch sähen sich die Humanistischen Psycholog:innen lieber als Aufwiegler:innen und Unruhestifter:innen, als dass sie zum Mainstream gerechnet werden wollten.

Andere dagegen warnen vor einer zu schnellen Zuordnung zum Mainstream, da die grundlegenden Werte und das Menschenbild der Humanistischen Psychologie noch weit von einer entsprechenden Verankerung in der Gesellschaft entfernt sind (vgl. Elkin, 2008). Ganz im Gegenteil scheint sich der Mainstream hinsichtlich des Störungs- und auch Psychotherapieverständnisses immer weiter von den Vorstellungen der Humanistischen Psychologie zu entfernen. So prägt beispielsweise die zunehmende Medikalisierung in der Klinischen Psychologie ein eher technisches Verständnis von Psychotherapie, das sehr viel stärker störungs- und weniger beziehungsorientiert ausgerichtet ist (Auckenthaler, 2001).

Heute lassen sich zwei Positionen beschreiben, die das Kontinuum des Verständnisses dessen, was den Personzentrierten Ansatz ausmacht, abbilden.

Die eine ist von der Vorstellung gekennzeichnet, dass jeder Einsatz von Techniken oder bestimmten Interventionen eine destruktive Abweichung vom eigentlichen Personzentrierten Arbeiten darstellt, da dann die Therapeut:innen die Führung und alleinige Verantwortung für den Therapieprozess übernehmen. Die andere besteht in der Überzeugung, dass es unwissenschaftlich und Patient:innen gegenüber verantwortungslos wäre, wenn auf die Integration bestimmter Interventionen verzichtet würde, die sich zudem in der Praxis bewährt haben und deren Wirksamkeit durch die Forschung bestätigt wurde.

Unter Berücksichtigung ausgewählter Veröffentlichungen sowie persönlicher Äußerungen von Rogers kommt Bohart (2012) zu dem Schluss, dass es sich bei dem Personzentrierten Ansatz um ein „fuzzy set" handelt, das zwar sehr unterschiedliche Vertreter:innen und Weiterentwicklungen beheimatet, die sich auch in der Gestaltung der Therapieprozesse deutlich unterscheiden, deren Gemeinsamkeiten aber im zugrunde liegenden Menschenbild, in den philosophischen Grundhaltungen sowie in der Vorstellung von psychischer Gesundheit bestehen.

So lässt sich festhalten, dass der Personzentrierte Ansatz psychotherapeutische Expertise keinesfalls kategorisch ausschließt, solange sie Patient:innen angeboten und nicht aufgezwungen wird. Es handelt sich nach Bohart eben nicht um eine nondirektive Technik, sondern um eine therapeutische Grundhaltung, die von einem bestimmten Menschenbild geprägt ist (Holdstock & Rogers, 1983).

Literatur

American Psychological Association. (o.J.). *Diagnosis: Depression. Treatment: Emotion Focused Therapy for Depression.* Retrieved from https://div12.org/treatment/emotion-focused-therapy-for-depression/

American Psychological Association. (1973). Carl R. Rogers: Distinguished Professional Contribution Award. *American Psychologist, 28*(1), 71–74.

Arbeitsgemeinschaft Humanistische Psychotherapie. (2012). *Antrag an den Wissenschaftlichen Beirat.* Verfügbar unter: https://aghpt.de/antrag-wissenschaftliche-anerkennung

Auckenthaler, A. (2001). Die Gesprächspsychotherapie vor dem Hintergrund aktueller Entwicklungen in Klinischer Psychologie und Psychotherapie. In GwG (Hrsg.), *Vision für ein gesellschaftliches Miteinander* (S. 132–139). Köln: GwG.

Auckenthaler, A. (2008). Die therapeutische Beziehung in der Gesprächspsychotherapie. In M. Hermer & B. Röhrle (Hrsg.), *Handbuch der therapeutischen Beziehung. Beziehungsgestaltung, Bündnisprobleme, Kontexte* (S. 1195–1211). Tübingen: DGVT.

Auckenthaler, A. (2012). *Kurzlehrbuch Klinische Psychologie und Psychotherapie. Grundlagen, Praxis, Kontext.* Stuttgart: Thieme.

Biermann-Ratjen, E.-M., Eckert, J. & Schwartz, H.-J. (2012). Praxis der Gesprächspsychotherapie. In J. Eckert, E.-M. Biermann-Ratjen & D. Höger (Hrsg.), *Gesprächspsychotherapie* (2., überarb. Aufl., S. 127–138). Berlin: Springer.

Bischkopf, J. & Greenberg, L. (2007). Emotionsfokussierte Therapie und die Theorie erfahrungsorientierter Psychotherapie. In J. Kriz & T. Slunecko (Hrsg.), *Gesprächspsychotherapie: Die therapeutische Vielfalt des personzentrierten Ansatzes* (S. 109–122). Wien: Facultas.

Bohart, A. (2012). Can you be integrative and a person-centered therapist at the same time? *Person-Centered & Experiential Psychotherapies, 11*(1), 1–13. https://doi.org/10.1080/14779757.2011.639461

Book, H.E. (1988). Empathy: Misconceptions and misuses in psychotherapy. *American Journal of Psychiatry, 145,* 420–424. https://doi.org/10.1176/ajp.145.4.420

Cain, D.J. (2003). Advancing humanistic psychology and psychotherapy: Some challenges and proposed solutions. *Journal of Humanistic Psychology, 43,* 10–41. https://doi.org/10.1177/0022167803043003003

Eberwein, W. (2017). *Was ist Humanistische Psychotherapie? – Kurzfassung.* Verfügbar unter: https://aghpt.de/werner-eberwein-was-ist-humanistische-psychotherapie-kurzfassung/

Ehrenfels, C. von (1890). Über Gestaltqualitäten. *Vierteljahrsschrift für wissenschaftliche Philosophie, 14,* 249–292.

Elkin, D.N. (2008). Why Humanistic Psychology lost its power and influence in American Psychology: Implications for advancing humanistic psychology. *Journal of Humanistic Psychology, 49,* 267–291. https://doi.org/10.1177/0022167808323575

Elliot, R., Watson, J., Timulak, L. & Sharbanee, J. (2021). Research on humanistic-experiential psychotherapies: Updated review. In M. Barkham, W. Lutz & L.G. Castonguay (Eds.), *Bergin and Garfield's handbook of psychotherapy and behavioral change* (7th ed., pp. 421–468). New York: Wiley.

Finke, J. (1994). *Empathie und Interaktion.* Stuttgart: Thieme.

Gaub, J., Ziem, M. & Flückiger, C. (2021). Humanistische und experientielle Psychotherapieverfahren. In J. Hoyer & S. Knappe (Hrsg.), *Klinische Psychologie und Psychotherapie* (S. 443–457). Berlin: Springer.

Gemeinsamer Bundesausschuss. (2008). *Tragende Gründe des Gemeinsamen Bundesausschuss zum Beschluss über eine Änderung der Psychotherapie-Richtlinien: Ergebnis des Bewertungsverfahrens über die Gesprächspsychotherapie bei Erwachsenen.* Verfügbar unter: https://www.g-ba.de/downloads/40-268-595/2008-04-24-Psycho-GT_TrG.pdf

Gendlin, E.T. (1998). *Focusing-orientierte Psychotherapie: Ein Handbuch der erlebnisbezogenen Methode.* Stuttgart: Klett-Cotta.

Goldstein, K. (1934). *Der Aufbau des Organismus. Einführung in die Biologie unter besonderer Berücksichtigung der Erfahrungen kranker Menschen.* München: Fink. https://doi.org/10.1007/978-94-017-7141-2

Grawe, K., Donati, R. & Bernauer F. (1994). *Psychotherapie im Wandel. Von der Konfession zur Profession.* Göttingen: Hogrefe.

Greenberg, L.S. (2006). *Emotionsfokussierte Therapie: Lernen, mit den eigenen Gefühlen umzugehen.* Tübingen: DGVT.

Hall, C.S. & Lindzey, G. (1978). Rogers' personcentered theory. In C.S. Hall & G. Lindzey (Eds.), *Theories of Personality* (pp. 279–309). New York: John Wiley & Sons.

Heidegger, M. (1967). *Sein und Zeit.* (11. Aufl.). Tübingen: Max Niemeyer Verlag. (Original erschienen 1927).

Helle, M. (2023). Gesprächspsychotherapie in Deutschland. Vom Höhenflug zum Abstieg? Erklärungsversuche. *Person, 26*(2), 95–101.

Hill, C.E. (2007). My personal reactions to Rogers (1957): The facilitative but neither necessary nor sufficient conditions of therapeutic personality change. *Psychotherapy: Theory, Research, Practice, Training, 44*(3), 260–264. https://doi.org/10.1037/0033-3204.44.3.260

Höger, D. (2012). Klientenzentrierte Persönlichkeitstheorie. In J. Eckert, E.-M. Biermann-Ratjen & D. Höger (Hrsg.), *Gesprächspsychotherapie* (2., überarb. Aufl., S. 35–65). Berlin: Springer.

Holdstock, T.L. & Rogers, C.R. (1983). Person-centered theory. In R.J. Corsini & A.J. Marsella (Eds.), *Personality theories, research, and assessment* (pp. 189–228). Itasca, IL: F.E. Peacock.

Hoyer, J. & Knappe, S. (Hrsg.). (2021). *Klinische Psychologie und Psychotherapie.* Heidelberg: Springer.

Kriz, J. (2012). Zum WBP-Antrag „Humanistische Psychotherapie". *Report Psychologie, 7/8,* 292–293.

Kriz, J. (Hrsg.). (2023). *Humanistische Psychotherapie.* Stuttgart: Kohlhammer. https://doi.org/10.17433/978-3-17-036564-3

Krutsch, W.J. (1959). *Human nature and the human condition.* München: Random House.

Lambert, M.J. (1992). Psychotherapy outcome research: Implications for integrative and eclectic therapists. In J.C. Norcross & M.R. Goldfried (Eds.), *Handbook of psychotherapy integration* (pp. 94–129). New York: Basic Books.

Maslow, A. (1959). *New knowledge in human values.* New York: Harper.

Maturana, U.R. & Varela, F.J. (1990). *Der Baum der Erkenntnis: Die biologischen Wurzeln menschlichen Erkennens.* München: Goldmann.

Mead, J.H. (1934). *Geist, Identität und Gesellschaft.* Frankfurt am Main: Suhrkamp.

Rogers, C.R. (1942). *Counseling and psychotherapy.* Boston: Houghton Mifflin Co.

Rogers, C. R. (1957). The necessary and sufficient conditions of therapeutic personality change. *Journal of Counseling Psychology, 21*(2), 95–103.

Rogers, C. R. (1959). A theory of therapy, personality, and centered framework. In S. Koch (Ed.), *Psychology a study of science* (Vol. 3, pp. 187–256). New York: McGraw Hill.

Rogers, C. R. (1962). Toward becoming a fully functioning person. In A. W. Combs (Ed.), *Perceiving, Behaving, Becoming. Yearbook* (pp. 21–33). Washington, DC: Association for Supervision and Curriculum Development.

Rogers, C. R. (1972, August). *My philosophy and how it grew.* Presentation at the Tenth Annual Meeting of the Association of Humanistic Psychology, Honolulu.

Rogers, C. R. (1973). Psychotherapie als Prozess. In C. Rogers (Hrsg.), *Entwicklung der Persönlichkeit* (S. 130–162). Stuttgart: Klett-Cotta.

Rogers, C. R. (1990). *Therapeut und Klient – Grundlagen der Gesprächspsychotherapie.* Frankfurt am Main: Fischer.

Rogers, C. R. (1992). Die Begründung einer therapeutischen Beziehung. In C. R. Rogers (Hrsg.), *Die nicht-direktive Beratung* (S. 83–107). Frankfurt am Main: Fischer. (Original erschienen 1942)

Rüegg, W. (1954). *Humanismus, Studium generale und Studia humanitatis in Deutschland.* Baden-Baden: Holle.

Samstag, L. W. (2007). The necessary und sufficient conditions of therapeutic personality change: Reactions to Rogers' 1957 article. *Psychotherapy: Theory, Research, Practice, Training, 44*(3), 295–299. https://doi.org/10.1037/0033-3204.44.3.295

Sartre, J. P. (1989). *Ist der Existenzialismus ein Humanismus?* Frankfurt am Main: Ullstein. (Original erschienen 1946)

Schmid, P. F. (2008). Die stille Revolution. *Gesprächspsychotherapie und Personzentrierte Beratung, 3,* 124–130.

Störig, H.-J. (1987). *Kleine Weltgeschichte der Philosophie* (13. Aufl.). Stuttgart: Kohlhammer.

Straub. J. (2012). Ist die Humanistische Psychologie ein Existentialismus? Eine exemplarische Abgrenzung. In J. Straub (Hrsg.), *Der sich selbst verwirklichende Mensch. Über den Humanismus der Humanistischen Psychologie* (S. 179–179). Bielefeld: Transcript.

Timulak, L. & Creaner, M. (2010). Qualitative meta-analysis of outcomes of personcentered/experiential therapies. In M. Cooper, J. C. Watson & D. Holldampf (Eds.), *Personcentered and experiential psychotherapies work: A review of the research on councelling, psychotherapy and related practices* (pp. 65–90). Ross-on-Wye, UK: PCCS Books.

Wampold, B. & Imel, Z. A. (2015). *The great psychotherapy debate: The evidence for what makes psychotherapy work* (2nd ed.). London: Routledge. https://doi.org/10.4324/9780203582015

Watson, J. C., Gordon, L. B., Stermac, L., Kalogerakos, F. & Steckley, P. (2003). Comparing the effectiveness of process-experiential with cognitive-behavioral psycho-therapy in the treatment of depression. *Journal of Consulting and Clinical Psychology, 71,* 773–781.

Wissenschaftlicher Beirat nach § 11 PsychThG. (2017). Gutachten zur wissenschaftlichen Anerkennung der Humanistischen Psychotherapie. *Deutsches Ärzteblatt, 115*(19), A-455/B-397/C-397.

Woelm, E. (2006). *Anleitung zum Focusing.* Verfügbar unter: https://www.inhypnos.de/informatives/inhypnos-tipps/tipps-focusing.html

B. Verfahrensübergreifende Aspekte

6 Entwicklungspsychopathologie

Svenja Taubner

Inhaltsübersicht

6.1 Einleitung

In der Klinischen Psychologie und Psychotherapie ist eine bedeutsame verfahrensübergreifende Perspektive entwickelt worden, die auf die Entstehung psychischer Störungen fokussiert: die Entwicklungspsychopathologie. Neben biologischen Faktoren sind kontextuell beeinflusste Prozesse und Ressourcen für die Entstehung und den Verlauf von Erkrankungen relevant (McDaniel et al., 2013). In der Psychotherapie und Medizin liegt der Fokus traditionell auf belastenden Risikofaktoren (Pathogenese), diese Sicht wird ergänzt durch ein Interesse an gesundheitsfördernden Faktoren (Salutogenese; Antonovsky, 1987).

Psychische Störungen werden auf der Grundlage von diagnostischen Kriterien (Symptome, Verhalten, Aspekte der Persönlichkeit etc.) klassifiziert. Da die Einschätzung von normalem und abweichendem Verhalten sowohl kultur- als auch zeithistorisch variiert, wurden internationale Klassifikationssysteme wie die International Classification of the Diseases (ICD) oder das Diagnostic and Statistical Manual of Mental Disorders (DSM) entwickelt, um einen gewissen Konsens über psychische Erkrankungen herzustellen und Kommunikation über abweichendes Erleben und Verhalten zu ermöglichen (siehe Kapitel 1). Diagnosen auf der Grundlage von Klassifikationssystemen haben auch rechtliche Implikationen, da diagnostizierten Personen ein Krankenstatus zugesprochen wird, aus dem sich weitere Ansprüche, wie z. B. auf Behandlung oder Krankschreibung, ergeben. In diesem Lehrbuch werden die Kriterien der aktuellen Klassifikationssysteme bei ausgewählten zentralen Störungsbildern auszugsweise dargestellt (siehe Teil III). In der Zusammenschau wird deutlich, dass die Klassifikationen DSM und ICD voneinander abweichen, sich jedoch auch über die Zeit verändern, wie z. B. der Wechsel von ICD-10 auf ICD-11 zeigt. Klassifikationssysteme dominieren das Gesundheitssystem und entsprechen einer eher traditionellen Auffassung von Erkrankungen als klar voneinander abgrenzbaren kategorialen Einheiten (entweder krank oder gesund) und arbeiten mit rein deskriptiver Erfassung von aktuellen Krankheitsmerkmalen ohne Bezug zu den Ursachen.

Doch in der letzten Zeit werden zunehmend alternative kategoriale und dimensionale Ansätze entwickelt, in denen sich ein anderes Verständnis psychischer Störungen manifestiert. Zwei neue klassifikatorische Ansätze wurden unabhängig voneinander vorgeschlagen und haben eine gewisse Anhängerschaft gefunden. Es handelt sich um die *Research Domain Criteria (RDoc)* (Insel et al., 2010; siehe Kapitel 7) und die *Hierarchische Taxonomie der Psychopathologie (HiTOP)* (Krueger et al., 2018), die ein stärker dimensionales Denken in das Verständnis von Psychopathologie einführen.

Neben den klassifikatorischen Ansätzen wird der Fokus in diesem Kapitel auf der Entstehung psychischer Störungen aus einer psychosozialen Perspektive liegen, die die biologische Perspektive ergänzt (siehe Kapitel 7), aber nicht ersetzt. Tatsächlich wird in den zeitgenössischen Konzeptualisierungen eine multifaktorielle Perspektive eingenommen, die sowohl biologische als auch psychosoziale Ursachen berücksichtigt im Sinne eines *biopsychosozialen Ursachenmodells*. Die Trennung in zwei Kapitel (biologisch und psychosozial) folgt rein didaktischen Überlegungen. In diesem Kapitel werden die auf den psychosozialen Bereich bezogenen Methoden und Ergebnisse der Entwicklungspsychopathologie in der Übersicht dargestellt, die in den störungsspezifischen Kapiteln teilweise aufgegriffen werden. Es geht um das aktuelle Wissen, wie und auf welchen Entwicklungspfaden psychische Erkrankungen entstehen und an welchen Mechanismen Prävention und Intervention ansetzen können. Erkenntnisleitend – im Gegensatz zu den gängigen Klassifikationen – ist die Vorstellung eines Kontinuums zwischen normalem und abweichendem Erleben und Verhalten, aber auch von Kontinuität und Diskontinuität in der Entwicklung. Um abweichende Entwicklung zu verstehen, muss die normale Entwicklung gut beschrieben sein, weshalb die Erkenntnisse der entwicklungspsycho(patho)logischen Forschung hier besonders bedeutsam sind (Venta et al., 2021). Die neuen Perspektiven auf Psychopathologie werden in den nächsten Jahrzehnten unser Bild psychischer Störungen weiter grundlegend verändern und haben auch Potenzial, die klassischen Therapieansätze zu erneuern.

Eine der weiteren Veränderungen im Bereich der Psychotherapie der letzten Jahrzehnte ist, dass die Bindungstheorie als eine empirisch begründete Entwicklungstheorie auch im klinischen Kontext stärker rezipiert wird und damit ein größeres Augenmerk auf die ätiologische Bedeutung von Bindungstraumata gelegt wird – was sich z. B. in der neuen ICD-11-Diagnose der „Komplexen Posttraumatischen Belastungsstörung" manifestiert (siehe Kapitel 28.7) – sowie auf den damit verwandten Konzepten „Mentalisierung" und der „Epistemic trust"-Theorie. Im Folgenden wird zunächst auf neue Arten der Klassifikation psychischer Störungen eingegangen, dann auf Entwicklungspsychopathologie und schließlich auf die Themen Bindung und Bindungstraumata, Mentalisierung und „epistemic trust".

6.2 Kritik an traditionellen Auffassungen von Psychopathologie und bisherigen Klassifikationssystemen

In der traditionellen Auffassung von psychischen Störungen werden Symptome (einzelne Merkmale wie Schlaflosigkeit) oder Syndrome (eine typisch anzutreffende Gruppe von Merkmalen, wie z. B. das depressive Syndrom, bestehend aus depressiver Stimmung, Verlust von Interesse und Freude und erhöhter Ermüdbarkeit) so gruppiert, dass eine kategoriale Diagnose möglich wird. Es wird somit versucht, klare Grenzen zwischen gesund und erkrankt sowie klare Grenzen zwischen verschiedenen Diagnosen zu ziehen (siehe Kapitel 1). Der Vorteil kategorialer Diagnosen besteht darin, dass Kurzformeln für ganze Bündel an Symptomen genutzt werden können und dies einen guten Startpunkt darstellt, um den individuellen Beschwerden einen Namen zu geben und einen voraussichtlichen Verlauf oder eine Prognose in Aussicht zu stellen. Betroffene können mithilfe von Diagnosen als Kurzformel ihrer Beschwerden einfach informiert werden und auch die Kommunikation zwischen Fachleuten wird dadurch erleichtert. Diagnosen erleichtern es auch, eine Indikation für eine bestimmte Behandlung zu stellen. Dieses Vorgehen entspricht damit weitestgehend dem Vorgehen in der somatischen Medizin bei körperlichen Erkrankungen.

Die Weltgesundheitsorganisation publizierte bereits 1883 den ersten klassifikatorischen Katalog, der eine Liste von Todesursachen enthielt und später in die ICD mündete, die Krankheiten unabhängig von der kulturellen Zugehörigkeit und geografischen Position einer Person korrekt beschreiben soll. Erst in der 6. Auflage im Jahr 1948 wurden psychische Erkrankungen in den Katalog aufgenommen (Hirsch et al., 2016). Die Entwicklung des DSM startete mit dem DSM-I im Jahr 1952 als Initiative der US-amerikanischen Psychiatrie. In der weiteren Entwicklung wurden die diagnostischen Einheiten für psychische Störungen immer feinmaschiger: Während das DSM-I von 128 verschiedenen Diagnosen ausging, beinhaltet das aktuelle DSM-5 bereits 541 Diagnosen. Die Veröffentlichung des DSM verfolgte das Ziel, die Psychiatrie mit der restlichen Medizin gleichzustellen. Mit der dritten Ausgabe wurde dann die bis heute gültige atheoretische Konzeption verfolgt, d. h. schulenspezifische Ätiologien aus den psychodynamischen, verhaltenstherapeutischen, humanistischen und systemischen Ansätzen wurden aus den Beschreibungen der psychischen Störungen entfernt. Besonders die dritte Überarbeitung initiierte neue empirische störungsbezogene Forschung, die Überarbeitungsbedarfe identifizierte, wenn Kategorien nicht zu den Forschungsergebnissen passten. Tatsächlich wurde seit der Einführung der großen Klassifikationssysteme aus den Reihen der Klinischen Psychologie, Psychotherapie und Persönlichkeitspsychologie immer wieder grundsätzliche Kritik am jeweiligen Diagnosesystem geäußert, da klassifikatorische Diagnosen, besonders in Bezug auf psychische Probleme, diverse Nachteile aufweisen. Gerade bei psychischen Erkrankungen sind die Beschwerden von Personen sehr heterogen, da innerhalb derselben Diagnose die Symptomprofile sehr variieren können. Die Cut-offs der Krankheitsschwellen sind vielfach eher durch ein Urteil von Expert:innen begründet, nicht empirisch überprüft und wirken daher künstlich. Diagnosen psychischer Probleme weisen oftmals hohe Überlappungen und Komorbiditäten auf, d. h., dass mehr als eine Diagnose vergeben werden kann. Besonders viel Kritik bestand an der Diagnostik der Persönlichkeitsstörungen, da die verschiedenen Störungsbilder in dieser Gruppe weder reliabel noch valide erfasst werden konnten und die häufigste Diagnose die „nicht näher bezeichnete Persönlichkeitsstörung" war. Darüber hinaus sind besonders die Diagnosen der Persönlichkeitsstörungen von sozialer Stigmatisierung stark betroffen, wie z. B. Borderline oder Narzissmus (Bach et al., 2022). Mit dem DSM-5 und aktuell der ICD-11 wurde schließlich eine neue Ära einer dimensionalen Betrachtung von psychischen Erkrankungen durch das *Alternative Modell für Persönlichkeitsstörungen (AMPD)* eingeleitet. Statt einer dichotomen Kategorisierung des „Ja – Nein", kann nunmehr der Schweregrad eines Merkmals zur Diagnostik eingesetzt werden (siehe Kapitel 30.1). Neben der stärker dimensionalen Orientierung in Bezug auf die Beschreibung psychischer Störungen wurde die Trennung zwischen Erkrankungen des Kindes- und Jugendalters und des Erwachsenenalters aufgehoben, sodass eine neue Orientierung über die gesamte Lebensspanne die aktuellen Beschreibungen prägt.

Neben den Problemen von Reliabilität und Validität der Klassifikationssysteme erscheint als besonders wichtig, dass Erkrankungen ganz verschiedene Ursachen oder Krankheitsmechanismen haben. Hier ist zu vermuten, dass Patient:innen in Abhängigkeit von den jeweiligen Ursachen oder Mechanismen auch unterschiedlich von Behandlungsansätzen profitieren. Zusammengefasst ist es wichtig, die Grenzen der bestehenden Klassifikationssysteme zu kennen. Klassifikationsversuche im DSM und ICD bündeln das empirische und klinische Wissen einer bestimmten Zeitperiode und stellen oftmals Kompromisse aus unterschiedlichen Meinungen von Expert:innen dar, die nur implizit grundlegende Vorstellungen von Krankheit und Gesundheit beinhalten. Damit sind Diagnosen aus Klassifikationssystemen zwar praktisch, aber sie verfehlen oftmals das Individuum, geben in den aktuellen Fassungen keinen Hinweis zur Entstehungsgeschichte der Erkrankung (Ätiologie) und sind daher nie endgültig oder absolut wahr (Frances & Widiger, 2012).

Beide Klassifikationen, DSM und ICD, sind stark psychiatrisch geprägt und werden als „Top-Down"-Ansätze bezeichnet, da die psychiatrische Expertise der Ausgangspunkt der Klassifikation ist. In den letzten Jahren wurde in Ergänzung ein „Bottom-Up"-Prozess eingeleitet, der Klassifikationen aus quantitativ ermittelten Forschungsdaten mittels Faktorenanalysen generiert. Die aktuell einflussreichsten empirischen Klassifikationssysteme sind die *Hierarchische Taxonomie der Psychopathologie (HiTOP)* sowie die *Research Domain Criteria (RDoc)*.

HiTOP (Krueger et al., 2018) verfolgt das Ziel, die Probleme der traditionellen Klassifikationssysteme mithilfe von hierarchischen statistischen Modellen zu lösen, indem die Co-Varianzen der verschiedenen Diagnosen durch über- und untergeordnete Faktoren geklärt werden. Der aktuelle Forschungsstand verweist auf einen einzigen Superfaktor oder Super-Sphäre (super-spectra), auf den alle Symptome statistisch laden, der als allgemeiner Pathologie-Faktor oder P-Faktor bezeichnet wird (Caspi et al., 2014). Darunter liegen die folgenden sechs Sphären (spectra): somatoforme Störungen, internalisierende Störungen, Denkstörungen, Rückzugsstörungen (detachment), externalisierend-enthemmte Störungen (z. B. Impulsprobleme, Drogenabusus) sowie externalisierend-antagonistische Störungen (z. B. antisoziales oder trotziges Verhalten). Unter den Sphären kommen dann Subfaktoren, Syndrome, Traits und schließlich Symptome. Damit ist HiTOP ein rein dimensionaler Ansatz, der kontinuierlich mithilfe neuerer Datensätze überarbeitet wird, aber diskontinuierliche Entwicklungen nicht abbilden kann. Auch wird hier bislang der Rahmen des DSM-5 nicht verlassen, da die Datengrundlage das DSM-Klassifikationssystem ist und eine Lebensspannenperspektive keine Berücksichtigung findet.

Die RDoC-Initiative wurde 2009 vom National Institute of Mental Health in den USA gestartet (Insel et al., 2010). RDoC sollte die traditionellen Kategorien der ICD und des DSM durch ein transdiagnostisches Instrument ablösen, das psychische Erkrankungen multifaktoriell von der molekularen Ebene bis zum Verhalten und Gesellschaftsbezug erfasst und dabei zentrale Mechanismen beschreibt, die allem Verhalten und Erleben zugrunde liegen. Forschung, die sich dem RDoc-System verschreibt, wird also jenseits der aktuell präsentierten Symptome auf die zugrunde liegenden Krankheitsmechanismen abzielen, wie z. B. ein gestörtes Belohnungssystem oder negatives kognitives Bewertungssystem, wobei ein Schwerpunkt auf den Erkenntnissen der Neurobiologie liegt und damit die psychosoziale Krankheitsverarbeitung und auch die Lebensspannenperspektive vernachlässigt wird (Franklin et al., 2015). Darüber hinaus ist RDoC bislang nicht in die klinische Praxis umsetzbar.

Es wird deutlich, welche Vor- und Nachteile die aktuellen psychopathologischen Ansätze aufweisen, wobei der größte Mangel in Bezug auf eine Lebensspannen-Entwicklungsperspektive besteht sowie in der Berücksichtigung psychosozialer Aspekte bei der Entstehung psychischer Störungen. Im Folgenden wird es daher um einen Ansatz gehen, der beide Aspekte zentral betont: die Entwicklungspsychopathologie (EP). Der EP-Ansatz betont und untersucht systematisch entwicklungsbedingte, individuelle und umweltbedingte Risiko- und Schutzfaktoren in der Ätiologie aller psychischen Erkrankungen. Dies ist besonders wichtig für das Verständnis von Psychopathologie im Kindes- und Jugendalter, aber auch darüber hinaus.

6.3 Entwicklungspsychopathologie

Entwicklungspsychopathologie (EP) untersucht individuelle Wege der Entwicklung von Erleben und Verhalten und versucht zu ergründen, warum manche Menschen psychisch krank werden, während andere unter ähnlichen Rahmenbedingungen gesund bleiben (Sroufe & Rutter, 1984). Für die EP ist von zentralem Interesse, wie Kinder und Jugendliche sich von normal bis psychopathologisch entwickeln, welche Einflüsse biologische Variablen (z. B. Genotyp) und soziale Variablen (z. B. Elternverhalten) haben und wie Entwicklungspfade modelliert werden können. Besonderes Augenmerk wird auf Risiko- und Schutzfaktoren für eine gesunde Entwicklung gelegt und darüber hinaus auf Individuen, die trotz Risikomerkmalen psychisch gesund bleiben, was als Resilienz bezeichnet wird. Resilienz (aus dem Englischen: Elastizität und Strapazierfähigkeit) bezeichnet die Widerstandskraft eines Individuums, trotz der Konfrontation mit Risikofaktoren psychisch gesund zu bleiben. Gesunde Menschen ohne Kontakt zu Risikofaktoren werden nicht als resilient bezeichnet. Die EP hat verschiedene Resilienzmerkmale empirisch ermittelt, die spezifische, im Individuum verortete Schutzfaktoren darstellen, jedoch keine zeitstabile Fähigkeit eines Individuums kennzeichnen, sondern zeit- und situationsspezifisch variieren. Resilienzmerkmale und auch andere Schutzfaktoren außerhalb des Individuums können eine negative Entwicklung abschwächen oder verhindern. Durch Resilienz findet eine kompetente und erfolgreiche Anpassung an schwierige Lebenssituationen statt.

Damit verbindet die EP die Entwicklungspsychologie mit der Klinischen Psychologie sowie benachbarten Disziplinen und stellt insofern keine geschlossene Theorie, sondern eine übergeordnete interdisziplinäre Perspektive dar, die sich der Frage widmet, warum Menschen psychisch krank werden oder gesund bleiben und wie dies aus dem Zusammenspiel von Umwelt, Anlage und Zeitpunkt im Sinne von kritischen Entwicklungsfenstern erklärt werden kann. Eine Zusammenfassung der Kernprinzipien der EP befindet sich im folgenden Kasten.

Kernprinzipien der Entwicklungspsychopathologie

Die Entwicklungspsychopathologie untersucht ...

1. die Wechselwirkung von normalem und abweichendem Erleben/Verhalten als Kontinuum,
2. Kontinuitäten und Diskontinuitäten von Eigenschaften (Traits), Verhaltensweisen, Emotionen und Störungen,
3. mehrere Analyseebenen, einschließlich der biologischen, individuellen, familiären, sozialen und kulturellen Ebene,
4. verschiedene Perspektiven: Klinische Psychologie, Entwicklungspsychologie, Kinder- und Jugendpsychiatrie, Genetik, Neurologie, Public Health, Wissenschaftsphilosophie als multidisziplinäres Projekt,
5. Risiko- und Schutzfaktoren zur Beschreibung von Risiko- und Resilienzpfaden und
6. reziproke, transaktionale Modelle.

In der EP wird Pathologie als eine übersteigerte Form des normalen Erlebens und Verhaltens angesehen und muss daher nicht nur an Extremfällen untersucht werden (Cicchetti, 2006). Übergänge zwischen normal und pathologisch sind geprägt von sozialen und kulturellen Erwartungen. Während es für Teenager als normal angesehen wird, dass sie sich von Zeit zu Zeit depressiv verstimmt fühlen und lange schlafen wollen, so wird dasselbe Verhalten bei Erwachsenen eher als Indikator für eine Depression gedeutet. Gesunde Entwicklung wird an das Erreichen bestimmter altersgemäßer Entwicklungsziele geknüpft und Verhalten und Erleben wird dementsprechend beurteilt. Während es für ein Kleinkind als normal angesehen wird, dass es weint, wenn die Bezugsperson den Raum verlässt, so würde dasselbe Verhalten einer 8-Jährigen als Anzeichen für Psychopathologie angesehen werden, z. B. für Trennungsangst.

Von Interesse sind auch Kontinuitäten und Diskontinuitäten der Entwicklung über die Lebensspanne. Hierbei wird zwischen homotyper Kontinuität (frühe Depression ist ein Prädiktor für spätere Depression) und heterotyper Kontinuität unterschieden (ein zugrunde liegendes Problem, wie z. B. Aggressivität, äußert sich in verschiedenen Altersphasen unterschiedlich, vom Wutanfall als Kleinkind zu delinquentem Verhalten in der Adoleszenz). Hilfreich zur Einschätzung der Entwicklung von Psychopathologie sind *Entwicklungspfad-Modelle*, die jeweils von den Kernprinzipien der Multifinalität und Äquifinalität geleitet werden (Cicchetti & Rogosch, 1996):

- *Multifinalität* bedeutet, dass ein Risikomerkmal, wie z. B. Erfahrungen von emotionalem Missbrauch, unterschiedliche Auswirkungen haben kann. Die Spanne kann reichen von schwerer psychischer Erkrankung bis hin zu stabiler Gesundheit.
- *Äquifinalität* fokussiert auf das Ergebnis, wie z. B. Störungen des Sozialverhaltens, die in Zusammenhang mit verschiedensten Risikofaktoren stehen können, wie genetischer Veranlagung, gewaltvollem Elternverhalten oder einer delinquenten Peer-Gruppe.

Zusätzlich werden die Modelle dadurch komplexer, dass aggressive Kleinkinder aus der Aggression im Schulkindalter aussteigen können und Adoleszente aggressiv werden können, die vorher keine Auffälligkeit in diesem Bereich hatten. Daher sind differenzierte Entwicklungspfade notwendig, die verschiedene Subgruppen berücksichtigen. Zu den wichtigsten Modellen, die das Mehrebenenprinzip beeinflusst haben, gehören Bronfenbrenners (1979) ökologisches Modell, Sameroffs (1989) Modell der Wechselwirkungen zwischen Genen und Umwelt sowie das Modell der vier Ebenen (Umwelt, Verhalten, neuronale Aktivität, Genetik) von Gottlieb, Wahlsten und Lickliter (2006), und wie diese Ebenen sich gegenseitig beeinflussen. Darüber hinaus werden Unterschiede zwischen Individuen (between-effects) und innerhalb eines Individuums über die Zeit (within-effects) berücksichtigt.

Abweichende Erlebens- und Verhaltensweisen werden in der EP als Effekte von Risikofaktoren begriffen, die die normale Entwicklung hemmen oder negativ lenken. Unter Berücksichtigung der Komplexität von individuellen Verläufen und Kontexten (siehe Multifinalität und Äquifinalität) werden Risiken nicht deterministisch als kausale Ursache-Symptom/Erkrankungs-Zusammenhänge begriffen. Mehrfache Risiken erhöhen jedoch die Wahrscheinlichkeit für eine psychische Störung, da sie sich gegenseitig verstärken und kumulative Effekte negative Entwicklungen fördern (Kazdin et al., 1997). Risikofaktoren werden in Risikoindikatoren und kausale Risikofaktoren differenziert. Risikoindikatoren werden auch als Marker bezeichnet, die an einem erhöhten Erkrankungsrisiko beteiligt sind, dieses aber nicht kausal begründen. Beispielsweise ist das Risiko, eine drogeninduzierte Psychose zu entwickeln, dann erhöht, wenn ein junger Erwachsener regelmäßig in der Technoszene feiern geht. Dies ist jedoch kein kausaler Risikofaktor, lediglich ein Indikator – da mit dieser Subgruppenzugehörigkeit die Wahrscheinlichkeit für multiplen illegalen Substanzkonsum erhöht ist, was wiederum einen kausalen Risikofaktor in diesem Beispiel darstellt.

Die Identifizierung von Risiko- und Schutzfaktoren ist aufgrund der Interaktion von Personen- und Umweltfaktoren bei psychischen Störungen herausfordernd und komplex. Mithilfe von Längsschnittstudien lassen sich Prädiktoren unterscheiden, die innerhalb bestimmter Entwicklungsphasen oder über die ganze Lebensspanne das Krankheitsrisiko erhöhen. Besonderer Beachtung bedürfen Risikofaktoren während kritischer Entwicklungsphasen wie der prä- und postnatalen Periode, der frühen Kindheit, der Adoleszenz und dem jungen Erwachsenenalter (Arango et al., 2018). In diesen vulnerablen Phasen finden bedeutsame Entwicklungs- und Veränderungsprozesse statt und schädliche Einflüsse können lang-

Tabelle 6.1: Risikofaktoren der ersten Lebensjahre zur Entwicklung psychischer Störungen (Taubner & Zettl, 2020)

Biologische Faktoren	Familiäre Faktoren	Umwelt- und gesellschaftliche Faktoren
(Epi-)Genetische Risikofaktoren	Perinatale Depression	Mobbing
Infektionen im Mutterleib	Drogen- und Medikamentenkonsum der Mutter	Niedriger sozioökonomischer Status
Entbindungskomplikationen/Frühgeburt	Psychische Erkrankung der Eltern	Soziale Isolation
Körperliche Krankheiten	Emotionaler und/oder sexueller Missbrauch	Stigmatisierung
Hirntrauma	Körperliche Misshandlung	Immigration
Nahrungs- und Nährstoffmangel	Elterliche Vernachlässigung	Gefährliches Wohnumfeld

fristige Veränderungen bewirken. In der Lebensspanne vor dem mittleren Erwachsenenalter findet sich auch die höchste Inzidenz psychischer Störungen: 50 % der psychischen Störungen beginnen vor dem 14. und 75 % vor dem 24. Lebensjahr (Kessler et al., 2007). In Tabelle 6.1 sind die aus Längsschnittstudien empirisch ermittelten Risikofaktoren aufgeführt, welche die Entwicklung einer psychischen Störung in den ersten Lebensjahren begünstigen.

Schutzfaktoren sind mit einer höheren Resilienz bzw. einer niedrigeren Vulnerabilität verknüpft. Der Zusammenhang zwischen Resilienz/Vulnerabilitäten und wirksamen Protektivfaktoren ist jedoch oftmals nicht eindeutig oder kausal. In bestimmten Fällen sind Schutz- und Risikofaktoren als Gegenspieler zu verstehen, wie z. B. in Bezug auf die Beziehungsqualität zwischen Eltern und Kind. Ob und wann eine psychische Störung entsteht, ergibt sich aus der Dauer, Dosis und dem dynamischen Zusammenwirken multipler Risiko- und Schutzfaktoren.

Mit dem psychischen Gesundheitsmodell der EP geht das Verständnis einher, dass Kinder sich vor allem vor dem Hintergrund einer supportiven und ressourcenreichen Umgebung „gut" entwickeln. Hierzu gehören neben einer engen, guten und fürsorglichen Bindung an die Eltern auch ein prosoziales, fürsorgliches (Schul-/Lern-)Umfeld. Hingegen ist der Entwicklungsverlauf dann von Schwierigkeiten, Dysfunktionen und Störungen gekennzeichnet, wenn das Kind einem ressourcenarmen, desorganisierten, feindseligen, konfliktreichen und delinquenten familiären und schulischen Umfeld ausgesetzt ist. Es bestehen individuelle Unterschiede in der Weise, wie Menschen physiologisch ausgestattet sind, wie sie sich wachstumsmäßig entwickeln und verhalten. Entwicklungsverläufe sind dabei vor dem Hintergrund eines bestimmten lebensgeschichtlichen Verlaufs bedingt anpassungsfähig aufgrund der adaptiven Plastizität des Gehirns. Ungünstige Rahmenbedingungen führen nicht unweigerlich zu Dysfunktionalität und Störungen, sondern erst einmal zu „alternativen" Anpassungsstrategien. Belastende Umgebungsfaktoren führen also zu Strategien, die unter ebendiesen widrigen Umständen adaptiv sind – wenngleich sie sich langfristig als nachteilig auswirken können, wie beispielweise bei der Entwicklung eines unsicher-gebundenen Bindungsstils als Reaktion auf „riskante" Umgebungsfaktoren. Lebensgeschichtlich bedeutsam ist die Verfügbarkeit von Ressourcen, das allgemeine Erkrankungs- oder Sterblichkeitsrisiko (Gefahr) sowie der Grad an Unvorhersehbarkeit bzw. Unberechenbarkeit. Ob sich Umweltfaktoren „positiv" oder „negativ" auswirken, definiert sich anhand der Auswirkung auf die Passung zwischen Individuum und Umwelt. Je nach Rahmenbedingungen und Person können also Einflüsse als Risiko- oder als Protektivfaktoren gelten und sind weder universell schützend noch risikobehaftet – so kann zum Beispiel zu viel soziale Unterstützung dazu führen, dass die Selbstwirksamkeit eines Individuums sinkt, weil es sich nichts zutraut. Weiterhin ist es auch möglich, dass Risikofaktoren für die Entstehung bestimmter Erkrankungen bei bestimmten Menschen sogar vor Erkrankungen schützen können. Umgekehrt führen Schutzfaktoren allgemein zu einer schwächeren oder weniger aktiven Abwehr- und Verteidigungsfunktion und können so unter bestimmten Umständen sogar dazu beitragen, schweren Bedrohungen ungeschützter ausgesetzt zu sein (z. B. bei der Verarbeitung eines Verlusts oder einer Naturkatastrophe). Dies ist sehr wichtig zu beachten, da es unserem intuitiven Verständnis von Risiko- und Protektivfaktoren widerspricht. Als Dreh- und Angelpunkt scheint vor allem die Anfälligkeit für Umwelteinflüsse bedeutsam (These der differenziellen Empfänglichkeit, Cicchetti, 2016). In Abhängigkeit davon, ob ein Individuum anfälliger ist, auf Umweltreize zu reagieren, reagiert die Person sowohl auf Stressoren als auch auf unterstützende Umweltfaktoren stärker. Übersetzt heißt das auch, dass Personen, die besonders durch ungünstige Einflüsse geschädigt werden, auch diejenigen sind, die besonders von günstigen Einflüssen profitieren können. In der Literatur wird auch von sogenannten „Orchideenkindern" gesprochen, die besonders empfänglich für stark belastende, aber gleichzeitig auch für nährende Umgebungsfaktoren sind (vgl. Übersichtsarbeit von Belsky & Pluess, 2009). Umgekehrt sind sogenannte „Löwenzahnkinder" mit einer Fähigkeit ausgestattet, auch bei ungünstigen Bedingungen adäquat zu funktionieren. Anfällige Individuen – also Orchideenkinder – verfügen über eine vergleichsweise weite Reaktionsbreite und sind deutlicher in einer positiv-negativ Polarität wichtiger Einflussfaktoren positioniert. Das bedeutet anders ausgedrückt, dass sensible Kinder sehr stark (deutlich stärker als robuste Kinder) auf unterschiedliche Umwelteinflüsse reagieren – sie blühen wie Orchideen auf, wenn die Rahmenbedingungen zum Erblühen beitragen, und werden deutlich schneller oder härter geschädigt, wenn äußere Faktoren dies bedingen.

Der Ansatz der differenziellen Empfänglichkeit ist eine Ausdifferenzierung oder Ergänzung des Diathese-Stress-Modells (welches besagt, dass psychische Erkrankungen auf einer Interaktion aus Veranlagung und Stresserfahrungen basieren) und führt zu einer veränderten Sicht auf Risiko- und Schutzfaktoren. Um Entwicklungspfade von pathologischen Auffälligkeiten modellieren zu können, müssen lineare Modelle überwunden werden, die einfache kausale Verbindungen annehmen. Stattdessen braucht es eine Synergie zwischen der kontextualistischen Perspektive einer angepassten Plastizität einerseits und der Auffassung von Kausalität als einem transaktionalem reziproken Ursache-Wirkungszusammenhang andererseits. Letzteres verweist auf den Umstand, dass psychische Störungen multikausal sind (Mehrebenen-Modelle mit biopsychosozialen Variablen) und dass nicht nur Kontexte auf ein Individuum wirken, sondern auch Individuen Kontexte beeinflussen. So kann z. B. ein schwer zu beruhigendes Baby mit Regulationsstörung die elterlichen Fürsorgekompetenzen untergraben oder umgekehrt eine Regulationsstörung die Folge mangelnder elterlicher Beruhigungskompetenzen sein, wobei oftmals eine reziproke, sich transaktional verstärkende Wechselwirkung auftreten kann, die von sozialen Faktoren wie dem sozioökonomischen Status moderiert werden kann.

In einer Studie an über 300 Familien konnte z. B. gezeigt werden, dass frühe kindliche Verhaltensprobleme (4 bis 12 Monate) elterlichen Stress nur bei Familien mit niedrigem sozio-ökonomischem Status vorhersagt (Evers et al., 2023). An diesem Beispiel sollen lineare Modelle und reziproke Mehrebenen-Modelle der EP gegenübergestellt werden. In einem linearen Modell würde z. B. angenommen werden, dass zu hoher elterlicher Stress zu Regulationsproblemen bei Säuglingen führt (Modell 1; siehe Abbildung 6.1).

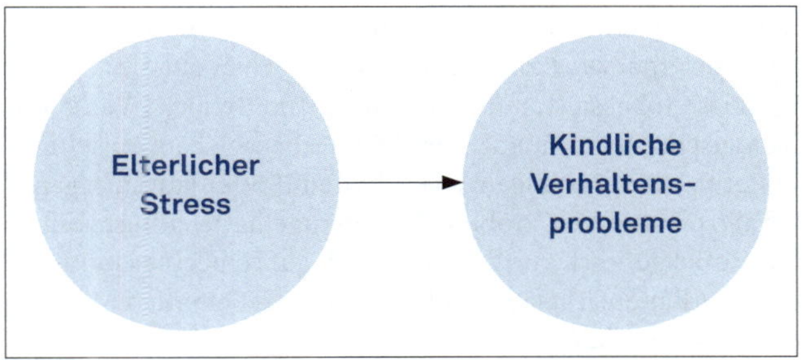

Abbildung 6.1: Modell 1 – Hypothetisches lineares Modell

Tatsächlich zeigen sich Wechseleinflüsse zwischen elterlichem Stress und kindlichem Verhalten, wobei der Kindpfad bei höherem sozio-ökonomischem Status (SÖS) erst auftritt, wenn die Kinder zwischen 12 und 36 Monaten alt sind (Modell 2; siehe Abbildung 6.2). Für epigenetische Prozesse, die umweltbedingtes An- oder Ausschalten von Genen beschreiben, sei auf Kapitel 7 verwiesen.

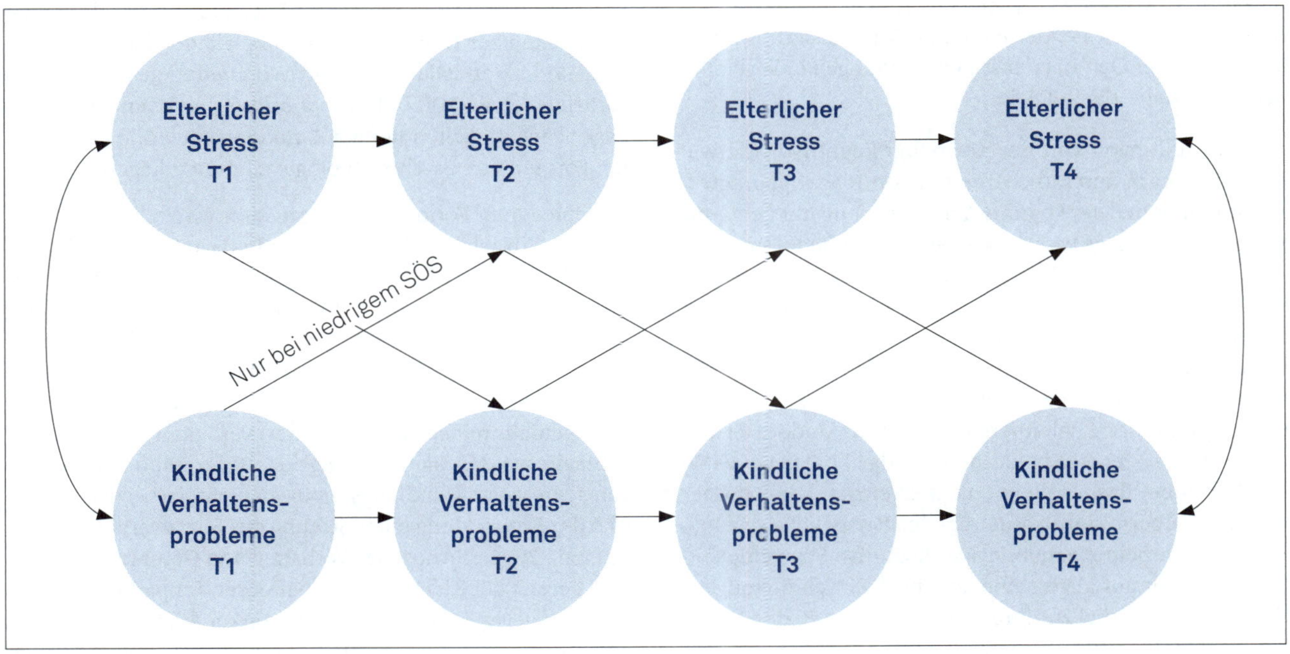

Abbildung 6.2: Modell 2 – Mehrebenen-Modell (nach Evers et al. 2023)

6.4 Normale Entwicklung in der Interaktion mit der Familie und mit Peers in Kindheit und Jugend

In der normalen Entwicklung, wie wir sie aktuell verstehen, ist die physische Entwicklung sowie ein Teil der kognitiven Entwicklung relativ kontextunabhängig (außer unter Bedingungen starker Vernachlässigung), während andere kognitive Aspekte, die emotionale, soziale und moralische Entwicklung sehr stark davon abhängen, welche Umwelterfahrungen in der Familie, mit Peers und in der Gesellschaft gemacht werden. Aufgrund der Schwerpunktsetzung des Kapitels wird hier auf die sozialen Einflüsse fokussiert, auch wenn jedes menschliche Verhalten biologische Determinanten enthält. Dabei soll kein einseitiges „Elternbashing" erfolgen, wie es in den 1950er Jahren begann, als alle psychischen Probleme auf mangelhaftes Elternverhalten zurückgeführt wurden, besonders auf schlechtes mütterliches Verhalten. Tatsächlich beeinflusst das elterliche Verhalten die Entwicklung von Kindern, aber dies ist nur ein Faktor von vielen. Beim Elternverhalten werden besonders wichtige Kategorien elterlichen Verhaltens auf den Dimensionen von Wärme und Grenzsetzung unterschieden. Der autoritative Stil wurde als ideales Elternverhalten der westlichen Welt identifiziert (warm und Grenzen setzend), der am ehesten Resilienz, soziale Verantwortungsübernahme und die Entwicklung realistischer Ziele fördert (Baumrind, 1989).

Zentrale Entwicklungsaufgaben in Kindheit und Jugend sind, neben der motorischen Entwicklung, das Erlernen von Sprache und einer Theorie des Geistes (Theory-of-Mind) über die Art, wie das Individuum selbst und andere denken und erleben, wie z. B. das Konzept der falschen Vorstellungen, sich also irren zu können in den eigenen Annahmen. Dieses Konzept wurde in den 1990er Jahren als Mentalisierungstheorie stärker mit der Qualität der frühen Bindungen in Verbindung gebracht (siehe Kapitel 6.5).

Die Vorstellungen von der normalen kognitiven Entwicklung sind stark durch die Arbeiten von Piaget geprägt, der ein Stufenmodell der kognitiven Entwicklung mit der Grundannahme vorgelegt hat, dass Kinder ein angeborenes Interesse und Neugierde haben, die Welt zunächst sensomotorisch und später in mehr abstrakten Begriffen bewältigen zu wollen und sich ihr wie Wissenschaftler:innen ausprobierend und forschend nähern (Piaget, 1932). Vygotsky (1978) hat diese Sichtweise mit der Zone der proximalen Entwicklung ergänzt, die die Rolle der Begleitpersonen (Eltern, andere Erwachsene, Geschwister etc.) beleuchtet, die das Kind in neues Wissen begleiten, das es alleine nicht erreichen könnte, das es aber auch überfordern kann. Aus der Perspektive der Informationsverarbeitungstheorie sind kognitive Schwierigkeiten junger Kinder auf allgemeine kognitive Einschränkungen in diesem Alter zurückzuführen, wie z. B. begrenztes Wissen, begrenztes Gedächtnis, begrenzte Aufmerksamkeitskontrolle und geringere Informationsverarbeitungsgeschwindigkeit, sowie auf begrenzte Strategien zum Erwerb und zur Nutzung von Informationen (Thompson & Siegler, 2010). Wenn Kinder älter werden, verbessert sich ihre Leistung, weil die kognitiven Einschränkungen durch die Reifung des Gehirns („Hardware") und die Entwicklung effektiverer Informationsverarbeitungsstrategien („Software") allmählich verringert werden.

Die stärkste Veränderung in Kindheit und Jugend betrifft die sozial-emotionale Entwicklung, wenn Kinder die Fähigkeit entwickeln müssen, die eigenen Gefühle und Selbstzustände eigenständig zu regulieren und zu kommunizieren sowie Beziehungen mit anderen einzugehen. Diese Fähigkeiten werden als Schlüsselfaktoren für eine resiliente Entwicklung angesehen. Nach der Theorie der Basisemotionen haben alle Menschen von Geburt an in allen Kulturen ein Set von verschiedenen Emotionen (z. B. Freude, Ärger, Angst, Überraschung, Trauer, Ekel; Ekman, 1993). Bereits im Säuglingsalter können Kinder ihre Bedürfnisse über den Ausdruck von Emotionen signalisieren (mimisch und vokal durch weinen/lachen), was kritisch für deren Überleben ist, da sie sich sprachlich noch nicht mitteilen können. Mit der Vorstellung von sich selbst (ab 18 Monaten) kommen selbstreferenzielle Emotionen hinzu wie Scham, Schuld, Stolz und Neid/Eifersucht. Dies setzt voraus, dass Kinder nicht nur eine Vorstellung von sich selbst, sondern auch von den Gedanken und Gefühlen anderer haben. In der Entwicklung lernen Kinder, sich selbst zu regulieren (z. B. einen Handlungsimpuls zu unterbrechen und auch Gedanken zu unterbrechen und zu hinterfragen) und ihre Emotionen zu regulieren, wobei sie zunächst von der Co-Regulation der Fürsorgepersonen abhängig sind und sich erst nach und nach selbst regulieren können. Der Übergang von der Co-Regulation in die Selbstregulation ist ein bedeutsamer Entwicklungsschritt, bei dem Kinder verschiedene Formen von Selbstberuhigung und Umgang mit Frustration lernen müssen. Die Forschung zeigt, dass gute Fähigkeiten zur Emotionsregulierung akademische Leistungen, Widerstandsfähigkeit und Wohlbefinden vorhersagen (Graziano et al., 2007). Darüber hinaus geht man davon aus, dass Schwierigkeiten bei der Emotionsregulation den meisten Formen von Psychopathologie zugrunde liegen.

Verschiedenen Formen von Aggression, wie z. B. feindselige (mit der Absicht, anderen zu schaden), instrumentelle (zur Erreichung eines Ziels) und Frustaggression (beim Nicht-Erreichen eines Ziels), sind bereits bei Kleinkindern beobachtbar und müssen über Selbstregulation und Selbstwirksamkeitserleben in Formen von altersangemessenen Strategien von Durchsetzung und Zielerreichung sozialisiert werden, was ebenfalls mit bestimmtem Elternverhalten in Verbindung gebracht werden kann. Gelingt das Erlernen der Kontrolle von aggressiven Handlungsimpulsen nicht, so besteht das Risiko der Entwicklung einer Störung des Sozialverhaltens (Talia et al., 2021). Prosoziales Verhalten und Gefühle sind ebenfalls bereits bei Kleinkindern über deren Empathie und Mitgefühl angelegt und können bei zu starker Ausprägung jedoch einen Risikofaktor für internalisierende Probleme darstellen (Eisenberg et al., 2006).

Soziale Einflüsse der Gleichaltrigen sind weitere starke Sozialisationsfaktoren und notwendige Lernorte der Entwicklung, die über Konformitätsdruck, Ausgrenzungsprozesse und sozialen Schmerz sowie gesteigerte Risikobereitschaft jedoch auch negative Entwicklungen begünstigen können. Besonders in der Adoleszenz kommt es zu einem gesteigerten antisozialen Verhalten, das über 70 % der Jugendlichen betrifft und daher als normale und vorübergehende Entwicklung anzusehen ist. Entwicklungsthemen in der Adoleszenz betreffen die Entwicklung einer sozialen Identität (heute unter Nutzung der sozialen Medien) und die Entwicklung romantischer Beziehungen. Hier wird als normal betrachtet, dass Adoleszente einen großen Teil ihrer Zeit mit Dating oder dem Nachdenken über Dates verbringen (Furmann, 2019). Ebenfalls in der Adoleszenz konsolidiert sich die Geschlechtsidentität, die das erlebte Kerngeschlecht (biologische Zuordnung), die Genderrolle oder Genderschema und die Geschlechtspartnerorientierung umfasst. Hier ist der elterliche, peer-bezogene und kulturelle Einfluss enorm, da Kinder unterschiedlichen Geschlechts sowohl im Verhalten als auch in Bezug auf Aussehen und Persönlichkeit genderbezogene Rückmeldungen erhalten, besonders wenn sie mit genderbezogenen Erwartungen brechen.

Schließlich ist Kindheit und Jugend durch die Entwicklung einer individuellen Moral gekennzeichnet, die Piaget (1932) und später Kohlberg (1973) als das Durchlaufen von Stufen beschrieben haben, wobei nicht alle die höchste Stufe der postkonventionellen Moral erreichen bzw. diese eher dem Ideal der westlichen männlichen Kultur entspricht und Aspekte von Empathie, Altruismus und Fürsorge fehlen. Auch die Moralentwicklung folgt dabei nach neueren Erkenntnissen deutlich den Einflüssen von Eltern und Peers (van Hoorn et al., 2016).

6.5 Bindung und Mentalisierung als zentrale psychosoziale Schutzfaktoren

Die Bindungstheorie ist eine empirisch fundierte theoretische Perspektive, die bedeutsam für die Entwicklungspsychologie, Entwicklungspsychopathologie sowie Psychotherapie ist (Cassidy & Shaver, 2008). Begründer der Bindungstheorie war der Kinderpsychiater und Psychoanalytiker John Bowlby (1907–1990). Er erforschte die Beziehungen zwischen Kleinkindern und ihren primären Bezugspersonen (damals fokussierte er auf die Mütter, inzwischen werden auch die Väter berücksichtigt; Bowlby, 1969, 1973, 1980).

Mit Bindung ist ein grundlegendes menschliches Verhaltenssystem gemeint, das bei Stresserfahrungen, Trennungen und genereller Gefahr aktiviert wird und, evolutionsbiologisch verankert, zunächst das physische Überleben eines Individuums sichern soll. Bei Säuglingen und Kleinkindern führt eine Aktivierung des Bindungssystems (z. B. durch Angst, Erschöpfung, Verletzung) zu einem spezifischen schutzsuchenden Bindungsverhalten (z. B. Weinen oder Anklammern), welches bei den Pflegepersonen normalerweise fürsorgliches Verhalten auslöst (z. B. in den Arm nehmen und trösten; Bowlby, 1973). Mikulincer und Shaver (2007) haben fünf Aspekte aus der Perspektive des Kindes beschrieben, die eine sichere Bindungsbeziehung zwischen Kind und Fürsorgeperson kennzeichnen:

1. Das Kind sucht die Nähe der Fürsorgeperson, besonders in ängstigenden Situationen.
2. Die Fürsorgeperson wird im Sinne der Beruhigung/Affektregulation als sicherer Hafen genutzt.
3. Die Fürsorgeperson dient als sichere Basis und als Ausgangspunkt für Explorationsverhalten.
4. Die Fürsorgeperson wird als stärker und weiser erlebt.
5. Eine Unterbrechung des Kontaktes mit der Fürsorgeperson löst Trennungsangst aus.

Erfahrungen von Schutz bietendem Verhalten seitens der frühen Bezugspersonen haben Auswirkungen auf das generelle Sicherheitserleben, weshalb Bindungserfahrungen gleichzeitig Regulatoren des emotionalen Erlebens darstellen. Eine sichere Bindung stellt aus dieser Perspektive das Resultat einer erfolgreichen Gefühlsregulation durch die primäre Bezugsperson dar. Ab dem vierten Lebensjahr geht die Bedeutsamkeit der Bindungserfahrungen über das reine physische Überleben hinaus, was Bowlby (1973) mit dem Begriff der zielkorrigierten Partnerschaft beschrieben hat. Frühe Erfahrungen mit den Bezugspersonen werden zu verinnerlichten repräsentationalen Systemen zusammengefasst, die Bowlby „innere Arbeitsmodelle" von Bindung *(Internal Working Models, IWM)* nannte, wobei unabhängige Arbeitsmodelle für jede Bezugsperson angenommen werden. Innere Arbeitsmodelle bestehen aus prozedural verankerten und generalisierten Überzeugungen und Erwartungen darüber, wie Bindungsbeziehungen funktionieren und was jemand aus diesen Beziehungen gewinnt.

Zur Diagnostik von Bindungsmustern existieren verschiedene Methoden, die auf Fragebögen, Verhaltensbeobachtungen oder „representational measures" beruhen (siehe Kapitel 11). Bei kleinen Kindern wird der „Fremde Situation Test" eingesetzt, bei Erwachsenen das „Adult Attachment Interview" (AAI; George et al., 1996) oder Bindungsfragebögen wie der „Experiences in Close Relationships" (ECR), der auch auf Deutsch vorliegt (ECR-RD; Ehrenthal et al., 2009).

Grundsätzlich werden vier Bindungsmuster unterschieden: ein *„sicheres"* Muster und drei Varianten „unsicherer" innerer Arbeitsmodelle *(vermeidend, ambivalent und desorganisiert)*. Psychische Gesundheit steht in Zusammenhang mit der Bindungssicherheit und der Beziehungsqualität. Menschen mit einer sicheren Bindung sind besser als solche mit einer unsicheren in der Lage, ihren Bezugspersonen zu signalisieren, dass sie sich Zuwendung wünschen und können auch anderen besser Zuwendung geben als Menschen mit unsicherer Bindung.

Der Bindungsstil beschreibt die Art des zwischenmenschlichen Verhaltens, das normalerweise gezeigt wird, wenn eine Person innere Anspannung zu regulieren versucht, z. B.:

- ob die Person, wenn sie einen Verlust erlebt, Traurigkeit anderen gegenüber ausdrückt und Trost sucht (sichere Bindung),
- ob sie sich aus zwischenmenschlichem Kontakt zurückzieht, um sich selbst zu beruhigen (unsicher-vermeidende Bindung), oder
- ob sie eher anklammernden Kontakt mit anderen sucht, darin jedoch anhaltend frustriert ist und keinen Trost findet (ambivalent-verstrickte Bindung).

Je häufiger ein Kind die Erfahrung macht, dass innere Zustände von seinen Bezugspersonen korrekt wahrgenommen, rückgemeldet und mithilfe der Bezugspersonen reguliert werden, desto besser lernt es sich selbst hinsichtlich seiner inneren Zustände kennen, desto hilfreicher nimmt es zwischenmenschliche Beziehungen für die Stressregulation wahr, und desto ungefährlicher und lohnenswerter scheint es, sich mit inneren Zuständen bei sich und anderen zu beschäftigen. Frühe frustrierende und besonders aversive Erfahrungen können hingegen dazu beitragen, dass Kinder sich und andere nur wenig hinsichtlich innerer Zustände kennenlernen oder gar lernen, den Absichten anderer gegenüber misstrauisch zu sein, weil sie anstelle einer Stressregulation beispielsweise Bedrohung erfuhren.

Die inneren Arbeitsmodelle von Bindung werden auch genutzt, um das Verhalten anderer vorherzusagen. Je besser dieser Vorhersagewert ausgeprägt ist, desto höher ist der selektive Vorteil und desto eher werden weitere kognitive Fähigkeiten gefördert (Raque-Bogdan et al., 2011). Die Verarbeitung des repräsentationalen Systems kann möglicherweise als eine interpersonale Interpretationsfunktion bezeichnet werden, die nicht nur der Speicherung von Erfahrung dient, sondern auch der Verarbeitung neuer Erfahrungen. Dafür ist eine Aufmerksamkeitskontrolle notwendig, welche eine selektive Aktivierung von mentalen Zuständen ermöglicht. Des Weiteren basiert die interpersonale Interpretationsfunktion auf einer gelingenden Affektregulation und *Mentalisierung,* d.h. einer symbolischen Repräsentation mentaler Zustände und der Reflexion der Bedeutung verschiedener mentaler Befindlichkeiten sowie Auswirkungen auf das Verhalten.

Damit wird den Erfahrungen in frühen Bindungsbeziehungen eine bedeutsame Rolle in der Entwicklung der Vorstellungen über das Selbst und Beziehungen sowie des allgemeinen interpersonalen Verständnisses zugesprochen. Die elterlichen Fähigkeiten, auf die Bindungsbedürfnisse ihrer Kinder akkurat eingehen zu können, hängen aus Sicht der Bindungsforschung von deren eigenen inneren Arbeitsmodellen ab. Daher wird aktuell von einem Zusammenspiel von Bindung und Mentalisierung in Bezug auf die elterlichen Kompetenzen ausgegangen. Eltern, die über eine sichere Bindung und eine hohe Mentalisierungsfähigkeit verfügen, können ihre

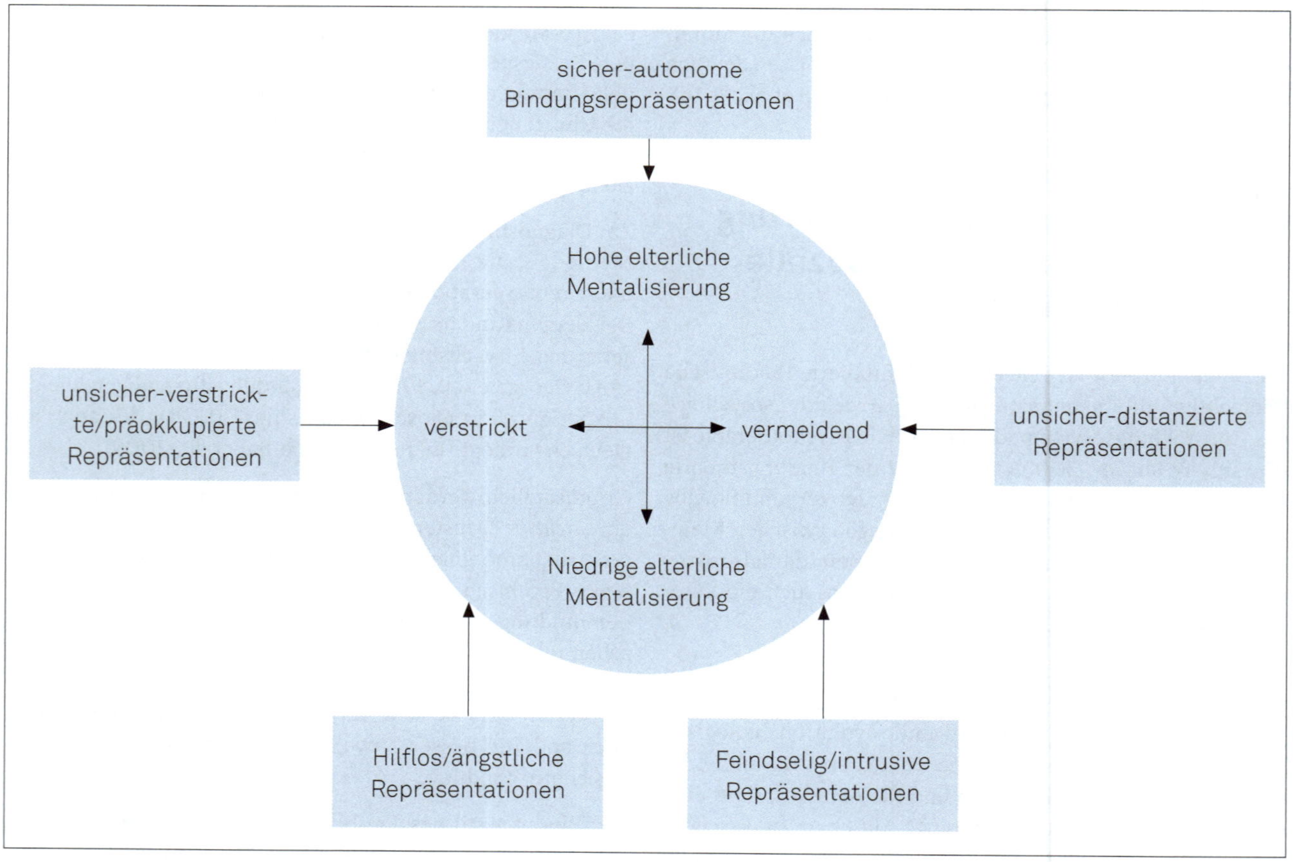

Abbildung 6.3: Bindungsrepräsentationen und Mentalisierung im elterlichen Verhalten

Kinder am adäquatesten unterstützen, da sie diese (meistens) akkurat wahrnehmen können und auch in ihrer autonomen Entwicklung am besten fördern. Unsicher-gebundene Eltern werden auf einem Kontinuum zwischen vermeidendem und verstricktem Verhalten angesiedelt. Bei niedriger Mentalisierung in Verbindung mit unverarbeiteten Traumatisierungen kann hilfloses bis feindseliges Elternverhalten auftreten (siehe Abbildung 6.3).

Folgen früher Traumatisierungen werden in der Bindungsforschung unter dem Begriff der *desorganisierten Bindung* zusammengefasst. Damit ist gemeint, dass ein Kind, das von seiner Bindungsperson traumatisiert wird, keine organisierte Strategie der Bewältigung von Ängsten etablieren kann, da widersprüchliche Verhaltenssysteme aktiviert werden, wenn die Bindungsfigur selbst Quelle der Angst ist. So entwickelt z. B. ein Kind, das immer wieder schwer und unvorhersehbar körperlich misshandelt wird, große Ängste. Das angsterfüllte Kind hat dann den Impuls, Nähe und Fürsorge bei der Bindungsperson zu suchen, doch gleichzeitig hat es ja gerade vor dieser Person Angst und möchte insofern am liebsten vor der ängstigenden Person weglaufen. In diesem unlösbaren Dilemma frieren desorganisierte Kinder oftmals in ihrer Motorik ein, da sie weder hin- noch wegkönnen. Beobachtbar ist dann eine „gefrorene Wachsamkeit“: Das Kind ist immer angespannt und muss immer aufpassen (Main et al., 1985).

Sowohl prospektive als auch retrospektive Metaanalysen belegen nämlich, dass psychische Störungen Erwachsener in engem Zusammenhang mit Kindesmissbrauch und Vernachlässigung stehen und somit vermutlich mit traumatischen Bindungserfahrungen (Chen et al., 2010; McKay et al., 2021; Pastore et al., 2022; Varese et al., 2012).

Traumatische Bindungserfahrungen haben auch Konsequenzen für die Entwicklung von Mentalisierung. In desorganisierenden Bindungskontexten signalisieren primäre Bezugspersonen oftmals widersprüchliche mentale Einstellungen zum Kind, z. B. missbrauchend vs. fürsorglich, und verhalten sich im Vergleich zwischen privatem und öffentlichem Raum widersprüchlich, um z. B. missbräuchliches Verhalten zu verbergen. Daher ist es für ein Kind in solchen Bindungskontexten ungleich schwerer bzw. unmöglich, das Verhalten der Bezugspersonen mentalisierend vorhersehen zu können. Die permanente Angst vor erneuten Traumatisierungen und die damit verbundenen Hilflosigkeits- und Ohnmachtsgefühle können nur bewältigt werden, indem die Identität der misshandelnden Person in getrennte innere Welten mit jeweils widerspruchsfreien Intentionen (verfolgend vs. idealisiert gutartig) aufgespalten wird. So kann die mentale Kohärenz innerhalb der aufgespaltenen Identitäten gewahrt bleiben, jedoch auf Kosten einer Verzerrung der sozialen Realität. Diese Spaltung der Identitäten wird als pathologisches Muster der Selbstentwicklung betrachtet.

Hinsichtlich des Einflusses früher aversiver Erfahrungen auf die Mentalisierungsfähigkeit haben Fonagy und Kollegen (Fonagy et al., 2002) das Modell einer Hemmung der Mentalisierung als Anpassung an einen missbräuchlichen familiären Kontext vorgeschlagen. Eine dauerhafte oder temporäre Einschränkung der Mentalisierung dient als Schutz, da sie dem missbrauchten Kind ermöglicht, nicht länger über die vermutlich im Moment des Missbrauchs böswilligen Motive des Täters nachzudenken. Ausgehend von diesen Befunden erklären Fonagy et al. (2002) den Zusammenhang zwischen Kindesmisshandlung und Psychopathologie durch ein nicht adäquates interpersonales Verständnis und eine damit zusammenhängende eingeschränkte Verhaltensflexibilität und führen dies für die Entwicklung adoleszenter Depressionen und Verhaltensstörungen modellhaft aus.

In einer Metaanalyse fanden Zeegers et al. (2017) heraus, dass Kinder von Eltern, die Schwierigkeiten hatten, ihr Kind in Bezug auf seine mentalen Zustände zu verstehen, ein erhöhtes Risiko für eine unsichere Bindung hatten. Einschränkungen im elterlichen Mentalisieren wurden mit internalisierendem und externalisierendem Verhalten in der Kindheit in Verbindung gebracht (Camisasca et al., 2019; Ensink et al., 2017) und sagen diese im späteren Kindesalter vorher (Meins et al., 2013). Ebenso bestehen Zusammenhänge mit kindlichem Missbrauch (Brown et al., 2023). Darüber hinaus ist elterliches Mentalisieren ein wichtiger Prädiktor für die Entwicklung des sozialen Verstehens eines Kindes sowie für dessen Regulationsfähigkeit (McMahon & Bernier, 2017). Elterliches Mentalisieren stellt demnach ein Schlüsselmerkmal für feinfühliges Verhalten, emotionale Verfügbarkeit und einen adaptiven Umgang mit Stress dar und rückt zunehmend in den Fokus der klinischen Forschung (Nijssens et al., 2018).

Das Vorliegen einer elterlichen psychischen Erkrankung oder erhöhte psychische Belastungen gelten als Risikofaktoren für Mentalisierungsschwierigkeiten von Eltern (Camoirano, 2017; Katznelson, 2014; McMahon & Bernier, 2017). Risikofaktoren für wenig sensitives Elternverhalten, wie das Erleben früher Widrigkeiten, Vernachlässigung oder Missbrauch in der Biografie der Eltern (Kluczniok et al., 2016), werden ebenso mit Mentalisierungsproblemen in Verbindung gebracht (Germine et al., 2015). In diesem Zusammenhang wird dem elterlichen Mentalisieren nicht nur eine Rolle für die Transmission von Bindungserfahrungen, sondern auch allgemein als Transmissionsfaktor von psychischer Vulnerabilität zugesprochen (Luyten et al., 2020).

Die „Epistemic Trust“-Theorie (Fonagy & Nolte, 2023) fokussiert darauf, dass sich psychische Störungen letztlich vielleicht auf einem generellen Faktor (P-Faktor, siehe Kapitel 6.2) abbilden lassen und dass grundlegend das „epistemische Vertrauen“ beeinträchtigt sein könnte. Mit epistemischem Vertrauen wird die Fähigkeit eines Menschen bezeichnet, interpersonell weitergegebene Informationen als vertrauenswürdig, generalisierbar und persönlich relevant einstufen zu können. Dies wird als Grundlage sozialen Lernens verstanden und beschreibt zudem die Fähigkeit, aus der Flut sozialer Informationen das für sich Relevante von vertrauenswürdigen Informationsvermittlern herauszusuchen. Menschen mit schweren Bindungstraumatisierungen haben ihre wichtigsten Bezugspersonen als nicht vertrauenswürdig erlebt und haben deshalb oft epistemische Dilemmata zwischen epistemischer Hypervigilanz (niemandem trauen) oder epistemischer Naivität bzw. einem Wechsel aus beidem.

6.6 Fazit

Klassifikationssysteme für psychische Störungen sind nützlich, vermitteln aber ein eingeschränktes Bild von psychischen Erkrankungen, da die Krankheitsmechanismen, -verläufe und Entstehungsbedingungen oft nicht berücksichtigt werden. Auch ist das Wissen immer als vorläufig zu betrachten und in vielen Punkten basieren die Klassifikationen und auch Leitlinien eher auf Einschätzungen von Expert:innen als auf empirischen Belegen, was auch für die Komplexität des Feldes spricht. In Zukunft werden aber komplexere und stärker durch Daten gestützte Modelle die Klassifikationssysteme bereichern und verändern (z. B. RDoC und HiTOP). Besonders bedeutsam erscheint die Integration der Lebensspannenperspektive und der kontextuellen Betrachtung im Sinne der psychosozialen Aspekte, wie es die Entwicklungspsychopathologie vorantreibt. Bei der Betrachtung der normalen Entwicklung wird deutlich, welche komplexen psychosozialen Lernprozesse und Anforderungen von Individuen in ihren sozialen (Familie, Peers, romantische Beziehungen) und gesellschaftlichen Bezügen bewältigt werden müssen. Psychosoziale Aspekte sind einerseits Schutzfaktoren und können andererseits Risikofaktoren darstellen, wenn Beziehungen misslingen oder schädigende Anteile aufweisen. Die Qualität von Bindungsbeziehungen sowie die Fähigkeit, über Bindungen nachdenken zu können (Mentalisieren), werden aufgrund der starken sozialen Ausrichtung des Menschen als zentral für psychische Gesundheit angesehen.

Literatur

Antonovsky, A. (1987). *Unraveling the mystery of health*. San Francisco: Jossey-Bass.

Arango, C., Díaz-Caneja, C. M., McGorry, P. D., Rapoport, J., Sommer, I. E., Vorstman, J. A. et al. (2018). Preventive strategies for mental health. The Lancet. *Psychiatry, 5*(7), 591–604. https://doi.org/10.1016/S2215-0366(18)30057-9

Bach, B., Kramer, U., Doering, S., Di Giacomo, E., Hutsebaut, J., Kaera, A. et al. (2022). The ICD-11 classification of personality disorders: a European perspective on challenges and opportunities. *Borderline Personality Disorder and Emotion Dysregulation, 9*(1), 12. https://doi.org/10.1186/s40479-022-00182-0

Baumrind, D. (1989). Rearing competent children. In W. Damon (Ed.), *Child development today and tomorrow* (pp. 349–378). San Francisco: Jossey-Bass.

Belsky, J. & Pluess, M. (2009). The nature (and nurture?) of plasticity in early human development. *Perspectives on Psychological Science, 4*(4), 345–351. https://doi.org/10.1111/j.1745-6924.2009.01136.x

Bowlby, J. (1969). *Attachment and loss, Vol. 1: Attachment*. New York: Basic Books.

Bowlby, J. (1973). *Attachment and loss. Vol. 2: Separation: Anxiety and anger*. New York: Basic Books.

Bowlby, J. (1980). *Attachment and loss. Vol. 3: Loss: sadness and depression*. New York: Basic Books.

Bronfenbrenner, U. (1979). Contexts of child rearing: Problems and prospects. *American Psychologist, 34*(10), 844–850. https://doi.org/10.1037/0003-066X.34.10.844

Brown, M. P., Ng, R., Lisle, J., Koenig, M., Sannes, D., Rogosch, F. et al. (2023). Mind-mindedness in a high-risk sample: Differential benefits for developmental outcomes based on child maltreatment. *Developmental Psychology, 59*(6), 1126–1135. https://doi.org/10.1037/dev0001506

Camisasca, E., Miragoli, S. & Di Blasio, P. (2019). Children's cognitive and emotional processes in adult versus child-related inter-parental conflicts. *Europe's Journal of Psychology, 15*(4), 843–857. https://doi.org/10.5964/ejop.v15i4.1613

Camoirano, A. (2017). Mentalizing makes parenting work: A review about parental reflective functioning and clinical interventions to improve it. *Frontiers in Psychology, 8*, 14. https://doi.org/10.3389/fpsyg.2017.00014

Caspi, A., Houts, R. M., Belsky, D. W., Goldman-Mellor, S. J., Harrington, H., Israel, S. et al. (2014). The p Factor: One general psychopathology factor in the structure of psychiatric disorders? *Clinical Psychological Science, 2*(2), 119–137. https://doi.org/10.1177/2167702613497473

Cassidy, J. & Shaver, P. R. (Eds.). (2008). *Handbook of attachment: Theory, research, and clinical applications* (2nd ed.). New York: Guilford.

Chen, L. P., Murad, M. H., Paras, M. L., Colbenson, K. M., Sattler, A. L., Goranson, E. N. et al. (2010). Sexual abuse and lifetime diagnosis of psychiatric disorders: Systematic review and meta-analysis. *Mayo Clinic Proceedings, 85*(7), 618–629. https://doi.org/10.4065/mcp.2009.0583

Cicchetti, D. (2006). Theory and method. In D. Cicchetti & D. J. Cohen (Eds.), *Development and psychopathology* (2nd ed., pp. 1–23). Hoboken: John Wiley & Sons, Inc.

Cicchetti, D. (Ed.). (2016). *Developmental psychopathology: Risk, resilience, and intervention* (3rd ed.). Hoboken: John Wiley & Sons, Inc. https://doi.org/10.1002/9781119125556

Cicchetti, D. & Rogosch, F. A. (1996). Equifinality and multifinality in developmental psychopathology. *Development and Psychopathology, 8*(4), 597–600. https://doi.org/10.1017/S0954579400007318

Ehrenthal, J. C., Dinger, U., Lamla, A., Funken, B. & Schauenburg, H. (2009). Evaluation der deutschsprachigen Version des Bindungsfragebogens „Experiences in Close Relationships—Revised" (ECR-RD). *Psychotherapie, Psychosomatik, medizinische Psychologie, 59*(6), 215–223. https://doi.org/10.1055/s-2008-1067425

Eisenberg, N., Fabes, R. A. & Spinrad, T. L. (2006). Prosocial development. In N. Eisenberg, W. Damon & R. M. Lerner (Eds.), *Handbook of child psychology: Social, emotional, and personality development* (pp. 646–718). Hoboken: John Wiley & Sons, Inc.

Ekman, P. (1993). Facial expression and emotion. *American Psychologist, 48*(4), 384–392. https://doi.org/10.1037/0003-066X.48.4.384

Ensink, K., Bégin, M., Normandin, L. & Fonagy, P. (2017). Parental reflective functioning as a moderator of child internalizing difficulties in the context of child sexual abuse. *Psychiatry Research, 257*, 361–366. https://doi.org/10.1016/j.psychres.2017.07.051

Evers, O., Georg, A. K., Wegener, C., Sidor, A. & Taubner, S. (2023). Transactional relations between child functioning and parenting stress in the first years of life: A longitudinal study among psychosocially burdened families. *Psychopathology, 56*(1–2), 29–40. https://doi.org/10.1159/000524101

Fonagy, P., Gergely, G., Jurist, E. L. & Target, M. (2002). *Affect regulation, mentalization, and the development of the self*. New York: Other Press.

Fonagy, P. & Nolte, T. (Hrsg.). (2023). *Epistemisches Vertrauen: Vom Konzept zur Anwendung in Psychotherapie und psychosozialen Arbeitsfeldern*. Stuttgart: Klett-Cotta.

Frances, A. J. & Widiger, T. (2012). Psychiatric diagnosis: lessons from the DSM-IV past and cautions for the DSM-5 future. *Annual Review of Clinical Psychology, 8*, 109–130. https://doi.org/10.1146/annurev-clinpsy-032511-143102

Franklin, J. C., Jamieson, J. P., Glenn, C. R. & Nock, M. K. (2015). How developmental psychopathology theory and research can inform the research domain criteria (RDoC) project. *Journal of Clinical Child and

Adolescent Psychology, Division 53, 44(2), 280–290. https://doi.org/10.1080/15374416.2013.873981

Furman, W. (2019). The romantic relationships of youth. In W.M. Bukowski, B. Laursen & K.H. Rubin (Eds.), *Handbook of peer interactions, relationships, and groups* (2nd ed., pp. 617–636). New York: Guilford.

George, C., Kaplan, N. & Main, M. (1996). *The Adult Attachment Interview.* Unpublished manuscript, University of California at Berkeley.

Germine, L., Dunn, E.C., McLaughlin, K.A. & Smoller, J.W. (2015). Childhood adversity is associated with adult theory of mind and social affiliation, but not face processing. *PLOS ONE, 10*(6), e0129612. https://doi.org/10.1371/journal.pone.0129612

Gottlieb, G., Wahlsten, D. & Lickliter, R. (2006). The significance of biology for human development: A developmental psychobiological systems view. In R.M. Lerner & W. Damon (Eds.), *Handbook of child psychology: Theoretical models of human development* (pp. 210–257). Hoboken: John Wiley & Sons, Inc. https://doi.org/10.1002/9780470147658.chpsy0105

Graziano, P.A., Reavis, R.D., Keane, S.P. & Calkins, S.D. (2007). The role of emotion regulation and children's early academic success. *Journal of School Psychology, 45*(1), 3–19. https://doi.org/10.1016/j.jsp.2006.09.002

Hirsch, J.A., Nicola, G., McGinty, G., Liu, R.W., Barr, R.M., Chittle, M.D. et al. (2016). ICD-10: History and Context. *American Journal of Neuroradiology, 37*(4), 596–599. https://doi.org/10.3174/ajnr.A4696

Insel, T., Cuthbert, B., Garvey, M., Heinssen, R., Pine, D.S., Quinn, K. et al. (2010). Research domain criteria (RDoC): toward a new classification framework for research on mental disorders. *The American Journal of Psychiatry, 167*(7), 748–751. https://doi.org/10.1176/appi.ajp.2010.09091379

Katznelson, H. (2014). Reflective functioning: A review. *Clinical Psychology Review, 34*(2), 107–117. https://doi.org/10.1016/j.cpr.2013.12.003

Kazdin, A.E., Kraemer, H.C., Kessler, R. C, Kupfer, D.J. & Offord, D.R. (1997). Contributions of risk-factor research to developmental psychopathology. *Clinical Psychology Review, 17*(4), 375–406. https://doi.org/10.1016/S0272-7358(97)00012-3

Kessler, R.C., Angermeyer, M., Anthony, J.C., de Graaf, R., Demyttenaere, K., Gasquet, I. et al. (2007). Lifetime prevalence and age-of-onset distributions of mental disorders in the World Health Organization's World Mental Health Survey Initiative. *World Psychiatry, 6*(3), 168–176.

Kluczniok, D., Boedeker, K., Fuchs, A., Hindi Attar, C., Fydrich, T., Fuehrer, D. et al. (2016). Emotional availability in mother-child interaction: The effects of maternal depression in remission and additional history of childhood abuse. *Depression and Anxiety, 33*(7), 648–657 https://doi.org/10.1002/da.22462

Kohlberg, L. (1973). Continuities in childhood and adult moral development revisited. In P. Baltes & K.W. Schaie (Eds.), *Life-span developmental psychology: Personality and socialization* (pp. 180–207). Cambridge: Academic Press.

Krueger, R.F., Kotov, R., Watson, D., Forbes, M.K., Eaton, N.R., Ruggero, C.J. et al. (2018). Progress in achieving quantitative classification of psychopathology. *World Psychiatry, 17*(3), 282–293. https://doi.org/10.1002/wps.20566

Luyten, P., Campbell, C., Allison, E. & Fonagy, P. (2020). The mentalizing approach to psychopathology: State of the art and future directions. *Annual Review of Clinical Psychology, 16,* 297–325. https://doi.org/10.1146/annurev-clinpsy-071919-015355

Main, M., Kaplan, N. & Cassidy, J. (1985). Security in infancy, childhood, and adulthood: A move to the level of representation. In I. Bretherton & E. Waters (Eds.), *Monographs of the society for research in child development* (Vol. 50, pp. 66–106). Hoboken: Wiley. https://doi.org/10.2307/3333827

McDaniel, S.H., Doherty, W.J. & Hepworth, J. (2013). Familientherapie in der Medizin und die therapeutische Persönlichkeit. *Familiendynamik, 38*(2), 92–107.

McKay, M.T., Cannon, M., Chambers, D., Conroy, R.M., Coughlan, H., Dodd, P. et al. (2021). Childhood trauma and adult mental disorder: A systematic review and meta-analysis of longitudinal cohort studies. *Acta Psychiatrica Scandinavica, 143*(3), 189–205. https://doi.org/10.1111/acps.13268

McMahon, C.A. & Bernier, A. (2017). Twenty years of research on parental mind-mindedness: Empirical findings, theoretical and methodological challenges, and new directions. *Developmental Review, 46,* 54–80. https://doi.org/10.1016/j.dr.2017.07.001

Meins, E., Centifanti, L.C.M., Fernyhough, C. & Fishburn, S. (2013). Maternal mind-mindedness and children's behavioral difficulties: Mitigating the impact of low socioeconomic status. *Journal of Abnormal Child Psychology, 41*(4), 543–553. https://doi.org/10.1007/s10802-012-9699-3

Mikulincer, M. & Shaver, P.R. (2007). *Attachment in adulthood: Structure, dynamics, and change.* New York: Guilford Press.

Nijssens, L., Bleys, D., Casalin, S., Vliegen, N. & Luyten, P. (2018). Parental attachment dimensions and parenting stress: The mediating role of parental reflective functioning. *Journal of Child and Family Studies, 27*(6), 2025–2036. https://doi.org/10.1007/s10826-018-1029-0

Pastore, A., Girolamo, G. de, Tafuri, S., Tomasicchio, A. & Margari, F. (2022). Traumatic experiences in childhood and adolescence: A meta-analysis of prospective studies assessing risk for psychosis. *European Child & Adolescent Psychiatry, 31*(2), 215–228. https://doi.org/10.1007/s00787-020-01574-9

Piaget, J. (1932). *The moral judgment of the child.* Harcourt Brace.

Raque-Bogdan, T.L., Ericson, S.K., Jackson, J., Martin, H.M. & Bryan, N.A. (2011). Attachment and mental and physical health: Self-compassion and mattering as mediators. *Journal of Counseling Psychology, 58*(2), 272–278. https://doi.org/10.1037/a0023041

Sameroff, A.J. (1989). Models of developmental regulation: The environtype. In D. Cicchetti (Ed.), *The emergence of a discipline: Rochester Symposium on Developmental Psychopathology* (Vol. 1, pp. 41–68). Hillsdale, NJ: Lawrence Erlbaum Associates, Inc.

Sroufe, L.A. & Rutter, M. (1984). The Domain of Developmental Psychopathology *Child Development, 55*(1), 17. https://doi.org/10.2307/1129832

Talia, A., Duschinsky, R., Mazzarella, D., Hauschild, S. & Taubner, S. (2021). Epistemic trust and the emergence of conduct problems: Aggression in the service of communication. *Frontiers in Psychiatry, 12,* 710011. https://doi.org/10.3389/fpsyt.2021.710011

Taubner, S. & Zettl, M. (2020). Prävention. In W. Senf, M. Broda, D. Voos & M. Neher (Hrsg.), *Praxis der Psychotherapie: Ein integratives Lehrbuch* (6. Aufl., S. 343–347). Stuttgart: Thieme.

Thompson, C.A. & Siegler, R.S. (2010). Linear numerical-magnitude representations aid children's memory for numbers. *Psychological Science, 21*(9), 1274–1281. https://doi.org/10.1177/0956797610378309

van Hoorn, J., van Dijk, E., Meuwese, R., Rieffe, C. & Crone, E.A. (2016). Peer influence on prosocial behavior in adolescence. *Journal of Research on Adolescence, 26*(1), 90–100. https://doi.org/10.1111/jora.12173

Varese, F., Smeets, F., Drukker, M., Lieverse, R., Lataster, T., Viechtbauer, W. et al. (2012). Childhood adversities increase the risk of psychosis: A meta-analysis of patient-control, prospective- and cross-sectional cohort studies. *Schizophrenia Bulletin, 38*(4), 661–671. https://doi.org/10.1093/schbul/sbs050

Venta, A., Sharp, C., Fletcher, J.M. & Fonagy, P. (Eds.). (2021). *Developmental psychopathology.* Hoboken: Wiley Blackwell. https://doi.org/10.1002/9781118686089

Vygotsky, L. (1978). Interaction between learning and development. *Readings on the Development of Children, 23*(3), 34–41.

Zeegers, M.A.J., Colonnesi, C., Stams, G.-J.J.M. & Meins, E. (2017). Mind matters: A meta-analysis on parental mentalization and sensitivity as predictors of infant-parent attachment. *Psychological Bulletin, 143*(12), 1245–1272 https://doi.org/10.1037/bul0000114.

7 Biologische Aspekte der Psychotherapie

Beate Ditzen & Peter Kirsch

Inhaltsübersicht

7.1 Präambel: Warum Biologie?

Warum gibt es in diesem Lehr- und Lernbuch zur Klinischen Psychologie und Psychotherapie ein Kapitel zur Biologie? Ist Psychotherapie, im Gegensatz zur Pharmakotherapie, nicht der Ansatz zur Behandlung psychischer Erkrankungen, der sich den seelischen und nicht den biologischen Prozessen zuwendet? Wir wissen nicht, ob Sie, verehrte Leser:innen, sich tatsächlich diese Fragen stellen. Wenn dem so wäre, würden Sie einem klassischen Verständnis von Leib und Seele anhängen, das man in der Philosophie als (kartesianischen) Dualismus bezeichnet. René Descartes (1596–1650) postulierte, dass die Seele des Menschen rational und immateriell, der Körper hingegen materiell und räumlich begrenzt sei. Der menschliche Geist wirke auf den Körper ein und erzeuge auf diese Weise das Verhalten. Auch wenn die Idee der Zirbeldrüse bzw. Epiphyse als zentrale Schnittstelle zwischen Seele und Körper, wie sie Descartes vertrat, heute sicher von niemandem mehr ernsthaft postuliert wird, ist der Dualismus in unseren Köpfen noch fest verankert. Zum Beispiel sind Ideen zur Ätiologie psychosomatischer Erkrankungen, bei der eine kranke Seele zu körperlichen Symptomen führt, ein Zeichen des unerschütterlichen Einflusses des Dualismus auf unser Denken. Das gilt auch für die Annahme, dass diese kranke Seele einer Behandlung durch Psychotherapeut:innen zugänglich ist, während Ärzt:innen körperliche Symptome behandeln. Allerdings haben wir bis heute keinerlei empirische Befunde und Ideen, wie Körper und Seele sich gegenseitig beeinflussen, und die Annahme der Immaterialität der Seele macht diese ja auch einer empirischen Untersuchung mit naturwissenschaftlichen Methoden nur schwer zugänglich. Insofern ist es nicht erstaunlich, dass sich in wissenschaftlichen Diskursen, im Gegensatz zum Alltagsverständnis, der Monismus, also die Annahme, dass Körper und Seele (oder besser Gehirn und Geist) nur unterschiedliche Betrachtungsebenen desselben Phänomens sind, letztendlich durchgesetzt hat. Allerdings gab es diese Sicht, auch auf den Zusammenhang zwischen dem Gehirn und den psychischen Störungen, bereits lange vor Descartes. Bereits Hippocrates hatte in seiner berühmten Schrift „Über die heilige Krankheit" im Jahre 425 v. Chr. geschrieben:

> Auf jeden Fall müssen die Menschen wissen, dass Lust und Freude, Lachen und Scherzen, Traurigkeit und Sorgen, Dysphorie und Tränen nicht aus dem Nichts kommen, [...] sondern aus dem Gehirn. Durch dieses denken wir, sehen wir, hören wir, und wir unterscheiden zwischen dem Hässlichen und dem Schönen, dem Guten und dem Bösen, dem Angenehmen und dem Unangenehmen. [...] Es ist dieses Gehirn, das uns verrückt sein lässt oder irreredend, das uns erfüllt mit Angst und Sorge. [...] Alle diese Dinge, unter denen wir leiden, kommen vom Gehirn, einschließlich des Wahnsinns.

Diese Aufteilung in Prozesse, die „vom Gehirn kommen" und Prozesse, die „im Körper entstehen", besitzt eine hohe intuitive Plausibilität. Wenn Dinge sich so unterschiedlich darstellen wie Gehirnprozesse und psychische Prozesse, dann ist es ausgesprochen intuitiv anzunehmen, dass sie auch von fundamental unterschiedlicher Natur sind. Allerdings gibt es solche Phänomene auch außerhalb des Gehirn-und-Geist-Problems. In der Physik kennen wir Phänomene wie beispielsweise Elektrizität und Magnetismus. Jeder fließende Strom erzeugt ein Magnetfeld und jede Veränderung des Stroms führt auch zu einer Veränderung des entsprechenden Magnetfeldes. In der Mathematik spricht man dann vom Prinzip der Dualität und dieses Prinzip kann auch auf das Gehirn-und-Geist-Problem angewandt werden. Tut man dies, so ergibt sich daraus, dass jede Änderung in einem psychischen Zustand auch zu einer Veränderung eines Gehirnzustands führen muss und jede Veränderung eines Gehirnzustands in Hirnstrukturen, die etwas mit mentalen Zuständen zu tun haben, auch zu einer Veränderung eines psychischen Zustands. Erstere Zusammenhänge untersucht die Biologische Psychologie, nämlich die biologischen Indikatoren psychischer Prozesse, zweitere die Klinische Neuropsychologie, nämlich die psychischen Auswirkungen erworbener Gehirnschäden. Beziehen wir nun die Idee der Dualität auf die Psychotherapie bzw. die Behandlung psychischer Erkrankungen, so ergeben sich daraus zwei Schlussfolgerungen: Jede Veränderung, die wir mithilfe der Psychotherapie erreichen, sollte auch eine biologische Veränderung erzeugen. Und jede erfolgreiche Veränderung, die wir auf biologischer Ebene erreichen, sei es durch Psychopharmaka oder Hirnstimulationsmethoden, sollte auch eine Veränderung der Psyche mit sich bringen. Schlussendlich bedeutet dies aber, dass die Unterscheidung zwischen psychologischen und somatischen Behandlungen, wie sie uns unser impliziter Dualismus immer wieder suggeriert, obsolet ist. So wie Psychiater:innen für sich in Anspruch nehmen, dass die pharmakologische Behandlung auch zu einer Veränderung der Psyche führen sollte, sollten Psychotherapeut:innen mit Selbstverständlichkeit in Anspruch nehmen, dass unsere psychotherapeutischen Behandlungen auch zu einer Veränderung der Gehirnprozesse führen. Neuere Forschung geht sogar hierüber hinaus. Wir müssen uns konzeptionell nämlich noch mit einem weiteren Dualismus auseinandersetzen: Der getrennten Betrachtung von Gehirn und Körper, dem zentralen Nervensystem und dem peripheren Nervensystem. Während die Psychotherapie klassischerweise über Reflexion und Verhaltensänderungen sowie veränderte Stimmung versucht, körperliche Prozesse zu steuern, die sich dann z. B. mittels peripherer Outcomes (u. a. Herzrate, Hautleitfähigkeit) messen lassen, mehren sich die Daten, dass peripherphysiologische Prozesse auch auf das Gehirn zurückwirken. Neuere Erkenntnisse dazu, wie z. B. Herzerkrankungen oder Diabetes die Psyche beeinflussen (De Hert et al., 2018) oder das Mikrobiom im Darm auf das Befinden (Shoubridge et al., 2022) wirkt, sprechen gegen eine „Einbahnstraße" vom Zentralnervensystem in die Peripherie.

Wenn wir also davon ausgehen sollten, dass jede Psychopathologie eine biologische Entsprechung hat, ist es hoffentlich klar, wie wichtig es ist, dass sich Psychotherapeut:innen auch mit biologischen Prozessen beschäftigen. Eine Erkenntnis, die übrigens auch Sigmund Freud bereits teilte. In seinem im Jahr 1920 erstmals erschienen Buch „Jenseits des Lustprinzips" schrieb er:

> Die Mängel unserer Beschreibung würden wahrscheinlich verschwinden, wenn wir anstatt der psychologischen Termini schon die physiologischen oder chemischen einsetzen könnten. [...] Die Biologie ist wahrlich ein Reich der unbegrenzten Möglichkeiten, wir haben die überraschendsten Aufklärungen von ihr zu erwarten und können nicht erraten, welche Antworten sie auf die von uns an sie gestellten Fragen einige Jahrzehnte später geben würde. Vielleicht gerade solche, durch die unser ganzer künstlicher Bau von Hypothesen umgeblasen wird. (Freud, 1921, S. 60)

Es geht also nicht nur um die biologischen Effekte der Psychotherapie, sondern auch um die biologischen Grundlagen psychischer Erkrankungen. Auf diese Kommunikationsprozesse sowie auf kritische Bereiche, was sich zentralnervös messen lässt und was sich peripher – also in der Peripherie des Körpers – messen lässt, soll im Folgenden eingegangen werden. Darüber hinaus wollen wir einige zentrale biologische Grundlagen der Psychotherapie bzw. Methoden der Evaluation thematisieren, die wir für Psychotherapeut:innen für besonders relevant halten und Sie vielleicht sogar zum vertieften Studium der Biopsychologie motivieren.

7.2 Neuroplastizität als Grundlage von Lernen und Gedächtnis

7.2.1 Konzepte

Eric Kandel, der Nobelpreisträger und berühmte Gedächtnisforscher, hat in einem Vortrag, der bereits 1979 im New England Journal of Medicine erschienen ist, gesagt:

> Ich möchte die einfache, aber vielleicht nützliche Idee in Betracht ziehen, dass die ultimative Auflösungs-Ebene für das Verständnis, wie psychotherapeutische Intervention funktionieren, mit der Ebene identisch ist, auf der wir derzeit versuchen zu verstehen, wie psychopharmakologische Interventionen funktionieren – der Ebene der einzelnen Nervenzellen und ihrer synaptischen Verbindungen. (Kandel, 1979, S. 1028, Übersetzung durch die Autor:innen; Nachdruck in Kandel, 2001)

Eric Kandel gehörte somit zu den Vertreter:innen der Annahme, dass fundamentale biologische Prozesse, insbesondere die Prozesse, die mit Lernen und Gedächtnis verbunden sind, eine hohe Relevanz für unser Verständnis von der Wirkweise und Wirksamkeit von Psychotherapie haben und dass es Sinn macht, sich die grundlegenden zellulären Prozesse von Lernen und Gedächtnis anzuschauen, wenn man über die Wirkung von Psychotherapie nachdenkt.

Gerade Menschen, die als Psychotherapeut:innen tätig sind, dürften der Aussage zustimmen, dass Lern- und Gedächtnisprozesse eine zentrale Rolle für die Psychotherapie spielen. Was Menschen ausmacht, was sie geprägt hat, was sie im Leben gelernt haben, ist in ihrem Gedächtnis gespeichert. Das, was Patient:innen in der Therapie neu erlernen, die Erfahrungen, die sie im therapeutischen Prozess machen verändert das Gedächtnis. Grundlage des Gedächtnisses aus biologischer Sicht ist die Neuroplastizität. Mit „Neuroplastizität" ist die Veränderung von neuronalen Strukturen oder neuronalen Verbindungen durch Lernerfahrungen gemeint. Dabei spielen zwei neuronale Prozesse eine wichtige Rolle: die Entstehung neuer Verbindungen zwischen vorhandenen Neuronen und die Entstehung neuer Neurone im Kortex. Da im Erwachsenengehirn in nur sehr wenigen Strukturen und in nur sehr geringem Umfang neue Neurone gebildet werden, ist insbesondere die Veränderung neuronaler Verbindungen zwischen Hirnregionen der biologische Prozess, der durch Psychotherapie ausgelösten Veränderungsprozessen zugrunde liegt. Die Form der Neuroplastizität, die die Veränderungen neuronaler Verbindungen betrifft, nennt man synaptische Plastizität. „Synaptische Plastizität" bedeutet, dass die Verbindung zwischen zwei Neuronen, also die Synapse, durch einen Lernprozess gestärkt wird. Der Psychologe Donald O. Hebb war im Jahre 1949 der erste, der postulierte, dass Lernen und Gedächtnis eine Veränderung der synaptischen Verbindung zugrunde liege. Sein Lerngesetz, das er ohne empirische Belege also eigentlich als reine Spekulation formulierte, lautete:

> Wenn ein Axon der Zelle A nahe genug ist, um eine Zelle B zu erregen, und wiederholt oder anhaltend an deren Erregung teilnimmt, findet in einer oder beiden Zellen ein Wachstumsprozess oder eine metabolische Veränderung statt, sodass die Effizienz von A als eine der Zellen, die B erregen kann, erhöht wird. (Hebb, 1949, S. 62, Übersetzung durch die Autor:innen)

Erst fast ein Vierteljahrhundert später konnten die ersten empirischen Belege für das Hebb'sche Mantra „Neurons that fire together wire together" erbracht werden. Bliss und Lømo (1973) konnten im Gehirn von Hasen nachweisen, dass die elektrische Stimulation eines Neurons vor einer Synapse zu einer stärkeren Verbindung des postsynaptischen Neurons führt. Diesen Prozess nannten die Autoren „Langzeitpotenzierung" (long-term potentation [LTP], siehe auch Tabelle 7.1). Und diese LTP fanden sie in einer Hirnregion, von der zum damaligen Zeitpunkt bereits bekannt war, dass sie eine wichtige Rolle beim Lernen und dem Gedächtnis spielt: dem Hippocampus. Inzwischen ist LTP in vielen Hirnregionen nachgewiesen worden, aber im Hippocampus ist sie am besten untersucht und auch offensichtlich am häufigsten zu beobachten. Eine zentrale Rolle bei der Entstehung und insbesondere der längerfristigen Aufrechterhaltung der Langzeitpotenzierung und der synaptischen Plastizität spielt ein spezifisches Protein, das BDNF (brain-derived neurotrophic factor), ein sogenanntes Neurotrophin. Neurotrophine sind Proteine, die eine wichtige Rolle für die Aufrechterhaltung und das Wachstum von Nervenzellen sowie für die Modulation von Synapsen spielen. Interessanterweise kann man nicht nur zeigen, dass Menschen, die an verschiedenen psychischen Störungen leiden, eine Veränderung in der Verfügbarkeit oder Expression von BDNF aufweisen (Boulle et al., 2012), es konnte auch bereits gezeigt werden, dass zumindest die peripheren BDNF-Level sich nach einer Psychotherapie bei Patient:innen mit unterschiedlichen Störungen signifikant erhöhen (Claudino et al., 2020).

Tabelle 7.1: Definition einiger zentraler Begriffe zu den biologischen Grundlagen von Lernen und Gedächtnis

Begriff	Definition
Brain-Derived Neurotrophic Factor (BDNF)	Der BDNF ist ein Protein bzw. Neurotrophin (Begriff siehe unten), das für die Aufrechterhaltung der Langzeitpotenzierung (Begriff siehe unten) eine wichtige Rolle spielt.
Gedächtnis-konsolidierung	Der Prozess, bei dem die im Kurzzeitgedächtnis gespeicherten Informationen in das Langzeitgedächtnis übertragen werden.
Gedächtnis-rekonsolidierung	Der Prozess, durch den bereits gespeicherte Erinnerungen nach ihrer Reaktivierung weiter stabilisiert aber auch verändert werden. Durch die Reaktivierung wird der Gedächtnisinhalt in einen instabilen Zustand zurückversetzt, in dem er modifiziert oder aktualisiert werden kann, bevor er in einem erneuten Konsolidierungsprozess wieder in das Langzeitgedächtnis übertragen wird.
Langzeitpotenzierung	Eine langanhaltende Verstärkung der synaptischen Übertragung zwischen Neuronen. Sie tritt auf, wenn wiederholt ein Neuron (das sendende Neuron) ein anderes Neuron (das empfangende Neuron) aktiviert. Langzeitpotenzierung wird oft als zelluläres Korrelat für Lern- und Gedächtnisprozesse bezeichnet.
Neuronale Plastizität	Die Fähigkeit des Gehirns, sich durch Veränderungen in der Struktur und Funktion der Nervenzellen anzupassen. Die neuronale Plastizität spielt eine entscheidende Rolle bei Lernprozessen, bei der Gedächtnisbildung und der Anpassung an Umweltreize.
Neurotrophine	Proteine, die eine wichtige Rolle für die Aufrechterhaltung und das Wachstum von Nervenzellen sowie die Modulation der synaptischen Verbindungen zwischen Nervenzellen spielen.
Synaptische Plastizität	Eine Form der neuronalen Plastizität, bei der die synaptischen Verbindungen zwischen Nervenzellen gestärkt oder geschwächt werden.

LTP und synaptische Plastizität bilden die biologische Grundlage des Prozesses, der als Gedächtniskonsolidierung bezeichnet wird. Die dauerhafte Aufrechterhaltung des Gedächtnisses ist dabei offensichtlich auch davon abhängig, dass der Gedächtnisinhalt wiederholt erinnert und wieder abgespeichert wird, ein Prozess, den man als Rekonsolidierung bezeichnet. Damit ein Gedächtnisinhalt stabil bleibt, muss er also immer wieder reaktiviert werden. Interessanterweise scheint es aber nun so zu sein, dass während der Rekonsolidierung die Verbindung zwischen miteinander verbundenen Gedächtnisinhalten, auf zellulärer Ebene also die synaptische Stärke, geringer wird. Rekonsolidierung ist somit nicht nur ein Prozess, der Gedächtnisinhalte verstetigt, sondern auch ein Fenster dazu öffnet, diese zu verändern. Dieser Mechanismus ist insbesondere im Kontext der Furchtkonditionierung untersucht worden, wo gezeigt werden konnte, dass durch die Aktivierung eines Rekonsolidierungsprozesses die Assoziation zwischen einem konditionierten, angstauslösenden Reiz und der Angstreaktion reduziert werden kann (Schiller et al., 2010).

7.2.2 Bedeutung für die Psychotherapie

Was lernt man nun aber aus der Forschung zu den biologischen Grundlagen von Lernen und Gedächtnis für die Psychotherapie? Das Abrufen und damit Bewusstmachen von Erfahrungen und Erinnerungen ist die Voraussetzung dafür, dass neue Bewältigungsmöglichkeiten erworben werden können. Das Phänomen der Rekonsolidierung ist somit auf neuronaler Ebene die Grundlage der Wirkung von Problemaktualisierung, was ja als einer der wichtigen allgemeinen Wirkfaktoren der Psychotherapie gilt (Grawe 1995; siehe Kapitel 15).

Im Hinblick auf den Erwerb neuer, gesunder Denk-, Verhaltens- und Erlebensweisen hat die LTP-Forschung gezeigt (und das entspricht auch genau den Vorhersagen von Donald Hebb), dass eine LTP wirklich nur dann auftritt, wenn sowohl das präsynaptische als auch das postsynaptische Neuron zur gleichen Zeit aktiv sind. Überträgt man dieses Prinzip der Gleichzeitigkeit neuronaler Aktivität auf die psychotherapeutische Situation, so folgt daraus, dass die psychotherapeutische Bearbeitung von störungsrelevanten Gedächtnisinhalten und die Bildung neuer Verbindungen im Gedächtnis, die zu einer Veränderung von problematischem Erleben und Verhalten führt, nur dann gelingen kann, wenn Gedächtnisinhalte und gesunde Bewältigungsstrategien gleichzeitig aktiviert sind.

Aus der biologischen Gedächtnisforschung können noch weitere Aspekte für die Psychotherapie gelernt werden. Wenn bei Menschen mit psychischen Erkrankungen das für das Erlernen neuer Verbindungen essenzielle Neurotrophin BDNF reduziert ist, dann spricht das dafür, dass Menschen in schweren psychischen Krisen schon auf dieser Grundlage größere Probleme haben, Neues zu lernen. Auch chronischer Stress könnte eine Rolle spielen, da einzelne Studien Hinweise darauf geben, dass dieser mit einem reduzierten BDNF-Level assoziiert sein könnte (Chow et al., 2018; Sjörs Dahlman et al., 2019). Allerdings zeigt sich aber auch, dass Psychotherapie auch eine Erhöhung von BDNF erzeugen kann (Claudino et al., 2020), sie also auf Ebene der synaptischen Plastizität die Fähigkeit, Neues zu lernen, erhöht. Und auch die Umwelt, deren Veränderung auch ein wichtiges Ziel oder Ergebnis von Psychotherapie sein kann, scheint auf die BDNF-Verfügbarkeit einen Einfluss zu haben. Zumindest im Tiermodell konnte gezeigt werden, dass eine angereicherte Umwelt, wie auch körperliche Aktivität, ebenfalls zu einer erhöhten Verfügbarkeit von BDNF führen kann (Barros et al., 2019; Olson et al., 2006).

Insgesamt zeigen diese Befunde, dass die Idee von Eric Kandel, dass die Betrachtung der synaptischen Ebene und ihrer Bedeutung für Lernen und Gedächtnis uns in unserem Verständnis von der Wirkweise der Psychotherapie voranbringen kann, auch heute noch aktuell und zutreffend ist.

7.3 Stress und Resilienz

7.3.1 Konzepte

In der Psychotherapie spielen die Konzepte Stress und Resilienz eine zentrale Rolle, weil manche psychischen Störungen explizit stressabhängig sind (u. a. die Posttraumatische Belastungsstörung) und durch akuten Stress *jede* psychische Störung in ihren Symptomen verschlimmert wird. Stress ist aber auch ein zentrales Konzept der Biopsychologie und Stressreaktionen werden neben der subjektiven stets auch auf der biologischen Ebene beschrieben.

7.3.2 Stress

Unvorhersagbarkeit, Ambivalenz, mögliche soziale Bewertung, aber auch die Antizipation einer Strafe oder die Strafe selbst sowie das Ausbleiben eines erwarteten positiven Ereignisses (Frustration) können als Eigenschaften eines Reizes gesehen werden, die ihn zum Stressor machen. Allerdings lösen die gleichen Stressoren nicht bei allen Personen eine identische Reaktion aus, weshalb frühe Stresstests, wie die „Social Readjustment Rating Scale" von Holmes und Rahe (1967) als eine Auflistung möglicher positiver und negativer Stressoren (von Arbeitsstress über Hochzeit bis Tod eines Angehörigen) keine validen, reliablen und interindividuell vergleichbaren Aussagen über die Stressantwort erlauben.

Die *Stressreaktion*, als alleiniger Indikator für Stress, ist allerdings auch nicht ausreichend, weil bisher entgegen der Annahme Selyes (1950), dem Begründer der Stressforschung, kein übergeordnetes Reaktionsmuster auf Stress gefunden wurde, das bei allen Individuen gleich oder in vergleichbarer Intensität verläuft.

Auf psychologischer Ebene gilt deshalb nach wie vor das „Transaktionale Stressmodell" von Lazarus und Folkman (1984) als richtungsweisend. Der Autor und die Autorin schlagen vor, Stress als eine Transaktion des Stressors mit der Deutung und der daraus resultierenden Reaktion zu definieren. Psychologischer Stress ist demnach die spezifische Beziehung zwischen Person und Umwelt, die von der Person als die eigenen Ressourcen beanspruchend oder übersteigend interpretiert wird und damit das Wohlbefinden beeinträchtigen könnte (Lazarus & Folkman, 1984).

Es ist nach diesem Modell zentral, ob eine Person einen möglichen Stressor als (1) Schädigung bzw. Verlust, (2) Bedrohung oder (3) Herausforderung deutet. Während eine Schädigung bzw. ein Verlust schon eingetretene Belastungen bezeichnet, kann eine *antizipierte* Belastung als Bedrohung gedeutet werden, wenn die Person ihre Ressourcen als ungenügend im Verhältnis zu den Anforderungen einschätzt. Eine solche antizipierte Belastung wird als Herausforderung gedeutet, wenn die Person annimmt, dass sie den Anforderungen unter besonderem Aufwand gewachsen sei. Diese individuelle Einschätzung der Situation und anschließend der eigenen Handlungsmöglichkeiten wird als (1) primary appraisal und (2) secondary appraisal bezeichnet. Das Ergebnis der Handlung führt dann dem Modell zufolge zu einer erneuten Einschätzung. Eine klare Abfolge von primary appraisal und secondary appraisal hat sich in der Forschung so nicht bestätigt. Vielmehr beeinflusst die Einschätzung der eigenen Handlungsmöglichkeiten bereits die Einordnung eines potenziellen Stressors als Bedrohung oder Herausforderung. Trotzdem ist es sinnvoll, diese beiden Ebenen voneinander zu unterscheiden.

Die biologische Stressreaktion ließe sich theoretisch in jedem körperlichen Zielparameter beobachten, besonders intensiv wurden in den letzten Jahren die Reaktion des sympathischen Nervensystems (als Teil des autonomen Nervensystems) und der Hypothalamus-Hypophysen-Nebennierenrinden-Achse untersucht. Diese Reaktion kann grob in zwei Phasen unterteilt werden (Sapolsky et al., 2000):

1. eine unmittelbare schnelle Stressreaktion (innerhalb von Sekunden), vermittelt über das sympathiko-adrenomedulläre System (SAM; Noradrenalin und Adrenalin) und
2. eine langsamere Stressreaktion (Minuten bis unter Umständen Tage).

Während die unmittelbare Stressreaktion über die Neurotransmitter und Hormone Noradrenalin und Adrenalin und über die Neurone des Rückenmarks vermittelt wird, läuft die langsamere Reaktion vermittelt über die Hormone der Hypothalamus-Hypophysen-Nebennierenrinden-Achse (HHNA) ab, nämlich das Corticotropin-Releasing-Hormon (CRH), das Adrenocorticotrope Hormon (ACTH) und Cortisol, und deren Transport im Blut zu spezifischen Rezeptoren, den Mineralocorticoid- und den Glucocorticoid-Rezeptoren. Wichtig ist,

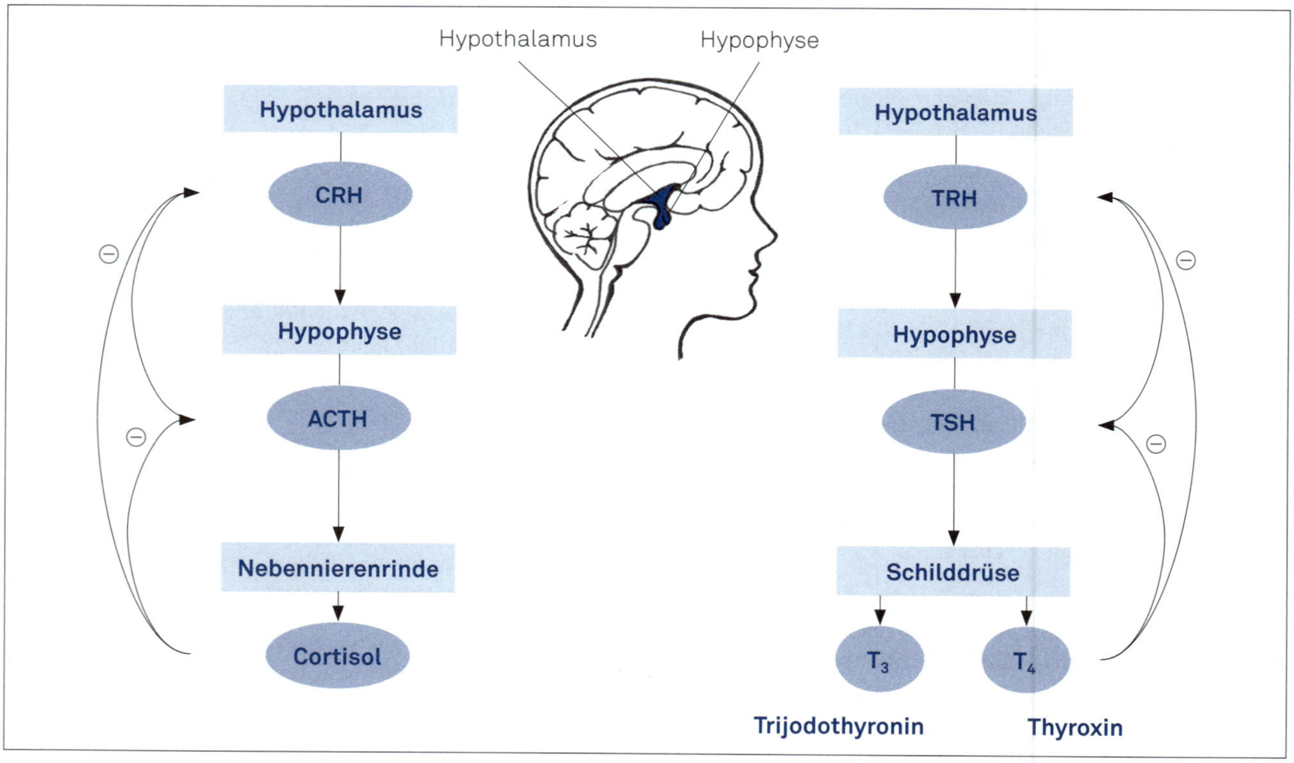

Legende: CRH = Corticotropin-Releasing-Hormon, ACTH = Adrenocorticotropes Hormon, TRH = Thyreotropin-Releasing-Hormon, TSH = Thyreoidea-stimulierendes Hormon, ⊖ = negatives Feedback

Abbildung 7.1: Zentrale Strukturen und Regelkreisläufe der Nebennierenrinden-Achse (HHNA, linke Seite) und der Hypothalamus-Hypophysen-Schilddrüsen-Achse (rechte Seite); beide Achsen werden im Gehirn durch den Hypothalamus und die Hypophyse gesteuert.

dass diese körperlichen stresssensitiven Systeme über einen negativen Feedback-Mechanismus reguliert werden (siehe Abbildung 7.1): Die Hormone der jeweils nachfolgenden Ebene werden von Rezeptoren auf der höheren Ebene erkannt und diese Rezeptor-Aktivierung reduziert die weitere Ausschüttung der Releasing-Hormone. Dieser negative Feedback-Mechanismus reguliert damit, dass die Reaktion der Achsen und damit die Stressantwort nicht immer weiter ansteigt oder andauert.

Bereits in den Anfängen der Stressforschung zeigte sich ein umgekehrt-U-förmiger Zusammenhang zwischen der Wahrnehmung und Einschätzung einer Situation als belastend und der Reaktion darauf. Dieser als Yerkes-Dodson-Phänomen in den Anfängen des 20. Jahrhunderts etablierte Zusammenhang wurde über 100 Jahre später auch in Bezug auf die Aktivierung der Mineralocorticoid-Rezeptoren und Glucocorticoid-Rezeptoren im Gehirn bestätigt (Sapolsky, 2015). Diese umgekehrte U-Kurve stellt auch dar, dass eine schnelle und deutliche körperliche Stressreaktion angepasst und gesund ist. Sie ermöglicht es dem Organismus, unmittelbar auf die Belastung zu reagieren. Hiermit übereinstimmend formulierte der Stressforscher Bruce McEwen das Konzept der Allostatic Load, in dem er annahm, dass traumatische oder anhaltende Belastung genau diese schnelle und akzentuierte körperliche Reaktion verändern würde, dass der Körper also zu langsam, zu wenig oder mit dauerhaft erhöhter Aktivierung reagieren würde (McEwen, 1998). Wichtig sind in Zusammenhang mit dieser umgekehrten U-Kurve auch Bildgebungsdaten, die unter starker Belastung auf einen „shift“ von frontal gesteuerter Top-down-Regulation des Verhaltens zu einer schnelleren unmittelbaren Reaktion hinweisen (Arnsten, 2009). Unter Hochstressbedingungen verhalten wir uns demzufolge unreflektierter und so, wie wir es geübt haben und gewohnt sind. Genau hier setzt Psychotherapie an: Die Reflexion des Verhaltens unter Ruhebedingungen und in einem sicheren Kontext soll dann in einer belastenden Situation helfen, alternative Verhaltensweisen abzurufen.

Mittlerweile mehren sich die Daten, dass – über epigenetische Prozesse vermittelt – eine noch langsamere, dritte Stressreaktion zu beobachten ist. Epigenetik beschreibt biologische Prozesse, die beeinflussen, wie Gene arbeiten (u.a. die Expression oder Methylierung von Genen). Es scheinen im Verlauf der Lebensspanne, insbesondere im Kindesalter, biologische Vulnerabilitätsfenster zu existieren, die bei starker oder länger andauernder Stressbelastung die Entwicklung einer psychischen Störung im späteren Leben wahrscheinlicher machen können (Zannas & Chrousos, 2017). Damit können epigenetische Prozesse über die strukturelle genetische „Grundausstattung“ hinweg möglicherweise erklären, wie Erfahrungen im Lebenslauf psychische Erkrankungen, aber auch die Widerstandsfähigkeit gegenüber Belastungen beeinflussen. Inzwischen mehren sich die Hinweise, dass solche epigenetischen Stresseffekte auch transgenerational übertragen werden. So konnte eine Studie zu Nachkommen von Müttern, die während des sogenannten „Holländischen Hungerwinters“ schwanger waren, spezifische epigenetische Veränderungen 60 Jahre später finden (Heijmans et al., 2008) und selbst Enkel von Müttern, die während ihrer Schwangerschaft Gewalt ausgesetzt waren, scheinen noch epigenetische Veränderungen zu zeigen (Serpeloni et al., 2017). Es ist daher nicht erstaunlich, dass epigenetische Marker von Stress inzwischen auch hinsichtlich ihrer Bedeutung für die Prognose und die Wirksamkeit der Psychotherapie diskutiert werden (Schaumburg et al., 2020; Schiele et al., 2020).

7.3.3 Resilienz

Laut „Dorsch – Lexikon der Psychologie“ wird die Widerstandsfähigkeit eines Individuums, sich trotz ungünstiger Lebensumstände und kritischer Lebensereignisse erfolgreich zu entwickeln, als „Resilienz“ bezeichnet (Wirtz, 2021). Resilienz lässt sich damit nicht unmittelbar erfragen oder in Abwesenheit von Belastungen als hypothetische Widerstandsfähigkeit erfassen, sondern kann nur über Indikatoren einer „erfolgreichen Entwicklung“ erfasst werden. Auf biopsychologischer Ebene wird Resilienz durch dieselben Prozesse bestimmt wie die Stressantwort (Russo et al., 2012). Ein resilientes Individuum reagiert bei Einwirkung andauernder oder starker Stressoren zwar mit einer unmittelbaren, aber weniger stark ausgeprägten Stressreaktion und diese nimmt nach Abklingen der Belastung auch sofort wieder ab. Es wurden unterschiedliche Einflussfaktoren identifiziert, die die Resilienz steigern: Sichere soziale Entwicklungsbedingungen, soziale Unterstützung, (Training von) Achtsamkeit und Stressbewältigung. Neuere Ansätze fokussieren auf die Ernährung und das Darm-Mikrobiom, um die Stressresilienz zu verbessern (Cathomas et al., 2019), hierzu gibt es aber noch wenige eindeutige Daten.

7.3.4 Messmethoden

Die akute Stressantwort sowie Langzeitfolgen von Stress und Belastung können auf unterschiedlichen Ebenen gemessen werden und das sollten sie auch, denn eine Ebene allein (nur Selbstbericht oder nur Psychobiologie) kann die Konsequenzen der Belastung oder die Erfolge von Psychotherapie nur unzureichend abbilden.

Die *akute Stressreaktion* kann über Fragebögen erfasst werden, die subjektiv Angst und Belastung sowie die negative gegenüber positiver Valenz abbilden. Diese subjektive Reaktion ist deshalb zentral, weil auf der peripheren bzw. körperlichen Ebene die Aktivierungsmuster des SAM und der HHNA keinerlei Aussage darüber erlauben, ob eine Situation als positiv oder negativ eingeschätzt wird. Die Biomarker, die in der Domäne „Erregung“ interpretiert werden, geben eine reliable und valide Information über das aktuelle Erregungsniveau (Arousal) ab, allerdings keinerlei Information über die Valenz. Anders gesagt lassen sich nach Sex oder einer Runde Jogging vergleichbare Adrenalin- und Cortisol-Anstiege beobachten wie nach einem Bewerbungsgespräch oder der Flucht vor einem Angreifer.

In Kombination mit der subjektiven Einschätzung können dann im Psychotherapiekontext indirekte Parameter der autonomen Stressantwort (Herzrate, Blutdruck, Hautleitfähigkeit, Alpha-Amylase aus Speichelproben) oder der Aktivierung der HHNA (Cortisol aus Speichelproben) gemessen werden. Dies funktioniert non-invasiv und relativ wenig aufwändig. Da die essenzielle Information zur Stressantwort allerdings in der Langzeitveränderung sowie den Verläufen der Werte und in der Recovery (Erholung) liegt, sollten unbedingt messwiederholte Daten, z. B. mehrmals vor und im Verlauf einer Sitzung sowie im Verlauf einer Therapie, erhoben werden. Cortisolwerte im Speichel steigen erst langsam (10 bis 20 Minuten nach Beginn einer belastenden Situation) an, deshalb sollte, um die Recovery abzubilden, nach der Therapiesitzung mindestens 30 Minuten lang gewartet werden, bis die letzte Speichelprobe genommen wird.

Epigenetische Messungen im Zusammenhang mit Psychotherapieprozessen und dem Therapie-Outcome sind vieldiskutiert und lassen sich ebenfalls aus Speichelproben gewinnen, bergen im Moment allerdings noch große Unsicherheiten: einerseits ist das Zeitfenster der vermuteten Veränderungen bisher für die wenigsten der potenziell stressabhängigen epigenetischen Veränderungen bekannt (Sollte man z. B. wenige Stunden oder aber Monate nach der Therapie messen?) und auch die zelltypische und lokale Spezifität der Messungen wird diskutiert (Können Messungen aus Speichel- oder Blutproben etwas über zentralnervöse Veränderungen aussagen?). Auch kann eine Veränderung in epigenetischen Zielparametern durch Psychotherapie nur dann erwartet werden, wenn die Therapie eine deutliche Veränderung im Lebensstil und/oder emotionalen Prozessen im Alltag auslöst. Schließlich sind epigenetische Analysen im Moment noch zu teuer, um im großen Stil für die Therapieevaluation genutzt werden zu können. Hierfür sind die Kombination mehrerer aktuell laufender standardisierter klinischer Studien und eine breite Datenbasis notwendig, um langfristig eine Empfehlung für den Einsatz in der Psychotherapie entwickeln zu können.

Exkurs: Stress, die Hypothalamus-Hypophysen-Schilddrüsen-Achse und psychische Erkrankungen

Die Hypothalamus-Hypophysen-Schilddrüsen-Achse arbeitet als hormoneller Regelkreis äquivalent zur HHNA ebenfalls über Releasing-Hormone (Thyreotropin-Releasing-Hormon [TRH]), die im Hypothalamus ausgeschüttet werden und dann an der Hypophyse die Ausschüttung von TSH (Thyreoidea-stimulierende Hormone = Thyreotropine) stimulieren. TSH bewirkt die Bildung und Freisetzung der Schilddrüsenhormone T3 (Trijodthyronin) und T4 (Tetrajodthyronin, Thyroxin) – und diese wiederum werden im Zentralnervensystem von Rezeptoren erkannt, welche die weitere Aktivierung der Schilddrüsen-Achse über ein negatives Feedback regulieren (siehe Abbildung 7.1, S. 98).

Eine Unterfunktion der Schilddrüse ist besonders bei Frauen häufig und kann mit Gewichtszunahme, Müdigkeit und Depressivität einhergehen. Die Schilddrüsenfunktion sollte deshalb zu Beginn der Psychotherapie depressiver Erkrankungen abgeklärt werden. Sie kann unterschiedliche Ursachen haben, wie u. a. die Autoimmunerkrankung Hashimoto Thyroiditis. Eine Schilddrüsenerkrankung sollte begleitend zur Psychotherapie durch Hormone behandelt werden.

Der Einfluss von Stress auf die Aktivität und auch basale Werte der Schilddrüse wird erst seit kürzerer Zeit untersucht und es liegen noch keine systematischen Daten zum Zusammenhang von chronischem Stress und der Schilddrüsen-Achse vor. Akuter Stress scheint die Funktion der Achse nicht zu beeinträchtigen.

7.3.5 Bedeutung für die Psychotherapie

Unmittelbar stressabhängige psychische Erkrankungen können im DSM-5 und in der ICD-11 kodiert werden (Nater et al., 2020). Hierbei ist eine belastende oder gar traumatische Erfahrung – anders als in den per se ätiologiefreien diagnostischen Codes des DSM und der ICD – unbedingte Voraussetzung für die Diagnose, dies gilt z. B. für die Anpassungsstörung, die Akute Belastungsreaktion, die Posttraumatische Belastungsstörung, aber auch manche Dissoziative Störungen.

Jedoch bewirkt Stress, wie oben beschrieben, auch ohne ursächlich zu sein eine Exazerbation der Symptome sämtlicher weiterer psychischer Erkrankungen. Eine diagnostische Abklärung von belastenden Faktoren und Stress, Psychoedukation zum Einfluss von Stress auf die Symptome und basale Methoden der Stressreduktion können deshalb ergänzend zur störungsspezifischen Therapie immer hilfreich sein.

7.4 Soziale Interaktion

7.4.1 Konzepte

Fast alle psychischen Störungen gehen mit einer mehr oder weniger störungsspezifischen veränderten sozialen Wahrnehmung und Veränderungen der sozialen Interaktion einher. Darüber hinaus ist Psychotherapie selbst eine soziale Interaktion. In den letzten Jahren ist mit den sozialen Neurowissenschaften eine neue Disziplin entstanden, die sich mit den biologischen Grundlagen sozialer Prozesse beschäftigt und deren Forschungsgegenstände und Ergebnisse auch eine hohe Relevanz für die Psychotherapie haben.

Soziale Wahrnehmung und soziale Interaktion werden in transdiagnostisch orientierten Klassifikationssystemen wie den RDoC (siehe Kapitel 7.6) als eine relevante Dimension beschrieben. So weisen z. B. Verhaltens- und Hirnbildgebungsdaten darauf hin, dass Personen, die an einer Depression leiden, weniger auf positive soziale Signale (z. B. Augenkontakt) reagieren, Schwierigkeiten bei der Initiierung und Aufrechterhaltung des sozialen Austauschs haben und eine verringerte belohnungsbezogene Gehirnaktivierung auf positive Interaktion hin zeigen (Kupferberg et al., 2016).

Soziale Integration und positive soziale Austauschprozesse sind nicht nur wichtige gesundheitsfördernde Faktoren und verlängern sogar die Lebenserwartung (Holt-Lunstad et al., 2010). Beeinträchtigungen in der sozialen Interaktion bei psychischen Störungen bedeuten auch, dass diejenigen, die positiven sozialen Austausch am dringendsten benötigen, möglicherweise am wenigsten von dieser grundlegenden Unterstützungsquelle profitieren (Ditzen & Heinrichs, 2014).

Psychotherapie greift dies auf und alle Psychotherapieansätze nutzen direkt oder indirekt den sozialen Austausch und die Therapiebeziehung als Wirkfaktor.

Die Qualität sozialer Bindungserfahrungen gilt aber therapieschulübergreifend auch als zentraler ätiologischer Faktor für die Entstehung psychischer Erkrankungen. Es ist deshalb naheliegend, die psychobiologische Ebene sozialer Interaktion zu betrachten und Veränderungen in biologischen Outcomes spezifisch während oder infolge sozialer Interaktion für die Evaluation von Psychotherapie heranzuziehen.

Dieser letzte Punkt beschreibt aber auch die Herausforderung, die mit der Messung sozial relevanter biologischer Zielparameter einhergeht: Es lassen sich zwar Hirnareale identifizieren, die als Teil eines „geteilten sozialen Aufmerksamkeitssystems“ besonders auf sozial relevante Stimuli reagieren, aber Neurotransmitter und besonders peripherphysiologische Marker sind nicht spezifisch sozialer Interaktion zuzuordnen.

So reagieren *alle* Sinnessysteme verstärkt auf soziale Reize. Schon wenige Wochen nach der Geburt zeigen z.B. Babys eine Blickpräferenz gegenüber drei Punkten, die als Dreieck auf der Spitze dargestellt entfernt an zwei Augen und einen Mund erinnern, im Vergleich zu den gleichen drei Punkten in umgekehrter Anordnung dargestellt. Auch Berührung hat dann einen deutlich stress- und angstreduzierenden Effekt, wenn sie als soziale Berührung und damit als Hinweis darauf interpretiert wird, in ein soziales Netz eingebunden und damit sicher(er) zu sein. Im Gegenzug wirken soziale Belastungen oder Traumata (Krieg, Vergewaltigung, emotionale Vernachlässigung) im Vergleich zu nicht sozialen Traumata (wie Flutkatastrophen oder Erdbeben) stärker und negativer auf psychobiologische Belastungsparameter (Arousal, Veränderung autonomer Parameter) und die Symptome einer Traumafolgestörung (u.a. Wiedererleben, Reizbarkeit).

Soziale Einbindung, positive soziale Interaktionen und die generelle Erwartung, Unterstützung zu finden, wenn man sie denn bräuchte („wahrgenommene Unterstützung“) korrelieren mit einem sicheren Bindungsstil und sind mit niedrigeren basalen Werten stressassoziierter biologischer Maße (Cortisol, Herzrate, Blutdruck; siehe oben) korreliert. Im Fall einer potenziellen Belastung wirken sie stresspuffernd, d.h. die psychobiologische Stressantwort fällt geringer aus, wenn die Person mit einer Belastung konfrontiert ist. Diese sozialen Resilienzfaktoren (siehe oben) wirken aber ebenfalls wieder unspezifisch auf die Stressantwort und dies vermittelt über dieselben Neurotransmitter und Hirnareale wie nicht soziale Resilienzfaktoren.

Auf der Suche nach spezifischen „Biomarkern der Bindung“ wurde in den letzten Jahrzehnten stark auf das Neuropeptid Oxytocin fokussiert. In frühen Studien an Nagetieren wurde Oxytocin mit sozialen Funktionen und Bindung assoziiert und veränderte oxytocinerge Mechanismen wurden mit spezifischen neurologischen Entwicklungsstörungen (vor allem Autismus-Spektrum-Störungen) und psychischen Störungen in Verbindung gebracht (Meyer-Lindenberg et al., 2011). Oxytocin ist ein aus neun Aminosäuren bestehendes Peptid, das in den supraoptischen und paraventrikulären Kernen des Hypothalamus im Gehirn synthetisiert und von der Hypophyse in verschiedene Regionen im Zentralnervensystem und in den Körper abgegeben wird. Bekannt wurde das Peptid durch seine Hormonwirkung im geburtshilflichen Kontext: Oxytocin löst Wehen aus und triggert, vermittelt über Prolaktin, den Milcheinschuss bei der Mutter im Wochenbett.

Einen starken Forschungsenthusiasmus lösten erste Daten aus, die beim Menschen darauf hinwiesen, dass Oxytocin als Nasenspray verabreicht die Amygdala-Aktivierung auf sozial bedrohliche Reize hin vermindert (Kirsch et al., 2005), das Vertrauen in Kooperationspartner:innen während eines ökonomischen Spiels stärkt (Kosfeld et al., 2005), das Interaktionsverhalten während eines Konfliktgesprächs verbessert (Ditzen et al., 2009) und die Empathiefähigkeit steigert (gemessen über den „Reading the Mind in the Eyes Test“, in dem spezifische Emotionen in mehrdeutigen Gesichtsausdrücken identifiziert werden; Domes et al., 2007). In Hunderten von klinischen Studien weltweit wurde und wird Oxytocin-Nasenspray als alleinige Off-Label-Pharmakotherapie oder in Kombination mit Psychotherapie untersucht, um psychische Störungen zu behandeln. Die Ergebnisse dieser Studien sind bisher aber leider ernüchternd. Als Medikament eingesetzt konnte Oxytocin-Nasenspray bisher keine störungsspezifischen Effekte zeigen oder das Sozialverhalten verbessern.

Um Psychotherapie also mit Blick auf die Funktionsweise von Oxytocin zu evaluieren, müsste man es wiederholt messen. Bisher ist es allerdings nicht möglich, oxytocinerge Mechanismen im lebenden menschlichen Gehirn zu messen, wie dies in der Tierforschung, v.a. bei Nagetieren, praktiziert wird. Von daher ist die Humanforschung auf endogene Messungen aus Blutplasma, Speichel oder Urin angewiesen. Allerdings wurden die Reliabilität und Validität solcher Marker der oxytocinergen Funktion infrage gestellt (Tabak et al., 2023), was ihre potenzielle Verwendung als Indikatoren sozialer Beeinträchtigung klar einschränkt. So wurde bisher z.B. keine konsistente Korrelation zwischen Oxytocin-Spiegeln im Gehirn und dem peripheren Oxytocin-Spiegel gefunden. Das ist nicht verwunderlich, da ja im Gehirn die Wirkung des Neuropeptids vermutlich regionsspezifisch ist und wie bei anderen endokrinen (über das Blut vermittelt) und parakrinen (direkt in der unmittelbaren Umgebung) Wirkmechanismen von der Lokalisierung der spezifischen Rezeptoren abhängt.

7.4.2 Messmethoden

Anders als zur Domäne „Erregung“ gibt es keine peripheren Biomarker, die spezifisch die Domäne „Soziales“ abbilden bzw. eine Information über die Qualität sozialer Wahrnehmungsprozesse, Beziehungen oder sozialer Interaktionen geben.

Um Zusammenhänge zwischen biopsychologischen Vermittlern (früher) Beziehungserfahrungen und psychischen Störungen zu untersuchen oder sogar das Beziehungserleben in der Psychotherapie biopsychologisch zu evaluieren, müssen klar strukturierte Verhaltensparadigmen mit psychobiologischen, idealerweise zentralnervösen, Messungen kombiniert werden, eine reine Baseline-Messung der Hirnaktivierung oder bestimmter Hormone ist hier klar nicht aussagekräftig.

Aktuell wird deshalb in der psychobiologischen Therapieforschung besonders die „Synchronie“ fokussiert. Die Idee, dass positive soziale Interaktionen durch ein Gleichschwingen der Interaktionspartner:innen auf Selbstberichts- und biologischer Ebene gekennzeichnet sind, ist nicht neu und kommt auch in entwicklungspsychopathologischen Modellen zum Tragen.

In der Psychotherapie wird die Synchronie, z. B. der Blickbewegungen, Körperhaltung, Herzrate oder auch Oxytocin-Spiegel, untersucht und soll gezielt eingesetzt werden, um das Therapieergebnis zu verbessern. Hierbei ist allerdings zu beachten, dass auch Synchronie nichts über die Valenz-Dimension aussagt. In stark erregenden und gleichzeitig hoch belastenden Interaktionen könnte man z. B. bei allen Beteiligten eine deutlich gesteigerte Herzrate beobachten, die allein wegen der starken Varianz auch zu einer stärkeren Co-Varianz zwischen den Interaktionspartner:innen und damit höherer Synchronie führen kann. Mehr Synchronie ist also nicht immer automatisch besser. Der nächste Schritt ist es demnach, in klar umschriebenen Situationen die soziale Regulation biopsychologischer Parameter zu interpretieren, also wie gut es z. B. einem Elternteil oder der Therapeutin gelingt, die Erregung oder den Affekt beim Kind oder später der Patientin zu regulieren.

Exkurs: Funktionelle Bildgebung sozialer Interaktion – Hyperscanning

Mittels paralleler Aufzeichnung des Elektroenzephalogramms (EEGs), der funktionellen Nahinfrarot-Spektroskopie (fNIRS) oder der funktionellen Magnetresonanztomographie (fMRT) bei zwei Interaktionspartner:innen kann mittlerweile Synchronie auch auf Ebene spezifischer Hirnareale untersucht werden. Das sehr datenintensive und technisch aufwändige Verfahren erlaubt es dann, über geteiltes Verhalten hinaus das „between-brain coupling“ in vorab definierten Hirnarealen zu analysieren. So zeigte sich in einer aktuellen Metaanalyse zu 20 fMRT- und 69 fNIRS-Hyperscanning-Studien (Lotter et al., 2023) ein methodenübergreifend darstellbares Aktivierungsmuster der rechten temporoparietalen Junction und des linken Gyrus frontalis inferior während „interpersoneller neuronaler Synchronisation“ (INS). Das Hyperscanning ist eine Methode, von der zu hoffen ist, dass sie in Zukunft auch in der Forschung zu grundlegenden neuronalen Mechanismen der Psychotherapie eingesetzt werden kann (Crum II., 2021).

7.4.3 Bedeutung für die Psychotherapie

Während soziale Wahrnehmung und soziale Interaktionen im Rahmen aller psychischen Störungen verändert sind, sind diese Veränderungen auf der einen Seite dimensional, aber durchaus auch kategorial zu sehen. Um biopsychologische Veränderungen infolge von Beziehungserfahrungen in der Psychotherapie reliabel und valide abbilden zu können, müssen standardisierte Paradigmen definiert werden, die Valenz und Arousal in der jeweiligen Situation messbar und über unterschiedliche Störungsbilder und Therapiestadien hinweg vergleichbar machen. Solche Paradigmen sind beispielsweise die Präsentation angstauslösender sozialer Bilder im fMRT oder die Exposition in sensu mit begleitenden Erregungsmessungen.

7.5 Neurowissenschaftliche Methoden in der Psychotherapieforschung

Das Aufkommen moderner Bildgebungsmethoden, insbesondere die funktionelle Magnetresonanztomografie (fMRT), haben zu einer massiven Zunahme unseres Wissens über die mit psychischen Prozessen und ihren Störungen assoziierten Hirnprozesse geführt. Neurowissenschaftliche Methoden haben damit auch für die Psychotherapieforschung und -weiterentwicklung eine zunehmende Bedeutung erlangt. Es erscheint daher sinnvoll, sich mit der Methode und ihrer Anwendung im psychotherapeutischen Kontext auseinanderzusetzen.

7.5.1 Funktionelle Hirnbildgebung und Psychotherapie

Die durch die funktionelle Hirnbildgebung generierten Erkenntnisse können und sollten verwendet werden, um die Psychotherapieforschung und die Anwendung von Psychotherapie zu verbessern. Grob betrachtet, können dazu insbesondere drei Ansatzpunkte beschrieben werden: (1) die Identifikation von Pathomechanismen auf Gehirnebene, die einer Intervention zugänglich sein könnten, (2) die Identifikation von Veränderung von Hirnfunktionen durch Psychotherapie als Maß der Effektivität der Intervention und schlussendlich (3) die Prädiktion von therapeutischem Erfolg auf Individualebene anhand von Aktivierungsmustern des Gehirns. Darüber hinaus kann die funktionelle Hirnbildgebung selbst aber auch eine Interventionsmethode darstellen, mit deren Hilfe Patient:innen lernen, durch die Störung veränderte Hirnprozesse zu beeinflussen, wie dies mithilfe des Neurofeedbacks möglich ist.

Exkurs: Methodische Grundlagen der fMRT

Die fMRT basiert auf der Messung der Veränderung des Blutflusses und des Blutsauerstoffniveaus, die mit neuronaler Aktivität im Gehirn einhergeht. Die Methode ermöglicht es dadurch, sowohl räumlich als auch zeitlich zu erfassen, welche Hirnregionen während bestimmter kognitiver oder sensorischer Aufgaben aktiv sind. Die Methode beruht auf dem sogenannten BOLD-Kontrast (von „blood oxygenation level dependent"). Dieser reflektiert den durch den erhöhten Sauerstoffbedarf aktiver Neurone hervorgerufenen erhöhten Zufluss sauerstoffreichen Bluts. Sauerstoffreiches Blut erhöht die Homogenität des Magnetfelds. Da ein homogenes Magnetfeld in der Magnetresonanztomographie dazu führt, dass mehr Signal gemessen werden kann, steigt der Bildkontrast an all den Stellen des Gehirns, in denen neuronale Aktivität stattfindet. Um spezifische Aktivität zu detektieren, wird die Veränderung des Bildkontrastes in Beziehung mit in der Regel experimentell induzierten Veränderungen der kognitiven oder affektiven Prozesse gesetzt. Man kann davon ausgehen, dass in Regionen, wo die Veränderung des Bildkontrastes zeitlich mit der Veränderung des psychischen Zustands kovariiert, die beiden Prozesse miteinander assoziiert sind.

7.5.2 Identifikation von Pathomechanismen auf Gehirnebene

Die Identifikation von biologischen Pathomechanismen, also der biologischen Korrelate psychischer Erkrankungen, ist ein großes Forschungsfeld der interdisziplinären klinischen Neurowissenschaften. Deren Ergebnisse und deren Forschungsstand ist so umfangreich, dass er hier unmöglich referiert werden kann. Besonders prominent ist in diesem Bereich die Forschung zur Bedeutung der Amygdala für Angsterkrankungen (siehe Kapitel 28): Schon seit längerem ist metaanalytische Evidenz dafür vorhanden, dass Patient:innen, die eine Angsterkrankung aufweisen, bei der Konfrontation mit angstauslösenden Stimuli eine erhöhte Aktivierung dieser Hirnstruktur aufweisen (Etkin & Wager, 2007; Ipser et al., 2013; siehe Abbildung 7.2).

Ein anderes Beispiel ist die Untersuchung der sogenannten „Reiz-Reaktivität" bei Alkoholabhängigkeit (siehe Kapitel 25). Auch hier haben verschiedene Metaanalysen gezeigt, dass Patient:innen, die an einer Alkoholabhängigkeit erkrankt sind, bei der Konfrontation mit alkoholassoziierten Stimuli eine verstärkte Aktivität, u.a. in Regionen des sogenannten mesolimbischen Belohnungssystems zeigen (Schacht et al., 2013; Zeng et al., 2021; die Strukturen sind in Abbildung 7.3 dargestellt).

Auf der anderen Seite muss man aber auch konstatieren, dass Bildgebungsstudien manchmal auch aufzeigen, dass es keine so eindeutigen Pathomechanismen gibt, wie man das möglicherweise annehmen mag. So konnte eine vielbeachtete Metaanalyse, die 57 fMRT-Studien mit 99 Experimenten einschloss, die mit 1 058 Patient:innen, die an einer unipolaren Depression erkrankt waren, durchgeführt wurden, keine einzige Hirnregion identifizieren, die eine veränderte Aktivierung im Vergleich zu gesunden Kontrollpersonen aufwies (Müller et al., 2017). Aber auch solche Ergebnisse stellen die Suche nach neurobiologischen Grundlagen psychischer Erkrankungen nicht grundsätzlich infrage. Sie zeigen vielmehr, dass möglicherweise unsere auf Grundlage der klinischen Symptomatik generierten diagnostischen Klassifikationen nicht mit der biologischen Realität übereinstimmen. Das stellt also weniger die Feststellung, dass psychische Erkrankungen eine biologische Grundlage haben, infrage als vielmehr die Validität der verwendeten Klassifikationssys-

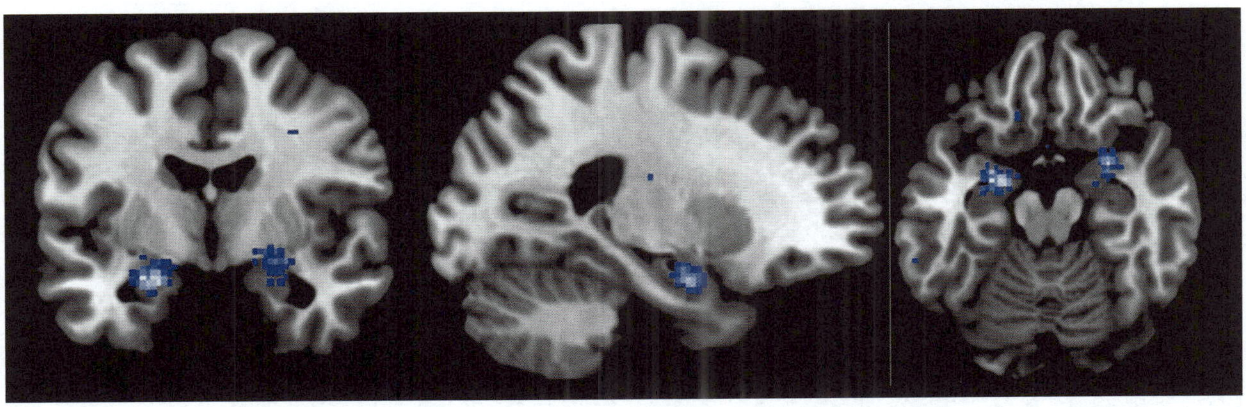

Legende: Dargestellt sind alle Voxel (= dreidimensionales Äquivalent eines Pixels), die signifikant häufiger in diesen Studien als signifikant erwähnt werden, in denen der Begriff „Angststörung" vorkommt als in Studien, in denen „Angststörung" nicht erwähnt wird (für die Methodik siehe Yarkoni et al., 2011). Es zeigt sich, dass die Amygdala die am eindeutigsten verstärkt aktivierte Struktur bei dieser Gruppe von Patient:innen ist. (MNI-Koordinaten der dargestellten Schnittbilder: x = −24, y = −4, z = −18)

Abbildung 7.2: Automatisierte Metaanalyse mittels Neurosynth (https://www.neurosynth.org) über 90 fMRT-Studien mit Patient:innen, die an einer Angststörung leiden.

teme. Dem tragen auch neuere Ansätze, die anstelle von kategorialen Diagnosen transdiagnostische Mechanismen betrachten, wie zum Beispiel die Research Domain Criteria (RDoC) oder die Hierarchical Taxonomy Of Psychopathology (HiTOP) Rechnung. Auf RDoC gehen wir in Kapitel 7.6 noch einmal kurz ein.

7.5.3 Identifikation von Veränderung von Hirnfunktionen durch Psychotherapie

Aus der Grundannahme des biologischen Ansatzes, dass psychische Erkrankungen eine biologische Grundlage haben, lässt sich unmittelbar ableiten, dass psychotherapeutische Effekte sich auch in biologischen Veränderungen widerspiegeln müssen. Dies scheint aus der Perspektive des Monismus oder der Dualitätsannahme (siehe Kapitel 7.1) zunächst trivial, da ja dann, wenn ein psychischer Zustand auch eine biologische Entsprechung hat, auch seine Veränderung mit einer biologischen Veränderung einhergehen muss. Wenn man aber davon ausgeht, dass psychische Erkrankungen komplexe Ursachen haben und psychotherapeutische Interventionen auf unterschiedliche Weise wirken können, ist es natürlich auch interessant, zu untersuchen, auf welche Hirnprozesse eine Psychotherapie, wenn sie wirksam ist, eine Auswirkung hat. Es überrascht nicht, dass dies insbesondere im Bereich der Angsterkrankungen untersucht worden ist. Wie wir gesehen haben, ist hier eine klare Zuordnung einer Gehirnstruktur zur Erkrankung möglich. Darüber hinaus liegt mit der Expositionstherapie (siehe Kapitel 18) eine evidenzbasierte und substanziell wirksame Behandlungsoption vor und es ist naheliegend anzunehmen, dass die Expositionstherapie entsprechend zu einer reduzierten Aktivierung der Amygdala von Patient:innen bei der Konfrontation mit einem angstauslösenden Reiz führen sollte. Obwohl sich diese Erwartung in einer Reihe einzelner Studien mit kleiner Stichprobengröße belegen ließ, konnten die beiden Metaanalysen, die zu dieser Frage bisher vorgelegt wurden (Messina et al., 2013; Ipser et al., 2013), dies nicht bestätigen. Interessanterweise finden beide Metaanalysen aber in anderen Hirnstrukturen durchaus Veränderungen nach der Therapie, diese aber eher in präfrontalen, parietalen und occipitalen Regionen des Kortex als auch in subkortikalen Regionen wie dem Thalamus. Auch wenn diese Befunde als vorläufig bezeichnet werden müssen, da die der Metaanalyse zugrunde liegenden Studien sehr kleine Stichprobengrößen aufweisen, sprechen die Ergebnisse dafür, dass die Effekte von Psychotherapie sich nicht unmittelbar auf die Amygdala auswirken, sondern über ein fronto-striatales Netzwerk vermittelt werden. Solche Befunde, sollten sie sich verfestigen, können auch die Perspektive auf die Wirkmechanismen von psychotherapeutischen Interventionen verändern. Während für die Expositionstherapie ursprünglich die Habituation als Wirkmechanismus postuliert wurde und aktuell insbesondere das Extinktionslernen als relevanter Mechanismus angesehen wird, können neurobiologische Studien des Effekts von Psychotherapie durchaus dazu führen, dass in Zukunft neue Mechanismen entdeckt werden, über die Psychotherapie wirkt.

Ein anderes Beispiel, über das Wirkmechanismen psychotherapeutischer Interventionen mittels Hirnbildgebungsstudien besser verstanden werden können, sind Studien zur Wirkweise von Achtsamkeitsbasierten Interventionen (siehe Kapitel 18). Es ist gut belegt, dass diese Interventionen zu einer Reduktion von Rumination (Grübeln) führen, einem Symptom, was insbesondere bei Depression aber auch bei anderen psychischen Erkrankungen zu beobachten ist (Mao et al., 2023). Hinsichtlich der Wirkweise ist umstritten, ob der Effekt auf eine Stärkung der kognitiven Kontrolle, also eine bewusste Fokussierung auf einen achtsamen Fokus, oder durch eine Verbreitung des Aufmerksamkeitsfokus entsteht. Im ers-

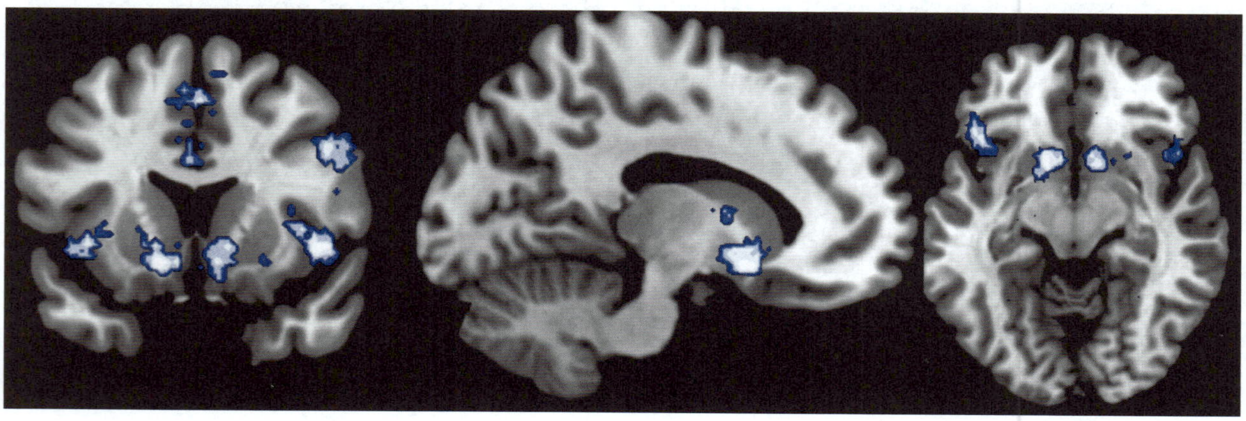

Legende: Dargestellt sind alle Voxel, die im Vergleich mit allen Voxeln des Gehirns überzufällig häufiger als signifikant erwähnt werden (für die Methodik siehe Yarkoni et al., 2011). Es zeigt sich, dass alkoholassoziierte Reize ein Netzwerk aktivieren, das mit Belohnungsverarbeitung mit sehr starken Aktivierungen im Bereich des Striatums und der Insula assoziiert ist. (MNI-Koordinaten der dargestellten Schnittbilder: X = −14, y = 14, z = −9)

Abbildung 7.3: Automatisierte Metaanalyse mittels Neurosynth (https://www.neurosynth.org) über 130 fMRT-Studien, in denen die Reaktion auf Alkohol untersucht wird.

ten Fall würde man von einem sogenannten „Top-down“-Effekt, im zweiten Fall von einem „Bottom-up“-Prozess sprechen. In einer kürzlich erschienen Metaanalyse zum Effekt achtsamkeitsbasierter Interventionen auf die Veränderung von sogenannten „Ruhe-Netzwerken“ zeigte sich, dass eher die Netzwerke durch die Intervention gestärkt wurden, die mit Bottom-up-Prozessen assoziiert sind, während Netzwerke, die mit der exekutiven Kontrolle assoziiert sind, keine Veränderung aufwiesen (Rahrig et al., 2022). Auch hier muss einschränkend gesagt werden, dass die Befundlage noch keine finale Aussage erlaubt, es aber ein weiteres gutes Beispiel dafür ist, wie neurobiologische Hirnbildgebungsstudien unser Verständnis für die Wirkweise psychotherapeutischer Interventionen verbessern und damit auch die Entwicklung neuer Interventionen unterstützen kann.

7.5.4 Die Prädiktion von therapeutischem Erfolg auf Individualebene

Ein wichtiges und inzwischen sicher auch kaum mehr angezweifeltes Ergebnis der Forschung zu Interventionen bei psychischen Erkrankungen ist, dass es eine „One-size-fits-all“-Intervention nicht geben kann und nicht geben wird. Nicht nur die Heterogenität psychischer Erkrankungen macht es unmöglich, dass wir einen Therapieansatz finden, von dem alle Patient:innen mit derselben Diagnose gleichermaßen profitieren. Auch die Unterschiedlichkeit von Individuen macht es unwahrscheinlich, dass solche universellen Behandlungsansätze erfolgsversprechend sind. In der Medizin wird daher in jüngerer Zeit die individualisierte Therapie oder auch die „Präzisions-Medizin“ gefordert, in der die individuelle biologische Konstitution eines Menschen in die Therapieplanung einbezogen wird. Auch wenn die Psychotherapie die Einzigartigkeit der Patient:innen eigentlich schon immer in die Behandlungskonzeption einbezieht, kann der Gedanke, biologische Parameter für die Therapieplanung zu berücksichtigen, auch für die Psychotherapie einen interessanten Ansatz darstellen. Der erste Schritt in der Entwicklung solcher Ansätze ist die Identifikation von biologischen Signaturen, die den Behandlungserfolg vorhersagen. In jüngerer Zeit werden große Anstrengungen unternommen, solche Prädiktoren zu identifizieren, wobei hier gerade die Nutzung von Methoden des maschinellen Lernens die Hoffnung wecken, solche Prädiktoren zu finden (erste Metaanalyse: Vieira et al., 2022). Auch wenn es noch ein weiter Weg bis hin zur klinischen Anwendung solcher Prädiktoren in der Therapieplanung ist, gibt es erste vielversprechende Befunde. So konnte eine kürzlich erschienene Metaanalyse zur Prädiktion des Behandlungserfolgs bei Depression (Strege et al., 2023) zeigen, dass die Aktivierung des subgenualen und perigenualen anterioren cingulären Kortex (anterior cingulate cortex“ [ACC]) die Reaktion auf eine psychotherapeutische Behandlung mit Kognitiver Verhaltenstherapie oder einer pharmakologischen Behandlung mit einem selektiven Serotonin-Wiederaufnahmehemmer (SSRI) vorhersagt. Allerdings erstaunt, dass der Zusammenhang zwischen Aktivierung und Behandlungserfolg entgegengesetzt war. Während Patient:innen dann besonders auf eine Psychotherapie reagierten, wenn sie eine niedrigere Aktivität als gesunde Individuen aufwiesen, war der Zusammenhang bei den SSRIs andersherum. Darüber hinaus versuchten die Autor:innen, diese metaanalytisch generierten Prädiktoren in einer prospektiven Studie zu verwenden, um zu schauen, ob sie tatsächlich klinisch nutzbar sind, was nur sehr eingeschränkt und nur für die pharmakologische Behandlung gelang. Es zeigt sich somit, dass die Prädiktion des Therapieerfolgs anhand von Bildgebungsdaten zwar ein vielversprechender Weg ist, dass aber der Einsatz in der Klinik noch recht weit in der Zukunft liegen dürfte.

7.5.5 Neurofeedback als Methode zur direkten Beeinflussung neurobiologischer Pathomechanismen

Ein besonders starker Nachweis für die Bedeutung veränderter Gehirnprozesse für eine psychische Erkrankung würde erbracht, wenn gezeigt werden könnte, dass eine direkte Veränderung eines Gehirnmechanismus auch zu einem klinischen Effekt führt. Auch das wäre die klare Vorhersage der Dualitätsannahme. In der Verhaltenstherapie ist schon seit langer Zeit das Biofeedback als eine Methode bekannt, peripherphysiologische Korrelate psychischer Störungen, wie z. B. ein erhöhtes physiologisches Arousal, aber auch somatische Symptome, wie z. B. Muskelverspannungen bei Schmerzstörungen, zu beeinflussen. Die Wirksamkeit von Biofeedback ist gut belegt. Biofeedback wird seit vielen Jahrzehnten in der Behandlung unterschiedlicher psychischer und somatischer Erkrankungen eingesetzt. Eine Weiterentwicklung des Biofeedbacks ist das Neurofeedback mithilfe des Elektroenzephalogramms (EEGs). Mithilfe von EEG-Neurofeedback lernen Patient:innen, Hirnaktivierungsmuster, die ebenfalls als Korrelate psychischer Erkrankungen betrachtet werden können, zu verändern. Es können entweder spezifische Reaktionen auf Reize, erfasst mittels sogenannter evozierter Potenziale, oder Frequenzverteilungen der Gehirnaktivität als Zielgröße verwendet werden. Die Wirksamkeit von EEG-Neurofeedback ist insbesondere im Bereich der Aufmerksamkeitsdefizit-/Hyperaktivitätsstörung (ADHS) nachgewiesen (Arns et al., 2009). Die jüngste Weiterentwicklung im Bereich des Neurofeedbacks ist das Echtzeit-fMRT-Neurofeedback, bei dem die Patient:innen die mittels fMRT gemessene Hirnaktivität in einer Region, von der man annimmt, dass sie mechanistisch mit der Erkrankung in Zusammenhang steht, rückgemeldet bekommen. Wie bei allen auf das Biofeedback zurückgehenden Methoden sollen die Teilnehmenden lernen, das Feedbacksignal in eine gewünschte Richtung, also in Richtung einer erhöhten oder reduzierten Aktivität, zu verändern. In jüngster Zeit sind die ersten Metaanalysen erschienen (Dudek & Dodell-Feder, 2021; Pindi et al., 2022), die beachtliche Effekte auf die Fähigkeit, die Hirnaktivität zu regulieren, bei Patient:innen mit unterschiedlichen psychischen Erkrankungen zeigen. Allerdings sind die Effekte in Bezug auf die

Veränderung von Verhaltensindizes deutlich geringer als auf die Veränderung des Feedback-Signals selbst. Auch muss eine starke unspezifische Wirkung des Verfahrens angenommen werden, vermittelt über die Kontrollerfahrung, willentlich einzelne Hirnareale in ihrer Aktivierung beeinflussen zu können, und den daraus resultierenden positiven Affekt. Allein, um Kontrollerfahrung und positiven Affekt zu steigern, ist die Methode aufgrund des technischen Aufwands und der damit verbundenen Kosten sicher nicht geeignet. Um in die klinische Regelversorgung zu kommen, müsste fMRT-Neurofeedback deutlich günstiger und flexibler einsetzbar sein. Als Ansatz, um ein mechanistisches Verständnis über den Zusammenhang der Veränderung von Hirnzuständen und der Veränderung psychischer Symptome zu erlangen, hat die Methode aber zweifelsfrei eine wichtige Bedeutung.

7.6 Ausblick: Jenseits der Klassifikationssysteme

Das psychologische Krankheitsmodell ist, im Gegensatz zum medizinischen Krankheitsmodell, immer schon davon ausgegangen, dass psychische Erkrankungen dimensional zu beschreiben sind, also Extremausprägungen von Persönlichkeitsmerkmalen, Verhaltens- und Erlebensweisen darstellen. Trotzdem herrscht auch in der Psychotherapie das kategoriale medizinische Krankheitsmodell vor, das psychische Erkrankungen als eigene, vom normalen Erleben und Verhalten fundamental unterscheidbare Zustände versteht. Zum Teil kann man dieses Phänomen auf die Notwendigkeit kategorialer Diagnosen in unserem Gesundheitssystem zurückführen. Sowohl, was die Indikationsstellung für die Psychotherapie betrifft, als auch, was die Abrechnung mit den Kostenträgern angeht, ist eine kategoriale Diagnose nach ICD notwendig. Aber auch die Profession selbst hat zu dieser Sichtweise beigetragen. Die Entwicklung von einer Vielzahl sogenannter störungsspezifischer Behandlungsmanuale, die insbesondere in der Verhaltenstherapie lange Zeit vorangetrieben wurde, impliziert spezifische, voneinander unabhängige psychische Störungen, die entsprechend auch eine spezifische Behandlung benötigen. Nicht nur die klinische Erfahrung, sondern auch die Tatsache, dass diese sogenannten störungsspezifischen Ansätze immer wieder auf ähnliche Wirkmechanismen, wie z. B. kognitive Umstrukturierung, Exposition, Achtsamkeit usw. zurückgreifen, spricht dafür, dass diagnosespezifische Behandlungsansätze wenig zielführend sind. Diese Sichtweise wird in den letzten Jahren sehr stark durch die Forschung zu den biologischen Grundlagen psychischer Erkrankungen unterstützt. Lange Zeit hat man versucht, spezifische „Biomarker" für psychische Störungen zu finden, also biologische Eigenschaften, deren Vorliegen, wie ein Labortest bei einer körperlichen Erkrankung, eine Diagnose indiziert. Dieses Vorhaben kann, abgesehen von einigen wenigen Erkrankungen, die auf gut beschriebene genetische Veränderungen zurückgehen, wie z. B. das Williams-Syndrom, als gescheitert angesehen werden. Wir hatten ja bereits in Kapitel 7.5.3 davon berichtet, dass es z. B. nicht gelungen ist, in einer großen Metaanalyse (Müller et al., 2017) auch nur eine einzige Hirnstruktur zu identifizieren, deren Aktivierung sich bei Menschen mit der Diagnose Depression von Gesunden unterscheidet. Dies liegt eben daran, dass die durch klinische Erfahrungen und einen Konsens zwischen Kliniker:innen generierten diagnostischen Kategorien nicht in biologische Prozesse übersetzbar sind. Aus biologischer Perspektive bedarf es daher eines neuen Klassifikationssystems, das nicht kategoriale klinische Diagnosen, sondern (neuro-)biologische Mechanismen und die mit ihnen assoziierten psychischen Prozesse zum Ausgangspunkt hat. Ein solches System wurde 2010 vom amerikanischen National Institute of Mental Health vorgeschlagen und befindet sich seither in der Weiterentwicklung: die sogenannten Research Domain Criteria (RDoC; Insel et al., 2010). Die Hauptmerkmale des RDoC-Systems sind sein dimensionaler und transdiagnostischer Ansatz, die Fokussierung auf spezifische psychische Funktionen und deren neurobiologische Grundlagen sowie seine Forschungsorientierung. Im Gegensatz zu den herkömmlichen kategorialen Diagnosen betrachtet das RDoC-System psychische Gesundheit und Krankheit als ein Kontinuum von Verhalten und Symptomen. Es beschreibt dieses Kontinuum dabei auf Dimensionen verschiedener Funktionen, wie z. B. kognitive Verarbeitung, emotionale Verarbeitung, soziale Interaktion und Belohnungsverarbeitung, von denen angenommen wird, dass sie über verschiedene psychische Störungen hinweg relevant sind (siehe Abbildung 7.4). Dabei basiert das RDoC-System auf einem Verständnis der Neurobiologie dieser psychischen Funktionen. Es versucht, Verbindungen zwischen Genetik, Neurochemie, neuronalen Schaltkreisen und dem Verhalten und Erleben herzustellen. Dadurch, dass das RDoC-System berücksichtigt, wie individuelle Unterschiede in Funktionsbereichen zu unterschiedlichen Symptomen und Verhaltensweisen führen können, erlaubt es eine am Individuum orientierte Klassifikation und damit auch Behandlungsplanung.

Dabei führt die Forschungsorientierung dazu, dass das System dynamisch bleibt und versucht, immer die neuesten Befunde aus der Forschung in das System zu integrieren. Kernpunkt ist dabei die sogenannte RDoC-Matrix (Abbildung 7.5), in der für jeden Funktionsbereich und seine Konstrukte und Sub-Konstrukte auf den Ebenen Gene, Moleküle, Zellen, Hirnnetzwerke, Physiologie, Verhalten und Selbstbericht das vorhandene Wissen dargestellt und kontinuierlich aktualisiert wird.

Auch wenn sich das RDoC-System noch in einem Entwicklungsstadium befindet, bei dem die sich regelmäßig ändernde Auswahl der Konstrukte und Sub-Konstrukte manchmal etwas beliebig wirkt, und in erster Linie für die Forschung relevant ist, hat es durchaus schon Weiterentwicklungen in der Psychotherapie gegeben, die explizit ein individualisiertes, transdiagnostisches und an Mechanismen orientiertes Vorgehen postulieren und sich dabei auch auf RDoC beziehen (Herpertz & Schramm, 2022).

Negative Valenz

Akute Bedrohung (Furcht)

Potenzielle Bedrohung (Angst)

Anhaltende Bedrohung

Verlust

Frustrierende Nicht-Belohnung

Kognitionen

Aufmerksamkeit

Wahrnehmung
- Visuelle Wahrnehmung
- Auditorische Wahrnehmung
- Olfaktorische/somatosensorische/multimodale Wahrnehmung

Deklaratives Gedächtnis

Kognitive Kontrolle
- Zielauswahl
- Reaktionsauswahl
- Ergebnisüberwachung

Arbeitsgedächtnis
- Aufrechterhaltung
- Flexible Aktualisierung
- Limitierte Kapazität
- Interferenz-Kontrolle

Erregung/Regulation

Erregung (Arousal)

Circadiane Rhythmik

Schlaf-Wach-Rhythmus

Positive Valenz

Belohnungsreaktivität
- Belohnungserwartung
- Initiale Reaktion auf Belohnung
- Belohnungssättigung

Belohnungslernen
- Probabilistisches und Verstärkungslernen
- Belohnungs-Erwartungs-Fehler
- Gewohnheit

Belohnungsbewertung
- Belohnungswahrscheinlichkeit
- Belohnungsverzögerung
- Anstrengung

Soziales

Zugehörigkeit und Bindung

Soziale Kommunikation
- Gesichtswahrnehmung
- Gesichtsausdruck
- Wahrnehmung sonstiger soziale Signale
- soziale Signale

Wahrnehmung und Verstehen des Selbst
- Wirksamkeitserleben (Agency)
- Selbstgewissheit

Wahrnehmung und Verstehen anderer
- Wahrnehmung von Lebendigkeit
- Handlungswahrnehmung
- Verstehen mentaler Zustände

Sensomotorik

Motorisches Verhalten
- Reaktionsplanung und -selektion
- Sensomotorische Dynamik
- Verhaltensinitiierung
- Verhaltensausführung
- Verhaltenshemmung und -beendigung

Deklaratives Gedächtnis

Sensomotorische Gewohnheit

Angeborene motorische Muster

Abbildung 7.4: Domänen des RDoC-Systems mit den Konstrukten (fett gesetzt) und den Sub-Domänen (normal gesetzt); Stand: August 2023.

(Sub)Konstrukt	Moleküle	Zellen	Schaltkreise	Physiologie	Verhalten	Selbstbericht	Paradigmen
Akute Bedrohung (Furcht)	BDNF	GABAerge Zellen	Amygdala	Schreckreflex	Hemmung	Phobiefrage-bogen	Furcht-konditionierung

Hinweis: Für die vollständige Matrix siehe: https://www.nimh.nih.gov/research/research-funded-by-nimh/rdoc/constructs/rdoc-matrix

Abbildung 7.5: Exemplarische Darstellung des Aufbaus der RDoC-Matrix am Beispiel des Subkonstrukts Angst mit exemplarischen Einträgen für jede Zelle der Matrix

Literatur

Arns, M., de Ridder, S., Strehl, U., Breteler, M. & Coenen, A. (2009). Efficacy of neurofeedback treatment in ADHD: The effects on inattention, impulsivity and hyperactivity: A meta-analysis. *Clinical EEG and Neuroscience, 40*(3), 180–189. https://doi.org/10.1177/155005940904000311

Arnsten, A.F.T. (2009). Stress signalling pathways that impair prefrontal cortex structure and function. *Nature Reviews Neuroscience, 10*(6), 410–422. https://doi.org/10.1038/nrn2648

Barros, W., David, M., Souza, A., Silva, M. & Matos, R. (2019). Can the effects of environmental enrichment modulate BDNF expression in hippocampal plasticity? A systematic review of animal studies. *Synapse, 73*(8), e22103. https://doi.org/10.1002/syn.22103

Bliss, T.V.P. & Lømo, T. (1973). Long-lasting potentiation of synaptic transmission in the dentate area of the anaesthetized rabbit following stimulation of the perforant path. *The Journal of Physiology, 232*(2), 331–356. https://doi.org/10.1113/jphysiol.1973.sp010273

Boulle, F., van den Hove, D.L.A., Jakob, S.B., Rutten, B.P., Hamon, M., van Os, J. et al. (2012). Epigenetic regulation of the BDNF gene: Implications for psychiatric disorders. *Molecular Psychiatry, 17*(6), 584–596. https://doi.org/10.1038/mp.2011.107

Cathomas, F., Murrough, J.W., Nestler, E.J., Han, M.-H. & Russo, S.J. (2019). Neurobiology of resilience: Interface between mind and body. *Biological Psychiatry, 86*(6), 410–420. https://doi.org/10.1016/j.biopsych.2019.04.011

Chow, Y., Masiak, J., Mikotajewska, E., Mikotajewski, D., Wójcik, G.M., Wallace, B. et al. (2018). Limbic brain structures and burnout—A systematic review. *Advances in Medical Sciences, 63*(1), 192–198.

Claudino, F.C. de A., Gonçalves, L., Schuch, F.B., Martins, H.R.S. & da Rocha, N.S. (2020). The effects of individual psychotherapy in BDNF levels of patients with mental disorders: A systematic review. *Frontiers in Psychiatry, 11,* 445. https://doi.org/10.3389/fpsyt.2020.00445

Crum II., J.E. (2021). Future applications of real-world neuroimaging to clinical psychology. *Psychological Reports, 124*(6), 2403–2426. https://doi.org/10.1177/0033294120926669

De Hert, M., Detraux, J. & Vancampfort, D. (2018). The intriguing relationship between coronary heart disease and mental disorders. *Dialogues in Clinical Neuroscience, 20*(1), 31–40. https://doi.org/10.31887/DCNS.2018.20.1/mdehert

Ditzen, B. & Heinrichs, M. (2014). Psychobiology of social support: The social dimension of stress buffering. *Restorative Neurology and Neuroscience, 32*(1), 149–162. https://doi.org/10.3233/RNN-139008

Ditzen, B., Schaer, M., Gabriel, B., Bodenmann, G., Ehlert, U. & Heinrichs, M. (2009). Intranasal oxytocin increases positive communication and reduces cortisol levels during couple conflict. *Biological Psychiatry, 65*(9), 728–731. https://doi.org/10.1016/j.biopsych.2008.10.011

Domes, G., Heinrichs, M., Michel, A., Berger, C. & Herpertz, S.C. (2007). Oxytocin improves „mind-reading" in humans. *Biological Psychiatry, 61*(6), 731–733. https://doi.org/10.1016/j.biopsych.2006.07.015

Dudek, E. & Dodell-Feder, D. (2021). The efficacy of real-time functional magnetic resonance imaging neurofeedback for psychiatric illness: A meta-analysis of brain and behavioral outcomes. *Neuroscience & Biobehavioral Reviews, 121,* 291–306.

Etkin, A. & Wager, T.D. (2007). Functional neuroimaging of anxiety: A meta-analysis of emotional processing in PTSD, social anxiety disorder, and specific phobia. *American Journal of Psychiatry, 164*(10), 1476–1488. https://doi.org/10.1176/appi.ajp.2007.07030504

Freud, S. (1921). *Jenseits des Lustprinzips* (Beihefte der internationalen Zeitschrift für Psychoanalyse; 2. Aufl., Bd. II). Wien: Internationaler Psychoanalytischer Verlag.

Grawe, K. (1995). Grundriß einer Allgemeinen Psychotherapie. *Psychotherapeut, 40*(3), 130–145.

Hebb, D.O. (1949). *The organization of behavior*. New York: John Wiley & Sons.

Heijmans, B.T., Tobi, E.W., Stein, A.D., Putter, H., Blauw, G.J., Susser, E.S. et al. (2008). Persistent epigenetic differences associated with prenatal exposure to famine in humans. *Proceedings of the National Academy of Sciences, 105*(44), 17046–17049. https://doi.org/10.1073/pnas.0806560105

Herpertz, S. & Schramm, E. (Hrsg.). (2022). *Modulare Psychotherapie. Ein Mechanismus-basiertes, personalisiertes Vorgehen*. Stuttgart: Schattauer.

Holmes, T.H. & Rahe, R.H. (1967). The social readjustment rating scale. *Journal of Psychosomatic Research, 11*(2), 213–218. https://doi.org/10.1016/0022-3999(67)90010-4

Holt-Lunstad, J., Smith, T.B. & Layton, J.B. (2010). Social relationships and mortality risk: A meta-analytic review. *PLOS Medicine, 7*(7), e1000316. https://doi.org/10.1371/journal.pmed.1000316

Insel, T., Cuthbert, B., Garvey, M., Heinssen, R., Pine, D.S., Quinn, K. et al. (2010). Research Domain Criteria (RDoC): Toward a new classification framework for research on mental disorders. *American Journal of Psychiatry, 167*(7), 748–751. https://doi.org/10.1176/appi.ajp.2010.09091379

Ipser, J.C., Singh, L. & Stein, D.J. (2013). Meta-analysis of functional brain imaging in specific phobia. *Psychiatry and Clinical Neurosciences, 67*(5), 311–322. https://doi.org/10.1111/pcn.12055

Kandel, E.R. (1979). Psychotherapy and the single synapse. *New England Journal of Medicine, 301*(19), 1028–1037. https://doi.org/10.1056/NEJM197911083011904

Kandel, E.R. (2001). Psychotherapy and the single synapse. *The Journal of Neuropsychiatry and Clinical Neurosciences, 13*(2), 290–300. https://doi.org/10.1176/jnp.13.2.290

Kirsch, P., Esslinger, C., Chen, Q., Mier, D., Lis, S., Siddhanti, S. et al. (2005). Oxytocin modulates neural circuitry for social cognition and fear in humans. *Journal of Neuroscience, 25*(49), 11489–11493. https://doi.org/10.1523/JNEUROSCI.3984-05.2005

Kosfeld, M., Heinrichs, M., Zak, P.J., Fischbacher, U. & Fehr, E. (2005). Oxytocin increases trust in humans. *Nature, 435*(7042), 673–676.

Kupferberg, A., Bicks, L. & Hasler, G. (2016). Social functioning in major depressive disorder. *Neuroscience & Biobehavioral Reviews, 69,* 313–332. https://doi.org/10.1016/j.neubiorev.2016.07.002

Lazarus, R.S. & Folkman, S. (1984). *Stress, appraisal, and coping*. Springer.

Lotter, L.D., Kohl, S.H., Gerloff, C., Bell, L., Niephaus, A., Kruppa, J.A. et al. (2023). Revealing the neurobiology underlying interpersonal neural synchronization with multimodal data fusion. *Neuroscience &*

Biobehavioral Reviews, 146, 105042. https://doi.org/10.1016/j.neubiorev.2023.105042

Mao, L., Li, P., Wu, Y., Luo, L. & Hu, M. (2023). The effectiveness of mindfulness-based interventions for ruminative thinking: A systematic review and meta-analysis of randomized controlled trials. *Journal of Affective Disorders, 321,* 83–95. https://doi.org/10.1016/j.jad.2022.10.022

McEwen, B.S. (1998). Protective and damaging effects of stress mediators. *New England Journal of Medicine, 338*(3), 171–179. https://doi.org/10.1056/NEJM199801153380307

Messina, I., Sambin, M., Palmieri, A. & Viviani, R. (2013). Neural correlates of psychotherapy in anxiety and depression: A meta-analysis. *PLOS ONE, 8*(9), e74657. https://doi.org/10.1371/journal.pone.0074657

Meyer-Lindenberg, A., Domes, G., Kirsch, P. & Heinrichs, M. (2011). Oxytocin and vasopressin in the human brain: Social neuropeptides for translational medicine. *Nature Reviews Neuroscience, 12*(9), 524–538. https://doi.org/10.1038/nrn3044

Müller, V.I., Cieslik, E.C., Serbanescu, I., Laird, A.R.; Fox, P.T. & Eickhoff, S.B. (2017). Altered brain activity in unipolar depression revisited: Meta-analyses of neuroimaging studies. *JAMA Psychiatry, 74*(1), 47–55.

Nater, U.M., Ditzen, B. & Ehlert, U. (2020). Psychosomatische und stressabhängige körperliche Beschwerden. In J. Hoyer & S. Knappe (Hrsg.), *Klinische Psychologie & Psychotherapie* (S. 1221–1235). Berlin: Springer.

Olson, A.K., Eadie, B.D., Ernst, C. & Christie, B.R. (2006). Environmental enrichment and voluntary exercise massively increase neurogenesis in the adult hippocampus via dissociable pathways. *Hippocampus, 16*(3), 250–260. https://doi.org/10.1002/hipo.20157

Pindi, P., Houenou, J., Piguet, C. & Favre, P. (2022). Real-time fMRI neurofeedback as a new treatment for psychiatric disorders: A meta-analysis. *Progress in Neuro-Psychopharmacology and Biological Psychiatry, 119,* 110605. https://doi.org/10.1016/j.pnpbp.2022.110605

Rahrig, H., Vago, D.R., Passarelli, M.A., Auten, A., Lynn, N.A. & Brown, K.W. (2022). Meta-analytic evidence that mindfulness training alters resting state default mode network connectivity. *Scientific Reports, 12*(1), 12260. https://doi.org/10.1038/s41598-022-15195-6

Russo, S.J., Murrough, J.W., Han, M.-H., Charney, D.S. & Nestler, E.J. (2012). Neurobiology of resilience. *Nature Neuroscience, 15*(11), 1475–1484. https://doi.org/10.1038/nn.3234

Sapolsky, R.M. (2015). Stress and the brain: Individual variability and the inverted-U. *Nature Neuroscience, 18*(10), 1344–1346. https://doi.org/10.1038/nn.4109

Sapolsky, R.M., Romero, L.M. & Munck, A.U. (2000). How do glucocorticoids influence stress responses? Integrating permissive, suppressive, stimulatory, and preparative actions. *Endocrine Reviews, 21*(1), 55–89.

Schacht, J.P., Anton, R.F. & Myrick, H. (2013). Functional neuroimaging studies of alcohol cue reactivity: A quantitative meta-analysis and systematic review. *Addiction Biology, 18*(1), 121–133. https://doi.org/10.1111/j.1369-1600.2012.00464.x

Schaumburg, S., Schneider, S., Margraf, J., Kumsta, R. & Wannemüller, A. (2020). Genetik und Epigenetik in der Psychotherapie von Depression und Angststörungen. *Verhaltenstherapie, 30*(1), 60–71. https://doi.org/10.1159/000505440

Schiele, M.A., Gottschalk, M.G. & Domschke, K. (2020). The applied implications of epigenetics in anxiety, affective and stress-related disorders – A review and synthesis on psychosocial stress, psychotherapy and prevention. *Clinical Psychology Review, 77,* 101830. https://doi.org/10.1016/j.cpr.2020.101830

Schiller, D., Monfils, M.-H., Raio, C.M., Johnson, D.C., LeDoux, J.E. & Phelps, E.A. (2010). Preventing the return of fear in humans using reconsolidation update mechanisms. *Nature, 463*(7277), 49–53.

Selye, H. (1950). *The physiology and pathology of exposure to stress.* Oxford: Acta, Inc

Serpeloni, F., Radtke, K., de Assis, S.G., Henning, F., Nätt, D. & Elbert, T. (2017) Grandmaternal stress during pregnancy and DNA methylation of the third generation: An epigenome-wide association study. *Translational Psychiatry, 7*(8), e1202. https://doi.org/10.1038/tp.2017.153

Shoubridge, A.P., Choo, J.M., Martin, A.M., Keating, D.J., Wong, M.-L., Licinio, J. et al. (2022). The gut microbiome and mental health: Advances in research and emerging priorities. *Molecular Psychiatry, 27*(4), 1908–1919. https://doi.org/10.1038/s41380-022-01479-w

Sjörs Dahlman, A., Blennow, K., Zetterberg, H., Glise, K. & Jonsdottir, I.H. (2019). Growth factors and neurotrophins in patients with stress-related exhaustion disorder. *Psychoneuroendocrinology, 109,* 104415. https://doi.org/10.1016/j.psyneuen.2019.104415

Strege, M.V. Siegle, G.J., Richey, J.A., Krawczak, R.A. & Young, K. (2023). Cingulate prediction of response to antidepressant and cognitive behavioral therapies for depression: Meta-analysis and empirical application. *Brain Imaging and Behavior, 17*(4), 450–460. https://doi.org/10.1007/s11682-022-00756-0

Tabak, B.A., Leng, G., Szeto, A., Parker, K.J., Verbalis, J.G., Ziegler, T.E. et al. (2023). Advances in human oxytocin measurement: Challenges and proposed solutions. *Molecular Psychiatry, 28*(1), 127–140. https://doi.org/10.1038/s41380-022-01719-z

Vieira, S., Liang, X., Guiomar, R. & Mechelli, A. (2022). Can we predict who will benefit from cognitive-behavioural therapy? A systematic review and meta-analysis of machine learning studies. *Clinical Psychology Review, 97,* 102193. https://doi.org/10.1016/j.cpr.2022.102193

Wirtz, M. A. (Hrsg.). (2021). *Dorsch – Lexikon der Psychologie* (20. Aufl.). Bern: Hogrefe.

Yarkoni, T., Poldrack, R.A., Nichols, T.E., Van Essen, D.C. & Wager, T.D. (2011). Large-scale automated synthesis of human functional neuroimaging data. *Nature Methods, 8*(8), 665–670. https://doi.org/10.1038/nmeth.1635

Zannas, A.S. & Chrousos, G.P. (2017). Epigenetic programming by stress and glucocorticoids along the human lifespan. *Molecular Psychiatry, 22*(5), 640–646. https://doi.org/10.1038/mp.2017.35

Zeng, J., Yu, S., Cao, H., Su, Y., Dong, Z. & Yang, X. (2021). Neurobiological correlates of cue-reactivity in alcohol-use disorders: A voxel-wise meta-analysis of fMRI studies. *Neuroscience & Biobehavioral Reviews, 128,* 294–310 https://doi.org/10.1016/j.neubiorev.2021.06.031.

Teil II: Diagnostik und angewandte Psychotherapie

A. Psychologische Diagnostik

8 Klinische Interviews zur Klassifikation psychischer Störungen

Gabriel Bonnin, Svea Kröber & Ruth von Brachel

Inhaltsübersicht

8.1 Einführung

Seit der Einführung des DSM-III (American Psychiatric Association [APA], 1980) erfolgt die Klassifikation psychischer Störungen deskriptiv. Das heißt, Therapeut:innen sind bei der Diagnostik überwiegend auf subjektive Angaben von Patient:innen und Verhaltensbeobachtungen angewiesen. Hierbei müssen sie Beschwerden explorieren bzw. beobachten, dabei relevante Symptome erkennen, diese zu Syndromen zusammenfassen und unter Berücksichtigung gewisser Zusatzkriterien Diagnosen stellen (siehe Abbildung 8.1).

Diese Diagnosen bilden die Basis für die folgende Behandlung und sind damit entscheidend für den weiteren Therapieverlauf. Der Art und Weise, wie Diagnosen gestellt werden, d.h. die zugehörigen Informationen erhoben und beurteilt werden, kommt damit eine besondere Bedeutung zu. Eine unstrukturierte Befunderhebung – also eine freie Exploration der Beschwerden – ist dabei in besonderem Maße für verzerrende Einflüsse anfällig: Diese Verzerrungen entstehen dadurch, dass Menschen auf Entscheidungsregeln (sogenannte Heuristiken) zurückgreifen, welche unter Unsicherheit ein effizientes und im Großen und Ganzen verlässliches Urteil ermöglichen, allerdings auch zu Fehleinschätzungen führen können. In einer Reihe von Studien konnte gezeigt werden, dass Heuristiken auch diagnostische Entscheidungsprozesse beeinflussen und Fehldiagnosen begünstigen (z.B. Bruchmüller & Meyer, 2009; Bruchmüller & Schneider, 2012; Cwik & Margraf, 2017). So können prototypische, aber diagnoseirrelevante Informationen, wie z.B. das Geschlecht der Patient:innen, einen signifikanten Einfluss auf das diagnostische Urteil haben: In einer Studie konnte beispielsweise gezeigt werden, dass Kliniker:innen auf Basis von Fallvignetten doppelt so häufig die Diagnose ADHS vergeben, obwohl die Störungskriterien nicht erfüllt sind, wenn die Vignette von einem Jungen anstelle eines Mädchens handelt (Bruchmüller et al., 2012). Um heuristischen Entscheidungsprozessen vorzubeugen und den diagnostischen Prozess zu erleichtern, wurden datenbasierte Verfahren der diagnostischen Befunderhebung entwickelt. Diagnostische Interviewverfahren werden dabei als „Goldstandard“ der Klassifikation psychischer Störungen betrachtet (Margraf et al., 2017).

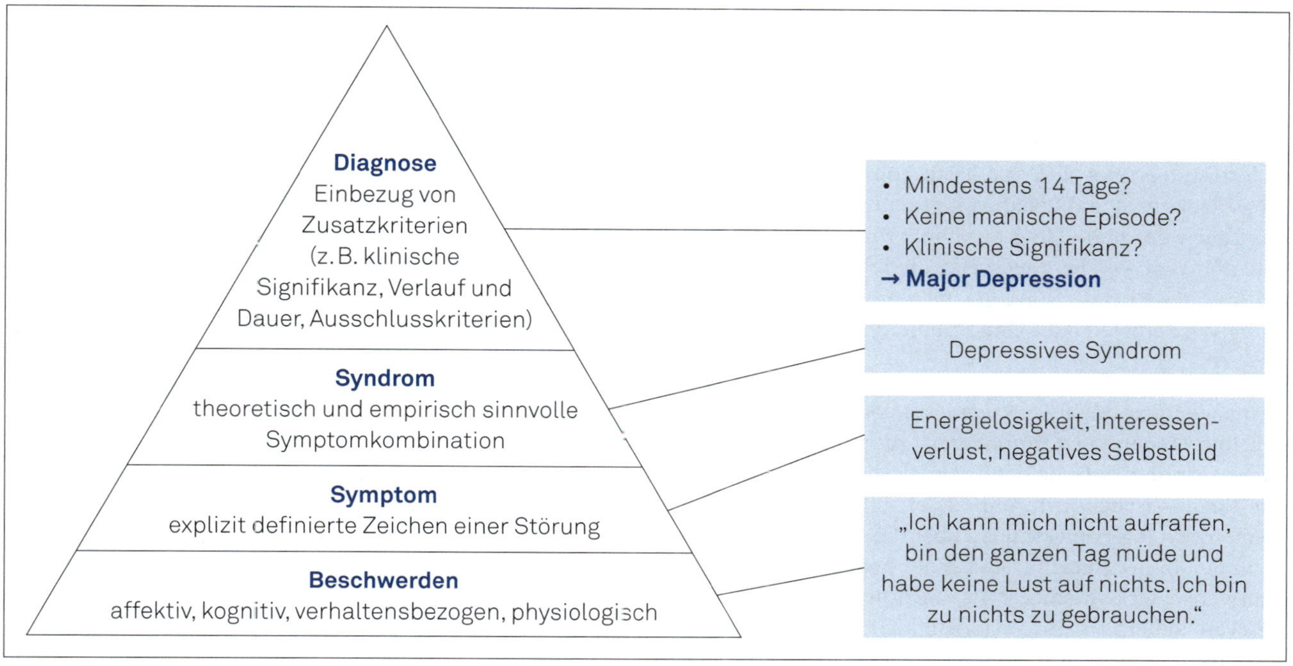

Abbildung 8.1: Der klinisch-diagnostische Prozess

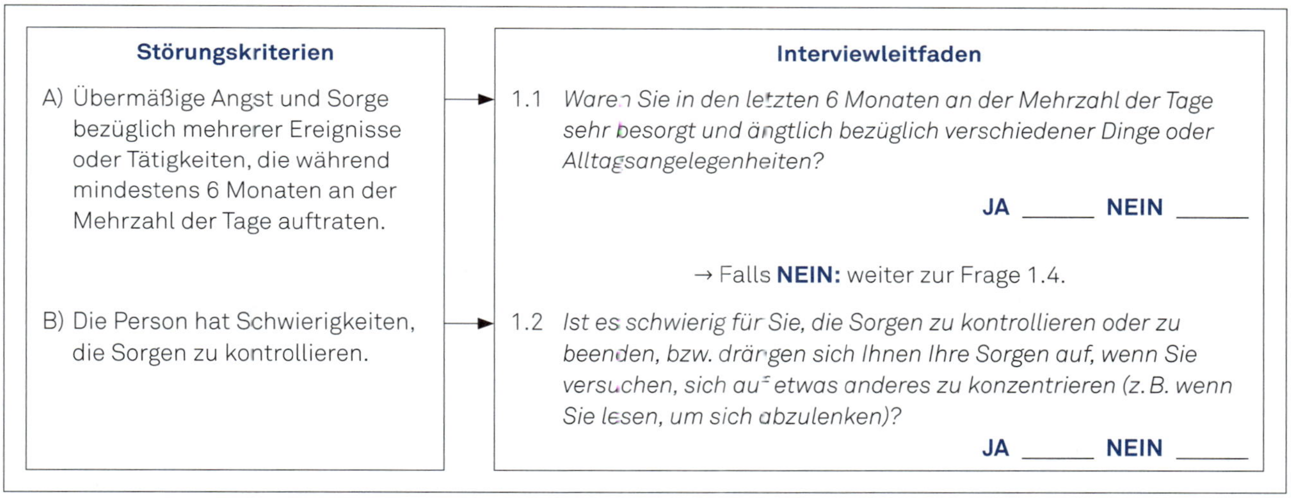

Abbildung 8.2: Überführung der Störungskriterien in Interviewfragen am Beispiel der Generalisierten Angststörung

Was sind diagnostische Interviews?

Diagnostische Interviews erleichtern die Klassifikation psychischer Störungen, indem sie eine systematische Exploration der diagnostischen Kriterien eines Klassifikationssystems (z. B. DSM-5 [APA, 2013] oder ICD-10 [World Health Organization, 1992]) mithilfe vorformulierter Fragen erlauben. Die Reihenfolge und der Wortlaut der Fragen sind dabei meist vorgegeben. Darüber hinaus helfen die Durchführungsregeln (z. B. Überspringen von Fragen in Abhängigkeit von der vorhergehenden Antwort) des Interviewleitfadens dabei, die diagnostischen Algorithmen des jeweiligen Klassifikationssystems korrekt anzuwenden (siehe Abbildung 8.2).

8.2 Unterschiedliche Arten diagnostischer Interviews

Diagnostische Interviews lassen sich hinsichtlich des Grads der Formalisierung (d. h. der Vorstrukturierung) in zwei Gruppen unterteilen. Bei *standardisierten Interviews* sind sämtliche Schritte der Informationserhebung und Auswertung vollständig festgelegt. Alle Symptom- und Zusatzfragen sind wortwörtlich vorgegeben, ein Abweichen oder Umformulieren ist nicht vorgesehen. Außerdem werden ausschließlich die Antworten der Patient:innen bei der Beurteilung der Störungskriterien berücksichtigt, weshalb diese Verfahren auch als

„respondent-based" bezeichnet werden. Letztlich entscheiden die Patient:innen durch ihre Antworten darüber, welche Diagnosekriterien als erfüllt oder nicht erfüllt gelten. Aufgrund des hohen Grads an Formalisierung können sie auch von trainierten Laien korrekt durchgeführt werden. Standardisierte Interviews sind durch ein hohes Maß an Auswertungsobjektivität und Reliabilität gekennzeichnet. Allerdings birgt auch der hohe Grad an Standardisierung potenzielle Fehlerquellen, wie beispielsweise die fehlende Möglichkeit, ein falsches Frageverständnis aufseiten der Patient:innen durch Wiederholen oder Umformulieren der Frage zu korrigieren.

Demgegenüber erlauben *strukturierte Interviews,* bei Bedarf einzelne Fragen umzuformulieren, zu erklären oder zu ergänzen. Zudem entscheidet das klinische Urteil darüber, ob ein diagnostisches Kriterium als erfüllt gewertet wird. So können sich Interviewer:innen über die Antworten der Patient:innen hinwegsetzen (z. B. bei der Bagatellisierung sozial unerwünschter Symptome), Beobachtungen aus dem Interviewverlauf berücksichtigen (z. B. berichtete Konzentrationsstörungen oder Unruhe mit dem Verhalten während des Interviews vergleichen) oder ihre klinische Erfahrungen mit anderen Patient:innen einfließen lassen (z. B. bei der Einschätzung des Schweregrads). Aufgrund dieser größeren Gewichtung des klinischen Urteils („interviewer-based") erfordert die korrekte Anwendung strukturierter Interviews klinische Erfahrung sowie die Kenntnis der Störungskriterien des jeweiligen Klassifikationssystems. Darüber hinaus muss der Einsatz strukturierter Interviews zuvor durch ein Training erlernt werden, um eine reliable Diagnosestellung sicherzustellen.

Neben Unterschieden im Formalisierungsgrad unterscheiden sich die vorhandenen Instrumente bezüglich ihrer Zielgruppe (z. B. störungsspezifische Interviews vs. Breitbandverfahren), des Altersbereichs (Erwachsene vs. Kinder und Jugendliche), des zugrunde liegenden Klassifikationssystems (z. B. ICD-10 vs. DSM-5), der Berücksichtigung mehrerer Informationsquellen (z. B. Interview von Patient:innen und deren Eltern vs. Interview von Patient:innen allein), der Verwendung von Screening-Fragen, der Dauer, Trainingsvoraussetzungen und Kosten. Tabelle 8.1 gibt einen Überblick über eine Reihe deutschsprachiger Interviewverfahren. Die Dauer des Interviews kann in Abhängigkeit verschiedener Faktoren (z. B. Komplexität der Störung) stark variieren, weshalb eine verlässliche Aussage über die benötigte Zeit der einzelnen Verfahren nur schwer möglich ist. Bei Breitbandverfahren und in komplexen Fällen kann die Dauer bis zu drei Stunden betragen. In Einzelfällen muss das diagnostische Interview in mehreren Sitzungen durchgeführt werden.

Die Vielzahl an verfügbaren Verfahren erfordert eine gezielte Auswahl je nach Einsatzbereich und Fragestellung. So eignen sich Breitbandverfahren beispielsweise für die Eingangsdiagnostik mit dem Ziel eines umfassenden diagnostischen Befundes. Mit ihrer Hilfe kann ein Überblick über die bei Patient:innen vorliegenden aktuellen und vergangenen Diagnosen erlangt werden. Beispiele hierfür sind das „Strukturierte Klinische Interview für DSM-5-Störungen – Klinische Version" (SCID-5-CV; Beesdo-Baum et al. 2019a) oder das „Diagnostische Interview bei psychischen Störungen" (DIPS-OA-1.2; Margraf et al. 2021). Dabei existiert kein Breitbandverfahren, welches alle Störungsbereiche des DSM oder der ICD vollständig abfragt. So werden beispielsweise Schwierigkeiten im neuropsychologischen Bereich, wie z. B. demenzielle Erkrankungen, von den genannten Interviewverfahren nicht erfasst. In diesem Kontext muss daher auf störungsspezifische Instrumente, wie z. B. das „Strukturierte Interview für die Diagnose der Demenz vom Alzheimer-Typ, der Multiinfarkt-Demenz und Demenzen anderer Ätiologie nach DSM-III-R, DSM-IV und ICD-10" (SIDAM; Zaudig & Hiller, 1996) zurückgegriffen werden. Für großangelegte epidemiologische Studien eignen sich insbesondere standardisierte Interviewverfahren, wie zum Beispiel das „Composite International Diagnostic Interview" (CIDI; WHO, 1991; deutsche Übersetzung von Wittchen & Semler, 1991), da sie auch von trainierten Laien eingesetzt werden können. In zeitlimitierten Settings, wie z. B. während einer stationären psychiatrischen Behandlung, können diagnostische Kurzinterviews (z. B. Mini-DIPS-OA; Margraf & Cwik, 2017) eine geeignete Wahl darstellen. Die dargestellten Beispiele verdeutlichen, dass die Frage nach dem „besten" Interviewverfahren kontextabhängig ist und je nach Fragestellung unterschiedlich ausfallen kann.

Im Folgenden werden die drei bekanntesten deutschsprachigen Breitbandverfahren näher beschrieben und gegenübergestellt.

8.2.1 Diagnostisches Interview bei psychischen Störungen (DIPS-OA-1.2)

Bei dem DIPS-OA-1.2 (Margraf et al., 2021) handelt es sich um ein deutschsprachiges strukturiertes Interview, welches die kategoriale Diagnostik der für den psychotherapeutischen Bereich wichtigsten Störungen des Erwachsenenalters ermöglicht (siehe Tabelle 8.2). Die Fragen des DIPS-1.2-OA orientieren sich an den Störungskriterien des DSM-5, eine Überführung in ICD-10-Diagnosen ist möglich. Das DIPS-OA-1.2 steht Open Access zum Download zur Verfügung und eignet sich besonders für die psychotherapeutische Praxis, da es neben der zuverlässigen Diagnosestellung auch eine strukturierte Erhebung von Informationen zur Planung und Durchführung kognitiv-verhaltenstherapeutischer Interventionen ermöglicht.

Neben dem DIPS-OA-1.2 existieren separate Versionen für die Diagnostik psychischer Störungen im Kindes- und Jugendalter (Kinder-DIPS-OA; Schneider et al., 2017) sowie für Regulationsstörungen im Säuglings- und Kleinkindalter (Kleinkind-DIPS-OA; Schneider et al., 2021). Somit decken die Interviewverfahren der DIPS-Familie die Diagnostik psychischer Störungen über die gesamte Lebensspanne ab.

Tabelle 8.1: Überblick über ausgewählte deutschsprachige Interviewverfahren und deren Eigenschaften (○ = nicht vorhanden, ● = vorhanden)

Verfahren	Abkürzung	Störungsbereich	Altersbereich	Berücksichtigung mehrerer Informationsquellen	Art	Klassifikationssystem	Verfügbarkeit
Diagnostisches Interview bei psychischen Störungen[1] (im Kindes- und Jugendalter[2]/bei Kleinkindern[3])	DIPS-OA-1.2 Kinder-DIPS-OA Kleinkind-DIPS-OA	Breitbandverfahren	Erwachsene Kinder/Jugendliche Kleinkinder	○ ● ○	strukturiert	DSM-5 und ICD-10	Open Access: https://fbz-bochum.de/strukturierte-interviews-fuer-psychische-stoerungen
Strukturiertes Klinisches Interview für DSM-5 – Klinische Version[4]	SCID-5-CV	Breitbandverfahren	Erwachsene	○	strukturiert	DSM-5	Erschienen im Hogrefe Verlag, kostenpflichtig
Clinician-administered PTSD Scale for DSM-5[5] (– Child/Adolescent Version[6])	CAPS-5 CAPS-CA-5	Traumafolge- und Belastungsstörungen	Erwachsene Kinder/Jugendliche	○ ○	strukturiert	DSM-5	Via Anfrage-E-Mail über die Autoren, kostenfrei
Eating Disorder Examination[7] (Child Version[8])	EDE EDE-C	Essstörungen	Erwachsene Kinder/Jugendliche	○ ○	strukturiert	DSM-5	Erschienen beim DGVT-Verlag, kostenfrei
Strukturiertes klinisches Interview für DSM-5 – Persönlichkeitsstörungen[9]	SCID-5-PD	Persönlichkeitsstörungen	Erwachsene	○	strukturiert	DSM-5	Erschienen beim Hogrefe Verlag, kostenpflichtig

Anmerkungen: [1] Margraf et al. (2021); [2] Schneider et al. (2017); [3] Schneider et al. (2021); [4] Beesdo-Baum et al. (2019a); [5] Cwik & Woud (2015); [6] Pfeiffer et al. (2019); [7] Hilbert & Tuschen-Caffier (2016); [8] Hilbert (2016); [9] Beesdo-Baum et al. (2019b)

8.2.2 Strukturiertes Klinisches Interview für DSM-5-Störungen – Klinische Version (SCID-5-CV)

Das SCID-5-CV (Beesdo-Baum et al., 2019a) ist ein international verbreitetes strukturiertes Interview, welches die häufigsten psychischen Störungen des Erwachsenenalters nach DSM-5 erfragt (siehe Tabelle 8.2). Im Gegensatz zum DIPS-OA-1.2 wird mit dem SCID-5-CV auch der Bereich der psychotischen Störungen ausführlich exploriert.

Darüber hinaus existiert eine Version zur Erfassung von Persönlichkeitsstörungen nach den Kriterien des DSM-5 (SCID-5-PD; Beesdo-Baum et al. 2019b), welche mit den anderen hier aufgezählten Verfahren nicht diagnostiziert werden können. Dem SCID-5-PD ist ein Screeningfragebogen beigelegt. Dieser ermöglicht eine besonders zeiteffiziente Diagnostik, da im anschließenden Interview nur die im Fragebogen auffälligen Störungsbereiche abgefragt werden müssen.

8.2.3 Composite International Diagnostic Interview (CIDI)

Beim CIDI (Wittchen & Semler, 1991) handelt es sich um ein standardisiertes Interviewverfahren, welches in der epidemiologischen Forschung zu psychischen Störungen weit verbreitet ist. Der Aufbau des CIDI orientiert sich an den DSM-Störungsgruppen und ermöglicht die Erfassung einer Vielzahl psychischer Störung des Erwachsenenalters (siehe Tabelle 8.2). Neben einer klassischen Paper-Pencil-Version liegt das CIDI auch als computerisierte Version vor, welche die Interviewer:innen automatisiert durch die diagnostischen Algorithmen des DSM leitet. In Deutschland ist die interaktive PC-Version unter dem Namen Diagnostisches Expertensystem psychischer Störungen (DIA-X; Wittchen & Pfister, 1997; Hoyer et al., 2020) veröffentlicht.

Zum gegenwärtigen Zeitpunkt liegt keine deutschsprachige DSM-5-Version des CIDI vor. Das DIA-X wurde zwar gemäß DSM-5 aktualisiert und evaluiert (Hoyer et al., 2020), erfährt allerdings nach Aussage der Autor:innen keinen technischen Support und steht daher nur für interne Forschungszwecke zur Verfügung.

8.3 Akzeptanz diagnostischer Interviews

Einen häufigen Vorbehalt gegenüber der Nutzung diagnostischer Interviews stellt die Behauptung dar, diagnostische Interviews seien zu zeitaufwändig und würden damit der therapeutischen Beziehung schaden. In einer Reihe von Studien konnte gezeigt werden, dass Patient:innen sowohl den Einsatz standardisierter als auch strukturierter Interviewverfahren

Tabelle 8.2: Übersicht über die mit dem DIPS-OA-1.2, dem SCID-5-CV und dem DIA-X-5 diagnostizierbaren Störungen (○ = nicht enthalten, ● = enthalten, ◐ = Screeningfragen enthalten)

Störungen		DIPS-OA-1.2	SCID-5-CV	DIA-X-5
Störungen der neuronalen und mentalen Entwicklung	Aufmerksamkeitsdefizit-/Hyperaktivitätsstörung	●	●	●
Schizophrenie-Spektrum und andere psychotische Störungen[1]	Schizophrenieforme Störung	○	●	●
	Wahnhafte Störung	○	●	●
	Kurze Psychotische Störung	○	●	●
	Schizophrenie	○	●	●
	Schizoaffektive Störung	○	●	●
Bipolare und verwandte Störungen	Bipolar-I-Störung	●	●	●
	Bipolar-II-Störung	●	●	●
Depressive Störungen	Disruptive Affektregulationsstörung	○	○	◐
	Major Depression	●	●	●
	Persistierende Depressive Störung	●	●	●
	Prämenstruelle Dysphorische Störung	○	◐	◐
Angststörungen	Agoraphobie	●	●	●
	Soziale Angststörung	●	●	●
	Spezifische Phobie	●	◐	●

Tabelle 8.2: Fortsetzung

Störungen		DIPS-OA-1.2	SCID-5-CV	DIA-X-5
	Panikstörung	●	●	●
	Generalisierte Angststörung	●	●	●
	Störung mit Trennungsangst	●	◐	●
Zwangsstörung und verwandte Störungen	Zwangsstörung	●	●	●
	Körperdysmorphe Störung	●	◐	◐
	Pathologisches Horten	○	◐	◐
	Trichotillomanie (Pathologisches Haareausreißen)	○	◐	◐
	Dermatillomanie (Pathologisches Hautzupfen)	○	◐	◐
Trauma- und belastungsbezogene Störungen	Akute Belastungsstörung	●	○	●
	Posttraumatische Belastungsstörung	●	●	●
	Anpassungsstörung	○	●	●
Somatische Belastungsstörung und verwandte Störung	Somatische Belastungsstörung	●	◐	●
	Krankheitsangststörung	●	◐	●
	Konversionsstörung	○	○	◐
Fütter- und Essstörungen	Störung mit Vermeidung oder Einschränkung der Nahrungsaufnahme	○	◐	○
	Anorexia Nervosa	●	◐	●
	Bulimia Nervosa	●	◐	●
	Binge-Eating-Störung	●	◐	●
Schlaf-Wach-Störungen	Insomnie	●	◐	○
	Hypersomnie	●	◐	○
Sexuelle Funktionsstörungen		◐	○	○
Disruptive, Impulskontroll- und Sozialverhaltensstörungen	Intermittierende Explosible Störung	○	◐	●
	Störung des Sozialverhaltens	○	○	●
	Störung mit Oppositionellem Trotzverhalten	○	○	●
Störungen im Zusammenhang mit psychotropen Substanzen und abhängigen Verhaltensweisen	Störung durch den Konsum psychotroper Substanzen (Alkohol, Opioide, Cannabis, Sedativa, Hypnotika, Anxiolytika, Stimulanzien, Halluzinogene, Phencyclidin, Inhalanzien)	●	●	●
	Störung durch Tabakkonsum	◐	○	●
	Störung durch Glücksspielen	●	◐	○
Persönlichkeitsstörungen	Antisoziale Persönlichkeitsstörung	○	○	●
	Borderline-Persönlichkeitsstörung	●	○	○
Klinische Erscheinungsbilder mit weiterem Forschungsbedarf	Störung durch Spielen von Internetspielen	●	○	○
	Suizidale Verhaltensstörung	●	○	○

Anmerkung: [1] Psychotische Störungen können im DIPS-OA-1.2 mithilfe eines Screeningverfahrens lediglich ausgeschlossen, aber nicht diagnostiziert werden.

überwiegend positiv bewerten. So beurteilten in einer Befragung 76 % der Patient:innen die Durchführung eines computergestützten, standardisierten Interviews als angenehm (Hoyer et al., 2006). Ähnliche Ergebnisse konnten nach dem Einsatz von strukturierten Interviews in verschiedenen Altersgruppen nachgewiesen werden. So beurteilten 97 % der befragten Patient:innen die therapeutische Beziehung nach der Durchführung des DIPS als positiv (Suppiger et al., 2009) und nur 16 % erlebten das Interview als anstrengend. Auf einer Skala von 0 (gar nicht zufrieden) bis 100 (überaus zufrieden) lag die mittlere Einschätzung der Patient:innen nach der Durchführung des DIPS bei 86,55. Ähnliche Zufriedenheitswerte wurden auch nach der Durchführung des Kinder-DIPS (Kinder: M = 82,47; Eltern: M = 90,51) und des Baby-DIPS (Mütter: M = 88,57) berichtet (Neuschwander et al., 2017; Popp et al., 2016). Zusammenfassend tragen diagnostische Interviews nicht nur zu einer zuverlässigeren Diagnostik bei; sie werden auch, entgegen verbreiteter Vorurteile (Bruchmüller et al., 2011), von Patient:innen und Interviewer:innen gleichermaßen akzeptiert.

8.4 Durchführung und Auswertung strukturierter Interviews

8.4.1 Voraussetzungen, Vorbereitung und Training der Interviewer:innen

Strukturierte Interviews sollten von Fachleuten durchgeführt werden (Psychotherapeut:innen, Psychiater:innen), die über umfassende Kenntnis der Störungskriterien des DSM-5 bzw. der ICD-10 verfügen. Vor der Anwendung sollte bestenfalls ein mehrtägiges Training erfolgen, in dem die Anwendung des Interviews theoretisch gelehrt und praktisch geübt wird. Interviewer:innen sollten sich zunächst mit den Durchführungshinweisen und dem Interviewleitfaden vertraut machen, bevor sie die Durchführung des Interviews in Rollenspielen (z .B. mit Kolleg:innen und Bekannten) üben. Erst danach sollte das Interview mit Patient:innen durchgeführt werden.

8.4.2 Vorbereitung der Patient:innen

Patient:innen sollten vorab über den Zweck des Interviews und den Ablauf informiert werden und die Möglichkeit bekommen, Fragen zu stellen. Die Vorbereitung der Patient:innen auf das Interview sollte folgende Informationen enthalten:

- Das Interview dient dazu, einen Überblick über die Probleme des:der Patient:in zu bekommen. Hierfür werden verschiedene Bereiche angesprochen, in denen Menschen Probleme haben können, wobei möglicherweise einige auf den:die Patient:in zutreffen und andere nicht.
- Bereiche, die zutreffen, werden genauer erfragt. Bereiche, die nicht zutreffen, können übersprungen bzw. vorzeitig verlassen werden.
- Da es sich um ein strukturiertes Interview handelt, wird der:die Interviewer:in sich am Leitfaden orientieren, damit alle wichtigen Fragen gestellt werden und nichts vergessen wird.
- Die Antworten werden schriftlich festgehalten, um das Interview hinterher auswerten zu können.
- Es kann sein, dass der:die Interviewer:in den:die Patient:in zwischendurch unterbricht, um sich an den Leitfaden zu halten. Dies bedeutet nicht, dass die berichteten Themen nicht von Interesse sind, sondern dass dieses Vorgehen nötig ist, um alle diagnostisch relevanten Informationen in der verfügbaren Zeit einzuholen. Falls das Interview im Rahmen einer Therapie durchgeführt wird, kann bei den folgenden Terminen noch näher auf diese Themen eingegangen werden.
- Die Dauer des Interviews hängt davon ab, wie viele Bereiche ausführlich exploriert werden müssen. Es ist jederzeit möglich, Pausen einzulegen, und falls nötig, kann das Interview auf mehrere Termine verteilt werden.
- Ggf. sollte darauf hingewiesen werden, dass es nun zunächst um die Diagnostik und (noch) nicht um die Therapie der Symptomatik geht. Falls das Interview im Rahmen einer laufenden Therapie stattfindet, kann im weiteren Therapieverlauf noch genauer auf angesprochene Problembereiche eingegangen werden.

8.4.3 Aufbau eines Interviewleitfadens am Beispiel des DIPS-OA-1.2

Die Fragen im Leitfaden (siehe Ziffer 1 in Abbildung 8.3) sollten in der Regel möglichst wortwörtlich gestellt werden. Hierbei ist vor allem entscheidend, dass der Sinn der Fragen nicht verändert werden darf, sodass das Störungskriterium hinter der jeweiligen Frage geklärt werden kann. Es gibt jedoch auch Situationen, in denen die Fragen umformuliert werden sollten (siehe Kapitel 8.4.4.3).

Die Antworten der Patient:innen werden entweder direkt im Leitfaden (siehe Ziffer 2 in Abbildung 8.3) oder in einem Protokollbogen notiert, sodass das Interview hinterher ausgewertet werden kann.

Neben den Fragen an die Patient:innen enthalten strukturierte Interviews auch Sprungregeln (siehe Ziffer 3 in Abbildung 8.3), die angewendet werden, wenn die Beantwortung der vorhergehenden Fragen eindeutig darauf schließen lässt, dass die Störungskriterien des erfragten Störungsbildes nicht erfüllt sind. Die Sprungregeln dienen dazu, die Dauer des Interviews abzukürzen und einen effizienten Einsatz zu ermöglichen.

Außerdem beinhalten strukturierte Interviews meistens auch Hinweise (siehe Ziffer 4 in Abbildung 8.3), die für die Interviewer:innen bestimmt sind und nicht vorgelesen werden. Beispielsweise sind bei den DIPS-Interviews die Fragen an die Patient:innen *kursiv* und die Hinweise an die Interviewer:innen normal gedruckt, sodass diese während der Durchführung voneinander unterschieden werden können. Interviewer:innen sollten diese Hinweise vor dem ersten Gebrauch des Interviews lesen, da diese wichtige Informationen für die Durchführung enthalten.

8.4.4 Hinweise zur Durchführung strukturierter Interviews

8.4.4.1 Vollständige Durchführung

Das Interview sollte komplett durchgeführt werden, das heißt, alle Bereiche sollten abgefragt werden, um eine sorgfältige Diagnosestellung zu ermöglichen. Auf diese Weise wird verhindert, dass komorbide Störungsbilder, die von Patient:innen nicht direkt erwähnt werden, übersehen werden.

8.4.4.2 Fragen dürfen umformuliert werden

Die Fragen im Leitfaden dürfen in den folgenden Situationen umformuliert werden: Erstens sollten Fragen umformuliert, wiederholt und erklärt werden, wenn Verständnisprobleme auftreten. Zweitens sollten Fragen angepasst oder entsprechend eingeleitet werden, wenn Informationen bereits bekannt sind, um auf diese Weise Doppelungen und eine unnötige Zeitbelastung für Patient:innen zu vermeiden.

Beispiel: Sektion Major Depression (DIPS-OA-1.2)

Th.: Sie haben mir ja schon beschrieben, wie traurig und hoffnungslos Sie sich fühlen und dass das auch schon deutlich länger als zwei Wochen so geht. Jetzt würde ich mich trotzdem einmal auf die letzten beiden Wochen beziehen, gab es denn da mehr depressive als nicht depressive Tage?

Durch das Aufgreifen und Berücksichtigen bisheriger Informationen wird dem:der Patient:in zudem vermittelt, dass ihm:ihr aufmerksam zugehört wird.

8.4.4.3 Ausführliche Exploration des Kriteriums

Es ist wichtig, das Kriterium hinter der Frage zu klären. Dazu sind häufig Nachfragen (teilweise auch mehrfach) notwendig. Im DIPS-OA-1.2 findet sich an verschiedenen Stellen der Hinweis „Beschreiben", aber auch darüber hinaus müssen Interviewer:innen zusätzliche Fragen stellen, wenn das Kriterium nicht geklärt ist.

Beispiel: Sektion Bulimia Nervosa (DIPS-OA-1.2)

Th.: Haben Sie Essanfälle oder Heißhungerphasen, bei denen Sie in kurzer Zeit (z. B. innerhalb eines Zeitraumes von zwei Stunden) sehr viel essen, d. h. deutlich mehr, als andere Menschen unter ähnlichen Umständen essen würden?
Pat.: Ja genau.
Th.: Können Sie das beschreiben?
Pat.: Ja, ich fühle mich abends oft so einsam und dann fange ich aus Frust an zu essen. Danach fühle ich mich total ekelig und ehrlich gesagt erbreche ich mich dann auch meistens.

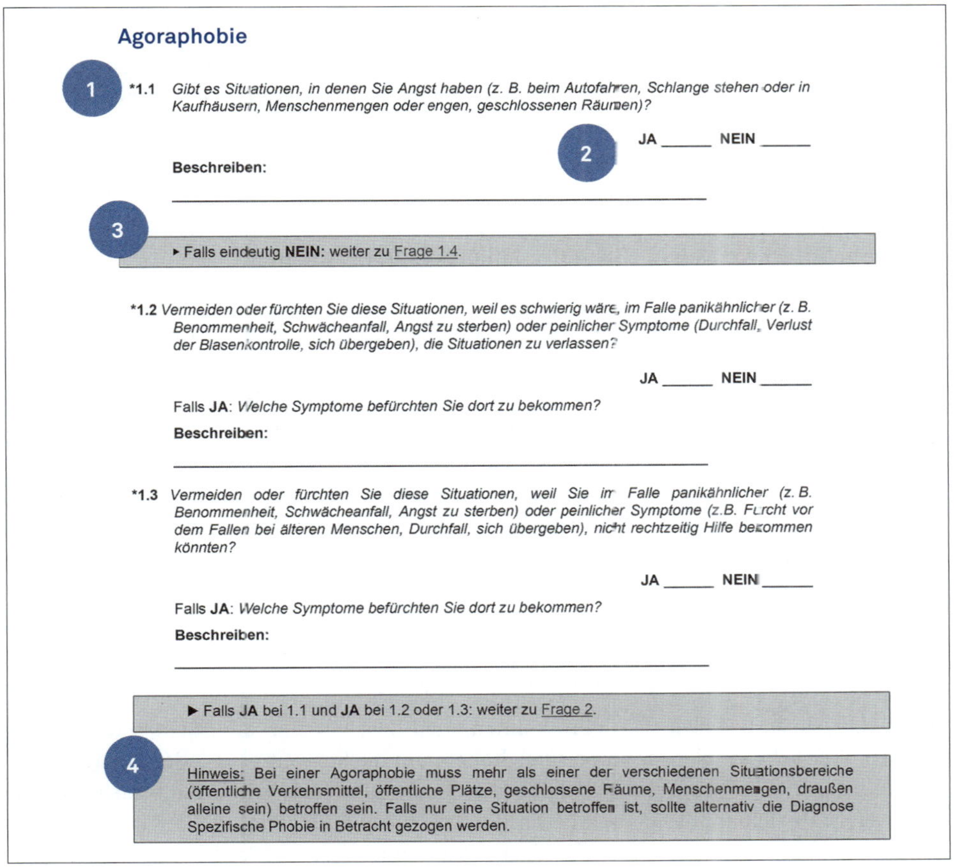

Agoraphobie

1

*1.1 *Gibt es Situationen, in denen Sie Angst haben (z. B. beim Autofahren, Schlange stehen oder in Kaufhäusern, Menschenmengen oder engen, geschlossenen Räumen)?*

2 JA _____ NEIN _____

Beschreiben:

3

▸ Falls eindeutig **NEIN:** weiter zu Frage 1.4.

*1.2 *Vermeiden oder fürchten Sie diese Situationen, weil es schwierig wäre, im Falle panikähnlicher (z. B. Benommenheit, Schwächeanfall, Angst zu sterben) oder peinlicher Symptome (Durchfall, Verlust der Blasenkontrolle, sich übergeben), die Situationen zu verlassen?*

JA _____ NEIN _____

Falls **JA**: *Welche Symptome befürchten Sie dort zu bekommen?*

Beschreiben:

*1.3 *Vermeiden oder fürchten Sie diese Situationen, weil Sie im Falle panikähnlicher (z. B. Benommenheit, Schwächeanfall, Angst zu sterben) oder peinlicher Symptome (z. B. Furcht vor dem Fallen bei älteren Menschen, Durchfall, sich übergeben), nicht rechtzeitig Hilfe bekommen könnten?*

JA _____ NEIN _____

Falls **JA**: *Welche Symptome befürchten Sie dort zu bekommen?*

Beschreiben:

▶ Falls **JA** bei 1.1 und **JA** bei 1.2 oder 1.3: weiter zu Frage 2.

4

Hinweis: Bei einer Agoraphobie muss mehr als einer der verschiedenen Situationsbereiche (öffentliche Verkehrsmittel, öffentliche Plätze, geschlossene Räume, Menschenmengen, draußen alleine sein) betroffen sein. Falls nur eine Situation betroffen ist, sollte alternativ die Diagnose Spezifische Phobie in Betracht gezogen werden.

Abbildung 8.3: Ausschnitt aus der Sektion Agoraphobie des DIPS-OA-1.2 mit Fragen (1), Platz für Antworten (2), Sprungregeln (3) und Hinweisen an die Interviewer:innen (4)

Hier beschreibt die Patientin zwar Auslöser für ihre Probleme (Einsamkeit) und unangemessenes Kompensationsverhalten (Erbrechen). Darauf kann dann ggf. bei späteren Fragen zurückgegriffen werden. Damit hat sie aber nicht beschrieben, was sie genau in welchem Zeitraum isst. Der erste Teil des A-Kriteriums der Bulimie *(Essanfälle, bei denen innerhalb einer begrenzten Zeit eine deutlich größere Menge gegessen wird als von den meisten anderen Menschen)* ist damit nicht geklärt und muss daher weiter exploriert werden.

Beispiel: Sektion Bulimia Nervosa (DIPS-OA-1.2)

Th.: Können Sie mir beschreiben, was Sie dann typischerweise essen? Also welche Lebensmittel und in welcher Menge etwa? Vielleicht erinnern Sie sich noch an einen solchen Essanfall aus der letzten Zeit, von dem Sie sagen würden, dass er recht typisch für Sie ist und dessen Lebensmittel Sie mir beschreiben könnten?

Pat.: Ja also am Mittwochabend, da habe ich echt zwei große Pizzen gegessen und danach noch Joghurt, ein Eis am Stiel und eine halbe Packung Kekse in mich reingestopft.

Th.: Und ist das von der Menge her typisch?

Pat.: Ja, das eskaliert leider meistens echt so sehr, dass ich riesige Mengen verschlinge.

Th.: Und in welchem Zeitraum essen Sie dann diese Lebensmittel?

Pat.: Meistens geht das schnell, so anderthalb Stunden würde ich schätzen.

8.4.4.4 Auftretende Gefühle ansprechen und validieren

Die Grundsätze empathischer Gesprächsführung gelten selbstverständlich auch während eines strukturierten Interviews. Es sollte Patient:innen Raum gegeben werden, über während des Interviews auftretende Gefühle zu sprechen. Diese sollten validiert werden. Auch non- und paraverbales Verhalten aufseiten der Patient:innen (Blickkontakt meiden, wortkarg werden, weinen o.Ä.) sollte angesprochen und validiert werden.

Beispiele: Validierung von Gefühlen während eines diagnostischen Interviews

Th.: Das macht Sie sehr traurig, sich an die ganze Geschichte Ihrer Suchterkrankung zu erinnern. Ich kann mir vorstellen, dass das sehr belastend für Sie ist.

Falls es passend erscheint, kann die Belastung der Patient:innen auch normalisiert und ihre Anstrengungen validiert werden.

Th.: Das geht vielen Menschen so, dass sie es als belastend empfinden, so ausführlich über Schwierigkeiten zu sprechen. Ich finde es toll, dass Sie mir trotzdem alles so genau schildern, jetzt kann ich mir das richtig gut vorstellen.

Bei großer Belastung können auch Pausen angeboten werden oder gemeinsam mit Patient:innen überlegt werden, wie die Befragung erleichtert werden kann. Dabei kann es hilfreich sein, Patient:innen die Kontrolle über das weitere Vorgehen zu geben und zu erfragen, ob man weitermachen darf.

8.4.4.5 Beeinträchtigung ausführlich explorieren

Es sollte spätestens zum Ende einer Sektion geklärt werden, inwiefern Patient:innen unter bestimmten Symptomen leiden. Dies kann zunächst durch eine offene Frage erfolgen. Gerade bei Grenzfällen, bei denen nicht klar ist, ob das Problem überhaupt klinisch relevant ist, muss häufiger nachgefragt werden. Dabei bietet es sich an zu überlegen, in welchen Lebensbereichen das abgefragte Problem Patient:innen beeinträchtigen könnte.

Beispiel: Sektion Spezifische Phobie (DIPS-OA-1.2)

Th.: Sie haben mir erzählt, dass Sie Spinnen extrem widerlich finden und Ihre Mitbewohner diese für Sie entfernen. Damit haben Sie auch kein großes Problem. Was wäre denn, wenn eine große Spinne in Ihrem Zimmer wäre und niemand da ist, der Ihnen damit helfen kann?

Pat.: Naja, im Notfall würde ich die schon selbst loswerden. Mit dem Staubsauger hab' ich das früher auch schon hinbekommen.

In diesem Fall scheint die Angst vor Spinnen keine klinisch relevante Beeinträchtigung darzustellen.

Falls Patient:innen auf Fragen nach dem Schweregrad wiederholt mit „mittel“ antworten, empfiehlt es sich, nach konkreten Beispielen zu fragen („Woran merken Sie, dass es Sie einschränkt? Gibt es etwas, das Sie nicht mehr tun können?“) oder Ankerbeispiele zu nutzen (siehe Kapitel 8.4.4.6).

8.4.4.6 Ankerbeispiele nutzen

Zur differenzierten Erhebung von Symptomangaben können Ankerbeispiele genutzt werden. Hierzu kann beispielsweise auf biografische Informationen zurückgegriffen werden, welche aus den vorherigen Sitzungen oder dem bisherigen Interviewverlauf bekannt sind. So können diese Informationen beispielsweise genutzt werden, um die Dauer von Symptomen genauer abzuschätzen (z. B. „Hatten Sie das auch schon, bevor Sie den Bereich in Ihrer Firma gewechselt haben?“). Diese zeitlichen Anker können sehr hilfreich sein, um sicherzustellen, dass Interviewer:in und Patient:in sich auf denselben Zeitraum beziehen. Das gleichzeitige Vorliegen von Symptomen ist nämlich eine wichtige Voraussetzung für eine Vielzahl von Diagnosen.

Zudem können auch Beschwerden oder Symptome als Ankerbeispiel dienen, um die Schweregrad- oder Belastungsratings differenziert zu explorieren (z. B. „Was belastet Sie aktuell mehr, die Angst sich zu blamieren oder Ihre durchgehend schlechte Stimmung?“ oder „Was beunruhigt Sie mehr während Ihrer Panikattacken, das Herzrasen oder die von Ihnen beschriebene Luftnot?").

8.4.4.7 Klinische Einschätzung der Interviewer:innen zählt

Ob ein Symptom erfüllt ist oder nicht, entscheiden die Interviewer:innen basierend auf den Schilderungen der Patient:innen. Das kann in einigen Fällen auch von der Einschätzung der Patient:innen abweichen. So gibt es einige Störungen, bei denen die Betroffenen nicht unbedingt Einsicht in ihr Problemverhalten haben müssen (z.B. Suchterkrankungen oder Essstörungen). Auch bei anderen Problemen kann es vorkommen, dass die therapeutische Einschätzung über das Vorhandensein von Problemen von der der Patient:innen abweicht. Dabei kann es vorkommen, dass Patient:innen Symptome als belastend schildern, die keine klinische Relevanz haben (z.B. 10 Minuten Dauer bis zum Einschlafen) oder umgekehrt Symptome abstreiten, die aus therapeutischer Sicht erfüllt scheinen (z.B. erscheint es plausibel, Angst anzunehmen, wenn bei panikartigen Körpersymptomen ein Rettungswagen gerufen wird, auch wenn Angst verneint wird).

8.4.4.8 Zeitökonomische Durchführung beachten

Den Patient:innen sollte bereits vor dem Interview vermittelt werden, dass es sich um ein diagnostisches Gespräch handelt und es ggf. notwendig sein könnte, dass man sie unterbricht (siehe Kapitel 8.4.2). Falls es trotz dieser eingehenden Vorbereitung vorkommen sollte, dass Patient:innen sehr ausschweifend antworten und dadurch die Erhebung der diagnostisch relevanten Informationen erschwert wird, empfiehlt es sich, die Patient:innen zunächst für ihre Offenheit zu loben, gleichzeitig aber auch zu verdeutlichen, dass man manche Details erst in späteren Sitzungen explorieren wird. Die Therapeut:innen können sich dann explizit die Erlaubnis einholen, die Patient:innen zu unterbrechen.

8.4.5 Auswertung und Diagnosestellung

Um alle Informationen einbeziehen zu können, sollte die Diagnosestellung erst erfolgen, nachdem das gesamte Interview abgeschlossen ist. Soweit vorhanden, sollten auch über das strukturierte Interview hinausgehende Informationen (Fragebögen, Testdiagnostik, Verhaltensbeobachtungen, Informationen durch Bezugspersonen, somatische Befunde) in die diagnostischen Entscheidungen einbezogen werden.

Bevor eine Diagnose gestellt werden kann, sind bei den meisten Störungsbildern weitere störungsübergreifende Aspekte zu berücksichtigen. Da diese Aspekte im DSM-5 und in der ICD-10 Störungskriterien der betreffenden Störungsbilder darstellen, werden sie auch im Rahmen der strukturierten Interviews jeweils erfragt. Erstens sollten organische Faktoren, andere psychische Störungen und die Wirkung von Substanzen als Ursache bzw. Erklärung für die Symptomatik ausgeschlossen werden. Zweitens wird für die meisten (aber nicht alle) Störungsbilder vorausgesetzt, dass sie eine Beeinträchtigung der Lebensführung oder Leiden in klinisch bedeutsamem Ausmaß verursachen. Drittens ist es für viele Störungen erforderlich, dass die Beschwerden unangemessen, übertrieben oder irrational sind.

Um eine Diagnose nach DSM-5 oder ICD-10 stellen zu können, müssen streng genommen alle Störungskriterien erfüllt sein. In der klinischen Praxis sollte jedoch keine Therapie verweigert werden, wenn Behandlungsbedarf besteht, jedoch beispielsweise ein Störungskriterium der Major Depression nicht vollständig erfüllt ist. Das DSM-5 und die ICD-10 bieten in diesen Fällen die Möglichkeit, die Diagnose einer anderen näher bezeichneten depressiven Störung (DSM-5) bzw. sonstigen depressiven Störung (ICD-10) zu vergeben. Außerdem können auch Verdachtsdiagnosen vergeben werden.

Wenn bei Patient:innen mehrere Diagnosen vorliegen (Komorbidität), können diese als primäre und sekundäre Diagnosen eingeordnet werden. Die Einschätzung, welche Diagnose als primär und welche als sekundär einzuordnen ist, kann dabei beispielsweise abhängig vom Schweregrad, vom Ausmaß der Beeinträchtigung bzw. Belastung oder vom Anliegen der Patient:innen erfolgen. Diese Gewichtung der Diagnosen hat auch Einfluss auf die Therapieplanung und ist vor allem bei Patient:innen mit multiplen Beschwerden und Diagnosen hilfreich. Sollte kein Unterschied hinsichtlich des Schweregrads festgestellt werden, ist es in Ausnahmefällen auch möglich, zwei Diagnosen als primär einzustufen.

Neben den aktuellen Diagnosen sollten auch die früheren Diagnosen bzw. Episoden festgehalten werden, um ein umfassendes Bild über die Patient:innen zu erhalten. Einerseits ist dies relevant für die Therapieplanung, andererseits können Informationen zu früheren Episoden die Diagnosestellung beeinflussen. Dies ist beispielsweise für die Differenzialdiagnostik zwischen depressiver und bipolarer Störung entscheidend, die weitreichende Konsequenzen für die Behandlungsplanung mit sich bringt (siehe Kapitel 27.1): Wenn aktuell die Störungskriterien für eine depressive Episode erfüllt sind und in der Vergangenheit mindestens eine manische Episode vorlag, ist eine bipolare und *keine* depressive Störung zu vergeben. Würden in diesem Fall lediglich die aktuellen Symptome erfragt, wäre eine Fehldiagnose und damit auch eine Fehlbehandlung sehr wahrscheinlich.

8.4.6 Rückmeldung einer Diagnose

Die meisten Patient:innen erleben es als positiv und entlastend, wenn man ihnen eine Diagnose mitteilt, in der sie sich bzw. ihre Beschwerden wiedererkennen. Grundsätzlich ist es wichtig, dass man auf eine verständliche Weise erklärt, was man unter der Diagnose versteht und wie man dazu gekommen ist, diese Diagnose zu stellen. Mit der Rückmeldung einer Diagnose sollte auch die Vermittlung von Informationen zu Behandlungsangeboten und möglichen weiteren Schritten verbunden werden. Dies sollte auf eine hoffnungsstiftende Weise erfolgen, wobei zu erwartende Behandlungserfolge realistisch dargestellt werden sollten.

Selten lehnen Patient:innen die Diagnose ab. In diesem Fall sollten sie für ihre ehrliche Rückmeldung validiert werden und anschließend gefragt werden, warum sie diese als unpassend empfinden bzw. warum sie ein Problem damit haben. Diese Bedenken sollten offen exploriert werden und die Therapeut:innen sollten auch signalisieren, dass sie bereit sind, eine Diagnose nochmals zu überprüfen. Im Sinne der Transparenz können auch die jeweiligen Kriterien in den diagnostischen Manualen gemeinsam mit den Patient:innen durchgegangen werden und gemeinsam überprüft werden. Es sollten auch die mit einer Diagnose verbundenen Ängste, z. B. vor Stigmatisierung, exploriert werden. Letztlich können sich Therapeut:in und Patient:in für die Therapie auch auf Problembeschreibungen einigen, die nicht den Diagnosebegriffen der Manuale entsprechen (z. B. „Selbstwertproblem" statt „Depression"; „Trinkproblem" statt „Alkoholabhängigkeit"). Es sollte aber klar sein, an welchem klinisch relevanten Problem gemeinsam gearbeitet wird, welche Verhaltensweisen dies von den Patient:innen erfordert (z. B. Alkoholabstinenz) und welche diagnostischen Begriffe der Krankenkasse übermittelt werden. Es gibt einige Diagnosen, wie z. B. Anorexie oder Suchterkrankungen, bei denen eine „Krankheitseinsicht" weniger gegeben ist und die das geschilderte Vorgehen damit häufiger erfordern.

8.5 Besonderheiten in der strukturierten Diagnostik von Kindern und Jugendlichen

In der Diagnostik von Kindern und Jugendlichen mit strukturierten Interviews gibt es im Wesentlichen drei Besonderheiten.

8.5.1 Berücksichtigung altersentsprechender Symptomatik

Kinder und Jugendliche zeigen alters- und entwicklungsentsprechend andere Symptome und leiden teilweise auch unter anderen psychischen Auffälligkeiten und Störungen. So erleben viele Jugendliche im Rahmen depressiver Störungen im Unterschied zu erwachsenen Patient:innen beispielsweise keine Niedergeschlagenheit, sondern Gleichgültigkeit oder vermehrte Reizbarkeit. Auch finden sich häufig andere Probleme bei Kindern und Jugendlichen: So sind Trennungsängste im Kindesalter oder nicht suizidale Selbstverletzung im Jugendalter deutlich verbreiteter als in anderen Altersbereichen. Teilweise weichen auch die Diagnosekriterien für Störungen im Kindes- und Jugendalter von denen für Erwachsene ab; so ist im DSM-5 z. B. das Zeitkriterium bei der persistierenden depressiven Störung von den für Erwachsene geforderten zwei Jahren auf ein Jahr reduziert. Für Babys und Kleinkinder in den ersten Lebensjahren gilt das ganz besonders. Schwierigkeiten in der Regulation werden hierbei nur sehr begrenzt in der ICD-10 und im DSM-5 abgebildet, sodass ein eigenes Klassifikationssystem, das „Zero to Three" (DC: 0–5: Diagnostische Klassifikation seelischer Gesundheit und Entwicklungsstörungen der frühen Kindheit; Zero to Three, 2016) verwendet wird (siehe Kapitel 34). Darin finden sich alterstypische Problembereiche, wie z. B. persistierendes Schreien im Säuglingsalter, und es wird zum Feststellen des Leidens auch die Perspektive der Familie (leiden beispielsweise die Eltern unter nächtlichem Erwachen?) oder eine Behinderung in der Erreichung wichtiger Entwicklungsziele oder familiärer Aktivitäten betrachtet. Aus diesen Gründen finden sich in den strukturierten Interviews für Kinder und Jugendliche teilweise andere Störungen als in den Interviews für Erwachsene. Diagnostiker:innen für das Kindes- und Jugendalter müssen also über die altersentsprechenden Störungen und ihre Kriterien informiert sein.

Dazu gehört auch die Abgrenzung von entwicklungstypischen Auffälligkeiten, die nicht als pathologisch zu werten sind. So weicht der Schlaf junger Kinder von dem Erwachsener ab, Kinder haben entwicklungstypische Ängste (z. B. Monster unter dem Bett) und Jugendliche in der Pubertät zeigen Stimmungsschwankungen. Dies muss von behandlungsbedürftigen Störungen unterschieden werden. Diagnostiker:innen brauchen also auch Wissen über typische Entwicklungsprozesse.

8.5.2 Einbezug von Bezugspersonen

Auch in der Diagnostik von Kindern und Jugendlichen werden – wie in die Therapie – die Bezugspersonen mit einbezogen (siehe Kapitel 34). So wird ein strukturiertes Interview in der Regel sowohl mit den Kindern als auch mit mindestens einem Elternteil durchgeführt, typischerweise getrennt voneinander. Das Kinder-DIPS-OA liegt dementsprechend in zwei parallelisierten Varianten vor, einmal als Leitfaden für das Kinder-Interview und einmal als Eltern-Interview.

Neben den Eltern können auch andere Bezugspersonen, wie z. B. Lehrkräfte, interviewt werden, aus Zeiteffizienzgründen wird in einem solchen Fall nur die wichtigste Störungssektion der Hauptdiagnose erfragt, um z. B. Aufmerksamkeitsprobleme in der Schule zu diagnostizieren.

Durch den Einbezug verschiedener Perspektiven erhalten die Diagnostiker:innen ein sehr umfassendes Bild. Allerdings sind sich die einzelnen Personen in ihrer Einschätzung nicht immer einig (De Los Reyes, 2013; De Los Reyes et al., 2015). So stehen Diagnostiker:innen häufig vor der Schwierigkeit, unterschiedliche Diagnosen aus dem Kinder- und Elterninterview sinnvoll miteinander verknüpfen zu müssen. Dabei sollte jede Perspektive berücksichtigt werden und ggf. auch Diagnosen vergeben werden, die nur das Kind oder nur die Eltern berichtet haben, wenn es von dieser Person genügend konkrete Beispiele und Hinweise für das Vorliegen dieses Problems gibt. Möglicherweise treten bestimmte Probleme nur in bestimmten Kontexten (zu Hause vs. in der Schule) auf, diese Informationen sollten für die Therapieplanung berücksichtigt werden.

Typischerweise werden externalisierende Störungen, insbesondere aggressive Störungen, von den betroffenen Kindern aus Scham oder sozialer Erwünschtheit nicht berichtet, wohingegen internalisierende Störungen wie Ängste oder Stimmungsprobleme häufiger von den Betroffenen selbst als vom Umfeld wahrgenommen werden.

8.5.3 Altersgerechte Interviewdurchführung

Drittens unterscheiden sich insbesondere jüngere Kinder hinsichtlich Konzentration, Abstraktionsniveau, Sprachverständnis und Zeitwahrnehmung von Erwachsenen. Deswegen sind strukturierte Interviews für Kinder oft in einfacher Sprache formuliert (und können deshalb auch für Erwachsene mit Problemen im Sprachverständnis angepasst und genutzt werden). Trotzdem sind altersgerechte Umformulierungen bei Verständnisproblemen erforderlich.

Das Kinder-DIPS-OA kann mit Kindern ab einem Entwicklungsalter von etwa acht Jahren durchgeführt werden, bei Problemen mit der Konzentration oder in einem etwas jüngeren Alter ab ca. sechs Jahren können einzelne Sektionen durchgeführt werden, wenn bereits eine Verdachtsdiagnose vorliegt. Da jüngere Kinder zumeist von sich aus keine zuverlässigen Angaben zur Dauer eines Problems machen können, ist es bei der Erfragung des Zeitkriteriums meistens sinnvoll, den Beginn der Probleme mit biografischen Ereignissen (die Einschulung, die Osterferien usw.) in Bezug zu setzen. Pausen und soziale Verstärkung, wie z.B. Loben, sind wichtig, um die Mühen des Kindes anzuerkennen und die Ausdauer nicht überzustrapazieren. Studien und klinische Erfahrung zeigen, dass Kinder strukturierte Interviews unter diesen Bedingungen als durchaus sinnvoll erleben und sich mit ihren Problemen ernst genommen fühlen (siehe Kapitel 8.3).

Bei jüngeren Kindern im Vorschul- oder Kleinkindalter werden strukturierte Interviews wie beispielsweise das Kleinkind-DIPS-OA (Schneider et al., 2021) oder das Strukturierte Interview für das Vorschulalter (SIVA; In-Albon et al., 2020) ausschließlich mit den Bezugspersonen durchgeführt und in der Regel durch eine Verhaltensbeobachtung beim Kind ergänzt.

8.6 Fazit

Diagnostische Interviews ermöglichen eine umfassende und zuverlässige Diagnosestellung und werden bei angemessener Durchführung von Patient:innen und Therapeut:innen gleichermaßen als hilfreich bewertet. In wissenschaftlichen Untersuchungen wie auch in der klinischen Praxis werden sie daher als „Goldstandard" betrachtet. Je nach verwendetem Interviewverfahren benötigen die Interviewer:innen klinisch-diagnostisches Wissen sowie spezifische Durchführungskompetenzen. Die Auswahl des Interviews sollte an die diagnostische Fragestellung, an das Entwicklungsalter sowie die Belastbarkeit der Patient:innen angepasst werden.

Literatur

American Psychiatric Association. (1980). *Diagnostic and statistical manual of mental disorders (DSM-III)*. Washington, DC: American Psychiatric Association.

American Psychiatric Association. (2013). *Diagnostic and statistical manual of mental disorders, Fifth Edition (DSM-5)*. Arlington: American Psychiatric Association. https://doi.org/10.1176/appi.books.9780890425596

Beesdo-Baum, K., Zaudig, M. & Wittchen, H.-U. (2019a). *Strukturiertes Klinisches Interview für DSM-5®-Störungen – Klinische Version (SCID-5-CV)*. Göttingen: Hogrefe.

Beesdo-Baum, K., Zaudig, M. & Wittchen, H.-U. (2019b). *Strukturiertes Klinisches Interview für DSM-5® – Persönlichkeitsstörungen (SCID-5-PD)*. Göttingen: Hogrefe.

Bruchmüller, K., Margraf, J. & Schneider, S. (2012). Is ADHD diagnosed in accord with diagnostic criteria? Overdiagnosis and influence of client gender on diagnosis. *Journal of Consulting and Clinical Psychology, 80*(1), 128–138. https://doi.org/10.1037/a0026582

Bruchmüller, K., Margraf, J., Suppiger, A. & Schneider, S. (2011). Popular or unpopular? Therapists' use of structured interviews and their estimation of patient acceptance. *Behavior Therapy, 42*(4), 634–643. https://doi.org/10.1016/j.beth.2011.02.003

Bruchmüller, K. & Meyer, T.D. (2009). Diagnostically irrelevant information can affect the likelihood of a diagnosis of bipolar disorder. *Journal of Affective Disorders, 116*(1–2), 148–151. https://doi.org/10.1016/j.jad.2008.11.018

Bruchmüller, K. & Schneider, S. (2012). Fehldiagnose Aufmerksamkeitsdefizit- und Hyperaktivitätssyndrom? Empirische Befunde zur Frage der Überdiagnostizierung. *Psychotherapeut, 57*(1), 77–89. https://doi.org/10.1007/s00278-011-0883-7

Cwik, J.C. & Margraf, J. (2017). Information order effects in clinical psychological diagnoses. *Clinical Psychology and Psychotherapy, 24*(5), 1142–1154. https://doi.org/10.1002/cpp.2080

Cwik, J.C. & Woud, M.L. (2015). *Deutsche Übersetzung der Clinician-Administered PTSD Scale for DSM-5 (CAPS-5)*. Bochum: Forschungs- und Behandlungszentrum für psychische Gesundheit, Ruhr-Universität Bochum.

De Los Reyes, A. (2013). Strategic objectives for improving understanding of informant discrepancies in developmental psychopathology research. *Development and Psychopathology, 25*(3), 669–682. https://doi.org/10.1017/S0954579413000096

De Los Reyes, A., Augenstein, T.M., Wang, M., Thomas, S.A., Drabick, D.A.G., Burgers, D.E. et al. (2015). The validity of the multi-informant approach to assessing child and adolescent mental health. *Psychological Bulletin, 141*(4), 858–900. https://doi.org/10.1037/a0038498

Hilbert, A. (2016). *Eating Disorder Examination für Kinder: Deutschsprachige Übersetzung* (Bd. 3). Tübingen: DGVT-Verlag.

Hilbert, A. & Tuschen-Caffier, B. (2016). *Eating Disorder Examination: Deutschsprachige Übersetzung* (Bd. 1, 2. Aufl.). Tübingen: DGVT-Verlag.

Hoyer, J., Ruhl, U., Scholz, D. & Wittchen, H.-U. (2006). Patients' feedback after computer-assisted diagnostic interviews for mental disorders. *Psychotherapy Research, 16*(3), 357–363. https://doi.org/10.1080/10503300500485540

Hoyer, J., Voss, C., Strehle, J., Venz, J., Pieper, L., Wittchen, H.-U. et al. (2020). Test-retest reliability of the computer-assisted DIA-X-5 interview for mental disorders. *BMC Psychiatry, 20*(1), 280. https://doi.org/10.1186/s12888-020-02653-6

In-Albon, T., Equit, M., Gontard, A. von, Schwarz, D., Müller, J. M. & Bolten, M. (2020). Das Strukturierte Interview für das Vorschulalter (SIVA: 0–6). *Kindheit und Entwicklung, 29*(4), 209–220. https://doi.org/10.1026/0942-5403/a000319

Margraf, J. & Cwik, J. C. (2017). Mini-DIPS Open Access: Diagnostisches Kurzinterview bei psychischen Störungen. *Zeitschrift für Klinische Psychologie und Psychotherapie, 46*(3), 176–186. https://doi.org/10.1026/1616-3443/a000430

Margraf, J., Cwik, J. C., Brachel, R. von, Suppiger, A. & Schneider, S. (2021). *DIPS Open Access 1.2: Diagnostisches Interview bei psychischen Störungen*. Bochum: Forschungs- und Behandlungszentrum für psychische Gesundheit, Ruhr-Universität Bochum.

Margraf, J., Cwik, J. C., Pflug, V. & Schneider, S. (2017). Strukturierte klinische Interviews zur Erfassung psychischer Störungen über die Lebensspanne: Gütekriterien und Weiterentwicklungen der DIPS-Verfahren. *Zeitschrift für Klinische Psychologie und Psychotherapie, 46*(3), 176–186. https://doi.org/10.1026/1616-3443/a000430

Neuschwander, M., In-Albon, T., Meyer, A. H. & Schneider, S. (2017). Acceptance of a structured diagnostic interview in children, parents, and interviewers. *International Journal of Methods in Psychiatric Research, 26*(3), e1573. https://doi.org/10.1002/mpr.1573

Pfeiffer, E., Sachser, C., Tutus, D. & Goldbeck, L. (2019). *Deutsche Übersetzung der Clinician-Administered PTSD Scale for DSM-5 – Child/Adolescent Version*. Ulm: Arbeitsgruppe Trauma, Universitätsklinikum Ulm.

Popp, L., Fuths, S., Seehagen, S., Bolten, M., Gross-Hemmi, M., Wolke, D. et al. (2016). Inter-rater reliability and acceptance of the structured diagnostic interview for regulatory problems in infancy. *Child and Adolescent Psychiatry and Mental Health, 10*(1), 1–10. https://doi.org/10.1186/s13034-016-0107-6

Schneider, S., Pflug, V., In-Albon, T. & Margraf, J. (2017). *Kinder-DIPS Open Access: Diagnostisches Interview bei psychischen Störungen im Kindes- und Jugendalter*. Bochum: Forschungs- und Behandlungszentrum für psychische Gesundheit, Ruhr-Universität Bochum.

Schneider, S., Popp, L., Wolke, D. & Brachel, R. von (2021). *Kleinkind-DIPS Diagnostisches Interview bei Regulationsproblemen und psychischen Störungen bei Babys und Kleinkindern*. Bochum: Forschungs- und Behandlungszentrum für psychische Gesundheit, Ruhr-Universität Bochum.

Suppiger, A., In-Albon, T., Hendriksen, S., Hermann, E., Margraf, J. & Schneider, S. (2009). Acceptance of structured diagnostic interviews for mental disorders in clinical practice and research settings. *Behavior Therapy, 40*(3), 272–279. https://doi.org/10.1016/j.beth.2008.07.002

Wittchen, H.-U. & Pfister, H. (1997). *DIA-X-Interviews: Manual für Screening-Verfahren und Interview; Interviewheft*. Frankfurt: Swets & Zeitlinger.

Wittchen, H.-U. & Semler, G. (1991). *Composite international diagnostic interview (CIDI). Interviewerheft*. Weinheim: Beltz Test Gesellschaft.

World Health Organization. (1991). *Composite international diagnostic interview (CIDI)*. Genf: Author.

World Health Organization. (1992). *The ICD-10 Classification of Mental and Behavioural Disorders: Clinical Descriptions and Diagnostic Guidelines*. Genf: Author.

Zaudig, M. & Hiller, W. (1996). *Strukturiertes Interview für die Diagnose einer Demenz vom Alzheimer Typ, der Multiinfarkt- (oder vaskulären) Demenz und Demenzen anderer Ätiologie nach DSM-III-R, DSM-IV und ICD-10 (SIDAM-Handbuch)*. Bern: Huber.

Zero to Three. (2016). *Diagnostic classification of mental health and developmental disorders of infancy and early childhood: Revised edition (DC:0–5)*. Washington, DC: Author.

9 Verfahrensspezifische Diagnostik: Die Operationalisierte Psychodynamische Diagnostik

Carola Cropp & Miriam Henkel

Inhaltsübersicht

Im Kapitel 8 wurden klinische Interviews und Testverfahren beschrieben, die verfahrensübergreifend psychopathologische Symptome und weitere, für die psychotherapeutische Indikationsstellung und Behandlungsplanung relevante Aspekte erfassen. Ergänzend dazu kann verfahrensspezifische Diagnostik hilfreich sein, um konkretere Hypothesen darüber zu entwickeln, welche Faktoren bei einem:einer individuellen Patient:in die aktuelle Symptomentstehung begünstigt haben, welche Faktoren die Symptomatik weiterhin aufrechterhalten, und welche (inneren und äußeren) Bedingungen eine psychotherapeutische Behandlung potenziell begünstigen oder erschweren. Je nach Psychotherapieverfahren werden zur Beantwortung dieser Fragen unterschiedliche Störungsmodelle herangezogen und auf den Einzelfall angewendet (Benecke, 2014; siehe Kapitel 17.2, 17.3 und 17.4). In diesem Kapitel wird die verfahrensspezifische psychodynamische Diagnostik am Beispiel der Operationalisierten Psychodynamischen Diagnostik (OPD) beschrieben.

9.1 Operationalisierte Psychodynamische Diagnostik als Goldstandard der psychodynamischen Diagnostik bei Kindern, Jugendlichen und Erwachsenen

In der psychodynamischen Psychotherapie hat sich die OPD sowohl bei der Diagnostik von Erwachsenen (OPD-3; Arbeitskreis OPD, 2023) als auch bei der von Kindern und Jugendlichen (OPD-KJ-2; Arbeitskreis OPD-KJ, 2020) als Goldstandard für die systematische Erfassung der einer psychischen Symptomatik zugrunde liegenden (psychodynamischen) Ursachen etabliert.

Beide Instrumente verfolgen das Ziel, die für eine Fallkonzeption relevantesten psychodynamischen Konstrukte in einem beobachtungsnahen und theorienübergreifenden Diagnostiksystem operationalisiert erfassbar zu machen. Sie sind als multiaxiales Klassifikationssystem (mit den Achsen Krankheitserleben und Behandlungsvoraussetzungen, Beziehung, Konflikt, Struktur) konzipiert, und sollten immer *in Ergänzung* zu einer klassifikatorischen Diagnostik gemäß ICD oder DSM erfolgen (Arbeitskreis OPD, 2023; Arbeitskreis OPD-KJ, 2020). Um dem Einfluss von Entwicklungsprozessen auf die Psychodynamik hinreichend Rechnung zu tragen, werden bei der Anwendung im Kindes- und Jugendalter drei Altersstufen mit separaten Ankerbeispielen und Bewertungskriterien unterschieden (Arbeitskreis OPD-KJ, 2020), die sich an den Stufen der kognitiven Entwicklung von Piaget (1973) orientieren (Altersstufe 1: 3 bis 5 Jahre, Altersstufe 2: 6 bis 12 Jahre, Altersstufe 3: 13 bis 18 Jahre[1]).

Gemeinsam mit Befunden zur Symptomatik und auslösenden Situation können die OPD-Befunde in einer individuellen Fall-

1 Für die Altersstufe 0 (0 bis 2 Jahre) liegt bisher keine umfassende Konzeption vor, da insbesondere in Bezug auf die Achsen Konflikt und Struktur eine diagnostische Einschätzung, die unabhängig von der Beziehung zu den jeweiligen Bezugspersonen ist, kaum möglich erscheint. Für die Beziehungsachse gibt es inzwischen einen ersten Entwurf einer Operationalisierung (Juen & Kaiser, 2021), der aktuell auch an videografierten Mutter-Kind-Interaktionen getestet wird.

formulierung zusammengefasst und beispielsweise zur psychotherapeutischen Antragstellung, Behandlungsplanung und Verlaufskontrolle genutzt werden (siehe Kapitel 17.3). Empirische Studien zeigen, dass die OPD bei einer Anwendung durch klinisch erfahrene und geschulte Diagnostiker:innen in allen Altersstufen reliable und valide Ergebnisse liefert (Benecke et al., 2009; Benecke et al., 2011; Cierpka et al., 2001; Cropp et al., 2013; Doering et al., 2014; Fliedl & Katzenschläger, 2016; Lackmann et al., 2023; Schneider et al., 2008; Seiffge-Krenke et al., 2011; Weitkamp et al., 2012; Zimmermann et al., 2010).

Im Folgenden sollen zunächst die verschiedenen Achsen der OPD – inklusive der jeweiligen Besonderheiten bzw. Unterschiede bei einer Anwendung im Kindes- und Jugendalter – genauer beschrieben werden. Im Anschluss folgt eine Übersicht über verschiedene praktische Anwendungstools der OPD, vom klassischen Rating eines semistrukturierten Interviews und der Dokumentation von Veränderungen auf der Heidelberger Umstrukturierungsskala bis hin zu unterschiedlichen Selbst- und Fremdbeurteilungsfragebögen für die einzelnen Achsen, welche z. B. für ein erstes Screening oder die dimensionale Verlaufsmessung aus Sicht der Patient:innen und/oder Eltern bzw. Bezugspersonen genutzt werden können.

9.1.1 Die Achse Psychische Störungen, Krankheitserleben und Behandlungsvoraussetzungen

In der OPD für das Erwachsenenalter werden auf der Achse I *Psychische Störungen, Krankheitserleben und Behandlungsvoraussetzungen* zunächst die Ergebnisse einer deskriptiv-phänomenologischen Diagnostik gemäß ICD oder DSM dokumentiert, inklusive einer aktuellen Einschätzung der globalen Beeinträchtigungsschwere anhand international üblicher Bewertungskriterien (Global Assessment of Functioning: Niv et al., 2007; modifizierte Version des EQ-5D: Rabin & de Charro, 2001), sowie auch die Dauer und der bisherige Verlauf der behandlungsbedürftigen psychischen Störung. Durch die Integration dieser Befunde in die OPD-Diagnostik soll betont werden, dass eine gründliche Symptomdiagnostik immer der Ausgangspunkt eines anschließenden psychodynamischen Verstehensprozesses ist.

Folgende weitere Aspekte, die für die Indikationsstellung, Behandlungsplanung und Einschätzung der Prognose wichtige Informationen beinhalten, werden ebenfalls auf der Achse I eingeschätzt:

- Subjektive Krankheitskonzepte der Patient:innen (somatisches, external-soziales, external-alternatives, intrapsychisches Krankheitskonzept),
- präferierte Veränderungs-/Behandlungskonzepte (somatisches, external-soziales, external-alternatives, psychotherapeutisches Veränderungs-/Behandlungskonzept),
- potenzielle Veränderungsressourcen (Leidensdruck, Coping-Ressourcen, psychosoziale Unterstützung, Offenheit) und Veränderungshemmnisse (äußere und innere Veränderungs- und Behandlungshemmnisse, sekundärer Krankheitsgewinn),
- übergeordnete subjektive Behandlungsziele (Symptomreduktion, Reflexion und Klärung, emotionale Unterstützung, aktive Anleitung).

Beispiel

Wenn ein Patient seine depressive Erkrankung als ausschließlich genetisch bedingt ansieht (somatisches Krankheitskonzept), deshalb auch keinen Sinn in Psychotherapie sieht und sich stattdessen eine schnelle Symptomreduktion (übergeordnetes subjektives Behandlungsziel) durch Medikamente (somatisches Behandlungskonzept) wünscht, sollte man mit ihm zunächst ein biopsychosoziales Krankheitskonzept und eine Motivation für die psychotherapeutische Behandlung erarbeiten.

Altersspezifische Besonderheiten bzw. Unterschiede in der OPD-KJ

In der OPD-KJ wird die deskriptiv-phänomenologische Diagnostik gemäß dem Multiaxialen Klassifikationsschema für psychische Störungen des Kindes- und Jugendalters (MAS; Remschmidt et al., 2006) zwar nicht mit in die Achse *Behandlungsvoraussetzungen* integriert, aber ebenfalls als unverzichtbarer Bestandteil einer psychotherapeutisch-psychiatrischen Diagnostik vorausgesetzt. In Ergänzung zu der im MAS auf Achse VI (allgemeines psychosoziales Funktionsniveau) bereits erfolgten objektivierenden Schweregradeinschätzung durch den:die Untersucher:in werden auf der Achse Behandlungsvoraussetzungen zusätzlich die von den Patient:innen *subjektiv* wahrgenommenen Beeinträchtigungen durch psychische und somatische Beschwerden bzw. Probleme erfasst sowie deren subjektive Krankheitshypothesen im individuellen Wortlaut dokumentiert. Um den Besonderheiten des Entwicklungsalters gerecht zu werden, wird zudem an äußeren Ressourcen die vorhandene Unterstützung durch Freund:innen, Familie und das erweiterte soziale Umfeld jeweils separat betrachtet. Bei den Therapievoraussetzungen wird zusätzlich zu einigen auch in der OPD für das Erwachsenenalter erfassten Aspekten die bisherige Nutzung des professionellen Helfersystems (inklusive deren Funktionalität oder Dysfunktionalität) ergänzend berücksichtigt. Konkret werden insgesamt folgende Aspekte beurteilt:

- Subjektive Dimensionen (subjektive Beeinträchtigung durch somatische und psychische Beschwerden bzw. Probleme, subjektive Krankheitshypothesen, Leidensdruck, Veränderungsmotivation),
- Ressourcen (Beziehungen zu Gleichaltrigen, familiäre Ressourcen, intrapsychische Ressourcen, außerfamiliäre soziale Unterstützung),
- Therapievoraussetzungen (Einsicht in biopsychosoziale Zusammenhänge, spezifische Psychotherapiemotivation, Krankheitsgewinn, Arbeitsbündnisfähigkeit, Nutzung des professionellen Helfersystems).

9.1.2 Die Achse Beziehung

Mit der Achse II *Beziehung* können in der OPD für das Erwachsenenalter repetitive dysfunktionale Beziehungsmuster der Patient:innen sowie Aspekte des Übertragungs- und Gegenübertragungsgeschehens in der diagnostischen oder therapeutischen Situation in standardisierter Form erfasst werden. Die Grundstruktur der Beziehungsachse orientiert sich dabei an interpersonellen Zirkumplexmodellen (insbesondere der Strukturalen Analyse sozialen Verhaltens [SASB]; Benjamin, 1974; Tress, 1993) und stellt ein beobachtungsnahes interpersonelles Kategoriensystem zur Verfügung, mit dessen Hilfe berichtete oder erlebte Beziehungsepisoden aus zwei Erlebensperspektiven (der Perspektive der Patient:innen und der Perspektive der jeweiligen Interaktionspartner:innen) beschrieben und auf ihre (Dys-)Funktionalität hin analysiert werden können (siehe Tabelle 9.1). Die vier Felder werden im Diagnostikprozess mit typischen Erlebens- und Verhaltensweisen aus vorgegebenen Itemlisten befüllt, die sich an den Items der interpersonellen Zirkumplexmodelle orientieren (z. B. „viel Freiraum lassen“, „sich viel kümmern“, „sehr kritisieren“).

In der Zusammenschau der vier Felder kann dann eine sogenannte „beziehungsdynamische Formulierung“ abgeleitet werden, mittels derer die Dysfunktionalität und Stabilität des typischen Beziehungsmusters eines:einer Patient:in erkennbar wird (Arbeitskreis OPD, 2023). Anhand dieser Formulierung wird oft deutlich, dass Patient:innen bestimmte Verhaltensweisen zeigen, um bereits erlebte (schlimme) Erfahrungen (wie Kränkungen, Angriffe, Vernachlässigungen) zu verhindern, dabei aber gar nicht bemerken, dass sie durch genau diese Verhaltensweisen das befürchtete Verhalten beim anderen wieder hervorrufen. So entsteht ein sich wiederholendes Muster dysfunktionaler und enttäuschender Beziehungsdynamiken, das für die Patient:innen eine große Tragik haben kann (z. B. „Das passiert mir immer wieder mit anderen Menschen und ich weiß einfach nicht, warum“, „Ich versuche so sehr, zu verhindern, dass mir das wieder passiert, aber irgendwie passiert es trotzdem“). Die Patient:innen wirken also – oft ohne es zu bemerken – aktiv an einer schwierigen Beziehungsdynamik mit, was durchaus wichtige Implikationen für die therapeutische Arbeit haben kann.

Beispiel

Eine Patientin erlebt andere immer wieder so, dass sie sie vernachlässigen und sich nicht für sie interessieren. In Reaktion darauf versucht die Patientin den Kontakt zu den anderen zu erhalten, indem sie sich ganz viel um diese kümmert (um so für diese „bedeutsam“ oder „interessant“ zu werden). Sie bemerkt dabei dann gar nicht, dass dies den anderen eigentlich zu viel ist, und sie von ihnen primär als kontrollierend wahrgenommen wird. Als Folge ziehen sich die anderen von der Patientin zurück, was diese wiederum als Vernachlässigung und Desinteresse erlebt.

Altersspezifische Besonderheiten bzw. Unterschiede in der OPD-KJ

Auch in der OPD-KJ basiert die Grundkonzeption der Beziehungsachse auf den interpersonellen Zirkumplexmodellen. Im Gegensatz zur OPD für das Erwachsenenalter werden in der OPD-KJ allerdings nicht primär dysfunktionale Beziehungsmuster erfasst. Stattdessen werden die beobachteten oder berichteten Beziehungssequenzen im ersten Schritt zunächst rein deskriptiv in verschiedenen Beziehungskreisen (aktives Beziehungsverhalten, reaktives Beziehungsverhalten, Umgang mit sich selbst) für beide Interaktionspartner:innen abgebildet. Erst in einem zweiten Schritt – in der Zusammenschau der Kreise und in Verbindung mit weiteren Kontextinformationen – werden sie dann hinsichtlich ihrer Funktionalität oder Dysfunktionalität bewertet (Arbeitskreis OPD-KJ, 2020; Fliedl et al., 2021). Durch eine stärkere Orientierung am interpersonellen Kreismodell ist es anhand der OPD-KJ-Beziehungskreise außerdem möglich, die aus dem Rating resultierenden Beziehungsflächen anschaulich darzustellen (siehe Abbildung 9.1) und ggf. auch in Bezug zueinander zu setzen (z. B. die in einer Beziehungssequenz von beiden Interaktionspartner:innen gemeinsam geteilte Beziehungsfläche, das Ausmaß an Kontrolle,

Tabelle 9.1: Die vier interpersonellen Perspektiven der OPD-Beziehungsachse (Arbeitskreis OPD, 2023)

Perspektive A: Das Erleben des:der Patient:in	
Wie der:die Patient:in sich selbst erlebt … Hier liegt der Fokus auf dem interpersonellen Verhalten, das der:die Patient:in bei sich immer wieder erlebt und in seinen:ihren Beziehungsschilderungen mehr oder weniger durchgängig darstellt.	**Wie der:die Patient:in andere erlebt …** Hier liegt der Fokus auf dem Beziehungsverhalten, das der:die Patient:in bei seinen Interaktionspartner:innen immer wieder erlebt und unter Umständen auch beklagt.
Perspektive B: Das Erleben der anderen (auch des:der Untersucher:in)	
Wie andere den:die Patient:in erleben … Hier wird erfasst, wie andere (auch der:die Untersucher:in) den:die Patient:in immer wieder erleben. Dies umfasst auch dem:der Patient:in unbewusste Aspekte seines:ihres (ggf. schwierigen) Beziehungsangebots.	**Wie andere sich gegenüber dem:der Patient:in erleben …** Hier wird erfasst, welche Reaktionen der:die Patient:in beim jeweiligen Gegenüber im Sinne eines Rollenangebots (als unbewusst nahegelegte Antwort) induziert.

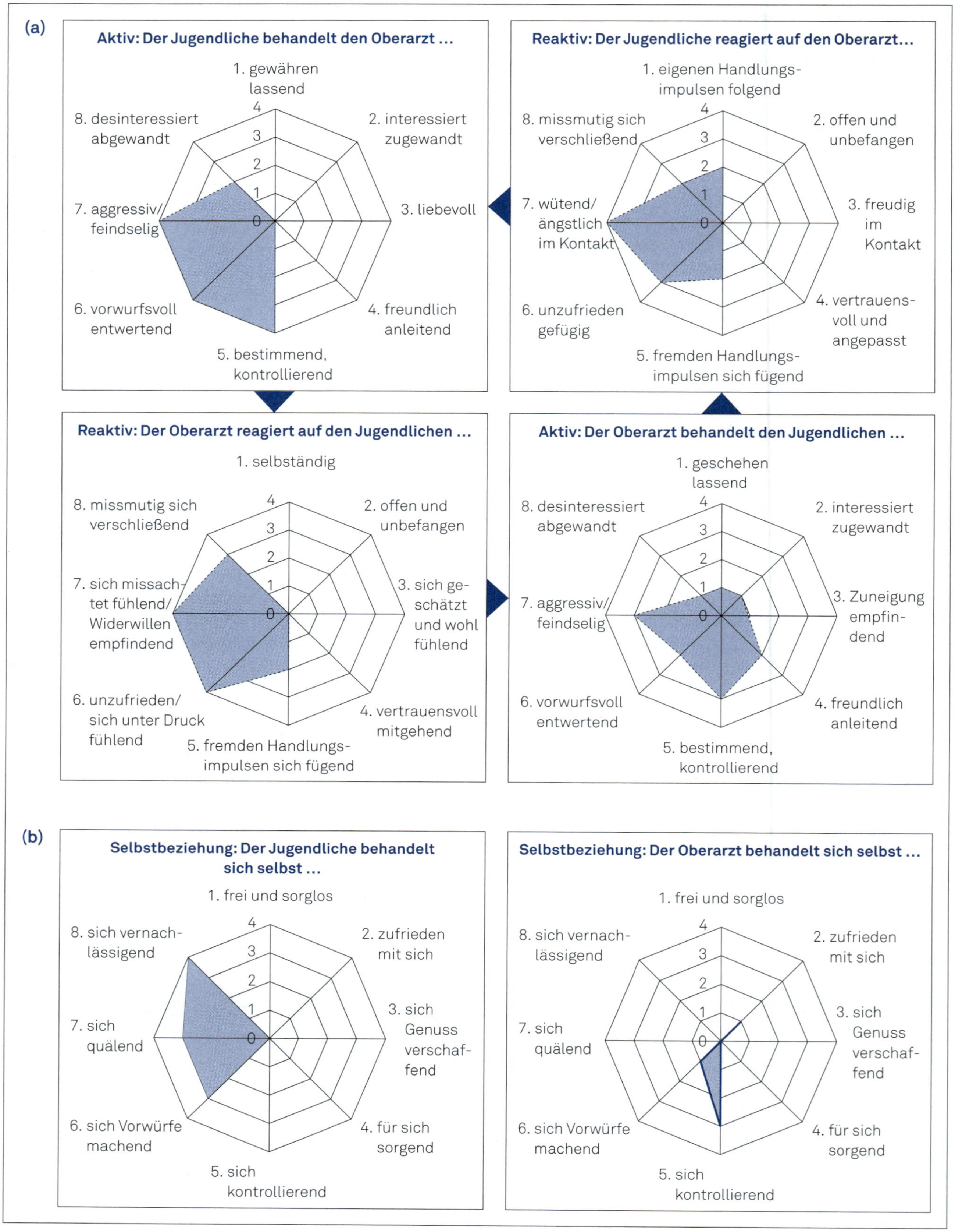

Abbildung 9.1: (a) Aktives und reaktives Beziehungsverhalten eines stationär behandelten Jugendlichen und eines Oberarztes während der Stationsvisite; (b) Umgang der beiden mit sich selbst während der Beziehungssequenz (modifiziert nach Claaßen & Cropp, 2021, S. 134)

die emotionale Qualität des Kontakts). Dies kann sowohl für ein verbessertes Verständnis von Übertragungs- und Gegenübertragungsdynamiken und Match- bzw. Mismatch-Situationen in Beziehungssequenzen als auch zur Veranschaulichung von z. B. Spaltungsprozessen im multiprofessionellen Team genutzt werden (Fliedl et al., 2021).

Beispiel (modifiziert nach Claaßen & Cropp, 2021)

Ein stationär behandelter Jugendlicher tritt dem Oberarzt in der Visite wütend und vorwürflich gegenüber und verweigert die Teilnahme an der für ihn vorgesehenen Gruppentherapie. Dies bildet sich im aktiven Beziehungskreis des Jugendlichen (siehe Abbildung 9.1a, links oben) in hohen Werten der Items „bestimmend, kontrollierend" (A1.5)[2], „vorwurfsvoll entwertend" (A1.6) und „aggressiv/feindselig" (A1.7) ab.

Der Oberarzt fühlt sich in Reaktion darauf (reaktiver Kreis des Untersuchers; siehe Abbildung 9.1a, links unten) „unzufrieden/unter Druck" (B2.6), „missachtet und Widerwillen empfindend" (B2.7). Er hat die Tendenz, sich gegenüber dem Jugendlichen „missmutig zu verschließen" (B2.8), sich dessen Willen gleichzeitig aber auch zu „fügen" (B2.5).

In seinem aktiven Beziehungsangebot (aktiver Beziehungskreis des Untersuchers; siehe Abbildung 9.1a, rechts unten) versucht der Oberarzt den Jugendlichen zunächst „freundlich anleitend" (B1.4) für eine weitere Teilnahme an der Gruppe zu motivieren, wird im weiteren Verlauf dann aber zunehmend „bestimmend/kontrollierend" (B1.5), „aggressiv/feindselig" (B1.7) und „vorwurfsvoll entwertend" (B1.6).

Der Jugendliche reagiert auf das Verhalten des Oberarztes (reaktiver Beziehungskreis des Jugendlichen; siehe Abbildung 9.1a, rechts oben) anfangs „wütend" (A2.7) und bleibt bei seiner Position („eigenen Handlungsimpulsen folgend", A2.1). Später zeigt er sich dann eher „ängstlich" (ebenfalls A2.7) und „fügt sich" schließlich dem Willen des Oberarztes (A2.5), allerdings primär „unzufrieden gefügig" (A2.6) und „sich missmutig verschließend" (A2.8).

Im selbstbezüglichen Kreis des Jugendlichen (siehe Abbildung 9.1b, links) ist dessen destruktiver Umgang mit sich selbst erkennbar: Er „vernachlässigt sich" (C3.8), „quält sich" (C3.7) und „macht sich Vorwürfe" (C3.6).

Im selbstbezüglichen Kreis des Oberarztes (siehe Abbildung 9.1b, rechts) bildet sich vor allem dessen Bemühen um Selbstkontrolle („sich kontrollierend", C3.5) ab.

In der Zusammenschau der Kreise wird deutlich, dass das Beziehungsverhalten des Jugendlichen (aktiv, reaktiv und selbstbezüglich) stark von negativer Affektivität dominiert ist. Sein von negativen Affekten und Kontrolle bestimmtes Beziehungsangebot löst auch beim Oberarzt ausschließlich negative Gefühle aus. Umgekehrt kann das Bemühen des Oberarztes, in seinem Beziehungsangebot an den Jugendlichen, einen freundlicheren Affekt zu integrieren, vom Jugendlichen überhaupt nicht aufgegriffen werden; er reagiert stattdessen ausschließlich mit negativen Affekten (Wut und Angst). In den beiden selbstbezüglichen Kreisen zeigen sich sowohl der destruktive Umgang des Jugendlichen mit sich selbst als auch die starken Selbstregulationsbemühungen des Oberarztes.

Ergänzend zum Dyaden-Rating wurde in der OPD-KJ auch ein Triaden-Rating konzipiert, in welchem die Funktionalität von Mehrpersoneninteraktionen abgebildet werden kann. Das Triaden-Rating wird als wichtiger Zusatz für die Beziehungsdiagnostik im Kindes- und Jugendalter angesehen, da triadische Interaktionen für Kinder zum einen eine wichtige Entwicklungsfunktion haben, und zum anderen mittels der Triaden-Ratings auch ein umfassenderer Blick auf das gesamte Beziehungssystem des Kindes möglich wird (Arbeitskreis OPD-KJ, 2020).

9.1.3 Die Achse Konflikt

Die Betrachtung von intrapsychischen Konflikten als Ursache psychischer Symptome hat in der psychoanalytischen Theorie eine lange Tradition (Greenson, 2007) und ist dementsprechend auch in der OPD ein zentraler Bestandteil der Diagnostik. In der psychoanalytischen Störungslehre wird davon ausgegangen, dass das Aufeinandertreffen gegensätzlicher Wünsche bzw. Forderungen (z. B. ein Triebwunsch und die Anforderungen der Außenwelt) in der Regel mit negativen Gefühlen einhergeht. Wenn es dem Ich als regulierender Instanz wiederholt nicht oder nur unzureichend gelingt, zwischen solchen gegensätzlichen Forderungen zu vermitteln, kann sich daraus ein überdauernder neurotischer Konflikt entwickeln, der fortan das Erleben und Verhalten einer Person maßgeblich bestimmt und deren Handlungsmöglichkeiten deutlich einschränkt.

In der OPD für das Erwachsenenalter werden auf Achse III sieben zentrale intrapsychische Konfliktthemen unterschieden, die sich aus universell gültigen basalen Motivsystemen ableiten (Benecke & Brauner, 2017):

1. Individuation vs. Abhängigkeit (K1),
2. Unterwerfung vs. Kontrolle (K2),
3. Versorgung vs. Autarkie (K3),
4. Selbstwertkonflikt: Selbst- vs. Objektwert (K4),
5. Schuldkonflikt: prosoziales Gewissen vs. selbstbezogene Motive (K5),
6. ödipaler Konflikt (K6),
7. Identitätskonflikt (K7).

2 *Anmerkung:* A = Einschätzungsebene A (Beziehungsbeobachtung); B = Einschätzungsebene B (Resonanz des:der Untersucher:in; C = Einschätzungsebene C (selbstbezüglicher Kreis); Erste Ziffer: 1 = aktives Beziehungsverhalten, 2 = reaktives Beziehungsverhalten, 3 = Umgang mit sich selbst; Zweite Ziffer: Items 1 bis 8 (vgl. Abbildung 9.1).

Tabelle 9.2: Die aktiven und passiven Bewältigungsmodi der sieben OPD-Konfliktthemen im Überblick (Arbeitskreis OPD, 2023)

Konfliktthema	Passiver Modus	Aktiver Modus
K1 (Individuation vs. Abhängigkeit)	Existenzielles Angewiesensein auf enge Bindung; Trennung ist undenkbar/bedrohlich	Forcierte emotionale Unabhängigkeit; Nähe macht Angst und wird vermieden
K2 (Unterwerfung vs. Kontrolle)	Abwehr von Hilflosigkeit durch indirekte Kontrolle der „Mächtigen" (passiv-aggressive Unterwerfung)	Aggressives Dominanzstreben, um die Kontrolle zu behalten und so Hilflosigkeit zu vermeiden
K3 (Versorgung vs. Autarkie)	Starke Bedürftigkeit; abhängiges, anklammerndes und forderndes Verhalten kompensiert Mangelerleben	„Pseudoautarkie" („Ich brauche nichts für mich"), „altruistische Abtretung"
K4 (Selbstwertkonflikt: Selbst- vs. Objektwert)	Eigene Minderwertigkeit wird manchmal regelrecht vor sich hergetragen; Aufgabe von Zielen und Selbstentwertung schützen vor realem Scheitern und Beschämung	Forcierte Selbstsicherheit und Entwertung der anderen zur Bewältigung des eigenen Minderwertigkeitserlebens
K5 (Schuldkonflikt: prosoziales Gewissen vs. selbstbezogene Motive)	Überzogene Verantwortungsübernahme mit starken Schuldgefühlen	Habituelle Zurückweisung eigener Verantwortung; egoistische Tendenzen bestimmen das Verhalten
K6 (Ödipaler Konflikt)	Harmlosigkeit, Kindlichkeit und Naivität bestimmen das Auftreten („graue Maus"); Scheinbares Nicht-Wissen um die rivalisierend-anerkennende und sexuelle Thematik; emotional dominieren Schüchternheit und (Scham-)Angst	Ständiges Bemühen um Aufmerksamkeit, dramatisch-theatralische Emotionalität, forcierte Erotisierung und Rivalität
K7 (Identitätskonflikt)	Vermeidung einer konturierten Identität, um Identitätsunsicherheiten oder -widersprüche zu bewältigen	Eher konstruierte Identitätssicherheit; einige (widersprüchliche) Teilidentitäten werden verleugnet oder verdrängt, andere werden hingegen betont oder „ausgebaut"

Für jedes dieser Konfliktthemen werden jeweils ein aktiver Verarbeitungsmodus (deutlich kontraphobische Abwehr oder Reaktionsbildung, z. B. „Ich demonstriere immer meine Macht") und ein passiver Verarbeitungsmodus (überwiegend regressive Abwehrformen, z. B. „Ich ordne mich immer unter") als mögliche Bewältigungsarten beschrieben (siehe Tabelle 9.2). Bei Personen, die sich durch eine übersteigerte Abwehr alles Konflikthaften auszeichnen, kann zudem eine abgewehrte Konflikt- und Gefühlswahrnehmung (K0) diagnostiziert werden.

Die einzelnen Konflikte werden jeweils im Hinblick auf ihr Vorhandensein, ihre Bedeutsamkeit und den überwiegenden Verarbeitungsmodus eingeschätzt. Im Anschluss daran werden der wichtigste und ggf. zweitwichtigste Konflikt bestimmt.

Beim Konflikt-Rating gilt zu beachten, dass die Auseinandersetzung mit einem bestimmten Konfliktthema allein noch kein auffälliger Befund ist, da diese fast jeden Menschen im Laufe der Entwicklung irgendwann einmal beschäftigen (z. B., wie viel man in einer Beziehung gibt und bekommt, ob man Beziehungen dominiert oder sich unterordnet etc.). Von einem überdauernden intrapsychischen Konflikt im Sinne der OPD spricht man erst dann, wenn die konflikthaften Situationen wiederholt für eine Person nur sehr unbefriedigend gelöst werden können, sodass keine psychische Integration des Themas möglich ist.

Beispiel

Ein Patient machte als Kind wiederholt die Erfahrung, dass er gegenüber einem strengen, gewalttätigen Elternteil machtlos ist. Auch in seiner weiteren Entwicklung ordnet er sich anderen Menschen dann eher unter und macht somit auch hier nicht die Erfahrung, selbst bestimmen zu können. Gleichzeitig bleibt innerlich ein großer (unbefriedigter) Wunsch danach bestehen.

Wichtig ist zudem, dass das Vorliegen eines bedeutsamen intrapsychischen Konflikts auch nicht zwingend mit einer psychischen Symptomatik einhergehen muss – alle Menschen haben in der Regel mehr oder weniger stark mit bestimmten Konfliktthemen zu kämpfen, finden aber oft irgendeine Form der Bewältigung für den Umgang mit diesen. Diese Bewältigung kann zu gewissen Einschränkungen führen (z. B. durch Vermeidungs- oder Kompensationsverhalten), unter Umständen aber sehr lange funktionieren, ohne dass die betroffene Person sich wesentlich in ihrer Alltagsbewältigung beeinträchtigt fühlt. Es bleibt allerdings eine gewisse Vulnerabilität bestehen, und bestimmte auslösende Situationen können dann dazu führen, dass die bisherige Form der Bewältigung nicht mehr ausreicht bzw. gelingt und sich eine manifeste psychische Symptomatik entwickelt.

Beispiel

Eine Patientin hat ihren (unbewussten) Wunsch nach Versorgung ins Aktive gekehrt und sich ihr Leben lang für Familie und Arbeitskolleg:innen aufgeopfert. Als ihre Kinder alle ausgezogen sind und sie wegen einer Erkrankung nicht mehr arbeiten kann, entwickelt sie depressive Symptome, da sie das Gefühl hat, ihren Lebensinhalt verloren zu haben.

Altersspezifische Besonderheiten bzw. Unterschiede in der OPD-KJ

In der OPD-KJ ist die Grundstruktur der Achse *Konflikt* sehr ähnlich der des Erwachsenenalters: Es werden dieselben sieben Konfliktthemen (jeweils im aktiven und passiven Verarbeitungsmodus) unterschieden, und auch das Rating folgt vergleichbaren Grundsätzen[3]. Um die Manifestationen der verschiedenen Konflikte in Abhängigkeit vom jeweiligen Entwicklungsalter gut abzubilden, gibt es allerdings separate Beschreibungen und Ankerbeispiele für die drei Altersstufen. Zudem werden in den Beschreibungen altersentsprechend die Lebensbereiche Familie, Gleichaltrige, Kindergarten bzw. Schule und Körper bzw. Krankheit unterschieden. Ein weiterer Unterschied besteht darin, dass in der OPD-KJ Konfliktachse explizit aktuelle und frühere schwere Lebensbelastungen mit dokumentiert und hinsichtlich ihrer Bedeutsamkeit eingeschätzt werden, um diese einerseits von intrapsychischen Konflikten abzugrenzen, gleichzeitig aber auch ihren potenziellen Einfluss auf die Konfliktdynamik oder das Strukturniveau betrachten zu können.

9.1.4 Die Achse Struktur

Unter psychischer Struktur werden verschiedene basale Fähigkeiten verstanden, die für die Wahrnehmung und Regulation von sich selbst und den Beziehungen zu anderen Menschen von Bedeutung sind. Die Verfügbarkeit dieser strukturellen Funktionen ist unter anderem entscheidend dafür, wie eine Person mit inneren und äußeren Konflikten umgehen kann. Strukturelle Beeinträchtigungen gehen meist mit deutlichen interpersonellen Schwierigkeiten einher und stellen oft auch eine Grundlage von Persönlichkeitsstörungen dar. Dementsprechend weist die OPD-Achse Struktur auch große Überschneidungen mit dem Persönlichkeitsfunktionsniveau auf, welches in der neuen Klassifikation von Persönlichkeitsstörungen im DSM-5 (Alternatives Modell der Persönlichkeitsstörungen) und in der ICD-11 zur Schweregradbestimmung einer Persönlichkeitsstörung verwendet wird (Hörz-Sagstetter et al., 2021).

In der OPD für das Erwachsenenalter umfasst die Achse IV *Struktur* insgesamt fünf Dimensionen, von denen vier nochmals unterteilt sind in eine auf das Selbst und eine auf die Objekte bzw. Beziehungen bezogene Sub-Dimension (siehe Tabelle 9.3). Lediglich bei der Dimension *Abwehr* wurde auf diese Unterteilung verzichtet, da hier eine klare Trennung von intrapsychischen und interpersonellen Aspekten kaum möglich ist (Arbeitskreis OPD, 2023).

Zur Beurteilung der Achse Struktur werden vier Integrationsniveaus unterschieden, die nachfolgend kurz skizziert werden[4]:

- Auf *gut integriertem Strukturniveau (1)* kann eine Person die verschiedenen strukturellen Funktionen jederzeit nutzen, wodurch ein fast „optimales" Funktionieren – auch in Belastungssituationen – möglich ist. Es steht durchgängig ein breites Spektrum an Erlebens- und Verhaltensoptionen zur Verfügung, welche flexibel zur Konfliktbewältigung genutzt werden können. In Reinform kommt dies in der klinischen Praxis erwartungsgemäß recht selten vor.
- Auf *mäßig bzw. eingeschränkt integriertem Strukturniveau (2)* liegt eine Übersteuerung vor, die sich unter anderem in einer Affektunterdrückung, einer eingeschränkten Wahrnehmung von sich selbst und anderen sowie der zentralen Angst, wichtige andere Menschen zu verlieren, äußert. Es kommt dadurch zu einer deutlichen Rigidität im Erleben und Verhalten.

Beispiel

Eine Patientin neigt dazu, sich anderen anzupassen, weil sie Sorge hat, nicht gemocht zu werden. Dabei nimmt sie eigene Bedürfnisse nicht ernst. Aggressive Impulse oder Gefühle wie Ärger spürt sie so gut wie nie, und erlebt diese auch als sehr unangenehm.

- Auf *gering integriertem Strukturniveau (3)* herrscht eine Untersteuerung vor: Die Patient:innen haben Affektdurchbrüche und -überflutungen, andere Menschen werden verzerrt wahrgenommen und in Extremen erlebt, die zentrale Angst ist, von den anderen beschädigt oder vernichtet zu werden. Konflikte werden vor allem interpersonell ausgetragen, sodass es schnell zu Beziehungsstörungen kommt.

Beispiel

Eine Patientin kann aggressive Impulse oder negative Gefühle wie Ärger nur über Selbstverletzungen oder laute Streitereien bewältigen. Ihren Partner beschreibt sie in der einen Therapiestunde als das Beste, was ihr je passiert sei, in der nächsten Therapiestunde hat sie sich nach einem Konflikt von ihm getrennt.

3 In der OPD-KJ-2 wurden lediglich die Bezeichnungen des K1 *(Nähe vs. Distanz* statt *Individuation vs. Abhängigkeit)* und des K3 *(Selbstversorgen vs. Versorgtwerden* statt *Versorgung vs. Autarkie)* verändert, inhaltlich unterscheiden sich die Konflikte allerdings nicht von denen des Erwachsenenalters. Die Anpassung der Bezeichnungen wurde vorgenommen, um die Konflikte klarer von den altersspezifischen Entwicklungsthemen der Adoleszenz abzugrenzen.

4 Die angeführten Beispiele sind exemplarisch zu verstehen. Für eine fundierte Beurteilung des Gesamtstrukturniveaus wären deutlich mehr Informationen vonnöten.

Tabelle 9.3: Dimensionen und Facetten der Struktur in der OPD-3 (Arbeitskreis OPD 2023, S. 193)

Selbst		Objekt/Beziehungen	
Selbstwahrnehmung		**Objektwahrnehmung**	
ST1.1	Selbstreflexion	ST1.4	Selbst-Objekt-Differenzierung
ST1.2	Affektdifferenzierung	ST1.5	Objektbezogene Affektdifferenzierung
ST1.3	Identität	ST1.6	Integrierte Objektwahrnehmung
Selbstregulation		**Beziehungsregulation**	
ST2.1	Impulssteuerung	ST2.4	Beziehungen schützen
ST2.2	Affekttoleranz	ST2.5	Antizipation
ST2.3	Selbstwertregulierung	ST2.6	Interessenausgleich
Abwehr			
ST3.1 Lebens- und Erlebensmöglichkeiten			
ST3.2 Interpersonalität			
ST3.3 Mechanismen			
Kommunikation nach innen		**Kommunikation nach außen**	
ST4.1	Affekte und Fantasien erleben	ST4.4	Emotionale Kontaktaufnahme
ST4.2	Lustvolles Erleben	ST4.5	Intimität
ST4.3	Körperselbst	ST4.6	Empathie
Bindung an innere Objekte		**Bindung an äußere Objekte**	
ST5.1	Internalisierung	ST5.4	Bindungsfähigkeit
ST5.2	Introjekte nutzen	ST5.5	Vertrauen
ST5.3	Variabilität	ST5.6	Bindung lösen

- Auf *desintegriertem Strukturniveau (4)* setzt sich die Untersteuerung in der Weise fort, dass keine Trennung zwischen Realität und Fantasie mehr möglich ist. Eine Steuerungsfähigkeit ist kaum noch vorhanden, die zentrale Angst der Patient:innen ist die vor Verschmelzung mit dem:der anderen. Das psychische Erleben ist meist fragmentiert, eine Konfliktbewältigung nur mittels Realitätsverleugnung möglich.

Beispiel

Ein Patient wird völlig orientierungslos und im T-Shirt bei Minusgraden nachts in der Stadt aufgegriffen, weil er heftig herumgeschrien hat. Er erzählt panisch, dass er verfolgt werde, ein Chip sei ihm eingepflanzt worden, wodurch sein Vater alles höre, was er sage.

Altersspezifische Besonderheiten bzw. Unterschiede in der OPD-KJ

In der OPD-KJ ist die Achse *Struktur* insgesamt ähnlich aufgebaut wie im Erwachsenalter, in den einzelnen Dimensionen erfolgt allerdings keine systematische Unterscheidung von auf das Selbst und auf die Objekte bzw. Beziehungen bezogenen Fähigkeiten, und die Dimension Abwehr wird nicht separat erfasst. Tabelle 9.4 gibt einen genaueren Überblick über die vier Dimensionen der OPD-KJ-Strukturachse und die ihnen jeweils zugeordneten Facetten.

Tabelle 9.4: Dimensionen und Facetten der Struktur in der OPD-KJ-2 (Arbeitskreis OPD-KJ, 2020)

Dimension	Facetten
Steuerung	• Impulssteuerung • Affekttoleranz • Steuerungsinstanzen • Selbstwertregulation
Identität	• Kohärenz • Selbsterleben • Selbst-Objekt-Differenzierung • Objekterleben • Zugehörigkeit

Tabelle 9.4: Fortsetzung

Interpersonalität	• Fantasien • Emotionale Kontaktaufnahme • Reziprozität • Affekterleben • Empathie • Fähigkeit, sich zu trennen
Bindung	• Zugang zu Bindungsrepräsentanzen • Sichere innere Basis • Fähigkeit, allein zu sein • Nutzen von Bindungsbeziehungen

9.2 Fallkonzeption und Behandlungsplanung mit der OPD

Auch wenn die OPD hinsichtlich des Ratings modular aufgebaut ist, sind die einzelnen Achsen nicht unabhängig voneinander zu betrachten; stattdessen liegt ein Zusammenspiel der Achsen vor, welches auch bei der Fallkonzeption und Behandlungsplanung berücksichtigt werden sollte (für eine ausführliche Darstellung siehe Arbeitskreis OPD, 2023; Arbeitskreis OPD-KJ, 2020; Cropp & Claaßen, 2021a; siehe auch Kapitel 17.3). So bilden sich beispielsweise die zentralen Konfliktthemen und strukturellen Einschränkungen eines:einer Patient:in meist auch im Beziehungsgeschehen ab, unter anderem in Form von repetitiven dysfunktionalen Beziehungsmustern (bei primär konfliktbedingten Störungen), oder ausgeprägten interpersonellen Schwierigkeiten, die den Kontakt zu anderen Menschen stark beeinträchtigen (bei deutlichen strukturellen Beeinträchtigungen). Dies kann sowohl diagnostisch als auch im Hinblick auf die Behandlungsplanung genutzt werden, indem z. B. eine Konfliktbearbeitung oder Strukturförderung innerhalb der therapeutischen Beziehung angestrebt wird. Zu beachten ist darüber hinaus, dass sich intrapsychische Konflikte auf verschiedenen strukturellen Integrationsniveaus sehr unterschiedlich darstellen können. In der OPD-3 wurde daher auch eine differenzierte Beschreibung der Konflikte für die verschiedenen strukturellen Integrationsniveaus ergänzt (siehe Tabelle 9.5).

Im Rahmen der psychodynamischen Fallformulierung sollte in einem ersten Schritt zunächst das Zusammenspiel der verschiedenen OPD-Achsen unter Berücksichtigung von Symptomatik, auslösender Situation und biografischer Anamnese beschrieben werden. In einem zweiten Schritt können daraus dann Hypothesen zur Symptomentstehung und geeignete Behandlungsstrategien abgeleitet werden. Die OPD versteht sich dabei als zusätzliches Hilfsinstrument für die Erstellung der Psychodynamik und neurosenpsychologischen Diagnose; sie möchte eine individuelle Fallformulierung, in die noch weitere Informationen mit einfließen sollten, also keinesfalls ersetzen, sondern lediglich mit ergänzenden Informationen bereichern.

Im Hinblick auf die Behandlungsplanung können Therapeut:innen anhand der mittels der OPD erfassten Beziehungs- und Konfliktdynamik beispielsweise Vermutungen über zu erwartende Übertragungs- und Gegenübertragungs-Konstellationen entwickeln, diese während der Behandlung gezielt beachten und therapeutisch nutzen. Das Strukturniveau stellt zudem ein wichtiges Kriterium für die Auswahl eines geeigneten Behandlungssettings und entsprechender Behandlungstechniken dar. Bei Patient:innen mit strukturellen Einschränkungen sollte es in der psychotherapeutischen Behandlung eher um ein Nachreifen und Fördern von strukturellen Fähigkeiten gehen und weniger um die Aufdeckung unbewusster (konfliktbezogener) Inhalte, die das Erleben und Verhalten eines:einer Patient:in beeinflussen oder blockieren (für zwei Fallbeispiele siehe Henkel et al., 2018). Es existieren mehrere spezifische psychodynamische Behandlungskonzepte für Jugendliche und Erwachsene mit strukturellen Störungen, die diesem Grundsatz folgen, z. B. die strukturbezogene Psychotherapie (Rudolf, 2020), die mentalisierungsbasierte Psychotherapie (Bateman & Fonagy, 2008; Fonagy et al., 2014), die übertragungsfokussierte Psychotherapie (Clarkin et al., 2001; Normandin et al., 2015) und die psychoanalytisch-interaktionelle Methode (Streeck & Leichsenring, 2015; Streeck-Fischer et al., 2016). Die OPD ermöglicht auch, anhand der diagnostischen Befunde konkrete Veränderungsfoki für die Behandlung zu bestimmen, das heißt, bestimmte Beziehungsmuster, Konflikte und strukturelle Fähigkeiten herauszuarbeiten, die bei dem:der individuellen Patient:in bedeutsam erscheinen und in der Behandlung vorrangig bearbeitet werden sollen. Diese können dann unter anderem zur Verlaufskontrolle verwendet werden (z. B. mittels der Heidelberger Umstrukturierungsskala, siehe Kapitel 9.3.2).

Tabelle 9.5: Manifestation der Konfliktdynamik „Selbstwert" auf verschiedenen Strukturniveaus (Arbeitskreis OPD, 2023)

Strukturniveau	Art der Konfliktdynamik	Manifestation der Konfliktdynamik
Gut integriert	Konfliktspannung	Etwas akzentuierter Wunsch nach Anerkennung und Wertschätzung, aber intrapsychisch regulierbar
Mäßig integriert	Neurotischer Konflikt	Lebens- und Beziehungsgestaltung geprägt durch Notwendigkeit der Selbstwertregulation
Gering integriert	Konfliktschema	Instabilität bzw. Wechsel zwischen Grandiosität/Idealisierung und massiver Selbst- und Fremdabwertung und/oder extreme Ausprägung derselben

9.3 Praktische Anwendungstools

9.3.1 Der semistrukturierte Interviewleitfaden

Zur Erstellung des OPD-Befundes wurde für Jugendliche und Erwachsene jeweils ein halbstrukturierter Interviewleitfaden entwickelt (Arbeitskreis OPD, 2023; Arbeitskreis OPD-KJ, 2020). Das Besondere hieran ist, dass es sich um eine Synthese aus klassisch psychodynamischem Interview und einer Reihe strukturierter Interviewstrategien handelt. Dies ist für Interviewer:innen zwar mit gewissen Herausforderungen verbunden, bietet aber den Vorteil, dass einerseits Raum für freie Äußerungen und Einfälle der Patient:innen sowie ein gemeinsames Fantasieren und Hypothesieren vorhanden ist, andererseits aber auch direktivere Elemente zur Klärung der für die OPD-Diagnostik relevanten Fakten enthalten sind. Übergeordnetes Ziel des Interviews ist es, gemeinsam mit den Patient:innen ein Verständnis für ihre Symptomatik bzw. Problematik zu entwickeln. Dadurch kann das OPD-Interview an sich schon eine besondere Erfahrung für die Patient:innen sein, indem es zwar mitunter auch als anstrengend und konfrontativ erlebt wird, gleichzeitig aber auch zum Nachdenken anregt und ggf. sogar schon zu ersten Einsichten führt.

Die Grundeinstellung des:der Interviewer:in orientiert sich an der eines psychodynamischen Erstinterviews (z.B. Argelander, 1970; Laimböck, 2000), das heißt, man gibt die Bühne für eine szenische Ent- und Verwicklung der Dynamik der Patient:innen in der Beziehung frei und geht erst einmal nicht aktiv explorierend vor. Diese Haltung wird im Interview in strukturierteren Passagen allerdings durchaus verlassen, um gezielt Informationen zu Aspekten zu erhalten, die für eine fundierte Einschätzungen der einzelnen OPD-Achsen erforderlich sind. Die Fragen dieser strukturierteren Interviewpassagen sind verschiedenen etablierten Interviewmethoden entlehnt, z.B. dem Adult Attachment Interview (AAI; George et al., 1985), der Methode des Zentralen Beziehungskonfliktthemas (ZBKT; Luborsky et al., 1992) sowie dem strukturierten Interview zur Persönlichkeitsorganisation (STIPO; Clarkin et al., 2016). Nach solchen strukturierten Passagen kehrt der:die Interviewer:in wieder zu der oben genannten Grundeinstellung zurück; das Vorgehen kann somit als ein permanentes Oszillieren zwischen beziehungsdynamischer und explorativer Haltung beschrieben werden. Am Ende des Interviews (oder ggf. auch bereits im Verlauf) kann der:die Interviewer:in dem:der Patient:in zudem erste Hypothesen zum psychodynamischen Hintergrund der Symptomatik in Form von diagnostischen Probedeutungen anbieten.

OPD-Interviewphasen

Das OPD-Interview ist in verschiedene Phasen eingeteilt, die unterschiedliche Aspekte des OPD-Befundes betreffen und in der Regel durch eine offene Frage eingeleitet werden, auf die Patient:innen zunächst frei antworten können. Erst im Verlauf stellt der:die Interviewer:in dann bei Bedarf noch gezieltere Nachfragen oder strukturiert das Gespräch, um die für eine fundierte diagnostische Einschätzung erforderlichen Informationen zu erhalten. Die Abfolge der Phasen muss nicht zwingend der im Leitfaden vorgegebenen entsprechen; vielmehr ergeben sich im Laufe des Gesprächs bestimmte Themen oft wie von selbst oder anknüpfend an andere Fragen. Bei der Durchführung des Interviews sollte somit eine gewisse Flexibilität beibehalten werden.

In der *Eröffnungsphase* des Interviews werden Patient:innen (nach einer kurzen Einleitung) gebeten zu schildern, was sie zurzeit am meisten belastet. Im freien Bericht der Patient:innen sollte unter anderem auch auf die szenische Gestaltung der Kontaktaufnahme, die Art der Beschwerdeschilderung und das subjektive Krankheitserleben geachtet werden. Zudem sollten Interviewer:innen sich einen ersten Eindruck von der aktuellen Lebenssituation der Patient:innen verschaffen (z.B. Partnerschaft, Schul-/Arbeitssituation, Freizeit).

Weitere Phasen des Interviews beschäftigen sich mit

- Beziehungsepisoden und Objekterleben,
- Erleben der Sexualität und des Körpers,
- einem typischen Traum,
- Kindheit und Primärfamilie,
- dem schlimmsten Erlebnis in der Biografie,
- Selbsterleben und Emotionen,
- Psychotherapiemotivation und -voraussetzungen.

Eine ausführliche Beschreibung der verschiedenen Interviewphasen inklusive zentraler Fragen findet sich in den beiden OPD-Manualen (Arbeitskreis OPD, 2023; Arbeitskreis OPD-KJ, 2020). Auf zwei Herzstücke der OPD-Interviews soll an dieser Stelle allerdings noch etwas detaillierter eingegangen werden:

1. **Beziehungsepisoden und Objekterleben.** Da sich in der Beziehungsgestaltung von Patient:innen auch ihre strukturellen Fähigkeiten und dominierenden intrapsychischen Konfliktmuster abbilden, fokussiert die OPD-Diagnostik auf das Beziehungsverhalten und -erleben der Patient:innen. Im OPD-Interview werden daher unter anderem konkrete Beziehungsepisoden erfragt, und der:die Patient:in wird darum gebeten, wichtige Bezugspersonen genauer zu beschreiben. Der:die Interviewer:in lässt sich die Beziehungsepisoden von dem:der Patient:in wie eine Filmszene schildern und fragt gezielt nach seinem:ihrem Erleben in der Situation, seinen:ihren Wünschen, aber auch dem vermuteten Erleben des:der jeweiligen Interaktionspartner:in. Hierdurch werden Beziehungswünsche und motivationale Themen sowie strukturelle Fähigkeiten, z.B. im Hinblick auf die Selbst- und Beziehungsregulation, deutlich. Durch eine genaue Beschreibung wichtiger Bezugspersonen gewinnt der:die Interviewer:in zudem einen Eindruck von den Fähigkeiten des:der Patient:in zur differenzierten Objektwahrnehmung, Selbst-Objekt-Differenzierung und Empathie.
2. **Selbsterleben und Emotionen.** Auch die Selbstbeschreibungen von Patient:innen erlauben Rückschlüsse auf ihre

strukturellen Fähigkeiten (insbesondere Selbstwahrnehmung/Identität, Selbstregulation) und Konflikte. Daher ist die Frage „Was für ein Mensch sind Sie? Wie würden Sie sich selbst beschreiben?“ eine Pflichtfrage im OPD-Interview. Das Emotionserleben und die Fähigkeit eines:einer Patient:in zur Emotionsregulation bzw. zum Umgang mit schwierigen Gefühlen geben weitere Hinweise auf das Strukturniveau, aber auch auf Leit- und Kernaffekte der Konflikte, und sollten daher ebenfalls gezielt erfragt werden.

Für ein OPD-Interview mit Erwachsenen sollten ca. 90 Minuten eingeplant werden. Je nach individuellem Fall kann allerdings auch eine kürzere Zeit ausreichen, oder mehr Zeit erforderlich sein. Bei Jugendlichen wird empfohlen, die Interviewzeit möglichst auf 60 Minuten zu begrenzen (Arbeitskreis OPD-KJ, 2020).

Interviewtechniken für Kinder

Für die Anwendung bei Kindern ist die bisher beschriebene klassische Interviewtechnik aus entwicklungspsychologischer Sicht nicht geeignet. Stattdessen bietet sich die Verwendung von strukturierten Spielinterviews an, welche sich z. B. an der McArthur-Story-Stem-Battery (MSSB; Bretherton & Oppenheim, 2003) orientieren. Bei diesen Story-Stem-Interviews spielen Interviewer:innen verschiedene Anfänge von Geschichten mit Playmobilfiguren vor, die Kinder erzählen die Geschichten anschließend weiter (Juen et al., 2005; König & Benecke, 2021). Grundannahme dieses projektiven Vorgehens ist, dass sich in der Art und Weise, wie die Spielszenen von den Kindern weiter gestaltet werden, sowohl strukturelle Fähigkeiten als auch dominierende Konfliktthemen abbilden. Aus der Beziehungsdynamik mit dem:der Interviewer:in und/oder der Beziehung der Spielfiguren untereinander können darüber hinaus Hypothesen zu typischen Beziehungsmustern des Kindes generiert werden.

Im Rahmen einer OPD-KJ-Diagnostik mit Kindern und Jugendlichen sollte zudem möglichst immer ergänzend noch eine Fremdanamnese mit den Eltern oder anderen wichtigen Bezugspersonen erfolgen, um zusätzlich relevante Informationen aus der Genese und eine Außensicht auf die Symptomatik und Beziehungsgestaltung des Kindes miteinbeziehen zu können (Arbeitskreis OPD-KJ, 2020).

9.3.2 Dokumentation von Veränderungen anhand der Heidelberger Umstrukturierungsskala

Für die Bewertung des Psychotherapieprozesses im Hinblick auf Veränderungen von den auf Basis der OPD-Diagnostik ausgewählten Foki wurde die *Heidelberger Umstrukturierungsskala* (HUS; Rudolf et al., 2000; siehe auch Kapitel 9.1 in Arbeitskreis OPD, 2023) entwickelt. Um die Fokusveränderungen zu erfassen, geht man zweischrittig vor:

1. Zunächst werden am Ende der OPD-Diagnostik die für die individuelle Person und ihre Störung relevanten Aspekte des OPD-Befundes bestimmt (= Veränderungsfoki). Als relevante Veränderungsfoki werden dabei die zentralen Erlebens- und Verhaltensweisen angesehen, welche die Störung verursacht haben und/oder weiter aufrechterhalten, sodass sich an ihnen letztlich auch etwas verändern muss, damit eine nachhaltige Symptomverbesserung erzielt werden kann. Dies können z. B. bestimmte Beziehungsmuster, Konflikte oder Strukturfacetten sein. Die Anzahl der Veränderungsfoki kann individuell festgelegt werden, in der Praxis hat sich allerdings eine Festlegung auf maximal fünf Foki als günstig erwiesen.
2. In einem zweiten Schritt wird dann erfasst, wie der:die Patient:in zu Beginn der Therapie mit den ausgewählten Foki umgeht und wie sich dieser Umgang im Verlauf der Behandlung verändert. Die HUS hat insgesamt sieben Stufen, die von einer Nicht-Wahrnehmung des Fokusproblems (Stufe 1) über eine vage Fokuswahrnehmung (Stufe 3) und Auflösung alter Strukturen im Fokusbereich (Stufe 5) bis hin zu einer Auflösung des Fokus (Stufe 7) reichen. Ab der Stufe 5 wird von einer Umstrukturierung ausgegangen, das heißt einer nachhaltigen Veränderung des Fokusproblems.

Neben positiven Ergebnissen zur Reliabilität (Leuzinger-Bohleber et al., 2019; Rudolf et al., 2012) konnte in einer Studie mit stationären Patient:innen unter anderem gezeigt werden, dass die Veränderung auf der HUS als einziges Outcome-Maß progressive Schritte im äußeren Leben der Patient:innen vorhersagte (Grande et al., 2003; weitere Forschungsergebnisse siehe Kapitel 9.1 in Arbeitskreis OPD, 2023).

9.3.3 Fragebögen zu den verschiedenen Achsen

Da eine umfassende OPD-Diagnostik anhand von Interview und Rating zeitaufwendig ist und eine gründliche Schulung voraussetzt, wurden in den letzten Jahren vermehrt Fragebögen für die verschiedenen Achsen der OPD und OPD-KJ entwickelt und beforscht, die zur Selbst- und Fremdeinschätzung im Rahmen eines ersten Screenings oder auch der Verlaufsmessung verwendet werden können. Diese werden nachfolgend kurz vorgestellt.

Achse Konflikt

Der *OPD-Konfliktfragebogen* (OPD-KF; Benecke et al., 2018) erfasst mit 66 Items „oberflächennah“ die für die jeweiligen Konflikte K1 bis K6[5] sowie für die abgewehrte Gefühls- und Konfliktwahrnehmung (K0) typischen Erlebnis- und Verhaltensmuster (bei den sechs Konflikten jeweils getrennt für den aktiven und passiven Bewältigungsmodus), sodass aus den Antworten auf die vorherrschenden Konfliktthemen geschlos-

5 Für K7 (Identitätskonflikt) konnten im Itemgenerationsprozess keine hinreichend guten Items gefunden werden.

sen werden kann (Beispielitem für K3 aktiv: „Mir ist sehr wichtig, dass es den anderen gut geht – ich selbst bin eher anspruchslos“). Die Ergebnisse zur Reliabilität der 13 Skalen sind größtenteils zufriedenstellend, eine Überarbeitung einzelner Skalen mit geringerer Reliabilität und die Entwicklung einer Kurzversion sind aktuell in Planung. In bisherigen Studien zum OPD-KF zeigte sich unter anderem, dass die passiven Bewältigungsmodi stärker mit psychischer Beeinträchtigung korrelieren, und dass die Konfliktskalen insgesamt einen bedeutsamen Beitrag zur Vorhersage von Symptomschwere und Lebenszufriedenheit leisten (für weitere Forschungsergebnisse siehe Kapitel 1.4 in Arbeitskreis OPD, 2023).

Auch für die Konfliktachse der OPD-KJ-2 wurde der *Konfliktfragebogen der Operationalisierten Psychodynamischen Diagnostik im Kindes- und Jugendalter* (OPD-KJ-KF; Seiffge-Krenke & Escher, 2021) als Selbst- und Fremdbeurteilungsfragebogen entwickelt. Er besteht aus insgesamt 28 Items, die sowohl im Selbsturteil von Jugendlichen, als auch im Fremdurteil von Therapeut:innen beobachtungsnahe Einstellungen oder Verhaltensweisen beschreiben, die als typisch für Jugendliche mit dem entsprechenden Konflikt gelten (Beispielitem für Schuldkonflikt passiv: „Ich mache mir sehr große Vorwürfe, wenn etwas in meiner Familie schiefgeht“; Beispielitem für Schuldkonflikt aktiv: „Meine Eltern sind schuld, dass es mir heute psychisch und körperlich so schlecht geht“). Alle sieben Konflikte der OPD-KJ-2 werden jeweils durch vier Items erfasst, welche sich gleichmäßig auf die beiden Verarbeitungsmodi (aktiv versus passiv) verteilen. Die psychometrischen Kennwerte der einzelnen Skalen waren in einer ersten Version des OPD-KJ-KF unterschiedlich gut (Cropp & Claaßen, 2021b; Weber et al., 2020). Eine auf Basis dieser Befunde überarbeitete Version des OPD-KJ-KF befindet sich aktuell in empirischer Überprüfung.

Achse Struktur

Der *OPD-Strukturfragebogen* (OPD-SF; Ehrenthal et al., 2012) erfasst die acht Strukturdimensionen und 21 der 24 Facetten der OPD-2 anhand von 95 Items (Beispielitem für die Subskala Selbstwahrnehmung: „Wenn ich viel über mich nachdenke, gerate ich eher in Verwirrung“). Ergänzende Items für die Neuerungen der OPD-3 (unter anderem für die Dimension Abwehr) sind aktuell in Arbeit. Der OPD-SF zeigt sehr gute psychometrische Kennwerte und klare Hinweise auf eine gute Validität (Ehrenthal et al., 2012). Zusätzlich zu der 95-Item-Langversion existiert inzwischen auch eine validierte 12-Item-Kurzversion, die aus den Subskalen Selbstwahrnehmung, Beziehungsmodell und Kontaktgestaltung besteht (OPD-SFK; Ehrenthal et al., 2015). In beiden Versionen kann ein Gesamtwert der strukturellen Beeinträchtigung bestimmt werden (für einen Forschungsüberblick siehe Kapitel 1.4 in Arbeitskreis OPD, 2023).

Für die Strukturachse der OPD-KJ wurde der *OPD-KJ2-Strukturfragebogen* (OPD-KJ2-SF) in einer Selbstbeurteilungsversion für Jugendliche (Goth et al., 2018) und einer Fremdbeurteilungsversion für Eltern (Birkhölzer et al., 2023) entwickelt. Der OPD-KJ2-SF umfasst in der Selbstbeurteilungsversion 81 Items, in der Fremdbeurteilungsversion 38 Items. Diese Items können entsprechend dem Aufbau der OPD-KJ-2-Achse Struktur jeweils 4 Hauptskalen (Steuerung, Identität, Interpersonalität, Bindung) und 19 Subskalen, welche die verschiedenen Strukturfacetten abbilden, zugeordnet werden (Beispielitem für Impulssteuerung: „Manchmal fühle ich mich wie ein Pulverfass, das beim kleinsten Funken explodieren kann“). Für beide Versionen des OPD-KJ2-SF ergaben sich bisher gute psychometrische Kennwerte (Mazreku et al., 2023; Schrobildgen et al., 2019).

Achse Beziehung

Für die OPD-KJ-Achse Beziehung befindet sich ein Selbst- und Fremdbeurteilungsfragebogen für die Altersstufe 3 aktuell in Entwicklung (Cropp & Volz, 2023). In einem ersten Schritt wurde hierzu zunächst ein größeres Itemset generiert, welches aus der Anleitung zum Rating der OPD-KJ-2-Beziehungsachse (Fliedl et al., 2021), den Items des INTREX-Fragebogens (Tress, 1993) und weiteren am SASB-Modell orientierten Konzeptualisierungen abgeleitet wurde. Dieses Itemset wurde anschließend einem Expert:innen-Rating durch Mitglieder der OPD-KJ-Arbeitsgruppe Beziehung sowie einer ersten empirischen Überprüfung an einer Jugendlichenstichprobe unterzogen. Aus den Ergebnissen wurde anschließend eine angepasste Fragebogenversion (Haupttestversion) erstellt, die nun an einer größeren Stichprobe überprüft werden soll, um ein finales (verkürztes) Itemset zu extrahieren. Die Haupttestversion besteht aus insgesamt 197 Items (jeweils 40 Items zum aktiven und reaktiven Beziehungsverhalten der eigenen Person, jeweils 40 Items zum aktiven und reaktiven Beziehungsverhalten des Gegenübers und 37 Items zum Umgang mit sich selbst).

9.4 Fazit und Ausblick

Die OPD hat sich als reliables und valides Ratinginstrument für die verfahrensspezifische psychodynamische Diagnostik bewährt, welches – in Ergänzung zu einer klassifikatorischen Diagnostik nach ICD oder DSM – gewinnbringend für die psychodynamische Fallkonzeption und Behandlungsplanung genutzt werden kann. Auch die bisherigen Befunde zu den für eine ökonomischere Erfassung der OPD-Achsen entwickelten Fragebögen sind insgesamt vielversprechend; teilweise sind allerdings noch weiterführende empirische Untersuchungen erforderlich, um zentrale Gütekriterien und die Übereinstimmung der Fragebogenbefunde mit dem Expert:innen-Rating zu überprüfen. Der longitudinale Einsatz der OPD-(KJ-)Fragebögen und/oder der HUS kann dann unter anderem genutzt werden, um Veränderungen hinsichtlich der intrapsychischen Konflikte, des Strukturniveaus und der Beziehungsdynamik von Patient:innen systematisch zu erfassen und auf dieser Basis auch bestimmte Grundannahmen der psychodynamischen Behandlungstheorien empirisch zu überprüfen (z. B. die Relevanz einer Konfliktbearbeitung für die Symptomreduktion).

Untergruppen des Arbeitskreises OPD beschäftigen sich aktuell mit der Ausarbeitung von Spezifikationen des Manuals für bestimmte Störungsbilder (z. B. Trauma, Psychose, Sucht) und verschiedene Anwendungsfelder (z. B. Gruppentherapie, Forensik, Coaching, Leistungssport; Arbeitskreis OPD, 2023). Im Kinder- und Jugendlichenbereich wird die OPD-KJ zudem erfolgreich in multidisziplinären Teams (z. B. in stationären Kinder- und Jugendpsychiatrien) und pädagogischen Arbeitsfeldern (z. B. im Bereich der Jugendhilfe) verwendet (Arbeitskreis OPD-KJ, 2020; Noske & Zajec, 2021).

Eine weitere Zukunftsperspektive der OPD könnte in einer stärkeren Vernetzung der Arbeitskreise OPD und OPD-KJ bestehen, mit dem Ziel, sich über bestehende Unterschiede zwischen den beiden Manualen auszutauschen, diese zu vereinheitlichen oder klarer aufeinander zu beziehen, und vielleicht sogar gemeinsam eine „OPD über die Lebensspanne“ zu entwickeln. Dabei wären unter anderem Konzeptualisierungen zum Transitionsbereich „Emerging Adulthood“ und zur Altersstufe 0 (Diagnostik der Eltern-Kind-Dyade), verschiedene transgenerationale Fragestellungen (z. B. zu Zusammenhängen zwischen intrapsychischen Konflikten und strukturellen Fähigkeiten von Eltern und Kindern) und möglicherweise auch eine stärkere Berücksichtigung verschiedener Entwicklungsphasen im Erwachsenenalter denkbar. Mit einer solchen „OPD über die Lebensspanne“ würden auch aktuelle Entwicklungen im Bereich der klassifikatorischen Diagnostik (z. B. der ICD-11) aufgegriffen, die sich ebenfalls deutlich umfassender als bisher um eine Lebensspannenperspektive für die einzelnen Störungsbilder bemüht.

Darüber hinaus erscheint außerdem die (theoretische und empirische) Auseinandersetzung mit veränderten (und weiter in Veränderung befindlichen) gesellschaftlichen Normen und Lebensrealitäten (z. B. Vielfalt an Familien- und Lebensmodellen, Gender Diversity, Bedeutung virtueller Lebensrealitäten, Umgang mit neuen Technologien und Medien) für die Weiterentwicklung der OPD essenziell, um diese angemessen in der Diagnostik zu berücksichtigen und ein modernes psychodynamisches Diagnostikinstrument zu bleiben.

Eine zusätzliche Weiterentwicklung könnte darin bestehen, aus den diagnostischen OPD-Befunden konkrete Behandlungsstrategien abzuleiten und für verschiedene psychische Störungsbilder ein manualisiertes therapeutisches Vorgehen zu beschreiben. Erste Überlegungen in Richtung einer solchen „Operationalisierten Psychodynamischen Therapie (OPT)“ greifen auf etablierte psychodynamische Wirkprinzipien und Techniken zurück und beschreiben deren spezifische Verwendung bei bestimmten Störungsbildern (z. B. depressive Störung, Zwangsstörung) unter Berücksichtigung der typischerweise bei diesen Störungsbildern vorkommenden Konflikt-Struktur-Kombinationen. Damit ergibt sich eine noch klarere Stringenz aus OPD-Befund, Fallkonzeption und Behandlungsplanung, inklusive entsprechender Behandlungsstrategien und -techniken, typischer Übertragungs- und Gegenübertragungskonstellationen und häufig auftretender Therapiewiderstände bzw. -komplikationen sowie Vorschlägen zum therapeutischen Umgang mit diesen.

Abschließend sei darauf hingewiesen, dass die OPD zwar als psychodynamisches Diagnostikinstrument entwickelt wurde und entsprechend auch zentrale Aspekte, die für eine psychodynamische Fallkonzeption und Behandlungsplanung erforderlich sind, erfasst, die meisten OPD-Achsen aber ebenso von Therapeut:innen anderer Psychotherapieverfahren genutzt werden können, um zusätzliche Informationen während des Diagnostikprozesses zu generieren. Insbesondere die Achsen Behandlungsvoraussetzungen und Beziehung sind von vornherein wenig schulenspezifisch konzipiert und liefern daher für alle Therapieverfahren wertvolle Befunde. Durch die veränderte Klassifikation von Persönlichkeitsstörungen und die starke Überlappung der Konzepte „Psychische Struktur“ und „Persönlichkeitsfunktionen“ gilt dies zu großen Teilen inzwischen auch für die Achse Struktur (eine Ausnahme bildet am ehesten die Dimension „Abwehr“ in der OPD für das Erwachsenenalter). Am deutlichsten an psychodynamischen Verfahren orientiert ist sicher die Achse Konflikt, die in der konkreten Form vermutlich wenig direkte Anknüpfungspunkte für die Behandlungspraxis in anderen Therapieverfahren bietet. Durch ihre Bezugnahme auf universelle Motivsysteme könnte sie allerdings genutzt werden, um beispielsweise Parallelen und Unterschiede zu entsprechenden motivbezogenen Konzepten aus anderen Behandlungstheorien herauszuarbeiten.

Literatur

Arbeitskreis OPD. (2023). *Operationalisierte Psychodynamische Diagnostik – OPD-3. Das Manual für Diagnostik und Therapieplanung.* Göttingen: Hogrefe.

Arbeitskreis OPD-KJ. (2020). *OPD-KJ-2. Operationalisierte Psychodynamische Diagnostik im Kindes- und Jugendalter. Grundlagen und Manual* (3., unveränderte Aufl.). Göttingen: Hogrefe.

Argelander, H. (1970). *Das Erstinterview in der Psychotherapie.* Darmstadt: Wissenschaftliche Buchgesellschaft.

Bateman, A. & Fonagy, P. (2008). Psychotherapie der Borderline-Persönlichkeitsstörung. Ein mentalisierungsgestütztes Behandlungskonzept. Gießen: Psychosozial-Verlag.

Benecke, C. (2014). *Klinische Psychologie und Psychotherapie. Ein integratives Lehrbuch.* Stuttgart: Kohlhammer. https://doi.org/10.17433/978-3-17-024968-4

Benecke, C., Bock, A., Wieser, E., Tschiesner, R., Lochmann, M., Küspert, F. et al. (2011). Reliabilität und Validität der OPD-KJ-Achsen Struktur und Konflikt. *Praxis der Kinderpsychologie und Kinderpsychiatrie, 60,* 60–73. https://doi.org/10.13109/prkk.2011.60.1.60

Benecke, C. & Brauner, F. (2017). *Motivation und Emotion. Psychologische und psychoanalytische Perspektiven.* Stuttgart: Kohlhammer. https://doi.org/10.17433/978-3-17-029893-4

Benecke, C., Henkel, M., Doering, S., Jakobsen, T., Stasch, M., Dahlbender, R. et al. (2018). Der OPD-Konfliktfragebogen. *Zeitschrift für Psychosomatische Medizin und Psychotherapie, 64*(4), 380–393. https://doi.org/10.13109/zptm.2018.64.4.380

Benecke, C., Koschier, A., Peham, D., Bock, A., Dahlbender, R.W., Biebl, W. et al. (2009). Erste Ergebnisse zu Reliabilität und Validität der OPD-2 Strukturachse. *Zeitschrift für Psychosomatische Medizin und Psychotherapie, 55,* 84–96. https://doi.org/10.13109/zptm.2009.55.1.84

Benjamin, L.S. (1974). Structural analysis of social behaviour. *Psychological Review, 81,* 392–425. https://doi.org/10.1037/h0037024

Birkhölzer, M., Schlüter-Müller, S. & Goth, K. (2023). *Das Inventar OPD-KJ2-SF Elternfragebogen (Operationalisierte Psychodynamische Diagnostik im Kindes- und Jugendalter – Strukturfragebogen). Deutschsprachige Version: Ein Fragebogen zur Fremdbeurteilung für die Erfassung von Beeinträchtigungen im Strukturniveau der Persönlichkeit im Kindes- und Jugendalter – Kurzmanual.* Offenbach: academic-tests.

Bretherton, I. & Oppenheim, D. (2003). The McArthur Story Stem Battery: Development, administration, reliability, validity and reflections about meaning. In R.N. Emde, D.P. Wolf & D. Oppenheim (Eds.), *Revealing the inner worlds of children. The MacArthur Story Stem Battery and parent-child narratives* (pp. 55–80). Oxford: Oxford University Press.

Cierpka, M., Grande, T., Stasch, M., Oberbracht, C., Schneider, W., Schüssler, G. et al. (2001). Zur Validität der Operationalisierten Psychodynamischen Diagnostik (OPD). *Psychotherapeut, 46,* 122–133. https://doi.org/10.1007/s002780100145

Claaßen, B. & Cropp, C. (2021). Modell des zyklisch-maladaptiven Beziehungsmusters (CMP). In R. Fliedl, C. Cropp & K. Zajec (Hrsg.), *Die Beziehungsachse der OPD-KJ-2. Klinische Anwendung und konzeptuelle Erweiterungen* (S. 127–148). Göttingen: Vandenhoeck & Ruprecht.

Clarkin, J.F., Caligor, E., Stern, B.L. & Kernberg, O.F. (2016). *Structured Interview of Personality Organization – Revised (STIPO-R).* New York: Weill Medical College of Cornell University.

Clarkin, J.F., Foelsch, P.A., Levy, K.N., Hull, J.W., Delaney, J.C. & Kernberg, O.F. (2001). The development of a psychodynamic treatment for patients with borderline personality disorder: A preliminary study of behavioral change. *Journal of Personality Disorders, 15*(6), 487–495. https://doi.org/10.1521/pedi.15.6.487.19190

Cropp, C. & Claaßen, B. (2021a). Verbindungen zwischen der Beziehungsachse und den anderen Achsen der OPD-KJ-2. In R. Fliedl, C. Cropp & K. Zajec (Hrsg.), *Die Beziehungsachse der OPD-KJ-2. Klinische Anwendung und konzeptuelle Erweiterungen* (S. 98–106). Göttingen: Vandenhoeck & Ruprecht. https://doi.org/10.13109/9783666459184.98

Cropp, C. & Claaßen, B. (2021b). Reliabilität und Validität des OPD-KJ Konfliktfragebogens bei stationär behandelten Jugendlichen. *Zeitschrift für Kinder- und Jugendpsychiatrie und Psychotherapie, 49*(5), 377–385. https://doi.org/10.1024/1422-4917/a000809

Cropp, C., Salzer, S., Häusser, L. & Streeck-Fischer, A. (2013). Interrater-Reliabilität und Konstruktvalidität der OPD-KJ Achse Struktur – Erste Forschungsergebnisse zum Einsatz der Operationalisierten Psychodynamischen Diagnostik im Kindes- und Jugendalter (OPD-KJ) im Rahmen der klinischen Routine. *Praxis der Kinderpsychologie und Kinderpsychiatrie, 62*(4), 270–284. https://doi.org/10.13109/prkk.2013.62.4.270

Cropp, C. & Volz, C. (2023). *OPD-KJZ-BF. Haupttestversion.* Unveröffentlichtes Manuskript.

Doering, S., Burgmer, M., Heuft, G., Menke, D., Bäumer, B., Lübking, M. et al. (2014). Assessment of personality functioning. Validity of the operationalized psychodynamic diagnosis axis IV (structure). *Psychopathology, 47,* 185–193. https://doi.org/10.1159/000355062

Ehrenthal, J.C., Dinger, U., Horsch, L., Komo-Lang, M., Klinkerfuss, M., Grande, T. et al. (2012). Der OPD-Strukturfragebogen (OPD-SF): Erste Ergebnisse zu Reliabilität und Validität. *Psychotherapie, Psychosomatik, Medizinische Psychologie, 62*(1), 25–32. https://doi.org/10.1055/s-0031-1295481

Ehrenthal, J.C., Dinger, U., Schauenburg, H., Horsch, L., Dahlbender, R.W. & Gierk, B. (2015). Entwicklung einer 12-Item Version des OPD-Strukturfragebogens (OPD-SFK). *Zeitschrift für Psychosomatische Medizin und Psychotherapie, 61,* 262–274. https://doi.org/10.13109/zptm.2015.61.3.262

Fliedl, R., Cropp, C. & Zajec, K. (Hrsg.). (2021). *Die Beziehungsachse der OPD-KJ-2. Klinische Anwendung und konzeptuelle Erweiterungen.* Göttingen: Vandenhoeck & Ruprecht.

Fliedl, R. & Katzenschläger, P. (2016). Reliabilität und Konstruktvalidität der OPD-KJ Achsen Struktur und Behandlungsvoraussetzungen – Vergleich OPD-KJ mit OPD-KJ-2. *Neuropsychiatrie, 30,* 151–157. https://doi.org/10.1007/s40211-016-0201-2

Fonagy, P., Rossouw, T., Sharp, C., Bateman, A., Allison, L. & Farrar, C. (2014). Mentalization-based treatment for adolescents with borderline traits. In C. Sharp & J.L. Tackett (Eds.), *Handbook of borderline personality disorders in children and adolescents* (pp. 313–332). New York: Springer Science and Business Media. https://doi.org/10.1007/978-1-4939-0591-1_21

George, C., Main, M. & Kaplan, N. (1985). *Adult Attachment Interview (AAI)* [Database record]. Washington: APA PsycTests.

Goth, K., Schrobildgen, C. & Schmeck, K. (2018). *Das Inventar OPD-KJ2-SF (Operationalisierte Psychodynamische Diagnostik im Kindes- und Jugendalter – Strukturfragebogen). Deutschsprachige Version: Ein Fragebogen zur Selbstbeantwortung für die Erfassung des Strukturniveaus der Persönlichkeit im Jugendalter – Kurzmanual.* Offenbach: academic-tests.

Grande, T., Rudolf, G., Oberbracht, C. & Pauli-Magnus, C. (2003). Progressive changes in patients' lives after psychotherapy: Which treatment effect support them? *Psychotherapy Research, 13*(1), 43–58. https://doi.org/10.1093/ptr/kpg006

Greenson, R.R. (2007). *Technik und Praxis der Psychoanalyse* (8. Aufl.). Stuttgart: Klett-Cotta.

Henkel, M., Zimmermann, J., Künecke, J., Remmers, C. & Benecke, C. (2018). Same same but different: Das Potential der Operationalisierten Psychodynamischen Diagnostik für ein differenziertes Verständnis von Persönlichkeitsstörungen. *Zeitschrift für Psychiatrie, Psychologie und Psychotherapie, 66*(2), 107–117. https://doi.org/10.1024/1661-4747/a000346

Hörz-Sagstetter, S., Ohse, L. & Kampe, L. (2021). Three dimensional approaches to personality disorders: A review on personality functioning, personality structure, and personality organization. *Current Psychiatry Reports, 23*(7), 45. https://doi.org/10.1007/s11920-021-01250-y

Juen, F., Benecke, C., von Wyl, A., Schick, A. & Cierpka, M. (2005). Repräsentanz, psychische Struktur und Verhaltensprobleme im Vorschulalter. *Praxis der Kinderpsychologie und Kinderpsychiatrie, 54,* 191–209.

Juen, F. & Kaiser, J. (2021). Anwendung der OPD-KJ-2 Beziehungsachse im Säuglings- und Kleinkindalter. In R. Fliedl, C. Cropp & K. Zajec (Hrsg.), *Die Beziehungsachse der OPD-KJ-2. Klinische Anwendung und konzeptuelle Erweiterungen* (S. 81–93). Göttingen: Vandenhoeck & Ruprecht.

König, F. & Benecke, C. (2021). Die Entwicklung und Anwendung konfliktspezifischer Geschichtenergänzungsaufgaben als Teil der OPD-Diagnostik im Kindesalter. *Zeitschrift für Kinder- und Jugendpsychiatrie und Psychotherapie, 49*(5), 349–359.

Lackmann, V., Sell, C., Henkel, M., Kozik, C. & Benecke, C. (2023). Interrater reliability of Operationalized Psychodynamic Diagnosis 3 (OPD-3). *Zeitschrift für Psychosomatische Medizin und Psychotherapie, 69,* 108–122. https://doi.org/10.13109/zptm.2023.69.oa2

Laimböck, A. (2000). *Das psychoanalytische Erstgespräch.* Tübingen: Edition Diskord.

Leuzinger-Bohleber, M., Kaufhold, J., Kallenbach, L., Negele, A., Ernst, M., Keller, W. et al. (2019). How to measure sustained psychic transformations in long-term treatments of chronically depressed patients: Symptomatic and structural changes in the LAC Depression Study of the outcome of cognitive-behavioural and psychoanalytic long-term treatments. *International Journal of Psychoanalysis, 100*(1), 99–127. https://doi.org/10.1080/00207578.2018.1533377

Luborsky, L., Albani, C. & Eckert, R. (1992). Manual zur ZBKT-Methode (deutsche Übersetzung mit Ergänzung der Ulmer ZBKT-Arbeitsgruppe). *Psychotherapie, Psychosomatik, Medizinische Psychologie, 5* (Disk Journal).

Mazreku, G., Birkhölzer, M., Cosgun, S., Kerber, A., Schmeck, K. & Goth, K (2023). Impaired personality functioning in children and adolescents assessed with the LoPF-Q 6–18 PR in parent-report and convergence with maladaptive personality traits and personality structure in school and clinic samples. *Children, 10*(7), 1186. https://doi.org/10.3390/children10071186

Niv, N., Cohen, A.N., Sullivan, G. & Young, A.S. (2007). The MIRECC Version of the Global Assessment of Functioning Scale: Reliability and validity. *Psychiatric Services, 58*(4), 529–535. https://doi.org/10.1176/ps.2007.58.4.529

Normandin, L., Ensink, K. & Kernberg, O. (2015). Transference-focused psychotherapy for borderline adolescents: A neurobiologically informed psychodynamic psychotherapy. *Journal of Infant, Child, and Adolescent Psychotherapy, 14*(1), 98–110. https://doi.org/10.1080/15289168.2015.1006008

Noske, J. & Zajec, K. (2021). Anwendung und Nutzen der Beziehungsachse im multiprofessionellen Team. In R. Fliedl, C. Cropp & K. Zajec (Hrsg.), *Die Beziehungsachse der OPD-KJ-2. Klinische Anwendung und konzeptuelle Erweiterungen* (S. 188–196). Göttingen: Vandenhoeck & Ruprecht.

Piaget, J. (1973). *Das Erwachen der Intelligenz beim Kinde*. Stuttgart: Klett-Cotta.

Rabin, F. & de Charro, F. (2001). EQ-D5: A measure of health status from the EuroQol Group. *Annals of Medicine, 33*(5), 337–343. https://doi.org/10.3109/07853890109002087

Remschmidt, H., Schmidt, M. H. & Poustka, F. (2006). *Multiaxiales Klassifikationsschema für psychiatrische Störungen im Kindes- und Jugendalter nach ICD-10 der WHO* (6. Aufl.). Bern: Huber.

Rudolf, G. (2020). *Strukturbezogene Psychotherapie (SP): Leitfaden zur psychodynamischen Therapie struktureller Störungen* (4. Aufl.). Stuttgart: Schattauer.

Rudolf, G., Grande, T. & Oberbracht, C. (2000). Die Heidelberger Umstrukturierungsskala. Ein Modell der Veränderung in psychoanalytischen Therapien und seine Operationalisierung in einer Schätzskala *Psychotherapeut, 45*(4), 237–246. https://doi.org/10.1007/PL00006720

Rudolf, G., Jakobsen, T., Keller, W., Krawietz, B., Langer, M., Oberbracht, C. et al. (2012). Umstrukturierung als Ergebnisparadigma der psychodynamischen Psychotherapie – Ergebnisse aus der Praxisstudie Analytische Langzeittherapie. *Zeitschrift für Psychosomatische Medizin und Psychotherapie, 58,* 55–66. https://doi.org/10.13109/zptm.2012.58.1.55

Schneider, G., Mendler, T., Heuft, G. & Burgmer, M. (2008). Validität der Konfliktachse der Operationalisierten Psychodynamischen Diagnostik (OPD-1) – empirische Ergebnisse und Folgerungen für die OPD-2. *Zeitschrift für Psychosomatische Medizin und Psychotherapie, 54,* 46–62. https://doi.org/10.13109/zptm.2008.54.1.46

Schrobildgen, C., Goth, K., Weissensteiner, R., Lazari, O. & Schmeck, K. (2019). Der OPD-KJ2-SF – Ein Instrument zur Erfassung der Achse Struktur der OPD-KJ-2 bei Jugendlichen im Selbsturteil. *Zeitschrift für Kinder- und Jugendpsychiatrie und Psychotherapie, 47*(5), 428–440. https://doi.org/10.1024/1422-4917/a000667

Seiffge-Krenke, I. & Escher, F. (2021). Entwicklung eines Fragebogens zur Selbst- und Fremdeinschätzung von OPD-KJ Konflikten durch Patienten und ihre Therapeuten. *Zeitschrift für Kinder- und Jugendpsychiatrie und Psychotherapie, 49,* 361–376. https://doi.org/10.1024/1422-4917/a000822

Seiffge-Krenke, I., Mayer, S. & Winter, S. (2011). Beurteilerübereinstimmung bei der OPD-KJ: Wovon hängt sie ab und welchen Erfolg bringt das Training? *Klinische Diagnostik und Intervention, 4,* 176–193.

Streeck, U. & Leichsenring, F. (2015). *Handbuch psychoanalytisch-interaktionelle Therapie: Behandlung von strukturellen Störungen und schweren Persönlichkeitsstörungen*. Göttingen: Vandenhoeck & Ruprecht.

Streeck-Fischer, A., Cropp, C., Streeck, U. & Salzer, S. (2016). *Borderline-Störungen bei Jugendlichen. Die Psychoanalytisch-Interaktionelle Methode*. Göttingen: Hogrefe. https://doi.org/10.1026/02701-000

Tress, W. (Hrsg.). (1993). *Die Strukturale Analyse Sozialen Verhaltens: SASB. Ein Arbeitsbuch für Forschung, Praxis und Weiterbildung in der Psychotherapie*. Heidelberg: Asanger.

Weber, E. C., Seiffge-Krenke, I., Goth, K. & Sarrar, L. (2020). Psychische Struktur, intrapsychische Konflikte und Abwehrstile in der Adoleszenz. *Praxis der Kinderpsychologie und Kinderpsychiatrie, 69,* 666–683. https://doi.org/10.13109/prkk.2020.69.7.666

Weitkamp, K., Wiegand-Grefe, S. & Romer, G. (2012). Operationalisierte Psychodynamische Diagnostik im Kindes- und Jugendalter (OPD-KJ): Ein systematischer Review zur empirischen Validierung. *Kinderanalyse, 20,* 148–170.

Zimmermann, J., Ehrenthal, J. C., Hörz, S., Rentrop, M., Rost, R., Schauenburg, H. et al. (2010). Neue Validierungsstudien zur Operationalisierten Psychodynamischen Diagnostik (OPD-2). *Psychotherapeut, 55,* 69–73 https://doi.org/10.1007/s00278-009-0717-z

10 Symptomorientierte Fragebogen- und Testdiagnostik

Thomas Forkmann

Inhaltsübersicht

10.1 Zielsetzung symptomorientierter Fragebogen- und Testdiagnostik

Fragebogen- und Testdiagnostik hat im Rahmen von klinischer Psychologie und Psychotherapie ursprünglich vor allem im Forschungskontext eine wichtige Rolle gespielt und wurde in die psychotherapeutische Regelversorgung zunächst nur zurückhaltend integriert. Inzwischen sind Fragebogen- und Testdiagnostik ein bedeutsamer Bestandteil der Psychotherapie und erfüllen in diesem Rahmen eine Reihe wichtiger Funktionen (Fydrich et al., 1996; Geue et al., 2016). Die Durchführung fundierter Diagnostik ist zudem Teil der Empfehlungen aktueller störungsspezifischer Behandlungsleitlinien (www.awmf.org/leitlinien.html). Hierzu gehören neben strukturierten und standardisierten Interviews auch Fragebogen- und Testdiagnostik. Auch die im fünften Sozialgesetzbuch (SGB V) geregelte Verpflichtung zur Qualitätssicherung im Rahmen von Psychotherapie macht die Durchführung derartiger Diagnostik in der Psychotherapie notwendig. Studien konnten zeigen, dass Patient:innen gegenüber einer umfangreichen und fundierten Diagnostik aufgeschlossen sind und den damit einhergehenden Aufwand gut akzeptieren – und das gilt gleichermaßen für Kinder und Jugendliche wie für Erwachsene (Neuschwander et al., 2017; Suppiger et al., 2009).

Zur Fragebogendiagnostik werden in diesem Rahmen vor allem Ratingskalen gezählt, die die dimensionale Erfassung von Symptomatik (z. B. Angst) oder störungsrelevanten Konstrukten (z. B. perseveratives Denken) ermöglichen. Auch Fragebögen mit anderen Antwortformaten inkl. offener Fragen (z. B. Fragebögen zur Erfassung lebensgeschichtlicher Informationen) können zur Fragebogendiagnostik gezählt werden. Es liegen Instrumente zur Beurteilung aus Selbst- und Fremdperspektive (z. B. durch Angehörige oder den:die Therapeut:in) vor. Zur Testdiagnostik zählen vor allem solche Instrumente, die mittels mehr oder weniger objektiver Daten (z. B. Reaktionszeiten) die Ausprägung von psychischen Merkmalen erfassen (z. B. Leistungstests). Auch Fragebögen selbst werden gelegentlich als psychologische Tests bezeichnet, sofern sie wissenschaftlich entwickelt und überprüft wurden und in standardisierter Form zum Einsatz kommen. Allgemeine wichtige Funktionen von klinisch-psychologischer Fragebogen- und Testdiagnostik sind Deskription, Klassifikation, Erklärung, Prognose und Evaluation (siehe Tabelle 10.1).

Tabelle 10.1: Wichtige Funktionen klinisch-psychologischer Fragebogen- und Testdiagnostik

Deskription	Erfassung und Beschreibung der aktuell vorliegenden Symptomatik hinsichtlich Art, Dauer, Intensität etc.
Klassifikation	Zuordnung von Patient:innen zu diagnostischen Kategorien (z. B. gemäß ICD-10). Hier unterstützt Fragebogen- und Testdiagnostik nur bei der Informationssammlung. Der klassifikatorischen diagnostischen Einordnung sollte stets ein diagnostisches Interview zugrunde liegen (siehe Kapitel 8).
Erklärung	Generierung diagnostischer Informationen hinsichtlich der individuellen Entstehungs- und aufrechterhaltenden Bedingungen der Symptomatik.
Prognose	Generierung von Informationen zur Unterstützung der Abschätzung der weiteren Symptomentwicklung bzw. der Erfolgswahrscheinlichkeit einer therapeutischen Intervention.
Evaluation	Bewertung der Wirkung von therapeutischen Interventionen, Unterstützung der Qualitätssicherung (siehe Kapitel 23).

Auf einige wichtige Zielsetzungen von Fragebogen- und Testdiagnostik wird im Folgenden näher eingegangen.

10.1.1 Unterstützung bei Diagnosestellung, Fallkonzeption und Therapieplanung

Fragebogen- und Testdiagnostik unterstützt Therapeut:innen in der Anfangsphase der Therapie bei der Diagnosestellung, Fallkonzeption und Therapieplanung (siehe Kapitel 17). Mithilfe von Fragebögen erhobene lebensgeschichtliche Informationen können in die Fallkonzeption (z. B. im Rahmen der Makroanalyse) einfließen und dabei helfen, die Entstehungs- und Auslösebedingungen der aktuell vorliegenden psychischen Störung(en) zu erklären. Mittels Ratingskalen erhobene Informationen über den Ausprägungsgrad von Symptomen helfen wiederum bei der Diagnosestellung und Therapieplanung. So kann z. B. eine im Rahmen eines diagnostischen Interviews gestellte Diagnose einer depressiven Episode durch ein dazu passendes Ergebnis in einem Depressionsfragebogen validiert und der Ausprägungsgrad der Symptomatik eingeschätzt werden. Wichtig ist zu beachten, dass ein Fragebogenergebnis niemals die Diagnose auf Basis eines klinischen Interviews ersetzen kann! Fragebogenergebnisse sind stets ausschließlich als Unterstützung der interviewbasierten Diagnostik anzusehen (siehe Kapitel 8). Darüber hinaus kann die im Fragebogen erfasste Konstellation besonders stark ausgeprägter Symptome genutzt werden, um unter Berücksichtigung der entsprechenden Leitlinienempfehlung eine passende Behandlungsplanung vorzunehmen und z. B. mit Patient:innen zu entscheiden, welche therapeutischen Ziele mit welcher Priorität verfolgt werden sollen.

Ratingskalen ermöglichen in diesem Rahmen die Erhebung der Ausprägungsgrade von Symptomen (Symptomschwere) oder störungsrelevanten Konstrukten. Interpretiert werden Skalensummen- oder -mittelwerte unter Nutzung von Normwerten oder klinischen Referenzgruppen. Bei der normorientierten Interpretation werden die Skalensummen- oder -mittelwerte anhand von in den Fragebogenmanualen veröffentlichten Tabellen in Normskalenwerte überführt. Diese Tabellen werden häufig separat nach Geschlecht, Alter oder auch Störungsgruppe bereitgestellt. Solche Normskalen sind z. B. die T- oder z-Skala oder die sogenannten Standardwerte. Diese Skalen haben alle einen bekannten Mittelwert und eine bekannte Standardabweichung (für die T-Skala z. B. M = 50 und SD = 10). Auf Basis der Annahme der Normalverteilung des gemessenen Merkmals in der Population kann ein in eine solche Normskala überführter individueller Wert eines:einer Patient:in direkt interpretiert werden. Ein Wert außerhalb des Bereichs von T +/– 1 SD gilt dabei üblicherweise als über- bzw. unterdurchschnittlich, ein Wert außerhalb des Bereichs von T +/– 2 SD als stark über- bzw. stark unterdurchschnittlich.

Die Interpretation unter Zuhilfenahme von klinischen Referenzgruppen erfolgt auf ähnliche Weise. Allerdings werden hier in den Fragebogenmanualen nur Mittelwerte und Standardabweichungen der Skalenmittel- oder -summenwerte für verschiedene Störungsgruppen zur Verfügung gestellt, während Normtabellen fehlen. Die Mittelwerte und Standardabweichungen können nun erneut genutzt werden, um – unter Annahme der Normalverteilung des Merkmals – einzuordnen, inwieweit der individuelle Wert eines:einer Patient:in als vermutlich auffällig angesehen werden kann. Da in diesem Fall kein vom Fragebogen unabhängig interpretierbarer Normskalenwert bestimmt wird, ist zu beachten, dass die inhaltliche Interpretation der Werte nur bei Kenntnis der jeweiligen Skalierung der Skalensummen- bzw. Mittelwerte möglich ist. Bei der Betrachtung des Skalenwertes eines:einer konkreten Patient:in sollte entsprechend stets berücksichtigt werden, welche Werte auf der Skala überhaupt erreichbar sind.

10.1.2 Cut-off-basiertes Screening auf das Vorliegen einer psychischen Störung

Fragebögen werden häufig auch zum Screening auf das mögliche Vorliegen einer psychischen Störung genutzt. Dies kann sinnvoll sein, wenn z. B. in größeren Gruppen Personen mit psychischen Erkrankungen identifiziert werden sollen oder zu Beginn einer Psychotherapie potenziell relevante Störungsbereiche ermittelt werden sollen. Dieses Vorgehen kann dazu beitragen, den weiteren diagnostischen Prozess zu ökonomisieren. Screeninginstrumente sind zumeist kurz. Ein Beispiel ist der Patient Health Questionnaire 2 (PHQ-2; Li et al., 2007; Löwe et al., 2005), eine Ultrakurzform des Depressionsmoduls des Patient Health Questionnaires (Löwe et al., 2002). Der PHQ-2 besteht aus nur zwei Items, ist aber relativ gut in der Lage, Personen, bei denen mit einer erhöhten Wahrscheinlichkeit eine depressive Störung vorliegt, als solche zu identifizieren.

Der Mittel- oder Summenwert eines Screeninginstrumentes wird zumeist unter Verwendung eines Cut-offs interpretiert. Liegt der individuelle Wert eines:einer Patient:in über diesem Cut-off, spricht das für das wahrscheinliche Vorliegen der fraglichen psychischen Störung. Auch hier muss betont werden, dass der Einsatz eines Screeninginstrumentes die Durchführung einer umfassenden kategorialen Diagnostik, vorzugsweise inkl. eines klinischen Interviews (siehe Kapitel 8), nicht ersetzt! Die Cut-off-Werte der Instrumente werden in den Fragebogenmanualen veröffentlicht. Als Cut-off wird dabei zumeist jener Wert gewählt, der die Sensitivität und Spezifität des Instrumentes gleichzeitig maximiert. Tabelle 10.2 veranschaulicht die Konzepte Sensitivität, Spezifität sowie positiver und negativer Prädiktionswert. Klare Grenzwerte dafür, was ausreichende Werte für Sensitivität und Spezifität sind, können nicht festgesetzt werden, da dies immer davon abhängt, welches Ziel mit der diagnostischen Untersuchung verfolgt wird (Wieczerkowski & Oeveste, 1982). Ist es z. B. das Ziel, festzustellen, bei welchen Patient:innen möglicherweise eine depressive Störung vorliegen könnte, um diese dann anschließend einer ausführlicheren Diagnostik zu unterziehen, würde man eine hohe Sensitivität anstreben, damit man niemanden „übersieht“, und eine geringe Spezifität eher in Kauf nehmen. Wenn hingegen an ein positives Ergebnis der diagnostischen Untersuchung beispielsweise sehr kostenintensive oder für die betroffene Person weitreichende Maßnahmen angeschlossen werden, würde eine hohe Spezifität von größerer Bedeutung sein. Der Cut-off-Wert des PHQ-2 hatte für die Ermittlung des wahrscheinlichen Vorliegens einer depressiven Störung bei Verwendung eines Cut-off-Wertes von 2 in einer Studie von Kroenke et al. (2003) eine Sensitivität von 82.1 und eine Spezifität von 80.4.

10.1.3 Beurteilung von Veränderungen und Erfolg im Therapieverlauf

Eine weitere wichtige Zielsetzung des Einsatzes von Fragebogen- und Testdiagnostik in der klinischen Psychologie und Psychotherapie ist die Beurteilung von Veränderungen im Therapieverlauf (siehe Kapitel 23). Wird z. B. ein Fragebogen zur Erfassung von Störungssymptomen zu Beginn und am Ende der Therapie eingesetzt (auch häufigere Messungen im Therapieverlauf sind möglich), kann durch den Vergleich der erhobenen Werte ermittelt werden, inwieweit sich im Rahmen der Therapie eine Veränderung – idealerweise Reduktion – der Symptomatik eingestellt hat. Da es sich hierbei stets um den Vergleich von Werten für einzelne Patient:innen handelt, greift die Beurteilung mittels Tests auf statistische Signifikanz hier zu kurz (siehe Kasten für zwei Beispiele von Möglichkeiten der Veränderungsbeurteilung im klinischen Einzelfall; siehe auch Kapitel 23). Während des Therapieverlaufs sind Diagnostik und Intervention idealerweise eng miteinander verschränkt. Therapeut:innen sammeln fortlaufend Informationen und berücksichtigen diese bei der weiteren Therapieplanung und -gestaltung (adaptive Indikation; Schulte, 2015).

Klinisch signifikante Veränderung und Reliable Change Index

Um zu entscheiden, ob im klinischen Einzelfall eine Veränderung von Messwerten, z. B. im Laufe einer Psychotherapie, bedeutsam ist, kann das Konzept des *Clinically Significant Change* nach Jacobson und Truax (1991) herangezogen werden. Nach diesem Konzept ist eine Veränderung dann klinisch bedeutsam, wenn (1) sich ein Messwert x aus dem Wertebereich einer klinischen Referenzgruppe in den Wertebereich einer gesunden Referenzgruppe be-

Tabelle 10.2: Sensitivität, Spezifität, positiver und negativer Prädiktionswert

		Tatsächlicher echter Zustand des:der Patient:in		
		krank	**gesund**	
Testergebnis	**krank**	**A** richtig positiv	**B** falsch positiv	**Pos. Prädiktionswert** *Anteil richtig Positiver (= tatsächlicher Zustand: „krank“) an allen als positiv Diagnostizierten* (A/(A+B)).
Testergebnis	**gesund**	**C** falsch negativ	**D** richtig negativ	**Neg. Prädiktionswert** *Anteil richtig Negativer (= tatsächlicher Zustand: „gesund“) an allen als negativ Diagnostizierten* (D/(C+D)).
		Sensitivität *Anteil der laut Test Positiven (laut Test: „krank“) an allen tatsächlich Positiven (= tatsächlicher Zustand: „krank“)* (A/(A+C)).	**Spezifität** *Anteil der laut Test Negativen (laut Test: „gesund“) an allen tatsächlich Negativen (= tatsächlicher Zustand: „gesund“)* (D/(D+B)).	

wegt hat und diese Veränderung (2) reliabel ist, das heißt größer als es der Messfehler der jeweiligen Messungen erwarten lassen würde.

Um zu entscheiden, ob ein Wert nunmehr nicht mehr im Wertebereich der klinischen, sondern der gesunden Referenzgruppe liegt, schlagen Jacobson und Truax drei mögliche Grenzwerte vor:

1. Wenn Referenzwerte nur für eine klinische Gruppe vorliegen, sollte folgender Grenzwert gewählt werden: $x < (M_{\text{klin}} - 2SD_{\text{klin}})$. Das heißt, der Messwert x sollte mehr als zwei Standardabweichungen unter dem Mittelwert der klinischen Referenzgruppe liegen. Wenn das gemessene Merkmal invers skaliert ist, das heißt, in der gesunden Gruppe höhere Werte als in der klinischen Gruppe zu erwarten sind, sollte der Messwert x zwei Standardabweichungen *über* dem Mittelwert der klinischen Referenzgruppe liegen.
2. Wenn Referenzwerte nur für eine gesunde Stichprobe vorliegen, kann folgender Grenzwert gewählt werden: $x < (M_{\text{ges}} + 2SD_{\text{ges}})$. Das heißt, der Messwert x sollte höchstens zwei Standardabweichungen über dem Mittelwert der gesunden Referenzgruppe liegen. Wenn das gemessene Merkmal invers skaliert ist, das heißt, in der gesunden Gruppe höhere Werte als in der klinischen Gruppe zu erwarten sind, sollte der Messwert x höchstens zwei Standardabweichungen *unter* dem Mittelwert der gesunden Referenzgruppe liegen.
3. Wenn Referenzwerte sowohl für eine klinische als auch eine gesunde Stichprobe vorliegen, kann zudem folgender Grenzwert gewählt werden: $x < [(M_{\text{ges}} + M_{\text{klin}})/2]$. Das heißt, der Messwert x sollte näher am Mittelwert der gesunden als am Mittelwert der klinischen Referenzgruppe liegen.

Wenn für beide Gruppen Referenzwerte vorliegen, ist also zumeist der dritte Grenzwert zu wählen. Um Veränderungen nicht zu überschätzen, sollte zudem beachtet werden, wenn möglich einen konservativen Grenzwert zu wählen.

Wenn nun also sichergestellt ist, dass eine Veränderung klinisch bedeutsam ist, sollte zudem noch mittels des *Reliable Change Index (RCI)* ermittelt werden, ob diese Änderung auch reliabel ist. Hierbei wird die Differenz zwischen erster und zweiter Messung berechnet, die mindestens vorliegen muss, um überhaupt von einer Veränderung sprechen zu können.

Der RCI kann wie folgt berechnet werden:

$$RCI = (x_2 - x_1)/S_{diff}$$

$$S_{diff} = \sqrt{2(S_E)^2}$$

$$S_E = SD_1\sqrt{1 - r_{tt}}$$

Wobei x_1=erster Messwert, x_2=zweiter Messwert, S_{diff}=Standardfehler der Differenzwerte, S_E=Standardmessfehler, SD_1=Standardabweichung der ersten Messung, r_{tt}=Test-Retest-Reliabilität des Messinstrumentes.

Wenn sich hier ein Wert > |1.96| ergibt, so kann davon ausgegangen werden, dass eine gemessene Veränderung mit 95 %-iger Wahrscheinlichkeit eine tatsächliche klinische Veränderung darstellt und nicht durch den Messfehler erklärt werden kann. Die nötigen Werte für diese Berechnungen sollten in den jeweiligen Handbüchern der Instrumente verfügbar sein.

10.2 Vorbereitung der Durchführung symptomorientierter Fragebogen- und Testdiagnostik

Bevor die Untersuchung eines:einer Patient:in mittels Fragebogen- und Testdiagnostik erfolgen kann, müssen verschiedene Vorbereitungen getroffen werden. Diese sind notwendig, um die Motivation von Patient:innen zur Durchführung der Diagnostik und die Verwertbarkeit der Diagnostikergebnisse sicherzustellen.

10.2.1 Auswahl der Testverfahren

Zunächst muss von Therapeut:innen das interessierende Merkmal bestimmt und ein hierfür passendes Instrument ausgewählt werden. Diese Auswahl ist angesichts der wachsenden Zahl verfügbarer Instrumente für gleiche oder sich zumindest stark überlappende Merkmalsbereiche nicht trivial. Dabei sollten mindestens zwei Betrachtungsperspektiven berücksichtigt werden: Welches Instrument zur Erfassung des fraglichen Konstrukts hat die psychometrisch beste Qualität? Welches Instrument ist für die aktuelle Testsituation, den:die Patient:in und das Untersuchungsziel am geeignetsten?

10.2.2 Psychometrische Qualität

Die Beurteilung der psychometrischen Qualität von Fragebogenverfahren orientiert sich an den Haupt- und Nebengütekriterien, die Tabelle 10.3 zu entnehmen sind (für eine ausführliche Darstellung siehe z. B. auch Schmidt-Atzert et al., 2022).

Zusätzliche Beurteilungsaspekte, die für die Diagnostik im Rahmen der psychotherapeutischen Praxis von Bedeutung sein können, wie etwa das Vorliegen von klinischen Referenzgruppen, können ebenfalls berücksichtigt werden. Da angesichts der Vielzahl und teils Heterogenität von Instrumenten, die für einige Merkmalsbereiche zur Verfügung stehen, ein Vergleich für klinische Anwender:innen nicht immer einfach ist, kann erwogen werden, zusätzlich Testbeurteilungssysteme und Kriterienkataloge unterstützend hinzuzuziehen (Glaesmer et al., 2015).

Tabelle 10.3: Die Haupt- und Nebengütekriterien diagnostischer Verfahren

Testgütekriterien		Beschreibung
Hauptgütekriterien	Objektivität	Ein Test ist dann objektiv, wenn er das Merkmal, das er misst, unabhängig von Testleiter:in, Testauswerter:in und von der Ergebnisinterpretation misst. Unteraspekte: Durchführungs-, Auswertungs- und Interpretationsobjektivität
	Reliabilität	Ein Test ist dann reliabel (= zuverlässig), wenn er das Merkmal, das er misst, exakt, d. h. ohne Messfehler, misst. Unteraspekte: Retest-, Paralleltest-, Testhalbierungsreliabilität, interne Konsistenz
	Validität	Ein Test gilt dann als valide (= gültig), wenn er das Merkmal, das er messen soll, auch wirklich misst, und nicht irgendein anderes. Unteraspekte: Inhalts-, Augenschein-, Konstrukt-, Kriteriumsvalidität
Nebengütekriterien	Normierung, Skalierung, Testökonomie, Nützlichkeit, Zumutbarkeit, Unverfälschtheit, Fairness	

10.2.3 Passung zur aktuellen Testsituation, zu Patient:innen und dem Untersuchungsziel

Je nach Testsituation, Patient:in und Untersuchungsziel können bei der Auswahl von Fragebogen- und Testverfahren unterschiedliche Aspekte wichtig sein. So kann z. B. bei älteren oder kognitiv eingeschränkten Personen die Einfachheit der Itemformulierungen und Antwortskala sowie die Durchführungsdauer eines Instruments wichtiger erscheinen als andere Eigenschaften, und der:die Therapeut:in wird daher zur Erfassung von Depressivität beispielsweise eher die Geriatrische Depressionsskala (GDS; Gauggel & Birkner, 1999) als etwa das Beck-Depressions-Inventar (BDI-II; Hautzinger et al., 2006) einsetzen wollen (siehe Kapitel 35). Ist die aktuelle Untersuchungssituation eine Wiederholungsmessung im Rahmen einer laufenden Therapie, kann sich jedwede Instrumentenauswahl unter Umständen gänzlich erübrigen, weil zum Wohle der Vergleichbarkeit auf das bereits zu Beginn der Therapie eingesetzte Instrument zurückgegriffen werden sollte. In solchen Fällen sollte möglichst auf Parallelversionen zurückgegriffen werden, um Testwiederholungseffekte zu vermeiden. Und schlussendlich werden unterschiedliche Eigenschaften eines Instruments wichtig sein, je nachdem, ob das Ziel seines Einsatzes z. B. das Screening auf eine psychische Störung (hier relevant z. B. Kürze und Sensitivität des Instruments; siehe Kapitel 10.1.2) oder die dimensionale Erfassung des Ausprägungsgrades von Symptombelastung ist.

10.2.4 Herstellen einer angemessenen Untersuchungssituation

Wie bei jeder diagnostischen Untersuchung sollte auch beim Einsatz von Test- und Fragebogendiagnostik im Rahmen von Psychotherapie auf das Herstellen einer angemessenen Untersuchungssituation geachtet werden. Hierzu gehören unter anderem ausreichend Ruhe und Zeit. Da Test- und Fragebogendiagnostik im Rahmen von Psychotherapie häufig nach sehr persönlichen Inhalten fragt, ist auch eine bewertungsfreie Atmosphäre wichtig, um die Bereitschaft von Patient:innen zu fördern, die Untersuchungsmaterialien zu bearbeiten und letztlich auch die Validität der Untersuchungsergebnisse zu erhöhen. Werden Patient:innen Fragebögen zum Ausfüllen zwischen zwei Therapiesitzungen mit nach Hause gegeben, sollten sie über diese Aspekte vorab informiert und zur Herstellung einer entsprechenden Situation beim Bearbeiten der Materialien auch zu Hause motiviert werden.

10.2.5 Aufklärung und Instruktion von Patient:innen

Vor der Durchführung einer fragebogen- oder testdiagnostischen Untersuchung müssen die Patient:innen über den Zweck der Untersuchung ausreichend ausführlich aufgeklärt werden und die Möglichkeit für Rückfragen erhalten. Auch sollte sichergestellt werden, dass die Patient:innen alle Fragebogen- und Testinstruktionen korrekt verstanden haben (z. B. prüfen, dass der durch das Instrument vorgegebene Bezugszeitraum verstanden und berücksichtigt wird). Dies kann z. B. dadurch erfolgen, dass Patient:innen gebeten werden, die wichtigsten Aspekte der Fragebogen- und Testinstruktion noch einmal in eigenen Worten zu wiederholen. Eine ausführliche Aufklärung ist ethisch erforderlich und kann schließlich auch dazu beitragen, die Motivation zur Testdurchführung zu verbessern.

10.3 Fragebogenverfahren

Aufgrund intensiver Forschung und Entwicklung hat sich die Zahl der verfügbaren Fragebögen und Ratingskalen in den letzten Jahren vervielfacht. Eine umfassende Darstellung der Vielfalt der sinnvoll einsetzbaren Instrumente würde an dieser Stelle den Rahmen sprengen. Hier sei auf veröffentlichte Übersichten an anderer Stelle verwiesen, z. B. bei Geue et al. (2016). Neben klassischen Selbstbeurteilungsinstrumenten stehen zudem in vielen Fällen zusätzlich auch Fremdbeurteilungsinstrumente (häufig durch Kliniker:innen zu bearbeiten) zur Verfügung. Tabelle 10.4 zeigt eine Übersicht exemplarischer Selbstbeurteilungsinstrumente für verschiedene psychische Beschwerdebereiche (siehe auch Teil III in diesem Band für spezifische Empfehlungen). Dabei wird zwischen störungsübergreifenden und störungs- bzw. beschwerdebereichsspezifischen Instrumenten unterschieden.

Tabelle 10.4: Beispiele für Selbstbeurteilungsinstrumente für Erwachsene zur Erfassung verschiedener psychischer Beschwerdebereiche

Beschwerdebereich	Verfahren		Beschreibung
Übergreifend	SCL-90-R bzw. SCL-90-S	Symptom-Checkliste von Derogatis (dt. Fassung: Franke, 2014)	90 Items auf 9 Skalen (Somatisierung, Zwanghaftigkeit, Unsicherheit im Sozialkontakt, Depressivität, Ängstlichkeit, Aggressivität, phobische Angst, Psychotizismus, paranoides Denken); ab 14 Jahren; Bearbeitungszeit: ca. 20 Min.
	BSCL	Brief-Symptom-Checklist (dt. Fassung: Franke, 2017)	Kurzform der SCL-90-R bzw. SCL-90-S; 53 Items auf 9 Skalen (Somatisierung, Zwanghaftigkeit, Unsicherheit im Sozialkontakt, Depressivität, Ängstlichkeit, Aggressivität, phobische Angst, Psychotizismus, paranoides Denken); ab 13 Jahren; Bearbeitungszeit: ca. 10 Min.
	HEALTH-49	Hamburger Module zur Erfassung allgemeiner Aspekte psychosozialer Gesundheit für die therapeutische Praxis (Rabung et al., 2009; www.hamburger-module.de)	49 Items auf 9 Skalen (Somatoforme Beschwerden, Depressivität, Phobische Ängste, Psychisches Wohlbefinden, Interaktionelle Schwierigkeiten, Selbstwirksamkeit, Aktivität und Partizipation, Soziale Unterstützung und Soziale Beeinträchtigung); ab 18 Jahren; Bearbeitungszeit: ca. 15 Min.
Depression	BDI-II	Beck-Depressions-Inventar Revision (dt. Fassung: Hautzinger et al., 2006)	21 Items zu trauriger Stimmung, Versagen, Unzufriedenheit, Appetitverlust, Suizidgedanken etc.; Auswertung mittels Summenscores; ab 16 Jahren; Bearbeitungszeit: ca. 10 Min.
	PHQ-9	Depressionsmodul des Patient Health Questionnaire (Löwe et al., 2004)	9 Items zu Interessenverlust, Niedergeschlagenheit, Schlafproblemen, Energieverlust etc.; Auswertung mittels Skalensummenwert; Bearbeitungszeit: < 5 Min.
	DESC	Rasch-basiertes Depressionsscreening (Forkmann et al., 2011; Forkmann et al., 2012)	Zwei parallele Versionen mit je 10 Items, konstruiert auf Basis der Item-Response-Theorie, geeignet für wiederholte Messungen und bei Personen mit körperlicher Komorbidität; Auswertung mittels Summenscores; ab 14 Jahren; Bearbeitungszeit: < 5 Min.
Manie und Hypomanie	MSS	Manie-Selbstbeurteilungsskala (dt. Fassung: Krüger et al., 1997)	48 Fragen; Bezugszeitraum: letzter Monat; ein Summenwert > 13 indiziert mind. hypomanische Symptome
Panikstörung und Agoraphobie	ACQ	Anxiety Cognitions Questionnaire (Fragebogen zu angstbezogenen Kognitionen; Ehlers et al., 2001)	14 Items zu angstbesetzten Kognitionen (z. B. „Ich werde einen Herzanfall bekommen"); Auswertung mittels Gesamtmittelwert, getrennte Werte für körperliche Krisen und Kontrollverlust möglich; Bearbeitungszeit für alle 3 Fragebögen (ACQ, BSQ, MI): 10 bis 20 Min.
	BSQ	Body Sensations Questionnaire (Fragebogen zu Angst vor körperlichen Symptomen; Ehlers et al., 2001)	17 Items zur Angst vor körperlichen Symptomen (z. B. Druck oder schweres Gefühl in der Brust); Auswertung mittels Gesamtmittelwert.
	MI	Mobilitätsinventar (Ehlers et al., 2001)	27 Items zu Vermeidung öffentlicher Situationen (z. B. Schlange stehen), getrennt nach „allein" oder „in Begleitung"; Auswertung mittels Skalenmittelwert „Vermeidung allein" und „Vermeidung in Begleitung"
Soziale Phobie	SOZAS	Skalen zur Sozialen Angststörung (von Consbruch et al., 2016)	Vier verschiedene Instrumente, die sinnvoll gemeinsam eingesetzt werden können: das Soziale-Phobie-Inventar (SPIN; 17 Items), die Soziale-Phobie-Skala (SPS; 20 Items), die Soziale-Interaktions-Angst-Skala (SIAS; 20 Items) und die Liebowitz-Soziale-Angst-Skala (LSAS; Fremdbeurteilung); Selbstbeurteilung je 5 bis 10 Min.

Tabelle 10.4: Fortsetzung

Beschwerdebereich	Verfahren		Beschreibung
Spezifische Phobien	FSS III	Fear Survey Schedule (dt. Fassung: Schulte, 1976)	76 Items zu Ängsten vor Tieren, sozialen Situationen oder medizinischen/diagnostischen Maßnahmen; ab 16 Jahren; Bearbeitungszeit: ca. 25 Min.
Generalisierte Angststörung	PSWQ	Penn State Worry Questionnaire (dt. Fassung: Glöckner-Rist & Rist, 2014)	16 Items zur Erfassung exzessiver, unrealistischer Sorgen (11 zur Sorgentendenz, 5 zur Kontrollierbarkeit); Auswertung mittels Gesamtsummenwert (16–39: niedrige Sorgen; 40–59: moderate Sorgen; 60–80: hohe Sorgen); ab 18 Jahren
Zwangsstörungen	OCI-R	Obsessive-Compulsive Inventory – Revised (dt. Fassung: Foa et al., 2009)	18 Items zur Erfassung der Schwere einer Zwangsstörung in den Bereichen Kontrollieren, Waschen, Ordnen, Horten, Mentales Neutralisieren und Zwangsgedanken; Auswertung mittels Gesamtwert sowie Subskalenwerten; ab 18 Jahren; Bearbeitungszeit: 5 bis 7 Min.
Posttraumatische Belastungsstörung	IES	Impact of Event Scale (dt. Fassung: Maercker & Schutzwohl, 1998)	22 Items zur Erfassung der 3 Subskalen Intrusionen, Vermeidung, Übererregung; Auswertung mittels Subskalensummenwerten, Möglichkeit zur Berechnung eines Gesamtwertes, Wert > 0 weist auf PTBS hin; Bearbeitungszeit: 7 bis 15 Min.
	ETI	Essener Trauma-Inventar (Tagay & Senf, 2014)	46 Items (Langversion) zur Erfassung der Subskalen Intrusionen, Vermeidung, Hyperarousal, Dissoziationen (zwei Kurzversionen mit 18 oder 23 Items); Auswertung mittels Subskalenwert oder Gesamtwert; Bearbeitungszeit: 10 bis 15 Min. (Langform) bzw. 5 Min. (Kurzform); ab 18 Jahren
Somatoforme Störungen	SOMS	Screening für somatoforme Störungen (Rief & Hiller, 2008)	53 Items zur Erfassung körperlicher Beschwerden, die nicht auf organische Erkrankungen zurückzuführen sind (SOMS-2 zur Statusdiagnostik, SOMS-7T zur Veränderungsmessung); Auswertung mittels dreier Somatisierungsindizes (davon ein Index nach ICD-10); ab 15 Jahren; Bearbeitungszeit: wenige Min.
Hypochondrie	WI	Whiteley-Index (dt. Fassung: Hiller & Rief, 2004)	14 Items zur Erfassung hypochondrischer Überzeugungen; Auswertung mittels Gesamtsummenwert; Bearbeitungszeit: < 5 Min.
	IAS	Illness Attitude Scale (dt. Fassung: Hiller & Rief, 2004)	29 Items zur Erfassung von Krankheitsängsten, -überzeugungen und inadäquatem Krankheitsverhalten auf 9 Subskalen; Bearbeitungszeit: wenige Min.
Schmerzsyndrom/ -störung	FESV	Fragebogen zur Erfassung der Schmerzverarbeitung (Geissner, 2001)	38 Items zur Erfassung von schmerzbedingter psychischer Beeinträchtigung (z. B. Depression), kognitiver Schmerzbewältigung (z. B. Handlungsplanungskompetenzen), behavioraler Schmerzbewältigung (z. B. mentale Ablenkung); ab 18 Jahren; Bearbeitungszeit: 10 Min.
	PDI	Pain Disability Index (dt. Fassung: Dillmann et al., 2011)	7 Items zur Erfassung familiärer und häuslicher Verpflichtungen, Erholung, sozialer Aktivitäten, Beruf, Sexualleben, Selbstversorgung, lebensnotwendiger Tätigkeiten; ab 18 Jahren; Bearbeitungszeit: wenige Min.
Anorexia und Bulimia Nervosa	EDE-Q	Eating Disorder Examination Questionnaire (dt. Fassung: Hilbert & Tuschen-Caffier, 2016)	28 Items auf 4 Subskalen (Gezügeltes Essen, Essensbezogene Sorgen, Gewichtssorgen, Figursorgen), zusätzliche Erfassung von Essanfällen, kompensatorischem Verhalten und Erbrechen; entwickelt auf Basis des gleichnamigen Interviews; ab 14 Jahren; Bearbeitungszeit: ca. 10 Min.
	EDI-2	Eating Disorder Inventory-2 (dt. Fassung: Paul & Thiel, 2004)	91 Items zur Erfassung von Schlankheitsstreben, Bulimie, Unzufriedenheit mit dem Körper, Ineffektivität, Perfektionismus, Misstrauen, Interozeptiver Wahrnehmung, Angst vor dem Erwachsenwerden, Askese, Impulsregulation, sozialer Unsicherheit (Kurzversion: 8 Skalen); Bearbeitungszeit: 20 bis 25 Min. (Kurzversion: 15 bis 20 Min.)

Tabelle 10.4: Fortsetzung

Beschwerdebereich	Verfahren		Beschreibung
Schlafstörungen	PSQI	Pittsburgh Sleep Quality Index (dt. Fassung: Backhaus et al., 2002)	19 Items zur Erfassung der Häufigkeit schlafstörender Ereignisse, der Schlafqualität, der gewöhnlichen Schlafzeiten, Einschlaflatenz und Schlafdauer, der Einnahme von Schlafmedikamenten, der Tagesmüdigkeit; Bezugszeitraum: 4 Wochen (dt. Version: 2 Wochen)
Sexuelle Funktionsstörungen	KFS	Kurzfragebogen zur Sexualität (Hoyer et al., 2015)	Selbstbeurteilung von sexuellen Funktionsstörungen gemäß DSM-5; Bearbeitungszeit: 1 bis 2 Min.
Alkoholbezogene Störungen	SESA	Skala zur Erfassung der Schwere der Alkoholabhängigkeit (John et al., 2001)	28 Items (5 Zusatzitems) zur Erfassung der Einengung des Trinkverhaltens, körperlicher Entzugssymptome, des Alkoholkonsums zur Vermeidung von Entzugssymptomen, psychischer Entzugssymptome (Verlangen), der Toleranzsteigerung, extremer Toleranzsteigerung und Toleranzumkehr; Auswertung mittels Skalen- sowie Gesamtwert; Bearbeitungszeit: 5 bis 10 Min.
Persönlichkeitsstörungen	PSSI	Persönlichkeitsstil- und Störungs-Inventar (Kuhl & Kazén, 2009)	140 Items zur Erfassung von 14 Skalen (z.B. eigenwillig-paranoid, zurückhaltend-schizoid, ahnungsvoll-schizotypisch); ab 14 Jahren; Bearbeitungszeit: ca. 20 Min.
	BSL	Borderline-Symptom-Liste (Bohus et al., 2001)	95 Items zur Erfassung der Selbstwahrnehmung, Affektregulation, Autoaggression, Dysthymie, sozialer Isolation, Intrusionen, Feindseligkeit (Kurzversion: 23 Items); Bezugszeitraum: letzte Woche; Auswertung mittels Skalen- und Gesamtsummenwert
Hyperkinetische Störungen	HASE	Homburger ADHS-Skalen für Erwachsene (Rösler et al., 2021)	Bestehend aus 4 Einzelverfahren: (1) Wender Utah Rating Scale – deutsche Kurzform (WURS-K) zur retrospektiven Erfassung kindlicher ADHS-Symptome, (2) ADHS-Selbstbeurteilungsskala (ADHS-SB; 18 Items), (3) ADHS-Diagnostische Checkliste (ADHS-DC; 18 Kriterien zur Fremdbeurteilung), (4) Wender-Reimherr-Interview (WRI); ab 18 Jahren; Bearbeitungszeit pro Verfahren: 10 bis 30 Min.

Solcherlei Instrumente definieren üblicherweise einen Bezugszeitraum (z.B. die letzten zwei Wochen). Die Patient:innen sind dann aufgefordert, ihr mittleres Befinden in diesem Zeitraum zu beurteilen. Dabei können Beurteilungsfehler auftreten, weshalb es sinnvoll ist, in Ergänzung zu Fragebögen auch Symptomtagebücher zu verwenden, die die Patient:innen im Alltag zwischen den therapeutischen Sitzungen ausfüllen (siehe Kasten).

EMA, ESM, AA: Echtzeitdaten in der Psychotherapie

Klassische Selbstbeurteilungsfragebögen erfassen psychische Symptome und das subjektive Befinden üblicherweise mittels retrospektiven Selbstbeurteilungen, bei denen die Patient:innen aufgefordert werden, zu beurteilen, in welchem Maß z.B. ein Symptom in den letzten zwei Wochen vorlag. Erhebungen in Echtzeit weisen im Vergleich dazu mannigfaltige Vorteile auf (Myin-Germeys et al., 2009). Den unter Namen wie Ambulatory Assessment (AA), Ecological Momentary Assessment (EMA), Real-Time Data Capture oder Experience Sampling Method (ESM) bekannten Ansätzen ist dabei gemein, dass es sich um Methoden handelt, die Selbstbeurteilungen von Symptomen, Verhalten oder auch physiologische Daten in hoher zeitlicher Auflösung erfassen, während die Proband:innen ihren alltäglichen Aktivitäten nachgehen.

Für die Messung psychopathologischer Symptome wie Gedanken und Gefühle, die durch Instabilität bzw. zyklische Schwankungen gekennzeichnet sind, sind Methoden wie ESM, EMA oder AA besonders geeignet (Ebner-Priemer & Trull, 2009a, 2009b; Myin-Germeys et al., 2009). Echtzeitdaten unterliegen kaum Verzerrungseffekten, die bei der Speicherung und beim Abruf von Informationen entstehen, und erlauben infolge der wiederholten Beobachtungen genaue Aussagen über die Variabilität von intraindividuellem Erleben und intraindividuellen Prozessen. Wenn zeitgleich Kontextdaten erhoben werden, können auch situations- oder kontextspezifische Zusammenhänge zu Symptomen untersucht werden. Das detaillierte phänomenologische Wissen über bestimmte Symptome, d.h. wann sie vorhanden sind, ob sie im zeitlichen Verlauf fluktuieren, welchen Einfluss sie auf andere Erlebenszustände oder Verhaltensweisen haben und welche Ereignisse sie bestimmen, begleiten oder ihnen folgen, kann somit deutlich erweitert werden (Jones & Johnston, 2011; Myin-Germeys et al., 2009). Die Messungen erfolgen üblicherweise mittels einer Smartphone-App. Dies geht mit zwei weiteren wichtigen Vorteilen einher: Wenn die Messungen mit elektronischen Geräten durchgeführt werden, sind weniger Verzerrungen aufgrund sozialer Erwünschtheit und eine größere Offenheit im Antwortverhalten zu erwarten (Emmelkamp, 2005).

Auch im Rahmen der psychotherapeutischen Versorgung können solcherlei Daten die bekannten diagnostischen Zugänge sinnvoll ergänzen und ggf. auch eine moderne Alternative zu klassischen Papier-und-Bleistift-basierten Symptomtagebüchern darstellen. In der klinisch-psychologischen Forschung sind die Methoden AA, ESM und EMA inzwischen sehr weit verbreitet und erste Möglichkeiten zur Nutzung in der klinischen Praxis wurden entwickelt. Es ist zu vermuten, dass diese Methoden auch in der praktischen Diagnostik im Rahmen von klinischer Psychologie und Psychotherapie zunehmend eine Rolle spielen werden. Dabei sollten auch mögliche Herausforderungen im Blick behalten werden, die mit dieser Methode einhergehen können, z. B. der Umgang mit den entstehenden großen Datenmengen und Fragen des Datenschutzes.

10.3.1 Störungsübergreifende Instrumente

Störungsübergreifende Instrumente haben zumeist zum Ziel, eine übersichtsartige Erfassung psychischer Symptome zu ermöglichen und einen Indikator für den Schweregrad allgemein vorliegender Psychopathologie zu bieten. Ein seit vielen Jahren etabliertes und weit verbreitetes derartiges Instrument ist die Symptomcheckliste von Derogatis (SCL-90-S; Franke, 2014). Die SCL-90-S bietet neben globalen Maßen für den Schweregrad von psychischer Belastung auch die Möglichkeit einer detaillierteren Auswertung auf insgesamt neun Skalen. Mit 90 Items ist die SCL-90-S recht umfangreich, sodass ihre 53 Items umfassende Kurzform, die Brief-Symptom-Checklist (BSCL; Franke, 2017), oder die 49 Items enthaltenden, lizenzfrei verfügbaren Hamburger Module zur Erfassung allgemeiner Aspekte psychosozialer Gesundheit für die therapeutische Praxis (HEALTH; Rabung et al., 2009) sinnvolle Alternativen sein können. Solche allgemeinen Instrumente können im diagnostischen Prozess eine erste Orientierung bieten, bevor weitere, spezifischere Instrumente zum Einsatz kommen. Auch im Rahmen differenzialdiagnostischer Überlegungen kann ihr Einsatz hilfreich sein.

10.3.2 Störungs- bzw. beschwerdebereichsspezifische Instrumente

Eine Zusammenstellung häufig eingesetzter symptom- und störungsspezifischer Fragebögen zeigt Tabelle 10.4. Dies soll angesichts der Vielzahl verfügbarer Instrumente allerdings nur als exemplarische Auswahl verstanden werden, da je nach Patient:in, Untersuchungssituation und -ziel unterschiedliche Erfordernisse vorliegen können, die eine differenzielle Auswahl des jeweils am besten geeigneten Instrumentes nach sich ziehen können (siehe oben). Dies soll am Beispiel der Depression veranschaulicht werden (siehe Kapitel 27.1).

Das Beck-Depressions-Inventar (BDI-II; Hautzinger et al., 2006) ist das vermutlich weltweit am häufigsten eingesetzte Selbstbeurteilungsinstrument zur Erfassung von Depressivität (vgl. Kapitel 27.1). Es ist mit 21 Items relativ ökonomisch, leicht auszuwerten und zu interpretieren und zeichnet sich durch eine hohe Inhaltsvalidität aus. Nichtsdestotrotz kann es in verschiedenen Anwendungssituationen sinnvoll sein, auf andere Instrumente zurückzugreifen: Um z. B. bei bekannter körperlicher Komorbidität der Gefahr artifiziell erhöhter Werte vorzubeugen, können Instrumente verwendet werden, die speziell für diesen Anwendungsbereich validiert wurden, wie z. B. das Rasch-basierte Depressionsscreening (DESC; Forkmann et al., 2011) oder die deutsche Version der Hospital Anxiety and Depression Scale (HADS-D; Herrmann-Lingen et al., 2011). Zur Erfassung von Depressivität in Stichproben der Allgemeinbevölkerung können speziell hierfür entwickelte Instrumente eingesetzt werden, wie die Allgemeine Depressionsskala (ADS; Hautzinger et al., 2012), die die deutsche Version der Center for Epidemiological Studies Scale (CES-D; Radloff, 2016) darstellt. Bei Patient:innen höheren Lebensalters kommt die Verwendung der Geriatrischen Depressionsskala (GDS; Gauggel & Birkner, 1999) infrage. Für Kinder und Jugendliche können z. B. die Kinder- und Jugendversion des BDI (BDI-Y; Beck et al., 2019), die bei Kindern ab sieben Jahren eingesetzt werden kann, oder das Depressionsinventar für Kinder und Jugendliche (DIKJ; Stiensmeier-Pelster et al., 2014) sinnvolle Alternativen sein. Für reine Screeningzwecke können schließlich Ultrakurzskalen wie der oben erwähnte PHQ-2 (Löwe et al., 2005) herangezogen werden. Eine solche Vielzahl an verfügbaren Instrumenten ermöglicht zum einen eine passgenaue Erfassung des Zielmerkmals in der jeweiligen Untersuchungssituation, impliziert aber auch eine Verantwortung aufseiten der Therapeut:innen, stets eine bewusste Instrumentenauswahl zu treffen.

10.3.3 Störungs- bzw. beschwerdebereichsspezifische Instrumente für Kinder und Jugendliche

Da für die Bearbeitung von Fragebögen Lesekompetenzen notwendig sind, sind sie in der Regel nicht vor Erreichen der dritten Grundschulklasse einsetzbar. Insofern kommt gerade im Kindes- und Jugendalter einer multimodalen und multimethodalen Diagnostik, die verschiedene Perspektiven (Selbstbericht und Fremdbericht, z. B. durch Eltern, Lehrkräfte und andere Bezugspersonen) und verschiedene methodische Zugänge (Fragebögen, Tests, Interviews, Verhaltensbeobachtung) integriert, eine große Bedeutung zu (siehe Kapitel 34). Dies gilt gleichermaßen auch für das diagnostische Vorgehen bei kognitiv beeinträchtigten Erwachsenen (siehe Kapitel 37). Im Kindes- und Jugendalter kann es bei Fragebogenverfahren auch zu unterschiedlichen Ergebnissen je nach Beurteilungsperspektive kommen. Bei internalisierenden Symptomen wie Ängsten oder Depression fallen ggf. die Angaben des Kindes oder Jugendlichen höher aus als die der Eltern, weil sie eine intensivere Repräsentation ihres inneren Erlebens haben. Bei externalisierenden Symptomen kann es hingegen andersherum sein und die Angaben der Eltern können höher ausfallen als die der Kinder oder Jugendlichen. Auch vor diesem Hintergrund ist die Einbeziehung unterschiedlicher methodischer Zugänge in das diagnostische Urteil wichtig, um die Validität der einzelnen Angaben besser beurteilen zu können.

Für Kinder und Jugendliche steht eine Reihe altersspezifischer Fragebögen zur Verfügung, die je nach Untersuchungsziel sinnvoll eingesetzt werden können, von denen im Folgenden einige Beispiele genannt werden. Zur störungsübergreifenden Erfassung von Verhaltensproblemen und sozialen Kompetenzen von Kindern und Jugendlichen im Alter von 1 bis 18 Jahren aus Sicht der Eltern kann die Child Behavior Checklist (CBCL; Achenbach & Edelbrock, 1983; Döpfner et al., 2014), die auch international weitverbreitet ist, herangezogen werden. Ergänzend hierzu stehen ein Erzieherfragebogen (C-TRF/1,5–5: Caregiver-Teacher Report Form), ein Lehrerfragebogen (TRF/6–18R: Teacher's Report Form) und für Jugendliche zwischen 11 und 18 Jahren ein Selbstbeurteilungsfragebogen (YSR/11–18R: Youth-Self-Report) zur Verfügung. Eine erwägenswerte Alternative kann der Fragebogen zu Stärken und Schwächen sein (engl.: Strengths and Difficulties Questionnaire [SDQ]; Goodman, 1999). Dieser liegt in unterschiedlichen Formen für Altersbereiche von 2 bis 17 Jahren vor (ab 11 Jahren auch als Selbstberichtsform), ist deutlich kürzer und unterscheidet fünf verschiedene Problemdimensionen (Emotionale Probleme, Verhaltensprobleme, Hyperaktivität/Unaufmerksamkeit, Probleme mit Gleichaltrigen-Beziehungen und Prosoziales Verhalten). In einer Selbst- und einer Fremdbeurteilungsversion liegt der Gießener Beschwerdebogen für Kinder und Jugendliche (GBB-KJ; Barkmann & Brähler, 2009) zur Erfassung körperlicher Beschwerden vor, dessen Selbstberichtsversion bei Kindern und Jugendlichen zwischen 11 und 18 Jahren eingesetzt werden kann (Fremdbeurteilung von 4 bis 18 Jahren). Der Verhaltensbeurteilungsbogen für Vorschulkinder (VBV; 3–6 Jahre) kann angesichts des Altersbereichs nur als Fremdbeurteilung (Eltern und Erzieher:innen) eingesetzt werden (Döpfner et al., 2018).

Darüber hinaus sind auch für das Kindes- und Jugendalter zahlreiche störungsspezifische Fragebögen verfügbar. Zur Erfassung von phobischem Verhalten im Kindes- und Jugendalter bietet sich z. B. der Phobiefragebogen für Kinder und Jugendliche (PHOKI) an (Döpfner et al., 2006). Im Kindesalter auftretende Trennungsangst kann mittels des Trennungsangst-Inventars (TAI) in einer Eltern- und einer Kinder-Version gemessen werden (In-Albon et al., 2013; In-Albon & Schneider, 2011). Für die Erfassung aggressiven Verhaltens kann auf den Erfassungsbogen für aggressives Verhalten in konkreten Situationen (EAS) zurückgegriffen werden (Petermann & Petermann, 2015). Zur Erfassung von Depression steht u. a. das oben erwähnte DIKJ zur Verfügung. In gesammelter Form sind eine Reihe von Selbst- und Fremdbeurteilungsfragebögen zu häufigen Störungsbildern, etwa zu hyperkinetischen Störungen, Störungen des Sozialverhaltens, Angst- und Zwangsstörungen, z. B. im Diagnostik-System für psychische Störungen nach ICD-10 und DSM-5 für Kinder und Jugendliche – III (DISYPS-III; Döpfner & Görtz-Dorten, 2017) enthalten. Hier stehen Fremdbeurteilungsinstrumente für den Altersbereich 4 bis 18 Jahre (für ADHS ab 3 Jahren) und Selbstbeurteilungsinstrumente für den Altersbereich 11 bis 18 Jahre zur Verfügung.

10.3.4 Fragebögen zu störungsrelevanten Mechanismen und Prozessen

Fragebögen können, wie oben dargestellt, für die dimensionale Erfassung störungsspezifischer Symptome sinnvoll eingesetzt werden und andere diagnostische Methoden, wie z. B. Interviews oder Verhaltensbeobachtungen, sinnvoll ergänzen. Häufig sind neben den in den gängigen diagnostischen Klassifikationssystemen (ICD-10 und DSM-5) gelisteten Symptomen jedoch weitere Beschwerden klinisch bedeutsam. Außerdem können je nach Störungsbild spezifische kognitive, emotionale und behaviorale Mechanismen und Prozesse für die Entstehung und Aufrechterhaltung der jeweiligen Störung relevant sein, die so aber in den Klassifikationssystemen nicht berücksichtigt werden und dementsprechend auch in Fragebögen, die ausschließlich auf die in diesen Systemen abgebildete Symptomatik bezogen sind, nicht auftauchen. Fragebögen können nun auch für die systematische Erfassung derartiger störungsrelevanter Mechanismen und Prozesse eingesetzt werden. Beispielhaft soll auf die Konstrukte perseveratives Denken, Metakognitionen und Emotionsregulation kurz eingegangen werden.

Perseveratives Denken gilt als transdiagnostisch relevantes Phänomen und wird z. B. mit Depression, Angststörungen und Suizidalität in Verbindung gebracht (Ehring & Watkins, 2008; Höller et al., 2021; Teismann et al., 2021). Zugehörige Konstrukte sind Worry (sich sorgen) und Rumination (grübeln). Ein Instrument zur Messung perseverativen Denkens ist der Response Styles Questionnaire (RSQ) von Nolen-Hoeksema, dessen deutsche Version von Kühner et al. (2007) publiziert wurde. Das Instrument misst mit 32 Items bei Personen ab 14 Jahren kognitive und verhaltensmäßige Coping-Stile im Umgang mit depressiver oder dysphorischer Stimmung auf der Grundlage der Response Styles Theory (Nolen-Hoeksema, 1991), darunter auch Rumination. Die inhaltsunabhängige Erfassung perseverativen Denkens ist z. B. mit dem Perseverative Thinking Questionnaire (PTQ; Ehring et al., 2011) möglich, der mit seinen 15 Items zudem recht ökonomisch ist.

Metakognitive Annahmen gelten als potenziell relevant für die Entstehung und Aufrechterhaltung von Depression und Angststörungen (Wells, 2011b). Gemessen werden können Metakognitionen beispielsweise mit dem Metacognitions Questionnaire (MCQ; Cartwright-Hatton & Wells, 1997), der inzwischen in einer verkürzten Form bestehend aus 30 Items vorliegt (MCQ-30). Die fünf-faktorielle Struktur und prinzipielle psychometrische Güte konnte für die deutsche Version bestätigt werden (Arndt et al., 2011; Wells, 2011a).

Emotionsregulation ist die Fähigkeit, neue Emotionen zu initiieren oder bereits bestehende Emotionen zu verändern (Gross & John, 2003). Eine maladaptive Emotionsregulation wird mit einer Vielzahl psychischer Störungen in Verbindung gebracht (Barnow, 2012). Ein Überblick über eine Vielzahl an im deutschen Sprachraum verfügbaren Selbst- und Fremdbeurteilungsinstrumenten zur Erfassung von Emotionsregulationsstrategien für Kinder, Jugendliche und Erwachsene findet sich bei Dorn et al. (2013). Zu den am weitesten verbreiteten Instrumenten in diesem Bereich gehört sicherlich der Emotion Regulation Questionnaire (ERQ) von Gross und John (2003), der mit insgesamt 10 Items die beiden Strategien expressive Suppression und kognitive Neubewertung misst. Expressive Suppression ist hierbei typischerweise negativ und kognitive Neubewertung positiv mit psychischer Gesundheit korreliert. Eine deutsche Version wurde von Abler und Kessler (2009) vorgestellt.

In der psychotherapeutischen Diagnostik sollte im Einzelfall erwogen werden, in Ergänzung zu reinen Symptomfragebögen auch Fragebögen zu störungsrelevanten Mechanismen und Prozessen einzusetzen, um hierüber zusätzliche Informationen für die Therapieplanung und die die Therapie begleitende Evaluation zu erhalten.

10.4 Testdiagnostik

10.4.1 Allgemeine über Fragebogendiagnostik hinausgehende Ziele

Obwohl Fragebögen die am häufigsten zur dimensionalen symptomorientierten Diagnostik eingesetzten Instrumente sind, ist auch darüber hinausgehende Testdiagnostik verbreitet bzw. steht diese insbesondere im Bereich der neuropsychologischen Therapie im Vordergrund (siehe Kapitel 13). Diese kommt z.B. dann zum Einsatz, wenn in Ergänzung zur subjektiv berichteten Symptomatik etwaige störungsrelevante Symptome objektiv verifiziert werden sollen. So kann es zum Beispiel sinnvoll sein, im Rahmen einer umfassenden ADHS-Diagnostik auch testdiagnostische Untersuchungen zu Maßen der Konzentrationsfähigkeit und Aufmerksamkeit durchzuführen (z.B. den TEA-Ch: Test of Everyday Attention for Children; Manly et al., 2013; oder die KITAP: Testbatterie zur Aufmerksamkeitsprüfung – Kinderversion; Zimmermann et al., 2005; vgl. Kapitel 32.1).

Ein weiteres mögliches Ziel von Testdiagnostik im Rahmen der symptomorientierten Diagnostik ist die Prüfung differenzialdiagnostischer Fragen. Entsprechend kann es beim oben genannten Beispiel der ADHS etwa sinnvoll sein, Tests zur Überprüfung des Vorliegens von Teilleistungsstörungen durchzuführen. Das gleichzeitige Vorliegen einer Teilleistungsstörung würde es erfordern, für den schulischen Kontext besonders genau zu prüfen, ob Teile der Symptome der ADHS nicht auch durch spezifische kognitive Verarbeitungsprobleme erklärbar sein könnten.

Testdiagnostische Instrumente stehen für verschiedene Konstruktbereiche zur Verfügung, z.B. Konzentration, Aufmerksamkeit, Gedächtnis und Exekutivfunktionen (siehe Kapitel 13). Auf den Bereich der Intelligenzdiagnostik wird im folgenden Abschnitt genauer eingegangen.

10.4.2 Intelligenzdiagnostik

Eine pragmatische Definition von Intelligenz lautet „Intelligenz ist das, was der Intelligenztest misst". Die Einfachheit dieser Definition erscheint zwar attraktiv, gleichwohl hat sie nur einen äußerst geringen Erklärungswert. Zum Intelligenzbegriff zählen Funktionen wie abstraktes Denken, visuellräumliche Fertigkeiten, Problemlösen oder verbale Kompetenzen. Klassische Intelligenzmodelle gingen von einem dominierenden einheitlichen Konstrukt (dem Generalfaktor oder auch g-Faktor) aus. Weiterentwickelte Konzepte postulierten mehrfaktorielle Intelligenztheorien. Horn und Cattell (1966) etwa differenzierten zwischen fluider und kristalliner Intelligenz. Die fluide Intelligenz wird als angeboren angenommen und stellt die gehirnphysiologische Effizienz dar, die deutlich wird in der generellen Problemlösefähigkeit, Informationsverarbeitungsgeschwindigkeit oder der Fähigkeit, komplexe Zusammenhänge zu erkennen. Die kristalline Intelligenz ist hingegen eher das Produkt der individuellen Erfahrungen des Individuums und repräsentiert all das, was das Individuum sich im Laufe seines Lebens an Wissen und Fertigkeiten aneignet (Horn & Cattell, 1966). Cattell ging zudem davon aus, dass die fluide Intelligenz im Alter abnimmt, während die kristalline Intelligenz immer weiter gesteigert werden kann. Thurstone (1938) nahm das Vorhandensein von sieben unabhängigen Primärfaktoren an, z.B. verbale Kompetenzen, Merk- und Rechenfähigkeit oder räumliches Vorstellungsvermögen. Moderne Intelligenztheorien sind zumeist multidimensional und prozessorientiert konzeptualisiert. So unterscheidet Gardner (1983) in seinem multidimensionalen Ansatz unter anderem sprachliche, logisch-mathematische, räumliche, musikalische und körperlich-kinästhetische sowie inter- und intrapersonale Intelligenz (für eine kritische Perspektive hierzu siehe Rost, 2008).

Studien konnten zeigen, dass Intelligenz und Maße psychischer wie körperlicher Gesundheit positiv korreliert sind. So berichteten z.B. Calvin et al. (2011) in einer Metaanalyse davon, dass der IQ mit dem Mortalitätsrisiko zusammenhängt: Eine um eine Standardabweichung höhere Intelligenz im jungen Erwachsenenalter war mit einem um 24% geringeren Sterberisiko im weiteren Lebensverlauf assoziiert – und das bei gleichzeitiger Kontrolle anderer Variablen, wie dem sozioökonomischen Status und der Schulleistung. In einer anderen Studie zeigten Gale et al. (2010), dass ein niedriger IQ mit einem erhöhten Risiko einhergeht, wegen einer affektiven Störung, einer Schizophrenie oder Drogenkonsums in den nächsten 20 Jahren stationär aufgenommen zu werden (für einen ähnlichen Befund siehe auch Kappelmann et al., 2019).

Als Indikator für Intelligenz wird der Intelligenzquotient (IQ) herangezogen. Die IQ-Skala ist auf einen Mittelwert $M=100$ und eine Standardabweichung $SD=15$ standardisiert. Etwa 65 % der Bevölkerung erreichen einen IQ-Wert zwischen 85 und 115. Ungefähr 2.5 % der Bevölkerung erreichen einen IQ-Wert von unter 70 oder über 130, und liegen damit mehr als zwei Standardabweichungen über oder unter dem Mittelwert. Intelligenztests sind typischerweise sehr reliabel und gelten als sehr kriteriumsvalide.

Intelligenztests werden in der klinisch-psychologischen Diagnostik für verschiedene Zwecke eingesetzt. Zum einen kann die Durchführung eines Intelligenztests für die kategoriale Diagnosestellung erforderlich sein. Für die Überprüfung der Diagnose einer Intelligenzminderung nach ICD-10 (F7) ist z. B. das Vorliegen des Ergebnisses eines standardisierten Intelligenztests nötig (siehe Kapitel 37). So liegt eine leichte Intelligenzminderung (F70) bei einem IQ von 50 bis 69, eine mittelgradige Intelligenzminderung bei einem IQ von 35 bis 49 und eine schwere Intelligenzminderung bei einem IQ von 20 bis 34 vor.

Außerdem kommen Intelligenztests in Verbindung mit Leistungstests zur Diagnose von Lernschwächen zum Einsatz. Sie

Tabelle 10.5: Eine Auswahl von im deutschen Sprachraum verbreiteten Intelligenztests

Verfahren	Altersbereich	Beschreibung
WAIS-IV: Wechsler Adult Intelligence Scale – Fourth Edition (dt. Fassung: Petermann, 2012)	16;0 bis 89;11 Jahre	Seit vielen Jahrzehnten etabliert und weltweit verbreitet; Durchführung in Form eines standardisierten Dialogs; Ermittlung von vier Indexwerten (Sprachverständnis, Arbeitsgedächtnis, Wahrnehmungsgebundenes Logisches Denken und Verarbeitungsgeschwindigkeit), einer Profilanalyse und eines Global-IQs; 2012 bevölkerungsrepräsentativ normiert; Bearbeitungszeit: ca. 90 bis 115 Min.
WISC-V: Wechsler Intelligence Scale for Children – Fifth Edition (dt. Fassung: Petermann, 2017)	6;0 bis 16;11 Jahre	Beschreibung: siehe WAIS-IV; deutschsprachige Normen aus 2016; Bearbeitungszeit: ca. 60 bis 90 Min.
WPPSI-IV: Wechsler Preschool and Primary Scale of Intelligence – Fourth Edition (dt. Fassung: Petermann & Daseking, 2018)	2;6 bis 7;7 Jahre	Beschreibung: siehe WAIS-IV; zwei Altersversionen (2;6–3;11 und 4;0–7;7) mit teils unterschiedlichen Untertests; ermittelbare primäre Indexwerte: Sprachverständnis (2;6–7;7), Visuell-Räumliche Verarbeitung (2;6–7;7), Fluides Schlussfolgern (4;0–7;7), Arbeitsgedächtnis (2;6–7;7), Verarbeitungsgeschwindigkeit (4;0–7;7); deutschsprachige Normen aus 2015 bis 2017; Bearbeitungszeit je nach Alter ca. 25 bis 55 Min.
KABC-II: Kaufman-Assessment Battery for Children (dt. Fassung: Melchers & Melchers, 2015)	3 bis 18 Jahre	Insgesamt 18 Untertests, die u. a. in Abhängigkeit vom Alter zu 4 bis 5 Indizes zusammengefasst werden können; die Verwendung einer sprachfreien Version ist möglich; verschiedene Intelligenztheorien werden integriert; deutschsprachige Normen für 16 Altersgruppen; Bearbeitungszeit: je nach Alter 30 bis 75 Min.
I-S-T 2000 R: Intelligenz-Struktur-Test 2000 – Revision (Liepmann et al., 2007)	Ab 15 Jahren	Differenziert fluide (Grundmodul) und kristalline (Erweiterungsmodul) Intelligenz, sowie verbale, numerische und figurale Intelligenz; modular aufgebaut; Parallelversion verfügbar; Normen verfügbar im Altersbereich 15 bis 60 Jahre; Bearbeitungszeit: je nach Modulauswahl ca. 77 bis 130 Min.
LPS-2: Leistungsprüfsystem 2 (Kreuzpointer et al., 2013)	Ab 14 Jahren	1[illegible] Untertests, die zu 4 Faktoren aggregiert werden (Kristalline Intelligenz, Fluide Intelligenz, Visuelle Wahrnehmung, Kognitive Schnelligkeit); mit dem LPS 50+ liegt eine Altersversion für 50- bis 90-Jährige vor; Bearbeitungszeit: ca. 40 bis 60 Min.
CFT 20-R: Grundintelligenztest Skala 2 – Revision (dt. Fassung: Weiß, 2019)	8;5 bis 64 Jahre	Sprachfreies Verfahren zur Erfassung der fluiden Intelligenz; zwei Testteile unterschiedlicher Schwierigkeit (Teil 1 kann auch als Kurzform eingesetzt werden) mit je 4 Untertests (Reihen fortsetzen, Klassifikationen, Matrizen und topologische Schlussfolgerungen); zusätzlich sind ein Wortschatz- und ein Zahlenfolgetest (Schätzung der kristallinen Intelligenz) vorhanden; für Kinder ab 5;3 Jahren steht der verwandte CFT-1 zur Verfügung; Normen aus 2011 bis 2015; Bearbeitungszeit: ca. 50 Min.
MWT-B: Mehrfachwahl-Wortschatz-Intelligenztest (Lehrl, 2005)	20 bis 65 Jahre	Sehr schnell durchführbares Instrument zur basalen Schätzung des IQ (vor allem kristalline Intelligenz) anhand von 37 Items; deutsche Normen verfügbar; Bearbeitungszeit: 4 bis 6 Min.

werden auch eingesetzt zur Ermittlung hochbegabter Kinder, damit diese z.B. in der Schule entsprechend gefördert werden können. Eine solche Testung ist ggf. auch aus differenzialdiagnostischer Perspektive wichtig, etwa im Hinblick auf eine mögliche ADHS (siehe Kapitel 10.4.1). Intelligenztests sind zudem häufig auch Teil neuropsychologischer Untersuchungen (siehe Kapitel 13), z.B. im Rahmen der Abklärung oder der Verlaufsuntersuchung demenzieller Erkrankungen oder im Rahmen von Begutachtungen.

Intelligenztests können als Einzel- oder Gruppentestung sowie computerbasiert oder als Papier-und-Bleistift-Test durchgeführt werden. Man unterscheidet zudem zwischen Speedtests (Bearbeitung mit starker Zeitbegrenzung) und Powertests (Bearbeitung ohne Zeitbegrenzung; Aufgabenschwierigkeit steigt von Item zu Item). Tabelle 10.5 zeigt eine Auswahl von im deutschen Sprachraum verbreiteten IQ-Tests.

10.5 Fazit

Symptomorientierte Fragebogen- und Testdiagnostik spielt in der klinischen Psychologie und Psychotherapie eine wichtige Rolle. Ihre Ergebnisse sollten in Ergänzung zur klassifikatorischen Diagnostik bei der Fallkonzeption, Therapieplanung und Verlaufsbeurteilung berücksichtigt werden. Die große und stetig wachsende Zahl an verfügbaren Fragebogenverfahren zur symptomorientierten Diagnostik ermöglicht häufig eine passgenaue Auswahl eines Instrumentes für die jeweiligen Patient:innen und die jeweilige Untersuchungssituation (unter gleichzeitiger Berücksichtigung der psychometrischen Qualität der Instrumente), stellt aber auch diesbezügliche Anforderungen an Diagnostiker:innen. Der Einsatz von Instrumenten zur Leistungs- und Intelligenzdiagnostik sollte ergänzend erwogen werden. Insbesondere im Kindes- und Jugendalter kommt der Intelligenzdiagnostik im Zusammenhang mit symptomorientierten Selbst- und Fremdbeurteilungsverfahren eine nicht zu unterschätzende Bedeutung zu. Eine stärkere Vereinheitlichung und Standardisierung des Einsatzes symptomorientierter Fragebogen- und Testdiagnostik, wie sie in den letzten Jahren an vielen psychotherapeutischen Hochschul- und Ausbildungsambulanzen im Rahmen des Projektes KODAP (Koordination der Datenerhebung und -auswertung an Hochschul- und Ausbildungsambulanzen für Psychotherapie) initiiert wurde, kann dazu beitragen, diagnostische Ergebnisse vergleichbarer zu machen und versorgungsnahe Psychotherapieforschung auf Basis großer gemeinsamer Datensätze zu erleichtern (Velten et al., 2017).

Literatur

Abler, B. & Kessler, H. (2009). Emotion Regulation Questionnaire – A German version of the ERQ by Gross and John. *Diagnostica, 55*(3), 144–152. https://doi.org/10.1026/0012-1924.55.3.144

Achenbach, T.M. & Edelbrock, C.S. (1983). *Manual for the Child Behavior Checklist and Revised Child Behavior Profile*. Burlington: Queen City Printers.

Arndt, A., Patzelt, J., Andor, T., Hoyer, J. & Gerlach, A.L. (2011). Psychometric properties of the short German version of the Metacognitions Questionnaire (MKF-30). *Zeitschrift für Klinische Psychologie und Psychotherapie, 40*(2), 107–114. https://doi.org/10.1026/1616-3443/a000087

Backhaus, J., Junghanns, K., Broocks, A., Riemann, D. & Hohagen, F. (2002). Test-retest reliability and validity of the Pittsburgh Sleep Quality Index in primary insomnia. *Journal of Psychosomatic Research, 53*(3), 737–740. https://doi.org/10.1016/S0022-3999(02)00330-6

Barkmann, C. & Brähler, E. (2009). *Gießener Beschwerdebogen für Kinder und Jugendliche*. Göttingen: Hogrefe.

Barnow, S. (2012). Emotionsregulation and Psychopathologie. Ein Überblick. *Psychologische Rundschau, 63*(2), 111–124. https://doi.org/10.1026/0033-3042/a000119

Beck, J.S., Beck, A.T., Jolly, J.B. & Steer, R.A. (2019). *Beck Youth Inventories – Second Edition*. Frankfurt am Main: Pearson.

Bohus, M., Limberger, M.F., Frank, U., Sender, I., Gratwohl, T. & Stieglitz, R.D. (2001). Entwicklung der Borderline-Symptom-Liste. *Psychotherapie, Psychosomatik, Medizinische Psychologie, 51*(5), 201–211. https://doi.org/10.1055/s-2001-13281

Calvin, C.M., Deary, I.J., Fenton, C., Roberts, B.A., Der, G., Leckenby, N. & Batty, G.D. (2011). Intelligence in youth and all-cause-mortality: Systematic review with meta-analysis. *International Journal of Epidemiology, 40*(3), 626–644. https://doi.org/10.1093/ije/dyq190

Cartwright-Hatton, S. & Wells, A. (1997). Beliefs about worry and intrusions: The Meta-Cognitions Questionaire and its correlates. *Journal of Anxiety Disorders, 11*(3), 279–296. https://doi.org/10.1016/S0887-6185(97)00011-X

Consbruch, K. von, Stangier, U. & Heidenreich, T. (2016). *Skalen zur Sozialen Angststörung (SOZAS)*. Göttingen: Hogrefe.

Dillmann, U., Nilges, P., Saile, H. & Gerbershagen, H.U. (2011). Pain Disability Index – deutsche Fassung (PDI) [Verfahrensdokumentation und Fragebogen]. In Leibniz-Institut für Psychologie (ZPID) (Hrsg.), *Open Test Archive*. Trier: ZPID.

Döpfner, M., Berner, W., Breuer, D., Fleischmann, T. & Schmidt, M. (2018). *VBV 3-6. Verhaltensbeurteilungsbogen für Vorschulkinder*. Göttingen: Hogrefe.

Döpfner, M. & Görtz-Dorten, A. (2017). *Diagnostik-System für psychische Störungen nach ICD-10 und DSM-5 für Kinder und Jugendliche – III*. Göttingen: Hogrefe.

Döpfner, M., Plück, J. & Kinnen, C. (2014). *CBCL/6-18R, TRF/6-18R, YSR/11-18R. Deutsche Schulalter-Formen der Child Behavior Checklist von Thomas M. Achenbach*. Göttingen: Hogrefe.

Döpfner, M., Schnabel, M., Goletz, H. & Ollendick, T.H. (2006). *Phobiefragebogen für Kinder und Jugendliche (PHOKI)*. Göttingen: Hogrefe.

Dorn, C., Spindler, G., Kullik, A., Petermann, F. & Barnow, S. (2013). Erfassung von Emotionsregulationsstrategien – eine Übersicht. *Psychologische Rundschau, 64*(4), 217–227. https://doi.org/10.1026/0033-3042/a000176

Ebner-Priemer, U.W. & Trull, T.J. (2009a). Ambulatory assessment. An innovative approach for clinical psychology. *European Psychologist, 14*(2), 109–119. https://doi.org/10.1027/1016-9040.14.2.109

Ebner-Priemer, U.W. & Trull, T.J. (2009b). Ecological momentary assessment of mood disorders and mood dysregulation. *Psychological Assessment, 21*(4), 463–475. https://doi.org/10.1037/a0017075

Ehlers, A., Margraf, J. & Chambless, D. (2001). *Fragebogen zu körperbezogenen Ängsten, Kognitionen und Vermeidung (AKV)*. Göttingen: Hogrefe.

Ehring, T. & Watkins, E.R. (2008). Repetitive negative thinking as a transdiagnostic process. *International Journal of Cognitive Therapy, 1*(3), 192–205. https://doi.org/10.1521/ijct.2008.1.3.192

Ehring, T., Zetsche, U., Weidacker, K., Wahl, K., Schonfeld, S. & Ehlers, A. (2011). The Perseverative Thinking Questionnaire (PTQ): Validation of a content-independent measure of repetitive negative thinking. *Journal of Behavior Therapy and Experimental Psychiatry, 42*(2), 225–232. https://doi.org/10.1037/t11625-000

Emmelkamp, P.M.G. (2005). Technical innovations in clinical assessment and psychotherapy. *Psychotherapy and Psychosomatics, 74,* 336–343. https://doi.org/10.1159/000087780

Foa, E.B., Huppert, J.D., Leiberg, S., Langner, R., Kichic, R., Hajcak, G. et al. (2009). *Obsessive-Compulsive Inventory-Revised (OCI-R).* Frankfurt am Main: Pearson.

Forkmann, T., Böcker, M., Wirtz, M., Gauggel, S. & Norra, C. (2011). *Das Rasch-basierte Depressionsscreening. Manual.* Verfügbar unter: https://www.psychometrikon.de

Forkmann, T., Böcker, M., Wirtz, M., Norra, C. & Gauggel, S. (2012). Entwicklung, Validierung und Normierung des Rasch-basierten Depressionsscreenings. *Zeitschrift für Klinische Psychologie und Psychotherapie, 41*(1), 19–29. https://doi.org/10.1026/1616-3443/a000116

Franke, G.H. (2014). *Symptom-Checklist-90-Standard (SCL-90-S).* Göttingen: Hogrefe.

Franke, G.H. (2017). *Brief-Symptom-Checklist (BSCL).* Göttingen: Hogrefe

Fydrich, T., Laireiter, A.-R., Saile, H. & Engberding, M. (1996). Diagnostik und Evaluation in der Psychotherapie: Empfehlungen zur Standardisierung. *Zeitschrift für Klinische Psychologie und Psychotherapie, 25,* 8.

Gale, C.R., Batty, G.D., Tynelius, P., Deary, I.J. & Rasmussen, F. (2010). Intelligence in early adulthood and subsequent hospitalization for mental disorders. *Epidemiology, 21*(1), 70–77. https://doi.org/10.1097/EDE.0b013e3181c17da8

Gardner, H. (1983). *Frames of mind: The theory of multiple intelligences.* New York: Basic Books.

Gauggel, S. & Birkner, B. (1999). Validität und Reliabilität einer deutschen Version der Geriatrischen Depressionsskala (GDS). *Zeitschrift für Klinische Psychologie und Psychotherapie, 28,* 18–27. https://doi.org/10.1026//0084-5345.28.1.18

Geissner, E. (2001). *Fragebogen zur Erfassung der Schmerzverarbeitung (FESV).* Göttingen: Hogrefe.

Geue, K., Strauß, B. & Brähler, E. (Hrsg.). (2016). *Diagnostische Verfahren in der Psychotherapie.* Göttingen: Hogrefe. https://doi.org/10.1026/02700-000

Glaesmer, H., Forkmann, T., Dinkel, A., Wahl, I., Sattel, H., Huber, D. et al. (2015). Kriterienkatalog zur Beurteilung psychodiagnostischer Selbstbeurteilungsinstrumente – Empfehlung des Deutschen Kollegiums für Psychosomatische Medizin (DKPM). *Psychotherapie Psychosomatik Medizinische Psychologie, 65*(7), 246–254. https://doi.org/10.1055/s-0034-1398685

Glöckner-Rist, A. & Rist, F. (2014). Deutsche Version des Penn State Worry Questionnaire (PSWQ-d). In D. Danner & A. Glöckner-Rist (Hrsg.), *Zusammenstellung sozialwissenschaftlicher Items und Skalen.* Mannheim: Gesis.

Goodman, R. (1999). The extended version of the Strengths and Difficulties Questionnaire as a guide to child psychiatric caseness and consequent burden. *Journal of Child Psychology and Psychiatry, 40,* 791–799. https://doi.org/10.1111/1469-7610.00494

Gross, J.J. & John, O.P. (2003). Individual differences in two emotion regulation processes: implications for affect, relationships, and well-being. *Journal of Personality and Social Psychology, 85*(2), 348–362. https://doi.org/10.1037/0022-3514.85.2.348

Hautzinger, M., Bailer, M., Hofmeister, D. & Keller, F. (2012). *Allgemeine Depressionsskala (ADS)* (2. Aufl.). Göttingen: Hogrefe.

Hautzinger, M., Keller, F. & Kühner, C. (2006). *Beck-Depressions-Inventar Revision (BDI-II).* Frankfurt am Main: Harcourt Test Service.

Herrmann-Lingen, C., Buss, U. & Snaith, R.P. (2011). *Hospital Anxiety and Depression Scale – deutsche Version (HADS-D)* (3. Aufl.). Bern: Huber.

Hilbert, A. & Tuschen-Caffier, B. (2016). *Eating Disorder Examination-Questionnaire – deutschsprachige Übersetzung* (2. Aufl.). Tübingen: DGVT-Verlag.

Hiller, W. & Rief, W. (2004). *Internationale Skalen für Hypochondrie.* Bern: Huber.

Höller, I., Teismann, T. & Forkmann, T. (2021). Perseverative Thinking about Suicide Questionnaire (PTSQ): Validation of a new measure to assess suicide-specific rumination. *Comprehensive Psychiatry,* 152237.

Horn, J.L. & Cattell, R.B. (1966). Refinement and test of the theory of fluid and crystallized general intelligences. *Journal of Educational Psychology, 57*(5), 253–270. https://doi.org/10.1037/h0023816

Hoyer, J., Klein, V., Schierz, K. & Briken, P. (2015). Screening für sexuelle Funktionsstörungen nach DSM-5. *Zeitschrift für Sexualforschung, 28*(1), 36–42. https://doi.org/10.1055/s-0034-1399054

In-Albon, T., Meyer, A.H. & Schneider, S. (2013). Separation anxiety avoidance inventory-child and parent version: Psychometric properties and clinical utility in a clinical and school sample. *Child Psychiatry & Human Development, 44*(6), 689–697. https://doi.org/10.1007/s10578-013-0364-z

In-Albon, T. & Schneider, S. (2011). Trennungsangst Inventar – Kind-/Elternversion (TAI-K/E). In C. Barkmann, E. Schulte-Markwort & E. Brähler (Hrsg.), *Klinisch-psychiatrische Ratingskalen für das Kindes- und Jugendalter* (S. 458–461). Göttingen: Hogrefe.

Jacobson, N.S. & Truax, P. (1991). Clinical significance: A statistical approach to defining meaningful change in psychotherapy research. *Journal of Consulting and Clinical Psychology, 59*(1), 12–19. https://doi.org/10.1037/0022-006X.59.1.12

John, U., Hapke, U. & Rumpf, H.-J. (2001). *Skala zur Erfassung der Schwere der Alkoholabhängigkeit (SESA).* Göttingen: Hogrefe.

Jones, M. & Johnston, D. (2011). Understanding phenomena in the real world: The case of real time data collection in health services research. *Journal of Health Services Research & Policy, 16,* 172–176. https://doi.org/10.1258/jhsrp.2010.010016

Kappelmann, N., Khandaker, G.M., Dal, H., Stochl, J., Kosidou, K., Jones, P.B. et al. (2019). Systemic inflammation and intelligence in early adulthood and subsequent risk of schizophrenia and other non-affective psychoses: A longitudinal cohort and co-relative study. *Psychological Medicine, 49*(2), 295–302. https://doi.org/10.1017/S0033291718000831

Kreuzpointer, L., Lukesch, H. & Horn, W. (2013). *Leistungsprüfsystem 2 (LPS-2).* Göttingen: Hogrefe.

Kroenke, K., Spitzer, R.L. & Williams, J.B. (2003). The Patient Health Questionnaire-2: Validity of a two-item depression screener. *Medical Care, 41*(11), 1284–1292. https://doi.org/10.1097/01.MLR.0000093487.78664.3C

Krüger, S., Bräunig, P. & Shugar, G. (1997). *Manie-Selbstbeurteilungsskala (MSS). Deutsche Bearbeitung des Self-Report Manic Inventory.* Göttingen: Beltz.

Kuhl, J. & Kazén, M. (2009). *Persönlichkeits-Stil- und Störungs-Inventar (PSSI).* Göttingen: Hogrefe.

Kühner, C., Huffziger, S. & Nolen-Hoeksema, S. (2007). *RSQ-D: Response Styles Questionnaire – Deutsche Version. Manual.* Göttingen: Hogrefe.

Lehrl, S. (2005). *Mehrfachwahl-Wortschatz-Intelligenztest (MWT-B)* (5., unveränderte Aufl.). Balingen: Spitta.

Li, C.Y., Friedman, B., Conwell, Y. & Fiscella, K. (2007). Validity of the Patient Health Questionnaire 2 (PHQ-2) in identifying major depression in older people. *Journal of the American Geriatrics Society, 55*(4), 596–602. https://doi.org/10.1111/j.1532-5415.2007.01103.x

Liepmann, D., Beauducel, A., Brocke, B. & Amthauer, R. (2007). *Intelligenz-Struktur-Test 2000 R (I-S-T 2000 R).* Göttingen: Hogrefe.

Löwe, B., Kroenke, K. & Gräfe, K. (2005). Detecting and monitoring depression with a two-item questionnaire (PHQ-2). *Journal of Psychosomatic Research, 58,* 163–171. https://doi.org/10.1016/j.jpsychores.2004.09.006

Löwe, B., Spitzer, R.L., Grafe, K., Kroenke, K., Quenter, A., Zipfel, S. et al. (2004). Comparative validity of three screening questionnaires for DSM-IV depressive disorders and physicians' diagnoses. *Journal of Affective Disorders, 78*(2), 131–140. https://doi.org/10.1016/S0165-0327(02)00237-9

Löwe, B., Spitzer, R.L., Zipfel, S. & Herzog, W. (2002). *Gesundheitsfragebogen für Patienten (PHQ-D). Manual und Testunterlagen.* Karlsruhe: Pfizer.

Maercker, A. & Schutzwohl, M. (1998). Assessment of post-traumatic stress reactions: The impact of Event Scale – Revised. *Diagnostica, 44*(3), 130–141.

Manly, T., Robertson, I.A., Anderson, V. & Nimmo-Smith, I. (2013). *Test of Everyday Attention for Children (TEA-Ch) - deutsche Adaption*. Frankfurt am Main: Pearson.

Melchers, P. & Melchers, M. (2015). *Kaufman Assessment Battery for Children - Second Edition*. Frankfurt am Main: Pearson.

Myin-Germeys, I., Oorschot, M., Collip, D., Lataster, J., Delespaul, P. & van Os, J. (2009). Experience sampling research in psychopathology: Opening the black box of daily life. *Psychological Medicine, 39*(9), 1533–1547. https://doi.org/10.1017/S0033291708004947

Neuschwander, M., In-Albon, T., Meyer, A.H. & Schneider, S. (2017). Acceptance of a structured diagnostic interview in children, parents, and interviewers. *International Journal of Methods in Psychiatric Research, 26*(3), e1573. https://doi.org/10.1002/mpr.1573

Nolen-Hoeksema, S. (1991). Responses to depression and their effects on the duration of depressive episodes. *Journal of Abnormal Psychology, 100*(4), 569–582. https://doi.org/10.1037/0021-843X.100.4.569

Paul, T. & Thiel, A. (2004). *Eating Disorder Inventory-2 (EDI-2)*. Göttingen: Hogrefe.

Petermann, F. (2012). *Wechsler Adult Intelligence Scale - Fourth Edition (WAIS-IV)*. Frankfurt am Main: Pearson.

Petermann, F. (2017). *Wechsler Intelligence Scale for Children - Fifth Edition*. Frankfurt am Main: Pearson.

Petermann, F. & Daseking, M. (2018). *Wechsler Preschool and Primary Scale of Intelligence - Fourth Edition*. Frankfurt am Main: Pearson.

Petermann, F. & Petermann, U. (2015). *Erfassungsbogen für aggressives Verhalten in konkreten Situationen (EAS)* (5. Aufl.). Göttingen: Hogrefe.

Rabung, S., Harfst, T., Kawski, S., Koch, U., Wittchen, H.U. & Schulz, H. (2009). Psychometric analysis of a short form of the „Hamburg Modules for the Assessment of Psychosocial Health" (HEALTH-49). *Zeitschrift für Psychosomatische Medizin und Psychotherapie, 55*(2), 162–179.

Radloff, L.S. (2016). The CES-D Scale: A self-report depression scale for research in the general population. *Applied Psychological Measurement, 1*(3), 17.

Rief, W. & Hiller, W. (2008). *SOMS - Das Screening für Somatoforme Störungen* (2. Aufl.). Göttingen: Hogrefe.

Rösler, M., Retz-Junginger, P., Retz, W. & Stieglitz, R.D. (2021). *Homburger ADHS-Skalen für Erwachsene (HASE)*. Göttingen: Hogrefe.

Rost, D.H. (2008). Multiple Intelligences, Multiple Irritations. *Zeitschrift für Pädagogische Psychologie, 22*(2), 97–112. https://doi.org/10.1024/1010-0652.22.2.97

Schmidt-Atzert, L., Krumm, S. & Amelang, M. (2022). *Psychologische Diagnostik*. Berlin: Springer.

Schulte, D. (Hrsg.) (1976). *Diagnostik in der Verhaltenstherapie* (2. Aufl.). München: Urban & Schwarzenberg.

Schulte, D. (2015). *Therapiemotivation*. Göttingen: Hogrefe.

Stiensmeier-Pelster, J., Braune-Krickau, M., Schürmann, M. & Duda, K. (2014). *Depressionsinventar für Kinder und Jugendliche* (3., überarb. und neu norm. Aufl.). Göttingen: Hogrefe.

Suppiger, A., In-Albon, T., Hendriksen, S., Hermann, E., Margraf, J. & Schneider, S. (2009). Acceptance of structured diagnostic interviews for mental disorders in clinical practice and research settings. *Behavior Therapy, 40*(3), 272–279. https://doi.org/10.1016/j.beth.2008.07.002

Tagay, S. & Senf, W. (2014). *Essener Trauma-Inventar (ETI)*. Göttingen: Hogrefe.

Teismann, T., Forkmann, T., Michalak, J. & Brailovskaia, J. (2021). Repetitive negative thinking about suicide: Associations with lifetime suicide attempts. *Clinical Psychology in Europe, 3*(3), e5579. https://doi.org/10.32872/cpe.5579

Thurstone, L.L. (1938). *Primary mental abilities*. Chicago: University of Chicago Press.

Velten, J., Margraf, J., Benecke, C., Berking, M., In-Albon, T., Lincoln, T. et al. (2017). Methodenpapier zur Koordination der Datenerhebung und -auswertung an Hochschul- und Ausbildungsambulanzen für Psychotherapie (KODAP). *Zeitschrift für Klinische Psychologie und Psychotherapie, 46*, 169–175. https://doi.org/10.1026/1616-3443/a000431

Weiß, R.H. (2019). *Grundintelligenztest Skala 2 - Revision*. Göttingen: Hogrefe.

Wells, A. (2011a). *Kognitive Therapie der Angststörungen*. Tübingen: DGVT-Verlag.

Wells, A. (2011b). *Metacognitive therapy for anxiety and depression*: New York: Guilford.

Wieczerkowski, W. & Oeveste, H.Z. (1982). Zuordnungs- und Entscheidungsstrategien. In K.J. Klauer (Hrsg.), *Handbuch der Pädagogischen Diagnostik* (Bd. 2, S. 919–951). Düsseldorf: Schwann.

Zimmermann, P., Gondan, M. & Fimm, B. (2005). *KiTAP - Testbatterie zur Aufmerksamkeitsprüfung - Kinderversion*. Herzogenrath: PSYTEST.

11 Standardisierte interpersonelle Diagnostik

Kirsten von Sydow

Inhaltsübersicht

11.1 Einleitung

Der Beziehungskontext, in dem Kinder aufwachsen und Erwachsene leben, steht in enger Wechselwirkung mit der psychischen und somatischen Gesundheit (siehe Kapitel 4 und 6). Dennoch werden standardisierte interpersonelle Fragebögen und Beobachtungsverfahren zur Erfassung des Beziehungskontextes in der Kinder- und Jugendpsychotherapie bisher nur selten eingesetzt (Homes & Sydow, 2019) und in der Erwachsenenpsychotherapie vermutlich fast gar nicht. Interpersonelle Diagnostik ist komplex, die Durchführung unter Umständen aufwendig, da in Familien nicht nur Individuen, sondern auch vielfältige Dyaden (z. B. Vater-Tochter), Triaden (z. B. Mutter-Vater-Sohn) und größere Beziehungskonstellationen untersucht werden können. Insofern fokussieren die meisten Fragebögen auf das Familiensystem als Ganzes, die Partnerschaft, die Eltern-Kind-Beziehung und Erziehungsstile, seltener auf Geschwisterbeziehungen.

Im Folgenden wird ein Überblick über interpersonelle Diagnostik nach ICD-10 und ICD-11 gegeben und es werden ausgewählte Fragebögen zum aktuellen Familien- und Paarsystem, zum Familiensystem der Kindheit, zur Bindungsdiagnostik, zur Diagnostik interpersoneller Eigenschaften von Personen und ein Fremdrating-Verfahren vorgestellt. Da Bindungstraumata des Kindesalters ein bedeutsamer Risikofaktor für spätere psychische Störungen und Beziehungsprobleme sind (siehe Kapitel 6), widmet sich ein Abschnitt auch der (retrospektiven) Diagnostik erinnerter Kindheitstraumata bei Jugendlichen und Erwachsenen. Es werden deutschsprachige standardisierte Verfahren dargestellt, die sich durch eine hohe Testgüte, durch zeitökonomische Anwendung und Relevanz auszeichnen (Richter et al., 2015; Sydow, 2018). Tabelle 11.1 gibt einen Überblick über alle dargestellten Fragebögen und Fremdratings. Verfahren zur Sexualdiagnostik (auch eine Form interpersoneller Kommunikation) finden sich an anderer Stelle (siehe Kapitel 29.3) und symbolisch-metaphorische sowie projektive Verfahren werden in Kapitel 12 dargestellt.

11.2 Interpersonelle Diagnostik nach ICD-10 und ICD-11

Familien- und systemische Therapeut:innen arbeiten seit Jahrzehnten daran, *relational diagnoses* stärker in der etablierten klinischen Diagnostik zu verankern (Wamboldt, Kaslow et al., 2015). Im *DSM-5* und in der *ICD-10* werden Beziehungsprobleme bisher nur grob im Anhang kodiert. Allerdings sind die Kategorien im DSM-5 differenzierter als die Z-Kategorien in der ICD-10, z. B. für klinisch bedeutsame Risikofaktoren wie sexuellen Missbrauch, Partnerschaftsgewalt oder „expressed emotion“ (APA [American Psychiatric Association], 2015). Auch in der ICD-11 werden beispielsweise *Misshandlungen* differenzierter mit PJ-Codes dokumentiert als in der ICD-10 mit den Z-Diagnosen (Strobel, 2020).

In den USA wurde die „Diagnostic Classification of Mental Health and Developmental Disorders of Infancy and Early Childhood“ (DC: 0–3; Zero to Three, 2005; siehe Kapitel 34) zur Diagnose von psychischen Störungen und Entwicklungsstörungen von Kleinkindern entwickelt. Die *„Parent-Infant-Relationship Global-Assessment-Scale“ (PIR-GAS)* auf der Achse II hilft bei der Einschätzung spezifischer Kind-Bezugsperson-Beziehungen. Die jeweilige Beziehungsqualität wird auf einer Skala von 90 (gut adaptiert) bis 0 (misshandelnd) eingeschätzt und unterschiedliche Muster von Beziehungsstörungen können beschrieben werden (über-/unterinvolviert, ängstlich/gespannt, ärgerlich/feindselig, „mixed relationship

Tabelle 11.1: Standardisierte interpersonelle Diagnostik

Erfasster Bereich	Verfahren		Beschreibung
Fragebögen zum aktuellen Familien- und Paarsystem	EXIS.pers	Fragebogen zum Erleben in sozialen Systemen: private Systeme (Hunger et al., 2014)	12 Items auf vier Dimensionen (Zugehörigkeit, Autonomie, Einklang, Zuversicht); Erwachsene; ca. 10 Min. Bearbeitungszeit
	SCORE-15	Index of Family Function and Change (dt. Fassung: Borcsa & Schelenhaus, 2011)	15 Items auf drei Dimensionen (Stärken und Widerstandsfähigkeit, Schwierigkeiten, Kommunikation) plus Zusatzfragen; ab 12 Jahren, ca. 10 Min. Bearbeitungszeit
	PFB	Partnerschaftsfragebogen (Hahlweg, 2016)	31 Items (Kurzform PFB-K: 10 Items) auf drei Dimensionen (Streitverhalten, Zärtlichkeit, Gemeinsamkeit/Kommunikation); ab 18 Jahren, ca. 10 Min. Bearbeitungszeit (PFB-K: 3 Min.)
Fragebögen zum Familiensystem der Kindheit (retrospektiv): Kindheitstraumata und belastende Beziehungserfahrungen	ACE	Adverse Childhood Experiences (dt. Fassung: Schäfer et al., 2009; Wingenfeld et al., 2011)	10 Items auf einer Dimension (belastende Kindheitserfahrungen); Jugendliche und Erwachsene; 5 Min. Bearbeitungszeit
	CECA.Q	Childhood Experiences of Care and Abuse Questionnaire (dt. Fassung: Kaess et al., 2011)	17 Items auf vier Dimensionen (Vernachlässigung, Antipathie, körperliche Misshandlung, sexueller Missbrauch); ab 18 Jahren; ca. 10 Min. Bearbeitungszeit
	CTQ	Childhood Trauma Questionnaire (dt. Fassung: Häuser et al., 2011)	28 Items auf fünf Dimensionen (emotionaler, körperlicher, sexueller Missbrauch; emotionale, körperliche Vernachlässigung); ab 14 Jahren, ca. 10 Min. Bearbeitungszeit
Fragebögen zu Bindungsmustern	ECR-RD	Experiences in Close Relationships Questionnaire (dt. Fassung: Ehrenthal, 2015; Ehrenthal et al., 2009)	36 Items auf zwei Dimensionen (bindungsbezogene Angst, bindungsbezogene Vermeidung); ab 18 Jahren, ca. 10 Min. Bearbeitungszeit
Fragebögen zu interpersonellen Eigenschaften von Personen	IIP-D	Inventar zur Erfassung Interpersonaler Probleme (dt. Fassung: Horowitz et al., 2016)	32 oder 64 Items auf acht Skalen (autokratisch/dominant, streitsüchtig, abweisend, introvertiert, unterwürfig, ausnutzbar, fürsorglich, expressiv); ab 18 Jahren, ca. 5 oder 10 Min. Bearbeitungszeit
	IMI-D	Impact Message Inventory (dt. Fassung: Caspar et al., 2016)	56 Items auf acht Dimensionen (freundlich-dominant, dominant, feindselig-dominant, feindselig, feindselig-submissiv, submissiv, freundlich-submissiv, freundlich); ab 18 Jahren, ca. 20 Min. Bearbeitungszeit
Fremdrating zur Beziehungsqualität von Familien/Paaren	GARF	Global Assessment of Relationship Functioning (dt. Fassung: Cierpka & Stasch, 2003)	Fremdrating bezogen auf eine „Beziehungseinheit“ (z. B. Familie, Paar), deren Funktionsniveau auf einer fünfstufigen Skala in Bezug auf drei Dimensionen (Problemlösen, Organisation, Emotionales Klima) eingeschätzt wird

disorder“, „abusive“). Zu jedem Muster wird das Verhalten, der Affekt und das „psychological involvement” von Bezugsperson und Kind beschrieben. Das System wird in den USA häufig eingesetzt. Befunde zu Interrater-Reliabilität und Konkordanz mit DSM-Daten (soweit überlappend) sind positiv (Wamboldt, Kaslow et al., 2015; Wiefel et al., 2007).

In Hinblick auf das DSM-5 und die ICD-11 entwickelte die „Relational Processes Workgroup“ auch spezifische Kriterien zur Definition von *„parent-child relational problem(s)“* (PCRP). In einer Untersuchung von symptomatischen Kindern im Alter von 5 bis 17 Jahren, die sich in Therapie befanden, und ihren primären Bezugspersonen (meist Mütter) erfüllten 34 % der Kind-Bezugsperson-Dyaden die PCRP-Kriterien. Die Interrater-Reliabilität war gut (Wamboldt, Cordaro et al., 2015).

In Deutschland wird das an der ICD-10 orientierte *Multiaxiale Klassifikationsschema für psychische Störungen von Kindern und Jugendlichen* genutzt. Hier können mit Achse V „assoziierte aktuelle abnorme psychosoziale Umstände" erfasst werden, wie z.B. „abnorme intrafamiliäre Beziehungen", psychische Störungen in der Familie, „inadäquate oder verzerrte intrafamiliäre Kommunikation" oder „abnorme Erziehungsbedingungen" (Remschmidt et al., 2012; siehe auch Kapitel 34).

11.3 Fragebögen zum aktuellen Familien- und Paarsystem

Aus der Vielzahl familien- und paardiagnostischer Instrumente (Richter et al., 2015) werden zwei Fragebögen zum Familiensystem (EXIS, SCORE) und ein Partnerschafts-Fragebogen (PFB) vorgestellt (siehe Tabelle 11.1).

Fragebogen zum Erleben in sozialen Systemen (EXIS). Der EXIS wurde in Deutschland von einer Arbeitsgruppe um Hunger in zwei Varianten entwickelt: EXIS.pers für private Systeme lässt sich in systemischen Therapien einsetzen, EXIS.org in organisationalen, berufsbezogenen Systemen. EXIS.pers erfasst mit 12 Items bei Erwachsenen vier Dimensionen, nämlich „Zugehörigkeit" (Beispielitem: „In den vergangenen zwei Wochen erlebte ich in meinen wichtigen privaten Beziehungen ... dass ich mich erwünscht fühlte"), „Autonomie" („ ... dass ich mich von den anderen angemessen abgrenzen konnte"), „Einklang" („ ... dass ich mit den anderen im Reinen war") und „Zuversicht" („ ... die Zuversicht, auch mit dem, was ich nicht verändern kann, gut klarzukommen"). Zudem wird gefragt, an welche Personen der:die Befragte bei seinen:ihren „wichtigsten privaten Beziehungen" gedacht hat (Eltern, Kinder, Partner:in, Freund:innen, Sonstige). Erste Studien zur Testgüte (mit Studierenden, Psycholog:innen und deren Angehörigen) belegen, dass das persönliche „soziale System" unterschiedlich bestimmt wird, zusammengesetzt aus unterschiedlichen Kombinationen von Bezugspersonen wie Partner:in, Kinder, Eltern, Freund:innen und/oder Arbeitskolleg:innen. Die interne Konsistenz der Skalen (Cronbachs Alpha) ist (sehr) gut bis auf die Autonomie-Skala mit nur befriedigender innerer Konsistenz (Hunger et al., 2014; Hunger et al., 2017).

Systemic Clinical Outcome and Routine Evaluation (SCORE). Der SCORE-Fragebogen wurde von einer britischen Arbeitsgruppe um Stratton als veränderungssensitives Instrument zur Einschätzung des familiären Funktionsniveaus für die systemische Therapie im Mehrpersonensetting bzw. die Paar- und Familientherapie entwickelt und ins Deutsche übersetzt (Borcsa & Schelenhaus, 2011). Es existieren unterschiedliche Versionen mit 40, 28 (SCORE-28) und 15 Items (SCORE-15; Hamilton et al., 2015; Stratton, 2014). Immer wird bei jedem Systemmitglied die aktuelle subjektive Sicht auf die eigene Familie erfragt. SCORE-15 und SCORE-28 erfassen drei Dimensionen: *Stärken/Ressourcen* (Beispielitem: „In unserer Familie wird jedem zugehört"), *Schwierigkeiten* („Es scheint, dass wir in meiner Familie von einer Krise in die nächste geraten") und *Kommunikation* („In meiner Familie sagt man sich oft nicht die Wahrheit"). Der SCORE-Fragebogen ermöglicht die Basisdiagnostik des familiären Funktionsniveaus zu Beginn (systemischer) Therapien und die Evaluation von Therapieeffekten.

Für die englischen Versionen (SCORE-15, SCORE-28) liegen zu einer größeren Stichprobe von Patient:innen und deren Familien Befunde zur Testgüte vor, die für beide Versionen die Drei-Faktoren-Struktur und eine gute internale Konsistenz und Retest-Reliabilität bestätigen. Auch die Konstrukt- und Kriteriums-Validität wird beim Abgleich mit anderen Fragebögen bestätigt, sowie die Fähigkeit des SCORE-Fragebogens, zwischen klinischen und nichtklinischen Fällen zu differenzieren. Beide Versionen konnten Therapieeffekte über drei bis fünf Monate abbilden. Zumindest die englischsprachigen Versionen von SCORE-15 und SCORE-28 sind kurze, psychometrisch robuste familiendiagnostische Fragebögen, die eingesetzt werden können, um die Effekte von Systemischer Therapie zu evaluieren (Hamilton et al., 2015).

Partnerschaftsfragebogen (PFB). Der wichtigste Fragebogen zum Thema Partnerschaft im deutschsprachigen Raum ist der „Partnerschaftsfragebogen (PFB)" von Hahlweg (2016). Er erfasst mit 31 Items drei Dimensionen der Partnerschaftsqualität – *Streitverhalten* (Beispielitem: „Er/sie kritisiert mich in einer sarkastischen Art und Weise"), *Zärtlichkeit* („Er/sie berührt mich zärtlich und ich empfinde es als angenehm") und *Kommunikation* („Wir planen gemeinsam, wie wir das Wochenende verbringen wollen") – ab 18 Jahren. Er weist eine hohe Testgüte auf und ist an einer bevölkerungsrepräsentativen Stichprobe für die Altersspanne 18 bis 50 Jahre normiert. Die zeitökonomischere Kurzform des Partnerschaftsfragebogen (PFB-K) dient mit 10 Items ebenfalls der Erfassung der partnerschaftlichen Qualität. Der PFB-K wurde an einer bevölkerungsrepräsentativen Stichprobe für die Altersspanne 19 bis 89 Jahre normiert. Der PFB ist einsetzbar in Paartherapien und in systemischen Therapien, in denen im Mehrpersonensetting mit Paaren gearbeitet wird.

11.4 Fragebögen zum Familiensystem der Kindheit (Traumata und Belastungen)

Drei Fragebögen – nämlich ACE, CECA.Q und CTQ – werden weltweit häufig eingesetzt, um retrospektiv Daten über etwaige traumatische Bindungserfahrungen und andere belastende Lebensereignisse des Kindes- und Jugendalters zu erheben (siehe Tabelle 11.1).

Adverse Childhood Experiences (ACE). Der ACE-Fragebogen wurde von einer US-Arbeitsgruppe entwickelt und liegt in zahlreichen Sprachfassungen vor, auch auf Deutsch (Schäfer et al., 2009; Wingenfeld et al., 2011). Bei Jugendlichen und Erwachsenen werden retrospektiv belastende Lebensereignisse in den ersten 18 Lebensjahren mit 10 Items erfasst.

Aus der Summe der „Ja"-Antworten ergibt sich ein Summenscore von 0 bis 10. Je höher der Wert, desto höher war die berichtete Belastung durch stressende und potenziell traumatische Erfahrungen in Kindheit und Jugend.

In einer deutschen Repräsentativstudie berichteten 43.7% der Befragten mindestens ein belastendes Kindheitserlebnis. Vier oder mehr *adverse childhood experiences* (ACE) wurden von 8.9% der Befragten berichtet. Am häufigsten genannt wurden elterliche Scheidung/Trennung (19.4%), Alkoholkonsum und Drogenmissbrauch in der Familie (16.7%), emotionale Vernachlässigung (13.4%) und emotionale Misshandlung (12.5%). Mittels latenter Klassenanalyse wurden vier Muster belastender Kindheitserlebnisse identifiziert (keine ACE, Probleme im Elternhaus, Kindesmisshandlung, multiple ACE). Im kumulativen Modell zeigte die Hochrisikogruppe mit vier oder mehr ACE ein signifikant (und stark) erhöhtes Risiko für Depressivität, Ängstlichkeit, körperliche Aggressivität und eingeschränkte Lebenszufriedenheit (Witt et al., 2019).

Childhood Experiences of Care and Abuse Questionnaire (CECA.Q). Der CECA.Q orientiert sich an einem validierten Interview und erfasst vier Dimensionen mit 17 Items: fehlende elterliche Zuwendung (Vernachlässigung und Antipathie), körperliche Misshandlung durch Eltern und sexuellen Missbrauch durch Erwachsene vor dem Alter von 17 Jahren. Sowohl im englischen Original als auch in der deutschen Übersetzung zeigten sich befriedigende innere Konsistenzen und Retest-Reliabilitäten der CECA.Q-Skalen sowie Belege für die Validität (Kaess et al., 2011).

Childhood Trauma Questionnaire (CTQ). Auch der CTQ wurde in den USA entwickelt und in viele Sprachen übersetzt (deutsche Version: Häuser et al., 2011). Der CTQ kann bei Jugendlichen und Erwachsenen eingesetzt werden. 28 Items erfassen 5 Dimensionen an Belastungen und Traumata (emotionalen, körperlichen, sexuellen Missbrauch; emotionale und körperliche Vernachlässigung). Die deutsche Version des CTQ zeigte in einer großen Stichprobe psychiatrischer Patient:innen eine ähnlich hohe Testgüte wie das amerikanische Original (Wingenfeld et al., 2011).

In einer deutschen Repräsentativstudie berichteten 31.0% der Befragten im CTQ von mindestens einer Form des Missbrauchs, 6.5% von (zumindest moderatem) emotionalem Missbrauch, 6.7% von körperlichem Missbrauch, 7.6% von sexuellem Missbrauch, 13.3% von emotionaler Vernachlässigung und 22.5% von körperlicher Vernachlässigung. Frauen berichteten häufiger von sexuellem und von emotionalem Missbrauch (Witt et al., 2017). In zwei Repräsentativstudien zeigten sich hoch signifikante Zusammenhänge zwischen den verschiedenen Formen der Kindesmisshandlung. Das Risiko für das Vorliegen einer anderen Form von Misshandlung ist beim Vorliegen psychischer Misshandlung um das 7- bis 37-fache erhöht. Alle Formen von Misshandlung sind signifikant mit psychischen Auffälligkeiten assoziiert. Die Folgen psychischer Misshandlung sind ähnlich gravierend wie die Folgen sexuellen Missbrauchs (Witt et al., 2021).

11.5 Bindungsdiagnostik

Bindungsmuster sind geprägt von den Beziehungserfahrungen der Kindheit und späterer Lebensphasen (siehe Kapitel 6). Insofern ist Bindungsdiagnostik sowohl Beziehungsdiagnostik als auch Diagnostik intrapsychischer Muster. Bindungsmuster wie sichere, unsicher-vermeidende, unsicher-ambivalente oder desorganisierte Bindung stehen in Zusammenhang mit der psychischen Gesundheit und der Beziehungsgesundheit von Kindern, Jugendlichen und Erwachsenen. Insofern ist Bindungsdiagnostik bedeutsam für bindungsorientiert arbeitende Psychotherapeut:innen, aber auch etwas verwirrend, da ganz unterschiedliche Ansätze mit unterschiedlicher Erhebungsmethodik und variierenden theoretischen Hintergründen für verschiedene Zwecke und Altersgruppen existieren (Kirchmann et al., 2017; Sydow, 2016). Zunächst muss zwischen der Diagnostik von Bindungs*mustern* und der Diagnostik von Bindungs*störungen* unterschieden werden.

11.5.1 Diagnostik von Bindungsmustern

Zur Diagnostik von *Bindungsmustern* existiert eine Vielzahl an Verfahren für unterschiedliche Altersgruppen und unter Einsatz verschiedener Erhebungsmodalitäten (Verhaltensbeobachtung, Analyse von Interviews, Fragebögen, Q-Sorts usw.) sowie mit kategorialer oder aber dimensionaler Konzeptualisierung und Erfassung von Bindungsmustern. Diese Verfahren messen nicht immer genau dasselbe: Bei Fragebögen besteht durch die Neigung, sozial erwünscht zu antworten, eine höhere Wahrscheinlichkeit für verfälschte Ergebnisse als bei Verhaltensbeobachtungen oder Interviews (Kirchmann et al., 2017; Sydow, 2017). Im Folgenden werden die drei wichtigsten bindungsdiagnostischen Instrumente dargestellt. Ein weiteres bindungsorientiertes projektives Verfahren wird in Kapitel 12 beschrieben.

Fremde Situation oder Fremde Situations Test (FST). Ainsworth entwickelte den ersten diagnostischen Bindungstest, der bis heute intensiv eingesetzt wird (Ainsworth et al., 1978). Der FST ist ein experimentelles Verhaltensbeobachtungsverfahren, bei dem untersucht wird, wie ca. einjährige Kleinkinder auf eine kurze Trennung von einer Bezugsperson (z.B. Mutter oder Vater) reagieren. Aus dem Verhalten des Kindes (insbesondere bei der Wiedervereinigung mit der Bezugsperson) wird abgeleitet, welcher kategorialen Bindungsrepräsentation es zugeordnet wird.

Als „sicher" klassifizierte Kinder suchen die Nähe der Bezugsperson und beruhigen sich schnell wieder, „vermeidende" Kinder legen ihren Fokus auf Exploration und ignorieren oder vermeiden die Bezugsperson bei ihrer Rückkehr, „ambivalente" Kinder können sich kaum beruhigen und zeigen sowohl Nähewünsche als auch Angst oder Ärger. Und „desorganisierte" Kinder zeigen eigenartiges, in sich widersprüchliches Verhalten (z.B. gehen zur Mutter, drehen aber gleichzeitig ihr Gesicht von ihr weg; siehe Tabelle 11.2). Dies wird als Hinweis interpretiert, dass diese Kleinkinder gleichzeitig Beruhigung suchen und Angst gegenüber der Bezugsperson empfinden und somit zwei widersprüchliche Verhaltenssysteme aktiv sind (Nähesuchen und Flucht).

Adult Attachment Interview (AAI). Das Erwachsenen-Bindungs-Interview ist ein halb standardisiertes Interview, zur retrospektiven Erfassung von Bindungserfahrungen im Kindesalter und aktuellen bindungsbezogenen Einstellungen bei Erwachsenen. Das AAI wurde von Mary Main und Kolleg:innen entwickelt (George et al., 2016) und beruht auf der Transkription und Analyse eines Interviews mit 20 Fragen zur Beziehung zu den Eltern in der Kindheit, Trennungen, Krankheiten, möglichen Traumatisierungen und Fragen zur bisherigen Reflexion dieser Erfahrungen. Es wird nach einem Manual regelorientiert ausgewertet, wofür ein spezielles Training nötig ist (Main & Goldwyn, n.d.). Eine Besonderheit ist, dass nicht nur analysiert wird, *was* die Befragten erzählen (Inhalte wie z. B. liebevolles Elternverhalten, Rollenumkehr), sondern auch eingeschätzt wird, *wie* die Befragten über ihre Erfahrungen sprechen: Erzählen sie eine kohärente Geschichte? Lassen sie sich auf die Fragen ein oder geben sie pauschale, undifferenzierte Antworten? Gibt es Hinweise auf Abwertung, Idealisierung oder kaum beherrschte Wutgefühle? Wichtigste Kategorie ist die (dimensionale) „Kohärenz" des Berichts und des Denkens der Befragten. Als kohärent gelten zusammenhängende und logische Beschreibungen der vergangenen Erfahrungen und der heutigen Einstellungen. Daraus wird dann die erfasste Bindungsrepräsentation abgeleitet („current state of mind with respect to attachment") und einer von vier dimensionalen Kategorien zugeordnet. „Sicher-autonome" Narrative beschreiben kohärent positive und negative Erinnerungen in angemessener Länge, „unsicher-distanziert" Narrative wirken eher oberflächlich und pauschal idealisierend oder aber abwertend (z. B. „Mein Vater ist für mich gestorben, nächste Frage bitte"), „unsicher-verstrickte" Narrative sind geprägt durch negative Erinnerungen und Hinweise darauf, dass Gefühle der Kindheit für die Befragten aktuell noch sehr präsent sind. Als „ungelöst-desorganisierte" Bindung kodiert werden schwere Kohärenzbrüche beim Sprechen über Traumaerfahrungen oder Verluste (also unverarbeitete Verluste/Traumata; siehe Tabelle 11.2).

Experiences in Close Relationships Questionnaire (ECR). Da für Erwachsene oft der:die Partner:in die wichtigste Bindungsperson ist, wurden Fragebögen (und Interviews) zur Diagnostik partnerschaftsbezogener Bindungsmuster entwickelt (Sydow, 2016). Im englischen Sprachraum hat sich der „Experiences in Close Relationships Questionnaire" durchgesetzt. Von der revidierten Fassung liegt eine deutsche Version mit ebenfalls hoher Testgüte vor (ECR-RD; Ehrenthal et al., 2009). Der ECR-RD erfasst mit 36 Items auf zwei Dimensionen „bindungsbezogene Angst" (Beispielitem: „Ich habe Angst, die Liebe meines Partners/meiner Partnerin zu verlieren") und „bindungsbezogene Vermeidung" („Ich fühle mich unwohl, mich meinem Partner/meiner Partnerin zu öffnen"). Bevölkerungsrepräsentative Normwerte existieren für eine noch nicht publizierte Screeningversion (Ehrenthal, 2015). Der ECR-RD lässt sich in bindungsorientierten Therapien im Einzel- oder Paarsetting zur Eingangsdiagnostik und zur Erkundung von Interventionseffekten nutzen (siehe Tabelle 11.1).

Der Fragebogen liegt auch für Kinder und Jugendliche mit Bezug auf die Eltern vor (Brenning et al., 2011).

11.5.2 Diagnostik von Bindungsstörungen nach ICD-10 und ICD-11

Zwei Formen von Bindungsstörungen werden in der ICD-10 – jeweils nur für Kinder im Alter von 0 bis 5 Jahren – und in der ICD-11 klassifiziert: Die „Reaktive Bindungsstörung des Kindesalters" (F94.1; ICD-11: „Reactive attachment disorder" [6B44]) manifestiert sich in Symptomen anhaltender Auffälligkeiten im sozialen Beziehungsmuster des Kindes, begleitet von einer emotionalen Störung als Reaktion auf Wechsel in den Milieuverhältnissen (Furchtsamkeit und Übervorsichtigkeit, eingeschränkten sozialen Interaktionen mit Gleichaltrigen, gegen sich selbst oder andere gerichtete Aggressionen, Unglücklichsein und in einigen Fällen Wachstumsverzögerung). Das Syndrom tritt wahrscheinlich als direkte Folge von schwerer elterlicher Vernachlässigung, Missbrauch oder schwerer Misshandlung auf.

Die „Bindungsstörung des Kindesalters mit Enthemmung" (F94.2; ICD-11: „Disinhibited Social Engagement Disorder" [6B45]) zeigt sich als abnormes soziales Funktionsmuster, das während der ersten fünf Lebensjahre auftritt mit einer Tendenz, trotz deutlicher Änderungen in den Milieubedingungen zu persistieren. Dieses kann z. B. in diffusem, nichtselektivem Bindungsverhalten bestehen, in aufmerksamkeitssuchendem und wahllos freundlichem Verhalten und kaum modulierten Interaktionen mit Gleichaltrigen.

Tabelle 11.2: Klassifikationen des FST und AAI im Vergleich

Fremde Situations Test (FST)	Adult Attachment Interview (AAI)
sicher	sicher-autonom (F: free/autonomous)
unsicher-vermeidend	unsicher-distanziert (D: dismissing)
unsicher-ambivalent	unsicher-verstrickt (E: preoccupied)
desorganisiert	ungelöst-desorganisiert (U: unresolved)

Auch die neue ICD-11-Diagnose „Komplexe PTBS" (siehe Kapitel 28.7) sowie die Trennungsangst, die in der ICD-11 nicht nur bei Kindern, sondern auch bei Erwachsenen diagnostiziert werden kann, sind eng mit Bindungsstörungen verknüpft (Bowlby, 1973).

11.6 Diagnostik interpersoneller Eigenschaften von Personen

Verinnerlichte Beziehungserfahrungen prägen die Persönlichkeit und das interpersonelle Verhalten – dieser Gesichtspunkt ist in der Psychologie und Psychotherapie auch außerhalb der Bindungsforschung bedeutsam. Dabei wird oft auf den *interpersonalen Ansatz* von Sullivan (1953) Bezug genommen, der psychische Störungen als Störungen zwischenmenschlicher Beziehungen konzeptualisierte sowie auf das *Circumplex-Modell* bzw. das interpersonale Kreissystem, das durch zwei Dimensionen aufgespannt wird (feindselig vs. freundlich; dominant vs. submissiv). Im Folgenden werden zwei Verfahren zur Erfassung interpersoneller Eigenschaften, das IIP sowie das IMI, kurz vorgestellt (siehe Tabelle 11.1).

Inventar zur Erfassung Interpersonaler Probleme (IIP). Das IIP wurde von einer Arbeitsgruppe um Horowitz entwickelt und ins Deutsche übersetzt (IIP-D; Horowitz et al., 2016). Der Fragebogen erfasst mittels 64 oder 32 Items acht Dimensionen, die faktorenanalytisch abgeleitet wurden, wie z. B. „autokratisch/dominant", „introvertiert/sozial vermeidend" oder „expressiv/aufdringlich". Daneben wird ein Gesamtwert gebildet, der das Ausmaß an interpersonaler Problematik abbildet. Verschiedene Studien belegen eine hohe Testgüte. Das IIP ist normiert für die Altersgruppe 18 bis 74 Jahre und in der psychotherapeutischen Verlaufs- und Ergebnisdiagnostik etabliert. Er ist jedoch in der Durchführung relativ aufwendig.

Impact Message Inventory (IMI). Ein konzeptuell dem IIP verwandter Fragebogen ist das IMI, ein interpersonaler Fragebogen, der auf das Circumplex-Modell aufbaut (Kiesler & Schmidt, 2006). Hier beschreibt die beurteilende Person die Wirkung der beurteilten Person auf sich selbst (Beispielitem: „Wenn ich mit ihm/ihr zusammen bin, habe ich das Gefühl ... ich möchte Distanz zu ihm/ihr wahren"). Es liegt eine übersetzte und evaluierte deutsche Version vor (IMI-D; Caspar et al., 2016). Mithilfe von 56 Items werden acht Dimensionen erfasst (freundlich-dominant, dominant, feindselig-dominant, feindselig, feindselig-submissiv, submissiv, freundlich-submissiv, freundlich).

11.7 Fremdrating-Verfahren zur interpersonellen Diagnostik

Standardisierte Beobachtungsverfahren zur Analyse familiärer und partnerschaftlicher Interaktionen sind in der Durchführung meist sehr aufwendig und werden deshalb nur in der Forschung eingesetzt (Sydow et al., 2007). Das Verfahren GARF ist jedoch relativ einfach einsetzbar und wird im Folgenden beschrieben (siehe Tabelle 11.1).

Global Assessment of Relationship Functioning (GARF). Das *klinische Rating* der Beziehungsqualität GARF wurde in den USA entwickelt und liegt auch auf Deutsch vor (Cierpka & Stasch, 2003). Im Fremdrating wird die globale Beziehungsqualität einer „Beziehungseinheit (z. B. Familie, Paar)" bzw. das Funktionsniveau einer Beziehung („relationship functioning") in Bezug auf die Dimensionen Problemlösen, Organisation und Emotionales Klima auf einer fünfstufigen Skala von „0 bis 20 %" (sehr niedriges Funktionsniveau) bis „81 bis 100 %" (hohes Funktionsniveau) eingeschätzt. Die mittlere Stufe („41 bis 60 %") wird beispielsweise folgendermaßen beschrieben: „Obwohl es gelegentliche Perioden von befriedigendem Zusammenleben gibt, dominieren unbefriedigende und dysfunktionale Beziehungen deutlich". Die Befunde zur Testgüte sind positiv. GARF-Ratings können von Rater:innen mit größerer klinischer Erfahrung schnell und reliabel durchgeführt werden und weisen eine relativ hohe Validität auf (Denton et al., 2010).

11.8 Fazit

In den deutschsprachigen „Standardpaketen" zur Qualitätssicherung von Psychotherapie (Velten et al., 2017) spielen Fragebögen zur Beziehungsdiagnostik bisher keine Rolle. Das wird sich in Zukunft aber wohl ändern, da Systemische Therapie stärker implementiert und beforscht wird und Beziehungen, Bindungsmuster, frühkindliche Bindungstraumatisierungen und die interpersonelle Perspektive auch in anderen Richtlinienverfahren immer bedeutsamer werden. Es gibt hier noch viel Aus- und Weiterbildungsbedarf, so zeigte sich bei einer Totalerhebung bei allen Sozialpsychiatrischen Zentren (SPZ) in Deutschland, dass standardisierte Familiendiagnostik bemerkenswert wenig stattfindet (nur bei ca. 20 % der SPZ) während Symptom- und Intelligenzdiagnostik von nahezu 100 % der SPZ realisiert wird (Homes & Sydow, 2019; Sydow & Homes, 2021).

Die Entwicklung eines *basisdiagnostischen Instrumentariums*, das einheitlich in der Kinder- und Jugend- sowie der Erwachsenenpsychotherapie eingesetzt werden kann, wäre hilfreich (siehe auch Kasten). Nützlich sein könnten hier z. B. der Familienfragebogen *SCORE-15* (Borcsa & Schelenhaus, 2011), das klinische Beobachtungsinstrument *GARF* (Cierpka & Stasch, 2003), zwei Fragebögen zu Kindheitstraumata bzw. belastenden Beziehungserfahrungen (ACE, CTQ) und die universell einsetzbare *Goal Attainment Scale* (*GAS*; Kiresuk & Sherman, 1968). Darüber hinaus könnte in der Systemischen Therapie auch noch das *Genogramm* und ein *Skulpturverfahren mit Spielfiguren* eingesetzt werden (siehe Kapitel 12). Auch altersangepasste Bindungsdiagnostik (z. B. FST, ECR-RD) und der Partnerschaftsfragebogen (PFB; Hahlweg, 2016) könnten genutzt werden. In manchen psychodynamischen und verhaltenstherapeutischen Kontexten werden interpersonelle Verfahren wie IMI oder IIP eingesetzt.

Einbettung von Diagnostikuntersuchungen

Selbstverständlich sollten Patient:innen und Angehörige vorab darüber aufgeklärt werden, dass sie Fragebögen nur soweit ausfüllen sollen, wie es für sie selbst akzeptabel ist. Die Testergebnisse sollten immer gemeinsam besprochen werden. Falls sich Patient:innen oder Angehörige weigern, Fragebögen auszufüllen, so sollten sie niemals gedrängt werden. Es ist empfehlenswert, die Ablehnung zunächst zu akzeptieren und freundlich nachzufragen, was dagegenspricht. Vielleicht lässt sich die Skepsis im Gespräch auflösen – wenn nicht, so ist eine gute therapeutische Beziehung noch wichtiger als perfekte Diagnostik.

Literatur

Ainsworth, M.D.S., Blehar, M.C., Waters, E. & Wall, S. (1978). *Patterns of attachment: A psychological study of the Strange Situation.* Hillsdale, NJ: Erlbaum.

American Psychiatric Association. (2015). *Diagnostisches und Statistisches Manual Psychischer Störungen DSM-5®* (2., korrigierte Aufl.). Göttingen: Hogrefe.

Borcsa, M. & Schelenhaus, S. (2011). Der Fragebogen zur Erfassung der Wirksamkeit von Systemischer Therapie SCORE 15. Ein Werkstattbericht. *Systeme, 25*(2), 137–140.

Bowlby, J. (1973). *Separation: Anxiety & Anger. Vol. 2: Attachment and Loss.* London: Hogarth Press.

Brenning, K., Soenens, B., Braet, C. & Bosmans, G. (2011). An adaptation of the Experiences in Close Relationships Scale-Revised for use with children and adolescents. *Journal of Social and Personal Relationships, 28*(8), 1048–1072. https://doi.org/10.1177/0265407511402418

Caspar, F., Berger, T., Fingerle, H. & Werner, M. (2016). IMI-D. Die deutsche Version des Impact Message Inventory (IMI). *Psychotherapie im Dialog, 17*(4), e1–e10.

Cierpka, M. & Stasch, M. (2003). Die GARF-Skala: Ein Beobachtungsinstrument zur Einschätzung der Funktionalität von Beziehungssystemen. *Familiendynamik, 28*(2), 176–200.

Denton, W.H., Nakonezny, P.A. & Burwell, S.R. (2010). Reliability and validity of the Global Assessment of Relational Functioning (GARF) in a psychiatric family therapy clinic. *Journal of Marital & Family Therapy, 36*(3), 376–387. https://doi.org/10.1111/j.1752-0606.2009.00144.x

Ehrenthal, J.C. (2015). ECR-RD. Experiences in Close Relationships – Revised Deutsche Version. In D. Richter, E. Brähler & J.S. Ernst (Hrsg.), *Diagnostische Verfahren für Beratung und Therapie von Paaren und Familien* (S. 117–120). Göttingen: Hogrefe.

Ehrenthal, J.C., Dinger, U., Lamla, A., Funken, B. & Schauenburg, H. (2009). Evaluation der deutschsprachigen Version des Bindungsfragebogens „Experiences in Close Relationships – Revised" (ECR-RD). *Psychotherapie, Psychosomatik & Medizinische Psychologie, 59*(6), 215–223. https://doi.org/10.1055/s-2008-1067425

George, C., Kaplan, N. & Main, M. (2016). Adult Attachment Interview. In G. Gloger-Tippelt (Hrsg.), *Bindung im Erwachsenenalter. Ein Handbuch für Forschung und Praxis* (3., unveränd. Aufl., S. 419–439). Bern: Huber.

Häuser, W., Schmutzer, G., Brähler, E. & Glaesmer, H. (2011). Misshandlungen in Kindheit und Jugend. Ergebnisse einer Umfrage einer repräsentativen Stichprobe der deutschen Bevölkerung. *Deutsches Ärzteblatt, 108*(17), 287–294.

Hahlweg, K. (2016). *Fragebogen zur Partnerschaftsdiagnostik (FPD)* (2., neu normierte und erweiterte Auflage). Göttingen: Hogrefe.

Hamilton, E., Carr, A., Cahill, P., Cassells, C. & Hartnett, D. (2015). Psychometric properties and responsiveness to change of 15- and 28-item versions of the SCORE: A family assessment questionnaire. *Family Process, 54*(3), 454–463. https://doi.org/10.1111/famp.12117

Homes, K. & Sydow, K. von (2019). Familie im Blick? – Standardisierte Familiendiagnostik an Sozialpädiatrischen Zentren (SPZ). *Praxis der Kinderpsychologie & Kinderpsychiatrie, 68*(5), 402–418. https://doi.org/10.13109/prkk.2019.68.5.402

Horowitz, D., Strauß, B., Thomas, A. & Kordy, H. (2016). *IIP-D: Inventar zur Erfassung interpersonaler Probleme – Deutsche Version* (3., überarb. Aufl.). Göttingen: Hogrefe.

Hunger, C., Bornhäuser, A., Link, L., Geigges, J., Voss, A., Weinhold, J. et al. (2017). The Experience in Personal Social Systems Questionnaire (EXIS.pers): Development and psychometric properties. *Family Process, 56*(1), 154–170.

Hunger, C., Bornhäuser, A., Weinhold, J. & Schweitzer, J. (2014). Erleben in sozialen Systemen. Kurzvorstellung eines neuen Fragebogens und Darstellung seiner Ergebnisse in der Heidelberger RCT-Studie zur Wirksamkeit von Systemaufstellungen. *Familiendynamik, 4,* 316–325.

Kaess, M., Parzer, P., Mattern, M., Resch, F., Bifulco, A. & Brunner, R. (2011). Childhood Experiences of Care and Abuse (CECA) – Validierung der deutschen Version von Fragebogen und korrespondierendem Interview sowie Ergebnisse einer Untersuchung von Zusammenhängen belastender Kindheitserlebnisse mit suizidalen Verhaltensweisen. *Zeitschrift für Kinder- und Jugendpsychiatrie und Psychotherapie, 39,* 243–252. https://doi.org/10.1024/1422-4917/a000115

Kiesler, D.J. & Schmidt, J.A. (2006). *Manual for the Impact Message Inventory-Circumplex (IMI-C).* Menlo Park, CA: Mind Garden, Inc.

Kirchmann, H., Singh, S. & Strauß, B. (2017). Methoden zur Erfassung von Bindungsmerkmalen. In B. Strauß & H. Schauenburg (Hrsg.), *Bindung in Psychologie und Medizin: Grundlagen, Klinik und Forschung – Ein Handbuch* (S. 101–121). Stuttgart: Kohlhammer.

Kiresuk, T.J & Sherman, R.E. (1968). Goal Attainment Scale: A general method for evaluating comprehensive community mental health programs. *Community Mental Health Journal, 4*(6), 443–453. https://doi.org/10.1007/BF01530764

Main, M. & Goldwyn, R. (n.d.). *Adult attachment classification and rating system.* Unpublished Manuscript, University of California, Department of Psychology.

Remschmidt, H., Schmidt, M. & Poustka, F. (2012). *Multiaxiales Klassifikationsschema für psychische Störungen des Kindes- und Jugendalters nach ICD-10 der WHO – Mit einem synoptischen Vergleich von ICD-10 und DSM-IV* (6. Aufl.). Bern: Huber.

Richter, D., Brähler, E. & Ernst, J. (2015). Diagnostische Verfahren für Beratung und Therapie von Paaren und Familien. Göttingen: Hogrefe. https://doi.org/10.1026/02689-000

Schäfer, I., Wingenfeld, K. & Spitzer, C. (2009). *Deutsche Version des „Adverse Childhood Experiences Questionnaire (ACE)".* Universität Hamburg. Verfügbar unter: https://zep-hh.de/wp-content/uploads/2020/09/ACE-Deutsch.pdf

Stratton, P. (2014). SCORE: Systemic Clinical Outcome and Routine Evaluation index of family functioning and change. Using the SCORE-15 (with contributions from Judith Lask, Gary Robinson, Marcus Averbeck, Reenee Singh, Julia Bland and Jan Parker). In D. Law & M. Wolpert (Eds.), *Guide to using outcomes and feedback tools with children, young people, and families* (pp. 120–128). London: CORC.

Strobel, K. (2020). ICD-11 präzisiert Misshandlung und posttraumatische Belastungsstörung. *Medical Tribune.* Verfügbar unter: https://www.medical-tribune.de/medizin-und-forschung/artikel/icd-11-praezisiert-misshandlung-und-posttraumatische-belastungsstoerung

Sullivan, H.S. (1953). *The interpersonal theory of psychiatry.* New York: Norton Press.

Sydow, K. von (2016). Forschungsmethoden zur Erhebung der Partnerschaftsbindung. In G. Gloger-Tippelt (Hrsg.), *Bindung im Erwachsenenalter. Ein Handbuch für Forschung und Praxis* (3., unveränd. Aufl., S. 287–317). Bern: Huber.

Sydow, K. von (2017). Bindung und Partnerbeziehung. In B. Strauß & H. Schauenburg (Hrsg.), *Bindung in Psychologie und Medizin: Grundlagen, Klinik und Forschung – Ein Handbuch* (S. 87–100). Stuttgart: Kohlhammer.

Sydow, K. von (2018). Standardisierte Diagnostik. In K. von Sydow & U. Borst (Hrsg.), *Systemische Therapie in der Praxis* (S. 123–133). Weinheim: Beltz.

Sydow, K. von, Beher, S., Retzlaff, R. & Schweitzer, J. (2007). *Die Wirksamkeit Systemischer Therapie/Familientherapie*. Göttingen: Hogrefe.

Sydow, K. von & Homes, K. (2021). Standardisierte Symptom- und Intelligenzdiagnostik an Sozialpädiatrischen Zentren (SPZ) in Deutschland. *Praxis der Kinderpsychologie und Kinderpsychiatrie, 70*(7), 626–637. https://doi.org/10.13109/prkk.2021.70.7.626

Velten, J., Margraf, J., Benecke, C., Berking, M., In-Albon, T., Lincoln, T. et al. (2017). Methodenpapier zur Koordination der Datenerhebung und -auswertung an Hochschul- und Ausbildungsambulanzen für Psychotherapie (KODAP). *Zeitschrift für Klinische Psychologie und Psychotherapie, 46*(3), 169–175. https://doi.org/10.1026/1616-3443/a000431

Wamboldt, M., Cordaro, A., Jr. & Clarke, D. (2015), Parent-child relational problem: Field trial results, changes in DSM-5, and proposed changes for ICD-11. *Family Process, 54,* 33–47. https://doi.org/10.1111/famp.12123

Wamboldt, M., Kaslow, N. & Reiss, D. (2015). Description of relational processes: Recent changes in DSM-5 and proposals for ICD-11. *Family Process, 54,* 6–16. https://doi.org/10.1111/famp.12120

Wiefel, A., Titze, K., Kuntze, L., Winter, M., Seither, C., Witte, B. et al. (2007). Diagnostik und Klassifikation von Verhaltensauffälligkeiten bei Säuglingen und Kleinkindern von 0–5 Jahren. *Praxis der Kinderpsychologie & Kinderpsychiatrie, 56*(1), 59–81. https://doi.org/10.13109/prkk.2007.56.1.59

Wingenfeld, K., Schäfer, I., Terfehr, K., Grabski, H., Driessen, M., Grabe, H. et al. (2011). Reliable, valide und ökonomische Erfassung früher Traumatisierung: Erste psychometrische Charakterisierung der deutschen Version des Adverse Childhood Experiences Questionnaire (ACE). *Psychotherapie Psychosomatik Medizinische Psychologie, 61*(1), e10–e14. https://doi.org/10.1055/s-0030-1263161

Witt, A., Brähler, E. & Fegert, J. M. (2021). Worte tun nicht weh? Folgen psychischer Misshandlung. *Monatsschrift Kinderheilkunde, 169,* 613–621. https://doi.org/10.1007/s00112-021-01183-z

Witt, A., Brown, R. C., Plener, P. L., Brähler, E. & Fegert, J. M. (2017). Child maltreatment in Germany: Prevalence rates in the general population. *Child and Adolescent Psychiatry and Mental Health, 11,* 47. https://doi.org/10.1186/s13034-017-0185-0

Witt, A., Sachser, C., Plener, P. L., Brähler, E. & Fegert, J. M. (2019). The prevalence and consequences of adverse childhood experiences in the German population. *Deutsches Ärzteblatt International, 116,* 635–642. https://doi.org/10.3238/arztebl.2019.0635

Zero to Three. (2005). Diagnostic classification of mental health and developmental disorders of infancy and early childhood: Revised edition (DC: 0–3R). Washington, DC: Zero to Three Press.

12 Symbolisch-metaphorische und projektive Verfahren

Kirsten von Sydow & Svenja Taubner

Inhaltsübersicht

12.1 Einführung

In diesem Kapitel werden symbolisch-metaphorische Verfahren (Genogramm, Skulptur) dargestellt, die einen systemischen Hintergrund haben (siehe Kapitel 4 und 20), und projektive Verfahren mit einem eher psychodynamischen Hintergrund (siehe Kapitel 3 und 19). Allen ist gemeinsam, dass das Vorgehen meist weniger standardisiert und eher kreativer ist und dass Befunde zur Testgüte bisher meist nur in begrenztem Umfang vorliegen. Eine weitere Gemeinsamkeit ist, dass eher implizites Wissen erfasst wird, was zu neuen Einsichten bei den Untersuchten und den Untersuchenden beitragen kann.

12.2 Symbolisch-metaphorische Verfahren

Mittels *symbolisch-metaphorischer Verfahren* wie dem Genogramm und der Familienskulptur lassen sich Familien- und andere Systeme (z. B. berufliche) visuell-räumlich darstellen. Sie gelten als „typisch" für die Systemische Therapie und sind sowohl diagnostische Instrumente als auch Interventionen, die es ermöglichen, aktuell geschilderte Symptome in einen größeren Beziehungskontext einzubetten (Sydow et al., 2007; siehe Kapitel 4 und 20). Im Folgenden werden das Genogramm und verschiedene Varianten der Skulpturarbeit beschrieben, auch Bert Hellingers umstrittene „Familienaufstellungen" (siehe Sydow, 2018). Abschließend wird auf das Verfahren „Familie in Tieren" eingegangen.

12.2.1 Genogramm

Ein *Genogramm (Familienstammbaum)* ist die grafische Darstellung einer Familie über mindestens drei Generationen hinweg. Die Technik wurde von *Murray Bowen* zunächst als „Familien-Diagramm" entwickelt und dient der Visualisierung wichtiger Familienereignisse und Daten (Kerr & Bowen, 1988). Das Genogramm hilft, einen Überblick über mehrgenerationale Muster zu gewinnen – sowohl über problematische Aspekte (z. B. wiederkehrende Alkoholprobleme oder Depressionen, verschwundene Väter) als auch über Ressourcen, die in verschiedenen Generationen immer wieder auffindbar sind (z. B. liebevolle Vater-Kind-Beziehungen, mutige Mütter) und bietet einen Zugang zur historisch-kulturellen Einbindung eines Familiensystems. Es kann bereits im Erstgespräch erhoben und danach immer weiter ergänzt werden (siehe Kasten). Es werden systematisch Informationen gesammelt und tradierte Einstellungen, Haltungen, Verhaltens- und Problemlösemuster identifiziert (Hildenbrand, 2018; McGoldrick et al., 2022; Sydow, 2015).

Wie erstellt man ein Genogramm?

Starten können Therapeut:innen z. B. mit folgendem Eingangssatz: „Es hilft mir, Sie und Ihr Umfeld besser zu verstehen, wenn wir Ihren Familienstammbaum zusammen aufzeichnen. Ist das okay für Sie?" Das Genogramm sollte dann für alle Beteiligten gut sichtbar dargestellt werden, im Mehrpersonensetting am besten auf einem Flipchart.

Zu einem vollständigen Genogramm gehören Daten zu allen Familienangehörigen über mindestens drei Generationen hinweg, d. h. die Generation des:der Patient:in (Indexperson), die Eltern- und Großelterngeneration sowie ggf. die Kinder und Enkel der Indexperson:

- Frauen werden durch Kreise, Männer durch Quadrate symbolisiert (bei weiteren geschlechtlichen Varianten darf man kreativ sein).
- Sofern der Platz reicht, wird jede Generation auf einer Ebene angeordnet.
- Zu jeder Person werden Basisdaten notiert, soweit sie bekannt sind (Name, Geschlecht, Alter/Geburtsdatum, Beruf, kultureller und ethnischer Hintergrund, Religion).

- Notiert werden auch gesundheitsbezogene Daten (schwere Krankheiten, Pflegeabhängigkeit, Todesdaten und -ursachen) und fertilitätsbezogene Daten (Geburten, Fehlgeburten, Totgeburten, Schwangerschaftsabbrüche).
- Zu allen wichtigen Paarbeziehungen der Beteiligten werden zentrale Daten dokumentiert (Beginn und Ende von Partnerschaften, Zusammenziehen, Eheschließungen, Trennungen, Scheidungen).
- Schließlich werden noch weitere geografische Daten (Wohnorte, Umzüge) und politische Daten (z. B. Zeiten als Soldat:in, Flucht, Vertreibung, SS-Mitgliedschaft usw.) sowie andere bedeutsame Lebensereignisse im Genogramm vermerkt.

Fallbeispiel: Genogramm von Frau W.

In die Sprechstunde kommt Frau W., eine attraktive, übergewichtige Patientin, die als angestellte Architektin arbeitet. Sie berichtet, in den letzten Jahren ginge es ihr immer schlechter. Sie müsse sich jeden Morgen über eine Stunde aus dem Bett quälen. Sie habe Schlafstörungen, ihre Stimmung sei gedrückt, sie sei ständig erschöpft und müde, sie würde sich zum Arbeiten zwingen und habe keine Freude mehr am Leben. Es bestünden keine Suizidgedanken. Frau W. ist sich bewusst, dass sie Süßigkeiten und andere kalorienreiche Nahrungsmittel nutzt, um sich zu trösten. Sie habe schon mehrfach im Leben solche belasteten Phasen gehabt. Schon seit ca. zwei bis drei Jahren fühle sie sich im Job überlastet und kaum wertgeschätzt. Ende des Vor-

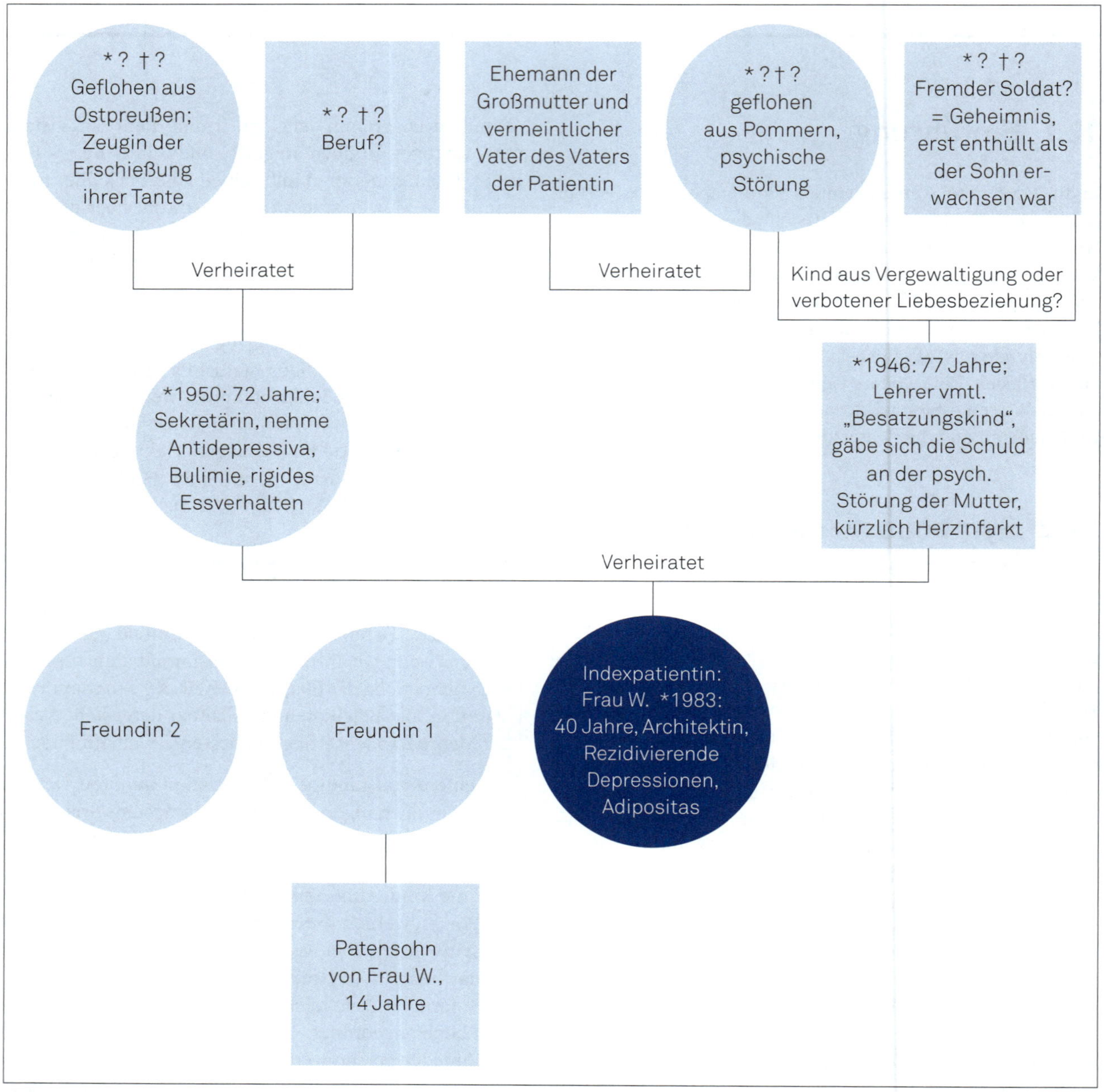

Abbildung 12.1: Genogramm von Frau W.

jahres sei es besonders schlimm gewesen (Erschöpfung und unkontrolliertes Essen), als sie beruflich extrem belastet war (50 bis 60 Stunden pro Woche) und ständig reisen musste. Sie sei „seit Ewigkeiten" Single.

Die Therapeutin erfragt mit Einwilligung der Patientin relevante Daten zu Eltern und anderen Bezugspersonen. Dabei entsteht als erste Annäherung das in Abbildung 12.1 dargestellte Genogramm.

Aus diesem Genogramm lassen sich erste Hypothesen zum Hintergrund der Störungen von Frau W. ableiten – zu Belastungsfaktoren, Ressourcen und möglichen systemischen Zusammenhängen. McGoldrick et al. (2022) schlagen für die Auswertung vor, folgenden Leitideen zu folgen:

1. **Familienstruktur und -zusammensetzung eruieren.** *Fallbeispiel:* Die Indexpatientin und beide Elternteile sind Einzelkinder; die Patientin ist Single und kinderlos, jedoch gut vernetzt in Freundschaften.
2. **Einordnung in den familiären Lebenszyklus.** *Fallbeispiel:* Aufgrund des Alters der Eltern und des Herzinfarktes des Vaters ist vermutlich die Endlichkeit des Lebens und ein möglicher Abschied von den Eltern Thema; Partnerschaftswünsche und Kinderwunsch bzw. die Grenzen ihrer Fertilität könnten bedeutsam sein.
3. **Etwaige transgenerationale Muster, die mit Symptomen verknüpft sein könnten, prüfen.** *Fallbeispiel:* Depressionen bei Mutter und Tochter? Vermutlich Hungererfahrungen beider Großmütter und Essstörungen bei Mutter und Tochter: Die Mutter praktiziere seit Jahrzehnten kontrolliertes und bulimisches Essverhalten und habe die Tochter schon im Grundschulalter zu Diäten genötigt; beide Eltern sind Kinder von vermutlich schwer traumatisierten Müttern, die im zweiten Weltkrieg fliehen mussten oder vertrieben wurden und die vermutlich schwerste Gewalt und extremen Hunger erlitten haben; die Väter sind rätselhaft, insbesondere der Vater des Vaters scheint ein Familiengeheimnis zu sein, von dem die Patientin nur andeutungsweise von ihrer Mutter erfahren hat; ein weiteres Tabuthema ist die Gewalt, die der Vater früher der Mutter gegenüber ausgeübt hat.

Das Fallkonzept und die systemische Therapieplanung zu diesem Fallbeispiel werden in Kapitel 17.4 beschrieben (weitere Beispiele für Genogrammarbeit siehe Borst & Sydow, 2013; McGoldrick et al., 2022).

12.2.2 (Familien-)Skulptur

Mithilfe von *Skulpturverfahren* können Beziehungen und hierarchische Strukturen in Familien oder anderen Kontexten (z. B. am Arbeitsplatz) symbolisch-metaphorisch dargestellt werden. Skulpturen geben einen Überblick über Beziehungsstrukturen, also darüber, wer wem nahesteht, wer ganz alleine dasteht, wer sich wem zuwendet, wer sich wegdreht, wer „oben" (also machtvoller) und wer „unten" (also machtloser) zu sein scheint. Aus den in einer Skulptur sichtbar werdenden Abständen zwischen den Personen, Größenverhältnissen, Körperhaltungen und Blickrichtungen lassen sich Informationen darüber ableiten, wie es um emotionale Nähe und Distanz, Macht und Autorität steht. Auch Hinweise auf Außenseiter:innen oder Koalitionen lassen sich ableiten. Die dabei intuitiv genutzte *Körpersprache* ist universell verständlich für alle Menschen. Doch Familienskulpturen bilden nicht „reale" Beziehungen ab, sondern subjektive „innere Landkarten", die einzelne Menschen von ihrem sozialen Kontext haben (Schweitzer & Weber, 1982), also (komplexe) innere Arbeitsmodelle von Bindung (Sydow, 2015). Mithilfe von Skulpturen lassen sich emotionale Bindungen bzw. Nähe und Distanz sowie Hierarchien in Familien und anderen Systemen anschaulich darstellen. Dieser Zugang zu den *inneren Bildern*, die Beteiligte von den Beziehungsstrukturen ihrer Herkunfts- oder ihrer aktuellen Familie haben, führt manchmal zu neuen Einsichten, da in Skulpturen auch *implizite Bindungs- und Beziehungsmuster* abgebildet werden können, die den Erbauern der Skulptur nicht immer bewusst sind (Sydow, 2014, 2023). Das Spielerische am „Bauen" einer Skulptur macht den Beteiligten oft Spaß und kann zu überraschenden Einsichten beitragen.

Es lassen sich unterschiedliche Lebensphasen „aufstellen". Besonders bedeutsam ist die *gegenwärtige Beziehungskonstellation* und das angestrebte *Therapieziel* (Situation bei Therapieabschluss), auch aus Sicht unterschiedlicher Personen. Es können auch verschiedene zurückliegende und zukünftige Entwicklungsstufen der Familie (z. B. nach dem Auszug der jüngsten Tochter) erkundet oder die *Skulptur in Bewegung gesetzt werden*, um so den „Tanz der Familie" abzubilden. Bei Patient:innen, die sich unwohl fühlen, Skulpturen in vivo umzusetzen, ist es möglich, auch nur über die *fantasierten Skulpturen beider Partner:innen zu sprechen – beispielsweise* ihrer aktuellen und ihrer Wunsch-Partnerschaft (Papp et al., 2013; Sydow et al., 2007).

Es existieren zwei Varianten: Die „lebende Skulptur" (mit Menschen) und *Figurenplatzierungsverfahren* mit Spielfiguren. Im Folgenden werden die verschiedenen Varianten der Familienskulptur beschrieben (siehe Sydow, 2018, 2023).

Einige Skulpturverfahren thematisieren ihren theoretischen Hintergrund gar nicht explizit und setzen voraus, dass die Dimensionen „Nähe/Abstand/Kohäsion" und „Höhe" universell bedeutsam sind. Das Verfahren „Familienskulptur mit Playmobilfiguren (FSPlay)" orientiert sich an der Familiensystem- und Bindungstheorie (Sydow, 2014; Sydow et al., 2015).

12.2.2.1 „Lebende Skulptur"

Die „lebende Skulptur" hat eine lange Tradition in der Familientherapie bzw. Systemischen Therapie, wurde bisher aber kaum systematisch erforscht (Sydow, 2017). Sie kann im therapeutischen Mehrpersonensetting (Familien, Paare) und im Gruppensetting sowie in Ausbildungs-, Selbsterfahrungs- und Supervisionsgruppen eingesetzt werden (Papp et al., 2013; Schweitzer & Weber, 1982; Sydow, 2015).

Fallbeispiel: „Lebende Skulptur“

Ein Paar (Frau und Mann, beide im mittleren Alter) macht eine Systemische Therapie im Mehrpersonensetting. Die Frau leidet unter Depressionen, die nach Einschätzung beider mit den eskalierenden Streitereien des Paares in Zusammenhang stehen. Die Therapeutin bittet beide Personen, die aktuelle Situation und ihr Therapieziel jeweils als „lebende Skulptur“ aufzustellen. Die Frau gestaltet als erstes eine Skulptur zur Gegenwart: Ihr Mann sitzt auf einem Sessel, sie kniet vor ihm – und hat ihre Hände (abwehrend?) erhoben. In der Nachbesprechung wird versucht zu klären, was dieses Bild bedeutet. Explizit nach körperlicher Gewalt gefragt antwortet die Frau, ja, es gebe Gewalt, aber sie wolle nicht darüber sprechen. Der Mann guckt betreten. Dennoch lässt sich das Thema in den Folgesitzungen weiter besprechen: Das Paar berichtet, dass es von beiden Seiten – besonders aber der Frau – emotionale Gewalt gebe (tief demütigende Bemerkungen) und dass der Mann dann in „ohnmächtige Wut“ gerate und schließlich die Frau schlage. Die Therapeutin arbeitet weiter mit dem Paar an ihren Zielen – Klärung der Beziehung, mehr Verbundenheit und Reduktion der wechselseitigen Verletzungen –, legt dem Mann aber auch nahe, sich parallel Hilfe bei einer Beratungsstelle gegen Gewalt zu suchen, was er auch tut.

Es gibt viele unterschiedliche Arten, eine „lebende Skulptur“ zu gestalten (Schlippe & Schweitzer, 2013): Meist wird die Skulptur von einem Systemmitglied gestellt („Inside-out-Perspektive“), möglich ist aber auch, dass z. B. Therapeut:innen einem Paar oder einer Familie eine Rückmeldung geben, wie sie diese gerade wahrnehmen, und das als Skulptur gestalten („Outside-in-Perspektive“). *Simultanskulpturen* entstehen, wenn im Mehrpersonensetting jedes Systemmitglied aufgefordert wird, sich im Raum so zu platzieren, wie es der momentan gefühlten Beziehung zu den anderen Personen entspricht. Die Anwesenden können auch gebeten werden, sich eine Überschrift oder Metapher zur Beschreibung der Skulptur auszudenken. Eine weitere Option ist, dass die Skulptur-Rollenspieler:innen aufgefordert werden, langsam ihren Bewegungsimpulsen nachzugeben und so die Skulptur in Bewegung zu setzen.

Mittels Skulptur werden oft zwei Zeitpunkte abgebildet: die aktuelle Situation und das Therapieziel. Daneben können aber auch alle möglichen anderen bedeutsamen Zeitpunkte aus der Vergangenheit (z. B. vor und nach dem Tod eines Familienmitglieds oder der Geburt eines Kindes) und Zukunft (z. B. Situation nach Auszug des jüngsten Kindes) abgebildet werden. Nützlich ist es auch, den Zeitpunkt vor und nach der Entstehung eines Symptoms aufzubauen und das Symptom dabei als einen Gegenstand zu externalisieren (siehe Kapitel 20). Wichtige Fragen für die Auswertung von Skulpturen sind:

- Wie fühlen Sie sich in dieser Position (der Skulptur) – seelisch und körperlich?
- Haben Sie in der Position Impulse, etwas verändern zu wollen?
- Wussten Sie, dass der:die „Bildhauer:in“ die Familie so sieht?
- Stimmen Sie mit dem Bild überein?
- Welche Veränderung wünschen Sie sich alle, um sich besser zu fühlen?

12.2.2.2 „Familienaufstellungen“ nach Hellinger

In den 1990er Jahren wurden die „Familienaufstellungen“ des katholischen Theologen, ehemaligen Missionars und Psychoanalytikers Bert Hellinger in Deutschland populär (Weber, 1994; Sydow, 2015, 2018). Fokus seiner Arbeit waren „Familienaufstellungen“, also so etwas wie „lebende Skulpturen“ im Gruppensetting, oftmals in Großgruppen. Dabei stellen Klient:innen ihre Herkunfts- oder aktuelle Familie mithilfe anderer Gruppenteilnehmer:innen auf. Die Stellvertretenden werden nach ihrer Befindlichkeit in ihren Positionen befragt und dann wird die Skulptur umgestellt, meist orientiert an den (impliziten) Theorien Hellingers. Zum Abschluss nimmt der:die Protagonist:in wieder den eigenen Platz in der Familienaufstellung ein und die Aufstellung wird durch ein Ritual abgeschlossen: Die leitende Person schlägt dem:der Protagonist:in vor, einen bestimmten Schlüsselsatz zu sagen (z. B. zu einem Elternteil: „Ich danke euch für das, was ich von euch bekommen habe, es reicht, den Rest mache ich selbst“), was bei den Betroffenen oft intensive Gefühle auslöst.

Hellinger beschrieb sich als atheoretisch (Hellinger & ten Hövel, 2007), scheint aber von der Mehrgenerationen- und strukturellen Familientherapie, systemischer Skulpturarbeit und Bindungstheorie beeinflusst zu sein (Sydow, 2015; Weber, 1994). Er ging davon aus, dass Symptome dann auftreten, wenn ein Familienmitglied sich in einer Position befindet, die ihm oder ihr „nicht gemäß“ ist. Als problematisch gilt, wenn Kinder versuchen, die elterliche Paarbeziehung in Ordnung zu bringen, oder ein Elternteil aus Treue zum anderen Elternteil verachten. Die aus Not geborene „Anmaßung“ sei Ausdruck von Verstrickung, Demut sei die Lösung. Diese Probleme könnten in der Aufstellung sichtbar werden und würden durch ein „Zurechtrücken“ der Aufstellung bearbeitet. Manche Elemente seiner Arbeit schienen einleuchtend und berührten viele Menschen emotional. Auch bot Hellinger in Zeiten, in denen die deutschsprachige Systemische Therapie zum Teil noch viele hochabstrakte, kryptische Formulierungen nutzte, verständliche Aussagen in klarer biblischer Sprache (Sydow, 2015). Gleichzeitig waren manche Aspekte seiner Arbeit unethisch und wissenschaftlich fragwürdig, wie die Aufstellungsarbeit mit leidenden Menschen als Show vor Hunderten von Zuschauer:innen, apodiktisch-destruktive Äußerungen („Du bist verloren!“), Arroganz gegenüber Kritik („Du bist noch nicht reif für die Arbeit mit mir“), Forschungsfeindlichkeit, Nicht-Nennen seiner theoretischen Wurzeln und eine patriarchale Haltung zu Geschlechtsrollen (z. B. „Die

Frau muss dem Mann folgen"; Sydow, 2015). Die Nachfrage nach Hellingers Großgruppen-Demonstrationen war zeitweise immens. Hellinger polarisierte psychosoziale Fachkräfte – seine Arbeit löste sowohl Entsetzen als auch Begeisterung aus. Im Jahr 2019 starb Hellinger, aber seine Schüler:innen bieten weiterhin „Familienaufstellungen" an, oftmals Laien ohne reguläre psychotherapeutische oder psychosoziale Ausbildung. Die systemischen Dachverbände (DGSF, SG) haben sich klar von Hellingers Arbeit distanziert.

Dennoch beziehen sich auch manche seriöse Forscher:innen auf Hellingers Ansatz. Ein systematischer Review identifizierte 14 Publikationen zu 11 Studien, die Prä- und Post-Daten zu Effekten von „Familien-/Systemaufstellungen" erhoben. Die Untersuchten waren meist keine Patient:innen, sondern entstammten der Allgemeinbevölkerung. Es wurden Effekte auf Ergebnisvariablen wie Selbstbild, Psychopathologie und familiäres Funktionsniveau untersucht. Mehrheitlich wurden statistisch signifikante Verbesserungen nach der Teilnahme an „Familienaufstellungen" berichtet. Neun Studien untersuchten etwaige iatrogene Effekte und sechs Studien berichteten leichte bis moderate negative Effekte (5 bis 9 %). Die Ergebnisse weisen auf die Wirksamkeit von „Familienaufstellungen" hin sowie auf noch große Forschungsdefizite (Konkolÿ Thege et al., 2021).

12.2.2.3 Figurenplatzierungsverfahren

Figurenplatzierungsverfahren können anders als die „lebende Skulptur" auch im Einzelsetting (in Therapie und Forschung) eingesetzt werden. Sie geben Menschen die Möglichkeit, innere Repräsentationen ihres sozialen Kontexts (z. B. Familie, Arbeitsteam) oder eigene innere Anteile symbolisch durch Spielfiguren darzustellen, die auf einem Spielbrett arrangiert werden (Arnold et al., 2008; Papp et al., 2013; Sydow, 2015, 2018).

In Therapie-, Beratungs- und Coaching-Kontexten werden verschiedene Material-Sets kommerziell vertrieben (z. B. Holzfiguren, Playmobilfiguren, Figuren von LEGO, Lavasteine). Die meisten Ansätze wurden bisher nicht theoretisch fundiert und methodisch evaluiert. Doch manche Figurenplatzierungsverfahren können auch quantitativ ausgewertet werden. Die im deutschen Sprachraum bekanntesten Figurenplatzierungsverfahren sind das *Familienbrett* (*FB*; Ludewig & Wilken, 2000), der *Familiensystem-Test* (*FAST*; Gehring, 1998, 2015) und die *Familienskulptur mit Playmobilfiguren* (*FSPlay*; Sydow, 2014; Sydow et al., 2015; Chehade & Sydow, 2016). Diese Verfahren setzen 8 bis 23 Figuren ein, die auf einem Spielbrett angeordnet werden sollen. Die Erhebungszeit für eine Skulptur liegt bei ca. 5 bis 20 Minuten (Sydow, 2018, 2023). Nur der FAST und die FSPlay erlauben eine systematische quantitative Analyse.

Analog zur lebenden Skulptur (siehe Kapitel 12.2.2.1) werden Patient:innen meist aufgefordert, sowohl ihre aktuelle Familiensituation als auch ihr Therapieziel mit den Spielfiguren auf dem Spielbrett aufzubauen. Ebenso von Interesse sind die Sichtweisen auf Gegenwart und Therapieziele der Bezugspersonen, sofern im Mehrpersonensetting gearbeitet wird. Die Skulpturen werden dokumentiert auf Papier (evtl. mit Vordrucken, die das Spielbrett abbilden) und oft auch durch Fotos, sofern die Patient:innen dem zustimmen.

Der Forschungsstand ist noch unzureichend, aber erste Befunde zeigen, dass die Interrater-Reliabilität bzgl. der Einschätzung der Skulpturen befriedigend ist, auch die Retest-Reliabilität der FAST-Kohäsionswerte und FAST-Hierarchiewerte bei Jugendlichen sind über vier Monate befriedigend. Erste Befunde zur konvergenten Validität (Zusammenhang zwischen Fragebogen-Nähe und Nähe in FSPlay oder FAST) zeigen positive Resultate (Gehring, 1998; Sydow, 2018, 2023). Klinisch auffällige Kinder und deren Väter stellen ihre Familien (und besonders die Elternbeziehung) als weniger kohäsiv dar (also die Beziehungen als weniger eng); die Generationengrenzen sind aus kindlicher und elterlicher Sicht weniger klar und die Eltern klinisch auffälliger Kinder stellen sich als *weniger* einflussreich dar als die Eltern von klinisch unauffälligen Kindern (FAST: Gehring, 1998, zitiert nach Arnold et al., 2008). Der FAST kann auch spezifische Interventionseffekte abbilden: Bei Familien, deren Kind eine ADHS-Diagnose hatte, zeigen sich nur nach einer systemischen Familientherapie, nicht aber nach einer behavioralen Familientherapie in den Familienskulpturen klarere Hierarchien und weniger Hierarchieumkehr (Saile & Forse, 2002).

Die meisten Therapeut:innen werden sich auf die einfache und unkomplizierte „Augenschein"-Auswertung von Skulpturen beschränken. Orientiert an der Bindungs- und der Familiensystemtheorie und empirischen Arbeiten zur Familienskulptur können die folgenden Attribute von Skulpturen der Herkunftsfamilie auf klinische Risikofaktoren hindeuten (siehe Kasten; siehe Gehring, 2015; Sydow, 2018).

Hinweise auf mögliche klinische Risikofaktoren in Skulpturen

1. Wichtige Bezugspersonen (z. B. Vater) werden spontan *nicht* aufgestellt.
2. Ganz allein stehende Protagonist:innen bzw. große Distanz zu wichtigen Bezugspersonen (je nach Alter: Eltern, Geschwister bzw. Partner:in, Freund:innen, Kinder).
3. Von Protagonist:innen abgewandte, weggedrehte wichtige Bezugspersonen (z. B. Eltern stehen weit weg – Womöglich außerhalb des Spielbretts – und mit abgewandtem Gesicht).
4. Hinweise auf Hierarchieumkehr und Parentifizierung (siehe Kapitel 4): Bewusste Verwendung von Figuren der „falschen" Altersklasse (z. B. kindlicher Protagonist verwendet für sich selbst eine Erwachsenenfigur und/oder für Eltern Kinderfiguren) und/oder das Kind wird stärker erhöht dargestellt als ein oder beide Elternteile.
5. Extreme Höhenunterschiede innerhalb der Familie (siehe Fallbeispiel: Familienskulptur mit Playmobilfiguren).
6. Bizarrer/eigenartiger Gebrauch des Materials, wie z. B. Verwendung von Tier- oder Gruselfiguren als Reprä-

sentanten von Menschen (sofern kein Mangel an „normalen“ menschlichen Figuren herrscht) oder gewaltsames Zerlegen von Spielfiguren.
7. Hinweise auf eine Eltern-Kind-Koalition (siehe Kapitel 4): Eine Eltern-Kind-Dyade wird als enger dargestellt als die Beziehung zwischen den Eltern (nur anwendbar, wenn die Eltern ein Paar sind und das Kind dem Babyalter entwachsen ist).

Fallbeispiel: Familienskulptur mit Playmobilfiguren (FSPlay)

Im Rahmen einer Studie mit psychisch belasteten Kindern (Patient:innen einer psychotherapeutischen Ambulanz) erstellt ein zehnjähriger Junge folgende Skulptur zu seiner aktuellen Familiensituation (Chehade & Sydow, 2016): Zuerst stellt er eine Figur für seine Mutter auf. Diese steht auf einem ca. 10 Zentimeter hohen Turm aus allen (!) vorhandenen Holzklötzen; alle anderen Figuren werden nicht erhöht. Links neben der Mutter steht der Vater. Um die Eltern herum werden noch weitere Figuren aufgestellt (die Großmutter väterlicherseits, zwei Onkel mütterlicherseits, beide Großeltern mütterlicherseits). Zuletzt stellt der Proband eine Figur für seinen älteren Bruder und schließlich seinen eigenen Stellvertreter (eine Jungenfigur mit braunen Haaren) vor dem Vater auf. Auf Nachfrage der Untersucherin wird der bereits verstorbene Großvater väterlicherseits auch noch dazugestellt. Alle Figuren kehren dem aufstellenden Kind den Rücken zu und stehen mit Blickrichtung zur Untersuchungsleiterin. Auf die Frage nach gewünschten Veränderungen, zuckt der Proband nur die Schultern. Er möchte nichts an seiner Skulptur verändern und sagt: „Das ist doch Familie, was soll man denn da ändern?“

Im therapeutischen Kontext könnte hier erkundet werden, welche Hierarchie- und Machtunterschiede der Junge zwischen den Eltern wahrnimmt, ob er sich generell so wenig gesehen und ohnmächtig fühlt und womit das in Zusammenhang steht. Spannend wäre auch, ob Mutter, Vater und Bruder die Familie ähnlich oder vielleicht ganz anders wahrnehmen (siehe Sydow, 2018).

Skulpturen sollten nur erhoben werden, wenn Patient:innen bereit dazu sind, wenn eine tragfähige therapeutische Beziehung vorhanden ist und genug Zeit zur Verfügung steht, um eine – vielleicht emotional bewegende – Skulptur therapeutisch nachzubesprechen.

12.2.3 Familie in Tieren

„Familie in Tieren“ ist eine gleichermaßen symbolisch-metaphorische und projektive Untersuchungsmethode für Kinder, bei der diese ihre Familienmitglieder als Tiere zeichnerisch darstellen sollen (Brem-Gräser, 2020). Es kann bereits ab dem Vorschulalter eingesetzt werden. Die Auswertung orientiert sich an psychodynamischen und systemischen Gesichtspunkten und soll in „freier“ Interpretation erfolgen. Interessante Gesichtspunkte sind die Anordnung, Größe und Art der Tiere auf dem Bild und subjektive Zuschreibungen der Eigenheiten des jeweiligen Tieres. An Sozialpädiatrischen Zentren in Deutschland ist „Familie in Tieren“ (Brem-Gräser, 2020) das am häufigsten eingesetzte Verfahren zur Diagnose von der Familie als Ganzem (genutzt von 8 % der SPZ; Homes & Sydow, 2019). Gleichzeitig jedoch ist für „Familie in Tieren“ Objektivität, Zuverlässigkeit und Validität nicht hinreichend belegt (Baumgärtel & Thomas-Langel, 2014). Das Instrument kann trotz der schwachen Testgüte nützlich für die (vorsichtige!) Hypothesenbildung sein, sowie auch, um Kinder (und Erwachsene) zum Sprechen über ihre Wahrnehmung von Familienmitgliedern und -beziehungen anzuregen. Doch von simplifizierenden Standarddeutungen des Materials (z. B. Rückschluss von angeblichen Tiereigenschaften auf das abgebildete Familienmitglied) muss entschieden abgeraten werden.

12.3 Projektive Untersuchungsmethoden

Unter *Projektion* wird in der psychodynamischen Theorie ein Abwehrmechanismus beschrieben, bei dem unerwünschte eigene Anteile (z. B. sexuelle Impulse oder Wutgefühle, die dem Individuum unakzeptabel erscheinen) auf eine andere Person projiziert und dort verurteilt werden. Ein klassisches Beispiel für eine Projektion sind sogenannte Sündenbocktheorien, die marginalisierten Gruppen besonders negative Attribute zuschreiben. Projektive Tests machen sich diese Fähigkeit, eigenes (zumeist unbewusstes) Erleben nach außen projizieren zu können, zunutze. Besonders gut gelingt die Projektion, wenn keine eindeutigen Vorgaben bestehen und das Material offen oder mehrdeutig ist, sodass Projektionen regelrecht herausgefordert werden, wie z. B. bei optischen Täuschungen. Bei *projektiven Tests* gibt es daher in der Regel keine falschen oder richtigen Antworten, sondern diese erfassen subjektive Erlebniszustände, Abwehrmechanismen oder Repräsentationen von sich selbst und anderen, die mit den psychischen Störungen oder Symptomen zusammenhängen können. Nach Lutz (2019) können projektive Tests in Zeichentests (z. B. der in Kapitel 12.2.3 beschriebene Test „Familie in Tieren“ sowie der Baumtest), materialgebundene Tests (z. B. der Scenotest oder das Sandspiel) und Bildtafeln mit mehrdeutigem Charakter (z. B. der bekannte Rohrschachtest und das Adult Attachment Projective Picture System) unterschieden werden, auf die später gesondert eingegangen wird.

Projektive Tests werden standardmäßig eher in der psychodynamischen Kinder- und Jugendlichenpsychotherapie eingesetzt und seltener bei Erwachsenen. Unabhängig vom Alter sollten projektive Tests immer im Zusammenhang mit ausführlichen Anamnesen und anderen Instrumenten eingesetzt werden, da diese nur subjektive, emotionale oder unbewusste Aspekte der Erkrankung erfassen können und unbedingt kontextualisiert werden sollten. Von Interesse sind dabei neben den Symptomen auch Traumata und eine Mehrgenerationenperspektive. Die Auswertungsstrategie variiert von stark manualisierten und psychometrisch überprüften Instrumenten (was eine Rater-Schulung in dem jeweiligen Instrument voraussetzt) bis hin zu eher qualitativ subjektiven Einschätzungen durch psychodynamisch erfahrene Kliniker:innen. Im Folgenden werden jeweils Beispiele für die verschiedenen Formen und Auswertungsstrategien projektiver Tests aufgeführt.

12.3.1 Projektive Zeichentests

Zu den projektiven Zeichentests gehören die *„Familie in Tieren"* (siehe Kapitel 12.2.3) und der sogenannte *Baumtest* (Koch, 1967), auf den im Folgenden eingegangen wird. Bei diesem Test werden die Patient:innen gebeten, einen Baum mit einem Bleistift zu zeichnen. Der Baum wird dann als Ausdruck der Identität der zeichnenden Person interpretiert. Ein brüchiger Stamm kann z. B. als Hinweis auf defizitäre Erfahrungen oder mangelnde Sicherheit mit den Bezugspersonen in der Kindheit gedeutet werden. Auch die Strichführung wird angeschaut und als möglicher Ausdruck der Persönlichkeitsentwicklung interpretiert. Die Größe des Baumes kann ein Hinweis auf den Selbstwert sein, die Raumorientierung sowie die Links-Rechts-Lastigkeit können auf Leistungsorientierungen verweisen. Reicht das Blatt nicht aus, kann dies als Versuch der Rahmensprengung angesehen werden. Abgesägte Äste werden als Verweis auf traumatische Erfahrungen hin untersucht. Während der Stamm als Ausdruck prägender Kindheitserfahrungen angenommen wird, erscheint die Krone in der Logik des Baumtests als Entfaltungsmöglichkeiten im Erwachsenenalter. Der Test wird rein subjektiv und kreativ durchgeführt. Zu vorschnelles Deuten sollte im klinischen Gespräch allerdings auch mit den vorhandenen Zeichenfähigkeiten abgeglichen werden. Werte zur Testgüte liegen nicht vor, weshalb der Test nur zu Explorationszwecken empfohlen wird.

12.3.2 Projektive materialgebundene Tests

Der *Scenotest* (Staabs, 2001) besteht aus einem rechteckigen Holzkasten und verschiedenen Spielelementen (menschliche und magische Figuren, Tiere, Pflanzen und Gegenstände) aus dem Erlebnisumfeld eines Kindes. Das Kind wird während des Tests aufgefordert, den Kasten als begrenzte Fläche zu nutzen und eine selbstgewählte Auswahl der Spielelemente spontan aufzubauen. Die Wahl der jeweiligen Elemente wird thematisch im Rahmen der psychoanalytischen Theorie verstanden und zugeordnet, wie z. B. Gegenstände mit Essens- oder Trinkbezug den oralen Themen rund um Versorgung oder andere Gegenstände mit Bezug zu analen Themen, wie z. B. ein Stuhl auf Themen von Kontrolle und Unterwerfung. Die Beziehung zu den Eltern, positive und negative Aspekte von Mütterlichkeit und Väterlichkeit werden in der Auswertung des Scenotests oftmals bestimmten Figuren zugeordnet, wie z. B. die Kuh als positiv-spendende Mütterlichkeit. Bei der Auswertung wird sowohl der Inhalt (welche Figuren, Gegenstände) als auch der formale Umgang mit dem Material (wird der Rahmen gehalten oder gesprengt) beachtet. In der Logik des Scenotests sind die Fixierungen auf bestimmte Entwicklungskonflikte aus dem kreativ-spielerischen Umgang des Kindes mit der Aufgabe ableitbar (Windaus, 1986). Darüber hinaus gibt das Kind Einblicke in die Verarbeitung seiner Erlebniswelt und die kreativen Ressourcen.

Ein etwas offeneres Format dieser Form der Darstellung des Innenlebens auf kleinem begrenztem Spielraum ohne standardisierte Spielelemente bietet das *Sandspiel* (Kalff, 2000). Das Sandspiel in der psychodynamischen Therapie mit Kindern nutzt einen Holzkasten, der mit Sand gefüllt ist, und eine Vielzahl von Spielfiguren. Der Sandkasten kann dann als Bühne der kindlichen Konflikte und Fähigkeiten genutzt werden, wobei dem Kind hier viel freier Gestaltungsraum gegeben wird. Bei der Verwendung des Sandspiels ist der Übergang von Diagnostik zur psychodynamischen Spieltherapie fließend. Sowohl der Scenotest als auch das Sandspiel können bei jüngeren Kindern eingesetzt werden, wobei die eindeutige Zuordnung bestimmter Symbole zu bestimmten Bedeutungen als zu eng gefasst und nicht zeitgemäß eingestuft werden muss.

Im Kontext dieser sehr offenen Verfahren wurden geschlossenere Tests für diese Altersgruppe entwickelt, wie z. B. die *MacArthur Story Stem Battery* (Geschichtenstamm-Untersuchung; Weber & von Klitzing, 2004). Bei diesem Test werden Kindern mithilfe von Playmobilfiguren 13 Konfliktgeschichten erzählt, die sie dann weiterspielen sollen. Hiermit können reliabel sowohl Bindungsmuster als auch die „Theory of Mind" ausgewertet werden, wenn die Auswerter:innen dafür geschult sind (Halfon et al., 2020). „Theory of Mind" bezeichnet die Fähigkeit, sich mit mentalen Zuständen anderer Personen auseinandersetzen zu können und falsche Überzeugungen von anderen zu verstehen. Diese Fähigkeit entwickelt sich um das fünfte Lebensjahr herum.

12.3.3 Projektive Bildtafeln mit mehrdeutigem Charakter

Der *Rohrschachtest* (Rorschach, 1992) besteht aus 10 Bildtafeln, bei denen Tintenkleckse (Klecksografien oder Faltbilder) mehrdeutige Zufalls-Formen ergeben, die jeweils in der Bildmitte gespiegelt sind. Die Patient:innen werden aufgefordert zu beschreiben, was sie in den Bildern sehen. Die Antworten werden notiert und einer recht umfangreichen Auswertung zugeführt, die die Antworten auf der Grundlage von fünf Hauptaspekten untersucht (Burstein & Loucks, 1989):

1. **Lokalisierung.** Welche Teile der Tafeln werden beschrieben? (Teile oder das Ganze)
2. **Determinanten.** Welche Aspekte werden berücksichtigt? (Form, Farbe, Schattierung, Bewegung, Zwischenfiguren)
3. **Inhalte.** Was wird auf den Tafeln wahrgenommen? (Tiere, Menschen, Gegenstände etc.)

4. **Häufigkeit.** Häufigkeit der Antworten im Vergleich zu anderen Testpersonen (Originalität vs. Banalität)
5. **Phänomene.** Wie ist das Verhalten während der Bearbeitung? (z. B. Antwort- und Reaktionszeit)

Es liegen aufwändige Auswertungsmanuale und auch Normwerte vor, die jedoch einer psychometrischen Überprüfung in der Regel nicht standgehalten haben, da es erhebliche Probleme sowohl in der Reliabilität als auch der Validität gibt und bis heute nicht geklärt ist, was der Test genau misst (Persönlichkeit, Intelligenz, Erkrankung; Mihura et al., 2013). Darüber hinaus trennt der Rohrschachtest nicht zuverlässig zwischen klinischen und nicht klinischen Gruppen und die Antworten sind stark kulturell überformt (Weiner, 2003). Daher gibt es um den wohl bekanntesten projektiven Test eine starke Kontroverse. Trotz der Kritik wird der Rohrschachtest noch heute in den USA für Gerichtsgutachten verwendet und stellt in Frankreich ein Standardforschungsinstrument in der Psychologie dar.

In der Bindungsforschung werden neben den Geschichtenstämmen auch Bildtafeln zur Erfassung der Bindungsrepräsentation eingesetzt, wie z. B. der *Separation-Anxiety-Test* für das Vorschulalter (Klagsbrun & Bowlby, 1976) und das *Adult-Attachment-Projective (AAP)* für das Erwachsenenalter (Buchheim & George, 2012). Das AAP nutzt dazu acht Bildtafeln mit Umrisszeichnungen, von denen sieben Bindungssituationen darstellen (Kind am Fenster, Abfahrt, Bank, Bett, Krankenwagen, Friedhof, Kind in der Ecke). Die Tafeln werden zunehmend intensiver im emotionalen Gehalt und sollen das Bindungssystem der Betrachter:innen graduell aktivieren. Die Instruktion zum Test lautet: „Betrachten Sie die Bilder und erzählen Sie dazu eine Geschichte, wie es zur Szene gekommen ist; beschreiben Sie, was die Personen denken oder fühlen und wie die Geschichte weitergehen wird.“ In der Auswertung der Narrative werden Inhalts- und Abwehrmarker kodiert. Inhaltsmarker für sichere Bindungsrepräsentationen beziehen sich z. B. darauf, ob die Protagonist:innen der Geschichte handlungsfähig sind (Agency) und sich mit anderen Menschen verbunden fühlen (Connectedness). Abwehrmarker verweisen auf unsichere Bindungsmuster wie z. B. Deaktivierung (Einfluss von Bindung wird minimiert) und kognitive Abtrennung (widersprüchliche Geschichten oder Sprünge in der Geschichte). Darüber hinaus werden Hinweise auf ungelöste Bindungstraumata mit Themen wie Isolation, Schutzlosigkeit und Gefahr in den Narrativen verbunden, die im Verlauf der jeweiligen Geschichte nicht aufgelöst werden. Psychometrische Untersuchungen belegen die (Interrater- und Retest-)Reliabilität sowie die Validität des Verfahrens (George & West, 2001).

12.4 Fazit

Symbolisch-metaphorische Verfahren wie Genogramm und Skulptur sind in der Systemischen Therapie sehr verbreitet und werden von Patient:innen (und Therapeut:innen) oft als bereichernd erlebt. Doch die Befunde zu Testgüte und zur klinischen Anwendbarkeit sind bisher noch begrenzt. Projektive Tests werden in der psychodynamischen Diagnostik zu explorativen Zwecken eingesetzt, obwohl die Testgüte entweder nicht untersucht oder als kritisch anzusehen ist, zumindest wenn die Tests ohne formales Training mit Reliabilitätskontrolle eingesetzt werden. Doch in der Bindungs- und Theory-of-Mind-Forschung haben projektive Verfahren ihre Nützlichkeit und ihre Testgüte unter Beweis gestellt.

Literatur

Arnold, S., Joraschky, P. & Cierpka, A. (2008). Die Skulpturverfahren. In M. Cierpka (Hrsg.), *Handbuch der Familiendiagnostik* (3. Aufl., S. 305–333). Heidelberg: Springer.

Baumgärtel, F. & Thomas-Langel, R. (2014). TBS-TK Rezension: „Familie in Tieren“. *Report Psychologie, 11/12,* 453–454.

Borst, U. & Sydow, K. von (Hrsg.). (2018). *Systemische Therapie in der Praxis* [DVD]. Weinheim: Beltz.

Brem-Gräser, L. (2020). *Familie in Tieren. Die Familiensituation im Spiegel der Kinderzeichnung* (12. Aufl.). München: Reinhardt.

Buchheim, A. & George, C. (2012). Das Adult Attachment Interview (AAI) und das Adult Attachment Projective Picture System (AAP). In S. Döring & S. Hörz (Hrsg.), *Handbuch der Strukturdiagnostik* (S. 182–224). Stuttgart: Schattauer.

Burstein, A. G. & Loucks, S. (1989). *Rorschach's Test. Scoring and Interpretation.* New York: Hemisphere Publishing.

Chehade, S. & Sydow, K. von (2016). Familienskulptur mit FSPlay: Von Kindern wahrgenommene Familienbeziehungen. *Psychotherapeut, 61,* 407–415. https://doi.org/10.1007/s00278-016-0126-z

Gehring, T. M. (1998). *Familiensystemtest (FAST)* (2. Aufl.). Manual. Weinheim: Beltz.

Gehring, T. M. (2015). Familiensystemtest (FAST). In D. Richter, E. Brähler & J. Ernst (Hrsg.), *Diagnostische Verfahren für Beratung und Therapie von Paaren und Familien* (S. 161–167). Göttingen: Hogrefe.

George, C. & West, M. (2001). The development and preliminary validation of a new measure of adult-attachment: The Adult-Attachment-Projective. *Attachment & Human Development, 3,* 30–61. https://doi.org/10.1080/14616730010024771

Halfon, S., Coşkun, A., Bekar, Ö. & Steele, H. (2020). Imbalances and impairments in mental state talk of children with internalizing and externalizing problems. *Journal of Infant, Child, and Adolescent Psychotherapy, 19*(3), 283–302. https://doi.org/10.1080/15289168.2020.1771531

Hellinger, B. & ten Hövel, G. (2007). *Anerkennen was ist: Gespräche über Verstrickung und Lösung* (10. Aufl.). München: Goldmann.

Hildenbrand, B. (2018). Genogrammarbeit. In K. von Sydow & U. Borst (Hrsg.), *Systemische Therapie in der Praxis* (S. 194–202). Weinheim: Beltz.

Homes, K. & Sydow, K. von (2019). Familie im Blick? – Standardisierte Familiendiagnostik an Sozialpädiatrischen Zentren (SPZ). *Praxis der Kinderpsychologie & Kinderpsychiatrie, 68*(5), 402–418. https://doi.org/10.13109/prkk.2019.68.5.402

Kalff, D. M. (2000). *Das Sandspiel.* München: Reinhardt.

Kerr, M. E. & Bowen, M. (1988). *Family evaluation.* New York: W. W. Norton.

Klagsbrun, M. & Bowlby, J. (1976). Responses to separation from parents: A clinical test for young children. *British Journal of Projective Psychology & Personality Study, 21*(2), 7–27.

Koch, K. (1967). *Der Baumtest.* Bern: Huber.

Konkolÿ Thege, B., Petroll, C., Hunger-Schoppe, C., Rivas, C. & Scholtens, S. (2021). Eine aktualisierte systematische Übersichtsarbeit zur Wirksamkeit von Familienaufstellungen. *Psychotherapeut, 66,* 487–495. https://doi.org/10.1007/s00278-021-00521-6

Ludewig, K. & Wilken, U. (Hrsg.). (2000). *Das Familienbrett: Ein Verfahren für die Forschung und Praxis mit Familien und anderen sozialen Systemen*. Göttingen: Hogrefe.

Lutz, C. (2019). Projektive Verfahren und ihre Verwendung für die psychodynamische Diagnostik bei Kindern und Jugendlichen. In H. Hopf & E. Windaus (Hrsg.), *Psychoanalytische und tiefenpsychologisch fundierte Kinder- und Jugendlichenpsychotherapie* (Lehrbuch der Psychotherapie, Band 5, S. 159–174). Gießen: Psychosozial-Verlag.

McGoldrick, M., Gerson, R. & Petry, S. (2022). *Genogramme in der Familienberatung* (5., überarb. Aufl.). Göttingen: Hogrefe.

Mihura, J. L., Meyer, G. J., Dumitrascu, N. & Bombel, G. (2013). The validity of individual Rorschach variables: Systematic reviews and meta-analyses of the comprehensive system. *Psychological Bulletin, 139*, 548–605. https://doi.org/10.1037/a0029406

Papp, P., Scheinkman, M. & Malpas, J. (2013). Breaking the mold: Sculpting impasses in couples' therapy. *Family Process, 52*(1), 33–45. https://doi.org/10.1111/famp.12022

Rorschach, H. (1992). *Rorschach-Test, Formdeute-Test*. Göttingen: Hogrefe.

Saile, H. & Forse, I. (2002). Allgemeine und differentielle Effekte von behavioraler und systemischer Familientherapie bei Aufmerksamkeitsdefizit-/Hyperaktivitätsstörungen von Kindern. *Zeitschrift für Klinische Psychologie, Psychiatrie & Psychotherapie, 50*(3), 281–299.

Schlippe, A. von & Schweitzer, J. (2013). *Lehrbuch der systemischen Therapie und Beratung I. Das Grundlagenwissen*. Göttingen: Vandenhoek & Ruprecht.

Schweitzer, J. & Weber, G. (1982). Beziehung als Metapher: Die Familienskulptur. *Familiendynamik, 7*, 113–128.

Staabs, G. v. (2001). *Der Scenotest*. Bern: Huber.

Sydow, K. von (2014). *FSPlay – Familienskulptur mit Playmobilfiguren* (Online-Datenbanksegment PSYNDEX Tests-Dok.-Nr. 9006705). Verfügbar unter: https://www.pubpsych.de/retrieval/PSYNDEXTests.php?id=9006705

Sydow, K. von (2015). *Systemische Psychotherapie*. München: Reinhardt.

Sydow, K. von (2017). Bindung, Paar-/Familientherapie und Systemische Therapie. In B. Strauß & H. Schauenburg (Hrsg.), *Bindung in Psychologie und Medizin: Grundlagen, Klinik und Forschung – Ein Handbuch* (S. 327–339). Stuttgart: Kohlhammer.

Sydow, K. von (2018). Skulptur und Aufstellung. In K. von Sydow & U. Borst (Hrsg.), *Systemische Therapie in der Praxis* (S. 217–225). Weinheim: Beltz.

Sydow, K. von (2023). *Skulpturverfahren: Ein systematischer Überblick*. Manuskript in Vorbereitung.

Sydow, K. von, Beher, S., Retzlaff, R. & Schweitzer, J. (2007). *Die Wirksamkeit Systemischer Therapie/Familientherapie*. Göttingen: Hogrefe.

Sydow, K. von, Vogel, F., Hilffert, V. & Chehade, S. (2015). Familienskulptur mit Playmobilfiguren (FSPlay). In D. Richter, E. Brähler & J. Ernst (Hrsg.), *Diagnostische Verfahren für Beratung und Therapie von Paaren und Familien* (S. 210–216). Göttingen: Hogrefe.

Weber, G. (1994). *Zweierlei Glück: Die systemische Psychotherapie Bert Hellingers* (5. Aufl.). Heidelberg: Carl Auer.

Weber, M. & Klitzing, K. von (2004). Die Geschichtenstamm-Untersuchung in der klinischen Anwendung bei jüngeren Kindern. *PsychArchives*. Verfügbar unter: https://doi.org/10.23668/psycharchives.11635

Weiner, I. B. (2003). *Principles of Rorschach interpretation*. New York: L. Erlbaum. https://doi.org/10.4324/9781410607799

Windaus, E. (1986). Die Dynamik der Kindesmißhandlung in Sceno-Test und bei Fallbeobachtungen. In J. Beiderwieden, E. Windaus & R. Wolff (Hrsg.), *Jenseits der Gewalt – Hilfen für mißhandelte Kinder* (S. 213–233). Basel: Stroemfeld/Roter Stern.

13 Neuropsychologische Diagnostik

Patrizia Thoma & Boris Suchan

Inhaltsübersicht

13.1 Zielsetzungen und Fragestellungen neuropsychologischer Diagnostik

Die Kernaufgabe neuropsychologischer Diagnostik besteht darin, kognitive und affektive Veränderungen bei Personen mit erworbenen Hirnfunktionsstörungen (z. B. nach einem Schlaganfall oder Schädel-Hirn-Trauma, siehe Kapitel 33 bis 33.6) zu untersuchen (Sturm, 2009). Dies kann auch dann indiziert sein, wenn zunächst nur der Verdacht auf eine Erkrankung oder Verletzung des Gehirns, beispielsweise auf eine demenzielle Entwicklung, besteht. Auch bei psychischen Erkrankungen, denen keine neurologische Erkrankung im Sinne einer erworbenen Hirnschädigung zugrunde liegt, können neuropsychologische Funktionsstörungen vorliegen. Auch diese sollten nach Möglichkeit nach einer diagnostischen Abklärung im Rahmen der Behandlung berücksichtigt werden (Brunnauer et al., 2022).

Neuropsychologische Diagnostik kann vielfältige Zielsetzungen verfolgen. Diese können in Abhängigkeit von Art und Schwere der zugrunde liegenden Erkrankung sowie vor dem Hintergrund der individuellen Lebensumstände der untersuchten Person unterschiedlich stark gewichtet sein (z. B. hinsichtlich der Frage der beruflichen Wiedereingliederung, die sich bei einer berenteten Person nicht mehr stellt). Die wichtigsten Aspekte sind beispielhaft im folgenden Kasten aufgelistet. Einige davon werden in den nachfolgenden Kapiteln näher ausgeführt, weitere (z. B. zur Ableitung von Therapiezielen, zur Planung von Interventionen und zur Beurteilung der Folgen) werden hingegen erst in den Kapiteln zu neuropsychologischen Standardinterventionen (siehe Kapitel 21) und zur Rehabilitation neuropsychologischer Störungen (siehe Kapitel 44) näher behandelt.

Wichtige Ziele neuropsychologischer Diagnostik

- Diagnosestellung und Konkretisierung eines Störungsmodells, inkl. kognitiver und affektiver Ressourcen
- Bestimmung des Ausgangszustands, z. B. im Vorfeld neurochirurgischer Eingriffe
- Prüfung einer Indikation für neuropsychologische Therapie
- Ableitung von Therapiezielen und Planung von Interventionen
- Evaluation von Therapiemaßnahmen im Rahmen einer Verlaufs- oder Abschlussdiagnostik
- Beurteilung der Folgen für die schulische/berufliche und soziale Teilhabe (z. B. Erwerbsminderung, Fahreignung) im therapeutischen oder gutachterlichen Kontext
- Vorbereitung und Begleitung einer schulischen oder beruflichen Wiedereingliederung

Grundsätzlich fußt die neuropsychologische Diagnostik auf den allgemeinen Grundprinzipien psychologischer Diagnostik. Während die genaue Lokalisation möglicher pathologischer Veränderungen im Gehirn aufgrund entsprechender Fortschritte auf dem Gebiet der Medizintechnik inzwischen besser durch moderne bildgebende Verfahren (siehe Kapitel 13.2.2) abgebildet wird, können andere Fragestellungen nach wie vor ausschließlich auf Basis einer sorgfältigen neuropsychologischen Untersuchung beantwortet werden. Dazu gehört beispielsweise die differenzierte Beschreibung des aktuellen kognitiven und affektiven Funktionsniveaus sowie vorliegender Funktionsbeeinträchtigungen und Gesundheitsprobleme unter Berücksichtigung ihrer beruflichen und sozialen Konsequenzen. Es besteht keine lineare Beziehung zwischen eventuell nachgewiesener Hirnpathologie und Art und Ausmaß von Funktionsausfällen. Auch kleinere oder in der Bildgebung (noch) nicht sichtbare Veränderungen der Hirnstruktur und -funktion können mit alltagsrelevanten Beeinträchtigungen einhergehen (Wallesch et al., 2018). Umgekehrt können nachgewiesene Schädigungen größeren Ausmaßes erstaunlich wenige Konsequenzen für den Alltag von Betroffenen nach sich ziehen. Ebenfalls ist eine aussagekräftige neuropsychologische Diagnostik für die Beurteilung von Rehabilitationsmöglichkeiten sowie für Verlaufsbeurteilungen unerlässlich. In denjenigen Fällen, in denen eine medizinische Diagnostik bislang nicht aufschlussreich war, können neuropsychologische Befunde die Indikation für weitere, ggf. kostspieligere medizinische Untersuchungen liefern.

Neuropsychologische Diagnostik hat, wie viele andere Formen klinisch-psychologischer Diagnostik, zum Ziel zu prüfen, ob eine klinisch relevante Erkrankung vorliegt. Dies erfordert Fähigkeiten, die weit über die reine Anwendung von Testverfahren hinausgehen (siehe Kasten). Dazu gehören u. a. differenzierte Kenntnisse über sowohl neurologische als auch psychische Erkrankungen, die den beobachteten Beeinträchtigungen zugrunde liegen und/oder sie mitbeeinflussen könnten. Außerdem sollte ein Grundwissen über die Auswirkungen von unterschiedlichen zentralnervös wirksamen Medikamenten (siehe Kapitel 24) oder Toxinen auf neuropsychologische Leistungsprofile vorhanden sein. Sowohl personenbezogene Faktoren (z. B. persönliche Ressourcen, biografisch erworbene dysfunktionale Schemata) als auch Informationen über die Lebensumstände (z. B. umweltbezogene Faktoren, kollegiale Unterstützung am Arbeitsplatz) einer Person runden das Bild ab, das im Sinne der International Classification of Functioning (ICF; siehe Kapitel 33 und 44) Auskunft über die tatsächlichen funktionellen Beeinträchtigungen gibt, die ein Individuum vor dem Hintergrund seiner gesamten Lebenssituation und Biografie in seinem Alltag erfährt.

Definition: Neuropsychologische Diagnostik

Neuropsychologische Diagnostik dient der Feststellung von geistigen (kognitiven) und seelischen (emotional-affektiven) Störungen, Schädigungen und Behinderungen nach einer erworbenen Schädigung oder Erkrankung des Gehirns. Dabei sollen auch die individuellen körperlichen und geistigen Ressourcen vor dem Hintergrund der individuellen Lebensgeschichte, personenbezogener (z. B. Antrieb, Motivation, Widerstandskraft) und umweltbezogener (z. B. persönliche Beziehungen, soziale und schulische/berufliche Anforderungen) Faktoren berücksichtigt werden.

So ist z. B. ein leicht beeinträchtigtes Arbeitsgedächtnis bei einem Rentner mit aktivem Lebensstil und ohne Leidensdruck anders zu bewerten als bei einer Studentin, für die sich aus solchen im gesamten Testprofil nur verhältnismäßig leicht erscheinenden Beeinträchtigungen bereits schwerwiegende Konsequenzen für ihren Alltag und ihre Leistungsfähigkeit im Studium ergeben könnten. Bei der Bewertung von Diagnostikergebnissen geht es also niemals rein um die Testwerte, sondern immer um die sich daraus ergebenden Konsequenzen für die gesamte Lebenssituation für die untersuchte Person. Dabei müssen alle Bedingungen der Situation berücksichtigt werden, in der sich die Person gerade befindet. Im Falle der oben genannten Studentin könnte dies z. B. die Frage sein, welche Möglichkeiten diese hätte, ihre Einschränkungen im Studium z. B. mit Unterstützung ihrer Dozent:innen zu kompensieren.

In manchen Kontexten kann das Ziel neuropsychologischer Diagnostik auch darin bestehen, eine Art „Baseline" zu erheben, z. B. im Vorfeld neurochirurgischer oder neuroonkologischer Behandlungsmaßnahmen, die im Verlauf mit einem Zustand während/nach einer Behandlung verglichen wird. Eine fortschreitende durch die medizinische Behandlung induzierte kognitive Beeinträchtigung kann eine Modifikation einer laufenden Therapie, wie einer Chemotherapie, erforderlich machen. Beim intraoperativen Brain Mapping wird der:die Patient:in während einer Hirnoperation, u. a. im Falle einer Tumorentfernung, geweckt und die im Wachzustand durchgeführte neuropsychologische Diagnostik dazu genutzt, zu entscheiden, wieviel krankhaftes Gewebe entfernt werden kann, ohne z. B. sprachliche Beeinträchtigungen zu riskieren (Hande et al., 2021).

Häufig hat die neuropsychologische Diagnostik auch zum Ziel, die Indikation für die Aufnahme einer neuropsychologischen Behandlung zu prüfen. Die Diagnose einer Hirnschädigung oder -erkrankung oder zumindest der Verdacht auf das Bestehen einer solchen neuropathologischen Grundlage steht dabei in der Regel am Anfang. Im ambulanten Kontext sind für die Abrechnung neuropsychologischer Therapie mit den gesetzlichen Krankenkassen gegenwärtig in der Regel zwei Indikationsstufen zu erfüllen, im Rahmen derer durch verschiedene Gruppen von Behandler:innen geprüft wird, ob (1) eine pathologische Veränderung des Zentralen Nervensystems vorliegt und (2) klinisch relevante Beeinträchtigungen in neuropsychologischen Funktionsbereichen vorliegen, aus denen sich vor dem Hintergrund der individuellen Gesamtsituation (siehe Kasten oben) eine neuropsychologische Behandlungsindikation ergibt. Aktuell ergibt sich somit eine Beschränkung der ambulanten Diagnostik- und Behandlungsmöglichkeiten vor allem auf Personen mit erworbenen Hirnschädigungen.

13.2 Vorgehen bei der Planung und Durchführung neuropsychologischer Diagnostik

13.2.1 Vorbereitung neuropsychologischer Diagnostik

Da eine neuropsychologische Diagnostik am häufigsten vor dem Hintergrund einer bestehenden oder angenommenen neurologischen Erkrankung durchgeführt wird, ist es essenziell, bereits vorliegende medizinische Vorbefunde im Vorfeld der neuropsychologischen Untersuchung zu sichten. Die untersuchende Person kann sich auf dieser Basis ein Bild davon machen, welche Erkrankung besteht, und auch Hinweise auf eine mögliche Lokalisation im Gehirn und somit, basierend auf Kenntnissen der funktionellen Neuroanatomie, auf potenziell zu erwartende Beeinträchtigungen erhalten. Für die prognostische Einschätzung ist es u.a. relevant, ob es sich um ein eher akut begrenztes Krankheitsgeschehen (z.B. nach einem Schlaganfall oder Schädel-Hirn-Trauma) handelt, eine chronische Erkrankung (z.B. bei Multipler Sklerose oder Epilepsien) vorliegt, die auch phasenweisen (z.B. schubweisen) Veränderungen unterworfen sein kann, oder Progredienz (z.B. bei neurodegenerativen Erkrankungen) zu erwarten ist. Nicht selten geht es bei einer neuropsychologischen Diagnostik auch darum, subjektiv und/oder fremdanamnestisch wahrgenommene Funktionsbeeinträchtigungen zu objektivieren, für die bislang im Rahmen durchgeführter bildgebender Untersuchungen oder sonstiger medizinischer Vordiagnostik (noch) keine morphologischen Korrelate gefunden werden konnten.

Darüber hinaus sind für die Abschätzung kognitiver und emotionaler Folgen auch Informationen über bisherige und geplante Behandlungen wichtig, wie z.B. über Operationen, Bestrahlungen oder Chemotherapien. Wenn in der Vergangenheit (z.B. im Rahmen der Akutbehandlung oder der stationären Rehabilitation) bereits neuropsychologische Untersuchungen stattgefunden haben, dann sollten diese Vorbefunde ebenfalls in die Planung der diagnostischen Maßnahmen einbezogen werden. Diese können Auswirkungen auf die Auswahl der Diagnoseinstrumente für die aktuell anstehende Untersuchung haben. Dies kann z.B. der Fall sein, wenn Parallelversionen herangezogen werden müssen, wenn die Voruntersuchungen noch nicht lange zurückliegen oder weitere Informationen über noch nicht (hinreichend) untersuchte Bereiche eingeholt werden müssen. Zu den Befunden, die in die Diagnose- und Indikationsstellung einbezogen werden sollten, gehören auch solche, die mithilfe von bildgebenden Verfahren gewonnen wurden. Auf die Rolle und Interpretation dieser Befunde wird im nachfolgenden Kapitel näher eingegangen.

13.2.2 Die Rolle bildgebender und elektrophysiologischer Verfahren

Die bildgebenden und elektrophysiologischen Verfahren bilden einen wichtigen Bestandteil der neuropsychologisch-medizinischen Diagnostik, da sie Hinweise auf die funktionell-neuroanatomischen Korrelate einer Hirnschädigung geben können. Aus diesen Informationen können erste Hypothesen über mögliche neuropsychologische Folgen der so festgestellten Schädigungen abgeleitet werden.

Für Neuropsychologische Psychotherapeut:innen ist es wichtig, die Vor- und Nachteile der verschiedenen bildgebenden und elektrophysiologischen Verfahren zu kennen und Patient:innen sowie deren Angehörige darüber und über die Bedeutung der Befunde aufklären zu können. Grundsätzlich kommen je nach Verfügbarkeit und Fragestellung verschiedene Techniken zum Einsatz, deren grobes Funktionsprinzip einschließlich der Vor- und Nachteile in den nachfolgenden Kapiteln kurz vorgestellt wird.

13.2.2.1 Die Computertomografie (CT)

Die CT untersucht mithilfe von um den Körper rotierenden Röntgenstrahlen in Schichtbildern die Struktur des menschlichen Körpers einschließlich des Gehirns. Die Strahlenbelastung während einer CT entspricht je nach Untersuchungsansatz der durchschnittlichen jährlichen Strahlenbelastung, der wir alle in unserer Umwelt ausgesetzt sind. Die räumliche Auflösung und somit die Fähigkeit zur Detailunterscheidung ist mit 0.5 bis 4 mm schlechter als die der Kernspintomografie (siehe Kapitel 13.2.2.2). Die CT wird als Untersuchungsmethode häufig für einen ersten Eindruck bei Verdacht auf eine erworbene Hirnschädigung, z.B. durch eine akute Blutung oder einen Tumor, eingesetzt. Im Vergleich zu den nachfolgend beschriebenen Verfahren ist die CT-Untersuchung in der Regel kostengünstiger. Eine Kontrastmittelgabe kann die Detailauflösung in Gewebeteilen mit geringer Dichte erhöhen, jedoch bei manchen Personen auch eine allergische Reaktion hervorrufen. Darüber hinaus existieren jedoch keine Kontraindikationen für eine CT.

13.2.2.2 Die Kernspintomografie (Magnetresonanztomografie [MRT])

Die Kernspintomografie erlaubt sowohl eine Aufzeichnung der Struktur (MRT) als auch der Aktivierungen (funktionelle MRT) des Gehirns. Diese Aufnahmemethode kommt ohne Röntgenstrahlen aus und verwendet stattdessen ein starkes Magnetfeld. Für die Darstellung werden die magnetischen Eigenschaften der häufigsten Atome im menschlichen Körper genutzt, nämlich der Wasserstoffkerne. Deren Ausrichtung verändert sich kurzfristig, wenn ein Radiofrequenzpuls das äußerlich angelegte starke Magnetfeld des Kernspintomographen stört. Je nach Gewebeart und Struktur im Körper dauert nach Abschalten des Radiofrequenzpulses die Wiederausrichtung am äußeren Magnetfeld unterschiedlich lang. Diese sogenannte Relaxationszeiten werden gemessen und anhand dessen ein Bild des dargestellten Gewebes rekonstruiert.

Aktivierungen im Gehirn werden mithilfe der funktionellen MRT (fMRT), ähnlich wie bei der PET (siehe Kapitel 13.2.2.3) indirekt gemessen. Dabei wird mathematisch rekonstruiert, wo der Sauerstoffverbrauch im Gehirn und damit der Blutfluss, z. B. während einer Aufgabenbearbeitung, ansteigt. Der erhöhte Sauerstoffverbrauch erzeugt kurzfristig einen verminderten Sauerstoffgehalt im Blut, der die magnetischen Eigenschaften des Blutes verändert. Dabei gilt das Prinzip, dass eine verminderte Sauerstoffanreicherung im Blut, bedingt durch einen erhöhten Sauerstoffverbrauch in der jeweiligen Hirnregion, kurzfristig ein weniger intensives Signal in der fMRT-Aufzeichnung erzeugt. Man spricht vom „Blood Oxygen Level Dependent Signal" (BOLD-Signal).

Im Unterschied zur CT ergibt sich im MRT eine bessere räumliche Auflösung (1 bis 2 mm) sowie eine bessere zeitliche Auflösung im Vergleich zur PET. Verarbeitungsprozesse im Gehirn können dabei mit einer Genauigkeit im Sekundenbereich abgebildet werden.

Kontraindikationen für eine MRT-Untersuchung stellen z. B. großflächige Tätowierungen und Metallteile im Körper sowie eine Klaustrophobie dar. In solchen Fällen kann auf die CT ausgewichen werden.

13.2.2.3 Die Positronen-Emissions-Tomografie (PET)

Im Gegensatz zur CT oder zur Kernspintomografie kann mit der PET nicht die Struktur des Gehirns dargestellt werden, sondern seine Stoffwechselaktivität. Die Messung basiert ebenfalls auf dem Prinzip, dass das Gehirn in seinen aktivierten Hirnregionen mehr Sauerstoff oder Glukose verbraucht als in Ruhe. Im Rahmen einer PET-Untersuchung werden der zu untersuchenden Person radioaktive Marker injiziert, die aus instabilen chemischen Verbindungen bestehen, die in einer für sie individuellen Zeit zerfallen. Da Blut Sauerstoff und Energie in Form von Glukose dorthin transportiert, wo diese Energieträger benötigt werden, kommt es an diesen Orten zu einer erhöhten Ansammlung der radioaktiven Stoffe, die dort auch zerfallen. Der PET-Scanner, der um den Kopf der zu untersuchenden Person angelegt ist, registriert die entsprechenden Zerfallsprozesse, die sich in Form von Gammastrahlung bemerkbar machen. Bei einer überzufälligen Häufung solcher Zerfallsprozesse an einem Ort ist davon auszugehen, dass dort eine aufgabenrelevante Aktivierung stattfindet.

Im klinischen Kontext wird insbesondere untersucht, ob der Stoffwechsel in bestimmten Hirnregionen reduziert ist. Dies kann in manchen Fällen, z. B. bei demenziellen Erkrankungen, früher auftreten als im Rahmen einer MRT-Untersuchung messbare strukturelle Veränderungen. Auch ist es möglich, spezifische radioaktive Marker zu verwenden, die z. B. Aufschluss über die Rezeptordichte oder Verteilung bestimmter Neurotransmitter geben, was insbesondere für die Untersuchung von psychopharmakologischen Prozessen wichtig ist. Bei einer Allergie gegen die verwendeten radioaktiven Marker oder im Falle einer Schwangerschaft darf eine PET-Untersuchung nicht durchgeführt werden.

Im Kasten werden die einzelnen Verfahren noch einmal kurz mit ihren wesentlichen Vor- und Nachteilen zusammenfassend dargestellt.

Bildgebende Verfahren und ihre Vor- und Nachteile

Computertomografie (CT)
- Spezielles Röntgenverfahren mit vergleichbar geringer Strahlenbelastung
- Schlechte räumliche Auflösung

Magnetresonanztomografie (MRT)
- Darstellung der Struktur des Gehirns unter Verwendung starker Magnete
- Keine Strahlenbelastung des Gewebes der Proband:innen
- Gute Darstellung unterschiedlicher Gewebe im Gehirn (graue Substanz, weiße Substanz, Liquor)
- Eventuell Probleme bei Klaustrophobie der Proband:innen, da sehr enge Röhre
- Keine Untersuchungen möglich bei Metallimplantaten und großflächigen Tätowierungen

Positronen-Emissions-Tomografie (PET)
- Messung der Hirnaktivität über den Zerfall radioaktiver Stoffe mit geringer Halbwertzeit
- Geringe radioaktive Belastung
- Darstellung von Stoffwechselvorgängen möglich
- Messung von Neurotransmitterprozessen/Verteilung möglich
- Keine Darstellung der Struktur möglich

13.2.2.4 Elektrophysiologisches Verfahren: Das Elektroenzephalogramm (EEG)

Bei der Aufnahme eines EEGs werden der zu untersuchenden Person kleine Elektroden, die meistens in eine Haube eingearbeitet sind, auf die Kopfhaut geklebt. Für die Sicherstellung der Vergleichbarkeit der Ableitorte bei unterschiedlich großen Köpfen wird das sogenannte 10–20-System verwendet, in dem die Elektrodenpositionen individuell für jede Kopfgröße bestimmt werden. Dabei besteht die Nomenklatur der Elektrodenpositionen aus einem Buchstaben, der ungefähr dem darunterliegendem Hirnlappen entspricht (F = frontal, P = parietal, T = temporal, O = occipital) und einer Zahl, die von der Mittellinie ausgehend nach außen größer wird. Gerade Zahlen (2, 4, 6, etc.) werden für die rechte Seite verwendet, ungerade Zahlen für die linke Seite. Die Elektrodenposition P2 beschreibt also eine mittelliniennahe Elektrodenposition auf der rechten Seite über dem Parietallappen.

Die Elektroden messen die Spannungsschwankungen an der Kopfoberfläche. Die Aktivität des Gehirns kann mithilfe des EEGs sowohl im Ruhezustand als auch während einer Aufgabenbearbeitung gemessen werden. Im Spontan- oder Ruhe-EEG werden dabei verschiedene Frequenzbänder registriert. Dabei handelt es sich um charakteristische Muster von Spannungsveränderungen, die in Form von Ausschlägen (Amplituden) einer bestimmten zeitlichen Dichte (Frequenz) auftreten.

Der Kasten stellt einige für das Ruhe-EEG typische Frequenzbänder exemplarisch dar.

Das Elektroenzephalogramm (EEG)

Das EEG misst – im Gegensatz zur indirekten Aktivierungsmessung über den Blutfluss wie in der PET oder funktionellen MRT – direkt die Aktivität der Pyramidenzellen mit einer zeitlichen Auflösung im Bereich von Millisekunden. Das spontane EEG kann in spezielle Frequenzbänder eingeteilt werden, die den Wachheitszustand der untersuchten Person anzeigen:

- **Alpha (α).** Wellen mit hoher Amplitude zwischen 8 und 13 Hz, treten im entspannten Zustand auf.
- **Beta (β).** Wellen mit niedriger Amplitude zwischen 13 und 30 Hz, treten bei mentaler Aktivität auf.
- **Gamma (γ).** Wellen mit sehr niedriger Amplitude von über 30 Hz, sind bei geistigen Anstrengungen zu beobachten.
- **Delta (δ).** Wellen unter 4 Hz, sind bei tiefen Schlafstadien zu beobachten.
- **Theta (θ).** Wellen mit hoher Amplitude zwischen 4 und 8 Hz, treten bei Schläfrigkeit auf.

Neben dieser Spontanaktivität können auch sogenannte *evozierte* oder *ereigniskorrelierte Potenziale* abgeleitet werden, die an die Verarbeitung bestimmter Reize gekoppelt sind. Frühe Komponenten, die innerhalb von 50 bis 100 ms nach Reizdarbietung auftreten, spiegeln die physikalische Reizverarbeitung in den jeweiligen Sinnesmodalitäten wider. Je nach Sinnesmodalität unterscheidet man somit zwischen visuell evozierten Potenzialen, auditiv evozierten Potenzialen etc. Spätere Potenziale sind zunehmend stärker durch kognitive Prozesse, wie z.B. Motivation, Aufmerksamkeit und Bedeutungsverarbeitung, beeinflusst. Evozierte Potenziale stellen sich im EEG-Signal als Ausschläge in die positive oder negative Richtung dar. Negative Ausschläge werden in entsprechenden Darstellungen klassischerweise nach oben abgetragen. Die Komponenten werden anhand der Richtung des Ausschlags bzw. der Amplitude (positiv P oder negativ N) und der Zeit des Auftretens des höchsten Ausschlags in ms dargestellt und benannt: z.B. beschreibt die P300-Komponente eine Positivierung im EEG ca. 300 ms nach Präsentation eines Reizes. Bei Erkrankungen des Gehirns können die jeweiligen Komponenten verlangsamt, also später als gewöhnlich auftreten, oder aber in ihrer Stärke (Amplitude) vermindert oder erhöht sein.

Die wichtigsten Komponenten werden in Tabelle 13.1 in Bezug auf ihr zeitliches Auftreten und ihre jeweilige Funktion dargestellt.

Das EEG bietet die Möglichkeit, Verarbeitungsprozesse im Gehirn in sehr hoher zeitlicher Auflösung (im Bereich von Millisekunden) abzubilden. Eine Zuordnung des jeweiligen Signals zu Hirnstrukturen gelingt jedoch nur mit recht unzureichender räumlicher Auflösung. Ähnlich wie bei der PET

Tabelle 13.1: Verschiedene Komponenten ereigniskorrelierter Potenziale

Ereigniskorreliertes Potenzial	Gemessene Funktionen	Paradigma
Bereitschaftspotenzial	Motorische Bewegungsvorbereitung	Drücken einer Reaktionstaste nach eigenem Belieben.
Mismatch Negativity (MMN)	Unbewusste Aufmerksamkeitsprozesse	Darbietung von Tönen unterschiedlicher Frequenz. Eine Abweichung von dem Standardton wird im EEG über einen negativen Ausschlag sichtbar.
N170	Spezielle Verarbeitungsprozesse, die bei Gesichtsblindheit oder aber auch nach Hirnschäden gestört sein können	Negativierung 170 ms nach Präsentation eines Gesichtes oder eines Körpers.
P300	Kognitive Verarbeitungsprozesse und Updating-Prozesse, die z.B. bei Demenzen gestört sein können	Positivierung 300 ms nach „Oddball"-Reiz: Der seltene Reiz soll in einer Reihe gleichbleibender häufiger Reize entdeckt werden.
N400	Verarbeitung semantischer Informationen	Negativierung 400 ms nach Darbietung einer Verletzung einer semantischen Erwartung, wie z.B. im folgenden Satz: „Die Pizza war zu heiß zum Weinen."
Error-Related Negativity (ERN/Ne)	Antwort-Fehlerevaluation	Negativierung über dem frontalen Kortex nach einer falschen Reaktion, z.B. bei Wahlreaktionsaufgaben.
Feedback-Related Negativity (FRN)	Verarbeitung von Rückmeldungen	Negativierung 160 ms nach Reizdarbietung nach Darbietung einer Rückmeldung zu einer erfolgten Reaktion.

ist keine Darstellung der Hirnstruktur möglich. Kontraindikationen für das EEG bestehen nicht.

13.2.2.5 Fazit: Bildgebende und elektrophysiologische Verfahren

Zusammenfassend ist zu sagen, dass die bildgebenden und elektrophysiologischen Befunde eine sinnvolle Ergänzung zu einer neuropsychologischen Diagnostik darstellen können, da sie Veränderungen in der Struktur oder der Aktivierung des Gehirns abbilden können. Die entsprechenden Befunde können außerdem für das Verständnis, welche Folgen z.B. ein Schlaganfall im Gehirn hat, psychoedukativ genutzt werden. Für die Therapie spielen sie aber ansonsten meistens eine untergeordnete Rolle, da es in einem solchen Rahmen wichtiger ist, die alltagsrelevanten Verhaltensdefizite aufzudecken, um daraus ein Störungsmodell mit Therapiezielen ableiten zu können.

13.3 Anamnese und Störungsexploration

Im Rahmen des im Vorfeld etwaiger testpsychologischer Untersuchungen geführten Anamnesegesprächs gilt es, sich ein möglichst umfassendes Bild von der zu untersuchenden Person zu machen, einschließlich der Krankheitsverarbeitung. Im Wesentlichen entspricht die zu erhebende Anamnese einer im Rahmen der Psychotherapie allgemein üblichen Krankheitsanamnese einschließlich Informationen zur Soziobiografie und des psychischen Befundes (siehe Kapitel 17). Die neuropsychologische Störungsexploration legt aber zusätzlich einen Fokus auf mögliche kognitive und affektive Veränderungen, die mit einer Hirnschädigung/-erkrankung oder auch mit einer psychischen Erkrankung ohne klaren organischen Befund einhergehen können. Informationen über die Bildungs- und Berufsbiografie sind darüber hinaus relevant, um abschätzen zu können, welches prämorbide Leistungsniveau die betroffene Person gezeigt hat. Neben den subjektiv von den Betroffenen erlebten Veränderungen in diesen Bereichen sind, wann immer möglich, fremdanamnestische Informationen (z.B. von Angehörigen, langjährig Vorbehandelnden) einzuholen. Diese sind insbesondere dann essenziell, wenn Persönlichkeits- und Verhaltensänderungen vorliegen (siehe Kapitel 33.5). Zuweilen kann es auch vorkommen, dass diese von den Betroffenen vor dem Hintergrund einer veränderten Selbstwahrnehmung gar nicht wahrgenommen oder als problematisch bewertet werden, was diametral von der Einschätzung des sozialen Umfeldes abweichen kann. Die gesamte familiäre Situation einschließlich konfliktträchtiger Themen gut im Blick zu haben, ist jedoch für eine umfassende Diagnostik- und Behandlungsplanung sowie für die Beurteilung der Folgen einer Hirnschädigung/-erkrankung für die gesamte Teilhabe der betroffenen Person unerlässlich. Verlässt sich die untersuchende Person nur auf Angaben der Patient:innen, bleiben subtile Persönlichkeits- und Verhaltensänderungen, die jedoch im Alltag substanzielle Probleme verursachen können, möglicherweise unerkannt.

Gestaltung der Gesprächssituation. Neben allgemeinen Aspekten der Beziehungsgestaltung und Gesprächsführung, empfiehlt es sich, in das Anamnesegespräch mit einer offenen Frage einzusteigen (z.B. *„Was hat sich seit dem Schlaganfall verändert?“*), um die für die betroffene Person subjektiv wichtigsten Veränderungen abzufragen. Diese können durchaus auch positiver Natur sein, z.B., wenn jemandem erst durch eine lebensbedrohliche Erkrankung der große Rückhalt in der eigenen Familie bewusst geworden ist. Je nach Krankheitsphase bzw. Stand der individuellen Krankheitsverarbeitung benennen die Patient:innen häufig auch als positiv erlebte Veränderungen der eigenen Lebenseinstellung, z.B. ein größeres Bewusstsein dafür, dass das Leben endlich ist und ausgekostet werden sollte.

Die Fragen nach Symptomen sollten nah am Alltagserleben der Patient:innen gestaltet sein und Fachbegriffe vermeiden oder zumindest allgemeinverständlich erklären. Nicht selten kommen die Patient:innen mit Vorbefunden aus der stationären Rehabilitation (z.B. mit der Diagnose einer Amnesie oder einer dysexekutiven Störung), die ihnen nicht wirklich verständlich sind und auch niemals erklärt wurden. Die Anamnese kann somit einen ersten Einstieg in die Psychoedukation über die kognitiven und affektiven Folgen von erworbenen Hirnschädigungen ermöglichen, unter Umständen auch mit Verweis auf allgemeinverständlich gestaltete Informationen, die im Internet frei verfügbar sind (www.ratgeber-neuropsychologie.de). Es ist unabdingbar, einerseits Raum für spontan berichtete Beobachtungen aufseiten der Patient:innen und ihrer Angehörigen zu lassen und andererseits strukturiert die wichtigsten Bereiche systematisch abzufragen. Die Betroffenen denken nicht von sich aus daran, dass Neuropsycholog:innen sich auch für ihre Stimmung interessieren könnten oder dass Schlafstörungen für die Untersuchung relevant sein könnten.

Das Anamnesegespräch, aber auch die gesamte Untersuchungssituation bieten zugleich die Gelegenheit, offenkundige kognitive und affektive Beeinträchtigungen direkt im Gesprächsverlauf zu beobachten. Implizite Leitfragen, die für eine solche Verhaltensbeobachtung im Hinterkopf behalten werden sollten, sind in Tabelle 13.2 zusammengestellt.

Tabelle 13.3 stellt die Bereiche zusammen, die spezifisch im Rahmen einer klinisch-neuropsychologischen Anamnese *zusätzlich* zur soziobiografischen und Krankheitsanamnese sowie zum psychischen Befund explizit erfragt und exploriert werden sollten.

Tabelle 13.2: Leitfragen für die Verhaltensbeobachtung während der neuropsychologischen Anamnese und Testdurchführung

Bereich	Mögliche implizite Leitfragen
Motorische und sensorische Beeinträchtigungen	• Werden sensorische oder motorische Einschränkungen offenkundig und werden diese kontinuierlich oder nur in bestimmten Situationen gezeigt (z. B. Gangstörungen beim Betreten des Untersuchungsraums besonders deutlich, beim Verlassen jedoch nicht mehr)?
Sprachstörungen (siehe Kapitel 33.1)	• Fallen Sprachstörungen (z. B. Wortfindungsstörungen, Wortverwechslungen etc.) in den Schilderungen des oder der Betroffenen auf? Bestehen Schwierigkeiten im Verständnis des Gesagten?
Aufmerksamkeit (siehe Kapitel 33.2)	• Kann der:die Patient:in dem Gespräch über die gesamte Zeitspanne hinweg aufmerksam folgen? • Gibt es Anzeichen für Ermüdungserscheinungen? Wenn ja, wie schnell treten diese auf und bessern sie sich ggf. nach einer angebotenen Pause? • Besteht eine erhöhte Ablenkbarkeit, z. B. durch Geräusche, die von außerhalb in das Untersuchungszimmer dringen? • Gibt es Anzeichen für einen Neglect (z. B. sitzt die Person deutlich schief oder reagiert nicht auf Reize, die aus einer bestimmten Raum- oder Körperhälfte kommen)?
Gedächtnis (siehe Kapitel 33.3)	• Werden in den Schilderungen Erinnerungslücken und/oder Orientierungsschwierigkeiten deutlich? • Wirkt das Berichtete zeitlich kohärent und in sich schlüssig? • Wiederholt der:die Betroffene sich im Laufe des Gesprächsverlaufs, offenkundig ohne zu erinnern, Vergleichbares bereits einige Minuten zuvor berichtet zu haben?
Exekutive Funktionsstörungen (siehe Kapitel 33.4)	• Bestehen Schwierigkeiten, geordnet auf die gestellten Fragen zu antworten und/oder die Testverfahren systematisch zu bearbeiten? • Springt der:die Patient:in zwischen einzelnen Themenbereichen/Aufgabenstellungen hin und her? • Bestehen Probleme, Themenwechseln zu folgen bzw. kognitiv flexibel von einer Aufgabenstellung zur anderen überzugehen? • Bleibt der:die Patient:in an einzelnen Themen/Aufgabenstellungen haften? (Perseveration)
Affektivität und (Arbeits-)Verhalten (siehe Kapitel 33.5)	• Dominieren Apathie oder Impulsivität im Kontakt oder fallen schnell wechselnde affektive Zustände auf, die nicht immer zum Gesprächsanlass passen? • Ist das Sozialverhalten angemessen (z. B. sexuell anzügliches oder aus nichtigen Anlässen aufbrausendes Verhalten)? • Arbeitet die Person konsistent anstrengungsbereit und motiviert mit? Wird z. B. bei Testverfahren zur Erfassung der Reaktionsgeschwindigkeit eine Körperhaltung eingenommen, die möglichst schnelle Reaktionen erlaubt?

Tabelle 13.3: Hilfreiche Fragen zur direkten Exploration der wichtigsten subjektiven kognitiven und affektiven Veränderungen

Bereich mit relevanten Unteraspekten	Konkrete Beispielfragen
Allgemein Subjektiv wahrgenommene Veränderungen in Selbst- und Fremdwahrnehmung	• „Was hat sich seit der Erkrankung/dem Unfall verändert?" • „Welche Veränderungen nimmt Ihr Umfeld wahr?" • „In welchen Bereichen haben Sie nun Schwierigkeiten? Sieht Ihre Familie/Ihr Freundeskreis das ähnlich?"
Wahrnehmung und Raumkognition	• „Hören/sehen/schmecken/tasten Sie genauso gut wie vor der Erkrankung?" • „Bereitet es Ihnen Schwierigkeiten, wenn Gegenstände links von Ihnen platziert sind? Beachten Sie diese dann nicht?" (Neglect, d. h. halbseitige Vernachlässigung der Reize aus meist der linken Raum- oder Körperhälfte)
Sprache (siehe Kapitel 33.1)	• „Haben Sie Schwierigkeiten beim Sprechen?" • „Fallen Ihnen manchmal Worte nicht ein?" • „Unabhängig davon, wie gut Sie hören können: Verstehen Sie, was andere Leute Ihnen sagen wollen?"
Aufmerksamkeit (siehe Kapitel 33.2) Aspekte der Intensität und Selektivität der Aufmerksamkeit	• „Haben Sie Schwierigkeiten, sich länger zu konzentrieren, z. B. beim Lesen oder Fernsehen?" • „Hat sich die Zeitspanne verändert, die Sie z. B. konzentriert an einer Sache dranbleiben können?" • „Gibt es Situationen, in denen Sie sich schnell ablenken lassen oder den Faden verlieren, z. B., wenn sich mehrere Personen gleichzeitig unterhalten?"

Tabelle 13.3: Fortsetzung

Bereich mit relevanten Unteraspekten	Konkrete Beispielfragen
Gedächtnis (siehe Kapitel 33.3) *anterograde Amnesie* (bezogen auf Informationen, die nach dem Schädigungsereignis erworben wurden) *retrograde Amnesie* (bezogen auf Informationen, die vor dem Schädigungsereignis erworben wurden)	• „Haben Sie Schwierigkeiten, sich an Dinge zu erinnern, die vor der Erkrankung/dem Unfall passiert sind? Wenn ja, wie weit reichen die Erinnerungslücken zurück?" • „Haben Sie Schwierigkeiten, sich seitdem neue Informationen/Ereignisse zu merken?" • „Fällt es Ihnen schwer, sich daran zu erinnern, etwas zu tun, z. B. rechtzeitig an einen Termin zu denken?" • „Gibt es Situationen, in denen die Probleme mit dem Gedächtnis besonders deutlich zutage treten?"
Exekutive Funktionen (siehe Kapitel 33.4) Handlungsplanung und Handlungsorganisation	• „Fällt es Ihnen schwer, Ihren Alltag zu planen (z. B. Einkaufen, Kochen etc.)? Wie klappt es im Alltag, wenn eine Handlung mehrere Zwischenschritte erfordert? Kommen Sie durcheinander oder behalten Sie den Überblick?" • „Kommen Sie durcheinander, wenn Sie Ihre gewohnte Routine nicht ausführen können, z. B., weil auf dem Weg zur Arbeit eine Straße gesperrt ist?"
Verhaltensänderungen (siehe Kapitel 33.5) Apathie Impulsivität Schwierigkeiten im sozialen Umgang/ soziokognitive Störungen	• „Manche Menschen berichten, dass sie sich nach dem Schlaganfall/der Hirn-OP kaum mehr zu Alltagsaktivitäten ‚aufraffen' konnten und dass sie immer jemanden brauchten, der sie antrieb. Geht Ihnen das auch manchmal so?" • „Fällt es Ihnen schwer, sich in manchen Situationen zurückzuhalten, z. B. nicht mit Ihrer Meinung herauszuplatzen oder andere nicht zu unterbrechen, obwohl Sie es sich vorgenommen haben?" • „Haben Sie nun vermehrt Streit oder ecken Sie besonders häufig an? Berichten andere, dass sie sich von Ihnen häufiger vor den Kopf gestoßen fühlen?" • „Verstehen Sie gut, was in anderen Menschen vorgeht?" • „Werden Sie schneller als früher aggressiv? Wenn ja, wie äußert sich das?"
Belastbarkeit (siehe Kapitel 33.5) Fatigue/erhöhte Ermüdbarkeit	• „Wie schätzen Sie im Vergleich zu früher Ihre Belastbarkeit ein? Schaffen Sie die Dinge, die Sie sich vornehmen?" • „Fühlen Sie sich schneller erschöpft? Falls ja, wie schnell und unter welchen Umständen tritt dies ein? Was beobachten Sie an sich, wenn die Erschöpfung einsetzt? Was fällt anderen auf?" • „Verschafft eine Pause hinreichend Erholung?"

13.4 Planung und Durchführung neuropsychologischer Untersuchungen

Auf Basis der Vorbefunde und des ausführlichen Anamnesegesprächs kann eine erste Zusammenstellung von Testverfahren erfolgen, die ggf. im Verlauf der Diagnostik ergänzt und/oder modifiziert werden kann und muss. Dies kann z. B. dann erforderlich werden, wenn sich herausstellt, dass die Testbatterie von den Betroffenen z. B. aufgrund eines zu hohen Schwierigkeitsgrades oder begleitender sensorischer/motorischer Einschränkungen nicht bewältigt werden kann. Auch kann es vorkommen, dass sich erst im Laufe der diagnostischen Situation Hinweise auf Beeinträchtigungen ergeben (z. B. eine Persönlichkeitsänderung, einen Neglect), die auf Basis der Vorinformationen nicht antizipiert werden konnten, sodass ergänzende Untersuchungen sinnvoll erscheinen.

Für die neuropsychologische Diagnostik steht ein breites Testinstrumentarium zur Verfügung. Für Detailinformationen zu spezifischen Testverfahren sei dabei auf die störungsspezifischen Kapitel in diesem Band verwiesen (siehe Kapitel 33.1 bis 33.6). Zu den gängigen neuropsychologischen Testformaten gehören Fragebögen, computergestützte Verfahren sowie Papier-und-Bleistift-Verfahren. Nachfolgend soll lediglich kurz allgemein auf die Besonderheiten der unterschiedlichen Typen von Verfahren eingegangen werden, die in ähnlicher Weise prinzipiell auch für andere Bereiche psychologischer Diagnostik gelten und daher nicht ausführlich behandelt werden.

Fragebögen. Fragebögen werden in der Regel eingesetzt, um subjektiv erlebte Alltagsbeeinträchtigungen (z. B. Aufmerksamkeitsprobleme), Verhaltensänderungen (z. B. Desorganisation) oder Symptome psychischer Veränderungen (z. B. Depressivität, Apathie) zu erfassen (siehe Kapitel 10). Häufig verwendete Fragebögen sind in diesem Zusammenhang z. B. der Fragebogen erlebter Defizite der Aufmerksamkeit (FEDA; Zimmermann et al., 1991), der Fragebogen zum dysexekutiven Syndrom (DEX; Wilson et al., 1996) oder die Apathie-Evaluationsskala (AES; Marin et al., 1991). Der Vorteil besteht darin, dass auch schwer im Verhalten messbare innerpsychische Prozesse und ihr Erleben erfasst werden können, jedoch bleibt es bei einer subjektiven Einschätzung, die bei Vorliegen von Aggravation und Simulation auch schneller Antwortverzerrungen (z. B. übertriebenen Schilderungen von Beschwerden) unterworfen sein kann. Andererseits können über Fragebögen auch leichter Auskünfte über die Einschätzungen Dritter hinsichtlich der Patient:innen eingeholt werden.

Computergestützte Verfahren. Computergestützte Verfahren bieten den Vorteil der standardisierten Aufgabendarbietung, im Rahmen derer auch die Reaktionszeiten sowie die Reaktionsgüte (Fehler, Auslassungen) akkurat erfasst werden. Motorische Probleme können jedoch z. B. die Bedienung der Reaktionstasten erschweren, ebenso wie sensorische Probleme die Wahrnehmung der Stimuli beeinträchtigen können. Ein Beispiel für ein sehr häufig eingesetztes computergestütztes Verfahren ist die Testbatterie zur Aufmerksamkeitsprüfung (TAP; Zimmermann & Fimm, 2017).

Papier-und-Bleistift-Verfahren. Im Rahmen von Papier-und-Bleistift-Verfahren können im Prinzip ebenfalls Informationen über Reaktionszeiten und die Reaktionsgüte bei der Aufgabenbearbeitung eingeholt werden, jedoch unter Umständen weniger genau. Auch sind bestimmte Bedingungen (z. B. schnell wechselnde Reizfolgen, bewegliche Reizfolgen) in solchen Tests nicht herstellbar. Vorteilhaft ist jedoch, dass sie bei Personen, die wenig Erfahrung im Umgang mit Computern haben, in der Regel weniger Ängste und Widerstand auslösen. Auch ist es leichter, die Testsituation, sofern dies erforderlich ist, ggf. zu modifizieren, um Schwierigkeiten bei der Aufgabenbearbeitung (z. B. durch sensorische Einschränkungen) entgegenzuwirken. Dies geht natürlich auf Kosten der Standardisierung und muss bei der Auswertung berücksichtigt werden. Beispiele für gebräuchliche neuropsychologische Testerfahren im Papier-und-Bleistift-Format sind der Trail Making Test (TMT; Reitan, 1992), der Verbale Lern- und Merkfähigkeitstest (VLMT; Helmstaedter et al., 2001) sowie die Testbatterie zur Erfassung von Organisation und Planung im Alltag (O-P-A; Menzel-Begemann, 2011).

In Tabelle 13.4 werden die wichtigsten neuropsychologischen Funktionsbereiche einschließlich relevanter Unteraspekte dargestellt, die gemäß den Leitlinien der einschlägigen Fachgesellschaften (u. a. der Gesellschaft für Neuropsychologie [GNP] sowie der Arbeitsgemeinschaften der Medizinischen und Wissenschaftlichen Fachgesellschaften [AMWF]) im Rahmen einer neuropsychologischen Diagnostik untersucht werden sollten. Eine ausführlichere Darstellung erfolgt in den jeweiligen Störungskapiteln (siehe Kapitel 33.1 bis 33.6), in denen auch spezifischer die wichtigsten Testverfahren zu deren Erfassung genannt werden. Es existieren keine Standardtestbatterien, die auf jeden Fall in gleicher Weise bei allen Patient:innen durchzuführen sind. Eine gute Basisdiagnostik beinhaltet jedoch in der Regel mindestens eine Überprüfung der Bereiche Aufmerksamkeit, Gedächtnis und exekutive Funktionen.

Tabelle 13.4: Zusammenstellung der wichtigsten Funktionsbereiche, die im Rahmen einer neuropsychologischen Untersuchung gemäß den Leitlinien in der Regel zu überprüfen sind

Bereich	Wichtige zu erfassende Unteraspekte
Aufmerksamkeit (siehe Kapitel 33.2)	Aufmerksamkeitsintensität: • Aufmerksamkeitsaktivierung (Alertness) • Längerfristige Aufmerksamkeitszuwendung (Daueraufmerksamkeit) Aufmerksamkeitsselektivität: • Selektive bzw. fokussierte Aufmerksamkeit und geteilte Aufmerksamkeit Räumliche Ausrichtung der Aufmerksamkeit und Neglect (v. a. bei rechtshemisphärischen und parietalen Schädigungen)
Gedächtnis (siehe Kapitel 33.3)	• Orientierung • Verbale und figurale Merkspanne • Arbeitsgedächtnis • Lernparadigma (z. B. Wortlisten) mit verzögertem Abruf • Unmittelbare und verzögerte Wiedergabe komplexer verbaler und figuraler Informationen
Exekutive Funktionen (siehe Kapitel 33.4)	• Arbeitsgedächtnis • Monitoring (Überwachung ablaufender Prozesse) • Kognitive Flüssigkeit und Flexibilität • Planerisches und problemlösendes Denken • Selbstwahrnehmung bzw. Störungsbewusstsein
Verhaltens- und Persönlichkeitsänderungen (siehe Kapitel 33.5)	• Apathie • Enthemmung • Schwierigkeiten im Bereich der sozialen Kognitionen (Empathie, Theory of Mind, Soziales Problemlösen)
Bei entsprechenden Hinweisen aus Vorbefunden, Verhaltensbeobachtung und Anamnese	• Sprache (rezeptive und expressive Sprachfunktionen; siehe Kapitel 33.1) • Wahrnehmung und Raumkognition, z. B. Gesichtsfeldeinschränkungen und Neglect (halbseitige Vernachlässigung)*

Anmerkung: * Aus Platzgründen in diesem Lehrbuch nicht näher behandelt

13.5 Auswertung und Interpretation

Die Auswertung und Interpretation der Testbefunde erfolgt möglichst standardisiert anhand der für die jeweils eingesetzten Untersuchungsverfahren vorliegenden Auswertungsroutinen. Auswertungsmethoden der Einzelfalldiagnostik (Willmes & Fimm, 2020) können zusätzlich hilfreich sein, wenn es darum geht, Verlaufstestungen über mehrere Zeitpunkte oder Leistungsunterschiede in verschiedenen neuropsychologischen Bereichen im Sinne einer individuellen Profilanalyse zu vergleichen.

Allerdings existieren zahlreiche Faktoren, welche die Interpretation der Testbefunde speziell bei neurologisch erkrankten Menschen erschweren können. Dazu gehört u.a. das Vorliegen von körperlichen Beschwerden, wie z.B. Kopfschmerzen während der Testsituation, schlechter Nachtschlaf, Auswirkungen der von den Patient:innen eingenommenen Medikamente sowie Verständnisschwierigkeiten aufgrund von Sprachstörungen. Ebenso müssen zuweilen bei Menschen mit Migrationshintergrund und unzureichenden Kenntnissen der Untersuchungssprache die Befunde mit Vorsicht interpretiert werden. Auch können kulturelle Aspekte die Testsituation sowie die Ergebnisse der Untersuchung verzerren (siehe Kapitel 36). Die wichtigsten dieser Aspekte, neben Simulations- und Aggravationstendenzen, sind überblicksartig in Tabelle 13.5 dargestellt.

Einigen der genannten Probleme kann man schon im Vorhinein begegnen, z.B. bei motorischen Problemen durch das Ausweichen auf Testverfahren, die geringe Anforderungen an die motorische Integrität stellen, oder durch das Ausweichen auf sprachfreie Testverfahren, wenn schwere aphasische Beeinträchtigungen vorliegen. Bei verminderter Belastbarkeit („Fatigue") sollte darauf geachtet werden, die individuellen Grenzen der Belastbarkeit sensibel zu berücksichtigen. Dazu kann gehören, deutlich häufigere Pausen (unter Umständen schon nach 15–20 Minuten) einzulegen und die Diagnostik auf mehrere kürzere Termine aufzuteilen. Gleichzeitig sind Informationen darüber, ab wann die Leistungsfähigkeit des:der Patient:in abfällt, von großer Relevanz. Auch ist es von Bedeutung, wann im Krankheitsverlauf eine Diagnostik durchgeführt wird. Gerade im akuten Stadium nach einer Hirnschädigung ist die Leistungsfähigkeit und Belastbarkeit natürlich deutlicher eingeschränkt als in späteren Stadien. Des Weiteren ist zu bedenken, dass die Testergebnisse unter Umständen nicht das tatsächliche Leistungsvermögen von Patient:innen widerspiegeln, sondern teilweise z.B. auch Simulation und/oder Aggravation eine Rolle spielt. Dieser Aspekt wird ausführlich in Kapitel 46 behandelt, da Aspekte der Beschwerdenvalidierung nicht nur, aber in besonderem Maße in Begutachtungskontexten relevant sind.

13.6 Kommunikation der Ergebnisse an die Patient:innen und Angehörigen

In der Regel werden die Ergebnisse der neuropsychologischen Untersuchung je nach Fragestellung in einem Befundbericht oder Gutachten festgehalten. Diese sollten so abgefasst sein, dass sie die Diagnostikergebnisse auch für Laien und Vertreter:innen anderer Berufsgruppen allgemein verständlich machen. Meistens ist zumindest im Falle eines Befundberichtes eine persönliche Nachbesprechung mit den Betroffenen und ggf. ihren Familien nötig, um gezielt Fragen beantworten zu können. Ein solches gut strukturiertes Feedbackgespräch (Spangenberg, Postal & Armstrong, 2013) kann den Patient:innen bereits helfen, ein besseres Verständnis ihrer Gesamtsituation zu erlangen.

Die Rückmeldung der Testergebnisse stellt einen wichtigen Schritt für die Planung und auch den Beginn einer neuropsychologischen Therapie dar. Hierbei ist es besonders wichtig,

Tabelle 13.5: Mögliche verzerrende Faktoren bei der Durchführung und Interpretation neuropsychologischer Tests

Test- und ergebnisbeeinflussende Krankheitsfaktoren	Beschwerden
Begleiterscheinungen der Erkrankung	• Motorische Probleme (z.B. Lähmungen, Störungen der Feinmotorik) • Sensorische Einschränkungen (z.B. Hörminderung, Visusverlust, Gesichtsfeldeinschränkungen, Schwierigkeiten bei der Temperaturregulation) • Schmerzen (z.B. Kopfschmerzen) • Schlafstörungen (z.B. aufgrund von Schmerzen) • Probleme bei der Temperaturregulation • Fatigue bzw. schnelle Ermüdbarkeit • Depressivität/Ängstlichkeit
Begleiterscheinungen der Behandlung(en)	• Nebenwirkungen der Medikamente • Nebenwirkungen von Begleittherapien (z.B. Chemotherapie) • Überforderungserleben durch Vielzahl an Therapien
Kognitive Probleme, die die Interpretation der Leistungen in anderen kognitiven Bereichen verzerren	• z.B. Aufmerksamkeitsstörungen im Rahmen der Testung von Gedächtnisaspekten • z.B. exekutive Funktionsstörungen, die durch Aufmerksamkeits- und Gedächtnisstörungen mitbeeinflusst werden

eine einfache Sprache zu verwenden, die es den meistens nicht neuropsychologisch vorgebildeten Patient:innen oder Angehörigen erlaubt, die Testergebnisse in ihrer Ausprägung und Bedeutung zu verstehen. Auch kann es sinnvoll sein, das Konzept der Prozentränge oder T-Werte mit Mittelwerten und Standardabweichungen bildlich darzustellen. Grundsätzlich ist zu empfehlen, solch eine Normalverteilung aufzumalen und die entsprechenden Testergebnisse auf dieser Verteilung zu zeigen. Zum besseren Verständnis ist auch der direkte Bezug zu den Problemen im Alltag, die in der Exploration erfragt wurden, wichtig. Eine Gedächtnisstörung, die nicht als solche wahrgenommen wird (siehe Kapitel 33.5 zu einer veränderten Selbstwahrnehmung), wird auch die Akzeptanz einer entsprechenden Therapie beeinträchtigen. Ein besonderes Augenmerk sollte darauf gelegt werden, die Ergebnisse nicht nur defizitorientiert darzustellen, sondern auch auf gute Leistungen als Ressourcen hinzuweisen. Außerdem ist es sehr wichtig, herauszufinden und darzustellen, wie sich diese Testergebnisse auf den Alltag auswirken. Dies ist wichtig, damit eine alltagsnahe und alltagsrelevante Therapie geplant werden kann, die für die Patient:innen sowie für die Angehörigen nachvollziehbar ist. Ist diese Notwendigkeit erkannt, ist auch mit einer Mitarbeit aller Beteiligten zu rechnen.

13.7 Zielgruppen- und settingspezifische Besonderheiten

Das diagnostische Vorgehen muss auch an besondere Zielgruppen und Settings angepasst werden, nicht nur hinsichtlich der Auswahl entsprechender Testverfahren.

Bei älteren Menschen (siehe Kapitel 33.6 zu demenziellen Erkrankungen sowie Kapitel 35) sowie bei Kindern und Jugendlichen (siehe Kapitel 34) sind verschiedene Aspekte zu berücksichtigen (Lidzba et al., 2019). Je nach Alter des Kindes hängt die Kooperationsbereitschaft im Rahmen einer Diagnostik sehr stark auch von der Beziehung zur untersuchenden Person und/oder dem Verhältnis zwischen der untersuchenden Person und den Erziehungsberechtigten ab. Gerade bei jüngeren Kindern erhalten die Verhaltensbeobachtung sowie die Erhebung von fremdanamnestischen Informationen ein größeres Gewicht als bei Erwachsenen. Bei Kindern und Jugendlichen sind neuropsychologische Beeinträchtigungen, z.B. nach einer Hirnschädigung, immer auch vor dem Hintergrund des allgemeinen kognitiven und affektiven Entwicklungsstandes zu relativieren, der naturgemäß sehr variabel sein kann. Die größere Anfälligkeit für Verzerrungen durch fehlende Motivation oder situationsbedingte Anstrengungsbereitschaft sowie die Variabilität in der Spanne der zu erwartenden Leistungen selbst bei gesunden Kindern erschweren die standardisierte Durchführung und Interpretation von erbrachten Testleistungen. Kinder mit erworbenen Hirnschädigungen haben im Grunde doppelte Anforderungen zu bewältigen: die üblichen altersgemäßen Entwicklungsmeilensteine zu erreichen und gleichzeitig eventuell neurologisch bedingte Defizite aufzuholen. Bei gleichzeitig in dieser Altersgruppe bestehendem Wunsch, möglichst so zu sein „wie alle anderen" und „die Eltern nicht zu enttäuschen", sollte diagnostisch insbesondere auch die psychische Gesundheit im Hinblick auf die Entwicklung depressiver und angstbezogener Störungen im Blick behalten werden.

Auch kulturelle Besonderheiten (siehe Kapitel 36) sollten im Rahmen der neuropsychologischen Untersuchung berücksichtigt werden, zusätzlich zu möglichen Schwierigkeiten im Testverständnis bei Menschen, deren Muttersprache nicht Deutsch ist.

Bei der Planung einer Diagnostik sind nicht zuletzt auch settingspezifische Besonderheiten zu berücksichtigen. Im Akutstadium bzw. in der Frührehabilitation sind häufig nur kurze Testdurchführungen möglich, die „bedside", also buchstäblich am Bett der Patient:innen durchgeführt werden müssen. Die Fähigkeit zur Kommunikation kann in frühen Stadien stark eingeschränkt sein. Das Ausweichen auf spezifisch für diese Settings konzipierte Testverfahren kann angezeigt sein (z.B. die Materialsammlung ERBSE von Lück, 2016).

Abbildung 13.1 veranschaulicht die bisherigen Darstellungen zum Ablauf neuropsychologischer Diagnostik.

13.8 Fazit

Die neuropsychologische Diagnostik umfasst neben einer klassischen Anamnese inklusive des psychischen Befundes die Anwendung neuropsychologischer Testverfahren zur Erhebung relevanter neuropsychologischer Funktionsbereiche (u.a. Aufmerksamkeit und Konzentration, Gedächtnis und exekutive Funktionen). Darüber hinaus ist in der Gesamtbetrachtung die Integration von neuropsychologischen, radiologischen und sonstigen medizinischen Vorbefunden, von Ergebnissen der Verhaltensbeobachtung sowie möglicher ergebnisbeeinflussender und -verzerrender Faktoren erforderlich. Aus diesen Befunden und unter Berücksichtigung der in der Diagnostik aufgezeigten Ressourcen kann mit den Patient:innen und auch den Angehörigen ein Störungsmodell erarbeitet werden. Darauf aufbauend können im Anschluss die Therapieziele definiert werden, sodass das therapeutische Vorgehen sowohl für die Patient:innen als auch für die Angehörigen transparent und nachvollziehbar ist (siehe Kapitel 21). Ein Transfer der Therapieinhalte in den Alltag wird so für alle Beteiligten erleichtert.

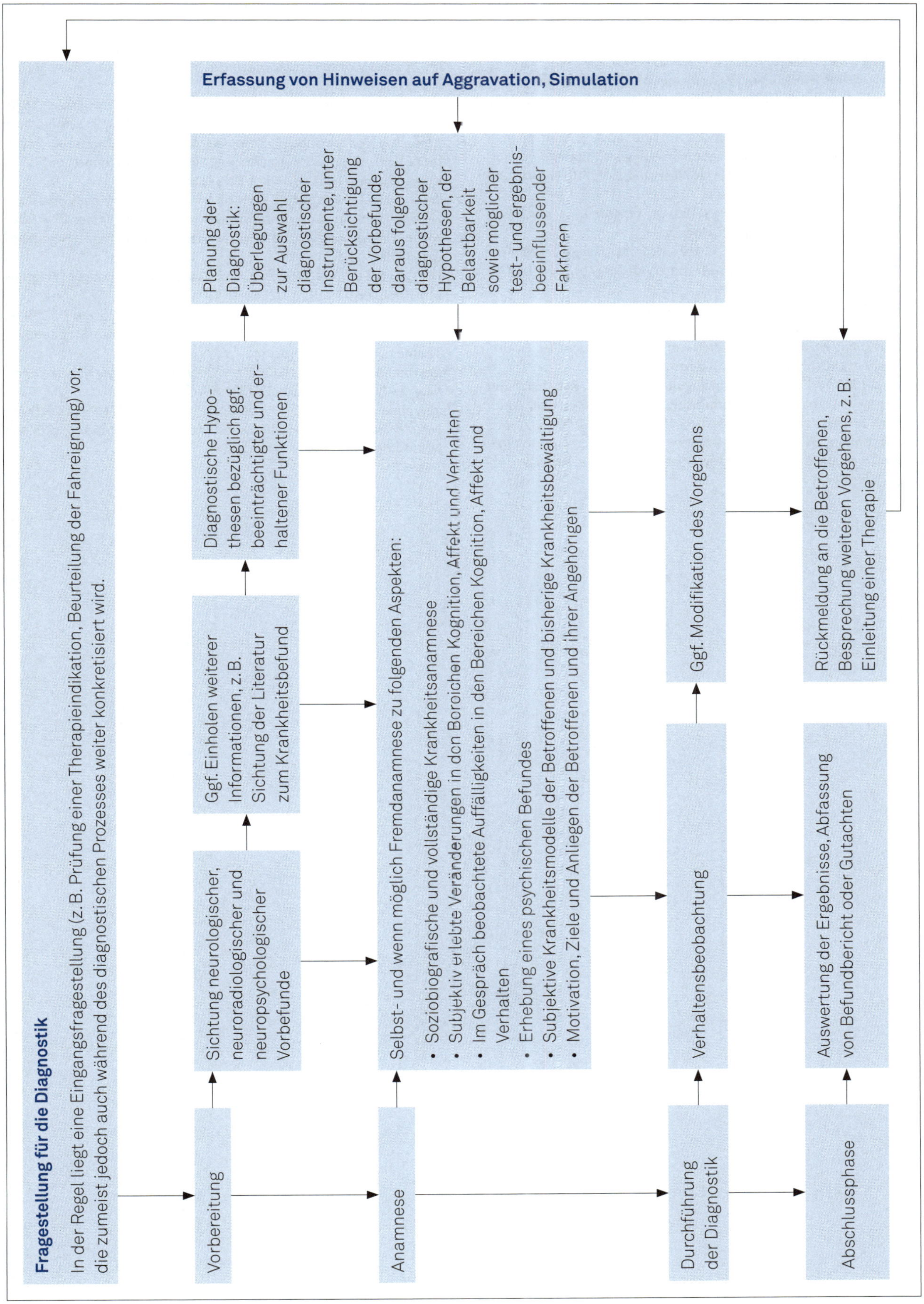

Abbildung 13.1: Ablaufschema neuropsychologischer Diagnostik

Literatur

Brunnauer, A., Zwanzger, P. & Laux, G. (2022). *Klinische Neuropsychologie psychischer Erkrankungen: Praxishandbuch zur neuropsychologischen Untersuchung und Behandlung*. Berlin: Medizinisch Wissenschaftliche Verlagsgesellschaft.

Hande, V.H., Gunasekaran, H., Hegde, S., Shashidhar, A. & Arimappamagan, A. (2021). Role of clinical neuropsychologists in awake-craniotomy. *Neurology India, 69*(3), 711–716. https://doi.org/10.4103/0028-3886.319237

Helmstaedter, C., Lendt, M. & Lux, S. (2001). *Verbaler Lern- und Merkfähigkeitstest (VLMT)*. Göttingen: Hogrefe.

Lidzba, K., Everts, R. & Reuner, G. (2019). *Neuropsychologie bei Kindern und Jugendlichen*. Göttingen: Hogrefe. https://doi.org/10.1026/02835-000

Lück, M. (2016). *ERBSE – Early Rehabilitation Bedside Screening Equipment: Manual und Materialsammlung für ein neuropsychologisches Funktions-Screening auf der Intensivstation und in der neurologischen Frührehabilitation*. Dortmund: Verlag Modernes Lernen.

Marin, R.S., Biedrzycki, R.C. & Firinciogullari, S. (1991). Reliability and validity of the Apathy Evaluation Scale. *Psychiatry Research, 38*(2), 143–162. https://doi.org/10.1016/0165-1781(91)90040-V

Menzel-Begemann, A. (2011). *Organisation und Planung eines Ausflugs. Testverfahren zur Erfassung des kognitiven Aspektes von Exekutivfunktionen*. Göttingen: Hogrefe.

Reitan, R.M. (1992). *Trail Making Test*. Tucson, AZ: Reitan Neuropsychology Laboratory.

Spangenberg Postal, K. & Armstrong, K. (2013). *Feedback that sticks: The art of effectively communicating neuropsychological assessment results*. Cary: Oxford University Press.

Sturm, W. (2009). Aufgaben und Strategien neuropsychologischer Diagnostik. In W. Sturm, M. Herrmann & F. Münte (Hrsg.), *Lehrbuch der Klinischen Neuropsychologie: Grundlagen, Methoden, Diagnostik, Therapie* (2. Aufl., S. 317–328). Heidelberg: Spektrum Akademischer Verlag. https://doi.org/10.1007/978-3-8274-2248-4_17

Wallesch, C.W. et al. (2018). *S2k-Leitlinie Begutachtung nach gedecktem Schädel-Hirntrauma im Erwachsenenalter (Registernummer 094-002). AWMF Online*. Verfügbar unter: https://register.awmf.org/de/leitlinien/detail/094-002

Willmes, K. & Fimm, B. (2020). *Einzelfalldiagnostik*. Göttingen: Hogrefe. https://doi.org/10.1026/02666-000

Wilson, B.A., Alderman, N., Burgess, P.W., Emslie, H. & Evans, J.J. (1996). *Behavioural assessment of the dysexecutive syndrome*. Bury St. Edmunds: Thames Valley Test Company.

Zimmermann, P. & Fimm, B. (2017). *Testbatterie zur Aufmerksamkeitsprüfung (TAP)*. Herzogenrath: PSYTEST Verlag.

Zimmermann, P., Messner, C., Poser, U. & Sedelmeier, P. (1991). *Ein Fragebogen erlebter Defizite der Aufmerksamkeit (FEDA)*. Unveröffentlichtes Manuskript, Universität Freiburg.

14 Risikoabschätzung: Suizidalität und Fremdgefährdung

Tobias Teismann, Aleksandra Kaurin, Cara L. Wicher & Sören Friedrich

Inhaltsübersicht

14.1 Einleitung

Die meisten Menschen, die an einer psychischen Erkrankung leiden, zeigen kein selbstgefährdendes und/oder fremdgefährdendes Verhalten. Gleichzeitig ist das Risiko für suizidale Erlebens- und Verhaltensweisen, wie auch für aggressives Verhalten in psychosozialen Krisen und im Kontext verschiedener psychischer Erkrankungen erhöht. Darüber hinaus können psychische Erkrankungen die Fähigkeit, sich um Schutzbefohlene zu kümmern, zeitweilig oder auch andauernd so herabsetzen, dass das Risiko einer Kindeswohlgefährdung besteht. Behandler:innen müssen die Möglichkeit selbst- und/oder fremdgefährdender Verhaltensweisen daher im Rahmen jedweder Behandlung mitbedenken und sorgfältig abklären. In der Behandlung von Kindern und Jugendlichen oder Patient:innen, die Eltern von Minderjährigen sind, ergibt sich zudem auch die Notwendigkeit, aufmerksam zu prüfen, ob diese Kinder oder Jugendlichen in ihrer Entwicklung bzw. mit Blick auf ihre körperliche Unversehrtheit durch andere Personen gefährdet werden.

Im Folgenden werden Hinweise zur Risikoabschätzung bei suizidalem Erleben und Verhalten gegeben, sowie zur Abklärung fremdgefährdender Intentionen und Verhaltensweisen. In diesem Zusammenhang wird auch die Gesetzeslage zur notfallmäßigen Unterbringung in einer psychiatrischen Klinik dargestellt. Abschließend wird das Vorgehen bei Verdacht auf eine bestehende Kindeswohlgefährdung beschrieben. Eine Beschreibung krisentherapeutischer Interventionen findet sich in Kapitel 42.

14.2 Suizidales Erleben und Verhalten

Fallbeispiele: Herr G. und Frau S.

Herr G., 67 Jahre alt, berichtet, dass er in seinem Leben immer wieder unter Suizidgedanken gelitten habe. Dreimal habe er versucht, sich das Leben zu nehmen. In letzter Zeit würden Suizidgedanken wieder intensiver werden: Wenn er auf sein Leben zurückblicke, dann sehe er nur „Fehlschläge und Enttäuschungen". Beruflich habe er sich nie richtig verwirklichen können und auch „in der Liebe" sei es nie langfristig gutgegangen. In letzter Zeit würden nun mehr körperliche Beschwerden hinzukommen und er frage sich „wofür er das alles noch länger aushalten" solle.

Frau S., 22 Jahre, berichtet, dass sie seit vielen Jahren unter anhaltenden Suizidgedanken leide. Sie sei in der Schule von Mitschüler:innen über mehrere Jahre hinweg stark gemobbt worden. Ihre Eltern und die Schulleitung hätten sich zunächst bemüht, sie zu unterstützen, geändert hätte sich jedoch nichts. Irgendwann hätten ihre Eltern gesagt, sie solle das „Ärgern einfach ignorieren". Ab da habe sie sich völlig hilf- und hoffnungslos gefühlt. Sie hätte den Eindruck gehabt „nirgendwo dazuzugehören" und „für ihre Eltern eine Belastung zu sein". Ihre Schulnoten seien schlechter geworden und sie habe angefangen, sich selbst zu ritzen. Seit Jahren habe sie das Gefühl, „anders und nicht okay" zu sein. Sie wäre am liebsten tot und habe beschlossen, dass sie sich – wenn sich bis dahin nichts gebessert habe – spätestens an ihrem 27. Geburtstag töten werde.

Suizidales Erleben und Verhalten ist in klinischen Populationen häufig (Teismann et al., 2024) und etwa 50 % aller Suizide werden im Rahmen psychischer Erkrankungen vollzogen (Bryan, 2021). Entsprechend wichtig ist es, aufmerksam für etwaige Suizidwünsche von Patient:innen zu sein und die Vermutung, ein:eine Patient:in könnte sich in einer suizidalen Krise befinden, unmittelbar und proaktiv anzusprechen (z.B. „Denken Sie darüber nach, sich das Leben zu nehmen?") – und dies unabhängig vom jeweiligen Kontext und unabhängig davon, ob man mit einem Kind, Jugendlichen oder Erwachsenen spricht. Es ist ein empirisch gut widerlegter Mythos anzunehmen, dass man Patient:innen auf die Idee bringt, sich umzubringen, wenn man sie auf Suizidgedanken und -pläne anspricht (Blades et al., 2018). Im Gegenteil, authentisch besorgtes Nachfragen und Signalisieren von Unterstützung können vielmehr einen erleichternden Effekt haben.

Diverse Risikofaktoren wurden mit Suiziden in Verbindung gebracht (siehe Kasten). Grundsätzlich muss man sich jedoch darüber im Klaren sein, dass einzelne Risikofaktoren keine verlässliche Vorhersage von Suiziden erlauben (Franklin et al., 2017) und dass es keine Risikofaktoren gibt, die in jedem Fall vorhanden sein müssen, um ein erhöhtes Suizidrisiko anzunehmen, d.h., es gibt nicht *die eine* Konstellation an Risikofaktoren, die zu suizidalem Erleben und Verhalten führt (Kaurin et al., 2022). Das Vorliegen einzelner Risikofaktoren sollte jedoch immer als Anlass für eine Risikoabschätzung genommen werden.

Risikofaktoren für Suizide (u.a. Franklin et al., 2017; World Health Organization, 2014)

- Fehlende soziale Unterstützung, soziale Isolation
- Beziehungskonflikte, Streitigkeiten, Trennungen
- Suizidversuch(e) in der Vorgeschichte
- Suizidgedanken
- Suizide in der Familie
- Nichtsuizidale Selbstverletzungen
- Psychische Erkrankungen (v.a. Unipolare Depression, Bipolare Störung, Schizophrenie, Borderline-Persönlichkeitsstörung, Substanzmittelstörungen)
- Alkoholmissbrauch
- Arbeitsplatzverlust, finanzielle Verluste, niedriger sozioökonomischer Status
- Hoffnungslosigkeit
- Chronische Schmerzen
- Zugang zu Mitteln und Methoden
- Männliches Geschlecht und höheres Lebensalter

Unabhängig von einem konkreten Verdacht sollte zudem in den folgenden Situationen routinemäßig nach suizidalem Erleben und Verhalten gefragt werden (Jacobs & Brewer, 2004):

1. Erstkontakte in psychosozialen und psychiatrischen (ambulanten und stationären) Institutionen,
2. Veränderungen des Behandlungssettings (z.B. Verlegung oder Entlassung aus stationärer Behandlung) und des Überwachungsstatus (Einstellung einer 1:1-Überwachung),
3. abrupter Wechsel des klinischen Erscheinungsbildes (plötzliche Zustandsverschlechterung oder -verbesserung),
4. ausbleibende Zustandsverbesserung oder graduelle Zustandsverschlechterung (trotz Behandlung),
5. Antizipation oder Eintreten eines bedeutsamen interpersonalen Verlustes bzw. psychosozialen Belastungsfaktors,
6. Ausbruch einer körperlichen Erkrankung (insbesondere, wenn diese lebensbedrohlich ist und/oder mit körperlicher Entstellung, mit dem Verlust mentaler Funktionen oder mit massivem Schmerz assoziiert ist).

14.2.1 Risikoabschätzung bei suizidalem Erleben und Verhalten

Im Fall von Hinweisen auf suizidales Erleben und Verhalten geht es im sich anschließenden Gespräch darum, die Inhalte suizidalen Erlebens, den gegenwärtigen Handlungsdruck, die Distanzierungsfähigkeit von suizidalem Verhalten sowie die Absprachefähigkeit der Patient:innen zu explorieren.

Im Rahmen der „chronologischen Erfassung suizidaler Ereignisse" empfiehlt Shea (2011) die Risikoabschätzung dadurch zu strukturieren, dass die Art und das Ausmaß suizidalen Erlebens und Verhaltens in Bezug auf verschiedene Zeiträume erfragt werden. Das Gespräch untergliedert sich hierbei in eine Exploration (1) gegenwärtiger Suizidalität, (2) suizidalen Erlebens und Verhaltens in den vergangenen zwei Monaten, (3) lebenszeitlicher suizidaler Krisen und Suizidhandlungen sowie (4) unmittelbar bevorstehendem suizidalen Erleben und Verhalten. Innerhalb jedes Zeitfensters richtet sich der Fokus der Fragen auf Art und Ausmaß von Suizidgedanken und suizidalen Verhaltensweisen (siehe Tabelle 14.1). Die Abklärung suizidalen Verhaltens in der jüngeren und früheren Vergangenheit verfolgt dabei das Ziel, eine Einschätzung der Stabilität bzw. Fluktuation, Intensität und Dauer suizidaler Gedanken zu erhalten. Es ist darauf zu achten, dass die Exploration im Rahmen eines „natürlichen Gesprächsverlaufs" umgesetzt wird.

Ergänzend müssen sich Behandler:innen natürlich auch ein Bild vom Vorliegen verschiedener Risikofaktoren (siehe Kasten oben), dem Suizidmotiv, den derzeitigen Lebensbedingungen (Wohnsitz, Familie, Freund:innen, Partner:in, Arbeit), dem aktuellen Krisenanlass (schwerwiegende Lebensereignisse, chronische Belastungen, Streitigkeiten/Trennungen) und potenziellen Schutzfaktoren (soziale Unterstützung, Spiritualität, Selbstwirksamkeitserleben, Gründe zu leben, individuelle Ressourcen) machen. Ein weiterer Fokus sollte auf der Erfassung potenzieller Warnzeichen, d.h. Hinweisen auf ein unmittelbar bestehendes Risiko für suizidale Handlungen liegen: Eindruck des Gefangenseins, mentaler Schmerz, Angst, Anhedonie, Agitiertheit, Schlafprobleme (inkl. Alpträume), Reizbarkeit, sozialer Rückzug (Galynker, 2017). Fragebögen und Interviews lassen sich nutzen, um das Explorationsgespräch anzubahnen und/oder zu ergänzen (siehe Tabelle 14.2).

Tabelle 14.1: Fragen zur Abklärung suizidalen Erlebens und Verhaltens

1. Erhebung aktueller Suizidalität	Einführung	• Nicht wenige Menschen zweifeln in so belastenden Situationen am Sinn des Lebens und haben den Wunsch, nicht mehr zu leben. Wie ist das bei Ihnen? • Mit all den Widrigkeiten, denen Sie momentan ausgesetzt sind, frage ich mich, ob Sie manchmal und vielleicht auch nur flüchtig lebensmüde Gedanken haben?
	Häufigkeit, Dauer, Intensität und Auslöser aktueller Suizidgedanken	• Wie sehen diese Gedanken aus? • Wie oft denken Sie derzeit daran, sich das Leben zu nehmen? • Wie lange dauern diese Gedanken normalerweise an? • Als wie überwältigend erleben Sie diese Gedanken?
	Vorstellungsbilder	• Haben Sie Tagträume über suizidale Handlungen? • Haben Sie Ihren Suizid in Ihrer Vorstellung geprobt?
	Frage nach konkreten Gedanken und Planungen	• Haben Sie auch darüber nachgedacht, wie, wo und wann Sie sich töten werden? • Über welche anderen Methoden, sich zu töten, haben Sie nachgedacht?
	Zugang zu tödlichen Mittel	• Haben Sie die notwendigen Mittel für einen Suizid zu Hause? • Haben Sie überlegt, wie Sie den Zugang zu den benötigten Mitteln erhalten?
	Vorbereitungen und Probehandlungen	• Haben Sie auch andere Dinge schon vorbereitet? *(z. B. Internet nach Suizidmethoden abgesucht, Abschiedsbrief geschrieben, persönliche Sachen verschenkt, Testament verfasst, Zahlungsmodalität der Lebensversicherung abgeklärt)* • Haben Sie schon mal probiert, wie es wäre, wenn Sie es dann wirklich tun würden? *(z. B. potenziellen Suizidort aufgesucht, Seil geknüpft, Medikamentenmix erstellt)*
	Entschlossenheit, Abstand zu suizidalen Impulsen	• Wo stehen Sie auf einer Skala von 0 bis 10, wenn 0 bedeutet, „keine Absicht, die Gedanken umzusetzen" und 10 bedeutet, „die Gedanken bei der ersten sich bietenden Gelegenheit umzusetzen"?
	Furchtlosigkeit vor Schmerz, Sterben und Tod	• Viele Menschen fürchten die Schmerzen, die mit einem Suizid verbunden sind, oder sie fürchten sich vor dem Sterben und Tot-Sein – wie ist das bei Ihnen?
	Impulsivität und Selbstkontrolle	• Mal angenommen, die Situation ändert sich nicht oder wird sogar noch schlimmer. Wie lange können Sie es wohl noch ertragen, ohne etwas in die Richtung zu unternehmen, sich zu töten? • Könnte es Ihnen passieren, dass Sie suizidale Impulse „aus dem Moment heraus" unmittelbar umsetzen? • Haben Sie in anderen Lebensbereichen manchmal Schwierigkeiten mit impulsivem Verhalten? *(Alkohol- und Drogenkonsum, aggressives Autofahren, Schwierigkeiten, Wut zu kontrollieren, promiskuitives sexuelles Verhalten, Spielsucht etc.)*
	Alkohol- und Drogenkonsum	• Wie viel Alkohol trinken Sie aktuell? Wie oft waren Sie im Rahmen suizidaler Krisen alkoholisiert – wenn überhaupt? • Kommt es vor, dass Sie Drogen nehmen?
2. Erhebung suizidalen Erleben und Verhaltens in den vergangenen zwei Monaten	Die letzten zwei Monate	• Während der letzten sechs bis acht Wochen, wie lange haben Sie – an schlechten Tagen – darüber nachgedacht, sich das Leben zu nehmen? Eher so 50 % des Tages oder 70 % des Tages? • Wie oft haben Sie in den letzten zwei Monaten erwogen, sich mit … [spezifische Methode nennen] das Leben zu nehmen? • An wie vielen Tagen haben Sie einen Suizidversuch konkret vorbereitet oder geprobt?
3. Erhebung suizidaler Krisen und Suizidversuche	Suizidale Krisen und Suizidversuche im Lebensverlauf	• Waren Sie schon mal in einer suizidalen Krise? Wann war das? • Haben Sie schon einmal versucht, sich das Leben zu nehmen? • Wie oft haben Sie in Ihrem Leben versucht, sich zu töten?

Tabelle 14.1: Fortsetzung

	Letzter Suizidversuch	• Wann haben Sie zuletzt versucht, sich das Leben zu nehmen? • Was genau haben Sie gemacht? • Wie ist es dazu gekommen, dass Sie überlebt haben? • Waren Sie im Anschluss in medizinischer Behandlung? • Haben Sie den Versuch länger geplant oder ist es eher plötzlich dazu gekommen? • Wie fanden Sie es seinerzeit, überlebt zu haben?
	Schwerster Suizidversuch	• Welchen Suizidversuch würden Sie als Ihren schwersten bezeichnen, d. h. wann war Ihr Wunsch zu sterben am allergrößten bzw. wann waren Sie sich am sichersten, dass das gewählte Vorgehen tödlich sein würde?
	Selbstverletzungen	• Haben Sie sich schon einmal Verletzungen zugefügt, ohne dass Sie hierbei sterben wollten? • Was genau haben Sie gemacht? • Fügen Sie sich derzeit Verletzungen zu?
	Suizide in der Familie und im Freundeskreis	• Hat sich in Ihrer Familie schon mal jemand das Leben genommen oder versucht sich das Leben zu nehmen? Im Freundes- und Bekanntenkreis?
4. Erhebung gegenwärtiger und zukünftiger Suizidalität	Gegenwart und Zukunft	• Wie sieht es mit suizidalen Gedanken aus, während wir jetzt gerade miteinander reden? • Und wenn Sie jetzt die Praxis verlassen würden: Was denken Sie, passiert mit Ihrem Wunsch zu sterben? • Wie gefährdet erleben Sie sich derzeit auf einer Skala von 0 bis 10, wenn 0 bedeutet, „keine Gefahr, die Gedanken umzusetzen" und 10 bedeutet, „massive Gefahr, die Gedanken bei der ersten sich bietenden Gelegenheit umzusetzen"? • Was würden Sie brauchen, um sich sicherer zu fühlen? Wie kann ich Sie dabei am besten unterstützen?

Tabelle 14.2: Interviews und Fragebögen zur Erfassung suizidalen Erlebens und Verhaltens

Instrument	Autor:innen	Kommentar
Self-Injurious Thoughts and Behaviors Interview (SITBI)	dt. Fassung: Fischer et al., 2014	Strukturiertes Interview (Langfassung: 169 Items; Kurzfassung: 72 Items), mit dem das Vorhandensein, die Frequenz und Charakteristika von sechs Arten selbstverletzender Gedanken bzw. Verhaltensweisen (Suizidgedanken, Suizidplan, Suizidgesten, Suizidversuche, Gedanken an selbstverletzendes Verhalten, nichtsuizidale Selbstverletzung) erfasst werden.
Columbia-Suicide Severity Rating Scale (C-SSRS)	dt. Fassung: https://cssrs.columbia.edu/the-columbia-scale-c-ssrs/translations/	Strukturiertes Interview (16 Items) zur Einschätzung von Suizidgedanken und selbstverletzendem Verhalten (nichtsuizidale Selbstverletzung, unterbrochener Suizidversuch, abgebrochener Suizidversuch, Suizidversuch, Planungsverhalten) in der Lebenszeit, in den letzten drei Monaten bzw. seit der letzten Begegnung.
Beck Scale for Suicidal Ideation (BSSI)	dt. Fassung: Kliem & Brähler, 2015	Fragebogen erfasst mit 19 Items u. a. den Wunsch zu sterben, Intensität und Dauer von Suizidwünschen/-plänen, Vorbereitungshandlungen und zurückliegende Suizidversuche. Existiert als Selbst- und Fremdbeurteilungsinstrument.
Suicide Behavior Questionnaire – Revised (SBQ-R)	dt. Fassung: Glaesmer et al., 2018	Fragebogen erfasst mit vier Items vergangene Suizidgedanken, Suizidversuche, Kommunikation über Suizidalität und die Wahrscheinlichkeit zukünftiger Suizidalität.
Skala Suizidales Erleben und Verhalten (SSEV)	Teismann et al., 2021	Fragebogen erfasst mit sechs Items aktuelle Suizidgedanken, -absichten, und -pläne. Mit drei weiteren Items werden Suizidversuche in den vergangenen vier Wochen und in der Lebensgeschichte erfragt.

Im Umgang mit suizidalen Kindern und Jugendlichen erfolgt die Risikoabschätzung zunächst mit den Betroffenen selbst und im Anschluss – und in vergleichbarer Form – mit deren Bezugspersonen. Vor dem Hintergrund, dass 40 bis 90 % der Eltern, deren heranwachsende Kinder über Suizid nachdenken, sich dessen nicht bewusst sind (Klaus et al., 2009), ist die Selbsteinschätzung und der Befindlichkeitsbericht der Jugendlichen jedoch von ganz besonderer Bedeutung.

14.2.2 Risikokategorisierung vs. bedürfniszentrierte Behandlungsplanung

Die Einschätzung des aktuellen Suizidrisikos ergibt sich aus der Gewichtung der vorliegenden Risiko- und Schutzfaktoren. Grundsätzlich wird ein höheres Risiko angenommen, je intensiver und häufiger die Suizidgedanken auftreten, je konkreter die Suizidplanungen sind, je mehr Risikofaktoren und je weniger Schutzfaktoren vorhanden sind. Die Forschungslage macht jedoch sehr deutlich, dass eine sichere Risikoabschätzung nicht möglich ist: Weder ist es möglich, suizidales Verhalten vorherzusagen, noch ist es möglich – in klinisch bedeutsamen Maße – zwischen Hoch- und Niedrigrisikopatient:innen zu differenzieren (Teismann et al., 2022). Dies bedeutet keinesfalls, dass auf ein abklärendes Gespräch verzichtet werden könnte oder sollte. Der Fokus sollte aber weniger auf der Idee liegen, am Ende des Gesprächs eine Kategorisierung vornehmen zu können, als eher auf dem Ziel herauszufinden, was der:die Patient:in in der gegenwärtigen Situation benötigt (Teismann et al., 2019): *Was wünscht sich der:die Patient:in von der Behandlung? Als wie gefährdet schätzt sich der:die Patient:in selber ein? Was braucht der:die Patient:in, um sich sicherer zu fühlen? Was gibt es für modifizierbare Risikofaktoren?* Die Risikoabschätzung folgt somit der Idee der partizipativen Entscheidungsfindung und Behandlungsplanung: Patient:in und Therapeut:in besprechen gemeinsam, welches Behandlungssetting und welche Behandlungsmöglichkeiten der gegenwärtigen Befindlichkeit und Situation angemessen sind (siehe Kapitel 42).

Eine solche gemeinschaftliche Behandlungsplanung kann natürlich nur solange verfolgt werden, wie Patient:innen in der Lage sind, freiverantwortliche Entscheidungen zu treffen. Alkohol- und Drogenkonsum, psychotische Symptome, schwere depressive Zustände, aber auch Übererregungssymptome im Kontext suizidaler Krisen können einen Zustand der Freiverantwortlichkeit ausschließen. Im Fall akuter Suizidgefährdung und fehlender Absprachefähigkeit sollte eine notfallmäßige stationäre Einweisung, ggf. gegen den Willen der Betroffenen, veranlasst werden (Bundesärztekammer [BÄK] et al., 2022).

14.2.3 Stationäre Unterbringung

In Deutschland gibt es zwei Möglichkeiten, eine Zwangsunterbringung bei erwachsenen Patient:innen zu veranlassen: (1) Die Unterbringung nach dem PsychKG (Psychisch-Kranken-Gesetz oder je nach Bundesland: Unterbringungsgesetz, Freiheitsentziehungsgesetz) und (2) die Unterbringung nach dem Bürgerlichen Gesetzbuch (BGB) § 1906. Bei Kindern und Jugendlichen gibt es drei Möglichkeiten der Unterbringung: (1) Die Unterbringung nach dem PsychKG, (2) die Unterbringung nach dem BGB § 1631 und (3) die Inobhutnahme nach dem Sozialgesetzbuch (SGB) VIII § 42 (siehe Kasten).

In Abhängigkeit vom jeweiligen Bundesland und der Art der zu veranlassenden Unterbringung müssen unterschiedliche Akteur:innen hinzugezogen werden: Bei Unterbringung nach dem PsychKG (bzw. Unterbringungsgesetz) müssen Notärzt:in und/oder Polizei hinzugezogen werden, bei Unterbringung nach BGB § 1906 der:die gesetzliche Betreuer:in und unter Umständen die Polizei, bei Unterbringung nach BGB § 1631 die Sorgeberechtigten der Kinder bzw. Jugendlichen und unter Umständen die Polizei und bei Unterbringung nach SGB VIII § 42 das zuständige Jugendamt. Natürlich sollte immer versucht werden, die Betroffenen zu einer freiwilligen – statt einer unfreiwilligen – stationären Unterbringung zu veranlassen.

Rechtliche Situation

Unterbringung nach dem PsychKG. Es gibt in allen Bundesländern ein Ländergesetz, welches freiheitsentziehende Maßnahmen bei psychisch Kranken regelt (meist PsychKG, oder Unterbringungsgesetz bzw. Freiheitsentziehungsgesetz). Diese Gesetze sind auf Länderebene geregelt. Inhaltlich ist allen gemeinsam, dass es eine unmittelbar bevorstehende akute Gefährdung aufgrund einer psychischen Krankheit geben muss. Diese Gefährdung kann den:die Patient:in selbst (Selbstgefährdung) oder andere (Fremdgefährdung) betreffen. Zweck einer Unterbringung nach PsychKG ist die Gefahrenabwehr (nicht eine Behandlung). Im Rahmen einer Unterbringung nach dem PsychKG sind auch Zwangsmedikationen und Sicherungsmaßnahmen (z. B. Fixierungen) zur unmittelbaren Gefahrenabwehr möglich. Eine Behandlung bei entsprechender Gefährdungslage kann – bei Kindern und Jugendlichen – auch gegen den Willen der Eltern bzw. Sorgeberechtigten initiiert werden.

Unterbringung nach BGB § 1906. Voraussetzung für eine Unterbringung nach dem BGB § 1906 ist, dass eine gesetzliche Betreuung des:der Patient:in besteht. Eine Unterbringung nach dem BGB kann nur zum Wohle der betroffenen Person selbst erfolgen, nicht zum Schutze Dritter. Die Unterbringung nach dem BGB dient der Heilbehandlung und muss somit eine Aussicht auf Erfolg haben. Sowohl die medizinische Notwendigkeit als auch die Erfolgsaussichten müssen in einem fachärztlichen Zeugnis dargelegt werden. Einen Antrag auf Unterbringung kann nur der:die gesetzliche Betreuer:in stellen. Der Aufgabenkreis des:der Betreuer:in muss den Bereich der Gesundheitsfürsorge inklusive des Aufenthaltsbestimmungsrechts im Rahmen der Gesundheitsfürsorge beinhalten.

Unterbringung nach BGB §1631. Eine Unterbringung nach BGB §1631 ist bei Zustimmung der Eltern bzw. Sorgeberechtigten zu bevorzugen. Dieser Weg der Unterbringung erfordert eine richterliche Genehmigung nach einem Antrag der Eltern bzw. Sorgeberechtigten und einer ärztlichen Stellungnahme mit Begründung für die Unterbringung beim zuständigen Familiengericht. Eine Unterbringung ist darüber auch bis zum Eintreffen des:der zuständigen Familienrichter:in bei der noch ausstehenden ausdrücklichen Genehmigung möglich, wenn damit ein Aufschub von Gefahr verbunden ist.

Inobhutnahme nach SGB VIII §42. Eine Inobhutnahme durch das Jugendamt mit Unterbringung in einer geeigneten Einrichtung (dies kann eine Kinder- und Jugendpsychiatrie sein) ist möglich, wenn das Kind oder der:die Jugendliche darum bittet oder eine dringende Gefahr für das Wohl des Kindes oder des:der Jugendlichen vorliegt. Dies gilt für den Zeitraum von maximal 24 Stunden und erfordert das Einverständnis des:der Patient:in und/oder der Eltern bzw. Sorgeberechtigten oder eine familiengerichtliche Entscheidung. Eine Unterbringung über eine Inobhutnahme durch das Jugendamt kann demnach ebenfalls erfolgen, wenn die Eltern bzw. Sorgeberechtigten nicht kommen können oder wollen. Dies greift auch, sollten die Eltern bzw. Sorgeberechtigten eine Unterbringung ablehnen.

Schweigepflicht nach StGB VIII §203. Prinzipiell unterliegt ein:eine Therapeut:in auch bei vorliegender Suizidalität der Schweigepflicht, d.h. sie darf nicht ohne Wissen des:der Patient:in Dritte informieren. Der:die Therapeut:in unterliegt allerdings auch der *Garantenpflicht*, die ihn:sie verpflichtet, das Leben des:der Patient:in zu schützen. In diesem Spannungsfeld darf die Schweigepflicht gebrochen werden, wenn ein rechtfertigender Notstand gegeben ist. Dieser liegt nach §34 des Strafgesetzbuches (StGB) vor, wenn das Leben des:der Patient:in aufgrund akuter Suizidalität bedroht erscheint.

Im Fall, dass eine Unterbringung gegen den Willen einer Person veranlasst wird, ist es zwingend erforderlich, dass diese Person im gesamten Prozess der Unterbringung nicht mehr allein und aus den Augen gelassen wird. Sollte die Person aus der Situation fliehen, so muss eine Fahndung durch die Polizei veranlasst werden.

Von grundsätzlicher Bedeutung ist es, dass sämtliche Kontakte mit einer suizidalen Person sorgfältig dokumentiert werden müssen: *Was nicht dokumentiert wurde, hat im Zweifelsfall nicht stattgefunden.* Dokumentiert werden sollte, welche Risiko- und Schutzfaktoren abgefragt wurden, inwieweit Betroffene sich von Suizidabsichten distanzieren konnten und ob von Einschränkungen der Freiverantwortlichkeit auszugehen ist, was für therapeutische Interventionen genutzt wurden und ob Rücksprache mit weiteren Personen (Ärzt:innen, Familienmitgliedern, Supervisor:innen) gehalten wurde. Therapeutische Entscheidungen (v.a. zur Frage, warum keine stationäre Behandlung veranlasst wurde) sollten in der Dokumentation begründet werden.

Weitere klinische Zustandsbilder, bei denen eine stationäre Einweisung – zur Abwendung einer akuten Selbstgefährdung – erwogen werden muss, werden in Tabelle 14.3 skizziert.

14.3 Fremdgefährdung

Die folgende Darstellung untergliedert sich in eine Auseinandersetzung mit aggressivem Verhalten und drohenden Gewalttaten, erweiterten Suizidintentionen und etwaiger Kindeswohlgefährdung. In Bezug auf letztere wird differenziert zwischen der Einschätzung, dass erwachsene Patient:innen ihren Versorgungs- und Erziehungspflichten nicht mehr ausreichend nachkommen können, und der Feststellung, dass Patient:innen im Kindes- und Jugendalter durch andere Personen vernachlässigt, misshandelt oder gefährdet werden.

Tabelle 14.3: Klinische Zustandsbilder, die eine erhebliche Selbstgefährdung bedeuten können

Zustandsbild	Kommentar
Anorektisches Untergewicht	Bei gravierendem Untergewicht (BMI < 15 kg/m² bzw. bei Kindern und Jugendlichen unterhalb der 3. Altersperzentile) sollte eine stationäre Behandlung erfolgen (Herpertz et al., 2019). Gleichzeitig kann eine Zwangsunterbringung nicht allein auf Basis eines geringen Gewichtes erfolgen; erst dann, wenn zusätzlich von Einschränkungen der Freiverantwortlichkeit auszugehen ist (bspw. infolge von Bewusstseinseintrübungen), muss eine Zwangsunterbringung veranlasst werden.
Depressiver/katatoner Stupor	Ein depressiver/katatoner Stupor stellt eine akut lebensgefährliche Situation dar, die eine notfallmäßige stationäre Einweisung notwendig macht (BÄK et al., 2022). Bei ausgeprägtem depressivem Stupor ist eine freie Willensentscheidung nicht möglich.
Agitiertheit/psychomotorische Erregungszustände	Bei hochgradiger Agitiertheit im Zusammenhang mit einer psychischen Erkrankung sollte eine stationäre Einweisung erwogen werden – es besteht die Gefahr impulsiver Handlungen (inkl. Suizidhandlungen; BÄK et al., 2022)

14.3.1 Aggression und Gewalt

Fallbeispiel: Herr M.

Herr M., 29 Jahre, ist 2014 aus Afghanistan nach Deutschland gekommen. Seine Schwester und seine Eltern seien kurz zuvor bei einem Anschlag ums Leben gekommen. Seine Frau habe er in Afghanistan zurücklassen müssen, er habe aber immer darauf gehofft, dass er sie würde nachholen können. In Deutschland wäre er eigentlich gut aufgenommen worden, die Ausländerbehörde habe ihm jedoch viele Schwierigkeiten bereitet. Sein Verfahren habe sich immer wieder in die Länge gezogen und dies, obwohl er „in Afghanistan für die Deutschen gearbeitet" habe. Ohne eine eigene Anerkennung habe er keinen Familiennachzug beantragen können. Über einen Onkel habe er dann erfahren, dass seine Frau im Zuge einer Fahrzeugkontrolle in Afghanistan getötet worden sei. Seitdem sei er „voller Verzweiflung und Wut". Er habe seitdem immer wieder plastische Fantasien davon, wie er einen Anschlag auf die Ausländerbehörde verüben und seinen Sachbearbeiter, der ihn „immer von oben herab behandelt" habe, mit einem Messer töten werde. Er kenne sich durch seine Zeit in Afghanistan mit Waffen aus.

Die Risikoabschätzung fremdgefährdenden Verhaltens spielt eine erhebliche Rolle in der Beurteilung von Gefängnisinsass:innen und forensischen Patient:innen. Hier geht es zumeist darum, einzuschätzen, inwieweit eine Rückfallgefahr mit Blick auf Gewaltverbrechen, sexuelle Übergriffe oder allgemeine Straftaten im Zuge von Lockerungen oder Entlassungen besteht. Im Kontext polizeilicher Arbeit geht es bei der Risikoabschätzung beispielsweise darum einzuschätzen, inwieweit Opfern häuslicher Gewalt Gefahr durch (Ex-)Partner:innen droht. Im psychiatrischen Kontext spielt die Abschätzung fremdgefährdenden Verhaltens beim Vorliegen psychischer Erkrankungen eine bedeutsame Rolle mit Blick auf die stationäre Aufnahme oder das Entlassungsmanagement. Grundsätzlich gehen psychische Erkrankungen – u. a. Schizophrenie-Spektrum-Störungen, Suchtmittelstörungen und einzelne Persönlichkeitsstörungen – mit einem etwas erhöhten Risiko für Gewalttaten einher (Whiting et al., 2021). Bei der Einordnung dieser Befunde muss jedoch berücksichtigt werden, dass die psychische Erkrankung ein Risikofaktor unter diversen anderen ist. In Fällen, in denen verschiedene Risikofaktoren – frühere Gewalterfahrungen, Substanzmissbrauch, Gewaltdelikte in der Vorgeschichte – zusammenkommen, ist bei den entsprechen Störungsbildern jedoch eine differenzierte Risikoabschätzung gerechtfertigt (Lincoln et al., 2019).

Grundsätzlich empfiehlt es sich, die Risikoabschätzung anhand von validierten Messinstrumenten durchzuführen (siehe Tabelle 14.4). In Studien sind solche Verfahren einer unstrukturierten klinischen Befunderhebung mit Blick auf die Vorhersage gewalttätigen Verhaltens überlegen (Hanson, 2009). Gleichzeitig gilt auch hier – nicht anders als bei der Prädiktion suizidaler Verhaltensweisen –, dass eine sichere Vorhersage gewalttätigen Verhaltens nicht möglich ist (Fazel et al., 2012).

Für das ambulant psychotherapeutische Setting liegen validierte, deutsche Verfahren zur zeitnahen Risikoabschätzung nicht vor. Eine Einschätzung inwieweit eine stationäre Unterbringung veranlasst oder die Polizei eingeschaltet werden sollte, beruht daher zwangsläufig auf einem Explorationsgespräch. Hierbei sollten die im Kasten benannten Aspekte eruiert werden.

Risikoabschätzung fremdgefährdenden Verhaltens (siehe Tänzer, 2017)

- Gibt es Hinweise auf frühere Fremdgefährdung, Gewaltanwendung oder sexuelle Übergriffe?
- Ist es zu tätlichen Auseinandersetzungen im häuslichen Umfeld gekommen?
- Ist es zu aggressiven Auseinandersetzungen im sozialen oder beruflichen Umfeld gekommen?
- Sind Drohungen gegenüber Dritten ausgesprochen worden?

Tabelle 14.4: Messinstrumente zur Risikoabschätzung gewalttätigen und/oder delinquenten Verhaltens

Instrumente	Autor:innen	Kommentar
Violence Risk Appraisal Guide-Revised (VRAG-r)	Rettenberger et al., 2017	Einschätzungsbogen mit insgesamt 12 Items (z. B. Anzahl früherer Inhaftierungen, Sexualdelikte in der Vorgeschichte), die auf Aktenbasis in Kombination mit einer Befragung des:der Täter:in beurteilt werden. Prognose bezieht sich auf Gewalt allgemein.
Danger Assessment (DA)	Campbell et al., 2009	Interviewverfahren auf Basis der Befragung des Opfers mit insgesamt 20 Items (z. B. „Hat er jemals versucht, Sie zu würgen?", „Gab es bereits eine polizeiliche Intervention wegen häuslicher Gewalt?"). Prognose bezieht sich auf häusliche Gewalt mit tödlichem Ausgang.
Static-99	Rettenberger & Eher, 2006	Einschätzungsbogen mit insgesamt 10 Items (z. B. Vorstrafen, Geschlecht des Opfers, frühere Verurteilungen), die auf Aktenbasis beurteilt werden. Prognose bezieht sich auf Rückfälligkeit verurteilter Sexualstraftäter:innen.

- Gibt es Hinweise auf Gewaltfantasien? Wie sehen diese genau aus?
- Gibt es Hinweise auf die Zugehörigkeit zu einer gewaltbereiten Gruppierung?
- Gibt es Hinweise auf vorangegangenes Stalking-Verhalten?
- Gibt es Hinweise auf erhöhte Impulsivität?
- Werden Alkohol bzw. Drogen konsumiert?
- Gibt es Hinweise auf den Besitz von Waffen? Hat die Person Zugang zu Mitteln, die für eine Fremdgefährdung genutzt werden können?
- Sind Gesetzeskonflikte aufgetreten? (Ermittlungsverfahren, Verurteilungen, Haftstrafen, Bewährung, Auflagen)
- Gab es frühere Zwangseinweisungen wegen Fremdgefährdung?
- Gab es während der Kindheit Hinweise auf Vernachlässigung oder körperliche Misshandlungen?
- Gab es frühe Verhaltensprobleme (Schulschwänzen, Diebstähle, Tierquälen, Brandstiftung)?
- Gibt es Hinweise auf mangelnde Empathie, soziale Integration, fehlende Bindungen?

Sofern keine ausreichende Distanzierung von fremdgefährdendem Verhalten sowie keine Absprachefähigkeit besteht, muss – analog zum Vorgehen bei bestehender Selbstgefährdung – eine Zwangsunterbringung gemäß PsychKG (siehe Kasten „Rechtliche Situation", S. 191) erwogen und veranlasst werden.

Grundsätzlich gilt eine *Offenbarungspflicht*, wenn Psychotherapeut:innen Kenntnis von einer zukünftigen schweren Straftat wie Mord, Totschlag, Verbrechen gegen die Menschlichkeit oder erpresserischem Menschenhandel bekommen. In diesen Fällen muss die Schweigepflicht gebrochen werden. Dies gilt nicht in Bezug auf Straftaten, die in der Vergangenheit liegen (siehe Kapitel 47).

14.3.2 Erweiterte Suizidintention

Erweiterte Suizide, d.h. eine Tateinheit aus Fremd- und Selbsttötung, sind vergleichsweise selten. In den USA machen sie in etwa 1.6 % aller Suizide aus: In neun von zehn Fällen werden erweiterte Suizide dabei von Männern vollzogen und 75 % der Opfer sind weiblich (Joiner, 2014). Ergeben sich in der Risikoabschätzung Hinweise auf entsprechende Motive oder ist der Anlass der Krise das (Fehl-)Verhalten einer oder mehrerer anderer Personen (z.B. Trennungen, Konflikte), sollten fremdgefährdende Vorstellungen umgehend exploriert werden. Die Thematisierung erweiterter Suizidintentionen kann mit einer der folgenden Formulierungen erfolgen:

- In suizidalen Krisen kommt es nicht selten vor, dass Betroffene nicht nur darüber nachdenken, sich selbst das Leben zu nehmen, sondern auch darüber nachdenken, das Leben anderer Menschen zu beenden. Kennen Sie solche Gedanken?
- Sie sagten eben, dass Sie __________ [Ihren:Ihre Partner:in, Ihr Kind/Ihre Kinder] in dieser Situation nicht zurücklassen können. Denken Sie manchmal, dass es besser wäre, wenn Sie alle durch eine Selbsttötung sterben würden?
- Sie sagten eben, dass es nicht gerecht ist, dass Sie nicht weiterleben können, die die Ihnen all das angetan haben aber schon. Denken Sie manchmal darüber nach, diese Leute bei einer Selbsttötung mitzunehmen?
- Sie sagten eben, dass Sie es niemandem zumuten können, sich nach Ihrer Selbsttötung um __________ [Ihren:Ihre Partner:in, Ihr Kind/Ihre Kinder, Ihre Eltern] zu kümmern. Denken Sie manchmal darüber nach, diese mit in den Tod zu nehmen?
- Sie sagten eben, dass sich jeder an Ihren Tod erinnern soll. Denken Sie manchmal darüber nach, andere Menschen mit in den Tod zu nehmen?

Im weiteren Gespräch muss – anlog zur Abklärung von suizidalem Erleben (siehe Tabelle 14.1, S. 189) – die Häufigkeit und Intensität von erweiterten Suizidgedanken abgeklärt werden und es muss nach entsprechenden Vorstellungsbildern, konkreten Planungen und Vorbereitungen sowie nach dem Grad der Entschlossenheit gefragt werden. Überdies muss ambivalentes Erleben exploriert werden, z.B.:

- Was genau lässt Sie annehmen, dass es besser wäre, wenn __________ [Ihr:Ihre Partner:in, Ihr Kind/Ihre Kinder] auch sterben würden?
- Gibt es Momente, in denen Sie anders hierüber denken; Momente, in denen Sie nicht die Notwendigkeit sehen, dass andere Menschen mit Ihnen sterben sollten? Was denken Sie in solchen Momenten?

Schließlich sollte geklärt werden, ob es eine Vorgeschichte gewalttätigen Verhaltens gibt und inwiefern Faktoren vorliegen, die mit einer reduzierten Selbstkontrolle assoziiert sind (z.B. Substanzgebrauch, psychotisches Erleben, Impulsivität).

Im Fall, dass es deutliche Hinweise darauf gibt, dass es zu einem erweiterten Suizid kommen könnte, muss umgehend eine stationäre Unterbringung veranlasst werden (siehe Kapitel 14.2.3).

14.3.3 Kindeswohlgefährdung

Eine verlässliche Datengrundlage zur Gefährdung des Wohles von Kindern und Jugendlichen existiert leider nicht. Dies liegt unter anderen an den verschiedenen Definitionen einiger Begrifflichkeiten und auch der fehlenden einheitlichen und systematischen Erfassung durch beispielsweise Behörden.

In der Befragung einer für Deutschland repräsentativen Stichprobe von Witt et al. (2017) gaben 31 % der Personen im Alter von 14 bis 94 Jahren an, mindestens eine Form von Misshandlung in ihrer Kindheit oder Jugend erlebt zu haben, 14 % gaben an, mehrere Formen von Misshandlung erlebt zu haben (emotionaler, körperlicher oder sexueller Missbrauch, emotionale oder körperliche Vernachlässigung).

Laut Statistischem Bundesamt (2022) haben die Jugendämter in Deutschland 2021 bei über 59 900 Kindern und Jugendlichen eine Kindeswohlgefährdung festgestellt. Dies ist somit nach 2020 (60 551) der zweithöchste Wert seit Einführung der Statistik im Jahr 2012.

Fallbeispiel: Maria

Maria, 9 Jahre, erscheint mit ihren Eltern zum Erstgespräch. Diese berichten, dass Maria in der Schule aufgrund zunehmender Konzentrationsschwierigkeiten ernste Schwierigkeiten entwickle, dem Unterrichtsstoff zu folgen. Zudem störe ihr Verhalten andere Kinder, die sich nun vermehrt von Maria abwenden würden, was Maria sehr unsicher und traurig mache. Aus diesem Grund habe Marias Klassenlehrer dazu geraten, psychotherapeutische Hilfe in Anspruch zu nehmen. Im Erstgespräch wird deutlich, dass Marias Eltern die Probleme ihrer Tochter mit wenig Einfühlungsvermögen beschreiben und Maria für ihre Schwierigkeiten verantwortlich machen („Kein Wunder, dass sie keiner mag, wenn sie sich so peinlich bei ihren Klassenkameradinnen verhält! Und dann auch noch das [peinliche] pubertäre Verhalten"). Im Laufe der probatorischen Sitzungen berichtet Maria ihrer Therapeutin, dass ihre Mutter sie oft laut anschreie. Sie gehe dann mit Maria ins Bad und betätige die Spülung, damit niemand Maria weinen höre, danach müsse Maria stundenlang mit dem Gesicht zur Wand in der Ecke stehen. Zuletzt sei sie so sauer auf Maria gewesen, dass sie ein Trinkglas nach ihr geworfen und ihr mit der Hand auf den Nacken geschlagen habe. In einem weiteren Elterngespräch bestätigen Marias Eltern die Schilderungen ihrer Tochter und die Mutter sagt: „Ich weiß manchmal einfach nicht, was ich tun soll."

Ergeben sich Hinweise darauf, dass Kinder oder Jugendliche in einem Umfeld leben oder Bedingungen ausgesetzt sind, die ihre Entwicklung zu einer eigenverantwortlichen und gemeinschaftsfähigen Persönlichkeit behindern oder ihnen psychisch und/oder physisch schaden, so ist das Vorliegen einer Kindeswohlgefährdung genau in den Blick zu nehmen und einzuschätzen. Dies sollte im psychotherapeutischen Handeln auch dem Ziel folgen, den Familien die notwendige Unterstützung zukommen zu lassen, die sie benötigen, um eine (weitere) Gefährdung abzuwenden.

Gemäß der *Kinderschutzleitlinie* (Kinderschutzleitlinienbüro, 2019) ergeben sich *gewichtige Anhaltspunkte* für eine Kindeswohlgefährdung wie folgt: „Alleiniges oder in Kombination auftretendes Vorkommen von: Körperlicher Misshandlung, emotionaler Misshandlung, körperlicher Vernachlässigung, emotionaler Vernachlässigung oder sexuellem Missbrauch von Kindern im Alter von 0 bis 18 Jahren."

Einige Aspekte, wie beispielsweise körperliche oder sexuelle Gewalt, sind unter Umständen klarer zu verstehen und zu erkennen. Emotionale Vernachlässigung oder Formen psychischer Gewalt sind hingegen unter Umständen sehr viel schwerer zu verstehen und zu erkennen. Diese Voraussetzungen machen das Erkennen und Benennen von Bedingungen, die das Wohl von Kindern oder Jugendlichen gefährden, zu einer schwierigen und herausfordernden Aufgabe. Eine (gesetzliche) Definition des Kindeswohls und dessen Gefährdung existiert nicht. Es muss in jedem Einzelfall auf Basis komplexer fachlicher Einschätzungen individuell bewertet werden, ob eine Kindeswohlgefährdung vorliegt. Eine weiterführende Beschreibung zur Einschätzung und Risikoabwägung findet sich in Kapitel 45.

Sollte im Rahmen einer Risikoeinschätzung bezüglich des Vorliegens einer Kindeswohlgefährdung Uneinigkeit zwischen den Kindern oder Jugendlichen sowie deren Sorgeberechtigten bestehen (z. B. über die Notwendigkeit weiterer Diagnostik, Beratung oder Behandlung), so ist vor dem Hintergrund der rechtlichen Möglichkeiten von Kindern und Jugendlichen ein weiteres Vorgehen sowie der Umgang mit der Schweigepflicht abzuwägen. Eine weitere Ausführung dazu findet sich in Kapitel 34.

Vorgehen bei Hinweisen auf gewichtige Anhaltspunkte für eine Kindeswohlgefährdung

Ergeben sich im Kontakt mit Kindern, Jugendlichen oder Eltern gewichtige Anhaltspunkte für eine Kindeswohlgefährdung, wie in Marias Beispiel, so sind Psychotherapeut:innen verpflichtet, diesen nachzugehen. In diesem Falle ist ein schrittweises Vorgehen sinnvoll. In erster Linie sollte mit den Kindern und Jugendlichen sowie ihren Bezugspersonen ein Problembewusstsein für die Kindeswohlgefährdung geschaffen werden und eine Veränderung der Situation aus eigenen Möglichkeiten heraus unterstützt werden. Sollten die Ressourcen nicht ausreichen, um eine Veränderung aus dem familiären System heraus zu ermöglichen, sollen weitere institutionelle Helfer:innen und Hilfemaßnahmen installiert werden, um die Gefährdung abzuwenden (siehe Kapitel 34). Sollten diese Hilfen nicht ausreichen, um eine Gefährdungslage zu beenden bzw. eine potenzielle Gefahr auszuschließen, so ist das Jugendamt zu kontaktieren und über die Einschätzung zu informieren (Anzeige einer Kindeswohlgefährdung). Das Jugendamt wiederum muss dann tätig werden. Die Notwendigkeit eines engmaschigen Austauschs und entsprechender Zusammenarbeit ist offensichtlich. Die Rechtsgrundlage dafür findet sich in § 4 des Gesetzes zur Kooperation und Information im Kinderschutz (KKG). Akute Gefährdungen erfordern jedoch ein sofortiges Handeln und Informieren des zuständigen Jugendamtes. Auch wenn die Eltern oder Bezugspersonen die Gefahrenlage nicht teilen oder gar als unbedenklich einschätzen (bspw., wenn physische Gewalt als legitimer Teil der Erziehung angesehen wird) und eine notwendige Abwendung der Gefahr für das Wohl des Kindes nicht möglich ist, muss das Jugendamt darüber informiert werden (§ 8a SGB VIII und § 4 KKG). Es ist im Regelfall notwendig, die Familie über diesen Schritt zu informieren oder bestenfalls diesen Schritt gemeinsam zu erarbeiten. Hierdurch wird die Bereitschaft zur Öffnung der Familie für die Problematik, die Motivation zur Annahme von Hilfen zur Erziehung und zur aktiven Mitarbeit im Prozess sowie auch der Erfolg entsprechender Maßnahmen wesentlich positiv mitbedingt. In ausgewählten Situationen kann es jedoch erforderlich sein, dass ein entsprechender Hinweis zunächst anonym erfolgt. Dies kann der Fall sein, wenn sich aus der Informationsweitergabe möglicherweise eine Zuspitzung der Gefährdung des Kindswohles ergibt (§ 4 KKG Abs. 3).

Häufig handelt es sich bei solchen Situationen um schwer einzuschätzende und auch belastende Umstände. Es ist von daher dringend empfohlen, sich im Vorhinein supervisorische Unterstützung zu holen und/oder sich anonym beim zuständigen Jugendamt beraten zu lassen. Bestehen nach fachlicher Abwägung hinreichend gewichtige Hinweise, so sind Psychotherapeut:innen befugt, entsprechende Hinweise an das Jugendamt weiterzugeben. Bei Fragestellungen im Zusammenhang mit (mutmaßlichem) sexuellem Missbrauch, können Behandler:innen auch bei der *Medizinischen Kinderschutz-Hotline für Ärzt:innen/Therapeut:innen* (0800 19 210 00 bzw. www.kinderschutzhotline.de) Unterstützung erhalten.

Für eine vollständige Dokumentation des Prozesses gilt, dass alle Offenbarungen, Aussagen Dritter, beobachtete Situationen, erhobene Befunde und die sich daraus ergebenden Schlussfolgerungen dokumentiert werden müssen.

Literatur

Blades, C.A., Stritzke, W., Page, A.C. & Brown, J.D. (2018). The benefits and risks of asking research participants about suicide: A meta-analysis of the impact of exposure to suicide-related content. *Clinical Psychology Review, 64,* 1–12. https://doi.org/10.1016/j.cpr.2018.07.001

Bryan, C. (2021). *Rethinking suicide.* New York: Oxford University Press.

Bundesärztekammer, Kassenärztliche Bundesvereinigung & Arbeitsgemeinschaft der Wissenschaftlichen Medizinischen Fachgesellschaften e.V. (2022). *Nationale VersorgungsLeitlinie Unipolare Depression.* Verfügbar unter: https://www.leitlinien.de/depression

Campbell, J.C., Webster, D.W. & Glass, N. (2009). The danger assessment: Validation of a lethality risk assessment instrument for intimate partner femicide. *Journal of Interpersonal Violence, 24,* 653–674. https://doi.org/10.1177/0886260508317180

Fazel, S., Singh, J.P., Doll, H. & Grann, M. (2012). Use of risk assessment instruments to predict violence and antisocial behaviour in 73 samples involving 24827 people: Systematic review and meta-analysis. *BMJ, 345,* e4692. https://doi.org/10.1136/bmj.e4692

Fischer, G., Ameis, N., Parzer, P., Plener, P.L., Groschwitz, R., Vonderlin, E. et al. (2014). The German version of the self-injurious thoughts and behaviors interview (SITBI-G). A tool to assess non-suicidal self-injury and suicidal behavior disorder. *BMC Psychiatry, 14,* 265.

Franklin, J.C., Ribeiro, J.D., Fox, K.R., Bentley, K.H., Kleiman, E.M., Huang, X. et al. (2017). Risk factors for suicidal thoughts and behaviors. *Psychology Bulletin, 143,* 187–232. https://doi.org/10.1037/bul0000084

Galynker, I. (2017). *The suicidal crisis.* New York: Oxford University Press.

Glaesmer, H., Kapusta, N., Teismann, T., Wagner, B., Hallensleben, N., Spangenberg, L. et al. (2018). Psychometrische Eigenschaften der deutschen Version des Suicide Behaviors Questionnaire Revised (SBQ-R). *Psychotherapie, Psychosomatik und medizinische Psychologie, 68,* 346–353. https://doi.org/10.1055/s-0043-118335

Hanson, R.K. (2009). The psychological assessment of risk for crime and violence. *Canadian Psychology, 50,* 172–182. https://doi.org/10.1037/a0015726

Herpertz, S., Fichter, M., Herpertz-Dahlmann, B., Hilbert, A., Tuschen-Caffier, B., Vocks, S. et al. (2019). *S3-Leitlinie Diagnostik und Behandlung der Essstörungen.* Berlin: Springer. https://doi.org/10.1007/978-3-662-59606-7

Jacobs, D. & Brewer, M. (2004). APA practice guideline provides recommendations for assessing and treating patients with suicidal behaviors. *Psychiatric Annals, 34,* 373–380. https://doi.org/10.3928/0048-5713-20040501-18

Joiner, T.E. (2014). *The perversion of virtue.* Oxford: Oxford University Press.

Kaurin, A., Dombrovski, A.Y., Hallquist, M.N. & Wright, A.G. (2022). Integrating a functional view on suicide risk into idiographic statistical models. *Behaviour Research and Therapy, 150,* 104012. https://doi.org/10.1016/j.brat.2021.104012

Kinderschutzleitlinienbüro. (2019). S3-Leitlinie Kindesmisshandlung, -missbrauch, -vernachlässigung unter Einbindung der Jugendhilfe und Pädagogik (Kinderschutzleitlinie) (Registernummer 027-069). *AWMF online.* Verfügbar unter: https://register.awmf.org/de/leitlinien/detail/027-069

Klaus, N.M., Mobilio, A. & King, C.A. (2009). Parent-adolescent agreement concerning adolescents' suicidal thoughts and behaviors. *Journal of Clinical Child and Adolescent Psychology, 38,* 245–255. https://doi.org/10.1080/15374410802698412

Kliem, S. & Brähler, E. (2015). *Beck-Suizidgedanken-Skala (BSS).* Frankfurt: Pearson Assessment.

Lincoln, T., Pedersen, A., Hahlweg, K., Wiedl, K.H. & Frantz, I. (2019). *Evidenzbasierte Leitlinie zur Psychotherapie von Schizophrenie und anderen psychotischen Störungen.* Göttingen: Hogrefe. https://doi.org/10.1026/02883-000

Rettenberger, M. & Eher, R. (2006). Die deutsche Übersetzung und Adaptierung des Static-99 zur aktuarischen Kriminalprognose verurteilter Sexualstraftäter. *Monatsschrift für Kriminologie und Strafrechtsreform, 89,* 352–365. https://doi.org/10.1515/mks-2006-00063

Rettenberger, M., Hertz, P.G. & Eher, R. (2017). *Die deutsche Version des Violence Risk Appraisal Guide-Revised (VRAG-R).* Wiesbaden: Elektronische Schriftenreihe der Kriminologischen Zentralstelle e.V.

Shea, S. (2011). *The practical art of suicide assessment.* New York: Wiley.

Statistisches Bundesamt. (2022). *Kinderschutz und Kindeswohl.* Verfügbar unter: https://www.destatis.de/DE/Themen/Gesellschaft-Umwelt/Soziales/Kinderschutz/_inhalt.html

Tänzer, A. (2017). *Arbeitshilfen zur Risikoeinschätzung von Fremdgefährdung.* Verfügbar unter: https://www.hannover.de/content/download/581694/file/Fragenkatalog%20Fremdgefaehrdung%2005-17.pdf

Teismann, T., Forkmann, T. & Glaesmer, H. (2019). Risikoabschätzung bei suizidalen Patienten: Geht das überhaupt? *Verhaltenstherapie, 29,* 80–84. https://doi.org/10.1159/000493887

Teismann, T., Forkmann, T., Glaesmer, H., Alpers, G.W., Brakemeier, E.L., Brockmeyer, T. et al. (2024). Prevalence of suicidal ideation in German psychotherapy outpatients: A large multicenter assessment. *Journal of Affective Disorders, 351,* 971–976.

Teismann, T. Forkmann, T., Glaesmer, H., Juckel, G. & Cwik, J.C. (2021). Skala Suizidales Erleben und Verhalten (SSEV): Faktorstruktur und psychometrische Eigenschaften. *Diagnostica, 67,* 115–125. https://doi.org/10.1026/0012-1924/a000269

Teismann, T., Hilbert, K. & Forkmann, T. (2022). Prädiktion suizidalen Verhaltens: Von der klinischen Urteilsbildung zur künstlichen Intelligenz. *Nervenheilkunde, 41,* 253–257. https://doi.org/10.1055/a-1701-8272

Whiting, D., Lichtenstein, P. & Fazel, S. (2021). Violence and mental disorders: a structured review of associations by individual diagnoses, risk factors, and risk assessment. *The Lancet Psychiatry, 8,* 150–161. https://doi.org/10.1016/S2215-0366(20)30262-5

Witt, A., Brown, R.C., Plener, P.L., Brahler, E. & Fegert, J.M. (2017). Child maltreatment in Germany: Prevalence rates in the general population. *Child and Adolescent Psychiatry and Mental Health, 11,* 47. https://doi.org/10.1186/s13034-017-0185-0

World Health Organization. (2014). *Preventing suicide. A global imperative.* Genf: WHO.

B. Angewandte Psychotherapie: Grundlagen und Anfangsphase

15 Allgemeine Wirkfaktoren, therapeutische Arbeitsbeziehung und therapeutische Kompetenz

Svenja Taubner & Kirsten von Sydow

Inhaltsübersicht

15.1 Einleitung

Psychotherapie als eine Methode, die anstrebt, mit psychologischen Mitteln psychische Störungen zu heilen oder zu lindern, hat über 500 verschiedene Therapieansätze oder Denkschulen inspiriert. Diese unterscheiden sich zum Teil stark in Hinblick auf die zugrunde liegenden Störungs- und Veränderungsmodelle und die eingesetzten therapeutischen Interventionen (Prochaska & Norcross, 2018). Abgeleitet von der Hypnose entwickelte Sigmund Freud um 1900 die erste Psychotherapieschule, die Psychoanalyse. Aus der Psychoanalyse und in Abgrenzung zu ihr haben sich alle weiteren Denkschulen der Psychotherapie entwickelt (Strauß et al., 2021). Die Aufspaltung der Psychotherapie in verschiedene Denkschulen mit unterschiedlicher Fachterminologie wird in der Wissenschaftstheorie als präparadigmatische Phase bezeichnet (Goldfried, 2019), die nur durch eine gemeinsame Sprache und ein gemeinsames Veränderungsmodell der Psychotherapie überwunden werden kann. Aktuell existiert eine lebhafte Debatte über die Beibehaltung oder Abschaffung dezidierter Denkschulen oder Verfahren in der Psychotherapie. Therapieverfahren haben den Vorteil eines geschlossenen Theoriesystems und der davon abgeleiteten Intervention, was einen theorielosen Versuch-und-Irrtum-Eklektizismus verhindert (Berger, 2009). Auch sind integrative Therapien bislang wenig empirisch fundiert und es ist unklar, welche Trainingseffekte eine allgemeine Therapieausbildung auf werdende Psychotherapeut:innen hätte (Benecke, 2019). Andererseits sollten alle Psychotherapie-Theorien und -Interventionen auf Grundlagenforschung und allgemeine psychologische Theorien zurückgeführt werden können (Grawe, 2000); und mithilfe von allgemeinen oder Metamodellen könnte eine individualisierte Therapieplanung stattfinden, die nicht auf eine Methode oder ein Verfahren reduziert werden müsste (Rief, 2019). In Therapiestudien zu modularen Therapien wird untersucht, ob eine auf die individuellen Problemlagen abgestimmte Kombination aus Interventionen aus unterschiedlichen Denkschulen effektiver ist als Interventionen aus einer Denkschule (Herpertz & Schramm, 2022).

Während in den störungsspezifischen Kapiteln in Teil III dieses Bandes die jeweiligen Interventionen sowohl diagnose- als auch verfahrensspezifisch dargestellt werden, werden in diesem Kapitel die allgemeinen Wirkfaktoren von Psychotherapie vorgestellt sowie die übergeordneten Kompetenzen, die Psychotherapeut:innen brauchen, um allgemeine und spezifische Wirkfaktoren zu realisieren. Der Fokus liegt auf der therapeutischen Arbeitsbeziehung, da dazu die meiste Evidenz vorliegt.

15.2 Allgemeine Wirkfaktoren und transtheoretische Metamodelle von Psychotherapie

In der Psychotherapieforschung wird zwischen *verfahrensspezifischen* und *allgemeinen Wirkfaktoren* unterschieden. Tatsächlich unterscheiden sich unterschiedliche Psychotherapieverfahren nur wenig in ihrer Wirksamkeit. Man spricht hier vom „Dodo-Bird-Verdikt“ oder Äquivalenzparadoxon (siehe Kapitel 23). Nur ca. 8 % der Outcome-Varianz lässt sich durch verfahrensspezifische Aspekte erklären, während die Fähigkeiten der individuellen Therapeut:innen fast vergleichbar viel erklären (Norcross & Lambert, 2019b).

Empirisch sehr gut belegt ist, dass die therapeutische Beziehung unter den Faktoren, die Therapeut:innen (mit-)beeinflussen, den stärksten Effekt auf die Therapieergebnisse hat (Wampold et al., 2018). Sehr bedeutsam für die Erklärung der Outcome-Varianz ist allerdings auch der Beitrag der Patient:innen (und ihres Umfelds) und die sogenannte ungeklärte Varianz (z. B. Zufälle im Leben).

Allgemeine Wirkfaktoren sind Veränderungsmechanismen der Psychotherapie, die keiner spezifischen Denkschule angehören, sondern in allen erfolgreichen Psychotherapien anzutreffen sind (siehe Kasten). Der Begriff des allgemeinen Wirkfaktors oder Common Factors geht auf Saul Rosenzweig (1936) zurück, der übergeordnete Prinzipien hervorhob, wie z.B. ein konsistentes Therapiemodell. Die Idee wurde von Jerome Frank (1971) weiterentwickelt zum *Common Component Model*. Die vier allgemeinen Komponenten von Psychotherapie nach Frank sind (1) ein institutionalisierter, legitimierter Rahmen, (2) eine emotional unterstützende Beziehung durch Psychotherapeut:innen, (3) ein plausibles Erklärungsschema („Mythos") und (4) daraus abgeleitete wissenschaftlich begründete Vorgehensweisen („Rituale"). Als aktivierenden zentralen Wirkmechanismus definierte er die Reduktion der Demoralisierung, was auch als eine positive Besserungserwartung und Verstärkung von Selbstwirksamkeit bezeichnet werden kann.

Merkmale allgemeiner Wirkfaktoren

Allgemeine Wirkfaktoren sind Faktoren, die *therapeutische Veränderungen* bewirken, die

- nicht explizit in einem Psychotherapiemodell verankert sind.
- nicht spezifisch für eine bestimmte Form von Psychotherapie sind.
- nicht spezifisch wirksam bei einer bestimmten Form psychischer Störungen sind.

Allgemeine Wirkfaktoren werden auch fälschlich

- als unspezifische Wirkfaktoren bezeichnet.
- mit der Placebo-Wirkung gleichgesetzt.

Allgemeine Wirkfaktoren wurden in der Literatur oftmals als unspezifische Wirkfaktoren oder Placebo bezeichnet, was daran liegt, dass in den allgemeinen Wirkfaktorenmodellen die Etablierung einer positiven Erwartung und die Abkehr vom verfahrensspezifischen Denken betont werden. Beide Begriffe, „unspezifische Wirkfaktoren" und „Placebo", sind jedoch ungenau, da allgemeine Wirkfaktoren z.T. auch theoretisch spezifiziert worden sind (z.B. als Therapieallianz, siehe Kapitel 15.3). Darüber hinaus basiert eine Placebo-Wirkung primär auf Besserungserwartungen, die jedoch kein zufälliges Nebenprodukt der therapeutischen Arbeit darstellen, sondern gezielt adressiert werden müssen (z.B. durch die psychoedukative Vermittlung eines glaubwürdigen Therapierationals). Somit ist der Aufbau von Besserungserwartungen lediglich einer von vielen allgemeinen Wirkfaktoren (siehe Tabelle 15.1).

Allgemeine Wirkfaktoren bilden ein empirisch begründetes kontextuelles Metamodell. Der erste systematische Versuch eines übergreifenden gemeinsamen Modells war das generische Modell der Psychotherapie von Orlinsky und Howard (1987), die versuchten, ein transtheoretisches Metamodell zu etablieren Im deutschsprachigen Raum entwickelte Grawe (1995) das Konzept einer *Allgemeinen Psychotherapie* jenseits spezifischer Schulen (siehe Kapitel 1). Er schlug vier übergreifende allgemeine Wirkfaktoren vor (siehe Kasten).

Wirkfaktoren von Psychotherapie nach Grawe (2000)

- *Motivationale Klärung:* Neue Einsichten in die Symptome, Zusammenhänge mit früheren Erfahrungen und eigene Ziele/Werte.
- *Problembewältigung:* Hilfe zur Problembewältigung, Aufbau von Selbstwirksamkeit.
- *Problemaktualisierung:* Probleme werden in der Beziehung zu dem:der Therapeut:in sichtbar, Gefühle werden intensiviert.
- *Ressourcenaktivierung:* Positive (psychosoziale) Fähigkeiten werden unterstützt.

Die letzten Dekaden waren von einer Kontroverse um die Bedeutsamkeit von allgemeinen und spezifischen Wirkfaktorenmodellen gekennzeichnet. In den letzten Jahren haben sich verhärtete „Entweder-oder"-Positionen zugunsten integrativer Modelle etwas aufgeweicht.

Im Kontext von Psychotherapie können folgende Merkmale und Prozesse unterschieden werden: *Merkmale der Patient:innen* (z.B. Veränderungsbereitschaft), *Merkmale der Therapeut:innen* (z.B. Empathie), *Beziehungsmerkmale* (z.B. Koope-

Tabelle 15.1: Beispiele für allgemeine und spezifische Wirkfaktoren in der Psychotherapie

Spezifische Wirkfaktoren	Allgemeine Wirkfaktoren
• Positive Verstärkung • Training von Fertigkeiten • Sokratischer Dialog • Freie Assoziation • Übertragungsdeutungen • Fokussieren • Leer-Stuhl-/Zwei-Stühle-Technik • Positives Umdeuten • Zirkuläres Fragen • Skulptur-/Aufstellungsarbeit • Planung angenehmer Aktivitäten • Esstagebuch	• Therapiebeziehung (Empathie, Wertschätzung, Zielkonsens, Zusammenarbeit) • Abschwächung sozialer Isolation • Ressourcenaktivierung • Freisetzung unterdrückter Emotionen (Katharsis) • Achtsamkeit • Affektregulation, Mentalisierung und Selbstreflexion • Verhaltensregulation • Vermittlung von Bewältigungserfahrungen • Erhöhung der Selbstwirksamkeitserwartung • Neue Narration des Selbst

ration) und *Veränderungsprozesse* (z. B. korrektive emotionale Erfahrung; Grencavage & Norcross, 1990). Spezifische Techniken beziehen sich damit immer auf die Ebene des Veränderungsprozesses, während allgemeine Wirkfaktoren auf den anderen Ebenen angesiedelt werden können (Schulte, 1998). Allgemeine Wirkfaktoren werden durch spezifische Techniken realisiert (durch die Art und Weise, wie Therapeut:innen spezifische Techniken einsetzen) und die Anwendung von spezifischen Techniken erfolgt immer im Kontext des allgemeinen Wirkfaktors Therapiebeziehung. Auch die Wirkung einer Technik wird immer durch erwartungsbezogene (Besserungserwartung) oder motivationale (Veränderungsbereitschaft) allgemeine Wirkfaktoren aufseiten der Patient:innen vermittelt. Daher ist die Aufteilung in und Kontroverse um allgemeine und spezifische Wirkfaktoren weitgehend ein „Scheingefecht".

Integrative Metamodelle versuchen allgemeine und spezifische Faktoren in gemeinsame Modelle zu integrieren, da beide Faktoren mit dem Therapieergebnis zusammenhängen und sich – wie beschrieben – auf unterschiedliche Ebenen der Therapie beziehen. Ein solches integratives Modell zur Wirkung von Psychotherapie haben Wampold und Imel (2015) vorgelegt. Sie betonen die Kombination aus einer vertrauensvollen und echten Beziehung zwischen Patient:innen und Therapeut:innen sowie die Vermittlung eines nachvollziehbaren Störungs- und Änderungsmodells, sodass eine positive Erwartung in Bezug auf den Behandlungserfolg bei Patient:innen entsteht im Zusammenhang mit konkreten Zielen, therapeutischen Maßnahmen und dem Aufbau gesundheitsförderlichen Verhaltens bei den Patient:innen (siehe Kapitel 1).

Allerdings variiert auch die Sicht unterschiedlicher Therapieverfahren auf allgemeine Wirkfaktoren, was am Beispiel der therapeutischen Beziehung illustriert werden kann (siehe Tabelle 15.2).

Transtheoretische Modelle identifizieren grundlegende Mechanismen von Psychopathologie und transzendieren damit die Logik allgemeiner oder spezifischer Wirkfaktoren. Fonagy et al. (2017) beziehen sich beispielsweise in ihrem Therapiemetamodell auf die allgemeine Psychopathologie-Faktor-Theorie und definieren Psychopathologie als das Fehlen von Resilienz. So werden Erkenntnisse der Entwicklungspsychopathologie (siehe Kapitel 6) als empirische Grundlage für Metamodelle der Veränderung in der Psychotherapie nutzbar, die die Aufmerksamkeit von der aktuellen Symptompräsentation psychischer Probleme auf die Ätiologie psychischer Störungen verlagert. Die *Förderung von Resilienz* als neues Ziel in der Psychotherapie impliziert auch eine Verlagerung der therapeutischen Ziele: Weg von der Anpassung an eine bestimmte kulturelle Norm oder Definition psychischer Gesundheit und hin zur Stärkung mentaler Flexibilität von Individuen in ihren spezifischen soziokulturellen Lebenswelten. *Mentale Flexibilität* ist nicht nur Voraussetzung für die Anpassung Heranwachsender an die Rollenfunktionen als Erwachsene, sondern auch für die Möglichkeiten von Menschen aller Altersgruppen, Wohlergehen und Sinn angesichts sich ständig verändernder soziopolitischer Umstände (wieder) zu finden und zu bewahren. Mentale Flexibilität ist damit eine zentrale Variable, die Psychopathologie reduziert und gleichzeitig Resilienz erhöht (Taubner & Sharp, 2023). Ob mentale Flexibilität ein allgemeiner oder spezifischer Wirkfaktor ist, muss weiter untersucht werden. Tatsächlich zeigen systematische Reviews zu Veränderungsmechanismen, dass kaum spezifische Veränderungsvariablen (Mediatoren) über verschiedene RCTs hinweg auffindbar sind, die dem Kriterium entsprechen, nur im Rahmen einer spezifischen Intervention wirksam zu sein (Lemmens et al., 2016; Taubner et al., 2023).

Unter klinisch-praktisch tätigen Psychotherapeut:innen zumindest scheint weitgehend Konsens über transtheoretische Veränderungsmechanismen zu herrschen: Eine Studie mit knapp 2000 US-Therapeut:innen mit diversen Hintergründen in Bezug auf Therapieverfahren, Geschlecht und Alter untersuchte, inwieweit fünf von Goldfried (2019) beschriebene Muster im therapeutischen Vorgehen der Befragten präsent sind. Die Übereinstimmung war (sehr) hoch in Bezug auf (1) Förderung der Hoffnung, der positiven Erwartungen und der Motivation des:der Patient:in, (2) Förderung der therapeutischen Allianz und (3) Förderung von Bewusstwerden und Einsicht der Patient:innen – über alle Verfahren hinweg.

Tabelle 15.2: Der Stellenwert der therapeutischen Beziehung in unterschiedlichen Therapieverfahren

Therapieverfahren	Stellenwert der therapeutischen Beziehung
Psychoanalytische Therapie	Die Therapiebeziehung ist der zentrale „Ort", an dem Veränderungen erarbeitet werden. Übertragung und Gegenübertragung sind zentral.
Tiefenpsychologisch fundierte Therapie	In der Therapiebeziehung können sich zentrale Themen oder Konflikte des:der Patient:in abbilden; sie sollte im Auge behalten werden und Probleme in der Beziehung bearbeitet werden.
Verhaltenstherapie	Eine gute Therapiebeziehung ist Voraussetzung für die Umsetzung therapeutischer Techniken.
Gesprächspsychotherapie	Der Fokus liegt auf der Realisierung grundlegender Variablen wie Empathie, Echtheit und Verbalisierung von Emotionen, um so eine gute Therapiebeziehung zu erzeugen.
Systemische Therapie	Wie in der Verhaltenstherapie ist eine gute therapeutische Beziehung Arbeitsgrundlage – aber es geht hier nicht nur um die Beziehung zur Indexpatient:in, sondern auch um eine möglichst gute Beziehung zu allen relevanten Systemmitgliedern.

Allerdings war die Übereinstimmung weniger ausgeprägt bei psychodynamischen und experientellen Therapeut:innen in Bezug auf (4) Ermutigung der Patient:innen, sich auf korrigierende Erfahrungen einzulassen, und (5) Betonung der laufenden Realitätsprüfung (Twomey et al., 2023).

15.3 Die therapeutische Allianz und „Helping Skills"

Die therapeutische Beziehung wird häufig als *Working Alliance* bezeichnet. Damit wird verdeutlicht, dass Therapeut:innen professionelle Beziehungen zu ihren Klient:innen oder Patient:innen eingehen, in denen kooperativ zusammengearbeitet wird. Es gibt auch Aspekte der therapeutischen Beziehung, die sich außerhalb bzw. an den Grenzen der Arbeitsbeziehung bewegen, wie z. B. die Realbeziehung (authentisch, offen, heute) und die Übertragungsbeziehung (Projektionen der Probleme, stärkerer Bezug zur Vergangenheit; siehe Kapitel 3 und Kapitel 19).

Die Relevanz der beziehungsorientierten Arbeit wurde besonders in psychodynamischen Therapien betont. Alexander und French (1946) beschrieben die Entwicklung der psychodynamischen Technik von der kathartischen Hypnose, der Suggestion, der freien Assoziation zur Freilegung des Unbewussten, der Arbeit an der Übertragungsneurose bis hin zur korrigierenden emotionalen Erfahrung. Die klassische psychoanalytische Technik bestünde darin, die Wiederholung des alten Konflikts in der therapeutischen Beziehung zu betonen und die Ähnlichkeit der alten Konfliktsituation mit der aktuellen Übertragungssituation hervorzuheben. Die therapeutische Bedeutung der Unterschiede zwischen der ursprünglichen Konfliktsituation und der aktuellen therapeutischen Situation werde dabei oft nicht beachtet. Doch gerade in diesem Unterschied liege das Geheimnis des therapeutischen Vorgehens. Denn die Haltung und Rolle der Therapeut:innen sei eine andere als die der betreuenden Person in der Vergangenheit. Sie gebe Patient:innen die Möglichkeit, sich unter günstigeren Umständen immer wieder den früher unerträglichen emotionalen Situationen zu stellen und mit ihnen auf eine neue Weise umzugehen als früher (Alexander & French, 1946). Diese Idee, zwischen der alten und der neuen Beziehung zu unterscheiden, um das implizite Beziehungswissen zu aktualisieren, mehr mentale Flexibilität zu schaffen und starre, maladaptive Beziehungsmuster zu verlassen, wurde in der Control-Mastery-Theorie weiter entwickelt (Silberschatz, 2005) und wird in neueren kognitiv-behavioralen Therapieansätzen beispielsweise als Diskriminationsübungen (McCullough, 2000) oder als limitiertes Nach-Beeltern (Kellogg & Young, 2006) oder als komplementäre Beziehungsgestaltung genutzt (Caspar & Goldfried, 2018).

Bordin (1979) differenziert drei Komponenten der therapeutischen Allianz: (1) das emotionale Band zwischen Patient:in und Therapeut:in (Bond), (2) die Übereinkunft beider Beteiligter in Bezug auf die Ziele der Therapie (Goals) und (3) die Übereinkunft beider in Bezug auf die Vorgehensweise, Rollen und Aufgaben (Tasks).

Die Task-Force zur therapeutischen Arbeitsbeziehung um John Norcross und Michael Lambert (2019a) fasst zusammen, welche Aspekte für eine gelingende therapeutische Beziehung nachweislich wichtig sind (siehe Tabelle 15.3). Die Tabelle unterscheidet drei Evidenzgrade: Als „effektiv" gelten Elemente, die bereits metaanalytisch geprüft wurden, als „wahrscheinlich effektiv", wenn mehr als eine randomisiert-kon-

Tabelle 15.3: Merkmale einer erfolgreichen therapeutischen Beziehung (Norcross & Lambert 2019b, Übersetzung von Svenja Taubner)

Effektiv	• Qualität der allgemeinen Therapieallianz (Erwachsene, Kinder, Paare, Familien) • Empathie (Einfühlsamkeit des:der Therapeut:in) • Wertschätzung und Affirmation • Zielkonsens (Übereinstimmung von Patient:in und Therapeut:in bzgl. der Therapieziele) • Kohäsion (Gruppe: Zusammenhalt in der Therapiegruppe) • Systematisches Feedback von Patient:innen (einholen und) beachten
Wahrscheinlich effektiv	• Kongruenz und Authentizität (Echtheit des:der Therapeut:in) • Arbeiten in der Realbeziehung (reale Konflikte klären, z. B. über Zeiten oder Ausfallshonorar) • Emotionaler Ausdruck (Patient:in wird ermuntert, Gefühle zu zeigen) • Positive Erwartungen (aufseiten des der Patient:in) • Management der Gegenübertragung (Wahrnehmen der Gefühle und Impulse, die der:die Patient:in bei dem:der Therapeut:in auslöst, und konstruktiver Umgang mit diesen) • Reparieren von Allianzbrüchen (Rupture & Repair; Therapeut:innen sollten bemerken, wenn in der therapeutischen Beziehung etwas „schief gegangen" ist, und sich aktiv um eine „Reparatur" der therapeutischen Beziehung bemühen) • Treatment Credibility (Patient:in) • (...)
Vielversprechend	• Selbstoffenbarungen (Therapeut:in berichtet etwas aus dem eigenen Leben, um Patient:innen zu entlasten oder ihnen weiterzuhelfen) • Unmittelbarkeit • (...)

trollierte Studie (RCT) dazu vorliegt, und als „vielversprechend", wenn es einzelne Studien dazu gibt. Einschränkend muss angemerkt werden, dass konzeptuelle Überschneidungen zwischen den aufgeführten Konstrukten bestehen (Nienhuis et al., 2018) und noch nicht im Einzelnen geprüft wurde, wie stark diese empirisch überlappen und wie groß der jeweilige Beitrag einzelner Aspekte ist.

Die Qualität der therapeutischen Allianz wird häufig per Selbstbericht erfasst und die gängigen Instrumente wie z. B. das *Working Alliance Inventory* (WAI; Horvath & Greenberg, 1989) erheben schlicht das Ausmaß an affektiver Beziehung und Übereinstimmung zwischen Tasks und Goals. Werden Aspekte der Allianz getrennt erfasst, so ist die affektive Bindung als Variable aufseiten der Therapeut:innen besonders wichtig, die als Empathie, Wertschätzung und Wärme bzw. Freundlichkeit (Affirmation) in die Beziehung kommt. Darüber hinaus ist die Übereinstimmung über die Ziele effektiv für die Veränderung. Für Gruppen ist ein Zusammenhalt (Kohäsion) zwischen den Teilnehmenden entscheidend.

Der Aufbau der Allianz kann bei der therapeutischen Arbeit in Mehrpersonenkontexten besonders herausfordernd sein (z. B. Paare, Familien, Gruppen; siehe auch Kapitel 38, 39 und 40). In der Systemischen Therapie wird versucht, zu allen – anwesenden und abwesenden – Systemmitgliedern eine wertschätzende Beziehung aufzubauen (siehe Kapitel 4 und 20). Eine Metaanalyse belegt, dass es tatsächlich negative Effekte hat, wenn bei der Arbeit mit Paaren oder Familien „gesplittete Allianzen" entstehen, also Therapeut:innen nur zu einer „Partei" eine gute Arbeitsbeziehung aufbauen und zur anderen nicht (Friedlander et al., 2018).

Besonders bei negativen Verläufen ist die Erfassung eines routinemäßigen Patient:innenfeedback wichtig, um frühzeitig negative Verläufe erkennen und gegensteuern zu können. *Wahrscheinlich effektiv* ist es, wenn Patient:innen dahin kommen, ihre Gefühle während der Sitzungen zu erleben, positive Erwartungen haben und der Behandlung vertrauen. Seitens der Therapeut:innen ist wahrscheinlich effektiv, wenn sie sich authentisch zeigen, eher in der Realbeziehung arbeiten (im Kontrast dazu, die Beziehung als Wiederholung von Beziehungsmustern aus der Vergangenheit zu verstehen), eigene schwierige Gefühle für die Therapie nutzen und nicht ausleben (Management der Gegenübertragung oder in der therapeutischen Beziehung aktivierten schwierigen Gefühle) sowie aktiv an Konflikten und Problemen in der Arbeitsbeziehung arbeiten (siehe Kapitel 19). *Vielversprechend* sind aufseiten der Therapeut:innen ebenfalls Variablen wie Selbstoffenbarungen im Dienste der Therapie (z. B. exemplarische Beispiele aus dem eigenen Leben berichten, wenn eine Schwierigkeit auf eine bestimmte Art bewältigt wurde) und Unmittelbarkeit, d. h. spontan und responsiv auf Patient:innen zu reagieren (z. B. gutes Timing; wissen, an welcher Stelle eine Intervention passt) anstatt langsam, stereotyp oder gar nicht zu reagieren.

Während in der Vergangenheit angenommen wurde, die Qualität der therapeutischen Arbeitsbeziehung sei primär durch Merkmale aufseiten der Patient:innen beeinflusst, zeigen die Tabelle 15.3 (siehe S. 203) und auch metaanalytische Daten, dass in der Allianz-Outcome-Beziehung größere Unterschiede *zwischen* Therapeut:innen existieren als innerhalb der Arbeit eines:einer Therapeut:in (Baldwin et al., 2007; Del Re et al., 2021). Dies ist ein Verweis darauf, dass die therapeutische Allianz auch deutlich von den Fähigkeiten der Therapeut:innen abhängt.

Für die Durchführung unterstützender und hilfreicher therapeutischer Gespräche benötigen Psychotherapeut:innen spezifische *Helping Skills* (Hill, 2019). Nicht hilfreiche Aspekte therapeutischer Beziehungen sind Interaktionen, die in eine Abhängigkeit führen, eigene oder gesellschaftliche Normen überstülpen oder andere Grenzüberschreitungen (siehe Kapitel 47 zu den ethischen Grenzen helfender Beziehungen). Daher ist es wichtig, dass Psychotherapeut:innen ein eigenes gutes soziales Netzwerk haben und ihre Patient:innen nicht nutzen, um eigene soziale Isolation zu bewältigen.

Hill (2019) beschreibt in ihrem Standardwerk zu Helping Skills für Berater:innen und Psychotherapeut:innen drei Komponenten, die erfolgreiche Helfer:innen kennzeichnen: die Fähigkeit, helfende Fertigkeiten bzw. Skills einzusetzen, sich des eigenen Selbst bewusst zu sein und eine förderliche Haltung zu praktizieren.

Menschen, die sich für den Beruf Psychotherapie entscheiden, haben oft schon in ihrer Kindheit intuitive Fähigkeiten des (aktiven) Zuhörens und der Gesprächsführung erworben und sind intrinsisch motiviert, helfen zu wollen (Hill, 2019). Das sind gute Ausgangspunkte, allerdings müssen professionelle Helping Skills neu dazugelernt werden und das ganze Berufsleben über weiter verbessert werden und manche intuitiv erworbenen Fertigkeiten müssen vielleicht auch umgelernt werden, z. B. eine etwaige Neigung zu Überinvolviertheit. Voraussetzung dafür ist die Bereitschaft zu (lebenslanger) Selbstreflexion und Interesse daran, wie man auf andere wirkt und was man in anderen Menschen auslöst (Sydow, 2014). Es geht auch darum, möglichst frühzeitig zu bemerken, wenn eigene (unbewusste) alte Muster handlungsleitend werden, und dann aktiv gegenzusteuern.

Ausgehend von den Arbeiten des Psychotherapieforschers Klaus Grawe (2000) wurde die *motivorientierte Beziehungsgestaltung* entwickelt, eine „Meta-Technik" der Individualisierung therapeutischer Interventionen, die dabei hilft, dass die Bedürfnisse der Patient:innen respektiert werden, und zu einer besseren therapeutischen Beziehung und besseren Outcomes beitragen kann. Zentral dabei ist, dass Therapeut:innen versuchen, zentrale (auch unbewusste) Motive von Patient:innen wahrzunehmen, Ziele und Erfahrungen, die Patient:innen wichtig sind, aktiv herzustellen und zu verstärken, und gleichzeitig Zustände und Erfahrungen, die Patient:innen als schlimm empfinden oder vermeiden, nur so weit zu aktivieren, wie dies notwendig ist. Therapeut:innen verhalten sich also – gerade zu Therapiebeginn – komplementär zu den wichtigsten Zielen der Patient:innen. Es geht zunächst darum: Wie wirkt der:die Patient:in auf mich? Welche

Gefühle, Gedanken und Handlungstendenzen löst er oder sie bei mir aus? Was würde ihm bzw. ihr gut tun? Was wäre schlimm für ihn oder sie? Daraus werden erste Hypothesen abgeleitet, welche Wünsche und Befürchtungen des:der Patient:in (also welche Motive) und welche komplementären Handlungsanweisungen daraus abgeleitet werden können. Die initiale Anpassung an die Patient:innen betrifft deren (mutmaßliche) Gefühle (Empathie, Affekt und Bindung), Ziele (also die Passung der Therapieziele) und Interventionen (Passung bzgl. Interventionen und Techniken).

Beispiel

Ein Patient wirkt auf die Therapeutin selbstunsicher, konfliktscheu und angepasst. Das löst aufseiten der Therapeutin die Reaktion „Ich möchte ihn ständig bestärken, ihm Entscheidungen abnehmen, es nervt mich aber auch" aus. Daraus könnten Vermutungen über mögliche Motive des Patienten wie Ängste vor Kritik, Konflikten, Ablehnung, Zurückweisung abgeleitet werden. Als komplementäre Handlungsanweisungen im Sinn der motivorientierten Beziehungsgestaltung kann die Therapeutin daraus ableiten, dass es nützlich sein könnte, dem Patienten zunächst viel Akzeptanz, Wertschätzung und Strukturierung anzubieten. In einer späteren Therapiephase kann es wichtig werden, dem Patienten zu zeigen, dass die Therapeutin hinter ihm steht, auch wenn der Patient sich nicht immer anpasst, wenn er seine eigene Meinung äußert, also dann auch seine Grundmotive zu hinterfragen (Caspar, 2007; Stucki & Grawe, 2007).

15.4 (Beziehungs-)Kompetenzen von Psychotherapeut:innen

Der Begriff des „Supershrink", also die Vorstellung von überdurchschnittlich erfolgreichen Therapeut:innen, wurde 1974 von David F. Ricks eingeführt, der in einer katamnestischen Auswertung von Therapieverläufen vormals adoleszenter und zum Auswertungszeitpunkt erwachsener Patient:innen einen Therapeut:innen-Effekt beschrieb, der unabhängig von Merkmalen, wie z.B. des Verfahrens oder der Patient:innen, war. Er beschrieb nicht nur extrem erfolgreiche Therapeut:innen, sondern prägte auch den Begriff des „Pseudoshrink" für Therapeut:innen mit unterdurchschnittlichen Ergebnissen. Die Ergebnisse waren spektakulär und auch besorgniserregend, da der Unterschied zwischen den beiden Therapeut:innen-Kategorien für die behandelten Heranwachsenden extrem war: 75 % Heilung bei den „Supershrinks" und 84 % negative Outcomes bei den „Pseudoshrinks". Zweifel an der Validität eines so starken Therapeut:innen-Effekts werden häufig zurückgeführt auf mögliche methodische Probleme wie zu geringe Case-Loads der teilnehmenden Therapeut:innen, eine womöglich unausgewogene Mischung an Patient:innen (Case-Mix) oder die angeblich ungenügende Manualisierung der untersuchten Therapien. Allerdings konnten neuere Studien zu Therapeut:innen mit hohen Case-Loads und Case-Mix sowie manualisierten Therapieverfahren bestätigen, dass „Supershrinks" und „Pseudoshrinks" tatsächlich empirisch belegbar sind. So zeigte eine Studie mit über 119 Therapeut:innen und 10786 Patient:innen, dass die Recovery-Quoten zwischen 23.5 % und 95.6 % schwankten, wobei der Therapeut:innen-Effekt unter Berücksichtigung der Schwere der initialen Erkrankung bis zu 10 % ausmachte (Saxon & Barkham, 2012). Nissen-Lie et al. (2016) zeigten, dass sich der Therapeut:innen-Effekt nicht auf einen Outcome-Bereich beschränkt, sondern dass überdurchschnittliche Therapeut:innen überdurchschnittliche Effekte in verschiedenen Domänen haben (z.B. beim symptomatischen Outcome, beim Drop-out und bei interpersonellen Problemen). Es scheint sich hier also eher um eine globale denn eine bereichsspezifische Kompetenz zu handeln (Evers & Taubner, 2019). Eine andere Studie belegt, dass die Unterschiede in der therapeutischen Performanz unter KVT-Therapeut:innen bei länger andauernden Therapien am größten waren. In dieser Studie erwiesen sich die „High Performer" als dreimal so wirksam wie die „Low Performer" (Goldberg et al., 2018). Norcross und Lambert (2019b) referieren in einer Übersichtarbeit, welche Merkmale der Therapeut:innen zu einem Therapiemisserfolg beitragen: mangelnde Empathie, Unterschätzen der Probleme der Patient:innen, Verstrickung in negative Gegenübertragung (z.B. enttäuschtes oder feindseliges Reagieren), schlechte Technik und schlechte therapeutische Allianz (schlechte Beziehung, mangelnde Übereinstimmung bzgl. der Ziele und Vorgehensweisen). Den Low Performern innerhalb der Psychotherapeut:innen gelingt es folglich nicht, eine gute therapeutische Allianz zu etablieren.

15.5 Manualtreue, Adhärenz und/oder Kompetenz

In der Psychotherapieforschung wird der individuelle Beitrag von Psychotherapeut:innen oft über die Einschätzung der *Manualtreue* kontrolliert. Die meisten Skalen erfassen – in der Selbst- und/oder Fremdeinschätzung – sowohl die Adhärenz als auch die Kompetenz in Bezug auf das spezifische Behandlungsmanual. Mit *Adhärenz* ist das Ausmaß der Übereinstimmung des Verhaltens der Therapeut:innen mit den Vorgaben des jeweiligen Verfahrens gemeint. Als *Kompetenz* wird in diesem Zusammenhang die flexible Handhabung im Prozess bezeichnet, also das Ausmaß, in dem Psychotherapeut:innen Kontextfaktoren außerhalb des Manuals berücksichtigen (Sharpless & Barber, 2009).

Metaanalysen zum Zusammenhang zwischen Manualtreue (Adhärenz) bzw. kompetenter Manualumsetzung (Kompetenz) und Therapie-Outcome zeigen bei Kinder- und Jugendlichenpsychotherapien kleine, aber signifikante Zusammenhänge zwischen Adhärenz und Outcome und keinen signifikanten Zusammenhang zwischen Kompetenz und Outcome (Collyer et al., 2020). In der Erwachsenenpsychotherapie ergeben sich keine signifikanten Effekte (Collyer et al., 2020; Webb et al., 2010). Ein Review der vorliegenden Primärstudien und Metanalysen leitet ab, die Evidenz belege keine eindeutige Überlegenheit manualisierter Therapien im Vergleich zu nicht manualsierten Therapien (Truijens et al., 2019).

Während in der Psychotherapieforschung und in verhaltenstherapeutischen Kontexten Manuale und Manualtreue sehr geschätzt werden, fokussieren andere Therapieansätze noch stärker auf die Relevanz der Fähigkeit, gute therapeutische Beziehungen mit individuellen Patient:innen und/oder auch größeren Familiensystemen aufzubauen.

15.6 Wie entsteht therapeutische Kompetenz in Bezug auf Beziehungsfähigkeiten?

Kompetente Psychotherapeut:innen sollten neben Fähigkeiten der Gesprächsführung (Zuhören, Fragen, Spiegeln, Zusammenfassen, Strukturieren und Metakommunikation) mentale Flexibilität und gute Reflexionsfähigkeiten (Mentalisierung) aufweisen, einen guten Zugang zu den eigenen Affekten sowie eine gute Emotionsregulation zeigen und ausgeprägte interpersonelle Kompetenzen haben (Caspar et al., 2021). Interpersonelle Kompetenzen können über Fremdbeobachtungen beispielsweise über das *Facilitative Interpersonal Skills Rating* (Anderson & Patterson, 2013) mit den Skalen Redegewandtheit, Hoffnung und positive Erwartungen erzeugen können, emotionaler Ausdruck, Wärme, Akzeptanz und Verständnis, Einfühlungsvermögen, Fähigkeit zur Allianzbildung sowie Rupture-Repair-Fähigkeit reliabel und valide erfasst werden.

Um Helping Skills im Sinne einer effektiven Gestaltung der therapeutischen Arbeitsbeziehung zu lernen, wird auf das *Modell des sozialen Lernens* nach Bandura (1969, 1997) zurückgegriffen, das vier Elemente enthält, die Menschen beim Erlernen von prozessualen Fähigkeiten helfen: Anleitung, Modellierung, Übung und Feedback. Demnach müssen Menschen, die helfende Fähigkeiten erlernen wollen, sich ein gewisses Wissen über diese Fähigkeiten aneignen, damit sie wissen, um welche Fähigkeiten es sich handelt und welche Theorie ihnen zugrunde liegt (Anleitung), andere professionell helfende Menschen beobachten und sehen, was sie tun (Modellierung), die Fähigkeiten in einer Vielzahl von Situationen ausprobieren (Übung, „deliberate practice") und Feedback darüber erhalten, was sie tun und was sie besser machen können. Tatsächlich fanden Hill und Lent (2006) in einer Überprüfung der Literatur zum Training von Hilfsfertigkeiten viele Belege für diese vier Elemente, allerdings nur in Einzelfall- und qualitativen Studien.

Eine große US-Studie belegt, dass Therapeut:innen mit einer Ausbildung in „Couple and Family Therapy", also einem intensiven Training in der Arbeit im Mehrpersonensetting (MPS), in allen Therapiesettings eine geringere Therapieabbruchquote haben als alle anderen Fachvertreter:innen (Hamilton et al., 2011), also könnte Training in der MPS-Arbeit hier bedeutsam sein.

Allgemein stellt sich die Datenlage zur Psychotherapieausbildung als begrenzt dar trotz konsequenter Bemühungen, die Evidenzbasis für die Psychotherapieausbildung zu verbessern. Insbesondere die Entwicklung globaler, also von der Therapieorientierung unabhängiger, psychotherapeutischer Kompetenz ist kaum untersucht worden. Das Wissen über Kompetenzprädiktoren oder Variablen, die zur globalen Kompetenzentwicklung beitragen, ist noch begrenzt, da die meisten Studien entweder querschnittlich oder qualitativ aufgebaut sind (Hill & Knox, 2013; Knox & Hill, 2021; Murphy et al., 2018; Rønnestad et al., 2019; Wilson et al., 2016). Eine Längsschnittstudie zur Kompetenzentwicklung von Psychotherapeut:innen in Deutschland konnte über einen Beobachtungszeitraum von drei Jahren zeigen, dass bei Psycholog:innen in KVT und psychodynamischen Ausbildungen meist eine Steigerung verschiedener fachlicher und relationaler Kompetenzen stattfindet, die personalen Kompetenzen jedoch unverändert bleiben bzw. sich sogar verschlechtern, wie z.B. der liebevolle Umgang mit sich selbst in schlechten Zeiten (Evers et al., 2022). Eine Abnahme therapeutischer Kompetenzen kann in Zusammenhang mit persönlichen Krisen aufgrund belastender Ausbildungssituationen stehen (Grundmann et al., 2013; Rønnestad & Skovholt, 2012). Es kann sich hier um temporäre Entwicklungskrisen handeln, die bei Verstetigung jedoch zu anhaltenden Belastungen in der therapeutischen Arbeit führen können und auch negatives therapeutisches Verhalten begünstigen (Orlinsky & Rønnestad, 2005).

15.7 Fazit: Wie könnten Psychotherapie und die Therapieausbildung effektiver werden?

Der neue Masterstudiengang Klinische Psychologie und Psychotherapie schließt unter anderem mit einer Approbationsprüfung mit Parcoursprüfung ab, bei der Studierende (verfahrensübergreifend) ihre klinischen Gesprächsführungskompetenzen mit Rollenspiel-Patient:innen unter Beweis stellen müssen. Auch wenn die Umsetzung dieser Prüfungen alle Beteiligten vor vielfältige praktische Probleme stellt, so bewirkt dieses Prüfungsformat, dass im Master-Studium noch intensiver als zuvor therapeutische Gesprächsführungskompetenzen trainiert, demonstriert und evaluiert werden müssen. Die Lehre im Psychotherapie-Master muss sowohl allgemeine Wirkfaktoren als auch verfahrensspezifische Aspekte abbilden. Vermutlich werden in Zukunft verfahrensübergreifende Aspekte in der Psychotherapie immer wichtiger werden – doch derzeit schreibt das deutsche Psychotherapeutengesetz noch eine Orientierung an Psychotherapieverfahren fest, weshalb sich auch dieses Lehr- und Lernbuch auch am Verfahrenskonzept orientiert.

Zentral ist für alle (angehenden) Therapeut:innen die Fähigkeit, therapeutische Arbeitsbeziehungen mit ganz unterschiedlichen Patient:innen und auch ihren Angehörigen aufzubauen, zu pflegen und auf Störungen in der Beziehung schnell und konstruktiv zu reagieren. Es ist sinnvoll, wenn Psychotherapeut:innen für interpersonelle Kompetenzen sensibilisiert werden, ihnen vielfältige therapeutische Vorbilder live, in Rollenspielen und auf Videos demonstriert werden und sie selbst in Rollenspielen und mit Schauspieler:innen, die Patient:innen spielen, trainieren können. Idealerweise sollten Studierende ihre Interaktionen mit ihren Patient:innen über Video beobachten können, dazu konstruktives Feedback erhalten und Gelegenheit haben, ihre Eigenheiten in einem ressourcenorientierten Kontext zu reflektieren. Ebenfalls hilfreich ist es, Beobachtungsinstrumente kennenzulernen, welche die Qualität der Therapiebeziehung abbilden, und diese einzusetzen. Emotionale Komponenten der therapeutischen Beziehung (Wärme, Lächeln, Blickkontakt, Synchronität, Abwechslung, Empathie, Freude teilen usw.) sind wirksame Elemente der Psychotherapie, die jedoch oft nicht systematisch trainiert werden. Insgesamt zeichnet sich ab, dass die Psychotherapie integrativer, personalisierter und modularisierter wird, um in die paradigmatische Phase der Wissenschaftsentwicklung einzusteigen.

Literatur

Alexander, F. & French, T.M. (Eds.). (1946). *Psychoanalytic Therapy: Principles and Application.* New York: Ronald Press.

Anderson, T. & Patterson, C.L. (2013). *Facilitative Interpersonal Skill Task and Rating Method.* Unpublished manuscript, Department of Psychology, Ohio University.

Baldwin, S.A., Wampold, B.E. & Imel, Z.E. (2007). Untangling the alliance-outcome correlation: exploring the relative importance of therapist and patient variability in the alliance. *Journal of Consulting and Clinical Psychology, 75*(6), 842–852. https://doi.org/10.1037/0022-006X.75.6.842

Bandura, A. (1969). Social learning of moral judgments. *Journal of Personality and Social Psychology, 11*(3), 275–279. https://doi.org/10.1037/h0026998

Bandura, A. (1997). *Self-efficacy: The exercise of control.* New York: W.H. Freeman.

Benecke, C. (2019). Die Zukunft der Psychotherapieverfahren im neuen Psychotherapiestudium. *Psychotherapeutenjournal, 18*(4), 393–401.

Berger, M. (2009). Brauchen wir noch Psychotherapieschulen bzw. -verfahren? *Verhaltenstherapie, 19*(4), 263–271. https://doi.org/10.1159/000252769

Bordin, E.S. (1979). The generalizability of the psychoanalytic concept of the working alliance. *Psychotherapy: Theory, Research & Practice, 16*(3), 252–260. https://doi.org/10.1037/h0085885

Caspar, F. (2007). *Beziehungen und Probleme verstehen. Eine Einführung in die psychotherapeutische Plananalyse* (3. Aufl.). Bern: Huber.

Caspar, F., Deisenhofer, A.K., Evers, O., Laireiter, A.R., Lutz, W., Prinz, J. et al. (2021). Psychotherapeutische Kompetenzen. In W. Rief, E. Schramm & B. Strauß (Hrsg.), *Psychotherapie – ein kompetenzorientiertes Lehrbuch* (S. 3–30). München: Elsevier.

Caspar, F. & Goldfried, M.R. (2018). *Beziehungen und Probleme verstehen: Eine Einführung in die psychotherapeutische Plananalyse* (4., überarbeite Aufl.). Bern: Hogrefe. https://doi.org/10.1024/85625-000

Collyer, H., Eisler, I. & Woolgar, M. (2020). Systematic literature review and meta-analysis of the relationship between adherence, competence and outcome in psychotherapy for children and adolescents. *European Child & Adolescent Psychiatry, 29*(4), 417–431. https://doi.org/10.1007/s00787-018-1265-2

Del Re, A.C., Flückiger, C., Horvath, A.O. & Wampold, B.E. (2021). Examining therapist effects in the alliance-outcome relationship: A multilevel meta-analysis. *Journal of Consulting and Clinical Psychology, 89*(5), 371–378. https://doi.org/10.1037/ccp0000637

Evers, O., Schröder-Pfeifer, P., Möller, H. & Taubner, S. (2022). The competence development of German psychotherapy trainees: A naturalistic, longitudinal and multidimensional outcome study. *Psychotherapy Research, 32*(4), 539–553. https://doi.org/10.1080/10503307.2021.1950939

Evers, O. & Taubner, S. (2019). Kompetenzentwicklung in der Psychotherapieausbildung. *PiD – Psychotherapie im Dialog, 20*(04), 58–63. https://doi.org/10.1055/a-0771-7912

Fonagy, P., Luyten, P., Allison, E. & Campbell, C. (2017). What we have changed our minds about: Part 1. Borderline personality disorder as a limitation of resilience. *Borderline Personality Disorder and Emotion Dysregulation, 4,* 11.

Frank, J.D. (1971). Eleventh Emil A. Gutheil memorial conference. Therapeutic factors in psychotherapy. *American Journal of Psychotherapy, 25*(3), 350–361.

Friedlander, M.L., Escudero, V., Welmers-van de Poll, M.J. & Heatherington, L. (2018). Meta-analysis of the alliance-outcome relation in couple and family therapy. *Psychotherapy, 55*(4), 356–371. https://doi.org/10.1037/pst0000161

Goldberg, S.B., Hoyt, W.T., Nissen-Lie, H.A., Nielsen, S.L. & Wampold, B.E. (2018). Unpacking the therapist effect: Impact of treatment length differs for high- and low-performing therapists. *Psychotherapy Research, 28*(4), 532–544. https://doi.org/10.1080/10503307.2016.1216625

Goldfried, M.R. (2019). Obtaining consensus in psychotherapy: What holds us back? *The American Psychologist, 74*(4), 484–496. https://doi.org/10.1037/amp0000365

Grawe, K. (1995). Grundriss einer Allgemeinen Psychotherapie. *Psychotherapeut, 40*(3), 130–145.

Grawe, K. (2000). *Psychologische Therapie* (2., korrigierte Aufl.). Göttingen: Hogrefe.

Grencavage, L.M. & Norcross, J.C. (1990). Where are the commonalities among the therapeutic common factors? *Professional Psychology: Research and Practice, 21*(5), 372–378. https://doi.org/10.1037/0735-7028.21.5.372

Grundmann, J., Sude, K., Löwe, B. & Wingenfeld, K. (2013). Arbeitsbezogene Stressbelastung und psychische Gesundheit: Eine Befragung von Psychotherapeutinnen und -therapeuten in Ausbildung. *Psychotherapie, Psychosomatik, medizinische Psychologie, 63*(3–4), 145–149. https://doi.org/10.1055/s-0032-1333292

Hamilton, S., Moore, A.M., Crane, D.R. & Payne, S.H. (2011). Psychotherapy dropouts: differences by modality, license, and DSM-IV diagnosis. *Journal of Marital and Family Therapy, 37*(3), 333–343. https://doi.org/10.1111/j.1752-0606.2010.00204.x

Herpertz, S. & Schramm, E. (Hrsg.). (2022). *Modulare Psychotherapie: Ein Mechanismus-basiertes, personalisiertes Vorgehen.* Stuttgart: Schattauer.

Hill, C.E. (2019). *Helping skills: Facilitating exploration, insight, and action* (5th ed.). Washington, DC: American Psychological Association.

Hill, C.E. & Knox, S. (2013). Training and supervision in psychotherapy. In M.J. Lambert (Ed.), *Bergin and Garfield's handbook of psychotherapy and behavior change* (6th ed., pp. 775–811). Hoboken, NJ: John Wiley & Sons, Inc.

Hill, C.E. & Lent, R.W. (2006). A narrative and meta-analytic review of helping skills training: Time to revive a dormant area of inquiry. *Psychotherapy: Theory, Research & Practice, 43*(2), 154–172. https://doi.org/10.1037/0033-3204.43.2.154

Horvath, A.O. & Greenberg, L.S. (1989). Development and validation of the Working Alliance Inventory. *Journal of Counseling Psychology, 36*(2), 223–233. https://doi.org/10.1037/0022-0167.36.2.223

Kellogg, S.H. & Young, J.E. (2006). Schema therapy for borderline personality disorder. *Journal of Clinical Psychology, 62*(4), 445–458. https://doi.org/10.1002/jclp.20240

Knox, S. & Hill, C.A. (2021). Training and supervision in psychotherapy. In M. Barkham, W. Lutz & L.C. Castonguay (Eds.), *Bergin and Garfield's handbook of psychotherapy and behavior change* (7th ed., pp. 327–349). New York: Wiley.

Lemmens, L.H.J.M., Müller, V.N.L.S., Arntz, A. & Huibers, M.J.H. (2016). Mechanisms of change in psychotherapy for depression: An empirical update and evaluation of research aimed at identifying psychological mediators. *Clinical Psychology Review, 50,* 95–107. https://doi.org/10.1016/j.cpr.2016.09.004

McCullough, J.P., Jr. (2000). *Treatment for chronic depression: Cognitive Behavioral Analysis System of Psychotherapy (CBASP).* New York: Guilford.

Murphy, D., Irfan, N., Barnett, H., Castledine, E. & Enescu, L. (2018). A systematic review and meta-synthesis of qualitative research into mandatory personal psychotherapy during training. *Counselling and Psychotherapy Research, 18*(2), 199–214. https://doi.org/10.1002/capr.12162

Nienhuis, J.B., Owen, J., Valentine, J.C., Winkeljohn Black, S., Halford, T.C., Parazak, S.E. et al. (2018). Therapeutic alliance, empathy, and genuineness in individual adult psychotherapy: A meta-analytic review. *Psychotherapy Research, 28*(4), 593–605. https://doi.org/10.1080/10503307.2016.1204023

Nissen-Lie, H.A., Goldberg, S.B., Hoyt, W.T., Falkenström, F., Holmqvist, R., Nielsen, S.L. et al. (2016). Are therapists uniformly effective across patient outcome domains? A study on therapist effectiveness in two different treatment contexts. *Journal of Counseling Psychology, 63*(4), 367–378. https://doi.org/10.1037/cou0000151

Norcross, J.C. & Lambert, M.J. (2019a). Evidence-based psychotherapy relationship: The third task force. In J.C. Norcross & M.J. Lambert (Eds.), *Psychotherapy relationships that work* (pp. 1–23). Oxford: Oxford University Press. https://doi.org/10.1093/med-psych/9780190843953.003.0001

Norcross, J.C. & Lambert, M.J. (Hrsg.). (2019b). *Psychotherapy relationships that work.* Oxford: Oxford University Press. https://doi.org/10.1093/med-psych/9780190843953.001.0001

Orlinsky, D.E. & Howard, K.I. (1987). A generic model of psychotherapy. *Journal of Integrative & Eclectic Psychotherapy, 6*(1), 6–27.

Orlinsky, D.E. & Rønnestad, M.E. (2005). *How psychotherapists develop: A study of therapeutic work and professional growth.* Washington, DC: American Psychological Association.

Prochaska, J.O. & Norcross, J.C. (2018). *Systems of psychotherapy: A transtheoretical analysis* (9th ed.). Oxford: Oxford University Press.

Ricks, D.F. (1974). Supershrink: Methods of a therapist judged successful on the basis of adult outcomes of adolescent patients. In D.F. Ricks, A. Thomas & M. Roff (Eds.), *Life history research in psychopathology: III* (pp. 275–297). Minnealpolis, MN: University of Minnesota Press.

Rief, W. (2019). Von der verfahrensorientierten zur kompetenzorientierten Psychotherapie-Qualifikation. *Psychotherapeutenjournal, 18*(3), 261–268.

Rønnestad, M.H., Orlinsky, D.E., Schröder, T.A., Skovholt, T.M. & Willutzki, U. (2019). The professional development of counsellors and psychotherapists: Implications of empirical studies for supervision, training and practice. *Counselling and Psychotherapy Research, 19*(3), 214–230. https://doi.org/10.1002/capr.12198

Rønnestad, M.E. & Skovholt, T.M. (2012). *The developing practitioner: Growth and stagnation of therapists and counselors.* New York: Routledge. https://doi.org/10.4324/9780203841402

Rosenzweig, S. (1936). Some implicit common factors in diverse methods of psychotherapy. *American Journal of Orthopsychiatry, 6*(3), 412–415. https://doi.org/10.1111/j.1939-0025.1936.tb05248.x

Saxon, D. & Barkham, M. (2012). Patterns of therapist variability: Therapist effects and the contribution of patient severity and risk. *Journal of Consulting and Clinical Psychology, 80*(4), 535–546. https://doi.org/10.1037/a0028898

Schulte, D. (1998). *Therapieplanung* (2., unveränderte Aufl.). Göttingen: Hogrefe.

Sharpless, B.A. & Barber, J.P. (2009). A conceptual and empirical review of the meaning, measurement, development, and teaching of intervention competence in clinical psychology. *Clinical Psychology Review, 29*(1), 47–56. https://doi.org/10.1016/j.cpr.2008.09.008

Silberschatz, G. (2005). *Transformative Relationships: The Control-Mastery Theory of Psychotherapy.* New York: Routledge.

Strauß, B., Galliker, M., Linden, M. & Schweitzer, J. (Hrsg.). (2021). *Psychotherapie. Ideengeschichte der Psychotherapie: Theorien, Konzepte, Methoden.* Stuttgart: Kohlhammer.

Stucki, C. & Grawe, K. (2007). Bedürfnis- und Motivorientierte Beziehungsgestaltung, Hinweise und Handlungsanweisungen für Therapeuten. *Psychotherapeut, 52*(1), 16–23. https://doi.org/10.1007/s00278-006-0507-9

Sydow, K. von (2014). Psychotherapeuten und ihre psychischen Probleme. *Psychotherapeut, 59*(4), 283–292. https://doi.org/10.1007/s00278-014-1056-2

Taubner, S., Ioannou, Y., Saliba, A., Sales, C.M.D., Volkert, J., Protić, S. et al. (2023). Mediators of outcome in adolescent psychotherapy and their implications for theories and mechanisms of change: A systematic review. *European Child & Adolescent Psychiatry.* https://doi.org/10.1007/s00787-023-02186-9

Taubner, S. & Sharp, C. (2023). *Mental flexibility and epistemic trust through social and implicit learning – a meta-model of change processes in psychotherapy.* Manuscript submitted for publication.

Truijens, F., Zühlke-van Hulzen, L. & Vanheule, S. (2019). To manualize, or not to manualize: Is that still the question? A systematic review of empirical evidence for manual superiority in psychological treatment. *Journal of Clinical Psychology, 75*(3), 329–343. https://doi.org/10.1002/jclp.22712

Twomey, C., O'Reilly, G. & Goldfried, M.R. (2023). Consensus on the perceived presence of transtheoretical principles of change in routine psychotherapy practice: A survey of clinicians and researchers. *Psychotherapy, 60*(2), 219–224. https://doi.org/10.1037/pst0000489

Wampold, B.E. & Imel, Z.E. (2015). *The great psychotherapy debate: The evidence for what makes psychotherapy work* (2nd ed.). New York: Routledge Taylor & Francis. https://doi.org/10.4324/9780203582015

Wampold, B.E., Imel, Z.E. & Flückiger, C. (2018). *Die Psychotherapie-Debatte: Was Psychotherapie wirksam macht.* Bern: Hogrefe.

Webb, C.A., Derubeis, R.J. & Barber, J.P. (2010). Therapist adherence/competence and treatment outcome: A meta-analytic review. *Journal of Consulting and Clinical Psychology, 78*(2), 200–211. https://doi.org/10.1037/a0018912

Wilson, H.M.N., Davies, J.S. & Weatherhead, S. (2016). Trainee therapists' experiences of supervision during training: A Meta-synthesis. *Clinical Psychology & Psychotherapy, 23*(4), 340–351. https://doi.org/10.1002/cpp.1957

16 Struktur einer Psychotherapie

Tobias Teismann & André Wannemüller

Inhaltsübersicht

16.1 Einleitung

Die Struktur einer Psychotherapie unterliegt sowohl formalen als auch inhaltlichen Rahmenbedingungen. Im Folgenden wird zunächst auf die formalen Rahmenbedingungen einer ambulanten Psychotherapie eingegangen, bevor ein Rahmenmodell zur inhaltlichen Strukturierung einer Psychotherapie vorgestellt wird. Im Fokus steht die ambulante Psychotherapie im Einzelsetting. Je nachdem ob eine verhaltenstherapeutische, tiefenpsychologisch fundierte, analytische, systemische oder neuropsychologische Behandlung angestrebt wird, kann die Behandlungsstruktur formal variieren, worauf im Folgenden entsprechend hingewiesen wird. Behandlungen im Paar-, Familien- und Gruppensetting weichen oft auf erhebliche Weise vom skizzierten Vorgehen ab (siehe Kapitel 38, 39 und 40). Gleiches gilt für Behandlungen, die im teil- und vollstationären Setting oder im Beratungskontext durchgeführt werden. Letztere unterliegen nicht selten spezifischen institutionellen Rahmenbedingungen, die bedeutsam voneinander abweichen können. Die genauere Beschreibung des ambulanten Psychotherapiesettings rechtfertigt sich dadurch, dass hier die allermeisten Psychotherapien erfolgen. Darüber hinaus bietet die inhaltliche Strukturierung des Therapieprozesses Anhaltspunkte für die Gestaltung von Psychotherapien innerhalb jedweden Settings.

16.2 Rahmenbedingungen und Therapiekontingente in der ambulanten Psychotherapie

Im ambulanten Kontext wird die formale Struktur einer durch die gesetzlichen Krankenkassen finanzierten Behandlung durch festgelegte Rahmenbedingungen bestimmt.[1]

Zum aktuellen Zeitpunkt kann eine Behandlung nur dann begonnen werden, wenn vorab eine 50-minütige *Sprechstunde* erfolgt ist. Grundsätzlich können bei der Behandlung von Erwachsenen bis zu drei 50-minütige (oder sechs 25-minütige) Sprechstunden angeboten und abgerechnet werden. Bei Kindern und Jugendlichen können bis zu fünf 50-minütige (oder zehn 25-minütige) Sprechstunden abgerechnet werden. Zwei dieser Sprechstunden können ausschließlich mit den Eltern vereinbart werden. Die Sprechstunden dienen dazu abzuklären, inwieweit eine Indikation für eine Psychotherapie besteht, und bei Bedarf auf alternative Hilfsangebote (z. B. Beratungsstellen, Selbsthilfeangebote) zu verweisen. Im Fall, dass eine Therapieindikation besteht und sich eine Kurz- oder Langzeittherapie anschließen soll, müssen bei Erwachsenen nach den Sprechstunden mindestens zwei und maximal vier 50-minütige *probatorische Sitzungen* vereinbart werden. Bei Kindern und Jugendlichen können bis zu sechs probatorische Sitzungen abgerechnet werden. In der Neuropsychologischen Psychotherapie ist eine Sprechstunde *nicht* verpflichtend und es können bis zu fünf probatorische Sitzungen abgerechnet werden. Die probatorischen Sitzungen dienen der vertieften diagnostischen Abklärung, dem Aufbau einer therapeutischen

1 siehe www.kbv.de/html/psychotherapie.php sowie www.kbv.de/html/themen_10173.php

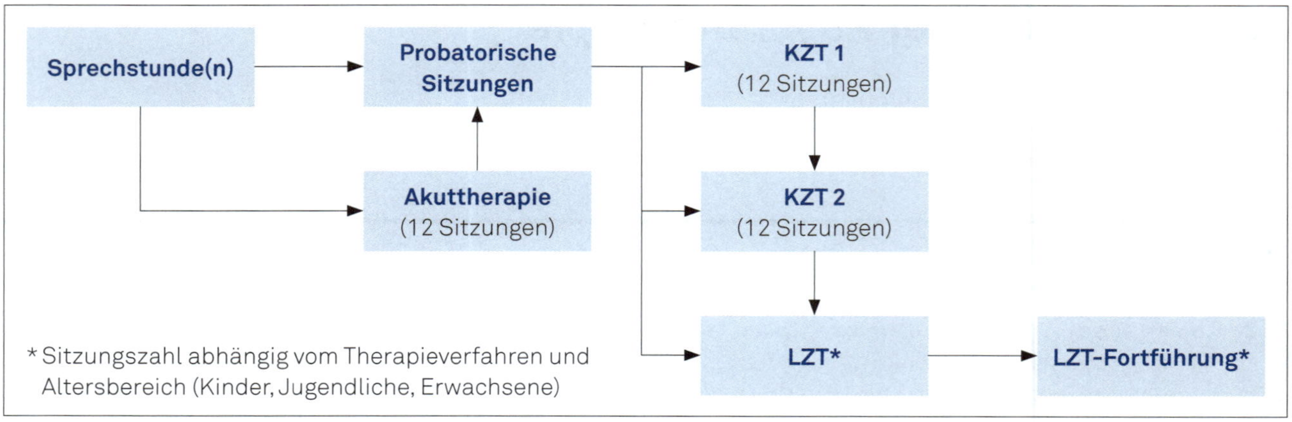

Abbildung 16.1: Therapiekontingente ambulante Psychotherapie

Beziehung und der Einschätzung der Therapiemotivation von Patient:innen.

Eine *Kurzzeittherapie 1* (KZT 1) umfasst 12 Sitzungen à 50 Minuten. Die *Kurzzeittherapie 2* (KZT 2) erlaubt eine Aufstockung um weitere 12 Sitzungen à 50 Minuten. Unabhängig vom Therapieverfahren – analytische Psychotherapie, tiefenpsychologisch-fundierte Psychotherapie, systemische Therapie, Verhaltenstherapie – umfasst eine Kurzzeittherapie im Kinder-/Jugend- und Erwachsenenbereich maximal 24 Therapiesitzungen. Die systemische Therapie wird bei Kindern und Jugendlichen in Kürze abrechenbar werden. Grundsätzlich kann eine Kurzzeittherapie zu einer Langzeittherapie umgewandelt werden, sodass sich das Therapiestundenkontingent erheblich ausweiten lässt (siehe Abbildung 16.1).

Liegt bei den Patient:innen eine akute psychische Krise bei gleichzeitiger erheblicher Belastung vor, kann mit dem primären Ziel der Unterstützung und Stabilisierung alternativ zur KZT 1 im unmittelbaren Anschluss an eine Sprechstunde eine sogenannte *Akuttherapie* im Umfang von 12 Sitzungen à 50 Minuten (bzw. 24 Sitzungen à 25 Minuten) bei Kindern/Jugendlichen und Erwachsenen anschließen. Das Stundenkontingent der Akuttherapie variiert nicht in Abhängigkeit vom Therapieverfahren. Sollte nach der Akuttherapie ein weiterer Behandlungsbedarf bestehen, so kann – nach der Durchführung von mindestens zwei probatorischen Sitzungen – eine KZT 2 bzw. eine LZT beantragt werden.

Das Kontingent einer Langzeittherapie (LZT) unterscheidet sich – anders als die KZT und die Akuttherapie – in Abhängigkeit vom jeweiligen Therapieverfahren. Im Erwachsenenbereich gelten die folgenden Maßgaben:

- *Verhaltenstherapie:* 60 Einzeltherapiestunden (per Fortführungsantrag erweiterbar auf 80 Einzeltherapiestunden).
- *Systemische Therapie:* 36 Einzeltherapiestunden (per Fortführungsantrag erweiterbar auf 48 Einzeltherapiestunden).
- *Tiefenpsychologisch fundierte Therapie:* 60 Einzeltherapiestunden (per Fortführungsantrag erweiterbar auf 100 Einzeltherapiestunden).
- *Analytische Psychotherapie:* 160 Einzeltherapiestunden (per Fortführungsantrag erweiterbar auf 300 Einzeltherapiestunden).

Im Kinder- und Jugendbereich gelten die folgenden Maßgaben:

- *Verhaltenstherapie:* 60 Einzeltherapiestunden (per Fortführungsantrag erweiterbar auf 80 Einzeltherapiestunden).
- *Analytische Therapie und Tiefenpsychologisch fundierte Therapie:* 70 Einzeltherapiestunden bei Kindern und 90 Einzeltherapiestunden bei Jugendlichen (per Fortführungsantrag erweiterbar auf 150 bzw. 180 Einzeltherapiestunden).

Ein begrenzter Anteil bewilligter Sitzungen aus dem LZT-Kontingent kann über den Zeitraum von zwei Jahren zur Rezidivprophylaxe genutzt werden (siehe Kapitel 22): Bei Langzeittherapien von 40 bis 59 Stunden können bei Erwachsenen bis zu 8 Stunden des bewilligten Kontingents für die Rezidivprophylaxe genutzt werden, bei einer längeren Behandlungsdauer bis zu 16 Stunden. Bei Kindern und Jugendlichen sind es 10 bzw. 20 Stunden. Die Stunden können bis zu zwei Jahre nach Abschluss der Therapie durchgeführt werden. Diese Regelung bringt den Vorteil mit sich, dass Patient:innen bei Bedarf einen leichteren Zugang zu einer neue Therapie haben. So ist eine erneute Kurzzeittherapie nur antragspflichtig, aber nicht gutachterpflichtig, wenn zwischen dem angezeigten Therapieende und dem erneuten Antrag mindestens zwei Jahre liegen – und dies auch dann, wenn in der Zwischenzeit Leistungen der Rezidivprophylaxe in Anspruch genommen wurden.

Für den Bereich der Neuropsychologischen Psychotherapie gelten folgende von den vorherigen Ausführungen abweichende Regelungen: Eine ambulante Neuropsychologische Psychotherapie ist grundsätzlich nur dann indiziert, wenn eine erworbene Hirnschädigung oder Hirnerkrankung (z. B. nach einem Schlaganfall oder Schädel-Hirn-Trauma) in den letzten 5 Jahren diagnostiziert wurde (Indikationsstufe 1). Für Kinder und Jugendliche gilt die 5-Jahres-Grenze zur Aufnahme der Behandlung nicht. Die neurologische Erkrankung darf nicht ausschließlich angeboren oder entwicklungsbe-

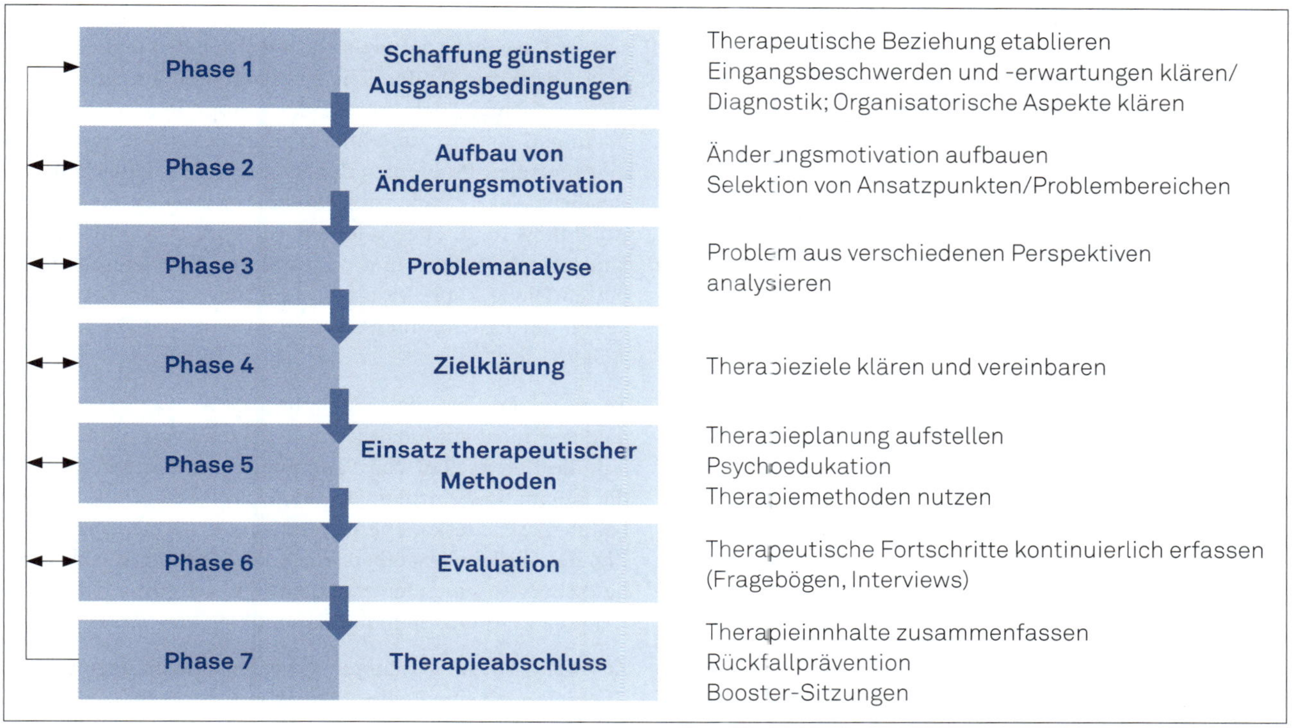

Abbildung 16.2: 7-Phasen-Modell (modifiziert nach Kanfer et al., 2012)

dingt sein (z. B. ADHS) und sich bei Progredienz auch nicht im fortgeschrittenen Stadium befinden (z. B. dürfen ausschließlich leichte demenzielle Erkrankungen behandelt werden). Der Nachweis der Indikationsstufe 1 muss von spezifischen Facharztgruppen (primär aus den Bereichen Neurologie/Neuropädiatrie und Psychiatrie) erbracht werden. Zusätzlich müssen mit der Hirnschädigung oder -erkrankung krankheitswertige Störungen in mindestens einem der folgenden Hirnleistungsbereiche einhergehen (Indikationsstufe 2):

- Lernen und Gedächtnis,
- höhere Aufmerksamkeitsleistungen,
- Wahrnehmung, räumliche Leistungen,
- Denken, Planen und Handeln,
- psychische Störungen bei organischen Störungen.

Die Indikationsstufe 2 wird von Psychologischen oder Ärztlichen Psychotherapeut:innen mit neuropsychologischer Zusatzqualifikation überprüft, die nicht identisch mit den Leistungserbringer:innen sein dürfen, die die Indikationsstufe 1 stellen. Sind diese Indikationen erfüllt, steht ein Kontingent von 60 Behandlungsstunden zur Verfügung (mit Begründung max. verlängerbar auf 80 Sitzungen). Die Aufnahme einer neuropsychologischen Behandlung ist gegenüber den Krankenkassen anzeigepflichtig, im Unterschied zu den übrigen Psychotherapieverfahren wird jedoch kein Begutachtungsverfahren durchlaufen.

Grundsätzlich gilt es zu beachten, dass mit Blick auf die Gruppenpsychotherapie (siehe Kapitel 40) und bei der Abrechnung mit privaten Krankenkassen bzw. den Berufsgenossenschaften zum Teil andere Therapiekontingente zu beantragen sind. In der Behandlung von Kindern und Jugendlichen können zudem für die begleitende Elternarbeit zusätzliche Stunden – im Verhältnis von einer zusätzlichen Stunde je vier Stunden des Kontingents – in der Kurz- und Langzeittherapie genutzt werden.

16.3 Inhaltliche Strukturierung einer ambulanten Psychotherapie

Ambulante Psychotherapien erstrecken sich nicht selten über Zeiträume von mehreren Wochen bis hin zu mehreren Jahren. Der Frage, wie sich eine Therapie inhaltlich sinnvoll strukturieren lässt, kommt somit erhebliche Bedeutung zu. Auf einer sehr basalen Ebene lassen sich Therapien untergliedern in eine *Anfangsphase*, in der eine therapeutische Beziehung hergestellt wird, die Diagnostik erfolgt, eine Fallkonzeptualisierung mit Problem- und Zielverständnis entwickelt und ein Therapieplan erstellt wird, eine *Therapiephase*, in der die therapeutischen Interventionen zum Einsatz kommen und eine *Abschlussphase*, die der Konsolidierung der Therapieerfolge und der Vorbereitung auf die Zeit nach der Therapie dient.

Eine etwas stärkere Anleitung hinsichtlich der Strukturierung des Therapieprozesses bietet das sogenannte 7-Phasen-Modell von Kanfer et al. (2012), welches aus einem verhaltenstherapeutischen Kontext heraus entwickelt wurde, gleichzeitig aber als Rahmenmodell auch für andere Therapieverfahren genutzt werden kann (siehe auch Storck, 2021). Beim 7-Phasen-Modell handelt es sich um ein Strukturierungsmodell für den diagnostisch-therapeutischen Prozess, welches sieben – nicht gänzlich trennscharfe – Phasen umfasst (siehe Abbildung 16.2).

Im Idealfall werden die Phasen sukzessive durchlaufen. Im therapeutischen Prozess ist es allerdings nicht selten nötig, zu früheren Phasen zurückzukehren, weil beispielsweise bei der Problembearbeitung motivationale Schwierigkeiten auftreten oder es zu Brüchen in der therapeutischen Beziehung kommt, die der Klärung bedürfen, bevor eine zielgerichtete Anwendung therapeutischer Methoden fortgeführt werden kann. Im Fall, dass nicht nur ein Problembereich, sondern mehrere vorliegen, werden die Phasen 3 bis 5 immer wieder durchlaufen, bis eine weitreichende Problembearbeitung erfolgt ist. Das Modell dient somit dazu, das Therapiegeschehen zu strukturieren und zielfokussiertes Arbeiten über längere Zeiträume zu ermöglichen.

Im Folgenden werden die inhaltlichen Schwerpunkte der einzelnen Phasen skizziert. Eine ausführliche Darstellung der einzelnen Aspekte erfolgt in den Kapiteln 15 bzw. 17 bis 21.

16.3.1 Phase 1: Eingangsphase – Schaffung günstiger Ausgangsbedingungen

Zu Beginn der therapeutischen Kontakte geht es – wie in Kapitel 15 beschrieben – um die Bildung einer kooperativen therapeutischen Beziehung. Gleichzeitig wird begonnen, die Eingangsbeschwerden und Erwartungen von Patient:innen zu klären: *Was und wer hat sie dazu bewogen, eine Therapie in Anspruch zu nehmen, und welche Erwartungen haben sie an Therapie und Therapeut:in?* Hinsichtlich der Eingangsbeschwerden geht es darum, sich zunächst einen breiten Überblick über kritische Bereiche zu verschaffen. Im Sinne eines diagnostischen Trichterprozesses werden in den folgenden Sitzungen sodann zunehmend genauere Vorstellungen zu den zentralen Problemen der Patient:innen entwickelt und mögliche Ansatzpunkte der Therapie herausdestilliert (siehe Abbildung 16.3). Hierzu gehört es auch, sich mithilfe von klinischen Interviews und/oder anderen diagnostischen Verfahren (siehe Kapitel 8 bis 12) ein Bild von den Schwierigkeiten der Patient:innen zu machen und eine Diagnose zu stellen.

Es sei betont, dass das Hauptaugenmerk der ersten Therapiephase nicht auf inhaltlichen Aspekten liegt, sondern darauf, die Bereitschaft von Patient:innen zu fördern, sich auf die Behandlung einzulassen: „Man kann nur mit Klienten arbeiten, die wiederkommen!" (Kanfer et al., 2012, S. 124). Das Ziel des Beziehungsaufbaus hat somit Vorrang vor allen inhaltlichen Auseinandersetzungen (die sich notfalls auch zu späteren Zeitpunkten in der Behandlung klären lassen).

Zusätzlich zu den erwähnten Aspekten sind zu Beginn jeder Therapie auch eine Reihe organisatorischer Fragen zu klären: Hier geht es zum einen um die Frage der Indikation für eine (Neuropsychologische) Psychotherapie und die Notwendigkeit, andere Behandler:innen hinzuzuziehen bzw. an diese zu verweisen. Zum anderen muss ein informierter Konsens hergestellt werden, d.h., es muss über das Behandlungsverfahren sowie alternative Behandlungen aufgeklärt werden und die Rahmenbedingungen einer Therapie (Antragsverfahren und Kosten, Dauer/Frequenz der Behandlung, gesetzliche Verpflichtungen wie Datenschutz, Schweige- und Dokumentationspflicht, Ausfallregelungen und Risiken sowie Nebenwirkungen) müssen erläutert werde (siehe Kapitel 17).

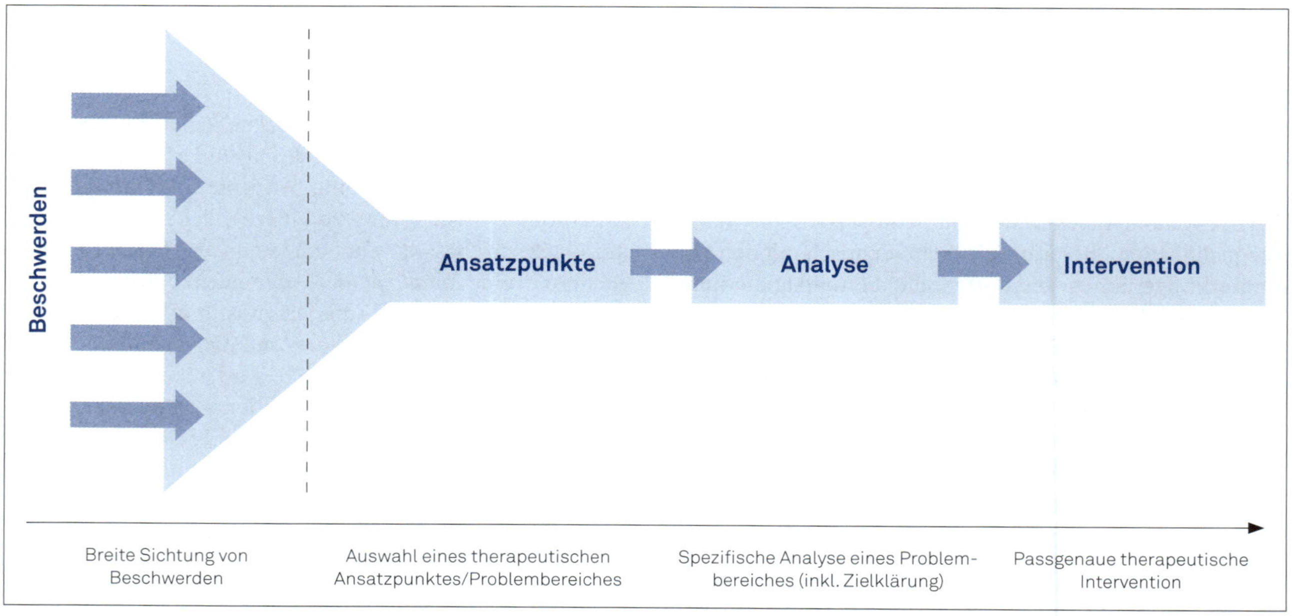

Abbildung 16.3: Diagnostischer Auswahl- und Analyseprozess

Die gesamte Phase 1 kann – muss aber nicht – die Sprechstunden und die probatorischen Sitzungen in Anspruch nehmen. Im Fall, dass Patient:innen unter schwerwiegenden interaktionellen Problemen bzw. Persönlichkeitsstörungen leiden, kann die Entwicklung einer unterstützenden therapeutischen Beziehung zum vorrangigen Therapieziel werden (siehe Kapitel 30.1) und einen Großteil der gesamten Behandlung in Anspruch nehmen.

16.3.2 Phase 2: Aufbau von Änderungsmotivation und vorläufige Auswahl von Änderungsbereichen

In der zweiten Therapiephase stehen zum einen die Klärung und Förderung von Therapiemotivation und zum anderen die Selektion von Änderungsbereichen im Fokus. Im individuellen Fall kann diese Phase sehr unterschiedlich bedeutsam und zeitintensiv sein: Ist im Rahmen der bisherigen Sitzungen deutlich geworden, dass Patient:innen dazu motiviert sind, sich auf die Therapie einzulassen, sich zu öffnen, aktiv mitzuarbeiten sowie veränderte Sicht- und Verhaltensweisen zu erproben, dann geht es zu diesem Zeitpunkt in der Therapie ausschließlich darum, festzulegen, an welchem Problembereich als Erstes gearbeitet werden soll. Entsprechend schnell wird Therapiephase 2 durchlaufen.

Im Fall, dass Patient:innen sich unsicher sind, ob sie sich auf eine Behandlung einlassen sollen, ob die Therapieform und die Therapeut:in die richtigen sind, ob die Anstrengung einer Therapie in einem günstigen Verhältnis zum zu erbringenden Aufwand steht, ob es überhaupt einer Veränderung bedarf oder Patient:innen unsicher sind, ob sie sich eine Veränderung zutrauen, dann besteht die therapeutische Aufgabe darin, die Motivationslage zu klären und Patient:innen dabei zu unterstützen, Änderungsmotivation und Selbstwirksamkeit zu entwickeln und aufzubauen. Insbesondere bei fremdmotivierten Patient:innen, d.h. solchen, die von anderen Personen zur Therapie gedrängt wurden, bedarf der Aufbau von Eigenmotivation ein besonderes Augenmerk. Solange es nicht gelungen ist, zumindest eine vorläufige Änderungsmotivation aufzubauen, kann nicht in die nächste Therapiephase gewechselt werden. Darüber hinaus ist eine Rückkehr in Therapiephase 2 immer dann zwingend erforderlich, wenn im späteren Verlauf einer Behandlung Motivationsprobleme deutlich werden. Spezifische Strategien zur Förderung der Motivation werden in Kapitel 17.2 beschrieben. Im Falle neuropsychologischer Patient:innen kann eine veränderte Selbstwahrnehmung dazu beitragen, dass keine ausreichende Behandlungsmotivation vorliegt, da die Betroffenen ihre Beeinträchtigungen teilweise gar nicht als solche wahrnehmen, trotz eventuell vorliegender Gefährdungen, die sich daraus ergeben (z.B. Autofahren bei schweren Aufmerksamkeitsstörungen). Strategien zum Umgang mit einer veränderten Störungswahrnehmung bei neurologischen Patient:innen werden in Kapitel 33.5 beschrieben.

Grundsätzlich müssen Therapeut:innen respektieren, wenn Patient:innen sich gegen Veränderungen entscheiden, selbst wenn diese aus einer Außenperspektive als zwingend erscheinen (z.B. Reduktion von Suchtmittelkonsum, Fortsetzung einer medizinischen Behandlung, Aufgabe einer missbräuchlichen Beziehung). Es ist nicht Aufgabe von Therapeut:innen, ihre Patiennt:innen zu einer Behandlung „zu überreden"; es geht ausschließlich darum, Patient:innen dabei zu unterstützen, Ambivalenzen, die einer Veränderung entgegenstehen, zu klären, sowie zu prüfen, inwieweit bestimmte Verhaltensweisen mit persönlichen Zielen und Werte konfligieren, um auf dieser Basis eine informierte und bewusste Entscheidung für oder gegen eine Veränderung bzw. Therapie zu treffen. Haben die Patient:innen eine Entscheidung *für* eine Veränderung getroffen, geht es im nächsten Schritt darum zu entscheiden, welcher Problembereich in der Therapie als Erstes angegangen werden soll (siehe Abbildung 16.3). Grundsätzlich sollten natürlich die Patient:innen in die vorzunehmende Problemhierarchisierung eingebunden und mit ihr einverstanden sein, aus professioneller Perspektive ist es aber sinnvoll, bestimmte Problembereiche vorrangig anzugehen. Entsprechende Überlegungen sollten Therapeut:innen ihren Patient:innen gegenüber offenlegen. Hierzu gehören beispielsweise:

- „Kernbeschwerden", deren Änderung eine Bandbreite positiver Folgeeffekte erwarten lassen. Zu beachten ist dies insbesondere, wenn mehrere Störungen komorbid vorliegen. Hier sollte überlegt werden, ob die Behandlung eines Störungsbildes sich potenziell positiv auf ein weiteres Störungsbild auswirkt. In diesem Sinne wirkt sich die Behandlung von Angststörungen in aller Regel positiv auf komorbide Depressionen aus und sollte daher – wenn möglich – vorrangig erfolgen.
- Beschwerden, für deren Besserung eine hohe und schnelle Erfolgswahrscheinlichkeit besteht und die deshalb nicht zuletzt unter motivationalen Gesichtspunkten vorrangig behandelt werden sollten. Verhaltensnahe Probleme (z.B. bestimmte Orte nicht länger zu vermeiden) sind dabei meist leichter zu bewältigen als abstrakte Probleme (z.B. mehr Selbstwert haben).
- Beschwerden, die prinzipiell änderbar sind, versus Probleme, deren Existenz akzeptiert werden muss, weil sie sich nicht ändern lassen oder die Personen keinen Einfluss auf deren Veränderung haben.

Darüber hinaus gibt es bestimmte Problembereiche, die zwingend vorrangig zu behandeln sind (vgl. Bohus, 2002):

- selbst- und/oder fremdgefährdendes Verhalten (siehe Kapitel 14 und Kapitel 42),
- therapieschädigendes Verhalten, wie z.B. häufiges Zuspätkommen, Abbrechen von Sitzungen, fehlende Mitarbeit in und zwischen Sitzungen, Nichteinhalten von Vereinbarungen,
- Suchtmittelkonsum, der eine Therapieaufnahme bzw. -fortführung gefährdet,

- kontextuelle Bedingungen, die Patient:innen gefährden (z. B. fortgesetzte körperliche/sexuelle Übergriffe durch Personen aus dem Umfeld).

In Bezug auf diese Problembereiche muss Patient:innen deutlich gemacht werden, dass deren Behandlung eine zwingende Bedingung für eine Therapieaufnahme darstellen. Darüber hinaus werden diese Problembereiche – bei erneutem Auftreten – auch im weiteren Therapieverlauf immer prioritär behandelt werden.

Im Rahmen von psychodynamischen Therapien wird fast regelhaft davon ausgegangen, dass sich in der Einleitungsphase einer Therapie – auch bei hoher Therapiemotivation – Widerstände gegen eine Veränderung einstellen. Entsprechend sollten Patient:innen besonders in der analytischen Psychotherapie darüber aufgeklärt werden, dass es aufgrund der Regressionsförderung (Aktivierung kindlicher Wünsche) zu einer passageren emotionalen Destabilisierung kommen kann, die Teil einer gelingenden Therapie ist (Storck, 2021). Im Falle neurologischer Erkrankungen ist darauf zu achten, einen realistischen Ausblick auf die Behandlungserfolge zu vermitteln, gerade wenn mit einer Progredienz der Erkrankung zu rechnen ist.

16.3.3 Phase 3: Problemanalyse

Ist eine Entscheidung darüber getroffen, an welchem Problembereich zunächst angesetzt werden soll, geht es darum, ein detailliertes Problemverständnis zu gewinnen. Ziel ist es zu verstehen, welche Faktoren zur Problemgenese beigetragen haben und auf welche Weise das Problem aufrechterhalten wird. In Abhängigkeit vom jeweiligen Therapieverfahren werden an dieser Stelle sehr unterschiedliche Perspektiven eingenommen. Im Rahmen der Kognitiven Verhaltenstherapie leiten in aller Regel störungsspezifische Modelle – wie sie in Teil III dieses Bandes beschrieben werden – die Problemanalyse. Liegt kein spezifisches Modell vor oder ist dieses Therapeut:innen nicht bekannt, so können Probleme immer unter Nutzung generischer Störungsmodelle wie dem SORKC-Modell oder dem ABC-Modell analysiert werden (siehe Kapitel 17.2 und 18). Analysen zur Problemgenese, zum subjektiven Störungsmodell, zu psychologischen Folgen (z. B. Selbstwertstabilisierung, Konfliktvermeidung) des Problemverhaltens können ergänzend durchgeführt werden (Bartling et al., 2016; Schulte, 1998). Inhaltlich sind diese Analysen geprägt vom jeweils durchgeführten Therapieverfahren: Im Rahmen der systemischen Therapie geht es darum, ein systemisches Erklärungsmodell zu entwickeln, also darum, Familienstrukturen auf Basis von Genogrammarbeit und Familienskulpturen zu erschließen und mithilfe systemischer Fragen Ressourcen und Wirklichkeitskonstruktionen zu erfassen (siehe Kapitel 12, 17.4 und 20). Im Rahmen der tiefenpsychologischen und analytischen Therapie geht es darum, die Psychodynamik der Schwierigkeiten auf Basis von Beziehungs-, Konflikt-, Struktur- und Bindungsdiagnostik zu entwickeln (siehe Kapitel 17.3 und 19). Im Rahmen der Neuropsychologischen Psychotherapie geht es darum zu differenzieren, welche kognitiven und emotionalen Veränderungen mit der Hirnerkrankung oder -schädigung einhergehen und wie diese in Interaktion mit maladaptiven psychischen Verarbeitungsprozessen sowie ungünstigen Reaktionen des sozialen Umfeldes zu Problemen in der Alltagsgestaltung und in sozialen Beziehungen führen (siehe Kapitel 17.5 und 21).

Unabhängig von der Analyserichtung wird – auf unterschiedlichen Auflösungsniveaus – versucht, die von Patient:innen als problematisch bzw. belastend erlebten Bereiche zu präzisieren und genauer zu verstehen, welche Faktoren verursachend und aufrechterhaltend wirken bzw. gewirkt haben. Auf diese Weise entwickeln Therapeut:innen ein vorläufiges (hypothetisches) Fallverständnis bzw. Fallkonzept, welches nicht nur ein Problemverständnis ermöglicht, sondern auch entscheidende Anhaltspunkte für die Therapieplanung beinhaltet, d.h. solche Faktoren benennt, deren Veränderung eine Änderung des Problembereichs zur Folge haben müsste.

16.3.4 Phase 4: Vereinbaren therapeutischer Ziele

Mit Blick auf die Planung einer Therapie braucht es in der Regel nicht nur Wissen darüber, wie der problematische Ausgangszustand aussieht, sondern auch über den erwünschten Zielzustand. In den allermeisten Fällen bieten weder die Negation des Status quo (z. B. „Ich möchte mich weniger depressiv fühlen") noch der Wunsch einer Rückkehr zum Ausgangszustand (z. B. „Ich möchte mich wieder so fühlen wie früher", „Ich möchte wieder so leistungsfähig sein wie vor der Hirnschädigung") eine ausreichend klare Vorstellung des durch die Therapie anzustrebenden Zielzustandes. Dies gilt umso mehr, da Psychotherapie nicht selten eine weitreichende Neu-Kalibrierung der Lebensführung mit sich bringt (bzw. mit sich bringen kann) und die Vorstellungen davon, wie beispielsweise ein Leben ohne Depression aussehen soll, im Einzelfall erheblich voneinander abweichen kann. Das Ziel einer Psychotherapie ist damit zumeist weniger selbstevident als das Ziel einer medizinischen Behandlung (z. B. „Ich möchte einen Tumor entfernt bekommen und nicht an Krebs sterben"). Für die Behandlung bedeutet dies, dass spätestens in dieser Therapiephase der erwünschte Zielzustand gemeinsam mit Patient:innen reflektiert und festgelegt werden sollte. Hierzu lassen sich verschiedene therapeutische Strategien nutzen, die in Kapitel 17.2 genauer beschrieben werden. In Abhängigkeit davon, wie umgrenzt die Probleme von Patient:innen sind, kann diese Therapiephase innerhalb einer Therapiesitzung abgeschlossen werden; es gibt aber genauso Fallkonstellationen, in denen sich die Entwicklung einer Zielperspektive über diverse Sitzungen erstreckt bzw. die Klärung und Entwicklung von (Lebens-)Zielen die eigentliche Therapie darstellt.

16.3.5 Phase 5: Planung, Auswahl und Einsatz spezieller Therapiemethoden

In Phase 5 geht es darum, die Informationen aus den vorangegangenen Phasen zusammenzuziehen, um auf dieser Basis die folgenden therapeutischen Schritte zu planen (Bartling et al., 2016; Schulte, 1998). Die Kernfrage ist dabei, mit welchen wissenschaftlich begründeten Methoden bzw. Interventionen Patient:innen dabei geholfen werden kann, sich von einem problematischen Zielzustand hin zu einem angestrebten Zielzustand zu bewegen. Es ist zu betonen, dass der Einsatz spezieller Therapiemethoden tatsächlich erst nach dem Durchlaufen der vorangegangenen Phasen möglich ist: Psychotherapie – egal welcher Ausrichtung – ist immer mehr als die Anwendung einzelner Therapiemethoden.

Insbesondere im Bereich der Kognitiven Verhaltenstherapie – zunehmend aber auch im Rahmen anderer Therapieverfahren (Leichsenring et al., 2015; Leichsenring & Salzer, 2014; Schweitzer et al., 2020) – stellt sich vorrangig die Frage, ob ein manualisiertes störungsspezifisches Therapieprogramm, ein transdiagnostisches Behandlungsprotokoll oder eine individualisierte Therapieplanung die Basis der Behandlung darstellen soll. Standardprogramme konkretisieren wichtige Behandlungsschritte für bestimmte Störungsbilder in operationalisierter Form (siehe Teil III in diesem Band). Unter einer empirischen Perspektive spricht vieles für die Umsetzung evaluierter, manualisierter Therapieprogramme (Eifert et al., 1997; Schulte, 1996) und die Anwendung manualisierter Therapiemethoden. Gleichzeitig liegen natürlich nicht zu allen Problembereichen manualisierte Behandlungsvorschläge vor, sind nicht wenige Therapiemanuale nur unzureichend evaluiert und erlauben komorbid vorliegende Probleme, interaktionelle Auffälligkeiten von Patient:innen oder belastende Lebensumstände keine oder nur eine lose Orientierung an manualisierten Behandlungsvorschlägen. In den meisten Fällen wird entsprechend eine individualisierte oder zumindest in Teilen individualisierte Therapiegestaltung erforderlich sein. Schlussendlich braucht es mit Blick auf die Beziehungs- und Prozessgestaltung immer einer „Individualisierung" – auch dann, wenn ein manualisiertes Therapieprogramm herangezogen wird.

Zudem müssen Patient:innen immer über die Therapieplanung informiert werden, d.h. im Rahmen der Psychoedukation muss ein Störungs- und ein Veränderungsmodell besprochen werden. Zudem sollte Patient:innen erläutert werden, auf welche Weise und mit welchen Methoden (siehe Kapitel 18 bis 21) die Therapieziele angestrebt werden. Bei der Umsetzung der Methoden ist durchgängig darauf achtzugeben, dass die therapeutische Beziehung unbeeinträchtigt ist, Änderungsmotivation besteht und sich die Ziele der Patient:innen nicht verändert haben. Sollte dies nicht der Fall sein, muss zu den vorangegangenen Therapiephasen (zeitweilig) zurückgekehrt werden.

16.3.6 Phase 6: Evaluation therapeutischer Fortschritte

Die Evaluation therapeutischer Fortschritte stellt strenggenommen keine eigene therapeutische Phase dar. Vielmehr sollte die Evaluation therapiebegleitend erfolgen (und nicht erst, nachdem die Phasen 1 bis 5 durchlaufen wurden; siehe Kapitel 23). Voraussetzung für eine nutzbringende Therapieevaluation ist, dass bereits in Phase 1 eine diagnostische Baseline-Erhebung erfolgt ist und spätestens in Phase 4 die Therapieziele vereinbart und bestenfalls verschriftlicht wurden. Auf diese Weise wird es möglich, sowohl die Veränderung von Symptomen bzw. Beschwerden als auch die individuelle Zielerreichung zu verschiedenen Messzeitpunkten im Therapieverlauf erneut zu erfassen. Mittels der kontinuierlichen therapiebegleitenden Diagnostik wird zum einen eine Grob- und Feinsteuerung des Therapieprozesses ermöglicht und zum anderen überprüft, ob bzw. inwieweit die angewandten Methoden auch tatsächlich zu den erwünschten Effekten führen.

Diagnostische Erhebungen bieten sich immer an den formalen Schnittstellen der ambulanten Therapie an (siehe oben), d.h. vor Therapiebeginn, zum Ende der KZT 1, zum Ende der KZT 2 und zum Ende der LZT oder der Neuropsychologischen Psychotherapie. Dezidierte Hinweise zur Evaluation therapeutischer Fortschritte und zur Qualitätssicherung werden in Kapitel 23 gegeben.

16.3.7 Phase 7: Endphase – Erfolgsoptimierung, Abschluss der Therapie und Verabschiedung

Sind die verschiedenen Problembereiche behandelt, dann schließt sich eine Phase der Stabilisierung an. Die Therapiekontakte werden reduziert, sodass Termine nicht mehr wöchentlich, sondern in größeren zeitlichen Abständen stattfinden. Die Kontakte dienen nun vorrangig dazu, neue Denk- und Verhaltensroutinen mehr und mehr in den Alltag zu integrieren. In den letzten Therapiesitzungen geht es dann darum, die Inhalte der Therapie zu rekapitulieren, ggf. eine Zusammenfassung wichtiger Therapieinhalte vorzunehmen und sich Gedanken dazu zu machen, wie wichtige Inhalte auch zukünftig präsent gehalten werden können. Schließlich geht es darum, eine bestmögliche Rückfallprävention vorzubereiten. Startpunkte für eine gezielte Rückfallprävention stellen zum einen tatsächliche Rückfälle vor oder während der Therapie sowie zum anderen antizipierte Rückfälle dar. Anhand dieser realen oder imaginierten Rückfälle wird eine frühzeitige Identifikation potenzieller Rückfallsituationen angestrebt. Der nächste relevante Schritt besteht in der Antizipation eines effektiven Umgangs mit solchen Risikosituationen. Booster- bzw. Rezidivsitzungen können genutzt werden, um Patient:innen auch nach dem Ende der eigentlichen Therapie zu begleiten und die Anwendung des in der Therapie Gelernten in der Auseinandersetzung mit herausfordernden Lebensumstände zu unterstützen. Genaue Hinweise zur therapeutischen Ausgestaltung der Abschlussphase werden in Kapitel 22 beschrieben.

Grundsätzlich ist der Zeitpunkt einer Therapiebeendigung dann gekommen, wenn die Therapieziele erreicht sind, Patient:innen mit möglichst geringen emotionalen Belastungen dastehen und/oder die Eingangsprobleme reduziert bzw. verschwunden sind (Kanfer et al., 2012). Die Beendigung der Kontakte vollzieht sich dabei im Idealfall durch einen Konsens zwischen Therapeut:in und Patient:in. Ausbleibender Therapieerfolg muss natürlich als weiteres Kriterium für eine Therapiebeendigung ernstgenommen werden. In diesem Fall ist darüber zu entscheiden, ob ein anderes Therapieverfahren oder eine andere Form der Unterstützung (z. B. betreutes Wohnen, stationäre Behandlung, Pharmakotherapie, Selbsthilfegruppe) für betroffene Patient:innen möglicherweise geeigneter erscheinen.

Neben dem Rekapitulieren der erreichten Ziele und der Rückfallprophylaxe geht es besonders in den psychodynamischen Therapien auch um ein Anerkennen des nicht Erreichten sowie um das Loslösen aus einer emotional bedeutsamen Beziehung zwischen Therapeut:in und Patient:in. In der Beendigungsphase wird statt der Regression eine Progression der Patient:in gefördert, die mit einer Verinnerlichung der Hilfsfunktionen der Therapeut:in einhergehen sollte (siehe Kapitel 22).

16.4 Fazit

Das dargestellte inhaltliche Rahmenmodell passt sicher nicht gleichermaßen gut zu jedem Therapieverfahren und jeder Therapieform, so spielen in der Systemischen Therapie beispielsweise auch Entscheidungen darüber, ob im Mehrpersonensetting gearbeitet wird und welche Bezugspersonen ggf. beteiligt werden sollen, eine große Rolle (siehe Kapitel 4). Auch unterscheiden sich die Richtlinienverfahren im Grad ihrer Strukturierung des therapeutischen Prozesses. Gleichzeitig sind die im Modell formulierten Aufgaben grundlegend für alle wissenschaftlich begründeten Therapieverfahren: In jeder Therapie muss eine Beziehung aufgebaut werden, es muss Änderungsmotivation auf Seiten der Patient:innen vorhanden sein oder aufgebaut werden, es muss ein Verständnis der Probleme geben und es müssen Maßnahmen bzw. Interventionen zur Überwindung dieser Probleme bzw. zur Erreichung des erwünschten Zielzustandes ergriffen werden. Außerdem braucht es eine Struktur, innerhalb derer entschieden wird, wann sich um welche Probleme gekümmert wird. In diesem Sinne lässt sich das dargestellte Rahmenmodell – auch jenseits der spezifische Phasenabfolge – innerhalb der unterschiedlichsten Verfahren und Kontexte nutzen.

Literatur

Bartling, G., Echelmeyer, L. & Engberding, M. (2016). *Problemanalyse im psychotherapeutischen Prozess*. Stuttgart: Kohlhammer. https://doi.org/10.17433/978-3-17-029760-9

Bohus, M. (2002). *Borderline-Störung*. Göttingen: Hogrefe.

Eifert, G.H., Schulte, D., Zvolensky, M.J., Lejuez, C.E.P. & Lau, A.B. (1997). Manualized behavior therapy: Merits and challenges. *Behavior Therapy, 28,* 499–509. https://doi.org/10.1016/S0005-7894(97)80005-6

Kanfer, F.H., Schmelzer, D. & Reinecker, H. (2012). *Selbstmanagement-Therapie*. Berlin: Springer. https://doi.org/10.1007/978-3-642-19366-8

Leichsenring, F., Beutel, M.E., Salzer, S., Haselbacher, A. & Wiltink, J. (2015). *Soziale Phobie*. Göttingen: Hogrefe. https://doi.org/10.1026/02322-000

Leichsenring, F. & Salzer, S. (2014). *Generalisierte Angststörung*. Göttingen: Hogrefe.

Schulte, D. (1996). Tailor-made and standardized therapy: complementary tasks in behavior therapy: A contrarian view. *Journal of Behavior Therapy and Experimental Psychiatry, 2,* 119–126. https://doi.org/10.1016/0005-7916(96)00015-8

Schulte, D. (1998). *Therapieplanung*. Göttingen: Hogrefe.

Schweitzer, J., Hunger-Schoppe, C., Hilzinger, R. & Lieb, H. (2020). *Soziale Ängste*. Heidelberg: Carl Auer.

Storck, T. (2021). Leitfaden Analytische Psychotherapie & Leitfaden Psychodynamische Psychotherapie. In W. Rief, E. Schramm & B. Strauß (Hrsg.). *Psychotherapie* (S. 517–527). München: Elsevier.

17 Erstgespräch, Fallkonzept und Therapieplanung

17.1 Erstgespräch in der ambulanten Psychotherapie

Tobias Teismann, Kirsten von Sydow, Patrizia Thoma & Svenja Taubner

Inhaltsübersicht

17.1.1 Einleitung

Im Erstgespräch geht es – unabhängig vom jeweiligen Richtlinienverfahren – darum, sich einen breiten Überblick über die Beschwerden von Patient:innen zu verschaffen und eine positive therapeutische Beziehung zu befördern (Kanfer et al., 2012; siehe Kapitel 15). Vor dem Hintergrund der Bedeutung des „ersten Eindrucks" für den Aufbau einer Beziehung, kommt dem Erstgespräch sicherlich eine zentrale Rolle für die Inanspruchnahme einer Behandlung zu. Dem *Beziehungsfokus* sollte dementsprechend gegenüber dem *Informationsfokus* Vorrang bei der Gestaltung des Erstgesprächs eingeräumt werden. Darüber hinaus können erhebliche Belastungen, motivationale Schwierigkeiten oder interaktionelle Probleme auch dazu führen, dass im Erstgespräch nur wenig inhaltliche Informationen eingeholt und gegeben werden können. Die folgende Darstellung – inklusive Abbildung 17.1 – ist in diesem Sinne als idealtypisch zu verstehen. Oftmals lässt sich die Klärung inhaltlicher Fragen nicht auf Erstgespräch, Sprechstunden und probatorische Sitzungen begrenzen.

17.1.2 Inhaltlicher Fokus des Erstgesprächs und Indikationsklärung

Den zentralen inhaltlichen Fokus des Erstgesprächs bildet die Klärung der Beschwerden und Symptome (sowie auch der Ressourcen) von Patient:innen. Im Rahmen des Gesprächs sollten notwendige Informationen zur Erstellung einer Verdachtsdiagnose gesammelt und eine Einschätzung des psychopathologischen Befundes vorgenommen werden. Darüber hinaus sollten Informationen zu Vorbehandlungen eingeholt und Erwartungen an die Therapie erfragt werden. Schließlich bietet es sich an, erste biografische Informatio-

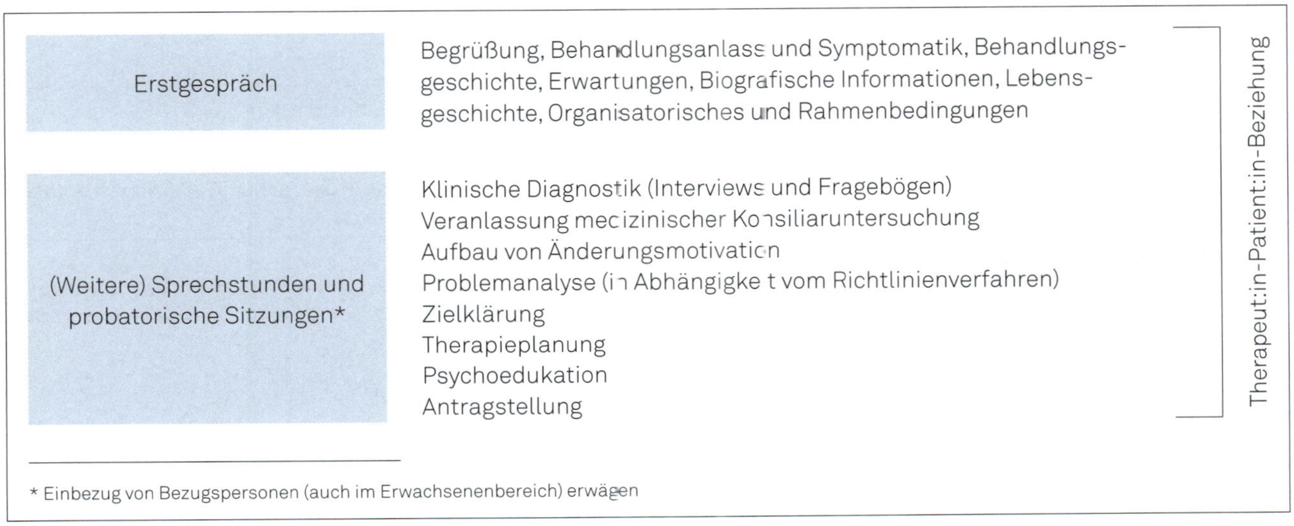

Abbildung 17.1: Aufgaben in der Anfangsphase einer Psychotherapie

nen zu erheben und sich ein Bild von der aktuellen Lebenssituation des:der Patient:in zu machen (siehe Tabelle 17.1). Wird das Erstgespräch mit mehr als einer Person geführt (z. B. im Eltern-Kind- oder im Paarsetting), dann sollten die Informationen jeweils von allen Interaktionspartner:innen eingeholt bzw. ergänzt werden.

Zu Beginn sollte der Ablauf des ersten Gespräches kurz erläutert werden:

> Wir haben jetzt 50 Minuten Zeit, um uns kennenzulernen. Es geht darum, dass ich mir ein erstes Bild mache von den Schwierigkeiten, die Sie hierhergebracht haben. Zudem werde ich Ihnen etwas dazu erklären, wie eine Therapie abläuft und wir müssen verschiedene formale Dinge klären. Möchten Sie anfangen zu erzählen, oder soll ich erst einmal etwas über mich und das Therapieangebot sagen?

Über diese Fragen hinaus versuchen Therapeut:innen, sich ein Bild davon zu machen, ob es Hinweise auf interaktionelle Schwierigkeiten gibt, die sich möglicherweise auch auf die Therapie auswirken könnten.

Auf Basis sämtlicher Informationen muss sodann beurteilt werden, ob

1. eine Psychotherapie geboten erscheint: Liegt eine psychische Störung vor? Bestehen eine hinreichende Fähigkeit und Bereitwilligkeit zur therapeutischen Zusammenarbeit? Besteht eine günstige Prognose mit Blick auf einen Therapieerfolg? (siehe Kapitel 13 und 21 für zusätzlich zu erfüllende Kriterien für eine Neuropsychologische Psychotherapie),
2. die vorliegende Störung durch das eigene Richtlinienverfahren optimal zu behandeln ist,
3. in welchem Setting (ambulant, teilstationär, vollstationär) eine Behandlung erfolgen sollte und
4. der:die betreffende Therapeut:in für die vorgebrachten Beschwerden zuständig/kompetent ist.

Falls keine krankheitswertige psychische Störung, sondern vielmehr allgemeine Lebens-, Erziehungs- oder Beziehungsprobleme vorliegen, sollten Betroffene an entsprechende Beratungsstellen verwiesen werden. Falls Substanzmissbrauch oder -abhängigkeit besteht, muss an das Suchthilfesystem (Suchtberatungsstellen) verwiesen werden, sofern sich eine

Tabelle 17.1: Inhaltsbereiche, die im Erstgespräch abgeklärt werden sollten

Diagnostische Informationen	• Welche Probleme begründen den aktuellen Behandlungswunsch? Was für Symptome treten auf? In welchen Situationen treten sie auf? Was fällt anderen auf? • Dauer und Intensität der Symptome? • Wann und wie haben die Probleme/Symptome begonnen? • Wie sieht der bisherige Krankheitsverlauf aus? • Gibt es Zusammenhänge zwischen verschiedenen Problemen bzw. Problembereichen? • In welchen Lebensbereichen ist der:die Patient:in am stärksten eingeschränkt? • Wie erklärt sich der:die Patient:in selbst seine:ihre Schwierigkeiten? • Gab und gibt es Suizidgedanken bzw. suizidales Verhalten und/oder selbstverletzendes Verhalten?* • Wurden und werden Drogen/Alkohol konsumiert? • Gibt es Hinweise auf Wahnerleben/Halluzinationen?
Behandlungsgeschichte	• Welche medizinischen Untersuchungsergebnisse gibt es? • Welche Behandlungsversuche (privat und professionell) wurden mit welchem Ergebnis unternommen?** • Werden Medikamente eingenommen? • Was hat geholfen? Was hat nicht oder nur wenig geholfen?
Patient:innenerwartungen	• Von wem ging die Initiative für die aktuelle Behandlungsaufnahme aus? • Welche konkreten Änderungswünsche bestehen? • Welche Probleme und Ziele sollen aus Sicht des:der Patient:in im Mittelpunkt stehen? • Welche Vorstellungen bestehen in Bezug auf das Vorgehen in der Therapie? Was erhofft der:die Patient:in sich, was befürchtet er:sie?
Biografische Informationen und aktuelle Lebenssituation	• Wie lebt der:die Patient:in zurzeit? • Wie sieht die soziale Situation (Partner:in, Kinder, Kontakt zu Familienangehörigen), die berufliche Situation (Rente, Arbeitslosigkeit, Zufriedenheit mit Job), die finanzielle Situation (Schulden) und die Wohnsituation aus?*** • Gibt es Freund:innen? • Was sind die wesentlichen Ressourcen des:der Patient:in? • Besteht eine Betreuung?

Anmerkungen: * Vorliegende Suizidalität muss immer unmittelbar abgeklärt werden (siehe Kapitel 14). Es kann sich die Notwendigkeit ergeben, kriseninterventiv vorzugehen (siehe Kapitel 42); **Berichte von Vorbehandlungen zu einer der Folgesitzungen mitbringen lassen; *** Informationen zu Kindheit/Jugend, Verhältnis zu den Eltern, Schulabschluss, Ausbildung lassen sich auch über einen Fragebogen oder bei der Genogrammerhebung ermitteln und können – bei Bedarf – in einer späteren Sitzung ausführlicher besprochen werden (siehe Neudeck & Mühlig, 2020).

Abstinenz nicht innerhalb von 10 Therapiestunden erwirken lässt (siehe Kapitel 47). Falls erhebliche Eigen- und/oder Fremdgefährdung vorliegen bzw. nicht davon auszugehen ist, dass eine psychische Stabilisierung im ambulanten Behandlungssetting erfolgen kann, muss eine stationäre oder teilstationäre Behandlung erwogen werden. Eine abschließende Beurteilung all dieser Indikationsfragen ist unter Umständen nicht bereits nach der ersten Sitzung zu treffen.

17.1.3 Informationen zur Behandlung

Sind die Voraussetzungen für eine Behandlung grundsätzlich gegeben, dann sollten Therapeut:innen in Grundzügen über den Behandlungsablauf und das Behandlungskonzept informieren. Im Sinne der durch die Berufsordnung vorgeschriebenen Aufklärungspflicht (www.bptk.de) werden Erläuterungen zur therapeutischen Ausrichtung, zum Therapiesetting und zu alternativen Behandlungsmöglichkeiten (stationäre oder teilstationäre Therapien, anderes Richtlinienverfahren, pharmakologische Therapie, Beratung, Selbsthilfe) gegeben (siehe Tabelle 17.2).

Tabelle 17.2: Informationen zum Behandlungsangebot

Therapeutische Ausrichtung	**KVT:** Die Therapierichtung, die ich anbiete, nennt sich Kognitive Verhaltenstherapie. Kognitiv meint dabei alles, was das Denken betrifft, d. h. die Art und Weise, wie sie über Sachen nachdenken. Der Fokus der Behandlung richtet sich darauf, dass wir besser verstehen, wodurch Ihre Ängste, Niedergeschlagenheit und Schwierigkeiten aufrechterhalten werden, und dann gezielt versuchen, über eine Veränderung des Verhaltens oder Ihrer Betrachtungsweise eine Verbesserung Ihres emotionalen Erlebens bzw. der Situation zu bewirken. In Bezug auf Ihre Ängste kann das bedeuten, dass ich Sie dabei unterstützen werde, Schritt für Schritt gefürchtete Situationen wieder aufzusuchen. In Bezug auf Ihre Niedergeschlagenheit und Antriebslosigkeit kann das bedeuten, dass wir sehr genau analysieren, welche Ziele Sie haben und welche Handlungen Sie diesen Zielen näherbringen bzw. verhindern, dass Sie sich diesen Zielen annähern. Zudem werden wir uns solche Gedanken, Befürchtungen oder Ideen, die Sie immer wieder aus dem Gleichgewicht bringen, sehr genau angucken. Wir konzentrieren uns dabei v. a. auf aktuell bestehende Probleme, wenn nötig beschäftigen wir uns aber natürlich auch mit Erfahrungen, die Sie in der Vergangenheit, in der Kindheit und Jugend gemacht haben. **TP/PA:** Die Therapierichtung, die ich anbiete, ist die Psychodynamische Therapie. Hier gibt es zwei Formen: einmal die Analytische Psychotherapie, die bis zu dreimal in der Woche stattfindet und das Couchsetting nutzt, oder die Tiefenpsychologisch fundierte Psychotherapie, die einmal in der Woche im Sitzen stattfindet. In beiden Therapien geht es darum, die Symptome vor dem Hintergrund der eigenen Biografie als Lösungen für schwierige Situationen oder Konflikte zu verstehen und neue Wege der Lösung dieser Konflikte zu finden. Dabei kann es sich um Konflikte in wichtigen Beziehungen handeln oder um Konflikte zwischen verschiedenen Bedürfnissen/Wünschen, die sich nicht vereinbaren lassen. Beide Therapieformen arbeiten mit dem Gespräch und der Beziehung zu dem:der Therapeut:in. Hier können sich die Konflikte auch zeigen und einer Lösung zugeführt werden. In beiden Therapien geht es darum, Einsicht zu gewinnen, wobei psychische Fähigkeiten wie Gefühle zu verstehen, zu regulieren und zu kommunizieren auch unterstützt werden. In der analytischen Therapie wird die ganze Persönlichkeit betrachtet, während in der tiefenpsychologisch fundierten Psychotherapie einzelne wichtige Themen fokussiert werden. **ST:** Das Therapieverfahren, das ich anbiete, heißt Systemische Therapie. Der Fokus der therapeutischen Arbeit liegt auf dem sozialen Kontext psychischer Störungen. Es geht also darum, gemeinsam zu verstehen, wie Ihre Beziehungen zu anderen Menschen Ihre Probleme beeinflussen und auch zu einer Lösung beitragen können. Es besteht die Möglichkeit, dass wir wichtige Menschen aus Ihrem Umfeld mit in die Therapie einbeziehen wie z. B. Partner:in, Eltern, Kinder oder Mitbehandler:innen. In jedem Fall geht es (auch in der Einzeltherapie) darum, Ihre Beziehungsmuster und Interaktionen und die unterschiedlichen Sichtweisen aller Beteiligten noch besser zu verstehen – und so weit wie gewünscht und machbar – zu verändern. Unsere Arbeit orientiert sich an Ihren persönlichen Zielen und Anliegen. Neben Ihren Problemen werden auch Ihre Ressourcen und die Ihres Umfelds beachtet. **NPT:** In der Neuropsychologischen Psychotherapie befassen wir uns in erster Linie mit den geistigen und emotionalen Folgen Ihrer Hirnerkrankung/Hirnschädigung. Diese Behandlung stützt sich auf mehrere Säulen. Zum einen können wir versuchen, über verschiedene Übungen Verbesserungen der Aufmerksamkeits-, der Gedächtnis- und Planungsprobleme etc., die wir bei Ihnen festgestellt haben, zu erzielen. Das nennt sich Restitution. Zum anderen werden wir Strategien erarbeiten, mit denen Sie Ihre Beschwerden im Alltag besser kompensieren können (z. B. durch zusätzliche Pausen, durch Merkhilfen, Umstrukturierung der Arbeitsumgebung etc.). Nicht zuletzt geht es uns auch darum, Sie im Umgang mit den Folgen der Hirnschädigung zu unterstützen und die damit einhergehende Niedergeschlagenheit und Ihre Ängste zu behandeln. Auch mögliche sich aus der Hirnschädigung ergebende Verhaltensprobleme (z. B. größere Impulsivität) und familiäre Schwierigkeiten sind Teil der Behandlung. Hierbei greifen wir auf Methoden der KVT/ST/TP zurück (je nach Verfahrensorientierung der behandelnden Person ggf. näher spezifizieren, siehe oben).
Therapiesetting, Sitzungsdauer und -frequenz	Die Therapiesitzungen werden alle hier in der Praxis stattfinden. **KVT:** Typischerweise werden wir uns 50 Minuten pro Woche sehen. Es kann allerdings sein, dass ich Ihnen zwischendrin empfehlen werde, dass wir uns häufiger auch mal für längere Sitzungen sehen. Das wird dann erforderlich sein, wenn wir anfangen, bestimmte Dinge zu üben.

Tabelle 17.2: Fortsetzung

	TP/PA: In der TP sehen wir uns einmal in der Woche für 50 Minuten und in der AP können wir uns dreimal in der Woche für jeweils 50 Minuten treffen. **ST:** In der Systemischen Therapie sind verschiedene Therapiesettings möglich: Einzeltherapie, Arbeit im Mehrpersonensetting (z. B. mit dem Paar oder der Familie), „klassische" Gruppentherapie oder Multifamiliengruppentherapie, bei der mehrere Patient:innen und ihre Angehörigen zusammen behandelt werden. Die Sitzungen dauern in der Einzeltherapie meist 50 Minuten, im Mehrpersonensetting 50 oder 100 Minuten. **NPT:** Wir werden uns in der Regel einmal die Woche für 50 Minuten sehen. Es kann aber auch sein, dass ich, sollte z. B. Ihre Konzentrationsfähigkeit noch nicht ausreichen, kürzere Einheiten (je 25 Minuten) und/oder häufigere Einheiten (mehrfach die Woche, wenn z. B. erhöhter Übungsbedarf mit meiner Unterstützung besteht) empfehle. Die Diagnostik wird, sofern möglich, mehrere Sitzungen hintereinander umfassen, um Ihre aktuelle Belastbarkeit zu prüfen.
Alternative Behandlungsmöglichkeiten	Es gibt diverse alternative Möglichkeiten zur Behandlung Ihrer Schwierigkeiten. Zum einen gibt es verschiedene Therapieverfahren (Beschreibungen aus Zeile 1 der Tabelle wiedergeben). Zum anderen besteht die Möglichkeit, dass Sie (zusätzlich) eine medikamentöse Behandlung in Anspruch nehmen. Schließlich bestünde die Möglichkeit, dass Sie sich in einer Klinik behandeln lassen. Hier gäbe es zum einen die Möglichkeit eines vollstationären Aufenthalts oder aber einer teilstationären Behandlung, bei der Sie tagsüber Therapien in der Klinik wahrnehmen, abends aber zu Hause übernachten. Lassen Sie uns einmal gemeinsam überlegen, welches Behandlungsangebot aktuell am passendsten für Sie erscheint.
Prognose	Grundsätzlich besteht eine günstige Prognose, d. h. es ist davon auszugehen, dass Sie von der Behandlung profitieren werden und es zu einer Besserung der Symptomatik kommen wird. Der Therapieerfolg hängt natürlich davon ab, wie gut Sie sich auf die Behandlung einlassen können und inwieweit äußere Umstände eine Verbesserung erschweren oder unterstützen. Wir werden im Laufe der Therapie immer wieder gemeinsam prüfen, ob es zu einer Verbesserung gekommen ist. Sollte dies nicht der Fall sein, werden wir überlegen, ob eine andere Behandlungsform geeigneter für Sie sein könnte.

Es ist weder nötig noch möglich, zu diesem Zeitpunkt bereits einen detaillierten Therapievorschlag zu unterbreiten. Therapeut:innen sollten jedoch den weiteren Ablauf der Behandlung in Grundzügen erläutern und Hinweise dazu geben, von welchen Faktoren die konkrete Planung abhängig sein wird. Schlussendlich müssen Patient:innen mit den organisatorischen Regulatorien vertraut gemacht werden. Im Einzelnen muss über Kosten und Dauer der Behandlung, Terminplanung und Terminverbindlichkeit, Antragsverfahren und Kostenübernahme, Konsiliaruntersuchung und diagnostische Untersuchungen sowie Datenschutz und Schweigepflicht aufgeklärt werden (siehe Tabelle 17.3).

Tabelle 17.3: Informationen zum weiteren Vorgehen

Probatorik	In den kommenden Sitzungen werden wir ein zunehmend genaueres Verständnis Ihrer gegenwärtigen Probleme entwickeln. Es wird darum gehen, eine Diagnose zu stellen, einzelne Probleme wie unter einer Lupe zu analysieren und zu klären, welche Ziele Sie in der Therapie verfolgen möchten. Die nächsten Stunden dienen auch dazu, dass Sie prüfen, ob Sie sich eine Therapie mit mir vorstellen können und ich prüfe, ob ich Ihnen eine optimale Therapie anbieten kann. Gucken Sie bitte genau hin: Wenn Sie den Eindruck haben, dass ich nicht der:die Richtige für Sie bin, weil ich Ihnen zu jung/alt/anders bin, Sie nicht offen mit mir reden können, Sie mir nicht vertrauen, dann müssen wir das ernstnehmen. Eine Therapie wird in dem Fall weniger gut oder womöglich gar nicht funktionieren. Seien Sie an der Stelle daher bitte ehrlich zu sich und zu mir – auch wenn das schwer sein könnte. Ich finde das ganz wichtig und werde Sie natürlich dabei unterstützen, ein passenderes Angebot zu finden! Wir werden erst dann einen Antrag auf Psychotherapie bei der Krankenkasse stellen bzw. (im Falle der Neuropsychologischen Psychotherapie) der Krankenkasse eine Therapieanzeige zukommen lassen, wenn wir beide den Eindruck haben, dass wir hinreichend gut miteinander arbeiten können werden. Hierfür stehen uns die probatorischen Sitzungen zur Verfügung.
Diagnostische Untersuchungen	Psychische Störungen werden diagnostiziert, wenn verschiedene Symptome zeitgleich über bestimmte Zeiträume hinweg auftreten. Wir werden uns das im Rahmen einer ausführlichen Diagnostik gemeinsam genau angucken. Zusätzlich werde ich Sie bitten, zu regelmäßigen Zeitpunkten im Therapieverlauf Fragebögen zu bearbeiten.
Konsiliaruntersuchung	Eine psychische Störung lässt sich nicht durch Laboruntersuchungen – wie Bluttests, Urintests, EKG oder Ähnliches – diagnostizieren. Gleichwohl muss sichergestellt werden, dass Ihre Probleme/Symptome nicht Ausdruck einer körperlichen Erkrankung sind. Daher müssen Sie sich, bevor wir einen Antrag auf Psychotherapie stellen können, einmal von Ihrem:Ihrer Hausärzt:in oder einem:einer Fachärzt:in untersuchen lassen. Ich werde Ihnen hierzu ein spezifisches Formular mitgeben, welches von Ihrem:Ihrer Ärzt:in ausgefüllt werden wird.

Tabelle 17.3: Fortsetzung

	NPT: Voraussetzung für die Aufnahme einer Neuropsychologischen Psychotherapie ist das Vorliegen einer erworbenen Hirnschädigung oder Hirnerkrankung in den letzten fünf Jahren. Sofern diese nicht bereits von einem:einer entsprechenden Fachärzt:in dokumentiert wurde (was in der Regel vor dem Erstgespräch bereits erfolgt ist), muss ich Sie bitten, einen entsprechenden Nachweis (z. B. in Form eines Arztberichtes oder einer Überweisung) beizubringen. Gern unterstütze ich Sie bei der Suche nach einem:einer entsprechenden Fachärzt:in. Im Rahmen der probatorischen Sitzungen werden wir gemeinsam prüfen, ob geistige Probleme (z. B. Aufmerksamkeitsstörungen, Gedächtnisprobleme) oder Verhaltensprobleme (z. B. Impulsivität, emotionale Labilität) vorliegen, die mit Ihrer neurologischen Grunderkrankung in Zusammenhang stehen und die Aufnahme einer Neuropsychologischen Psychotherapie rechtfertigen.
Therapieplan	Am Ende der probatorischen Sitzungen – wenn wir uns ein genaues Bild von Ihren Schwierigkeiten gemacht haben – werde ich einen Vorschlag zum therapeutischen Vorgehen machen und erläutern. Allgemeine Informationen zum Störungsbild und zum therapeutischen Vorgehen kann ich Ihnen natürlich jederzeit geben. Fragen Sie also bitte immer nach, wenn etwas unklar sein sollte.
Sitzungszahl	Die Krankenkassen finanzieren unterschiedliche Therapiekontingente. In ihrem Fall würde ich vorschlagen, dass wir __________ [Zahl in Abhängigkeit von den bestehenden Schwierigkeiten und dem jeweiligen Richtlinienverfahren angeben] Sitzungen einplanen. Es besteht immer noch die Möglichkeit, bei Bedarf weitere Sitzungen zu beantragen. Was denken Sie selbst, wie viele Sitzungen werden wir brauchen, um Ihre Schwierigkeiten zu bewältigen?
Therapieabschluss	Zum Ende werden wir die Therapie langsam ausschleichen, sodass Sie Zeit haben werden zu prüfen, ob erreichte Veränderungen ausreichend stabil sind. Das Therapieende werden wir gemeinsam vorbesprechen und abstimmen. Sollten Sie zwischendrin den Gedanken haben, die Therapie vorzeitig beenden zu wollen, dann würde ich Sie bitten, dies offen anzusprechen. Ich wünsche mir, dass wir uns – auch in einem solchen Fall – zu einer letzten Abschlusssitzung zusammensetzen.
Antragsstellung	Die Kostenübernahme für eine Therapie muss vorab von Ihrer Krankenkasse bewilligt werden. Hierzu müssen verschiedene Antragsformulare ausgefüllt werden. Zusätzlich muss der Untersuchungsbericht von Ihrem:Ihrer Ärzt:in (siehe oben) beigelegt werden. Ich werde die entsprechenden Formulare vorbereiten, mit Ihnen durchgehen und diese an die Krankenkasse senden. Bei einer längeren Therapiedauer muss ich einen ausführlichen Therapieantrag schreiben, der von einem:einer Gutachter:in bewilligt werden muss. Hierdurch können manchmal Wartezeiten entstehen. Sie selbst müssen sich hierum aber nicht kümmern. **Abweichend für NPT:** Sofern bei Ihnen eine erworbene Hirnschädigung oder neurologische Erkrankung nachweislich vorliegt und wir auf Basis unserer Diagnostik zu dem Schluss kommen, dass eine Neuropsychologische Psychotherapie bei Ihnen indiziert ist, kann ich nach den probatorischen Sitzungen Ihrer gesetzlichen Krankenkasse den Beginn der Therapie anzeigen und wir können mit der Behandlung anfangen. Sie brauchen sich um nichts weiter zu kümmern. (*Anm.:* Im Falle anderer Kostenträger – private Krankenkasse, Berufsgenossenschaft – ist in der Regel ein Therapieantrag erforderlich. Das genaue Vorgehen variiert. Auch hier übernimmt der:die Therapeut:in weitgehend die Formalitäten.)
Schweigepflicht, Dokumentationspflicht, Einsichtsrecht	Ich habe eine Schweigepflicht über alle Dinge, die Sie mir erzählen. Eine Ausnahme besteht dann, wenn Sie mich ausdrücklich von der Schweigepflicht entbinden, z. B. gegenüber Mitbehandler:innen oder Familienangehörigen. Darüber hinaus habe ich eine Dokumentationspflicht, d. h. ich muss zentrale Informationen zu Ihrer Behandlung dokumentieren, in einer Akte festhalten und diese für mindestens 10 Jahre nach Abschluss der Behandlung sicher aufbewahren. Sie haben das Recht jederzeit Einblick in diese Akte zu erhalten (www.bptk.de; siehe auch Kapitel 47).
Ausfallhonorar	Psychotherapie wird über einen längeren Zeitraum mit festgelegter Behandlungsdauer durchgeführt. Kurzfristig abgesagte Termine können daher in der Regel nicht neu vergeben werden. Daher möchte ich Sie bitten, rechtzeitig abzusagen, wenn Sie Termine nicht wahrnehmen können. *Optional:* Versäumen Sie eine vereinbarte Sitzung, ohne spätestens 24 Stunden* zuvor abzusagen, so wird die Therapiestunde dem:der Patient:in/mit einem Betrag von . . Euro (etwas niedriger als der reguläre Satz) in Rechnung gestellt. Ich würde dies gleich noch schriftlich mit Ihnen vereinbaren.

Anmerkung: *Maximal erlaubt ist eine Frist von 48 Stunden.

Bestenfalls werden den Patient:innen Informationen zu den organisatorischen Rahmenbedingungen in schriftlicher Form mitgegeben. Darüber hinaus müssen gesetzlich versicherten Patient:innen in der ambulanten Therapie (nicht jedoch in der Neuropsychologischen Psychotherapie) verpflichtend die Formblätter PTV 11 und PTV 10 (siehe www.kbv.de/html/27068.php) mitgegeben werden. Auf Formblatt PTV 10 werden allgemeine Informationen zum Ablauf einer Psychotherapie (Kosten, Behandlungsoptionen, Therapierichtungen) zusammenfassend dargestellt und auf Formblatt PTV 11 werden die Ergebnisse der psychotherapeutischen Sprechstunde notiert: Vorliegen einer psychischen Störung (inkl. Verdachtsdiagnose), Behandlungsempfehlung, weitere Termine.

Jenseits der hier beschriebenen inhaltlichen Ausgestaltung wird im Erstgespräch der Grundstein für eine gute Therapeut:in-Patient:in-Beziehung gelegt (siehe Kapitel 15). Grundsätzlich sei noch einmal betont, dass die Gestaltung der therapeutischen Beziehung im Erstgespräch Vorrang vor der reinen Informationserhebung hat. Dementsprechend mag es sein, dass manche der beschriebenen Inhalte und organisatorischen Fragen erst in einer der späteren Sitzungen besprochen und geklärt werden können (siehe hierzu auch die Kapitel 17.2 bis 17.5). Zudem können Suizidalität, Hinweise auf Fremdgefährdung und andere akute Krisenzustände eine gänzlich veränderte therapeutische Vorgehensweise erforderlich machen (siehe Kapitel 14 und 42).

Literatur

Kanfer, F.H., Schmelzer, D. & Reinecker, H. (2012). *Selbstmanagement-Therapie*. Berlin: Springer. https://doi.org/10.1007/978-3-642-19366-8

Neudeck, P. & Mühlig, S. (2020). *Therapie-Tools Verhaltenstherapie*. Weinheim: Beltz.

17.2 Fallkonzept und Therapieplanung in der Kognitiven Verhaltenstherapie

Tobias Teismann

Inhaltsübersicht

17.2.1 Einleitung

Die Entwicklung eines kognitiv-verhaltenstherapeutischen Fallkonzeptes, d.h. eines Verständnisses davon, welche Faktoren im individuellen Fall zur Entstehung und Aufrechterhaltung einer psychischen Störung bzw. eines psychischen Problems beitragen, erstreckt sich über die gesamten probatorischen Sitzungen einer Therapie (und nicht selten darüber hinaus). Eine Fallkonzeption ist grundsätzlich hypothetischer Natur und bedarf der fortwährenden Anpassung und Überarbeitung.

Zur Entwicklung eines Fallkonzeptes werden Informationen aus unterschiedlichen Perspektiven bzw. Analysen zusammengezogen (Bartling et al., 2016; Kanfer et al., 2012; Schulte, 1998): (1) Diagnostische Informationen, (2) Problemanalysen (Kognitionsanalyse, Verhaltensanalyse, Plananalyse), (3) lebensgeschichtliche Entwicklung und biografische Informationen, (4) Ressourcenanalyse, (5) Zielanalyse und (6) Motivationsanalyse. Das Fallkonzept bzw. das individuelle Fallverständnis bildet die Grundlage für die Therapieplanung. Die einzelnen Analyseschritte und -ebenen werden im Folgenden dargestellt.

17.2.2 Diagnostische Informationen

Die Diagnose einer oder mehrerer psychischer Störung(en) bildet einen zentralen Baustein des Fallkonzeptes und der kognitiv-verhaltenstherapeutischen Therapieplanung. Bestenfalls werden zur Diagnosestellung klinische Interviews (siehe Kapitel 8) und symptomorientierte Fragebögen (siehe Kapitel 10) eingesetzt. Über die Ergebnisse der Diagnostik müssen Patient:innen immer transparent aufgeklärt werden. Wenn sich eine Diagnose (noch) nicht sicher stellen lässt, ist auch hierüber aufzuklären. Unter Umständen müssen zunächst Vor- und Mitbehandler:innen kontaktiert werden, Fremdbeurteilungen eingeholt, zusätzliche medizinische Untersuchungen zum Ausschluss einer körperlichen Verursachung veranlasst (siehe Kasten) oder spezialisierte Einrichtungen mit einer ergänzenden Diagnostik (wie z.B. im Fall eines Verdachts auf Autismus; siehe Kapitel 31.2) beauftragt werden.

Medizinische Konsiliaruntersuchung

Grundsätzlich müssen alle Patient:innen vor Beginn einer psychotherapeutischen Behandlung eine medizinische Konsiliaruntersuchung bei einem:einer Hausärzt:in oder entsprechenden Fachärzt:innen durchführen lassen. Hierbei werden potenzielle organische Faktoren (z.B. hormonelle Unregelmäßigkeiten, Stoffwechselstörungen etc.) überprüft, die mit den jeweils geschilderten psychischen Beschwerden in Zusammenhang stehen könnten. Daneben ist es wichtig, das Ausmaß der möglicherweise bereits entstandenen körperlichen Folgen einer psychischen Störung einschätzen zu lassen. Schließlich sollte von dem:der Ärzt:in beurteilt werden, inwieweit es medizinische Kontraindikationen für bestimmte therapeutische Methoden (z.B. Expositionstherapie; siehe Kapitel 18) gibt. Die Ergebnisse der medizinischen Konsiliaruntersuchung werden auf einem Formblatt „Konsiliarbericht vor Aufnahme einer Psychotherapie" festgehalten (www.kbv.de), welches bei der Antragstellung auf Kostenübernahme durch die gesetzliche Krankenkasse miteingereicht werden muss.

Insbesondere bei einer (manualisiert) störungsspezifischen Behandlung stellt die Diagnose die entscheidende Information für die Therapieplanung dar (siehe Kapitel 17.2.8).

17.2.3 Problemanalyse

Problemanalysen dienen dazu, ein vertieftes Verständnis einer psychischen Problematik zu entwickeln. Die kognitiv-verhaltenstherapeutische Problemanalyse orientiert sich – wenn vorhanden – an störungsspezifischen Modellen (siehe Teil III in diesem Band). Immer dann, wenn kein störungsspezifisches Modell vorhanden ist bzw. ein störungsunabhängiges Problemverhalten analysiert werden soll, erfolgt eine Orientierung an generischen Modellen (siehe Kapitel 2): Unter einer lerntheoretischen Perspektive kann das SORKC-Modell zur Verhaltensanalyse genutzt werden. Unter einer kognitiven Perspektive kann das ABC-Modell zur Problemanalyse eingesetzt werden. Schulte (1998) schlägt vor, die Problemanalysen nacheinander aus diesen unterschiedlichen Perspektiven durchzuführen. Hierbei werden zum Teil gleiche Sachverhalte und zum Teil unterschiedliche Sachverhalte in das Blickfeld geraten. Schlussfolgerungen aus der Verhaltens- und der Kognitionsanalyse werden sodann getrennt voneinander gezogen und bedingen die Auswahl unterschiedlicher Therapiemethoden (siehe Kapitel 18). Das entsprechende Vorgehen wird im Folgenden skizziert.

17.2.3.1 Störungsspezifische Problemanalyse

Im Rahmen einer störungsspezifischen Problemanalyse orientieren sich Therapeut:innen an störungsspezifischen Modellen (siehe Teil III in diesem Band): Im Fall einer Panikstörung erfolgt die Problemanalyse beispielsweise entlang des psychophysiologischen Modells der Panik (siehe Kapitel 28.1). Im Fall einer sozialen Phobie fußt die Problemanalyse auf dem Störungsmodell von Clark und Wells (1995; siehe Kapitel 28.3). Die störungsspezifische Problemanalyse orientiert sich somit an jenen theoretischen Annahmen und Befunden, die – dem aktuellen Wissen zufolge – die jeweilige psychische Störung am besten erklären. Auf diese Weise liefern die störungsspezifischen Modelle Hinweise auf solche Faktoren, die für die Aufrechterhaltung einer spezifischen Störung besonders bedeutsam sind: Im Fall einer sozialen Phobie wird beispielsweise die Bedeutung selbstfokussierter Aufmerksamkeit besonders betont (siehe Kapitel 28.3), während die Rolle von Rückversicherungsverhalten im Fall einer Hypochondrie (siehe Kapitel 28.8) besonders hervorgehoben wird. Vor diesem Hintergrund lohnt sich eine störungsspezifische Problemanalyse, um ein passgenaues Verständnis störungsabhängiger Schwierigkeiten zu erhalten. Im Fall, dass kein störungsspezifisches Modell vorhanden oder bekannt ist, kann gleichwohl immer auf generische Modelle der Problemanalyse (z. B. Verhaltens- und Kognitionsanalyse) zurückgegriffen werden. Es existieren verschiedene Hinweise zur Strukturierung von Verhaltens- und Kognitionsanalysen (Bartling et al., 2016; Schulte, 1998). Vor dem Hintergrund eines zunehmend stärker kognitiv geprägten Verständnisses psychischer Probleme wird im Folgenden zunächst das Vorgehen bei einer Kognitionsanalyse dargestellt, bevor im Anschluss Hinweise zur Verhaltensanalyse gegeben werden.

17.2.3.2 Kognitionsanalyse

Die Kognitionsanalyse orientiert sich am sogenannten ABC-Modell (siehe Kapitel 2). Zentrale Annahme ist, dass eine Situation bzw. ein auslösendes Ereignis (A) nicht *direkt* zu einer emotionalen oder verhaltensbezogenen Konsequenz (C) führt, so wie alltagssprachliche Formulierungen es erscheinen lassen (z. B. „Wegen seiner Bemerkung bin ich ausgerastet"; „Die bevorstehende Klausur macht mich depressiv"), sondern dass letztlich gedankliche Bewertungen (B) verantwortlich für die emotionalen und Verhaltensreaktionen (C) sind. Um zu verstehen, warum eine Person sich auf eine bestimmte Weise fühlt oder verhält, muss entsprechend herausgearbeitet werden, welche Gedanken, Interpretationen oder Bewertungen dem Erleben bzw. Verhalten vorausgegangen sind.

Konkret bedeutet dies, dass Situationen analysiert werden, in denen ein als problematisch bewertetes Verhalten oder eine – aus Sicht der Betroffenen – problematische emotionale Reaktion erlebt wurde. Emotionale Reaktionen werden von Betroffenen zumeist dann als problematisch bewertet, wenn sie in einer Situation unpassend erscheinen („In der Situation hätte ich nicht wütend werden müssen"), als zu intensiv („Ich hätte nicht so unglaublich wütend werden müssen") oder als zu langanhaltend („Ich hätte nicht so lange wütend sein müssen") erlebt werden. Zur Analyse wird eine solche Situation herausgegriffen und wie unter einer Lupe betrachtet. Die Exploration vollzieht sich dabei in drei Schritten:

1. Exploration der auslösenden Situation (A),
2. Exploration der belastenden Gefühle und Verhaltensweisen (C),
3. Exploration der situationsbezogenen Kognitionen (B).

Die Reihenfolge, in der die einzelnen Explorationen vorgenommen werden, kann – in Abhängigkeit von den jeweiligen Patient:innen und Situationen – variieren. Wichtig ist nur, dass alle drei Aspekte berücksichtigt werden.

Exploration der auslösenden Situation (A). Im ersten Schritt wird der situative Kontext, innerhalb dessen eine problematische Reaktion aufgetreten ist, spezifiziert:

> Sie sagten, dass es vor drei Tagen zu einem Wutanfall gekommen ist. Wann war das genau (Tag, Uhrzeit)? Wo waren Sie? Wer war außer Ihnen anwesend? Was genau ist geschehen/vorgefallen (bzw. was genau haben Sie sich vorgestellt, was geschehen könnte)? Was haben die anderen Personen gesagt/getan?

Um eine möglichst unvoreingenommene Situationsbeschreibung zu erhalten, sind Fragen wie die folgenden hilfreich:

> Stellen Sie sich vor, ich wäre in der Situation dabei gewesen, was hätte ich beobachten können? Was wäre auf einem Film zu sehen gewesen, wenn eine Kamera die Situation aufgenommen hätte?

Exploration der belastenden Gefühle und Verhaltensweisen (C). Im nächsten Schritt geht es darum, sich die emotionalen Reaktionen in der konkreten Situation genau beschreiben zu lassen. Neben der Qualität der emotionalen Reaktion werden auch die Stärke und die Dauer der Gefühle erfragt. Darüber hinaus werden auch körperliche Reaktionen (z.B. Schwitzen, Zittern) und das konkrete Verhalten in der Situation erfragt:

> Können Sie einmal genau beschreiben, wie Sie sich in der Situation gefühlt haben? Was genau meinen Sie mit „ausgerastet"? Wie sieht das aus, wenn Sie „ausrasten"? Wie stark war das Gefühl (auf einer Skala von 0 bis 100)? Wie lange hielt es an? Was hat Ihr Körper reagiert? Und wie genau haben Sie sich verhalten? Was haben Sie gemacht?

An dieser Stelle bietet es sich an, auch zu explorieren, wie die Person sich in der Situation gerne gefühlt oder verhalten hätte:

> Was hätten Sie sich in dieser Situation gerne gefühlt oder verhalten?

Exploration der situationsbezogenen Kognitionen (B). Im dritten Schritt werden situationsbezogene Bewertungen und Interpretationen, d.h. automatische Gedanken (siehe Kapitel 2), herausgearbeitet. Eine Auseinandersetzung mit zugrunde liegenden Annahmen und Überzeugungen kann sich anschließen:

> Lassen Sie uns nun nochmal an die Stelle, kurz bevor Sie so emotional geworden sind, zurückgehen. Was haben Sie in diesem Moment gedacht? Was haben Sie in diesem Moment zu sich selbst gesagt? Welche Befürchtungen hatten Sie in dem Moment?

Vor dem Hintergrund, dass es einen logischen Zusammenhang zwischen Gefühl und Bewertung gibt (siehe Kapitel 1), ist es auch möglich, dass Therapeut:innen versuchen, situationsbezogene Gedanken zu erschließen (Beck, 1999):

> Könnte es sein, dass Sie über________ oder ________ [Therapeut:in schlägt einige plausible Alternativen vor] nachgedacht haben? Haben Sie an __________ [Therapeut:in schlägt das Gegenteil der vermuteten Antwort vor] gedacht?

Mit dem Ziel, ein genaues Verständnis der situationsrelevanten Kognitionen zu erwerben, sollte zudem auf die in Tabelle 17.4 dargestellten Hinweise geachtet werden.

Um über die situationsbezogenen Wahrnehmungen, Interpretationen und Bewertungen hinaus auch die als zugrunde liegend angenommenen Annahmen und Überzeugungen herauszuarbeiten (siehe Kapitel 2), kann ausgehend von der konkreten Situation weiter gefragt werden:

> Lassen Sie uns einmal annehmen, ___ wäre so [z.B., Sie würden Ihrem Partner wirklich weniger bedeuten als er Ihnen]: Was würde das für Sie bedeuten? Was genau wäre daran schlimm für Sie? Und wenn das wiederum so wäre, was wäre daran wiederum so schlimm? Was wären Sie für jemand, wenn das so wäre?

Diese Gesprächsfigur, bei der immer weiter nach der Bedeutung von belastenden Bewertungen gefragt wird (sogenannte „Pfeil-abwärts-Technik"; Beck, 1999) dient der Erschließung von situationsübergreifenden Annahmen und Überzeugungen.

Im Anschluss an die Exploration muss geprüft werden, ob sich eine in sich schlüssige Sequenz ergibt. Wichtig ist vor allem, dass die situationsbezogenen Gedanken und die gefühlsmäßige Reaktion zueinander passen. Ein Gedanke wie „Ist mir doch egal" kann beispielsweise keine starke gefühlsmäßige Reaktion hervorrufen, wird diese aber berichtet, dann wurde der eigentliche situationsbezogene Gedanke noch nicht identifiziert. In einem solchen Fall muss nachexploriert werden.

Im Sinne einer sogenannten Kettenanalyse kann sich sodann die Exploration sekundärer belastender Gefühle und Verhaltensweisen anschließen. So mag es sein, dass das C einer Si-

Tabelle 17.4: Formulierung automatischer Gedanken (nach Beck, 1999)

Hinweis	Musterfrage
Telegrafisch formulierte Gedanken („Oh je!") ausformulieren lassen.	„„Oh je!' heißt __________?"
Automatische Gedanken als Aussage („Ich werde den Test nicht bestehen") und nicht als Frage („Werde ich den Test bestehen?") formulieren.	„Was genau haben Sie befürchtet?"
Automatische Gedanken von (nachträglichen) Interpretationen („Ich glaube, ich habe meine wahren Gefühle in der Situation verleugnet") unterscheiden.	„Was haben Sie in dieser Situation konkret gedacht?"
Sekundäre automatische Gedanken („Ich wollte nur weg") auf primäre automatische Gedanken („Ich bekomme einen Herzinfarkt") zurückführen.	„Welcher Gedanke war als Erstes da?"
Verwechslung von Gedanken und Gefühlen („Ich habe an die Decke gestarrt und hatte das Gefühl, dass ich nie aufstehen kann", „Ich hatte das Gefühl, dass es zwecklos ist") beachten und korrigieren.	„Das heißt, Sie haben gedacht, dass __________. Wie genau haben Sie sich dabei gefühlt?"

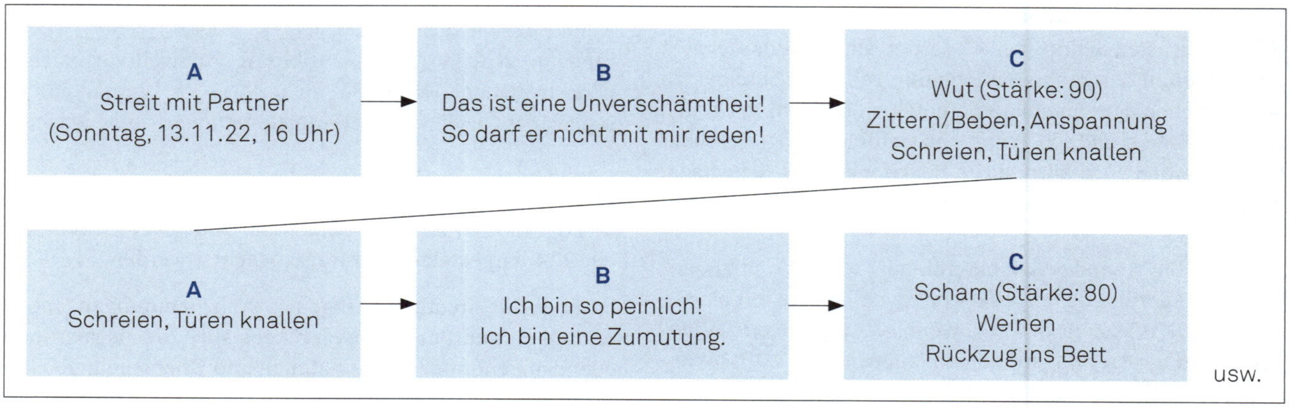

Abbildung 17.2: Ketten-ABC

tuationssequenz das A einer weiteren relevanten Sequenz ist (siehe Abbildung 17.2).

Entsprechende Analysen werden für verschiedene Situationen wiederholt. Bestenfalls sollten auch sogenannte Ausnahmen, d.h. Situationen, in denen eine entsprechende emotionale/verhaltensbezogene Reaktion erwartbar gewesen wäre, diese aber ausgeblieben ist, exploriert werden. Mithilfe entsprechender Protokollbögen sollen Patient:innen zudem relevante Situationen zwischen den Therapiesitzungen analysieren und protokollieren.

Mit Blick auf die Therapieplanung ergibt sich auf diese Weise ein zunehmend konkreteres Bild davon, welche Gedanken, Annahmen und Überzeugungen, sich dysfunktional auswirken und die Betroffenen belasten.

17.2.3.3 Verhaltensanalyse

Die im Rahmen der oben beschriebenen Kognitionsanalyse gewonnenen Informationen lassen sich nicht nur für ein kognitives, sondern auch für ein lerntheoretisches Problemverständnis nutzen. Selbstverständlich werden im ABC- und im SORKC-Modell die gleichen „Daten" verwendet (siehe Abbildung 17.3).

Zentrale Unterschiede bestehen darin, dass im ABC-Modell der gedanklichen Bewertung und Interpretation eine „verursachende" Wirkung für emotionale/verhaltensbezogene Reaktionen zugesprochen wird, während Gedanken im SORKC-Modell ausschließlich als Teil der situativ ausgelösten Reaktionsweise betrachtet werden. Darüber hinaus betont das SORKC-Modell – anders als das ABC-Modell – die Bedeutung von Konsequenzen für die Aufrechterhaltung von problematischen Verhaltensweisen. Die oben beschriebene Situationsanalyse muss, um eine lerntheoretische Interpretation zu ermöglichen, daher um eine *Exploration von Konsequenzen* ergänzt werden:

Wie ging die Situation dann weiter? Wie hat sich Ihr Verhalten (z.B. Selbstverletzung, Essanfall, Alkoholkonsum, Rückzug, Flucht) darauf ausgewirkt, wie Sie sich in der Si-

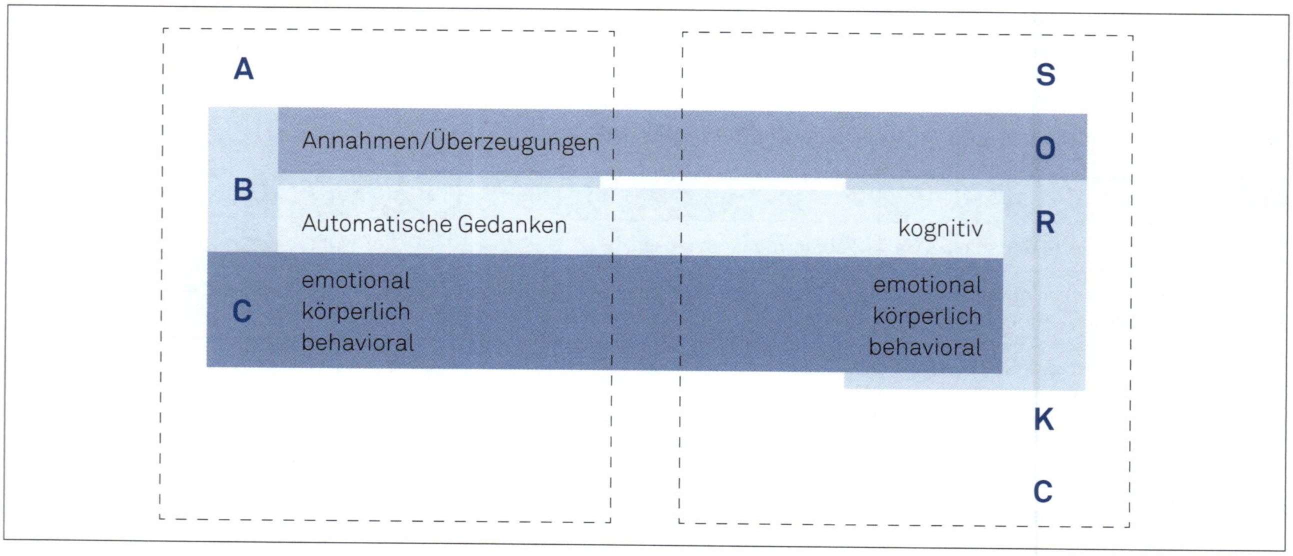

Abbildung 17.3: ABC- und SORKC-Modell

tuation gefühlt haben? Wie haben andere Personen in dieser Situation auf Sie reagiert? Was haben die Leute gemacht? Gab es irgendwelche anderen Konsequenzen?

Mit Blick auf die Kontingenz-Komponente des SORKC-Modells kann schließlich noch erfragt werden, ob es in den entsprechenden Situationen nahezu immer zu der genannten Reaktionsweise und den genannten Konsequenzen kommt.

An die Situationsbeschreibung schließt sich die lerntheoretische Interpretation an. Um die Frage zu klären, wodurch problematisch erlebte Verhaltens- bzw. Reaktionsmuster – unter lerntheoretischer Perspektive – aufrechterhalten werden, lässt sich hierfür die sogenannte 3er-Regel von Schulte (1998) nutzen (siehe Kasten).

3er-Regel nach Schulte (1998)

1. Regel. Handelt es sich bei dem interessierenden Verhalten um eine Reaktion, die (bei allen Menschen) als angeborenes, reflexartiges Verhalten, allerdings auf andere Stimuli, vorkommen kann? *Wenn nein:* Kein klassisch konditioniertes Verhalten. *Wenn ja:* Entscheidung offen.

2. Regel. Erfolgt das interessierende Verhalten in nahezu 100 % der Beobachtungen unmittelbar auf den identifizierten vorausgehenden Stimulus? *Wenn nein:* Klassisch konditioniertes Verhalten unwahrscheinlich. *Wenn ja:* Entscheidung offen.

Sofern die ersten beiden Fragen bejaht wurden, entscheidet erst die dritte heuristische Regel:

3. Regel. Gibt es Hinweise dafür, dass die dem Verhalten unmittelbar nachfolgenden Stimuli eine verstärkende Funktion haben? *Wenn nein*: Klassisch konditioniertes Verhalten. *Wenn ja*: Operantes Verhalten.

Durch die Kognitions- und die Verhaltensanalyse werden – wie bereits gesagt – unterschiedliche Perspektiven zum Verständnis eines Problems eingenommen. Die beiden Perspektiven lassen sich teilweise gut und teilweise weniger gut miteinander vereinbaren. Die verschiedenen Perspektiven bringen somit ein unterschiedliches Problemverständnis und die Wahl unterschiedlicher Therapiemethoden (siehe Kapitel 18) mit sich.

17.2.3.4 Plananalyse

Mit dem Ziel, ein genaueres Problemverständnis zu entwickeln, können noch weitere Perspektiven eingenommen werden (Schulte, 1998). Im deutschsprachigen Raum ist insbesondere die sogenannte *Plananalyse* (Caspar, 2018) von Bedeutung. Bei der Plananalyse wird der Frage nachgegangen, welchem übergeordnetem Ziel oder Plan Verhaltensweisen dienen bzw. welche individuellen Pläne eine Person entwickelt hat, um ihre Bedürfnisse zu verwirklichen. Der Ansatz wurde ursprünglich entwickelt, um einen besseren Zugang zu interaktionell schwierigen Patient:innen zu finden. In diesem Sinne geht es u. a. darum, interaktionelle Ziele von Patient:innen besser zu verstehen. Ausgehend von konkreten Situationsanalysen oder Verhaltensweisen im Therapieraum lassen sich beispielsweise Hypothesen darüber aufstellen, welchen Eindruck eine Person von sich vermitteln möchte (z. B. Wie möchte der:die Patient:in gesehen werden? Was müsste ich machen/sagen, um den:die Patient:in zu erfreuen? Wie möchte der:die Patient:in *nicht* gesehen werden? Was müsste ich machen, um den:die Patient:in zu verärgern?). Auf der Basis entsprechender Beobachtungen lassen sich hypothetische Planstrukturen entwickeln (siehe Abbildung 17.4), die nicht nur Informationen für die Beziehungsgestaltung und die prozessuale Therapiegestaltung beinhalten (siehe Kapitel 15), sondern auch für die inhaltliche Gestaltung der Therapie. Typischerweise werden die Beobachtungen auf der untersten Ebene im Indikativ formuliert, während die hypothetischen Pläne im Imperativ formuliert werden.

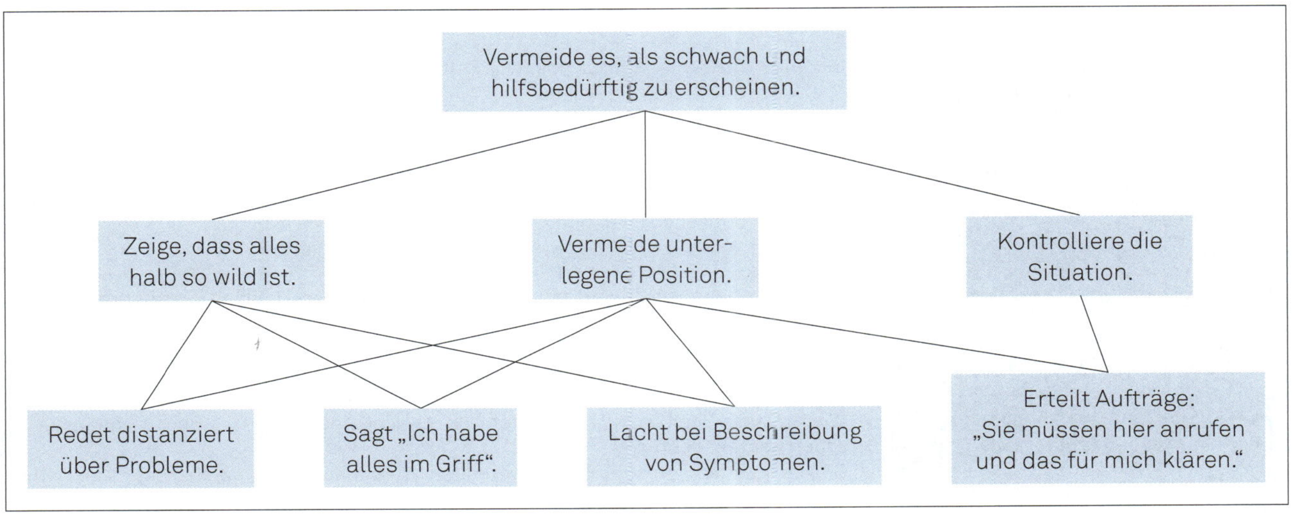

Abbildung 17.4: Ausschnitt aus einer Planstruktur

Mit Blick auf die Beziehungsgestaltung lässt sich – auf Basis der Plananalyse – überlegen, wie genau das Beziehungsangebot auf Patient:innen ausgerichtet werden muss, damit diese sich in der Therapie so „gesehen fühlen“, wie sie sich selber wahrnehmen (z.B. als großartig, als hilfloses Opfer, als kompetent, als *nicht* schwächlich). Mit Blick auf die inhaltliche Auswertung lassen sich die Fragen stellen, inwieweit Patient:innen ihre (interaktionellen) Ziele bewusst sind, inwieweit Ziele realistisch erreichbar sind, inwieweit sich Ziele widersprechen (z.B. kann es schwierig sein, die Ziele „andere Menschen beindrucken“ und „immer bescheiden sein“, gleichzeitig zu verfolgen) und inwieweit übergeordnete Pläne mit Plänen auf niedrigeren Ebenen sinnvoll zusammenhängen (z.B. muss das Ziel, eine *gute Partnerin zu sein,* nicht zwangsläufig bedeuten, *nie Widerworte zu geben*). Vor dem Hintergrund der Komplexität des Vorgehens braucht es ausreichende Übung und eine konstante Reflexion (in Intervision und Supervision) bei der Erstellung von Planstrukturen.

17.2.4 Ressourcenanalyse

Grundsätzlich ist es bedeutsam, dass im Rahmen der Diagnostik nicht nur die Probleme und Schwierigkeiten von Patient:innen, sondern auch deren *Ressourcen* in den Blick genommen werden. Ob Merkmale einer Person oder ihrer Umwelt Ressourcenqualität haben, ist *situationsabhängig* und *individuumspezifisch:* Eine gewisse Zwanghaftigkeit (oder Genauigkeit) mag beispielsweise in manchen Situationen, Kontexten bzw. Berufen sehr hilfreich sein, in anderen hingegen nicht. Es hängt somit von der Funktionalität eines Merkmals für die Motive und Ziele der jeweiligen Person ab, ob es als „hilfreich“ oder nützlich erlebt wird. Ressourcen können erfragt, mithilfe von Fragebögen erfasst oder in der Therapie beobachtet werden (Willutzki & Teismann, 2013; siehe Tabelle 17.5).

Die besondere Bedeutung von Ressourcen für die Therapieplanung und -gestaltung ergibt sich daraus, dass ein Neuaufbau von Fertigkeiten innerhalb einer Psychotherapie vielfach weder möglich noch ökonomisch wäre.

17.2.5 Lebensgeschichtliche Entwicklung und biografische Informationen

Vor allem mit Blick auf die Entstehung und den Verlauf von psychischen Problemen bietet sich des Weiteren eine *Analyse der Problemgenese* an. Es geht also um die Klärung von Fragen wie den folgenden:

- Unter welchen Umständen hat sich das problematische Verhalten erstmals entwickelt? Wie alt waren Sie in etwa, als ________ anfing, und was war damals ________? Wann, wo, wie?
- Wie sah das Problem anfangs aus? Wann wurde es Ihnen oder einer anderen Person zum ersten Mal deutlich, dass ________? Wie sind Sie damals mit dem Problem umgegangen?
- Gab es in dem Zeitraum noch irgendwelche anderen für Sie belastenden Ereignisse (z.B. Verlustereignisse, Unsicherheit über die Zukunft, Erwartung von Ärger, psychische Störungen in der Familie)?
- Welche Verbesserungen/Verschlechterungen haben sich in der Folgezeit ergeben?

Es ist oft hilfreich, den Störungsverlauf grafisch in einer sogenannten Lebenslinie darzustellen (siehe Abbildung 17.5).

Bei Bedarf kann in einer solchen Lebenslinie der Verlauf unterschiedlicher Probleme (z.B. Alkoholkonsum und Auftreten depressiver Episoden) mit verschiedenen Farben eingezeichnet werden, um auf diese Weise Kovariationen unterschiedlicher Problembereiche herauszuarbeiten. Unter einer Ressourcenperspektive sollten vor allem störungsfreie Intervalle genauer betrachtet werden.

Tabelle 17.5: Suchbereiche von Ressourcen

Ressourcen im Bereich der allgemeinen Lebensbewältigung	• *Inhaltlich:* Interessen, Beruf; positives Selbstbild: Was schätzt die Person an sich? Welche Werte motivieren die Person? • *Intrapersonal:* Umgang mit dem Leben und mit Lebensaufgaben, darin erkennbare Kompetenzen und Haltungen. • *Soziale Ressourcen:* Wichtige Beziehungen: Welche laufen warum gut? Wie werden Beziehungen entwickelt und gepflegt? Welche interpersonellen Ziele verfolgt die Person in der therapeutischen Beziehung? • *Materielle Ressourcen* und günstige Rahmenbedingungen.
Ressourcen im Kontext erfolgreich bewältigter schwieriger Situationen und Krisen	• Welche Problembewältigungsstrategien hat die Person im Umgang mit früheren Belastungssituationen entwickelt? • Welche intrapersonellen Ressourcen sind erkennbar? • Welche sozialen Ressourcen hat sie genutzt?
Ressourcen im Zusammenhang mit der aktuellen Problematik	• Wie nutzt die Person die Therapie für sich? Welche Ressourcen werden im therapeutischen Kontakt deutlich? • Gibt es „Ausnahmen“ vom Problemverhalten: Wie genau funktionieren diese? Wie macht die Person das? • Fortschritte: Wo gibt es welche? Welche Verhaltensprinzipien sind enthalten?

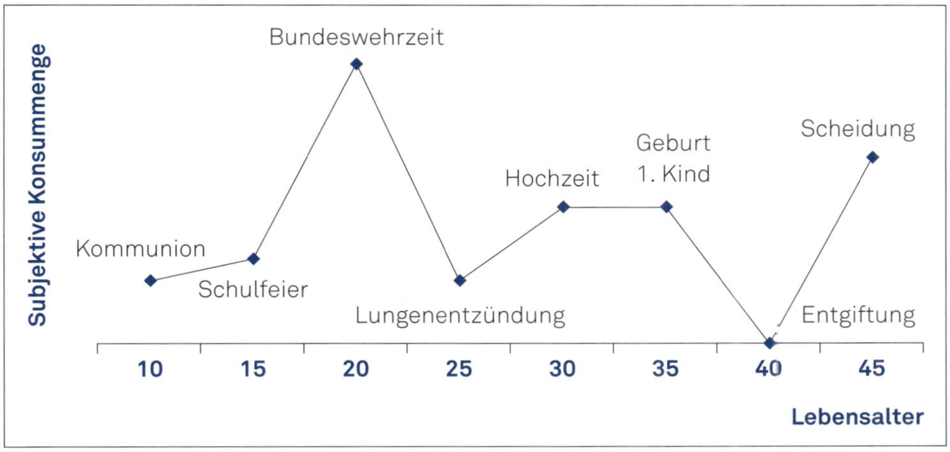

Abbildung 17.5: Beispiel für eine Lebenslinie einer alkoholabhängigen Person

17.2.6 Zielanalyse

Mit Blick auf die Planung einer Therapie braucht es nicht nur Wissen darüber, wie der problematische Ausgangszustand aussieht, sondern auch über den erwünschten Zielzustand. Die Zielklärung kann allgemein angelegt werden, z. B.:

> Was genau müsste hier in der Therapie passieren, damit Sie am Ende sagen, dass es sich gelohnt hat, hierherzukommen? Was müssten wir auf jeden Fall erreichen? Woran würden Sie am Ende unserer Zusammenarbeit erkennen, dass diese Therapie erfolgreich für Sie war?

Sie kann aber auch sehr spezifisch auf einen bestimmten Problembereich fokussieren:

> Wenn die Therapie gut läuft, wie gehen Sie dann am Therapieende mit ________ um?

Im Fall, dass Patient:innen keine klare Vorstellung davon haben, welche Ziele sie (im Leben) verfolgen möchten, kann die Klärung von Zielen (und Werten) auch ein erstes Therapieziel werden (Hötzel & von Brachel, 2022).

Grundsätzlich lassen sich *Veränderungsziele* („Ich möchte mehr auf andere Menschen zugehen und ein Gespräch beginnen können"), *Akzeptanzziele* („Ich möchte meinen Frieden damit machen, dass mein Partner mich verlassen hat"), *Klärungsziele* („Ich möchte herausfinden, was mich davon abhält, auf andere zuzugehen") und *Erhaltungsziele* („Ich möchte klar und deutlich sagen, was ich will, so wie ich es letzte Woche getan habe") voneinander differenzieren. Unabhängig von der Art des Ziels spielt die Zielformulierung eine bedeutsame Rolle. Hinweise, worauf hierbei geachtet werden sollte, finden sich in Tabelle 17.6 (siehe auch Kapitel 17.4).

Vor dem Hintergrund, dass Patient:innen in der Regel mehrere Ziele haben, müssen im nächsten Schritt mögliche Zusammenhänge zwischen den Zielen Beachtung finden (Welche Ziele hängen zusammen? Welche Ziele konfligieren potenziell miteinander?), und es muss eine Priorisierung der Ziele erfolgen (Welches Ziel ist besonders wichtig und sollte als erstes verfolgt werden? Welches Ziel kann erst dann verfolgt werden, wenn ein anderes Ziel bereits erreicht wurde?).

Mit Blick auf die gemeinschaftliche Therapieplanung kann es hilfreich sein, die einzelnen Ziele auf Karteikarten zu schreiben, sodass der Zusammenhang und die relative Wich-

Tabelle 17.6: Kriterien für eindeutig formulierte Ziele (nach Walter & Peller, 2004)

Kriterien	Musterfragen
Positiv	„Was werden Sie *stattdessen* tun?"
Persönlich relevant	„Inwiefern wird Ihr Leben dadurch *besser* für Sie? Inwiefern ist das *wichtig* für Sie?"
Handlungsorientiert	„Wie werden Sie das tun? Wie verhalten Sie sich, wenn Sie positivere Gedanken haben? Was machen Sie anders, wenn Sie sich besser fühlen? Woran könnte ich erkennen – ohne dass wir miteinander sprechen –, dass Sie das Ziel erreicht haben? Was genau machen Sie dann anders?"
Bezogen auf das Hier und Jetzt	„Was wäre ein erstes Zeichen dafür, dass Sie in Richtung Ihres Ziels unterwegs sind? Was machen Sie anders oder wie sprechen Sie anders mit sich?"
So spezifisch wie möglich	„Wie werden Sie das im Einzelnen tun? Wie handeln Sie dann? Wie denken Sie dann?"
Im Kontrollbereich der Person	„Was werden *Sie* tun, wenn das eintritt? Wie können *Sie* ________ dazu einladen, sich mehr so zu verhalten, wie Sie sich das wünschen?"

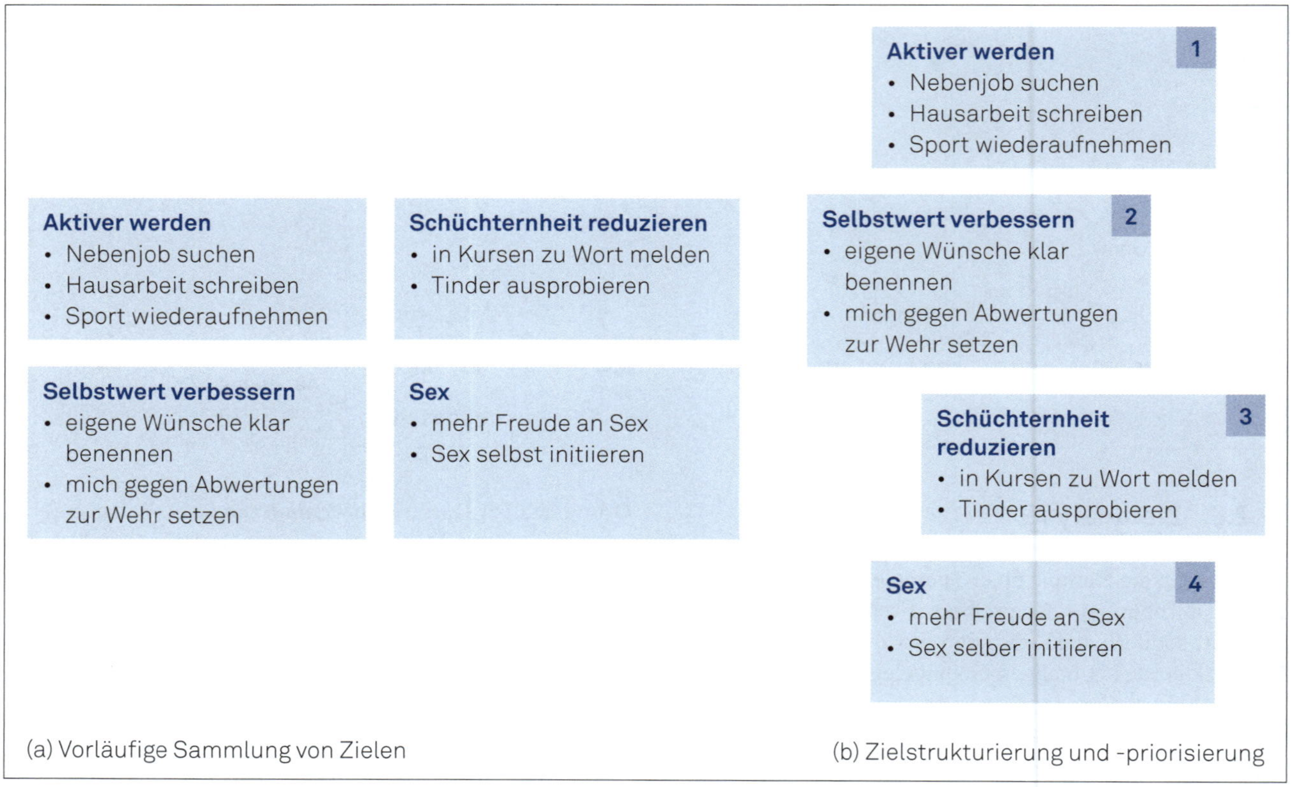

Abbildung 17.6: Zielstrukturierung

tigkeit von Zielen – gemeinsam mit den Patient:innen – visuell veranschaulicht werden kann (siehe Abbildung 17.6).

17.2.7 Motivationsanalyse

Motivationale Schwierigkeiten können sich zu jedem Zeitpunkt in der Therapie bemerkbar machen (siehe Kapitel 16). Patient:innen können sich unsicher sein, ob sie überhaupt eine Therapie brauchen und in Anspruch nehmen wollen *(Therapiemotivation)*, sie können aber auch gerne und überzeugt zur Therapie kommen und gleichzeitig unsicher sein, ob sie aktiv an einer Veränderung ihrer Situation arbeiten möchten bzw. können *(Änderungsmotivation)*. Eine fehlende oder unzureichende Änderungsmotivation kann dadurch zum Ausdruck kommen, dass Patient:innen beispielsweise versuchen, es beim „Reden" zu belassen, sie anderen Personen die Schuld geben, sie ausschließlich an plausiblen Erklärungen für ihre Schwierigkeiten interessiert sind oder sie Dinge sagen wie: „Ich glaube nicht, dass mir das helfen wird", „Das ist mir zu beschwerlich", „Das zu ändern ist mir nun doch nicht so wichtig" (Kanfer et al., 2012). Die Auseinandersetzung mit Fragen der Motivation hat Vorrang vor jedwedem Veränderungsversuch und ist genuiner Teil therapeutischen Handelns; dementsprechend müssen motivationale Unsicherheiten und Schwierigkeiten – wenn sie auftreten – von Therapeut:innen explizit angesprochen und geklärt bzw. analysiert werden.

Es ist davon auszugehen, dass Patient:innen, die (freiwillig) eine Therapie aufsuchen, in aller Regel nicht unmotiviert, sondern ambivalent sind: Einerseits werden manche Folgen einer Veränderung herbeigesehnt (z.B. glücklicheres Leben, mehr Eigenständigkeit/Freiraum, Erhalt der Partnerschaft) und andererseits steht bei einer Veränderung einiges auf dem Spiel (z.B. Möglichkeit des Scheiterns, hohe Anstrengung, soziale Konflikte, Selbstwertstabilisierung). Gerade zu Therapiebeginn können sich Zweifel auch auf die Person des:der Therapeut:in und/oder das Therapieverfahren beziehen: Einerseits wird eine therapeutische Unterstützung dringend erwünscht und andererseits bestehen Zweifel an der Kompetenz des:der Therapeut:in („Wird er:sie mir helfen können? Ist er:sie nicht vielleicht zu jung, zu unerfahren, zu wenig vertrauenserweckend?") oder der Passung des Therapieverfahrens. Eine unzureichende Therapie- oder Änderungsmotivation ist somit vielfach Folge einer nachvollziehbaren inneren Zwiespältigkeit.

Eine Standardtechnik zur Analyse motivationaler Probleme stellt die Verwendung einer Entscheidungsmatrix dar (siehe Abbildung 17.7).

Unabhängig davon, welche Matrix der Auseinandersetzung zugrunde gelegt wird, geht es darum, die Gründe/Motive für eine Beibehaltung des Status Quo genau zu explorieren, z.B.:

> Was wäre gut daran, wenn alles so bleiben würde, wie es jetzt gerade ist? Was genau schätzen Sie an Ihrem Partner/dem Alkohol/Ihrer Essstörung? Was würde Ihnen vielleicht fehlen, wenn es nicht mehr so wäre wie jetzt? Was würde Ihnen vielleicht auch Angst machen?

Kontra Veränderung	Pro Veränderung

a) Einfache Pro-Kontra-Liste

Vorteile – Status quo	Vorteile – Veränderung
Nachteile – Status quo	**Nachteile – Veränderung**

b) Vor- vs. Nachteile einer Therapie vs. keine Therapie

Veränderung	
Vorteile (kurzfristig)	Nachteile (kurzfristig)
Vorteile (langfristig)	Nachteile (langfristig)
Beibehaltung (keine Veränderung)	
Vorteile (kurzfristig)	Nachteile (kurzfristig)
Vorteile (langfristig)	Nachteile (langfristig)

c) Acht-Felder-Schema

Weitertrinken – Vorteile	Abstinenz – Vorteile
Alkohol entspannt mich. Bin gerne betrunken.	Bessere Ehe. Keine finanziellen Probleme.
Weitertrinken – Nachteile	**Abstinenz – Nachteile**
Partnerin verlässt mich. Schlechtes Vorbild. Gesundheitliche Probleme.	Keine Entspannung. Verlust von Freunden/Spaß.

d) Beispiel aus dem Suchtbereich

Abbildung 17.7: Variationen einer Entscheidungsmatrix

Ebenso gilt es die Gründe *für* eine Veränderung zu eruieren, z.B.:

> Was befürchten Sie passiert, wenn keine Änderung eintritt und alles so bleibt, wie es jetzt ist? Welche Konsequenzen könnte das haben? Was würde dies langfristig für Ihr Wohlbefinden/Ihre Gesundheit bedeuten?

Die Exploration sollte auf eine offene und nicht wertende Weise geschehen. Hierbei ist auf eine *ambivalenzfreundliche* Sprachwahl (z.B. „Einerseits ..., andererseits", „Ein Teil möchte ..., der andere Teil möchte ...", „Sie möchten A und B ...") im Unterschied zu einer *ambivalenzfeindlichen* Sprachwahl (z.B. „Sie möchten also eigentlich ...", „Im Grunde ...", „Was möchten Sie nun am liebsten?", „Sie entscheiden selbst, was wir nun machen") zu achten. Verschiedene therapeutische Strategien lassen sich nutzen, um Patient:innen zu einer weitergehenden therapeutischen Auseinandersetzung zu motivieren (siehe Kasten).

Motivierungsstrategien

In Fällen, in denen – sowohl für Patient:innen als auch für Therapeut:innen – unklar ist, welcher Seite der Ambivalenz der Vorzug gegeben werden sollte (z.B. bei der Frage, ob man eine Beziehung beenden, den Job wechseln, sich als homosexuell outen möchte), ist eine neutrale Haltung von Therapeut:innen zwingend erforderlich. In Fällen, in denen eine Beibehaltung des Status quo – aus therapeutischer Sicht – offenkundig Gesundheit und Wohlbefinden von Patient:innen kurz- oder langfristig gefährdet (z.B. bei der Frage, ob man sich selbst töten, ein Suchtproblem oder eine Essstörung beibehalten möchte), unterstützen Therapeut:innen hingegen auf vorsichtige Weise pro Veränderung (Hötzel & von Brachel, 2022). Hierbei macht man sich zunutze, dass eine ambivalente Person in Form der „Pro-Veränderung"-Seite die Gründe für eine Veränderung in sich trägt.

Im Rahmen des Behandlungsansatzes der Motivierenden Gesprächsführung (Motivational Interview; Miller & Rollnick, 2015; siehe Kapitel 25) wird empfohlen, Aussagen der Patient:innen pro Veränderung (non)verbal zu bestärken, aktiv zuzuhören bzw. um genauere Ausführungen zu bitten, sobald ein motivierender Aspekt angesprochen wurde (z.B. *„Wie meinen Sie das genau? Inwiefern passt Ihr jetziges Verhalten nicht dazu, wie Sie sein wollen? Was genau befürchten Sie, was passiert, wenn alles so bleibt wie bisher? In welcher Weise möchten Sie das ändern? Ich finde es beeindruckend, wie sehr Sie sich verändern möchten."*). Darüber hinaus lassen sich Extrementwicklungen erfragen (z.B. *„Was sind Ihre schlimmsten Befürchtungen, was passieren könnte, wenn Sie so weitermachen wie bisher?"*); es kann versucht werden, den Blick nach vorne zu richten (z.B. *„Wenn Sie sich entscheiden, an Ihrem Verhalten etwas zu verändern: was würden Sie sich davon versprechen?"*) und es können Wichtigkeitsratings genutzt werden (z.B. *„Auf einer Skala von 0 [gar nicht wichtig] bis 10 [sehr wichtig]: Wie wichtig ist Ihnen eine Veränderung Ihres Essverhaltens? Was müsste passieren, damit Sie sich für den [höheren] Wert ... entscheiden?"*).

Im besten Fall werden Patient:innen auf diese Weise selber zu einem:einer Fürsprecher:in für Veränderung.

Wenn sich eine Veränderungsabsicht abzeichnet, kann zudem versucht werden, diese durch evokative Fragen (z. B. *„Was stimmt Sie optimistisch, dies schaffen zu können?“*), Zuversichtsratings (z. B. *„Auf einer Skala von 0 [gar nicht zuversichtlich] bis 10 [sehr zuversichtlich]: Wie zuversichtlich sind Sie im Hinblick auf …? … Wie kommt es, dass Sie sich bei Wert … und zum Beispiel nicht bei Wert 0 eingeordnet haben?“*), den Rückblick auf vergangene Erfolge (z. B. *„Wann in der Vergangenheit haben Sie sich schon einmal zu einer Veränderung entschlossen und diese umgesetzt? Wie haben Sie das gemacht? Was gab es für Hindernisse und wie haben Sie diese überwunden?“*) und das Ansprechen persönlicher Stärken und Unterstützungsmöglichkeiten (z. B. *„Welche Stärken haben Sie, die Ihnen helfen könnten, diese Veränderung vorzunehmen? Wer könnte Sie dabei unterstützen?“*) weiter zu festigen (Körkel & Veltrup, 2003; Miller & Rollnick, 2015).

Im Fall, dass sich Therapie- oder Änderungsmotivation nicht aufbauen lassen, sollte eine Entscheidung forciert werden: Es kann eine Therapiepause vereinbart werden bzw. eine Pause in der Therapieanbahnung, nach welcher erneut Bilanz gezogen und dann eine endgültige Entscheidung für oder gegen die Therapie gefällt wird. Grundsätzlich können Motivationsprobleme zu jedem Zeitpunkt einer Therapie wieder auftreten und eine erneute therapeutische Auseinandersetzung notwendig machen (siehe Kapitel 16).

17.2.8 Therapieplanung

Auf Basis der Informationen und Analysen, die in den vorangegangenen Abschnitten beschrieben wurden, werden die folgenden therapeutischen Schritte geplant. Die Kernfrage ist dabei, mit welchen wissenschaftlich begründeten Methoden bzw. Interventionen Patient:innen dabei geholfen werden kann, sich von einem problematischen Zielzustand hin zu einem angestrebten Zielzustand zu bewegen – und dies unter Nutzung bestehender Ressourcen.

Die Behandlung kann sich – wie in Kapitel 16 beschrieben – an einem störungsspezifischen oder einem störungsübergreifenden Therapiemanual orientieren oder sie kann auf einer individualisierten Therapieplanung basieren. Störungsspezifische Behandlungskonzeptionen werden in Teil III dieses Bandes dargestellt. Bei einer individualisierten Therapieplanung sind die in der Problemanalyse formulierten Hypothesen zur Erklärung des Problems die Ansatzpunkte für therapeutische Interventionen (Bartling et al., 2016; Schulte, 1998):

1. Wenn dysfunktionale oder irrationale Bewertungen als zentral für die Aufrechterhaltung eines Problems gesehen werden, können somit Methoden der kognitiven Infragestellung und Verhaltensexperimente genutzt werden, um eine Realitätsprüfung und kognitive Umstrukturierung zu bewirken.
2. Wenn Prozesse der klassischen Konditionierung als problemverursachend identifiziert wurden, können Reizkonfrontationsverfahren genutzt werden, um die reaktionsauslösende Funktion eines spezifischen Stimulus zu schwächen bzw. Neulernen zu befördern.
3. Wenn Problemverhalten durch erfolgende oder ausbleibende Konsequenzen aufrechterhalten wird, lassen sich operante Methoden zum Verhaltensaufbau bzw. -abbau nutzen.
4. Wenn ein Kompetenzdefizit als problemverursachend und/oder -aufrechterhaltend gesehen wird, lassen sich Kompetenztrainings einsetzen, um alternative Reaktionsweisen zu ermöglichen (siehe Abbildung 17.8).

In Abhängigkeit des als besonders relevant erachteten aufrechterhaltenden Mechanismus (klassische und/oder operante Konditionierung, kognitive Steuerung) werden somit unterschiedliche Therapiemethoden ausgewählt; hierbei wird selbstverständlich auch bei einer individuell zugeschnittenen Therapieplanung auf bewährte und empirisch überprüfte KVT-Standardtechniken zurückgegriffen (siehe Kapitel 18).

Zudem werden – in einem umfassenden Therapieplan – Therapiemethoden natürlich miteinander kombiniert. Bei einem Antrag auf Kostenübernahme für eine Langzeittherapie müssen in einem Bericht an den:die Gutachter:in Problemanalyse und Therapieplan schriftlich dargelegt werden (siehe Kasten).

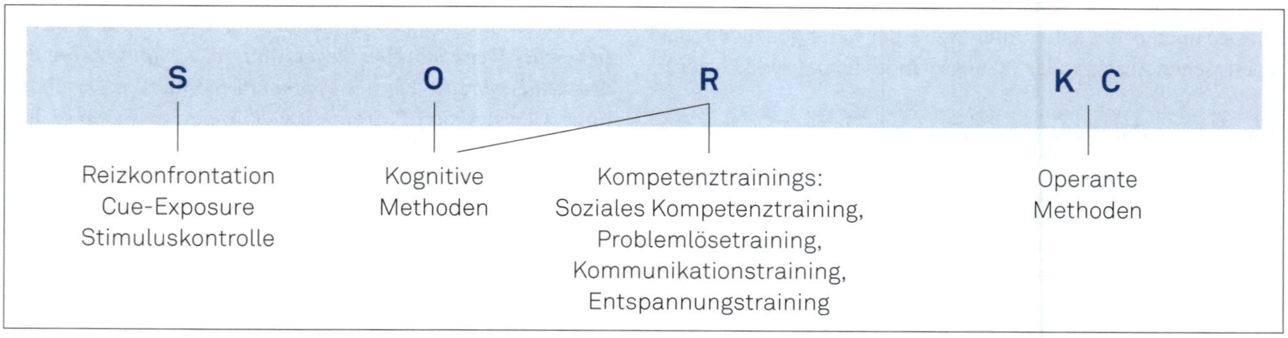

Anmerkung: Aus dem ABC-Modell lassen sich ausschließlich kognitive Therapiemethoden ableiten.

Abbildung 17.8: Zuordnung von Therapiemethoden zu den Komponenten des SORKC-Schemas

Antragsstellung

Wenn sich Patient:in und Therapeut:in im Rahmen der Anfangsphase dazu entscheiden, eine ambulante Therapie zu beginnen, muss ein Antrag auf Kostenübernahme bei der gesetzlichen oder der privaten Krankenkasse gestellt werden. Für den Antrag auf eine ambulante Psychotherapie bei einer gesetzlichen Krankenkasse müssen dazu Formblätter sowohl durch die Patient:innen (PTV 1: Antrag auf Psychotherapie) als auch durch die Therapeut:innen (PTV 2: Angabe Therapeut) ausgefüllt werden (www.kbv.de). Falls eine Langzeittherapie beantragt wird (oder in den vergangenen zwei Jahren bereits eine ambulante Psychotherapie in Anspruch genommen wurde) müssen Therapeut:innen bei der Antragstellung einen *Bericht an den:die Gutachter:in* verfassen, in dem Symptomatik, Störungsgenese und -modell sowie Therapieplan beschrieben werden.

Literatur

Bartling, G., Echelmeyer, L. & Engberding, M. (2016). *Problemanalyse im psychotherapeutischen Prozess*. Stuttgart: Kohlhammer. https://doi.org/10.17433/978-3-17-029760-9

Beck, J. (1999). *Praxis der kognitiven Therapie*. Weinheim: Beltz.

Caspar, F. (2018). *Beziehungen und Probleme verstehen: Eine Einführung in die psychotherapeutische Plananalyse*. Göttingen: Hogrefe. https://doi.org/10.1024/85625-000

Clark, D.M. & Wells, A. (1995). A cognitive model of social phobia. In R.G. Heimberg, M.R. Liebowitz, D.A. Hope & F.R. Schneier (Eds.), *Social phobia: Diagnosis, assessment, treatment* (pp. 69–93). New York: Guilford.

Hötzel, K. & Brachel, R. von (2022). *Änderungsmotivation fördern*. Göttingen: Hogrefe. https://doi.org/10.1026/02917-000

Kanfer, F.H., Schmelzer, D. & Reinecker, H. (2012). *Selbstmanagement-Therapie*. Berlin: Springer. https://doi.org/10.1007/978-3-642-19366-8

Körkel, J. & Veltrup, C. (2003). Motivational Interviewing: Eine Übersicht. *Suchttherapie, 4*, 115–124. https://doi.org/10.1055/s-2003-42230

Miller, W.R. & Rollnick, S. (2015). *Motivierende Gesprächsführung*. Freiburg: Lambertus.

Schulte, D. (1998). *Therapieplanung*. Göttingen: Hogrefe.

Walter, J.L. & Peller, J.E. (2004). *Lösungsorientierte Kurzzeittherapie*. Dortmund: Verlag Modernes Lernen.

Willutzki, U. & Teismann, T. (2013). *Ressourcenorientierung in der Psychotherapie*. Göttingen: Hogrefe.

17.3 Fallkonzept und Therapieplanung in der Tiefenpsychologisch-fundierten und Analytischen Psychotherapie

Svenja Taubner

Inhaltsübersicht

17.3.1 Einleitung

In psychodynamischen Therapien wird eine ausführliche allgemeine und psychodynamische Diagnostik durchgeführt, die über die Vergabe einer Diagnose nach einem Klassifikationssystem hinausgeht, da die Diagnose nicht als handlungsleitend für die Behandlungsplanung und differenzielle Indikation einer psychodynamischen Therapie angesehen wird. In diesem Kapitel werden die einzelnen diagnostischen Schwerpunkte entlang der Achsen der Operationalisierten Psychodynamischen Diagnostik (OPD-3; Arbeitskreis OPD, 2023) beschrieben. Auf der Grundlage der in der Probatorik erfassten diagnostischen Ergebnisse wird zusammenfassend eine psychodynamische Fallformulierung erstellt, die das individuelle Leiden der Patient:innen verdichtet darstellt, psychodynamische Hypothesen zur Aufrechterhaltung der Symptome und Überlegungen zur Ätiopathologie enthält sowie Annahmen formuliert, wie sich die Konflikte oder Einschränkungen in der therapeutischen Beziehung zeigen können. Aspekte der Beziehungsgestaltung werden unter dem Begriff der Übertragung (Welche Beziehungsaspekte bringen Patient:innen in die Therapiebeziehung ein?) und Gegenübertragung (Wie reagieren Therapeut:innen auf die Beziehungsangebote?) gefasst.

Die Fallformulierung hat zunächst die Funktion, das Denken der Therapeut:innen auf die psychodynamischen Zusammenhänge zu fokussieren und dient der Therapieplanung (Was kann ich in Bezug auf schwierige Beziehungsangebote oder Einschränkungen psychischer Funktionen erwarten? Worauf sollte ich als Therapeut:in fokussieren?). In den neueren psychodynamischen Therapien, wie z. B. der Mentalisierungsbasierten Therapie (Taubner et al., 2019), werden Fallformulierungen mit den Patient:innen geteilt oder gemeinsam erarbeitet, um ihnen die Ziele, den Fokus und Vorgehensweisen transparent zu machen. In Abhängigkeit von der jeweiligen Vorgehensweise können psychodynamische Fallformulierungen in Bezug auf die Verwendung von Fachbegriffen und Bezügen zum Unbewussten der Patient:innen variieren. Die Zusammenführung der verschiedenen diagnostischen Informationen in eine psychodynamische Fallformulierung kann frei gestaltet werden, wie z. B. unter Zuhilfenahme des szenischen Verstehens (siehe Kapitel 19). Alternativ können strukturierte Methoden zur Operationalisierung der Fallformulierung genutzt werden, wie z. B. das zentrale Beziehungskonfliktthema (ZBKT; Luborsky, 1977) und die Planformulierungsmethode (PFM; Weiss, 1993).

17.3.2 Diagnostische Informationen

Für eine Tiefenpsychologisch-fundierte Psychotherapie (TP) oder eine Analytische Psychotherapie (AP) muss zunächst eine psychische Störung nach einem Klassifikationssystem (z. B. ICD-10) diagnostiziert werden und eine körperliche Begründung der Symptome ausgeschlossen werden (siehe Kapitel 17.2). Neben diesen Informationen ist die im engeren Sinne psychodynamische Diagnostik für die Indikation einer TP oder AP bedeutsam, die sich zum Beispiel an den vier Achsen der OPD-3 (Arbeitskreis OPD, 2023; siehe auch Kapitel 9) orientieren kann: den subjektiven und objektiven Behandlungsvoraussetzungen inkl. der störungsrelevanten Symptome (Achse 1), den maladaptiven Beziehungsmustern, die sich in Übertragung und Gegenübertragung manifestieren (Achse 2), den im Laufe der Lebensspanne relevant werdenden Konflikten (Achse 3) und den psychischen Funktionen oder der Struktur (Achse 4). Auf der Grundlage der zusammengeführten Informationen der verschiedenen Achsen wird dann eine Fallformulierung entwickelt, die z. B. die für die Störung und für die Entfaltung der Therapie bedeutsame Psychodynamik der Patient:innen enthält.

Die Erfassung der verschiedenen Aspekte der psychodynamischen Diagnostik kann im freien klinischen Interview erfolgen, welches von den Kliniker:innen dann auf der Grundlage von Ankerbeispielen oder Ratingskalen bewertet wird, wie es die OPD-3 vorsieht. Darüber hinaus stehen auch strukturierte und semistrukturierte Interviews zur Verfügung sowie Selbstberichtinstrumente, die jeweils für die einzelnen Betrachtungsebenen in den folgenden Unterkapiteln aufgeführt sind. Für die offene klinische Diagnostik verwenden psychodynamische Diagnostiker:innen ähnliche Gesprächsführungsmethoden wie in der späteren Therapie, z. B. gezielte explorierende Fragen, Klärungen (bei Widersprüchen nachfragen), Konfrontation (mit Widersprüchen konfrontieren) und Deuten (Zusammenhänge zwischen Symptomen, Beziehungsverhalten und Fähigkeiten herstellen; Arbeitskreis OPD, 2023). Nicht nur die daraus abgeleiteten Informationen sind dabei bedeutsam für den diagnostischen Prozess, sondern auch die Art und Weise, wie Patient:innen reagieren und sich in der therapeutischen Situation verhalten. Reagieren sie z. B. mit neuen Erkenntnissen oder Neugier auf eine Probedeutung, so könnte dies eine Indikation für eine AP sein. Mögliche Inhalte eines psychodynamischen Erstinterviews sind im folgenden Kasten aufgelistet.

Inhalte des psychodynamischen Erstinterviews gemäß OPD-3 (Arbeitskreis OPD, 2023)

Eröffnungsphase. Beschwerden, Schweregrad, subjektive Krankheitskonzepte (z. B. „Wie erklären Sie sich selbst diese Veränderungen?“).

Beziehungsepisoden und Objekterleben. Erfassen von Beziehungsmustern mit verschiedenen bedeutsamen Personen (inkl. der Situation im Erstgespräch, z. B. „Sie haben vorhin Ihren Mann erwähnt. Wie würden Sie die Beziehung beschreiben?“).

Erleben von Körper und Sexualität. Erfassen des Bezugs zum Körper und der sexuellen Aktivität und des Empfindens (z. B. „Für viele Menschen ist Sexualität ein wichtiger Teil ihres Lebens. Wie erleben Sie das aktuell bei sich?“).

Kindheit und Primärfamilie. Faktische Informationen, Beziehung zu den Eltern, Trennungserlebnisse, Todesfälle, traumatische Erfahrungen, das schlimmste Erlebnis (hier bieten sich Fragen aus dem Adult-Attachment-Interview an, wie z. B. „Was denken Sie, warum sich Ihre Eltern so verhalten haben?“).

Selbsterleben und Emotionen. Selbstbeschreibungen und Affekte/Affektregulation (z. B. „Was für ein Mensch sind Sie? Wie würden Sie sich selbst beschreiben? Was unterscheidet Sie von anderen?“).

Psychotherapiemotivation und -voraussetzungen. Erwartungen klären und durch zusammenfassende Interventionen testen, wie die Patient:innen auf psychodynamische Vorgehensweisen reagieren (von supportiv bis deutend).

Da Zugänge zu unbewussten Konflikten nicht direkt erfragt werden können, werden psychodynamische Hypothesen in dem Zusammenspiel aus dem Gesagten und dem Erleben der ersten Begegnungen im Sinne eines szenischen Verstehens abgeleitet. Dabei achten psychodynamisch ausgebildete Kliniker:innen auf Aspekte der Beziehungsgestaltung, wo etwas vermieden wird (wie z. B. über bestimmte Inhalte oder Gefühle zu sprechen), welche Abwehrmechanismen aktiv sind und wie die Beziehung aufgenommen wird (z. B. fordernd-dominant oder ängstlich-unterwürfig). Da an das szenische Verstehen (Welche Szene wird zwischen uns aufgeführt?) psychoanalytische Theorie herangetragen wird, ist die konzeptuelle Reflexion und Kompetenz für psychodynamische Therapeut:innen wichtig (Storck, 2022). Hierbei werden Symptome als das Versagen der Kompromisslösungen und Anpassungsprozesse an innere Konflikte zwischen Wünschen und Ängsten angesehen, deren Ursprung von den Leidenden nicht mehr erinnert werden kann. Daher kommt den psychodynamisch arbeitenden Therapeut:innen eine gewisse aufdeckende und rekonstruierende Funktion zu. Die klinischen Hypothesen basieren also sowohl auf Ableitungen aus dem, was Patient:innen präsentieren, als auch aus dem, was sie in ihren Berichten vermeiden und sich vielleicht an anderer Stelle zeigt, wie z. B. in den Symptomen, Träumen, Fantasien und Verhaltensmustern (besonders in Beziehungen). Dabei greifen psychodynamische Therapeut:innen auf verschiedene Verstehensebenen zurück: das logische Verstehen, das psychologische Verstehen und das szenische Verstehen. Das logische Verstehen richtet sich ausschließlich auf den manifesten Sinn und den kognitiven Bedeutungsgehalt, z. B. von Situationen und Erfahrungen von Patient:innen, im Sinne einer möglichst genauen Rekonstruktion von Ereignissen. Das psychologische Verstehen richtet sich auf die Interaktion zwischen Therapeut:in und Patient:in: Welche Informationen werden auf nonverbaler Ebene durch Mimik, Gestik und Tonfall vermittelt? Beim szenischen Verstehen lassen psychodynamische Therapeut:innen die Worte, Gesten, Affekte, also die gesamte Beziehungsgestaltung ihrer Patient:innen auf ihr eigenes Erleben wirken und lassen sich passager auf die an sie herangetragene Rollenerwartung ein (und gehen somit in Resonanz). So können vergangene Konflikte und Ängste in der therapeutischen Beziehung reinszeniert und erlebt werden. Die Therapiebeziehung wird also zu einer Bühne und Therapeut:innen können durch eine szenische Teilhabe einen Zugang zu latenten Bedeutungen gewinnen. Während der szenischen Fallrekonstruktion nehmen Therapeut:innen eine Haltung gleichschwebender Aufmerksamkeit ein, die darin besteht, „sich nichts besonders merken zu wollen“ (Freud, 1912, S. 171). Szenisches Verstehen wird besonders im Erstinterview eingesetzt, da sich in dem ersten Kontakt wie durch eine Lupe viele Konflikte bereits manifestieren, bevor die Therapiebeziehung etabliert ist. So könnte sich z. B. ein Konflikt um Kontrolle und Unterwerfung darin manifestieren, dass eine Patientin sich zu Beginn des Gesprächs auf den Platz der Therapeutin setzt, obwohl dieser durch die Unterlagen der Therapeutin klar markiert war. Klinische Hypothesen bringen die verschiedenen Verstehensebenen zusammen, wie das folgende Beispiel illustrieren soll.

Beispiel: Szenisches Verstehen in einem psychoanalytischen Erstgespräch

Ein Patient berichtet, dass er klaustrophobische Ängste erlebt, wenn er in einen vollen Fahrstuhl einsteigt und sich dann kaum von dem Gedanken lösen kann, dass dieser stecken bleibt (objektive Ebene). Im Erstgespräch zeigt er verbal sowie nonverbal durch Blickabwenden und sehr sachliches Sprechen, dass er der Therapie mit Skepsis begegnet (psychologische Ebene). Die Therapeutin empfindet empathisch Ängste beim Patienten und entwickelt in der Gegenübertragung den Wunsch, den Patienten festzuhalten (szenische Ebene). Eine klinische Schlussfolgerung könnte hier sein, dass der Patient Angst hat, in Beziehungen stecken zu bleiben und vereinnahmt zu werden.

Damit entstehen Verstehensansätze, die sich außerhalb des Bewusstseins der Patient:innen bewegen und die therapeutische Bearbeitung ermöglichen, wenn sie dem bewussten Erleben zugänglich gemacht werden.

17.3.3 Psychodynamische Problemanalyse

17.3.3.1 Behandlungsvoraussetzungen

Behandlungsvoraussetzung für eine TP oder AP sind zunächst eine formal erfüllte ICD-Diagnose einer psychischen Störung und die Diagnostik eventuell vorliegender körperlicher Erkrankungen, die keinen Ausschlussgrund für eine psychotherapeutische Versorgung darstellen, es sei denn, sie sind ursächlich für die psychischen Beschwerden. Die psychodynamischen Therapeut:innen erfassen zusätzlich zur Diagnose den Schweregrad, die Dauer, die Chronifizierung der Erkrankung sowie die allgemeine Funktionsfähigkeit der Patient:innen z.B. unter Nutzung der Global Assessment of Functioning (GAF; Saß et al., 2003) sowie durch gängige Selbstberichtinstrumente zur Lebensqualität wie den Fragebogen European Quality of Life 5 Dimensions (EQ-5D-5L; Herdmann et al., 2011). Zur Einschätzung der Behandlungsvoraussetzungen gehört außerdem, welche subjektiven Krankheits- und Veränderungskonzepte Patient:innen in die Behandlung mitbringen. Zusätzlich wird erfasst, welche Veränderungsressourcen und -hemmnisse den Therapieverlauf beeinträchtigen oder fördern können. Nicht zuletzt ist für die Indikation bedeutsam, welche Zielvorstellungen und Umsetzungsideen Patient:innen in eine Therapie mitbringen.

Unterschiedliche subjektive Krankheits- und Veränderungskonzepte können gleichzeitig und in verschiedenen Ausprägungen bestehen (siehe Tabelle 17.7). Die Ausgestaltung der subjektiven Konzepte um die Erkrankung und deren Beeinflussbarkeit wirkt sich auf die Motivation und Compliance von Patient:innen aus und sollte daher am Anfang einer Behandlung geklärt werden. Wenn sich Patient:innen z.B. nur rein körperliche Ursachen für ihre Depression vorstellen können und eine rein medikamentöse Behandlung wünschen, so sollte dies vor dem Beginn einer Psychotherapie besprochen werden, da dies ein Einlassen auf die Psychotherapie erschweren kann. Subjektive Konzepte der Patient:innen sollten thematisiert werden, müssen allerdings nicht mit den Konzepten der Therapeut:innen übereinstimmen, um eine erfolgreiche Therapie durchführen zu können. Am ehesten motiviert gelten Patient:innen mit einer intrapsychischen Krankheitsvorstellung und einem psychotherapeutischen Veränderungsmodell.

Als Veränderungsressource wird in der TP und AP angesehen, wenn Patient:innen mit einem hohen inneren Leidensdruck kommen. Weiter wird in Bezug auf die Motivation exploriert, ob Patient:innen eher eigen- oder fremdmotiviert sind, d.h. zum Beispiel auf externen Druck kommen (durch Partner:innen, Familie, Arbeitgeber:innen oder durch eine Gerichtsauflage). Es besteht keine Kontraindikation bei fremdmotivierten Patient:innen, nur sollte auch dies zu Beginn der Behandlung als mögliches Hemmnis der Entfaltung der Psychotherapie besprochen werden und mit Patient:innen in Bezug auf Ausfallregelungen bei Nichterscheinen thematisiert werden. Weitere förderliche Aspekte sind bereits vorhandene Coping-Strategien und ein psychosoziales Unterstützungssystem, welche in der Behandlung weiter ausgebaut und geför-

Tabelle 17.7: Krankheits- und Veränderungskonzepte in der jeweiligen Extremausprägung (siehe Achse 1 der OPD-3)

	Krankheitskonzepte	Veränderungskonzepte
Somatisches Konzept	„Meine Symptome haben rein körperliche Ursachen." (z.B. Unwohlsein wegen Entzugssymptomen, Infektion etc.)	„Mir ist nur durch rein körperliche Behandlungen zu helfen." (z.B. pharmakologisch, Operationen, Schmerzmittel etc.)
Externales soziales Konzept	„Andere Menschen oder die Umstände haben meine Erkrankung verursacht." (z.B. Arbeitsbelastung, Eltern, die Gesellschaft etc.)	„Mein soziales Umfeld muss sich ändern." (z.B. Arbeitsplatzwechsel, Trennung vom Partner, Umzug, Schuldnerberatung etc.)
Alternatives Konzept	„Meine Erkrankung ist auf andere Ursachen zurückzuführen, die von der Schulmedizin nicht anerkannt werden." (z.B. Chemtrails, Umweltgifte, Magie etc.)	„Ich wünsche eine nicht schulmedizinische Behandlung." (z.B. spirituelle Interventionen, Heilrituale, Handauflegen, Schamanismus etc.)
Intrapsychisches und psychotherapeutisches Konzept	„Meine Erkrankung hängt mit meiner Art der psychischen Verarbeitung zusammen." (z.B. sich nicht abgrenzen können, negative Gedanken etc.)	„Meine Schwierigkeiten lassen sich psychotherapeutisch behandeln." (z.B. durch Gespräche, Übungen, Reflexionen etc.)

dert werden können (Wöller, 2022). Schließlich erscheint besonders für die TP und AP aufgrund ihrer einsichtsfördernden Interventionen und Wirkmechanismen bedeutsam, dass Patient:innen mit einer gewissen Offenheit für neue Erfahrungen im Sinne eines Persönlichkeitsmerkmals (Traits) ausgestattet sind, das ihnen ermöglicht, sich auf die Erkundung der seelischen Zusammenhänge ihrer Symptome einzulassen, also die Zusammenhänge zwischen (unbewussten) mentalen Inhalten, Erleben und Verhalten (Lingiardi & McWilliams, 2017). Auch hat sich die Mentalisierungsfähigkeit bei Behandlungsbeginn als Prädiktor der Veränderung gezeigt, d.h., je besser die Fähigkeit, Mentales reflektieren zu können, ausgeprägt ist, desto eher werden therapeutische Ziele erreicht (Lüdemann et al., 2021). Auch hier sind eingeschränkte oder fehlende Veränderungsressourcen keine Kontraindikation, verweisen aber ggf. auf einen Anpassungsbedarf in Bezug auf die Technik (z.B. niederfrequent zu arbeiten und direktiver in der therapeutischen Haltung aufzutreten), weniger Veränderungspotenzial bzw. eine längere Behandlung.

Äußere und innere Hemmnisse können den Beginn und Verlauf einer Psychotherapie behindern, wie z.B. die Verfügbarkeit und Finanzierbarkeit eines Therapieplatzes sowie soziale Nachteile in Bezug auf Privatversicherungen, Verbeamtungen und Stigmatisierungen. Auch fehlende zeitliche Ressourcen stellen ein potenzielles äußeres Hemmnis dar, wenn Angehörige oder Tiere versorgt werden müssen. Hier stellen Videosprechstunden und -therapien ein niedrigschwelliges und entstigmatisierendes Instrument der Versorgung dar. In den psychodynamischen Therapien ist der Umgang mit den inneren Hemmnissen zentral, die als Widerstände oder Krankheitsgewinn bezeichnet werden. Widerstände werden daher in der weiteren Problemanalyse spezifisch betrachtet, besonders in der Analyse der zentralen Konflikte (siehe unten). Der sogenannte Krankheitsgewinn wird unterteilt in primäre, sekundäre und tertiäre Aspekte (siehe Kasten). Alle hier abgehandelten Behandlungsvoraussetzungen können in der Fremdeinschätzung mit der Achse 1 der OPD-3 (Arbeitskreis OPD, 2023) oder im Selbstbericht mit dem Fragebogen zur Messung der Psychotherapiemotivation (FMP; Kraft et al., 2015) erfasst werden.

Krankheitsgewinn (Storck, 2023)

Unter Krankheitsgewinn versteht man verschiedene Vorteile, die mit der Erkrankung, der Krankenrolle oder für die Fürsorgepersonen von Erkrankten einhergehen und den Erfolg einer Therapie hemmen können:

- **Primärer Krankheitsgewinn** ist der Gewinn, der aus der Störung bzw. dem Symptom entsteht (z.B. Paniksymptome, die Partner:innen binden, die vorher mit Trennung gedroht haben, oder Zwangssymptome nach aggressiven Gedanken, die eine intrapsychische Konfliktspannung lösen).
- **Sekundärer Krankheitsgewinn** kann durch die Krankenrolle entstehen (z.B. Aufmerksamkeit, soziale Fürsorge, Arbeitsbefreiung, Rente etc.).
- **Tertiärer Krankheitsgewinn** meint die Vorteile, die sich für Pflegende aus einer Krankheit ergeben können (z.B. Aufmerksamkeit, Mitgefühl oder Entlastung von anderen Pflichten aufgrund der Fürsorge für die erkrankte Person).

Schließlich sollte als Behandlungsvoraussetzung geklärt werden, welche Ziele Patient:innen mit der Therapie verfolgen und welche Strategien sie bevorzugen. Hier ist bedeutsam, dass eine psychodynamische Therapie nicht nur auf die Symptomreduktion abzielt, sondern eine Reflexion und Klärung der Symptome anstrebt („Verstehen und Einsicht") und somit für eine langfristige Absicherung von mentaler Gesundheit und Resilienz ähnlich emotional unterstützend ist wie andere Psychotherapien, aber weniger direktiv und anleitend bzw. übend vorgeht.

17.3.3.2 Beziehungsdiagnostik

Das Erleben in und die Gestaltung von Beziehungen werden in der TP und AP als ein entscheidender Faktor für die Entstehung und Aufrechterhaltung psychischer Störungen angesehen. Entwicklungspsychologisch entstehen Erwartungen an Beziehungen als innere Arbeitsmodelle über die Kindheitserfahrungen mit signifikanten Bezugspersonen (Bowlby, 2021). In der Objektbeziehungstheorie der Psychoanalyse werden diese verinnerlichten Beziehungserfahrungen als Selbst-Affekt-Andere-Triaden konzipiert, die die subjektive Realität eines Individuums bestimmen und auch zentrale Determinanten der gesamten psychischen Funktionsentwicklung sind (Kernberg, 1988). Beziehungsmuster sind Schemata, die teils bewusst und teils unbewusst sind. Habituelles dysfunktionales Beziehungsverhalten wird nach der Achse 2 der OPD-3 (Arbeitskreis OPD, 2023) als stabile psychosoziale Kompromissbildung aus Wünschen und Ängsten in Beziehungen definiert. Habituelles Beziehungsverhalten zeigt sich in der therapeutischen Beziehung als Übertragungsmuster, d.h. die Kompromissbildungen aus Wünschen und Ängsten zeigen sich in der Beziehungsgestaltung zu den Therapeut:innen bereits im Erstgespräch. In der operationalisierten Beziehungsdiagnostik der OPD wird unter Rückgriff auf die Methode der Strukturellen Analyse Sozialen Verhaltens (SASB; Benjamin & Pugh, 2001) sowohl auf das beobachtbare interpersonelle Verhalten als auch das subjektive Erleben von Patient:innen und Therapeut:innen geachtet. Maladaptives interpersonelles Beziehungsverhalten wird in Circumplex-Modellen auf den Achsen der Affiliation (freundlich bis feindselig) und Interdependenz (kontrollierend bis unterwürfig) kodiert, wobei sowohl das aktive als auch das reaktive Verhalten betrachtet wird. Die Untersuchungsebenen umfassen sowohl die Beziehungsnarrative, die in der Probatorik zu bedeutsamen Beziehungen berichtet werden, als auch, was Therapeut:innen mit den Patient:innen selbst erleben. Das Schema der Untersuchung folgt vier Schritten, die dann den Fokus des maladaptiven Beziehungsverhaltens als beziehungsdynamische Formulierung bilden:

1. Patient:in erlebt sich in der Beziehung zu anderen immer wieder als ... (bewusste Anteile),
2. Patient:in erlebt andere immer wieder als ... (aus den Beschreibungen der Patient:innen),
3. Andere erleben Patient:in als ... (ist den Patient:innen eher nicht bewusst, entspricht dem schwierigen Beziehungsangebot/Übertragungsmuster),
4. Andere erleben sich in der Beziehung zu dem:der Patient:in als ... (Reaktionen, Impulse, Gefühle, die Patient:innen in den Therapeut:innen auslösen als unbewusst nahegelegte Antwort auf das Beziehungsangebot oder Gegenübertragungsmuster).

Eine empirisch gut untersuchte Methode der Beziehungsdiagnostik ist neben der Achse 2 der OPD die Methode des Zentralen Beziehungskonfliktthemas (ZBKT; Luborsky, 1977). Ein ZBKT besteht aus drei Komponenten:
1. Wünsche an das Gegenüber (W),
2. Reaktionen der anderen Person (in der Psychoanalyse als Objekt bezeichnet, daher: RO),
3. Reaktionen des Subjekts (RS).

Schilderungen von Beziehungsepisoden enthalten zumeist alle Merkmale des ZBKT und folgen einer klassischen Erzählstruktur von Anfang, Mitte und Ende. Sie werden in Therapiesitzungen meist spontan erzählt, können aber auch gezielt erfragt werden, wobei in den mehr standardisierten Interviews nach zehn verschiedenen Beziehungsepisoden zu anderen Personen gefragt wird. Eine Kodierung soll am folgenden Beispiel einer Patientin illustriert werden, die über eine Mitarbeiterin berichtet:

Beispiel

„Tatsächlich hat mich die neue junge Kollegin heute als verrückt bezeichnet! Mir war danach zum Weinen zumute und ich wollte ihr sagen, dass sie ja wohl selbst einen Psychiater aufsuchen sollte. Dann habe ich ihr gesagt, dass manche sich halt manchmal verrückt verhalten und ich mich dafür auch nicht schäme!"

Hier könnte der Wunsch (W) nach Akzeptiert-Werden abgeleitet werden, die Reaktion des Objekts (RO) als Kritik und die Reaktion des Subjekts als Ärger und Selbstbehauptung (RS).

Auf der Grundlage einer Clusteranalyse wurden empirisch abgeleitete Einzelaussagen in jedem Bereich jeweils acht Kategorien zugeordnet, in die individuelle Schilderungen eingeordnet werden können (siehe Tabelle 17.8).

ZBKTs können genutzt werden, um sich auf Übertragungsmuster im Verlauf der Therapie einzustellen, d.h. auf die Art und Weise, wie sich Erwartungen an Beziehungen in der therapeutischen Beziehung zeigen. Die abgeleiteten ZBKTs können auch im Sinne eines aufdeckenden Arbeitens gedeutet und Patient:innen in der Anfangsphase auf mögliche Übertragungsbeziehungsmuster vorbereitet werden (z.B. „Sie bemühen sich sehr um andere, fühlen sich aber oft zurückgewiesen und dann werden Sie depressiv. Das könnte auch zwischen uns passieren und ist dann wichtig."). Dabei geht es nicht darum, die Patient:innen zu kritisieren, sondern Muster von Erwartungen und Verarbeitungen bewusst werden zu lassen, damit diese flexibler werden können. Auch besteht nicht die Erwartung, dass das Mitteilen oder Deuten eines ZBKT ausreicht, um dieses zu verändern. Im Sinne des „Durcharbeitens" ist die Benennung eines ZBKT der Anfangspunkt (wobei mit den bewusstseinsnahen ZBKTs begonnen werden sollte), an dem Patient:innen das Verhalten anderer neu bewerten, die eigenen Wünsche hinterfragen und auch die eigenen Reaktionen anders gestalten können. Die Schablone für ein ZBKT befindet sich im folgenden Kasten.

Muster einer ZBKT-Formulierung (modifiziert und übersetzt nach Grenyer et al., 2021)

Narrativ
- Wer ist die bedeutsame andere Person?
- Kurze Zusammenfassung der Schilderung

Zentrales Beziehungskonfliktthema (ZBKT)
- W: Zentrale Wünsche, Bedürfnisse, Intentionen, die im Narrativ erzählt werden
- RO: Antworten der anderen Person
- RS: Antworten des Subjekts

ZBKT-Formulierung
- Sie wünschen sich ...
- Aber/und die andere Person ...
- Und dann fühlen Sie sich ...

Tabelle 17.8: Standardisierte Kategorien des ZBKT-Systems (nach Barber et al., 1990), die in den Spalten jeweils individuell kombiniert werden können

Wünsche	Reaktionen des Objekts	Reaktionen des Subjekts
• Selbstbestimmt und unabhängig • Widersprechen, verletzen oder kontrollieren • Kontrolliert, verletzt werden und nicht verantwortlich sein • Distanziert sein und Konflikte vermeiden • Nah und akzeptierend • Geliebt und verstanden werden • Gut und sicher fühlen • Was erreichen und anderen helfen	• Stark • Kontrollierend • Ärgerlich • Schlecht • Zurückweisend und widersprechend • Hilfreich • Liebevoll • Verständnisvoll	• Hilfreich • Unerreichbar • Respektiert und akzeptiert • Widersprechend und verletzend • Selbstbewusst • Hilflos • Enttäuscht und verletzt • Ängstlich und beschämt

17.3.3.3 Strukturdiagnostik

Die Erfassung der psychischen Struktur oder auch Persönlichkeitsfunktionen bezieht sich auf die allgemeinen psychischen regulatorischen Fähigkeiten eines Individuums und ist ein entscheidender Faktor für die Indikation für eine AP oder TP. Bei geringen strukturellen Fähigkeiten sollte eher strukturbildend im Rahmen einer niederfrequenten Therapie vorgegangen werden. Der Begriff Struktur leitet sich von Freuds Strukturmodell des psychischen Apparates ab (Ich, Es und Über-Ich; Sandler et al., 1997). Später hat vor allem Kernberg (1988) mit seinem Modell der Persönlichkeitsorganisation zu einem vertieften Verständnis von psychischen Fähigkeiten und Psychopathologie beigetragen, was das alternative Modell zu Persönlichkeitsstörungen im DSM-5 sowie die neue Persönlichkeitsstörungsdiagnostik im ICD-11 (siehe Kapitel 30.1) maßgeblich beeinflusst hat. Im Modell der Persönlichkeitsorganisation nach Kernberg werden drei verschiedene Organisationsebenen (neurotisch, borderline und psychotisch) anhand der Reife der Abwehrmechanismen, der Kohärenz bzw. Kontinuität der Identität und der Fähigkeit zur Realitätsprüfung unterschieden. Zur Diagnostik kann das Strukturierte Interview zur Persönlichkeitsorganisation (STIPO; Clarkin et al., 2019) genutzt werden sowie ein auf diesem Modell beruhender, sehr gut validierter Fragebogen (Inventar zur Persönlichkeitsorganisation [IPO]; Zimmermann et al., 2013). Die OPD erfasst die psychische Struktur auf der Achse 4 und hat dafür ein Ratingmanual mit Ankerbeispielen entwickelt, welches psychische Fähigkeiten auf fünf Dimensionen und 27 Facetten beschreibt, die jeweils einen Bezug zum Selbst oder zur anderen Person fokussieren (siehe Tabelle 17.9).

Die Einschätzung der Kliniker:innen erfolgt hier auf der Grundlage der von den Patient:innen berichteten Interaktionen und Erfahrungen, der direkt beobachtbaren Fähigkeiten in der diagnostischen Situation, der erlebten Szene und den spontanen reflexiven Leistungen der Patient:innen (z. B. eine Neueinschätzung einer Situation während der Untersuchung; Arbeitskreis OPD, 2023). Als Zeitfenster werden die letzten zwei Jahre zugrunde gelegt, da Struktur als ein sich langsam verändernder Trait angesehen wird. Die Bewertung reicht von „gut" (stabiles Vorhandensein von strukturellen Fähigkeiten auch unter Belastung) bis „desintegriert" (strukturelle Fähigkeiten sind nicht verfügbar und es gibt Realitätsverleugnung). Strukturelle Fähigkeiten können auch im Selbstbericht über den Strukturfragebogen valide erfasst werden (OPD-SF; Ehrenthal et al., 2012). Darüber hinaus können für die Einschätzung der psychopathologisch relevanten psychischen Fähigkeiten Instrumente zur Einschätzung von Persönlichkeitsstörungen genutzt werden, die schulenübergreifend für das DSM-5 und ICD-11 entwickelt wurden, wie z. B. das Semistrukturierte

Tabelle 17.9: Dimensionen und Facetten der Strukturachse der OPD-3 (Arbeitskreis OPD, 2023)

Selbst	Andere Person (Objekt)/Beziehungen
Selbstwahrnehmung	**Objektwahrnehmung**
Selbstreflexion	Selbst-Objekt-Differenzierung
Affektdifferenzierung	Objektbezogene Affektdifferenzierung
Identität	Integrierte Objektwahrnehmung
Selbstregulation	**Beziehungsregulation**
Impulssteuerung	Beziehungen schützen
Affekttoleranz	Antizipation
Selbstwertregulierung	Interessenausgleich
Kommunikation nach innen	**Kommunikation nach außen**
Affekte und Fantasien erleben	Emotionale Kontaktaufnahme
Lustvolles Erleben	Intimität
Körperselbst	Empathie
Bindung an innere Objekte	**Bindung an äußere Objekte**
Internalisierung	Bindungsfähigkeit
Introjekte nutzen	Vertrauen
Variabilität	Bindung lösen
Abwehrmechanismen	
Lebens- und Erlebensmöglichkeiten	
Interpersonalität	
Mechanismen	

Interview zur Erfassung der Persönlichkeitsfunktion (StIP-5.1; Zettl et al., 2019) und der Selbstbericht mit der Level of Personality Functioning Scale – Brief Form 2.0 (LPFS-BF; Spitzer et al., 2021). Auch Abwehrmechanismen können im Selbstbericht erfasst werden (z.B. mit der Defense Mechanism Rating Scales-Self-Report-30 [DMRS-SR-30]; Di Giuseppe et al., 2020).

17.3.3.4 Konfliktdiagnostik

Die Erfassung zentraler unbewusster Konflikte bildet schließlich das Herzstück psychodynamischer Diagnostik. Aktuell existiert eine Reihe von unterschiedlichen Listen von Motivsystemen, wobei Lichtenberg (1989) eine umfassende und allgemein anerkannte Zusammenstellung vorgelegt hat, welche fünf Motivsysteme unterscheidet: (1) physiologische Bedürfnisse, (2) Bindung und Nähe, (3) Exploration und Selbstbehauptung, (4) Widerspruch und Rückzug, (5) sexuelle Lust oder sinnliche Erregung. Motivsysteme sind von Anfang bis zum Ende des Lebens wirksam, reifen in verschiedenen Entwicklungslinien und greifen ineinander wie die Fäden eines Teppichs. Motivsysteme sind einerseits angeboren und differenzieren sich andererseits in der Ontogenese eines Individuums aus (bei Freud noch auf den Trieb reduziert). Damit machen die individuell ausgeprägten Motivsysteme zusammen mit dem Temperament einen großen Teil der Persönlichkeit aus. Emotionen werden in der aktuellen Theorieentwicklung als Werkzeuge von Motivsystemen verstanden, die Handlungsempfehlungen geben, um Bedürfnisse und Motive zu befriedigen.

Unbewusste Konflikte entstehen aus einer chronischen Einschränkung oder Verletzung zentraler Motivationssysteme und gehen mit leidvollen emotionalen Zuständen einher, die vom Individuum durch Abwehrmechanismen bewältigt werden müssen. Abwehrmechanismen sind jedoch nur Kompromisslösungen, da die Motive weiter unerfüllt bleiben und auch die Abwehr „Kosten" mit sich bringt. Im klassischen Konfliktdreieck (Malan, 1979; siehe Abbildung 17.9) wird das Zusammenspiel von Motiven/Gefühlen, Angst und Abwehr im unbewussten Konflikt erfasst (siehe auch das Beispiel).

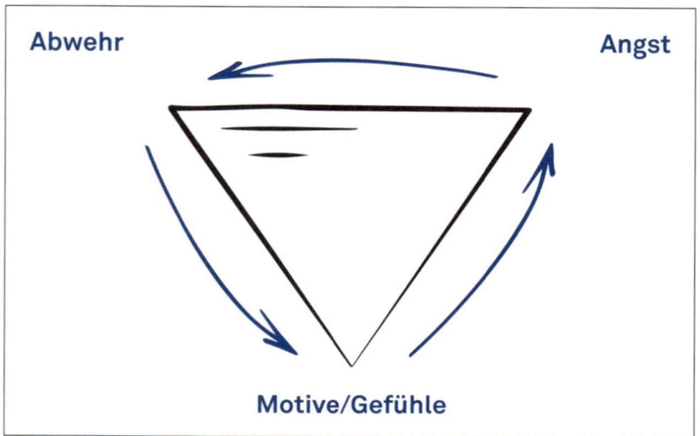

Abbildung 17.9: Konfliktdreieck (nach Malan, 1979)

Beispiel: Konfliktdreieck nach Malan erläutert anhand einer depressiven Verarbeitung

Das Bedürfnis nach Bindung und Nähe wird verletzt, wenn eine Bezugsperson ein Kind kritisiert, statt es zu trösten (z.B. „Hör auf zu weinen, sonst gebe ich dir einen Grund zu weinen"). Die *Gefühle*, die mit der Verletzung des Motivsystems Bindung einhergehen können, sind z.B. Enttäuschung und Ärger. Hierbei könnte jedoch die *Angst* entstehen, dass die Bezugsperson sich noch weiter abwendet, wenn die Enttäuschungsaggression geäußert wird. Daher ist eine mögliche Bewältigung des Ärgers die Wendung der Enttäuschung gegen das Selbst, was als typischer *Abwehrmechanismus* in der Depression wirksam wird („Ich bin schlecht und daher ist meine Bezugsperson gemein zu mir"). Die Kosten der Abwehr bestehen darin, dass es zu einer Selbstabwertung kommt.

Bei der Konfliktdiagnostik bestehen Querbezüge zur Beziehungs- und Strukturdiagnostik, da zentrale unbewusste Konflikte sich unter anderem im Beziehungsverhalten manifestieren und die Ausgestaltung der Konflikte von dem Niveau der Struktur abhängt. Daher können die Ergebnisse der Beziehungs- und Strukturdiagnostik für die Hypothesenbildung zu den zentralen unbewussten Konflikten genutzt werden. Zum Verständnis der Zusammenhänge zwischen Konflikt und Struktur hat sich die Metapher eines Theaterstücks bewährt, in welchem die psychische Struktur die Theaterbühne darstellt, während der Konflikt den Inhalt der Vorführung widerspiegelt. In der Logik der Konfliktachse der OPD (Achse 3 der OPD-3; Arbeitskreis OPD, 2023) werden acht Konflikttypen unterschieden, die sich überlappen können, d.h. in unterschiedlicher Ausprägung vorliegen können, wobei ein Hauptkonflikt bestimmt wird. Jeder Konflikt ist mit einem typischen Leitaffekt (bewusst erlebte Affekte) und Kernaffekt (unbewusste, abgewehrte Affektzustände) verbunden und kann im aktiven oder passiven Modus vorliegen. Die Konflikttypen nach OPD-3 werden in Tabelle 17.10 inklusive der Ausprägungen (aktiv vs. passiv) sowie der Leit- und Kernaffekte aufgelistet.

Zusätzlich zu den Konflikten K1 bis K6 kann als K0 abgewehrte Konflikt- oder Gefühlswahrnehmung kodiert werden. In Abhängigkeit von der psychischen Struktur sind unbewusste Konflikte auf einem Kontinuum zwischen Konfliktspannung, neurotischem Konflikt und Konfliktschema angesiedelt (siehe Tabelle 17.11).

Unbewusste Konflikte sind oftmals in der Vergangenheit eines Individuums entstanden (nicht unbedingt aber oftmals in der Kindheit und Jugend) und haben sich über bestimmte Affekt-Angst-Abwehr-Konstellationen stabilisiert. Bei guter psychischer Struktur können unbewusste Konflikte bei äußeren oder inneren Anlässen zu einer Konfliktspannung führen, die aufgrund der guten Regulationsfähigkeiten gelöst werden kann. Wenn es bei mäßigem Strukturniveau jedoch zu einer Lebensveränderung kommt, die das Abwehrgefüge aus dem Gleichgewicht bringt (klassisch als Versuchungs- oder Versa-

Tabelle 17.10: Konflikttypen der OPD-3

Konflikt	Aktiver Modus	Passiver Modus	Leitaffekt	Kernaffekt
K1 Abhängigkeit vs. Individuation	Ich möchte unabhängig von anderen sein (forcierte Unabhängigkeit)	Ich möchte abhängig von anderen sein (forciertes Anklammern)	Angst (passiv) oder Aversion (aktiv)	Angst vor Trennung (passiv) oder Angst vor Verschmelzung (aktiv)
K2 Unterwerfung vs. Kontrolle	Ich möchte alles selbstbestimmen	Ich möchte alles von anderen bestimmen lassen	Ärger, Trotz, Machtlust (aktiv), Unterwerfungslust (passiv)	Hilflosigkeit
K3 Versorgung vs. Autarkie	Ich möchte auf niemanden angewiesen sein	Ich möchte rundum versorgt werden	Stolz, Einsamkeit, Neid (aktiv), Enttäuschung, Trauer, Depression (passiv)	Mangel, Angst, nicht genug zu bekommen
K4 Selbstwertkonflikte (Selbst- vs. Objektwert)	Ich bin großartig und andere sind Zuschauer:innen	Ich bin ein:eine Verlierer:in und bewundere andere	Angst vor Beschämung, narzisstische Wut (passiv), Kränkung und Grandiosität (aktiv)	Minderwertigkeit, Scham und Beschämung
K5 Schuldkonflikt (prosoziales Gewissen vs. selbstbezogene Motive)	Ich sollte immer zuerst kommen (egoistisch)	Ich leiste zu wenig und habe versagt (hypersozial)	Schuldprojektion, Ärger, Gier (aktiv), Bestrafungsangst und Trauer (passiv)	Schuld, Schuldaggression
K6 Ödipaler Konflikt	Ich setze mich in Szene und bin (sexuell) verführerisch (histrionische Persönlichkeit)	Ich bin harmlos, grau und kann nicht konkurrieren	Schüchternheit und Schamangst (passiv), dramatisch-theatralische Emotionen, Erotisierung und Rivalisierung (aktiv)	Gefühl des Ausgeschlossenseins und der eigenen Unreife
K7 Identitätskonflikt	Ich bin mir zu sicher, wer ich bin	Ich bin mir zu unsicher, wer ich bin	Angst, Selbstabwertung, Depressivität (passiv), Ärger, Aggression (aktiv)	Verunsicherung, Entfremdung, Sinnlosigkeit

Tabelle 17.11: Unbewusste Konflikte und Strukturniveau am Beispiel des Selbstwertkonflikts

Strukturniveau	Konfliktausprägung
Gut	Konfliktspannung (akzentuierter Wunsch nach Wertschätzung und Anerkennung)
Mäßig	Neurotischer Konflikt (die Lebens- und Beziehungsgestaltung zentriert sich um die Notwendigkeit der Selbstregulation)
Gering	Konfliktschema (Wechsel von Grandiosität und massiver Selbstabwertung oder Idealisierung und Entwertung von anderen)

gungssituation bezeichnet), können Konflikte neu aufbrechen und symptomatisch werden (wie z. B. durch die Geburt eines Kindes, die den Versorgungs- oder Autonomiekonflikt reaktivieren kann). Bei geringer psychischer Struktur sind die Konflikte permanent aktiviert und führen zu Symptomverhalten, wie z. B. Selbstverletzungen.

17.3.4 Psychodynamische Fallformulierung

Psychodynamische Fallformulierungen bestehen aus einer Zusammenstellung klinischer Hypothesen in Bezug auf die Psychopathologie und Genese des psychischen Leidens. Sigmund Freud hat psychoanalytische Fallformulierungen entwickelt, in seinen publizierten Fällen berühmt gemacht und war sich bewusst, dass sie eher literarischen Kurzgeschichten ähneln als wissenschaftlichen Ausarbeitungen (Freud,

1900). Fallformulierungen dienen der Rekonstruktion der Entstehung subjektiven Leidens im Kontext der Lebensgeschichte der Patient:innen. Bei der Diagnostik anhand der OPD findet in der Fallformulierung eine Integration der verschiedenen diagnostischen Ergebnisse von Achse 1 bis 4 statt. Dabei wird ein Fokus in Bezug auf die Behandlungsplanung im Bereich von Struktur, Konflikt oder ausgewogen zwischen Struktur und Konflikt gewählt.

Klassische psychoanalytische Fallformulierungen enthalten verschiedene Inhalte, die in Tabelle 17.12 zusammengefasst sind.

Die *Planformulierungsmethode* (PFM; Weiss, 1993) ist eine strukturierte Methode zur Fallformulierung im Konfliktfokus und bündelt psychodynamische Überlegungen zu den bewussten und unbewussten Zielen von Patient:innen sowie den inneren Hürden, die das Erreichen der Ziele verhindern. Innere Hürden werden in der Psychoanalyse als psychische Widerstände bezeichnet, die zunächst bearbeitet werden müssen, bevor Fortschritte in der Therapie möglich werden. Eine Planformulierung kann bereits nach dem Erstgespräch als Arbeitshypothese aufgestellt werden, muss aber im Verlauf der Therapie immer wieder geprüft und bei Bedarf modifiziert werden. Hintergrund der PFM sind die langjährigen Studien der San Francisco Research Group (Silberschatz, 2005), in denen herausgefunden wurde, dass positive Veränderung in psychodynamischen Therapien mit einer Anpassung der Vorgehensweise der Therapeut:innen an die Therapieziele der Patient:innen zusammenhängen. Die PFM basiert auf der Control-Mastery-Theorie (Weiss, 1993), einer kognitiven psychoanalytischen Theorie, die Psychopathologie als pathogene Überzeugungen definiert, die sich aufgrund aversiver oder traumatischer Erfahrungen in der Kindheit entwickeln. Die pathogenen Überzeugungen sind mit der Idee verknüpft, dass das Verfolgen bestimmter Ziele das Individuum oder andere gefährdet, z. B. irrationale Ängste vor Rache, Gefühle der Wertlosigkeit und übertriebene Überzeugungen, von eigenen Gefühlen überwältigt zu werden. Beispiele für aversive Erfahrungen und pathogene Überzeugungen werden nachfolgend dargestellt (nach Curtis & Silberschatz, 2007):

Beispiele

- Während ihrer Adoleszenz wurde eine Patientin von ihrer Mutter als „Hure“ bezeichnet, wenn sie ihr Interesse an Jungs äußerte. Als Erwachsene kann die Patientin ihre Sexualität nicht genießen, da sie der pathogenen Überzeugung anhängt, dass Sex böse ist.
- Der Vater des Patienten war sehr kritisch mit schulischen Erfolgen („Streber“) und zeigte sich verletzt, wenn der Patient ihn im Jugendalter im Schach besiegte. In der Folge traut sich der Patient nicht, seine berufliche Karriere zu verfolgen, weil er befürchtet, dass dies seinen Vater kränkt.

Um die Ziele dennoch erreichen zu können, ist das Individuum nach der Control-Mastery-Theorie sehr motiviert, die pathogenen Überzeugungen zu testen und zu widerlegen. In der Therapie wird dazu die therapeutische Beziehung genutzt. Therapeut:innen unterstützen darin, die Art und den Inhalt der pathogenen Überzeugungen zu verstehen, und ermöglichen, diese in der therapeutischen Beziehung zu widerlegen.

Eine Planformulierung besteht aus fünf Komponenten:
1. *Therapieziele:* Was will der:die Patient:in in der Therapie erreichen?
2. *Pathogene Überzeugungen:* Welche Hürden behindern das Erreichen der therapeutischen Ziele? Welche negativen Erwartungen/Konsequenzen sind mit den Zielen untrennbar verknüpft?
3. *Traumata:* Welche Traumata liegen vor?
4. *Einsicht:* Welche neuen Erkenntnisse können helfen, die Therapieziele zu erreichen?
5. *Tests:* Wie können die pathogenen Überzeugungen innerhalb der Therapiebeziehung geprüft und widerlegt werden?

Tabelle 17.12: Inhalte der psychoanalytischen Fallformulierung (nach Rapaport & Gill, 1959)

Konfliktdynamik	Welche unbewussten Wünsche und Ängste vor der Erfüllung der Wünsche sind zentral (z. B., wenn Wünsche den Moralvorstellungen widersprechen)?
Persönlichkeitsstruktur	Wie reif ist die Persönlichkeit im Sinne des Funktionsniveaus (bei Freud ging es hier um die psychischen Strukturen wie Ich, Es und Über-Ich, während heute das gesamte Funktionsniveau betrachtet wird)?
Ätiologie	Wie und wann sind die Konflikte lebensgeschichtlich entstanden (wird oft als genetischer Aspekt bezeichnet)?
Adaptationsfähigkeiten	Welche Abwehr- und Copingmechanismen begleiten den Konflikt? Wie adaptiv oder maladaptiv sind die Abwehrmechanismen?
Topografie	Wie bewusstseinsnah oder unbewusst sind die Konflikte und damit zusammenhängende Kompromisse/Symptome?
Ökonomie	Wie flexibel oder rigide ist die Kompromissbildung und welcher Preis wird für die Abwehr gezahlt (z. B. können Patient:innen dann den Preis der Verdrängung von aggressiven Impulsen gegenüber Partner:innen abwägen gegenüber den eigenen schweren Depressionen)?

Pathogene Überzeugungen sind zu Beginn der Therapie oft unbewusst und kommen erst auf, wenn bestimmte Ziele tatsächlich verfolgt werden. Patient:innen beobachten, wie Therapeut:innen auf ihr Testen pathogener Überzeugungen reagieren, z.B. ob sie sich verletzt zeigen, wenn sie sich eigenständig zeigen, was passiert, wenn sie sich passiv oder verweigernd verhalten. Da pathogene Überzeugungen nicht bewusst sind, können Patient:innen am Anfang der Therapie nicht über diese sprechen, sondern bringen sie interpersonal in die Beziehungsgestaltung ein. Laut PFM passieren bedeutsame Tests bereits in den ersten zwei Sitzungen und begründen damit die weiterführende Arbeit, wenn Therapeut:innen sich die Tests pathogener Überzeugungen zunächst selbst bewusst machen, anders reagieren als die zentralen früheren Bezugspersonen (also tatsächlich die pathogenen Überzeugungen immer wieder widerlegen helfen) und dies ins Bewusstsein der Patient:innen bringen. Tabelle 17.13 zeigt eine Übersicht über die PFM mit Beispielen.

17.3.5 Indikation und Therapieplanung

Für die Indikation einer AP oder TP ist es bedeutsam, welche Behandlungsvoraussetzungen (Motivation, Krankheits- und Änderungskonzept) vorliegen und ob der Schwerpunkt der Leidensursache eher im Bereich unbewusster Konflikte (Konfliktfokus) oder im Bereich eingeschränkt verfügbarer psychischer Funktionen liegt (Strukturfokus). Als dritter Schwerpunkt kann eine strukturdynamische Perspektive gewählt werden, wenn Konflikte durch strukturelle Probleme entstehen. Neben den Aspekten des Konflikt- oder Strukturfokus muss abgewogen werden, ob die Lebenssituation der Patient:innen zu einem regressiven Vorgehen passt oder ob es soziale Kontraindikationen dafür gibt (z.B. ein aktuelles Rentenbegehren oder die Versorgung kleiner Kinder). Die Fokusse der Behandlung sind abhängig von der Fallformulierung und einer realistischen Zeitplanung, also davon, welche Ziele in einem vorgegebenen Rahmen (z.B. Kurzzeittherapie) erreicht werden können.

Die OPD-3 empfiehlt bis zu fünf Fokusse. Die beziehungsdynamische Formulierung (Achse 2) ist obligatorisch und kann durch bis zu vier Fokusse der Konflikt- und Strukturachse ergänzt werden. Das Setting im Konfliktfokus kann als Einzel- oder Gruppentherapie das AP-Setting sein. Es kann höherfrequent und unter Nutzung regressiver Interventionen durchgeführt werden (z.B. im Liegen). Interventionen richten sich auch auf die Vergangenheit der Patient:innen („Dort und Damals"). Dahingegen würde ein strukturfördernder und auch strukturdynamischer Schwerpunkt der Behandlung ebenfalls als Gruppen- oder Einzelbehandlung, aber im TP-Setting unter Begrenzung von Regression im Sitzen stattfinden. Darüber hinaus finden im TP-Setting eine stärkere Fokushierarchisierung und eine direktivere Steuerung des therapeutischen Prozesses statt. Interventionen erfolgen im „Hier und Jetzt".

Tabelle 17.13: Übersicht über die Planformulierungsmethode (modifiziert nach Curtis & Silberschatz, 2007)

Komponente	Formulierung	Beispiele
Therapieziele	Patient:in möchte ... erreichen.	• Neinsagen können. • Mehr Selbstbewusstsein. • Einen besseren Job suchen können. • Dampf ablassen können, ohne sich schuldig zu fühlen.
Pathogene Überzeugungen	Patient:in tut bzw. tut nicht ... *[Gedanke, Gefühl, Verhalten]*, weil er:sie überzeugt ist, dass ... *[pathogene Überzeugung]*.	• Die Patientin hat schlechte Schulnoten, weil sie befürchtet, dass sie sonst ihren Bruder beschämt. • Der Patient vermeidet Dates, weil er befürchtet, dass seine Eltern verzweifeln würden, wenn er eine feste Beziehung eingehen würde.
Traumata bzw. aversive Erfahrungen	Liste der Traumata oder aversiven Erfahrungen, die einen engen Zusammenhang zu den pathogenen Überzeugungen aufweisen (statt einer kompletten Liste aller negativer Erfahrungen)	• Die Mutter hat die Patientin als Freundersatz genutzt. • Patient hat als Kind das Feedback bekommen, dass er eine gierige unanständige Person ist.
Einsicht	Patient:in wird sich bewusst, dass ... *[Inhalte und biografische Wurzeln der pathogenen Überzeugungen]*.	• Patientin wird sich bewusst, dass sie sich irrational verantwortlich für das Wohlbefinden anderer empfindet. • Immer wenn er sich als Kind unabhängig verhielt, reagierte der Vater verletzt.
Tests	Patient:in wird ... tun, um ... *[pathogene Überzeugung]* zu testen bzw. zu widerlegen.	• Er wird gleichgültig tun, um seine Überzeugung zu testen, dass er keine Forderungen stellen darf. • Sie wird ihre beruflichen Ambitionen hochschrauben und rücksichtlos wirken, um zu testen, ob der Therapeut das genauso ablehnt, wie ihre Eltern es taten.

Literatur

Arbeitskreis OPD. (Hrsg.). (2023). *Operationalisierte Psychodynamische Diagnostik - OPD-3. Das Manual für Diagnostik und Therapieplanung.* Bern: Hogrefe.

Barber, J.P., Crits-Christoph, P. & Luborsky, L. (1990). A guide to the CCRT standard categories and their classification. In L. Luborsky & P. Crits-Christoph (Eds.), *Understanding transference: The CCRT method* (pp. 37-50). New York: Basic Books.

Benjamin, L.S. & Pugh, C. (2001). Using interpersonal theory to select effective treatment interventions. In W.J. Livesley (Ed.), *Handbook of personality disorders: Theory, research, and treatment* (pp. 414-436). New York: Guilford.

Bowlby, J. (2021). *Bindung als sichere Basis: Grundlagen und Anwendung der Bindungstheorie* (5. Aufl.). München: Ernst Reinhardt Verlag.

Clarkin, J., Caligor, E., Stern, B.L. & Kernberg, O.F. (2019). *Structured Interview for Personality Organization - Revised Version (STIPO-R).* New York: Weill Medical College of Cornell University, Personality Disorders Institute. [Deutsche Übersetzung von Susanne Hörz-Sagstetter & Stephan Doering 2020].

Curtis, J.T. & Silberschatz, G. (2007). The Plan Formulation Method. In T.D. Eeells (Ed.), *Handbook of psychotherapy case formulation* (2nd ed., pp. 198-220). New York: Guilford.

Di Giuseppe, M., Perry, J.C., Lucchesi, M., Michelini, M., Vitiello, S., Piantanida, A. et al. (2020). Preliminary reliability and validity of the DMRS-SR-30, a novel self-report measure based on the Defense Mechanisms Rating Scales. *Frontiers in Psychiatry, 11,* 870. https://doi.org/10.3389/fpsyt.2020.00870

Ehrenthal, J.C., Dinger, U., Horsch, L., Komo-Lang, M., Klinkerfuss, M., Grande, T. et al. (2012). Der OPD-Strukturfragebogen (OPD-SF): Erste Ergebnisse zu Reliabilität und Validität. *Psychotherapie Psychosomatik Medizinische Psychologie, 62*(1), 25-32. https://doi.org/10.1055/s-0031-1295481

Freud, S. (1900). Die Traumdeutung. In *Gesammelte Werke* (Band 2/3). Frankfurt am Main: S. Fischer.

Freud, S. (1912). Ratschläge für den Arzt bei der psychoanalytischen Behandlung. In *Gesammelte Werke* (Band 8, S. 376-387). Frankfurt am Main: S. Fischer.

Grenyer, B.F.S., Marceau, E.M. & Wiseman, H. (2021). The core conflictual relationship scheme for personality disorders. In T.D. Eells (Ed.), *Handbook of psychotherapy case formulation* (3rd ed., pp. 36-60). New York: Guilford.

Herdman, M., Gudex, C., Lloyd, A., Janssen, M.F., Kind, P., Parkin, D. et al. (2011). Development and preliminary testing of the new five-level version of EQ-5D (EQ-5D-5L). *Quality of Life Research, 20,* 1727-1736. https://doi.org/10.1007/s11136-011-9903-x

Kernberg, O.F. (1988). *Affekt, Objekt und Übertragung. Aktuelle Entwicklungen der psychoanalytischen Theorie und Technik.* Stuttgart: Klett-Cotta.

Kraft, C., Klauer, T. & Schneider, W. (2015). Erfassung der Psychotherapiemotivation. *Psychotherapeut, 60,* 315-321. https://doi.org/10.1007/s00278-015-0027-6

Lichtenberg, J.D. (1989). *Psychoanalysis and motivation.* Hillsdale, NJ: Analytic Press.

Lingiardi, V. & McWilliams, N. (Eds.). (2017). *Psychodynamic diagnostic manual: PDM-2* (2nd ed.). New York: Guilford.

Luborsky, L. (1977). Measuring a pervasive psychic structure in psychotherapy: The core conflictual relationship theme. In N. Freedman & S.S. Grand (Eds.), *Communicative Structures and Psychic Structures* (pp. 367-395). New York: Plenum Press.

Lüdemann, J., Rabung, S. & Andreas, S. (2021). Systematic review on mentalization as key factor in psychotherapy. *International Journal of Environmental Research and Public Health, 18,* 9161. https://doi.org/10.3390/ijerph18179161

Malan, D.H. (1979). *Individual psychotherapy and the science of psychodynamics.* London: Butterworths.

Rapaport, D. & Gill, M.M. (1959). The points of view and assumptions of meta-psychology. *International Journal of Psychoanalysis, 40,* 153-162.

Sandler, J., Holder, A., Dare, C. & Dreher, A.U. (1997). *Freud's models of the mind: An introduction.* London: Karnac Books.

Saß, H., Wittchen, H.-U., Zaudig, M. & Houben, I. (2003). *Diagnostische Kriterien - DSM-IV-TR.* Göttingen: Hogrefe.

Silberschatz, G. (2005). *Transformative relationships.* New York: Routledge.

Spitzer, C., Müller, S., Kerber, A., Hutsebaut, J., Brähler, E. & Zimmermann, J. (2021). Die deutsche Version der Level of Personality Functioning Scale - Brief Form 2.0 (LPFS-BF): Faktorenstruktur, konvergente Validität und Normwerte in der Allgemeinbevölkerung. *Psychotherapie Psychosomatik Medizinische Psychologie, 71*(7), 284-293. https://doi.org/10.1037/t82403-000

Storck, T. (2022). *Konzeptuelle Kompetenz in der Psychotherapie.* Göttingen: Vandenhoeck & Ruprecht. https://doi.org/10.13109/9783666405280

Storck, T. (2023). Psychodynamische Verfahren bei therapieresistenten Depressionen. In M. Bauer, A. Berghöfer, E.-L. Brakemeier & M. Adli (Hrsg.), *Therapieresistenz bei Depressionen und bipolaren Störungen* (S. 429-440). Berlin: Springer.

Taubner, S., Fonagy, P. & Bateman, A. (2019). *Mentalisierungsbasierte Therapie.* Göttingen: Hogrefe. https://doi.org/10.1026/02834-000

Weiss, J. (1993). *How psychotherapy works.* New York: Guilford.

Wöller, W. (2022). *Psychodynamische Psychotherapie: Lehrbuch der ressourcenorientierten Praxis.* Stuttgart: Schattauer.

Zettl, M., Taubner, S., Hutsebaut, J. & Volkert, J. (2019). Psychometrische Evaluation der deutschen Version des Semistrukturierten Interviews zur Erfassung der DSM-5 Persönlichkeitsfunktionen (STiP-5.1). *Psychotherapie Psychosomatik Medizinische Psychologie, 69*(12), 499-504. https://doi.org/10.1055/a-1010-6887

Zimmermann, J., Benecke, C., Hörz, S., Rentrop, M., Peham, D., Bock, A. et al. (2013). Validierung einer deutschsprachigen 16-Item-Version des Inventars der Persönlichkeitsorganisation (IPO-16). *Diagnostica, 59*(1), 3-16. https://doi.org/10.1026/0012-1924/a000076

17.4 Fallkonzept und Therapieplanung in der Systemischen Therapie

Kirsten von Sydow

Inhaltsübersicht

17.4.1 Einleitung

Während in der akademischen klinischen Psychologie und Psychotherapie und den langjährigen Richtlinienverfahren, also der Verhaltenstherapie und der psychodynamischen Therapie, schon vielfältige Konzepte zur Fallkonzeptualisierung und Therapieplanung entwickelt wurden, hat dieses Thema im Kontext der deutschsprachigen Systemischen Therapie bisher nur wenig Beachtung gefunden und löst unter systemischen Therapeut:innen oft gemischte Gefühle aus. International ist die Entwicklung systemischer Fallkonzeptionen und Therapieplanungen dagegen schon weiter vorangeschritten.

Fallkonzeptualisierungen haben mehrere wichtige Funktionen (Eells, 2015): Sie bieten Ziel und Orientierung, sie sind die „Landkarte", an der sich die Therapie orientiert. Sie helfen Therapeut:innen, ihre Patient:innen besser zu verstehen und mehr Empathie zu entwickeln, weil klarer wird, warum sich eine Person so verhält, wie sie es tut, unterstützen dabei, ein „maßgeschneidertes" Behandlungskonzept zu entwickeln, und steigern die Wirksamkeit der Behandlung, weil der:die Behandler:in mit einem Fallkonzept auch einen Plan hat. Orientiert am „general formulation model" (Eells, 2015) besteht eine Fallkonzeptualisierung aus vier Komponenten, nämlich (1) einer Problemliste, (2) der Diagnose, (3) einer Erklärungshypothese und (4) einem Behandlungsplan. Im Folgenden wird ein Überblick über die Literatur zur Fallkonzeptualisierung und Therapieplanung aus systemischer Sicht gegeben, dabei werden auch verfahrensübergreifende Ansätze berücksichtigt (Sydow, 2024; Retzlaff, 2021) und das Vorgehen mit einem Fallbeispiel illustriert.

17.4.2 Diagnostische Informationen

Die Diagnose einer oder mehrerer psychischer Störungen ist ein wichtiger Baustein des Fallkonzeptes und der Therapieplanung, besonders bei (manualisiert) störungsspezifischen Behandlungen (siehe Kapitel 4 und 20). Doch Systemiker:innen wollen Symptome infrage stellen und nicht festschreiben, insofern verstehen sie Diagnosen als „Arbeitshypothesen", die immer wieder gemeinsam mit den Patient:innen (und Angehörigen) überprüft werden müssen (siehe Kapitel 4). Genauere Informationen zur symptomorientierten standardisierten Diagnostik finden sich in Kapitel 10.

In der Systemischen Therapie ist zudem die Beziehungsdiagnostik (siehe Kapitel 11), die symbolisch-metaphorische Diagnostik mit Genogramm und Skulptur (siehe Kapitel 12) und die Ressourcendiagnostik besonders wichtig (siehe auch Kapitel 17.2). Mehr als das: Ressourcenorientierung ist kontinuierlich im gesamten Therapieprozess bedeutsam. Selbst wenn traumatische Erfahrungen geschildert werden, kann beispielsweise noch erkundet werden, was der traumatisierten Person geholfen hat, diese schreckliche Situation zu überleben (siehe Kapitel 20; Nicolai, 2018; Sydow & Borst, 2018). Über die Ergebnisse der Diagnostik sollen Patient:innen immer transparent aufgeklärt werden. In der ambulanten Psychotherapie muss vor Therapiebeginn der „Konsiliarbericht vor Aufnahme einer Psychotherapie" bei einem:einer Ärzt:in eingeholt werden (siehe Kapitel 17.1).

Das allgemeine Vorgehen im Erstgespräch wird bereits in Kapitel 17.1 beschrieben. Eine stärker systemisch akzentuierte Vorgehensweise beim Erstgespräch im Einzel- oder Mehrpersonensetting wird in Tabelle 17.14 dargestellt. Kernelemente lassen sich mit der Merkregel „Anlass – Anliegen – Auftragsklärung – Kontrakt" oder aber „PELZ: Problem – Erklärungen – Lösungsversuche – Ziele" besser erinnern (Malzer-Gertz et al., 2020; Vogt-Hillmann & Burr, 2009; Sydow, 2018a).

17.4.3 Systemische Fallkonzeptualisierung

Zentral in der Systemischen Therapie ist, dass die Therapeut:innen gemeinsam mit dem:der Patient:in und ggf. relevanten Bezugspersonen eine Fallkonzeptualisierung entwickeln. Die gemeinsame Problemdefinition soll die Sichtweisen aller Beteiligten zusammenführen, Symptom- bzw. Problem-

Tabelle 17.14: Kernelemente systemischer Erstgespräche nach dem erweiterten „PELZ-Schema" (Problem – Erklärungen – Lösungsversuche – Ziele – Kontrakt)

Problem	• Problem verstehen und mit Mitgefühl würdigen	• Anlass des Gesprächs (z. B. „Was führt Sie zu mir?"; Überweisungskontext). • Mitgefühl und Empathie für das Leid zeigen.
Erklärungen	• Erklärungen und Ursachenmodelle der Patient:innen (und Bezugspersonen) verstehen • Störungskontexte erkunden • Neue Erklärungsansätze hinzufügen	• Einbettung des Problems bzw. der Symptomatik in den zeitlich-historischen Kontext • Den Beziehungskontext erkunden (z. B. „Warum gerade jetzt?") • Genogramm- und Skulpturarbeit (siehe Kapitel 12) • Zeitlinienarbeit (siehe Kapitel 20)
Lösungsversuche	• Lösungsversuche, die Klient:innen schon unternommen haben, würdigen, auch wenn sie noch zu keinem Ergebnis führten • Brauchbare Teile der Lösungsversuche nutzen	• Ressourcenorientierung und positive Umdeutungen: Symptome können immer auch als Lösungsversuche für übergeordnet wirksame innere oder Beziehungskonflikte gesehen werden
Ziele	• Ein oder mehrere konkret verhandelte gemeinsame Ziele für den Behandlungsabschnitt ableiten und als Basis für die weitere gemeinsame Arbeit nutzen	• Kurz- und längerfristige Anliegen und Ziele des:der Patient:in und des Umfelds erkunden (z. B. „Was soll heute passieren, damit Sie zufrieden rausgehen?"; Wunderfrage, siehe Kapitel 20) • Auftragsklärung (z. B. „Womit würde ich Sie enttäuschen?"; „Was denkt Ihre Hausärztin/Schwiegermutter, was hier passieren sollte?"; Umgang mit Diskrepanzen und Konflikten zwischen unterschiedlichen Interessen?)
Kontrakt	• Gemeinsame Ziele und Arbeitsauftrag klären	• Zusammenfassung der wichtigsten Punkte („Das habe ich verstanden: ...") • Wertschätzung jedes Mitglieds des Problemsystems: Jeder:jede hat ein gutes Motiv! • Kooperationsmöglichkeiten klären („Das kann ich leisten: ..., das eher nicht: ..."; Patient:in weiterüberweisen?) • Ggf. Behandlungsangebot machen („Das kann ich Ihnen anbieten: ...", z. B. verstehen, was das Problem bedeutet; gemeinsam nach Lösungen suchen; fachliche und persönliche Unterstützung) • Wichtig: „Ihr Beitrag und Ihr Engagement – auch zwischen den Sitzungen – wird entscheidend sein!"

schilderungen und Anliegen aufgreifen und möglichst positiv umdeuten, eine systemische Problemsicht vermitteln und Raum für unterschiedliche Sichtweisen und Zielformulierungen lassen. Wesentlich ist, einen gemeinsamen Nenner herauszuarbeiten, die wechselseitige Bezogenheit und Komplementarität des Verhaltens zu verdeutlichen und lineare Sichtweisen durch eine zirkuläre Perspektive zu ersetzen, indem die interaktionelle Einbettung der Symptomatik herausgearbeitet wird, Probleme ggf. normalisiert und in einen Entwicklungskontext eingeordnet werden. Die systemische Formulierung soll Hoffnung induzieren und eine kooperative Beziehung fördern (Retzlaff, 2021). Das gemeinsam erstellte Narrativ hilft auch dabei, die Verbindung zwischen den Familienmitgliedern sowie die Verbindung zwischen Patient:innen (bzw. ihrer Familie) und dem:der Therapeut:in zu stärken, und damit auch beim Aufbau einer therapeutischen Allianz (Baudinet et al., 2021).

Tabelle 17.15 gibt einen Überblick über relevante Modelle der Fallkonzeptualisierung, die auf einem Kontinuum von verfahrensübergreifend bis systemisch angeordnet werden können.

Die *Fallkonzeptualisierung von Baudinet et al.* (2021) wurde im Kontext der Family Therapy for Eating Disorders (FT-ED) entwickelt, scheint aber über Essstörungen hinaus auch störungsübergreifend gut einsetzbar zu sein (Sydow, 2024). Das *ABC2X-Modell* (McCubbin & Patterson, 1983) differenziert aktuelle Stressereignisse (A), frühere und gleichzeitig wirkende Belastungen (2), zur Verfügung stehende Ressourcen (B), Bewertungen der Situation (C), deren Zusammenwirken zu einer Krise und zur Bildung von Symptomen (X) oder aber auch zu gelungenem Umgang damit führen kann; dieses Modell berücksichtigt verschiedene Ebenen möglicher Ressourcen (körperlich, intrapsychisch, interaktionell/familiär, sozial, materiell). Das transtheoretische Modell von Rief und Strauß (2021) arbeitet stärker internale Vermeidungs- bzw. Sicherheitsverhaltensweisen heraus. Doch im Wesentlichen scheinen alle Modelle relativ ähnlich zu sein: Alle fünf Modelle differenzieren mehrere Kernelemente, nämlich (1) die Sympto-

Tabelle 17.15: Überblick über Modelle der Fallkonzeptualisierung in der Systemischen Therapie

Psychotherapy Case Formulation (Eells, 2015)	Verfahrensübergreifendes (transtheoretisches) Störungsmodell (Rief & Strauß, 2021)	ABC2X-Modell (McCubbin & Patterson, 1983, zitiert nach Retzlaff, 2021)	Systemisches Erklärungsmodell (KBV, 2020)	Systemische Fallkonzeptualisierung (nach Baudinet et al., 2021)
Symptome/Probleme	Symptomatik/Störung	X: Symptome bzw. Krise	**Präsentierte Probleme, Symptomatik und ICD-10-Diagnose**	Präsentierte Probleme und Anliegen (Presenting)
Auslösende Faktoren	**Auslösende und verschlimmernde Faktoren**	A (Anlass): aktuelle Belastungen/Stressereignisse	Belastende Faktoren	Auslösende Faktoren und Trigger (Precipitating)
Prädisponierende Belastungsfaktoren	**Prädisponierende Risikofaktoren (Vulnerabilität)**	2: Frühere und gleichzeitig wirkende andere Belastungen		Prädisponierende Faktoren (Predisposing)
Ressourcen (der Person und des Umfelds)	Prädisponierende Schutzfaktoren	B: Vorhandene Ressourcen	**Ressourcenanalyse**	Stärken, Ressourcen, protektive Faktoren (Protective)
Hemmnisse und Widerstände	Eigendynamik der Störung, aufrechterhaltende und zur Chronifizierung beitragende Faktoren		**Problemfördernde Muster und Lösungsversuche**	Aufrechterhaltende Muster (Perpetuating patterns)
	Interaktion von Person und Umwelt	C: Individuelle und familiäre Bewertungen und Bedeutungsgebungen bzgl. der aktuellen Herausforderungen	**Systemanalyse (störungsrelevante interpersonelle und intrapsychische Interaktions- und Kommunikationsmuster, Beziehungsstrukturen, Bedeutungsgebungen)**	**Genogramm (People)**
			Gemeinsam entwickelte Problemdefinition und Anliegen	

Anmerkung: Zu den fett gesetzten Textstellen siehe Erläuterungen im folgenden Kasten.

matik bzw. die Störung oder das Problem, (2) auslösende (und verschlimmernde) Faktoren, (3) prädisponierende Risikofaktoren, (4) Ressourcen bzw. Schutzfaktoren, (5) Hemmnisse, Widerstände und aufrechterhaltende Muster. Nur ein Teil der Modelle thematisiert gesondert den für die Systemische Therapie zentralen Aspekt der (6) Systemanalyse (bzw. die Interaktion von Person und Umwelt), zum Teil mit einem Verweis darauf, dass ein Genogramm erstellt werden sollte (Baudinet et al., 2021) oder dass unterschiedliche Bedeutungsgebungen reflektiert werden sollten. Nur der Leitfaden zum Erstellen des Berichts an Gutachter:innen (PTV3) der Kassenärztlichen Bundesvereinigung (KBV, 2020) integriert auch (7) die gemeinsam entwickelten Problemdefinitionen und Anliegen.

Im folgenden Kasten wird ein systemisch-integratives Modell der Fallkonzeptualisierung dargestellt, das sich auf die in Tabelle 17.15 skizzierten Modelle und deren Kernaspekte (siehe dort die fett gesetzten Texte) stützt (Sydow, 2024).

Systemisch-integratives Modell der Fallkonzeptualisierung (Sydow, 2024)

Präsentiertes Problem, Symptomatik und ICD-10-Diagnose(n):

- Gemeinsam erstellte Zusammenfassung der Probleme/Symptome der Person oder der Familie
- ICD-10-Diagnose(n) des:der Patient:in

Auslösende und verschlimmernde Faktoren (Exazerbation), Belastungen, Stress, Traumata:

- Körperlich/somatisch (z. B. akute Erkrankung)
- Intrapsychisch und kognitiv (z. B. ehemals erfolgsverwöhnte Grundschülerin, die nach Wechsel auf Gymnasium ihre eigenen Leistungsansprüche weniger gut erfüllen kann)
- Interaktionell/familiär, Aufgaben- und Rollenverteilung, Konfliktregulation (z. B. Krise nach der Geburt

des ersten Kindes und Konflikte hinsichtlich der Rollenverteilung)
- Sozial und kulturell (z.B. kulturelle Konflikte in einer Familie nach einer Migration, in der Eltern sich an traditionellen Werten des Herkunftslandes orientieren, die Kinder mehr an westlichen Werten)
- Materiell (z.B. ökonomische Probleme durch Arbeitslosigkeit)
- Warum kommt der:die Patient:in (das Paar, die Familie) gerade jetzt?

Prädisponierende Risikofaktoren (Vulnerabilität), z.B.:
- Epigenetisch relevante Gen-Umwelt-Interaktionen
- Frühe und spätere Bindungstraumata und Adverse Childhood Experiences (ACE) und dadurch veränderte biopsychosoziale Stressregulation:
  - Neurobiologische Veränderungen (Amygdala, Hippocampus, präfrontaler Kortex)
  - Einschränkung von Aufmerksamkeit und Selbstregulation
  - Negatives Selbstkonzept
  - Unsicheres (desorganisiertes) Bindungsmuster, beeinträchtigte Mentalisierung
  - Maladaptive Konfliktbewältigung und Beziehungsprobleme
  - Erhöhtes Risiko für stressbezogene somatische und psychische Erkrankungen

Ressourcenanalyse:
- Körperliche/somatische Ressourcen (z.B. robuste Gesundheit, guter Schlaf)
- Intrapsychische und kognitive Ressourcen (z.B. hohe Intelligenz, hohe Sozialkompetenz)
- Interaktionelle/familiäre Ressourcen: Positive Beziehungserfahrungen mit Eltern(teilen), Partner:innen und weiteren familiären und außerfamiliären Bezugspersonen
- Soziale und kulturelle Ressourcen (z.B. Freude am Singen im Chor, am Lesen, am Basketballspielen)
- Materielle Ressourcen

Problemfördernde und aufrechterhaltende/chronifizierende Faktoren und Lösungsversuche (Eigendynamik der Störung), z.B.:
- System-/Familien-/Paarstabilisierende Funktion von Störungen (z.B. Fokus auf das Kind, das nicht allein schlafen kann, könnte Eltern auch davor „schützen", dass Konflikte über Sexualität deutlicher werden)
- Vermeidungs-/Sicherheitsverhalten (z.B. bei Angst- oder Sexualstörungen, PTBS)
- Eigendynamik der Störung (z.B. bei Substanzabhängigkeit)
- „Sekundärer Krankheitsgewinn" (z.B. endlich Schonung für Burnout-Patientin nach der Depressionsdiagnose)
- Erwartungen der Patient:innen bzgl. der Störung(en), Beziehungen und Psychotherapie (z.B. „Katastrophenerwartungen" bei bestimmten Störungen [z.B. kPTBS] und nach traumatischen Beziehungserfahrungen in Familie, Psychotherapie, Medizin)

Systemanalyse (Einbindung des Symptoms in den Kontext), Hypothesen zu:
- Wechselwirkungen zwischen Symptomatik und Kontext, insbesondere familiären Beziehungsstrukturen und dem sozialen, kulturellen, politischen, aber auch dem individuell-psychologischen und dem biologischen/somatischen Kontext:
  - Direkte Einflüsse (z.B. dass das Kind in der Schule „versagt", steht im Zusammenhang damit, dass es durch strenges Erziehungsverhalten der Eltern sehr gestresst ist)
  - Indirekte Einflüsse (z.B. dass das Kind einnässt, steht in Zusammenhang damit, dass die nächtlichen Streitigkeiten der Eltern belastend sind)
  - Zirkuläre interaktionelle Wechselwirkungsprozesse und Beziehungsstrukturen (siehe folgenden Abschnitt zur Systemanalyse)
  - Transgenerationale Muster und Weitergabeprozesse (siehe Genogramm)
  - Störungsrelevante intrapsychische Muster
- unterschiedlichen Bedeutungsgebungen
  - Variierende Sichtweisen und Grundüberzeugungen in Familie, Kultur, Religion
  - Bedeutung(en), die die Person und die Bezugspersonen den Problemen geben

Gemeinsam entwickelte Therapieziele

Besonders wichtig ist die innere Haltung, die systemischen Fallkonzepten zugrunde liegt.

Merke

Da die Zusammenarbeit mit der Familie (und ggf. dem außerfamiliären Umfeld) Priorität hat, sollte die Nutzung von Begriffen, die (implizit oder explizit) anklagend oder beschuldigend klingen könnten, vermieden werden. Je stärker der Kontext berücksichtigt wird – einschließlich individueller Unterschiede in den Reaktionen, Intentionen, Sichtweisen und Wahrnehmungen – um so größer ist die Chance, dass die Fallkonzeptualisierung „non-blaming", nützlich und inklusiv wird.

Es ist auch bedeutsam, dass systemische Therapeut:innen in ihren Fallkonzeptualisierungen (und den Patient:innen und deren Familie gegenüber) sehr klar vermitteln, dass ein Trigger (auslösender Faktor) für Veränderungen in der Symptomatik nicht „die Ursache" für die Symptomatik ist, sondern „nur" ein Faktor, der mit einer Veränderung assoziiert ist. Außerdem sollte betont werden, dass in der Regel alle Beteiligten gute Absichten haben (Baudinet et al., 2021).

Da mehrere der im Kasten dargestellten Elemente zur systemisch-integrativen Fallkonzeptualisierung verfahrensübergreifend relevant sind – nämlich das präsentierte Problem, die Symptomatik und ICD-10-Diagnose(n), auslösende und verschlimmernde Faktoren, prädisponierende Risikofaktoren, problemfördernde und aufrechterhaltende bzw. chronifizierende Faktoren (siehe Kapitel 17.2) – und da auch die Ressourcenanalyse bereits in Kapitel 17.2 genauer beleuchtet wird, konzentrieren sich die folgenden Ausführungen auf die Systemanalyse sowie die systemische Behandlungsplanung.

Systemanalyse

Der zentrale und vermutlich herausforderndste Abschnitt der systemischen Fallkonzeptualisierung ist die Erarbeitung der *Systemanalyse* mit dem Fokus auf Hypothesen zu etwaigen Wechselwirkungen zwischen Symptomatik und Kontext. Hier liegt das Augenmerk auf wiederkehrenden Mustern, Wechselwirkungen und zirkulären Interaktionsmustern. Auf der horizontalen Ebene können hier „Teufelskreise" oder zirkuläre „Tänze" eines Paars oder zwischen Familienmitgliedern beschrieben werden (siehe auch Johnson, 2021). Es kann z. B. so sein, dass ein Mann sich ständig von den Vorwürfen und Anklagen seiner Partnerin verfolgt fühlt und deshalb immer mehr abschottet und abends immer mehr Alkohol trinkt. Das wiederum enttäuscht die Partnerin, die dann noch mehr das Bedürfnis hat, ihn mit – aus ihrer Sicht – berechtigter Kritik über seinen Rückzug und seinen Alkoholkonsum zu konfrontieren. So entstehen interaktionelle „Teufelskreise". Allerdings können nicht alle Systemmitglieder gleich viel Einfluss ausüben aufgrund ihres unterschiedlichen Entwicklungsstands (Kinder vs. Erwachsene), unterschiedlicher sozioökonomischer, politischer oder auch physischer und geistiger Kräfte. Insofern gibt es auch (positive und negative) zirkuläre Kreisläufe zwischen Eltern und Kindern (z. B., wenn das vielschreiende Baby die Mutter stresst, die Mutter sich verkrampft, Angst hat, dass sie das Kind nie beruhigen kann, das Baby die Körperspannung der Mutter spürt und noch mehr schreit), bei denen jedoch die Eltern viel mehr Macht und viel mehr Möglichkeiten haben, zu Veränderungen beizutragen, als die Kinder.

Es kann aber auch um vertikale Muster, also um die transgenerationale Weitergabe z. B. von Bindungsmustern oder gar Bindungstraumata von einer Generation an die nächste gehen – was fast immer unbewusst und ohne „böse Absichten" passiert und deshalb sehr vorsichtig und respektvoll beschrieben werden sollte. Bedeutsam können auch früh verinnerlichte Beziehungsmuster sein (z. B. Opfer-Täter-Muster), die von Kindheitserfahrungen mit den Eltern geprägt sind und dann in späteren Lebensphasen erneut – unabsichtlich – gelebt werden, z. B. in Partnerschaften oder in Beziehungen zu eigenen Kindern.

Systemische Therapeut:innen notieren und zeichnen solche zirkulären oder transgenerationalen Muster oft auf (siehe Kapitel 12). Wichtig dabei ist der Kontextbezug und die Kultursensibilität (siehe Kapitel 36). Systemische Hypothesen beschreiben *Symptome als „sinnvoll" und funktional* (aktuell oder zumindest früher im Leben des:der Patient:in oder in der Familiengeschichte) und bemühen sich um *„beidäugiges Sehen"*, also um eine wertschätzende ressourcenorientierte Sicht, sowie auch darum, Belastungen und Traumata ernst zu nehmen. Mit einem Fokus auf Neutralität und Allparteilichkeit wird versucht, allen anwesenden und abwesenden (auch verstorbenen) Familienmitgliedern gerecht zu werden. Das allerdings hat ethische und rechtliche Grenzen, etwa bei Gewalt und Missbrauch. Hilfreich bei der Hypothesenentwicklung sind hier besonders symbolisch-metaphorische Verfahren wie Genogramm und Skulptur (siehe Kapitel 12; Lieb, 2021; Retzlaff, 2021; Sydow & Borst, 2018).

Auch Schlüsselwörter und -sätze sowie wiederkehrende nonverbale Kommunikationsmuster sollten beachtet werden (z. B. eine klagende oder laute aggressive Stimme, Tränen, Seufzen, wegwerfende Handbewegungen oder ein permanent abgewandter Blick). Nonverbale Muster explizit anzusprechen kann von Patient:innen als Eingriff in die Privatsphäre erlebt werden. Es ist aber wichtig. Therapeut:innen sollten daher vorsichtig und respektvoll klären, ob ein Ansprechen akzeptabel ist (Lieb, 2020).

Anders als z. B. in der klassischen Psychoanalyse ist in der Systemischen Therapie konstruktive *Hypothesentransparenz* mit Sicherung der „gemeinsamen Grundlage" wesentlich. Nachdem erste Hypothesen entwickelt wurden, holen Therapeut:innen die Zustimmung ihrer Klient:innen ein, eine „Vermutung" mitzuteilen. Falls diese das nicht wünschen, wird die Hypothese nicht mitgeteilt. Meist aber interessieren sich die Patient:innen dafür. In diesem Fall formulieren Therapeut:innen ihre Hypothesen in möglichst klarer und nicht abwertender Sprache und veranschaulichen sie ggf. auch mithilfe einer Skizze (eines Teufelskreises, eines „Tanzes" oder eines Genogramms). Danach werden die Patient:innen (und ihre Angehörigen) ermuntert, zu sagen, was sie über diese Hypothesen denken – also auch ihren Widerspruch und ihre Kritik mitzuteilen (Lieb, 2020, 2021).

17.4.4 Therapieplanung

Die Therapieplanung orientiert sich in der Systemischen Therapie wesentlich an den gemeinsam erarbeiteten Therapiezielen und der Fallkonzeptualisierung, die ebenfalls mit den Klient:innen besprochen wurde. Eine wesentliche Maxime des therapeutischen Handelns ist es, nur so wenig wie gewünscht und nötig zu intervenieren – und keinesfalls mehr als gewünscht (siehe Kapitel 20; de Shazer, 2012).

17.4.4.1 Zielklärung

Während im Rahmen klassisch kognitiv-verhaltenstherapeutischer Therapie eine genaue Problembeschreibung und -analyse der Zielklärung vorangestellt wird, wird in systemischen Ansätzen (z. B. de Shazer, 2012) direkt mit der Klärung des therapeutischen Auftrags bzw. der Therapieziele begonnen. Ein wichtiges Element ist hier die *„Wunderfrage"* aus der lösungsorientierten Kurzzeitherapie (de Shazer & Dolan, 2008), die in Kapitel 20 beschrieben wird. Bei detaillierter Exploration der Veränderungen, die nach dem nächtlichen „Wunder" eingetreten sind, ergeben sich meist viele Ansatzpunkte für wünschenswerte Veränderungen. Die Ziele sollten möglichst positiv und konkret formuliert werden (also statt „Mich weniger depressiv fühlen" eher „Morgens nach dem Aufwachen sofort aufstehen, mir ein Müsli mit frischen Erdbeeren zubereiten, das neue Kleid anziehen ..."). Solche konkreten Ziele können dann auf der *Goal Attainment Skala* (GAS; Kiresuk & Sherman, 1968) notiert werden.

Da Patient:innen meist mehrere Ziele verfolgen, sollte erkundet werden, in welchem Verhältnis diese zueinander stehen; dabei kann es nützlich sein, diese auf Kärtchen zu notieren, um sie sortieren zu können. Welche Ziele sind am wichtigsten? Welche Ziele stehen womöglich im Konflikt miteinander? Oftmals bestehen *Zielkonflikte*. Das können sowohl innere Zielkonflikte von Patient:innen sein als auch Konflikte zwischen den Zielen von Patient:innen, Bezugspersonen und Behandelnden. Wenn Zielkonflikte erkennbar sind, sollten diese besprochen und es sollte versucht werden, übergeordnete, für alle beteiligten Personen (und alle inneren Anteile eines Individuums) akzeptable Ziele zu identifizieren. Wenn sich z. B. ein Patient mit sozialer Phobie in einer Systemischen Therapie im Mehrpersonensetting wünscht, dass seine belastete Ehe gerettet wird, seine Frau jedoch Unterstützung bei der Trennung sucht, so könnte die Therapeutin als gemeinsames Ziel vorschlagen, zu klären, ob (und ggf. wie) die Ehe erhalten werden könnte, und Wege zu finden, die beide dabei möglichst psychisch stabil halten.

Wie in Kapitel 17.2 dargestellt, können *Skalierungsfragen* dabei helfen, einzuschätzen, wo Patient:innen aktuell stehen, welche Ziele realistisch im Rahmen der begrenzten Therapiestunden erreichbar sind und wie viele Schritte es bis zum Ziel sind und wie die nächsten Schritte konkret ausgestaltet werden können (De Jong & Berg, 2003). Schon zum Ende des Erstgesprächs kann zum Beispiel gefragt werden, was der nächste allerkleinste Schritt auf dem Weg zum Ziel wäre. Hier sollen dann möglichst konkrete Antworten gefunden werden (z. B. „Erdbeeren kaufen").

17.4.4.2 Planung der einzusetzenden systemischen Interventionen und Manuale

Die Behandlung kann auf einer individualisierten Therapieplanung basieren, also spezifische systemische Interventionen nennen (siehe Kapitel 20), die eingesetzt werden sollen, sie kann sich an störungsübergreifenden Therapiemanualen orientieren, wie dem Leeds-Manual für Systemische Familientherapie (Stratton & Hanks, 2018) oder der Integrativen Systemischen Therapie (IST; Pinsof, 2018; Pinsof et al., 2017), sie kann sich aber auch an störungsspezifischen Ansätzen (siehe Sydow & Borst, 2018) oder an störungsspezifischen Therapiemanualen orientieren (für einen Überblick siehe Tabelle 20.2 auf S. 311 in Kapitel 20.6). Diese systemischen Manuale werden an anderer Stelle ausführlicher beschrieben (siehe Sydow & Borst, 2018). Die meisten dieser Manuale liegen nur in englischer Sprache vor, lediglich das Londoner Manual „Systemische Paartherapie bei Depressionen" (Borst & Sydow, 2018; Jones & Asen, 2002), das systemisch-integrative Manual zur Emotionsfokussierten Paartherapie (EFT; Holzberg & Seiferth, 2018; Johnson, 2021) sowie das Manual zur Multidimensionalen Familientherapie (MDFT) für Jugendliche mit Substanzkonsumstörungen und ihre Familien (Gantner & Liddle, 2018; Spohr et al., 2011) wurden ins Deutsche übertragen. Konkrete Beispiele für individualisierte systemische Fallkonzeptualisierungen und Behandlungspläne finden sich bei Retzlaff (2021).

17.4.4.3 Planung des Behandlungssettings

Eine wichtige Frage in der Systemischen Therapie ist die nach dem oder den *Behandlungssetting(s)*, in dem bzw. in denen gearbeitet werden soll. In der Systemischen Therapie gibt es – wie auch in den anderen Richtlinienverfahren – nämlich nicht nur die Einzel- und die Gruppentherapie, sondern auch das *Mehrpersonensetting* (MPS), das es ermöglicht, regelmäßig oder gelegentlich Partner:innen, Familienangehörige und/oder andere relevante private Bezugspersonen oder Mitbehandler:innen mit in die Therapie einzubeziehen, und gruppentherapeutische Mehrpersonensettings, auch *Multifamiliengruppen* (MFG), bei dem mehrere Patient:innen gemeinsam mit ihren relevanten Bezugspersonen behandelt werden. Es ist es auch möglich, Einzeltherapie mit Mehrpersonensetting oder/und Gruppe zu kombinieren. Entscheidend für die Therapieplanung ist dabei jeweils die Frage, welche Personen zur Erreichung der Therapieziele am wichtigsten sind (Lieb, 2021).

Indikationen für den Einbezug von Bezugspersonen im MPS sind der Wunsch der Patient:innen (und der Angehörigen), deutliche Zusammenhänge zwischen Symptomatik und Beziehungskontext oder, dass Bezugspersonen als belastend und/oder belastet erlebt werden und/oder als wichtige Ressourcen. Gerade bei Patient:innen mit komplexen Störungen kann auch der Einbezug anderer professioneller Bezugspersonen (Ärzt:innen, Betreuer:innen, Pflegekräfte usw.) sinnvoll sein, bei Kindern und Jugendlichen auch der Einbezug des schulischen Kontexts oder des Jugendamtes.

Wichtig ist, dass Kontraindikationen beachtet werden, die einen Einbezug der Angehörigen verbieten, wie z. B. Gewalt oder Missbrauch, der durch Täter:innen geleugnet wird, oder auch der Wunsch nach einem „eigenem Raum" bei den Patient:innen (siehe Kapitel 38 und 39; Retzlaff, 2021; Sydow, 2018b).

Im Folgenden wird basierend auf dem Beispiel von Frau W., deren Genogramm bereits in Kapitel 12 dargestellt wurde (siehe S. 166), eine (verkürzte) systemische Fallkonzeptualisierung und Therapieplanung skizziert.

Fallbeispiel: Frau W.

Symptomatik. Die gepflegt aussehende 40-jährige Frau W. berichtet von depressiven Symptomen (Probleme, aus dem Bett zu kommen, Schlafstörungen, gedrückte Stimmung, Erschöpfung). Sie würde sich zum Arbeiten zwingen und habe keine Freude mehr am Leben. Suizidalität bestünde nicht. Sie konsumiere zeitweise sehr viele ungesunde Lebensmittel, um sich zu trösten. Sie habe schon mehrfach im Leben solche belasteten Phasen gehabt. Schon seit ca. zwei bis drei Jahren fühle sie sich im Job überlastet und kaum wertgeschätzt. Ende des Vorjahres sei es ganz schlimm gewesen (ihre Erschöpfung und ihr unkontrolliertes Essen), als sie beruflich extrem belastet war und ständig reisen musste. Sie sei äußerst unglücklich im Beruf und komme da aber nicht raus. Sie habe für nichts mehr Energie und arbeite nur noch. Sie arbeite als angestellte Architektin (50 bis 60 Stunden pro Woche) und sei „seit Ewigkeiten" Single.

Lebensgeschichte. Frau W. wuchs als Einzelkind mit beiden Eltern auf. Die Eltern beschreibt Frau W. beide als liebevoll, aber auch belastet. Die Mutter (1950 geboren, Sekretärin) kämpfte immer um ihre schlanke Figur, litt offenbar unter Bulimie und nehme schon lange Antidepressiva. Es kam in der Kindheit der Patientin zu heftigen Auseinandersetzungen zwischen den Eltern, bei denen der Vater (1946 geboren, Lehrer) der Mutter gegenüber gewalttätig war, was die Patientin zutiefst ängstigte. Beide Elternteile stammen aus Familien mit einer Flucht- und Vertreibungsgeschichte. Die Mutter der Mutter musste aus Ostpreußen fliehen und dabei mitansehen, wie ihre Tante von russischen Soldaten erschossen wurde. Die Mutter des Vaters floh aus Pommern. Erst als Erwachsene erfuhr die Patientin von ihrer Mutter, dass ihr Vater nicht – wie sie angenommen hatte – der Sohn des Ehemannes der Großmutter väterlicherseits sei, sondern dass er nichtehelich geboren worden und möglicherweise ein Besatzungskind gewesen sei. Die Großmutter väterlicherseits entwickelte nach dem Krieg eine schwere psychische Störung, an der der Sohn sich die Schuld gegeben habe. Der Sohn – also der Vater der Patientin – spreche über all das nicht.

Frau W. sei als angeblich „pummeliges Kind" bereits mit acht Jahren von der Mutter zur ersten Diät genötigt worden. Der Konsum von Süßigkeiten war im Elternhaus verboten – sie aß sie heimlich. Bis in die Gegenwart haben ungesunde Lebensmittel für sie eine wichtige tröstliche Funktion. Sie hat immer wieder drastische Diäten gemacht – diese waren auch erfolgreich, doch danach nahm sie sehr schnell wieder zu. Sie erinnert ihre Kindheit nur wenig. Der Vater förderte die Patientin schulisch und intellektuell, gleichzeitig fürchtete sie seine gewalttätige Seite, die er aber nie gegen die Tochter wandte. Von der Mutter fühlte sich Frau W. kontrolliert, aber sie empfand auch viel Mitgefühl mit der sichtlich belasteten Mutter und sorgte sich schon als Kind um sie, was bis heute anhält. Seit dem Alter von neun oder zehn Jahren hatte die Patientin immer wieder Phasen, in denen sie sich traurig und allein fühlte, sich sehr zurückzog und ihr Leben als einsam und freudlos empfand. Sie war als Jugendliche übergewichtig und wurde in der Schule gemobbt. Ihren Eltern gegenüber hat sie weder die bedrückten Phasen noch das Mobbing erwähnt. Ende des Vorjahres erlitt der Vater einen schweren Herzinfarkt.

Die Patientin machte erst eine kaufmännische Lehre, dann Abitur und studierte dann Architektur. So gelang es ihr, ihren beruflichen Traum zu verwirklichen. Sie arbeitet sehr viel, weiß dass sie gut in ihrem Job ist – fühlt sich für ihre Leistung aber nicht hinreichend wertgeschätzt und stark überlastet. Es ist für sie nahezu unmöglich, sich von ihrer Arbeit zu distanzieren oder Arbeitsaufgaben abzulehnen.

Sie hat gute Freundinnen. Frau W. wünscht sich eine Partnerschaft und Kinder – hat aber gleichzeitig das Gefühl, wegen ihres Gewichts sei es fast unmöglich, einen passenden Partner zu finden. Sie fühle sich wegen ihrer Adipositas unattraktiv, berichtet auch von demütigenden Bemerkungen, die Fremde über ihr Gewicht machen würden. Sie hatte bisher nur wenige kurze Affären mit Männern, die sexuell an ihr interessiert waren, sich aber nicht öffentlich und längerfristig zu ihr bekennen wollten, was z.T. sehr schmerzhaft für die Patientin war.

Diagnosen. F33.1 Rezidivierende Depression, gegenwärtig mittelgradige Episode; Verdacht auf F50.9 Binge-Eating-Störung; Verdacht auf F66.01 Adipositas Grad II (BMI = 39,9 laut Aussage der Patientin).

Systemisches Erklärungsmodell. Vor dem Hintergrund mutmaßlich traumatischer Erfahrungen der beiden Großmütter (Zweiter Weltkrieg, Flucht aus dem Osten – also vermutlich extreme Hungererfahrungen; Großmutter mütterlicherseits: Zeugin der Erschießung ihrer Tante; Großmutter väterlicherseits: bekam einen Sohn von einem fremden Soldaten) entwickelten beide Großmütter ausgeprägte Ängste und mutmaßlich psychische Probleme. Diese Traumata konnten vermutlich nie verarbeitet werden, da z.B. die Umstände der Zeugung des Vaters der Patientin durch einen fremden Soldaten (Vergewaltigung?) komplett tabuisiert wurden. Vermutlich haben beide Eltern eher belastete Bindungserfahrungen gemacht. Der Vater der Patientin habe sich immer verantwortlich für die psychische Störung seiner Mutter gefühlt. Er zeigte zeitweise gewalttätige Wutausbrüche gegenüber seiner Frau, die die Patientin als Kind schwer belasteten. Die Mutter von Frau W. entwickelte offenbar Depressionen und eine Obsession bezüglich Essen und Schlankheit und nötigte ihre Tochter sehr früh zu Diäten. Die Kindheit der Patientin war geprägt durch das Zusammenleben mit zwei Elternteilen, die beide wahrscheinlich schwer traumatisiert bzw. belastet sind und vor diesem Hintergrund – trotz ihres Bemühens, der Tochter eine liebevolle Kindheit zu bieten – die Tochter auch schwer belasteten: Die Mutter gab möglicherweise (unabsichtlich) ihre Essstörung weiter, indem sie die Tochter bereits frühzeitig zu Diäten und permanent kontrolliertem Essverhalten nötigte, wogegen die Tochter dann mit Essattacken rebellierte. Darüber hinaus leiden Mutter und Tochter unter Depressionen (Genetik? Erziehung/Umwelt?). Der Vater wurde einige Male gegenüber der Mutter gewalttätig und die Patientin fühlte sich von klein auf verantwortlich dafür, fürsorglich zu ihren Eltern zu sein (Parentifizierung) und alles Belastende mit sich allein auszumachen, um die Eltern nicht noch mehr zu belasten (z. B. nicht über die Mobbing-Erfahrungen zu sprechen). Vor diesem Hintergrund konnte sie bisher nur wenig Bindungssicherheit entwickeln. Durch ihr Übergewicht und die Stigmatisierung von Übergewichtigen in der Gesellschaft wird ihr ohnehin labiles Selbstwertgefühl weiter belastet. Ihr Selbstwertgefühl beruht entscheidend auf ihrer beruflichen und intellektuellen Leistungsfähigkeit und ihrer feinfühligen Fürsorglichkeit. Sie grenzt sich bisher kaum von den Eltern ab, insbesondere nicht von der Mutter – genauso wenig wie von den Anforderungen ihres Arbeitsplatzes.

Auslöser der depressiven Episode vor Therapiebeginn waren vermutlich extremer beruflicher Stress, der Herzinfarkt ihres Vaters und evtl. auch ihr Lebensalter, da sie sich eigentlich eine Partnerschaft und Kinder wünscht.

Ressourcen. *Aufseiten der Patientin*: Hohe Intelligenz und beruflicher Erfolg, stabile Freundschaften, ausgeprägte Feinfühligkeit und ausgeprägtes Verantwortungsgefühl gegenüber anderen, attraktives Aussehen. *Aufseiten der Herkunftsfamilie*: Fähigkeit, extreme Traumata zu überleben, Fähigkeit, auch sehr belastete Beziehungen weiterzuführen, Liebe, Förderung auf intellektueller Ebene.

Behandlungsplan. Bei der Behandlungsplanung sollten folgende Punkte priorisiert werden, die im Rahmen einer systemischen Langzeittherapie über 36 Stunden im Einzelsetting – und falls gewünscht auch im Mehrpersonensetting mit den Eltern – erarbeitet werden können (siehe Kapitel 20; Retzlaff, 2021):

- Aufbau einer tragfähigen Arbeitsbeziehung (*Joining*, Auftragsklärung, Würdigung von Ambivalenzen, Ressourcenexploration, traumasensible Haltung).
- Wissensabgleich bezüglich Depressionen und Essstörungen (Psychoedukation).
- Systemischen Kontext von depressiver Stimmung und von Essanfällen erkunden (Stimmungs- und Ess-Tagebuch mit Notizen zum Kontext).
- Ressourcen nutzen (Ausnahmen erkunden; positive Umdeutungen; siehe de Shazer, 2012).
- Eigene Geschichte und Familiengeschichte ansehen und neue Sinngebung finden (Genogrammarbeit) und – soweit von der Patientin gewünscht – Gespräche im Mehrpersonensetting mit den Eltern (Klären der Erfahrungen und der Verantwortlichkeiten).
- Stärken der Differenzierung der Patientin von ihrer Herkunftsfamilie, ihrer Selbstwahrnehmung, Selbstregulation und ihrer Selbstfürsorge, besonders bzgl. ihrer Emotionen und ihrer Ernährung.
- Stärkung des Selbstmitgefühls der Patientin – vielleicht auch bei ihren Eltern: Verständnis zeigen, dass die Aufarbeitung dieser Extrembelastungen damals unmöglich war und das „Einkapseln" der mutmaßlichen Traumata damals die bestmögliche Lösung.
- Klärung ihrer Wünsche bzgl. Partnerschaft und Mutterschaft; Hinterfragen ihrer Grundannahme, dass sie nur als schlanke Frau einen Partner finden könne.
- Klärung ihrer Wünsche bzgl. beruflicher Arbeit und Privatleben; Unterstützung dabei, beruflich und in ihrer Freizeit den richtigen Platz zu finden oder diesen zu entwickeln.
- Ermunterung der Patientin, medizinisch abzuklären, was ihr mit ihrem Übergewicht helfen könnte (Ernährungsberatung, Sportprogramme, evtl. auch weitere medizinische Interventionen).
- Zukunftsorientierung, auch Rückfallprophylaxe: Proaktive Lebensgestaltung, Bejahung eigener Wünsche, Visionen für die nahe und fernere „Zukunft".

Auch in der Systemischen Therapie ist *Psychoedukation* von Patient:innen und Angehörigen bedeutsam (siehe Kapitel 17; Bäuml & Pitschel-Waltz, 2018; Retzlaff, 2021); dabei werden die Fragen und Anliegen aller Beteiligten ernst genommen. Hilfreich sind auch weitere Informationsmaterialien in Printform oder im Internet wie Ratgeber, Patientenleitlinien, Betroffenenberichte („peer education"; siehe Sydow, 2018a). Außerdem sollte auch über etwaige Risiken und Nebenwirkungen von Psychotherapie aufgeklärt werden (Strauß, 2018), wie z. B. Nichtveränderungen oder Verschlechterungen der Symptomatik oder verstärkte Beziehungskonflikte.

17.4.4.4 Therapieantrag

Die Regeln, die bei einem Therapieantrag zu berücksichtigen sind, werden ausführlicher in Kapitel 17.1 beschrieben. Es können unterschiedliche Therapiekontingente beantragt werden (siehe Kapitel 16). In der systemischen Therapie Erwachsener liegt das Stundenkontingent einer Langzeitterapie bei 36 Stunden (das maximale Stundenkontingent umfasst 48 Stunden). Sofern gleich eine Langzeittherapie beantragt wird, müssen Therapeut:innen bei der Antragstellung einen *Bericht an den:die Gutachter:in* (PTV3) verfassen, in dem Symptomatik, Störungsgenese und -modell sowie Therapieplan beschrieben werden (Retzlaff, 2021).

Literatur

Baudinet, J., Simic, M. & Eisler, I. (2021). Formulation in eating disorder focused family therapy: Why, when and how? *Journal of Eating Disorders, 9*, 97. https://doi.org/10.1186/s40337-021-00451-3

Bäuml, J. & Pitschel-Waltz, G. (2018). Psychoedukation. In K. von Sydow & U. Borst (Hrsg.), *Systemische Therapie in der Praxis* (S. 226–237). Weinheim: Beltz.

Borst, U. & Sydow, K. von (2018). Systemische Paartherapie bei Depressionen (Londoner Manual). Kap. 71. In: K. von Sydow & U. Borst (Hrsg.), *Systemische Therapie in der Praxis* (S. 775–783). Weinheim: Beltz.

De Jong, P. & Berg, I. K. (2003). *Lösungen (er-)finden*. Dortmund: Verlag Modernes Lernen.

de Shazer, S. (2012). *Der Dreh: Überraschende Wendungen und Lösungen in der Kurzzeittherapie*. Heidelberg: Carl Auer.

de Shazer, S. & Dolan, Y. (2008). *Mehr als ein Wunder. Die Kunst der lösungsorientierten Kurzzeittherapie*. Heidelberg: Carl Auer.

Eells, T. D. (2015). *Psychotherapy case formulation*. Washington, DC: American Psychological Association. https://doi.org/10.1037/14667-000

Gantner, A. & Liddle, H. (2018). Multidimensionale Familientherapie (MDFT). Kap. 81. In: K. von Sydow & U. Borst (Hrsg.), *Systemische Therapie in der Praxis* (S. 856–849). Weinheim: Weinheim: Beltz.

Holzberg, O. & Seiferth, A. (2018). Emotionsfokussierte Paartherapie (EFT). Kap. 72. In: K. von Sydow & U. Borst (Hrsg.), *Systemische Therapie in der Praxis* (S. 784–789). Weinheim: Weinheim: Beltz.

Johnson, S. (2021). *Praxis der Emotionsfokussierten Paartherapie* (2. Aufl.). Paderborn: Jungfermann.

Jones, E. & Asen, E. (2002). *Wenn Paare leiden: Wege aus der Depressionsfalle*. Dortmund: Borgmann.

Kassenärztliche Bundesvereinigung (KBV). (2020). *Leitfaden zum Erstellen des Berichts an die Gutachterin oder den Gutachter – PTV3 (Muster)*. Verfügbar unter: https://www.kbv.de/media/PTV3_web.pdf

Kiresuk, T. J. & Sherman, R. E. (1968). Goal attainment scaling: A general method for evaluating comprehensive community mental health programs. *Community Mental Health Journal, 4*, 443–453. https://doi.org/10.1007/BF01530764

Lieb, H. (2020). Auf den Punkt gebracht: Individualität und Verallgemeinerung in der Fallkonzeption. In M. Rufer & C. Flückiger (Hrsg.), *Essentials der Psychotherapie: Praxis und Forschung im Diskurs* (S. 69–82). Bern: Hogrefe.

Lieb, H. (2021). Systemische Therapie. In M. Dieckmann, M. Becker & M. Neher (Hrsg.), *Faber/Haarstrick. Kommentar Psychotherapie-Richtlinien* (12. Aufl., S. 73–86). München: Elsevier.

Malzer-Gertz, M., Gloger, C., Martin, C. & Luger-Schreiner, H. (2020). *Therapie-Tools: Selbstmitgefühl*. Weinheim & Basel: Beltz.

McCubbin, H. I. & Patterson, J. M. (1983). The family stress process: The double ABCX model of adjustment and adaptation. *Marriage & Family Review, 6*, 7–37. https://doi.org/10.1300/J002v06n01_02

Nicolai, L. (2018). Ressourcenaktivierung und positive Umdeutung. In K. von Sydow & U. Borst (Hrsg.), *Systemische Therapie in der Praxis* (S. 182–193). Weinheim: Beltz.

Pinsof, W. (2018). Integrative Systemische Therapie (IST). In K. von Sydow & U. Borst (Hrsg.), *Systemische Therapie in der Praxis* (S. 963–975). Weinheim: Beltz.

Pinsof, W., Breunlin, D. C., Russell, W. P., Lebow, J., Rampage, C. & Chambers, A. (2017). *Integrative Systemic Therapy*. Washington, DC: American Psychological Association.

Retzlaff, R. (2021). *Systemische Therapie, Fallkonzeption, Antragsverfahren – Ein praktischer Leitfaden*. Heidelberg: Carl Auer.

Rief, W. & Strauß, B. (2021). Ein verfahrensübergreifendes Modell für psychische Störungen als Grundlage der Therapieplanung. In W. Rief, E. Schramm & B. Strauß (Hrsg.), *Psychotherapie – Ein kompetenz-orientiertes Lehrbuch* (S. 57–64). München: Elsevier.

Spohr, B., Gantner, A., Bobbink, J. & Liddle, H. (2011). *Multidimensionale Familientherapie. Jugendliche bei Drogenmissbrauch und Verhaltensproblemen wirksam behandeln*. Göttingen: Vandenhoeck & Ruprecht.

Stratton, P. & Hanks, H. (2018). Das Leeds-Manual für Systemische Familientherapie. In K. von Sydow & U. Borst (Hrsg.), *Systemische Therapie in der Praxis* (S. 790–798). Weinheim: Beltz.

Strauß, B. (2018). Risiken und Nebenwirkungen. Kap. 87. In: K. von Sydow & U. Borst (Hrsg.), *Systemische Therapie in der Praxis* (S. 912–919). Weinheim: Beltz.

Sydow, K. von (2018a). Hilfreiche Literatur (und Medien) für Klienten und Therapeuten. In K. von Sydow & U. Borst (Hrsg.), *Systemische Therapie in der Praxis* (S. 309–318). Weinheim: Beltz.

Sydow, K. von (2018b). Indikationen und Kontraindikationen. In K. von Sydow & U. Borst (Hrsg.), *Systemische Therapie in der Praxis* (S. 134–141). Weinheim: Beltz.

Sydow, K. von (2024). *Systemische Fallkonzeptualisierungen*. Manuskript eingereicht zur Publikation.

Sydow, K. von & Borst, U. (Hrsg.). (2018). *Systemische Therapie in der Praxis*. Weinheim: Beltz.

Vogt-Hillmann, M. & Burr, W. (2009). *Lösungen im Jugendstil. Systemisch-lösungsorientierte Kreative Kinder- und Jugendlichentherapie* (3. Aufl.). Dortmund: Borgmann.

17.5 Fallkonzept und Therapieplanung in der Neuropsychologischen Psychotherapie

Patrizia Thoma

Inhaltsübersicht

17.5.1 Einleitung

Im Falle neuropsychologischer Störungen spielen sehr häufig mehrere Aspekte zusammen, die einerseits mit Auswirkungen hirnorganischer Veränderungen im engeren Sinne und andererseits mit psychischen Reaktionen darauf assoziiert sind, und im Rahmen der Fallkonzipierung berücksichtigt werden müssen. Das neuropsychologische Fallkonzept beinhaltet daher regelhaft neben spezifischen neuropsychologischen Störungsmodellen (siehe Kapitel 33 bis 33.6) die in den Kapiteln 17.2 bis 17.4 beschriebenen Aspekte und Analysen. Häufig sind das Modelle und Herangehensweisen der Kognitiven Verhaltenstherapie (KVT; Luppen und Stavemann, 2023), ebenso können aber auch Fallkonzeptionen der Systemischen Psychotherapie (ST), gerade im Hinblick auf die Arbeit mit Angehörigen, sinnvoll integriert werden. Auch Fallkonzeptionen der Tiefenpsychologisch fundierten Psychotherapie (TP) wurden für die Klinische Neuropsychologie diskutiert (Kaplan-Solms & Solms, 2003).

Wie in Kapitel 16 bereits beschrieben, bildet das Vorliegen einer erworbenen Hirnschädigung oder Hirnerkrankung in Kombination mit diagnostizierten neuropsychologischen Beeinträchtigungen gegenwärtig die Voraussetzung für die Aufnahme einer ambulanten Neuropsychologischen Psychotherapie. Das hat zur Folge, dass im Vordergrund einer neuropsychologischen Behandlung in der Regel zunächst eine primär organisch bedingte problematische Verhaltensänderung (z. B. Reizbarkeit, Impulsivität und aggressives Verhalten nach einem Schädel-Hirn-Trauma) und/oder beeinträchtigte kognitive Funktionen (z. B. Einschränkungen von Gedächtnis, Aufmerksamkeit und Handlungssteuerung) stehen. Diese gilt es unter Anwendung entsprechender Störungsmodelle (näher beschrieben in den Kapiteln 33 bis 33.6) für Patient:innen auf Basis der Ergebnisse einer ausführlichen neuropsychologischen Diagnostik zu individualisieren.

Zusätzlich tragen jedoch häufig z. B. dysfunktionale Kognitionen (z. B. „Alle halten mich seit dem Schädel-Hirn-Trauma für einen Versager. Ich bekomme nichts mehr auf die Reihe."; siehe Kapitel 2), nicht selten vor dem Hintergrund autobiografisch erworbener Verarbeitungsschemata (z. B. „Ich muss immer 150 % leisten, sonst bin ich ein Versager und nichts wert!") zu maladaptivem Umgang (z. B. in Form von permanenter Überforderung der eigenen nun begrenzten Verarbeitungsressourcen oder depressiven Krisen) mit den organisch bedingten Einschränkungen bei. Darüber hinaus ist es eher die Regel als die Ausnahme, dass das soziale Umfeld der Patient:innen, vor allem im Falle schwerwiegender neurologischer Erkrankungen (z. B. bei demenziellen Verläufen oder nach schweren Schädel-Hirn-Traumata), von der Problematik der Patient:innen erheblich mitbetroffen ist und zum Teil durch ungünstige Reaktionen (mangelndes Verständnis für die fehlende Belastbarkeit oder dysfunktionale Aufmerksamkeitszuwendung bei unangemessenem Sozialverhalten) das vorliegende Grundproblem noch verschlimmert. Der Beitrag der unterschiedlichen Faktoren muss analysiert und dann integrativ gewichtet und behandelt werden. Der Verfahrensorientierung des:der Neuropsychologischen Psychotherapeut:in entsprechend kann die Fallkonzeption dementsprechend schwerpunktmäßig alle in den Kapiteln 17.2 bis 17.4 vorgestellten und daher an dieser Stelle nicht erneut ausgeführten Analysen und Methoden der KVT, ST oder TP beinhalten. Jedoch sind bisweilen Anpassungen und die Integration der neurobiologischen Perspektive erforderlich. So ist z. B. spezifisch zu eruieren, ob und ggf. zu welchen Anteilen eine apathische Wesensänderung nach Schädel-Hirn-Trauma (siehe Kapitel 33.5) primär organisch bedingt ist oder zum Teil auch depressiv mitverursacht ist (und somit nach Stimmungsaufhellung besser modifizierbar) oder aber durch Reaktionen der Umwelt unterstützt wird (Angehörige nehmen den Betroffenen beispielsweise alle Arbeit ab und neigen zur Überbehütung).

17.5.2 Therapieplanung in der Neuropsychologischen Psychotherapie

Besonderheiten der Therapieplanung in der Neuropsychologischen Psychotherapie werden in Kapitel 21 ausführlich dargestellt. Darüber hinaus spielen, je nach Verfahrensorientierung der behandelnden Therapeut:innen, Aspekte der in den Kapiteln 17.2 bis 17.4 beschriebenen verfahrensspezifischen Vorgehensweisen eine Rolle. Wie bereits beschrieben muss zu Beginn der Therapie im Rahmen der Fallkonzeption genau spezifiziert werden, welchen Anteil organisch bedingte kognitive Beeinträchtigungen sowie affektive und Verhaltensänderungen an der Problematik haben und inwiefern zusätzlich z. B. dysfunktionale Kognitionen, autobiografische Verarbeitungsschemata, ungünstige Reaktionen der Umwelt etc. eine Rolle spielen. Gegebenenfalls müssen systemische Probleme (z. B. überforderndes Verhalten der Angehörigen) oder dysfunktionale Kognitionen (z. B. „Ich darf auf keinen Fall Pausen machen, sonst schaffe ich ja noch weniger.") mit Methoden der KVT, ST oder TP behandelt werden, bevor die eigentliche Arbeit an den neuropsychologischen Problemen (z. B. der Umgang mit Aufmerksamkeitsstörungen und kognitiver Ermüdung durch ein effektives Pausenmanagement und Priorisierung von Aufgaben) beginnen kann. Auch wird eine neuropsychologische Behandlung der Gedächtnis- oder Aufmerksamkeitsprobleme weder etwas bringen noch sinnvoll sein, solange ein:eine Patient:in aufgrund seiner:ihrer Situation schwer depressiv oder gar suizidal ist. Grundsätzlich gilt: Je stärker die Betroffenen organisch hinsichtlich ihrer eigenen Steuerungs- und Einsichtsfähigkeit beeinträchtigt sind, desto mehr muss direkt an den Umweltbedingungen und zum Teil mit den Angehörigen gearbeitet werden. Bei kognitiv stärker beeinträchtigten neurologischen Patient:innen, gerade bei gleichzeitig verminderter Störungswahrnehmung, bietet es sich im Rahmen der Neuropsychologischen Psychotherapie an, z. B. Analysen situationsbezogener Kognitionen (siehe Kapitel 17.2) durch Wahrnehmungen und Beobachtungen von Angehörigen in den problematischen Situationen zu ergänzen und Angehörige auch unter einer systemischen Perspektive in die Behandlung einzubeziehen.

Bei der Zielplanung ist in der Neuropsychologischen Psychotherapie in besonderem Maße darauf zu achten, dass die angestrebten Ziele tatsächlich erreichbar sind. Psychoedukation bildet dabei einen essenziellen Bestandteil der Behandlung. Patient:innen und ihre Angehörigen müssen darüber aufgeklärt werden, dass die Folgen der erworbenen Hirnschädigungen und -erkrankungen aufgrund ihrer organischen Verursachung keineswegs für alle Zeit in unveränderlicher Form bestehen bleiben müssen (dies gilt insbesondere für Aufmerksamkeitsprobleme). Gleichzeitig muss eine realistische Behandlungsprognose vermittelt werden, da sich manche Beeinträchtigungen (z. B. schwere Gedächtnisdefizite nach Abklingen der akuten Phase) aller Wahrscheinlichkeit nach tatsächlich nicht (komplett) zurückbilden werden. Angehörige müssen wissen, dass manche Verhaltensänderungen der Betroffenen (z. B. bei Apathie) keineswegs auf mangelnden Willen zurückzuführen sind.

Zum Ende der probatorischen Sitzungen ist, aufbauend auf den vorhergehenden Überlegungen, mit den Patient:innen gemeinsam ein Therapieplan zu erarbeiten und in der Akte zu dokumentieren.

Literatur

Kaplan-Solms, K. & Solms, A. (2003). *Neuro-Psychoanalyse: Eine Einführung mit Fallstudien*. Stuttgart: Klett-Cotta.

Luppen, A. & Stavemann, H. H. (2023). *Integrative Kognitive Verhaltenstherapie (IKVT) in der Neuropsychologie*. Tübingen: DGVT-Verlag.

C. Angewandte Psychotherapie: Verfahrensspezifische Interventionen

18 Kognitiv-verhaltenstherapeutische Interventionen

André Wannemüller

Inhaltsübersicht

In diesem Kapitel werden gängige, in der Kognitiven Verhaltenstherapie (KVT) häufig eingesetzte Methoden und Strategien vorgestellt, die aber nicht zwangsläufig der verhaltenstherapeutischen Tradition entstammen. Der Fokus wird auf deren inhaltliche Beschreibung, therapeutische Umsetzung, postulierte Wirkmechanismen und Wirksamkeit gelegt. Indikationsaspekte, also Fragestellungen, die sich mit der Abwägung des Für und Wider einer Empfehlung der Methode für einzelne Störungsbilder beschäftigen, werden überwiegend in den jeweiligen Störungskapiteln (siehe Teil III in diesem Band) diskutiert. Aus Platzgründen kann auf die theoretische Einbettung und historische Entwicklung der Methoden jeweils nur verkürzt eingegangen werden. Außerdem darf die folgende Darstellung nicht als vollständig verstanden werden.

18.1 Operante Methoden

Alle in diesem Abschnitt vorgestellten Methoden beruhen auf der beobachtbaren Beziehung, die zwischen einem spontan auftretenden (operanten) Verhalten und auf dieses Verhalten folgenden Konsequenzen besteht. Durch diese Beziehung wird die zukünftige Auftretenswahrscheinlichkeit des Verhaltens maßgeblich mitbestimmt und deshalb wird sie von der Lerntheorie als zentral für die Verhaltenssteuerung angesehen (siehe auch Kapitel 18.2 und Kapitel 2). Grundsätzlich führen angenehme oder positive Konsequenzen („Belohnungen"), die auf ein Verhalten folgen, z. B. elterliches Lob bei adäquatem kindlichen Essverhalten, zu einer gesteigerten Auftretenswahrscheinlichkeit des Verhaltens (positive Verstärkung), und negative Konsequenzen („Bestrafungen"), z. B. elterlicher Tadel bei inadäquatem kindlichen Essverhalten zu einer sinkenden Auftretenswahrscheinlichkeit. Als negative Verstärkung wird die auf ein Verhalten folgende Linderung oder sogar der vollständige Wegfall eines unangenehmen Zustandes verstanden. Positive und negative Verstärkungen steigern die Auftretenswahrscheinlichkeit und -häufigkeit des Verhaltens. Im Gegensatz dazu führen die direkte und indirekte Bestrafung zu einer Senkung der Auftretenswahrscheinlichkeit des Verhaltens. Direkte Bestrafung kennzeichnet dabei eine auf ein Verhalten folgende unangenehme oder negative Konsequenz. Indirekte Bestrafung („response cost“) kennzeichnet den auf ein Verhalten folgenden Wegfall angenehmer Reize, z.B. den Entzug von Privilegien bei Gefängnisinsass:innen, die gegen die Gefängnisordnung verstoßen haben. Erfolgt auf ein Verhalten keine erkennbare Konsequenz, wird es ebenfalls seltener gezeigt bzw. verschwindet sogar ganz aus dem Verhaltensrepertoire, was als Löschung bezeichnet wird (siehe Tabelle 18.1).

Neben dem Verstärkerwert einer Konsequenz wirkt sich auch die Kontingenz, d.h. die Regelmäßigkeit, mit der auf ein Verhalten eine Konsequenz eintritt, auf die Auftretenswahrscheinlichkeit des Verhaltens aus. Erfolgt z.B. eine positive Konsequenz jedes Mal auf ein Verhalten, wird das Verhalten also sehr kontingent verstärkt, steigt seine Auftretenswahrscheinlichkeit zunächst steil an. In diesem Fall kann neues Verhalten schnell aufgebaut bzw. im Falle einer kontingenten Bestrafung auch schnell abgebaut werden. Geht es allerdings darum, Verhalten langfristig aufrechtzuerhalten, ist es eher sinnvoll, das Zielverhalten nicht jedes Mal, sondern unregelmäßig („intermittierend“) zu verstärken, denn dann ist es besonders löschungsresistent. Die intermittierende Verstärkung ist ein wichtiger Faktor beispielsweise für die Aufrechterhaltung und Persistenz problematischen Spielverhaltens, denn die Spieler:innen wissen, dass sie irgendwann mit einer Belohnung zu rechnen haben, wenn sie nur lang genug durchhalten und weiterspielen.

Tabelle 18.1: Formen von Belohnung und Bestrafung

	Darbietung	Entzug
Positiver Reiz	Positive Verstärkung (C+) *„Belohnung“* 	Indirekte Bestrafung (Ȼ+) *„response cost“* 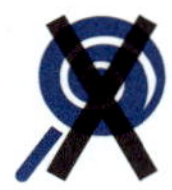
Negativer Reiz	Direkte Bestrafung (C–) 	Negative Verstärkung (Ȼ–) *„Erleichterung“* 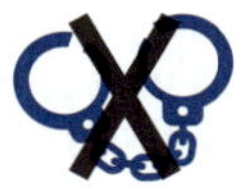
Kein Reiz	Löschung *„Time-out“*	

Tabelle 18.2: Strategien zum Aufbau von erwünschten Verhaltensketten

Bezeichnung	Inhaltliche Umsetzung	Beispiele
Shaping (Verhaltensformung)	• Zunächst wird jede Annäherung in Richtung Zielverhalten verstärkt. • Die Anforderungen werden schrittweise erhöht, was zu weiterer Verstärkung führt. • Am Ende führt nur noch die Ausführung des Zielverhaltens zu Verstärkung.	Ein Kind mit Sprachbehinderung soll lernen, mehr und korrekt zu sprechen. • Zunächst wird jede Lautäußerung verstärkt, • dann werden nur noch die Laute verstärkt, die Worten ähneln, • später werden nur noch korrekt ausgesprochene Worte verstärkt, • zuletzt werden korrekte Wortfolgen bzw. ganze Sätze verstärkt.
Prompting und Fading	• Hilfestellung wird angeboten, wenn selbst einfachstes Annäherungsverhalten ausbleibt. • Durch direkte Einwirkung (Anordnung, Modell, direkte Hilfestellung) wird Zielverhalten herbeigeführt, das dann verstärkt wird. • Später werden Hilfestellungen schrittweise zurückgenommen („fading out“).	• Die Therapeutin souffliert zu Beginn eines Rollenspiels der hilflos wirkenden Patientin mögliche Sätze, mit denen sie ungerechtfertigte Aufforderung ihres Chefs nach Wochenendarbeit sozial kompetent zurückweisen kann, und lobt sie dann für die Anwendung der Sätze (Prompting). • Die Therapeutin belohnt Zielverhalten (Aufräumen) eines Neuankömmlings in der Wohngruppe zunächst mit 30 Minuten Fernsehzeit. In der dritten Woche wird die Fernsehzeit auf 20 Minuten und in der vierten Woche auf 10 Minuten reduziert. Ab dem zweiten Monat wird das Verhalten dann gar nicht mehr verstärkt („fading out“).

Tabelle 18.2: Fortsetzung

Bezeichnung	Inhaltliche Umsetzung	Beispiele
Chaining (Verhaltensverkettung)	• Eine Verhaltenssequenz wird in einzelne Schritte zerlegt. • Patient:innen werden für die Ausführung des letzten Schrittes in der Verhaltenskette verstärkt. • Verhaltensaufbau erfolgt „rückwärts".	Ein Kind soll Zähneputzen lernen. • Das Kind nimmt die Zahnbürste in die Hand (dabei wird ihm geholfen), • es befeuchtet die Zahnbürste (dabei wird ihm geholfen), • es öffnet die Zahnpastatube (dabei wird ihm geholfen), • es gibt Zahnpasta auf die Zahnbürste (dabei wird ihm geholfen), es steckt die Zahnbürste in den Mund (dies soll es selbst machen und erst dafür wird es verstärkt).

18.1.1 Auf positiver Verstärkung aufbauende Strategien

Im Rahmen von kognitiv-verhaltenstherapeutischen Behandlungen werden verschiedene Strategien zum Aufbau erwünschten Verhaltens eingesetzt, die auf mehrfach und in unterschiedlicher Weise eingesetzter positiver Verstärkung beruhen (siehe Tabelle 18.2).

Auch Münzverstärkerprogramme („token economy") sind ein Beispiel für auf positiver Verstärkung beruhende Verhaltensprogramme. Im klinischen Kontext kommen sie meist bei Gruppen von Patient:innen (z.B. Bewohner:innen von Pflegeheimen, delinquente jugendliche Heimbewohner:innen) im stationären oder teilstationären Setting zum Einsatz. Dabei legen die Therapeut:innen beim Start des Programms fest, welche Verhaltensweisen „erwünscht" und damit Teil des Programms sind und wie viele Tokens (z.B. Chips oder Spielmünzen) sie wert sind. So könnte z.B. in einem Wohnheim für Menschen mit Behinderungen festgelegt werden, dass das Benutzen von Messer und Gabel während des Essens zwei Tokens „wert" ist und das anschließende Einräumen des Geschirrs in die Spülmaschine drei Tokens. Die Tokens können dann anschließend, z.B. einmal pro Woche, gegen andere Verstärker, z.B. Süßigkeiten, Getränke oder Zigaretten, eingetauscht werden.

18.1.2 Auf Bestrafung aufbauende Interventionen

Auf direkter Bestrafung basierende Interventionen spielen in der KVT heute nur eine untergeordnete Rolle und sahen sich sowohl aus ethischer als auch aus inhaltlicher Perspektive in den letzten hundert Jahren immer wieder Kritik ausgesetzt. Letztere beruhte insbesondere auf der Annahme, dass eine hohe Wahrscheinlichkeit bestehe, dass Patient:innen auf bestrafende Methoden ablehnend oder sogar reaktant reagierten, durch diese Methoden Verhalten nicht langfristig abgebaut und Alternativverhalten schlechter aufgebaut werden könne (z.B. Thorndike, 1932). Letzteres ist jedoch nicht eindeutig bewiesen und zumindest kurzfristig kann auch durch strafende Methoden eine Reduktion unerwünschter Verhaltensweisen erreicht werden (z.B. Mackintosh, 1974), insbesondere wenn die Bestrafung kontingent auf das unerwünschte Verhalten folgt (z.B. kann der kurze Schmerz nach kräftigem Fletschen eines am Armgelenk befestigten Gummibandes in Reaktion auf den Impuls, zur Zigarette zu greifen, Patient:innen in der Rauchentwöhnungsphase die Initiierung des Rauchrituals durchaus verleiden). Wie im genannten Beispiel der Raucherentwöhnung wird heute die Verabreichung von Strafreizen in der therapeutischen Arbeit noch am ehesten eingesetzt, wenn es darum geht, automatisiert ablaufende unerwünschte Verhaltensweisen bereits in der Entstehung zu unterbrechen (die Bestrafung erfolgt bereits auf den ersten Impuls bzw. den ersten Gedanken an das unerwünschte Verhalten) und den Patient:innen so zu ermöglichen, sie wieder unter ihre willentliche Kontrolle zu bringen und ggf. ein Alternativverhalten zu zeigen. Es versteht sich aber von selbst, dass der Einsatz von direkter Bestrafung nur in enger Absprache mit den Patient:innen und durch sie selbst initiiert erfolgen darf. Außerdem ist es von Vorteil, den Patient:innen im Anschluss an die Bestrafung auch erwünschte Verhaltensalternativen aufzuzeigen.

Deutlich häufiger als direkte Bestrafung kommt indirekte Bestrafung („response cost") im therapeutischen Kontext zum Einsatz. Sie ist auch weniger umstritten als auf direkter Bestrafung beruhende Methoden und kann z.B. ein sinnvolles Ergänzungselement im Rahmen der geschilderten Münzverstärkerprogramme sein. Dann können Patient:innen, die an einem Tokenprogramm teilnehmen, nicht nur Tokens gewinnen, indem sie gewünschte Verhaltensweisen zeigen, sondern auch wieder verlieren, wenn sie Verhaltensweisen zeigen, die zuvor als Fehlverhalten definiert wurden (z.B., mit dem Essen herumzuschmieren).

18.1.3 Auf negativer Verstärkung aufbauende Interventionen

Rein auf negativer Verstärkung beruhende Programme sind dem Autor nicht bekannt. Die stationäre Behandlung der Anorexia nervosa kann aber, auch wenn sie von den Autor:innen mechanistisch anders konzipiert wurde (Jacobi et al., 2004), als in Teilen auf dem Prinzip der negativen Verstärkung basierend verstanden werden. Dabei müssen die Patient:innen bei Ankunft in der Klinik alle potenziellen Verstärker (Mobiltelefon, Schminkutensilien, Zeitschriften, Bücher etc.) abgeben und finden sich somit bei Behandlungsbeginn in einem sehr reizarmen Setting wieder. In diesem Stadium der Behandlung nehmen die Patient:innen die Mahlzeiten gemeinsam mit ihren Therapeut:innen ein, die jedes essenanbahnende Verhalten (z.B., die Gabel in die Hand zu nehmen) im Rahmen eines klassischen Shaping-Ansatzes verstärken. Wenn die Mahlzeit eingenommen wurde, werden die Patient:innen dann mit Fernseh-, Lese- oder Handyzeit etc. belohnt. Die Autor:innen des Programms argumentieren, dass die Abgabe aller Verstärker zu Beginn der Behandlung und das Schaffen einer weitgehend verstärkerfreien Umgebung dazu dient, den Belohnungswert der eingesetzten Verstärker zu steigern, und sehen das Programm daher vor allem auf positiver Verstärkung basierend. Die Argumentation, eine reizarme Umgebung sei per se für die Patient:innen unangenehm und „Essen" habe einen negativen Verstärkerwert, weil es zu einer Linderung der unangenehmen Lebenssituation der Patient:innen durch eine schrittweise Anreicherung ihrer Lebenswelt führe, ist aber nach Meinung des Autors ebenfalls valide.

18.1.4 Auf Löschung aufbauende Interventionen

Auf Löschung basierende Interventionen kommen in der KVT oftmals in Form sogenannter „Time-out"-Strategien zur Anwendung, bei denen alle potenziellen Verstärker eines Verhaltens entzogen werden. Sie werden z.B. regelmäßig in der Behandlung von externalisierenden Störungen im Kindes- und Jugendalter eingesetzt (siehe Kapitel 32.2). Sie funktionieren in der Regel so, dass ein Kind nach Zeigen eines zuvor transparent kommunizierten und bekannten Fehlverhaltens, z.B. offen aggressiven Verhaltens gegenüber anderen Kindern, für eine kurze Zeit (z.B. zwei Minuten) aus der Situation entfernt und in eine reizarme Umgebung gebracht wird. Meist wird hierfür ein leerer Raum verwendet. Wichtig ist, dass der „Time-out"-Moment zeitlich sehr kontingent und unmittelbar auf das Fehlverhalten folgt und dass dem Kind zuvor das Fehlverhalten und die darauffolgende Konsequenz (also der „Time-out") verständlich und klar kommuniziert wurde. Da „Time-out"-Strategien für die zu behandelnde Person (z. B das Kind) zuweilen auch mit negativen Konsequenzen verbunden sein können (z.B. könnte sich das Kind vor den anderen Kindern schämen, wenn es aus dem Raum gebracht wird, oder sich im „Time-out"-Raum langweilen), kann die „Time-out"-Strategie nicht eindeutig von bestrafenden Strategien abgegrenzt werden.

18.1.5 Wirksamkeit operanter Methoden in der KVT

Die verhaltenssteuernde Wirkung von operanten Methoden kann spätestens seit Forschungsergebnissen im Zusammenhang mit der klassischen Lerntheorie Skinners als unbestritten gelten. Da operante Methoden allerdings sehr basale Methoden der Verhaltenssteuerung darstellen, die in der Regel nicht als alleiniges Therapieelement eingesetzt wurden, liegen bislang kaum Nachweise für einzelne operante Methoden in der KVT vor. Es gibt allerdings zahlreiche Belege für die Wirksamkeit von operanten Methoden zum Abbau furchtbedingter Vermeidung (z.B. Dymond, 2019) und im Rahmen von komplexen Therapieprogrammen, wie z.B. für affektive Störungen (z.B. Hautzinger, 2013), Essstörungen (z.B. Legenbauer & Vocks, 2014) und Schlafstörungen (z.B. Hermann et al., 2009). Auch im Rahmen von hoch wirksamen Elterntrainings, wie z.B. Triple P (Sanders, 2008, siehe Kapitel 43), nehmen sie eine zentrale Funktion ein, sodass ihre Wirksamkeit sowohl für die Behandlung als auch die Prävention psychischer Störungen als bestätigt betrachtet werden kann.

18.2 Methoden des Selbstmanagements

Die Förderung der Selbstkontrolle, der Selbststeuerung und der Selbstregulation, die oftmals begrifflich etwas unscharf verwendet werden und sich alle im Konzept des „Selbstmanagements" vereinen, gehört zu den absoluten Kernzielen der KVT. Sie kennzeichnen grundsätzlich den Erwerb von Strategien, die bei Patient:innen die Möglichkeit verbessern, ihr Verhalten selbstständig und unabhängig von externer, therapeutischer Unterstützung auf die Erreichung selbstbestimmter Ziele hin auszurichten und Widerstände auf dem Weg hin zu einer erwünschten Verhaltensmodifikation zu überwinden. Der Begriff der „Selbstkontrolle" bezeichnet dabei zumeist einen günstigen, d.h. einen die Verhaltensmodifikation fördernden Umgang mit Zielkonflikten. Häufige Zielkonfliktkonstellationen sind zumeist entweder dadurch gekennzeichnet, dass „unerwünschte" Verhaltensweisen unmittelbar positive Konsequenzen haben (z.B., eine Partyeinladung bei Freund:innen anzunehmen, obwohl am kommenden Tag eine mündliche Prüfung ansteht und man sich vorgenommen hatte, den Tag mit Lernen zu verbringen) oder das „erwünschte" Verhalten unmittelbar negative aber langfristig positive Konsequenzen hat (z.B. die Inkaufnahme schweren Muskelkaters nach anstrengendem Krafttraining mit Blick auf die angestrebte Traumfigur). Selbststeuerungs- und Selbstregulationsfähigkeiten sind Voraussetzungen dafür, dass Selbstkontrolle überhaupt stattfinden kann, denn sie versetzen die Person in die Lage, aktiv einzugreifen und physiologische sowie mentale Zustände so zu regulieren und zu steuern, dass es möglich ist, das Zielverhalten zu verfolgen, Hindernisse auf dem Weg dorthin zu überwinden und „Versuchungen" zu widerstehen. Um beim obigen Beispiel zu bleiben: Auf eine unmittelbar angenehme Partyeinladung verzichten zu können, erfordert Selbststeuerungs- und Regulationskompetenzen. Diese können z.B. darin bestehen, sich aktiv auf positive Konsequenzen einer angestrebten guten Prüfungsleistung zu fokussieren, oder umgekehrt, sich potenziell unliebsame Konsequenzen eines Prüfungsversagens vor Augen zu führen, sich gleichzeitig ablenkende Gedanken an attraktive Partygäste zu untersagen und ein eventuell damit verbundenes Sehnsuchtsgefühl zu regulieren. Im Folgenden werden verschiedene Methoden vorgestellt, die unterschiedliche Prozesse und Bedingungsfaktoren erfolgreichen Selbstmanagements fokussieren.

18.2.1 Selbstbeobachtung

Selbstbeobachtung besteht in der Beobachtung und Registrierung eigener, prinzipiell bewusstseinsfähiger innerpsychischer oder offensichtlicher Prozesse und Verhaltensreaktionen. So könnte z.B. eine Patientin mit einer Zwangsstörung im Rahmen einer Selbstbeobachtungsübung feststellen, wie häufig sie den Impuls verspürt, infolge blasphemischer Gedanken ein „Vaterunser" beten zu wollen. Eine Patientin mit Reizdarmsyndrom könnte Selbstbeobachtungsstrategien dazu nutzen, einen Überblick über die Anzahl täglicher Stuhlgänge und zuvor konsumierter Speisen zu erlangen, und ein Patient mit problematischem Glücksspielverhalten könnte durch eine Selbstbeobachtung einen Eindruck davon bekommen, wie viele Stunden pro Woche er mit Online-Sportwetten verbringt.

Im therapeutischen Prozess kann die Selbstbeobachtung sowohl diagnostischen Zwecken als auch dem Selbstmanagement der Patient:innen dienen. Letztgenannter Aspekt ergibt sich insbesondere daraus, dass die Beobachtung eigener Verhaltensweisen häufig bereits zu einer Änderung ihrer Erscheinung und Auftretenshäufigkeit führen kann. So hat z.B. die eigene Beobachtung des Rauchverhaltens bereits einen „reaktiven" Einfluss auf die Inhalationstiefe des Zigarettenrauchs und die Rauchhäufigkeit (McFall, 1970), denn durch die Beobachtung steigt der Grad der Bewusstheit der Handlung und damit auch die Möglichkeit, diese kritisch zu beurteilen. Neben dieser „Feedbackfunktion" tragen auch an der Selbstbeobachtung beteiligte operante Prozesse zu ihrer reaktiven Wirkung bei. Beobachten zu müssen, wie man, wie im Beispiel des Rauchverhaltens, einer „Versuchung" nachgibt, hat bereits selbst vielfach eine bestrafende Wirkung. Auf der anderen Seite hat die Selbstbeobachtung erwünschter Reaktionen, z.B., dem Drang zu widerstehen, sich nach dem Benutzen vermeintlich verunreinigter Gegenstände sofort waschen zu wollen, zumeist eine unmittelbar belohnende Funktion. Aus messtheoretischer Sicht und in Bezug auf die diagnostische Funktion der Selbstbeobachtung sind die geschilderten reaktiven Einflüsse aber problematisch, denn wenn die reine Beobachtung bereits das Messergebnis beeinflusst, ist letztlich keine messfehlerfreie Erfassung des „wahren Wertes" mehr möglich. Daher ist es ratsam, diagnostische Informationen nicht ausschließlich mithilfe der Selbstbeobachtung zu generieren, sondern z.B. auch fremdanamnestische Informationen einzubeziehen.

Zur Selbstbeobachtung können verschiedene Mittel eingesetzt werden, z.B. Tagebücher (physischer oder elektronischer Art). Sie dienen sowohl der Erfassung eines vorher definierten Zielverhaltens (z.B. Phasen depressiver Stimmung im Tagesverlauf) als auch antezedenter (vorausgehender) und konsequenter (nachfolgender) Bedingungen. So könnte der depressiven Stimmung z.B. ein Streit mit dem Ehepartner vorausgegangen sein und Alkoholkonsum zur Folge haben. Gerade bei sehr häufigen und stereotypen, habituellen Verhaltensweisen (z.B. Skin Picking, Fingerknacken, Tics etc.) ist eine retrospektive Erfassung in Tagebuchform jedoch oft nicht sinnvoll, weil das Verhalten so häufig und automatisiert gezeigt wird, dass es rückwirkend, selbst bei kleinen Zeitabständen zwischen Verhaltensäußerung und Protokollierung, kaum noch valide erfasst werden kann. Hier können z.B. per Knopfdruck bedienbare Zählapparate oder das Führen von einfachen Strichlisten Abhilfe schaffen. Auch gebräuchliche App-basierte Schrittzähler und die Erfassung anderer Vital-Parameter, z.B. in Fitness-Armbändern, können der Verhaltensbeobachtung dienen.

Während die bisher genannten Strategien vor allem der Erfassung der Verhaltenshäufigkeit dienen, bieten Zeitgeber- und Zeitnehmerstrategien die Möglichkeit, die Zeitintervalle von

Tabelle 18.3: Vorbereitung einer Selbstbeobachtung im Therapieprozess (modifiziert nach Kanfer & Gaelick-Buys, 1991)

Phase	Zu klärende Fragen
1. Psychoedukation	Was ist Selbstbeobachtung? Warum wird die Selbstbeobachtung eingesetzt? Was sind die Ziele der Selbstbeobachtung?
2. Definition des Zielverhaltens und Festlegung der Beobachtungsmethode	Welches Verhalten soll zum Gegenstand der Selbstbeobachtung werden? Werden Häufigkeiten beobachtet (ratsam bei gut beobachtbaren und kurzen Verhaltensweisen) oder Zeitspannen beobachtet (ratsam bei schlecht beobachtbaren und länger anhaltenden Verhaltensweisen)? Wird kontinuierlich beobachtet oder werden lediglich Zeitstichproben erhoben? (Letzteres ist ratsam bei sehr häufig auftretendem Verhalten oder wenn mehrere Zielverhalten gleichzeitig beobachtet und protokolliert werden sollen.)
3. Festlegung einer geeigneten Protokollmethode	Unter Verwendung welcher Protokollmethode ist die zeitnahe Erfassung des Zielverhaltens am besten gewährleistet? Wie detailliert sollen auch Antezedenten und Konsequenzen des Zielverhaltens protokolliert werden?
4. Wahl einer geeigneten Darstellungsmethode	Welche Darstellungsweise soll gewählt werden, um den Veränderungsprozess bestmöglich zu illustrieren?
5. Übung des Beobachtungsvorgangs	Ist den Patient:innen der Beobachtungsvorgang und die Protokollmethode klar? Ist sie praktikabel und anwendbar?

Problem- bzw. Zielverhalten zu markieren. Eine Zeitgeberstrategie könnte z. B. darin bestehen, mithilfe einer Stoppuhr Zeitintervalle zu markieren, in oder nach denen bestimmte Verhaltensweisen (z. B., gesundes Obst oder Gemüse zu essen) registriert oder gezeigt werden müssen. Andersherum können auch Zeitnehmerstrategien zum Einsatz kommen. In diesem Fall wird die Stoppuhr immer dann eingeschaltet, wenn ein bestimmtes Zielverhalten gezeigt wird (z. B. Aufräumen und Aussortieren von Unrat bei einem Patienten mit pathologischem Horten) und wieder abgeschaltet, wenn die festgelegte Tätigkeit beendet wird. Tabelle 18.3 beschreibt, wie eine Selbstbeobachtung im Therapieprozess vorbereitet werden kann.

18.2.2 Verhaltensverträge

„Nächstes Jahr nehme ich mir vor, mehr Sport zu machen", „Im nächsten Jahr will ich nicht wieder so viel arbeiten" oder „Nächstes Jahr will ich mal häufiger früher ins Bett gehen". Dies sind nur drei Beispiele für unzählige, an Silvesterabenden geäußerte „gute" Verhaltensänderungsvorsätze, von denen leider die allermeisten am Ende nicht in erwünschter Weise realisiert werden. Das liegt nicht zuletzt daran, dass sie zumeist sehr unpräzise und unkonkret formuliert sind. Das heißt, es bleibt – um bei den Beispielen zu bleiben – völlig unklar, was „mehr Sport machen" „weniger arbeiten" oder „früher ins Bett" eigentlich konkret bedeuten soll. Außerdem bleibt unklar, welche Strategien die Personen einzusetzen gedenken, um die angestrebte Verhaltensmodifikation tatsächlich zu erreichen. Ein Verhaltensvertrag, der im Therapiekontext zumeist zwischen Patient:in und Therapeut:in geschlossen wird, soll dabei helfen, die Wahrscheinlichkeit zu erhöhen, geplante Verhaltensmodifikationen erfolgreich umzusetzen, indem darin das Zielverhalten konkretisiert und Verstärkerstrategien bei (Teil-)Erreichung des Zielverhaltens festgelegt werden. Dadurch sollen den Patient:innen motivationale und kognitive Hilfestellungen an die Hand gegeben werden.

Das Prinzip von Verhaltensverträgen besteht darin, dass die Patient:innen und Therapeut:innen für eine angestrebte Verhaltensmodifikation (z. B. „mehr Sport treiben") konkret erarbeiten, wie das Zielverhalten genau aussehen soll und unter welchen kontextuellen Bedingungen es wie häufig und wann genau ausgeführt werden soll. Außerdem sollte der Vertrag mögliche positive Konsequenzen und, sollte das im konkreten Fall sinnvoll sein, auch Sanktionen beinhalten, die eintreten, sollte das Zielverhalten nicht wie vereinbart gezeigt werden.

Um das Commitment zu erhöhen und weil die angestrebte Verhaltensmodifikation nach Möglichkeit immer in der Lebenswelt der Patient:innen stattfinden soll, kann es manchmal sogar sinnvoller sein, die Vertragsinhalte zwar mit den Therapeut:innen zu erarbeiten, den Vertrag aber dann mit Angehörigen oder Freund:innen zu schließen (siehe folgendes Beispiel).

Fallbeispiel: Frau V.

Die 65-jährige Frau V. leidet an Diabetes. Ihre Ärztin rät ihr deshalb seit einigen Jahren eindringlich dazu, sich mehr zu bewegen. Bislang sind aber alle Bemühungen, mehr sportliche Aktivitäten in ihren Alltag zu integrieren, gescheitert. Ihre Therapeutin schlägt ihr daher vor, einen Vertrag zu erarbeiten, den sie mit ihrem Ehemann schließen kann, um ihr Ziel zu erreichen. In einem ersten Schritt bespricht sie dazu mit Frau V., welche sportlichen Aktivitäten sie sich am ehesten zutraut umzusetzen, wie lang eine „Sporteinheit" sein soll und wann und wie die Einheiten ausgeführt werden sollen, also zu welcher Tageszeit sie stattfinden und wie sie in Frau V.s Tagesablauf integriert werden sollen. Dabei stellt sich heraus, dass Frau V. sich zutraut, dreimal in der Woche jeweils nach dem Aufstehen vor dem Frühstück ein 20-minütiges „Senioren-Fitnessprogramm" zu machen, das ihr von der Diabetologin empfohlen wurde. In einem zweiten Schritt beschäftigen sich Frau V. und ihre Therapeutin damit, mögliche Belohnungen zu identifizieren, die sie sich unmittelbar zuteilwerden lassen kann, wenn sie erfolgreich ihre Sportübungen gemacht hat. Im Rahmen dieses Diskurses erkennt Frau V., dass ein morgendliches, gemütliches Frühstück mit ihrem Ehemann einen großen Verstärkerwert für sie hat. Nach Rücksprache mit ihrem Ehemann erklärt dieser sich dazu bereit, an den drei relevanten Tagen das Frühstück nach Frau V.s Wünschen vorzubereiten, sollte sie ihr Programm erfolgreich absolvieren, sodass diese Absprache Teil des Vertrages werden kann. Gleichzeitig beinhaltet der Vertrag aber auch die Vereinbarung, dass, sollte Frau V. die Übungen nicht machen, überhaupt kein gemeinsames Frühstück stattfindet.

Am Ende der Erarbeitung entsteht der folgende Vertrag:

Vertrag zur Einübung eines Fitnessprogramms

Ich, Angelika V., nehme mir von nun an vor, jeden Dienstag, Donnerstag und Samstag vor dem Frühstück, d. h. in der Regel zwischen 8.00 und 9.00 Uhr morgens, ein 20-minütiges Fitnessprogramm zu absolvieren, das mir meine Ärztin empfohlen hat.

Immer wenn es mir gelungen ist, das Programm erfolgreich zu absolvieren, belohnt mein Mann Dieter mich damit, ein gemütliches Frühstück vorzubereiten. Sollte ich nicht bis spätestens 10 Uhr morgens das Fitnessprogramm gemacht haben, fällt an dem jeweiligen Tag das gemeinsame Frühstück aus. Eine Ausnahme besteht nur an Tagen, an denen ich zu große Schmerzen habe, um das Programm zu absolvieren.

______________	______________	______________
Datum	Unterschrift Angelika V.	Unterschrift Dieter V.

Abbildung 18.1: Verhaltensvertrag von Frau V.

18.2.3 Stimuluskontrollstrategien

Das Kernprinzip aller Stimuluskontrollstrategien besteht darin, über die Manipulation von mit einem Verhalten in direkter Verbindung stehenden Reizkonstellationen, Kontrolle über dessen Auftretenswahrscheinlichkeit auszuüben. Der Grundgedanke dabei ist, dass problematische Verhaltensweisen in einen situativen Kontext eingebettet sind, sodass viele dieser situativ-kontextuellen Reize mit der Zeit zu diskriminativen Hinweisreizen für die Ausführung des Problemverhaltens werden. Umgekehrt wird im Fehlen solcher diskriminativer Hinweisreize ein Grund dafür gesehen, dass Menschen Schwierigkeiten haben, Verhaltensweisen wie gewünscht umzusetzen. Geht es also um die Stimuluskontrolle unerwünschter, problematischer Verhaltensweisen, z. B. des unerwünschten Konsums von Süßspeisen im Rahmen einer Adipositasbehandlung, gilt es, in einem ersten Schritt situative Bedingungen zu identifizieren, die mit dem problematischen Verhalten in Verbindung stehen (z. B. Fernsehen). Hierzu eignen sich z. B. die in Kapitel 18.2.1 geschilderten Verhaltensbeobachtungsstrategien. In einem zweiten Schritt gilt es, diese zu beseitigen bzw. das unerwünschte Verhalten in einen neuen „ungünstigeren“ Reizkontext einzubetten und dadurch seine Auftretenswahrscheinlichkeit zu senken.

Für Stimuluskontrollübungen relevante Reizkonstellationen und Ansatzstellen können dabei dem Zielverhalten vorausgehen („antezendente“ Bedingungen), parallel dazu bestehen („simultane“ Bedingungen) oder ihm nachfolgen („konsequente“ Bedingungen). Bei einem Patienten mit erektiler Dysfunktion, der vor dem geplanten Beischlaf pornografische Inhalte konsumiert, um seine körperliche Erregung zu steigern, kann dieses vorausgehende Verhalten eine Ansatzstelle für eine Stimuluskontrollübung sein. Und bei einer alkoholabhängigen Patientin kann der Besuch einer Kneipe die antezedente Bedingung sein, die sich als Ansatzstelle für eine Stimuluskontrollübung eignet. Der Versuch, anregende Gespräche während des Rauchens zu unterlassen, stellt eine Stimuluskontrollübung in Bezug auf simultane Bedingungen im Rahmen einer Rauchentwöhnung dar. Die therapeutische Absprache, nach dem eigentlich zur Linderung sozialer Ängste eingesetzten Cannabiskonsum auf den normalerweise daraufhin folgenden Clubbesuch zu verzichten, stellt einen Versuch dar, den Cannabiskonsum durch eine Modifikation antezedenter Bedingungen zu verändern (siehe folgendes Fallbeispiel).

Fallbeispiel: Herr S.

Herr S. meldet sich in einer Beratungsstelle für Suchterkrankungen, da er sich Sorgen über die Entwicklung seines Online-Pokerspielverhaltens mache. Er habe zwar schon immer gern Poker gespielt, sei dazu aber zumeist ein- bis zweimal pro Monat am Wochenende in ein nahes Casino gefahren. Seit Ausbruch der Corona-Pandemie, durch die er gezwungenermaßen vermehrt im Homeoffice an seinem Laptop arbeite, spiele er aber vermehrt auch online. Zu Beginn habe er das „noch ganz gut im Griff gehabt“, seit ca. einem Jahr beobachte er aber einen starken Anstieg der mit Pokern verbrachten Zeit und ertappe sich jüngst sogar dabei, seine frei einteilbare Arbeitszeit nach dem Beginn der Pokerturnierstartzeiten auszurichten. Er spiele dann, oft unter dem Vorwand, notwendige Überstunden zu machen, bis in den späten Abend. Eine vollständige Pokerspielabstinenz kann Herr S. sich nicht vorstellen. Nachdem Herr S. sein Pokerspielverhalten genau beobachtet und antezedente sowie simultane Bedingungen identifiziert hat, erarbeitet er gemeinsam mit der Psychotherapeutin das folgende Stimuluskontrollprogramm:

1. Insbesondere an sehr stressigen Arbeitstagen, wenn anspruchsvolle oder schwierige Kundengespräche anstehen, hat Herr S. anschließend ein großes Verlangen zu spielen (antezedente Bedingung).
   Strategie: Herr S. bespricht ab jetzt mit seiner Frau an jedem Wochenende die in der nächsten Woche anstehenden Termine. Für stressreiche Tage wird vereinbart, dass Herr S. nach der Arbeit zum Ziele des Stressabbaus eine halbe Stunde mit seiner Frau spazieren geht, bevor er mit dem Pokern beginnen darf. Außerdem darf nur maximal an einem stressreichen Tag in der Woche überhaupt gepokert werden.
2. Herr S. Spielverhalten nimmt deutlich zu, wenn er nach der Arbeit von der Familie unbeobachtet in seinem Arbeitszimmer spielt (simultane Bedingung).
   Strategie: Nach 18.00 Uhr verlässt Herr S. mit seinem Laptop sein Arbeitszimmer, sodass seine Familie mitbekommt, wenn er Poker spielt.
3. Herr S. hat zuletzt zunehmend Gefallen daran gefunden, mit seinen Mitspieler:innen zu chatten und sich über Spielstrategien auszutauschen (simultane Bedingung).
   Strategie: Wenn Herr S. Poker spielt, muss die Chat-Funktion ausgeschaltet werden, sodass Herr S. während des Spielens nicht mehr mit seinen „Pokerfreund:innen“ kommunizieren kann.
4. Die zwischendurch immer wieder zu verzeichnenden Geldgewinne motivieren Herr S. zum Weiterspielen, „um damit vielleicht den nächsten Familienurlaub zu finanzieren“ (konsequente Bedingung).
   Strategie: Geldgewinne werden ab jetzt gespendet und fließen nicht mehr der Familienkasse zu. Verluste müssen einmal im Monat der Familie transparent gemacht werden.

Steht hingegen der Aufbau erwünschten Verhaltens, z. B. das konzentrierte Erledigen von Hausaufgaben bei einem jugendlichen Patienten mit ADHS im Fokus der Stimuluskontrollstrategien, gilt es, situative Bedingungen, unter denen das Zielverhalten zukünftig stattfinden soll, wie z. B. die konkrete Gestaltung des Lernorts und der Lernumgebung sowie der Lernzeit so vorzunehmen, dass die Auftretenswahrscheinlichkeit konzentrierten Lernverhaltens dadurch gesteigert wird.

18.2.4 Wirksamkeit von Selbstmanagementverfahren in der KVT

Der Einsatz der meisten beschriebenen Selbstmanagementtechniken ist ein zentrales Element vieler Therapieprogramme und Behandlungsmanuale mit erwiesener Wirksamkeit in der KVT. Die meisten betonen die Wichtigkeit dieser Strategien in praktisch allen Phasen des therapeutischen Prozesses. Da sie jedoch in der Regel nicht ausschließlich zur Anwendung kommen, können für sie keine belastbaren Wirksamkeitsindizes berichtet werden.

18.3 Entspannungs- und achtsamkeitsbasierte Methoden

18.3.1 Entspannungsmethoden

Das Kernziel von Entspannungsverfahren besteht in der Herstellung eines angenehmen Erlebenszustandes für die Anwender:innen (subjektiver Effekt der Entspannung), der in der Regel mit messbaren physiologischen, motorischen, kognitiven und emotionalen Veränderungen einhergeht. Auf physiologischer Ebene sind ein gesenkter Energieumsatz (metabolischer Effekt), ein herabgesetzter Muskeltonus und eine Hemmung des Reflexgeschehens (neuromuskulärer Effekt), eine Verlangsamung der Atemfrequenz und Blutdrucksenkung (kardiovaskulärer Effekt) sowie eine Zunahme von Alpha- und Theta-Wellen bei der Gehirnaktivität (zentralnervöser Effekt) mögliche physiologische Effekte der Entspannung. Auf motorischer Ebene ist in der Regel eine Verlangsamung der Bewegungen oder eine weitgehende Bewegungslosigkeit zu beobachten. In Bezug auf kognitive Reaktionen berichten Menschen nach der Anwendung von Entspannungsstrategien häufig, währenddessen eine assoziative Lockerung ihrer Gedanken („Man denkt an alles und nichts") bemerkt zu haben. Der emotionale Effekt von Entspannung besteht in einem häufig mit der Entspannung einhergehenden angenehmen Wohlgefühl und einem Rückgang von Sorgen- und Angstemotionen (zur Vertiefung siehe Krampen, 2013).

In der KVT finden Entspannungsverfahren in zweifacher Weise Anwendung. Sie können einerseits der Senkung eines überdauernd gesteigerten Stress- und Aktivierungsniveaus dienen, z. B. in Form regelmäßig vor dem Schlafengehen eingesetzter Progressiver Muskelentspannung im Rahmen einer Behandlung von Schlafstörungen, also eher situationsunspezifisch zum Einsatz kommen. Andererseits können sie sehr konkret und situationsspezifisch der Bewältigung übertrieben starker körperlicher Veränderungen im Rahmen von Angst- und Furchtreaktionen dienen – wie z. B. bei Angstbewältigungs- oder Stressimpfungstrainings (siehe Kapitel 18.3.1.2 bis 18.3.1.3).

18.3.1.1 Progressive Muskelentspannung

Die progressive Muskelentspannung bzw. progressive Muskelrelaxation (PMR), die aufgrund ihres Entwicklers Edmund Jacobson manchmal auch „Jacobson-Entspannung" genannt wird (Jacobson, 1929), ist das in der KVT am häufigsten eingesetzte und in Bezug auf die Wirksamkeit auch am besten belegte Entspannungsverfahren. Sie funktioniert durch den Wechsel von muskulärer Anspannung und Entspannung, die bei den Anwender:innen insbesondere dann zu einem tiefen und anhaltenden Gefühl der Entspannung führen kann, wenn sie durch wiederholte Übung immer besser lernen, zwischen An- und Entspannungszuständen zu diskriminieren. Das Vorgehen bei der Jacobson-Entspannung umfasst die folgenden Schritte:

1. Finden eines ruhigen Ortes, an dem die Anwender:innen ungestört sind und sich bequem hinsetzen können.
2. Ausrichtung der Aufmerksamkeit auf den Atem und Beginn mit tiefer, gleichmäßiger Atmung.
3. Beginn mit der Anspannung einer Muskelgruppe, zum Beispiel, indem die Hände zu Fäusten geballt werden. Halten der Anspannung für ca. fünf bis sieben Sekunden, bevor sie langsam wieder gelockert wird.
4. Ausrichtung der Konzentration auf Entspannung und tiefe, gleichmäßige Atmung für ca. 20 bis 40 Sekunden.
5. Wiederholung der Schritte 2 bis 4 mit anderen Muskelgruppen, wie zum Beispiel den Oberarmen, den Schultern oder dem Gesicht.
6. Entspannung des gesamten Körpers innerhalb von 30 Minuten und Genuss des Entspannungsgefühls.

Die PMR wird häufig sowohl im Einzel- als auch im Kleingruppensetting eingesetzt.

18.3.1.2 Angstbewältigungstraining

Beim Angstbewältigungstraining (ABT) bildet die aktive Kontrolle von Angst und Furcht durch für die Anwendung in Stress- und Furchtsituationen modifizierte Entspannungsübungen das Kernstück der Intervention. Es gibt unterschiedliche Varianten des ABTs, die aber im Wesentlichen alle die folgenden Schritte beinhalten. Typischer Ablauf eines Angstbewältigungstrainings:

1. Die Patient:innen lernen die progressive Muskelentspannung (siehe Kapitel 18.3.1.1).
2. Die Patient:innen lernen die Angewandte Entspannung (Öst, 1987), z. B. nach den im folgenden Kasten dargestellten drei Schritten.
3. Die Patient:innen lernen im Rahmen von vorbereitenden *In-sensu*-Expositionsübungen (siehe Kapitel 18.6), erste Anzeichen aufkommender Angst- und Stresssymptome durch den sofortigen Einsatz von Angewandter Entspannung zu reduzieren bzw. zu kontrollieren.
4. Die Patient:innen wenden die Angewandte Entspannung in einer konkreten Angst- oder Stresssituation an.

Drei-Schritte-Programm der Angewandten Entspannung gegen Stress- und Furchtsymptome in spezifischen Situationen (nach Sartory & Wannemüller, 2010)

Bei täglicher, 30-minütiger häuslicher Übung außerhalb der Therapiesitzung erfordert jeder der folgenden drei Übungsschritte ungefähr eine Woche.

Schritt 1: Signalgekoppelte Entspannung

- Patient:innen sollen Wort oder Vorstellungsbild (z.B. Erinnerung aus der letzten Urlaubsreise) auswählen, das sie mit angenehmer, entspannender Erinnerung in Verbindung bringen.
- Patient:innen sollen jedes Mal an dieses Wort oder Bild denken, wenn CD-Instruktionen zur Entspannung auffordern, und Erinnerung während der Entspannung so gut wie möglich beibehalten.
- Patient:innen sollen darauf achten, welche Muskelgruppen sich gut entspannen lassen und in welchen Körperbereichen sie die Entspannung nicht gut spüren.

Ziel: Durch die häufige Verknüpfung zwischen Wort bzw. Bild und Entspannungszustand sollen das Wort oder Bild „Signalwirkung" für die darauffolgende Entspannung erlangen und die Patient:innen können sich zukünftig bei Abruf dieses Wortes oder Bildes besser entspannen.

Schritt 2: Individualisierte Entspannung

- Patient:innen beziehen nur noch Muskelgruppen in das Entspannungsprogramm ein, die sie zuvor bei der Signalkopplung gut entspannen konnten, und solche, von denen sie wissen, dass diese in der spezifischen Stress- oder Furchtsituation (z.B. bei Prüfungen) besonders entspannungsbedürftig sind.
- Muskelgruppen werden ab jetzt bei der An- und Entspannung zusammengefasst.
- Die Entspannung wird von der CD entkoppelt und die Patient:innen geben sich die Instruktionen selbst.

Ziel: Erschaffung einer fünf- bis maximal zehnminütigen signalgekoppelten individuellen Kurzentspannung.

Schritt 3: Differenzielle Entspannung („Entspannung in allen Lagen")

- Patient:innen sollen alle möglichen Stress- und negativen emotionalen Zustände im Alltag zur Anwendung ihres Kurz-Entspannungsprogramms nutzen und so die Diskrepanz zwischen der Übungs- und der intendierten Anwendungssituation der Entspannung (Stress- oder Furchtsituation) reduzieren.

Ziel: Die Patient:innen sollen in die Lage versetzt werden, sich kontextunabhängig zu entspannen und die Entspannung konkret gegen Stress- und negative Gemütszustände anzuwenden.

18.3.1.3 Stressimpfungstraining

Das Stressimpfungstraining (SIT; Meichenbaum, 1985) stellt eine Erweiterung des ABTs dar, denn es besteht neben dem Einsatz der Angewandten Entspannung zusätzlich noch aus der Entwicklung und Anwendung situationsspezifischer hilfreicher Selbstverbalisationen. So könnte z.B. mit einem Patienten mit Zahnbehandlungsphobie im Rahmen eines SITs erarbeitet werden, dass er versucht, körperliche Furchtreaktionen, die aufkommen, während er im Wartezimmer auf die Behandlung wartet, mittels Angewandter Entspannung zu kontrollieren und sich im Moment der eigentlichen Behandlung auf zuvor mit seiner Therapeutin erarbeitete hilfreiche Gedanken für diese Situation zu konzentrieren. Diese Gedanken können sich z.B. auf seine im Vorfeld getroffenen Vorbereitungen beziehen (z.B. „Ich habe mir meine Zahnärztin gezielt ausgesucht, weil sie im Vorgespräch einfühlsam und freundlich war. Ich vertraue ihr daher und sie wird mich schonend und behutsam behandeln"), eigene Bewältigungsmöglichkeiten fokussieren (z.B. „Ich bin nicht mehr der kleine Junge, auf den niemand Rücksicht nimmt, wenn er Schmerzen hat, sondern kann jederzeit durch Heben meiner Hand signalisieren, dass ich eine Pause machen möchte") oder positive Konsequenzen einer gelungenen Behandlung abbilden (z.B. „Wenn ich die Behandlung schaffe, werde ich endlich wieder einen Apfel essen und unbeschwert lächeln können"; zur Vertiefung siehe Sartory & Wannemüller, 2010).

18.3.1.4 Autogenes Training

Beim Autogenen Training (AT), sollen adaptive Autosuggestionen zur Entspannung und Stressreduktion erlernt werden, die auf der Konzentration auf bestimmte Wortformeln und Vorstellungen basieren. Es wurde von dem deutschen Psychiater Johannes Heinrich Schultz aus der Hypnose entwickelt und stellt damit eine Form der Selbsthypnose dar, die seit den 1920er Jahren angewendet wird (Schultz, 1928).

Die im Rahmen des ATs verwendeten selbstsuggestiven Wortformeln beziehen sich auf bestimmte Körperfunktionen, wie Atmung, Herzschlag, Durchblutung und Muskelspannung. Durch die Wiederholung dieser Formeln und die Vorstellung der dazugehörigen Empfindungen, sollen die angesprochenen Funktionen beeinflusst werden. Die Wortformeln sind standardisiert und fokussieren verschiedene Schwerpunkte wie Schwere (z.B. „Der rechte Arm ist ganz schwer"), Wärme (z.B. „Der rechte Arm ist strömend warm"), Atmung (z.B. „Die Atmung ist ruhig"), Herz-Kreislauf (z.B. „Das Herz schlägt ganz ruhig"), Bauch („Der Leib ist strömend warm"), Stirn („Die Stirn ist angenehm kühl"). Bei der traditionellen Durchführung des ATs nehmen die Anwender:innen zur Durchführung der Übung die sogenannte Droschkenkutscherhaltung ein, bei der Kopf und Oberkörper im Sitzen leicht nach vorn geneigt und die Arme auf den leicht gespreizten Beinen abgelegt werden.

Das AT wird in vielen Bereichen angewendet, wie zum Beispiel in der Stressbewältigung, in der Schmerztherapie, zur Verbesserung der Schlafqualität, zur Steigerung der Konzentration und Leistungsfähigkeit und zur Steigerung emotionaler Regulationsfähigkeiten.

Das häufigste Durchführungssetting für das AT ist das Kleingruppensetting.

18.3.1.5 Biofeedback

Beim Biofeedback handelt es sich nicht um ein klassisches Entspannungsverfahren, da die Herstellung eines entspannten Körperzustands zwar eine häufig zu beobachtende Begleiterscheinung, aber nicht das primäre Ziel des Verfahrens ist. Stattdessen geht es darum, den Patient:innen Kontrolle über Körperfunktionen zu ermöglichen, die normalerweise nicht bewusst beeinflusst werden können, weil sie der Steuerung des peripheren Nervensystems obliegen. Dazu werden mittels unterschiedlicher Messverfahren peripherphysiologisch gesteuerte Prozesse (z. B. die Schweißdrüsenaktivität, Körpertemperatur, Herzratenvariabilität, Gefäßweite) in Echtzeit aufgezeichnet und den Patient:innen zurückgemeldet. Auch wenn Biofeedback gelegentlich als Oberbegriff für alle Arten von Feedback für peripher- und zentralphysiologische Prozesse verwendet wird, unterscheiden die meisten Autor:innen zwischen Biofeedback, bei dem peripherphysiologische Prozesse zurückgemeldet werden, und Neurofeedback, bei dem Parameter der Hirnaktivität, wie z. B. die Alpha-Wellen-Aktivität, zurückgemeldet werden (zur Vertiefung siehe Haus et al., 2020).

Exemplarisch wird an dieser Stelle das häufig bei der Migränebehandlung zum Einsatz gebrachte Vasokonstriktionstraining (VKT) vorgestellt. Beim VKT wird mittels eines Pulssensors der Blutfluss durch die Schläfenarterie (Arterion temporalis) gemessen und den Patient:innen mittels einer Animation, z. B. über den variierenden Umfang eines Kreises oder Rings, der die relative Gefäßweite symbolisiert, zurückgemeldet. Die Patient:innen sollen nun mittels verschiedener Imaginationstechniken, z. B. durch die Vorstellung an etwas Kaltes oder einen engen Tunnel, Kontrolle über die Gefäßweite der Schläfenarterie erlangen. Damit die Patient:innen ausprobieren können, mit welcher imaginativen Strategie sie die meiste Kontrolle ausüben und das Gefäß willentlich verengen können, sind in der Regel drei bis vier Übungsdurchgänge mit einer Länge von 20 bis 30 Minuten nötig. Anschließend sollen die Patient:innen die Strategie regelmäßig ohne Feedback im Alltag und bei ersten Anzeichen beginnender Migräneschmerzen oder Aurasymptome anwenden.

Da Biofeedback an die Verfügbarkeit geeigneter Geräte gebunden ist, wird es zumeist in Einzelsitzungen eingesetzt, kann aber auch in Gruppentherapien durchgeführt werden, wenn entsprechende Gerätschaften zur Verfügung stehen.

18.3.2 Achtsamkeitsbasierte und akzeptanzbasierte Methoden

Genau wie das Biofeedback zielen achtsamkeits- und akzeptanzbasierte Methoden ebenfalls nicht primär auf die Herstellung eines entspannten Körperzustandes ab, sondern erzeugen bei den meisten Anwender:innen geistige und zuweilen auch körperliche Entspannung sozusagen als Nebenprodukt. Sie entstammen auch nicht der verhaltenstherapeutischen Tradition, sondern haben einen viel älteren Ursprung in östlichen Meditationsansätzen. Im Rahmen der sogenannte „Dritte-Welle-Verfahren" werden sie aber heute mit vielen kognitiv-verhaltenstherapeutisch orientierten Therapieansätzen kombiniert oder darin integriert. Dort bilden sie dann entweder das Haupttherapieelement, wie z. B. im Falle der „Mindfulness-Based Stress Reduction" (MBSR; Kabat-Zinn, 1990) oder der Achtsamkeitsbasierten Kognitiven Therapie bzw. der „Mindfulness-Based Cognitive Therapy" (MBCT; Segal et al., 2002; siehe Kapitel 27.1), oder sie stellen einen Therapiebaustein neben anderen dar, wie z. B. im Rahmen der „Acceptance- and Commitment-Therapy" (ACT; Hayes et al., 1999) oder der Dialektisch-Behavioralen Therapie (DBT; Linehan et al., 1993; siehe Kapitel 30.1).

Im Kern verfolgen achtsamkeitsbasierte Strategien allesamt das Ziel, den Anwender:innen ein Leben im „Hier und Jetzt jedes Moments" zu ermöglichen und gedankliche Prozesse aus der Haftung an Zukünftiges oder Vergangenes herauszulösen. Der Akzeptanzaspekt findet dabei einerseits Ausdruck in der Grundhaltung, negativ und positiv empfundene Zustände sehr bewusst aber möglichst nicht wertend wahrzunehmen, sie aber trotz vollkommen unterschiedlicher Erlebensqualität gleichermaßen „willkommen zu heißen" und ihnen den gleichen Wert beizumessen. Andererseits drückt sich Akzeptanz in einem diesen Strategien immanenten Geist des „Selbstmitgefühls" aus, das sich darin ausdrückt, dass Menschen in der Lage sind, eigene Unzulänglichkeiten zu akzeptieren und mit sich selbst freundlich, d. h. nicht kritisch, tadelnd oder abwertend umzugehen. Eine wesentliche Gemeinsamkeit achtsamkeitsbasierter Strategien ist außerdem der starke Einbezug des Körpers, der verschiedene Funktionen hat. Er besitzt eine Ankerfunktion für die Achtsamkeit, denn die Ausrichtung der Aufmerksamkeit auf körperliche Prozesse, z. B. die Konzentration auf den Atemvorgang im Rahmen einer Atemmeditationsübung, kann für die Anwender:innen sehr hilfreich sein, um das zu erfahren, „was gerade ist", und dadurch voll und ganz im „Hier und Jetzt des Augenblicks" zu sein. Außerdem gibt die Wahrnehmung körperlicher Regungen den Anwender:innen gleichzeitig Auskunft über ihren augenblicklichen Erlebenszustand und aktuell bestehende Emotionen (zur Vertiefung siehe Michalak et al., 2021).

Im klinischen Kontext werden Achtsamkeitsübungen zumeist in Gruppenkontexten mit einer Dauer von typischerweise 30 bis 45 Minuten pro Sitzung durchgeführt, können aber auch deutlich kürzer sein. Sie kommen z. B. bei der Behandlung von problematischen, die Patient:innen belastenden kognitiven Zuständen wie ruminierenden Grübel- oder Sorgenprozessen im Rahmen von depressiven oder Angststörungen zur Anwendung. Dabei sollen die Patient:innen zunächst durch die Durchführung verschiedener achtsamkeitsbasierter Wahrnehmungsübungen – z. B. im Rahmen des achtsamen Essens einer Rosine („Rosinenübung“) – den Zuwachs an Genuss erleben, den eine bewusste Ausrichtung der Sinne auf das im jeweiligen Moment Erlebbare (den Verzehr der Rosine) bietet, und so den positiven Wert von Achtsamkeit kennenlernen. Im Anschluss daran kann dann der menschliche Hang zu „Tagträumereien“, dem gedanklichen Verharren an Vergangenem (bei Grübeln) oder Zukünftigem (bei Sorgen) und der Umgang mit damit verbundenen Nachteilen erörtert werden. Diese bestehen oft aus einer fehlenden Kapazität für die Verarbeitung sensorischer Sinneserfahrungen und einer dadurch ausgelösten Entfremdung vom gegenwärtigen Moment. Anschließend kann ein achtsamer Umgang mit diesen kognitiven Prozessen trainiert werden. Dieser besteht, anders als z.B. im Rahmen einer kognitiven Umstrukturierung (siehe Kapitel 18.7.1), nicht darin, den Inhalt der einzelnen Gedanken zu identifizieren und mit therapeutischer Hilfe zu modifizieren, sondern sie als Produkte des Geistes zu markieren, die im Bewusstseinsstrom auftauchen und wieder verschwinden, und sich mit ihren Inhalten nicht zu stark zu identifizieren („Wir sind nicht unsere Gedanken!“). Durch die im Rahmen der Übungen immer deutlicher werdende Erfahrung von Gedanken als mentale Ereignisse sollen sich die Patient:innen zunehmend besser von ihnen lösen und wieder stärker im Moment leben. Daraus, so die Annahme, könne sich auch ein schärferes Bewusstsein für erweiterte Sichtweisen und Handlungsmöglichkeiten in Bezug auf aktuelle Probleme entwickeln.

Aufgrund des im Vergleich zu kognitiven Methoden deutlich anders gearteten Umgangs mit Gedanken und dem darin steckenden Widerspruch, deren inhaltliche Bedeutung durch Veränderungsbemühungen entweder aufzuwerten (wie in der Kognitiven Therapie) oder sie als zufällige mentale Produkte wahrzunehmen und ihren Bedeutungsinhalt dadurch abzuwerten (wie in der achtsamkeitsbasierten Therapie), weisen die verschiedenen Autor:innen von Achtsamkeitsübungen darauf hin, wie wichtig es für Therapeut:innen ist, diese Unterschiede für ihre Patient:innen zu markieren und achtsamkeitsbasierte Therapieelemente sichtbar von anderen Behandlungsbausteinen abzugrenzen.

18.3.3 Wirksamkeit von Entspannungs- und achtsamkeitsbasierten Verfahren bei psychischen Störungen

So wie die meisten anderen in diesem Kapitel vorgestellten Methoden, kommen Entspannungsverfahren, gleich ob verwendet als Mittel zur Herabsetzung des dauerhaften Anspannungsniveaus oder, wie im Falle der Angewandten Entspannung, als Coping-Strategien gegen Angst- und Stresssymptome, in der KVT in der Regel nicht alleinig zur Anwendung, sondern werden mit anderen Methoden und Strategien kombiniert eingesetzt. In einer der größten zu diesem Thema durchgeführten Metaanalysen (Grawe et al., 1994), in der die Befunde aus 115 Studien, in denen Entspannungsmethoden eingesetzt wurden, zusammengefasst analysiert wurden, konnte aber ein eindeutig positiver Effekt dieser Verfahren im klinischen Kontext in Bezug auf unterschiedliche Symptombereiche nachgewiesen werden (belastbar sind diese Befunde aber insbesondere für die PMR, da sie die mit Abstand am häufigsten eingesetzte Strategie darstellte). Auch für die Angewandte Entspannung liegen Wirksamkeitshinweise insbesondere für die Anwendung bei unterschiedlichen Angststörungen wie Spezifischen Phobien und Generalisierter Angststörung vor (Kim & Kim 2018; Öst, 1987). Entspannung wirkt also auch als Coping-Strategie zur Bewältigung körperlicher Angst- und Stresssymptome. Auch für die Biofeedbackmethode liegen metaanalytische Wirksamkeitsnachweise vor. Diese umfassen sowohl die Symptomreduktion bei primär psychischen Störungen wie Depression (z.B. Pizzoli et al., 2021) als auch eine Reihe von psychosomatischen Störungen wie Spannungskopfschmerz und Migräne (z.B. Nestoriuc & Martin, 2007) sowie andere chronische Schmerzzustände (Sielski et al., 2017).

Primär achtsamkeitsbasierte Verfahren erwiesen sich insbesondere bei der Behandlung von Angst, Depressivität und Stress im Vergleich zu aktiven Kontroll-Treatments sowohl bei Erwachsenen (z.B. Khoury et al., 2013) als auch bei Jugendlichen (Borquist-Conlon et al., 2019) als wirksam. Darüber hinaus scheint das vorgestellte MBCT-Programm besondere Stärken bei der Prophylaxe von Rezidiven von stark chronifizierten Patient:innen mit rezidivierender Depression zu haben (z.B. Kuyken et al., 2016).

18.4 Fertigkeitentrainings

In der KVT wird davon ausgegangen, dass in einem für eine Person dysfunktionalen, d.h. nicht zielführenden Umgang mit Problemstellungen im Alltag eine Quelle fortwährender Belastung und somit ein unspezifischer Risikofaktor für psychische Störungen besteht. Dasselbe gilt für problematische Interaktions- und Kommunikationsmuster mit anderen Menschen, in denen interaktionelle Ziele (z.B., von den Gesprächspartner:innen gemocht zu werden) und inhaltliche Ziele (z.B., in einem Vorstellungsgespräch die Gesprächspartner:innen von den eigenen Kompetenzen zu überzeugen) häufig verfehlt werden und aus denen folglich häufig negative Verhaltens- und emotionale Reaktionen resultieren, mit denen die Person keinen adäquaten Umgang findet. Daher sind in den letzten 70 Jahren eine Vielzahl von Trainingsprogrammen entstanden, deren Ziel es ist, Menschen durch die Förderung ihrer sozialen Fertigkeiten, Kommunikations- und Problemlösefertigkeiten zu befähigen, alltägliche und interpersonelle Herausforderungen und Probleme funktionaler anzugehen und im Sinne eigener Zielsetzungen zu lösen.

18.4.1 Problemlösetrainings

Problemlösetrainings sind häufig als Gruppenprogramme für 6 bis 12 Teilnehmer:innen konzipiert und adressieren hauptsächlich den letztgenannten von zwei, ursprünglich von D'Zurilla und Goldfried (1971) identifizierten Prozessen, die einer dysfunktionalen Problembewältigung zugrunde liegen können, nämlich die Problemorientierung und die Problemlösekompetenz. „Problemorientierung" bezeichnet dabei vornehmlich motivationale Aspekte, die determinieren, ob eine Person in Anbetracht einer problematischen Lage überhaupt erst einmal die Absicht entwickelt, diese im Sinne einer Lösung oder Verbesserung verändern zu wollen. Hat sich die Person dazu entschieden, hängt eine erfolgreiche Problembewältigung von ausreichenden Problemlösekompetenzen ab. Um die Kompetenzen zu erweitern, wird in den meisten Problemlösetrainings die Strategie gewählt, den Problemlöseprozess in verschiedene Teilschritte zu zerlegen.

Der erste Teilschritt besteht meist darin, die Problemsituation zu definieren und zu formulieren. Hierzu können Therapeut:innen mit Patient:innen beispielsweise im Rahmen einer Situationsanalyse den Gegenstand der Problemsituation und einzelne Komponenten des Problems konkretisieren (z. B. Wann tritt das Problem auf? Wer ist beteiligt?) und charakteristische Begünstigungsfaktoren der Problementstehung herausarbeiten sowie die Konsequenzen einer gescheiterten Problemlösung skizzieren (Welche Missstände/Gefühle resultieren daraus?). Ein weiteres Element dieses Teilschritts besteht in der genauen Beschreibung eines wünschenswerten Zielzustands, bei der neben situativen Aspekten der Problemlösung auch emotionale und kognitive Zielzustände festgehalten werden (Was denke und fühle ich, wenn das Problem gelöst ist?), die manchmal auch noch um eine Analyse der Diskrepanz zwischen dem „Ist"- und „Soll"-Zustand ergänzt wird.

Der zweite Teilschritt besteht dann in der Erarbeitung von Problemlösealternativen. Hierzu kann am Anfang z. B. ein „Brainstorming" stehen, bei dem zunächst alle, auch sehr abwegige und unsinnige Ideen gesammelt und vermerkt werden. Ist dieser kreative Prozess abgeschlossen, wenden sich Patient:innen und Therapeut:innen mit der Bewertung der einzelnen Ideen wieder einer analytischeren Aufgabe zu. Diese besteht in der Regel darin, jeder möglichen Lösungsidee einen Wert zuzuordnen, der sich aus der ihr zugeschriebenen Zielerreichungswahrscheinlichkeit unter Berücksichtigung potenzieller negativer Konsequenzen für die eigene Person und die Umwelt ergibt.

Ist eine geeignete Lösungsstrategie gefunden, wird in einem nächsten Teilschritt ihre konkrete Umsetzung geplant. Dazu kann es insbesondere bei komplexeren Problemen sinnvoll sein, die Strategie zunächst wieder in einzelne Elemente oder Teilschritte zu zerlegen und diesen Ziele zuzuordnen, die mit dem jeweiligen Teilschritt erreicht werden sollen.

Anschließend kommt es zur Umsetzung der ausgewählten Lösungsstrategie und anschließenden gemeinsamen Bewertung ihres Erfolgs. Fallen dabei Schwierigkeiten auf, z. B., weil die Strategie noch zu wenig konkret formuliert war, oder haben sich praktische, noch nicht vorhergesehene Schwierigkeiten ergeben, setzen Patient:innen und Therapeut:innen wieder in einer vorgelagerten Phase des Problemlöseprozesses an und bessern die gewählte Strategie entsprechend nach (zur Vertiefung siehe D'Zurilla & Nezu, 2010).

18.4.2 Trainings emotionaler Kompetenzen

Das Ziel von Trainings emotionaler Kompetenzen (TEKs) besteht im Prinzip darin, mit den Patient:innen an einem funktionalen Umgang mit negativen Emotionen zu arbeiten. Die Dysfunktionalität des Umgangs ist entweder dadurch gekennzeichnet, dass der gewählte Umgang nicht zum Ziel des Emotionsrückgangs führt bzw. dadurch die negative Emotion sogar noch verstärkt wird, oder dadurch, dass die gewählte Strategie per se für ihre Anwender:innen schädlich ist, wie z. B. häufiges Übergeben als Emotionsregulationsstrategie im Rahmen einer Bulimie. Erstgenanntes kann der Fall sein, wenn Patient:innen versuchen, ihre negative Emotion zu unterdrücken oder einen anderen vermeidenden Umgang damit wählen. Ein funktionalerer Umgang mit Emotionen kann daher durch die Anwendung zweier im Kern sehr unterschiedlicher Strategien erreicht werden. Einerseits können mit den Patient:innen funktionalere Strategien zur Affektmodifikation und -regulation erarbeitet werden, andererseits kann man ihre Fähigkeiten zur Akzeptanz negativer Gefühlszustände fördern. Beides kann wichtig sein: Besteht beispielsweise in einer aktuellen Situation objektiv keine Möglichkeit, ein negatives Gefühl zu modifizieren, wie es z. B. häufig bei Trauer unmittelbar nach einem Verlusterlebnis der Fall ist, kann es für Betroffene sehr erleichternd sein, ihre Fähigkeit zur Akzeptanz zu fördern. Besteht allerdings prinzipiell die Möglichkeit, die Emotion erfolgreich zu modifizieren, kann im Erwerb geeigneter Modifikationsstrategien der entscheidende Schritt zu einer Zustandsverbesserung für die Patient:innen liegen.

Entsprechend finden sich z. B. im TEK von Berking (2017) Übungsschritte wieder, die sowohl einen veränderungsorientierten als auch einen akzeptanzbasierten Umgang mit negativen Emotionen adressieren. Es wird zumeist als Gruppentraining für bis zu 12 Personen angeboten, kann entsprechend modifiziert aber auch in der Einzelbehandlung zum Einsatz kommen. In seiner Ursprungsversion wurde es für die Anwendung an drei Tagen mit jeweils zwei Wochen Abstand konzipiert, kann aber alternativ auch in 12 Terminen angeboten werden. Es beginnt mit einem psychoedukativen Part, in dessen Rahmen die Teilnehmer:innen zunächst über Ursachen und Funktion von Emotionen unterrichtet und auf die Einübung der insgesamt sieben Trainingsbausteine vorbereitet werden. Diese umfassen: (1) Muskelentspannung, (2) Atementspannung, (3) Bewertungsfreie Wahrnehmung, (4) Akzeptieren und Toleranz, (5) Selbstunterstützung, (6) Analysieren und (7) Regulieren. Während die Bausteine (1) und (2), die häufig auch in Kombination miteinander eingesetzt werden, darauf ausgerichtet sind, durch die Einübung unterschiedlicher Entspannungstechniken Stresserleben zu reduzieren, unangenehme Emotionen zu regulieren und positive Emotionen zu fördern (siehe Kapitel 18.3.1), adressieren die Bausteine (3) und (4) den angesprochenen Akzeptanzaspekt (siehe Kapitel 18.3.2). Baustein (5) dient insbesondere der Förderung des Selbstmitgefühls und der Selbstfürsorge. Dies soll über die Anwendung verschiedener Übungen (z.B. der „Mitgefühl-mit-sich-selbst"-Übung) realisiert werden, in denen sich die Teilnehmer:innen aus einer „Dritte-Person-Perspektive" in eine eigene belastende Situation hineinversetzen und lernen sollen, sich mitfühlend und unterstützend zu begegnen und das Mitgefühl für das „leidende Ich" emotional zu spüren. Der Baustein (6) dient dazu, die Teilnehmer:innen darin zu schulen, wichtige Prozesse im Rahmen der Emotionsentstehung, identifizieren und benennen zu können, da die Kenntnis solcher Prozesse eine wichtige Basis für ihre Modifikation darstellt. Im Fokus stehen dabei vor allem Aufmerksamkeits-, Interpretations- und Bewertungsprozesse sowie Schwierigkeiten bei der Emotionsregulation durch dysfunktionale Verhaltensweisen (z.B. aggressives oder vermeidendes Verhalten) oder Sekundäremotionen (z.B. Scham infolge von Furchterleben). Im Baustein (7) geht es dann darum, Pläne zu entwickeln, wie unter Zuhilfenahme der erlernten Strategien in kritischen Situationen zuvor definierte Zielgefühle erreicht werden können. Das dazu gewählte Vorgehen ähnelt sehr dem vorgestellten Prozess im Rahmen eines Problemlösetrainings (zur Vertiefung siehe Berking, 2017).

18.4.3 Trainings sozialer Fertigkeiten

Bei der historischen Entwicklung von Trainings sozialer Fertigkeiten ist eine deutliche Veränderung zu beobachten, die vor allem auf einen Wandel der inhaltlichen Definition dessen, was sozial inkompetentes Verhalten eigentlich bedingt, zurückgeführt werden kann. Frühe Programme (z.B. Wolpe, 1958) sehen insbesondere die Angst in sozialen Situationen und daraus resultierende Folgeprobleme sowie ein Skill-Defizit, also mangelnde soziale Fertigkeiten aufgrund fehlender Lernerfahrungen, als ursächlich für Beeinträchtigungen in sozialen Situationen an. Sie legen daher den Schwerpunkt nahezu ausschließlich auf ausgedehnte Verhaltensübungen mit dem Hauptfokus auf Selbstsicherheit und Durchsetzungsfähigkeit. Reine Selbstsicherheits- und Selbstbehauptungstrainings kommen heute nur noch selten zur Anwendung. Ein Beispiel ist das Assertiveness-Training-Programm (ATP; Ullrich & de Muynck, 2003), das für sozialängstliche Menschen entwickelt wurde und eine Vielzahl von Übungen zu den Bereichen „Kritik annehmen und äußern" (Kritik- und Fehlschlagangst), „Kontakte herstellen und aufrechterhalten" (Kontaktangst), „berechtigte Forderungen stellen" (Ablehnungsangst beim Äußern eigener Bedürfnisse) und „Nein sagen" (Ablehnungsangst bei der Abgrenzung gegenüber anderen) bereithält. Modernere Ansätze sind eher prozessorientiert ausgerichtet und postulieren, dass sich Probleme im Bereich der sozialen Kompetenzen häufig durch ein Zusammenspiel ungünstiger Gedanken, Gefühle und Verhaltensweisen in sozialen Situationen entwickeln (Pfingsten, 2007). Exemplarisch für ein auf dieser multimodalen Basis entwickeltes Programm, ist das Gruppentraining sozialer Kompetenzen (GSK; Hinsch & Pfingsten, 2015), das für die Anwendung in sieben Sitzungen mit zwei Trainer:innen und 10 Teilnehmer:innen entwickelt wurde und dessen Ziel es ist, den Patient:innen in verschiedenen sozialen Anwendungsübungen kognitive, emotionale und motorische Verhaltensfertigkeiten zu vermitteln, mit denen sie soziale Situationen günstig beeinflussen können. Der Hauptbestandteil des GSKs besteht aus Rollenspielen mit Videofeedback zu drei Situationstypen:

- *Typ R:* Recht durchsetzen (eigene Rechte gegenüber fremden Personen, Behörden, am Arbeitsplatz etc. durchsetzen);
- *Typ B:* Beziehung (Gefühle, Bedürfnisse, Kritik und Wünsche in Beziehung zu nahestehenden Personen äußern;
- *Typ K:* Kontakt: (Kontakte aufnehmen und gestalten), die in der Gruppe nachbesprochen und durch entsprechende In-vivo-Übungen zur Umsetzung des Geübten im Alltag ergänzt werden.

Außerdem besteht das GSK aus psychoedukativen Elementen, in denen den Teilnehmer:innen relevante Prozesse (dysfunktionale Kognitionen, Affekte, Verhaltensweisen) im Zuge kompetenten Sozialverhaltens vermittelt werden. Außerdem umfasst das GSK ein Diskriminationstraining zur Schärfung der Wahrnehmung von Unterschieden zwischen unsicherem, kompetentem und aggressivem Verhalten und dient dem Erlernen der Angewandten Entspannung zur Linderung von Angst in sozialen Situationen.

18.4.4 Kommunikationstrainings

Das Rational von Kommunikationstrainings besteht darin, interpersonelle Aspekte von verbalen Botschaften in einer Weise zu verändern, dass daraus für den Einzelnen oder beide Interaktionspartner:innen (z.B. im Rahmen von verhaltenstherapeutischen Paar- und Familientherapien) günstigere Interaktionen resultieren und daraus in der Folge verbesserte soziale Beziehungen entstehen, z.B. weil Konfliktsituation besser aufgelöst werden können oder sich gar nicht erst entwickeln. Im Wesentlichen geht es darum, die Sprecher:innen zu befähigen, eigene Gefühle und Bedürfnisse in Botschaften adäquat zu kommunizieren und zu transportieren, d.h., vor allem auf deren Eindeutigkeit und emotionale Wirkung beim Gegenüber zu achten. Die Zuhörer:innen wiederum sollen dafür sensibilisiert werden, den Sprecher:innen aktiv zuzuhören und sie dadurch zum Weiterreden zu ermutigen, das eigene Verständnis des Geäußerten mit der Intention der Sprecher:innen abzugleichen und die eigenen Gefühle im Zusammenhang mit der Botschaft zu äußern.

Folgende Trainingsbausteine sind dabei im Rahmen der meisten Kommunikationstrainings wesentlich:

Bausteine von Kommunikationstrainings

Für den:die Sender:in der Botschaften:

- Erlernen des Gebrauchs von Ich-Botschaften und Verzicht auf Du-Sätze, da diese vom Gegenüber häufig als anschuldigend erlebt werden (z. B. „Ich fühle mich unverstanden, wenn wir uns gemeinsam vornehmen, Ordnung zu halten, und ich dann in ein völlig unaufgeräumtes Wohnzimmer komme“ anstatt „Du hast ja wieder keine Ordnung gemacht. Dass ich dieses Chaos nicht mehr ertragen kann, ist dir doch sowieso egal“).

- Das Ansprechen eigener Gefühle und Wünsche (z. B. „Ich würde mich wirklich darüber freuen, wenn du rechtzeitig die Kinder übernimmst und ich es heute Abend pünktlich zum Sport schaffen könnte“ anstatt „Komm heute Abend bloß nicht wieder so spät wie letzte Woche. Du müsstest doch eigentlich wissen, dass ich jeden Dienstag meinen Sport habe“).
- Bezug auf konkrete Verhaltensweisen und konkrete Situationen (z. B. „Kannst du bitte heute Nachmittag beim Kinderarzt anrufen und einen Termin machen?“ anstatt „Ich finde, du müsstest dich mal mehr um unsere familiären Belange kümmern!“).

Für den:die Empfänger:in der Botschaften:

- Aktives Zuhören (z. B. in Form einer Paraphrasierung, d. h. der Wiedergabe des Gehörten in eigenen Worten: „Du hast den Eindruck, dass ich dein Bedürfnis nach Ordnung im Haushalt nicht ernstnehme, wenn du in ein unordentliches Wohnzimmer kommst“, oder durch das Stellen offener Fragen).
- Eigene Emotionen beim Zuhören äußern (z. B. „Es freut mich, dass dir auffällt, dass ich mich in letzter Zeit bemühe, pünktlich von der Arbeit zu kommen, damit du zum Sport gehen kannst.“).

Die Teilnehmer:innen können in extra für die einzelnen Trainingsbausteinen konzipierte und von Therapeut:innen geleitete Übungen eingeführt werden und diese erproben (siehe z. B. Hahlweg & Weusthoff, 2022).

18.4.5 Wirksamkeit von Fertigkeitentrainings bei psychischen Störungen

Für die Wirksamkeit von Trainings sozialer Fertigkeiten liegen umfangreiche Wirksamkeitsnachweise für Störungsbilder wie Depression und Schizophrenie (z. B. Segrin & Givertz, 2003; Turner et al., 2018) aber auch substanzgebundene Störungen wie Alkoholismus (z. B. Loeber & Mann, 2006) vor. Auf Einzelstudienebene bestehen außerdem Hinweise für ihre Wirksamkeit bei der Therapie oppositionellen Trotzverhaltens bei Kindern und Jugendlichen (z. B. Goertz-Dorten et al., 2019). Auch bei der Behandlung der Sozialen Phobie erwiesen sich Trainings sozialer Fertigkeiten als wirksam, insbesondere, wenn sie in sehr generalisierter Form bestanden (z. B. Heinrichs et al., 2010), auch wenn verschiedentlich argumentiert wird, dass die meisten Patient:innen mit Sozialer Phobie keine ausgeprägten Kompetenzdefizite haben (siehe Kapitel 28.3). Wie beschrieben werden diese insbesondere in multimodalen Prozessansätzen in den Trainings aber auch nicht ausschließlich adressiert.

Die Evidenzlage für die Wirksamkeit von Trainings emotionaler Kompetenzen ist deutlich dünner als für die Wirksamkeit von Trainings sozialer Fertigkeiten. In einigen Studien (z. B. Berking et al., 2008; Berking et al., 2013) konnte aber durch die gezielte Förderung emotionaler Kompetenzen die Wirksamkeit von KVT-Behandlungen in einer gemischtpsychiatrischen Patient:innenpopulation (Berking et al., 2008) sowie bei Patient:innen mit Depression (Berking et al., 2013) gesteigert werden.

Für die Wirksamkeit von Problemlösetrainings liegt für die Behandlung von depressiven Störungen metaanalytische Evidenz vor (z. B. Cuijpers et al., 2016; Cuijpers et al., 2020). Als ein Behandlungsbaustein findet es sich bei einer Vielzahl von wirksamen Behandlungsprogrammen für so unterschiedliche Störungen wie Störung des Sozialverhaltens und Substanzstörung (z. B. Hogue et al., 2020). Außerdem hatte ihr ergänzender Einsatz im Rahmen störungsspezifischer Behandlungen bei Patient:innen mit unterschiedlichen Störungen in der Routineversorgung positive Effekte auf die Wirksamkeit der jeweiligen Behandlung (Whipple et al., 2003).

Zwar liegen für Kommunikationstrainings keine spezifischen Nachweise ihrer therapeutischen Wirksamkeit vor, sie sind aber zentraler Bestandteil sehr breit eingesetzter und beispielsweise in Bezug auf die Verringerung von Scheidungsraten sehr effektiven „Marital-enrichments“-Vorsorgeprogrammen (Engl et al., 2019).

18.5 Aktivitätsaufbau und Verhaltensaktivierung

Aktivitätsaufbau und Verhaltensaktivierung sind beides zentrale Techniken der KVT, die insbesondere bei der Behandlung depressiver Störungen zum Einsatz kommen, aber prinzipiell auch bei anderen Störungen Anwendung finden können, die mit einer Verhaltensverarmung der Patient:innen einhergehen, wie z. B. Schizophrenie (Mairs et al., 2011), Anwendung finden können. Der Hauptunterschied beider Strategien besteht darin, dass beim Aktivitätsaufbau das Ziel der Intervention darin besteht, bei den Patient:innen neue positive Verhaltensweisen aufzubauen, während die Verhaltensaktivierung eher darauf ausgerichtet ist, bereits vorhandene, aber im Zuge der (depressiven) Störung vernachlässigte positive Verhaltensweisen wiederaufzunehmen und zu verstärken. Das Wirkprinzip verhaltensaktivierender Interventionen basiert im Kern auf dem Verstärkerprinzip, denn durch sie soll die Auftretens- und Verstärkerrate gesunden Verhaltens (z. B., einer sportlichen Aktivität nachzugehen) erhöht und eventuelles Vermeidungsverhalten im Zusammenhang damit abgebaut werden. Außerdem soll gleichermaßen die Auftretensrate depressionsfördernden Verhaltens (z. B., auf der Couch zu liegen und zu grübeln) reduziert werden. Es geht also nicht ausschließlich darum, dass die Patient:innen einfach nur wieder häufiger Dinge tun, die ihnen Spaß und Freude bereiten, sondern auch darum, gemeinsam mit ihnen zu identifizieren, welches (Vermeidungs-)Verhalten ihre depressiven Symptome aufrechterhält, und es entsprechend zu verändern. So kann und sollte eine verhaltensaktivierende Intervention also durchaus auch das Angehen bislang vermiedener zwischenmenschlicher Konflikte (z. B. am Arbeitsplatz oder in der Partnerschaft) beinhalten, wenn diese im Rahmen der Behandlung zuvor als depressionsfördernd identifiziert wurden, auch wenn daraus keine unmittelbare positive Verstärkung für die Patient:innen zu erwarten ist.

Das „Verstärker-Verlust"-Modell von Lewinsohn (1974) sieht im Verlust positiver, insbesondere sozialer verhaltenskontingenter Verstärkung sogar den zentralen Faktor für die Aufrechterhaltung depressiver Störungen (siehe Kapitel 27.1). Es postuliert auf der Basis von Beobachtungsdaten, dass Betroffene eine allgemein geringe Verhaltensrate zeigen, depressive Patient:innen also insgesamt weniger aktiv sind als Gesunde. In der Folge erleben sie, so die Modellvorstellung, nahezu zwangsläufig eine geringere Rate positiver, insbesondere sozialer Verstärkung ihres Verhaltens. Depressive Menschen erfahren also seltener als Gesunde, dass andere Menschen auf ihre Verhaltensäußerungen positiv reagieren. Diese ausbleibende Verhaltensverstärkung trägt dann im Sinne einer Löschung (siehe Kapitel 18.1) zu einer weiteren Verhaltensverarmung bei und setzt eine sich selbst verstärkende Abwärtsspirale aus Rückzug, weniger sozialer Unterstützung, zunehmender Verhaltensverarmung, noch weitergehendem Rückzug und so weiter in Gang. Biologische Befunde zeigen außerdem, dass die geschilderte Entwicklung zusätzlich durch ein bei depressiven Personen bestehendes Defizit in der Sensitivität für Belohnungsreize aufrechterhalten werden könnte, sodass positive Verstärkerreize für sie wahrscheinlich einen geringeren verhaltenssteuernden Effekt haben als für Gesunde (siehe z. B. Vrieze et al., 2013).

18.5.1 Durchführung verhaltensaktivierender Interventionen

Der Planung und anschließenden Umsetzung verhaltensaktivierender Interventionen im therapeutischen Kontext sollte immer eine gründliche Selbstbeobachtung des Verhaltens vorausgehen (siehe Kapitel 18.2.1). Wichtig dabei ist vor allem auch eine gründliche Erfassung der damit verbundenen Stimmung, die den Patient:innen ermöglichen soll, Zusammenhänge zwischen Aktivitäten und Stimmungen zu erkennen. Die Identifikation solcher Zusammenhänge ist nicht nur für die Planung späterer Maßnahmen von zentraler Bedeutung, sie lässt die Patient:innen auch häufig zu der wichtigen initialen Erkenntnis gelangen, dass umgekehrt über die Veränderung des Verhaltens auch eine Veränderung der Stimmung und, in einem zweiten Schritt, der depressiven Symptomatik an sich erreicht werden kann.

Ist den Patient:innen dieses relativ simple Rational der Verhaltensaktivierung klar, kann mit der Aktivitätsplanung und zunächst mit der Auswahl geeigneter Aktivitäten begonnen werden. Bei älteren Verhaltensaktivierungsprogrammen wurde die Relevanz von Aktivitäten für die Aktivitätsplanung vor allem vor dem Hintergrund ihres generellen hedonistischen Wertes bewertet (Wie viel Spaß macht eine Aktivität, wie angenehm ist eine Aktivität?). In der Konsequenz führte dies sogar zu der Erstellung von Listen positiver Aktivitäten, aus denen die Patient:innen dann die unter den genannten Gesichtspunkten für sie Geeignetsten auswählen konnten. Neuere Programme betonen hingegen die individuelle Funktionalität von Aktivitäten vor einem Werte- und Zielhintergrund, d. h. sie beurteilen den Wert einer Aktivität eher in Bezug darauf, wie hilfreich (d. h. funktional) sie für ein Individuum ist, sich konform zu eigenen Lebenszielen und Werten zu verhalten. Deshalb besteht im Rahmen dieser Programme ein häufiger Zwischenschritt zunächst darin, mit den Patient:innen die Relevanz individueller Werte zu erarbeiten (z. B. Erfolg im Beruf, Eingebundensein in familiäre Belange etc.) und den individuellen Verstärkerwert einzelner Aktivitäten auf Basis dieses individuellen Maßstabs zu ermitteln.

Haben die Patient:innen dann mit den Therapeut:innen festgelegt, welche Aktivitäten sie in die Verhaltensaktivierung aufnehmen und verstärkt in ihr Leben implementieren wollen, können sie mit ihren Therapeut:innen die in Kapitel 18.2.2 geschilderten Prinzipien der Kontingenzverträge nutzen, um festzulegen, wann und unter welchen kontextuellen Bedingungen die jeweilige Aktivität unternommen werden soll. Insbesondere zu Beginn der Intervention ist es ratsam, nicht ausschließlich darauf zu vertrauen, dass die Patient:innen eine soziale oder intrinsische Verstärkung durch die Ausführung wert- und zielkongruenten Verhaltens erleben, sondern mit ihnen auch eine direkt auf das Wunschverhalten folgende externe Belohnung festzulegen (z. B., sich nach Durchführung einer sportlichen Aktivität mit dem Schauen einer Episode der Lieblingsserie zu belohnen). Ein weiteres wichtiges Prinzip der gesamten Verhaltensaktivierung ist außerdem die Entkopplung von Stimmung und Verhaltensausführung. Dabei sollten für die Patient:innen sowohl die Regel „Handle nach Plan, nicht nach Stimmung" (Lochmann & Hoyer, 2013) als auch die Regel „Bewerte Sinn und Wert einer Aktivität nicht nach der Emotion, die auf sie folgt" gelten. Die erste Regel soll dem Problem vorbeugen, dass Patient:innen aufgrund von negativen Stimmungslagen, die in der Natur depressiver Störungen liegen, eine Aktivität gar nicht erst initiieren. Die zweite Regel soll verhindern, dass Patient:innen eine Aktivität nur einmal oder einige Male ausführen und sie dann wieder einstellen, weil sie sie aufgrund einer gerade anfangs häufig ausbleibenden Stimmungsverbesserung für erfolglos halten. Für Therapeut:innen ist es daher insbesondere zu Beginn der Intervention ratsam, den Nutzen einer Aktivität mit den Patient:innen vor dem Hintergrund der Werte- und Zielerreichung zu diskutieren und auf von den Patient:innen geäußerte Stimmungseffekte nur dann einzugehen, wenn sie positiv sind.

18.5.2 Wirksamkeit verhaltensaktivierender Interventionen

Verhaltensaktivierung ist ein hoch effektives Verfahren in der Depressionsbehandlung, das sich in metaanalytischen Vergleichen gegenüber unspezifischen Behandlungsverfahren, wie z. B. Entspannung, sowie verschiedenen supportiven und psychodynamischen Therapien als wirksamer erwies und genauso erfolgreich depressive Symptome reduzierte wie kognitiv-verhaltenstherapeutische Therapieansätze (Ciharova et al., 2021; Cuijpers et al., 2007; Ekers et al., 2014), die verhaltensaktivierende Techniken allerdings zumeist auch enthalten. Es gibt sogar mehrere Studien, die zeigen konnten, dass zusätzlich zur Verhaltensaktivierung eingesetzte kognitive Therapieelemente (siehe Kapitel 18.7) keinen zusätzlichen (Add-On-)Effekt in der Wirksamkeit mehr erzielen konnten (Dimidjian et al., 2006; Richards et al., 2016), was vermuten lässt, dass Verhaltensaktivierung vielleicht sogar das alleinig wirksame Agens dieser Therapieansätze darstellen könnte.

18.6 Expositions- und Reizkonfrontationsmethoden

Expositionsbasierte Verfahren wurden als psychologische Behandlungsmethode erstmals in den 1950er Jahren erwähnt und haben ihren Ursprung in Wolpes Systematischer Desensibilisierung (Wolpe, 1958) und der psychodynamischen Implosionstherapie von Stampfl und Levis (1967). Nach Michelle Craske, einer der zurzeit führenden Expertinnen auf dem Gebiet der Expositionsforschung kennzeichnet diese Behandlungsmethode „die wiederholte, systematische Exposition gegenüber Reizen, die gefürchtet, vermieden oder mit Schrecken ertragen werden. Die Exposition umfasst In-vivo-Exposition gegenüber tatsächlichen Objekten, Ereignissen oder Situationen, imaginäre Exposition gegenüber traumatischen Erinnerungen, katastrophalen Bildern oder zwanghaften Gedanken und die interozeptive Exposition gegenüber Körperempfindungen" (Craske, 2015, S. 134, *Übers. v. Verf.*).

Während nach Neudeck und Lang (2020) unter dem eher technischen Terminus der „Reizkonfrontation" vor allem Methoden einer standardisierten und regelgeleiteten Konfrontation mit gefürchteten und angstauslösenden externen oder internen erworbenen (konditionierten) Reizen verstanden werden, bezeichnet der Begriff „Exposition" eher konkrete Übungen zur Überwindung von Vermeidungsverhalten oder zum Abbau unterschiedlicher negativer emotionaler Reaktionen auf bestimmte Situationen, Objekte oder Personen. In der Behandlungspraxis werden die Begriffe aber oftmals nicht trennscharf verwendet.

Das Ziel von Expositionstechniken besteht darin, dass die Patient:innen durch diese Übungen ihr Vermeidungsverhalten abbauen, Furcht- oder andere negative emotionale Zustände tolerieren und während der Übungen neue (Lern-)Erfahrungen machen, die zu einem Abbau furchtauslösender Erwartungen und damit auch zu einem Rückgang der Angst führen. Der Hauptanwendungsbereich für Expositionsübungen sind überbordende, situativ unangemessene Angst- oder Furchtzustände. Sie kann aber z. B. auch gegen Ekel- oder Schamgefühle oder abzubauendes Verlangen im Rahmen von Suchtbehandlungen angewendet werden.

Es gibt verschiedene Kriterien, nach denen Expositionstechniken unterteilt werden können:

1. *Nach der Art der Reizdarbietung:* Hier muss unterschieden werden zwischen *in vivo* (die Patient:innen exponieren sich mit dem realen emotionsauslösenden Reiz), *in sensu* (die Patient:innen exponieren sich in der Vorstellung) und neuerdings auch *in virtuo* (die Exposition findet in einer virtuellen Realität statt).
2. *Nach Stärke und Abfolge der Reizdarbietung:* Hier muss generell zwischen einem *graduierten* und einem *massierten* Vorgehen unterschieden werden. Bei graduierten Behandlungen arbeiten die Patient:innen eine nach Intensität ihrer Furchtauslösung angeordnete hierarchisch angeordnete Liste ab, bei massierten Übungen exponieren sie sich direkt mit dem Reiz bzw. der Situation, der bzw. die maximal furchtauslösend ist.
3. *Nach der Präsenz therapeutischer Unterstützung:* Hier werden von Therapeut:innen und von Patient:innen geleitete Expositionsübungen unterschieden.
4. *Nach dem Setting:* Expositionsübungen können sowohl im Individual- als auch im Gruppensetting durchgeführt werden.

Auf Basis der ersten beiden Kriterien können die gängigen Expositionsverfahren, wie in Tabelle 18.4 dargestellt, unterteilt werden.

Genau wie bei einigen anderen der hier vorgestellten Standardinterventionen unterlagen die Annahmen in Bezug auf die Wirkmechanismen erfolgreicher Expositionsverfahren in den letzten ca. 70 Jahren einem stetigen Wandel. So ging Wolpe (1958) noch davon aus, dass die Systematische Desen-

Tabelle 18.4: Aufteilung gängiger Expositionsverfahren nach Art und Intensität der Reizdarbietung

Intensität der Reizdarbietung	in sensu	in vivo	in virtuo
Graduiert	Systematische Desensibilisierung[1]	Habituationstraining	Graduierte In-virtuo-Exposition
Massiert	Implosion	Flooding	Massierte In-virtuo-Exposition

Anmerkung: [1]Bei der Systematischen Desensibilisierung soll die graduierte Reizdarbietung in einem entspannten Körperzustand erfolgen. Signalisieren die Patient:innen Anspannung während der Exposition, wird sie unterbrochen und nach erfolgter Entspannungsinduktion erneut aufgenommen.

sibilisierung im Kern durch den Prozess der Gegenkonditionierung und der damit verbundenen reziproken Hemmung wirken würde, wonach der angstlindernde Effekt aufgrund einer Inkompatibilität von Angst und Entspannung zustande kommt. Jedoch zeigte die ähnlich große Wirksamkeit von Konfrontationsstrategien, bei denen auf die Verwendung von Entspannungsverfahren verzichtet wurde (z. B. Habituationstraining), dass Gegenkonditionierung nicht der entscheidende Mechanismus sein kann. Der Prozess der Habituation, der im Kern durch eine kontinuierliche Abnahme der Reaktionsantwort des Organismus auf gleichbleibende Stimulation gekennzeichnet ist, gilt bis heute unter vielen Psychotherapeut:innen als der zentrale Wirkmechanismus von Expositionsbehandlungen. Zwar spielt Habituation höchstwahrscheinlich im Rahmen erfolgreicher Exposition auch eine Rolle, jedoch sprechen beobachtete Inkongruenzen im subjektiven und physiologischen Furchtverlauf sowie die hohe Wirksamkeit von hochintensiven Verfahren wie Flooding, bei denen es eigentlich nicht zur Habituation kommen kann, eindeutig für die Beteiligung weiterer, wahrscheinlich relevanterer Prozesse (zur Vertiefung siehe Rachman, 1990). Außerdem konnte verschiedentlich gezeigt werden, dass das Ausmaß des Furchtrückgangs während der Exposition („within-session habituation“) kein starker Prädiktor für das Furchtniveau zu einem späteren Zeitpunkt, z. B. zu Beginn der nachfolgenden Expositionsübung war („between-session habituation“; Craske et al., 2008; Craske, 2015), was gegen Habituation als entscheidenden Mechanismus spricht. Auch eine Löschung oder Extinktion der Furchtreaktion, sofern sie als ein Prozess der vollständigen Ausradierung verstanden wird, kommt als Wirkmechanismus hinter Konfrontationsmethoden nicht in Betracht, denn es konnte verschiedentlich gezeigt werden, dass Furchtreaktionen auf vormals gefürchtete Reize unter bestimmten kontextuellen Bedingungen wieder auftreten können, was dafür spricht, dass es durch die Expositionsbehandlung nicht zu einer endgültigen Löschung der Verbindung zwischen konditionierter (Furcht-)Reaktion und dem konditionierten auslösenden Stimulus kommt (zur Vertiefung siehe Rachman, 1989). Aktuell nimmt man an, dass im Rahmen von Expositionsübungen und durch das Ausbleiben befürchteter Bedrohungen in der Expositionssituation inhibitorisches Lernen stattfindet. Dabei kommt es zum Anlegen einer neuen Gedächtnisspur, in der die konditionierte Situation („conditioned stimulus“ [CS+]; z. B. eine Zahnbehandlung) eine neue Bedeutung gewinnt. Sie ist nun kein Hinweisreiz mehr für eine Bedrohung („unconditioned stimulus“ [UCS]; z. B. unaushaltbarer Schmerz), sondern wird entweder mit dem Ausbleiben (kein Schmerz) oder der Aushaltbarkeit (Schmerz ist tolerabel) verknüpft, und gewinnt dadurch eine furchtinhibierende Bedeutung. Die ursprüngliche furchtauslösende (exzitatorische) Gedächtnisspur zwischen CS+ (Zahnbehandlung) und UCS (Schmerz) bleibt aber erhalten und steht von nun an in Konkurrenz zur neuen, inhibitorischen Gedächtnisspur. Bei der erneuten Exposition mit dem (vormaligen) Furchtreiz entscheiden von nun an kontextuelle Faktoren, ob die inhibitorische oder die exzitatorische Gedächtnisspur aktiviert wird (Craske, 2015).

18.6.1 Durchführung von Expositionsübungen

Natürlich variieren die Vorbereitung und Durchführung einer Expositionsübung in Abhängigkeit von der behandelten Störung. So werden Therapeut:innen ihre Patient:innen auf eine Reizkonfrontation mit Reaktionsverhinderung im Rahmen einer Zwangsbehandlung (siehe Kapitel 28.4) anders vorbereiten als auf eine Sorgenkonfrontation im Zuge der Behandlung einer Generalisierten Angststörung (siehe Kapitel 28.5). Im Kern gliedert sich der Prozess aber normalerweise in drei Phasen: Eine Phase der Informationsvermittlung und Vorbereitung, eine Phase der Durchführung und eine Phase der Nachbereitung (zur Vertiefung siehe Teismann & Margraf, 2017).

Phase der Informationsvermittlung und Vorbereitung. In dieser Phase sollte die Notwendigkeit für die Durchführung von Expositionsübungen erarbeitet werden. Dies geschieht auf Basis des individuellen Störungsmodells der Patient:innen, das unbedingt die funktionalen Zusammenhänge zwischen externen und/oder internen emotionsauslösenden Stimuli (oftmals ist Angst die zentrale Emotion), furchtsamen Erwartungen und befürchteten Konsequenzen bei Annäherung an diese Stimuli und ggf. dysfunktionale aufrechterhaltende Verhaltensweisen wie Sicherheits-, Rückversicherungs- oder Neutralisationsverhalten beinhalten sollte. Es sollte den Patient:innen und Therapeut:innen unbedingt klar sein, auf welchen Prozess der Aufrechterhaltung die Expositionsübung einwirken soll. Dabei kann es, wie angesprochen, schwerpunktmäßig um die Annäherung an bislang vermiedene interne und externe Reize gehen, es können aber auch Auswirkungen und Konsequenzen des Unterlassens von Sicherheitsstrategien im Vordergrund der zu planenden Übung stehen. Es können aber auch mehrere oder sogar alle dieser Aspekte gleichzeitig bei der Umsetzung der Expositionsübungen Berücksichtigung finden. In Abhängigkeit von der Beschaffenheit dieser Faktoren planen Therapeut:innen und Patient:innen dann gemeinsam die Expositionsübung. Die Aufgabe der Therapeut:innen besteht insbesondere darin, das geplante Vorgehen vor dem Hintergrund der definierten Expositionsziele zu bewerten und ggf. mit den Patient:innen nachzujustieren. So müssten die Therapeut:innen z. B. problematisieren bzw. intervenieren, wenn ein Patient mit Agoraphobie vorschlägt, eine Bahnfahrt-Expositionsübung unbedingt in der Straßenbahn durchzuführen, weil er weiß, dass dort keine langen Fahrtintervalle zwischen den Haltestellen zu erwarten sind, und zuvor herausgearbeitet wurde, dass seine Angst erst bei Fahrtstrecken von mehr als fünf Minuten auftritt, weil er dann die Luft notfalls nicht mehr anhalten könne.

Phase der Durchführung. Die Phase der Durchführung gliedert sich oft in zwei Unterphasen: eine meist therapeut:innengeleitete Intensivphase der Exposition und eine Selbstkontrollphase, in der die Patient:innen Expositionsübungen eigenverantwortlich umsetzen. Vor Umsetzung der Expositionsübungen, gleich in welcher Durchführungsphase sie stattfinden, ist es ratsam, mit den Patient:innen unmittelbar vor Beginn der Übung nochmals genau zu erfassen, welche negativen Erwartungen sie in Anbetracht der bevorstehenden Übung haben, um ihr Eintreffen oder Nicht-Eintreffen in der Nachbesprechung möglichst genau erörtern zu können und zu unterlassende Sicherheitsstrategien zu markieren. Bei einer therapeut:innengeleiteten Durchführung der Übung bietet sich an, die Patient:innen wiederholt nach ihren aktuellen Gefühlen und Vermeidungsstrategien (z. B., sich nicht auf den Körper zu konzentrieren, nicht in die Tiefe zu blicken) zu fragen und ggf. zu motivieren, ungünstige (Vermeidens-) Strategien zu verändern. In den von Patient:innen geleiteten Expositionsübungen können die Patient:innen zuvor auch strukturiert angeleitet werden, diese Funktion selbst zu übernehmen (zur Vertiefung siehe Wannemüller & Margraf, 2022). Aufgrund der Kontextabhängigkeit rückfallfördernder Faktoren ist es wichtig, die Übungen wiederholt und in unterschiedlichen Kontexten und Situationen durchzuführen (so sollten z. B. mit Patient:innen mit Spinnenphobie die Übungen mit unterschiedlichen Spinnen und Spinnengattungen und an unterschiedlichen Orten durchgeführt werden).

Phase der Nachbesprechung. In der Phase der Nachbesprechung erörtern Patient:innen und Therapeut:innen die Erfahrungen während der Expositionsübung und bereiten ggf. Folgeübungen vor. Dabei können z. B. folgende Fragen besprochen werden: Gab es etwas Überraschendes? Welche Befürchtungen sind während der Übung eingetroffen? Wenn Befürchtungen eingetroffen sind, als wie schlimm wurden die Konsequenzen erlebt? Wie hat sich der Angstverlauf entwickelt? Müsste der:die Patient:in vor dem Hintergrund gemachter Erfahrungen noch weitere Erwartungen bzw. Befürchtungen testen?

Im englischsprachigen Raum werden die angesprochenen Aspekte im sogenannten BRAVE-Modell der Exposition vereint: *B*ring on the anxiety; *R*espond differently; *A* lot of times; *V*ariety of situations; *E*valuate what you learned (Jacquart et al., 2022).

18.6.2 Wirksamkeit expositionsbasierter Behandlungsmethoden

Für die Wirksamkeit expositionsbasierter Behandlungsmethoden bei Angststörungen liegen für alle Einzelstörungen eindeutige metaanalytische Wirksamkeitsnachweise vor (für den Bereich der Angststörungen siehe z. B. Mayo-Wilson et al., 2014; Wolitzky-Taylor et al., 2008). Dasselbe gilt für die Behandlung von stark angstassoziierten Störungen wie Zwangsstörungen (Olatunji et al., 2013) und Traumafolgestörungen – hier besteht für die posttraumatische Belastungsstörung (z. B. Watts et al., 2013) die breiteste Datenbasis. Zu bedenken ist jedoch, dass es sich meist um die Evaluation von Gesamtbehandlungen handelt, die neben der Exposition auch noch andere therapeutische Elemente wie Psychoedukation und Rückfallprophylaxe beinhalten und in einigen Fällen auch durch zusätzliche kognitive Interventionen ergänzt wurden. Auch bei der Behandlung von Essstörungen und Alkoholabhängigkeit, bei denen Angst und Furcht durch die Übungen nicht zentral adressiert werden, sind Reizkonfrontationsmethoden gängige Methoden und repräsentieren wirksame Behandlungselemente (siehe Teismann & Margraf, 2017).

Allerdings zeigt eine studienübergreifende Untersuchung auch, dass nur etwas mehr als die Hälfte der Patient:innen mit Angststörungen, für die Expositionsübungen die Behandlung der ersten Wahl darstellen, substanziell und zeitstabil auf die jeweilige Expositionsbehandlung ansprechen (Loerinc et al., 2015). Die Gründe dafür sind sowohl häufige Abbrüche im Behandlungsverlauf – Schätzungen zufolge in 15 bis 30 % der Fälle (z. B. Haby et al., 2006) – als auch Rückfälle, die sich durch wiederauftretende Furchtreaktionen auf Zielreize der Expositionsbehandlung zeigen und bei einem beachtlichen Teil der Patient:innen (19 bis 62 %) im Zeitverlauf auftreten (Craske & Mystkowski, 2006).

18.7 Kognitive Therapieverfahren

Mit einer verstärkten Abkehr vom „Behavioristischen Paradigma" in der psychologischen Forschung der 1960er und 1970er Jahre, die auch als „Kognitive Wende" in der Psychologie bezeichnet wird, gewannen kognitive Therapieansätze in der Behandlung psychischer Störungen stark an Bedeutung (siehe Kapitel 2). Die Idee, Gedankenkonstrukte aus einer naiv-interessierten Sichtweise normativ und inhaltlich zu hinterfragen und die Gedankenträger:innen so zu tieferen Erkenntnissen und Einsichten zu führen, war die Kernidee des berühmten „Sokratischen Dialogs", sodass die Wurzeln kognitiver Modifikationsansätze also bereits auf die Antike zurückgehen. Die Forderung, darauf aufbauende Techniken auch in therapeutischen Kontexten zur Anwendung zu bringen, entwickelte sich allerdings erst sehr viel später durch Erkenntnisse aus verschiedenen kognitiven und motivationalen Theoriemodellen, von denen die „Theorie der Kognitiven Dissonanz" (Festinger, 1957) und das „Locus of control"-Modell (Rotter, 1966) zwei der frühesten Modelle darstellen.

Im Kern postulieren kognitive Therapieansätze, dass dysfunktionale Kognitionen eine zentrale Bedeutung für die Entstehung und Aufrechterhaltung psychischer Störungen haben. Bei dysfunktionalen Kognitionen handelt es sich um für das Individuum nicht hilfreiche und emotional belastende Gedankeninhalte und kognitive Schemata, d. h. situationsübergreifende Wahrnehmungsverzerrungen, die zu Fehlinterpretationen situativer Erfahrungen und in der Folge zu ungünstigen Lebenseinstellungen führen können. Inhaltlich können sich diese Kognitionen und Schemata dabei in Abhängigkeit vom Störungsbild deutlich unterscheiden. Während sie sich z. B. im Rahmen depressiver Störungen vor allem durch einen besonders stark ausgeprägten Negativitätsbias zeigen und die Patient:innen in Konsequenz eine stark negative Sicht auf sich selbst, ihre Umwelt und die Zukunft entwickeln (sogenannte Kognitive Triade nach Beck, 1976), sind sie bei narzisstischen Patient:innen eher durch ein Muster eigener Grandiosität und gleichzeitiger großer Kränkbarkeit gekennzeichnet.

18.7.1 Durchführung der kognitiven Umstrukturierung

Der therapeutische Prozess der kognitiven Umstrukturierung gliedert sich in mehrere Phasen.

Phase 1: Psychoedukationsphase. In der Initialphase des Prozesses der kognitiven Umstrukturierung geht es primär darum, den Patient:innen das Rational für die kognitive Umstrukturierung zu erläutern und zugänglich zu machen. Die Hauptabsicht ist dabei, dass die Patient:innen die wichtigsten beiden Grundannahmen kognitiver Therapieansätze nachvollziehen können, die lauten:

1. In jeder Situation finden subjektive Bewertungsprozesse statt.
2. Diese Bewertungsprozesse und nicht die Situation selbst sind kausal verantwortlich für die aus einer situativen Erfahrung resultierenden emotionalen und Verhaltensreaktionen.

Die Patient:innen können auf verschiedenen Wegen zu diesen zentralen Erkenntnissen geleitet werden. Zum Beispiel kann es hilfreich sein, wenn sie durch die Therapeut:innen dazu aufgefordert werden, sich eine Person, die sie kennen, in einer ihrer eigenen Problemsituationen vorzustellen und die Frage zu beantworten, ob diese Person in der Situation genauso reagieren würde wie sie selbst und warum dies in der Regel nicht der Fall ist. Dass emotionale Reaktionen nicht unbedingt an situatives Erleben geknüpft sind, kann den Patient:innen z. B. dadurch demonstriert werden, dass oftmals bereits die bloße Vorstellung von stress- oder angstbesetzten Situationen ausreicht, um eine emotionale Reaktion auszulösen, obwohl man sich physisch gar nicht in der vorgestellten Situation befindet.

Phase 2: Explorationsphase. Haben die Patient:innen das Rational für die kognitive Umstrukturierung nachvollzogen und verstanden, kann mit der Explorationsphase begonnen werden, deren Ziel es ist, dysfunktionale Denkmuster für eine anschließende Bearbeitung zu identifizieren. Hierzu stehen unterschiedliche Strategien und Analyseschemata zur Verfügung, in denen dysfunktionale Kognitionen sowohl horizontal, d. h. in Abhängigkeit von antezedenten situativen Konstellationen und nachfolgenden Emotionen und Verhaltensweisen, als auch vertikal, d. h. in Bezug auf zugrunde liegende Pläne, Einstellungen und Lebensregeln analysiert werden können. Ein oft eingesetztes Hilfsmittel der vertikalen Situationsanalyse ist das ABC-Schema. Das A steht dabei für „Activating event", das B für „Belief" und das C für „Consequence" (siehe Kapitel 2). Zunächst werden dabei für eine konkrete Situation die negativen emotionalen und verhaltensmäßigen Konsequenzen (C) herausgearbeitet und anschließend der konkrete situative Auslöser (A) dafür identifiziert. Erst im letzten Schritt werden dann die Inhalte der dysfunktionalen Gedanken (B) in ihrer Mittlerrolle zwischen A und C herausgearbeitet.

Fallbeispiel: Frau T. (ABC-Methode)

Die 28-jährige Frau T. leidet unter großen Verlustängsten in Partnerschaften und begibt sich deshalb in eine ambulante Psychotherapie. Im Rahmen der dort durchgeführten kognitiven Umstrukturierung erarbeitet sie gemeinsam mit ihrer Therapeutin für eine exemplarische Problemsituation das in Tabelle 18.5 dargestellte ABC-Schema.

Tabelle 18.5: ABC-Schema von Frau T.

A (Activating event)	B (Beliefs)	C (Consequence)
Mein Freund verlässt morgens das Haus und gibt mir keinen Abschiedskuss.	Er liebt mich nicht. Ich genüge ihm nicht. Es ist nur noch eine Frage der Zeit, bis er mich verlässt.	Ich fühle mich verzweifelt. Ich fühle mich traurig. Ich muss bei der Arbeit anrufen und mich für heute krankmelden.

Für die horizontale Analyse bietet sich z. B. die sogenannte Vertical-Arrow-Technik an, bei der die Patient:innen durch gezieltes Nachfragen durch die Therapeut:innen (z. B. „Was wäre das Schlimmste daran?", „Was wäre daran das größte Problem für Sie?") eigene negative Interpretations- und Bewertungsmuster entdecken können, die zu bestimmten negativen Annahmen und Überzeugungen führen und die außerdem Aufschluss über bestimmte diesen Interpretationen zugrunde liegende Denkfehler geben. Im folgenden Beispiel begeht Frau T. beispielsweise den Fehler einer unzulässigen Übergeneralisierung, denn sie zieht aus einer befürchteten Erfahrung (vom Freund verlassen zu werden) den globalen Schluss, kein liebenswerter Mensch zu sein.

Beispiel: Frau T. (Vertical-Arrow-Technik)

Th.: Ich kann gut verstehen, dass Sie der Gedanke, Ihr Freund könnte Sie verlassen, traurig macht. Aber was wäre daran das Schlimmste für Sie?

Frau T.: Das Schlimmste daran wäre, dann wieder allein zu sein.

Th.: Was wäre für Sie das größte Problem am Alleinsein?

Frau T.: Ich glaube vor allem ist es ein Problem, dann jeden Tag mit dem Gedanken leben zu müssen, dass es einfach niemanden gibt, der es mit mir aushält.

Th.: Was macht diesen Gedanken so unerträglich für Sie?

Frau T.: Die Gewissheit, nichts Liebenswertes an mir zu haben.

Th.: Ein mögliches Verlassenwerden stellt für Sie also den endgültigen Beweis dar, kein liebenswerter Mensch zu sein. Vielleicht hilft Ihnen diese Erkenntnis dabei, besser zu verstehen, warum Sie so eine große Angst davor haben.

Phase 3: Disputationsphase. In der Disputationsphase werden die dysfunktionalen Kognitionen und die zugrunde liegenden Denkfehler bearbeitet. Hierfür steht eine große Zahl spezifischer Techniken (siehe z. B. Wilken, 2018) zur Verfügung, von denen einige in Tabelle 18.6 erläutert werden.

Tabelle 18.6: Techniken zur Bearbeitung von negativen Grundüberzeugungen und Denkfehlern

Technik	Ziel	Durchführung
Beweis-Gegenbeweis-Technik	Infragestellung von Grundannahmen (Mögliche Erkenntnis: Eine Betrachtung von Beweisen und Gegenbeweisen führt zu einer veränderten Bewertung der Überzeugung bzw. Richtigkeit der Grundannahme.)	• Die Patient:innen werden zunächst gebeten, sehr gründlich nach Beweisen für die Gültigkeit ihrer Annahme zu suchen (z. B. „Ich bin uninteressant"). • Dann sollen sie den Grad der Überzeugung bzw. Richtigkeit angeben, mit dem sie dem jeweiligen Beweis zustimmen. • Nach Beendigung dieses Prozesses werden sie aufgefordert, die Gegenposition einzunehmen und nach Beweisen zu suchen, die gegen die Gültigkeit ihrer Annahme sprechen, und auch für diese ein Rating abzugeben. • Danach werden die Pro-Argumente für die Ursprungsannahme erneut evaluiert.
Kontinuums-Technik	Veränderung von „Alles-oder-Nichts"-Denken (Mögliche Erkenntnis: Grundannahmen sind keine dichotomen Kategorien, sondern Dimensionen; Menschen werden meist nicht kategorial, sondern auf Basis bestimmter Attribute eingeschätzt.)	• Grundannahme (z. B. „Ich bin unbeliebt") wird auf Dimension dargestellt (0 = extrem unbeliebt, 100 = extrem beliebt). • Einzelne Werte (z. B. 20, 40, 60, 80) werden mit Definitionen versehen (z. B. 20 = hat maximal einen Freund, wird von Nachbarn gegrüßt, aber nie von diesen eingeladen etc.). • Patient:innen ordnen ihnen bekannte Personen auf der Dimension ein. • Patient:innen ordnen sich selbst ein.
Vorurteils-Technik	Modifikation negativ-selektiver Selbstwahrnehmung (Mögliche Erkenntnis: Aufmerksamkeitsausrichtung ist wichtig, um kognitive Schemata zu bestätigen oder zu widerlegen.)	• Patient:innen sollen sich Person mit Vorurteilen (z. B. Rassist:in) vorstellen, und sich fragen, wie diese Person wohl mit Informationen umgeht, die das Vorurteil bestätigen bzw. ihm widersprechen. • Dann sollen Patient:innen Ideen entwickeln, wie diese Personen ihr Vorurteil wieder „loswerden" könnten.
Positiv-Tagebuch-Technik	Modifikation negativ-selektiver Selbstwahrnehmung (Mögliche Erkenntnis: Die Aufmerksamkeitsausrichtung kann das negative Selbstbild modifizieren.)	• Positive, dem negativen Selbstbild (z. B. „Ich falle niemandem positiv auf") widersprechende Hinweise werden identifiziert (z. B. von jemandem angelächelt werden, von jemandem in ein Gespräch eingebunden werden etc.). • Entsprechende Hinweise werden beobachtet und protokolliert.
Tortendiagramm-Technik	Größere Differenzierung von Ursachenzuschreibungen (Mögliche Erkenntnis: Die eigene Verantwortung für ein Ereignis ist geringer als angenommen.)	• Zunächst werden Patient:innen gefragt, wie viel Verantwortung (in Prozent) sie für ein negatives Ereignis (z. B. Trennung von der Ehefrau) haben. • Anschließend wird allen Faktoren und beteiligten Personen im Rahmen eines Tortendiagramms eine prozentuale Verantwortung zugeschrieben.
Profilvergleichs-Technik	Differenziertere Selbstbewertung (Mögliche Erkenntnis: Grundüberzeugungen sind multidimensional und man selbst punktet nicht auf allen Dimensionen im Sinne der Grundüberzeugung.)	• Relevante Dimensionen (z. B. Tollpatschigkeit, beruflicher Erfolg etc.), die einer Grundüberzeugung (z. B. „Ich bin dumm") zugrunde liegen, werden identifiziert. • Patient:innen ordnen zunächst andere Personen in Bezug auf jede Dimension ein. • Anschließend ordnen Patient:innen sich selbst ein.
Umfrage-Technik	Überprüfung von Vorhersagen (Mögliche Erkenntnis: Eigene Annahmen müssen modifiziert/verworfen werden.)	• Zunächst werden mit den Patient:innen generelle und spezifische Fragen formuliert, die eine Vorhersage (z. B. „Wenn ein Mann im Club keine Frauen anspricht, wird er für einen Feigling gehalten") prüfen können. • Eine Reihe von Personen wird gebeten, die Fragen zu beantworten. • Ergebnisse werden rückgemeldet und besprochen.
Kosten-Nutzen-Analyse-Technik	Förderung von Veränderungsmotivation (Mögliche Erkenntnis: Überzeugungen können manchmal „Kosten" verursachen, die ihren „Nutzen" überwiegen.)	• Die Vor- und Nachteile einer Überzeugung werden gegenübergestellt.

Zwei sehr häufig eingesetzte Strategien sind der Sokratische Dialog und das Verhaltensexperiment, weshalb sie im Folgenden etwas detaillierter vorgestellt werden. Während der Sokratische Dialog eine rein verbale Strategie repräsentiert, handelt es sich beim Verhaltensexperiment um eine Form der empirischen Prüfung von (dysfunktionalen) Annahmen und Erwartungen für den Ausgang einer Situation.

18.7.2 Sokratischer Dialog

Beim Sokratischen Dialog handelt es sich um ein von Therapeut:innen durch Nachfragen und Nachharken angeleitetes Infragestellen (auch „Disputation") von Gedanken, Axiomen (Glaubenssätzen), Annahmen und Einstellungen von Patient:innen mit dem Ziel, sie dadurch zu einer kritischen Reflexion darüber anzuregen und für eine Veränderung dysfunktionaler Gedankenkonstrukte zugänglich zu machen. Hierbei wird zunächst ein Thema (z. B. „Männlichkeit") ausgewählt und die Patient:innen werden aufgefordert, einen ersten Versuch einer Definition des Konstrukts zu unternehmen (z. B. Was macht für mich Männlichkeit aus?). Dann bemühen sich die Therapeut:innen darum, einzelne Aspekte der Definition zu konkretisieren („Was genau meinen Sie damit, wenn Sie sagen, als richtiger Mann dürfen Sie ‚kein Weichei' sein?") und ins Alltägliche zu übertragen (z. B. „Was tut oder wie handelt ein Mensch, der ein ‚richtiger Mann' und ‚kein Weichei' ist, in konkreten Situationen?"). Danach können die Therapeut:innen dann anfangen zu disputieren, d. h., die Definition auf ihre Gültigkeit hin überprüfen. Hierzu stehen bestimmte Disputationsrichtungen zu Verfügung. Bei der *empirischen Disputation* wird die Definition auf ihre generelle Anwendbarkeit geprüft (z. B. „Gibt es Männer, die Ihre Definition (oder Teile davon) nicht erfüllen, aber trotzdem ‚männlich' sind?"). Bei der *logistischen Disputation* werden die Schlussfolgerungen auf logische Widersprüche abgeklopft (z. B. „Heißt das also, nur Sie verlieren ihre ‚Männlichkeit', wenn Sie Schwäche zeigen, der ‚Männlichkeit' von anderen schadet Schwäche hingegen nicht?"). Bei der *hedonistischen bzw. funktionalen Disputation* wird das Konstrukt bzw. die Definition auf ihre Nützlichkeit in Bezug auf die Zielerreichung geprüft (z. B. „Ist diese Definition von Männlichkeit für die Rettung Ihrer Ehe und dem Bedürfnis Ihrer Frau nach mehr Zuwendung und Geborgenheit hilfreich?"). Bei der *ethischen bzw. normativen Disputation* wird die Definition auf ihre Haltbarkeit vor ethisch-moralischen Grundsätzen geprüft (z. B. „Ist die Unterscheidung von ‚männlichen' und ‚unmännlichen' Menschen eine zulässige Einteilung, die Ihren Normen entspricht?"). Eine ausführlichere Erläuterung sokratischer Gesprächsführung findet sich bei Stavemann (2015).

18.7.3 Verhaltensexperimente

Anders als bei den in Kapitel 18.6 vorgestellten konfrontativen Methoden, steht bei Verhaltensexperimenten nicht der Umgang mit Angst und anderen negativen Emotionen oder Körperreaktionen im Hauptfokus der Übung (Teismann & Ertle, 2011). Stattdessen geht es – genau wie bei einem wissenschaftlichen Experiment – darum, Erwartungen und Vorhersagen für den Ausgang von Situationen zu überprüfen und, sollten diese einer „empirischen Testung" nicht standhalten, gemäß den neuen, korrigierenden Erfahrungen in der Experimentalsituation zu verändern. Expositions- und Konfrontationsübungen können im Kern ebenfalls als Verhaltensexperimente verstanden werden, denn auch in ihnen werden Erwartungen geprüft und Erfahrungen gemacht, die zu einer Korrektur der Erwartung führen. So wird für einen Patienten mit Höhenphobie, der die angstvolle Erwartung hat, bei einer zu starken Annäherung an einen Abgrund von diesem „magisch angezogen" zu werden und unbeabsichtigt in die Tiefe zu springen (auch als „Call of the Void" bezeichnet), die Erfahrung während einer Konfrontationsübung, dass dies natürlich nicht passiert, zu einer Korrektur der ursprünglichen Befürchtung führen.

In Vorbereitung auf ein Verhaltensexperiment ist die Kenntnis der zu überprüfenden Erwartungen daher von besonderer Bedeutung. Diese können sich auf sehr unterschiedliche Aspekte beziehen, wie z. B. Reaktionen des Umfelds, daraus folgende Konsequenzen für die eigene Person oder mögliche Ausgänge der Situation. Erst wenn diese den Patient:innen und Therapeut:innen klar und eindeutig bekannt sind, kann mit der Planung des Experiments begonnen und zu testende Hypothesen, am besten in der „Wenn-Dann"-Form, entwickelt werden. Dabei gilt: Je konkreter, desto besser. Im Anschluss an ein Verhaltensexperiment überprüfen Therapeut:innen und Patient:innen dann die empirische Haltbarkeit der Annahmen und entwickeln gemeinsam auf Basis der neuen Erfahrungen im Experiment alternative Vorhersagen für die getestete Situation, die ggf. in weiteren Verhaltensexperimenten geprüft werden müssen (zur Vertiefung siehe Stangier, 2023).

18.7.4 Wirksamkeit der Kognitiven Therapieansätze

Für die Wirksamkeit kognitiver Therapieansätze, d. h. für die gezielte Fokussierung störungsaufrechterhaltender kognitiver Prozesse mit dem Ziel, diese im Sinne einer für die Betroffenen günstigeren und nicht mehr krankheitsfördernden Weise zu verändern, besteht dank diverser KVT-basierter Programme überzeugende Evidenz, die die Wirksamkeit dieser Ansätze für depressive Störungen, Generalisierte Angststörungen, Panikstörung und Soziale Angststörung (Cuijpers et al., 2016) belegt. Auch bei Zwangsstörungen (z. B. Olatunji et al., 2013) und Posttraumatischer Belastungsstörung (z. B. Watts et al., 2013) erwiesen sich KVT-Verfahren als wirksam. Es muss aber beachtet werden, dass es sich bei den Verfahren oft nicht um rein kognitive Verfahren handelt, im Rahmen derer beispielsweise nur Disputationstechniken angewendet worden sind, sondern diese meist gemeinsam mit anderen Verfahren, wie z. B. Verhaltensaktivierung oder expositionsbasierten Verfahren, eingesetzt wurden.

18.8 Fazit

Durch die Anwendung kognitiv-verhaltenstherapeutischer Interventionen können die meisten psychischen Störungen und ihre Begleitsymptome erfolgreich behandelt, d.h. entweder vollständig beseitigt oder in ihrer Stärke substanziell reduziert werden. Besonders vielversprechend scheint ihr Einsatz bei emotionalen Störungen (Angst- und affektiven Störungen) zu sein. Im Kern beruhen diese Interventionen auf der Anwendung gängiger operanter Lernprinzipien, der Erweiterung von Verhaltensmöglichkeiten bzw. dem Erwerb von Skills zum Umgang mit belastenden Situationen oder Emotionen und der Förderung von Einsicht in dysfunktionale kognitive Prozesse. Im Rahmen der meisten Behandlungsprogramme werden sie in unterschiedlichen Zusammensetzungen und Kombinationen eingesetzt. Die für die meisten Störungen vergleichsweise umfangreiche Evidenzlage in Bezug auf die Wirksamkeit bietet Therapeut:innen in vielen Fällen eine gute Grundlage für ihre Indikationsentscheidung und die Auswahl spezifischer KVT-Interventionen.

Literatur

Beck, A.T. (1976). *Cognitive Therapy and the emotional disorders.* New York: International Universities Press.

Berking, M. (2017). *Training emotionaler Kompetenzen* (4. Aufl.). Berlin: Springer. https://doi.org/10.1007/978-3-662-54273-6

Berking, M., Ebert, D., Cuijpers, P. & Hofmann, S.G. (2013). Emotion regulation skills training enhances the efficacy of inpatient cognitive behavioral therapy for major depressive disorder: A randomized controlled trial. *Psychotherapy and Psychosomatics, 82*(4), 234–245. https://doi.org/10.1159/000348448

Berking, M., Wupperman, P., Reichardt, A., Pejic, T., Dippel, A. & Znoj, H. (2008). General emotion-regulation skills as a treatment target in psychotherapy. *Behavior Research and Therapy, 46,* 1230–1237. https://doi.org/10.1016/j.brat.2008.08.005

Borquist-Conlon, D.S., Maynard, B.R., Brendel, K.E. & Farina, A.S. (2019). Mindfulness-based interventions for youth with anxiety: A systematic review and meta-analysis. *Research on Social Work Practice, 29*(2), 195–205. https://doi.org/10.1177/1049731516684961

Ciharova, M., Furukawa, T.A., Efthimiou, O., Karyotaki, E., Miguel, C., Noma, H. et al. (2021). Cognitive restructuring, behavioral activation and cognitive-behavioral therapy in the treatment of adult depression: A network meta-analysis. *Journal of Consulting and Clinical Psychology, 89*(6), 563–574. https://doi.org/10.1037/ccp0000654

Craske, M. (2015). Optimizing exposure therapy for anxiety disorders: An inhibitory learning and inhibitory regulation approach. *Verhaltenstherapie, 25*(2), 134–143. https://doi.org/10.1159/000381574

Craske, M.G., Kircanski, K., Zelikowsky, M., Mystkowski, J., Cowdhury, N. & Baker, A. (2008). Optimizing inhibitory learning during exposure therapy. *Behaviour Research and Therapy, 46*(1), 5–27.

Craske, M.G. & Mystkowski, J. (2006). Exposure therapy and extinction: Clinical studies. In M.G. Craske, D. Hermans & D. Vansteenwegen (Eds.), *Fear and learning: Basic science to clinical application* (pp. 217–233). Washington, DC: American Psychological Association. https://doi.org/10.1037/11474-011

Cuijpers, P., Cristea, I.A., Karyotaki, E., Reijnders, M. & Huibers, M.J.H. (2016). How effective are cognitive behavior therapies for major depression and anxiety disorders? A meta-analytic update of the evidence. *World Psychiatry, 15*(3), 245–258. https://doi.org/10.1002/wps.20346

Cuijpers, P., Karyotaki, E., de Wit, L. & Ebert, D.D. (2020). The effects of fifteen evidence-supported therapies for adult depression: A meta-analytic review. *Psychotherapy Research, 30*(3), 279–293. https://doi.org/10.1080/10503307.2019.1649732

Cuijpers, P., Van Straten, A. & Warmerdam, L. (2007). Behavioral activation treatments of depression: A meta-analysis. *Clinical Psychology Review, 27*(3), 318–326. https://doi.org/10.1016/j.cpr.2006.11.001

Dimidjian, S., Hollon, S.D., Dobson, K.S., Schmaling, K.B., Kohlenberg, R.J., Addis, M.E. et al. (2006). Randomized trial of behavioral activation, cognitive therapy, and antidepressant medication in the acute treatment of adults with major depression. *Journal of Consulting and Clinical Psychology, 74*(4), 658–670. https://doi.org/10.1037/0022-006X.74.4.658

Dymond, S. (2019). Overcoming avoidance in anxiety disorders: The contributions of Pavlovian and operant avoidance extinction methods. *Neuroscience & Biobehavioral Reviews, 98,* 61–70. https://doi.org/10.1016/j.neubiorev.2019.01.007

D'Zurilla, T.J. & Goldfried, M.R. (1971). Problem solving and behavior modification. *Journal of Abnormal Psychology, 78*(1), 107–126. https://doi.org/10.1037/h0031360

D'Zurilla, T.J. & Nezu, A.M. (2010). Problem-solving therapies. In K.S. Dobson (Ed.), *Handbook of cognitive-behavioral therapies* (3rd ed., pp. 197–225). New York: Guilford.

Ekers, D., Webster, L., Van Straten, A., Cuijpers, P., Richards, D. & Gilbody, S. (2014). Behavioural activation for depression; an update of meta-analysis of effectiveness and sub group analysis. *PLOS ONE, 9*(6), e100100. https://doi.org/10.1371/journal.pone.0100100

Engl, J., Thurmaier, F. & Hahlweg, K. (2019). Prävention von Scheidung: Ergebnisse einer 25-Jahres Follow-up Studie. *Verhaltenstherapie, 29,* 85–96. https://doi.org/10.1159/000489094

Festinger, L. (1957). *A theory of cognitive dissonance.* Stanford: Stanford University Press. https://doi.org/10.1515/9781503620766

Goertz-Dorten, A., Benesch, C., Berk-Pawlitzek, E., Faber, M., Hautmann, C., Hellmich, M. et al. (2019). Efficacy of individualized social competence training for children with oppositional defiant disorders/conduct disorders: A randomized controlled trial with an active control group. *European Child & Adolescent Psychiatry, 28*(2), 165–175. https://doi.org/10.1007/s00787-018-1144-x

Grawe, K., Donati, R., Bernauer, F. & Donati, R. (1994). *Psychotherapie im Wandel: von der Konfession zur Profession.* Göttingen: Hogrefe.

Haby, M.M., Donnelly, M., Corry, J. & Vos, T. (2006). Cognitive behavioural therapy for depression, panic disorder and generalized anxiety disorder: A meta-regression of factors that may predict outcome. *Australian & New Zealand Journal of Psychiatry, 40*(1), 9–19. https://doi.org/10.1080/j.1440-1614.2006.01736.x

Hahlweg, K. & Weusthoff, S. (2022). Kommunikationstraining. In M. Linden & M. Hautzinger (Hrsg.), *Verhaltenstherapiemanual* (S. 359–364). Berlin: Springer.

Haus, K.-M., Held, C., Kowalski, A., Krombholz, A., Nowak, M., Schneider, E. et al. (2020). Peripheres Biofeedback. In K.-M. Haus, C. Held, A. Kowalski, A. Krombholz, M. Nowak, E. Schneider, G. Strauß & M. Wiedemann (Hrsg.), *Praxisbuch Biofeedback und Neurofeedback* (S. 23–40). Berlin: Springer. https://doi.org/10.1007/978-3-662-59720-0_2

Hautzinger, M. (2013). Verhaltenstheoretische Ansätze bei chronischer Depression. M. Leuzinger-Bohleber (Hrsg.), *Chronische Depression. Verstehen, behandeln, erforschen* (S. 33–55). Göttingen: Vandenhoeck & Ruprecht.

Hayes, S.C., Strosahl, K.D. & Wilson, K.G. (1999). *Acceptance and commitment therapy: An experiential approach to behavior change.* New York: Guilford.

Heinrichs, N., Stangier, U., Gerlach, A., Willutzki, U. & Fydrich, T. (2010). *Evidenzbasierte Leitlinie zur Psychotherapie der Sozialen Angststörung.* Göttingen: Hogrefe.

Hermann, E., Gassmann, D. & Munsch, S. (2009). Schlafstörungen. In J. Margraf & S. Schneider (Hrsg.), *Lehrbuch der Verhaltenstherapie: Band 2: Störungen im Erwachsenenalter – Spezielle Indikationen – Glossar* (S. 187–224). Berlin: Springer.

Hinsch, R. & Pfingsten, U. (2015). *Das Gruppentraining sozialer Kompetenzen GSK. Grundlagen, Durchführung, Anwendungsbeispiele* (6. Aufl.). Weinheim: Beltz.

Hogue, A., Bobek, M., MacLean, A., Miranda, R., Wolff, J.C. & Jensen-Doss, A. (2020). Core elements of CBT for adolescent conduct and substance use problems: Comorbidity, clinical techniques, and case examples. *Cognitive and behavioral practice, 27*(4), 426–441. https://doi.org/10.1016/j.cbpra.2019.12.002

Jacobi, C., Paul, T. & Thiel, A. (2004). *Essstörungen.* Göttingen: Hogrefe.

Jacobson, E. (1929). *Progressive Relaxation.* Chicago: University of Chicago Press.

Jacquart, J., Abramowitz, J., Arch, J., Margraf, J. & Smits, J.A. (2022). The Basics of Exposure Therapy. In J.A.J. Smits, J. Jacquart, J. Abramowitz, J. Arch & J. Margraf (Eds.), *Clinical Guide to Exposure Therapy: Beyond Phobias* (pp. 1–31). Cham: Springer International Publishing. https://doi.org/10.1007/978-3-031-04927-9_1

Kabat-Zinn, J. (1990). *Full catastrophe living: Using the wisdom of your body and mind to face stress, pain, and illness.* New York: Bantam Books.

Kanfer, F.H. & Gaelick-Buys, L. (1991). Self-management methods. In F.H. Kanfer & A.P. Goldstein (Eds.), *Helping people change: A textbook of methods* (pp. 305–360). New York: Pergamon Press.

Khoury, B., Lecomte, T., Fortin, G., Masse, M., Therien, P., Bouchard, V. et al. (2013). Mindfulness-based therapy: A comprehensive meta-analysis. *Clinical Psychology Review, 33*(6), 763–771. https://doi.org/10.1016/j.cpr.2013.05.005

Kim, H.S. & Kim, E.J. (2018). Effects of relaxation therapy on anxiety disorders: A systematic review and meta-analysis. *Archives of psychiatric nursing, 32*(2), 278–284. https://doi.org/10.1016/j.apnu.2017.11.015

Krampen, G. (2013). *Entspannungsverfahren in Therapie und Prävention* (3. Aufl.). Göttingen: Hogrefe.

Kuyken, W., Warren, F.C., Taylor, R.S., Whalley, B., Crane, C., Bondolfi, G. et al. (2016). Efficacy of mindfulness-based cognitive therapy in prevention of depressive relapse: An individual patient data meta-analysis from randomized trials. *JAMA Psychiatry, 73*(6), 565–574. https://doi.org/10.1001/jamapsychiatry.2016.0076

Legenbauer, T. & Vocks, S. (2014). *Manual der kognitiven Verhaltenstherapie bei Anorexie und Bulimie.* Berlin: Springer. https://doi.org/10.1007/978-3-642-20385-5

Lewinsohn, P.M. (1974). A behavioral approach to depression. In R.M. Friedman & M.M. Katz (Eds.), *The psychology of depression: Contemporary theory and research* (pp. 157–174). Washington, DC: Winston.

Linehan, M.M., Heard, H., Clarkin, J., Marziali, E. & Munroe-Blum, H. (1993). *Dialectical behavior therapy for borderline personality disorder.* New York: Guilford.

Lochmann, E. & Hoyer, J. (2013). Verhaltensaktivierung bei Depression. Aktuelle Anwendungs- und Settingvarianten. *Psychotherapie im Dialog, 14*(3), 57–60. https://doi.org/10.1055/s-0033-1353820

Loeber, S. & Mann, K. (2006). Entwicklung einer evidenzbasierten Psychotherapie bei Alkoholismus. *Der Nervenarzt, 77,* 558–566. https://doi.org/10.1007/s00115-005-2000-z

Loerinc, A.G., Meuret, A.E., Twohig, M.P., Rosenfield, D., Bluett, E.J. & Craske, M.G. (2015). Response rates for CBT for anxiety disorders: Need for standardized criteria. *Clinical Psychology Review, 42,* 72–82. https://doi.org/10.1016/j.cpr.2015.08.004

Mackintosh, N.J. (1974). *The psychology of animal learning.* London: Academic Press.

Mairs, H., Lovell, K., Campbell, M. & Keeley, P. (2011). Development and pilot investigation of behavioral activation for negative symptoms. *Behavior Modification, 35,* 436–506. https://doi.org/10.1177/0145445511411706

Mayo-Wilson, E., Dias, S., Mavranezouli, I., Kew, K., Clark, D.M., Ades, A.E. & Pilling, S. (2014). Psychological and pharmacological interventions for social anxiety disorder in adults: A systematic review and network meta-analysis. *The Lancet Psychiatry, 1*(5), 368–376. https://doi.org/10.1016/S2215-0366(14)70329-3

McFall, R.M. (1970). Effects of self-monitoring on normal smoking behavior. *Journal of Consulting and Clinical Psychology, 35*(2), 135–142. https://doi.org/10.1037/h0030087

Meichenbaum, D. (1985). *Stress inoculation training.* Elmsford, NY: Pergamon Press.

Michalak, J., Heidenreich, T. & Williams, J.M.G. (2021). *Achtsamkeit.* Göttingen: Hogrefe.

Nestoriuc, Y. & Martin, A. (2007). Efficacy of biofeedback for migraine: a meta-analysis. *Pain, 128*(1–2), 111–127. https://doi.org/10.1016/j.pain.2006.09.007

Neudeck, P. & Lang, T. (2020). Reizkonfrontationsmethoden. In J. Hoyer & S. Knappe (Hrsg.), *Klinische Psychologie & Psychotherapie* (S. 617–634). Berlin: Springer.

Olatunji, B.O., Davis, M.L., Powers, M.B. & Smits, J.A. (2013). Cognitive-behavioral therapy for obsessive-compulsive disorder: A meta-analysis of treatment outcome and moderators. *Journal of Psychiatric Research, 47*(1), 33–41. https://doi.org/10.1016/j.jpsychires.2012.08.020

Öst, L.G. (1987). Applied relaxation: Description of a coping technique and review of controlled studies. *Behaviour Research and Therapy, 25*(5), 397–409. https://doi.org/10.1016/0005-7967(87)90017-9

Pfingsten, U. (2007). Ein Erklärungsmodell sozialer Kompetenzen und Kompetenzprobleme. In R. Hinsch & U. Pfingsten (Hrsg.), *Gruppentraining sozialer Kompetenzen GSK* (S. 12–72). Weinheim: Beltz.

Pizzoli, S.F., Marzorati, C., Gatti, D., Monzani, D., Mazzocco, K. & Pravettoni, G. (2021). A meta-analysis on heart rate variability biofeedback and depressive symptoms. *Scientific reports, 11*(1), 6650. https://doi.org/10.1038/s41598-021-86149-7

Rachman, S. (1989). The return of fear: Review and prospect. *Clinical Psychology Review, 9,* 147–168. https://doi.org/10.1016/0272-7358(89)90025-1

Rachman, S. (1990). *Fear and courage* (2nd ed.). New York: Freeman.

Richards, D.A., Ekers, D., McMillan, D., Taylor, R.S., Byford, S., Warren, F.C. et al. (2016). Cost and outcome of behavioural activation versus cognitive behavioural therapy for depression (COBRA): A randomized, controlled, non-inferiority trial. *Lancet, 388,* 871–880. https://doi.org/10.1016/S0140-6736(16)31140-0

Rotter, J.B. (1966). Generalized expectancies for internal versus external control of reinforcement. *Psychological Monographs: General and Applied, 80*(1), 1–28. https://doi.org/10.1037/h0092976

Sanders, M.R. (2008). Triple P-Positive Parenting Program as a public health approach to strengthening parenting. *Journal of Family Psychology, 22*(3), 506–517. https://doi.org/10.1037/0893-3200.22.3.506

Sartory, G. & Wannemüller, A. (2010). *Zahnbehandlungsphobie.* Göttingen: Hogrefe.

Schultz, J.H. (1928). Ueber autogenes Training. *DMW – Deutsche Medizinische Wochenschrift, 54*(29), 1200–1201. https://doi.org/10.1055/s-0028-1165442

Segal, Z.V., Williams, J.M.G. & Teasdale, J.D. (2002). *Mindfulness-based cognitive therapy for depression: A new approach to preventing relapse.* New York: Guilford.

Segrin, C. & Givertz, M. (2003). Methods of social skills training and development. In J.O. Greene & B.R. Burleson (Eds.), *Handbook of communication and social interaction* (pp. 135–175). Mahwah, NJ: L. Erlbaum Associates.

Sielski, R., Rief, W. & Glombiewski, J.A. (2017). Efficacy of biofeedback in chronic back pain: A meta-analysis. *International Journal of Behavioral Medicine, 24,* 25–41. https://doi.org/10.1007/s12529-016-9572-9

Stampfl, T.G. & Levis, D.J. (1967). Essentials of implosive therapy: A learning-theory-based psychodynamic behavioral therapy. *Journal of Abnormal Psychology, 72*(6), 496–503. https://doi.org/10.1037/h0025238

Stangier, U. (2023). *Verhaltensexperimente.* Göttingen: Hogrefe. https://doi.org/10.1026/03113-000

Stavemann, H.H. (2015). Sokratische Gesprächsführung. In M. Linden & M. Hautzinger (Hrsg.), *Verhaltenstherapiemanual* (S. 251–259). Berlin: Springer.

Teismann, T. & Ertle, A. (2011). Verhaltensexperimente in der kognitiven Therapie. *Verhaltenstherapie, 21*(2), 117–124. https://doi.org/10.1159/000329003

Teismann, T. & Margraf, J. (2017). *Exposition und Konfrontation*. Göttingen: Hogrefe.

Thorndike, E. L. (1932). *The fundamentals of learning*. New York: Columbia University. https://doi.org/10.1037/10976-000

Turner, D. T., McGlanaghy, E., Cuijpers, P., Van Der Gaag, M., Karyotaki, E. & MacBeth, A. (2018). A meta-analysis of social skills training and related interventions for psychosis. *Schizophrenia Bulletin, 44*(3), 475–491. https://doi.org/10.1093/schbul/sbx146

Ullrich, R. & de Muynck, R. (2003). *ATP 3: Einüben von Selbstvertrauen* (2. Aufl.). Stuttgart: Klett-Cotta.

Wannemüller, A. & Margraf, J. (2022). *Ratgeber Phobische Störungen. Informationen für Betroffene und Angehörige*. Göttingen: Hogrefe. https://doi.org/10.1026/02986-000

Watts, B. V., Schnurr, P. P., Mayo, L., Young-Xu, Y., Weeks, W. B. & Friedman, M. J. (2013). Meta-analysis of the efficacy of treatments for posttraumatic stress disorder. *The Journal of Clinical Psychiatry, 74*(6), e541–e550. https://doi.org/10.4088/JCP.12r08225

Whipple, J. L , Lambert, M. J., Vermeersch, D. A., Smart, D. W., Nielsen, S. L. & Hawkins, E. J. (2003). Improving the effects of psychotherapy: The use of early identification of treatment and problem-solving strategies in routine practice. *Journal of Counseling Psychology, 50*(1), 59–68. https://doi.org/10.1037/0022-0167.50.1.59

Wilken, B. (2018). *Methoden der kognitiven Umstrukturierung: Ein Leitfaden für die psychotherapeutische Praxis*. Stuttgart: Kohlhammer. https://doi.org/10.17433/978-3-17-034624-6

Wolitzky-Taylor, K. B., Horowitz, J. D., Powers, M. B. & Telch, M. J. (2008). Psychological approaches in the treatment of specific phobias: A meta-analysis. *Clinical psychology review, 28*(6), 1021–1037. https://doi.org/10.1016/j.cpr.2008.02.007

Wolpe, J. (1958). *Psychotherapy by reciprocal inhibition*. Stanford: Stanford University Press.

Vrieze, E., Pizzagalli, D. A., Demyttenaere, K., Hompes, T., Sienaert, P., de Boer, P. et al. (2013). Reduced reward learning predicts outcome in major depressive disorder. *Biological Psychiatry, 73*(7), 639–645. https://doi.org/10.1016/j.biopsych.2012.10.014

19 Tiefenpsychologisch fundierte und analytische Interventionen

Svenja Taubner & Timo Storck

Inhaltsübersicht

19.1 Einleitung

Die relativ geringe inhaltliche Vorstrukturierung einer Sitzung in den Verfahren der psychodynamischen Psychotherapie bringt eine besondere Beachtung des therapeutischen Rahmens und der therapeutischen Haltung mit sich. Dabei werden hinsichtlich des *Rahmens* in der Regel drei Ebenen unterschieden: die deskriptive, die relationale und die prozessual-dynamische Ebene. Fragen des therapeutischen Rahmens betreffen erstens deskriptive Fragen nach Dauer der Behandlung, Stundenumfang, Terminfindung, Dauer der Sitzung, Verständigung über das psychotherapeutische Verfahren sowie allgemeine Rechte und Pflichten beider Beteiligten, wie sie unter Umständen in einem Behandlungsvertrag festgelegt werden. Zweitens sind relationale Fragen des Rahmens solche, die die therapeutische Beziehung als Rahmung des Arbeitens betreffen (siehe Kapitel 15). Hier geht es auch um die persönliche „Passung", die formale Rollenverteilung und alle Elemente der therapeutischen Arbeitsbeziehung bzw. Allianz. Die therapeutische Beziehung wird als der Rahmen gesehen, in dem sich Veränderung realisiert, und das Arbeiten in und an der therapeutischen Beziehung ist neben der Störungstheorie einer der deutlichsten Unterschiede zu den anderen Richtlinienverfahren. Drittens betreffen Fragen des Rahmens den therapeutischen Prozess selbst: Wie wird die Art des Arbeitens (sowohl bezogen auf eine einzelne Stunde als auch bezogen auf die Behandlung als gesamte) „gesteuert"? Wann wird die Regression gefördert (die Aktivierung kindlicher Anteile, Wünsche, Gefühle etc.), wann die Progression (erwachsene, reife Anteile), welche Art des Abgleichs mit therapeutischen Zielen geschieht auf dem Weg? „Angriffe" auf den Rahmen (z.B. chronisches Zuspätkommen, Nichterscheinen) werden als Teil des Therapieprozesses verstanden, d.h. ihnen wird eine Bedeutung im Hinblick auf das Erreichen oder Vermeiden therapeutischer Ziele zugesprochen, was entsprechend in die Reflexion und Intervention integriert wird.

Mit Bleger (1967) kann davon gesprochen werden, dass Prozess und Rahmen als in einem Figur-Grund-Verhältnis stehend zu denken sind. Der klare, verbindliche und vertrauensvolle Rahmen im Sinne der drei beschriebenen Ebenen ermöglicht es, dass sich die Problematik der Patient:innen in der therapeutischen Beziehung zeigen kann, auch und gerade mit ihren noch nicht verstandenen Aspekten. Erst der Rahmen stellt die Legitimation bereit, prozessual relativ ungesteuert vorzugehen. Im Folgenden werden die Grundregeln, Haltung, Inhalte und Verstehensebenen und schließlich Interventionsarten dargestellt, die für die psychodynamischen Therapien typisch sind. Es werden gemäß der Störungs- und Veränderungslehre verschiedene Formen der Interventionen unterschieden, die entweder einen Strukturfokus aufweisen (Interventionen, die psychische Funktionen fördern) oder einen Konfliktfokus aufweisen (Interventionen, die auf eine Einsicht in unbewusste Prozesse abzielen; siehe Kapitel 3). Die Interventionen, die auf eine korrigierende Beziehungserfahrung abzielen, können auf einem Kontinuum zwischen Strukturförderung und Förderung der Einsicht in unbewusste Bedeutungen abgebildet werden. Schließlich werden Interventionen mit Traumafokus – in Ergänzung zu Kapitel 28.7 – dargestellt. Zum Abschluss des Kapitels werden manualisierte und evidenzbasierte psychodynamische Therapien vorgestellt.

19.2 Grundregeln und Inhalte in den psychodynamischen Therapien

Aufgrund der verschiedenen Schwerpunkte und Indikationen in der Analytischen Psychotherapie (AP) und der Tiefenpsychologisch fundierten Psychotherapie (TP) gelten teilweise unterschiedliche Behandlungsempfehlungen, die sich auch auf die Haltung und Grundregeln auswirken. Zu den übergreifenden „Regeln" in der psychodynamischen Therapie gehört das *Abstinenzprinzip* auf therapeutischer Seite. Geschichtlich betrachtet erwächst es aus ethischen Überlegungen dazu, dass Therapeut:innen keine sexuelle oder Liebesbeziehung zu ihren Patient:innen aufnehmen sollten. Dies hat sich im Verlauf der Entwicklung der psychodynamischen Therapie zum allgemeinen ethischen Grundsatz ausgeweitet, dass alle Aspekte einer Therapie(beziehung) nicht zu Selbstzwecken der Therapeut:innen missbraucht werden dürfen (z.B. sexueller, narzisstischer, aggressiver Art). Eine abstinente Haltung bedeutet, dass die Bedürfnisse von Patient:innen ins Zentrum gerückt werden, ohne diese in Handlungen zu befriedigen, sondern Einsicht in die Zusammenhänge zwischen Erleben, Wünschen, Affekten und Verhalten zu fördern. Mit Abstinenz ist nicht gemeint, dass Therapeut:innen sich kühl und distanziert verhalten. In den modernen psychodynamischen Therapien gilt darüber hinaus, dass kontrollierte Selbstoffenbarungen als therapeutisch indiziert angesehen werden, so etwa das gemeinsame Mentalisieren der therapeutischen Beziehung (Euler, 2021) und das sogenannte „Prinzip Antwort" in der psychoanalytisch-interaktionellen Methode (Streeck & Leichsenring, 2015) in der Arbeit mit Patient:innen mit Persönlichkeitsstörungen. Mit dem „Prinzip Antwort" ist gemeint, neben dem Übertragungs-Gegenübertragungs-Geschehen, welches durch das „Prinzip Deutung" adressiert wird, auch die konkrete interpersonelle Begegnung zum Inhalt der Interventionen zu machen. Dabei werden die Therapeut:innen deutlicher als Personen sichtbar jenseits ihrer Rolle und beschreiben aus ihrer subjektiven Innensicht, wie sie die Patient:innen erleben.

Ein mit der Abstinenz verbundenes Konzept ist die *technische Neutralität*. Es meint, dass Therapeut:innen für keine psychische Instanz oder keinen Selbstanteil aufseiten der Patient:innen Partei ergreifen sollten. Es wird also nicht einfach die Ungesteuertheit (Es-Anteile) oder die Gewissenhaftigkeit (Über-Ich-Anteile) unterstützt, sondern eine „Äquidistanz" oder Ausgeglichenheit zwischen den psychischen Strukturen bzw. eine Integration unterschiedlicher Anteile beibehalten. Selbstverständlich gibt es Momente oder Phasen in einer Behandlung, in denen das vor allem regulativ zu verstehende Gebot der Neutralität verlassen wird, etwa wenn es um die Rückmeldung an Patient:innen geht, dass ein bestimmtes Verhalten schädliche Folgen hat.

Inhalte der psychodynamischen Therapien betreffen das allgemeine subjektive Erleben der Patient:innen in Bezug auf ihre Symptome und Beziehungen (außerhalb der Therapie und bezogen auf die therapeutische Beziehung). Dabei sind nicht nur Erlebnisinhalte gemeint, sondern auch psychische Verarbeitungsprozesse. Was psychodynamische Ansätze von anderen Verfahren unterscheidet, ist die besondere Beachtung der Reflexion der Biografie der Patient:innen (unter Berücksichtigung der Kindheitserfahrungen), ein Fokus auf das affektive Erleben sowie Zugänge zu unbewussten Prozessen durch eine Betrachtung von Träumen (Tag- und Nachtträume), Fantasien und von Material, dass sich in Beziehung direkt manifestiert, aber noch nicht benannt werden kann. Damit ist u.a. Beziehungshandeln gemeint, wie z.B. eine stark bewundernde oder deutlich abwertende Beziehungsaufnahme. Darüber hinaus achten psychodynamische Therapeut:innen auf Inhalte, die systematisch vermieden oder ausgeblendet werden (z.B. eigene aggressive Handlungen oder Bedürfnisse; Shedler, 2010). In psychodynamischen Behandlungen kann Sexualität im engeren Sinn oder Geschlechtsidentität insofern zum Thema werden, als beides wichtige Aspekte der von Freud postulierten Wiederherstellung der Liebes-, Arbeits- und Genussfähigkeit sind. Die Annahme, in einer psychodynamischen Behandlung werde alles darauf zurückgeführt, entspricht jedoch einer stereotypen Vorstellung. In der Realität psychodynamischer Behandlung wird u.a. ein Fokus auf Emotion und (unbewusste) Motivation gelegt, dabei können, neben Aggression, Narzissmus oder Bindung, Fragen nach lustvollem und unlustvollem Erleben eine Rolle spielen.

19.2.1 Grundregeln in der Analytischen Psychotherapie

Freud formulierte zwei Grundregeln, die bis heute eine Orientierung für psychodynamisches Arbeiten geben.

Freie Assoziation. Zum einen werden Patient:innen dazu ermutigt, ihren freien Einfällen zu folgen *(Grundregel der freien Assoziation)*. Es wird angenommen, dass sich im Folgen der freien Einfälle die individuellen Verbindungen von Vorstellungen und Affekten zueinander zeigen – und zwar sowohl bezüglich „verpönter" Verbindungen als auch bezüglich der Abwehr. Es wird als nicht zufällig betrachtet, welche Einfälle aufeinander folgen, sondern davon ausgegangen, dass lebensgeschichtliche Ereignisse und deren Verarbeitung dazu geführt haben, dass bestimmte Vorstellungen und Affekte miteinander verknüpft sind, sich aber unter Umständen nur in einer spontanen, ungesteuerten Rede zeigen. Die Grundregel der freien Assoziation ist insbesondere in der AP von Bedeutung und wird Patient:innen in der Regel während der Probatorik bzw. zu Behandlungsbeginn mitgeteilt.

Gleichschwebende Aufmerksamkeit. Zum anderen sollen Therapeut:innen ihrerseits der *Grundregel der gleichschwebenden Aufmerksamkeit* folgen. Damit ist gemeint, dass im Zuhören zum (spontanen) Bericht von Patient:innen keiner Vorab-Priorisierung dessen gefolgt werden sollte, was vermeintlich besonders wichtig ist. Es soll die Möglichkeit bestehen, auch therapeutisch spontan auf etwas zu reagieren, was sich als affektiv besonders bedeutsam, verdichtet, unverständlich oder irritierend herausstellt. Dies ist paradox: Der Wert der gleichschwebenden Aufmerksamkeit liegt dort, wo sie nicht aufrechterhalten werden kann, denn dort zeigt sich das, was wichtig, bisher aber unverstanden geblieben ist. In den neueren psychodynamischen Verfahren und Methoden findet sich ein vergleichbarer Gedanke der gleichschwebenden Aufmerksamkeit in der Forderung einer Haltung des „Nicht-Wissens" wieder. Therapeut:innen sollten ihren Patient:innen nicht mit allgemeinem Vorwissen und ungeprüften Vorannahmen in Bezug auf ihr Erleben begegnen, sondern sich individuell einfühlen und auf einen gemeinsamen Verstehensprozess einlassen können.

19.2.2 Grundregeln in der Tiefenpsychologisch fundierten Psychotherapie

In der TP wird ebenfalls prozessorientiert mit dem Material gearbeitet, dass die Patient:innen in die Stunde mitbringen oder spontan in der Sitzung entwickeln. Im Kontrast zur AP wird hier jedoch fokaler gearbeitet, d.h. in Abhängigkeit vom jeweiligen Therapiefokus werden die Themen ausgewählt, die zum Behandlungsziel passen, bzw. können auch Themen seitens der Therapeut:innen prioritär angesprochen werden, gemessen am Behandlungsfokus. Besonders manualisierte Kurzzeitformate folgen einem vorgeschriebenen Ablauf und arbeiten in der Stunde stark am gegenwärtigen Stand der Therapie orientiert, was auch in einer Zusammenfassung bzw. einem Ausblick auf bisher Erarbeitetes und offene Themen und Ziele seinen Ausdruck findet.

Die genauen Inhalte werden aber in jeder psychodynamischen Therapie von den Patient:innen selbst eingebracht. Besonders bei den psychodynamischen Therapien mit Strukturfokus sollte ein Arousalmanagement durch die Therapeut:innen erfolgen, d.h. eine Dosierung der Interventionen und der affektiven Intensität, um Übererregung zu vermeiden, sowie eine Co-Regulation, wenn die Patient:innen Erregungszustände nicht mehr gut allein bewältigen können. Darüber hinaus sollten die Interventionen auch an das aktuelle Mentalisierungsniveau der Patient:innen angeglichen werden, da komplexe Interventionen sonst nicht gut verstanden werden können (Taubner et al., 2019).

19.3 Die Haltung in der Tiefenpsychologisch fundierten und Analytischen Psychotherapie

Mit der (psychoanalytischen) *Haltung* aufseiten der Therapeut:innen ist grundlegend gemeint, sich in der therapeutischen Beziehung als ein Gegenüber zur Verfügung zu stellen. Dies ist ein mehrfaches Beziehungsangebot (das manchmal mit dem Begriff der „therapeutischen Ich-Spaltung" bezeichnet wird): (1) Therapeutisch wird eine Beziehung angeboten, in der sich Aspekte einer „echten" interpersonalen Beziehung zwischen zwei Menschen abspielen *(Realbeziehung)*, (2) aufgrund des Rahmens und der Ziele der therapeutischen Beziehungen stellt sich eine Arbeitsbeziehung ein *(therapeutische Allianz)*, und (3) finden innerhalb der Beziehung Reinszenierungen von Bindungs- und Beziehungsmustern statt *(Übertragungsbeziehung)*. Alle diese Aspekte können therapeutisch bedeutsam werden und sollten in einer gemeinsamen Draufsicht reflektiert werden.

Die therapeutische Haltung ist insgesamt von *Empathie* und *Resonanz* geprägt, was in der psychodynamischen Behandlung vor allem bedeutet, Verständnis für Schwierigkeiten zu haben, die sich aus Strukturdefiziten ergeben, Widerstand gegen Veränderungen als Teil der unbewussten Abwehr zu begreifen und sich für die wiederkehrenden Beziehungsinszenierungen und damit verbundene Affekte zur Verfügung zu stellen. Mit Sandler (1976) kann Letzteres als „Bereitschaft zur Rollenübernahme" bezeichnet werden. Damit ist gemeint, im therapeutischen Beziehungsangebot Raum dafür zu geben, dass sich auch zurückliegende, irrationale Erwartungen an den anderen und die Beziehung zeigen, die so verstanden und verändert werden können. Damit ist nicht gemeint, den „realen" Anteil der interpersonellen Begegnung zu leugnen oder zu übergehen. Jedoch begründet sich so die manchmal abwartend-zuhörende Haltung psychodynamischer Therapeut:innen, damit sich bestimmte Phänomene in der Beziehung zeigen können. In der therapeutischen Haltung die Möglichkeit für die Wiederholung verinnerlichter Beziehungsmuster bereitzustellen, ist kein Selbstzweck, sondern wird als wichtigste Grundlage für Veränderungsprozesse bzw. bereits als deren Teil angesehen. Patient:innen können Aspekte ihres Seelenlebens beschreiben oder ausdrücken, die in Alltagsbeziehungen nicht möglich sind auszudrücken, weil sie Konflikte erzeugen würden, nicht den sozialen Regeln entsprechen und mit schwierigen Gefühlen wie Scham und Schuld verbunden sein können. Der Begriff des *holding* (in der Regel unübersetzt) von Donald Winnicott (1960) greift dies auf. Einen emotional haltenden Rahmen für unaushaltbar scheinende oder unregulierte Gefühle in einer vertrauensvollen Beziehung bereitzustellen, kann als eine Grundlage für eine Art der Nachreifung betrachtet werden. Dass es sich beim empathisch-resonanten Beziehungsangebot der Therapeut:innen um etwas handelt, das direkt veränderungswirksam sein kann, ist auch zentral für den Begriff des *containment* (Bion, 2013). Bislang unerträgliche Affekte therapeutisch zu „containen" (also einen Behälter/Raum dafür zur Verfügung zu stellen) bedeutet eine Art des „Vorverdauens" im Sinne einer interpersonellen Regulierung affektiver Zustände. Patient:innen wird auf diese Weise etwas „zurückgegeben", das leichter aushaltbar und integrierbar ist. Die wichtigste Folge von *holding* und *containment* ist die Verinnerlichung einer regulierenden Funktion sowie die Repräsentation hilfreicher anderer. Darüber hinaus kann damit eine Exploration der Repräsentanzen vom Selbst und von anderen erreicht werden. Das Ausmaß der Zurückhaltung und des Abwartens, z. B. auch die Länge des Schweigens, ist dabei abhängig von den psychischen Fähigkeiten der Patient:innen. Daher wird bei strukturschwachen Patient:innen eine aktive und stützende Haltung eingenommen.

19.4 Verstehen von Beziehungsmustern als szenisches Verstehen

Die therapeutische Aufgabe der psychodynamischen Verfahren, Einsicht zu fördern und korrigierende Beziehungserfahrungen zu machen, indem ein verstehender Zugang zu den Aktualisierungen und Konsequenzen verinnerlichter Beziehungserfahrungen in der therapeutischen Beziehung ermöglicht wird, wird methodisch als „szenisches Verstehen" bezeichnet (Argelander, 2017; Lorenzer, 2000). Dieses Verstehen kennzeichnet eine zusätzliche Verstehensebene neben dem logisch-semantischen Verstehen objektiver „Daten" (wer, wann, was) und dem psychologischen Verstehen subjektiver „Daten" (Einfühlung in das subjektive Erleben).

Fallbeispiel: Frau P.

Frau P. kommt zu einem psychodynamischen Erstgespräch. Auf die Therapeutin wirkt sie überaus vorsichtig und darum bemüht, alles richtig zu machen, um als eine „gute" Patientin rüberzukommen und ein Therapieangebot zu erhalten. Frau P. berichtet davon, mit Mutter (Architektin) und Vater (Bankangestellter) in einer Kleinstadt aufgewachsen zu sein [logisches Verstehen von objektiven Daten]. Zwar seien die Verhältnisse „gut behütet" gewesen, es habe aber auch eine ständige Atmosphäre der Erwartungen und des Drucks geherrscht: Insbesondere die Mutter habe der Tochter vermittelt, dass man ohne Anstrengung und Verzicht im Leben nichts erreichen könne. Frau P. habe als Kind das Gefühl gehabt, sich die Anerkennung der Mutter immer wieder neu verdienen zu müssen, das habe sich schrecklich angefühlt und sie habe sich gefragt, ob die Mutter sie wirklich liebe [psychologisches Verstehen subjektiver Daten]. Während Frau P. von sich berichtet, ist die Therapeutin mit ihrem Eindruck beschäftigt, den sie von der Patientin hat: Frau P. scheint sich auch im Gespräch bei ihr „anzubiedern" und anzustrengen, ohne dass das explizit verbalisiert wird. Die Therapeutin bemerkt jedoch auch, dass sie selbst so etwas denkt wie: „Ach, das ist bestimmt eine Patientin, die pünktlich und gewissenhaft zu den Stunden kommt und das Beste aus ihrer Behandlung machen wird. Das kann eine erfolgreiche Therapie werden, wenn die Patientin am Ball bleibt!" Zwischen beiden hat sich eine Szene ereignet, die sich vor dem biografischen Hintergrund und der Selbstreflexion der Therapeutin begreifen lässt: Auch in der Therapiebeziehung zeigt sich ein Muster einer sehr erwartungsvollen Mutter-Person und der eifrig um Zuwendung bemühten Tochter [szenisches Verstehen].

Besonders das szenische Verstehen liefert die Möglichkeit, sich unbewussten Aspekten der therapeutischen Beziehung anzunähern, über die kein verbaler Bericht abgegeben werden kann. Es wird davon ausgegangen, dass Patient:innen auf verschiedene Weise Szenen in eine Behandlung hineintragen: Dazu gehören Szenen aus der Biografie, Szenen aus der aktuellen Lebensrealität sowie Szenen im Behandlungszimmer, also zwischen Therapeut:in und Patient:in. Dem liegt die Annahme zugrunde, dass sich bei psychischen Störungen bestimmte Muster des Erlebens und der Beziehungsgestaltung wiederholen. Die zusammenführende Betrachtung unterschiedlicher Szenen wird auf ein gemeinsames zugrunde liegendes Muster zurückgeführt. Unterschiedliche partikulare Szenen können auf ein abstrakt-allgemeines Grundgerüst zurückgeführt werden. Das Verstehen der konkreten Szene im Behandlungszimmer (Übertragungs-Gegenübertragungs-Muster) besteht darin, die ihr zugrunde liegende „Situation" (Lorenzer, 2000) zu erkennen, die in verschiedenen Szenen auftaucht. Das szenische Verstehen gilt als spezifisch psychoanalytisches Verstehen, insofern auf diese Weise Verstehenshypothesen über (dynamisch) Unbewusstes gebildet werden. Was so verstanden wird, ist keine unverrückbare Wahrheit, sondern die Grundlage für den offenen Prozess des weiteren Explorierens. Aufgrund der Zentralität des Erkennens der Muster der Beziehungsgestaltung wurden verschiedene Methoden entwickelt, um diese Verstehensprozesse im Dienste der Therapieplanung und Forschung stärker zu operationalisieren, wie z. B. die Beziehungsachse der Operationalisierten Psychodynamischen Diagnostik (OPD; Arbeitskreis OPD, 2023) oder das Zentrale Beziehungskonfliktthema (ZBKT; Luborsky & Crits-Christoph, 1998).

19.5 Allgemeine Interventionen in der Tiefenpsychologisch fundierten und Analytischen Psychotherapie

Alle Interventionen erfolgen taktvoll und aus einer Haltung der basalen Akzeptanz der Erlebnisweisen der Patient:innen. Grundlegende Interventionen in der psychodynamischen Behandlung betreffen Klarifikation und Konfrontation.

Klarifikation (Klärung). Unter einer Klarifikation (Klärung) wird eine Intervention verstanden, durch die Therapeut:innen versuchen, die subjektive Erlebnisperspektive der Patient:innen nachzuvollziehen bzw. das Verständnis dieser zu prüfen, zu differenzieren oder zu ergänzen. Beispiele für Klarifikationen sind:

- Verstehe ich Sie richtig, dass die Beziehung zu Ihrer Schwester nicht sehr vertrauensvoll war ...?
- Können Sie mir noch etwas dazu schildern, wie es kam, dass Sie sich nach dem Abschluss des Studiums doch für einen anderen Beruf entschieden haben?
- Ich habe noch nicht verstanden, welche Form von Traurigkeit Sie dort erlebt haben, war es eine stille oder laute Form?

Konfrontation. Unter Konfrontationen werden solche Interventionen verstanden, die einen (scheinbaren) Widerspruch in Aussagen eines:einer Patient:in bzw. zwischen dem Bericht und dem Verhalten aufgreifen. Damit ist nicht gemeint, jemanden der Inkohärenz o.Ä. zu überführen, sondern vielmehr einen Zugang zu Ambivalenzen oder konfligierenden Motiven zu ermöglichen. Beispiele für Konfrontationen sind:

- Sie schildern die Beziehung zu Ihrem Partner gerade als frei von jeglicher Spannung – ich erinnere mich aber auch, wie Sie vor einigen Wochen mal darüber gesprochen haben, dass Sie manchmal so gereizt auf ihn reagieren ...
- Sie sprechen ja manchmal darüber, dass unsere Therapiestunde für Sie der Höhepunkt Ihrer Woche ist und Sie es kaum erwarten können, herzukommen – und dann gibt es gleichzeitig oft Stunden, zu denen Sie sich sehr verspäten. Was könnte sich darin zeigen?

Zwei Aspekte sind zentral für psychodynamisches Intervenieren:

1. strukturbildende oder stabilisierende Interventionen,
2. aufdeckende oder einsichtsfördernde Interventionen.

In Abhängigkeit von der allgemeinen Symbolisierungs- und Einsichtsfähigkeit sowie dem psychischen Strukturniveau wird aufdeckend-deutend (eher in der AP) oder stützend-strukturfördernd (eher in der TP) gearbeitet. Aus beiden Ansätzen sollen Patient:innen gestärkt hervorgehen, um ihren Alltag symptomfrei meistern zu können. Ebenso wie das Konflikt- und das Strukturmodell keine absoluten Alternativen für die Konzeptualisierung eines Falls oder für die Zuordnung eines Störungsbildes darstellen (siehe Kapitel 17.3), so gibt auch die Unterscheidung zwischen konfliktzentrierten und strukturbezogenen Interventionen eher eine grobe Richtung vor.

Strukturbezogene supportive Interventionen sind zum Beispiel die Strukturierung des Narrativs, (Affekt-)Differenzierung, Affektregulation und Mentalisierungsförderung durch empathische Validierung, Klarifikation, Exploration und Herausfordern bzw. Konfrontation. Aufdeckende Interventionen sind Deutungen, die auf die Bewusstwerdung unbewusster Zusammenhänge abzielen. Tatsächlich erfolgen Deutungen in dem expressiv-aufdeckenden Arbeiten allerdings auch oft erst nach einer Phase des Klärens und Explorierens, sodass einerseits von einem Kontinuum an Interventionen von stützend bis aufdeckend gesprochen werden kann und anderseits von einer klaren Abgrenzung zwischen supportivem und aufdeckendem Fokus in den jeweiligen Therapien. Auch gibt es Ansätze, die beide Strategien explizit miteinander verbinden, wie die supportiv-expressive Therapie (Luborsky, 1988) oder ein strukturdynamisches Vorgehen (Benecke, 2017).

In beiden Vorgehensweisen wird der Maßgabe gefolgt, zentrale Aspekte des Erlebens den Patient:innen neu zugänglich zu machen, indem auf Affekte, Fantasien oder Träume sowie auf psychische Verarbeitungsprozesse geblickt und dabei in unterschiedlicher Weise biografische Aspekte sowie unterschiedliche Motivationssysteme und mögliche Konflikte zwischen diesen exploriert und benannt werden. Eine weitere zentrale Ausrichtung der Interventionen besteht in der Betrachtung dessen, was sich szenisch in der therapeutischen Beziehung zeigt und welche Abwehrmechanismen oder Widerstände einer therapeutischen Veränderung im Weg stehen.

Im Folgenden werden zunächst die Interventionen mit Strukturfokus dargestellt und dann die Interventionen mit Konfliktfokus. Im Anschluss daran erfolgt gesondert die Beschreibung des Vorgehens im Umgang mit Beziehungskrisen bzw. Brüchen in der Arbeitsbeziehung.

19.6 Interventionen mit Strukturfokus

Strukturbezogene Interventionen verfolgen das Ziel, dass psychische Funktionen allgemein gestärkt werden, wobei die psychische Struktur mit den vier Dimensionen der Strukturachse der OPD (Arbeitskreis OPD, 2023) beschrieben werden kann (siehe Kapitel 9), dem Persönlichkeitsfunktionsniveau oder auch dem alternativen Modell für Persönlichkeitsstörungen des DSM-5 oder der ICD-11. In letzteren werden Einschränkungen im Funktionsniveau als Probleme des Selbst (Identität, Selbststeuerung) und Probleme der Interpersonellen Beziehungen (Nähe, Empathie und Intimität) konzeptualisiert. Besonders beim Vorliegen einer Persönlichkeitsstörung können verschiedene Bereiche eingeschränkt sein und stehen oft in Verbindung mit interpersonellen Konflikten oder auch selbst- und fremdschädigendem Verhalten, bei dem der eigene Beitrag oft jeweils nicht erkannt wird (siehe Kapitel 30.1). Daher zielen strukturbezogene Interventionen auch darauf ab, dass Patient:innen Muster erkennen, wie diese Konflikte und Verhaltensweisen entstehen und Verantwortung für sich und Beziehungen übernehmen. Statt zu deuten, werden Interventionen empfohlen, die zur Reflexion anregen, klären, Patient:innen spiegeln und strukturieren (Rudolf, 2020). Dabei wird ein therapeutisches Gegenüber gebraucht mit einer positiven Beziehung, resonant, weitschätzend und empathisch, das Frustrationen bewusst gering hält (Wöller, 2022).

19.6.1 Empathische Validierung

Eine grundlegende Intervention, die dazu dient, das eigene Erleben zugänglich zu machen, ist die empathische Validierung, bei der Therapeut:innen sich in die Situation der Patient:innen versetzen und Gefühle, Gedanken und andere mentale Inhalte spiegelnd zur Verfügung stellen und dabei Gefühle normalisieren und kontextualisieren. Dabei geht es gerade nicht darum, ein Gefühl zu objektivieren (z. B. „Das würde jedem so gehen, ich empfinde das auch so"), sondern als nachvollziehbar zu markieren, dass ein:eine Patient:in Gründe dafür hat, sich auf eine bestimmte Weise zu fühlen. Beispiele für empathische Validierungen sind:

- Wenn ich mir die Situation von gestern vorstelle, kann ich sehr gut verstehen, warum Sie so enttäuscht waren, denn schließlich hatten Sie die große Hoffnung, dass Ihr Partner Sie anhören würde. Ich finde Ihre Reaktion sehr verständlich.
- An Ihrer Stelle wäre ich auch verzweifelt gewesen, weil Sie sich so sehr bemüht hatten und der andere trotzdem nicht zugehört hat.

Eine empathische Validierung hat oftmals den Effekt, dass sich das Gegenüber verstanden fühlt, und mindert den starken Affekt, sodass Selbstregulation ermöglicht wird.

19.6.2 Differenzierung und Regulierung von Affekten (Bereitstellen von Hilfs-Ich-Funktionen)

Die empathische Validierung trägt bereits dazu bei, dass Affekte als weniger überflutend erlebt werden müssen. Es können darüber hinaus Emotionsregulationsstrategien aus der Körperpsychotherapie eingesetzt werden wie z. B. Achtsamkeitsübungen, Atemübungen oder Entspannungsübungen. Je deutlicher Therapeut:innen diese Fähigkeiten selbst verkörpern, desto besser können diese von den Patient:innen angenommen werden. Der Zusammenhang zwischen empathischer Validierung und der Differenzierung/Regulierung von Affekten kann sich auch darin zeigen, körperbezogenes Erleben zu verbalisieren, z. B. unter Einbezug der eigenen körperlichen Empathie.

Die Arbeit an den Fähigkeiten zur Affektregulierung kann als ein Beispiel für strukturbezogene Interventionen genommen werden, die auch andere psychische Funktionen betreffen. In der klassischen psychoanalytischen Terminologie ist das als das Bereitstellen von Hilfs-Ich-Funktionen von therapeutischer Seite beschrieben worden. Der Grundgedanke dabei ist, dass eine bestimmte Fähigkeit zunächst interpersonell zur Verfügung gestellt wird, beispielsweise indem Therapeut:innen die Affektregulierung anleiten. Im Verlauf einer Behandlung kann diese Funktion dann internalisiert werden und Patient:innen können intrapsychisch darauf zurückgreifen. Auf diese Weise kann davon gesprochen werden, dass die Interventionen „strukturbildend" sind.

19.6.3 Arbeiten mit dem „Prinzip Antwort" und mit Selbstoffenbarungen

Besonders mit strukturschwachen Patient:innen wird empfohlen, vorrangig im „Hier und Jetzt" zu arbeiten statt zu sehr in biografische Aspekte einzusteigen, um der Gefahr zu begegnen, dass jemand sich gegenüber vorangegangenen (aversiven) Erlebnissen als „festgeschrieben" und die eigene Persönlichkeit als unveränderlich erlebt. Dazu ist auch der sogenannte „Affektfokus" hilfreich, der den Affekt im Raum exploriert, der zwischen Therapeut:in und Patient:in entsteht, wie z. B. Anspannung, Scham oder Sich-kritisiert-Fühlen, und eine Reflexion der Beziehung zwischen beiden eröffnet. In der gemeinsamen Betrachtung der Beziehung entsteht die Möglichkeit, verschiedene Perspektiven anzuerkennen, trotzdem gespiegelt oder validiert zu werden sowie Muster der sozialen Informationsverarbeitung zu verstehen. Weiter ist das „Prinzip Antwort" beschrieben worden als ein alternativer Schwerpunkt zum „Prinzip Deutung" in der Gesprächsführung. Dabei geht es um eine direkte Rückmeldung dazu, wie Therapeut:innen das Gegenüber erleben oder welche Wirkungen das jeweilige Verhalten auf andere haben kann. Es geht hier weniger um die Exploration der verinnerlichten Objektbeziehungen, sondern um eine Betrachtung des interpersonellen Geschehens im Moment.

In diesem Zusammenhang wird auch der Umgang mit Selbstoffenbarungen (Selbstenthüllungen) und „immediacy" diskutiert, also die Frage, wann und in welcher Weise Therapeut:innen etwas davon zur Verfügung stellen, welche Wirkung das Verhalten der Patient:innen auf sie hat, verbunden mit der Anregung zur Exploration des interpersonellen Geschehens. Beispiele dafür können sein:

- Wenn Sie hier sagen, dass Psychotherapie bloß nutzloses Gelaber ist, dann fühle ich mich davon provoziert.
- Es macht mich traurig zu hören, wie einsam Sie sich als Kind gefühlt haben.

19.6.4 Fokus auf psychische Prozesse statt auf Inhalte

Strukturbezogene Interventionen sind sehr oft stärker darauf ausgerichtet, wie Patient:innen interpersonelle Situationen und eigene mentale Zustände verarbeiten. Dabei werden eher Prozesse betrachtet als konkrete mentale Inhalte zu explorieren. Ziel dessen ist, gemeinsam mit Patient:innen ein Verständnis dafür zu entwickeln, wie beispielsweise unangemessenes oder selbstschädigendes Handeln entsteht oder was dazu beiträgt, dass jemand sich leer oder wertlos erlebt. Manchmal können solche Interventionen durchaus deutenden, also aufdeckenden Charakter haben (wie im Konzept der „Prozessdeutung" beschrieben; siehe Plassmann, 2016), dabei ist jedoch der relationale Fokus wichtig, das heißt die gemeinsame Exploration aus einer Haltung des Nicht-Wissens heraus. Beispiele dafür können sein:

- Ich habe mich gefragt, ob Ihre Wut nicht auch daraus entstanden ist, dass Sie sich nicht mehr länger so klein und hilflos fühlen wollten.
- Vielleicht ist es manchmal so, dass Sie andere gerade dann zurückweisen, wenn es vorher zwischen Ihnen besonders nah gewesen ist.

19.6.5 Umgang mit Handlungsdruck (Agieren)

In der Zusammenarbeit mit Patient:innen mit Einschränkungen der Persönlichkeitsfunktionen können auch Handlungen oder Forderungen nach Handlungen die Zusammenarbeit erschweren, wenn z. B. immer wieder konkrete Forderungen nach Medikamenten, Gutachten, Verschiebung der Stunde oder Telefonate erfolgen. In der klassischen Psychoanalyse würde dieses Verhalten als Agieren bezeichnet werden. Damit ist gemeint, dass „gehandelt" statt reflektiert bzw. gesprochen wird. Im Verlauf der Konzeptgeschichte hat sich der Fokus dahingehend verschoben, von solchen Phänomenen weniger als Ausdruck eines Behandlungswiderstands zu sprechen, sondern als einem kommunikativen Versuch von Patient:innen, Aspekte der interpersonellen Beziehung „auf die Bühne" zu bringen und so verstehen und verändern zu können. Auch hier wird mittlerweile der Anteil der Therapeut:innen an einer gemeinsamen „Handlungsszene" stärker betrachtet (was als „enactment" bezeichnet wird).

In den strukturbezogenen Ansätzen wird die innere Not gesehen, aus der ein solcher Handlungsdruck entsteht. Als Standardintervention wird an dieser Stelle empfohlen, den Handlungsimpuls zu validieren und zu explorieren, ob ein Puffer zwischen Impuls und Handlung möglich ist, um die Konsequenzen der Handlung zu verstehen, z. B. welche ein Gutachten an ein Amt auf die Vertraulichkeit hätte. Ist kein Puffer möglich, so ist unter Umständen auch von therapeutischer Seite ein „Mithandeln" und ein Verlassen der technischen Neutralität erforderlich. Dies dient dem Zweck, Patient:innen oder den Rahmen der Behandlung zu schützen sowie das Arbeitsbündnis aufrechtzuerhalten. Dies ist dann weniger als therapeutische Intervention im engeren Sinn zu sehen, sondern als ein Vorgehen der Sicherung der Bedingungen, unter denen Therapie stattfinden kann. Auch sind die Grenzen zu benennen, die einerseits die Abstinenz und andererseits die Selbstfürsorge der Therapeut:innen betrifft, wie z. B. Terminwünsche der Patient:innen zu Randzeiten gegenüber Freizeit- und Erholungsbedürfnissen der Therapeut:innen.

19.6.6 Mentalisierungsförderung und Förderung von epistemischem Vertrauen als Beispiel für die Zusammenführung der Interventionen mit Strukturfokus

Im Folgenden wird der Ansatz der Mentalisierungsförderung, wie er in der Mentalisierungsbasierten Therapie (MBT) manualisiert worden ist, als ein Beispiel für das Arbeiten unter Einsatz strukturbezogener Interventionen etwas ausführlicher dargestellt (siehe Taubner et al., 2019). Andere psychodynamische Methoden mit einer vergleichbaren Zielrichtung sind die Übertragungsfokussierte Therapie (Yeomans et al., 2018) oder die Strukturbezogene Therapie (Rudolf, 2020).

Aus Sicht der MBT sind Einschränkungen in der psychischen Funktion auf frühe aversive Erfahrungen und Traumatisierungen (meist in Bindungsbeziehungen) und spätere Traumatisierungen zurückzuführen. Die Folgen sind unsichere bis desorganisierte Bindungsmuster, interpersonale Vulnerabilität und der Verlust von *epistemischem Vertrauen* sowie ein temporärer Verlust von *Mentalisieren* (siehe Kasten).

Definition: Mentalisieren und Epistemisches Vertrauen

Epistemisches Vertrauen bezeichnet die individuelle Fähigkeit, sozial vermitteltes Wissen als relevant und verallgemeinerbar einzustufen, also die ganz basale Fähigkeit, aus sozialen Beziehungen zu lernen. Mentalisieren ist die imaginative Fähigkeit, sich mentale Gründe für Verhalten bei sich selbst und anderen vorstellen zu können. Sowohl Mentalisieren als auch epistemisches Vertrauen hängt von der Qualität der frühen Bindungsbeziehungen ab.

Bei Personen mit Persönlichkeitsstörungen ist das Vertrauen in sozial übermittelte Informationen eingeschränkt, da eine *epistemische Hypervigilanz* vorliegt. Somit ist der soziale Lernkanal am Anfang einer Therapie oftmals verschlossen. Epistemische Hypervigilanz bedeutet, dass Informationen von anderen generell entweder als irrelevant oder als nicht vertrauenswürdig eingestuft werden. Diese Patient:innen können dann als schwer erreichbar für therapeutische Bemühungen wirken. Bevor Einsicht in den eigenen Beitrag an Alltagskonflikten entstehen kann, muss zunächst im Rahmen einer das epistemische Vertrauen aufbauenden Beziehung Mentalisierung geübt und Bindung gestärkt werden. Erst dann sind Patient:innen in der Lage, Einsicht und Verantwortung zu übernehmen. Zu den strukturbildenden Interventionen gehört daher am Anfang eine psychoedukative und transparente Information über das Störungsbild aus Sicht der psychodynamischen Therapien, klare gemeinsame Zielformulierungen und Vorgehensweisen. Eine überzeugende Anwendung des allgemeinen Modells auf die Patient:innen sowie eine konstant empathische und mentalisierende Haltung öffnen den epistemischen Lernkanal. Im Gegensatz zum Arbeiten in der Übertragung wird die Arbeitsbeziehung in das Zentrum gestellt. Probleme in der Arbeitsbeziehung, wie z. B. Missverständnisse oder Konflikte, werden als Gelegenheiten genutzt, um gemeinsam auf Probleme der Verständigung und auf nicht effektives Mentalisieren vom Selbst und anderen zu blicken. Dabei soll gemeinsam auf etwas Drittes geblickt werden. Probleme in Interaktionen, Erleben und Verhalten werden gespiegelt, geklärt, exploriert und teilweise bei Bedarf herausgefordert.

Wenn das Arousal schwächer geworden ist, kann eine geschilderte Interaktion gemeinsam exploriert werden, um Mentalisierung und Affektdifferenzierung zu stärken. In der Gesprächsführung werden einerseits konträre Bewegungen genutzt und andererseits mit Klarifikation und Konfrontation gearbeitet. Konträre Bewegungen beleuchten Aspekte, die von den Patient:innen spontan wenig beachtet werden, wie z. B. das Selbsterleben bei Borderline-Patient:innen, die stark um den anderen kreisen, oder eine Neufokussierung auf Gefühle und andere bei eher narzisstischen Problemen.

Wenn Mentalisierung während der therapeutischen Sitzung ineffektiv wird, was sich durch Generalisierungen (z. B. „Nie hört er mir zu"), Etikettierung (z. B. „Sie ist einfach zu deutsch") und konkreter Beweisführung (z. B. „Keine Blumen bedeutet keine Liebe") zeigen kann, sollten Stopptechniken eingesetzt werden, um zu dem Punkt zurückzuspulen, an dem Mentalisierung noch möglich war. Es werden dann der emotionale Kontext exploriert und interpersonelle Auslöser dafür, warum reifes Mentalisieren zeitweilig nicht zur Verfügung stand. All diese Prozesse haben nicht die Einsichtsbildung zum Ziel, sondern das Einüben der reflexiven Fähigkeiten besonders in emotionalen und interpersonell bedeutsamen Situationen. Dazu gehört auch das Mentalisieren von starken Affekten, die zu impulsivem Verhalten führen können, wie z. B. Selbstverletzungen. In einer mikroskopischen Zerlegung der verschiedenen Aspekte des Erlebens und Verhaltens wird eine funktionelle Analyse sehr kleinteilig erarbeitet: wann Mentalisierung versagt und was die Patient:innen tun können, um die Mentalisierung auch in schwierigen Situationen aufrechtzuerhalten.

Im Mentalisierungsloop schließlich wird ein Narrativ aus verschiedenen Perspektiven erarbeitet:

1. Was ist genau passiert?
2. Wie haben Sie das (mental) erlebt?
3. Wie haben Sie das damals verstanden?
4. Wie hat sich Ihre Einstellung/Haltung seitdem verändert?
5. Wie erleben Sie es heute?
6. Wie ist es, mit mir darüber zu sprechen?

Ergänzend zur Förderung von Mentalisieren, Regulation und Affektdifferenzierungen, wird konkret an neuen Bewältigungsformen für die Lösung von Alltagsproblemen gearbeitet sowie eine Alltagsstrukturierung durch die Einführung und Begleitung von Routinen begleitet oder initiiert.

Eine MBT ist dann erfolgreich, wenn sich neue Regulations- und Verstehensmöglichkeiten über die therapeutische Beziehung hinaus in andere Beziehungen verallgemeinern und dort Engelskreisläufe anstoßen, die den:die Patient:in neue soziale Erfahrungen ermöglichen, die ihn:sie aus der epistemischen Isolation führen und den eigenen Selbstwert stabilisieren. Die Voraussetzung dafür ist eine wohlwollende soziale Umwelt, deren Etablierung damit auch zum Teil der Therapie wird z. B. durch Angehörigenarbeit, Gruppentherapie und Familientherapie sowie Netzwerkarbeit mit anderen beteiligten Hilfesystemen.

19.7 Interventionen mit Konfliktfokus

Konfliktbezogene Arbeit mit dem Ziel der Einsichtsförderung zeichnet sich im Kern durch das Durcharbeiten von unbewussten Konflikten und Behandlungswiderständen aus, wobei auf die Analyse von Übertragung und Gegenübertragung zurückgegriffen wird. Neben Klarifikation und Konfrontation gilt die *Deutung* als dritte wichtigste allgemeine Interventionsform in der psychodynamischen Psychotherapie.

Deutung. Sie richtet sich auf unbewusste Aspekte des Erlebens und hat als Ziel die Förderung von *Einsicht in dynamisch unbewusste Bedeutungen*. Meist wird sie von der Interpretation oder Konstruktion insofern abgegrenzt, als die Deutung im analytischen Sinn etwas „zerlegt", also eher vermeintliche Gewissheiten lockert, statt dass etwas zusammengefügt wird. Interventionen, in denen Verbindungen gezogen werden (etwa zwischen einem Erleben aus der Kindheit und dem aktuellen Erleben), werden meist als Konstruktion bezeichnet.

Die Deutung richtet sich auf Unbewusstes, dabei wird jedoch nicht beliebig vorgegangen, sondern die therapeutische Entscheidung, was und in welcher Weise es in der deutenden Intervention adressiert wird, beruht auf der gleichschwebenden Aufmerksamkeit und auf dem szenischen Verstehen. Das unterscheidet das behandlungstechnisch-methodisch getragene Deuten vom sogenannten „wilden" Deuten, das im Wesentlichen einer unzureichenden Versuch-und-Irrtum-Vorgehensweise folgt oder das Fundament der Deutungsoptionen, die gegenwärtige therapeutische Beziehung, vernachlässigt.

Im klassischen psychoanalytischen Verständnis steht die Deutung im unmittelbaren Zusammenhang mit der Förderung von Einsicht in unbewusste Bedeutungen. Durch sie soll etwas freigelegt werden, das heißt in seinen Bestandteilen und in seinem Zustandekommen verstanden werden. Greenson (1967) schreibt in diesem Sinne auch, dass durch die Deutung „die Geschichte, die Quelle, die Art und Weise, die Ursache oder Bedeutung eines gegebenen seelischen Vorgangs" (S. 109) zugänglich werden soll.

Zwei Aspekte werden besonders betont, nämlich (1) dass ein veränderungswirksamer Deutungsprozess in aller Regel aus mehr als einer Deutung besteht und auf das Durcharbeiten unbewusster Konflikte abzielt, (2) dass eine Deutung, auch wenn ihr Gegenstand dynamisch Unbewusstes ist, „oberflächennah" genug erfolgen soll.

Durcharbeiten. Das *Durcharbeiten* bezieht sich darauf, dass die Deutung einen Prozess einleitet. In ihr selbst ist nicht die Einsicht (des:der Therapeut:in) formuliert, sondern auf sie soll mit einer Einsicht (des:der Patient:in) geantwortet werden können. Durchgearbeitet wird dabei zum einen der Inhalt und der Gegenstand der Deutung (unbewusste Konflikte), zum anderen die Übertragungs-Gegenübertragungs-Beziehung, in der sich das Gedeutete zeigt. Außerdem wird mit dem Durcharbeiten, das durch Deutungen eingeleitet wird, oft auch der innere Prozess in Patient:innen bezeichnet, der sich zwischen den Stunden fortsetzt.

„Oberflächennah". Das „Oberflächennahe" der Deutung bezieht sich darauf, dass sie in der Nähe bzw. „Nachbarschaft" dessen arbeitet, was Patient:innen bisher zugänglich ist. Fenichel (1998) formuliert, die Deutung sollte ein kleines Etwas mehr adressieren als das, was jemandem bisher bewusst werden konnte. Daher meint er auch, dass man sich, falls eine Deutung nicht wirksam zu sein scheint, nicht fragen sollte, wie man hätte „tiefer" deuten können, sondern: „Wie hätte ich oberflächlicher deuten können?" (Fenichel, 2001, S. 58). Diese Figur des klinisch-praktischen Vorgehens ist von Krejci (2009) als „Vertiefung in die Oberfläche" bezeichnet worden: Die Deutung bewirkt eine Vertiefung in das, was sich im bewussten Erleben zeigt, aber eher einer Metapher der flächigen Ausbreitung als des „Tauchens" oder „Grabens" folgend.

Wie wird nun ausgewählt, was, wann und wie gedeutet wird? Zum einen ruht die Deutung, wie bereits dargestellt, auf dem szenischen Verstehen, sie ist also unmittelbar auf das „Hier und Jetzt" der therapeutischen Beziehung bezogen. Zum anderen ist die Frage des Umgangs mit verschiedenen „Deutungsoptionen" in der klinischen Arbeit über das Verhältnis der „optionalen" zur „aktualen" Deutung beschrieben worden (Hinz, 2009): Aus den verschiedenen Möglichkeiten, zu deuten, entsteht in einer Art von affektiver Verdichtung aus therapeutischer Sicht eine Dringlichkeit, einen jeweils aktuellen Aspekt des Erlebens des:der Patient:in zu adressieren. Manchmal ist dies als „Dringlichkeitspunkt" (Strachey, 1935) beschrieben worden, der mit der zentralen Angst aufseiten von Patient:innen zu tun hat.

19.7.1 Deutung: klassische Formen

Im klassischen Verständnis wird zwischen drei Arten von Deutungen unterschieden: (1) Inhaltsdeutungen, (2) Abwehr-/Widerstandsdeutungen und (3) Übertragungsdeutungen. Damit ist eine abstrakte Unterscheidung gemeint, alle drei Formen können einander überlagern, so kann eine Übertragungsdeutung manchmal auf Behandlungswiderstände bezogen sein.

Mit einer *Inhaltsdeutung* ist gemeint, dass die Deutung sich auf etwas Latentes richtet, das hinter dem Manifesten vermutet wird, also eine dahinterliegende Bedeutung. Das ist beispielsweise der Fall, wenn in einer Deutung angesprochen wird, dass das Vorhaben, die Arbeitsstelle zu kündigen, eigentlich daraus erwachsen ist, sich von den Erwartungen der Eltern zu lösen.

Eine *Deutung von Abwehr oder Widerstand* bezieht sich auf das, was einer Veränderung im Wege stehen könnte. Abwehrmechanismen sorgen psychisch dafür, dass etwas dem Bewusstsein verborgen bleibt, sie spielen eine Rolle in der Entstehung von Symptomen (siehe Kapitel 3). In einer Therapie treten sie in Form von Widerständen gegen die Veränderung auf, welche die fragile Pseudo-Stabilität der symptomatischen Konfliktlösung bedrohen und mit Ängsten und Ambivalenzen verbunden sein können. Eine Widerstandsdeutung adressiert also den Umstand, dass Veränderung gefürchtet und vermieden werden könnte. Dies kann besonders das Sich-Einlassen auf den therapeutischen Prozess bedeuten, zum Beispiel wenn gedeutet wird, dass ein besonders „nüchternes" und geordnetes Sprechen in der Behandlung aus der Sorge erwächst, dass das Ungesteuerte unerträgliche Affekte zutage fördern könnte.

Übertragungsdeutungen beziehen sich auf das, was sich von den verinnerlichten Beziehungsmustern in der Beziehung zu den Therapeut:innen zeigt (siehe Kapitel 3 für den Unterschied zwischen einer Arbeit *in* und einer Arbeit *an* der Übertragung). Hier sollte besonders darauf geachtet werden, nicht „automatisiert" oder schematisch zu deuten (etwa dahingehend, dass grundsätzlich gefragt bzw. unterstellt wird, dass etwas „doch mit uns hier" zu tun habe), sondern insbesondere Übertragungsdeutungen auf das aktuelle affektive Geschehen in der Behandlungsbeziehung zu richten und die Reflexion der Gegenübertragung einzubeziehen. Oft ist es hilfreich, Übertragungsdeutungen dort einzusetzen, wo sich bislang kein „lebendiges" Übertragungsgeschehen ergeben hat. Ein Beispiel dafür wäre, wenn sich eine Patientin besonders vorsichtig, wenig emotional und verschlossen wirkend zeigt, und eine Deutung formuliert wird wie „Auf mich wirkt es so, als wären Sie hier noch ziemlich zögerlich, weil Sie Sorge haben, von mir bewertet zu werden" (wobei im Hintergrund steht, dass diese Patientin von einem besonders kritischen elterlichen Blick auf sie berichtet hat).

19.7.2 Deutung: erweiterte Perspektiven

Auch wenn die „klassischen" Aspekte der Deutung für die aktuelle Arbeit in der psychodynamischen Psychotherapie weiterhin von Bedeutung sind, gibt es Erweiterungen des klassischen Deutungsverständnisses. Unterschiedliche Ansätze (z. B. Plassmann, 2016) stellen eher *Prozessdeutungen* als Inhaltsdeutungen ins Zentrum der Arbeit. Hier geht es weniger um eine Deutung der Struktur „A bedeutet B", sondern die mentalen Verarbeitungsweisen eines:einer Patient:in stehen im Mittelpunkt. Eine Prozessdeutung kann etwa die Form haben „Ich habe den Eindruck, dass Sie manchmal enorm unter Druck geraten, wenn Ihre Partnerin etwas an Ihnen kritisiert ..." oder „Seit wir hier heute über Ihren Vater sprechen, wirken Sie irgendwie gehemmter als vorher ...". Diese Art des Arbeitens ist auch direkter auf den möglichen Einbezug körperlicher Empfindungen bezogen.

Im Anschluss an Überlegungen Bions betont Will (2016) den Wert sogenannter „ungesättigter Deutungen". Diese sind in der in ihr formulierten Verstehenshypothese weniger geschlossen (gesättigt/saturiert), sondern lassen verschiedene Richtungen der Bedeutung offen. Beispiele für eine ungesättigte Deutung in diesem Sinn sind: „Wenn Sie so schildern, dass Sie romantische Filmkomödien nicht ausstehen können, dann frage ich mich schon, wie es eigentlich mit Ihren Partnerschaftswünschen steht ..." oder „Der Spitzname für Ihre Schwester war ‚kleine Kröte'? Das kann ja ziemlich entwertend rüberkommen ...".

Mit Steiner (2019) kann zudem zwischen *therapeut:innenzentrierten und patient:innenzentrierten Deutungen* unterschieden werden. Erstgenannte fokussieren, wie Patient:innen die Therapeut:innen erleben („Sie erleben mich als ganz desinteressiert an Ihnen – so als würde ich lieber mit meinen anderen Patienten sprechen, die interessanter sind ..."). Letztgenannte hingegen greifen das Selbst-erleben auf, beispielsweise „Es macht Ihnen Angst sich vorzustellen, nicht mehr auf die Anleitung und Unterstützung Ihrer Eltern zurückgreifen zu können, sondern selbst für Ihre Entscheidungen einzutreten".

Eine besondere Rolle kommt der sogenannten *Probedeutung* zu. Damit sind Deutungen gemeint, die während der Phase der Indikationsprüfung gegeben werden und dem Zweck dienen, eine Einschätzung über das geeignete Einleiten einer analytischen oder einer tiefenpsychologisch fundierten Behandlung geben zu können. Probedeutungen richten sich auf unbewusste Aspekte (meist solche der Leitsymptomatik oder der therapeutischen Beziehung) und liefern die Grundlage für eine partizipative Entscheidungsfindung über das Arbeiten unter Einbezug psychodynamischer Aspekte: Therapeut:innen können sich ein Bild davon machen, wie es Patient:innen liegt, auf diese Weise auf sich selbst, andere und Affekte zu blicken, Patient:innen gewinnen einen Eindruck von der Art des Arbeitens in psychodynamischen Verfahren und Methoden.

19.7.3 Umgang mit Behandlungswiderständen

Im Blick auf Behandlungswiderstände hat sich im Laufe der psychoanalytischen Theorieentwicklung ein Wandel ergeben. Widerstände werden nicht mehr einzig als etwas gesehen, das als Auftreten individueller Abwehrmechanismen in einer Behandlung zu verstehen ist, die sich gegen die Veränderung richten. Im Zentrum steht weniger die Frage, ob etwas ein Widerstand ist, sondern in welcher Weise etwas auch dem Zweck eines Widerstands gegen die Veränderung dient. Zudem werden Widerstandsphänomene heutzutage relational betrachtet, also als Phänomene, die in der therapeutischen Beziehung entstehen (siehe Kapitel 19.8). Eine besondere Rolle spielt hier das Verhältnis von Übertragung und Widerstand, unterschieden werden kann zwischen Widerständen gegen die Übertragung, der Übertragung als Widerstand sowie einem Widerstand gegen das Auflösen der Übertragung.

Zunehmend wurden mögliche „Gegenübertragungswiderstände" aufseiten der Therapeut:innen in den Blick genommen (siehe Mertens, 2016), so etwa das unreflektierte Ausagieren von Gegenübertragungsaffekten oder ein Widerstand, der sich gegen die Übertragungsprozesse richtet. Auch können Gegenübertragungswiderstände allgemein damit zu tun haben, sich auf das emotionale Geschehen in der Behandlungsbeziehung nicht einzulassen.

Widerstandsphänomene werden daher in der zeitgenössischen Betrachtung als relationale Phänomene gesehen, zum Beispiel in einer Form eines Vermeidungsbündnisses zwischen Therapeut:in und Patient:in, eine Art unbewusster „Einigung" darauf, bestimmte Themen nicht zu betrachten.

19.8 Interventionen in Bezug auf Brüche in der therapeutischen Arbeitsbeziehung

Aus der psychodynamischen Beziehungsgestaltung heraus hat sich eine neue vereinfachte Form des Umgangs mit Spannungen in der therapeutischen Arbeitsbeziehung unter dem Begriffspaar „Rupture and Repair" entwickelt, die inzwischen als allgemeiner Wirkfaktor auch in anderen psychotherapeutischen Verfahren anerkannt ist, aber aufgrund der starken psychodynamischen Bezüge hier ebenfalls dargestellt wird (Safran & Muran, 2000). Unter einem „Rupture" (deutsch „Ruptur") wird ein Bruch oder Riss der therapeutischen Allianz im Arbeitsbündnis beschrieben, der sowohl von Patient:innen als auch von Therapeut:innen ausgehen kann. Die therapeutische Allianz ist ein zweckgebundenes Arbeitsbündnis, das neben einer positiven emotionalen Verbindung auch das Verfolgen von gemeinsam erarbeiteten Zielen und eine Übereinstimmung enthalten sollte, mit welchen Methoden diese Ziele verfolgt werden (Bordin, 1979). Rupturen können auf verschiedenen Ebenen die therapeutische Allianz erschüttern oder verschlechtern, wenn z. B. keine Einigung über Ziele und Methoden erreicht werden kann oder das emotionale Band erschüttert wird. Das Reparieren dieser Erschütterung bedeutet dann, dass eine vorher bestehende Übereinkunft wiederhergestellt werden sollte, was sich auch auf das wechselseitige Verstehen und Vertrauen ausweiten kann. Auf einer mehr impliziten Ebene geht es bei „Rupture and Repair“ um Spannungen zwischen verschiedenen Bedürfnissen und Wünschen. Durch eine wechselseitige Anerkennung der verschiedenen Bedürfnislagen kann eine korrigierende neue Beziehungserfahrung entstehen, die zentral für die psychodynamische Veränderungslehre ist. Risse im Arbeitsbündnis werden in diesem Verständnis also nicht als Widerstände oder Störungen betrachtet, sondern als willkommene Möglichkeiten der Vertiefung der Beziehung und korrigierenden Erfahrungen, wenn ein Reparieren erfolgt. Die Psychotherapieforschung zeigt, dass Therapien tatsächlich dann erfolgreicher in Bezug auf das Erreichen von Zielvariablen sind, wenn Rupturen in der therapeutischen Beziehung erfolgen und repariert werden können – im Gegensatz zu Therapien ohne Rupturen oder ohne Reparieren (Safran & Muran, 1996).

Es werden zwei Sorten von Rupturen unterschieden, die jeweils distinkte interpersonale und intrapersonale Aspekte aufweisen: Rückzugs- und Konfrontationsrupturen (siehe Kästen). Das Konzept basiert auf der Theorie von Bakan (1966), die menschliches Verhalten als Dualität zwischen „Agency“ (Verfolgen von Zielen, Zeigen von Kompetenz) und „Communion“ (Bilden von Gemeinschaft, soziale Unterstützung) beschreibt. Agency manifestiert sich in Selbstschutz, Selbstbehauptung und Selbstentfaltung, während Communion sich im Streben nach Gemeinschaft mit anderen, nach Teilhabe, Kooperation und Bindung zeigt. Die Unterscheidung zwischen Rückzug und Konfrontation basiert auf den Beobachtungen von Horney (1950), dass Patient:innen in Psychoanalysen bei Angsterleben entweder sich von dem:der Therapeut:in *wegbewegen* (z. B. keine Fragen beantworten), *zubewegen* (z. B. negative Gefühle gegenüber der Therapie wie Enttäuschung verneinen) oder *gegen* ihn:sie vorgehen (z. B. feindselige Beschwerden). Dabei sind auch Kombinationen von Rückzug und Konfrontation möglich. Im Folgenden wird immer wieder von der therapeutischen Dyade gesprochen werden und die Beispiele auch aus dem Einzelsetting abgeleitet. Rupture-Repair-Arbeit geht aber auch in nicht dyadischen Konstellationen wie Mehrpersonensettings und Bezugspersonenarbeit und ist auch dort empfehlenswert.

Merkmale einer Rückzugsruptur

Eine Rückzugsruptur bedeutet, dass Distanz oder Abstand zum anderen oder vom Selbst hergestellt wird. Darüber hinaus sind hier Anstrengungen gemeint, die auf Isolation oder Beschwichtigen abzielen. In der Theorie des dualen menschlichen Verhaltens wird damit der soziale Zusammenhalt (Communion) unter Verzicht auf die Selbstbehauptung (Agency) betont. Verhaltensweisen einer Rückzugsruptur sind die folgenden:

- Patient:in/Therapeut:in verschließt sich (nichts hat Bedeutung, karge minimale Antworten, gibt auf).
- Patient:in/Therapeut:in vermeidet (wechselt das Thema, kommuniziert nur abstrakt, erzählt ausufernde unpassende Geschichten).
- Patient:in/Therapeut:in versteckt sich hinter einer Maske (verzögert Themen, wiegelt ab, Inhalt und Gefühl werden abgespalten, Gefühle werden vermieden).

Merkmale einer Konfrontationsruptur

Während einer Konfrontationsruptur entstehen Bewegungen gegen den anderen und werden Anstrengungen in Richtung Aggression und Kontrolle unternommen. Im Sinne der dualen Verhaltenstheorie findet hier eine Betonung der Selbstbehauptung (Agency) unter Verzicht auf den sozialen Zusammenhalt (Communion) statt. Die folgenden Verhaltensweisen kennzeichnen eine Konfrontationsruptur:

- Patient:in/Therapeut:in kritisiert die andere Person oder den therapeutischen Prozess.
- Patient:in/Therapeut:in wehrt sich, verteidigt sich.
- Patient:in/Therapeut:in kontrolliert oder übt Druck aus.

Um Rupturen zu erkennen, wird Therapeut:innen empfohlen, zusätzlich auf eigene erlebte oder gefühlte Erfahrungen (intrapersonale Marker) zu achten. Muran und Eubanks (2020) unterscheiden hier zwischen Basisemotionen (z. B. Angst, Ärger, Frustration, Trauer), auf das eigene Selbst bezogene Emotionen (z. B. Schuld, Selbstzweifel, Scham, Peinlichkeit, Stolz, Verzweiflung, Hoffnungslosigkeit) und andere komplexe Emotionen (z. B. Langeweile mit Tagträumen, Verführung und Manipulation, übermäßige Identifikation und Hass).

Sowohl in der Operationalisierung als auch der Forschung zu Rupturen wurde lange der Beitrag von Therapeut:innen vernachlässigt und nur der Beitrag der Patient:innen untersucht. Diese Engführung auf Patient:innen ist verwunderlich, da die psychodynamischen Therapien historisch schon seit dem Beginn der Therapieentwicklung mit der Betrachtung des Agierens seitens der Therapeut:innen beschäftigt waren. Wenn Therapeut:innen ins Agieren geraten, wie z. B. Stunden vergessen, überziehen oder sogar in feindselige Verstrickungen mit Patient:innen geraten, wird dies mit dem Begriff „Enactment“ bezeichnet. Besonders feindselige Kommunikation als Mikroaggression wurde in der Psychotherapieforschung als therapieschädigend erkannt und wird häufig mit negativen Erfahrungen aus der Biografie der Therapeut:innen in Verbindung gebracht, also mit eigenen nicht aufgearbeiteten Verletzungen und Bindungswunden (Strupp, 1998). Feindselige therapeutische Kommunikation kann in allen Therapieschulen vorkommen und wurde besonders auch für die therapeutische Arbeit mit interpersonell herausfordernden Patient:innen, wie z. B. Patient:innen mit einer Persönlichkeitsstörung, dokumentiert (Muran et al., 2018).

Wenn Rupturen in der therapeutischen Allianz erkannt wurden, sollten diese zeitnah bearbeitet und durch einen Vorgang aufgelöst werden, der als Reparieren bezeichnet wird. In der therapeutischen Realität kann allerdings auch ein zeitlicher Abstand zwischen Ruptur und Reparieren liegen, vielleicht verstehen Therapeut:innen den Riss im Arbeitsbündnis erst nach der Sitzung und sprechen diesen Riss dann in der nächsten Sitzung an. Es können sich mehrere Rupturen in einer Sitzung ereignen, die durch einmaliges Reparieren adressiert werden, und manchmal muss eine einzige Ruptur mehrfach repariert werden. Wie die Rupturen so kann auch das Reparieren sowohl von Therapeut:innen als auch Patient:innen initiiert werden. Gleichwohl haben die Therapeut:innen eine größere Verantwortung, Rupturen zu erkennen und zu bearbeiten. Im Alliance-Focused-Training von Safran und Muran (2000; deutsch: Gumz et al., 2018) werden vier verschiedene Strategien des Reparierens unterschieden: (1) sich auf die therapeutischen Aufgaben/Ziele fokussieren, (2) den Bruch explorieren, (3) den eigenen Beitrag anerkennen und (4) die Ruptur mit interpersonalen Mustern verbinden. Die folgenden Beispiele sind angelehnt an das Manual zum Rupture-Resolution-Rating-System (3RS; Eubanks & Muran, 2022).

Fokus auf therapeutische Aufgaben/Ziele. Typischerweise werden aufgaben-/zielorientierte Strategien als Reaktion auf einen Bruch in Bezug auf Aufgaben oder Ziele eingesetzt. Eine Ruptur in Bezug auf Aufgaben und Ziele liegt vor, wenn eine Bewegung *gegen* eine Aufgabe bzw. ein Ziel auftritt (z. B. sich über eine Aufgabe beschweren) oder eine Bewegung *weg* von einer Aufgabe bzw. einem Ziel (z. B. eine Aufgabe vermeiden oder aufgeben). Patient:innen oder Therapeut:innen können auf Schwierigkeiten bei der Zusammenarbeit an einer Aufgabe oder einem Ziel reagieren, indem sie die Möglichkeit besprechen, die Aufgabe oder das Ziel zu ändern oder zu modifizieren (vollständig oder teilweise). Selbst wenn sich die Dyade letztendlich entscheidet, bei der ursprünglichen Aufgabe bzw. dem ursprünglichen Ziel zu bleiben, wird dies als aufgaben-/zielorientierte Reparaturstrategie angesehen, wenn die Möglichkeit einer Änderung diskutiert wurde. Eine weitere Variante der Reparatur eines solchen Bruchs ist, wenn Therapeut:innen eine Therapieaufgabe oder ein Therapieziel illustrieren, erklären oder begründen, um Patient:innen zur Mitarbeit zu bewegen oder die Bedenken zu zerstreuen. Manchmal kann dies in Form einer Umformulierung der Bedeutung von Aufgaben oder Zielen geschehen, die für Patient:innen ansprechender ist.

Den Bruch explorieren. Bei dieser Strategie geht es darum, den Bruch aus den Perspektiven der einzelnen Personen der Dyade zu untersuchen. „Validieren" bedeutet hier, dass die Bewegungen des anderen *gegen* oder *weg* von der therapeutischen Allianz als verständlich und sogar angemessen rückgemeldet werden. Damit wird also kommuniziert, dass die Position der anderen Person als legitim angesehen wird (z. B. „Eben hatten Sie richtig starke Gefühle und haben sich dann von diesen wegbewegt. Sie schützen sich selbst und das ergibt für mich viel Sinn. Für Sie kann es jetzt wichtig sein, Distanz zu Ihrem Schmerz herzustellen"). Weiter kann das Gegenüber eingeladen werden, die Erfahrung vor und während des Bruchs aus der eigenen Perspektive zu schildern. Dabei kann es zu weiteren Rupturen kommen, wenn die Exploration für die Beteiligten unangenehm ist. Dann sollte das Explorieren weiter unterstützt werden. Schließlich kann die andere Person in der Dyade die ergänzende Perspektive mitteilen (z. B. „Ich bin froh, dass Sie das ansprechen konnten, das ist eine tolle Durchsetzungskraft. Die andere Sache ist, ich bin nicht enttäuscht. Ich glaube nicht, dass Sie sich hier nicht genug anstrengen. Im Gegenteil habe ich das Gefühl, dass Sie das sehr ernst nehmen").

Den eigenen Beitrag anerkennen. Der eigene Anteil an einem Bruch kann anerkannt werden, indem die eigene Bewegung gegen oder weg aus der therapeutischen Allianz reflektiert und kommuniziert wird (z. B. „Ich habe viel darüber nachgedacht, was letztes Mal passiert ist. Ich muss etwas Verantwortung dafür übernehmen, dass die Situation hier nicht sicher genug war. Wir haben über sehr schmerzhafte Dinge gesprochen und ich hätte Sie da besser schützen müssen. Ich sehe es so, dass es einige Fehler gab, die ich gemacht habe und die mir leidtun").

Brüche mit interpersonalen Mustern verbinden. Ein Bruch kann mit interpersonalen Mustern verbunden werden, indem er in einen größeren Zusammenhang gestellt wird, wie z. B. die allgemeine Beziehung zwischen Patient:in und Therapeut:in, oder auch in den Kontext vorheriger Rupturen (z. B. „Jetzt sind wir wieder in einen Machtkampf verstrickt"). Darüber hinaus können Zusammenhänge zu anderen Beziehungen der Patient:innen hergestellt werden. Mit dem Vergleich der Erfahrungen in der therapeutischen Beziehung (jeweils validierend aus beiden Perspektiven) und anderen Beziehungen, kommt diese Art des Reparierens der Übertragungsdeutung nahe.

19.9 Psychodynamische Interventionen mit Traumafokus

Die Kernidee der Behandlung eines umschriebenen Monotraumas ist es, die Patient:innen dabei zu unterstützen, eine psychische Repräsentation des Traumas auszubilden. Traumatische Erinnerungen sind sensorisch aufgespalten und können nicht integriert werden, sondern äußern sich in Intrusionen und einer traumaspezifischen Abwehr, die Erinnerungen und Trigger an die Erinnerung zu vermeiden versucht. Diese Form der Abwehr kann so wie andere Formen von Abwehr als funktional zum Zeitpunkt der Traumatisierung betrachtet werden, z. B. die Abtrennung des Körpererlebens in der Derealisation, die die Psyche vor Dekompensation während der Erfahrung von Hilflosigkeit und Todesangst schützt. Das Erinnern des Traumas versetzt das Individuum zurück in die traumatische Situation und führt zu starken Reaktionen des autonomen Nervensystems wie Hyper- und Hypoarousal, das Patient:innen aus ihrem sogenannten Toleranzfenster drängt. Dadurch erleben die Betroffenen eine Wiederholung der Überwältigungserfahrung und die Vermeidung aller Berührungspunkte mit dem Trauma ist verständlich.

Traumaspezifische psychodynamische Verfahren sind integrative Therapieansätze, die alle phasenorientiert arbeiten:

- Phase 1 beinhaltet eine Psychoedukation über die Auswirkungen des Traumas auf das psychische und körperliche Erleben und arbeitet an Techniken, die es den Patient:innen ermöglichen sollen, das eigene Toleranzfenster besser zu steuern (z. B. körperliche Ressourcen in Verbindung mit Achtsamkeit). Dabei nutzen psychodynamische Therapien auch imaginative Techniken, die überwältigende Erinnerungen zu verarbeiten helfen, entweder durch Imaginationen wie die „Tresor"-Übung (Distanzierung von negativen Gefühlen durch eine vorübergehende Aufbewahrung in einem imaginären Tresor) oder durch die Arbeit mit einem „sicheren Ort" (eine imaginative Rückzugsmöglichkeit für das Selbst; Reddemann, 2021; siehe Kapitel 28.7). Parallel werden positive Emotionen gestärkt und verschüttete Ressourcen aktiviert, die vergessen, wenig genutzt oder nicht beachtet worden sind (z. B. kreative Fähigkeiten, Hilfe von anderen, körperliche Ausdrucksmöglichkeiten), die Selbstwirksamkeit und Bewältigung fördern (Wöller, 2022). Bei Dissoziationen werden Techniken eingesetzt, die eine Kommunikation abgespaltener Selbst-Teile und Mitgefühl mit traumatisierten Anteilen ermöglichen (z. B. das Arbeiten mit Ego-States nach Watkins & Watkins, 1997). Ziel dieser Phase ist, dass der eigene Körper als Quelle von Wohlbefinden wiederentdeckt werden kann (z. B. durch Erdungs- und Zentrierungsübungen, traumasensitives Yoga) und ein „Anfreunden" mit dem eigenen Nervensystem stattfindet (statt der Vermeidung). Dies bedeutet, dass Patient:innen lernen, die eigenen mentalen und körpernahen Prozesse mit Neugier und Entspanntheit zu betrachten und die Weisheit des eigenen Körpers und der Gefühle als Wegweiser schätzen können.
- Wenn dies gelungen ist, kann danach die Phase 2 der Behandlung eingeleitet werden, bei der es um eine Reprozessierung traumatischer Erinnerungen geht. Voraussetzung für die Phase 2 ist eine verbesserte Steuerungsmöglichkeit, damit keine Überwältigung oder Retraumatisierung stattfindet, was als doppelte Aufmerksamkeit bezeichnet wird: nämlich, während der Erinnerung einen Fuß in der Gegenwart halten zu können (Ogden & Fisher, 2015). Der Einbezug körpertherapeutischer Ansätze variiert in den verschiedenen Therapien. Während bei der EMDR (Hofmann, 2014; siehe Kapitel 28.7) die Exploration von Gedanken und Gefühlen während der Erinnerungsarbeit durch bifokale Rechts-Links-Stimulationen erleichtert wird (entweder visuell oder auch taktil), werden in der Sensorisch-motorischen Psychotherapie (SP) Gefühle und Gedanken bei der Traumaaktivierung zunächst nicht exploriert, sondern rein auf das körperliche Erleben während der Erinnerung fokussiert (Ogden & Fisher, 2015). SP zielt damit auf eine Sequenzierung des Traumas ab, die eine physiologische Spannungsabfuhr und das körperliche Wiedereinsetzen von Abwehrhandlungen während des Erinnerns ermöglicht, wie z. B. Orientierungsreaktionen oder körperliche Abwehrhandlungen. Dies ermöglicht die Erfahrung von sensomotorischer Kontrolle im „Hier und Jetzt" statt eines psychisch-sensorischen Gefangenseins in der physiologischen Aktivierung der Überlebensmechanismen von Kampf, Flucht, Einfrieren und Totstellen. Dabei unterscheiden sich die psychodynamischen Ansätze von anderen Traumatherapien durch die Betrachtung, wie sich relationale oder Bindungstraumatisierungen in der therapeutischen Beziehung zeigen und dort thematisiert werden können, wie z. B. als Misstrauen, als Schwierigkeit, Hilfe anzunehmen, oder als spezifische Bindungsregulationsmechanismen wie Vermeidung oder Verstrickung.
- Die Phase 3 umfasst therapeutische Strategien, die nach der erfolgreichen Integration der traumatischen Erinnerung erfolgen und sich auf eine Neuausrichtung des Lebens der Patient:innen beziehen. Es geht vor allem darum, das Trauma hinter sich lassen zu können sowie neue Lebensfreude spüren und das Leben genießen zu dürfen. Besonders in den psychodynamischen Therapien wird dabei ein Augenmerk auf potenziell konflikthafte Prozesse gelenkt, die sich z. B. in Form von Überlebensschuld äußern, wie sie z. B. bei Holocaust-Überlebenden dokumentiert wurde („Warum darf gerade ich weiterleben und andere hatten nicht das Glück?").

19.10 Manualisierte psychodynamische Therapien

Während die beiden psychodynamischen Richtlinien-Verfahren durch den Wissenschaftlichen Beirat Psychotherapie (WBP) als Ganze für verschiedene Anwendungsbereiche der ICD-10 anerkannt wurden, widmen sich die Leitlinien der Arbeitsgemeinschaft der Wissenschaftlichen Medizinischen Fachgesellschaften (AWMF) einzelnen Störungsbildern und sprechen Empfehlungen in Bezug auf die Effektivität von Therapien auf der Grundlage einer evidenzbasierten Logik aus: RCTs (randomisierte kontrollierte Studien) und Metaanalysen bilden den höchsten Evidenzgrad. Die psychodynamischen Therapien haben sich dieser Anforderung in den letzten Jahrzehnten stärker gestellt. In diesem Zusammenhang sind immer mehr manualisierte und störungsspezifische psychodynamische Kurzzeit- und Langzeit-Behandlungen entstanden. In den aktuellen AWMF-Leitlinien liegen Empfehlungen für psychodynamische Ansätze für Depressionen, Angsterkrankungen (Soziale Ängste, Panik/Agoraphobie, Generalisierte Angststörung), Borderline-Persönlichkeitsstörung und Essstörungen (Anorexie und Bulimie) vor (AWMF, 2023). Die ersten psychodynamischen Manuale wurden bereits in den 1970er Jahren entwickelt. In Tabelle 19.1 sind die wichtigsten Manuale in alphabetischer Reihenfolge mit englischem Originaltitel aufgeführt, die in mindestens einer RCT ihre Wirksamkeit gezeigt haben (übersetzt aus Seybert et al., 2011).

Tabelle 19.1: Manuale zur psychodynamischen Psychotherapie

Manual	Anwendungsbereich	Entwickler:innen
Affect-Focused Dynamic Psychotherapy (Mc Cullough, 2005)	Cluster-C-Persönlichkeitsstörungen	Leigh Mc Cullough
Brief Dynamic Psychotherapy (Levenson, 2017)	Nicht störungsspezifisch	Per Hoglend
Brief Therapy of the Stress Response Syndrome (Horowitz, 2020)	Stress-Syndrom-Erkrankungen	Mardi J. Horowitz
Brief Relational Psychotherapy (BRT; Safran & Muran, 2000)	Nicht störungsspezifisch	Jeremy Safran
Dynamic Deconstructive Psychotherapy (DDP; Gregory, 2022)	Borderline-Persönlichkeitsstörungen	Robert J. Gregory
Dynamic Interpersonal Therapy (DIT; Lemma et al., 2011)	Depression und Angst	Alessandra Lemma, Mary Target, Peter Fonagy
Intensive-Short-Term Dynamic Psychotherapy (ISTDP; Gottwik & Orbes, 2019)	Nicht störungsspezifisch	Habib Davanloo
Interpersonal Reconstructive Therapy (IRT; Benjamin, 2018)	Nicht störungsspezifisch	Lorna Smith Benjamin
Mentalization-based Treatment (MBT; Bateman & Fonagy, 2016)	Persönlichkeitsstörungen	Peter Fonagy, Anthony Bateman
Panic-Focused Psychodynamic Psychotherapy (PFPP; Busch et al., 2012)	Panikstörungen	Barbara Milrod
Psychoanalytically Oriented Focal Therapy of Generalized Anxiety Disorder (Leichsenring et al., 2005)	Generalisierte Angststörungen	Falk Leichsenring
Psychodynamic Psychotherapy for Social Phobia (Leichsenring et al., 2007)	Soziale Phobien	Falk Leichsenring
Short-Term Anxiety Provoking Psychotherapy (Sifneos, 1992)	Angststörungen	Peter E. Sifneos
Supportive Expressive Therapy (Luborsky, 2003)	Nicht störungsspezifisch	Lester Luborsky
Supportive Psychotherapy for Borderline Patients (Rockland, 1992)	Borderline-Persönlichkeitsstörung	Lawrence H. Rockland
Time-limited Dynamic Psychotherapy (Levenson, 2017)	Nicht störungsspezifisch	Hans H. Strupp, Jeffrey L. Binder, Hanna Levenson
Time-limited Psychotherapy (Mann, 2005)	Nicht störungsspezifisch	James Mann
Time-limited Short-Term Interpretive and Supportive Therapies (Piper et al., 2011)	Persönlichkeitsstörungen	William E. Piper
Transference-Focused Psychotherapy (Yeomans et al., 2018)	Persönlichkeitsstörungen	Otto F. Kernberg

19.11 Fazit

Standardinterventionen in der Analytischen und Tiefenpsychologisch fundierten Psychotherapie decken ein breites Spektrum an therapeutischen Themen und Aufgaben ab. Die Möglichkeit, stärker konflikt-, struktur- oder traumabezogen zu intervenieren und in allen drei Bereichen – nämlich in den Bereichen Übertragungs-Gegenübertragungs-Beziehung, Arbeitsbeziehung und „reale" Beziehung – dem Beziehungsgeschehen in der Therapie besondere Beachtung zu schenken, verdeutlicht eine Stärke psychodynamischen Vorgehens: Das Vorgehen kann patient:innen- und prozessbezogen adaptiert werden. Die Behandlungsplanung und auch die Wahl geeigneter Interventionsstrategien bemisst sich an dem, was sich in der Behandlungsbeziehung zeigt, sowie am Verlauf einer Behandlung.

Literatur

Arbeitsgemeinschaft der Wissenschaftlichen Medizinischen Fachgesellschaften. (2023). *Offizielle Leitlinien*. Verfügbar unter: https://www.awmf.org/leitlinien

Arbeitskreis OPD. (2023). *OPD-3 – Operationalisierte Psychodynamische Diagnostik: Das Manual für Diagnostik und Therapieplanung*. Bern: Hogrefe.

Argelander, H. (2017). *Das Erstinterview in der Psychotherapie* (10. Aufl.). Darmstadt: WBG.

Bakan, D. (1966). *The duality of human existence: An essay on psychology and religion*. Chicago: Rand McNally.

Bateman, A. & Fonagy, P. (2016). *Mentalization based treatment for personality disorders: A practical guide*. Oxford: Oxford University Press. https://doi.org/10.1093/med:psych/9780199680375.001.0001

Benecke, C. (2017). Konfliktorientierte Therapie. *Psychotherapeut, 62*(2), 98–105. https://doi.org/10.1007/s00278-017-0174-z

Benjamin, L.S. (2018). *Interpersonal reconstructive therapy for anger, anxiety, and depression: It's about broken hearts, not broken brains*. Washington, DC: American Psychological Association.

Bion, W.R. (2013). *Lernen durch Erfahrung* (6. Aufl.). Frankfurt am Main: Suhrkamp.

Bleger, J. (1967). Psycho-analysis of the psycho-analytic frame. *The International Journal of Psychoanalysis, 48*(4), 511–519.

Bordin, E.S. (1979). The generalizability of the psychoanalytic concept of the working alliance. *Psychotherapy: Theory, Research & Practice, 16*(3), 252–260. https://doi.org/10.1037/h0085885

Busch, F.N., Milrod, B.L., Singer, M.B. & Aronson, A.C. (2012). *Manual of panic focused psychodynamic psychotherapy – eXtended Range*. New York: Taylor and Francis. https://doi.org/10.4324/9780203868560

Eubanks, C.F. & Muran, J.C. (2022). *Rupture Resolution Rating System (3RS): Manual Version 2022*. https://doi.org/10.13140/RG.2.2.29780.17282

Euler, S. (2021). *Mentalisieren bei Persönlichkeitsstörungen*. Stuttgart: Klett-Cotta.

Fenichel, O. (1998). Zur Theorie der psychoanalytischen Technik. In: O. Fenichel, *Aufsätze. Band 1* (Bibliothek der Psychoanalyse, S. 325–344). Gießen: Psychosozial-Verlag. [Original erschienen 1935].

Fenichel, O. (2001). Probleme der psychoanalytischen Technik. In: O. Fenichel, *Probleme der psychoanalytischen Technik* (Bibliothek der Psychoanalyse, S. 27–106). Gießen: Psychosozial-Verlag. [Original erschienen 1941: Problems of psychoanalytic technique]

Gottwik, G. & Orbes, I. (2019). *Intensive psychodynamische Kurzzeittherapie nach Davanloo* (2. Aufl.). Berlin: Springer.

Greenson, R.R. (1967). *Technik und Praxis der Psychoanalyse*. Stuttgart: Klett-Cotta.

Gregory, R.J. (2022). *Manual of Dynamic Deconstructive Psychotherapy: Clinical, Training, and Research Manual of Dynamic Deconstructive Psychotherapy*. Retrieved from https://www.upstate.edu/psych/pdf/manual.pdf

Gumz, A., Rugenstein, K. & Munder, T. (2018). Allianz-Fokussiertes Training. *Psychotherapeut, 63*(1), 55–61. https://doi.org/10.1007/s00278-017-0227-3

Hinz, H. (2009). Optionale Deutung – Aktuale Deutung: Bemerkungen zum ungeschriebenen Konzept der Deutungsoptionen von Wolfgang Loch. *Jahrbuch der Psychoanalyse, 59*, 69–93.

Hofmann, A. (2014). *EMDR: Praxishandbuch zur Behandlung traumatisierter Menschen*. Stuttgart: Thieme.

Horney, K. (1950). *Neurosis and human growth*. New York: Norton.

Horowitz, M.J. (2020). *Treatment of stress response syndromes* (2. Aufl.). Washington, DC: American Psychiatric Publishing.

Krejci, E. (2009). Die Vertiefung in die Oberfläche. In A. Mauss-Hanke (Hrsg.), *Internationale Psychoanalyse* (S. 67–87). Gießen: Psychosozial-Verlag.

Leichsenring, F., Beutel, M. & Leibing, E. (2007). Psychodynamic psychotherapy for social phobia: A treatment manual based on supportive-expressive therapy. *Bulletin of the Menninger Clinic, 71*(1), 56–83. https://doi.org/10.1521/bumc.2007.71.1.56

Leichsenring, F., Winkelbach, C. & Leibing, E. (2005). Psychoanalytisch-orientierte Fokaltherapie der generalisierten Angststörung. *Psychotherapeut, 50*(4), 258–264. https://doi.org/10.1007/s00278-005-0419-0

Lemma, A., Target, M. & Fonagy, P. (2011). *Brief dynamic interpersonal therapy: A clinician's guide*. Oxford: Oxford University Press. https://doi.org/10.1093/acprof:oso/9780199602452.001.0001

Levenson, H. (2017). *Brief dynamic therapy*. Washington, DC: American Psychological Association. https://doi.org/10.1037/0000043-000

Lorenzer, A. (2000). *Sprachzerstörung und Rekonstruktion: Vorarbeiten zu einer Metatheorie der Psychoanalyse* (5. Aufl.). Stuttgart: Suhrkamp.

Luborsky, L. (1988). *Einführung in die analytische Psychotherapie: Ein Lehrbuch*. Berlin: Springer. https://doi.org/10.1007/978-3-642-73479-3

Luborsky, L. (2003). *Principles of psychoanalytic psychotherapy: A manual for supportive-expressive treatment*. New York: Basic Books.

Luborsky, L. & Crits-Christoph, P. (1998). *Understanding transference: The core conflictual relationship theme method*. Washington: American Psychological Association.

Mann, J. (2005). *Time-limited psychotherapy*. Cambridge: Harvard University Press.

McCullough, L. & Magill, M. (2009). Affect-focused short-term dynamic therapy. In R.A. Levy & J.S. Ablon (Eds.), *Handbook of Evidence-Based Psychodynamic Psychotherapy* (pp. 249–277). Totowa, N. J.: Humana Press. https://doi.org/10.1007/978-1-59745-444-5_11

Mertens, W. (2016). *Einführung in die psychoanalytische Therapie* (3. Aufl., Bd. 3). Stuttgart: Kohlhammer.

Muran, J.C. & Eubanks, C.F. (2020). *Therapist performance under pressure: Negotiating emotion, difference, and rupture*. Washington, DC: American Psychological Association.

Muran, J.C., Safran, J.D., Eubanks, C.F. & Gorman, B.S. (2018). The effect of alliance-focused training on a cognitive-behavioral therapy for personality disorders. *Journal of Consulting and Clinical Psychology, 86*(4), 384–397. https://doi.org/10.1037/ccp0000284

Ogden, P. & Fisher, J. (2015). *Sensorimotor Psychotherapy:* Interventions for Trauma and Attachment. New York: W.W. Norton & Company Incorporated.

Piper, W.E., Ogrodniczuk, J.S., Joyce, A.S. & Weideman, R. (2011). *Short-term group therapies for complicated grief: Two research-based models*. Washington, DC: American Psychological Association. https://doi.org/10.1037/12344-000

Plassmann, R. (2016). Die Technik der Prozessdeutung. *Forum der Psychoanalyse, 32*(4), 443–460. https://doi.org/10.1007/s00451-016-0236-9

Reddemann, L. (2021). *Psychodynamisch Imaginative Traumatherapie – PITT: Ein Mitgefühls- und Ressourcen-orientierter Ansatz in der Psychotraumatologie*. Stuttgart: Klett-Cotta.

Rockland, L.H. (1992). *Supportive therapy for borderline patients: A psychodynamic approach*. New York: Guilford.

Rudolf, G. (2020). *Strukturbezogene Psychotherapie: Leitfaden zur psychodynamischen Therapie struktureller Störungen* (4., aktualisierte und erweiterte Aufl.). Stuttgart: Schattauer.

Safran, J.D. & Muran, J.C. (1996). The resolution of ruptures in the therapeutic alliance. *Journal of Consulting and Clinical Psychology, 64*(3), 447–458. https://doi.org/10.1037/0022-006X.64.3.447

Safran, J.D. & Muran, J.C. (2000). *Negotiating the therapeutic alliance: A relational treatment guide*. New York: Guilford.

Sandler, J. (1976). Countertransference and role-responsiveness. *International Review of Psycho-Analysis, 3*(1), 43–47.

Seybert, C., Erhardt, I., Levy, R.A. & Kächele, H. (2011). Introduction to manualized treatments for psychodynamic psychotherapy research. In R.A. Levy (Eds.), *Psychodynamic Psychotherapy Research* (S. 627–634). Dordrecht: Springer.

Shedler, J. (2010). The efficacy of psychodynamic psychotherapy. *The American Psychologist, 65*(2), 98–109. https://doi.org/10.1037/a0018378

Sifneos, P.E. (1992). *Short-term anxiety-provoking psychotherapy: A treatment manual*. New York: Basic Books.

Steiner, J. (2019). *Orte des seelischen Rückzugs: Pathologische Organisationen bei psychotischen, neurotischen und Borderline-Patienten*. Stuttgart: Klett-Cotta.

Strachey, J. (1935). Die Grundlagen der therapeutischen Wirkung der Psychoanalyse. *Internationale Zeitschrift für Psychoanalyse, 21*(4), 486–516.

Streeck, U. & Leichsenring, F. (2015). *Handbuch psychoanalytisch-interaktionelle Therapie: Behandlung von strukturellen Störungen und schweren Persönlichkeitsstörungen* (3. Aufl.). Göttingen: Vandenhoeck & Ruprecht.

Strupp, H. (1998). The Vanderbilt I study revisited. *Psychotherapy Research, 8*(1), 17–29. https://doi.org/10.1093/ptr/8.1.17

Taubner, S., Fonagy, P. & Bateman, A. (2019). *Mentalisierungsbasierte Therapie*. Göttingen: Hogrefe. https://doi.org/10.1026/02834-000

Watkins, J.G. & Watkins, H.H. (1997). *Ego-States – Theorie und Therapie. Ein Handbuch*. Heidelberg: Carl Auer.

Will, H. (2016). Ungesättigte und gesättigte Deutungen. *Psyche, 70*(1), 2–23. https://doi.org/10.21706/ps-70-1-2

Winnicott, D.W. (1960). The theory of the parent-infant relationship. *The International Journal of Psycho-analysis, 41,* 585–595.

Wöller, W. (2022). *Psychodynamische Psychotherapie: Lehrbuch der ressourcenorientierten Praxis*. Stuttgart: Schattauer.

Yeomans, F.E., Clarkin, J.F. & Kernberg, O.F. (2018). *Übertragungsfokussierte Psychotherapie für Borderline-Patienten: Das TFP-Praxismanual*. Stuttgart: Schattauer.

20 Systemische Interventionen

Kirsten von Sydow

Inhaltsübersicht

20.1 Einleitung

Nachdem die allgemeinen Grundlagen der Systemischen Therapie (ST) bereits in Kapitel 4 beschrieben wurden, konzentriert sich dieses Kapitel auf die wichtigsten Methoden und Interventionen der ST. Die Ausführungen orientieren sich an Lehrbüchern der Systemischen Therapie (Borst, 2013; Retzlaff, 2021; von Schlippe & Schweitzer, 2013; Schweitzer & von Schlippe, 2015; Sydow, 2015; Sydow & Borst, 2018). Anschaulich wird systemisches Vorgehen auch über Videos (z. B. Borst & Sydow, 2018b).

Systemische Interventionen lassen sich nach ihrem theoretisch-historischen Kontext oder ihrem Veränderungsfokus einordnen (siehe Kapitel 4; Sydow et al., 2007) oder danach, in welcher Modalität (hauptsächlich) gearbeitet wird (verbale, handlungsorientierte oder symbolisch-metaphorische Interventionen). In den Psychotherapierichtlinien werden acht systemische Behandlungsmethoden beschrieben (Retzlaff, 2021), auf die hauptsächlich in diesem sowie in weiteren Kapiteln näher eingegangen wird (siehe Kasten).

Systemische Behandlungsmethoden (Gemeinsamer Bundesausschuss, 2020, § 18, Absatz (2), S. 13–14)

- Methoden der systemischen Gesprächsführung und systemische Fragetechniken (siehe Kapitel 20.3)
- Narrative Methoden (siehe Kapitel 20.3)
- Lösungs- und ressourcenorientierte Methoden (siehe Kapitel 20.3)
- Strukturell-strategische Methoden (siehe Kapitel 20.3)
- Aktionsmethoden (Skulpturarbeit, siehe Kapitel 12; Zeitlinienarbeit und Rituale, siehe Kapitel 20.5)
- Methoden für die Arbeit am inneren System (siehe Kapitel 20.4)
- Methoden zur Affekt- und Aufmerksamkeitsregulation (achtsamkeitsbasierte Techniken, siehe Kapitel 18; imaginativ-traumatherapeutische Techniken, siehe Kapitel 28.7)
- Symbolisch-metaphorische und expressive Methoden (siehe Kapitel 12)

Gegliedert ist dieses Kapitel nach dem jeweiligen Interventionsfokus – nämlich in die Arbeit mit dem Familien-/Beziehungssystem, in Ressourcen, Lösungen und andere Sichtweisen, in die Arbeit mit dem inneren System, in weitere systemische Interventionen sowie in systemische Manuale. Doch auch diese Systematik passt nicht ganz, da meist verschiedene Aspekte gleichzeitig aktiviert werden. So geht es z. B. bei der Arbeit mit der „Wunderfrage" sowohl um Lösungsorientierung als auch um die Exploration von systemischen Zusammenhängen. Die für die Praxis der ST wichtigen symbolisch-metaphorischen Methoden wie Genogramm und Skulptur werden in Kapitel 12 beschrieben.

Gemäß dem biopsychosozialen Modell wird angestrebt, *alle* für das behandelte System relevanten psychosozialen und medizinischen Informationen zu berücksichtigen, mit allen relevanten Personen möglichst gut zu kooperieren (Indexpatient:in, Familie und andere Bezugspersonen, andere Mitbehandler:innen) und möglichst gemeinsam einen Behandlungsplan zu entwickeln, der nicht nur Systemische Therapie, sondern auch andere psychotherapeutische und psychosoziale sowie somatische Interventionen (z.B. Medikamente) integriert.

20.2 Fokus: Arbeit mit dem Familien-/Beziehungssystem

Orientiert an den Arbeiten von Minuchin (1997) und Haley (1991) und deren strukturell-strategischer Perspektive (siehe Kapitel 4) wird davon ausgegangen, dass die Dynamik eines Familiensystems „machtvoller" ist als die Dynamik einzelner Familienmitglieder. Insofern wird versucht, nicht nur die Einzelperson, sondern immer auch die Dynamik von Paar, Familie und sozialem Kontext zu verstehen und zu respektieren (auch in Einzeltherapien). Grundlegend ist das Bemühen darum, systemisch-zirkuläre Muster in Verhalten und Wahrnehmung („Teufelskreise"), an denen alle Beteiligte (meist unabsichtlich) mitwirken, wahrzunehmen und diese oft impliziten Muster in Worte zu fassen oder visuell darzustellen und mit den Patient:innen bzw. den Systemen der Patient:innen infrage zu stellen. Das geschieht durch die Arbeit im Mehrpersonensetting – also das Einbeziehen von Bezugspersonen in die Therapie – und/oder durch spezielle systemische Fragen. Da Veränderungen eines Menschen oder einer Zweierbeziehung sich auf andere Beziehungen auswirken, entwickelt sich systemische „Kindertherapie" dann oft zur Familien- oder zur Eltern-/Paartherapie. Systemische Therapeut:innen beobachten die aktuellen Interaktionen von Familien und leiten daraus Hypothesen über familiäre Strukturen und Grenzen ab. Das besondere Augenmerk gilt den Interaktionen zwischen den Familienmitgliedern (v.a. Kritik, Feindseligkeit, hohe emotionale Involviertheit, Grenzverletzungen). Ob gegebene interpersonelle und intrapsychische Grenzziehungen angemessen sind und ob die Grenzen verschoben werden sollten, ist oft Thema systemischer Therapie. In Hinblick auf Chronifizierungsprozesse wird erkundet, wie die Beteiligten das Problem ungewollt stabilisiert haben und welche Unterlassungen zur Problemlösung beitragen könnten. Chronifizierung wird als Ergebnis einer aktiven, meist nicht intendierten und unbewussten „Gemeinschaftsleistung" angesehen und nicht primär als Ergebnis eines individuellen Defizits. Schließlich ist es wichtig, dass Interventionen (und Therapeut:innen) eine gute „Passung" zu dem:der jeweiligen Klient:in, dem Paar oder der Familie aufweisen.

Wesentliche Aspekte dieser Arbeit werden in weiteren Kapiteln zu Settingvariationen (siehe Kapitel 38), zum Mehrpersonensetting und der Multifamilientherapie (siehe Kapitel 39) dargestellt.

20.2.1 Das relevante System verstehen wollen und einladen

Zentral für die Systemische Therapie ist ihre Wurzel in der Familientherapie – also ein Blick auf den relevanten Beziehungskontext und das aktive Bemühen darum, diesen Kontext zu verstehen, freundlich auf ihn zu blicken und ihn einzuladen. In der Therapie von kindlichen und jugendlichen Indexpatient:innen ist das Einbeziehen von Eltern und anderen Bezugspersonen aus systemischer Sicht in der Regel notwendig, da Kinder und Jugendliche in großer Abhängigkeit von ihren Eltern leben und Eltern auch in ihrer Sorge um ihr Kind berücksichtigt werden sollen. Hier muss jedoch mit den Beteiligten abgeklärt werden, in welchem Rahmen dies erfolgen soll (gemeinsame Gespräche vs. getrennte Gespräche; siehe Kapitel 38 und 39). Systemische Therapeut:innen bemühen sich hier auch aktiv darum, den Kontakt z.B. zu getrenntlebenden Elternteilen mit wenig Bezug zu ihrem Kind aktiv zu stärken, indem sie diese – mit Einwilligung von Hauptbezugsperson und Kind – brieflich oder telefonisch kontaktieren und einladen.

Auch bei erwachsenen Indexpatient:innen, die häufig erst mal allein in die Sprechstunde von Therapeut:innen kommen, sollte erkundet werden, welche Personen relevante *„Systemmitglieder"* sind (z.B. Partner:in, Kinder, Eltern, bester:beste Freund:in) und inwieweit ein Einbezug von Bezugspersonen – also eine Arbeit im Mehrpersonensetting – sinnvoll und gewünscht ist (das gilt besonders auch für somatisch chronisch erkrankte einschließlich neuropsychologischer Patient:innen). Kontraindikationen gegen eine Arbeit im Mehrpersonensetting in allen Altersphasen bestehen vor allem in Familien bzw. Partnerschaften mit physischer, sexueller und/oder emotionaler Gewaltproblematik, wenn Täter:innen leugnen, dass ein solches Problem besteht, und die Gefahr besteht, dass Indexpatient:innen durch Bezugspersonen retraumatisiert werden könnten (siehe Kapitel 39).

Zentral zum Erkunden des aktuellen und mehrgenerationalen Kontexts sind in der Systemischen Therapie die beiden symbolisch-metaphorischen Verfahren *„Genogramm"* und *„Skulptur"*, die in Kapitel 12 genauer dargestellt werden. Das Genogramm bildet zentrale Daten zu Familienmitgliedern über mindestens drei Generationen ab. Und die Familienskulptur ermöglicht es, Nähe, Distanz und Hierarchien symbolisch darzustellen. Darüber hinaus ist aber auch kulturelle, religiöse und subkulturelle Sensitivität sehr wichtig – also das Erkunden von Hintergründen, die die Therapeutin vielleicht nicht so gut kennt, wie z.B. die grundlegenden Lebensregeln, an die sich eine streng gläubige muslimische Patientin gebunden fühlt, oder der Lebenskontext eines homosexuellen Patienten, der wechselnde Sexualkontakte sucht. Offen erfragt werden sollte auch, ob sich z.B. die muslimische Patientin mit Kopftuch bei der nicht muslimischen Therapeutin, die zu weniger bedeckender Kleidung neigt, gut aufgehoben fühlt, oder der homosexuelle Patient mit Neigung zu sexueller Abwechslung bei einer Therapeutin, die einen Ehering trägt (siehe Kapitel 36).

Wenn z.B. eine Patientin von belastenden Partnerschaftsproblemen berichtet, ist es wichtig, frühzeitig zu klären, ob ein Einbezug des Partners gewünscht wird. Wenn ja (oder vielleicht), dann sollte ein detaillierter Bericht über die Partnerschaftsprobleme eher gestoppt und auf einen späteren Zeitpunkt verschoben werden, da diese besser in Anwesenheit des Partners besprochen werden können. Je länger und intensiver Therapeutin und Patientin in Abwesenheit des Partners über die Beziehungsprobleme gesprochen haben, desto schwerer wird es, den Partner dann noch einzubeziehen. Hilfreich sind auch systemische Fragen, die die Perspektive der Bezugspersonen erkunden (z.B. „Woran würde Ihr Sohn erkennen, dass Sie keine Therapie mehr brauchen?").

Generell ist bei psychisch und körperlich belasteten Eltern, die Kinder betreuen, eine wichtige Frage, wie die Beziehung zu den Kindern gestaltet wird, inwieweit die Eltern genügend Energie für die Kinderbetreuung und Erziehung haben, welche weiteren Bezugspersonen zur Verfügung stehen, welches Unterstützungssystem noch aufgebaut werden kann und inwieweit die Kinder schon über die Problematik des Elternteils aufgeklärt wurden. Hier ist auch *Psychoedukation* über die Störung hilfreich – aber zunächst sollten die Vermutungen und Hypothesen der Kinder exploriert werden.

Die Frage nach der *Ätiologie* psychischer (und somatischer) Störungen ist wissenschaftlich bedeutsam, beschäftigt aber auch Betroffene und ihre Angehörigen. Insofern ist es wichtig, dass Therapeut:innen darauf verzichten, simplifizierende Ursachenzuschreibung zu machen. Therapeut:innen sollten *ätiologische Laientheorien* explorieren, latente oder manifeste Selbst- und Fremdbeschuldigungen der Beteiligten erkennen und diesen aktiv entgegenwirken.

Fallbeispiel: Psychoedukation

Beim Gespräch mit der 13-jährigen Tochter einer alleinerziehenden Mutter mit Borderline-Diagnose, die vielfältige schwerste Traumatisierungen im Kindes-, Jugend- und Erwachsenenalter erlitten hatte, fragt die Therapeutin die Tochter, was sie denkt, was mit der Mutter los sei. Die Tochter erklärt, dass sie annimmt, die Symptomatik der Mutter sei darauf zurückzuführen, dass sie „so ein nerviges Kind" sei. Sowohl die Mutter als auch die Therapeutin sind über diese Sichtweise schockiert und erklären der Tochter, dass die Symptomatik der Mutter ganz andere Hintergründe hat und dass die Mutter die Tochter liebt und sehr schätzt.

Da Eltern und Partner:innen in der Regel „Gutes" wollen, selbst wenn sie „ungut" agieren, sind *positive Umdeutungen* von Problemverhalten hilfreich (z.B. sehr fürsorgliches Verhalten einer Mutter gegenüber ihrem hochängstlichen Sohn als Ausdruck mütterlicher Besorgnis und Liebe). Bei der Arbeit im Mehrpersonensetting ist nicht selten mindestens (!) eine Person – Elternteil oder Partner:in – beteiligt, die der Therapie skeptisch gegenübersteht; wegen schlechter Vorerfahrungen mit Behandler:innen oder weil die Befürchtung besteht, nun „auf der Anklagebank zu sitzen" (siehe Kasten).

Positive Intention betonen

Die in der Systemischen Therapie beleuchtete Funktionalität von Symptomen im Kontext des Beziehungsgefüges darf keinesfalls dazu führen, dass eine Intentionalität dieser Prozesse oder gar „böse Absichten" unterstellt werden! Es sollten immer – während der gesamten Therapie und besonders zu Beginn – die positiven Intentionen aller Beteiligten betont werden!

Entscheidend ist, dass Therapeut:innen sich aktiv bemühen, Selbst- und Fremdbeschuldigungen entgegenzuwirken und positive Beziehungen zu allen Beteiligten – auch physisch Abwesenden und zur Therapie Unmotivierten – herzustellen.

Zugleich aber gilt es, die Retraumatisierung von Opfern körperlicher, sexueller oder emotionaler Gewalt oder schwerer Vernachlässigung unter allen Umständen zu verhindern: Bei Eltern oder Partner:innen, die schwer traumatisierend agiert haben, muss das Vorgefallene auch klar als Verantwortung des:der Täter:in beschrieben werden. Ein Einbezug von Täter:innen im Mehrpersonensetting ist nur möglich, wenn diese bereit sind, ihre Verantwortung anzuerkennen. Auch in der Einzeltherapie ist das Sprechen über Bezugspersonen, die den:die Patient:in aktuell oder früher möglicherweise traumatisiert haben, immer eine Gratwanderung, bei der die in der Regel bestehenden *Loyalitäten* zu Eltern oder Partner:innen ernst genommen werden sollten. Hier ist das, was Fürstenau (2002) *„beidäugige Sicht"* nannte, besonders wichtig – also sowohl einen Blick auf Ressourcen und gute Intentionen als auch auf Belastendes und Traumatisierendes zu richten.

20.2.2 Veränderungen familiärer Strukturen und Interaktionsmuster

Besonders bei der Arbeit im Mehrpersonenkontext – also mit Familien und Paaren – sind *strukturelle Methoden* (Minuchin & Fishman, 1985) bedeutsam. Im Fokus stehen hier wiederkehrende verbale und nonverbale Interaktionsmuster, aus denen Hypothesen über Besonderheiten der Familienstruktur abgeleitet werden, die mit der Symptomatik in Zusammenhang stehen könnten. Von besonderem Interesse sind unklare oder zu starre Grenzen, Koalitionen, Parentifizierung, Triangulierung oder das „parental alienation syndrome (PAS)" (siehe Kapitel 4). Es wird versucht, spezifische Muster zu erkennen und diese zu verändern und so die psychischen Belastungen der Beteiligten zu lindern. Auffällige Muster und Wiederholungen sowie *spontane Probleminszenierun-*

gen können als „Geschenk" der Familie gedeutet werden, mit dem sie Therapeut:innen einen Einblick in ihre typischen Interaktionsmuster geben. Familien und Paare werden auch aktiv ermuntert, in den Therapiestunden nicht nur über die Probleme zu sprechen, sondern sie direkt in Szene zu setzen *(enactment)*.

Aus den Aussagen der Beteiligten und den Interaktionsbeobachtungen werden Hypothesen über die Struktur der Familie abgeleitet: Wer steht wem nah, wer steht eher alleine da? Wer ist „oben" und hat die meiste Macht, wer ist „unten" in der Hierarchie? Wie ist die Rollenverteilung? Welche offenen und verdeckten Konflikte gibt es? Gibt es „umgeleitete Konflikte", offene oder verdeckte Koalitionen? Nähe und Distanz sowie offene und verdeckte Konflikte können in einem *Strukturdiagramm* grafisch dargestellt werden. Dabei symbolisiert die Anzahl oder „Dicke" der Verbindungslinien die emotionale Kohäsion oder Nähe, Konflikte werden durch Zickzacklinien dargestellt. Anhand dieser Matrix werden Hypothesen über die Familie aufgestellt, geprüft und gegebenenfalls revidiert (Minuchin & Fishman, 1985). Auch eine *Familienskulptur* lässt sich als räumliches „Strukturdiagramm" verstehen (siehe Kapitel 12).

Es wird versucht, symptomfördernde familiäre Interaktionen und Strukturen zunächst wahrzunehmen (siehe Kasten). Das könnten zu durchlässige Grenzen zwischen Eltern und Kindern sein, die sich z. B. darin zeigen könnten, dass die Mutter mit ihrer 12-jährigen Tochter intensiv ihre Eheprobleme und das für sie belastende sexuelle Verhalten ihres Mannes bespricht und damit ihre Tochter (unabsichtlich) überfordert, belastet und „auf ihre Seite zieht". Hier geht es darum, das Muster zu erkennen, die dahinterliegenden Nöte ernst zu nehmen (z. B., dass die Frau/Mutter unglücklich mit ihrer Ehe ist und keine erwachsene Unterstützungsperson hat; dass der Mann/Vater sich ausgeschlossen, abgewertet und beschämt fühlt) und die Beteiligten dabei zu unterstützen, neue, gesundheitsfördernde Interaktionen und Lösungsversuche zu entwickeln. Das Vorgehen ist *ressourcenorientiert*.

Ansatzpunkte zur Analyse familiärer Interaktionen und Muster

- Wiederkehrende Interaktionsmuster (z. B., wenn der Mann die Frau immer wieder unterbricht),
- Grenzen und Koalitionen (z. B., wenn die Mutter immer für die Tochter antwortet, oder wenn die Tochter den Vater nie ansieht),
- spezifische Muster wie Triangulation (z. B., wenn die Frau das Baby immer dann auf den Arm nimmt, wenn der Mann das Thema Sexualität anspricht) oder Parentifizierung.

Fallbeispiel: Interaktionsmuster erkennen und ansprechen

Zum Erstgespräch kommt ein Paar: Die 39-jährige Frau ist besorgt, weil sie ihren frühpensionierten 45-jährigen Mann (der früher Polizeibeamter war) für depressiv hält. Dem Therapeuten fällt auf, dass der Mann die ganze Zeit auf den Boden blickt und die Frau auf alle an den Mann gerichteten Fragen antwortet, während er konsequent schweigt.

In einem solchen Fall bestehen verschiedene Möglichkeiten für die „Arbeit an den Grenzen" im Sinn Minuchins: Der Therapeut kann versuchen, das Verhalten ressourcenorientiert anzusprechen und zur Frau sagen: „Sie scheinen sehr fürsorglich und engagiert zu sein". Der Therapeut könnte auch zum Mann sagen: „Sie können sich offenbar gut abgrenzen". Er könnte die Frau konfrontieren (z. B. „Sie scheinen sein Sprachrohr zu sein") oder aber erkunden, ob das ein wiederkehrendes Muster ist (z. B., indem er beide fragt, ob die Frau auch sonst häufig für den Mann oder generell für andere spricht, oder, ob der Mann immer so schweigsam ist). Der Therapeut könnte auch mögliche Bedeutungen und Konsequenzen dieses Verhaltens erkunden, z. B., indem er die Frau fragt: „Wie verstehen Sie das Schweigen Ihres Mannes?".

20.3 Fokus: Ressourcen, Lösungen und andere Sichtweisen

Der *lösungsorientierte Ansatz* (de Shazer, 2012), die *Selbstorganisationsperspektive* und die *narrative Perspektive* (Andersen, 1990; Seikkula & Alakare, 2015; White & Epston, 2006) haben verschiedene systemische Interventionen hervorgebracht, die alle auf Ressourcen, Lösungen und das Infragestellen dominanter (impliziter oder expliziter) Sichtweisen fokussieren (siehe Kapitel 4). *Lösungsorientierte Fragen* und *positive Umdeutungen* sind zentrale Elemente der ST. Durch *narrative Techniken* werden dominante Geschichten identifiziert und deren Auswirkungen überprüft (z. B. „Wie gut tut Ihnen der Glaube an diese Geschichten?"). Es wird versucht, belastende Narrative zu „dekonstruieren" und positivere Familiengeschichten zu entwickeln.

20.3.1 Klassifikation in „Besucher:innen", „Klagende" und „Kund:innen"

Patient:innen und deren Familien kooperieren nicht immer so, wie von Therapeut:innen gewünscht. Aus psychodynamischer Sicht lässt sich das als „Widerstand" deuten – aus systemischer Sicht eher als *Kooperationsproblem*: Die gesamte Familie, einzelne Familienmitglieder oder auch einzelne innere Anteile von Patient:innen kooperieren nicht, weil sie das Gefühl haben, z. B. sich selbst oder andere Familienmitglieder schützen zu müssen. Systemische Therapeut:innen versuchen, solche Loyalitätsbindungen zu verstehen und zu respektieren und in der Regel nicht *mehr* zu intervenieren als von den Klient:innen gewünscht. Diese Vorgehensweise orientiert sich an de Shazer (2012), der Klient:innen nach ihrer

Behandlungsmotivation in drei Gruppen einteilte und vorschlug, je nach Motivation unterschiedlich mit den Klient:innen zu arbeiten (siehe Kasten).

Klassifikation in „Besucher:innen", „Klagende" und „Kund:innen" (siehe de Shazer, 2012)

1. „Besucher:innen" ohne explizite Beschwerde und manifesten Veränderungsauftrag, die oft unfreiwillig kommen, sollten nur „Komplimente" gemacht werden. Die bisherigen Lösungen werden positiv gewertet und es wird keine weitere Intervention angeboten.
2. „Klagenden" mit Beschwerden, die die Veränderung von anderen erwarten (z. B. vom Therapeuten oder von der Partnerin), können Verhaltensbeobachtungs- und Denkaufgaben gestellt werden und es kann mit ihnen ein zweiter Termin vereinbart werden.
3. Nur mit Patient:innen mit Beschwerden und aktiver Veränderungsmotivation (von de Shazer als „Kund:innen" bezeichnet) kann ein „Veränderungskontrakt" geschlossen, also eine Therapie vereinbart werden. Sie erhalten Beobachtungs- und auch verhaltensrelevante Aufgaben.

Fallbeispiel: „Besucher" mit vielfältigen Symptomen

„Ein junger Mann mit vielfältigen Beschwerden hat sich sozial komplett zurückgezogen und sein Studium abgebrochen. Von Angehörigen gedrängt, kommt er zum Erstgespräch. Er berichtet von seinen Beschwerden und macht *sehr* deutlich, dass er keinesfalls bereit ist, in eine psychosomatische Klinik zu gehen (was mehrere Vorbehandler geraten hatten), und auch nicht glaubt, dass eine ambulante Therapie ihm irgendetwas nützen könnte. Er lebt mit seiner schwer erkrankten Mutter zusammen, die ihm alles bedeute. Trotz seiner besorgniserregenden Situation erscheint ein Beharren auf der Klinik-Empfehlung oder einer Psychotherapie überhaupt nicht nützlich. Die Würdigung seiner Fürsorge für die Mutter und seiner Bereitschaft, ihr zuliebe sein eigenes Leben aufzuschieben, führte zur Bereitschaft zu sehr niederfrequenten Folgegesprächen." (Sydow, 2015, S. 71–72)

20.3.2 Das Herausarbeiten unterschiedlicher Sichtweisen

Geprägt von ihren unterschiedlichen Biografien, sozialen, ökonomischen, kulturellen und religiösen Hintergründen und biologisch-medizinischen Eigenheiten blicken Menschen generell mehr oder weniger unterschiedlich auf Themen wie Liebe, Sex, Kindererziehung, Arbeit, Schlafgewohnheiten, Ernährung und Bewegung. Das kann in Partnerschaften und Familien zu großen Konflikten führen. Insofern wird in der Systemischen Therapie bei Konflikten immer erst einmal erkundet, wie alle (anwesenden und abwesenden) Beteiligten auf das Thema blicken (siehe Kasten).

Herausarbeiten unterschiedlicher Haltungen zum Thema „Liebe" (nach Sydow, 2015)

Liebe bedeutet für verschiedene Menschen und in verschiedenen (Sub-)Kulturen oftmals Unterschiedliches. Liebe kann sich z. B. in Interesse an der anderen Person, der Bereitschaft, ihr das Auto zu reparieren oder ihm eine Rolex zu schenken, Milchreis zu kochen, den Rücken zu streicheln, in sexuellem Interesse, in leidenschaftlichen Liebesgeständnissen, einem Heiratsantrag, roten Rosen, einem Kinderwunsch oder ganz anderen Verhaltensweisen zeigen. Liebende setzen aber oft selbstverständlich voraus, dass ihre Art, ihre Liebe zu zeigen, oder ihre Erwartungen, wie der andere seine Liebe zeigen müsse, die einzig „wahre" Art sei, Liebe zu leben. In der Systemischen Therapie geht es darum, diese impliziten Überzeugungen herauszuarbeiten und infrage zu stellen sowie gemeinsam eine neue, ressourcenorientierte Sichtweise zu erarbeiten.

20.3.3 Systemische Fragen

Es gibt ein reiches Repertoire an systemischen Fragen, die zum Standardrepertoire der ST gehören. In Tabelle 20.1 werden die wichtigsten Varianten systemischer Fragen aufgeführt.

20.3.4 Positive Konnotationen und Umdeuten („Reframing")

Positive Konnotationen („compliments") dienen – während der gesamten Therapiesitzung, besonders zu Beginn und am Schluss – als vertrauensbildende Maßnahme und führen zum Abbau von Angst-, Scham- und Schuldgefühlen. Dadurch wird der Therapieprozess offener. Watzlawicks (2009) bekannte Metapher vom „halb gefüllten Glas Wasser" illustriert, dass ein solches immer sowohl als *halb leer* als auch als *halb voll* beschrieben werden kann. So lässt sich z. B. das, was klassische Psychoanalytiker:innen als „hysterisches Agieren" bezeichnen, auch als „anregend lebendig" beschreiben. Ressourcenorientierte Aussagen sind ein wesentliches Element der Systemischen Therapie, denn: „ohne Selbstachtung keine Veränderung" (Weiss & Haertel-Weiss, 1991, S. 181).

Der Übergang von der positiven Rückmeldung zum *positiven Umdeuten* ist fließend. Das positive Umdeuten ist eine nachweislich hochwirksame Intervention der Systemischen Therapie (siehe Grawe & Grawe-Gerber, 1999), die kontinuierlich eingesetzt wird. Beim *„Reframing"* wird Problemverhalten als positiv und sinnvoll gedeutet, also in einen anderen Kontext oder Rahmen (engl. „frame") gesetzt. Das geschieht sowohl im Rahmen von „großen" Schlussinterventionen am Ende einer Sitzung (siehe Fallbeispiel, S. 304), als auch im Kleinen, wenn kontinuierlich negativ besetzte Begriffe in Ressourcen übersetzt werden. Es lassen sich unterschiedliche,

Tabelle 20.1: Typen von systemischen Fragen

Typen	Erklärung	Beispiele
Lösungsorientierte (oft auch hypothetische) Fragen (de Shazer, 2012)	Die Fragen helfen Patient:innen, systemische Zusammenhänge zu erkennen. Sie regen dazu an, eine Zukunft ohne das Problem und die daraufhin eintretenden Veränderungen möglichst genau zu imaginieren.	Die Wunderfrage: • „Was würde passieren, wenn heute Nacht, während Sie schlafen, ein Wunder geschieht, sodass Ihr Hauptproblem am Morgen verschwunden wäre? Was würden Sie tun?“ • Entscheidend ist, dass der:die Therapeut:in sehr detailliert abfragt, was genau anschließend wie anders wäre – über den ganzen Tagesablauf hinweg: Wer würde was von der Veränderung bemerken? Die Katze? Die Bäckereifachverkäuferin? Der Kollege? Die Großmutter? usw.
		Ausnahmefragen: • „Was tun Sie, wenn es ausnahmsweise gut läuft?“ • Die Aufmerksamkeit des:der Patient:in wird auf Zeiten gelenkt, in denen die Störung nicht auftritt, es wird erkundet, was er:sie in dieser Zeit „stattdessen“ tut und was er:sie beitragen kann, dass Ausnahmen häufiger eintreten.
		Resilienz- und Bewältigungsfragen: • „Sie schildern eine sehr belastete Kindheit – was hat Ihnen geholfen, unter diesen schrecklichen Umständen zu überleben?“ • „Sie sagen, dass Sie sich andauernd mit Ihrem Mann streiten – weshalb sind Sie immer noch mit ihm zusammen? Was hält Sie in Ihrer Ehe?“
Skalierungs- und Prozentfragen	Die Fragen ähneln Fragen in psychometrischen Tests. Sie erleichtern es, unterschiedliche Sichtweisen abzubilden.	• „Wie groß ist Ihre Skepsis gegenüber einer Therapie im Mehrpersonensetting auf einer Skala von 0 bis 10 (10 bedeutet maximale Skepsis, 0 bedeutet gar keine Skepsis)?“
Fragen zur „Verflüssigung“ von Eigenschaften	Die Fragen versuchen, starre Zuschreibungen und Diagnosen zu „verflüssigen“, indem sie nach konkreten Verhaltensweisen fragen, die für andere Personen das Merkmal konstituieren.	• „Wie muss Moritz sich verhalten, damit seine Mutter ihn für hyperaktiv hält?“ • „Was tut Ihr Mann, wenn Sie ihn für depressiv halten?“
Triadische oder zirkuläre Fragen (Selvini Palazzoli et al., 2011)	Im Mehrpersonensetting befragt der:die Therapeut:in eine dritte Person über die Interaktionen in einer Zweierbeziehung oder über die Haltung einer anderen Person zu einer Zweierbeziehung oder zu einer Verhaltensweise. Diese Fragetechnik ermöglicht es, neue Informationen über die Vernetzung des Symptoms im familiären System zu sammeln und schlägt der Familie implizit neue Sichtweisen vor, indem jeder:jede Einzelne angeregt wird, die individuelle lineare Sicht infrage zu stellen.	Als Frage im Mehrpersonensetting: • „Was denken Sie, wie sich das auf Ihre Tochter auswirkt, wenn Sie Ihren Mann und Sie nachts immer streiten hört?“
		Als Frage in der Einzeltherapie: • „Was vermuten Sie, denkt Ihre Mutter darüber, dass Sie in Therapie gegangen sind?“
		Als hypothetische Frage: • „Wenn Ihr Vater wüsste, dass Sie in Therapie sind, was würde er darüber denken?“

zum Teil überlappende Varianten von Reframing unterscheiden (siehe Kästen).

Unterschiedliche Varianten von „Reframing“ (Schweitzer & von Schlippe, 2009)

1. **Bedeutungsreframing** verleiht dem beklagten Verhalten einen anderen Sinn (z. B. könnte das ständige Streiten der Partner:innen als Ausdruck einer intensiven Beziehung gedeutet werden; „Sie beide haben große Kampfkraft und sind einander wichtig.“).
2. **Kontextreframing** versucht einen Kontext zu finden, in dem das beklagte Verhalten sinnvoll sein könnte (z. B. „Während viele andere jungen Eltern ihre Paarbeziehung vernachlässigen, ist für Sie [das Streitpaar] Ihre Beziehung immer noch ganz zentral.“).
3. **Inhaltsreframing** versucht die hinter dem Problemverhalten vermutete „gute Absicht“ herauszuarbeiten (z. B. „Sie bemühen sich beide intensiv um eine Verbesserung Ihrer Beziehung – vielleicht lässt sich das auch auf anderen Wegen erreichen.“).

Beispiele für Umdeutungen von Eigenschaftszuschreibungen (nach Retzlaff, 2021, S. 186)

- aggressiv → fordert Grenzen ein
- empfindlich → hat feine Antennen
- impulsiv → temperamentvoll
- quengelig → sucht Beachtung
- selbstabwertend → übermäßig bescheiden
- Tagträumer → hat eine reiche Innenwelt
- verstrickt → toll verdrahtet, viel Nähe
- Heulsuse → zeigt offen Gefühle

Fallbeispiel: Umdeuten („Reframing")

„Ein Ehepaar kommt in die Therapie und streitet sich im Erstgespräch ebenso wie auch zu Hause ohne die kleinste Pause. Der Therapeut kann nun entweder seine Aufmerksamkeit auf die Analyse der Konflikte und ihre Entstehung in der Vergangenheit lenken (soweit das in dieser Situation überhaupt möglich ist!) oder aber die Streitereien umdeuten, indem er den Eheleuten erklärt, dass sie sich in Wirklichkeit tief lieben, denn um so intensiv zu streiten, wie sie es tun, müssten sie sehr eng und ausschließlich aufeinander bezogen sein. Die Absurdität dieser Deutung fordert die Partner dazu heraus, dem Therapeuten zu beweisen, wie wenig er sie versteht. Damit aber beziehen sie zum ersten Mal gemeinsam Stellung gegen die Umwelt – und sind sich dabei erstmals zumindest in einem Punkt einig. Darüber hinaus lässt sich der Gegenbeweis zur Deutung der Therapeuten am besten dadurch liefern, dass sie weniger streiten. Sobald sie jedoch weniger streiten, um zu belegen, dass sie sich im Sinn der Deutung nicht lieben, bemerken sie, dass sie viel besser miteinander auskommen." (Watzlawick et al., 1967/2011, S. 236)

20.3.5 Paradoxe Interventionen

Paradoxe Interventionen sind eine klassische Methode der Systemischen Therapie, die inzwischen auch von der Verhaltenstherapie adaptiert wurde (Grawe et al., 1994), z. B. als Intervention bei Schlafstörungen. Das Vorgehen geht zurück auf Victor Frankl und Milton Erickson und wurde von der Mailänder Arbeitsgruppe um Mara Selvini Palazzoli weiterentwickelt. Bei der paradoxen Intervention wird das Symptom nicht nur positiv interpretiert, sondern der Familie sogar „verschrieben". Dabei werden Bezüge zwischen dem Symptom und allen Familienmitgliedern hergestellt.

Es handelt sich um eine unter Umständen sehr wirkungsvolle Intervention, die aber auch Risiken in sich trägt (z. B. die Gefährdung der therapeutischen Beziehung, denn Patient:innen können sich „veräppelt" fühlen). Deshalb sollte sie nur von erfahrenen systemischen Therapeut:innen bei Patient:innen und bei Familien von Patient:innen eingesetzt werden, zu denen eine tragfähige therapeutische Beziehung aufgebaut wurde. (Paradoxe Interventionen bei Schlafstörungen sind jedoch unkompliziert einsetzbar, da sie nicht das zwischenmenschliche Beziehungsgefüge betreffen.)

Fallbeispiel: Paradoxe Intervention (und Humor)

„Eine Frau sucht wegen heftiger Ehestreitigkeiten allein um Beratung nach. Fast täglich gäbe es um eine Schranktür Streit, die sie offen zu lassen pflege, während ihr Mann darauf bestünde, dass sie geschlossen sei. Nach der Diskussion mit dem Team erhielt die Frau den Auftrag, dem Mann mitzuteilen, das Team sei der Ansicht, dass das Offenlassen des Schrankes eine unbewusste, vielleicht sogar vorbewusste Geste sei, mit der sie ihre Bereitschaft signalisiere, mit ihm zu schlafen. Drei Wochen später berichtete sie lachend, es habe überhaupt keinen Streit mehr gegeben, ihr Mann habe gesagt, dies sei das Verrückteste, was er je gehört habe – und die Tür machte er nun immer selbst zu." (Furman & Ahola, 1995, S. 102 f.)

20.3.6 Externalisieren

Die Externalisierung des Symptoms erlaubt eine Trennung von Person und Symptom, sodass das Symptom (auch in der Kindertherapie) in teils spielerischer Form „bekämpft" bzw. die Ambivalenz des Patienten im Hinblick auf sein Symptom veranschaulicht werden kann. So kann die Depression, die Wut oder die Essstörung „personifiziert" werden, dem Problem kann ein Name gegeben werden, z. B. das „Wutmonster" oder „die graue Frau". Dann wird erkundet, welche Auswirkungen das „Wutmonster" oder „die graue Frau" auf die Partnerschaft, den Beruf und andere Lebenskontexte hat, und herausgearbeitet, wann „die graue Frau" präsenter, weiter entfernt oder gar abwesend ist und ob der:die Klient:in irgendeinen Einfluss darauf hat. Die Bücher von Matthew Johnstone über das Leben mit seinem „schwarzen Hund" – der Depression – können diesen Ansatz illustrieren (Johnstone, 2010; Johnstone & Johnstone, 2009). Möglich ist es auch, Patient:innen im Rollenspiel mit Stuhlwechsel in einen Dialog mit ihrem „Wutmonster" treten zu lassen, also ein Gespräch zwischen Therapeut:in und Patient:in zu führen, bei dem der:die Patient:in auch die Rolle des „Wutmonsters" übernimmt. Alternativ kann das externalisierte Symptom auch für sich sprechen, indem es einen Brief an den:die Patient:in schreibt (siehe Unterholzer, 2018a; White & Epston, 2006). Diese Arbeit ist ähnlich wie die Arbeit mit inneren Anteilen bzw. Zuständen (siehe Kapitel 20.4.4).

20.3.7 Reflektierendes Team („Reflecting Team")

Früher war das systemische Team hinter der Einwegscheibe ein mächtiges Gremium, das bisweilen drastische Kommentare formulierte, die Therapeut:innen dann der Familie mit dem Ziel überbrachten, bei den Familien Veränderungen zu erzeugen. Doch immer mehr Therapeut:innen fühlten sich mit dieser hierarchischen und intransparenten Konstellation unwohl. Tom Andersen (1990) propagierte als Erster etwas anderes, nämlich eine offene Reflexion. Nun konnte die Familie hören, was das Team diskutierte – zunächst noch hinter, später dann auch vor der Einwegscheibe. Meist waren die Familienmitglieder sehr interessiert an den Gedanken des Therapeut:innenteams. Manche Ideen nahmen sie an, andere fanden sie uninteressant, wieder andere schienen ihnen abwegig. „Reflecting Teams" – also überdenkende, reflektierende Teams – sitzen inzwischen meist in demselben Raum, in dem auch die Therapie stattfindet, sie sind als Personen sichtbar und äußern ihre Gedanken hörbar vor den Patient:innen (Borst & Aderhold, 2018b).

In Kliniken können zwei bis fünf Kolleg:innen ein *Reflecting Team (RT)* bilden. Das RT setzt sich etwas abseits von dem:der Therapeut:in und der Klient:innenfamilie, zunächst mit Blick auf die therapeutische Gesprächsrunde, während der Reflexion aber mit Blick zueinander. Wenn es ein separates RT gibt, sollten die gesprächsführenden Therapeut:innen nicht mitreflektieren. Zu Beginn des Therapiegesprächs wird den Klient:innen die Methode erklärt:

> Dort drüben sitzen noch zwei Kolleg:innen von uns. Wenn Sie mögen, unterbrechen wir nach einer Weile unser Gespräch und hören zu, was die Kolleg:innen sich zu dem Gehörten so gedacht haben, welche weiteren Ideen und Fragen sie haben. Üblicherweise werden wir Sie zweimal während eines Gesprächs fragen, ob Sie damit einverstanden sind. [Dann stellen die Kolleg:innen sich vor.]

Nach etwa 30 Minuten wird das Gespräch unterbrochen und die Klient:innen werden gefragt, ob sie daran interessiert sind, zu hören, was das Reflecting Team dazu sagt? Die Mitglieder des RT beschreiben ihre Sicht dann kurz, ressourcenorientiert und wohlwollend (keinesfalls abwertend!). Sie präsentieren ihre Ideen langsam und fragend (z.B. „Ich frage mich, ob ...", „Vielleicht ...") im „Sowohl, als auch"-Modus. Die geäußerten Inhalte sollten „angemessen ungewöhnlich" (Andersen, 1996) und immer wertschätzend sein und sich nur auf das gehörte Therapiegespräch beziehen, nicht auf andere Informationen. Wichtige Ansatzpunkte sind Momente, in denen Zuhörer:innen besonders berührt waren (eigene Körperreaktionen beachten und in Fragen übersetzen), Empathie und das Bemühen, alle Personen zu berücksichtigen. Bei problematischen Erfahrungen sollte das Positive herausgearbeitet werden („Reframing"). „Heiße Eisen" sollten vorsichtig angesprochen werden (z.B. Alkohol, Drogen, sexueller Missbrauch, Gewalt). Unterschiede und Vielstimmigkeit sind wichtiger als Übereinstimmung. „Die Reflexionen sind kein Ort für Lösungsvorschläge und Ratschläge. Sie sollen lediglich neue Anstöße geben, die konkreten Schritte und Lösungsideen sollten, wenn irgendwie möglich, aus dem Netzwerk selbst kommen" (Borst & Aderhold, 2018b, S. 271).

Nach einer kurzen Runde des RT (ca. 5 bis 10 Min.) übernehmen die gesprächsführenden Therapeut:innen wieder, danken dem RT und fragen den:die Patient:in, die Familie oder das Netzwerk, ob diese vielleicht etwas dazu sagen möchten? Falls zunächst geschwiegen wird, sollte erst abgewartet, dann eventuell weitergefragt werden (z.B. „Welche Ideen sind für Sie von besonderem Interesse?"). Falls Skepsis spürbar wird, können die Klient:innen auch ermuntert werden, diese zu artikulieren (z.B. „Gab es etwas, was Ihnen total missfallen hat?").

20.3.8 Offener Dialog („Open Dialogue")

Bei der Arbeit mit Patient:innen mit komplexen Störungen, wie z.B. Schizophrenie, an der oft weitere Systeme an Helfenden beteiligt sind, hat sich in der ST ein Vorgehen mit „Therapieversammlungen" bzw. *„Netzwerkgesprächen"* etabliert, die alle relevanten Behandler:innen, Bezugspersonen und die Patient:innen zusammenbringen. Die zentralen Aspekte des am *Offenen Dialog* (Seikkula & Alakare, 2015) orientierten Vorgehens werden im Kasten zusammengefasst, orientiert an Borst und Aderhold (2018a), die das Vorgehen genauer darstellen.

Zentrale Aspekte der Arbeit mit größeren Systemen mit „offenem Dialog" (nach Borst & Aderhold, 2018a, S. 398f.)

1. Beteiligt sind zwei oder mehr Therapeut:innen, evtl. weitere Behandler:innen, die jeweiligen Patient:innen und die Familie und/oder das soziale Netzwerk.
2. Die therapeutische Haltung ist respektvoll, allparteilich, empathisch und gekennzeichnet durch erweiternde Fragen.
3. Zentral ist die gemeinsame Reflexion (orientiert an den Prinzipien des reflektierenden Teams, siehe Kapitel 20.3.7).
4. Angestrebt wird, jede Stimme zu hören und zu beantworten in den Reflexionen oder in Form einer weiterführenden Frage.
5. In schwierigen Gesprächsphasen sollten die moderierenden Behandler:innen zu selbstkritischer Metakommunikation über die eigene Gesprächsführung bereit und in der Lage sein (z.B. „Herr Müller, ich höre, dass Sie sehr ärgerlich sind – könnte das damit zusammenhängen, dass Ihre Psychiaterin schon einige Zeit über den Nutzen von Neuroleptika spricht und wir (Therapeut:innenteam) Ihnen bisher noch gar keine Gelegenheit gegeben haben, Ihre Position darzustellen?").

20.4 Fokus: Arbeit mit dem inneren System

Systemische Therapie beschäftigt sich nicht nur mit äußeren, real beobachtbaren Beziehungen, sondern auch mit verinnerlichten Beziehungen bzw. dem inneren System, also Gefühlen, inneren Prozessen und inneren Anteilen. Das gilt besonders für systemische Ansätze, die (auch) auf den Bindungs- und Mehrgenerationsansatz zurückgehen (siehe Kapitel 4).

20.4.1 Differenzierungsorientierte Interventionen

Murray Bowens systemisch-psychodynamisches Kernkonzept ist die *„Differenzierung"*, verstanden als individueller Prozess, der zu Beziehungsveränderungen im gesamten Familiensystem führen kann (Kerr & Bowen, 1988). Insofern arbeiten Therapeut:innen oft nur mit einer Person, die in ihrer subjektiven Weiterentwicklung und Auseinandersetzung mit der Herkunftsfamilie sowie ggf. ihrer neuen Familie unterstützt wird (Sydow, 2015). Bowen hatte großen Einfluss auf die Entwicklung der systemischen Einzeltherapie und der systemischen Selbsterfahrung und gilt in den USA als Begründer einer wichtigen Richtung der Familientherapie (Nichols, 2010), doch bis heute liegt keines seiner Werke auf Deutsch vor. In Deutschland bekannt wurden jedoch die Bestseller seiner Schüler:innen – nämlich Susan Forwards „Vergiftete Kindheit" (1993), Harriet Lerners „Wohin mit meiner Wut" (2008) und die Bücher des Sexualtherapeuten David Schnarch (z. B. 2006).

Fokus dieses Ansatzes ist die Selbstbeobachtung der Klient:innen, die lernen, in Beziehungskonflikten darauf zu achten, ihre eigenen Gefühle wahrzunehmen, sich selbst zu beruhigen und zu erkunden, wer sie eigentlich sind und was sie eigentlich wollen. Dabei ist es wichtig, eigene *Verstrickungen in Beziehungsdreiecke* wahrzunehmen (z. B., dass der Vater sich beim Sohn immer über die angeblich kalte und desinteressierte Ehefrau und Mutter des Sohnes beklagt) und zu lernen, hier Grenzen zu setzen (z. B., solche Klagen nicht weiter anzuhören und das Gespräch auf andere Themen zu lenken). Wann immer Patient:innen versuchen, solche Änderungen durchzuführen, müssen sie laut Bowen mit Widerständen rechnen – sowohl mit eigenen Ängsten (z. B. vor Ablehnung oder der Enttäuschung von Bezugspersonen) als auch mit manchmal harten Reaktionen der Bezugspersonen. All das wird in der Therapie besprochen und Patient:innen werden „gecoacht", sich auf solche schwierigen Gespräche vorzubereiten und diese nachzubereiten.

Bowen und seine Schüler:innen gehen auch davon aus, dass es hilfreich ist, die eigene *Familiengeschichte zu erforschen,* da in ihr viele Informationen und Anregungen liegen, wie vorangegangene Generationen mit ähnlichen Problemen umgegangen sind. Patient:innen werden angeregt, Kontakte zu Verwandten zu knüpfen bzw. wieder neu aufleben zu lassen, zu denen vielleicht noch nie oder schon lange kein Kontakt mehr bestand.

Eine zentrale Intervention ist *„to go home again"*: Die Patient:innen werden von den Therapeut:innen darin unterstützt, einen Besuch bei der Herkunftsfamilie zu planen, durchzuführen und nachzubereiten. Ziel ist dabei nicht, die Eltern mit etwaigen Problemen zu konfrontieren oder sich zu versöhnen, sondern es geht darum, Mutter, Vater und andere Familienmitglieder besser kennenzulernen, mit all ihren guten und schlechten Seiten. Das kann nur gelingen, wenn die „Differenzierung" des:der Klient:in (d. h. die Fähigkeit, im engen Kontakt zu wichtigen Bezugspersonen ein stabiles Selbstwertgefühl zu wahren, eine gute Gefühlswahrnehmung, Selbstregulation und eine Resistenz gegen die „Infektion" durch Ängste von Beziehungspartner:innen) schon relativ ausgeprägt ist, sodass er:sie – selbst dann, wenn manches mit den Eltern schiefgelaufen ist – ruhig und mit relativ klarem Kopf mit diesen sprechen kann. Zentral ist „der Mut, Fragen zu stellen", insbesondere Fragen, die sich auf das „heiße Eisen" der Familie beziehen – das „kann Sex sein, Heirat, Krebskrankheiten, Erfolg, Übergewicht, Alkohol oder Onkel Charly" (Lerner, 2008, S. 201). Zur Vorbereitung sind „Positionsbestimmungen" (Was exakt will der:die Patient:in in Bezug auf seine:ihre Eltern und was nicht?) und therapeutische Rollenspiele nützlich (Forward, 1993). Gerade dann, wenn Menschen als Kinder Missbrauch oder Vernachlässigung erlebt haben, ist die *Konfrontation mit den Eltern* besonders brisant. Sie kann nur dann stattfinden, wenn mit den Klient:innen mögliche Risiken (für sie selbst und das Umfeld) vorab genau besprochen wurden – und natürlich auch nur dann, wenn Patient:innen überhaupt gewillt und motiviert dazu sind und sich nicht emotional oder körperlich gefährdet fühlen. In den Fällen, in denen das gewünscht ist und machbar erscheint, kann es sehr hilfreich sein, Eltern „überlegt und mutig über die schmerzliche Vergangenheit und schwierige Gegenwart zu befragen. Es ist eine der angstbeladensten und zugleich bestärkendsten Handlungen, die sie jemals vollziehen werden" (Forward, 1993, S. 227). Dahinter steht der Gedanke: „Was Sie nicht zurückgeben, reichen Sie weiter" (Forward, 1993, S. 229), an Partner:innen oder Kinder. Allerdings ist es nicht immer möglich, diese Auseinandersetzung mit den realen Eltern zu führen. Falls doch, so kann sie mithilfe von *Briefen* oder in persönlichen Treffen (mit oder ohne therapeutische Begleitung) erfolgen (siehe Kasten).

Brief an die Eltern (in Anlehnung an Forward, 1993, S. 233)

Vorgehen: Es ist empfehlenswert, jedem Elternteil einen eigenen Brief zu schreiben. Dabei kann sich an folgender Gliederung orientiert werden:

1. Dafür bin ich dir dankbar.
2. Das hast du mir angetan.
3. So hat es mein Leben beeinflusst.
4. So möchte ich unsere Beziehung in Zukunft gestalten

Das Schreiben solcher Briefe ist oft ein längerer Prozess und immer eine intensive emotionale Erfahrung. Das Schreiben dient zuallererst dem Klären der eigenen Gefühle und die Briefe können in der Therapie besprochen werden. Sie sollten nicht überstürzt abgeschickt werden, sondern erst dann, wenn der:die Patient:in sich innerlich dazu bereit fühlt (manchmal vielleicht auch gar nicht). Solche Briefe können auch an verstorbene Elternteile geschrieben werden und z. B. in Form eines Rituals „übergeben" werden (z. B., indem man sie am Grab vorliest)..

Der US-amerikanische klinische Psychologe und ehemalige Professor der Urologie David Schnarch (2006, 2012) entwickelte seinen systemischen *„Crucible"-Ansatz* (crucible = Feuerprobe) zur Therapie von Paaren mit sexuellen Problemen (siehe Kapitel 29.3). Er wandte Bowens Theorie der Differenzierung auf das sexuelle Verhalten und Erleben von Paaren an. Schnarchs Fokus ist der naturgegebene Konflikt zwischen Nähe- oder sogar Verschmelzungswünschen und Autonomiebedürfnissen. Verschmelzungsfantasien seien der Ursprung der meisten Partnerschafts- und Sexualprobleme – und nicht etwa ein Mangel an Nähe oder Kommunikation. Ziel der Paartherapie ist eine Steigerung der „Differenzierung" der Partner:innen – also mehr Mut, sich mit eigenen sexuellen Eigenheiten zu zeigen und auszuhalten, dass die Reaktion des Gegenübers nicht immer begeistert ist (siehe auch Sydow, 2018a; Sydow & Seiferth, 2015).

20.4.2 Integration bindungstheoretischer Elemente

Nachdem die Systemische Therapie in Abgrenzung zur psychodynamischen Therapie innere Prozesse lange Zeit ignoriert hatte, hat sich dies durch die Integration der *Bindungstheorie* zum Teil geändert. Diese berücksichtigt ja, dass vergangene Beziehungserfahrungen (implizit gelernte) psychische Strukturen beeinflussen und diese ein gewisses Beharrungsvermögen haben. Aus der Integration von Bindungstheorie und systemischem Ansatz (Bowlby, 1979; Sydow, 2015, 2017; Welter-Enderlin & Hildenbrand, 1998) ergeben sich Implikationen für die therapeutische Arbeit, von denen einige inzwischen für alle Therapieverfahren relevant (siehe Kapitel 4, 6 und 15) und oftmals ohnehin selbstverständlich für systemische Therapeut:innen sind, nämlich:

1. das aktive Bemühen um eine warmherzige, empathische und verlässliche therapeutische Beziehung,
2. eine bindungswertschätzende und ressourcenorientierte Grundhaltung,
3. hohe Flexibilität in Bezug auf die Intensität der therapeutischen Arbeit und des Therapiesettings (zeitlich, personell),
4. die Mehrgenerationsperspektive und
5. eine Sensibilität für komplexe triadische Beziehungsstrukturen.

Doch bestimmte Aspekte der bindungsorientierten systemischen Therapie sind bisher nur für einen Teil der systemischen Therapeut:innen handlungsleitend (Sydow, 2017, 2018b, 2021):

1. **Berücksichtigung unbewusster bzw. implizit gelernter Muster.** Bindungs-, mentalisierungs- und traumasensible Arbeit impliziert auch eine Orientierung daran, dass Menschen Dinge *implizit* lernen, also eine Orientierung am psychodynamischen Konzept des Unbewussten. Die Symptome (komplexer) Traumafolgestörungen sind Betroffenen beispielsweise nicht immer bewusst (z. B. Dissoziation, Hochstress, wenn bestimmte – oft zwischenmenschliche – Situationen sie triggern).
2. **Erkundung und Überprüfung dahinterliegender (impliziter) Bindungsmuster, nicht nur der Beziehungsmuster.** Dieses Vorgehen ist u. a. in der *Emotionsfokussierten Paartherapie* (EFT; Johnson, 2021) und der *Attachment Based Family Therapy* (ABFT; Diamond, 2018) zentral. Bei diesen Interventionen wird jeweils erkundet, wie problematisches Interaktionsverhalten mit unerfüllten Bindungswünschen in Zusammenhang steht.
3. **Überprüfung der therapeutischen Beziehung.** Da sich in der therapeutischen Beziehung zentrale Beziehungsthemen der Patient:innen (und der Therapeut:innen) unabsichtlich wiederholen können, ist die kontinuierliche Überprüfung der therapeutischen Beziehung bedeutsam (*Übertragung, Gegenübertragung,* Reaktion der Patient:innen auf Therapieunterbrechungen und -beendigung).
4. **Fokus auf Gefühlswahrnehmung, -regulation und Mentalisierung.** Die Unterstützung der Patient:innen bei der Weiterentwicklung von Gefühlswahrnehmung, Verbalisierung von Gefühlen, Gefühlsregulation und Mentalisierung ist zentral u. a. in der EFT, ABFT und der *Mentalisierungsbasierten Therapie mit Familien* (MBT-F; Asen & Weinblatt, 2018).
5. **Sensibilität für Bindungstraumata.** Es ist wichtig, dass Therapeut:innen Sensibilität für nonverbales Verhalten entwickeln, das mit Bindungs- und Traumafolgestörungen in Zusammenhang stehen kann (z. B. starke innere Anspannung/chronische Übererregung, Vermeidung, „Flashbacks", chronische Alpträume, Störungen der Selbst- und Beziehungsregulation, Dissoziation, „gefrorene Wachsamkeit"). Psychoedukation über Bindungstraumata und Traumafolgestörungen und eine kontinuierliche Ermunterung der Patient:innen dazu, ihre Grenzen auch in der Therapie zu wahren, sind hilfreich (Sydow, 2021; Flatten et al., 2011). Besondere Beachtung sollten Verluste (Todesfälle, Verlassen-Werden, Trennungen) und Bindungstraumata (z. B. sexueller Missbrauch, emotionaler Missbrauch, körperliche Gewalt, Vernachlässigung) sowie Erfahrungen mit Krieg, Verfolgung oder Flucht finden – auch solche, die sich vielleicht lange vor der Geburt der Patient:innen ereigneten (z. B. bei „Kriegsenkeln", den nach dem Krieg geborenen Kindern von „Kriegskindern"). Diese Themen sollten in der Therapie – vorsichtig und respektvoll – aufgegriffen werden. Daneben sind ebenso auch die Ressourcen der Familie bedeutsam.

Weitere Informationen zu Manualen für systemisch-bindungstheoretische Paar- und Familientherapien (z. B. EFT, MDFT, ABFT, MBT-F) finden sich in Kapitel 20.6.

20.4.3 Mentalisierungsorientierte Interventionen

Aufbauend auf die Bindungstheorie wurde das Konzept der „Mentalisierung" und der „Mentalisierungsorientierten Therapie" entwickelt (siehe Kasten; siehe Kapitel 3 und 4). Der Grundgedanke ist mit anderen psychologischen Konzepten wie „Theory of Mind“, „Empathie“, „Introspektion“ oder „Selbstaufmerksamkeit“ verwandt. Entscheidend ist, dass Mentalisierung in Bindungsbeziehungen – meist in der frühen Kindheit – dadurch gelernt wird, dass Bezugspersonen die Gefühle des Kindes „spiegeln“ (z. B. die Angst oder den Schmerz eines Kindes), indem sie empathisch mitschwingen und die Gefühle in Worte fassen, aber gleichzeitig nicht selbst in Panik oder Verzweiflung verfallen, sondern im Ton ihrer Stimme und im Verhalten auch Zuversicht ausstrahlen, dass das schlimme Gefühl wieder vorbeigehen wird.

Definition: Mentalisierung

„Mentalisieren ist die Fähigkeit, eigene und fremde emotionale Erfahrungen zu begreifen, indem man sich selbst von außen und sein Gegenüber von innen sieht“ (Asen & Fonagy, 2012, zitiert nach Weinblatt, 2018b, S. 291).

Gleichzeitig beeinflusst die Mentalisierungsfähigkeit einer Mutter oder eines Vaters auch die Bindungssicherheit des Kindes und Mentalisierung ist auch wichtig im Zusammenspiel von Partner:innen. Alle Menschen verlieren ihre Mentalisierungsfähigkeit, wenn sie hochgradig gestresst sind. Deshalb ist es wichtig, dass Patient:innen lernen, den eigenen Stresspegel im Auge zu haben, um z. B. in der Lage zu sein, notfalls eine Diskussion über einen Beziehungskonflikt zu unterbrechen oder das Zimmer eines schon sehr lange schreienden Babys (vorübergehend) zu verlassen, und sich so mit etwas Abstand zu beruhigen.

Die Perspektive des Mentalisierens kann als wichtige Brücke zwischen psychoanalytischem Denken und systemischem Diskurs angesehen werden (Asen & Fonagy, 2023). Indem das Konzept innerliche Prozesse und familiäre Muster vereint, bietet es Therapeut:innen eine gute Basis dafür, familiäre Dynamiken zu verstehen und praktische Interventionen zu initiieren (Weinblatt, 2018b). Der Psychiater und systemische Psychotherapeut Eia Asen und der Psychoanalytiker Peter Fonagy haben auf Basis der Mentalisierungstheorie und systemischer Ansätze die *Mentalisierungsbasierte Therapie mit Familien* (MBT-F; Asen & Fonagy, 2012, 2023) entwickelt. MBT-F versucht, effektives Mentalisieren (auch Mentalisierungsstärken genannt) zu fördern. Darüber hinaus wird die Mentalisierungsfertigkeit der Perspektivenübernahme auch durch klassisch systemische Interventionen wie zirkuläres und reflexives Fragen und den Einsatz des Reflecting Teams gefördert (Weinblatt, 2018b).

Ein besonderes Problem in der Therapie mit Einzelpersonen, Paaren und Familien sind oftmals *Schamgefühle*. Schamgefühle werden häufig durch problematisches Interaktionsverhalten wie Respektlosigkeit, Erniedrigung, Aggressionen oder Ignoriert-Werden ausgelöst. Schamgefühle sind den Betroffenen nicht immer bewusst und generell schlecht zu steuern. Wenn Schamgefühle sehr stark werden und nicht mehr reguliert werden können, wird das als sehr schmerzhaft erlebt. Dieser Schmerz stört die Selbstregulation und die Fähigkeit, mit anderen zurechtzukommen: Die schamerfüllte Person entzieht sich oder sie geht in den Angriff über. Bei stark beschämten Personen, Paaren oder Familien ist eine Annäherung ohne das Verständnis der Schamdynamik kaum möglich. Weinblatt (2016) beschreibt einen systemischen Ansatz und ein Modell zur Schamregulierung in Beziehungen, gekennzeichnet durch mentalisierungsorientiertes *„systemisches Spiegeln“*.

Fallbeispiel: „Systemisches Spiegeln“

„In einer Sitzung mit einer Mutter und ihrem jugendlichen Sohn heizt sich die Stimmung auf und entfernt sich von effektiver Mentalisierung; die Mutter sagt: ‚Dich interessiert nichts, du denkst nur an dich selbst! Du bist so egozentrisch!‘ Schreitet der Therapeut hier nicht ein, wird auch der Sohn nicht in der Lage sein, effektiv zu mentalisieren, und beschämt reagieren: ‚Das sagt die Richtige! Du bist die schlechteste Mutter der Welt!‘

Daher sollte der Therapeut die ursprüngliche Aussage der Mutter schnell übersetzen in eine mentalisierungsfördernde Aussage. Bevor der Jugendliche seiner Mutter antworten kann, fragt der Therapeut, ob er die Rolle der Mutter einnehmen darf: ‚Sie, Mutter, haben etwas Wichtiges gesagt, und ich frage mich, ob ich Sie richtig verstanden habe. Ich würde gern sprechen, als wäre ich Sie, wäre das okay?‘

Dann schaut er zum Sohn und sagt: ‚Ich denke, was deine Mutter gerade sagen wollte, war: Ich weiß, dass das, was ich sage, hart klingt, anklagend und sogar unfair. Aber ich sage das nur, weil ich wirklich verletzt bin und befürchte, dass ich dir egal bin.‘“

(Weinblatt, 2018b, S. 296–297)

Solch eine mentalisierungsfördernde, schamreduzierende „Übersetzungshilfe“ kann es dem zuhörenden Jugendlichen erleichtern, sich zu öffnen und z. B. zu sagen: „Ja, was du sagst, tut mir weh und macht mich wütend auf dich. Aber dass du mir egal bist, stimmt nicht.“

20.4.4 Arbeit mit inneren Anteilen bzw. Zuständen

Es ist eine universelle menschliche Erfahrung, dass wir alle unterschiedliche Anteile (oder Zustände) in uns tragen. Die „Multiplizität“ der Psyche wird vielerorts thematisiert, z. B. in der Bibel, von Shakespeare oder Sigmund Freud, der in seinem Strukturmodell mit „Es“, „Ich“ und „Über-Ich“ unterschiedliche innere Anteile konzeptualisierte. Ein systemischer Zugang zu inneren Prozessen von Menschen ist die *Systemische Therapie mit der inneren Familie* (Internal Family Systems Therapy) von Richard C. Schwartz (2018). Schwartz beschreibt nicht nur unterschiedliche innere Anteile, sondern auch die Dynamik des Gesamtsystems (siehe Kumbier, 2018). Besonders ausgeprägt ist die Multiplizität bei traumatisierten Menschen (van der Kolk, 2015). *Traumatisierungen* führen dazu, dass das innere System versucht, sich (unwillkürlich) zu schützen. Die dann entstehenden inneren Anteile teilt Schwartz in verschiedene Gruppen ein (siehe Kasten).

Innere Anteile traumatisierter Menschen nach Schwartz (2018)

1. „*Verbannte*" sind die sensibelsten, verletzten kindlichen Anteile, die zu ihrem eigenen und dem Schutz des ganzen Systems weggesperrt werden.
2. „*Manager:innen*" handeln schützend und strategisch, z.B., indem sie dafür sorgen, dass andere Menschen auf Abstand gehalten werden, oder indem sie zu unablässiger Produktivität antreiben.
3. „*Feuerbekämpfer:innen*" sind Notfallhelfer:innen, die automatisch und heftig reagieren, wenn ein Erlebnis eine verbannte Emotion auslöst.
4. Das „*Kern-Selbst*" repräsentiert gesunde, erwachsene Anteile.

„Entscheidend ist die Erkenntnis, dass alle diese Anteile eine Funktion haben: Sie schützen davor, angesichts der drohenden Vernichtung Entsetzen zu empfinden" (van der Kolk, 2015, S. 334). Doch je mehr versucht wird, innere Anteile zu unterdrücken, desto extremer werden diese inneren Anteile und desto instabiler wird das Individuum.

Im Fokus des Manuals zur *Systemischen Therapie mit der inneren Familie* steht, unterschiedliche innere Anteile zu identifizieren, sie miteinander in Kontakt treten zu lassen und die dabei auftretenden Schwierigkeiten zu bewältigen. Zentral ist das Bemühen, einen Dialog zwischen dem „Kern-Selbst" und den verletzten inneren Anteilen in Gang zu bringen und – analog zum Vorgehen in der systemischen Familientherapie – zu versuchen, einen respektvollen, ressourcenorientierten Blick auch auf solche inneren Anteile zu entwickeln, die zunächst hochproblematisch erscheinen (siehe Kumbier, 2018; Schwartz, 2018). Das Buch von Holmes und Holmes (2010) illustriert das Vorgehen mit Bildern. Weiterentwicklungen liegen vor von systemisch-integrativen Traumatherapeut:innen, wie z.B. Jochen Peichl (2010), die die therapeutische Arbeit mit „inneren Kindern" und „Täter-Introjekten" beschreiben (siehe auch van der Kolk, 2015). Außerordentlich populär wurde der Ansatz von Stefanie Stahl (2015) zur Arbeit mit dem „inneren Kind". Auch *Symbolfiguren* und *kreative Techniken* (Malen, Collagen) lassen sich für die symbolisch-metaphorische Skulpturarbeit mit inneren Anteilen nutzen, wie z.B. *Tierfiguren* (Natho, 2010) oder *Playmobilfiguren*, die z.B. Gespenster, Vampire oder Engel symbolisieren (siehe Kapitel 12; Sydow, 2018c).

Fallbeispiel: „Die Hörige" oder „das Kind"

„Eine Klientin, die mit einem Mann liiert ist, den sie als sehr attraktiv – aber auch als emotional unzuverlässig beschreibt, und der ihr wiederholt sehr weh getan hat, bezeichnet sich als ‚hörig'. Auch ich (KvS) spreche bei der therapeutischen Arbeit dann von ihrem ‚hörigen oder sehr verliebten Anteil'. Doch auf meine Frage, wie ‚die Hörige' denn der Therapie und mir gegenübersteht, antwortet die Klientin lachend, ‚Die ist gar nicht da, die haben wir im Auto sitzen lassen. Nicht mal bei Ihnen tritt die in Erscheinung. ... Die ist da, wenn ich Angst habe, ihn (Partner) zu verlieren'. Als ich (KvS) dann anspreche, dass ‚die Hörige' ja abwertend klingt und vielleicht nicht gerade einladend für diesen Anteil, und frage, was denn der ‚richtige' Name für den Anteil sein könnte, antwortet die Klientin nach kurzem Nachdenken mit ‚das Kind'. Schlagartig werde ich (KvS) traurig – die Stimmung im Therapieraum verändert sich. Als ich anspreche, dass ich traurig wurde, sagt die Klientin, sie sei auch traurig: ‚Wie fürchterlich: Das ist das Kind in mir, das so nach ihm schreit.' Es scheint, dass nun auch dieser Anteil in der Therapie angekommen ist und bearbeitbar wird." (Sydow, 2015, S. 89)

20.5 Weitere systemische Interventionen

20.5.1 Zeitlinienarbeit („Timeline")

Eine *Zeitlinie* („timeline"), manchmal auch *Lebenslinie* („lifeline") genannt, gibt es nicht nur bei Facebook – Zeitlinienarbeit kann in der ST als diagnostische Hilfe und als Intervention genutzt werden. „Das Ziel der Zeitlinienarbeit besteht darin, Gegenwart, Zukunft und Vergangenheit miteinander zu verknüpfen, sodass Ressourcen genutzt werden können und hinderliche Selbstsuggestionen verflüssigt werden können" (Nicolai, 2018, S. 246). Das Vorgehen wird im Kasten dargestellt.

Vorgehen beim Erstellen einer Zeitlinie (nach Borst, 2013, S. 76)

- Der:die Klient:in wird aufgefordert sein:ihr gesamtes bisheriges Leben oder einen bestimmtes Zeitintervall grafisch als Linie darzustellen (auf Papier oder mit einem Seil, das auf den Boden gelegt wird).
- Dann soll er:sie darin „Anker setzen", also bestimmte grafische Symbole oder Gegenstände als Zeichen für wichtige Ereignisse oder Wendepunkte markieren und so eine Landschaft entstehen lassen.
- Sofern die Zeitlinie auf dem Boden gelegt wurde, kann der:die Klient:in sich dann „in der Landschaft bewegen", also Gefühle und Gedanken erkunden und Perspektiven wechseln, also „aus der Zukunft in die Gegenwart schauen" oder „aus der Gegenwart in die Zukunft schauen": Wie wird es sein, wenn das Problem gelöst ist?
- Die Zeitlinie ermöglicht es auch, eine Außenperspektive einzunehmen. Dabei ist hilfreich, die Zeitlinie mit Jahreszahlen und historischen Ereignissen zu verknüpfen.
- Es können Ressourcen gesucht und symbolisch markiert werden.
- Es können verschiedene Wege durchgespielt, Entscheidungen getroffen und einzelne Schritte in die Zukunft geplant werden.

20.5.2 Rituale

Das menschliche Leben ist durch religiöse und nichtreligiöse Rituale, wie z. B. Hochzeit, Taufe, Beerdigung und Weihnachten, geprägt (siehe Kasten). Rituale können Menschen gerade in kritischen Übergangsphasen Sicherheit geben und sie werden auch in der Systemischen Therapie als Intervention genutzt.

Definition: Ritual

Ein Ritual ist ein verdichteter, gemeinschaftlich gelebter und symbolträchtiger Handlungsablauf, dessen Ausführung einen darüber hinausweisenden Sinn bzw. Bedeutungsgehalt offenbart. Es können Worte enthalten sein oder nicht, wobei oft eine „führende Metapher" das Ritual zusammenhält (von Schlippe & Schweitzer, 2013; Stotze, 2018).

In der ST werden gemeinsam mit den Patient:innen bzw. dem System der Patient:innen passgenau therapeutische Rituale entwickelt um Einzelpersonen, Paare oder Familien beim Bewältigen kritischer Übergänge im Lebenszyklus zu unterstützen. Ein therapeutisches Ritual sollte speziell auf die jeweilige Person oder Familie zugeschnitten sein, das gestörte familiäre Zusammenspiel unterbrechen und zu gesünderen Interaktionsformen beitragen (Imber-Black et al., 2015). Zentrale Themen von Ritualen werden im folgenden Kasten aufgeführt.

Zentrale Themen von Ritualen (Imber-Black et al., 2015)

- Mitgliedschaft (z. B. Aufnahme in eine Burschenschaft; ein selbst entwickeltes Ritual, um ein Pflegekind willkommen zu heißen).
- Heilung als Rekonstruktion von Wohlbefinden (z. B. selbst entwickeltes Ritual, um jede Woche, jeden Monat oder jedes Jahr des Überlebens einer Krebserkrankung zu feiern).
- Definition der Identität (z. B. Kommunion, Konfirmation; Feier zur Übernahme einer neuen Staatsbürgerschaft; Feier des „Outings" einer homosexuellen Person).
- Beziehungsgestaltung und Meinungsaustausch.
- Zelebration (d. h. ein Ereignis festlich begehen oder feiern, z. B. Geburtstag, Eheschließung, Hochzeitstag oder ein neu entwickeltes Ritual, das das Wieder-Zusammenfinden eines Paares, das eine schwere Krise durchlebt hat, feiert).

Rituale können Veränderungen oder Übergänge markieren, alte Muster verabschieden oder auch Nichtveränderung und Kontinuität (z. B. beim Einschlafritual) ermöglichen. Nicht selten geht es auch um ein Ritual für einen Verlust, der bisher in der Familie gar nicht offen betrauert wurde, und darum, diesem Verlust auch symbolisch einen Platz zu geben (z. B. der Trauer um ein totgeborenes Baby, das nicht beerdigt wurde und für das es bisher keinen Ort gab).

20.5.3 Schreiben

Bereits Pioniere der Familientherapie regten Klient:innen zum Schreiben an oder schrieben als Intervention selbst, um abwesende Familienmitglieder per Brief einzuladen (z. B. Murray Bowen), oder zur Intensivierung von Abschlussinterventionen. Giorgio Nardone und sein Team empfahlen Klient:innen mit einer Posttraumatischen Belastungsstörung einen „Traumaroman" zu verfassen, um so mehr Kontrolle über ihre Flashbacks zu gewinnen und sich letztlich davon zu befreien (Nardone et al., 2007). Wegweisend war das „Writing Project" des New Yorker „Ackerman Institute for the Family", das Peggy Penn in den 1990er Jahren mit ihrer Forschungsgruppe initiierte (Penn, 2009).

„Schreibend wird aus einem negativen Monolog – und mit dem kommen Patient:innen häufig in die Therapie – ein mehrstimmiger Dialog. Schreiben wohnt eine performative Kraft inne, es bewirkt, dass Dinge sich verändern" (Unterholzer, 2018b, S. 745).

Relativ verbreitet im therapeutischen Kontext ist die Nutzung von Briefen oder Therapie- und Symptomtagebüchern. Die Palette möglicher Textgattungen ist allerdings wesentlich breiter (Unterholzer, 2017): Gedichte („ein paar Zeilen") eignen sich, eine wichtige Erkenntnis der Therapiestunde zu verankern. Für die Arbeit mit Ambivalenzen oder mit unterschiedlichen Stimmen der Patient:innen bieten sich dialogische Textformen an (z. B. Dramolett, Drehbuch). Alternative Sichtweisen lassen sich als Erzählung entwickeln. Zur Rückfallprophylaxe lassen sich Herstellungsanleitungen und Gebrauchsanweisungen nutzen. Weitere Optionen sind Manifeste, geschriebene Reden oder Kritiken. Bei der Arbeit mit Kindern und Jugendlichen haben sich gemeinsam formulierte und gestaltete Zertifikate, Urkunden und Orden bewährt (White & Epston, 2006).

Fallbeispiel: Der Abschiedsbrief an die Bulimie

Carmen Unterholzer (2018b, S. 748) berichtet von einer Patientin, die seit 25 Jahren mit Bulimie lebt: „Nach mehreren stationären Aufenthalten, nach einigen ambulanten Therapien beschloss sie – nach einer längerer Therapiepause und anhaltenden bulimischen Attacken – wieder Hilfe in Anspruch zu nehmen. Sie habe die Bulimie so satt, sie wolle sie endgültig verabschieden. Da ich wusste, dass Frau N. gerne schreibt, schlug ich ihr vor, der Bulimie einen Abschiedsbrief zu schreiben ... In der nächsten Stunde kam Frau N. mit ihrem Brief. Von Abschied war nicht die Rede, sondern von vielen Verdiensten der Essstörung und von ihren Vorteilen. Laut vorlesend fiel der Klientin auf, dass sie keinen Abschieds-, sondern einen Würdigungsbrief verfasst hatte. Es war offensichtlich: Solange die Vorteile, die Verdienste überwiegen, bleibt der Abschied ein Wunsch. Der Brief zeigte auf sehr differenzierte Weise, welche Funktionen die Bulimie erfüllt: Sie füllt Leere, sie gibt Sicherheit, sie steht stellvertretend für die ‚böse Seite' der Klientin – eine Seite, welche die stets freundliche Frau gut versteckt. Niemand weiß von ihrer Essstörung, selbst die besten Freundinnen nicht."

20.5.4 Schlussinterventionen

Da systemische Therapeut:innen annehmen, dass entscheidende Prozesse nicht nur während der Sitzungen, sondern auch zwischen den Sitzungen geschehen, wird versucht, durch *Schlussinterventionen* Entwicklungsprozesse anzustoßen. Sie geben der Familie, dem Paar oder dem Einzelnen etwas „mit auf den Weg" – wie zusammenfassende Resümees des Gesprächs, Handlungsvorschläge oder Aufgaben. „Schluss" bezieht sich auf den Abschluss des Gesprächs, nicht auf den Abschluss der Therapie. Eine Schlussintervention kann bereits beim Abschluss des Erstgesprächs genutzt werden. Schlussinterventionen sollten auf den Einzelfall zugeschnitten sein, alle anwesenden Familienmitglieder miteinbeziehen und „angemessen ungewöhnlich" sein, also die Patient:innen gleichzeitig bestätigen und herausfordern. Sie werden in mündlicher oder in schriftlicher Form (als Brief) eingesetzt. Es sollten dafür nur Informationen genutzt werden, die direkt aus dem Therapiegespräch stammen. Im folgenden Kasten werden unterschiedliche Typen von Schlussinterventionen aufgezeigt (siehe von Schlippe & Schweitzer, 2013; Sydow et al., 2007).

Typen von Schlussinterventionen

- Direkte Interventionen wie Vorschläge (z. B. somatische Abklärung), Informationsvermittlung/Psychoedukation (z. B. über sexuelle Reaktionen bei Paaren mit sexuellen Problemen) oder Aufgaben bzw. Vorschläge (z. B. einen Brief an einen Elternteil zu schreiben, um die Beziehung zu klären).
- Positives Umdeuten des Problems bzw. der Symptomatik (siehe Kapitel 20.3.4).
- Paradoxe Interventionen (siehe Kapitel 20.3.5).
- Die *offene Symptomverschreibung* ist in Bezug auf den:die Klient:in selbst nicht paradox, enthält jedoch die Aufforderung, bewusst eine unterlegene Position einzunehmen und so aus einem Machtkampf oder aus dem steten Kampf um die Vermeidung einer peinlichen Situation auszusteigen (siehe das folgende Fallbeispiel).
- Verschreibung eines Rituals (siehe Kapitel 20.5.2).

Fallbeispiel: Offene Symptomverschreibung

Ein junger Mann, der darunter leidet, bei Frauen „nicht anzukommen", erhält die „Hausaufgabe", abends auszugehen, Frauen anzusprechen und sich dabei viermal „einen Korb zu holen". Durch die befremdliche Aufgabe wird er sich vermutlich von seiner Erwartungsangst entlastet fühlen und weniger verkrampft an die Flirt-Situationen herangehen. Vielleicht wird er sogar auf positive Resonanz stoßen. Und Abfuhren wären ja „nur" Erfüllungen der therapeutischen Aufgabe und könnten als wichtige Interaktionserfahrungen weiter therapeutisch besprochen werden (in Anlehnung an Weiss & Haertel-Weiss, 1991).

20.6 Überblick über systemische Manuale

Tabelle 20.2 gibt einen Überblick über sogenannte *„Trademark-Therapien"*, also rein systemische und systemisch-integrative Manuale, die z. T. in den USA als eingetragene Markenzeichen geschützt werden, und die meist für die Behandlung spezifischer Störungen, wie z. B. Depressionen, Angst-, Substanzkonsum-, Sozialverhaltens- und Essstörungen, entwickelt wurden. Basis der Manuale ist die strukturelle Familientherapie (nach Minuchin) und die Grundlagenforschung (siehe Kapitel 4; Sydow & Borst, 2018). Auch der lösungsorientierte Ansatz von Steve de Shazer gehört zur DNA der Systemischen Therapie und wird in Kapitel 20.3 dargestellt.

Mit Ausnahme der systemisch-humanistischen *Emotionsfokussierten Paartherapie (EFT)*, der systemisch-verhaltenstherapeutischen *Behavioral Couple Therapy for Alcohol/Substance Abuse (BCT)* und der systemisch-psychodynamischen *Mentalisierungsbasierten Therapie mit Familien (MBT-F)* handelt es sich bei den in Tabelle 20.2 aufgelisteten Manualen um rein systemische Ansätze.

Tabelle 20.2: Systemische und systemisch-integrative Manuale (Sydow, 2018d, S. 49–52)

Bereich	Name des Manuals	Haupt-Begründer:innen/Quellen	Damit behandelbare Störungen/ Problematik*
Störungen und Beziehungsprobleme von Kindern und Jugendlichen	Attachment-Based Family Therapy (ABFT)	Guy Diamond (2018)	Depressionen, Suizidalität (siehe Kapitel 27.1)
	Brief Strategic Family Therapy (BSFT)	José Szapocznik (Szapocznik et al., 2003)	Substanzkonsumstörungen, dissoziale Störungen, jugendliche Delinquenz

Tabelle 20.2: Fortsetzung

Bereich	Name des Manuals	Haupt-Begründer:innen/Quellen	Damit behandelbare Störungen/ Problematik*
	Funktionelle Familientherapie (FFT)	James F. Alexander (Sexton, 2011)	Verhaltens- und/oder emotionale Probleme
	Multidimensionale Familientherapie (MDFT)	Howard Liddle (Gantner et al., 2011; Gantner & Liddle, 2018)	Substanzkonsumstörungen, dissoziale Störungen (siehe Kapitel 25)
	Multisystemische Familientherapie (MST)	Scott W. Henggeler (Henggeler et al., 2012; Rhiner, 2018)	Dissoziale Störungen, jugendliche Delinquenz (siehe Kapitel 32.2)
	Supportive Parenting for Anxious Childhood Emotions (SPACE)	Eli Lebowitz und Haim Omer (2018)	Angststörungen (siehe Kapitel 28)
	Family Therapy for Adolescent Eating Disorders (auch „Maudsley Approach" genannt)	James Lock und Daniel LeGrange (Hopf et al., 2018)	Essstörungen (siehe Kapitel 29.1)
	„Ich schaff's!" („Kid's Skills")	Ben Furmann (Hegemann & Achner, 2018)	Verhaltens-, emotionale und/oder Beziehungsprobleme
	Elterliche Präsenz – Nonviolent Resistance (NVR)	Haim Omer und Eli Lebowitz (Weinblatt, 2018a)	Dissoziale Störungen, u.a. Verhaltensstörungen
	Mentalisierungsbasierte Therapie mit Familien (MBT-F)	Eia Asen und Peter Fonagy (Asen & Weinblatt, 2018)	Verhaltens-, emotionale und/oder Beziehungsprobleme
Störungen und Partnerschaftsprobleme von Erwachsenen	Lösungsorientierte Kurzzeittherapie (siehe auch Kapitel 20.3)	Steve de Shazer (2022)	Depressionen (siehe Kapitel 27.1), Angststörungen, Persönlichkeitsstörungen
	Systemische Paartherapie bei Depressionen	Elsa Jones und Eia Asen (2002) (Borst & Sydow, 2018a)	Depressionen (siehe Kapitel 27.1), Partnerschaftprobleme
	Emotionsfokussierte Paartherapie (EFT)	Sue Johnson (2021) (Holzberg & Seiferth, 2018)	Depressionen, Partnerschaftsprobleme
	Systemisches Manual für soziale Phobie	Christina Hunger-Schoppe (Hunger, Hilzinger, Koch et al., 2016; Hunger, Hilzinger & Schweitzer, 2016)	Soziale Phobie (siehe Kapitel 28.3)
	Behavioral Couple Therapy for Alcohol/Substance Abuse (BCT)	Timothy O'Farrell (O'Farrell & Fals-Stewart, 2006; Lindenmeyer, 2018)	Substanzkonsumstörungen (siehe Kapitel 25), Partnerschaftsprobleme
	Systemische Therapie der inneren Familie	Richard Schwartz (2004) (Kumbier, 2018)	Traumafolgestörungen, psychosomatische u.a. Störungen
	Systemische Gruppentherapie bei komplexen Traumafolgen	Kopenhagener Arbeitsgruppe (Sydow & Lau, 2018)	PTBS, komplexe PTBS, Persönlichkeitsstörungen
Störungen und Beziehungsprobleme aller Altersgruppen	Leeds Manual für Systemische Familientherapie	Peter Stratton (Stratton & Hanks, 2018)	Verhaltens-, emotionale und/oder Beziehungsprobleme
	Integrative Systemic Therapy (IST)	Bill Pinsof (2018)	Verhaltens-, emotionale und/oder Beziehungsprobleme

20.7 Fazit

Die Systemische Therapie hat ein reichhaltiges Arsenal von Interventionen, von denen in diesem Kapitel nur die Wichtigsten dargestellt werden konnten. Während Systemische Therapie in Deutschland lange als forschungsfern galt, gibt es tatsächlich eine Vielzahl systemischer Manuale für unterschiedliche Störungen des Kindes-, Jugend- und Erwachsenenalters, die fast alle in randomisierten, kontrollierten Studien getestet wurden.

Literatur

Andersen, T. (1990). *Das reflektierende Team*. Dortmund: Modernes Lernen.

Andersen, T. (1996). Von der Behandlung zum Gespräch. In T. Keller & N. Greves (Hrsg.), *Systemische Praxis in der Psychiatrie* (S. 119–131). Bonn: Psychiatrie Verlag.

Asen, E. & Fonagy, P. (2012). Mentalisation-based therapeutic interventions for families. *Journal of Family Therapy, 34,* 347–370.

Asen, E. & Fonagy, P. (2023). *Mentalisieren in der systemischen Praxis: Eine Einführung in die mentalisierungsinspirierte systemische Therapie*. Heidelberg: Carl-Auer.

Asen, E. & Weinblatt, U. (2018). Mentalisierungsbasierte Therapie mit Familien (MBT-F). In K. von Sydow & U. Borst, *Systemische Therapie in der Praxis* (S. 891–902). Weinheim: Beltz.

Borst, U. (2013). *Systemische Therapie*. Tübingen: Psychotherapie Verlag.

Borst, U. & Aderhold, V. (2018a). Arbeit mit komplexen Helfersystemen. In K. von Sydow & U. Borst (Hrsg.), *Systemische Therapie in der Praxis* (S. 394–408). Weinheim: Beltz.

Borst, U. & Aderhold, V. (2018b). Reflektieren und Metakommunizieren. In K. von Sydow & U. Borst (Hrsg.), *Systemische Therapie in der Praxis* (S. 266–277). Weinheim: Beltz.

Borst, U. & Sydow, K. von (2018a). Systemische Paartherapie bei Depressionen (Londoner Manual). In K. von Sydow & U. Borst (Hrsg.), *Systemische Therapie in der Praxis* (S. 775–783). Weinheim: Beltz.

Borst, U. & Sydow, K. von (Hrsg.). (2018b). *Systemische Therapie in der Praxis* [Video]. Weinheim: Beltz.

Bowlby, J. (1979). *The making and breaking of affectional bonds*. London: Tavistock.

de Shazer, S. (2012). *Der Dreh: Überraschende Wendungen und Lösungen in der Kurzzeittherapie*. Heidelberg: Carl Auer.

de Shazer, S. (2022). *Der Dreh: Überraschende Wendungen und Lösungen in der Kurzzeittherapie*. (15. Aufl.). Heidelberg: Auer.

Diamond, G. (2018). Bindungsbasierte Familientherapie (Attachment-based family therapy, ABFT). In K. von Sydow & U. Borst (Hrsg.), *Systemische Therapie in der Praxis* (S. 843–849). Weinheim: Beltz.

Flatten, G., Gast, U., Hofmann, A., Knaevelsrud, Ch., Lampe, A., Liebermann, P. et al. (2011). S3 – Leitlinie Posttraumatische Belastungsstörung. *Trauma & Gewalt, 3,* 202–210 http://www.awmf.org/leitlinien/detail/ll/051-010.html

Forward, S. (1993). *Vergiftete Kindheit. Elterliche Macht und ihre Folgen* (11. Aufl.). München: Goldmann.

Furman, B. & Ahola, T. (1995). *Die Zukunft ist das Land, das niemandem gehört. Probleme lösen im Gespräch*. Stuttgart: Klett-Cotta.

Fürstenau, P. (2002, April). *Neue therapeutische Welt durch beidäugiges diagnostisch-therapeutisches Sehen*. Vortrag 52, Lindauer Psychotherapiewochen.

Gantner, A. & Liddle, H. (2018). Multidimensionale Familientherapie (MDFT). In K. von Sydow & U. Borst (Hrsg.), *Systemische Therapie in der Praxis* (S. 856–860). Weinheim: Beltz.

Gantner, A., Spohr, B., Bobbink, J.A. & Liddle, H.A. (2011). *Multidimensionale Familientherapie*. Göttingen: Vandenhoeck & Ruprecht.

Gemeinsamer Bundesausschuss (G-BA). (2020). *Richtlinie des Gemeinsamen Bundesausschusses über die Durchführung der Psychotherapie (Psychotherapie-Richtlinie)* In der Fassung vom 19.02.2009 veröffentlicht im Bundesanzeiger Nr. 58 (S. 1 399) vom 17.04.2009 in Kraft getreten am 18.04.2009 zuletzt geändert am 22.11.2019 veröffentlicht im Bundesanzeiger (BAnz AT 23.01.2020 B4) in Kraft getreten am 24.01.2020.

Grawe, K., Donati, R. & Bernauer, F. (1994). *Psychotherapie im Wandel: Von der Konfession zur Profession*. Göttingen: Hogrefe.

Grawe, K. & Grawe-Gerber, M. (1999). Ressourcenaktivierung: Ein primäres Wirkprinzip in der Psychotherapie. *Psychotherapeut, 44,* 63–73. https://doi.org/10.1007/s002780050149

Haley, J. (1991). *Problem solving therapy* (3rd ed.). San Francisco: Jossey Bass.

Hegemann, T. & Achner, C. (2018). „Ich schaff's" – das lösungsfokussierte Programm für Kinder und Jugendliche. In K. von Sydow & U. Borst (Hrsg.), *Systemische Therapie in der Praxis* (S. 873–879). Weinheim: Beltz.

Henggeler, S.W., Schoenwald, S.K., Borduin, C.M., Rowland, M.D. & Cunningham, P.B. (2012). *Multisystemische Therapie bei dissozialem Verhalten von Kindern und Jugendlichen*. Berlin: Springer. https://doi.org/10.1007/978-3-642-20147-9

Holmes, T. & Holmes, L. (2010). *Reisen in die Innenwelt: Systemische Arbeit mit Persönlichkeitsanteilen* (6. Aufl.). München: Kösel.

Holzberg, O. & Seiferth, A. (2018). Emotionsfokussierte Paartherapie (EFT). In K. von Sydow & U. Borst (Hrsg.), *Systemische Therapie in der Praxis* (S. 784–789). Weinheim: Beltz.

Hopf, R.B., Lock, J. & LeGrange, D. (2018). Familienbasierte Therapie für Jugendliche mit Essstörungen (Family-based treatment for adolescent eating disorders, FBT). In K. von Sydow & U. Borst (Hrsg.), *Systemische Therapie in der Praxis* (S. 850–855). Weinheim: Beltz.

Hunger, C., Hilzinger, R., Koch, T., Mander, J., Sander, A., Bents, H. et al. (2016). Comparing systemic therapy and cognitive behavioral therapy for social anxiety disorders: Study protocol for a randomized controlled pilot trial. *Trials, 17,* 171. https://doi.org/10.1186/s13063-016-1252-1

Hunger, C., Hilzinger, R. & Schweitzer, J. (2016). People who know no fear have no imagination. Social anxiety, social anxiety disorders, and treatment options in systemic therapy. *Familiendynamik, 41,* 100–113.

Imber-Black, E., Roberts, J. & Whiting, R.A. (Hrsg.). (2015). *Rituale. Rituale in Familien und Familientherapie* (6. Aufl.). Heidelberg: Carl Auer.

Johnson, S. (2021). *Praxis der Emotionsfokussierten Paartherapie* (2. Aufl.). Paderborn: Junfermann.

Johnstone, M. (2010). *Mein schwarzer Hund: Wie ich meine Depression an die Leine legte* (3. Aufl.). München: Kunstmann.

Johnstone, M. & Johnstone, A. (2009). *Mit dem schwarzen Hund leben: Wie Angehörige und Freunde depressiven Menschen helfen können, ohne sich selbst dabei zu verlieren*. München: Kunstmann.

Jones, E. & Asen, E. (2002). *Wenn Paare leiden: Wege aus der Depressionsfalle*. Dortmund: Borgmann.

Kerr, M. & Bowen, M. (1988). *Family Evaluation: An Approach Based on Bowen Theory*. New York: Norton.

Kumbier, D (2018). Systemische Therapie mit der inneren Familie (nach Richard Schwartz). In K. von Sydow & U. Borst (Hrsg.), *Systemische Therapie in der Praxis* (S. 817–821). Weinheim: Beltz.

Lebowitz, E. & Omer, H. (2018). SPACE (Supportive parenting for anxious childhood emotions) – Ein Programm für förderliches Elternverhalten bei Kindesängsten. In K. von Sydow & U. Borst (Hrsg.), *Systemische Therapie in der Praxis* (S. 835–842). Weinheim: Beltz.

Lerner, H. (2008). *Wohin mit meiner Wut? Neue Beziehungsmuster für Frauen* (6. Aufl.). Frankfurt am Main: Fischer.

Lindenmeyer, J. (2018). Behavioral couple therapy for alcohol and drug abuse (BCT). In K. von Sydow & U. Borst (Hrsg.), *Systemische Therapie in der Praxis* (S. 810–816). Weinheim: Beltz.

Minuchin, S. (1997). *Familie und Familientherapie: Theorie und Praxis struktureller Familientherapie* (10. Aufl.). Freiburg: Lambertus.

Minuchin, S. & Fishman, H.C. (1985). *Praxis der strukturellen Familientherapie*. Freiburg: Lambertus.

Nardone, G., Cagnoni, F. & Milanese, R. (2007). The strategic treatment of post traumatic stress disorder. *Journal of Brief, Strategic & Systemic Therapies, 1*(2), 19–36.

Natho, F. (2010). *Gespräche mit dem inneren Schweinehund. Arbeit mit Tierfiguren in systemischer Beratung und Therapie* (2. Aufl.). Göttingen: Vandenhoek & Ruprecht.

Nichols, M.P. (2010). *Family therapy. Concepts and methods.* (9th ed.). Boston: Pearson.

Nicolai, L. (2018). Zeitlinienarbeit. In K. von Sydow & U. Borst (Hrsg.), *Systemische Therapie in der Praxis* (S. 245–253). Weinheim: Beltz.

O'Farrell, T.J. & Fals-Stewart, W. (2006). *Behavioral couples therapy for alcoholism and drug abuse.* New York: Guilford.

Peichl, J. (2010). *Jedes Ich ist viele Teile: Die Selbst-Anteile als Ressource nutzen.* München: Kösel.

Penn, P. (2009). *Joined imaginations. Writing and language in therapy.* Ohio: Taos Institute Publications.

Pinsof, W. (2018). Integrative Systemische Therapie (IST). In K. von Sydow & U. Borst (Hrsg.), *Systemische Therapie in der Praxis* (S. 963–975). Weinheim: Beltz.

Retzlaff, R. (2021). *Spiel-Räume. Lehrbuch der systemischen Therapie mit Kindern und Jugendlichen* (8. Aufl.). Stuttgart: Klett-Cotta.

Rhiner, C.C. (2018). Multisystemische Therapie. In K. von Sydow & U. Borst (Hrsg.), *Systemische Therapie in der Praxis* (S. 862–872). Weinheim: Beltz.

Schlippe, A. von & Schweitzer, J. (2013). *Lehrbuch der systemischen Therapie und Beratung I: Das Grundlagenwissen* (2. Aufl.). Göttingen: Vandenhoeck & Ruprecht.

Schnarch, D. (2006). *Die Psychologie sexueller Leidenschaft.* Stuttgart: Klett-Cotta.

Schnarch, D. (2012). *Intimität und Verlangen: Sexuelle Leidenschaft in dauerhaften Beziehungen* (3. Aufl.). Stuttgart: Klett-Cotta.

Schwartz, R. (2018). *Systemische Therapie mit der inneren Familie.* Stuttgart: Klett-Cotta.

Schweitzer, J. & Schlippe, A. von (2009). *Systemische Interventionen.* Göttingen: Vandenhoeck & Ruprecht.

Schweitzer, J. & Schlippe, A. von (2015). *Lehrbuch der systemischen Therapie und Beratung II. Das störungsspezifische Wissen* (6. Aufl.). Göttingen: Vandenhoeck & Ruprecht.

Seikkula, J. & Alakare, B. (2015). Bedürfnisorientierter Ansatz und Offener Dialog: Von der Mobilisation familiärer Entwicklungsprozesse in der Therapie psychotischer Störungen. *Psychotherapie im Dialog, 3,* 28–33.

Selvini Palazzoli, M., Boscolo, L., Cecchin, G., Prata, G. & Steininger, G. (2011). *Paradoxon und Gegenparadoxon. Ein neues Therapiemodell für die Familie mit schizophrener Störung.* (12. Aufl.). Stuttgart: Klett-Cotta.

Sexton, T. (2011). *Functional family therapy in clinical practice.* New York: Routledge. https://doi.org/10.4324/9780203882665

Stahl, S. (2015). *Das Kind in Dir muss Heimat finden.* München: Kailash.

Stotze, K. (2018). Arbeit mit Ritualen. In K. von Sydow & U. Borst (Hrsg.), *Systemische Therapie in der Praxis* (S. 254–265). Weinheim: Beltz.

Stratton, P. & Hanks, H. (2018). Das Leeds-Manual für Systemische Familientherapie. Kap. 73. In: K. von Sydow & U. Borst (Hrsg.), *Systemische Therapie in der Praxis* (S. 790–798). Weinheim: Weinheim: Beltz.

Sydow, K. von (2015). *Systemische Psychotherapie.* München: Ernst Reinhardt.

Sydow, K. von (2017). Bindung, Paar-/Familientherapie und Systemische Therapie. In B. Strauß & H. Schauenburg (Hrsg.), *Bindung in Psychologie und Medizin: Grundlagen, Klinik und Forschung – Ein Handbuch* (S. 327–339). Stuttgart: Kohlhammer.

Sydow, K. von (2018a). Differenzierungsorientierte Paar-/Sexualtherapie (nach David Schnarch). Kap. 74. In: K. von Sydow & U. Borst (Hrsg.), *Systemische Therapie in der Praxis* (S. 799–809). Weinheim: Weinheim: Beltz.

Sydow, K. von (2018b). Komplexe Traumafolgestörungen und Borderline-Persönlichkeitsstörungen. In K. von Sydow & U. Borst (Hrsg.), *Systemische Therapie in der Praxis* (S. 472–487). Weinheim: Beltz.

Sydow, K. von (2018c). Skulptur und Aufstellung. In K. von Sydow & U. Borst (Hrsg.), *Systemische Therapie in der Praxis* (S. 217–225). Weinheim: Beltz.

Sydow, K. von (2018d). Was ist Systemische Therapie? (Theoretische Grundlagen). In K. von Sydow & U. Borst (Hrsg.), *Systemische Therapie in der Praxis* (S. 47–69). Weinheim: Beltz.

Sydow, K. von (2021). Komplexe Traumafolgestörungen als Bindungsstörungen – (K)ein Thema der Systemischen Therapie? *Kontext, 52*(3), 243–257. https://doi.org/10.13109/kont.2021.52.3.243

Sydow, K. von, Beher, S., Retzlaff, R. & Schweitzer, J. (2007). *Die Wirksamkeit Systemischer Therapie/Familientherapie.* Göttingen: Hogrefe.

Sydow, K. von & Borst, U. (Hrsg.). (2018). *Systemische Therapie in der Praxis.* Weinheim: Beltz.

Sydow, K. von & Lau, M.L. (2018). Systemische Gruppentherapie bei komplexen Traumafolgestörungen – Frauen nach sexuellem Missbrauch (Kopenhagener Manual). In K. von Sydow & U. Borst (Hrsg.), *Systemische Therapie in der Praxis* (S. 823–830). Weinheim: Beltz.

Sydow, K. von & Seiferth, A. (2015). *Sexualität in Paarbeziehungen.* Göttingen: Hogrefe.

Szapocznik, J., Hervis, O. & Schwartz, S. (2003). *Brief strategic family therapy for adolescent drug abuse. Therapy manuals for drug addiction* (NCJ Number: 204102). U.S. Department of Health and Human Services, National Institutes of Health. National Institute on Drug Abuse. Bethesda, Maryland. Retrieved from: https://www.ojp.gov/ncjrs/virtual-library/abstracts/brief-strategic-family-therapy-adolescent-drug-abuse

Unterholzer, C.C. (2017). *Es lohnt sich, einen Stift zu haben. Schreiben in der systemischen Therapie und Beratung.* Heidelberg: Carl Auer.

Unterholzer, C.C. (2018a). Externalisieren von Problemen. In K. von Sydow & U. Borst (Hrsg.), *Systemische Therapie in der Praxis* (S. 302–308). Weinheim: Beltz.

Unterholzer, C.C. (2018b). Schreiben in der Systemischen Therapie. In K. von Sydow & U. Borst (Hrsg.), *Systemische Therapie in der Praxis* (S. 744–750). Weinheim: Beltz.

van der Kolk, B. (2015). *Verkörperter Schrecken: Traumaspuren in Gehirn, Geist und Körper und wie man sie heilen kann.* Lichtenau: Probst.

Watzlawick, P. (2009). *Anleitung zum Unglücklichsein* (15. Aufl.). München: Piper.

Watzlawick, P., Beavin, J.H. & Jackson, D.D. (2011). *Menschliche Kommunikation: Formen, Störungen, Paradoxien* (12. Aufl.). Bern: Huber. (Original erschienen 1967)

Weinblatt, U. (2016). *Die Nähe ist ganz nah! Scham und Verletzungen in Beziehungen überwinden.* Göttingen: Vandenhoeck & Ruprecht. https://doi.org/10.13109/9783666404757

Weinblatt, U. (2018a). Elterliche Präsenz – Nonviolent resistance (NVR) Elterncoaching. In K. von Sydow & U. Borst (Hrsg.), *Systemische Therapie in der Praxis* (S. 880–890). Weinheim: Beltz.

Weinblatt, U. (2018b). Mentalisieren und Spiegeln. In K. von Sydow & U. Borst (Hrsg.), *Systemische Therapie in der Praxis* (S. 291–301). Weinheim: Beltz.

Weiss, T. & Haertel-Weiss, G. (1991). *Familientherapie ohne Familie. Kurztherapie mit Einzelpatienten.* München: Piper.

Welter-Enderlin, R. & Hildenbrand, B. (Hrsg.). (1998). *Gefühle und Systeme: Die emotionale Rahmung beraterischer und therapeutischer Prozesse.* Heidelberg: Carl-Auer-Systeme.

White, M. & Epston, D. (2006). *Die Zähmung der Monster: Der narrative Ansatz in der Familientherapie* (5. Aufl.). Heidelberg: Carl Auer.

21 Neuropsychologische Interventionen

Angelika I.T. Thöne-Otto & Tilmann A. Klein[1]

Inhaltsübersicht

Neuropsychologische Therapie richtet sich an Menschen mit hirnorganischen Erkrankungen, z.B. nach einem Schlaganfall oder Schädel-Hirn-Trauma. Neuropsychologische Diagnostik (siehe Kapitel 13) und Therapie dienen dabei der Feststellung und Behandlung von hirnorganisch verursachten Störungen geistiger (kognitiver) Funktionen, des emotionalen Erlebens, des Verhaltens und der Krankheitsverarbeitung sowie der damit verbundenen Störungen psychosozialer Beziehungen. Dabei berücksichtigen sie die individuellen physischen und psychischen Ressourcen, die biografischen Bezüge, die interpersonalen Beziehungen, die sozialen und beruflichen Anforderungen sowie die inneren Kontextfaktoren (z.B. Antrieb, Motivation oder Anpassungsfähigkeit; Gauggel, 2003). Zunehmend wird in den letzten Jahren deutlich, dass kognitive Defizite auch bei einer Reihe psychischer Erkrankungen, wie z.B. der Depression (siehe Kapitel 27.1) oder der Schizophrenie (siehe Kapitel 26), auftreten können. Werden diese in der Behandlung deutlich, so ist eine Zusammenarbeit der anderen psychiatrisch oder psychotherapeutisch Behandelnden mit der Neuropsychologie wünschenswert.

21.1 Allgemeine Beschreibung der Intervention

Neuropsychologische Störungen treten aufgrund der zugrunde liegenden Hirnerkrankung, z.B. nach der Operation eines Hirntumors oder einer Entzündung des Gehirns, häufig plötzlich auf. Die Anpassungsprozesse nach einer Hirnschädigung werden unter dem Begriff der „Neuroplastizität" zusammengefasst und führen zur Reorganisation. Je nach Dauer der Erkrankung, je nach Umfang und Ätiologie der Hirnläsion bleiben jedoch selbst bei intensivster Therapie häufig Einschränkungen. Auch spielen in diesem Zusammenhang das Alter der Betroffenen und die Reservekapazität des Gehirns eine wichtige Rolle. Daher ist die Wiederherstellung (d.h. die *Restitution* und *Regeneration*) beeinträchtigter Funktionen nur eine Säule neuropsychologischer Therapie. Daneben stellen einerseits die *Kompensation*, also die Frage, wie die Beeinträchtigung durch Strategien oder Hilfsmittel ausgeglichen werden kann, und andererseits die Auseinandersetzung mit und Akzeptanz von Veränderungen und deren *Integration* in ein neues Selbstkonzept wichtige Ziele der Behandlung dar.

Fallbeispiel

Eine junge Patientin mit Halbseitenlähmung nach Schlaganfall meinte ca. ein Jahr nach dem Ereignis: „Ich habe ganz lange immer noch gehofft, ich wache morgens auf und alles war nur ein böser Traum. Langsam fange ich an zu akzeptieren, dass die Lähmung wohl bleiben wird."

Die Schwerpunkte der Therapie werden in enger Abstimmung mit den Prioritäten der Betroffenen erarbeitet. Das Erkennen der eigenen Beeinträchtigung und die realistische Einschätzung der eigenen Leistungsfähigkeit (Störungswahrnehmung, engl. „*awareness*") stellen dabei für die Intervention wichtige Einflussvariablen dar. Die internationale Klassifikation der Funktionen (ICF; siehe Kapitel 33 und 44) betrachtet Erkrankungen einerseits mit Blick auf die beeinträchtigten Funktionen, in der Neuropsychologie also beispielsweise die Be-

[1] Die Autorin und der Autor haben zu gleichen Teilen zu diesem Kapitel beigetragen.

einträchtigung der Aufmerksamkeit oder des Gedächtnisses. Andererseits schaut sie, welche Auswirkungen die Einschränkungen auf die Alltagsaktivitäten und auf die Wahrnehmung der sozialen Rolle (soziale Teilhabe) haben. So kann eine Lähmung des rechten Armes z. B. dazu führen, dass die Person nicht mehr schreiben oder einen Schraubdeckel nicht mehr öffnen kann (Alltagsaktivitäten). Darüber hinaus kann sie möglicherweise ihren Beruf nicht mehr ausüben. Zudem spielen noch verschiedene Kontextfaktoren eine Rolle, wobei die ICF zwischen personbezogenen Faktoren (z. B. Ausbildung, Intelligenz, Durchhaltevermögen, Vorerkrankungen) und umweltbezogenen Kontextfaktoren unterscheidet (z. B. Wie gut unterstützt die Familie oder der arbeitgebende Betrieb? Wie ist die Infrastruktur, um die Therapie wahrzunehmen? etc.).

Häufig beschäftigt sich die Neuropsychologie mit beeinträchtigten und erhaltenen kognitiven Funktionen. Für die Betroffenen ist jedoch unerheblich, wie sich ihre Aufmerksamkeits- oder Gedächtnisleistung in einem Test abbildet; relevant ist, ob und in welchem Umfang sie ihre Alltagsaktivitäten ausführen und ihre sozialen Rollen in der Familie und im Beruf wahrnehmen können. In der Neuropsychologie sollte man daher stets prüfen, inwieweit in der Therapie gerade ein eher störungsorientierter Ansatz (z. B. Üben der beeinträchtigten Funktion, Aufbau von Kompensationsstrategien) oder ein kompetenzorientierter Ansatz (z. B. Welche Alltagsanforderungen kann die Person wie bewältigen oder welche beruflichen Anforderungen sind möglich?) verfolgt wird. Diese Interventionen werden in den nachfolgenden Abschnitten näher vorgestellt.

21.1.1 Die therapeutische Beziehung in der Neuropsychologie

Die therapeutische Beziehung spielt wie in allen therapeutischen Zusammenhängen auch in der Neuropsychologie eine wichtige Rolle. Oft – besonders in der Klinik – haben die Betroffenen nicht selbst die therapeutische Hilfe aufgesucht, sondern sie wurde ihnen zugewiesen. Dass ein therapeutischer Handlungsbedarf besteht, ist ihnen nicht immer ersichtlich. Obwohl die Betroffenen häufig in ihren geistigen Leistungen erheblich eingeschränkt sind, gilt es doch, ihre Bedürfnisse und Ziele zu verstehen, ernst zu nehmen und die Therapie daran zu orientieren. Wilson und Betteridge (2019) sprechen von einer Arbeitspartnerschaft *(working partnership)*. Viele der Betroffenen haben eine schwere intensivmedizinische Behandlung und Rehabilitation hinter sich. Die Entwicklung von Zielen gemeinsam mit der erkrankten Person (und Angehörigen) ist daher Teil der Therapie. Dabei sind die Rückmeldungen der Behandelnden häufig eine wichtige Hilfe, damit die Betroffenen zu Expert:innen für die eigenen Grenzen und Ressourcen werden können. Gerade wenn die Selbstwahrnehmung der Betroffenen von der Einschätzung ihres Umfeldes deutlich abweicht, ist eine stabile, vertrauensvolle und wertschätzende Beziehung Voraussetzung dafür, behutsam mit Defiziten zu konfrontieren, um Lernen und eine Neuadjustierung der Selbstwahrnehmung zu erreichen. Gelingt dies nicht, kann es zu Rückzug und Widerstand und im äußersten Falle zum Therapieabbruch kommen. Dabei spielt die Frage, wie realistisch die Ziele der zu behandelnden Person sind und wie Therapeut:innen mit überhöhten Hoffnungen der Betroffenen umgehen sollen, eine zentrale Rolle. Oft brauchen die Betroffenen Zeit, manchmal auch ein begleitetes Scheitern, um sich von unrealistischen Zielen verabschieden zu können. Dabei können auch scheinbar überhöhte Ziele als Fernziel formuliert werden, und es gilt dann, Schritte auf dem Weg dorthin zu formulieren, die in den nächsten Wochen oder Monaten erreicht werden können.

21.1.2 Restitutionsorientiertes Training

Beim restitutionsorientierten Training werden auf Basis der Diagnostik reduzierte Teilfunktionen definiert und spezifische Aufgaben regelmäßig und wiederholt geübt, um genau diese Teilfunktionen zu verbessern. Dieses Training kann sowohl mit Papier-Bleistift-Aufgaben als auch mit computergestützten Aufgaben durchgeführt werden, die sich im Schwierigkeitsgrad an die Leistungsfähigkeit der Trainierenden anpassen (adaptives Training: z. B. bearbeitet ein Patient mit Störungen der visuellen Exploration am Computer Aufgaben, bei denen er gezielt Dinge auf einem Bildschirm suchen muss. Je nach Trainingsleistung werden die zu findenden Reize kleiner oder größer).

Nach einer Hirnschädigung, wie z. B. nach einem Schlaganfall, ist das Zentrum der Läsion häufig irreversibel geschädigt. Daneben gibt es Areale, die in der Akutphase zwar beeinträchtigt, aber grundsätzlich überlebensfähig sind; beim Schlaganfall spricht man in diesem Zusammenhang von der *ischämischen Penumbra* (Baron, 2021). Auf den Erhalt dieser Nervenzellen richtet sich die möglichst schnelle Akutintervention beim Schlaganfall. Auch für die neuropsychologische Therapie ist es dieses Areal, das durch ein restitutionsorientiertes Training der beeinträchtigten Funktionen zurückgewonnen bzw. erhalten werden kann. In den letzten Jahren gibt es eine zunehmende Evidenz für die Verbesserung kognitiver Funktionen durch ein gezieltes Training, welche in entsprechenden Behandlungsleitlinien eingegangen ist (Fimm et al., 2023; Karnath et al., 2023; Müller & Klein et al., 2019; Thöne-Otto et al., 2020). Hier einige Beispiele:

- Bei Patient:innen mit einer kognitiven Verlangsamung wird trainiert, mit zunehmendem Tempo und bei zunehmend schwierigeren Aufgaben zu reagieren.
- Patient: innen mit Beeinträchtigung des Bearbeitungstempos üben regelmäßig computergestützte Tempoaufgaben, um ihre Reaktionsgeschwindigkeit zu verbessern.
- Patient: innen mit einem halbseitigen Neglect (einer Aufmerksamkeitsstörung in Form einer halbseitigen Vernachlässigung) der linken Seite üben beim Lesen, stets zunächst den linken Blattrand und Zeilenrand zu finden, bevor sie weiterlesen.

Ein – wenn nicht *der* – wichtigste Erfolgsfaktor für das übende Funktionstraining ist, dass es ausreichend häufig und intensiv durchgeführt wird. Ähnlich wie bei Medikamenten die Dosierung eine zentrale Rolle für die Wirksamkeit spielt, gilt dies auch für das übende Funktionstraining. Das Training kann einzeln oder in der Gruppe durchgeführt werden. In Bezug auf die zu trainierenden Funktionen werden in den Leitlinien unterschiedliche Empfehlungen für die Häufigkeit und Intensität des Trainings empfohlen (Maurer-Karattup et al., 2022). Tabelle 21.1 gibt einen Überblick über Empfehlungen zur Häufigkeit und Intensität des übenden Funktionstrainings, die für den klinischen Alltag jedoch nur der Orientierung dienen können. Letztlich muss die Intensität und vor allem die Dauer des Trainings im Einzelfall, abhängig von der Dynamik, also vom Trainingsfortschritt, entschieden werden.

Das funktionsorientierte Training wird häufig computergestützt dargeboten, da dies die Möglichkeit bietet, adaptiv zu trainieren und den Trainierenden unmittelbar Feedback zu geben. Zunehmend werden die Programme als App oder internetgestützt angeboten, um den Betroffenen ein selbstständiges Training zu ermöglichen.

Mit dem Inkrafttreten des Digitale-Versorgung-Gesetzes (DVG) am 19. Dezember 2019 wurde die „App auf Rezept" für Patient:innen in die Gesundheitsversorgung eingeführt (§§ 33a und 139e SGB V). Damit haben Versicherte in der gesetzlichen Krankenversicherung einen Anspruch auf eine Versorgung mit digitalen Gesundheitsanwendungen (DiGA), die von ärztlich und psychotherapeutisch Behandelnden verordnet werden können und durch die Krankenkasse erstattet werden (siehe Kapitel 41).

Zum Zeitpunkt der Fertigstellung dieses Kapitels war für die Behandlung kognitiver Störungen (Diagnose F06.7) die DiGA „NeuroNation MED" (PZN Nr. 18787822) zugelassen. Darüber hinaus finden sich im DiGA-Verzeichnis Apps zur Behandlung anderer komorbider Störungen (z.B. chronische Schmerzen, Schlafstörungen etc.), die häufig mit einer Hirnschädigung einhergehen und Auswirkungen auf die kognitive Leistungsfähigkeit haben können.

Die funktionelle Reorganisation im Gehirn kann auch durch gezielte Stimulationsmethoden unterstützt werden. Dabei werden bestimmte Hirnregionen oder Nerven stimuliert oder auch gehemmt, z.B. durch den Einsatz von *transkranieller Gleichstromstimulation* (tDCS; hierbei wird ein schwacher Strom durch die Schädeldecke auf das Gehirn übertragen; Salazar et al., 2018), oder durch *transkranielle Magnetstimulation* (TMS; hierbei werden Teile des Gehirns durch ein lokales Magnetfeld, welches außerhalb des Gehirns erzeugt wird, in ihrer Funktion verändert). Auch gibt es die Möglichkeit, den Patient:innen am Bildschirm oder über ein Tonsignal Veränderungen in der elektrischen Aktivität des Gehirns zurückzumelden (Neurofeedback-Training), um eine Beeinflussbarkeit dieser Aktivität zu trainieren. Bei der *optokinetischen Stimulation* (Pernet et al., 2013) zur Behandlung eines Neglects betrachtet die betroffene Person einen Bildschirm, auf dem sich Reize von einer Seite zur anderen in das vernachlässigte Halbfeld bewegen. Die Aufgabe dabei ist es, einzelne Stimuli mit dem Blick zu verfolgen. Häufig werden Methoden der Gehirnstimulation mit übenden Verfahren (beim Neglect z.B. mit einem ergänzendem Explorationstraining) kombiniert, um so einen möglichst hohen Effekt zu erzielen. Zusätzlich werden in den letzten Jahren zunehmend Aufgaben entwickelt, bei denen auch 3-D-Brillen bzw. „Virtual-Reality"-Brillen zum Einsatz kommen. Sie ermöglichen beispielsweise einem Neglect-Betroffenen, das Überqueren einer Straße zu üben (Belger et al., 2023).

Zeitnah zum hirnschädigenden Ereignis hat das isolierte, spezifische Funktionstraining in der Therapie seine größte Wirksamkeit. Im weiteren Verlauf überlagern sich funktionsorientiertes Training und Kompensation. Unter *Kompensation* versteht man alle Maßnahmen, die dazu dienen, die Einschränkung durch die beeinträchtigte Funktion zu reduzieren. Das kann entweder durch bestimmte Strategien erfolgen oder,

Tabelle 21.1: Überblick über leitlinienbasierte Empfehlungen zu Häufigkeit und Intensität von übungsorientiertem Training (nach Maurer-Karattup et al., 2022)

Funktionsbereich	Teilfunktion/Art des Trainings	Häufigkeit/Intensität
Aufmerksamkeit	Aufmerksamkeitsintensität; Selektive, räumliche Aufmerksamkeit	3- bis 5-mal pro Woche (30 Minuten); 10 bis 12 Sitzungen
Gesichtsfeldausfall	Exploration	5-mal pro Woche (2-mal 30 Minuten); 6 Wochen
Neglect	Optokinetische Stimulation	5-mal pro Woche (20 bis 30 Minuten); mind. 20 Sitzungen
Gedächtnis	Lernstrategien (bildhafte Vorstellungen, semantische Verknüpfung)	2- bis 3-mal pro Woche (30 Minuten); 10 bis 15 Sitzungen
Exekutivfunktionen	Arbeitsgedächtnis; Problemlösetraining	3- bis 5-mal pro Woche (20 bis 30 Minuten); 10 bis 15 Sitzungen

Anmerkung: Für einen Überblick über die jeweiligen Teilleistungen bzw. die Interventionsprogramme sei auf die jeweiligen Fachkapitel dieses Bandes verwiesen (siehe Kapitel 33).

indem eine Situation so verändert wird, dass die Beeinträchtigung keine Barriere mehr darstellt. Jemand, der Schwierigkeiten hat, Namen zu lernen, kann z.B. vermehrt Lernstrategien einsetzen, um wichtige Namen zu üben. Sowohl der Einsatz der Lernstrategien als auch die Kompensation mittels einer Merkliste dienen dazu, die Gedächtnisstörung auszugleichen, d.h. zu kompensieren. Ob das Training zu einer Verbesserung der beeinträchtigten Funktion führt (Restitution) oder die betroffene Person lernt, mit ihrer Einschränkung im Alltag effizienter umzugehen (Kompensation; siehe Kapitel 21.1.3) ist eine wissenschaftliche Frage, die bis heute unzureichend geklärt ist (Bastian et al., 2022). In der Praxis gehen funktionelles Training und Kompensation oft ineinander über.

Gerade in der chronischen Phase einer Hirnschädigung sollte mit Blick auf das funktionsorientierte Training sehr sorgfältig geprüft werden, ob eine relevante Dynamik beobachtbar ist oder ob durch das Festhalten an einem übungsorientierten Therapieansatz psychosoziale und emotionale Krankheitsfolgen in der Therapie zu wenig Raum finden. Auch kann ein übungsorientiertes Krankheitsbild auf Seiten der Betroffenen der Auseinandersetzung mit und der Akzeptanz der Erkrankung entgegenstehen.

Psychische Funktionen, die nach einer Erkrankung des Gehirns beeinträchtigt sein können, betreffen nicht nur primär kognitive Funktionen wie Aufmerksamkeit, Gedächtnis oder Exekutivfunktionen. Im DSM-5 werden darüber hinaus u.a. die Kommunikation sowie die soziale Kognition als wichtige Teilfunktionen neurokognitiver Störungen beschrieben. Auch hier gilt es, eine sorgfältige neuropsychologische Diagnostik zu erheben und bei Bedarf entsprechende Teilfunktionen zu üben oder Kompensationsstrategien zu erarbeiten.

21.1.3 Kompensationstherapie

Kompensationstherapie stellt neben dem funktionsorientierten Training die wichtigste neuropsychologische Therapiemethode dar.

Bäckman und Dixon (1992) sprechen von Kompensation, wenn ein objektives oder wahrgenommenes Ungleichgewicht zwischen verfügbaren Fähigkeiten und Umweltanforderungen ausbalanciert wird. So kann z.B. für eine Patientin, die nach ihrer Erkrankung reduziert belastbar ist, vereinbart werden, dass sie insgesamt weniger Stunden arbeitet und häufigere Pausen machen darf. So wird das wahrgenommene Ungleichgewicht zwischen ihrer Belastbarkeit und den beruflichen Anforderungen ausgeglichen. Diese Strategien verbessern zwar die Belastbarkeit nicht, sie ermöglichen es der Person jedoch, trotz ihres Handicaps ihre berufliche Tätigkeit zumindest teilweise wieder wahrzunehmen und so am sozialen Leben teilzuhaben. Eine differenzierte Selbsteinschätzung der eigenen Fähigkeiten ist eine wichtige Voraussetzung für eine gute Kompensation. Nach McGlynn und Schacter (1989) unterbleibt eine Kompensation häufig, wenn die Betroffenen keine oder eine verminderte Krankheitseinsicht aufweisen oder wenn bei allen kritischen Anforderungssituationen immer ein hohes Maß an fremder Hilfe oder Unterstützung gegeben wird. Auch das Umfeld muss also das Ungleichgewicht zwischen eigenen Fähigkeiten und Umweltanforderungen entstehen lassen und aushalten, um Kompensation zu ermöglichen.

Dixon und Bäckman (1999) beschreiben fünf Kompensationsmechanismen und -formen, die für die Entwicklung und Durchführung einer Behandlung eine wichtige Rolle spielen (siehe Kasten).

Kompensationsmechanismen und -formen nach Dixon und Bäckman (1999)

1. Investition von mehr Zeit und Energie (Anstrengung),
2. Substitution durch eine latente Fähigkeit (z.B. die Umschreibung eines Begriffes, der nicht sofort abgerufen werden kann),
3. die Entwicklung einer neuen Fähigkeit (Einsatz von Strategien und Hilfsmitteln),
4. die Veränderung der Erwartungen sowie
5. die Wahl einer alternativen Nische oder eines alternativen Ziels.

Das Ziel von Kompensation ist also nicht, die Funktion selbst zu verbessern. Jedoch kann eine Person mit Gedächtnisstörungen ihre Alltagsprobleme durch die Nutzung eines strukturierten Notizbuches (Gedächtnisbuch) oder den Einsatz der Erinnerungsfunktion des Handys ausgleichen. Allerdings muss die Nutzung dieser Hilfsmittel, die viele Menschen auch ohne Hirnerkrankung bereits verwenden, nach der Erkrankung häufig an die spezifischen Bedürfnisse der Patient:innen angepasst werden.

Für die Wiedererlangung von Autonomie und Alltagskompetenz ist es von großer Bedeutung, dass die Betroffenen lernen, selbstständig ihre Einschränkungen zu kompensieren. Dabei liegt zwischen sinnvoller und zu viel Kompensation ein durchaus schmaler Grat. Hier ist oft ein behutsames Vorgehen wichtig, um gemeinsam mit den betroffenen Personen abzuwägen, in welchem Verhältnis die Verbesserung der Funktion und/oder eher deren Kompensation in der Therapie Raum bekommen sollen. Gerade zu Beginn der Behandlung steht die Hoffnung auf eine Verbesserung noch so im Vordergrund, dass man gut abwägen muss, wann der richtige Zeitpunkt für die Einführung von Kompensationsstrategien ist.

Auf Basis der neuropsychologischen Diagnostik (siehe Kapitel 13) einschließlich Anamnese, Selbst- und Fremdeinschätzung, Verhaltensbeobachtung und ggf. spezifischer Situationsanalyse gilt es zu verstehen, welche Kompensationsstrategien bereits eingesetzt werden, wie funktional diese sind und wo sie noch zu optimieren sind. Ein Austausch in einer Gruppe von Menschen mit ähnlichen Beeinträchtigungen kann dabei eine große Bereicherung sein. Den Patient:innen Wissen über ihre Störung und über mögliche Umgangsstrategien zu vermitteln (Psychoedukation in Einzel- oder Gruppenbehandlung) stellt stets einen wichtigen Baustein der Kompensationstherapie dar.

Auch der Einsatz von Kompensationsstrategien muss geübt werden. Erst das Ausprobieren im Alltag erlaubt es, festzustellen, wo die Strategie an ihre Grenze kommt und wie sie noch besser angepasst werden kann.

Für die Kompensation ist es oft günstig, wenn die Angehörigen motivierend in die Therapie einbezogen werden können, auch um zu gewährleisten, dass erarbeitete Strategien tatsächlich im Alltag eingesetzt werden. Die Rückmeldung der Angehörigen hilft, die Anpassung an den Alltag zu optimieren. Zusätzlich brauchen die Angehörigen oft Informationen und Anleitung, um das kompensatorische Vorgehen zu unterstützen. Gerade Beeinträchtigungen, die auf den ersten Blick nicht sichtbar sind, wie z. B. eine Belastbarkeitsminderung, sind für die Angehörigen häufig schwer nachzuvollziehen. Eine sorgfältige Information ist für die Vermittlung eines angemessenen Störungsmodells und den Aufbau eines Störungsverständnisses der Angehörigen von großer Bedeutung.

Manchmal kann es auch sinnvoll sein, die Umgebung den Bedürfnissen der betroffenen Person anzupassen. Das kann z. B. das Anbringen von Tür- oder Schrankschildern bei einer Person mit schweren Gedächtnisstörungen sein.

Auch unser Sozialsystem sieht eine Reihe von Maßnahmen vor, wie Beeinträchtigungen im Alltag kompensiert werden können, um die Gleichstellung von Menschen mit Behinderung zu ermöglichen. Das Sozialgesetzbuch spricht dabei von Nachteilsausgleichen (vgl. § 209 SGB IX). Neben Kündigungsschutz und steuerlichen Vergünstigungen für Menschen mit Behinderung können Nachteilsausgleiche auch sehr konkret auf die einzelne Person zugeschnitten sein. Nachteilsausgleiche für eine Person mit einer Sehbeeinträchtigung können z. B. ein größerer Bildschirm oder technische Hilfsmittel zum Vorlesen sein.

Auch wenn Kompensationsstrategien bereits unmittelbar nach einer Erkrankung zur Anwendung kommen können, nimmt ihre Bedeutung im Verlauf der Therapie zu, wenn die Möglichkeiten der funktionellen Verbesserung an ihre Grenze kommen. Entsprechend bettet sich die Kompensationstherapie in die Auseinandersetzung mit der Erkrankung ein. Dazu gehören Abschied von Lebenszielen, Trauer um frühere Fähigkeiten sowie die Akzeptanz der veränderten Lebenssituation. Die therapeutischen Methoden, um diese Prozesse zu unterstützen, werden als integrative Verfahren bezeichnet.

21.1.4 Integrative Verfahren

Der Begriff „integrative Verfahren" versteht Integration in unterschiedlichem Sinne (Thöne-Otto, 2009):

1. *Integration der veränderten Fähigkeiten und Einschränkungen in das Selbstbild.* Damit einher gehen eine zunehmende Akzeptanz und eine emotionale Anpassung an die veränderte Lebenssituation.
2. *Integration der betroffenen Person in ihr soziales Umfeld.* Dazu gehören Verfahren zur Behandlung von Störungen im emotionalen Erleben und Verhalten nach einer Hirnschädigung.
3. *Integration von Methoden anderer Psychotherapieverfahren in die Neuropsychologie* zur Unterstützung bei der Auseinandersetzung mit der Erkrankung sowie zur Emotions- und Verhaltensregulation.

Inhaltlich geht es bei diesen Methoden also weniger um umschriebene kognitive Funktionen, sondern vielmehr um die Behandlung der emotionalen und behavioralen Folgen einer Hirnschädigung. Dabei ist zu berücksichtigen, dass das Risiko, eine komorbide psychische Störung zu entwickeln, bei Menschen mit einer Erkrankung des Gehirns gegenüber der Normalbevölkerung erhöht ist (Svensson & Exner, 2021). Es sind die psychischen Veränderungen, mehr als motorische oder kognitive Störungen, die für die Angehörigen häufig die größte Belastung darstellen. Sie spielen eine wesentliche Rolle für die Lebensqualität und stellen einen wesentlichen Prädiktor für das langfristige Rehabilitationsergebnis dar (Azouvi et al., 2016).

Wenn Menschen auf eine Hirnschädigung mit Verunsicherung, Angst, Sorge, Traurigkeit oder auch Wut und Ärger reagieren, ist dies mehr als berechtigt und eine normale, natürliche Reaktion. Die Frage, wann eine normale Trauerreaktion in eine Anpassungsstörung oder gar Depression (siehe Kapitel 27.1) übergeht, ist alles andere als leicht zu beantworten, zumal wenn die Ausdrucksmöglichkeiten der Patient:innen durch die Folgen der Hirnschädigung reduziert sind. Wichtiges Kriterium ist daher der Leidensdruck entweder der Betroffenen selbst oder ihrer Angehörigen. Eine weitere wichtige Behandlungsindikation besteht, wenn die emotionale Reaktion in relevanter Weise die Durchführung der Therapie behindert.

Drei unterschiedliche Mechanismen sind in der Entstehung komorbider psychischer Störungen und Verhaltensstörungen zu unterscheiden:

Mechanismen der Entstehung komorbider psychischer Störungen und Verhaltensstörungen

1. Emotionale Fehlanpassung an die erlittenen Einschränkungen (z. B. Anpassungsstörung; Eine Patientin mit Aphasie zieht sich zunehmend sozial zurück, aus Scham und sozialer Unsicherheit im Umgang mit ihrer Sprachstörung).
2. Emotionale (Fehl-)Verarbeitung der Erkrankung als kritisches Lebensereignis (z. B. Ein Patient vermeidet, an der Unfallstelle vorbeizufahren, an der er ein schweres Schädel-Hirn-Trauma erlitten hat).
3. Unmittelbare Auswirkungen der Hirnschädigung auf Emotion und Verhalten (z. B. Veränderungen im Dopaminhaushalt bei Menschen mit Morbus Parkinson können zu reduzierter Impulskontrolle und sexualisiertem Verhalten führen).

Diese Mechanismen können auch gleichzeitig oder im Verlauf nacheinander wirken.

Teilweise werden Methoden aus anderen Psychotherapieverfahren wie der Kognitiven Verhaltenstherapie (siehe Kapitel 2 und 18) oder der Systemischen Therapie (siehe Kapitel 4 und 20) übernommen. In der Regel sind für die Anwendung der Methoden im Rahmen der Neuropsychologie jedoch Anpassungen erforderlich, da die reduzierten sprachlichen und auch kognitiven Möglichkeiten beim Einsatz der Therapieverfahren berücksichtigt werden müssen. Als Beispiel sei die Einführung des Aktivitätsaufbaus bei Patient:innen mit einer organisch bedingten Antriebsstörung genannt (Werheid et al., 2020), der im Wesentlichen den Ansätzen aus der verhaltenstherapeutischen Depressionstherapie ähnelt, also z. B. Listen angenehmer Aktivitäten einsetzt (siehe Kapitel 27.1). Diese Listen sind jedoch kürzer und in größerer Schrift, ggf. in leichterer Sprache geschrieben. Die Einschätzung der Aktivitäten wird auf einfache Bewertungen angenehm oder unangenehm reduziert. Um die Umsetzung in den Alltag vorzubereiten, müssen Therapeut:innen die Aktivitäten, die als angenehm identifiziert wurden, anschließend mit der betroffenen Person im Detail planen und die Ausführung ggf. im Kalender notieren, sodass diese dann ausgeführt wird. Es ist also in der Arbeit mit hirngeschädigten Patient:innen eine sehr viel kleinschrittigere und konkretere Planung erforderlich, als dies bei hirngesunden Menschen mit Depression der Fall ist.

Neben der Anpassung bewährter Methoden aus anderen Psychotherapieverfahren wurden auch Methoden spezifisch für die Behandlung von Menschen mit Hirnschädigung entwickelt. Einige Beispiele werden in Tabelle 21.2 erläutert.

Bei Patient:innen mit ausgeprägten Verhaltensstörungen kann es erforderlich sein, mit den Bezugspersonen, Angehörigen, Betreuenden in der Werkstatt oder Pflegepersonen zu arbeiten, um über eine Modifikation der Umwelt das Verhalten der Betroffenen zu verändern. Dazu gehört eine sorgfältige Verhaltensanalyse, um auslösende und aufrechterhaltende Faktoren des problematischen Verhaltens zu identifizieren und ggf. zu vermeiden.

Fallbeispiel: Verhaltensmodifikation über ein Tokensystem

Herr M. war nach einem Schädel-Hirn-Trauma in eine Werkstatt für behinderte Menschen integriert. Immer wieder kam es dort zu Auseinandersetzungen mit Kolleg:innen der Werkstatt. Herr M. wurde schnell laut, beschimpfte die Kolleg:innen und wurde teilweise auch handgreiflich. Eine Verhaltensanalyse erbrachte, dass diese Ausbrüche oft zum Ende der Schicht auftraten. Es wurde deutlich, dass Herr M. dann bereits erschöpft war, ihn die Geräuschkulisse der Werkstatt zunehmend ablenkte und dann oft schon kleine Anlässe ausreichten, um ihn aus der Fassung zu bringen. Darüber hinaus dienten Schimpfworte teilweise auch dazu, seine Unsicherheit im Sozialkontakt zu überspielen und sich bei den Kolleg:innen (auf

Tabelle 21.2: Beispiele integrativer Verfahren für Menschen mit Hirnschädigung

Methode	Autor:innen	Zielgruppe	Erläuterung
Selbsterhaltungstherapie (SET)	z. B. Romero (2004)	Menschen mit Demenzerkrankung	Die SET versucht weniger auf die Einschränkungen infolge der Erkrankung zu fokussieren und verzichtet darauf, diese zu beüben, sondern richtet die Aufmerksamkeit auf das, was der an Demenz erkrankte Mensch noch kann: beweglich sein, singen und tanzen, Enkelkinder erkennen, Sport treiben, sich an gute Zeiten erinnern. Das zu tun, was man kann, trägt zur Lebensqualität bei.
Validationstherapie	Feil & de Klerk-Rubin (2017)	Kommunikation bei Menschen mit Demenz	Ein Grundsatz dieser Methode besteht darin, die erkrankte Person mit ihrer Persönlichkeit und ihren Gefühlen vorbehaltlos zu akzeptieren. Gerade bei Menschen, die verwirrt sind oder die Situationen verkennen, werden weniger die falschen Informationen korrigiert, es wird vor allem Wert darauf gelegt, die zugrunde liegende emotionale Äußerung zu verstehen, wertzuschätzen und damit weiterzuarbeiten.
Goal Management Training (GMT)	Stamenova & Levine (2019)	Menschen mit Störungen der Exekutivfunktionen	Goal Management Training (GMT) ist ein standardisiertes metakognitives Rehabilitationsprogramm zur Verbesserung der exekutiven Funktionen. Es umfasst etwa 20 Stunden Training, einschließlich Psychoedukation, narrative Beispiele, Achtsamkeitsübungen und Übungsaufgaben. Die Betroffenen üben, das, was sie gerade tun, regelmäßig zu unterbrechen, sich auf die Ziele der Aufgabe zu konzentrieren, diese vor sich hin zu sagen, und zu überprüfen, ob das Ziel erreicht wurde. Dabei sollen Aufgaben möglichst mit voller Aufmerksamkeit durchgeführt werden.
Training sozialer Kognition	z. B. Lohaus, Rechelkamm & Thoma (2024)	Menschen mit Schädel-Hirn-Trauma	Ein computergestütztes Trainingsprogramm zur Förderung der sozialen Kognition, also der Fähigkeit, sich in eine andere Person hineinzuversetzen. Diese Fähigkeit wird in drei Modulen trainiert: (1) Die Teilnehmenden üben, die Emotionen aus dem Gesichtsausdruck von Menschen zu erkennen. (2) Die Fähigkeit, sich in die Gedanken und Gefühle einer anderen Person hineinzuversetzen, wird trainiert. (3) Die Teilnehmenden trainieren ihre Fähigkeit, soziale Probleme zu lösen.

dysfunktionale Art und Weise) Respekt zu verschaffen. Im Rahmen der tagesklinischen Behandlung wurde gemeinsam mit Herrn M. ein Token-Programm vereinbart, um in den Gruppentherapien ein angemessenes Verhalten einzuüben. Zu Beginn erhielt Herr M. eine Anzahl Münzen (Token). Wann immer er in der Gruppe laut wurde, andere unterbrach oder Schimpfwörter benutzte, sollte er eine Münze abgeben, hingegen erhielt er eine Münze, wenn es ihm gelang, mehr als 10 Minuten in angemessener Weise an der Gruppe teilzunehmen. Auf diese Weise lernte Herr M., sein Verhalten besser zu steuern (Kontingenzmanagement; Alderman et al., 2018; siehe Kapitel 18).

Eine zusammenfassende Übersicht neuropsychologischer Standardinterventionen findet sich in Tabelle 21.3.

21.2 Besondere Bedürfnisse bestimmter erkrankter Personengruppen

Die Neuropsychologische Psychotherapie wendet sich an Menschen aller Altersgruppen. Dabei gilt es zu berücksichtigen, dass sich die als „normal" eingeschätzte kognitive Leistung (z. B. Aufmerksamkeit) je nach Alter erheblich unterscheiden kann. Mindestens so sehr wie bei Erwachsenen spielt bei Kindern der Einbezug der Familie und des schulischen Umfelds eine zentrale Rolle (siehe Kapitel 34). Hier gilt es im Idealfall, schulische Aufgaben in die Therapie einzubeziehen, um die Kinder nicht durch zu viele Zusatzaufgaben zu überfordern.

Auch in der Therapie älterer Menschen gilt es, alltagsrelevante Aufgaben für die Therapie zu identifizieren (siehe Kapitel 35). Hier sollte gemeinsam mit den Angehörigen sorgfältig geprüft werden, ob psychometrisch nachweisbare Einschränkungen eine funktionelle Relevanz für den Alltag haben. Leben die Menschen in einem sehr regelmäßigen und routinierten Alltag, können hierdurch kognitive Einschränkungen oft gut kompensiert werden. Gegebenenfalls kann die Einbindung in eine Gruppe und damit verbundene soziale Aktivität motivierender und für den Alltag relevanter sein als ein geschütztes computergestütztes kognitives Training mit weniger Alltagsbezug. Die Neuropsychologie, deren diagnostische Verfahren zum Teil aus dem englischsprachigen Raum kommen, setzt in ihren Normen und in ihren Untersuchungsinstrumenten vor allem die kulturellen Voraussetzungen und den Bildungshintergrund westlicher Industrienationen voraus. Mit der Globalisierung und den damit einhergehenden Migrati-

Tabelle 21.3: Übersicht und Beispiele Neuropsychologischer Standardinterventionen

Intervention	Ziel	Beispiele	Umsetzung	ICF-Ebene
Restitutionsorientiertes Training	• Funktionsverbesserung	• Training z. B. von Aufmerksamkeit, Neglect, Gedächtnis, Problemlösen, Arbeitsgedächtnis, Emotionserkennung • Stimulationsverfahren (z. B. tDCS, TMS, optokinetische Stimulation)	• Computergestützt • Teilweise in Selbsttherapie • Virtuell oder in „Augmented Reality"* • Technische Zusatzverfahren	• Funktion
Kompensationsorientiertes Training	• Reduktion der Auswirkungen einer Hirnschädigung auf den Alltag	• Anpassung von Tempo und Zeitbedarf • Pausenmanagement • Einsatz von Gedächtnishilfen • Optimierung von Explorationsstrategien	• Einzeltherapie • Gruppentherapie • Teilweise Selbsttherapie	• Aktivitäten/ Teilhabe
Integrative Verfahren	• Akzeptanz • Selbstwert • Soziale Integration • Verarbeitung der Erkrankung als kritisches Lebensereignis	• Psychoedukation • Goal Management Training • Pausenmanagement • Training sozialer Kognitionen • Verhaltensmodifikation • Kognitive Verhaltenstherapie • Systemische Therapie	• Einzeltherapie • Gruppentherapie • Alltagserprobung • Teilweise in Selbsttherapie z. B. mithilfe von DiGA	• Soziale Teilhabe • Person- und umweltbezogene Kontextfaktoren
Begleitende alltagsorientierte Interventionen	• Soziale Teilhabe	• Belastungserprobung • Stufenweise Wiedereingliederung • Soziotherapie • Nachteilsausgleiche	• In Kooperation mit Akteur:innen, wie z. B. Arbeitgeber:innen • Selbsthilfegruppen	• Soziale Teilhabe • Person- und Umweltbezogene Kontextfaktoren

Anmerkungen: tDCS = transkranielle Gleichstromstimulation; TMS = transkranielle Magnetstimulation; DiGA = digitale Gesundheitsanwendung; * „Augmented Reality" stellt eine digitale Erweiterung der Realität dar, sodass z. B. Objekte gescannt und digital zusätzliche Informationen dargeboten werden.

onsbewegungen stehen wir jedoch zunehmend vor der Herausforderung, auch Menschen, die in einem anderen kulturellen Kontext aufgewachsen sind, zu untersuchen und zu behandeln (siehe Kapitel 36). Einen umfassenden Überblick hierzu geben Fernandez und Evans (2022).

21.3 Praktische Umsetzung und Variationen der Interventionen

Ganz grundsätzlich können alle Formen neuropsychologischer Behandlung in Form von Einzel- oder Gruppenbehandlungen durchgeführt werden. Pauschale Aussagen zur Überlegenheit der einen oder der anderen Behandlungsform lassen sich nicht treffen, allerdings sollte Berücksichtigung finden, dass die Auseinandersetzung mit einer Herausforderung etwas ist, was der Mensch als soziales Wesen häufig in Gruppenstrukturen erlebt. In der Gruppe werden zudem eine Reihe von zusätzlichen Wirkfaktoren relevant, wie z.B. ein sozial vermittelter Placebo-Effekt, d.h. die intuitive Überzeugung, dass ein Gruppenformat besonders wirksam ist. Die Wahl zwischen den Behandlungssettings muss dabei vom Störungsprofil des Einzelfalls abhängig gemacht werden (Kontraindikationen für eine Gruppenbehandlung: erhebliche Beeinträchtigungen im Sozialverhalten, erhöhte Ablenkbarkeit, kommunikative Defizite). Prigatano (2004) weist darauf hin, dass die Durchführung im Gruppensetting den erkrankten Personen dabei helfen kann, durch die Beobachtung ihrer Mitpatient:innen die Selbstreflexion zu fördern und ein realistischeres Bild ihres Leistungsvermögens zu entwickeln (siehe Kapitel 40).

21.3.1 Praktische Umsetzungen und Variationen restitutiver Behandlung

Restitutive Verfahren zeichnen sich in aller Regel durch das Element des repetitiven Übens an der individuellen Fähigkeitsschwelle der Betroffenen aus. Es ist daher als Basis des Übens unerlässlich, im Rahmen einer soliden neuropsychologischen Diagnostik diejenigen kognitiven Funktionen zu definieren, welche infolge der Hirnschädigung Funktionseinbußen erlitten haben, und diese differenzialdiagnostisch voneinander abzugrenzen. Gleichzeitig gilt es, die Ressourcen zu beschreiben, die für die Behandlung genutzt werden können. Auf dieser Grundlage kann erwogen werden, wie ein Training gestaltet werden soll, d.h., welche Funktionen wann, in welchem Umfang und in welcher Abfolge zu üben sind. Nicht minder wichtig erscheint dabei die Frage der passenden Schwierigkeit des zu übenden Materials. Gleiches gilt für motorische und (z.B. akustische oder visuelle) Grundvoraussetzungen, das Sprachverständnis sowie den möglichen Einfluss kognitiv wirksamer Medikamente oder auch von Schmerzzuständen.

Wie in Kapitel 21.1.2 bereits erwähnt, erweist es sich in der Praxis häufig als sehr günstig, trainierende Ansätze mit der Erarbeitung von Kompensationsmethoden zu verbinden. Auch kann die Kombination von Training und integrativen Verfahren zur Unterstützung der Krankheitsverarbeitung, z.B. im Sinne einer zunehmenden Sicherheit im Umgang mit eigenen Grenzen und damit einhergehend der Entwicklung von Akzeptanz oder auch für das Kompetenzerleben, sinnvoll sein.

Einfluss auf den Erfolg der Restitution haben laut Prigatano (2004) unterschiedliche Variablen. Der Autor diskutiert u.a. den Läsionsort, das Läsionsvolumen, den zugrunde liegenden Pathomechanismus, das Alter zum Zeitpunkt der Schädigung, die Zeit seit der Schädigung und das prämorbide Intelligenzniveau als wichtige personbezogene Kontextfaktoren. Neben einem guten physiologischen Ausgangsniveau werden u.a. die Beachtung homöostatischer Grundvoraussetzungen (Schlaf, Ernährung etc.), ein adäquates Störungsbewusstsein, eine gute Therapiemotivation sowie ein unterstützendes soziales Umfeld als weitere günstige Faktoren für den Trainingsverlauf genannt. Als ungünstig erweisen können sich hingegen eine fortbestehende bzw. fortschreitende Grunderkrankung (z.B. Tumoren), psychische bzw. psychiatrische Komorbiditäten, ein vermindertes Störungsbewusstsein, unrealistische Therapieziele, das Vorliegen von Persönlichkeits- und Verhaltensstörungen sowie ein wenig unterstützendes soziales Umfeld.

Bezüglich der Prognose der restitutiven Behandlung lässt sich zusammenfassend festhalten, dass zwischen den einzelnen Teilfunktionen mitunter deutliche Unterschiede bestehen. Für den Bereich der Aufmerksamkeitsleistungen finden sich häufig günstigere Trainingsprognosen als dies für den Gedächtnisbereich bzw. den Bereich der exekutiven Funktionen der Fall ist, wobei es auch in letzteren Funktionsbereichen Unterschiede gibt: So findet sich für den Bereich des Arbeitsgedächtnisses durchaus Evidenz für Trainingseffekte (Müller et al., 2019).

Eine fortlaufende Anpassung des Trainings ist wichtig, nicht nur, weil sich das Fähigkeitsniveau der Patient:innen ändert, sondern auch, weil das Gehirn mit der individuellen Läsion einem stetigen Veränderungsprozess unterworfen ist. Auf die Bedeutung der Trainingsintensität wurde in Kapitel 21.1.2 bereits hingewiesen.

In aller Regel finden Trainings computergestützt statt, d.h., verschiedene Anbieter:innen stellen kommerzielle Softwarelösungen zur Verfügung, welche im klinischen Rahmen genutzt werden können. Die Arbeit am PC bietet neben der Möglichkeit der Adaptivität und Reliabilität der Trainingsergebnisse unter Umständen auch motivationale Vorteile bzw. kommt der beruflichen Anforderung der Betroffenen näher. Allerdings gilt es insbesondere in der älteren Generation auch Berührungsängste im Umgang mit Technik zu berücksichtigen. Im Umgang mit Ergebnisrückmeldungen des Trainings gilt es, die individuelle psychische Stabilität der Betroffenen zu beachten – nicht alle Patient:innen sind stabil genug, um unbegleitet mit den direkten Rückmeldungen eines Trainingsprogramms umzugehen. Aus der klinischen Praxis heraus erscheint es zudem aus motivationalen bzw. aus Gründen der Generalisierbarkeit wichtig, auf eine hohe ökologische Validität der Trainingsaufgaben zu achten. Ein weiterer Vorteil PC-gestützter Ansätze ist die mögliche Fortsetzung des Trainings im häuslichen Setting nach entsprechender Absprache bzw. auf Empfehlung des Behandlungsteams. Bei aller Begeisterung für computergestützte Verfahren darf nicht vergessen werden, dass der Einsatz technischer Verfahren keinen Selbstzweck darstellt, sondern auch hier eine engmaschige Supervision durch die neuropsychologisch Behandelnden erforderlich ist (Kulke, 2019). Neben PC-gestützten Trainingsmaßnahmen gibt es nach wie vor eine Reihe von Papier-und-Bleistift-Verfahren.

21.3.2 Praktische Umsetzungen und Variationen kompensatorischer Behandlung

Häufig wählen die Betroffenen und ihre Angehörigen intuitiv bereits eine ihnen bekannte Strategie, um Defizite auszugleichen. Hier ist manchmal eine gewisse Vorsicht geboten, da solche altbewährten Strategien vor dem Hintergrund einer veränderten Leistungsfähigkeit nicht immer funktional sein müssen. Es kann jedoch auch eine individuelle Ressource darstellen, an bekannte und bewährte Bewältigungs- und Kompensationsstrategien anzuknüpfen. Zur sorgfältigen Anamnese gehört es daher vor allem in der postakuten und chronischen Phase, bereits eingesetzte Kompensationsstrategien zu erfragen, und diese auf ihre Wirksamkeit bzw. Funktionalität im Alltag zu überprüfen.

Im Falle einer eher technisch-organisatorisch ausgestalteten Kompensation (z. B. Gedächtnishilfe) zeigt sich dies noch deutlicher – hier lautet die allgemeine Empfehlung, diejenige Technik zur Anwendung zu bringen, welche den erkrankten Personen aus prämorbiden Erfahrungen bereits vertraut ist, bzw. Kompensationstechniken anzubieten, die generationenadäquat erscheinen (z. B. Smartphone für die jüngere Generation).

Die Sorge vor möglicher Stigmatisierung bei der Nutzung von Kompensationsmitteln stellt dabei möglicherweise ein Hindernis im Hinblick auf die Therapiemotivation dar und sollte im Rahmen der Einzeltherapie adressiert werden. Weitere Einschränkungen in der Etablierung von Kompensationsstrategien ergeben sich auch aus dem Umstand, dass Betroffene das Gefühl haben können, durch die Anwendung von Kompensationsstrategien der Unabänderlichkeit eines Defizits Gestalt zu verleihen (Kulke, 2019). Derartige Befürchtungen sollten therapeutisch aufgegriffen werden.

Es ist individuell sehr verschieden, wie schnell das Erlernen einer Kompensationsstrategie vonstattengeht bzw. mit welchem Behandlungsumfang man diesbezüglich rechnen muss. Die neuropsychologische Behandlung kann dabei auch als begleiteter Impuls verstanden werden mit dem Ziel, die Vertiefung der gemeinsam erarbeiteten Strategien in die Verantwortung der erkrankten Person zu legen. Dies fördert zudem die Generalisierung in der Anwendung von Strategien und Techniken über unterschiedliche Kontexte hinweg.

Kompensatorische Ansätze können gewinnbringend im Gruppensetting implementiert werden. Dabei sind kompensatorische Gruppen mit unterschiedlichem inhaltlichem Fokus vorstellbar.

Eine grundlegende Variation innerhalb der kompensatorischen Verfahren ergibt sich aus der grundsätzlichen Unterscheidung zwischen Methoden der Selbst- und Umweltmodifikation. Sind Betroffene z. B. in der Lage, ihr Smartphone oder ihre Gedächtnishilfe selbstständig zu nutzen, oder braucht es Angehörige, die wichtige Aufgaben dort notieren, und Patient:innen müssen „nur" lernen, auf entsprechende Hinweise zu reagieren. Eine typische Anpassung der Umwelt wären auch Umstrukturierungen am Arbeitsplatz, z. B., wenn eine Person mit Aufmerksamkeitsdefiziten aus einem Büro mit Kolleg:innen in ein Einzelbüro umgesetzt wird. Strategien der Selbstmodifikation bedürfen der motivierten Mitarbeit der Betroffenen, Umweltmodifikation kommt hingegen immer dann in Betracht, wenn das Ausmaß der Defizite eine selbstgesteuerte Veränderung nicht mehr zulässt. Diese Anpassungen müssen eng mit dem sozialen Umfeld abgestimmt werden. Hier sei auch auf die Frage einer eventuell nötigen rechtlichen Betreuung der erkrankten Personen sowie die daraus resultierenden ethischen und juristischen Fragestellungen verwiesen.

21.3.3 Praktische Umsetzungen und Variationen integrativer Verfahren

Integrative Verfahren berühren unterschiedliche psychologische Interventionsformen und es erscheint daher angeraten, fundierte Kenntnisse in den jeweiligen Methoden und Techniken zu besitzen, um diese zum Wohle der Rehabilitand:innen miteinander kombinieren zu können (bei Vorliegen entsprechender berufsrechtlicher Voraussetzungen). Insbesondere verhaltenstherapeutische Methoden und Techniken (siehe Kapitel 18) werden häufig in Kombination mit neuropsychologischen Interventionsformen angewendet, jedoch lassen sich auch sehr gewinnbringend systemische (siehe Kapitel 20) oder gesprächspsychotherapeutische Ansätze (siehe Kapitel 5) in die neuropsychologische Therapie integrieren. Aus der Systemischen Therapie ist der leistungs- und ressourcenorientierte Blick für die Betroffenen oft sehr heilsam, da durch die Diagnostik und das übende Training der Fokus der Therapie zu häufig auf die Defizite gelenkt wird. Grundlagen einer klientenzentrierten Gesprächsführung sind oft hilfreich, insbesondere dann, wenn es gilt, Barrieren in der Umsetzung von Strategien besser zu verstehen.

Themen, die im Rahmen integrativer Behandlungen aufgegriffen werden sollten, sind alle Aspekte der Krankheitsverarbeitung und der damit verbundenen Anpassung an die veränderten Lebensbedingungen. Dazu gehört auch die Anpassung an veränderte familiäre, soziale und wirtschaftliche Rollen, die Arbeit mit affektiven Störungen (z. B. *post-stroke depression*) und klinisch bedeutsamen ängstlichen Entwicklungen oder Persönlichkeitsveränderungen. Auch die Förderung einer differenzierten und selbstkritischen Eigenwahrnehmung der erkrankten Person bei gleichzeitiger Stärkung des Selbstwertes ist Teil der integrativen Therapie. Die Bedeutung der Krankheitsverarbeitung bzw. des Störungsbewusstseins sowie die frühe Arbeit an psychopathologischen Entwicklungen darf dabei nicht zu gering eingeschätzt werden – häufig handelt es sich bei diesen indirekten Folgen einer Hirnschädigung um Determinanten, die den gesamten Wiederherstellungsprozess beeinflussen können.

In Anbetracht ausgeprägter kognitiver Störungen bzw. deutlicher Persönlichkeits- und Verhaltensstörungen kann es im therapeutischen Prozess notwendig sein, dass die Behandelnden einen etwas direktiveren Stil wählen, um Betroffene beispielsweise bei anstehenden schwierigen Entscheidungen zu beraten. Prigatano (2004) spricht hier von der Rolle des „psychologischen Anwalts".

Die Anwendung integrativer Verfahren findet vor allem im Rahmen neuropsychologischer Einzeltherapien statt. Es sind jedoch je nach therapeutischem Ansatz bzw. Thematik auch hier Gruppenlösungen vorstellbar. Die Frequenz solcher Behandlungen ist dabei sicherlich nicht nur von inhaltlichen Überlegungen, sondern auch von organisatorischen Rahmenbedingungen des jeweiligen Behandlungssettings abhängig. In der Praxis hat es sich als wirksam erwiesen, ein bis zwei Stunden pro Woche für die neuropsychologische Einzeltherapie zu planen. Variationen innerhalb der integrativen Verfahren ergeben sich dabei vor allem aus den individuellen Themen, welche die Betroffenen in diesen Behandlungsschwerpunkt einbringen.

Es gibt dabei keinen optimalen Zeitpunkt für den Einsatz integrativer Verfahren – Themen und Schwerpunkte der neuropsychologischen Behandlung verändern sich individuell über die Zeit und lassen einen jeweils individuellen Bedarf an integrativen Verfahren entstehen. Integrative Verfahren werden dabei in der Regel auch begleitend zu restitutiven bzw. kompensatorischen Vorgehensweisen eingesetzt.

21.4 Einbettung der Intervention in einen Gesamtbehandlungsplan

Die neuropsychologische Therapie bettet sich immer in einen Gesamtbehandlungsplan, häufig mit verschiedenen anderen Fachdisziplinen, ein. Es ist von grundlegender Wichtigkeit, Betroffene in ihrer Gesamtheit zu sehen und die Auswirkungen der Hirnschädigung vor diesem Hintergrund zu betrachten. Eine holistische Betrachtungsweise des Einzelfalls muss daher sowohl die subjektive Sicht der Betroffenen, deren Bewältigungsversuche und -strategien sowie ihr Störungsmodell und die sich daraus ergebenden Konsequenzen umfassen als auch das soziale Umfeld miteinbeziehen. Neuropsychologische Therapie sollte daher stets der lebensweltlichen Komplexität der Betroffenen gerecht werden und sich nicht auf das Training einzelner Funktionen beschränken.

Denkt man diesen Zugang konsequent weiter, ergibt sich, dass eine isolierte Betrachtung der neuropsychologischen Folgen einer Hirnschädigung zu kurz greift. Es ist eher die Regel als die Ausnahme, dass Betroffene nach einer Hirnschädigung Defizite in unterschiedlichen Bereichen aufweisen: motorisch, sprachlich, alltagspraktisch, medizinisch etc. Eine enge Vernetzung der behandelnden Disziplinen untereinander ist daher im Interesse des Rehabilitationserfolges unerlässlich.

„Holistisch" muss, wie oben ausgeführt, so verstanden werden, dass alle Daseinsbereiche der Betroffenen Gegenstand der Wiederherstellung sein können. Dies gilt auch, sofern zutreffend, für das berufliche Umfeld der Patient:innen. Es gibt seitens der Neuropsychologie Überlegungen und Methoden, Arbeitgeber:innen früh in den Rehabilitationsprozess einzubinden und somit eine individuell angepasste und praktisch fundierte Arbeit am beruflichen Wiedereinstieg möglich zu machen (Guthke et al., 2012; siehe Kapitel 44). Die familiäre und soziale Teilhabe ist häufig ein wichtiges Ziel für die Betroffenen. Dies gilt es nach Kräften zu unterstützen, auch im Sinne eines möglichen Schutzmechanismus vor ausgeprägten psychopathologischen Begleiterscheinungen der Hirnschädigung.

Es hat sich in der klinischen Praxis bewährt, Behandlungsziele ausreichend konkret, messbar hinsichtlich ihrer Erreichung, relevant für die Patient:innen sowie zeitgebunden zu formulieren, um Fortschritte gemeinsam evaluieren zu können, therapeutische Vorgehensweisen anzupassen und am Ende der Behandlung eine gemeinsame Rückschau auf das Erreichte vornehmen zu können. Diese Rückschau kann auch in einer systematischen Art und Weise durch das sogenannte „goal attainment scaling" erreicht werden (siehe Kapitel 23). Aufgrund der hohen Variabilität innerhalb des neuropsychologischen Kollektivs an Patient:innen erscheint es schwierig, verbindliche Standards für das Ergebnis einer rehabilitativen Behandlung zu definieren. Rehabilitation heißt dabei nicht zwingend vollständige Wiederherstellung. Die neuropsychologische Therapie ist eine Möglichkeit, die Rehabilitation nach Hirnschädigung zu unterstützen, der Rehabilitationsbegriff geht dabei über die eigentliche Behandlung hinaus und beschreibt die Bewältigung einer somatischen und psychischen Krisensituation durch die Person (Wilson & Betteridge, 2019). Dabei bestimmt häufig die Interaktion von Kontext und Hirnschädigung den Verlauf der Rehabilitation und nimmt auf deren Ergebnis Einfluss. Es stehen also im Rahmen der neuropsychologischen Behandlung zwei dynamische Faktoren miteinander in Beziehung: die Erkrankungssituation und der Kontext (Prigatano, 2004). Wichtig ist, diese Komplexität und Dynamik anteilig im individuellen Störungsmodell abzubilden.

21.5 Die Arbeit mit den Angehörigen

Angehörige sind durch die neurologische Erkrankung in vielschichtiger Weise betroffen. Während die Betroffenen selbst an die Akutphase oft kaum Erinnerung haben, kann die Erinnerung an diese Zeit für die Angehörigen mit großer Belastung bis hin zur posttraumatischen Belastungsstörung (siehe Kapitel 28.7) verbunden sein. Sind Betroffene auf dem Wege der Besserung, treten in der Häuslichkeit häufig Veränderungen in den familiären Rollen auf. Aus einer Partnerschaft auf Augenhöhe wird ggf. die Beziehung zwischen einer unterstützungsbedürftigen Person und einer Pflegeperson. Dies stellt für alle Beteiligten eine große Herausforderung dar. Therapeutische Angebote an Angehörige fokussieren daher häufig darauf, die Pflegekompetenz zu verbessern, also z. B. Anregungen zu geben, wie Kommunikation mit einem Menschen mit Aphasie gelingen kann, wie die Umsetzung vom Rollstuhl in den Sessel erfolgen kann oder auch wie die Betroffenen in der Nutzung ihrer Gedächtnishilfe unterstützt werden können. Diese Anleitung ist von hohem Wert, da mit höherer Sicherheit der Pflegenden im Umgang mit den Patient:innen die Zufriedenheit und Lebensqualität sowohl der Pflegenden als auch der Gepflegten steigt. Die Pflegesituation geht jedoch auch mit hoher Belastung für die Pflegenden einher. Insbesondere für Pflegende von demenzkranken Personen wurden in den letzten Jahren eine Reihe von Materialien entwickelt, die die Pflegenden selbst in den Fokus nehmen. Materialien finden sich bei Wilz und Pfeiffer (2019) und als Online-Programme beispielsweise über die Krankenkassen (z. B. https://pflege.aok.de; https://tkpflegecoach.de).

21.6 Evidenz

Die Wirksamkeit eines übenden Funktionstrainings hängt von vielen Einflussfaktoren ab: Welche Teilfunktion wird trainiert? Bei welcher Zielgruppe, zu welchem Zeitpunkt und was sind die Ergebnisvariablen, die hinsichtlich Wirksamkeit untersucht werden? Detaillierte Informationen hierzu finden sich in den einschlägigen Leitlinien (Karnath et al., 2023; Müller et al., 2019; Fimm et al., 2023; Thöne-Otto et al., 2020) sowie in den spezifischen Kapiteln dieses Bandes (siehe Kapitel 33.1 bis 33.6). Der folgende Kasten fasst die wichtigsten Empfehlungen für das übende Training einiger kognitiver Funktionen zusammen.

Ausgewählte leitlinienbasierte Empfehlungen zum übenden Training kognitiver Funktionen

- Die Therapie von *Aufmerksamkeitsstörungen* soll spezifisch auf das jeweilige Defizit zugeschnitten sein und bedarf einer entsprechend sorgfältigen Diagnostik.
- Alle Effizienzstudien im Aufmerksamkeitsbereich basieren auf einer hohen Anzahl (mindestens 14 einstündige Therapieanwendungen) und einer hohen zeitlichen Dichte (fünfmal wöchentlich; Fimm et al., 2023).
- Patient:innen mit leichten bis mittelgradigen *Gedächtnisstörungen* sollen ein spezifisches funktions- oder strategieorientiertes kognitives Training erhalten (Thöne-Otto et al., 2020).
- Die Wirksamkeit der Methode im Gedächtnisbereich hängt von der Trainingshäufigkeit ab. Mindestens 10 Sitzungen gelten als gute klinische Praxis.
- Kognitiv übende Therapieansätze sollen bei Vorliegen entsprechender Defizite der *Exekutivfunktionen* zum Einsatz kommen (Müller et al., 2019).
- Ebenso ist die Wirksamkeit des Arbeitsgedächtnistrainings und des planerischen Denkens gut belegt.

Studien zur Untersuchung von Kompensationsstrategien zeigen häufig eine geringere methodische Qualität. Aufgrund der individuellen Alltagsaktivitäten, die durch die Kompensation verbessert werden sollen, ist es sehr anspruchsvoll, Studien entsprechend des Goldstandards der randomisierten Kontrollgruppenstudie zu gestalten. Dennoch gelten Kompensationsmethoden als gute klinische Praxis. Der folgende Kasten gibt einen Überblick.

Ausgewählte leitlinienbasierte Empfehlungen zur Kompensationstherapie

- In der Behandlung der *Aufmerksamkeitsstörungen* können und sollten die übenden, die Restitution anregenden Verfahren z. B. durch lerntheoretisch fundierte Methoden, durch Hilfen bei der Organisation des Alltags, aber auch durch Einbeziehung und Neuorganisation des Umfeldes der Patient:innen (Kompensationsverfahren) ergänzt werden.
- Elektronische Erinnerungshilfen (z. B. ein Smartphone-Kalender) sollen unabhängig vom Schweregrad einer *Gedächtnisstörung* als Kompensationsstrategien in die Therapie von Gedächtnisstörungen einbezogen werden, sofern die Patient:innen dazu bereit und interessiert sind.
- Bezüglich der Behandlung von *Exekutivfunktionsstörungen* wird für die Kompensation im Sinne einer Manipulation und Modifikation der Umwelt aktuell keine explizite Empfehlung ausgesprochen (Müller et al., 2019), sie gelten jedoch als gute klinische Praxis, insbesondere bei schwer betroffenen Patient:innen.

Die Evidenz für den Einbezug anderer psychotherapeutischer Verfahren (integrativer Verfahren) bei Menschen mit kognitiven Störungen ist bislang begrenzt. Auch dies gilt jedoch als gute klinische Praxis. Für einzelne Methoden gibt es allerdings eine reliable Evidenz. So z. B. für die Ansätze des Verhaltensmanagements in der Behandlung von Menschen mit Exekutivfunktionsstörungen (insb. Goal Management Training; Stamenova & Levine, 2019) oder für den Einsatz achtsamkeitsbasierter Methoden bei Menschen mit Fatigue (NICE, 2022).

Literatur

Alderman, N., Wood, R. L. & Worthington, A. (2018). Environmental and behavioral management. In J. M. Silver, T. W. McAllister & D. B. Arciniegas (Eds.), *Textbook of Traumatic Brain Injury* (3rd ed.). Washington, DC: American Psychiatric Publishing Inc.

Azouvi, P., Ghout, I., Bayen, E., Darnoux, E., Azerad, S., Ruet, A. et al. (2016). Disability and health-related quality-of-life 4 years after a severe traumatic brain injury: A structural equation modelling analysis. *Brain injury, 30*(13–14), 1665–1671. https://doi.org/10.1080/02699052.2016.1201593

Bäckman, L. & Dixon, R.A. (1992). Psychological compensation: A theoretical framework. *Psychological Bulletin, 112*(2), 259–283. https://doi.org/10.1037/0033-2909.112.2.259

Baron, J.-C. (2021). The core/penumbra model: Implications for acute stroke treatment and patient selection in 2021. *European Journal of Neurology, 28*(8), 2794–2803. https://doi.org/10.1111/ene.14916

Bastian, C.C. von, Belleville, S., Udale, R.C., Reinhartz, A., Essounni, M. & Strobach, T. (2022). Mechanisms underlying training-induced cognitive change. *Nature Reviews Psychology, 1,* 30–41. https://doi.org/10.1038/s44159-021-00001-3

Belger, J., Poppe, S., Karnath, H.-O., Villringer, A., Thöne-Otto, A. (2023). The Application of Immersive Virtual Reality and Machine Learning for the Assessment of Unilateral Spatial Neglect. *PRESENCE: Virtual and Augmented Reality, 32,* 3–22. https://doi.org/10.1162/pres_a_00380

Dixon, R.A. & Bäckman, L. (1999). Principles of compensation in cognitive neurorehabilitation. In D.T. Stuss, G. Winocur & I.H. Robertson (Eds.), *Cognitive neurorehabilitation* (pp. 59–72). Cambridge: Cambridge University Press.

Feil, N. & de Klerk-Rubin, V. (2017). *Validation. Ein Weg zum Verständnis verwirrter alter Menschen.* München: Ernst Reinhardt.

Fernandez, A.L. & Evans, J. (Eds.). (2022). *Understanding Cross-Cultural Neuropsychology.* London: Routledge. https://doi.org/10.4324/9781003051497

Fimm, B. et al. (2023). S2e-Leitlinie Aufmerksamkeitsstörungen bei neurologischen Erkrankungen. Diagnostik und Therapie. In Deutsche Gesellschaft für Neurologie (Hrsg.), *Leitlinien für Diagnostik und Therapie in der Neurologie.* Online: www.dgn.org/leitlinien (AWMF-Register-Nr. 030-135).

Gauggel, S. (2003). Grundlagen und Empirie der Neuropsychologischen Therapie: Neuropsychotherapie oder Gehirnjogging? *Zeitschrift für Neuropsychologie, 14,* 217–246. https://doi.org/10.1024/1016-264X.14.4.217

Guthke, T., Jäckle, S. & Claros-Salinas, D. (2012). Eine Pilotstudie zur Evaluation einer neuropsychologischen Berufstherapie. *Neurologie & Rehabilitation, 18*(5), 291–302.

Karnath, H.-O., Schenk, T. et al. (2023). S2k-Leitlinie Diagnostik und Therapie von Neglect und anderen Störungen der Raumkognition (AWMF-Register-Nr. 030-126). In: Deutsche Gesellschaft für Neurologie (Hrsg.), *Leitlinien für Diagnostik und Therapie in der Neurologie.* https://register.awmf.org/de/leitlinien/detail/030-126

Kulke, H. (2019). Therapie der Aufmerksamkeit. In G. Finauer (Hrsg.), *Therapiemanuale für die neuropsychologische Rehabilitation: Kognitive und kompetenzorientierte Therapie für die Gruppen- und Einzelbehandlung* (S. 7–40). Berlin: Springer.

Lohaus, T., Reckelkamm, S. & Thoma, P. (2024). Treating social cognition impairment with the online therapy 'SoCoBo': A randomized controlled trial including traumatic brain injury patients. *PLoS ONE, 19*(1): e0294767. https://doi.org/10.1371/journal.pone.0294767

Maurer-Karattup, P., Neumann, O., Danneil, W. & Thöne-Otto, A.I. (2022). Leitlinienbasierte Standards zur Struktur-und Prozessqualität neuropsychologischer Diagnostik und Therapie. *Zeitschrift für Neuropsychologie, 33,* 115–128. https://doi.org/10.1024/1016-264X/a000362

McGlynn, S.M. & Schacter, D.L. (1989). Unawareness of deficits in neuropsychological syndromes. *Journal of Clinical and Experimental Neuropsychology, 11*(2), 143–205. https://doi.org/10.1080/01688638908400882

Müller, S.V., Klein, T. et al. (2019). Diagnostik und Therapie von exekutiven Dysfunktionen bei neurologischen Erkrankungen, S2e-Leitlinie. In Deutsche Gesellschaft für Neurologie (Hrsg.), Leitlinien für Diagnostik und Therapie in der Neurologie. Online: www.dgn.org/leitlinien. (AWMF-Register-Nr. 030-125).

National Institute for Health and Care Excellence (NICE). (2022). *Evidence review for non-pharmacological management of fatigue: Multiple sclerosis in adults: management* (NICE-Guideline, No 2020). Retrieved from https://www.nice.org.uk/guidance/ng220/evidence/c-nonpharmacological-management-of-fatigue-pdf-11079169601

Pernet, L., Jughters, A. & Kerckhofs, E. (2013). The effectiveness of different treatment modalities for the rehabilitation of unilateral neglect in stroke patients: A systematic review. *NeuroRehabilitation, 33*(4), 611–620. https://doi.org/10.3233/NRE-130986

Prigatano, G.P. (2004). Neuropsychologische Rehabilitation von kognitiven Störungen und Persönlichkeitsstörungen nach Hirnschädigung. In G.P. Prigatano (Hrsg.), *Neuropsychologische Rehabilitation* (S. 139–156). Berlin: Springer.

Romero, B. (2004). Selbsterhaltungstherapie: Konzept, klinische Praxis und bisherige Ergebnisse. *Zeitschrift für Gerontopsychologie & -psychiatrie, 17,* 119–134. https://doi.org/10.1024/1011-6877.17.2.119

Salazar, A.P.S., Vaz, P.G., Marchese, R.R., Stein, C., Pinto, C. & Pagnussat, A.S. (2018). Noninvasive brain stimulation improves hemispatial neglect after stroke: A systematic review and meta-analysis. *Archives of Physical Medicine and Rehabilitation, 99*(2), 355–366.e1. https://doi.org/10.1016/j.apmr.2017.07.009

Stamenova, V. & Levine, B. (2019). Effectiveness of goal management training in improving executive functions: A meta-analysis. *Neuropsychological Rehabilitation, 29*(10), 1569–1599. https://doi.org/10.1080/09602011.2018.1438294

Svensson, F.L. & Exner, C. (2021). Komorbide psychische Störungen bei Personen mit erworbenen Hirnschädigungen. *PiD-Psychotherapie im Dialog, 22*(4), 56–59. https://doi.org/10.1055/a-1215-2291

Thöne-Otto, A.I. (2009). Psychotherapie bei Alzheimerpatienten: Eine neuropsychologische Aufgabe. *Zeitschrift für Neuropsychologie, 20*(1), 9–20. https://doi.org/10.1024/1016-264X.20.1.9

Thöne-Otto, A. et al. (2020). Diagnostik und Therapie von Gedächtnisstörungen bei neurologischen Erkrankungen, S2eLeitlinie. In Deutsche Gesellschaft für Neurologie (Hrsg.), Leitlinien für Diagnostik und Therapie in der Neurologie. Online: www.dgn.org/leitlinien (AWMF-Register-Nr. 030-134).

Werheid, K., Thöne-Otto, A., Tonga, J. & Kurz, A. (2020). Managing depression in people with early dementia. In J. Manthrope & E. Moniz-Cook (Eds.), *Timely psychosocial interventions in dementia care: Evidence-based practice* (pp. 126–137). London: Jessica Kingsley Publishers.

Wilson, B.A. & Betteridge, S. (2019). *Essentials of neuropsychological rehabilitation.* New York: Guilford.

Wilz, G. & Pfeiffer, K. (2019). *Pflegende Angehörige.* Göttingen: Hogrefe. https://doi.org/10.1026/02735-000

D. Angewandte Psychotherapie: Abschluss der Therapie und Therapieevaluation

22 Abschluss einer Psychotherapie

Tobias Teismann, Kirsten von Sydow & Svenja Taubner

Inhaltsübersicht

22.1 Einleitung

Psychotherapie ist zeitlich begrenzt. Zu einem gegebenen Zeitpunkt steht somit die Beendigung der Kontakte an. Unter *formalen Gesichtspunkten* markiert das bewilligte Sitzungskontingent das Ende einer ambulanten Psychotherapie. Unter *inhaltlichen Gesichtspunkten* ist der geeignete Zeitpunkt für eine Therapiebeendigung dann gekommen, wenn

- die vereinbarten Therapieziele erreicht wurden,
- die emotionale Belastung, die Eingangsprobleme, die Störungssymptomatik reduziert bzw. verschwunden sind,
- Patient:innen in der Lage sind, die erlernten Interventionen selbstständig anzuwenden,
- aber auch, wenn bei angemessener Therapiedurchführung mit dem eingesetzten Verfahren keine Besserung erreicht werden kann bzw. Patient:innen sich nicht in erforderlichem Maße auf die Behandlung einlassen können oder wollen.

In all diesen Fällen wird die Therapie auch dann beendet, wenn noch bewilligte Sitzungen offen sind. In anderen Fällen kann das Ende des Kontingents hingegen nicht mit dem Ende der Therapie gleichgesetzt werden, z. B. dann, wenn bestimmte Ziele aufgrund der Schwere der Erkrankung oder durch weitere Schicksalsschläge nicht erreicht werden konnten. Hier kann im Ausnahmefall das Kontingent erweitert werden oder die Therapie privat weiterfinanziert werden. Eine Überschreitung von Kontingenten sollte in jedem Fall gut reflektiert werden, da diese auch eine Vermeidung von Trauer und Trennung bedeuten kann sowie einen negativen Verlauf im Sinne einer Abhängigkeit von der Therapie begünstigen kann.

Im Folgenden werden Hinweise dazu gegeben, wie die Abschlussphase vorbereitet und inhaltlich strukturiert werden kann. Die Abschlussphase wird im Kontext der verschiedenen Richtlinienverfahren auf ähnliche Weise gestaltet; Strategien zur Rückfallprophylaxe werden in allen Richtlinienverfahren genutzt (Norcross et al., 2017).

22.2 Vorbereitung der Abschlussphase

In vielen Therapien kann das Therapieende einvernehmlich und komplikationslos vorbereitet und umgesetzt werden. In manchen Fällen zeigen Patient:innen jedoch deutliche Ablösungsprobleme: Sie zeigen starke emotionale Reaktionen wegen des anstehenden Therapieendes, berichten vom Wiederauftreten alter Probleme bzw. dem Auftreten neuer behandlungsbedürftiger Probleme (inkl. suizidalem Erleben) und/oder suchen verzweifelt nach weiterführenden Hilfsangeboten bzw. einer Therapieverlängerung. Ein Gefühl von Sicherheit, das Erleben von Zuwendung, Aufmerksamkeit und Wertschätzung durch Therapeut:innen sowie sekundäre Gewinne (Rentenbegehren, Aufenthaltstitel etc.) können der Beendigung einer Therapie aus Sicht der Patient:innen entgegenstehen (Kanfer et al., 2012).

Um die Wahrscheinlichkeit von Ablösungsproblemen am Therapieende möglichst gering zu halten, lassen sich verschiedene Strategien nutzen:

- Auftragsklärung zu Beginn und kontinuierliche Überprüfung und Anpassung von Auftrag und Zielen während des gesamten Therapieprozesses (Malzer-Gertz & Gertz, 2018).
- Begrenztheit der therapeutischen Kontakte von Beginn der Therapie an deutlich machen (z. B. „Wir haben insgesamt 24 Sitzungen, d. h., wir werden in etwa sechs Monate gemeinsam an diesen Schwierigkeiten arbeiten") bzw. Patient:innen zu Therapiebeginn fragen, was sie denken, wie viele Sitzungen oder wieviel Zeit sie zur Erreichung ihrer Ziele benötigen.
- Psychoedukation über mögliche Nebenwirkungen des Therapieendes, wie z. B. Symptomverstärkungen, negative Emotionen oder Verlusterleben, als Teil des normalen Prozesses der Ablösung aus der Therapie.
- Allmähliches Ausschleichen der Kontakte statt einem abrupten Therapieende, d. h., Termine – in Abstimmung mit

Patient:innen – in zunehmend längeren zeitlichen Intervallen ansetzen (z. B. von wöchentlichen Sitzungen auf Sitzungen im Abstand von zwei Wochen übergehen, dann mehrwöchige oder sogar mehrmonatige Abstände).
- Starke Erhöhung der Aktivität der Patient:innen, d. h. die Umsetzung therapeutischer Aufgaben/Übungen erfolgt zwischen den Sitzungen und wird in den Sitzungen nur noch vor- und nachbereitet; in der psychodynamischen Therapie: Rückgang ich-stützend-supportiver sowie aufdeckend-deutender Techniken.
- Inhalte des Trennungserlebens als Chance verdeutlichen, weitere Themen in der Beziehung zu den Therapeut:innen bearbeiten zu können (Umgang mit Trauer und Verlust, gutes Verabschieden statt Vermeiden von negativen Gefühlen, Zulassen von Gefühlen von Dankbarkeit und/oder Enttäuschung).
- Fortschritte markieren (z. B. „Sind das Schritte in die richtige Richtung?"), internale Fortschrittszuschreibung ermöglichen (z. B. „*Sie* haben das unglaublich gut gemacht!") und Fortschritte auf das Selbst beziehen (z. B. „Sie sind ein Mensch, der ...").
- Therapieende immer wieder in den Fokus rücken (z. B. „Wir haben noch 10 Sitzungen, was müssen wir in dieser Zeit auf jeden Fall noch besprechen?").
- Transfer-Möglichkeiten diskutieren (z. B. „Wie werden Sie das machen, wenn Sie nicht mehr hierherkommen?").
- Booster-Termine, d. h. Auffrischungssitzungen vereinbaren.

Im Fall, dass eine Behandlung nicht oder nur wenig erfolgreich war, ist es entscheidend, eine Weiterbehandlung bzw. Weiterbetreuung durch andere Behandler:innen (alternatives Therapieverfahren, Pharmakotherapie) oder Institutionen (Sozialpsychiatrischer Dienst, ambulante Betreuung, Tagesstätten usw.) zu veranlassen und initial zu begleiten. Die Organisation und Anbahnung weitergehender Behandlungsoptionen sind insbesondere bei Entlassung aus einer stationären Behandlung zwingend indiziert. Im Übergang lassen sich hier auch digitale Behandlungsangebote nutzen (siehe Kapitel 41).

22.3 Inhalte der Abschlussphase

Grundsätzlich geht es in der Abschlussphase darum, Therapierfolge zu stabilisieren, den Transfer von Veränderungen in den Alltag zu begleiten, wichtige Therapieinhalte, Strategien und Erkenntnisse zusammenzufassen und auf den Umgang mit zukünftigen Risikosituationen vorzubereiten.

22.3.1 Zusammenfassung von Therapieinhalten

In der Abschlussphase sollten zunächst die Therapieinhalte rekapituliert und Aspekte, Erkenntnisse, Verhaltensänderungen, die bedeutsam waren, zusammengefasst werden. Hierzu können gemeinsam die Sitzungsprotokolle oder die gesammelten Aufzeichnungen und Therapiematerialien von Patient:innen durchgegangen werden. Der Fokus der Besprechung liegt darauf, Fortschritte zu benennen, herauszuarbeiten, was gelernt wurde, welche Einsichten in innere Prozesse erfolgt sind, was aus der gemeinsamen Arbeit mitgenommen werden soll und welche Strategien weiterhin angewendet werden müssen, um einen Rückfall zu verhindern und Fortschritte zu erhalten. Gesprochen werden sollte sowohl über hilfreiche als auch weniger hilfreiche therapeutische Maßnahmen. Es kann sich auch anbieten, überwundene Brüche in der therapeutischen Beziehung nochmals zu thematisieren. In den psychodynamischen Therapien wird an dieser Stelle betont, dass die Übertragungsbeziehung zu den Patient:innen aufgelöst werden sollte, was z. B. durch einen Settingwechsel von der Couch in ein sitzendes Setting unterstützt werden kann. Die gemeinsame Arbeit und der intensive private Kontakt werden beendet und fortan besteht kein therapeutisches Arbeitsbündnis mehr. Die Regression von Patient:innen, ihre kindlichen Wünsche und Bedürfnisse auf den:die Therapeut:in zu richten, wird in eine Progression überführt, die Einsichten und Reflexionsfähigkeiten in Zukunft allein zu meistern.

Wurden über den Therapieverlauf diagnostische Erhebungen mittels Fragebögen und/oder Testverfahren durchgeführt, dann können Therapeut:innen eine grafische Auswertung der Messwerte über die Zeit vorbereiten und mit Patient:innen diskutieren. Wurde eine Zielerreichungsskalierung vorgenommen (siehe Kapitel 23), dann sollte besprochen werden, in welchem Ausmaß die Ziele erreicht wurden und welche Ziele im Anschluss an die Therapie von den Patient:innen weiterverfolgt werden müssen. Wurden Video- oder Audioaufzeichnungen von den Therapiesitzungen gemacht, dann kann gemeinsam mit den Patient:innen in das Band der ersten Sitzung geschaut oder gehört werden, um die erreichten Veränderungen für Patient:innen salient werden zu lassen. Unabhängig von der Vorgehensweise sollten Veränderungen und Fortschritte auf die Anstrengungen und den Einsatz der Patient:innen bezogen werden. In der Behandlung von Kindern und Jugendlichen müssen Bezugspersonen in die abschließende Reflexion einbezogen werden.

Im Sinne einer knappen Zusammenfassung der wichtigsten Therapieinhalte lassen sich schlussendlich alte und neue Umgangsweisen mit Belastungen in einer Tabelle kontrastieren (Wells, 2011). In Tabelle 22.1 findet sich ein entsprechendes Beispiel aus einer verhaltenstherapeutischen Behandlung. Die relevanten Kategorien unterscheiden sich natürlich in Abhängigkeit vom Therapieverfahren und den konkreten Therapieinhalten.

Grundsätzlich sollten Therapeut:innen hervorheben, dass neue Umgangsweisen mit Symptomen bzw. schwierigen Lebenssituationen ihre Wirkung nur behalten, wenn sie über die Zeit beibehalten werden. Öst (1989) empfiehlt zur Verdeutlichung die folgende Analogie:

Tabelle 22.1: Zusammenfassung wichtiger Therapieinhalte – Beispiel

Alte Umgangsweise		Neue Umgangsweise
Denkmuster	Wenn ich mir nicht sicher bin, ob ich ausreichend kompetent bin, ziehe ich mich zurück und denke über alle Situationen nach, in denen ich mir gewünscht hätte, kompetenter zu sein.	Wenn sich mir Zweifel an meiner Kompetenz aufdrängen, dann nehme ich diesen Gedanken erst mal nur wahr und verschiebe eine Auseinandersetzung auf einen späteren Zeitpunkt am Tag.
	Grübeleien versuche ich durch Gedankenunterdrückung zu entgehen.	Ich verzichte auf jede Form der Gedankenunterdrückung und akzeptiere negative Gedanken, ohne mich zu einer ausführlichen Gedanken-Auseinandersetzung provozieren zu lassen.
Verhaltensweisen	Wenn ich mich traurig fühle, dann ziehe ich mich zurück, schlafe viel und schiebe zu erledigende Aufgaben auf.	Wenn ich mich traurig fühle, dann bemühe ich mich darum, den Kontakt zu anderen zu halten, mich nicht übermäßig ins Bett zurückzuziehen und anstehende Aufgaben zu erledigen.
Aufmerksamkeitsfokus	Um sicherzugehen, dass ich nicht von einem Rückfall überrascht werde, scanne ich jeden Morgen beim Aufstehen meine körperliche und psychische Befindlichkeit auf irgendwelche Auffälligkeiten.	Auf achtsame Weise nehme ich Veränderungen meiner Befindlichkeit wahr, ohne sie in besonderer Weise zu fokussieren.

Mit dem Erwerb des Führerscheins ist man leider noch kein erfahrener Fahrer. Es ist vielmehr wichtig, das Autofahren oft zu üben, um zu lernen mit verschiedenen Verkehrssituationen zu Recht zu kommen. Tut man dies so wird man immer besser. Nutzt man das Auto hingegen nur sehr selten, verliert sich die neu erworbene Fertigkeit des Autofahrens mit der Zeit wieder und innerhalb weniger Jahre ist man wahrscheinlich ein schlechterer Fahrer als zum Zeitpunkt der Führerscheinprüfung. Wird man in dieser Situation plötzlich gebeten zu fahren, wird man dies wahrscheinlich nur schlecht hinbekommen.

Es ist entsprechend wichtig, relevante Erkenntnisse aus der Therapie im Bewusstsein zu halten und einen veränderten Umgang über die Zeit beizubehalten bzw. fortgesetzt zu üben. In manchen Fällen kann es Patient:innen helfen, wenn ein konkreter Übungsplan für die Zeit nach der Therapie aufgesetzt wird, in dem genau spezifiziert wird, welche Übungen in welcher Frequenz (innerhalb der kommenden sechs Monate) wiederholt werden sollten. Genauso kann überlegt werden, in welcher Frequenz die Therapieaufzeichnungen nach Ende der Behandlung durchgesehen werden sollten. Es kann sich anbieten, hierzu Sozialpartner:innen einzubeziehen und um Unterstützung zu bitten. Hilfreich kann es auch sein, Patient:innen zu ermuntern, sich schriftlich mit dem Therapieprozess und ihren Veränderungen auseinanderzusetzen, also z. B. ihrer Bulimie einen Abschiedsbrief zu schreiben (Unterholzer, 2018).

22.3.2 Rückfallprävention

Vor dem Hintergrund, dass viele psychische Störungen einen phasenhaften Verlauf aufweisen, bei dem Rückfälle und Wiedererkrankungen zu erwarten sind, geht es in der Abschlussphase schließlich darum, das Thema Rückfall anzusprechen und Patient:innen auf die Möglichkeit eines Rückfalls vorzubereiten.

Grundannahme verschiedenster Ansätze zur Rückfallprävention ist, dass Betroffene im Angesicht von Risikosituationen nicht automatisch mit einem Rückfall reagieren, sondern dass die Wahrscheinlichkeit eines Rückfalls in entscheidendem Maße von der Verfügbarkeit und dem Einsatz von Bewältigungsstrategien abhängt. Langfristiger Therapieerfolg definiert sich somit weniger dadurch, dass es nie mehr zu Symptomen kommt oder im Falle einer Neuropsychologischen Psychotherapie sämtliche Schwierigkeiten auf kognitiver oder emotionaler Ebene verschwinden, sondern vielmehr dadurch, dass Patient:innen gelernt haben, wiederaufkommende und/ oder weiter bestehende Symptome und schwierige Lebensumstände selbstständig zu bewältigen.

In diesem Sinne hilft es Patient:innen zwischen einem „Vorfall" und einem „Rückfall" zu differenzieren (Lindenmeyer, 2018):

Vorfall versus Rückfall

- Ein *Vorfall* meint das unerwartete Auftreten von einzelnen Störungssymptomen (z. B. Panik, Vermeidung, Selbstverletzung, einmaliger Alkoholkonsum) in Situationen, mit denen man zuvor gut zurechtgekommen ist.
- Ein *Rückfall* meint ein vollständiges Zurückfallen in früheres Symptomverhalten (z. B. fortgesetzter Alkoholkonsum, fortgesetztes Vermeidungsverhalten).

Inwieweit sich ein Vorfall zu einem Rückfall ausweitet, hängt davon ab, ob und wie Patient:innen beim erneuten Aufkommen von Symptomen oder Problemverhalten gegensteuern. Es ist vor allem wichtig, dass Patient:innen darauf vorbereitet sind, dass ein gelegentliches Wiederauftreten von Symptomen bzw. Problemverhalten zu erwarten und normal ist. Verschiedene Strategien lassen sich sodann nutzen, um potenzielle Rückfallsituationen zu identifizieren und einen effektiven Umgang mit zukünftigen Risikosituationen vorzubereiten (siehe Tabelle 22.2).

Neben Einzelinterventionen zur Rückfallprophylaxe, die am Ende einer Akutbehandlung eingesetzt werden, liegen für verschiedene psychische Störungen (z. B. Depression, Schizophrenie, Alkoholabhängigkeit) Behandlungsmanuale vor (Behrendt, 2009; Körkel & Schindler, 2022; Segal et al., 2015), in denen die Prävention von Rückfällen und Wiedererkrankungen den zentralen Behandlungsfokus darstellt. Insbesondere dann, wenn es wiederholt zu Rückfällen und Wiedererkrankungen gekommen ist, sollten Patient:innen entsprechende Präventionsangebote gemacht werden.

Tabelle 22.2: Interventionen zur Rückfallprophylaxe

Risikokalender	Um potenziell kritische Situationen in der näheren Zukunft zu identifizieren, werden in einem Kalender zunächst alle wichtigen Termine von Patient:innen eingetragen (Geburtstage, Prüfungen, Urlaubsreisen, Feste usw.), um anschließend kritische Tage und Situationen herauszuarbeiten und hervorzuheben (Lindenmeyer, 2018). Auf diese Weise kann verhindert werden, dass Patient:innen von Situationen überrascht werden.
Frühwarnzeichen identifizieren	Auf der Basis einer systematischen Rekonstruktion des Erlebens bzw. Verhaltens im Vorfeld vergangener Erkrankungsphasen werden Frühwarnzeichen identifiziert. Individuell bedeutsame Frühwarnzeichen können in einen Beobachtungsbogen übertragen und regelmäßig eingeschätzt werden – auf diese Weise lassen sich zeitliche Muster wahrnehmen und bedeutungslose Schwankungen von ernsthaften Entwicklungen differenzieren. Schließlich muss festgelegt werden, was zu tun ist, wenn Warnsignale wahrgenommen werden (z. B. mit einer Vertrauensperson sprechen, Belastung reduzieren, Behandler:in kontaktieren). Eine Schwierigkeit bei dieser Methode kann für Patient:innen darin bestehen, eine gute Balance zwischen ängstlicher Selbstbeobachtung und angemessenem Mitbekommen auftretender Verschlechterungen zu etablieren.
„Flagging the Minefield“	Bei dieser Übung werden Patient:innen angeleitet sich über Determinanten eines potenziellen Rückfalls bewusst zu werden. Eingeleitet wird die Übung auf die folgende Weise: „Ich würde heute gern einmal von einer anderen Seite auf Ihre Schwierigkeiten schauen. Sie sind ja in gewisser Weise Expert:in dafür, wie man (das jeweilige Problem) herstellen kann und ich würde gerne von Ihnen lernen, wie ich es schaffen kann, (das jeweilige Problem) zu kriegen. Ist das in Ordnung?“ Bei Zustimmung wird konsequent – und ohne ironischen Unterton – exploriert welche Strategien Patient:innen zur „Produktion“ des Problems empfehlen (Willutzki & Teismann, 2013). Therapeut:innen notieren die verschiedenen „Empfehlungen“ auf Karteikarten, sodass ein individualisiertes Rückfallmodell entsteht. Durch die Übung gerät in den Fokus, dass das Verhalten der Person zu ungünstigen Aufschaukelungsprozessen der Problematik beitragen kann und es sich um prinzipiell willkürliche und nicht nur spontane oder zufällige Verhaltensweisen handelt. Auf andersfarbigen Karteikarten sollte für jeden „Baustein“ des Rückfalls sodann notiert werden, wie eine adaptive Gegenreaktion aussehen kann.
Vorstellungs-übungen	Vorstellungsübungen können eingesetzt werden, um den Nutzen erarbeiteter Bewältigungsreaktionen imaginativ zu erproben. Es bietet sich an, sowohl eine vergangene als auch eine antizipierte zukünftige Rückfallsituation zu imaginieren. Durch detailliertes Erfragen von Situationscharakteristika, sensorischen Eindrücken, Gedanken, Gefühlen und Verhaltensweisen unterstützen Therapeut:innen eine möglichst lebhafte Vorstellung der Situation. Therapeut:innen unterstützen Patient:innen zudem darin, die verschiedenen Bewältigungsstrategien imaginativ einzusetzen. Die Bewältigungsimagination kann aufgezeichnet werden, sodass sich Patient:innen die Aufzeichnung ihrer Bewältigungsimagination regelmäßig anhören können.
Notfallplan	Beim Notfallplan handelt es sich um eine Liste von hierarchisch organisierten Strategien und Personen/Institutionen, die ein:eine Patient:in im Fall eines drohenden oder eingetretenen Rückfalls anwenden bzw. kontaktieren kann. Es sollte spezifiziert werden, (1) was der:die Patient:in selber machen kann, um einen drohenden Rückfall abzuwenden, und (2) wer geeignete Ansprechpartner:innen bei einem drohenden oder eingetretenen Rückfall sind. Neben Angehörigen und/oder Freund:innen sollten immer auch professionelle Kontaktstellen (inkl. Telefonnummern) aufgelistet werden. Das Format des Notfallplans sollte entsprechend den individuellen Bedürfnissen von Patient:innen gewählt werden: Vielfach bietet es sich an, kleine Karten, die im Portemonnaie mitgeführt werden können, zu nutzen. Alternativ kann der Notfallplan natürlich auch im Smartphone gespeichert werden. Bei suizidalen, selbst- oder fremdverletzenden Patient:innen sind Krisenpläne grundsätzlich bereits bei Therapiebeginn indiziert.
Briefe/ Botschaften an das „rückfällige Selbst“	In Vorbereitung auf zukünftige Risikosituationen, Krisen oder Rückfälle bietet es sich für manche Patient:innen an, einen Brief an sich selber zu verfassen, in dem sie beispielsweise zusammenfassend aufschreiben, was ihnen in einer vergangenen Risikosituation oder in der Therapie geholfen hat, welche Gründe es für Hoffnung gibt sowie welche Stärken und Ressourcen bestehen. Alternativ kann auch ein kurzes Smartphone-Video mit entsprechenden Inhalten angefertigt werden.

22.3.3 Abschlusssitzung

Mit Patient:innen sollte gemeinsam vorab überlegt werden, wie die allerletzte Sitzung gestaltet werden soll. In vielen Therapien können sich Therapeut:in und Patient:in in dieser Sitzung weniger in ihrer Rolle als Therapeut:in und Patient:in als vielmehr in der weniger festgelegten Rolle von Bekannten begegnen. In manchen Fällen kann es daher angemessen sein, dass die Sitzung „zwangsloser" bestritten wird (man gemeinsam Kaffee oder Tee trinkt, einen Spaziergang macht). In anderen Fällen muss hingegen darauf achtgegeben werden, dass Patient:innen nicht den Eindruck gewinnen, dass die therapeutische Beziehung nun in eine Freundschaftsbeziehung übergeht, sodass auch in der letzten Sitzung auf einen formalen Umgang wert gelegt werden muss (siehe Kasten).

Abstinenz

Laut Musterberufsordnung dürfen private Kontakte zwischen Therapeut:in und Patient:in frühestens ein Jahr nach Beendigung einer Therapie aufgenommen werden (www.bptk.de). Die Deutsche Gesellschaft für Psychotraumatologie (DeGPT) empfiehlt eine Karenz von mindestens fünf Jahren vor der Aufnahme einer privaten nicht therapeutischen Beziehung zu ehemaligen Patient:innen. Sexuelle Kontakte zwischen Therapeut:innen und (ehemaligen) Patient:innen werden vollständig ausgeschlossen.

So oder so sollten Therapeut:innen in der letzten Sitzung nochmal zusammenfassen, wie sie die Therapie und den:die Patient:in erlebt haben, was sie an der Behandlung besonders eindrücklich, berührend und wichtig fanden, was sie selber in der Therapie gelernt haben, welche besonderen Qualitäten des:der Patient:in sie wahrgenommen haben und welche Hoffnung und Wünsche sie für den:die Patient:in haben. Eine solche abschließende Reflexion der Therapie kann Patient:innen auch in Briefform mitgegeben werden (Lemma et al., 2011; Tsai et al., 2017). In der Behandlung von Kindern kann alternativ oder ergänzend eine Urkunde über die erfolgreich abgeschlossene Therapie ausgestellt und ausgehändigt werden.

Bei Geschenken von Patient:innen ist – in der letzten Sitzung wie in jeder anderen Sitzung auch – zu beachten, dass diese nur von geringfügigem Wert (maximal 35 Euro) sein dürfen (Bundespsychotherapeutenkammer, 2022).

22.4 Vorzeitiger Abbruch

In etwa ein Fünftel aller Patient:innen brechen eine Psychotherapie vorzeitig ab (Swift et al., 2017). Ein vorzeitiger Abbruch einer Psychotherapie liegt immer dann vor, wenn Patient:innen eine Intervention beginnen, diese dann aber entgegen den Empfehlungen von Behandler:innen einseitig abbrechen, bevor sie sich von den Problemen erholt haben, die zur Behandlungsaufnahme veranlasst haben. Es ist anzunehmen, dass ein vorzeitiger Abbruch immer dann erfolgt, wenn die wahrgenommenen oder erwarteten Kosten der Fortsetzung der Behandlung den wahrgenommenen oder erwarteten Nutzen überwiegen. Dies kann damit zusammenhängen, dass Patient:innen ihre subjektiven Ziele der Therapie erreicht haben, sie unzufrieden mit ihren Behandler:innen, den Anforderungen der Therapie oder dem Therapieverlauf sind oder sie im Alltag mit Ereignissen konfrontiert sind, die eine Therapie unwichtig oder überflüssig erscheinen lassen. Natürlich können auch praktische Gründe (z. B. fehlende Kinderbetreuung, veränderte Arbeitszeiten, Fahrtkosten, anderweitige Erkrankungen) einer Therapiefortsetzung entgegenstehen. Nützlich ist es, bereits zu Therapiebeginn zu erfragen, was „schiefgehen" könnte in der Therapie (z. B. „Natürlich will ich, dass Ihre Therapie bei mir erfolgreich verläuft, aber was könnte hier passieren, dass Sie die Therapie bei mir abbrechen?"; Sydow, 2015). Hier werden oft generalisierte negative Beziehungserwartungen oder negative Erfahrungen mit Vorbehandler:innen sichtbar, die dann aktiv berücksichtigt werden können.

Grundsätzlich sollte immer versucht werden, die betreffenden Personen zumindest zu *einem* weiteren Termin zu motivieren. In diesem kann erkundet und vielleicht auch verstanden werden, was „schiefgelaufen" ist, ein Resümee der bisherigen Bemühungen gezogen und herausgefunden werden, ob vielleicht doch weitere Zusammenarbeit möglich ist oder ob eine andere Behandlung gewünscht wird. Gegebenenfalls können Patient:innen bei der Suche nach anderen Behandler:innen oder Kliniken unterstützt werden. Der Wunsch, auch im Fall einer vorzeitigen Therapiebeendigung mindestens noch eine Sitzung gemeinsam durchzuführen, kann bereits bei der Therapieaufnahme besprochen und vereinbart werden (z. B. „Im Fall, dass Sie die Therapie irgendwann vorzeitig beenden möchten, würde ich gerne schon jetzt mit Ihnen vereinbaren, dass wir mindestens eine Sitzung reservieren, um besser zu verstehen, was passiert ist. Ist das okay?"; Tsai et al., 2017).

22.5 Booster-Sitzungen

Im Anschluss an die letzte Therapiesitzung bietet es sich an, Booster-Sitzungen *(booster sessions)*, d. h. Auffrischungssitzungen zu vereinbaren und durchzuführen. Hierzu lassen sich in der ambulanten Psychotherapie sogenannte Rezidivsitzungen beantragen oder Sitzungen aus dem Kontingent dafür reservieren (siehe Kapitel 16). Booster-Sitzungen müssen nicht dem vollen Umfang einer Therapiesitzung entsprechen, manchmal erscheinen 25-minütige Sitzungen sinnvoller, da nicht wieder in das klassische therapeutische Arbeiten eingestiegen werden sollte. Das Ziel von Booster-Sitzungen ist es, den Therapieerfolg aufrechtzuerhalten und somit zur Rückfallprophylaxe beizutragen. Auffrischungssitzungen haben sich als effektiv erwiesen (Gearing et al., 2013; Whisman, 1990); gleichwohl fehlt es bislang an empirisch-fundiertem

Wissen zur optimalen Anzahl und zum Timing von Booster-Sitzungen.

In der Regel werden zwei bis vier Booster-Sitzungen innerhalb der ersten drei Monate nach Therapieende angesetzt. Inhaltlich können Booster-Sitzungen genutzt werden um,

1. aufgetretene Vorfälle oder Rückfälle zu analysieren und Strategien zur Bewältigung von Risikosituationen anzupassen bzw. zu verfeinern,
2. die Umsetzung eines Übungsplans zu überwachen, vereinbarte Übungen auszuwerten, Schwierigkeiten zu analysieren und einen jeweils neuen Übungsplan festzulegen,
3. innerhalb der initialen Therapie erarbeitete Methoden bzw. Strategien für die Auseinandersetzung mit neu auftretenden Problemkonstellationen zu nutzen.

Grundsätzlich können Booster-Sitzungen aber natürlich auch relativ offen und auf die Wünsche und Bedürfnisse von Patient:innen abgestimmt gestaltet werden. In solchen Fällen bietet sich gleichwohl eine Zielklärung zu Beginn der Sitzung an (z. B. „Was wäre heute wichtig? Was sollten wir heute besprechen?“).

Literatur

Behrendt, B. (2009). *Meine persönlichen Warnzeichen*. Tübingen: DGVT-Verlag.

Bundespsychotherapeutenkammer. (2022). *Musterberufsordnung der Psychotherapeut*innen*. Verfügbar unter: https://www.bptk.de/wp-content/uploads/2022/05/Muster-Berufsordnung-der-BPtK.pdf

Gearing, R. E., Schwalbe, C. S., Lee, R. & Hoagwood, K. E. (2013). The effectiveness of booster sessions in CBT treatment for child and adolescent mood and anxiety disorders. *Depression and Anxiety, 30*, 800–808. https://doi.org/10.1002/da.22118

Kanfer, F. H., Schmelzer, D. & Reinecker, H. (2012). *Selbstmanagement-Therapie*. Berlin: Springer. https://doi.org/10.1007/978-3-642-19366-8

Körkel, J. & Schindler, C. (2022). *Rückfallprävention mit Alkoholabhängigen*. Berlin: Springer.

Lemma, A., Target, M. & Fonagy, P. (2011). *Brief dynamic interpersonal therapy: A clinician's guide*. Oxford: Oxford University Press. https://doi.org/10.1093/acprof:oso/9780199602452.001.0001

Lindenmeyer, J. (2018). Rückfallprävention. In J. Margraf & S. Schneider (Hrsg.), *Lehrbuch der Verhaltenstherapie* (S. 619–640). Berlin: Springer.

Malzer-Gertz, M. & Gertz, M. (2018). Reguläre Therapiebeendigung und Behandlungsabbrüche. In K. von Sydow & U. Borst (Hrsg.), *Systemische Therapie in der Praxis* (S. 336–344). Weinheim: Beltz.

Norcross, J. C., Zimmerman, B. E., Greenberg, R. P. & Swift, J. K. (2017). Do all therapists do that when saying goodbye? A study of commonalities in termination behaviors. *Psychotherapy, 54*, 66–75. https://doi.org/10.1037/pst0000097

Öst, L.-G. (1989). A maintenance program for behavioral treatment of anxiety disorders. *Behaviour Research and Therapy, 27*, 123–130. https://doi.org/10.1016/0005-7967(89)90070-3

Segal, Z. V., Williams, J. M. G. & Teasdale, J. D. (2015). *Die achtsamkeitsbasierte Therapie der Depression*. Tübingen: DGVT-Verlag.

Swift, J. K., Greenberg, R. P., Tompkins, K. A. & Parkin, S. R. (2017). Treatment refusal and premature termination in psychotherapy, pharmacotherapy, and their combination: A meta-analysis of head-to-head comparisons. *Psychotherapy, 54*, 47–57. https://doi.org/10.1037/pst0000104

Sydow, K. von (2015). *Systemische Psychotherapie*. München: Ernst Reinhardt.

Tsai, M., Gustafsson, T., Kanter, J., Plummer Loudon, M. & Kohlenberg, R. J. (2017). Saying good goodbyes to your clients: A functional analytic psychotherapy (FAP) perspective. *Psychotherapy, 54*, 22–28. https://doi.org/10.1037/pst0000091

Unterholzer, C. (2018). Schreiben in der Systemischen Therapie. In K. von Sydow & U. Borst (Hrsg.), *Systemische Therapie in der Praxis* (S. 744–750). Weinheim: Beltz.

Wells, A. (2011). *Metakognitive Therapie bei Angststörungen und Depression*. Weinheim: Beltz.

Whisman, M. A. (1990). The efficacy of booster maintenance sessions in behavior therapy: Review and methodological critique. *Clinical Psychology Review, 10*, 155–170. https://doi.org/10.1016/0272-7358(90)90055-F

Willutzki, U & Teismann, T. (2013). *Ressourcenaktivierung in der Psychotherapie*. Göttingen: Hogrefe.

23 Therapieevaluation und Qualitätsmanagement

Brian Schwartz & Wolfgang Lutz

Inhaltsübersicht

23.1 Psychotherapieforschung als Grundlage von Evaluation und Qualitätsmanagement

Psychotherapieforschung beschäftigt sich mit der Evaluation von psychotherapeutischen Interventionen einerseits sowie von Prozessen, die psychotherapeutischen Veränderungen zugrunde liegen, andererseits. Zur Evaluation der Wirksamkeit von Psychotherapie werden experimentelle und quasiexperimentelle, quantitative und qualitative sowie nomothetische Ansätze (auf Gruppenebene) und idiografische Ansätze (auf Einzelfallebene) verfolgt (siehe Kapitel 23.2). Die Untersuchung der Therapieprozesse beschäftigt sich mit den zentralen Wirkmechanismen von Psychotherapie, also der Frage, wie Psychotherapie wirkt. Dazu werden Mediatoren und Moderatoren therapeutischer Veränderung herangezogen und Effekte vor allem innerhalb von Patient:innen betrachtet (z. B. Kazdin, 2021; Lutz, de Jong et al., 2021; siehe Kapitel 23.3).

Im Laufe der Geschichte der Psychotherapieforschung standen unterschiedliche Forschungsfragen im Vordergrund, die immer wieder an die aktuelle Situation der Psychotherapie(-forschung) angepasst wurden. Dabei wandelte sich die Frage nach der generellen Effektivität (Ist Psychotherapie effektiv?) über die Frage nach der differenziellen Effektivität von Psychotherapie (Welche Psychotherapie ist effektiver?) hin zu Fragen der Implementierung (Wie können Forschungsbefunde in die klinische Praxis überführt werden?) und Optimierung von Psychotherapie (Wie können Therapieergebnisse optimiert werden?). Die einzelnen Phasen mit ihren Forschungsfragen zur Therapie- sowie zur Prozessevaluation sind in Anlehnung an Lutz, Castonguay et al. (2021) in Tabelle 23.1 dargestellt.

23.2 Evaluation psychotherapeutischer Interventionen

23.2.1 Messung psychotherapeutischer Veränderungen

Zur Evaluation einer psychotherapeutischen Intervention muss die Veränderung des:der Patient:in über die Therapie hinweg erfasst werden. Dazu sind Kriterien des Therapieerfolgs zu definieren (*Was* soll inhaltlich erfasst werden?) und deren Operationalisierung zu bestimmen (*Wie* soll es gemessen werden?; Lutz, de Jong et al., 2021).

Das *Was* bezieht sich auf die inhaltlichen Zielvariablen. Der Erfolg einer Psychotherapie lässt sich nicht eindimensional erfassen. Stattdessen handelt es sich um ein multidimensionales und multimodales Konstrukt. Zur Beurteilung des Therapieerfolgs sollten unterschiedliche inhaltliche Konstrukte (z. B. Symptome, interpersonale Probleme und das psychosoziale Funktionsniveau) aus unterschiedlichen Datenquellen (z. B. Patient:in, Therapeut:in und Familienangehörige) herangezogen werden (Multidimensionalität). Weiterhin sollte auf unterschiedliche Untersuchungsverfahren (z. B. psychometrische Fragebögen, Interviews und Ratingverfahren) und mehrere Datenebenen (z. B. psychologische, bio- und physiologische und soziale) zurückgegriffen werden (Multimodalität).

Eine Systematisierung findet sich bei Schulte (1997), der drei inhaltliche Ebenen des Therapieerfolgs unterscheidet: (1) Spezifische und globale Maße der Symptomreduktion, (2) Rückgang der Störungsursachen, (3) Rückgang der Störungsfol-

Tabelle 23.1: Fragen der Psychotherapieforschung zu Evaluation und Qualitätsmanagement im Verlauf der Zeit (modifiziert nach Lutz, Castonguay et al., 2021)

Zeitraum	Evaluationsfrage	Prozessfrage
1950–1970	Ist Psychotherapie effektiv?	Gibt es objektive Methoden zur Prozessevaluation?
1960–1980	Welche Psychotherapie ist effektiver?	Welche Komponenten sind mit dem Therapieergebnis assoziiert?
1970–1990	Wie kann Psychotherapie (kosten-)effizienter gemacht werden?	Wie tritt Veränderung (quantitativ) auf?
1980–2000	Wie können Forschungsbefunde in die Praxis transferiert werden?	Wie tritt Veränderung (qualitativ) auf?
1990–2010	Wie kann die Qualität der Behandlungsumsetzung verbessert werden?	Wie können allgemeine und spezifische Wirkfaktoren unterschieden werden?
2000–2020	Wie kann das Therapieergebnis verbessert werden?	Wie können Mediatoren und Moderatoren identifiziert werden?

gen. Ein Beispiel für ein spezifisches Maß der Symptomreduktion ist das *Beck-Depressions-Inventar* (BDI; Beck et al., 1996), das depressive Symptomatik erhebt, ein Beispiel für ein globales Maß zur Erfassung der generellen psychischen Belastung ist das *Brief Symptom Inventory* (BSI; Franke, 2000). Eine mögliche Störungsursache sind dysfunktionale Emotionsregulationsstrategien, die mit dem *Affective Style Questionnaire* (ASQ; Hofmann & Kashdan, 2010) erhoben werden können. Ein Beispiel für eine Störungsfolge ist ein eingeschränktes Funktionsniveau in Bereichen wie Arbeit, Haushaltsführung oder familiäre Beziehungen, das mit der *Work and Social Adjustment Scale* (WSAS; Mundt et al., 2002) erfragt werden kann (siehe Kapitel 10).

In einen zeitlichen Zusammenhang wurden unterschiedliche inhaltliche Zielvariablen von Howard et al. (1993) gebracht, deren Phasenmodell der Psychotherapie von drei zeitlich aufeinander folgenden Phasen ausgeht. In der ersten Phase (der Remoralisierungsphase) verbessert sich zunächst das Wohlbefinden, in der zweiten Phase (Remediation) folgt die Symptomatik und in der dritten Phase (Rehabilitation) soll sich die allgemeine Funktionsfähigkeit verbessern.

Nachdem die relevanten Zielvariablen ausgewählt wurden, muss deren Operationalisierung (das *Wie* der Erhebung) bestimmt werden. Eine übergreifend gültige Festlegung auf bestimmte Messinstrumente konnte bislang nicht erreicht werden, sodass nach wie vor eine Vielzahl an Instrumenten in unterschiedlichen Studien eingesetzt wird. Ein Überblicksartikel von Froyd et al. (1996) zählte in einem Fünf-Jahres-Zeitraum insgesamt 1430 Instrumente zur Erhebung des Therapieerfolgs, von denen 851 nur in einer einzigen Studie eingesetzt worden waren. Eine Reihe von ansatzweise übergreifenden Standards und ökonomische Kurzversionen ebnen jedoch den Weg zu einer stärkeren Homogenität bei der Auswahl der Messinstrumente (Lutz, Neu et al., 2019).

Die Instrumente zur Erfassung psychotherapeutischer Veränderungen lassen sich in Instrumente zur *direkten* und *indirekten* Veränderungsmessung einteilen. Bei der direkten Veränderungsmessung wird die erreichte Veränderung einmalig retrospektiv am Ende der Behandlung erfragt (z. B. „Wie sehr haben sich Ihre Symptome seit Beginn der Therapie verbessert?"). Diese Variante ist zwar ökonomisch und augenscheinvalide, allerdings ist die Konstruktvalidität fragwürdig. Retrospektive Einschätzungen unterliegen diversen Verzerrungen *(biases)*, wie zum Beispiel Erinnerungseffekten oder dem Halo-Effekt, bei dem die Einschätzung der Veränderung von der momentanen Ausprägung des Konstrukts beeinflusst wird.

Aufgrund dieser Nachteile wird zumeist auf eine indirekte Veränderungsmessung zur Beurteilung des Therapieerfolgs zurückgegriffen. Dabei werden die Zielvariablen mehrfach, z. B. vor Beginn und nach Abschluss der Therapie, erhoben und die Veränderung wird über den Differenzwert abgebildet. Differenzwerte finden eine breite Anwendung in der Therapieevaluation, aber auch dieses Vorgehen birgt einige Nachteile. Veränderungen können, v. a. bei Extremwerten zu Beginn der Therapie, bei wiederholter Messung zur Mitte tendieren (Regression zur Mitte). Der Anspruch an Messinstrumente, ein Konstrukt möglichst reliabel, also auch über die Zeit stabil zu erfassen, stellt ein Problem für die Veränderungssensitivität dar, für die tatsächliche Veränderungen valide abgebildet werden sollen (Reliabilitäts-Validitäts-Dilemma). Zudem fließt in Differenzwerte bei zweimaliger Messung auch zweimal der Messfehler des Instruments ein, sodass deren Reliabilität geringer ausfällt als die der einzelnen Messungen. Abschließend hängt die Veränderung mit den Ausgangswerten zusammen, sodass bei einer hohen Ausprägung eines Konstrukts zu Therapiebeginn aufgrund von Deckeneffekten mit größerer Wahrscheinlichkeit eine Reduktion eintritt. Hierzu konnte empirisch festgestellt werden, dass prozentuale Veränderungswerte (Veränderungen in Relation zum Ausgangswert) weniger stark mit dem Ausgangswert korrelieren als reine Differenzwerte (Hiller et al., 2012; Schwartz et al., 2021).

Neben dem kurzfristigen Effekt der Psychotherapie bis zum Ende der Behandlung sollten auch langfristige Effekte berücksichtigt werden. Dazu werden nach Ende der Therapie in regelmäßigen Abständen (z.B. nach 6, 12 und 36 Monaten) Katamnese-Erhebungen durchgeführt. Studien, die auf solche langfristigen Daten zurückgreifen, sind jedoch selten, da die Erhebung der Daten durch die Nachverfolgung der nicht mehr an die Klinik oder Ambulanz angeschlossenen Patient:innen einen großen Aufwand bedeutet und die Drop-out-Raten sehr hoch ausfallen können (Barkham & Lambert, 2021). In den meisten Fällen sind die Nachuntersuchungen auf den Zeitraum eines Jahres nach Therapieende beschränkt, während längerfristige Effekte wichtige Erkenntnisse zur Nachhaltigkeit von Psychotherapie liefern könnten.

Zusätzlich zu direkter und indirekter Veränderungsmessung mittels psychometrischer Instrumente können idiografische Methoden zum Einsatz kommen, die stärker auf den Einzelfall bezogen sind. Das *Goal Attainment Scaling* (GAS; Kiresuk et al., 2014) ist eine idiografische Zielerreichungsskala zur Erfassung individueller Therapieziele (siehe Kapitel 17). Solche Methoden zeichnen sich durch ihre Flexibilität, Individualisierbarkeit, ihre Nähe zur klinischen Arbeit und die Relevanz für einzelne Patient:innen aus. Für die nomothetische, quantitative Forschung (z.B. Gruppenvergleiche) eignen sie sich jedoch nur bedingt, da die Ergebnisse durch die hohe Individualität der Inhalte nur eingeschränkt aggregiert werden können. Weitere potenzielle Ergebnisvariablen sind die Therapiedauer, die Wahrscheinlichkeit eines Therapieabbruchs sowie potenzielle Nebenwirkungen und Negativeffekte von Psychotherapie. Auf mögliche Herangehensweisen zur Interpretation und Bewertung der Veränderungsmessungen wird in den beiden folgenden Abschnitten eingegangen.

23.2.2 Evaluation auf Gruppenebene: Effektstärken

Die Größe der Veränderung eines Konstrukts (z.B. der Symptomatik oder interpersonaler Probleme) vom Therapiebeginn zum Therapieabschluss hängt nicht nur von der tatsächlichen Effektivität der Intervention ab. Bedingt durch Unterschiede in den Stichproben und den eingesetzten psychometrischen Instrumenten können reine Prä-Post-Differenzwerte nicht miteinander verglichen werden. Diese müssen zunächst standardisiert werden, um sie unabhängig von der Varianz in der Stichprobe und der Metrik des Messinstruments zu machen. Solche standardisierten Veränderungswerte werden Effektstärken genannt.

Für kontinuierliche, d.h. intervallskalierte Merkmale lassen sich Effektstärkenmaße in zwei Gruppen einteilen: Die *d*-Familie und die *r*-Familie. Effektstärken aus der *d*-Familie (z.B. Cohen's *d* oder Hedges' *g*) geben einen standardisierten Mittelwertsunterschied zwischen zwei Gruppen an. Dabei kann es sich um unabhängige Gruppen (z.B. eine Interventionsgruppe [IG] und eine Kontrollgruppe [KG]) oder um zwei abhängige Messungen (Prä- und Post-Wert einer IG) handeln. Effektstärken aus der *d*-Familie werden berechnet, indem ein Differenzwert zweier Gruppenmittelwerte durch eine Streuung (Standardabweichung, *SD*) geteilt wird. Das Resultat kann als Mittelwertsunterschied in Standardabweichungs-Einheiten interpretiert werden (Beispiel: „Die Belastung nach der Behandlung ist um 1.5 *SD* geringer als vor der Behandlung"). Eine Einteilung der Effektstärken in kleine, mittlere und große Effekte findet sich in Tabelle 23.2. Die Größe des Effekts wird durch die Wahl der *SD* beeinflusst. Zumeist werden die *SD*s der beiden Gruppen gemittelt (gepoolte *SD*), es kann sich aus theoretischen Gründen aber auch für die *SD* einer der beiden Gruppen entschieden werden. Bei Prä-Post-Veränderungswerten wird häufig die *SD* der Prä-Werte genommen, da sie meist größer ausfällt und somit zu einer konservativen Schätzung führt. Empfohlen wird die *SD* der Differenzwerte (Rasch et al., 2014).

Tabelle 23.2: Konventionen zur Einteilung der Effektstärken in kleine, mittlere und große Effekte

Effekte	*d*	*r*	OR	NNT
klein	0.2	.10	1.68	9
mittel	0.5	.30	3.47	4
groß	0.8	.50	6.71	3

Anmerkung: Konventionen zur Einteilung der standardisierten Mittelwertsdifferenz *d* und des Korrelationskoeffizienten *r* nach Cohen (1988); für *OR* nach Chen et al. (2010); für *NNT* aufgerundet der Umrechnung von *d* in *NNT* nach Kraemer und Kupfer (2006) folgend; *OR* = Odds Ratio; *NNT* = Number Needed to Treat.

Beim Vergleich von Effektstärken aus unterschiedlichen Studiendesigns oder mit unterschiedlichen *SD*s im Nenner der Gleichung ist zur Vorsicht zu raten. Generell weisen Effektstärken aus Prä-Post-Vergleichen innerhalb einer IG in der Regel die höchsten Effekte auf, da sie neben dem Therapieeffekt auch Spontanremission und alle anderen Einflüsse abbilden. Geringere Effekte sind bei passiven KGs (Wartelisten-KGs) zu erwarten, da hier für alles, was nicht mit der Behandlung zusammenhängt (u.a. Spontanremission), kontrolliert wird und sich die beiden Gruppen nur im Vorhandensein der Intervention unterscheiden sollten. Die geringsten Effekte zeigen sich bei dem Vergleich einer IG mit einer aktiven KG, die eine andere Intervention (oftmals das sogenannte *treatment as usual*, TAU) erhält. Bei diesem Vergleich gibt die Effektstärke nur noch an, um wie viel effektiver die Intervention ist als die zum Vergleich herangezogene aktive Therapieform, nicht aber, wie effektiv die untersuchte Intervention insgesamt ist.

Effektstärken aus der *r*-Familie (z.B. Pearson's *r* oder das standardisierte Regressionsgewicht β) geben Zusammenhänge zwischen zwei Merkmalen oder den Anteil der aufgeklärten Varianz an. Sie werden berechnet, indem die gemeinsame Varianz (Kovarianz) zweier Variablen ermittelt und standardisiert wird, und geben die Stärke eines Zusammenhangs an. Zur Evaluation der Effektivität einer Behandlung kann mittels punktbiserialer Korrelation der Zusammenhang zwischen der Gruppenzugehörigkeit (IG vs. KG) und dem Belastungswert nach Abschluss der Therapie ermittelt werden. Um herauszufinden, wie groß der Anteil an der Gesamtvarianz der Belastung ist, der auf die Intervention zurückzuführen ist, kann das *r* zum Determinationskoeffizienten r^2 (bei mehr als zwei Variablen auch R^2) quadriert und als Prozentmaß beurteilt werden. Effektstärkenmaße sind über mathematische Operationen ineinander überführbar (Rice & Harris, 2005). Um den Unterschied in den Post-Werten zweier (Interventions-)gruppen anzugeben, kann also entweder der Gruppenunterschied mittels *d*-Effektstärke quantifiziert oder der Zusammenhang von Gruppenzugehörigkeit und Post-Werten (*r*-Effektstärke) berechnet werden.

Wenn die Konstrukte nicht kontinuierlich, sondern kategorial erfasst wurden, muss auf andere Effektstärkenmaße zurückgegriffen werden. Das ist der Fall, wenn als Erfolgsmaß das kriteriengemäße Vorliegen einer psychischen Störung nach der Behandlung oder die Belastung in Relation zu einem Cut-off-Wert eines Instruments benutzt wird. Das sogenannte Pseudo-R^2 überträgt die Idee der Varianzaufklärung auf dichotome Ergebnisvariablen und versucht eine Annäherung an den Determinationskoeffizienten R^2. Am geläufigsten sind bei dichotomen Ergebnisvariablen aber Odds Ratios *(OR)*, die ein Chancenverhältnis zwischen den beiden Ausprägungen der binären Variablen angeben. Bei einem *OR* von 1.5 ist die Wahrscheinlichkeit für einen der beiden Ergebniszustände (z. B. nach der Therapie unterhalb des Cut-offs zu liegen und damit als nicht mehr klinisch belastet zu gelten) in der einen Gruppe 1,5-mal so groß wie in der anderen Gruppe.

Neben den geläufigen Effektstärkenmaßen *d*, *r* und *OR* finden zunehmend weitere Maße Einzug in die Psychotherapieforschung, die alle das Ziel verfolgen, die Interpretierbarkeit und klinische Verständlichkeit der Effektstärken zu erhöhen. Eines dieser Maße ist die *Number Needed to Treat* (NNT). Sie kommt aus dem medizinischen Bereich und gibt an, wie viele Patient:innen behandelt werden müssen, damit sich im Vergleich zur Kontrollgruppe ein:eine Patient:in mehr verbessert. Bei der NNT zeigen demnach kleine Werte eine hohe Effektivität an (siehe Tabelle 23.2). Wenn 100 Patient:innen mit einer neuen Therapie behandelt werden, die gegenüber dem TAU eine NNT von 5 aufweist, kann davon ausgegangen werden, dass durch die neue Methode 20 Patient:innen mehr erfolgreich behandelt werden können.

23.2.3 Evaluation auf Individualebene: Klinisch signifikante Veränderung

Die zuvor beschriebenen Effektstärkenmaße eignen sich zur Evaluation einer Intervention auf Gruppenebene (z. B. Kognitive Verhaltenstherapie versus Interpersonale Therapie). Mit ihnen können also Aussagen darüber getroffen werden, ob eine Therapie im Durchschnitt (über die Zeit oder im Vergleich zu einer Kontrollgruppe) wirksam ist. Effektstärken können auch auf Individualebene berechnet werden, indem die Prä-Post-Differenz eines:einer Patient:in auf einer bestimmten Zielvariablen an einer zuvor auf Gruppenebene berechneten *SD* standardisiert wird. Solch eine individuelle Effektstärke sagt aber wenig über die klinische Bedeutsamkeit des Effekts aus. Zur Erfassung der klinischen, im Gegensatz zur rein statistischen Bedeutsamkeit von Veränderungen wurden diverse Ansätze entwickelt. Die am häufigsten in der Evaluation von Psychotherapie eingesetzte Methode ist die sogenannte *klinisch signifikante Veränderung* nach Jacobson und Truax (1992; siehe Kapitel 10).

Um als klinisch signifikant verändert zu gelten, müssen nach diesem Ansatz zwei Kriterien erfüllt sein: (1) Die Belastungswerte eines:einer Patient:in müssen aus dem Wertebereich einer klinisch belasteten Population in den Wertebereich einer nicht klinischen Population wechseln, (2) die Veränderung in den Belastungswerten muss (statistisch) reliabel sein. Das erste Kriterium beinhaltet, dass der:die Patient:in zu Beginn der Therapie in krankheitswertigem Ausmaß belastet ist und nach Ende der Therapie nicht mehr. Operationalisiert wird dieses Kriterium über einen Cut-off-Wert, der die Grenze zwischen den beiden Populationen angibt (siehe Kasten).

Cut-off-Werte

Der Cut-off kann auf drei unterschiedliche Arten berechnet werden; abhängig davon, welche Referenzwerte verfügbar sind. Liegen nur Referenzwerte einer klinischen Stichprobe vor, wird als Cut-off der Wert gewählt, der sich zwei *SDs* unter dem Mittelwert der klinischen Stichprobe befindet. Dies gilt, wenn hohe Werte für eine höhere Belastung stehen, sodass bei mehr als 2 *SDs* unterhalb des Mittelwertes die Wahrscheinlichkeit hinreichend gering ist, dass der vorliegende Wert aus dieser klinischen Verteilung stammt. Sind hingegen nur Referenzwerte einer nichtklinischen Stichprobe verfügbar, wird der Cut-off analog als der Wert festgelegt, der zwei *SDs* oberhalb des Mittelwertes der nicht klinischen Stichprobe liegt. Wenn für die klinische und die nichtklinische Population Referenzwerte vorliegen, befindet sich der Cut-off an der Stelle, an der die Wahrscheinlichkeiten, zu den beiden Stichproben zu gehören, gleich groß sind.

Für eine klinisch signifikante Veränderung ist es also notwendig, dass sich der Prä-Wert eines:einer Patient:in vor der Therapie oberhalb (im klinischen Bereich) und der Post-Wert nach der Therapie unterhalb (im nichtklinischen Bereich) befindet. Das Kriterium ist aber nicht ausreichend, da Patient:innen, deren Werte vorher bereits sehr nah am Grenzwert liegen, sich auch durch zufällige Schwankungen in den nichtklinischen Bereich bewegen können. Um auszuschließen, dass die Veränderung nur auf unsystematische Zufallsschwankungen zurückzuführen ist, kommt das zweite Kriterium zum Einsatz, der *Reliable Change Index* (RCI; siehe Kapitel 10). Der RCI gibt an, wie groß eine Veränderung auf einem bestimmten Instrument mindestens sein muss, damit sie als reliabel, also zuverlässig und nicht zufällig angesehen werden kann. Er ist abhängig vom Messfehler des Instruments und gibt an, ab welchem Wert die Wahrscheinlichkeit dafür, dass die Veränderung nur durch Zufall zustande gekommen ist, kleiner als 5 % ist.

Nach dem Ansatz der klinisch signifikanten Veränderung lassen sich Patient:innen als klinisch signifikant verbessert (Unterschreiten des Cut-offs und Verbesserung > RCI), reliabel verbessert (Verbesserung > RCI, aber kein Unterschreiten des Cut-offs), reliabel verschlechtert (Verschlechterung > RCI) oder nicht reliabel verändert (Veränderung < RCI) einstufen.

Trotz der vielen Vorteile dieses Konzepts hat auch die klinisch signifikante Veränderung Limitationen, die in den letzten Jahren vermehrt diskutiert und für deren Lösung alternative Methoden gesucht werden. Die Kriterien zeigen sich äußerst konservativ, sodass es für Patient:innen schwer sein kann, diese zu erfüllen. Zum einen können sich alle Patient:innen, die zu Therapiebeginn bereits unter dem Cut-off liegen, nicht klinisch signifikant verbessern, da sie den Wechsel (Kriterium 1) nicht vollziehen können. Zum anderen können sich Patient:innen mit geringeren Prä-Werten aufgrund von Bodeneffekten nicht reliabel verbessern (Kriterium 2). Bei Instrumenten mit geringer Reliabilität und damit großem Messfehler können sich zudem sehr große RCIs ergeben, sodass auch deutliche Verbesserungen nicht reliabel sind, obwohl die Patient:innen selbst von spürbaren Verbesserungen berichten. Einige Autor:innen haben daher das 95-%-Kriterium des RCI kritisiert und als Alternative einen *Likely Change Index* (LCI) vorgeschlagen, bei dem der Index nicht auf einem 95-%-, sondern auf einem 68-%- oder 50-%-Konfidenzintervall beruht und eine größere Anzahl Patient:innen korrekt als verbessert klassifiziert (Peipert et al., 2022).

23.2.4 Studiendesigns zur Therapieevaluation

Die Wirksamkeit klinisch-psychologischer Interventionen kann in zwei unterschiedlichen Designs evaluiert werden: Randomisiert-kontrollierte Studien (*randomized controlled trials*, RCT) und naturalistische, quasi-experimentelle Studien. RCTs sind durch eine zufällige Zuweisung der Patient:innen zu zwei oder mehr Behandlungsbedingungen gekennzeichnet, von denen eine die zu evaluierende Interventionsgruppe (IG) ist und die anderen geeignete Vergleichsgruppen darstellen. Durch die Randomisierung der Patient:innen soll erreicht werden, dass sich alle relevanten Merkmale gleichmäßig auf die Gruppen aufteilen und somit vor den Interventionen keine systematischen Unterschiede zwischen den Gruppen bestehen. Wenn dieses Vorhaben gelingt, können Gruppenunterschiede auf die erhaltene Intervention zurückgeführt werden. Das Design besitzt daher eine hohe interne Validität und wird auch als *Efficacy*-Studie bezeichnet (Wirksamkeit unter Idealbedingungen). In der Realität kann es jedoch auch bei größeren Stichproben (z. B. $N = 538$; Lutz, Deisenhofer et al., 2022) zu Unterschieden zwischen den Gruppen in den Merkmalen der Patient:innen vor Therapiebeginn kommen, sodass dies immer geprüft und wenn notwendig über eine statistische Kontrolle (siehe unten) dieser Variablen nachgedacht werden sollte.

Naturalistische Studien können ebenfalls herangezogen werden, um zwei oder mehr Gruppen miteinander zu vergleichen. Hierbei werden die Patient:innen nicht zufällig den Gruppen zugewiesen, sondern können sich die Behandlung selbst auswählen oder müssen das zur Verfügung stehende Angebot nutzen. Da durch dieses Vorgehen ein vorhandener Gruppenunterschied in der Wirksamkeit der Interventionen nicht mehr kausal auf die Intervention zurückgeführt werden kann, muss bei der Datenauswertung eine statistische Kontrolle erfolgen. Dies ist entweder durch die Aufnahme der relevanten potenziellen Störvariablen als Kovariaten in das statistische Modell möglich oder, indem die Gruppen mithilfe eines Matching-Verfahrens (z. B. Propensity Score Matching; Guo & Fraser, 2014) vor der Datenanalyse einander angeglichen werden. Das Design besitzt eine hohe externe Validität, da die Ergebnisse eine hohe Generalisierbarkeit auf die Routineversorgung aufweisen, und wird auch als *Effectiveness*-Studie bezeichnet (Wirksamkeit unter Realbedingungen). Weitere Vor- und Nachteile der beiden Studiendesigns sind in Tabelle 23.3 dargestellt.

Tabelle 23.3: Unterschiede zwischen randomisiert-kontrollierten und naturalistischen Studiendesigns (modifiziert nach Lutz, Glombiewski et al., 2021)

Randomisiert-kontrollierte Studien	Naturalistische Studien
Hohe interne, geringe externe Validität	Hohe externe, geringe interne Validität
Selektierte, homogene Stichproben (störungshomogen, keine Komorbidität)	Naturalistische, heterogene Stichproben (störungsheterogen, Komorbiditäten)
Manualisierte/vorgegebene Therapien (Dauer und Vorgehen festgelegt)	Naturalistische/adaptive Therapien (Dauer und Vorgehen adaptiv)
Randomisierte Zuweisung (Fokus auf Studiendesign)	Statistische Kontrolle (Fokus auf Datenanalyse)

Sowohl RCTs als auch naturalistische Studien sollten eine geeignete Kontrollgruppe (KG) als Vergleichsgruppe enthalten, um Verbesserungen während der Intervention von Effekten anderer zeitkorrelierter Prozesse wie Reifung und wiederholtem Testen trennen zu können. Zur Evaluation des Gesamteffekts der Therapie wird meist auf eine Wartelisten-KG zurückgegriffen, in der Patient:innen keine Behandlung erhalten. Auf diese Weise kann der Gruppenunterschied auf die Gesamtheit der Intervention zurückgeführt werden, nicht jedoch auf Spontanremission oder andere nicht mit der Intervention assoziierte Faktoren, die sich auch in der KG abbilden sollten. Anzumerken ist, dass bereits das Wissen der Patient:innen in der KG, dass sie in naher Zukunft einen

Therapieplatz erhalten werden, durch Remoralisierungsprozesse (z.B. aufkommende Hoffnung, dass sie bald Hilfe erhalten werden) positive Auswirkungen auf deren psychische Belastung haben kann.

Einen etwas strengeren Test zur Evaluation der Wirksamkeit einer Intervention stellen aktive KGs dar, bei denen die Patient:innen auch eine Behandlung erhalten. Dies kann der Kontakt zu einem:einer Behandler:in sein, der:die der zu behandelnden Person primär Aufmerksamkeit und Unterstützung zukommen lässt (vgl. supportive Therapie), oder eine vergleichbare aktive Behandlungsform wie ein anderer etablierter psychotherapeutischer oder pharmakotherapeutischer Ansatz. Oftmals werden hier die Standardbehandlungen angeboten, wie sie in der Routine eingesetzt werden, um die zu evaluierende Intervention gegen das bisher geläufige Vorgehen zu testen (TAU).

Verschiedene Strategien zur Evaluation eines Therapieverfahrens, die auch in zeitlich sinnvoller Abfolge umgesetzt werden können, finden sich in der Einteilung von Kazdin (2021). Nach dieser Einteilung soll nach der generellen Wirksamkeit des Gesamtpakets der Intervention untersucht werden, ob die Intervention besser wirkt als eine bereits etablierte aktive KG (*komparative* Studie). Wenn die Wirksamkeit der Intervention auch gegenüber einer aktiven KG bestätigt werden konnte, können spezifische Komponenten der Intervention evaluiert werden. Dazu wird eine Gruppe von Patient:innen, die das Gesamtpaket erhalten, mit einer zweiten Gruppe verglichen, bei deren Behandlung die zu evaluierende Komponente entfernt wurde (*Dismantling*-Studie). Ein Beispiel ist eine Studie zur Cognitive Processing Therapy (CPT) bei Posttraumatischer Belastungsstörung (siehe Kapitel 28.7), in der das gesamte Behandlungspaket der CPT mit einer Variante ohne den schriftlichen Traumabericht und einer ohne die kognitiven Elemente verglichen wurde (Resick et al., 2008). Es zeigte sich, dass die kognitive Variante ohne Traumabericht dem Gesamtpaket gegenüber nicht unterlegen, aber der Variante mit Fokus auf dem Traumabericht überlegen war. So konnte gezeigt werden, dass der Traumabericht kein notwendiges Element der CPT ist. Generell lassen sich mit diesem Design notwendige und ggf. hinreichende Bedingungen einer Therapie identifizieren. Den Dismantling-Studien sehr ähnlich sind *konstruktive Designs*, bei denen einem Interventionspaket eine weitere Komponente hinzugefügt statt weggenommen wird. So kann einer Kognitiven Verhaltenstherapie bei Angststörungen motivationale Gesprächsführung hinzugefügt werden, um die Angstsymptome noch stärker zu reduzieren (Marker & Norton, 2018).

Bei all diesen Studiendesigns ist zu bedenken, dass sie meist mittels statistischer Nullhypothesen-Signifikanztests (z.B. Varianzanalysen) ausgewertet werden, um gegen die Nullhypothese zu testen, dass es keine bedeutsamen Unterschiede zwischen den Gruppen in ihren Therapieergebnissen gibt. Signifikante Ergebnisse zeigen dabei an, dass sich eine Gruppe signifikant von den anderen Gruppen unterscheidet. Ein nicht signifikantes Ergebnis bedeutet jedoch nicht automatisch, dass sich die Behandlungsansätze nicht in ihrer Wirksamkeit unterscheiden. Zu berücksichtigen ist hier die Teststärke, die angibt, mit welcher Wahrscheinlichkeit bei einer vorliegenden Differenz dieser Effekt auch gefunden werden kann. Ein nicht signifikantes Ergebnis kann nicht interpretiert werden, wenn die Teststärke zu gering ist. Darüber hinaus sind diese Designs zur Untersuchung von Unterschieden *(superiority trials)* und nicht zum Aufdecken von Gleichheit konzipiert. Zur Testung, ob zwischen zwei Interventionen kein klinisch relevanter Unterschied in der Wirksamkeit besteht, werden *equivalence* oder *noninferiority trials* herangezogen, die einen minimalen Unterschied in Form einer Effektstärke festlegen, ab dem nicht mehr von Gleichheit gesprochen wird. Ein Problem dieser Herangehensweise ist die Willkürlichkeit, mit der der Grenzwert festgelegt wird. Ein anderes ist die Beobachtung, dass eine Non-Inferiority-Analyse gleichzeitig die Überlegenheit einer Intervention und die Nicht-Unterlegenheit der anderen Intervention zeigen kann (Rief & Hofmann, 2018).

23.2.5 Wirksamkeit von Psychotherapie

Um eine abschließende Beurteilung der Wirksamkeit von Psychotherapie vornehmen zu können, reicht es nicht, eine einzelne Studie oder gar Einzelfallbeobachtungen heranzuziehen. Stattdessen ist ein systematischer Überblick über die gesamte vorhandene Studienlage notwendig, in den auch widersprüchliche Befunde integriert werden und aus dem ein Gesamtfazit abgeleitet werden kann. Einen solchen Überblick ermöglichen *Metaanalysen*, die die Befunde bisheriger Studien quantitativ in Form von aggregierten Effektstärken zusammenfassen. Darüber hinaus ist es in Metaanalysen möglich, Moderatoren der Wirksamkeit einer Intervention auf Studienebene zu untersuchen.

In Metaanalysen fließen Studien ein, die eine oder mehrere Vergleichsgruppen gegen eine zu evaluierende Intervention untersucht haben. Neben diesen direkten Vergleichen können mithilfe von *Netzwerk-Metaanalysen* indirekte Vergleiche vorgenommen werden (z.B. Cuijpers et al., 2020). Wenn in einigen Primärstudien die Interventionen A und B verglichen wurden und in anderen die Interventionen A und C, so können mit diesem Vorgehen auch die Interventionen B und C indirekt metaanalytisch verglichen werden.

Neben den Vorteilen, die die Interpretation der Ergebnisse einer Metaanalyse gegenüber Einzelstudien mit sich bringt, dürfen potenzielle Nachteile nicht vergessen werden (Sharpe, 1997):

- Erstens können die Daten- und Auswertungsqualität einer Metaanalyse nie besser sein als die der zugrunde liegenden Originalstudien. Daher ist es unerlässlich, die Originalarbeiten vor Aufnahme in eine Metaanalyse methodenkritisch zu prüfen.
- Zweitens wird kritisch hinterfragt, inwiefern Befunde von sehr unterschiedlichen Studien, mit unterschiedlichen Stichproben, Messinstrumenten oder statistischen Analy-

sen, zusammengefasst und dann noch sinnvoll interpretiert werden können.

- Drittens kann ein gegebenenfalls vorhandener *Publikationsbias*, also die Tendenz dazu, dass nur signifikante Effekte publiziert werden, zu einer Überschätzung der durchschnittlichen Effektstärke führen. Daher ist eine ausreichende Transparenz bezüglich verwendeter Suchbegriffe und -maschinen sowie der Ein- und Ausschlusskriterien wichtig (Wampold & Imel, 2015).

Zum Umgang mit dem Publikationsbias werden unterschiedliche statistische Methoden eingesetzt. Neben Selektionsmodellen, die den Selektionsprozess modellieren und für diesen korrigieren, und *Funnel Plots*, die die Verteilung der Effektstärken grafisch darstellen und einen möglichen Publikationsbias durch eine schiefe Verteilung sichtbar machen, wurde zuletzt die Schiefe der standardisierten Abweichungen als Maß für die Verzerrungen durch selektive Publikationen vorgeschlagen und in Simulationsstudien getestet (Lin & Chu, 2018). Wie in Originalstudien können auch in Metaanalysen während der Auswertung zu treffende Entscheidungen einen Einfluss auf das Ergebnis haben (Wampold & Imel, 2015). Wenn dadurch Ergebnisse in eine Richtung beeinflusst werden, die den Erwartungen oder Wünschen der Autor:innen entsprechen, spricht man von *Allegiance-Effekten*. Diese sind auch in Überblicksarbeiten und Metaanalysen zu beobachten (Ioannidis, 2016), wobei Studien mit geringerer methodischer Qualität eher davon betroffen sind (Munder et al., 2013). Zur ausreichenden Beschreibung des methodischen Vorgehens, die das Verständnis, die methodenkritische Evaluation und die Replizierbarkeit der Studie ermöglicht, wurden mit den *Consolidated Standards of Reporting Trials (CONSORT) Guidelines* Standards zur Dokumentation festgelegt (Boutron et al., 2008).

Die Wirksamkeit von Psychotherapie wurde in zahlreichen randomisiert-kontrollierten sowie naturalistischen Studien bestätigt (z. B. Carpenter et al., 2018; Driessen et al., 2010). Im Durchschnitt zeigen Metaanalysen Effektstärken von $d = 0.40$ (bei aktiver KG) bis $d = 0.80$ (verglichen mit einer Warteliste; Barkham & Lambert, 2021). Dass die Effektstärken in RCTs teils größer ausfallen als in naturalistischen Designs, scheint an Unterschieden in den behandelten Stichproben zu liegen (Lutz et al., 2016). Speziell für die stationäre, ambulante und an Universitätsambulanzen durchgeführte Routineversorgung konnten in einer kürzlich erschienenen Metaanalyse Effekte zwischen $d=0.80$ und $d=1.01$ gefunden werden (Gaskell et al., 2022). Damit liegt die Wirksamkeit von Psychotherapie deutlich über der etablierter somatischer Interventionen, wie der Gabe von Corticosteroiden bei Asthma ($d=0.56$) oder Aspirin zur Prävention von vaskulären Erkrankungen ($d=0.12$; Leucht et al., 2015). Es bleibt auch bei diesem Vergleich zu beachten, dass die Höhe der Effektstärken vom eingesetzten Ergebnismaß, der untersuchten Stichprobe und dem Untersuchungskontext abhängt. Aber nicht nur die berechnete Effektstärke, sondern auch deren Interpretation kann stark variieren. Bei einfach und kostenschonend implementierbaren Interventionen, die eine große Anzahl an Betroffenen erreichen können und ein hoch relevantes Merkmal wie Suizidalität beeinflussen, kann auch eine vergleichsweise kleine Effektstärke sehr große sozial-ökonomische und gesundheitspolitische Effekte haben.

Vor dem Hintergrund, dass sich die Wirksamkeit von Psychotherapie in den letzten vier Jahrzehnten nicht bedeutsam verbessert hat (Cuijpers, 2017) und auch der Vergleich unterschiedlicher psychotherapeutischer Ansätze häufig nur zu sehr kleinen oder gar keinen signifikanten Unterschieden in der Wirksamkeit der Behandlungen geführt hat (Connolly Gibbons et al., 2016; Cuijpers et al., 2008; Hunot et al., 2013), wird die Wirksamkeit von Psychotherapie zunehmend individualisierter betrachtet. Dazu gehören neben idiografischen Ansätzen auf Einzelfallebene vor allem differenzielle Effektstärken. Die Idee differenzieller Evaluation ist, dass ein therapeutisches Verfahren nicht für jeden:jede Patient:in gleich effektiv ist und dass eine personalisierte Zuweisung von Patient:innen zu der am besten zu ihnen passenden Therapie die Gesamteffektstärke erhöhen kann, ohne dass die Therapieansätze an sich verändert werden müssen (Cohen & DeRubeis, 2018; Lutz, Deisenhofer et al., 2022; Schwartz et al., 2021). Das Potenzial der evidenzbasierten Interventionen ist also möglicherweise noch nicht ausgeschöpft und eine feinere Evaluation, als es der reine Mittelwertsvergleich über alle Patient:innen hinweg unter dem Motto „One size fits all" ermöglicht, wird zunehmend unter den Schlagworten *Personalisierung* und *Precision Mental Health* verfolgt (Delgadillo & Lutz, 2020).

23.2.6 Verlaufsmessungen und hochfrequente Erhebungen

Die indirekte Veränderungsmessung auf der Grundlage von Prä-Post-Erhebungen stellt eine in der Praxis gut umsetzbare Möglichkeit der Evaluation von Psychotherapie dar. Allerdings bilden diese Messungen nur einen kleinen Ausschnitt des Therapieverlaufs ab und es bleibt unbekannt, wie sich die Messwerte im Verlauf der Behandlung entwickelt haben. Zudem werden Post-Messungen am Ende der Behandlung häufig nicht ausgefüllt, was vor allem bei Patient:innen der Fall ist, die die Therapie abbrechen. In diesem Fall ist eine Evaluation der Behandlung kaum möglich. Eine Lösung bieten kontinuierliche Verlaufsmessungen, die in bestimmten Intervallen von z. B. fünf Sitzungen oder als Stundenbögen jede Sitzung durchgeführt werden können. Hierdurch kann der Verlauf der Therapie zwischen Beginn und Abschluss evaluiert werden und eine Therapieevaluation ist auch bei fehlendem Post-Wert möglich. Zusätzlich wird die Reliabilität der Messung erhöht, da sie auf mehreren Messzeitpunkten beruht und Ausreißer einen geringeren Einfluss haben. Weiterhin können mithilfe von non-linearen Modellierungen konkrete Zeitpunkte der Veränderung identifiziert werden.

Zur Evaluation solcher Verlaufsmessungen werden meist Wachstumskurvenmodelle *(growth curve models)* eingesetzt, bei denen die Messwerte der Zielvariablen auf die Messzeitpunkte regrediert und damit Wachstumskurven geschätzt werden. Da die längsschnittlich erhobenen Messwerte nicht unabhängig voneinander sind, ist eine grundlegende Voraussetzung klassischer statistischer Modelle verletzt. Um diese Voraussetzungsverletzung zu vermeiden und zeitgleich für jeden:jede Patient:in einen individuellen Verlauf zu schätzen, wird auf Mehrebenenmodelle (auch hierarchisch lineare Modelle, HLM) zurückgegriffen (Kenny & Hoyt, 2009). HLM erlauben es dem Steigungsparameter, der den Verlauf der Werte über die Zeit angibt, zwischen den Patient:innen zu variieren, sodass für jeden:jede ein eigener Koeffizient berechnet werden kann. Zugleich erstellt das Modell einen über alle Patient:innen gemittelten Wert für die Steigung, der die durchschnittliche intraindividuelle Veränderung über die Zeit angibt. Diese mittlere Veränderung über die Therapie hinweg stellt oftmals eine verbesserte, weil reliablere Messung der psychotherapeutischen Veränderung dar. Prospektiv können Verlaufsmessungen zudem noch während der Behandlung an Therapeut:innen zurückgemeldet werden, um ihnen so im Sinne einer adaptiven Prozessevaluation die Möglichkeit zu geben, ungünstige Verläufe direkt zu erkennen und das therapeutische Arbeiten entsprechend anzupassen (siehe Kapitel 23.4.2; Lutz, de Jong et al., 2021; Lutz, Deisenhofer et al., 2022).

Noch höherfrequente Erhebungen können mithilfe des ambulanten Assessments erreicht werden, bei dem Patient:innen im Alltag mehrfach pro Tag Fragebögen auf ihrem Smartphone oder einem anderen mobilen Gerät ausfüllen (Trull & Ebner-Priemer, 2013; siehe Kapitel 10). Die Vorteile umfassen

- eine hohe Auflösung der Messungen zur Erfassung von Schwankungen innerhalb eines Tages,
- eine höhere ökologische Validität durch die Erhebung im Alltag der Patient:innen,
- eine verbesserte Reliabilität durch die Anzahl der Messungen,
- eine verbesserte Validität im Vergleich zu retrospektiven Einschätzungen durch die Reduktion von Verzerrungen wie dem Erinnerungsbias,
- eine vereinfachte Beantwortung durch die Patient:innen, die ihr momentanes Befinden besser quantifizieren als sie das Befinden der letzten zwei Wochen in einem Wert zusammenfassen können.

Neben selbstberichteten Zielvariablen wie der Belastung, Symptomschwere oder bestimmten Affekten können neuere technische Entwicklungen auch zur Messung weiterer Merkmale eingesetzt werden. So kann mithilfe von handelsüblichen Fitness-Trackern der Stress im Alltag über die Herzratenvariabilität erfasst (Hehlmann et al., 2021) oder die bei depressiven Patient:innen im Rahmen des Aktivitätenaufbaus zu steigernde Bewegung gemessen werden (Henriksen et al., 2018). Auch aufgezeichnete Therapievideos können mit steigender Validität und Präzision automatisiert ausgewertet werden, um die Bewegungen der Patient:innen (Schwartz et al., 2022) oder deren emotionale Valenz und Erregung (Terhürne et al., 2022) als mögliche Evaluationskriterien zu messen. Während die Erhebungen auf hochauflösenden Zeitreihen (oftmals 25 Messwerte pro Sekunde) beruhen, kann die Therapieevaluation über einen Vergleich der Ausprägungen zu Therapiebeginn und Therapieende oder längsschnittlich über mehrere Sitzungen erfolgen.

23.3 Evaluation von Therapieprozessen und Wirkmechanismen

23.3.1 Mediatoren und Moderatoren im therapeutischen Prozess

Zur Evaluation von Therapieprozessen können Mediations- oder Moderationsanalysen eingesetzt werden. Bei der Mediation soll die Frage beantwortet werden, *wie* eine Prädiktorvariable X eine Zielvariable Y beeinflusst. Es wird nach dem Wirkmechanismus des Prädiktors gesucht, der den Weg von X nach Y erklären kann. Bei der Moderation hingegen soll die Frage beantwortet werden, *wann* ein Prädiktor X eine Zielvariable Y beeinflusst. Es wird nach den Bedingungen gesucht, unter denen X Y beeinflusst.

Bei Verhaltensexperimenten im Rahmen von Angststörungen wird beispielsweise angenommen, dass deren Durchführung zu einer Korrektur dysfunktionaler Erwartungen führt und dadurch die Angstsymptomatik reduziert wird (siehe Kapitel 18). Hierbei handelt es sich um die Frage nach einem Wirkmechanismus, der den Effekt des Verhaltensexperiments auf die Symptomatik erklären soll. Zur Evaluation dieser Hypothese wird in einem Mediationsmodell geprüft, ob die Anwendung von Verhaltensexperimenten im Vergleich zu einer anderen Intervention zu einer stärkeren Abnahme dysfunktionaler Annahmen führt und weniger dysfunktionale Erwartungen wiederum mit einer geringeren Symptomschwere nach Therapieende einhergehen. Wenn bei Aufnahme des Mediators in das Modell der direkte Effekt von Verhaltensexperiment zu Symptomschwere verschwindet, spricht dies für eine vollständige Mediation, bei der der Effekt komplett durch diesen Wirkmechanismus erklärt wird. Wenn der direkte Effekt durch die Berücksichtigung des Mediators signifikant reduziert wird, aber weiterhin vorhanden ist, handelt es sich um eine teilweise Mediation, bei der davon ausgegangen wird, dass der Effekt zusätzlich noch auf andere, nicht erfasste Mechanismen zurückgeht. Methodisch ist bei Mediationsanalysen zentral, dass der Prädiktor X experimentell manipuliert wurde, um einen kausalen Zusammenhang annehmen zu können. Da dies häufig nicht möglich ist, sollte zumindest darauf geachtet werden, dass die drei Variablen X, M und Y zu unterschiedlichen Zeitpunkten und nicht gleichzeitig erhoben wurden.

Soll geprüft werden, unter welchen Bedingungen Verhaltensexperimente zur Symptomreduktion führen, muss eine Moderationsanalyse durchgeführt werden. Der Zusammenhang zwischen der Intervention und dem Therapieergebnis könnte beispielsweise davon abhängen, wie gut das Rational der Intervention im Vorfeld mit dem:der Patient:in besprochen wurde (kognitive Vorbereitung). Zur Evaluation dieser Annahme wird in einer Moderationsanalyse ein Interaktionseffekt zwischen dem Vorhandensein oder der Qualität der kognitiven Vorbereitung und der Gruppenvariable Intervention eingeführt. Ein signifikanter Interaktionseffekt bedeutet, dass die Höhe des Effekts der Intervention auf das Ergebnis von der kognitiven Vorbereitung beeinflusst wird. Dabei kann zwischen ordinalen (quantitativen), semi-disordinalen und disordinalen (qualitativen) Interaktionen unterschieden werden. Wenn Verhaltensexperimente nur bei vorhandener kognitiver Vorbereitung einen Effekt auf das Therapieergebnis haben (oder bei fehlender Vorbereitung sogar ein negativer Effekt entsteht), spricht man von einer disordinalen Interaktion. Der Interventions-Ergebnis-Zusammenhang unterscheidet sich qualitativ zwischen Behandlungen mit und ohne kognitive Vorbereitung. Wenn der Zusammenhang zwischen der Intervention und dem Therapieergebnis bei vorhandener kognitiver Vorbereitung signifikant größer ausfällt, aber generell immer in dieselbe Richtung vorhanden ist, handelt es sich um eine ordinale Interaktion. Der Moderator verändert den Zusammenhang nur quantitativ, aber nicht qualitativ. Wenn ein Moderator für den Zusammenhang zwischen Prädiktor und Mediator in einem Mediationsmodell angenommen wird, spricht man von einer moderierten Mediation.

23.3.2 Effekte zwischen und innerhalb von Patient:innen

Sowohl Mediatoren als auch Moderatoren können auf unterschiedlichen Ebenen wirken (u.a. Sitzungsebene, Ebene der Patient:innen, Ebene der Therapeut:innen). Diese Ebene muss im statistischen Modell korrekt berücksichtigt werden. Im Beispiel mit der kognitiven Vorbereitung bewegen wir uns auf der Ebene der Patient:innen und schauen uns Effekte zwischen Patient:innen an, da wir Patient:innen vergleichen, die entweder eine kognitive Vorbereitung erhalten haben oder nicht. Oftmals interessieren in der Psychotherapieforschung aber Effekte innerhalb von Patient:innen. Es kann zum Beispiel angenommen werden, dass Patient:innen, die im Durchschnitt eine bessere Beziehung zu ihrem:ihrer Therapeut:in angeben, zum Therapieende mehr Symptomreduktion berichten (Effekt zwischen Patient:innen). Noch spannender kann aber die Frage sein, ob Patient:innen nach Sitzungen mit einer besseren Beziehung mehr Veränderung erleben als nach Sitzungen mit einer schlechter eingeschätzten Beziehung (Effekt innerhalb von Patient:innen). Dass diese Effekte gegensätzliche Richtungen annehmen können und deshalb die Analyse der Daten auf der entsprechend richtigen Ebene entscheidend ist, soll das folgende Beispiel verdeutlichen:

Beispiel

Personen erleiden häufiger einen Herzinfarkt, wenn sie gerade intensiv Sport treiben, als wenn sie sich ausruhen. Daraus abzuleiten, dass Sport generell schädlich ist, wäre aber ein Fehlschluss. Betrachtet man den Effekt zwischen den Personen, zeigt sich, dass Personen, die generell mehr und intensiver Sport treiben, im Durchschnitt seltener einen Herzinfarkt erleiden.

Zur Analyse der Daten auf unterschiedlichen Datenebenen werden u.a. HLM herangezogen (siehe Kapitel 23.2.6; z.B. Gómez Penedo et al., 2021).

23.4 Qualitätsmanagement in der Psychotherapie

23.4.1 Qualitätssicherung in der Routineversorgung

Qualitätssicherung dient der Sicherstellung, Reflexion und Verbesserung der Güte einer Leistung. Dabei wird Qualität in drei unterschiedliche Ebenen eingeteilt, die aufeinander aufbauen: Struktur-, Prozess- und Ergebnisqualität. Die *Strukturqualität* bezieht sich auf die Rahmenbedingungen, unter denen die Behandlung stattfindet, wie fachliche Qualifikationen der Behandler:innen (Aus-, Fort- und Weiterbildungen) und örtliche Gegebenheiten (Barrierefreiheit der Praxisräume). Die *Prozessqualität* umfasst alle Abläufe vor, während und nach der Behandlung, wie die Fallkonzeptualisierung, die Dokumentation der Behandlung und das Beachten von Leitlinien und Vorgaben. Kriterien der Struktur- und Prozessqualität werden in Deutschland durch das Psychotherapeutengesetz (PsychThG), das Sozialgesetzbuch V (SGB V) und das Psychotherapeutenausbildungsreformgesetz (PsychThGAusbRefG) vorgegeben. Maßnahmen zur Sicherung der *Ergebnisqualität* sind bislang eher indirekter Natur. Mit dem PsychThGAusbRefG wurde aber ein Qualitätssicherungsverfahren (QS-Verfahren) für die ambulante Psychotherapie gefordert. Ob die in der Psychotherapie-Richtlinie und in der Psychotherapie-Vereinbarung genannten Voraussetzungen für Psychotherapie vorliegen, wurde bislang durch von der Kassenärztlichen Bundesvereinigung (KBV) bestellte Gutachter:innen überprüft. Dieses Antrags- und Gutachterverfahren soll mit Einführung des neuen QS-Verfahrens abgeschafft und durch eine standardisierte Dokumentation und Befragungen von Patient:innen ersetzt werden. Mit den Befragungen der Patient:innen sollen u.a. direkte Messungen psychotherapeutischer Veränderung erfolgen.

Eine systematische Fortschrittsmessung während der gesamten Psychotherapie mit Rückmeldung der aufbereiteten Ergebnisse an Therapeut:innen kann zur Anpassung und Verbesserung der Behandlung sowie zur systematischen Versorgungsforschung genutzt werden (de Jong et al., 2021; Lambert et al., 2018). Dieses Vorgehen ist in der Versorgung in Deutschland vornehmlich in Universitätsambulanzen zu finden, z.B. mit dem Trier Therapie Navigator (TTN; Lutz, Deisenhofer et al., 2022; Lutz, Rubel et al., 2019) und dem Greifswalder Psychotherapie Navigator System (GPNS; Demir et al., 2022). Die Erhebung von Ergebnismaßen wird zudem im Projekt zur Koordination der Datenerhebung und -auswertung an Forschungs- und Ausbildungsambulanzen für Psychotherapie (KODAP) systematisiert und gebündelt (Velten et al., 2017). Erste Versuche, ein Qualitätssicherungs- und Rückmeldeverfahren in ambulanten Praxen niedergelassener Psychotherapeut:innen einzusetzen, wurden im Rahmen des Techniker Krankenkasse (TK)-Projekts und des Projekts zur Qualitätssicherung in der ambulanten Psychotherapie in Bayern (QS-PSY-BAY) unternommen (Strauss et al., 2015). In einigen anderen Ländern ist ein solches Vorgehen mit Verlaufsmessungen und Ergebnismonitoring bereits in die Routine-Versorgungsstruktur integriert. In Großbritannien werden solche Daten zum Beispiel in mehr als 200 Einrichtungen für ambulante Psychotherapie als Teil des Programms Improving Access to Psychological Therapies (IAPT) erhoben (Wakefield et al., 2021).

23.4.2 Psychometrische Rückmeldungen als Evaluations- und Qualitätsmanagementkonzept

Systematische Fortschrittserhebungen mit Rückmeldung der Ergebnisse an Therapeut:innen (*Routine Outcome Monitoring*, ROM) ermöglichen eine dateninformierte und evidenzbasierte Einschätzung des Therapieerfolgs (Prognose) und der daraus abzuleitenden Entscheidungen (Indikation). Erweiterungen dieser Rückmeldesysteme, die die Verbesserungsraten für Patient:innen mit ungünstigen Therapieverläufen fast verdoppeln (Lambert et al., 2018), beinhalten vor allem klinische Unterstützungstools. Diese Tools geben Therapeut:innen mögliche Techniken, Methoden oder Strategien zum weiteren Vorgehen an die Hand, die an die Problembereiche der Patient:innen individuell angepasst sein sollten.

Dateninformierte Psychotherapie dient der Qualitätssicherung, indem die Eindrücke der Therapeut:innen durch die Messungen empirisch unterstützt werden und das Potenzial psychotherapeutischen Arbeitens durch darauf basierende Empfehlungen besser ausgeschöpft wird. Diese Individualisierung des Vorgehens in der Therapie wird als personalisierte oder dateninformierte Psychotherapie bezeichnet (Lutz, de Jong et al., 2021; Lutz, Schwartz & Delgadillo, 2022) und lässt sich in Maßnahmen vor Beginn und im Verlauf der Behandlung unterteilen. Zu Therapiebeginn unterstützen die erhobenen Daten die ausführliche Diagnostik und können zur Einschätzung des Suizidrisikos, der Abbruchwahrscheinlichkeit und des erwarteten Therapieergebnisses herangezogen werden. Im Rahmen einer differenziellen Indikation können unterschiedliche therapeutische Verfahren oder Strategien aufgrund der individuellen Charakteristika der Patient:innen empfohlen werden (Lutz, Deisenhofer et al., 2022; Schwartz et al., 2021). Im Therapieverlauf wird mit kontinuierlichen Messungen der Verlauf der Behandlung verfolgt (ROM) und eine individualisierte Behandlungsanpassung ermöglicht. Wenn Patient:innen von einem aufgrund der erhobenen Werte erwarteten Verlauf abweichen und sich nicht wie geplant verbessern, können Therapeut:innen darauf aufmerksam gemacht werden und ihnen können entsprechende Möglichkeiten präsentiert werden, wie die Behandlung adaptiv angepasst werden kann. Beide Varianten, die Behandlungsempfehlung vor Therapiebeginn und die Behandlungsanpassung im Verlauf, sind u.a. im TTN implementiert. Sie werden routinemäßig in der Psychotherapieambulanz der Universität Trier eingesetzt und ihre Wirksamkeit wurde in einer prospektiven Studie untersucht (Lutz, Deisenhofer et al., 2022; Lutz, Rubel et al., 2019). Abbildung 23.1 zeigt beispielhaft die Behandlungsanpassung im TTN. Zu jeder Sitzung wird die psychische Belastung der letzten Woche erhoben. Der Verlauf der Belastung wird dem:der Therapeut:in grafisch zurückgemeldet (Linie mit Punkten). Bereits zu Therapiebeginn wird anhand der ähnlichsten bereits behandelten

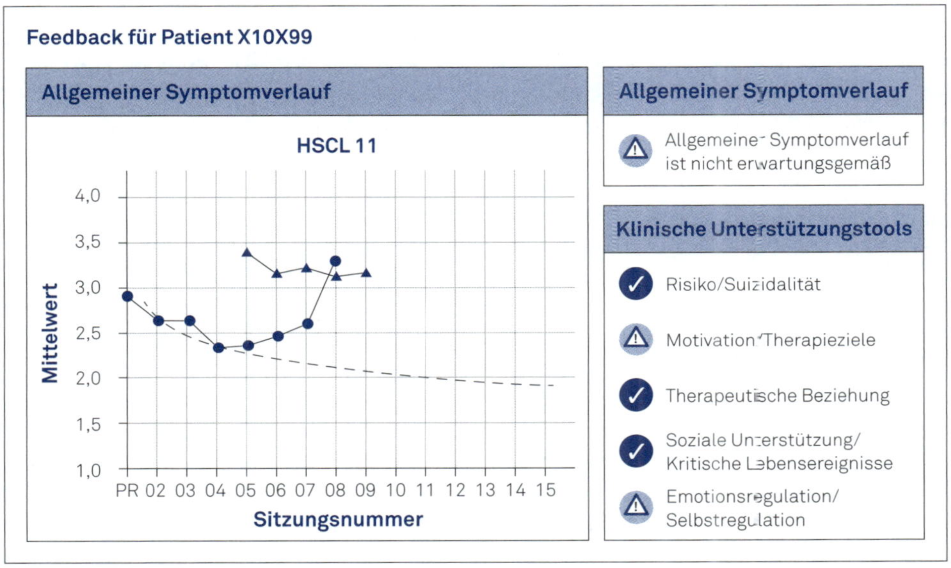

Anmerkung: Die mit Punkten versehene Linie stellt den tatsächlichen Verlauf der Belastung des:der Patient:in in Form der erhobenen Messwerte pro Sitzung dar; die gestrichelte Linie zeigt den aufgrund der Prä-Messung erwarteten positiven Verlauf; die mit Dreiecken versehene Linie stellt ein Vertrauensintervall um den erwarteten Verlauf herum dar, bei dessen Überschreiten die klinischen Unterstützungstools freigeschaltet werden.

Abbildung 23.1: Behandlungsanpassung im Trier Therapie Navigator

Patient:innen (der nächsten Nachbar:innen, NN) der Verlauf geschätzt, der bei einer positiven Entwicklung erwartet wird (gestrichelte Linie). Die Auswahl der NN erfolgt u. a. über die Diagnose, die Ausgangsbelastung und die Therapieerwartung. Um den erwarteten Verlauf wird ein Konfidenzintervall geschätzt, das zu jeder Sitzung neu berechnet wird und dessen Überschreiten eine reliable Abweichung von einem positiven Verlauf anzeigt (Linie mit Dreiecken). Wenn Patient:innen die Linie überschritten haben (und damit *off track* sind), wird auf den prognostisch ungünstigen allgemeinen Symptomverlauf hingewiesen (Kasten oben rechts in Abbildung 23.1) und die klinischen Unterstützungstools werden freigeschaltet (Kasten unten rechts). Für alle Bereiche, in denen die Patient:innen starke Belastungen angegeben haben, können die Therapeut:innen nun detailliertes Feedback erhalten sowie passende Übungen, Audio- und Videomaterialien und Arbeitsblätter herunterladen, um frühzeitig und gezielt intervenieren zu können.

Ein weiteres, an den TTN angelehntes, Rückmeldesystem im deutschsprachigen Raum ist das Greifswalder Psychotherapie Navigator System (GPNS; Demir et al., 2022). Es besteht primär aus einem vorhergesagten Therapieverlauf, einem kontinuierlichen Monitoring des beobachteten Verlaufs sowie einem oberen Grenzwert (Vertrauensintervall) für bedeutsame Verschlechterungen und einem unteren Grenzwert für klinisch nicht weiter bedeutsame Werte (Demir et al., 2022; Herzog et al., 2022). Neben dieser grafischen Rückmeldung enthält das GPNS als Teil der Behandlungsanpassung Rückmeldungen zu wichtigen Therapieprozessen, wie der Motivation des:der Patient:in und der therapeutischen Allianz, zu Prozessen zwischen Sitzungen (sogenannte *Inter-Session-Prozesse*) sowie zur Suizidalität.

International wurde ein solches Rückmeldesystem kürzlich in einer großen Studie in Großbritannien erprobt. Der IAPT Feedback Informed Treatment (IAPT-FIT) Trial ist eine prospektiv registrierte Studie, an der alle Anbieter:innen psychologischer Therapie im IAPT-Programm teilnehmen konnten. Therapeut:innen in der IG erhielten ein Verlaufsmonitoring der Belastung ihrer Patient:innen, um solche zu identifizieren, die von ihrer erwarteten Verbesserungsrate abweichen, und dann entsprechend adaptiv zu reagieren. Für die Behandlung unter Nutzung des Rückmeldesystems (FIT) konnte an einer Stichprobe von über 2000 Patient:innen eine gesteigerte Effektivität bei gegebenenfalls gering höheren Kosten für das Training der Therapeut:innen gezeigt werden, weshalb FIT als ein kosteneffizientes Vorgehen eingeschätzt wird (Delgadillo et al., 2021).

Rational für Patient:innen

Patient:innen verstehen das Rational und die Sinnhaftigkeit der wiederholten psychometrischen Messungen anhand der Blutbild-Metapher, da sie es gewohnt sind, dass beim Haus- oder Facharzt ein Blutbild erstellt wird, anhand von dessen Werten gezielt die passende Intervention ausgewählt wird. Ebenso verhält es sich mit (Veränderungs-)Messungen in der Psychotherapie. Sie dienen in Kombination mit den darauf basierenden Vorhersagen und Empfehlungen der Personalisierung von Psychotherapie, der Therapieevaluation und damit dem Qualitätsmanagement.

23.5 Fazit

Eine systematische Psychotherapieforschung hat sich über die letzten 100 Jahre entwickelt und bildet die Grundlage für eine empirisch abgesicherte Therapieevaluation und ein evidenzbasiertes Qualitätsmanagement. Dabei stehen Fragen nach der Wirksamkeit und den Wirkmechanismen von Psychotherapie im Mittelpunkt. Um Behandlungen zu evaluieren, müssen empirische Messungen im Verlauf der Therapie eingeführt werden, die multimodal und multidimensional definierte Zielvariablen erfassen und direkt oder indirekt Veränderungen abbilden können. Neben den meist auf Gruppenebene berechneten Effektstärken zur Bewertung der Wirksamkeit einer Intervention sollte der Therapieerfolg auch auf Individualebene mittels klinisch signifikanter Veränderung eingeschätzt werden. Die dazu eingesetzten RCTs und naturalistischen Studiendesigns ergänzen sich durch ihre unterschiedlichen Vor- und Nachteile und ermöglichen die Bewertung von Psychotherapie unter intern validen Ideal- und besser generalisierbaren Realbedingungen. Durch die Aggregation der zahlreichen Studienbefunde konnte die Effektivität von Psychotherapie in Metaanalysen eindrucksvoll empirisch belegt werden. Als Erweiterung der klassischen Prä-Post-Erhebungen können u. a. höherfrequente Verlaufsmessungen, Videoanalysen sowie technische Neuerungen wie Fitness-Tracker ergänzend zur Optimierung der Therapieevaluation eingesetzt werden.

Bei der Evaluation von Therapieprozessen und Wirkmechanismen kommen Mediations- und Moderationsanalysen zum Einsatz, um zu untersuchen, auf welchem Weg und unter welchen Bedingungen eine Behandlung funktioniert. Dabei ist es wichtig, zwischen querschnittlichen Effekten auf Ebene der Patient:innen (zwischen Patient:innen) und längsschnittlichen, intraindividuellen Effekten auf Sitzungsebene (innerhalb von Patient:innen) zu unterscheiden.

In der Routineversorgung kann vor allem die Ergebnisqualität psychotherapeutischer Behandlungen durch die kontinuierliche Messung relevanter Zielvariablen und die darauf aufbauende Therapieevaluation gesichert werden. Dieses Vorgehen hat es in Deutschland bisher kaum über die Grenzen der Universitätsambulanzen hinausgeschafft, wird aber in anderen Ländern wie beispielsweise Großbritannien bereits flächendeckend umgesetzt. Beispiele für dateninformierte Qualitätssicherungs- und Rückmeldekonzepte, die in der Versorgung implementiert wurden, sind das GPNS, der IAPT-FIT Trial sowie der TTN, der sich neben anderen Funktionen primär aus einer Behandlungsempfehlung zu Therapiebeginn und einer begleitenden Verlaufskontrolle mit Behandlungsanpassung im Therapieverlauf zusammensetzt. Entsprechende systematische Therapieevaluationen sollten zum Qualitätsmanagement in den psychotherapeutischen Alltag sowie bereits in die Aus- und Weiterbildung integriert werden, um eine stärker evidenzbasierte und personalisierte Psychotherapie zu fördern.

Literatur

Barkham, M. & Lambert, M.J. (2021). The efficacy and effectiveness of psychological therapies. In M. Barkham, W. Lutz & L.G. Castonguay (Eds.), *Bergin and Garfield's handbook of psychotherapy and behavior change* (pp. 135–189). Hoboken, NJ: Wiley.

Beck, A.T., Steer, R.A. & Brown, G.K. (1996). *Beck Depression Inventory-II (BDI-II)*. Bosten: The Psychological Corporation, Harcourt Brace.

Boutron, I., Moher, D., Altman, D.G., Schulz, K.F. & Ravaud, P. (2008). Extending the CONSORT statement to randomized trials of nonpharmacologic treatment: Explanation and elaboration. *Annals of Internal Medicine, 148*(4), 295–309. https://doi.org/10.7326/0003-4819-148-4-200802190-00008

Carpenter, J.K., Andrews, L.A., Witcraft, S.M., Powers, M.B., Smits, J.A.J. & Hofmann, S.G. (2018). Cognitive behavioral therapy for anxiety and related disorders: A meta-analysis of randomized placebo-controlled trials. *Depression and Anxiety, 35*(6), 502–514. https://doi.org/10.1002/da.22728

Chen, H., Cohen, P. & Chen, S. (2010). How big is a big odds ratio? Interpreting the magnitudes of odds ratios in epidemiological studies. *Communications in Statistics – Simulation and Computation, 39*(4), 860–864. https://doi.org/10.1080/03610911003650383

Cohen, J. (1988). *Statistical power analysis for the behavioral sciences* (2nd ed.). Hillsdale, NJ: Erlbaum.

Cohen, Z.D. & DeRubeis, R.J. (2018). Treatment selection in depression. *Annual Review of Clinical Psychology, 14,* 209–236. https://doi.org/10.1146/annurev-clinpsy-050817-084746

Connolly Gibbons, M.B., Gallop, R., Thompson, D., Luther, D., Crits-Christoph, K., Jacobs, J., Yin, S. & Crits-Christoph, P. (2016). Comparative effectiveness of cognitive therapy and dynamic psychotherapy for major depressive disorder in a community mental health setting: A randomized clinical noninferiority trial. *JAMA Psychiatry, 73*(9), 904–911. https://doi.org/10.1001/jamapsychiatry.2016.1720

Cuijpers, P. (2017). Four decades of outcome research on psychotherapies for adult depression: An overview of a series of meta-analyses. *Canadian Psychology/Psychologie Canadienne, 58*(1), 7–19. https://doi.org/10.1037/cap0000096

Cuijpers, P., Noma, H., Karyotaki, E., Vinkers, C.H., Cipriani, A. & Furukawa, T.A. (2020). A network meta-analysis of the effects of psychotherapies, pharmacotherapies and their combination in the treatment of adult depression. *World Psychiatry, 19*(1), 92–107. https://doi.org/10.1002/wps.20701

Cuijpers, P., van Straten, A., Andersson, G. & van Oppen, P. (2008). Psychotherapy for depression in adults: A meta-analysis of comparative outcome studies. *Journal of Consulting and Clinical Psychology, 76*(6), 909–922. https://doi.org/10.1037/a0013075

de Jong, K., Conijn, J.M., Gallagher, R.A.V., Reshetnikova, A.S., Heij, M. & Lutz, M.C. (2021). Using progress feedback to improve outcomes and reduce drop-out, treatment duration, and deterioration: A multilevel meta-analysis. *Clinical Psychology Review, 85,* 102002. https://doi.org/10.1037/e511772022-001

Delgadillo, J. & Lutz, W. (2020). A development pathway towards precision mental health care. *JAMA Psychiatry, 77*(9), 889–890. https://doi.org/10.1001/jamapsychiatry.2020.1048

Delgadillo, J., McMillan, D., Gilbody, S., de Jong, K., Lucock, M., Lutz, W. et al. (2021). Cost-effectiveness of feedback-informed psychological treatment: Evidence from the IAPT-FIT trial. *Behaviour Research and Therapy, 142,* 103873. https://doi.org/10.1016/j.brat.2021.103873

Demir, S., Schwarz, F. & Kaiser, T. (2022). Therapy from my point of view: A case illustration of routine outcome monitoring and feedback in psychotherapeutic interventions. *Journal of Clinical Psychology, 78*(10), 2029–2040. https://doi.org/10.1002/jclp.23408

Driessen, E., Cuijpers, P., de Maat, S.C.M., Abbass, A.A., de Jonghe, F. & Dekker, J.J.M. (2010). The efficacy of short-term psychodynamic psychotherapy for depression: A meta-analysis. *Clinical Psychology Review, 30*(1), 25–36. https://doi.org/10.1016/j.cpr.2009.08.010

Franke, H.G. (2000). *BSI: Brief Symptom Inventory von L.R. Derogatis (Kurzform der SCL-90-R) – Deutsche Version. Manual.* Göttingen: Beltz Test.

Froyd, J.E., Lambert, M.J. & Foyd, J.D. (1996). A review of practices of psychotherapy outcome measurement. *Journal of Mental Health, 5*(1), 11–16. https://doi.org/10.1080/09638239650037144

Gaskell, C., Simmonds-Buckley, M., Kellett, S., Stockton, C., Somerville, E., Rogerson, E. et al. (2022). The effectiveness of psychological interventions delivered in routine practice: Systematic review and meta-analysis. *Administration and Policy in Mental Health, 50*(1), 43–57. https://doi.org/10.1007/s10488-022-01225-y

Gómez Penedo, J.M., Schwartz, B., Deisenhofer, A-K., Rubel, J., Babl, A.M. & Lutz, W. (2021). Interpersonal clarification effects in cognitive-behavioral therapy for depression and how they are moderated by the therapeutic alliance. *Journal of Affective Disorders, 279,* 662–670. https://doi.org/10.1016/j.jad.2020.10.043

Guo, S. & Fraser, M.W. (2014). *Propensity score analysis: Statistical methods and applications.* Los Angeles: SAGE.

Hehlmann, M.I., Schwartz, B., Lutz, T., Gómez Penedo, J.M., Rubel, J.A. & Lutz, W. (2021). The use of digitally assessed stress levels to model change processes in CBT – A feasibility study on seven case examples. *Frontiers in Psychiatry, 12,* 613085. https://doi.org/10.3389/fpsyt.2021.613085

Henriksen, A., Haugen Mikalsen, M., Woldaregay, A.Z., Muzny, M., Hartvigsen, G., Hopstock, L.A. et al. (2018). Using fitness trackers and smartwatches to measure physical activity in research: Analysis of consumer wrist-worn wearables. *Journal of Medical Internet Research, 20*(3), e110. https://doi.org/10.2196/preprints.9157

Herzog, P., Kaiser, T. & Brakemeier, E.-L. (2022). Praxisorientierte Forschung in der Psychotherapie. *Zeitschrift für Klinische Psychologie und Psychotherapie, 51*(2), 127–148. https://doi.org/10.1026/1616-3443/a000665

Hiller, W., Schindler, A.C. & Lambert, M.J. (2012). Defining response and remission in psychotherapy research: A comparison of the RCI and the method of percent improvement. *Psychotherapy Research, 22*(1), 1–11. https://doi.org/10.1080/10503307.2011.616237

Hofmann, S.G. & Kashdan, T.B. (2010). The Affective Style Questionnaire: Development and psychometric properties. *Journal of Psychopathology and Behavioral Assessment, 32*(2), 255–263. https://doi.org/10.1007/s10862-009-9142-4

Howard, K.I., Lueger, R.J., Maling, M.S. & Martinovich, Z. (1993). A phase model of psychotherapy outcome: Causal mediation of change. *Journal of Consulting and Clinical Psychology, 61*(4), 678–685. https://doi.org/10.1037/0022-006X.61.4.678

Hunot, V., Moore, T.H.M., Caldwell, D.M., Furukawa, T.A., Davies, P., Jones, H. et al. (2013). „Third wave" cognitive and behavioural therapies versus other psychological therapies for depression. *The Cochrane Database of Systematic Reviews, 10,* CD008704. https://doi.org/10.1002/14651858.CD008704.pub2

Ioannidis, J.P.A. (2016). The mass production of redundant, misleading, and conflicted systematic reviews and meta-analyses. *The Milbank Quarterly, 94*(3), 485–514. https://doi.org/10.1111/1468-0009.12210

Jacobson, N.S. & Truax, P. (1992). Clinical significance: A statistical approach to defining meaningful change in psychotherapy research. In A.E. Kazdin (Ed.), *Methodological issues & strategies in clinical research* (pp. 631–648). Washington, DC: American Psychological Association. https://doi.org/10.1037/10109-042

Kazdin, A.E. (2021). *Research design in clinical psychology*. Cambridge: Cambridge University Press. https://doi.org/10.1017/9781108993647

Kenny, D.A. & Hoyt, W.T. (2009). Multiple levels of analysis in psychotherapy research. *Psychotherapy Research, 19*(4–5), 462–468. https://doi.org/10.1080/10503300902806681

Kiresuk, T.J., Smith, A. & Cardillo, J.E. (2014). *Goal Attainment Scaling*. New York: Psychology Press. https://doi.org/10.4324/9781315801933

Kraemer, H.C. & Kupfer, D.J. (2006). Size of treatment effects and their importance to clinical research and practice. *Biological Psychiatry, 59*(11), 990–996. https://doi.org/10.1016/j.biopsych.2005.09.014

Lambert, M.J., Whipple, J.L. & Kleinstäuber, M. (2018). Collecting and delivering progress feedback: A meta-analysis of routine outcome monitoring. *Psychotherapy (Chicago, IL), 55*(4), 520–537. https://doi.org/10.1037/pst0000167

Leucht, S., Helfer, B., Gartlehner, G. & Davis, J.M. (2015). How effective are common medications: A perspective based on meta-analyses of major drugs. *BMC Medicine, 13,* 253. https://doi.org/10.1186/s12916-015-0494-1

Lin, L. & Chu, H. (2018). Quantifying publication bias in meta-analysis. *Biometrics, 74*(3), 785–794. https://doi.org/10.1111/biom.12817

Lutz, W., Castonguay, L.G., Lambert, M.J. & Barkham, M. (2021). Traditions and new beginnings: Historical and current perspectives on research in psychotherapy and behavior change. In M. Barkham, W. Lutz & L.G. Castonguay (Eds.), *Bergin and Garfield's handbook of psychotherapy and behavior change* (pp. 3–18). Hoboken, NJ: Wiley.

Lutz, W., de Jong, K., Rubel, J. & Delgadillo, J. (2021). Measuring, predicting and tracking change in psychotherapy. In M. Barkham, W. Lutz, & L.G. Castonguay (Eds.), *Bergin and Garfield's handbook of psychotherapy and behavior change* (pp. 89–133). Hoboken, NJ: Wiley.

Lutz, W., Deisenhofer, A.-K., Rubel, J., Bennemann, B., Giesemann, J., Poster, K. et al. (2022). Prospective evaluation of a clinical decision support system in psychological therapy. *Journal of Consulting and Clinical Psychology, 90*(1), 90–106. https://doi.org/10.1037/ccp0000642

Lutz, W., Glombiewski, J., Deisenhofer, A.-K. & Rubel, J.A. (2021). Psychotherapieforschung. In W. Rief, E. Schramm & B. Strauß (Hrsg.), *Psychotherapie: Ein kompetenzorientiertes Lehrbuch* (S. 855–868). München: Elsevier.

Lutz, W., Neu, R. & Rubel, J.A. (2019). *Evaluation und Effekterfassung in der Psychotherapie*. Göttingen: Hogrefe. https://doi.org/10.1026/02912-000

Lutz, W., Rubel, J.A., Schwartz, B., Schilling, V. & Deisenhofer, A.-K. (2019). Towards integrating personalized feedback research into clinical practice: Development of the Trier Treatment Navigator (TTN). *Behaviour Research and Therapy, 120,* 103438. https://doi.org/10.1016/j.brat.2019.103438

Lutz, W., Schiefele, A.-K., Wucherpfennig, F., Rubel, J. & Stulz, N. (2016). Clinical effectiveness of cognitive behavioral therapy for depression in routine care: A propensity score based comparison between randomized controlled trials and clinical practice. *Journal of Affective Disorders, 189,* 150–158. https://doi.org/10.1016/j.jad.2015.08.072

Lutz, W., Schwartz, B. & Delgadillo, J. (2022). Measurement-based and data-informed psychological therapy. *Annual Review of Clinical Psychology, 18,* 71–98. https://doi.org/10.1146/annurev-clinpsy-071720-014821

Marker, I. & Norton, P.J. (2018). The efficacy of incorporating motivational interviewing to cognitive behavior therapy for anxiety disorders: A review and meta-analysis. *Clinical Psychology Review, 62,* 1–10. https://doi.org/10.1016/j.cpr.2018.04.004

Munder, T., Brütsch, O., Leonhart, R., Gerger, H. & Barth, J. (2013). Researcher allegiance in psychotherapy outcome research: An overview of reviews. *Clinical Psychology Review, 33*(4), 501–511. https://doi.org/10.1016/j.cpr.2013.02.002

Mundt, J.C., Marks, I.M., Shear, M.K. & Greist, J.H. (2002). The Work and Social Adjustment Scale: A simple measure of impairment in functioning. *The British Journal of Psychiatry, 180,* 461–464. https://doi.org/10.1192/bjp.180.5.461

Peipert, J.D., Hays, R.D. & Cella, D. (2022). Likely change indexes improve estimates of individual change on patient-reported outcomes. *Quality of Life Research, 32*(5), 1341–1352. https://doi.org/10.1007/s11136-022-03200-4

Rasch, B., Friese, M., Hofmann, W. & Naumann, E. (2014). *Quantitative Methoden 1: Einführung in die Statistik für Psychologen und Sozialwissenschaftler*. Berlin: Springer.

Resick, P.A., Galovski, T.E., Uhlmansiek, M.O., Scher, C.D., Clum, G.A. & Young-Xu, Y. (2008). A randomized clinical trial to dismantle components of cognitive processing therapy for posttraumatic stress disorder in female victims of interpersonal violence. *Journal of Consulting and Clinical Psychology, 76*(2), 243–258. https://doi.org/10.1037/0022-006X.76.2.243

Rice, M.E. & Harris, G.T. (2005). Comparing effect sizes in follow-up studies: ROC Area, Cohen's d, and r. *Law and Human Behavior, 29*(5), 615–620. https://doi.org/10.1007/s10979-005-6832-7

Rief, W. & Hofmann, S.G. (2018). Some problems with non-inferiority tests in psychotherapy research: Psychodynamic therapies as an example. *Psychological Medicine, 48*(8), 1392–1394. https://doi.org/10.1017/S0033291718000247

Schulte, D. (1997). Dimensions of outcome measurement. In H.H. Strupp, L.M. Horowitz & M.J. Lambert (Eds.), *Measuring patient changes in mood, anxiety, and personality disorders: Toward a core battery* (pp. 57–80). Washington, DC: American Psychological Association. https://doi.org/10.1037/10232-002

Schwartz, B., Cohen, Z.D., Rubel, J.A., Zimmermann, D., Wittmann, W.W. & Lutz, W. (2021). Personalized treatment selection in routine care: Integrating machine learning and statistical algorithms to recommend cognitive behavioral or psychodynamic therapy. *Psychotherapy Research, 31*(1), 33–51. https://doi.org/10.1080/10503307.2020.1769219

Schwartz, B., Rubel, J.A., Deisenhofer, A.-K. & Lutz, W. (2022). Movement-based patient-therapist attunement in psychological therapy and its association with early change. *Digital Health, 8,* 20552076221129098. https://doi.org/10.1177/20552076221129098

Sharpe, D. (1997). Of apples and oranges, file drawers and garbage: Why validity issues in meta-analysis will not go away. *Clinical Psychology Review, 17*(8), 881–901. https://doi.org/10.1016/S0272-7358(97)00056-1

Strauss, B.M., Lutz, W., Steffanowski, A., Wittmann, W.W., Boehnke, J.R., Rubel, J. et al. (2015). Benefits and challenges in practice-oriented psychotherapy research in Germany: The TK and the QS-PSY-BAY projects of quality assurance in outpatient psychotherapy. *Psychotherapy Research, 25*(1), 32–51.

Terhürne, P., Schwartz, B., Baur, T., Schiller, D., Eberhardt, S.T., André, E. et al. (2022). Validation and application of the Non-Verbal Behavior Analyzer: An automated tool to assess nonverbal emotional expressions in psychotherapy. *Frontiers in Psychiatry, 13,* 1026015. https://doi.org/10.3389/fpsyt.2022.1026015

Trull, T.J. & Ebner-Priemer, U. (2013). Ambulatory assessment. *Annual Review of Clinical Psychology, 9,* 151–176. https://doi.org/10.1146/annurev-clinpsy-050212-185510

Velten, J., Margraf, J., Benecke, C., Berking, M., In-Albon, T., Lincoln, T. et al. (2017). Methodenpapier zur Koordination der Datenerhebung und -auswertung an Hochschul- und Ausbildungsambulanzen für Psychotherapie (KODAP). *Zeitschrift für Klinische Psychologie und Psychotherapie, 46*(3), 169–175. https://doi.org/10.1026/1616-3443/a000431

Wakefield, S., Kellett, S., Simmonds-Buckley, M., Stockton, D., Bradbury, A. & Delgadillo, J. (2021). Improving Access to Psychological Therapies (IAPT) in the United Kingdom: A systematic review and meta-analysis of 10-years of practice-based evidence. *The British Journal of Clinical Psychology, 60*(1), 1–37. https://doi.org/10.1111/bjc.12259

Wampold, B.E. & Imel, Z.E. (2015). *The great psychotherapy debate: The evidence for what makes psychotherapy work*. New York: Routledge. https://doi.org/10.4324/9780203582015

E. Pharmakotherapie

24 Psychopharmakologie

Ronald Bottlender

Inhaltsübersicht

24.1 Einleitung

Die Psychopharmakologie ist ein Teilgebiet der Pharmakologie und beschäftigt sich mit den Wirkungen von Subtanzen, Pharmaka bzw. Medikamenten auf die Psyche. Im engeren Sinne untersucht und beschreibt die Psychopharmakologie die Wirkungsweisen von Substanzen, die in der medikamentösen Therapie psychischer Erkrankungen zum Einsatz kommen. Die Psychopharmakologie ist eine vergleichsweise junge Disziplin. Psychopharmaka im engeren Sinne stehen erst seit knapp 70 Jahren zur Verfügung. Die in diesem Zusammenhang historisch bedeutsamsten Entdeckungen waren die Entdeckung der beruhigenden Wirkung von Lithium durch John Cade im Jahre 1948. Kurze Zeit später, 1952 folgte die Entdeckung des ersten Neuroleptikums Chlorpromazin durch John Delay und Pierre Deniker. Paul Kuhn beschrieb mit Imipramin 1957 dann das erste Antidepressivum und Leo Sternbach synthetisierte 1960 Chlordiazepoxid sowie 1963 Diazepam und andere Benzodiazepine. Mit diesen Substanzen waren die ersten Vertreter der auch heute noch relevantesten Psychopharmakaklassen verfügbar: Neuroleptika (Chlorpromazin), Antidepressiva (Imipramin), Benzodiazepine (Chlordiazepoxid) und Stimmungsstabilisierer (Lithium). Die Entdeckung dieser Substanzen verhalf auch dem biologischen Krankheitsverständnis psychischer Störungen zu einem enormen Aufschwung und stimulierte eine große Vielzahl biologisch orientierter Studien. Diese Studien förderten unzählige interessante Befunde zu Tage. Häufig waren diese Befunde jedoch unspezifisch oder nicht replizierbar und erklärten nur einen kleinen Anteil der Gesamtvarianz z. B. der Ätiologie eines bestimmten Störungsbildes (z. B. Moncrieff et al., 2023). Insofern muss man etwas ernüchtert feststellen, dass die gewaltigen biologischen Forschungsanstrengungen auf dem Gebiet psychischer Erkrankungen, von den demenziellen Erkrankungen (siehe Kapitel 33.6) einmal abgesehen, bislang keine in der klinischen Routine einsetzbaren Befunde hervorbrachten. Misst man den Fortschritt auf dem Gebiet der Psychopharmakologie beispielsweise am Verlauf und Ausgang bipolarer (siehe Kapitel 27.2) oder schizophrener Störungen (siehe Kapitel 26), so muss man leider auch hier eine gewisse Ernüchterung einräumen. Heute, etwa ein Dreivierteljahrhundert nach der Entdeckung der ersten Psychopharmaka, spielt die psychopharmakologische Behandlung zwar nach wie vor eine bedeutende Rolle in der Therapie psychischer Erkrankungen, andere Therapieverfahren haben jedoch an Bedeutung gewonnen. Diese Entwicklung ist vor dem Hintergrund der unklaren und am ehesten multifaktoriellen, biopsychosozialen Ätiologie psychischer Störungen durchaus folgerichtig. Multimodale Therapieansätze, bei denen abhängig vom Krankheitsstadium verschiedene therapeutische Strategien im Vordergrund stehen, sind heute für die meisten Störungsbilder etabliert und erscheinen insgesamt angemessen.

24.2 Einteilung der Psychopharmaka

Es gibt unterschiedliche Möglichkeiten, Psychopharmaka einzuteilen. Die folgende Einteilung wird häufig vorgenommen, ist pragmatisch und orientiert sich im Wesentlichen an der Wirkung bzw. dem Indikationsbereich der Substanzen:

1. Antidepressiva,
2. Antipsychotika/Neuroleptika,
3. Stimmungsstabilisierer/Phasenprophylaktika,
4. Anxiolytika, Sedativa und Hypnotika,
5. Antidementiva,
6. Medikamente zum Einsatz bei Suchterkrankungen,
7. Medikamente zur Behandlung von Aufmerksamkeitsdefizit-/Hyperaktivitätsstörungen.

24.3 Definitionen und Erläuterungen zu wichtigen Begriffen der Psychopharmakologie

Bevor auf die Gruppen von Psychopharmaka ausführlicher eingegangen wird, werden nachfolgend einige wichtige Begriffe und Prinzipien im Zusammenhang mit der Psychopharmakologie erläutert (siehe Kasten).

Begriffe der Psychopharmakologie

Agonisten. Agonisten sind Arzneimittel oder Substanzen, die z. B. an Rezeptoren binden und diese stimulieren. Das heißt, von den Substanzen geht eine Wirkung aus, die vergleichbar ist mit der von z. B. Neurotransmittern, die normalerweise an den Rezeptoren binden.

Antagonisten. Antagonisten sind Arzneimittel oder Substanzen, die z. B. an Rezeptoren binden und diese dadurch blockieren und selbst keine Wirkung am Rezeptor auslösen.

Applikationsarten von Medikamenten. Medikamente können dem Organismus auf verschiedenste Arten und Weisen zugeführt oder appliziert werden. Typische Applikationsarten sind: Intravenös (z. B. manche Antidepressiva), intramuskulär (z. B. Depotneuroleptika), subkutan, inhalativ (z. B. das Neuroleptikum Loxapin), oral (häufigste Applikationsart für Medikamente in Tabletten-/Kapselform), nasal (z. B. das Antidepressivum Esketamin), dermal (Antidementiva über Pflaster), rektal (z. B. Diazepam in Zäpfchenform). Seltenere Applikationsformen sind z. B. buccal (auf Wangenschleimhaut), sublingual (unter die Zunge), intraartikulär (in ein Gelenk) oder epidural (z. B. Injektion von Schmerzmitteln/Anästhetika in den Epiduralraum).

Arzneimittel/Pharmakon. Arzneimittel bzw. Medikamente (Pharmaka) sind Stoffe, die in der Regel auf bestimmte Zielproteine im Organismus einwirken. Typische Angriffsorte von Arzneimitteln sind z. B. Enzyme, in die Zellmembran eingebettete Transportproteine (z. B. Serotonin-Transporter), Ionenkanäle (z. B. Natrium-Kanal zur Erregungsleitung in der Nervenzelle) oder Rezeptoren (Bindungsstellen in der Zellmembran).

Arzneimittelinteraktionen. Wenn mehrere Medikamente gleichzeitig eingenommen werden, kann es vermehrt zu Arzneimittelinteraktionen und unerwünschten Arzneimittelwirkungen (UAW) kommen. Diese Interaktionen können pharmakodynamischer und pharmakokinetischer Art sein. Die Formel für die Berechnung der Anzahl möglicher Interaktionen zwischen n Medikamenten lautet: $(n^2-n)/2$

Die Arzneimittelinteraktionen sind ein besonderes Problem der Polypharmazie (gleichzeitige Verordnung vieler Medikamente). Es wird angenommen, dass bis zu 5 % aller Krankenhauseinweisungen auf Arzneimittelinteraktionen zurückzuführen sind oder zumindest mit diesen in Zusammenhang stehen (Voigt et al., 2019). Medikamente mit hoher Proteinbindung, Cytochrom-P450-abhängigem Metabolismus und geringer therapeutischer Breite (d. h., relativ geringfügige Dosiserhöhungen eines Medikamentes können zu Intoxikationserscheinungen führen) haben ein erhöhtes Risiko für Arzneimittelinteraktionen.

Bioverfügbarkeit. Die Bioverfügbarkeit gibt Auskunft darüber, in welcher Geschwindigkeit und Konzentration ein Pharmakon nach Einnahme im systemischen Kreislauf erscheint und verfügbar ist. Die Bioverfügbarkeit wird von verschiedenen Faktoren beeinflusst. Oral verabreichte Pharmaka unterliegen nach der Aufnahme im Magen-Darm-Trakt einer ersten Metabolisierung in der Leber (First-Pass-Effekt), wodurch sich die Bioverfügbarkeit reduziert.

Biotransformation. Die Biotransformation oder Metabolisierung ist eine Reaktion, der sowohl körpereigene als auch körperfremde Stoffe unterworfen sind und die vorwiegend in der Leber abläuft. Die hauptsächliche Aufgabe der Biotransformation ist es, Stoffe zu entgiften und durch chemischen Umbau die Ausscheidung zu ermöglichen. Die Steigerung der Hydrophilie (d. h. der Eigenschaft, „wasserliebend", also in Wasser löslich zu sein) von Metaboliten ermöglicht beispielsweise die Ausscheidung über Niere oder Galle. Die Metabolisierung führt meistens direkt zu einer Entgiftung oder Deaktivierung der Ursprungssubstanz. In selteneren Fällen führt die Metabolisierung zu einer Aktivierung des Metaboliten (sogenannte Prodrugs werden in ihre aktive Wirkform überführt) oder kann sogar eine „Giftung" der Metaboliten bewirken. So wird z. B. die Substanz Tamoxifen, die zur Behandlung des Mammakarzinoms eingesetzt wird, erst durch die Metabolisierung in der Leber in die pharmakologisch wirksame Form überführt. Wird die Metabolisierung von Tamoxifen durch andere Substanzen (z. B. Paroxetin, ein Selektiver Serotonin-Wiederaufnahmehemmer, kurz SSRI) verhindert, bleibt Tamoxifen in der Vorstufe zu einem aktiven Medikament (Prodrug) und damit unwirksam.

Clearance. Die Clearance ist ein Maß für die Fähigkeit des Körpers, ein Pharmakon bzw. Arzneimittel zu eliminieren. Dies geschieht z. B. über eine Exkretion (Ausscheidung) des Pharmakons über die Niere oder eine Metabolisierung über die Leber und Ausscheidung über die Galle.

Cytochrom-P450-System. Die Cytochrome P450 (CYP) sind eine Familie von Enzymen, die für den Metabolismus von Arzneimitteln von zentraler Bedeutung sind. Viele Medikamente (inklusive pflanzlicher Präparate wie Johanniskrautextrakte), aber auch Nahrungsmittel (z. B. Grapefruitsaft) und andere Substanzen können die Aktivität des Cytochrom-P450-Systems im Sinne einer Hemmung (Inhibitoren) oder Aktivitätssteigerung (Induktoren) modulieren. Hierdurch kann es zu vielfältigen (Arzneimittel-)Interaktionen kommen. Über die Iso-Enzyme CYP3A4, CYP2D6 und CYP2C19 werden ca. 80 % aller Arzneimittel metabolisiert.

Dopaminhypothese. Die Dopaminhypothese ist ein Erklärungsansatz zur Entstehung der Schizophrenie (siehe Kapitel 26), bei dem u.a. postuliert wird, dass ein Überangebot an Dopamin in mesolimbischen Strukturen für die Entwicklung der Positivsymptomatik verantwortlich ist. Die Hypothese leitet sich aus der Wirkungsweise von Neuroleptika ab. Neuroleptika blockieren Dopaminrezeptoren und wirken darüber antipsychotisch. Im Umkehrschluss wurde insofern postuliert, dass ein Überangebot an Dopamin die Ursache für die psychotische Symptomatik im Rahmen einer Schizophrenie sei. Heute geht man davon aus, dass die Dopaminhypothese die Entstehung einer Schizophrenie nur unvollständig erklärt.

Eliminationshalbwertszeit. Die Eliminationshalbwertszeit gibt die Zeit an, in der die Konzentration eines Pharmakons im Körper um die Hälfte abgenommen hat. Die Kenntnis der Eliminationshalbwertszeit ist wichtig für die Dosierung und Dosierungsintervalle von Medikamenten.

Generikum/Generika. Generika sind Nachahmerprodukte, die nach Ablauf des Patentschutzes eines Originalpräparates auf den Markt gebracht werden dürfen. Ein Generikum muss dem Original in Darreichungsform, Wirkstoff, Wirkstärke und Bioverfügbarkeit gleichen. Die Bioverfügbarkeit von Generikum und Originalpräparat darf nur minimal voneinander abweichen.

Gleichgewichtszustand (Steady State) eines Medikaments. Im Steady State ist die Menge eines Pharmakons, die dem Körper zugeführt wird, und die Menge, die eliminiert wird, gleich. Das heißt, die Konzentrationsschwankungen des Medikamentes sind im Steady State geringer als z.B. in der Aufdosierungsphase. Ein Steady State wird üblicherweise nach etwa vier Eliminationshalbwertszeiten erreicht.

Monoaminhypothese. Die Monoaminhypothese stellt einen Erklärungsansatz für die Entstehung von affektiven Störungen (siehe Kapitel 27.1) dar, wobei die Hypothese von veränderten Monoamin-Konzentrationen im zentralen Nervensystem (ZNS) ausgeht. Die Hypothese findet Unterstützung durch die Wirkung von antidepressiv wirkenden Substanzen, die die Konzentration von Monoaminen wie Serotonin, Adrenalin und Noradrenalin im Gehirn erhöhen. Grundsätzlich geht man heute jedoch von einer komplexeren Ätiologie affektiver Störungen (z.B. Depressionen) aus, bei der veränderten zentralnervösen Monoamin-Konzentrationen eine eher epiphänomenale denn ursächliche Funktion zukommt.

Placebo und Nocebo. Placebos können erwünschte Reaktionen aber auch unerwünschte Nebenwirkungen, vergleichbar mit dem Verum (Echtmedikament) hervorrufen. Placebos mit negativen Wirkungen werden „Nocebos" genannt. Anti-Placebo-Effekte treten auf, wenn ein Echtmedikament, das als angebliches Placebo verabreicht wird, seine Wirkung verliert. Diese Effekte zeigen, dass die Erwartungshaltung von Patient:innen einen kritischen Einfluss auf Wirkungen und Nebenwirkungen von Medikamenten haben kann.

Placebo-Verum-Differenz. Die Placebo-Verum-Differenz ist die Wirksamkeitsdifferenz zwischen Verum (Echtmedikament) und Placebo (Scheinmedikament), üblicherweise in Doppelblindstudien.

Pharmakokinetik. Die Pharmakokinetik beschreibt die Gesamtheit aller Prozesse, denen ein Arzneistoff im Körper bei der Aufnahme, Verteilung, Metabolisierung und Ausscheidung unterliegt. Merkhilfe: Die Pharmako*k*inetik *(K)* fragt danach, was der *K*örper *(K)* mit dem Medikament macht.

Pharmakodynamik. Die Pharmakodynamik ist die Lehre über die Wirkung von Arzneistoffen im Organismus. Merkhilfe: Die Pharmako*d*ynamik *(D)* fragt danach, was die *D*roge *(D)* mit dem Körper macht.

Pharmakogenetik. Die Pharmakogenetik befasst sich mit der genetischen Variabilität der Arzneimittelwirkungen. Genpolymorphismen können die Pharmakokinetik von Arzneimitteln beeinflussen oder sie wirken sich in den Zielgenen aus, die den therapeutischen Effekt von Pharmaka vermitteln. In den Bereich der Pharmakogenetik fällt z.B. die Erforschung unterschiedlicher Arzneimittelwirkungen bei Männern und Frauen oder bei verschiedenen ethnischen Gruppierungen.

Plasmaproteinbindung. Pharmaka binden mit unterschiedlicher Affinität an Eiweiße im Blut (Plasmaproteine). Da nur der freie, ungebundene Anteil eines Pharmakons wirksam ist, beeinflusst der Grad der Plasmaproteinbindung die Wirkstärke eines Pharmakons. Da verschiedene Pharmaka um die Plasmaproteinbindung konkurrieren können, kann es zu Interaktionen kommen, welche die Wirkstärken der konkurrierenden Pharmaka beeinflusst. Dies geschieht z.B. durch Verdrängung von Medikamenten aus der Plasmaproteinbindung. Hierdurch erhöht sich der frei verfügbare Anteil eines Medikamentes im Plasma, was einer Wirkungsverstärkung gleichkommt.

Therapieresistenz. Therapieresistenz liegt dann vor, wenn zwei oder drei für eine Indikation zugelassene Medikamente in ausreichend hoher Dosierung über einen ausreichend langen Zeitraum gegeben wurden, ohne dass es zu einer partiellen oder kompletten Remission der adressierten Symptomatik gekommen ist. Vor einem Wechsel der Medikation sollte geprüft werden, ob andere Gründe für eine ausbleibende Remission der Symptomatik vorliegen. Häufige Gründe für eine Pseudoresistenz sind z.B. unzureichende Compliance bzw. Adhärenz, zu niedrige Dosierungen bzw. Serumspiegel, Fehler in der diagnostischen Einschätzung oder komorbid vorliegende Suchterkrankungen.

24.4 Labor- und EKG-Untersuchungen beim Einsatz von Psychopharmaka

Vor dem Einsatz von Psychopharmaka und im Verlauf der kontinuierlichen Behandlung mit Psychopharmaka sollten routinemäßig Labor- und EKG-Untersuchungen durchgeführt werden. Diese Routineuntersuchungen dienen der Diagnostik im Rahmen der Grunderkrankung sind aber auch im Hinblick auf eine sichere Anwendung der Medikamente von Bedeutung. Psychopharmaka können z. B. Leberschäden verursachen, Blutzucker und Blutfette erhöhen oder auch die Reizleitung des Herzens beeinflussen, was mit regelmäßigen Labor- und EKG-Untersuchungen überwacht werden sollte. Einige Psychopharmaka haben kardiotoxische Wirkungen, sind arrhythmogen und können über QT-Zeit-Verlängerungen zu einer Torsade-de-Pointes-Tachykardie und zum plötzlichen Herztod führen. Die QT-Zeit wird anhand der EKG-Ableitung bestimmt und umfasst das Intervall vom Beginn der sogenannten Q-Zacke bis zum Ende der T-Welle. Eine QT-Zeit von über 500 ms wird als verlängert bezeichnet und geht mit den genannten Risiken einher.

24.5 Spezielle Gruppen von Psychopharmaka

24.5.1 Antidepressiva

Zur Gruppe der Antidepressiva gehören Substanzen mit sehr unterschiedlicher chemischer Struktur und Wirkung. Die stimmungsaufhellenden und psychomotorisch aktivierenden Effekte sind verbindende Elemente der zu dieser Gruppe gehörenden Pharmaka.

Indikationsgebiete

Zu den typischen Indikationen für den Einsatz von Antidepressiva gehören neben depressiven Störungen (siehe Kapitel 27.1) insbesondere Angst- und Zwangsstörungen (siehe Kapitel 28). Darüber hinaus gibt es jedoch zahlreiche weitere Indikationen, in denen Antidepressiva regelhaft eingesetzt werden (z. B. Essstörungen, Schmerztherapie, Schlafstörungen, depressive Syndrome im Rahmen anderer psychischer Erkrankungen).

Einteilung der Antidepressiva

Antidepressiva werden nach ihrer chemischen Struktur, Herkunft bzw. ihrer Wirkungsweise auf bestimmte Neurotransmittersysteme eingeteilt. In Tabelle 24.1 sind verschiedene Gruppen von Antidepressiva und typische Vertreter aus diesen Gruppen aufgeführt.

Tabelle 24.1: Klassifizierung verschiedener Antidepressiva

Gruppe	Generischer Subtanzname (Handelsname)
Tri- und Tetrazyklische Antidepressiva (TZA)	Amitriptylin (Saroten®), Clomipramin (Anafranil®), Doxepin (Aponal®), Trimipramin (Stangyl®), Maprotilin (Ludiomil®)
Monoaminoxidase-Hemmer (MAOH)	Tranylcypromin (Jatrosom®), Moclobemid (Aurorix®)
Selektive Serotonin-Wiederaufnahmehemmer (SSRI, RI = Reuptake Inhibitor)	Citalopram (Cipramil®), Escitalopram (Cipralex®), Fluoxetin (Fluctin®), Fluvoxamin (Fevarin®), Paroxetin (Seroxat®), Sertralin (Zoloft®)
Selektive Noradrenalin-Wiederaufnahmehemmer (NARI)	Reboxetin (Solvex®)
Selektive Serotonin-Noradrenalin-Wiederaufnahmehemmer (SNRI)	Venlafaxin (Trevilor®), Duloxetin (Cymbalta®), Minacipran (Milna-neurax®)
Noradrenalin-Dopamin-Wiederaufnahmehemmer (NDRI)	Bupropion (Elontril®)
Noradrenerge und spezifisch serotonerge Antidepressiva (NaSSA)	Mirtazapin (Remergil®)
Dual-serotonerge Antidepressiva	Trazodon (Thombran®)
Melatonin-Rezeptor-(MT1/Mt2)-Agonisten und Serotonin-(5-HT2)-Antagonist	Agomelatin (Valdoxan®)
NMDA-Glutamatrezeptor-Antagonisten/Modulatoren	Esketamin-Nasenspray (Spravato®), Tianeptin
Multimodalwirksame Antidepressiva	Vortioxetin (Brintellix®)
Pflanzliche Antidepressiva	Johanniskraut-Präparate (z. B. Hyperforat®)

Wirkmechanismen

Die Wirkmechanismen der Antidepressiva sind vielfältig, wie die vorangegangene Klassifizierung bereits anzeigt. Wesentliches Ziel der meisten Wirkmechanismen ist es, die Verfügbarkeit der Monoamine zu erhöhen. Dieses Ziel wird u.a. über folgende Mechanismen erreicht:

1. Hemmung des Abbaus von Monoaminen (z.B. MAO-Hemmer).
2. Reuptake-Hemmung aus dem synaptischen Spalt, wodurch die Wirkung der Monoamine im synaptischen Spalt erhöht wird (z.B. SSRI, NARI).
3. Blockade von inhibitorischen präsynaptischen Autorezeptoren, wodurch die Menge ausgeschütteter Monoamine bzw. Neurotransmitter erhöht wird. Die Blockade der inhibitorischen Alpha-2-Autorezeptoren im Noradrenalin-System führt z.B. dazu, dass im synaptischen Spalt mehr Noradrenalin verfügbar ist.

Wirkmechanismen, die nicht primär über das Monoamin-System vermittelt werden, spielen bei neueren Antidepressiva wie beispielsweise Agomelatin (Melatonin-System) oder Esketamin (NMDA-System) eine Rolle.

Behandlungsprinzipien

Die Therapie mit Antidepressiva ist stets Teil eines Gesamtbehandlungsplans, der mit dem Patient:innen zu besprechen und zu vereinbaren ist. Die Aufklärung über die zugrunde liegende Erkrankung und diesbezügliche therapeutische Optionen steht am Anfang dieses Gesamtbehandlungsplans. Die verschiedenen Antidepressiva unterscheiden sich nicht wesentlich in ihrer antidepressiven Wirkung. Es gibt insofern kein Antidepressivum, welches am stärksten wirksam ist. Die volle antidepressive Wirkung eines Antidepressivums entfaltet sich oft erst nach drei bis vier Wochen. Das heißt, Antidepressiva sollten nicht zu früh abgesetzt oder umgesetzt, aber nach ausbleibendem Wirkeintritt auch nicht zu lange fortgeführt werden. Eine Abhängigkeitsentwicklung besteht bei der Therapie mit Antidepressiva nicht. Insbesondere bei serotonerg wirkenden Antidepressiva kann es jedoch zu Absetzphänomenen kommen, weswegen generell ein langsames Ausschleichen der Medikation bei Absetzen empfohlen wird. Kombinationen mehrerer Antidepressiva sind z.B. im Rahmen von Augmentationsstrategien möglich. Monotherapien sind vor dem Hintergrund von Interaktionen, Nebenwirkungen etc. jedoch prinzipiell zu bevorzugen. Die individuelle Auswahl eines Antidepressivums für Patient:innen orientiert sich an den Vorerfahrungen von Patient:innen, am Nebenwirkungsprofil, Interaktions- und Intoxikationsrisiko. Sedierende Effekte als Nebenwirkung können bei Schlafstörungen therapeutisch genutzt werden. Medikamente mit bekannt hoher Wahrscheinlichkeit für Gewichtssteigerungen sollten bei Patient:innen mit erhöhtem Body-Mass-Index (BMI) eher gemieden werden. Antidepressiva, die in höherer Dosierung toxische Wirkungen haben (z.B. TZA), sollten bei suizidalen Patient:innen nur mit Vorsicht eingesetzt werden (siehe Kapitel 42). Nach Remission der Symptomatik sollte das Medikament für wenigstens sechs Monate fortgeführt werden, bei rezidivierender depressiver Störung oder Depressionen mit besonderen Risiken ist auch eine deutlich längere Erhaltungstherapie möglich.

Nebenwirkungen und Wechselwirkungen

Die üblichen Nebenwirkungen treten typischerweise zu Beginn der antidepressiven Therapie auf und verlieren sich dann oft nach ein bis zwei Wochen wieder. Es ist adhärenzfördernd, die Patient:innen über Nebenwirkungen und Wirkungen ihrer Medikation und deren zeitlichen Verlauf aufzuklären. Prinzipiell sind die meisten Antidepressiva sichere Medikamente. Antidepressiva haben wie bereits erwähnt kein Abhängigkeitsrisiko und verändern auch nicht die Persönlichkeit. Bei älteren Antidepressiva (tri- und tetrazyklische Antidepressiva) sind insbesondere anticholinerge Nebenwirkungen zu beobachten (Mundtrockenheit, Sehstörungen, Kreislaufstörungen, Verstopfung, Herzrhythmusstörungen, delirante Zustandsbilder und Vergiftungen), die häufig nicht toleriert werden und bei älteren Patient:innen mit komorbiden Begleiterkrankungen zu Problemen führen können. Bei den SSRI treten zu Beginn der Behandlung Nebenwirkungen, die im Zusammenhang mit dem Serotonin stehen, auf. Typischerweise sind dies: Kopfschmerzen, Unruhe, Agitiertheit, Schlafstörungen, Übelkeit, gastrointenstinale Beschwerden, Appetitlosigkeit, Schwindel und auch sexuelle Funktionsstörungen. SSRI können zu einer Thrombozytenfunktionsstörung führen und dadurch das Blutungsrisiko erhöhen. Da SSRI und andere Antidepressiva auf verschiedene Enzyme des CYP-450-Systems Einfluss nehmen, muss auf Arzneimittelinteraktionen geachtet werden. Bei den SNRI treten neben den serotoninassoziierten Nebenwirkungen typischerweise auch Schwitzen und erhöhter Blutdruck auf. Bei Agomelatin (ein Melatonin-Agonist) ist mit Leberenzymerhöhungen (was Laborkontrollen erfordert), Unruhe und Kopfschmerzen zu rechnen. Suizidalität ist bei vielen Antidepressiva als seltene Nebenwirkung aufgeführt. An diese Nebenwirkung sollte man insbesondere denken, wenn Suizidalität erst im Verlauf und nach Beginn der Medikation auftritt und nicht plausibel erklärbar erscheint. Bestimmte Nebenwirkungen sind typischerweise mit der Wirkung auf spezifische Neurotransmittersysteme assoziiert. Diesbezüglich typische Zusammenhänge sind in Tabelle 24.2 dargestellt.

Besondere Aspekte

Das *Serotonin-Syndrom* kann als seltene Nebenwirkung bei Monotherapie mit SSRI, insbesondere aber bei Kombinationen mehrerer serotonerg wirkender Substanzen auftreten. Bei unzureichender Response auf ein Antidepressivum (komplette oder partielle Therapieresistenz) gibt es verschiedene Wechsel- oder Augmentationsstrategien. Die bei weitem effektivste Augmentationsstrategie ist die Lithiumaugmentation. Hierbei wird die vorbestehende Therapie mit einem Antidepressivum mit Lithium kombiniert. Ebenfalls hocheffektiv ist die Elektrokrampftherapie (EKT) bei therapieresistenter Depression (siehe Kapitel 27.1).

Tabelle 24.2: Typische Nebenwirkungen von Antidepressiva bei Agonismus bzw. Antagonismus an verschiedenen Rezeptoren

Rezeptor/Neurotransmitter	Typische Nebenwirkung
H1-Antagonismus	Sedierung/Müdigkeit, Gewichtszunahme
Dopamin-Wiederaufnahmehemmung	Psychomotorische Aktivierung, psychotische Symptome
Ach-Antagonismus	Verschwommensehen, trockener Mund, Obstipation, Harnverhalt, kognitive Störungen, Sinustachykardie
Alpha1-Antagonismus	Priapismus (Dauererektion)
Alpha2-Antagonismus	Schwindel, orthostatische Hypotonie, Reflextachykardie
NA-Wiederaufnahmehemmung	Harnverhalt, kardiovaskuläre Störungen, Tremor, Aktivierung
5-HT-Wiederaufnahmehemmung	Aktivierung, gastrointestinale Nebenwirkungen
5-HT2-Agonismus	Sexuelle Dysfunktionen, Aktivierung
5-HT3-Agonismus	Übelkeit

24.5.2 Neuroleptika/Antipsychotika

Neuroleptika oder Antipsychotika haben eine zentral dämpfende und eine im Wesentlichen über das dopaminerge System vermittelte antipsychotische Wirkung. Wegen ihrer teilweise vorhandenen antidepressiven und antimanischen Effekte werden manche Neuroleptika auch den Stimmungsstabilisierern („Mood-Stabilizer") zugeordnet. Bezogen auf ihre chemische Struktur ist die Gruppe der Antipsychotika sehr heterogen.

Indikationsgebiete

Haupteinsatzgebiete für Neuroleptika bestehen in der psychopharmakologischen Behandlung psychotischer Störungen (siehe Kapitel 26) und psychotischer Symptome im Rahmen anderer Erkrankungen. Weitere Einsatzgebiete stellen dar: demenzassoziierte Verhaltensstörungen (siehe Kapitel 33.6), Unruhe und Erregungszustände beispielsweise im Rahmen von Notfallsituationen, bipolar affektive Störungen (manische Episoden, Depression bei bipolar affektiver Störung, Phasenprophylaxe; siehe Kapitel 27.2), schizoaffektive Störungen, Augmentationstherapie bei unipolarer Depression (siehe Kapitel 27.1) oder bei therapierefraktären Angst- und Zwangsstörungen (siehe Kapitel 28), syndromorientierte Therapie bei Persönlichkeitsstörungen (siehe Kapitel 30.1), Schmerzsyndrome (Neuroleptanalgesie) und Schlafstörungen (siehe Kapitel 29.2).

Einteilung der Neuroleptika

Traditionell erfolgte die Einteilung der Neuroleptika nach ihrer chemischen Struktur (z. B. Phenothiazine, Thioxanthene, Butyrophenone, Diphenybutylpiperidene etc.) oder anhand ihrer neuroleptischen Potenz in niedrig-, mittel- und hochpotente Neuroleptika. Mit der Entwicklung moderner Neuroleptika setzte sich im klinischen Sprachgebrauch zunehmend auch die Einteilung in „atypische" und „typische" Neuroleptika durch (siehe Tabelle 24.3). Die Bezeichnung „atypische Neuroleptika" bezieht sich hierbei auf in der Regel hochpotente Neuroleptika, die jedoch keine extrapyramidalmotorischen Nebenwirkungen (z. B. Zittern, Muskelsteifigkeit) verursachen, was für ältere hochpotente Neuroleptika sonst typische Nebenwirkungen sind. Das Ausmaß der ausgelösten extrapyramidalmotorischen Nebenwirkungen galt traditionell als Hinweis für die Potenz eines Neuroleptikums (höher bei mehr Nebenwirkungen), Dopaminrezeptoren blockieren zu können. Seit Clozapin und der Entwicklung weiterer atypischer Neuroleptika hat der Begriff der neuroleptischen Potenz allerdings an Bedeutung verloren. Eine weitere Einteilung der Neuroleptika versucht den Begriff „atypisch" zu vermeiden und unterscheidet zwischen Neuroleptika der ersten und zweiten Generation.

Wirkmechanismen

Die Wirkmechanismen von Neuroleptika sind nicht vollends aufgeklärt. Ein wesentlicher Aspekt der Wirkung beruht auf einer Blockade von Dopaminrezeptoren im mesolimbischen/mesokortikalen System und in unterschiedlichem Ausmaß auch auf der Bindung an Serotonin-, Noradrenalin-, Histamin- und Acetylcholinrezeptoren. Die antipsychotische Wirksamkeit hochpotenter Neuroleptika wird über die Blockade von D2-Rezeptoren (D2/3/4-Rezeptoren) vermittelt. Die sedierenden Effekte niederpotenter Neuroleptika sind Effekte einer Blockade von Histamin- und Acetylcholinrezeptoren.

Die Wirkung atypischer Neuroleptika beruht u. a. auf einer Blockierung präsynaptischer 5-HT2-Rezeptoren, welche die Negativsymptomatik günstig beeinflussen soll. Aripiprazol führt nicht zu einer Blockade von D2-Rezeptoren, sondern hat eine partiell dopaminagonistische Wirkung an D2-Rezeptoren und führt darüber zu einer Stabilisierung des Dopaminsystems.

Tabelle 24.3: Einteilung der Neuroleptika

Art der Neuroleptika		Generischer Subtanzname (Handelsname)
Atypische/moderne Neuroleptika		Clozapin (Leponex®), Amisulprid (Solian®), Risperidon (Risperdal®), Aripiprazol (Abilify®), Cariprazin (Reagila®), Olanzapin (Zyprexa®), Quetiapin (Seroquel®), Ziprasidon (Zeldox®)
Typische/konventionelle Neuroleptika	**Hochpotent**	Benperidol (Glianimon®), Bromperidol (Impromen®), Haloperidol (Haldol®), Pimozid (Orap®), Flupentixol (Fluanxol®)
	Mittelpotent	Zuclopenthixol (Ciatyl®), Perazin (Taxilan®), Sulpirid (Dogmatil®), Thioridazin (Melleril®)
	Niedrigpotent	Levomepromazin (Neurocil®), Chlorprothixen (Truxal®), Melperon (Melneurin®), Pipamperon (Dipiperon®)
Depotneuroleptika*	**Typische Depotneuroleptika**	Flupentixoldecanoat (Fluanxol® Depot, alle 3–4 Wochen), Fluphenazindecanoat (Fluphenazin-neuraxpharm®, alle 2–4 Wochen), Fluspirilen (Imap®, wöchentlich), Haloperidoldecanoat (Haldol® Depot, alle 2–4 Wochen), Zuclopenthixolacetat (Ciatyl Z Acuphase®, alle 2–3 Tage)
	Atypische Depotneuroleptika	Aripiprazol (Ability Maintena®, alle 4 Wochen), Olanzapin (Zypadhera®, alle 2–4 Wochen), Risperidon (Risperdal-Consta®, alle 2 Wochen), Paliperidon (Xeplion®, alle 4 Wochen), Paliperidon (Trevicta®, alle 3 Monate)

Anmerkung: *Depotneuroleptika werden in den Muskel injiziert (intramuskuläre Injektion) und dann über einen längeren Zeitraum nach und nach aus dem „Muskeldepot" in den Organismus abgegeben.

Behandlungsprinzipien

Die Therapie mit Antipsychotika ist Teil eines Gesamtbehandlungsplans, der mit der zu behandelnden Person zu besprechen und zu vereinbaren ist. Angesichts des Nebenwirkungsspektrums (Spätdyskinesien, metabolisches Syndrom, malignes neuroleptisches Syndrom etc.) sollte die Indikation für den Einsatz von Neuroleptika außerhalb der typischen Einsatzgebiete sorgfältig überprüft werden. Zu Beginn der Therapie sollten die Dosierungen der Medikation möglichst niedrig gewählt und nur langsam erhöht werden. Bei Problemen mit der Compliance/Adhärenz sollte die Umstellung auf ein Depotneuroleptikum frühzeitig in Erwägung gezogen werden. Die Dauer der Therapie richtet sich nach der Indikation der Neuroleptikagabe. Werden Neuroleptika zur Behandlung von psychotischen Symptomen bei einer primär nicht psychotischen Grunderkrankung eingesetzt, sollte das Neuroleptikum nach Abklingen der psychotischen Symptome über mehrere Tage bzw. einige Wochen ausgeschlichen werden. Bei zugrunde liegender psychotischer bzw. schizophrener Grunderkrankung ist eine deutlich längere Weiterbehandlung (Erhaltungstherapie) zur Rezidivprophylaxe empfehlenswert. Hierbei ist bei Ersterkrankten die Fortführung der neuroleptischen Behandlung mit niedrigen Dosierungen für ein bis zwei Jahre anzustreben. Gegebenenfalls kann auch als Alternative zu einer kontinuierlichen Erhaltungstherapie ein Monitoring und eine intermittierende neuroleptische Behandlung bei Prodromalzeichen eines Rezidivs angeboten werden. Bei Patient:innen mit mehrfachen Episoden schizophrener Störungen werden in manchen Leitlinien, aufgrund des erhöhten Rezidivrisikos, mehrjährige bis hin zu lebenslange Erhaltungstherapien mit Neuroleptika empfohlen. Die Evidenzlage aus diesbezüglichen Langzeitstudien ist jedoch unzureichend bzw. inkonklusiv. Vor diesem Hintergrund soll nach einigen neueren Leitlinien eine medikamentöse Rezidivprophylaxe nur noch angeboten werden, wobei individuelle Faktoren für ein erhöhtes Rezidivrisiko und andere therapeutische Verfahren und Methoden zu berücksichtigen sind (siehe z.B. die S3-Leitlinie Schizophrenie; Deutsche Gesellschaft für Psychiatrie und Psychotherapie, Psychosomatik und Nervenheilkunde [DGPPN], 2019).

Nebenwirkungen und Wechselwirkungen

Neuroleptika interagieren mit verschiedenen dopaminergen Systemen des zentralen Nervensystems und verursachen dort Wirkungen und Nebenwirkungen. Die für konventionelle Neuroleptika typischen extrapyramidalmotorischen Nebenwirkungen werden so beispielsweise im nigrostriatalen System verursacht. Ein Prolaktinanstieg und damit assoziierte Nebenwirkungen finden ihren Ursprung im tubero-infundibulären System. Das tubero-infundibuläre System gehört zu den Neuronenbahnen, die Dopamin als Botenstoff verwenden. Atypische Neuroleptika haben gegenüber typischen Antipsychotika ein geringeres Risiko für extrapyramidalmotorische Nebenwirkungen und gewisse Vorteile in einigen Symptombereichen (Negativsymptomatik, Kognitionen), haben andererseits aber auch ein höheres Risiko für Nebenwirkungen, die zusammengenommen zu einem *metabolischen Syndrom* führen können. Etwas verallgemeinernd kann man sagen, dass die älteren, typischen Neuroleptika stärkere Nebenwirkungen im motorischen System haben, auch häufiger kognitive Störungen und sekundäre Negativsymptome sowie kardiale Nebenwirkungen verursachen. Wohingegen unter den modernen atypischen Neuroleptika häufiger Gewichtssteigerung, metabolische und endokrine Nebenwirkungen auftreten (siehe Tabelle 24.4).

Tabelle 24.4: Arten von Nebenwirkungen der Neuroleptika

Art der Nebenwirkung	Dazugehörige Symptome
Akute extrapyramidalmotorische Störungen (EPMS)	Parkinsonoid (Rigor, Tremor, Akinese), Akathisie
Spätdyskinesien (tardive Dyskinesien)	Rumpfbewegungen, Grimassieren, Schmatzen, Kau- und Zungenbewegungen
Gewichtszunahme mit Risiko für kardiovaskuläre Folgeerkrankungen	Adipositas, Dyslipidämie, Metabolisches Syndrom, Diabetes mellitus (Typ II)
Endokrinologische Störungen und sexuelle Funktionsstörungen	Prolaktinanstieg, Galaktorrhoe, Gynäkomastie, Dys-/Amenorrhoe
Kardiologische Nebenwirkungen	QT-Zeit-Verlängerung, Orthostatische Hypotonie
Andere Nebenwirkungen	Sedierung, Malignes Neuroleptisches Syndrom (MNS), Agranulozytose

Besondere Aspekte

Bei verdächtigter medikamentöser Therapieresistenz sollten stets Gründe für eine möglicherweise vorliegende Pseudotherapieresistenz ausgeschlossen werden (siehe auch Kasten „Begriffe der Psychopharmakologie", S. 349). Liegt tatsächlich eine medikamentöse Therapieresistenz vor, ist Clozapin entsprechend der Quellleitlinien und Referenzleitlinien mit hoher Evidenz die Behandlungsoption der ersten Wahl (DGPPN, 2019). Der Einsatz von Clozapin erfordert im Unterschied zur Therapie mit anderen Neuroleptika einen höheren Aufwand (häufige Laborkontrollen, kompliziertes Aufdosierungsschema etc.). Bei Therapieresistenz sollte dieser Aufwand jedoch nicht gescheut werden, da mit Clozapin zum Teil dramatische klinische Verbesserungen erreicht werden können (DGPPN, 2019; Correll & Howes, 2021).

24.5.3 Stimmungsstabilisierer/ Phasenprophylaktika

Ein Phasenprophylaktikum ist ein Psychopharmakon, welches die Häufigkeit und Schwere von manisch-depressiven Phasenwechseln reduziert. Lithiumsalze sowie Carbamazepin, Valproinsäure und Lamotrigin sind etablierte Phasenprophylaktika. Auch einige atypische Neuroleptika können zu den Phasenprophylaktika gezählt werden. Die Begriffe „Mood-Stabilizer" oder „Stimmungsstabilisierer" werden oft synonym mit dem Begriff „Phasenprophylaktika" verwendet, wobei in dem Begriff „Stimmungsstabilisierer" auch noch die akut antidepressive oder antimanische Wirkung mancher Phasenprophylaktika mitgemeint ist. Stimmungsstabilisierer sind insofern im Idealfall für den Einsatz in allen Therapiephasen (Akuttherapie, Erhaltungstherapie, Phasenprophylaxe) der Behandlung affektiver Erkrankungen geeignet.

Indikationsgebiete

Die Indikationsgebiete von Stimmungsstabilisierern sind bipolare Störungen bzw. manisch-depressive Erkrankungen (siehe Kapitel 27.2) aber auch schizoaffektive Störungen (siehe Kapitel 26) und rezidivierend depressive Störungen (siehe Kapitel 27.1). In der klinischen Praxis werden Stimmungsstabilisierer häufig auch bei Patient:innen mit Borderline-Persönlichkeitsstörungen (siehe Kapitel 30.1) eingesetzt.

Einteilung

Stimmungsstabilisierer sind entweder Lithiumsalze, Antikonvulsiva oder atypische Neuroleptika (siehe Tabelle 24.5).

Wirkmechanismen

Den verschiedenen Arten von Stimmungsstabilisierern liegen unterschiedliche Wirkmechanismen zugrunde, die nicht vollständig verstanden sind. Antikonvulsiva und Lithium haben eine membranstabilisierende Wirkung, die wahrscheinlich über Second-Messenger-Systeme vermittelte Effekte auf die

Tabelle 24.5: Stimmungsstabilisierende Substanzen

Substanzen	Generischer Subtanzname (Handelsname)
Lithium	Lithium (z. B. Quilonorm®, Priadel®, Lithiofor®)
Antikonvulsiva	Carbamazepin (Tegretol®, Generika), Gabapentin (Neurontin®, Generika, Off-Label-Use), Lamotrigin (Lamictal®, Generika) Valproinsäure (Depakine®, Generika)
Atypische Neuroleptika	Aripiprazol (Abilify®), Olanzapin (Zyprexa®), Quetiapin (Seroquel®) (bei der Rezidivprophylaxe von Manien)

zelluläre Kalziumhomöostase zustande kommt (Second Messenger sind intrazelluläre chemische Substanzen, deren Konzentrationen als Antworten auf Primärsignale verändert werden). Darüber hinaus sind zahlreiche weitere Wirkungen von Lithium und Antikonvulsiva auf zellulärer und zentralnervöser Ebene beschrieben, die im Hinblick auf ihre Bedeutung bei der Rezidivprophylaxe und Stimmungsstabilisierung jedoch nur unzureichend verstanden sind.

Behandlungsprinzipien

Die Therapie mit Stimmungsstabilisierern ist Teil eines Gesamtbehandlungsplans, der mit dem:der Patient:in zu besprechen und zu vereinbaren ist. Die Aufklärung über die zugrunde liegende Erkrankung und diesbezügliche therapeutische Optionen steht am Anfang des Gesamtbehandlungsplans. Kosten (z.B. Nebenwirkungen) und Nutzen (z.B. weniger Krankheitsepisoden mit günstigerem Gesamtverlauf) einer Langzeittherapie mit Stimmungsstabilisierern müssen vor dem Hintergrund der jeweils vorhandenen Evidenzlage und den individuell zu berücksichtigenden Faktoren sorgfältig gegeneinander abgewogen werden. Nach Erstmanifestation einer manischen Episode ist mit hoher Wahrscheinlichkeit mit dem Auftreten weiterer manischer und/oder depressiver Episoden zu rechnen. Eine stimmungsstabilisierende Erhaltungstherapie und rezidivprophylaktische Therapie ist hier prinzipiell indiziert, ebenso wie bei Rapid Cycling ($\geq$ 4 Krankheitsepisoden pro Jahr), Ultra Rapid Cycling (mehrere Phasenwechsel pro Woche) oder schizoaffektiven Störungen. Die rezidivprophylaktische Therapie bei rezidivierend depressiven Störungen ist bei zwei Episoden innerhalb von fünf Jahren indiziert, scheint insgesamt aber weniger wirksam zu sein (siehe hierzu auch die Nationale Versorgungsleitlinie zur unipolaren Depression; Bundesärztekammer [BÄK] et al., 2022).

Nebenwirkungen und Wechselwirkungen

Lithium ist ein Medikament mit niedriger therapeutischer Breite und kann schnell zu lebensgefährlichen Überdosierungen führen. Typische Nebenwirkungen unter Lithium sind z.B. subjektive kognitive Störungen, Tremor, Gewichtszunahme und Polyurie (vermehrtes Wasserlassen). Initial kann auch Müdigkeit auftreten. Kardial können Reizleitungsstörungen auftreten. Wegen Nierenschädigungen und Wirkungen auf die Schilddrüse müssen vor Beginn einer Lithiumtherapie Nieren- und Schilddrüsenfunktion überprüft werden. Intoxikationszeichen treten bei Lithium-Plasmakonzentrationen von mehr als 1.6 mmol/l oder abhängig vom Individuum auch schon bei niedrigeren Spiegeln auf. Typische Intoxikationszeichen sind in Tabelle 24.6 aufgeführt.

Lithiumintoxikationen können nicht nur Folge einer Überdosierung sein, sondern können auch bei medikamentösen Wechselwirkungen (z.B. ACE-Hemmer, Antiphlogistika, Diuretika), Elektrolytverschiebungen oder beispielsweise als Folge körperlicher Erkrankungen (Nierenfunktionsstörung) auftreten.

Bei den Antikonvulsiva kommen im Wesentlichen Carbamazepin, Valproinsäure und Lamotrigin zum Einsatz. Carbamazepin ist relativ interaktionsanfällig und bei der Rezidivprophylaxe nicht Mittel der Wahl. Typische Nebenwirkungen können eine Knochenmarkschädigung und Leberfunktionsstörungen sein (daher sind regelmäßige Laborkontrollen erforderlich). Anfänglich treten auch Schwindel, Müdigkeit und Gangstörungen sowie Kopfschmerzen, Doppelbilder und auch allergische Hautreaktionen auf. Unter Lamotrigin sind Magen-Darm-Beschwerden, Kopfschmerzen, Schwindel, Müdigkeit, Doppelbilder und Ataxien beschrieben. Insgesamt ist Lamotrigin jedoch gut verträglich. Unter Valproinsäure sind Juckreiz und Hautausschläge, neurologische Symptome (Kopfschmerzen, Schwindel, Bewegungsunsicherheit und Sehstörungen, Nystagmus, Tremor, Sensibilitätsstörungen), Appetit- und Gewichtsveränderungen und auch Haarausfall beschrieben. Laborveränderungen können bei allen Stimmungsstabilisierern auftreten, weswegen regelmäßige Kontrollen empfohlen werden.

Die Nebenwirkungen der atypischen Neuroleptika sind in Kapitel 24.5.2 dargestellt.

Besondere Aspekte

Das *Stevens-Johnson-Syndrom* bzw. das *Lyell-Syndrom* sind potenziell lebensgefährliche Nebenwirkungen unter Therapie mit Carbamazepin oder Lamotrigin (bei schneller Dosisänderung). Bei Verabreichung von Valproinsäure-Präparaten während der Schwangerschaft treten in etwa 10 % der Fälle oder darüber Missbildungen des menschlichen Fetus auf (Holmes et al., 2001). Es besteht ferner ein deutlich erhöhtes Risiko für schwerwiegende Entwicklungsstörungen des Fetus, weswegen Valproinsäure bei Mädchen und Frauen im gebärfähigen Alter

Tabelle 24.6: Zeichen einer Lithiumintoxikation

Bereich	Symptomatik
Magen-Darm-Trakt	Durchfall, Erbrechen, Übelkeit
Kardiologisch	Arrhythmien, QTc-Zeit-Verlängerung, ST-Abflachung und T-Wellen-Inversion
Neurologisch	Grobschlägiger Tremor, Schwindel, Dysarthrie, Ataxie, Rigor, Hyperreflexie, epileptische Anfälle
Zentralnervös/psychiatrisch	Psychomotorische Verlangsamung, Vigilanzminderung, Abgeschlagenheit, später Bewusstseinstrübung bis zum Koma

nicht als Erstlinienpräparat empfohlen werden kann. Frauen im gebärfähigen Alter müssen vor Beginn einer entsprechenden Behandlung über diese Risiken informiert werden.

24.5.4 Anxiolytika, Sedativa und Hypnotika

Zur Gruppe der Anxiolytika, Sedativa und Hypnotika gehören Substanzen, die zur Behandlung von Angst- und Spannungszuständen bzw. Schlafstörungen verwendet werden (siehe Tabelle 24.7). Der Begriff Tranquilizer wurde früher für einige Medikamente aus dieser Gruppe verwendet, ist heute aber nicht mehr gebräuchlich.

Tabelle 24.7: Wirkungen von Anxiolytika und Hypnotika

Anxiolytika	Hypnotika
• Angstlösung • Beruhigung • Emotionale Entspannung	• Schlafförderung • Schlafinduktion • Schlafverlängerung

Es gibt eine Reihe von strukturchemisch sehr unterschiedlichen Substanzen mit anxiolytischen, sedativen oder hypnotischen Effekten. Benzodiazepine nehmen in dieser Gruppe eine herausragende Stellung ein. Weitere Substanzen, die partiell die oben genannten Wirkungen haben, sind z.B. bestimmte Antidepressiva, Neuroleptika, β-Blocker oder Antihistaminika.

Benzodiazepine haben die folgenden Effekte:

- beruhigend (sedativ),
- schlaffördernd (hypnotisch),
- krampflösend (antikonvulsiv),
- angstlösend (anxiolytisch),
- zentral muskelrelaxierend.

Benzodiazepine wirken in der Regel schnell und zuverlässig, sind gut verträglich und haben eine große therapeutische Breite. Mit all diesen Eigenschaften wären Benzodiazepine nahezu ideal in der Behandlung psychischer Erkrankungen, wenn ihre Einsatzmöglichkeiten nicht durch ihr hohes Abhängigkeitspotenzial deutlich limitiert werden würden.

Indikationsgebiete

Medikamente aus dieser Gruppe haben ein breites Anwendungsspektrum. Einsatzgebiete sind unter anderem psychogene und psychoreaktive Störungen mit Angst und/oder Erregungszuständen, die Notfallbehandlung z.B. bei Myokardinfarkt, Panikattacken, Krampfanfall oder Akathisie, Schlafstörungen (siehe Kapitel 29.2), Unruhezustände, Generalisierte Angststörung (siehe Kapitel 28.5), phobischen Störungen, Depression (Therapiebeginn, Suizidalität; siehe Kapitel 27.1), Stupor, Mutismus, Manien (siehe Kapitel 27.2), psychotische Ängste, Alkoholentzugssyndrom (siehe Kapitel 25), Muskelverspannungen, zentrale Spastik, die Prämedikation vor Narkose oder als Komedikation bei der Therapie zahlreicher psychischer Störungen.

Einteilung

In Tabelle 24.8 sind die wichtigsten Non-Benzodiazepin-Präparate, die zu dieser Gruppe gehören, aufgeführt. Die Substanzen sind strukturchemisch sehr unterschiedlich, haben unterschiedliche Wirkmechanismen und stammen aus unterschiedlichen Gruppen.

Wirkmechanismen

Die verschiedenen Substanzen aus der Gruppe der Anxiolytika, Sedativa und Hypnotika haben zum Teil recht unterschiedliche Wirkungsweisen. Die Benzodiazepine wirken hauptsächlich über den GABA-Rezeptor. Gamma-Aminobuttersäure (GABA) ist der wichtigste inhibitorische Neurotransmitter im ZNS. Die Aktivierung des GABA-Rezeptors führt zu einem Einstrom von Chlorid-Ionen in die Zelle und damit zu einer Hyperpolarisation der Zellmembran, wodurch die neuronale Transmission inhibiert wird. Die Benzodiazepine haben spezifische Bindungsstellen am GABA-Rezeptor und modulieren die Rezeptoreigenschaften über allosterische Veränderungen. Auch die sogenannten Z-Drugs wirken am GABA-Rezeptor, jedoch an anderen Bindungsstellen als die Benzodiazepine. Die Wirkungsmechanismen anderer schlafanstoßender oder sedierender Medikamente sind in Tabelle 24.8 beschrieben.

Behandlungsprinzipien

Bei Kurzanwendung in therapeutischen Dosen sind Benzodiazepine und Hypnotika relativ sichere und wirksame Medikamente. Die Therapie sollte, wegen einer möglichen Abhängigkeitsentwicklung, die Dauer von vier bis sechs Wochen nicht überschreiten. Über das Risiko der Entwicklung einer Abhängigkeit muss aufgeklärt werden. Bei Patient:innen mit einer positiven Suchtanamnese sollten Medikamente aus dieser Gruppe nicht oder nur mit Vorsicht gegeben werden. Generell gilt für die Anwendung von Benzodiazepinen und Hypnotika, dass die Indikationsstellung streng vorzunehmen ist. In der Notfalltherapie können einige Benzodiazepine recht sicher und erfolgreich eingesetzt werden (z.B. Diazepam in der Behandlung des Status epilepticus oder Lorazepam bei katatonen oder mutistischen Zustandsbildern). Die Kombination mehrerer Benzodiazepine wird nicht empfohlen.

Vor dem Einsatz von Hypnotika sollten zunächst Aspekte der Schlafhygiene mit den Patient:innen und naturheilkundliche Methoden (Lavendelöl, Baldrian, Hopfentee etc.) und andere nicht medikamentöse Methoden (z.B. Schlafrituale, Lichttherapie) besprochen werden. Gleichzeitig ist eine diagnostische Abklärung, gegebenenfalls polysomnografische Untersuchung anzuraten. Beim Einsatz von Psychopharmaka sollte den Antidepressiva und Non-Benzodiazepin-Hypnotika zunächst der Vorzug gegeben werden. Bei chronischer Insomnie ist eine begleitende Kognitive Verhaltenstherapie dringend anzuraten (siehe Kapitel 29.2).

Tabelle 24.8: Non-Benzodiazepine mit anxiolytischen, sedativen oder hypnotischen Effekten

Substanzname	Wirkungen
Buspiron (Busp®)	Wirkt als Agonist an präsynaptischen 5HT1a-Autorezeptoren und damit inhibitorisch auf die Ausschüttung und Synthese von Serotonin.
Hydroxyzin (Atarax®)	Hydroxyzin wirkt antihistaminerg, anticholinerg und adrenolytisch.
Opipramol (Insidon®)	Opipramol hat antagonistische Effekte an 5HT2-, H1- und D2-Rezeptoren und wirkt auch an omikron-Rezeptoren.
β-Blocker (Dociton®)	β-Blocker reduzieren adrenerge, psychovegetative Angstsymptome.
Melatonin (Circadin®)	Die sedierenden Effekte beruhen auf der Bindung an MT1- und MT2-Rezeptoren.
Pregabalin (Lyrica®)	Wurde ursprünglich als Antikonvulsivum zugelassen. Pregabalin bindet an eine Untereinheit des spannungsabhängigen Kalziumkanals, wodurch der Kalziumeinstrom in die Zelle reduziert wird.
Chloralhydrat (Chloraldurat®)	Wirkt am GABA-Rezeptor. Chloralhydrat ist ein Prodrug und wird im Körper von der Alkoholdehydrogenase in die aktive Wirkform Trichlorethanol überführt.
Antidepressiva wie Trimipramin (Stangyl®), Mirtazapin (Remergil®), Amitriptyin (Saroten®)	Sedierende Wirkung über 5-HT2-Antagonismus, antihistaminerge und anticholinerge Effekte.
Antipsychotika wie Quetiapin (Seroquel®), Olanzapin (Zyprexa®)	Sedierende Wirkung über antihistaminerge und anticholinerge Effekte sowie zentral dämpfende antidopaminerge Effekte.
Z-Drugs/Z-Substanzen	
Zaleplon (Sonata®, in Deutschland nicht mehr zugelassen)	Bindet an die α1-Untereinheit und γ-Untereinheit des GABAA-Rezeptors. Die Folge dieser Wechselwirkung mit dem GABAA-Rezeptor ist die Verstärkung der Reaktionen auf GABA.
Zolpidem (Stilnox®)	Der Wirkstoff Zolpidem ist chemisch gesehen ein Cyclopyrrolon-Derivat. Er interagiert mit der α- und γ-Untereinheit des GABAA-Rezeptors, was eine Verstärkung der Reaktionen auf GABA zur Folge hat.
Zopiclon (Ximovan®)	wie Zolpidem
Eszopiclon (Lunivia®) – das S-Enantiomer von Zopiclon	Es wird eine geringere Dosis benötigt als für das Razemat Zopiclon, da es sich um die gereinigte Form der beiden Enantiomere handelt. Man geht davon aus, dass die hypnotische Wirkung auf der Interaktion mit dem GABAA-Rezeptor-Komplex, der die Untereinheiten alpha-1, alpha-2, alpha-3 und alpha-5 enthält, beruht.

Nebenwirkungen und Wechselwirkungen

Häufige Nebenwirkungen in dieser Medikamentengruppe sind Sedierung, Konzentrationsminderung, eingeschränktes Reaktionsvermögen (Fahrtüchtigkeit), Schwindel, Ataxie, Amnesie und Atemdepression bei zu hoher Dosierung. Bei längerer Anwendung (> 4 Wochen) besteht die Gefahr der Entwicklung einer Abhängigkeit. Nach Nikotin und Alkohol ist die Benzodiazepinabhängigkeit die dritthäufigste Form der Sucht in Deutschland (Janhsen et al., 2015; siehe Kapitel 25). Auch die Z-Drugs haben ein Abhängigkeitspotenzial. Bei älteren Menschen können Halluzinationen, Alpträume, Verhaltensauffälligkeiten und paradoxe Reaktionen auftreten.

Besondere Aspekte

Flumazenil wird als Antidot bei Benzodiazepinintoxikationen und zum Teil auch bei Z-Drugs (Zopiclon, Zolpidem und Zaleplon) eingesetzt und hebt sämtliche Wirkungen von Benzodiazepinen auf. Flumazenil wird intravenös verabreicht und wirkt als reversibler, kompetitiver Antagonist an der Benzodiazepin-Bindungsstelle des GABA-Rezeptors. In der Anästhesie wird Flumazenil zum Beispiel zur Aufhebung einer Narkose, bei Vergiftungen oder aus diagnostischen Gründen bei unklaren Überdosierungen und Bewusstlosigkeit eingesetzt. Die Wirkung setzt innerhalb von Minuten ein und hält für ein bis zwei Stunden. Bei Intoxikationen mit länger wirksamen Benzodiazepinen kann es insofern zu einem Rebound-Effekt kommen. Das heißt, die Wirkung des Benzodiazepins setzt bei nachlassender Wirkung von Flumazenil wieder ein. Bei Mischintoxikationen ist besondere Vorsicht geboten.

24.5.5 Antidementiva

Antidementiva werden zur Behandlung von Demenzerkrankungen eingesetzt und sind Substanzen, welche zentral wir-

Tabelle 24.9: Zur Behandlung von Demenzen eingesetzte Medikamente

Substanz	Substanzklasse	Indikation	Typische Nebenwirkungen
Donepezil	Acetylcholinesterase-Inhibitor	leichte bis mittelschwere Alzheimer-Demenz	Kopfschmerzen, Schlafstörungen, Schwindel, gastrointestinale Symptome, psychische Symptome wie Aggressivität, Halluzinationen etc.
Galantamin	Acetylcholinesterase-Inhibitor	leichte bis mittelschwere Alzheimer-Demenz	Gastrointestinale Symptome, Appetitminderung
Rivastigmin	Acetylcholinesterase-Inhibitor	leichte bis mittelschwere Alzheimer-Demenz	Gastrointestinale Symptome
Memantine	NMDA-Antagonist	mittlere bis schwere Alzheimer-Demenz	Kopfschmerzen, Schläfrigkeit, Obstipation, erhöhter Blutdruck, Schwindel
Ginkgo-biloba-Trockenextrakt	Nootropikum	Hirnleistungsstörungen	Allergische Reaktionen, gastrointenstinale Symptome, Kopfschmerzen, Schwindel, mögliche Interantionen mit Gerinnungshemmern
Nimodipin	Nootropikum	Hirnleistungsstörungen	Hypotonien, Vasodilatation
Dihydroergotoxin	Nootropikum	Hirnleistungsstörungen	Unruhe, Übelkeit, Kopfschmerzen, Angina Pectoris und periphere Durchblutungsstörungen
Piracetam	Nootropikum	Hirnleistungsstörungen	Nervosität, Unruhe, Zittern, Depressionen, Angst, Schlaflosigkeit, Müdigkeit, gastrointestinale Symptome, Gewichtszunahme
Pyritinol	Nootropikum	Hirnleistungsstörungen	Gastrointestinale Symptome, Geschmacksstörungen, Kopfschmerzen, Schwindel, Schlaflosigkeit, Müdigkeit, Gewichtszunahme

ken und die kognitiven Fähigkeiten, d.h. Gedächtnisfunktionen sowie Konzentrations-, Lernfähigkeit, Urteilsbildung und Orientierung verbessern und die darüber u.a. krankheitsbedingte Beeinträchtigungen sozialer Alltagskompetenzen vermindern. Nootropika, wie z.B. Ginkgo biloba, Nicergolin oder Piracetam, sollen ebenfalls die Hirnfunktionen günstig beeinflussen. Ihre Wirksamkeit gilt jedoch als nicht gesichert und die Wirkmechanismen sind im Einzelnen nicht aufgeklärt.

Indikationsgebiete

Antidementiva werden bei verschiedenen Demenzerkrankungen wie der Alzheimer-Demenz, vaskulärer Demenz, frontotemporaler Demenz, Demenz bei Morbus Parkinson, Demenz vom Lewy-Körperchen-Typ und Mischformen verschiedener Demenzen eingesetzt (siehe Kapitel 33.6).

Einteilung

Basierend auf ihren Wirkmechanismen werden Antidementiva in Acetylcholinesterase-Hemmer und NMDA-Rezeptor-Antagonisten eingeteilt (siehe Tabelle 24.9). Die Wirkung von Nootropika ist nicht belegt und beruht auf unterschiedlichen Mechanismen.

Wirkmechanismen

Mittlerweile wurden recht unterschiedliche Ansätze zur Therapie der Demenzen entwickelt. Neben neueren, hier nicht besprochenen immuntherapeutischen Strategien (z.B. Antikörper gegen das Amyloid-ß-Peptid) verfolgen die momentan bedeutendsten therapeutischen Ansätze eine Hemmung der Acetylcholinesterase beziehungsweise eine Neuroprotektion über den NMDA-Rezeptor-Antagonismus. Der NMDA-Rezeptor-Antagonist Memantine ist ein Glutamatmodulator, der die Nervenzellen vor exzessiven Glutamatkonzentrationen schützt. Die Therapie mit Acetylcholinesterase-Hemmern begründet sich rational in Befunden, die bei Demenzen ein cholinerges Defizit durch den Untergang cholinerger Neuronen beschreiben. Die aktuell verfolgten Therapiestrategien wirken nicht kausal, sondern überwiegend symptomatisch. Das heißt im Wesentlichen, dass die derzeit verfügbaren Antidementiva die Progredienz der Erkrankungen und die Symptomverschlechterung verlangsamen, nicht aber aufhalten können.

Behandlungsprinzipien

Zentrale Ziele der Behandlung demenzieller Erkrankungen sind eine Besserung der Hirnleistungsstörungen, der Alltagskompetenzen sowie eine Verminderung der Verhaltensauffälligkeiten. Der Therapieansatz ist multimodal ausgerichtet (pharmakologische, nicht medikamentöse und psychosoziale Interventionen) für Betroffene und Angehörige. Aufgrund der variablen Symptom- und Problemkonstellationen muss der Therapieplan kontinuierlich an den progredienten Verlauf der Erkrankung angepasst werden.

Pharmakologisch sind in Deutschland derzeit vier Wirkstoffe für die Behandlung von Demenzen zugelassen. Donepezil (u.a. Aricept®), Rivastigmin (u.a. Exelon®) sowie Galantamin (u.a. Reminyl®) gehören zur Gruppe der Acetylcholinesterase-Hemmer und sind für die Behandlung der leichten bis mittelschweren Alzheimer-Krankheit vorgesehen. Memantine (u.a. Axura®, Ebixa®) ist ein NMDA-Rezeptor-Antagonist und wird bei mittelschweren und schweren Formen der Alzheimer-Krankheit eingesetzt. Memantine ist für die Behandlung einer mäßigen bis schweren Alzheimer-Krankheit zugelassen ist. Eine Kombinationsbehandlung von Memantine mit Donepezil kann bei mäßiger bis schwerer Alzheimer-Demenz erwogen werden, wobei eine Überlegenheit gegenüber einer Monotherapie nicht bestätigt ist (siehe hierzu z.B. die S3-Leitlinie Demenzen; DGPPN, 2016).

AChE-Inhibitoren und Memantine sind auch bei vaskulärer Demenz wirksam, wobei die Anwendung zur Therapie der vaskulären Demenz nur bei genauer Analyse des Einzelfalls gerechtfertigt ist (Off-Label-Gebrauch). Bei der Behandlung mit Antidementiva wird mindestens eine Behandlungsdauer von drei bis sechs Monaten empfohlen. Bei guter Verträglichkeit kann die antidementive Therapie prinzipiell langfristig fortgeführt werden. Klare Kriterien für einen Abbruch der Therapie existieren abgesehen von individuellen Unverträglichkeiten nicht.

Verhaltensauffälligkeiten im Rahmen der Demenz sind Ausdruck degenerativer Veränderungen in unterschiedlichen Neurotransmittersystemen. Die Behandlung der demenzassoziierten Verhaltensauffälligkeiten sollte zunächst mit nicht medikamentösen Maßnahmen erfolgen. Hierbei kommt auch der Aufklärung und Beratung der pflegenden Angehörigen eine wichtige Bedeutung zu (siehe Kapitel 33 und 35). Donepezil und Galantamin bzw. Memantine beeinflussen moderate Verhaltenssymptome (nicht kognitive Symptome) bei leichter bis mittlerer bzw. schwerer Alzheimer-Demenz. Neuroleptika (Haloperidol, Aripiprazol) wirken gut gegen Aggression und Wahn, verbessern aber nicht das allgemeine Funktionsniveau und auch die Agitation wird nicht immer vermindert. Neuroleptika mit anticholinerger Wirkung sind zu vermeiden (da sie eine Verschlechterung der kognitiven Leistung bewirken können). Da unter Neuroleptika gehäuft zerebrovaskuläre Ereignisse beschrieben wurden (und zwar sowohl bei typischen als auch bei atypischen Neuroleptika), ist deren Einsatz bei Demenzen trotz teilweise guter Wirkung auf bestimmte Symptome insgesamt kritisch zu sehen. Das alternde Gehirn reagiert empfindlich auf Neuroleptika, und extrapyramidalmotorische Symptome und tardive Dyskinesien können relativ rasch auftreten. Daher muss die Dosierung der Neuroleptika im Vergleich zum Einsatz bei anderen Erkrankungen deutlich niedriger erfolgen. Atypische Antipsychotika sollten bevorzugt eingesetzt werden. Nur Risperidon ist für die Therapie von Verhaltensstörungen bei Demenzen zugelassen. Die Behandlung der Lewy-Körperchen-Demenz mit typischen Antipsychotika ist kontraindiziert und kann die Symptomatik dramatisch verschlechtern (siehe hierzu z.B. die S3-Leitlinie Demenzen; DGPPN, 2016).

Nebenwirkungen und Wechselwirkungen

Acetylcholinesterase-Hemmer sind prinzipiell gut verträglich. Dosisabhängig treten insbesondere zu Beginn der Therapie gastrointestinale Nebenwirkungen (Appetitlosigkeit, Übelkeit, Diarrhöen, Obstipation) oder Schlafstörungen und Müdigkeit auf. Aufgrund der cholinergen Wirkung kann es zu Bradykardien kommen, weswegen insbesondere in der Aufdosierungsphase Puls- und EKG-Kontrollen empfohlen werden. Memantine hat ein günstiges Wirkungs-Nebenwirkungs-Verhältnis und wird in der Regel gut vertragen. Häufigste Nebenwirkungen sind Kopfschmerzen, Schläfrigkeit, Schwindel, erhöhter Blutdruck, Obstipation, Gleichgewichtsstörungen, Müdigkeit, Verwirrtheit, Halluzinationen und Krampfanfälle. Weitere Informationen zu Nebenwirkungen verschiedener in der Behandlung der Demenz eingesetzten Medikamente sind in Tabelle 24.9 (siehe S. 359) aufgeführt.

Besondere Aspekte

Neuroleptika sollten bei Demenzen wegen des erhöhten Risikos für zerebrovaskuläre und kardiale Ereignisse nur nach strenger Indikationsstellung eingesetzt werden. Etwa 10% der Demenzen sind kausal therapierbar (z.B. Demenzen bei Vitaminmangel oder Hypothyreose; Durwen, 2019). Dies weist auf die Bedeutung einer gründlichen Diagnostik demenzieller Syndrome hin.

24.5.6 Medikamente zum Einsatz bei Suchterkrankungen

Bei der Therapie von Sucht- oder Abhängigkeitserkrankungen kommen Medikamente mit ganz unterschiedlichen Wirkmechanismen in verschiedenen Phasen der Erkrankung zum Einsatz (Soyka & Rösner, 2021). Im Wesentlichen sind dies Medikamente, die in der Entzugsphase bzw. zur Rezidivprophylaxe im Sinne einer Anti-Craving-Behandlung eingesetzt werden. Anti-Craving-Substanzen sind Arzneimittel, die das Craving, also das starke Verlangen nach dem Konsum psychotroper Substanzen („Suchtdruck"), bei substanzgebundenem Abhängigkeitssyndrom unterdrücken. Darüber hinaus werden in diesem Kapitel Medikamente zur Substitution bei Opiatabhängigkeit und Antidota bei Opiat- und Benzodiazepinintoxikation besprochen.

Indikationsgebiete

Die in diesem Kapitel besprochenen Medikamente werden in der Behandlung von substanzgebundenen Abhängigkeitserkrankungen eingesetzt (siehe Kapitel 25). Ein Abhängigkeitssyndrom liegt vor, wenn es wiederholt zu einem starken Craving bzw. Verlangen nach Suchtmittelkonsum kommt, bzgl. Menge und Dauer des Konsums ein Kontrollverlust eingetreten ist, nach pausierendem Konsum körperliche Entzugssymptome auftreten, zum Erreichen der Wirkung höhere Dosierungen konsumiert werden müssen (Toleranzentwicklung) und der Konsum des Suchtmittels trotz eingetretener

Tabelle 24.10: Medikamente zur Behandlung von Suchterkrankungen

Indikation	Medikamente
Alkoholentzug	Clomethiazol (Distraneurin®), Oxazepam (Adumbran®), Clonidin, Carbamazepin, Valproinsäure, Haloperidol, Tiapridex
Benzodiazepinintoxikation	Flumazenil (Antidot bei Benzodiazepinintoxikation)
Opiatintoxikation	Naloxon (Antidot bei Opiatintoxikation)
Anti-Craving-Substanzen	Acamprosat (NMDA-Rezeptor-Agonist), Nalmefen (μ- und δ-Opioid-Rezeptor-Antagonist, partieller Agonist am κ-Opioid-Rezeptor), Naltrexon (μ-Opioid-Rezeptor-Antagonist), Disulfiram (Inhibition der Acetaldehyddehydrogenase, in Deutschland nicht mehr zugelassen)
Substitionsmedikamente	Methadon bzw. Levomethadon, Buprenorphin, Dihydrocodein/Codein
Nikotinentwöhnung	Vareniclin (partieller Agonist am nikotinischen α4β2 Acetylcholinrezeptor-Subtyp), Nikotinpflaster etc.

negativer Entwicklungen (soziale, psychische, physische Schädigung) weitergeführt wird (siehe Kapitel 25).

Einteilung

Medikamente, die in den verschiedenen Phasen der Suchtbehandlung eingesetzt werden, sind in Tabelle 24.10 aufgeführt.

Wirkmechanismen

Die Wirkmechanismen der hier besprochenen Substanzen sind sehr unterschiedlich und teilweise bereits in anderen Abschnitten dieses Kapitels beschrieben (siehe z. B. Benzodiazepine, Stimmungsstabilisierer, Neuroleptika). Die Wirkungen der Antidot-Therapie erklärt sich über Verdrängungsprozesse am Rezeptor oder der Bindungsstelle. Bei der Substitutionstherapie kommen Substanzen zum Einsatz, die ähnliche Wirkungen wie das Suchtmittel haben und auch an denselben Rezeptoren angreifen, jedoch ohne Rauschzustände auszulösen (z. B. Methadon).

Behandlungsprinzipien

Die Behandlung von Abhängigkeitserkrankungen erfolgt in mehreren Phasen. Die erste Phase gilt der Herstellung der Einsicht in das süchtige Verhalten und der Motivation, die Abhängigkeit zu überwinden. Danach folgen die qualifizierte Entgiftungs- bzw. Entzugsphase, die Entwöhnungsbehandlung und schließlich die Nachsorgephase (siehe Kapitel 25). Unterstützende pharmakologische Interventionen sind prinzipiell in allen Phasen der Suchttherapie möglich. In der Entzugsbehandlung, wie z. B. bei der Alkoholabhängigkeit, dient die medikamentöse Behandlung einerseits der Linderung der körperlichen Entzugssymptomatik (z. B. Clomethiazol, Benzodiazepine), andererseits sollen damit Komplikationen verhindert werden (z. B. Carbamazepin zur Krampfanfallsprophylaxe) oder bereits eingetretene Komplikationen therapiert werden (z. B. Haloperidol bei deliranter Symptomatik oder Clonidin bei hypertensiven Entgleisungen). Unter dem qualifizierten Entzug versteht man die körperliche Entgiftung unter Einbeziehung psychoedukativer und motivationaler Therapieelemente. Ziel ist es, die Patient:innen für eine längerfristige Entwöhnungstherapie zu motivieren. Sind komorbide psychische Erkrankungen bekannt, sollten diese nach Abschluss der körperlichen Entgiftung therapeutisch und gegebenenfalls medikamentös behandelt werden. Bei starkem Craving sollte die Therapie mit einer Anti-Craving-Substanz in Betracht gezogen werden.

In der Suchttherapie und in der Therapie der Alkoholabhängigkeit ist in den vergangenen Jahren zunehmend das Konzept der „harm reduction" propagiert worden. Dies ging mit einer Verlagerung der Ziele in der Suchttherapie einher. Für viele Patient:innen scheint das Abstinenzziel nicht realistisch und eine Reduktion der Trinkmenge im Sinne einer „harm reduction" praxisnäher und erreichbarer. Anti-Craving-Substanzen können die Trinkmenge und damit gesundheitliche und psychosoziale Folgeschäden für die Betroffenen reduzieren und können damit eine sinnvolle Therapieoption in der Behandlung der Alkoholabhängigkeit sein. Anti-Craving-Substanzen sollten mindestens für die Dauer von drei bis sechs Monaten nach der Entgiftung eingenommen werden. Ähnliches gilt für die Therapie der Opiatabhängigkeit. Hier sind medikamentöse Strategien zur Reduktion des Cravings oder zur Substitution des Opiatkonsums (z. B. Methadon oder Levomethadon) seit langem etabliert (Koller et al., 2021).

Nebenwirkungen und Wechselwirkungen

Die Nebenwirkungen der hier besprochenen Substanzen wurden teilweise bereits in anderen Abschnitten dieses Kapitels besprochen. Nachfolgend werden kursorisch typische Nebenwirkungen einiger Anti-Craving-Substanzen beschrieben. Acamprosat wird zur Abstinenzerhaltung bei Alkoholabhängigkeit eingesetzt. Es ist gut verträglich. Gastrointestinale Nebenwirkungen (Durchfall, Übelkeit, Blähungen) treten jedoch zu Beginn der Therapie häufiger auf. Auch kann es zu sexuellen Nebenwirkungen, wie z.B. Libidoverlust, kommen. Nalmefen wird zur Trinkmengenreduktion bei Alkoholabhängigkeit eingesetzt. Typische Nebenwirkungen sind z.B. gastrointestinale Symptome, Unruhe, Schlafstörungen, neurologische Symptome (Schwindel, Kopfschmerzen, Parästhesien und Hypästesien), kardiale Symptome (Tachykardien und Palpitationen) und auch Asthenie und emotionale Beeinträchtigungen. Naltrexon wird zur Reduktion des Rückfallrisikos bei der Alkoholabhängigkeit eingesetzt. Es wirkt über eine Opioidrezeptorblockade. Beschriebene Nebenwirkungen sind gastrointestinale Symptome, Kopfschmerzen, Schlafstörungen, Angstzustände, Gelenk- und Muskelschmerzen.

Besondere Aspekte

Trotz der belegten Wirksamkeit von Anti-Craving-Substanzen werden sie aus verschiedenen Gründen nur selten eingesetzt. Die Gründe für diese therapeutische Zurückhaltung liegen wahrscheinlich in geringen Erfolgserwartungen oder der Sorge um eine Suchtverlagerung (d.h., eine Sucht wird durch eine andere Sucht ersetzt). Häufig fehlt es einfach an Erfahrung mit den verfügbaren Substanzen. Gerade im Hinblick auf das Erreichen realistischer Ziele im Sinne der „harm reduction“ wäre eine Überprüfung therapeutischer Vorbehalte gegenüber den verfügbaren medikamentösen Therapien erforderlich.

24.5.7 Medikamente zur Behandlung von Aufmerksamkeitsdefizit-/Hyperaktivitätsstörungen (ADHS)

Der Therapieansatz bei ADHS ist grundsätzlich multimodal. Zur medikamentösen Behandlung stehen verschiedene Psychostimulanzien und andere Präparate zur Verfügung. In Deutschland unterliegt der Einsatz von Psychostimulanzien den Regularien des Betäubungsmittelgesetzes (BtMG), da Psychostimulanzien zu den Betäubungsmitteln (BtM) zählen. Methylphenidat wurde 1944 erstmals von Leandro Panizzon synthetisiert. Nach Selbstversuchen, u.a. auch durch seine Ehefrau Rita (Namensgeberin für Ritalin®), und dem Nachweis leistungssteigernder Wirkung wurde das Medikament 1954 auf den deutschen Markt gebracht. Seit 2011 hat Methylphenidat auch die Zulassung zur Behandlung von Erwachsenen mit ADHS (Medikinet® adult).

Indikationsgebiete

Die in diesem Kapitel besprochenen Substanzen werden im Wesentlichen bei Aufmerksamkeitsdefizit-/Hyperaktivitätsstörungen (ADHS) im Kindes- und Erwachsenenalter eingesetzt (siehe Kapitel 32.1).

Einteilung

Zur medikamentösen Behandlung der ADHS stehen verschiedene Psychostimulanzien und Nichtpsychostimulanzien zur Verfügung (siehe Tabelle 24.11).

Wirkmechanismen

Psychostimulanzien erhöhen die Konzentration von Dopamin und Noradrenalin im synaptischen Spalt, u.a. durch Hemmung des Noradrenalin- und Dopamintransporters. Methylphenidat hat Effekte auf zentrale sowie auf motorische Aktivitäten. Methylphenidat wirkt indirekt sympathomimetisch durch Freisetzung von Noradrenalin und Hemmung der Wiederaufnahme. In höheren Konzentrationen setzt Methylphenidat auch Dopamin frei und hemmt dessen Wiederaufnahme.

Die zentralstimulierende Wirkung äußert sich unter anderem in einer Steigerung der Konzentrationsfähigkeit, Leistungs- und Entscheidungsbereitschaft, Unterdrückung von Müdig-

Tabelle 24.11: Zur Behandlung von ADHS zugelassene und verfügbare Medikamente

Substanz	Handelsname
Methylphenidat	Concerta®, Equasym®, Medikinet®, Medikinet adult®, Ritalin®
Amphetamin	Attentin®, Elvanse®, Elvanse adult®
DL-Amphetamin (Saft oder Kapseln)	Bislang ist die Substanz nicht als Fertigpräparat erhältlich, weshalb es als Saft oder als Kapseln rezeptiert und von Apotheken hergestellt werden muss. DL-Amphetamin wird in Deutschland zur pharmakologischen Behandlung der ADHS eingesetzt, sofern Methylphenidat, Lisdexamphetamin und Atomoxetin zuvor keine oder nur unzureichende Wirkung gezeigt haben oder wenn diese aufgrund unerwünschter Nebenwirkungen nicht infrage kommen.
Pemolin	Tradon® In Deutschland nur noch als Reservemittel zur Behandlung von ADHS zugelassen.
Atomoxetin	Strattera®
Guanfacin	Intuniv®
Bupropion, Reboxetin, Venlafaxin	Antidepressiva mit noradrenergen und dopaminergen Wirkmechanismen können bei der Behandlung von ADHS bei Erwachsenen in Betracht gezogen werden.

keit und körperlicher Abgeschlagenheit. Welche Mechanismen den kognitiven Effekten und Verhaltenseffekten zugrunde liegen, wird nur unzureichend verstanden. Die Wirkmechanismen von Amphetamin, Lisdexamphetamin und Pemolin sind prinzipiell vergleichbar mit denen von Methyphenidat. Atomoxetin ist kein Psychostimulans. Es hemmt den präsynaptischen Noradrenalintransporter und verhindert so die Wiederaufnahme von Noradrenalin und auch Dopamin aus dem synaptischen Spalt. Der Wirkmechanismus, welcher der Wirkung bei der Behandlung von ADHS zugrunde liegt, ist unklar. Guanfacin ist ein alpha-2A-adrenerger Rezeptoragonist, der die postsynaptische Wirkung von Noradrenalin beeinflusst.

Behandlungsprinzipien

Die Therapie der ADHS erfolgt bei Kindern und Jugendlichen leitliniengemäß multimodal (siehe Kapitel 32.1) mit den Elementen Elterntraining, Verhaltenstherapie und Pharmakotherapie (Stimulanzien, Atomoxetin), wobei eine medikamentöse Behandlung nur bei entsprechend ausgeprägtem Schweregrad der Symptomatik indiziert ist (Rosen & Philipsen, 2019). Eine Behandlung der ADHS im Erwachsenenalter sollte bei moderater bis schwerer Beeinträchtigung erfolgen, wobei Pharmakotherapie sowie Verhaltenstherapie eingesetzt werden. Es wird generell eine einschleichende, langsame Aufdosierung bis zur individuell festgelegten Tagesdosis empfohlen. Die Wirkung von Methylphenidat tritt etwa 30 bis 45 Minuten nach Einnahme der Tabletten oder Kapseln ein und bleibt bei den unretardierten Präparaten dann zwei bis vier Stunden auf therapeutischem Niveau erhalten. Um dem danach einsetzenden Wirkungsabfall zu begegnen, ist häufiger eine mehrfache Gabe der Medikamente über den Tag verteilt erforderlich. Alternativ kann die Gabe von Retardpräparaten in Betracht gezogen werden. Bei einer Anwendungsdauer von länger als einem Jahr muss der langfristige Nutzen der medikamentösen Therapie regelmäßig neu bewertet werden. Jährliche Auslassversuche der Medikation zur Neubewertung des therapeutischen Nutzens werden insofern empfohlen. Nichtpsychostimulanzien sollten in der ADHS-Therapie eingesetzt werden, wenn Psychostimulanzien nicht vertragen werden oder komorbide Störungen wie Suchterkrankungen vorliegen. Bei Atomoxetin (Strattera®) tritt die Wirkung meist erst nach mehreren Wochen auf. Bei diesem Medikament muss in einem Behandlungsversuch schrittweise aufdosiert werden. Seine Wirksamkeit entfaltet Atomoxetin meist über den ganzen Tag. Auch bei Atomoxetin ist eine Dauertherapie mit regelmäßigen Auslassversuchen erforderlich.

Nebenwirkungen und Wechselwirkungen

Die Medikamente zur Behandlung von AHDS sind prinzipiell gut verträglich. Bei vielen Patient:innen treten keine Nebenwirkungen unter der Einnahme von Methylphenidat oder Atomoxetin auf. Treten doch Nebenwirkungen auf, sind diese meist nur von kurzer Dauer. Zu den häufigeren Nebenwirkungen unter Methyphenidat zählen: verminderter Appetit, Schlaflosigkeit, Kopfschmerzen, Mundtrockenheit, Nervosität und Übelkeit zu Beginn der Behandlung. Unter Atomoxetin treten ähnliche Nebenwirkungen wie unter Methylphenidat auf. Zusätzlich können häufiger auch Blutdruckerhöhungen und Herzrasen sowie sexuelle Dysfunktionen auftreten. Bei Erwachsenen mit kardialen Risikofaktoren wird vor dem Einsatz der hier besprochenen Medikamente gewarnt, da schwerwiegende kardiovaskuläre Nebenwirkungen beschrieben wurden. Psychostimulanzien gehen mit einem Risiko für Missbrauch einher. Sie werden mitunter als Aufputschmittel, Appetitzügler und zum Neuroenhancement eingesetzt. Bei hochdosierter Anwendung, insbesondere wenn es nasal oder intravenös konsumiert wird, wirkt Methylphenidat antriebssteigernd und euphorisierend. In der Drogenszene werden methylphenidathaltige Arzneimittel als Ersatz für Amphetamin (Speed) gehandelt. Das Risiko für eine Abhängigkeit ist bei fachgerechter medikamentöser Therapie von ADHS mittels Methylphenidat sehr gering. Patient:innen mit ADHS, die mit Psychostimulanzien behandelt werden, haben im Vergleich zu unbehandelten Patient:innen mit ADHS sogar ein niedrigeres Risiko für Suchterkrankungen.

Besondere Aspekte

Die Diagnostik von ADHS sollte in standardisierter Weise, in der Regel in einer spezialisierten Ambulanz erfolgen. Nach Diagnosestellung ist zunächst eine multimodale Behandlung mit umfassender Psychoedukation, psychosozialen und psychotherapeutischen Elementen, bei Kindern auch mit schul- und familien- bzw. elternbezogenen Maßnahmen indiziert. Eine medikamentöse Therapie von ADHS sollte nur bei schwerer ausgeprägter oder bei auf die vorangegangenen Methoden nicht responsiver Symptomatik verordnet werden. Trotz dieser Vorgabe werden in der Praxis Medikamente jedoch häufig als einziges Therapieelement eingesetzt, da die Verfügbarkeit der anderen Therapieoptionen, insbesondere in nicht städtischen Gebieten, stark eingeschränkt ist.

24.6 Fazit

Es gibt eine Vielfalt an psychopharmakologischen Behandlungsmethoden. Für die Behandlung einzelner Störungsbilder können häufig Medikamente aus verschiedenen Gruppen eingesetzt werden. In der Regel sollte die psychopharmakologische Behandlung nicht als erste und/oder einzige Therapieoption, sondern vielmehr als möglicher Baustein in einem multimodalen Gesamtbehandlungsplan verstanden werden. Entsprechende Hinweise zu den verschiedenen Elementen des Gesamtbehandlungsplans finden sich z.B. in den Praxisleitlinien der Deutschen Gesellschaft für Psychiatrie und Psychotherapie, Psychosomatik und Nervenheilkunde e.V. (https://www.dgppn.de/leitlinien-publikationen/leitlinien.html). Eine Kosten-Nutzen-Abwägung muss beim Einsatz von Psychopharmaka stets vorgenommen und mit dem:der Patient:in besprochen werden. Eine Polypharmazie ist aufgrund des Risikos schädlicher Interaktionen und Nebenwirkungen sowie unzureichender Evidenzen, wo immer möglich, zu vermeiden.

Literatur

Bundesärztekammer (BÄK), Kassenärztliche Bundesvereinigung (KBV) & Arbeitsgemeinschaft der Wissenschaftlichen Medizinischen Fachgesellschaften (AWMF). (2022). *Nationale VersorgungsLeitlinie Unipolare Depression. Langfassung* (Version vom 3.1.2022). Verfügbar unter: www.leitlinien.de/depression

Correll, C.U. & Howes, O.D. (2021). Treatment-resistant schizophrenia: definition, predictors, and therapy options. *The Journal of Clinical Psychiatry, 82*(5), MY20096AH1C. https://doi.org/10.4088/JCP.MY20096AH1C

Deutsche Gesellschaft für Psychiatrie und Psychotherapie, Psychosomatik und Nervenheilkunde (DGPPN) e.V. (Hrsg.). (2016). *S3-Leitlinie Demenzen. Langfassung.* Verfügbar unter: https://register.awmf.org/de/leitlinien/detail/038-013

Deutsche Gesellschaft für Psychiatrie und Psychotherapie, Psychosomatik und Nervenheilkunde (DGPPN) e.V. (Hrsg.). (2019). *S3-Leitlinie Schizophrenie. Langfassung* (Version 1.0, zuletzt geändert am 15.3.2019). Verfügbar unter: https://www.awmf.org/leitlinien/detail/ll/038-009.html

Durwen, H.F. (2019). Nicht jede Demenz ist irreversibel. *Geriatrie-Report, 14,* 26–29 https://doi.org/10.1007/s42090-019-0271-y

Holmes, L.B., Harvey, E.A., Coull, B.A., Huntington, K.B., Khoshbin, S., Hayes, A.M. et al. (2001). The teratogenicity of anticonvulsant drugs. *The New England Journal of Medicine, 344,* 1132–1138. https://doi.org/10.1056/NEJM200104123441504

Janhsen, K., Roser, P. & Hoffmann, K. (2015). The problems of long-term treatment with benzodiazepines and related substances – prescribing practice, epidemiology and the treatment of withdrawal. *Deutsches Ärzteblatt International, 112,* 1–7.

Koller, G., Adorjan, K. & Pogarell, O. (2021). Treatment of drug addiction (illegal opioids). *MMW – Fortschritte der Medizin, 163,* 54–57. https://doi.org/10.1007/s15006-021-0506-3

Moncrieff, J., Cooper, R.E., Stockmann, T., Amendola, S., Hengartner, M.P. & Horowitz, M.A. (2023). The serotonin theory of depression: A systematic umbrella review of the evidence. *Molecular Psychiatry, 28,* 3243–3256.

Rosen, H. & Philipsen, A. (2019). Multimodale Ansätze bei ADHS. *DNP – Der Neurologe & Psychiater, 20,* 107–114. https://doi.org/10.1007/s15202-019-2303-8

Soyka, M. & Rösner, S. (2021). Pharmakotherapie der Alkoholentwöhnung: Update und neue Entwicklungen. *Nervenarzt, 92*(1), 57–65. https://doi.org/10.1007/s00115-020-00954-5

Voigt, N., Ort, K. & Sossalla, S. (2019). Arzneimittelinteraktionen, die man kennen muss! *Pneumologie, 73*(05), 306–318 https://doi.org/10.1055/a-0863-6242

Teil III:
Störungsspezifische Psychotherapie

25 Substanzbezogene Störungen

Johannes Lindenmeyer

Inhaltsübersicht

25.1 Klinische Merkmale

Bei substanzbezogenen Störungen handelt es sich um kein einheitliches, eindimensionales Phänomen. Vielmehr können ein ganz unterschiedliches *Konsumverhalten* sowie eine Vielfalt *körperlicher, psychischer und sozialer Folgeschäden* bzw. *komorbide Störungen* das klinische Bild der Patient:innen dominieren.

Fallbeispiele

Frau A., 32 Jahre alt, wurden nach einem nächtlichen Überfall Tranquilizer zur Beruhigung und Reduktion ihrer traumabezogenen Ängste verschrieben. Es kam zu einer raschen Dosissteigerung, sodass Frau A. nunmehr seit mehreren Jahren viermal täglich 10 mg Valium einnimmt, weil sonst heftige Entzugserscheinungen in Form von Herzrasen, Schweißausbrüchen und Angstzuständen eintreten. Sie lässt sich die Medikamente von drei Ärzt:innen, die nichts voneinander wissen, teilweise auf Privatrezept verschreiben. Äußerlich merke man ihr nichts an, allerdings fehle sie wegen Krankschreibungen sehr häufig am Arbeitsplatz. Frau A. kann sich ein Leben ohne „ihre" Medikamente nicht vorstellen.

Herr B., 48 Jahre alt, hat seit seiner Bundeswehrzeit regelmäßig Alkohol konsumiert. Er trinke nicht täglich, aber wenn er trinke, dann finde er kein Ende. Das könnten dann schon sechs bis sieben Liter Bier und ca. eine halbe Flasche Schnaps an einem Abend sein, so ganz genau könne er das im Nachhinein nicht immer sagen. Im Kreis seiner Trinkkumpane sei er „der Größte", ansonsten habe er sich durch den Alkohol im Leben viel verbaut: Scheidung, wiederholte Kündigungen und Führerscheinverlust. Nun habe er noch eine Leberentzündung, trotzdem habe er immer noch diese „Abstürze" mit Alkohol ohne besonderen Anlass. Er verstehe sich selbst nicht.

25.2 Klassifikation und Diagnostik

In der ICD-10 (Deutsches Institut für Medizinische Dokumentation und Information [DIMDI], 2021) werden bislang folgende Substanzklassen unterschieden: F10: Alkohol, F11: Opioide, F12: Cannabinoide, F13: Sedativa und Hypnotika, F14: Kokain, F15: andere Stimulanzien, F16: Halluzinogene, F17: Tabak, F18: flüchtige Lösungsmittel. In der ICD-11 (Bundesinstitut für Arzneimittel und Medizinprodukte [BfArM], 2022) wird diese Einteilung um synthetische Cannabinoide, synthetische Cathinone, Methylendioxymethylamphetamin (MDMA) oder verwandte Substanzen, dissoziative Substanzen inkl. Ketamine und Phencyclidine (PCP) sowie schließlich als Restkategorie um unbekannte oder nicht spezifizierte psychoaktive Substanzen auf insgesamt 14 Substanzklassen erweitert. Ein Überblick über die jeweils spezifische Wirkung und chemische Zusammensetzung dieser Substanzen findet sich bei Gage (2021) bzw. Scherbaum (2019).

In der ICD wird substanzübergreifend kategorial zwischen den drei Diagnosen riskanter Gebrauch, schädlicher Gebrauch und Substanzabhängigkeit unterschieden (siehe Tabellen 25.1, 25.2, 25.3 und 25.4). Während die Abhängigkeitskriterien in der ICD-11 gegenüber der ICD-10 von sechs auf drei zusammengefasst werden, werden in der ICD-11 die Kriterien für riskanten und schädlichen Gebrauch erstmals genauer operationalisiert.

Die Reduktion der Abhängigkeitskriterien in der ICD-11 verhindert, dass Patient:innen diese Diagnose wie derzeit in der ICD-10 bekommen können, obwohl sie kein einziges Kriterium gemeinsam haben. Die letzte Ziffer in der ICD-10 und ICD-11 ermöglicht, den aktuellen Konsum genauer zu beschreiben. Die Präzisierung in der ICD-11 dient nunmehr dazu, in Katamnesestudien das Ergebnis von Behandlungsbemühungen im weiteren Verlauf differenziert kodieren zu können (siehe Tabelle 25.2).

Die ausdifferenziertere Operationalisierung von riskantem Substanzgebrauch (siehe Tabelle 25.3) und schädlichem Gebrauchsmuster (siehe Tabelle 25.4) in der ICD-11 drückt das gesundheitspolitische Anliegen aus, Menschen mit substanzbezogenen Störungen schon in einem viel früheren Stadium zu erreichen und vor allem auch qualifiziert zu behandeln.

Der Ansatz des DSM-5 (American Psychiatric Association, 2015), anstelle einer kategorialen Unterscheidung den Schweregrad substanzbezogener Störungen danach zu bestimmen, wie viele von 11 Kriterien im Einzelfall zutreffend sind, wird im ICD-11 nicht übernommen.

Tabelle 25.1: ICD-Kriterien für Substanzabhängigkeit

ICD-10: F1x.2x	ICD-11: 6C4x.2x
Mindestens drei der folgenden Kriterien müssen innerhalb der letzten 12 Monate wiederholt aufgetreten sein.	Mindestens zwei der folgenden Hauptkriterien müssen innerhalb der letzten 12 Monate bestehen. Bei täglichem oder fast täglichem Konsum ist aber auch ein Zeitraum von mindestens drei Monaten ausreichend. Ein Hauptkriterium ist erfüllt, wenn mindestens eins der zwei Unterkriterien erfüllt ist.
1. Craving (starkes Verlangen oder eine Art Zwang, eine Substanz zu konsumieren)	1. Beeinträchtigte Fähigkeit zur Konsumkontrolle – Starker Wunsch oder eine Art Zwang, zu konsumieren – Eingeschränkte Fähigkeit zur Kontrolle des Konsums bzgl. Beginn, Beendigung oder Menge
2. Kontrollverlust des Substanzkonsums in Bezug auf Beginn oder Menge	
3. Körperliches Entzugssyndrom bei Reduzierung der Substanzmenge	2. Physiologische Merkmale einer Abhängigkeit – Entzugserscheinungen nach Beendigung/Reduzierung des Konsums – Toleranzentwicklung gegenüber der Substanzwirkung
4. Toleranzentwicklung gegenüber der Substanzwirkung	
5. Einengung auf den Substanzkonsum und dadurch Vernachlässigung anderer Interessen	3. Anhaltender Substanzkonsum trotz Risiken oder schädlicher Folgen – Substanzkonsum wird zunehmend zur Priorität gegenüber anderen Aktivitäten/Verpflichtungen – Substanzkonsum wird trotz auftretender konsumbedingter negativer Konsequenzen weitergeführt
6. Anhaltender Substanzkonsum trotz eindeutiger schädlicher Folgen (gesundheitlich, psychisch oder sozial)	

Tabelle 25.2: ICD-Zusatzkodierung der aktuellen Konsumform bei Substanzabhängigkeit

ICD-10		ICD-11	
F1x.20	gegenwärtig abstinent	**6C4x.20**	gegenwärtiger Konsum, ständig
F1x.21	gegenwärtig abstinent in beschützter Umgebung	**6C4x.21**	gegenwärtiger Konsum, episodisch
F1x.22	gegenwärtig abstinent unter Substitution	**6C4x.22**	kurzfristige Abstinenz
F1x.23	gegenwärtig abstinent mit aversiven oder hemmenden Medikamenten	**6C4x.23**	anhaltende teilweise Besserung
F1x.24	gegenwärtiger Substanzkonsum	**6C4x.24**	dauerhafte Abstinenz
F1x.25	ständiger Substanzkonsum		
F1x.26	episodischer Substanzkonsum		

Tabelle 25.3: ICD-Kriterien für schädlichen Substanzgebrauch (ICD-10) bzw. schädliches Gebrauchsmuster (ICD-11)

ICD-10: F1x.1x	ICD-11: 6C4x.1
Es sind substanzbedingte Schäden auf psychischem oder körperlichem Gebiet nachweisbar, ohne dass die Kriterien für eine Abhängigkeit erfüllt sind.	• Es sind substanzbedingte Schäden auf psychischem oder körperlichem Gebiet bei den Betroffenen oder anderen Personen eingetreten, ohne dass die Kriterien für eine Abhängigkeit erfüllt sind. • Bei episodischem Substanzkonsum mindestens 12 Monate, bei täglichem Substanzkonsum mindestens ein Monat. • Akuter Schaden durch Intoxikation. • Direkter oder indirekter Schaden durch anhaltenden Konsum. • Schaden durch Art der Substanzeinnahme.

Tabelle 25.4: ICD-Kriterien für riskanten/gefährlichen Substanzgebrauch

ICD-10: F1x.8	ICD-11: QE1x
nicht näher definiert	Nennenswert erhöhtes Risiko für körperlich oder seelisch schädliche Konsequenzen für die Konsumierenden oder andere Personen hinsichtlich: • Frequenz, • Menge, • Kontext, • gefährliches Verhalten unter Substanzeinfluss, • gefährliche Art der Einnahme.

25.2.1 Differenzialdiagnostik

Bei Menschen mit einer substanzbezogenen Störung treten sehr häufig weitere psychische Störungen auf. Beispielsweise wurde bei über 53 % von insgesamt 12 982 im Jahr 2020 stationär behandelten Patient:innen mit Alkohol- oder Medikamentenabhängigkeit mindestens eine weitere psychische Störung diagnostiziert (Fachverband Sucht, 2021). Von besonderer Bedeutung für die Behandlungsplanung ist hierbei, den Zusammenhang zwischen der substanzbezogenen Störung und der komorbiden psychischen Störung in jedem Einzelfall spezifisch zu bestimmen und Patient:innen verständlich zu vermitteln:

- **Komorbide Störung als Folge der substanzbezogenen Störung.** In diesem Fall konzentriert sich die Behandlung auf die substanzbezogene Störung, in der Hoffnung, dass sich die komorbide Störung dadurch von allein bessert. Beispielsweise sind depressive Syndrome (insbesondere Antriebslosigkeit und Hoffnungslosigkeit) sowie Angststörungen häufig unmittelbare Folge einer substanzbezogenen Störung. Eine besonders schwere Form ist die substanzinduzierte Psychose insbesondere beim Konsum von Cannabis, aber auch beim Konsum von Amphetaminen oder halluzinogenen Substanzen wie LSD.
- **Substanzbezogene Störung als Bewältigungsversuch einer komorbiden Störung.** Hier sollte die Behandlung den Betroffenen dazu verhelfen, ihre komorbide Störung auch ohne Substanzkonsum bewältigen zu können. Man spricht in diesem Fall von einer sekundären substanzbezogenen Störung. Diese ist beispielsweise bei Angststörungen, posttraumatischen Belastungsstörungen oder chronischen Schmerzstörungen häufig.
- **Beide Störungen sind unabhängig voneinander entstanden.** Auch wenn sich beide Störungen unabhängig voneinander entwickelt haben, können sie sich gegenseitig in ungünstiger Weise beeinflussen. Hier ist in der Behandlung von Beginn an zweigleisig mittels eines integrierten Therapieansatzes zu fahren. Dies ist beispielsweise der Fall, wenn eine Essstörung, Posttraumatische Belastungsstörung oder Borderline-Persönlichkeitsstörung mit einer substanzbezogenen Störung zusammenfallen.

25.2.2 Diagnostikinstrumente

In der Behandlung substanzbezogener Störungen sind vier Arten von Diagnostikinstrumenten zu unterscheiden (siehe Tabelle 25.5):

- **Screeninginstrumente.** Angesichts der schleichenden und über einen langen Zeitraum unauffälligen Entwicklung substanzbezogener Störungen sowie ihrer damit verbundenen starken Scham- und Schuldgefühle kommt nur ein geringer Teil der Betroffenen jemals und dann häufig erst zu einem Zeitpunkt einer sehr fortgeschrittenen Problementwicklung in Behandlung. Entsprechend wird in den Behandlungsleitlinien zu substanzbezogenen Störungen gefordert, in allen Einrichtungen des Gesundheitswesens Patient:innen routinemäßig Screenings auf substanzbezogene Störungen zu unterziehen. Hier haben sich Kurzfragebögen als valider erwiesen als Laborwerte.
- **Strukturierte Interviews.** Zur sicheren Diagnosestellung einer substanzbezogenen Störung, ihres Schweregrades und ihrer behandlungsbedürftigen Begleit- und Folgepro-

bleme haben sich eine Reihe von strukturierten Interviews bewährt (siehe Kapitel 8).

- **Instrumente zur Erfassung der Konsummenge.** Die Angaben der Betroffenen hierzu unterliegen einer Vielzahl von bewussten und unbewussten Erinnerungsverzerrungen, insbesondere dann, wenn der Konsum nicht täglich bzw. nicht immer gleich war. Deshalb wurde ein Vorgehen entwickelt, bei dem die Betroffenen für einen bestimmten zurückliegenden Zeitraum zunächst alle persönlichen Ereignisse pro Tag eintragen (z.B. Arbeitstage, Familienbesuche, Arztbesuche, Übernachtungen außer Haus, Feiern), um dann erst im zweiten Schritt ihr Konsumverhalten tageweise zu beschreiben.
- **Fragebögen zur Bestimmung von Rückfallrisikosituationen.** Während sich die Vorhersage des interindividuellen Rückfallrisikos (Wer wird rückfällig und wer nicht?) als wenig valide erwiesen hat, lässt sich das Rückfallrisiko ein und derselben Person in bestimmten Situationen relativ verlässlich mittels entsprechender Fragebögen ermitteln (In welchen Momenten ist die Person besonders rückfallgefährdet?).

25.3 Epidemiologie

25.3.1 Konsummuster

Personen mit substanzbezogenen Störungen weisen ganz unterschiedliche Konsummuster auf. Obwohl alle bislang vorgelegten Typologien empirisch nicht befriedigend gesichert werden konnten, ist die folgende Einteilung im klinischen Alltag geeignet, die Beschreibung der spezifischen Problematik der Betroffenen im Einzelfall zu erleichtern (Lindenmeyer, 2016).

- **Konfliktkonsum.** Die Betroffenen greifen in ganz bestimmten Situationen zu „ihrer" Substanz, da sie über keine anderen Bewältigungsmöglichkeiten verfügen. Der Konsum ist somit nicht immer gleich, sondern hängt vielmehr davon ab, wie es den Betroffenen geht. Entsprechend können sie erklären, „warum" bzw. „wozu" sie konsumieren. Dieses Konsummuster gibt es bei allen Substanzen, es ist bei Frauen häufiger als bei Männern.

Tabelle 25.5: Diagnostikinstrumente bei substanzbezogenen Störungen

Instrumente		Beschreibung
Screening	Alcohol Use Disorder Identification Test (AUDIT; Babor et al., 2001)	10 Items, ab 5 Punkte Hinweis auf Konsumstörung, ab 20 Punkte Hinweis auf Abhängigkeit
	Alcohol, Smoking and Substance Involvement Screening Test (ASSIST; Humeniuk et al., 2008)	8 Items, ab 4 Punkte pro Substanz mittleres Risiko, ab 27 Punkte pro Substanz hohes Risiko
	Drug Use Disorder Identification Test (DUDIT; Berman et al., 2005)	10 Items, ab 5 Punkte Hinweis auf Konsumstörung, ab 20 Punkte Hinweis auf Abhängigkeit
	Cannabis Use Disorder Identification Test (CUDIT; Adamson & Sellman, 2003)	10 Items, ab 5 Punkte Hinweis auf Konsumstörung, ab 20 Punkte Hinweis auf Abhängigkeit
	Kurzfragebogen zum Medikamentenmissbrauch (KMM; Watzl et al., 1991)	12 Items, ab 4 Punkte Hinweise auf Medikamentenmissbrauch
	Fagerström Nikotinabhängigkeitstest (FNT; Heatherton et al., 1991)	6 Items, ab 3 Punkte mittlere körperliche Abhängigkeit, ab 5 Punkte starke körperliche Abhängigkeit
Strukturierte Interviews	Measurements in the Addictions for Triage and Evaluation (MATE; Buchholz et al., 2009)	Ca. 60 Minuten, Bestimmung des Schweregrads aller Suchtmittelprobleme, der komorbiden, psychischen Belastung und der sozialen Teilhabeeinschränkungen
Erfassung der Konsummenge	Form 90 (Miller & Del Boca, 1994; deutsche Version für Alkoholkonsum: Lindenmeyer & Mühlig, 2019)	Erhebung der täglichen Konsummenge für die letzten 90 Tage zur Bestimmung des regelmäßigen Konsums, wiederkehrender Konsumepisoden oder einzelner Konsumtage
Bestimmung von Rückfallrisikosituationen	Inventory of Drug Taking Situations (IDTS; Annis et al., 1992b; deutsche Version: Lindenmeyer, 2012)	50 Items zu 8 Rückfallrisikobereichen. Gefragt wird jeweils, ob in einer Situation im letzten Jahr nie, selten, oft, fast immer konsumiert wurde.
	Drug Taking Confidence Questionnaire (DTCQ; Annis et al., 1992a; deutsche Version: Lindenmeyer, 2012)	50 Items zu 8 Rückfallrisikobereichen. Gefragt wird jeweils, wie sicher dem Verlangen nach Substanzkonsum in einer Situation widerstanden werden kann (0–100 %).

- **Rauschkonsum.** Die Betroffenen schaffen es trotz bester Vorsätze nicht, lediglich kleine Mengen zu konsumieren. Vielmehr endet ihr Substanzkonsum meist in mehr oder weniger starkem Rausch („Kontrollverlust"). Dieses Konsummuster gibt es nicht bei psychotropen Medikamenten oder Nikotin.
- **Spiegelkonsum.** Die Betroffenen benötigen über den Tag verteilt regelmäßig „ihre" Substanz, um die Konzentration im Blut nie unter einen bestimmten „Spiegel" sinken zu lassen, da sonst unangenehme körperliche (z. B. Schwitzen, Zittern oder Erbrechen) oder psychische Entzugserscheinungen (z. B. Unruhe, Nervosität, Angst) auftreten. Die Betroffenen können aufgrund immer raffinierterer Verheimlichungsstrategien lange Zeit vollkommen unauffällig bleiben. Oft merkt ihre Umwelt gar nicht, dass sie überhaupt „unter Stoff" stehen. Dieses Konsummuster gibt es bei allen Substanzen.
- **Periodischer Konsum.** Die Betroffenen haben trotz zwischenzeitlicher Abstinenz immer wieder Phasen eines heftigen und unkontrollierten Substanzkonsums. Ihnen selbst bzw. ihrer Umwelt ist unter Umständen keinerlei Anlass oder Auslöser hierfür bewusst, weswegen sie sogenanntes „magisches" oder abergläubisches Denken zur Erklärung der Konsumphasen entwickeln. Da sie oft große innere Kraft aufbringen, um eine Konsumphase zu beenden, ist es ihnen besonders unverständlich, warum sie nach einem gewissen Zeitraum „einfach wieder anfangen". Durch die erfolgreichen Konsumpausen können sie außerdem lange Zeit nicht glauben, dass sie eine substanzbezogene Störung entwickelt haben. Diese Konsumform ist seltener als die anderen.

25.3.2 Verlaufsformen

Die frühere Annahme eines einheitlichen, sich stetig verschlechternden Verlaufs von substanzbezogenen Störungen bis hin zur Suchtmittelabhängigkeit hat sich als Mythos erwiesen. Vielmehr sind ganz verschiedene Verlaufsformen möglich (vgl. Abbildung 25.1).

In der Regel sind bei Jugendlichen und bei Frauen eine raschere Suchtentwicklung und auch schneller Folgeschäden zu verzeichnen als bei erwachsenen Männern. Außerdem ist bei Nikotin, Heroin und psychotropen Medikamenten mit Suchtpotenzial eine viel schnellere Suchtentwicklung innerhalb weniger Wochen möglich als beispielsweise bei Alkohol oder Cannabis.

Substanzbezogene Störungen gehören nach Depression und Ängsten zu den häufigsten psychischen Störungen (siehe Tabelle 25.6).

25.4 Störungsmodell

Angesichts der Vielfalt der verwendeten Substanzen, der phänomenologischen Ausprägungen und des Schweregrads substanzbezogener Störungen ist es nicht verwunderlich, dass es kein einheitliches Störungsmodell für ihre Entstehung gibt. Für frühere Allgemeintheorien einer Suchtpersönlichkeit, oraler Fixierung, der Suchtfamilie oder der Co-Abhängigkeit in Partnerschaften gibt es keine ausreichende Evidenz. Stattdessen konnte eine Vielzahl möglicher psychologischer, bio-

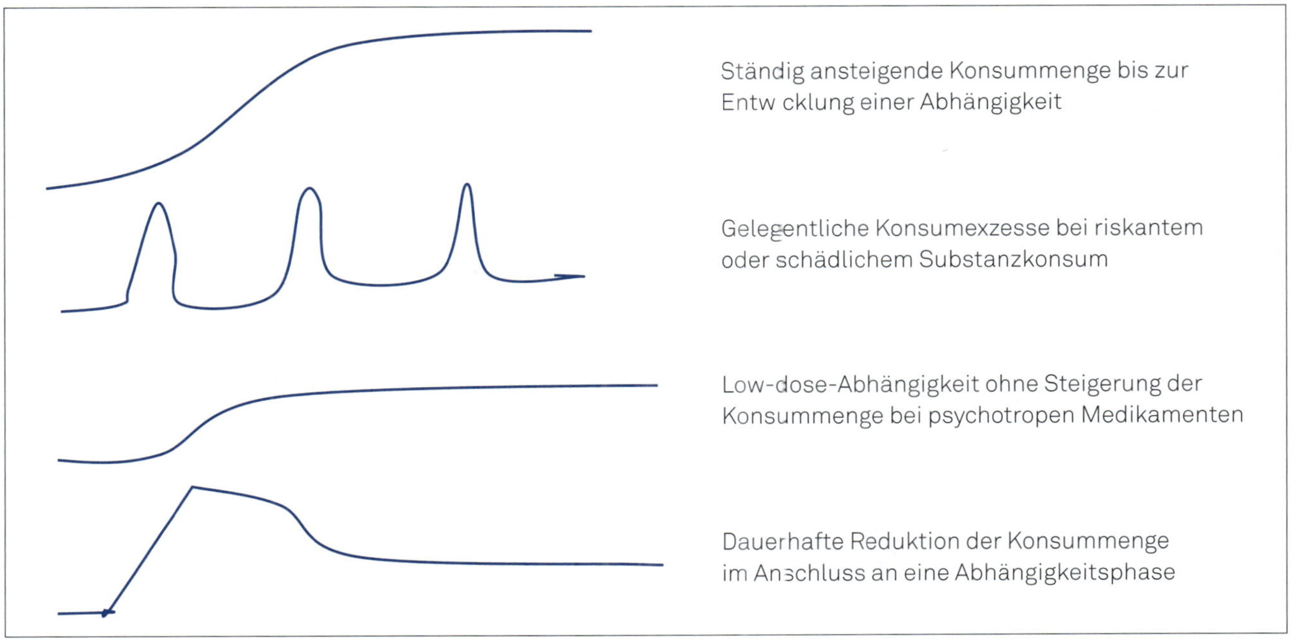

Abbildung 25.1: Mögliche Verlaufsformen substanzbezogener Störungen

Tabelle 25.6: Epidemiologische Angaben – Deutscher Suchtsurvey 2021 (Rauschert et al., 2022)

Substanz	Konsumprävalenz in den letzten 12 Monaten	Störungsprävalenz	Geschlechterverhältnis (Ca.-Angaben!)
Alkohol	90.4 %	Aktuelle Abhängigkeit: 2.3 % Schädlicher Konsum: 3.9 % Riskanter Konsum: 5.79 %	20 % weiblich 80 % männlich
Nikotin	Konventionell: 22.7 % Shisha: 4.1 % E-Zigarette/Erhitzer: 4.3 %	Aktuelle Abhängigkeit: 6.3 % Schädlicher Konsum: 7.3 %	40 % weiblich 60 % männlich
Medikamente	Schmerzmittel: 68.7 % Schlaf-/Beruhigungsmittel: 7.1 %	Aktuelle Abhängigkeit: 2.2 % Schädlicher Konsum: 4.2 %	80 % weiblich 20 % männlich
Cannabis	8.8 %	Aktuelle Abhängigkeit: 0.4 % Schädlicher Konsum: 1.4 %	50 % weiblich 50 % männlich
Illegale Substanzen	Insgesamt: 9.6 % Mehr als eine Substanz: 2.2 %	Aktuelle Abhängigkeit: 0.6 % Schädlicher Konsum: 1.4 %	50 % weiblich 50 % männlich

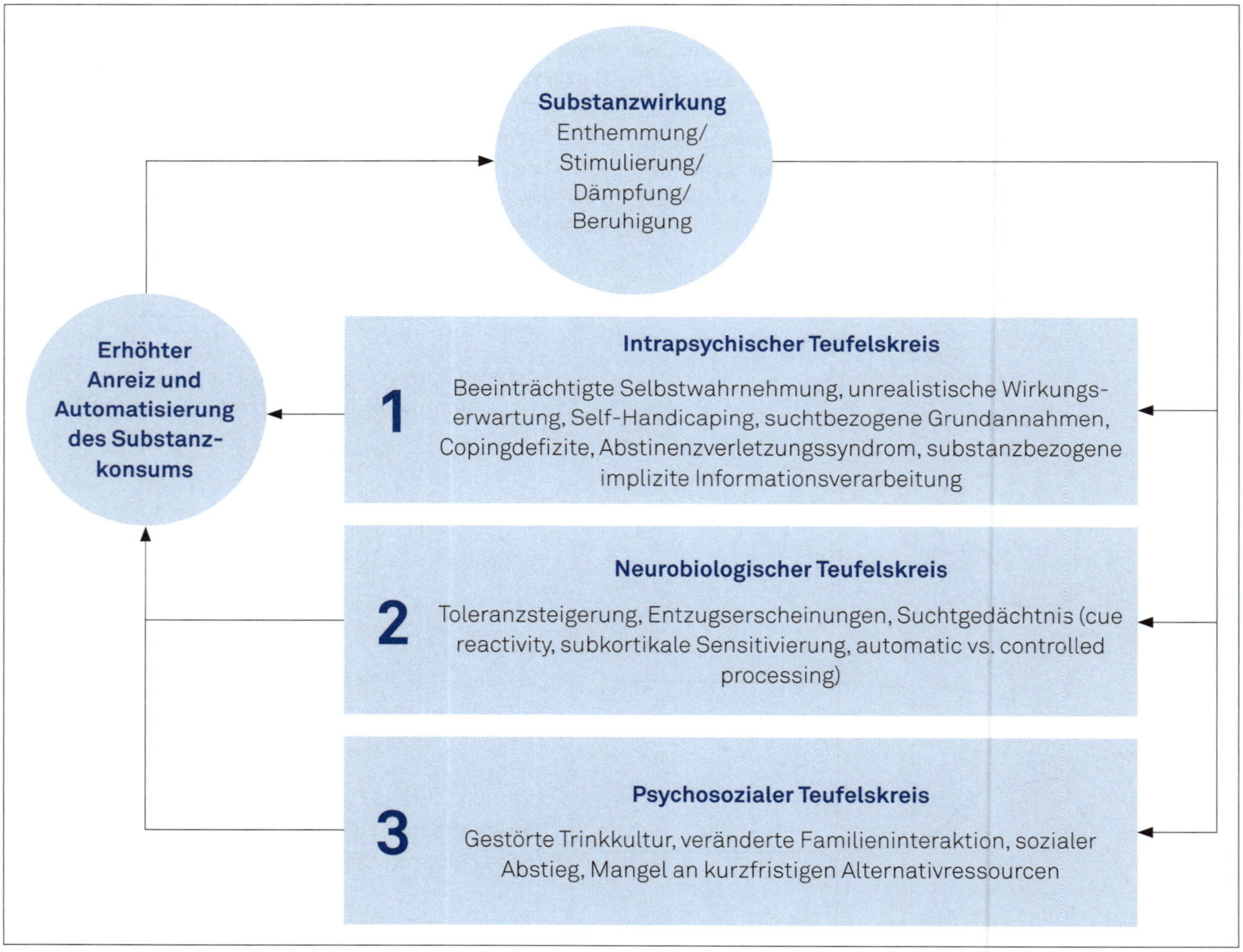

Abbildung 25.2: Drei Teufelskreise zur Entstehung und Aufrechterhaltung substanzbezogener Störungen (in Anlehnung an Küfner & Bühringer, 1996)

logischer und sozialer Einflussfaktoren für einzelne Aspekte substanzbezogener Störungen identifiziert werden. Küfner und Bühringer (1996) haben drei Teufelskreise für die Entstehung und Aufrechterhaltung substanzbezogener Störungen postuliert (vgl. Abbildung 25.2).

Es wäre aber wenig hilfreich, Betroffenen auf ihre Frage nach der Ursache ihrer Störung wahrheitsgemäß zu antworten: „Da muss viel zusammenkommen“. Um ein konkretes psychotherapeutisches Vorgehen im Einzelfall ableiten zu können, sollen daher im Folgenden drei psychologische Modelle für unterschiedliche Phasen einer substanzbezogenen Störungsentwicklung konkretisiert werden.

25.4.1 Substanzkonsum als instrumentelles Verhalten

Zu Beginn einer substanzbezogenen Störung kann der vermehrte bzw. übermäßige Substanzkonsum als instrumentelles Verhalten verstanden werden (siehe Kapitel 2), da für die Betroffenen subjektiv die kurzfristig angenehme Substanzwirkung im Vergleich zu den längerfristigen Risiken oder Nachteilen überwiegt:

- **Internale Wirkung.** Meist geht es um die Dämpfung unangenehmer Affekte oder körperlicher Beschwerden, denen sich die Betroffenen ansonsten hilflos ausgeliefert fühlen. In anderen Fällen geht es um die kurzfristige Erzeugung von Glücks- oder Stärkegefühlen, die den Betroffenen anders nicht zugänglich sind.
- **Interaktionelle Wirkung.** Der gemeinsame Substanzkonsum kann das Zusammengehörigkeitsgefühl einer Gruppe stärken. Gleichzeitig kann der Substanzkonsum Betroffene enthemmen und damit Verhaltensweisen ermöglichen, die sie sich nüchtern nicht trauen würden. Dies kann wiederum ihren Einfluss bzw. ihre soziale Akzeptanz stärken.

Der instrumentelle Substanzkonsum wird auf die Dauer dadurch verfestigt, dass alternative Bewältigungskompetenzen zu wenig ausgebildet werden, sodass die Betroffenen immer stärker auf ihr Suchtmittel angewiesen sind. Die angenehme Substanzwirkung wird im Laufe der Zeit zusätzlich durch situative Erwartungseffekte verstärkt. Schließlich gelangen die Betroffenen zu der Überzeugung: „Nur durch den Konsum von x bin ich in der Lage zu y“.

Das instrumentelle Modell ist insbesondere als Erklärung für substanzbezogene Störungen bei Personen mit psychischen Problemen, Traumata, einer schwierigen Lebenssituation oder mit chronischen körperlichen Beschwerden geeignet. Die zentrale Frage für die psychotherapeutische Behandlung ist hier: Wozu konsumieren die Betroffenen ihre Substanz bzw. wie können sie diese Ziele auch ohne Substanzkonsum und die damit verbundenen negativen Folgen erreichen?

25.4.2 Toleranzsteigerung und Abhängigkeitsentwicklung

In der Praxis trifft man immer wieder auf Betroffene, bei denen beim besten Willen keine Funktionalität des Substanzkonsums (mehr) festzustellen ist. Sie haben sich beispielsweise „einfach so“ angewöhnt zu rauchen oder zu trinken und müssen irgendwann feststellen, dass es ihnen nicht mehr möglich ist, davon loszukommen. Bei anderen hat sich der ursprünglich instrumentelle Substanzkonsum vollkommen verselbstständigt und geschieht vorrangig zur kurzfristigen Vermeidung von Entzugserscheinungen. Hier ist von Bedeutung, dass alle Substanzen mit Suchtpotenzial im Belohnungssystem des Gehirns eine 2-Phasen-Wirkung erzeugen: Auf die unmittelbar angenehme Hauptwirkung folgt eine zwar geringere, aber dafür viel länger anhaltende entgegengesetzte unangenehme Nachwirkung (siehe Abbildung 25.3), die wiederum Auslöser für die erneute Einnahme der Substanz werden kann. Entscheidend ist, dass die unangenehme Nachwirkung sich bei fortgesetztem Substanzkonsum immer weiter auftürmen kann, bis sich körperliche Entzugserscheinungen zeigen. Jetzt wird der Substanzkonsum

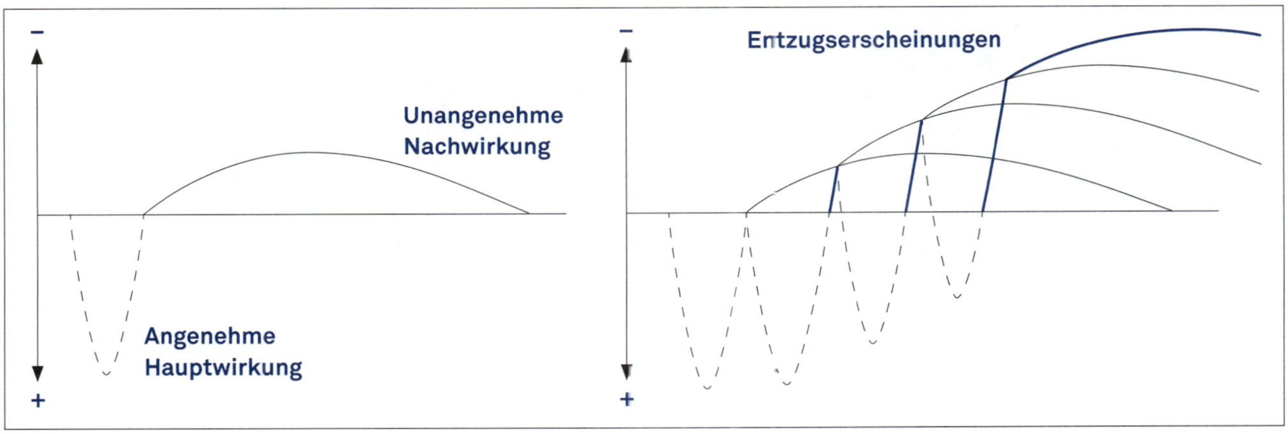

Abbildung 25.3: Die Möglichkeit der Entstehung körperlicher Entzugserscheinungen durch das Auftürmen der unangenehmen Nachwirkung bei wiederholtem Substanzkonsum (Lindenmeyer, 2016)

von den Betroffenen benötigt, um sich überhaupt noch normal fühlen zu können.

Dieses Erklärungsmodell ist besonders geeignet, um Betroffene (und ihre Angehörigen), die über die Dysfunktionalität und Destruktivität ihres eigenen Substanzkonsums entsetzt sind, einerseits zu entlasten, ihnen andererseits aber die Notwendigkeit einer körperlichen Entzugsbehandlung sowie künftiger Substanzabstinenz zu verdeutlichen. In diesen Fällen liegt der Schwerpunkt von Psychotherapie auf einer die persönlichen Wertvorstellungen der Betroffenen aufgreifenden Attributionskorrektur mittels Psychoedukation und auf Motivationsarbeit zur gezielten Minderung von lähmenden Versagens- und Schuldgefühlen hinsichtlich der Vergangenheit hin zur Stärkung von Selbstverantwortung und -wirksamkeit zur Überwindung der substanzbezogenen Störung.

25.4.3 Automatisierung des Substanzkonsums

Für viele Betroffene, ihre Angehörigen, aber auch ihre Therapeut:innen ist es besonders unverständlich und frustrierend, wenn Betroffene trotz glaubhaftem Änderungsvorsatz oder erfolgreicher Abstinenz in einer bestimmten Situation plötzlich wieder rückfällig werden. Manchmal beschreiben die Betroffenen erhebliches Verlangen nach „ihrer" Substanz, manchmal berichten sie davon, dass sie „einfach so" wieder konsumiert hätten. Hier wurde von Robinson und Berridge (2003) eine sogenannte Sensitivierung des Belohnungszentrums dergestalt postuliert, dass mit dem früheren Substanzkonsum assoziierte Stimuli verstärkte Anreizprozesse im Belohnungssystem der Betroffenen hervorrufen. Diese substanzbezogene „cue reactivity" konnte sowohl in bildgebenden Verfahren als auch mittels PC-basierten Messparadigmen der impliziten Informationsverarbeitung nachgewiesen werden (Wiers & Stacy, 2006). Dadurch verschieben sich in diesen Situationen bildlich gesehen die Machtverhältnisse zwischen rationaler und automatisierter Verhaltenssteuerung (siehe Abbildung 25.4). Der Substanzkonsum wird immer mehr zu einer situativ automatisch ausgelösten bzw. ritualisierten Handlung, die einer rationalen Kontrolle immer schwerer zugänglich ist und selbst dann nur noch schwer zu löschen ist, wenn gar keine subjektiv angenehme Suchtmittelwirkung mehr erlebt wird. Entsprechend haben Menschen mit substanzbezogenen Störungen mitunter wenig Bewusstheit darüber, warum sie ihre Substanz nach längerer Abstinenz (plötzlich wieder) konsumieren.

Die psychotherapeutische Leitfrage in der Behandlung ist nicht mehr: „Wozu wird eine Substanz konsumiert?", sondern: „Wann besteht das höchste Risiko für erneuten Konsum?". Ziel ist es, dass Patient:innen „entdecken", welche verschiedenen, auch scheinbar ganz banalen Situationsmerkmale (Ort, Zeit, anwesende Personen, Anblick oder Geruch des Suchtmittels, Gesprächsthema, Verhalten der Interaktionspartner:innen) sowie internale Bedingungen (Stimmung, Gedanken, Wirkungserwartung, Suchtmittelverlangen, physiologische Reaktionen) als sogenannte Trigger bei ihnen additiv die Wahrscheinlichkeit für (erneuten) Substanzkonsum erhöhen können (siehe Abbildung 25.5). Die Behandlung ist vor allem darauf ausgerichtet, diese persönlich relevanten Risikosituationen entweder meiden zu lernen oder für sie alternative Automatismen und Bewältigungsstrategien einzuüben.

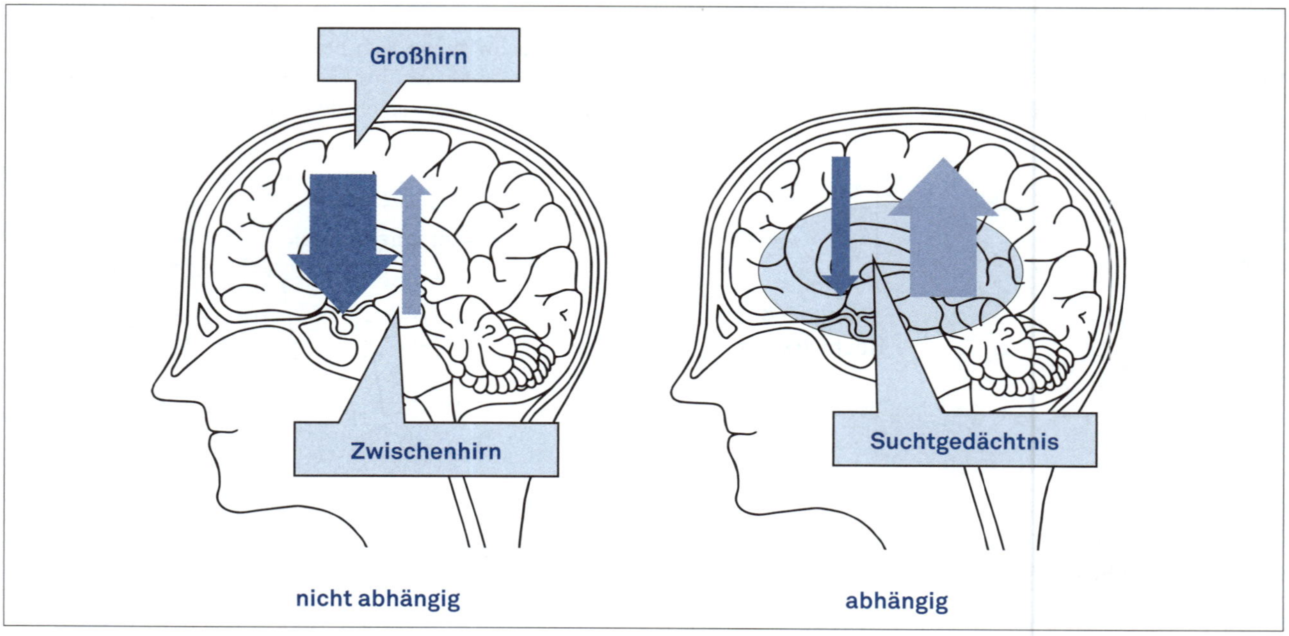

Abbildung 25.4: Die Verschiebung der Machtverhältnisse zwischen rationaler und automatisierter Verhaltenssteuerung im Verlauf einer substanzbezogenen Abhängigkeitsentwicklung

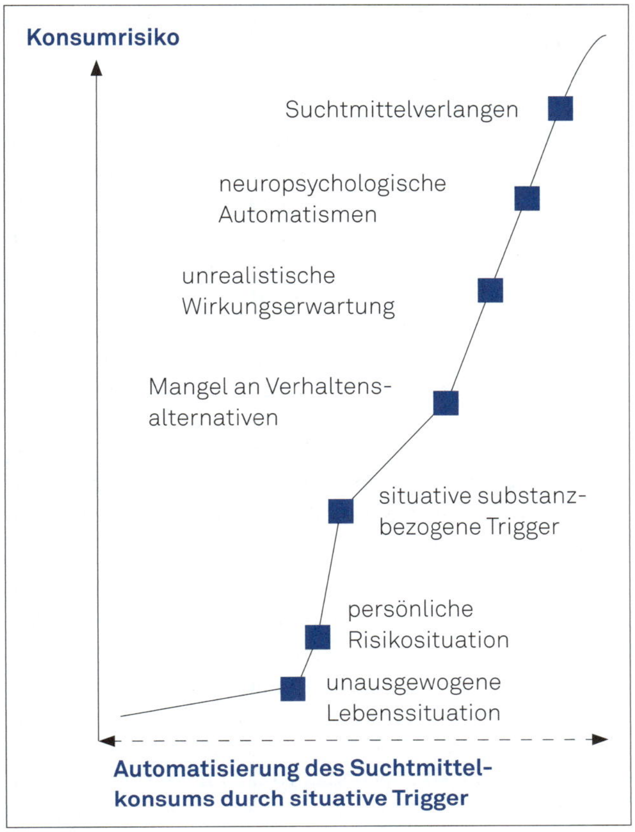

Abbildung 25.5: Die zunehmende Rückfallgefahr durch die Addition von internalen und externalen, situativen Triggern

25.4.4 Biologische Einflussfaktoren

Für die Psychotherapie substanzbezogener Störungen kann die Aufklärung der Betroffenen über folgende biologische Einflussfaktoren von Bedeutung sein:

- **Unterschiedliches Suchtpotenzial der Substanzen.** Das Suchtpotenzial einer Substanz bestimmt, wie schnell und wie wahrscheinlich ein gelegentlicher Konsum in einer Substanzabhängigkeit endet. Es ist am höchsten bei Nikotin, Opioiden und Tranquilizern. Hier entwickelt die Mehrheit der Konsument:innen nach einer kurzen Zeit eine Substanzabhängigkeit. Alkohol und Cannabis haben dagegen ein eher geringes Suchtpotenzial, nur ein kleiner Teil der Konsument:innen wird jemals abhängig, die Abhängigkeitsentwicklung erstreckt sich außerdem oftmals über mehrere Jahre.
- **Unterschiedliche Schädlichkeit der Substanzen.** Akut gefährlich ist vor allem der Konsum illegaler Substanzen wegen der oftmals unbekannten Zusammensetzung, die Vergiftungszustände und Psychosen verursachen kann. Als Akutfolgen bei Alkohol sind aggressive Entgleisungen, Stürze, Verkehrsunfälle und Kreislaufzusammenbrüche zu nennen. Langfristig sind das Tabakrauchen und der Konsum von Alkohol mit Abstand als am gesundheitsschädlichsten einzustufen. Beide Substanzen sind mit insgesamt 800 körperlichen Erkrankungen assoziiert und führen in Deutschland jährlich zu ca. 170 000 Todesfällen. Demgegenüber sind hierzulande jährlich lediglich ca. 1 000 Tote im Zusammenhang mit illegalen Drogen zu beklagen.
- **Individuelle Verträglichkeit.** Offenbar gibt es genetisch bedingt individuell eine unterschiedliche Verträglichkeit gegenüber Substanzen. Das bedeutet, manche Menschen können größere Mengen einer Substanz vertragen, bevor es zu unangenehmen Ausfallerscheinungen oder Nachwirkungen (z. B. einem „Kater") kommt. Entgegen ihrer Selbsteinschätzung haben genau diese Personen ein erhöhtes Risiko, eine substanzbezogene Störung zu entwickeln, da sie weniger aversive Korrekturanlässe hinsichtlich ihres Substanzkonsums erleben.
- **Veränderte Abbaukapazität der Leber.** Bei einer regelmäßigen Einnahme größerer Mengen einer Substanz kann die Leber zusätzliche Enzyme zur Beschleunigung des Abbaus entwickeln. Dies kann nicht nur zu einer höheren Verträglichkeit führen (die Person kann bzw. muss größere Mengen der Substanz konsumieren, um eine angenehme Wirkung zu erleben), sondern dies kann auch eine Steigerung der unangenehmen Nachwirkung der Substanz bewirken, wodurch die Person dann stärker versucht ist, diesen aversiven Zustand durch die erneute Einnahme der Substanz zu beenden.

Dagegen ist im psychotherapeutischen Kontext Zurückhaltung gegenüber Forschungsergebnissen zu weiteren genetischen Einflüssen auf die Entstehung substanzbezogener Störungen geboten. Zum einen ist dieser Zusammenhang lediglich statistisch zu sehen und sagt nichts über den Einzelfall aus. Zum anderen kann dies als Entschuldigung, aber auch Entmutigung der Betroffenen nach dem Motto „Ich habe darauf keinen Einfluss" sowie im Sinne einer Pathologisierung bzw. Diskriminierung der Kinder von Menschen mit substanzbezogenen Störungen nach dem Motto „Die werden zwangsläufig auch so" verstanden werden.

25.4.5 Soziale Einflussfaktoren

Ob eine Substanz in einer Gesellschaft als legal oder illegal eingestuft wird, hat sicherlich den größten Einfluss auf die Entstehung einer substanzbezogenen Störung. Diese Unterscheidung ist in erster Linie kulturhistorisch und politisch begründet: So sind beispielsweise Tabakwaren und alkoholische Getränke legal, obwohl sie die mit Abstand schädlichsten Substanzen darstellen und im Falle von Tabakprodukten ein besonders hohes Suchtpotenzial aufweisen. Demgegenüber sind Kokain und Opioide trotz deutlich geringerer Schädlichkeit illegal. Auf die Entstehung substanzbezogener Störungen, insbesondere aber auf die Schwierigkeit, eine Behandlung aufzunehmen, hat der Legalitätsstatus einer Substanz einen spezifischen Einfluss:

- **Legale Substanzen.** Während hinsichtlich des Rauchens von Tabakprodukten in den letzten Jahrzehnten eine zunehmende Entnormalisierung zu beobachten ist, was insbesondere mit einem deutlichen Rückgang des Anteils der

Rauchenden unter Jugendlichen verbunden ist (Orth & Merkel, 2018), leben wir bezüglich Alkohol unverändert in einer sogenannten gestörten Trinkkultur (Lindenmeyer, 2016), in der keine klaren und verbindlichen Regeln im Umgang mit Alkohol erkennbar sind. Dadurch werden entscheidende Schritte in Richtung einer alkoholbezogenen Störung oft jahrelang weder von den Betroffenen selbst noch von ihrer Umwelt erkannt. In ähnlicher Weise begünstigt die allgemeine körperliche und geistige Optimierungs- und Leistungssteigerungsorientierung unserer Gesellschaft den gedankenlosen Einsatz von Medikamenten zur sofortigen und einfachen Beseitigung jedweden körperlichen oder psychischen Unwohlseins. Insbesondere im Leistungssport ist hierbei der nicht bestimmungsgemäße Gebrauch von Schmerzmitteln weit verbreitet.

- **Illegale Substanzen.** Die illegale und ggf. sehr teure Beschaffung der Substanzen sorgt für eine zunehmende Entfremdung der Konsument:innen von ihrer ursprünglichen sozialen Identität: Sie haben regelmäßig Kontakt zu kriminellen Außenseitermilieus bzw. integrieren sich sogar in diese und betreiben Beschaffungskriminalität (Diebstahl, Rezeptfälschungen, Dealen) bis hin zur Prostitution als einzige Möglichkeit, ihren Drogenkonsum zu finanzieren. Mitunter leben die Betroffenen hierdurch in zwei Welten, wobei der Druck und die Angst immer größer werden, irgendwann aufzufliegen oder strafrechtlich verfolgt zu werden.

In jedem Fall kann ein erheblicher Einfluss der Peergroup der Gleichaltrigen bei der Entstehung einer substanzbezogenen Störung im Jugendalter festgestellt werden. Hier kommen zwei Wirkfaktoren zur Geltung:

- **Modelllernen.** Die Entwicklung eigener Normen bzw. einer eigenen Identität sowie der Aufbau eigenständiger Paarbeziehungen stellen wichtige sogenannte Entwicklungsaufgaben im Leben junger Menschen im Alter von 12 bis 19 Jahren dar (Hurrelmann & Quenzel, 2016). Damit verbunden ist eine zunehmende Orientierung an Normen der Peergroup und die Übernahme der dort „angesagten“ Verhaltensweisen. In diesem Kontext übernehmen Jugendliche auch den Umgang mit legalen und illegalen Substanzen innerhalb ihrer Altersgruppe.
- **Selektion.** Gleichzeitig fühlen sich Jugendliche und junge Erwachsene zu Gleichaltrigen hingezogen, die ähnliche Normen wie sie selbst vertreten und leben. Dadurch entsteht häufig eine verzerrte Normvorstellung dahingehend, dass Betroffene selbst hochriskanten oder schädlichen Substanzkonsum für vollkommen normal halten, bloß weil sie sich nur noch mit Gleichaltrigen umgeben, die genauso konsumieren wie sie selbst.

Psychotrope Substanzen als medizinische Heilmittel. Zentral für das Verständnis von medikamentenbezogenen Störungen ist, dass es sich bei Medikamenten im Gegensatz zu allen anderen psychotropen Substanzen, die als Genuss- oder Rauschmittel konsumiert werden, um medizinische Heilmittel handelt. Das heißt, Medikamente wurden explizit wegen ihrer Wirkung zur Behandlung körperlicher oder seelischer Beschwerden entwickelt und sie werden ärztlich empfohlen. Dabei begünstigen der Zeitdruck in der ärztlichen Praxis, die unspezifischen Beschwerden der Patient:innen und die Werbung der pharmazeutischen Industrie die ärztliche Verschreibung von psychotropen Medikamenten. Gleichzeitig üben auch viele Patient:innen diesbezüglich Druck aus: Sie sind mit einer ärztlichen Behandlung erst zufrieden, wenn ihnen ein Mittel zur Linderung ihrer Beschwerden verschrieben wurde. Wenn Ärzt:innen ihre Patient:innen behalten wollen, können sie oftmals nicht umhin, ihnen mehr Medikamente zu verschreiben, als sie selbst einnehmen würden. Im Zwiespalt einigen sich beide Seiten nicht selten auf die Ausstellung eines Privatrezeptes, das keiner Kontrolle durch die gesetzlichen Krankenkassen unterliegt. Die Erkennung und therapeutische Behandlung medikamentenbezogener Störung wird somit erheblich dadurch erschwert, dass diese regelhaft in eine problematische Interaktion zwischen Patient:innen und ihren Ärzt:innen eingebettet ist.

Soziale Ungleichheit. Bezüglich des Konsums der meisten psychotropen Substanzen ist eine soziale Ungleichheit dergestalt zu konstatieren, dass sozial benachteiligte Personen einen höheren Konsum aufweisen und häufiger substanzbezogene Störungen entwickeln. Am stärksten ist dieser Zusammenhang mittlerweile beim Tabakrauchen. Dagegen sind der Konsum von Alkohol und auch die Entwicklung alkoholbezogener Störungen in allen Gesellschaftsschichten gleich häufig.

25.5 Psychotherapie

Aufgrund der unterschiedlichen Ausprägung substanzbezogener Störungen, der unterschiedlichen Belastung der Betroffenen durch komorbide Störungen sowie der unterschiedlichen konsumierten psychotropen Substanzen ist bislang kein einheitlicher Psychotherapieansatz für alle substanzbezogenen Störungen entwickelt worden, sondern es wurde eine Vielzahl heterogener Behandlungskonzepte veröffentlicht. Diese unterscheiden sich allein schon im angestrebten Therapieziel *Konsumreduktion, Abstinenz* oder *Substitution:*

- In den substanzspezifischen Leitlinien zur Behandlung von Menschen mit Suchtmittelabhängigkeit wird Totalabstinenz als Behandlungsziel der ersten Wahl empfohlen. Entsprechend sind auch die von den gesetzlichen Krankenkassen und der Rentenversicherung finanzierten Behandlungsangebote immer abstinenzorientiert. Beispielsweise ist eine ambulante Psychotherapie einer Substanzabhängigkeit zu Lasten der gesetzlichen Krankenkassen nur möglich, wenn innerhalb von 10 Sitzungen eine vollständige Suchtmittelabstinenz erzielt werden kann (Gemeinsamer Bundesausschuss, 2021). Lediglich dann, wenn Abstinenz nicht möglich ist oder Patient:innen dies ablehnen, empfehlen die Behandlungsleitlinien, (vorübergehend) eine Konsumreduktion anzustreben.
- Für Menschen mit riskantem oder schädlichem Konsum empfehlen die Behandlungsleitlinien dagegen eine offene

Zielsetzung. Hier sind Konsumreduktion (verringerte Menge oder Häufigkeit des Konsums) und sogenannte Punktabstinenz (Konsumverzicht zu bestimmten Zeiten oder in bestimmten Situationen) absolut gleichwertige Behandlungsziele zur Totalabstinenz.
- Eine Besonderheit stellt die ärztlich kontrollierte Substitutionsbehandlung bei Opioidabhängigkeit dar, weil hier die negativen Folgen der Beschaffungskriminalität die unmittelbare körperliche und psychische Schädigung durch die Substanz weit übersteigen. Bei der ärztlichen Substitution mit Methadon, Buprenorphin bzw. Diamorphin ist gesetzlich eine psychosoziale Begleitung vorgeschrieben, in der auch psychotherapeutische Maßnahmen zu Lasten der gesetzlichen Krankenkassen eingesetzt werden können.

Übergreifend hat die Behandlung aller substanzbezogener Störungen einen wesentlichen Impuls durch das sogenannte *transtheoretische Modell der Veränderungsphasen* von Prochaska und DiClemente (1986) erfahren. Sie haben vier Veränderungsphasen postuliert, bei deren Übergang jeweils spezifische Motivationshürden zu überwinden sind:
- **Precontemplation.** Die Betroffenen selbst sehen keinerlei Anlass, ihren Suchtmittelkonsum zu verändern, der ihnen ja kurzfristig Entlastung oder sogar Freude bereitet; lediglich Angehörige, Freund:innen oder Kolleg:innen machen sich Sorgen. Entsprechend sträuben sich selbst viele Schwerstabhängige mit einer für Außenstehende unbegreiflichen Hartnäckigkeit dagegen, sich ihr Suchtproblem einzugestehen. Sie fühlen sich in ihrem Selbstgefühl bedroht bzw. befürchten (nicht zu Unrecht) soziale Stigmatisierung, sodass sie so lange wie möglich die Augen vor der Tatsache einer substanzbezogenen Störung verschließen.
- **Contemplation.** Die Betroffenen beginnen, sich mit ihrem Suchtmittelkonsum kritisch auseinanderzusetzen. Allerdings bedeutet die wachsende Einsicht noch keine konkrete Veränderungsbereitschaft. Denn im Unterschied zu anderen Störungsbereichen bedeutet die Behandlung substanzbezogener Störungen immer einen schmerzhaften Verzicht und die Realisierung der Folgeschäden. Im Vordergrund stehen daher zunächst Abwägungsprozesse, in deren Verlauf die Betroffenen entscheiden, wie sie sich in Zukunft verhalten möchten, welche Veränderungsschritte sie gegebenenfalls vornehmen wollen und schließlich, welche Hilfestellungen sie hierfür in Anspruch nehmen werden. Infolge aufkommender Schuld- und Versagensgefühle besteht immer wieder die Versuchung, sich der belastenden Selbstreflexion durch vorschnelle oder oberflächliche Lösungsversuche bzw. erneuten Substanzkonsum zu entziehen.
- **Action.** Die Betroffenen haben einen ernsthaften Abstinenzvorsatz gefasst bzw. streben eine bedeutsame Reduktion ihres Suchtmittelkonsums an. Sie versuchen nun, dies in die Tat umzusetzen. Durch Versuch-und-Irrtum-Lernen oder mit Unterstützung durch professionelle oder nichtprofessionelle Helfer:innen gilt es, persönlich geeignete Veränderungsstrategien zu entwickeln. Misserfolge oder Durststrecken stellen hierbei die Veränderungsabsichten der Betroffenen immer wieder auf eine harte Probe. Dies wird durch die Tatsache erschwert, dass es sich bei Substanzkonsum zunehmend um ein automatisiertes Verhalten handelt, dass willentlich nur schwer zu kontrollieren ist.
- **Maintenance.** Die Betroffenen haben bereits konkrete Veränderungsschritte bzw. Abstinenzversuche gestartet, sehen sich aber immer wieder mit belastenden Versuchungssituationen konfrontiert. Auch bei kleineren Rückfällen ist ihre Selbstwirksamkeit bedroht, sodass sie nach dem Motto „Jetzt ist sowieso alles egal“ wieder in ihr altes Konsummuster zurückfallen können. Zusätzlich wird die Situation durch Misstrauen bzw. Resignation ihrer Bezugspersonen belastet. Gegenstand dieser Behandlungsphase ist somit das Erkennen persönlich relevanter Rückfallrisikosituationen und das gründliche Einüben ihrer erfolgreichen Überwindung.

Der besondere Wert dieses Veränderungsmodells für die Behandlung substanzbezogener Störungen liegt darin, dass es spezifische Hinweise für die phasengerechte Gestaltung der therapeutischen Beziehung gibt:
- Für Patient:innen mit substanzbezogenen Störungen in der Precontemplation- und Contemplation-Phase hat sich vor allem zu Beginn der Behandlung ein konfrontatives und direktives Verhalten des:der Therapeut:in als wenig effektiv erwiesen. Hierdurch werden vielmehr häufig Widerstand und Reaktanz erzeugt, die bis hin zum Therapieabbruch oder Rückfall führen können. Stattdessen ist ein sorgsamer und flexibler therapeutischer Umgang mit der Ambivalenz der Betroffenen hinsichtlich einer Veränderung ihres Suchtmittelkonsums beispielsweise mithilfe des sogenannten *Motivational Interviewing* (Miller & Rollnick, 2015) erforderlich.
- Bei Personen in der Aktionsphase ist ein stärkeres Maß an therapeutischer Kontrolle und Direktivität erforderlich, um bei der Überwindung des Suchtverhaltens möglichst deutliche bzw. rasche Erfolge zu erzielen, um die bei Rückfällen oder körperlichen bzw. emotionalen Krisen drohenden Gefahren abwenden zu können und um die Betroffenen vor einem emotionsgeleiteten Abbruch ihrer manchmal frustranen Veränderungsbemühungen zu bewahren. Oberstes Ziel ist hierbei eine möglichst kurzfristige Überwindung von Angst, Ärger oder Resignation durch ein aktives und routiniertes Eingreifen von therapeutischer Seite.
- Die effektive Vorbereitung auf die Zeit nach der Behandlung (Rückfallprävention) macht in der Maintenancephase eine immer stärkere Zurücknahme der Therapeut:innen erforderlich, damit Patient:innen selbstständig und unabhängig von therapeutischer Unterstützung werden und eine möglichst stabil internale Attribuierung ihrer Veränderungserfolge entwickeln können. Im Moment eines Rückfalls ist dagegen wieder eine klare therapeutische Führung zur Verhinderung von Selbst- und Fremdgefährdung erforderlich.

25.5.1 Teilhabebezogener Therapieansatz

Es ist eine der wichtigsten Erkenntnisse in der Behandlung substanzbezogener Störungen, dass eine reine Psychotherapie nicht ausreichend ist, die im Verlauf der Störung entstandenen psychosozialen Folgeschäden zu bewältigen. Außerdem hängt der Behandlungserfolg viel stärker als bei anderen Störungen von Ereignissen und der sozialen Situation der Betroffenen im Anschluss an eine Behandlung ab. Entsprechend sind in der Behandlung substanzbezogener Störungen gezielte Maßnahmen zur beruflichen und sozialen Rehabilitation, ggf. auch unter Einbeziehung der Angehörigen, wichtig (siehe Kapitel 44). Dabei liegt der Fokus weniger auf einer Auseinandersetzung mit der Vergangenheit bzw. der aktuellen Befindlichkeit, sondern vielmehr auf einer unmittelbaren Stabilisierung bzw. positiven Veränderung der künftigen Lebenssituation (vgl. Abbildung 25.6).

Vor diesem Hintergrund hat die International Classification of Functioning, Disability and Health (ICF) der WHO (DIMDI, 2005) zunehmend Bedeutung in der Behandlung substanzbezogener Störungen gewonnen (siehe Kapitel 44). Gegenstand der ICF sind nicht mehr vorrangig die Symptome einer Erkrankung (Beeinträchtigung der Körperfunktion und Aktivität), sondern die sich daraus ergebende Behinderung im Alltag der Betroffenen (Einschränkungen der Teilhabe in verschiedenen Lebensbereichen). Entsprechend empfehlen die Behandlungsleitlinien zur Behandlung spezifischer substanzbezogener Störungen auch immer eine Behandlung in einem interdisziplinären Team, damit über die Psychotherapie hinaus z. B. auch Behandlungsmaßnahmen zur Vorbereitung der Rückkehr an den Arbeitsplatz, zur Optimierung des eigenen Arbeitsverhaltens, zur Unterstützung bei der Arbeitssuche, zur Tagesstrukturierung und zur Sinnfindung bei anhaltender Arbeitslosigkeit angeboten werden können.

Abgesehen von diesen Gemeinsamkeiten gestalten die verschiedenen Richtlinienverfahren in der Psychotherapie die Behandlung substanzbezogener Störungen mit unterschiedlicher Akzentuierung.

25.5.2 Kognitive Verhaltenstherapie

Die Verhaltenstherapie begreift den Konsum psychotroper Substanzen als durch die kurzfristig angenehme Substanzwirkung gelerntes Verhalten, das durch den Aufbau von Alternativverhalten und die Korrektur dysfunktionaler Kognitionen zu überwinden ist (siehe Tabelle 25.7). Ergänzt wird dies durch gezielte Verfahren zur Überwindung von suchtspezifischen Automatismen.

25.5.3 Psychodynamische Therapieansätze

Psychodynamische Therapieansätze sehen Suchtmittel als Instrumente zur kurzfristigen Abwehr unerträglicher Affekte. Dadurch werden sie für die Betroffenen auf die Dauer zu einem verlässlichen, sie nie enttäuschenden oder beschämenden (Ersatz-)Objekt anstelle menschlicher Beziehungen. Entsprechend fokussiert die Behandlung die Bewusstmachung und reifere Überwindung der dahinterliegenden Grundkonflikte, um den Betroffenen eine Befreiung von ihrem Suchtmittel zu ermöglichen (siehe Tabelle 25.8).

25.5.4 Systemische Behandlungsansätze

Systemische Behandlungsansätze untersuchen den Einbau und die Funktionalität substanzbezogener Störungen in interaktionelle Systeme (Eltern-Kind-Beziehung, Partnerschaft oder Familiensystem). Insbesondere wird betont, dass die Lösungsversuche des Systems zur Überwindung der substanzbezogenen Störung häufig selbst Teil des Problems werden und diese dadurch ungewollt noch weiter verfestigen. Entsprechend werden alle Beteiligten in der Behandlung vor allem darin unterstützt, ihre Bedürfnisse untereinander so zu kommunizieren, dass das Suchtverhalten im gemeinsamen Zusammenleben zunehmend entbehrlich wird (siehe Tabelle 25.9).

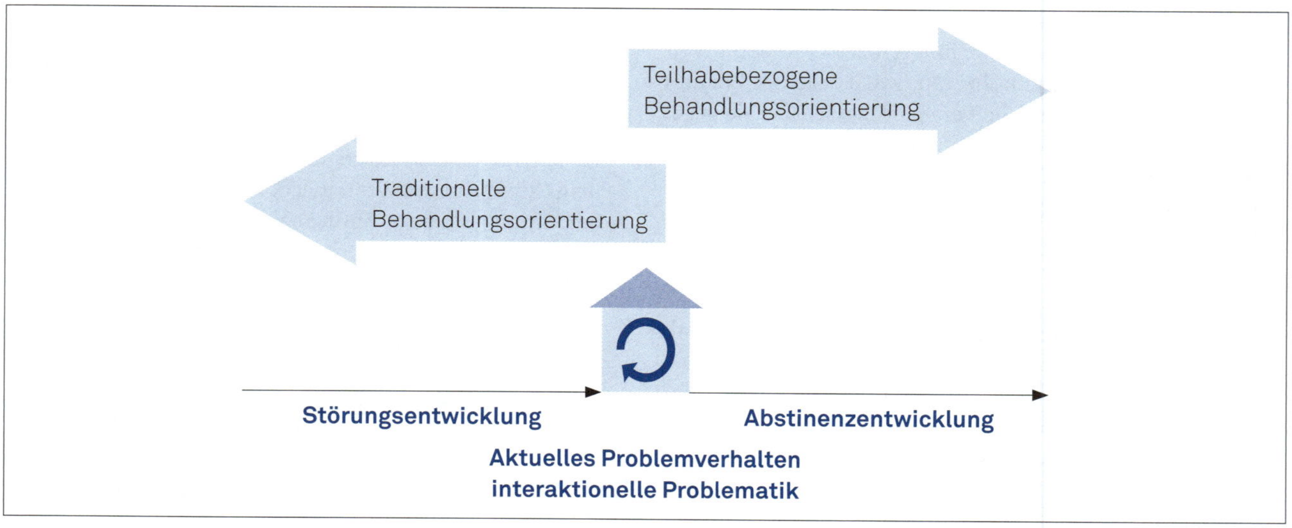

Abbildung 25.6: Notwendigkeit ausreichender Realitäts- und Zukunftsorientierung anstelle von rückwärtsgewandter Aufarbeitung der Suchtmittelvergangenheit und Analyse aktueller Gruppenprozesse oder Befindlichkeiten (Lindenmeyer, 2016)

Tabelle 25.7: Verhaltenstherapeutische Ansätze

Verfahren	Beschreibung
Kognitive Verhaltenstherapie (Beck et al., 1995)	Spezifische Module zum Aufbau bzw. zur Stärkung von Selbstmanagement, sozialer Kompetenz, Stressbewältigung, Problemlösefähigkeit, Emotionsregulation sowie zur Überwindung suchtspezifischer dysfunktionaler Kognitionen
Spezifische Verfahren zur Rückfallprävention (Lindenmeyer, 2018)	Ermittlung persönlich relevanter Rückfallrisikosituationen, Ablehnungstraining von Substanzangeboten, Vorstellungsübungen zur Bewältigung von Risikosituationen, Notfallplanung im Falle eines Rückfalls, Exposition in vivo von rückfallkritischen Situationen
Achtsamkeitsbasierte Rückfallprävention (Bowen et al., 2012)	Achtsamkeitsübungen zur Unterbrechung suchtspezifischer Bewertungs- und Handlungsautomatismen
Motivational Interviewing (Miller & Rollnick, 2015)	Förderung der Änderungsambivalenz der Betroffenen durch vier operationalisierte Interaktionsstrategien: Empathie, Entwicklung von Diskrepanzen, geschmeidiger Umgang mit Widerstand und Stärkung der Änderungszuversicht
Cognitive Bias Modification (Wiers et al., 2011)	Computerbasierte Trainingsprogramme zur Überwindung von automatischen substanzbezogenen Wahrnehmungs- und Annäherungstendenzen
Behaviorale Paartherapie für Alkohol- und Substanzprobleme (O'Farrell & Fals-Stewart, 2006)	Reziprozitätstraining zur Erhöhung der Partnerschaftszufriedenheit, Kontrollierter Dialog zur Unterstützung der partnerschaftlichen Konfliktbewältigung, gemeinsame Notfallplanung im Falle eines Rückfalls

Tabelle 25.8: Psychodynamische Ansätze

Verfahren	Beschreibung
Psychoanalytisch-interaktionelle Therapie (PIM) nach Heigl-Evers (Streeck & Leichsenring, 2015) Transference-Focused Psychotherapy (TFP; Kernberg et al., 2008)	• Bewusstmachung der unbewussten Funktion des Suchtmittels wie Entspannung, Stressabbau, Vermeidung von Konflikten oder Selbstbelohnung • Ersatz der Substanz durch Teilobjektbeziehung zu Therapeut:innen oder Mitpatient:innen in Therapiegruppe • Prinzip der konkreten therapeutischen Antwort auf die Interaktion der Patient:innen anstelle von Deutungen

Tabelle 25.9: Systemische Ansätze

Verfahren	Beschreibung
Lösungsorientierte Kurzzeittherapie (Berg & Miller, 2018)	Einsatz spezifischer Fragetechniken zur gemeinsamen Entwicklung sogenannter wohlgestalteter Behandlungsziele mit den Patient:innen
Multidimensionale Familientherapie (MDFT; Gantner & Liddle, 2018)	Manualisierte Familientherapie mit jugendlichen Patient:innen bzw. jungen Erwachsenen, ihren Familienangehörigen bzw. Bezugspersonen und Vertreter:innen externer Instanzen (Schulen, Ämter) zum Aufbau therapeutischer Allianz, Einleitung konkreter Veränderungsschritte, einer gesunden Familieninteraktion und kompetenten Nutzung des außerfamiliären Umfeldes

25.6 Pharmakotherapie und somatische Behandlungsverfahren

25.6.1 Entzugsbehandlung

Viele Patient:innen mit einer Substanzabhängigkeit benötigen zunächst eine sogenannte Entzugsbehandlung, um überhaupt ohne körperliche Entzugserscheinungen suchtmittelfrei leben zu können. Während bei den meisten Substanzen ein sofortiges Absetzen der Substanz erfolgt und ggf. sich entwickelnde Krisen (Krampfanfälle, Delirium, Psychose, Kreislaufzusammenbruch) medikamentös abgefangen werden, ist bei einer Medikamentenabhängigkeit lediglich ein Ausschleichen der Medikation über mehrere Wochen möglich. Höhere Erfolgsquoten konnten durch eine sogenannte qualifizierte Entzugsbehandlung erzielt werden, bei der bereits begleitend eine Reihe psychotherapeutischer Angebote zum Einsatz kommt, um die Betroffenen für eine abstinenzorientierte „Entwöhnungsbehandlung“ im Anschluss zu gewinnen.

25.6.2 Anti-Craving-Substanzen

Angesichts der hohen Rückfälligkeit bei substanzbezogenen Störungen wurden Medikamente entwickelt, um den Behandlungserfolg vor allem im ambulanten Setting durch die Verringerung des Verlangens nach Suchtmitteln zu erhöhen (siehe Kapitel 24). Der anfänglichen Euphorie ist in der Regel Ernüchterung gefolgt. Beispielsweise werden aktuell in der S3-Leitlinie für alkoholbezogene Störungen (DGPPN & DG-Sucht, 2020) lediglich die beiden sogenannten Anti-Craving-Substanzen Acamprosat und Naltrexon als evidenzbasiert empfohlen, da nur eine begrenzte Wirksamkeit belegt werden konnte (Rösner et al., 2010a, 2010b). Für die Entwöhnung bei Raucher:innen ist dagegen die Wirksamkeit von Nikotinersatzprodukten, des Antidepressivums Bupropion und des partiellen Nikotinrezeptoragonisten Vareniclin zur Unterstützung psychotherapeutischer Angebote sehr gut belegt, entsprechend wird ihr Einsatz in den Behandlungsleitlinien regelhaft empfohlen. Ein großes Problem bei der medikamentösen (Mit-)Behandlung substanzbezogener Störungen stellt die unzuverlässige Einnahme aufgrund unerwünschter Nebenwirkungen dar. Ein Sonderweg wurde bei Menschen mit Alkoholabhängigkeit mit dem Opiatantagonisten Nalmefen beschritten, da dieses Medikament der Unterstützung von Trinkmengenreduktion dienen soll. Aufgrund der umstrittenen Studienlage wurde in der aktuellen S3-Leitlinie hierfür lediglich eine Kann-Empfehlung ausgesprochen.

25.7 Empirische Absicherung

Einerseits kann die Behandlung substanzbezogener Störungen als ein besonders gut dokumentierter Indikationsbereich bezeichnet werden:

- Seit 1997 liegt in Deutschland ein einheitliches Kodierungssystem aller therapeutischen Leistungen (Gegenstand, Verfahren, Setting, Dauer, Qualifikation) vor (Deutsche Rentenversicherung, 2014), das eine präzise Beschreibung der jeweils durchgeführten Behandlung in jedem Einzelfall ermöglicht.
- Seit 2001 besteht mit dem Deutschen Kerndatensatz (Deutsche Hauptstelle für Suchtfragen, 2022) eine bundeseinheitliche Beschreibung (Basisdaten und soziodemografische Daten, Konsumverhalten und Diagnosen, Behandlungsdaten) der jährlich behandelten Patient:innen.
- Im Jahr 1985 wurden von der DG-Sucht bis heute geltende einheitliche Katamnesestandards zur Durchführung, zum 1-Jahres-Zeitraum, zur Kodierung (dauerhaft abstinent, mindestens 30 Tage abstinent, dauerhaft rückfällig) und zum Berechnungsmodus (DGSS 1 = „nur regulär entlassene und erreichte Patient:innen“ bis DGSS 4 = „alle mehr als 3 Tage behandelten Patient:innen“) vorgelegt, die einen Vergleich der Behandlungsergebnisse ermöglichen.

Die jährlichen Beobachtungszahlen hinsichtlich der spezifischen Entwöhnungsbehandlung zu Lasten der Deutschen Rentenversicherung zeigen viel höhere Erfolgschancen als allgemein angenommen. Sie liegen auch höher als die Erfolgschancen im internationalen Vergleich (siehe Tabelle 25.10).

Tabelle 25.10: Erfolgsquote in der 1-Jahres-Katamnese des Fachverbandes Sucht (FVS) nach den Berechnungsstandards DGSS 4 bzw. DGSS 1 der im Jahr 2019 behandelten Patient:innen (FVS, 2022)

Behandlungssetting	Alkohol		Drogen	
	DGSS 4	DGSS 1	DGSS 4	DGSS 1
Stationär	41.3 %	77.8 %	18.1 %	76.4 %
Ambulant	54.3 %	87.4 %	–	–
Ganztägig ambulant	44.8 %	79.6 %	–	–

Tabelle 25.11: Empfehlungen zu psychotherapeutischen Verfahren in der Behandlung alkoholbezogener Störungen (DGPPN & DG-Sucht, 2020)

Psychotherapieverfahren	Level of Evidence	Empfehlungsgrad
Motivationale Interventionsformen	1a	A
Verhaltenstherapie	1b	A
Angehörigenarbeit	1b	A
Paartherapie	1b	A
Psychodynamische Kurzzeittherapie	1b	B
Cognitive Bias Modification	1b	B

Allerdings ist zu beachten, dass hier aus ethischen Gründen keine RCTs möglich sind. Insofern kann der Anteil einer möglichen Spontanremission, der nicht auf die Behandlung zurückgeht, nicht bestimmt werden. Außerdem handelt es sich um multidisziplinäre Komplexbehandlungen, bei denen der jeweilige Anteil der psychotherapeutischen Behandlungselemente am Gesamtergebnis nicht bestimmt werden kann.

Die Einzelempfehlungen in den verschiedenen substanzbezogenen Leitlinien zu einzelnen Psychotherapieverfahren (siehe Tabelle 25.11) beziehen sich fast ausschließlich auf Studien zu ambulanten Behandlungen bei alkoholbezogenen Störungen im amerikanischen Sprachraum und sind nur eingeschränkt auf das deutsche Behandlungssystem übertragbar.

Eine Ausnahme bildet die Cognitive Bias Modification, die innerhalb des deutschen Suchthilfesystems als Add-on in mehreren RCTs eine Steigerung des langfristigen Behandlungserfolgs bei Alkoholabhängigkeit um ca. 8 % nachweisen konnte (Wiers et al., 2011).

Literatur

Adamson, S.J. & Sellman, J.D. (2003). A prototype screening instrument for cannabis use disorder: The Cannabis Use Disorders Identification Test (CUDIT) in an alcohol dependent clinical sample. *Drug and Alcohol Review, 22,* 309–315. https://doi.org/10.1080/0959523031000154454

American Psychiatric Association. (2015). *Diagnostisches und Statistisches Manual Psychischer Störungen – DSM-5* (deutsche Ausgabe herausgegeben von P. Falkai & H.-U. Wittchen, mitherausgegeben von M. Döpfner et al.). Göttingen: Hogrefe.

Annis, H.N., Martin, G. & Graham, J.M. (1992a). *Drug Taking Confidence Questionnaire (DTCQ). User's Guide.* Toronto: Addiction Research Foundation.

Annis, H.N., Martin, G. & Graham, J.M. (1992b). *Inventory of Drug Taking Situations (IDTS). User's Guide.* Toronto: Addiction Research Foundation.

Babor, T.F., Biddle-Higgins, J.C., Saunders, J.B. & Monteiro, M.G. (2001). *The Alcohol Use Disorders Identification Test – AUDIT: Guidelines for use in primary care* (2. Aufl.). Genf: WHO.

Beck, A.T., Wright, F.D., Newman, C.F. & Liese, B.S. (1995). *Kognitive Therapie der Sucht.* Weinheim: Psychologie Verlags Union.

Berg, I.K. & Miller, S.D. (2018). *Kurzzeittherapie bei Alkoholproblemen.* Heidelberg: Auer Verlag.

Berman, A.H., Bergman, H., Palmstierna, T. & Schlyter, F. (2005). Evaluation of the Drug Use Disorders Identification Test (DUDIT) in criminal justice and detoxification settings and in a Swedish population sample. *European Addiction Research, 11*(1), 22–31. https://doi.org/10.1159/000081413

Bowen, S., Chawla, N. & Marlatt, G.A. (2012). *Achtsamkeitsbasierte Rückfallprävention bei Substanzabhängigkeit.* Weinheim: Psychologie Verlags Union.

Buchholz, A., Rist, F., Küfner, H. & Kraus, L. (2009). Die deutsche Version des Measurements in the Additions for Triage and Evaluation MATE: Reliabilität, Validität und Anwendbarkeit. *Sucht, 55*(4), 219–242. https://doi.org/10.1024/2009.04.04

Bundesinstitut für Arzneimittel und Medizinprodukte. (2022). *ICD-11 in Deutsch – Entwurfsfassung.* Verfügbar unter: https://www.bfarm.de/DE/Kodiersysteme/Klassifikationen/ICD/ICD-11/uebersetzung/_node.html;jsessionid=7D12F88CDA9F90722B9558B8AFB871BA.intranet251

Deutsche Gesellschaft für Psychiatrie und Psychotherapie, Psychosomatik und Nervenheilkunde & Deutsche Gesellschaft für Suchtforschung und Suchttherapie e.V. (2020). *S3-Leitlinie „Screening, Diagnostik und Behandlung alkoholbezogener Störungen"* (Register-Nr. 076–001). Verfügbar unter: https://register.awmf.org/de/leitlinien/detail/076-001

Deutsche Hauptstelle für Suchtfragen e.V. (Hrsg.). (2022). *Deutscher Kerndatensatz zur Dokumentation im Bereich der Suchtkrankenhilfe 3.0. Definitionen und Erläuterungen zum Gebrauch.* Verfügbar unter: https://www.suchthilfestatistik.de/kds/kds-manual.html

Deutsche Rentenversicherung. (2014). *KTL – Klassifikation therapeutischer Leistungen in der medizinischen Rehabilitation.* Berlin: Deutsche Rentenversicherung Bund.

Deutsches Institut für Medizinische Dokumentation und Information (DIMDI). (2005). *ICF – Internationale Klassifikation der Funktionsfähigkeit, Behinderung und Gesundheit.* Köln: DIMDI.

Deutsches Institut für Medizinische Dokumentation und Information (DIMDI). (2021). *ICD-10-GM. Internationale statistische Klassifikation der Krankheiten und verwandter Gesundheitsprobleme,* 10. *Revision, German Modification. Systematisches Verzeichnis.* Köln: DIMDI.

Fachverband Sucht. (2021). *Basisdokumentation 2020. Ausgewählte Daten zur Entwöhnungsbehandlung des Fachverbandes Sucht e.V.* Bonn: Fachverband Sucht.

Fachverband Sucht. (Hrsg.). (2022). *Wirksamkeitsstudien.* Verfügbar unter: https://www.sucht.de/wirksamkeitsstudien/

Gage, S. (2021). *Say why to drugs. Everything you need to know about the drugs we take and why we get high.* London: Hodder & Stoughton.

Gantner, A. & Liddle, H. (2018). Multidimensionale Familientherapie (MDFT). In K. v. Sydow & U. Borst (Hrsg.), *Systemische Therapie in der Praxis* (S. 856–860). Weinheim: Beltz.

Gemeinsamer Bundesausschuss. (2021). *Richtlinie des Gemeinsamen Bundesausschusses über die Durchführung der Psychotherapie (Psychotherapie-Richtlinie).* Verfügbar unter: https://www.g-ba.de/downloads/62-492-2400/PT-RL_2020-11-20_iK-2021-02-18.pdf

Heatherton, T.F., Kozlowski, L.T., Frecker, R.C. & Fagerström, K.O. (1991). The Fagerström test for nicotine dependence: A revision of the Fagerström Tolerance Questionnaire. *British Journal of Addiction, 86*(9), 1119–1127. https://doi.org/10.1111/j.1360-0443.1991.tb01879.x

Humeniuk, R., Ali, R., Babor, T.F., Farrell, M., Formigoni, M.L., Jittiwutikarn, J. et al. (2008). Validation of the Alcohol, Smoking And Substance Involvement Screening Test (ASSIST). *Addiction (Abingdon, England), 103*(6), 1039–1047. https://doi.org/10.1111/j.1360-0443.2007.02114.x

Hurrelmann, K. & Quenzel, G. (2016). *Lebensphase Jugend* (13. Aufl.). Weinheim: Beltz Juventa.

Kernberg, O.F., Yeomans, F.E., Clarkin, J.F. & Levy, K.N. (2008). Transference focused psychotherapy: Overview and update. *The International Journal of Psychoanalysis, 89*(3), 601–620. https://doi.org/10.1111/j.1745-8315.2008.00046.x

Küfner, H. & Bühringer, G. (1996). Alkoholismus. In K. Hahlweg & A. Ehlers (Hrsg.), *Psychische Störungen und ihre Behandlung. Enzyklopädie der Psychologie* (S. 437–523). Göttingen: Hogrefe.

Lindenmeyer, J. (2012). Rückfallprävention. In G. Meinlschmidt, S. Schneider & J. Margraf (Hrsg.), *Lehrbuch der Verhaltenstherapie* (Bd. 4, S. 743–765). Berlin: Springer.

Lindenmeyer, J. (2016). *Alkoholabhängigkeit* (3., überarb. Aufl.). Göttingen: Hogrefe. https://doi.org/10.1026/02791-000

Lindenmeyer, J. (2018). Rückfallprävention. In J. Margraf & S. Schneider (Hrsg.), *Lehrbuch der Verhaltenstherapie* (Bd. 1, 4. Aufl., S. 617–640). Berlin: Springer.

Lindenmeyer, J. & Mühlig, S. (2019). *Therapie-Tools Alkohol- und Tabakabhängigkeit.* Weinheim: Beltz.

Miller, W.R. & Del Boca, F.K. (1994). Measurement of drinking behaviour using the Form 90 family of instruments. *Journal of Studies on Alcohol, 12,* 112–118.

Miller, W.R. & Rollnick, S. (2015). *Motivierende Gesprächsführung. Ein Konzept zur Beratung von Menschen mit Suchtproblemen* (3. Aufl.). Freiburg: Lambertus.

O'Farrell, T.J. & Fals-Stewart, W. (2006). *Behavioral couples therapy for alcoholism and drug abuse.* New York: Guilford.

Orth, B. & Merkel, C. (2018). *Rauchen bei Jugendlichen und jungen Erwachsenen in Deutschland. Ergebnisse des Alkoholsurveys 2016 und Trends. BZgA-Forschungsbericht*. Köln: Bundeszentrale für gesundheitliche Aufklärung.

Prochaska, J. O. & DiClemente, C. C. (1986). Towards a comprehensive model of change. In W. R. Miller & N. Heather (Eds.), *Treating addictive behaviors: Processes of change* (pp. 3–27). New York: Plenum.

Rauschert, C., Möckl, J., Seitz, N.-N., Wilms, N., Olderbak, S. & Kraus, L. (2022). Konsum psychoaktiver Substanzen in Deutschland – Ergebnisse des Epidemiologischen Suchtsurvey 2021. *Deutsches Ärzteblatt International, 119,* 527–534.

Robinson, T. E. & Berridge, K. C. (2003). Addiction. *Annual Review of Psychology, 54,* 25–53. https://doi.org/10.1146/annurev.psych.54.101601.145237

Rösner, S., Hackl-Herrwerth, A., Leucht, S., Lehert, P., Vecchi, S. & Soyka, M. (2010a). Acamprosate for alcohol dependence. *Cochrane Database of Systematic Reviews, 9,* CD004332. https://doi.org/10.1002/14651858.CD004332.pub2

Rösner, S., Hackl-Herrwerth, A., Leucht, S., Lehert, P., Vecchi, S. & Soyka, M. (2010b). Opioid antagonists for alcohol dependence. *Cochrane Database of Systematic Reviews, 12,* CD001867. https://doi.org/10.1002/14651858.CD001867.pub3

Scherbaum, N. (2019). *Das Drogentaschenbuch*. Stuttgart: Thieme.

Streeck, U. & Leichsenring, F. (2015). *Handbuch psychoanalytisch-interaktionelle Therapie*. Göttingen: Vandenhoeck & Ruprecht.

Watzl, H., Rist, F., Höcker, W. & Miehle, K. (1991). Entwicklung eines Fragebogens zur Erfassung von Medikamentenmissbrauch bei Suchtpatienten. In M. Heide & H. Lieb (Hrsg.), *Sucht und Psychosomatik* (S. 123–137). Geesthacht: Neuland.

Wiers, R. W. & Stacy, A. W. (Eds.). (2006). *Handbook of implicit cognition and addiction*. Thousand Oaks: Sage Publications. https://doi.org/10.4135/9781412976237

Wiers, R. W., Eberl, C., Rinck, M., Becker, E. S. & Lindenmeyer, J. (2011). Retraining automatic action tendencies changes alcoholic patients' approach bias for alcohol and improves treatment outcome. *Psychological Science, 22,* 490–497. https://doi.org/10.1177/0956797611400615

26 Schizophrenie und andere psychotische Störungen

Stefanie J. Schmidt

Inhaltsübersicht

26.1 Klinische Merkmale

Das klinische Erscheinungsbild der Schizophrenie umfasst nach DSM-5 eines oder mehrere der folgenden Kernmerkmale (siehe auch Fallbeispiel): (1) *Wahn* (feste Überzeugung, die trotz gegenteiliger Beweise nicht verändert werden kann; z. B. die Überzeugung, vergiftet zu werden), (2) *Halluzinationen* (Wahrnehmung mit Realitätscharakter, ohne dass ein realer Stimulus vorhanden ist; z. B. Stimme hören, obwohl niemand spricht und andere Personen die Stimme nicht hören), (3) *desorganisiertes Denken* (formale Denkstörungen; z. B. assoziative Lockerung, Danebenreden, Zerfahrenheit), (4) *grob desorganisiertes Verhalten* oder *gestörte Motorik* (z. B. Verharren in bizarren Haltungen) und (5) *Negativsymptome*. Dabei werden die Merkmale 1 bis 4 als Positivsymptomatik verstanden, das heißt, dass etwas zum Erleben dazukommt (z. B. Stimmenhören), während bei der Negativsymptomatik (Merkmal 5) etwas vom Erleben wegfällt (z. B. positive Emotionen). Zu den Negativsymptomen werden nach DSM-5 typischerweise die folgenden gezählt: ein verminderter emotionaler Ausdruck (Affektverflachung), eine Abnahme sprachlicher Äußerungen (Alogie), eine Abnahme zielgerichteter, selbstinitiierter Aktivitäten (Avolition), eine Abnahme sozialer Interaktionen (Asozialität) und eine verringerte Fähigkeit, Freude zu empfinden (Anhedonie) (Galderisi et al., 2021).

Fallbeispiel: Herr J.

Herr J. ist 18 Jahre alt. Er berichtet, dass er anderen Menschen gegenüber zunehmend misstrauisch geworden sei. Zunächst sei es eher ein vages Gefühl gewesen, dass andere Personen ihn böse anschauen würden und etwas Schlechtes über ihn denken könnten. Er habe sich dann aber immer schnell mit dem Gedanken beruhigen können, dass er sich das nur einbilde. Mittlerweile sei er aber davon überzeugt, dass andere Personen etwas gegen ihn aushecken und ihm ernsthaft schaden wollen. Am meisten mache er sich aber darüber Sorgen, dass er seit mehr als einem Monat immer wieder den Schatten einer Person in Hauseingängen stehen sehe. Er gehe davon aus, dass ihm diese Person auflauere. Außer ihm könne aber niemand diese Person sehen. Er höre seit mehr als einem Monat auch eine Stimme, ohne dass jemand in der Nähe ist. Zunächst seien das eher einzelne Laute und Geräusche gewesen (z. B. Kratzen, Stöhnen). Mittlerweile könne er aber eine Stimme heraushören und gehe davon aus, dass die Stimme zu der Schattenperson gehöre.

26.2 Klassifikation

In der ICD-10 werden psychotische Störungen im Kapitel F2 „Schizophrenie, schizotype und wahnhafte Störungen" (F20–F29) klassifiziert. Es wird bei der Schizophrenie (F20; siehe Kasten) zwischen verschiedenen Subtypen (siehe Tabelle 26.1) und weiteren psychotischen Störungsbildern (siehe Tabelle 26.2, 1. bis 5. Diagnose) unterschieden. Weitere Störungen, die es differenzialdiagnostisch abzugrenzen gilt, sind in Tabelle 26.2 dargestellt.

ICD-10-Kriterien einer Schizophrenie

G1. Während der meisten Zeit innerhalb eines Zeitraums von mindestens einem Monat (oder während einiger Zeit an den meisten Tagen) sollte eine psychotische Episode bestehen mit entweder

1. mindestens *einem* der folgenden Merkmale:
   a. Gedankenlautwerden, -eingebung, -entzug oder -ausbreitung;

b. Kontrollwahn, Beeinflussungswahn, Gefühl des Gemachten, Wahnwahrnehmungen;
c. kommentierende oder dialogische Stimmen oder andere Stimmen, die über die Patient:innen reden oder untereinander über sie diskutieren, oder andere Stimmen, die aus bestimmten Körperteilen kommen;
d. anhaltender, kulturell unangemessener, bizarrer oder völlig unrealistischer Wahn;

2. *oder* mindestens *zwei* der folgenden Merkmale:
   a. anhaltende Halluzinationen jeder Sinnesmodalität, täglich während mindestens eines Monats, begleitet von flüchtigen oder undeutlich ausgebildeten Wahngedanken ohne deutliche affektive Beteiligung oder begleitet von langanhaltenden überwertigen Ideen;
   b. Neologismen, Gedankenabreißen oder Einschiebungen in den Gedankenfluss, was zur Zerfahrenheit oder Danebenreden führt;
   c. katatone Symptome wie Erregung, Haltungsstereotypien oder wächserne Biegsamkeit (Flexibilitas cerea), Negativismus, Mutismus und Stupor;
   d. „negative" Symptome wie auffällige Apathie, Sprachverarmung, verflachte oder inadäquate Affekte.

G2. Ausschlussvorbehalt:

1. Wenn die Patient:innen ebenfalls die Kriterien für eine manische Episode (F30) oder eine depressive Episode (F32) erfüllen, müssen die unter G1.1. und G1.2. aufgelisteten Kriterien vor der affektiven Störung aufgetreten sein.
2. Die Störung kann nicht einer organischen Gehirnerkrankung (im Sinne von F00–F09) oder einer Alkohol- oder Substanzintoxikation (F1x.0), einem Abhängigkeitssyndrom (F1x.2) oder einem Entzugssyndrom (F1x.2, F1x.4) zugeordnet werden.

Tabelle 26.1: Subtypen der Schizophrenie gemäß ICD-10

Subtypen einer Schizophrenie	Beschreibung
Paranoide Schizophrenie (F20.0)	Beständige, häufig paranoide Wahnvorstellungen, meist begleitet von akustischen Halluzinationen und Wahrnehmungsstörungen; Störungen der Stimmung, des Antriebs und der Sprache; katatone Symptome fehlen oder sind wenig auffallend.
Hebephrene Schizophrenie (F20.1)	Affektive Veränderungen stehen im Vordergrund mit flacher und unangemessener Stimmung, desorganisiertes Denken und Verhalten, Manierismen, zerfahrene Sprache, Wahnvorstellungen und Halluzinationen (aber nur flüchtig und bruchstückhaft).
Katatone Schizophrenie (F20.2)	Im Vordergrund stehen psychomotorische Störungen, die Erregungszustände, Stupor, Befehlsautomatismus und Negativismus umfassen können.
Undifferenzierte Schizophrenie (F20.3)	Psychotische Zustandsbilder, bei denen die allgemeinen diagnostischen Kriterien der Schizophrenie (F20) erfüllt sind (ohne dass sie der paranoiden, hebephrenen oder katatonen Subgruppe entsprechen) oder die Kriterien für mehr als eine Untergruppe erfüllt sind.
Postschizophrene Depression (F20.4)	Depressive Episode im Anschluss an eine schizophrene Erkrankung, wobei die Kriterien für eine Schizophrenie während der letzten 12 Monate erfüllt waren und aktuell einige Positiv- oder Negativsymptome vorhanden sind, aber diese nicht mehr im Vordergrund stehen.
Schizophrenes Residuum (F20.5)	Chronische Phase einer Schizophrenie-Erkrankung mit langandauernder Negativsymptomatik.
Schizophrenia simplex (F20.6)	Schleichende Progredienz von merkwürdigem Verhalten mit Schwierigkeiten, gesellschaftliche Anforderungen zu erfüllen, und mit einer Verschlechterung der allgemeinen Leistungsfähigkeit; allmähliches Auftreten und Verstärkung von Negativsymptomen ohne vorhergehende produktive psychotische Symptome.

Tabelle 26.2: Differenzialdiagnose nach ICD-10

Diagnose	Abgrenzung zur Schizophrenie
1. Schizotype Störung (ICD-10: F21)	Keine eindeutigen und charakteristischen Symptome einer Schizophrenie vorhanden, aber seltsames und exzentrisches Verhalten, Anhedonie, kalter Affekt, sozialer Rückzug, paranoide und bizarre Ideen, zwanghaftes Grübeln, Denk- und Wahrnehmungsstörungen, gelegentlich Episoden mit intensiven Illusionen, akustischen oder anderen Halluzinationen und wahnähnlichen Ideen.
2. Anhaltende wahnhafte Störung (ICD-10: F22)	Entwicklung eines einzelnen Wahns oder mehrerer aufeinander bezogener Wahninhalte im Vordergrund, aber das Vollbild einer Schizophrenie ist nicht erfüllt.

Tabelle 26.2: Fortsetzung

Diagnose	Abgrenzung zur Schizophrenie
3. Akute vorübergehende psychotische Störungen (ICD-10: F23)	Störungen mit einer kürzeren Dauer und mit akutem Beginn (innerhalb von zwei Wochen oder weniger) mit psychotischen Symptomen und einer schweren Störung des normalen Verhaltens, häufig auch Ratlosigkeit und Verwirrtheit. Es kommt zu einer vollständigen Besserung innerhalb von wenigen Monaten, oft auch Tagen oder Wochen.
4. Induzierte wahnhafte Störung (ICD-10: F24)	Wahnhafte Störung, die von Personen mit enger emotionaler Beziehung geteilt wird. Es leidet nur eine Person unter einer wahnhaften Störung, die andere Person übernimmt die wahnhafte Symptomatik.
5. Schizoaffektive Störung (ICD-10: F25)	Das klinische Bild muss deutlich sowohl von affektiven (manischen und/oder depressiven) als auch von psychotischen Symptomen geprägt sein, die zumindest zeitweise gleichzeitig auftreten.
6. Affektive Störungen mit psychotischen und/oder katatonen Symptomen	Psychotische/katatone Symptome treten nur während der depressiven und/oder manischen Episode auf.
7. Autismus-Spektrum-Störungen (ASS) und Aufmerksamkeitsdefizit-/Hyperaktivitätsstörung (ADHS)	Kernmerkmale einer ASS bzw. einer ADHS sind vorhanden. Bei ASS und ADHS sind die Auffälligkeiten bereits im Kindesalter entstanden, in andere prämorbide Auffälligkeiten eingebettet und die Symptome sind oft über längere Phasen stabil.
8. Posttraumatische Belastungsstörung (PTBS)	Bei einer PTBS können auch Halluzinationen und ein übertriebenes Misstrauen gegenüber anderen Personen auftreten. Es muss aber ein traumatisches Ereignis vorhanden sein und die Halluzinationen bzw. das erhöhte Misstrauen steht inhaltlich im Zusammenhang mit dem traumatischen Erleben.
9. Zwangsstörung und körperdysmorphe Störung	Zwangsgedanken können bei einer Zwangsstörung und einer körperdysmorphen Störung wahnhaften Charakter haben, aber im Mittelpunkt stehen Zwangsgedanken, Zwangshandlungen und die anhaltende Beschäftigung mit Körpermerkmalen bzw. dem Aussehen.
10. Unterschiede in der Symptomatik je nach Alter	Dieselben Diagnosekriterien gelten für alle Altersgruppen, aber alters- bzw. entwicklungsassoziierte Unterschiede sind bei Personen mit frühem Beginn im Jugendalter vs. Beginn im Erwachsenenalter vorhanden (David et al., 2011; Sikich, 2013; Schultze-Lutter et al., 2022): • Wahn: eher vager und weniger elaboriert, häufiger mit realen Erfahrungen und Halluzinationen zusammenhängend. • Halluzinationen: häufiger multimodal, mehr visuelle Halluzinationen, mehr kommentierende und imperative Stimmen. • Desorganisierte Sprache: oft deutlicher ausgeprägt und besonders relevant für die Diagnose.

Vergleicht man die Kriterien für die Vergabe der Diagnose einer Schizophrenie in DSM-5, ICD-10 und ICD-11 miteinander, fallen einige relevante Unterschiede auf (Valle, 2020; Schultze-Lutter et al., 2021):

- **Zeitkriterium.** Während in der ICD-10 und auch in der ICD-11 die Symptomatik nur für mindestens einen Monat bestehen muss, sind es im DSM-5 für die Gesamtdauer der Anzeichen der Störung sechs Monate.
- **Subgruppen.** Die in der ICD-10 definierten Subgruppen einer schizophrenen Erkrankung (siehe Tabelle 26.1) werden im DSM-5 und auch in der ICD-11 nicht mehr verwendet, da sie sich als zeitlich nicht stabil erwiesen haben und keine wesentlichen therapeutischen Implikationen haben (Mattila et al., 2015).
- **Erstrangsymptome.** Im Einklang mit dem DSM-5 kommt auch in der ICD-11 Erstrangsymptomen nach Kurt Schneider keine besondere Bedeutung mehr zu. Stattdessen werden sowohl im DSM-5 als auch in der ICD-11 das Vorliegen von zwei Leitsymptomen (mindestens eines davon ein Positivsymptom) gefordert.
- **Risikosyndrom für Psychosen.** Im Gegensatz zu ICD-10 und ICD-11 wurde im DSM-5 im Teil zu den Störungsbildern mit weiterem Forschungsbedarf das „Attenuierte Psychose-Syndrom" eingeführt. Damit sollen Personen mit einem erhöhten Risiko für die Entwicklung einer psychotischen Störung identifiziert werden. Die abgeschwächten Positivsymptome (Wahn, Halluzinationen, desorganisiertes Denken) liegen dabei unter der Schwelle für eine voll ausgeprägte psychotische Störung, treten mindestens einmal pro Woche auf, sind innerhalb des letzten Jahres entstanden oder haben sich deutlich verschlechtert. Zudem können sie nicht besser durch eine andere psychische Störung erklärt werden und verursachen bei der betroffenen Person psychosoziale Beeinträchtigungen und Leidensdruck.

Tabelle 26.3: Diagnostikinstrumente

Instrument	Beschreibung
Positive and Negative Syndrome Scale (PANSS; Kay et al., 1987)	Semistrukturiertes klinisches Interview zur Erfassung des Schweregrads von Positivsymptomatik, Negativsymptomatik und allgemeiner Psychopathologie anhand von 30 Items, die als klinische Fremdbeurteilung auf einer 7-stufigen Skala eingeschätzt werden. Ursprünglich für Erwachsene entwickelt, Version für Jugendliche veröffentlicht (Findling et al., 2023).
Psychotic Symptom Rating Scales (PSYRATS; Haddock et al., 1999; Vauth & Stieglitz, 2007)	Semistrukturiertes Interview zur differenzierten Erfassung von Wahn (6 Items) und Halluzinationen (11 Items) anhand eines klinischen Fremdratings mittels einer 5-stufigen Skala.
Structured Interview for Prodromal Syndromes (SIPS; Miller et al., 2003; McGlashan et al., 2010)	Semistrukturiertes klinisches Interview zur Erfassung eines erhöhten Psychoserisikos anhand eines klinischen Fremdratings, anwendbar bei Jugendlichen und Erwachsenen; kürzere Version für die Erfassung des Attenuierten Psychose-Syndroms gemäß DSM-5 veröffentlicht (Woods et al., 2022).

Um zu überprüfen, ob die genannten Diagnosekriterien für eine Schizophrenie erfüllt sind, stellen diagnostische Interviews den Goldstandard dar. Mögliche Erhebungsinstrumente spezifisch für psychotische Störungen sind in Tabelle 26.3 dargestellt. Des Weiteren können klinische Interviews, die eine Vielzahl psychischer Störungen erfassen, zum Einsatz kommen (siehe Kapitel 8).

26.3 Epidemiologie und Störungsverlauf

Obwohl die Lebenszeitprävalenz, an einer Schizophrenie bzw. einer psychotischen Störung zu erkranken, bei unter einem Prozent liegt (McGrath et al., 2008; Moreno-Küstner et al., 2018; siehe Tabelle 26.4), stellen psychotische Störungen eine große Belastung für die Betroffenen und ihr soziales Umfeld dar. So gehen sie mit einer reduzierten Lebensqualität (Dong et al., 2019), sozialen Schwierigkeiten (Porcelli et al., 2019), Arbeitslosigkeit (Marwaha et al., 2007) und hohen gesellschaftlichen Kosten (Kennedy et al., 2014) einher. Ungünstiges Gesundheitsverhalten, die Einnahme von Medikamenten, wenig physische Aktivität, mangelndes Hilfesuch- und Vorsorgeverhalten sowie somatische Erkrankungen (z. B. Diabetes, metabolisches Syndrom) tragen zu einer im Vergleich zur Allgemeinbevölkerung deutlich reduzierten Lebenserwartung von 13 bis 15 Jahren bei (DSM-5; Hjorthøj et al., 2017; Jauhar et al., 2022). Die Inzidenzen sind in urbanen Gebieten (vs. ländlichen Gebieten), in industrialisierten Ländern (vs. Ländern des Globalen Südens) und bei Personen mit Migrationshintergrund, einem geringeren sozioökonomischen Status oder Obdachlosigkeit erhöht (van der Werf et al., 2014; Jester et al., 2023). Neuere Studien geben zudem Hinweise darauf, dass Männer etwas häufiger betroffen sind als Frauen (Jongsma et al., 2019).

Bei den meisten Personen geht eine Prodromalphase voraus, die Wochen bis Jahre dauern kann, bevor die Diagnosekriterien vollständig erfüllt sind und die Person Hilfe erhält. Bei Personen mit einem frühen Krankheitsbeginn im Jugendalter ist die Dauer der unbehandelten Psychose durchschnittlich länger als bei einem Beginn im Erwachsenenalter, was prognostisch ungünstig ist. In dieser Prodromalphase können störungsunspezifische Symptome (z. B. Ängste, depressive Verstimmung), aber auch störungsspezifische, psychosenahe Symptome auftreten, die zur Früherkennung genutzt werden (siehe Risikosyndrom für Psychosen in Kapitel 26.2; Schultze-Lutter et al., 2015; Jauhar et al., 2022).

Die Verläufe psychotischer Störungen allgemein sowie auch spezifisch der Schizophrenie sind nach der ersten Episode von großer intra- und interindividueller Heterogenität gekennzeichnet. In metaanalytischen Untersuchungen bei Personen mit einer ersten psychotischen Episode zeigte sich, dass sich 54 % nach einer mittleren Follow-up-Zeit von 44 Monaten in einer Phase der symptomatischen Remission befanden. Jedoch erzielten nur 32 % nach einer durchschnittlichen Follow-up-Zeit von 72 Monaten einen Zustand von „Recovery“, was neben einer symptomatischen Remission auch noch eine deutliche Verbesserung des psychosozialen Funktionsniveaus erfordert (Catalan et al., 2021). Negativsymptome scheinen häufig während der Remission der Positivsymptomatik fortzubestehen und mit ausgeprägten Beeinträchtigungen im psychosozialen Funktionsniveau und der Lebensqualität einherzugehen (Schmidt et al., 2018; Correll & Schooler, 2020; Galderisi et al., 2021).

26.4 Störungsmodelle

Die Entstehung einer Schizophrenie lässt sich als multifaktorielles Zusammenspiel zwischen genetischen Faktoren und Umweltfaktoren verstehen. Tabelle 26.5 gibt einen Überblick über wichtige Risikofaktoren, bevor zwei zentrale Modelle skizziert werden. Obwohl viele Risikofaktoren bereits in der Kindheit auftreten, zeigen sich die Folgen davon meist erst im Jugend- und frühen Erwachsenenalter im Rahmen der Reifung präfrontaler Hirnareale und Netzwerke (Haller et al., 2014; Schultze-Lutter & Schmidt, 2015).

Tabelle 26.4: Epidemiologische Angaben

Lebenszeitprävalenz (Median)	0.07 % (McGrath et al., 2008; Moreno-Küstner et al., 2018)
12-Monats-Prävalenz (Median)	0.04 % (Moreno-Küstner et al., 2018)
Geschlechterverhältnis	Männer haben eine geringfügig höhere Inzidenzrate für alle psychotischen Störungen (außer schizoaffektiven Störungen) inkl. Schizophrenie (van der Werf et al., 2014; Jongsma et al., 2019). Männer sind im Durchschnitt früher betroffen (Median Ersterkrankungsgipfel: 20–29 Jahre) und haben eine stärkere Abnahme der Inzidenzrate ab dem 30. Lebensjahr als Frauen (van der Werf et al., 2014). Frauen haben im Durchschnitt eine langsamere Zunahme bis zum Ersterkrankungsgipfel (Median: 20–29 Jahre) und eine langsamere Abnahme der Inzidenzrate mit einem zweiten Ersterkrankungsgipfel (Median: 30–39 Jahre; van der Werf et al., 2014).
Ersterkrankungsalter	Der Erkrankungsgipfel liegt im Durchschnitt im frühen Erwachsenenalter (Median: 20–29 Jahre); Beginn in der Kindheit bzw. vor dem 13. Lebensjahr ist selten; „Early Onset Schizophrenia" (14–17 Jahre) betrifft ca. 8 % aller Schizophrenie-Diagnosen (Solmi et al., 2022).
Komorbidität	Substanzmissbrauch/-abhängigkeit (42 %; Hunt et al., 2018); depressive Störungen (33 %; Etchecopar-Etchart et al., 2021); Angststörungen (29 % Posttraumatische Belastungsstörung, 23 % Zwangsstörungen, 15 % Soziale Angststörung, 15 % Panikstörung; Buckley et al., 2009; Achim et al., 2011); Suizidrate ca. 5 % (Hor & Taylor, 2010).

Tabelle 26.5: Risikofaktoren

Erblichkeit	Deutliche genetische Komponente mit polygener Vererbung; Schätzung der Erblichkeit zwischen 60 und 80 %, wobei aktuelle genomweite Assoziationsstudien eher für 25 % sprechen (Brainstorm Consortium et al., 2018; Calafato & Bramon, 2019; Uno & Coyle, 2019; Jauhar et al., 2022).
Neurotransmission	Interaktion von unter- und/oder überaktivierten Neurotransmittersystemen (Dopamin, Glutamat, GABA, Serotonin) mit Stress und anderen Umweltfaktoren (McCutcheon et al., 2018, Jauhar et al., 2022).
Neuroanatomie	Vermindertes Volumen insgesamt sowie besonders des Frontallappens, Temporallappens sowie des Hippocampus; vergrößertes Volumen der Ventrikel; Verminderung der grauen Substanz (Liloia et al., 2021; Jauhar et al., 2022).
Neuroendokrinologie	Erhöhtes Stresslevel mit Auffälligkeiten bei der Cortisolausschüttung (erhöhte Cortisolwerte im Blut; verzögerte Cortisolausschüttung als Reaktion auf Stressor; Misiak et al., 2021).
Neuropsychologische Befunde	Defizite in einer Vielzahl neuro- und sozialkognitiver Domänen (Fatouros-Bergman et al., 2014; Weinreb et al., 2022).
Schwangerschafts- und Geburtskomplikationen, Jahreszeit der Geburt	*Während der Schwangerschaft:* z. B. Exposition zu Influenza- oder anderen Viren, Mangel- oder Fehlernährung der Mutter, Komplikationen bei der Entwicklung des Fötus. *Während der Geburt:* z. B. Unterversorgung mit Sauerstoff, andere schwere Geburtskomplikationen mit perinataler Hirnschädigung oder mit Notwendigkeit von Beatmungs- oder Wiederbelebungsmaßnahmen und/oder Inkubator. Höheres Risiko für Winter- und Frühlingsgeburten vs. Sommer- und Herbstgeburten (Jones et al., 1994; Schultze-Lutter & Schmidt, 2015; Belbasis et al., 2018; Jauhar et al., 2022).
Akute Stressoren, ungünstige kritische Lebensereignisse, traumatische Erlebnisse	Dazu zählen sowohl kritische, aber nicht existenziell bedrohliche Lebensereignisse (z. B. Schul-/Arbeitswechsel, Umzug, Trennung der Eltern) als auch traumatische Ereignisse (z. B. Vernachlässigung, Missbrauch; Belbasis et al., 2018; Ayerbe et al., 2020; Beards et al., 2020; Stanton et al., 2020).
Migrationshintergrund, Erfahrungen von Diskriminierung, Rassismus und sozialer Ausgrenzung	Personen mit Migrationshintergrund weisen wie Personen mit Erfahrung von sozialer Ausgrenzung, Isolation, Diskriminierung und Rassismus ein erhöhtes Risiko auf (Anglin, 2023; Jester et al., 2023).
Urbanizität	Soziale Stressoren wie eine unsichere Nachbarschaft, eine Wohngegend mit einem geringeren sozioökonomischen Status und Erfahrungen von sozialer Ausgrenzung und Isolation können zur Erklärung beitragen, warum Personen in städtischen Gebieten ein höheres Risiko aufweisen als Personen in ländlichen Regionen (Krabbendam & van Os, 2005; Jester et al., 2023).

Tabelle 26.5: Fortsetzung

Familiäre Interaktionsmuster	Ungünstige familiäre Interaktionen, wie z. B. ein familiärer Kommunikationsstil, der durch Kritik, erhöhte Emotionalität und Feindseligkeit gekennzeichnet ist, gelten als Risikofaktor für psychotische Störungen, insbesondere für die Vorhersage einer erneuten psychotischen Episode (de Sousa et al., 2014; O'Driscoll et al., 2019; Hahlweg & Baucom, 2023; Jester et al., 2023; siehe auch Kapitel 4).

26.4.1 Vulnerabilitäts-Stress-Modelle

Gemäß Vulnerabilitäts-Stress-Modellen entsteht eine Schizophrenie als Interaktion zwischen einer erhöhten Vulnerabilität der betroffenen Person (z. B. wegen genetischer Faktoren, prä-/peri-/postnatalen Schädigungen) und dem Auftreten von Stressoren in der Umwelt (Zubin & Spring, 1977). Vulnerabilitäts-Stress-Modelle, die spezifisch für Personen mit einer Schizophrenie entwickelt wurden, sehen besonders neuropsychologische Defizite in Form einer reduzierten Informationsverarbeitungskapazität, einer übermäßigen Reaktion des autonomen Nervensystems auf aversive Reize und mangelnder sozialer und Coping-Fertigkeiten als Vulnerabilitätsindikatoren. Diese führen in Interaktion mit Umweltstressoren (z. B. einem feindseligen oder überbehütenden Familiensystem) zu Zwischenzuständen in Form einer Überlastung der Verarbeitungskapazität (z. B. Konzentrationsprobleme), einer autonomen Übererregung (z. B. vermehrte körperliche Anspannung) und einer fehlerhaften Verarbeitung sozialer Reize (z. B. mangelndes Verständnis des Verhaltens anderer Personen). Diese Zwischenzustände erhöhen wiederum das Auftreten von Umweltstressoren, was dann schlussendlich zum Auftreten erster psychotischer Symptome führt (z. B. Nuechterlein & Dawson, 1984).

26.4.2 Kognitive Modelle zur Entstehung und Aufrechterhaltung von Wahn

Gemäß kognitiven Modellvorstellungen von Wahn (siehe Abbildung 26.1) wird davon ausgegangen, dass gewisse Auslöser (z. B. kritische Lebensereignisse) bei Personen mit einer Prädisposition zu einer Störung kognitiver Prozesse führen. Diese kognitiven Schwierigkeiten können sich darin zeigen, dass die Person mehrdeutige, unstrukturierte sensorische Informationen wahrnimmt, die sich wie Intrusionen ins Bewusstsein drängen, oder dass eigene Absichten und Handlungen nicht als selbstinitiiert erkannt, sondern als von außen kommend wahrgenommen werden. Dies führt dann zur Wahrnehmung ungewöhnlicher Erlebnisse (z. B. Wahrnehmung von Zusammenhängen zwischen zufälligen Ereignissen), wofür die Betroffenen eine Erklärung suchen. Aufgrund von kognitiven Verzerrungen wie vorschnellen Schlussfolgerungen („jumping to conclusions"), einem Externalisierungsbias und einem verminderten Verständnis sozialer Situationen (beeinträchtigte „Theory of Mind") kommt es in der Folge zu einer wahnhaften Bewertung der ungewöhnlichen Wahrnehmungserlebnisse. Dazu tragen auch bereits vorhandene negative Schemata über die eigene Person und die Umwelt sowie die fehlenden sozialen Kontakte bei. Sowohl die auslösenden Faktoren als auch die ungewöhnlichen Wahrnehmungserlebnisse führen zu negativen Emotionen, die wiederum ungewöhnliche Wahrnehmungserlebnisse und kognitive Verzerrungen verstärken.

Die wahnhaften Bewertungen werden von den betroffenen Personen nicht korrigiert, sondern durch die bereits angesprochenen kognitiven Verzerrungen, ungünstige Selbstschemata, negative Bewertungen der psychotischen Erlebnisse und durch die daraus resultierenden negativen Emotionen sowie Sicherheits- und Vermeidungsverhalten im Sinne eines Teufelskreises aufrechterhalten. Die zunehmende soziale Isolation trägt dazu bei, dass keine korrigierenden Informationen vorhanden sind, die zur Generierung alternativer Annahmen beitragen könnten (Garety et al., 2001; Kuipers et al., 2006; Freeman & Garety, 2014).

26.4.3 Kognitive Modelle zur Entstehung und Aufrechterhaltung von Halluzinationen

Kognitive Modelle zur Entstehung und Aufrechterhaltung von Halluzinationen gehen davon aus, dass Personen mit Halluzinationen Schwierigkeiten haben, die Quelle eines wahrgenommenen Phänomens richtig zuzuordnen. Daher werden internale Ereignisse (z. B. eigene Gedanken, Selbstgespräche oder innere Bilder) fälschlicherweise nach außen statt nach innen attribuiert und als Halluzinationen und damit als identisch zu external vorhandenen Reizen erlebt (Bentall, 1990; Bentall & Fernyhough, 2008). Halluzinationen werden dabei in Situationen mit erhöhtem Stresslevel und erhöhter Anspannung besonders leicht ausgelöst (z. B. familiäre Konflikte, Isolation, Müdigkeit). Zudem wird davon ausgegangen, dass die betroffenen Personen oft einen Externalisierungsbias haben, sodass ungewöhnliche Erlebnisse übermäßig stark äußeren Ursachen zugeschrieben werden. Dieser Attributionsbias wird noch durch eine defizitäre Realitätstestung der Betroffenen verstärkt, sodass sie ihre fehlerhaften Ursachenzuschreibungen nicht bemerken und sich ihres Urteils übertrieben sicher sind. Die Halluzinationen können ebenfalls durch unterschiedliche Prozesse aufrechterhalten werden: (1) eine wahnhafte oder katastrophisierende Bewertung der Halluzinationen (z. B. „Ich werde verrückt, weil ich Stimmen höre!"), was häufig zu negativen Emotionen wie Angst und einem erhöhten Misstrauen führt; (2) einen persönlichen Bezug, der zu den Halluzinationen hergestellt wird

(z. B. „Ich muss den Stimmen folgen, sonst werden sie mich bestrafen!“); (3) eine erhöhte Aufmerksamkeit auf die Halluzinationen durch die wiederholte Auseinandersetzung damit; und (4) Sicherheits- und Vermeidungsverhalten (z. B. Stimmen unterdrücken oder soziale Interaktionen reduzieren; Beck & Rector, 2003).

26.5 Psychotherapie

Für die psychotherapeutische Behandlung von Personen mit der Diagnose einer Schizophrenie gelten folgende Empfehlungen:

Leitlinienempfehlung (vgl. S3-Leitlinie Schizophrenie; DGPPN, 2019)

- Im Rahmen eines Gesamtbehandlungsplans soll eine *strukturierte Psychoedukation* durchgeführt werden.
- *Kognitive Verhaltenstherapie* (KVT) soll im ambulanten und stationären Setting zur Reduktion der Positiv- und Negativsymptomatik in allen Phasen der Erkrankung und auch bei Verweigerung einer medikamentösen Behandlung angeboten werden.
- *Kognitive Remediationstherapie* (siehe Kap. 21, Tab 26.6) soll bei Beeinträchtigungen der kognitiven Prozesse zur Verbesserung der kognitiven Leistungsfähigkeit und der psychosozialen Funktionsfähigkeit offeriert werden.
- Das *Metakognitive Training* (Moritz et al., 2023) soll zur Reduktion der Positivsymptomatik angeboten werden.
- Bei Vorliegen relevanter Einschränkungen der sozialen Kompetenzen sowie bei anhaltender Negativsymptomatik soll über mehrere Monate hinweg ein *Training sozialer Fertigkeiten* durchgeführt und durch Aufgaben zum Alltagstransfer ergänzt werden.
- Familien mit einer Person, die von einer ersten psychotischen Episode betroffen ist, soll eine spezifische, auf erste Episoden ausgerichtete *psychotherapeutische Familienintervention* angeboten werden. Ziel ist es, die Wiedererkrankungs- und Rehospitalisierungsraten zu reduzieren. Bei akuter Exazerbation oder nach einem Rezidiv sollen allen Familien, die mit einer betroffenen Person zusammenleben oder im nahen Kontakt stehen, Familieninterventionen angeboten werden.
- Für Kinder und Jugendliche gilt:
  - Kindern und Jugendlichen mit der Diagnose einer ersten psychotischen Episode oder Schizophrenie soll eine KVT angeboten werden.

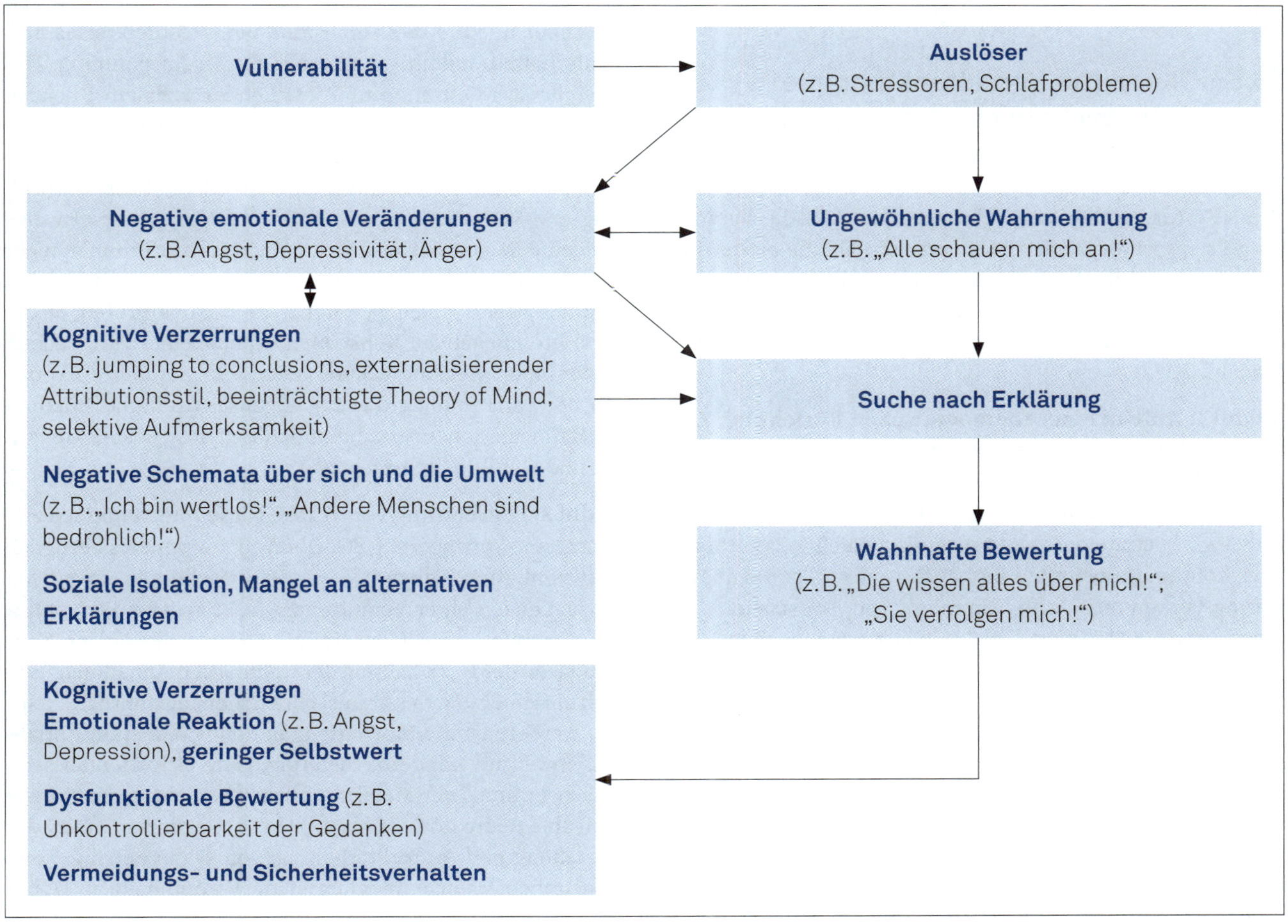

Abbildung 26.1: Vereinfachtes kognitives Modell des Wahns nach Garety et al. (2001) und Kuipers et al. (2006)

  - Familien mit Kindern oder Jugendlichen mit einer ersten oder mehreren psychotischen Episoden einer Schizophrenie und/oder ihren Angehörigen oder Vertrauenspersonen sollen in den verschiedenen Krankheitsphasen im stationären und ambulanten Setting *Familieninterventionen* zur Entlastung des Familiensystems und zur Reduktion des Rezidivrisikos offeriert werden.
  - Die *sozialen und schulischen/beruflichen Aktivitäten* sollen regelmäßig beobachtet und in den Gesamtbehandlungsplan integriert werden, um eine schulische/berufliche Wiedereingliederung zu ermöglichen.
- Personen mit der Diagnose einer Schizophrenie im höheren Lebensalter (>65 Jahre) sollen die gleichen psychotherapeutischen und psychosozialen Therapien wie bei jüngeren Patient:innen unter Berücksichtigung der spezifischen Besonderheiten des Alters angeboten werden.
- Personen mit einem *erhöhten Psychoserisiko* sollten über ihren aktuellen Zustand informiert und bei der Verarbeitung dieses Wissens unterstützt werden, ohne sie mit einer vorzeitigen Diagnose einer nahenden Schizophrenie zu belasten. Es sollte ihnen präventiv eine *KVT* zur Reduktion bzw. Verzögerung des Übergangs in eine Psychose angeboten werden.

26.5.1 Kognitive Verhaltenstherapie für psychotische Störungen und Psychoserisiko

Die KVT für psychotische Störungen zielt auf die Veränderung der psychologischen Mechanismen ab, die an der Entstehung und Aufrechterhaltung psychotischer Störungen beteiligt sind (siehe Abbildung 26.1), und lässt sich in fünf Module gliedern (Frantz et al., 2018; Lincoln, 2019; Korff & Lincoln, 2022).

Modul 1: Aufbau einer therapeutischen Beziehung, Zielklärung, klinische Diagnostik und Entwicklung eines individuellen Erklärungsmodells. Beim Beziehungsaufbau kommt dem „Normalisieren" eine besondere Bedeutung zu. Dabei wird betont, dass sich psychotische Phänomene auf einem Kontinuum befinden und auch in der Allgemeinbevölkerung vorkommen (z. B. Stimmenhören, Misstrauen) und durch gewisse Umstände (z. B. Schlafentzug, soziale Isolation) bei fast allen Menschen hervorgerufen werden können. Wichtig ist hierbei, psychotische Symptome zwar zu entpathologisieren, sie aber nicht zu bagatellisieren. Zur Förderung und Aufrechterhaltung der Therapiemotivation ist es daher seitens der Therapeut:innen wichtig, im Therapieprozess immer wieder eine gute Balance zwischen der Betonung der Behandlungsbedürftigkeit der psychotischen Symptome einerseits und der Nachvollziehbarkeit der psychotischen Erfahrungen andererseits herzustellen. Darüber hinaus sollten die Therapeut:innen ein aufrichtiges Interesse daran haben, das psychotische Erleben und die daraus entstehenden Belastungen aus Sicht der Patient:innen zu verstehen und entsprechend zu validieren. Das bedeutet jedoch nicht, dass man der wahnhaften Interpretation von Ereignissen oder der Wahrnehmung von Halluzinationen zustimmt, da diese im Rahmen der Realitätstestung sonst kaum mehr glaubwürdig infrage gestellt werden können. Vielmehr sollte man früh das Interesse an Realitätstestung fördern und die Haltung etablieren, dass die Interpretation von Situationen und Ereignissen ein subjektiver und damit fehleranfälliger Prozess ist, den zu hinterfragen sich generell lohnt.

Modul 2: Bearbeitung von Halluzinationen. Zentraler Bestandteil ist zunächst, die inneren und äußeren auslösenden und aufrechterhaltenden Faktoren von Halluzinationen zu identifizieren und zu modifizieren. Dafür kann das Ausfüllen eines Symptomtagebuchs hilfreich sein. Dies kann ein erstes Gefühl von Kontrolle entstehen lassen und Ansatzpunkte für die Veränderung auslösender Faktoren mithilfe von Bewältigungsstrategien liefern. Beispielsweise können Entspannungsübungen und positive Selbstinstruktionen zum Abbau von Anspannung verwendet werden; die Person kann gezielt eine andere Person anrufen, wenn sie ins Grübeln kommt, und Problemlösestrategien anwenden, um zwischenmenschliche Konflikte offen anzusprechen. Zudem wird mit den Patient:innen erarbeitet, dass dysfunktionale Bewertungen der Halluzinationen (z. B. „Ich werde verrückt!", „Die Stimmen wissen alles über mich!") diese im Sinne eines Teufelkreises aufrechterhalten, indem sie zu mehr Angst, Anspannung, Hypervigilanz, Misstrauen und letztlich zu sozialem Rückzug führen, was wiederum das Auftreten von Halluzinationen verstärkt. Die Veränderung dieser dysfunktionalen Bewertungen kann mittels Normalisierens, kognitiver Umstrukturierung und Verhaltensexperimenten erfolgen. Beispielsweise kann eine Person Beweise sammeln, dass die Stimmen nicht alles über sie wissen, und in einem Verhaltensexperiment den Stimmen bewusst nicht gehorchen und so überprüfen, ob die erwarteten negativen Konsequenzen eintreten. Verursachen die Stimmen viel Angst, kann auch eine graduierte Exposition der Patient:innen mit den Eigenschaften und Inhalten der Halluzinationen sowie den dadurch ausgelösten Gedanken und Gefühlen hilfreich sein.

Modul 3: Bearbeitung von Wahn. Diese Interventionen zielen auf eine Verringerung des Überzeugungsgrades bezüglich der wahnhaften Annahmen ab. Dafür sollten die positiven Konsequenzen einer Veränderung (z. B. bessere Konzentration, Freundeskreis wieder treffen) sowie die negativen Konsequenzen der Beibehaltung der wahnhaften Annahmen (z. B. noch einsamer und misstrauischer werden) ausführlich exploriert werden. Ist die Motivation, an den wahnhaften Annahmen etwas zu verändern, zu gering, kann es lohnender sein, zunächst mittels der Metakognitiven Therapie (siehe Tabelle 26.6) eine Reduktion der kognitiven Verzerrungen, die an der Entstehung und Aufrechterhaltung von Wahn beteiligt sind, anzustreben. Wenn es möglich ist, die Wahninhalte als Hypothesen zu sehen, die prinzipiell wahr sein könnten, schafft dies die Grundlage für die direkte Veränderung wahnhafter Annahmen (z. B. „Mein Kollege will mich vergiften!") durch das Ersetzen alternativer Erklärungen (z. B. „Mein Kollege ist gestresst und verhält sich allen Personen im Team gegenüber abweisend"). Dafür können mithilfe eines sokratischen Dialogs alternative Erklärungen generiert und bezüglich ihres Überzeugungsgrades und ihres Einflusses auf die ursprüngliche wahnhafte Annahme eingeschätzt werden. Mit Verhaltensexperimenten können die alternativen Annahmen im Alltagskontext erprobt werden. Dafür sollten die Patient:innen zunächst ihre wahnhafte Annahme möglichst konkret und falsifizierbar formulieren und einschätzen, wie überzeugt sie von deren Richtigkeit sind. Danach sollten sie möglichst eigenständig eine alternative Annahme formulieren, deren Überprüfung in Form eines Experimentes im Rahmen der Therapie detailliert operationalisiert und geplant wird (z. B. mit dem Kollegen im selben Raum etwas zu Mittag essen und beobachten, ob man Vergiftungssymptome zeigt). Im Anschluss an das Experiment sollten die gemachten Erfahrungen besprochen und bezüglich ihrer Wirkung auf den Überzeugungsgrad der wahnhaften Annahme eingeschätzt werden.

Modul 4: Bearbeitung von Negativsymptomatik und psychosozialen Beeinträchtigungen. Negativsymptome werden häufig als dysfunktionale Coping-Strategien betrachtet, um mit den negativen Erlebnissen im zwischenmenschlichen und schulischen bzw. beruflichen Bereich aufgrund von sozialen und kognitiven Defiziten sowie den Nebenwirkungen von Medikamenten umzugehen. Damit sollen eine weitere Zurückweisung und die daraus resultierenden negativen Emotionen vermieden werden (Galderisi et al., 2021). Entsprechend kommen zur Therapie der Negativsymptomatik und des psychosozialen Funktionsniveaus Interventionen zur Verbesserung sozialer Fertigkeiten, kognitiver Funktionen und des Selbstwertes (siehe Tabelle 26.6) zum Einsatz (Schmidt et al., 2011; Cella et al., 2023). Während der gesamten Therapie sollte zudem dem Erhalt und/oder der Verbesserung des sozialen und schulischen bzw. beruflichen Funktionsniveaus besondere Bedeutung zukommen und beispielsweise durch psychosoziale Wiedereingliederungsmaßnahmen unterstützt werden.

Modul 5: Rückfallprävention. Abschließender Teil der Therapie ist die Vorbereitung auf mögliche Rückfälle unter Einbezug des sozialen Umfeldes (siehe Tabelle 26.6). Dies sollte möglichst entkatastrophisierend geschehen, indem individuelle Frühwarnzeichen (z. B. Schlafprobleme, sozialer Rückzug) identifiziert und geeignete Coping-Strategien (z. B. Entspannungstechniken, Notfallkontakte, Verzicht auf Cannabiskonsum) erarbeitet werden.

Weitere empfohlene kognitiv-verhaltenstherapeutische Interventionen werden in Tabelle 26.6 diskutiert.

26.5.2 Stand der Evidenz für weitere Psychotherapieansätze

Zur Verbesserung der Symptomatik kann auch Systemische Therapie mit einem Fokus auf die familiären Interaktionen –

Tabelle 26.6: Weitere empfohlene psychologische Therapieansätze

Verfahren	Beschreibung
Kognitive Remediationstherapie	Sie zielt auf eine Veränderung der Denkprozesse und letztlich auf eine Verbesserung des psychosozialen Funktionsniveaus ab. Zu den angezielten Funktionsbereichen gehören neurokognitive Funktionen (z. B. Aufmerksamkeit, Geschwindigkeit der Informationsverarbeitung, Gedächtnis, Denken und Problemlösen) sowie sozialkognitive Funktionen (z. B. Emotionswahrnehmung/-verarbeitung, soziale Wahrnehmung, Theory of Mind; Bowie et al., 2020).
Metakognitives Training	Variante der KVT für Psychosen, die auf die Veränderung kognitiver Verzerrungen im Zusammenhang mit der Entstehung und Aufrechterhaltung von Wahn abzielt (z. B. voreiliges Schlussfolgern, externalisierender Attributionsstil). Zudem werden der Umgang mit Stigma und niedrigem Selbstwert thematisiert. Das Metakognitive Training (MKT; Moritz et al., 2023) ist als Einzel- und Gruppentherapie durchführbar.
Familieninterventionen (psychoedukative Familieninterventionen mit/ohne Fertigkeitentraining)	Darunter werden verschiedene psychotherapeutische Interventionen zusammengefasst, bei denen die betroffene Person und/oder Familienmitglieder einbezogen werden, um das Verständnis für die betroffene Person und ihre Symptome zu erhöhen und rückfallbegünstigende innerfamiliäre Stressoren zu verringern. Diese Interventionen umfassen häufig Psychoedukation sowie die Vermittlung und das Einüben von Kommunikations- und Problemlösekompetenzen. Dies dient dazu, Belastungen und ungünstige Interaktionen im Familiensystem zu reduzieren. Zudem sollen mögliche individuelle Frühwarnzeichen für einen Rückfall und entsprechende Copingstrategien gemeinsam erarbeitet werden (Rodolico et al., 2022; Hahlweg & Baucom, 2023).
Training sozialer Fertigkeiten	Diese Trainings zielen auf den Erwerb und/oder die Verbesserung sozialer Kompetenzen ab, um mögliche interpersonelle Schwierigkeiten zu reduzieren, die den Verlauf und das psychosoziale Funktionsniveau der Patient:innen ungünstig beeinflussen könnten. Die vorhandenen Trainings sind in unterschiedlichem Maß störungsspezifisch ausgerichtet und zielen häufig darauf ab, dass Patient:innen ihre Gefühle und Bedürfnisse äußern und angemessen verbal oder nonverbal (z. B. durch Blickkontakt) kommunizieren können (Turner et al., 2018).

mit einer Familie oder als Multifamilientherapie – angeboten werden (IQWiG, 2017; siehe auch Kapitel 39). Für psychodynamische Ansätze liegt aufgrund unzureichender Evidenz keine Empfehlung vor (Fonagy, 2015). Aktuellere psychodynamische Ansätze zielen darauf ab, die psychotische Symptomatik als Lösungsversuch zu verstehen, um mit einer inneren Spannung aufgrund negativer Beziehungserfahrungen umzugehen. Entsprechend werden in der Therapie auf Basis intensiven Einfühlens und respektvoller Distanz unter anderem neue intensive positive Beziehungserfahrungen ermöglicht und eine klare Trennung zwischen Selbst und anderen erarbeitet (Frantz et al., 2018).

26.6 Pharmakotherapie und sonstige somatische Behandlungsverfahren

Für die Behandlung, insbesondere der Positivsymptomatik, werden in allen Leitlinien (u.a. DGPPN, 2019) und für alle Altersgruppen in der Akuttherapie und in der Rezidivprophylaxe Antipsychotika (Neuroleptika) empfohlen (siehe Kapitel 24). Wegen geringer Wirksamkeitsunterschiede der einzelnen Antipsychotika soll die Auswahl des jeweiligen Präparates primär anhand des Nebenwirkungsprofils erfolgen. Antipsychotika sollen dabei in der niedrigst möglichen Dosierung oral angeboten werden. Besonders bei Kindern und Jugendlichen sowie Ersterkrankten soll eine geringe Dosis gewählt werden, da eine höhere Empfindlichkeit für Nebenwirkungen vorhanden ist. Bei Personen mit erhöhtem Psychoserisiko sollen Antipsychotika nicht primär angeboten werden, sondern nur dann in geringer Dosierung und nach ausführlicher Risiko-Nutzen-Evaluation vorübergehend zum Einsatz kommen, wenn die kognitiv-verhaltenstherapeutischen Interventionen nicht ausreichend waren oder es zu einer zunehmenden Schwere der Risikosymptomatik kommt.

26.7 Empirische Absicherung

Psychotherapie. Die Wirksamkeit der KVT kann mit Blick auf die Reduktion der Positivsymptomatik und der generellen Symptomatik als sehr gut belegt angesehen werden, wobei die Evidenz für eine Reduktion der Negativsymptomatik und eine Verbesserung des psychosozialen Funktionsniveaus nicht so konsistent ist (Koeter et al., 2015; Laws et al., 2018; Sitko et al., 2020). Die Ergebnisse einer Metaanalyse (Bighelli et al., 2021) weisen darauf hin, dass es durch kognitiv-verhaltenstherapeutische Interventionen zu einer signifikanten Reduktion der Rückfallrate kommt. Kognitive Remediationsansätze scheinen dafür geeignet zu sein, signifikante Effekte auf kognitive Funktionen, Positivsymptomatik und das psychosoziale Funktionsniveau zu erzielen (Allott et al., 2020; Nijman et al., 2020; Lejeune et al., 2021). Für das Metakognitive Training finden sich signifikante Effekte für die Reduktion der Positivsymptomatik und kognitiver Verzerrungen. Eine aktuelle Metaanalyse liefert zudem Anhaltspunkte, dass es auch zu einer Verbesserung der Negativsymptomatik und des Funktionsniveaus kommt (Lopez-Morinigo et al., 2020; Penney et al., 2022). Verschiedene Formen von Familieninterventionen erwiesen sich als wirksam, um Rückfälle und Rehospitalisierungen zu verhindern, das psychosoziale Funktionsniveau zu verbessern und psychotische Symptomatik zu verringern (Camacho-Gomez & Castellvi, 2020; Bighelli et al., 2021; Rodolico et al., 2022).

Trainings sozialer Kompetenzen können im Vergleich zur Standardbehandlung konsistente Effekte auf die Negativ- und generelle Symptomatik, nicht jedoch auf die Positivsymptomatik erzielen. Für die Negativsymptomatik war dieser Effekt auch im Vergleich zu aktiven Kontrollbedingungen vorhanden (Almerie et al., 2015; Turner et al., 2018). Systemische Therapie plus Medikation erzielt hinsichtlich der Symptomatik und des allgemeinen Funktionsniveaus bei der Post- und Follow-up-Erhebung bessere Effekte als rein pharmakologische Behandlungen (IQWiG, 2017; Pinquart et al., 2016).

Für das Kindes- und Jugendalter liegen nur wenige methodisch hochwertige randomisierte kontrollierte Studien vor, sodass aus diesen Ergebnissen noch keine zuverlässigen Schlussfolgerungen gezogen werden können (Datta et al.,2020). In den Leitlinien wurde davon ausgegangen, dass sich die Ergebnisse zu Wirksamkeit psychotherapeutischer Interventionen im Erwachsenenalter auf das Kindes- und Jugendalter übertragen lassen (DGPPN, 2019), was sicherlich kritisch zu überprüfen sein wird.

Pharmakotherapie. In Metaanalysen ließ sich konsistent zeigen, dass pharmakologische Interventionen mit Neuroleptika bei erwachsenen Patient:innen zu einer Reduktion der psychotischen Symptomatik führen können. Die Unterschiede zwischen den einzelnen Antipsychotika sind dabei bezüglich der Wirksamkeit gering, aber vor allem hinsichtlich des Nebenwirkungsprofils deutlich ausgeprägt (Leucht et al., 2013; Huhn et al., 2019; Leucht et al., 2022). Positive Wirksamkeitsnachweise und die entsprechende Zulassung sind für einige Antipsychotika auch für das Jugendalter vorhanden, wobei aber insbesondere Aspekte der Sicherheit noch unzureichend untersucht sind (Krause et al., 2018).

Literatur

Achim, A.M., Maziade, M., Raymond, E., Olivier, D., Mérette, C. & Roy, M.A. (2011). How prevalent are anxiety disorders in schizophrenia? A meta-analysis and critical review on a significant association. *Schizophrenia Bulletin, 37*(4), 811–821. https://doi.org/10.1093/schbul/sbp148

Allott, K., van-der-El, K., Bryce, S., Parrish, E.M., McGurk, S.R., Hetrick, S. et al. (2020). Compensatory interventions for cognitive impairments in psychosis: A systematic review and meta-analysis. *Schizophrenia Bulletin, 46*(4), 869–883. https://doi.org/10.1093/schbul/sbz134

Almerie, M.Q., Okba Al Marhi, M., Jawoosh, M., Alsabbagh, M., Matar, H.E., Maayan, N. et al. (2015). Social skills programmes for schizophrenia. *The Cochrane Database of systematic reviews, 2015*(6), CD009006. https://doi.org/10.1002/14651858.CD009006.pub2

Anglin, D.M. (2023). Racism and social determinants of psychosis. *Annual Review of Clinical Psychology, 19,* 277–302. https://doi.org/10.1146/annurev-clinpsy-080921-074730

Ayerbe, L., Pérez-Piñar, M., Foguet-Boreu, Q. & Ayis, S. (2020). Psychosis in children of separated parents: A systematic review and meta-analysis. *European Psychiatry, 63*(1), e3. https://doi.org/10.1192/j.eurpsy.2019.15

Beards, S., Fisher, H.L., Gayer-Anderson, C., Hubbard, K., Reininghaus, U., Craig, T.J. et al. (2020). Threatening life events and difficulties and psychotic disorder. *Schizophrenia Bulletin, 46*(4), 814–822. https://doi.org/10.1093/schbul/sbaa005

Beck, A.T. & Rector, N.A. (2003). A cognitive model of hallucinations. *Cognitive Therapy and Research, 27,* 19–52. https://doi.org/10.1023/A:1022534613005

Belbasis, L., Köhler, C.A., Stefanis, N., Stubbs, B., van Os, J., Vieta, E. et al. (2018). Risk factors and peripheral biomarkers for schizophrenia spectrum disorders: An umbrella review of meta-analyses. *Acta Psychiatrica Scandinavica, 137*(2), 88–97. https://doi.org/10.1111/acps.12847

Bentall, R.P. (1990). The illusion of reality: A review and integration of psychological research on hallucinations. *Psychological Bulletin, 107*(1), 82–95. https://doi.org/10.1037/0033-2909.107.1.82

Bentall, R.P. & Fernyhough, C. (2008). Social predictors of psychotic experiences: Specificity and psychological mechanisms. *Schizophrenia Bulletin, 34*(6), 1012–1020. https://doi.org/10.1093/schbul/sbn103

Bighelli, I., Rodolico, A., García-Mieres, H., Pitschel-Walz, G., Hansen, W.P., Schneider-Thoma, J. et al. (2021). Psychosocial and psychological interventions for relapse prevention in schizophrenia: A systematic review and network meta-analysis. *The Lancet Psychiatry, 8*(11), 969–980. https://doi.org/10.1016/S2215-0366(21)00243-1

Bowie, C.R., Bell, M.D., Fiszdon, J.M., Johannesen, J.K., Lindenmayer, J.P., McGurk, S.R. et al. (2020). Cognitive remediation for schizophrenia: An expert working group white paper on core techniques. *Schizophrenia Research, 215,* 49–53. https://doi.org/10.1016/j.schres.2019.10.047

Brainstorm Consortium, Anttila, V., Bulik-Sullivan, B., Finucane, H.K., Walters, R.K., Bras, J. et al. (2018). Analysis of shared heritability in common disorders of the brain. *Science, 360*(6395), eaap8757. https://doi.org/10.1126/science.aap8757

Buckley, P.F., Miller, B.J., Lehrer, D.S. & Castle, D.J. (2009). Psychiatric comorbidities and schizophrenia. *Schizophrenia Bulletin, 35*(2), 383–402. https://doi.org/10.1093/schbul/sbn135

Calafato, M.S. & Bramon, E. (2019). The interplay between genetics, cognition and schizophrenia. *Brain: A Journal of Neurology, 142*(2), 236–238. https://doi.org/10.1093/brain/awy345

Camacho-Gomez, M. & Castellvi, P. (2020). Effectiveness of family intervention for preventing relapse in first-episode psychosis until 24 months of follow-up: A systematic review with meta-analysis of randomized controlled trials. *Schizophrenia Bulletin, 46*(1), 98–109. https://doi.org/10.1093/schbul/sbz038

Catalan, A., Richter, A., Salazar de Pablo, G., Vaquerizo-Serrano, J., Mancebo, G., Pedruzo, B. et al. (2021). Proportion and predictors of remission and recovery in first-episode psychosis: Systematic review and meta-analysis. *European Psychiatry, 64*(1), e69. https://doi.org/10.1192/j.eurpsy.2021.2246

Cella, M., Roberts, S., Pillny, M., Riehle, M., O'Donoghue, B., Lyne, J. et al. (2023). Psychosocial and behavioural interventions for the negative symptoms of schizophrenia: A systematic review of efficacy meta-analyses. *The British Journal of Psychiatry, 1,* 321–331. https://doi.org/10.1192/bjp.2023.21

Correll, C.U. & Schooler, N.R. (2020). Negative symptoms in schizophrenia: A review and clinical guide for recognition, assessment, and treatment. *Neuropsychiatric disease and treatment, 16,* 519–534. https://doi.org/10.2147/NDT.S225643

Datta, S.S., Daruvala, R. & Kumar, A. (2020). Psychological interventions for psychosis in adolescents. *The Cochrane Database of systematic reviews, 7*(7), CD009533.

David, C.N., Greenstein, D., Clasen, L., Gochman, P., Miller, R., Tossell, J.W. et al. (2011). Childhood onset schizophrenia: High rate of visual hallucinations. *Journal of the American Academy of Child and Adolescent Psychiatry, 50*(7), 681–686.e3. https://doi.org/10.1016/j.jaac.2011.03.020

de Sousa, P., Varese, F., Sellwood, W. & Bentall, R.P. (2014). Parental communication and psychosis: A meta-analysis. *Schizophrenia Bulletin, 40*(4), 756–768. https://doi.org/10.1093/schbul/sbt088

Deutsche Gesellschaft für Psychiatrie und Psychotherapie, Psychosomatik und Nervenheilkunde e.V. (Hrsg.). für die Leitliniengruppe (2019). *S3-Leitlinie Schizophrenie* (AWMF-Register-Nr. 038-009, Langfassung, Version 1.0 vom 15.03.2019). Verfügbar unter: https://www.awmf.org/leitlinien/detail/ll/038-009.html

Dong, M., Lu, L., Zhang, L., Zhang, Y.S., Ng, C.H., Ungvari, G.S. et al. (2019). Quality of life in schizophrenia: A meta-analysis of comparative studies. *The Psychiatric Quarterly, 90*(3), 519–532. https://doi.org/10.1007/s11126-019-09633-4

Etchecopar-Etchart, D., Korchia, T., Loundou, A., Llorca, P.M., Auquier, P., Lançon, C. et al. (2021). Comorbid major depressive disorder in schizophrenia: A systematic review and meta-analysis. *Schizophrenia Bulletin, 47*(2), 298–308. https://doi.org/10.1093/schbul/sbaa153

Fatouros-Bergman, H., Cervenka, S., Flyckt, L., Edman, G. & Farde, L. (2014). Meta-analysis of cognitive performance in drug-naïve patients with schizophrenia. *Schizophrenia Research, 158*(1–3), 156–162. https://doi.org/10.1016/j.schres.2014.06.034

Findling, R.L., Youngstrom, E.A., McClellan, J.M., Frazier, J.A., Sikich, L., Daniel, D.G. & Busner, J. (2023). An optimized version of the Positive and Negative Symptoms Scale (PANSS) for pediatric trials. *Journal of the American Academy of Child and Adolescent Psychiatry, 62*(4), 427–434. https://doi.org/10.1016/j.jaac.2022.07.864

Fonagy, P. (2015). The effectiveness of psychodynamic psychotherapies: An update. *World psychiatry: Official Journal of the World Psychiatric Association (WPA), 14*(2), 137–150. https://doi.org/10.1002/wps.20235

Frantz, I., Pedersen, A. & Lincoln, T.M. (2018). Psychotherapeutische Behandlungsansätze bei Psychosen. *Psychotherapeut, 63,* 329–347. https://doi.org/10.1007/s00278-018-0293-1

Freeman, D. & Garety, P. (2014). Advances in understanding and treating persecutory delusions: A review. *Social Psychiatry and Psychiatric Epidemiology, 49*(8), 1179–1189. https://doi.org/10.1007/s00127-014-0928-7

Galderisi, S., Mucci, A., Dollfus, S., Nordentoft, M., Falkai, P., Kaiser, S. et al. (2021). EPA guidance on assessment of negative symptoms in schizophrenia. *European Psychiatry: the journal of the Association of European Psychiatrists, 64*(1), e23.

Garety, P.A., Kuipers, E., Fowler, D., Freeman, D. & Bebbington, P.E. (2001). A cognitive model of the positive symptoms of psychosis. *Psychological Medicine, 31*(2), 189–195. https://doi.org/10.1017/S0033291701003312

Haddock, G., McCarron, J., Tarrier, N. & Faragher, E.B. (1999). Scales to measure dimensions of hallucinations and delusions: The psychotic symptom rating scales (PSYRATS). *Psychological Medicine, 29*(4), 879–889. https://doi.org/10.1017/S0033291799008661

Hahlweg, K. & Baucom, D.H. (2023). Family therapy for persons with schizophrenia: Neglected yet important. *European Archives of Psychiatry and Clinical Neuroscience, 273*(4), 819–824. https://doi.org/10.1007/s00406-022-01393-w

Haller, C.S., Padmanabhan, J.L., Lizano, P., Torous, J. & Keshavan, M. (2014). Recent advances in understanding schizophrenia. *F1000Prime Reports, 6,* 57. https://doi.org/10.12703/P6-57

Hjorthøj, C., Stürup, A.E., McGrath, J.J. & Nordentoft, M. (2017). Years of potential life lost and life expectancy in schizophrenia: A systematic review and meta-analysis. The Lancet. *Psychiatry, 4*(4), 295–301. https://doi.org/10.1016/S2215-0366(17)30078-0

Hor, K. & Taylor, M. (2010). Suicide and schizophrenia: A systematic review of rates and risk factors. *Journal of Psychopharmacology, 24*(4 Suppl.), 81–90. https://doi.org/10.1177/1359786810385490

Huhn, M., Nikolakopoulou, A., Schneider-Thoma, J., Krause, M., Samara, M., Peter, N. et al. (2019). Comparative efficacy and tolerability of 32 oral antipsychotics for the acute treatment of adults with multi-episode schizophrenia: A systematic review and network meta-analysis. *Lancet, 394*(10202), 939–951. https://doi.org/10.1016/S0140-6736(19)31135-3

Hunt, G.E., Large, M.M., Cleary, M., Lai, H.M.X. & Saunders, J.B. (2018). *Prevalence of comorbid substance use in schizophrenia spectrum disorders in community and clinical settings*, 1990–2017: Systematic review and meta-analysis. *Drug and Alcohol Dependence, 191,* 234–258. https://doi.org/10.1016/j.drugalcdep.2018.07.011

Institut für Qualität und Wirtschaftlichkeit im Gesundheitswesen. (2017). *Systemische Therapie bei Erwachsenen als Therapieverfahren. Abschlussbericht* (IQWIG Berichte – Nr. 513; Auftrag N14-02). Verfügbar unter: https://www.iqwig.de/projekte/n14-02.html

Jauhar, S., Johnstone, M. & McKenna, P.J. (2022). Schizophrenia. *Lancet, 399*(10323), 473–486. https://doi.org/10.1016/S0140-6736(21)01730-X

Jester, D.J., Thomas, M.L., Sturm, E.T., Harvey, P.D., Keshavan, M., Davis, B.J. et al. (2023). Review of major social determinants of health in schizophrenia-spectrum psychotic disorders: I. Clinical outcomes. *Schizophrenia Bulletin, 49*(4), 837–850. https://doi.org/10.1093/schbul/sbad023

Jones, P., Rodgers, B., Murray, R. & Marmot, M. (1994). Child development risk factors for adult schizophrenia in the British 1946 birth cohort. *Lancet, 344*(8934), 1398–1402.

Jongsma, H.E., Turner, C., Kirkbride, J.B. & Jones, P.B. (2019). *International incidence of psychotic disorders*, 2002–17: A systematic review and meta-analysis. The Lancet. *Public Health, 4*(5), e229–e244.

Kay, S.R., Fiszbein, A. & Opler, L.A. (1987). The positive and negative syndrome scale (PANSS) for schizophrenia. *Schizophrenia Bulletin, 13*(2), 261–276. https://doi.org/10.1093/schbul/13.2.261

Kennedy, J.L., Altar, C.A., Taylor, D.L., Degtiar, I. & Hornberger, J.C. (2014). The social and economic burden of treatment-resistant schizophrenia: A systematic literature review. *International Clinical Psychopharmacology, 29*(2), 63–76. https://doi.org/10.1097/YIC.0b013e32836508e6

Koeter, M., van der Gaag, M., Nieman, D.H., Fett, A.K., Smit, F., Staring, A.B. et al. (2015). Adapted cognitive-behavioural therapy required for targeting negative symptoms in schizophrenia: Meta-analysis and meta-regression. *Psychological Medicine, 45*(3), 453–465. https://doi.org/10.1017/S0033291714001147

Korff, S. & Lincoln, T.M. (2022). Kognitive Verhaltenstherapie bei Psychosen. Evidenzbasierte Behandlung bei Wahn, Halluzinationen und Negativsymptomatik. *InFo Neurologie + Psychiatrie, 24*(4), 34–42. https://doi.org/10.1007/s15005-022-2314-4

Krabbendam, L. & van Os, J. (2005). Schizophrenia and urbanicity: A major environmental influence--conditional on genetic risk. *Schizophrenia Bulletin, 31*(4), 795–799. https://doi.org/10.1093/schbul/sbi060

Krause, M., Zhu, Y., Huhn, M., Schneider-Thoma, J., Bighelli, I., Chaimani, A. & Leucht, S. (2018). Efficacy, acceptability, and tolerability of antipsychotics in children and adolescents with schizophrenia: A network meta-analysis. *European Neuropsychopharmacology: The Journal of the European College of Neuropsychopharmacology, 28*(6), 659–674. https://doi.org/10.1016/S0924-977X(17)31677-2

Kuipers, E., Garety, P., Fowler, D., Freeman, D., Dunn, G. & Bebbington, P. (2006). Cognitive, emotional, and social processes in psychosis: Refining cognitive behavioral therapy for persistent positive symptoms. *Schizophrenia Bulletin, 32*(Suppl. 1), S24–S31. https://doi.org/10.1093/schbul/sbl014

Laws, K.R., Darlington, N., Kondel, T.K., McKenna, P.J. & Jauhar, S. (2018). cognitive behavioural therapy for schizophrenia – outcomes for functioning, distress and quality of life: A meta-analysis. *BMC Psychology, 6*(1), 32. https://doi.org/10.1186/s40359-018-0243-2

Lejeune, J.A., Northrop, A. & Kurtz, M.M. (2021). A meta-analysis of cognitive remediation for schizophrenia: Efficacy and the role of participant and treatment factors. *Schizophrenia Bulletin, 47*(4), 997–1006. https://doi.org/10.1093/schbul/sbab022

Leucht, S., Chaimani, A., Krause, M., Schneider-Thoma, J., Wang, D., Dong, S. et al. (2022). The response of subgroups of patients with schizophrenia to different antipsychotic drugs: A systematic review and meta-analysis. *The Lancet Psychiatry, 9*(11), 884–893. https://doi.org/10.1016/S2215-0366(22)00304-2

Leucht, S., Cipriani, A., Spineli, L., Mavridis, D., Orey, D., Richter, F. et al. (2013). Comparative efficacy and tolerability of 15 antipsychotic drugs in schizophrenia: A multiple-treatments meta-analysis. *Lancet, 382*(9896), 951–962.

Liloia, D., Mancuso, L., Uddin, L.Q., Costa, T., Nani, A., Keller, R. et al. (2021). Gray matter abnormalities follow non-random patterns of co-alteration in autism: Meta-connectomic evidence. NeuroImage. *Clinical, 30,* 102583. https://doi.org/10.1016/j.nicl.2021.102583

Lincoln, T.M. (2019). *Kognitive Verhaltenstherapie der Schizophrenie*. Göttingen: Hogrefe.

Lopez-Morinigo, J.D., Ajnakina, O., Martínez, A.S., Escobedo-Aedo, P.J., Ruiz-Ruano, V.G., Sánchez-Alonso, S. et al. (2020). Can metacognitive interventions improve insight in schizophrenia spectrum disorders? A systematic review and meta-analysis. *Psychological Medicine, 50*(14), 2289–2301. https://doi.org/10.1017/S0033291720003384

Marwaha, S., Johnson, S., Bebbington, P., Stafford, M., Angermeyer, M.C., Brugha, T. et al. (2007). Rates and correlates of employment in people with schizophrenia in the UK, France and Germany. *The British Journal of Psychiatry, 191,* 30–37. https://doi.org/10.1192/bjp.bp.105.020982

Mattila, T., Koeter, M., Wohlfarth, T., Storosum, J., van den Brink, W., de Haan, L. et al. (2015). Impact of DSM-5 changes on the diagnosis and acute treatment of schizophrenia. *Schizophrenia Bulletin, 41*(3), 637–643. https://doi.org/10.1093/schbul/sbu172

McCutcheon, R., Beck, K., Jauhar, S. & Howes, O.D. (2018). Defining the locus of dopaminergic dysfunction in schizophrenia: A meta-analysis and test of the mesolimbic hypothesis. *Schizophrenia Bulletin, 44*(6), 1301–1311. https://doi.org/10.1093/schbul/sbx180

McGlashan, T.H., Walsh, B.C. & Woods, S.W. (2010) *Structured interview for psychosis-risk syndromes (Version 5.0)*. New Haven, CT: PRIME Research Clinic Yale School of Medicine.

McGrath, J., Saha, S., Chant, D. & Welham, J. (2008). Schizophrenia: A concise overview of incidence, prevalence, and mortality. *Epidemiologic Reviews, 30,* 67–76. https://doi.org/10.1093/epirev/mxn001

Miller, T.J., McGlashan, T.H., Rosen, J.L., Cadenhead, K., Cannon, T., Ventura, J. et al. (2003). Prodromal assessment with the structured interview for prodromal syndromes and the scale of prodromal symptoms: Predictive validity, interrater reliability, and training to reliability. *Schizophrenia Bulletin, 29*(4), 703–715. https://doi.org/10.1093/oxfordjournals.schbul.a007040

Misiak, B., Pruessner, M., Samochowiec, J., Wiśniewski, M., Reginia, A. & Stańczykiewicz, B. (2021). A meta-analysis of blood and salivary cortisol levels in first-episode psychosis and high-risk individuals. *Frontiers in Neuroendocrinology, 62,* 100930. https://doi.org/10.1016/j.yfrne.2021.100930

Moreno-Küstner, B., Martín, C. & Pastor, L. (2018). Prevalence of psychotic disorders and its association with methodological issues. A systematic review and meta-analyses. *PloS ONE, 13*(4), e0195687.

Moritz, S., Krieger, E.C., Bohn, F., Elmers, J. & Veckenstedt, R. (2023). *MKT+. Individualisiertes Metakognitives Therapieprogramm für Menschen mit Psychose.* Berlin: Springer. https://doi.org/10.1007/978-3-662-64467-6

Nijman, S.A., Veling, W., van der Stouwe, E.C.D. & Pijnenborg, G.H.M. (2020). Social cognition training for people with a psychotic disorder: A network meta-analysis. *Schizophrenia Bulletin, 46*(5), 1086–1103. https://doi.org/10.1093/schbul/sbaa023

Nuechterlein, K.H. & Dawson, M.E. (1984). A heuristic vulnerability/stress model of schizophrenic episodes. *Schizophrenia Bulletin, 10*(2), 300–312. https://doi.org/10.1093/schbul/10.2.300

O'Driscoll, C., Sener, S.B., Angmark, A. & Shaikh, M. (2019). Caregiving processes and expressed emotion in psychosis, a cross-cultural, meta-analytic review. *Schizophrenia Research, 208,* 8–15. https://doi.org/10.1016/j.schres.2019.03.020

Penney, D., Sauvé, G., Mendelson, D., Thibaudeau, É., Moritz, S. & Lepage, M. (2022). Immediate and sustained outcomes and moderators associated with metacognitive training for psychosis: A systematic review and meta-analysis. *JAMA Psychiatry, 79*(5), 417–429. https://doi.org/10.1001/jamapsychiatry.2022.0277

Pinquart, M., Oslejsek, B. & Teubert, D. (2016). Efficacy of systemic therapy on adults with mental disorders: A meta-analysis. *Psychotherapy Research, 26*(2), 241–257. https://doi.org/10.1080/10503307.2014.935830

Porcelli, S., Van Der Wee, N., van der Werff, S., Aghajani, M., Glennon, J.C., van Heukelum, S. et al. (2019). Social brain, social dysfunction and social withdrawal. *Neuroscience and Biobehavioral Reviews, 97,* 10–33. https://doi.org/10.1016/j.neubiorev.2018.09.012

Rodolico, A., Bighelli, I., Avanzato, C., Concerto, C., Cutrufelli, P., Mineo, L. et al. (2022). Family interventions for relapse prevention in schizophrenia: A systematic review and network meta-analysis. *The Lancet Psychiatry, 9*(3), 211–221. https://doi.org/10.1016/S2215-0366(21)00437-5

Schmidt, S.J., Lange, M., Schöttle, D., Karow, A., Schimmelmann, B.G. & Lambert, M. (2018). Negative symptoms, anxiety, and depression as mechanisms of change of a 12-month trial of assertive community treatment as part of integrated care in patients with first- and multi-episode schizophrenia spectrum disorders (ACCESS I trial). *European Archives of Psychiatry and Clinical Neuroscience, 268*(6), 593–602. https://doi.org/10.1007/s00406-017-0810-1

Schmidt, S.J., Mueller, D.R. & Roder, V. (2011). Social cognition as a mediator variable between neurocognition and functional outcome in schizophrenia: Empirical review and new results by structural equation modeling. *Schizophrenia Bulletin, 37*(Suppl. 2), S41–54. https://doi.org/10.1093/schbul/sbr079

Schultze-Lutter, F., Kindler, J., Ambarini, T.K. & Michel, C. (2022). Positive psychotic symptoms in childhood and adolescence. *Current Opinion in Psychology, 45,* 101287. https://doi.org/10.1016/j.copsyc.2021.11.007

Schultze-Lutter, F., Meisenzahl, E. & Michel, C. (2021). Psychotische Störungen in der ICD-11: Die Revisionen. *Zeitschrift für Kinder- und Jugendpsychiatrie und Psychotherapie, 49*(6), 453–462. https://doi.org/10.1024/1422-4917/a000777

Schultze-Lutter, F., Michel, C., Schmidt, S.J., Schimmelmann, B.G., Maric, N.P., Salokangas, R.K. et al. (2015). EPA guidance on the early detection of clinical high risk states of psychoses. *European Psychiatry, 30*(3), 405–416. https://doi.org/10.1016/j.eurpsy.2015.01.010

Schultze-Lutter, F. & Schmidt, S.J. (2015). Ätiologie der Psychosen – Aktueller Stand. *Psychotherapie im Dialog, 16*(03), 16–21. https://doi.org/10.1055/s-0041-102234

Sikich, L. (2013). Diagnosis and evaluation of hallucinations and other psychotic symptoms in children and adolescents. *Child and Adolescent Psychiatric Clinics of North America, 22*(4), 655–673. https://doi.org/10.1016/j.chc.2013.06.005

Sitko, K., Bewick, B.M., Owens, D. & Masterson, C. (2020). Meta-analysis and meta-regression of Cognitive Behavioral Therapy for psychosis (CBTp) across time: The effectiveness of CBTp has improved for delusions. *Schizophrenia Bulletin Open, 1*(1), sgaa023. https://doi.org/10.1093/schizbullopen/sgaa023

Solmi, M., Radua, J., Olivola, M., Croce, E., Soardo, L., Salazar de Pablo, G. et al. (2022). Age at onset of mental disorders worldwide: large-scale meta-analysis of 192 epidemiological studies. *Molecular Psychiatry, 27*(1), 281–295. https://doi.org/10.1038/s41380-021-01161-7

Stanton, K.J., Denietolis, B., Goodwin, B.J. & Dvir, Y. (2020). Childhood trauma and psychosis: An updated review. *Child and Adolescent Psychiatric Clinics of North America, 29*(1), 115–129. https://doi.org/10.1016/j.chc.2019.08.004

Turner, D.T., McGlanaghy, E., Cuijpers, P., van der Gaag, M., Karyotaki, E. & MacBeth, A. (2018). A meta-analysis of social skills training and related interventions for psychosis. *Schizophrenia Bulletin, 44*(3), 475–491. https://doi.org/10.1093/schbul/sbx146

Uno, Y. & Coyle, J.T. (2019). Glutamate hypothesis in schizophrenia. *Psychiatry and clinical neurosciences, 73*(5), 204–215. https://doi.org/10.1111/pcn.12823

Valle R. (2020). Schizophrenia in ICD-11: Comparison of ICD-10 and DSM-5. La esquizofrenia en la CIE-11: comparación con la CIE-10 y el DSM-5. *Revista de Psiquiatria y Salud Mental, 13*(2), 95–104. https://doi.org/10.1016/j.rpsmen.2020.01.002

van der Werf, M., Hanssen, M., Köhler, S., Verkaaik, M., Verhey, F.R., RISE Investigators et al. (2014). Systematic review and collaborative recalculation of 133,693 incident cases of schizophrenia. *Psychological Medicine, 44*(1), 9–16. https://doi.org/10.1017/S0033291712002796

Vauth, R. & Stieglitz, R.-D. (2007). *Chronisches Stimmenhören und persistierender Wahn.* Göttingen: Hogrefe.

Weinreb, S., Li, F. & Kurtz, M.M. (2022). A meta-analysis of social cognitive deficits in schizophrenia: Does world region matter? *Schizophrenia Research, 243,* 206–213. https://doi.org/10.1016/j.schres.2022.04.002

Woods, S.W., Lympus, C., McGlashan, T.H., Walsh, B.C. & Cannon, T.D. (2022). The Mini-SIPS: development of a brief clinical structured interview guide to diagnosing DSM-5 Attenuated Psychosis Syndrome and training outcomes. *BMC Psychiatry, 22*(1), 784. https://doi.org/10.1186/s12888-022-04406-z

Zubin, J. & Spring, B. (1977). Vulnerability: A new view of schizophrenia. *Journal of Abnormal Psychology, 86*(2), 103–126. https://doi.org/10.1037/0021-843X.86.2.103

27 Affektive Störungen

27.1 Depressive Störungen

Tobias Teismann, Henning Schauenburg & Kirsten von Sydow

Inhaltsübersicht

27.1.1 Klinische Merkmale

Depressive Störungen sind durch eine Vielzahl heterogener Symptome gekennzeichnet. Zentral sind *affektive Symptome* wie Niedergeschlagenheit, Interessen- und Freudverlust. Hinzu kommen jedoch auch *kognitive Symptome* (Hoffnungslosigkeit, Pessimismus, Selbstkritik, Konzentrationsprobleme, persistierendes Grübeln), *motivationale Symptome* (Antriebslosigkeit, sozialer Rückzug, psychomotorische Veränderungen) und *somatische Symptome* (Schlafprobleme, Energieverlust, Appetit- und Gewichtsveränderungen). In der Konsequenz kann sich das Symptommuster bei verschiedenen Betroffenen erheblich voneinander unterscheiden.

Fallbeispiele

Herr M., 47 Jahre, leidet seit mehreren Wochen unter durchgängiger Niedergeschlagenheit, nichts bereitet ihm mehr Freude und er empfindet alles als Anstrengung. Morgens sei er ab 4 Uhr wach und abends könne er nicht einschlafen. Er sei so erschöpft, dass er sich überhaupt nicht mehr konzentrieren könne. Gleichzeitig würden seine Gedanken permanent um Erlebnisse aus seiner Kindheit kreisen. Sein Selbstwert sei völlig in sich zusammengebrochen: Er erlebe sich als „lebensuntauglich" und denke immer wieder über Suizid nach.

Frau C., 35 Jahre, berichtet von innerer Unruhe und Reizbarkeit. Sie brauche viel mehr Schlaf als sonst und habe in den letzten Wochen erheblich zugenommen. Niedergeschlagen fühle sie sich eigentlich nicht und sie habe auch keine Schwierigkeiten damit, ihren Alltagspflichten nachzukommen. Sie treffe sich weiterhin mit Freundinnen, habe aber festgestellt, dass sie sehr „dünnhäutig" und kränkbar sei, sodass sie diese Treffen momentan nicht so genießen könne.

27.1.2 Klassifikation

In der ICD-10 werden die unipolaren depressiven Störungen im Kapitel F3 „Affektive Störungen" klassifiziert. Es wird hierbei differenziert zwischen „depressiven Episoden" (F32), „rezidivierenden, (d.h. wiederkehrenden) depressiven Episoden" (F33) und der „Dysthymia" (F34.1) als anhaltend affektiver Störung. Die jeweiligen Störungskriterien – nach ICD-10 – sind in Tabelle 27.1 dargestellt.

In Abhängigkeit davon, ob bestimmte Symptome das klinische Bild bestimmen, können weitere Zusatzkodierungen vorgenommen werden (siehe Tabelle 27.2).

Differenzialdiagnostisch ist zu klären, dass die depressive Symptomatik nicht auf einen medizinischen Krankheitsfaktor (z.B. Chorea Huntington, Parkinson, Schilddrüsenunterfunktion) oder die Einnahme bzw. den Entzug von einem Medikament (z.B. Antibiotika, chemotherapeutische Substanzen) oder einer Substanz (z.B. Alkohol, Kokain, Opiate) zurückzuführen ist. Darüber hinaus muss – unter Betrachtung der gesamten Lebensspanne – geklärt werden, ob es jemals manische oder hypomane Episoden gab (siehe Kapi-

Tabelle 27.1: ICD-10 Kriterien einer depressiven Episode und einer Dysthymia

Depressive Episode	Dysthymia
A. Die allgemeinen Kriterien für eine depressive Episode sind erfüllt: G1 Die depressive Episode sollte mindestens zwei Wochen dauern. G2 In der Anamnese keine manischen oder hypomanischen Episoden (siehe Kapitel 27.2). G3 Die Episode ist nicht auf einen Missbrauch psychotroper Substanzen (siehe Kapitel 25) oder eine organische psychische Störung zurückzuführen. B. Mindestens zwei der folgenden drei Symptome liegen vor: 1. depressive Verstimmung (die meiste Zeit des Tages, fast jeden Tag), 2. Interessen- oder Freudverlust an Aktivitäten, die normalerweise angenehm waren, 3. verminderter Antrieb oder gesteigerte Ermüdbarkeit. C. Ein oder mehr zusätzliche Symptome: 1. Verlust des Selbstvertrauens oder des Selbstwertgefühls, 2. unbegründete Selbstvorwürfe oder ausgeprägte, unangemessene Schuldgefühle, 3. wiederkehrende Gedanken an den Tod oder an Suizid, suizidales Verhalten, 4. Klagen über oder Nachweis eines verminderten Denk- oder Konzentrationsvermögens, Unschlüssigkeit oder Unentschlossenheit, 5. psychometrische Agitiertheit oder Hemmung (subjektiv oder objektiv), 6. Schlafstörung jeder Art, 7. Appetitverlust oder gesteigerter Appetit mit entsprechender Gewichtsänderung.	A. Konstante oder konstant wiederkehrende Depression über einen Zeitraum von mindestens zwei Jahren. Dazwischenliegende Perioden normaler Stimmung dauern selten länger als einige Wochen, hypomanische Episoden kommen nicht vor. B. Keine oder nur sehr wenige der einzelnen Episoden während eines solchen Zwei-Jahres-Zeitraums sind so schwer oder dauern so lange an, dass sie die Kriterien für eine rezidivierende leichte depressive Störung erfüllen. C. Während einiger Perioden der Depression sollten mindestens drei der folgenden Symptome vorliegen: 1. verminderter Antrieb oder Aktivität, 2. Schlaflosigkeit, 3. Verlust des Selbstvertrauens oder Gefühl von Unzulänglichkeit, 4. Konzentrationsschwierigkeiten, 5. Neigung zum Weinen, 6. Verlust des Interesses oder der Freude an Sexualität und anderen angenehmen Aktivitäten, 7. Gefühl von Hoffnungslosigkeit und Verzweiflung, 8. erkennbare Überforderung, mit den Routineanforderungen des täglichen Lebens fertig zu werden, 9. Pessimismus im Hinblick auf die Zukunft oder Grübeln über die Vergangenheit, 10. sozialer Rückzug, 11. verminderte Gesprächigkeit.

Tabelle 27.2: ICD-10-Zusatzkodierungen für depressive Episoden

Zusatzcodierung	Beschreibung
Mit somatischem Syndrom (im DSM-5 „mit melancholischen Merkmalen")	Vier der folgenden Symptome müssen vorhanden sein: (1) deutlicher Interessenverlust oder Verlust an Freude, (2) mangelnde Fähigkeit, auf Ereignisse oder Aktivitäten emotional zu reagieren, auf die normalerweise reagiert wurde, (3) Früherwachen, zwei Stunden oder mehr vor der gewohnten Zeit, (4) Morgentief, (5) objektivierter Befund einer ausgeprägten psychomotorischen Hemmung oder Agitiertheit, (6) deutlicher Appetitverlust, (7) Gewichtsverlust, (8) Libidoverlust.
Mit psychotischen Symptomen	Hier kann weiter differenziert werden zwischen (1) synthymen psychotischen Symptomen („passend" zur Depression, z. B. Schuldwahn, verdammende akustische Halluzinationen) und (2) parathymen psychotischen Symptomen („unpassend" zur Depression, z. B. Größenwahn, affektiv neutrale Halluzinationen). Hinweis: Psychotische Symptome sind im ICD-10 immer an eine schwere depressive Episode geknüpft.

Tabelle 27.3: Differenzialdiagnosen nach ICD-10

Diagnose	Abgrenzung
Anpassungsstörung (mit depressiver Stimmung)	Die Kriterien einer depressiven Episode sind nicht vollständig erfüllt und es gibt einen identifizierbaren Belastungsfaktor.
Schizoaffektive Störung	Wahnphänomene, Halluzination, Desorganisiertheit und/oder katatone Symptome treten über mindestens zwei Wochen auf und sind gleichermaßen stark ausgeprägt wie die affektiven Symptome.
Einfache Trauer	Die Diagnose einer depressiven Episode darf – wenn alle Kriterien erfüllt sind – auch nach einem Trauerfall gestellt werden. Zu beachten ist, dass negative Stimmung im Kontext von Trauerprozessen in der Regel in Wellen voller Trauerschmerz (schmerzhaftes Sehnen nach der verstorbenen Person) auftritt. Bei Trauer ist darüber hinaus das Selbstwertgefühl der trauernden Person meist unbeeinträchtigt: Gefühle von Wertlosigkeit und Selbsthass treten selten auf. Selbstvorwürfe beschränken sich meist auf (vermeintliche) Versäumnisse im Umgang mit der verstorbenen Person.

tel 27.2). Weitere Differenzialdiagnosen sind in Tabelle 27.3 dargestellt.

Im Unterschied zur ICD-10 wird die depressive Episode im DSM-5 als „Major Depression Episode“ bezeichnet. Zudem differenziert das DSM-5 im Kapitel „Depressive Störungen“ zwischen verschiedenen Formen unipolar verlaufender depressiver Störungen: Klinisch besonders relevant ist hierbei – neben der Major Depression – die persistierende depressive Störung. Diese DSM-5-Diagnose umfasst die Dysthymia genauso wie chronische, d.h. mindestens zwei Jahre anhaltende Episoden einer Major Depression. In der ICD-11 nähern sich die diagnostischen Kriterien an das DSM-5 an und es wird differenziert zwischen einer Einzelepisode einer depressiven Störung (6A70), einer rezidivierenden depressiven Störung (6A71) und einer dysthymen Störung (6A72). Für die Diagnose einer depressiven Episode wird in der ICD-11 – genauso wie im DSM-5 – das Vorliegen von mindestens fünf Symptomen verlangt.

Unabhängig vom jeweiligen Kategoriensystem bedarf die Diagnose einer depressiven Störung immer einer umfassenden klinischen Befunderhebung (siehe Kapitel 8) und einer ergänzenden medizinischen Untersuchung. Letztere dient dem Ausschluss einer körperlichen Verursachung der depressiven Symptomatik. Die Diagnosestellung kann durch die Verwendung von Fragebögen/Interviews ergänzt bzw. im Sinne eines Screenings angebahnt werden (siehe Tabelle 27.4).

27.1.3 Epidemiologie

Der Verlauf depressiver Störungen kann in Bezug auf Anzahl, Dauer und Intensität der Episoden erheblich variieren. In Untersuchungen der Allgemeinbevölkerung zeigt sich, dass eine depressive Episode bei 50 bis 60 % der Betroffenen ein einmaliges Ereignis im Leben bleibt (Monroe & Harkness, 2011); in klinischen Stichproben erleben hingegen bis zu 85 % der Betroffenen mehrere depressive Episoden (Keller, 2013). Etwa 20 bis 30 % der Depressionen weisen einen chronischen Verlauf auf (Murphy & Byrne, 2012). Klingen die Symptome nach einer depressiven Episode vollständig und über einen Zeitraum von mindestens zwei Monaten ab, so wird von einer *Vollremission* gesprochen. Von einer *Teilremission* wird gesprochen, wenn es zu einer Besserung der depressiven Symptomatik gekommen ist, aber immer noch einzelne Symptome vorliegen.

Grundsätzlich gehören Depressionen zu den häufigsten psychischen Störungen überhaupt. Frauen sind dabei etwa doppelt so oft betroffen wie Männer. In der Regel treten Depressionen in Kombination mit weiteren Störungen auf (siehe Tabelle 27.5).

27.1.4 Störungsmodelle

Ein einheitliches Störungsmodell liegt zur Erklärung depressiver Störungen nicht vor. Depressionen kommen auf unter-

Tabelle 27.4: Diagnostikinstrumente

Instrument	Beschreibung
Beck-Depressions-Inventar II (BDI-II; Hautzinger et al., 2006)	Fragebogen. Erfasst mit 21 Items das Vorliegen und den Schweregrad gefühlsbezogener, gedanklicher, motivationaler und körperlicher Symptome einer Depression innerhalb der letzten zwei Wochen.
Patient Health Questionnaire (PHQ-9; Kroenke et al., 2001)	Fragebogen. Erfragt mit 9 Items das Vorliegen und den Schweregrad der Symptome einer Major Depression (nach DSM-5) innerhalb der letzten zwei Wochen.
Depressionsinventar für Kinder und Jugendliche (DIKJ; Stiensmeier-Pelster et al., 2014)	Fragebogen. Erfasst mit 26 Items das Vorliegen und den Schweregrad depressiver Symptome. Kann im Altersbereich von 8 bis 17 Jahren eingesetzt werden.
Hamilton Depression Rating Skala (HDRS; Hamilton, 1986)	Fremdbeurteilungsinstrument. Der:die Untersucher:in beurteilt – auf der Basis eines ca. halbstündigen Interviews – das Vorliegen und den Schweregrad von 21 Depressionssymptomen.

Tabelle 27.5: Epidemiologische Angaben

Lebenszeitprävalenz	11–15 % (Bromet et al., 2011)
12-Monats-Prävalenz	Major Depression Episode: 6.8 %; Dysthymie: 1.7 % (Jacobi et al. 2014)
Geschlechterverhältnis	Frauen erkranken in etwa doppelt so häufig wie Männer (Bromet et al., 2011).
Ersterkrankungsalter	Zwischen dem 20. und 30. Lebensjahr (bei einer erheblichen Streuung von der Kindheit bis ins hohe Alter).
Komorbidität	70 % der Betroffenen leiden unter weiteren psychischen Störungen (Jacobi et al., 2014) – v. a. Angststörungen, Traumafolgestörungen, substanzbezogenen Störungen, Persönlichkeitsstörungen.

schiedliche Weise und unter Beteiligung der unterschiedlichsten Faktoren und Bedingungen zustande. Um der Gesamtheit der verschiedenen Einflussfaktoren gerecht zu werden, spricht man von einem biopsychosozialen Verständnis depressiver Störungen. Im Folgenden werden einzelne klassische Depressionsmodelle skizziert.

27.1.4.1 Verstärker-Verlust-Modell

Im Verstärker-Verlust-Modell, einem lerntheoeritsch fundierten Modell von Lewinsohn (1974), wird angenommen, dass depressive Symptome die unmittelbare Folge einer niedrigen Rate positiver Verstärkung (Mangel an positiven Erfahrungen und Überwiegen negativer Erfahrungen) sind. Diese niedrige Rate positiver Verstärkung führt Lewinsohn (1974) wiederum auf drei Einflussfaktoren zurück (siehe Abbildung 27.1):

1. *Umfang potenziell verstärkender Ereignisse und Aktivitäten* (Wie viele Aktivitäten/Beschäftigungen werden als belohnend erlebt?). Je mehr Interessen eine Person hat, um so eher wird sie in der Lage sein, Belastungen und Verluste zu kompensieren.
2. *Umfang erreichbarer Verstärker* (Inwieweit besteht Zugang zu Aktivitäten/Beschäftigungen, die als belohnend erlebt werden?). Unabhängig davon, ob eine Person sich für vieles interessiert, kann der Zugang zu entsprechenden Aktivitäten, z. B. aufgrund von Geldmangel, Arbeitslosigkeit, Trennungen, eingeschränkt sein. Die grundsätzlich als belohnend erlebten Aktivitäten können auf diese Weise nicht verhaltenswirksam werden.
3. *Sozial kompetentes Verhalten* (Ist eine Person in der Lage, sich so zu verhalten, dass Verstärkung/Zuwendung/Interesse durch andere Personen wahrscheinlich ist?). Fehlendes soziales Geschick erschwert im Einzelfall soziale Verstärkung und/oder führt zu vermehrt negativen interpersonellen Erfahrungen.

Schließlich können soziale Probleme auch Konsequenz der depressiven Symptomatik sein: Kurzfristig kann es – infolge der depressiven Symptomatik – zu einer vermehrten Zuwendung durch das soziale Umfeld kommen. Persistiert der depressive Zustand über längere Zeit, so besteht jedoch die Gefahr, dass der soziale Zusammenhalt abnimmt, Sozialpartner:innen sich zurückziehen und Betroffene weitere Quellen positiver Verstärkung verlieren.

Das Verstärker-Verlust-Modell stellt die theoretische Grundlage für die verhaltenstherapeutischen Therapiebausteine der Verhaltensaktivierung und der Verbesserung sozialer Kompetenzen dar (siehe Kapitel 27.1.5.1).

27.1.4.2 Kognitives Modell

Beck (1963) betont in seiner kognitiven Theorie die Bedeutung einer verzerrten Sicht auf die Realität für die Entstehung und Aufrechterhaltung depressiver Störungen (siehe Kapitel 2). Nach Beck ist das Denken depressiver Patient:innen inhaltlich vor allem durch eine negativ-verzerrte Sicht auf die eigene Person („Ich bin ein Versager"), die Umwelt („Keiner mag mich") und die Zukunft („Es wird nie besser werden") geprägt. Diese dreifach negative Sicht wird als *kognitive Triade* bezeichnet. Entsprechende Bewertungen und Interpretationen sollen in sogenannten automatischen Gedanken zum Ausdruck kommen und durch charakteristische Denkfehler – wie in Kapitel 2 dargestellt – aufrechterhalten werden. Die Inhalte automatischer Gedanken sind dabei nicht zufällig, sondern Ausdruck situationsübergreifender Überzeugungen. Diese Grundüberzeugungen umfassen Vorstellungen, die eine Person auf Basis von Erfahrungen in Kindheit und Jugend über sich und die Welt entwickelt hat. Laut Beck lassen sich depressionsrelevante Grundüberzeugungen zwei Kategorien zuordnen: „Ich bin nicht liebenswert" und „Ich bin hilflos" (siehe Kapitel 2).

27.1.4.3 Modell der gelernten Hilflosigkeit

Ausgehend von der Beobachtung, dass Hunde, die unkontrollierbaren Elektroschocks ausgesetzt waren, sich zunehmend „depressiv" verhielten (und u. a. Rückzug, Apathie, Appetitlosigkeit zeigten), entwickelte Seligman (2016) das Mo-

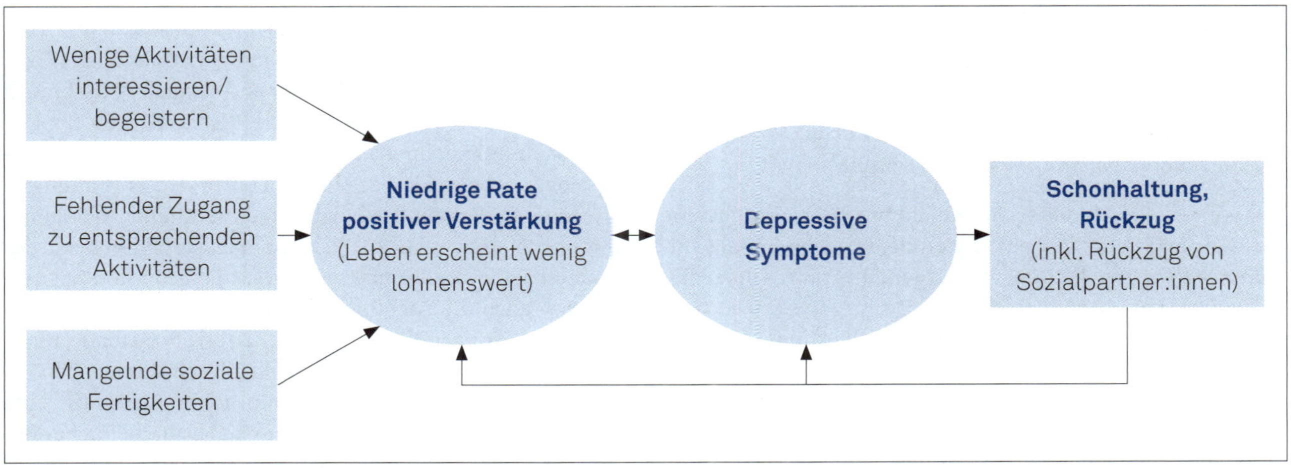

Abbildung 27.1: Verstärker-Verlust-Modell

dell der gelernten Hilflosigkeit. Zunächst ging das Modell davon aus, dass die wiederholte Erfahrung mangelnder Kontrolle über wichtige Umweltaspekte eine generalisierte Erwartung von Unkontrollierbarkeit und schließlich depressive Reaktionsmuster nach sich zieht. Später wurde das Modell um den Aspekt der Ursachenzuschreibung bzw. Kausalattribution erweitert: Das Risiko einer Depression steigt demzufolge, wenn ein depressiver Attributionssstil vorliegt, d.h. die Ursache für belastende Ereignisse als internal („Es liegt an mir"), global („Es betrifft alle Bereiche meines Lebens") und stabil („Es wird sich niemals ändern") bewertet wird. Nach der attributionsorientierten Fassung der Hilflosigkeitstheorie entsteht eine Depression, wenn man glaubt, keine Kontrolle über Ereignisse zu haben, und wenn man sich global, stabil und internal für die mangelhafte Kontrolle verantwortlich macht. In der Konsequenz entsteht ein Eindruck umfassender Hilflosigkeit.

Das kognitive Modell nach Beck und die Theorie der gelernten Hilflosigkeit bilden die theoretische Basis für die Anwendung kognitiver Therapietechniken in der Kognitiven Verhaltenstherapie (siehe Kapitel 27.1.5.1).

27.1.4.4 Tiefenpsychologisches Modell

Die Depression als symptomatische „Endstrecke" lässt sich als ein subjektiv erlebtes Scheitern des „In-der-Welt-Seins", das typischerweise mit Angst, Hilflosigkeit und Hoffnungslosigkeit einhergeht, verstehen. Psychodynamische Konzepte versuchen zu begreifen, wie individuelle Lebensmodelle das Risiko einer depressiven Entwicklung bestimmen. Dabei versuchen sie, auf Merkmale von (Trennungs-)Angst und Scham, die mit verinnerlichten Beziehungserfahrungen und Idealbildern zu tun haben, zu zentrieren. Diese Idealbilder sind bei den Betroffenen oft streng und werden entweder als quälend erlebt oder auch „abgeschaltet" und vorwürflich gegen die Außenwelt gerichtet. Ihnen zugrunde liegt immer die Angst, bei Versagen „ausgeschlossen" zu sein. Denn als quasi evolutionäres Grundmotiv des Menschen gilt die Verbundenheit mit anderen Einzelnen oder Gruppen. Insofern ist depressives Erleben/Verhalten immer zweifach zu sehen: als Ausdruck teils (unbewusster) Angst vor bzw. Manifestation von dem Scheitern sozialer Einbindung *und* als gleichzeitiger indirekter Versuch, diese Bindung aufrechtzuerhalten. Letzteres geschieht z.B. durch das Erreichen von Zuwendung, durch Beruhigung der Angst vor Kritik sowie durch die Vermeidung ängstigender expansiver Verhaltensweisen.

Das vorgestellte Modell (siehe Abbildung 27.2) versucht eine Art Ordnung in die verschiedenen depressiven Lebensentwürfe (= Persönlichkeiten) zu bringen, die jeweils dazu dienen sollen, gerade eben depressive Erfahrungen zu vermeiden (und dies oft verfehlen). Dabei soll allerdings nicht vergessen werden, dass historisch und im Weltmaßstab die mächtigsten Risikofaktoren für depressive Erkrankungen in der sozialen Wirklichkeit (interagierend mit der Vulnerabilität oder Resilienz der Einzelnen) liegen, nämlich in Armut, Deprivation und Gewalt.

Die grafische Darstellung des Modells mit seinem Kern, dem „depressiven Grundkonflikt", soll die oben genannten, auch entwicklungspsychologischen Zusammenhänge kondensiert darlegen. Zentral sind dabei auch die therapeutisch relevanten „Verarbeitungsmuster", deren grobe Charakterisierung aus der Bindungstheorie abgeleitet ist (Bowlby, 1998; Ainsworth et al., 1978).

Klinisch ist es sinnvoll, die Bipolarität des Modells weiter aufzufächern, besonders hinsichtlich der damit einhergehenden schwierigen Beziehungsgestaltung. Letztere sind zentrales, oft auslösendes und immer aufrechterhaltendes Moment depressiver Erkrankungen.

Zu den hier „verstrickt Verarbeitenden" gehören Menschen, die oft im Sinne einer persistierenden Subdepressivität eher in passiven Erwartungshaltungen verharren und wenig expansiven und lebendigen Impulsen folgen. Aber auch diejenigen, die sich rastlos um das Wohl anderer und die Beziehungen zu ihnen sorgen, sind untergründig (über unbewusste Wünsche) stark mit ihrer sozialen Umgebung verwoben.

Anders die im Modell als „vermeidend verarbeitend" bezeichneten Personen: Hierzu zählen solche, die für ihr inneres Gleichgewicht Fantasien narzisstischer Grandiosität heranziehen und versuchen, sich betont unabhängig von der sozialen Umgebung zu machen. Diese Unabhängigkeit ist auch das Thema von weniger narzisstisch vulnerablen Betroffenen, bei denen vor allem zwanghaft-rationalisierende Lebensgestaltungen im Vordergrund stehen. Letztere haben oft eine durchaus stabile Lebensführung, sind aber dennoch, insbesondere bei Verlust- und Veränderungserlebnissen, in Gefahr der depressiven Dekompensation. Dabei erweist sich die relative Einseitigkeit und Rigidität des Charakters bzw. Lebensentwurfes jeweils als entscheidend für das Ausmaß der Verletzlichkeit. Deshalb spielt die Persönlichkeit dann auch für therapeutische Prozesse eine wichtige Rolle (siehe Kapitel 27.1.5).

27.1.4.5 Bindungstheoretisches und psychotraumatologisches Modell

Aus unterschiedlichsten Perspektiven wird der Bedeutung früherer Traumatisierungen für die Depressionsentstehung besondere Bedeutung beigemessen: Kindheits-(Bindungs-)Traumata wie emotionaler, körperlicher und sexueller Missbrauch und Vernachlässigung sind zentrale Risikofaktoren für Depressionen (Mandelli et al., 2015). Der Schweregrad von Depressionen scheint hierbei – im Sinn einer „Dosis-Wirkungs"-Assoziation – verknüpft mit dem Grad der Kindheits-Traumatisierung (Nelson et al., 2017). Missbrauchserfahrungen in der Kindheit verändern gemäß der „Stress-Sensibilisierungs-Hypothese" auch die nachfolgende Verarbeitung später eintretender Belastungen (Shapero et al., 2014). Belastende Kindheits- und Mobbing-Erfahrungen sind mit schwereren Depressionssymptomen assoziiert, die ein hohes Risiko für eine Kaskade nachfolgender psychischer und gesundheitlicher Belastungen nach sich ziehen können (van Harmelen et al., 2016). Es besteht auch ein erhöhtes Risiko der transgenerationalen Weitergabe (Transmission) von psychischen Störungen wie Depressionen – nicht nur genetisch, epigenetisch (siehe Kapitel 7) – sondern auch interaktionell, da das Aufwachsen mit einem psychisch kranken Elternteil auch das Depressionsrisiko für die nächste Generation erhöht.

27.1.4.6 Biologische Faktoren

Die Bedeutung neurobiologischer Faktoren für die Entstehung und Aufrechterhaltung depressiver Störungen ist unbestritten. Gleichzeitig ist die Befundlage sehr heterogen und es ist weitgehend unklar, ob und inwieweit verschiedene neurobiologische Veränderungen Ursache, Begleiterscheinung oder Folge einer depressiven Störung sind (siehe Tabelle 27.6).

27.1.5 Psychotherapie

Leitlinienempfehlung (Nationale VersorgungsLeitlinie; Bundesärztekammer [BÄK] et al., 2022)

Bei leichten und mittelgradigen depressiven Episoden wird entweder eine Psychotherapie *oder* eine medikamentöse Behandlung empfohlen. Bei einer schweren depressiven Episode wird eine Kombination aus Psychotherapie und einer medikamentösen Behandlung empfohlen. Patient:innen sollen des Weiteren zu sportlicher Aktivität (idealerweise innerhalb einer Gruppe) motiviert werden.

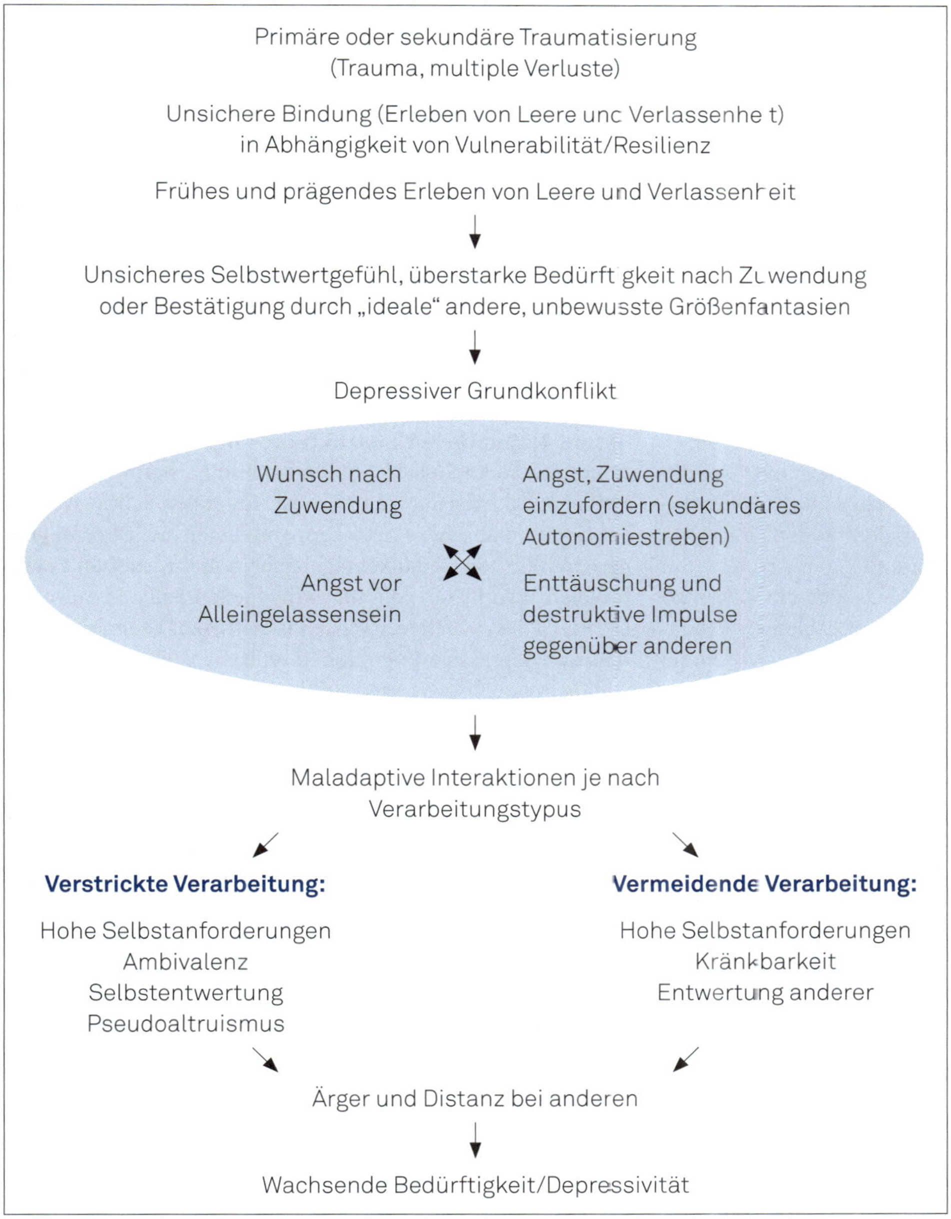

Abbildung 27.2: Der depressive Grundkonflikt und seine interaktionellen Folgen (modifiziert nach Rudolf, 2003)

Tabelle 27.6: Neurobiologische Aspekte depressiver Störungen

Erblichkeit	Etwa 30–40 % (Sullivan et al., 2000)
Neurotransmission	Dysbalancen verschiedener Transmittersysteme (Noradrenalin, Serotonin, Dopamin) werden vermutet. Depressive Störungen sind *nicht* auf den Mangel einzelner Neurotransmitter zurückzuführen.
Neuroendokrinologie	Erhöhter Cortisolspiegel bei ca. 64 % depressiver Personen (Knorr et al., 2010).
Neuroanatomie	Reduziertes Hippocampusvolumen (Schmaal et al., 2016), bei ansonsten weitgehend vergleichbaren Hirnvolumina von Gesunden und Depressiven.
Neuronale Aktivierung	Hinweis auf vermehrte Amygdalaaktivierung in Reaktion auf negative Stimulierung – bei inkonsistenter Geamtbefundlage (Müller et al., 2017).

Zur Psychotherapie depressiver Störungen stehen eine Vielzahl unterschiedlicher Verfahren und Interventionen zur Verfügung. Skizziert wird im Folgenden die Kognitive Verhaltenstherapie (KVT), die tiefenpsychologisch fundierte Kurzzeittherapie und die Systemische Therapie.

27.1.5.1 Kognitive Verhaltenstherapie

Im Rahmen einer klassischen kognitiv-verhaltenstherapeutischen Depressionsbehandlung werden alters- und settingübergreifend zumeist die folgenden sechs Behandlungsmodule umgesetzt (Hautzinger, 2021):

Modul 1: Aufbau einer therapeutischen Beziehung; Klinische Diagnostik, Zielklärung und Entwicklung eines individuellen Fallkonzepts. Mit Blick auf die Gestaltung der therapeutischen Beziehung muss das Interaktionsverhalten depressiver Personen berücksichtigt werden: Im Einzelnen bedarf stark appellatives (klagsames, Hilfe einforderndes), feindseliges (anklagendes, forderndes) und depriviertes (apathisches, initiativloses) Verhalten besonderer Aufmerksamkeit bei der Beziehungsgestaltung. Es ist darauf achtzugeben, dass Therapeut:innen sich hierdurch nicht zu initialem Aktionismus bzw. Überengagement provozieren lassen und Gefahr laufen, von ausbleibenden therapeutischen Veränderungen enttäuscht zu werden. Inhaltlich geht es darum, „Schlüsselprobleme" zu identifizieren, d.h., sich ein Bild davon zu machen, (1) was den:die jeweilige Patient:in „traurig" gemacht hat (z.B. Lebensereignisse, ausbleibende Zielerreichung, unbefriedigte Grundbedürfnisse) und (2) auf welche Weise ein Abklingen dieser „Traurigkeit" verhindert wird (z.B. Rückzugsverhalten, Grübeln, Aktivierung dysfunktionaler Überzeugungen).

Modul 2: Psychoedukation, beruhigende Versicherungen und Vermittlung des therapeutischen Modells. Im Rahmen der Psychoedukation muss zwischen auslösenden und aufrechterhaltenden Faktoren sorgfältig differenziert werden. Zentral für die Behandlung ist die Auseinandersetzung mit aufrechterhaltenden Faktoren, d.h., es muss Patient:innen deutlich werden, dass über eine Veränderung von Verhalten und/oder Kognitionen eine Veränderung des depressiven Zustandes erreicht werden kann. Es bietet sich an, beruhigende Versicherungen in die Psychoedukation einfließen zu lassen (z.B. „Die Symptome sind unangenehm, aber nicht gefährlich", „Konzentrationsschwierigkeiten sind Teil der depressiven Symptomatik und kein Anzeichen einer beginnenden Demenz", „Depressionen sind kein Anzeichen von Faulheit").

Modul 3: Verhaltensaktivierung. Die Verhaltensaktivierung (siehe Kapitel 18) gilt als der zentrale Baustein der Depressionsbehandlung. In Abhängigkeit vom Schweregrad der Depression geht es darum, Routineaktivitäten (z.B. aufstehen, Zähne putzen) wieder umzusetzen, eine bessere Balance zwischen Pflichttätigkeiten und ausgleichenden positiven Aktivitäten (z.B. Freunde treffen, Kinobesuch, Sport) zu schaffen und/oder die Auseinandersetzung mit unangenehmen, aber notwendigen Dingen (z.B. Post öffnen, eine Prüfung vorbereiten) nicht länger zu vermeiden. Das Ziel der Verhaltensaktivierung besteht darin, dass Betroffene (wieder) Dinge tun, die wichtig für das Erreichen persönlicher Ziele oder die Annäherung an persönliche Werte sind. Der Aktivitätenaufbau verläuft schrittweise und mit Blick auf die eingeschränkten Energiereserven innerhalb eines depressiven Zustands.

Modul 4: Kognitive Umstrukturierung. Kognitive Interventionen (siehe Kapitel 18) werden eingesetzt, wenn eine basale Verhaltensaktivierung gelungen ist. Im ersten Schritt werden solche automatischen Gedanken, Annahmen und Überzeugungen mithilfe von Gedankentagebüchern und vertieften Explorationen identifiziert, die im individuellen Fall zur Aufrechterhaltung des depressiven Zustands beitragen. Thematisch drehen sich depressive Kognitionen typischerweise um Themen wie nicht liebenswert bzw. wertlos und hilflos bzw. inkompetent zu sein. Sokratische Gesprächsführung, empirische und hedonistische Disputationsmethoden sowie Verhaltensexperimente können genutzt werden, um Betroffenen dazu zu verhelfen, mehr Distanz zu belastenden Kognitionen zu bekommen und neue Perspektiven auf sich, die eigene Situation und die persönlichen Möglichkeiten zu entwickeln. In Ergänzung oder alternativ zur inhaltlichen Auseinandersetzung mit belastenden Annahmen bzw. Überzeugungen können Interventionen zur Reduktion depressiven Grübelns eingesetzt werden.

Modul 5: Verbesserung der sozialen, interaktiven Kompetenzen; Verbesserung familiärer und partnerschaftlicher Kommunikation. Im Fall, dass zwischenmenschliche Schwierigkeiten für die Aufrechterhaltung des depressiven Zustandes relevant sind, stellen diese einen weiteren therapeutischen Ansatzpunkt dar. In Abhängigkeit vom jeweiligen Fallverständnis kann es darum gehen, soziale Kompetenzen zu fördern

Tabelle 27.7: Weitere evidenzbasierte Therapieansätze

Verfahren	Beschreibung
Cognitive Behavioral Analysis System of Psychotherapy (CBASP; McCullough, 2000)	CBASP ist ein Therapieverfahren, das spezifisch zur Behandlung chronischer Depressionen entwickelt wurde. Es verbindet psychodynamische und kognitiv-verhaltenstherapeutische Interventionen. Im Rahmen der Behandlung wird herausgearbeitet, welche prägenden Beziehungserfahrungen von Betroffenen gemacht wurden und wie sich diese auf die Gestaltung gegenwärtiger Beziehungen (inkl. der therapeutischen Beziehung) auswirken. Sodann werden belastende soziale Interaktionserfahrungen detailliert analysiert und im Rahmen sogenannter Lösungsanalysen werden Verhaltensalternativen herausgearbeitet und (in Rollenspielen) erprobt. Zusätzlich geben Therapeut:innen – da, wo es für die Behandlung notwendig ist – den Patient:innen gezielt und diszipliniert emotionsbezogene Rückmeldungen zu deren Verhalten.
Mindfulness-Based Cognitive Therapy (MBCT; Segal et al., 2008)	MBCT wurde gezielt zur Rückfallprävention bei rezidivierenden Depressionen entwickelt. Es handelt sich um ein Gruppenprogramm, in welchem Achtsamkeitsübungen und kognitiv-verhaltenstherapeutische Inhalte miteinander verknüpft werden. Die Kultivierung von Achtsamkeit wird als Möglichkeit gesehen, Prozesse einer depressiven Aufschaukelung (Aktivierung negativer Gedankenmuster/persistierendes Grübeln) frühzeitig mitzubekommen und sich nicht in selbige zu verstricken. Auf diese Weise soll depressiven Rückfällen vorgebeugt werden.
Interpersonale Therapie (IPT; Klerman et al., 1984)	IPT stellt den interpersonalen Entstehungskontext einer Depression in den Behandlungsfokus. Die Behandlung setzt an ein bis zwei thematischen Hauptproblembereichen an: Trauer, Rollenkonflikte (mit Bezugspersonen), Rollenveränderungen (z. B. Berentung, Beförderung), interpersonelle Defizite. Therapeutisch geht es darum, Schlüsselprobleme zu identifizieren, Erwartungen zu klären und Konflikte zu bearbeiten bzw. neues Verhalten zu erproben. Die konkreten Therapietechniken sind zumeist aus anderen Therapieverfahren übernommen.

(siehe Kapitel 18), soziale Ängste abzubauen (analog zum Vorgehen bei einer sozialen Phobie, siehe Kapitel 28.3) oder auf ressourcenorientierte Weise das prämorbide soziale Funktionsniveau zu aktivieren. Insbesondere wenn neben der Depression auch Paarprobleme bestehen, sollte eine paartherapeutische Depressionsbehandlung erwogen werden.

Modul 6: Rückfallprävention. Mit Blick auf den vielfach rezidivierenden Verlauf depressiver Störungen werden im Rahmen einer Rückfallprävention (siehe Kapitel 22) zum Ende der Behandlung zukünftige Risikosituationen identifiziert und Bewältigungsmöglichkeiten thematisiert.

Weitere störungsspezifische und evidenzbasierte Therapien zur Behandlung unipolarer Depressionen werden in Tabelle 27.7 skizziert.

27.1.5.2 Psychodynamische Psychotherapie

Tiefenpsychologisch fundierte bzw. psychodynamische Psychoptherapie versteht sich insgesamt als ein Prozess der Aufdeckung verborgener, abgewehrter und als bedrohlich erlebter Gefühle, Wünsche, Ängste und Handlungsimpulse mit dem Ziel verbesserter Handlungsfreiheit und Selbstwirksamkeit. Dazu gehören auch die Bewusstwerdung problematischer innerer Überzeugungen sowie das Verständnis ungünstiger Beziehungsmuster. Eine positive und tragende therapeutische Beziehung soll dabei die Gestaltung neuer Verhaltens- und Erlebensweisen befördern (Schauenburg, 2020).

Die tiefenpsychologisch fundierte Therapie fokussiert *zu Beginn* auf die durch eine Belastungssituation aktualisierten, oft überwältigenden konflikthaften Erlebensaspekte und setzt entsprechend konkrete Ziele („Entaktualisierung“, z. B. durch innere Relativierung, durch klärende Interventionen, durch Akzeptanz von Begrenzungen). „Regressive Prozesse“ (z. B. zu intensive Aktivierung von Affekten, zu lange Schweigepausen) werden zu diesem Zeitpunkt vermieden. Patient:innen werden bei der differenzierten Wahrnehmung sozialer Situationen und vor allem bei der Bewältigung von negativen Gefühlen unterstützt. Erst im späteren Verlauf von Therapien, d. h. nach der Bewältigung der akuten Depressivität, nimmt die Förderung des Zulassens negativer und schmerzlicher Gefühle mehr Raum ein. Weiter geht es um das Erkennen eigener Anteile (Förderung von „Einsicht“) sowie um die Trauer um oft unwiederbringliche Verluste und persönliche Grenzen. Im gelingenden Fall findet eine Versöhnung mit solchen biografischen Erfahrungen statt.

Im Folgenden wird das beschriebene Zwei-Polaritäten-Modell („verstrickte“ Verarbeitung vs. „vermeidende“ Verarbeitung; siehe Abbildung 27.2, S. 403) aufgegriffen, das bei der Fokussetzung für die Psychotherapie hilfreich sein kann (vgl. Schauenburg, 2018).

Psychodynamische Psychotherapie bei regressiver („verstrickter“) Verarbeitung des depressiven Grundkonfliktes. Das Verhaltensmuster der aufopferungsvollen Fürsorge für andere (vor dem Hintergrund eigener uneingestandener Bedürftigkeit) ist bei depressiven Patient:innen sehr häufig zu finden – ebenso, dass die Realisierung eigener Interessen, das Befolgen expansiver Wünsche oder auch aggressive Auseinandersetzungen zur Abwendung anderer führt.

Verstrickt gebundene Patient:innen haben unterschwellig eine hohe Erwartung an die Therapie. Daraus erwächst ein besonders hohes Risiko für Enttäuschung. Therapeut:innen erleben sich unter dieser Erwartung in der *Gegenübertragung* entweder so wie die Patient:innen sich selbst, nämlich hilflos und schuldig (*konkordante Gegenübertragung*) oder aber so, dass sie sich innerlich distanzieren *(komplementäre Gegenübertragung)*. Beides sind Ausdrucksformen einer verstrickten Bindung. Depressive Menschen initiieren, wie erwähnt, bei anderen häufig Hilfsangebote, Beschwichtigungen und Aufmunterungen, die dann wirkungslos bleiben. Das (therapeutische) Gegenüber ist dann selbst enttäuscht, ratlos und zieht sich evtl. zurück, was bei den Betroffenen zum Gefühl führt, alleingelassen zu werden. Schuldgefühle bei Therapeut:innen können dann zu „hektischen Aktivitäten", also z.B. zum vorschnellen Wechsel der Therapiestrategie führen. Verstärktes Bemühen (beispielsweise durch Überziehen von Sitzungen) statt gelassener Begleitung kann aber zu Schulderleben bei Patient:innen führen, die sich quasi zur Besserung „verpflichtet" fühlen. Angemessener ist eine geduldige Strategie der kleinen Schritte und Erfolge. Ein zentraler Wirkmechanismus in der Therapie Depressiver besteht vermutlich gerade in der Identifikation mit einer solchen ruhigen Gelassenheit, aber auch der taktvollen Abgrenzungsfähigkeit von Therapeut:innen.

Viele depressive Patient:innen erleben Ambivalenz gegenüber wichtigen Bindungspersonen (oft auch im Verborgenen gegenüber Therapeut:innen). Die damit verbundene Aggression kann sich auch in Selbstanklagen ausdrücken und wird vorsichtig thematisiert.

Ziele sind, die mit der Enttäuschung einhergehende Neigung zur Selbstentwertung („Wendung gegen das eigene Selbst") aufzulösen und Schuldgefühle realistischer zu betrachten. Therapeutisch geht es darum, die widerstrebenden Tendenzen (von Annäherung und Distanz) in den sozialen Interaktionen herauszuarbeiten und anzuerkennen, dass diese Teil jeglicher lebendigen Beziehungen sind. Dies gelingt umso leichter, je eher Patient:innen lernen, ihre besorgte Vorstellung der „Nichtverfügbarkeit" anderer zu relativieren und im Alltag gegenteilige Erfahrungen mit der Umgebung zu machen. Insgesamt geht es bei den regressiv-verstrickten Verarbeitungsformen also darum, expansive Lebensimpulse ebenso wie angemessene Abgrenzung zu fördern (siehe Kasten).

Empfehlungen zum Umgang mit „verstrickt" verarbeitenden Patient:innen

- Förderung von mehr Toleranz für „Getrenntheit", Wahrnehmen und Akzeptieren eigener aggressiver und Selbstbehauptungsimpulse, Betrauern (und Loslassen) von Versorgungswünschen, Verantwortungsübernahme für das eigene Wohlbefinden und aktive Selbstfürsorge.
- Hilfreiche Haltungen für Therapeut:innen bestehen in ausreichender (innerer) Distanz, Förderung der Auseinandersetzung um Grenzen (Ziel: Autonomie), Anerkennung von Versorgungswünschen bei gleichzeitiger Abstinenz und wohlwollendem Zutrauen in die Kompetenzen der Patient:innen.

Psychodynamische Psychotherapie bei „progressiver" (vermeidender) Verarbeitung des depressiven Grundkonfliktes. Autonome Haltungen von Patient:innen verbergen oft die dahinterliegende Scham und die Selbstzweifel als Ausdruck der starren Ausrichtung an nicht hinterfragten inneren Idealbildungen. Es ist hilfreich zu verstehen, dass selbstentwertende Haltungen auch der Identifikation mit „idealen" Primärpersonen entstammen können. Primärpersonen sind frühe Bindungspersonen (Mutter, Vater, Oma, Tante), die in der depressiven Symptomatik idealisiert werden (obgleich sie enttäuschend sind). Die negativen Gefühle aus der Beziehungserfahrung werden in der depressiven Lösung gegen sich gerichtet und die andere Person kann in der Vorstellung ideal bleiben. In der Folge versucht sich die depressive Person an den starren Idealbildern auszurichten, um auch eine bessere Person zu sein, die nicht verlassen oder kritisiert wird. Diese Idealbilder sind eine Verzerrung der realen Person und haben massive Auswirkungen auf die Einstellungen und die Art, wie in Beziehung gegangen wird.

Patient:innen mit vermeidenden Zügen wehren emotionale Bedürftigkeit oft ab, auch gegenüber Therapeut:innen. Das geschieht unter anderem durch zwanghafte Kontrolle (oft auch über ausgeprägte Somatisierung), durch misstrauisches Abwarten oder aber durch narzisstische Idealisierung bzw. Entwertung. Entsprechend ist das Erleben in der *Gegenübertragung* nicht selten von Ärger, Distanz oder Sorge um die eigene therapeutische Kompetenz gekennzeichnet.

Vermeidende Patient:innen sind u.a. deshalb eher ablehnend, weil sie Therapiebedürftigkeit als Kränkung ansehen. Selbstentwertung ist deshalb weniger mit der Suche nach Unterstützung verknüpft, sondern eher mit dem Tenor, dass „sowieso niemand helfen kann". Dies entspricht der Lebenserfahrung mit Bezugspersonen, die wenig Nähe und Geborgenheitserfahrung vermitteln konnten bzw. denen die Patient:innen dann im späteren Leben auch wenig Chance dazu gaben. Es besteht deshalb die Gefahr der „Reinszenierung" in der Therapie: Therapeut:innen gehen, befördert durch die entwertende und resignierte Art der Patient:innen, ihrerseits auf Distanz. Sie erleben sich karg und ratlos und beginnen manchmal, die Patient:innen narzisstisch zu entwerten („totaler Somatisierer", „völlig narzisstisch"). So bestätigen sie ungewollt deren „Arbeitsmodell von Bindung" („Ich bin sowieso auf mich gestellt, keiner kann und will mir helfen").

Ziele sind z.B. die Anerkennung eigener Grenzen, die Relativierung von Ansprüchen an andere sowie die Anerkennung von Wünschen nach mehr Nähe inklusive des Erlebens von Abhängigkeit und Angewiesensein. Die Förderung von interpersonellen Erfahrungen, in denen die Patient:innen Nähe als hilfreich erleben können, ist ein wichtiger Bestandteil der Therapie (siehe Kasten).

Empfehlungen zum Umgang mit „vermeidend" verarbeitenden Patient:innen

- Förderung von Wahrnehmen und Akzeptieren von Emotionalität, Wahrnehmen und Akzeptieren von Beziehungswünschen, Ausdifferenzierung und Konkretisierung des eigenen inneren Erlebens und der Vorstellung

vom inneren Erleben anderer („Mentalisierung"), Selbstöffnung, „Beziehungen wagen".
- Hilfreiche Haltungen für Therapeut:innen bestehen in Zugewandtsein, Ernstnehmen des Bedürfnisses nach Validierung, Anerkennung der stabilisierenden Funktion der vermeidenden Verarbeitung, geduldiger Gesprächsführung.

Psychodynamische Psychotherapie bei strukturellen Störungen. Depressive Patient:innen haben nicht selten strukturelle Störungen der Persönlichkeitsfunktion (komplexe Posttraumatische Belastungsstörung, Borderline-Persönlichkeitsstörung, narzisstische Persönlichkeitsstörung). Sie weisen neben der bekannt reduzierten Reflexionsfähigkeit, Impulssteuerung und Frustrationstoleranz oft eine Störung der Intentionalität (Lebensziele) auf, einen Mangel an Fähigkeit zur interpersonellen Bezogenheit und eine Schwierigkeit, therapeutisch einmal Erreichtes auch „halten" zu können. Je höher das Strukturniveau im Sinne der Operationalisierten Psychodynamischen Diagnostik (OPD-3; Arbeitskreis OPD, 2023; siehe Kapitel 9), desto stärker kann die Therapie, wie im vorangehenden Abschnitt beschrieben, sich an den inhaltlichen Themen ausrichtend („konfliktorientiert"), d.h. regressions-, einsichtsfördernd und aufdeckend durchgeführt werden. Je ausgeprägter die strukturellen Schwächen, desto eher spielen strukturbezogene und stützende Elemente eine Rolle (Ehrenthal & Dinger, 2018; siehe Kasten).

Empfehlungen zum Umgang mit strukturell beeinträchtigten Patient:innen

- Förderung von strukturellen Fähigkeiten (Selbst- und Fremdwahrnehmung, Gefühlswahrnehmung, Steuerungsfähigkeit, Umgang mit Kontakt und Trennung, Selbstwertregulation) nach Dringlichkeit und Erreichbarkeit.
- Hilfreiche Haltungen für Therapeut:innen bestehen in entwicklungsfördernder „Beelterung", Begleitung statt Konfrontation, Stabilisierung und Kontrolle vor Labilisierung der Affekte, Beschreibung vor Ursachensuche.

27.1.5.3 Systemische Therapie

Relevant für die Arbeit mit Depressionen sind die grundlegenden Prinzipien der Systemischen Therapie (siehe Kapitel 4) und die entsprechenden therapeutischen Basiskompetenzen (siehe Kapitel 20; Asen, 2013; Borst, 2018). Darüber hinaus existieren in der Systemischen Therapie verschiedene spezifische manualisierte Ansätze, deren Wirksamkeit bei der Behandlung von Depressionen im Erwachsenen- sowie im Kindes- und Jugendalter empirisch belegt wurde (Carr, 2019; IQWiG, 2017; Sydow, 2018). Wichtige Ansätze zur störungsspezifischen Behandlung depressiver Patient:innen werden in Tabelle 27.8 zusammenfassend dargestellt.

27.1.6 Pharmakotherapie und sonstige somatische Behandlungsverfahren

Leitlinienempfehlung (Nationale VersorgungsLeitlinie; BÄK et al., 2022)

Eine Behandlung mit Antidepressiva ist bei mittelgradigen und schweren depressiven Episoden indiziert. Antidepressiva sollten 6 bis 12 Monate über die Remission einer depressiven Episode hinaus eingenommen werden, um das Risiko eines Rückfalls zu reduzieren. Patient:innen mit zwei oder mehr depressiven Episoden in der Vergangenheit sollten das Antidepressivum mindestens zwei Jahre lang zur Langzeitprophylaxe einnehmen.

Tabelle 27.8: Spezifische evidenzbasierte Therapieansätze der Systemischen Therapie für Depressionen bei Erwachsenen und Jugendlichen

Verfahren	Beschreibung
Systemische Paartherapie bei Depressionen (Londoner Manual; Jones & Asen, 2002; Borst & Sydow, 2018)	Zentrale Elemente der manualisierten systemischen Paartherapie sind eine unparteiische Haltung, die Definition des Problems durch beide Partner:innen, das Problem im Kontext wichtiger Beziehungsnetzwerke zu betrachten, aktuelle Beziehungsmuster mit generationsübergreifenden Mustern zu verbinden (Genogrammarbeit), bisherige Lösungsversuche und Rückschläge zu analysieren; zur Suche nach Zielen zu ermuntern und dazu, auf die eigenen Beziehungsmuster von außen als Beobachter zu sehen, problemaufrechterhaltende/-verstärkende Verhaltens- und Glaubensmustern sowie Ressourcen zu analysieren. Die Verantwortung und Initiative für Veränderungen wird überwiegend bei den Klient:innen lokalisiert. Die Therapie wird mit der Antizipation von Rückfällen als vorbeugende Maßnahme abgeschlossen. Die Therapie umfasst ca. 20 Sitzungen.
Attachment-Based Family Therapy (ABFT; Diamond et al., 2014)	ABFT ist ein bindungs- und emotionsfokussierter systemischer Familientherapie-Ansatz für Jugendliche mit Depressionen. Ziel ist, interpersonelle Brüche („ruptures") zu reparieren und neue, sichere Eltern-Kind-Beziehungen (wieder) aufzubauen. ABFT strebt an, die Gefühlsregulation, die Beziehungsorganisation und das Problemlösen innerhalb der Familie zu verbessern. Das stärkt den familiären Zusammenhalt (Kohäsion), was ein Schutzfaktor gegen Depressionen und Suizidalität ist. Die Behandlung gliedert sich in fünf Behandlungsaufgaben: (1) Allianz aufbauen, (2) bindungsorientierte Einzelarbeit mit den Jugendlichen, (3) bindungsorientierte Einzelarbeit mit den Eltern(teilen), (4) Familiengespräch über Bindungsverletzungen mit dem Ziel einer „korrigierenden Bindungserfahrung", (5) Autonomie der Jugendlichen stärken.

Tabelle 27.9: Weitere somatische Behandlungsansätze

Verfahren	Beschreibung
Elektrokonvulsionstherapie (EKT)	Eine EKT-Serie besteht meist aus 4 bis 18 Sitzungen mit 2 bis 3 Sitzungen pro Woche. Die Stromapplikation erfolgt unter Vollnarkose. EKT sollte bei schweren depressiven Episoden als Behandlungsalternative angeboten werden (BÄK et al., 2022). Als Nebenwirkungen sind Gedächtnis- und Konzentrationsprobleme bekannt.
Wachtherapie	Beim vollständigen Schlafentzug geht es darum, eine komplette Nacht und den darauffolgenden Tag wach zu bleiben. 50 % der Betroffenen reagieren mit einer unmittelbaren Symptomverbesserung (die allerdings nur kurz anhält). Die Vor- und Nachteile einer Wachtherapie sollten bei Patient:innen mit unipolarer Depression abgewogen werden (BÄK et al., 2022).
Lichttherapie	Lichttherapie erfolgt – bei Verwendung einer Tageslichtlampe mit 10 000 Lux – täglich für 30 Minuten (bestenfalls über die gesamten Wintermonate). Lichttherapie sollte als Behandlungsform bei depressiven Episoden, die einem saisonalen Muster folgen, angeboten werden (BÄK et al., 2022).

Antidepressiva stellen die häufigste Behandlungsmethode depressiver Störungen dar. Eine Beschreibung der verschiedenen Antidepressiva und der Umsetzung einer Antidepressivabehandlung findet sich in Kapitel 24. Bei leichten depressiven Episoden kann auch eine Behandlung mit einem als Arzneimittel zugelassenen Johanniskrautpräparat ausprobiert werden (BÄK et al., 2022).

Weitere somatische Behandlungsformen werden in Tabelle 27.9 skizziert.

27.1.7 Empirische Absicherung

Psychotherapie bei Erwachsenen. In Metaanalysen ließ sich konsistent zeigen, dass Psychotherapie effektiv in der Behandlung von depressiven Patient:innen ist. Wirksamkeitsunterschiede zwischen verschiedenen anerkannten Psychotherapieverfahren finden sich nicht (Cuijpers et al., 2021); die Kognitive Verhaltenstherapie wurde jedoch am häufigsten untersucht. Positive Effekte der KVT finden sich sowohl bei Einzel- und Gruppentherapien als auch bei Onlinebehandlungen (Cuijpers et al., 2019). Bei der Behandlung akuter Depressionen sind psychotherapeutische und pharmakologische Therapien gleichermaßen effektiv (Boschloo et al., 2019); längerfristig scheint die Psychotherapie der Pharmakotherapie überlegen zu sein (Cuijpers et al., 2013). Bei der Behandlung chronischer Depressionen ist eine Kombinationsbehandlung, bestehend aus Psycho- und Pharmakotherapie, einer Monotherapie überlegen (Cuijpers et al., 2010).

Jenseits der gut dokumentierten Effektivität muss jedoch hervorgehoben werden, dass bis zu 38 % der behandelten Patient:innen zum Therapieende immer noch unter einer Depression leiden (Cuijpers et al., 2014) und dass Rückfälle und Wiedererkrankungen auch nach erfolgter Psychotherapie bei bis zu 50 % auftreten (Steinert et al., 2014).

Psychotherapie bei Kindern und Jugendlichen. Bei der Behandlung von depressiven Kindern und Jugendlichen findet sich eine leichte Überlegenheit von Kognitiver Verhaltenstherapie und interpersonaler Psychotherapie gegenüber anderen Therapieverfahren wie (systemischer) Familientherapie (Zhou et al., 2015). Grundsätzlich scheinen Kinder und Jugendliche etwas weniger vom psychotherapeutischen Angebot zu profitieren als Erwachsene (Cuijpers et al., 2020).

Pharmakotherapie. Eine Behandlung mit Antidepressiva ist einer Placebobehandlung geringfügig überlegen (Cipriani et al., 2018), dabei sind alle Antidepressiva in etwa gleich effektiv und verträglich. In der Behandlung von Kindern und Jugendlichen haben sich Antidepressiva bislang nicht als effektiv erwiesen (Cipriani et al., 2016). Einzig das Antidepressivum Fluoxetin ist in Deutschland bei Kindern ab acht Jahren zugelassen.

Literatur

Ainsworth, M. D., Blehar, M. C., Waters, E. & Wall, S. (1978). *Patterns of attachment – A psychological study of the strange situation.* Hillsdale, NY: Erlbaum.

Arbeitskreis OPD. (2023). *OPD-3 – Operationalisierte Psychodynamische Diagnostik: Das Manual für Diagnostik und Therapieplanung.* Bern: Hogrefe.

Asen, E. (2013). Was bedeutet Depression aus systemischer Sicht? *PiD – Psychotherapie im Dialog, 14,* 30–33. https://doi.org/10.1055/s-0033-1353814

Beck, A. T. (1963). Thinking and depression: I. Idiosyncratic content and cognitive distortions. *Archives of General Psychiatry, 9,* 324–333. https://doi.org/10.1001/archpsyc.1963.01720160014002

Borst, U. (2018). Depressionen. In K. von Sydow & U. Borst (Hrsg.), *Systemische Therapie in der Praxis* (S. 433–446). Weinheim: Beltz.

Borst, U. & Sydow, K. von (2018). Systemische Paartherapie bei Depressionen (Londoner Manual). In K. von Sydow & U. Borst (Hrsg.), *Systemische Therapie in der Praxis* (S. 775–783). Weinheim: Beltz.

Boschloo, L., Bekhuis, E., Weisz, E. S., Reijnders, M., DeRubeis, R. J., Dimidijan, S. et al. (2019). The symptom-specific efficacy of antidepressant medication vs. cognitive behavioral therapy in the treatment of depression: Results from an individual patient data meta-analysis. *World Psychiatry, 18,* 183–191. https://doi.org/10.1002/wps.20630

Bowlby, J. (1998). *Attachment & loss. Loss, sadness & depression.* London: Pimlico.

Bromet, E., Andrade, L. H., Hwang, I., Sampson, N. A., Alonso, J., de Giralmo, G. et al. (2011). Cross-national epidemiology of DSM-IV major depressive episode. *BMC Medicine, 9,* 90. https://doi.org/10.1186/1741-7015-9-90

Bundesärztekammer (BÄK), Kassenärztliche Bundesvereinigung (KBV) & Arbeitsgemeinschaft der Wissenschaftlichen Medizinischen Fachgesellschaften (AWMF). (2022). *Nationale VersorgungsLeitlinie Unipo-*

lare Depression – Langfassung (Version 3.0). Verfügbar unter: www.leitlinien.de/depression

Carr, A. (2019). Family therapy and systemic interventions for child-focused problems: The current evidence base. *Journal of Family Therapy, 41,* 153–213. https://doi.org/10.1111/1467-6427.12226

Cipriani, A., Furukawa, T.A., Chaimani, A., Atkinson, L.Z., Ogawa, Y., Leucht, S. et al. (2018). Comparative efficacy and acceptability of 21 antidepressant drugs for the acute treatment of adults with major depressive disorder: A systematic review and network meta-analysis. *Lancet, 391,* 1357–1366. https://doi.org/10.1016/S0140-6736(17)32802-7

Cipriani, A., Zhou, X., Del Giovane, C., Hetrick, S.E., Qin, B., Whittington, C. et al. (2016). Comparative efficacy and tolerability of antidepressants for major depressive disorder in children and adolescents: A network meta-analysis. *Lancet, 388,* 881–890. https://doi.org/10.1016/S0140-6736(16)30385-3

Cuijpers, P., Hollon, S.D., van Straten, A., Bockting, C., Berking, M. & Andersson, G. (2013). Does cognitive behaviour therapy have an enduring effect that is superior to keeping patients on continuation pharmacotherapy? A meta-analysis. *BMJ Open, 3,* e002542. https://doi.org/10.1136/bmjopen-2012-002542

Cuijpers, P., Karyotaki, E., Eckshtain, D., Ng, M.Y., Corteselli, K.A., Noma, H. et al. (2020). Psychotherapy for Depression across different age groups: A systematic review and meta-analysis. *JAMA Psychiatry, 77,* 694–702. https://doi.org/10.1001/jamapsychiatry.2020.0164

Cuijpers, P., Karyotaki, E., Weitz, E., Andersson, G., Hollon, S.D. & van Straten, A. (2014). The effects of psychotherapies for major depression in adults on remission, recovery and improvement: A meta-analysis. *Journal of Affective Disorders, 159,* 118–126. https://doi.org/10.1016/j.jad.2014.02.026

Cuijpers, P., Noma, H., Karyotaki, E., Cipriani, A. & Furukawa, T. (2019). Effectiveness and acceptability of cognitive behavior therapy delivery formats in adults with depression: A network meta-analysis. *JAMA Psychiatry, 76,* 700–707. https://doi.org/10.1001/jamapsychiatry.2019.0268

Cuijpers, P., Quero, S., Noma, H., Ciharova, M., Miguel, C., Karyotaki, E. et al. (2021). Psychotherapies for depression: A network meta-analysis covering efficacy, acceptability and long-term outcomes of all main treatment types. *World Psychiatry, 20,* 283–293. https://doi.org/10.1002/wps.20860

Cuijpers, P., van Straten, A., Schuurmans, J., van Oppen, P., Hollon, S.D. & Andersson, G. (2010). Psychotherapy for chronic major depression and dysthymia: A meta-analysis. *Clinical Psychology Review, 30,* 51–62. https://doi.org/10.1016/j.cpr.2009.09.003

Diamond, G.S., Diamond, G.M. & Levy, S.A. (2014). *Attachment-based family therapy for depressed adolescents.* Washington, DC: American Psychological Association Press. https://doi.org/10.1037/14296-000

Ehrenthal, J.C. & Dinger, U. (2018). Strukturdiagnostik in der Praxis – von der Indikation zur Therapieplanung. *Ärztliche Psychotherapie, 14,* 32–40.

Hamilton, M. (1986). The Hamilton ratings scale for depression. In N. Sartorius & T.A. Ban (Eds.), *Assessment of depression* (pp. 278–295). Berlin: Springer.

Hautzinger, M. (2021). *Kognitive Verhaltenstherapie bei Depressionen.* Weinheim: Beltz.

Hautzinger, M., Keller, F. & Kühner, C. (2006). *BDI-II Beck Depressions-Inventar Revision.* Frankfurt am Main: Harcourt Test Services GmbH.

Institut für Qualität und Wirtschaftlichkeit im Gesundheitswesen. (2017). *Systemische Therapie bei Erwachsenen als Therapieverfahren. Abschlussbericht* (IQWIG Berichte – Nr. 513; Auftrag N14-02). Verfügbar unter: https://www.iqwig.de/projekte/n14-02.html

Jacobi, F., Höfler, M., Strehle, J., Mack, S., Gerschler, A., Scholl, L. et al. (2014). Psychische Störungen in der Allgemeinbevölkerung. *Nervenarzt, 85,* 77–87. https://doi.org/10.1007/s00115-013-3961-y

Jones, E. & Asen, E. (2002). *Wenn Paare leiden: Wege aus der Depressionsfalle.* Dortmund: Borgmann.

Keller, M.B. (2013). *Clinical guide to depression and bipolar disorder. Findings from the collaborative depression study.* Washington: American Psychiatric Publishing.

Klerman, G.L., Weissmann, M.M., Ronsaville, B.J. & Chevron, E.S. (1984). *Interpersonal psychotherapy of depression.* New York: Basic Books.

Knorr, U., Vinberg, M., Kessing, L.V. & Wetterslev, J. (2010). Salivary cortisol in depressed patients versus control persons: A systematic review and meta-analysis. *Psychoneuroendocrinology, 35,* 1275–1286. https://doi.org/10.1016/j.psyneuen.2010.04.001

Kroenke, K., Spitzer, R.L. & Williams, J.B. (2001). The PHQ-9: Validity of a brief depression severity measure. *Journal of General Internal Medicine, 16,* 606–613. https://doi.org/10.1046/j.1525-1497.2001.016009606.x

Lewinsohn, P. (1974). A behavioral approach to depression. In R.J. Friedman & M.M. Katz (Eds.), *Psychology of depression: Contemporary theory and research.* Oxford: Wiley & Sons.

Mandelli, L., Petrelli, C. & Seretti, A. (2015). The role of specific early trauma in adult depression: A meta-analysis of published literature. Childhood trauma and adult depression. *European Psychiatry, 30*(6), 665–680.

McCullough, J.P. (2000). *Treatment of chronic depression: Cognitive Behavioral Anclysis System of Psychotherapy.* New York: Guilford Press.

Monroe, S.M. & Harkness, K.L. (2011). Recurrence in major depression: A conceptual analysis. *Psychological Review, 118,* 655–674. https://doi.org/10.1037/a0025190

Müller, V.I., Cieslik, E.C., Serbanescu, I., Laird, A.R., Fox, P.T. & Eickhoff, S.E. (2017). Altered brain activity in unipolar depression revisited: Meta-analysis of neuroimaging studies. *JAMA Psychiatry, 4,* 47–55. https://doi.org/10.1001/jamapsychiatry.2016.2783

Murphy, J.A. & Byrne, G.J. (2012). Prevalence and correlates of the proposed DSM-5 diagnosis of chronic depressive disorder. *Journal of Affective Disorders, 139,* 172–180. https://doi.org/10.1016/j.jad.2012.01.033

Nelson, J., Klumparendt, A., Doebler, P. & Ehring, T. (2017). Childhood maltreatment and characteristics of adult depression: Meta-analysis. *British Journal of Psychiatry, 210,* 96–104. https://doi.org/10.1192/bjp.bp.115.180752

Rudolf, G. (2003). Störungsmodelle und Interventionsstrategien in der psychodynamischen Depressionsbehandlung. *Zeitschrift für psychosomatische Medizin und Psychotherapie, 49,* 363–376. https://doi.org/10.13109/zptm.2003.49.4.363

Schauenburg, H. (2018). *Depression und Bindung – Therapeutische Strategien.* Göttingen: Vandenhoeck & Ruprecht. https://doi.org/10.13109/9783666405969

Schauenburg, H. (2020). Psychodynamische Psychotherapie der Depression. *Fortschritte in Neurologie & Psychiatrie, 88,* 1–17.

Schmaal, L., Veltman, D.J., van Erp, T.G.M., Sämann, P.G., Frodl, T., Jahanshad, N. et al. (2016). Subcortical brain alterations in major depressive disorder: findings from the ENIGMA major depressive disorder working group. *Molecular Psychiatry, 21,* 806–812. https://doi.org/10.1038/mp.2015.69

Segal, Z.V., Williams, J.M. & Teasdale, J. (2008). *Achtsamkeitsbasierte kognitive Therapie.* Tübingen: dgvt-Verlag.

Seligman, M. (2016). *Erlernte Hilflosigkeit.* Weinheim: Beltz.

Shapero, B.G., Black, S.K., Liu, R.T., Klugman, J., Bender, R.E., Abramson, L.Y. et al. (2014). Stressful life events and depression symptoms: The effect of childhood emotional abuse on stress reactivity. *Journal of Clinical Psychology, 70*(3), 209–223. https://doi.org/10.1002/jclp.22011

Steinert, C., Hofmann, M., Kruse, J. & Leichsenring, F. (2014). Relapse rates after psychotherapy for depression – stable long-term effects? A meta-analysis. *Journal of Affective Disorders, 168,* 107–118. https://doi.org/10.1016/j.jad.2014.06.043

Stiensmeier-Pelster, J., Braune-Krickau, M., Schürmann, M. & Duda, K. (2014). *Depressionsinventar für Kinder und Jugendliche.* Göttingen: Hogrefe.

Sullivan, P.F., Neale, M.C. & Kendler, K.S. (2000). Genetic epidemiology of major depression: Review and meta-analysis. *American Journal of Psychiatry, 157,* 1552–1562. https://doi.org/10.1176/appi.ajp.157.10.1552

Sydow, K. v. (2018). Forschungsstand, wissenschaftliche und sozialrechtliche Anerkennung der Systemischen Therapie. In K. v. Sydow & U. Borst (Hrsg.), *Systemische Therapie in der Praxis* (S. 929–943). Weinheim: Beltz.

van Harmelen, A.-L., Gibson, J.L., St Clair, M.C., Owens, M., Brodbeck, J., Dunn, V. et al. (2016). Friendships and family support reduce subsequent depressive symptoms in at-risk adolescents. *PLoS ONE, 11*(5), e0153715. https://doi.org/10.1371/journal.pone.0153715

Zhou, X., Hetrick, S.E., Cuijpers, P., Qin, B., Barth, J., Whittington, C.J. et al. (2015). Comparative efficacy and acceptability of psychotherapies for depression in children and adolescents: A systematic review and network meta-analysis. *World Psychiatry, 14,* 207–222. https://doi.org/10.1002/wps.20217

27.2 Bipolare Störungen

Thomas D. Meyer & Martin Hautzinger

Inhaltsübersicht

27.2.1 Klinische Merkmale

Bipolare Störungen gehören zu den affektiven Störungen, und das kennzeichnende Merkmal ist das Auftreten hypomaner oder manischer Episoden, unabhängig davon, ob die Person jemals Depressionen hat. Etwa 20 % der Patient:innen erleben ausschließlich Manien, aber depressive Episoden dominieren im Verlauf.

Fallbeispiel: Robert Schumann

Robert Schumann (1810–1856), weltberühmter Komponist und Dirigent, sagte über sich: „..., dass ich mich oft sehr wohl fühle, aber noch viel öfter zum Erschießen melancholisch ..." und erfindet in seinen Tagebüchern die selbstbeschreibenden Figuren „Florestan" (entschieden, aktiv, impulsiv) und „Eusebius" (melancholisch, ängstlich, selbstzweifelnd). In der Familie sind psychische Erkrankungen dokumentiert sowie zahlreiche belastende Lebensereignisse bekannt (z. B. Tod des Vaters, Tod des Bruders und einer seiner Söhne, Verweigerung der Heirat mit der Jugendliebe, vorübergehende Lähmung der rechten Hand).

Schumanns Krankheit begann mit 14 Jahren mit depressiven Symptomen. Die erste depressive Episode ist im Alter von 19 Jahren belegt, eine zweite im Alter von 23 Jahren. Mit 24 Jahren ist eine erste lange hypomanische Episode und gesteigerte Produktivität bekannt, mit 28 Jahren eine „tiefe Schaffenskrise", verbunden mit einer weiteren depressiven Episode. Mit 30 Jahren tritt eine zweite lange hypomanische Phase auf. Im Alter von 34 und 44 Jahren litt Schumann erneut an schweren Depressionen, z. T. verbunden mit psychotischen Symptomen und einem Suizidversuch. Mit 39 Jahren, zwischen beiden schweren depressiven Episoden, litt er an einer manischen Episode. Zwischen diesen Episoden war er weitgehend gesund und produktiv, aber er wird durchgängig als impulsiv, reizbar, ängstlich und zwischenmenschlich empfindlich beschrieben. Er überwarf sich mehrfach mit Auftraggebern. Die Anzahl seiner Kompositionen variiert stark mit den depressiven bzw. hypomanischen Episoden.

Depressive Phasen sind bei einer bipolaren Störung häufig und unterscheiden sich nicht wesentlich von unipolaren Depressionen (siehe Kapitel 27.1). Manische bzw. hypomanische Phasen fallen dadurch auf, dass der Antrieb und das Aktivitätsniveau gesteigert sind, und dies mit einer deutlich gehobenen, oft euphorischen oder gereizten Stimmung einhergeht. Typisch sind zudem oft ein gesteigertes Selbstwertgefühl, das bis zu grandiosen Wahnvorstellungen expandieren kann, sowie ein verringertes Schlafbedürfnis. Oft fühlen sich Betroffene nach weniger als drei bis vier Stunden Schlaf ausgeruht und voller Energie, obwohl sie normalerweise sieben bis acht Stunden Schlaf benötigen. Wenn Betroffene so gut wie gar nicht mehr schlafen, führt dies oft zu einer Eskalation des Zustands, oft in Form von psychotischen Symptomen. Weitere maniforme Symptome sind u. a. Ideenflucht, erhöhte Ablenkbarkeit, Gesprächigkeit und das Verfolgen von vielfältigen, oft sehr hoch gesteckten Zielen.

Fallbeispiel

Eine Patientin, Mutter von zwei Kindern, berichtete: „Wenn ‚alles' beginnt, fühle ich mich gut, bin nicht mehr so schüchtern und gehe von mir aus auf Leute zu. Das erleben die anderen, selbst mein Mann, als positiv. ... Ich bin nicht mehr so darauf fokussiert, alles im Haushalt richtig zu machen. Ich fühle mich frei von all den Lasten. Ich will ins Kino oder Theater gehen, ich möchte Wochenendausflüge machen. Alles erscheint so leicht und lebendig. Dieser gute Zustand kann Wochen anhalten. Alles wird dann jedoch zur Katastrophe, wenn ich gar nicht mehr schlafe. Dann bin ich nicht mehr ich selbst. Ich werde zur ‚Mutter Gottes' oder zu ‚Harry Potter' und muss meine Kinder vor dem Teufel oder ‚Voldemort' schützen."

Entscheidend ist, dass die Konsequenzen, die sich aus der manischen Symptomatik ergeben, für die Person bzw. die Familie deutlich negativ sind (z.B. ungezügelte Einkäufe, riskante berufliche Entscheidungen, vermehrte und/oder ungeschützte sexuelle Kontakte, Promiskuität). Die Folgen des eigenen Verhaltens werden meistens nicht mehr berücksichtigt, ignoriert oder falsch eingeschätzt. So sind Menschen mit einer bipolaren Störung gehäuft unter den Personen zu finden, die Verkehrsdelikte begehen oder in physische Auseinandersetzungen involviert sind.

Während eine Manie oft auch für Außenstehende erkennbar ist, wird das Verhalten während einer Hypomanie meistens nur von Angehörigen und Freund:innen als „sonderbar" und untypisch für die Person wahrgenommen. Im vorherigen Beispiel berichtete die Mutter im Vorfeld der Manie, sprich des hypomanischen Zustands, „nicht mehr so schüchtern" zu sein und auf Leute zuzugehen (z.B. beim Elternabend in der Schule). Für Außenstehende ist dies nicht unbedingt auffällig, für vertraute Personen jedoch schon.

27.2.2 Klassifikation und Diagnostik

Der Hauptunterschied zwischen unipolaren und bipolaren Störungen ist das Auftreten von maniformen Episoden. Deswegen wird im Folgenden primär auf die Diagnostik manischer und hypomanischer Phasen eingegangen. Die Diagnostik depressiver Symptome und depressiver Episoden wird in Kapitel 27.1 sowie in Hautzinger und Meyer (2002) erläutert. Tabelle 27.10 listet mögliche Diagnosen in Bezug auf Bipolare Störungen nach ICD-10 auf.

In der ICD-11 wird erstmals explizit die Unterscheidung zwischen Bipolar-I- (mit manischen Episoden, Code 6A60) und Bipolar-II-Störung (mit ausschließlich hypomanischen Episoden, Code 6A61) eingeführt, und der gegenwärtige Schwere- oder Remissionsgrad der aktuellen Symptomatik wird zudem verschlüsselt. Zudem sind die einzelnen Episoden keine eigenständigen Diagnosen mehr. Beides stellt eine Angleichung an das DSM-5 dar. Während im DSM-5 das Kapitel „Bipolare Störungen" ein eigenständiges Kapitel wurde, bleiben sie in der ICD-11 zusammen mit den Depressionen im Kapitel „Affektive Störungen".

Wie erwähnt, ist das Vorliegen einer *manischen oder hypomanischen Episode* für die Diagnose einer bipolaren Störung entscheidend. In Tabelle 27.11 sind die entsprechenden ICD-10-Kriterien aufgeführt. In der ICD-11 erfolgt eine Angleichung an das DSM-5 (Meyer et al., 2024). Dies bedeutet z.B., dass gleichzeitig mit einer länger andauernden, gehobenen, expansiven oder gereizten Stimmung *auch* ein gesteigerter Antrieb oder ein gesteigertes Aktivitätsniveau vorliegen muss. Zudem müssen zusätzliche Symptome wie z.B. Selbstüberschätzung, reduziertes Schlafbedürfnis, leichte Ablenkbarkeit oder verringerte soziale Hemmungen auftreten. Unabhängig davon, ob in der Manie zusätzlich psychotische Symptome auftreten, muss eine deutliche Beeinträchtigung der Leistungsfähigkeit im Alltag erkennbar sein, damit von einer Manie gesprochen werden darf. In Tabelle 27.11 sind auch die Kriterien für eine Hypomanie aufgeführt, die als eine leichtere Ausprägung einer Manie aufgefasst werden kann. Die geringere Mindestdauer ist oft differenzialdiagnostisch nicht hilfreich, aber während einer Hypomanie dürfen keine deutlichen Beeinträchtigungen oder psychotischen Symptome auftreten. Zur Abgrenzung zu einem Normalzustand fordern DSM-5 und ICD-11, dass eine hypomane Episode nur diagnostiziert werden sollte, wenn die Veränderungen im Verhalten auch für Dritte beobachtbar sind und es sich um erkennbare Abweichungen vom typischen Verhaltensmuster der Person handelt.

Die Diagnose einer depressiven bzw. manischen Episode und einer bipolaren Störung erfolgt bei *Kindern und Jugendlichen* nach denselben Kriterien wie für Erwachsene. Bei jungen Patient:innen wird selten, vermutlich zu selten, an eine

Tabelle 27.10: Diagnostische Kategorien nach ICD-10

Manische Episode (F30)	• Hypomanie (F30.0) • Manie ohne psychotische Symptome (F30.1) • Manie mit psychotischen Symptomen (F30.2)
Bipolar affektive Störung (F31)	• Gegenwärtig hypomanische Episode (F31.0) • Gegenwärtig manische Episode ohne psychotische Merkmale (F31.1) • Gegenwärtig manische Episode mit psychotischen Merkmalen (F31.2) • Gegenwärtig leichte oder mittelgradige depressive Episode (F31.3) • Gegenwärtig schwere depressive Episode ohne psychotische Merkmale (F31.4) • Gegenwärtig schwere depressive Episode mit psychotischen Merkmalen (F31.5) • Gegenwärtig gemischte Episode (F31.6) • Gegenwärtig remittiert (F31.7)
Sonstige bipolare affektive Störungen (F31.8)	• Gemischte affektive Episode • Bipolar-II-Störung
Anhaltende affektive Störungen (F34)	• Zyklothymia (F34.0)

bipolare Störung gedacht (Holtmann, 2022). Klinisch von Relevanz ist die Beobachtung, dass in 90 % der Fälle depressive Episoden die erste Phase bei Kindern und Jugendlichen kennzeichnen. Etwa 10 % der Jugendlichen mit Depression entwickeln innerhalb von 10 Jahren hypomanische bzw. manische Episoden und damit eine bipolare Störung. Bei jungen Patient:innen stehen Stimmungslabilität, Reizbarkeit, motorische Unruhe, Rededrang, Schlafstörungen, Konzentrationsstörungen, erhöhte Ablenkbarkeit, eingeschränkte Urteilsfähigkeit und riskantes Verhalten im Vordergrund. Der Symptomverlauf kann rasch fluktuieren (Episodenwechsel), und es wird von eher gemischten Symptombildern berichtet.

Gemischte Episoden werden oft nicht hinreichend beachtet. Spezifische Kriterien hierfür fehlen in der ICD-10; in der ICD-11 wird von einer gemischten Episode gesprochen, wenn die Betroffenen gleichzeitig sowohl Anzeichen für depressive als auch für (hypo-)manische Episoden zeigen oder die Symptome in schnellem, z.T. stundenweisem Wechsel aufeinander folgen (z.B. Reizbarkeit, Ruhelosigkeit und geringes Schlafbedürfnis, gepaart mit Depressivität und Gedankenrasen). Als Zeitkriterium wird definiert, dass eine solche gemischte Symptomatik über mindestens zwei Wochen vorliegen sollte. Im DSM-5 spricht man hingegen von einer affektiven Episode „mit gemischten Merkmalen“, sodass es sich um eine Zusatzkodierung und nicht um eine eigenständige Episode handelt.

Eine *Zyklothymia* bzw. *Zyklothyme Störung* liegt gemäß ICD-10 vor, wenn depressive und hypomanische Symptome über mindestens zwei Jahre wiederholt auftreten und Betroffene nie mehr als zwei Monate symptomfrei sind. Es dürfen weder die Kriterien für eine Manie noch für eine Depression jemals erfüllt sein, weil ansonsten die Diagnose „Bipolare Störung“ gerechtfertigt wäre. Im Gegensatz zur ICD-10 und ICD-11 darf allerdings gemäß DSM-5 keine voll ausgeprägte hypomanische Episode auftreten.

Differenzialdiagnostisch ist sicherzustellen, dass die (hypo-)manische Symptomatik nicht auf einen medizinischen Krankheitsfaktor (z.B. Temporallappenepilepsie, Schilddrüsendys-

Tabelle 27.11: Kriterien für manische bzw. hypomanische Episode in der ICD-10

Manische Episode	Hypomanische Episode
Abgrenzbare Periode mit deutlich gehobener, expansiver oder gereizter Stimmung	Abgrenzbare Periode mit deutlich gehobener oder gereizter Stimmung
Mindestens 1 Woche (oder kürzer, falls Krankenhausaufenthalt), fast jeden Tag, die meiste Zeit präsent	Mindestens an 4 aufeinanderfolgenden Tagen, fast jeden Tag, die meiste Zeit präsent
Mindestens 3 weitere Symptome (bei gereizter Stimmung: mindestens 4)	Mindestens 3 weitere Symptome
Symptome: • Gesteigerte zielgerichtete Aktivität oder motorische Ruhelosigkeit • Gesteigerte Gesprächigkeit • Erhöhte Ablenkbarkeit • Ideenflucht oder subjektives Gefühl von Gedankenrasen • Vermindertes Schlafbedürfnis • Gesteigerte Libido oder sexuelle Taktlosigkeit • Tollkühnes oder leichtsinniges Verhalten, dessen Risiken nicht beachtet werden • Überhöhte Selbsteinschätzung oder Größenideen • Verlust sozialer Hemmungen, was zu unangemessenem Verhalten führen kann	Symptome: • Gesteigerte zielgerichtete Aktivität oder motorische Ruhelosigkeit • Gesteigerte Gesprächigkeit • Konzentrationsschwierigkeiten oder Ablenkbarkeit • Vermindertes Schlafbedürfnis • Gesteigerte Libido • Übertriebene Einkäufe oder andere Arten von leichtsinnigem oder verantwortungslosem Verhalten • Gesteigerte Geselligkeit oder übermäßige Vertrautheit
Ausschluss: • Mit oder ohne psychotische Symptome, aber keine schizophrenen Ich-Störungen oder akustischen Halluzinationen, wie z.B. kommentierende Stimmen • Nicht substanzinduziert oder durch einen medizinischen Krankheitsfaktor bedingt	Ausschluss: • Keine Manie, keine bipolare affektive Störung • Nicht substanzinduziert oder durch einen medizinischen Krankheitsfaktor bedingt
• Veränderung in der Lebensführung mit schweren Beeinträchtigungen	• Veränderung in der Lebensführung mit leichten Beeinträchtigungen • Die Veränderung in der Stimmung und im Funktionsniveau ist für andere beobachtbar. • Die Episode ist mit einer eindeutigen Veränderung im Funktionsniveau verbunden, die untypisch für die Person im nicht symptomatischen Zustand ist.

funktion) zurückzuführen oder substanzinduziert ist (z. B. Antidepressiva, Kokain). Weitere Differenzialdiagnosen sind in Tabelle 27.12 dargestellt. Insbesondere bei Kindern und Jugendlichen ist die Abgrenzung zur Aufmerksamkeitsdefizit-/Hyperaktivitätsstörung (ADHS) schwierig.

Im Zusammenhang mit der Diagnostik bipolarer Störungen ist ein zentrales Problem die Abgrenzung von klinisch relevanten und normalen Stimmungs- bzw. Antriebsschwankungen. Selbst Fachleute verkennen vor allem hypomanische Phasen und sprechen dann z. B. von „hypomanischen Nachschwankungen" oder attribuieren die veränderte Stimmung auf externale Umstände (z. B. neu verliebt, Prüfung bestanden). Es ist wichtig, genau zu eruieren, wie lange die gehobene oder reizbare Stimmung anhält und ob gleichzeitig Anzeichen für andere maniforme Symptome vorliegen. Die Diagnose einer bipolaren Störung bedarf deswegen immer einer umfassenden klinischen Befunderhebung, idealerweise unter Einbezug von nahestehenden Personen wie Partner:innen, und einer zusätzlichen medizinischen Untersuchung. Letztere dient dem Ausschluss einer organischen Verursachung der maniformen Symptomatik.

Fragebögen für ein Screening und zur Bestimmung des Schweregrads der Symptomatik können sehr informativ sein (Meyer et al., 2014; Meyer et al., 2020; siehe Tabelle 27.13), aber sie können ein klinisches Interview, idealerweise mit einem strukturierten Leitfaden, nicht ersetzen (siehe Kapitel 8). Die Selbstbeurteilungsinstrumente können im Rahmen eines Stimmungstagebuchs (vgl. Meyer & Hautzinger, 2013) therapeutisch eingesetzt werden, um den Verlauf gemeinsam zu beobachten.

Tabelle 27.12: Differenzialdiagnose

Diagnose	Abgrenzung
ADHS	Symptome wie Ablenkbarkeit und Impulsivität treten auch bei bipolaren Störungen auf, aber sie treten episodenhaft auf und sind an Veränderungen in der Stimmung und des Antriebs gebunden.
Schizophrenie und schizoaffektive Störung	Wenn psychotische und affektive Symptome ausschließlich zeitgleich auftreten, wird eine bipolare Störung mit psychotischen Merkmalen (siehe Tabelle 27.10, S. 412) diagnostiziert. Wenn Wahnphänomene oder Halluzinationen (für mindestens zwei Wochen) auch auftreten, *ohne* dass gleichzeitig Symptome einer affektiven Episode erfüllt sind, ist die Diagnose einer schizoaffektiven oder schizophrenen Störung zu erwägen.
Persönlichkeitsstörungen	Personen im (hypo-)manischen Zustand können selbstverliebt, egoistisch, narzisstisch, dramatisch, emotional, antisozial und/oder impulsiv erscheinen, aber wenn diese Merkmale die Person nicht auch außerhalb affektiver Episoden gut beschreiben, ist es nicht gerechtfertigt, zusätzlich eine Persönlichkeitsstörung zu diagnostizieren.

Tabelle 27.13: Diagnostikinstrumente (siehe auch Hautzinger & Meyer, 2002)

Selbstbeurteilungs-instrumente	Altman Self-Rating Mania Scale (ASRM; Altman et al., 1997)	Mit der ASRM wird die Ausprägung manischer Symptomatik beurteilt. Die fünf Items (Positive, gehobene Stimmung, Selbstvertrauen, Schlafmuster, Sprache und Redefluss sowie Aktivitätsniveau) werden auf fünf Stufen (0–4) bewertet. Der Beurteilungszeitraum ist die zurückliegende Woche. Von den Items existieren verschiedene Übersetzungen (https://psychology-tools.com).
	Manie-Selbst-beurteilungsskala (MSS; Krüger et al., 1998)	Die MSS ist die deutsche Version des *Self-Rating Mania Inventory*. Es handelt sich um die einzige Selbstbeurteilungsskala, zu der auch ein Testmanual veröffentlicht wurde. Die 48 Items werden mit Bezug auf den zurückliegenden Monat mit „Ja" oder „Nein" beantwortet. Die Bearbeitungszeit liegt bei drei bis sechs Minuten. Es besteht eine hohe Korrelation mit der YMRS.
Fremdbeurteilungs-instrumente	Young Mania Rating Scale (YMRS; Young et al., 1978)	Die YMRS besteht aus 11 Items (z. B. gehobene Stimmung, erhöhte motorische Aktivität [Energie], äußere Erscheinung und Einsicht). Der Schweregrad wird bei manchen Items auf einer Skala von 0 bis 4 beurteilt. Grundlage für die Beurteilung ist idealerweise ein strukturiertes Interview. Der Bezugszeitraum war ursprünglich die letzten 48 Stunden, aber heute meist die letzte Woche. Im deutschen Sprachraum existieren verschiedene Übersetzungen (CIPS, 2015).
	Bech-Rafaelsen Manie Skala (BRMAS; CIPS, 2015)	Die BRMAS setzt sich aus 11 Items zur manischen Symptomatik zusammen, deren Ausprägung anhand einer fünfstufigen Skala (0–4) von einem:einer erfahrenen Kliniker:in eingeschätzt wird. Der Bezugszeitraum der Schwerebeurteilung sind die vergangenen zwei Tage.

27.2.3 Epidemiologie

Die Prävalenz für die Bipolar-I-Störung liegt international weitgehend konsistent bei etwa 1 % (Spanne von 0.5 bis 2 %). Für die Bipolar-II-Störung wird eine Prävalenz von 2 bis sogar 5 % angenommen (Angst, 2007). Lebenszeitprävalenzwerte liegen zwischen 3 und 8 % (Goodwin & Jamison, 2007).

Bei etwa einem Drittel (Spanne von 27 bis 45 %) der Patient:innen mit einer (unipolaren) Depression muss im Verlauf die Diagnose in eine bipolare Störung abgeändert werden, denn in 50 % der Fälle beginnt die bipolare Störung mit einer Depression (Goodwin & Jamison, 2007). Manchmal werden im klinischen Alltag Hinweise auf maniforme Symptome nicht erfragt oder nicht ernst genommen, aber Krankenhausaufnahmen legen eine Konversionsrate (d.h. einen Diagnosewechsel von unipolarer Depression zu bipolarer Störung) von etwa 1 % pro Jahr nahe, wobei ein frühes Erkrankungsalter, rezidivierende Depressionen und psychotische Depressionen das Risiko erhöhen (Angst et al., 2005; Østergaard et al., 2014).

Im Gegensatz zu unipolaren Depressionen finden sich bei der Bipolar-I-Störung keine bedeutsamen Geschlechtsunterschiede. Soziale Faktoren wie soziale Schicht, Bildung, Einkommen, kultureller Hintergrund, Ethnizität, Zivilstand, städtische bzw. ländliche Lebenswelt nehmen nach den vorliegenden, meist nordamerikanischen Studien geringen (nicht signifikanten) Einfluss auf die Häufigkeit und das Erkrankungsrisiko. Verheiratet zu sein bzw. in einer längerfristigen Partnerschaft zu leben, scheint das Erkrankungsrisiko hingegen zu reduzieren. Die soziale Lage wird stark durch ein frühes Erkrankungsalter beeinflusst, sodass die Nachteile in der Bildung, dem Einkommen, der Schichtzugehörigkeit, der Lebensumwelt und dem sozialen Netz meist als Folge („drift“) der Erkrankung interpretiert werden.

Nach einer Übersicht von Studien der letzten Jahre ergibt sich für bipolare Störungen ein durchschnittliches Ersterkrankungsalter von 22 Jahren. Zwischen ersten Symptomen und der Diagnosestellung liegen meist sechs bis acht Jahre, wobei sich in der Anamnese oft Diagnosen, wie z. B. Schizophrenie oder Borderline-Persönlichkeitsstörung, finden. Wenn die Diagnosen Bipolar-I-Störung oder Bipolar-II-Störung einmal gestellt wurden, erweisen sie sich als stabil (Goodwin & Marneros, 2005). Das Ersterkrankungsalter hat insofern prognostische Relevanz, da ein niedriges Ersterkrankungsalter mit einem erhöhten Risiko für psychotische Symptome, Suizidalität, schnellen Phasenwechsel („Rapid Cycling“) und mehr Komorbidität einhergeht.

Als Faustregel für das Rückfallrisiko lässt sich festhalten, dass nach einer Episode das Risiko für eine erneute Phase innerhalb des ersten Jahres bei 50 % liegt, sofern keine konsistente prophylaktische medikamentöse Behandlung erfolgt. Aber auch unter stabiler Medikation muss langfristig mit Rezidiven gerechnet werden, und bis zu 90 % der Betroffenen erleben mindestens ein Rezidiv innerhalb von fünf Jahren. Manische Phasen dauern im Mittel sechs bis acht Wochen an, während depressive Phasen durchschnittlich 14 bis 20 Wochen andauern (Deuschle, 2022).

Langfristig erreicht etwa ein Drittel der Patient:innen mit bipolarer Störung sowohl eine vollständige Remission als auch eine Wiederherstellung ihres psychosozialen Leistungsniveaus. Etwa ein Fünftel der Betroffenen erleidet einen chronischen Krankheitsverlauf. Etwa die Hälfte der Patient:innen muss mit krankheitsbedingten Einschränkungen und variablen Restsymptomen zwischen den Krankheitsepisoden leben (Judd et al., 2003). Prädiktoren für einen ungünstigen Verlauf der bipolaren Störungen sind: frühes Ersterkrankungsalter, Substanzmissbrauch bzw. andere komorbide Störungen, psychosoziale Belastungen und Lebensereignisse (Judd et al., 2003).

27.2.4 Störungsmodelle

Das Wissen über die Entstehung bipolarer Störungen geht vom Zusammenwirken biologischer Vulnerabilitäten (Genetik, Neuromodulatoren, neuronale Strukturen), lebensgeschichtlichen, sozialen und umweltbezogenen Faktoren aus.

27.2.4.1 Biologische Modelle

Genetische Faktoren spielen für die Entstehung der bipolaren Störungen eine bedeutsame Rolle. Familienstudien belegen, dass Angehörige ersten Grades eines:einer Patient:in mit einer bipolaren Störung Erkrankungsraten von etwa 11 % für bipolare und 16 % für unipolare Störungen gegenüber Raten von 1 % bzw. 7 % bei Gesunden aufweisen. Bezogen auf das affektive Störungsspektrum lässt sich ein Lebenszeitrisiko von 24 % für Angehörige von Patient:innen mit bipolarer Störung gegenüber einem Lebenszeitrisiko von 7 % von Gesunden errechnen. Zwillingsstudien ergeben Konkordanzraten von 50 % bis zu 80 % bei monozygoten verglichen mit 10 % bei dizygoten Paaren. Schließlich zeigen auch Adoptionsstudien, dass die Rate von nach der Geburt adoptierten Kindern von Eltern mit bipolarer Störung ein deutlich erhöhtes Risiko für eine bipolar affektive Störung aufweisen und die Erkrankungsrate dieser Adoptionskinder bedeutsam (2- bis 15-fach) höher liegt als die der Kontrollkinder der Adoptionsfamilien (z. B. Craddock & Sklar, 2013).

Aus diesen Befunden errechnet sich eine Heritabilität (h^2 = Maß für erblichen Anteil der Variabilität eines Phänotyps bei einer multifaktoriellen Krankheit) von über 80 % für die bipolare Störung[1], was vor allem für die manische, insbesondere die manisch-psychotische Symptomatik zutrifft (Klöhn-

1 Das bedeutet nicht, dass 8 von 10 Kindern von an einer bipolaren Störung erkrankten Eltern dieselbe Störung entwickeln. Vielmehr wird damit der genetische Anteil an der Varianz dieser Störung ausgedrückt. Beispielsweise hat Laktoseintoleranz einen h^2 von fast 100. Durch angemessenes Verhalten und weitere Einflüsse treten die Symptome jedoch nie auf. Daher bleibt bei h^2 = 80 viel Platz für biografische, lebensgeschichtliche und Verhaltenseinflüsse.

Sagatholislam et al., 2022). Es wird deutlich, dass bei der Entstehung einer komplexen Störung zahlreiche Gene und Interaktionen von Genomabschnitten beteiligt sind. Gegenwärtig fokussiert die Forschung auf die Identifizierung relevanter Chromosomenabschnitte und Kandidatengene. Es ist unwahrscheinlich, dass es eine spezifische Genetik bipolarer Störungen gibt, sondern eher genetische Grundlagen für beispielsweise Temperamentsmerkmale, Reizverarbeitungsstile, Impulsivität, emotionale Sensitivität und neuropsychobiologische Reaktionsweisen, die in Interaktion mit Lebenserfahrungen und Umwelteinflüssen zu einer spezifischen Erkrankung führen (Cichon & Rietschel, 2007; Budde et al., 2017).

Als relevante *Neuromodulatoren* bei bipolaren Störungen gelten das noradrenerge, das dopaminerge, das serotonerge, das cholinerge, das GABAerge und das glutamaterge Transmittersystem (Goodwin & Jamison, 2007; Young & Juruena, 2021). Es liegen Belege dafür vor, dass bei affektiven Störungen das noradrenerge System fehlreguliert ist. Das scheint auch für bipolar depressive Episoden zu gelten. Während einer manischen Episode ist der Umsatz an Katecholaminen gesteigert. Patient:innen mit bipolarer Störung weisen eine höhere Ausschüttung und Dysregulation auf als Patient:innen mit unipolar depressiver Störung. Antidepressiva und Lithium reduzieren generell den noradrenergen Grundumsatz und die Beta-Rezeptorendichte im limbischen System.

Das serotonerge System ist während einer Depression sowie bei Suizidalität dysfunktional (reduziert). Studien an Patient:innen mit bipolarer Störung weisen auf vergleichbare Fehlregulationen hin. Während depressiver Episoden weisen Patient:innen mit bipolarer Störung und depressive Patient:innen mit bipolar erkrankten Angehörigen deutlich reduzierte Serotoninbindung (5-HT1A) auf.

Lithium potenziert zwar die cholinerge und die glutamaterge Response, ebenso wie cholinerg wirkende Agonisten antimanische Effekte aufweisen, doch die Bedeutung des cholinergen und des glutamatergen Systems bei bipolaren Störungen ist unklar. Ebenso unklar ist gegenwärtig die Bedeutung des GABAergen Systems.

Neuroendokrine Systeme (Nebennierenrindenachse [Glucocorticoide], Schilddrüsenachse [Thyrosine], Gonadenachse [Testosteron, Östrogen, Wachstumshormone] und zahlreiche Neuropeptide [Opioide, Samatostatin, Vasopressin, Substanz P, Neuropeptid Y, Oxytocin u.a.]) sind bei affektiven Störungen fehlreguliert und werden durch die Behandlung normalisiert (Manji et al., 2003). Man geht jedoch davon aus, dass diese Fehlfunktionen die Folge von verschiedenen Neurotransmitterstörungen und fehlerhaften Signalübertragungspfaden (z.B. G-Protein, cAMP, Calcium, GSK-3beta) sind, welche wiederum durch genetische Vulnerabilitäten und Umweltbelastungen verursacht werden.

Unspezifische *neuroanatomische Veränderungen* bei Patient:innen mit einer bipolaren Störung betreffen Vergrößerungen von Hirnventrikeln (laterale Ventrikel, dritter Ventrikel) und Erweiterungen kortikaler Sulci sowie Volumenabnahmen im Hippocampus und Corpus callossum, dem (prä-)frontalen und cerebellären Kortex (Kempton et al., 2008). Auch diese strukturellen Veränderungen werden heute eher als Folge der neuroendokrinen und neuromodulatorischen Störungen aufgrund genetischer und lebensgeschichtlicher Einflüsse angesehen.

Für die bipolaren Störungen relevante und spezifischere neuronale Funktionen betreffen Störungen im dorsolateralen präfrontalen und temporalen Kortex, der Amygdala, den Basalganglien und dem anterioren Cingulum, wobei es wichtig ist, zwischen depressiven und manischen Zuständen zu differenzieren (Cotovio & Oliveira-Maia, 2022). Die meisten Funktionsstörungen normalisieren sich zudem in der Remission, sodass die ursächliche Bedeutung derartiger neuronaler Funktionskreise im Kontext bipolarer Störungen bislang ungeklärt bleibt (Goodwin & Jamison, 2007).

Übereinstimmend lässt sich folgern, dass bei bipolaren Störungen Funktionsstörungen (Überaktivierung) in ventral-limbischen (Amygdala), temporalen und dorsalen Strukturen korrespondieren. Dies deckt sich mit Befunden bei Jugendlichen mit einer (remittierten) bipolaren Störung bei positiver Familienanamnese. Dort findet sich eine bedeutsame Überaktivität des orbitofrontalen Kortex, des anterior cingulären Kortex, des Striatum, der Inselregion und des Nucleus caudatus.

Eine weitere Hypothese sieht in der Störung der *zirkadianen Rhythmen* einen zentralen Faktor für die Genese affektiver Störungen. Instabile oder zeitlich verschobene zirkadiane Rhythmen führen zu Veränderungen in allen körperlichen Systemen, wie Hormon- und Neurotransmitterausschüttungen, Körperstoffwechsel und Metabolismus und Immunkompetenz. Die Folgen dieser Rhythmusstörungen sind physischer, sozialer und psychischer Art. Es treten Missempfindungen, körperliche Beschwerden, Antriebs- und Aufmerksamkeitsstörungen, Erlebens- und Appetitstörungen, Verhaltens- und Interaktionsstörungen auf. Unter der Annahme, dass bei bestimmten Personen die Auslenkungen stärker ausfallen und länger persistieren, kann es zu einem Aufschaukelungsprozess kommen, der zu Beeinträchtigungen der Schlaf-Wach-Regulation führt, was schließlich manische bzw. depressive Episoden auslösen kann (z.B. Grierson et al., 2016; Jones, 2001). Als Störungsquellen der biologischen Rhythmen kommen vor allem soziale und umweltbedingte Faktoren (z.B. Berufstätigkeit, Arbeitsplatzverlust, Partnerschaftskonflikte, Freizeitverhalten) infrage. Vor allem soziale Faktoren scheinen eine stabilisierende und strukturierende Wirkung auf biologische Rhythmen zu haben. Alloy et al. (2015) stellten ein Modell vor, in dem Störungen des Belohnungssystems und des zirkadianen Rhythmus für das Verständnis bipolarer Symptome integriert wurden.

27.2.4.2 Psychologische Modelle

Das Verhaltensaktivierungssystem oder *Behavioral Activation System (BAS)* ist eines von zwei zentralen neurobehavioralen

Systemen, dem Bedeutung für motivationales und zielgerichtetes Verhalten unterstellt wird. Das BAS wird durch reale oder antizipierte Situationen aktiviert, die potenziell Verstärkung oder Belohnung versprechen oder deren Verlust androhen. Während Ersteres z.B. mit vermehrter Energie und positivem Affekt einhergeht, kann ein Belohnungsaufschub bzw. die Bedrohung der antizipierten Verstärkung Reizbarkeit und Aggression zur Folge haben.

Diesem Modell zufolge ist eine bipolare Störung primär eine Störung im Antrieb bzw. in der Aktivierung, in deren Folge sich auch der Affekt ändert; mit der Manie (BAS-Aktivierung) als positiver Affekt (Euphorie) und mit der Depression (BAS-Reduktion) als Fehlen von positivem Affekt (Anhedonie, Freudlosigkeit; Scott et al., 2017). Es werden genetisch bedingte interindividuelle Unterschiede in der Reagibilität des BAS angenommen. Das Auftreten affektiver Episoden wird jedoch durch alltägliche umweltverursachte Belastungen, eigene Verhaltens-, Bewältigungs- und Verarbeitungsweisen, durch Anforderungen und Ansprüche, Ziele und Selbststeuerung beeinflusst.

Kognitive Modellvorstellungen bauen auf diesen psychobiologischen Vorstellungen auf und fokussieren mehr darauf, wie die Wahrnehmung, die Informationsselektion, die Erwartungen und die Handlungsplanung (z.B. angesichts von Belohnungsanreizen oder drohenden Verlusten, Veränderungen im Alltag oder Schlaf) das Erleben und Verhalten beeinflussen. Interne und externe Trigger aktivieren für die Person wichtige Schemata und Überzeugungen, die wiederum z.B. depressions- bzw. manietypische Verzerrungen, Schwarz-Weiß-Denken oder Personalisierungen begünstigen. Kognitive Modelle beschreiben somit die Mikroanalyse, wie genetische und neurobiologische Vulnerabilitäten sich in Wechselwirkung mit situativen Faktoren in manischen Symptomen äußern.

27.2.4.3 Multifaktorielles Störungsmodell

Anhand dieser verschiedenen Hypothesen, Befunde und Einflussgrößen wird deutlich, dass ein Verständnis bipolarer Störungen ein *multifaktorielles Erklärungsmodell* erfordert. Dazu sind verschiedenste Vorschläge gemacht worden (z.B. Hasler et al., 2006; Meyer & Hautzinger, 2013). Ein Beispiel ist in Abbildung 27.3 dargestellt.

Angenommen wird eine genetisch verankerte neurobiologische Vulnerabilität, die die Wahrscheinlichkeit der Entstehung und des Wiederauftretens bipolarer Episoden beeinflusst. Diese wird allerdings moduliert von anderen Faktoren wie dem eigenen Krankheitskonzept, das wiederum die aktive Mitarbeit in der Behandlung beeinflusst, und Lebensereignissen, die abhängig oder unabhängig vom eigenen Verhalten sein können. Individuelle Ressourcen (z.B. Problemlösefertigkeiten) oder Problembereiche (z.B. Vermeidung als Coping-Strategie) wiederum interagieren mit dem Erleben von Stress (z.B. durch „expressed emotion") und kritischen Lebensereignissen (z.B. traumatischen Erfahrungen, Umweltveränderungen, Gewalterfahrungen, Verlusten).

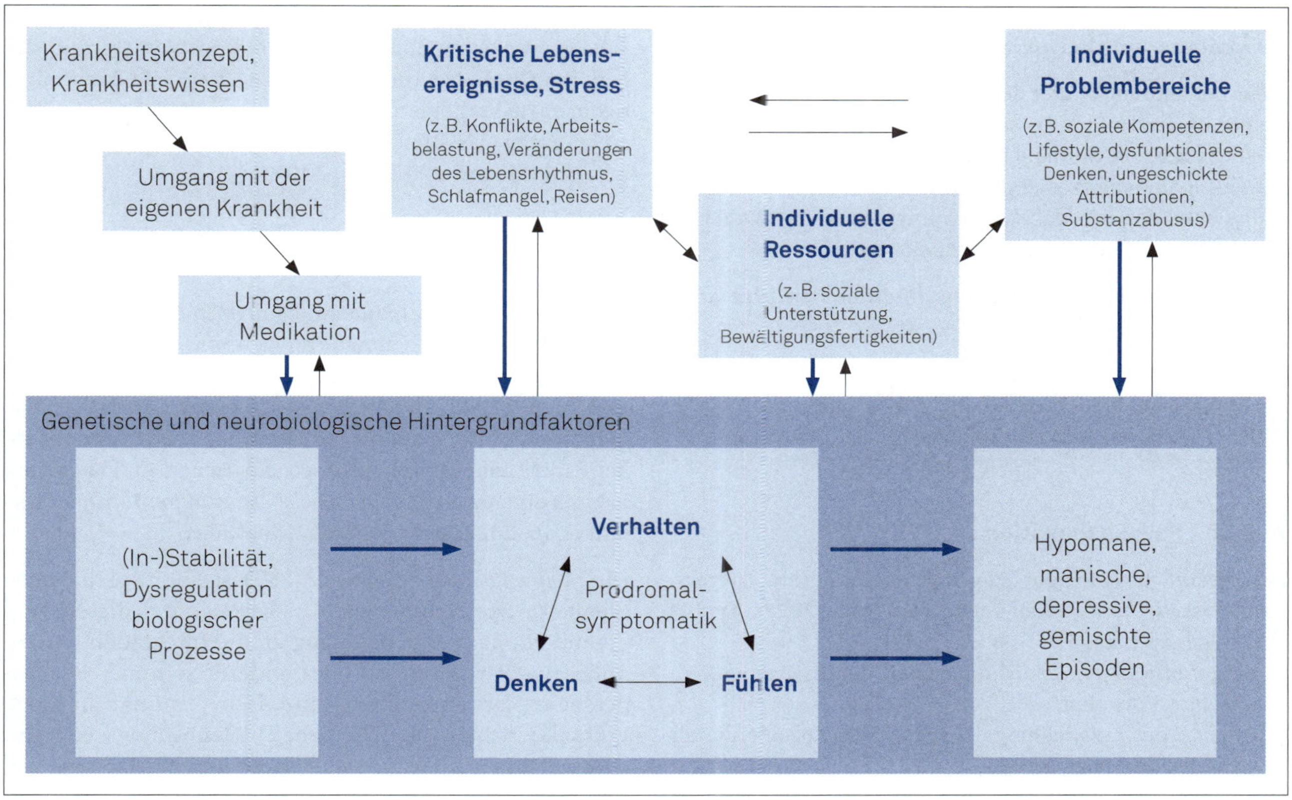

Abbildung 27.3: Störungsmodell mit Einflussfaktoren und Behandlungsansätzen

27.2.5 Psychotherapie

Es lassen sich drei Phasen der Behandlung unterscheiden:

- Ziel der *Akutbehandlung* ist eine Reduktion der Symptome. Diese Phase kann zwischen sechs Wochen und sechs Monaten dauern, und sollte vor allem bei Depressionen auch Psychotherapie umfassen.
- Die sich anschließende *Stabilisierungsphase* umfasst bis zu neun Monate. Hierbei gilt es, den erreichten symptomfreien Zustand zu erhalten und ein Wiederauftreten der Symptome zu verhindern. Hier sollten spätestens entsprechende psychotherapeutische Maßnahmen eingeleitet werden.
- In der *Rezidivprophylaxe* geht es um die Vorbeugung neuer Episoden. Diese Phase kann Jahre, oft lebenslang, andauern und bedeutet typischerweise die Einnahme phasenprophylaktischer Medikamente, doch auch Verhaltens- und Einstellungsänderungen durch Psychotherapie.

Leitlinienempfehlungen zur Psychotherapie (S3-Leitlinie; DGBS & DGPPN, 2020)

Psychotherapie bei *akuten manischen* Episoden

Es gibt bislang kaum empirische Belege, dass Psychotherapie bei der Behandlung einer akuten manischen Episode wirkt. Bei leichten Manien und Hypomanien *kann* jedoch eine Psychotherapie (Kognitive Verhaltenstherapie [KVT], Psychoedukationstherapie [PET], Familienfokussierte Therapie [FFT]) angeboten werden, um positive Effekte auf die Dauer und Intensität der Symptome zu erzielen (Evidenzlage 0).

Psychotherapie bei *akuten depressiven* Episoden

Zur Behandlung akuter depressiver Episoden im Rahmen einer bipolaren Störung *soll* eine Psychotherapie angeboten werden. Die Studienlage ist insbesondere für die KVT vielfältig und überzeugend. Das therapeutische Vorgehen unterscheidet sich dabei nur minimal von der KVT bei (unipolaren) Depressionen (Evidenzlage A).

Psychotherapie zur *Erhaltungstherapie bzw. Rezidivprophylaxe*

Zur rezidivprophylaktischen Behandlung einer bipolaren Störung *sollte* eine Psychotherapie (vor allem KVT, FFT, PET) angeboten werden (Evidenzlage B).

27.2.5.1 Psychoedukation

Ein wesentliches Element jeder Psychotherapie bipolarer Störungen ist *Psychoedukation* (Salkow & Meyer, 2022). Typisch sind folgende Inhalte:

- Symptome hypomaner, manischer, depressiver und gemischter Episoden,
- Analyse der Entwicklung der bisherigen Episoden unterschiedlicher Polarität,
- Besprechen bisheriger Erfahrungen mit dem Gesundheitssystem (z. B. Psychiatrie),
- Verlauf und Prognose bipolar affektiver Störungen,
- Vulnerabilitäts-Stress-Modell (siehe Abbildung 27.3),
- die Rolle von Stress und belastenden Lebensereignissen,
- die Rolle genetisch-biologischer Faktoren (z. B. Risiko für Angehörige),
- die Rolle von Risiko- und protektiven Faktoren (z. B. Substanzabusus, stabiler Arbeitsrhythmus, Freund:innen),
- Warnsymptome/Prodromalsymptome (versus normale Schwankungen in der Stimmung und im Verhalten),
- medikamentöse Behandlungsoptionen (inklusive möglicher Nebenwirkungen und anderer biologischer Behandlungsverfahren),
- Rolle von Selbstmanagement und Selbsthilfe,
- Anleitung zur Selbstbeobachtung (Tagebücher, Smartphone, Apps usw.),
- psychologische Behandlungsoptionen und Ansatzpunkte.

Störungsspezifische und evidenzbasierte Psychoedukationsgruppen (z. B. Colom & Vieta, 2006) in Kliniken können helfen, ein besseres Selbstmanagement einzuleiten und die Betroffenen zu einer weiterführenden Psychotherapie oder Teilnahme in einer Selbsthilfegruppe zu motivieren.

Psychotherapie sollte auf das jeweilige Stadium der Erkrankung Rücksicht nehmen. Während bei jüngeren Betroffenen die Entstehung bzw. das Aufschaukeln zum Rezidiv im Vordergrund steht und damit der Fokus auf Psychoedukation, Alltagsstruktur, Familienarbeit und Kommunikation über die Erkrankung liegt, geht es im mittleren Stadium vor allem um Management von Frühwarnzeichen, Aufrechterhaltung eines stabilen Lebensrhythmus und Rückfallprävention, während in späteren Stadien Aufrechterhaltung und Förderung von Alltagsfertigkeiten und Lebensqualität im Vordergrund stehen, um Chronifizierungen und fortschreitende Beeinträchtigungen zu verhindern. Verschiedene evidenzbasierte Therapieformen existieren, die jedoch gemeinsame Elemente beinhalten (Miklowitz & Scott, 2009).

27.2.5.2 Familienfokussierte Therapie und Kognitive Verhaltenstherapie

Die beiden in Deutschland am häufigsten eingesetzten Psychotherapien bei bipolaren Störungen sind die *Kognitive Verhaltenstherapie* (KVT; Meyer & Hautzinger, 2013; Zwick & Hautzinger, 2022) und die *Familienfokussierte Therapie* (FFT; Miklowitz, 2010; Sondergeld & Stamm, 2022). Insbesondere bei Patient:innen mit neuropsychologischen Auffälligkeiten hat sich ergänzend die *funktionelle Remediationstherapie* (Torrent et al., 2022; siehe Kapitel 21) bewährt.

Die *Familienfokussierte Therapie* (FFT) ist eine an Fertigkeiten orientierte Familientherapie. Das Besondere an diesem Programm ist, dass es von Anfang an die Integration der Familie, der Partner:innen oder anderer zentraler Bezugspersonen vorsieht und sich inzwischen primär an junge Erkrankte richtet. Die FFT sieht 21 Sitzungen vor und umfasst neben einem psychoedukativen Teil ein Training von Kommunikations- und Problemlösefertigkeiten aller Beteiligten. Idealerweise finden die Sitzungen mit zwei Therapeut:innen in der häuslichen Umgebung der Betroffenen mit ihren Angehörigen statt, um die Beteiligung der gesamten Familie zu erlauben und den Transfer in den Alltag zu erleichtern.

Im ersten Behandlungsmodul (Psychoedukation) ist es das Ziel, dysfunktionale Vorstellungen über die Störung abzubauen. Außerdem wird ein Rückfallpräventionsplan anhand der identifizierten Warnsymptome erarbeitet und geklärt, welche Rolle jeder einnehmen kann, wenn sich Warnsignale andeuten. In den folgenden Sitzungen steht das Erlernen kommunikativer Fertigkeiten, wie z.B. das Ausdrücken positiver Gefühle, Feedback geben und aktives Zuhören im Zentrum. Die verbleibenden Sitzungen dienen primär dem Erlernen von Problemlösestrategien in der Familie, um besser mit auftretenden Problemen umgehen zu können.

Die *Kognitive Verhaltenstherapie* (KVT; siehe Kapitel 18) umfasst meist 20 bis 25 Sitzungen, die als Einzel- oder als Gruppentherapie durchgeführt werden können. Die KVT gliedert sich in vier Phasen:

1. Durch die gemeinsame Erarbeitung und Vermittlung eines konsensuellen Wissensstandes, bei dem der Bezug zur individuellen Biografie herausgearbeitet wird, sollen dysfunktionale und irrationale Vorstellungen von der eigenen Erkrankung modifiziert und ein biopsychosoziales Krankheitsverständnis gefördert werden. Dies stellt die Basis für einen verantwortungsbewussten Umgang mit der Erkrankung und für die aktive Mitarbeit in der eigenen Behandlung dar.
2. Das selbstständige Erkennen von Prodromalsymptomen und Auslösern für erneute affektive Phasen, die Differenzierungsfähigkeit zwischen normalen Stimmungsschwankungen und Symptomen, ist entscheidend, um adäquat mit entsprechenden Warnsymptomen umgehen zu können. Mithilfe der bei der Bedingungsanalyse identifizierten Trigger und Warnsymptome werden konkrete Bewältigungsfertigkeiten aufgebaut. Ein therapiebegleitendes Tagebuch dient sowohl der Informationssammlung als auch der Selbstbeobachtung.
3. Der Umgang mit individuellen Kognitionen und Verhaltensweisen, die im Vorfeld oder während affektiver Episoden auftreten, steht im Zentrum der dritten Behandlungsphase. Die Unterbrechung der Gedanken-Gefühle-Verhaltens-Teufelskreise wird als eine Möglichkeit erachtet, ein Aufschaukeln maniformer oder depressiver Symptome zu verhindern. In dieser Phase können verschiedene Techniken zum Einsatz kommen, wobei es sowohl um die Bearbeitung dysfunktionaler Kognitionen als auch um balancierte Alltagsstruktur und Lebensrhythmus gehen kann.
4. Neben dem Erstellen eines Krisen- und Notfallplans geht es in der Schlussphase um die Bearbeitung individueller Probleme und interpersoneller Konflikte, die in der Therapie als relevant identifiziert wurden.

Zusammenfassend sollte bei der Behandlung von Patient:innen mit bipolarer Störung auf die im Kasten dargestellten Inhalte geachtet werden.

Empfohlene Inhalte einer Psychotherapie der bipolaren Störung (DGBS & DGPPN, 2020)

- Psychoedukation,
- Selbstbeobachtung von Stimmungsveränderungen, Ereignissen, Verhalten und Denken,
- Reflexion von Erwartungen und Maßstäben,
- Förderung des Selbstmanagements von Stimmungsschwankungen und Frühwarnzeichen,
- Normalisierung und Stabilisierung von Schlaf-Wach- und sozialem Lebensrhythmus,
- Stressmanagement,
- Aktivitätenmanagement,
- Steigerung der Selbstwirksamkeitsüberzeugung,
- Einbezug der Angehörigen,
- Vorbereitung auf Krisen und Notfälle (Rückfälle).

27.2.6 Pharmakotherapie und sonstige somatische Behandlungsmethoden

Ein wesentliches Element in der Akutbehandlung und Rezidivprophylaxe ist die Pharmakotherapie (siehe Tabelle 27.14). Eine Behandlung mit stimmungsstabilisierenden Medikamenten, wie z.B. Lithium, Quetiapin oder Lamotrigin, zeigt positive Effekte sowohl für die Akutbehandlung als auch für die Langzeittherapie (DGBS & DGPPN, 2020), dennoch muss langfristig mit dem Wiederauftreten von affektiven Episoden gerechnet werden. Lithium hat ein antidepressives, antisuizidales, antimanisches und prophylaktisches Wirkspektrum. Pharmakologische Behandlungsempfehlungen bei bipolaren Störungen schließen daher Lithium immer ein.

Tabelle 27.14: Psychopharmaka bei bipolaren Störungen (Benkert et al., 2016)

Antidepressiva	Sertralin sowie andere SSRI, Bupropion, Venlafaxin
Antimanika	Lithium, Valproinsäure, (atypische) Antipsychotika, Neuroleptika
Antipsychotika	Olanzapin, Quetiapin, Risperidon
Phasenprophylaxe	Lithium, Carbamazepin, Lamotrigin, Valproinsäure

Die Leitlinie (DGBS & DGPPN, 2020) empfiehlt eine depressionsspezifische Pharmakotherapie bei leichten Episoden nur in Ausnahmefällen. Erst ab mittelgradigem Schweregrad einer Depression wird eine Pharmakotherapie als wesentlich eingestuft. Bei schweren Depressionen sollte eine depressionsspezifische Pharmakotherapie erfolgen (Bschor et al., 2022). Das Risiko der Therapie mit Antidepressiva besteht in der Induktion eines manischen Syndroms und muss immer bedacht werden.

Zur Pharmakotherapie der akuten Manie stehen unterschiedliche Substanzen (Neuroleptika mit rasch anschließender Behandlung mit Lithium, Lamotrigin, Carbamazepin oder atypischen Antipsychotika) zur Verfügung. Die verschiedenen Therapieoptionen sind aktuell alle mit dem Empfehlungsgrad B bewertet (Aubel & Assion, 2022).

Eine andere somatische Behandlungsempfehlung, sowohl bei der akuten Depression als auch bei der akuten Manie, ist die Elektrokrampftherapie (EKT). Sie ist vor allem bei Therapieresistenz in Betracht zu ziehen.

Eine optimale Langzeittherapie und Phasenprophylaxe von bipolaren Störungen nutzt einen multimodalen Ansatz aus pharmakologischer („mood stabilizer"), psychotherapeutischer und psychosozialer Therapie (Severus et al., 2022). Lithium ist bei der Langzeitbehandlung das Medikament erster Wahl. Regelmäßige Serumkontrollen und Kontakte mit den Patient:innen sind wesentlich.

27.2.7 Empirische Absicherung

Psychotherapie. Inzwischen sind mehrere Übersichtsarbeiten und Metaanalysen zugänglich, in denen die Studien zur Überprüfung der Wirksamkeit psychotherapeutischer Maßnahmen dargestellt werden und die nahelegen, dass eine die Pharmakotherapie ergänzende Psychotherapie Vorteile für die Betroffenen hat (Hautzinger & Meyer, 2007; Oud et al., 2016). Vergleichende Studien zwischen KVT, FFT und PET liegen bislang nicht vor. Eine Metaanalyse, die 19 Studien mit nicht akut manischen bzw. nicht akut depressiven Patient:innen einschloss, erbrachte, dass KVT im Vergleich zu Kontrollbedingungen (meist psychiatrische Behandlung) eine stärkere Reduktion manischer (Hedges' g = −0.581) und depressiver (Hedges' g = 0.494) Symptome bewirkt, geringere Rückfallraten für den Nachuntersuchungszeitraum aufweisen (Odds Ratio = 0.506) und mit höheren Werten im psychosozialen Funktionsniveau einhergehen (Chiang et al., 2017).

Die bislang längste Katamnese über fünf Jahre legten Colom et al. (2009) vor. Frühere Teilnehmer:innen einer psychoedukativen Gruppentherapie (PET) erlitten im Vergleich zu Betroffenen mit psychiatrischer Regelversorgung deutlich weniger Rückschläge (neue Episoden 2% versus 20%) und verbrachten deutlich weniger Zeit in der Klinik bzw. waren wegen der bipolaren Störung seltener krankgeschrieben (154 versus 587 Tage, $F = 36.49$, $p < .0001$).

Eine neue Netzwerk-Metaanalyse von Miklowitz et al. (2021) schloss 30 randomisierte Studien ein, in denen eine manualisierte Therapie mit einer Kontrollbedingung verglichen wurde. Psychoedukation im Gruppen- oder (Multi-)Familiensetting mit Fertigkeitentraining reduzierte Rezidive signifikant mehr als im Einzelsetting. Verglichen mit einer Standardbehandlung reduzierte KVT depressive Symptome signifikant, und ein ähnlicher Trend wurde für FFT gefunden. Für manische Symptome ergaben sich nur Hinweise, da in die Studien nur selten akut manische Patient:innen eingeschlossen wurden. Miklowitz et al. (2021) identifizierten als therapieübergreifende wirksame Strategien für die erfolgreiche Rezidivprophylaxe: kognitive Restrukturierung, Stabilisierung alltäglicher Routinen und Fertigkeitentraining.

Pharmakotherapie. Die Wirksamkeit der Pharmakotherapien zur Akutbehandlung und zur Langzeittherapie (Rückfallprophylaxe) sind unzureichend empirisch belegt. Es finden sich nur wenige Metaanalysen bzw. kontrollierte Studien mit Bezug zu bipolaren Störungen. Der Medikamenteneffekt bei akuter Manie wird mit einer Standardisierten Mittelwertdifferenz (SMD) von 0.42 (0.36–0.48), bei akuter Depression mit einer SMD von 0.24 (0.17–0.32) und bei Rückfallprophylaxe mit einer SMD von 0.41 (0.27–0.56) berichtet (Huhn et al., 2014).

Literatur

Alloy, L. B., Nusslock, R. & Boland, E. M. (2015). The development and course of bipolar spectrum disorders: An integrated reward and circadian rhythm dysregulation model. *Annual Review of Clinical Psychology, 11,* 213–250. https://doi.org/10.1146/annurev-clinpsy-032814-112902

Altman, E. G., Hedeker, D., Peterson, J. L. & Davis, J. M. (1997). The Altman self rating mania scale. *Biological Psychiatry, 42,* 948–955. https://doi.org/10.1016/S0006-3223(96)00548-3

Angst, J. (2007). The bipolar spectrum. *British Journal of Psychiatry, 190,* 189–191. https://doi.org/10.1192/bjp.bp.106.030957

Angst, J., Sellaro, R., Stassen, H. H. & Gamma, A. (2005). Diagnostic conversion from depression to bipolar disorders: Result of a long-term prospective study from hospital admissions. *Journal of Affective Disorders, 84,* 149–157. https://doi.org/10.1016/S0165-0327(03)00195-2

Aubel, T. & Assion, H. J. (2022). Medikamentöse Behandlung manischer Episoden bei bipolaren Störungen. In H. J. Assion, P. Brieger, M. Hautzinger & M. Bauer (Hrsg.), *Bipolare Störungen. Das Praxisbuch* (2. Aufl., S. 201–233). Stuttgart: Kohlhammer.

Benkert, O., Hautzinger, M. & Graf-Morgenstern, M. (2016). *Psychopharmakologischer Leitfaden für Psychologen und Psychotherapeuten* (3. Aufl.). Heidelberg: Springer.

Bschor, T., Ritter, P. & Bauer, M. (2022). Behandlung depressiver Episoden bei bipolaren Störungen. In H. J. Assion, P. Brieger, M. Hautzinger & M. Bauer (Hrsg.), *Bipolare Störungen. Das Praxisbuch* (2. Aufl., S. 185–200). Stuttgart: Kohlhammer.

Budde, M., Forstner, A. J., Adorjan, K., Schaupp, S. K., Nöthen, M. M. & Schulze, T. G. (2017). Genetische Grundlagen der bipolaren Störung. *Nervenarzt, 88,* 755–759. https://doi.org/10.1007/s00115-017-0336-9

Chiang, K. J., Tsai, J. C., Liu, D., Lin, C. H., Chiu, H. L. & Chou, K. R. (2017). Efficacy of cognitive-behavioral therapy in patients with bipolar disorder: A meta-analysis of randomized controlled trials. *PloS one, 12*(5), e0176849. https://doi.org/10.1371/journal.pone.0176849

Cichon, S. & Rietschel, M. (2007). Die Genetik der bipolaren Störung. *Medizinische Genetik, 19,* 335–341. https://doi.org/10.1007/s11825-007-0044-0

Collegium Internationale Psychiatriae Scalarum (CIPS). (2015). *Internationale Skalen für Psychiatrie* (6., überarb. u. erw. Aufl.). Göttingen: Hogrefe.

Colom, F. & Vieta, E. (2006). *Psychoeducation manual for bipolar disorder*. Cambridge: Cambridge University Press. https://doi.org/10.1017/CBO9780511543685

Colom, F., Vieta, E., Sanchez-Moreno, J., Palomino-Otiniano, R., Reinares, M., Goikolea, J. M. et al. (2009). Group psychoeducation for stabilized bipolar disorder. 5 year outcome of a randomized clinical trial. *British Journal of Psychiatry, 194,* 260–265. https://doi.org/10.1192/bjp.bp.107.040485

Cotovio, G. & Oliveira-Maia, A.J. (2022). Functional neuroanatomy of mania. *Translational Psychiatry, 12*(1), 29. https://doi.org/10.1038/s41398-022-01786-4

Craddock, N. & Sklar, P. (2013). Genetics of bipolar disorder. *Lancet, 381,* 1654–1662. https://doi.org/10.1016/S0140-6736(13)60855-7

Deuschle, M. (2022). Prognose der bipolaren Störungen. In H.J. Assion, P. Brieger, M. Hautzinger & M. Bauer (Hrsg.), *Bipolare Störungen. Das Praxisbuch* (2. Aufl., S. 317–330). Stuttgart: Kohlhammer.

Deutsche Gesellschaft für Bipolare Störungen e.V. (DGBS) & Deutsche Gesellschaft für Psychiatrie und Psychotherapie, Psychosomatik und Nervenheilkunde e.V. (DGPPN). (2020). *S3-Leitlinie: Diagnostik und Therapie bipolarer Störungen* (Register-Nr. 038-019). Verfügbar unter: https://register.awmf.org/de/leitlinien/detail/038-019

Goodwin, F.K. & Jamison, K.R. (2007). *Manic-depressive illness. Bipolar disorders and recurrent depression* (2nd ed.). New York: Oxford University Press.

Goodwin, F.K. & Marneros, A. (2005). *Bipolar disorders: Mixed states, rapid cycling, and atypical forms.* Cambridge: Cambridge University Press.

Grierson, A.B., Hickie, I.B., Naismith, S.L., Hermens, D.F., Scott, E.M. & Scott, J. (2016). Circadian rhythmicity in emerging mood disorders: State or trait marker? *International Journal of Bipolar Disorders, 4*(1), 3. https://doi.org/10.1186/s40345-015-0043-z

Hasler, G., Drevets, W.C., Gould, T.D., Gottesman, I.I. & Manji, H.K. (2006). Toward constructing an endophenotype strategy for bipolar disorders. *Biological Psychiatry, 60,* 93–105. https://doi.org/10.1016/j.biopsych.2005.11.006

Hautzinger, M. & Meyer, T.D. (2002). *Diagnostik affektiver Störungen.* Göttingen: Hogrefe.

Hautzinger, M. & Meyer, T.D. (2007). Psychotherapie bei bipolaren affektiven Störungen – Ein systematischer Überblick kontrollierter Interventionsstudien. *Nervenarzt, 78,* 1248–1260. https://doi.org/10.1007/s00115-007-2306-0

Holtmann, M. (2022). Bipolare Störungen im Kindes- und Jugendalter. In H. Assion, P. Brieger, M. Bauer & M. Hautzinger (Hrsg.), *Bipolare Störungen. Das Praxishandbuch* (2. Aufl., S. 339–349). Stuttgart: Kohlhammer.

Huhn, M., Tardy, M., Spineli, L.M., Kissling, W., Förstl, H., Pitschel-Walz, G. et al. (2014). Efficacy of pharmacotherapy and psychotherapy for adult psychiatric disorders. A systematic overview of meta-analyses. *JAMA Psychiatry, 71,* 706–715. https://doi.org/10.1001/jamapsychiatry.2014.112

Jones, S.H. (2001). Circadian rhythms, multilevel models of emotion and bipolar disorder – An initial step towards integration? *Clinical Psychology Review, 21,* 1193–1209. https://doi.org/10.1016/S0272-7358(01)00111-8

Judd, L.L., Akiskal, H.S., Schettler, P.J., Coryell, W., Maser, J., Rice, J.A. et al. (2003). The comparative clinical phenotype and longterm longitudinal episode course of bipolar I and II. *Journal of Affective Disorders, 49,* 19–32. https://doi.org/10.1016/S0165-0327(02)00324-5

Kempton, M.J., Geddes, J.R., Ettinger, U., Williams, S.C.R. & Grasby, P.M. (2008). Metaanalysis, database, and meta-regression of 98 structural imaging studies in bipolar disorder. *Archives of General Psychiatry, 65,* 1017–1032. https://doi.org/10.1001/archpsyc.65.9.1017

Klöhn-Sagatholislam, F., Domschke, K., Reif, A. & Schulze, T.G. (2022). Genetik bipolarer Störungen. In H. Assion, P. Brieger, M. Bauer & M. Hautzinger (Hrsg.), *Bipolare Störungen. Das Praxishandbuch* (2. Aufl., S. 45–63). Stuttgart: Kohlhammer.

Krüger, S., Bäunig, P. & Shugar, G. (1998). *Manie-Selbstbeurteilungsskala (MSS).* Weinheim: Beltz.

Manji, H.K., Gottesman, I.I. & Gould, T.D. (2003). Signal transduction and genes-to-behaviors pathways in psychiatric diseases. *Science's STKE: Signal Transduction Knowledge Environment, 2003*(207), pe49.

Meyer, T.D., Crist, N., La Rosa, N., Ye, B., Soares, J.C. & Bauer, I.E. (2020). Are existing self-ratings of acute manic symptoms in adults reliable and valid? – A systematic review. *Bipolar Disorders, 22*(6), 558–568. https://doi.org/10.1111/bdi.12906

Meyer, T.D. & Hautzinger, M. (2013). *Bipolare Störungen. Kognitiv-verhaltenstherapeutisches Behandlungsmanual.* Weinheim: Beltz.

Meyer, T.D., Perich, T., Lee, T.M.C & Jones, S.H. (2024). Bipolar Disorders and Related Disorders. In G.M. Reed, P.L.J. Ritchie & A. Maercker (Eds.), *A psychological framework to diagnosis using the ICD-11 as a framework* (pp. 117–136). Washington, D.C.: American Psychological Association Press.

Meyer, T.D., Schrader, J., Ridley, M. & Lex, C. (2014). The Hypomania Checklist – Systematic review of its screening properties for bipolar disorders. *Comprehensive Psychiatry, 55,* 1310–1321. https://doi.org/10.1016/j.comppsych.2014.03.002

Miklowitz, D.J. (2010). *Bipolar disorder: A family-focused treatment approach.* New York: Guilford.

Miklowitz, D.J., Efthimiou, O., Furukawa, T.A., Scott, J., McLaren, R., Geddes, J.R. et al. (2021). Adjunctive psychotherapy for bipolar disorder: A systematic review and component network meta-analysis. *JAMA Psychiatry, 78,* 141–150. https://doi.org/10.1001/jamapsychiatry.2020.2993

Miklowitz, D.J. & Scott, J. (2009). Psychosocial treatments for bipolar disorder: Cost-effectiveness, mediating mechanisms, and future directions. *Bipolar Disorders, 11*(Suppl. 2), 110–122. https://doi.org/10.1111/j.1399-5618.2009.00715.x

Østergaard, S.D., Straszek, S., Petrides, G., Skadhede, S., Jensen, S.O., Munk-Jørgensen, P. et al. (2014). Risk factors for conversion from unipolar psychotic depression to bipolar disorder. *Bipolar Disorders, 16*(2), 180–189. https://doi.org/10.1111/bdi.12152

Oud, M., Mayo-Wilson, E., Braidwood, R., Schulte, P., Jones, S.H., Morriss, R. et al. (2016). Psychological interventions for adults with bipolar disorder: Systematic review and meta-analysis. *British Journal of Psychiatry, 208*(3), 213–222. https://doi.org/10.1192/bjp.bp.114.157123

Salkow, K. & Meyer, T.D. (2022). Psychoedukation bipolarer Störungen. In H. Assion, P. Brieger, M. Bauer & M. Hautzinger (Hrsg.), *Bipolare Störungen. Das Praxishandbuch* (2. Aufl., S. 257–265). Stuttgart: Kohlhammer.

Scott, J., Murray, G., Henry, C., Morken, G., Scott, E., Angst, J., Merikangas, K.R. & Hickie, I.B. (2017). Activation in bipolar disorders: A systematic review. *JAMA Psychiatry, 74*(2), 189–196. https://doi.org/10.1001/jamapsychiatry.2016.3459

Severus, E., Grunze, H., Beier, F. & Bauer, M. (2022). Medikamentöse Langzeittherapie bipolarer Störungen. In H. Assion, P. Brieger, M. Bauer & M. Hautzinger (Hrsg.), *Bipolare Störungen. Das Praxishandbuch* (2. Aufl., S. 234–247). Stuttgart: Kohlhammer.

Sondergeld, L.M. & Stamm, T. (2022). Familienfokussierte Therapie bei bipolaren Störungen. In H. Assion, P. Brieger, M. Bauer & M. Hautzinger (Hrsg.), *Bipolare Störungen. Das Praxishandbuch* (2. Aufl., S. 278–287). Stuttgart: Kohlhammer.

Torrent, C., Sole, B., del Mar Bonin, C. & Martinez-Arán, A. (2022). Funktionelle Remediation bei bipolaren Störungen. In H. Assion, P. Brieger, M. Bauer & M. Hautzinger (Hrsg.), *Bipolare Störungen. Das Praxishandbuch* (2. Aufl., S. 288–298). Stuttgart: Kohlhammer.

Young, A.H. & Juruena, M.F. (2021). *Bipolar disorder: From neuroscience to treatment.* New York: Springer.

Young, R.C., Biggs, J.T., Ziegler, V.E. & Meyer, D.A. (1978). A rating scale for mania. Reliability, validity, and sensitivity. *British Journal of Psychiatry, 133,* 429–435. https://doi.org/10.1192/bjp.133.5.429

Zwick, J. & Hautzinger, M. (2022). Kognitive Verhaltenstherapie bipolarer Störungen. In H. Assion, P. Brieger, M. Bauer & M. Hautzinger (Hrsg.), *Bipolare Störungen. Das Praxishandbuch* (2. Aufl., S. 266–277). Stuttgart: Kohlhammer.

28 Neurotische, Belastungs- und somatoforme Störungen

28.1 Panikstörung und Agoraphobie

André Wannemüller & Claudia Subic-Wrana

Inhaltsübersicht

28.1.1 Klinische Merkmale

Das Kernmerkmal der Panikstörung sind wiederholte, plötzlich und unerwartet auftretende Panikattacken, die sich durch ein schnelles und unkontrollierbares Anfluten eines subjektiven Angstgefühls und einer Vielzahl typischer psychovegetativer Aktivierungs- und Angstsymptome wie Herzklopfen, Schwindel, Erstickungsgefühle oder Schweißausbrüche auszeichnen, mindestens einige Minuten anhalten und für die Betroffenen häufig mit subjektiv erlebter Todesangst einhergehen. Die Erscheinungsform und Dauer der Attacken können von Person zu Person jedoch erheblich variieren. Im Anschluss leben die Betroffenen meist in ständiger Sorge vor dem Auftreten weiterer Panikattacken und entwickeln unterschiedlichste Sicherheits- und Vermeidungsstrategien, um das Auftreten weiterer Panikattacken zu verhindern, z. B. die Vermeidung von körperlichen Aktivitäten oder Belastungen, die gefürchtete Körperempfindungen auslösen (sogenannte interozeptive Vermeidung). Manchmal beginnen die Menschen damit, auch Situationen, in denen Panikattacken aufgetreten sind, zu vermeiden und ihre Umgebung hinsichtlich des Auftretens erneuter Attacken in potenziell sichere und unsichere Orte zu unterteilen, oder sie achten fortan penibel darauf, nicht mehr alleine zu sein, um im Falle einer Panikattacke Hilfe zu erhalten. Dann droht die Entwicklung einer komorbiden Agoraphobie.

Das Kernmerkmal der Agoraphobie besteht in der Angst vor und in Situationen, aus denen im Falle des Auftretens plötzlicher, angstmachender körperlicher Veränderungen und damit verbundenen Kontrollverlusts eine Flucht nur schwer oder gar nicht möglich ist oder als peinlich und unangenehm bewertet wird, wie z. B. plötzlich einen vollen Kinosaal verlassen zu müssen und sich dabei an vielen anderen Besucher:innen vorbeidrängen zu müssen. Manchmal wird auch befürchtet, dass die Konsequenzen eines körperlichen Kontrollverlusts in diesen Situationen für die Betroffenen und andere besonders gravierend wären. So besteht z. B. eine häufige agoraphobische Befürchtung im Zusammenhang mit dem Autofahren darin, im Falle des Auftretens einer Panikattacke das eigene Fahrzeug nicht mehr führen zu können und sich und andere Verkehrsteilnehmer:innen dadurch in Gefahr zu bringen. Außerdem werden oft Situationen gemieden, in denen im Falle des Auftretens gefürchteter körperlicher Veränderungen Hilfe entweder gar nicht oder nicht schnell genug vor Ort wäre. Bezüglich gefürchteter körperlicher Veränderungen wird häufig das Auftreten einer Panikattacke befürchtet, es kann aber auch die Angst, ohnmächtig zu werden, plötzlich eine Durchfallattacke zu bekommen oder verrückt zu werden, im Zentrum der agoraphobischen Befürchtung stehen. Durch ihr umfassendes Vermeidungsverhalten leiden Menschen mit Agoraphobie zumeist stark unter der Einengung ihrer Bewegungsmöglichkeiten, beispielsweise weil sie nichts mehr allein machen können oder ihre Wohnung als einzig „sicheren" Ort nicht mehr verlassen können.

Fallbeispiel: Herr T.

Herr T. ist 38 Jahre alt und verlässt aktuell kaum noch das Haus. Begonnen habe das Problem bei einem Turnwettkampf seines Sohnes vor sechs Jahren, als sich ihm „wie aus heiterem Himmel“ die Brust zuschnürte, sein Herz „wie verrückt“ klopfte und er Schweißausbrüche bekam. „Ich dachte sofort, ich muss aus dieser stickigen Halle raus, sonst kriege ich einen Herzinfarkt.“ Anschließend ließ ihn die Sorge um diesen Vorfall nicht mehr los („Ich konnte mir das einfach nicht erklären“) und er achtete von da an sehr darauf, seinen Körper nicht zu sehr anzustrengen. Dies führte allerdings nicht zum gewünschten Ausbleiben weiterer Panikattacken. Im Gegenteil: Die Angstzustände häuften sich und traten z.B. beim Einkaufen in der Schlange an der Kasse oder beim Essengehen im Restaurant erneut auf. Daraufhin begann Herr T. sich in Situationen sehr unwohl zu fühlen, in denen viele Menschen zugegen waren und die er bei aufkommenden Angstsymptomen nicht sofort verlassen konnte. Er vermied diese, wann immer er konnte. Mit den Jahren weitete sich das Vermeidungsverhalten immer weiter aus und aktuell fühle er sich „eigentlich nur zu Hause noch einigermaßen sicher“. Seinen Job als Lagerlogistiker musste er vor zwei Jahren aufgeben, weil er in den engen und langen Gängen des Lagers immer das Gefühl hatte, seine Kehle schnüre sich zu und er bekäme kaum noch Luft. Jüngst habe seine Frau geäußert, sie könne und wolle, bei allem Verständnis für seine Ängste, die Haushalts- und Lebensführung der Familie nicht mehr vollständig allein stemmen, und drängte Herrn T. dazu, eine ambulante Psychotherapie zu beginnen.

28.1.2 Klassifikation und Diagnostik

In der ICD-10 werden die Panikstörung und die Agoraphobie im Kapitel F4 „Neurotische, Belastungs- und somatoforme Störungen“ klassifiziert. Die Störungskriterien sind im folgenden Kasten dargestellt.

Kriterien für die Panikstörung (F41.0) und Agoraphobie (F40.0) nach ICD-10 (nach Dilling et al., 2016)

Panikstörung

A. Wiederholte Panikattacken, die nicht auf eine spezifische Situation oder ein spezifisches Objekt bezogen sind und oft spontan auftreten (d.h. nicht vorhersehbar). Die Panikattacken sind nicht verbunden mit besonderer Anstrengung, gefährlichen oder lebensbedrohlichen Situationen.
B. Eine Panikattacke hat alle folgenden Charakteristika:
   1. Es ist eine einzelne Episode von intensiver Angst oder Unbehagen.
   2. Sie beginnt abrupt.
   3. Sie erreicht innerhalb weniger Minuten ein Maximum und dauert mindestens einige Minuten.
   4. Mindestens vier der nachfolgend aufgeführten Symptome, davon eins der vier erstgenannten, müssen vorliegen: Palpitationen, Herzklopfen, erhöhte Herzfrequenz; Schweißausbrüche; fein- oder grobschlägiger Tremor; Mundtrockenheit; Atembeschwerden; Beklemmungsgefühl; Thoraxschmerzen oder -missempfindungen; Nausea oder abdominelle Missempfindungen; Gefühl von Schwindel, Unsicherheit, Schwäche oder Benommenheit; Derealisation oder Depersonalisation; Angst vor Kontrollverlust, verrückt zu werden oder „auszuflippen“; Angst zu sterben; Hitzewallungen oder Kälteschauer; Gefühllosigkeit oder Kribbelgefühle.
C. Ausschlussvorbehalt: Die Panikattacken sind nicht Folge einer körperlichen Störung, einer organischen psychischen Störung oder einer anderen psychischen Störung wie Schizophrenie und verwandten Störungen, einer affektiven Störung oder einer somatoformen Störung.

Schweregrad:

F41.00 *Mittelgradige Panikstörung:* Mindestens vier Panikattacken in vier Wochen.

F41.01 *Schwere Panikstörung:* Mindestens vier Panikattacken pro Woche über einen Zeitraum von vier Wochen.

Agoraphobie

A. Deutliche und anhaltende Furcht vor oder Vermeidung von mindestens zwei der folgenden Situationen:
   1. Menschenmengen,
   2. öffentliche Plätze,
   3. allein Reisen,
   4. Reisen mit weiter Entfernung von zu Hause.
B. Seit Auftreten der Störung müssen in den gefürchteten Situationen mindestens zwei Angstsymptome aus der unter (4.) in Kriterium B der Panikstörung aufgeführten Symptomliste wenigstens zu einem Zeitpunkt gemeinsam vorhanden gewesen sein (davon mindestens eines von den vier erstgenannten Symptomen).
C. Deutliche emotionale Belastung durch das Vermeidungsverhalten oder die Angstsymptome; die Betroffenen haben die Einsicht, dass diese übertrieben oder unvernünftig sind.
D. Die Symptome beschränken sich ausschließlich oder vornehmlich auf die gefürchteten Situationen oder Gedanken an sie.
E. Ausschlusskriterium: Die Symptome des Kriteriums A sind nicht bedingt durch Wahn, Halluzinationen oder andere Symptome der Störungsgruppen organische psychische Störungen, Schizophrenie und verwandte Störungen, affektive Störungen oder eine Zwangsstörung oder sind nicht Folge von kulturell akzeptierten Anschauungen.

F40.00 Agoraphobie *ohne* Panikstörung.

F40.01 Agoraphobie *mit* Panikstörung.

Die Panikstörung ist manchmal schwer von anderen Angststörungen und der Posttraumatischen Belastungsstörung abgrenzbar, in deren Rahmen es ebenfalls zur Entwicklung von Panikattacken kommen kann. Der entscheidende Unterschied besteht darin, dass bei allen anderen Störungen die Panikat-

Tabelle 28.1: Bedingungen, die Panikattacken im Rahmen anderer Störungen auslösen können

Störung	Auslösende Bedingungen für Panikattacken
Spezifische Phobie	Spezifischer Ort, Ereignis, Objekt
Soziale Phobie	Soziale Situation, in der eine Bewertung bzw. Beurteilung erwartet wird
Trennungsangststörung	Trennung von wichtigen Bezugspersonen
Posttraumatische Belastungsstörung	Orte, Objekte oder andere Trigger mit Traumabezug

Tabelle 28.2: Differenzialdiagnose Agoraphobie und andere phobische Störungen (nach ICD-10-Störungsdefinitionen)

Diagnose	Abgrenzung zur Agoraphobie
Spezifische Phobie	• Klare situationsbezogene Befürchtungen • Manchmal bestehen auch (Fehl-)Annahmen über die Furchtreaktion, „Angst vor der Angst" ist aber nicht die Haupt- bzw. alleinige Ursache für die Angst (Abgrenzung der Klaustrophobie siehe Tabelle 28.6 in Kapitel 28.2).
Soziale Phobie	• Angst vor negativer sozialer Bewertung und Beurteilung durch andere steht im Vordergrund der Störung. • Soziale Ängste im Rahmen einer Agoraphobie beziehen sich immer auf Elemente der agoraphobischen Reaktion (z. B. von anderen ausgelacht werden, weil man aus einer Situation flüchten muss) und sind nicht die Hauptursache für die situative Angst.

tacken immer durch die Konfrontation mit oder Antizipation von einem gefürchteten Stimulus ausgelöst werden, während sie bei der Panikstörung unerwartet auftreten (siehe Tabelle 28.1).

Die Agoraphobie ist manchmal schwer von anderen phobischen Störungen abzugrenzen (siehe Tabelle 28.2).

Der Hauptunterschied in der Diagnostik einer Panikstörung nach ICD-10 und DSM-5 (APA, 2013) besteht darin, dass in Kriterium B des DSM-5 explizite Forderungen in Bezug auf das Auftreten negativer Reaktionen der Betroffenen im Anschluss an mindestens eine Panikattacke formuliert werden. Diese sollen mindestens einen Monat lang bestehen und sich entweder durch anhaltende Besorgnis oder Sorgen über das Auftreten weiterer Panikattacken oder ihrer Konsequenzen (z. B. „verrückt" zu werden) oder fehlangepasste Verhaltensänderungen zeigen. Letztere können z. B. in der Entwicklung von (Sicherheits-)Strategien oder Vermeidung körperlicher Betätigung zur Verhinderung weiterer Attacken bestehen. Dadurch sind die Kriterien im DSM-5 deutlich enger gefasst als in der ICD-10. Ein weiterer Unterschied zwischen den beiden Diagnosesystemen betrifft die Diagnose der Agoraphobie. Sie kann nämlich im DSM-5 vollständig getrennt von einer Panikstörung diagnostiziert werden und verliert damit den nachgeordneten Status einer häufigen „Komplikation" der Panikstörung. In der ICD-11 soll dem zukünftig ebenfalls Rechnung getragen werden und es werden unabhängige Diagnosen von Panikstörung und Agoraphobie möglich sein. Außerdem werden auch die im DSM-5 explizierten Sorgen und dysfunktionalen Panik-Vermeidungsstrategien Eingang in die Kriterien finden.

Zur Feststellung der Diagnose sind diagnostische Interviews der Goldstandard (siehe Kapitel 8). Die Diagnosestellung kann durch die Verwendung der in Tabelle 28.3 genannten spezifischen Fragebogeninstrumente ergänzt werden, mit denen die Intensität der Angstproblematik, Interpretationsverzerrungen und begleitende dysfunktionale Kognitionen erfasst werden können. Eine sorgfältige zusätzliche organische Differenzialdiagnostik ist bei der Panikstörung noch wichtiger als bei anderen Angststörungen, da die typischen Symptome auch von körperlichen Erkrankungen (z. B. Asthma, Herz-Kreislauf- und Schilddrüsenerkrankungen) verursacht werden können.

28.1.3 Epidemiologie

In den letzten 30 Jahren wurden in Europa und den USA große epidemiologische Untersuchungen zur Panikstörung und Agoraphobie durchgeführt (z. B. Alonso & Lépine, 2007; Bourdon et al., 1992; Goodwin et al., 2005; Kessler et al., 2012; Wittchen et al., 1998), deren Ergebnisse zusammengefasst in Tabelle 28.4 dargestellt werden.

28.1.4 Störungsmodell

Im Folgenden werden neben gängigen Störungsmodellen auch Risikofaktoren für die Entwicklung von Panikstörung und Agoraphobie beschrieben. Genau wie bei den meisten anderen Angststörungen wird die Entwicklung einer Panikstörung wahrscheinlich durch generelle Risikofaktoren für die Entwicklung von Angststörungen wie Angstsensitivität

Tabelle 28.3: Fragebogen zur erweiterten Diagnostik der Panikstörung und Agoraphobie

Störung	Instrument	Beschreibung
Panikstörung	Body Sensation Interpretation Questionnaire (BSIQ; Clark et al., 1997)	Der BSIQ besteht aus vier Unterskalen und 27 mehrdeutigen Beschreibungen von panikbezogenen Körperempfindungen (z.B. „Sie bemerken, dass Ihr Herz schnell klopft und pocht"), generellen Körperempfindungen, sozialen Ereignissen und generellen Ereignissen. Proband:innen sollen jeweils aus drei Interpretationen (zwei neutralen und einer negativen) auswählen, warum die Empfindung bzw. das Ereignis auftritt.
Agoraphobie	Mobility Inventory (MI; Chambless et al., 1985)	Das MI (dt. Bezeichnung: Mobilitätsinventar) besteht aus insgesamt 27 Items, die das Ausmaß agoraphobischen Vermeidungsverhaltens (Orte/Plätze, Fahrzeuge, Situationen) erfassen; Einschätzung einmal mit und einmal ohne Begleitung.
	Agoraphobic Cognition Questionnaire (ACQ; Chambless et al., 1984)	Der ACQ (dt. Bezeichnung: Fragebogen zu Angstbezogenen Kognitionen) erfasst mit 14 Items die Häufigkeit agoraphobischer Kognitionen in Furcht- und Angstmomenten.
	Body Sensations Questionnaire (BSQ; Chambless et al., 1984)	Der BSQ (dt. Bezeichnung: Fragebogen zur Angst vor körperlichen Symptomen) erfasst mit 17 Items die Angst vor körperlichen Furchtsymptomen („Angst vor der Angst").

Tabelle 28.4: Epidemiologische Angaben für Panikstörung und Agoraphobie

Lebenszeitprävalenz	Panikstörung: 1.6–5.2 % Agoraphobie: ca. 2.5–4 %
12-Monats-Prävalenz	Panikstörung: ca. 2 % (Bandelow et al., 2021) Agoraphobie: ca. 2–4 % (Bandelow et al., 2021)
Geschlechterverhältnis	Panikstörung und Agoraphobie: Frauen sind im Vergleich zu Männern etwa doppelt so häufig betroffen (Jacobi et al., 2015).
Ersterkrankungsalter	Panikstörung: • Meist im jungen Erwachsenenalter mit Mitte 20. • Bei Männern gibt es außerdem einen zweiten Gipfel des Erstauftretens zu Beginn der zweiten Lebenshälfte (jenseits des vierzigsten Lebensjahrs). • Im Gegensatz zu anderen Angststörungen tritt die Panikstörung praktisch nie vorpubertär auf (Federer et al., 2000), wahrscheinlich, weil Kinder aufgrund ihrer kognitiven Entwicklung noch nicht dazu neigen oder in der Lage sind, internale und katastrophisierende (Fehl-)Attributionen körperlicher Symptome vorzunehmen (Nelles & Barlow, 1988). • Auch im postpubertären Jugendalter ist die Panikstörung noch vergleichsweise selten (Essau et al., 2000). Agoraphobie: • Tritt oft etwas später oder gleichzeitig mit der Panikstörung auf.
Komorbidität	Panikstörung: • Panikstörung kommt unter allen Angststörungen am häufigsten mit affektiven Störungen gemeinsam vor. • Komorbiditätsangaben für depressive Störungen variieren zwischen 50 % und 73.3 % (Kessler et al., 2006; Wittchen et al., 1991). • Weitere häufige Komorbiditäten der Panikstörung sind: – andere Angststörungen (66 %), – Alkoholabusus (50 %), – Medikamentenabusus (28.6 %). • Nur ca. 14 % der Patient:innen mit Panikstörung haben keine Komorbidität (Wittchen et al., 1991). Agoraphobie: • Häufig mit anderen phobischen und Angststörungen vergesellschaftet.

(z.B. Hayward et al., 2000; Federer et al., 2000) und Verhaltenshemmung (engl. „Behavioral Inhibition") gefördert (Rosenbaum et al., 2000; Sandstrom et al., 2020). Spezifische Risikofaktoren konnten bislang hingegen nur wenige identifiziert werden (siehe Tabelle 28.5).

Tabelle 28.5: Risikofaktoren für die Entwicklung einer Panikstörung

Genetische, biologische und biologisch beeinflusste Risikofaktoren	Genetische und epigenetische Faktoren: • Bisher wurden nur zwei Kandidatengenvarianten (*COMT* rs4680; *TMEM132D* rs7370927) identifiziert, die einen signifikanten Zusammenhang zur Panikstörung aufwiesen (Howe et al., 2016). • Gemäß aktuellen Übersichtsarbeiten (Kim & Kim, 2018; Morimoto et al., 2020) existieren zwar einige wenige Gene und epigenetische Muster, die einen starken Zusammenhang mit Panikstörungen aufweisen, es konnte bislang aber noch kein spezifisches Gen oder epigenetisches Muster identifiziert werden, das die Ätiologie der Panikstörung erklären kann. Neurobiologische Faktoren: • Älterer Befund deutet auf Alterationen im serotonergen System, (Hypersensitivität von 5-HT2C- und Hyposensitivität von 5-HT1A-Rezeptoren) hin (Broocks et al., 2000). • Neuroanatomisch zeigt sich eine gesteigerte Sensitivität im Angstnetzwerk, bestehend aus Nucleus centralis der Amygdala, Hippocampus, Thalamus, Hypothalamus und periaquäduktalem Grau (Gorman et al., 2000).
Familiäre Faktoren	Ängstliche Modelle: • Evtl. vermitteln ängstliche Eltern dysfunktionale Interpretationsstile und einen angstvollen Umgang mit körperlichen Symptomen (z. B. Barrett et al., 1996).
Weitere Risikofaktoren	Krankheitserfahrungen in der Kindheit: • Evtl. fördern Krankheitserfahrungen in der Kindheit die Neigung, körperliche Symptome als bedrohlich zu interpretieren (Craske et al., 2001). Kognitive Verzerrungen („cognitive biases“): • Ein Risikofaktor ist auch die angeborene oder im Rahmen der Störung erworbene Neigung, körperliche Reize als bedrohlich zu interpretieren („interpretation bias“) sowie • eine selektive Aufmerksamkeit auf bedrohliche Reize („attention bias“; z. B. Woud et al., 2014). Trennungsangst: • In einer Längsschnittstudie war Trennungsangst in der Kindheit ein spezifischer Risikofaktor für das Auftreten einer Panikstörung im jungen Erwachsenenalter (Schneider et al., 2001), aber ein Zusammenhang konnte nicht konsistent nachgewiesen werden (Aschenbrand et al., 2003). Weibliches Geschlecht

Für die Agoraphobie liegen nur sehr wenige Befunde in Bezug auf mögliche Risikofaktoren vor, wahrscheinlich weil sie bislang meist als Komplikation der Panikstörung und nicht als eigene Störung wahrgenommen wurde. Neben dem weiblichen Geschlecht scheint aber der Schweregrad der ersten Panikattacke agoraphobisches Verhalten zu fördern (Wilson & Hayward, 2005).

28.1.4.1 Kognitiv-verhaltenstherapeutische Modelle

Psychophysiologisch-kognitive Modelle der Panikstörung

Psychophysiologisch-kognitive Modelle der Panikstörung betonen die zentrale Bedeutung von positiven Rückkopplungsprozessen zwischen körperlichen Symptomen, deren Assoziation mit Gefahr und daraus resultierenden Angstreaktionen (Ehlers & Margraf, 1989). Dabei wird angenommen, dass die Wahrnehmung einer körperlichen (z. B. Schwitzen, Unruhegefühl) oder kognitiven (z. B. Gedankenrasen, Unkonzentriertheit) Veränderung, die oftmals ganz harmlose Ursachen haben, wie z. B. situative Stressreaktionen oder die körperliche Reaktion auf eine situative Veränderung (z. B. bei Betreten eines hitzigen oder stickigen Raums), von den Betroffenen gefahrvoll interpretiert wird („Ich werde verrückt“, „Ich bekomme einen Herzinfarkt“) und diese Interpretation dann zu einer Angst- bzw. Panikreaktion führt. Die Angst wirkt dann auf alle zuvor durchlaufenen Prozesse zurück. Sie intensiviert bereits vorhandene körperliche Reaktionen und produziert neue körperliche Veränderungen, die dann von den Betroffenen erneut wahrgenommen werden und oft sogar als noch bedrohlicher interpretiert werden. Es entsteht noch mehr Angst und die beschriebenen Prozesse schaukeln sich weiter auf. Im Gegensatz zu den geschilderten positiven Rückkopplungsprozessen verlaufen negative Rückkopplungsprozesse, wie z. B. Habituations- oder Ermüdungsprozesse, die zu einem Abflauen der Panik führen, deutlich langsamer und können das initiale Aufschaukeln der Panikreaktion meist nicht verhindern. Ein anderer Weg, die Panikreaktion zu beenden, besteht für die Betroffenen oft in der Anwendung von Bewältigungs- und Vermeidungsstrategien, wie z. B. an die frische Luft zu gehen oder sich bei anderen rückzuversichern, dass die Symptome bald abnehmen oder gleich vorbeigehen werden. Langfristig ist die Anwendung solcher Strategien aus zweierlei Gründen sehr ungünstig. Wenn sie nicht sofort funktionieren, verstärkt sich die momentane Angst. Wenn sie zu einer Linderung der Panik führen, werden sie zukünftig immer häufiger gezeigt und verhindern, dass die Personen Erfahrungen im Umgang mit ihrer Angst machen können, die zu einer Veränderung der gefahrenassoziierten Bewertung körperlicher Veränderungen führt (siehe Abbildung 28.1).

Neben den geschilderten momentanen internen (z. B. aktueller Stress) und externen (z. B. Hitze im Raum) Prozessen wird die Auslösung und Aufrechterhaltung der Panik auch durch in-

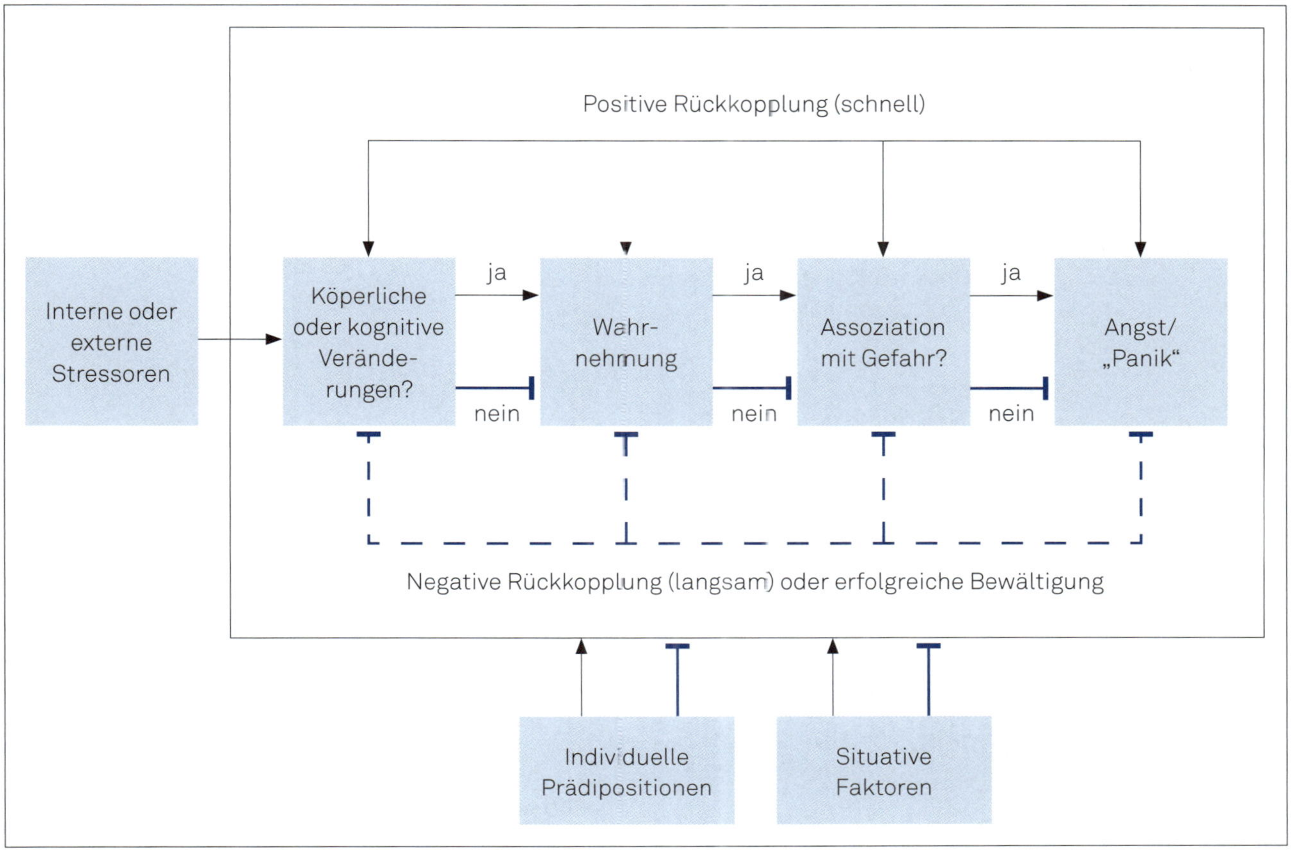

Abbildung 28.1: Psychophysiologisches Modell der Panikstörung (modifiziert nach Ehlers & Margraf, 1989)

dividuelle Prädispositionen und eher überdauernde situative Einflüsse, wie z.B. die aktuelle Lebenssituation, beeinflusst.

Moderne Lerntheorie der Panikstörung

Die moderne Lerntheorie der Panikstörung (Bouton et al., 2001) geht davon aus, dass sich die Panikstörung durch assoziative Lernprozesse (Klassische Konditionierung) entwickelt und nicht primär die geschilderten Rückkopplungsprozesse kausal dafür verantwortlich sind. Danach ist das Erleben einer initialen Panikattacke ein aversives und angstauslösendes Ereignis, das mit physiologischen (z.B. dem erlebten Pulsfrequenzanstieg) und kognitiven (z.B. Gedanken an drohenden Kontrollverlust) Komponenten verknüpft wird, sodass die Wahrnehmung dieser Prozesse zukünftig zu Auslösereizen für erneute Panikattacken werden. Besonders gefährdet für die Entwicklung einer Panikstörung sind demnach Menschen, die die erste Panikattacke als besonders bedrohlich und aversiv erleben und darauf mit starker Angst und Sorge reagieren.

Zwei-Faktoren-Theorie

Genau wie für andere phobische Störungen kann auch für die Entwicklung der Agoraphobie die Zwei-Faktoren-Theorie herangezogen werden (Mowrer, 1960; siehe Kapitel 2). Demnach wird die Panikreaktion mit der Situation oder Reizkonstellation verknüpft, in der sie ursprünglich auftrat (Klassische Konditionierung). Zukünftige Begegnungen mit der Situation oder Reizkonstellation lösen dann die Panikreaktion wieder aus und die Betroffenen beginnen, Begegnungen mit der Situation zu vermeiden. Durch die negative Verstärkerwirkung der Vermeidung steigt ihre zukünftige Auftretenswahrscheinlichkeit an (operante Konditionierung). Das aktualisiert das Problem und hält die Störung aufrecht, weil fortan keine neuen, furchtkorrigierenden Erfahrungen mehr mit dem gefürchteten Reiz gemacht werden können.

28.1.4.2 Psychodynamisches Modell der Panikstörung

Die psychodynamischen Verfahren verorten Situationen, die Angstsymptome auslösen, im innerpsychischen Erleben: Innerseelische Konflikte oder schwer in Einklang zu bringende Emotionen können nicht mehr miteinander vereinbart werden und gefährden die psychische Funktionsfähigkeit; diese wird durch die Symptombildung in einem eingeschränkten Maße wiederhergestellt. Diese Grundannahme gilt auch für das psychodynamische Modell der Panikstörung. Hier wird das Krankheitsmodell der Panikfokussierten Psychodynamischen Psychotherapie (PFPP; Milrod et al., 1997; dt.: Subic-Wrana et al., 2012) dargestellt, weil für die PFPP empirische Wirkungsnachweise vorliegen. Das Modell greift zudem auf zahlreiche Quellen aus der klinisch-psychodynamischen Literatur zurück – es bildet damit einen „common ground" psy-

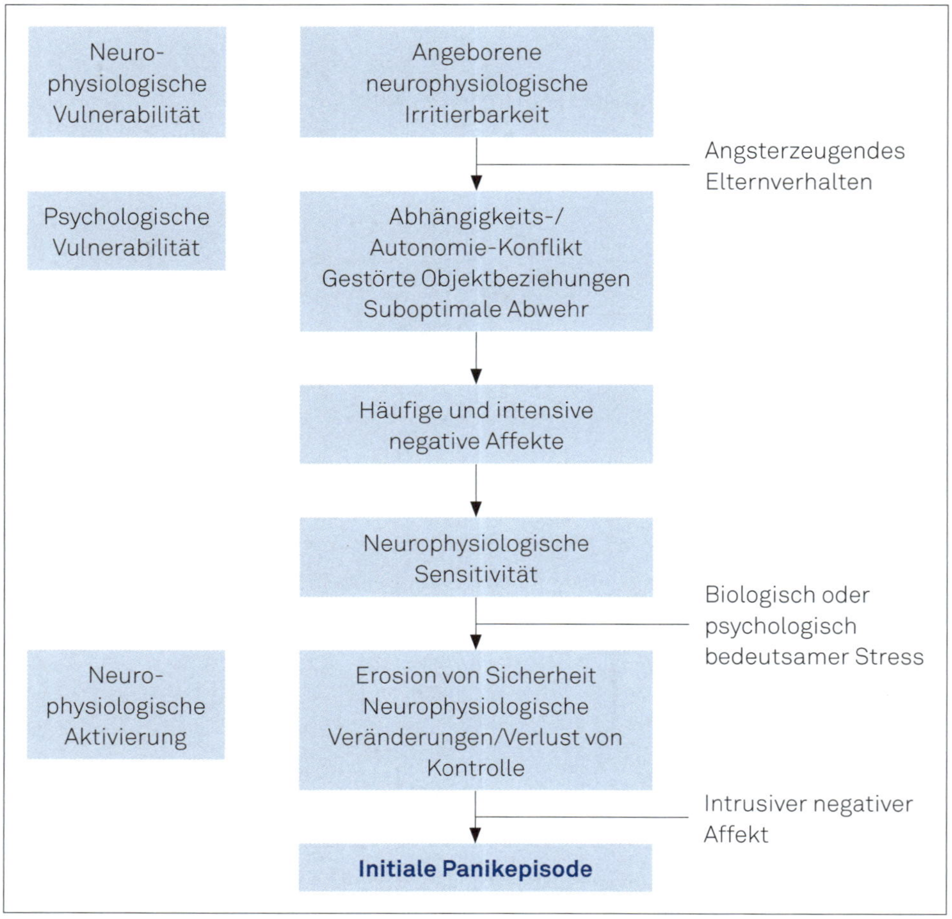

Abbildung 28.2: Psychodynamisches Modell der Panikstörung nach Shear et al. (1993)

chodynamisch-klinischer Annahmen über die Entstehung und Aufrechterhaltung einer Panikstörung ab (siehe Abbildung 28.2).

Die psychodynamische Psychotherapie geht davon aus, dass es für uns alle lebenslang begleitende innere Konfliktthemen gibt, deren maladaptive Lösung innere Angst auslöst und die die psychische Flexibilität einschränkende psychische Abwehrvorgänge auslöst. Ein zentraler Konflikt kreist um das Thema Individuation versus Abhängigkeit, da die Abhängigkeit von den primären Bezugspersonen unsere ersten Lebensjahre bestimmt und die Verinnerlichung der Reaktion dieser Bezugspersonen auf unsere Verselbstständigungswünsche (z.B. Trotzphase; Sauberkeitserziehung) unseren bewussten und unbewussten Umgang mit diesem Konfliktthema nachhaltig prägt. Bei für eine Panikerkrankung anfälligen Individuen führen psychische und physiologische Faktoren zu erhöhter Ängstlichkeit; sie erleben sich deshalb stark auf ihre Bezugspersonen angewiesen. Verselbstständigungswünsche werden der Vorstellung geopfert, das Leben ohne Hilfe der Bezugspersonen nicht bewältigen zu können. Wut oder Ärger ihnen gegenüber können deshalb nicht toleriert werden und müssen aus dem bewussten Erleben gedrängt werden. Die Verdrängung kostet psychische Kraft und erzeugt ein fragiles innerseelisches Gleichgewicht, das unter Belastung erodiert. Kann in einer solchen Belastungssituation ein heftiger negativer Affekt gegen eine Person, von der das Individuum sich abhängig fühlt, nicht mehr aus dem Bewusstsein geschoben werden, löst die gleichzeitig entstehende Angst vor dem Zerbrechen der Abhängigkeitsbeziehung eine massive Angstreaktion aus, die eine Panikattacke auslöst. Das Erleben der todesnahen Bedrohung im Panikanfall zieht die volle Aufmerksamkeit der betroffenen Person auf sich und löscht die Erinnerung an das Ärgererleben aus, die Panikattacke wird zu einem „wie aus heiterem Himmel" aufgetauchten Ereignis, dessen Wiederkehr gefürchtet wird. Zugleich wird das Erleben der Abhängigkeit von wichtigen anderen Personen erhöht, da das nun einsetzende Vermeidungsverhalten die Lebensbewältigung einengt.

28.1.4.3 Systemisches Modell der Panikstörung und der Agoraphobie

Die verhaltenstherapeutische Sicht auf Panikstörungen und Agoraphobie ist bereits zirkulär-systemisch geprägt (siehe Kapitel 28.1.4.1). Für das systemische Verständnis besonders wichtig ist die Einbindung des Symptoms in den Beziehungskontext: Panik- und agoraphobische Symptome führen oftmals dazu, dass Beziehungspartner:innen zur Bewältigung von Symptomen immer wichtiger werden und dann eine immer größere Abhängigkeit von diesen entsteht. Das wiederum kann in Zusammenhang mit Beziehungsproblemen stehen, und es kann ambivalente, nicht bewältigbare Gefühle diesen Beziehungspartner:innen gegenüber verstärken (siehe auch Kapitel 28.1.4.2). Auf interaktioneller Ebene lässt sich diese Symptomatik als ein „Lösungsversuch" in einem eskalierenden Dilemma zwischen dem Bedarf nach Autonomie und dem nach Bezogensein gegenüber dem:der Partner:in oder anderen wichtigen Bezugspersonen verstehen (Häuser & Eher, 2000; Lieb, 2014). Therapeutisch wichtig ist die Analyse kürzlich zurückliegender Panikattacken und deren Kontexte; ansonsten kann die gesamte Palette systemischer Interventionen genutzt werden (siehe Kapitel 20).

28.1.5 Psychotherapie

Der Kasten gibt die Empfehlungen der S3-Leitlinie „Behandlung von Angststörungen" (Bandelow et al., 2021) wieder.

Empfehlung der S3-Leitlinie zur Behandlung von Angststörungen (Bandelow et al., 2021)

In der S3-Leitlinie wird empfohlen, dass Patient:innen mit Panikstörung/Agoraphobie eine Psychotherapie oder Pharmakotherapie (siehe Kapitel 28.1.6) angeboten werden soll und die Präferenz der informierten Patient:innen dabei berücksichtigt werden soll. Die Psychotherapie soll in Form einer Kognitiven Verhaltenstherapie (KVT) angeboten werden. Wenn sich die KVT nicht als wirksam erwiesen hat, nicht verfügbar ist oder wenn diesbezüglich eine Präferenz des:der informierten Patient:in besteht, sollte als psychotherapeutische Alternativbehandlung eine psychodynamische Psychotherapie angeboten werden.

Wenn eine monotherapeutische Behandlung (Psychotherapie oder Pharmakotherapie) nicht erfolgreich war, kann entweder das bislang nicht eingesetzte Verfahren oder eine Kombinationstherapie aus Psychotherapie und Pharmakotherapie angeboten werden.

28.1.5.1 Kognitive Verhaltenstherapie

Moderne kognitiv-verhaltenstherapeutische Programme zur Behandlung der Panikstörung mit Agoraphobie (z.B. Schneider & Margraf, 1998; Zwick & Hautzinger, 2017) enthalten zumeist die folgenden fünf Elemente: Psychoedukation, Kognitive Intervention, Interozeptive Exposition, In-vivo-Expositionsübungen und Rückfallprophylaxe, die im Folgenden einzeln vorgestellt werden.

Psychoedukation und Informationsvermittlung

Neben der bei der Behandlung von Angststörung immer üblichen Aufklärung über die Bedeutung und Funktion von Angst und Furcht und ihrer kognitiven, emotionalen und Verhaltensbestandteile sollte in dieser initialen Behandlungsphase insbesondere darauf Wert gelegt werden, den Patient:innen ein plausibles Erklärungsmodell für die Entstehung ihrer Panikattacken zu liefern. Hierzu ist die Erarbeitung eines Teufelskreises sehr geeignet, der im Prinzip die oben im Rahmen der psychophysiologisch-kognitiven Modelle beschriebenen Bestandteile, heruntergebrochen auf subjektive Erlebensbestandteile der Patient:innen, enthält. Bei der Erarbeitung bietet sich die Anwendung der Strategie des „geleiteten Entdeckens" an, bei der die Therapeut:innen, ausgehend von der ersten Wahrnehmung körperlicher Symptome der Patient:innen, daraus folgende katastrophisierende Interpretationen, daraus folgende Angst und sich durch die Angst entwickelnde körperliche Veränderungen mit den Patient:innen erarbeiten (siehe Abbildung 28.3).

Kognitive Interventionsphase

In dieser Phase der Therapie geht es um die Modifikation von Fehlinterpretationen in Bezug auf wahrnehmbare körperliche Symptome (z.B. „Mein Herzrasen zeigt mir, dass ich gleich einen Herzinfarkt bekomme"). Dazu sammeln die Therapeut:innen mit den Patient:innen zunächst alle bedrohlichen Gedanken und Interpretationen, die bei den Patient:innen in Reaktion auf die Wahrnehmung körperlicher Veränderungen entstehen, und bewerten sie auf einer Überzeugungsskala (0 bis 100). Anschließend werden sehr gründlich alle Argumente, Fakten und Beweise gesammelt, die für jede einzelne der zuvor identifizierten Interpretation sprechen (z.B. „Mein Opa hatte auch solche Herzprobleme und er ist später an einem Herzinfarkt gestorben"). Danach wird der Prozess wiederholt, allerdings sammeln Therapeut:innen und Patient:innen diesmal Argumente, Fakten und Beweise, die gegen die jeweilige Interpretation sprechen (z.B. „Bisher ist es noch nie zu einem Herzinfarkt gekommen", „Laut meiner Kardiologin bin ich herzgesund"). Ist dieser Prozess abgeschlossen, motivieren die Therapeut:innen die Patient:innen dazu, alternative Erklärungen und Interpretationen ihrer körperlichen Wahrnehmungen zu entwickeln, in denen auch die Gegenargumente Berücksichtigung finden (z.B. „Mein Herzrasen kann viele Gründe haben, es gibt keinen Grund anzunehmen, dass es etwas Schlimmes sein muss"). Anschließend sollten dann nochmals Daten und Fakten gesammelt werden, die für die Alternativerklärung sprechen und erneut die Überzeugung für die Fehlinterpretation und die Alternativerklärung eingeschätzt werden (siehe Kasten).

Mögliche Schritte zur Korrektur panikrelevanter Fehlinterpretationen (nach Margraf & Schneider, 2013)

1. Identifikation der einzelnen Fehlinterpretationen
2. Einschätzung des Grads an Überzeugung für die Fehlinterpretation (z.B. mittels Überzeugungsratings)
3. Sammlung aller Daten (Argumente, Fakten, Überzeugungen, Beobachtungen), die für die Fehlinterpretation sprechen
4. Sammlung aller Daten (Argumente, Fakten, Überzeugungen, Beobachtungen), die gegen die Fehlinterpretation sprechen
5. Erarbeitung von alternativen Erklärungen, die Gegenargumente berücksichtigen

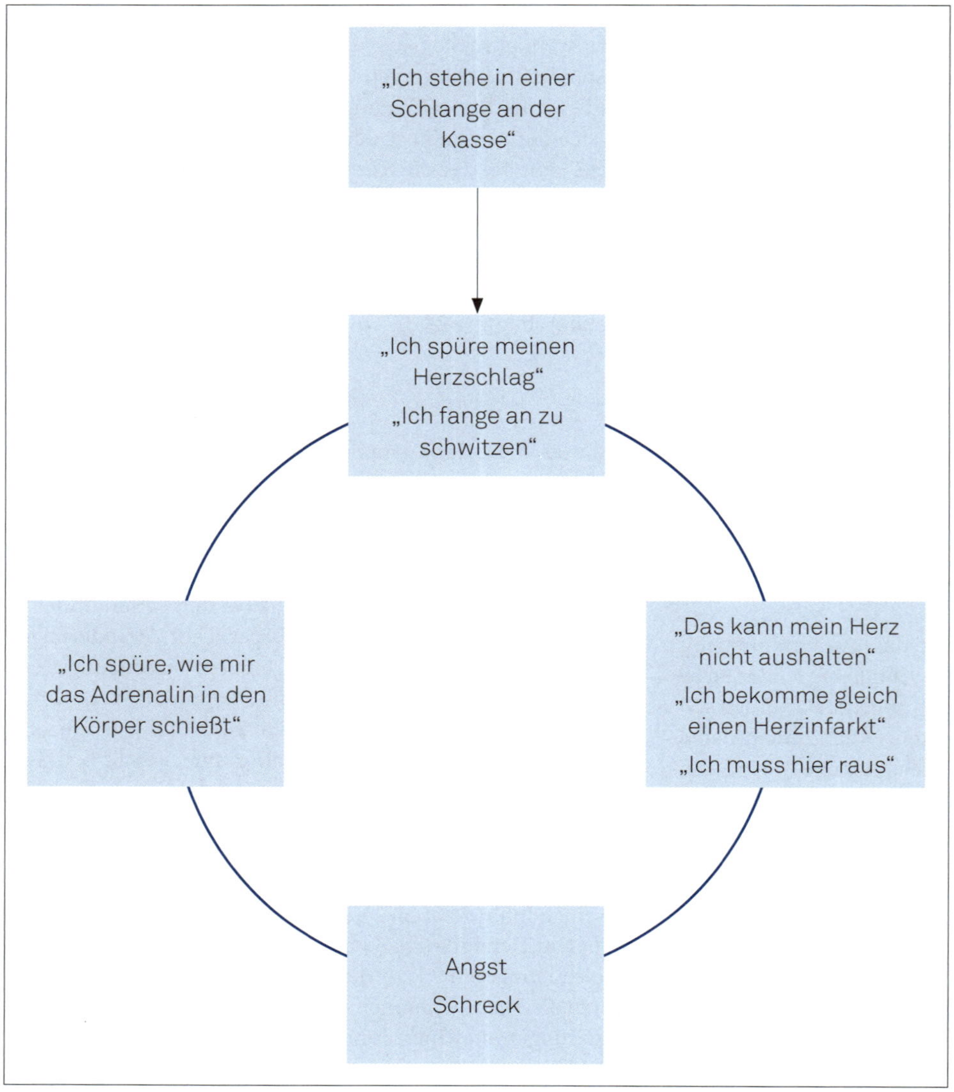

Abbildung 28.3: Teufelskreismodell der Panikstörung

6. Sammlung von Daten (Argumente, Fakten, Überzeugungen, Beobachtungen), die für alternative Erklärung sprechen
7. Erneutes Überzeugungsrating für die Fehlinterpretation
8. Überzeugungsrating für die Alternativerklärung

Interozeptive Expositionsübungen

Interozeptive Expositionsübungen haben einerseits das Ziel, dass die Patient:innen durch gezielte Konfrontation mit internalen Reizen eine Gewöhnung an gefürchtete körperliche Symptome erfahren, andererseits entspricht ihr Rational auch dem eines Verhaltensexperiments, denn die Patient:innen sollen während dieser Übungen auch die Korrektheit ihrer Erwartungen überprüfen, die sie mit dem Erleben gefürchteter körperlicher Wahrnehmungen verbinden (z.B. die Annahme „Schwindel führt zu einem Ohnmachtsanfall“). Somit können sie auch als Teil der kognitiven Therapie und als Prüfung ihrer Fehlinterpretation körperlicher Zustände verstanden werden. Vor dem Hintergrund der mit den Übungen einhergehenden körperlichen und psychischen Belastungen ist wichtig, dass die Therapeut:innen sich die Zeit nehmen, ihren Patient:innen das Rational für die Übungsdurchführung gut zu erklären.

Es haben sich verschiedene Übungen zur Auslösung häufig gefürchteter körperlicher Zustände als nützlich erwiesen. So kann z.B. Schwindel evoziert werden, indem sich die Patient:innen auf einen Drehstuhl setzen und sich einige Sekunden lang drehen. Herzklopfen oder -rasen kann durch unterschiedliche Belastungsübungen, wie z.B. Treppensteigen oder auf der Stelle laufen hervorgerufen werden. Ein Gefühl der Kurzatmigkeit oder Atemnot lässt sich durch das Atmen durch einen Strohhalm herstellen. Selbst Derealisationsphänomene können provoziert werden, z.B. indem die Patient:innen lange in eine helle Lichtquelle schauen und dann einen kleingeschriebenen Text lesen sollen. Eine oft eingesetzte Übung zur Provokation gefürchteter Symptome ist außerdem der Hyperventilationstest, denn einerseits ist Hyperventilation ein häufiger Bestandteil von Panikattacken, andererseits ruft sie eine Vielzahl bereits beschriebener körperlicher Veränderungen wie Herzklopfen oder Kurzatmigkeit hervor.

Während und im Anschluss an die jeweiligen Übungen ist wichtig, dass die Patient:innen die Intensität der jeweils provozierten körperlichen Veränderung (z. B. Schwindel) und die Angst einschätzen und die Therapeut:innen mit ihnen Gemeinsamkeiten und Unterschiede im Vergleich zu realen Panikattacken herausarbeiten. Die häufigste Erfahrung für die Patient:innen dabei ist, dass sie trotz sehr intensiver körperlicher Zustände keine Panikattacke erleben. Dafür machen sie häufig die Verfügbarkeit einer Erklärung für die körperlichen Empfindungen verantwortlich („Die Kurzatmigkeit hat mir weniger Angst gemacht als sonst, ich wusste ja, dass ich vorher durch einen Strohhalm geatmet habe"). Diese Beobachtung können die Therapeut:innen beispielsweise sehr gut dafür verwenden, mit den Patient:innen herauszuarbeiten, dass nicht die körperlichen Empfindungen an sich bedrohlich sind, sondern verfügbare Interpretationen darüber entscheiden, ob sie als bedrohlich oder ungefährlich erlebt werden.

In-vivo-Expositionsübungen

Expositionsübungen in vivo dienen vor allem der Behandlung der Agoraphobie. Sollten vor der Behandlung noch Angstanfälle vorliegen – viele Betroffene können durch die agoraphobische Vermeidung das Auftreten von Panikattacken oft weitgehend in Schach halten – ist es ratsam, diese zunächst mit den oben beschriebenen Interventionen zu behandeln. Im Rahmen der In-vivo-Übungen sollte, das Einverständnis der Patient:innen vorausgesetzt, mit der am stärksten gefürchteten Situation (Flooding; siehe Kapitel 18) begonnen werden, da von dieser Strategie schnellere Erfolge zu erwarten sind und es sich daher in der Gesamtschau für die Patient:innen um das schonendere Verfahren handelt. Das Hauptziel der Übungen besteht, wie typischerweise bei der Behandlung von phobischen Störungen, darin, eine Reduktion der Angst in der Situation zu erleben und das Vermeidungsverhalten aufzugeben. Die Patient:innen sollen folglich lernen, dass sie die angstauslösende Situation wieder aufsuchen können, ohne dass gefürchtete Katastrophen (Panik, Ohnmacht etc.) eintreten. Die Vorbereitung der In-vivo-Übungen kann ähnlich durchgeführt werden wie in Kapitel 28.2 zur Spezifischen Phobie dargestellt. Bei der Planung der Übungen müssen unbedingt dysfunktionale Bewältigungs- und Sicherheitsstrategien besprochen und bei der Durchführung abgestellt werden (z. B. sich gedanklich aus der Situation „rausbeamen", Mobiltelefon oder Beruhigungsmittel mitführen etc.). Außerdem sollten die Therapeut:innen mit den Patient:innen vor Durchführung der Übung unbedingt ihre Rolle als „Sicherheitsanker" besprechen und ggf. darauf reagieren, indem die Übungen so konzeptualisiert werden, dass die Patient:innen auch ausreichend Zeit allein in der Situation verbringen. Eine spezifische Herausforderung bei der In-vivo-Exposition mit Agoraphobiker:innen besteht darin, dass die Patient:innen aus den Übungen bestenfalls nicht nur mitnehmen sollten, dass die jeweilige Expositionssituation (z. B. in einer Schlange an der Supermarktkasse stehen) fortan als „sicher" in Bezug auf das zu erwartende Auftreten befürchteter Negativereignisse (Panik; peinliche, unkontrollierte Flucht etc.) eingeschätzt wird, die „Angst vor der Angst" aber grundsätzlich bestehen bleibt. Dieses Risiko kann z. B. dadurch reduziert werden, dass die Therapeut:innen bei der Nachbesprechung sehr gründlich auf die während der Übung erlebten Angst- und Furchtsymptome eingehen und diese gemeinsam mit den Patient:innen vor dem Hintergrund ihrer Erwartungen, z. B. in Bezug auf deren Unkontrollierbarkeit oder anschließende Katastrophen (z. B. vor Angst ohnmächtig werden), einordnen. Dadurch kann oftmals sukzessive auch die Angst vor körperlichen Furchtsymptomen reduziert werden.

Rückfallprophylaxe

Die Phase der Rückfallprophylaxe im Anschluss an die Phase der von Therapeut:innen begleiteten Expositionsphase dient der Aufrechterhaltung der erzielten Behandlungserfolge, dem Umgang mit potenziellen Rückfällen (z. B., indem erneut aufkommende Angst eher als weitere Chance für Übungen denn als Katastrophe gesehen wird) und der Fortführung von Expositionsübungen, die von den Patient:innen in dieser Phase selbstgeplant und ohne therapeutische Begleitung durchgeführt werden sollen. Um Rückfallrisiken zu minimieren ist es wichtig, dass die Therapeut:innen in dieser Phase die Erfahrungen der Patient:innen in den Expositionsübungen fortwährend mit den initialen gefahrvollen Interpretationen körperlicher Empfindungen abgleichen, sodass sich neue, nicht bedrohungsassoziierte Interpretationen weiter verfestigen können. Außerdem sollten die Therapeut:innen durch die Planung von gezielten und von den Patient:innen allein durchzuführenden In-vivo-Expositionsübungen darauf achten, dass bei Therapieende bestenfalls keine agoraphobischen Ängste mehr bestehen, da diese als rückfallfördernd identifiziert wurden (Fava et al., 2001).

28.1.5.2 Psychodynamische Therapie

Die PFPP ist als Kurzzeittherapie mit 24 Behandlungseinheiten konzipiert. Zur Herstellung einer belastbaren therapeutischen Allianz sollen pro Woche zwei Behandlungsstunden stattfinden. Bei Vorliegen einer Komorbidität, wie z. B. einer depressiven Störung, kann die Behandlungszeit verlängert werden. Das Vorgehen in der PFPP folgt den Grundsätzen psychodynamischer Behandlungstechnik: Ausrichtung der Patient:innen auf ihr inneres Erleben, Beachtung der therapeutischen Beziehung und Fokussierung auf das Therapieende als behandlungsimmanente Aktivierung des Konflikts zwischen Individuation und Abhängigkeit. Es gibt eine bedeutsame Abweichung von der Standardtechnik: Zu Beginn jeder Behandlungsstunde fragt der:die Therapeut:in aktiv nach, ob seit der letzten Behandlungsstunde eine Panikattacke aufgetreten ist. Wird dies bejaht, rückt die Exploration der Panikattacke in den Fokus: In welcher Situation ist die Panikattacke aufgetreten, welche Gefühle, Gedanken und Fantasien sind ihr vorangegangen und haben sie begleitet? Dieses Vorgehen wird durch die Hypothese geleitet, dass die Spuren der krankheitserzeugenden und -aufrechterhaltenden Manifestationen des maladaptiv gelösten Individuations-Abhängigkeits-Konflikts im Erleben des aktuellen Panikanfalls verborgen sind und durch das Zerdehnen des um die Attacke gruppierten Erlebens bewusst gemacht werden können. Können die Patient:innen sich dem bisher abgewehrten Konflikterleben innerlich zuwenden, vermindert sich das Gefühl des Hilflos-Ausgeliefertseins. Dies eröffnet neue Handlungsoptionen (Bin ich wirklich so abhängig, wie ich gedacht habe, oder kann ich Widerspruch wagen?) und steigert die Selbstwirksamkeit. Das Symptom wird zur Konfliktabwehr nicht mehr gebraucht und tritt seltener auf (siehe Kasten).

Die drei Behandlungsphasen der PFPP (nach Milrod et al., 1997; Subic-Wrana et al., 2012)

Behandlung der akuten Panik: Stunde 1 bis 8
- Aktive Exploration der mit Paniksymptomen verbundenen Gedanken und Gefühle
- Herausarbeiten der um die Abhängigkeit von übermächtig erlebten anderen zentrierten Kernkonflikte
- Erwartete Wirkung: Verminderung der Häufigkeit der Panikattacken

Behandlung der Panikvulnerabilität: Stunde 9 bis 16
- Bearbeitung von Beziehungskonflikten in der Übertragung, um prägende Beziehungserfahrungen und davon bestimmte Erlebens- und Verhaltenstendenzen bewusst zu machen
- Erwartete Wirkung: Stärkung der Fähigkeit, negative Gefühle zuzulassen, auszuhalten und zu äußern

Beendigung der Behandlung: Stunde 17 bis 25
- Kürze der Behandlung aktiviert die für Panikpatient:innen typischen Trennungsprobleme in der Beziehung zu dem:der Therapeut:in
- Durcharbeiten von damit verbundenem Ärger und Angst: Stärkung der Fähigkeit, mit Trennung und Unabhängigkeit umzugehen

28.1.6 Pharmakotherapie

Der Kasten gibt die Empfehlungen der S3-Leitlinie „Behandlung von Angststörungen" (Bandelow et al., 2021) zur Pharmakotherapie wieder.

Empfehlung der S3-Leitlinie zur Pharmakotherapie (Bandelow et al.; 2021)

Nach der S3-Leitlinie soll Patient:innen mit Panikstörung/Agoraphobie eine Pharmakotherapie nach allgemeinen medizinischen Standards mit den SSRIs Citalopram, Escitalopram, Paroxetin oder Sertralin oder dem SNRI Venlafaxin angeboten werden. Sollte die Anwendung dieser Präparate nicht wirksam oder verträglich sein, sollte das trizyklische Antidepressivum Clomipramin angeboten werden.

Wird eine Pharmakotherapie durchgeführt, sollten die Patient:innen auf den in der Regel verzögerten Wirkeintritt der Medikamente (≥2 Wochen) und die jeweiligen Nebenwirkungsprofile hingewiesen werden. Die Einnahme von Benzodiazepinen wie Midazolam oder Lorazepam sollte Menschen mit Panikstörung/Agoraphobie aufgrund ihrer Nebenwirkungen und des hohen Abhängigkeitsrisikos grundsätzlich nicht empfohlen werden, obwohl sie sich als wirksam zur Verhinderung von Panikattacken erwiesen haben (z. B. Bakker et al., 2005).

28.1.7 Empirische Absicherung

Kognitive Verhaltenstherapie. Die Wirksamkeit von kognitiv-verhaltenstherapeutischen Behandlungsansätzen auf die Primärsymptomatik der Panikstörung und Agoraphobie ist sehr gut belegt (z. B. Cuijpers et al., 2016; Papola et al., 2022; Pompoli et al., 2016; Ruhmland & Margraf, 2001). Es gibt Hinweise darauf, dass In-vivo-Exposition wahrscheinlich die wirksamste Behandlungsmethode für agoraphobische Ängste ist, während kognitive Therapieelemente wahrscheinlich insbesondere bei der Behandlung der Panikstörung positive Effekte zeitigen (Ruhmland & Margraf, 2001). Es ist bislang aber nicht eindeutig geklärt, welche der in Kapitel 28.1.5.1 vorgestellten Behandlungskomponenten hauptsächlich für die Wirksamkeit der Programme verantwortlich ist.

Psychodynamische Therapie. Die PFPP ist nachweislich wirksam. Allerdings sind die Befunde von RCTs, die PFPP mit KVT verglichen, nicht eindeutig. Zum Teil war KVT in Bezug auf die Reduktion von Paniksymptomen noch etwas wirksamer (Beutel et al., 2013; Milrod et al., 2016). Eine neue Metaanalyse belegt, dass KVT oder psychodynamische Kurzzeittherapie bei der Behandlung der Panikstörung mit und ohne Agoraphobie die psychotherapeutischen Ansätze der ersten Wahl sind (Papola et al., 2022).

Pharmakotherapie. Die Ergebnisse einer aktuellen Metaanalyse (Chawla et al., 2022) von 87 Studien und 12 getesteten Psychopharmaka zeigt, dass SSRIs, SNRIs, tryzklische Antidepressiva, MAO-Hemmer und Benzodiazepine mit höheren Remissionsraten verbunden sind als Placebobehandlungen. Des Weiteren legen die Befunde nahe, dass insbesondere von SSRIs hohe Remissionsraten bei gleichzeitig vergleichbar geringem Risiko für unerwünschte Ereignisse und Nebenwirkungen zu erwarten sind. Die günstigsten Wirkprofile wiesen hier Sertralin und Escitalopram auf. Die Autoren der Studie weisen jedoch darauf hin, dass viele der eingeschlossenen Studien nur von mäßiger oder geringer Qualität waren und Inkonsistenzen und Ungenauigkeit in den berichteten Ergebnissen aufwiesen. In Bezug auf eine Kombinationsbehandlung mit Psychotherapie und Pharmakotherapie liegt für die Kombination von KVT mit SSRIs und dem trizyklischen Antidepressivum Imipramin Evidenz für die Wirksamkeit vor (Bandelow et al., 2021).

Literatur

Alonso, J. & Lépine, J.P. (2007). Overview of key data from the European Study of the Epidemiology of Mental Disorders (ESEMeD). *Journal of Clinical Psychiatry, 68*(Suppl. 2), 3–9.

American Psychiatric Association (APA). (2013). *Diagnostic and statistical manual of mental disorders: DSM*-5. Washington: American Psychiatric Association. https://doi.org/10.1176/appi.books.9780890425596

Aschenbrand, S.G., Kendall, P.C., Webb, A., Safford, S.M. & Flannery-Schröder, E. (2003). Is childhood separation anxiety disorder a predictor of adult panic disorder and agoraphobia? A seven-year longitudinal study. *Journal of the American Academy of Child and Adolescent Psychiatry, 42*(12), 1478–1485. https://doi.org/10.1097/00004583-200312000-00015

Bakker, A., Van Balkom, A.J. & Stein, D.J. (2005). Evidence-based pharmacotherapy of panic disorder. *International Journal of Neuropsychopharmacology, 8*(3), 473–482. https://doi.org/10.1017/S1461145705005201

Bandelow, B., Aden, I., Alpers, G.W., Benecke, A., Benecke, C., Deckert, J. et al (2021). *S3-Leitlinie Behandlung von Angststörungen* (Version 2.0). Verfügbar unter: https://register.awmf.org/de/leitlinien/detail/051-028

Barrett, P.M., Rapee, R.M., Dadds, M.M. & Ryan, S.M. (1996). Family enhancement of cognitive style in anxious and aggressive children. *Journal of Abnormal Child Psychology, 24*(2), 187–203.

Beutel, M.E., Scheurich, V., Knebel, A., Michal, M., Wiltink, J., Graf-Morgenstern, M. et al. (2013). Implementing panic-focused psychodynamic psychotherapy into clinical practice. *The Canadian Journal of Psychiatry, 58*(6), 326–334.

Bourdon, K.H., Rae, D.S., Locke, B.Z., Narrow, W.E. & Regier, D.A. (1992). Estimating the prevalence of mental disorders in US adults from the Epidemiologic Catchment Area Survey. *Public Health Reports, 107*(6), 663.

Bouton, M.E., Mineka, S. & Barlow, D.H. (2001). A modern learning theory perspective on the etiology of panic disorder. *Psychological Review, 108*, 4–32. https://doi.org/10.1037/0033-295X.108.1.4

Broocks, A., Bandelow, B., George, A., Jestrabeck, C., Opitz, M., Bartmann, U. et al. (2000). Increased psychological responses and divergent neuroendocrine responses to m-CPP and ipsapirone in patients with panic disorder. *International Clinical Psychopharmacology, 15*(3), 153–161. https://doi.org/10.1097/00004850-200015030-00004

Chambless, D.L., Caputo, G.C., Bright, P. & Gallagher, R. (1984). Assessment of fear of fear in agoraphobics: The body sensations questionnaire and the agoraphobic cognitions questionnaire. *Journal of Consulting and Clinical Psychology, 52*(6), 1090–1097. https://doi.org/10.1037/0022-006X.52.6.1090

Chambless, D.L., Caputo, G.C., Jasin, S.E., Gracely, E.J. & Williams, C. (1985). The mobility inventory for agoraphobia. *Behaviour Research and Therapy, 23*(1), 35–44. https://doi.org/10.1016/0005-7967(85)90140-8

Chawla, N., Anothaisintawee, T., Charoenrungrueangchai, K., Thaipisuttikul, P., McKay, G.J., Attia, J. et al. (2022). Drug treatment for panic disorder with or without agoraphobia: Systematic review and network meta-analysis of randomised controlled trials. *BMJ, 376*, e066084. https://doi.org/10.1136/bmj-2021-066084

Clark, D.A., Salkovskis, P.M., Breitholtz, E., Westling, B.E., Öst, L.-G., Koehler, K.A. et al. (1997). Misinterpretation of body sensations in panic disorder. *Journal of Consulting and Clinical Psychology, 65*, 203–213. https://doi.org/10.1037/0022-006X.65.2.203

Craske, M.G., Poulton, R., Tsao, J.C.I. & Plotkin, D. (2001). Paths to panic disorder/agoraphobia: An exploratory analysis from age 3 to 21 in an unselected birth cohort. *Journal of the American Academy of Child and Adolescent Psychiatry, 40*, 556–563. https://doi.org/10.1097/00004583-200105000-00015

Cuijpers, P., Cristea, I.A., Karyotaki, E., Reijnders, M. & Huibers, M.J.H. (2016). How effective are cognitive behavior therapies for major depression and anxiety disorders? A meta-analytic update of the evidence. *World Psychiatry, 15*(3), 245–258. https://doi.org/10.1002/wps.20346

Dilling, H., Mombour, W., Schmidt, M.H. & Schulte-Markwort, E. (2016). *Internationale Klassifikation psychischer Störungen. ICD-10 Kapitel V (F). Diagnostische Kriterien für Forschung und Praxis* (6. Aufl.). Bern: Hogrefe.

Ehlers, A. & Margraf, J. (1989). The psychophysiological model of panic attacks. In P.M.G. Emmelkamp, W.T.A.M. Everaerd, F. Kraaimaat & M.J.M. van Son (Eds.), *Fresh perspectives on anxiety disorders* (pp. 1–29). Amsterdam: Swets Zeitlinger.

Essau, C.A., Conradt, J. & Petermann, F. (2000). Frequency, comorbidity, and psychosocial impairment of anxiety disorders in German adolescents. *Journal of Anxiety Disorders, 14*, 263–279. https://doi.org/10.1016/S0887-6185(99)00039-0

Fava, G.A., Rafanelli, C., Grandi, S., Conti, S., Ruini, C., Mangelli, L. & Belluardo, P. (2001). Long-term outcome of panic disorder with agoraphobia treated by exposure. *Psychological Medicine, 31*(5), 891–898. https://doi.org/10.1017/S0033291701003592

Federer, M., Margraf, J. & Schneider, S. (2000). Leiden schon Achtjährige? *Zeitschrift für Kinder-und Jugendpsychiatrie und Psychotherapie, 28*(3), 205–214. https://doi.org/10.1024//1422-4917.28.3.205

Goodwin, R D., Faravelli, C., Rosi, S., Cosci, F., Truglia, E., de Graaf, R. et al. (2005). The epidemiology of panic disorder and agoraphobia in Europe. *European Neuropsychopharmacology, 15*(4), 435–443. https://doi.org/10.1016/j.euroneuro.2005.04.006

Gorman, J.M., Kent, J.M., Sullivan, G.M. & Coplan, J.D. (2000). Neuroanatomical hypothesis of panic disorder, revised. *American Journal of Psychiatry, 157*(4), 493–505. https://doi.org/10.1176/appi.ajp.157.4.493

Häuser, W. & Eher, R. (2000). Systemische Therapie bei Angststörungen. *PiD - Psychotherapie im Dialog, 1*(3), 45–50. https://doi.org/10.1055/s-2000-16733

Hayward, C., Killen, J.D., Kraemer, H.C. & Taylor, C.B. (2000). Predictors of panic attacks in adolescents. *Journal of the American Academy of Child & Adolescent Psychiatry, 39*(2), 207–214. https://doi.org/10.1097/00004583-200002000-00021

Howe, A.S., Buttenschøn, H.N., Bani-Fatemi, A., Maron, E., Otowa, T., Erhardt, A. et al. (2016). Candidate genes in panic disorder: Meta-analyses of 23 common variants in major anxiogenic pathways. *Molecular Psychiatry, 21*(5), 665–679. https://doi.org/10.1038/mp.2015.138

Jacobi, F., Höfler, M., Strehle, J., Mack, S., Gerschler, A., Scholl, L. et al. (2015). Twelve-months prevalence of mental disorders in the German Health Interview and Examination Survey for Adults–Mental Health Module (DEGS1-MH): A methodological addendum and correction. *International Journal of Methods in Psychiatric Research, 24*(4), 305–313. https://doi.org/10.1002/mpr.1479

Kessler, R.C., Adler, L., Barkley, R., Biederman, J., Conners, C.K., Demler, O. et al. (2006). The prevalence and correlates of adult ADHD in the United States: Results from the National Comorbidity Survey Replication. *American Journal of Psychiatry, 163*(4), 716–723. https://doi.org/10.1176/ajp.2006.163.4.716

Kessler, R.C., Petukhova, M., Sampson, N.A., Zaslavsky, A.M. & Wittchen, H.-U. (2012). Twelve-month and lifetime prevalence and lifetime morbid risk of anxiety and mood disorders in the United States. *International Journal of Methods in Psychiatric Research, 21*(3), 169–184. https://doi.org/10.1002/mpr.1359

Kim, E.J. & Kim, Y.K. (2018). Panic disorders: The role of genetics and epigenetics. *AIMS Genetics, 5*(03), 177–190. https://doi.org/10.3934/genet.2018.3.177

Lieb, H. (2014). *Störungsspezifische Systemtherapie. Konzepte und Behandlung*. Heidelberg: Carl Auer.

Margraf, J. & Schneider, S. (2013). *Panik: Angstanfälle und ihre Behandlung*. Berlin: Springer.

Milrod, B.L., Busch, F.N., Cooper, A.M. & Shapiro, T. (1997). *Manual of panic-focused psychodynamic psychotherapy*. Washington: American Psychiatric Press.

Milrod, B., Chambless, D.L., Gallop, R., Busch, F.N., Schwalberg, M., McCarthy, K.S. et al. (2016). Psychotherapies for panic disorder: A tale of two sites. *The Journal of Clinical Psychiatry, 77*(7), 16277. https://doi.org/10.4088/JCP.14m09507

Morimoto, Y., Ono, S., Kurotaki, N., Imamura, A. & Ozawa, H. (2020). Genetic and epigenetic analyses of panic disorder in the post-GWAS era. *Journal of Neural Transmission, 127,* 1517–1526. https://doi.org/10.1007/s00702-020-02205-y

Mowrer O. (1960). Two-factor learning theory: Versions one and two. In O.H. Mowrer (Ed.), *Learning theory and behavior* (pp. 63–91). Hoboken: John Wiley & Sons.

Nelles, W.B. & Barlow, D.H. (1988). Do children panic? *Clinical Psychology Review, 8*(4), 359–372. https://doi.org/10.1016/0272-7358(88)90064-5

Papola, D., Ostuzzi, G., Tedeschi, F., Gastaldon, C., Purgato, M., Del Giovane, C. et al. (2022). Comparative efficacy and acceptability of psychotherapies for panic disorder with or without agoraphobia: Systematic review and network meta-analysis of randomised controlled trials. *The British Journal of Psychiatry, 221*(3), 507–519. https://doi.org/10.2139/ssrn.3831156

Pompoli, A., Furukawa, T.A., Imai, H., Tajika, A., Efthimiou, O. & Salanti, G. (2016). Psychological therapies for panic disorder with or without agoraphobia in adults: A network meta-analysis. *Cochrane Database of Systematic Reviews, 4*(4), CD011004. https://doi.org/10.1002/14651858.CD011004.pub2

Rosenbaum, J.F., Biederman, J., Hirshfeld-Becker, D.R., Kagan, J., Snidman, N., Friedman, D. et al. (2000). A controlled study of behavioral inhibition in children of parents with panic disorder and depression. *American Journal of Psychiatry, 157*(12), 2002–2010. https://doi.org/10.1176/appi.ajp.157.12.2002

Ruhmland, M. & Margraf, J. (2001). Effektivität psychologischer Therapien von Panik und Agoraphobie: Meta-Analysen auf Störungsebene. *Verhaltenstherapie, 11*(1), 41–53. https://doi.org/10.1159/000050323

Schneider, S. & Margraf, J. (1998). Kognitive Verhaltenstherapie bei Angstanfällen und Agoraphobien. In M. Hautzinger (Hrsg.), *Kognitive Verhaltenstherapie bei psychischen Störungen* (2. Aufl., S. 83–131). Weinheim: Psychologie Verlags Union.

Schneider, S., Nundel, B., Walter, B., Leiberg, S. & Ertle, A. (2001). Risk factors for panic disorders: Results of a prospective longitudinal study. In N. Merker, P. Gopfert & W. Kirch (Hrsg.), *Public Health Research on Practice: Report of the Public Health Research Association Saxony* (pp. 127–149). Regensburg: Roderer.

Sandstrom, A., Uher, R. & Pavlova, B. (2020). Prospective association between childhood behavioral inhibition and anxiety: A meta-analysis. *Research on Child and Adolescent Psychopathology, 48,* 57–66. https://doi.org/10.1007/s10802-019-00588-5

Shear, M.K., Cooper, A.M., Klerman, G.L., Busch, F.N. & Shapiro, T. (1993). A psychodynamic model of panic disorder. *American Journal of Psychiatry, 150,* 859–866. https://doi.org/10.1176/ajp.150.6.859

Subic-Wrana, C., Milrod, B. & Beutel, M.E. (2012). *Panikfokussierte Psychodynamische Psychotherapie.* Göttingen: Hogrefe.

Wilson, K.A. & Hayward, C. (2005). A prospective evaluation of agoraphobia and depression symptoms following panic attacks in a community sample of adolescents. *Journal of Anxiety Disorders, 19*(1), 87–103. https://doi.org/10.1016/j.janxdis.2003.11.001

Wittchen, H.-U., Essau, C.A. & Krieg, J.C. (1991). Anxiety disorders: Similarities and differences of comorbidity in treated and untreated groups. *The British Journal of Psychiatry, 159*(S12), 23–33. https://doi.org/10.1192/S0007125000296219

Wittchen, H.-U., Nelson, C.B. & Lachner, G. (1998). Prevalence of mental disorders and psychosocial impairments in adolescents and young adults. *Psychological Medicine, 28*(1), 109–126. https://doi.org/10.1017/S0033291797005928

Woud, M.L., Zhang, X.C., Becker, E.S., McNally, R.J. & Margraf, J. (2014). Don't panic: Interpretation bias is predictive of new onsets of panic disorder. *Journal of Anxiety Disorders, 28*(1), 83–87. https://doi.org/10.1016/j.janxdis.2013.11.008

Zwick, J. & Hautzinger, M. (2017). *Panik und Agoraphobie: Kognitiv-verhaltenstherapeutisches Manual.* Weinheim: Beltz.

28.2 Spezifische Phobie

André Wannemüller

Inhaltsübersicht

28.2.1 Klinische Merkmale

Das Kernmerkmal der Spezifischen Phobie besteht in einer starken Furcht vor spezifischen Orten (z. B. Brücken), Situationen (z. B. dem Fliegen), Objekten (z. B. Luftballons), Tieren (z. B. Spinnen) oder Ereignissen (z. B. sich übergeben müssen). Die phobischen Reize werden in der Regel konsequent vermieden.

Die Furcht, die bei der Antizipation oder Annäherung an den phobischen Stimulus ausgelöst wird, zeigt sich für gewöhnlich durch typischerweise vom sympathischen Nervensystem initiierte Erregungsprozesse wie Herzrasen, Schwitzen, Unruhe oder Muskelzittern und kann das Ausmaß einer situationsgebundenen Panikattacke annehmen. Einzige Ausnahme bildet hier der Typ der Blut-Spritzen-Verletzungsphobien, bei dem bei ca. 75 % aller Betroffenen auf die anfängliche Aktivierungsreaktion eine vasovagale (Gegen-)Reaktion erfolgt. Im Rahmen dieser biphasischen Reaktion kommt es nach der anfänglichen Aktivierung bei der anschließenden vasovagalen Reaktion zu einer plötzlichen Pulsfrequenzabnahme und einem Blutdruckabfall, aus dem Ohnmachtssymptome (Schwindel, Blickfeldverengung, Kaltschweißigkeit) bis hin zu einer vollständigen Ohnmacht resultieren können.

Die angstauslösenden Befürchtungen und situativen Erwartungen variieren dabei stark in Abhängigkeit vom gefürchteten Stimulus, enthalten aber zumeist entweder konkrete situative Gefahrenerwartungen (z. B. „Der Hund wird mich beißen“, „Das Flugzeug wird abstürzen“) oder dysfunktionale Annahmen in Bezug auf die eigene körperliche Reaktion in der Situation: Häufig wird befürchtet, dass sich die Furcht bei anhaltendem Kontakt mit dem phobischen Reiz bis in einen gesundheitsschädlichen Bereich steigert oder es zu unkontrollierten und gefährlichen körperlichen Reaktionen kommt (z. B. bei Menschen mit Höhenphobie die Befürchtung, unbeabsichtigt in die Tiefe zu springen).

Neben dem Leidensdruck, der sich aus dem Erleben der Furcht bei Kontakt mit dem phobischen Stimulus ergibt, erwachsen für Menschen mit Spezifischer Phobie manchmal die größten Probleme aus dem Vermeidungsverhalten. Während bestimmte Reize, wie z. B. Schlangen, wenigstens in unseren Sphären gut zu vermeiden sind, kann für Betroffene mit einer schweren Blut-Spritzen-Verletzungsphobie durch die Vermeidung von notwendigen medizinischen Behandlungen zuweilen ein lebensbedrohliches Problem entstehen.

Fallbeispiel: Frau S.

Frau S., 49 Jahre alt, hat seit über 40 Jahren panische Angst vor Hunden. Die Angst besteht, seit sie als Kind mit dem Schäferhund ihrer Nachbarn spielen wollte, den sie gut kannte. An dem Tag hatte es aber ein Gewitter gegeben und der Hund wirkte ziemlich verstört. Anstatt wie sonst freudig mit dem Schwanz zu wedeln, erwiderte er ihre Annäherung mit einem hektischen Bellen und sprang Frau S. an, warf sie zu Boden und biss ihr dabei in die Schulter. Zum Glück wurde Frau S. durch die Wucht des Sprunges nach hinten geworfen und der angeleinte Hund konnte sie nicht mehr erreichen. „Wahrscheinlich hätte er mich sonst totgebissen.“ Seit diesem Vorfall bekommt sie beim Anblick von Hunden, insbesondere wenn sie nicht angeleint sind, Herzrasen und beginnt zu schwitzen. Nähern sich ihr die Tiere, befürchtet sie „komplett durchzudrehen“ und empfindet Todesangst. Aufgrund der Sorge, plötzlich irgendwo auf einen Hund treffen zu können, verlässt sie nur noch ungern das Haus.

28.2.2 Klassifikation und Diagnostik

In der ICD-10 wird die Spezifische Phobie im Kapitel F4 „Neurotische, Belastungs- und somatoforme Störungen" klassifiziert. Die Störungskriterien sind im folgenden Kasten dargestellt.

Kriterien für spezifische (isolierte) Phobien (F40.2) nach ICD-10 (nach Dilling et al., 2016)

A. Entweder 1. oder 2.:
   1. Deutliche Furcht vor einem bestimmten Objekt oder einer bestimmten Situation, mit Ausnahme agoraphobischer (F40.0) oder sozialer Situationen (F40.1).
   2. Deutliche Vermeidung solcher Objekte und Situationen.

   Häufige phobische Objekte und Situationen sind Tiere, Vögel, Insekten, Höhen, Donner, Flugreisen, kleine geschlossene Räume, Anblick von Blut oder Verletzungen, Injektionen, Zahnarzt- und Krankenhausbesuche.

B. Seit Auftreten der Störung müssen in der gefürchteten Situation mindestens zwei Angstsymptome zu einem Zeitpunkt gemeinsam aufgetreten sein (davon mindestens eins der vier erstgenannten Symptome): Palpitationen, Herzklopfen, erhöhte Herzfrequenz; Schweißausbrüche; fein- oder grobschlägiger Tremor; Mundtrockenheit; Atembeschwerden; Beklemmungsgefühl; Thoraxschmerzen oder -missempfindungen; Nausea oder abdominelle Missempfindungen; Gefühl von Schwindel, Unsicherheit, Schwäche oder Benommenheit; Derealisation oder Depersonalisation; Angst vor Kontrollverlust, verrückt zu werden oder „auszuflippen"; Angst zu sterben; Hitzewallungen oder Kälteschauer; Gefühllosigkeit oder Kribbelgefühle.

C. Deutliche emotionale Belastung durch die Angstsymptome oder das Vermeidungsverhalten. Einsicht, dass die Symptome oder das Vermeidungsverhalten übertrieben und unvernünftig sind.

D. Die Symptome beschränken sich ausschließlich oder vornehmlich auf die gefürchteten Situationen oder Gedanken an diese.

Wenn gewünscht, können die Spezifischen Phobien wie folgt unterteilt werden:

- Tier-Typ (z. B. Insekten, Hunde),
- Naturgewalten-Typ (z. B. Sturm, Wasser),
- Blut-Injektions-Verletzungs-Typ,
- situativer Typ (z. B. Fahrstuhl, Tunnel),
- andere Typen.

Differenzialdiagnostisch kann es gelegentlich schwierig sein, die Spezifische Phobie von anderen phobischen Störungen zu unterscheiden (siehe Tabelle 28.6).

Die Unterschiede in der Diagnostik nach ICD-10 und DSM-5 (APA, 2013) fallen relativ gering aus. Im DSM-5 wird nicht mehr gefordert, dass die Patient:innen die Einsicht zeigen, dass ihre Symptome oder das Vermeidungsverhalten über-

Tabelle 28.6: Differenzialdiagnose Spezifische Phobie (nach ICD-10-Störungsdefinitionen)

Diagnose	Abgrenzung
Agoraphobie	Bei der Agoraphobie erlangt die Situation ihren Bedrohungscharakter dadurch, dass Betroffene in diesen Situationen besonders schlimme Konsequenzen eines körperlichen Kontrollverlusts (z. B. Panikattacke) befürchten, annehmen die Situation nicht verlassen zu können oder keine Hilfe verfügbar zu haben. Abgrenzung der Klaustrophobie (Angst vor Enge) von der Agoraphobie: Ist die Enge per se bedrohlich, z. B. weil befürchtet wird, dass nur wenig Sauerstoff zur Verfügung steht, oder löst die Enge eine Panikreaktion aus, liegt eine Klaustrophobie vor; besteht aber primär die Angst vor einer Panikattacke oder einem anderen körperlichen Kontrollverlust (Durchfall etc.) und ist die Engesituation „nur" deshalb bedrohlich, weil sich die Betroffenen daraus dann nicht schnell genug entfernen könnten, liegt eine agoraphobische Furcht vor. Besteht die inhaltlich agoraphobische Furcht jedoch nur in einer einzigen Engesituation, sollte trotzdem eine Spezifische Phobie diagnostiziert werden, da für die Diagnosevergabe einer Agoraphobie die Angst in mindestens zwei Situationen auftreten muss.
Soziale Phobie	Bei der Sozialen Phobie geht es im Kern immer um die Angst vor negativer sozialer Bewertung und Beurteilung durch andere Personen. Diese kann zwar auch im Rahmen Spezifischer Phobien eine prominente Rolle spielen (z. B. bei Zahnbehandlungsphobie, Emetophobie), ist dort aber nie die alleinige oder hauptsächliche Befürchtung.
Zwangsstörung	Insbesondere die Kontaminationsphobie kann manchmal schwierig von einer Zwangsstörung abzugrenzen sein. Im Gegensatz zu einer Zwangsstörung, bei der Gedanken an mögliche Kontamination oftmals auch ohne situative Auslöser auftreten, Betroffene sich häufig auch damit beschäftigen, andere durch unachtsames Verhalten kontaminieren zu können und die Gedanken zumeist ein Neutralisationsverhalten auslösen, treten die Kontaminationsängste im Rahmen einer Spezifischen Phobie situationsgebunden auf und es erfolgt kein Neutralisationsverhalten.
Hypochondrische Störung	Der Hauptunterschied besteht darin, dass Menschen mit Kontaminationsphobie in spezifischen Situationen (z. B. bei Arztbesuchen) befürchten, sich mit einer Krankheit zu infizieren, während Menschen mit hypochondrischer Störung befürchten, bereits erkrankt zu sein und nach Anzeichen für die Erkrankung suchen.

trieben und unvernünftig sind. Stattdessen wird formuliert, dass die Furchtreaktion unverhältnismäßig zur Bedrohung und zum soziokulturellen Kontext sein soll, wodurch die diagnostische Entscheidung nach DSM-5 klarer durch die Einschätzung der Diagnostiker:innen bestimmt und unabhängiger von den Einschätzungen der Patient:innen ist als die Diagnose auf Basis der ICD-10. Außerdem wird im DSM-5 zusätzlich gefordert, dass die Furcht persistierend ist und über einen Zeitraum von mindestens sechs Monaten bestehen muss. Dieses Kriterium ist eine Konzession an in der Kindheit häufig bestehende passagere situative Ängste (z.B. vor Luftballons). Die Kriterien der ICD-11 werden sich kaum von denen des DSM-5 unterscheiden. Allerdings findet sich dort kein Bezug zum sozialen Kontext und auch kein Zeitkriterium bezüglich der Persistenz der Symptomatik. Stattdessen wird gefordert, dass die phobische Furcht nicht transient ist und für mindestens einige Monate anhält.

Zur Feststellung der Diagnose sind diagnostische Interviews der Goldstandard (siehe Kapitel 8). Die Diagnosestellung sollte durch die Verwendung von phobiespezifischen Fragebogeninstrumenten ergänzt werden. Für die meisten der häufig auftretenden phobischen Reize und Situationen liegen entsprechende Instrumente vor, die neben der subjektiven Furchtintensität auch dysfunktionale phobiebezogene Kognitionen und andere Aspekte, wie z.B. das situative Kontrollerleben, erfassen. Durch diese Fragebögen generierte Informationen liefern oftmals auch wichtige Hinweise für die Behandlungsgestaltung (siehe Kapitel 28.2.5). Exemplarisch werden in Tabelle 28.7 entsprechende Fragebögen vorgestellt.

28.2.3 Epidemiologie

Im Jahr 2010 waren etwa 22.7 Millionen EU-Bürger zwischen 14 und 65 Jahren von einer Spezifischen Phobie betroffen (Wittchen et al., 2011). Da für frühere Jahre ähnlich hohe 12-Monats-Prävalenzraten ermittelt wurden (Wittchen & Jacobi, 2005), muss von einer in diesem Zeitraum relativ stabilen Inzidenzrate (Neuerkrankungsrate) ausgegangen werden. In westlichen Ländern (siehe Tabelle 28.8) scheint die Lebenszeitprävalenz deutlich höher zu sein als in Asien, denn für China (2.6%), Japan (3.4%) und Korea (3.8%) wurden deutlich niedrigere Werte ermittelt (Cho et al., 2010; Ishikawa et al., 2016; Lee et al., 2007). Zwar können Spezifische Phobien grundsätzlich in jedem Lebensalter auftreten, sie entwickeln sich jedoch in den allermeisten Fällen bereits in der Kindheit und Jugend (siehe Tabelle 28.8). Dann verlaufen sie, mit Ausnahme von eher entwicklungsbedingten phobischen Ängsten bei Kindern (Angst vor Alleinsein, Dunkelheit, Monstern), nicht transient, d.h., die Spezifische Phobie hat unbehandelt eine hohe Chronifizierungsneigung und eine sehr geringe Spontanremissionsrate (Eaton et al., 2018).

Tabelle 28.7: Beispiele für Fragebogeninstrumente zur Diagnostik der subjektiven Furchtintensität bei phobischer Spinnenangst, Höhenangst, Zahnbehandlungsangst, Flugangst, klaustrophobischer Angst und Blut-Spritzen-Verletzungsangst (die Fragebögen liegen alle auch auf Deutsch vor)

Einsatzbereich	Instrument	Beschreibung
Erwachsene	Dental Anxiety Scale (DAS; Coran, 1969)	Erfasst mit vier Items die Furcht im Vorfeld und während einer Zahnbehandlungssituation. Ein Cut-off-Wert von über 12 kennzeichnet klinisch relevante Zahnbehandlungsangst
	Spinnenangstscreening (SAS; Rinck et al., 2002)	Kurzes Selbsteinschätzungsinstrument, bestehend aus vier Items, das die relevanten DSM-IV-Kriterien für Spinnenphobie auf einer 7-Punkte-Likert-Skala erfasst.
	Acrophobic Questionnaire (AQ; Baker et al., 1973)	Erfasst subjektive Angst (Subskala ACRO) und Vermeidung (Subskala AVOI) in 20 Situationen mit Höhenbezug.
	Blut-Verletzungs-Spritzenfragebogen (BVSF; Voßbeck-Elsebusch et al., 2012)	Umfasst 20 Items, mit denen die subjektive Angst vor Spritzen, eigenen Verletzungen, Verletzungen anderer und Notfällen/Verstümmelungen gemessen werden.
	Claustrophobia Questionnaire (CLQ; Radomsky et al., 2001)	Erfasst mittels 26 Items die Angst vor dem Ersticken und die Angst vor Einengung.
	Flugangstfragebogen (FFB; Mühlberger, 2003)	Misst mittels 21 Items das Ausmaß von Flugangst in Zusammenhang mit Flugreisen in einem Passagierflugzeug.
Kinder und Jugendliche	Phobiefragebogen für Kinder und Jugendliche (PHOKI; Döpfner et al., 2006)	Mit 96 Items misst der Fragebogen Ängste vor verschiedenen Objekten und in verschiedenen Situationen bei Kindern und Jugendlichen im Alter von 8 bis 18 Jahren.
	Angst- und Vermeidungsskala für Angstsituationen im Kindesalter (AVAK; Lippert et al., 2021)	Fragebogen, der zur Identifikation der drei häufigsten situativen Ängste von Kindern und Eltern dient und zusätzlich zur Angsteinschätzung auch die Erfassung der Vermeidungshäufigkeit erlaubt.

Tabelle 28.8: Epidemiologische Angaben

Lebenszeitprävalenz	USA und Europa: 9.4–12.5 % (Kessler et al., 2005; Stinson et al., 2007) Weltweit: 7.2 % (Eaton et al., 2018)
12-Monats-Prävalenz	6.4 % (Wittchen et al., 2011)
Geschlechterverhältnis	Frauen haben im Vergleich zu Männern ein ca. 2-fach bis 2.5-fach erhöhtes Risiko (Eaton et al., 2018).
Ersterkrankungsalter	Ganz überwiegend in der Kindheit. Erkrankungsgipfel bestehen um das 8. und 15. Lebensjahr (Eaton et al., 2018).
Komorbidität	Spezifische Phobien treten häufiger gemeinsam mit anderen Störungen als singulär auf. Die häufigsten Komorbiditäten von Spezifischen Phobien sind weitere phobische Störungen (Soziale Phobie oder Agoraphobie), aber auch höhere Wahrscheinlichkeit für paralleles Bestehen von anderen Angst- und affektiven Störungen (Merikangas & Swanson, 2010).

Tabelle 28.9: Risikofaktoren für die Entwicklung einer Spezifischen Phobie

Soziodemographische Faktoren	• Weibliches Geschlecht • Niedriges Bildungsniveau • Alleinlebend (Eaton et al., 2018)
Genetische Faktoren	• Genetisches Risiko für die Phobieentwicklung scheint sich zwischen einzelnen Phobietypen zu unterscheiden: Blut-Spritzen-Verletzungstypus (33 %), Tiertypus (32 %), situativer Typus (25 %; van Houtem et al., 2013). • Genetisches Risiko wird wahrscheinlich über bestimmte Reaktionsdispositionen (z. B. Ohnmachtsneigung bei Blut-Spritzen-Verletzungsphobien) vermittelt (Accurso et al., 2001).
Umweltfaktoren	• Prospektive Zwillingsuntersuchungen zeigen, dass im Kindesalter vor allem geteilte Umwelteinflüsse zum Risiko einer Phobieentwicklung beitragen (Eley et al., 2008), während im Erwachsenenalter der Beitrag genetischer Faktoren am Risiko für die Phobieentstehung zunimmt (Kendler et al., 2003).

28.2.4 Störungsmodell

Die gängigen Störungsmodelle für Spezifische Phobien beruhen allesamt auf Lern- und Verstärkerprozessen. Aus psychodynamischer und systemischer Perspektive liegen keine entsprechenden Modelle und folglich auch keine psychodynamischen (Fonagy et al., 2005; Slavin-Mulford & Hilsenroth, 2012) oder systemischen Therapieansätze vor.

Einzelne Risikofaktoren für die Entwicklung einer Spezifischen Phobie werden in Tabelle 28.9 skizziert.

28.2.4.1 Direkte assoziative Lernerfahrung (Klassische Konditionierung)

Viele Patient:innen (über 50 % über alle Phobien hinweg) berichten von initialen Lernerfahrungen in der phobischen Situation, häufig in Kindheit und Jugend, durch die sich die phobische Angst entwickelt hat. Aversive Erfahrungen in diesen Situationen sind z. B. Schmerz oder Kontrollverlusterfahrungen, entweder in Bezug auf den phobischen Stimulus (z. B., gegen den eigenen Willen von der Zahnärztin weiterbehandelt zu werden) oder in Bezug auf die körperliche Reaktion (z. B., bei einer Blutentnahme plötzlich ohnmächtig geworden zu sein, ohne etwas dagegen tun zu können).

28.2.4.2 Preparedness (Angelegte Lernbereitschaft)

Die Beobachtung, dass nicht alle Stimuli das gleiche Potenzial zur Furchtkonditionierung haben und Furcht auf evolutionär relevante Reize, wie z. B. Schlangen, leichter erworben und schlechter wieder gelöscht wird, hat zur Formulierung der Preparedness-Hypothese (Seligman, 1971) geführt. Diese besagt, dass Menschen auf evolutionär bedeutsame Bedrohungsreize schneller eine phobische Angst entwickeln als auf phylogenetisch neue Reize. Sie ist eine mögliche Erklärung dafür, warum es verhältnismäßig viele Menschen mit Tierphobien gibt, aber Spezifische Phobien in Bezug auf Schusswaffen unbekannt sind.

28.2.4.3 Modelllernen (Stellvertretendes Lernen)

In einigen Fällen berichten Patient:innen mit Spezifischen Phobien, ihre Angst durch die Beobachtung eines ängstlichen Modells (zumeist die Eltern) erworben zu haben. So äußern z. B. Patient:innen mit Spinnenphobie zuweilen, dass die Beobachtung heftiger Angst- und Ekelreaktionen bereits in der Kindheit dazu geführt hat, dass sie Spinnen als bedrohlich einschätzen. Tatsächlich kann gezeigt werden, dass die Beobachtung von Menschen, die gerade aversive Erfahrungen machen, bei den Beobachtenden eine ähnliche Aktivierung der Amygdala hervorruft wie bei den Betroffenen (Olsson et al., 2007). Darin könnte die neuronale Basis für die Vermittlung von phobischen Ängsten durch die Beobachtung ängstlicher Modelle bestehen.

28.2.4.4 Instruktionslernen (Informationslernen)

Die Entwicklung einiger Spezifischer Phobien, wie z. B. der Flugphobie, wird durch Informationen und Berichte, z. B. Fernsehberichte von Flugzeugabstürzen, gefördert. Auch Tierphobien scheinen relativ häufig durch Informationslernen vermittelt zu werden. So geben immerhin 15 % der Patient:innen mit Tierphobien an, niemals eigene schlechte Erfahrungen mit dem gefürchteten Tier gemacht zu haben, sondern die Furcht aufgrund der Kenntnis bestimmter „gefährlicher" Eigenschaften des Tieres erworben zu haben (Öst & Hugdahl, 1981).

28.2.4.5 Zwei-Faktoren-Theorie

In der ursprünglich von Mowrer (1960) formulierten Theorie wird die Phobieentstehung durch Prozesse der klassischen Konditionierung erklärt. Demnach wird zunächst die starke Furchtreaktion auf einen Bedrohungsaspekt der Situation oder des Objekts mit der Reizkonstellation verknüpft, in der sie ursprünglich auftrat. So wird die Furchtreaktion zu einer konditionierten Reaktion und der Stimuluskontext zu einem konditionierten Stimulus. Zukünftige Begegnungen mit dem Reiz lösen dann zuverlässig die Reaktion wieder aus und die Betroffenen beginnen, Begegnungen mit dem Reiz zu vermeiden. Dann setzt operante Konditionierung ein, denn durch ihre negative Verstärkerwirkung wird die Vermeidung fortan häufiger gezeigt. Das aktualisiert das Problem und hält die Störung aufrecht, weil fortan keine neuen, korrigierenden Erfahrungen mehr mit dem gefürchteten Reiz gemacht werden können.

28.2.4.6 Immunisierung

Manchmal können in der Kindheit und Jugend gemachte Erfahrungen auch vor der Entwicklung einer Spezifischen Phobie schützen. So zeigen Daten, dass häufiges Klettern in hohen Bäumen vor der Entwicklung einer späteren Phobie schützt bzw. immunisiert. Auch scheint der häufige Kontakt mit Wasser in der Kindheit vor einer späteren phobischen Furcht vor Wasser zu schützen. Interessanterweise ging selbst von aversiven Erfahrungen mit Höhen oder Wasser, wie z. B. Stürzen aus dem Apfelbaum oder Kentern mit dem Boot im See, kein erhöhtes Risiko für die Phobieentwicklung aus (Poulton & Menzies, 2002).

28.2.4.7 Biologische Faktoren

Neben den berichteten genetischen Einflussfaktoren liegen einige neurophysiologische Befunde vor, die Aufschluss über die neuronale Prozessierung phobischer Reize geben. Während der Konfrontation mit phobierelevanten Reizen lässt sich mittels funktioneller Magnetresonanztomographie eine verstärkte Aktivierung von Hirnarealen nachweisen, denen eine zentrale Bedeutung bei der Furchtentstehung und Steuerung darauffolgender physiologischer und motorischer Furchtreaktionen zugeschrieben wird. Es konnten bislang jedoch keine Aktivierungsmuster gezeigt werden, die phobische Ängste von situationsangemessenen Ängsten deutlich diskriminieren würden. Die Areale, die in Phasen der unmittelbaren Konfrontation mit einem phobierelevanten Stimulus den stärksten Aktivitätszuwachs erfahren, sind die linkshemisphärische Amygdala und die linkshemisphärische Insula (Ipser et al., 2013). Die Amygdala wird als wichtigstes Zentrum für die Detektion der Salienz aversiv-bedrohlicher Stimuli gesehen. Mit sensorischen Informationen aus dem Kortex und direkt aus dem Thalamus können durch sie defensive Reaktionen sehr schnell vorbereitet und aktiviert werden, ohne dass zuvor bereits eine elaborierte Reizverarbeitung stattgefunden hat (LeDoux, 2003). Die Bedeutung der Insula scheint darin zu bestehen, sensorische Informationen und Körpersignale bzgl. ihres emotionalen Gehalts zu diskriminieren. Außerdem ist sie an der Steuerung der Ekelempfindlichkeit (disgust sensitivity) beteiligt (Paulus & Stein, 2006).

Durch peripherphysiologische Messungen (z. B. der Herzratenreaktion) lässt sich sehr gut belegen, dass der Körper von Menschen mit Spezifischer Phobie bei jeglicher Konfrontation mit phobierelevanten Reizen sofort in einen Zustand der unmittelbaren Flucht- und Verteidigungsbereitschaft versetzt wird und sie ihre defensive Reaktion nicht mehr adaptiv an die tatsächliche Bedrohungslage anpassen können (z. B. Bradley et al., 2001).

28.2.5 Psychotherapie

Der Kasten gibt die Empfehlungen der S3-Leitlinie „Behandlung von Angststörungen" (Bandelow et al., 2021) wieder.

Empfehlung der S3-Leitlinie zur Behandlung von Angststörungen (Bandelow et al., 2021)

In der S3-Leitlinie wird empfohlen, dass Patient:innen mit einer Spezifischen Phobie eine Verhaltenstherapie unter Nutzung von Expositionstechniken angeboten werden soll. Wenn eine In-vivo-Exposition nicht verfügbar oder möglich ist, kann Patient:innen mit einer Spinnen-, Höhen- oder Flugphobie eine Expositionstherapie mittels Virtueller Realität – wenn verfügbar – angeboten werden.

28.2.5.1 Expositionsbehandlung

Auch wenn die Leitlinienempfehlung aufgrund der besten Evidenzlage eine Behandlung *in vivo* empfiehlt, ist auch von Behandlungen *in sensu* oder *in virtuo* (siehe Kapitel 18) ein guter Therapieerfolg zu erwarten (Wechsler et al., 2019). Diese Alternativverfahren können z. B. zum Einsatz kommen, wenn es schwierig ist, die Reizkonstellation bei einem In-vivo-Vorgehen herzustellen bzw. über einen ausreichend langen Zeitraum aufrechtzuerhalten. So kann es z. B. bei Patient:innen mit Zahnbehandlungsphobie schwierig sein, eine Zahnbehandlungssituation für eine Expositionsübung herzustellen und so lange aufrechtzuerhalten, bis es zu den gewünschten therapeutischen Effekten (z. B. Erwartungsverletzung, Furchtrückgang) kommt.

Die Expositionsbehandlungen können in ihrer Länge stark variieren, gliedern sich aber normalerweise in drei Phasen: die Phase der Psychoedukation und Vorbereitung, die Expositionsphase und die Phase der Aufrechterhaltung.

Phase der Psychoedukation und Vorbereitung

Zunächst erklären Therapeut:innen den Patient:innen die evolutionäre Bedeutung und Funktion von Furcht und erläutern die Charakteristika phobischer Furchtreaktionen. Im Falle von Phobien des Blut-Spritzen-Verletzungstyps sollten außerdem unbedingt die Besonderheiten der häufig auftretenden biphasisch verlaufenden Furchtreaktionen und darauf folgender Ohnmachtsreaktionen angesprochen werden, denn ohne Kenntnis dieser Reaktionen können die Patient:innen das Rational der sogenannten Angewandten Anspannung zur Vorbeugung von Ohnmachtssymptomen nicht nachvollziehen (siehe Tabelle 28.10). Bei einigen Spezifischen Phobien, z. B. bei Tierphobien und der Flugphobie, ergibt es außerdem besonderen Sinn, den psychologischen Teil der Psychoedukation noch um Informationen zum phobischen Stimulus zu ergänzen und dadurch häufige Fehlannahmen und Mythen in Bezug auf das phobische Objekt zu adressieren. So kann zum Beispiel für eine Person mit Flugphobie die Vermittlung basaler mechanischer Kenntnisse über den Prozess des Fliegens, den Aufbau eines Flugzeuges und dessen Verhalten in Situationen starker Belastung (z. B. bei Turbulenzen) sehr hilfreich sein.

Die Konfrontationsübung kann dann durch die Aufzeichnung tatsächlicher und erwarteter Angstverlaufskurven vorbereitet werden. So kann einerseits die furchtreduzierende Wirkung des Vermeidungsverhaltens illustriert werden, andererseits kann den Patient:innen durch die Verbildlichung die Diskrepanz zwischen tatsächlichen und erwarteten Furchtverläufen aufgezeigt und die Bedeutung von Erwartungen verdeutlicht werden. Zunächst wird dazu schrittweise aufgezeichnet, wie sich die Furcht in Abhängigkeit von der Nähe zum furchtauslösenden Ereignis erfahrungsgemäß entwickelt. Die Furcht steigt in der Regel stetig an, bis sie bei unmittelbarer Konfrontation einen Höhepunkt erreicht. Dieses Furchtniveau empfinden die meisten Betroffenen oft nach kurzer Zeit als unerträglich. Eine häufige Konsequenz ist, dass sie die Situation fluchtartig verlassen müssen und es anschließend zu einem langsamen, aber stetigen Furchtrückgang kommt.

Mit der Frage „Was wäre, wenn ...?“ kann im Rahmen der Psychoedukation dann der erwartete Angstverlauf erfragt werden. Die Patient:innen erwarten häufig einen endlos weiter gehenden Anstieg der Furcht bis zum körperlichen Versagen oder eine lange Zeit auf Maximalniveau bestehende Furcht. Dem kann dann der tatsächlich zu erwartende Furchtverlauf in der Situation gegenübergestellt werden. Dann kann den Patient:innen das Ziel der anschließenden Übung verdeutlicht werden, das darin besteht, dass sie während der Behandlung ihre Annahmen und Erwartungen in Bezug auf ihre Angst in der Situation testen können, die Situation nicht vorher verlassen und so neue, furchtlindernde Erfahrungen machen können (siehe Abbildung 28.4).

Expositionsphase

Die Expositionsübung, gleich ob *in vivo, in sensu* oder *in virtuo* durchgeführt, sollte mit den Patient:innen gut vorbereitet werden. Dazu ist zunächst wichtig, gemeinsam mit ihnen Sicherheitsverhalten und gedankliche Ablenkungsstrategien zu identifizieren und Strategien zu erarbeiten, wie darauf während der Übung am besten verzichtet werden kann. Außerdem ist wichtig, Erwartungen in Bezug auf die Furchtentwicklung, in Bezug auf eigenes Verhalten und mögliche katastrophale Konsequenzen in der Situation zu erfragen: Werden negative oder katastrophale Folgen aufgrund der Angst bei der Exposition erwartet? Wenn ja, welche sind das? Werden schlimme oder negative Folgen resultierend aus dem eigenen Verhalten bei der Exposition befürchtet? Wenn ja, welche sind das? Mit welcher Wahrscheinlichkeit werden sie auftreten, wie werden sie sich genau zeigen und wann werden sie im Rahmen der Exposition auftreten?

Während der Exposition sollten die Therapeut:innen darauf achten, dass die Patient:innen mit ihrer Aufmerksamkeit in der Expositionssituation bleiben, ihre körperlichen und kognitiven Furchtsymptome stetig wahrnehmen und zuvor formulierte Erwartungen auch wirklich testen (z. B., indem sie sich fragen: „Halte ich es wirklich nicht aus, wenn die Spinne meine Haut berührt?“, „Springe ich wirklich unbeabsichtigt in die Tiefe, wenn ich mich dem Abgrund nähere?“ oder „Kann ich meine Angst während einer Zahnbehandlung wirklich nicht aushalten?“).

In vielen Fällen wird vor der Expositionsübung mit den Patient:innen vereinbart, dass die Übung erst dann beendet wird, wenn es zu einem deutlichen Furchtrückgang in der Situation gekommen ist. Wissenschaftlich ist aber umstritten, ob dies zur Erzielung eines Behandlungserfolgs notwendig ist (z. B. Craske, 2015).

Im Anschluss an die Expositionsübung ist eine Nachbesprechung unerlässlich. Diese sollte immer einen Abgleich der oben beschriebenen Erwartungen und Erfahrungen beinhalten und ggf. den Therapeut:innen und Patient:innen dazu dienen, auf dieser Basis neue, weiterführende Übungen zu konzipieren, die Erwartungen und Befürchtungen adressieren, die durch die aktuelle Exposition noch nicht getestet wurden.

Phase der Aufrechterhaltung

In dieser Phase sollten die Patient:innen selbstständige Expositionsübungen durchführen und ihre zentralen Befürchtungen in Bezug auf den phobischen Stimulus selbstständig fortwährender Testung unterziehen. Hierbei sollte auf einen Wechsel des Kontexts und ggf. auch des Expositionsinhalts geachtet werden, um Rückfälle zu verhindern. Beispielsweise sollte Patient:innen mit Spinnenphobie empfohlen werden, die Selbstexposition mit einer anderen Spinne durchzuführen als während der durch die Therapeut:innen geleiteten Expositionsübung im Vorfeld und z. B. durch das Einfangen einer Spinne im Keller des eigenen Hauses auch für einen Kontextwechsel zu sorgen.

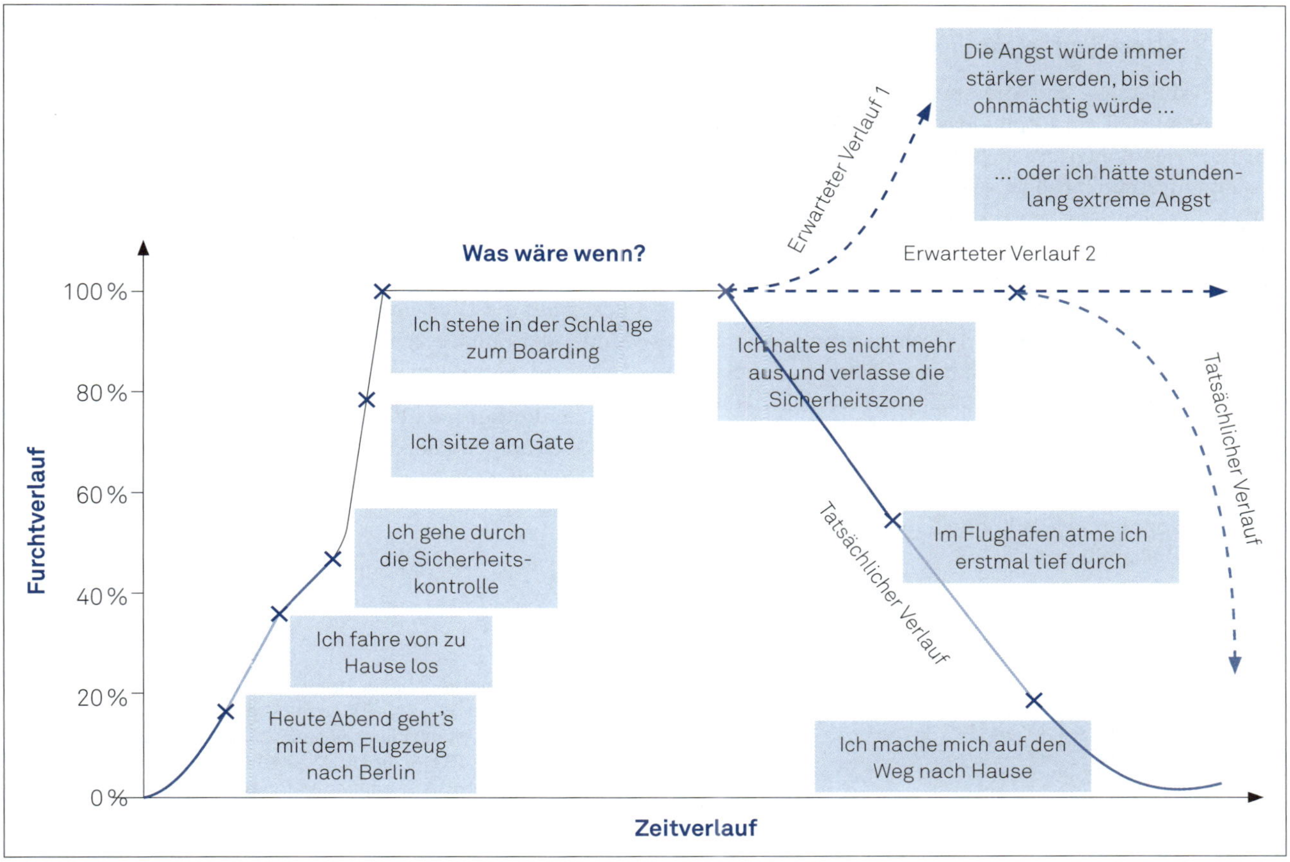

Abbildung 28.4: Im Rahmen einer Flugphobie-Behandlung erarbeitete Angstverlaufskurven

Tabelle 28.10: Besonderheiten bei der Behandlung verschiedener Spezifischer Phobien

Spezifische Phobie	Besonderheiten
Tierphobien	• Psychoedukation sollte Informationen über das Tier, dessen Verhalten und häufige Falschannahmen und Mythen enthalten. • Kontrollerleben und Vorhersagbarkeit des tierischen Verhaltens sollten gefördert werden, z. B. durch partizipatives Modelllernen (Öst et al., 1991). • Beim partizipativen Modelllernen machen Therapeut:innen die Übungsschritte im Rahmen der Expositionsübung vor und die Patient:innen folgen nach.
Blut-Spritzen-Verletzungsphobien	• Angewandte Anspannung ist die Therapiemethode der Wahl. • Dabei werden Anspannungstechniken v. a. für Arme, Oberschenkel- und Gesäßmuskulatur gelernt und gezielt gegen Ohnmachtssymptome eingesetzt. Die Patient:innen werden angeleitet, ihre Beine zu kreuzen, die Arme anzuwinkeln und die Anspannungsübungen für etwa 15 bis 20 Sekunden so intensiv durchzuführen, dass eine Wärmeempfindung im Gesicht entsteht. Nach einigen Übungszyklen außerhalb der Expositionssituation soll die Angewandte Anspannung dann bei schrittweisen Konfrontationsübungen mit phobierelevanten Reizen eingesetzt werden (für eine Vertiefung siehe Schienle & Leutgeb, 2012).
Flugphobie	• Psychoedukation sollte technische Informationen rund um das Fliegen und Flugzeuge enthalten.
Zahnbehandlungsphobie	• Da die Reizkonstellation innerhalb von Expositionsübungen (z. B. Bohren an einem kariösen Zahn) oftmals nicht überdauernd konstant gehalten werden kann, empfiehlt sich ein In-sensu-Vorgehen unter Einbezug relevanter Geräusche (Turbinenbohrer, Absauger). • Behandlungen in sensu bieten den Vorteil, dass die Therapeut:innen die zeitliche Dauer der Übungen steuern und ggf. „Furcht-Hotspots" (z. B. der Moment, in dem der Bohrer am Zahn aufsetzt) in den Übungen besonders fokussieren können (für eine Vertiefung siehe Sartory & Wannemüller, 2010).

28.2.5.2 Angstbewältigungs- und Stressimpfungstrainings

Angstbewältigungs- und Stressimpfungstrainings (Meichenbaum, 1974) sind auf Coping basierende Verfahren, bei denen die Patient:innen lernen, Entspannungsstrategien (Angstbewältigungstraining) oder eine Kombination aus Entspannungsstrategien und bewältigungsorientierten, hilfreichen Gedanken (Stressimpfungstraining) in Vorbereitung auf und während der Konfrontation mit dem phobischen Stimulus gegen die aufkommende Furchtreaktion einzusetzen (zum genauen Vorgehen siehe Kapitel 18). Diese Strategie kann z. B. sinnvoll sein, wenn die Patient:innen so heftige Furchtreaktionen erleben, dass sie ohne Verfügbarkeit dieser Hilfsmittel die Exposition mit der phobischen Situation vollständig vermeiden würden oder heftige, unkontrollierte Furchtreaktionen in der jeweiligen Situation eine tatsächliche Gefahr bedeuten könnten (wie z. B. durch heftiges Zittern während einer Zahnbehandlung).

28.2.6 Pharmakotherapie

Empfehlung der S3-Leitlinie zur Pharmakotherapie (Bandelow et al., 2021)

In der S3-Leitlinie wird für Personen (Erwachsene und Kinder) mit Spezifischer Phobie keine Empfehlung für eine Pharmakotherapie ausgesprochen.

Unter bestimmten Voraussetzungen kann die kurzfristige Einnahme von Benzodiazepinen wie Midazolam oder Lorazepam für Menschen mit Spezifischen Phobien allerdings hilfreich sein, denn die Intensität der Amygdalareaktivität und somit der phobischen Furchtreaktion wird dadurch abgeschwächt oder sogar vollständig ausgeschaltet (Kreuder et al., 2020). So können z. B. vormals vermiedene wichtige Arzt- oder Zahnarztbesuche oder Flugreisen möglich werden. Der Einsatz von Benzodiazepinen ist aber aufgrund ihres hohen psychischen und körperlichen Suchtpotenzials kritisch zu betrachten und muss daher unbedingt streng kontrolliert erfolgen und auf Ausnahmen beschränkt bleiben. Auf die langfristige Furchtentwicklung hat die Einnahme von Benzodiazepinen keinerlei positiven Einfluss (Baldwin et al., 2014).

28.2.7 Empirische Absicherung

Psychotherapie bei Erwachsenen. Expositionsbasierte Verfahren haben sich bei Spezifischen Phobien als hochwirksam erwiesen (Choy et al., 2007; Wolitzky-Taylor et al., 2008). Sie führten zu einem deutlichen Symptomrückgang auf allen Erlebensebenen, der auch nach sechs Monaten noch bestand (Van Dis et al., 2020), und zeigten sich gegenüber anderen psychologischen Behandlungsverfahren ohne Expositionsanteile sowie Placebobehandlungen, bestehend z. B. aus reiner Zuwendung oder Informationsvermittlung, substanziell überlegen (Hunsley et al., 2014). Angstbewältigungs- und Stressimpfungstrainings erwiesen sich in der Phobiebehandlung ebenfalls als wirksam (Öst, 1987; siehe Kapitel 18).

Psychotherapie bei Kindern und Jugendlichen. Auch für den erfolgreichen Einsatz im Kindes- und Jugendalter liegt für den Einsatz expositionsbasierter Behandlungen gute Evidenz vor (In-Albon & Schneider, 2007). Dabei spielte es in Bezug auf die Wirksamkeit keine Rolle, ob die Behandlung kind- oder familienzentriert ausgerichtet war oder ob sie in Gruppen- oder Einzelsettings stattfand.

Pharmakotherapie. Für die pharmakologische Behandlung der Spezifischen Phobie besteht keine ausreichende Evidenz und deshalb auch keine Behandlungsempfehlung (Bandelow et al., 2021).

Literatur

Accurso, V., Winnicki, M., Shamsuzzaman, A. S., Wenzel, A., Johnson, A. K. & Somers, V. K. (2001). Predisposition to vasovagal syncope in subjects with blood/injury phobia. *Circulation, 104*(8), 903–907. https://doi.org/10.1161/hc3301.094910

American Psychiatric Association (APA). (2013). *Diagnostic and statistical manual of mental disorders: DSM-5*. Washington: American Psychiatric Association. https://doi.org/10.1176/appi.books.9780890425596

Baker, B. L., Cohen, D. C. & Saunders, J. T. (1973). Self-directed desensitization for acrophobia. *Behaviour Research and Therapy, 11*(1), 79–89. https://doi.org/10.1016/0005-7967(73)90071-5

Baldwin, D. S., Anderson, I. M., Nutt, D. J., Allgulander, C., Bandelow, B., den Boer, J. A. et al. (2014). Evidence-based pharmacological treatment of anxiety disorders, post-traumatic stress disorder and obsessive-compulsive disorder: A revision of the 2005 guidelines from the British Association for Psychopharmacology. *Journal of Psychopharmacology, 28*(5), 403–439.

Bandelow, B., Aden, I., Alpers, G. W., Benecke, A., Benecke, C., Deckert, J. et al (2021). *S3-Leitlinie Behandlung von Angststörungen* (Version 2.0). Verfügbar unter: https://register.awmf.org/de/leitlinien/detail/051-028

Bradley, M. M., Codispoti, M., Cuthbert, B. N. & Lang, P. J. (2001). Emotion and motivation I: Defensive and appetitive reactions in picture processing. *Emotion, 1*(3), 276. https://doi.org/10.1037/1528-3542.1.3.276

Cho, M. J., Chang, S. M., Lee, Y. M., Bae, A., Ahn, J. H., Son, J. et al. (2010). Prevalence of DSM-IV major mental disorders among Korean adults: A 2006 National Epidemiologic Survey (KECA-R). *Asian Journal of Psychiatry, 3*(1), 26–30. https://doi.org/10.1016/j.ajp.2010.01.009

Choy, Y., Fyer, A. J. & Lipsitz, J. D. (2007). Treatment of specific phobia in adults. *Clinical Psychology, 27*, 266–286. https://doi.org/10.1016/j.cpr.2006.10.002

Corah, N. L. (1969). Development of a dental anxiety scale. *Journal of Dental Research, 48*(4), 596. https://doi.org/10.1177/00220345690480041801

Craske, M. (2015). Optimizing exposure therapy for anxiety disorders. An inhibitory learning and inhibitory regulation approach. *Verhaltenstherapie, 25*(2), 134–143.

Dilling, H., Mombour, W., Schmidt, M. H. & Schulte-Markwort, E. (2016). *Internationale Klassifikation psychischer Störungen. ICD-10 Kapitel V (F). Diagnostische Kriterien für Forschung und Praxis* (6. Aufl.). Bern: Hogrefe.

Döpfner, M., Schnabel, M., Goletz, H. & Ollendick, T.H. (2006). *Phobiefragebogen für Kinder und Jugendliche.* Göttingen: Hogrefe.

Eaton, W.W., Bienvenu, O.J. & Miloyan, B. (2018). Specific phobias. *The Lancet Psychiatry, 5*(8), 678–686. https://doi.org/10.1016/S2215-0366(18)30169-X

Eley, T.C., Rijsdijk, F.V., Perrin, S., O'Connor, T.G. & Bolton, D. (2008). A multivariate genetic analysis of specific phobia, separation anxiety and social phobia in early childhood. *Journal of Abnormal Child Psychology, 36,* 839–848. https://doi.org/10.1007/s10802-008-9216-x

Fonagy, P., Roth, A. & Higgitt, A. (2005). Psychodynamic psychotherapies: Evidence-based practice and clinical wisdom. *Bulletin of the Menninger Clinic, 69*(1), 1–58. https://doi.org/10.1521/bumc.69.1.1.62267

Hunsley, J., Elliott, K. & Therrien, Z. (2014). The efficacy and effectiveness of psychological treatments for mood, anxiety, and related disorders. *Canadian Psychology, 53,* 161–176. https://doi.org/10.1037/a0036933

In-Albon, T. & Schneider, S. (2007). Psychotherapy of childhood anxiety disorders: A meta-analysis. *Psychotherapy & Psychosomatics, 76,* 15–24. https://doi.org/10.1159/000096361

Ipser, J.C., Singh, L. & Stein, D.J. (2013). Meta-analysis of functional brain imaging in specific phobia. *Psychiatry and clinical neurosciences, 67*(5), 311–322. https://doi.org/10.1111/pcn.12055

Ishikawa, H., Kawakami, N., Kessler, R.C. & World Mental Health Japan Survey Collaborators. (2016). Lifetime and 12-month prevalence, severity and unmet need for treatment of common mental disorders in Japan: Results from the final dataset of World Mental Health Japan Survey. *Epidemiology and Psychiatric Sciences, 25*(3), 217–229. https://doi.org/10.1017/S2045796015000566

Kendler, K.S., Prescott, C.A., Myers, J. & Neale, M.C. (2003). The structure of genetic and environmental risk factors for common psychiatric and substance use disorders in men and women. *Archives of General Psychiatry, 60*(9), 929–937. https://doi.org/10.1001/archpsyc.60.9.929

Kessler, R.C., Berglund, P.B., Demler, O., Jin, R., Merikangas, K.R. & Walters, E.E. (2005). Lifetime prevalence and age-of-onset distributions of DSM-IV disorders in the National Comorbidity Survey Replication. *Archives of General Psychiatry, 62,* 593–602. https://doi.org/10.1001/archpsyc.62.6.593

Kreuder, A.K., Scheele, D., Schultz, J., Hennig, J., Marsh, N., Dellert, T. et al. (2020). Common and dissociable effects of oxytocin and lorazepam on the neurocircuitry of fear. *Proceedings of the National Academy of Sciences, 117*(21), 11781–11787. https://doi.org/10.1073/pnas.1920147117

LeDoux, J. (2003). The emotional brain, fear, and the amygdala. *Cellular and Molecular Neurobiology, 23,* 727–738. https://doi.org/10.1023/A:1025048802629

Lee, S., Tsang, A., Zhang, M.Y., Huang, Y.Q., He, Y.L., Liu, Z.R. et al. (2007). Lifetime prevalence and inter-cohort variation in DSM-IV disorders in metropolitan China. *Psychological Medicine, 37*(1), 61–71. https://doi.org/10.1017/S0033291706008993

Lippert, M.W., Sommer, K., Flasinski, T., Pflug, V., Rölver, A., Christiansen, H. et al. (2021). Personalized Assessment of Anxiety and Avoidance in Children and Their Parents—Development and Evaluation of the Anxiety and Avoidance Scale for Children. *Frontiers in Psychology, 12,* 703784. https://doi.org/10.3389/fpsyg.2021.703784

Meichenbaum, D. (1974). *Cognitive behavior modification.* Morristown, NJ: General Learning Press.

Merikangas, K.R. & Swanson, S.A. (2010). Comorbidity in anxiety disorders. In M.B. Stein & T. Steckler (Eds.), *Behavioral neurobiology of anxiety and its treatment* (pp. 37–59). Berlin: Springer.

Mowrer, O.H. (1960). Two-factor learning theory: Versions one and two. In O.H. Mowrer (Ed.), *Learning theory and behavior* (pp. 63–91). Hoboken: John Wiley & Sons.

Mühlberger, A. (2003). Flugangstfragebogen (FFS). In J. Hoyer & J. Margraf (Hrsg.), *Angstdiagnostik: Grundlagen und Testverfahren* (S. 431–434). Berlin: Springer.

Olsson, A., Nearing, K.I. & Phelps, E.A. (2007). Learning fears by observing others: The neural systems of social fear transmission. *Social Cognitive and Affective Neuroscience, 2,* 3–12. https://doi.org/10.1093/scan/nsm005

Öst, L., Salkovskis, P.M. & Hellström, K. (1991). One session therapist-directed exposure versus self-exposure in the treatment of spider phobia. *Behavior Therapy, 22,* 407–422. https://doi.org/10.1016/S0005-7894(05)80374-0

Öst, L.G. (1987). Applied relaxation: Description of a coping technique and review of controlled studies. *Behaviour Research and Therapy, 25*(5), 397–409.

Öst, L.G. & Hugdahl, K. (1981). Acquisition of phobias and anxiety response patterns in clinical patients. *Behaviour Research and Therapy, 19,* 439–447. https://doi.org/10.1016/0005-7967(81)90134-0

Paulus, M.P. & Stein, M.B. (2006). An insular view of anxiety. *Biological Psychiatry, 60,* 383–387. https://doi.org/10.1016/j.biopsych.2006.03.042

Poulton, R. & Menzies, R.G. (2002). Non-associative fear acquisition: A review of the evidence from retrospective and longitudinal research. *Behaviour Research and Therapy, 36,* 17–35. https://doi.org/10.1016/S0005-7967(01)00045-6

Radomsky, A.S., Rachman, S., Thordarson, D.S., McIsaac, H.K. & Teachman, B.A. (2001). The claustrophobia questionnaire. *Journal of Anxiety Disorders, 15*(4), 287–297. https://doi.org/10.1016/S0887-6185(01)00064-0

Rinck, M., Bundschuh, S., Engler, S., Müller, A., Wissmann, J., Ellwart, T. et al. (2002). Reliabilität und Validität dreier Instrumente zur Messung von Angst vor Spinnen. *Diagnostica, 48*(3), 141–149. https://doi.org/10.1026//0012-1924.48.3.141

Sartory, G. & Wannemüller, A. (2010). *Zahnbehandlungsphobie.* Göttingen: Hogrefe.

Schienle, A. & Leutgeb, V. (2012). *Blut-Spritzen-Verletzungsphobie.* Göttingen: Hogrefe.

Seligman, M.E. (1971). Phobias and preparedness. *Behavior Therapy, 2*(3), 307–320. https://doi.org/10.1016/S0005-7894(71)80064-3

Slavin-Mulford, J. & Hilsenroth, M.J. (2012). Evidence-based psychodynamic treatments for anxiety disorders: A review. In R.A. Levy, J.S. Ablon & H. Kächele (Eds.), *Psychodynamic psychotherapy research: Evidence-based practice and practice-based evidence* (pp. 117–137). Totowa, NJ: Humana Press. https://doi.org/10.1007/978-1-60761-792-1_7

Stinson, F.S., Dawson, D.A., Patricia Chou, S., Smith, S., Goldstein, R.B., Ruan, W. et al. (2007). The epidemiology of DSM-IV specific phobia in the USA: Results from the National Epidemiologic Survey on Alcohol and Related Conditions. *Psychological Medicine, 37*(7), 1047–1059. https://doi.org/10.1017/S0033291707000086

Van Dis, E.A., Van Veen, S.C., Hagenaars, M.A., Batelaan, N.M., Bockting, C.L., Van Den Heuvel, R. et al. (2020). Long-term outcomes of cognitive behavioral therapy for anxiety-related disorders: A systematic review and meta-analysis. *JAMA psychiatry, 77*(3), 265–273. https://doi.org/10.1001/jamapsychiatry.2019.3986

Van Houtem, C.M.H.H., Laine, M.L., Boomsma, D.I., Ligthart, L., Van Wijk, A.J. & De Jongh, A. (2013). A review and meta-analysis of the heritability of specific phobia subtypes and corresponding fears. *Journal of Anxiety Disorders, 27*(4), 379–388. https://doi.org/10.1016/j.janxdis.2013.04.007

Voßbeck-Elsebusch, A.N., Schroers, L.K. & Gerlach, A.L. (2012). Diagnostik der Blut-Verletzungs-Spritzen-Angst. *Zeitschrift für Klinische Psychologie und Psychotherapie, 41,* 47–56. https://doi.org/10.1026/1616-3443/a000127

Wechsler, T.F., Kümpers, F. & Mühlberger, A. (2019). Inferiority or even superiority of virtual reality exposure therapy in phobias? A systematic review and quantitative meta-analysis on randomized controlled trials specifically comparing the efficacy of virtual reality exposure to gold standard in vivo exposure in agoraphobia, specific phobia, and social phobia. *Frontiers in Psychology, 10,* 1758. https://doi.org/10.3389/fpsyg.2019.01758

Wittchen, H.-U. & Jacobi, F. (2005). Size and burden of mental disorders in Europe — a critical review and appraisal of 27 studies. *European Neuropsychopharmacology, 15*(4), 357–376. https://doi.org/10.1016/j.euroneuro.2005.04.012

Wittchen, H.-U., Jacobi, F., Rehm, J., Gustavsson, A., Svensson, M., Jönsson, B. et al. (2011). The size and burden of mental disorders and other disorders of the brain in Europe 2010. *European Neuropsychopharmacology, 21,* 655–679. https://doi.org/10.1016/j.euroneuro.2011.07.018

Wolitzky-Taylor, K.B., Horowitz, J., Powers, M. & Telch, M. (2008). Psychological approaches in the treatment of specific phobias: A meta-analysis. *Clinical Psychology Review, 28,* 1021–1037. https://doi.org/10.1016/j.cpr.2008.02.007

28.3 Soziale Phobie/Soziale Angststörung

Ulrike Willutzki & Tobias Teismann

Inhaltsübersicht

28.3.1 Klinische Merkmale

Das Kernmerkmal der Sozialen Angststörung oder auch Sozialen Phobie ist eine intensive Angst, in sozialen Situationen peinlich oder ungeschickt zu erscheinen und aufgrund dessen von anderen Personen negativ bewertet oder abgelehnt zu werden. Die Befürchtungen können sich auf vermeintlich unangemessene Verhaltensweisen, aber auch auf das Sichtbarwerden von Körpersymptomen (z.B. Erröten, Schwitzen, Zittern) beziehen. Typische Angstsituationen umfassen Unterhaltungen mit Fremden, telefonieren, öffentliches Reden, das Essen bzw. Trinken vor anderen Personen, Small Talk, (mündliche) Prüfungen, Kontakte mit potenziellen Partner:innen. Soziale Begegnungen werden gemieden oder nur unter intensivem Unwohlsein durchgestanden. In der Konsequenz leiden Personen mit Sozialer Angststörung vielfach unter erheblichen Einschränkungen hinsichtlich ihrer privaten und beruflichen Lebensführung: Einsamkeit, keine Partnerschaft zu haben, frühzeitiger Schulabbruch und berufliche Beschäftigung unterhalb der persönlichen Qualifikation können Störungsfolgen sein.

Fallbeispiel: Frau K.

Frau K., 20 Jahre alt, berichtet, dass sie immer schon schüchtern und zurückhaltend gewesen sei. Mit Beginn des Studiums leide sie nunmehr jedoch unter richtiger Angst. Bei einem der ersten Referate sei es dazu gekommen, dass sie vor lauter Aufregung nicht mehr richtig sprechen konnte und ihre Stimme ganz „dünn und piepsig" geklungen habe. Im Nachgang hätten einige Kommiliton:innen gefragt, was denn los gewesen wäre und ob es ihr gut gehe. Seitdem habe sie panische Ängste davor, in Anwesenheit ihr weniger bekannter Leute reden zu müssen. Sie befürchte, dass ihre Stimme wieder „wegbrechen" könnte und andere Leute sie deswegen für „schwach und inkompetent" halten. Spontan würde sie sich in manchen Kontexten gar nicht mehr äußern; wenn überhaupt, überlege sie sich vorher sehr genau, was sie wie sagen möchte und rede dann schnell und leise, „um die Stimme nicht überzustrapazieren". Vor Referaten habe sie sich zuletzt wiederholt krankgemeldet.

28.3.2 Klassifikation

In der ICD-10 wird die Soziale Phobie im Kapitel F4 „Neurotische, Belastungs- und somatoforme Störungen" klassifiziert. Die Störungskriterien sind im folgenden Kasten dargestellt.

ICD-10-Kriterien einer Sozialen Phobie (F40.1) (nach Dilling et al., 2016)

A. Entweder 1. oder 2.:
1. Deutliche Furcht, im Zentrum der Aufmerksamkeit zu stehen oder sich peinlich oder erniedrigend zu verhalten.
2. Deutliche Vermeidung, im Zentrum der Aufmerksamkeit zu stehen oder von Situationen, in denen die Angst besteht, sich peinlich oder erniedrigend zu verhalten.

Diese Ängste treten in sozialen Situationen auf, wie Essen oder Sprechen in der Öffentlichkeit, Begegnung von Bekannten in der Öffentlichkeit, Hinzukommen oder Teilnahme an kleinen Gruppen, wie z.B. bei Partys, Konferenzen oder in Klassenräumen.

B. Mindestens einmal seit Auftreten der Störung müssen mindestens zwei der folgenden Angstsymptome in den gefürchteten Situationen aufgetreten sein: Palpitationen, Herzklopfen, erhöhte Herzfrequenz; Schweißausbrüche; fein- oder grobschlägiger Tremor; Mundtrockenheit; Atembeschwerden; Beklemmungsgefühl; Thoraxschmerzen oder -missempfindungen; Nausea oder abdominelle Missempfindungen; Gefühl von Schwindel, Unsicherheit, Schwäche oder Benommenheit; Derealisation oder Depersonalisation; Angst vor Kontrollverlust, verrückt zu werden oder „auszuflippen"; Angst zu sterben; sowie zusätzlich mindestens eins der folgenden Symptome: Erröten oder Zittern; Angst zu erbrechen; Miktions- oder Defäkationsdrang bzw. Angst davor.
C. Deutliche emotionale Belastung durch die Angstsymptome oder das Vermeidungsverhalten. Einsicht, dass die Symptome oder das Vermeidungsverhalten übertrieben und unvernünftig sind.
D. Die Symptome beschränken sich ausschließlich oder vornehmlich auf die gefürchteten Situationen oder Gedanken an diese.
E. Ausschluss: Wahn, Halluzination, organische psychische Störungen, Schizophrenie, affektive Störung, Zwangsstörung.

Die angstauslösenden Situationen können interindividuell sehr unterschiedlich sein. Sie können begrenzt auf eine oder wenige ähnliche Situationen sein oder sich auf zahlreiche und unterschiedliche soziale Situationen beziehen. Differenzialdiagnostisch kann es schwierig sein, die soziale Angststörung von einigen anderen psychischen Störungen zu unterscheiden (siehe Tabelle 28.11).

Im DSM-5 wird das entsprechende Störungsbild als Soziale Angststörung bezeichnet. Durch die Bezeichnung als Soziale Angststörung soll die große Bandbreite sozialer Ängste in stärkerem Maße Berücksichtigung finden. Die Störungskriterien sind in beiden Klassifikationssystemen ähnlich formuliert. Im Unterschied zur ICD-10 werden im DSM-5 jedoch keine Situationen spezifiziert, in denen soziale Ängste typischerweise auftreten, und das Auftreten spezifischer oder obligatorischer Angstsymptome ist nicht diagnoserelevant. In der ICD-11 wird der Begriff der Sozialen Phobie – wie im DSM-5 – durch die Bezeichnung Soziale Angststörung (6B04) ersetzt werden. Die Störungskriterien werden in der ICD-11 weitgehend an das DSM-5 angeglichen werden; damit spielen insgesamt sowohl spezifische als auch obligatorische Angstsymptome keine Rolle mehr bei der Diagnose einer sozialen Phobie.

Zur Feststellung der Diagnose sind diagnostische Interviews der Goldstandard (siehe Kapitel 8). Die Diagnosestellung kann durch die Verwendung von verschiedenen Instrumenten ergänzt werden (siehe Tabelle 28.12).

28.3.3 Epidemiologie

Der Beginn der Sozialen Angststörung liegt in der Regel in der Kindheit und frühen Jugend. In der Adoleszenz weist die Symptomatik bei manchen einen schwankenden Verlauf auf;

Tabelle 28.11: Differenzialdiagnose nach ICD-10

Diagnose	Abgrenzung
Agoraphobie	Die Anwesenheit von Menschen ist bei beiden Störungen ein möglicher Auslöser von Angstreaktionen. Zudem kann auch bei der Agoraphobie die Befürchtung bestehen, sich vor anderen zu blamieren. In den meisten Fällen berichten Personen mit Agoraphobie jedoch auch von Ängsten in Situationen, in denen sie *allein* sind (und befürchten, keine Hilfe bekommen zu können). In Abwesenheit anderer Menschen erleben Personen mit einer sozialen Angststörung hingegen – in aller Regel – keine Ängste.
Dysmorphophobie (Körperdysmorphe Störung)	Die Anwesenheit von Menschen ist bei beiden Störungen ein möglicher Auslöser von Angstreaktionen. Soziale Ängste und Vermeidungsverhalten beziehen sich bei der körperdysmorphen Störung jedoch ausschließlich auf vermeintliche körperliche Makel und das Erleben eines entstellten Erscheinungsbildes. Ängste und Unwohlsein infolge dieser vermeintlichen körperlichen Makel werden auch dann erlebt, wenn Betroffene *allein* sind.
Spezifische Phobie	Im Kontext unterschiedlicher Spezifischer Phobien können Peinlichkeiten befürchtet werden (z. B. Peinlichkeit, bei einer Blutentnahme in Ohnmacht zu fallen; Peinlichkeit, in der Öffentlichkeit zu erbrechen). Im Unterschied zur sozialen Angststörung sind diese Befürchtungen aber auf einzelne, spezifische Situationen begrenzt und es wird keine negative Beurteilung in verschiedensten sozialen Situationen befürchtet.
Selektiver Mutismus	Das mutistische Verhalten kann mitunter Resultat von Bewertungsängsten sein. Personen mit einem reinen selektiven Mutismus fürchten jedoch keine negative Bewertung in Situationen, in denen nicht gesprochen werden muss (z. B. Teilnahme an nonverbalen Spielen).
Ängstlich-vermeidende Persönlichkeitsstörung	Es wird vielfach angezweifelt, ob eine Unterscheidung der sozialen Phobie von der ängstlich-vermeidenden Persönlichkeitsstörung (ICD-10) bzw. selbstunsicheren Persönlichkeitsstörung (DSM-5) sinnvoll ist. Hinsichtlich der Störungskriterien gibt es starke Überlappungen, sodass weniger von einem qualitativen Unterschied zwischen den beiden Störungsbildern als von einem quantitativen Schweregradunterschied auszugehen ist.

Tabelle 28.12: Diagnostikinstrumente

Instrument	Beschreibung
Soziale Phobie Angstinventar (SPAI; dt. Fydrich, 2016)	Fragebogen. Erfasst mit 22 Items (teilweise mit Unterfragen) konkrete befürchtete soziale Situationen, Reaktionen sowie Bewertungen der Reaktionen.
Sozialphobie und -angstinventar für Kinder (SPAIK; Melfsen et al., 2001)	Fragebogen. Erfasst kognitive, somatische und verhaltensbezogene Reaktionen in Bezug auf 26 verschiedene soziale Situationen (z.B. mit unbekannten/bekannten Gleichaltrigen/Erwachsenen). Kann im Altersbereich von 8 bis 17 Jahren eingesetzt werden.
Liebowitz Social Anxiety Scale (LSAS; dt. von Consbruch et al., 2016)	Fremdbeurteilungsinstrument, auch als Selbstbeurteilungsinstrument (Hoyer et al., 2005) verfügbar. Erfasst mit 24 Items Ängste und Vermeidung von sozialen Situationen. Es existiert auch eine Version für den Einsatz im Altersbereich von 7 bis 18 Jahren (LSAS-CA; Masia-Warner et al., 2003).

Tabelle 28.13: Epidemiologische Angaben

Lebenszeitprävalenz	7–12% (Wittchen & Fehm, 2003)
12-Monats-Prävalenz	2.7% (Jacobi et al., 2014)
Geschlechterverhältnis	Frauen haben im Vergleich zu Männern ein 1.5- bis 2-fach erhöhtes Risiko (Jacobi et al., 2014).
Ersterkrankungsalter	Zwischen dem 10. und 13. Lebensjahr. Erstmaliges Auftreten im Erwachsenenalter (> 25 Jahre) ist selten.
Komorbidität	60% leiden unter weiteren psychischen Störungen (Fehm & Wittchen, 2004) – v.a. andere Angststörungen, affektive Störungen, substanzbezogene Störungen.

Tabelle 28.14: Risikofaktoren für die Entwicklung einer sozialen Phobie

Behaviorale Inhibition (Verhaltenshemmung)	Verhaltenstendenz bei Kindern, in neuen Situationen mit anfänglicher Zurückhaltung und Hemmung sowie verstärkter physiologischer Aktivierung zu reagieren.
Elterlicher Erziehungsstil	Überprotektiver, kontrollierender Erziehungsstil der Eltern. Gilt als stärkster Risikofaktor. Allerdings ist von einer wechselseitigen Aufschaukelung auszugehen: Ein zurückgezogenes Kind löst stärker kontrollierendes und beschützendes Elternverhalten aus, wodurch die Rückzugstendenz wiederum verstärkt wird.
Soziale „Traumata"	50% der Betroffenen berichten retrospektiv von einem aversiven sozialen Ereignis (z.B., vor der Klasse ausgelacht worden zu sein) im Vorfeld der Störungsentwicklung.

ab einem Alter von 24 Jahren verläuft die Störung dann vergleichsweise stabil und ohne Spontanremissionen (Wittchen & Fehm, 2003). Grundsätzlich sind Frauen etwas häufiger betroffen als Männer und in der Regel tritt die Soziale Angststörung vergesellschaftet mit weiteren Störungen auf (siehe Tabelle 28.13). Das Vorliegen einer Sozialen Angststörung stellt ein deutliches Risiko für die Entwicklung anderer psychischer Störungen dar. Besonders erhöht ist das Risiko für die Entwicklung von Depressionen, weiteren Angststörungen sowie für Suchtmittelstörungen (Stein et al., 2001).

28.3.4 Störungsmodell

Für die Soziale Angststörung wird ein vielschichtiges Bedingungsgefüge – im Sinne eines Vulnerabilitäts-Stress-Modells – angenommen. Im Folgenden wird auf Ätiologiemodelle und -annahmen aus kognitiv-behavioraler, psychodynamischer und systemischer Perspektive eingegangen. Einzelne Risikofaktoren für die Entwicklung einer Sozialen Phobie werden in Tabelle 28.14 skizziert (Spence & Rapee, 2016).

Schüchternheit in der Kindheit ist – anders als vielfach vermutet – *kein* bedeutsamer Risikofaktor für die Entwicklung einer Sozialen Phobie im Erwachsenenalter. In diesem Sinne entwickeln nur wenige Kinder, die schüchtern sind, zu einem späteren Zeitpunkt eine Soziale Angststörung und nur etwa die Hälfte erwachsener Personen mit Sozialer Angststörung berichten von exzessiver Schüchternheit im Kindesalter (Stein & Stein, 2008).

28.3.4.1 Kognitives Modell von Beck

Beck et al. (1985) verstehen negative kognitive Schemata als zentrale Ursache psychischer Störungen (siehe Kapitel 2). Charakteristisch für eine Soziale Angststörung sind nach Beck et al. (1985) unter anderem folgende Schemata: Be-

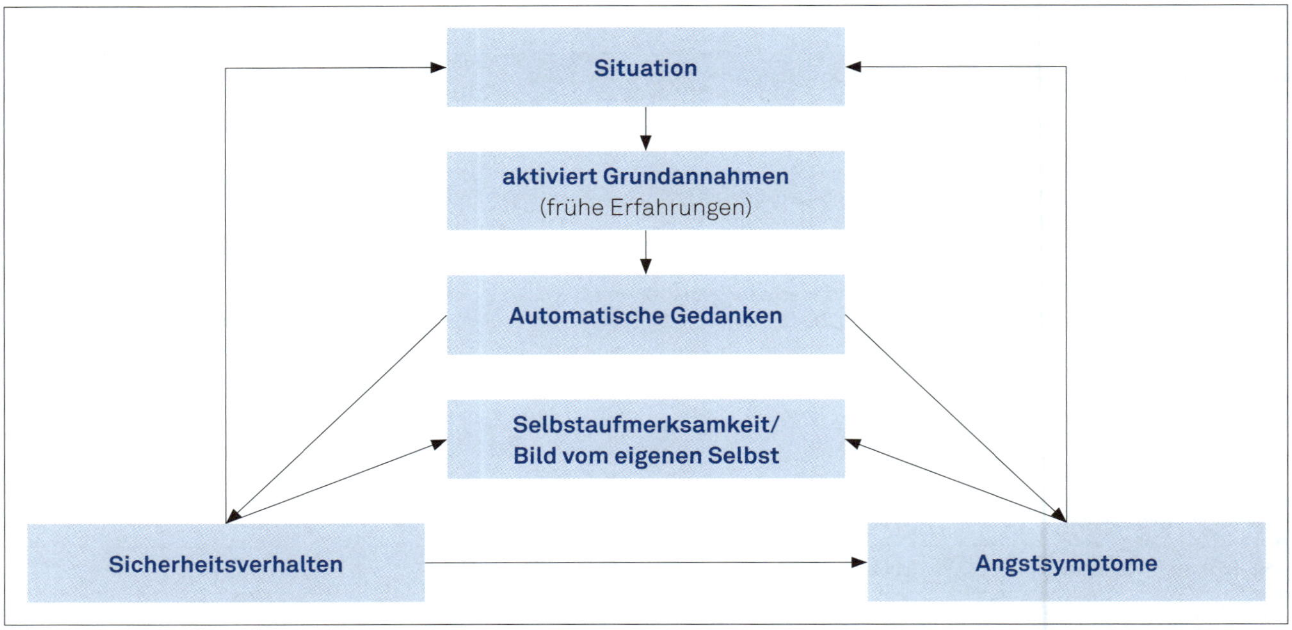

Abbildung 28.5: Kognitives Modell der sozialen Phobie nach Clark und Wells (1995)

wertung des Selbst als inkompetent; übermäßige Gewichtung der Bewertung und Beurteilung durch andere; Annahmen, dass andere Menschen immer sehr kritisch in ihrer Beurteilung von anderen sind; perfektionistische Standards der Bewertung des eigenen Verhaltens. Solche Überzeugungen und Annahmen sollen die Disposition für die Entwicklung einer sozialen Phobie darstellen und die Basis für spezifische Annahmen und Befürchtungen in konkreten Situationen bilden (z. B. „Ich bin dumm/langweilig/unattraktiv und die anderen werden dies merken", „Andere sind schlauer, lässiger und interessanter als ich", „Wenn ich zittere, dann halten andere mich für schwach und erbärmlich", „Ich muss immer intelligent wirken"). Die Entstehung der negativen kognitiven Schemata kann auf frühe Einflüsse und Erfahrungen wie den elterlichen Erziehungsstil, Modelllernen oder soziale Traumata (siehe Tabelle 28.14) zurückgeführt werden.

28.3.4.2 Kognitives Modell von Clark und Wells

Im kognitiven Modell der Sozialen Phobie betonen Clark und Wells (1995) – wie Beck et al. – die Bedeutung dysfunktionaler Annahmen und Überzeugungen für die Entstehung und Aufrechterhaltung sozialer Ängste. Ausgehend von der Frage, warum soziale Ängste persistieren, obwohl Betroffene im Laufe ihres Lebens Erfahrungen gemacht haben müssten, die ihren Befürchtungen widersprechen, und sich soziale Situationen – anders als andere phobische Stimuli – nicht vollständig vermeiden lassen, benennen Clark und Wells (1995) weitere Faktoren, die für die Aufrechterhaltung Sozialer Phobien verantwortlich sein können: (1) Selbstaufmerksamkeit, (2) Sicherheitsverhalten, (3) verzerrte Vorstellung des sichtbaren Selbst, (4) Post-Event Processing (siehe Abbildung 28.5).

Selbstaufmerksamkeit. Typischerweise richten Personen mit sozialer Angststörung ihre Aufmerksamkeit in sozialen Situationen exzessiv nach innen, um ihr Verhalten möglichst gut kontrollieren zu können bzw. das Aufkommen von Angstsymptomen frühzeitig zu bemerken. Hierdurch wird zum einen verhindert, dass Verhalten und Reaktionen von Interaktionspartner:innen präzise wahrgenommen werden; zum anderen trägt der Innenfokus zu einer verstärkten Wahrnehmung von Körpersymptomen, Angst und Anspannung bei.

Sicherheitsverhalten. Unter Sicherheitsverhalten versteht man Strategien, die in angstauslösenden Situationen eingesetzt werden, um zu verhindern, dass eine befürchtete Katastrophe eintritt. Beispiele für Sicherheitsverhaltensweisen bei sozialer Angststörung sind unter anderem: Sätze innerlich vorbereiten, um nicht ins Stocken zu geraten; Arme eng anlegen, um das Sichtbarwerden von Schweißflecken zu verhindern; betont arrogant oder unauffällig auftreten, um zu verhindern, dass man angesprochen wird. Sicherheitsverhaltensweisen tragen zur Aufrechterhaltung von Ängsten bei, da aus dem Nichteintreten einer Katastrophe nicht die Schlussfolgerung gezogen wird, dass die Befürchtungen unbegründet waren, sondern dass das Sicherheitsverhalten die Katastrophe verhindert hat („Hätte ich mich nicht so gut vorbereitet, dann hätte ich mich massiv blamiert"). Darüber hinaus kann sich das Sicherheitsverhalten unmittelbar ungünstig auswirken, indem es (1) Symptome verstärkt, die es eigentlich unterbinden soll (z. B. vermehrtes Schwitzen aufgrund des festen Andrückens der Arme an den Körper), (2) Personen auffällig erscheinen lässt (z. B., weil sie einen dicken Pullover im Sommer tragen, um Schweißflecken nicht sichtbar werden zu lassen), (3) negative Reaktionen von anderen provozieren (z. B. in Reaktion auf besonders distanziert-arrogantes Gebaren), (4) Aufmerksamkeitskapazität für die Wahrnehmung sozialer Situationen bindet (z. B. indem Sätze erst einmal im Kopf durchgespielt werden, bevor sie geäußert werden).

Emotionale Beweisführung. Sowohl die ausgeprägte Selbstaufmerksamkeit als auch das zum Teil sehr aufwändige Sicherheitsverhalten führen dazu, dass die Betroffenen soziale Situationen nur eingeschränkt wahrnehmen. Mangels alternativer Informationen schließen Betroffene von ihrem Erleben in einer sozialen Situation darauf, welchen Eindruck sie machen und wie andere über sie denken. Man spricht von einer emotionalen Beweisführung („Dass ich mich ängstlich fühle, beweist, dass ich ängstlich wirke").

Verzerrte Vorstellung des sichtbaren Selbst. Viele Betroffene berichten davon, in sozialen Situationen intrusive Vorstellungsbilder zu erleben, in denen sie sich selbst aus der Perspektive eines:einer Beobachter:in sehen. Diese Vorstellungsbilder sind zumeist stark verzerrte Visualisierungen („Ich sehe mich selbst als erbärmlichen kleinen, dicken Trottel mit knallrotem Kopf"), die auch mit akustischen Repräsentationen einhergehen können („Und dann rede ich mit einer hohen, piepsigen Stimme"). Entsprechende Intrusionen tragen zur Intensivierung von Angst, Selbstaufmerksamkeit und Sicherheitsverhalten bei.

Post-Event Processing. Im Sinne einer grüblerischen Aufarbeitung neigen sozial-ängstliche Personen dazu, ihr Auftreten in sozialen Interaktionssituationen immer wieder auf ungeschickt-peinliches Verhalten oder ablehnende Reaktionen anderer durchzuspielen. Dabei rufen sich die Betroffenen ihre in einer konkreten Situation erlebten Gefühle von Anspannung und Angst ins Gedächtnis und werten diese als Hinweis auf ihr „Versagen". Auf diese Weise kann es zu einer nachträglichen Negativierung des persönlichen Performanzerlebens kommen, welche wiederum zur Aufrechterhaltung sozialer Ängste beiträgt.

Alle aufrechterhaltenden Faktoren tragen dazu bei, dass auch positive soziale Erfahrungen nicht auf die eigene Person attribuiert werden und sich somit die ungünstigen Annahmen und Überzeugungen nicht verändern.

28.3.4.3 Psychodynamisches Verständnis sozialer Ängste

Aus einer selbstpsychologischen Perspektive ist ein gestörtes Selbstkonzept, welches mit einer Störung der Selbstwahrnehmung und des Selbstwertgefühls sowie einer unrealistischen Selbstabwertung einhergeht, zentrales Merkmal der Sozialen Angststörung. Infolge unzureichender elterlicher Anerkennung und Rückmeldung (Spiegelung) soll sich bei Patient:innen mit Sozialer Angststörung ein spezifischer Mangel an anerkennenden Introjekten zeigen. Es lässt sich zudem vermuten, dass die defizitäre Selbstsicht ein Versuch ist, „die Wahrnehmung der (früher) möglicherweise tatsächlich gering achtenden oder entwertenden Umwelt und die Selbstwahrnehmung in Einklang zu bringen" (Leichsenring et al., 2015, S. 16). Im Sinne einer Abwehr gegen das Empfinden von Minderwertigkeit lassen sich des Weiteren unbewusste Größenfantasien in Form massiv überhöhter Ansprüche an die eigene Person begreifen. Unter einer ich-psychologischen Perspektive verweist die Überzeugung, dass die Person von anderen genauso kritisch wie von sich selbst gesehen wird, auf eine mangelnde Differenzierung zwischen Selbst- und Objektrepräsentanzen. Zusammengenommen gehen Leichsenring et al. (2015) von einem Teufelskreis aus, in welchem ein defizitäres Selbstkonzept Kompensationsversuche in Form übermäßigen Perfektionsstrebens nach sich zieht, welche sich wiederum in überzogenen Selbstansprüchen niederschlagen. Werden diese Selbstansprüche auf andere projiziert, so kommt es (zwangsläufig) zu Versagenserfahrungen sowie Scham- und Angsterleben, wodurch wiederum das defizitäre Selbstkonzept verstärkt wird.

28.3.4.4 Systemisches Verständnis sozialer Angststörungen

Im Rahmen eines systemtherapeutischen Verständnisses wird die Funktionalität der Störung in den Vordergrund gestellt (siehe Kapitel 4): „Symptome sozialer Angststörungen schützen die Mitglieder eines betroffenen sozialen Systems davor, Freiheitswünsche offen zu kommunizieren, da sie erwarten, mit der Selbstöffnung (…) die Existenz dieses für sie bedeutsamen betroffenen sozialen Systems zu gefährden" (Hunger-Schoppe et al., 2021, S. 479). Im Sinne einer *interpersonalen Funktionalität* kann die sozial-ängstliche Symptomatik somit der Beziehungsregulierung dienen und vordergründig den Konflikt zwischen Freiheitswünschen auf der einen Seite und Geborgenheitswünschen auf der anderen Seite „lösen". Die *intrapsychische Funktionalität* kann darin bestehen, dass die Symptomatik sowohl einen Schutz vor negativer Befindlichkeit (z. B. Wut, Panik) darstellen kann, als auch eine Begründung dafür liefert, weshalb bestimmte Entwicklungsschritte (z. B. Auszug, Partnersuche) nicht gemacht werden können. Grundlegende systemtheoretische Annahmen zur transgenerationalen Weitergabe von Beziehungsmustern (siehe Kapitel 4) lassen sich auch zum Verständnis sozialer Ängste heranziehen.

28.3.4.5 Biologische Faktoren

Generell wird davon ausgegangen, dass wir als soziale Wesen, die unabhängig von anderen nicht überlebensfähig sind, in gewisser Weise biologisch gebahnt sind, sensitiv auf (vermeintlich) negative Bewertung unseres sozialen Umfeldes zu reagieren. In Familien- und Zwillingsstudien finden sich Hinweise auf eine familiäre Häufung von sozialen Ängsten, sodass von einer genetischen Disposition ausgegangen wird. Die Befundlage zu Neurotransmission und neuronaler Aktivierung (siehe Tabelle 28.15) sind inkonsistent und es bleibt vielfach unklar, ob die Befunde spezifisch für Soziale Angststörungen sind oder ob sie bedeutsam für Ängste bzw. Temperamentsmerkmale (z. B. Behavioral Inhibition) allgemein sind.

Tabelle 28.15: Neurobiologische Aspekte der sozialen Phobie

Erblichkeit	Die Erblichkeit wird auf 13 % bis 76 % (Moreno et al., 2016) geschätzt. Die spezifischen genetischen Determinanten sind ungeklärt.
Neurotransmission	Dysfunktionen im serotonergen, noradrenergen und dopaminergen Neurotransmittersystem werden – vor dem Hintergrund der Wirkung entsprechender Antidepressiva (SSRI, SNRI) – vermutet. Die Befundlage ist jedoch inkonsistent.
Neuronale Aktivierung	Es gibt Hinweise auf vermehrte bilaterale Amygdalaaktivierung in Reaktion auf sozial-emotionale Stimuli, die Gesamtbefundlage ist jedoch inkonsistent (Spence & Rapee, 2016).

28.3.5 Psychotherapie

Im Kasten werden die Empfehlungen der S3-Leitlinie „Behandlung von Angststörungen" (Bandelow et al., 2021) wiedergegeben.

Empfehlung der S3-Leitlinie zur Behandlung von Angststörungen (Bandelow et al., 2021)

Laut der S3-Leitlinie *soll* erwachsenen Patient:innen mit einer Sozialen Phobie eine Psychotherapie oder eine Pharmakotherapie angeboten werden. Dabei soll die Präferenz des:der informierten Patient:in berücksichtigt werden. Mit Blick auf die Psychotherapie werden die folgenden, hierarchisch abgestuften Empfehlungen gegeben:

1. Patient:innen mit einer Sozialen Phobie *soll* eine Kognitive Verhaltenstherapie (KVT) angeboten werden.
2. Patient:innen mit einer Sozialen Phobie *sollte* eine psychodynamische Psychotherapie angeboten werden, wenn sich eine KVT nicht als wirksam erwiesen hat, nicht verfügbar ist oder wenn eine diesbezügliche Präferenz des:der informierten Patient:in besteht.
3. Systemische Therapie *kann* bei Sozialer Phobie angeboten werden, wenn sich eine KVT oder eine psychodynamische Psychotherapie nicht als wirksam erwiesen hat, nicht verfügbar ist oder wenn eine diesbezügliche Präferenz des:der informierten Patient:in besteht.
4. Applied Relaxation *sollte* Patient:innen mit einer Sozialen Phobie *nicht* angeboten werden.

Im Folgenden werden die kognitive Therapie nach Clark und Wells (1995) und die supportiv-expressive Therapie nach Leichsenring et al. (2015) beschrieben. Die integrativ systemische Psychotherapie sozialer Ängste (Schweitzer et al., 2020) wird – vor dem Hintergrund einer noch unzureichenden Datenlage – kurz skizziert.

28.3.5.1 Kognitive Verhaltenstherapie

Die kognitive Therapie (Clark & Wells, 1995) zielt darauf ab, zunächst diejenigen kognitiven und behavioralen Prozesse zu modifizieren, welche einer realistischen Prüfung von Befürchtungen bislang im Wege standen. Im Einzelnen geht es darum, Selbstaufmerksamkeit und Sicherheitsverhalten abzubauen, verzerrte Vorstellungsbilder durch Videofeedback zu entaktualisieren und emotionale Beweisführung infrage zu stellen. Im weiteren Therapieverlauf geht es darum, Überzeugungen explizit zu prüfen, sowie Vermeidung und Post-Event Processing zu reduzieren. Die Therapie umfasst vier zentrale Behandlungsschritte (Ambühl et al., 2006; Stangier et al., 2016):

Modul 1: Aufbau einer therapeutischen Beziehung; Klinische Diagnostik, Zielklärung und Entwicklung eines individuellen Fallkonzepts. Mit Blick auf die Gestaltung der therapeutischen Beziehung muss beachtet werden, dass die Therapiesituation selbst bei Personen mit Sozialer Phobie Angst vor Abwertung auslösen kann. Entsprechend erscheinen Betroffene vielfach zunächst schweigsam, einsilbig oder desinteressiert; dies sollte als Ausdruck von Sicherheitsverhalten verstanden werden. Um die Aktivierung der sozialen Befürchtungen in der Therapiesitzung zu reduzieren, bietet es sich an, dass Therapeut:innen nicht im unmittelbaren Blickfeld von Patient:innen Platz nehmen, sodass diese Blickkontakt „unauffällig" umgehen können. Inhaltlich geht es in der ersten Therapiephase darum, anhand einer prototypischen sozialen Situation ein individualisiertes kognitives Erklärungsmodell – entsprechend Abbildung 28.5 auf S. 448 – mit den Patient:innen zu erarbeiten. Ziel der Erarbeitung des Störungsmodells ist es zum einen, die zentrale Rolle der kognitiven Bewertungen und Befürchtungen herauszuarbeiten; zum anderen wird mit der Differenzierung der verschiedenen Prozesse (z. B. in Selbstaufmerksamkeit, Sicherheitsverhalten) eine gemeinsame Sprache für die Beobachtung und Veränderung der sozialen Ängste geschaffen.

Modul 2: Erfahrungsbasierte Vermittlung der Problematik der aufrechterhaltenden Mechanismen. Über Verhaltensexperimente wird eine erfahrungsbasierte Einsicht in die Problematik von Selbstaufmerksamkeit und Sicherheitsverhalten ermöglicht. Hierzu wird eine Situation, die die Befürchtungen der Person aktiviert, in der Therapiesitzung kurz angespielt (z. B. ein kurzes Gespräch). Im ersten Durchgang werden die Patient:innen gebeten, ihre Aufmerksamkeit nach innen zu richten und so viel Sicherheitsverhalten wie möglich zu zeigen (z. B. Blickkontakt vermeiden, leise sprechen). Im zweiten Durchgang wird die Situation wiederholt, wobei die Patient:innen diesmal aufgefordert werden, ihre Aufmerksamkeit auf die Interaktionspartner:innen zu richten und Sicherheitsverhalten, soweit möglich, zu reduzieren. Nach jedem der beiden Durchgänge schätzen die Patient:innen anhand einer Skala (z. B. 0 bis 10) ein, wie stark (1) Selbstaufmerksamkeit und (2) Sicherheitsverhalten ausgeprägt waren, (3) wie hoch ihre Angst war, und (4) wie sie ihre soziale Performanz einschätzen. In der Auswertungsphase werden die Einschätzungen der beiden Verhaltensexperimente miteinander verglichen. In der Regel erleben die Patient:innen mit diesem Vorgehen, dass Selbstaufmerksamkeit und Sicherheitsverhalten nicht zu einer besseren Performanz und häufig sogar zu größerer Angst beitragen und dementsprechend dysfunktional sind. Für den Fall, dass Patient:innen große Schwierigkeiten damit haben, ihre Selbstaufmerksamkeit in sozialen Situationen zu reduzieren, sollte ergänzend ein Aufmerksamkeitstraining durchgeführt werden. Hierbei werden Patient:innen in verschiedenen Übungen angeleitet, ihre Aufmerksamkeit auf Geräusche, Farben und Gesichter in und außerhalb des Therapieraums zu richten und so Kontrolle über die Ausrichtung ihres Aufmerksamkeitsfokus wiederzuerlangen.

Am Ende dieses Therapieabschnittes haben die Patient:innen Einsicht in die Problematik aufrechterhaltender Faktoren (Selbstaufmerksamkeit, Sicherheitsverhalten, emotionale Beweisführung) gewonnen und erste kleine Schritte in Hinblick auf eine Reduktion dieser Mechanismen gemacht.

Modul 3: Veränderung sozialphobischer Befürchtungen durch Verhaltensexperimente und verbale Disputationsmethoden. Auf der Grundlage der in Modul 2 erreichten Einsichten und Veränderungen stellen Verhaltensexperimente (siehe Kapitel 18) das zentrale therapeutische Mittel zur Überprüfung von sozial-ängstlichen Befürchtungen dar. Im ersten Schritt wird hierzu festgelegt, welche Befürchtung überprüft werden soll und wie stark die Person aktuell von ihr überzeugt ist. Zu beachten ist, dass sich nur konditionale Befürchtungen testen lassen, die eine Vorhersage beinhalten: „Wenn ..., dann ...". Beispiele wären also Annahmen wie: „Wenn ich bei einer Präsentation einen Fehler mache, dann werden alle lachen" oder „Wenn ich mich nicht aktiv an einem Gespräch beteilige, dann werden mich alle für inkompetent halten". Im zweiten Schritt wird die Situation festgelegt, in der die Befürchtung geprüft werden soll. Im dritten Schritt werden die Kriterien erarbeitet, anhand derer das Zutreffen einer Annahme bemessen werden kann. Hat eine Person z. B. die Sorge, verletzt zu werden, wenn sie etwas Persönliches von sich erzählt, so muss präzise festgehalten werden, woran die Person „Verletzt-Werden" festmacht, z. B., wenn der:die Partner:in eine abfällige, gehässige Bemerkung macht oder der:die Partner:in sich abwendet oder die Augen verdreht und einen spöttischen Gesichtsausdruck hat. Schließlich wird festgelegt, wann und wo das Verhaltensexperiment umgesetzt wird. Durchgängig wird die Person ermuntert, in den Verhaltensexperimenten die Aufmerksamkeit nach außen zu richten und möglichst wenig Sicherheitsverhalten einzusetzen, sich also mehr so zu zeigen, „wie sie wirklich ist". Im Anschluss an das Verhaltensexperiment wird das Ergebnis erfasst: Kam es zu einer gehässigen Bemerkung, verdrehten Augen, einem spöttischen Gesichtsausdruck? Ja oder nein? Die Schlussfolgerungen aus dem Experiment für die Annahmen und Überzeugungen werden sodann diskutiert. Auf dieser Basis werden weitere Verhaltensexperimente geplant und durchgeführt.

Das therapeutische Vorgehen kann durch *Befragungen der Umwelt* ergänzt werden, d. h., Therapeut:in und Patient:in erstellen einen Fragebogen oder machen eine Umfrage, um zu erfahren, inwieweit individuelle Befürchtungen des:der Patient:in zutreffend sind („Was denken Sie von Leuten, die bei Vorträgen leicht erröten? Oder von Leuten, die einen Rechtschreibfehler in ihrer Präsentation haben?"). Auch bei diesen Umfragen werden die Erwartungen der Person vorher genau

Tabelle 28.16: Weitere kognitiv-verhaltenstherapeutische Therapieansätze

Verfahren	Beschreibung
Soziales Kompetenztraining	Soziale Kompetenzdefizite können im Kontext sozialer Ängste vorliegen. In vielen Fällen besteht bei Betroffenen aber kein Kompetenz-, sondern ausschließlich ein Performanzdefizit, sodass ein Training sozialer Kompetenzen nicht indiziert ist – zumal dies einer weiteren Förderung von Sicherheitsverhalten gleichkommen könnte. Sollte ein Kompetenzdefizit auszumachen sein, dann kann das beschriebene therapeutische Vorgehen durch ein Training sozialer Kompetenz (siehe Kapitel 18) ergänzt werden.
Shame Attack	Bei Shame-Attack-Übungen werden Patient:innen aufgefordert, Verhalten zu zeigen, dass wider soziale Normen läuft (z. B. bei Sonnenschein mit einem Regenschirm durch die Stadt laufen). Ziel der Übungen ist es, dass Betroffene die Erfahrung machen, dass zum einen selbst „ungewöhnliches" soziales Verhalten keine starke Reaktion durch andere hervorruft und zum anderen auch negative Reaktionen durch andere „aushaltbar" sind. Vor dem Hintergrund einer potenziell peinlich-demütigenden Wirkung entsprechender Übungen werden diese in der Praxis nur noch sehr selten verwendet.
Exposition	Die für eine Exposition (siehe Kapitel 18) zentralen Merkmale „Wiederholung" und „zeitliche Ausdehnung" sind im sozialen Kontext oft nur schwer herstellbar: Interaktionspartner:innen verhalten sich nicht immer gleich und viele soziale Situationen verändern ihren Charakter, wenn sie zeitlich sehr lange gestreckt werden. Vor diesem Hintergrund haben sich Verhaltensexperimente gegenüber einer „habituationsorientierten" Exposition bei der Behandlung sozialer Ängste durchgesetzt (Ambühl et al., 2006). Gleichwohl konnte die Effektivität expositionsbasierter Ansätze, in denen massiert soziale Situationen aufgesucht werden, ohne dass auf die Veränderung von Bewertungen fokussiert wurde, nachgewiesen werden (Mayo-Wilson et al., 2014).

notiert, und das Ergebnis mit ihnen verglichen. Mithilfe üblicher verbaler Disputationsmethoden (siehe Kapitel 18) werden zusätzlich zentrale Annahmen und Überzeugungen von Patient:innen disputiert.

Modul 4: Rückfallprävention. Im letzten Schritt werden die Erfahrungen aus der Therapie zusammengefasst, Risikosituationen werden vorweggenommen und Booster-Sitzungen vereinbart (siehe Kapitel 22). Weitere kognitiv-verhaltenstherapeutische Interventionen zur Behandlung der Sozialen Angststörung werden in Tabelle 28.16 diskutiert.

Im Kinder- und Jugendbereich lassen sich die gleichen therapeutischen Module wie im Erwachsenenalter verwenden (Schmitz & Asbrand, 2020). Wie grundsätzlich in diesem Altersbereich muss der Einbezug von Eltern und Schule reflektiert werden (siehe Kapitel 34). Zudem muss insbesondere im Kinder- und Jugendbereich geprüft werden, inwieweit soziale Kompetenzdefizite ein ergänzendes Kompetenztraining erforderlich machen.

28.3.5.2 Psychodynamische Behandlung

Bei der supportiv-expressiven Therapie nach Luborsky (1995; Leichsenring et al., 2015) handelt es sich um eine psychodynamische Kurzzeittherapie, die sich in einer großen multizentrischen Studie als effektiv erwiesen hat (siehe Kapitel 28.3.7). Die Behandlung beinhaltet sowohl supportive, d.h. unterstützende Interventionen (Ressoucenorientierung, Etablierung einer hilfreichen Beziehung) als auch expressive, d.h. klärungsorientierte Interventionen (biografisches Verständnis für gegenwärtige Probleme entwickeln). Die manualisierte Therapie untergliedert sich in die folgenden Phasen:

Vorphase (probatorische Sitzungen): Erstgespräch, biografische Anamnese, Beziehungsepisoden-Interview zur Erarbeitung des zentralen Beziehungskonflikt-Themas. Auf der Basis des sogenannten Beziehungsepisoden-Interviews, bei dem Patient:innen gebeten werden, zehn konkrete Begebenheiten aus ihrem Leben zu erzählen, in welchen sie mit einer anderen Person zu tun hatten und die in positiver oder negativer Weise bedeutsam für sie waren, wird das Zentrale Beziehungskonflikt-Thema (ZBKT) abgeleitet. Mit dem ZBKT wird das interpersonelle Hauptproblem von Patient:innen in drei Sätzen schriftlich festgehalten:

- *Wunsch.* Was wünschen Sie sich in Interaktionen? (Beispiel: „Ich möchte gemocht, ernst genommen, akzeptiert und einbezogen werden.")
- *Gefürchtete Reaktion des Objekts.* Welche Erfahrungen haben Sie mit anderen gemacht, welche Erfahrungen fürchten Sie? (Beispiel: „Andere machen sich über mich lustig, werten mich ab, grenzen mich aus.")
- *Reaktion des Subjekts.* Wie reagieren Sie? (Beispiel: „Ich bin enttäuscht, werde unsicher, zweifle an meinem Wert, bekomme Angst und ziehe mich zurück.")

Dieser „Dreisatz" wird auch als persönliche „Angstformel" bezeichnet und bildet den Fokus der weiteren Gespräche. Zum Abschluss der Probatorik erfolgt das sogenannte Paktgespräch, in dem Patient:innen über allgemeine und spezifische Inhalte der folgenden Therapie informiert werden.

Anfangsphase: Weitergehende Klärung des ZBKT. Das ZBKT wird – auf Basis aktueller Erlebnisse des:der Patient:in innerhalb und außerhalb der Therapiesitzung – weiter geprüft und verfeinert. Die Symptome der sozialen Ängste werden auf das ZBKT bezogen. In diesem Zusammenhang wird die besondere Bedeutung von Schamerleben für die Aufrechterhaltung der sozialen Ängste herausgearbeitet. Zudem werden Patient:innen damit konfrontiert, dass sie überhöhte (perfektionistische) Ansprüche an sich stellen und es wird herausgearbeitet, inwieweit sie diese Ansprüche auf andere Personen projizieren (z.B. „Haben Sie schon mal überlegt, ob Sie es selbst sind, der Ihre Erwartungen anderen Leuten zuschreibt?").

In der gesamten Behandlung ist schließlich darauf zu achten, dass Patient:innen sich nicht selbst abwerten (z.B. „Hier ist ein Ort, an dem Sie niemand abwerten darf – ich tue dies nicht und tun Sie das bitte auch nicht.").

Mittlere Phase: Selbstgeleitete Symptomexpositionen. Patient:innen werden ermuntert, angstauslösende Situationen – nach entsprechender Vorbereitung – gezielt aufzusuchen. Es werden hierzu zunächst maximal drei Situationen hinsichtlich ihres Schwierigkeitsgrades in einer „Angsttreppe" hierarchisiert. Dann wird mit der leichtesten Situation begonnen. Diese wird in der Vorstellung durchgespielt, zwischen den Sitzungen selbstgeleitet umgesetzt und in der Folgesitzung nachbesprochen. Hierbei werden die gemachten Erfahrungen explizit auf das ZBKT bezogen (z.B. „Was bedeuten diese Erfahrungen für Ihre Ängste vor anderen Menschen und für Ihr eigenes Verhalten?").

In der Vorbereitung der Selbstexpositionen muss der Gebrauch von angstdämpfenden Medikamenten problematisiert werden und es kann ein ermutigender innerer Dialog (Selbstermutigung) vorab etabliert werden (z.B. „Auf welche Weise können Sie sich vor einer solchen Situation selber Mut machen?").

Abschlussphase und Booster-Sessions. Das Erreichen von Zielen wird markiert und es wird nochmals herausgestellt, was über das ZKBT und seine Beziehung zur Sozialen Phobie verstanden wurde. Im Rahmen von Booster-Sitzungen (siehe Kapitel 22) werden Patient:innen zur weiteren Selbstexposition ermuntert und etwaige Rückschritte – die u.a. aufgrund des Therapieendes und des damit erlebten Bindungsabbruchs erwartet werden – auf das ZBKT bezogen.

28.3.5.3 Integrative systemische Psychotherapie

Bei der integrativen systemischen Psychotherapie (IST) sozialer Ängste (Schweitzer et al., 2020) handelt es sich um eine systemische Kurzzeittherapie, die sich in einer ersten Pilotstudie (Hunger et al., 2020) als effektiv erwiesen hat. Die Interventionen der IST umfassen Standardbausteine der Systemischen Therapie (siehe Kapitel 20): Hierzu gehören die Systemdiagnostik (Genogramm, soziale Netzwerkdiagnostik), eine zielorientierte Auftragskonstruktion, die Vermittlung eines systemischen Problemverständnisses (z.B. Stabilisierung eines sozialen Systems), Durchführung von Experimenten (d.h. Aufsuchen angstassoziierter Situationen), Arbeit im Mehrpersonensetting (Zusammenkunft mit anderen Betroffenen und deren Bezugspersonen) und Familiengespräche, Bilanzierung und Rückfallprophylaxe. In der Gesprächsführung werden zirkuläre und systemische Fragen genutzt und die therapeutische Haltung ist durch Ressourcen- und Lösungsorientierung geprägt. Familienangehörige, Partner:innen, Freund:innen und Kolleg:innen werden nach Möglichkeit in die Sitzungen einbezogen.

28.3.6 Pharmakotherapie

Der Kasten fasst die Empfehlungen der S3-Leitlinie „Behandlung von Angststörungen" (Bandelow et al., 2021) zur Pharmakotherapie zusammen.

Empfehlung der S3-Leitlinie zur Pharmakotherapie (Bandelow et al., 2021)

In der S3-Leitlinie werden mit Blick auf die Pharmakotherapie von Personen mit Sozialer Phobie die folgenden Empfehlungen gegeben:

1. Patient:innen mit einer Sozialen Phobie *sollen* die SSRIs Paroxetin, Sertralin oder Escitalopram angeboten werden.
2. Patient:innen mit einer Sozialen Phobie *soll* der SNRI Venlafaxin angeboten werden.
3. Patient:innen mit einer Sozialen Phobie *sollen* Benzodiazepine *nicht* angeboten werden.

Für die Behandlung von Kindern und Jugendlichen mit Sozialer Angststörung ist kein Medikament zugelassen; bei ausbleibendem psychotherapeutischem Behandlungserfolg kann eine „Off-label"-Behandlung mit einem SSRI versucht werden.

28.3.7 Empirische Absicherung

Psychotherapie bei Erwachsenen. In Metaanalysen ließ sich konsistent zeigen, dass Psychotherapie bei der Behandlung von Patient:innen mit Sozialer Angststörung effektiv ist (Acarturk et al., 2009; Mayo-Wilson et al., 2014). Die meiste und stärkste Evidenz findet sich für kognitiv-verhaltenstherapeutische Ansätze – und hier insbesondere für die kognitive Herangehensweise nach Clark und Wells (Mayo-Wilson et al., 2014). Positive Effekte der KVT finden sich sowohl bei Einzel- und Gruppentherapien (Barkowski et al., 2016) als auch bei Onlinebehandlungen (Guo et al., 2021). Grundsätzlich finden sich positive Effekte auch für die psychodynamische Therapie sozialer Ängste (Zhang et al., 2022). Die dargestellte kognitive Therapie (Stangier et al., 2016) hat sich in einer multizentrischen deutschen Untersuchung gegenüber der supportiv-expressiven Therapie (Leichsenring et al., 2015) als leicht überlegen erwiesen (Leichsenring et al., 2013). Zur Effektivität der Systemischen Therapie liegen bislang erst wenige Studien vor. Erste Untersuchungen verweisen jedoch auf den Nutzen einer systemischen Behandlung (Hunger et al., 2020).

Hinsichtlich der differenziellen Wirksamkeit von Psychotherapie und Pharmakotherapie findet sich ein inkonsistentes Befundmuster, sodass in der S3-Leitlinie beide Behandlungsarten gleichermaßen empfohlen werden; eine Kombination aus Pharmako- und Psychotherapie scheint nicht wirksamer zu sein als eine Monotherapie (Bandelow et al., 2021).

Psychotherapie bei Kindern und Jugendlichen. Bei der Behandlung von sozial ängstlichen Kindern und Jugendlichen findet sich die stärkste Evidenz für kognitiv-verhaltenstherapeutische Verfahren (Scaini et al., 2016), während es bislang an aussagekräftigen Studien sowohl zu psychodynamischen als auch zu systemischen Therapieverfahren mangelt (Schmitz & Asbrand, 2020).

Pharmakotherapie. Die Wirksamkeit von SSRIs und SNRIs bei der Sozialen Phobie wurde in Metaanalysen bestätigt (Mayo-Wilson et al., 2014; Williams et al., 2020). Zwischen verschiedenen SSRIs und SNRIs finden sich nur geringe Unterschiede hinsichtlich Effektivität und Abbruchquote (Williams et al., 2020). Benzodiazepine sind grundsätzlich auch bei der (kurzfristigen) Behandlung sozialer Ängste wirksam; vor dem Hintergrund des ernstzunehmenden Abhängigkeitsrisikos sollten diese jedoch *nicht* für die Behandlung verwendet werden (Bandelow et al., 2021).

Literatur

Acarturk, C., Cuijpers, P., van Straten, A. & de Graaf, R. (2009). Psychological treatment of social anxiety disorder: A meta-analysis. *Psychological Medicine, 39*, 241–254. https://doi.org/10.1017/S0033291708003590

Ambühl, H., Meier, B. & Willutzki, U. (2006). *Soziale Angst verstehen und behandeln*. Stuttgart: Pfeiffer.

Bandelow, B., Aden, I., Alpers, G.W., Benecke, A., Benecke, C., Deckert, J. et al (2021). *S3-Leitlinie Behandlung von Angststörungen* (Version 2.0). Verfügbar unter: https://register.awmf.org/de/leitlinien/detail/051-028

Barkowski, S., Schwartze, D., Strauss, B., Burlingame, G.M., Barth, J. & Rosendahl, J. (2016). Efficacy of group psychotherapy for social anxiety disorder: A meta-analysis of randomized-controlled trials. *Journal of Anxiety Disorders, 39*, 44–64. https://doi.org/10.1016/j.janxdis.2016.02.005

Beck, A.T., Emery, G. & Greenberg, R. (1985). *Anxiety disorders and phobias: A cognitive perspective*. Cambridge, MA: Basic.

Clark, D.M. & Wells, A. (1995). A cognitive model of social phobia. In R.G. Heimberg, M.R. Liebowitz, D.A. Hope & F.R. Schneier (Eds.), *Social phobia: Diagnosis, assessment, treatment* (pp. 69–93). New York: Guilford.

Consbruch, K. von, Stangier, U. & Heidenreich, T. (2016). *Skalen zur Sozialen Angststörung (SOZAS). Soziale-Phobie-Inventar (SPIN), Soziale-Interaktions-Angst-Skala (SIAS), Soziale-Phobie-Skala (SPS), Liebowitz-Soziale-Angst-Skala (LSAS)*. Göttingen: Hogrefe.

Dilling, H., Mombour, W., Schmidt, M.H. & Schulte-Markwort, E. (2016). *Internationale Klassifikation psychischer Störungen. ICD-10 Kapitel V (F). Diagnostische Kriterien für Forschung und Praxis* (6. Aufl.). Bern: Hogrefe.

Fehm, L. & Wittchen, H.-U. (2004). Comorbidity in social anxiety disorder. In B. Bandelow & D. Stein (Eds.), *Social anxiety disorder* (pp. 49–63). New York: Dekker.

Fydrich, T. (2016). SPAI – Soziale Phobie und Angstinventar. In K. Geue, B. Strauß & E. Brähler (Hrsg.), *Diagnostische Verfahren in der* Psychotherapie (S. 462–467). Göttingen: Hogrefe.

Guo, S., Deng, W., Wang, H., Liu, J., Liu, X., Yang, X. et al. (2021). The efficacy of internet-based cognitive behavioural therapy for social anxiety disorder: A systematic review and meta-analysis. *Clinical Psychology & Psychotherapy, 28,* 656–668. https://doi.org/10.1002/cpp.2528

Hoyer, J., Helbig, S. & Margraf, J. (2005). *Diagnostik der Angststörungen.* Göttingen: Hogrefe.

Hunger, C., Hilzinger, R., Klewinghaus, L., Deusser, L., Sander, A., Mander, J. et al. (2020). Comparing cognitive behavioral therapy and systemic therapy for social anxiety disorder. Randomized controlled pilot trial. *Family Process, 59,* 1389–1406. https://doi.org/10.1111/famp.12492

Hunger-Schoppe, C., lmmel, N., Braus, N., Oepen, R. von & Schweitzer, J. (2021). Systemische Therapie und soziale Ängste im Erwachsenenalter. *Psychotherapeut, 66,* 478–486. https://doi.org/10.1007/s00278-021-00539-w

Jacobi, F., Höfler, M., Strehle, J., Mack, S., Gerschler, A., Scholl, L. et al. (2014). Psychische Störungen in der Allgemeinbevölkerung. *Nervenarzt, 85,* 77–87. https://doi.org/10.1007/s00115-013-3961-y

Leichsenring, F., Beutel, M.E., Salzer, S., Haselbacher, A. & Wiltink, J. (2015). *Soziale Phobie.* Göttingen: Hogrefe. https://doi.org/10.1026/02322-000

Leichsenring, F., Salzer, S., Beutel, M.E., Herpertz, S., Hiller, W., Hoyer, J. et al. (2013). Psychodynamic therapy and cognitive-behavioral therapy in social anxiety disorder: A multicenter randomized controlled trial. *American Journal of Psychiatry, 170,* 759–767. https://doi.org/10.1176/appi.ajp.2013.12081125

Luborsky, L. (1995). *Einführung in die analytische Psychotherapie: Ein Lehrbuch.* Göttingen: Vandenhoeck & Ruprecht.

Masia-Warner, C., Storch, E.A., Pincus, D.B., Klein, R.G., Heimberg, R.G. & Liebowitz, M.R. (2003). The Liebowitz Social Anxiety Scale for Children and Adolescents: An initial psychometric investigation. *Journal of the American Academy of Child and Adolescent Psychiatry, 4,* 1076–1084. https://doi.org/10.1037/t81163-000

Mayo-Wilson, E., Dias, S., Mavranezouli, I., Kew, K., Clark, D.M., Ades, A.E. et al. (2014). Psychological and pharmacological interventions for social anxiety disorder in adults: A systematic review and network meta-analysis. *The Lancet Psychiatry, 1,* 368–376. https://doi.org/10.1016/S2215-0366(14)70329-3

Melfsen, S., Florin, I. & Warnke, A. (2001). *Sozialphobie und -angstinventar für Kinder (SPAIK).* Göttingen: Hogrefe.

Moreno, A.L., Osorio, F.D.L., Martin-Santos, R. & Crippa, J.A. (2016). Heritability of social anxiety disorder: A systematic review of methodological designs. *Archives of Clinical Psychiatry, 43*(4), 83–92. https://doi.org/10.1590/0101-60830000000090

Scaini, S., Belotti, R., Ogliari, A. & Battaglia, M. (2016). A comprehensive meta-analysis of cognitive-behavioral interventions for social anxiety disorder in children and adolescents. *Journal of Anxiety Disorders, 42,* 105–112. https://doi.org/10.1016/j.janxdis.2016.05.008

Schmitz, J. & Asbrand, J. (2020). *Soziale Angststörung im Kindes- und Jugendalter.* Stuttgart: Kohlhammer. https://doi.org/10.17433/978-3-17-035131-8

Schweitzer, J., Hunger-Schoppe, C., Hilzinger, R. & Lieb, H. (2020). *Soziale Ängste.* Heidelberg: Auer.

Spence, S.H. & Rapee, R.M. (2016). The etiology of social anxiety disorder: An evidence-based model. *Behaviour Research and Therapy, 86,* 50–67. https://doi.org/10.1016/j.brat.2016.06.007

Stangier, U., Clark, D.M., Ginzburg, D.M. & Ehlers, A. (2016). *Soziale Angststörung* (2. Aufl.). Göttingen: Hogrefe. https://doi.org/10.1026/02719-000

Stein, M.B., Fuetsch, M., Müller, N., Höfler, M., Lieb, R., & Wittchen, H.U. (2001). Social anxiety disorder and the risk of depression: A prospective community study of adolescents and young adults. *Archives of General Psychiatry, 58*(3), 251–256. https://doi.org/10.1001/archpsyc.58.3.251

Stein, M.B. & Stein, D.J. (2008). Social anxiety disorder. *Lancet, 371,* 1115–1125. https://doi.org/10.1016/S0140-6736(08)60488-2

Williams, T., McCaul, M., Schwarzer, G., Cipriani, A., Stein, D.J. & Ipser, J. (2020). Pharmacological treatments for social anxiety disorder in adults: A systematic review and network meta-analysis. *Acta Neuropsychiatrica, 32,* 169–176. https://doi.org/10.1017/neu.2020.6

Wittchen, H.-U. & Fehm, L. (2003). Epidemiology and natural course of social fears and social phobia. *Acta Psychiatrica Scandinavica, 108*(417), 4–18. https://doi.org/10.1034/j.1600-0447.108.s417.1.x

Zhang, Q., Yi, P., Song, G., Xu, K., Wang, Y., Liu, J. et al. (2022). The efficacy of psychodynamic therapy for social anxiety disorder – A comprehensive meta-analysis. *Psychiatry Research, 309,* 114403. https://doi.org/10.1016/j.psychres.2022.114403

28.4 Trennungsangst

Katharina Sommer & Michael W. Lippert

Inhaltsübersicht

28.4.1 Klinische Merkmale

„Trennungsangst" bezeichnet sowohl eine alterskonforme Entwicklungsphase bei Säuglingen und Kleinkindern als auch ein altersabweichendes Verhalten bzw. Erleben mit Störungswert ab dem Vorschulalter. Kennzeichnend ist die Angst, von einer nahestehenden Bezugsperson getrennt zu werden. Im Rahmen der alterstypischen Entwicklung treten Trennungsängste üblicherweise zwischen dem 7. und 12. Lebensmonat auf, erreichen ihren Höhepunkt zwischen dem 15. und 18. Lebensmonat und nehmen dann bis zu einem Lebensalter von zwei bis vier Jahren kontinuierlich ab. Auch im Erwachsenenalter können Phasen mit Trennungsangst noch als normale Reaktion auf belastende Lebensereignisse auftreten (Brooker et al., 2013; Schneider & Blatter-Meunier, 2019).

Treten diese Ängste jedoch über typische Entwicklungsphasen hinaus auf, halten lange an und belasten die Betroffenen und/oder ihre Angehörigen exzessiv, spricht man von einer Störung mit Trennungsangst. Diese Diagnose kann in der ICD-10 nur im Kindes- und Jugendalter, aber im DSM-5 und in der ICD-11 auch im Erwachsenenalter vergeben werden. Das Erscheinungsbild variiert dabei in Abhängigkeit vom Alter stark.

Grundsätzlich berichten Betroffene mit Trennungsangst von einer anhaltenden exzessiven und unrealistischen Angst, von ihren Bezugspersonen getrennt zu sein oder getrennt zu werden. Das bezieht sich bei Kindern meist auf die Eltern, Großeltern oder Geschwister, bei Erwachsenen auf die Lebensgefährt:innen oder eigene Kinder. Im Vordergrund steht dabei die Sorge, dass ihnen selbst oder den Bezugspersonen bei der Trennung etwas zustoßen könnte (z. B. Autounfall, Überfall). Die Angst kann sich in „typischen" angstspezifischen Symptomen wie Herzklopfen, Zittern und/oder Schwitzen äußern. Bei Kindern zeigen sich jedoch häufig auch somatische Beschwerden in Form von Bauch- oder Kopfschmerzen oder aber in gereiztem oder aggressivem Verhalten. Ebenso vielfältig wie die Angstsymptome ist auch das Vermeidungsverhalten: Vordergründig zeigt sich Widerwille, ohne die bedeutsamen Bezugspersonen allein zu Hause zu bleiben oder auszugehen. Kinder oder Jugendliche wollen zudem beispielsweise nicht bei Freund:innen übernachten, verweigern den Schulbesuch oder wollen nachts nicht allein einschlafen.

Nicht selten treten Trennungsängste nach belastenden Lebensereignissen, wie dem Verlust oder der Erkrankung eines Angehörigen oder eines Haustieres, nach einem Umzug, Auszug oder bei Elternschaft auf.

Fallbeispiel: Trennungsangst im Kindesalter

Die neunjährige Lea klagt schon seit einigen Monaten über heftige Bauchschmerzen und Übelkeit. Diese sind morgens so schlimm, dass sie gar nicht mehr in die Schule gehen will. Wenn ihre Mama sie morgens zur Schule gebracht hat, ruft das Sekretariat oft schon nach der ersten Stunde an, dass Lea wegen ihrer Bauchschmerzen gerne abgeholt werden möchte. Am liebsten möchte sie dann den ganzen Tag mit ihrer Mama zu Hause bleiben. Mit Freundinnen trifft sie sich nur selten und schon gar nicht über Nacht. Da schläft sie meistens noch bei den Eltern im Bett. Wenn ihre Mama auch nur kurz ohne Lea einkaufen gehen möchte, kommt es zu heftigem Streit, in dem Lea zuerst wütend wird, schreit und am Ende bitterlich und verzweifelt weint. Oft nimmt ihre Mutter sie dann mit oder schickt den Vater zum Einkaufen. Die Familie ist verzweifelt, da die Eltern nicht wissen, was mit Lea los ist. Zudem fühlt sich vor allem Leas Mutter dadurch belastet, dass sie nichts mehr allein unternehmen kann. Sie ist außerdem besorgt, dass sie selbst für Leas Ängste verantwortlich sein könnte.

Fallbeispiel: Trennungsangst im Erwachsenenalter

Frau A., 35 Jahre, erlebt in den letzten Monaten immer wieder Streitigkeiten mit ihrem Lebensgefährten. Dieser habe das Gefühl, dass Frau A. ihn „einenge". Frau A. schreibe ihrem Partner ständig Nachrichten, wenn dieser unterwegs sei, ob er gut bei der Arbeit oder bei Verabredungen angekommen sei, ob es ihm gut gehe. Frau A. beschreibt, sie mache sich große Sorgen, dass ihrem Partner etwas zustoßen könne. Vor allem vor schweren Verkehrsunfällen habe sie große Angst, da ihr Mann beruflich viel Auto fahre.

Getrennte Unternehmungen halte sie aktuell nur schwer aus. Letztens habe sie sich deshalb auch dem monatlichen „Männer-Kegelabend" ihres Partners angeschlossen, sehr zu dessen Missfallen. Sie selbst verabrede sich aktuell nur noch selten. Wenn, dann lade sie Freundinnen in die gemeinsame Wohnung ein. In Trennungssituationen erlebe sie vor allem Herzrasen und fühle sich zittrig. Sie habe das Gefühl, ihre Gedanken drehen durch und sie sei dann außer sich vor Sorge, dass ihrem Partner etwas passieren könne. Frau A.s Ängste belasten die Partnerschaft aktuell sehr. Außerdem falle ihr mittlerweile auch das Arbeiten schwer, da sie sich manchmal vor Sorge kaum konzentrieren könne, wenn ihr Partner nicht auf ihre Nachrichten antwortet.

28.4.2 Klassifikation und Diagnostik

In der ICD-10 wird die Störung mit Trennungsangst im Kapitel F9 Verhaltens- und emotionale Störungen mit Beginn in der Kindheit und Jugend wie folgt klassifiziert.

Emotionale Störung mit Trennungsangst nach ICD-10 (F93.0) (nach Dilling et al., 2016)

A. Mindestens drei der folgenden Merkmale sind erfüllt:
   1. Unrealistische und andauernde Sorge vor dem Tod der Hauptbezugsperson oder über mögliches Unheil, das der Hauptbezugsperson zustoßen könnte
   2. Unrealistische und andauernde Sorge, dass ein unglückliches Ereignis zur Trennung des Kindes von der Hauptbezugsperson führt (Kidnapping, Krankenhausaufenthalt, Tod)
   3. Andauernde Abneigung oder Verweigerung des Schulbesuchs aus Angst vor der Trennung von der Hauptbezugsperson oder um zu Hause zu bleiben
   4. Trennungsschwierigkeiten am Abend erkennbar an einem der folgenden Merkmale:
      - Anhaltende Abneigung oder Weigerung, schlafen zu gehen, ohne dass eine Hauptbezugsperson dabei oder in der Nähe ist
      - Häufiges nächtliches Aufstehen, um Anwesenheit der Bezugsperson zu prüfen oder bei ihr zu schlafen
      - Anhaltende Abneigung oder Weigerung, auswärts zu schlafen
   5. Anhaltende, unangemessene Angst davor, alleine zu sein oder tagsüber ohne die Hauptbezugsperson zu Hause zu sein
   6. Wiederholte Alpträume zu Trennungsthemen
   7. Wiederholtes Auftreten somatischer Symptome (Übelkeit, Bauchschmerzen, Kopfschmerzen, Erbrechen) bei Gelegenheiten, die mit einer Trennung von der Hauptbezugsperson verbunden sind (Schulbesuch, Verlassen des Hauses, Ferienlager o. Ä.)
   8. Extremes und wiederholtes Leiden in Erwartung, während oder unmittelbar nach der Trennung von einer Hauptbezugsperson, das sich folgendermaßen äußert: Angst; Schreien; Wutausbrüche; Weigerung, von zu Hause wegzugehen; Wunsch, nach Hause zurückzukehren; Bedürfnis, mit Eltern zu reden; Unglücklichsein; Apathie; sozialer Rückzug

B. Fehlen einer generalisierten Angststörung des Kindesalters

C. Beginn vor dem sechsten Lebensjahr

D. Die Störung tritt nicht im Rahmen einer umfassenderen Störung der Emotionen, des Sozialverhaltens, der Persönlichkeit oder bei einer tiefergreifenden Entwicklungsstörung, einer psychotischen Störung oder einer durch psychotrope Substanzen bedingten Störung auf.

Die Kriterien zur Kategorisierung einer Störung mit Trennungsangst unterscheiden sich in DSM-5 und ICD-10 geringfügig. Eine entscheidende Abweichung stellt jedoch die Festlegung des Störungsbeginns dar: Während laut der ICD-10-Kriterien die Trennungsangst vor dem sechsten Lebensjahr beginnen muss und somit in die Kategorie F9 (Verhaltens- und emotionale Störungen mit Beginn in der Kindheit und Jugend) fällt, darf der Beginn gemäß DSM-5 auch im Erwachsenenalter liegen. Während das DSM-5 genau wie die ICD-10 für Kinder eine Dauer von vier Wochen festlegt, wird die Dauer für Erwachsene flexibel als „typischerweise" sechs Monate oder länger beschrieben. In der ICD-11 wird die Trennungsangststörung ebenfalls als die Lebensspanne übergreifend klassifiziert werden (ICD-11: 6B05).

In Tabelle 28.17 werden wichtige Abgrenzungen der Trennungsangst von anderen Störungsbildern dargestellt.

Die Diagnose einer Störung mit Trennungsangst bedarf einer umfassenden diagnostischen Abklärung, die sich mehrerer Methoden wie Interviews, Fragebögen oder Verhaltensbeobachtungen bedient. Als Goldstandard haben sich hier vor allem strukturierte Interviews erwiesen. Für den deutschsprachigen Raum sind dies beispielsweise das DIPS bzw. Kinder-DIPS (Margraf et al., 2017; Schneider et al., 2017; siehe Kapitel 8). Die Durchführung kann jedoch gerade bei jünge-

Tabelle 28.17: Differenzialdiagnostik

Diagnose	Abgrenzung
Generalisierte Angststörung	Im Fokus der Trennungsangst steht die Sorge vor und bei möglicher Trennung von einer Bezugsperson. Andere Sorgen können vorliegen, sind jedoch weniger zentral.
Panikstörung	Bei Vorliegen einer Trennungsangst können bei bevorstehenden Trennungen starke Angstsymptome oder sogar Panikattacken auftreten. Diese sind jedoch klar mit Trennungen assoziiert und treten anders als bei der Panikstörung nicht unerwartet auf.
Agoraphobie	Im Zuge der Trennungsangst werden bestimmte Situationen vermieden. Im Vordergrund steht hier jedoch erneut die Trennung von Bezugspersonen und nicht wie bei der Agoraphobie die Angst, in dieser Situation nicht fliehen zu können oder keine Hilfe zu erhalten. Ein Aufsuchen der Situationen gemeinsam mit der Bezugsperson ist daher meist unproblematisch.
Störung des Sozialverhaltens	Schulvermeidung ist ein Symptom, das gleichermaßen bei Trennungsangst sowie der Störung des Sozialverhaltens vorkommt. Während Kinder mit Trennungsangst den Schulbesuch vermeiden, um nicht von den Eltern getrennt zu sein, bleiben Kinder mit Störung des Sozialverhaltens eher als Regelbruch von der Schule fern, um anderen Aktivitäten nachzugehen.
Soziale Angststörung	Symptome wie das Vermeiden von Verabredungen oder des Schulbesuchs können auch im Rahmen der Sozialen Angststörung auftreten. Bei der Trennungsangst ist diese Vermeidung klar mit möglichen Trennungen assoziiert, während bei der Sozialen Angststörung eine mögliche negative Bewertung durch andere die dominante Kognition ist.
Posttraumatische Belastungsstörung (PTBS)	Gerade wenn vor der Trennungsangst ein belastendes Lebensereignis wie ein Unglücksfall eines Angehörigen stattgefunden hat, liegt die Differenzialdiagnose einer PTBS nahe. Während bei der Trennungsangst Sorgen bzw. Ängste vor zukünftigen möglichen Trennungen das klinische Bild dominieren, liegen bei einer PTBS zusätzlich Intrusionen und Vermeidungsverhalten bzgl. des spezifischen Unglücks vor.
Krankheitsangststörung	Bei der Krankheitsangst bezieht sich die Angst auf die mögliche Erkrankung selbst, wohingegen bei der Trennungsangst die Folge, die Trennung von der Bezugsperson, im Fokus steht.

Tabelle 28.18: Diagnostische Instrumente zur Erfassung von Trennungsangst bei Kindern und Jugendlichen

Instrument	Beschreibung
Trennungsangst- und Vermeidungs-Inventar (TAVI; In-Albon et al., 2013)	• Fragebogen für Kinder und Jugendliche zwischen 5 und 16 Jahren • Erfasst mit 12 Items den Schweregrad des Vermeidungsverhaltens • Liegt als Selbst- und Fremdbeurteilungsmaß vor
Spence Child Anxiety Scale (SCAS; Spence, 1998)	• Fragebogen für Kinder und Jugendliche zwischen 8 und 15 Jahren • Erfasst mittels 45 Items die allgemeine Angstsymptomatik • Enthält eine Subskala zur Erfassung von trennungsängstlicher Symptomatik mittels 6 Items • Liegt als Selbst- und Fremdbeurteilungsmaß vor
Baseler Bilder-Angst-Test (BBAT; Dubi & Schneider, 2009)	• Bildbasierter Test für Kinder zwischen 4 und 8 Jahren • Erfassung allgemeiner Ängstlichkeit und Vermeidung mittels 21 Zeichnungen • Zwei Zeichnungen zur Abbildung trennungsängstlicher Symptome • Kinder schätzen ein, welcher Darstellung eines Kindes sie in einer potenziell angstauslösenden Situation ähnlicher sind (Kind mit Angstsymptomen oder Kind mit neutralem Ausdruck)

ren Kindern eine erste Herausforderung darstellen, sofern die Trennung von den Bezugspersonen in der Interviewsituation für das Kind bereits angstbesetzt ist.

Als ergänzende Fragebögen lassen sich im Kinder- und Jugendbereich beispielsweise die in Tabelle 28.18 dargestellten Instrumente einsetzen. Es existieren bisher keine validierten deutschsprachigen Fragebögen zur spezifischen Erfassung einer Trennungsangst im Erwachsenenalter.

Neben Interviews und Fragebögen ist auch eine somatische Abklärung unabdingbar, um die möglicherweise geschilderten somatischen Symptome richtig einzuordnen.

Nicht zuletzt ist auch der Einbezug der Bezugspersonen in die Diagnostik entscheidend (siehe Kapitel 34): So kann beispielsweise eine eigene elterliche (Angst-)Symptomatik einen ungünstigen Einfluss auf die Symptomatik des Kindes haben. Auch in der Arbeit mit Erwachsenen können Informationen nahestehender Bezugspersonen Aufschluss über weitere auslösende und aufrechterhaltende Bedingungen geben.

Im Rahmen einer möglichen Beobachtungsaufgabe gibt es für Kinder und Jugendliche zusätzlich das Separation Anxiety Daily Diary (SADD; Allen et al., 2010a, 2010b). In diesem können aufgetretene Trennungssituationen sowie damit einhergehende Reaktionen des Kindes und der Eltern protokolliert werden.

28.4.3 Epidemiologie

Die Störung mit Trennungsangst tritt, wie andere Angststörungen, vergleichsweise häufig im Kindes- und Jugendalter auf und hat von diesen den frühesten Beginn (Schneider & Blatter-Meunier, 2019; siehe Tabelle 28.19).

28.4.4 Störungsmodelle

Wie bei einigen anderen Angststörungen lassen sich auch bei der Trennungsangst störungsunspezifische Theorien und Modelle zur Entstehung von Ängsten anwenden, wie das integrierte behaviorale Inhibition-Attachment-Modell (Manassis & Bradley, 1994) oder das „kognitive Modell" (Kendall & Ronan, 1990).

28.4.4.1 Modell zur Entwicklung und Aufrechterhaltung einer Trennungsangst

Ein Modell, das explizit für die Ätiologie der Störung mit Trennungsangst im Kindes- und Jugendalter aufgestellt wurde, ist das „Modell zur Entwicklung und Aufrechterhaltung der Trennungsangst" von Schneider und Blatter-Meunier (2019). Das Modell beschreibt die Entstehung und Aufrechterhaltung der Störung als Interaktion von kindlichen Merkmalen (Vulnerabilitäten, Lernerfahrungen) und elterlichen Merkmalen (Psychopathologie, elterliche Kognitionen, elterliches Verhalten) auf aktueller empirischer Grundlage. Im Modell werden im Sinne eines Diathese-Stress-Ansatzes stabile, zeitlich überdauernde und auslösende bzw. aufrechterhaltende Variablen für die Störung mit Trennungsangst unterschieden.

Bei Auftreten entsprechender Risikomerkmale in Verbindung mit besonderen, neuen situativen Einflüssen oder kritischen Lebensereignissen kann es laut Modell zu einem Aufschaukelungsprozess der Symptomatik kommen, der sowohl beim Kind als auch bei den Eltern stattfindet. Üblicherweise beginnt der Aufschaukelungsprozess mit dysfunktionalen Kognitionen aufseiten der Eltern oder des Kindes („Mein Kind ist noch zu klein dazu", „Ich schaffe das nicht alleine"). Diesen Kognitionen folgen sowohl bei den Eltern als auch beim Kind körperliche Angstsymptome in Form von Herzklopfen, Schwitzen oder auch Bauschmerzen, die wiederum zum Erleben von Angst und Stress führen.

Dieses Angsterleben wiederum führt zu einem dysfunktionalen Umgang mit der bevorstehenden Trennungssituation: So reden Eltern womöglich dem Kind intensiv zu („Das wird bestimmt nicht so schlimm") oder stellen wiederholt Fragen („Meinst du, du schaffst das?"), während das Kind womöglich durch Weinen oder Anklammern versucht, die Situation zu vermeiden. Das Verhalten auf beiden Seiten führt wiederum zur Verstärkung der dysfunktionalen Verhaltensweisen und Körpersymptome, die für Eltern und Kind so zunehmend bedrohlicher wirken und schließlich im Vermeiden der Trennungssituation enden. Das Verlassen der Situation scheint für die Familien oft der einzige Ausweg aus dem Aufschauke-

Tabelle 28.19: Epidemiologische Angaben

Lebenszeitprävalenz	Trennungsangst mit Beginn im Kindesalter: 4.1 % Trennungsangst mit Beginn im Erwachsenenalter: 6.6 % (Shear et al., 2006)
12-Monats-Prävalenz	Im Erwachsenenalter: 1.9 % (Shear et al., 2006) Im Kindes- und Jugendalter: 4 % (APA, 2013)
Geschlechterverhältnis	Im Kindes- und Jugendalter ist die Studienlage bisher unklar: Einige Studien geben an, dass Mädchen und Jungen gleich häufig betroffen sind (Cartwright-Hatton et al., 2006), während andere beschreiben, dass Mädchen häufiger von einer Störung mit Trennungsangst betroffen sind (OR = 2.2; Shear et al., 2006). Eine Störung mit Trennungsangst mit Beginn im Erwachsenenalter wird hingegen häufiger von Männern berichtet (Silove et al., 2010).
Ersterkrankungsalter	Bei 43.1 % liegt der Beginn nach dem 18. Lebensjahr; bei Beginn in der Kindheit liegt das Ersterkrankungsalter bei ca. 75 % der Betroffenen noch vor dem zehnten Lebensjahr (Silove et al., 2015).
Komorbidität	Sowohl im Kindes- und Jugendalter als auch im Erwachsenenalter treten komorbid häufig andere Angststörungen (ca. 40 %) und/oder depressive Erkrankungen (ca. 30 %) auf (Schneider & Blatter-Meunier, 2019). Bei Erwachsenen können zusätzlich gehäuft komorbid auch komplizierte Trauer oder eine PTBS auftreten, da der Beginn im Erwachsenenalter häufig in Verbindung mit dem Verlust naher Bezugspersonen steht (Bögels et al., 2013; Shear et al., 2006).

Anmerkung: OR = Odds Ratio

lungsprozess und führt kurzfristig zum Nachlassen der Angst und zur emotionalen Entlastung. Langfristig begünstigt das Vermeiden jedoch die Manifestation der Risikomerkmale von Eltern und Kind und somit auch der Symptomatik der Trennungsangst (siehe Kasten).

Empirische Modellbelege

Für die einzelnen Bestandteile des Modells gibt es bereits eine gute empirische Befundlage. Hervorzuheben sind hierbei aufseiten der Eltern Zusammenhänge zwischen vermehrter Überbehütung und kindlichen Trennungsangstsymptomen (Orgilés et al., 2018). Aufseiten des Kindes finden sich deutliche Assoziationen mit Trennungsangst und dem Temperamentsmerkmal der Verhaltenshemmung (Biederman et al., 1993), sowie angstspezifischen Kognitionen und Selbstwirksamkeit (Herren et al., 2013).

Besonders empirisch abgesichert gilt bei der Trennungsangst die familiäre Transmission, die sowohl bottom-up gezeigt werden konnte (Eltern von Kindern mit Trennungsangst zeigen höhere Prävalenz von Angststörungen oder Major Depression; Hughes et al., 2009; Sackl-Pammer et al., 2015) als auch top-down (Kinder von Eltern mit Panikstörung zeigen höhere Prävalenzen von Trennungsangst; Capps et al., 1996; Weissman et al., 1984).

28.4.4.2 Psychodynamisches Verständnis von Trennungsangst-Störungen

Im psychodynamischen Verständnis von Trennungsangst-Störungen stehen einerseits maladaptive Bindungsmuster und andererseits ungelöste Konflikte im Vordergrund. Aus bindungstheoretischer Sicht stehen Trennungsängste sowohl im Kindes- als auch im Erwachsenenalter in Verbindung mit ängstlichen Bindungsmustern, besonders mit ängstlich-ambivalenter Bindung (Manicavasagar et al., 2009; Pini et al., 2014). Desorganisierte Bindung steht eher in Verbindung mit somatischen Symptomen, Trauma, Verlust und sozialer Angst (Brumariu & Kerns, 2010). Auf Konfliktebene können ungelöste Versorgungs- und Autarkiekonflikte sowie Partnerschaftsprobleme eine Rolle spielen (Rehberger, 2010).

28.4.4.3 Systemisches Verständnis von Trennungsangst-Störungen

Von Interesse für ein systemisches Verständnis ist eine mögliche interpersonale und/oder intrapsychische Funktionalität der Symptomatik (siehe Kapitel 4). Die im Kapitel 28.4.4.1 referierten Befunde zur transgenerationalen Transmission verweisen darauf, wie wichtig es ist, die Eigenheiten des Familiensystems zu beachten. Ein neues wichtiges Konzept ist hier das „familiäre Entgegenkommen", das mit stärkeren Angstsymptomen, erhöhten Beschwerden, beträchtlichem Leiden und der Destabilisierung von Familie und Elternschaft in Zusammenhang gebracht wird (Lebowitz & Omer, 2013).

28.4.5 Psychotherapie

Es existiert bislang keine Leitlinie für die Behandlung der Störung mit Trennungsangst. In der Literatur finden sich jedoch für das Kindes- und Jugendalter zumindest evidenzbasierte Diskussionsvorschläge (Schneider & Döpfner, 2004). Auch wenn diese bereits von 2004 sind, fassen sie auch den aktuellen Kenntnisstand gut zusammen:

- Die Kognitive Verhaltenstherapie mit oder ohne Elterneinbezug ist die Therapie der ersten Wahl bei Kindern und Jugendlichen.
- Psychodynamische Verfahren können bei ausbleibender Wirksamkeit ergänzend durchgeführt werden.
- Empirische Belege für den Einsatz psychodynamischer oder psychopharmakologischer Behandlung bei besonders schweren oder komplexen Phobien existieren nicht.

28.4.5.1 Setting

Die aktuelle Studienlage gibt keine Hinweise auf eine grundsätzliche Notwendigkeit eines stationären Settings bei Angststörungen im Kindesalter insgesamt, sodass zunächst eine ambulante Therapie bevorzugt werden sollte (Beelmann & Schneider, 2003). Bei ausbleibendem Erfolg, einer chronischen Störung, anhaltender Schulverweigerung oder besonderen familiären Umständen kann dennoch eine stationäre oder teilstationäre Behandlung in Erwägung gezogen werden. Gerade bei Trennungsangst stellt dies jedoch eine Herausforderung dar, da das Setting selbst eine Trennung des Kindes von der Bezugsperson impliziert. Diese Herausforderung ergibt sich auch im ambulanten Setting. Je nach Schwere der Angst kann es sein, dass Sitzungen zunächst gemeinsam mit den Eltern stattfinden. Schrittweise kann eine Entfernung der Eltern vom Therapieraum eingeübt werden. Ein umsichtiges Vorgehen ist hier für den Aufbau einer guten therapeutischen Beziehung sinnvoll.

28.4.5.2 Kognitive Verhaltenstherapie mit Kindern und Jugendlichen

Die Behandlung von Kindern und Jugendlichen sollte grundsätzlich folgende Bausteine umfassen:

Psychoedukation. Im Rahmen der Psychoedukation werden Kinder und Eltern über die Angst aufgeklärt. Wichtige Informationen sind dabei der Unterschied zwischen normaler und pathologischer Angst, die Komponenten der Angst (Körper, Gedanken und Verhalten) sowie Informationen zur Entstehung und Aufrechterhaltung der Angst. Entscheidend ist dabei eine kindgerechte Aufklärung mit Bildmaterialien oder mit spielerischen Elementen. Bereits das gemeinsame Entdecken der Prävalenzen von Ängsten und das Wiederfinden der eigenen Probleme in dem vorbereiteten Material kann bei allen Beteiligten zu Entlastung führen. Neben den kindlichen Symptomen, Gedanken und Verhaltensweisen ist es auch sinnvoll, Gedanken und Verhalten der Eltern in Trennungssituationen zu explorieren und ggf. schon als mögliche aufrechterhaltende Faktoren zu entdecken.

Kognitive Arbeit. Mithilfe von kognitiven Techniken sollen angstverstärkende Gedanken (z. B. „Mama/Papa passiert ganz sicher etwas!") identifiziert und korrigiert werden. Anschließend sollen mutmachende Gedanken und Selbstinstruktionen aufgebaut und gefördert werden (z. B. „Ich bin mutig!"). Mutmachende Gedanken kann das Kind dabei auf Zetteln, Steinen oder in Form von Figuren oder Ähnlichem festhalten und bei sich tragen. Das Ziel der kognitiven Arbeit ist nicht nur, angstmachende Gedanken zu reduzieren, sondern vor allem auch die Selbstwirksamkeit des Kindes zu stärken.

Reizkonfrontationsverfahren. Im Rahmen der Konfrontation werden mit dem Kind und den Bezugspersonen Trennungssituationen gezielt in vivo aufgesucht. Entscheidend sind hier eine gute Vorbereitung und ein explizites Einverständnis des Kindes und der Bezugspersonen. Zur Erläuterung des Therapierationals wird eine nicht trennungsangstspezifische Habituationserfahrung des Kindes genauer exploriert (z. B. die Angst, vom Dreimeterbrett zu springen). Mithilfe von Angstverlaufskurven können Kind und Eltern geleitet entdecken, dass das Vermeiden von Situationen die Angst verstärkt bzw. aufrechterhält.

Die gefürchteten Situationen werden dann in einer Angsthierarchie gesammelt und sortiert. Es empfiehlt sich bei Kindern, mit einer mittelschweren Situation zu beginnen. Besonders die erste Übung sollte so geplant werden, dass sie erfolgreich verläuft, damit das Kind ein Nachlassen der Angst erlebt (Habituation) und/oder das gefürchtete Ereignis nicht eintritt (Erwartungsverletzung). Auch mit Kindern sollten Expositionsübungen auf eine altersgerechte Weise dokumentiert und festgehalten werden. Entscheidend ist dabei die Frage nach der Erwartung oder Befürchtung des Kindes vor der Situation, die Entwicklung der Angst im Verlauf der Exposition und inwieweit die Befürchtungen des Kindes eingetreten sind.

Im Verlauf sollte sowohl die Art der aufgesuchten Situationen und der Schweregrad der Übungen variiert bzw. gesteigert werden. Die Übungen sollten dabei auch Angstsituationen außerhalb des Therapieraums, wie die Bewältigung des Schulwegs oder das Allein-zu-Hause-Bleiben, einschließen. Hierzu sind Hausbesuche und/oder eine enge Zusammenarbeit mit den Bezugspersonen sowie zusätzliche Übungen als Hausaufgaben unabdingbar.

Gerade jüngere Kinder sind häufig nicht intrinsisch motiviert. Dies macht den Einsatz operanter Techniken in Form von Verstärkerplänen unerlässlich.

Elternarbeit. Auch wenn die empirische Befundlage zum Einbezug der Eltern in die Therapie der Störung mit Trennungsangst noch unklar ist, ist aufgrund der Ätiologie sowie der unumstrittenen familiären Häufung die Arbeit mit den Eltern an vielen Stellen sinnvoll (Lippert et al., 2019); vor allem, wenn die Eltern selbst an Ängsten leiden, das elterliche Verhalten die Trennungsangst aufrechterhält (überbehütendes Verhalten) oder bei jüngeren Kindern.

In der Elternarbeit ist es zentral, die Notwendigkeit der Bewältigung von Trennungen als Aufgabe der Autonomieentwicklung zu beleuchten. Nicht selten sind Eltern erleichtert, wenn sie Trennungssituationen nicht nur als für das Kind belastend und schwierig, sondern stattdessen als Möglichkeit zur Steigerung des eigenen Selbstbewusstseins wahrnehmen können.

Die Arbeit mit Eltern sollte sowohl auf die Veränderung dysfunktionaler Kognitionen (z. B. „Ich bin eine schlechte Mutter, wenn ich meinem Kind nicht helfe, wenn es Angst hat") als auch auf mögliches überbehütendes bzw. überfürsorgliches Verhalten beziehen (z. B. wiederholtes Abholen aus der Schule bei angstbedingten Bauchschmerzen).

Schneider und Döpfner (2004) benennen in ihrer Leitliniendiskussion außerdem folgende Empfehlungen:

- Die Wiederaufnahme des Schulbesuchs sollte bei Schulvermeidung so schnell wie möglich in der Therapie thematisiert werden. Ist ein regelmäßiger Schulbesuch nicht zu etablieren, sollte ein intensiveres Setting zur Behandlung in Erwägung gezogen werden.
- Eltern sollten im Umgang mit angstassoziierten somatischen Beschwerden geschult werden.
- Die Haltung der Eltern in Trennungssituationen sollte gegenüber dem Kind dahingehend klar sein, dass beispielsweise der Schulbesuch erwartet wird.
- Die Trennungsangst sollte nicht die Gespräche der Familie bestimmen.
- Neben den Konfrontationsübungen sollten gerade bei festgefahrenen, dysfunktionalen Eltern-Kind-Interaktionen positive gemeinsame Aktivitäten etabliert werden.

Rückfallprophylaxe. In dieser Phase wird noch einmal das Erlernte zusammengefasst. Außerdem werden mögliche schwierige Situationen bzw. Rückfälle antizipiert sowie Pläne erarbeitet, mit ihnen umzugehen.

28.4.5.3 Kognitive Verhaltenstherapie mit Erwachsenen

Für eine störungsspezifische Behandlung von Trennungsangst bei Erwachsenen existieren zum aktuellen Zeitpunkt keine Studien. Aktuelle Metaanalysen zur Wirksamkeit der Kognitiven Verhaltenstherapie bei Angststörungen im Allgemeinen (z. B. Springer et al., 2018) legen jedoch auch eine mögliche Wirksamkeit bei Trennungsangst nahe.

28.4.5.4 Psychodynamische Therapie

Die Studienlage im Kinder- und Jugendbereich lässt keine Aussage zur Wirksamkeit psychodynamischer Therapieansätze zu (Creswell et al., 2020). Auch in umfangreichen Metaanalysen liegen nicht genug Studien vor, um die psychodynamische Therapie mit der Kognitiven Verhaltenstherapie zu vergleichen (James et al., 2020).

Im Erwachsenenbereich werden einzelne Studien mit kleiner Fallzahl berichtet, in denen Trennungsangst behandelt wurde. Dabei wurde z. B. die Panic-Focused Psychodynamic

Psychotherapy – eXtended Range (PFPP-XR; Milrod et al., 2016) angewandt. In dieser psychodynamischen Therapie werden unbewusste psychologische Mechanismen offengelegt. Die Behandlung erforscht unter anderem mit Fokus auf die Übertragung die persönlichen Angsterfahrungen, die besonderen Gegebenheiten der Entstehung der Angst sowie psychodynamische Kernkonflikte. Kernkonflikte beinhalten Trennungs- und Autonomiekonflikte, Wutanerkennung und -toleranz sowie Schuld und Selbstbestrafung. In einer Studie mit fünf Non-Respondern nach anderen Behandlungsansätzen konnten Verbesserungen in der Angstsymptomatik sowie in globalen Belastungsmaßen gefunden werden (Milrod et al., 2016).

28.4.5.5 Systemische Therapie

Einen vielversprechenden Ansatz, der sich bei der Behandlung von Angststörungen bei Kindern und Jugendlichen ausschließlich auf Eltern fokussiert, bietet das SPACE-Programm. Dieses systemische Manual behandelt kindliche Angststörungen ausschließlich über die Arbeit mit den Eltern. Das Programm SPACE (Supportive Parenting for Anxious Childhood Emotions) besteht aus 12 einstündigen, wöchentlich stattfindenden Sitzungen mit den Eltern. Im Fokus steht die „familiäre Nachgiebigkeit". Die Eltern (Mütter und möglichst auch Väter) werden dabei therapeutisch unterstützt, Situationen, in denen familiäre Nachgiebigkeit stattfindet, systematisch aufzuzeichnen, zu beobachten und ihr Verhalten abzuschwächen (Lebowitz et al., 2014). Zentral ist es, mit den Kindern empathisch und gewaltfrei umzugehen (Lebowitz & Omer, 2013). Der Fokus auf die ausschließliche Arbeit mit Eltern ermöglicht so auch die Behandlung von Familien, in denen das Kind entweder selbst nicht motiviert ist oder aus anderen Gründen nicht in der Lage ist, sich selbst behandeln zu lassen. Das SPACE-Programm hat sich im Vergleich zur kindzentrierten KVT als gleichermaßen wirksam erwiesen (Lebowitz et al., 2020).

28.4.6 Pharmakotherapie und sonstige somatische Behandlungsverfahren

Für das Kindes- und Jugendalter gibt es zum aktuellen Zeitpunkt keine empirischen Befunde zur Empfehlung pharmakologischer Therapie (Schneider & Döpfner, 2004).

Eine Studie mit erwachsenen Patient:innen beschreibt erste Tendenzen für die Wirksamkeit selektiver Serotonin-Wiederaufnahmehemmer bei Trennungsangst (Schneier et al., 2017). Die Befunde sind jedoch vor dem Hintergrund der wenigen Forschung zur Pharmakotherapie und der Vergleichbarkeit mit der Wirksamkeit anderer nicht pharmakologischer Verfahren mit Vorsicht zu betrachten.

28.4.7 Empirische Absicherung

Die Kognitive Verhaltenstherapie hat sich nach aktuellen Metaanalysen sowohl im Kindes- und Jugendalter als auch im Erwachsenenalter als wirksam erwiesen.

Ein empirisch abgesichertes, kognitiv-verhaltenstherapeutisches Manual, das explizit für die Behandlung von Trennungsangst bei Kindern und Jugendlichen im Alter von 4 bis 13 Jahren entwickelt wurde, ist das TAFF-Manual (Schneider, 2004), ein nachweislich wirksames systemisches Manual ist SPACE (Lebowitz et al., 2020).

Im Bereich psychodynamischer Therapien fehlen aktuell noch Kontrollgruppen-Studien. Erste vielversprechende Ansätze finden sich bei der Behandlung von Trennungsangst im Erwachsenenalter (Milrod et al., 2016). Insgesamt fehlen in diesem Altersbereich aber randomisiert-kontrollierte Therapiestudien.

Literatur

Allen, J. L., Blatter-Meunier, J., Ursprung, A. & Schneider, S. (2010a). The separation anxiety daily diary: Child version: Feasibility and psychometric properties. *Child Psychiatry and Human Development, 41*(6), 649–662. https://doi.org/10.1007/s10578-010-0194-1

Allen, J. L., Blatter-Meunier, J., Ursprung, A. & Schneider, S. (2010b). Maternal daily diary report in the assessment of childhood separation anxiety. *Journal of Clinical Child and Adolescent Psychology, 39*(2), 252–259. https://doi.org/10.1080/15374410903532619

American Psychiatric Association (APA). (2013). *Diagnostic and statistical manual of mental disorders: DSM*-5. Washington, DC: American Psychiatric Association. https://doi.org/10.1176/appi.books.9780890425596

Beelmann, A. & Schneider, N. (2003). Wirksamkeit von Psychotherapie bei Kindern und Jugendlichen. *Zeitschrift für Klinische Psychologie und Psychotherapie, 32*(2), 129–143. https://doi.org/10.1026/0084-5345.32.2.129

Biederman, J., Rosenbaum, J. F., Bolduc-Murphy, E. A., Faraone, S. V., Chaloff, J., Hirshfeld, D. R. et al. (1993). A 3-year follow-up of children with and without behavioral inhibition. *Journal of the American Academy of Child & Adolescent Psychiatry, 32*(4), 814–821. https://doi.org/10.1097/00004583-199307000-00016

Bögels, S. M., Knappe, S. & Clark, L. A. (2013). Adult separation anxiety disorder in DSM-5. *Clinical Psychology Review, 33*(5), 663–674. https://doi.org/10.1016/j.cpr.2013.03.006

Brooker, R. J., Buss, K. A., Lemery-Chalfant, K., Aksan, N., Davidson, R. J. & Goldsmith, H. H. (2013). The development of stranger fear in infancy and toddlerhood: Normative development, individual differences, antecedents, and outcomes. *Developmental Science, 16*(6), 864–878. https://doi.org/10.1111/desc.12058

Brumariu, L. E. & Kerns, K. A. (2010). Mother-child attachment patterns and different types of anxiety symptoms: Is there specificity of relations? *Child Psychiatry & Human Development, 41,* 663–674. https://doi.org/10.1007/s10578-010-0195-0

Capps, L., Sigman, M., Sena, R., Hecker, B. & Whalen, C. (1996). Fear, anxiety and perceived control in children of agoraphobic parents. *Journal of Child Psychology and Psychiatry, 37*(4), 445–452.

Cartwright-Hatton, S., McNicol, K. & Doubleday, E. (2006). Anxiety in a neglected population: Prevalence of anxiety disorders in pre-adolescent children. *Clinical Psychology Review, 26*(7), 817–833. https://doi.org/10.1016/j.cpr.2005.12.002

Creswell, C., Waite, P. & Hudson, J. (2020). Practitioner Review: Anxiety disorders in children and young people–assessment and treatment. *Journal of Child Psychology and Psychiatry, 61*(6), 628–643. https://doi.org/10.1111/jcpp.13186

Dilling, H., Mombour, W., Schmidt, M. H. & Schulte-Markwort, E. (2016). *Internationale Klassifikation psychischer Störungen. ICD-10 Kapitel V (F). Diagnostische Kriterien für Forschung und Praxis* (6. Aufl.). Bern: Hogrefe.

Dubi, K. & Schneider, S. (2009). The Picture Anxiety Test (PAT): A new pictorial assessment of anxiety symptoms in young children. *Journal of Anxiety Disorders, 23*(8), 1148–1157. https://doi.org/10.1016/j.janxdis.2009.07.020

Herren, C., In-Albon, T. & Schneider, S. (2013). Beliefs regarding child anxiety and parenting competence in parents of children with separation anxiety disorder. *Journal of Behavior Therapy and Experimental Psychiatry, 44*(1), 53–60.

Hughes, A.A., Furr, J.M., Sood, E.D., Barmish, A.J. & Kendall, P.C. (2009). Anxiety, mood, and substance use disorders in parents of children with anxiety disorders. *Child Psychiatry and Human Development, 40*(3), 405–419.

In-Albon, T., Meyer, A.H. & Schneider, S. (2013). Separation Anxiety Avoidance Inventory-Child and Parent Version: Psychometric properties and clinical utility in a clinical and school sample. *Child Psychiatry & Human Development, 44*(6), 689–697. https://doi.org/10.1007/s10578-013-0364-z

James, A.C., Reardon, T., Soler, A., James, G. & Creswell, C. (2020). Cognitive behavioural therapy for anxiety disorders in children and adolescents. *Cochrane Database of Systematic Reviews, 11,* CD013162.

Kendall, P.C. & Ronan, K.R. (1990). Assessment of children's anxieties, fears, and phobias: Cognitive-behavioral models and methods. In C.R. Reynolds & R.W. Kamphaus (Eds.), *Handbook of Psychological and Educational Assessment of Children* (pp. 223–244). New York: Guilford Press.

Lebowitz, E.R., Marin, C., Martino, A., Shimshoni, Y. & Silverman, W.K. (2020). Parent-based treatment as efficacious as cognitive-behavioral therapy for childhood anxiety: A randomized noninferiority study of supportive parenting for anxious childhood emotions. *Journal of the American Academy of Child & Adolescent Psychiatry, 59*(3), 362–372. https://doi.org/10.1016/j.jaac.2019.02.014

Lebowitz, E.R. & Omer, H. (2013). *Treating childhood and adolescent anxiety: A guide for caregivers.* John Wiley & Sons.

Lebowitz, E.R., Omer, H., Hermes, H. & Scahill, L. (2014). Parent training for childhood anxiety disorders: The SPACE program. *Cognitive and Behavioral Practice, 21*(4), 456–469.

Lippert, M.W., Pflug, V., Lavallee, K. & Schneider, S. (2019). Enhanced family approaches for the anxiety disorders. In L.J. Farrell, T.H. Ollendick & P. Muris (Eds.), *Innovations in CBT for Childhood Anxiety, OCD, and PTSD: Improving Access & Outcomes* (pp. 182–205). Cambridge: Cambridge University Press

Manassis, K. & Bradley, S.J. (1994). The development of childhood anxiety disorders: Toward an integrated model. *Journal of Applied Developmental Psychology, 15*(3), 345–366. https://doi.org/10.1016/0193-3973(94)90037-X

Manicavasagar, V., Silove, D., Marnane, C. & Wagner, R. (2009). Adult attachment styles in panic disorder with and without comorbid adult separation anxiety disorder. *Australian and New Zealand Journal of Psychiatry, 43*(2), 167–172. https://doi.org/10.1080/00048670802607139

Margraf, J., Cwik, J.C., Pflug, V. & Schneider, S. (2017). Strukturierte klinische Interviews zur Erfassung psychischer Störungen über die Lebensspanne: Gütekriterien und Weiterentwicklungen der DIPS-Verfahren. *Zeitschrift für Klinische Psychologie und Psychotherapie, 46*(3), 176–186. https://doi.org/10.1026/1616-3443/a000430

Milrod, B., Altemus, M., Gross, C., Busch, F., Silver, G., Christos et al. (2016). Adult separation anxiety in treatment nonresponders with anxiety disorders: Delineation of the syndrome and exploration of attachment-based psychotherapy and biomarkers. *Comprehensive Psychiatry, 66,* 139–145. https://doi.org/10.1016/j.comppsych.2016.01.004

Orgilés, M., Penosa, P., Morales, A., Fernández-Martínez, I. & Espada, J.P. (2018). Maternal anxiety and separation anxiety in children aged between 3 and 6 years: The mediating role of parenting style. *Journal of Developmental & Behavioral Pediatrics, 39*(8), 621–628. https://doi.org/10.1097/DBP.0000000000000593

Pini, S., Abelli, M., Troisi, A., Siracusano, A., Cassano, G.B., Shear, K.M. et al. (2014). The relationships among separation anxiety disorder, adult attachment style and agoraphobia in patients with panic disorder. *Journal of Anxiety Disorders, 28*(8), 741–746. https://doi.org/10.1016/j.janxdis.2014.06.010

Rehberger, R. (2010). *Verlassenheitspanik und Trennungsangst: Bindungstheorie und psychoanalytische Praxis bei Angststörungen.* Gießen: Psychosozial-Verlag.

Sackl-Pammer, P., Popow, C., Schuch, B., Aigner, M., Friedrich, M. & Huemer, J. (2015). Psychopathology among parents of children and adolescents with separation anxiety disorder. *Neuropsychiatrie, 29*(1), 23–28.

Schneider, S. (2004). *Trennungsangstprogramm für Familien (TAFF).* Unveröffentlichtes Manual, Universität Basel.

Schneider, S. & Blatter-Meunier, J. (2019). Trennungsangst. In S. Schneider & J. Margraf (Hrsg.), *Lehrbuch der Verhaltenstherapie* (Band 3, 2. Aufl., S. 499–522). Berlin: Springer.

Schneider, S. & Döpfner, M. (2004). Leitlinien zur Diagnostik und Psychotherapie von Angst- und phobischen Störungen im Kindes- und Jugendalter: Ein evidenzbasierter Diskussionsvorschlag. *Kindheit und Entwicklung, 13*(2), 80–96. https://doi.org/10.1026/0942-5403.13.2.80

Schneider, S., Pflug, V., In-Albon, T. & Margraf, J. (2017). *Kinder-DIPS Open Access: Diagnostisches Interview bei psychischen Störungen im Kindes- und Jugendalter.* Forschungs- und Behandlungszentrum für psychische Gesundheit, Ruhr-Universität Bochum. Verfügbar unter: https://omp.ub.rub.de/index.php/RUB/catalog/book/101

Schneier, F.R., Moskow, D.M., Choo, T., Galfalvy, H., Campeas, R. & Sanchez-Lacay, A. (2017). A randomized controlled pilot trial of vilazodone for adult separation anxiety disorder. *Depression and Anxiety, 34*(12), 1085–1095. https://doi.org/10.1002/da.22693

Shear, K., Jin, R., Ruscio, A.M., Walters, E.E. & Kessler, R.C. (2006). Prevalence and correlates of estimated DSM-IV child and adult separation anxiety disorder in the National Comorbidity Survey Replication. *American Journal of Psychiatry, 163*(6), 1074–1083. https://doi.org/10.1176/ajp.2006.163.6.1074

Silove, D., Alonso, J., Bromet, E., Gruber, M., Sampson, N., Scott, K. et al. (2015). Pediatric-onset and adult-onset separation anxiety disorder across countries in the World Mental Health Survey. *American Journal of Psychiatry, 172*(7), 647–656. https://doi.org/10.1176/appi.ajp.2015.14091185

Silove, D.M., Marnane, C.L., Wagner, R., Manicavasagar, V.L. & Rees, S. (2010). The prevalence and correlates of adult separation anxiety disorder in an anxiety clinic. *BMC Psychiatry, 10*(1), 1–7. https://doi.org/10.1186/1471-244X-10-21

Spence, S.H. (1998). A measure of anxiety symptoms among children. *Behaviour Research and Therapy, 36*(5), 545–566. https://doi.org/10.1016/S0005-7967(98)00034-5

Springer, K.S., Levy, H.C. & Tolin, D.F. (2018). Remission in CBT for adult anxiety disorders: A meta-analysis. *Clinical Psychology Review, 61,* 1–8. https://doi.org/10.1016/j.cpr.2018.03.002

Weissman, M.M., Leckman, J.F., Merikangas, K.R., Gammon, G.D. & Prusoff, B.A. (1984). Depression and anxiety disorders in parents and children: Results from the Yale Family Study. *Archives of General Psychiatry, 41*(9), 845–852.

28.5 Generalisierte Angststörung

Eni Becker

Inhaltsübersicht

28.5.1 Klinische Merkmale

Patient:innen mit Generalisierter Angststörung (GAS) leiden unter chronischer, anhaltender Angst oder Nervosität. Im Zentrum des Störungsbildes stehen Sorgen: Die Betroffenen sorgen sich exzessiv. Begleitet werden diese Sorgen von einer Reihe körperlicher Symptome, wie Muskelverspannung, Ruhelosigkeit, Schlafstörungen, auch Reizbarkeit und Schmerzen sind relativ häufig. Die Patient:innen leiden unter Anspannung und Angst, aber im Allgemeinen steigern sich die Ängste nicht zu Panikanfällen.

Die Sorgen sind das zentrale Merkmal der GAS und gehören zu den wiederkehrenden negativen Gedanken (Ehring & Watkins, 2008), wie das Grübeln (Rumination) oder auch das „Post-Event Processing", das für die Soziale Phobie (siehe Kapitel 28.3) typisch ist. Sorgen zeichnen sich dadurch aus, dass sie auf die Zukunft gerichtet sind, depressives Grübeln ist lageorientiert (z. B. „Warum geht es mir wieder so schlecht?") und „Post-Event Processing" richtet sich auf vergangene soziale Begebenheiten. Bei allen drei Prozessen handelt es sich um hoch automatisierte kognitive Prozesse, die relativ veränderungsresistent sind. Bei den Sorgen handelt es sich um Gedankenketten, die sich mit zukünftigen „Katastrophen" beschäftigen. Dabei können Katastrophen bei GAS auch fehlende Wickelplätze oder eine Baustelle auf dem Weg zur Arbeit sein. Man kann die Sorgen als fehlgelaufenen Problemlöseprozess sehen, denn über Lösungen denken Betroffene oft weniger nach. Während des Sorgens springen die Betroffenen häufig von Thema zu Thema. Die Sorgeninhalte von Patient:innen mit GAS unterscheiden sich wenig von denen der Patient:innen mit anderen Angststörungen oder auch gesunder Personen. Am häufigsten sind Sorgen über die Familie, die Gesundheit und den Beruf. Allerdings neigen Patient:innen mit GAS auch dazu, sich besonders über Kleinigkeiten zu sorgen, wie „zu spät zu kommen" und „den Weg nicht zu finden" (Hoyer et al., 2001). Die Sorgen selbst sind oft nicht unrealistisch; so kann es sein, dass man seine Arbeitsstelle verliert oder ein Kind Probleme in der Schule hat; allerdings wird überschätzt, wie wahrscheinlich eine „Katastrophe" wirklich eintreten könnte. Patient:innen mit GAS sorgen sich oft mehrere Stunden am Tag und auch in der Nacht. Sie berichten, dass sie das Gefühl haben, keinerlei Kontrolle über die Sorgen zu haben.

Die Betroffenen suchen häufig nicht aufgrund der Sorgen, sondern wegen der begleitenden körperlichen Symptome Hilfe (Fine et al., 2018). Sie klagen über Schlafschwierigkeiten, Anspannung oder Nervosität. Es ist möglich, dass sie überhaupt nicht von Ängsten oder Sorgen sprechen und ihre Problematik eher somatisch statt psychogen verursacht erleben. Manche Betroffene erleben ihre Sorgen so sehr als selbstverständlichen Teil ihrer Persönlichkeit, dass sie oft nur nebenbei erwähnt werden.

Auch bei der GAS gibt es ausgeprägtes Vermeidungs- beziehungsweise Sicherheitsverhalten. Typisch für die GAS ist das Rückversicherungsverhalten. So werden andere befragt, ob alles in Ordnung ist beziehungsweise alles gut werden wird. Besonders das Mobiltelefon hat sich als Sicherheitsobjekt bewährt. Mit seiner Hilfe können geliebte Personen „nachverfolgt" oder auch direkt befragt werden. Dieses Sicherheitsverhalten kann zu Konflikten in der Familie führen (Uhmann et al., 2010). Anderes typisches Vermeidungsverhalten ist, Dinge ein- bis zweimal zu kontrollieren, oder zu versuchen, sich auf bestimmte Situationen möglichst gut vorzubereiten. Dies kann manchmal so weit gehen, dass das Verhalten leicht zwanghaft wirkt. Direktes Vermeidungsverhalten findet sich manchmal in Bezug auf Post, die nicht geöffnet wird, oder mediale Nachrichten, die abgeschaltet werden. Die normalen Tätigkeiten des Lebens können aber grundsätzlich ohne große Einschränkung durchgeführt werden.

Fallbeispiel: Frau T.

Frau T., 34 Jahre, beklagt sich bei ihrer Ärztin, dass ihre Schlafstörungen wieder so sehr zugenommen haben. Nun hat Frau T. ein einjähriges Kind, das noch nicht durchschläft. Aber die Ärztin weiß, dass die Schlafprobleme Frau T. schon lange quälen, und fragt genauer nach. Frau T. erzählt, dass sie sich insgesamt sehr angespannt, müde und gestresst fühlt. Ihre Sorgen und Bedenken sprudeln nur so aus ihr heraus: Wie soll sie in diesem Zustand gut für ihr Kind sorgen können? So wird sie nicht wieder in den Job einsteigen können! Werden sich ihre Ängste auf das Kind übertragen? – Sie fühlt sich überfordert und beginnt zu weinen. Die Ärztin gibt ihr den Rat, es mit einer Therapie zu versuchen.

Dort wird relativ schnell deutlich, dass Frau T. sich ständig sorgt und Stunden mit Grübeln zubringt. Diese Sorgen begleiten sie schon seit ihrer Kindheit. Frau T. beschreibt sich als ein schüchternes Kind, das große Schwierigkeiten hatte, von den Eltern getrennt zu sein. Es gab Zeiten, in denen sie die Schule nicht besuchen wollte beziehungsweise in denen sie immer nur mit Bauchschmerzen zur Schule gegangen ist. Sie konnte lange nicht bei Freund:innen übernachten, und von den Klassenfahrten musste sie abends wieder abgeholt werden. Als Teenager kamen ausgeprägte soziale Ängste hinzu. Aber soweit sie sich erinnern kann, waren da vor allen Dingen immer diese Sorgen vor dem Unbekannten, vor der Zukunft. So berichtet Frau T. über ihre Sorgen, eine schlechte Mutter zu sein, sowie ihre Sorgen in Bezug auf die Gesundheit ihrer Tochter, ihre berufliche Zukunft, die finanzielle Situation der Familie und vor allem in Bezug auf die aktuelle politische Situation. Sie fasst zusammen: „Eigentlich sorge ich mich über alles!“

Frau T. berichtet etwas beschämt, dass sie selbst vor den normalsten Dingen Angst habe. So könne sie nicht mit ihrer Tochter zu einem Baby-Spielkurs gehen. Nicht so sehr, weil sie dort die anderen Mütter nicht kennt, sondern weil es eine neue Situation ist. Wie wird es dort sein? Gibt es Wickelmöglichkeiten? Ist es warm genug? Sie erzählt, dass sie unbekannte Orte nicht allein aufsuchen kann. Das gilt selbst für neue Geschäfte oder Spielplätze. Erst einmal muss sie jemand (oft ihr Mann oder ihre Schwester) begleiten und mit ihr die Situation erkunden. Ist sie mit den Gegebenheiten vertraut, kann sie allein gehen. Frau T. hat große Angst, dass sich ihre Sorgen und Ängste auf das Baby übertragen könnten beziehungsweise dem Baby schaden könnten. Sie sagt, sie möchte sich wirklich ändern.

28.5.2 Klassifikation und Diagnostik

Die ICD-10-Klassifikation fokussiert auf körperliche Symptome, von denen viele auch für Panikattacken typisch sind (obwohl diese bei GAS selten sind; Tull et al., 2009). Die Sorgen werden in der ICD-10 nur indirekt erwähnt (Befürchtungen in Bezug auf alltägliche Ereignisse; siehe Kasten). Anders stellt sich die Diagnose im DSM-5 dar, hier liegt die Betonung auf den Sorgen. Die Unfähigkeit, diese zu kontrollieren, ist eine der Voraussetzungen für die Vergabe der Diagnose GAS. Außerdem müssen lediglich drei von sechs Symptomen auftreten (Unruhe, Ermüdbarkeit, Konzentrationsprobleme, Gereiztheit, Verspannung, Schlafstörungen), um die Diagnose einer GAS zu stellen. In der ICD-11 wird die Diagnose der GAS dem DSM-5 angepasst. Es werden nun auch explizit die exzessiven Sorgen erwähnt und verschiedene Bereiche beschrieben, in denen diese Sorgen auftreten. Weiterhin wurde in die ICD-11 das Kriterium der Beeinträchtigung mit aufgenommen.

ICD-10-Kriterien der GAS (F41.1)

A. Anspannung, Besorgnis und Befürchtungen in Bezug auf alltägliche Ereignisse und Probleme bestehen seit mindestens sechs Monaten.
B. Mindestens vier der folgenden Symptome liegen vor (davon mindestens eins der vier erstgenannten):

Vegetative Symptome:
1. Palpitationen
2. Schweißausbrüche
3. Tremor
4. Mundtrockenheit

Symptome in Thorax oder Abdomen:
5. Atembeschwerden
6. Beklemmungsgefühl
7. Thoraxschmerzen/-missempfindungen
8. Nausea oder abdominelle Beschwerden

Psychische Symptome:
9. Schwindel, Unsicherheit, Schwäche oder Benommenheit
10. Derealisation, Depersonalisation
11. Angst vor Kontrollverlust, verrückt zu werden oder „auszuflippen“
12. Angst zu sterben

Allgemeinsymptome:
13. Hitzewallungen oder Kälteschauer
14. Gefühllosigkeit oder Kribbelgefühle

Symptome der Anspannung:
15. Muskelverspannung
16. Ruhelosigkeit, Unfähigkeit zu entspannen
17. Gefühle von Aufgedrehtsein, Nervosität und psychischer Anspannung
18. Kloßgefühl, Schluckbeschwerden

Andere unspezifische Symptome:
19. Übertriebene Reaktion auf kleine Überraschungen oder Erschrecktwerden
20. Konzentrationsschwierigkeiten, Leeregefühl im Kopf wegen Sorgen oder Angst
21. Anhaltende Reizbarkeit
22. Einschlafstörungen wegen der Besorgnis

C. Die Symptomatik erfüllt nicht die Kriterien einer Panikstörung, phobischen Störung, Zwangsstörung oder hypochondrischen Störung.
D. Keine organische Erkrankung ist Auslöser der Symptome.

Die Differenzialdiagnose kann sich schwierig gestalten. Besondere Nähe besteht zu der Major Depression (siehe Kapitel 27.1). Patient:innen mit einer depressiven Episode grübeln, aber häufig kommen zum Grübeln auch noch Sorgen hinzu. Zudem können die physiologischen Reaktionen und auch das Verhalten ähnlich sein. Patient:innen mit einer GAS haben allerdings im Allgemeinen keinen reduzierten Antrieb, sondern sind aktiv. Auch leiden sie nicht unter Anhedonie, d.h. sie haben durchaus Interesse an Dingen und können Freude an Tätigkeiten haben. Die Komorbidität mit der Sozialen Phobie (siehe Kapitel 28.3) ist hoch, was die Abgrenzung manchmal erschweren kann. Bei der Sozialen Phobie sind die Ängste jedoch vorrangig auf die Bewertung durch andere gerichtet, während die Sorgen bei der GAS sehr viele Bereiche betreffen. Auch die Abgrenzung zur hypochondrischen Störung kann schwierig sein. Bei der Hypochondrie geht es meistens um die Angst, eine schwere Krankheit zu haben, die Aufmerksamkeit ist ständig auf mögliche Symptome gerichtet, häufig werden Ärzt:innen aufgesucht und Untersuchungen erfragt (oder Ärzt:innen werden aus Angst gemieden). Patient:innen mit GAS haben auch häufig Krankheitsängste, aber nicht vor einer schweren Krankheit an sich. Sie machen sich sehr viel mehr Sorgen über die Folgen, die eine Erkrankung haben könnte, wie die Ausfälle im Job, die Kinderbetreuung oder mögliche finanzielle Folgen. Tabelle 28.20 gibt einen Überblick über die Abgrenzung verschiedener Diagnosen.

Die GAS ist die Angststörung mit der niedrigsten Reliabilität bei der Diagnosestellung. Zwei Faktoren dürften hier eine Rolle spielen: Der erste Faktor besteht darin, dass das Kernsymptom, die Sorgen, vielen Patient:innen als nicht ungewöhnlich erscheint und häufig auch von Behandler:innen schwerer eingeschätzt werden kann: Sind die Sorgen „normal“, sind sie ein Begleitsymptom einer anderen Störung? Und hier kommt der zweite Faktor ins Spiel, nämlich die hohe Komorbiditätsrate. Es empfiehlt sich daher, diagnostische Interviews einzusetzen (siehe Kapitel 8). Fragebögen können bei der Diagnose darüber hinaus unterstützen. Tabelle 28.21 gibt eine Übersicht über Instrumente zur Diagnostik.

28.5.3 Epidemiologie

In einer neueren Querschnittstudie, in der einheitliche Messverfahren eingesetzt wurden (Ruscio et al., 2017) schwankten die Lebenszeitprävalenzen von 0.1% (Nigeria) bis 8% (Australien; siehe Tabelle 28.22). Hier zeigt sich der Trend, dass in Ländern mit niedrigerem sozioökonomischem Status die Prävalenzen deutlich niedriger ausfallen als in rei-

Tabelle 28.20: Differenzialdiagnosen

Diagnose	Kognition/Sorge	Symptome	Verhalten
Generalisierte Angststörung	Sorgen (bzgl. Familie, Gesundheit, Finanzen, tägliche Kleinigkeiten); Sorgen sind realistisch; „Metasorgen“ (Sorgen über die Sorgen)	Hypervigilanz; Anspannung; Müdigkeit; Nervosität; Schlafprobleme; abdominelle Probleme	Rückversicherungsverhalten; Sicherheitsverhalten (z.B. mit dem Handy)
Depressive Episode	Grübeln; negative Gedanken über das Selbst; Hoffnungslosigkeit	Anhedonie; Interessenverlust; Anspannung; Müdigkeit; Schlafprobleme; verändertes Essverhalten	Weniger Aktivitäten; Rückzug
Soziale Phobie	„Post-Event Processing“; „Fear of Negative Evaluation“	Herzrasen; Schwitzen; Erröten; erhöhte Atemfrequenz; Zittern etc.	Vermeidungsverhalten (in Bezug auf soziale Situationen) Sicherheitsverhalten (hochgeschlossene Kleidung etc.)
Panikstörung	Sorgen, weitere Panikattacken zu erleben; Angst vor Tod/Kontrollverlust	Herzrasen; Schwitzen; Erröten; erhöhte Atemfrequenz; Zittern etc.	Sicherheitsverhalten (Handy, Begleitung); Vermeidung von Sport, Sex, Kaffee; agoraphobische Vermeidung
Zwangsstörung	Angst vor Kontamination; Sorgen, ein Unglück auszulösen oder nicht zu verhindern	Herzrasen; Schwitzen; Erröten; erhöhte Atemfrequenz; Zittern etc.	Vermeidung; ritualisiertes Neutralisationsverhalten; gedankliche Neutralisation; Kontrollverhalten
Hypochondrische Störung	Sorgen, eine ernsthafte Krankheit zu haben	Keine oder milde Symptome	Kontrollieren des Körpers auf Symptome oder Anzeichen der Krankheit; evtl. Vermeidung (z.B. von Besuchen bei Ärzt:innen)

Tabelle 28.21: Instrumente zur Diagnostik einer GAS

Instrument	Beschreibung
Generalizied Anxiety Disorder Scale-7 (GAD-7; Löwe et al., 2008)	Screening mit 7 Items zur Erfassung einer GAS
Penn State Worry Questionnaire (PSWQ; Stöber, 1995)	Fragebogen, der mit 16 Items Probleme mit Sorgen und den Umgang mit Sorgen erfasst
Worry Domain Questionnaire (WDQ; Stöber, 1995)	Fragebogen, der mit 25 Items verschiedene Sorgenbereiche erfragt

Tabelle 28.22: Epidemiologische Angaben zur Generalisierten Angststörung

Lebenszeitprävalenz	Deutschland: 1.5 %; International: 3.7 % (Ruscio et al., 2017)
12-Monats-Prävalenz	Deutschland: 0.5 %; International: 1.8 % (Ruscio et al., 2017)
Geschlechterverhältnis	Betroffen sind 1.7- bis 2.1-mal so viele Frauen wie Männer (Bandelow & Michaelis, 2015).
Ersterkrankungsalter	34.9 Jahre (Lijster et al., 2017)

cheren Ländern. Paradoxerweise ist die Störung selbst jedoch eher mit einem niedrigeren Einkommen assoziiert (Ruscio et al., 2017). Es könnte sich daher also um kulturelle Unterschiede handeln. Übereinstimmend finden alle Studien, dass die GAS zumeist eine chronische Störung ist. Auch die Befunde zum Geschlechterverhältnis sind stabil: betroffen sind circa doppelt so viele Frauen wie Männer. Unter den Angststörungen ist die GAS die Störung mit dem höchsten Ersterkrankungsalter. Kinder scheinen relativ selten betroffen zu sein: In nur 5 % der Fälle trat die GAS vor dem 13. Lebensjahr auf, 25 % der Fälle traten vor dem 25. Lebensjahr auf. Die GAS ist eine der wenigen Angststörungen, die eine zweite Inzidenzwelle im höheren Alter, um die 50 Jahre, hat (Rhebergen et al., 2017). Die Komorbidität der GAS ist sehr hoch, am häufigsten treten affektive Störungen und andere Angststörungen komorbid auf, am wenigsten häufig die Gruppe der Substanzstörungen. Als Einzeldiagnose tritt die Major Depression am häufigsten gemeinsam mit der GAS auf (Ruscio et al., 2017).

28.5.4 Störungsmodelle

28.5.4.1 Kognitiv-verhaltenstherapeutische Modelle

Es gibt derzeit vier evidenzbasierte KVT (kognitiv-verhaltenstherapeutische) Störungsmodelle: Zwei Modelle, nämlich die „Metacognition Theory“ (MCT; Wells, 1995) und die Theorie der „Intolerance of Uncertainty“ (IoU; Koerner & Dugas, 2006), orientieren sich an der kognitiven Theorie (siehe Kapitel 2). Die beiden anderen Modelle, nämlich das „Avoidance Model of Worry“ (AvMo; Sibrava & Borkovec, 2006) und das „Emotion Dysregulation Model“ (EDM; Mennin et al., 2005), sehen hingegen die emotionale Vermeidung als zentral an. Die vier Modelle haben weitreichende Gemeinsamkeiten. Tabelle 28.23 zeigt die wichtigen theoretischen Komponenten der unterschiedlichen Modelle. Jedes Modell hat zudem spezifische Schwerpunkte, die es von den anderen Modellen unterscheidet.

Ein wichtiger Bestandteil aller Modelle sind die Annahmen der Patient:innen über die Sorgen selbst (sogenannte Meta-

Tabelle 28.23: Übersicht über die Komponenten der Störungsmodelle der GAS

Theoretische Komponenten	MCT	IoU	AvMo	EDM
Positive Annahmen über Sorgen	✓	✓	✓	–
Negative Annahmen über Sorgen	✓	✓	✓	(✓)
Kognitive Vermeidung	(✓)	✓	✓	✓
Experiental Avoidance	✓	–	✓	✓
Dysfunktionale Emotionsregulation	(✓)	–	✓	✓
Verminderte Problemlösefähigkeiten	✓	✓	✓	–

Anmerkungen: MCT = Metacognition Theory; IoU = Intolerance of Uncertainty; AvMo = Avoidance Model of Worry; EDM = Emotion Dysregulation Model; (✓) = Teil der Theorie

kognitionen), vor allen Dingen negative Annahmen (z. B. „Ich kann nicht aufhören, mir Sorgen zu machen", „Die Sorgen schaden mir" oder „Die Sorgen machen mich krank"). Wells (1995) nennt diese Gedanken „Meta-Sorgen". Sie sind oft Auslöser, die Sorgen zu kontrollieren. Wegners Modell der „Ironic Processes of Mental Control" (Wegner, 1994) folgend führt dies jedoch paradoxerweise zum Anstieg des Sorgenverhaltens. Es handelt sich hier um ein typisches Teufelskreis-Modell: Sorgen lösen Sorgen über die Sorgen aus, Kontrollversuche verstärken wiederum die Sorgen. Wells' Modell berücksichtigt auch die positiven Annahmen über Sorgen (z. B. „Sorgen bereiten mich vor", „Sorgen verhindern vielleicht das Schlimmste" oder „Eine gute Mutter sorgt sich"). Diese positiven Annahmen verstärken auch das Sorgen. Das IoU-Modell hingegen betrachtet die Unfähigkeit, mit Unsicherheit umzugehen, als Auslöser der Sorgen. Die Sorgen sind hier ein inadäquates Emotionsregulations- bzw. Problemlöseverhalten.

In allen vier Modellen spielt kognitive Vermeidung eine bedeutsame Rolle: Diesen Ansatz hat als erster Borkovec verfolgt (Borkovec et al., 1998). Er baut zunächst auf Mowrers Zwei-Faktoren-Theorie der Angst (Mowrer, 1939, siehe Kapitel 2) sowie auf die „Emotional Processing Theory" von Foa und Kozak (1991) auf. Sorgen werden als verbal-linguistische, gedankenbasierte Aktivität gesehen (Behar & Borkovec, 2005; Borkovec & Inz, 1990), die verhindert, dass lebhafte Vorstellungsbilder entstehen und damit die assoziierte somatische und emotionale Reaktion verringert wird (Hoehn-Saric & McLeod, 1988; Hoehn-Saric et al., 1989). Generell gehen visuelle Vorstellungen im Vergleich zu verbalen mit einem höheren emotionalen Empfinden einher. Werden bildliche Vorstellungen vermieden, verringert sich also die Intensität der Emotionen. Dies wiederum wirkt verstärkend auf den Sorgenprozess an sich. Studien zeigen, dass Sorgen durchaus mit einer erhöhten Erregung einhergehen, es kommt jedoch nicht zu Panikanfällen. Sorgen verhindern subjektiv die Eskalation der negativen Emotionen (Newman & Llera, 2011). Kurzfristig führt dies zu Erleichterung und zur Vermeidung von intensiven Emotionen, langfristig ist diese Strategie der Emotionsregulation jedoch ungünstig, da der negative Affekt, der die Sorgen begleitet, bestehen bleibt. Der Aspekt der Emotionsregulation steht im Mittelpunkt des Emotions-Dysregulations-Modells. Das Modell geht davon aus, dass Patient:innen mit GAS einerseits Emotionen besonders stark erfahren. Dies gilt sowohl für positive als auch für negative Emotionen (Turk et al., 2005). Andererseits haben Patient:innen mit GAS aber ein eindeutig schlechteres Verständnis von Emotionen. Außerdem haben sie eine deutlich negative Einstellung gegenüber Emotionen, sie erleben diese als bedrohlich (Mennin et al., 2004). Dem Aspekt der Vermeidung von Emotionen beziehungsweise ihrer physiologischen Komponenten („experiental avoidance"), wurde in den letzten Jahren immer mehr Aufmerksamkeit geschenkt (Goodman et al., 2019).

Obwohl die meisten Modelle davon ausgehen, dass das Problemlöseverhalten bei Patient:innen mit GAS eingeschränkt ist, gibt es kaum Studien dazu. Patient:innen mit GAS scheinen mehr Zeit zu benötigen, um Entscheidungen zu treffen, beziehungsweise sie scheinen mehr Evidenz zu benötigen, um zu einer Entscheidung zu kommen. Dies wird auf Perfektionismus und Intoleranz gegenüber Unsicherheit zurückgeführt. Die getroffenen Entscheidungen sind dann jedoch nicht schlechter oder unpassender als bei Menschen ohne GAS. Oft scheinen Patient:innen mit GAS selbst anzunehmen, dass sie über schlechtere Problemlösefähigkeiten verfügen (Davey et al., 1992).

Über die Risikofaktoren, die zur Entstehung der GAS beitragen, gibt es so gut wie keine aussagekräftigen Studien. Studien wurden oft zu Angststörungen allgemein durchgeführt, und nach wie vor gibt es so gut wie keine prospektiven Langzeitstudien zur GAS. Es ist daher wenig über spezifische Risikofaktoren für diese Störung bekannt. Die GAS ist mit dem weiblichen Geschlecht, einem niedrigen sozioökonomischen Status sowie Missbrauch und Misshandlung bzw. schwierigen Umständen in der Kindheit assoziiert. Dies sind aber alles völlig unspezifische Faktoren (Stein & Sareen, 2015). Eventuell besteht eine leichte genetische Veranlagung, aber die Datenlage ist noch sehr unsicher. Es gibt Hinweise, dass das genetische Risiko mit der Depression geteilt wird und nicht so sehr mit anderen Angststörungen (Kendler et al., 1995). Spezifische Studien, die die Auswirkungen elterlicher Erziehungsstile untersucht haben, ergaben Hinweise darauf, dass ein unsicherer Bindungsstil und Überbehütung Risikofaktoren sein könnten (Eng & Heimberg, 2006; Viana & Rabian, 2008). Allerdings sind auch diese Faktoren nicht wirklich spezifisch für die GAS und die Studien sind retrospektiv.

28.5.4.2 Psychodynamische Störungsmodelle

Aus psychodynamischer Sicht werden die für die GAS typischen Sorgen als Abwehrmechanismus eingestuft, d. h. als Mittel zur Vermeidung der Konfrontation mit anderen beunruhigenden Themen (Sorgen als Vermeidungsmechanismus). Nach Freuds Signaltheorie werden Abwehrmechanismen ausgelöst, damit sich der Einzelne mit schwierigeren, konfliktreichen oder traumatischen Erfahrungen oder Gefühlen nicht bewusst auseinandersetzen muss. Wenn eine Person eine potenzielle Bedrohung (meist aus dem Inneren kommend) wahrnimmt, wird dem „Ich" so signalisiert, wachsam zu bleiben. Es werden dann Abwehrmechanismen eingesetzt, die verhindern, dass die Bedrohung ins Bewusstsein dringt. Damit wird eine übermäßige Belastung vermieden, die jedoch bei rigiden Abwehrformen pathologisch werden kann (Crits-Christoph, 2002). Eine Besonderheit des Modells der GAS ist – wie bei allen sogenannten aktual-neurotischen Erkrankungen –, dass Traumata nicht in der Kindheit aufgetreten sein müssen, sondern auch späterer Stress eine GAS auslösen kann, vor allem wenn es eine suboptimale Bindung zu den Eltern gab. So werden problematische Beziehungen zu den Eltern als mögliche Quelle der Angst gesehen, die das psychologische Wachstum von Kindern behinderten (z. B. dominante, überfürsorgliche, übergenaue, gleichgültige Eltern). Studien geben Hinweise, dass ein unsicherer Bindungsstil und Überbehütung Risikofaktoren für erhöhte Ängstlichkeit sein könnten (Eng & Heimberg, 2006, Viana & Rabian, 2008). Allerdings sind diese Faktoren nicht spezifisch für die GAS und die entsprechenden Studien sind retrospektiv angelegt.

28.5.4.3 Biologische Faktoren

Strukturelle oder funktionale Veränderungen im Gehirn können bei der GAS nachgewiesen werden, allerdings sind alle Studien korrelativ, d.h. diese Veränderungen können sowohl die Folge als auch ein Auslöser der Störung sein. Die Veränderungen betreffen Hirnareale, die auch bei anderen Angststörungen und Depressionen Veränderungen aufweisen. So findet sich eine veränderte Physiologie im dorsolateralen präfrontalen Kortex, im anterioren cingulären Kortex, in der Amygdala und im Hippocampus (Kolesar et al., 2019). Diese Veränderungen zeigen sich sowohl im Ruhezustand als auch bei emotionalen Prozessen sowie bei Gedächtnisaufgaben. Gleichzeitig scheint die Amygdala eher überaktiv zu sein. Insgesamt bestätigen diese Befunde, dass die Top-down-Emotionsregulation bei der GAS beeinträchtigt ist. Genauso wird deutlich, dass die Veränderungen ganze Netzwerke betreffen und nicht nur einzelne anatomische Regionen. Solche funktionellen Netzwerke sind Gruppen von Hirnregionen mit stark korrelierter Aktivität sowohl in Ruhe als auch während kognitiver Aufgaben. Psychophysiologische Befunde sind weniger eindeutig. Viele Studien zeigen, dass sich Patient:innen mit GAS in einem stärker physiologisch dysregulierten Status befinden (z.B. höhere Herzrate, höhere Hautleitfähigkeit), aber diese Befunde sind nicht immer bestätigt worden (Patriquin & Mathew, 2017). Dies könnte daran liegen, dass bei der GAS der Kontext eine größere Rolle spielt. Auffälligkeiten scheint man vor allen Dingen während der Baseline-Messung zu finden. Dies könnte eventuell ein Hinweis darauf sein, dass die Betroffenen sich während der Baseline-Messung nicht entspannen können (Goossen et al., 2019).

28.5.5 Psychotherapie

Der Kasten referiert die Empfehlungen der S3-Leitlinie „Behandlung von Angststörungen" (Bandelow et al., 2021).

Empfehlung der S3-Leitlinie zur Behandlung von Angststörungen (Bandelow et al., 2021)

Die S3-Leitlinie empfiehlt für die GAS als erste Behandlungsoption die Kognitive Verhaltenstherapie. Diese sollte möglichst manualisiert erfolgen. Bestandteile sind Psychoedukation, kognitive Anteile aus der Metakognitionstherapie oder der Therapie der Intoleranz der Unsicherheit, Exposition (in sensu), Abbau von Sicherheitsverhalten, Strategien der Emotionsregulation (darunter auch Achtsamkeitstechniken), Problemlösetechniken sowie Rückfallprävention.

Die Behandlungsdauer liegt bei 15 bis 24 Sitzungen. Genauere Zeitangaben sind schwierig, da die GAS beinahe immer mit anderen Störungen gemeinsam auftritt und damit fast immer ein komplexes Störungsbild vorliegt. Im Rahmen einer KVT kann die Angewandte Entspannung (Öst, 1987) angeboten werden. Sollte die KVT (bzw. die Angewandte Entspannung) nicht erfolgreich sein, kann eine manualisierte psychodynamische Psychotherapie angeboten werden (Leichsenring & Salzer, 2014).

28.5.5.1 Kognitive Verhaltenstherapie

Therapieplanung

Wie aus der Leitlinie (Bandelow et al., 2021) ersichtlich wird, gibt es keinen spezifischen KVT-Ansatz für die Behandlung der GAS. Dies kann leicht dazu verleiten, einen ganzen Strauß von Möglichkeiten anzubieten und durchzuführen. Und typischerweise wurde das auch in der Vergangenheit getan, es finden sich immer wieder sogenannte Angst-Management-Programme (Zinbarg et al., 2006). Es hat sich aber herausgestellt, dass es oft besser ist, die Behandlung fokussierter durchzuführen. Auch wurden nicht selten Interventionen angeboten, die sich im Kern eigentlich widersprechen, so etwa Entspannungsverfahren, die die Angst bekämpfen sollen, in Kombination mit Expositionsverfahren, die Patient:innen lehren sollen, sich der Angst zu stellen und sie auszuhalten. Es ist daher ratsam, sich vorab einem Behandlungsplan zu verpflichten. Grundsätzlich schließen sich kognitive Verfahren und Expositionsverfahren nicht aus, können also kombiniert werden. Schwieriger ist es mit der Angewandten Entspannung, die nicht mit einer Expositionsbehandlung kombiniert werden sollte. Bei der Auswahl des Verfahrens sollten vor allem die komorbid vorliegenden Störungen beachtet werden. Liegen andere Angststörungen vor, ist eine Expositionsbehandlung passend, bei einer Depression sollte eher über kognitive Ansätze nachgedacht werden. Stehen die physiologischen Symptome der Angst im Vordergrund, was bei einigen Patient:innen mit GAS durchaus der Fall ist, wird die Angewandte Entspannung oft sehr gut angenommen. Wie bereits erwähnt, ist es grundsätzlich wichtig, die verschiedenen Interventionen abzustimmen und möglichst sparsam einzusetzen (Becker & Margraf, 2016).

Exposition in sensu und in vivo

Die Konfrontation in sensu beruht auf Modellen, die die Sorgen als eine Vermeidungsstrategie sehen, wobei vor allen Dingen die „experiental avoidance" beziehungsweise die Vermeidung von Emotionen als zentral gesehen wird. Somit ist es Ziel dieser Konfrontation, intensive Gefühle hervorzurufen. Dabei geht es nicht unbedingt um Gefühle der Angst, es können auch Gefühle der Trauer oder auch manchmal des Ärgers sein. Es geht darum, die Annahme zu widerlegen, dass intensive Gefühle so unangenehm sind, dass man sie um jeden Preis verhindern und stattdessen ständiges Sorgen in Kauf nehmen sollte.

Bei der Konfrontation in sensu ist es wichtig, zu einer möglichst lebhaften Vorstellung einer gefürchteten Situation zu kommen, d.h. eine solche Situation wird ausgearbeitet mit dem Ziel, die schlimmste mögliche Variante zu wählen. Ein solches Szenario wird mit den Patient:innen zusammen erarbeitet und zumindest in Stichworten aufgeschrieben. Statt mit abstrakten verbalen Begriffen muss mit Bildern gearbeitet werden, z.B. mit dem Bild, am Krankenbett des eigenen Kindes zu sitzen, das Kind mit den Verletzungen und Schläuchen vor sich zu sehen, die Geräusche des Krankenhauses und der Maschinen zu hören, die Hand des Kindes in der eigenen zu spüren. Die ausgewählte Szene muss nicht lang sein, es kann auch mit kürzeren Szenen gearbeitet werden, die aber immer wieder wiederholt werden. Die Szenarien sollten sowohl die verschiedenen Sinne ansprechen als auch die körperlichen Reaktionen enthalten. Dabei kann während der Konfrontation auch sehr gut mit offenen Fragen gearbeitet werden (z.B. „Schauen Sie sich um, was können Sie sehen?" oder „Was spüren Sie gerade?"). Es ist wichtig, dass der:die Patient:in sich diese Szenen als Hausaufgabe immer wieder vorstellt. Das Ziel ist es, dass Patient:innen lernen, ihre Sorgen in Form von Szenarien zu formulieren und, wenn möglich, sich auch selbst mit diesen Szenarien zu konfrontieren.

Die Konfrontation in sensu kann unterstützt werden, indem beispielsweise Szenen aus Filmen, die Katastrophen zeigen, die der:die Patient:in befürchtet, wiederholt angeschaut werden (z.B. Unfälle von Kindern etc.). Des Weiteren wird die Konfrontation in sensu mit Konfrontationsübungen in vivo ergänzt. Zum einen kann es sich hier um ganz konkrete Verhaltensweisen handeln, z.B. sich mit Texten über Krankheiten zu konfrontieren oder unvorbereitet in den Unterricht zu gehen. Häufig geht es jedoch insbesondere um den Abbau des Sicherheitsverhaltens (z.B. Kontrolle der Familienmitglieder). Es kann sinnvoll sein, hier auch die weiteren Familienmitglieder in die Therapie einzubeziehen, um mit allen gemeinsam, Regeln abzusprechen (z.B. vereinbaren, Handys auszuschalten). Eine ausführliche Darstellung des Vorgehens bei den Konfrontationsübungen findet sich bei Becker und Margraf (2016).

Angewandte Entspannung

Die Angewandte Entspannung (AE) wurde von Öst (1987) entwickelt. Es handelt sich um ein Entspannungsverfahren, dass die Patient:innen ermächtigen soll, sich in Sekundenschnelle in jeder Situation und Lage zu entspannen. Die AE ist somit eine Art „Hochleistungs-Entspannungsverfahren". Es erfordert intensives Training, d.h. ausreichendes Üben zu Hause. Die AE basiert auf der Progressiven Muskelrelaxation (PMR), wird selbst jedoch parallel zu anderen Aktivitäten durchgeführt. So trainieren die Patient:innen beispielsweise, sich zu entspannen, während sie telefonieren oder andere alltägliche Tätigkeiten ausführen. Am Ende üben Patient:innen, sich zu entspannen, wenn Sorgen auftreten (siehe Kapitel 18).

Kognitive Verfahren

Grundsätzlich folgen die beiden spezifischen kognitiven Therapien der GAS, also die Metakognitive Therapie und die Therapie, die auf dem IoU-Modell basiert, dem klassischen Vorgehen der Kognitiven Therapie nach Beck (siehe Kapitel 2). Das heißt, dysfunktionale Gedanken werden herausgearbeitet, zugrunde liegende Überzeugungen hinterfragt und mithilfe von Verhaltensexperimenten getestet. Was sie unterscheidet ist, welche automatischen Gedanken beziehungsweise dysfunktionalen Annahmen gezielt behandelt werden. Die Metakognitive Therapie zielt, wie der Name verrät, auf die Metakognitionen, also auf die Annahmen der Patient:innen über ihre eigenen Gedanken bzw. Sorgen und die Funktionsweise ihres Verstandes. Zunächst werden positive sowie negative Annahmen über die Sorgen herausgearbeitet. Dann wird vermittelt, wie diese Überzeugungen die Sorgen aufrechterhalten können bzw. zu problematischem Verhalten (Sicherheitsverhalten) führen. Beispielsweise führt die Überzeugung „Die Sorgen machen mich verrückt" zu vermehrten Kontrollversuchen, und dies wiederum zu vermehrten Sorgen. Diese dysfunktionalen Überzeugungen über die Sorgen werden zunächst kognitiv bearbeitet. Dann werden Verhaltensexperimente eingesetzt, z.B. eine Sorgenexposition, um die Erfahrung zu machen, dass man durch intensives Sorgen nicht „verrückt wird".

Beim IoU-Ansatz steht die Unfähigkeit, mit Unsicherheit umzugehen, bzw. die Annahme, dass Unsicherheit zu Katastrophen führt, im Fokus. Dabei ist es wichtig, sich nicht auf eine Debatte über die Wahrscheinlichkeit des Eintretens einer befürchteten Katastrophe einzulassen. Die Intoleranz gegenüber Unsicherheit bzw. Ungewissheit bleibt auch dann weiter bestehen, wenn die Betroffenen erkennen, dass die befürchteten Folgen unwahrscheinlich sind oder nur eine vorübergehende Wirkung haben werden. Vielmehr sollten die kognitiven Strategien direkt auf die Überzeugung zielen, dass die Ungewissheit nicht beherrschbar ist. Als besonders wirksam bei dieser Therapie haben sich Verhaltensexperimente erwiesen. Ziel dieser Übungen ist es, dass Patient:innen lernen, dass Ungewissheit leichter zu bewältigen/auszuhalten ist, als sie erwarten. Auch sollen die Erwartungen widerlegt werden, dass sie Sicherheitsverhalten einsetzen müssen, um mit den negativen Gefühlen, die bei Unsicherheit auftreten, umgehen zu können (Hebert & Dugas, 2019). Sicherheitsverhalten oder Vermeidungsverhalten (z.B. sich rückversichern) sind dabei oft der Ausgangspunkt für die Verhaltensexperimente. Eine mögliches Verhaltensexperiment kann darin bestehen, über einen genau definierten Zeitraum hinweg, kein Rückversicherungsverhalten mehr zuzulassen (z.B. sollen die Patient:innen ihre Familie nicht via Handy kontrollieren und anrufen). Beide Therapieansätze zielen auf Metakognitionen und versuchen, Einfluss auf Denkprozesse selbst zu nehmen.

28.5.5.2 Psychodynamische Therapien

Die kurze psychodynamische Therapie der GAS umfasst sowohl supportive als auch expressive Interventionen (Leichsenring & Salzer, 2014; Crits-Christoph, 2002; Luborsky,

1995). Zu Therapiebeginn wird das Zentrale Beziehungskonfliktthema (ZBKT) herausgearbeitet (siehe Kapitel 3 und Kapitel 28.3.5.2) und es werden symptombezogene Ziele mit solchen verbunden, die auf Beziehungen und das Selbstwertgefühl gerichtet sind. In den weiteren Sitzungen wird das ZBKT auf verschiedene Beziehungen im Leben von Patient:innen angewandt. Die zugrunde liegende Idee ist hierbei, dass die Sorgen dem unbewussten Ziel dienen können, die Auseinandersetzung mit noch belastenderen (Beziehungs-)Themen und Erfahrungen zu vermeiden. In der Therapie geht es entsprechend darum, Patient:innen mit dem Abwehrcharakter des Sich-Sorgens zu konfrontieren und so einen Zugang zu den abgewehrten Vorstellungen und Affekten zu ermöglichen. Hierzu werden die psychodynamischen Techniken der Widerstandsanalyse mit den Schritten des Konfrontierens, Klärens, Deutens und Durcharbeitens verwendet (siehe Kapitel 3).

28.5.5.3 Interpersonelle Psychotherapie

Ein weiterer Ansatz, der bei der Behandlung der GAS zum Einsatz kommt, ist die Interpersonelle Psychotherapie (IPT, siehe Kapitel 27.1). Die IPT ist eine zeitlich begrenzte, strukturierte Therapie, die sich auf die Verbesserung der zwischenmenschlichen Beziehungen und des sozialen Verhaltens konzentriert. Sie fokussiert eher auf die sozialen Beziehungen im Hier und Jetzt und nicht auf frühere Beziehungen oder die Beziehung zu den Eltern. Studien zeigen, dass es einen engen Zusammenhang zwischen der GAS und zwischenmenschlichen Faktoren gibt (Newman & Erickson, 2010). Personen mit GAS haben oft Schwierigkeiten, sichere Beziehungen aufzubauen, und können Probleme mit persönlichen Beziehungen haben (Newman et al., 2015). Sie können übermäßig sensibel auf die Emotionen anderer Menschen reagieren, diese aber auch falsch interpretieren. Diese Schwierigkeiten können die Symptome der GAS verschlimmern und die Wirksamkeit der Behandlung begrenzen. Um diese Risikofaktoren zu berücksichtigen, kann gezielt die IPT als Behandlungsoption bei GAS eingesetzt werden. Die IPT wird dabei um Module der Emotionalen Verarbeitung ergänzt (Interpersonal and Emotional Processing [I/EP] Therapy; Newman & Zainal, 2020). Die I/EP betont die emotionale Verletzlichkeit und das Lernen durch Feedback über die eigene Wirkung auf andere. Einige der Strategien stammen aus der erfahrungsorientierten und psychodynamischen Therapie und werden hier in ein kognitiv-verhaltenstherapeutisches Vorgehen integriert. Beispiele sind die funktionale Analyse von zwischenmenschlichen Strategien, die eine emotionale Verarbeitung vermeiden, aber auch die Konfrontation mit emotionalen Zuständen. Therapeut:innen sind dabei oft Modell, wie Emotionen offen gezeigt werden können. Auch ein soziales Kompetenztraining (siehe Kapitel 18) ist Bestandteil der I/EP.

28.5.6 Pharmakotherapie

Die S3-Leitlinie (Bandelow et al., 2021) empfiehlt für Patient:innen mit GAS die SSRIs (Selektive Serotonin-Wiederaufnahmehemmer) Paroxetin und Escitalopam (Sertralin wird nicht empfohlen), sowie die SNRIs (Serotonin-Noradrenalin-Wiederaufnahmehemmer) Venlafaxin und Duloxetin (siehe Kapitel 24). Auch Pregabalin, ursprünglich ein Mittel, das bei Epilepsie gegen Krämpfe eingesetzt wird, kann bei GAS eingesetzt werden. Wenn diese Medikamente nicht helfen, kann Buspiron, Opipramol oder Imipramin zum Einsatz kommen. Nicht eingesetzt werden sollten Benzodiazepine. Die Medikamente sollten noch 6 bis 12 Monate nach einer Remission genommen werden. Sollte es zu einem Rückfall kommen, kann eine erneute Einnahme erfolgen.

28.5.7 Empirische Absicherung

In einer neuen Metaanalyse wurden 79 RCTs (randomisiert-kontrollierte Studien) eingeschlossen, die zusammen mehr als 10 000 Patient:innen mit GAS enthielten (Carl et al., 2020). Für Psychotherapie ergab sich eine mittlere bis große Effektstärke ($g = 0.76$), während Psychopharmakotherapie nur kleine Effekte zeigte ($g = 0.34$). Dies passt zu Studien, die darauf hinweisen, dass Patient:innen im Allgemeinen eine Psychotherapie einer medikamentösen Behandlung deutlich vorziehen (McHugh et al., 2013). Des Weiteren zeigten die Behandlungen auch eine mittlere Effektstärke in Bezug auf die Verminderung von Depressionen. Leider scheinen ältere Patient:innen etwas weniger zu profitieren, auch wenn sie grundsätzlich effektiv mit Kognitiver Verhaltenstherapie behandelt werden können (Hall et al., 2016). Eine weitere Metaanalyse, die sich genauer die Wirkung der Interventionen auf die Sorgen anschaute (Hanrahan et al., 2013), bestätigte, dass Kognitive Verhaltenstherapie die Sorgen reduziert und dass diese Effekte auch stabil sind. Kognitive Verhaltenstherapie scheint langfristig etwas effektiver zu sein als Angewandte Entspannung (Cuijpers et al., 2014). Metaanalysen zeigen, dass auch Achtsamkeitsbasierte Therapie mit Effektstärken im mittleren Bereich wirksam ist. Zur Effektivität psychodynamischer Psychotherapie liegen bislang nur wenige Studien vor. In einer deutschen randomisiert-kontrollierten Studie zeigte sich – allerdings bei einer sehr kleinen Stichprobe – eine vergleichbare Effektivität einer psychodynamischen Therapie gegenüber der Kognitiven Verhaltenstherapie (Leichsenring et al., 2009; Salzer et al., 2011; siehe aber auch Milrod, 2009).

Literatur

Bandelow, B., Aden, I., Alpers, G.W., Benecke, A., Benecke, C., Deckert, J. et al (2021). *S3-Leitlinie Behandlung von Angststörungen* (Version 2.0). Verfügbar unter: https://register.awmf.org/de/leitlinien/detail/051-028

Bandelow, B. & Michaelis, S. (2015). Epidemiology of anxiety disorders in the 21st century. *Dialogues in Clinical Neuroscience, 17*(3), 327–335. https://doi.org/10.31887/DCNS.2015.17.3/bbandelow

Becker, E.S. & Margraf, J. (2016). *Generalisierte Angststörung: Ein Therapieprogramm.* Weinheim: Beltz.

Behar, E. & Borkovec, T.D. (2005). The nature and treatment of generalized anxiety disorder. In B.O. Rothbaum (Ed.), *The nature and treatment of pathological anxiety: Essays in honor of Edna B. Foa* (pp. 181–196). New York: Guilford.

Borkovec, T.D. & Inz, J. (1990). The nature of worry in generalized anxiety disorder. *Behaviour Research and Therapy, 28,* 153–158. https://doi.org/10.1016/0005-7967(90)90027-G

Borkovec, T.D., Ray, W.J. & Stöber, J. (1998). Worry: A cognitive phenomenon intimately linked to affective, physiological, and interpersonal behavioral processes. *Cognitive Therapy and Research, 22*(6), 561–576. https://doi.org/10.1023/A:1018790003416

Carl, E., Witcraft, S.M., Kauffman, B.Y., Gillespie, E.M., Becker, E.S., Cuijpers, P. et al. (2020). Psychological and pharmacological treatments for generalized anxiety disorder (GAD): A meta-analysis of randomized controlled trials. *Cognitive Behaviour Therapy, 49*(1), 1–21. https://doi.org/10.1080/16506073.2018.1560358

Crits-Christoph, P. (2002). Psychodynamic-interpersonal treatment of generalized anxiety disorder. *Clinical Psychological Science and Practice, 9,* 81–84.

Cuijpers, P., Sijbrandij, M., Koole, S., Huibers, M., Berking, M. & Andersson, G. (2014). Psychological treatment of generalized anxiety disorder: A meta-analysis. *Clinical Psychology Review, 34*(2), 130–140. https://doi.org/10.1016/j.cpr.2014.01.002

Davey, G.C., Hampton, J., Farrell, J. & Davidson, S. (1992). Some characteristics of worrying: Evidence for worrying and anxiety as separate constructs. *Personality and Individual Differences, 13*(2), 133–147. https://doi.org/10.1016/0191-8869(92)90036-O

de Lijster, J.M., Dierckx, B., Utens, E.M., Verhulst, F.C., Zieldorff, C., Dieleman, G.C. et al. (2017). The age of onset of anxiety disorders: A meta-analysis. Canadian Journal of Psychiatry. *Revue Canadienne de Psychiatrie, 62*(4), 237. https://doi.org/10.1177/0706743716640757

Ehring, T. & Watkins, E.R. (2008). Repetitive negative thinking as a transdiagnostic process. *International Journal of Cognitive Therapy, 1*(3), 192–205. https://doi.org/10.1521/ijct.2008.1.3.192

Eng, W. & Heimberg, R.G. (2006). Interpersonal correlates of generalized anxiety disorder: Self versus other perception. *Journal of Anxiety Disorders, 20*(3), 380–387. https://doi.org/10.1016/j.janxdis.2005.02.005

Fine, A., Nasiri, K., Fotinos, K., Anand, L., Furtado, M., Armata, R.S et al. (2018). Examining predictors of help-seeking behaviours in patients with mood and anxiety symptoms. *Psychiatry Research, 265,* 190–197. https://doi.org/10.1016/j.psychres.2018.04.040

Foa, E.B. & Kozak, M.J. (1991). Emotional processing: Theory, research, and clinical implications for anxiety disorders. In J.D. Safran (Ed.), *Emotion, Psychotherapy, and Change* (pp. 21–49). New York: Guilford.

Goodman, F.R., Larrazabal, M.A., West, J.T. & Kashdan, T.B. (2019). Experiential avoidance. In B.O. Olatunji (Ed.), *The Cambridge Handbook of Anxiety and Related Disorders* (pp. 255–281). Cambridge: Cambridge University Press.

Goossen, B., van der Starre, J. & van der Heiden, C. (2019). A review of neuroimaging studies in generalized anxiety disorder: „So where do we stand?". *Journal of Neural Transmission, 126*(9), 1203–1216. https://doi.org/10.1007/s00702-019-02024-w

Hall, J., Kellett, S., Berrios, R., Bains, M.K. & Scott, S. (2016). Efficacy of cognitive behavioral therapy for generalized anxiety disorder in older adults: Systematic review, meta-analysis, and meta-regression. *The American Journal of Geriatric Psychiatry, 24*(11), 1063–1073. https://doi.org/10.1016/j.jagp.2016.06.006

Hanrahan, F., Field, A.P., Jones, F.W. & Davey, G.C. (2013). A meta-analysis of cognitive therapy for worry in generalized anxiety disorder. *Clinical Psychology Review, 33*(1), 120–132. https://doi.org/10.1016/j.cpr.2012.10.008

Hebert, E.A. & Dugas, M.J. (2019). Behavioral experiments for intolerance of uncertainty: Challenging the unknown in the treatment of generalized anxiety disorder. *Cognitive and Behavioral Practice, 26*(2), 421–436. https://doi.org/10.1016/j.cbpra.2018.07.007

Hoehn-Saric, R. & McLeod, D.R. (1988). The peripheral sympathetic nervous system: Its role in normal and pathological anxiety. *Psychiatric Clinics of North America, 11,* 375–386. https://doi.org/10.1016/S0193-953X(18)30504-5

Hoehn-Saric, R., McLeod, D.R. & Zimmerli, W.D. (1989). Somatic manifestations in women with generalized anxiety disorder. *Archives of General Psychiatry, 46,* 1113–1119. https://doi.org/10.1001/archpsyc.1989.01810120055009

Hoyer, J., Becker, E.S. & Roth, W.T. (2001). Characteristics of worry in GAD patients, social phobics, and controls. *Depression and Anxiety, 13*(2), 89–96. https://doi.org/10.1002/da.1021

Kendler, K.S., Walters, E.E., Neale, M.C., Kessler, R.C., Heath, A.C. & Eaves, L.J. (1995). The structure of the genetic and environmental risk factors for six major psychiatric disorders in women: Phobia, generalized anxiety disorder, panic disorder, bulimia, major depression, and alcoholism. *Archives of General Psychiatry, 52*(5), 374–383. https://doi.org/10.1001/archpsyc.1995.03950170048007

Koerner, N. & Dugas, M.J. (2006). A cognitive model of generalized anxiety disorder: The role of intolerance of uncertainty. In C.L. Graham & A. Wells (Eds.), *Worry and its psychological disorders: Theory, assessment and treatment* (pp. 201–216). Chichester: Wiley. https://doi.org/10.1002/9780470713143.ch12

Kolesar, T.A., Bilevicius, E., Wilson, A.D. & Kornelsen, J. (2019). Systematic review and meta-analyses of neural structural and functional differences in generalized anxiety disorder and healthy controls using magnetic resonance imaging. *NeuroImage: Clinical, 24,* 102016. https://doi.org/10.1016/j.nicl.2019.102016

Leichsenring, F. & Salzer, S. (2014). *Generalisierte Angststörung: Psychodynamische Therapie.* Göttingen: Hogrefe.

Leichsenring, F., Salzer, S., Jaeger, U., Kächele, H., Kreische, R., Leweke, F. et al. (2009). Short-term psychodynamic psychotherapy and cognitive-behavioral therapy in generalized anxiety disorder: A randomized, controlled trial. *American Journal of Psychiatry, 166,* 875–881. https://doi.org/10.1176/appi.ajp.2009.09030441

Löwe, B., Decker, O., Müller, S., Brähler, E., Schellberg, D., Herzog, W. et al. (2008). Validation and standardization of the Generalized Anxiety Disorder Screener (GAD-7) in the general population. *Medical Care, 46*(3), 266–274. https://doi.org/10.1097/MLR.0b013e318160d093

Luborsky, L. (1995). *Einführung in die analytische Psychotherapie: Ein Lehrbuch.* Göttingen: Vandenhoeck & Ruprecht.

McHugh, R.K., Whitton, S.W., Peckham, A.D., Welge, J.A. & Otto, M.W. (2013). Patient preference for psychological vs pharmacologic treatment of psychiatric disorders: A meta-analytic review. *The Journal of Clinical Psychiatry, 74*(6), 13979. https://doi.org/10.4088/JCP.12r07757

Mennin, D.S., Heimberg, R.G., Turk, C.L. & Fresco, D.M. (2005). Preliminary evidence for an emotion dysregulation model of generalized anxiety disorder. *Behaviour Research and Therapy, 43*(10), 1281–1310. https://doi.org/10.1016/j.brat.2004.08.008

Mennin, D.S., Turk, C.L., Heimberg, R.G. & Carmin, C. (2004). Focusing on the regulation of emotion: A new direction for conceptualizing generalized anxiety disorder. In M.A. Reinecke & D.A. Clark (Eds.), *Cognitive therapy across the lifespan* (pp. 60–89). Cambridge: Cambridge University Press.

Milrod, B. (2009). Psychodynamic psychotherapy outcome for generalized anxiety disorder. *American Journal of Psychiatry, 166*(8), 841–844. https://doi.org/10.1176/appi.ajp.2009.09060810

Mowrer, O.H. (1939). A stimulus-response analysis of anxiety and its role as a reinforcing agent. *Psychological Review, 46*(6), 553. https://doi.org/10.1037/h0054288

Newman, M.G., Castonguay, L.G., Jacobson, N.C. & Moore, G.A. (2015). Adult attachment as a moderator of treatment outcome for generalized anxiety disorder: Comparison between cognitive-behavioral therapy (CBT) plus supportive listening and CBT plus interpersonal and emotional processing therapy. *Journal of Consulting and Clinical Psychology, 83*(5), 915–925. https://doi.org/10.1037/a0039359

Newman, M.G. & Erickson, T.M. (2010). Generalized anxiety disorder. In J.G. Beck (Ed.), *Interpersonal processes in the anxiety disorders: Implications for understanding psychopathology and treatment* (pp. 235–259). Washington, DC: American Psychological Association. https://doi.org/10.1037/12084-009

Newman, M.G. & Llera, S.J. (2011). A novel theory of experiential avoidance in generalized anxiety disorder: A review and synthesis of research supporting a contrast avoidance model of worry. *Clinical Psy-*

chology Review, 31(3), 371–382. https://doi.org/10.1016/j.cpr.2011.01.008

Newman, M.G. & Zainal, N.H. (2020). Interpersonal and emotion-focused therapy (I/EP) for generalized anxiety disorder (GAD). In A.L. Gerlach & A.T. Gloster (Eds.), *Generalized anxiety disorder and worrying* (pp. 231–244). New York: John Wiley & Sons.

Öst, L.G. (1987). Applied relaxation: Description of a coping technique and review of controlled studies. *Behaviour Research and Therapy, 25*(5), 397–409.

Patriquin, M.A. & Mathew, S.J. (2017). The neurobiological mechanisms of generalized anxiety disorder and chronic stress. *Chronic Stress, 1,* 2470547017703993. https://doi.org/10.1177/2470547017703993

Rhebergen, D., Aderka, I.M., van der Steenstraten, I.M., van Balkom, A.J., van Oppen, P., Stek, M.L. et al. (2017). Admixture analysis of age of onset in generalized anxiety disorder. *Journal of Anxiety Disorders, 50,* 47–51. https://doi.org/10.1016/j.janxdis.2017.05.003

Ruscio, A.M., Hallion, L.S., Lim, C.C., Aguilar-Gaxiola, S., Al-Hamzawi, A., Alonso, J. et al. (2017). Cross-sectional comparison of the epidemiology of DSM-5 generalized anxiety disorder across the globe. *JAMA psychiatry, 74*(5), 465–475. https://doi.org/10.1001/jamapsychiatry.2017.0056

Salzer, S., Winkelbach, C., Leweke, F., Leibing, E. & Leichsenring, F. (2011). Long-term effects of short-term psychodynamic psychotherapy and cognitive-behavioural therapy in generalized anxiety disorder: 12-month follow-up. *Canadian Journal of Psychiatry, 56,* 503–508. https://doi.org/10.1177/070674371105600809

Sibrava, N.J. & Borkovec, T.D. (2006). The cognitive avoidance theory of worry. In G. Davey & A. Wells (Eds.), *Worry and its psychological disorders: Theory, assessment and treatment* (pp. 239–256). Chichester: Wiley.

Stein, M.B. & Sareen, J. (2015). Generalized anxiety disorder. *New England Journal of Medicine, 373*(21), 2059–2068. https://doi.org/10.1056/NEJMcp1502514

Stöber, J. (1995). Besorgnis: Ein Vergleich dreier Inventare zur Erfassung allgemeiner Sorgen. *Zeitschrift für Differentielle und Diagnostische Psychologie, 16*(1), 50–63.

Tull, M.T., Stipelman, B.A., Salters-Pedneault, K. & Gratz, K.L. (2009). An examination of recent non-clinical panic attacks, panic disorder, anxiety sensitivity, and emotion regulation difficulties in the prediction of generalized anxiety disorder in an analogue sample. *Journal of Anxiety Disorders, 23*(2), 275–282. https://doi.org/10.1016/j.janxdis.2008.08.002

Turk, C.L., Heimberg, R.G., Luterek, J.A., Mennin, D.S. & Fresco, D.M. (2005). Emotion dysregulation in generalized anxiety disorder: A comparison with social anxiety disorder. *Cognitive Therapy and Research, 29,* 89–106. https://doi.org/10.1007/s10608-005-1651-1

Uhmann, S., Beesdo-Baum, K., Becker, E.S. & Hoyer, J. (2010). Specificity of interpersonal problems in generalized anxiety disorder versus other anxiety disorders and depression. *The Journal of Nervous and Mental Disease, 198*(11), 846–851. https://doi.org/10.1097/NMD.0b013e3181f98063

Viana, A.G. & Rabian, B. (2008). Perceived attachment: Relations to anxiety sensitivity, worry, and GAD symptoms. *Behaviour Research and Therapy, 46*(6), 737–747. https://doi.org/10.1016/j.brat.2008.03.002

Wegner, D.M. (1994). Ironic processes of mental control. *Psychological Review, 101*(1), 34. https://doi.org/10.1037/0033-295X.101.1.34

Wells, A. (1995). Meta-cognition and worry: A cognitive model of generalized anxiety disorder. *Behavioural and Cognitive Psychotherapy, 23*(3), 301–320. https://doi.org/10.1017/S1352465800015897

Zinbarg, R.E., Craske, M.G. & Barlow, D.H. (2006). *Mastery of your anxiety and worry (MAW): Therapist guide.* Oxford: Oxford University Press.

28.6 Zwangsstörung

Andrea Ertle & Timo Storck

Inhaltsübersicht

28.6.1 Klinische Merkmale

Hauptmerkmale der Zwangsstörung sind Zwangsgedanken und/oder Zwangshandlungen. Zwangsgedanken sind Gedanken, bildhafte Vorstellungen oder Impulse, die sich *unwillkürlich* gegen den Willen der Person aufdrängen und als unsinnig empfunden werden. Das bedeutet, dass der Gedanke nicht gewollt ist und sein Inhalt als abstoßend, übertrieben oder gegen eigene moralische Vorstellungen verstoßend empfunden wird. In der Fachsprache wird dies als Ego-Dystonie (oder Ich-Dystonie) bezeichnet.

Typische Inhalte von Zwangsgedanken können Kontamination und Verschmutzung (z. B. „An der Türklinke haften gefährliche Keime"), Aggression (z. B. „Ich könnte die gebrechlich wirkende Person vor die U-Bahn schubsen"), zufälliges Unglück (z. B. „Jemand könnte sich mit dieser Scherbe verletzen", „Habe ich unbemerkt jemanden angefahren?"), Sexualität (z. B. „Ich könnte meinem Lehrer in den Schritt fassen"), Religion (z. B. „Ich verhalte mich blasphemisch") oder Symmetrie bzw. Ordnung (z. B. „Alles muss an seinen Platz") betreffen. Das Auftreten von Zwangsgedanken löst bei den Betroffenen negative Emotionen wie Unbehagen, Anspannung, Angst oder Ekel aus.

Zwangshandlungen können als *willkürliche* Gegenmaßnahmen verstanden werden und dreierlei Ziele verfolgen: Die Zwangsgedanken zu verscheuchen, negative Emotionen zu reduzieren und das vermeintliche Unheil abzuwenden. Häufig äußern sie sich in offenem Verhalten (z. B. Hände waschen, kontrollieren, wiederholen, ordnen), sie können aber auch verdeckt, d. h. auf gedanklicher Ebene stattfinden (z. B. absichtlich gute Gedanken denken, zählen, beten, gedanklich durchgehen). Letzteres wird auch mentale Handlung oder Neutralisieren genannt. Auch die Zwangshandlungen werden meist als übertrieben oder unsinnig bezeichnet und gehen mit einem Gefühl des Gezwungenseins einher.

Um das Auftreten von Zwangsgedanken und resultierenden Zwangshandlungen zu vermeiden, versuchen Betroffene, auslösenden Situationen aus dem Weg zu gehen. So bemühen sich z. B. Personen mit einem Kontrollzwang, die Wohnung gar nicht erst zu verlassen, oder Personen mit einem Waschzwang, Berührung mit vermeintlich kontaminierten Gegenständen zu vermeiden.

Zwangsgedanken und -handlungen können in unterschiedlichen Kombinationen auftreten. Beispielsweise könnte eine Person mit Kontaminationsängsten sich gezwungen fühlen, ihre vermeintlich beschmutzten Hände, die Hände ihrer Kinder oder Gegenstände zu waschen. Es könnte aber ebenso vorkommen, dass eine Person mit Kontaminationsängsten Gegenstände immer wieder ordnet, um nach vermeintlicher Kontamination eine Krankheit zu verhindern. Wenn Zwangsgedanken und Zwangshandlungen nicht in einem logischen, ursächlichen Zusammenhang stehen, wird dies als magisches Denken bezeichnet.

Fallbeispiel: Herr A.

Herr A., 48 Jahre alt, leidet unter einem Kontrollzwang. Vor Verlassen der Wohnung „muss" er alle elektrischen Geräte, Wasserhähne etc. kontrollieren, damit in seiner Abwesenheit kein Schaden (z. B. Brand, Wasserschaden o. Ä.) entsteht. Um jeden Preis will er Unheil für sich und andere vermeiden.

Es gibt 22 Stationen in seiner kleinen Wohnung, die er in einer festgelegten Abfolge kontrolliert. Zunächst schaut er nach, ob aus dem Hahn in der Küche Wasser tritt. Dann dreht er den Warm- und den Kaltwasserhahn noch einmal fest bis zum Anschlag, konzentriert sich dabei auf das

Gefühl des Widerstands an seinen Händen und sagt laut: „Zu, zu!". Als Nächstes hält er die Innenfläche seiner Hand unter den Hahn und versucht zu spüren, ob dieser wirklich nicht mehr tropft. Anschließend zündet er ein Streichholz an und hält es unter den Wasserhahn, um zu beobachten, ob kein Wassertropfen die Flamme zum Erlöschen bringt. Nach dem Wasserhahn folgen weitere Stationen in der Küche (Herd, Ofen, Toaster, Radio etc.), im Bad, im Wohnzimmer, im Schlafzimmer. Er dokumentiert den Zustand jedes kontrollierten Geräts mit seiner Handykamera. Wenn er an der letzten Station angekommen ist, zweifelt er, ob er genügend gut kontrolliert hat und beginnt noch einmal von vorne. Wenn möglich, bittet er Familienangehörige, sich an den Kontrollgängen zu beteiligen.

Insgesamt nimmt das Verlassen der Wohnung viel Zeit, häufig Stunden, in Anspruch. Weil dies so anstrengend ist, verlässt er seine Wohnung nur, wenn unbedingt notwendig. Er leidet unter den Einschränkungen, die Zwänge erschöpfen ihn und er schämt sich für all diese übertriebenen Maßnahmen. Auch die Beziehung zu seinen Mitmenschen leidet. Doch immer, wenn er versucht, ohne zwanghaftes Kontrollieren die Wohnung zu verlassen, kommen ihm Bilder von Bränden oder Überschwemmungen in den Kopf und er muss auf Nummer sicher gehen.

Fallbeispiel: Carolin

Carolin, 11 Jahre alt, leidet unter Zwangsgedanken, geliebten Menschen könnte etwas zustoßen. Wenn ihr der Name eines Horrorfilms, von dem sie gehört hat, in den Kopf schießt, hat sie Angst, ihren Eltern, Geschwistern oder Großeltern könnte Ähnliches geschehen wie den Menschen in dem Film (Kehle wird durchgeschnitten, Gedärme werden herausgerissen). Obwohl sie dies unsinnig findet, fühlt sie sich gezwungen, „Gegenmaßnahmen" zu ergreifen, um Unheil zu verhindern. Zum Beispiel muss sie mit dem Kopf neunmal gegen jede Ecke des Badezimmerspiegels stoßen oder neunmal aus der Dusche aussteigen. Sie hat „gute" und „schlechte" Zahlen. Drei ist gut, denn aller guten Dinge sind drei, heißt es. Drei mal drei, also neun, fühlt sich noch besser an. Die beste Zahl ist 81, denn dies ist die Potenz von neun und ergibt zudem die Quersumme neun.

Die in den Beispielen beschriebenen Personen haben Zwangsgedanken und führen Zwangshandlungen aus. Nicht immer aber können Betroffene klar einen Zwangsgedanken oder eine Befürchtung benennen, die zum Ausführen ihrer Zwangshandlungen führt.

Häufig leiden Personen mit einer Zwangsstörung unter Gedanken und Handlungen aus mehreren Inhaltsbereichen und typischerweise verändern sich die Inhalte im Laufe der Zeit.

28.6.2 Klassifikation und Diagnostik

In der ICD-10 wird die Zwangsstörung unter der Codenummer F42 beschrieben (siehe Kasten). Wesentliche Kennzeichen sind wiederkehrende Zwangsgedanken und Zwangshandlungen:

- *Zwangsgedanken* sind Ideen, Vorstellungen oder Impulse, welche die Betroffenen immer wieder stereotyp beschäftigen. Sie sind fast immer quälend, die betroffene Person versucht häufig erfolglos, Widerstand zu leisten. Die Gedanken werden als zur eigenen Person gehörig erlebt, selbst wenn sie als unfreiwillig und häufig abstoßend empfunden werden.
- *Zwangshandlungen* oder -rituale sind Stereotypien, die ständig wiederholt werden. Sie werden weder als angenehm empfunden noch dienen sie dazu, an sich nützliche Aufgaben zu erfüllen. Die betroffene Person erlebt sie oft als Vorbeugung gegen ein objektiv unwahrscheinliches Ereignis, das ihr Schaden bringen oder bei dem sie selbst Unheil anrichten könnte. Im Allgemeinen wird dieses Verhalten als sinnlos und ineffektiv erlebt, es wird immer wieder versucht, dagegen anzugehen. Angst ist meist ständig vorhanden. Werden Zwangshandlungen unterdrückt, verstärkt sich die Angst deutlich.

ICD-10-Kriterien einer Zwangsstörung (F42) (nach Dilling et al., 2016)

A. Entweder Zwangsgedanken oder Zwangshandlungen (oder beides) an den meisten Tagen über einen Zeitraum von mindestens zwei Wochen.

B. Die Zwangsgedanken (Ideen oder Vorstellungen) und Zwangshandlungen zeigen sämtliche folgende Merkmale:

1. sie werden als eigene Gedanken/Handlungen von den Betroffenen angesehen und nicht als von anderen Personen oder Einflüssen eingegeben;
2. sie wiederholen sich dauernd und werden als unangenehm empfunden, und mindestens ein Zwangsgedanke oder eine Zwangshandlung werden als übertrieben oder unsinnig anerkannt;
3. die Betroffenen versuchen, Widerstand zu leisten (bei lange bestehenden Zwangsgedanken und Zwangshandlungen kann der Widerstand allerdings sehr gering sein). Gegen mindestens einen Zwangsgedanken oder eine Zwangshandlung wird gegenwärtig erfolglos Widerstand geleistet;
4. die Ausführung eines Zwangsgedankens oder einer Zwangshandlung ist für sich genommen nicht angenehm (dies sollte von einer vorübergehenden Erleichterung von Spannung oder Angst unterschieden werden).

C. Die Betroffenen leiden unter den Zwangsgedanken und Zwangshandlungen oder werden in ihrer sozialen oder individuellen Leistungsfähigkeit behindert, meist durch den besonderen Zeitaufwand.

D. Ausschlussvorbehalt: Die Störung ist nicht bedingt durch eine andere psychische Störung, wie Schizophrenie und verwandte Störungen (F2) oder affektive Störungen (F3).

Weiterhin können folgende Subtypen der Zwangsstörung kodiert werden:

- *F42.0 Vorwiegend Zwangsgedanken oder Grübelzwang.* Diese können die Form von zwanghaften Ideen, bildhaften Vorstellungen oder Zwangsimpulsen annehmen und sind fast immer für die betreffende Person quälend. Manchmal sind diese Ideen eine endlose Überlegung unwägbarer Alternativen, häufig verbunden mit der Unfähigkeit, einfache, aber notwendige Entscheidungen des täglichen Lebens zu treffen.
- *F42.1 Vorwiegend Zwangshandlungen (Zwangsrituale).* Die meisten Zwangshandlungen beziehen sich auf Reinlichkeit (besonders Händewaschen), wiederholte Kontrollen, die garantieren, dass sich eine möglicherweise gefährliche Situation nicht entwickeln kann oder übertriebene Ordnung und Sauberkeit. Diesem Verhalten liegt die Furcht vor einer Gefahr zugrunde, die die betroffene Person bedroht oder von ihr ausgeht; das Ritual ist ein wirkungsloser oder symbolischer Versuch, diese Gefahr abzuwenden.
- *F42.2 Zwangsgedanken und -handlungen, gemischt*

Die diagnostischen Kriterien sind für das Kindes-, Jugend- und Erwachsenenalter identisch, wobei das Ausmaß der Einsichtsfähigkeit (in die Unsinnigkeit oder Übertriebenheit der Zwangsgedanken und -handlungen) besonders bei jüngeren Kindern oft geringer ist.

Mit der Einführung der ICD-11 und des DSM-5 ergeben sich vor allem drei Neuerungen: Es wird das Maß an Einsichtsfähigkeit kodiert, die Zwangsstörung bildet nun zusammen mit verwandten Störungsbildern ein eigenes Kapitel im jeweiligen Diagnosesystem und Zwangsgedanken und Zwangshandlungen werden zwar weiterhin unterschieden, jedoch nicht mehr als eigene diagnostische Kategorien aufgeführt.

Die im folgenden Kasten aufgelisteten Fragen können als kurzes Screening bei Verdacht auf eine Zwangsstörung verwendet werden.

Zohar-Fineberg Obsessive Compulsive Screen (ZF-OCS; Wahl et al., 2010)

- Waschen und putzen Sie sehr viel?
- Kontrollieren Sie sehr viel?
- Haben Sie quälende Gedanken, die Sie loswerden möchten, aber nicht können?
- Brauchen Sie für Alltagstätigkeiten sehr lange?
- Machen Sie sich Gedanken um Ordnung und Symmetrie?

Bei positivem Screening (d.h., wenn eine Frage mit „Ja" beantwortet sowie eine Beeinträchtigung erlebt wird) schließt sich eine strukturierte kategoriale und dimensionale Diagnostik an. Tabelle 28.24 enthält eine Auswahl von Instrumenten, mit deren Hilfe der Schweregrad der Zwangssymptomatik bei Kindern, Jugendlichen oder Erwachsenen eingeschätzt werden kann.

In Tabelle 28.25 sind Anhaltspunkte zur differenzialdiagnostischen Abgrenzung der Zwangsstörung von anderen Störungsbildern in Anlehnung an die S3-Leitlinie (DGPPN, 2022) zusammengefasst.

28.6.3 Epidemiologie

Die Zwangsstörung ist kulturübergreifend häufig und manifestiert sich eher früh im Laufe des Lebens mit zwei Inzidenzgipfeln im Alter von ca. 11 und 23 Jahren (Taylor, 2011). Während

Tabelle 28.24: Auswahl diagnostischer Instrumente zur Erfassung des Schweregrades der Zwangssymptomatik

Verfahren		Beschreibung
Fremdeinschätzung – Erwachsene	Yale-Brown Obsessive-Compulsive Scale (Y-BOCS; Hand & Büttner-Westphal, 1991)	Ausprägungsgrad von Zwangsgedanken und Zwangshandlungen (Zeitaufwand und Häufigkeit, Beeinträchtigung im sozialen und beruflichen Bereich, Leidensdruck, Widerstand und wahrgenommene Kontrolle über die Symptome) werden bezogen auf die vergangene Woche erfasst. Dauer: 30 bis 60 Minuten.
Fremdeinschätzung – Kindes- und Jugendalter	Children's Yale-Brown Obsessive-Compulsive Scale (CY-BOCS; Steinhausen, 2007)	Interview für Kinder/Jugendliche bzw. deren Eltern/Bezugspersonen. Ausprägungsgrad von Zwangsgedanken und Zwangshandlungen (Zeitaufwand und Häufigkeit, Beeinträchtigung im sozialen Bereich, Leidensdruck, Widerstand und wahrgenommene Kontrolle über die Symptome) werden bezogen auf die vergangene Woche erfasst. Dauer: 30 bis 60 Minuten.
Fragebögen – Erwachsene	Y-BOCS Selbsteinschätzungsversion (Y-BOCS-SR; Ertle, 2012)	Fragebogen. Zeitsparende Alternative zum Interview. Dauer: 10 bis 15 Minuten.
	Obsessive-Compulsive Inventory-Revised (OCI-R; Gönner et al., 2007)	Fragebogen. 18 Items erfassen Inhalt und Schwere der Symptome (Kontrollieren, Waschen, Ordnen, Horten, mentales Neutralisieren, Zwangsgedanken). Dauer: 5 bis 10 Minuten.
Fragebögen – Kindes- und Jugendalter	Zwangsinventar für Kinder (ZWIK-S und ZWIK-E; Goletz et al., 2020)	Fragebogen für Kinder/Jugendliche (11 bis 18 Jahre) bzw. deren Eltern/Bezugspersonen (6 bis 18 Jahre). 36 Items zur Erfassung von Zwangsgedanken und Zwangshandlungen. Dauer 5 bis 15 Minuten.

Tabelle 28.25: Differenzialdiagnostische Abgrenzung

Abzugrenzende Diagnose	Mögliche Gemeinsamkeit	Merkmale zur Abgrenzung
Zwanghafte Persönlichkeitsstörung	Beschäftigung mit Sauberkeit, Ordnung, Genauigkeit	Keine neutralisierenden Rituale, Ich-Syntonie, fehlende Intrusionen, stabiles Muster, fehlender Widerstand
Depression	Grübeln, Schuldgefühle, Angst	Keine neutralisierenden Rituale, Grübeln richtet sich eher auf Vergangenheit, keine Intrusionen, kein Widerstand
Generalisierte Angststörung	Sorgen, Angst, Rückversicherung, Kontrollieren	Keine neutralisierenden Rituale, chronische Sorgen, die auf verschiedene alltägliche Ereignisse gerichtet sind, fehlender intrusiver Charakter der Sorgen
Hypochondrie	Rückversicherung, Checking-Verhalten, Furcht, eine Krankheit zu haben	Keine stereotypen und repetitiven Rituale, keine Zweifel und Schuld, Erleben körperlicher Missempfindungen, Überzeugung an einer Erkrankung zu leiden und daran sterben zu können
Körperdysmorphe Störung	Wiederholte Befürchtungen, die unrealistisch sind, repetitives, teilweise ritualisiertes Kontrollverhalten	Keine neutralisierenden Rituale, keine Intrusionen, Gedanken thematisch begrenzt auf das eigene Aussehen
Schizophrenie	Bizarr wirkende Ideen, magisches Denken, sozialer Rückzug	Keine Einsicht, parathymer Affekt, Gefühl der Beeinflussung und des Gemachten
Tic- und Tourette-Störung	Repetitives, stereotypes Verhalten	Fehlende Intentionalität des Verhaltens

Tabelle 28.26: Epidemiologische Angaben zur Zwangsstörung

Lebenszeitprävalenz	1–3 % (Kessler et al., 2012; Fawcett et al., 2020)
12-Monats-Prävalenz	1.2 % (Kessler et al., 2012) bis 3.6 % (Jacobi et al., 2014)
Geschlechterverhältnis	4 % 12-Monats-Prävalenz für Frauen 3 % 12-Monats-Prävalenz für Männer (Jacobi et al., 2014)
Ersterkrankungsalter	Das mittlere Erkrankungsalter liegt bei 20 Jahren (Brakoulias et al., 2017; Ruscio et al., 2010). 20 % der Zwangsstörungen beginnen vor dem Alter von 10 Jahren und 60 % vor dem Alter von 25 Jahren.
Komorbidität	90 % der Personen mit einer Zwangsstörung erfüllten im Laufe ihres bisherigen Lebens auch die diagnostischen Kriterien für mindestens eine weitere Diagnose (Ruscio et al., 2010), insbesondere für affektive Störungen, Angststörungen, Essstörungen, Substanzabhängigkeit und körperdysmorphe Störung.

der Kindheit sind mehr männliche als weibliche Personen betroffen, im frühen Erwachsenenalter ist die Geschlechtsverteilung vergleichbar, später überwiegen Frauen. Tabelle 28.26 enthält einige epidemiologische Zahlen.

28.6.4 Störungsmodelle

28.6.4.1 Zwei-Faktoren-Modell

Lange Zeit wurde das aus dem Bereich der Angststörungen bekannte Zwei-Faktoren-Modell, welches von Dollard und Miller (1950) auf die Zwangssymptomatik übertragen wurde, zur Erklärung der Entstehung und Aufrechterhaltung der Zwangssymptomatik herangezogen. In der ersten Stufe werden Gedanken oder bildhafte Vorstellungen durch klassische Konditionierung mit Angst assoziiert. In der zweiten Stufe führt das Bemühen, Angst durch Vermeidung auslösender Situationen (sogenanntes passives Vermeidungsverhalten) und Zwangshandlungen (sogenanntes aktives Vermeidungsverhalten) zu reduzieren, im Sinne der operanten Konditionierung bzw. negativer Verstärkung zu einer Stabilisierung der zwanghaften Rituale (siehe Kapitel 2).

Besonders die klassische Konditionierung als Erklärung der Entstehung einer Zwangsstörung wird infrage gestellt. Personen mit einer Zwangsstörung benennen nur selten ein auslösendes Ereignis, und die Veränderung der Inhalte der Zwangsgedanken über die Zeit kann durch klassische Konditionierung kaum erklärt werden. Schließlich scheint die Übertragung der ursprünglich für die Entstehung von Angst entwickelten Zwei-Faktoren-Theorie auf die Rolle der Zwangsgedanken schwierig. Als relevant wird aber weiterhin der zweite Faktor betrachtet, der nach wie vor die wesentliche theoretische Grundlage für die Begründung von Exposition mit Reaktionsverhinderung darstellt.

28.6.4.2 Kognitiv-behaviorales Modell

Aus der Kritik am Zwei-Faktoren-Modell heraus entstand das kognitiv-behaviorale Modell (Salkovskis, 1985). Es geht von der empirisch gestützten Annahme aus, dass das Auftreten aufdringlicher Gedanken, auch Intrusionen genannt, an sich ein normales, allgemein verbreitetes Phänomen ist: Die allermeisten Personen in der Bevölkerung berichten in Umfragen, intrusive Gedanken zu erleben, die sich nicht inhaltlich, sondern ausschließlich hinsichtlich Intensität und Frequenz von Zwangsgedanken unterscheiden. Ebenso treten ritualisierte Handlungen in der Normalbevölkerung auf, die inhaltlich mit Zwangshandlungen vergleichbar sind.

Nicht das Auftreten von Intrusionen an sich, sondern die Art und Weise, ihrem Auftreten und ihrem Inhalt Bedeutung beizumessen, scheint also eine zentrale Rolle bei der Entstehung und Aufrechterhaltung einer Zwangsstörung zu spielen: Auf der Grundlage von während der Sozialisation erworbenen Grundannahmen wird dem Auftreten von normalen intrusiven Gedanken eine übermäßige Bedeutung beigemessen bzw. diese werden dysfunktional interpretiert. Dies führt zu emotionalen Veränderungen (z. B. Angst, Anspannung, Ekel), Zwangshandlungen und kognitiven Gegenmaßnahmen (z. B. Gedankenunterdrückung, gedankliches Neutralisieren), zur Vermeidung von Situationen, die Intrusionen auslösen könnten, und zu verzerrter Aufmerksamkeit, was wiederum zu einer Stärkung von Grundannahmen sowie Interpretationen und Zunahme von Intrusionen führt, wie in Abbildung 28.6 dargestellt.

Im Folgenden soll anhand eines Beispiels die Rolle der Interpretation auftretender Intrusionen für den Teufelskreis der Zwangssymptomatik verdeutlicht werden.

Beispiel

Eine Mutter trägt ihr Neugeborenes im Arm die Treppe herunter. Plötzlich und unerwartet tritt die bildliche Vorstellung auf, wie ihr das Kind aus dem Arm rutscht und das Köpfchen auf einer Treppenkante aufkommt. Abhängig von der der Intrusion beigemessenen Bedeutung wird die Mutter sich unterschiedlich fühlen und verhalten. Sie könnte z. B. denken: „Ich merke, wie wichtig mir dieses kleine Geschöpf ist. Ich werde gut auf es aufpassen. Ich bin übermüdet; es ist normal, sich auch mal Sorgen zu machen. Ich werde immer für mein Kind da sein.“ Oder aber: „Was ist das denn für ein Gedanke? Oh Gott! Ich

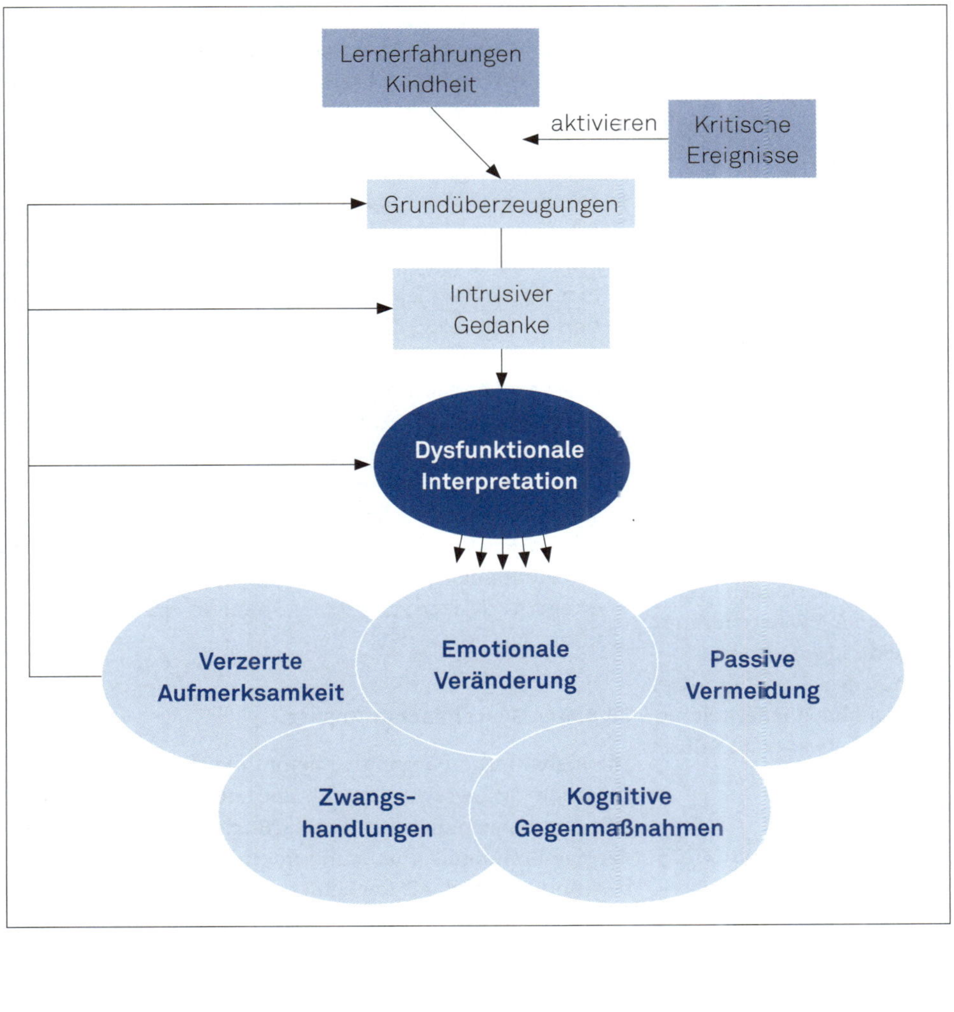

Abbildung 28.6: Kognitiv-behaviorales Modell (modifiziert nach Salkovskis et al., 2018)

hatte während der Schwangerschaft auch mal Zweifel. Was bedeutet es, dass ich jetzt so etwas Furchtbares vor mir sehe? Sagt dieses Bild vielleicht etwas über mein Unbewusstes aus? Ich darf nicht so ein schlechter Mensch sein!" Aus der ersten Interpretation würden vermutlich keine übermäßige Angst und Verunsicherung folgen, die Mutter würde ihr Kind weiter die Treppe heruntertragen und ihren Alltag fortsetzen. Im zweiten Fall würden vermutlich eher Sorge und Unsicherheit folgen; die Mutter würde sich vielleicht an das Treppengeländer klammern und besonders auf ihre Schritte achten. Vielleicht würde sie ihr Kind in Zukunft nur noch ungern selbst tragen, vermehrt auch auf andere Anzeichen von Ambivalenz achten und sich zunehmend ungenügend fühlen.

Die Obsessive Compulsive Cognitions Working Group (OCCWG, 1997) hat eine Liste von Grundannahmen erarbeitet, die bei übermäßiger Ausprägung als wesentliche Grundlage für die Missinterpretation auftretender Intrusionen bei Personen mit einer Zwangsstörung betrachtet werden:

- Überschätzung der Bedeutsamkeit von Gedanken (Thought-Action-Fusion; z. B. „Gedanken entsprechen einem unbewussten Wunsch" oder „An etwas zu denken macht das Eintreten eines Ereignisses wahrscheinlicher"),
- Notwendigkeit, Kontrolle über Gedanken zu bewahren,
- Perfektionismus,
- erhöhtes Verantwortungsbewusstsein,
- Gefahrenüberschätzung,
- Unsicherheitsintoleranz.

Während sich all diese dysfunktionalen Grundannahmen als relevant für Personen mit einer Zwangsstörung herausgestellt haben, scheint das Konstrukt der Thought-Action-Fusion eine spezifische Rolle für die Zwangsstörung zu spielen. Ausgehend von diesem Befund stellt Wells (2000) die Rolle der Bewertung eigener kognitiver Prozesse in den Mittelpunkt seines metakognitiven Ansatzes, der drei Prozesse postuliert: Thought-Action-Fusion („Wenn ich an etwas denke, werde ich es tun"), Thought-Event-Fusion („Wenn ich etwas denke, dann ereignet es sich auch") und Thought-Object-Fusion („Meine negativen Gedanken können sich auf ein Objekt übertragen").

28.6.4.3 Psychodynamisches Modell

Als Brücke zwischen dem kognitiv-behavioralen und dem psychodynamischen Ansatz kann man das von Janet beschriebene Unvollständigkeitserleben verstehen (1903, zitiert nach Ecker & Gönner, 2017). Für Menschen mit einer Zwangsstörung spielt nicht immer nur Schadensvermeidung eine Rolle, sondern auch das wiederholte Erleben einer „Not-Just-Right-Experience", gegenüber der durch zwanghafte Wiederholung beständig ein Versuch unternommen wird, etwas (zum Selbst und zu den Gefühlen oder Wahrnehmungen) „passend" zu machen oder doch noch abschließen zu können.

In psychodynamischer Betrachtung (Quint & Storck, 2022) können im Wesentlichen zwei zentrale Störungsmodelle unterschieden werden:

- Erstens wird die Zwangsstörung als eine regressive Abwehr ödipaler Konflikte betrachtet. Damit ist gemeint, dass aktuelle Konflikte, die an Themen wie aggressive Rivalität oder sexuelle Wünsche rühren, vor dem Hintergrund einer lebensgeschichtlichen Fixierung an die anale Phase der psychosexuellen Entwicklung nicht bewältigt werden können. Biografisch sind Entwicklungsthemen wie Eigenes/Fremdes, Trotz oder konkretes wie moralisches „Saubersein" und damit verbundene Konflikte nicht gut genug bewältigt worden, sodass später im Leben auf diese Phase und ihr zugehörige psychische Verarbeitungsformen zurückgefallen wird. Auslösende Ereignisse bedeuten eine Aktivierung des lebensgeschichtlichen Konflikts und der damit verbundenen Affekte, sodass jemand beispielsweise Situationen, die mit Konkurrenz oder Autonomie zu tun haben, unbewusst zu verarbeiten versucht, wie es früher der Fall war, also beispielsweise über das Ausüben von Kontrolle über das Selbst, die Affekte oder den anderen. Leitende intrapsychische Konflikte sind dann solche zwischen Autonomie/Aufbegehren und Fügsamkeit oder zwischen Unterwerfung und Kontrolle. Lang (2015) hat daher das Bild des zwangsneurotischen Menschen als einem „gehemmten Rebellen" geprägt. Im Fall einer zwanghaften Symptombildung kann von einer Kompromissbildung aus Wunsch und Verbot gesprochen werden, die sich für die Zwangsstörung insofern besonders zeigt, als beides im Symptom zeitlich aufeinander folgt, etwa der obszöne oder gewalthafte Zwangsgedanke und die diesen abwehrende, neutralisierende Zwangshandlung. Leitende Abwehrmechanismen sind dabei Ungeschehen-Machen (auch im Rahmen magischen Denkens), Reaktionsbildung (also das Ausbilden des Gegenteils des verpönten Wunsches) oder Affektisolierung.
- In einem zweiten Modell werden die Zwangsstörung und ihre Symptome als ein Versuch gesehen, dem Selbst eine Kohärenz zu geben. Das Symptom fungiert als eine Art Plombe zur (vermeintlichen) Versicherung, nicht fragmentiert zu sein bzw. die Kontrolle über das Verhältnis des Selbst zur Welt zu verlieren. Affekte werden hier im Sinne einer drohenden Entgrenzung und damit eines Verlusts des Selbst gefürchtet. Die Ängste, die sich um Desintegration und Entgrenzung drehen, verweisen auf die Nähe dieser schweren bzw. mit früheren Entwicklungsbelastungen verbundenen Form der Zwangsstörung zu psychotischen Ängsten. Hier sind die Symptome in der Regel weniger „rational" (wie in der Annahme, sich vor Krankheitserregern schützen zu müssen), sondern „magischer" oder bizarrer.

28.6.4.4 Systemischer Ansatz

Die systemische Perspektive betont die Wechselwirkungen zwischen Zwangssymptomatik und interpersonellem Kontext und konzeptualisiert diese z. B. als ungebetenen Gast, der das Kommunikations- und interpersonelle Gefüge mitbestimmt. Besonderes Augenmerk gilt der familiären Einbindung (Family Accommodation): Bezugspersonen reagieren auf die Zwangssymptomatik mit Zuwendung oder familiärer Anpassung und tragen so (unabsichtlich) zur Aufrechterhaltung bei.

28.6.4.5 Neuropsychologisches Modell

Auf der neurobiologischen Ebene eines allgemeinen Störungsmodells zeigt sich eine Dysbalance in der Aktivität fronto-subkortikaler Regelschleifen und eine fehlende abschwächende Wirkung der Basalganglien gegenüber kortikalen Informationen, was normalerweise eine Flexibilisierung von Handlungsmustern erlaubt. Dies bewirkt, dass automatisierte Denk- und Verhaltensschleifen nicht oder nur schwer willentlich unterdrückt werden können. Insgesamt ist allerdings festzustellen, dass die vorliegenden Befunde heterogen oder unspezifisch sind (Maywald & Pogarell, 2022).

28.6.5 Psychotherapie

28.6.5.1 Leitlinien zur Behandlung der Zwangsstörung

Die wichtigste Leitlinien-Empfehlung (gemäß der S3-Leitlinie Zwangsstörung; DGPPN, 2022; Empfehlungsgrad A) zur Therapie der Zwangsstörung lautet:

Empfehlung der S3-Leitlinie Zwangsstörungen (DGPPN, 2022)

Bei einer Zwangsstörung soll eine störungsspezifische Kognitive Verhaltenstherapie (KVT) einschließlich Exposition als Psychotherapie der ersten Wahl angeboten werden.

Ergänzt wird diese durch weitere Empfehlungen (Empfehlungsgrad B; nach DGPPN, 2022):

- Besteht die Wahl zwischen einer medikamentösen Behandlung (mit SSRI) und der Verhaltenstherapie mit Exposition, dann sollte die KVT bevorzugt werden.
- Besteht die Möglichkeit der Durchführung hochfrequenter Exposition mit Reaktionsmanagement, dann sollte diese Anwendung genutzt werden.
- KVT mit Exposition sollte bis zum Erreichen einer klinischen Remission fortgeführt werden (Y-BOCS-Gesamtwert bei Therapieende <12 sowie Verbesserung der Lebensqualität).

Von praktischer Relevanz sind auch die in der Leitlinie enthaltenen Empfehlungen von Expert:innen, dass Expositionsübungen in Begleitung von Therapeut:innen angeboten werden, nicht nur in den Praxisräumen, sondern auch im häuslichen Umfeld oder in anderen zwangauslösenden Situationen durchgeführt werden und auf eine Überführung in das Selbstmanagement abzielen.

Bezüglich weiterer Therapievarianten oder -verfahren konstatiert die Leitlinie (Statement), dass sowohl Akzeptanz- und Commitmenttherapie (ACT) als auch metakognitive Therapieansätze in Erwägung gezogen werden können. Für Therapievarianten, wie z. B. EMDR, Schematherapie oder Assoziationsspaltung, existieren keine hinreichenden Wirksamkeitsnachweise. Analytische Psychotherapie und tiefenpsychologisch fundierte Psychotherapie werden zur Therapie eingesetzt, ohne dass Evidenz für ihre Wirksamkeit aus randomisiert-kontrollierten Studien vorliegt.

Auch die S3-Leitlinie zur Behandlung von Kindern und Jugendlichen (DGKJP, 2021) enthält als zentrale Empfehlung, KVT einschließlich Expositions- und Reaktionsmanagement (unter Einbezug der Familie) als Psychotherapie der ersten Wahl anzubieten.

28.6.5.2 Kognitive Verhaltenstherapie

Die KVT der Zwangsstörung lässt sich in folgende Abschnitte gliedern: Exploration der individuellen Symptomatik, Psychoedukation, Erarbeiten eines individuellen Störungsmodells, Ableitung des Therapierationals und Vorbereitung auf die Exposition mit Reaktionsverhinderung (ERV) sowie deren Durchführung.

Exploration und Diagnostik

Personen mit einer Zwangsstörung fällt es zumeist schwer, frei über ihre Symptomatik zu sprechen. Ein Gedanke, den man selbst als abstoßend oder unsinnig erlebt, wird aus Scham oder Angst, auf Unverständnis zu stoßen, lieber verschwiegen. Zudem steht das Aussprechen eines solchen Gedankens im Widerspruch dazu, alles dafür zu tun, diesen eben gerade nicht zu haben, oder es wird befürchtet, dass das Aussprechen oder gar Aufschreiben von Intrusionen (z. B. „Mein Kind könnte auf dem Schulweg verunglücken“) die tatsächliche Gefahr eines Unfalls heraufbeschwört.

Konkrete, eher geschlossene Fragen, auch mittels der in Tabelle 28.24 (siehe S. 475) aufgeführten Interviews und Fragebögen, können helfen, diese Schwierigkeiten zu überwinden. Betroffene empfinden es besonders zu Beginn einer Therapie leichter, auf Fragen nur mit „Ja“ oder „Nein“ zu antworten, als frei zu berichten. Ebenso nützlich sind Gesprächselemente, die auf ähnliche Schwierigkeiten anderer Patient:innen hindeuten.

Psychoedukation

Die meisten Patient:innen sind erleichtert zu hören, dass die Zwangsstörung durchaus häufig vorkommt. Es bietet sich an, Prävalenzzahlen zu illustrieren, beispielsweise mit der Frage: „Wie viele derjenigen, die für dasselbe Studienfach eingeschrieben sind, sind im Laufe ihres Lebens von einer Zwangsstörung betroffen?“

Im Zuge der Rückmeldung der Diagnose sollte geübt werden, welche Bestandteile der individuellen Symptomatik als Zwangsgedanken oder als Zwangshandlungen (kognitiv oder im offenen Verhalten) eingeordnet werden, da ein konsensuelles Verständnis eine Voraussetzung für alle weiteren Therapieschritte darstellt.

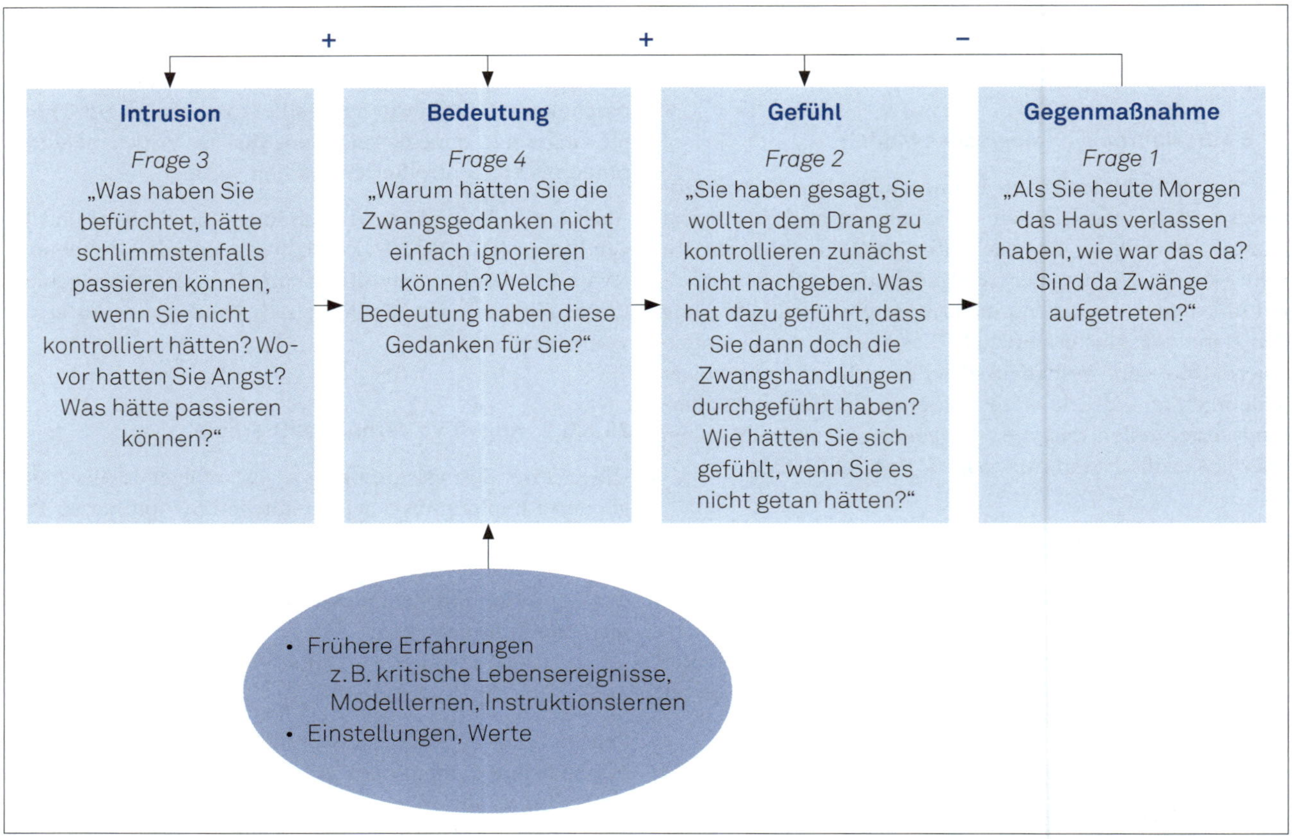

Abbildung 28.7: Vereinfachtes Modell der Zwangsstörung mit Beispielfragen

Erarbeiten eines individuellen Störungsmodells

Anhand der Analyse von Situationen, in denen Zwänge auftreten, wird durch geleitetes Entdecken auf der Grundlage des kognitiv-behavioralen Störungsmodells (siehe Kapitel 28.6.4.2) ein individuelles Modell erarbeitet. Um die Komplexität des Modells zu reduzieren, kann in der Therapie ggf. eine reduzierte Darstellung verwendet werden, wie in Abbildung 28.7 an einem Beispiel verdeutlicht.

Es bietet sich an, zunächst nach Zwangshandlungen (Gegenmaßnahmen) zu fragen, da diese am offensichtlichsten sind und sich gut beschreiben lassen. Es folgt dann die Exploration des Gefühls, der Intrusion sowie der Bedeutungszuschreibung (siehe Abbildung 28.7). Auch verdeckte (kognitive) Zwangshandlungen werden in das Modell eingeordnet und die Rückkopplungsschleifen erörtert. Es ist für Patient:innen erleichternd, wenn im therapeutischen Gesprächsverhalten die innere Logik der Zwänge betont und herausgestellt wird, wie nachvollziehbar die Verhaltensweisen zur Angstreduktion und zur Verminderung der inneren Anspannung sind. Wenn relevant, können auch ätiologische Faktoren miteinbezogen werden (frühere Lernerfahrungen, die zu zwangsrelevanten Einstellungen geführt haben könnten).

Die Trennung zwischen Intrusion und Bedeutungszuschreibung fällt anfänglich häufig schwer. Während der:die Patient:in annimmt, eine gefährliche (schlechte etc.) Person zu sein, beinhaltet das Modell eine alternative Problemdefinition: Die Person ist nicht gefährlich, sondern hat *Angst,* eine gefährliche (schlechte etc.) Person zu sein. Die Ego-Dystonie kann hier als Unterstützung genutzt werden (z. B. „Wem machen blasphemische Gedanken mehr zu schaffen? Einem religiösen oder einem nichtreligiösen Menschen?" oder „Dass Sie so sehr unter den Intrusionen mit dem aggressiven Inhalt leiden – spricht das eher dafür oder dagegen, dass Sie Ihre Tochter lieben?"). Die Ängste und Zweifel können auf diese Weise als Hinweis auf die Motivation für moralisch-ethisches Verhalten gewertet werden und zu einer Normalisierung der Symptomatik beitragen.

Ableitung des Therapierationals

Die Exposition mit Reaktionsverhinderung (ERV, siehe Kapitel 18) zielt darauf ab, die Person mit Zwangsstörung dabei zu unterstützen, Zwangsgedanken zu erleben, ohne Zwangshandlungen durchzuführen. Der aufrechterhaltende Lernmechanismus (siehe Kapitel 28.6.4.2) soll umgekehrt werden und die Person soll die Chance erhalten, erwartungskonträre Erfahrungen zu machen, wovon motorische und gedankliche Zwangshandlungen sie bislang abhalten.

Besonders bei kurzfristigen Befürchtungen bietet sich ein Gedankenexperiment zur Ableitung des Expositionsrationals an. Hierbei wird anhand einzelner Angstverlaufskurven zunächst die Funktion des Vermeidungsverhaltens illustriert (Intrusionen führen zu Angst, Gegenmaßnahmen zur Angstabnahme). Die Patient:innen sollen sich dann vorstellen, eine persönlich relevante, angstbesetzte Situation (z. B., in Gegenwart des:der Partner:in mit dem Messer zu hantieren) aufzusuchen, den Zwangsgedanken zuzulassen (z. B. Bild von Messer in Partner:in), ohne eine Zwangshandlung durchzuführen (z. B. den Raum zu verlassen, das Messer wegzuräumen, Abstand zu halten, Gedankenunterdrückung). Ziel ist es zu erkennen, dass zwar die Angst oder Anspannung zunächst ansteigen wird, sich aber mit der Zeit eine Reduktion dieser einstellen wird („Wenn dann immer noch nichts passiert wäre, dann würde ich auch irgendwann nicht mehr so eine Panik haben") und zudem der Angstanstieg von Mal zu Mal geringer ausfallen wird.

Auch Metaphern können dabei helfen, die Natur des Zwangs bzw. das Expositionsrational zu erläutern. So kann der Zwang als Erpresser:in dargestellt werden, der:die Angst auslöst, um zu bekommen, was er:sie will. Je mehr sich die betroffene Person tatsächlich einschüchtern lässt, umso stärker fühlt sich der Zwang als Erpresser:in und fordert umso mehr. In dieser Metapher wäre es demnach wichtig, allen Mut zusammenzunehmen und dem Zwang Paroli zu bieten. So wird die Vermeidungsmotivation der Patient:innen („Es darf nichts passieren", „Ich will keine Angst haben") in eine Annäherungsmotivation umgewandelt („Ich lasse mir das nicht mehr bieten").

Exposition mit Reaktionsverhinderung

Überlegungen, wie der:die Erpresser:in zu ärgern sei, führen zur Sammlung von Übungssituationen, und Therapeut:in und Patient:in entscheiden gemeinsam, womit begonnen werden soll. Die Expositionsübungen geschehen immer nach demselben Muster: Eine Situation, die Zwangsgedanken provoziert, wird aufgesucht, der Zwangsgedanke zugelassen (Exposition) und die Zwangshandlung wird nicht ausgeführt (Reaktionsverhinderung).

Die ersten Konfrontationen sollten möglichst in vivo und in Begleitung des:der Therapeut:in durchgeführt werden. Therapeutische Aufgaben sind hierbei, wenn nötig, das Rational ins Gedächtnis zu rufen, ggf. als Modell zu fungieren (z. B. bei Konfrontation mit vermeintlich kontaminierten Gegenständen) und dabei zu unterstützen, Zwangshandlungen nicht durchzuführen. Das Weglassen kognitiver Zwangshandlungen (z. B., absichtlich gute Gedanken zu denken) fällt Patient:innen zumeist besonders schwer. Therapeutisch unterstützend ist hier (analog zur Exposition in sensu), auf alle Facetten des Zwangsgedankens hinzuweisen und zu helfen, diesen im Gedächtnis zu behalten.

Konkret bedeutet das beispielsweise für einen:eine Patient:in mit Kontaminationsängsten, vermeintlich schmutzige Objekte (z. B. die Haltegriffe im Bus) anzufassen und intrusive Gedanken zuzulassen (z. B. wie dieser Griff bereits von vielen Personen, möglicherweise mit infektiösen Erkrankungen, angefasst wurde). Anschließend soll für eine zuvor definierte Zeitdauer keine Reinigung der Hände erfolgen. Hilfreich kann es sein, sogenannte Irreversibilität herzustellen, indem z. B. Therapeut in und Patient:in nach der Berührung von „kontaminierten" Objekten ihre Finger ablecken, die Kontamination also dadurch irreversibel gemacht wird und die Zwangshandlung (z. B. Reinigen) sich erübrigt.

Ergänzende therapeutische Maßnahmen

Kognitive Techniken (z. B. ein Vier-Felder-Schema zur Verdeutlichung kurz- und langfristiger Konsequenzen von Vermeidung vs. Exposition) können dazu beitragen, die Motivation für ERV zu stärken. Die kumulative Wahrscheinlichkeitsrechnung oder das Tortendiagramm können eingesetzt werden, um die Überschätzung von Eintretenswahrscheinlichkeiten oder eigener Verantwortung bezüglich konkreter Ereignisse zu disputieren. Weitere verbale kognitive Techniken dienen, auch im Sinne der Rückfallprophylaxe, dazu, dysfunktionale Grundüberzeugungen zu modifizieren (siehe Kapitel 18).

28.6.5.3 Psychodynamische Therapie

Lange Zeit haben keine Nachweise zur Wirksamkeit und Wirkungsweise der psychodynamischen Therapieverfahren bei Zwangsstörungen aus randomisiert-kontrollierten Studien vorgelegen; die Therapie hat sich vorwiegend in Einzelfalldarstellungen wiedergefunden. Aus Sicht psychodynamischer Expert:innen sollte diese aber erwogen werden, sofern die Symptome im Zusammenhang mit psychodynamisch erklärbaren inneren Konflikten als (Mit-)Ursache stehen (DGPPN, 2022). Leichsenring und Steinert (2017) haben ein Manual für die psychodynamische Kurzzeittherapie bei der Zwangsstörung vorgelegt.

Das Vorgehen in einer psychodynamisch ausgerichteten Behandlung von Menschen mit Zwangsstörung ist zum einen an der Bearbeitung lebensgeschichtlich persistierender psychischer Konflikte (im Fall der Zwangsstörung vor allem Unterwerfung vs. Kontrolle) und deren dysfunktionaler Bewältigungsversuche ausgerichtet, zum anderen an der strukturbildenden Arbeit bezüglich psychischer Funktionen (im Fall der Zwangsstörung oft: Affektwahrnehmung und -differenzierung, emotionale Bindung nach innen und nach außen).

Das Kernstück der manualisierten psychodynamischen Therapie ist die Orientierung am Zentralen Beziehungskonfliktthema (ZBKT; Luborsky, 1984). Darin wird die leitende Konfliktstruktur auf das Verhältnis von „Wunsch des Subjekts", „(erwartete) Reaktion des Objekts (d. h. des Gegenübers)" und „Reaktion des Subjekts" gebracht, um wiederkehrende Muster zu verstehen und zu verändern. Besonders anhand der Übertragungssituation erfolgt ein Verstehen und Durcharbeiten dieser Muster, beispielsweise ein wiederkehrendes Bedürfnis, sich und das Gegenüber emotional unter Kontrolle zu behalten. In vielen Fällen lassen sich Zwangssymptome in einer relationalen Bedeutung dann als Versuche verstehen, einen vermeintlichen „Schaden", den eine unkontrollierte und spontane Affektivität anrichten könnte, zu verhindern.

In der psychodynamischen Therapie von Menschen mit Zwangsstörung spielen das Auftreten und die Bearbeitung von Behandlungswiderständen eine besondere Rolle. Behandlungswiderstände können sich aufseiten der Patient:innen beispielsweise folgendermaßen äußern:

- Umgang mit der psychoanalytischen „Grundregel" der freien Assoziation, also dem spontanen Mitteilen der eigenen Gedanken: Die Ungesteuertheit des Settings stellt für manche Menschen mit Zwangsstörung eine besondere Herausforderung dar.
- Emotionale Färbung des therapeutischen Kontakts: Oft droht das therapeutische Gespräch „verkopft" zu werden, vor dem Hintergrund einer großen Unsicherheit über die Bedeutung und Steuerbarkeit von Affekten sowie das damit verbundene unbewusste Bemühen darum, die Kontrolle über das Gespräch zu behalten.
- „Hypermoralität": Es herrscht ein besonders strenger Umgang mit sich (und dem Gegenüber) bei gleichzeitiger Ambivalenz und impliziter „Auflehnung" gegenüber inneren und äußeren „Regeln". Dies zeigt sich oft auch in einer ambivalenten Einstellung der Behandlung gegenüber, die sich als Angst vor der Veränderung verstehen lässt.

Diese und andere Aspekte des Zwangs werden in der therapeutischen Beziehung einsichtsfördernd und vor dem Hintergrund biografischer Erfahrungen betrachtet, sodass starre Muster des Denkens bzw. der Affektisolierung sowie die damit verbundene Hypermoralität (Enttabuisierung) gelockert werden können (Lang, 2014).

28.6.5.4 Systemische Therapie

Die Systemische Therapie fokussiert auf kontextuelle Faktoren wie Beziehungs- und Kommunikationsmuster, die als symptomerhaltend betrachtet werden. Es gibt empirische Hinweise, dass besonders Kinder mit einer Zwangsstörung vom Einbezug der elterlichen Bezugspersonen in die Psychotherapie profitieren können (Peris & Piacentini, 2013).

28.6.6 Pharmakotherapie

Zur pharmakologischen Behandlung werden bei vorliegender Indikation selektive Serotonin-Wiederaufnahmehemmer (SSRI; z. B. Skapinakis et al., 2016; DGPPN, 2022) empfohlen. Diese sollen jedoch als Monotherapie nur dann zum Einsatz kommen, wenn KVT abgelehnt wird, wegen der Schwere der Symptomatik nicht durchgeführt werden kann, wegen langer Wartezeiten oder mangelnder Ressourcen nicht zur Verfügung steht oder mittels Medikation die Bereitschaft des:der Patient:in, sich auf eine KVT einzulassen, erhöht werden kann. Die pharmakologische Therapie soll stets mit einer KVT inklusive ERV kombiniert werden.

28.6.7 Empirische Absicherung

Die Leitlinien für die Behandlung der Zwangsstörung im Kindes-, Jugend- und Erwachsenenalter stützen sich auf methodisch starke und qualitativ sehr gute und aussagekräftige Metaanalysen, Reviews und zahlreiche kontrollierte randomisierte Studien (DGKJP, 2021; DGPPN, 2022). Die Wirksamkeit von KVT ist im Vergleich zu inaktiven Kontrollbedingungen gut belegt. Etwas seltener wurde KVT mit Pharmakotherapie in RCT-Studien verglichen, aber auch hier weist die Evidenz auf die KVT als die bessere Behandlungsalternative hin. Die Wirksamkeit psychodynamischer oder systemischer Therapie ist bisher nicht durch RCT-Studien oder Metaanalysen untersucht, sodass gesicherte Aussagen zur Wirksamkeit dieser Verfahren bisher nicht möglich sind.

Obwohl nur etwa 50 % der Erwachsenen – bei Kindern ist die Effektivität der KVT höher – als klinisch signifikant gebessert oder remittiert gelten (Mataix-Cols et al., 2016), zählen die (sehr großen) Effektstärken der KVT für alle Altersstufen zu den höchsten im Bereich der psychotherapeutischen Behandlung psychischer Störungen. Zahlreiche Studien belegen die Stabilität des Therapieerfolgs über einen Katamnesezeitraum von einem Jahr. KVT mit ERV ist demnach aktuell die Therapiemethode der ersten Wahl bei der Behandlung der Zwangsstörung und sollte unabhängig von Schweregrad, Chronizität der Symptomatik oder komorbide vorliegenden Diagnosen angeboten werden.

Literatur

Brakoulias, V., Starcevic, V., Belloch, A., Brown, C., Ferrao, Y.A., Fontenelle, L.F. et al. (2017). Comorbidity, age of onset and suicidality in obsessive-compulsive disorder (OCD): An international collaboration. *Comprehensive Psychiatry, 76*, 79–86. https://doi.org/10.1016/j.comppsych.2017.04.002

Deutsche Gesellschaft für Kinder- und Jugendpsychiatrie, Psychosomatik und Psychotherapie e.V. (DGKJP). (2021). *S3-Leitlinie Diagnostik und Behandlung von Zwangsstörungen im Kindes- und Jugendalter*. Verfügbar unter: https://register.awmf.org/de/leitlinien/detail/028-007

Deutsche Gesellschaft für Psychiatrie und Psychotherapie, Psychosomatik und Nervenheilkunde (DGPPN). (2022). *S3-Leitlinie Zwangsstörungen*. Verfügbar unter: https://register.awmf.org/de/leitlinien/detail/038-017

Dilling, H., Mombour, W., Schmidt, M.H. & Schulte-Markwort, E. (2016). *Internationale Klassifikation psychischer Störungen. ICD-10 Kapitel V (F). Diagnostische Kriterien für Forschung und Praxis* (6. Aufl.). Bern: Hogrefe.

Dollard, J. & Miller, N.E. (1950). *Personality and psychotherapy: An analysis in terms of learning, thinking and culture*. New York: McGraw-Hill.

Ecker, W. & Gönner, S. (2017). Aktueller Forschungsstand zum Unvollständigkeitserleben bei Zwangsstörungen. *Verhaltenstherapie, 27*, 120–128. https://doi.org/10.1159/000464255

Ertle, A. (2012). Zwangsstörung. In G. Meinlschmidt, S. Schneider & J. Margraf (Hrsg.), *Lehrbuch der Verhaltenstherapie. Band 4: Materialien für die Psychotherapie* (S. 299–311). Berlin: Springer.

Fawcett, E.J., Power, H. & Fawcett, J.M. (2020). Women are at greater risk of OCD than men: A meta-analytic review of OCD prevalence worldwide. *The Journal of Clinical Psychiatry, 81*(4), 13075. https://doi.org/10.4088/JCP.19r13085

Goletz, H., Adam, J. & Döpfner, M. (2020). *Diagnostikum für Zwangsstörungen im Kindes- und Jugendalter*. Göttingen: Hogrefe.

Gönner, S., Leonhart, R. & Ecker, W. (2007). Das Zwangsinventar OCI-R – die deutsche Version des Obsessive-Compulsive Inventory-Revised. Ein kurzes Selbstbeurteilungsinstrument zur mehrdimensionalen Messung von Zwangssymptomen. *Psychotherapie, Psychosomatik, Medizinische Psychologie, 57,* 395–404. https://doi.org/10.1055/s-2007-970894

Hand, I. & Büttner-Westphal, H. (1991). Die Yale-Brown Obsessive-Compulsive Scale (Y-BOCS): Ein halbstrukturiertes Interview zur Beurteilung des Schweregrades von Denk- und Handlungszwängen. *Verhaltenstherapie, 1,* 223–225. https://doi.org/10.1159/000257972

Jacobi, F., Höfler, M., Siegert, J., Mack, S., Gerschler, A., Scholl, L. et al. (2014). Twelve-month prevalence, comorbidity and correlates of mental disorders in Germany: The Mental Health Module of the German Health Interview and Examination Survey for Adults (DEGS1-MH). *International Journal of Methods in Psychiatric Research, 23*(3), 304–319. https://doi.org/10.1002/mpr.1439

Kessler, R.C., Petukhova, M., Sampson, N.A., Zaslavsky, A.M. & Wittchen, H.-U. (2012). Twelve-month and lifetime prevalence and lifetime morbid risk of anxiety and mood disorders in the United States. *International Journal of Methods in Psychiatric Research, 21*(3), 169–184. https://doi.org/10.1002/mpr.1359

Lang, H. (2014). Psychodynamisches Verstehen und Behandeln von Zwangsstörungen. *Psychotherapie im Dialog, 15*(02), 36–41. https://doi.org/10.1055/s-0034-1376929

Lang, H. (2015). *Der gehemmte Rebell: Struktur, Psychodynamik und Therapie von Menschen mit Zwangsstörungen*. Stuttgart: Klett-Cotta.

Leichsenring F. & Steinert C. (2017). Short-term psychodynamic therapy of obsessive-compulsive disorder: A manual-guided approach. *Bulletin of the Menninger Clinic, 81,* 341–389. https://doi.org/10.1521/bumc_2017_81_07

Luborsky, L. (1984). *Principles of psychoanalytic psychotherapy. Manual for supportive-expressive treatment*. New York: Basic Books.

Mataix-Cols, D., Fernandez de la Cruz, L., Nordsletten, A.E., Lenhard, F., Isomura, K. & Simpson, H.B. (2016). Towards an international expert consensus for defining treatment response, remission, recovery and relapse in obsessive-compulsive disorder. *World Psychiatry, 15*(1), 80–81. https://doi.org/10.1002/wps.20299

Maywald, M. & Pogarell, O. (2022). Neurobiologie der Zwangsstörung. In C. Benoy & M. Walter (Hrsg.), *Zwangsstörung: Grundlagen – Formen – Interventionen* (S. 74–82). Stuttgart: Kohlhammer.

Obsessive Compulsive Cognitions Working Group (OCCWG). (1997). Cognitive assessment of obsessive-compulsive disorder. *Behaviour Research and Therapy, 35,* 667–681. https://doi.org/10.1016/S0005-7967(97)00017-X

Peris, T.S. & Piacentini, J. (2013). Optimizing treatment for complex cases of childhood obsessive compulsive disorder: A preliminary trial. *Journal of Clinical Child and Adolescent Psychology, 42*(1), 1–8. https://doi.org/10.1080/15374416.2012.673162

Quint, H. & Storck, T. (2022). Zwang, Zwangsneurose. In W. Mertens (Hrsg.), *Handbuch psychoanalytischer Grundbegriffe* (5. Aufl., S. 1114–1118). Stuttgart: Kohlhammer.

Ruscio, A.M., Stein, D.J., Chiu, W.T. & Kessler, R.C. (2010). The epidemiology of obsessive-compulsive disorder in the National Comorbidity Survey Replication. *Molecular Psychiatry, 15,* 53–63. https://doi.org/10.1038/mp.2008.94

Salkovskis, P.M. (1985). Obsessional-compulsive problems: A cognitive-behavioural analysis. *Behaviour Research and Therapy, 23*(5), 571–583. https://doi.org/10.1016/0005-7967(85)90105-6

Salkovskis, P.M., Ertle, A. & Kirk, J. (2018). Zwangsstörung. In J. Margraf & S. Schneider (Hrsg.), *Lehrbuch der Verhaltenstherapie* (Band 2, S. 65–86). Berlin: Springer.

Skapinakis, P., Caldwell, D.M., Hollingworth, W., Bryden, P., Fineberg, N.A., Salkovskis, P.M. et al. (2016). Pharmacological and psychotherapeutic interventions for management of obsessive-compulsive disorder in adults: A systematic review and network meta-analysis. *Lancet Psychiatry, 3*(8), 730–739. https://doi.org/10.1016/S2215-0366(16)30069-4

Steinhausen, H.-C. (2007). *CY-BOCS. Beurteilungsskala für Zwangsstörungen bei Kindern* (Autorisierte deutsche Bearbeitung der dritten Revision [1993] von Goodman, W.K., Price, L.H., Rasmussen, S.A., Riddle, M.A. & Rapoport, J.L.). Verfügbar unter: https://www.pukzh.ch/sites/default/assets/File/15_3_CY-BOCS.pdf

Taylor, S. (2011). Early versus late onset obsessive-compulsive disorder: Evidence for distinct subtypes. *Clinical Psychology Review, 31*(7), 1083–1100. https://doi.org/10.1016/j.cpr.2011.06.007

Wahl, K., Kordon, A., Kuelz, K.A., Voderholzer, U., Hohagen, F. & Zurowski, B. (2010). Obsessive-Compulsive Disorder (OCD) is still an unrecognised disorder: A study on the recognition of OCD in psychiatric outpatients. *European Psychiatry: The Journal of the Association of European Psychiatrists, 25*(7), 374–377. https://doi.org/10.1016/j.eurpsy.2009.12.003

Wells, A. (2000). *Emotional disorders and metacognitions: Innovative cognitive therapy*. West Sussex: John Wiley & Sons.

28.7 Posttraumatische Belastungsstörung

Tobias Teismann & Julia Holl

Inhaltsübersicht

28.7.1 Klinische Merkmale

Die Diagnose einer Posttraumatischen Belastungsstörung (PTBS) ist an ein auslösendes „traumatisches" Ereignis gebunden. Traumata werden in der ICD-10 als kurz oder lang anhaltende Ereignisse oder Geschehen von außergewöhnlicher Bedrohung oder katastrophalem Ausmaß definiert, die nahezu bei jedem *tiefgreifende Verzweiflung* auslösen würden. Das DSM-5 beschreibt Traumata als Ereignisse, die eine Konfrontation mit dem Tod, schwerer Verletzung oder sexueller Gewalt beinhalten. Als vier mögliche Formen der Konfrontation werden die direkte Erfahrung, persönliche Zeugenschaft, Auftreten in der nahen Familie oder bei nahen Freund:innen und die wiederholte Konfrontation mit aversiven Details spezifiziert. Das Symptombild der PTBS ist gekennzeichnet durch drei Hauptsymptomgruppen: Wiedererleben, Vermeidung und Übererregung (bzw. gegenwärtiges Bedrohungserleben).

Fallbeispiel: Herr A.

Herr A., 20 Jahre alt, berichtet, dass er 2015 von Mali nach Deutschland geflohen sei, nachdem Rebellen in dem Dorf, in dem er gelebt habe, ein Massaker angerichtet hätten. Sein Vater sei erschossen worden und habe tot vor dem Haus gelegen. Von seiner Mutter und seiner Schwester habe jede Spur gefehlt (und fehle bis heute). Er sei dann mit Freunden gemeinsam geflohen. Sie hätten die Sahara durchquert und seien in Libyen in Gefangenschaft geraten. Ein Jahr später sei er dann mit sehr vielen anderen Personen über das Mittelmeer gebracht worden. Bei der Überfahrt habe er gesehen, wie eine Frau ins Wasser gefallen und ertrunken sei. Seit Monaten leide er nun unter Alpträumen und blitzartig auftretenden Erinnerungen an die Geschehnisse in Mali und auf der Flucht. Er versuche, nicht an die Ereignisse zu denken, aber gleichzeitig vermisse er seine Familie sehr und sei oft traurig, lustlos und verzweifelt. Er könne sich nur schlecht konzentrieren und erschrecke sich bei lauten Stimmen und Geräuschen schnell. Insgesamt habe er das Gefühl, nie zur Ruhe zu kommen.

28.7.2 Klassifikation

In der ICD-10 wird die Posttraumatische Belastungsstörung im Kapitel F4 „Neurotische, Belastungs- und somatoforme Störungen" klassifiziert. Die Diagnosekriterien umfassen die drei Cluster Wiedererleben, Vermeidung und Übererregung sowie insgesamt 13 Symptome (siehe Kasten).

ICD-10-Kriterien einer Posttraumatischen Belastungsstörung (F43.1) (nach Dilling et al., 2016)

A. Die Betroffenen waren einem kurz oder lang anhaltenden Ereignis oder Geschehen von außergewöhnlicher Bedrohung oder mit katastrophalem Ausmaß ausgesetzt, das nahezu bei jedem tiefgreifende Verzweiflung auslösen würde.
B. Anhaltende Erinnerungen oder Wiedererleben der Belastung durch aufdringliche Nachhallerinnerungen (Flashbacks), lebendige Erinnerungen, sich wiederholende Träume oder innere Bedrängnis in Situationen, die der Belastung ähneln oder mit ihr in Zusammenhang stehen.
C. Umstände, die der Belastung ähneln oder mit ihr in Zusammenhang stehen, werden tatsächlich oder möglichst vermieden. Dieses Verhalten bestand nicht vor dem belastenden Erlebnis.
D. Entweder 1. oder 2.
   1. Teilweise oder vollständige Unfähigkeit, sich an einige wichtige Aspekte der Belastung zu erinnern.

2. Anhaltende Symptome einer erhöhten psychischen Sensitivität und Erregung (nicht vorhanden vor der Belastung) mit zwei der folgenden Merkmale: Ein- und Durchschlafstörungen, Reizbarkeit oder Wutausbrüche, Konzentrationsschwierigkeiten, Hypervigilanz, erhöhte Schreckhaftigkeit.

E. Die Kriterien B, C, D treten innerhalb von sechs Monaten nach Belastungsereignis oder nach Ende der Belastungsperiode auf. (Ein späterer Beginn kann jedoch berücksichtigt werden.)

In der ICD-11 werden die drei gleichen Symptomcluster wie in der ICD-10 für die Diagnose einer PTBS verlangt, allerdings wurden Einzelsymptome mit einer geringen Spezifität aufgegeben. Hierzu zählen unwillkürliches Erinnern an traumatische Erlebnisse, (Teil-)Amnesien, Reizbarkeit, Konzentrations- und Schlafschwierigkeiten. Im Unterschied zur ICD-10 und ICD-11 wurde im DSM-5 den drei Symptomclustern ein weiteres Symptomcluster zu negativen Veränderungen von Kognitionen und Stimmung (u. a. Unfähigkeit, sich an einen wichtigen Aspekt der traumatischen Situation zu erinnern, Unfähigkeit, positive Gefühle zu empfinden) hinzugefügt. Aufgrund einer anderen Symptomatik (z. B. Ausdruck des Wiedererlebens im Spiel) verwendet das DSM-5 zudem etwas veränderte PTBS-Diagnosekriterien für Kinder unter sechs Jahren.

Die ICD-11 enthält neben der PTBS-Diagnose (6B40) die eigenständige Diagnose *komplexe posttraumatische Belastungsstörung* (K-PTBS; 6B41). Die neue Diagnose umfasst alle Hauptsymptome der klassischen PTBS, hinzu kommen drei zusätzliche Symptomgruppen (zusammenfassend auch als *Störungen der Selbstorganisation* bezeichnet):

- anhaltende und tiefgreifende Probleme der Emotionsregulation (verstärkte emotionale Reaktivität, Affektverflachung, gewalttätige Durchbrüche, Dissoziation),
- Selbstkonzeptveränderungen (Überzeugung, minderwertig, unterlegen oder wertlos zu sein, Schuldgefühle, Schamgefühle) und
- Probleme der Beziehungsfähigkeit (Schwierigkeiten, Beziehungen aufrechtzuerhalten und sich anderen nah zu fühlen).

Die Diagnose der K-PTBS trägt der Tatsache Rechnung, dass insbesondere nach langanhaltender interpersoneller Traumatisierung oftmals komplizierte Symptommuster entstehen, die einen höheren therapeutischen Aufwand nach sich ziehen (siehe Kapitel 28.7.5).

Differenzialdiagnostisch muss die PTBS von anderen psychischen Störungen abgegrenzt werden (siehe Tabelle 28.27).

Mit Blick auf die komplexe PTBS kann die differenzialdiagnostische Abgrenzung zur *Borderline-Persönlichkeitsstörung* (BPS; siehe Kapitel 30.1) schwierig sein. Die K-PTBS kann von der BPS jedoch dadurch unterschieden werden, dass die letztgenannte durch Furcht vor dem Verlassenwerden und Wechsel der Identitäten charakterisiert ist. Für die K-PTBS ist die Furcht vor dem Verlassenwerden keine erforderliche Bedingung, und das Selbstkonzept ist andauernd negativ und

Tabelle 28.27: Differenzialdiagnose

Diagnose	Abgrenzung
Akute Belastungsstörung	Die Diagnose einer akuten Belastungsstörung (DSM-5) wird vergeben, wenn über mindestens drei Tage, aber höchstens über vier Wochen, Symptome berichtet werden. Neben dem Stressor-Kriterium sind die weiteren Symptome mit denen der PTBS vergleichbar.
Anpassungsstörung	Im Unterschied zur PTBS setzt die Diagnose einer Anpassungsstörung voraus, dass eine identifizierbare psychosoziale Belastung vorliegt, die jedoch nicht von außergewöhnlichem oder katastrophalem Ausmaß (z. B. Verlassenwerden vom Ehepartner) ist.

Tabelle 28.28: Diagnostikinstrumente

Instrument	Beschreibung
Posttraumatic Checklist for DSM-5 (PCL-5; dt. Krüger-Gottschalk et al., 2017)	Fragebogen, der mit 20 Items das Ausmaß an Belastung, das von PTBS-Symptomen (Intrusionen, Vermeidung, Veränderungen in Stimmung und Kognition, Hyperarousal) im vergangenen Monat ausgegangen ist, erfasst.
Impact of Event Skala – revidierte Form (IES-R; dt. Maercker & Schützwohl, 1998)	Fragebogen, der mit 22 Items die Auftretenshäufigkeit bzw. Schwere von „Intrusionen", „Vermeidungsverhalten" und „Hyperarousal" während der vergangenen Woche erfasst. Mit der CRIES (Perrin et al., 2005) liegt auch eine Kinderfassung der Skala vor.
International Trauma Questionnaire (ITQ; dt. Christen et al., 2021; www.traumameasuresglobal.com)	Fragebogen, der mit 18 Items die Kernsymptome der PTBS und der K-PTBS nach ICD-11 erfasst.
Clinician Administered PTSD-Scale (CAPS; dt. Schnyder & Moergeli, 2002; www.usz.ch/app/uploads/2020/09/CAPS-Interview-DSM-5-deutsch.pdf)	Klinisches Interview zur detaillierten Erfassung der Ausprägung der 20 DSM-5-Kriterien einer PTBS. Gilt als Goldstandard für die PTBS-Diagnostik und ist auch in einer Version für Kinder und Jugendliche verfügbar (www.ptsd.va.gov).

nicht in wechselndem Ausmaß. Darüber hinaus ist das Erleben eines Traumas zwingend für die Diagnose einer K-PTBS, nicht aber für eine BPS.

Zur Feststellung der Diagnose sind diagnostische Interviews der Goldstandard (siehe Kapitel 8). Die Diagnosestellung kann durch die Verwendung von verschiedenen Instrumenten ergänzt werden (siehe Tabelle 28.28).

28.7.3 Epidemiologie

In einer deutschen Repräsentativerhebung berichten 27 % der Bundesbürger:innen, mindestens ein traumatisches Ereignis in ihrem Leben erlebt zu haben (Kasinger et al., 2022); von der Gesamtpopulation der traumatisierten Menschen erfüllen wiederum 12.5 % die Kriterien einer PTBS. Als traumatische Lebenserfahrungen mit der größten Wahrscheinlichkeit einer PTBS-Entwicklung erwiesen sich Vergewaltigungen (37.5 %), Kindesmissbrauch (35.3 %) und lebensbedrohliche Erkrankungen (23.4 %; Maercker et al., 2008). Grundsätzlich sind sogenannte Typ-II-Traumata (d.h. langdauernde/mehrmalige Ereignisse) sowie interpersonelle Traumatisierungen (z.B. Folter, Vergewaltigung) mit einem größeren PTBS-Risiko assoziiert als Typ-I-Traumata (kurzdauernde/einmalige Ereignisse) und akzidentelle Traumatisierungen (z.B. Naturkatastrophen, Autounfälle).

Die Punktprävalenz für eine PTBS liegt in Deutschland zwischen 1.5 % und 2.3 % und für eine komplexe PTBS nach ICD-11 bei 0.5 % (Maercker et al., 2008, 2018). Die Prävalenzraten in Risikopopulationen sind natürlich deutlich höher: So finden sich beispielsweise bei geflohenen Menschen in Deutschland PTBS-Prävalenzraten von 30 % (Hoell et al., 2021). Eine PTBS tritt vielfach vergesellschaftet mit anderen Störungsbildern auf (siehe Tabelle 28.29). Individuelle Verläufe der PTBS folgen keinem eindeutigen Muster; im Mittel erleben 44 % der Betroffenen innerhalb von 40 Monaten eine Remission der Symptomatik (Morina et al., 2014).

28.7.4 Störungsmodell

Die Frage, wer nach einem traumatischen Ereignis eine PTBS entwickelt, ist schwer zu beantworten. Eine Vielzahl von *prä*traumatischen Faktoren (vor dem Trauma), *peri*traumatischen Faktoren (zum Zeitpunkt des Traumas) sowie *post*traumatischen Faktoren sind untersucht worden (Augsburger & Maercker, 2020; siehe Tabelle 28.30).

Modelle zur PTBS versuchen zu erläutern, wie physiologische und psychologische Veränderungen nach traumatischen Erlebnissen zu den typischen PTBS-Symptomen führen. Basale Modelle wie das Paradigma der Furchtkonditionierung (d.h. Klassische Konditionierung; siehe Kapitel 2) haben hier genauso ihren Platz wie Gedächtnismodelle, kognitive Modelle und psychodynamische Theorien. Im Folgenden werden einzelne Modelle skizziert.

28.7.4.1 Traumagedächtnismodelle

Als Traumagedächtnismodelle lassen sich verschiedene psychologische Erklärungsansätze zusammenfassen, die der Verankerung der traumatischen Erlebnisse im Gedächtnis die

Tabelle 28.29: Epidemiologische Angaben

12-Monats-Prävalenz	2.3 % in der deutschen Allgemeinbevölkerung (Jacobi et al., 2014)
Geschlechterverhältnis	Frauen haben im Vergleich zu Männern ein 1.5 bis 4-fach erhöhtes Risiko (Jacobi et al., 2014; Kasinger et al., 2022).
Komorbidität	58 % leiden unter weiteren psychischen Störungen (Alonso et al., 2004) – v.a. andere Angststörungen, affektive Störungen, substanzbezogene Störungen.

Tabelle 28.30: Risikofaktoren für die Entwicklung einer Posttraumatischen Belastungsstörung

Traumadosis (Building-Block-Effekt)	Die Wahrscheinlichkeit der Ausprägung einer PTBS steigt, je mehr traumatische Erfahrungen sich aneinanderreihen (Schauer et al., 2003); tatsächlich scheint ab einer gewissen Expositionsdosis die Entwicklung einer PTBS unausweichlich.
Grübeln (Rumination)	Anhaltendes Grübeln im Nachgang einer Traumatisierung („Warum ist mir das passiert?", „Wie wäre mein Leben ansonsten verlaufen?") gilt als Risikofaktor für eine PTBS (Spinhoven et al., 2015).
Peritraumatische Dissoziation	Dissoziatives Erleben während einer Traumatisierung scheint ein Prädiktor für eine PTBS zu sein. Überraschung, Vorbereitetsein und Situationskontrolle bzw. Kontrollverlust sind weitere wichtige Faktoren für das Ausmaß einer späteren PTBS.
Negative und positive soziale Reaktionen	Negative soziale Reaktionen sowie die Unzufriedenheit mit der erhaltenen sozialen Unterstützung, aber auch die gesellschaftliche Anerkennung als Opfer bzw. Überlebende (Mitgefühl, Hochachtung vor der Bewältigungsleistung) scheint mit der Ausprägung einer PTBS und deren Verlauf zusammenzuhängen.

zentrale Rolle für die Entstehung und Aufrechterhaltung der PTBS und anderer Traumafolgestörungen zuschreiben. In der *dualen Repräsentationstheorie* der PTBS geht Brewin (2014) beispielsweise davon aus, dass Gedächtnisinhalte in zwei unterschiedlichen Systemen abgespeichert werden können: mit dem Kontext verknüpft und strukturiert (sogenanntes C-Gedächtnis; C=*contextual*) oder auf Sinneswahrnehmungen basierend (sogenanntes S-Gedächtnis; S=*sensation-based*). Während Inhalte des C-Gedächtnisses willentlich und in verbaler Form abrufbar sind, werden Inhalte des S-Gedächtnisses durch situationsbezogene Reize bzw. Trigger aktiviert und sind nicht kontrollierbar oder verbal zugänglich. Während beide Systeme bei der Verarbeitung nicht traumatischer Erlebnisse für eine kohärente Abspeicherung von Inhalten sorgen, scheint die Abspeicherung traumatischer Erlebnisse im C-Gedächtnis geschwächt. Vielmehr findet eine bevorzugte Verarbeitung im S-Gedächtnis statt. In der Konsequenz werden perzeptuelle (d.h. auf Sinnesreize bezogene) und episodische Inhalte nicht verknüpft, sodass das traumatische Erlebnis einerseits nur unzureichend in seiner Bedeutung verarbeitet werden kann und andererseits nur ungenügend kontextualisiert wird, d.h. in einen Kontext von Zeit, Raum, vorangegangener und nachfolgender Informationen sowie weiterer autobiografischer Erinnerungen integriert wird. Es erfolgt vielmehr eine fragmentierte Abspeicherung des Erlebten. Man spricht von einem *Traumagedächtnis*.

In der Konsequenz ist es für Betroffene schwer, die entsprechenden Informationen willentlich abzurufen, wohingegen sie leicht durch passende traumarelevante Reize – also solche Reize, die kurz vor oder während des Traumas wahrgenommen wurden – ausgelöst werden können. Die fehlende Kontextualisierung wird sowohl für die „Hier-und-Jetzt"-Qualität der Erinnerungen bzw. des Wiedererlebens verantwortlich gemacht als auch dafür, dass die Erinnerungen nicht mit späteren Informationen (z.B. „Ich bin nicht gestorben") verknüpft werden.

28.7.4.2 Kognitives Modell von Ehlers und Clark

Ehlers und Clark (2000) integrieren in ihrer Theorie der chronischen PTBS Annahmen zu den Besonderheiten des Traumagedächtnisses mit Annahmen des kognitiven Modells psychischer Störungen. Sie postulieren, dass sich eine PTBS dann entwickelt, wenn Betroffene ein traumatisches Ereignis und/oder seine Konsequenzen so verarbeiten, dass sie eine schwere *gegenwärtige* Bedrohung wahrnehmen. Dies führt zu den typischen Angstsymptomen (siehe Abbildung 28.8).

Das Modell benennt zwei Voraussetzungen, die für diese Wahrnehmung einer gegenwärtigen Gefahr verantwortlich sind:

1. *Repräsentation des traumatischen Ereignisses im Traumagedächtnis.* Die Besonderheiten des Traumagedächtnisses (z.B. intrusives Wiedererinnern, Hier-und-Jetzt-Qualität von Erinnerungen, fehlende verbale Zugänglichkeit; siehe Kapitel 28.7.4.1) intensivieren das Gefühl einer gegenwärtigen Bedrohung.
2. *Übermäßig negative Interpretation des traumatischen Ereignisses.* Negative Interpretation des Traumas und seiner Konsequenzen können zu einer anhaltenden Wahrnehmung der Bedrohung und Beschädigung führen. Zu nennen sind hierbei Interpretationen bezüglich des Eintretens des Traumas („Ich bin nirgends sicher") und bezüglich des eigenen Erlebens und Verhaltens während des Traumas („Ich bin defizitär, ansonsten wäre mir das nicht passiert"). Darüber hinaus können die anfänglichen Symptome („Ich werde nie wieder normal sein") sowie die Reaktionen anderer nach dem Trauma („Niemand ist für mich da") übergeneralisierend negativ interpretiert werden.

Schließlich sollen *dysfunktionale Bewältigungsstrategien,* die Betroffene zur Linderung einsetzen, zur Aufrechterhaltung und Chronifizierung der Symptome beitragen. Hierzu gehören (1) Versuche der Gedankenunterdrückung, (2) übermäßiger Alkohol- oder Drogenkonsum, (3) Sicherheitsverhaltens-

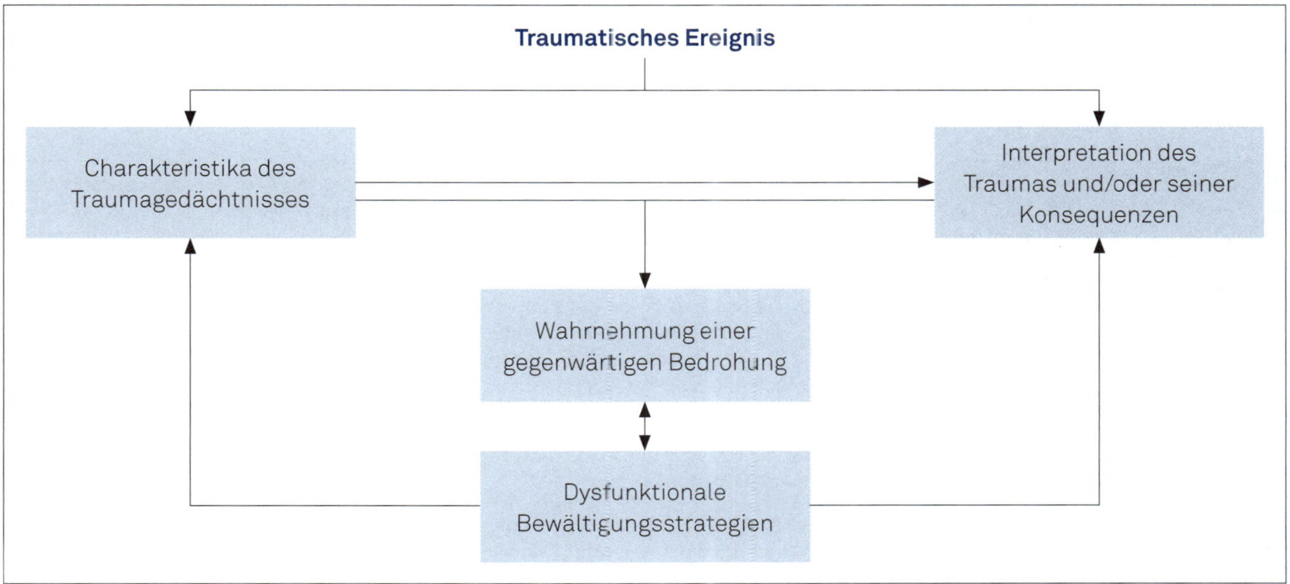

Abbildung 28.8: Kognitives Modell der posttraumatischen Belastungsstörung (Ehlers & Clark, 2000)

weisen (z.B. Waffe mit sich führen), (4) Vermeidungsverhaltensweisen (z.B. nicht mehr allein das Haus verlassen) und (5) sozialer Rückzug. In der Konsequenz setzt ein Teufelskreis ein; so verhindern die verschiedenen Bewältigungsstrategien, dass das Traumagedächtnis verändert und die negativen Interpretationen des Traumas und seiner Konsequenzen hinterfragt und modifiziert werden.

28.7.4.3 Psychodynamisches Verständnis der posttraumatischen Belastungsstörung

Es existiert bislang keine einheitliche psychoanalytische bzw. psychodynamische Traumatheorie. In der Gesamtschau der psychodynamischen Grundannahmen von Traumafolgeerkrankungen (Ermann, 2005; Rudolf, 2010; Wittmann, 2020) wird davon ausgegangen, dass in der traumatischen Situation eine emotionale Überflutung und kognitive Verwirrung erfolgt („Reizüberflutung"), die die Bewältigungsmechanismen der betroffenen Person außer Kraft setzen, da es für die Verarbeitung dessen im Inneren kein Vorbild gibt. Durch Dissoziation wird die unerträgliche Realität dieser überwältigenden Erfahrungen von der Wahrnehmung ferngehalten. Die traumatischen Erinnerungen und Gefühle werden demzufolge abgespalten bzw. dissoziiert – neurobiologische Prozesse sind dabei mitverantwortlich (siehe Kapitel 28.7.4.4) – und können leicht durch äußere Faktoren getriggert werden. Ebenso können Körpererfahrungen und das gesamte Körpererleben abgespalten werden. Das Erlebte bleibt unintegriert, kann zeitlich nicht geordnet und in sprachliche Zusammenhänge gefasst werden. Zentraler Wirkort überwältigender traumatischer Erfahrungen sind vor allem Persönlichkeitsstrukturen mit Funktionen wie Abwehr oder innere Repräsentanzen („innere Bilder") von wichtigen Bezugspersonen. Mit der Beschädigung der inneren Welt der Bezugspersonen geht eine Einschränkung der Symbolisierungsfähigkeit und Integrierbarkeit der traumatischen Situation einher. Aufrechterhaltender Faktor ist eine zu verstehende Vermeidung (kognitiv, emotional sowie behavioral), diese verhindert jedoch das für das Bearbeiten und Integrieren der traumatischen Erfahrung notwendige Erleben und Ausdrücken des eigenen kognitiv-emotionalen Zustands. Ferenczi (1967) hat die entscheidende Grundlage moderner psychoanalytischer Psychotraumatologie gelegt, indem er potenziell traumatisierende Ereignisse objektbeziehungstheoretisch, also als ein Geschehen in Beziehungen, konzeptualisiert hat. Demzufolge liegt im psychodynamischen Verständnis von Traumafolgestörungen ein Fokus auf Bindungs- und Beziehungstraumatisierungen – so werden die anderen Modelle um eine Beziehungsperspektive erweitert, die bei interpersonellen traumatischen Erfahrungen als essenziell erscheint. Hier kommt also die Unterscheidung „einfacher" Traumatisierung (Typ I) vs. „komplexer" Traumatisierung (Typ II) maßgeblich zum Tragen.

28.7.4.4 Biologische Faktoren

Mit Blick auf die Entstehung und Aufrechterhaltung der PTBS stehen insbesondere drei Hirnareale sowie Veränderungen in der Aktivität der Hypothalamus-Hypophysen-Nebennierenrinden-Achse (HHN-Achse) im Fokus (Augsburger & Maercker, 2020; siehe Tabelle 28.31).

28.7.5 Psychotherapie

Der Kasten fasst wichtige Psychotherapie-Empfehlungen der S3-Leitlinie „Posttraumatische Belastungsstörung" zusammen (Schäfer et al., 2019).

Empfehlung der S3-Leitlinie zur Behandlung der PTBS (Schäfer et al., 2019)

In der S3-Leitlinie werden mit Blick auf die Psychotherapie von Personen mit posttraumatischer Belastungsstörung die folgenden Aussagen getroffen:

1. Bei der Posttraumatischen Belastungsstörung (PTBS) ist die Behandlung erster Wahl die traumafokussierte Psychotherapie, bei der der Schwerpunkt auf der Verarbeitung der Erinnerung an das traumatische Ereignis und/oder seiner Bedeutung liegt.

Tabelle 28.31: Neurobiologische Auffälligkeiten bei PTBS

Hippocampus	Bei Menschen mit PTBS bzw. nach Traumaexposition findet sich ein reduziertes Volumen des Hippocampus. Da der Hippocampus eine zentrale Rolle bei Lern- und Gedächtnisprozessen spielt, könnte dies eine Erklärung dafür sein, warum Traumainhalte in fragmentierter Form vorliegen bzw. nicht verbal zugänglich sind.
Amygdala	In Bildgebungsstudien zeigt sich bei Personen mit PTBS konsistent eine Überaktivierung der Amygdala. Die Amygdala ist relevant für die Bewertung von Gefahren und die Furchtkonditionierung. Entsprechend relevant ist die Amygdala für die Abspeicherung sensorischer Informationen; gleichzeitig wird von einer Interaktion zwischen Amygdala und Hippocampus ausgegangen, sodass stark emotionale Gedächtnisinhalte nur schwer adäquat abgespeichert werden können.
Präfrontaler Kortex (PFC), Anteriorer cingulärer Kortex (ACC)	Der präfrontale Bereich ist zuständig für Handlungskontrolle und Bewertung von Informationen. Eine geringere Aktivität dieser Areale führt zu reduzierter Amygdala-Kontrolle, sodass der Angstkreislauf erhalten bleibt und keine Furchtextinktion stattfindet.
Hypothalamus-Hypophysen-Nebennierenrinden Achse (HHN-Achse)	Initial scheint es zu einer Überaktivierung der HHN-Achse zu kommen (posttraumatischer Hypercortisolismus), in der Folge dann jedoch zu einem „Blunting" der HHN-Achse, d.h. einer sich langsam entwickelnden Unteraktivierung (Hypocortisolismus). Insgesamt kommt es zur Abnahme einer situativ angemessenen Reaktivität in der Aktivität der HHN-Achse.

2. Für eine Komplexe PTBS nach ICD-11 sollte die psychotherapeutische Behandlung mit einer Kombination traumafokussierter Techniken erfolgen, bei denen Schwerpunkte auf der Verarbeitung der Erinnerung an die traumatischen Erlebnisse und/oder ihrer Bedeutung liegen sowie auf Techniken zur Emotionsregulation und zur Verbesserung von Beziehungsstörungen im Sinne der Bearbeitung dysfunktionaler zwischenmenschlicher Muster.
3. Eine traumafokussierte Psychotherapie soll jedem Kind bzw. jedem:jeder Jugendlichen mit PTBS angeboten werden. Bei der PTBS im Kindes- und Jugendalter ist die traumafokussierte Kognitive Verhaltenstherapie die Behandlung erster Wahl.

Anhaltende Suizidalität, eine komorbide Borderline-Persönlichkeitsstörung (siehe Kapitel 30.1), psychotisches Erleben (siehe Kapitel 26), eine Suchterkrankung (siehe Kapitel 25) und/oder eine starke Dissoziationsneigung stellen keine grundsätzliche Kontraindikation für eine traumafokussierte Behandlung dar (van den Berg et al., 2015; van Minnen et al., 2012). Eine Traumatherapie sollte jedoch nur dann durchgeführt werden, wenn keine aktuelle Bedrohung (bzw. kein fortbestehender Kontakt mit dem:der Täter:in) vorliegt.

28.7.5.1 Prolongierte Exposition

Das am ausgiebigsten untersuchte expositionsbasierte Therapieprogramm ist die langdauernde Exposition („prolonged exposure“ [PE]; Foa et al., 2014). Die Behandlung umfasst (1) die Erarbeitung des Therapierationals, (2) imaginatives Nacherleben des Traumas in der Vorstellung und (3) Exposition in vivo (siehe Kapitel 18), d.h. Exposition mit Situationen, Aktivitäten, Objekten, Orten oder Personen, die von der traumatisierten Person aufgrund traumabezogener Ängste oder Unsicherheitsempfinden vermieden werden.

Beziehungsgestaltung und Erarbeitung des Therapierationals

Ein traumasensibler, vertrauensvoller Rahmen ist gerade bei von Trauma Betroffenen besonders wichtig. Potenziell muss dem Sicherheitsgefühl von Betroffenen durch kleinere Maßnahmen Rechnung getragen werden, z.B. indem Patient:innen ein Stuhl mit dem Rücken zur Wand statt zur Tür angeboten wird. Vor jeder traumafokussierten Behandlung steht eine ausführliche Psychoedukation. Betroffenen sollte deutlich vermittelt werden, dass die Symptomatik eine normale Reaktion auf ein unnormales Ereignis darstellt. Schließlich braucht es eine genaue Begründung für das traumafokussierte Vorgehen. Genutzt werden kann hierzu beispielsweise die sogenannte Schrankanalogie:

> „Sie können sich das wie bei einem Schrank vorstellen, in den man viele Dinge ganz schnell hereingeworfen hat, so dass man die Tür nicht ganz schließen kann. Irgendwann wird dann die Tür aufgehen und etwas fällt heraus. Was muss man tun, damit die Sachen nicht mehr herausfallen? Man muss alle Dinge herausnehmen, ansehen, sortieren und dann geordnet in den Schrank räumen. Genauso ist es nun mit dem Gedächtnis für ein traumatisches Erlebnis. Leider kann auch da die Tür nicht einfach geschlossen werden, ohne dass man vorher alles, was passiert ist, ansieht und nach der Bedeutung, die es für einen hat, ordnet. Damit es ein Teil der Vergangenheit wird, muss es betrachtet und eingeordnet werden“ (Ehlers, 1999, S. 33).

Für den Erfolg der Behandlung ist es wichtig, dass Patient:innen das Erklärungsschema plausibel finden und sich bewusst für das therapeutische Vorgehen entscheiden. Ganz grundsätzlich müssen Patient:innen darauf vorbereitet werden, dass das imaginative Nacherleben oftmals mit einer kurzfristigen Symptomverschlechterung einhergeht, sich langfristig aber eine deutliche Besserung ergeben wird. Weiterhin ist die Förderung von Autonomie und Selbstakzeptanz der Patient:innen als grundlegend für die Behandlung anzusehen. Zudem ist es essenziell, darauf zu achten, dass Patient:innen in der Behandlung nicht überfordert werden, um nicht in einen erneuten Zustand der Hilflosigkeit zu geraten.

Imaginatives Nacherleben

Beim imaginativen Nacherleben werden Patient:innen gebeten, sich in der Vorstellung in ein zuvor ausgewähltes traumatisches Ereignis zurückzuversetzen. Hierzu werden Patient:innen aufgefordert, die Augen zu schließen und sich das traumatische Erlebnis in der Reihenfolge der Ereignisse so lebhaft wie möglich vorzustellen und dabei sensorische Eindrücke, Gedanken und Gefühle in Ich-Form und im Präsens zu verbalisieren. Die Patient:innen werden dazu angehalten, alles genau zu beschreiben – auch (und insbesondere) wenn eigene Reaktions- und Denkweisen im Nachhinein als falsch, peinlich oder unsinnig erscheinen.

Instruktion zum imaginativen Nacherleben (modifiziert nach Foa et al., 2014)

Ich werde Sie in dieser Sitzung bitten, sich an Ihr traumatisches Erlebnis zu erinnern. Am besten beginnen Sie damit an einem Punkt kurz vor dem eigentlichen Trauma. Von dort aus beschreiben Sie die Situation dann bis zu dem Punkt, an dem die unmittelbare Gefahr vorüber ist.

Ich werde Sie bitten, sich an diese schmerzlichen Erinnerungen so deutlich wie möglich zu erinnern. Schildern Sie das traumatische Erlebnis in der Gegenwartsform, so als würde es gerade jetzt geschehen. Berichten Sie so detailliert wie möglich, was während des traumatischen Ereignisses geschehen ist, was Sie gefühlt, gedacht und gespürt haben. Schließen Sie die Augen, sodass Sie nicht abgelenkt sind. Das ist schwierig und hart. Ich weiß aber, dass Sie das können!

Weil es wichtig ist, über längere Zeit in der Erinnerung zu verbleiben, werde ich Sie, sobald Sie am Ende Ihres Berichts über das Trauma angekommen sind, auffordern, mit der Schilderung ohne Pause wieder von vorne anzufangen. Das wird in der heutigen Sitzung möglicherweise mehrmals passieren. Während des Wiedererlebens werde ich eher still sein; ich werde aber die ganze Zeit bei Ihnen sein und Sie unterstützen.

In der Nachbesprechung werden Patient:innen positiv dafür verstärkt, dass sie sich auf die Konfrontation eingelassen haben, sodann werden sie zu den belastendsten Momenten (den „Hotspots") befragt („Was waren die schlimmsten Momente?"). Falls bei der Nachbesprechung dysfunktionale Überzeugungen zum Ausdruck kommen, so können diese mithilfe kognitiver Therapiemethoden modifiziert werden (Ehlers, 1999).

Im Rahmen der prolongierten Expositionstherapie empfehlen Foa et al. (2014), das imaginative Nacherleben in sieben bis zehn Sitzungen zu wiederholen. In den ersten Expositionssitzungen wird dabei das gesamte traumatische Ereignis durchgegangen; später beschränkt sich die Exposition auf die sogenannten Hotspots, d.h. die schlimmsten Momente innerhalb der Traumaerinnerung.

Exposition in vivo

Im Rahmen der prolongierten Expositionstherapie werden Patient:innen dazu motiviert, vermiedene traumaassoziierte Situationen zwischen den Sitzungen selbstständig aufzusuchen und sich zu konfrontieren. Die Gestaltung der In-vivo-Expositionen bei PTBS unterscheidet sich nicht von der Exposition im Kontext anderer Angststörungen (siehe Kapitel 18; Teismann & Margraf, 2018).

Weitere traumafokussierte Interventionen zur Behandlung der PTBS werden in Tabelle 28.32 skizziert.

Im Kinder- und Jugendbereich wird auch die Durchführung einer traumafokussierten Therapie empfohlen (Foa et al., 2016; Ruf et al., 2007). Mit Blick auf die komplexe PTBS fehlt es bislang noch an belastbarem Wissen aus randomisiert-kontrollierten Studien. Als vielversprechend gilt insbesondere die *Dialektisch-Behaviorale Therapie für PTBS* (Bohus et al., 2020; siehe Kapitel 30.1), in der eine traumafokussierte Auseinandersetzung mit einem Fertigkeitentraining zum Aufbau interpersoneller und emotionsregulativer Kompetenzen kombiniert wird.

28.7.5.2 Psychodynamische Behandlung

Das therapeutische Vorgehen richtet sich nach dem Paradigma von Stabilisierung, Konfrontation und Integration des Traumas. Psychodynamischen Therapiemethoden ist gemeinsam, dass die Aktualisierung des Traumas und die Bearbeitung der posttraumatischen Symptome in einem imaginären – inneren – Raum erfolgt. Hierdurch wird die Problematik auf einer Metaebene aktualisiert, gleichzeitig wird die Fähigkeit zur Mentalisierung gezielt gestärkt und so eine reflektierende Bearbeitung ermöglicht (Boll-Klatt & Kohrs, 2018).

Tabelle 28.32: Kognitiv-verhaltenstherapeutische Therapieansätze und EMDR

Ansatz	Beschreibung
Kognitive Therapie (Ehlers, 1999)	In der kognitiven Therapie wird das imaginative Nacherleben ähnlich wie bei Foa et al. (2014) durchgeführt. Allerdings steht hierbei weniger die Habituation an die Erinnerungen im Vordergrund als die Kontextualisierung des Erlebten und die Identifikation negativer Interpretationen. Letztere werden mithilfe kognitiver Infragestellungsmethoden (siehe Kapitel 18) modifiziert.
Narrative Expositionstherapie (NET; Neuner et al., 2021)	Die NET wurde für den Einsatz in Krisengebieten entwickelt, um Personen, die eine Vielzahl an traumatischen Ereignissen erlebt haben, zu unterstützen. Zentrale Bestandteile der NET sind (1) das Legen einer Lebenslinie und (2) darauf aufbauende Expositionssitzungen. Bei der Lebenslinie handelt es sich um eine symbolhafte Verdichtung der Biografie: Ein Seil dient dabei als Symbol für den Lebensfluss, Steine als Symbole für traumatische Ereignisse und Blumen als Symbole für positive Ereignisse, die an der Lebenslinie verortet werden. Im Anschluss an das Legen der Lebenslinie folgen die Expositionssitzungen. Die Nacherzählung erfolgt dabei streng chronologisch: Positive und nicht traumatische Ereignisse werden kurz angesprochen und zusammengefasst; traumatische Ereignisse werden ausführlich und unter Ansprache von Sinneseindrücken langsam und detailreich besprochen. Die gesamte Narration wird schriftlich notiert und Patient:innen am Ende der Therapie ausgehändigt.
Kognitive Verarbeitungstherapie (Cognitive Processing Therapy [CPT]; König et al., 2012)	Die CPT fokussiert auf die Identifikation und Modifikation von dysfunktionalen Kognitionen. Patient:innen verfassen einen schriftlichen Traumabericht (in Vergangenheitsform), auf dessen Basis dysfunktionale Kognitionen identifiziert und disputiert werden.
Eye Movement Desensitization and Reprocessing (EMDR; Shapiro, 1989)	EMDR wurde in den 1980er Jahren mit der Annahme entwickelt, dass die Intensität traumatischer Erinnerungen durch Augenbewegungen reduziert werden kann (Shapiro, 1989). Dem Finger des:der Therapeut:in folgend, konzentrieren sich Patient:innen auf traumatische Erinnerungen oder Gedanken und führen gleichzeitig horizontale Augenbewegungen aus. Die bilaterale Stimulation kann in verschiedenen Formen erfolgen. Bei der auditorischen Stimulation werden Patient:innen Töne oder Musikelemente über Kopfhörer präsentiert, bei der sensorischen Stimulation werden die Handrücken der Patient:innen, die auf den Knien ruhen, abwechselnd durch den:die Therapeut:in geklopft („tapping"). Die genauen Wirkmechanismen sind unklar.

Der psychodynamische Behandlungsansatz folgt der Auffassung, dass „die Heilungskräfte nach Traumatisierung am besten gefördert werden, wenn auf die Folgen der Traumatisierung (und nicht auf die Begleitumstände) zentriert wird und die Selbstschutzfunktion der Symptombildung und der posttraumatischen Persönlichkeitszüge verstanden und anerkannt wird“ (Ermann, 2005, S. 227). Patient:innen sollen darin unterstützt werden, ein Verständnis für die auftretende Symptomatik zu erlangen – nämlich, dass sie sich Sicherheit zu verschaffen suchen und sich so gegen die Wiederbelebung der Traumaerinnerung schützen. Zudem soll die subjektive Bedeutung eines Traumas, vor dem Hintergrund der persönlichen Lebensgeschichte und dem So-Sein der Patient:innen herausgearbeitet werden. Daneben soll auch exploriert werden, was es verhindert, dass es Patient:innen besser gehen kann (wie beispielsweise ausgeprägte Schuld- und Schamgefühle). Das Bearbeiten („Durcharbeiten“) des Traumamaterials erfolgt durch die Arbeit an traumabezogenen Erfahrungen. Die offensichtliche Variante liegt in der „Schaffung eines Narrativs der traumatischen Erfahrungen in der Gegenwart eines begleitenden Gegenübers“ (Wittmann, 2020, S. 115). Bereits Kohut (1981) beschreibt das große Bedürfnis von traumatisierten Patient:innen nach einer Zeugenschaft. Dementsprechend besteht die therapeutische Aufgabe zunächst einmal darin, die Patient:innen in ihrer Wahrnehmung und Realitätskontrolle zu unterstützen sowie in der Würdigung und Anerkennung des Erlebten. Hierbei gilt es immer das Ausmaß der emotionalen Beteiligung der Patient:innen zu beachten und bei möglichen dissoziativen Zuständen Techniken zum Dissoziationsstopp (Unterstützung bei der Orientierung im Hier und Jetzt) anzuwenden.

Im therapeutischen Vorgehen muss darauf geachtet werden, dass der Charakter einer erwachsenen Arbeitsbeziehung in der therapeutischen Beziehung nicht verloren geht. Daraus ergibt sich, dass regressive Prozesse vermieden werden sollen. Angesichts der strukturzersetzenden Wirkung traumatischer Erfahrungen steht ein stabilisierendes und ich-stärkendes Arbeiten zur Selbstwertstabilisierung durch eine verständnisvolle Begleitung im Vordergrund, damit Patient:innen ihre Hilflosigkeit und Hoffnungslosigkeit als geteilte Erfahrung erleben und auf dieser Basis zu einem Wiederaufbau ihrer Fähigkeiten und zu Beziehungen zu wichtigen Bezugspersonen gelangen können. So wird die Erfahrung vermittelt, dass der:die Psychotherapeut:in Gefühle wie Einsamkeit, Ohnmacht und Verletzung erkennen und anerkennen kann. Deutend-aufdeckende Techniken gelten als kontraindiziert, da sie die Gefahr einer erneuten Überwältigung durch Traumaerinnerungen bergen können. Im Vordergrund stehen die Wahrnehmung, Kommunikation und Verteidigung der eigenen Bedürfnisse der Patient:innen, die von offensichtlicher Bedeutung bei traumatisierten Personen sind. Die Stabilität der Patient:innen sollte nicht durch die Behandlung zusätzlich geschwächt werden, weswegen regressive Prozesse durch Technik (Eingrenzung des Übertragungs-/Gegenübertragungsgeschehens) und die Gestaltung des Settings (Behandlung im Face-to-face-Setting, mittlere oder niedrige Behandlungsfrequenz) so gering wie möglich gehalten werden.

Spezifische psychodynamische Methoden, die einen traumafokussierten Ansatz beinhalten, werden in Tabelle 28.33 skizziert.

28.7.5.3 Systemische Behandlung

Auch das systemische Vorgehen orientiert sich am verfahrensübergreifenden Paradigma von Stabilisierung, Konfrontation und Traumaintegration. Bisher existieren keine spezifischen Manuale für die Behandlung der „einfachen“ PTBS; ein gruppentherapeutisches Manual beschreibt die Arbeit mit Frauen, die innerfamiliären Missbrauch erleben mussten und die Kriterien für PTBS und/oder unterschiedliche Persönlichkeitsstörungen erfüllen (siehe Kapitel 28.7.7).

Tabelle 28.33: Psychodynamische Therapieansätze

Methode	Beschreibung
Psychodynamisch Imaginative Traumatherapie (PITT; Reddemann, 2012)	Die PITT ist im deutschsprachigen Raum weit verbreitet und fokussiert auf die Ressourcenförderung und Stabilisierung der Patient:innen, die sich vor allem durch die Anwendung imaginativer Übungen wie der „Sichere innere Ort“ und Vorstellungen von „inneren Helfern“ auszeichnet.
Mentalisierungsbasierte Psychotherapie für Trauma (MBT-TF; Rüfenacht et al., 2023)	MBT-TF ist ein Gruppenpsychotherapiekonzept zur Behandlung von Patient:innen mit PTBS und komorbider Borderline-Persönlichkeitsstörung, die auf einem Mentalisierungsbasierten Behandlungsansatz beruht. Das Ziel der MBT-TF ist es, traumatische Schlüsselerlebnisse zu identifizieren und Strategien zu entwickeln, um ineffektives Mentalisieren durch ausgewogenes Mentalisieren rund um diese Lebensepisoden zu ersetzen.
Ego-State-Therapie (Watkins & Watkins, 1997)	Die Ego-State-Therapie wurde unter der Berücksichtigung psychoanalytischer Theorien entwickelt und beschäftigt sich mit der Integration voneinander unterscheidbarer, zum Teil abgespaltener Ich-Zustände, die in der Therapie von bindungstraumatisierten Personen bemerkbar sind. Ziel ist die Integration der Ich-Anteile („traumanah“ vs. „täternah“).
Mehrdimensionale Psychodynamische Traumatherapie (MPTT; Fischer, 2000)	Mit der MPTT wird ein systematisches Behandlungskonzept beschrieben, das verschiedene Anforderungsprofile in der Traumatherapie berücksichtigt und damit Handlungsempfehlungen sowohl für die Krisenintervention als auch für die Akuttherapie und die Therapie komplexer chronifizierter psychischer Traumatisierung vorlegt. Die psychodynamische Vorgehensweise schließt behaviorale Trainingselemente mit ein.

28.7.6 Pharmakotherapie

Der Kasten fasst die Empfehlungen der S3-Leitlinie „Posttraumatische Belastungsstörung" (Schäfer et al., 2019) zur Pharmakotherapie zusammen.

Empfehlung der S3-Leitlinie zur Pharmakotherapie (Schäfer et al., 2019)

In der S3-Leitlinie werden mit Blick auf die Pharmakotherapie von Personen mit posttraumatischer Belastungsstörung die folgenden Empfehlungen gegeben:

1. Eine Psychopharmakotherapie soll weder als alleinige noch als primäre Therapie der Posttraumatischen Belastungsstörung eingesetzt werden.
2. Falls nach einem informierten und partizipativen Entscheidungsprozess trotz der geringen Effekte eine Medikation bevorzugt wird, so sollte lediglich Sertralin, Paroxetin oder Venlafaxin angeboten werden.
3. Benzodiazepine sollen nicht eingesetzt werden.
4. Eine Psychopharmakotherapie soll in der Therapie der PTBS bei Kindern und Jugendlichen nicht eingesetzt werden. Insbesondere sollen aufgrund ihres Suchtpotenzials keine Benzodiazepine eingesetzt werden.

28.7.7 Empirische Absicherung

Psychotherapie bei Erwachsenen. In Metaanalysen (McLean et al., 2022; Yunitri et al., 2023) ließ sich konsistent zeigen, dass Expositionstherapien (inkl. EMDR) und traumafokussierte KVT-Behandlungen effektiv bei der Behandlung von Patient:innen mit PTBS sind. Rein expositionsbasierte Verfahren und stärker kognitiv orientierte traumafokussierte Behandlungen scheinen sich in ihrer Effektivität nicht voneinander zu unterscheiden, es findet sich jedoch eine moderate Überlegenheit traumafokussierter Behandlungen gegenüber nicht traumafokussierten Therapien (McLean et al., 2022). Im Langzeitverlauf scheint Psychotherapie einer rein medikamentösen Therapie überlegen zu sein (Merz et al., 2019); es finden sich keine Hinweise darauf, dass eine Kombinationsbehandlung bestehend aus Psycho- und Pharmakotherapie einer psychotherapeutischen Monobehandlung überlegen ist.

Psychodynamische Ansätze zur Behandlung der PTBS wurden – trotz weitreichender Verbreitung – bislang erst selten in randomisiert-kontrollierten Studien untersucht (Leichsenring et al., 2014), sodass zu deren Effektivität bislang keine klare Aussage getroffen werden kann. In einer randomisiert-kontrollierten Studie erwies sich eine systemische Gruppenbehandlung von Frauen nach sexuellem Missbrauchserleben einer analytischen Gruppenbehandlung zum Post-Zeitraum überlegen (Lau & Kristensen, 2007); im Nachuntersuchungszeitraum von fünf Jahren fanden sich keine Unterschiede mehr zwischen den Behandlungsbedingungen (Elkjaer et al., 2021).

Psychotherapie bei Kindern und Jugendlichen. In der Behandlung von Kindern und Jugendlichen mit PTBS findet sich die stärkste Evidenz für kognitiv-verhaltenstherapeutische Verfahren (Mavranezouli et al., 2020) und hier insbesondere für expositions- und traumafokussierte Behandlungen. Aussagekräftige Studien zu psychodynamischen und auch systemischen Therapieverfahren fehlen bislang weitgehend.

Pharmakotherapie. Ein aktuelles Cochrane Review (Williams et al., 2022) kommt zu der Schlussfolgerung, dass Selektive Serotonin-Wiederaufnahmehemmer (SSRI; siehe Kapitel 24) eine Verbesserung von PTBS-Symptomen bei Erwachsenen bewirken und daher als Mittel der ersten Wahl für die Pharmakotherapie der PTBS anzusehen sind. Darüber hinaus finden sich Hinweise für die Effektivität von Mirtazapin und Amitriptylin. Benzodiazepine gelten als ineffektiv in der Behandlung der PTBS (Guina et al., 2015).

Literatur

Alonso, J., Angermeyer, M.C., Bernert, S., Bruffaerts, R., Brugha, T.S., Bryson, H. et al. (2004). 12-Month comorbidity patterns and associated factors in Europe: Results from the European Study of the Epidemiology of Mental Disorders (ESEMeD) project. *Acta Psychiatrica Scandinavica, 420,* 28–37.

Augsburger, M. & Maercker, A. (2020). *Posttraumatische Belastungsstörungen.* Stuttgart: Kohlhammer. https://doi.org/10.17433/978-3-17-033003-0

Bateman, A., Fonagy, P., Campbell, C., Luyten, P. & Debbane, M. (2023). Trauma. In A. Bateman, P. Fonagy, C. Campbell, P. Luyten & M. Debbané (Eds.), *Cambridge guide to mentalization-based treatment* (pp. 277–297). Cambridge: Cambridge University Press. https://doi.org/10.1017/9781108896054.012

Bohus, M., Kleindienst, N., Hahn, C., Müller-Engelmann, M., Ludäscher, P., Steil, R. et al. (2020). Dialectical behavior therapy for posttraumatic stress disorder (DBT-PTSD) compared with cognitive processing therapy (CPT) in complex presentations of PTSD in women survivors of childhood abuse: A randomized clinical trial. *JAMA Psychiatry, 77*(12), 1235–1245. https://doi.org/10.1001/jamapsychiatry.2020.2148

Boll-Klatt, A. & Kohrs, M. (2018). *Praxis der psychodynamischen Psychotherapie: Grundlagen – Modelle – Konzepte.* Stuttgart: Schattauer

Brewin, C.R. (2014). Episodic memory, perceptual memory, and their interaction: Foundations for a theory of posttraumatic stress disorder. *Psychological Bulletin, 140,* 69–97. https://doi.org/10.1037/a0033722

Christen, D., Killikelly, C., Maercker, A. & Augsburger, M. (2021). Item response validation of the German ICD-11 International Trauma Questionnaire for PTSD and CPTSD. *Clinical Psychology in Europe, 3*(4), e5501. https://doi.org/10.32872/cpe.5501

Dilling, H., Mombour, W., Schmidt, M.H. & Schulte-Markwort, E. (2016). *Internationale Klassifikation psychischer Störungen. ICD-10 Kapitel V (F). Diagnostische Kriterien für Forschung und Praxis* (6. Aufl.). Bern: Hogrefe.

Ehlers, A. (1999). *Posttraumatische Belastungsstörung.* Göttingen: Hogrefe.

Ehlers, A. & Clark, D.M. (2000). A cognitive model of posttraumatic stress disorder. *Behaviour Research and Therapy, 38,* 319–345. https://doi.org/10.1016/S0005-7967(99)00123-0

Elkjær, H.K., Lau, M., Mortensen, E.L., Kristensen, E. & Poulsen, S. (2021). Psychodynamic and systemic group treatment for women with a history of childhood sexual abuse: Five-year follow-up of a randomized controlled trial. *European Journal of Psychotraumatology, 12*(1), 1855887. https://doi.org/10.1080/20008198.2020.1855887

Ermann, M. (2005). Trauma und Traumafolgen aus psychodynamischer Sicht. *Psychotherapeut, 50,* 209–228. https://doi.org/10.1007/s00278-005-0425-2

Ferenczi, S. (1967). Sprachverwirrung zwischen den Erwachsenen und dem Kind. Die Sprache der Zärtlichkeit und der Leidenschaft. *Psyche, 21*(4), 256–265.

Fischer, G. (2000). *Mehrdimensionale Psychodynamische Traumatherapie MPTT. Manual zur Behandlung psychotraumatischer Störungen*. Heidelberg: Asanger.

Foa, E.B., Chrestman, K.R. & Gilboa-Schechtman, E. (2016). *Verlängerte Konfrontationstherapie für Jugendliche mit einer Posttraumatischen Belastungsstörung*. Göttingen: Hogrefe.

Foa, E.B., Hembree, E.A. & Rothbaum, B.O. (2014). *Handbuch der prolongierten Exposition*. Lichtenau: Probst.

Guina, J., Rossetter, S.R., DeRhodes, B.J., Nahhas, R.W. & Welton, R.S. (2015). Benzodiazepines for PTSD: A systematic review and meta-analysis. *Journal of Psychiatric Practice, 21,* 281–303. https://doi.org/10.1097/PRA.0000000000000091

Hoell, A., Kourmpeli, E., Salize, H.J., Heinz, A., Padberg, F., Habel, U. et al. (2021). Prevalence of depressive symptoms and symptoms of post-traumatic stress disorder among newly arrived refugees and asylum seekers in Germany: Systematic review and meta-analysis. *BJPsych open, 7,* e93. https://doi.org/10.1192/bjo.2021.54

Jacobi, F., Höfler, M., Strehle, J., Mack, S., Gerschler, A., Scholl, L. et al. (2014). Psychische Störungen in der Allgemeinbevölkerung. *Nervenarzt, 85,* 77–87. https://doi.org/10.1007/s00115-013-3961-y

Kasinger, C., Schulz, A.C., Glaesmer, H., Ulke, C., Maercker, A., Beutel, M. & Brähler, E. (2022). Historical and regional particularities in the prevalence of traumatic events and posttraumatic stress disorder in Germany. *Research Square, Preprint*. https://doi.org/10.21203/rs.3.rs-2189728/v1

König, J., Resick, P., Karl, R. & Rosner, R. (2012). *Posttraumatische Belastungsstörung. Ein Manual zur Cognitive Processing Therapy*. Göttingen: Hogrefe.

Kohut, H. (1981). *Die Heilung des Selbst*. Frankfurt am Main: Suhrkamp.

Krüger-Gottschalk, A., Knaevelsrud, C., Rau, H., Dyer, A., Schäfer, I., Schellong, J. et al. (2017). The German version of the Posttraumatic Stress Disorder Checklist for DSM-5 (PCL-5). *BMC Psychiatry, 17,* 379. https://doi.org/10.1186/s12888-017-1541-6

Leichsenring, F., Klein, S. & Salzer, S. (2014). The efficacy of psychodynamic psychotherapy in specific mental disorders. *Contemporary Psychoanalysis, 50,* 189–130. 10.1080/00107530.2014.880310 https://doi.org/10.1080/00107530.2014.880310

Lau, M. & Kristensen, E. (2007). Outcome of systemic and analytic group psychotherapy for adult women with history of intrafamilial childhood sexual abuse: A randomized controlled study. *Acta Psychiatrica Scandinavica, 116,* 96–104. https://doi.org/10.1111/j.1600-0447.2006.00977.x

Maercker, A., Forstmeier, S., Wagner, B., Glaesmer, H. & Brähler, E. (2008). Posttraumatische Belastungsstörungen in Deutschland. Ergebnisse einer gesamtdeutschen epidemiologischen Untersuchung. *Der Nervenarzt, 79,* 577–586. https://doi.org/10.1007/s00115-008-2467-5

Maercker, A., Hecker, T., Augsburger, M. & Kliem, S. (2018). ICD-11 prevalence rates of posttraumatic stress disorder and complex posttraumatic stress disorder in a German nationwide sample. *Journal of Nervous and Mental Disease, 206,* 270–276. https://doi.org/10.1097/NMD.0000000000000790

Maercker, A. & Schützwohl, M. (1998). Erfassung von psychischen Belastungsfolgen: Die Impact of Event Skala-revidierte Version (IES-R). *Diagnostica, 44*(3), 130–141.

Mavranezouli, I., Megnin-Viggars, O., Daly, C., Dias, S., Stockton, S., Meiser-Stedman, R. et al. (2020). Psychological and psychosocial treatments for children and young people with post-traumatic stress disorder: A network meta-analysis. *Journal of Child Psychology and Psychiatry, 61,* 18–29. https://doi.org/10.1111/jcpp.13094

McLean, C.P., Levy, H.C., Miller, M.L. & Tolin, D.F. (2022). Exposure therapy for PTSD: A meta-analysis. *Clinical Psychology Review, 91,* 102115. https://doi.org/10.1016/j.cpr.2021.102115

Merz, J., Schwarzer, G. & Gerger, H. (2019). Comparative efficacy and acceptability of pharmacological, psychotherapeutic, and combination treatments in adults with posttraumatic stress disorder: A network meta-analysis. *JAMA Psychiatry, 76,* 904–913. https://doi.org/10.1001/jamapsychiatry.2019.0951

Morina, N., Wicherts, J.M., Lobbrecht, J. & Priebe, S. (2014). Remission from post-traumatic stress disorder in adults: A systematic review and meta-analysis of long term outcome studies. *Clinical Psychology Review, 34,* 249–255. https://doi.org/10.1016/j.cpr.2014.03.002

Neuner, F., Catani, C. & Schauer, M. (2021). *Narrative Expositionstherapie*. Göttingen: Hogrefe. https://doi.org/10.1026/03097-000

Perrin, S., Meiser-Stedman, R. & Smith, P. (2005). The children's revised impact of event scale (CRIES): Validity as a screening instrument for PTSD. *Behavioural and Cognitive Psychotherapy, 33,* 487–498. https://doi.org/10.1017/S1352465805002419

Reddemann, L. (2012). *Psychodynamisch Imaginative Traumatherapie. PITT – Das Manual*. Stuttgart: Pfeiffer bei Klett-Cotta.

Rudolf, G. (2010). *Psychodynamische Psychotherapie. Die Arbeit an Konflikt, Struktur und Trauma*. Stuttgart: Schattauer.

Ruf, M., Schauer, M., Neuner, F., Schauer, E., Catani, C. & Elbert, T. (2007). KIDNET – Narrative Expositionstherapie für Kinder. In M. Landolt & T. Hensel (Hrsg.), *Traumatherapie bei Kindern und Jugendlichen* (S. 84–109). Göttingen: Hogrefe.

Rüfenacht, R., Shaverin, L., Stubley, M., Smits, L., Bateman, P. Fonagy, P. & Luyten, P. (2023). Addressing dissociation symptoms with trauma-focused mentalization-based treatment. *Psychoanalytic Psychotherapy, 37,* 467–491. https://doi.org/10.1080/02668734.2023.2272765

Schäfer, I., Gast, U., Hofmann, A., Knaevelsrud, C., Lampe, A., Liebermann, P. et al. (2019). *S3-Leitlinie Posttraumatische Belastungsstörung*. Berlin: Springer. https://doi.org/10.1007/978-3-662-59783-5

Schauer, M. Neuner, F., Karunakara, U., Klaschik, C., Robert, C. & Elbert, T. (2003). PTSD and the building block effect of psychological trauma among West Nile Africans. *European Society for Traumatic Stress Studies Bulletin, 10,* 5–6.

Schnyder, U. & Moergeli, H. (2002). German version of Clinician-Administered PTSD Scale. *Journal of Traumatic Stress, 15,* 487–492. https://doi.org/10.1023/A:1020922023090

Shapiro, F. (1989). Efficacy of the eye movement desensitization procedure in the treatment of traumatic memories. *Journal of Traumatic Stress, 2,* 199–223. https://doi.org/10.1002/jts.2490020207

Spinhoven, P., Penninx, B.W., Krempeniou, A., van Hemert, A.M. & Elzinga, B. (2015). Trait rumination predicts onset of Post-Traumatic Stress Disorder through trauma-related cognitive appraisals: A 4-year longitudinal study. *Behaviour Research and Therapy, 71,* 101–109. https://doi.org/10.1016/j.brat.2015.06.004

Teismann, T. & Margraf, J. (2018). *Exposition und Konfrontation*. Göttingen: Hogrefe. https://doi.org/10.1026/02825-000

Van den Berg, D.P.G., de Bont, P.A.J.M., van den Vleugel, B.M., de Roos, C., de Jongh, A., van Minnen, A. et al. (2015). Prolonged exposure vs. eye movement desensitization and reprocessing vs waiting list for posttraumatic stress disorder in patients with a psychotic disorder. *JAMA Psychiatry, 72,* 259–267. https://doi.org/10.1001/jamapsychiatry.2014.2637

Van Minnen, A., Harned, M.S., Zoellner, L. & Mills, K. (2012). Examining potential contraindications for prolonged exposure therapy for PTSD. *European Journal of Psychotraumatology, 3,* 18805. https://doi.org/10.3402/ejpt.v3i0.18805

Watkins, J.G. & Watkins, H.H. (1997). *Ego states: Theory and therapy*. New York: Norton & Company.

Williams, T., Phillips, N.J., Stein, D.J. & Ipser, J.C. (2022). Pharmacotherapy for post-traumatic stress disorder (PTSD). *Cochrane Database of Systematic Reviews, 3,* CD002795.

Wittmann, L. (2020). *Trauma. Psychodynamik – Therapie – Empirie*. Stuttgart: Kohlhammer. https://doi.org/10.17433/978-3-17-033646-9

Yunitri, N., Chu, H., Kang, X.L., Wiratama, B.S., Lee, T.Y., Chang, L.F. et al. (2023). Comparative effectiveness of psychotherapies in adults with posttraumatic stress disorder: A network meta-analysis of randomised controlled trials. *Psychological Medicine, 53*(13), 1–13. https://doi.org/10.1017/S0033291722003737

28.8 Hypochondrie/Krankheitsangststörung

Gaby Bleichhardt & Svenja Taubner

Inhaltsübersicht

28.8.1 Klinische Merkmale

Kernmerkmal der Krankheitsangststörung, vormals Hypochondrie, ist die dauerhafte Angst, unter einer ernsthaften Krankheit zu leiden. Über Hypochondrie machen viele Menschen Witze, und Betroffene wie Nicht-Betroffene behaupten von sich gern: „Ich bin doch kein Hypochonder!" Eingangs soll klargestellt werden, dass Hypochondrie (mittlerweile häufiger als Krankheitsangststörung bezeichnet) eine psychische Störung wie jede andere ist. Wer unter der Krankheitsangststörung leidet, ist aufgrund gesundheits- und lebensbezogener Sorgen deutlich in der Lebensqualität beeinträchtigt.

Im Gegensatz zu den in Populärwissenschaft und Satire verbreiteten Klischees zur Hypochondrie ist das Störungsbild mit grundsätzlich höchst nachvollziehbaren psychischen Beschwerden verbunden. In Abgrenzung zu vorübergehenden, weitverbreiteten Krankheitsbefürchtungen liegt eine Hypochondrie dann vor, wenn es Betroffenen für mindestens ein halbes Jahr nicht gelingt, die Krankheitsangst in den Hintergrund treten zu lassen. Die Aufrechterhaltung wird begünstigt durch verschiedene Teufelskreise, die in Kapitel 28.8.4 genauer erläutert werden.

Fallbeispiel: Herr B.

Herr B., 27 Jahre alt, studiert Sport und Englisch auf Lehramt und leidet seit zwei Jahren unter der Angst, Hodenkrebs zu haben. Er redet nicht gerne darüber – außer seiner Freundin, seinen Eltern und dem Arzt weiß das niemand. Phasenweise geht es ihm gut und er denkt kaum daran. Dann aber kann er wieder wochenlang vor Sorge schlecht einschlafen, tastet sich mehrmals am Tag ab und verspürt einen starken Druck, mit seiner Freundin, die Medizin studiert, darüber zu sprechen. Seit zwei Jahren spürt er eigentlich dauerhaft einen leichtgradigen, ziehenden Schmerz, für den er den linken Hoden verantwortlich macht. Wenn er diesen abtastet, erspürt er eine kleine Unebenheit, die seinen Urologen bereits zu Ultraschall-Untersuchungen veranlasst hat. Auch wenn der Arzt die Tests seitdem eher widerwillig wiederholt, hat Herr B. mittlerweile fünf Ultraschall-Untersuchungen erhalten, alle ohne pathologischen Befund. Nach den Checks geht es ihm stets für einige Wochen gut.

In der Grundschulzeit war Herrn B.s großer Bruder lange und lebensbedrohlich an Krebs erkrankt. Phasenweise war die ganze Familie „mehr im Krankenhaus als zu Hause". Er erinnert sich nicht gern an die Zeit, seine Mutter hat damals viel geweint. Herr B. weiß, dass Hodenkrebs eine recht gute Prognose hat. Auch geht er jeden zweiten Tag mindestens 10 km joggen, und solange seine Geschwindigkeit nicht abnimmt, fühlt er sich „nicht krebskrank". Trotzdem hat er manchmal so viel Angst zu sterben, dass er richtige Panikattacken bekommt.

Tabelle 28.34: ICD-10-Kriterien der hypochondrischen Störung (F45.20) (nach Dilling et al., 2016)

ICD-10-Formulierung	Bewertung
A1. Mindestens sechs Monate anhaltende Überzeugung, an maximal zwei schweren körperlichen Krankheiten zu leiden, mindestens eine davon muss speziell benannt werden können.	„Befürchtung" ist eine passendere Formulierung als „Überzeugung". Für die Maximalgrenze von zwei Krankheitsideen gibt es keine empirische Grundlage.
B. Die ständige Sorge um die Überzeugung und um die Symptome verursacht andauerndes Leiden oder eine Störung des alltäglichen Lebens und veranlasst die Patient:innen, um medizinische Behandlungen oder Untersuchungen nachzusuchen.	Auch eine Vermeidung ärztlicher Untersuchung ist möglich (im Sinne von „Lieber mit Unsicherheit als mit Todesurteil leben").
C. Hartnäckige Weigerung, die ärztliche Feststellung zu akzeptieren, dass keine ausreichende körperliche Ursache für die Symptome vorliegt. Vorübergehende Akzeptanz der ärztlichen Mitteilung allenfalls für kurze Zeiträume ist aber möglich.	„Hartnäckige Weigerung" trifft es kaum – in der Regel wird die ärztliche Rückversicherung wertschätzend entgegengenommen, nur ist die Beruhigung nicht von Dauer.
D. Ausschlussvorbehalt: Tritt nicht ausschließlich während einer Schizophrenie (oder einer anderen F2-Störung) oder einer affektiven Störung auf.	

28.8.2 Klassifikation und Diagnostik

28.8.2.1 Diagnostische Kriterien der ICD-10 und ihre Einordnung

In der ICD-10 wird die Hypochondrische Störung als eine Somatoforme Störung in Kapitel F45 beschrieben. Die wesentlichen Kriterien nach ICD-10 werden in Tabelle 28.34 zusammengestellt. Da einige Aspekte breit kritisiert wurden und in den neueren Einordnungen der ICD-11 und des DSM-5 auch nicht mehr enthalten sind, wird in der Tabelle 28.34 auch eine entsprechende Bewertung kritischer Aspekte aufgeführt.

Der Kategorie F45.2 Hypochondrische Störung der ICD-10 wird auch die Körperdysmorphe Störung bzw. Dysmorphophobie (F45.21) zugeordnet, deren Erscheinungsbild sich grundlegend von dem der Krankheitsangststörung unterscheidet und die deshalb hier nicht weiter beschrieben wird. In der ICD-11 und im DSM-5 ist die Körperdysmorphe Störung bei den Zwangsspektrumstörungen eingeordnet (ICD-11: 6B21). Nähere Informationen finden sich beispielsweise bei Hartmann et al. (2019).

Die in Tabelle 28.34 als kritische Aspekte benannten Probleme zwischen Kategorisierung und tatsächlichem klinischem Bild werden sowohl in der ICD-11 als auch im DSM-5 weitgehend behoben. Im Folgenden soll kurz auf die Neuerungen in diesen Klassifikationssystemen in Bezug auf die Krankheitsangststörung eingegangen werden.

28.8.2.2 ICD-11: Hypochondrie als Störung des Zwangsspektrums

In der ICD-11 (6B23) wurde die Hypochondrie in das Kapitel der zwangsähnlichen Störungen verlagert. Das treffend formulierte Kernkriterium ist hier die gedankliche Beschäftigung mit bzw. Angst vor der Möglichkeit, eine oder mehrere ernsthafte, fortschreitende oder lebensbedrohliche Krankheiten zu haben. Begleitend treten entweder (1) repetitives und exzessives gesundheitsbezogenes Verhalten (Body Checking, Informationsrecherche, Suche nach Rückversicherung) oder (2) maladaptives gesundheitsbezogenes Verhalten (z. B. Vermeidung von Arztbesuchen) auf.

28.8.2.3 DSM-5: Hypochondrie als zwei Störungen – Somatische Belastungsstörung und Krankheitsangststörung

Mit dem DSM-5 wurde das Konzept der „Somatischen Belastungsstörung" neu formuliert: Psychisches Leiden ist neben körperlichen Beschwerden und/oder gesundheitsbezogenen Kognitionen das Hauptkriterium, und zwar unabhängig davon, ob die Betroffenen unter nicht ausreichend krankheitsmedizinisch erklärbaren Symptomen, einer chronischen Krankheit oder ausgeprägten Krankheitsängsten leiden (siehe Kapitel 28.9). In den (laut DSM-5 nur wenigen) Fällen, in denen körperliche Symptome „nicht oder nur gering" ausgeprägt sind, darf die Krankheitsangststörung diagnostiziert werden. Mit Ausnahme dieser Spezifizierung sind die diagnostischen Kriterien denen der ICD-11 recht ähnlich.

28.8.2.4 Differenzialdiagnostik

Die Tabelle 28.35 führt Störungs- und Syndrombilder auf, die in inhaltlicher Nähe zur Krankheitsangststörung liegen können.

28.8.2.5 Krankheitsangst bei Kindern und Jugendlichen

Die Krankheitsangststörung wird selten bereits in der Kindheit diagnostiziert. Subklinische oder komorbide Krankheitsängste treten aber im Rahmen anderer psychischer Störungen auch schon früh auf. Die Angst (an Krankheiten) zu sterben, ist gelegentlich Teil einer Störung mit Trennungsangst, hier verbunden mit der Angst, von den Eltern getrennt zu

Tabelle 28.35: Differenzialdiagnostik der Krankheitsangststörung

Störung bzw. Phänomen	Von der Hypochondrie abgrenzende Merkmale
Klassische somatoforme Störung	• Leiden unter körperlichen Beschwerden, nicht ihrer angenommenen Ursache (Krankheit), im Vordergrund • Arztkonsultation in Hoffnung auf Diagnose
Hypochondrischer Wahn	• Permanente „hundertprozentige" Überzeugung • Rückversicherung führt zu keiner (kurzfristigen) Beruhigung
Zwangsstörung (in der Regel Wasch-/Reinigungszwang)	• Angst, durch mangelnde Hygiene eine Krankheit zu *bekommen*
Panikstörung	• Angst, einen akuten körperlichen Zustand zu erleiden (v.a. Herzinfarkt, Schlaganfall)
Generalisierte Angststörung	• Mehrere Sorgenthemen, von denen Krankheitssorge nur eines ist, nicht das Hauptthema
Progredienzangst	• Wird ein Rezidiv oder eine Verschlimmerung einer bereits vorliegenden ernsten Krankheit (z.B. Krebs) befürchtet, verzichtet man in der Regel auf die Diagnose „Krankheitsangststörung" – es sei denn, Krankheitsängste und -verhalten gehen deutlich über das zu Erwartende hinaus

Tabelle 28.36: Normierte Fragebögen zur Erhebung von Krankheitsangst

Fragebogen zur Selbstbeurteilung	Beschreibung
Illness Attitude Scales (IAS; Hiller & Rief, 2004)	29 Items, ausführliche Testnormierung mit Manual, gut für Screening und Verlaufsmessung
Whiteley Index (WI; Hiller & Rief, 2004)	14 dichotome Items, ausführliche Testnormierung mit Manual, gut zum schnellen Screening

Tabelle 28.37: Epidemiologische Daten zur Krankheitsangststörung

Punkt-Prävalenz	0.4 % in der Allgemeinbevölkerung (gewichteter Wert aus internationalem Review von Weck et al., 2014); in Deutschland vergleichbar hohe Prävalenz
Geschlechterverhältnis	1 : 1
Ersterkrankungsalter	Vermutlich gehäufter Erkrankungsbeginn im jungen Erwachsenenalter

werden. Wie bei Erwachsenen können Krankheitsängste bei Waschzwang und der Generalisierten Angststörung auftreten (siehe Kapitel 28.8.2.4).

Noeker (2013) vermutet als Mitursache unklarer körperlicher Beschwerden sowie kindlicher Krankheitsängste eine „By-proxy"-Problematik der Eltern. Unter „by proxy Hypochondrie " versteht man eine sich auf das Kind richtende Krankheitsangst eines Elternteils. So entwickelt z.B. die Mutter eines dreijährigen Mädchens die Angst, ihre Tochter könne Leukämie haben, weil sie häufig blass ist. Ihre Temperatur wird täglich gemessen, und etwa einmal monatlich wird die Kinderärztin aufgesucht. Nicht selten entsteht die Hypochondrie by proxy auch in Kombination oder zeitlicher Folge mit einer typischen Hypochondrie.

28.8.2.6 Diagnostik der Krankheitsangststörung

Tabelle 28.36 gibt einen knappen Überblick über diagnostische Verfahren. Zu den diagnostischen Interviews lässt sich sagen, dass das SCID für das DSM-5 (Beesdo-Baum et al., 2019) die diagnostischen Kriterien der Krankheitsstörung nicht ausreichend einschließt, eine Diagnostik mit (Mini-) DIPS (Margraf et al., 2021; Margraf & Cwik, 2017) und IDCL (Hiller et al., 1995) ist aber möglich (siehe Kapitel 8). Selbstbeurteilungsinstrumente sind geeignet, um den Schweregrad und die Veränderung der Krankheitsangst über die Zeit zu erfassen, zur Diagnosestellung helfen sie kaum. Eine Reihe neuerer Fragebögen erheben die Symptome der Krankheitsangststörung zwar näher an den Diagnosekriterien von ICD und DSM, aufgrund des Fehlens einer Normierung und von Interpretationshilfen werden diese hier aber nicht aufgeführt.

28.8.3 Epidemiologie

Die Krankheitsangststörung bzw. Hypochondrie wurde in großen epidemiologischen Studien bisher kaum einbezogen. Auch aufgrund der oft subklinisch definierten Krankheits-

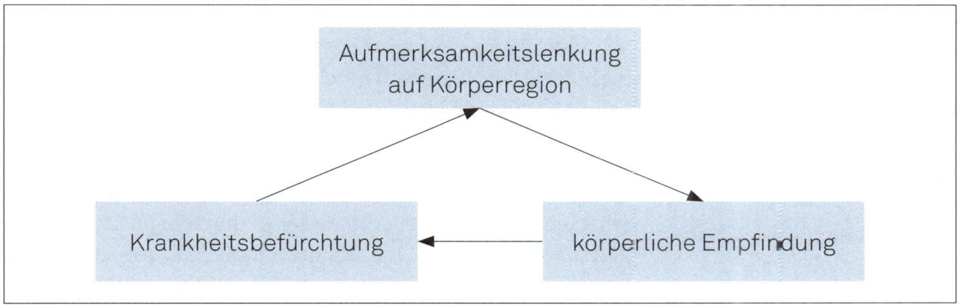

Abbildung 28.9: Somatosensorische Verstärkung

angst sind Prävalenzraten und andere epidemiologische Informationen weniger gesichert als für viele andere Störungsbilder (siehe Tabelle 28.37).

In einer retrospektiven Befragung einer größeren Gruppe von Psychotherapiepatient:innen lag der Median des Ersterkrankungsalters bei 25 Jahren. In dieser Gruppe hatte sich die Krankheitsangststörung zumeist bereits seit vielen Jahren manifestiert: Der Median der subjektiven Störungsdauer lag bei acht Jahren. Zudem gaben 15 % der Befragten an, bereits vor dem 14. Lebensjahr Krankheitsängste erlebt zu haben (Bleichhardt & Weck, 2019). In den wenigen Studien, in denen Alter, sozioökonomischer Status oder Bildungsniveau als potenzielle Risikofaktoren für das Störungsbild untersucht wurden, fand sich kein konsistentes Bild.

Die Komorbidität mit anderen psychischen Störungen ist hoch, so scheint neben der Krankheitsangststörung in einer großen Zahl der Fälle mindestens ein weiteres Störungsbild vorzuliegen. In etwa 50 % der Fälle liegen komorbide depressive Störungen vor. Bei etwa einem Drittel besteht eine komorbide Angststörung, dabei am häufigsten die Panikstörung mit Agoraphobie. Zwei US-amerikanische Studien (Sakai et al., 2009; Fallon et al., 2012) dokumentieren extrem hohe Komorbidität mit Persönlichkeitsstörungen – in deutschen Untersuchungen liegt die Komorbiditätsrate für Persönlichkeitsstörungen jedoch deutlich unter 10 % (Weck et al., 2017).

28.8.4 Störungsmodelle

In diesem Kapitel wird zunächst der empirische Forschungsstand zu Risikofaktoren vorgestellt. Danach werden die wesentlichen Aspekte des kognitiv-behavioralen Erklärungsansatzes beschrieben, da es bisher nur Wirksamkeitsnachweise für die Kognitive Verhaltenstherapie gibt. Insbesondere das Modell der somatosensorischen Verstärkung (siehe Kapitel 28.8.4.2) gilt als zentral für die Entwicklung und Aufrechterhaltung von Krankheitsängsten. Nachfolgend werden auch ein bindungstheoretischer sowie der psychodynamische Erklärungsansatz dargestellt.

28.8.4.1 Vulnerabilitäten für Krankheitsangst

Aufgrund des Fehlens von Längsschnittstudien lassen sich nur vorsichtige Hinweise für die Anlage von Krankheitsängsten formulieren.

Eine Heredität von Krankheitsangst ist gering oder nicht vorhanden. Negative Kindheitserfahrungen (traumatische Ereignisse, negative Erlebnisse mit Krankheiten) scheinen die Entwicklung einer Krankheitsangststörung eher zu begünstigen, jedoch ist dieser Zusammenhang nicht spezifisch für die Hypochondrie. Ein ängstlicher Erziehungsstil oder die besondere Aufmerksamkeit für die Körpersymptome der Kinder begünstigen möglicherweise die Entwicklung einer späteren Krankheitsangst. Gemäß dem interpersonalen Erklärungsmodell von Stuart und Noyes (1999) wird der Ausdruck von körperlichen Beschwerden als Versuch gesehen, Fürsorge und Unterstützung durch Nahestehende und Ärzt:innen zu erhalten. Betroffene haben modellgemäß aufgrund von vernachlässigenden oder aversiven Kindheitserfahrungen einen ängstlich-unsicheren Bindungsstil ausgebildet. Abgesehen von einer Korrelation von unsicheren Bindungsstilen mit Krankheitsangst fehlen Belege.

28.8.4.2 Somatosensorische Verstärkung und Krankheitsannahmen

Das älteste und am besten untersuchte Konzept ist das der somatosensorischen Verstärkung, bzw. auf Englisch der „somatosensory amplification" (erstmalig beschrieben von Arthur Barsky, 1979). Es beschreibt einen Teufelskreis aus körperlichen Missempfindungen, Krankheitsannahmen und Aufmerksamkeitsfokussierung, der in Abbildung 28.9 illustriert wird. Dabei geht es darum, dass eine natürliche Folge der Aufmerksamkeitslenkung die genauere Wahrnehmung von Aspekten ist, auf die sich die Aufmerksamkeit fokussiert. Die entsprechend stärker oder breiter wahrgenommenen körperlichen Empfindungen verstärken dann die passenden Krankheitsbefürchtungen. Bei steigender Krankheitsbefürchtung wird die Aufmerksamkeit noch häufiger und intensiver auf vermeintlich betroffene Körperregionen gelenkt und so weiter.

Auch die folgende Vorstellungsübung veranschaulicht den Prozess der somatosensorischen Verstärkung:

Vorstellungsübung: Somatosensorische Verstärkung

Stellen Sie sich vor, es verbreitet sich ein neues, bedrohliches Virus. Sie wissen von Menschen, die daran gestorben sind. Eines der ersten Symptome, das sich üblicherweise manifestiert, ist Halskratzen. Jemand, mit dem Sie kürzlich Kontakt hatten, ist infiziert. Was passiert dann mit Ihnen?

- Sie machen sich Sorgen, das Virus nun auch zu haben.
- Sie konzentrieren sich auf Ihren Hals, machen Schluck- und Sprechtests.
- Tatsächlich nehmen Sie eine leichte Heiserkeit wahr.
- Ihre Befürchtung, das Virus zu haben, steigt.
- Je mehr Sorgen Sie haben, desto mehr lenkt sich Ihre Aufmerksamkeit auf die Halsregion.
- Ihre Stimme klingt belegt, das Halskratzen ist schon mittelschwer.
- Sie sind sich fast sicher, das Virus zu haben.

28.8.4.3 Sicherheitssuchendes und vermeidendes Verhalten: Negative Verstärkung

Die meisten Menschen mit Krankheitsangst befürchten, Krankheiten zu haben, die einen tödlichen Verlauf nehmen können. Das heißt, hinter der Beschäftigung mit Krankheitszeichen und -befürchtungen steht oft die Angst, in naher Zukunft zu sterben. Werden keine tödlichen Erkrankungen befürchtet, beinhalten die Krankheitsannahmen zumindest massive Einschränkungen der Funktionsfähigkeit (Verlust der Fähigkeit gehen, sehen, hören oder sprechen zu können; für Alltägliches auf fremde Hilfe angewiesen zu sein).

Es liegt deshalb nahe, dass Erfahrungen, die diesen Befürchtungen widersprechen, als sehr positiv wahrgenommen werden. Lässt sich eine krankheitsängstliche Person (z. B. mit der Angst, Darmkrebs zu haben) ärztlich untersuchen (durch eine Darmspiegelung), und wird ihr danach mitgeteilt, dass kein Anhalt für die Befürchtung besteht (die Darminnenwand also gesund aussieht), kommt es dabei zu einem massiven Angstabfall (also zu einer negativen Verstärkung; siehe Kapitel 2). Sicherheitssuchendes Verhalten wie dieses wird also häufiger und vielfältiger durchgeführt. Als Folge sinkt die Toleranz, mit körperlichen Empfindungen und Krankheitsbefürchtungen allein ohne Rückversicherung klarzukommen. Der Belastungsgrad steigt.

Sicherheitssuchendes Verhalten kann verschiedene Formen annehmen: Suche nach Rückversicherung bei Ärzt:innen und Bezugspersonen, Kontrollieren des Körpers auf vermeintliche Krankheitszeichen, (Internet-)Recherchen.

Eine weitere Strategie, belastenden Krankheitsgedanken aus dem Weg zu gehen, ist Vermeidungsverhalten. Typischerweise sind es Orte und Materialien, die an Krankheit und Tod erinnern (z. B. Krankenhäuser, Friedhöfe oder Gesundheitsreportagen). Genau wie beim sicherheitssuchenden Verhalten sind Betroffene bei steigendem Vermeidungsverhalten immer weniger in der Lage, angstauslösende Reize eigenständig zu bewältigen.

28.8.4.4 Weitere kognitiv-behaviorale Aspekte

Rumination. Wie auch bei der Generalisierten Angststörung (siehe Kapitel 28.5) ist bei der Krankheitsangst davon auszugehen, dass die gedankliche Beschäftigung häufig ruminativ ist. Die Betroffenen denken krankheitsbezogene Gedanken also nicht „zu Ende", sondern vermeiden durch die Rumination eine Exposition mit negativen Emotionen. Dies könnte auch erklären, warum hypochondrische Personen häufiger und lieber über körperliche Missempfindungen als über die eigentlichen Krankheitsbefürchtungen sprechen.

Panikattacken. Eine Reihe von Betroffenen erlebt gelegentlich auch Panikattacken, oft ausgelöst durch hypochondrische Gedanken, wie z. B. „Ich könnte schon bald tot sein!". Die Aufschaukelung in die Panikattacke erfolgt nach dem typischen Mechanismus, der auch bei der Panikstörung (siehe Kapitel 28.1) beschrieben wird.

Zwanghaftes Gesundheitsverhalten. Mitunter etablieren sich bei Menschen mit Krankheitsangst gesundheitsbezogene Rituale, die zu einer kurzfristigen Beruhigung führen. Herr B. aus dem Fallbeispiel auf S. 494 „muss" beispielsweise jeden zweiten Tag joggen gehen, um seine Krebsangst nicht größer werden zu lassen.

28.8.4.5 Beziehungsaspekt der Rückversicherung und des Hilfesuchens über somatische Beschwerden aus Sicht der Bindungstheorie

In der Bindungstheorie werden innere Arbeitsmodelle von Bindung beschrieben, also innere Schemata, wie Menschen mit sich und anderen in Beziehung gehen und welche Erwartungen an Interaktionen bestehen, die unterhalb der Schwelle des Bewusstseins wirkmächtig sind (siehe Kapitel 6). Aus bindungstheoretischer Perspektive wurde das in der Krankheitsangst vorliegende Hilfesuchverhalten über körperliche Beschwerden als eine sich verselbstständigte Erfahrung der Zurückweisung psychischer Nöte durch zentrale Bindungsfiguren konzeptualisiert (Stuart, 2014). Wenn Bezugspersonen selektiv auf physische Beschwerden reagieren, kann im Kind die Überzeugung verfestigt werden, dass andere Personen nur auf körperliche Probleme reagieren. Andere dysfunktionale Formen früherer Interaktionen wie traumatische Erfahrungen oder Misshandlungen untergraben das Selbstbewusstsein und führen unter Umständen zu der Annahme (Selbstbild), keine Fürsorge von anderen zu verdienen. Der Ausdruck körperlicher Angst kann in beiden Fällen dann als ein Ausdruck emotionaler Probleme verstanden werden, die nicht adäquat formuliert werden können, weil die Patient:innen früh gelernt haben, dass Bezugspersonen auf emotionale Not nicht fürsorglich reagieren. Dies kann später zu schwierigem interpersonalem Verhalten führen, weil emotionale Anspannung in Beziehungen dann ebenfalls über somatische Beschwerden ausgedrückt wird, Beziehungspartner:innen dann jedoch Gefahr laufen, den Inhalt der Beschwerde misszuverstehen, sodass hier interpersonale Teufelskreise naheliegen. Damit entstehen Ohnmachtsgefühle, Beziehungen weiterhin nicht den eigenen Bedürfnissen entsprechend gestalten zu können. Hier kann es zu eskalierenden somatischen Beschwerden kommen, wenn interpersonaler Stress nicht aufgelöst werden kann (Stuart & Noyes, 1999). Der Zusammenhang zwischen unsicheren Arbeitsmodellen von Bindung mit unklaren körperlichen Beschwerden (Taylor et al., 2000) bzw. mit Krankheitsangst (Schmidt et al., 2002) konnte in Studien belegt werden.

Interpersonale Teufelskreise entstehen dann oftmals auch in der Auseinandersetzung mit medizinischen Professionen, denn wenn Patient:innen wiederholt ohne körperlichen Befund und starken Befürchtungen in die medizinische Versorgung kommen, kann es sein, dass medizinisches Personal wenig empathisch bis zurückweisend reagiert. Dies würde aus der Bindungsrepräsentation dann als Beleg dafür sprechen, dass der:die Betroffene keine Fürsorge verdient hat.

28.8.4.6 Psychodynamisches Störungsmodell

Freud bezeichnete die Hypochondrie als eine Aktualneurose, d.h., dass im Gegensatz zu den klassischen Neurosen (Zwang, Hysterie) keine Verursachung durch unbewusste psychische Konflikte angenommen wird und den Symptomen keine symbolische Bedeutung zugesprochen wird (Freud, 1911). Im zeitgenössischen psychoanalytischen Verständnis werden Aktualneurosen dem Traumaerleben zugeordnet. Traumatische Erfahrungen werden somatosensorisch gespeichert und gelangen nicht in das mentale Erleben (Baranger et al., 1988). In der Hypochondrie wird, aus psychoanalytischem Verständnis, diese Form der sensomotorischen Verarbeitung, die nicht mentalisiert werden kann, eingekapselt im Inneren des eigenen Körpers, wo sie dann als Bedrohung des eigenen Überlebens wahrgenommen wird (Nissen, 2018). Traumaerfahrungen werden somit somatisch enkodiert und entziehen sich dem bewussten Erleben und Bearbeiten. Die verinnerlichte traumatische (tödliche) Bedrohung verdichtet sich in der Hypochondrie auf ein spezifisches Organ als Quelle der Bedrohung, die dann als vom Selbst getrennt erlebt werden kann, das Überleben des Selbst jedoch infrage stellt. Der fehlende symbolische Zugang zu traumatischen Elementen wird dadurch begründet, dass die erlebten traumatischen Erfahrungen vorsprachlich erlebt wurden (vor dem dritten Lebensjahr), wie z.B. sehr frühe Trennungen von wichtigen Bezugspersonen, frühe schwere Vernachlässigung durch eine Nicht-Verfügbarkeit von Bezugspersonen sowie schwer intrusives (gewalttätiges bzw. sexuelles) Verhalten von Bezugspersonen. Die Traumatisierung wird also zu einem Zeitpunkt verstanden, bevor das psychische Selbst des Kindes entwickelt ist und es sich in einem Zustand großer Abhängigkeit von der Co-Regulation der Bezugspersonen befindet. Das in der Entwicklung befindliche Selbst kann das Trauma nicht psychisch bewältigen. Das Trauma wird nicht psychisch erlebt und somatosensorisch abgespalten im Sinne einer strukturellen Dissoziation in den Körper. Die für die Hypochondrie typische Todesangst wird als der Versuch angesehen, diesen nicht mentalisierten unerträglichen frühen traumatischen Selbstzuständen des Zusammenbruchs, des Nicht-da-Seins, der Leere und des Ausgelöschtwerdens einen Namen zu geben, bzw. entspricht der Angst, in diesen traumatischen Zustand des hilflosen Ausgeliefertseins zurückzugeraten. In diesem Verständnis wird die Hypochondrie als ein Schutzmechanismus oder eine Abwehrformation gegen das traumatische Erleben oder den traumatischen Zusammenbruch angesehen. Diese ist jedoch aufgrund der Ängste und des Status unverarbeiteter sensomotorischer Erfahrungen instabil und erschöpft das Individuum zunehmend.

28.8.4.7 Systemisches Störungsmodell

Es existiert bisher kein elaboriertes systemisches Modell zur Krankheitsangst, doch ein Einbezug des Mehrgenerationskontextes (z.B. durch Genogramm-Arbeit, siehe Kapitel 12) sowie Sensibilität für Bindungstraumata (siehe Kapitel 28.8.4.5 und Kapitel 6) ist hier bedeutsam.

28.8.4.8 Neurobiologische Faktoren

Für die Krankheitsangststörung wurden bisher keine spezifischen neurobiologischen Korrelate gefunden. Gelegentlich ziehen Wissenschaftler:innen für die Hypochondrie neuropsychologische Modellannahmen heran, die zur Erklärung persistierender körperlicher Beschwerden dienen (z.B. Henningsen et al., 2018; siehe Kapitel 28.9).

28.8.5 Psychotherapie

Die Krankheitsangststörung wird leider nur in einer etwas älteren Leitlinie aufgeführt (siehe Tabelle 28.38). So wird nach Martin et al. (2013) einzig der Kognitiven Verhaltenstherapie im ambulanten Einzelsetting das Evidenzniveau „wirksam" zugeschrieben. Psychodynamische Kurzzeittherapie wurde (auf Basis einer Studie von Sørensen et al., 2011) als „nicht wirksam" eingestuft. Psychodynamische Kurzzeittherapie erwies sich als gleich wirksam wie eine Wartekontrollgruppe.

Tabelle 28.38: Empfehlungen für die Psychotherapie der Hypochondrie (Martin et al., 2013)

Evidenzniveau	Behandlung
Wirksam	• Kognitive Verhaltenstherapie im ambulanten Einzelsetting
Möglicherweise wirksam	• Kognitiv-verhaltenstherapeutische Psychoedukation (ambulantes Setting, Gruppentherapie) • Kognitiv-verhaltenstherapeutische internetbasierte Therapie
Bislang ohne ausreichende Wirknachweise	• Psychodynamische Kurzzeittherapie erwies sich in einer Studie als nicht wirksam • Alle anderen Psychotherapieformen

Anmerkung: Es ist zu beachten, dass nach Erstellung dieser Leitlinie zahlreiche weitere Therapiestudien und zwei Metaanalysen publiziert worden sind.

Allerdings handelte es sich hierbei nicht um eine störungsspezifisch ausgerichtete psychodynamische Therapie, sondern um eine pragmatisch ausgerichtete Form eines psychoanalytischen Behandlungsansatzes, welcher mit nur 16 Sitzungen unter Nutzung vornehmlich freier Assoziationen konzipiert wurde. Weitere Studien zur psychodynamischen Therapie von Krankheitsangst mit längerer Therapiedauer und profunderer Methodik wären wünschenswert.

28.8.5.1 Kognitive Verhaltenstherapie (KVT)

Die KVT beginnt mit einem psychoedukativ-kognitiven Behandlungsabschnitt, in dem Patient:innen ein Verständnis für die wichtigsten Mechanismen der Hypochondrie entwickeln und alternative Erklärungsmöglichkeiten für die vermeintlichen Krankheitssymptome finden sollen. Daran schließt sich ein behavioraler Behandlungsabschnitt an, in dem es darum geht, sicherheitssuchendes Verhalten zu reflektieren und zu vermindern sowie mithilfe konfrontativer Methoden zu üben, Vermeidungsverhalten aufzugeben bzw. angstauslösende Situationen aufzusuchen.

Eingangsphase/Behandlungsstart. In der Eingangsphase einer KVT sind zunächst Problemauffassung und Begrifflichkeiten zu klären. Der Name „Krankheitsangst" wird von den meisten Betroffenen dankbar aufgenommen. Zum einen ist er mit weniger Klischeevorstellungen verbunden als das ältere Wort „Hypochondrie". Zum anderen formuliert er präzise das Kernproblem der Patient:innen: Die Angst, unter einer (schweren) Krankheit zu leiden. Oft haben Betroffene, die sich in Psychotherapie begeben, bereits ein Bewusstsein dafür, wo ihr eigentliches Problem liegt. So konnte der im Fallbeispiel auf S. 494 beschriebene Herr B. bereits nach wenigen Monaten formulieren, dass er nicht unter „Hodenkrebs", sondern unter der „Angst, Hodenkrebs zu haben" leidet.

Im nächsten Schritt werden Anhaltspunkte gesammelt, warum die Betroffenen unter der jeweiligen Angst leiden. Üblicherweise speisen sich die Gedanken, schwer erkrankt sein zu können, aus körperlichen (Miss-)Empfindungen, die als Krankheitssymptome gedeutet werden. Schließlich ist die Einführung des Begriffs des „sicherheitssuchenden Verhaltens" (siehe Tabelle 28.39), sowie der „Suche nach Rückversicherung" als häufigster Unterform, empfehlenswert.

Ziel der Eingangsphase ist es, Verständnis für die wichtigsten Mechanismen der Hypochondrie zu erwecken und nach Möglichkeit zu entpathologisieren. Wie beschrieben, ist die Angst, schlimm erkrankt zu sein, grundsätzlich ein nachvollziehbares und verbreitetes Phänomen. Krankheitsannahmen, Körperempfindungen und sicherheitssuchende Verhaltensweisen sollten in dem Stadium von therapeutischer Seite natürlich neugierig und wertfrei aufgenommen werden.

Alternative Erklärungsmöglichkeiten entwickeln. In der nächsten Phase sollten dann zusätzliche Erklärungsmöglichkeiten für die vermeintlichen Krankheitssymptome gefunden werden. Wichtigstes Element ist hier die Vermittlung und Erprobung der somatosensorischen Verstärkung (siehe Kapitel 28.8.4.2). Verhaltensexperimente, in denen die Patient:innen sich beispielsweise auf eine Körperregion fokussieren sollen (und dadurch eine Intensivierung durch Aufmerksamkeitslenkung erfahren), sind hierzu eine beliebte Möglichkeit. Auch kann die „Vorstellungsübung: Somatosensorische Verstärkung" (siehe S. 497 f.) gemeinsam durchgegangen werden. Weitere Psychoedukation zur möglichen Erklärung der Missempfindungen kann folgen. Hier sollten z. B. die Begleiterscheinungen intensiver Emotionen, Konsequenzen von Schonverhalten, Folgen der Einnahme von Nahrungsmitteln (z. B. Kaffee, stark gaserzeugendes Gemüse) erläutert bzw. gemeinsam erarbeitet werden.

Oft schließt sich an dieser Stelle eine klassische kognitive Therapie an, in der Krankheitsannahmen immer wieder kritisch hinterfragt und alternative Interpretationen beleuchtet werden (siehe Kapitel 18).

Bei einer Reihe von Patient:innen sind alternative Erklärungsmöglichkeiten für körperliche Missempfindungen bereits klar vorhanden. Sie können problemlos Pro- und Contra-Argumente auflisten, warum sie eine bestimmte Krankheit haben könnten oder nicht. Oft halten sie die Argumente für Gesundheit sogar für schlagkräftiger als die Gründe für eine Erkrankung. Allerdings leiden die Betroffenen dennoch massiv darunter, in einem „Gedankenkarussell gefangen" zu sein. Hier ist also weniger Psychoedukation zu körperlichen Empfindungen und möglichen Bedeutungen notwendig als vielmehr ein Trainieren der kognitiven Distanzierungsfähigkeit. Gute Möglichkeiten bieten hier die Verfahren der sogenannten „Dritten Welle" (siehe Kapitel 28.8.5.3).

Tabelle 28.39: Eingangsphase der KVT: Zentrale Begriffe klären und individualisieren

Krankheitsangst	Was befürchten Sie, zu haben? (seltener: Was befürchten Sie, zu bekommen?) Was befürchten Sie, würde passieren, wenn Sie die befürchtete Krankheit sicher diagnostiziert bekommen haben?
Mögliche Krankheitssymptome	Welche körperlichen Empfindungen sprechen dafür, dass Sie die Krankheit haben könnten?
Sicherheitssuchendes Verhalten	Was können Sie tun bzw. was muss passieren, damit sich Ihre Krankheitsangst (kurzfristig) beruhigt?
Rückversicherung	Gibt es (Fach-)Personen, mit denen Sie sprechen und sich durch das, was diese tun oder sagen, beruhigen können?

Sicherheitssuchendes Verhalten reflektieren und vermindern. Wenn klar ist, welche Formen von sicherheitssuchendem Verhalten die Patient:innen zeigen, sollten kurz- und langfristige Folgen dieser Verhaltensweisen kontrastiert werden. Jedes Sicherheitsverhalten führt kurzfristig zu Beruhigung. Deshalb wird es ausgeführt, in der Regel mit zunehmender Häufigkeit. Langfristig führt aber jedes Sicherheitsverhalten dazu, immer mehr „Sicherheitsgefühl" zu benötigen. Die gedankliche Beschäftigung mit den Krankheitsthemen nimmt zu.

Fallbeispiel: Herr B. (Fortsetzung)

Herr B. spricht mit seiner (Medizin studierenden) Partnerin über seine Krankheitssorgen. Wenn sie gut gelaunt ist, bittet er sie, seine Hoden abzutasten. Die Freundin sagt, sie sähe keinen Anlass zur Sorge.

Kurzfristige Konsequenz: Die Angst, vielleicht doch schwer krank zu sein, sinkt ab. Herr B. ist erleichtert und kann sich anderen Dingen zuwenden.

Langfristige Konsequenz: Herr B. wird immer abhängiger von der Rückversicherung seiner Freundin. Das Bedürfnis, mit ihr (oder seinem Arzt) darüber zu sprechen, wird immer drängender. Die Freundin ist zunehmend genervt von seiner Bitte. Zärtliche und sexuell-motivierte Berührungen werden zunehmend seltener und belasteter.

Nachdem der Mechanismus sicherheitssuchenden Verhaltens verstanden wurde, ist es an den Patient:innen zu entscheiden, ob sie bereit sind, daran etwas zu ändern. Eine Entscheidung gegen sicherheitssuchendes Verhalten bedeutet, selbst mehr Risiko tolerieren zu lernen. Die Intervention ist also eine Exposition mit Reaktionsverhinderung. Was die Behandlung der Krankheitsangst manchmal für das therapeutische Setting schwer macht, ist, dass es zum Teil wenig Möglichkeiten gibt, Krankheitsangst aktiv zu provozieren. Krankheitsangst verläuft schwankend und wird im Rahmen von höherer Stressbelastung, Misserfolgserlebnissen oder spezifischen Nachrichten (z. B. dem frühen Versterben eines bekannten Schauspielers) ausgelöst.

Konfrontative Methoden. Neben der Verminderung des angstreduzierenden Sicherheitsverhaltens geht es zudem darum, Vermeidungsverhalten aufzugeben bzw. angstauslösende Situationen aktiv aufzusuchen.

Patient:innen, die einen großen Bogen um Krankenhäuser oder Friedhöfe machen, eine krebskranke Bekannte noch niemals besucht haben oder anderes Vermeidungsverhalten zeigen, um nicht an Krankheiten erinnert zu werden, profitieren in der Regel von Expositionen in vivo (siehe Kapitel 18). Außer bei ansteckungsbezogenen Krankheitsängsten kann bei den Expositionsübungen natürlich nicht die Befürchtung (z. B. „Ich habe die schwere Erkrankung"), sondern vielmehr die Erwartung (z. B. „Ich werde von der Angst völlig überwältigt, ich halte das nicht aus") überprüft werden.

Wie bei der Generalisierten Angststörung (siehe Kapitel 28.5) sind im Regelfall Expositionen in sensu indiziert. Es sollten die folgenden Schritte durchlaufen werden: Kognitive Vorbereitung, Auswahl stark ängstigender Sorgen, den „Worst Case" anhand einer ausführlichen Exploration (Erstellung eines „Drehbuchs") und anschließend als intensive Vorstellungsübung unter Einbezug möglichst vieler sensorischer Qualitäten, Kognitionen und Emotionen „zu Ende denken". Da bei der Krankheitsangststörung die schlimmste Befürchtung häufig mit Tod und Sterben verbunden ist, können auch andere Gefühle als Angst durch die Exposition hervorgerufen werden. Die zeitliche Planung der „Worst-Case-Expositionen" sollte deshalb unter Einbezug der aktuellen Belastungssituation der Patient:innen gemacht werden.

28.8.5.2 Weiterentwicklungen der Kognitiven Verhaltenstherapie: MBCT und ACT

Die Mindfulness-Based Cognitive Therapy (MBCT) für Hypochondrie und Krankheitsängste wurde von McManus et al. (2011) vorgestellt. Neben Methoden der kognitiven Therapie werden hier Achtsamkeitsübungen vermittelt, um mehr Kontrolle über das emotionale Erleben zu erlernen. Nach allgemeinen Übungen sollen z. B. Krankheitsangst triggernde Körperempfindungen und Kognitionen in Achtsamkeitsmeditationen bewertungsfrei wahrgenommen werden, ohne mit sicherheitssuchendem Verhalten dagegen zu handeln. Das Behandlungsprogramm wurde in einer RCT-Studie evaluiert und zeigte sich im Vergleich zu einer „Standard-medical-care"-Bedingung überlegen (McManus et al., 2012).

Auf der Basis der Akzeptanz- und Commitment-Therapie (ACT) wurde von einer dänischen Arbeitsgruppe ein Gruppenprogramm entwickelt und evaluiert (Eilenberg et al., 2013). Im Rahmen der drei Therapiephasen „Kreative Hilflosigkeit", „Defusion" und „Werte und Commitment" üben die Patient:innen, zu Krankheitsangst-Gedanken und -Gefühlen zunehmend Abstand zu gewinnen und sich konstruktiveren Lebenszielen und -werten zuzuwenden. Gegenüber einer Wartekontrollgruppe zeigte sich der Ansatz in einer RCT-Studie als deutlich überlegen.

Auch wenn sich klare Belege für die Relevanz von Metakognitionen für Krankheitsängste finden (Keen et al., 2022), existieren noch keine aussagekräftigen Therapiestudien zur Metakognitiven Therapie bei diesem Störungsbild.

28.8.5.3 Psychodynamische Psychotherapie

Die in Kapitel 28.8.4.6 beschriebenen psychodynamischen Konzepte wurden aus psychoanalytischen Fallstudien und theoretischen (metapsychologischen) Ableitungen entwickelt. Sie sind weder empirisch belegt, noch hat sich hieraus eine spezielle, auf die Störung bezogene Therapie entwickelt. Die Perspektive ist jedoch geeignet, weitere empirische Forschung und Fallkonzepte anzuregen. Ein genauerer Überblick findet sich bei Nissen (2003).

28.8.5.4 Systemische Psychotherapie

Die klinische Praxis zeigt, dass betroffene Patient:innen häufig selbst oder aber ihre Eltern oder Großeltern mit lebensbedrohlichen Erkrankungen und manchmal auch tragischen Todesfällen konfrontiert waren, und dass diese traumatischen Erfahrungen bisher nicht verarbeitet werden konnten. Hilfreich ist hier die Sensibilität für Familiengeheimnisse (Imber-Black, 1999).

28.8.6 Pharmakotherapie

Für die medikamentöse Behandlung der Krankheitsangststörung liegen verhältnismäßig wenig kontrollierte Untersuchungen vor, zur Anwendung kamen ausschließlich Antidepressiva (siehe Kapitel 24). Wirksamkeitsnachweise finden sich vor allem für die Gruppe der Selektiven Serotonin-Wiederaufnahmehemmer. In der größten kontrollierten Pharmastudie erwies sich Paroxetin, auch bis in die Katamnesephase, als ähnlich erfolgreich wie eine Verhaltenstherapie (Greeven et al., 2009). Wie jedoch in den meisten Studien zu Psychopharmaka ließen sich keine therapeutischen Effekte von Antidepressiva über den Einnahmezeitraum hinaus belegen.

Aufgrund der Befundlage scheinen Medikamente eher dann geeignet, wenn Patient:innen keine Psychotherapie machen können oder wollen.

28.8.7 Empirische Absicherung

Eine Reihe von Metaanalysen belegt zweifellos den Effekt von Kognitiver Verhaltenstherapie. In der neuesten Studie (Cooper et al., 2017) wurden 14 Studien und 1 544 Behandlungen untersucht. Die Effekte einer Krankheitsreduktion in der Interventionsgruppe im Vergleich zu den Kontrollgruppen lag dabei bei etwa einer Standardabweichung zum Therapieabschluss-Zeitpunkt sowie zu Katamnese-Zeitpunkten. Für andere Therapieverfahren bzw. -methoden sowie für Pharmakotherapie existieren bisher keine Metaanalysen.

Literatur

Baranger, M., Baranger, W. & Mom, J.M. (1988). The infantile psychic trauma from us to Freud: Pure trauma, retroactivity and reconstruction. *International Journal of Psychoanalysis, 69,* 113–128.

Barsky, A.J. (1979). Patients who amplify bodily sensations. *Annals of Internal Medicine, 91,* 63–70. https://doi.org/10.7326/0003-4819-91-1-63

Beesdo-Baum, K., Zaudig, M. & Wittchen, H.-U. (2019). *Strukturiertes Klinisches Interview für DSM-5®-Störungen – Klinische Version (SCID-5-CV).* Göttingen: Hogrefe.

Bleichhardt, G. & Weck, F. (2019). *Kognitive Verhaltenstherapie bei Hypochondrie und Krankheitsangst.* Berlin: Springer. https://doi.org/10.1007/978-3-662-57941-1

Cooper, K., Gregory, J.D., Walker, I., Lambe, S. & Salkovskis, P.M. (2017). Cognitive behaviour therapy for health anxiety: A systematic review and meta-analysis. *Behavioural and Cognitive Psychotherapy, 45,* 110–123. https://doi.org/10.1017/S1352465816000527

Dilling, H., Mombour, W., Schmidt, M.H. & Schulte-Markwort, E. (2016). *Internationale Klassifikation psychischer Störungen. ICD-10 Kapitel V (F). Diagnostische Kriterien für Forschung und Praxis* (6. Aufl.). Bern: Hogrefe.

Eilenberg, T., Kronstrand, L., Fink, P. & Frostholm, L. (2013). Acceptance and commitment group therapy for health anxiety – Results from a pilot study. *Journal of Anxiety Disorders, 27,* 461–468. https://doi.org/10.1016/j.janxdis.2013.06.001

Fallon, B.A., Harper, K.M., Landa, A., Pavlicova, M., Schneier, F.R., Carson, A. et al. (2012). Personality disorders in hypochondriasis: Prevalence and comparison with two anxiety disorders. *Psychosomatics, 53,* 566–574. https://doi.org/10.1016/j.psym.2012.02.002

Freud, S. (1911). Psychoanalytische Bemerkungen über einen autobiographisch beschriebenen Fall von Paranoia (Dementia Paranoides). In *Zwei Fallberichte* (S. 95–170). Frankfurt am Main: Fischer.

Greeven, A., van Balkom, A.J.L.M., van der Leeden, R., Merkelbach, J.W., van den Heuvel, O.A. & Spinhoven, P. (2009). Cognitive behavioral therapy versus paroxetine in the treatment of hypochondriasis: An 18-month naturalistic follow-up. *Journal of Behavior Therapy and Experimental Psychiatry, 40,* 487–496. https://doi.org/10.1016/j.jbtep.2009.06.005

Hartmann, A.S., Grocholewski, A. & Buhlmann, U. (2019). *Körperdysmorphe Störung.* Göttingen: Hogrefe. https://doi.org/10.1026/02669-000

Henningsen, P., Gündel, H., Kop, W.J., Löwe, B., Martin, A., Rief, W. et al. (2018). Persistent physical symptoms as a perceptual dysregulation: A neuropsychobehavioral model and its clinical implications. *Psychosomatic Medicine, 80,* 422–431. https://doi.org/10.1097/PSY.0000000000000588

Hiller, W. & Rief, W. (2004). *Internationale Skalen für Hypochondrie. Deutschsprachige Adaptation des Whiteley-Index (WI) und der Illness Attitude Scales (IAS)* (Manual). Bern: Huber.

Hiller, W., Zaudig, M. & Mombour, W. (1995). *IDCL. Internationale Diagnosen Checklisten für ICD-10.* Bern: Huber.

Imber-Black, E. (1999). *Die Macht des Schweigens: Geheimnisse in der Familie.* Stuttgart: Klett-Cotta.

Keen, E., Kangas, M. & Gilchrist, P.T. (2022). A systematic review evaluating metacognitive beliefs in health anxiety and somatic distress. *British Journal of Health Psychology, 27*(4), 1398–1422. https://doi.org/10.1111/bjhp.12609

Margraf, J. & Cwik, J.C. (2017). *Mini-DIPS Open Access: Diagnostisches Kurzinterview bei psychischen Störungen.* Bochum: Forschungs- und Behandlungszentrum für psychische Gesundheit, Ruhr-Universität. Verfügbar unter: https://www.kli.psy.ruhr-uni-bochum.de/dips-interv/klipsy/mini-dips/index-de.html

Margraf, J., Cwik, J.C., von Brachel, R., Suppiger, A. & Schneider, S. (2021). *DIPS Open Access: Diagnostisches Interview bei psychischen Störungen.* Bochum: Forschungs- und Behandlungszentrum für psychische Gesundheit, Ruhr-Universität. Verfügbar unter: https://www.kli.psy.ruhr-uni-bochum.de/dips-interv/klipsy/dips/index-de.html https://doi.org/10.46586/rub.172.149

Martin, A., Härter, M., Henningsen, P., Hiller, W., Kröner-Herwig, B. & Rief, W. (2013). *Evidenzbasierte Leitlinien zur Psychotherapie somatoformer Störungen und assoziierter Syndrome.* Göttingen: Hogrefe.

McManus, F., Muse, K. & Surawy, C. (2011). Mindfulness-based cognitive therapy (MBCT) for severe health anxiety: An overview of principles and practices. *Healthcare Counselling and Psychotherapy Journal, 11,* 19–23.

McManus, F., Surawy, C., Muse, K., Vazquez-Montes, M. & Williams, J.M.G. (2012). A randomized clinical trial of mindfulness-based cognitive therapy versus unrestricted services for health anxiety (hypochondriasis). *Journal of Consulting and Clinical Psychology, 80,* 817–828. https://doi.org/10.1037/a0028782

Nissen, B. (2003). *Hypochondrie – eine psychoanalytische Bestandsaufnahme.* Gießen: Psychosozial-Verlag.

Nissen, B. (2018). Hypochondria as an actual neurosis. *The International Journal of Psychoanalysis, 99,* 103–124. https://doi.org/10.1111/1745-8315.12655

Noeker, M. (2013). Funktionelle und somatoforme Störungen. In F. Petermann (Hrsg.), *Lehrbuch der Klinischen Kinderpsychologie* (7. Aufl., S. 639–659). Göttingen: Hogrefe.

Sakai, R., Nestoriuc, Y., Nolido, N.V. & Barsky, A.J. (2009). The prevalence of personality disorders in hypochondriasis. *Journal of Clinical Psychiatry, 71,* 41–47.

Schmidt, S., Strauss, B. & Brähler, E. (2002). Subjective physical complaints and hypochondriacal features from an attachment theoretical perspective. *Psychology and Psychotherapy, 75,* 313–332. https://doi.org/10.1348/147608302320365217

Sørensen, P., Birket-Smith, M., Wattar, U., Buemann, I. & Salkovskis, P. (2011). A randomized clinical trial of cognitive behavioural therapy versus short-term psychodynamic psychotherapy versus no intervention for patients with hypochondriasis. *Psychological Medicine, 41,* 431–441. https://doi.org/10.1017/S0033291710000292

Stuart, S. (2014). Interpersonal psychotherapy for hypochondriasis and related disorders: An attachment-based approach. In V. Starcevic & R. Noyes (Eds.), *Hypochondriasis and Health Anxiety* (pp. 199–221). Oxford: Oxford University Press.

Stuart, S. & Noyes, R. (1999). Attachment and interpersonal communication in somatization. *Psychosomatics, 40,* 34–43. https://doi.org/10.1016/S0033-3182(99)71269-7

Taylor, R.E., Mann, A.H., White, N.J. & Goldberg, D.P. (2000). Attachment style in patients with unexplained physical complaints. *Psychological Medicine, 30,* 931–941. https://doi.org/10.1017/S0033291799002317

Weck, F., Nagel, L.C., Richtberg, S. & Neng, J.M.B. (2017). Personality disorders in hypochondriasis: A comparison to panic disorder and healthy controls. *Journal of Personality Disorders, 31,* 567–576.

Weck, F., Richtberg, S. & Neng, J.M.B. (2014). Epidemiology of hypochondriasis and health anxiety: Comparison of different diagnostic criteria. *Current Psychiatry Reviews, 10,* 14–23. https://doi.org/10.2174/1573400509666131119004444

28.9 Somatoforme Störungen/Somatische Belastungsstörung

Michael Witthöft & Manfred E. Beutel

Inhaltsübersicht

28.9.1 Klinische Merkmale

Somatoforme Störungen (inklusive diagnostischer Neufassungen wie der Somatischen Belastungsstörung und verwandter Störungen) repräsentieren eine äußerst heterogene Klasse von unterschiedlichen Störungsbildern, deren gemeinsames Merkmal das Vorliegen anhaltender und beeinträchtigender körperlicher Beschwerden (wie z. B. Schmerzen, Schwindel, Erschöpfung, Magen-Darm-Beschwerden) darstellt. Somatoforme Störungen sind durch ein hohes Maß an symptom- und körperfokussierter Aufmerksamkeit gekennzeichnet und gehen häufig mit einem ausgeprägten Schon- und Vermeidungsverhalten einher; bisweilen ist auch ein dysfunktionales „Durchhalteverhalten" (manchmal im Kontext chronischer Schmerzen) im Vorfeld längerer Krankheitsphasen beobachtbar. Auch wenn häufig organmedizinische Krankheitsbefunde anamnestisch vorliegen (z. B. Bandscheibenvorfall, Virusinfektion, kardiovaskuläre oder gastrointestinale Problematik), ist das Ausmaß des aktuellen Leidens und der Beeinträchtigung, das mit den betreffenden körperlichen Beschwerden einhergeht, typischerweise nicht vollständig durch den (organ-)medizinischen Krankheitsfaktor erklärbar. Gleichzeitig weisen Betroffene häufig ein ausgeprägtes monokausales somatisches Krankheitsverständnis auf und nehmen deshalb anhaltend und exzessiv ärztliche Behandlung in Anspruch, was jedoch meist keine langfristigen Erfolge erzielt, sondern in Frustration aufseiten der Behandelnden und Patient:innen gleichermaßen mündet. Psychotherapeutische bzw. interdisziplinäre Behandlungen werden häufig nicht bzw. erst nach jahrelanger Chronifizierung der Problematik empfohlen und initiiert. Somatoforme Störungen gehen häufig mit ausgeprägten Krankheitsängsten, Unsicherheitsgefühlen sowie affektiven und kognitiven depressiven Symptomen wie Dysphorie, Niedergeschlagenheit, Hilflosigkeit und Hoffnungslosigkeit einher.

Fallbeispiel: Frau O. (in Anlehnung an Kleinstäuber et al., 2018, S. 4–5

Frau O. (43 Jahre, Physiotherapeutin) berichtet über starke Rückenschmerzen, die erstmalig vor drei Jahren begonnen hätten und ihr seit letztem Sommer das Leben zur Hölle machten. Die Schmerzen seien seitdem permanent da und würden in nahezu alle Körperbereiche ausstrahlen. Schmerzmittel, die Frau O. häufig nach Bedarf einnimmt, würden immer schlechter wirken und kaum noch Linderung verschaffen. Frau O. berichtet, in den letzten Jahren mindestens 20 verschiedene Ärzt:innen konsultiert zu haben, und begibt sich schließlich auf Empfehlung ihres Hausarztes in psychotherapeutische Behandlung, bekräftigt jedoch beim Erstgespräch, dass sie von ihrem Hausarzt enttäuscht sei und sich in die Psychotherapie „abgeschoben" fühle. Frau O. betont im Erstgespräch mehrfach, dass sie keine psychischen Probleme habe („Ich bin doch nicht verrückt und habe auch nichts am Kopf!"), sondern ihre Beschwerden und Leiden rein körperlicher Natur seien.

Fallbeispiel: Herr Z. (in Anlehnung an Kleinstäuber et al., 2018, S. 4–5)

Herr Z. (54 Jahre, Geschäftsmann in leitender Position) leidet seit geraumer Zeit unter vielfältigen vegetativen körperlichen Beschwerden, insbesondere im Magen-Darm-Bereich. So hätten vor ca. acht Monaten im Anschluss an eine stressige Phase im Unternehmen mit vielen Überstunden und Umstrukturierungen plötzlich diverse Magen-Darm-Beschwerden mit Durchfall, massiven Bauchschmerzen, Schwindel und Herzrasen begonnen. Gleichzeitig stellte Herr Z. fest, dass er plötzlich „allergisch" auf viele Nahrungsmittel reagiere, die er zuvor gut vertragen habe. Im Anschluss an einen ergebnislosen Besuch beim Hausarzt konsultierte Hr. Z. einen Gastroenterologen, der jedoch ebenfalls keine medizinische Ursache für die Beschwerden finden konnte. In der Folge fing Herr Z. an, strenge Diäten zu halten und auf problematische Lebensmittel zu verzichten. Aufgrund von zunehmenden Gefühlen der Energielosigkeit und Unsicherheit zog sich Herr Z. immer mehr zurück und beendete sportliche Aktivitäten aus Angst, er könnte sich körperlich überfordern. In der Folge verstärkten sich die Beschwerden und Herr Z. fühlte sich zunehmend erschöpft, energielos und niedergeschlagen.

Somatoforme Störungen und die Somatische Belastungsstörung können über die gesamte Lebensspanne auftreten und stellen bereits ein verbreitetes Phänomen im Kindes- und Jugendalter dar. Neben Kopfschmerzen und Rückenschmerzen, die zu den häufigsten körperlichen Symptomen im Erwachsenenalter zählen, treten bei Kindern und Jugendlichen sehr häufig auch gastrointestinale Beschwerden auf, insbesondere Bauchschmerzen.

28.9.2 Klassifikation und Diagnostik

In der ICD-10 sind die somatoformen Störungen innerhalb des Kapitels „Neurotische, Belastungs- und somatoforme Störungen" (F40 bis F48) aufgeführt. Unterschieden werden vier Hauptstörungsarten (siehe Tabelle 28.40). Diese lassen sich in mono- und polysymptomatische Störungen unterteilen. Bei der Hypochondrischen Störung stehen Krankheitsängste und Krankheitsüberzeugungen, für die es jedoch typischerweise keine angemessenen organmedizinischen Belege gibt, im Vordergrund der Symptomatik (siehe Kapitel 28.8). Bei der Diagnose der Somatisierungsstörung handelt es sich um die restriktivste Störungskategorie, bei der mindestens sechs verschiedene Symptome aus mindestens zwei verschiedenen Organbereichen bzw. Symptomgruppen über die Dauer von mindestens zwei Jahren vorliegen müssen. Falls die Kriterien der Somatisierungsstörung nicht vollständig erfüllt sind, kann die Diagnose der „undifferenzierten Somatisierungsstörung" in Erwägung gezogen werden. Die Diagnose der „somatoformen autonomen Funktionsstörung" zeigt ein hohes Maß an Überlappung zur undifferenzierten Somatisierungsstörung und kann beim Vorliegen von mindestens zwei vegetativen körperlichen Symptomen (z. B. beschleunigter Herzschlag, Schwitzen, Hitzewallungen, Mundtrockenheit) plus einem weiteren Symptom aus einem anderen Symptombereich vergeben werden. Stehen anhaltende Schmerzen im Vordergrund, sollte die Diagnose einer „anhaltenden Schmerzstörung" in Erwägung gezogen werden, wobei hier zwischen der Diagnose „anhaltende somatoforme Schmerzstörung" (F45.40) und „chronische Schmerzstörung mit somatischen und psychischen Faktoren" (F45.41) weiter differenziert werden kann. Die detaillierten diagnostischen Kriterien der zentralen Kategorien somatoformer Störungen nach ICD-10 sind in Tabelle 28.41 auf S. 506 dargestellt.

Tabelle 28.40: Konzeptualisierung und Klassifizierung der Somatischen Belastungsstörung und verwandten Störungen in DSM-5, ICD-10 und ICD-11

DSM-5	ICD-10	ICD-11
Somatische Belastungsstörung (F45.1)	Somatisierungsstörung (F45.0)	Bodily Distress Disorder (6C20) • leicht (6C20.0) • mittelgradig (6C20.1) • schwer (6C20.2) • nicht näher bezeichnet (6C20.Z)
–	Undifferenzierte Somatisierungsstörung (F45.1)	–
–	Somatoforme autonome Funktionsstörung (F45.3x)	–
–	Anhaltende somatoforme Schmerzstörung (F45.4), Chronische Schmerzstörung mit somatischen und psychischen Faktoren (F45.41)	–
Krankheitsangststörung (F45.21)	Hypochondrische Störung (F45.2)	Hypochondrie (6B23) • mit mittlerer bis guter Einsicht (6B23.0) • mit schlechter bis fehlender Einsicht (6B23.1) • nicht näher bezeichnet (6B23.1)
Störung mit Funktionellen Neurologischen Symptomen (Konversionsstörung)	[Konversionsstörung][a]	[Dissoziative Störung mit neurologischen Symptomen (6B60)][a]
–	[Dysmorphophobe Störung][b]	[Körperdysmorphe Störung (6B21)][b]
Psychologische Faktoren, die eine körperliche Krankheit beeinflussen (F54)	–	–

Tabelle 28.40: Fortsetzung

DSM-5	ICD-10	ICD-11
Artifizielle Störung (absichtliches Erzeugen oder Vortäuschen von körperlichen oder psychischen Symptomen oder Behinderungen) (F68.1)	[Artifizielle Störung][c]	[Artifizielle Störungen][c]
Andere näher bezeichnete (F45.8) oder nicht näher bezeichnete (F45.9) somatische Belastungsstörung und verwandte Störungen	Sonstige somatoforme Störungen (F45.8) Nicht näher bezeichnete somatoforme Störung (F45.9)	Bodily Distress Disorder (6C20.Z) nicht näher bezeichnet

Anmerkungen: [a] Die Konversionsstörung befindet sich in der ICD zwar traditionell in einem eigenen Kapitel „Dissoziative Störungen", wird jedoch phänomenologisch in erweitertem Sinne den somatoformen Störungen zugerechnet; [b] Die Dysmorphophobe Störung ist in der ICD-10 als Unterkategorie der hypochondrischen Störung kodiert. In der ICD-11 wird diese Störung innerhalb der Kategorie „Zwangsstörung und verwandte Störungen" kodiert; [c] Die Artifizielle Störung ist in der ICD-10 mit F68.1 innerhalb der „Anderen Persönlichkeits- und Verhaltensstörungen" klassifiziert. In der ICD-11 existiert eine eigene Kategorie „Artifizielle Störungen".

Tabelle 28.41: Diagnosekriterien der zentralen diagnostischen Konzepte der somatoformen Störungen in der ICD-10 (in Anlehnung an Rief & Hiller, 2011; nach Dilling et al., 2016)

Somatisierungsstörung (F45.0)	A. Multiple und wechselnde körperliche Symptome über mindestens zwei Jahre (nicht oder nicht ausreichend durch eine körperliche Krankheit erklärt). B. Andauerndes Leiden und mehrfache ärztliche Konsultationen. C. Hartnäckige Weigerung, die ärztliche Feststellung zu akzeptieren, dass keine ausreichende körperliche Ursache für die körperlichen Symptome besteht. D. Mindestens sechs Symptome aus mindestens zwei verschiedenen Gruppen: – Gastrointestinale Symptome: Bauchschmerzen, Übelkeit, Gefühl von Überblähung, schlechter Geschmack im Mund oder extrem belegte Zunge, Erbrechen oder Regurgitation von Speisen, häufiger Durchfall oder Austreten von Flüssigkeit aus dem Anus. – Kardiovaskuläre Symptome: atemlos ohne Anstrengung, Brustschmerzen. – Urogenitale Symptome: Miktionsbeschwerden, unangenehme Empfindungen im Genitalbereich, ungewöhnlicher oder verstärkter vaginaler Ausfluss. – Haut- und Schmerzsymptome: Fleckigkeit oder Farbveränderungen der Haut, Schmerzen in Gliedern, Extremitäten oder Gelenken, unangenehme Taubheit oder Kribbelgefühle. E. Ausschlusskriterium: Die Störung tritt nicht ausschließlich während einer psychotischen, affektiven oder Panikstörung auf.
Somatoforme autonome Funktionsstörung (F45.3)	A. Vorliegen von Symptomen autonomer (vegetativer) Erregung des Herz- und kardiovaskulären Systems, oberen oder unteren Gastrointestinaltraktes, respiratorischen Systems oder Urogenitalsystems. B. Mindestens zwei vegetative Symptome: Palpitationen, Schweißausbrüche, Mundtrockenheit, Hitzewallungen oder Erröten, Druckgefühl im Epigastrium oder Kribbeln oder Unruhe im Bauch. C. Mindestens ein weiteres Symptom: Brustschmerzen oder Druckgefühl in der Herzgegend, Dyspnoe oder Hyperventilation, Ermüdbarkeit bei leichter Anstrengung, Luftschlucken oder brennendes Gefühl im Brustkorb oder im Epigastrium, häufiger Stuhldrang, Miktionsbeschwerden, Gefühl der Überblähung oder Völlegefühl. D. Keine Störung der Struktur oder Funktion der betroffenen Organe oder Systeme. E. Ausschlusskriterium: Die Beschwerden treten nicht nur während einer phobischen Störung oder Panikstörung auf.
Undifferenzierte somatoforme Störung (F45.1)	A. Mindestens ein belastendes körperliches Symptom über die Dauer von sechs Monaten. (Ansonsten gelten die Kriterien der Somatisierungsstörung, wobei die Kriterien C und E vollständig erfüllt sein müssen. Die Kriterien B und D müssen hingegen nicht vollständig erfüllt sein.)
Anhaltende somatoforme Schmerzstörung (F45.4)	A. Anhaltender, schwerer und belastender Schmerz in einem Körperteil, der mindestens sechs Monate andauert, nicht ausreichend durch einen physiologischen Prozess oder eine körperliche Erkrankung erklärt werden kann und den Hauptfokus des:der Patient:in darstellt. B. Ausschlusskriterium: Die Störung tritt nicht ausschließlich während einer psychotischen, affektiven Somatisierungsstörung, undifferenzierten somatoformen Störung oder hypochondrischen Störung auf.
Hypochondrische Störung (F45.2)	Charakteristisch ist eine mindestens über sechs Monate andauernde Überzeugung, an einer schweren körperlichen Erkrankung zu leiden, die mit ständigen Sorgen und hieraus resultierendem Leiden und Beeinträchtigung einhergeht. (Weitere Informationen: siehe Kapitel 28.8.)

Im Zuge der Entwicklung des DSM-5 wurden gegenüber den zuvor dargestellten Diagnosekategorien in der ICD-10 gravierende Änderungen vorgenommen: Der Terminus „somatoform" bzw. „Somatisierung" wurde aufgrund mangelnder Akzeptanz, unerwünschter ätiologischer Assoziationen und damit einhergehender Stigmatisierung aufgegeben und die Bereiche der Somatisierungsstörung (inklusive der undifferenzierten Somatisierungsstörung, Hypochondrischen Störung und Schmerzstörung) wurden in der neuen Diagnosekategorie der „Somatischen Belastungsstörung" zusammengefasst. Gleichzeitig wurden erstmalig innerhalb des B-Kriteriums psychobehaviorale „Positiv-Kriterien" formuliert, um eine umfassendere Diagnosestellung (jenseits einer reinen „Ausschlussdiagnose") zu ermöglichen.

Das zentrale neue diagnostische Konzept in der ICD-11, das die Somatisierungsstörung ablöst, ähnelt stark der Konzeptualisierung der somatischen Belastungsstörung im DSM-5 und nennt sich derzeit „Bodily Distress Disorder", wobei verschiedene Schweregrade der Störung unterschieden werden. Anders als im DSM-5 werden die Hypochondrie und die körperdysmorphe Störung in der ICD-11 innerhalb der Sektion Zwangsstörung und verwandte Störungen eingeordnet.

Die Störung mit Funktionellen Neurologischen Symptomen (frühere Konversionsstörung) fordert eine spezielle Symptomatik im Bereich veränderter sensorischer und willkürmotorischer Funktionen. Die Symptomatik ähnelt in der Erscheinung sehr einer neurologischen Erkrankung (z.B. Epilepsie, Morbus Parkinson, Schlaganfall), folgt jedoch nicht der hier bekannten Pathophysiologie. Die Diagnostik der Funktionellen Neurologischen Störung bzw. Konversionsstörung folgt dem Prinzip einer medizinisch-neurologischen Ausschlussdiagnostik. Die Konversionsstörung wird in der ICD-10 in einem eigenen Kapitel „Dissoziative Störungen" klassifiziert, wird jedoch phänomenologisch in erweitertem Sinne den somatoformen Störungen zugerechnet.

Aufgrund der dominierenden körperlichen Symptomatik gilt es differenzialdiagnostisch insbesondere zu klären, ob die jeweilige Symptomatik tatsächlich über eine bekannte körperliche Erkrankung hinausgeht, d.h., ob die einhergehenden Ängste, Sorgen und Verhaltensweisen tatsächlich als unverhältnismäßig einzustufen sind. Weitere differenzialdiagnostische Erwägungen und Abklärungen beziehen sich auf die Frage, ob die betreffende Symptomatik möglicherweise besser durch eine andere psychische Störung (z.B. eine Angststörung oder eine affektive Störung) erklärt werden kann. Zusätzlich zu diesen differenzialdiagnostischen Überlegungen sollte bedacht werden, dass im Falle des Vorliegens einer Somatoformen Störung bzw. Somatischen Belastungsstörung häufig auch komorbide affektive Störungen und Angststörungen vorliegen. In der Praxis gestaltet sich somit die diagnostische Entscheidungsfindung nicht primär nach dem „Entweder-Oder"-, sondern häufig nach dem „Sowohl-als-auch"-Prinzip.

Für den Bereich der Somatoformen Störungen bzw. Somatischen Belastungsstörung liegen mittlerweile eine Reihe etablierter und gut validierter Messinstrumente vor (siehe Tabelle 28.42), die zum einen die Identifikation der Problematik (im Sinne eines Screenings) sowie die Diagnosestellung unterstützen können und zum anderen eine Schweregradeinschätzung der Symptomatik (auch über den Therapieverlauf) erlauben. Die endgültige kategoriale Diagnosestellung sollte jedoch nur mithilfe eines standardisierten klinischen Interviewverfahrens (z.B. SCID oder DIPS; siehe Kapitel 8), das eine Prüfung der oben dargestellten Diagnosekriterien beinhaltet, erfolgen.

28.9.3 Epidemiologie

Historisch gesehen wurden die Somatoformen Störungen aufgrund der umstrittenen Nosologie, kategorialen Klassifikation und Begrifflichkeit häufig nicht in großen epidemiologischen Studien berücksichtigt. Folglich liegen deutlich weniger belastbare Daten zur Häufigkeit und Verteilung dieser Störungsart im Vergleich zu Angststörungen und affektiven Störungen vor. Zusätzlich handelt es sich bei der Somatischen Belastungsstörung, die mit Einführung des DSM-5 im Jahr 2013 erstmal vorgestellt wurde, um ein vergleichsweise neues Konzept, zu dem bislang ebenfalls wenige epidemiologische Befunde existieren. Die vorliegenden Zahlen und Informationen sind in Tabelle 28.43 zusammengefasst (siehe auch Löwe et al., 2022).

Tabelle 28.42: Messinstrumente zur standardisierten Erfassung

Instrument	Beschreibung
Screening für Somatoforme Störungen (SOMS; Rief & Hiller, 2008)	Das Screening erfasst die Kernmerkmale der somatoformen Störungen nach ICD-10 und DSM-IV (insbesondere körperliche Beschwerden, die nicht auf somatische Erkrankungen zurückzuführen sind). Das SOMS existiert als Maß für die Belastung innerhalb der vergangenen zwei Jahre (SOMS-2), sowie als Maß für die vergangenen sieben Tage (SOMS-7T).
Patient Health Questionnaire 15 (PHQ-15; dt. Fassung: Gesundheitsfragebogen für Patienten; Gierk et al., 2015)	Der Fragebogen erfasst den Belastungsgrad aufgrund von 15 häufigen körperlichen Beschwerden im Verlauf der vergangenen vier Wochen.
Somatic Symptom Disorder Scale – 12 (SSD-12; dt. Fassung: Toussaint et al., 2016)	Der Fragebogen dient insbesondere der Erfassung psychosozialer Belastungsfaktoren bei somatischer Belastungsstörung, die innerhalb des B-Kriteriums im DSM-5 spezifiziert sind.

Tabelle 28.43: Epidemiologische Befunde

Diagnose	Lebenszeit-prävalenz	12-Monats-Prävalenz	Geschlechter-verhältnis	Komorbidität mit weiterer psychischer Störung
Somatoforme Störungen (DSM-IV; Jacobi et al., 2004)	16.2 % (22.2 %/10.3 %)	11.0 %	Ca. 2 (weiblich) : 1 (männlich)	54.3 % (12-Monats-Prävalenz für mind. eine weitere psychische Störung)
Somatische Belastungs-störung (DSM-5)	Ca. 5–7 %	--	Ca. 2–5 (weiblich) : 1 (männlich)	Ca. 30–50 % (bzgl. depressiver Störungen und Angststörungen; Löwe et al., 2022)
Störung mit funktionellen neurologischen Symptomen (Konversionsstörung)	--	Ca. 0.05 %	Ca. 2–3 (weiblich) : 1 (männlich)	Bis zu 90 % (für mind. eine weitere psychische Störung; am häufigsten depressive Störungen und Angststörungen)

Somatoforme Störungen und verwandte Konzepte wie die Störung mit funktionellen neurologischen Symptomen sind prinzipiell in allen Altersgruppen zu beobachten und beginnen nicht selten bereits in der Kindheit und frühen Adoleszenz. Das Auftreten von Somatoformen Störungen erscheint gemäß epidemiologischen Befunden signifikant assoziiert mit weiblichem Geschlecht, geringerer Bildung, niedrigerem sozialem Status, aversiven bzw. traumatischen Erfahrungen (wie z. B. Gewalt und Vernachlässigung) in der Kindheit und einer familiären Historie chronischer körperlicher Erkrankungen. Diese Faktoren gelten daher auch als Risikofaktoren für die Entstehung Somatoformer Störungen, auch wenn keiner dieser Faktoren für sich genommen eine notwendige oder hinreichende Bedingung für die Entstehung dieser Störungsart darstellt.

28.9.4 Störungsmodelle

Wie bei den meisten psychischen Störungen sind die genauen Bedingungen der Entstehung und Aufrechterhaltung der Somatischen Belastungsstörung und verwandter Störungen derzeit unbekannt. Folglich gibt es diverse Modelle und Theorien, von denen die aktuell bedeutsamsten im Folgenden kurz erläutert werden. Alle Modelle gehen von einer multifaktoriellen Genese der somatischen Belastungsstörung aus, bei der neben individuellen Risikofaktoren (z. B. prädisponierende Persönlichkeitsmerkmale) auch Umweltfaktoren (z. B. aktuelle Stressoren) an der Entstehung und Aufrechterhaltung beteiligt sind. Insofern stellen das biopsychosoziale Modell der Medizin (Engel, 1977) sowie das Vulnerabilitäts-Stress-Modell zentrale theoretische Makromodelle in diesem Bereich dar. Aus lerntheoretischer Perspektive gelten ferner sowohl Prozesse der klassischen als auch operanten Konditionierung sowie Prozesse des Modelllernens (z. B. Beobachtungen im häuslichen familiären Umfeld bezüglich des Umgangs mit körperlichen Beschwerden und Krankheit) als relevant (siehe Kapitel 2).

28.9.4.1 Predictive Processing

Das „Predictive-Processing-Modell" (z. B. Van den Bergh et al., 2017) repräsentiert das neueste Störungsmodell und baut auf den früheren in den nächsten Kapiteln dargestellten Modellen (insbesondere dem kognitiv-behavioralen Modell) auf. Es versucht zu erklären, wie überhaupt ein körperliches Beschwerdeerleben innerhalb des Wahrnehmungssystems entsteht. Die Ursprünge dieses Modells liegen in dem kognitiven Modell somatoformer Störungen (Brown, 2004) sowie in der Bayesian-Brain-Hypothese (Friston, 2012). Beide Vorgängeransätze gehen davon aus, dass die somatosensorische Informationsverarbeitung (analog zur Informationsverarbeitung im visuellen und auditiven System) *modellgeleitet* erfolgt, d. h., dass der Wahrnehmungsprozess nicht bei einem internen oder externen Stimulus beginnt, sondern bereits mit einer modellgeleiteten internen Vorhersage (z. B. der Erwartung einer körperlichen Empfindung bzw. Beschwerde in einer bestimmten Situation) initiiert wird. Die Erwartung bzw. Vorhersage wird dann mit dem aktuellen sensorischen Input verglichen und mündet ggf. in eine subjektive Wahrnehmung (z. B. der Empfindung von Kopfschmerz oder Schwindel). Folglich werden Wahrnehmungsprozesse diesem Modell folgend durch subjektive Erwartungen bzw. mentale Modelle einerseits und den sensorischen Input andererseits determiniert. Ob eine Wahrnehmung stärker durch die Erwartung oder stärker durch den sensorischen Input bestimmt wird, hängt hierbei maßgeblich von der Präzision (Reliabilität) der beiden Komponenten ab: Im Falle eines hochpräzisen sensorischen Inputs (z. B. Stich einer Biene) wird das somatosensorische Erleben in hohem Maße durch den sensorischen Input determiniert. Im Falle eines diffuseren sensorischen Inputs, jedoch der Existenz einer sehr präzisen Erwartung (z. B. antizipierte Erschöpfung/Müdigkeit) im Anschluss an eine Virusinfektion kann es hingegen zu einer Dominanz des körperlichen Erlebens durch die Erwartungshaltung bzw. das interne Modell kommen. Entscheidend ist hierbei, dass die Erwartung bzw. Prädiktion des kognitiven Systems in hohem Maße automatisch bzw. vorbewusst verläuft und Betroffene somit keinerlei Einblick in diesen Prozess der Entstehung ihrer Beschwerden haben. Zusammenfassend geht das Predictive-Processing-Modell davon aus, dass es sich bei körperlichem Beschwerdeerleben um einen konstruktiven kognitiven Prozess handelt, der sowohl durch sensorischen Input als auch durch bestehende Gedächtnisinhalte determiniert wird.

Der Predictive-Processing-Ansatz wurde kürzlich um Aspekte veränderter emotionsregulativer Prozesse erweitert (Schnabel, Petzke et al., 2022). Hierbei scheinen insbesondere dysfunktionale Überzeugungen hinsichtlich der Fähigkeit, negative Emotionen effizient regulieren zu können, charakteristisch für das Störungsbild der somatischen Belastungsstörung zu sein. Gleichzeitig finden sich in experimentellen Studien keine konsistenten Hinweise auf fundamentale Defizite in der Fähigkeit zur Emotionsregulation bei Personen mit somatischer Belastungsstörung (Schnabel, Schulz & Witthöft et al., 2022).

28.9.4.2 Kognitiv-behaviorales Modell

Kognitiv-behaviorale Modelle (z. B. Witthöft & Hiller, 2010) der Entstehung und Aufrechterhaltung somatoformer Störungen gehen davon aus, dass kognitive Prozesse, insbesondere veränderte Prozesse der Wahrnehmung, Bewertung und Aufmerksamkeitslenkung auf körperliche Empfindungen und Beschwerden eine zentrale Rolle bei der Entstehung und Aufrechterhaltung chronischer körperlicher Beschwerdebelastung spielen. Im Sinne eines Teufelskreises postuliert das Modell, dass interne oder externe Faktoren (z. B. Medienberichte, gesteigerte innere Unruhe) als Auslöser für die Wahrnehmung unspezifischer körperlicher Empfindungen fungieren. Im Anschluss an die Wahrnehmung einer bestimmten körperlichen Empfindung (z. B. ein beschleunigter Herzschlag oder Magen-Darm-Beschwerden) erfolgt eine negative, katastrophisierende Bewertung der Körpersensation im Sinne einer möglichen Erkrankung. Diese Interpretation begünstigt eine verstärkte Aufmerksamkeitslenkung auf die jeweiligen körperlichen Beschwerden und intensiviert dadurch die Beschwerdewahrnehmung. Diese Intensivierung bestätigt wiederum die ursprüngliche negative Bewertung im Sinne einer sich selbst erfüllenden Prophezeiung. Neben diesem primär kognitiven Teufelskreis (siehe das kognitive Modell der Panikstörung, Clark, 1986, in Kapitel 28.1; siehe das Konzept der somatosensorischen Verstärkung, Barsky & Wyshak, 1990, in Kapitel 28.8) existiert ein zweiter verhaltensbezogener Teufelskreis: Ausgehend von der Sorge, an einer ernsthaften Erkrankung zu leiden, initiieren die Betroffenen bestimmte Verhaltensweisen, wie z. B. das Absuchen und Kontrollieren des eigenen Körpers nach weiteren Anzeichen für die befürchtete Erkrankung („Body Checking") sowie eine Reduktion von Anstrengung und Bewegung, um den Organismus zu schonen. Diese Verhaltensweisen, die sich bei akuten Erkrankungen durchaus als funktional erweisen, lenken bei chronischer Beschwerdebelastung die Aufmerksamkeit verstärkt auf körperliche Symptome und erhöhen damit das subjektive Leiden und den Grad der Beeinträchtigung. Das führt zu weiteren Beschwerdewahrnehmungen, die die beiden beschriebenen Teufelskreise (kognitiv und behavioral) aufrechterhalten. Kritisch anzumerken bleibt bei diesem Modell, dass es aufgrund der zentralen Rolle negativer bzw. katastrophisierender Bewertungsprozesse besser geeignet zu sein scheint, schwere Krankheitsängste im Sinne einer Krankheitsangststörung (früher Hypochondrie; siehe Kapitel 28.8) zu erklären, während andere Phänomene, wie z. B. chronische Schmerzen, Schwindel oder gastrointestinale Beschwerden ohne eindeutige kognitive Bewertungskomponente schwer erklärbar erscheinen.

28.9.4.3 Filtermodell

Das Filtermodell (Rief & Barsky, 2005) betont, dass neben kognitiven und verhaltensbezogenen Prozessen auch biologische (z. B. endokrine, immunologische, neuronale) Prozesse maßgeblich zum körperlichen Beschwerdeerleben bei somatoformen Störungen beitragen. Das Modell betont, dass jederzeit körperliche Signale (afferenter sensorischer Input) aus allen Teilen des Körpers in Richtung eines neuronalen Filters strömen. Dieser Filter entscheidet darüber, welche körperlichen Signale beispielsweise zur Aufrechterhaltung des homöostatischen Gleichgewichts und der körperlichen Integrität prioritär verarbeitet und ggf. einer bewussten kognitiven Verarbeitung zugänglich gemacht werden (siehe auch die Gate-Control-Theory in der Schmerzforschung; Melzack & Wall, 1965). Unter gewöhnlichen Umständen sorgt dieser Filter dafür, dass die meisten körperlichen Prozesse und Regulationsvorgänge unbewusst bleiben. Das Modell nimmt an, dass sowohl ein gesteigerter sensorischer Input aufseiten afferenter körperlicher Signale (z. B. durch anhaltende psychische Belastung, chronische Stimulation der HPA-Achse etc.; siehe Kapitel 7), als auch eine Veränderung in der neuronalen Filteraktivität (z. B. durch selektive Aufmerksamkeitsprozesse, Krankheitsängste, fehlende Ablenkung) an einer erhöhten körperlichen Beschwerdebelastung beteiligt sein können. Die Stärke des Modells liegt in der simultanen Berücksichtigung von kognitiven und biologischen Prozessen. Gleichzeitig ist kritisch anzumerken, dass bislang keine eindeutigen biologischen Marker oder Veränderungen (z. B. im Bereich endokriner oder immunologischer Prozesse) detektiert werden konnten, die hinreichend reliabel und spezifisch erscheinen, um eine individuelle Diagnostik ermöglichen zu können.

28.9.4.4 Psychodynamische und bindungsorientierte Modelle und Mechanismen

Medizinisch unerklärte körperliche Beschwerden spielten von Anfang an eine große Rolle in der Entwicklung psychoanalytischer Modellbildung und Behandlung. Als Beispiel für ein konfliktzentriertes Modell war das *Konversionsmodell* eines der ersten psychosomatischen Modelle. Dieses Modell nimmt an, dass ungelöste innerpsychische Konflikte sich als körperliche Symptome manifestieren, die trotz deutlicher Einschränkungen der Motorik oder Sensorik die betreffende Person seelisch entlasten (was der „Belle Indifférence", dem vielfach zu beobachtenden geringen Leidensdruck der Erkrankten zugrunde liegen dürfte).

Auch aufgrund der Schwierigkeiten in der Behandlung von somatoformen Störungen wurde das Konzept der *Alexithymie* entwickelt. Dies beschreibt die Unfähigkeit, Gefühle zu benennen und mitzuteilen. Damit veränderte sich der Fokus von einem umschriebenen Konflikt zu einer stärker defizitorientierten Betrachtung. Somatoforme Störungen wurden als Störungen der Affektwahrnehmung und -regulation konzeptualisiert.

Eine Weiterentwicklung ist das Modell der Stufen des Gewahrwerdens emotionalen Beteiligtseins *(Levels of Emotional Awareness)* von Lane und Schwartz (1987). Emotionen haben eine psychovegetative (physiologische), kognitive Gefühlskomponente. Lane und Schwartz (1987) unterscheiden fünf Stufen der Repräsentation von Emotionen: Implizite Wahrnehmungen beziehen sich auf körperliche Empfindungen (Stufe 1, „Mir wird schlecht") oder Handlungsimpulse (Stufe 2, „Ich muss hier raus"). Erst ab Stufe 3 werden Gefühle explizit benennbar, d.h. Emotionen sprachlich symbolisiert („Ich habe Angst"). Stufe 4 beschreibt Mischungen von Gefühlen („Ich habe Angst und bin wütend"), Stufe 5 beschreibt die differenzierte Benennung von Gefühlen bei der eigenen Person und anderen Personen. Wenn es nicht gelingt, Emotionen bewusst zu erleben, können implizite Emotionen – dem Modell zufolge – z.B. als ängstigende Krankheitssymptome fehlgedeutet werden.

„Mentalisieren" bedeutet, sich selbst und andere als fühlend, denkend und intentional handelnd zu antizipieren (Fonagy et al., 2006). Dies ermöglicht eine bessere Affektregulation und Antizipation von Reaktionen anderer Menschen. Es handelt sich um einen vorwiegend vorbewussten und automatisierten Prozess, der prinzipiell bewusstseinsfähig ist und bewusstes Nachdenken über sich und andere und metakognitive Funktionen einschließt. Die Entwicklung dieser basalen Fähigkeit beginnt im Säuglingsalter. Störungen der frühkindlichen Beziehungen und Traumatisierungen im Kindes- und Jugendalter können zu Störungen der Mentalisierung und letztlich auch der Emotionsregulation führen (siehe Kapitel 3). Die eingeschränkte Fähigkeit, den Körper als Sitz von Emotionen anzusehen und körperliche Empfindungen und Reaktionen mit seelischen oder interpersonellen Konflikten zu verknüpfen, lässt wenig Möglichkeiten zur Emotionsregulation oder Konfliktlösung. Unter akuten psychischen Belastungen entsteht vermehrter körperlicher Disstress; es kommt zu steigender vegetativer Aktivierung, Verfestigung monokausaler, somatischer Symptomattributionen („Es muss doch eine körperliche Ursache und Heilung geben"), die Mentalisierung und therapeutische Bearbeitung weiter erschweren.

Bindung als affektives, gefühlsgetragenes Band in den Beziehungen zu nahestehenden Personen entwickelt sich gleichfalls in der frühen Kindheit. Erfahrungen von Schutz, Verlässlichkeit und Trost werden zu inneren Repräsentanzen (Arbeitsmodellen) sicherer oder unsicherer Bindung. Sicher gebundene Personen vertrauen auf andere Menschen bzw. fühlen sich geschützt durch verinnerlichte positive Beziehungserfahrungen unter Stress, während unsicher-ängstliche oder unsicher-vermeidende Personen eine erhöhte Stressvulnerabilität haben (siehe Kapitel 3), ein Risikofaktor für körperlichen Disstress. Unsichere Bindung erschwert darüber hinaus Kommunikation und Arbeitsbündnis mit den Behandelnden. Dies kann sich je nach Bindungsmuster als ständiges Anklammern, Fordern und Klagen von Patient:innen manifestieren („Ich halte es nicht mehr aus", sogenannte Hyperaktivierung), die zur genervten Zurückweisung durch Behandler:innen (im Sinne einer negativen Gegenübertragung) führen kann. Oder es kommt zur Verleugnung von Bindungsbedürfnissen und Betonung von Autarkie und Autonomie (sogenannte Deaktivierung), was zu Rückzug und Isolation führt. Es resultieren Enttäuschungen in der Beziehung zwischen Ärzt:in und Patient:in sowie unzulängliche oder unangemessene Behandlungen, die zur Chronifizierung der Störung beitragen.

Die dargelegten Modelle gehen davon aus, dass neben biologischen Faktoren Entwicklungsstörungen aufgrund von Kindheitsbelastungen die Stressverarbeitung erschweren (Vulnerabilitätsfaktoren). Diese Modelle sind kompatibel mit dem Konzept der lebensgeschichtlich frühen Programmierung von Gesundheit und Krankheit. Unter Stress (auslösende Faktoren) erschweren mangelnde bewusste Wahrnehmung (Symbolisierung) von Affekten und Mentalisierung, unsichere Bindung und sekundäre Bindungsstrategien die Stressverarbeitung und begünstigen die Entstehung von Disstress. Wie das Modell der Stufen des Gewahrwerdens des emotionalen Beteiligtseins zeigt, können negative Emotionen als Körpersymptome wahrgenommen werden. Mangelnde Mentalisierung und unsichere Bindung tragen maßgeblich zur Chronifizierung bei.

28.9.4.5 Biologische Faktoren

Bei somatoformen Störungen existiert eine genetische Vulnerabilität, wobei diese mit einer basierend auf Zwillingsstudien geschätzten Heritabilität von ca. 30 % vergleichsweise gering zu sein scheint und Umweltfaktoren bei der Entstehung und Aufrechterhaltung ein größeres Gewicht zukommt (Gillespie et al., 2000). Im Bereich biologischer Korrelate wurde immer wieder auf eine mögliche Dysregulation im Bereich der HPA-Achse (Hypothalamus-Hypophysen-Nebennierenachse) verwiesen und hierbei insbesondere eine verminderte Cortisolausschüttung (Hypocortisolismus), wie sie in ähnlicher Weise bei der Posttraumatischen Belastungsstörung (PTBS) beobachtet wurde (siehe Kapitel 28.7). Allerdings erscheinen die Befunde sowohl im Kontext der Somatoformen Störungen als auch im Bereich der PTBS zu wenig reliabel und valide, um die individuelle Diagnostik und Behandlung verbessern zu können.

28.9.5 Psychotherapie

Kognitiv-behaviorale und psychodynamische Ansätze sind die am häufigsten eingesetzten und am besten untersuchten psychotherapeutischen Ansätze zur Behandlung somatoformer Störungen und verwandter Phänomene.

Leitlinienempfehlungen für die Psychotherapie somatoformer Beschwerden

Empfehlungen der evidenzbasierten Leitlinie zur Psychotherapie somatoformer Störungen und assoziierter Syndrome (Martin et al., 2013):
- Empfohlen wird die Kognitive Verhaltenstherapie im ambulanten Einzel- oder Gruppensetting.
- Mit Einschränkung können auch psychodynamische psychotherapeutische Ansätze und Biofeedbackbehandlungen empfohlen werden.

Empfehlungen der S3-Leitlinie Funktionelle Körperbeschwerden (DGPM & DKPM, 2018):
- Empfohlen werden insbesondere wissenschaftlich fundierte psychotherapeutische Verfahren wie die (Kognitive) Verhaltenstherapie, psychodynamische Psychotherapie und die Hypnotherapie.

28.9.5.1 Verfahrensübergreifende Aspekte

Grundlegend ist der Aufbau einer therapeutischen Beziehung und ein initialer Motivationsaufbau hinsichtlich der Bereitschaft zu einer psychotherapeutischen Behandlung (siehe Kapitel 15 und 17). In dieser Anfangsphase ist es essenziell, das häufig einseitig somatisch orientierte Störungsmodell der Patient:innen zunächst zu akzeptieren und parallel nach Möglichkeiten einer günstigen Beeinflussung der aktuellen Situation zu suchen. Hilfreich erscheint hierbei die Validierung des aktuellen Leidens und die Reflexion möglicher individueller Belastungsfaktoren und Stressoren (inklusive psychophysiologischer Korrelate und Regelkreise) mithilfe von Befindlichkeitstagebüchern und die Vermittlung von Strategien der Stressreduktion (z. B. progressive Muskelentspannung).

28.9.5.2 Kognitive Verhaltenstherapie

Zentrale Zielsetzung der Kognitiven Verhaltenstherapie (KVT) ist es, basierend auf dem oben skizzierten kognitiv-behavioralen Modell die Mechanismen der Aufrechterhaltung zu verändern und hierdurch das chronische körperliche Beschwerdeerleben bei den Betroffenen zu vermindern. In der weiteren Therapiephase wird die Rolle von Prozessen der selektiven Aufmerksamkeitslenkung auf körperliche Beschwerden sowie auf die Rolle dysfunktionaler kognitiver Bewertungsprozesse mithilfe von Verhaltensexperimenten thematisiert. Ziel ist es hierbei, die Bedeutsamkeit von kognitiven Prozessen für das Erleben von körperlichen Beschwerden erfahrbar zu machen. Da häufig ungünstige Verhaltensweisen (z. B. häufiges Aufsuchen von Ärzt:innen, ständiges Kontrollieren körperlicher Vorgänge und die Vermeidung körperlicher Anstrengung) zur Aufrechterhaltung der Problematik beitragen, besteht ein weiteres Ziel der Behandlung in der Identifikation und Modifikation dieser Verhaltensweisen (z. B. ein sukzessiver Aufbau positiver körperlicher Aktivitäten und Verringerung ärztlicher Konsultationen). Im Falle eines übersteigerten Maßes an ärztlichen Konsultationen erscheint es ratsam, die Besuche bei Ärzt:innen sowie Routineuntersuchung an allgemeinen Vorsorgeempfehlungen zu orientieren und möglichst prospektiv und zeitkontingent zu vereinbaren (siehe Kapitel 28.8). Ein KVT-Behandlungsprogramm ist bei Kleinstäuber et al. (2018) zu finden. Neuere Entwicklungen der KVT beziehen sich auf eine verstärkte Berücksichtigung von Strategien der Emotionsregulation, wie z. B. von Akzeptanz und Achtsamkeit (z. B. Kleinstäuber et al., 2019), sowie auf die Nutzung des Mediums Internet (Hennemann et al., 2022; Hennemann et al., 2023).

28.9.5.3 Psychodynamische Psychotherapie

Der Aufbau einer vertrauensvollen therapeutischen Beziehung geht einher mit der Beachtung von Übertragung und Gegenübertragung. Eine Reihe von störungsbezogenen psychodynamischen Kurzzeittherapien mit nachgewiesener Besserung der Symptomatik und der Lebensqualität (Abbass et al., 2021; Sattel et al., 2012) wie auch nachgewiesenen neurobiologischen Veränderungen (de Greck et al., 2013) liegt vor. Die Behandlungen fokussieren mit unterschiedlichen Schwerpunkten die dargelegten Mechanismen:

Das symptomzentrierte Manual mit 12 Sitzungen der Psychodynamisch-interpersonellen Therapie (Arbeitskreis PISO, 2012) unterscheidet drei Phasen:
1. Zu Beginn erfolgt der Aufbau der therapeutischen Beziehung und die Erarbeitung eines Symptomverständnisses.
2. Fokus ist die Schulung der Körperwahrnehmung, Anreicherung der beklagten körperlichen Beschwerden um ihre affektive Bedeutung und Einbettung in den interpersonellen Kontext (Beziehungsepisoden). Maßgeblich für die aktiv-stützende therapeutische Haltung sind Ernstnehmen der Symptome und des Leidens, Beachtung und Nutzung von Übertragung und Gegenübertragung und Berücksichtigung ich-struktureller Defizite (keine Überforderung des:der Patient:in).
3. Stabilisierung, Erarbeitung künftiger Strategien und ausführliche schriftliche Rückmeldung über Erkenntnisse und Verlauf der Therapie schließen die Behandlung ab (Arbeitskreis PISO, 2012).

Defizite der Symbolisierung von Gefühlen werden vor allem im Rahmen der multimodalen stationären psychodynamischen Therapie von Somatisierungsstörungen adressiert, die beispielsweise durch Kunst- und Körpertherapie die Wahrnehmung und Symbolisierung von Emotionen verbessert. So konnte bei stationär behandelten Patient:innen gezeigt werden, dass Defizite der Affektverarbeitung *(emotional Awareness)* sowie der Mentalisierung vor allem bei somatoformen Störungen vorlagen und diese durch die Behandlung gebessert wurden. Auf die Förderung des Zugangs, der Benennung und Kommunikation von Affekten bei Patient:innen mit impliziter Affektverarbeitung zielt die emotionsfokussierte psychodynamische Psychotherapie ab (Beutel et al., 2019).

28.9.6 Pharmakotherapie und sonstige somatische Behandlungsverfahren

Da die Hauptproblematik der somatischen Belastungsstörung und verwandter Phänomene häufig in einer einseitigen Fokussierung und Fixierung auf ein rein somatisches Krankheitsmodell besteht, erscheint aus theoretischer Perspektive eine monokausale primär somatische Behandlung mit passiven Verfahren (z. B. ausschließlich medikamentöse oder passiv-physiotherapeutische bzw. physikalische Behandlung) auf Dauer eher kontraindiziert.

Biofeedback (d. h. die Ableitung und Rückmeldung physiologischer Parameter, wie z. B. der Muskelaktivität und der elektrodermalen Aktivität) kann sehr hilfreich sein, um Patient:innen die enge Verbindung zwischen gedanklich-emotionalen Prozessen (z. B. Grübeln und Katastrophengedanken) und körperlichen Veränderungen (z. B. Anstieg der Muskelspannung) zu verdeutlichen.

Bei Ablehnung der psychotherapeutischen Interventionsmöglichkeiten können psychopharmakologische Interventionen in Erwägung gezogen werden. SSRIs und verwandte Substanzklassen (z. B. SNRIs) zeigen nach der aktuell gültigen Leitlinie (DGPM & DKPM, 2018) moderate Effektstärken bei funktionellen Körperbeschwerden und einigen Schmerzstörungen, jedoch nicht bei Reizdarm und gastrointestinalen Symptomen; auch erscheint die Evidenz aufgrund der Heterogenität der Studienlage hier nach wie vor unsicher. Trizyklische Antidepressiva konnten bislang keinen eindeutigen Wirksamkeitsnachweis erbringen (Kleinstäuber et al., 2014).

28.9.7 Empirische Absicherung

Psychotherapie und Pharmakotherapie bei Erwachsenen. Metaanalysen von randomisiert-kontrollierten Studien belegen, dass die oben skizzierten psychotherapeutischen Behandlungen wirksam zu einer Reduktion der Beschwerdebelastung von Menschen mit somatischer Belastungsstörung führen (z. B. Abbass et al., 2021; Kleinstäuber et al., 2011). Die Effektstärken liegen hierbei zumeist im kleinen bis mittleren Bereich bezüglich der Zwischengruppeneffekte und im mittleren bis starken Bereich bezüglich der Prä-Post-Effekte. Auch pharmakotherapeutische Interventionen (z. B. mithilfe von SSRIs) zeigen in Metaanalysen Hinweise in Richtung mittlerer bis großer Effekte, allerdings ist die Studienqualität hier bislang gering und das Verzerrungspotenzial der Ergebnisse hoch (z. B. Kleinstäuber et al., 2014). Eine kurze systemische Intervention (Brief Family Intervention über drei Stunden), in der primär Elemente der strategischen und der lösungsorientierten Systemischen Therapie genutzt wurden (siehe Kapitel 4 und 20) hat sich bei Patient:innen mit somatoformer Störung hinsichtlich der Reduktion von Gesundheitskosten als effektiv erwiesen (Schade, Torres & Beyebach, 2011).

Bei Kindern und Jugendlichen. Metaanalysen von randomisiert-kontrollierten Studien belegen die Wirksamkeit psychologischer und psychotherapeutischer Interventionen bei Kindern und Jugendlichen. Die meisten Studien basieren hierbei auf psychoedukativen, behavioralen und kognitiv-behavioralen Behandlungsansätzen. Insgesamt zeigen sich hierbei mittlere Effektstärken hinsichtlich der Symptomreduktion. Die breiteste Evidenz liegt neben funktionellen somatischen Syndromen (Bonvanie et al., 2017) für den Bereich chronischer Schmerzen vor (Fisher et al., 2022). Pharmakologische Interventionen sollten lediglich im Falle von eindeutig diagnostizierten komorbiden psychischen Störungen in Erwägung gezogen werden. Als hilfreich wird ferner der Einbezug der Eltern in die jeweilige psychotherapeutische Behandlung erachtet (Malas et al., 2017).

Literatur

Abbass, A., Lumley, M. A., Town, J., Holmes, H., Luyten, P., Cooper, A. et al. (2021). Short-term psychodynamic psychotherapy for functional somatic disorders: A systematic review and meta-analysis of within-treatment effects. *Journal of Psychosomatic Research, 145*(6), 110473. https://doi.org/10.1016/j.jpsychores.2021.110473

Arbeitskreis PISO. (2012). *Somatoforme Störungen. Psychodynamisch-Interpersonelle Therapie (PISO)*. Göttingen: Hogrefe.

Barsky, A. J. & Wyshak, G. (1990). Hypochondriasis and somatosensory amplification. *The British Journal of Psychiatry: The Journal of Mental Science, 157,* 404–409. https://doi.org/10.1192/bjp.157.3.404

Beutel, M., Greenberg, L., Lane, R. D. & Subic-Wrana, C. (2019). Treating anxiety disorders by emotion-focused psychodynamic psychotherapy (EFPP) – An integrative, transdiagnostic approach. *Clinical Psychology & Psychotherapy, 26,* 1–13. https://doi.org/10.1002/cpp.2325

Bonvanie, I. J., Kallesøe, K. H., Janssens, K. A. M., Schröder, A., Rosmalen, J. G. M. & Rask, C. U. (2017). Psychological interventions for children with functional somatic symptoms: A systematic review and meta-analysis. *The Journal of Pediatrics, 187,* 272–281.e17. https://doi.org/10.1016/j.jpeds.2017.03.017

Brown, R. J. (2004). Psychological mechanisms of medically unexplained symptoms: An integrative conceptual model. *Psychological Bulletin, 130*(5), 793–812. https://doi.org/10.1037/0033-2909.130.5.793

Clark, D. M. (1986). A cognitive approach to panic. *Behaviour Research and Therapy, 24*(4), 461–470. https://doi.org/10.1016/0005-7967(86)90011-2

de Greck, M., Bölter, A. F., Lehmann, L., Ulrich, C., Stockum, E., Enzi, B. et al. (2013). Changes in brain activity of somatoform disorder patients during emotional empathy after multimodal psychodynamic psychotherapy. *Frontiers in Human Neuroscience, 7,* 410. https://doi.org/10.3389/fnhum.2013.00410

Deutsche Gesellschaft für Psychosomatische Medizin und Ärztliche Psychotherapie (DGPM) & Deutsches Kollegium für Psychosomatische Medizin (DKPM). (2018). *S3-Leitlinie Funktionelle Körperbeschwerden* (Version 2.0, AWMF-Register-Nr. 051-001). Verfügbar unter: https://register.awmf.org/de/leitlinien/detail/051-001

Dilling, H., Mombour, W., Schmidt, M. H. & Schulte-Markwort, E. (2016). *Internationale Klassifikation psychischer Störungen. ICD-10 Kapitel V (F). Diagnostische Kriterien für Forschung und Praxis* (6. Aufl.). Bern: Hogrefe.

Engel, G. L. (1977). The need for a new medical model: A challenge for biomedicine. *Science (New York, N. Y.), 196*(4286), 129–136. https://doi.org/10.1126/science.847460

Fisher, E., Villanueva, G., Henschke, N., Nevitt, S. J., Zempsky, W., Probyn, K. et al. (2022). Efficacy and safety of pharmacological, physical, and psychological interventions for the management of chronic pain in children: A WHO systematic review and meta-analysis. *Pain, 163*(1), e1–e19. https://doi.org/10.1097/j.pain.0000000000002297

Fonagy, P., Gergely, G., Jurist, E. & Target, M. (2006). *Affektregulierung, Mentalisierung und die Entwicklung des Selbst*. Stuttgart: Klett-Cotta.

Friston, K. (2012). The history of the future of the Bayesian brain. *NeuroImage, 62*(2), 1230–1233. https://doi.org/10.1016/j.neuroimage.2011.10.004

Gierk, B., Kohlmann, S., Toussaint, A., Wahl, I., Brünahl, C.A., Murray, A.M. et al. (2015). Assessing somatic symptom burden: A psychometric comparison of the patient health questionnaire-15 (PHQ-15) and the somatic symptom scale-8 (SSS-8). *Journal of Psychosomatic Research, 78*(4), 352–355. https://doi.org/10.1016/j.jpsychores.2014.11.006

Gillespie, N.A., Zhu, G., Heath, A.C., Hickie, I.B. & Martin, N.G. (2000). The genetic aetiology of somatic distress. *Psychological medicine, 30*(5), 1051–1061. https://doi.org/10.1017/S0033291799002640

Hennemann, S., Böhme, K., Kleinstäuber, M., Baumeister, H., Küchler, A.M., Ebert, D.D. et al. (2022). Internet-based CBT for somatic symptom distress (iSOMA) in emerging adults: A randomized controlled trial. *Journal of Consulting and Clinical Psychology, 90,* 353–365. https://doi.org/10.1037/ccp0000707

Hennemann, S., Böhme, K. & Witthöft, M. (2023). Somatoforme Störungen und funktionelle somatische Syndrome. In D.D. Ebert. & H. Baumeister (Hrsg.), *Digitale Gesundheitsinterventionen* (S. 131–148). Berlin: Springer.

Jacobi, F., Wittchen, H.-U., Holling, C., Höfler, M., Pfister, H., Müller, N. et al. (2004). Prevalence, co-morbidity and correlates of mental disorders in the general population: Results from the German Health Interview and Examination Survey (GHS). *Psychological Medicine, 34*(4), 597–611. https://doi.org/10.1017/S0033291703001399

Kleinstäuber, M., Allwang, C., Bailer, J., Berking, M., Brünahl, C., Erkic, M. et al. (2019). Cognitive behaviour therapy complemented with emotion regulation training for patients with persistent physical symptoms: A randomised clinical trial. *Psychotherapy and Psychosomatics, 88*(5), 287–299. https://doi.org/10.1159/000501621

Kleinstäuber, M., Thomas, R., Witthöft, M. & Hiller, W. (2018). *Kognitive Verhaltenstherapie bei medizinisch unerklärten Körperbeschwerden und somatoformen Störungen* (2. Aufl.). Berlin: Springer. https://doi.org/10.1007/978-3-662-54664-2

Kleinstäuber, M., Witthöft, M. & Hiller, W. (2011). Efficacy of short-term psychotherapy for multiple medically unexplained physical symptoms: A meta-analysis. *Clinical Psychology Review, 31,* 146–160. https://doi.org/10.1016/j.cpr.2010.09.001

Kleinstäuber, M., Witthöft, M., Steffanowski, A., van Marwijk, H., Hiller, W. & Lambert, M.J. (2014). Pharmacological interventions for somatoform disorders in adults. *Cochrane Database of Systematic Reviews, 11,* CD010628. https://doi.org/10.1002/14651858.CD010628.pub2

Lane, R.D. & Schwartz, G.E. (1987). Levels of emotional awareness: A cognitive-developmental theory and its application to psychopathology. *American Journal of Psychiatry, 144,* 133–143.

Löwe, B., Levenson, J., Depping, M., Hüsing, P., Kohlmann, S., Lehmann, M. et al. (2022). Somatic symptom disorder: A scoping review on the empirical evidence of a new diagnosis. *Psychological Medicine, 52*(4), 632–648. https://doi.org/10.1017/S0033291721004177

Malas, N., Ortiz-Aguayo, R., Giles, L. & Ibeziako, P. (2017). Pediatric Somatic Symptom Disorders. *Current Psychiatry Reports, 19*(2), 11. https://doi.org/10.1007/s11920-017-0760-3

Martin, A., Härter, M., Henningsen, P., Hiller, W., Kröner-Herwig, B. & Rief, W. (2013). *Evidenzbasierte Leitlinie zur Psychotherapie somatoformer Störungen und assoziierter Syndrome*. Göttingen: Hogrefe.

Melzack, R. & Wall, P.D. (1965). Pain mechanisms: A new theory. *Science (New York, N.Y.), 150*(3699), 971–979. https://doi.org/10.1126/science.150.3699.971

Rief, W. & Barsky, A.J. (2005). Psychobiological perspectives on somatoform disorders. *Psychoneuroendocrinology, 30*(10), 996–1002. https://doi.org/10.1016/j.psyneuen.2005.03.018

Rief, W. & Hiller, W. (2008). Screening für Somatoforme Störungen (SOMS) (2. Auflage). Bern: Huber.

Rief, W. & Hiller, W. (2011). *Somatisierungsstörung* (2., akt. Aufl.). Göttingen: Hogrefe.

Sattel, H., Lahmann, C., Gündel, H., Guthrie, E., Kruse, J., Noll-Hussong, M. et al. (2012). Brief psychodynamic interpersonal psychotherapy for patients with multisomatoform disorder: Randomised controlled trial. *British Journal of Psychiatry, 200*(1), 60–67. https://doi.org/10.1192/bjp.bp.111.093526

Schade, N., Torres, P. & Beyebach, M. (2011). Cost-efficiency of a brief family intervention for somatoform patients in primary care. *Families, Systems, & Health, 29*(3), 197–205. https://doi.org/10.1037/a0024563

Schnabel, K., Petzke, T.M. & Witthöft, M. (2022). The emotion regulation process in somatic symptom disorders and related conditions – A systematic narrative review. *Clinical Psychology Review, 97,* 102196. https://doi.org/10.1016/j.cpr.2022.102196

Schnabel, K., Schulz, S.M. & Witthöft, M. (2022). Emotional reactivity, emotion regulation, and regulatory choice in somatic symptom disorder. *Psychosomatic Medicine, 84*(9), 1077–1086. https://doi.org/10.1097/PSY.0000000000001118

Toussaint, A., Murray, A.M., Voigt, K., Herzog, A., Gierk, B. et al. (2016). Development and validation of the Somatic Symptom Disorder-B Criteria Scale (SSD-12). *Psychosomatic Medicine, 78*(1), 5–12. https://doi.org/10.1097/PSY.0000000000000240

Van den Bergh, O., Witthöft, M., Petersen, S. & Brown, R. (2017). Symptoms and the body: Taking the inferential leap. *Neuroscience & Biobehavioral Reviews, 74,* 185–203. https://doi.org/10.1016/j.neubiorev.2017.01.015

Witthöft, M. & Hiller, W. (2010). Psychological approaches to origins and treatments of somatoform disorders. *Annual Review of Clinical Psychology, 6,* 257–283. https://doi.org/10.1146/annurev.clinpsy.121208.131505

29 Verhaltensauffälligkeiten in Verbindung mit körperlichen Störungen und Faktoren

29.1 Essstörungen

Ruth von Brachel, Katrin Hötzel & Almut Zeeck

Inhaltsübersicht

29.1.1 Klinische Merkmale

Essstörungen sind eine Gruppe psychischer Erkrankungen, die durch die ausgeprägte Beschäftigung mit dem Thema Essen, dem Körper und der eigenen Figur charakterisiert sind. Sie beinhalten Auffälligkeiten im Essverhalten, welche zu einem von der Norm abweichenden Körpergewicht führen können. Zentral sind *verhaltensbezogene Symptome* (z. B. restriktives Essverhalten; Essanfälle; Erbrechen; exzessives Sporttreiben), *kognitive Symptome* (ausgeprägte gedankliche Beschäftigung mit z. B. Essen, Kalorien, Gewicht; Körperbildstörung) sowie *motivationale Symptome* (geringes Problembewusstsein; eine starke Ambivalenz hinsichtlich einer Veränderung). Darüber hinaus gehen teilweise schwerwiegende *somatische Folgeprobleme* (siehe Tabelle 29.2, S. 516) mit dem gestörten Essverhalten einher.

Fallbeispiele

Pia, 17 Jahre alt, litt im Alter von 13 Jahren unter einem problematischen Essverhalten, was mit einer Diät begonnen und damals innerhalb relativ kurzer Zeit zu starkem Untergewicht geführt habe. Damals hätten sich ihre Eltern getrennt und alles sei „außer Kontrolle geraten", was sie sehr belastet habe. Mithilfe einer stationären Therapie habe sich das Essverhalten und Gewicht wieder einigermaßen stabilisieren lassen. Nun berichtet sie, dass erneut der Wunsch nach einer Gewichtsabnahme aufgekommen sei, seitdem sich ihre beiden besten Freundinnen in ein Auslandsjahr verabschiedet haben. Alles drehe sich nur noch ums Essen und Nicht-Essen. Aktuell „helfe" Pia etwas nach, indem sie sich nach den Mahlzeiten erbreche. Das Erbrechen nutze sie auch, wenn sie sich nicht mehr im Griff habe und es zu einem „Fressanfall" komme, bei dem sie deutlich mehr als während normaler Mahlzeiten esse. Sie habe in den letzten Monaten ca. 4 kg abgenommen, Untergewicht bestehe derzeit aber noch nicht.

Frau H., 39 Jahre, berichtet von einem „chaotischen" Essverhalten, welches sie sehr belaste. Regelmäßige und normale Mahlzeiten kenne sie kaum noch, stattdessen esse sie häufig sehr große Mengen nach stressigen Arbeitstagen und wenn sie sich am Wochenende einsam fühle. Sie könne dann nicht mehr kontrollieren, was und wieviel sie esse und schlinge alles hastig in sich hinein. Das entspanne sie kurzfristig ein wenig. Im Nachgang gehe es ihr dann aufgrund von Scham und Ekel sich selbst gegenüber aber sehr schlecht, wodurch sie zunehmend in einen „Teufelskreis" gerate. Mittlerweile bestehe Übergewicht, weshalb sie sich auch über die Essanfälle hinaus in ihrem Körper sehr unwohl fühle und vor sozialen Kontakten zurückziehe, obwohl sie sich stark nach einer Partnerschaft sehne.

29.1.2 Klassifikation und Diagnostik

In der ICD-10 werden im Kapitel „Essstörungen" neun Störungskategorien differenziert. Mit Blick auf die klinische

Tabelle 29.1: ICD-10-Kriterien einer Anorexia nervosa und einer Bulimia nervosa

Anorexia nervosa (F50.0)	Bulimia nervosa (F50.2)
A. Gewichtsverlust oder bei Kindern fehlende Gewichtszunahme, wodurch das Körpergewicht mindestens 15 % unter dem für Alter und Größe zu erwartenden Gewicht liegt (BMI ≤ 17.5 kg/m²).	A. Regelmäßige Essattacken (mind. zwei pro Woche über drei Monate), bei denen große Mengen Nahrung in kurzer Zeit gegessen werden.
B. Gewichtsverlust ist selbst herbeigeführt.	B. Andauernde Beschäftigung mit Essen und „craving" nach Nahrung.
C. Körperschemastörung und Angst, zu dick zu werden.	C. Versuch, der Gewichtszunahme durch mind. eine der folgenden Verhaltensweisen entgegenzusteuern: 1. selbstinduziertes Erbrechen, 2. Missbrauch von Abführmitteln, 3. Hungern, 4. Missbrauch von Appetitzüglern, Schilddrüsenpräparaten oder Diuretika; bei Diabetiker:innen Auslassen des Insulins.
D. Endokrine Störung: bei Frauen Amenorrhoe (Ausnahme bei Hormonsubstitution), bei Männern Libido- und Potenzverlust.	D. Körperschemastörung und Angst, zu dick zu werden.

Bedeutsamkeit konzentriert sich die folgende Darstellung auf die Anorexia nervosa (AN), Bulimia nervosa (BN) und die Binge-Eating-Störung (BES) (siehe Tabelle 29.1 und Kasten).

Anorexia nervosa. Für die Diagnose einer AN ist nach ICD-10 das Vorliegen von selbst herbeigeführtem Untergewicht ein maßgebliches Kriterium. Eine Orientierung dafür bietet der „Body Mass Index" (BMI), der folgendermaßen berechnet wird: (Gewicht in kg) geteilt durch (Körpergröße in m)^2. Laut WHO gilt ein BMI von 18.5 bis 24.9 als normalgewichtig, unterhalb von 18.5 liegt Untergewicht vor (viele klinisch tätige Personen sehen einen BMI von 17.5 oder darunter als Grenze für eine voll ausgeprägte Anorexie) und über 25 Übergewicht, ab 30 Adipositas. Bei Kindern und Jugendlichen wird das Vorliegen von Untergewicht anhand von Perzentilkurven bestimmt, die Größe und Gewicht im Verhältnis zu Gleichaltrigen darstellen.

Weitere Kriterien für eine AN sind die Wahrnehmung des eigenen Körpers als „zu fett" (Körperbildstörung) sowie bei Frauen das Ausbleiben der Regelblutung (Amenorrhoe) bzw. bei Männern Verlust des Interesses an Sexualität und Potenzverlust (endokrine Störung). Ein Unterschied zwischen DSM-5 und ICD-10 besteht darin, dass das Kriterium der endokrinen Störung im DSM-5 entfällt, da es bei Jungen bzw. Männern sowie Mädchen und Frauen, die Hormonpräparate einnehmen, nicht anwendbar ist. Auch bei den ICD-11-Kriterien wird dieses Kriterium wegfallen.

Bulimia nervosa. Kardinalsymptom der BN sind von Kompensationsverhalten gefolgte Essanfälle. Mit „Essanfällen" ist dabei das Essen objektiv großer Nahrungsmengen innerhalb eines kurzen Zeitraumes gemeint. Essanfälle gehen mit einem Gefühl des Kontrollverlustes einher. Das Kompensationsverhalten ist meistens selbstinduziertes Erbrechen, aber auch andere „Purging"-Verhaltensweisen wie der Gebrauch von Laxanzien (Abführmittel), Diuretika (Entwässerungsmittel), Klistieren (Einläufe) oder „Non-Purging"-Verhaltensweisen wie exzessives Sporttreiben oder Fasten.

Binge-Eating-Störung. Bei der BES dagegen treten Essanfälle mit Kontrollverlust in der Regel ohne (ausgeprägtes) Kompensationsverhalten auf, weshalb die BES häufig mit Adipositas als komorbider Diagnose einhergeht (siehe Kasten). Weil Kinder nur begrenzten Zugang zu Nahrungsmitteln haben, sind die verzehrten Mengen oft nicht übermäßig groß (Czaja et al., 2009). Daher sollte bei jüngeren Kindern der subjektive Kontrollverlust bei Essanfällen und nicht die absolut gegessene Menge berücksichtigt werden. Die BES stellt in der ICD-10 noch keine eigenständige Kategorie dar. Dies hat sich in der ICD-11 geändert, die Kriterien sind ähnlich wie die im DSM-5 formuliert.

Kriterien für Binge-Eating-Störung nach ICD-11

Wiederkehrende, regelmäßige (z. B. mindestens einmal wöchentlich über mindestens drei Monate) Essanfälle, gekennzeichnet durch die folgenden Merkmale:

- Verzehr einer Nahrungsmenge in einem bestimmten Zeitraum (z. B. innerhalb eines Zeitraums von zwei Stunden), wobei diese Nahrungsmenge erheblich größer oder anders ist als das, was die Person normalerweise essen würde.
- Das Gefühl, während der Episode die Kontrolle über das Essverhalten zu verlieren (z. B. nicht mehr aufhören zu können, nicht kontrollieren zu können, was oder wie viel man isst).
- Die Essanfälle treten nicht gemeinsam mit unangemessenem Vermeidungsverhalten auf, das einer Gewichtszunahme entgegenwirken soll.
- Deutlicher Leidensdruck.

Das unterscheidende Merkmal zwischen AN und BN ist das Gewicht: Liegt Untergewicht vor, wird die Diagnose einer AN vergeben, selbst wenn es regelmäßig zu Essanfällen kommt. Der entscheidende Unterschied zwischen der BN und der BES ist, dass die beiderseits vorkommenden Essanfälle nur bei der BN von Kompensationsverhalten gefolgt werden. In der Definition der ICD-11 reichen auch subjektive Essanfälle für die Diagnose einer BES, hier ist es nicht wichtig, dass die Person mehr isst als andere Menschen, sondern dass es von dem abweicht, was von ihr normalerweise gegessen wird.

29.1.2.1 Differenzialdiagnostik

Die Diagnose einer Essstörung bedarf immer einer umfassenden klinischen Befunderhebung (siehe Kapitel 8 und 17)

Tabelle 29.2: Körperliche Folgeerscheinungen bei verschiedenen Essstörungssymptomen

Mögliche körperliche Folgen von Untergewicht	**Allgemein**	Hypoglykämie (Unterzuckerung), Hypothermie (geringe Körpertemperatur, Frieren)
	Kardiovaskulär	Hypotonie (niedriger Blutdruck), orthostatische Dysregulation (z. B. Schwindel oder Übelkeit beim Aufstehen), Bradykardie (verlangsamter Herzschlag), plötzliches Herzversagen
	Dermatologisch	Trockene, schuppige Haut, Akne, Haarausfall, Lanugo-Behaarung (Haarflaum am ganzen Körper), Akrozyanose (Blaufärben der Lippen, Hände und Füße)
	Endokrinologisch	Veränderte Schilddrüsenfunktion (funktionelle Hypothyreose), Hypercortisolismus (Überschuss am Stresshormon Cortisol), reduzierte Produktion von Östrogenen und Androgenen (Geschlechtshormonen), Ausbleiben der Periodenblutung
	Gastrointestinal	Verlängerte Magen-Darm-Passage der Nahrung (u. a. Verstopfung, verzögerte Magenentleerung, Völlegefühl)
	Hämatologisch	Anämie (Mangel an roten Blutkörperchen, Eisenmangel), Leukozytopenie (Mangel an weißen Blutkörperchen), Thrombozytopenie (Mangel an Blutplättchen)
	Neurologisch	Periphere Neuropathien (Störung im peripheren Nervensystem, betreffend Motorik, Sensorik oder vegetative Funktionen), Pseudoatrophien (z. B. Verlust an Volumen und Masse des Gehirngewebes)
	Muskoskelettal	Knochendichteminderung bis hin zur Osteoporose, verzögertes oder ausbleibendes Wachstum
	Renal	Nierensteine, Nierenschäden durch Dehydratation, Ödeme (Wassereinlagerungen im Gewebe, diese können auch während der Gewichtszunahme auftreten)
	Leber	Schädigung von Leberzellen bis hin zum Leberversagen
	Gynäkologisch, Fertilität	Amenorrhoe (Ausbleiben der Regelblutung), verzögertes oder ausbleibendes Einsetzen der Pubertät, Infertilität, Erektionsstörungen, Verlust des sexuellen Interesses; bei AN in der Schwangerschaft: Frühgeburt, zu geringes Geburtsgewicht des Kindes
Mögliche körperliche Folgen von Erbrechen und Abführmittelmissbrauch	**Kardiovaskulär**	Durch Elektrolytverschiebungen ausgelöste Herzrhythmusstörungen
	Wasser- und Elektrolythaushalt	Elektrolytstörungen im Bereich des Kalium-, Natrium- oder Chloridhaushalts (Gefahr von Herzrhythmusstörungen bis hin zum Tod, siehe oben); metabolische Azidose (durch Abführmittel: Übersäuerung des Bluts und des Körpers) oder Alkalose (durch Erbrechen; zu starke Verschiebung des Blut-pH-Wertes in den basischen Bereich), beides kann zu Nieren- und Atemproblemen führen; Hypokaliämie (niedriger Kaliumspiegel durch Erbrechen oder Abführmittel; kann zu Herzrhythmusstörungen führen), Hyponatriämie (niedriger Natriumspiegel durch exzessives Wassertrinken oder Abführmittel; kann insbesondere zu Funktionsstörungen im Gehirn führen)
	Gastrointestinal	Verstopfung, Verletzungen an der Magenwand, Magenruptur (Riss), Verätzungen der Speiseröhre, unzureichende Verschlussfunktion des Mageneingangs (Kardiainsuffizienz)
	Hämatologisch	Leukozytopenie (Mangel an weißen Blutkörperchen)
	Oral, dental	Verfärbungen oder Schäden der Zähne, Sialadenose (Schwellungen der Speicheldrüsen; oftmals sichtbar)
	Renal	Nephropathie; Ödeme (Wassereinlagerungen im Gewebe)
Mögliche körperliche Folgen von Essanfällen	**Gastrointestinal**	Magendilatation; in Extremfällen: Magenruptur (Riss), -ischämie (Durchblutungsstörung, Thrombose) oder -nekrose (Absterben von Zellen)

und einer ergänzenden medizinischen Untersuchung (bzw. Mitbehandlung). Letztere dient dem Ausschluss einer körperlichen Verursachung der essstörungsbezogenen Kernsymptome (Appetitlosigkeit, Gewichtsabnahme/Untergewicht, Heißhunger und Erbrechen) sowie der Entscheidung, welche körperlichen Folgesymptome (siehe Tabelle 29.2) einer medizinischen Behandlung bedürfen. Differenzialdiagnostisch müssen insbesondere endokrinologische und gastrointestinale Erkrankungen ausgeschlossen werden. So ist zu klären, dass die Essstörung nicht auf einen medizinischen Krankheitsfaktor (z. B. Schilddrüsenüberfunktion, entzündliche Darmerkrankungen, Gehirntumore) oder die Einnahme bzw. den Entzug von einem Medikament (z. B. Appetitverlust im Rahmen einer Chemotherapie oder Ritalin-Einnahme) oder einer Substanz (z. B. Stimulanzien) zurückzuführen ist.

29.1.2.2 Körperliche Folgeerscheinungen bei Essstörungen

Auch normalgewichtige Patient:innen mit einer Essstörung können bei häufigem selbstinduziertem Erbrechen und/oder einem Abführmittel- oder Medikamentenmissbrauch (Unterdosierung von Insulin, Überdosierung von Schilddrüsenpräparaten) unter gravierenden körperlichen Problemen leiden (siehe Tabelle 29.2). Die Wahrscheinlichkeit der körperlichen Folgeerscheinungen nimmt mit der Zeit zu und ist besonders hoch bei langer und schwerer Erkrankung sowie bei der Kombination aus starkem Untergewicht und Binge-Purging-Verhaltensweisen (Treasure, Duarte & Schmidt, 2020).

Viele der auch teils gravierenden Folgeerscheinungen remittieren mit der Wiederherstellung von Normalgewicht bzw. eines geregelten Essverhaltens, schwere Zahnschäden sowie eine Osteoporose sind dagegen in der Regel irreversibel. Essanfälle ohne Kompensationsverhalten wie bei der BES können neben den durch die Essanfälle selbst ausgelösten Problemen auch durch das komorbide Übergewicht Folgeerkrankungen wie Diabetes oder Herz-Kreislauf-Erkrankungen begünstigen.

Neben den körperlichen Folgeerscheinungen gibt es auch psychische oder Verhaltensprobleme, die eine direkte Folge des Diäthaltens und der Mangelernährung sind, wie z. B. depressive Verstimmungen, Schlafprobleme, Verlust sexuellen Interesses, ein sozialer Rückzug und ständige Gedanken ans Essen (Keys et al., 1950).

29.1.2.3 Diagnostik

Die Diagnosestellung kann durch die Verwendung von Fragebögen/Interviews ergänzt bzw. im Sinne eines Screenings angebahnt werden (siehe Tabelle 29.3).

29.1.3 Epidemiologie

AN und BN haben ihren Beginn typischerweise in der Adoleszenz, die AN in der mittleren Pubertät und die BN etwas später. Jüngere Studien deuten darauf hin, dass das Erkrankungsalter seit einigen Jahren immer weiter abnimmt (Frostad & Bentz, 2022). Die BES zeigt hingegen einen Störungsbeginn über die gesamte Lebensspanne, beginnend im Grundschulalter mit einem Höhepunkt zwischen 20 und 30 Jahren (Bohon, 2019). Überessen mit Kontrollverlust als Symptom oder Vorläufer der BES berichten bereits Kinder ab sechs Jahren.

Der Verlauf aller Essstörungen zeigt sich unbehandelt als meist chronisch-fluktuierend mit Phasen stärkerer und schwächerer Essstörungssymptomatik (Stice et al., 2009). Auch eine Migration zwischen den einzelnen Essstörungen ist häufig, so gibt es häufige Wechsel zwischen der BN und der BES sowie zwischen der AN und der BN (siehe Tabelle 29.4).

Tabelle 29.3: Diagnostikinstrumente zur Erfassung der Essstörungssymptomatik mit guter Reliabilität und Validität

Instrument	Beschreibung
Eating Disorder Examination (EDE; deutsche Version: Hilbert & Tuschen-Caffier, 2016) Eating Disorder Examination für Kinder (ChEDE; deutsche Version: Hilbert, 2016)	• Interview. • Erfasst mit 21 Fragen auf vier Subskalen Kernmerkmale (Gezügeltes Essen, Essensbezogene Sorgen, Gewichtssorgen, Figursorgen) von Essstörungen sowie mit 13 Fragen diagnostische Merkmale von AN, BN und BES bei Jugendlichen ab ca. 15 Jahren und Erwachsenen. • Dauer ca. 45 Minuten. • Liegt in einer analogen Version für Kinder (8–14 Jahre) vor.
Eating Disorder Examination-Questionnaire (EDE-Q; deutsche Version: Hilbert & Tuschen-Caffier, 2016) Eating Disorder Examination-Questionnaire für Kinder (ChEDE-Q; Zeitler et al., 2007)	• Fragebogen. • Erfasst mit 28 Items auf vier Subskalen Kernmerkmale (Gezügeltes Essen, Essensbezogene Sorgen, Gewichtssorgen, Figursorgen). • Einsetzbar für AN, BN und BES bei Jugendlichen und Erwachsenen. • Ergänzend zum EDE oder eigenständig als Selbstbericht. • Liegt in einer analogen Version für Kinder (8–14 Jahre) vor.
Fragebogen zum Essverhalten (FEV; deutsche Version: Pudel & Westenhöfer, 1989)	• Fragebogen. • Erfasst mit 51 Items drei Subskalen (kognitive Kontrolle, Störbarkeit des Essverhaltens, erlebte Hungergefühle) • Einsetzbar für Essstörungen und Adipositas bei Jugendlichen und Erwachsenen.

Besonders bei Jugendlichen muss die Essstörung nicht immer einen chronischen Verlauf nehmen und es sind Spontanremissionen möglich. In neueren Studien zeigt sich z. B., dass nach einigen Jahren mehr als die Hälfte der von BN betroffenen Personen nicht mehr erkrankt ist (Allen et al., 2013). Erwachsene Patient:innen haben in der Regel schon einen Verlauf von mehreren Jahren hinter sich, viele Betroffene von AN und BN erleben aber bis zum mittleren Erwachsenenalter über einen Zeitraum von ca. 20 Jahren Remissionen oder deutliche Besserungen (Nagl et al., 2016). Man geht davon aus, dass ungefähr die Hälfte der an AN und BN erkrankten Personen die Essstörung über viele Jahre behält (Herzog et al., 2022). Ein nicht unerheblicher Teil von – je nach Studie – ca. 5 bis zu 16 % verstirbt an den Folgen der AN durch die körperlichen Folgen der Unterernährung (Sepsis, Herzversagen) oder Suizid. Die AN gehört damit zusammen mit den Substanzabhängigkeiten zu den psychischen Störungen mit der höchsten Sterblichkeitsrate.

Die BES ist zusammen mit den subklinischen Essstörungen die häufigste Diagnose und kommt über die gesamte Lebensspanne und auch bei Männern deutlich häufiger vor als AN und BN, die fast ausschließlich jugendliche Mädchen und junge Frauen betreffen. Einige Wissenschaftler:innen befürchten aber, dass es unter Männern eine Dunkelziffer von an AN und BN leidenden Personen gibt, die durch die an Frauen orientierte Symptomdefinition, die Darstellung von Essstörungen in Medien und eine Stigmatisierung betroffener Männer in bisherigen Studien nicht entdeckt wurden und welche auch nicht in der klinischen Praxis vorstellig werden. Das Geschlechterverhältnis von 1 zu 10 aus der klinischen Praxis bei der AN scheint also die Prävalenz bei Männern zu unterschätzen und deswegen finden sich – je nach Erhebungsmethode – auch teilweise mehr Männer, die von AN betroffen sind. Die Mehrheit der Patient:innen weist neben der Essstörung noch mindestens eine weitere Störung auf, Binge-Purge-Verhaltensweisen gehen mit höherer Komorbidität einher (siehe Tabelle 29.4). Bei allen Essstörungen findet sich auch eine große Komorbidität mit Persönlichkeitsstörungen, am häufigsten ist die Borderline-Persönlichkeitsstörung (siehe Kapitel 30.1), bei restriktiver AN finden sich auch zwanghafte Persönlichkeitsstörungen.

29.1.4 Störungsmodell

29.1.4.1 Transdiagnostisches Störungsmodell der Kognitiven Verhaltenstherapie (KVT)

Aufgrund der vielen Überschneidungen in den Symptomen der Essstörungen sowie der häufigen Migration zwischen den einzelnen Störungen empfiehlt sich eine transdiagnostische Betrachtung (Fairburn et al., 2003). In dem auf die einzelnen Patient:innen angepassten Störungsmodell werden dann in der Therapie diejenigen Aspekte, Symptombereiche und Teufelskreise herausgegriffen, die auf die betroffene Person zutreffen. Es wird von einem biopsychosozialen Störungsmodell ausgegangen (siehe Abbildung 29.1).

Tabelle 29.4: Epidemiologische Angaben

	Anorexia nervosa	Bulimia nervosa	Binge-Eating-Störung
Lebenszeitprävalenz (Hudson et al., 2007)	0.9 % bei Frauen 0.3 % bei Männern	1.5 % bei Frauen 0.5 % bei Männern	3.5 % bei Frauen 2.0 % bei Männern
Geschlechterverhältnis (Mangweth-Matzek, 2015)	1 : 10 (Männer zu Frauen)	1 : 4 (Männer zu Frauen)	1 : 3 (Männer zu Frauen)
Ersterkrankungsalter (Jacobi et al., 2004)	14–18 Jahre	18–19 Jahre	Über die gesamte Lebensspanne ab 8 Jahren, Peak zwischen 20 und 30 Jahren.
Komorbidität (z. B. Herpertz et al., 2015; Treasure, Duarte & Schmidt, 2020)	Bis zu 40 % depressive Störungen, bis zu 60 % Angststörungen (besonders soziale Angst), bis zu 30 % Zwangsstörungen.	Bis zu 50 % depressive und Angststörungen, bis zu 30 % Posttraumatische Belastungsstörung (PTBS), bis zu 30 % nichtsuizidale Selbstverletzung (NSSV), bis zu 15 % Aufmerksamkeitsdefizit-/Hyperaktivitätsstörung (ADHS), bis zu 30 % Substanzkonsum.	Bis zu 50 % Angst- und depressive Störungen, bis zu 20 % ADHS, NSSV und Substanzkonsum.
Mortalität* (Sterblichkeitsrate im Vergleich zur Altersgruppe im gleichen Zeitraum; Fichter et al., 2021)	Ca. 5	Ca. 1.5	Ca. 1.5

Anmerkung: Diese Zahl beschreibt den Faktor, um den die Sterblichkeit erhöht ist. Es sterben Frauen mit AN fünfmal so oft wie Frauen ohne AN.

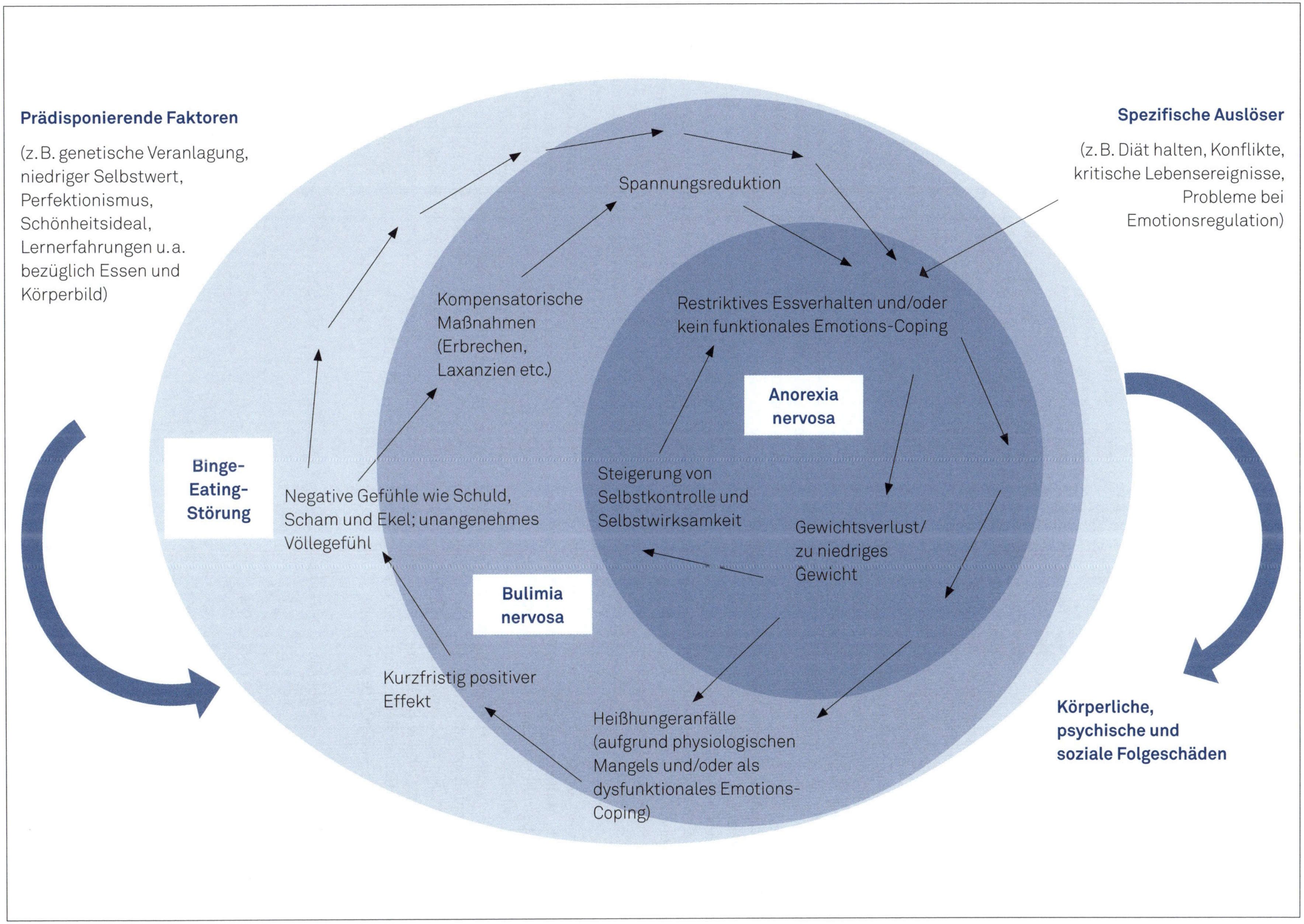

Abbildung 29.1: Transdiagnostisches Störungsmodell von Essstörungen

Prädisponierende Faktoren. Als prädisponierende *Risikofaktoren* sind aus empirischen Studien folgende Punkte bekannt: Unter anderem aus Zwillings- oder Assoziationsstudien ist bekannt, dass es ein genetisches Risiko für AN (Watson et al., 2019) und in geringerem Maße auch für Binge-Verhaltensweisen gibt. Auch ein leicht erhöhtes Gewicht gilt als biologischer Risikofaktor (weil es den Wunsch, schlanker zu sein, fördert).

Weitere prädisponierende Faktoren, die Betroffene vulnerabel für alle Essstörungen machen, finden sich in Tabelle 29.5.

Auslösende Faktoren. AN und BN beginnen in der Regel mit Diäthalten (oder dem Versuch des Diäthaltens) aufgrund des Wunsches, schlank(er) zu sein. Dies wird begünstigt durch die oben genannten Faktoren und tritt häufig auch als Reaktion auf kritische Lebensereignisse, wie z.B. die Trennung der Eltern, Verluste, Stress, Mobbing, Druck, Gewicht abzunehmen oder zu halten (z.B. im Leistungssport) oder das Beobachten von Diäthalten bei anderen, auf. Auch bei Personen mit BES finden sich häufig Diäten vor oder zu Problembeginn. Es gibt aber auch Betroffene mit BES, für die nicht Diäthalten, sondern die Regulation negativer Zustände wie Traurigkeit durch Essen im Vordergrund steht (Burton & Abbott, 2017).

Aufrechterhaltende Faktoren. Ein aufrechterhaltender Faktor ist das *restriktive Essverhalten*. Zunächst einmal wird das Diäthalten positiv verstärkt (siehe Kapitel 2), indem die Betroffenen Komplimente bekommen oder durch die Gewichtsreduktion angenehme Gefühle wie Kontrolle oder eine Verbesserung im Selbstwertgefühl erleben. Dies verstärkt den Wunsch der Betroffenen, weiter abzunehmen. Im weiteren Verlauf kommt es häufig auch zu negativer Verstärkung und dem Wegfallen negativer Emotionen wie einem Überforderungsgefühl, z.B., weil aufgrund der Erkrankung weniger Ansprüche an die Betroffenen gestellt werden oder weil andere negative Gefühle wie Traurigkeit, Ekel usw. weniger gespürt werden. Durch die weitere Fokussierung auf die Essstörung kommt es zum Wegfall anderer Verstärker wie beispielsweise Hobbys, dem Bewältigen von Entwicklungsaufgaben o.Ä., was eine weitere Fixierung auf die Essstörung als „einzige Freundin" bewirkt. Durch den Gewichtsverlust und die damit verbundenen körperlichen Veränderungen (siehe Tabelle 29.2) werden viele der psychischen Faktoren, wie z.B. der soziale Rückzug oder die ständigen Gedanken ans Essen, verstärkt. Aus Tierstudien weiß man, dass es durch Unterernährung zu Bewegungsdrang und Hyperaktivität kommt, was das exzessive Sporttreiben im Rahmen einer AN neben dem Wunsch, Kalorien zu verbrennen, mit aufrechterhält. Das Völlegefühl, die verlangsamte Magen-Darm-Passage und die Dysregulation von Hunger und Sättigung bei AN erschweren es den Betroffenen, normal große Mahlzeiten zu essen. Die neurologischen Veränderungen erschweren wiederum kognitive Veränderungen (Treasure, Willmott et al., 2020).

Essanfälle werden entweder durch restriktives Essverhalten oder durch ihre Funktion in der Emotionsregulation aufrechterhalten. Das restriktive Essverhalten führt zu einer Verstärkung der Gedanken an Essen und zu Heißhungeranfällen (siehe Kapitel 29.1.2). Tierexperimente haben ebenfalls gezeigt, dass es durch Fastenperioden und ein Überangebot an hochkalorischer Nahrung zu Überessen kommt (Treasure, Duarte & Schmidt, 2020). Kurzfristig wird das Essen hochkalorischer Nahrung als angenehm und verstärkend empfunden, dann reagieren die Betroffenen jedoch mit Angst vor einer Gewichtszunahme, Scham und Schuldgefühlen. Die Gegenmaßnahmen wie das Erbrechen wirken kurzfristig negativ verstärkend, weil sie die Angst vor einer Gewichtszunahme reduzieren. Langfristig führen sie jedoch zu mehr negativen Gefühlen wie Scham, Selbstwertproblemen oder – wegen der häufigen Geheimhaltung – zu Isolation. Diese Gefühle lösen dann wiederum emotionale Essanfälle aus, die als Strategie dienen, negative Gefühle wie Traurigkeit, innere Leere, Einsamkeit oder Ekel zu reduzieren oder – in geringerem Umfang – angenehme Gefühle zu induzieren. In diesem Fall wirken die Essanfälle ebenfalls (negativ) verstärkend. Häufig mischen sich bei Betroffenen mit BN beide Typen von Essanfällen. Neben den oben genannten aufrechterhaltenden Faktoren spielen bei allen Essstörungen auch kognitive Verzerrungen und unbewusste Aufmerksamkeitsmechanismen in Bezug auf Essen oder Figur eine aufrechterhaltende Rolle. So wird z.B. die Bedeutung des Schlankheitsideals überbewertet und viele Situationen vor diesem Hintergrund interpretiert (z.B. „Ich bin nicht zur Party eingeladen, weil ich zu fett bin").

Tabelle 29.5: Psychosoziale Risikofaktoren für Essstörungen (z.B. Treasure, Duarte & Schmidt, 2020; Treasure, Willmott et al., 2020; Lavender et al., 2015)

Psychologische Risikofaktoren	• Schlechtes Selbstwertgefühl • Schlechtes Körperbild (z.B. durch abwertende Kommentare anderer) • Traumata (insbesondere sexueller Missbrauch) • Persönlichkeitseigenschaften (Zwanghaftigkeit, Rigidität und Perfektionismus für AN; Impulsivität und Aufmerksamkeitsprobleme für BN) • Bei AN: Probleme in der sozialen Interaktion und sozialen Beziehungen (z.B. Probleme mit Perspektivenübernahme, erhöhte Sensitivität für Ablehnung) • Schwierigkeiten in der Wahrnehmung oder Regulation von Gefühlen
Soziale Risikofaktoren	• Isolation • Elterliche Essprobleme oder Übergewicht • Mobbing • Konfrontation mit dem Schlankheitsideal (z.B. durch [soziale] Medien, Freundeskreis)

29.1.4.2 Psychodynamisches Störungsmodell

Auch aus psychodynamischer Perspektive geht man davon aus, dass bei der Entstehung von Essstörungen ein Zusammenspiel biologischer, psychischer und soziokultureller Faktoren ursächlich ist und unterscheidet ebenfalls prädisponierende, auslösende und aufrechterhaltende Faktoren.

Prädisponierende Faktoren. Bei den prädisponierenden Faktoren werden aus der psychodynamischen Perspektive bei Essstörungen neben einer möglichen genetischen Disposition und Persönlichkeitsmerkmalen (ängstlich-zwanghaft, impulsiv) vor allem Aspekte der individuellen psychischen Entwicklung betont, d.h. ungünstige frühe oder auch spätere Beziehungserfahrungen, die zu unsicheren Bindungsmustern (Jewell et al., 2016), zu Schwierigkeiten mit der Regulation von Affekten, zwischenmenschlichen Schwierigkeiten und Problemen im Selbsterleben bis hin zu einem tiefgreifenden Gefühl der eigenen Insuffizienz führen (Caglar-Nazali et al., 2014; Lavender et al., 2015). Beeinträchtigungen des Selbst- und Körpererlebens (z.B. „Ich bin nicht liebenswert", „Ich hasse meinen Körper", „Mein Körper gehört nicht zu mir") sind bei Essstörungen (vor allem der AN und der BN) so zentral, dass diese aus psychodynamischer Perspektive auch als „Störungen des Selbst" bezeichnet wurden (Robinson et al., 2019). Während es bei der AN dabei mehr um Fragen der eigenen Identität, der Individuation und Grenzen (des Körpers sowie zwischen Selbst und anderen) geht, steht bei der BN im Sinne einer Selbstwertproblematik in der Regel eine Diskrepanz zwischen einem hohen Ideal-Ich und dem realen Selbsterleben (z.B. als „Versagerin") im Vordergrund (Reich, 2001).

Probleme mit der Regulation von negativen Affekten, welche sich bei allen drei Essstörungsgruppen finden, werden in Zusammenhang mit strukturellen Beeinträchtigungen (Einschränkungen der Fähigkeit zur Affektwahrnehmung und -regulation) oder intrapsychischen Konfliktthemen verstanden, aufgrund welcher sie nicht toleriert werden können – z.B. muss ein Gefühl von Ärger aus Angst vor einem Verlust von Zuwendung unterdrückt werden. Es kommt dann entweder zu einer überstarken Abwehr (Affekte sind nur noch gedämpft oder gar nicht mehr wahrnehmbar) oder zu einem Gefühl der Überflutung durch Affekte wie Angst, Wut, Scham oder Einsamkeit.

Zwischenmenschliche Schwierigkeiten wiederum stehen mit dem unsicheren Selbsterleben und den Schwierigkeiten, Affekte wahrzunehmen und zu regulieren, in engem Zusammenhang. Die bei Essstörungen vorherrschenden unsicheren Bindungsmuster bedeuten, dass nahe Beziehungen eher vermieden werden, obwohl ein starker Wunsch nach Bindung besteht, oder ein ängstlich-anklammerndes Verhalten den möglichen Verlust von Beziehungen verhindern soll.

Auslösende Faktoren. In Hinblick auf auslösende Faktoren wird aus psychodynamischer Perspektive bei Essstörungen die Adoleszenz als eine zentrale Phase gesehen, in der es aufgrund der prädisponierenden psychischen Probleme (Konfliktthemen, strukturelle Einschränkungen) zu einer Überforderung und daher zur Symptombildung kommt. Grundsätzlich ist die Pubertät eine psychisch sehr herausfordernde Zeit, in welcher es um eine Lösung von den primären Bezugspersonen und die Konturierung eines stabilen, individuellen Selbst- und Körperkonzeptes geht. Dies erfolgt unter anderem durch das Austragen von Konflikten mit Eltern und Peers sowie Erfahrungen in ersten romantischen Beziehungen. Ein geringes Vertrauen in die Verlässlichkeit von Beziehungen, ein unsicheres Selbsterleben und Schwierigkeiten, intensive Affekte zu regulieren, können zu überwältigenden Gefühlen von Ohnmacht, Scham und Angst führen. Wenn diese auf einer innerpsychischen Ebene nicht mehr bewältigt werden können, kann eine Kontrolle des Gewichts und Beeinflussung des Körpers Halt und Orientierung bieten, oder es werden Affekte auf einer sehr konkreten Ebene über Essanfälle (und/oder selbstinduziertes Erbrechen) reguliert.

Aufrechterhaltende Faktoren. In Hinblick auf aufrechterhaltende Faktoren wird auch aus psychodynamischer Perspektive berücksichtigt, dass die Folgen des gestörten Essverhaltens auf einer sehr konkreten körperlichen Ebene eine bedeutsame Rolle spielen (z.B. Hungern und restriktives Essverhalten können zu Heißhunger und Essanfällen führen; bei Untergewicht sind Affekte weniger spürbar). Essanfälle gehen häufig mit ausgeprägter Scham einher und verstärken eine depressive Stimmung, die dann wiederum zu Essanfällen führt. Nach längerem Verlauf einer Essstörung kann es ferner zu einer Gewohnheitsbildung und Festigung bestimmter Verhaltensabläufe kommen. Psychodynamisch relevant und die Symptomatik mit aufrechterhaltend ist ferner ein „sekundärer Krankheitsgewinn" aus der Essstörung, wenn es beispielsweise zu einer Entlastung von Aufgaben kommt, die Familie sich viel intensiver als zuvor mit dem kranken Familienmitglied beschäftigt und auf diesem Weg ängstigende Entwicklungsschritte vermieden werden können.

In Hinblick auf das Selbsterleben kann es nach längerem Krankheitsverlauf vor allem bei der AN dazu kommen, dass Patient:innen nicht mehr wissen, wer sie neben der Erkrankung eigentlich noch „sind", es entwickelt sich eine starke Identifikation mit der AN, die eine Veränderung immer mehr erschwert. In Beziehungen kommt es zu einem starken Rückzug, sozialer Isolation und Gefühlen von Einsamkeit, die wiederum das Bedürfnis verstärken können, an der Erkrankung festzuhalten („die Essstörung als beste Freundin"), oder die entstehende Leere mit Essanfällen zu füllen (siehe Abbildung 29.2 zur Entstehung von Essstörungen; Bowlby, 1988; Caglar-Nazali et al., 2014).

29.1.4.3 Störungsmodell der Systemischen Therapie

Wie bei anderen Störungsbildern auch begreift die systemische Theorie Essstörungen nicht allein als individuelles Problem einzelner Symptomträger:innen, sondern in ihrem Wechselspiel mit dem familiären und außerfamiliären Umfeld, also im Rahmen von Beziehungs- und Kontextfaktoren. Zu den Kontextfaktoren gehören auch gesellschaftliche Aspekte, wie z.B. das vorherrschende Schönheitsideal. Für das systemi-

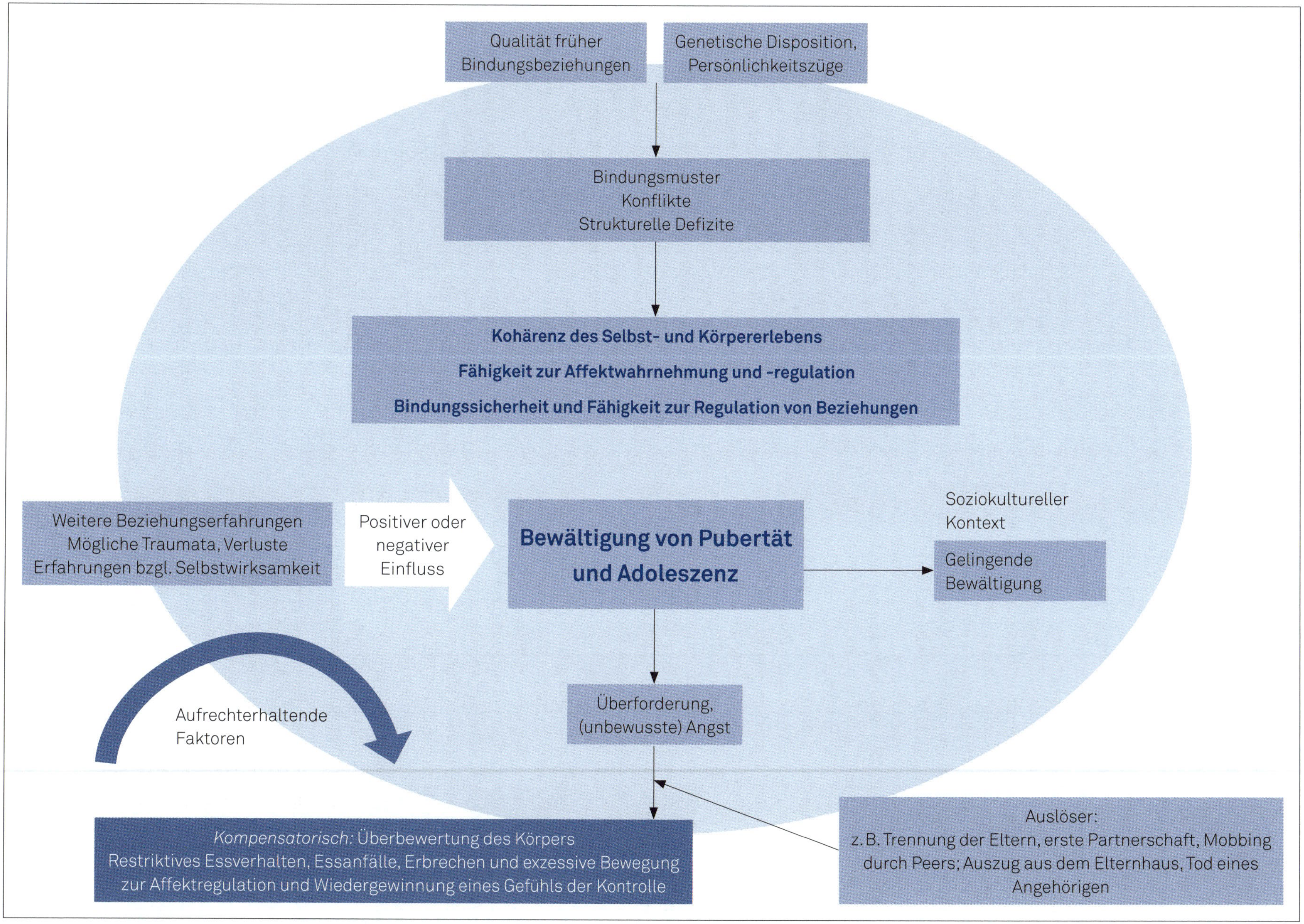

Abbildung 29.2: Entstehung von Essstörungen aus psychodynamischer Perspektive

sche Fallverständnis von Essstörungen ist ein Fokus auf den größeren Beziehungskontext in Form von Genogramm-Arbeit (auch das Auftreten von Essstörungen in der Familie über mehrere Generationen hinweg) und auch das Beachten gesellschaftlicher Ideale (z. B. bzgl. Schlankheit, Geschlechterrollen) besonders relevant (siehe Kapitel 4 und 12). Daneben spielen die protektiven Faktoren (also die Stärken und Ressourcen) sowie die aufrechterhaltenden Muster in Beziehungen, Symptomen und inneren Prozessen (Baudinet et al., 2021) eine entscheidende Rolle.

29.1.5 Psychotherapie

Leitlinienempfehlung (S3-Leitlinie; Herpertz et al., 2019)

Psychotherapie ist das Mittel der ersten Wahl bei Patient:innen mit Essstörungen:

- Bei der AN zeigen unterschiedliche, speziell auf die AN fokussierte Therapieansätze eine ähnliche Wirksamkeit. Dementsprechend werden die „erweiterte" (enhanced) Kognitive Verhaltenstherapie (CBT-E), die Fokale Psychodynamische Therapie (FPT), das „Maudsley Anorexia Nervosa Treatment for Adults (MANTRA)" oder das „Specialist Supportive Clinical Management (SSCM)", also eine engmaschige Betreuung durch erfahrene Therapeut:innen empfohlen. Bei Kindern und Jugendlichen wird eine auf AN spezialisierte, familienbasierte Therapie (z. B. nach dem Maudsley-Ansatz) empfohlen.
- Bei der BN ist die KVT die Methode, die am besten untersucht wurde, daher ist sie die Therapie der ersten Wahl (inkl. der Dialektisch-Behavioralen Therapie [DBT]), für einige Patient:innen auch als angeleitete Selbsthilfe. Als Alternative (wenn die KVT nicht wirksam war oder nicht verfügbar/gewollt ist) kann auch Interpersonelle Psychotherapie (IPT) angeboten werden oder eine Tiefenpsychologisch fundierte Psychotherapie. Für Jugendliche wird ebenfalls die KVT empfohlen, alternativ kann auch familienbasierte Therapie angeboten werden.
- Bei der BES soll Erwachsenen eine KVT angeboten werden (bei einigen Patient:innen auch als angeleitete Selbsthilfe möglich), alternativ kann auch eine IPT empfohlen werden. Begrenzte Evidenz besteht auch für humanistische oder tiefenpsychologisch fundierte Verfahren, sie können erwogen werden. Bei Kindern und Jugendlichen sollte die Familie miteinbezogen werden. Gewichtsreduktionsprogramme können bei komorbider Adipositas nach einer Reduktion der BES-Symptomatik empfohlen werden, die Langzeiteffekte sind aber bisher wenig erforscht.

Für die Auswahl des geeigneten Settings sollten neben dem Schweregrad der Erkrankung (z. B. BMI, Frequenz des Erbrechens) physische und psychische komorbide Störungen (inkl. Suizidalität) und soziale bzw. familiäre Einflussfaktoren berücksichtigt werden. Während BN und BES häufiger ambulant zu behandeln sind, kann bei der AN häufiger schon initial eine (teil-)stationäre Behandlung erwogen werden, um eine rasche körperliche Stabilisierung zu erreichen und eine Chronifizierung zu vermeiden.

Es gibt eine Reihe von psychotherapeutischen Behandlungsprogrammen für Betroffene mit Essstörungen. In diesem Kapitel wird zunächst die KVT, dann die tiefenpsychologisch fundierte Fokaltherapie und anschließend die systemische Therapie (ST) vorgestellt (siehe auch Tabelle 29.6, S. 524).

29.1.5.1 Kognitive Verhaltenstherapie (KVT)

Im Rahmen einer klassischen kognitiv-verhaltenstherapeutischen Essstörungsbehandlung kommen alters- und settingübergreifend zumeist die folgenden Behandlungselemente zum Einsatz (z. B. Jacobi et al., 2016):

Modul 1: Herstellen einer tragfähigen therapeutischen Beziehung, klinische Diagnostik, Festlegung von Rahmenbedingungen. Eine tragfähige therapeutische Beziehung stellt, wie bei anderen Störungsbildern auch, die Basis für die Behandlung dar (siehe Kapitel 15). Die klinische Diagnostik fällt in der Regel aufwendiger als gewöhnlich aus, weil eine umfangreiche somatische Untersuchung hinzukommt. Auch Fragebögen sowie eine anamnestische Gewichtskurve können ergänzend hinzugezogen werden. Die Festlegung von Rahmenbedingungen ist bei einer Essstörungsbehandlung von besonderer Bedeutung. So sollte unbedingt eine ärztliche Mitbehandlung erfolgen und es sollten Rahmenbedingungen (z. B. zur Gewichtszunahme) definiert werden.

Modul 2: Zielformulierung und Klärung der Motivation. Patient:innen mit Essstörungen sind häufig ambivalent hinsichtlich ihrer Motivation, die Essstörung aufzugeben (Hötzel et al., 2014). Eine ausgewogene Balance zwischen einer offenen therapeutischen Haltung einerseits und klaren Rahmenbedingungen (z. B. Mindestgewicht) andererseits ist daher von großer Bedeutung (siehe Kapitel 17.2). Außerdem ziehen sich eine für Veränderungsmotivation feinfühlige Gesprächsführung sowie die regelmäßige Bearbeitung der immer wieder aufkommenden Ambivalenz wie ein roter Faden durch die Behandlung. Gut formulierte Therapieziele und die Arbeit mit Wertvorstellungen können ebenfalls der Motivationsförderung dienen.

Modul 3: Entwicklung eines individuellen Störungsmodells, Selbstbeobachtung und Psychoedukation. Im Störungsmodell werden prädisponierende, auslösende und aufrechterhaltende Faktoren differenziert (siehe Kapitel 17.2). Die Behandlung setzt insbesondere an den aufrechterhaltenden Bedingungen an, weshalb eine für Patient:innen plausible Ableitung von Bedeutung ist. Das Störungsmodell kann durch Selbstbeobachtung (insbesondere Essprotokolle) ergänzt bzw. entwickelt werden. Außerdem bieten sich zusätzliche psychoedukative Erläuterungen an.

Modul 4: Normalisierung von Essverhalten und Gewicht. Die Vereinbarungen zu den Rahmenbedingungen (z. B. Gewichtszunahme-Vertrag), die ausgefüllten Essprotokolle und die Informationsvermittlung stellen die Basis für die Normalisierung des Essverhaltens und – damit einhergehend – des Gewichts dar. Dabei geht es insbesondere um die regelmäßige Einnahme ausgewogener Nahrung im Gegensatz zu dem restriktiven oder chaotischen Essen. Auch Essanfälle und Kompensationsverhalten werden zunächst häufig durch Stimuluskontrolle, später jedoch im fließenden Übergang zur Arbeit an den ursächlichen Kognitionen und Emotionen bearbeitet. Auch der Aufbau von Alternativverhalten in der Emotionsregulation spielt eine wichtige Rolle.

Modul 5: Kognitive Umstrukturierung. Kognitive Interventionen werden erst dann eingesetzt, wenn ein gewisses Mindestgewicht erreicht wurde, da dies für einen kognitiven sowie emotionalen Zugang bedeutsam ist (siehe Kapitel 18). Im ersten Schritt werden relevante automatische Gedanken und Annahmen identifiziert. Häufige Inhalte essstörungsspezifischer Kognitionen sind Themen wie Perfektionismus, Angst vor Kontrollverlust und Sorgen darum, nicht liebenswert zu sein. Diverse Methoden der kognitiven Umstrukturierung (z. B. verbale Disputation oder Verhaltensexperimente) können zum Tragen kommen, um dysfunktionale Gedanken zu verändern und Betroffenen ein normales Essverhalten bzw. einen funktionaleren Umgang mit der eigenen Figur zu erleichtern.

Modul 6: Bearbeitung zugrunde liegender psychosozialer Konflikte. In der Regel stehen zwischenmenschliche Schwierigkeiten als Auslöser oder aufrechterhaltender Faktor mit dem gestörten Essverhalten im Zusammenhang. Die Auseinandersetzung mit diesen ist daher ebenso wichtig wie die Bearbeitung der spezifischen Essstörungssymptomatik. Dies kann auf sehr unterschiedliche Weise passieren, z. B. durch Rollenspiele wie im sozialen Kompetenztraining oder kognitive Arbeit am Selbstwert.

Modul 7: Verbesserung der Körperwahrnehmung und -akzeptanz. Das negative Körperbild ist ein zentraler Aspekt der AN, BN und BES. Für einen langfristigen Erfolg ist die Bearbeitung des Körperbildes von großer Bedeutung. Um eine realistischere Einschätzung der eigenen Figur, ein neutraleres Gefühl sowie funktionalere Gedanken gegenüber dem eigenen Körper zu erreichen, wird insbesondere mit Expositionsverfahren bzw. dem Abbau von Vermeidungsverhalten gearbeitet (siehe Kapitel 18). Dies kann beispielsweise in einer Konfrontationsübung mit dem eigenen Spiegelbild geschehen.

Modul 8: Stabilisierung und Rückfallprophylaxe (siehe Kapitel 22). Essstörungen erweisen sich zumeist als hartnäckig, was in der Behandlung für eine ausreichende Stabilisierung – insbesondere des Essverhaltens – spricht. Zusätzlich sollten Warnsignale für einen Rückfall und potenzielle Rückfallsituationen vorbesprochen werden (siehe Kapitel 22). Ursprüngliche Ziele salient zu halten, kann insbesondere für die langfristige Aufrechterhaltung der Änderungsmotivation hilfreich sein.

29.1.5.2 Psychodynamisch orientierte Behandlung

Therapieansätze mit psychodynamischer Grundorientierung finden sich für die ambulante Einzel- und Gruppentherapie bei Jugendlichen oder Erwachsenen sowie für die tagesklinische oder stationäre Behandlung (z. B. Friederich et al., 2014; Zeeck & Hartmann, 2005). Tagesklinische und stationäre Behandlungsprogramme sind dabei in der Regel integrativ, in dem Sinne, dass sie auf der Grundlage eines psychodynamischen Grundverständnisses kognitiv-behaviorale Elemente (z. B. die Arbeit mit Esstagebüchern und Gewichtsverträgen) und systemische Elemente (Familiengespräche, Arbeit an Ressourcen) im Rahmen eines multimodalen Programms integrieren (Zeeck, 2022). Es werden jeweils zwei Ziele angestrebt: (1) Eine Normalisierung des Gewichts und Essverhaltens sowie (2) eine Arbeit an den zugrunde liegenden psychischen Problemen, d. h. Konflikten, zwischenmenschlichen Schwierigkeiten und strukturellen Einschränkungen. Für eine anhaltende Symptombesserung wird eine Arbeit an den psychischen Problembereichen als essenziell angesehen. Gleichzeitig kann sich eine Essstörungssymptomatik nicht verändern, wenn nicht direkt an ihr gearbeitet wird, wie der Vergleich einer unspezifischen psychoanalytischen Therapie mit KVT bei der BN eindrucksvoll zeigte (Poulsen et al., 2014).

Zu Beginn erfolgt in der Regel eine an der Operationalisierten Psychodynamischen Diagnostik (OPD) orientierte diagnostische Exploration (siehe Kapitel 9) mit einer individuel-

Tabelle 29.6: Weitere evidenzbasierte Therapieansätze

Verfahren	Beschreibung
Interpersonelle Therapie (IPT)	Die IPT wurde für unipolare Depressionen entwickelt und sieht zwischenmenschliche Probleme bei Essstörungen – analog zur Depression – als Auslöser für die Essstörungssymptomatik an. Analog zur Depressionsbehandlung werden die Patient:innen darin unterstützt, ihre interpersonellen Hauptprobleme zu bearbeiten (siehe Kapitel 27.1).
Dialektisch-behaviorale Therapie für Essstörungen (DBT-E)	Die DBT wurde ursprünglich für Patient:innen mit Borderline-Persönlichkeitsstörungen (BPS) entwickelt und wird auch dort schwerpunktmäßig eingesetzt, um u. a. den Umgang mit Stress und die Emotionsregulation zu verbessern. Da viele Patient:innen mit Essstörungen ebenfalls Probleme mit der Emotionsregulation haben, wurden die DBT-Strategien für diese Gruppe von Patient:innen angepasst (siehe Kapitel 30.1).

len Fallformulierung, welche die zentralen Konflikte, Beziehungsmuster und/oder strukturellen Beeinträchtigungen in ihrer Beziehung zum Körpererleben und Essverhalten sowie den assoziierten Affekten umfasst (Friederich et al., 2014).

Das Vorgehen kann in verschiedene Phasen gegliedert werden – so geht es zunächst ganz generell darum, mit Patient:innen ein tragfähiges therapeutisches Arbeitsbündnis zu etablieren und den Rahmen der Therapie abzustimmen. Da Patient:innen meistens ambivalent sind und ihnen Veränderungen des Gewichts und des Essverhaltens Angst machen, ist hierfür ausreichend Zeit erforderlich. Mehr als bei anderen Ansätzen wird in psychodynamischen Therapien auf die Interaktion zwischen Patient:in und Therapeut:in geachtet. Schon in den ersten Sitzungen zeigen sich charakteristische Muster der Beziehungsgestaltung, die auch diagnostisch wertvoll sind und auf Bindungsstrategien hinweisen: Zum Beispiel ein starkes Misstrauen, ein überfreundlich-angepasstes Verhalten oder ein vorwurfsvolles Drängen auf schnelle Hilfe, nach welchem der nächste Termin abgesagt wird.

Zu den Rahmenvereinbarungen gehören wie in allen anderen störungsspezifischen Ansätzen auch Vereinbarungen zum Umgang mit dem Wiegen und dem Gewicht, ggf. regelmäßige Vorstellungen bei dem:der Hausärzt:in und Vereinbarungen für Krisensituationen (Gewichtsabnahme, Selbstverletzungen, Suizidalität, siehe Kapitel 42). Sind Patient:innen sehr untergewichtig oder dominiert die Symptomatik zu Beginn der Behandlung das Erleben sehr stark (mehrfach tägliche Essanfälle o.Ä.), sind die zugrunde liegenden psychischen Probleme kaum zugänglich. Der Fokus sollte dann zunächst auf einer Arbeit an der Veränderung der Symptomatik liegen, bevor andere Themen adressiert werden können.

In der Folge werden schrittweise die psychischen Problembereiche stärker in den Fokus genommen. Patient:innen mit Essstörungen sind hinsichtlich des Ausmaßes und der Schwere der zugrunde liegenden psychischen Probleme dabei eine heterogene Gruppe. Bei strukturell deutlich beeinträchtigten Patient:innen liegt der Fokus einer psychodynamischen Behandlung vor allem auf den Einschränkungen psychischer Funktionen bzw. strukturellen Defiziten (z.B. auf dem Selbst- und Körpererleben oder der Affektwahrnehmung und Impulssteuerung) sowie dysfunktionalen Beziehungsmustern, während er bei Patient:innen ohne gravierende strukturelle Einschränkungen mehr im Bereich von Konfliktthemen und deren Auswirkungen auf Beziehungen liegt. In der Essstörungsbehandlung geht es dabei immer auch um den Zusammenhang zwischen symptomatischem Verhalten und dessen Funktion im Rahmen der innerpsychischen und interpersonellen Regulationsprozesse, welcher individuell verstanden werden muss.

Bei einem psychodynamischen Vorgehen ist eine Berücksichtigung der Prozesse in Beziehungen und der damit verbundenen Affekte zentral. Dies gilt auch für die therapeutische Beziehung und die Affekte, die bei dem:der Therapeut:in ausgelöst werden. Die Gegenübertragungsreaktionen von Therapeut:innen und Behandelnden können gerade bei Patient:innen mit Essstörungen sehr heftig sein und von Wut, Angst und Ohnmacht bis hin zu Gefühlen der Ablehnung und Langeweile reichen. Eine Einordnung und ein reflektierendes Verstehen dieser affektiven Reaktionen ist von großer Bedeutung, um nicht vorschnell zu handeln oder sich in destruktive interpersonelle Dynamiken zu verstricken – und damit einen therapeutischen Raum aufrechtzuerhalten. Die Interventionen in psychodynamischen Behandlungen reichen von einem vorsichtigen Explorieren des Erlebens des:der Patient:in und stützend-validierenden Interventionen zu Beginn über ein Herausarbeiten von ungünstigen Beziehungsmustern und symptomauslösenden Situationen, der Klärung unbewusster Wünsche, Impulse und Befürchtungen bis hin zu einer Thematisierung des Übertragungsgeschehens in der therapeutischen Beziehung.

Aufgrund der häufig eingeschränkten Fähigkeiten der Patient:innen, zu mentalisieren (siehe auch Kapitel 6), und unsicherer Bindungsmuster gehört zu den neueren Entwicklungen im Bereich psychodynamischer Ansätze eine Adaptation der Mentalisierungsbasierten Therapie (MBT) für die Behandlung von Essstörungen, welche ursprünglich für die Therapie der Borderline-Persönlichkeitsstörung entwickelt wurde (Zeeck et al., 2018; siehe Kapitel 30.1). Sie berücksichtigt in besonderem Maße, dass Veränderungen in der Therapie nur dann möglich sind, wenn Patient:innen ihre Therapeut:innen als verlässlich und Interventionen für sich selbst als relevant erleben („epistemisches Vertrauen"), und geht davon aus, dass eine Förderung des Mentalisierens auch bei Essstörungen ein zentraler Mediator eines erfolgreichen Therapieprozesses ist.

29.1.5.3 Systemische Behandlung

Der elaborierteste systemische Behandlungsansatz bei Essstörungen ist die Familienbasierte Therapie für Essstörungen (Family Based Therapy for Eating Disorders [FBT]), die nach dem Ort ihrer Entwicklung, dem Maudsley Hospital in London, oft auch als „Maudsley Family Therapy" bezeichnet wird. Sie stellt einen Hybrid zwischen ST und KVT dar und es gibt Adaptationen für AN und BN (Hopf et al., 2018). Sie wird aufgrund der umfassenden Studienlage (Byrne et al., 2017) in den Leitlinien für AN empfohlen und umfasst die folgenden drei Phasen: (1) In Phase I werden die Eltern unterstützt, standhaft und empathisch die Verantwortung für die Gewichtszunahme und Wiederherstellung eines gesunden Essverhaltens ihres Kindes zu übernehmen („Krankenhaus zuhause"). Die Essstörung wird externalisiert als etwas, das die Jugendlichen nicht kontrollieren können, um feindselige Kommunikation innerhalb der Familie zu unterbrechen. Da sich die Essstörung auf die gesamte Familie auswirkt, ist es wichtig, dass auch alle Familienmitglieder zu den Therapiesitzungen kommen. (2) In Phase II wird die Kontrolle über das Essen schrittweise zurück auf den:die Patient:in übertragen. (3) Phase III beginnt, wenn die Patient:innen selbst in der Lage sind, ihr Gewicht bei mindestens 95% des Normalgewichts zu halten. Nun liegt der Fokus auf dem Aufbau einer gesunden Identität und typischen Entwicklungsaufgaben (z.B. Pubertät, Autonomie, „Dating"/Verabredungen usw.). Die Stärkung von Autonomie und Selbstständigkeit und das Setzen von altersgemäßen Grenzen zwischen ihnen und ihren Eltern stehen jetzt im Mittelpunkt. Außerdem werden die Eltern darin unterstützt, ihre neue Lebensphase als Einzelpersonen und als Paar gut zu bewältigen.

Die Maudsley-Methode existiert mittlerweile auch in einer Variante für erwachsene Patient:innen (Maudsley Anorexia Nervosa Treatment for Adults [MANTRA]): Sie fokussiert vier aufrechterhaltende Faktoren der AN: Kognitionen, emotionale Verarbeitungen und soziale Beziehungen, die Reaktionen anderer auf die Erkrankung sowie die subjektiven Vorteile durch die Erkrankung.

Besonders wichtige Elemente der FBT und generell der ST bei Essstörungen sind die Externalisierung der Essstörung und die ressourcenorientierte Einbindung der gesamten Familie:

Externalisierung der Essstörung und Benennung von Anteilen. Gerade in dieser ersten Phase, aber auch später ist die Externalisierung der Essstörung entlastend, da sie moralisierenden Vorwürfen von Eltern und/oder Therapeut:innen vorbeugen kann. Die Einführung kann im Rahmen der Psychoedukation erfolgen, wenn typische Verhaltensweisen Betroffener (z. B. Ausreden bezüglich des Essens, „Schummeln" beim Gewicht) besprochen werden. So kann die Familie gemeinsam gegen z. B. „Ana" (AN) kämpfen. In ähnlicher Form kann die Benennung von Anteilen (Pro und Contra Essstörung) im Rahmen der therapeutischen Ambivalenzarbeit hilfreich sein, um mit Widerstand umgehen und gleichzeitig Änderungsmotive aufgreifen zu können. Dies ist ebenfalls insbesondere zu Beginn der Behandlung hilfreich, weil die Normalisierung des Essverhaltens häufig mit geringer Änderungsmotivation einhergeht, die notwendige Zeit für Beziehungs- und Motivationsaufbau jedoch nicht gegeben ist.

Ressourcenorientierte Einbindung der Familie und Abbau familiärer Kommunikationsprobleme. Die Familie wird in der ST als eine Ressource für den Genesungsprozess gesehen (siehe Kapitel 4). Ihr Einbezug und eine Unterstützung durch Coaching ist daher von großer Bedeutung, allerdings im gemeinsamen Trialog mit der behandelnden Person, welche beim Herausfinden der besten Lösung hilft (sie aber nicht vorgibt). Grundsätzlich soll in der Behandlung das gegenseitige Verständnis gefördert werden, z. B. durch zirkuläres Fragen, Reframing oder Rollenspiele (siehe Kapitel 20). Begünstigend haben sich von allen Beteiligten getragene (Kommunikations-)Regeln bewährt, z. B. klare Regeln statt Diskussionen und Ermahnungen hinsichtlich des Essverhaltens. Bezüglich der Elterneinbindung hat sich insgesamt ein konstruktiver Einbezug ohne Schuldzuweisung als wirksam erwiesen.

29.1.6 Pharmakologische Behandlung

Die Pharmakotherapie spielt bei Essstörungen eine untergeordnete Rolle, sie ist vor allem bei der Behandlung komorbider weiterer psychischer Erkrankungen bedeutsam (siehe Kapitel 24). Für eine Behandlung von Essstörungen in Deutschland (und vielen anderen Ländern) zugelassen ist nur das Antidepressivum Fluoxetin (ein Selektiver Serotonin-Wiederaufnahme-Inhibitor [SSRI]) zur Behandlung der BN; es wird in den Leitlinien aber nicht als alleinige Behandlung empfohlen und soll nur in Verbindung mit psychotherapeutischen Maßnahmen gegeben werden. Die Effekte von Fluoxetin auf die Frequenz der Essanfälle sind geringer als die einer Psychotherapie.

Antidepressiva sind in der Behandlung der AN nicht wirksam und helfen den Betroffenen nicht bei der Gewichtszunahme. Sie scheinen auch die depressive Verstimmung im Rahmen oder infolge der Mangelernährung einer AN nicht wirksam zu bessern (Mitchell & Peterson, 2020). Antipsychotika wie Olanzapin werden in Einzelfällen gegeben, zeigen aber allenfalls kleine Effekte auf die Gewichtszunahme und sind mit hohen Abbruchraten verbunden. Für die BES liegen im Vergleich zu anderen psychischen Erkrankungen weniger Studien vor und es sind keine Medikamente für ihre Behandlung in Deutschland zugelassen. Erste Studien konnten kleine Effekte von Stimulanzien und neueren Antidepressiva zeigen, aber auch hier ist Psychotherapie deutlich überlegen.

29.1.7 Empirische Absicherung

Psychotherapie bei Erwachsenen. Eine Vielzahl von einzelnen Untersuchungen und Metaanalysen zeigt, dass die Psychotherapie der Essstörungen weniger erfolgreich ist als für andere psychische Erkrankungen, insbesondere der Angststörungen (siehe Kapitel 28). Es zeigen sich gerade bei den Essstörungen nur solche Therapien wirksam, die speziell auf die jeweilige Essstörungssymptomatik fokussieren. Allgemeine und unspezifische Therapien sind wenig wirksam.

Für die *BN* im Erwachsenenalter ist KVT die am besten untersuchte Methode, für die auf Basis der aktuellen Forschung die meisten Effektivitätsbelege vorliegen (Svaldi et al., 2019). Daher wird sie in den Leitlinien zur Behandlung der BN als Therapie der ersten Wahl empfohlen. Sie zeigt deutliche Effekte und führt bei ca. einem Drittel der Betroffenen zu einer vollständigen Remission im Sinne einer Abstinenz von Ess-Brech-Anfällen (Svaldi et al., 2019). Es liegen auch gute Wirksamkeitsnachweise für die DBT, für angeleitete Selbsthilfe mit KVT-Inhalten, die IPT und für tiefenpsychologische störungsspezifische Therapien vor (Svaldi et al., 2019; Hilbert & Brähler, 2012; Leichsenring, 2005).

In der Behandlung der *AN* finden sich in verschiedenen Übersichtsarbeiten keine Unterschiede zwischen verschiedenen AN-spezifischen psychologischen Behandlungsformen wie MANTRA, auf Essstörungen spezialisierte KVT, auf Essstörungen spezialisierte psychodynamische Therapie oder spezialisiertes supportives Management (SSCM; Zeeck et al., 2018; Monteleone et al., 2022). Wichtig scheint der Anorexie-spezifische Fokus all dieser Interventionen zu sein. Nach ca. fünf Jahren zeigen sich gut 40 % der Betroffenen gebessert, vollständige Remission ist seltener (Herzog et al., 2022). Eine Schwierigkeit in der Behandlung der Essstörungen, insbesondere der AN, wird in der hohen Ambivalenz der Betroffenen und den damit verbundenen häufigen Therapieabbrüchen gesehen.

Für die *BES* untersuchen die meisten Studien wieder die KVT, die sich sowohl als reguläre Therapie als auch etwas eingeschränkt in Form angeleiteter Selbsthilfe als wirksam erwiesen hat (Ghaderi et al., 2018). Die Remissionsraten nach KVT liegen bei der BES höher als bei den anderen Essstörungen, nämlich bei 50 % bis 80 % auch nach mehreren Jahren (Fischer et al., 2014; Hilbert et al., 2012).

Auch die DBT zeigte in einigen Studien gute Ergebnisse (Ben-Porath et al., 2020). Humanistische und tiefenpsychologische Ansätze haben sich in ersten Studien als wirksam erwiesen, wenn sie störungsspezifisch die Symptome der BES fokussieren (Hilbert et al., 2019; Abbate-Daga et al., 2016). Grundsätzlich geht mit einer Besserung der Symptomatik nicht automatisch auch eine Besserung des komorbiden Übergewichts einher.

Psychotherapie bei Kindern und Jugendlichen. Kinder und Jugendliche scheinen früher eine Behandlung für Essstörungen (im Schnitt nach ca. 10 Monaten bei einer AN im Vergleich zu ca. 30 Monaten bei Erwachsenen) zu erhalten, was sich günstig auf den Verlauf auswirkt (Treasure, Duarte & Schmidt, 2020). In der Behandlung von Kindern und Adoleszenten mit Essstörungen, insbesondere mit AN, spielen familienbasierte Ansätze eine große Rolle (Treasure, Duarte & Schmidt, 2020; Hopf et al., 2018). Am besten untersucht ist die in Kapitel 29.1.5.3 genannte Maudsley-Methode für Adoleszente mit AN. Insgesamt sind familienbasierte Interventionen für Kinder und Jugendliche mit AN am wirksamsten, gefolgt von der KVT (Retzlaff et al., 2013). Stationäre Therapien führen bei der AN zu größeren Gewichtszunahmen als eine ambulante Behandlung (Zeeck et al., 2018). Allerdings besteht im ersten Jahr nach Entlassung ein erhöhtes Risiko für Rückfälle (Fichter & Quadflieg, 2007).

Bei Jugendlichen mit BN sind familientherapeutische Interventionen (besonders nach der Maudsley-Methode) und KVT evidenzbasiert (Hagan & Walsh, 2021; Retzlaff et al., 2013), wobei auch psychodynamische Ansätze wirksam sind. So zeigte ein psychodynamisches Vorgehen in einer randomisiert-kontrollierten Studie eine mit der KVT vergleichbare Wirksamkeit (Stefini et al., 2017). Es gibt bisher nur wenige Untersuchungen bei Kindern und Jugendlichen mit BES. Erste Hinweise zeigen, dass die KVT, die IPT und die DBT vielversprechende Ansätze sein könnten (Bohon, 2019).

Literatur

Abbate-Daga, G., Marzola, E., Amianto, F. & Fassino, S. (2016). A comprehensive review of psychodynamic treatments for eating disorders. *Eating and Weight Disorders, 21,* 553–580. https://doi.org/10.1007/s40519-016-0265-9

Allen, K.L., Byrne, S.M., Oddy, W.H. & Crosby, R.D. (2013). Early onset binge eating and purging eating disorders: Course and outcome in a population-based study of adolescents. *Journal of Abnormal Child Psychology, 41*(7), 1083–1096. https://doi.org/10.1007/s10802-013-9747-7

Baudinet, J., Simic, M. & Eisler, I. (2021). Formulation in eating disorder focused family therapy: Why, when and how? *Journal of Eating Disorders, 9,* 97. https://doi.org/10.1186/s40337-021-00451-3

Ben-Porath, D., Duthu, F., Luo, T., Gonidakis, F., Compte, E.J. & Wisniewski. L. (2020). Dialectical behavioral therapy: An update and review of the existing treatment models adapted for adults with eating disorders. *Eating Disorders, 28*(2), 101–121. https://doi.org/10.1080/10640266.2020.1723371

Bohon, C. (2019). Binge Eating Disorder in children and adolescents. *Child and Adolescent Psychiatric Clinics of North America, 28*(4), 549–555. https://doi.org/10.1016/j.chc.2019.05.003

Bowlby, J. (1988). Developmental psychiatry comes of age. *The American Journal of Psychiatry, 145*(1), 1–10. https://doi.org/10.1176/ajp.145.1.1

Burton, A.L. & Abbott, M.J. (2017). Conceptualising Binge Eating: A review of the theoretical and empirical literature. *Behaviour Change, 34*(3), 168–198. https://doi.org/10.1017/bec.2017.12

Byrne, S., Wade, T., Hay, P., Touyz, S., Fairburn, C.G., Treasure, J. et al. (2017). A randomised controlled trial of three psychological treatments for Anorexia nervosa. *Psychological Medicine, 47*(16), 2823–2833. https://doi.org/10.1017/S0033291717001349

Caglar-Nazali, H.P., Corfield, F., Cardi, V., Ambwani, S., Leppanen, J., Olabintan, O. et al. (2014). A systematic review and meta-analysis of „Systems for Social Processes" in eating disorders. *Neuroscience and Biobehavioral Reviews, 42,* 55–92. https://doi.org/10.1016/j.neubiorev.2013.12.002

Czaja, J., Rief, W. & Hilbert, A. (2009). Emotion regulation and binge eating in children. *The International Journal of Eating Disorders, 42*(4), 356–362. https://doi.org/10.1002/eat.20630

Fairburn, C.G., Cooper, Z. & Shafran, R. (2003). Cognitive behaviour therapy for eating disorders: A „transdiagnostic" theory and treatment. *Behaviour Research and Therapy, 41*(5), 509–528. https://doi.org/10.1016/S0005-7967(02)00088-8

Fichter, M.M., Naab, S., Voderholzer, U. & Quadflieg, N. (2021). Mortality in males as compared to females treated for an eating disorder: A large prospective controlled study. *Eating and Weight Disorder, 26*(5), 1627–1637. https://doi.org/10.1007/s40519-020-00960-1

Fichter, M.M. & Quadflieg, N. (2007). Long-term stability of eating disorder diagnoses. *International Journal of Eating Disorders, 40*(Suppl.), 61–66. https://doi.org/10.1002/eat.20443

Fischer, S., Meyer, A.H., Dremmel, D., Schlup, B. & Munsch, S. (2014). Short-term cognitive-behavioral therapy for binge eating disorder: Long-term efficacy and predictors of long-term treatment success. *Behaviour Research and Therapy, 58,* 36–42. https://doi.org/10.1016/j.brat.2014.04.007

Friederich, H.-C., Herzog, W., Wild, B. & Schauenburg, H. (2014). *Anorexia nervosa. Fokale Psychodynamische Psychotherapie.* Göttingen: Hogrefe.

Frostad, S. & Bentz, M. (2022). Anorexia nervosa: Outpatient treatment and medical management. *World Journal of Psychiatry, 12*(4), 558. https://doi.org/10.5498/wjp.v12.i4.558

Ghaderi, A., Odeberg, J., Gustafsson, S., Råstam, M., Brolund, A., Pettersson, A. et al. (2018). Psychological, pharmacological, and combined treatments for binge eating disorder: A systematic review and meta-analysis. *PeerJ, 6,* e5113. https://doi.org/10.7717/peerj.5113

Hagan, K.E. & Walsh, B.T. (2021). State of the art: The therapeutic approaches to Bulimia nervosa. *Clinical Therapeutics, 43*(1), 40–49. https://doi.org/10.1016/j.clinthera.2020.10.012

Herpertz, S., Fichter, M., Herpertz-Dahlmann, B., Hilbert, A., Tuschen-Caffier, B., Vocks, S. et al. (2019). *S3-Leitlinie Diagnostik und Behandlung der Essstörungen* (2. Aufl.). Berlin: Springer. https://doi.org/10.1007/978-3-662-59606-7

Herpertz, S., Zwaan, M. & Zipfel, S. (2015). *Handbuch Essstörungen und Adipositas.* Berlin: Springer. https://doi.org/10.1007/978-3-642-54573-3

Herzog, W., Wild, B., Giel, K.E., Junne, F., Friederich, H.-C., Resmark, G. et al. (2022). Focal psychodynamic therapy, cognitive behaviour therapy, and optimised treatment as usual in female outpatients with Anorexia nervosa (ANTOP study): 5-year follow-up of a randomised controlled trial in Germany. *The Lancet Psychiatry, 9*(4), 280–290. https://doi.org/10.1016/S2215-0366(22)00028-1

Hilbert, A. (2016). *Eating Disorder Examination – Questionnaire für Kinder*. Tübingen: dgvt-Verlag.

Hilbert, A., Bishop, M.E., Stein, R.I., Tanofsky-Kraff, M., Swenson, A.K., Welch, R.R. et al. (2012). Long-term efficacy of psychological treatments for binge eating disorder. *British Journal of Psychiatry, 200*(3), 232–237.

Hilbert, A. & Brähler, E. (2012). Interpersonal Psychotherapy for eating disorders: A systematic and practical review. *Verhaltenstherapie, 22,* 149–157. https://doi.org/10.1159/000341531

Hilbert, A., Petroff, D., Herpertz, S., Pietrowsky, R., Tuschen-Caffier, B., Vocks, S. et al. (2019). Meta-analysis of the efficacy of psychological and medical treatments for binge-eating disorder. *Journal of Consulting and Clinical Psychology, 87*(1), 91–105. https://doi.org/10.1037/ccp0000358

Hilbert, A. & Tuschen-Caffier, B. (2016). *Eating Disorder Examination: Deutschsprachige Übersetzung* (2. Aufl.). Tübingen: dgvt-Verlag.

Hötzel, K., Brachel, R. v., Schmidt, U., Rieger, E., Kosfelder, J., Hechler, T. et al. (2014). An Internet-based program to enhance motivation to change in females with symptoms of an eating disorder: A randomized controlled trial. *Psychological Medicine, 44*(9), 1947–1963. https://doi.org/10.1017/S0033291713002481

Hopf, R.B., Lock, J. & Le Grange, D. (2018). Familienbasierte Therapie für Jugendliche mit Essstörungen (Family-Based Treatment for Adolescent Eating Disorders, FBT). In K. v. Sydow & U. Borst, *Systemische Therapie in der Praxis* (S. 850–855). Weinheim: Beltz.

Hudson, J.I., Hiripi, E., Pope, H.G. & Kessler, R.C. (2007). The prevalence and correlates of eating disorders in the National Comorbidity Survey Replication. *Biological Psychiatry, 61*(3), 348–358. https://doi.org/10.1016/j.biopsych.2006.03.040

Jacobi, C., Paul, T. & Thiel, A. (2004). *Essstörungen*. Göttingen: Hogrefe.

Jacobi, C., Thiel, A. & Beintner, I. (2016). *Anorexia und Bulimia nervosa. Ein kognitiv-verhaltenstherapeutisches Behandlungsprogramm* (4. Aufl.). Weinheim: Beltz.

Jewell, T., Collyer, H., Gardner, T., Tchanturia, K., Simic, M., Fonagy, P. et al. (2016). Attachment and mentalization and their association with child and adolescent eating pathology: A systematic review. *International Journal of Eating Disorders, 49*(4), 354–373. https://doi.org/10.1002/eat.22473

Keys, A., Brozek, J., Mickelson, O. & Taylor, H.L. (1950). *The biology of human starvation* (Volume 1 and 2). Minneapolis: University of Minnesota Press. https://doi.org/10.5749/j.ctv9b2tqv

Lavender, J.M., Wonderlich, S.A., Engel, S.G., Gordon, K.H., Kaye, W.H. & Mitchell, J.E. (2015). Dimensions of emotion dysregulation in Anorexia nervosa and Bulimia nervosa: A conceptual review of the empirical literature. *Clinical Psychology Review, 40,* 111–122. https://doi.org/10.1016/j.cpr.2015.05.010

Leichsenring, F. (2005). Are psychodynamic and psychoanalytic therapies effective?: A review of empirical data. *The International Journal of Psychoanalysis, 86,* 841–868. https://doi.org/10.1516/RFEE-LKPN-B7TF-KPDU

Mangweth-Matzek, B. (2015). Essstörungen bei Männern. In S. Herpertz, M. Zwaan & S. Zipfel (Hrsg.), *Handbuch Essstörungen und Adipositas* (S. 91–97). Berlin: Springer.

Mitchell, J.E. & Peterson, C.B. (2020). Anorexia nervosa. *The New England Journal of Medicine, 382*(14), 1343–1351. https://doi.org/10.1056/NEJMcp1803175

Monteleone, A.M., Pellegrino, F., Croatto, G., Carfagno, M., Hilbert, A., Treasure, J. et al. (2022). Treatment of eating disorders: A systematic meta-review of meta-analyses and network meta-analyses. *Neuroscience & Biobehavioral Reviews, 142,* 104857. https://doi.org/10.1016/j.neubiorev.2022.104857

Nagl, M., Jacobi, C., Paul, M., Beesdo-Baum, K., Höfler, M., Lieb, R. et al. (2016). Prevalence, incidence, and natural course of Anorexia and Bulimia nervosa among adolescents and young adults. *European Child & Adolescent Psychiatry, 25*(8), 903–918. https://doi.org/10.1007/s00787-015-0808-z

Poulsen, S., Lunn, S., Daniel, S.I.F., Folke, S., Mathiesen, B.B., Katznelson, H. et al. (2014). A randomized controlled trial of psychoanalytic psychotherapy or cognitive-behavioral therapy for Bulimia nervosa. *The American Journal of Psychiatry, 171*(1), 109–116. https://doi.org/10.1176/appi.ajp.2013.12121511

Pudel, V. & Westenhöfer, J. (1989). *Fragebogen zum Eßverhalten (FEV) – Handanweisung*. Göttingen: Hogrefe.

Reich, G. (2001). Psychodynamische Aspekte der Bulimie und Anorexie. In G. Reich & M. Cierpka (Hrsg.), *Psychotherapie der Essstörungen* (2. Aufl., S. 51–67). Stuttgart: Thieme.

Retzlaff, R., Sydow, K. v., Beher, S., Haun, M.W. & Schweitzer, J. (2013). The efficacy of systemic therapy for internalizing and other disorders of childhood and adolescence: A systematic review of 38 randomized trials. *Family Process, 52*(4), 619–652. https://doi.org/10.1111/famp.12041

Robinson, P., Skårderud, F. & Sommerfeldt, B. (2019). Eating Disorders and Mentalizing. In *Hunger. Mentalization-based Treatments for Eating Disorders* (pp. 35–49). Berlin: Springer.

Stefini, A., Salzer, S., Reich, G., Horn, H., Winkelmann, K., Bents, H. et al. (2017). Cognitive-behavioral and psychodynamic therapy in female adolescents with Bulimia nervosa: A randomized controlled trial. *Journal of the American Academy of Child and Adolescent Psychiatry, 56*(4), 329–335. https://doi.org/10.1016/j.jaac.2017.01.019

Stice, E., Marti, C.N., Shaw, H. & Jaconis, M. (2009). An 8-year longitudinal study of the natural history of threshold, subthreshold, and partial eating disorders from a community sample of adolescents. *Journal of Abnormal Psychology, 118*(3), 587–597. https://doi.org/10.1037/a0016481

Svaldi, J., Schmitz, F., Baur, J., Hartmann, A.S., Legenbauer, T., Thaler, C. et al. (2019). Efficacy of psychotherapies and pharmacotherapies for Bulimia nervosa. *Psychological Medicine, 49*(6), 898–910. https://doi.org/10.1017/S0033291718003525

Treasure, J., Duarte, T.A. & Schmidt, U. (2020). Eating disorders. *The Lancet, 395*(10227), 899–911. https://doi.org/10.1016/S0140-6736(20)30059-3

Treasure, J., Willmott, D., Ambwani, S., Cardi, V., Clark Bryan, D., Rowlands, K. et al. (2020). Cognitive interpersonal model for Anorexia nervosa revisited: The perpetuating factors that contribute to the development of the severe and enduring illness. *Journal of Clinical Medicine, 9*(3), 630. https://doi.org/10.3390/jcm9030630

Watson, H.J., Yilmaz, Z., Thornton, L.M., Hübel, C., Coleman, J.R.I., Gaspar, H.A. et al. (2019). Genome-wide association study identifies eight risk loci and implicates metabo-psychiatric origins for Anorexia nervosa. *Nature Genetics, 51*(8), 1207–1214. https://doi.org/10.1038/s41588-019-0439-2

Zeeck, A. (2022). Stationäre und teilstationäre Therapie der Essstörungen. In S. Herpertz, M. de Zwaan & S. Zipfel (Hrsg.), *Handbuch Essstörungen und Adipositas* (3. Aufl., S. 383–390). Berlin: Springer.

Zeeck, A., Flößer, K. & Euler, S. (2018). Mentalisierungsbasierte Therapie für Essstörungen. *Psychotherapeut, 63*(2), 129–134. https://doi.org/10.1007/s00278-018-0273-5

Zeeck, A. & Hartmann, A. (2005). Relating therapeutic process to outcome: Are there predictors for the short-term course in anorexic patients? *European Eating Disorders Review, 13*(4), 245–254. https://doi.org/10.1002/erv.646

Zeitler, P., Epstein, L., Grey, M., Hirst, K., Kaufman, F., Tamborlane, W. et al. (2007). Treatment options for type 2 diabetes in adolescents and youth: A study of the comparative efficacy of metformin alone or in combination with rosiglitazone or lifestyle intervention in adolescents with type 2 diabetes. *Pediatric Diabetes, 8*(2), 74–87.

29.2 Schlaf-Wach-Störungen

Kai Spiegelhalder

Inhaltsübersicht

29.2.1 Klinische Merkmale

Die Schlaf-Wach-Störung, mit der Psychotherapeut:innen am häufigsten in ihrer klinischen Arbeit konfrontiert werden, ist die Insomnie. Betroffene Patient:innen klagen darüber, abends Schwierigkeiten mit dem Einschlafen zu haben oder nachts bzw. morgens vorzeitig aufzuwachen und Schwierigkeiten zu haben, erneut einzuschlafen. Diese Symptome werden als Ein- bzw. Durchschlafstörung bezeichnet. Für die Diagnosestellung ist es darüber hinaus erforderlich, dass Betroffene über eine Beeinträchtigung am Tag klagen, die nachvollziehbarerweise mit der nächtlichen Symptomatik in Zusammenhang steht. Am häufigsten werden dabei Konzentrations- und Aufmerksamkeitsprobleme, Veränderungen in der Stimmung und ausgeprägte Sorgen bezüglich der Folgen der Schlafstörung berichtet.

Fallbeispiel: Frau F.

Die 45-jährige verbeamtete Lehrerin Frau F. berichtet, dass sie seit ihrer ersten Schwangerschaft vor 16 Jahren ausgeprägte Schwierigkeiten mit dem Durchschlafen habe. Sie wache in fluktuierender Häufigkeit durchschnittlich etwa viermal pro Woche zwischen 1 und 3 Uhr nachts auf und könne häufig bis zu zwei Stunden lang nicht wieder einschlafen. Dies führe tagsüber zu massiven Konzentrationsproblemen, was sich insbesondere bei der Vorbereitung von Schulstunden bemerkbar mache, weniger hingegen während der Schulstunden. Zu Beginn habe Frau F. ihre Schlafstörung im Zusammenhang mit der Schwangerschaft und den ersten Lebensjahren ihres ältesten Sohnes als „relativ normal" empfunden, insbesondere da ihr Sohn in den ersten beiden Lebensjahren praktisch jede Nacht mehrfach aufgewacht sei. Inzwischen gebe es aber keine erkennbaren Gründe mehr für den gestörten Schlaf und Frau F. mache sich große Sorgen, dass die Schlafstörung zu Folgeerkrankungen führen könne, worüber sie viel gelesen habe. Dabei habe sie insbesondere Angst davor, mit ihrer Schlafstörung ein erhöhtes Risiko für die Entwicklung einer Demenz zu haben.

29.2.2 Klassifikation und Diagnostik

In der ICD-10 wird die Insomnie entweder im Kapitel F5 „Verhaltensauffälligkeiten mit körperlichen Störungen und Faktoren" als Nichtorganische Insomnie (F51.0) oder im Kapitel G4 „Episodische und paroxysmale Krankheiten des Nervensystems" als Ein- und Durchschlafstörung (G47.0) klassifiziert. Die Kriterien für die Nichtorganische Insomnie sind im folgenden Kasten dargestellt.

ICD-10-Kriterien der nichtorganischen Insomnie (F51.0)

1. Es liegen Einschlafstörungen, Durchschlafstörungen oder eine schlechte Schlafqualität vor.
2. Die Schlafstörungen treten wenigstens dreimal pro Woche über einen Zeitraum von einem Monat auf.
3. Die Betroffenen denken vor allem nachts viel an ihre Schlafstörung und machen sich während des Tages übertriebene Sorgen über deren negative Konsequenzen.
4. Die unbefriedigende Schlafdauer oder -qualität verursachen entweder einen deutlichen Leidensdruck oder wirken sich störend auf Alltagsaktivitäten aus.

Der schwierigste Aspekt der Differenzialdiagnose ist die Vorgabe der ICD-10, dass eine Insomnie nur dann klassifiziert werden soll, wenn sie das klinische Bild beherrscht. Hierunter wird üblicherweise verstanden, dass das Auftreten einer Insomnie nicht durch eine andere psychische oder körperliche Erkrankung erklärt werden kann, was insbesondere dann naheliegt, wenn der Verlauf der Erkrankungen zeitlich synchron verläuft. Diese Vorgabe lässt jedoch einen sehr breiten Interpretationsspielraum und im Einzelfall ist eine Entscheidung schwierig, sodass die Tendenz dahingeht, Insomnien immer dann zu klassifizieren, wenn eine eigenständige Behandlung sinnvoll erscheint. Psychische Störungen, die besonders häufig mit der Insomnie gemeinsam auftreten, sind affektive Störungen (siehe Kapitel 27.1) und Angststörungen (siehe Kapitel 28).

Im Unterschied zur ICD-10 wird die Insomnie im DSM-5 nicht in eine psychisch und eine organisch verursachte Erkrankung differenziert, sondern übergreifend als Insomnische Störung klassifiziert. Die diagnostischen Kriterien für die Störungen sind in beiden Klassifikationssystemen ähnlich formuliert, gemäß DSM-5 reicht jedoch eine „schlechte Schlafqualität" allein (ohne Ein- oder Durchschlafstörung) nicht mehr aus, um eine Insomnie diagnostizieren zu können. In der ICD-11 wird ebenfalls der Begriff der Insomnischen Störung analog zum DSM-5 verwendet. Auch die Störungskriterien entsprechen in der ICD-11 weitgehend denjenigen des DSM-5.

Für die Einschätzung des Schweregrads einer Insomnie sowie zur Planung der psychotherapeutischen Behandlung haben sich verschiedene diagnostische Instrumente als nützlich erwiesen (siehe Tabelle 29.7), sodass diese zum Teil in Leitlinien für die diagnostische Abklärung und die Therapieverlaufsbeobachtung empfohlen werden (Riemann et al., 2017).

Eine Untersuchung im Schlaflabor wird bei Patient:innen mit Insomnie nur in wenigen Fällen empfohlen (Riemann et al., 2017). Dies gilt insbesondere für therapierefraktäre Fälle, für Fälle, in denen der Verdacht auf eine organisch bedingte Schlafstörung vorliegt, für Fälle von Eigen- oder Fremdgefährdung (z.B. bei Berufskraftfahrer:innen) oder, wenn die Anamnese es wahrscheinlich erscheinen lässt, dass zwischen der subjektiven Wahrnehmung des Schlafs und der Messung des Schlafs im Schlaflabor eine erhebliche Diskrepanz vorliegen wird, z.B. wenn Patient:innen berichten, seit längerer Zeit überhaupt nicht mehr zu schlafen.

In der Schlafmedizin sind verschiedene andere Schlafstörungen bekannt, die eine andere Ätiologie als die Insomnie aufweisen und anders behandelt werden. Tabelle 29.8 gibt eine Übersicht über einige wichtige Formen dieser Schlafstörungen.

Tabelle 29.7: Instrumente, die zur Diagnostik der Insomnie eingesetzt werden

Instrument	Beschreibung
Schlaftagebuch (Carney et al., 2012)	Morgens und abends auszufüllendes Tagebuch zur Selbsteinschätzung des Schlafs und der Tagessymptomatik
Insomnia Severity Index (ISI; Bastien et al., 2001)	Fragebogen, der mit 7 Items den Schweregrad einer Insomnie erfasst
Pittsburgher Schlafqualitätsindex (PSQI; Buysse et al., 1989)	Fragebogen, der mit 19 Items verschiedene Aspekte der Schlafqualität erfasst
Dysfunctional Beliefs and Attitudes about Sleep Scale (DBAS; Morin et al., 2007)	Fragebogen, der mit 16 Items dysfunktionale Überzeugungen und Einstellungen erfasst, die typischerweise bei Patient:innen mit Schlafstörungen auftreten

Tabelle 29.8: Beispiele für schlafmedizinische Erkrankungen, die nicht als Insomnie klassifiziert werden

Erkrankung	Symptomatik	Behandlung
Narkolepsie	Unbändiges Schlafbedürfnis oder tagsüber auftretende Schlafentgleisungen mit typischen Veränderungen des REM-Schlafs	Stabiler Schlaf-Wach-Rhythmus, Stimulanzien und Substanzen, die den REM-Schlaf unterdrücken
Idiopathische Hypersomnie	Unbändiges Schlafbedürfnis oder tagsüber auftretende Schlafentgleisungen ohne Vorliegen einer Narkolepsie	Stabiler Schlaf-Wach-Rhythmus, gegebenenfalls Stimulanzien
Schlafbezogene Atmungsstörungen	Apnoen oder Hypopnoen im Schlaf, die zu Tagesmüdigkeit und depressionsähnlichen Symptomen führen können	Gewichtsabnahme, nächtliche Beatmungstherapie, v.a. bei obstruktiven schlafbezogenen Atmungsstörungen
Restless-Legs-Syndrom	Vorwiegend abends oder nachts auftretender Bewegungsdrang, der primär in den Beinen, selten auch in den Armen auftritt, und sich bei Bewegung bessert	Dopaminagonisten, Gabapentinoide
Parasomnien aus dem NREM-Schlaf	Verwirrung, extreme autonome Erregung oder Umhergehen als Folge unvollständiger Erregung aus dem tiefen NREM-Schlaf	Nächtliche Sicherung der Patient:innen und gegebenenfalls Angehörigen, Maßnahmen zur Reduktion des tiefen NREM-Schlafs
Alptraumstörung	Wiederkehrende dysphorische Träume, die oft zu einem Aufwachen mit Angst führen	Wiederholtes tägliches Vorstellen der Alpträume mit positiv verändertem Ende (sogenannte Imagery Rehearsal Therapy)

29.2.3 Epidemiologie

Die Insomnie ist eine der häufigsten psychischen Störungen und betrifft allein mit der Diagnose „Nichtorganische Insomnie" etwa 7 % der Bevölkerung in westlichen Industrienationen (Wittchen et al., 2011; siehe Tabelle 29.9). Epidemiologische Studien geben Anhaltspunkte dafür, dass Frauen von der Insomnie häufiger betroffen sind als Männer, und dass die Störung ein Risikofaktor für das spätere Auftreten von affektiven Störungen, Angststörungen und Alkoholmissbrauch ist (Hertenstein et al., 2019). Dabei gibt es Hinweise, dass zumindest der Zusammenhang mit der Depression tatsächlich kausal ist (Lane et al., 2019), was nahelegt, dass die konsequente Behandlung der Insomnie das Risiko für das spätere Auftreten von depressiven Episoden senken kann. Die abschließende empirische Prüfung dieses Sachverhalts mittels einer ausreichenden Anzahl qualitativ hochwertiger randomisierter klinischer Studien steht jedoch noch aus.

29.2.4 Störungsmodelle

Das sogenannte *3P-Modell* von Spielman et al. (1987) ist ein ätiologisches Modell der Insomnie, das im entsprechenden Forschungsfeld breite Anerkennung findet und einen Rahmen für die Integration anderer theoretischer Modelle bietet. Das 3P-Modell geht davon aus, dass *prädisponierende*, auslösende (engl. *precipitating*) und aufrechterhaltende (engl. *perpetuating*) Faktoren die Entstehung der Insomnie und ihre Entwicklung zu einer chronischen Störung erklären. Zu den prädisponierenden Faktoren gehören zum Beispiel genetische Faktoren oder bestimmte Persönlichkeitseigenschaften (siehe Tabelle 29.10), die es wahrscheinlicher machen, dass sich beim Hinzukommen entsprechender auslösender Faktoren eine Insomnie entwickelt. Als auslösende Faktoren kommen alle Lebensereignisse infrage, die mit Stress verbunden sind, was sowohl durch retrospektive epidemiologische Studien (Bastien et al., 2004) als auch durch prospektiv-experimentelle Arbeiten belegt wird (Haynes et al., 1981). Der wichtigste theoretische Beitrag des 3P-Modells war die Identifikation typischer behavioraler aufrechterhaltender Faktoren, die erklären können, warum Schlafstörungen in vielen Fällen trotz des Wegfalls von Stressoren bestehen bleiben. Diese aufrechterhaltenden Faktoren sind auch für die verhaltenstherapeutische Behandlung der Insomnie die wichtigsten Ansatzpunkte. Spielman et al. (1987) zählten hierzu eine Verlängerung der Bettzeit, einen unregelmäßigen Schlaf-Wach-Rhythmus und das Abhalten eines Mittagsschlafs. Eine Verlängerung der Bettzeit und der Mittagsschlaf werden dabei von vielen Patient:innen kompensatorisch eingesetzt, um Schlaf „nachzuholen", der nachts nicht erreicht wurde. Tatsächlich führen diese Strategien aber wahrscheinlich zu stärkeren Problemen mit dem nächtlichen Ein- und Durchschlafen (siehe z. B. Liu

Tabelle 29.9: Epidemiologische Daten zur Insomnie

12-Monats-Prävalenz	7.0 % (Wittchen et al., 2011)
Geschlechterverhältnis	Frauen haben im Vergleich zu Männern ein um 50 % erhöhtes Risiko (Zhang & Wing, 2006).
Ersterkrankungsalter	Das Auftreten einer Insomnie ist in jedem Lebensalter möglich. Eventuell gibt es eine leichte Zunahme der Prävalenz mit steigendem Lebensalter (Ohayon, 2002).
Unbehandelter Verlauf	Es gibt eine Tendenz zur Chronifizierung. Unbehandelt leiden etwa 75 % der von einer Insomnie betroffenen Personen auch ein Jahr später noch unter der Schlafstörung (Morin et al., 2009).
Komorbidität	Insomnische Symptome treten sehr häufig gemeinsam mit anderen psychischen und körperlichen Erkrankungen auf (Morin et al., 2015).

Tabelle 29.10: Risikofaktoren für die Entwicklung einer (chronischen) Insomnie

Genetische Prädisposition	Auch wenn einzelne genetische Informationen nur wenig Erklärungskraft dafür haben, ob Menschen eine Insomnie entwickeln oder nicht (Lane et al., 2019), liegt die Heritabilität laut Zwillingsstudien bei 40 bis 60 % (Riemann et al., 2015).
Persönlichkeitsmerkmale	Neurotizismus und Perfektionismus erhöhen möglicherweise das Risiko für die Entwicklung einer Insomnie (van de Laar et al., 2010).
Belastende Lebensereignisse	Schlafstörungen werden akut sehr häufig durch belastende Lebensereignisse, z. B. im Kontext von Beruf oder Familie, ausgelöst (Bastien et al., 2004).
Verlängerung der Bettzeit/Abhalten eines Mittagsschlafs	Der Versuch, Schlaf „nachzuholen", ist wahrscheinlich kontraproduktiv und verstärkt nächtliche Ein- und Durchschlafstörungen.
Dysfunktionale Überzeugungen	Überzeugungen, die nicht hilfreich sind, um erholsam zu schlafen, sind beispielsweise die Überzeugung, dass Schlafstörungen massive Effekte auf die körperliche und psychische Gesundheit haben oder dass der nächtliche Schlaf bestimmte Charakteristika aufweisen muss, um erholsam zu sein (z. B. kein nächtliches Erwachen oder Einschlafen vor einer bestimmten Uhrzeit).

& Liu, 2005). Dysfunktionale Überzeugungen sind weitere wichtige aufrechterhaltende Faktoren, die zu einer Chronifizierung von Schlafstörungen beitragen. So ist es für das Ein- und Durchschlafen nicht förderlich, sich ausgeprägte Sorgen um die Folgen von Schlafstörungen zu machen und sich unter Druck zu setzen, möglichst schnell ein- und lange durchschlafen zu müssen (Espie et al., 2006).

Neurowissenschaftliche Arbeiten zum Thema Insomnie deuten bislang am ehesten auf eine Störung in fronto-limbischen Netzwerken hin, möglicherweise verbunden mit einer veränderten Aktivität des Neurotransmitters γ-Aminobuttersäure (Riemann et al., 2015). Die Forschung zu diesem Thema weist jedoch eine sehr hohe Heterogenität in Methoden und Ergebnissen auf, was mögliche Schlussfolgerungen bislang als sehr vorläufig erscheinen lässt. Eine direkte klinische Relevanz der Befunde ist zudem bisher nicht erkennbar.

29.2.5 Psychotherapie

Empfehlung zur psychotherapeutischen Behandlung der Insomnie

In der deutschen S3-Leitlinie zur Diagnostik und Behandlung der Insomnie wird empfohlen, allen Erwachsenen mit dieser Schlafstörung eine Behandlung mit der störungsspezifischen Kognitiven Verhaltenstherapie für Insomnie (KVT-I) anzubieten (Riemann et al., 2017).

Die KVT-I besteht aus den Komponenten Psychoedukation, Entspannungsverfahren, Bettzeitrestriktion, Stimuluskontrolle und kognitive Therapie, die im Folgenden übersichtsartig dargestellt werden.

Die *Psychoedukation* umfasst die Vermittlung von Informationen zu den Themen Schlaf und Schlafstörungen. Dies ist zum Teil mit direkten Handlungsempfehlungen verbunden, z. B. der Empfehlung, Alkohol nicht als Schlafmittel zu verwenden oder nachts nicht auf die Uhr zu schauen. Die Psychoedukation allein ist zwar laut aktueller Evidenzlage nicht ausreichend, um eine Insomnie erfolgreich zu behandeln (Irish et al., 2015), möglicherweise erleichtert sie jedoch den therapeutischen Beziehungsaufbau und hat bei einzelnen Personen, die sehr ungünstige Verhaltensweisen in Bezug auf den Schlaf zeigen, positive Effekte.

Regelmäßig durchgeführte *Entspannungsverfahren* haben eine positive Wirkung auf das Ein- und Durchschlafen. Auch wenn dieser Zusammenhang für viele Patient:innen gut nachvollziehbar ist, ist jedoch der Anteil derjenigen, die einmal erlernte Entspannungsverfahren nicht regelmäßig anwenden, vermutlich sehr hoch.

Bei der *Bettzeitrestriktion* (die auch Schlafrestriktion genannt wird) werden Patient:innen motiviert, ihre Bettzeit für einen begrenzten Zeitraum deutlich zu verkürzen. Dies führt in den meisten Fällen zu so starker Müdigkeit, dass die bestehenden Ein- und Durchschlafprobleme nach einigen Tagen deutlich abnehmen. Die Bettzeit wird dann maximal einmal pro Woche langsam wieder verlängert. Die meisten Patient:innen geben nach zwei bis vier Wochen an, dass sie den Eindruck haben, tiefer zu schlafen und sich durch die Umstellung auch tagsüber besser zu fühlen.

Im Rahmen der *Stimuluskontrolle* wird Patient:innen empfohlen, im Bett möglichst nichts anderes zu machen als zu schlafen. So sollen Betroffene, die 15 Minuten lang nicht einschlafen können oder nachts 15 Minuten lang wach liegen, aufstehen und einer angenehmen Tätigkeit nachgehen. Danach sollen die Patient:innen nur dann zurück ins Bett gehen, wenn sie sich so müde fühlen, dass sie denken, innerhalb von 15 Minuten einschlafen zu können.

Sowohl die Bettzeitrestriktion als auch Stimuluskontrolle haben vorübergehend eine zum Teil sehr starke Tagesmüdigkeit zur Folge (Kyle et al., 2014) und werden deswegen von vielen Patient:innen als sehr mühselig erlebt. Ähnlich wie bei anderen psychotherapeutischen Verfahren (z. B. Exposition) sollte dies jedoch nicht davon abhalten, diese sehr effektiven Behandlungsmethoden anzubieten.

Mit *kognitiven Methoden* werden Überzeugungen der Patient:innen, die sich eher ungünstig auf den Schlaf auswirken, infrage gestellt (siehe Kapitel 18). Beispielsweise kann die bei Patient:innen mit Schlafstörungen häufig auftretende Überzeugung, dass Leistungsfähigkeit und Tagesbefindlichkeit sehr stark (nahezu deterministisch) von der Schlafdauer der vorherigen Nacht abhängen, mithilfe eines Schlaftagebuchs auf ihren empirischen Wahrheitsgehalt überprüft werden. Im Regelfall ist der Zusammenhang dabei weit weniger eng, als es Menschen mit Schlafstörungen erwarten würden. Durch die Überprüfung dieser Überzeugung kann es daher einigen Patient:innen gelingen, eine etwas gelassenere Einstellung gegenüber dem Thema Schlaf zu entwickeln.

Störungsspezifische, psychodynamisch orientierte oder systemische Ansätze zur Behandlung von Schlafstörungen sind dem Autor des vorliegenden Beitrags nicht bekannt. Eine Förderung derartiger Studien könnte aber zu einer Verbesserung der Versorgungssituation für die sehr vielen Menschen, die von Schlafstörungen betroffen sind, führen.

29.2.6 Pharmakotherapie und sonstige somatische Behandlungsverfahren

Empfehlung zur medikamentösen Behandlung der Insomnie

In der deutschen S3-Leitlinie zur Diagnostik und Behandlung der Insomnie wird empfohlen, eine medikamentöse Behandlung der Schlafstörung nur dann zu erwägen, wenn die KVT-I nicht zu einer ausreichenden Besserung der Symptomatik geführt hat oder es für die Betroffenen nicht möglich ist, eine Behandlung mittels KVT-I zu erhalten (Riemann et al., 2017).

Dies steht in starkem Kontrast zur Versorgungsrealität in Deutschland, wo die große Mehrheit der Betroffenen weiterhin eine medikamentöse Behandlung angeboten bekommt (Spiegelhalder et al., 2022).

Eine konkrete Empfehlung, welche medikamentöse Behandlung unter den oben genannten Voraussetzungen am ehesten für die Insomnie infrage kommt, wird in der S3-Leitlinie nicht gegeben. Dies hängt mit dem problematischen Nebenwirkungsprofil von Benzodiazepin-Rezeptor-Agonisten in der Langzeitbehandlung, mit der unzureichenden Studienlage zu sedierenden Antidepressiva für die Indikation Insomnie, mit der eher geringgradigen Wirksamkeit von Melatonin-Präparaten und dem Fehlen von überzeugender Evidenz für Neuroleptika und pflanzliche Substanzen zusammen. Bei den seit der Leitlinienentwicklung neu auf den Markt gekommenen Orexin-Rezeptor-Antagonisten scheinen die Zulassungsstudien eine im Vergleich zur KVT-I ebenfalls eher geringer ausgeprägte Wirksamkeit zu belegen.

29.2.7 Empirische Absicherung

Die neueste Metaanalyse zur KVT-I zeigt eine große Effektstärke für den Outcome-Parameter Schwere der insomnischen Symptomatik (van Straten et al., 2018), wobei dieser Effekt auch in Follow-up-Untersuchungen ein Jahr nach Behandlungsende noch weitgehend erhalten bleibt (van der Zweerde et al., 2019). Mittlere bis große Effektstärken zeigen sich darüber hinaus für die KVT-I bei Menschen, die insomnische Symptome im Rahmen anderer psychischer Störungen entwickelt haben, insbesondere im Kontext von Depression, Posttraumatischer Belastungsstörung und Alkoholabhängigkeit (Hertenstein et al., 2022). Für den komplexen gegenwärtigen Erkenntnisstand zum Thema Pharmakotherapie der Insomnie sei auf einen Artikel von Perlis et al. (2022) verwiesen. Insgesamt zeigt die diesbezügliche Literatur, dass Benzodiazepine und Benzodiazepin-Rezeptor-Agonisten in der kurzzeitigen Anwendung bei Patient:innen mit Insomnie zwar effektiv, aber mit schwerwiegenden Nebenwirkungen in der Langzeitanwendung verbunden sind, was in Deutschland im Regelfall zu einer Begrenzung der erlaubten Behandlungsdauer auf vier Wochen geführt hat. Zu sedierenden Antidepressiva wurde leider trotz des verbreiteten Einsatzes bei Patient:innen mit Insomnie eine unzureichende Anzahl an randomisierten klinischen Studien durchgeführt und in Bezug auf weitere zugelassene Medikamente wie Melatonin (für Patient:innen ab 55 Jahre) und Orexin-Rezeptor-Antagonisten legt die Datenlage nahe, dass die KVT-I wahrscheinlich effektiver ist.

Literatur

Bastien, C.H., Vallières, A. & Morin, C.M. (2001). Validation of the Insomnia Severity Index as an outcome measure for insomnia research. *Sleep Medicine, 2,* 297–307. https://doi.org/10.1016/S1389-9457(00)00065-4

Bastien, C.H., Vallières, A. & Morin, C.M. (2004). Precipitating factors of insomnia. *Behavioral Sleep Medicine, 2,* 50–62. https://doi.org/10.1207/s15402010bsm0201_5

Buysse, D.J., Reynolds, C.F., III., Monk, T.H., Berman, S.R. & Kupfer, D.J. (1989). The Pittsburgh Sleep Quality Index: A new instrument for psychiatric practice and research. *Psychiatry Research, 28,* 193–213. https://doi.org/10.1016/0165-1781(89)90047-4

Carney, C.E., Buysse, D.J., Ancoli-Israel, S., Edinger, J.D., Krystal, A.D., Lichstein, K.L. & Morin, C.M. (2012). The consensus sleep diary: Standardizing prospective sleep self-monitoring. *Sleep, 35,* 287–302. https://doi.org/10.5665/sleep.1642

Espie, C.A., Broomfield, N.M., MacMahon, K.M., Macphee, L.M. & Taylor, L.M. (2006). The attention-intention-effort pathway in the development of psychophysiologic insomnia: A theoretical review. *Sleep Medicine Reviews, 10,* 215–245. https://doi.org/10.1016/j.smrv.2006.03.002

Haynes, S.N., Adams, A. & Franzen, M. (1981). The effects of presleep stress on sleep-onset insomnia. *Journal of Abnormal Psychology, 90,* 601–606. https://doi.org/10.1037/0021-843X.90.6.601

Hertenstein, E., Feige, B., Gmeiner, T., Kienzler, C., Spiegelhalder, K., Johann, A. et al. (2019). Insomnia as a predictor of mental disorders: A systematic review and meta-analysis. *Sleep Medicine Reviews, 43,* 96–105. https://doi.org/10.1016/j.smrv.2018.10.006

Hertenstein, E., Trinca, E., Wunderlin, M., Schneider, C.L., Züst, M.A., Fehér, K.D. et al. (2022). Cognitive behavioral therapy for insomnia in patients with mental disorders and comorbid insomnia: A systematic review and meta-analysis. *Sleep Medicine Reviews, 62,* 101597. https://doi.org/10.1016/j.smrv.2022.101597

Irish, L.A., Kline, C.E., Gunn, H.E., Buysse, D.J. & Hall, M.H. (2015). The role of sleep hygiene in promoting public health: A review of empirical evidence. *Sleep Medicine Reviews, 22,* 23–36. https://doi.org/10.1016/j.smrv.2014.10.001

Kyle, S.D., Miller, C.B., Rogers, Z., Siriwardena, A.N., Macmahon, K.M. & Espie, C.A. (2014). Sleep restriction therapy for insomnia is associated with reduced objective total sleep time, increased daytime somnolence, and objectively impaired vigilance: Implications for the clinical management of insomnia disorder. *Sleep, 37,* 229–237. https://doi.org/10.5665/sleep.3386

Lane, J.M., Jones, S.E., Dashti, H.S., Wood, A.R., Aragam, K.G., van Hees, V.T. et al. (2019). Biological and clinical insights from genetics of insomnia symptoms. *Nature Genetics, 51,* 387–393. https://doi.org/10.1038/s41588-019-0361-7

Liu, X. & Liu, L. (2005). Sleep habits and insomnia in a sample of elderly persons in China. *Sleep, 28,* 1579–1587.

Morin, C.M., Bélanger, L., LeBlanc, M., Ivers, H., Savard, J., Espie, C.A. et al. (2009). The natural history of insomnia: A population-based 3-year longitudinal study. *Archives of Internal Medicine, 169,* 447–453. https://doi.org/10.1001/archinternmed.2008.610

Morin, C.M., Drake, C., Harvey, A.G., Krystal, A.D., Manber, R., Riemann, D. & Spiegelhalder, K. (2015). Insomnia Disorder. *Nature Reviews Disease Primers, 1,* 15026. https://doi.org/10.1038/nrdp.2015.26

Morin, C.M., Vallières, A. & Ivers, H. (2007). Dysfunctional beliefs and attitudes about sleep (DBAS): Validation of a brief version (DBAS-16). *Sleep, 30,* 1547–1554. https://doi.org/10.1093/sleep/30.11.1547

Ohayon, M.M. (2002). Epidemiology of insomnia: What we know and what we still need to learn. *Sleep Medicine Reviews, 6,* 97–111. https://doi.org/10.1053/smrv.2002.0186

Perlis, M.L., Posner, D., Riemann, D., Bastien, C.H., Teel, J. & Thase, M. (2022). Insomnia. *Lancet, 400,* 1047–1060. https://doi.org/10.1016/S0140-6736(22)00879-0

Riemann, D., Baum, E., Cohrs, S., Crönlein, T., Hajak, G., Hertenstein, E. et al (2017). S3-Leitlinie Nicht erholsamer Schlaf/Schlafstörungen – Kapitel Insomnie bei Erwachsenen, Update 2016. *Somnologie, 21,* 2–44. https://doi.org/10.1007/s11818-016-0097-x

Riemann, D., Nissen, C., Palagini, L., Otte, A., Perlis, M.L. & Spiegelhalder, K. (2015). The neurobiology, investigation, and treatment of chronic insomnia. *Lancet Neurology, 14,* 547–558. https://doi.org/10.1016/S1474-4422(15)00021-6

Spiegelhalder, K., Baumeister, H., Al-Kamaly, A., Bader, M., Bauereiss, N., Benz, F. et al. (2022). Comparative effectiveness of three versions of a stepped care model for insomnia differing in the amount of therapist support in internet-delivered treatment: Study protocol for a pragmatic cluster randomised controlled trial (GET Sleep). *BMJ Open, 12,* e058212. https://doi.org/10.1136/bmjopen-2021-058212

Spielman, A. J., Caruso, L. & Glovinsky, P. B. (1987). A behavioral perspective on insomnia treatment. *Psychiatric Clinics of North America, 10,* 541–553. https://doi.org/10.1016/S0193-953X(18)30532-X

van de Laar, M., Verbeek, I., Pevernagie, D., Aldenkamp, A. & Overeem, S. (2010). The role of personality traits in insomnia. *Sleep Medicine Reviews, 14,* 61–68. https://doi.org/10.1016/j.smrv.2009.07.007

van der Zweerde, T., Bisdounis, L., Kyle, S. D., Lancee, J. & van Straten, A. (2019). Cognitive behavioral therapy for insomnia: A meta-analysis of long-term effects in controlled studies. *Sleep Medicine Reviews, 48,* 101208. https://doi.org/10.1016/j.smrv.2019.08.002

van Straten, A., van der Zweerde, T., Kleiboer, A., Cuijpers, P., Morin, C. M. & Lancee, J. (2018). Cognitive and behavioral therapies in the treatment of insomnia: A meta-analysis. *Sleep Medicine Reviews, 38,* 3–16. https://doi.org/10.1016/j.smrv.2017.02.001

Wittchen, H. U., Jacobi, F., Rehm, J., Gustavsson, A., Svensson, M., Jönsson, B. et al. (2011). The size and burden of mental disorders and other disorders of the brain in Europe 2010. *European Neuropsychopharmacology, 21,* 655–679. https://doi.org/10.1016/j.euroneuro.2011.07.018

Zhang, B. & Wing, Y. K. (2006). Sex differences in insomnia: A meta-analysis. *Sleep, 29,* 85–93. https://doi.org/10.1093/sleep/29.1.85

29.3 Sexuelle Funktionsstörungen

Julia Velten

Inhaltsübersicht

29.3.1 Klinische Merkmale

Sexuelle Funktionsstörungen haben gemein, dass sie die Fähigkeit von Menschen, ihren persönlichen Wünschen und Vorstellungen entsprechend sexuell zu reagieren oder ihre Sexualität zu genießen, bedeutsam beeinträchtigen (World Health Organization [WHO], 2006). Nicht alle sexuellen Schwierigkeiten oder Probleme rechtfertigen jedoch eine Störungsdiagnose. Vielfach treten Beeinträchtigungen der sexuellen Funktion im Zusammenhang mit belastenden Lebensphasen oder Partnerschaftsproblemen auf und verschwinden nach einer Besserung dieser Umstände wieder. Zudem können sexuelle Schwierigkeiten vorliegen, die nicht mit funktionellen Einschränkungen einhergehen (z. B. sexuelle Langeweile, Krisen aufgrund von Außenbeziehungen; Sydow & Seiferth, 2015) oder die keinen persönlichen Leidensdruck mit sich bringen. So empfindet möglicherweise eine Frau ohne aktuelle Partnerschaft ihr geringes Verlangen nach Sex nicht als Belastung oder ein Mann im fortgeschrittenen Alter erlebt keinen Leidensdruck durch eine nachlassende Erektionsfähigkeit. Die häufigsten sexuellen Probleme bei Frauen umfassen ein verringertes oder fehlendes Verlangen nach Sex, Schwierigkeiten, bei sexueller Aktivität erregt zu werden oder zum Orgasmus zu kommen sowie Schmerzen beim Sex. Bei Männern machen Schwierigkeiten mit der Erektion sowie ein vorzeitiger Samenerguss die häufigsten Probleme aus.

Fallbeispiel: Herr S.

Herr S., 25 Jahre, stellt sich auf Empfehlung eines Freundes bei einem Psychotherapeuten vor. Im Erstgespräch berichtet Herr S., dass er seit etwa sechs Monaten unter häufigen und belastenden Erektionsproblemen leide. Diese träten auf, wenn er mit seiner Freundin Sex haben wolle. Auf genauere Nachfrage berichtet er, dass sein Penis beim Vorspiel steif werde, die Erektion jedoch nachlasse, wenn er in die Partnerin einzudringen versuche. Bei der Selbstbefriedigung und beim Oralsex trete das Problem nicht auf. Das sei auch der Grund, warum er sich scheue, Medikamente einzunehmen. Die Tatsache, dass er beim Oralverkehr keine Erektionsprobleme habe, zeige ihm, dass körperlich eigentlich alles in Ordnung sei. Der Psychotherapeut exploriert daraufhin typische Situationen, in denen das Problem auftritt bzw. ausbleibt. Gründe für die Erektionsprobleme kann Herr S. zunächst nicht benennen. Er sei seit etwa neun Monaten mit seiner Partnerin zusammen, finde sie sexuell attraktiv und sei glücklich in der Partnerschaft. Auf Nachfrage des Psychotherapeuten, ob beim erstmaligen Auftreten des Problems etwas anders oder besonders gewesen sei, berichtet Herr S., dass er vor etwa sieben Monaten einige Male den Geschlechtsverkehr mit seiner Freundin habe abbrechen müssen, da diese Schmerzen bei der Penetration erlebt habe. Seine Freundin habe in diesen Situationen zunächst versucht, sich nichts anmerken zu lassen, dann jedoch zu weinen begonnen und ihn gebeten zu stoppen, was er sofort getan habe. Die Frauenärztin seiner Freundin habe keine Ursache für die Schmerzen finden können. Er konzentriere sich seitdem beim Sex sehr stark auf seine Freundin, versuche ihre „Gedanken zu lesen“ und besonders vorsichtig zu sein, um auf keinen Fall erneute Schmerzen auszulösen. Bei näherer Betrachtung könne er sich vorstellen, dass dies seine Erektionsprobleme begünstige.

29.3.2 Klassifikation

Sexuelle Funktionsstörungen lassen sich entsprechend der Phasen der sexuellen Reaktion (Kaplan, 1977; Masters & Johnson, 1970) nach Schwierigkeiten in Bezug auf sexuelles Verlangen bzw. Appetenz, sexuelle Erregung und Orgasmus unterscheiden. Zusätzlich werden in den verschiedenen Diagnosesystemen noch sexuelle Schmerzstörungen, medikamenteninduzierte sexuelle Funktionsstörungen sowie sonstige bzw. nicht näher bezeichnete sexuelle Funktionsstörungen beschrieben.

Die ICD-10 beschreibt Störungsbilder der sexuellen Funktion ohne organische Ursache im Kapitel F52: Sexuelle Funktionsstörungen. Störungsbilder mit organischer Ursache werden in Kapitel N beschrieben: Krankheiten des Urogenitalsystems. Diagnosen können je nachdem spezifiziert werden, ob die Störung lebenslang besteht oder nach einer Phase des relativ normalen sexuellen Funktionierens erworben wurde. Des Weiteren kann angegeben werden, ob die Störung in allen sexuellen Situationen generalisiert oder situativ (z. B. nur bei bestimmten sexuellen Aktivitäten oder bestimmten Partner:innen) auftritt. Tabelle 29.11 gibt einen Überblick über die verschiedenen sexuellen Funktionsstörungen.

29.3.2.1 Verringertes sexuelles Verlangen

Fehlendes bzw. stark verringertes sexuelles Verlangen wird in der ICD-10 als Mangel oder Verlust von sexuellem Verlangen diagnostiziert. Für eine Diagnose dieses Störungsbildes ist es notwendig, dass das geringe Verlangen nicht auf andere sexuelle Störungen zurückzuführen ist. Das verringerte Verlangen kann sich durch eine Verminderung des Suchens von sexuellen Reizen, des Denkens an Sex bzw. fehlende sexuelle Fantasien zeigen. Zudem soll das verringerte Verlangen zu einer geringeren Häufigkeit von sexuellen Aktivitäten führen als es vor dem Hintergrund der Lebenssituation zu erwarten wäre. In der ICD-10 werden zudem noch sexuelle Aversion und mangelnde sexuelle Befriedigung aufgeführt. Ersteres beschreibt eine Aversion, Furcht oder Angst vor sexuellen Aktivitäten, letzteres ein Fehlen von angenehmen Empfindungen und Gefühlen in Zusammenhang mit sexueller Erregung.

29.3.2.2 Störungen der sexuellen Erregung

Störungen der sexuellen Erregung werden in der ICD-10 als Versagen genitaler Reaktionen diagnostiziert. Bei Männern kann hierbei eine Erektionsstörung vorliegen, also die Schwierigkeit, eine für befriedigenden Geschlechtsverkehr notwendige Erektion zu erlangen oder aufrechtzuerhalten. Bei Frauen wird in der ICD-10 das Augenmerk auf mangelnde oder fehlende vaginale Lubrikation gerichtet, obgleich dies aus klinischer Sicht zu kurz greift: Auf der einen Seite können Frauen durchaus sexuelle Erregung spüren, ohne entsprechende Lubrikation zu entwickeln, auf der anderen Seite bedeutet das Vorliegen von Lubrikation nicht zwangsläufig, dass eine Frau sexuell erregt ist (Chivers et al., 2010; Velten et al., 2018).

Tabelle 29.11: Sexuelle Funktionsstörungen nach DSM-5 und ICD-10

DSM-5	ICD-10
Störungen der sexuellen Appetenz	
Störung mit verminderter Appetenz beim Mann	Mangel oder Verlust von sexuellem Verlangen (F52.0)
Störung des sexuellen Interesses bzw. der Erregung bei der Frau	
–	Sexuelle Aversion und mangelnde sexuelle Befriedigung (F52.1)
–	Gesteigertes sexuelles Verlangen (F52.7)
Störungen der sexuellen Erregung	
Erektionsstörung	Versagen genitaler Reaktionen (F52.2)
Störung des sexuellen Interesses bzw. der Erregung bei der Frau	
Orgasmusstörungen	
Vorzeitige (frühe) Ejakulation	Ejaculatio praecox (F52.4)
Verzögerte Ejakulation	–
Weibliche Orgasmusstörung	Orgasmusstörung (F52.3)
Schmerzen bei sexuellem Kontakt	
Genito-pelvine Schmerz-Penetrationsstörung (Dyspareunie/ Vaginismus)	Nichtorganischer Vaginismus (F52.5)
	Nichtorganische Dyspareunie (F52.6)

29.3.2.3 Orgasmusstörungen

Störungen in Bezug auf einen verzögerten oder ausbleibenden Orgasmus werden in der ICD-10 als Orgasmusstörungen diagnostiziert. Bei der Diagnose dieser Störung bei Frauen sollte berücksichtigt werden, dass nur wenige Frauen beim vaginalen Geschlechtsverkehr immer einen Orgasmus erleben. Viele Frauen benötigen dafür klitorale Stimulation. Eine klinische Diagnose sollte daher – bei Männern und Frauen – nur vergeben werden, wenn trotz angemessener Stimulation kein bzw. nur ein sehr verzögerter Orgasmus eintritt. Eine weitere den Orgasmus bzw. die Ejakulation betreffende Störung ist die Ejaculatio praecox, die die Unfähigkeit beschreibt, die Ejakulation ausreichend zu kontrollieren, sodass der Geschlechtsverkehr für beide Partner:innen befriedigend ist. Die Ejakulation tritt dabei bereits vor dem Einführen des Penis oder wenige Sekunden danach auf.

29.3.2.4 Schmerzen bei sexuellem Kontakt

Beim nichtorganischen Vaginismus kommt es zu einem Spasmus der die Vagina umgebenden Beckenbodenmuskulatur, wodurch das Einführen eines Penis – oder auch anderer Objekte, wie z.B. Finger oder Tampons – als unmöglich oder schmerzhaft erlebt wird. Während dieses Störungsbild nur bei Frauen vergeben wird, kann die nichtorganische Dyspareunie (Schmerzen beim Geschlechtsverkehr) auch bei Männern diagnostiziert werden. Kennzeichnend für dieses Störungsbild ist bei Frauen, dass das Einführen eines Penis nur unter Schmerzen möglich ist bzw. Schmerzen bei der tiefen Penetration auftreten. Bei Männern wird die Art und Lokalisation der Beschwerden nicht näher bezeichnet und muss daher im Rahmen der individuellen Sexualanamnese herausgearbeitet werden.

29.3.2.5 Unterschiede und Gemeinsamkeiten zwischen ICD-10 und DSM-5

Es bestehen vielfache Unterschiede zwischen ICD-10 und DSM-5 in Bezug auf Störungsnamen, aufgeführte Störungsbilder und spezifische Diagnosekriterien, insbesondere bei den Störungsbildern, die Frauen betreffen. Bei ihnen werden z.B. die Störungen im Bereich des sexuellen Verlangens oder der Erregung im DSM-5 zur Störung des sexuellen Interesses bzw. der Erregung bei der Frau zusammengeführt. Darüber hinaus werden die beiden sexuellen Schmerzstörungen, Vaginismus und Dyspareunie, die in der ICD-10 aufgeführt werden, im DSM-5 zur Genito-pelvinen Schmerz-Penetrationsstörung (Vaginismus/Dyspareunie) zusammengefasst. Nach DSM-5 kann zudem eine substanz- bzw. medikamenteninduzierte sexuelle Funktionsstörung diagnostiziert werden, wenn bedeutsame Einschränkungen in der sexuellen Funktion klar im Zusammenhang mit einer Medikamenteneinnahme, Substanzintoxikation oder -entzug stehen. Aufgrund dieser Unterschiede ist es empfehlenswert, dass Psychotherapeut:innen in Abhängigkeit des genutzten Diagnosesystems die entsprechenden Störungskriterien abfragen bzw. strukturierte Interviewverfahren nutzen.

29.3.2.6 Unterschiede und Gemeinsamkeiten zwischen ICD-10 und ICD-11

Deutliche Unterschiede finden sich auch zwischen der zehnten und elften Version der ICD. Die wichtigsten Weiterentwicklungen von der ICD-10 zur ICD-11 im Bereich der sexuellen Störungen betreffen eine Zusammenführung der zwei Störungskapitel der Störungen mit organischer und nichtorganischer Genese, eine Spezifizierung der Kriterien vieler Störungsbilder sowie die Möglichkeit, zusätzlich zum Störungsbild ätiologische Faktoren zu markieren. Eine detaillierte Gegenüberstellung der divergierenden Konzeptionen sexueller Funktionsstörungen zwischen ICD-10, ICD-11 sowie DSM-5 findet sich bei Schwesig, Birken et al. (2022).

29.3.2.7 Differenzialdiagnostische Überlegungen

Aufgrund der spezifischen Störungskriterien fällt eine Differenzierung zwischen verschiedenen sexuellen Funktionsstörungen meist leicht. Da die Phasen der sexuellen Reaktion jedoch nicht unabhängig voneinander sind, sollten im Rahmen der Sexualanamnese jeweils alle Bereiche exploriert werden (siehe Kapitel 29.3.5.2). Geschieht dies nicht, werden unter Umständen Schwierigkeiten mit Erregung oder Orgasmus, die durch fehlendes sexuelles Verlangen ausgelöst bzw. stark begünstigt werden, fehldiagnostiziert.

Für eine Diagnose nach ICD-10 ist es zudem wichtig zu berücksichtigen, ob das sexuelle Störungsbild besser durch eine andere körperliche oder psychische Störung erklärbar ist. So können z.B. Symptome im Bereich des verringerten sexuellen Verlangens in Einzelfällen besser als Symptom einer depressiven oder psychotischen Störung verstanden werden.

Es obliegt der diagnostischen Einschätzung der Psychotherapeut:innen, zwischen subklinischen sexuellen Schwierigkeiten und klinisch relevanten sexuellen Funktionsstörungen zu differenzieren. Bei der Diagnosestellung muss daher berücksichtigt werden, dass sexuelle Erlebens- und Verhaltensweisen zeitliche Fluktuationen aufweisen und diese häufig funktional bzw. adaptiv (z.B. als Reaktion auf eine akute Belastungssituation) und nicht als sexuelle Funktionsstörung zu werten sind. Psychotherapeut:innen sollten von einer Diagnosevergabe absehen, wenn die geschilderte Problematik im Wesentlichen durch abweichende sexuelle Wünsche und Vorlieben innerhalb einer Partnerschaft verursacht wird.

29.3.3 Epidemiologie

Seit den 1990er Jahren wurden in verschiedenen westlichen Ländern eine Reihe von epidemiologischen Studien zu sexuellen Funktionsstörungen durchgeführt. Die berichteten Prävalenzen weisen eine große Schwankungsbreite auf: Sie variieren abhängig von untersuchter Stichprobe, Befragungsmethodik und angewandten Kriterien. Die meisten Studien erheben keine sexuellen Funktionsstörungen im Sinne der Diagnosesysteme: Leidensdruck, Dauer und Schweregrad werden häufig nicht abgefragt. Um eine Vergleichbarkeit der

Prävalenzangaben sicherzustellen, werden in Tabelle 29.12 Angaben für beeinträchtigende sexuelle Probleme basierend auf drei großangelegten Repräsentativbefragungen aus England (Mitchell et al., 2013, Mitchell et al., 2016) Dänemark (Andresen et al., 2022) und Deutschland zusammenfassend dargestellt (Briken et al., 2020). Lebenszeitprävalenzen sind aktuell nur aus Deutschland verfügbar.

Langzeitstudien über sexuelle Funktionsstörungen sind rar und belastbare Daten über den Verlauf vieler Störungsbilder fehlen. Über die sexuellen Funktionsstörungen hinweg gilt, dass bei lebenslang andauernden Formen ein chronischer Verlauf wahrscheinlicher ist, während erworbene Störungen einen hochgradig variablen Verlauf nehmen können. Sexuelle Funktionsstörungen treten auch häufig in Zusammenhang mit körperlichen und hormonellen Veränderungen auf (z. B. Schmerzen beim Geschlechtsverkehr nach Geburten oder während/nach den Wechseljahren oder Erektionsprobleme in Zusammenhang mit somatischen Erkrankungen; Sydow & Seiferth, 2015), diese werden in der ICD-10 dann aber nicht als „sexuelle Funktionsstörungen" im Kapitel F52 kodiert, da sich dieses nur auf „rein" psychogene Störungen bezieht.

29.3.4 Störungsmodelle

Anhand des biopsychosozialen Störungsmodells wird im Rahmen einer Psychotherapie verdeutlicht, welche Risikofaktoren bei der betroffenen Person zusammenwirken und das sexuelle Problem begünstigen (siehe Abbildung 29.3). Dieses Modell kann zu Beginn der Behandlung eingesetzt werden, um bei Patient:innen die multifaktorielle Ätiologie der sexuellen Störung zu erklären und Ansatzpunkte für therapeutische Interventionen (z. B. im Bereich der Partnerschaft) zu identifizieren.

Methodisch hochwertige Studien, die eine Differenzierung von prädisponierenden, auslösenden und aufrechterhaltenden Faktoren sexueller Störungen ermöglichen, sind Mangelware. Sorgfältige Diagnostik und fundierte Sexualanamnese sind daher in jedem Fall nötig, um herauszufinden, welchen Anteil körperliche, psychische, partnerschaftsbezogene und soziokulturelle Faktoren an dem jeweiligen Störungsbild haben. Alle genannten Faktoren können sowohl bei der Entstehung als auch bei der Aufrechterhaltung von sexuellen Funktionsstörungen eine Rolle spielen.

Treten sexuelle Störungen nach einer Zeit des normalen sexuellen Funktionierens auf, kann es sinnvoll sein, Auslöser zu identifizieren. Bei einem plötzlichen Beginn sind häufig Umstände einer sexuellen Situation für das erstmalige Auftreten (mit)verantwortlich (z. B. Alkoholkonsum, Müdigkeit, Ablenkungen). Alternativ können neu aufgetretene körperliche oder psychische Probleme sowie eine neue Partnerschaft als Auslöser in Betracht gezogen werden. Schleichen sich Störungen nach und nach ein, werden Veränderungen in der Partnerschaft (z. B. Konflikte, Zusammenziehen, Familienplanung) oder sonstige Belastungsfaktoren (z. B. beruflicher Stress) in Erwägung gezogen. Bei lebenslangen Störungsbildern können prädisponierende Faktoren auch direkt zu sexuellen Problemen führen.

Vermeidungsverhalten begünstigt die Aufrechterhaltung vieler sexueller Probleme (siehe Kapitel 2). Die Vermeidung kann sich dabei auf das gesamte Sexualverhalten, Paarsexualität oder auch bestimmte sexuelle Aktivitäten beziehen (z. B. Vermeidung von penetrativem Geschlechtsverkehr bei sexuellen Schmerzen). Vorwurfsvolle, gekränkte oder wenig verständnisvolle Reaktionen eines:einer Partner:in verstärken das Problem und begünstigen Scham- und Schuldgefühle sowie Leistungsdruck.

Zusammen mit den Patient:innen werden emotionale, kognitive, aber auch partnerschaftsbezogene Faktoren erarbeitet, die die Aufrechterhaltung des jeweiligen Problems erklären. Um einen detaillierten Einblick in die aufrechterhaltenden Mechanismen des sexuellen Problems zu erlangen,

Tabelle 29.12: Prävalenzen sexueller Funktionsstörungen

Sexuelle Funktionsstörung		Deutschland[1]		International
		Lebenszeit-Prävalenz	12-Monats-Prävalenz	12-Monats[2]-Prävalenz
Frauen	Reduziertes Verlangen	11 %	6 %	2–10 %
	Erregungsstörung	10 %	5 %	2–9 %
	Orgasmusprobleme	10 %	6 %	4–12 %
	Schmerzen beim Sex	10 %	5 %	3–5 %
Männer	Reduziertes Verlangen	5 %	4 %	2 %
	Erektionsstörung	11 %	8 %	5–7 %
	Verzögerte Ejakulation	5 %	4 %	2–4 %
	Vorzeitiger Samenerguss	8 %	5 %	3–10 %

Anmerkungen: [1]Briken et al. (2020); [2]Mitchell et al. (2016), Andresen et al. (2022)

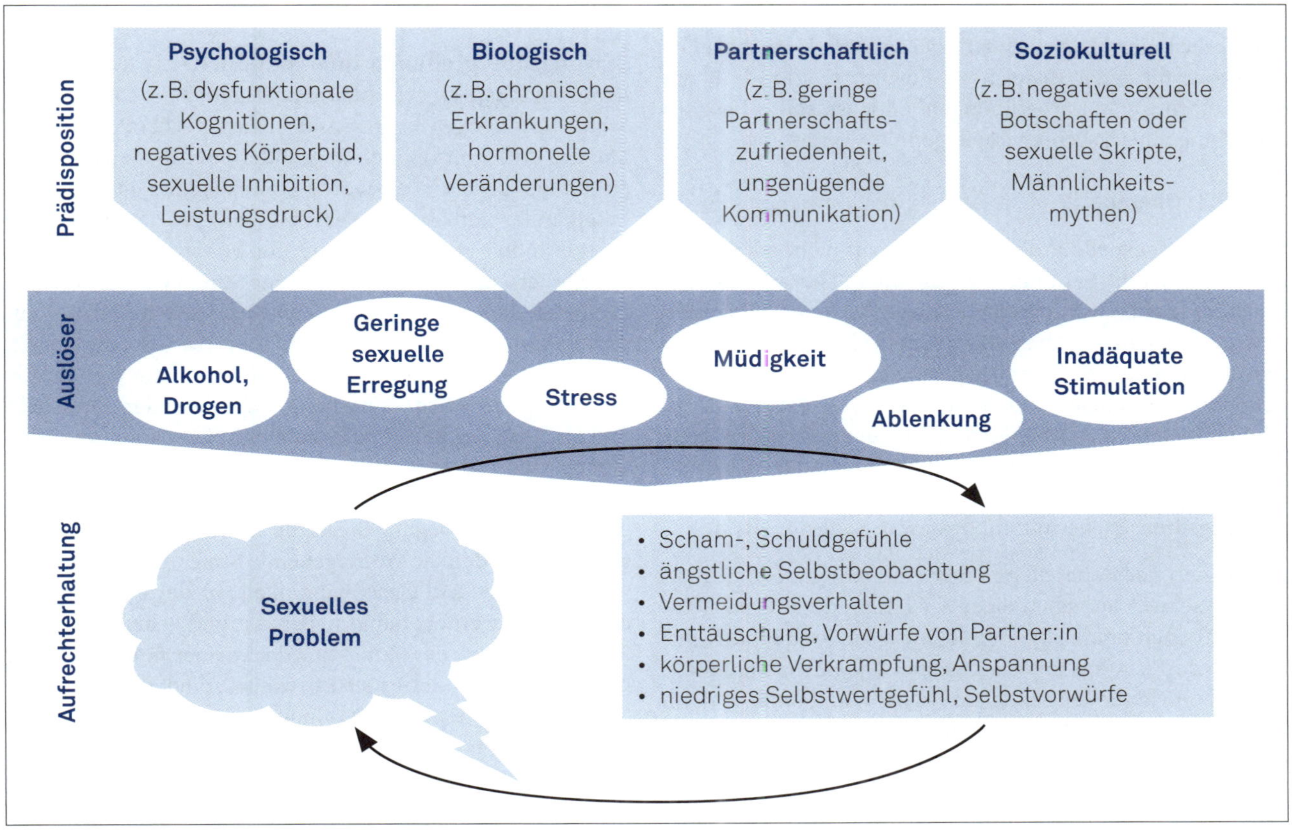

Abbildung 29.3: Biopsychosoziales Störungsmodell nach Velten (2018)

können in der KVT verhaltensanalytische Methoden (siehe Kapitel 2) genutzt werden. In der Tiefenpsychologisch fundierten Psychotherapie (siehe Kapitel 3) können im biopsychosozialen Störungsmodell auch Konflikte, unbewusste Fantasien und Abwehrprozesse als psychische Faktoren integriert werden (Ermann, 2019). Entscheidend für die Akzeptanz des Störungsmodells ist, dass die jeweiligen Faktoren anhand der Sexualanamnese individuell für die Patient:innen erarbeitet werden. Gerade bei Personen mit einem somatisch orientierten Krankheitsverständnis bietet das Modell Raum, neben körperlichen Störungsursachen auch psychische bzw. interpersonelle Faktoren einzuführen.

In Abhängigkeit von Störungsbild und identifizierten Risikofaktoren ist die Nutzung anderer Störungsmodelle - anstatt oder zusätzlich zum biopsychosozialen Modell - sinnvoll. Werden z. B. Probleme mit der Erregung oder dem Orgasmus durch dysfunktionale Kognitionen oder Ablenkung aufrechterhalten, bietet sich die Arbeit mit dem emotional-kognitiven Störungsmodell sexueller Funktionsstörungen (Barlow, 1986; Wiegel et al., 2005) an. Bei sexuellen Schmerzen kann das Angst-Vermeidungs-Modell für Schmerz-Penetrationsstörungen bei Frauen genutzt werden (Desrochers et al., 2009). Das sogenannte Kreislaufmodell der sexuellen Reaktion bietet therapeutische Ansatzpunkte für Personen mit verringertem sexuellem Verlangen sowie Erregungs- und Orgasmusstörungen (Basson, 2001). Laut diesem Modell steht das sexuelle Verlangen oftmals nicht am Beginn einer sexuellen Begegnung, sondern kann sich als Folge von sexueller Erregung im Verlauf entwickeln bzw. erweckt werden.

29.3.5 Psychotherapie

Da bislang weder deutschsprachige noch internationale Leitlinien für die psychotherapeutische Behandlung sexueller Funktionsstörungen existieren, basieren die folgenden Darstellungen auf Metaanalysen (z. B. Frühauf et al., 2013), Positionspapieren von Fachgesellschaften (z. B. Brotto et al., 2016) sowie z. T. nicht wissenschaftlich validierten klinischen Behandlungsmanualen (z. B. Velten & Özdemir, 2023). Die Hinweise zur psychotherapeutischen Beziehungsgestaltung und Diagnostik gelten dabei unabhängig vom genutzten Psychotherapieverfahren.

29.3.5.1 Beziehungsgestaltung

Weil sexuelle Schwierigkeiten oft tabuisiert werden, suchen nur wenige Betroffene professionelle Hilfe auf (Moreira et al., 2005). Eine offene, wertschätzende und nicht bewertende psychotherapeutische Haltung spielt daher eine große Rolle (siehe Kapitel 15). Anders als bei vielen psychischen Störungen liegt der Behandlungsanlass bei sexuellen Funktionsstörungen nicht direkt auf der Hand. Der Leidensdruck besteht oft aus interpersonellen Problemen wie Befürchtungen um den Verlust einer Partnerschaft. Da zur Arbeit an sexuellen Funktionsstörungen ausreichend Eigenmotivation (z.B. zur Durchführung von Körperübungen) nötig ist, sollte diese vor Aufnahme einer Psychotherapie geprüft werden.

29.3.5.2 Diagnostik

Vorliegende sexuelle Probleme werden oft nicht erkannt, da sich z.T. sowohl Patient:innen als auch Therapeut:innen scheuen, darüber zu sprechen. Behandler:innen, die regelmäßig danach fragen, diagnostizieren bei knapp 7% ihrer Patient:innen sexuelle Funktionsstörungen, doch Behandler:innen, die „nie“ danach fragen, nur bei 0.3% (Rump & Maß, 2015). Deshalb ist es wichtig, dass Therapeut:innen sexuelle Probleme explorieren, aber dabei die Grenzen der Patient:innen respektieren und es vermeiden, durch die Art der Frage Leistungsdruck zu vermitteln (Sydow & Seiferth, 2015).

Am Beginn der Behandlung steht eine individuelle Sexualanamnese, welche neben einer Abklärung der Störungsdiagnose(n) auch prädisponierende, auslösende und aufrechterhaltende Faktoren umfassen sollte. Die Sexualanamnese startet beim aktuellen sexuellen Problem und umfasst dann weitere Aspekte der gegenwärtigen Sexualität, wie z.B. aktuelle Sexualpartner:innen und sexuelle Vorlieben. Anschließend wird die aktuelle Lebens- und Partnerschaftssituation exploriert. Schließlich wird die psychosoziale Entwicklung (z.B. Umstände des Aufwachsens in der Ursprungsfamilie) sowie spezifischer die psychosexuelle Entwicklung (z.B. Aufklärung, erste sexuelle Erfahrungen, sexuelle und nicht sexuelle Traumata) exploriert. Zeitlicher Umfang und inhaltliche Tiefe der Sexualanamnese werden dabei dem Behandlungssetting und sowie Art, Dauer und Schweregrad des Störungsbildes angepasst. Zur Diagnostik können Fragebogen-Screenings, strukturierte Interviews und psychometrische Fragebögen eingesetzt werden (siehe Tabelle 29.13).

29.3.5.3 Sexualtherapie

Störungsübergreifende Interventionen. Als Kernkomponente der klassischen Sexualtherapie gelten die sogenannten *Sensualitätsübungen* (engl. sensate focus), die bereits 1970 von Masters und Johnson, den Begründern der modernen Sexualtherapie, beschrieben wurden. Sensualitätsübungen sind aufeinander aufbauende Paarübungen, bei denen sich die Partner:innen abwechselnd auf der Vorder- und Rückseite des Körpers streicheln. Verschiedene Stufen werden dabei in der Behandlung durchlaufen. Zunächst wird der Körper unter Ausschluss von Genitalien, Po und Brüsten gestreichelt, dann werden diese Bereiche nach und nach mit einbezogen und „mitgestreichelt“. Zu einem stimulierenden Streicheln und Spiel mit der Erregung kommt es in der darauffolgenden Übungsstufe. Je nach Störungsbild folgt darauf aufbauend dann das Einführen des Penis sowie Geschlechtsverkehr mit erkundenden Bewegungen. In die nächsthöhere Stufe wird gewechselt, wenn die vorhergehende Stufe mehrfach gut bewältigt wurde. Die Geschwindigkeit, in der die Übungen durchlaufen werden, hängt neben Art und Schweregrad der Störung auch von der Motivation der Partner:innen ab. In der klinischen Praxis hat es sich bewährt, mindestens zwei bis drei Übungseinheiten à 60 Minuten (inklusive Vorbereitung und Nachbesprechung) pro Woche anzusetzen. Die Vor- und Nachbesprechung der Übungen findet während der psychotherapeutischen Sitzungen statt.

Zur Vorbereitung der Sensualitätsübungen, aber auch bei der Behandlung von Personen ohne feste Partnerschaft spielen sexualtherapeutische Einzelübungen eine große Rolle. Dabei liegt der Schwerpunkt auf der Entdeckung des eigenen Körpers inklusive des Intimbereichs, der Auseinandersetzung mit der eigenen sexuellen Erregung und dem Abbau von Schamgefühlen. Zu Beginn dieser Übungssequenz wird der eigene Körper z.B. beim Duschen oder Eincremen bewusst wahrgenommen, mit den Händen ertastet sowie im Rahmen von

Tabelle 29.13: Diagnostikinstrumente für sexuelle Funktionsstörungen

Diagnostikinstrumente	Beschreibung
Screenings für sexuelle Probleme bei Frauen (SSP-F) und Männern (SSP-M; Velten & Zarski, 2022)	Fragebögen. Überblick über sexuelle Probleme in den letzten sechs Monaten.
Strukturierte Interviews für sexuelle Funktionsstörungen nach ICD-11 bei Frauen (SISF-F) bzw. bei Männern (SISF-M; Velten & Zarski, 2022)	Strukturierte Interviews. Diagnosestellung nach ICD-11-Kriterien.
Diagnostisches Interview für sexuelle Funktionsstörungen (DISEX; Schwesig, Velten et al., 2022)	Strukturiertes Interview. Diagnosestellung nach DSM-5 und ICD-11. Enthält Leitfragen zur umfassenden Sexualanamnese.
Female Sexual Function Index (FSFI; Berner et al., 2004; Rosen et al., 2000)	Fragebogen. Standardverfahren zur Erfassung der weiblichen sexuellen Funktionsfähigkeit.
International Index of Erectile Function (IIEF; Rosen et al., 2002)	Fragebogen. Standardverfahren zur Erfassung der männlichen sexuellen Funktionsfähigkeit mit Schwerpunkt auf Erektionsstörungen.
Sexual Distress Scale Revised (SDS-R; Derogatis et al., 2008)	Fragebogen zur Erfassung von Leidensdruck durch sexuelle Schwierigkeiten.

Spiegelübungen betrachtet. Dabei wird üblicherweise mit Körperbereichen begonnen, die als unproblematisch erlebt werden und dann zunehmend auch Problembereiche sowie z.B. die Genitalien mit einbezogen. Wenn die Spiegelübungen gut bewältigt werden und der eigene Genitalbereich ohne ausgeprägte negative Gefühle betrachtet wird, rückt die Erkundung und Berührung der Genitalien mit den Fingern in den Vordergrund. Gelingt auch dies, kann zunehmend mit verschiedenen Arten der Stimulation experimentiert und mit sexueller Erregung gespielt werden.

Einzel- und Paarübungen können bei Männern und Frauen in vergleichbarer Weise eingesetzt werden. Die sexuelle Orientierung spielt bei der Durchführung ebenfalls keine entscheidende Rolle. Die wesentlichen Aspekte der Übungen sind bei gleichgeschlechtlichen Paaren identisch. Da jedoch bei Frauen der eigene Genitalbereich anatomisch weniger sichtbar ist, haben Spiegelübungen bei Patientinnen einen besonders hohen Stellenwert. Auch haben fast alle Männer, im Gegensatz zu einem bedeutsamen Anteil von Frauen, Erfahrungen mit Masturbation und wissen, wie sie sich am effektivsten zum Orgasmus stimulieren können. Aus diesem Grund geht es bei Männern häufig darum, den eigenen Körper genauer zu entdecken und sich Zeit für die Wahrnehmung unterschiedlicher Empfindungen zu nehmen.

Störungsspezifische Interventionen. Bei sexuellen Schmerzstörungen bei Frauen kommt ein sogenanntes *Vaginal-Training* zum Einsatz. Dieses besteht aus Übungen zum vaginalen Einführen mit verschiedenen Hilfsmitteln in unterschiedlichen Größen. Ziel ist dabei, das Einführen zu üben, um Ängste und Vermeidungsverhalten abzubauen. Meist beginnt das Vaginal-Training mit dem Einführen eines Fingers, während im weiteren Verlauf in der Größe ansteigende Vaginaltrainer bzw. Dilatoren aus Silikon oder Kunststoff eingesetzt werden. Nach dem Prinzip der systematischen Desensibilisierung werden die Einführungsübungen mit Entspannung und tiefer Bauchatmung kombiniert. Eine deutschsprachige Beschreibung des Vorgehens findet sich bei Velten und Zarski (2022).

Bei Erektionsstörungen werden Sensualitätsübungen mit sogenannten *Teasing-Übungen* kombiniert. In fortgeschrittenen Übungsstufen wird das Paar angeleitet, den Penis des Mannes zu stimulieren, sodass eine Erektion entsteht. Die Stimulation wird dann gestoppt, sodass die Erregung und auch die Erektion nachlassen. Bei Wiederaufnahme der Stimulation kommt dann eine erneute Erektion zustande. Durch das Teasing, zunächst mit manueller Stimulation und schließlich beim Geschlechtsverkehr, erfährt der Mann, dass ein Nachlassen der Erektion keiner Katastrophe gleichkommt, was Leistungsdruck und Versagensängste reduziert.

Eine ähnliche Systematik liegt der *Stopp-Start-Technik* zugrunde, die bei vorzeitigem Samenerguss eingesetzt wird. Hierbei stimuliert sich der Mann zunächst allein, bis er einen deutlichen Drang zur Ejakulation spürt. Dann wird die Stimulation gestoppt, sodass die Erregung und der Ejakulationsdruck nachlassen. Dies wird zwei bis drei Mal wiederholt bis der Mann sich dann bis zur Ejakulation stimulieren kann. Gelingt dieser Ablauf über 10 bis 15 Minuten, wird die Übung gemeinsam mit dem:der Partner:in durchgeführt. Dieser:diese übernimmt dann die Stimulation des Penis, bis er:sie vom Patienten ein Zeichen zum Stoppen erhält. Im letzten Schritt wird diese Prozedur beim Geschlechtsverkehr durchgeführt. Weitere Informationen dazu, wie diese Technik im Rahmen einer umfassenderen Psychotherapie eingebettet werden kann, findet sich bei de Carufel (2017) oder in deutscher Sprache bei Velten und Özdemir (2023) bzw. Velten und Özdemir (2021).

29.3.5.4 Kognitive Verhaltenstherapie (KVT)

Aus Perspektive der KVT werden sexuelle Funktionsstörungen – unabhängig von den identifizierten Störungsursachen – durch dysfunktionale Kognitionen sowie ineffektive Verhaltensstrategien wie Vermeidung aufrechterhalten (siehe Kapitel 2). Zu Beginn der KVT steht die Erarbeitung dysfunktionaler Kognitionen durch Standardinterventionen wie Gedankentagebücher oder die Spalten-Technik im Vordergrund. Häufige kognitive Verzerrungen bei sexuellen Funktionsstörungen beinhalten „Alles-oder-nichts"-Denken (z.B. „Sex ist nur gut und lohnenswert, wenn beide zum Orgasmus kommen"), Übergeneralisierung (z.B. „Weil ich letztes Mal keine Erektion bekommen habe, bin ich einfach ein Versager im Bett"), Wahrsagen (z.B. „Wenn ich einmal Schmerzen beim Geschlechtsverkehr hatte, dann wird das auch in Zukunft immer so sein") und Katastrophisieren (z.B. „Wenn ich mein sexuelles Problem nicht in den Griff bekomme, werde ich für immer allein bleiben") Verhaltensanalytische Methoden helfen, Zusammenhänge zwischen Gedanken, Gefühlen, Körperreaktionen und Verhalten zu identifizieren und der Bearbeitung zugänglich zu machen. Schließlich werden hilfreichere, alternative Gedanken entwickelt und effektivere Verhaltensstrategien im Alltag, z.B. in Form von Verhaltensexperimenten, erprobt.

29.3.5.5 Systemische Therapie

In der systemischen Sexualtherapie steht weniger die sexuelle Funktionsfähigkeit (das „Können"), sondern das kommunizierte sexuelle Begehren (das „Wollen") innerhalb einer Partnerschaft im Fokus (Clement, 2004; Schnarch, 2013). Da Menschen sich in ihren sexuellen Wünschen und Vorlieben unterscheiden, können sich daraus Unterschiede im Verlangen nach Häufigkeit und Art der sexuellen Interaktionen ergeben. Weil das Andersartige oder Fremde an der Sexualität des:der einen Partner:in von der anderen Person als bedrohlich wahrgenommen wird, einigen sich Paare zu Beginn der Partnerschaft häufig auf eine Art kleinsten gemeinsamen Nenner der gemeinsam gelebten Sexualität. Auch wenn dies zunächst als normaler Prozess zu verstehen ist, kann es zu Schwierigkeiten kommen, wenn das Gemeinsame immer weiter schrumpft bzw. die Interaktionen darüber konflikthaft verlaufen. Ein Ziel der systemischen Sexualtherapie ist es, Paaren zu ermöglichen, den Kreislauf aus Vorwürfen und Rückzug zu durchbrechen, sich mit sexuellen Unterschieden konstruktiv auseinanderzusetzen und mit Respekt für die individuelle Verschiedenartigkeit die gemeinsame Sexualität neu zu verhandeln (Sydow & Seiferth, 2015).

29.3.5.6 Tiefenpsychologisch fundierte Psychotherapie (TP)

Werden intrapsychische Konflikte als Ursache von sexuellen Funktionsstörungen angenommen, sollten unbewusste, konflikthafte Bindungen an frühe Bezugspersonen, Selbstwertkrisen sowie Über-Ich-Konflikte mit Schuldgefühlen exploriert werden (Klußmann, 2005). Im Verlauf der TP werden im Rahmen der Klarifizierung partnerschaftlich-sexuelle Verhaltens- und Erlebensweisen sowie deren innere Bedeutung thematisiert. Die darauf aufbauende Konfrontation macht auf abgewehrte bzw. verleugnete Aspekte des Verhaltens und Erlebens aufmerksam und kann durch das dabei ausgelöste Betroffensein zu intrapsychischen oder interpersonellen Veränderungen führen. Deutungen werden genutzt, um die Auswirkungen von frühkindlichen Anpassungen in der Ursprungsfamilie auf die aktuelle Situation zu verdeutlichen. In der TP sexueller Funktionsstörungen spielt zudem das Konzept der Kollusion, welches ein unbewusstes Zusammenspiel der Partner:innen auf Basis eines gemeinsamen Grundkonfliktes mit polarisierenden Positionen beschreibt, eine wichtige Rolle (Klußmann, 2005).

29.3.6 Pharmakotherapie und sonstige somatische Behandlungsverfahren

Da Leitlinien zur Pharmakotherapie sexueller Funktionsstörungen fehlen, werden Empfehlungen sexualmedizinischer Fachgesellschaften (z.B. Castiglione et al., 2016) zugrunde gelegt.

Sexuelle Funktionsstörungen bei Frauen. Eine wirkungsvolle pharmakologische Behandlung sexueller Funktionsstörungen bei Frauen ist nur in Ausnahmefällen möglich. Trotz vielfacher Forschungsbemühungen gibt es weiterhin kein „Viagra für Frauen". Mit Flibanserin, einem Medikament mit pharmakologischen Einflüssen auf Serotonin- und Dopaminrezeptoren, ist im Jahr 2015 das erste Präparat zur Behandlung sexueller Störungen bei Frauen in den USA zugelassen worden (Gellad et al., 2015). Studien zeigen, dass das Medikament nur bei etwa 10 % der Frauen, die von einer Störung mit reduziertem sexuellem Verlangen betroffen sind, hilfreich sein kann (z.B. Katz et al., 2013), die Nützlichkeit des Medikamentes wird daher in Fachkreisen intensiv diskutiert. Der Einsatz von Hormonpräparaten zur Behandlung sexueller Funktionsstörungen bei Frauen ist ebenfalls umstritten. Während der Einsatz von testosteron- oder östrogenhaltigen Präparaten bei postmenopausalen Frauen zu einer moderaten Verbesserung der sexuellen Funktion führen kann, liegen für die Behandlung jüngerer Frauen wenige Wirksamkeitsbelege vor (Worsley et al., 2016).

Sexuelle Funktionsstörungen bei Männern. Liegt einer Verringerung des sexuellen Verlangens bei Männern eine hormonelle Problematik (z.B. verringerter Testosteronspiegel) zugrunde, so sollte diese behandelt werden. Zur Behandlung von Erektionsstörungen werden selektive PDE-5-Hemmer mit den Wirkstoffen Sildenafil, Vardenafil und Tadalafil eingesetzt. Damit PDE-5-Hemmer zu einer Erektion beitragen können, sind sexuell stimulierende Reize sowie die parasympathische Signalweiterleitung zur Entstehung einer Erektion notwendig. PDE-5-Hemmer führen daher nur in Kombination mit sexueller Stimulation und Entspannung zu einer Erektion. Weitere somatische Therapieoptionen bei Erektionsstörungen sind die Schwellkörper-Autoinjektionstherapie (SKAT), Penispumpe und das irreversible Einsetzen von Implantaten nach einer chirurgischen Entfernung der Schwellkörper. Diese Verfahren setzen keine Erregung für die Entstehung einer Erektion voraus. Bei einer Ejaculatio praecox kann eine medikamentöse Therapie mit selektiven Serotonin-Wiederaufnahmehemmern (SSRI) eingeleitet werden. Dabei wird versucht, eine Nebenwirkung dieser Medikamente, nämlich das Herauszögern bzw. Verhindern des Orgasmus bzw. Samenergusses, zu nutzen. Dapoxetin wurde für diese Indikation von der Europäischen Arzneimittelbehörde zugelassen. Zur Behandlung eines vorzeitigen Samenergusses können topische Cremes eingesetzt werden, die die Peniseichel weniger empfindlich werden lassen und dadurch den Höhepunkt hinauszögern (Castiglione et al., 2016).

29.3.7 Empirische Absicherung

Die empirische Absicherung der dargestellten psychotherapeutischen und pharmakologischen Behandlungen sexueller Funktionsstörungen ist insgesamt als dürftig zu bezeichnen. Es existieren keine Behandlungsleitlinien, und Metaanalysen bestehen zumeist aus nur wenigen, unkontrollierten Studien. Dies vorangestellt gibt es jedoch gerade für die psychotherapeutische Behandlung von sexuellen Funktionsstörungen bei Frauen zunehmende Evidenz. Psychotherapeutische Behandlungen sind vor allem bei verringertem sexuellem Verlangen und Orgasmusstörungen bei Frauen wirksam. Effektgrößen bewegen sich dabei in Bezug auf die Symptomreduktion im großen, in Bezug auf die sexuelle Zufriedenheit im mittleren Bereich (Brotto et al., 2016).

Bis heute gibt es wenig methodisch hochwertige Studien für die psychotherapeutische Behandlung sexueller Funktionsstörungen bei Männern (Frühauf et al., 2013). Eine Metaanalyse aus dem Jahr 2013 zeigte keine Überlegenheit psychologischer Interventionen für eine Verbesserung der sexuellen Funktion bei Männern mit Erektionsstörungen im Vergleich zu unbehandelten Kontrollgruppen (Frühauf et al., 2013). Eine Metaanalyse zeigte jedoch, dass eine Kombination von psychologischen Therapien und PDE-5-Hemmern die Störungssymptome und sexuelle Zufriedenheit von Männern mit Erektionsstörungen stärker verbessern kann als Medikation allein (Schmidt et al., 2014). Auch für die vorzeitige Ejakulation zeichnen metaanalytische Ergebnisse ein eher entmutigendes Bild: Es zeigte sich keine Überlegenheit psychologischer

Interventionen für eine Verbesserung der sexuellen Funktion bei Männern mit frühzeitigem Samenerguss im Vergleich zu unbehandelten Kontrollgruppen (Frühauf et al., 2013). Eine randomisiert-kontrollierte Studie aus dem Jahr 2020 kommt zu einem optimistischeren Ergebnis. Sie untersuchte die Wirksamkeit zweier sexualtherapeutischer Interventionen im Vergleich zu einer Warteliste bei 50 Männern mit vorzeitigem Samenerguss. Zwei aktive Bedingungen wurden untersucht: Gruppe 1 führte über sechs Wochen eine vibratorunterstützte Variante der Stopp-Start-Technik durch, während Gruppe 2 zusätzlich psychoedukative Informationen erhielt und in der Beobachtung der eigenen Erregung geschult wurde. Erfreulicherweise zeigte sich in beiden aktiven Bedingungen eine deutliche Verbesserung der Ejakulationslatenz. Bei den Teilnehmern der Gruppe 2 nahm zudem der sexuelle Leidensdruck ab und es kam zu einer Reduktion von Angst und Depressivität (Ventus et al., 2020).

Literatur

Andresen, J.B., Graugaard, C., Andersson, M., Kjær, M. & Frisch, M. (2022). Sexual inactivity and dysfunction in Denmark: A project SEXUS study. *Archives of Sexual Behavior, 51*(8), 3669–3688. https://doi.org/10.1007/s10508-022-02348-x

Barlow, D.H. (1986). Causes of sexual dysfunction: The role of anxiety and cognitive interference. *Journal of Consulting and Clinical Psychology, 54*(2), 140–148. https://doi.org/10.1037/0022-006X.54.2.140

Basson, R. (2001). Human sex-response cycles. *Journal of Sex & Marital Therapy, 27*(1), 33–43. https://doi.org/10.1080/00926230152035831

Berner, M.M., Kriston, L., Zahradnik, H.-P., Härter, M. & Rohde, A. (2004). Überprüfung der Gültigkeit und Zuverlässigkeit des deutschen Female Sexual Function Index (FSFI-d). *Geburtshilfe und Frauenheilkunde, 64*(3), 293–303. https://doi.org/10.1055/s-2004-815815

Briken, P., Matthiesen, S., Pietras, L., Wiessner, C., Klein, V., Reed, G.M. & Dekker, A. (2020). Prävalenzschätzungen sexueller Dysfunktionen anhand der neuen ICD-11-Leitlinien. *Deutsches Ärzteblatt, 117*(39), 653–658.

Brotto, L.A., Atallah, S., Johnson-Agbakwu, C., Rosenbaum, T., Abdo, C.H.N., Byers, E.S. et al. (2016). Psychological and interpersonal dimensions of sexual function and dysfunction. *Journal of Sexual Medicine, 13*(6), 538–571. https://doi.org/10.1016/j.jsxm.2016.01.019

Castiglione, F., Albersen, M., Hedlund, P., Gratzke, C., Salonia, A. & Giuliano, F. (2016). Current pharmacological management of premature ejaculation: A systematic review and meta-analysis. *European Urology, 69*(5), 904–916. https://doi.org/10.1016/j.eururo.2015.12.028

Chivers, M.L., Seto, M.C., Teresa, L., Lalumie, M.L., Lalumière, M.L., Laan, E. & Grimbos, T. (2010). Agreement of self-reported and genital measures of sexual arousal in men and women: A meta-analysis. *Archives of Sexual Behavior, 39*(1), 5–56. https://doi.org/10.1007/s10508-009-9556-9

Clement, U. (2004). *Systemische Sexualtherapie*. Stuttgart: Klett-Cotta.

de Carufel, F. (2017). *Premature ejaculation: Theory, evaluation and therapeutic treatment*. Abingtion: Routledge.

Derogatis, L.R., Clayton, A., Lewis-D'Agostino, D., Wunderlich, G. & Fu, Y. (2008). Validation of the female sexual distress scale-revised for assessing distress in women with hypoactive sexual desire disorder. *The Journal of Sexual Medicine, 5*(2), 357–364. https://doi.org/10.1111/j.1743-6109.2007.00672.x

Desrochers, G., Bergeron, S., Khalifé, S., Dupuis, M.J. & Jodoin, M. (2009). Fear avoidance and self-efficacy in relation to pain and sexual impairment in women with provoked vestibulodynia. *Clinical Journal of Pain, 25*(6), 520–527. https://doi.org/10.1097/AJP.0b013e31819976e3

Ermann, M. (2019). *Identität und Begehren. Zur Psychodynamik der Sexualität* (Lindauer Beiträge zur Psychotherapie und Psychosomatik). Stuttgart: Kohlhammer. https://doi.org/10.17433/978-3-17-035993-2

Frühauf, S., Gerger, H., Schmidt, H.M., Munder, T. & Barth, J. (2013). Efficacy of psychological interventions for sexual dysfunction: A systematic review and meta-analysis. *Archives of Sexual Behavior, 42*(6), 915–933. https://doi.org/10.1007/s10508-012-0062-0

Gellad, W.F., Flynn, K.E. & Alexander, G. (2015). Evaluation of flibanserin: Science and advocacy at the FDA. *JAMA, 314*(9), 869–870. https://doi.org/10.1001/jama.2015.8405

Kaplan, H.S. (1977). Hypoactive sexual desire. *Journal of Sex & Marital Therapy, 3*(1), 3–9. https://doi.org/10.1080/00926237708405343

Katz, M., Derogatis, L.R., Ackerman, R., Hedges, P., Lesko, L., Garcia, M. & Sand, M. (2013). Efficacy of flibanserin in women with hypoactive sexual desire disorder: Results from the BEGONIA trial. *Journal of Sexual Medicine, 10*(7), 1807–1815. https://doi.org/10.1111/jsm.12189

Klußmann, R. (2005). Tiefenpsychologische und psychoanalytische Verfahren bei sexuellen Störungen. In G. Nissen, H. Csef, W. Berner & F. Badura (Hrsg.), *Sexualstörungen: Ursachen – Diagnose – Therapie* (S. 127–136). Darmstadt: Steinkopff.

Masters, W.H. & Johnson, V.E. (1970). *Human sexual inadequacy*. Boston: Little, Brown, and Company.

Mitchell, K.R., Jones, K.G., Wellings, K., Johnson, A.M., Graham, C.A., Datta, J. et al. (2016). Estimating the prevalence of sexual function problems: The impact of morbidity criteria. *Journal of Sex Research, 53*(8), 955–967. https://doi.org/10.1080/00224499.2015.1089214

Mitchell, K.R., Mercer, C.H., Ploubidis, G.B., Jones, K.G., Datta, J., Field, N. et al. (2013). Sexual function in Britain: Findings from the third national survey of sexual attitudes and lifestyles (Natsal-3). *Lancet, 382*(9907), 1817–1829.

Moreira, E.D., Brock, G., Glasser, D.B., Nicolosi, A., Laumann, E.O., Paik, A. et al. (2005). Help-seeking behaviour for sexual problems: The global study of sexual attitudes and behaviors. *International Journal of Clinical Practice, 59*(1), 6–16. https://doi.org/10.1111/j.1742-1241.2005.00382.x

Rosen, R.C., Brown, J., Heiman, S., Leiblum, C., Meston, R., Shabsigh, D. et al. (2000). The Female Sexual Function Index (FSFI): A multidimensional self-report instrument for the assessment of female sexual function. *Journal of Sex & Marital Therapy, 26*(2), 191–208. https://doi.org/10.1037/t28568-000

Rosen, R.C., Cappelleri, J.C. & Gendrano, N. (2002). The International Index of Erectile Function (IIEF): A state-of-the-science review. *International Journal of Impotence Research, 14,* 226–244. https://doi.org/10.1038/sj.ijir.3900857

Rump, M.J. & Maß, R. (2015). Sexualtherapeutische Versorgung auf dem Lande. *Zeitschrift für Sexualforschung, 28,* 22–35.

Schmidt, H.M., Munder, T., Gerger, H., Frühauf, S. & Barth, J. (2014). Combination of psychological intervention and phosphodiesterase-5 inhibitors for erectile dysfunction: A narrative review and meta-analysis. *Journal of Sexual Medicine, 11*(6), 1376–1391. https://doi.org/10.1111/jsm.12520

Schnarch, D. (2013). *Die Psychologie sexueller Leidenschaft*. Stuttgart: Klett-Cotta.

Schwesig, R., Briken, P., Velten, J. & Hoyer, J. (2022). Divergierende Konzeptionen sexueller Funktionsstörungen in DSM-5 und ICD-11: Konsequenzen für die Diagnostik, Forschung und Praxis. *Zeitschrift für Sexualforschung, 35,* 137–147. https://doi.org/10.1055/a-1898-2516

Schwesig, R., Velten, J. & Hoyer, J. (2022). *Diagnostisches Interview für sexuelle Funktionsstörungen nach DSM 5 und ICD-11*. Unveröffentlichtes Manuskript.

Sydow, K. v. & Seiferth, A. (2015). *Sexualität in Paarbeziehungen*. Göttingen: Hogrefe.

Velten, J. (2018). *Sexuelle Funktionsstörungen bei Frauen*. Göttingen: Hogrefe. https://doi.org/10.1026/02837-000

Velten, J., Chivers, M.L. & Brotto, L.A. (2018). Does repeated testing impact concordance between genital and self-reported sexual arousal in women? *Archives of Sexual Behavior, 47*(3), 651–660. https://doi.org/10.1007/s10508-017-1076-4

Velten, J. & Özdemir, U.C. (2021). Ejakulationskontrolle. In M. Linden & M. Hautzinger (Hrsg.), *Verhaltenstherapiemanual* (9. Aufl., S. 93–97). Berlin: Springer.

Velten, J. & Özdemir, U.C. (2023). *Sexuelle Funktionsstörungen bei Männern*. Göttingen: Hogrefe. https://doi.org/10.1026/02911-000

Velten, J. & Zarski, A.-C. (2022). *Therapie-Tools Sexuelle Funktionsstörungen*. Weinheim: Beltz.

Ventus, D., Gunst, A., Arver, S., Dhejne, C., Öberg, K.G., Zamore-Söderström, E. et al. (2020). Vibrator-assisted start-stop exercises improve premature ejaculation symptoms: A randomized controlled trial. *Archives of Sexual Behavior, 49*(5), 1559–1573. https://doi.org/10.1007/s10508-019-01520-0

Wiegel, M., Scepkowski, L.A. & Barlow, D.H. (2005). Cognitive and affective processes in female sexual dysfunctions. In I. Goldstein, C.M. Meston, S. Davis & A.M. Traish (Eds.), *Women's sexual function and dysfunction: Study, diagnosis and treatment* (pp. 85–92). Abingdon: Taylor & Francis. https://doi.org/10.1201/b14618-13

World Health Organization. (2006). *Defining sexual health: Report of a technical consultation on sexual health, 28–31 January 2002, Geneva*. Genf: World Health Organization.

Worsley, R., Santoro, N., Miller, K.K., Parish, S.J. & Davis, S.R. (2016). Hormones and female sexual dysfunction: Beyond Estrogens and Androgens – Findings from the fourth international consultation on sexual medicine. *Journal of Sexual Medicine, 13*(3), 283–290. https://doi.org/10.1016/j.jsxm.2015.12.014

30 Persönlichkeits- und Verhaltensstörungen

30.1 Borderline-Persönlichkeitsstörung

Babette Renneberg, Jutta Stoffers-Winterling & Svenja Taubner

Inhalsübersicht

30.1.1 Klinische Merkmale

„Unter Persönlichkeit versteht man die charakteristische Art und Weise, wie eine Person sich verhält, wie sie das Leben erlebt und wie sie sich selbst, andere Menschen, Ereignisse und Situationen wahrnimmt und interpretiert."

WHO (2022)

Von einer Persönlichkeits*störung* spricht man, wenn die charakteristischen Erlebens- und Verhaltensweisen der Betroffenen unangepasst und unflexibel sind sowie mit erheblichen Belastungen in verschiedenen Lebensbereichen (Beziehungen, Beruf etc.) einhergehen. Die Symptomatik besteht über mehrere Jahre hinweg und zeigt sich in unterschiedlichen sozialen Kontexten und gegenüber verschiedenen Personen. Der Diagnose einer Persönlichkeitsstörung (PS) kommt im psychotherapeutischen Kontext besondere Bedeutung zu, da die Therapeut:innen in der Behandlung oftmals vor besonderen Herausforderungen stehen (Renneberg & Herpertz, 2021).

In der ICD-10 werden insgesamt zehn verschiedene PS aufgeführt: acht spezifische PS, eine sonstige PS und eine nicht näher bezeichnete PS. Eine dieser Störungen ist die Borderline-Persönlichkeitsstörung (BPS; Dilling et al., 1997). Unter der Oberbezeichnung „Emotional instabile PS" werden die Subtypen „Borderline" und „Impulsiver Typ" aufgeführt. Die DSM-5-Terminologie „Borderline-Persönlichkeitsstörung (BPS)" hat sich inzwischen international durchgesetzt (American Psychiatric Association [APA], 2020), und auch in der ICD-11 wird von einem Borderline-Muster gesprochen (Bundesinstitut für Arzneimittel und Medizinprodukte [BfArM], 2022).

Im Zentrum der Symptomatik der BPS steht eine gestörte Emotionsregulation. Die Betroffenen reagieren sehr schnell und sehr heftig emotional und fühlen sich vom aktuell vorherrschenden Gefühl überwältigt. Die erlebten Stimmungen und Gefühle können auch abrupt wechseln. Die Patient:innen erleben häufig sehr belastende negative Anspannung und ein tiefes „Verzweifeltsein". Viele Patient:innen mit BPS machen die Erfahrung, dass sie die Spannungszustände durch selbstverletzende Handlungen (z. B. schneiden, mit dem Kopf gegen die Wand schlagen) unterbrechen können, und setzen diese Verhaltensweisen auch zur Spannungsregulation ein. Suizidgedanken und -handlungen sind im Zusammenhang mit emotionaler Spannung oder intensiven negativen Gefühlen häufig.

Auf emotionaler Ebene äußern die Betroffenen häufig unerträgliche Zustände innerer Leere („Taubheit") und Depressivität. Insbesondere bei starken Spannungszuständen kann es auch zu Dissoziationen (Derealisations- und Depersonalisationserleben) und zu kurzfristigen psychotischen Symptomen kommen.

Im kognitiven Bereich dominieren Grundannahmen wie „Ich hasse mich", oder „So wie ich bin, kann man mich nicht akzeptieren". In Bezug auf die Umwelt kann dies auch sein: „Andere sind gefährlich und meinen es böse" (Renneberg & Seehausen, 2010). Gleichzeitig sind die Patient:innen von der eigenen Macht- und Hilflosigkeit überzeugt (z. B. „Ich kann meine Gefühle nicht kontrollieren", „Ich komme allein nicht zurecht", „Ich kann mich nicht schützen").

Entsprechend turbulent und konflikthaft gestalten sich die Beziehungen von Menschen mit BPS: Sie sind geprägt vom raschen Wechseln zwischen Annäherung und abrupter Distanzierung (Störung der Nähe-Distanz-Regulation) und dem wiederholten Äußern von Hilflosigkeit und Leiden. Die Patient:innen sind bestrebt, tatsächliches oder imaginäres Alleinsein unter allen Umständen zu vermeiden. Dementsprechend erleben die Patient:innen einen Mangel an tragfähigen, stabilen Beziehungen und/oder überfordern ihre Bezugspersonen durch den Wunsch nach absoluter Nähe und Zuwendung. Dies nährt das ohnehin bestehende Grundgefühl, „anders" zu sein als andere Menschen und „nicht zu dieser Welt zu gehören".

Fallbeispiel: Frau P.

Die 32-jährige Frau P. (Ergotherapeutin, aktuell in Elternzeit) lebt alleinerziehend mit ihren zwei Söhnen (zwei und vier Jahre alt). Im Alter von 17 bis 24 Jahren wurde Frau P. mehrfach (stationär sowie ambulant) psychotherapeutisch behandelt. In dieser Zeit habe sie unter extremen Stimmungsschwankungen und wiederkehrenden Suizidgedanken gelitten. Ihr Leben sei „ein einziges Durcheinander gewesen", sie habe teilweise mehrere (meist sehr kurze) Partnerschaften parallel geführt, sei häufig umgezogen und hatte „keine Ahnung", wer sie „eigentlich ist". Sie habe in dieser Zeit auf Partys häufig Speed und Cannabis konsumiert und sich regelmäßig selbst verletzt.

Nach Abschluss einer Langzeittherapie sei Frau P. bis zur Geburt ihres ersten Kindes „ganz gut klargekommen". Im ersten Lebensjahr ihres Sohnes seien „alte Geschichten wieder hochgekommen", sie habe vermehrt hohe Anspannung erlebt und mit dem Gedanken gespielt, sich wieder selbst zu verletzen. Sie sei mit der Mutterrolle nur langsam vertraut geworden und habe stets Angst, etwas falsch zu machen bzw. ihren Kindern zu schaden („Die sollen nicht das Gleiche durchmachen wie ich – oder sogar so werden wie ich"). Das zweite Kind sei ungeplant gewesen. Als sie von der Schwangerschaft erfahren hat, sei sie akut suizidal gewesen und habe eine Woche auf einer psychiatrischen Station Hilfe in Anspruch genommen. Sie habe sich dann mit der Situation arrangiert und versucht, „das Beste draus zu machen".

Seit der Geburt des zweiten Sohnes erlebe Frau P. eine ausgeprägte Instabilität im Affekt, den Gedanken und im Verhalten. Sie sei zunehmend übergriffig den Kindern gegenüber (es sei ihr auch einmal die „Hand ausgerutscht") und sie habe Angst, diese könnten ihr weggenommen werden. Zugleich berichtet Frau P., ihre Kinder könnten sie nicht lieben und würden sie „wie alle früher oder später verlassen". Teilweise steigere sie sich so in selbstabwertende Gedanken hinein, dass sie dissoziiere.

30.1.2 Klassifikation und Diagnostik

In Tabelle 30.1 sind die diagnostischen Kriterien für die BPS nach ICD-10, DSM-5 und ICD-11 aufgeführt. Die Diagnostik der PS in der ICD-11 ändert sich stark, da hier ein dimensionaler Ansatz zugrunde gelegt wird. Nach Diskussionen zwischen Fachverbänden und der Kommission der WHO bleibt das Borderline-Muster als einzige zusätzliche Klassifikation aus den alten kategorialen Diagnosen der ICD-10 erhalten, vor allem um den Patient:innen den Zugang zu störungsspezifischen, evidenzbasierten Behandlungen weiterhin zu ermöglichen (Bach et al., 2022).

In der ICD-11 sind Persönlichkeitsstörungen durch Probleme in der Funktionsweise von Aspekten des Selbst (z.B. Identität, Selbstwert, Genauigkeit der Selbsteinschätzung, Selbststeuerung) und/oder zwischenmenschlicher Beziehungen (z.B. die Fähigkeit, enge und für beide Seiten befriedigende Beziehungen aufzubauen und aufrechtzuerhalten, die Fähigkeit, die Sichtweise anderer zu verstehen und mit Konflikten in Beziehungen umzugehen) operationalisiert. Diese Denk- und Erlebensmuster treten in verschiedenen Situationen und Kontexten auf. Die Verhaltensmuster sind entwicklungsmäßig nicht angemessen und können nicht in erster Linie durch soziale oder kulturelle Faktoren erklärt werden. In der ICD-11 tritt anstelle der bekannten kategorialen Einteilung der Persönlichkeitsstörungen (z.B. Paranoide Persönlichkeitsstörung) eine dimensionale Beurteilung der andauernden Beeinträchtigungen des Selbst und zwischenmenschlicher Funktionen, um den Schweregrad der Störung zu beschreiben. Um die Persönlichkeitsstörung qualitativ näher zu charakterisieren, können zusätzlich Persönlichkeitsmerkmale angegeben werden, die zur individuellen Ausprägung der Persönlichkeitsstörung beitragen. Eine Ausnahme in der dimensionalen Klassifikation der ICD-11 ist die BPS, die als Borderline-Muster spezifiziert werden kann (siehe Tabelle 30.1).

30.1.2.1 Differenzialdiagnostik

Die BPS muss von verschiedenen Störungsbildern abgegrenzt werden. Eine Unterscheidung zur *Aufmerksamkeitsdefizit-/Hyperaktivitätsstörung* (ADHS; siehe Kapitel 32.1) ist darin zu sehen, dass bei der BPS impulsives und aggressives Verhalten in der Regel mit emotionalem Stress verbunden ist. Wenn ausgeprägt impulsives Verhalten und Aggressivität vorliegt, sollte geprüft werden, ob eine ADHS oder eine komorbide ADHS vorliegen. Bei alleiniger ADHS fehlen die typischen interpersonellen Probleme der BPS und impulsives Verhalten tritt auch unabhängig von emotionalem, interpersonellem Stress auf. Umgekehrt fehlen bei BPS die Merkmale kognitiver Impulsivität sowie die motorische Hyperaktivität und der oft beschleunigte Redefluss.

Von der *Bipolar-II-Störung* (siehe Kapitel 27.2) lässt sich die BPS dadurch unterscheiden, dass sich die Affektivität bei bipolaren Störungen nachhaltiger und weniger reaktiv verändert. Bei Vorliegen psychotischer Symptome sollte eine ausführliche Differenzialdiagnostik erfolgen; v.a. bei intermittierend auftretenden Wahnsymptomen und Halluzinationen hat diese Differenzialdiagnostik eine hohe therapeutische Relevanz. Auch hier geben emotionale Stressoren als Auslöser

Tabelle 30.1: Diagnostische Kriterien der BPS in ICD-10, DSM-5 und ICD-11

Symptome	ICD-10, F60.30: Emotional instabile Persönlichkeitsstörung, impulsiver Typ	ICD-10, F60.31: Emotional instabile Persönlichkeitsstörung, Borderline-Typ	DSM-5: Borderline-Persönlichkeitsstörung[1]	ICD-11: Borderline-Muster
allgemein	Allgemeine Kriterien einer PS sowie ≥ 3 der folgenden	Allgemeine Kriterien einer PS sowie ≥ 3 Kriterien einer emotional instabilen PS – impulsiver Typ (F60.30)* und ≥ 2 der folgenden	Allgemeine Kriterien einer PS sowie ≥ 5 beliebige Kriterien aus den folgenden	Diagnose der Kategorie 6D10 („Persönlichkeitsstörung") sowie „mehrere" der folgenden Kriterien
Interpersonelle Symptome	*Keine Entsprechung*	Übertriebene Bemühungen, das Verlassenwerden zu vermeiden	Verzweifeltes Bemühen, tatsächliches oder vermutetes Verlassenwerden zu vermeiden (*Beachte:* Hier werden keine suizidalen oder selbstverletzenden Handlungen berücksichtigt, die in einem separaten Kriterium [siehe unten] enthalten sind)	Verzweifeltes Bemühen, eine tatsächliche oder eingebildete Verlassenheit zu vermeiden
	Keine Entsprechung	Neigung, sich auf intensive, aber instabile Beziehungen einzulassen, oft mit der Folge von emotionalen Krisen	Ein Muster instabiler, aber intensiver zwischenmenschlicher Beziehungen, das durch einen Wechsel zwischen den Extremen der Idealisierung und Entwertung gekennzeichnet ist	Muster instabiler und intensiver zwischenmenschlicher Beziehungen
Impulsive Symptome	Tendenz, unerwartet und ohne Berücksichtigung der Konsequenzen zu handeln	*Keine Entsprechung*	Impulsivität in mindestens zwei potenziell selbstschädigenden Bereichen (Geldausgaben, Sexualität, Substanzmissbrauch, rücksichtsloses Fahren, „Essanfälle"; *beachte:* Hier werden keine suizidalen oder selbstverletzenden Handlungen berücksichtigt, die in einem separaten Kriterium enthalten sind [siehe unten])	Tendenz zu unüberlegtem Handeln in Zuständen starker negativer Affekte, die zu potenziell selbstschädigenden Verhaltensweisen führen
	Keine Entsprechung	Wiederholt Drohungen oder Handlungen mit Selbstbeschädigung	Wiederholte suizidale Handlungen, Selbstmordandeutungen oder -drohungen oder Selbstverletzungsverhalten	Wiederkehrende Episoden von Selbstverletzung
	Tendenz zu Streitereien und Konflikten, v. a. dann, wenn impulsive Handlungen unterbunden oder getadelt werden**	*Keine Entsprechung*	*Keine Entsprechung*	*Keine Entsprechung*
	Schwierigkeiten in der Beibehaltung von Handlungen, die nicht unmittelbar belohnt werden	*Keine Entsprechung*	*Keine Entsprechung*	*Keine Entsprechung*

1 Abdruck erfolgt mit Genehmigung aus der deutschen Ausgabe des Diagnostic and Statistical Manual of Mental Disorders, Fifth Edition © 2013, Dt. Ausgabe: © 2018, American Psychiatric Association. Alle Rechte vorbehalten.

Tabelle 30.1: Fortsetzung

Symptome	ICD-10, F60.30: Emotional instabile Persönlichkeitsstörung, impulsiver Typ	ICD-10, F60.31: Emotional instabile Persönlichkeitsstörung, Borderline-Typ	DSM-5: Borderline-Persönlichkeitsstörung[1]	ICD-11: Borderline-Muster
Affektive Symptome	Unbeständige und launische Stimmung	*Keine Entsprechung*	Affektive Instabilität infolge einer ausgeprägten Reaktivität der Stimmung (z. B. hochgradige episodische Dysphorie, Reizbarkeit oder Angst, wobei diese Verstimmungen gewöhnlich einige Stunden und nur selten mehr als einige Tage andauern)	Emotionale Instabilität aufgrund ausgeprägter Stimmungsreaktivität
	Keine Entsprechung	Anhaltende Gefühle von Leere	Chronische Gefühle von Leere	Chronische Gefühle der Leere
	Neigung zu Ausbrüchen von Wut oder Gewalt mit Unfähigkeit zur Kontrolle explosiven Verhaltens	*Keine Entsprechung*	Unangemessene, heftige Wut oder Schwierigkeiten, die Wut zu kontrollieren (z. B. häufige Wutausbrüche, andauernde Wut, wiederholte körperliche Auseinandersetzungen)	Unangemessen starke Wut oder Schwierigkeiten, die Wut zu kontrollieren
Kognitive Symptome	*Keine Entsprechung*	Störungen und Unsicherheit bezüglich Selbstbild, Zielen und „inneren Präferenzen" (einschließlich sexueller)	Identitätsstörung: ausgeprägte und andauernde Instabilität des Selbstbilds oder der Selbstwahrnehmung	Identitätsstörung, die sich in einem ausgeprägten und anhaltend instabilen Selbstbild oder Selbstwertgefühl manifestiert
	Keine Entsprechung	*Keine Entsprechung*	Vorübergehende, durch Belastungen ausgelöste paranoide Vorstellungen oder schwere dissoziative Symptome	Vorübergehende dissoziative Symptome oder psychoseähnliche Züge in Situationen hoher affektiver Erregung

Anmerkung: *DSM-5 Section II, 301.83 (aktuell gültige Kriterien); ** = notwendiges Kriterium

sowie eine kürzere Dauer der Symptome wesentliche Anhaltspunkte für eine BPS.

In den letzten Jahren wird zunehmend die differenzialdiagnostische Abklärung zur *Gender Identity Disorder* bzw. *Genderdysphorie* (siehe Kapitel 30.3) diskutiert. Dies ist insbesondere für Jugendliche und junge Erwachsene mit einer Borderline-Symptomatik nicht immer einfach zu klären, da es überlappende Symptome gibt, v.a. im Bereich der Identitätsunsicherheit. Symptome der jeweils anderen Störung können bei beiden Diagnosen vorkommen. Es ist im Behandlungsverlauf darauf zu achten, ob die eine oder andere Störung überwiegt.

Aus therapeutischer Sicht ist relevant, dass bei ca. 30 % der Betroffenen *Posttraumatische Belastungsstörungen* (PTBS) vorliegen (siehe Kapitel 28.7), die oftmals im Zusammenhang mit interpersonellen traumatischen Erlebnissen in der Kindheit und Jugend stehen. Die PTBS-Symptomatik sollte dann auch ein Fokus der Behandlung sein (Kleindienst et al., 2021). Eine viel diskutierte differenzialdiagnostische Abgrenzung besteht zur Diagnose einer *komplexen Posttraumatischen Belastungsstörung* (kPTBS) nach ICD-11. Ein wichtiger Unterschied ist, dass bei einer BPS keine Traumatisierung vorliegen *muss* (auch wenn dies häufig der Fall ist). Diese Unterscheidung ist besonders relevant, da nicht nach einer interpersonellen Traumatisierung „gesucht" werden sollte. Weiterhin stehen bei BPS interpersonelle Probleme stärker im Vordergrund, die mit einer „stürmischen" Beziehungsgestaltung und Angst vor dem Verlassenwerden assoziiert sind, während für die kPTBS eher anhaltende Tendenzen zu Rückzug und Misstrauen charakteristisch sind sowie eine Tendenz zu somatoformen Beschwerden (Ford & Courtois, 2021).

Tabelle 30.2: Standardisierte Messinstrumente für Screening, Diagnosesicherung und Verlaufskontrolle (jeweils in alphabetischer Reihenfolge)

Screening, Verlaufskontrolle: Fragebögen	ADP-IV: Fragebogen zur Erfassung von DSM-IV-Persönlichkeitsstörungen (Renn et al., 2008)[2] • Screening aller DSM-IV-Persönlichkeitsstörungen • Dauer: ca. 20 Minuten • Sensitivität 89 %, Spezifität 83 %
	BSL-23: Borderline-Symptom List (Bohus et al., 2009)[3] • Erfassung des Ausmaßes der intrapsychischen Belastung • Zusätzlich visuelle Analogskala zur Erhebung der aktuellen psychischen Befindlichkeit und Ergänzungsskala (11 Items) zur Erfassung des Ausmaßes der aktuellen dysfunktionalen Verhaltensweisen • Dauer: ca. 10 Minuten • Zur Verlaufskontrolle geeignet
	FGG: Fragebogen zu Gedanken und Gefühlen (Renneberg und Seehausen, 2010)[4] • Erfassung BPS-spezifischer Gedanken • Geeignet zu Therapieplanung und Verlaufsmessung • Langversion 37 Items, Kurzversion 14 Items • Dauer: 5 bis 10 Minuten • Sensitivität 81 %, Spezifität 95 % bei Cut-off 3.1
Diagnosesicherung: standardisierte Interviews	DIPS Open Access: Diagnostisches Interview bei psychischen Störungen (Margraf et al., 2018)[5] • Diagnostik von Persönlichkeitsstörungen nach DSM-5 und ICD-10 • Bis zu 25 Fragen mit Sprungregeln, die bei eindeutiger Nichterfüllung bestimmter Kriterien einen ökonomischen und effizienten Einsatz durch Auslassen von Fragen ermöglichen • Dauer für BPS-Diagnostik: abhängig von Anzahl positiver Items, bis zu 30 Minuten
	SKID-5-PD: Halbstrukturiertes Klinisches Interview für DSM-5-Persönlichkeitsstörungen (Beesdo-Baum, Zaudig & Wittchen, 2019) • Abfrage derselben Kriterien wie SKID-II (für DSM-IV konzipiert), Fragen für SKID-5-PD teilweise umformuliert • Dauer: insgesamt 60 bis 90 Minuten, Borderline-Diagnostik ca. 20 Minuten
	STIP 5.1: Semi-Structured Interview for Personality Functioning DSM-5 (Zettl et al., 2019) • Semi-strukturiertes Interview zur Bestimmung des Funktionsniveaus der Persönlichkeit laut A-Kriterium des Alternativen Modells des DSM-5 auf den Domänen Störungen des Selbst und Störungen der zwischenmenschlichen Beziehungen • Dauer: ca. 30 Minuten

2 Frei verfügbar unter https://psychoanalyse-psychotherapie.meduniwien.ac.at/forschung/forschungsinstrumente-downloads

3 Frei verfügbar unter https://www.zi-mannheim.de/forschung/abteilungen-ags-institute/psym/psm-informationen-downloads.html

4 Frei verfügbar unter https://www.ewi-psy.fu-berlin.de/einrichtungen/arbeitsbereiche/klinische_psychotherapie/Frageboegen/Fragebogen-zu-Gedanken-und-Gefuehlen-_FGG_/index.html

5 Frei verfügbar unter https://omp.ub.rub.de/index.php/RUB/catalog/view/100/89/589-1

Wichtig zu beachten ist, dass das Vorliegen von *selbstverletzenden Verhaltensweisen* allein nicht ausreicht, um eine Borderline-Persönlichkeitsstörung zu diagnostizieren. Es muss immer differenzialdiagnostisch das Vorliegen einer anderen psychischen Störung abgeklärt werden, und es muss sich um wiederkehrendes Verhalten über einen Zeitraum von mindestens zwei Jahren handeln.

Darüber hinaus soll an das Vorliegen einer BPS gedacht werden bei Personen, die eine erhebliche emotionale Instabilität aufweisen, bei denen mehrere psychische Störungsbilder gleichzeitig vorliegen, bei denen in bereits durchgeführten Therapien kein befriedigender Behandlungserfolg erzielt werden konnte oder die ein sehr beeinträchtigtes psychosoziales Funktionsniveau aufweisen (DGPPN, 2022).

30.1.2.2 Diagnostikinstrumente

Die Diagnostik kann durch den Einsatz von Screeningfragebögen gestützt werden, die einen Verdacht auf das Vorliegen einer BPS lediglich erhärten (nicht jedoch bestätigen!) können. Für die abschließende Diagnosestellung empfiehlt es sich, ein standardisiertes diagnostisches Interview durchzuführen. Auch für die Verlaufskontrolle können Fragebögen genutzt werden (siehe Tabelle 30.2).

Sobald die Diagnose feststeht, soll sie den Betroffenen mitgeteilt und erläutert werden, nach Möglichkeit und bei Einverständnis der Betroffenen ebenso deren Angehörigen. Dabei soll betont werden, dass inzwischen evidenzbasierte und damit nachweislich wirksame Psychotherapieprogramme vorliegen (Stoffers-Winterling, Storebø, Kongerslev et al., 2022).

30.1.3 Epidemiologie

Die Prävalenz von Persönlichkeitsstörungen in der Allgemeinbevölkerung liegt weltweit bei ca. 7.8 %, wobei einkommensstarke Länder höhere Prävalenzen aufweisen als einkommensschwache Regionen (9.6 vs. 4.3 %; Winsper et al., 2020). Daher kann für Deutschland von einer Punktprävalenzrate der Persönlichkeitsstörungen um die 10 % ausgegangen werden.

Die Prävalenz der BPS beträgt bei Erwachsenen in der Allgemeinbevölkerung zwischen 0.7 und 2.7 %. Deutlich häufiger als in der Allgemeinbevölkerung tritt die BPS im klinischen Behandlungskontext auf: Für Erwachsene in stationären und ambulanten Behandlungseinrichtungen schwanken die Angaben zwischen 12 und 22 %, für Jugendliche zwischen 11 und 35 % (Ellison et al., 2018).

Abhängig vom Lebensalter unterscheiden sich die Prävalenzschätzungen erheblich: Während bereits im Kindesalter maladaptive Persönlichkeitsmerkmale (wie eine erhöhte emotionale Reaktivität und Impulsivität, oder eine ausgeprägte negative Affektivität) beobachtet werden können, verdichten sich die Symptome in prospektiven Studien ab einem Alter von ca. 14 Jahren im Sinne eines kohärenten Syndroms (Sharp et al., 2018). Im Jugendalter wird die Prävalenz auf etwa 1 bis 3 % geschätzt, nimmt ab dem mittleren Erwachsenenalter jedoch deutlich ab und ist bei über 55-Jährigen mit ca. 0.5 % deutlich geringer (Videler et al., 2019).

Während man früher von einem chronischen Verlauf ausging, weiß man heute aus prospektiven Längsschnittstudien, dass viele Betroffene mittelfristig die diagnostischen Kriterien einer BPS nicht mehr erfüllen, d.h. eine diagnostische Remission erfahren (bis zu 60 %; Alvarez-Tomas et al., 2019). Hier remittieren v.a. die eher akuten, verhaltensbezogenen impulsiven Symptome (wie Selbstverletzungen oder suizidale Handlungen), weniger die eher temperamentbezogenen, affektiven Symptome (wie chronische Wut oder Angst vor dem Verlassenwerden). Auch zu Rückfällen, also dem erneuten Erfüllen der diagnostischen Kriterien, kann es kommen (Zanarini et al., 2016). Häufig bleibt jedoch unabhängig von der Diagnose das psychosoziale Funktionsniveau langfristig eingeschränkt (Bohus et al., 2021).

Während im DSM-5, konsistent mit den Vorgängerversionen, die Verteilung des biologischen Geschlechts bei der BPS, also das Verhältnis von biologisch weiblichen zu männlichen Betroffenen, mit 3 zu 1 angegeben wird (APA, 2020), gehen aktuelle Forschungsarbeiten davon aus, dass die Prävalenz in der Allgemeinbevölkerung tatsächlich in etwa gleich ist (Qian et al., 2022). Gleichzeitig ist die Behandlungsprävalenz von Menschen mit biologisch weiblichem Geschlecht deutlich höher, da diese tendenziell vermehrt internalisierende Symptome (wie affektive Instabilität, interpersonelle Probleme, selbstverletzendes Verhalten) erleben und so direkt Zugang zu psychiatrischen und/oder psychotherapeutischen Behandlungssettings finden. Menschen mit biologisch männlichem Geschlecht und BPS tendieren dagegen eher zu externalisierenden Symptomen (wie impulsivem und aggressivem Verhalten) und werden, auch aufgrund komorbider substanzbezogener Störungen, häufig erstmals im Kontext von Suchtbehandlungs- oder forensischen Settings mit BPS diagnostiziert (Qian et al., 2022).

Das Vorliegen komorbider psychischer Störungen ist bei der BPS eher die Regel als die Ausnahme. Jeweils etwa 80 % der Betroffenen erfüllen zu einem gegebenen Zeitpunkt in ihrem Leben ebenfalls die Kriterien für eine affektive Störung, Angststörungen und/oder substanzbezogene Störungen (Tomko et al., 2014). Auch Essstörungen und andere Persönlichkeitsstörungen sind häufig komorbid vorhanden.

Das Erkrankungsrisiko für komorbide körperliche Erkrankungen wie Adipositas, kardiovaskuläre Erkrankungen oder Infektionskrankheiten (Hepatitis, HIV) ist ebenfalls erheblich erhöht (Bohus et al., 2021).

30.1.4 Störungsmodelle

Wie bei den meisten psychischen Störungen wird auch bei der Entstehung der BPS von einem Diathese-Stress-Modell ausgegangen, also von Wechselwirkungen zwischen genetischen und epigenetischen Faktoren, die durch maladaptive Verhaltensmuster und andere Umwelteinflüsse begünstigt und aufrechterhalten werden. Keiner der bekannten Risikofaktoren ist jedoch kausal, d.h. einer oder mehrere können zu einer BPS führen, müssen es aber nicht, da sie auch mit anderen Erkrankungen in Verbindung stehen oder durch Schutzfaktoren ausbalanciert werden können (Stepp et al., 2016). Unbestritten ist gleichwohl der erhebliche Einfluss umweltbedingter Risikofaktoren. Hier sind zu nennen allgemein ungünstige psychosoziale Faktoren (z.B. ein niedriger sozioökonomischer Status der Herkunftsfamilie, familiäre Notlagen und Schicksalsschläge), familiäre Faktoren (psychische Erkrankung der Eltern, ungünstiges Erziehungsverhalten wie geringe emotionale Wärme, Feindseligkeit, harte Bestrafungen) sowie Misshandlungen, insbesondere physische oder sexualisierte Gewalt, aber auch Vernachlässigungen und allgemein wenig sensitives und invalidierendes Verhalten der Eltern (Stepp et al., 2016).

30.1.4.1 Biologische Faktoren

Eine genetische Disposition legen Studienbefunde nahe, die u.a. eine erhebliche Erblichkeit einzelner BPS-Merkmale wie auch der Diagnose insgesamt fanden (Skoglund et al., 2021), jedoch auch Befunde zu genetischen Überlappungen mit bipolaren und depressiven Störungen sowie Schizophrenie. Insofern ist von einer genetischen Begünstigung, wenn auch störungsunspezifisch, auszugehen. Insgesamt wird die Erblichkeit der BPS auf um die 50 % geschätzt (Skoglund et al., 2021).

Aus neurobiologischer Perspektive lassen sich funktionelle Abweichungen bestimmter Hirnareale verschiedenen wesentlichen Kernbereichen der BPS wie sozial-interaktionellen Funktionsstörungen, einer gestörten Emotionsregulation sowie einer erhöhten Impulsivität zuordnen (Bertsch & Herpertz, 2021). Bezüglich sozial-interaktioneller Probleme werden beispielsweise Defizite bei der Reflexion über mentale Zustände und emotionale Ansteckung mit einer reduzierten Aktivität in den Mittellinienstrukturen und dem superioren temporalen Sulkus in Verbindung gebracht, die Neigung zur Hypermentalisierung (unkontrollierten exzessiven Schlussfolgerungen über mentale Zustände anderer Personen, beispielsweise deren Motive) mit einer erhöhten Konnektivität zwischen Amygdala und Mittellinienstrukturen. Funktionelle Abweichungen in den Mittellinienstrukturen wie dem medialen präfrontalen Kortex, dem tempoproparietalen Übergang und Präcunus scheinen dagegen mit einer beeinträchtigten Verarbeitung von Informationen über sich selbst oder andere Personen in Verbindung zu stehen. Defizite in der Emotionsregulation werden dagegen mit einer Überaktivierung in der Amygdala (insbesondere durch sozial bedrohliche Stimuli, beispielsweise im Zusammenhang mit Verlassenwerden) in Verbindung gebracht, mit dysfunktionalen präfrontalen Kontrollprozessen und einer defizitären präfrontolimbischen Konnektivität. Die BPS-assoziierte erhöhte Impulsivität dagegen scheint mit Veränderungen in Belohnungs- und Kontrollnetzwerken (v.a. präfontalen Regionen) in Verbindung zu stehen (Bertsch & Herpertz, 2021). Bekannt ist auch eine Modulation des Oxytocin- und Opioidsystems mit einem habituell niedrigen Oxytocinplasmaspiegel und einer basal reduzierten Aktivität des endogenen Opioidsystems, was ebenfalls mit Problemen in der sozialen Wahrnehmung wie auch der Schmerzwahrnehmung in Verbindung gebracht wird (Perez-Rodriguez et al., 2018).

30.1.4.2 Psychologische Modelle

Über die allgemein akzeptierte Grundlage des Vulnerabilität-Stress-Modells hinaus haben die unterschiedlichen BPS-spezifischen Therapiemethoden jeweils eigene Ätiologiemodelle entwickelt, welche die jeweils besonders relevant erachteten Faktoren und deren Wirkmechanismen berücksichtigen und daraus Therapiemodelle und -methoden ableiten (siehe Kapitel 30.1.5.1). Beispielhaft seien hier die Störungsmodelle der *Dialektisch-Behavioralen Therapie* (DBT) nach Linehan (deutsch: Bohus, 2019) sowie der *Mentalisierungsbasierten Therapie* (MBT) nach Fonagy und Bateman (deutsch: Taubner et al., 2019) dargestellt.

Die DBT (Bohus, 2019) konzeptualisiert im Sinne einer kognitiv-behavioralen Psychotherapie eine gestörte Emotionsregulation als Kernproblematik der BPS. Angenommen wird eine hohe emotionale Reagibilität bei gleichzeitig verminderter Fähigkeit, die eigenen Gefühle zu erkennen, zu akzeptieren und mit ihnen in funktionaler Weise umzugehen. Betroffene erfahren also durch für Nicht-Betroffene kaum relevante Auslöser (wie z.B. alltägliche Abschiedssituationen, die dann als ein vermutetes Verlassenwerden erlebt werden) eine extrem schnelle, extrem heftige emotionale Auslenkung, die schließlich bis zu einer unerträglichen emotionalen Anspannung führen kann. Aufgrund der traumatischen Erfahrungen, denen die überwiegende Zahl der Betroffenen in Kindheit und Jugend ausgesetzt war, ist zudem die Auftretenswahrscheinlichkeit potenzieller Auslöser für emotionale Extremsituationen erhöht. Impulsive Verhaltensweisen wie selbstverletzende Handlungen oder risikoreiches Verhalten, jedoch auch Dissoziationen werden in der DBT als dysfunktionale Bewältigungsversuche in für die Betroffenen unerträglichen Situationen verstanden.

Die MBT (Taubner et al., 2019) sieht in den dsyfunktionalen metakognitiven Fähigkeiten (Mentalisierung) der BPS-Patient:innen den Ausgangspunkt der Störung und Behandlung. Durch bias-behaftete Zuschreibungen der Intentionen anderer als feindselig, zurückweisend und verletzend kommt es zu einer Kaskade von starken Emotionen und schließlich impulsivem Verhalten in dem Versuch, Beziehungen und/oder das Selbst zu regulieren. Zentraler Ausgangspunkt der Entwicklung der Störung sind neben den multifaktoriellen Einflüssen, wie z.B. Irritierbarkeit und starke Emotionalität, missbräuchliches und invalidierendes Verhalten der frühen Bezugspersonen. Dies führt zu einer mangelhaften Entwicklung von Mentalisierung, da die Betroffenen als Kinder selbst nicht gut co-reguliert wurden, wenig sichere Bindungserfahrungen machen konnten und inadäquat gespiegelt wurden. Der Mentalisierungstheorie liegt die Vorstellung zugrunde, dass ein psychisches Selbst durch die wiederholte kontingente Spiegelung durch die frühen Bezugspersonen entsteht und damit die Fähigkeit, sich selbst zu verstehen, davon abhängt, wie akkurat gespiegelt wurde. Erfahrungen von Hilflosigkeit, Vernachlässigung und Misshandlung durch Bezugspersonen werden ebenfalls als Feedback der Bezugspersonen internalisiert, was mit dem Begriff des „Alien Self“ bezeichnet wird, da hier ein Feedback internalisiert ist, das nicht zum Kind passt. Besonders in hochemotionalen Situationen wird dieser nicht kontingente Selbstanteil aktiviert und führt zu Gedanken, Gefühlen und Handlungen, mit denen sich die Patient:innen nicht identifizieren und in denen sie sich selbst als fremd erleben. Misshandlungserfahrungen in frühen Beziehungen unterwandern zudem das epistemische Vertrauen einer Person, d.h. die Offenheit, von anderen Menschen lernen zu können, sodass sie anderen eher misstrauen und schlechter aus sozialen Beziehungen lernen können. Niedrige Mentalisierung, ängstliche bis desorganisierte Bindung und epistemische Hypervigilanz sind für Patient:innen mit BPS gut dokumentiert. Eine Zusammenfassung des Forschungsstands findet sich bei Fonagy et al. (2015).

30.1.5 Psychotherapie

30.1.5.1 Psychotherapie bei Erwachsenen

Konsistent mit anderen internationalen, evidenzbasierten Leitlinien empfiehlt auch die deutsche S3-Leitlinie Borderline-Persönlichkeitsstörung (DGPPN, 2022) eine störungsspezifische Psychotherapie als Mittel der Wahl, während medikamentöse Interventionen lediglich eine unterstützende Rolle haben und nur sehr zurückhaltend eingesetzt werden sollen (siehe Kapitel 30.1.6). Der folgende Kasten fasst die wesentlichen Leitlinienempfehlungen zur Psychotherapie zusammen.

Zusammenfassung der wesentlichen Leitlinienempfehlungen zur Psychotherapie der BPS (in Anlehnung an DGPPN, 2022)

- Personen mit BPS sollen eine BPS-spezifische Psychotherapie erhalten.
- Liegt der Fokus auf der Reduktion schweren selbstschädigenden Verhaltens: Dialektisch-Behaviorale Therapie (DBT) oder Mentalisierungsbasierte Therapie (MBT).
- Betroffene und Angehörige sollen (letztere bei Einverständnis der betroffenen Person) über das Störungsbild aufgeklärt werden (Psychoedukation).
- Nach Möglichkeit, und sofern die betroffene Person ihr Einverständnis gibt, sollen Angehörige in die Psychotherapie einbezogen werden.

Bedeutsam ist die Notwendigkeit störungsspezifischer Methoden, die also speziell für die Behandlung von Menschen mit BPS entwickelt wurden und deren Besonderheiten, insbesondere hinsichtlich der Beziehungsgestaltung, Rechnung tragen. Die Behandlung ausschließlich mittels Richtlinienverfahren wird explizit als nicht ausreichend erachtet, vielmehr sollen störungsspezifische Ansätze zum Einsatz kommen, die innerhalb der Richtlinienverfahren abgerechnet werden können (DGPPN, 2022).

Zu den wesentlichen BPS-spezifischen Psychotherapieansätzen zählen als kognitiv-behavioral orientierte Methode die Dialektisch-Behaviorale Therapie (DBT) nach Linehan (deutsch: Bohus, 2019) und als tiefenpsychologisch orientierte Methoden die Mentalisierungsbasierte Therapie (MBT) nach Fonagy (deutsch: Taubner et al., 2019) sowie die Übertragungsfokussierte Therapie nach Kernberg (Transference Focused Psychotherapy [TFP]; deutsch: Clarkin et al., 2000). Empirische Evidenz liegt auch für die Schemafokussierte Therapie (SFT) nach Young (deutsch: Arntz et al., 2010) vor.

Mit STEPPS („Systems Training for Emotional Predictability and Problem Solving“; Blum, 2015) liegt zudem ein systemisch orientiertes, strukturiertes Gruppentraining vor, welches ergänzend zu einer laufenden Einzeltherapie durchgeführt werden kann. Hierbei werden Fertigkeiten zur Emotionsregulation erlernt, insbesondere jedoch auch Verhaltensweisen erprobt, die eine bessere Kommunikation mit dem sozialen Umfeld ermöglichen sollen. Die Gruppensitzungen finden in einer workshopähnlichen Atmosphäre statt und beziehen teilweise auch wichtige Personen des sozialen Umfelds mit ein.

Grundsätzlich soll die betroffene Person laut Leitlinie vor Behandlungsaufnahme über die Bandbreite verfügbarer, evidenzbasierter, störungsspezifischer BPS-Psychotherapien informiert werden (DGPPN, 2022). Hiermit wird die aktive Rolle der Betroffenen in der Entscheidungsfindung zur Therapieaufnahme und Wahl der Methode betont. BPS-spezifischen Psychotherapiemethoden ist gemeinsam, dass sie der Aufrechterhaltung einer konstruktiven Therapiebeziehung besondere Aufmerksamkeit widmen und versuchen, Therapieabbrüchen, die durch für BPS-Betroffene und deren Behandelnde herausfordernde Situationen innerhalb des Therapieverlaufs entstehen, entgegenzuwirken. So lassen sich die folgenden Charakteristika in den meisten der prominenten BPS-Psychotherapiemethoden wie DBT, MBT, SFT oder TFP wiederfinden (Weinberg et al., 2011; siehe Kasten).

Charakteristika BPS-spezifischer Psychotherapiemethoden

- *Psychoedukation:* Erläuterung des jeweiligen Störungsmodells als Ausgangspunkt der Therapie.
- *Klarer Behandlungsrahmen mit expliziten Vereinbarungen:* z.B. bezüglich örtlich-zeitlicher Rahmenbedingungen der Therapie, Erreichbarkeit der Behandelnden außerhalb der Therapie, Vorgehen im Krisenfall.
- *Fokus auf die Therapiebeziehung:* Gedanken, Gefühle, Verhalten innerhalb der therapeutischen Situation werden stetig beachtet und ggf. Gegenstand der Therapiegespräche.
- *Supportive Interventionen, wertschätzende Haltung:* Akzeptanz des subjektiven Erlebens der Betroffenen als Ausgangspunkt, gleichzeitig Betonung der eigenen aktiven Rolle und ggf. Hinwendung zu kognitiven und verhaltensbezogenen Problemlösestrategien.
- *Aktive Rolle der Behandelnden:* eigene emotionale Beteiligung zeigen.

Für den Fall, dass der individuelle Behandlungsfokus in der Reduktion akuten selbstschädigenden Verhaltens (suizidales Verhalten inkludiert) besteht, sollen laut Leitlinie DBT oder MBT zum Einsatz kommen, da hier die am besten belastbare Evidenz vorliegt (DGPPN, 2022; Stoffers-Winterling, Storebø, Kongerslev et al., 2022; Storebø et al., 2020). DBT wurde ursprünglich als kognitiv-verhaltenstherapeutische BPS-Therapie entwickelt (siehe Kapitel 2), während die MBT vor dem Hintergrund tiefenpsychologisch fundierter Psychotherapie einzuordnen ist (siehe Kapitel 3). Im Vordergrund steht bei beiden ihre jeweils sehr differenzierte Störungsorientierung, integrative Methode und damit eine weniger traditionelle Schulenzugehörigkeit (Stoffers-Winterling, Storebø, Simonsen et al., 2022). Mit der Ausnahme von STEPPS liegen im Bereich der Systemischen Therapie bisher kaum Borderline-spezifische Ansätze vor (Sydow, 2018). Für die Behandlung von weiblichen Opfern von innerfamiliärem Missbrauch mit Persönlichkeitsstörung(en) kann auf ein Kopenhagener Gruppentherapie-Manual verwiesen werden (Sydow & Lau, 2018).

Dialektisch-Behaviorale Therapie (DBT). Die DBT wurde als eine der ersten BPS-spezifischen Therapien von Marsha M. Linehan zur Behandlung chronisch suizidaler Patient:innen mit BPS entwickelt. Als kognitiv-behaviorale Methode integriert sie Elemente aus Gestalt- und Hypnotherapie, aber auch aus dem Zen-Buddhismus. Die namensgebende „Dialektik" bezieht sich auf das Bestreben, BPS-typischen dichotomen Denk- und Verhaltensweisen entgegenzutreten (z. B. „Schwarz-Weiß-Denken", stürmisches Beziehungsverhalten zwischen Idealisierung und Abwertung), und stattdessen vielmehr eine integrative, differenzierte Perspektive einzunehmen. So wird auch der gesamte therapeutische Prozess im Spannungsfeld zwischen Akzeptanz und Veränderung vertretet. Eine therapeutische Grundannahme lautet entsprechend: „Betroffene haben ihre Probleme nicht selbst verursacht, müssen sie aber selbst lösen".

Das klassische DBT-Programm kombiniert im ambulanten Setting jeweils wöchentliche Einzeltherapiesitzungen mit ca. 90-minütigen sogenannten Skillsgruppen-Sitzungen. Dort werden den vier Therapiemodulen zugeordnete Fertigkeiten (Stresstoleranz, Emotionsregulation, zwischenmenschliche Fertigkeiten, Achtsamkeit) erlernt und insbesondere deren Einsatz und Wirksamkeit im Alltag der Betroffenen zwischen den Gruppenterminen besprochen.

Fertigkeiten zur *Stresstoleranz* sollen die Patient:innen befähigen, Zustände intensiver innerer Anspannung zu bewältigen, ohne dabei auf dysfunktionale Verhaltensweisen wie beispielsweise Selbstverletzungen zurückzugreifen. Zur Reduktion aversiver Anspannung und dissoziativer Zustände können z. B. starke sensorische Reize eingesetzt oder motorische Muster aktiviert werden, um automatisierte Verhaltensketten zu durchbrechen. Im Verlauf des Skillstrainings überprüfen die Patient:innen, welche Fertigkeiten („Skills") für sie individuell besonders hilfreich sind, und üben deren Einsatz in ihrem Alltag.

Schwierigkeiten, mit Gefühlen umzugehen und sie in funktionaler Weise zu modulieren, werden durch Skills zur *Emotionsregulation* adressiert. Hierfür wird zunächst eingeübt, die wesentlichen Grundgefühle zu identifizieren. Durch gelenkte, achtsame, nicht wertende innere Wahrnehmung gelingt es, Distanz zu den vormals unbeherrschbaren Gefühlen aufzubauen. Zur gezielten Regulation werden kognitive Techniken und praktische Verhaltensübungen (z. B. Atemübungen) erlernt und erprobt.

Das Modul zur Förderung *zwischenmenschlicher Fertigkeiten* ist eng an allgemeine Trainings sozialer Kompetenzen angelehnt (siehe Kapitel 18), fokussiert jedoch in besonderer Weise die Verbesserung der sozialen Kompetenzen unter emotionaler Belastung und erweitert die üblichen Perspektiven der Ziel- und Beziehungsorientierung in zwischenmenschlichen Situationen um die Orientierung auf die Selbstachtung.

Achtsamkeit schließlich bildet als grundlegende Haltung und Verhaltensfertigkeit die Basis für alle übrigen Module. Erst durch eine bewertungsfreie, akzeptierende Wahrnehmung und die Fokussierung auf den Augenblick wird das bewusste Erleben und Zuordnen von Gedanken, Gefühlen und Verhaltenstendenzen möglich, und dysfunktionale Verhaltensmuster können durchbrochen werden.

Die aktuellen individuellen Probleme der Patient:innen werden in der Einzeltherapie besprochen. Die Einzeltherapie nutzt die in der Skillsgruppe erworbenen Fertigkeiten, fokussiert darüber hinaus jedoch individuelle Therapiezielsetzungen der Betroffenen in deren individueller Lebenssituation. Mittels Verhaltensanalysen von Situationen, in denen dysfunktionale Verhaltensweisen (z. B. Selbstverletzungen) aufgetreten sind, werden labilisierende Umstände (z. B. Schlafmangel), individuell bedeutsame Auslöser (z. B. interpersoneller Konflikt mit vermuteter Folge des Verlassenwerdens), kognitive Schemata oder Grundannahmen (z. B. „Wenn ich verlassen werde, bin ich hilflos"), mangelnde Problemlösekompetenzen (z. B. Umgang mit Irritationen in Beziehungen) sowie aufrechterhaltende interne (z. B. Spannungsabfall) oder externe (z. B. Zuwendung) Konsequenzen erarbeitet. Je nach Ansatzpunkt ergibt sich ein unterschiedliches therapeutisches Vorgehen: Labilisierenden Bedingungen kann durch konkrete Verhaltensänderungen oder Problemlösen begegnet werden, dysfunktionale Grundannahmen können durch den Einsatz kognitiver Techniken bearbeitet werden, Problemlösekompetenzen durch Fertigkeitentraining (v. a. in der Skillsgruppe) erweitert werden. Ein aktives Kontingenzmanagement hilft, aufrechterhaltende Konsequenzen zu modifizieren.

Die Behandlungsschwerpunkte der DBT sind dynamisch hierarchisiert: Suizidalität wird prioritär fokussiert, gefolgt von therapiegefährdendem Verhalten (z. B. wiederholtes Nichtwahrnehmen von Sitzungen), dysfunktionalen Verhaltensmustern und Verhaltenskontrolle, Beeinträchtigungen der Emotionsregulation und schließlich der Beeinträchtigung der Lebensqualität. Sobald im Therapieprozess ein höher geordneter Problembereich auftritt, wird dieser bearbeitet. Dieses

Vorgehen ist für Therapeut:innen und Patient:innen transparent, ebenso wie weitere Rahmenbedingungen der Therapie (z. B. Non-Suizid-Vertrag, Vorgehen bei anhaltend therapiegefährdendem Verhalten). Hierzu gehören auch Regelungen zur Erreichbarkeit der Therapeut:innen außerhalb der Therapiestunden. Im Rahmen der Standard-DBT sollen die Therapeut:innen auch dann für umschriebenes Krisencoaching (jedoch nicht für Therapie!) erreichbar sein.

Mentalisierungsbasierte Therapie (MBT). Die MBT wurde von Anthony Bateman und Peter Fonagy in London entwickelt, zunächst als ein stationäres Behandlungskonzept und später als ein intensives ambulantes Behandlungsangebot. Bei der MBT handelt es sich um eine prinzipiengeleitete Therapie, die ein besonderes Augenmerk auf die Wiederherstellung von Mentalisierung in emotional aufgeladenen Bindungsbeziehungen legt (siehe Kapitel 3 und 6). Das Setting ist der DBT ähnlich, da zwei Sitzungen in der Woche stattfinden – einmal im Einzelsetting und einmal im Gruppensetting für 12 bis 18 Monate. In beiden Settings wird das Arousal der Patient:innen beachtet und durch die Therapeut:innen beispielsweise durch empathische Validierung, Atemübungen oder andere Maßnahmen, die die Erregung des Gegenübers mindern helfen, co-reguliert. Mentalisieren wird in und an der therapeutischen Beziehung trainiert. Ausgangspunkt jeder Intervention ist die empathische Validierung und eine Haltung des Nicht-Wissens, was das subjektive mentale Erleben der beteiligten Personen angeht. Durch diese Form der Beziehungsgestaltung soll Vertrauen in Beziehungen und damit Lernen ermöglicht werden, das auf Augenhöhe stattfindet. Therapeut:innen teilen dabei ihre eigenen inneren Prozesse mit und beachten das jeweilige Mentalisierungsniveau (bei sich selbst und den Patient:innen). Daher gibt es in der MBT eine Verschiebung des Fokus des therapeutischen Prozesses vom „Was" auf das „Wie", genauer gesagt auf die Frage, wie Gedanken und Gefühle in Beziehungen verarbeitet werden. Erst wenn die Mentalisierung robuster wird, kann auf die Inhalte und auch auf die Bedeutungen (das „Warum") hingearbeitet werden (Bateman et al., 2023). Sowohl in der Einzel- als auch in der Gruppentherapie wird in der MBT nach einer Psychoedukation über eine Mikroanalyse der Beziehungserfahrungen an den Mentalisierungsfähigkeiten der Patient:innen gearbeitet. Wenn Symptomverhalten, wie z. B. selbstverletzendes Verhalten, auftritt, wird über eine funktionelle Mentalisierungsanalyse der Trigger für den Zusammenbruch der Mentalisierung identifiziert und die Verantwortung der Patient:innen gestärkt, auf die eigene Mentalisierungsfähigkeit zu achten.

Um Mentalisierung zu fördern, wird nicht mentalisierendes Reflektieren über Stopp-Techniken seitens der Therapeut:innen unterbrochen und alle Interventionen werden an das jeweilige Mentalisierungsniveau und Arousal-Level angepasst. Dabei ist der Prozess des mentalisierenden Reflektierens das Ziel der Therapie und nicht eine spezifische Erkenntnis oder Einsicht. Die Standardinterventionen der MBT sind im Kapitel 19 ausführlicher dargestellt.

30.1.5.2 Psychotherapie bei betroffenen Jugendlichen

Um Jugendlichen mit BPS möglichst frühzeitig wirksame Interventionen zukommen zu lassen und frustrane Therapieerfahrungen zu vermeiden sowie einem Fortschreiten der häufig zunächst subsyndromalen Symptomatik entgegenzutreten, wird eine frühzeitige Diagnostik und störungsspezifische Intervention auch bei Jugendlichen nicht nur in den deutschen S3-Leitlinien befürwortet (Chanen et al., 2017; DGPPN, 2022).

Anlass zur fachgerechten Abklärung einer Verdachtsdiagnose geben wiederholtes suizidales oder selbstverletzendes bzw. selbstschädigendes Verhalten, erhebliche emotionale Instabilität, gleichzeitiges Vorliegen mehrerer psychischer Störungsbilder, kein befriedigender Behandlungserfolg durch vorangegangene Therapieversuche und/oder ein stark beeinträchtigtes psychosoziales Funktionsniveau. Auch ab der frühen Adoleszenz sollen störungsspezifische Methoden zum Einsatz kommen, die den Besonderheiten und Bedürfnissen der Betroffenen und ihrer Behandelnden Rechnung tragen. So liegen beispielsweise adaptierte Behandlungsmanuale für DBT (von Auer & Bohus, 2018) und MBT (Taubner & Volkert, 2017) vor.

Nicht nur, aber besonders bei jungen Betroffenen sollen zudem Angehörige und andere wichtige Bezugspersonen über einen hilfreichen Umgang mit den Betroffenen aufgeklärt werden. Hierzu gehören eine empathische, nicht wertende Haltung, die Bereitschaft, den Betroffenen Unabhängigkeit und eigene Entscheidungen zuzugestehen, sie dennoch zu unterstützen und einzugreifen, sofern ihre Sicherheit gefährdet ist, und den Problemen und Sorgen der Betroffenen Aufmerksamkeit zu schenken. Die Angehörigen sollen in die Therapie einbezogen werden und weiterhin professionelle Hilfsangebote erhalten, da sie mit herausfordernden Verhaltensweisen (wie suizidales, selbstverletzendes, hochemotionales oder impulsives Verhalten) von Betroffenen konfrontiert und häufig ihrerseits stark belastet sind. Aus der MBT und der DBT liegen hierzu auch Peer-Interventionen für Angehörige von Betroffenen vor, die hilfreich sein können, um deren Belastung sowie die Häufigkeit konflikthafter Interaktionen zu reduzieren (DBT-Familienskills; Trasselli et al., 2022; MBT-FACTS; Bateman & Fonagy, 2018).

30.1.5.3 Krisenintervention

Die Mehrheit der Betroffenen erlebt wiederholt ausgeprägte emotionale Krisen, die häufig mit selbstverletzenden und/ oder suizidalen Verhaltensweisen verbunden sind. Oft werden solche Krisen durch befürchtete oder tatsächliche Beziehungsabbrüche ausgelöst, die angesichts einer ausgeprägten Angst vor dem Verlassenwerden von den Betroffenen als existenziell bedrohlich erlebt werden. Auch ausgeprägte Stimmungsschwankungen mit depressiven und Angstzuständen oder die Konsequenzen impulsiver Verhaltensweisen können zu schweren Krisensituationen mit ausgeprägter emotionaler Anspannung führen.

Zunächst ist es essenziell, riskantes Verhalten und nichtsuizidale Selbstverletzungen von tatsächlichen Suizidversuchen zu unterscheiden. Eine stationäre Aufnahme sollte nur bei suizidalem Verhalten als von Anfang an zeitlich begrenzte Krisenintervention erfolgen, nach Möglichkeit sollte die Krisenintervention jedoch ambulant stattfinden. Im Vordergrund stehen hierbei lösungsorientierte Problemanalysen. In jedem Fall soll darauf geachtet werden, die Betroffenen nach Kindern zu befragen und gegebenenfalls deren Versorgung und Sicherheit zu gewährleisten.

Die Leitlinien erachten auch in akuten Krisensituationen psychotherapeutische Interventionen als vorrangig und empfehlen, Medikamente nur einzusetzen, falls erstere nicht greifen (siehe Kapitel 30.1.6). In Krisensituationen soll nach Möglichkeit vermieden werden, bestehende Medikationen zu verändern oder neue Medikamente zu verschreiben, um eine unkoordinierte Häufung (Polypharmazie) zu vermeiden.

Vielmehr sollen die Betroffenen nach Krisenplänen befragt werden, die erprobte und hilfreiche Verhaltensweisen und Handlungsmöglichkeiten aufweisen. Nach Abklingen der Krise sollen die Krisenpläne überprüft und ggf. aktualisiert werden. Sofern möglich, sollen wichtige Bezugspersonen und weitere Behandelnde in die Erstellung des Krisenplans und dessen Aktualisierung einbezogen werden (siehe Kapitel 42).

30.1.6 Pharmakotherapie

In Deutschland ist kein Medikament zur Behandlung der BPS zugelassen. Dennoch wird der großen Mehrzahl der Betroffenen Psychopharmaka verschrieben, sei es (1) mit dem Ziel, Symptombereiche, die aus anderweitigen Störungsbildern bekannt und dort pharmakologisch erreichbar sind (z. B. depressive Verstimmungen), zu behandeln, sei es (2) zur Krisenintervention oder (3) zur Behandlung komorbid vorliegender psychischer Störungen, die der medikamentösen Behandlung bedürfen.

1. Tatsächlich stützt die aktuelle Studienlage die Wirksamkeit von Medikamenten auf üblicherweise als wichtigste Endpunkte definierte Ergebnisvariablen wie BPS-Schweregrad, Selbstverletzungen, suizidalitätsassoziierte Handlungen oder das psychosoziale Funktionsniveau *nicht:* Die zugehörige Evidenz aus randomisiert-kontrollierten Studien ist von geringer Sicherheit und deutet lediglich auf sehr umschriebene, kleine Effekte (durch Antipsychotika) bis moderate Effekte (durch Stimmungsstabilisierer) auf einzelne BPS-Symptome hin (Stoffers-Winterling, Storebø, Pereira Ribeiro et al., 2022). Insofern ist nicht davon auszugehen, dass die Mehrzahl der Betroffenen von einer medikamentösen Behandlung in klinisch bedeutsamer Weise hinsichtlich der BPS profitiert. Entsprechend empfehlen auch die S3-Leitlinien (DGPPN, 2022), dass Medikamente nicht die primäre Therapie darstellen sollen und nicht standardmäßig begleitend zu einer laufenden Psychotherapie gegeben werden sollen (siehe Kasten).
2. Die Leitlinien empfehlen, dass in Krisensituationen der Einsatz von Medikamenten lediglich erwogen werden *kann,* wenn psychotherapeutische Interventionen nicht ausreichen. Sollten Krisenmedikationen notwendig sein, ist darauf zu achten, diese nach Abklingen der Krise wieder abzusetzen, um ein unnötiges Addieren immer weiterer Medikationen (Polypharmazie) zu vermeiden. Prinzipiell sind (nicht nur, aber insbesondere im Krisenfall) die Auswirkungen der Verschreibung von Medikamenten auf das Selbstwirksamkeitserleben der Betroffenen, die therapeutische Beziehung und den Gesamtbehandlungsplan zu berücksichtigen (siehe Kasten).
3. Sofern manifeste komorbide Störungsbilder vorliegen, sollen diese leitliniengemäß medikamentös behandelt werden, beispielsweise beim Vorliegen einer distinkten Aufmerksamkeitsdefizit-/Hyperaktivitätsstörung (ADHS; siehe Kapitel 32.1). Wichtig ist hier zu beachten, dass vermeintlich komorbide Symptomatiken wie depressive Verstimmungen häufig vorschnell einem komorbiden Störungsbild zugeschrieben werden, tatsächlich jedoch im Zusammenhang mit der BPS einzuordnen sind und mit erfolgreicher Behandlung der BPS ebenfalls abklingen. Insofern sollte vor Einleitung einer medikamentösen Behandlung die komorbide Störung durch eine ausführliche Differenzialdiagnostik gesichert werden (siehe Kapitel 30.1.2).

Zusammenfassung der wesentlichen Leitlinienempfehlungen zur medikamentösen Behandlung der BPS

- Die Verschreibung von Medikamenten soll weder die primäre Therapie darstellen noch standardmäßig eine Psychotherapie ergänzen.
- Die Auswirkungen der Einnahme von Medikamenten auf die Selbstwirksamkeit von Patient:innen, die therapeutische Beziehung und den Gesamtbehandlungsplan sollen berücksichtigt werden.
- Es sollen so wenig Medikamente wie möglich zum Einsatz kommen, eventuell bei komorbiden Störungen (siehe hierzu auch die Leitlinie für das jeweilige Störungsbild).
- Vorsicht ist bezüglich Toxizität/Letalität bei Überdosierung und in Bezug auf das Abhängigkeitspotenzial geboten.
- Zu empfehlen ist eine Verschreibung in Abstimmung mit allen involvierten Behandelnden „aus einer Hand", grundsätzlich wird eine Kooperation aller psychisch und somatisch Behandelnden angestrebt, wobei die Fallführung dem BPS-Behandelnden obliegt.

30.1.7 Empirische Absicherung

Psychotherapie bei Erwachsenen. Mehrere Metaanalysen, darunter als umfangreichste systematische Übersichtsarbeit das Cochrane-Review (Storebø et al., 2020), weisen konsistent auf eine Überlegenheit störungsspezifischer Psychotherapien gegenüber unspezifischen Kontrollbedingungen („treatment as usual", auch „TAU") hin. Berichtet werden vorwiegend signifikante mittelgradige bis große kumulierte Gesamteffekte auf die BPS-Gesamtschwere und das psychosoziale Funktionsniveau sowie kleine bis mittelgradige Effekte auf selbstverletzendes Verhalten und Suizidalität (DGPPN, 2022; Storebø et al., 2020).

Am besten, d.h. am häufigsten in RCTs untersucht, ist die DBT, für die RCTs von unabhängigen, internationalen Forschungsgruppen und in verschiedenen Settings durchgeführt wurden. Auch für die MBT gibt es mehrere Studien. Für diese beiden Methoden liegt also die belastbarste Evidenz vor, weshalb sie als sicherste Methoden empfohlen werden, wenn schwere selbstverletzende Verhaltensweisen oder suizidalitätsassoziierte Symptomatik im Vordergrund stehen. Bis dato wurden DBT und MBT noch nicht randomisiert direkt miteinander verglichen, wobei sich die metaanalytisch integrierten Effektstärken der beiden Ansätze jeweils im Vergleich zu unspezifischen Kontrollen nicht signifikant unterscheiden (Storebø et al., 2020).

Psychotherapie bei Kindern und Jugendlichen. Die Evidenz von RCTs für diese Altersgruppe ist derzeit noch sehr überschaubar. Auch hier liegen die meisten Studien für die DBT-A vor, gefolgt von MBT. Zwei auf RCTs beruhende Metaanalysen berichten große statistisch signifikante Effekte auf den BPS-Schweregrad sowie auf selbstverletzendes Verhalten (Jørgensen et al., 2021; Wong et al., 2020). Die Leitliniengruppe der S3-Leitlinie BPS erachtet diese Evidenz gemeinsam mit den bei erwachsenen Betroffenen gewonnenen Befunden als hinreichend belastbar, um auch bei Jugendlichen die Anwendung störungsspezifischer Ansätze zu empfehlen (DGPPN, 2022).

Kriseninterventionen. Gemäß den Empfehlungen der S3-Leitlinie, die den Konsens der Expert:innen wiedergeben, liegt für krisenhafte Situationen keine belastbare empirische Evidenz aus RCTs vor.

Pharmakotherapie. Die aktuelle metaanalytische Evidenz kann keine Wirksamkeit der Substanzgruppen Antipsychotika, Antidepressiva oder Stimmungsstabilisierer auf die üblichen primären Endpunkte BPS-Schweregrad, selbstverletzendes Verhalten, suizidalitätsassoziierte Endpunkte oder Besserung des psychosozialen Funktionsniveaus nachweisen (Stoffers-Winterling, Storebø, Pereira Ribeiro et al., 2022). Lediglich für umschriebene Symptome werden für einzelne Substanzgruppen (Antipsychotika, Antidepressiva) kleine bis mittlere Effekte berichtet.

Literatur

Alvarez-Tomas, I., Ruiz, J., Guilera, G., & Bados, A. (2019). Long-term clinical and functional course of borderline personality disorder: A meta-analysis of prospective studies. *European Psychiatry: The Journal of the Association of European Psychiatrists, 56,* 75–83. https://doi.org/10.1016/j.eurpsy.2018.10.010

American Psychiatric Association. (2018). *Diagnostisches und statistisches Manual psychischer Störungen: DSM-5* (2., korrigierte Aufl.). (Deutsche Ausgabe herausgegeben von P. Falkai und H.-U. Wittchen, mitherausgegeben von M. Döpfner, W. Gaebel, W. Maier, W. Rief, H. Saß & M. Zaudig). Göttingen: Hogrefe.

American Psychiatric Association. (2020). *Diagnostische Kriterien DSM-5* (deutsche Ausgabe herausgegeben von P. Falkai & H.-U. Wittchen, mitherausgegeben von M. Döpfner et al.; 2., korr. Aufl.). Göttingen: Hogrefe.

Arntz, A., van Genderen, H. & Schweiger, U. (2010). *Schematherapie bei Borderline-Persönlichkeitsstörung.* Weinheim: Beltz.

Auer, A.K. von & Bohus, M. (2018). *Interaktives Skillstraining für Jugendliche mit Problemen der Gefühlsregulation (DBT-A): Das Therapeutenmanual.* Stuttgart: Schattauer.

Bach, B., Kramer, U., Doering, S., di Giacomo, E., Hutsebaut, J., Kaera, A. et al. (2022). The ICD-11 classification of personality disorders: A European perspective on challenges and opportunities. *Borderline Personality Disorder and Emotion Dysregulation, 9*(1), 12. https://doi.org/10.1186/s40479-022-00182-0

Bateman, A. & Fonagy, P. (2018). A randomized controlled trial of a mentalization-based intervention (MBT-FACTS) for families of people with borderline personality disorder. *Personality Disorders, 10*(1), 70–79. https://doi.org/10.1037/per0000298

Bateman, A., Fonagy, P., Campbell, C., Luyten, P. & Debbané, M. (2023). *Cambridge guide to mentalization-based treatment (MBT).* Cambridge: Cambridge University Press. https://doi.org/10.1017/9781108896054

Beesdo-Baum, K., Zaudig, M. & Wittchen, H.-U. (2019). *Strukturiertes Klinisches Interview für DSM-5® – Persönlichkeitsstörungen (SCID-5-PD).* Göttingen: Hogrefe.

Bertsch, K. & Herpertz, S.C. (2021). Neurobiologische Grundlagen der Borderline-Störung: Eine Integration in das ICD-11-Modell der Persönlichkeitsstörungen. *Der Nervenarzt, 92*(7), 653–659. https://doi.org/10.1007/s00115-021-01133-w

Blum, N.S. (Hrsg.). (2015). *STEPPS – das Trainingsprogramm bei Borderline: Emotionale Krisen bewältigen, Probleme lösen, Alltag gestalten, Beziehungen aufbauen; Trainer-Handbuch* (2., korr. Aufl.). Bonn: Psychiatrie-Verlag.

Bohus, M. (2019). *Borderline-Störung* (2., vollst. überarb. Aufl.). Göttingen: Hogrefe. https://doi.org/10.1026/02853-000

Bohus, M., Kleindienst, N., Limberger, M.F., Stieglitz, R.D., Domsalla, M., Chapman, A.L. et al. (2009). The short version of the Borderline Symptom List (BSL-23): Development and initial data on psychometric properties. *Psychopathology, 42*(1), 32–9. https://doi.org/10.1159/000173701

Bohus, M., Stoffers-Winterling, J., Sharp, C., Krause-Utz, A., Schmahl, C. & Lieb, K. (2021). Borderline personality disorder. *The Lancet, 398*(10310), 1528–1540. https://doi.org/10.1016/S0140-6736(21)00476-1

Bundesinstitut für Arzneimittel und Medizinprodukte. (2022) *BfArM – ICD-11 für Mortalitäts- und Morbiditätsstatistiken (MMS) (Version* 2022-02). Verfügbar unter: https://www.bfarm.de/DE/Kodiersysteme/Klassifikationen/ICD/ICD-11/uebersetzung/_node.html

Chanen, A., Sharp, C., Hoffman, P. & Global Alliance for Prevention and Early Intervention for Borderline Personality Disorder. (2017). Prevention and early intervention for borderline personality disorder: A novel public health priority. *World Psychiatry, 16*(2), 215–216. https://doi.org/10.1002/wps.20429

Clarkin, J.F., Yeomans, F. & Kernberg, O.F. (2000). *Psychotherapie der Borderline-Persönlichkeit. Manual zur Transference-focused Psychotherapy (TFP).* Stuttgart: Schattauer.

Deutsche Gesellschaft für Psychiatrie und Psychotherapie, Psychosomatik und Nervenheilkunde e.V. (Hrsg.). (2022). *S3-Leitlinie Borderline-Persönlichkeitsstörung* (Version vom 14.11.2022; Register-Nr. 038-015). Verfügbar unter: https://register.awmf.org/de/leitlinien/detail/038-015

Dilling, H., Mombour, W., Schmidt, M.H. & Schulte-Markwort, E. (Hrsg.). (1997). *Internationale Klassifikation psychischer Störungen: ICD-10 Kapitel V (F): Forschungskriterien.* Bern: Huber.

Ellison, W.D., Rosenstein, L.K., Morgan, T.A. & Zimmerman, M. (2018). Community and clinical epidemiology of borderline personality disorder. *Psychiatric Clinics of North America, 41*(4), 561–573. https://doi.org/10.1016/j.psc.2018.07.008

Fonagy, P., Luyten, P. & Allison, E. (2015). Epistemic petrification and the restoration of epistemic trust: A new conceptualization of borderline personality disorder and its psychosocial treatment. *Journal of Personality Disorders, 29*(5), 575–609. https://doi.org/10.1521/pedi.2015.29.5.575

Ford, J. & Courtois, C.A. (2021). Complex PTSD and borderline personality disorder. *Borderline Personality Disorder and Emotion Dysregulation, 8*(1), 16. https://doi.org/10.1186/s40479-021-00155-9

Jørgensen, M.S., Storebø, O.J., Stoffers-Winterling, J.M., Faltinsen, E., Todorovac, A. & Simonsen, E. (2021). Psychological therapies for adolescents with borderline personality disorder (BPD) or BPD features – A systematic review of randomized clinical trials with meta-analysis and trial sequential analysis. *PLOS ONE, 16*(1), e0245331. https://doi.org/10.1371/journal.pone.0245331

Kleindienst, N., Steil, R., Priebe, K., Müller-Engelmann, M., Biermann, M., Fydrich, T. et al. (2021). Treating adults with a dual diagnosis of borderline personality disorder and posttraumatic stress disorder related to childhood abuse: Results from a randomized clinical trial. *Journal of Consulting and Clinical Psychology, 89*(11), 925–936. https://doi.org/10.1037/ccp0000687

Margraf, J., Cwik, J.C., Suppiger, A. & Schneider, S. (2018). *DIPS Open Access.* Verfügbar unter: https://omp.ub.rub.de/index.php/RUB/catalog/view/100/89/589-1

Perez-Rodriguez, M.M., Bulbena-Cabré, A., Bassir Nia, A., Zipursky, G., Goodman, M. & New, A.S. (2018). The neurobiology of borderline personality disorder. *Psychiatric Clinics of North America, 41*(4), 633–650. https://doi.org/10.1016/j.psc.2018.07.012

Qian, X., Townsend, M.L., Tan, W.J. & Grenyer, B.F.S. (2022). Sex differences in borderline personality disorder: A scoping review. *PLOS ONE, 17*(12), e0279015. https://doi.org/10.1371/journal.pone.0279015

Renn, D., Höfer, S., Schüssler, G., Rumpold, G., Smrekar, U., Janecke, N. & Doering, S. (2008). A dimensional diagnostic approach using the „Assessment of DSM-IV Personality Disorders (ADP-IV)“ Questionnaire. *Zeitschrift für Psychosomatische Medizin und Psychotherapie, 54*(3), 214–226.

Renneberg, B. & Herpertz, S. (2021). *Persönlichkeitsstörungen.* Göttingen: Hogrefe.

Renneberg, B. & Seehausen, A. (2010). Fragebogen zu Gedanken und Gefühlen (FGG): Ein Screening Instrument für Borderline-spezifisches Denken. *Zeitschrift für Klinische Psychologie und Psychotherapie, 39*(3), 170–178. https://doi.org/10.1026/1616-3443/a000031

Sharp, C., Vanwoerden, S. & Wall, K. (2018). Adolescence as a sensitive period for the development of personality disorder. *Psychiatric Clinics of North America, 41*(4), 669–683. https://doi.org/10.1016/j.psc.2018.07.004

Skoglund, C., Tiger, A., Rück, C., Petrovic, P., Asherson, P., Hellner, C. et al. (2021). Familial risk and heritability of diagnosed borderline personality disorder: A register study of the Swedish population. *Molecular Psychiatry, 26*(3), 999–1008. https://doi.org/10.1038/s41380-019-0442-0

Stepp, S.D., Lazarus, S.A. & Byrd, A.L. (2016). A systematic review of risk factors prospectively associated with borderline personality disorder: Taking stock and moving forward. *Personality Disorders: Theory, Research, and Treatment, 7*(4), 316–323. https://doi.org/10.1037/per0000186

Stoffers-Winterling, J.M., Storebø, O.J., Kongerslev, M.T., Faltinsen, E., Todorovac, A., Sedoc Jørgensen, M. et al. (2022). Psychotherapies for borderline personality disorder: A focused systematic review and meta-analysis. *The British Journal of Psychiatry: The Journal of Mental Science, 221*(3), 538–552. https://doi.org/10.1192/bjp.2021.204

Stoffers-Winterling, J.M., Storebø, O.J., Pereira Ribeiro, J., Kongerslev, M.T., Völlm, B.A., Mattivi, J.T. et al. (2022). Pharmacological interventions for people with borderline personality disorder. *The Cochrane Database of Systematic Reviews, 11*(11), CD012956. https://doi.org/10.1002/14651858.CD012956.pub2

Stoffers-Winterling, J.M., Storebø, O.J., Simonsen, E., Sedoc Jørgensen, M., Pereira Ribeiro, J., Kongerslev, M.T. et al. (2022). Perspectives on Dialectical Behavior Therapy and Mentalization-Based Therapy for borderline personality disorder: Same, different, complementary? *Psychology Research and Behavior Management, 15,* 3179–3189. https://doi.org/10.2147/PRBM.S342257

Storebø, O.J., Stoffers-Winterling, J.M., Völlm, B.A., Kongerslev, M.T., Mattivi, J.T., Jørgensen, M.S. et al. (2020). Psychological therapies for people with borderline personality disorder. *The Cochrane Database of Systematic Reviews, 5,* CD012955.

Sydow, K. von (2018). Komplexe Traumafolgestörungen und Borderline-Persönlichkeitsstörungen. In K. von Sydow & U. Borst (Hrsg.), *Systemische Therapie in der Praxis* (S. 472–487). Weinheim: Beltz.

Sydow, K. von & Lau, M.L. (2018). Systemische Gruppentherapie bei komplexen Traumafolgestörungen – Frauen nach sexuellem Missbrauch (Kopenhagener Manual). In K. von Sydow & U. Borst (Hrsg.), *Systemische Therapie in der Praxis* (S. 823–830). Weinheim: Beltz.

Taubner, S., Fonagy, P. & Bateman, A.W. (2019). *Mentalisierungsbasierte Therapie.* Göttingen: Hogrefe. https://doi.org/10.1026/02834-000

Taubner, S. & Volkert, J. (2017). *Mentalisierungsbasierte Therapie für Adoleszente (MBT-A).* Göttingen: Vandenhoeck & Ruprecht.

Tomko, R.L., Trull, T.J., Wood, P.K. & Sher, K.J. (2014). Characteristics of borderline personality disorder in a community sample: Comorbidity, treatment utilization, and general functioning. *Journal of Personality Disorders, 28*(5), 734–750. https://doi.org/10.1521/pedi_2012_26_093

Trasselli, C., Auer, A.K. von & Gunia, H. (2022). *DBT-Familienskills: Ein Praxisleitfaden.* Göttingen: Hogrefe. https://doi.org/10.1026/03181-000

Videler, A.C., Hutsebaut, J., Schulkens, J.E.M., Sobczak, S. & van Alphen, S.P.J. (2019). A life span perspective on borderline personality disorder. *Current Psychiatry Reports, 21*(7), 51. https://doi.org/10.1007/s11920-019-1040-1

Weinberg, I., Ronningstam, E., Goldblatt, M.J., Schechter, M. & Maltsberger, J.T. (2011). Common factors in empirically supported treatments of borderline personality disorder. *Current Psychiatry Reports, 13*(1), 60–68. https://doi.org/10.1007/s11920-010-0167-x

Winsper, C., Bilgin, A., Thompson, A., Marwaha, S., Chanen, A.M., Singh, S.P. et al. (2020). The prevalence of personality disorders in the community: A global systematic review and meta-analysis. *The British Journal of Psychiatry: The Journal of Mental Science, 216*(2), 69–78. https://doi.org/10.1192/bjp.2019.166

Wong, J., Bahji, A. & Khalid-Khan, S. (2020). Psychotherapies for adolescents with subclinical and borderline personality disorder: A systematic review and meta-analysis. Canadian Journal of Psychiatry. *Revue Canadienne de Psychiatrie, 65*(1), 5–15. https://doi.org/10.1177/0706743719878975

World Health Organization (WHO). (2022). https://icd.who.int/dev11/l-m/en#/http://id.who.int/icd/entity/37291724

Zanarini, M.C., Frankenburg, F.R., Reich, D.B. & Fitzmaurice, G.M. (2016). Fluidity of the subsyndromal phenomenology of borderline personality disorder over 16 years of prospective follow-up. *The American Journal of Psychiatry, 173*(7), 688–694. https://doi.org/10.1176/appi.ajp.2015.15081045

Zettl, M., Taubner, S., Hutsebaut, J. & Volkert, J. (2019). Psychometrische Evaluation der deutschen Version des Semistrukturierten Interviews zur Erfassung der DSM-5 Persönlichkeitsfunktionen (STiP-5.1). *Psychotherapie, Psychosomatik, Medizinische Psychologie, 69*(12), 499–504. https://doi.org/10.1055/a-1010-6887

30.2 Abnorme Gewohnheiten und Störungen der Impulskontrolle: Trichotillomanie

Christina Gallinat

Inhaltsübersicht

30.2.1 Klinische Merkmale

Trichotillomanie (TTM; pathologisches Haareausreißen) ist eine psychische Störung, die durch das repetitive, nicht kontrollierbare Ausreißen eigener Haare charakterisiert ist. Das Haareausreißen betrifft am häufigsten Kopfbehaarung, Augenbrauen und Wimpern und führt zu Haarverlust, der sich in dünnerem Haar oder kahlen Stellen zeigen kann. Das Verhalten kann sowohl bewusst als auch unbewusst ablaufen bzw. automatisch beginnen und findet meist statt, wenn Betroffene allein sind. Personen mit TTM können das Verhalten nicht kontrollieren und leiden insbesondere unter dem erlebten Kontrollverlust, Scham, Schuldgefühlen, depressiven und ängstlichen Symptomen sowie einem beeinträchtigten Selbstwert. Bedingt durch ein erhebliches Schamempfinden in Bezug auf das Verhalten und dessen Folgen stehen zudem Kaschierungsverhalten (z. B. Tragen von Kopfbedeckungen), Vermeidung (z. B. Friseurbesuche, Schwimmen) und sozialer Rückzug im Vordergrund. Zu den körperlichen Folgen des Verhaltens zählen neben Haarverlust auch Beeinträchtigungen des Haarwachstums sowie häufig auch Hautschäden und muskuloskelettale Probleme. Geht die TTM mit einer Trichophagie (Herunterschlucken von Haaren) einher, kann sich ein Trichobezoar (Haarball) im Magen bilden, der mit schwerwiegenden medizinischen Risiken verbunden ist.

Fallbeispiel

Frau K. (23 Jahre) berichtet, sich mehrfach täglich Haare am Kopf und manchmal auch an den Augenbrauen auszureißen. Das geschehe häufig bei Anspannung, Stress oder während sie über etwas nachgrübele – dann sei es wie ein Ventil für den inneren Druck. Obwohl sie währenddessen wisse, dass es ihr schadet, könne sie den Drang nicht kontrollieren und nicht einfach aufhören oder sich vom Haareausreißen abhalten. Manchmal laufe das Haareausreißen auch automatisch nebenbei ab, während sie auf etwas anderes (z. B. Fernsehen, Arbeit am PC) konzentriert sei – dann wanderten die Hände automatisch in die Haare und suchten nach bestimmten Haaren, die sich anders anfühlen (z. B. dicke, kurze/nachwachsende Haare). Dadurch sei eine kahle Stelle am Hinterkopf entstanden, die sie vor anderen mit bestimmten Frisuren oder einer Mütze kaschiert. Frau K. schämt sich extrem für das Verhalten und macht sich große Vorwürfe „undiszipliniert und willensschwach" zu sein. Sie berichtet von großer Verzweiflung, nichts dagegen tun zu können, obwohl sie sich nichts mehr wünsche. Sie fühle sich unattraktiv und einsam und habe große Angst, dass jemand aus ihrem Umfeld davon erfahren könnte. Angefangen habe das Verhalten mit 12 Jahren, mit 14 seien die ersten kahlen Stellen sichtbar gewesen.

30.2.2 Klassifikation und Diagnostik

Trichotillomanie wird in der ICD-10 innerhalb des Bereichs Persönlichkeits- und Verhaltensstörungen den Abnormen Gewohnheiten und Störungen der Impulskontrolle (IKS) zugeordnet. Der Bereich umfasst in der ICD-10 eine Reihe heterogener Störungsbilder, die durch repetitive, impulshafte Verhaltensweisen gekennzeichnet sind, die nicht kontrolliert werden können. Die Störungsbilder dieser Kategorie teilen allerdings keine weiteren wichtigen Merkmale (z.B. bzgl. der Ätiologie).

Im Einzelnen werden in der ICD-10 folgende Störungen in dieser Kategorie aufgeführt: Pathologisches Spielen (F63.0), Pathologische Brandstiftung (Pyromanie; F63.1), Pathologisches Stehlen (Kleptomanie; F63.2), Trichotillomanie (F63.3), Sonstige abnorme Gewohnheiten und Störungen der Impulskontrolle (F63.8) und Abnorme Gewohnheit und Störung der Impulskontrolle, nicht näher bezeichnet (F63.9). Aufgrund der im Vergleich zu den anderen Störungen dieser Kategorie hohen Prävalenz fokussiert sich das vorliegende Kapitel auf Trichotillomanie. Darüber hinaus wird kurz auf das Störungsbild der Dermatillomanie (Pathologisches Hautzupfen/-quetschen; Skin-Picking-Störung) eingegangen, das zwar in der ICD-10 lediglich als „Sonstige abnorme Gewohnheit und Störung der Impulskontrolle" (F63.8) verschlüsselt werden kann, jedoch in der ICD-11 als eigenständige Diagnose geführt wird. Dermatillomanie und Trichotillomanie werden in der ICD-11 beide dem Zwangsspektrum sowie den „Körperbezogenen repetitiven Verhaltensstörungen" zugeordnet und weisen in Phänomenologie und Ätiologie große Überlappungen auf.

Den ICD-10-Kriterien zufolge ist die Diagnose Trichotillomanie zu stellen, sofern es einer Person wiederholt misslingt, sich gegen Impulse zum Haareausreißen zu wehren und dadurch ein deutlicher Haarverlust entsteht. Darüber hinaus wird spezifiziert, dass das Haareausreißen mit einem Gefühl wachsender Spannung sowie anschließender Erleichterung oder Befriedigung verbunden ist (siehe Tabelle 30.3).

In der ICD-11 sind – dem DSM-5 folgend – erhebliche Änderungen in Bezug auf die Klassifikation und Spezifikation von Trichotillomanie vorgenommen worden. In beiden Diagnosesystemen wird Trichotillomanie dem Bereich „Zwangsstörung und verwandte Störungen" zugeordnet. In der ICD-11 wird hierin zusätzlich die Unterkategorie der Körperbezogenen repetitiven Verhaltensstörungen (engl. „body-focused repetitive behavior disorders", BFRBDs) eingeführt, die neben Trichotillomanie auch „Dermatillomanie" (Pathologisches Hautzupfen/-quetschen; Bezeichnung nach DSM-5) bzw. die „Skin-Picking-Störung" (Bezeichnung in der dt. Entwurfsfassung der ICD-11; siehe Kasten) enthält. Unter der Diagnose „6B25.Y Sonstige näher bezeichnete körperbezogene repetitive Verhaltensstörungen" können insbesondere auch Tricho- oder Dermatophagie (Essen von Haaren bzw. Haut) sowie pathologisches Nägel- oder Wangenkauen und Lippenbeißen verortet werden.

Dermatillomanie (Skin-Picking-Störung)

Dermatillomanie ist eine psychische Störung, die sich durch ein repetitives Bearbeiten der eigenen Haut (Skin Picking: z. B. Quetschen, Kratzen) auszeichnet, das zu Hautverletzungen und psychosozialen Beeinträchtigungen führt und dennoch nicht unterlassen werden kann. Das Störungsbild weist im Hinblick auf die Phänomenologie wie auch auf die Ätiologie zahlreiche Ähnlichkeiten mit Trichotillomanie auf. Während Dermatillomanie in der ICD-10 noch nicht als diskrete Störung aufgeführt ist, findet sich im DSM-5 wie auch in der ICD-11 je eine eigenständige Diagnose im Zwangsspektrum für dieses Störungsbild.

Differenzialdiagnostisch ist TTM laut ICD-10 von einer Stereotypen Bewegungsstörung abzugrenzen. In ICD-11 und DSM-5 wird zudem darauf hingewiesen, dass Haareausreißen auch im nicht pathologischen Kontext sowie im Rahmen anderer Störungen des Zwangsspektrums auftreten kann.

Tabelle 30.3: Diagnosekriterien für Trichotillomanie (TTM)

Diagnosesystem und Einordnung	Kriterien für Trichotillomanie
ICD-10 F63.3: Abnorme Gewohnheiten und Störungen der Impulskontrolle	• Wiederholte, erfolglose Versuche, sich gegen den Impuls zum Haareausreißen zu wehren. • Resultierender Haarverlust. • Das Haareausreißen tritt in häufiger Verbindung mit wachsender Spannung und anschließender Erleichterung bzw. Befriedigung auf. • Bei vorbestehender Hautentzündung oder durch Wahnphänomene oder Halluzinationen verursachtem Haareausreißen soll keine TTM diagnostiziert werden.
ICD-11 Zwangsstörung und verwandte Störungen, Subkategorie: Körperbezogene repetitive Verhaltensstörungen	• Wiederholtes Ausreißen der eigenen Haare. • Erfolglose Versuche, das Verhalten einzuschränken oder zu stoppen. • Deutlicher Haarverlust infolge des Haareausreißens. • Das Verhalten führt zu deutlichem Leidensdruck oder zu beträchtlichen Beeinträchtigungen in persönlichen, sozialen oder anderen wichtigen Bereichen.
DSM-5[1] Zwangsstörung und verwandte Störungen	A. Wiederkehrendes Ausreißen der eigenen Haare, was zu Haarausfall führt. B. Wiederholte Versuche, das Haareausreißen einzuschränken oder zu unterlassen. C. Das Ausreißen der Haare verursacht in klinisch bedeutsamer Weise Leiden oder Beeinträchtigungen in sozialen, beruflichen oder anderen wichtigen Funktionsbereichen. D. Das Haareausreißen oder der Haarverlust sind nicht Folge eines medizinischen Krankheitsfaktors (z. B. einer dermatologischen Erkrankung). E. Das Haareausreißen kann nicht besser durch die Symptome einer anderen psychischen Störung erklärt werden.

1 Abdruck erfolgt mit Genehmigung aus der deutschen Ausgabe des Diagnostic and Statistical Manual of Mental Disorders, Fifth Edition © 2013, Dt. Ausgabe: © 2018, American Psychiatric Association. Alle Rechte vorbehalten.

Ebenso ist abzuklären, dass das Haareausreißen nicht auf eine psychotische Störung oder andere medizinische Krankheitsfaktoren zurückzuführen ist. Substanzkonsum kann die Symptomatik ggf. verstärken, ist jedoch üblicherweise keine primäre Ursache des Haareausreißens. Details zu den relevanten Differenzialdiagnosen sind in Tabelle 30.4 dargestellt.

Tabelle 30.4: Differenzialdiagnosen

Diagnose-system	Diagnose	Abgrenzung
ICD-10	Stereotype Bewegungsstörung mit Haarezupfen/-ausreißen	Das Haareausreißen tritt im Rahmen der Bewegungsstereotypie auf. In diesem Fall besteht das Verhalten üblicherweise aus koordinierten und vorhersehbaren Bewegungen. Stereotype Bewegungsstörungen treten meist sehr früh auf, während TTM üblicherweise in der frühen Jugend beginnt.
ICD-11/ DSM-5	Normative Haarentfernung/ Manipulation	Das Haareausreißen findet ausschließlich aus kosmetischen Gründen statt. Das Spielen mit oder Kauen auf den Haaren ist ebenfalls abzugrenzen. TTM umfasst im Vergleich dazu repetitives Haareausreißen sowie einen deutlichen Leidensdruck oder Beeinträchtigungen des Lebensalltags.
	Andere Störungen des Zwangsspektrums: 1. Zwangsstörung 2. Körperdysmorphe Störung	1. Das Haareausreißen tritt im Rahmen einer Zwangsstörung (z. B. in Bezug auf Symmetrie) auf. In diesem Fall zeigen die Personen meist weitere Zwangshandlungen oder Zwangsgedanken, die nicht mit dem Haareausreißen in Verbindung stehen. Es gibt jedoch eine hohe Komorbidität, sodass die Vergabe beider Diagnosen gerechtfertigt sein kann. 2. Das Haareausreißen ist durch die Wahrnehmung der Haare als unnormal oder hässlich begründet.
	Neurologische Entwicklungsstörungen (Stereotype Bewegungsstörung, Tic-Störung)	Das Haareausreißen tritt im Rahmen einer Stereotypen Bewegungsstörung oder (seltener) Tic-Störung auf (siehe oben).
	Psychotische Störung	Das Haareausreißen tritt als Reaktion auf Wahnvorstellungen oder Halluzinationen auf.
	Andere medizinische Ursachen	Haareausreißen und/oder Haarverlust gehen auf medizinische Ursachen (z. B. Entzündungen von Haarfollikeln, Alopezie) zurück.
	Substanzbezogene Störungen	Der Konsum von Substanzen kann das Haareausreißen verschlimmern, ist aber selten ursächlich für das Verhalten.

Tabelle 30.5: Diagnostikinstrumente

Instrument	Beschreibung
Massachusetts General Hospital Hairpulling Scale (MGH-HPS; Keuthen et al., 1995)	Fragebogen zum Selbstbericht. Mit 7 Items werden folgende Dimensionen mit Bezug auf die vergangene Woche erfasst: Dranghäufigkeit; Drangintensität; Kontrolle über den Drang; Häufigkeit des Haareausreißens; Versuche, dem Verhalten zu widerstehen; Kontrolle über das Verhalten; Leiden durch das Verhalten.
Hairpulling Distress and Impairment Scale (HDIS; Larson, 2007)	Fragebogen zum Selbstbericht. Mit 27 Items werden mit dem Haareausreißen assoziierte Beeinträchtigungen und Belastungen mit Bezug zur aktuellen Woche erhoben.
Hair Pulling Reward Scale (Snorrason et al., 2019)	Fragebogen zum Selbstbericht. Mit 16 Items werden mit dem Haareausreißen assoziierte motivationale Aspekte und Belohnungsprozesse in der letzten Woche erfragt.
Milwaukee Inventory for Subtypes of Trichotillomania – Adult Version (MIST-A; Flessner et al., 2007)	Fragebogen zum Selbstbericht. Mit 15 Items werden die zwei Dimensionen „automatisches" und „fokussiertes" Haareausreißen erfasst.
Zusatzmodul für körperbezogene repetitive Verhaltensweisen im Diagnostischen Interview bei Psychischen Störungen (DIPS; Margraf et al., 2021; Mehrmann et al., 2022)	Klinisches Interview, das die Diagnosekriterien nach DSM-5 sowie weitere phänomenologische Aspekte abfragt.

Anmerkung: Autorisierte deutsche Übersetzungen MGH-HPS, HDIS, HPRS, und MIST-A sind über die Autorin dieses Kapitels erhältlich.

Für die Erfassung der TTM-Symptomatik stehen bislang mehrere Selbstberichtfragebögen sowie ein Interviewmodul zur Verfügung (siehe Tabelle 30.5).

30.2.3 Epidemiologie

Trichotillomanie betrifft schätzungsweise 1 bis 2% der Allgemeinbevölkerung (siehe Tabelle 30.6). Eine aktuelle Metaanalyse zur Prävalenz von Trichotillomanie kommt zu einer gepoolten Prävalenz von 1.14%, wobei nur zwei der 30 einbezogenen Studien auf den Kriterien des DSM-5 beruhen (Thomson et al., 2022). Eine große bevölkerungsrepräsentative Studie aus den USA berichtet eine Punktprävalenz von 1.7% (Grant et al., 2020). Für den deutschsprachigen Raum liegen aktuell keine aussagekräftigen Daten zur Prävalenz vor.

Die Störung manifestiert sich meist in der Pubertät im Alter von 10 bis 13 Jahren (u.a. Duke, Keeley, Ricketts et al., 2010). Stellenweise wird von einem Early-Onset-Subtyp berichtet, bei dem die Störung bereits vor dem neunten Lebensjahr beginnt (Duke, Keeley, Geffken et al., 2010).

Im DSM-5 wird darauf hingewiesen, dass wiederholtes Haareausreißen auch bei Kindern vorkommen könne, wobei das Verhalten üblicherweise in der frühen Entwicklung wieder verschwinde. Da längsschnittliche Untersuchungen hierzu allerdings bislang nicht vorliegen und TTM auch bereits im frühen Kindesalter beginnen kann, sollte Haareausreißen bei (Klein-)Kindern dennoch angemessen beachtet und ggf. behandelt werden (Duke, Keeley, Geffken et al., 2010).

Tabelle 30.6: Epidemiologie der Trichotillomanie

Lebenszeitprävalenz	0.6–2.5% (Grant et al., 2020)
Punktprävalenz	1–2% (Grant et al., 2020)
12-Monats-Prävalenz	1–2% (American Psychiatric Association [APA], 2013)
Geschlechterverhältnis	Allgemeine Annahme, dass Frauen deutlich häufiger von TTM betroffen sind – schätzungsweise im Verhältnis 10:1 (APA, 2013); allerdings auch Hinweise auf ein ausgeglichenes Geschlechterverhältnis (u.a. Grant et al., 2020)
Ersterkrankungsalter	10–13 Jahre (u.a. Duke, Keeley, Ricketts et al., 2010)
Verlauf	Unbehandelt chronischer Verlauf (Flessner et al., 2010; Pirdoğan Aydın et al., 2021)
Komorbidität	Hohe Komorbiditäten (Grant et al., 2020; Pirdoğan Aydın et al., 2021); v.a. für Depression, Angststörungen, andere körperbezogene repetitive Verhaltensstörungen (z.B. Dermatillomanie), Zwangsstörungen, Posttraumatische Belastungsstörungen, Substanzgebrauchsstörungen

Tabelle 30.7: Biologische und psychosoziale Einflussfaktoren

Biologische Faktoren	Erblichkeit	Zwillingsstudie mit 34 Zwillingspaaren: Erblichkeit von 76–78% (Novak et al., 2009)
	Neuroanatomie und neuronale Aktivierung	Hinweise auf strukturelle und funktionelle Abweichungen in Bezug auf mehrere Areale, v.a. Putamen, anteriorer Gyrus cinguli und Amygdala (Slikboer et al., 2018)
	Neuropsychologie	Hinweise auf Beeinträchtigungen in Bezug auf spezifische Gedächtnisprozesse, geteilte Aufmerksamkeit und die Unterdrückung automatischer motorischer Reaktionen (Slikboer et al., 2018)
Psychosoziale Faktoren	Emotionsregulation	Verstärkte Schwierigkeiten bei der Emotionsregulation (Roberts et al., 2013)
	Traumatisierung	Vereinzelte Studienergebnisse zu erhöhten Prävalenzraten traumatischer Lebensereignisse, allerdings keine Hinweise auf direkte Zusammenhänge zwischen Traumatisierung und TTM-Symptomschwere (u.a. Houghton et al., 2016)
	Neurotizismus	Erste Hinweise auf Zusammenhänge zwischen Neurotizismus und der TTM-Symptomschwere (Keuthen et al., 2015)
	Impulsivität	Zusammenhänge zwischen TTM und erhöhter Impulsivität, insgesamt jedoch uneinheitliche Befundlage (u.a. Wetterneck et al., 2016)
	Erfahrungsvermeidung („Experiental avoidance")	Erste Hinweise auf einen Zusammenhang zwischen Erfahrungsvermeidung und der TTM-Symptomschwere (Begotka et al., 2004; Wetterneck et al., 2016)
	Perfektionismus	Einzelne Hinweise auf erhöhte Levels von maladaptivem Perfektionismus (Noble et al., 2017)

30.2.4 Störungsmodelle

Aktuell steht kein allgemein anerkanntes Modell zur Entwicklung von TTM zur Verfügung. Stattdessen ist von biologischen und psychosozialen Einflussfaktoren auszugehen, die das Auftreten der Störung gemeinsam bedingen. Ein Überblick über die wichtigsten biopsychosozialen Faktoren ist in Tabelle 30.7 zu finden.

30.2.4.1 Behaviorale und kognitiv-behaviorale Perspektive

Comprehensive Behavioral Model (ComB-Modell). Das ComB-Modell ist ein lerntheoretisch fundiertes Modell, das die relevanten Faktoren für die Entstehung einzelner Episoden des Haareausreißens und die Aufrechterhaltung des Verhaltens ausführlich beschreibt (Mansueto et al., 1997). Dem Modell zufolge werden bestimmte internale und externale Hinweisreize (Cues) über Prozesse der klassischen Konditionierung (siehe Kapitel 2) mit dem Drang zum Haareausreißen assoziiert. Diese konditionierten Stimuli fungieren in der Folge als Auslöser des Verhaltens. Als externale Cues werden bestimmte Settings (z. B. Badezimmer, Schreibtisch) und Hilfsmittel (z. B. Spiegel) beschrieben, die mit spezifischen drangauslösenden Emotionen, Kognitionen oder Aktivitäten verbunden sind. Die entstehenden Assoziationen zwischen externalen Reizen und Drang können schließlich ihrerseits den Drang auslösen, ohne dass bestimmte internale Auslöser beteiligt sein müssen. Als internale Cues werden affektive Zustände, spezifische Sinneswahrnehmungen (z. B. Ertasten eines dicken Haares) sowie bestimmte Kognitionen (z. B. „Das dicke Haar muss weg") beschrieben. Die Rolle kognitiver Cues wird allerdings als untergeordnet angesehen. Darüber hinaus thematisiert das Modell diskriminative Stimuli, die die Ausführung des Verhaltens fördern oder hemmen können (external: z. B. An-/Abwesenheit anderer Personen, Setting; internal: Drang, Körperhaltung, Kognitionen).

Das Haareausreißen selbst wird im Modell als komplexe Aneinanderreihung einzelner Verhaltensweisen beschrieben, die interindividuell stark variieren können. Die Verhaltenssequenz umfasst (1) vorbereitendes Verhalten (z. B. andersartige Haare suchen), (2) den Akt des Haareausreißens (z. B. Versuch, die Wurzel mit auszureißen) sowie (3) die Entsorgung des Haares. Auch Letzteres umfasst ein breites Spektrum an Verhaltensweisen, die ggf. ausgeführt werden: das Haar genau ansehen, über die Lippen reiben, zerbeißen, schlucken; Abbeißen der Wurzel). Je nach Modus des Verhaltens (automatisch/unbewusst vs. fokussiert/bewusst) spielen zum Teil unterschiedliche Cues und diskriminative Stimuli eine Rolle. Auch Unterschiede in der Verhaltenssequenz des Haareausreißens sind zu beobachten.

Zuletzt fasst das Modell operante Konditionierung als zentralen Prozess in der Aufrechterhaltung der Störung auf: Durch das Verhalten werden kurzfristig positive Erlebnisse (z. B. Befriedigung, Ablenkung) erzeugt, die als Verstärker wirken und die Auftretenswahrscheinlichkeit des Verhaltens erhöhen. Mögliche direkte aversive Konsequenzen sind dagegen z. B. eine gedrückte Stimmung oder Ärger über sich selbst. Die Beendigung einer Episode kann u. a. durch die genannten aversiven Konsequenzen oder auch Unterbrechungen von außen, Zeitdruck oder die ausreichende Befriedigung des Drangs eingeleitet werden.

Teufelskreismodell. Das Teufelskreismodell von Bohne (2009) stützt sich ebenfalls auf lerntheoretische Annahmen (siehe Kapitel 2) und geht davon aus, dass der Drang zum Haareausreißen durch unangenehme innere Zustände ausgelöst wird. Das in der Folge auftretende Verhalten werde durch kurzfristig positive Konsequenzen verstärkt. In diesem Modell wird zusätzlich betont, dass die langfristig negativen Auswirkungen des Verhaltens (z. B. Haarverlust, Schamempfinden, sozialer Rückzug) die Häufigkeit unangenehmer innerer Zustände erhöhen, die dann wiederum als Auslöser des Drangs fungieren können – es entsteht ein Teufelskreis. Vermeidung und sozialer Rückzug spielten hier eine besondere Rolle, da sie einerseits zu mehr Zeit allein (begünstigende Kontextbedingung für das Haareausreißen) führen und zugleich emotionales Ungleichgewicht fördern.

Modell der Emotionsregulation (ER-Modell). Das ER-Modell fokussiert sich auf die bereits im ComB-Modell angesprochene negative Verstärkung. Hier wird angenommen, dass das Haareausreißen eine Regulation emotionaler Anspannung ermöglicht und die resultierende Entlastung das Verhalten negativ verstärkt (Roberts et al., 2013). Entsprechend wird davon ausgegangen, dass das Haareausreißen als maladaptive Emotionsregulationsstrategie eingesetzt wird, um unangenehme Emotionen zu vermeiden bzw. sich davon abzulenken. Zusätzlich sprechen erste Studienergebnisse dafür, dass Personen mit TTM verstärkt Schwierigkeiten bei der Emotionsregulation aufweisen (Shusterman et al., 2009). Darüber hinaus wird auf Grundlage entsprechender Studienergebnisse für pathologisches Skin Picking als verwandtem Verhalten davon ausgegangen, dass auch bei TTM möglicherweise eine erhöhte emotionale Reaktivität und ein chronisch erhöhtes Niveau emotionaler Anspannung vorliegt (Roberts et al., 2013; Snorrason et al., 2010). Insgesamt liegt für das Modell der Emotionsregulation bislang die stärkste Evidenz vor.

Stimulus-Regulation-Modell (SR-Modell). Im Rahmen des SR-Modells wird angenommen, dass das Haareausreißen eine regulative Funktion in Bezug auf das innere Stimulationsniveau einnimmt (Penzel, 2003). Es wird davon ausgegangen, dass das Haareausreißen wie auch assoziierte Verhaltensweisen (z. B. ausgerissene Haare über die Lippen streichen) sensorisch stimulierend wirken und dazu dienen, ein angenehmes Erregungsniveau herzustellen. Als spezifische Gründe, warum ausgerechnet das Haareausreißen zur Stimulation angewendet wird, nennt Penzel u. a. die stetige Verfügbarkeit des Verhaltens sowie die hohe Dichte von Nervenendigungen in den involvierten Hautarealen.

Das Modell beruht insbesondere auf der Beobachtung, dass das Haareausreißen sowohl bei einer erhöhten Erregung (z. B. emotionale Anspannung) als auch bei Unterstimulation (z. B.

Langeweile) auftritt. Die Überlegungen stützen sich darüber hinaus auf die Annahme eines genetisch angelegten Pflegeverhaltens, das unter Stress auch bei verschiedenen Primatenarten sowie Hunden und Katzen beobachtet werden kann (z.B. Rheinhardt, 2005).

30.2.4.2 Psychodynamische Perspektive

Aktuell liegt kein allgemeines psychodynamisches Störungsmodell der TTM vor. Vereinzelt beschriebene psychoanalytische Erklärungsansätze begreifen die Symptomatik der TTM als symbolische Repräsentation unbewusster Konflikte sowie als Ausdruck der (Auto-)Aggression oder Autoerotik (Delgado & Mannino, 1969; Greenberg & Sarner, 1965). Das Verhalten wird darüber hinaus mit einer beeinträchtigten psychosexuellen Entwicklung in Zusammenhang gebracht (Greenberg & Sarner, 1965). Im Sinne der Objektbeziehungstheorie (siehe Kapitel 3) wird das Haareausreißen als Ausdruck einer Störung der Objektbeziehung – insbesondere der Mutter-Kind-Dyade – verstanden (Delgado & Mannino, 1969). Die beschriebenen Ansätze stützen sich allerdings größtenteils auf klinische Beobachtungen und Fallberichte. Empirische Daten liegen hierzu bislang kaum vor.

30.2.4.3 Systemische Perspektive

Bislang steht kein spezifisches Störungsmodell für TTM aus Perspektive der Systemischen Psychotherapie zur Verfügung (siehe Kapitel 4). Allerdings liegen einige Studien zur Rolle familiärer Beziehungen und Muster bei TTM vor (Keuthen et al., 2013; Murphy & Flessner, 2015). Vor dem Hintergrund, dass das Familienleben einen kritischen Faktor für die psychische Entwicklung eines Kindes darstellt und TTM üblicherweise in der Adoleszenz beginnt, liegt die Annahme nahe, dass das familiäre Umfeld zur Entwicklung der Störung beiträgt bzw. von der TTM beeinflusst wird. Konflikte können hier insbesondere entstehen, wenn die Symptomatik als schlechte Angewohnheit missverstanden wird und entsprechende Kontrollversuche unternommen bzw. Schuldzuweisungen vorgenommen werden (Peris et al., 2019).

30.2.4.4 Neurobiologische Korrelate

Die Neurobiologie der Trichotillomanie ist bislang nur unzureichend erforscht. Aktuell vorliegende Studien berichten im Vergleich zu gesunden Kontrollgruppen strukturelle und funktionelle Unterschiede in Bezug auf mehrere Hirnareale (siehe Tabelle 30.7; Slikboer et al., 2018). Darüber hinaus liefern mehrere Studien Hinweise auf eine Dysregulation in den neuronalen Schaltkreisen des Belohnungssystems mit Bezug zum Gyrus frontalis inferior und dem Nucleus accumbens (Grant et al., 2022; Slikboer et al., 2018).

Im Hinblick auf neuropsychologische Korrelate weisen die vorliegenden Studien zahlreiche Inkonsistenzen auf. Vereinzelt ergeben sich v.a. Hinweise auf Defizite bei Prozessen des Arbeits- und visuellen Gedächtnisses, der geteilten Aufmerksamkeit sowie der Unterdrückung automatischer motorischer Reaktionen (Slikboer et al., 2018).

In Anbetracht der uneinheitlichen Studienlage sowie der geringen Studienanzahl ist eine zurückhaltende Interpretation der neurobiologischen und -psychologischen Befunde zu TTM angeraten.

30.2.5 Psychotherapie

Zur Psychotherapie der TTM stehen aktuell keine Leitlinienempfehlungen zur Verfügung. Auf Grundlage der vorliegenden Studien lassen sich jedoch erste klare Empfehlungen im Hinblick auf die allgemeine Psychotherapie der TTM und im Speziellen für die Kognitive Verhaltenstherapie ableiten.

30.2.5.1 Allgemeine Psychotherapie

Psychoedukation. Psychoedukation spielt bei TTM eine bedeutsame Rolle, da das Haareausreißen wie auch assoziierte Verhaltensweisen (z.B. das Abbeißen der Haarwurzel) mit großer Scham verbunden sind und auch von den Betroffenen selbst häufig als merkwürdig wahrgenommen werden. Hinzu kommen meist Schuldgefühle und Selbstvorwürfe hinsichtlich der mangelnden Kontrolle über das Verhalten. Eine umfassende Aufklärung über TTM sowie die Erarbeitung eines individuellen Störungsmodells können hier bereits zu einer großen Entlastung beitragen. Zugleich liefert das bessere Verständnis der Störung Ansatzpunkte für eigenverantwortliche Verhaltensänderungen und legt den Grundstein für eine verbesserte Kommunikation mit Angehörigen, die sich häufig sehr schwierig gestaltet.

Beziehungsgestaltung. In der therapeutischen Beziehung steht ein wertschätzender und verständnisvoller Umgang im Vordergrund, sodass ein sicherer Rahmen geschaffen wird, in dem Patient:innen sich in ihrem Leidensdruck ernstgenommen fühlen und auch schambesetzte Themen angesprochen werden können (siehe Kapitel 15). Viele Betroffene machen in ihrem Umfeld oder auch in Behandlungskontexten die Erfahrung, dass das Verhalten als schlechte Angewohnheit missverstanden wird und entsprechend zu mehr Disziplin und „Einfach aufhören!“ aufgefordert wird. Vor diesem Hintergrund spielen die Anerkennung des Leidensdrucks sowie Verständnis für das Verhalten im Kontext seiner Funktionen eine zentrale Rolle.

Motivationsklärung. Es ist zu beachten, dass die kurzfristig positiven Konsequenzen des Haareausreißens eine Herausforderung für die Veränderungsmotivation darstellen. Demzufolge sollten Vor- und Nachteile einer Veränderung thematisiert und persönliche Ziele erarbeitet werden, um die Veränderungsmotivation zu stärken (siehe Kapitel 17). Des Weiteren sollte der Fokus auf Teilziele gerichtet werden, um frustrierenden Erfahrungen durch den Vorsatz „Ab morgen höre ich auf!“ vorzubeugen und diesen durch realistischere Absichten zu ersetzen.

Selbstbeobachtung. Eine detaillierte Erfassung des Verhaltens kann mithilfe von Verhaltensprotokollen umgesetzt werden. Hilfreich ist hierbei das ComB-Modell (siehe Kapitel

30.2.4.1), das auch eine Systematik zur Beschreibung des Verhaltens anhand der beteiligten Modalitäten (sensorisch, affektiv, kognitiv, motorisch, umgebungsbedingt) liefert (Mansueto et al., 1997). Das Führen von Selbstbeobachtungsprotokollen dient darüber hinaus dem Aufmerksamkeitstraining und erhöht die Bewusstheit für das Verhalten.

30.2.5.2 Kognitive Verhaltenstherapie (KVT)

Im Rahmen der KVT liegt der Fokus neben den oben genannten allgemeinen Aspekten insbesondere auf der Umsetzung konkreter Verhaltensstrategien zur Eindämmung des Haareausreißens.

Verhaltensstrategien. Die Identifikation individueller Verhaltensauslöser sowie die erhöhte Aufmerksamkeit für das Verhalten dienen als Grundlage für eine Funktionsanalyse und den Einsatz spezifischer Verhaltensstrategien (Bohne, 2009). Im Besonderen ist hier das *Habit-Reversal-Training* (HRT) von Azrin und Nunn (1973) zu nennen. Im Rahmen dieser Technik werden sogenannte „Competing Responses" eingeübt – also konkurrierende motorische Verhaltensweisen, die eine gleichzeitige Ausführung des Problemverhaltens unmöglich machen – z. B. Fäuste ballen, Finger spreizen, auf die Hände setzen. Diese Verhaltensweisen sollten sich direkt und unauffällig umsetzen lassen und für einige Zeit beibehalten werden können. Im Rahmen der Therapie werden passende Verhaltensweisen gemeinsam erarbeitet und schrittweise in den Alltag überführt. Anchließend ist v. a. ein konsequentes Einüben der konkurrierenden Handlungen in Reaktion auf den Drang bzw. die ersten Anzeichen des Verhaltens wichtig, wobei sich insbesondere aus der hohen Automatisierung des Verhaltens Herausforderungen ergeben.

Weiterhin können Stimuluskontrolltechniken eingesetzt werden (siehe Kapitel 18), um individuelle Auslöser in spezifischen Risikositutionen einzudämmen: z. B. Kopfbedeckung oder Handschuhe tragen, Haare hochstecken, Pinzette entfernen bzw. unzugänglich aufbewahren. Zusätzlich sind Hilfsmittel und Tätigkeiten nützlich, die die Hände in bestimmten Risikosituationen (z. B. Arbeiten am PC, Fernsehen) beschäftigen und ggf. stimulieren: z. B. Stress-/Igelbälle, Akupressurringe, Handarbeiten.

Je nach Symptomschwere kann die Anwendung solcher Techniken schnell erste Erfolge ermöglichen. Bei der Einführung sollte allerdings realistisch aufgeklärt werden, wo die Chancen, aber auch Grenzen solcher Strategien liegen, und betont werden, dass auch weitere Aspekte (z. B. Spannungsregulation) eine zentrale Rolle für den Behandlungserfolg spielen. Andernfalls besteht die Gefahr erneuter Selbstvorwürfe aufgrund mangelnder Erfolge durch die Verhaltensstrategien.

Kognitive Umstrukturierung. Die Identifikation und Umstrukturierung dysfunktionaler Kognitionen kann in der Behandlung der TTM u. a. im Hinblick auf schuld- und schambesetzte Themen hilfreich sein (siehe Kapitel 18). Hierbei empfiehlt es sich, insbesondere auf Selbstvorwürfe und Angstgedanken, die ggf. Vermeidungsverhalten bedingen, einzugehen. Darüber hinaus können drangverstärkende oder erlaubende Gedanken (z. B. „Das graue Haar fällt auf", „Ich reiße ja nur das eine Haar aus") bearbeitet werden.

Stressmanagement und Emotionsregulation. Vor dem Hintergrund der Funktionen des Haareausreißens für die Emotions- und Spannungsregulation spielen Stressmanagement sowie die Verbesserung der Emotionsregulation ebenfalls eine wichtige Rolle. Hier empfiehlt sich der Einsatz von Methoden aus der Dialektisch-Behavioralen Therapie (DBT; siehe Kapitel 30.1) sowie aus der Akzeptanz- und Commitment-Therapie (ACT), die bereits in ersten Studien für TTM erprobt wurden (siehe Kapitel 30.2.7).

Rückfallprophylaxe. Zudem ist eine realistische Aufklärung über das Risiko erneuter Verhaltensepisoden sowie die Einführung der Unterscheidung zwischen Vorfällen und Rückfällen zentral (siehe Kapitel 22). Das Verhalten sollte als Alarmsignal betrachtet werden, um wieder aufmerksamer mit den eigenen Bedürfnissen umzugehen und ggf. bestimmte Verhaltensstrategien wieder einzusetzen. Auch die Erarbeitung individueller Risikofaktoren und möglicher Bewältigungsmaßnahmen ist angeraten. Es ist zu beachten, dass ein konstruktiver Umgang mit erneuten Verhaltensepisoden nicht nur am Ende der Therapie, sondern bereits im Verlauf eine große Rolle spielt und entsprechend zentral thematisiert werden sollte.

Weitere Aspekte. Darüber hinaus kommt aufgrund der häufig bestehenden Selbstwertproblematik auch Interventionen zum Aufbau des Selbstwertgefühls sowie der Aktivierung von Ressourcen eine zentrale Bedeutung zu (siehe Kapitel 17). Zusätzlich können Interventionen mit Fokus auf das Körperbild (v. a. Umgang mit Haarverlust, Stellenwert des Aussehens) hilfreich sein. Zuletzt sollte angesichts der regulativen Funktionen des Verhaltens auch eine angemessene Art der Selbstfürsorge und ein guter Umgang mit körperlichen und psychischen Bedürfnissen erarbeitet werden.

30.2.5.3 Psychodynamische und Systemische Psychotherapie

Derzeit liegen für die psychodynamische wie auch die Systemische Psychotherapie keine ausgearbeiteten Behandlungsmodelle für TTM vor.

30.2.5.4 Selbsthilfe und Online-Angebote

In der unzureichend ausgebauten Versorgung von Patient:innen mit TTM spielen niedrigschwellige Angebote eine wichtige Rolle. Hier sind Maßnahmen zur Selbsthilfe zu nennen, die u. a. Psychoedukation anhand spezifischer Ratgeber (z. B. Hunger & Lüttmann, 2016) und digitaler Informationsangebote (z. B. Webseiten[2], Podcasts) sowie den Einsatz behavioraler Strategien (siehe Kapitel 30.2.5.2) umfassen.

Für TTM und verwandte Störungsbilder finden sich zudem erste Ansätze für internetbasierte Selbsthilfe- und Unterstüt-

2 z. B. die Informationsseite www.skinpicking-trichotillomanie.de

zungsprogramme (u.a. Mouton-Odum et al., 2006). Bisher stehen für TTM allerdings keine ausreichend evaluierten, internetbasierten Interventionen zur Verfügung.

Über die genannten Möglichkeiten hinaus sind Selbsthilfegruppen eine wichtige, nicht zu unterschätzende Anlaufstelle. Der gemeinsame Austausch innerhalb der Gruppen dient nicht nur der Aufklärung, sozialen Unterstützung und einem funktionaleren Umgang mit TTM, sondern fördert insbesondere auch den Abbau von Scham und kann so maßgeblich zur Entlastung Betroffener beitragen.

30.2.6 Pharmakotherapie und sonstige somatische Behandlungsverfahren

Aktuell liegen keine Leitlinienempfehlungen zur pharmakologischen Behandlung von TTM vor. Obwohl einzelne Studienergebnisse auf positive Effekte spezifischer Wirkstoffe auf die TTM-Symptomatik hinweisen (Farhat et al., 2020), kann aufgrund der unzureichenden Evidenzlage kein Wirkstoff empfohlen werden (siehe Kapitel 30.2.7).

30.2.7 Empirische Absicherung

Psychotherapeutische Verfahren. Insgesamt liegen zur Behandlung von TTM im Vergleich zu anderen Störungsbildern immer noch relativ wenige Studien vor. Die vorhandenen Studien zu psychotherapeutischen Interventionen beziehen sich beinahe ausschließlich auf verhaltenstherapeutische Verfahren, sodass keine Aussage zur Wirksamkeit psychodynamischer oder systemischer Ansätze getroffen werden kann.

In einer Metaanalyse aus dem Jahr 2020 zeigte sich für eine Kombination von Verhaltenstherapie und HRT ein großer Effekt (SMD = −1.22) sowie insgesamt die stärkste Evidenz (Farhat et al., 2020). Dieser Kategorie werden u.a. auch Studien zu kombinierten Behandlungen aus HRT und ACT sowie HRT und DBT zugeordnet. Einschränkend ist auf die geringe Anzahl der Primärstudien sowie deren methodische Limitationen hinzuweisen.

Pharmakotherapie. Zur pharmakologischen Behandlung von TTM liegen aktuell nur wenige belastbare Studien vor. Eine neuere Metaanalyse stützt sich auf insgesamt 11 Studien zu sieben Wirkstoffen (Sertralin, Fluoxetin, Clomipramin, N-Acetylcystein, Olanzapin, Naltrexon, Mariendistel; Farhat et al., 2020). Für selektive Serotonin-Wiederaufnahmehemmer (SSRIs) zeigte sich in der Metaanalyse auf Basis von vier Primärstudien kein signifikanter Effekt auf die TTM-Symptomatik. Dagegen berichtet die Metaanalyse positive Behandlungseffekte im Vergleich zu Placebo-Bedingungen für Clomipramin, Olanzapin und N-Acetylcystein. Als problematisch sind hier allerdings grundsätzlich die geringen Stichprobengrößen sowie die geringe Anzahl von Studien pro Wirkstoff zu nennen. In den meisten Fällen liegen lediglich ein bis zwei Studien pro Wirkstoff vor (Farhat et al., 2020).

Ein aktuelles Cochrane Review kommt zu dem Schluss, dass die Evidenzlage nicht ausreicht, um eine fundierte Aussage zur Wirksamkeit eines bestimmten Wirkstoffs bzw. einer Wirkstoffklasse zur Behandlung von Trichotillomanie treffen zu können (Hoffman et al., 2021).

Literatur

American Psychiatric Association. (2013). *Diagnostic and Statistical Manual of Mental Disorders: DSM-5* (5th ed.). Washington: American Psychiatric Publishing. https://doi.org/10.1176/appi.books.9780890425596

American Psychiatric Association. (2018). *Diagnostisches und statistisches Manual psychischer Störungen: DSM-5* (2., korrigierte Aufl.). (Deutsche Ausgabe herausgegeben von P. Falkai und H.-U. Wittchen, mitherausgegeben von M. Döpfner, W. Gaebel, W. Maier, W. Rief, H. Saß & M. Zaudig). Göttingen: Hogrefe.

Azrin, N.H. & Nunn, R.G. (1973). Habit-reversal: A method of eliminating nervous habits and tics. *Behavior Research and Therapy, 11*(4), 619–628. https://doi.org/10.1016/0005-7967(73)90119-8

Begotka, A.M., Woods, D.W. & Wetterneck, C.T. (2004). The relationship between experiential avoidance and the severity of trichotillomania in a nonreferred sample. *Journal of Behavior Therapy and Experimental Psychiatry, 35*(1), 17–24. https://doi.org/10.1016/j.jbtep.2004.02.001

Bohne, A. (2009). *Trichotillomanie*. Göttingen: Hogrefe.

Delgado, R.A. & Mannino, F.V. (1969). Some observations on trichotillomania in children. *Journal of the American Academy of Child Psychiatry, 8*(2), 229–246. https://doi.org/10.1016/S0002-7138(09)61903-8

Duke, D.C., Keeley, M.L., Geffken, G.R. & Storch, E.A. (2010). Trichotillomania: A current review. *Clinical Psychology Review, 30,* 181–193. https://doi.org/10.1016/j.cpr.2009.10.008

Duke, D.C., Keeley, M.L., Ricketts, E.J., Geffken, G.R. & Storch, E.A. (2010). The phenomenology of hairpulling in college students. *Journal of Psychopathology and Behavioral Assessment, 32,* 281–292. https://doi.org/10.1007/s10862-009-9150-4

Farhat, L.C., Olfson, E., Nasir, M., Levine, J.L.S., Li, F., Miguel, E.C. et al. (2020). Pharmacological and behavioral treatment for trichotillomania: An updated systematic review with meta-analysis. *Depression and Anxiety, 37*(8), 715–727. https://doi.org/10.1002/da.23028

Flessner, C.A., Lochner, C., Stein, D.J., Woods, D.W., Franklin, M.E. & Keuthen, N.J. (2010). Age of onset of trichotillomania symptoms: Investigating clinical correlates. *Journal of Nervous and Mental Disease, 198*(2), 896–900. https://doi.org/10.1097/NMD.0b013e3181fe7423

Flessner, C.A., Woods, D.W., Franklin, M.E., Cashin, S., Keuthen, N.J. & Trichotillomania Learning Center – Scientific Advisory Board (2007). The Milwaukee Inventory for Subtypes of Trichotillomania – Adult Version (MIST-A): Development of an instrument for the assessment of „focused“ and „automatic“ hair pulling. *Journal of Psychopathology and Behavioral Assessment, 30,* 20–30. https://doi.org/10.1037/t13798-000

Grant, J.E., Dougherty, D.D. & Chamberlain, S.R. (2020). Prevalence, gender correlates, and co-morbidity of trichotillomania. *Psychiatry Research, 288,* 112948. https://doi.org/10.1016/j.psychres.2020.112948

Grant, J.E., Peris, T.S., Ricketts, E.J., Bethlehem, R.A.I., Chamberlain, S.R., O'Neill, J. et al. (2022). Reward processing in trichotillomania and skin picking disorder. *Brain imaging and behavior, 16*(2), 547–556. https://doi.org/10.1007/s11682-021-00533-5

Greenberg, H.R. & Sarner, C.A. (1965). Trichotillomania. Symptom and Syndrome. *Archives of General Psychiatry, 12,* 482–489. https://doi.org/10.1001/archpsyc.1965.01720350050007

Hoffman, J., Williams, T., Rothbart, R., Ipser, J.C., Fineberg, N., Chamberlain, S.R. et al. (2021). Pharmacotherapy for trichotillomania. *Cochrane Database of Systematic Reviews, 9*(9), CD007662.

Houghton, D.C., Mathew, A.S., Twohig, M.P., Saunders, S.M., Franklin, M.E., Compton, S.N. et al. (2016). Trauma and trichotillomania: A tenuous relationship. *Journal of Obsessive-Compulsive and Related Disorders, 11,* 91–95. https://doi.org/10.1016/j.jocrd.2016.09.003

Hunger, A. & Lüttmann, H. (2016). *Ratgeber Trichotillomanie: Informationen zum krankhaften Haareausreißen für Betroffene und Angehörige.* Göttingen: Hogrefe. https://doi.org/10.1026/02309-000

Keuthen, N.J., Fama, J., Altenburger, E., Allen, A., Raff, A. & Pauls, D. (2013). Family environment in adolescent trichotillomania. *Journal of Obsessive-Compulsive and Related Disorders, 2*(4), 366–374. https://doi.org/10.1016/j.jocrd.2013.07.001

Keuthen, N.J., O'Sullivan, R.L., Ricciardi, J.N., Shera, D., Savage, C.R., Borgmann, A.S. et al. (1995). The Massachusetts General Hospital (MGH) Hairpulling Scale: 1. Development and factor analyses. *Psychotherapy and Psychosomatics, 64*(3–4), 141–145. https://doi.org/10.1159/000289003

Keuthen, N.J., Tung, E.S., Altenburger, E., Blais, M.A., Pauls, D.L. & Flessner, C.A. (2015). Trichotillomania and personality traits from the five-factor model. *Brazilian Journal of Psychiatry, 37*(4), 317–324. https://doi.org/10.1590/1516-4446-2015-1657

Larson, C.M. (2007). *Construction and Validation of a Self-Report Measure of Trichotillomania Distress: The Hairpulling Distress and Impairment Scale (HDIS).* [Doctoral dissertation, University of Toledo]. OhioLINK Electronic Theses and Dissertations Center. http://rave.ohiolink.edu/etdc/view?acc_num=toledo1184697559

Mansueto, C.S., Townsley Stemberger, R.M., McCombs Thomas, A. & Goldfinger Golomb, R. (1997). Trichotillomania: A comprehensive behavioral model. *Clinical Psychology Review, 17*(5), 567–577. https://doi.org/10.1016/S0272-7358(97)00028-7

Margraf, J., Cwik, J., von Brachel, R., Suppiger, A. & Schneider, S. (2021). *DIPS Open Access 1.2: Diagnostisches Interview bei psychischen Störungen.* Bochum: Mental Health Research and Treament Center, Ruhr-Universität Bochum.

Mehrmann, L., Widemann, L., Cwik, J. & Gerlach, A. (2022). *Entwurf eines Zusatzmoduls für das DIPS Open Access zur Diagnostik von körperbezogenen repetitiven Verhaltensweisen.* Unveröffentlichtes Manuskript, Universität zu Köln.

Mouton-Odum, S., Keuthen, N.J., Wagener, P.D., Stanley, M.A. & DeBakey, M.E. (2006). StopPulling.com: An interactive, self-help program for trichotillomania. *Cognitive and Behavioral Practice, 13,* 215–226. https://doi.org/10.1016/j.cbpra.2005.05.004

Murphy, Y.E. & Flessner, C.A. (2015). Family functioning in paediatric obsessive compulsive and related disorders. *British Journal of Clinical Psychology, 54*(4), 414–434. https://doi.org/10.1111/bjc.12088

Noble, C.M., Gnilka, P.B., Ashby, J.S. & McLaulin, S.E. (2017). Perfectionism, shame, and trichotillomania symptoms in clinical and nonclinical samples. *Journal of Mental Health Counseling, 39*(4), 335–350. https://doi.org/10.17744/mehc.39.4.05

Novak, C.E., Keuthen, N.J., Stewart, S.E. & Pauls, D.L. (2009). A twin concordance study of trichotillomania. *American Journal of Medical Genetics. Part B, Neuropsychiatric Genetics, 150B*(7), 944–949. https://doi.org/10.1002/ajmg.b.30922

Penzel, F. (2003). *The hair-pulling problem: A complete guide to trichotillomania.* New York: Oxford University Press.

Peris, T.S., Rozenman, M., Gonzalez, A., Vreeland, A., Piacentini, J., Tan, P.Z. et al. (2019). Family functioning in pediatric trichotillomania, obsessive compulsive disorder, and healthy comparison youth. *Psychiatry Research, 281,* 112578. https://doi.org/10.1016/j.psychres.2019.112578

Pirdoğan Aydın, E., Güler Kenar, J., Kıvanç Altunay, İ., Gökovalı Beğenen, A., Kıvılcım, Y., Özer, Ö.A. et al. (2021). Clinical characteristics and comorbidities of patients with trichotillomania and skin picking disorder who admitted to a psychodermatology outpatient clinic: A comparative study. *Turkish Journal of Psychiatry, 32*(2), 100–108.

Rheinhardt, V. (2005). Hair pulling: A review. *Laboratory Animals, 39*(4), 361–369. https://doi.org/10.1258/002367705774286448

Roberts, S., O'Connor, K. & Bélanger, C. (2013). Emotion regulation and other psychological models for body-focused repetitive behaviors. *Clinical Psychology Review, 33*(6), 745–762. https://doi.org/10.1016/j.cpr.2013.05.004

Shusterman, A., Feld, L., Baer, L. & Keuthen, N.J. (2009). Affective regulation in trichotillomania: Evidence from a large-scale internet survey. *Behaviour Research and Therapy, 47*(8), 637–644. https://doi.org/10.1016/j.brat.2009.04.004

Slikboer, R., Reser, M.P., Nedeljkovic, M., Castle, D.J. & Rossell, S.L. (2018). Systematic review of published primary studies of neuropsychology and neuroimaging in trichotillomania. *Journal of the International Neuropsychological Society, 24*(2), 188–205. https://doi.org/10.1017/S1355617717000819

Snorrason, I., Ricketts, E.J., Olafsson, R.P., Rozenman, M., Colwell, C.S. & Piacentini, J. (2019). Disentangling reward processing in Trichotillomania: „Wanting" and „liking" hair pulling have distinct clinical correlates. *Journal of Psychopathology and Behavioral Assessment, 41,* 2781–2279. https://doi.org/10.1007/s10862-018-9712-4

Snorrason, I., Smári, J. & Ólafsson, R.P. (2010). Emotion regulation in pathological skin picking: Findings from a non-treatment seeking sample. *Journal of Behavior Therapy and Experimental Psychiatry, 41*(3), 238–245. https://doi.org/10.1016/j.jbtep.2010.01.009

Thomson, H.A., Farhat, L.C., Olfson, E., Levine, J.L.S. & Bloch, M.H. (2022). Prevalence and gender distribution of trichotillomania: A systematic review and meta-analysis. *Journal of Psychiatric Research, 153,* 73–81. https://doi.org/10.1016/j.jpsychires.2022.06.058

Wetterneck, C.T., Lee, E.B., Flessner, C.A., Leonard, R.C. & Woods, D.W. (2016). Personality characteristics and experiential avoidance in Trichotillomania: Results from an age and gender matched sample. *Journal of Obsessive-Compulsive and Related Disorders, 8,* 64–69. https://doi.org/10.1016/j.jocrd.2015.12.003

30.3 Geschlechtsinkongruenz, Trans*identität, Geschlechtsdysphorie

Sophie Hauschild & Wilhelm F. Preuss

Inhaltsübersicht

30.3.1 Klinische Merkmale

„Geschlechtsinkongruenz" bezeichnet einen anhaltenden Zustand, bei dem das eigene Geschlechtsidentitätsempfinden nicht mit dem Zuweisungsgeschlecht bei Geburt übereinstimmt, sondern einem anderen Geschlecht entspricht. Als nosologische Entität hat *Geschlechtsinkongruenz* (HA60) in der ICD-11 die Bezeichnung *Transsexualismus* (F64.0) in der ICD-10 abgelöst.

Die Begriffe „Trans*identität", „Trans*geschlechtlichkeit", „trans*", und „trans*gender" werden zur Bezeichnung von Personen verwendet, bei denen eine Geschlechtsinkongruenz vorliegt. Das Sternchen wird benutzt, um auch queere, non-binäre Menschen und andere besondere Geschlechtsidentitäten einzubeziehen. Begriffe wie „transsexuell" oder „Transsexualität" werden heute als entwertend empfunden.

„Geschlechtsdysphorie" – verstanden als Symptomatik – bezeichnet das Leiden unter den eigenen Geschlechtsmerkmalen, die als unbehaglich, falsch, fremd, unpassend oder nicht stimmig empfunden werden. Diese muss nach Verlaufsform (flüchtig, wiederkehrend, dauerhaft), Intensität (erträglich, unerträglich) und Qualität (nur bestimmte oder alle Geschlechtsmerkmale betreffend) unterschieden werden.

Bislang sind noch die Amtsgerichte für Vornamens- und Personenstandsänderungen nach dem sogenannten Transsexuellengesetz (TSG) zuständig. Das geplante *Selbstbestimmungsgesetz,* mit dessen Verabschiedung noch im Jahr 2024 zu rechnen ist, ermöglicht die Änderung des Geschlechtseintrags auf Antrag beim Standesamt ohne psychiatrische Begutachtungen. Ein geänderter Geschlechtseintrag begründet jedoch keinen Anspruch auf medizinische Maßnahmen.

Fallbeispiele

Marco wurde bei der Geburt das weibliche Geschlecht zugewiesen. Er wuchs mit zwei Schwestern auf. Die Eltern berichteten, dass Marco von Anfang an „Mädchenkleidung" strikt ablehnte. Er habe im Kindergarten auffallend viele Jungen als Freunde gehabt, sei aber sehr beliebt und Klassensprecher gewesen. Nach der ersten Menstruation mit 11 Jahren sei er zunehmend unglücklicher und aggressiver geworden. Mit 13 habe er einen Suizidversuch unternommen. Darauf folgte eine Behandlung in einer kinder- und jugendpsychiatrischen Klinik. Dort fand Marco Anschluss an eine „queere Punkergruppe". Marco berichtete, dass er es als „reine Erlösung" empfunden habe, als seine Eltern ihn als Sohn annahmen. Beim Übergang in eine neue Klasse outete er sich mit einem Referat über Trans*geschlechtlichkeit. Mit 14 bekam Marco zunächst pubertätsaufhaltende Medikamente und später Testosteron. Er freute sich über seine rasch eintretende tiefere Stimmlage. Andere Jungen suchten seine Freundschaft und er hatte seine erste feste Freundin. Nach der Vornamens- und Personenstandsänderung erfolgte mit 18 Jahren die plastisch-chirurgische Brust-Transformation von weiblich zu männlich, mit der er sich endlich körperlich stimmig fühlte.

Hanna war mit männlichem Zuweisungsgeschlecht als Einzelkind wohlbehütet aufgewachsen. Die Eltern schilderten sie als lebhaftes und intelligentes Kind, das seit dem Vorschulalter geäußert hatte, sich als Mädchen zu fühlen. Sie habe zu Hause immer darauf bestanden, „weibliche" Kleidung zu tragen, Mädchen als Spielkameradinnen bevorzugt und gerne „Mädchenbücher" gelesen. Mit 12 ½ Jahren habe sie in der Schule einen Rollenwechsel vollzogen. Dabei habe sie die Unterstützung ihrer Klassenlehrerin und der Schulleitung gehabt. Sie sei in ihrer Klasse als Mädchen von allen akzeptiert worden und habe

Unterstützung durch ihre Freundinnen erlebt. Hanna äußerte in der Spezialsprechstunde massive Ängste vor dem männlichen Stimmbruch. Mit 13 ½ bekam sie eine pubertätsunterdrückende Behandlung. Sie war erleichtert, dass ihr damit Bartwuchs und Stimmbruch erspart wurden. Mit 14 wurde eine Behandlung mit Östrogenen eingeleitet, die zum ersehnten Brustwachstum führten. Mit 15 erfolgte eine Vornamens- und Personenstandsänderung. Mit 17 plante sie eine genitalangleichende Operation, die mit 18 erfolgreich durchgeführt wurde.

In den letzten Jahren ist es in der westlichen Welt zu einer enormen Zunahme an geschlechtsdysphorischen Jugendlichen gekommen, die professionelle Hilfe suchen. Die Zahl der Patient:innen mit weiblichem Körpergeschlecht hat besonders stark zugenommen. Manche Jugendlichen entdecken ihre Geschlechtsdysphorie erst mit Eintritt in die Pubertät („rapid onset gender dysphoria"). Dazu kommen Jugendliche und Erwachsene, die sich als „non-binär", „queer" oder „gender-fluid" bezeichnen, weder als Frauen noch als Männer angesprochen werden wollen und besondere Personal- und Possessivpronomen bevorzugen. Ähnlich wie trans* Männer wünschen sich einige non-binäre Patient:innen ein „glattes" Brustprofil.

Non-binäre Jugendliche sollen ernstgenommen werden, weil ihre selbst gewählten Geschlechtsidentitäten zunächst die Funktion einer Übergangsidentität haben können, die ihnen auch vital wichtige Bindungen an Peer-Gruppen ermöglicht. Die meisten non-binären Personen befinden sich „auf einem Weg mit noch unbekanntem Ziel" (Stryker, 2017). Suchen non-binäre Personen psychotherapeutische Hilfe, geht es darum, sie in ihrer individuellen sexuellen und psychischen Entwicklung und bei der Entfaltung ihrer Persönlichkeit zu unterstützen.

30.3.2 Klassifikation und Diagnostik

In der ICD-10 werden unter Störungen der Geschlechtsidentität (F64) folgende Diagnosen aufgeführt: Transsexualismus (F64.0; siehe Tabelle 30.8), Transvestitismus unter Beibehaltung beider Geschlechtsrollen (F64.1) und Störung der Geschlechtsidentität des Kindesalters (F64.2).

Transvestitismus unter Beibehaltung beider Geschlechtsrollen (F64.1) wird folgendermaßen definiert: Das Tragen der Kleidung des anderen Geschlechts (Crossdressing) dient dazu, sich vorübergehend dem anderen Geschlecht zugehörig zu fühlen. Es dient nicht der sexuellen Erregung wie beim feti-

Tabelle 30.8: Kriterien der Geschlechtsidentitätsstörungen der ICD-10 und der Geschlechtsdysphorie bei Jugendlichen und Erwachsenen des DSM-5

ICD-10: Transsexualismus (F64.0)	A. Wunsch, als Angehöriger bzw. Angehörige des anderen Geschlechts zu leben und akzeptiert zu werden, i. d. R. verbunden mit dem Wunsch, den eigenen Körper durch chirurgische und hormonelle Behandlungen dem bevorzugten Geschlecht anzugleichen. B. Die transsexuelle Identität besteht andauernd seit mindestens zwei Jahren. C. Die Transsexualität ist nicht Symptom einer anderen psychischen Erkrankung und geht nicht mit einer Chromosomenaberration einher.
DSM-5: Geschlechtsdysphorie bei Jugendlichen und Erwachsenen[1]	A. Eine seit mindestens 6 Monaten bestehende ausgeprägte Diskrepanz zwischen Gender und Zuweisungsgeschlecht, wobei mindestens zwei der folgenden Kriterien erfüllt sein müssen: 1. Ausgeprägte Diskrepanz zwischen Gender und den primären und/oder sekundären Geschlechtsmerkmalen (oder, bei Jugendlichen, den erwarteten sekundären Geschlechtsmerkmalen). 2. Ausgeprägtes Verlangen, die eigenen primären und/oder sekundären Geschlechtsmerkmale loszuwerden (oder, bei Jugendlichen, das Verlangen, die Entwicklung der erwarteten sekundären Geschlechtsmerkmale zu verhindern). 3. Ausgeprägtes Verlangen nach den primären und/oder sekundären Geschlechtsmerkmalen des anderen Geschlechts. 4. Ausgeprägtes Verlangen, dem anderen Geschlecht anzugehören (oder einem alternativen Gender, das sich vom Zuweisungsgeschlecht unterscheidet). 5. Ausgeprägtes Verlangen danach, wie das andere Geschlecht behandelt zu werden (oder wie ein alternatives Gender, das sich vom Zuweisungsgeschlecht unterscheidet). 6. Ausgeprägte Überzeugung, die typischen Gefühle und Reaktionsweisen des anderen Geschlechts aufzuweisen (oder die eines alternativen Gender, das sich vom Zuweisungsgeschlecht unterscheidet). B. Klinisch relevantes Leiden oder Beeinträchtigungen in sozialen, schulischen oder anderen wichtigen Funktionsbereichen. *Zusatzcodierung:* • Mit einer Variation bzw. Störung der Geschlechtsentwicklung • Nach der Geschlechtsangleichung

1 Abdruck erfolgt mit Genehmigung aus der deutschen Ausgabe des Diagnostic and Statistical Manual of Mental Disorders, Fifth Edition © 2013, Dt. Ausgabe: © 2018, American Psychiatric Association. Alle Rechte vorbehalten.

schistischen Transvestitismus. Ein Wunsch nach Geschlechtsumwandlung besteht nicht.

Das DSM-5 verwendet den Begriff „Geschlechtsdysphorie“ nicht im Sinne einer Symptomatik, sondern als Bezeichnung für eine nosologische Entität (siehe Tabelle 30.8).

In der ICD-11 wird Geschlechtsinkongruenz (HA60) nicht mehr als *psychische Störung* verstanden und deshalb als Normvariante der Geschlechtsidentität in das neu geschaffene Kapitel 17 „Zustände mit Bezug zu sexueller Gesundheit“ („conditions related to sexual health“) eingeordnet. Damit wird die Geschlechtsinkongruenz von der WHO konsequent entpathologisiert.

Unterschieden wird die Geschlechtsinkongruenz in der Adoleszenz oder im Erwachsenenalter (HA60) von der Geschlechtsinkongruenz in der Kindheit (HA61). Geschlechtsinkongruenz führt häufig zu einer Transition, um in der Geschlechtsrolle leben zu können und anerkannt zu werden, die dem eigenen Empfinden entspricht. Mit der Diagnose Geschlechtsinkongruenz wird keine Aussage über den krankheitswertigen Leidensdruck gemacht, der durch die Geschlechtsdysphorie entsteht (DGfS, 2018).

30.3.2.1 Besonderheiten bei Kindern und Jugendlichen

Trans* Jugendliche haben sich meist schon als Kinder unbehaglich mit ihrem Körper gefühlt. Mit der dramatischen Metamorphose des Körpers in der Pubertät exazerbiert die Geschlechtsdysphorie. Die sich ausbildenden Geschlechtsmerkmale (bei Jungen Stimmbruch, Bartwuchs, Vermännlichung des Körpers und der Gesichtszüge, Intim- und Achselbehaarung, Erektionen und Samenerguss; bei Mädchen Brustwachstum, Intim- und Achselbehaarung, Menstruation, weibliche Körpererscheinung) führen zu einer enormen Verschlimmerung der Geschlechtsdysphorie. Geschlechtsdysphorie verursacht bei Jugendlichen wie bei Erwachsenen einen Leidensdruck, in den sich cis Personen (cis bedeutet „diesseits“ und beschreibt Personen, die nicht trans* sind) nur schwer einfühlen können.

Der Ekel vor den nicht stimmig empfundenen Geschlechtsmerkmalen und die Schuldgefühle, die vermeintlichen Erwartungen der Eltern nicht zu erfüllen, können quälend werden. Es kann verzehrender Neid auf diejenigen auftreten, deren Geschlechtsmerkmale man selbst gerne hätte, oder eine hilflose Ohnmachtswut („Warum trifft es mich?“). Diese besondere Gefühlsmischung wird durchdrungen von Ängsten, mit dem eigenen So-Sein abgelehnt, von der Familie nicht verstanden zu werden und weder bei Jungen noch bei Mädchen Anschluss zu finden (Preuss, 2021). Viele trans* Jugendliche kämpfen vor ihrem Coming-out nicht nur mit Ängsten vor Diskriminierung, sondern auch mit internalisierter Trans*negativität (für einen Überblick siehe Rauchfleisch, 2020).

Fast alle trans* Jugendlichen versuchen zunächst, sich dem mit ihrem Zuweisungsgeschlecht verbundenen Verhalten anzupassen. So lassen sich trans* Jungen die Haare lang wachsen und lernen von einer Freundin, wie man sich als „richtiges Mädchen“ schminkt und welche Mädchenmode man trägt. Trans* Mädchen schauen sich meist Verhaltensweisen anderer Jungen ab und vermeiden alles, wodurch sie als „mädchenhaft“ auffallen könnten.

30.3.2.2 Differenzialdiagnosen

Differenzialdiagnostisch sollen nach ICD-10 spezifische Formen von Paraphilien (F65; siehe Kapitel 30.4), wie z. B. der fetischistische Transvestitismus und sexuelle Reifungskrisen (F66.0), ausgeschlossen werden. Zudem sollen nach DSM-5 körperdysmorphe Störungen, Schizophrenien, wahnhafte Störungen oder der Wunsch nach Kastration bei geschlechtsloser Identität (Eunuchismus) abgegrenzt werden. Dabei muss differenziert werden, ob es sich um eine Ausschlussdiagnose handelt (z. B. um eine wahnhafte Überzeugung), um eine eigenständige Komorbidität (z. B. um eine Autismus-Spektrum-Störung) oder um eine Folgestörung der Geschlechtsinkongruenz (z. B. um eine reaktive depressive Verstimmung). Trans*idente Entwicklungen gibt es auf allen strukturellen Funktionsniveaus. Psychosen schließen die Diagnose einer Geschlechtsinkongruenz nicht aus.

30.3.2.3 Diagnostische Instrumente

Störungsspezifische Instrumente können die Diagnostik unterstützen (siehe Tabelle 30.9). Eine Validierung der deutschsprachigen Versionen steht jedoch noch aus. Zur Unterstützung der Kommunikation über Geschlecht wird vermehrt auch die „genderbread person“ eingesetzt, die ein differenzielles Einordnen des Geschlechtserlebens auf den Dimensi-

Tabelle 30.9: Instrumente zur begleitenden Diagnostik von Geschlechtsdysphorie

Instrument	Beschreibung
Utrecht Gender Dysphoria Scale (UGDS; Cohen-Kettenis & Van Goozen, 1997)	Bekanntester Fragebogen zur Erfassung von Geschlechtsdysphorie. Er existiert für den Einsatz nach Zuweisungsgeschlecht in zwei 12-Item-Versionen.
Utrecht Gender Dysphoria Scale – Gender Spectrum (UGDS-GS; McGuire et al., 2020)	Adaptation der UGDS für den Einsatz bei Personen mit non-binärer Identität. Fragebogen mit 18 Items in geschlechtsneutraler Sprache.
Gender Identity Interview for Children (Zucker et al., 1993)	Interview mit 12 Items zur Erfassung von Geschlechtsdysphorie im Kindesalter.

onen Geschlechtsidentität, -ausdruck und biologisches Geschlecht ermöglicht (https://dgti.org).

30.3.3 Epidemiologie

Eine Metaanalyse zur Prävalenz von Geschlechtsinkongruenz auf Basis von Studien in Europa, USA, Australien und Singapur ergab eine Häufigkeit von 4.6 von 100 000 Personen (Arcelus et al., 2015). Meyer zu Hoberge (2009), die die Anzahl der Verfahren zur Vornamens- und Personenstandsänderung in Deutschland nach dem Transexuellengesetz (TSG) von 1991 bis 2000 untersuchte, fand eine Gesamtprävalenz von 4.26 pro 100 000 Einwohner:innen. Ein systematisches Review zu selbstberichteter Geschlechtsinkongruenz in verschiedenen Ländern ergab eine Prävalenz von 0.4% (Collin et al., 2016). Eine Befragung in Deutschland zur Geschlechterverteilung in Unternehmen im Jahr 2021 ergab einen Anteil von Personen, die als Geschlecht „divers" angaben, von weniger als 1% (ifo Institut & Randstad, 2021). In einer repräsentativen Stichprobe jugendlicher Gymnasiast:innen in Deutschland zeigte sich im Selbstbericht eine Inkongruenz von 1.6% (Becker et al., 2017).

Geschlechterverhältnisse. In epidemiologischen Untersuchungen ab 1960 bis 2000 lag noch eine Dominanz von trans* Personen mit männlichem Zuweisungsgeschlecht vor: Meyer zu Hoberge (2009) fand pro 100 000 Personen 5.48 trans* Frauen und 3.12 trans* Männer. Heute zeigt sich eine Umkehrung dieses Verhältnisses: Bei Adoleszenten und Erwachsenen sind jetzt Personen mit weiblichem Körpergeschlecht in der Überzahl (Zucker, 2017; Herrmann et al., 2022).

Persistenz. Studien zeigten, dass zwischen 0.3 und 2% der Personen nach einer Transition die Personenstandsänderung wieder rückgängig machen wollten (Dhejne et al., 2014), eine operative Entfernung der Gonaden im Nachhinein bereuten (Wiepjes et al., 2018) und nach Transformation eine Retransformation beantragten (Weitze & Osburg, 1996). In einer neueren Studie zeigten sich bei einer mittleren Nacherhebungsdauer von 2.5 Jahren bei 0.007% der Kinder und Jugendlichen, die geschlechtsangleichende Maßnahmen erhalten hatten, Zweifel hinsichtlich ihrer angeglichenen Geschlechtsidentität (Herrmann et al., 2022). In letzter Zeit haben sich einige Personen als „Detransitioners" geoutet, die als Jugendliche Testosteron erhalten, sich einer Entfernung des Brustdrüsengewebes unterzogen hatten und dies bereuten (siehe z.B. den Fall von Nele auf YouTube: https://www.youtube.com/watch?v=U4dDMQSc4SU). In Spanien zeigte sich bei einer mittleren Nacherhebungsdauer von 2.6 Jahren eine Persistenz der Trans*geschlechtlichkeit bei 97.6% der erfassten trans* Kinder bzw. Jugendlichen (De Castro et al., 2022).

Komorbiditäten. Herrmann et al. (2020) zeigten in ihrem systematischen Review, dass 4.7 bis 13.3% der untersuchten Kinder und Jugendlichen mit primär diagnostizierter Geschlechtsdysphorie/Gendervarianz gleichzeitig auch eine Autismus-Diagnose (siehe Kapitel 31.2) hatten. In Studien mit Kindern und Jugendlichen mit primär diagnostiziertem Autismus war Gendervarianz mit 4 bis 6.5% im Vergleich zu nicht klinischen Stichproben überrepräsentiert. Diese Ergebnisse sprechen für ein erhöhtes gemeinsames Auftreten der beiden Phänomene bei Kindern und Jugendlichen.

Zudem zeigten sich bei trans* Personen häufiger als bei cis Personen desorganisierte Bindungsstile, d.h. Muster widersprüchlicher Erlebens- und Verhaltensweisen in Beziehungen vor dem Hintergrund ängstigender und inkonsistenter früher Beziehungserfahrungen. Damit in Einklang gaben trans* Personen häufiger an, traumatische Erfahrungen in der Kindheit gemacht zu haben (Giovanardi et al., 2018).

30.3.4 Störungsmodelle

Trans*identität wird als Normvariante der Geschlechtsidentität verstanden. Es handelt sich um ein So-Sein, das sich Menschen nicht aussuchen können, ebenso wie sie die sexuelle Orientierung (z.B. Homosexualität) nicht frei wählen können. Traumatisierungen durch Diskriminierung machen den Großteil der psychischen Belastungen trans*identer Menschen aus. Reaktive Symptome sind depressive Verstimmungen mit Suizidalität, Selbstverletzungen, Essstörungen, Schulabsentismus, Soziophobien, die oft nur schwer von eigenständigen Komorbiditäten wie Autismus-Spektrum-Störungen, Borderline-Störungen oder Traumafolgestörungen abzugrenzen sind.

Die Minoritätenstress-Theorie (MST; Brooks, 1981, zitiert nach Meyer, 2003; Testa et al., 2015) sieht die Ursache des psychischen Leidens von trans* Personen in gesellschaftlicher Marginalisierung: Vorurteile gegen trans* Menschen können zu Diskriminierung und Gewalt führen. So lernen trans* Personen, von anderen Zurückweisung, Ablehnung und Gewalt zu erwarten, und zeigen deshalb ihre Identität nicht nach außen. Darüber hinaus kann es zur Internalisierung von Trans*negativität kommen, was zu Selbstverachtung und Selbstentwertung führen kann (dickey & Puckett, 2023).

30.3.5 Behandlung

30.3.5.1 Multimodale Behandlung

Die Behandlung von trans* Patient:innen erfolgt in der Regel durch Trans*-Therapeut:innen (siehe Kasten). Sie übernehmen neben der erforderlichen psychotherapeutischen Begleitung (siehe unten) die Indikationsstellungen für geschlechtsangleichende Maßnahmen. Trans*-Therapeut:innen können psychologische oder ärztliche Psychotherapeut:innen oder Psychiater:innen sein. Sie sollten sich mit eigenen Ängsten, wie etwa, sich „an Kastrationen oder Verstümmelungen zu beteiligen", in Supervisionsgruppen oder Intervisionszirkeln auseinandersetzen.

Trans*-Therapeut:innen sollten in der Lage sein, einen psychopathologischen Befund zu erheben und alle psychischen Störungen erkennen können, seien es eigenständige Komorbiditäten oder trans*-reaktive Symptombildungen. Mit den Indikationsstellungen für irreversible körperliche Behandlungen übernehmen Trans*-Therapeut:innen eine Aufgabe, die über das psychotherapeutische Abstinenzgebot hinausgeht.

Die psychotherapeutische Aufgabe von Trans*-Therapeut:innen (egal ob sie Indikationen für somatische Behandlungen stellen oder nicht) besteht in der ergebnisoffenen Begleitung der Patient:innen und der Förderung ihrer individuellen Entwicklung, die meist durch die Geschlechtsdysphorie in Kindheit und Adoleszenz stark beeinträchtigt wurde. Dabei geht es darum, vor allem jugendlichen Patient:innen zu helfen, die Fähigkeit sowohl zur Rückschau als auch zur Antizipation ihres zukünftigen Lebens zu entwickeln, eine Fähigkeit, die sich erst im Mentalisierungsprozess (siehe Kapitel 6.5) der Adoleszenz herausbildet (z. B. „Wie werde ich mich wohl mit irreversiblen Veränderungen an meinem Körper in zehn oder zwanzig Jahren fühlen? Werde ich es bereuen, kein Kind mehr zeugen oder gebären zu können?").

Trans*-Therapeut:innen müssen je nach den individuellen Bedürfnissen ihrer Patient:innen die somatischen Behandlungsmaßnahmen orchestrieren; das heißt mit Endokrinolog:innen und plastischen Chirurg:innen zusammenarbeiten, um eine optimale Versorgung (Pregartbauer et al., 2022) im jeweiligen Transitionsprozess zu gewährleisten. Trans*-Therapeut:innen haben darüber hinaus die Aufgabe, zusätzlich erforderliche Psychotherapien zu indizieren, die sie z. B. aus Kapazitätsgründen nicht übernehmen können. In manchen Fällen muss eine stationäre Psychotherapie und/oder eine psychopharmakologische Behandlung veranlasst werden.

Indikationen für irreversible geschlechtsangleichende Maßnahmen können erst gestellt werden, wenn die Patient:innen realistische Erwartungen an die gewünschten körperlichen Veränderungen entwickelt haben. Patient:innen sollten nach den körperlichen Angleichungen so lange begleitet werden, bis sie sich psychisch stabilisiert haben. Nicht selten ist erst nach einer geschlechtsangleichenden Operation die Bearbeitung einer psychischen Problematik, wie z. B. einer Traumafolgestörung, möglich.

Für trans* Patient:innen ohne gravierende psychische Probleme reichen in der Regel Therapietermine alle vier Wochen aus. Wenn Komorbiditäten wie Traumafolgestörungen (siehe Kapitel 28.7), Borderline-Störungen (siehe Kapitel 30.1) oder Autismus-Spektrum-Störungen (siehe Kapitel 31.2) vorliegen, die eine höherfrequente und/oder eine längere Behandlung erforderlich machen, braucht es zusätzlich, besonders im Kinder- und Jugend-, aber auch im Erwachsenenbereich, Psychotherapeut:innen, die trans* Patient:innen im Rahmen einer „Verteilten Behandlung" (Mitteilung von Götz Kockott [1935–2023]) mitbehandeln. Queere oder non-binäre Jugendliche, die an Geschlechtsdysphorie leiden und sich in eine psychotherapeutische Behandlung begeben, sollten dort einen sicheren Ort bekommen, um aus der Diffusität ihres Geschlechtsidentitätsgefühls herauszufinden. Dazu brauchen sie ihre je eigene Zeit. Gras wächst nicht schneller, wenn man daran zieht!

Aufgaben von Trans*-Therapeut:innen (nach Version 7 der Standards of Care der WPATH, 2012)

1. Diagnostik der individuellen Geschlechtsidentitätsproblematik.
2. Diagnostik körperlicher und psychischer Komorbiditäten mit Veranlassung einer adäquaten Behandlung.
3. Beratung über alle Optionen hinsichtlich Langzeitverläufen, Lebensführung, Behandlung und Vornamens- und Personenstandsänderung.
4. Aufklärung über Anatomie und Funktion der Geschlechtsorgane, über die Wirkungsweise gegengeschlechtlicher Hormone und über die Notwendigkeit einer lebenslangen Hormonsubstitution nach Entfernung der Keimdrüsen.
5. Indikationsstellungen für Hormontherapie, Brust- und genitalangleichende Operationen mit Überweisungen an Endokrinolog:innen und qualifizierte Operateur:innen.
6. Veranlassung und Koordination weiterer notwendiger geschlechtsangleichender Maßnahmen wie Logopädie, Kehlkopf-Operationen, Epilationsbehandlungen usw.
7. Psychotherapeutische Begleitung während der Transition.
   - Verbesserung des psychischen Wohlbefindens und der Lebensqualität.
   - Unterstützung von Angehörigen und/oder der Familie.
   - Bereitschaft, Patient:innen auf Dauer zur Verfügung zu stehen, z. B. in späteren Lebenskrisen.
8. Aufklärung von Schulen, Arbeitgeber:innen und Institutionen.
9. Beratung über Selbsthilfegruppen und aktive Vermittlung dorthin.
10. Teilnahme an Fortbildungsveranstaltungen, Supervisionsgruppen und Intervisionszirkeln.

Die S3-Leitlinien zu Geschlechtsinkongruenz, Geschlechtsdysphorie und Trans-Gesundheit (DGfS, 2018) sehen die Aufgabe der Psychotherapie in der Reduktion der Geschlechtsdysphorie zum Beispiel über die Unterstützung in der Identitätsentwicklung, über die Förderung der Selbstakzeptanz sowie über die Unterstützung beim Umgang mit negativen Gefühlen wie intensiver Wut, Scham und internalisierter Trans*negativität.

In den S3-Leitlinien wird Psychotherapie in einem weitgefassten Sinn empfohlen. Dabei werden stützende, kognitiv-verhaltenstherapeutische, psychodynamische oder systemische Ansätze als gleichwertig betrachtet. Die Richtlinien der WPATH (World Professionals of Transgender Health) und der American Psychological Association (APA, 2015) fordern, dass Trans*gender-Psychotherapeut:innen sich über die Gesundheitsversorgung von trans* Personen regelmäßig informieren sollten. Approbierte Psychotherapeut:innen aller Schulen können sich Trans*-Kompetenz aneignen. Notwendig hierfür sind die hier aufgezeigten Grundhaltungen und ein Interesse an der psychischen und sexuellen Entwicklung der Patient:innen mit ihren individuellen Entwicklungs- und Ausdrucksbedürfnissen.

30.3.5.2 Affirmative Trans*gender-Therapie

Die Affirmative Praxis hat als Grundhaltung, trans*idente Geschlechtsidentitäten als nicht pathologische Varianten der Geschlechtsidentität zu betrachten. Wie bei allen Psychotherapie-Patient:innen sollten Trans*-Therapeut:innen im Gespräch einen sicheren und offenen Raum zur Verfügung stellen, der es Patient:innen ermöglicht, die eigene Identität zu explorieren und zu reflektieren. Dabei wird berücksichtigt, dass unsere gesellschaftlichen, juristischen und medizinischen Systeme noch weitgehend von einer binären Geschlechterordnung geprägt sind.

30.3.5.3 Spezifische psychotherapeutische Ansätze

Trans*gender-Affirmative Kognitive Verhaltenstherapie. Von Austin und Craig (2019) wurde die Kognitive Verhaltenstherapie für die affirmative Behandlung von trans* Personen adaptiert (Trans*gender-Affirmative Kognitive Verhaltenstherapie [TA-KVT]). Unter Bezugnahme auf das Minoritätenstress-Modell wird postuliert, dass trans* Personen über das häufige Erfahren von Trans*negativität im Umfeld negative Selbstkonzepte und negative Erwartungen in Bezug auf ihre Zukunft entwickeln können, die dann wiederum ihr emotionales Erleben und ihr Verhalten beeinflussen.

„Empowerment"-Ansätze. Zudem wird bei der psychotherapeutischen Behandlung von Personen, die unter Minoritätenstress leiden, explizit die Förderung der Fähigkeit zum selbstbestimmten Handeln bzw. die Ermutigung zur Selbstermächtigung (Empowerment) herausgestellt. Hierfür kann der feministische Therapieansatz genutzt werden (Brown, 2018), der menschliches Erleben im Kontext soziokultureller Realitäten sieht und Machtdynamiken dieser Realitäten berücksichtigt, die sich auf das individuelle psychische Befinden auswirken.

30.3.6 Pharmakotherapie und sonstige somatische Behandlungsverfahren

Voraussetzung für die Indikation einer irreversiblen geschlechtsangleichenden Maßnahme ist, dass Patient:innen eine voll informierte Einwilligung in die gewünschte körperliche Behandlung geben können, worauf zum Beispiel auch bei Patient:innen mit einer Intelligenzminderung (siehe Kapitel 37) zu achten ist. Wenn Jugendliche irreversible Behandlungsmaßnahmen wünschen, heißt das nicht automatisch, dass sie einwilligungsfähig im Sinne des Gesetzes sind. Einwilligungsfähigkeit beinhaltet die Komponenten Einsichtsfähigkeit und Urteilsfähigkeit.

Trans*idente Jugendliche werden frühestens ab Tanner-Stadium II mit pubertätsblockierenden Medikamenten behandelt. Marshall und Tanner (1969, 1970) teilten die körperlichen Veränderungen während der Pubertät in sechs Stadien ein. Bei Mädchen z.B. sind im Tanner-Stadium II die Brustknospen schon ausgebildet, das Brustdrüsengewebe wird tastbar, der Warzenhof ist leicht vergrößert.

Bei Jungen wie bei Mädchen werden Gonadotropin-Releasing-Hormon-Analoga eingesetzt, die die Ausschüttung von weiblichen wie auch männlichen Hormonen durch den Hypophysenvorderlappen verhindern. Sie blockieren langfristig die Ausschüttung des Gonadotropin-Releasing-Hormons im Hypothalamus. Häufig wird ein Leuprorelin-Depot-Präparat alle drei bzw. sechs Monate subkutan oder intramuskulär verabreicht.

Bei trans* Frauen werden zur Unterdrückung der Testosteronproduktion orale Antiandrogene (z.B. Cyproceronacetat) in geringer Dosis eingesetzt. Als gegengeschlechtliches Hormon dient Östrogen, das oral eingenommen werden kann oder leberschonend als Gel verabreicht wird. Bei trans* Männern kann die Menstruation mit Desogestrel und Medroxyprogesteron (wie mit der „Pille") unterdrückt werden. Die gegengeschlechtliche Hormonbehandlung erfolgt mit Testosteron-Gel (täglich) oder mit dreimonatlichen Testosteron-Depot-Injektionen intramuskulär.

30.3.7 Empirische Absicherung

Psychotherapie kann helfen, eine Geschlechtsdysphorie zu lindern (DGfS, 2018). Bis dato liegen keine randomisiert-kontrollierten Studien zur Wirksamkeit der Psychotherapie mit trans* Personen vor – mit Ausnahme einer Pilotstudie: Diese untersuchte bei 20 trans* Personen die Effekte der Trans*gender-Affirmativen Psychotherapie mit einem Modul zum Aufbau von Bewusstsein für Minoritätenstressoren im Vergleich zu Trans*gender-Affirmativer Psychotherapie ohne ein solches Modul (Budge et al., 2021). Dabei zeigte sich, dass sich in beiden Gruppen der psychische Stress über die Dauer der Therapie reduzierte. Außerdem gab es Hinweise darauf, dass die Trans*gender-Affirmative Psychotherapie *mit* dem Modul zum Aufbau von Bewusstsein für Minoritätenstressoren positive Effekte auf internalisierte Trans*negativität und Erfahrungen der Invalidierung hatte.

Zwar zeigen Befunde, dass geschlechtsangleichende Maßnahmen verschiedene Aspekte des psychischen Wohlbefindens bessern können (Weinforth et al., 2019); es zeigte sich jedoch ebenfalls, dass Personen, die sich in der Vergangenheit einer geschlechtsangleichenden Operation unterzogen hatten, ein im Vergleich zu cis Personen erhöhtes Risiko für einen Suizid(-versuch) aufwiesen sowie häufiger stationär psychiatrisch behandelt wurden (Dhejne et al., 2011). Diese Befunde unterstreichen die Bedeutung einer psychotherapeutischen Behandlung bei trans* Personen nach geschlechtsangleichenden Operationen.

Interviewstudien mit trans* Personen bestätigen deren Wunsch nach einer affirmativen Praxis: Patient:innen betrachteten es als gute Erfahrung, wenn sie als Person akzeptiert, mit Respekt und von einer trans*-kompetenten Person entlang ihrer Bedürfnisse behandelt wurden (Carlström et al., 2021). Bei Mizock und Lundquist (2016) zeigte sich, dass Therapeut:innen keine vorbestimmte Agenda hinsichtlich des Geschlechtserlebens der Person verfolgen sollten. Sie sollten weder alle Probleme auf die jeweilige Geschlechtsidentität beziehen, noch sollten sie die Geschlechtlichkeit in Bezug auf persönliche Probleme ganz ausblenden. Darüber hinaus sollten die Patient:innen nicht allein die Bürde der Wissensvermittlung in Bezug auf das Thema („education burdening") tragen müssen.

Literatur

American Psychiatric Association. (2018). *Diagnostisches und statistisches Manual psychischer Störungen: DSM-5* (2., korrigierte Aufl.). (Deutsche Ausgabe herausgegeben von P. Falkai und H.-U. Wittchen, mitherausgegeben von M. Döpfner, W. Gaebel, W. Maier, W. Rief, H. Saß & M. Zaudig). Göttingen: Hogrefe.

American Psychological Association. (2015). Guidelines for psychological practice with transgender and gender nonconforming people. *American Psychologist, 70*(9), 832–864. https://doi.org/10.1037/a0039905

Arcelus, J., Bouman, W.P., Van Den Noortgate, W., Claes, L., Witcomb, G. & Fernandez-Aranda, F. (2015). Systematic review and meta-analysis of prevalence studies in transsexualism. *European Psychiatry, 30*(6), 807–815. https://doi.org/10.1016/j.eurpsy.2015.04.005

Austin, A. & Craig, S.L. (2019). Transgender affirmative cognitive-behavioral therapy. In J.E. Pachankis & S.A. Safren (Eds.), *Handbook of evidence-based mental health practice with sexual and gender minorities* (pp. 74–96). Oxford: Oxford University Press.

Becker, I., Ravens-Sieberer, U., Ottová-Jordan, V. & Schulte-Markwort, M. (2017). Prevalence of adolescent gender experiences and gender expression in Germany. *Journal of Adolescent Health, 61*(1), 83–90. https://doi.org/10.1016/j.jadohealth.2017.02.001

Brown, L. (2018). *Feminist therapy* (2nd ed.). Washington, DC: American Psychological Association. https://doi.org/10.1037/0000092-000

Budge, S.L., Sinnard, M.T. & Hoyt, W.T. (2021). Longitudinal effects of psychotherapy with transgender and nonbinary clients: A randomized controlled pilot trial. *Psychotherapy, 58*(1), 1–11. https://doi.org/10.1037/pst0000310

Carlström, R., Ek, S. & Gabrielsson, S. (2021). „Treat me with respect": Transgender persons' experiences of encounters with healthcare staff. *Scandinavian Journal of Caring Sciences, 35*(2), 600–607. https://doi.org/10.1111/scs.12876

Cohen-Kettenis, P.T. & Van Goozen, S.H.M. (1997). Sex reassignment of adolescent transsexuals: A follow-up study. *Journal of the American Academy of Child and Adolescent Psychiatry, 36*(2), 263–271. https://doi.org/10.1097/00004583-199702000-00017

Collin, L., Reisner, S.L., Tangpricha, V. & Goodman, M. (2016). Prevalence of transgender depends on the „case" definition: A systematic review. *The Journal of Sexual Medicine, 13*(4), 613–626. https://doi.org/10.1016/j.jsxm.2016.02.001

De Castro, C., Solerdelcoll, M., Plana, M.T., Halperin, I., Mora, M., Ribera, L. et al. (2022). High persistence in Spanish transgender minors: 18 years of experience of the Gender Identity Unit of Catalonia. *Revista de Psiquiatría y Salud Mental.* https://doi.org/10.1016/j.rpsm.2022.02.001

Deutsche Gesellschaft für Sexualforschung (DGfS). (2018). *S3-Leitlinie: Geschlechtsinkongruenz, Geschlechtsdysphorie und Trans-Gesundheit: Diagnostik, Beratung, Behandlung* (Version 1.1, Register-Nr. 138-001). Verfügbar unter: https://register.awmf.org/de/leitlinien/detail/138-001

Dhejne, C., Lichtenstein, P., Boman, M., Johansson, A.L.V., Långström, N. & Landén, M. (2011). Long-term follow-up of transsexual persons undergoing sex reassignment surgery: Cohort study in Sweden. *PLoS ONE, 6*(2), e16885. https://doi.org/10.1371/journal.pone.0016885

Dhejne, C., Öberg, K., Arver, S. & Landén, M. (2014). *An analysis of all applications for sex reassignment surgery in Sweden*, 1960–2010: Prevalence, incidence, and regrets. *Archives of Sexual Behavior, 43*, 1535–1545. https://doi.org/10.1007/s10508-014-0300-8

dickey, l.m. & Puckett, J. (2023). *Affirmative counseling for transgender and gender diverse clients*. Göttingen: Hogrefe.

Giovanardi, G., Vitelli, R., Maggiora Vergano, C., Fortunato, A., Chianura, L., Lingiardi, V. & Speranza, A.M. (2018). Attachment patterns and complex trauma in a sample of adults diagnosed with gender dysphoria. *Frontiers in Psychology, 9*, 60. https://doi.org/10.3389/fpsyg.2018.00060

Herrmann, L., Bindt, C., Schweizer, K., Micheel, J., Nieder, T.O., Haaß, J. et al. (2020). Autismus-Spektrum-Störungen und Geschlechtsdysphorie bei Kindern und Jugendlichen: Systematisches Review zur gemeinsamen Prävalenz. *Psychiatrische Praxis, 47*(06), 300–307. https://doi.org/10.1055/a-1148-4873

Herrmann, L., Fahrenkrug, S., Bindt, C., Breu, F., Grebe, J., Reichardt, C. et al. (2022). „Trans* ist plural": Behandlungsverläufe bei Geschlechtsdysphorie in einer deutschen kinder- und jugendpsychiatrischen Spezialambulanz. *Zeitschrift für Sexualforschung, 35*(04), 209–219. https://doi.org/10.1055/a-1964-1907

ifo Institut & Randstad. (5. Juli, 2021). Verteilung der geschlechtlichen Identität in Unternehmen nach Unternehmensgröße 2021 [Graph]. *Statista*. Zugriff am 22. Januar 2024 unter https://de.statista.com/statistik/daten/studie/1248455/umfrage/geschlechtliche-identitaet-in-unternehmen-nach-unternehmensgroesse/

Marshall, W.A. & Tanner, J.M. (1969). Variations in pattern of pubertal changes in girls. *Archives of Disease in Childhood, 44*(235), 291–303. https://doi.org/10.1136/adc.44.235.291

Marshall, W.A. & Tanner, J.M. (1970). Variations in the pattern of pubertal changes in boys. *Archives of Disease in Childhood, 45*(239), 13–23. https://doi.org/10.1136/adc.45.239.13

McGuire, J.K., Berg, D., Catalpa, J.M., Morrow, Q.J., Fish, J.N., Nic Rider, G. et al. (2020). Utrecht Gender Dysphoria Scale – Gender Spectrum (UGDS-GS): Construct validity among transgender, nonbinary, and LGBQ samples. *International Journal of Transgender Health, 21*(2), 194–208. https://doi.org/10.1037/t81370-000

Meyer, I.H. (2003). Prejudice, social stress, and mental health in lesbian, gay, and bisexual populations: Conceptual issues and research evidence. *Psychological Bulletin, 129*(5), 674. https://doi.org/10.1037/0033-2909.129.5.674

Meyer zu Hoberge, S. (2009). *Prävalenz, Inzidenz und Geschlechterverhältnis der Transsexualität anhand der bundesweit getroffenen Entscheidungen nach dem Transsexuellengesetz in der Zeit von 1991 bis 2000* (Unveröffentlichte Dissertation). Christian-Albrechts-Universität Kiel.

Mizock, L. & Lundquist, C. (2016). Missteps in psychotherapy with transgender clients: Promoting gender sensitivity in counseling and psychological practice. *Psychology of Sexual Orientation and Gender Diversity, 3*(2), 148. https://doi.org/10.1037/sgd0000177

Pregartbauer, L., Renner, J., Nieder, T.O. & Täuber, L. (2022). Gesundheitsversorgung von trans Personen: Ein Einblick in die psychotherapeutische Arbeit. *genderstudies: Zeitschrift des interdisziplinären Zentrums für Geschlechterforschung IZFG, 38*, 5–7.

Preuss, W.F. (2021). *Geschlechtsdysphorie, Transidentität und Transsexualität im Kindes-und Jugendalter: Diagnostik, Psychotherapie und Indikationsstellungen für die hormonelle Behandlung*. München: Ernst Reinhardt Verlag.

Rauchfleisch, U. (2020). *Sexuelle Orientierungen und Geschlechtsentwicklungen im Kindes- und Jugendalter*. Stuttgart: Kohlhammer. https://doi.org/10.17433/978-3-17-039211-3

Stryker, S. (2017). *Transgender history: The roots of today's revolution*. London: Hachette UK.

Testa, R.J., Habarth, J., Peta, J., Balsam, K. & Bockting, W. (2015). Development of the gender minority stress and resilience measure. *Psychology of Sexual Orientation and Gender Diversity, 2*(1), 65. https://doi.org/10.1037/sgd0000081

Weinforth, G., Fakin, R., Giovanoli, P. & Nuñez, D.G. (2019). Quality of life following male-to-female sex reassignment surgery. *Deutsches Ärzteblatt International, 116*(15), 253. https://doi.org/10.3238/arztebl.2019.0253

Weitze, C. & Osburg, S. (1996). Transsexualism in Germany: Empirical data on epidemiology and application of the German Transsexuals' Act during its first ten years. *Archives of Sexual Behavior, 25,* 409–425. https://doi.org/10.1007/BF02437583

Wiepjes, C.M., Nota, N.M., de Blok, C.J.M., Klaver, M., de Vries, A.L.C., Wensing-Kruger, S.A. et al. (2018). The Amsterdam cohort of gender dysphoria study (1972–2015): Trends in prevalence, treatment, and regrets. *The Journal of Sexual Medicine, 15*(4), 582–590. https://doi.org/10.1016/j.jsxm.2018.01.016

World Professional Association for Transgender Health (WPATH). (2012). *Standards of Care. Versorgungsempfehlungen für die Gesundheit von transsexuellen, transgender und geschlechtsnichtkonformen Personen* (Version 7). Verfügbar unter: https://www.wpath.org/media/cms/Documents/SOC%20v7/SOC%20V7_German.pdf

Zucker, K.J. (2017). Epidemiology of gender dysphoria and transgender identity. *Sexual Health, 14*(5), 404–411. https://doi.org/10.1071/SH17067

Zucker, K.J., Bradley, S.J., Sullivan, C.B., Kuksis, M., Birkenfeld-Adams, A. & Mitchell, J.N. (1993). A gender identity interview for children. *Journal of Personality Assessment, 61*(3), 443–456. https://doi.org/10.1207/s15327752jpa6103_2

30.4 Sexuelle Präferenz- und Verhaltensstörungen

Klaus M. Beier

Inhaltsübersicht

30.4.1 Klinische Merkmale

Sexuelle Präferenzstörungen bzw. paraphile Störungen umfassen ein Spektrum unterschiedlicher Symptombilder, die die sexuelle und/oder partnerschaftliche Beziehungszufriedenheit erheblich beeinträchtigen und Leidensdruck erzeugen können. Die klinisch wichtigsten sexuellen Präferenzstörungen betreffen eine Ansprechbarkeit für:

- nichtmenschliche Objekte, wie z. B. Stoffe oder Schuhe (Fetischismus),
- Tragen von Frauenkleidung (Transvestitischer Fetischismus),
- Gedemütigtwerden (Masochismus),
- Quälen anderer Personen (Sadismus),
- heimliches Beobachten von Intimsituationen (Voyeurismus),
- genitales Präsentieren gegenüber Fremden (Exhibitionismus),
- Berühren fremder Personen in der Öffentlichkeit (Frotteurismus),
- kindliche Körper (Pädophilie).

Paraphile Fantasien und Verhaltensweisen können bereits in der Kindheit oder frühen Adoleszenz auftreten. Zu einer klaren Ausformung kommt es aber meist erst während der späteren Adoleszenz oder im frühen Erwachsenenalter. Es kann Phasen geben, in denen die Häufigkeit der Fantasien und die Intensität der dranghaften Bedürfnisse deutlich zurückgeht, und andere, in denen diese Impulse das Erleben stark dominieren. Es ist aber grundsätzlich davon auszugehen, dass paraphile Ansprechbarkeiten biografisch überdauern, auch wenn sie mit zunehmendem Alter in der zweiten Lebenshälfte an Intensität abnehmen und auf der Verhaltensebene ganz verschwinden können. Schließlich ist auch das gleichzeitige Vorkommen mehrerer Paraphilien keine Seltenheit und sollte immer geprüft werden.

Fallbeispiel

Der Patient, ein 30-jähriger Facharbeiter, war seit zwei Jahren mit einer 23-jährigen Verkäuferin verheiratet. Der mehrmals wöchentlich versuchte Geschlechtsverkehr scheiterte stets an Erektionsstörungen seinerseits (primärer situativer Typ). Es sei maximal Halbsteifigkeit erreichbar. Auch die Einnahme von Phosphodiesterasehemmern (d. h. Sildenafil und Tadalafil) hätte keine Verbesserung ergeben. Die Exploration der sexuellen Präferenzstruktur ergab eine Kombination aus masochistischer und fußfetischistischer Neigung mit Beginn in der Pubertät und als ausschließliche Erregungsmuster, d. h. eine sexuelle Erregungssteigerung war nur in Verbindung mit den paraphilen Stimuli möglich. Er gab an, diese Fantasien nicht während des Sexualkontaktes mit seiner Frau aufrufen zu können, da er sich dann als „Betrüger" fühle. Während jeder Intimität mit ihr stünde er unter immensem Stress. Er würde sich sehr wünschen, seine sexuellen Neigungen löschen zu können und wolle „nur normal" sein („so wie jeder").

Aus klinischer Sicht besteht eine Überlappung mit den sexuellen Verhaltensstörungen, die auf das Ausleben paraphiler Ansprechbarkeiten zurückgehen können, aber auch von Täter:innen begangen werden, die keine Präferenzstörungen aufweisen.

30.4.2 Diagnostik und Klassifikation

Unter „Störungen der sexuellen Präferenz" (Begriff in der ICD-10) oder „paraphile Störungen" (Begriff im DSM-5 und in der ICD-11) werden Störungsbilder verstanden, bei denen die betroffenen Personen unter normabweichenden sexuellen Impulsen leiden. Demzufolge werden Personen, welche abweichende sexuelle Neigungen aufweisen, jedoch nicht unter diesen leiden, auch nicht als gestört, krank oder behandlungsbedürftig angesehen, solange sie weder andere noch sich selbst durch ihre abweichenden sexuellen Bedürfnisse beeinträchtigen oder gefährden. Damit ist einer zu weitgehenden Pathologisierung vorgebeugt. Da eine solche Zusatzbedingung aber keine Erfassung einer Präferenzbesonderheit erlaubt, die nicht mit einem Leidensdruck verbunden wäre, ist im DSM-5 vorgesehen, zwischen der „Paraphilie" und der „paraphilen Störung" zu unterscheiden.

Tabelle 30.10 gibt einen Überblick über die sexuellen Präferenzstörungen nach ICD-10 (World Health Organization [WHO], 1993) und die paraphilen Störungen nach DSM-5 (American Psyciatric Association [APA], 2013) sowie die Neuerungen in der ICD-11 (WHO, 2018), in der die Terminologie des DSM-5 übernommen wurde, aber weniger paraphile Störungen explizit erfasst werden, nämlich lediglich die exhibitionistische Störung, die voyeuristische Störung, die pädophile Störung (mit der Spezifizierung ausschließlich gerichtet auf vorpubertäre Kinder, nicht mehr wie in der ICD-10 auch auf frühpubertäre Kinder), die frotteuristische Störung und die sexuell-sadistische Störung unter Ausübung von Zwang. Fetischismus und Sadomasochismus sind nicht mehr explizit aufgenommen, kennzeichnen aber einen großen und auch klinisch bedeutsamen Teil sexueller Präferenzbesonderheiten, die zukünftig in der ICD-11 in Restkategorien kodiert werden müssen.

Zu *sexuellen Verhaltensstörungen* werden alle sexuellen Handlungen gezählt, bei denen das Wohl und die sexuelle Selbstbestimmung anderer Menschen beeinträchtigt oder geschädigt und die aus diesem Grunde strafrechtlich verfolgt werden können. Insgesamt sind mit dieser Störungsgruppe – unabhängig von ihrer strafrechtlichen Beurteilung und tatsächlichen Strafverfolgung (also auch im sogenannten Dunkelfeld) – sämtliche sexuellen Übergriffe (ob durch psychischen oder physischen Zwang begangen) gegen die sexuelle Selbstbestimmung gemeint, die unter dem Begriff *Dissexualität* zusammengefasst werden (Beier, 1995). Dazu gehören auch Versuche oder Durchführungen sexueller Handlungen vor, an oder mit Kindern (sogenannte *pädosexuelle Handlungen,* strafrechtlich *sexueller Missbrauch von Kindern*) oder Jugendlichen bzw. sonstigen Personen, die in die sexuellen Handlungen nicht einwilligen können. Diese sind nach den international gültigen Klassifikationssystemen nur über Restkategorien zu erfassen – nämlich in der ICD-10 als „Sonstige abnorme Gewohnheiten und Störungen der Impulskontrolle" (F63.8) sowie im DSM-5 als „Andere spezifische disruptive Impulskontroll- und Verhaltensstörungen". In der ICD-11 ist als Kodierungsmöglichkeit die „Andere spezifische Impulskontrollstörung" (6C7Y) vorgesehen.

Sexuelle Verhaltensstörungen können einerseits auf das Ausleben entsprechender Paraphilien zurückgehen, d.h., paraphile Impulsmuster können einen ursächlichen Hintergrund für gestörte sexuelle Verhaltensäußerungen darstellen und diese sind dann als *Neigungstaten* aufzufassen. Andererseits existieren auch dissexuelle Verhaltensweisen, die nicht das Ausleben eines paraphilen Impulsmusters darstellen, sondern auf eine andere Hintergrundproblematik zurückführbar sind. Im Falle des sexuellen Kindesmissbrauchs können dies beispielsweise eine Persönlichkeitsstörung (siehe Kapitel 30.1) oder eine Intelligenzminderung (siehe Kapitel 37) sein, aber auch soziosexuelle Unerfahrenheit (bei jugendlichen Täter:in-

Tabelle 30.10: Überblick über die Störungen der Sexualpräferenz/paraphile Störungen nach ICD-10, ICD-11 und DSM-5 (erweitert nach Beier & Loewit, 2011; vgl. Beier et al., 2021)

ICD-10: Störungen der Sexualpräferenz		DSM-5: Paraphile Störungen	ICD-11: Paraphile Störungen	
F65.0	Fetischismus	Fetischistische Störung	6D36	Paraphile Störung, die autosexuelles Verhalten oder einwilligende Personen involviert
F65.1	Fetischistischer Transvestitismus	Transvestitische Störung		
F65.2	Exhibitionismus	Exhibitionistische Störung	6D30	Exhibitionistische Störung
F65.3	Voyeurismus	Voyeuristische Störung	6D31	Voyeuristische Störung
F65.4	Pädophilie	Pädophile Störung	6D32	Pädophile Störung
F65.5	Sadomasochismus	Sexuelle masochistische Störung	6D36	Paraphile Störung, die autosexuelles Verhalten oder einwilligende Personen involviert
–	–	Sexuelle sadistische Störung	6D33	Sexuell-sadistische Störung unter Ausübung von Zwang
–	–	Frotteuristische Störung	6D34	Frotteuristische Störung
F65.6	Multiple Störungen der Sexualpräferenz	–	–	–
F65.8	Sonstige Störungen der Sexualpräferenz	Andere näher bezeichnete paraphile Störung	6D35	Andere paraphile Störung, die nichteinwilligende Personen involviert
F65.9	Nicht näher bezeichnete Störungen der Sexualpräferenz	Nicht näher bezeichnete paraphile Störung	6D3Z	Unspezifische paraphile Störung

nen) sowie grenzverletzende familiäre Konstellationen mit allgemein ungünstigen Entwicklungsbedingungen für Kinder (es sind dann Väter, Stiefväter, Brüder, Halbbrüder, welche die Taten begehen) können als Ursachen eine Rolle spielen. Die sexuellen Übergriffe auf Kinder sind dann als *Ersatzhandlungen* für eigentlich gewünschte sexuelle Interaktionen mit altersentsprechenden und einverständigen Personen aufzufassen, die aus verschiedenen Gründen von den Tatverursachenden nicht realisiert werden können.

Ein großer Teil der Männer mit sexuellen Präferenzstörungen bzw. paraphilen Störungen ist nicht dissexuell, und viele Männer mit sexuellen Verhaltensstörungen (Dissexualität) sind nicht präferenzgestört, diese zwei Gruppen überlappen sich nur teilweise (Beier & Loewit, 2011). Bezogen auf den sexuellen Kindesmissbrauch ist nach Studien im Hellfeld davon auszugehen, dass etwa 40 % der Übergriffe von Personen mit pädophiler Sexualpräferenz begangen werden und 60 % auf Ersatzhandlungen entfallen (Beier, 1995; Seto, 2008).

Biopsychosoziale Konzeption menschlicher Sexualität

Aus sexualmedizinischer Sicht ist Sexualität eine gleichermaßen im Biologischen wie im Psychosozialen und Kulturellen verankerte Dimension des Erlebens und Verhaltens, die über die reproduktive Funktion hinaus im Laufe der Persönlichkeitsentwicklung Ängste und Wünsche, Sehnsüchte und Enttäuschungen sowie intensive Beglückung und damit korrespondierend auch heftigste Konflikte umfasst. Sexualität ist ein Erlebnisbereich, in dem der Mensch am intensivsten mit anderen Menschen in Beziehungen tritt: Sie ist durch ihre – wie auch immer gerichtete – grundsätzliche Partnerbezogenheit gekennzeichnet und auf „Wir-Bildung“ angelegt.

Vor dem Hintergrund eines biopsychosozialen Konzeptes menschlicher Sexualität bilden deren basale drei Dimensionen die Grundlage, um sexuelle Gesundheit ebenso wie Sexualstörungen zu beschreiben (Beier et al., 2001):

- die Lustdimension, d.h. ihre Bedeutung für Möglichkeiten des sexuellen Lustgewinns,
- die Fortpflanzungsdimension, d.h. ihre Bedeutung für die Fortpflanzung,
- die Beziehungsdimension, d.h. ihre Bedeutung für die Befriedigung basaler, psychosozialer Grundbedürfnisse nach Sicherheit, Akzeptanz, Geborgenheit und Nähe.

Zur systematischen Exploration des sexuellen Erlebens und Verhaltens hat sich die Beachtung bestimmter Aspekte und Erhebungsinstrumente als hilfreich erwiesen (Ahlers et al., 2004), die auch das Lustempfinden erfassen. Das Lustempfinden ist von der individuell unterschiedlich ausgeprägten sexuellen Präferenzstruktur geprägt, die sich auf drei Achsen beschreiben lässt (siehe Kasten).

Achsen der sexuellen Präferenzstruktur

- *Achse 1:* Geschlecht der begehrten Person (ausgerichtet auf das männliche Geschlecht, das weibliche Geschlecht oder auf beide Geschlechter).
- *Achse 2:* Körperliches Entwicklungsalter der begehrten Person (kindliches, frühpubertäres, erwachsenes, greises Körperschema; Kombinationen möglich).
- *Achse 3:* Art der Interaktion mit der begehrten Person (von normkonform bis paraphil; Kombinationen möglich).

Die drei Achsen lassen sich auf drei verschiedenen Ebenen explorieren, die gleichfalls ineinandergreifen: Fantasie – Verhalten – Selbstkonzept. Die masturbatorischen *Begleitfantasien* sind dabei diagnostisch von größtem Aussagewert und ermöglichen bei kooperationsbereit und wahrheitsgemäß Auskunft gebenden Menschen vollkommenen Aufschluss über deren sexuelle Präferenzstruktur. Dem gegenüber ist die *Verhaltensebene* von geringerer Aussagekraft, denn man kann funktionsungestört sexuelle Kontakte erleben, ohne dass diese die präferierten Praktiken oder auch die präferierte Person betreffen: So ist es beispielsweise einem sexuell auf Frauen orientierten Mann in der Regel ohne Weiteres möglich, durch manuelle oder orale Stimulation, die ein anderer Mann bei ihm vornimmt, zum Erregungshöhepunkt zu kommen. Dies besagt dann aber keineswegs, dass der Betreffende sexuell auf das männliche Geschlecht orientiert ist. Die geringste Aussagekraft hat die *Selbstkonzeptebene,* da hier aufgrund der sozialen Erwünschtheit in starkem Maße Selbst- und Fremdtäuschungsmechanismen wirken können, die dazu führen, dass unliebsame Bestandteile der sexuellen Präferenzstruktur vor sich selbst und/oder anderen ausgeblendet werden (siehe hierzu auch Beier & Loewit, 2011; Beier et al., 2021).

Hervorzuheben ist, dass sich die sexuelle Bedürfnisstruktur eines Menschen in ihren individuellen Kennzeichen (von normkonform bis paraphil) im Jugendalter erstmalig manifestiert und nach derzeitigem wissenschaftlichem Kenntnisstand dann für das weitere Leben nicht mehr kategorial verändert werden kann (d.h., eine Orientierung auf das männliche Geschlecht kann nicht in eine Orientierung auf das weibliche Geschlecht umgewandelt werden, eine fetischistische Neigung nicht gelöscht werden usw.; Seto, 2012; Spitzer, 2012; Grundmann et al., 2016). Dem steht nicht entgegen, dass es Beziehungskonstellationen gibt, die trotz fehlender Kompatibilität der sexuellen Ausrichtung mit einer hohen Beziehungszufriedenheit einhergehen (z.B. Beziehungen zwischen einer sexuell auf Frauen orientierten Frau mit einer sexuell auf Männer orientierten Frau). Darüber hinaus kann eine paraphile Ansprechbarkeit die gesamte Präferenzstruktur kennzeichnen (sogenannter ausschließlicher Typus) oder nur einen Teil derselben ausmachen (sogenannter nichtausschließlicher Typus), sodass neben dem paraphilen Muster auch nichtparaphile Anteile bestehen.

Die individuellen Manifestationsformen auf den drei Achsen entscheiden darüber, auf welche Reize eine Person sexuell ansprechbar ist, sodass sich hieraus ein großes Spektrum prinzipiell resultierender Möglichkeiten ergibt. Allerdings ist nur im Einklang mit dem individuellen Erregungsmuster die größte Intensität an Lustgewinn erreichbar, sodass sich hierdurch ganz wesentlich das sexuelle Erleben einer Person bestimmt. Das bedeutet zugleich, dass die vom individuellen Muster abweichenden sexuellen Reizsignale keine vergleichbare Intensität zu entfalten vermögen – auch wenn dies möglicherweise sehnlichst gewünscht wird. Ein Mann, der sexuell auf das weibliche Geschlecht orientiert ist (Achse 1), dabei auf die erwachsene Entwicklungsform (Achse 2) und vornehmlich durch Kontakt mit den Füßen der Frau erregbar ist (Achse 3, wie dies beim Fußfetischismus der Fall ist), wird durch koitale Intimität mit einer Frau bei weitem nicht den Lustgewinn erfahren wie in der Befassung mit ihren Füßen, was (erheblich) von dem sexuellen Präferenzmuster der Partnerin abweichen kann.

Für die Relevanz des körperlichen Entwicklungsalters des:der präferierten Partner:in gemäß der oben genannten zweiten Achse der sexuellen Präferenzstruktur existieren inzwischen vielfältige multimodale Belege (Banse et al., 2010; Ponseti et al., 2012). Die am meisten verbreitete sexuelle Präferenz ist die für das erwachsene, voll ausgebildete Körperschema. Sie wird als *Teleiophilie* (griech. „teleos" – vollkommen, erwachsen) bezeichnet (Blanchard et al., 2000). Daneben findet sich besonders unter Männern auch eine sexuelle Ansprechbarkeit für das nicht oder nicht voll geschlechtsreife Entwicklungsalter, was seit von Krafft-Ebing (1886) als *Pädophilie* bezeichnet wird (griech. „pais" – das Kind). Die sexuelle Präferenz für das frühpubertäre Körperschema wird als *Hebephilie* bezeichnet (nach der griechischen Göttin der Jugend „Hebe"; Glueck, 1955).

30.4.3 Epidemiologie

Den vorliegenden epidemiologischen Daten zufolge ist die Prävalenz paraphilie-assoziierter Erregungsmuster höher, als bisher angenommen wurde (Beier et al., 2005; Langström & Zucker, 2005; Ahlers et al., 2011). Für den deutschen Sprachraum ergibt sich dies aus den Ergebnissen einer Teilstichprobe der Berliner-Männer-Studie ($N = 373$), deren Befragte mehrheitlich partnerschaftlich gebunden waren (Ahlers et al., 2011). 57.6 % der befragten Männer kannten mindestens ein paraphilie-assoziiertes Erregungsmuster (z. B. Nutzung nichtmenschlicher Objekte; heimliches Beobachten anderer) als Teil ihrer Fantasiewelt, 46.9 % nutzten diese zur Erregungssteigerung bei der Selbstbefriedigung und 43.9 % lebten sie auf der Verhaltensebene aus. Selbst wenn wegen der nahezu unvermeidbaren Selektionseffekte eine Übertragung dieser Zahlen auf die Allgemeinbevölkerung unzulässig erscheint, ist doch eine Vorstellung über die mutmaßliche Verbreitung zu gewinnen, welche auch Umfang und Vielfalt entsprechender Angebote – etwa der pornografischen Industrie – nachvollziehbarer macht.

Frauen (d. h. die in die Studie einbezogenen Partnerinnen) berichteten deutlich seltener von entsprechenden Impulsen als Männer: 27.8 % der befragten Frauen kannten paraphile Impulse als Teil ihrer Fantasiewelt (z. B. Gedemütigtwerden; Nutzung nichtmenschlicher Objekte), 23.1 % nutzten diese zur Erregungssteigerung bei der Selbstbefriedigung und ebenso viele lebten sie auf der Verhaltensebene aus (Beier & Loewit, 2011).

Bezüglich der Häufigkeit dissexueller Handlungen sind die Kriminalstatistiken nur von begrenzter Aussagekraft, da sie lediglich die Situation im Hellfeld und damit nur ein kleinen Teil der Straftaten gegen die sexuelle Selbstbestimmung widerspiegeln.

Die Daten der ersten großen deutschen bevölkerungsbasierten Untersuchung (Wetzels, 1997) weisen darauf hin, dass bei Anwendung einer engen Definition sexuellen Missbrauchs (nur Delikte mit Körperkontakt durch erwachsene Täter:innen) 8.6 % der Frauen und 2.8 % der Männer vor dem 16. Lebensjahr Opfer von dissexuellen Handlungen waren; bei exhibitionistischen Handlungen waren es 18.1 % der Frauen und 7.3 % der Männer. Neuere, ebenfalls repräsentative Untersuchungen in Deutschland ergaben einerseits niedrigere (Bieneck et al., 2011), andererseits höhere Prävalenzraten (Häuser et al., 2011), wobei sich ein Zusammenhang mit der Altersverteilung der untersuchten Stichprobe feststellen lässt: Je größer die betrachtete Altersspanne zur Erfassung sexueller Missbrauchserlebnisse (z. B. bis zu einem Alter von 14 Jahren, 16 Jahren oder 18 Jahren), umso höher ist die Prävalenz des berichteten sexuellen Missbrauchs.

Bezüglich der Prävalenz sexueller Traumatisierungen im Erwachsenenalter gaben in einer Repräsentativbefragung aus Deutschland zum Thema sexuelle Gewalt (Hellmann, 2014) 2.4 % der Frauen und 0.3 % der Männer an, in den letzten fünf Jahren sexuelle Gewalt erlebt zu haben. Die Stichprobe (N=11 428; 51.9 % weiblich) umfasste überwiegend jüngere Personen im Alter zwischen 16 und 40 Jahren (Durchschnittsalter 27.04 Jahre).

In einer weiteren Studie, die ausschließlich Frauen (N=10 264) im Alter von 16 bis 85 Jahren einschloss, gaben 12.8 % der Befragten an, schon einmal sexuelle Gewalt im Sinne von versuchten oder vollendeten erzwungenen sexuellen Handlungen seit dem 16. Lebensjahr erlebt zu haben (Bundesministerium für Familie, Senioren, Frauen und Jugend, 2004).

Meist unterbleiben Anzeigen, sodass die Prävalenz sexueller Gewalt gegenüber Frauen deutlich unterschätzt wird und die polizeilichen Kriminalstatistiken nur einen geringen Anteil der tatsächlich begangenen Straftaten wiedergeben (Allroggen et al., 2016).

30.4.4 Störungsmodelle

Hinsichtlich der Ursachenforschung zur Manifestation der sexuellen Präferenzstruktur und damit verknüpfter Verhaltensstörungen steht die Wissenschaft zwar noch am Anfang, kann aber mittels bildgebender Forschung präferenzbezogene Aktivierungsmuster erkennbar machen (Ponseti et al., 2012) oder auch zur Inhibitionsfähigkeit unterschiedlicher Gruppen von Täter:innen Beiträge leisten (z. B. Schiffer & Vonlaufen, 2011), die auf die Bedeutung der biomedizinischen Forschung zur Aufschlüsselung der Ätiologie von sexuellen Präferenz- und Verhaltensstörungen verweisen (Beier et al., 2019).

Bezüglich der Präferenzbesonderheiten (z. B. Pädophilie, Hebephilie, Frotteurismus, Sadismus etc.) wird von einem *biopsychosozialen Verursachungsmodell* ausgegangen – biologische Prädispositionen verbinden sich mit psychosozialen Einflussfaktoren in sensiblen Entwicklungsphasen und bringen auf diese Weise die unterschiedlichen sexuellen Ansprechbarkeiten hervor. Nicht ausreichend erforscht sind aber auch Gründe für die – klinisch offensichtlichen – Unterschiede bezüglich der Fähigkeit, sexuelle Impulse zu kontrollieren. Diese Frage stellt sich im Übrigen auch für die nicht präferenzgestörten Täter:innen, jeweils in Abhängigkeit von der Grundproblematik.

Lerntheoretische (siehe Kapitel 2) und psychodynamische Modellvorstellungen (siehe Kapitel 3) sind allenfalls ergänzend geeignet, die Vielfalt der individuellen Ausprägungen sexueller Präferenzen hinreichend zu erklären (Beier, 2021).

Wie die klinische Erfahrung zeigt, gibt es zudem eine breite Überlappung zwischen sexuellen Präferenzstörungen und sexuellen Funktionsstörungen, was mit erklärt, warum häufig die sexuelle und partnerschaftliche Beziehungszufriedenheit der Betroffenen beeinträchtigt ist (Genest et al., 2013).

30.4.5 Psychotherapie

Die Therapie sexueller Präferenz- und Verhaltensstörungen folgt dem biopsychosozialen Erklärungsmodell und lässt sich nicht auf psychotherapeutische Behandlungsoptionen beschränken. Ausgehend von der hohen Stabilität der sexuellen Präferenzstruktur ist nicht die Auflösung von sexuellen Präferenzbesonderheiten, sondern deren Integration in das Selbstkonzept anzustreben sowie eine dauerhafte Verhaltenskontrolle bei möglicher Fremdgefährdung. Bei nicht präferenzbedingten Ersatzhandlungen ist wiederum die Hintergrundproblematik der Verursachenden (z. B. Entwicklungsstörung, Persönlichkeitsstörung) zu adressieren, auch wenn hier wiederum Begrenzungen des therapeutisch Erreichbaren bestehen (z. B. bei Intelligenzminderung), die ebenfalls, wie bei den Präferenzstörungen, den zusätzlichen Einsatz von medikamentösen Therapieoptionen zur somatischen Desexualisierung erforderlich machen können (siehe Kapitel 30.4.6).

30.4.5.1 Berliner Dissexualitätstherapie (BEDIT)

Mittlerweile ist ein *primärpräventives Therapieangebot* für Menschen mit pädophiler und/oder hebephiler Neigung verfügbar, das in Deutschland (und damit weltweit) erstmals ab Juni 2005 im Rahmen des Forschungsprojekts „Prävention von sexuellem Kindesmissbrauch im Dunkelfeld“ am Institut für Sexualwissenschaft und Sexualmedizin der Charité – Universitätsmedizin Berlin etabliert wurde. Es wird seit 2017 über ein gesetzlich verankertes Modellvorhaben gemäß § 65d des Fünften Sozialgesetzbuches („Förderung besonderer Therapieeinrichtungen“) finanziert, wonach für Menschen mit pädophiler Sexualpräferenz präventive Therapieangebote vorzuhalten sind, die anonym in Anspruch genommen werden können und von den Krankenkassen finanziert werden müssen.

Hintergrund dieses Präventionsangebotes ist das Wissen um die Prävalenz der pädophilen Neigung in der männlichen Allgemeinbevölkerung (ca. 1 %), das Einsetzen entsprechender sexueller Interessen auf der Fantasieebene im Jugendalter sowie die damit verbundene Beeinträchtigung in der partnerschaftlichen Beziehungsfähigkeit. Zudem besteht eine erhebliche soziale Stigmatisierungsgefahr bei Bekanntwerden der sexuellen Ansprechbarkeit für Kinder und damit verbundene

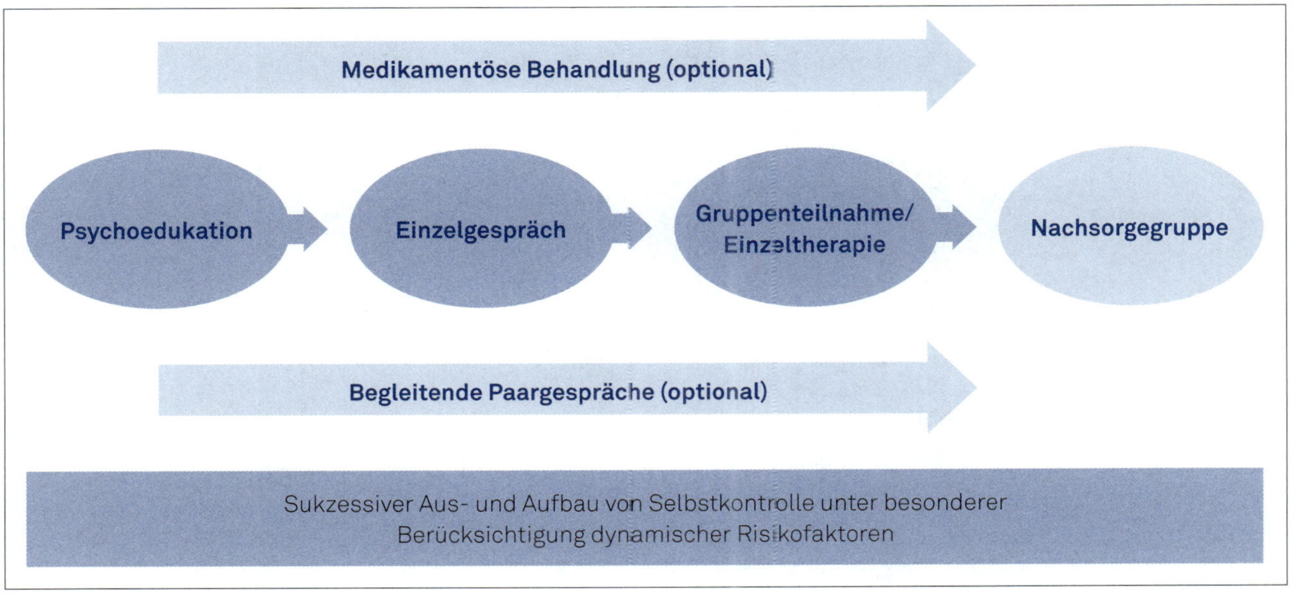

Abbildung 30.1: Ablauf der Berliner Dissexualitätstherapie (BEDIT)

Risiken für die psychische Gesundheit sowie auch der erhöhten Wahrscheinlichkeit einer Nutzung von Missbrauchsabbildungen oder direkter sexueller Übergriffe auf Kinder. In dem Zusammenhang ist die modulare Berliner Dissexualitätstherapie (BEDIT) entstanden, die in ihren Versionen für Erwachsene und Jugendliche – einschließlich konkreter Anwendungshinweise und Arbeitsblätter – in manualisierter Form publiziert wurde (Beier, 2018).

Dieser Therapieansatz ruht auf drei Säulen als Ausdruck einer biopsychosozial fundierten Behandlung: (1) Sexualmedizinische Interventionen fördern die Selbstakzeptanz der sexuellen Präferenz und deren Integration in das Selbstkonzept (möglichst unter Einbeziehung von Angehörigen bzw. – sofern eine Partnerschaft besteht – von Partner:innen), während (2) kognitiv-verhaltenstherapeutische Therapiemethoden die Selbstregulationsstrategien der Betroffenen über veränderte Einstellungen zu Sexualität, Befähigung zur Perspektivenübernahme, erfolgreiche Emotions- und Stressbewältigung sowie Konfliktbewältigung in Beziehungen verbessern. Mithilfe (3) der Pharmakotherapie lassen sich zusätzliche sexuelle Impulse dämpfen, wodurch Risikofaktoren für dissexuelles Verhalten günstig beeinflusst werden können (Amelung et al., 2012). Eine Übersicht über den Ablauf der BEDIT zeigen die Abbildungen 30.1 und 30.2.

30.4.5.2 Hinweise zur Behandlungsplanung

Bei den nicht mit Fremdgefährdung, aber mit hohem Leidensdruck verbundenen Präferenzstörungen ist es ebenfalls erforderlich, dass die Betroffenen sich im Rahmen ihrer sexuellen Identitätsentwicklung mit diesen inneren Erlebensanteilen „arrangieren" müssen und dadurch mehr oder weniger stark mit Selbstzweifeln konfrontiert sein können. Diese resultieren nicht zuletzt aus der Frage, ob ein:eine Partner:in sie wirklich vollkommen akzeptieren würde, wenn allein die Inhalte der sexuellen Fantasien bekannt wären – also selbst dann, wenn deren Verwirklichung (mit einem:einer Partner:in) gar nicht intendiert wäre. Diese Verunsicherung tangiert so stark das Selbstwertgefühl („Wird mich die andere Person wirklich so annehmen?"), dass Beziehungen nur schwer geknüpft werden oder aber bestehende Partnerschaften besonders riskant sind – zum einen aus Unkenntnis über den Verlauf einer paraphilen Neigung (Geht diese zurück, bleibt sie so oder weitet sie sich noch aus?) oder aber durch ein jahrelanges Versteckspielen (Verbergen der paraphilen Erlebnisanteile vor dem:der Partner:in), welches dann zu umso größerem Vertrauensverlust führt, wenn die Neigung durch andere Umstände bekannt wird (zunehmend häufiger durch Aufdecken entsprechender Internetaktivitäten der betroffenen Person durch den:die Partner:in).

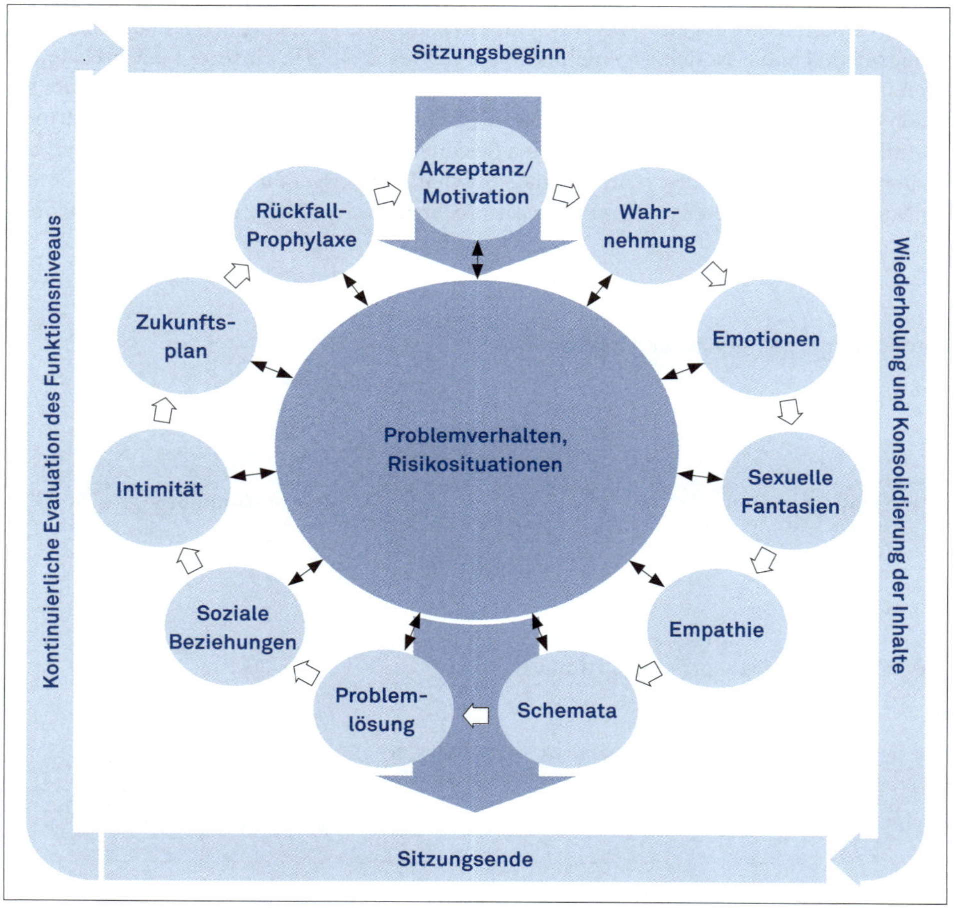

Abbildung 30.2: Modell der diskursiven und interaktiven Einbettung der verschiedenen Module im Rahmen der Berliner Dissexualitätstherapie (BEDIT)

Die folgenden vier Faktoren sind für die Behandlungsplanung wesentlich:

1. **Anteil des paraphilen Musters an der sexuellen Präferenzstruktur.** Es macht einen großen Unterschied, ob das paraphile Erleben die gesamte sexuelle Präferenzstruktur kennzeichnet (ausschließlicher Typus) oder neben den paraphilen auch nichtparaphile Erlebensanteile bestehen, welche partnerbezogen realisierbar sind (nichtausschließlicher Typus). Besteht beispielsweise eine ausschließliche masochistische Neigung, bei der der Betroffene ausschließlich in Verbindung mit fantasierten Szenarien des Verstümmeltwerdens durch die Partnerin sexuell erregbar ist, dann besteht für diesen nicht die Möglichkeit, auf andere Weise mit der Partnerin vergleichbar intensive sexuelle Erregung aufzubauen, was wiederum mit hoher Wahrscheinlichkeit zu sexuellen Funktionsstörungen führt und die Partnerschaft dann erheblich belastet, wenn die Partnerin über die Hintergrundproblematik nicht informiert ist und die Schwierigkeiten der sexuellen Kommunikation für sie nicht erklärbar sind.
2. **Zusätzliches Auftreten sexueller Funktionsstörungen.** Jede sexuelle Funktionsstörung (siehe Kapitel 29.3) kann durch eine Paraphilie verursacht sein – insbesondere wenn die betroffene Person die sexuelle Interaktion nicht mit dem paraphilen Stimulus belasten möchte und infolgedessen in der Kontaktgestaltung verunsichert ist und Angst hat, dass ein Auftreten paraphiler Fantasieinhalte sie von der eigentlich gewünschten Nähe mit einem:einer Partner:in entfernen könnte. Hierdurch ergibt sich stets ein Anknüpfungspunkt für die therapeutische Arbeit, wobei die Darlegung des Zusammenhangs mit dem paraphilen Erleben für beide Partner:innen bereits eine wichtige Etappe der Behandlung darstellt.
3. **Wertigkeit des paraphilen Stimulus im inneren Erleben.** An den paraphilen Stimulus (z.B. bei einer fetischistischen Neigung) kann eine Bindung in dem Sinne bestehen, dass nicht nur sexuell erregende, sondern auch psychoemotional stabilisierende Erlebensanteile (vergleichbar denen der Bindung zu einem anderen Menschen) eine Bedeutung haben. Sofern diese Bindung das gleiche oder sogar ein größeres Ausmaß in der inneren Wertigkeit der betroffenen Person angenommen hat wie die Bindung zu einem:einer realen Partner:in, kann die Wirkung therapeutischer Interventionen dadurch begrenzt sein.
4. **Fähigkeit zur Selbstrücknahme mit Blick auf den Beziehungskontext.** Auch bei einem ausschließlichen paraphilen Muster (z.B. einem Sadismus mit ausschließlich nicht lebbaren reizsteigernden Inhalten, die mit Verletzung oder Verstümmelung der begehrten Person einhergehen) kann es für die betroffene Person bedeutsam sein, die partnerschaftliche Beziehungszufriedenheit zu verbessern, weil sie sie als wichtige Ressource für Lebensqualität ansieht und der:die Partner:in für die Person bedeutsam ist. Ein wichtiger motivationaler Faktor ist auch Verantwortungsgefühl für gegebenenfalls vorhandene (oder geplante) gemeinsame Kinder.

Paarbezogene Interventionen sind auch bei Störungen der sexuellen Präferenz bzw. Paraphilien eine sinnvolle therapeutische Strategie – sofern beiden Partner:innen an einer Verbesserung ihrer sexuellen und partnerschaftlichen Beziehungszufriedenheit gelegen ist (Beier, 2021; siehe Kapitel 43).

30.4.6 Pharmakotherapie

Medikamente zur Entdynamisierung sexueller Impulse sind eine wichtige zusätzliche Behandlungsoption bei sexuellen Präferenz- und Verhaltensstörungen. Sie bieten große Chancen für die psychosoziale Stabilisierung der Betroffenen und mindern die Gefahren für potenzielle Opfer, wenn eine potenzielle Fremd- oder Eigengefährdung durch den paraphilen Stimulus relevant ist. Klinische Erfahrungen zeigen zudem, dass für nicht wenige Patient:innen ein Eingeständnis ihrer sexuellen Präferenzbesonderheiten erst möglich wird, nachdem sie von den medikamentösen Behandlungsoptionen und ihrer Effektivität erfahren haben.

Für die Pharmakotherapie zur Verfügung stehen vor allem die selektiven Serotonin- Wiederaufnahmehemmer (SSRI), Androgenrezeptorblocker vom Cyproteronacetat-Typ (CPA) oder Gonadotropin-Releasing-Hormon-Analoga (GnRH-Analoga), die unterschiedlich stark sexuelle Impulse und Fantasien dämpfen können. Eine gewisse Rolle spielen auch Opiatantagonisten (z.B. Naltrexon).

Die Verordnung impulsdämpfender Medikamente setzt eine vertrauensvolle Beziehung zu dem:der Patient:in voraus, nicht zuletzt weil Rückmeldungen über die angestrebten Wirkungen von entscheidender Bedeutung sind und deshalb verlässliche Auskünfte benötigt werden. Das Monitoring bei Einsatz antiandrogen wirkender Medikamente sieht Kontrollen der Blutfett- und Blutzuckerparameter, der Parameter des Knochenstoffwechsels (einschließlich Knochendichtemessung), der Sexualhormone und verwandter Parameter sowie bei CPA-Therapie der Leberwerte vor (Thibaut et al., 2020).

Den Einsatz von Medikamenten sollte immer im Kontext eines Gesamtbehandlungsplans erfolgen, mit einem Fokus auf Förderung der Selbstakzeptanz der sexuellen Neigung und deren Integration in das Selbstkonzept, eine Verbesserung von Selbstregulationsstrategien (über veränderte Einstellungen zu Sexualität), die Befähigung zur Perspektivenübernahme sowie eine erfolgreiche Emotions-, Stress- und Konfliktbewältigung in Beziehungen (Beier, 2021).

30.4.7 Empirische Absicherung

Aus ethischen Gründen sind randomisierten kontrollierten Studien, insbesondere bei der Überlappung zu sexuellen Verhaltensstörungen, enge Grenzen gesetzt. So wurde in einem randomisiert-kontrollierten Design bei 52 Männern, die aufgrund einer pädophilen Sexualpräferenz Behandlung suchten, die Effektivität des GnRH-Antagonisten Degalerix bezüglich einer Dämpfung sexueller Impulse nachgewiesen, im

Falle drohender Fremdgefährdung war aber die Herausnahme aus der Studie vorgesehen (Landgren et al., 2020).

Die starke Inanspruchnahme des kostenlosen und durch Schweigepflicht geschützten diagnostischen und therapeutischen Angebots für Menschen mit pädophiler und/oder hebephiler Sexualpräferenz im bundesweit an 14 Standorten etablierten Präventionsnetzwerkes „Kein Täter werden" (www.kein-taeter-werden.de) belegt eindrucksvoll den bestehenden Hilfebedarf. Allein am Gründungsstandort in Berlin haben zwischen Juni 2005 und September 2022 bereits 3 731 Personen Kontakt aufgenommen; 808 von ihnen konnte ein Therapieangebot unterbreitet werden. Im gesamten Netzwerk konnten die Zahlen mehr als verdreifacht werden – über 2 500 Personen haben mittlerweile ein Therapieangebot erhalten.

Im Zeitraum zwischen Juni 2005 und September 2022 hatten sich in Berlin lediglich 48 Frauen gemeldet. Bei 28 fand sich kein Hinweis auf eine pädophile Sexualpräferenz (stattdessen überwiegend Zwangsstörungen) und lediglich bei drei Frauen ein nichtausschließlicher Typus einer Pädophilie (17 Frauen hatten den angebotenen Gesprächstermin nicht wahrgenommen).

Ergänzt wurde das Angebot im Jahre 2014 um eine primärpräventive Diagnostik und Therapie für Jugendliche, die ebenfalls durch den Spitzenverband der gesetzlichen Krankenkassen gefördert wird. Bis September 2022 hatten sich insgesamt 510 Jugendliche (503 männlich, 7 weiblich) gemeldet, von denen 144 ein Therapieangebot unterbreitet werden konnte (https://du-traeumst-von-ihnen.charite.de).

Mittlerweile ist auch ein Fernbehandlungsangebot etabliert (Kreutzmann et al., 2021) und das internetbasierte Selbstmanagementprogramm Troubled Desire (www.troubled-desire.com) entwickelt worden, das in neun verschiedenen Sprachen online anonym und kostenfrei verfügbar ist (Schuler et al., 2021). Allein im Jahr 2021 gab es 73 000 Kontaktaufnahmen aus 142 Ländern. Für den weiteren Ausbau sind zusätzliche Sprachen geplant und ein therapeutischer Chat-Service wird derzeit in dem EU-Projekt „STOP-CSAM" randomisiert-kontrolliert auf seine Wirksamkeit untersucht.

Literatur

Ahlers, C. J., Schaefer, G. A. & Beier, K. M. (2004). Erhebungsinstrumente in der klinischen Sexualforschung und der sexualmedizinischen Praxis: Ein Überblick über die Fragebogenentwicklung in Sexualwissenschaft und Sexualmedizin. *Sexuologie, 11*(3/4), 74–97.

Ahlers, C. J., Schaefer, G. A., Mundt, I. A., Roll, S., Englert, H., Willich, S. N. & Beier, K. M. (2011). How unusual are the contents of paraphilias? Paraphilia-Associated Sexual Arousal Patterns (PASAP) in a community-based sample of men. *Journal of Sexual Medicine, 8,* 1362–1370. https://doi.org/10.1111/j.1743-6109.2009.01597.x

Allroggen, M., Rassenhofer, M., Witt, A., Plener, P. L., Brähler, E. & Fegert, J. M. (2016). The prevalence of sexual violence – results from a population-based sample. *Deutsches Ärzteblatt International, 113,* 107–113. https://doi.org/10.3238/arztebl.2016.0107

Amelung, T., Kuhle, L., Konrad, A., Pauls, A. & Beier, K. M. (2012). Androgen deprivation therapy of self-identifying, help-seeking pedophiles in the Dunkelfeld. *International Journal of Law and Psychiatry, 35,* 176–184. https://doi.org/10.1016/j.ijlp.2012.02.005

American Psychiatric Association. (2013). *Diagnostic and statistical manual of mental disorders – DSM-5* (5. Aufl.). Washington, DC: American Psychiatric Publishing. https://doi.org/10.1176/appi.books.9780890425596

Banse, R., Schmidt, A. F. & Clarbour, J. (2010). Indirect measures of sexual interest in child sex offenders: A multimethod approach. *Criminal Justice and Behavior, 37*(3), 319–335. https://doi.org/10.1177/0093854809357598

Beier, K. M. (1995). *Dissexualität im Lebenslängsschnitt. Theoretische und empirische Untersuchungen zu Phänomenologie und Prognose begutachteter Sexualstraftäter.* Berlin: Springer. https://doi.org/10.1007/978-3-642-79601-2

Beier, K. M. (2018). *Pädophilie, Hebephilie und sexueller Kindesmissbrauch.* Berlin: Springer. https://doi.org/10.1007/978-3-662-56594-0

Beier, K. M. (2021). Störungen der sexuellen Präferenz. In K. M. Beier, H. A. G. Bosinski & K. Loewit (Hrsg.), *Sexualmedizin – Grundlagen und Klinik sexueller Gesundheit* (3. Aufl., S. 457–505). München: Elsevier.

Beier, K. M., Bosinski, H. A. G. & Loewit, K. (2005). *Sexualmedizin. Grundlagen und Praxis* (2. Aufl.). München: Elsevier, Urban & Fischer.

Beier, K. M., Bosinski, H. A. G. & Loewit, K. (2021). *Sexualmedizin. Grundlagen und Klinik sexueller Gesundheit* (3. Aufl.). München: Elsevier, Urban & Fischer.

Beier, K. M., Bosinski, H. A. G., Loewit, K. & Hartmann, U. (2001). *Sexualmedizin. Grundlagen und Praxis.* München: Urban & Fischer.

Beier, K. M., Krüger, T., Schiffer, B., Pauls, A. & Amelung, T. (2019). The physiological basis of problematic sexual interests and behaviors. In W. T. O'Donohue & D. S. Bromberg (Eds.), *Sexually violent predators: A clinical science handbook* (pp. 73–100). Cham: Springer Nature Switzerland.

Beier, K. M. & Loewit, K. (2011). *Praxisleitfaden Sexualmedizin.* Berlin: Springer. https://doi.org/10.1007/978-3-642-17162-8

Bieneck, S., Stadler, L. & Pfeiffer, C. (2011). *Erster Forschungsbericht zur Repräsentativerhebung Sexueller Missbrauch 2011.* Hannover: Kriminologisches Forschungsinstitut Niedersachsen.

Blanchard, R., Barbaree, H. E., Bogart, A. F., Dickey, R., Klassen, P., Kuban, M. E. et al. (2000). Fraternal birth order and sexual orientation in pedophiles. *Archives of Sexual Behavior, 29,* 463–478. https://doi.org/10.1023/A:1001943719964

Bundesministerium für Familie, Senioren, Frauen und Jugend. (2004). *Health, well-being and personal safety of women in Germany. A representative study of violence against women in Germany. Summary of the central research results.* Verfügbar unter: https://www.bmfsfj.de/resource/blob/93906/9c0076fc66b1be6d0eb28258fe0aa569/frauenstudie-englisch-gewalt-gegen-frauen-data.pdf

Genest, F., Magheli, A., Roll, S. & Beier, K. M. (2013). Sexuelle Präferenzstörungen in der Urologischen Sprechstunde. *Sexuologie, 20*(3–4), 153–162.

Glueck, B. C. (1955). *Final report: Research project for the study and treatment of persons convicted of crimes involving sexual aberrations. June 1952 to June 1955.* New York: New York State Department of Mental Hygiene.

Grundmann, D., Krupp, J., Scherner, G., Amelung, T. & Beier, K. M. (2016). Stability of self-reported arousal to sexual fantasies involving children in a clinical sample of pedophiles and hebephiles. *Archives of Sexual Behavior, 45*(5), 1153–1162. https://doi.org/10.1007/s10508-016-0729-z

Häuser, W., Schmutzer, G., Brähler, E. & Glaesmer, H. (2011). Misshandlungen in Kindheit und Jugend. Ergebnisse einer Umfrage in einer repräsentativen Stichprobe der deutschen Bevölkerung. *Deutsches Ärzteblatt, 17,* 287–294.

Hellmann, D. F. (2014). *Repräsentativbefragung zu Viktimisierungserfahrungen in Deutschland.* Hannover: Kriminologisches Forschungsinstitut Niedersachsen. Verfügbar unter: https://kfn.de/wp-content/uploads/Forschungsberichte/FB_122.pdf

Krafft-Ebing, R. von (1886). *Psychopathia sexualis.* Stuttgart: Enke.

Kreutzmann, A., Schweder, K. W., Hahn, I. J., Heyden, M. von, Brito Rozas, J., Niemann, C. & Beier, K. M. (2021). Prävention durch Fernbehandlung – Verursacherbezogene Prävention sexuellen Kindesmissbrauchs in Sachsen-Anhalt durch ein telemedizinisches Diagnose- und Therapieangebot (FEBEST). *Sexuologie, 28*(3–4), 199–208. https://doi.org/10.61387/ZWRT6516

Landgren, V., Malki, K., Bottai, M., Arver, S. & Rahm, C. (2020). Effect of Gonadotropin-releasing hormone antagonist on risk of committing child sexual abuse in men with pedophilic disorder: A randomized clinical trial. *JAMA Psychiatry, 77*(9), 897–905. https://doi.org/10.1001/jamapsychiatry.2020.0440

Langström, N. & Zucker, N. (2005). Transvestic fetishism in the general population: Prevalence and correlates. *Journal of Sex & Marital Therapy, 31,* 87–95 https://doi.org/10.1080/00926230590477934

Ponseti, J., Granert, O., Jansen, O., Wolff, S., Beier, K. M., Neutze, J. et al. (2012). Assessment of pedophilia using hemodynamic brain response to sexual stimuli. *Archives of General Psychiatry, 69*(2), 187–194. https://doi.org/10.1001/archgenpsychiatry.2011.130

Schiffer, B. & Vonlaufen, C. (2011). Executive dysfunctions in pedophilic and nonpedophilic child molesters. *Journal of Sexual Medicine, 8*(7), 1975–1984. https://doi.org/10.1111/j.1743-6109.2010.02140.x

Schuler, M., Gieseler, H., Schweder, K., von Heyden, M. & Beier, K. M. (2021). Troubled Desire – An internet-based self-management tool for individuals with pedophilic and hebephilic sexual interest table of contents. *JMIR Mental Health, 8*(2), e22277. https://doi.org/10.2196/22277

Seto, M. C. (2008). *Pedophilia and sexual offending against children: Theory, assessment and intervention* (2nd ed.). Washington, DC: American Psychological Association.

Seto, M. C. (2012). Is pedophilia a sexual orientation? *Archives of Sexual Behavior, 38,* 335–350.

Spitzer, R. L. (2012). Spitzer reassesses his 2003 study of reparative therapy of homosexuality. *Archives of Sexual Behavior, 41*(4), 757. https://doi.org/10.1007/s10508-012-9966-y

Thibaut, F., Cosyns, P., Fedoroff, J. P., Briken, P., Goethals, K. & Bradford, J. M. W. (2020). The World Federation of Societies of Biological Psychiatry (WFSBP) 2020 guidelines for the pharmacological treatment of paraphilic disorders. *The World Journal of Biological Psychiatry, 21*(6), 412–490. https://doi.org/10.1080/15622975.2020.1744723

Wetzels, P. (1997). Prävalenz und familiäre Hintergründe sexuellen Kindesmißbrauchs in Deutschland: Ergebnisse einer repräsentativen Befragung. *Sexuologie, 4*(2), 89–107.

World Health Organization. (1993). *Internationale Klassifikation psychischer Störungen: ICD-10, Kapitel V (F): Klinisch-diagnostische Leitlinien.* Bern: Huber.

World Health Organization. (2018). *International statistical classification of diseases and related health problems* (11th revision). Retrieved from https://www.who.int/classifications/icd/en/

31 Entwicklungsstörungen

31.1 Lese-, Rechtschreib- und Rechenstörung

Gerd Schulte-Körne

Inhaltsübersicht

31.1.1 Klinische Merkmale

31.1.1.1 Klinische Merkmale der Lese- und/oder Rechtschreibstörung

Die klinischen Merkmale einer *Lesestörung* sind eine stark verlangsamte Lesegeschwindigkeit, viele Lesefehler und ausgeprägte Schwierigkeiten im Textverstehen. Das Erlesen einzelner Wörter ist stockend, Anlaute werden meist nur unter großen Mühen mit den folgenden Wortbestandteilen verbunden, die Zuordnung von einzelnen Graphemen (Buchstaben bzw. Buchstabenkombinationen, die ein Phonem repräsentieren; im Folgenden kurz: G) zu Phonemen (kleinste bedeutungsunterscheidende sprachliche Einheiten; im Folgenden kurz: P) ist stark verlangsamt und fehlerhaft. Abbildung 31.1 veranschaulicht die häufigen und seltenen Zuordnungen beispielhaft für die P-G- und G-P-Zuordnungen (Thomé & Thomé, 2023). Betroffene Kinder berichten, dass sie die Lesepositionen im Text verlieren und den Zeilenanfang nicht finden; vor allem gelingt es bei dem extrem mühsamen und fehlerhaften Leseprozess nicht, den Inhalt aufzunehmen.

Im Vordergrund der *Rechtschreibstörung* steht die hohe Anzahl von Rechtschreibfehlern. Abhängig vom Schweregrad der Rechtschreibstörung werden zum Teil nicht mehr verständliche Wortbruchstücke verschriftlicht (z. B. „ndl" für Mantel), Buchstaben ausgelassen, umgestellt oder ersetzt. Besondere Schwierigkeiten bestehen oft bei Schreibung des Stammmorphems (z. B. „Sone" für Sonne) oder von Konsonantenclustern am Wortanfang (z. B. „Shrank" für Schrank). Oft stellt bereits die Zuordnung von Phonemen zu Graphemen erhebliche Probleme dar.

Phonem-Graphem-Zuordnung	Graphem-Phonem-Zuordnung
Beispiel: Sprachlaut/i:/ Graphemrepräsentationen: • über 80 % als <ie> (Basisgraphem) • 14 % als <ih> (ihr, ihm, ihnen) (Orthographeme) • 3 % als <i> (Igel, Tiger)	• Basisgrapheme (häufige, regelhafte Grapheme): z. B. <O> als/o:/in Ofen • Orthographeme (seltener, meist orthografische Besonderheit): z. B. <oh> in Sohn oder <oo> in Zoo

Abbildung 31.1: Beispiele für Phonem-Graphem- und Graphem-Phonem-Zuordnungen

Fallbeispiel: Karl

Der fast 16-jährige Karl stellt sich erneut ambulant vor, da er sehr unter der bereits im Grundschulalter diagnostizierten Rechtschreibstörung leidet. In der Grundschule wurden seine Probleme erst spät erkannt, einige seiner Mitschüler hätten ihn gehänselt, im Treppenhaus geschubst und ihm manchmal die Schulhefte weggenommen. Sein Problem sei „doch nur, dass er es nicht hinbekomme, Wörter richtig zu schreiben". Alle würden dann denken, dass er dazu zu dumm sei und nicht auf das Gymnasium gehöre. Er glaube, dass dies auch seine Deutschlehrerin denke. Die reagiere oft so negativ auf seine Arbeiten, streiche alles rot an. Dabei wisse sie doch, dass er eine Rechtschreibstörung habe. Mittlerweile habe er keine Lust mehr, noch irgendetwas zu schreiben.

Bei Karl wurde Ende der zweiten Klasse eine Rechtschreibstörung festgestellt. Er bekam zwei Jahre außerschulische Förderung, konnte seine Rechtschreibung gut weiterentwickeln, gehörte im Schreiben aber immer noch zu den Schlechtesten in seiner Klasse. Seine kognitiven Fähigkeiten liegen knapp im überdurchschnittlichen Bereich, seine aktuelle Rechtschreibleistung liegt unter Prozentrang 1 in einem standardisierten Rechtschreibtest. Im psychopathologischen Befund fallen eine gedrückte Stimmung, Prüfungsängstlichkeit und massive Selbstwertprobleme auf.

31.1.1.2 Klinische Merkmale der Rechenstörung

Die *Rechenstörung* stellt so wie die Lese- und/oder Rechtschreibstörung kein einheitliches Störungsbild dar. Die Symptomatik der Rechenstörung umfasst Beeinträchtigungen in verschiedenen Bereichen der Mathematik, hierzu gehören die Basiskompetenzen (Zahlen- und Mengenverarbeitung), die Grundrechenarten (Addition, Subtraktion, Multiplikation, Division) und die Bearbeitung von Textaufgaben. Die Beeinträchtigungen zeigen sich in der hohen Anzahl von Rechenfehlern und einem stark verlängerten Rechenprozess (verlangsamte Rechengeschwindigkeit). Zusätzlich liegen Beeinträchtigungen im Bereich des visuell-räumlichen Arbeitsgedächtnisses und im Bereich der exekutiven Funktionen (z. B. Unterdrücken ablenkender Reize) vor.

Fallbeispiel: Anna

Die neunjährige Anna kommt gemeinsam mit ihrer Mutter zur Diagnostik in eine kinder- und jugendpsychiatrische Ambulanz. Vorstellungsgrund ist eine zunehmend den Alltag der Familie belastende Schulunlust von Anna. Dazu berichtet die Mutter, dass Anna sich anfangs sehr auf die Schule gefreut habe. Im Verlauf des ersten Schuljahres habe diese Freude kontinuierlich abgenommen. Eigentlich sei Anna in der Schule gut zurechtgekommen, schildert die Mutter. Nur wenn Anna mit Rechenblättern nach Hause kam und Hilfe bei der Lösung der Aufgaben brauchte, war die Stimmung schlecht. Anna habe sich auch bei Mengenunterscheidungen und der Zuordnung von Mengen zu Zahlen schwergetan. Die Mutter habe Anna dann geholfen. Im zweiten Schuljahr habe Anna an Schultagen morgens nicht nur getrödelt, sie habe auch über Bauchschmerzen geklagt. Schließlich wollte sie dann nicht zur Schule gehen. Anna brauche allein für die Mathehausaufgaben bis zu zwei Stunden. Manchmal sei sie ganz schön verzweifelt. In der Diagnostik zeigt sich eine ausgeprägte Rechenstörung bei normaler Begabung. Anna hat zusätzlich eine ausgeprägte Angst vor Mathematik entwickelt.

31.1.2 Klassifikation und Diagnostik

Die ICD-10 fasst unter den Entwicklungsstörungen schulischer Fertigkeiten die Lese- und Rechtschreibstörung, die isolierte Rechtschreibstörung und die Rechenstörung zusammen. Für die Diagnosestellungen ist das Vorliegen von störungsspezifischen Einschlusskriterien gefordert. Ausschlusskriterien sind für alle Störungen eine Intelligenzminderung (ein Intelligenzquotient [IQ] von unter 70; siehe Kapitel 37), neurologische Erkrankungen (wie z. B. eine Lesestörung infolge einer Hirnschädigung), anhaltende Seh- und/oder Hörbeeinträchtigungen, die nicht durch Hilfsmittel ausgeglichen werden können, und fehlende bzw. unangemessene Beschulung.

Die Operationalisierung der Einschlusskriterien erfolgt nach der ICD-10 anhand von Diskrepanzen der jeweiligen Leistung im Lesen, Rechtschreiben oder Rechnen relativ zum Alter, der Klassenstufe und dem IQ.

Tabelle 31.1: Diagnoseschlüssel der Lese- und Rechtschreibstörung sowie der Rechenstörung nach ICD-10 und ICD-11

ICD-10	ICD-11 Lernentwicklungsstörung
F81.0 Lese-Rechtschreibstörung	6A03.0 Lernentwicklungsstörung mit Lesebeeinträchtigung
F81.1 Isolierte Rechtschreibstörung	6A03.1 Lernentwicklungsstörung mit Beeinträchtigung im schriftlichen Ausdruck
F81.3 Kombinierte Störung schulischer Fertigkeiten	–
F 81.2 Rechenstörung	6A03.2 Lernentwicklungsstörung mit Beeinträchtigung in Mathematik

Mit der Einführung der ICD-11 wird auch klassifikatorisch die bereits empirisch mehrfach bestätigte Trennung der Lese- und Rechtschreibstörung in zwei voneinander getrennt auftretende Störungen umgesetzt (siehe Tabelle 31.1). Allerdings wird das Störungskonzept der Rechtschreibstörung in der ICD-11 deutlich weiter gefasst und umfasst neben der bisher empirisch gut abgesicherten Symptomatik der Rechtschreibfehler die Textproduktion, Grammatik und Zeichensetzung (Schulte-Körne, 2021b).

Zur zentralen Symptomatik, die diagnoseleitend sein soll, zählt die ICD-10 die Beherrschung grundlegender Rechenfertigkeiten wie Addition, Subtraktion, Multiplikation, Division und weniger die höheren mathematischen Fertigkeiten, die für Algebra, Trigonometrie, Geometrie oder Differenzial- und Integralrechnung erforderlich sind. In der ICD-11 wird die Störung umfassender beschrieben. Hierzu gehören erhebliche und anhaltende Schwierigkeiten beim Erlernen akademischer Fähigkeiten in der Mathematik und/oder Arithmetik, wie z. B. Zahlensinn, Auswendiglernen von Zahlenfakten, genaues Rechnen, flüssiges Rechnen und genaues mathematisches Denken. Für die Umsetzung der Empfehlungen der ICD-10-Kriterien und auf Basis der evidenzbasierten Forschungsliteratur empfiehlt die S3-Leitlinie (DGKJP, 2018), für die Diagnose einer Rechenstörung folgende Kriterien anzuwenden, die sich auf die Testdiagnostik beziehen:

- Unterdurchschnittliche Leistungen (Prozentrang [PR] < 16) im Bereich der Mathematik,
- Verwendung der Alters- oder Klassennormdiskrepanz,
- die Alters- oder Klassennormdiskrepanz soll mindestens 1.5 Standardabweichungen (PR≤7 bzw. T≤35) betragen, wenn qualitative und klinische Kriterien den Verdacht auf eine Rechenstörung *nicht* unterstützen,
- die Alters- oder Klassennormdiskrepanz soll mindestens eine Standardabweichung (PR≤16 bzw. T≤40) betragen, wenn qualitative und klinische Kriterien den Verdacht auf eine Rechenstörung unterstützen.

Die Leitlinie empfiehlt im Gegensatz zur ICD-10 und ICD-11 explizit, eine Intelligenzdiskrepanz aufgrund fehlender empirischer Evidenz *nicht* zu verwenden.

Differenzialdiagnostik

Differenzialdiagnostisch stehen häufig die Abgrenzung von allgemeinen Lernproblemen und die Abgrenzung von Lernproblemen bei Aufmerksamkeitsdefizit-/Hyperaktivitätsstörung (ADHS; siehe Kapitel 32.1), Angststörung (siehe Kapitel 28.1 bis 28.5) und Depression (siehe Kapitel 27.1) im Vordergrund (Haberstroh & Schulte-Körne, 2019). Rechenprobleme können auch bei verschiedenen syndromalen Erkrankungen auftreten, wie z. B. beim Ullrich-Turner-Syndrom, einer chromosomalen Störung infolge eines fehlenden oder einer unvollständigen Bildung eines X-Chromosoms.

Die Abgrenzung von allgemeinen Lernproblemen erfolgt anhand der Entwicklungsanamnese, der genauen Exploration und der Durchführung eines Intelligenztests. In Abgrenzung von allgemeinen Lernproblemen liegen bei Kindern mit Entwicklungsstörungen schulischer Fertigkeiten die Probleme in spezifischen Entwicklungsbereichen. Allerdings können unbehandelte schulische Entwicklungsstörungen aufgrund des kontinuierlich erlebten Versagens bei Kindern auch zu allgemeinen Lernproblemen führen, diese zeigen sich dann in der überwiegenden Anzahl der Schulfächer.

Die Abgrenzung von einer *ADHS* erfolgt anhand der Erhebung störungsspezifischer Auffälligkeiten in den Bereichen Hyperaktivität, Impulsivität und Aufmerksamkeitsstörung, sowohl im Selbst- als auch im Fremdurteil. Da die ADHS zu einer der häufigsten komorbid auftretenden Störungen bei den schulischen Entwicklungsstörungen gehört, ist meist nur aus dem Entwicklungsverlauf zu entscheiden, ob die Lernprobleme eher als Folge der schon bestehenden ADHS oder komorbid aufgetreten sind. Ist die ADHS die Ursache der Lernprobleme, so zeigen sich diese meist nicht so spezifisch auf einen Leistungsbereich eingegrenzt.

Angststörungen treten gehäuft auf, sie sind allerdings meist eher eine Folge der schulischen Entwicklungsstörung. Hierzu gehören bereichsspezifische Ängste wie die Matheangst, häufig aber auch Prüfungsängste. Bei dieser differenzialdiagnostischen Abgrenzung hilft ebenfalls die Entwicklungs- und Familienanamnese. Liegen Ängste bereits vorschulisch vor? Haben auch weitere Familienmitglieder Ängste? Beziehen sich die Ängste nicht auf einen spezifischen Lernbereich, stützt dies die Annahme, dass primär eine Angststörung vorliegt.

31.1.3 Epidemiologie

Die Prävalenz der Lese-, Rechtschreib- und Rechenstörungen variiert stark und ist von den diagnostischen Kriterien bzw. den angelegten Grenzwerten in den jeweiligen diagnostischen Verfahren beeinflusst (Moll, Kunze et al., 2014). In einer epidemiologischen Stichprobe von fast 2000 Dritt- und Viertklässler:innen in Deutschland liegt die Prävalenz (Kriterium: eine 1 Standardabweichung zur Klassennorm) für eine Lesestörung bei 6.5 %, für eine Rechtschreibstörung bei 6.7 %, für eine Rechenstörung bei 4.8 %, für eine kombinierte Lese- und Rechtschreibstörung (LRS) bei 3.7 %, für eine Lese- und Rechenstörung bei 1.8 %, und für eine Rechtschreib- und Rechenstörung bei 2.8 %, und für die Kombination aus Lese-, Rechtschreib- und Rechenstörung bei 3.5 %. (Moll, Kunze et al., 2014).

Die Prävalenz im Erwachsenenalter wird bei der Lese- und/oder Rechtschreibstörung und bei der Rechenstörung auf jeweils > 1 % geschätzt. Im Erwachsenenalter erreichen 4.3 bis 6.4 % der Deutschen nicht das Lese- und/oder Rechtschreibniveau von Viertklässler:innen (Haffner et al., 1998).

Das Geschlechterverhältnis der Betroffenen bei den drei Störungen (Kriterium: 1.5 Standardabweichung) stellt sich folgendermaßen dar: bei der Lesestörung sind 51 % der Betroffenen männlich, bei der Rechtschreibstörung sind es ca. 55 % und bei der Rechenstörung ca. 37 % (Moll, Ramus et al., 2014).

Verlauf der Lese- und/oder Rechtschreibstörung und der Rechenstörung

Die Entwicklungsstörungen im Lesen, Rechtschreiben und Rechnen bleiben meist bis ins Erwachsenenalter bestehen und belasten Betroffene sowohl bei der Ausbildung, im Studium als auch bei der Berufsausübung und im Alltag.

Der Verlauf wird von dem Vorliegen komorbider Störungen (wie z. B. einer ADHS, einer Angststörung oder einer Depression) beeinflusst. Insgesamt ist der Verlauf schlechter, wenn zusätzliche psychische Erkrankungen vorliegen. Der Verlauf einer Lese- und/oder Rechtschreibstörung oder Rechenstörung hängt auch von verschiedenen Unterstützungsmaßnahmen ab, wie der Verfügbarkeit wirksamer Förderung, von schulischen Entlastungen und psychosozialer Unterstützung des Kindes und seiner Familie.

Das Vorliegen einer LRS oder Rechenstörung geht mit einem deutlich erhöhten Risiko einher, die Klasse zu wiederholen, mit einem im Verhältnis zu den kognitiven Fähigkeiten geringeren Schulabschlussniveau, mit Schulangst und Schulabsentismus. Im Erwachsenenalter ist das Erkrankungsrisiko für psychische Störungen erhöht, ebenso das Risiko für Arbeitslosigkeit (Parsons & Bynner, 2005). Liegt eine schwere Form der Lernstörung vor und brechen die jungen Menschen vorzeitig die Schule ab, führt dies nicht selten dazu, dass diese Menschen kaum noch ihre erworbenen Lese- und Rechtschreibfertigkeiten anwenden und damit das, wenn auch geringe, Kompetenzniveau verlieren. Dies zeigt sich beispielsweise im Erwachsenenalter als Analphabetismus.

Volkswirtschaftlich betrachtet stellen verminderte Rechenfertigkeiten eine große Belastung dar. Die geschätzten jährlichen Kosten in England wurden auf 2.4 Milliarden Pfund geschätzt (Hudson et al., 2009).

31.1.4 Störungsmodelle

Sowohl für die Lese- und/oder Rechtschreibstörung als auch für die Rechenstörung ist ein multikausales Ursachenmodell behandlungsleitend.

Bei den schulischen Entwicklungsstörungen geht man von einer genetischen Disposition aus. Zwillingsstudien zur LRS (Scerri & Schulte-Körne, 2010) und zur Dyskalkulie (Geary, 1993) unterstützen die Annahme einer durch eine Vielzahl von Genen (Gialluisi et al., 2021) bedingten Erblichkeit.

Strukturelle und vor allem funktionelle Gehirnuntersuchungen zu verschiedenen neurokognitiven Prozessen des Lesens, Schreibens und Rechnens haben wesentlich dazu beigetragen, die verschiedenen Gehirnprozesse zu identifizieren (Hasko et al., 2013). Auf der Basis eines hierarchischen Modells von der visuellen Erkennung von Schriftzeichen bis zum Abruf der Wortbedeutung aus dem semantischen Gedächtnis können Teilprozesse des Lesens identifiziert und den verschiedenen Gehirnregionen zugeordnet werden. Als Beispiel für den Leseprozess können die visuelle Worterkennung und -verarbeitung (innerhalb von 200 ms nach Reizpräsentation) dem Gyrus fusiforme der linken Hemisphäre zugeordnet werden, Prozesse der Graphem-Phonem-Zuordnung sowie der Abruf von phonologischem Wissen einer Region am Übergang vom Gyrus temporalis superior zum parietalen Kortex (nach ca. 400 bis 600 ms). Für die Rechenfähigkeit, die so wie das Lesen in verschiedene Teilprozesse unterteilt wird (Dehaene & Dohen, 1995), ist der intraparietale Sulcus als eine zentrale Region für Mengenwissen und -wahrnehmung identifiziert worden (Butterworth et al., 2011).

Auf der neuropsychologischen Ebene finden sich Auffälligkeiten im Bereich der phonologischen Bewusstheit, d.h. der Fähigkeit, Laute zu unterscheiden, zu identifizieren, zu verbinden und die phonologische Repräsentation aus dem Gedächtnis abzurufen. Auffälligkeiten im Bereich des visuell-räumlichen Arbeitsgedächtnisses finden sich bei der Rechenstörung.

Die Bedeutung der Unterrichtsdidaktik für die individuellen Lernentwicklungsprozesse erscheint zumindest in den ersten Schuljahren hoch. Insbesondere Kinder mit einem erhöhten Risiko für eine der schulischen Entwicklungsstörungen sind von einem unangemessenen und nicht auf die empirischen Forschungsergebnisse des Schriftspracherwerbs aufbauenden Unterrichtskonzept überfordert.

Komorbide Störungen, die mit einer Häufigkeit von bis zu 50 % bei Kindern mit einer schulischen Entwicklungsstörung auftreten, können zusätzlich die Manifestation einer Lernstörung befördern (Kohn et al., 2013; Visser et al., 2020).

31.1.5 Psychotherapie und störungsspezifische Behandlungsmethoden

Die Behandlung der Entwicklungsstörungen schulischer Fertigkeiten hat meist drei Säulen, die kindbezogenen, die familien- bzw. elternbezogenen und die auf das psychosoziale Umfeld abzielenden Maßnahmen.

Die individuellen Hilfen fokussieren auf die Kernsymptomatik der Lernstörung. Zusätzlich werden psychotherapeutische Methoden eingesetzt, die auf verschiedenen Ebenen die Zielerreichung der Symptombehandlung unterstützen. Da häufig psychische Störungen komorbid vorliegen, sollten psychotherapeutische Methoden störungsspezifisch eingesetzt werden.

31.1.5.1 Leitlinienempfehlungen zur Behandlung der Lese- und/oder Rechtschreibstörung

Zur Behandlung der Lese- und/oder Rechtschreibstörung liegt eine S3-Leitlinie vor. Die zentralen Empfehlungen aus der Leitlinie werden im Kasten zusammengefasst (DGKJP, 2015).

Empfehlungen der S3-Leitlinie zur Behandlung der Lese- und/oder Rechtschreibstörung (nach DGKJP, 2015)

- Die Behandlung sollte symptomorientiert sein. Interventionsmaßnahmen sollen Übungen zur Graphem-Phonem- und Phonem-Graphem-Korrespondenz (z. B. Zuordnung des lang gesprochenen Lautes [ɑ] zu den orthografischen Repräsentationen „a", „ah", „aa"), zum Segmentieren einzelner Wörter in ihre Phoneme (z. B. „Ball" in [bal], Morpheme „Tische" in „Tisch" und „-e"), Silben (z. B. Sprechsilben wie bei „Mut-ter") oder Onset und Silbenreim (z. B. bei „Schule": Onset „Sch", Reim „ule") sowie zum Verbinden von Phonemen zu einem Wort enthalten.
- Rechtschreibtrainings sollen Instruktionen zum Aufbau orthografischen Regelwissens enthalten.
- Die Förderung sollte so früh wie möglich beginnen (bereits im ersten Schuljahr) und sollte in Einzeltherapie oder in Kleingruppen (möglichst mit weniger als fünf leistungshomogenen Kindern) erfolgen, abhängig vom Vorliegen komorbider Störungen und dem individuellen Störungsbild.
- Behandelnde sollen über eine ausgeprägte Expertise im Bereich der Schriftsprachentwicklung und ihrer Förderung sowie im Umgang mit Kindern und Jugendlichen mit umschriebenen Entwicklungsstörungen verfügen.
- Eine interdisziplinäre Zusammenarbeit bei der Konzeption und Durchführung der Förderung/Behandlung wird dringend empfohlen.
- Die Förderung sollte so lange dauern, bis eine altersgerechte Teilhabe am öffentlichen Leben möglich ist.
- Verlaufsuntersuchungen zur Indikationsüberprüfung sollten mindestens einmal jährlich erfolgen.

31.1.5.2 Behandlungsplanung bei LRS

Die Therapieplanung erfolgt nach umfangreicher Diagnostik, die zu allen sechs Achsen des Multiaxialen Klassifikationsschemas für psychische Störungen des Kindes- und Jugendalters (Remschmidt et al., 2017; siehe Kapitel 34) Stellung nimmt. Liegen psychische Störungen, wie z. B. eine ADHS oder eine Angststörung (Achse 1) vor, ist eine Behandlung in einem Einzelsetting notwendig. Abhängig von weiteren Belastungen, z. B. auf der 5. Achse (Psychische Erkrankungen in der Familie, Gewalterfahrungen, Traumatisierung), kann auch eine tagesklinische Behandlung notwendig sein.

Zu Beginn der Behandlung erfolgt eine alters- und entwicklungsangemessene Psychoedukation mit dem Kind und den Eltern. Im Vordergrund steht die Entwicklung eines gemeinsamen Störungsmodells. Ferner sollen sowohl die Eltern als auch das Kind über die geplanten Ziele der Behandlung, die Dauer und die Durchführung informiert werden. Bereits an dieser Stelle sollte auch auf die möglichen Schwierigkeiten in der Behandlung, auf die Notwendigkeit der engen Kooperation mit der Schule und ggf. auf die Zusammenarbeit mit dem:der Fachärzt:in hingewiesen werden.

Aufgrund der meist negativen Erfahrungen der Kinder und Jugendlichen mit dem Lesen und/oder Schreiben besteht zu Beginn eine Abwehr gegenüber Lernübungen. Daher kann es sinnvoll sein, die ersten Therapiestunden mit anderen Methoden zu gestalten und zum Beispiel über das gemeinsame Spielen zu einem Beziehungsaufbau zu gelangen.

Die Auswahl der Lerntherapiemethoden hängt von den Ergebnissen der Diagnostik ab. Liegt der Störungsschwerpunkt im Lesen, wird ein Programm zur Leseförderung entsprechend dem individuellen Entwicklungsniveau des Kindes ausgewählt. Stehen die Rechtschreibprobleme im Vordergrund, wird ein Programm zur Rechtschreibförderung ausgewählt. Liegt eine kombinierte Lese-Rechtschreibstörung vor, so wird aufgrund des Schweregrades bzw. der Ausprägung meist der Störungsbereich vorrangig gefördert, der am stärksten betroffen ist oder der den größten Leidensdruck auslöst.

Die grundlegenden Prinzipien der Lernförderung sind:
- Stufenweiser Aufbau der Lernförderung,
- transparente Lernschritte,
- Arbeiten an der Null-Fehler-Grenze (Aufgabenschwierigkeit wird so gewählt, dass das Kind von Beginn an die Chance hat, Lernerfolge zu erzielen),
- Unterstützung einer positiven Haltung zur Lernsituation,
- Förderung des Selbstwirksamkeitserlebens,
- unmittelbare Rückmeldung auf erfolgreiche Lösungen bzw. Lernschritte,
- Unterstützung von Selbstregulation und Anleitung zu planvollem Handeln,
- Lernen durch Nachahmung an einem positiven Modell,
- Verwendung speziell abgestimmter Verstärkerpläne,
- Automatisierung des Gelernten.

31.1.5.3 Elternarbeit bei LRS

Ein weiterer wichtiger Bereich der Behandlung ist die Elternarbeit. Ein Ziel der Elternarbeit ist, die meist belasteten Eltern zu entlasten. Dies kann bereits im Rahmen der Psychoedukation erfolgen, wenn beispielsweise das Thema Störungsursachen besprochen und ein individuelles Störungsbild erarbeitet wird. Nicht selten berichten die Eltern von massiven Schuldgefühlen (z. B. „Ich habe mein Kind nicht ausreichend unterstützt!", „Wir haben nicht genug geübt!") und ausgeprägten Ängsten in Bezug auf die Zukunft des Kindes. Verbunden mit der Angst, die teilweise noch von der Umgebung unterstützt wird, dass das Kind nicht schlau genug oder zu faul sei, erleben sich die Eltern häufig als machtlos und als Versager.

In der Anamnese wird meist von belastenden Hausaufgabensituationen berichtet. Die Hausaufgaben dauern meist mehrere Stunden, sind mit Streit und gegenseitiger Frustration verbunden, da trotz des wiederholten Erklärens durch ein Elternteil das Kind die gutgemeinten Ratschläge nicht umsetzen kann. Ziel der Elternarbeit ist es daher, zunächst den Ablauf der Hausaufgabensituation, das Setting, in dem diese stattfindet, und die Reaktionen der Beteiligten genau zu explorieren. Auf der Basis der Verhaltensanalyse (SORKC-Schema; siehe Kapitel 18) können verschiedene Lernsituationen untersucht und die Verhaltensreaktionen und -weisen bei den einzelnen Lernproblemen analysiert werden.

31.1.5.4 Sozialrechtliche Aspekte bei LRS und Rechenstörungen

Lese- und/oder Rechtschreibstörungen und Rechenstörungen werden oft als eine Behinderung gesehen, die zu einer sogenannten Teilhabebeeinträchtigung führen kann (Schulte-Körne, 2021a). Hiermit sind zwei wesentliche Aspekte genannt, die häufig im Rahmen der Kostenübernahme für eine Behandlung diskutiert, geprüft und ggf. gutachtlich festgestellt werden.

Hintergrund ist, dass die außerschulische Förderung von Kindern und Jugendlichen mit einer LRS oder Rechenstörung nicht von den gesetzlichen und privaten Krankenkassen übernommen wird. Hier gibt es zwar wenige Ausnahmen für Leistungen, die im Rahmen einer logopädischen oder sprachtherapeutischen Heilmittelanwendung erbracht werden, im Grunde werden aber die Behandlungskosten ungeprüft abgelehnt.

Dies hat dazu geführt, dass sich viele Eltern an die Jugendhilfe wenden und die Kostenübernahme nach § 35a SGB VIII beantragen. Hierzu findet sich im SGB VIII (vgl. www.sozialgesetzbuch-sgb.de/sgbviii/35a.html) folgende Bestimmung: „Die Eingliederungshilfe nach § 35a für Kinder und Jugendliche mit seelischer oder drohender seelischer Behinderung ist an folgende Voraussetzungen gebunden:

- Die seelische Gesundheit weicht mit hoher Wahrscheinlichkeit länger als 6 Monate von dem für ihr Lebensalter typischen Zustand ab, und
- daher ist ihre Teilhabe am Leben in der Gesellschaft beeinträchtigt oder es ist eine solche Beeinträchtigung zu erwarten."

Zur Feststellung der drohenden oder vorhandenen seelischen Behinderung schreibt der Gesetzgeber vor, dass der Träger der öffentlichen Jugendhilfe die Stellungnahme

1. eines:einer Ärzt:in für Kinder- und Jugendpsychiatrie und -psychotherapie,
2. eines:einer Kinder- und Jugendlichenpsychotherapeut:in, eines:einer Psychotherapeut:in mit einer Weiterbildung für die Behandlung von Kindern und Jugendlichen oder
3. eines:einer Ärzt:in oder eines:einer psychologischen Psychotherapeut:in, der:die über besondere Erfahrungen auf dem Gebiet seelischer Störungen bei Kindern und Jugendlichen verfügt, einzuholen hat.

Die Stellungnahme ist auf der Grundlage der Internationalen Klassifikation der Krankheiten in der vom Bundesinstitut für Arzneimittel und Medizinprodukte herausgegebenen deutschen Fassung zu erstellen. Dabei ist auch darzulegen, ob die Abweichung Krankheitswert hat oder auf einer Krankheit beruht. Enthält die Stellungnahme auch Ausführungen zur Teilhabebeeinträchtigung, so sollen diese vom Träger der öffentlichen Jugendhilfe bei der Entscheidung angemessen berücksichtigt werden. Die Hilfe soll nicht von der Person oder dem Dienst oder der Einrichtung, der die Person angehört, welche die Stellungnahme abgibt, erbracht werden.

In der Praxis bedeutet dies, dass in der gutachterlichen Diagnostik die Voraussetzungen für das Vorliegen der Kriterien nach § 35a geprüft werden. Entscheidend für die Bewilligung sind die Teilhabebeeinträchtigungen, die für das betroffene Kind in der Schule, im sozialen Umfeld oder in der Familie auftreten. Die Kinder und Jugendlichen haben einen rechtlichen Anspruch auf Eingliederungshilfe, der manchmal jedoch „eingeklagt" werden muss.

31.1.5.5 Förderung bei der LRS: Das Marburger Rechtschreibtraining (MRT)

Beim Marburger Rechtschreibtraining (MRT) handelt es sich um ein sehr etabliertes, manualisiertes Rechtschreibförderprogramm, das in der Einzel- und Gruppenförderung eingesetzt und sowohl in der Schule als auch in der außerschulischen Förderung verwendet wird (Schulte-Körne & Mathwig, 2021). Das Programm ist für Grundschulkinder ab der zweiten Klasse sowie für Jugendliche in weiterführenden Schulen geeignet. Mehrere Evaluationsstudien konnten eine Wirksamkeit in Bezug auf die Verbesserung der Rechtschreibleistung und im Lesen in verschiedenen Settings (schulische Förderung, Elterntraining, individuelle Förderung, Gruppenförderung) und im Verlauf aufzeigen (Barkmann et al., 2012; Schulte-Körne et al., 2001; Schulte-Körne et al., 1998; Schulte-Körne et al., 2003; Schulte-Körne et al., 1997).

Das MRT umfasst 12 Kapitel bzw. Lernbereiche, die aufeinander aufbauen. Aufbauend auf der Unterscheidung von lang und kurz gesprochenen Selbstlauten werden Schritt für Schritt orthografische Regelmäßigkeiten eingeführt und geübt. Neben einer umfangreichen Anleitung zur Durchführung enthält das MRT einen Anhang mit Übungsmaterial sowie einen Wortindex, der für zusätzliche Übungen genutzt werden kann.

Das MRT vermittelt systematisch orthografisches und morphematisches Wissen (d.h. Wissen über kleinste lautliche Einheiten, die eine bedeutungstragende und grammatische Funktion haben) und leitet die Kinder an, über ein regelbasiertes System die wesentlichen orthografischen Fehlerschwerpunkte zu reduzieren.

Kindern mit einer LRS fehlt es an Wissen und Strategien, wie sie sich beim Lernen strukturieren und wie sie geplante Lernziele erreichen können. Häufige Fragen sind: Wo ist das Problem in einem Wort? Wie finde ich eine Lösung hierfür? Was habe ich gelernt? Habe ich meine Lernziele erreicht? Wie erreiche ich eine Stabilisierung des Lernziels?

Das MRT vermittelt anhand klarer Strukturen neue Strategien zur Rechtschreibung. Dazu wurden spezielle Rechtschreib-Algorithmen entwickelt (siehe Abbildung 31.2). Die Struktur der Algorithmen beruht auf vergleichbaren Entscheidungsbäumen, am Anfang wird die Problemstellung anhand einer Frage eingetragen. Über den darauffolgenden Entscheidungsbaum mit Ja/Nein-Antworten führt „Kathi" die Kinder grafisch zu den nächsten Entscheidungsschritten, über die sie dann zu der richtigen Verschriftlichung eines Wortes gelangen.

Die einzelnen Lern- und Übungsbereiche werden mit dem Kind gemeinsam erarbeitet. Zur Unterstützung der Selbststrukturierung erhalten die Kinder Merkkarten (siehe Abbildung 31.3). Ziel ist es, die einzelnen Handlungsoperationen gemeinsam anhand der Karten mit dem:der Therapeut:in zu erarbeiten. Die Lösungsschritte können sowohl schriftlich als auch mündlich geübt werden, dazu gibt es jeweils Übungsmaterial. Nach dem Lernen am Modell sollen die Kinder in die Lage versetzt werden, über das laute Vorsprechen der einzelnen Lösungsschritte sich selbst zu strukturieren und zu kontrollieren.

Zum Monitoring der Lernentwicklung werden regelmäßig Erfolgskontrollen in Form von Lückentexten angeboten. Zu diesen Wortdiktaten gibt es immer eine Geschichte und eine

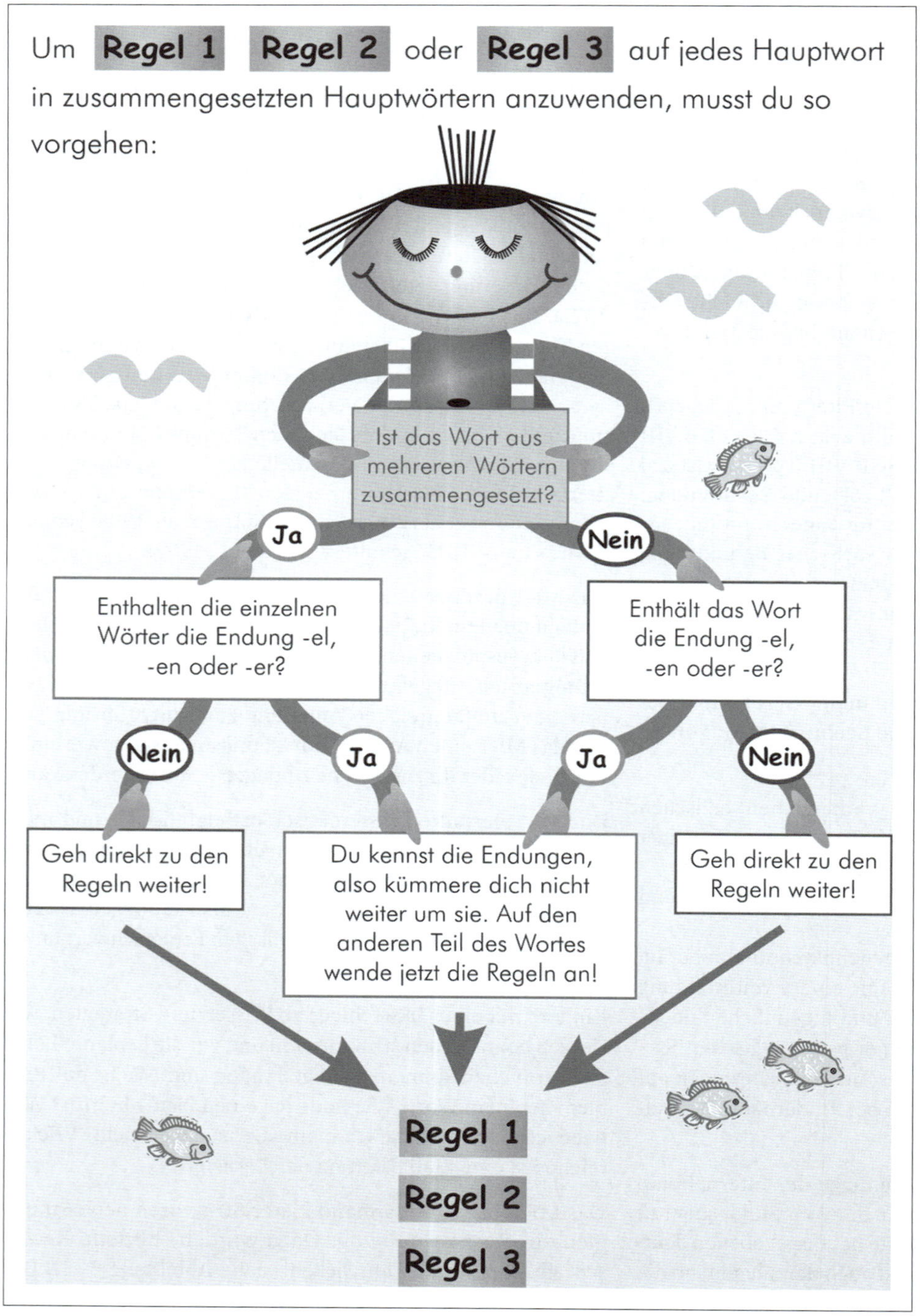

Abbildung 31.2: Grafische Darstellung eines Lösungsalgorithmus aus dem Marburger Rechtschreibtraining (Schulte-Körne & Mathwig, 2021)

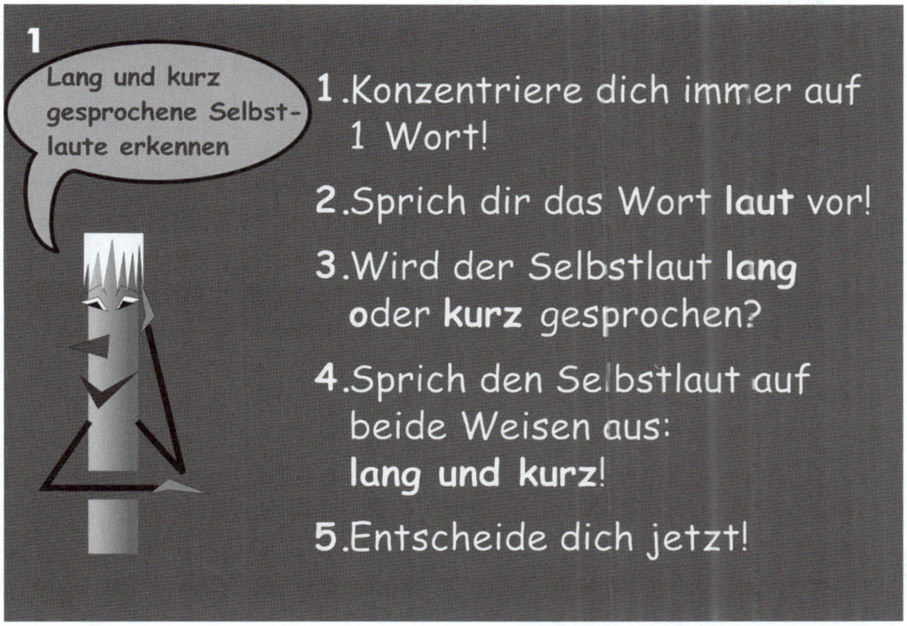
1
Lang und kurz gesprochene Selbstlaute erkennen
1.Konzentriere dich immer auf 1 Wort!
2.Sprich dir das Wort **laut** vor!
3.Wird der Selbstlaut **lang** oder **kurz** gesprochen?
4.Sprich den Selbstlaut auf beide Weisen aus: **lang und kurz**!
5.Entscheide dich jetzt!

Abbildung 31.3: Beispiel für einen Lernkasten zur Selbststrukturierung aus dem Marburger Rechtschreibtraining (Schulte-Körne & Mathwig, 2021)

Grafik, in die die Kinder die Anzahl der richtig geschriebenen Wörter eintragen (Abbildung 31.4). Nach dem erfolgreichen Bearbeiten der einzelnen Kapitel sollen die Kinder die Rechtschreibregeln, zunächst mit Hilfe von Lern- und Regelkarten, z.B. bei den Hausaufgaben anwenden.

Das MRT integriert aus der empirischen Lernforschung abgeleitete Empfehlungen für das Übungs- und Lernverhalten und betont die Wichtigkeit eines stufenweisen Aufbaus der Lernschritte. Außerdem empfiehlt das MRT die direkte Rückmeldung über die Lernleistung sowie die regelmäßige Wiederholung von Lerninhalten, was erst zu einem andauernden Lernerfolg führt. Die Regelinhalte und deren Anwendung müssen durch günstige zeitliche Verteilung der Wiederholungen gefestigt und automatisiert werden (zunächst in kürzeren Abständen und dann einige spätere Auffrischungen).

31.1.5.6 Therapiemethoden bei der LRS mit fehlender oder nicht ausreichender Evidenz

In der Förderpraxis werden häufig verschiedene Therapiemethoden bei Kindern mit LRS eingesetzt, deren Wirksamkeit nicht untersucht wurde oder für die aufgrund einzelner Studien keine oder nicht ausreichende Evidenz vorliegt (Galuschka et al., 2014; siehe Tabelle 31.2). Hierzu gehört auch die Ganzwortlesemethode (lautes oder leises wiederholtes Lesen einzelner Wörter), für die keine Evidenz für eine Förderwirksamkeit vorliegt (Galuschka et al., 2014; Scammacca et al., 2007).

31.1.5.7 Leitlinienempfehlungen zur Behandlung der Rechenstörung

Zur Behandlung der Rechenstörung gibt die S3-Leitlinie konkrete Empfehlungen zu Behandlungsmethoden, -setting, -dauer und Qualifikation der Behandelnden (DGKJP, 2018).

Empfehlungen der S3-Leitlinie zur Behandlung der Rechenstörung (DGKJP, 2018)

Es sollen störungsspezifische, standardisierte Förderprogramme angewandt werden (eine Übersicht findet sich in den S3-Leitlinien). Wirksame Behandlungsmethoden setzen an den Symptomen einer Rechenstörung an und nicht an anderen Kompetenzen (z.B. Arbeitsgedächtnis). Da die Symptomatik entwicklungsabhängig unterschiedlich ausgeprägt ist, erfordert die Behandlung eine vorausgehende individuelle Diagnostik anhand standardisierter Methoden.

Komorbide Störungen sollen bei der Behandlungsplanung berücksichtigt werden. Die Matheangst, die bei Kindern mit Rechenstörung gehäuft auftritt, sollte zunächst im Fokus der Behandlung stehen. Durch diese spezifischen Ängste ist es Kindern mit einer Rechenstörung oft nicht möglich, sich mit Zahlen und Mengen angstfrei zu beschäftigen. Bei Rechenstörungen und auch bei LRS liegt häufig komorbid eine ADHS vor (siehe Kapitel 32.1). Ist eine ausgeprägte ADHS-Symptomatik vorhanden, ist meist eine fachärztliche Mitbehandlung notwendig, zu der eine leitliniengerechte Behandlung mit Stimulanzien gehört (siehe Kapitel 24). Zusätzlich werden verschiedene Methoden der Verhaltenstherapie eingesetzt (siehe Kapitel 18), zu denen Verstärkerpläne und Selbstinstruktionen gehören (siehe Kasten).

Behandlung der Rechenstörung

- *Setting:* Empfohlen sind Einzelsitzungen von mindestens 45 Minuten Dauer (Haberstroh & Schulte-Körne, 2019).
- *Therapeut:in:* Die Behandlung soll von Fachkräften durchgeführt werden, die über eine pädagogisch-therapeu-

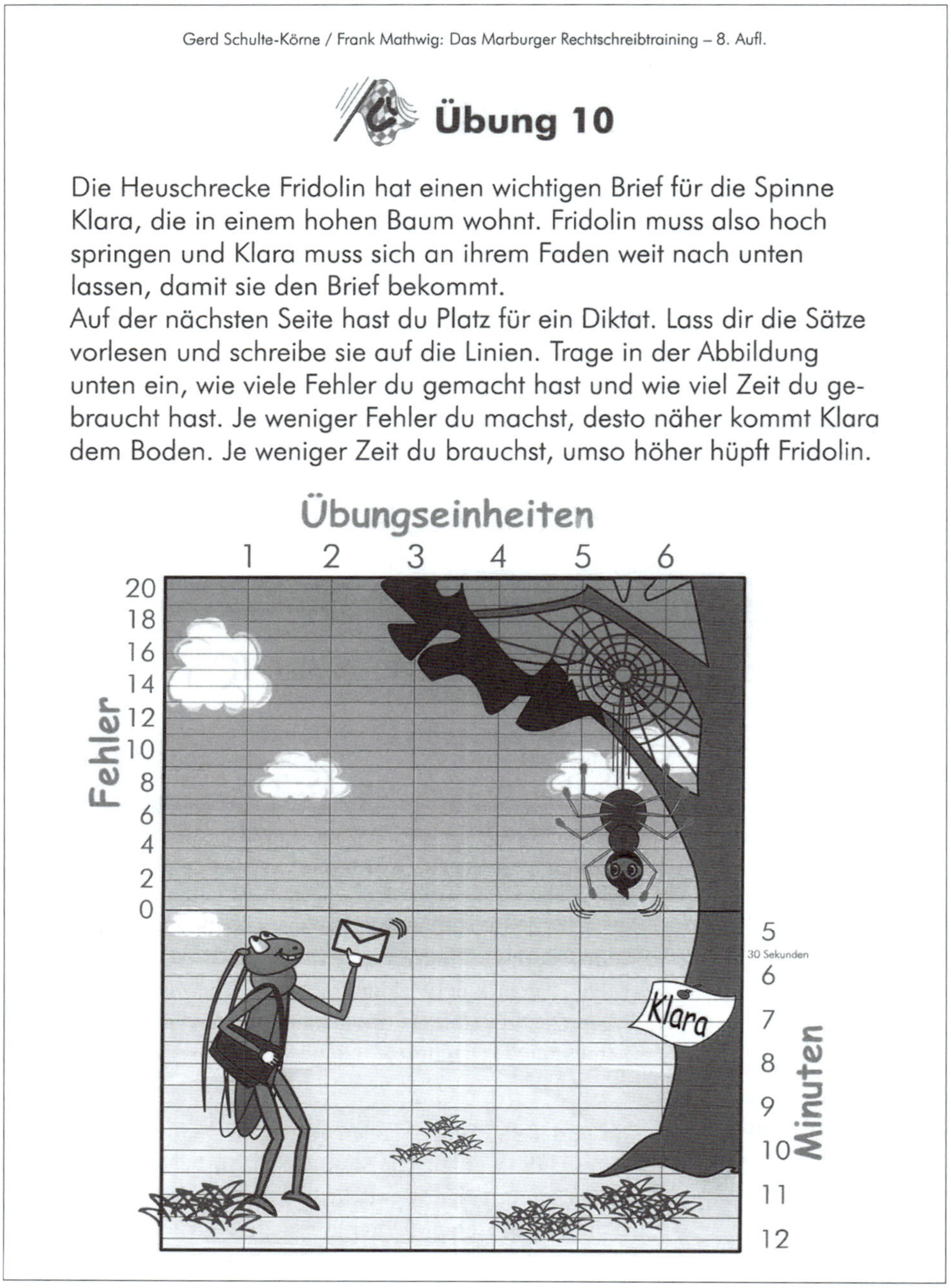
Gerd Schulte-Körne / Frank Mathwig: Das Marburger Rechtschreibtraining – 8. Aufl.

Übung 10

Die Heuschrecke Fridolin hat einen wichtigen Brief für die Spinne Klara, die in einem hohen Baum wohnt. Fridolin muss also hoch springen und Klara muss sich an ihrem Faden weit nach unten lassen, damit sie den Brief bekommt.
Auf der nächsten Seite hast du Platz für ein Diktat. Lass dir die Sätze vorlesen und schreibe sie auf die Linien. Trage in der Abbildung unten ein, wie viele Fehler du gemacht hast und wie viel Zeit du gebraucht hast. Je weniger Fehler du machst, desto näher kommt Klara dem Boden. Je weniger Zeit du brauchst, umso höher hüpft Fridolin.

Abbildung 31.4: Beispiel für eine Lernkontrolle, Darstellung der Fehlerzahl pro Übungseinheit (Schulte-Körne & Mathwig, 2021)

tische Ausbildung im Bereich der Rechenentwicklung und ihrer Störung nach den Standards[1] der einschlägigen Fachverbände verfügen.

- *Beginn, Verlauf und interdisziplinäre Zusammenarbeit:* Kinder mit einem Risiko für eine Rechenstörung sollen ab dem Vorschulalter Fördermaßnahmen erhalten, die ggf. unter Berücksichtigung interdisziplinärer Zusammenarbeit durchgeführt werden.

Empfohlen wird eine mindestens jährliche Überprüfung der Therapieziele einschließlich der standardisierten Überprüfung der Lernfortschritte in den zentralen Symptombereichen, bei der auch die komorbide Symptomatik eingeschlossen wird. Diese Überprüfung sollte von einer Fachkraft durchgeführt werden, die nicht selbst die Therapie durchführt.

Die Qualifikation für die Durchführung der symptomorientierten Behandlung ist nicht klar geregelt. Die Berufsbezeichnung Lerntherapeut:in ist nicht geschützt. Daher ist eine Zusatzqualifikation zur pädagogisch-therapeutischen Grundausbildung im Bereich der Rechenentwicklung und -störung notwendig, die von Ausbildungsinstituten angeboten wird, welche nach den Standards der einschlägigen

1 Standards sind durch den Bundesverband Legasthenie und Dyskalkulie e. V. (BVL) und den Fachverband für integrative Lerntherapie e. V. (FiL) erstellt worden. Darüber hinaus gibt es Bachelor- und Masterstudiengänge mit Schwerpunkt Lerntherapie.

Tabelle 31.2: Methoden mit Beispielen zur Behandlung von LRS mit fehlender oder nicht ausreichender Evidenz

Methode	Beispiele
Förderung auditiver Verarbeitungs- und Wahrnehmungsleistungen	Übungen zur Tonhöhen-, Lautstärken-, Rhythmus- sowie Tonsequenzdifferenzierung
Trainings visueller Wahrnehmung und Verarbeitung	Übungen zur visuellen Differenzierungsfähigkeit und Blicksteuerung
Trainings zur audiovisuellen Wahrnehmung und Verarbeitung	Übungen zur visuellen Differenzierungsfähigkeit und Blicksteuerung sowie auditive, nichtsprachliche Tondiskriminations-, Differenzierungs- und Wahrnehmungsübungen
Kombinationsbehandlung auditiver Wahrnehmungsförderung und symptomorientierter Förderung	Übungen zur auditiven Wahrnehmung, phonologischen Bewusstheit und Sprachverständnisübungen
Neuropsychologische Hemisphärenstimulationstrainings	Stimulation der rechten zerebralen Hemisphäre für das lautierende Lesen und der linken zerebralen Hemisphäre für die automatische Worterkennung
Aufmerksamkeitstraining	Training der selektiven Aufmerksamkeit sowie der Daueraufmerksamkeit
Farbige Filterfolien oder Irlen-Linsen	Auflegen von Farbfiltern auf Text, Brillen
Nahrungsergänzungsmittel	z.B. Omega-3-Fettsäuren
Alternativmedizinische Methoden	Homöopathie, Akupressur, Kinesiologie, Osteopathie

Fachverbände wie dem Bundesverband Legasthenie und Dyskalkulie e.V. (www.bvl-legasthenie.de) und dem Fachverband integrative Lerntherapie (www.lerntherapie-fil.de) weiterbilden.

31.1.5.8 Schulische Unterstützungsmöglichkeiten

Ein wichtiger Baustein der Behandlungsplanung ist die Integration des schulischen Lernumfeldes. Hierzu gehört die schulische Unterstützung durch die Lehrkräfte bzgl. des individuellen Lernfortschritts im Lesen, Schreiben oder Rechnen. Zusätzlich besteht die Möglichkeit der Gewährung von *Nachteilsausgleich* und *Notenschutz*. Die Regelungen zur Gewährung sind jedoch in den Bundesländern unterschiedlich (Schulte-Körne, 2021a). Mit Nachteilsausgleich ist beispielsweise die Gewährung von Hilfsmitteln gemeint, die das Kind in die Lage versetzen sollen, trotz seiner Störung die gestellten Anforderungen entsprechend seiner Begabung zu erbringen. Im Grundsatz soll der durch die Lese-, Rechtschreib- und/oder Rechenstörung entstandene Nachteil in Bezug auf die spezifische Anforderungssituation (z.B. Wortlesen, Schreiben, Rechenaufgaben) ausgeglichen werden. Als Hilfsmittel werden z.B. der Einsatz des Laptops, eines Zeilenlineals für das Lesen, eines Diktiergerätes zur Aufnahme des Textes und anschließenden Abschrift des Diktierten mit genügend Zeit gezählt. Aber auch Unterstützungsmaßnahmen wie die Gewährung von Zeitverlängerung bei Prüfungen und das Vorlesen von Textaufgaben beim Rechnen gehören dazu.

Eine weitere schulische Maßnahme ist der Notenschutz. Hiermit werden gewisse prüfungsrelevante Leistungen nicht bewertet (z.B. die Rechtschreibfehler bei einem Aufsatz), um das Kind mit der Einschränkung psychisch zu entlasten und seine schulische Entwicklung nicht zu behindern. Im Zeugnis wird darauf hingewiesen, dass die dort genannte Note unter Gewährung von Notenschutz zustande kam.

31.1.6 Empirische Absicherung

31.1.6.1 Lese- und/oder Rechtschreibstörung

Zur Wirksamkeit der störungsspezifischen Behandlung der Lese- und der Rechtschreibstörung liegen aktuell drei Metaanalysen vor: (1) eine Metanalyse zu den deutschsprachigen Interventionen bei der Lese- und/oder Rechtschreibstörung (Ise et al., 2012), (2) eine Metaanalyse zu den international verfügbaren Studien zur Lese- und/oder Rechtschreibstörung (Galuschka et al., 2014) und (3) eine Metaanalyse zu den internationalen Studien zur Rechtschreibstörung (Galuschka et al., 2020). Die Metaanalyse der deutschsprachigen Interventionsstudien zur Lese- und/oder Rechtschreibstörung zeigte mittelhohe Effektstärken für die symptomorientierten Behandlungen bei der Rechtschreibstörung (Hedges' $g=0.71$) und deutlich geringere Effektstärken für die Leseförderung (Hedges' $g=0.39$). Keine Wirksamkeit zeigte sich bei den auditiven und/oder visuellen Wahrnehmungstrainings. Ein signifikanter Effekt auf die Wirksamkeit fand sich, wenn eine Verstärkung (in Form von Token) eingesetzt wurde. Auch die Dauer der Behandlungen hatte einen Effekt auf die Wirksamkeit der Therapie. Eine Therapiedauer von mehr als 20 Wochen zeigte deutlichere Effekte als eine kürzere Behandlungsdauer. Die Metaanalyse der international verfügbaren RCTs zu Interventionen bei LRS ergab lediglich für den Therapieansatz des Lesetrainings auf der Phonem- und Silbenbasis einen signifikanten Effekt (Hedges' $g=0.322$; 95% CI [0.177; 0.467]). Auch diese Analyse fand keine Evidenz für die Wirksamkeit von visuellen und/oder auditiven Wahrnehmungstrainings. In der dritten Metaanalyse über Studien zur Behandlung der Rechtschreibstörung zeigten sich signifikante Behandlungseffekte für drei methodische Ansätze: Training orthografischer und Training morphematischer Fertigkeiten sowie Förderung von Phonem-Graphem-Assoziation. Je älter und je schwerer die Kinder betroffen waren, desto stärker sind die Interventionseffekte eines orthografie- und morphembasierten Trainings. Ferner zeigte sich ein starker Effekt für unterstützende digitale Übungsformen sowie für ein therapeutisches Setting (Einzelförderung (g'=0.81; [0.29; 1.33]) und Gruppenförderung (g'=0.65; [0.47; 1.01]) vs. Förderung in der Klasse (g'=0.28; [0.02; 0.58])).

31.1.6.2 Rechenstörung

Zur störungsspezifischen Behandlung der Rechenstörung liegt eine Metaanalyse vor, die im Rahmen der Entwicklung der ersten weltweit verfügbaren klinischen Behandlungsleitlinie durchgeführt wurde (Haberstroh & Schulte-Körne, 2019). Die durchschnittliche Effektstärke Hedges' g aller Interventionsstudien lag bei 0.52 (Konfidenzintervall 95%: [0.42; 0.62]). Die Leistungen in den Basiskompetenzen des Rechnens verbesserten sich um 0.30 [0.08; 0.52], in den Grundrechenarten um 0.44 [0.14; 0.58] und bei Textaufgaben um 0.47 [0.14; 0.61] Effektstärken.

Die Förderung soll in Einzelsitzungen durchgeführt werden und mindestens 45 Minuten dauern. Die Fördereffekte waren um 0.19 [-0.37; -0.01] Effektstärken geringer, wenn die Förderung im Gruppensetting angewandt wurde bzw. um 0.49 [-1.02; 0.04] Effektstärken geringer, wenn sie kürzer als 45 Minuten war.

Literatur

Barkmann, C., Kuhlmann, E., Rosenboom, L., Wessolowski, N. & Schulte-Markwort, M. (2012). Evaluation des Marburger Rechtschreibtrainings an Zweit- und Drittklässlern mit Rechtschreibproblemen. *Zeitschrift für Kinder- und Jugendpsychiatrie und Psychotherapie, 40*(3), 171–179. https://doi.org/10.1024/1422-4917/a000167

Butterworth, B., Varma, S. & Laurillard, D. (2011). Dyscalculia: From brain to education. *Science, 332*(6033), 1049–1053.

Dehaene, S. & Dohen, J.D. (1995). Towards an anatomical and functional model of number processing. *Mathematical Cognition, 1,* 83–120.

Deutsche Gesellschaft für Kinder- und Jugendpsychiatrie, Psychosomatik u. Psychotherapie e.V. (DGKJP). (2015). *S3-Leitlinie Diagnostik und Behandlung bei der Lese- und/oder Rechtschreibstörung* (AWMF-Register-Nr. 028–044). Verfügbar unter: https://register.awmf.org/de/leitlinien/detail/028-044

Deutsche Gesellschaft für Kinder- und Jugendpsychiatrie, Psychosomatik und Psychotherapie e.V. (DGKJP). (2018). *S3-Leitlinie Diagnostik und Behandlung der Rechenstörung* (AWMF-Register-Nr. 028–046). Verfügbar unter: https://register.awmf.org/de/leitlinien/detail/028-046

Galuschka, K., Görgen, R., Kalmar, J., Haberstroh, S., Schmalz, X. & Schulte-Körne, G. (2020). Effectiveness of spelling interventions for learners with dyslexia: A meta-analysis and systematic review. *Educational Psychologist, 55*(1), 1–20. https://doi.org/10.1080/00461520.2019.1659794

Galuschka, K., Ise, E., Krick, K. & Schulte-Körne, G. (2014). Effectiveness of treatment approaches for children and adolescents with reading disabilities: A meta-analysis of randomized controlled trials. *PLoS ONE, 9*(2), e89900. https://doi.org/10.1371/journal.pone.0089900

Geary, D.C. (1993). Mathematical disabilities: Cognitive, neuropsychological, and genetic components. *Psychological Bulletin, 114*(2), 345–362. https://doi.org/10.1037/0033-2909.114.2.345

Gialluisi, A., Andlauer, T.F.M., Mirza-Schreiber, N., Moll, K., Becker, J., Hoffmann, P. et al. (2021). Genome-wide association study reveals new insights into the heritability and genetic correlates of developmental dyslexia. *Molecular Psychiatry, 26*(7), 3004–3017. https://doi.org/10.1038/s41380-020-00898-x

Haberstroh, S. & Schulte-Körne, G. (2019). Diagnostik und Behandlung der Rechenstörung. *Deutsches Ärzteblatt International, 116*(7), 107–114.

Haffner, J., Zerahn-Hartung, C., Pfuller, U., Parzer, P., Strehlow, U. & Resch, F. (1998). Auswirkungen und Bedeutung spezifischer Rechtschreibprobleme bei jungen Erwachsenen – empirische Befunde in einer epidemiologischen Stichprobe. *Zeitschrift für Kinder- und Jugendpsychiatrie und Psychotherapie, 26,* 124–135.

Hasko, S., Groth, K., Bruder, J., Bartling, J. & Schulte-Körne, G. (2013). The time course of reading processes in children with and without dyslexia: An ERP study. *Frontiers in Human Neuroscience, 7,* 570. https://doi.org/10.3389/fnhum.2013.00570

Hudson, C., Price, D. & Gross, J. (2009). *The long term costs of numeracy difficulties*. London: Every Child a Chance Trust.

Ise, E., Engel, R.R. & Schulte-Körne, G. (2012). Was hilft bei der Lese-Rechtschreibstörung? Ergebnisse einer Metaanalyse zur Wirksamkeit deutschsprachiger Förderansätze Kindheit und Entwicklung. *Kindheit und Entwicklung, 21*(2), 122–136. https://doi.org/10.1026/0942-5403/a000077

Kohn, J., Wyschkon, A. & Esser, G. (2013). Psychische Auffälligkeiten bei Umschriebenen Entwicklungsstörungen: Gibt es Unterschiede zwischen Lese-Rechtschreib- und Rechenstörungen? *Lernen und Lernstörungen, 2,* 7–20. https://doi.org/10.1024/2235-0977/a000027

Moll, K., Kunze, S., Neuhoff, N., Bruder, J. & Schulte-Körne, G. (2014). Specific learning disorder: Prevalence and gender differences. *PLoS ONE, 9*(7). https://doi.org/10.1371/journal.pone.0103537

Moll, K., Ramus, F., Bartling, J., Bruder, J., Kunze, S., Neuhoff, N. et al. (2014). Cognitive mechanisms underlying reading and spelling development in five European orthographies. *Learning and Instruction, 29,* 65–77. https://doi.org/10.1016/j.learninstruc.2013.09.003

Parsons, S. & Bynner, J. (2005). *Does numeracy matter more?* London: National Research and Development Centre for Adult Literacy and Numeracy.

Remschmidt, H., Schmidt, M. & Poustka, F. (2017). *Multiaxiales Klassifikationsschema für psychische Störungen des Kindes- und Jugendalters nach ICD*-10. Göttingen: Hogrefe. https://doi.org/10.1024/85759-000

Scammacca, N., Roberts, G., Vaughn, S., Edmonds, M., Wexler, J., Reutebuch, C.K. et al. (2007). *Interventions for Adolescent Struggling Readers: A Meta-Analysis with Implications for Practice*. Portsmouth, NH: Center on Instruction.

Scerri, T.S. & Schulte-Körne, G. (2010). Genetics of developmental dyslexia. *European Child & Adolescent Psychiatry, 19*(3), 179–197. https://doi.org/10.1007/s00787-009-0081-0

Schulte-Körne, G. (2021a). *Lese-/Rechtschreibstörung: Kinder, Jugendliche und Erwachsene mit LRS wirksam unterstützen und fördern* (Band 1). Stuttgart: Kohlhammer. https://doi.org/10.17433/978-3-17-038367-8

Schulte-Körne, G. (2021b). Verpasste Chancen: Die neuen diagnostischen Leitlinien zur Lese-, Rechtschreib- und Rechenstörung der ICD-11. *Zeitschrift für Kinder- und Jugendpsychiatrie und Psychotherapie, 49,* 463–467. https://doi.org/10.1024/1422-4917/a000791

Schulte-Körne, G., Deimel, W., Hulsmann, J., Seidler, T. & Remschmidt, H. (2001). Das Marburger Rechtschreib-Training – Ergebnisse einer Kurzzeit-Intervention. *Zeitschrift für Kinder- und Jugendpsychiatrie und Psychotherapie, 29*(1), 7–15. https://doi.org/10.1024//1422-4917.29.1.7

Schulte-Körne, G., Deimel, W. & Remschmidt, H. (1998). Das Marburger Eltern-Kind-Rechtschreibtraining. Verlaufsuntersuchungen nach zwei

Jahren. *Zeitschrift für Kinder- und Jugendpsychiatrie und Psychotherapie, 26,* 167–173.

Schulte-Körne, G., Deimel, W. & Remschmidt, H. (2003). Rechtschreibtraining in schulischen Fördergruppen – Ergebnisse einer Evaluationsstudie in der Primarstufe. *Zeitschrift für Kinder- und Jugendpsychiatrie und Psychotherapie, 31*(2), 85–98. https://doi.org/10.1024/1422-4917.31.2.85

Schulte-Körne, G. & Mathwig, F. (2021). *Das Marburger Rechtschreibtraining. Ein regelgeleitetes Rechtschreibtraining für rechtschreibschwache Kinder* (7. Aufl.). Bochum: Dr. Winkler.

Schulte-Körne, G., Schäfer, J., Deimel, W. & Remschmidt, H. (1997). Das Marburger Eltern-Kind-Rechtschreibtraining – Erste Befunde. *Zeitschrift für Kinder- und Jugendpsychiatrie, 25,* 151–159.

Thomé, G. & Thomé, D. (2023). *Deutsche Wörter nach Laut- und Schrifteinheiten gegliedert* (2. Aufl.). Oldenburg: Institut für sprachliche Bildung.

Visser, L., Kalmar, J., Linkersdorfer, J., Görgen, R., Rothe, J., Hasselhorn, M. et al. (2020). Comorbidities between specific learning disorders and psychopathology in elementary school children in Germany. *Frontiers in Psychiatry, 11,* 292. https://doi.org/10.3389/fpsyt.2020.00292

31.2 Autismus-Spektrum-Störung

Anika Langmann, Sanna Stroth & Inge Kamp-Becker

Inhaltsübersicht

31.2.1 Klinische Merkmale

Die Autismus-Spektrum-Störung (nachfolgend abgekürzt: Autismus) ist durch grundlegende, situationsübergreifende und anhaltende Beeinträchtigungen in der sozialen Kommunikation und Interaktion in Kombination mit repetitiven, stereotypen Verhaltensweisen gekennzeichnet. Der Störungsbeginn liegt in der frühen Kindheit. Aufgrund der Symptomatik treten deutliche klinische Beeinträchtigungen in zentralen Funktionsbereichen auf. Die Autismus-Spektrum-Störung gilt als neurobiologisch bedingte Entwicklungsstörung, die einem starken genetischen Einfluss unterliegt.

Fallbeispiel: Leon

Leon wurde im Alter von drei Jahren in einer Spezialambulanz für Autismus-Spektrum-Störungen vorgestellt. Seine Sprachentwicklung mache den Eltern Sorgen, eine organisch bedingte Hörstörung liege nicht vor. Leon sei in seinen kommunikativen Fähigkeiten nicht altersentsprechend entwickelt. Er spreche nicht, ziehe stattdessen die Eltern an den Händen, um einen Wunsch auszudrücken. Er reagiere kaum auf Aufforderungen, man habe den Eindruck, er verstehe nicht, wenn man etwas zu ihm sage. Wenn Leon etwas nicht wolle, fange er an zu schreien und mit den Händen gegen den Kopf zu schlagen. Im Kindergarten spiele er nicht mit anderen Kindern. Er interessiere sich eigentlich nicht für Spielzeug. Stattdessen stehe er minutenlang am Fenster und beobachte die Bewegungen der Blätter an Bäumen oder Lichtreflexe in Fensterscheiben. Leon imitiere keine Alltagshandlungen und zeige kein Symbolspiel. Er laufe häufig unruhig umher und bleibe selten an einer Sache.

Im Rahmen einer standardisierten Verhaltensbeobachtung (ADOS-2; Poustka et al., 2015) zeigte Leon deutliche Auffälligkeiten in der sozialen Interaktion und Kommunikation sowie auch repetitive, stereotype Verhaltensweisen. Insbesondere fielen ein sozial wenig modulierter Blickkontakt und ein Mangel an sozial gerichtetem mimischem Ausdruck auf. Leons Verhalten war vorwiegend auf seine eigenen Interessen bezogen und wenig sozial orientiert. Er näherte sich zwar der Mutter, wenn er etwas wollte, setzte er jedoch weder Blickkontakt noch gerichtete Lautäußerungen oder Gesten ein. Weiterhin fielen stereotype Handbewegungen auf. Der Verdacht auf das Vorliegen einer Autismus-Spektrum-Störung im Sinne eines frühkindlichen Autismus wurde ausgesprochen.

Fallbeispiel: David

David zeigt schon seit der frühen Kindheit deutliche Auffälligkeiten im Blickkontakt, wenig mimischen Ausdruck, kaum interaktives Verhalten sowie ein eingeschränktes Interessensspektrum. Zwar hat er altersgerecht sprechen gelernt, jedoch ist seine Stimmmodulation sehr auffällig (abgehackt und monoton), häufig wiederholt er Floskeln und Sprachwendungen aus Kinderfilmen. Im Kindergarten spielt er nicht mit anderen Kindern, sondern verbringt seine Zeit mit dem Malen von selbst erdachten Leitungssystemen für elektrische Geräte. Des Weiteren liegen im Alltag viele ritualisierte Verhaltensweisen, Manierismen (flatternde Bewegungen mit den Händen) und sensorische Auffälligkeiten (geringes Schmerzempfinden, haptische Interessen, die sich im „Befühlen" von Wänden äußern) vor.

31.2.2 Klassifikation und Diagnostik

Die ICD-10 ordnet Autismus den tiefgreifenden Entwicklungsstörungen (F84) zu, einer Gruppe von heterogenen Störungen, die als gemeinsame Kernsymptome persistierende und situationsübergreifende Defizite in der sozialen Kommunikation und Interaktion sowie repetitive, stereotype Verhaltensweisen haben. Zu den tiefgreifenden Entwicklungsstörungen gehören: Frühkindlicher Autismus (F84.0), Atypischer

Autismus (F84.1), Rett-Syndrom (F84.2), Desintegrative Störung des Kindesalters (F84.3), Überaktive Störung mit Intelligenzminderung und Bewegungsstereotypien (F84.4), Asperger-Syndrom (F84.5), Sonstige tiefgreifende Entwicklungsstörungen (F84.8), Tiefgreifende Entwicklungsstörung, nicht näher bezeichnet (F84.9). In Studien konnte keine ausreichende Differenzierung dieser Subkategorien gezeigt werden (Lord et al., 2012). Zudem sind einige Subgruppen (insbesondere F84.1, F84.8 und F84.9) zu unspezifisch. In den Klassifikationssystemen DSM-5 und ICD-11 wird daher nur noch die Autismus-Spektrum-Störung klassifiziert (siehe Tabelle 31.3; Kamp-Becker & Bölte, 2021).

In der ICD-11 wird der Begriff Autismus-Spektrum-Störung sowie die Einordnung als *neuronale Entwicklungsstörung* aus dem DSM-5 übernommen, ebenso erfolgt eine Spezifizierung hinsichtlich begleitender intellektueller oder sprachlicher Beeinträchtigungen. Beide Klassifikationssysteme decken sich weitgehend hinsichtlich der Definition einzelner Kriterien, wobei die ICD-11 keine konkrete Anzahl an Merkmalen formuliert, die in den zentralen Symptombereichen vorliegen müssen.

Im klinischen Kontext werden bei Verdacht auf Autismus Screeninginstrumente angewandt (siehe Tabelle 31.4). Die S3-Leitlinie empfiehlt die Diagnostik durch eine spezialisierte Einrichtung, während die Screeningverfahren lediglich der Abklärung einer Zuweisungsentscheidung in eine solche Einrichtung dienen sollen (DGKJP & DGPPN, 2015).

Für eine *differenzierte Diagnostik* ist eine ausführliche Anamnese unter Einbezug entwicklungsbezogener und medizinischer Aspekte notwendig, die auch Fremdberichte (z. B. aus Kindergarten, Schule, früher durchgeführten Untersuchungen, Behandlungen oder Förderungen) mit einbezieht und Symptome in der frühen Entwicklungsphase erfasst. Eine neuropädiatrische und/oder humangenetische Diagnostik inkl. EGG sowie Hör- und Sehprüfung kann bei jüngeren Kindern sinnvoll sein, wenn entsprechende klinische Symptome vorliegen. Erforderlich ist zudem eine standardisierte Verhaltensbeobachtung (ADOS-2) sowie ein strukturiertes Interview mit den Bezugspersonen (ADI-R, siehe Tabelle 31.4). Beide Verfahren erfordern ein intensives Training, Supervision und umfassende Erfahrung mit dem gesamten Spektrum des Autismus und aller relevanter Differenzialdiagnosen.

Tabelle 31.3: Symptomkonstellation nach ICD-10 und DSM-5

ICD-10: Tiefgreifende Entwicklungsstörungen (F84)	DSM-5: Autismus-Spektrum-Störung
1. Qualitative Beeinträchtigung der sozialen Interaktion 2. Qualitative Auffälligkeiten in der Kommunikation	A) Anhaltende Defizite in der sozialen Kommunikation und sozialen Interaktion (3/3) – Defizite in der sozial-emotionalen Gegenseitigkeit – Defizite im nonverbalen Kommunikationsverhalten – Defizite in der Aufnahme, im Aufrechterhalten und dem Verständnis von Beziehungen
3. Eingeschränktes, stereotypes, sich wiederholendes Repertoire von Interessen und Aktivitäten	B) Eingeschränkte repetitive Verhaltensmuster, Interessen oder Aktivitäten (2/4) – Stereotype oder repetitive motorische Bewegungsabläufe bzw. repetitiver Gebrauch von Objekten oder der Sprache – Festhalten an Gleichbleibendem, an Routinen oder ritualisierten Verhaltensmustern – Hochgradig begrenzte, fixierte Interessen, die in ihrer Intensität oder ihrem Inhalt abnorm sind – Hyper- oder Hyporeaktivität auf sensorische Reize oder ungewöhnliches Interesse an Umweltreizen
• Auffällige Entwicklung vor dem 3. Geburtstag	C) Symptome beginnen in der frühen Kindheit – Eine spätere Manifestation ist möglich, sofern erst dann die sozialen Anforderungen die Kapazitäten überschreiten und keine Belege für gute soziale und kommunikative Fertigkeiten in der Kindheit vorliegen
---	D) Symptomatik verursacht klinisch bedeutsame Beeinträchtigungen in wichtigen Funktionsbereichen
• Symptomatik nicht besser durch andere Störungen erklärbar	E) Symptomatik ist nicht besser durch andere Entwicklungsstörungen erklärbar (siehe Tabelle 31.5, S. 599)
• Symptome sind grundlegendes Funktionsmerkmal in allen Situationen	• Symptome sind situationsübergreifend und persistieren über die Lebensspanne
• Qualitative Abweichungen, die in ihrem Ausmaß variieren können	• Symptome können individuell unterschiedlich ausgeprägt sein
---	• Spezifizierung der Symptomatik: Intelligenz- und Sprachniveau, körperliche und psychische Erkrankungen

Tabelle 31.4: Diagnostische Verfahren

Verfahren	Beschreibung
Fragebogen zur Sozialen Kommunikation (FSK; Bölte & Poustka, 2006)	Screeningfragebogen für Eltern; erfragt Kernsymptome nach ICD-10
Marburger Beurteilungsskala zum Asperger-Syndrom (MBAS; Kamp-Becker et al., 2005)	Screeningfragebogen für Bezugspersonen; erfragt Kernsymptome nach ICD-10
Diagnostische Beurteilungsskala für autistische Störungen (ADOS-2; Poustka et al., 2015)	Standardisierte teilnehmende Verhaltensbeobachtung zur Eruierung der Kernsymptomatik; Dauer: 45 bis 60 Minuten
Diagnostisches Interview für Autismus – Revidiert (ADI-R; Bölte et al., 2006)	Standardisiertes Interview mit Eltern bzw. Bezugspersonen zur Erfassung der Symptomatik in der frühen Kindheit; Dauer: 120 bis 240 Minuten

31.2.2.1 Beschreibung der Symptome

Defizite in der wechselseitigen sozialen Kommunikation und Interaktion. Beeinträchtigungen der wechselseitigen sozialen Kommunikation und Interaktion sind eng miteinander verbunden. Kommunikative Defizite betreffen sowohl die Nutzung und Integration von kommunikativen Fertigkeiten wie Sprache, Gestik, Mimik und Blickkontakt als auch komplexere interaktionale Fähigkeiten wie das Führen eines Gesprächs, pragmatische Sprachfunktionen oder das Verstehen nicht wörtlich gemeinter Sprachelemente wie Ironie oder Metaphern. Die Sprachfähigkeit von Menschen mit Autismus reicht von einer vollständigen Nicht-Sprachlichkeit bis zu einem fließenden Sprechen. Abweichungen in Intonation, Lautstärke und Prosodie sind häufig zu beobachten. Bei vielen Kindern mit Autismus sind der rezeptive und expressive Spracherwerb verzögert, etwa 30 % der Kinder lernen nicht zu sprechen (Tager-Flusberg & Kasari, 2013). Die Auffälligkeiten in der Sprache persistieren ins Erwachsenenalter (Finch et al., 2022).

Defizite in der sozialen Interaktion zeigen sich in grundlegenden Schwierigkeiten, sozial bedeutsame Zusammenhänge zu verstehen und das eigene Verhalten darauf abzustimmen. Manche Menschen mit Autismus scheinen andere Personen kaum wahrzunehmen, anderen gelingt eine der jeweiligen Situation angemessene soziale Annäherung nicht. Manche Betroffene zeigen kein Interesse an Freundschaften oder Partnerschaft, andere äußern durchaus den Wunsch nach Nähe. Grundlegende Defizite in der Nutzung und Integration kommunikativer Signale wie Sprache, Mimik, Gestik und Blickkontakt führen zu Schwierigkeiten in der Interaktion mit anderen. Das Verständnis sozialer Wechselseitigkeit von Beziehungen sowie der Aufnahme und des Aufrechterhaltens sozialer Beziehungen ist beeinträchtigt und mit einer begrenzten Fähigkeit, emotionale Gestimmtheiten anderer Personen zu erkennen, verbunden. Jugendliche und Erwachsene sind daher häufig sozial isoliert und werden deutlich häufiger Opfer von Gewalt und Mobbing als andere Kinder (Hoover & Kaufman, 2018).

Restriktive, repetitive und stereotype Verhaltensmuster, Interessen und Aktivitäten. Repetitive, stereotype Verhaltensweisen variieren in der Intensität und werden aufgrund ihres unflexiblen, eingeschränkten und beeinträchtigenden Charakters für die alltäglichen Abläufe als störend erlebt. Die Verhaltensweisen können sich auf (einfache) motorische und sprachliche Stereotypien oder den repetitiven Gebrauch von Objekten oder ein abnorm starkes Interesse an sensorischen Eindrücken beziehen. Aber auch das rigide Festhalten an täglichen Routinen und Ritualen sowie ein sich stets wiederholendes Spielverhalten oder ein intensives Beschäftigen mit speziellen Themen und Interessen gehören dazu. Manche Menschen mit Autismus zeigen ein so starkes Bedürfnis nach Einhaltung täglicher Routinen und Gleichhaltung der Umgebung, dass Veränderungen kaum möglich sind, ohne schwere Unruhezustände auszulösen.

Im Entwicklungsverlauf können sich sprachliche und motorische Stereotypien verstärken und es entstehen häufig ausgeprägte Interessen, die in stereotyper Weise verfolgt, aber nicht sozial integriert werden. Diese stereotypen Interessen können sich durch ein hohes Maß an Expertentum auszeichnen, bleiben jedoch eng umrissen. Durch die exzessive und dauernde Beschäftigung kommt es – in Abgrenzung zu normativen Varianten – zu Störungen des alltäglichen Lebens.

31.2.2.2 Differenzialdiagnosen und Komorbiditäten

Autismus ist ein heterogenes Störungsbild, das sich sowohl hinsichtlich der Symptomatik als auch des individuellen Verlaufs sehr unterschiedlich präsentieren kann. Einzelne Symptome sind jedoch nicht spezifisch für Autismus, sondern treten auch bei anderen Störungsbildern auf. Eine sorgfältige differenzialdiagnostische Abklärung ist daher ein wichtiger Bestandteil des diagnostischen Prozesses. Tabelle 31.5 fasst differenzierende Symptome der wichtigsten Differenzialdiagnosen der Autismus-Spektrum-Störung zusammen.

Viele Differenzialdiagnosen können auch als komorbide Erkrankung auftreten. Bis zu 80 % der Menschen mit Autismus haben mindestens eine begleitende psychische und/oder somatische Störung oder Erkrankung. Zu den häufigsten *komorbiden psychischen Störungen* im Kindes- und Jugendalter zählen Intelligenzminderungen, motorische Unruhe, Auf-

Tabelle 31.5: Differenzialdiagnosen

Diagnose	Differenzierende Symptome
Störungen der Intelligenzentwicklung	Soziale Motivation und Orientierung weniger beeinträchtigt; gemäß DSM-5 müssen für die Diagnose Autismus die sozial-kommunikativen Fertigkeiten deutlich unter den kognitiven und sprachlichen Fähigkeiten liegen
Störungen der Sprech- oder Sprachentwicklung	Soziale Orientierung nicht situationsübergreifend beeinträchtigt; Einsatz von Gesten und Mimik, Joint Attention; keine restriktiven, repetitiven und stereotypen Verhaltensweisen
Soziale (pragmatische) Kommunikationsstörung	Soziale Orientierung nicht situationsübergreifend beeinträchtigt; keine repetitiven, stereotypen Verhaltensweisen
Aufmerksamkeitsdefizit-/Hyperaktivitätsstörung (ADHS)	Generelle soziale Motivation und Orientierung gegeben, inkl. Initiieren und Aufrechterhalten von sozialer Reziprozität
Stereotype Bewegungsstörung	Soziale Motivation und Orientierung gegeben, soziale Interaktion im Sinne von Autismus nicht auffällig
Schizophrenie und andere primäre psychotische Störungen	Späterer Störungsbeginn, selten vor der Pubertät; keine repetitiven, stereotypen Verhaltensweisen; Positivsymptomatik
Schizotype Störung	Selten restriktive, repetitive und stereotype Verhaltensweisen; soziale und paranoide Ängste, „magisches Denken“
Soziale Angststörung	Keine situationsübergreifenden Defizite in der sozialen Reziprozität, sondern „Situationsangst“ bzw. „Bewertungsangst“
Affektive Störungen	Wenig repetitive, stereotype Verhaltensweisen; Verlauf und Störungsbeginn
Selektiver Mutismus	Soziale Auffälligkeiten nur in spezifischen Situationen; Reziprozität erhalten
Zwangsstörung	Keine basalen Defizite in der Kommunikation und Interaktion; soziale Reziprozität vorhanden
Bindungsstörung	Schwere Deprivation und/oder Misshandlung in der Vorgeschichte; Besserung der Symptomatik nach Wechsel in adäquate soziale Umgebung
Störung des Sozialverhaltens	Keine grundsätzlichen Defizite in der Kommunikation und Interaktion; provozierendes Verhalten, aufmerksamkeitssuchendes Verhalten, zielgerichtetes aggressives Verhalten; keine repetitiven, stereotypen Verhaltensweisen
Persönlichkeitsstörungen	Keine situationsübergreifenden Defizite in der Kommunikation und Interaktion in der frühen Kindheit; weniger Auffälligkeiten in der nonverbalen Kommunikation; keine repetitiven, stereotypen Verhaltensweisen
Primäre Tics oder Ticstörungen, einschließlich Tourette-Syndrom	Verlauf; keine situationsübergreifende Beeinträchtigung im sozial-kommunikativen Bereich
Krankheiten des Nervensystems	Genetisch nachweisbare syndromale Erkrankungen mit jeweils charakteristischem Verlauf, z. B. Rett-Syndrom, Landau-Kleffner-Syndrom

merksamkeitsprobleme, oppositionelles, aggressives und autoaggressives Verhalten, Ängste, Phobien und depressive Verstimmungen. Im Erwachsenenalter sind insbesondere ADHS, Depressionen, Angst- und Zwangsstörungen sowie Persönlichkeitsstörungen häufige Komorbiditäten. Das Risiko für selbstverletzende Verhaltensweisen und Suizidalität ist um ein Dreifaches erhöht (Blanchard et al., 2021). Es werden auch neurologische (z. B. Epilepsie), genetische (z. B. Fragiles-X-Syndrom) oder Stoffwechselerkrankungen (z. B. Phenylketonurie) begleitend beobachtet (Hossain et al., 2020). Die Behandlung solcher begleitenden Störungen sollte bei der Interventionsplanung eine zentrale Rolle spielen, da sie einen wesentlichen Einfluss auf die Lebensqualität, die Prognose und das Funktionsniveau haben (Happé & Frith, 2020).

31.2.3 Epidemiologie und Verlauf

Der Beginn der Symptomatik liegt per Definition in der frühen Kindheit. Inter- und intraindividuell zeigen sich sehr heterogene Verläufe, die u. a. vom Alter bei Diagnosestellung, Sprachvermögen, Intelligenzniveau, der Schwere der Symptomatik sowie dem Vorliegen komorbider Störungen abhängen (Howlin & Magiati, 2017; siehe Tabelle 31.6).

Insgesamt sind zahlreiche Faktoren relevant für den jeweiligen individuellen Verlauf und die Prognose. Vor dem Hintergrund einer vorwiegend genetisch bedingten Ätiologie können ungünstige kognitive und behaviorale Muster den Verlauf der Störung erschweren und das Outcome im Er-

Tabelle 31.6: Prävalenzzahlen der Autismus-Spektrum-Störung

Lebenszeitprävalenz international	Insgesamt 0.9–1 %; Angaben schwanken zwischen 0.62 bis 0.7 % und 3 %[1]
Lebenszeitprävalenz Deutschland	Aktuell keine Zahlen
Geschlechterverhältnis (männlich : weiblich)	4–5 : 1 bei IQ < 70 ist das Geschlechterverhältnis 2 : 1; bei IQ > 85 ist das Geschlechterverhältnis ca. 6 : 1[2]
Erstmanifestation der Symptomatik	Frühe Kindheit, Kernsymptome vor 3. Lebensjahr
Verlauf	Persistierend über die Lebensspanne; sehr heterogen, abhängig u.a. vom Alter bei Diagnosestellung, Sprachvermögen, Intelligenzniveau, Schwere der Symptomatik und komorbiden Störungen[3]

Anmerkungen: [1]Die höheren Prävalenzangaben sind zumindest teilweise durch die Ausweitung der diagnostischen Kriterien, weniger spezifische diagnostische Kategorien und eine höhere Aufmerksamkeit für Autismus in (westlichen) Gesellschaften und Gesundheitssystemen zu erklären (Christensen et al., 2019; Baio et al., 2018; Fombonne, 2018; Zeidan et al., 2022; Lord et al., 2020); [2] Loomes et al. (2017) und Fombonne (2003); [3] Howlin & Magiati (2017).

wachsenenalter verschlechtern (Green, 2019). Maßgeblich sind dabei der Umgang der primären Bezugspersonen sowie des weiteren Umfelds mit den Betroffenen und den spezifischen Defiziten sowie deren familiäre Ressourcen. Der Einsatz angemessenen Erziehungsverhaltens kann eine bessere Anpassung von Kindern mit Autismus ermöglichen, indem beispielsweise die Fähigkeit zur Emotionsregulation gefördert wird. So kann auch der Entwicklung von komorbiden Störungen entgegengewirkt werden. Ein falsch verstandenes Schonverhalten und eine mangelnde Förderung können hingegen Symptome verfestigen, das Erlernen von Kompetenzen behindern und so eine Verbesserung des allgemeinen Funktionsniveaus erschweren. Reduzierte Beziehungserfahrungen bzw. die im Verlauf oft erlebten negativen sozialen Erfahrungen können den weiteren Lern- und Entwicklungsprozess zusätzlich beschränken (siehe Abbildung 31.5, S. 601).

31.2.4 Störungsmodelle

Merke

Autismus ist eine stark biologisch verankerte Störung. Genetische und hirnorganische Faktoren gemeinsam mit Umweltrisikofaktoren sind ausschlaggebend für eine abweichende Hirnentwicklung und Hirnfunktion, die das Verhalten und Erleben von Menschen mit Autismus beeinflussen.

Man versteht Autismus aktuell als überwiegend polygenetisch verursachte, neurobiologisch verankerte Störung, wobei prä- und postnatale Umweltrisikofaktoren sowie epigenetische Faktoren Einfluss auf die Ätiologie haben. Die Heritabilität ist mit 64 bis 91% sehr hoch (Tick et al., 2016). Vermutet wird eine komplexe Kombination von Abweichungen in der Neurogenese, neuronaler Migration und Morphogenese während der fetalen Entwicklung (de la Torre-Ubieta et al., 2016). Viele der identifizierten Risikogene verändern die synaptische Plastizität neuronaler Netzwerke, sodass von einer Konnektivitätsstörung („dysconnectivity disorder") auszugehen ist (Roy & Uddin, 2021). Die neurobiologischen Abweichungen führen zu neuropsychologischen bzw. sozial-kognitiven Defiziten in Bereichen der Empathie und Theory of Mind (Elsabbagh & Johnson, 2016; Kana et al., 2015), der sozialen Motivation (Clements et al., 2018), der zentralen Kohärenz (d.h., der Fähigkeit zur ganzheitlichen, kontextgebundenen Wahrnehmung; Booth & Happé, 2018) sowie der exekutiven Funktionen (Lukito et al., 2017). Neuere Ansätze verstehen die Symptomatik des Autismus als Folge einer abweichenden Informationsverarbeitung. Diese Theorien folgen einer Gruppe von Modellen des „Bayesian Brain", die annehmen, dass innerhalb menschlicher Wahrnehmungsprozesse stets bestehendes Vorwissen (sogenannte interne Modelle) mit aktuellen sensorischen Signalen verglichen wird, um mögliche Abweichungen im Sinne von Vorhersagefehlern („prediction errors") zu identifizieren (Haker et al., 2016). Bei Menschen mit Autismus ist eine Überbewertung sensorischer Signale gegenüber den internen Modellen mit übergenauen, rigiden mentalen Modellen verknüpft. So können das Erkennen von größeren, abstrakten Zusammenhängen und die Generalisierung von Gelerntem erschwert sein und die Vorliebe für Wiederkehrendes wird erklärbar.

Derzeit ist noch kein existierendes Modell ausreichend spezifisch (nur für Autismus zutreffend) und universell (alle Symptombereiche für alle Menschen mit Autismus gleichermaßen umfassend). Abbildung 31.5 fasst die aktuellen Theorien in einem Modell zusammen. Insgesamt waren die bisherigen Bestrebungen, eine umfassende und spezifische Theorie des Autismus unter Einbeziehung biologischer Marker zu entwickeln, nicht erfolgreich, sodass im klinischen und therapeutischen Kontext auf individuelle Störungsmodelle zurückgegriffen werden muss.

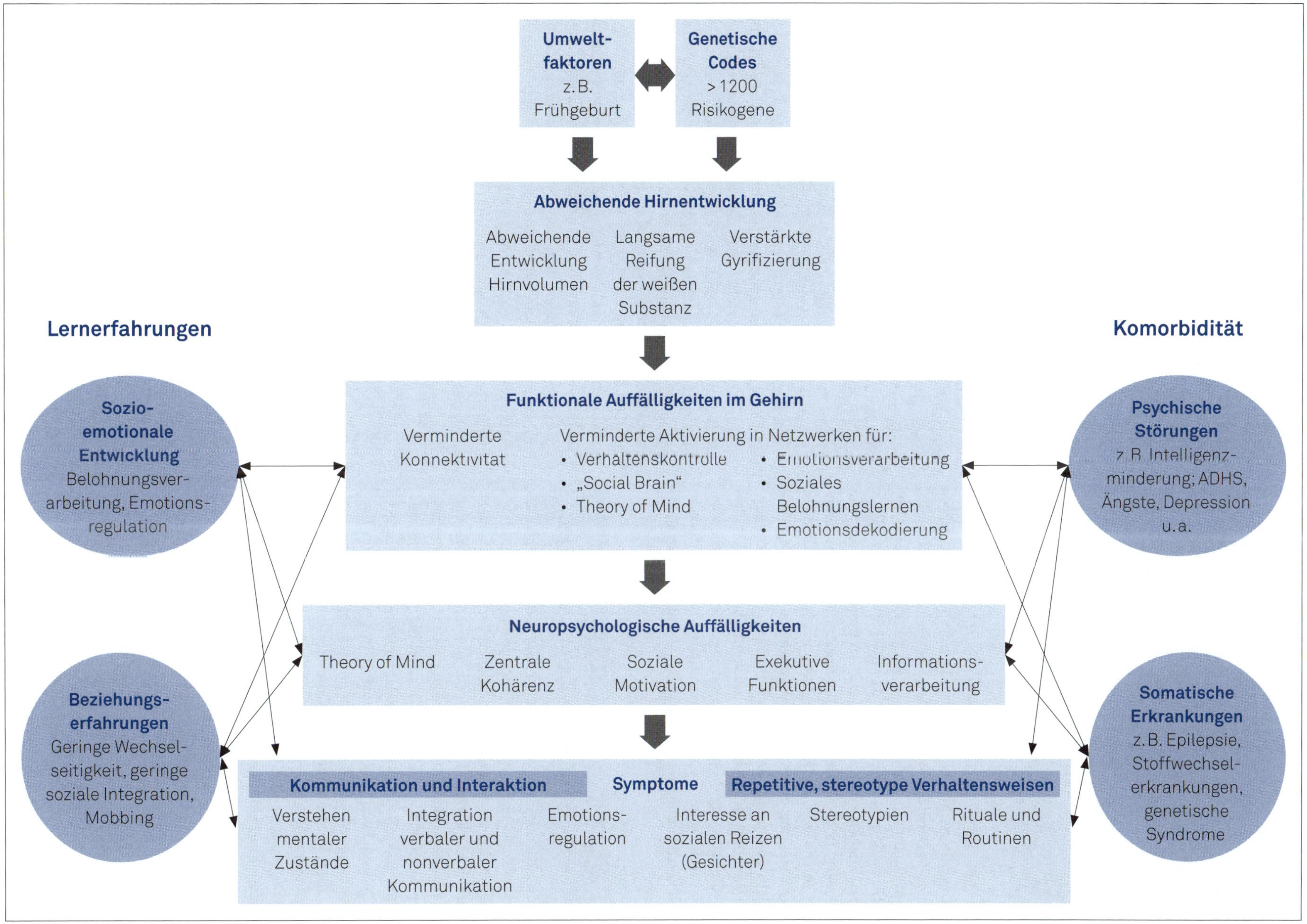

Abbildung 31.5: Entstehungsmodell für Autismus

31.2.5 Psychotherapie

Merke

Autismus gilt als eine persistierende, genetisch und neurobiologisch verankerte Störung, sodass in der Regel nicht von einem völligen Rückgang der Symptomatik auszugehen ist. Gleichwohl gibt es spezifische Konzepte für die Behandlung der Kernsymptomatik. Die Behandlung der Kernsymptomatik wird in Deutschland über die Eingliederungshilfe-Verordnung geregelt und es liegen evidenzbasierte Verfahren vor. Eine leitliniengetreue, psychotherapeutische Behandlung von begleitenden psychischen Erkrankungen ist indiziert.

Für die differenzielle Indikation einer Psychotherapie bei Autismus ist die rechtliche Einordnung maßgeblich, denn es sind je nach Sachlage verschiedene Kostenträger beteiligt. Fördermaßnahmen, die sich auf die Reduktion der Kernsymptomatik beziehen, fallen unter das SGB VIII bzw. SGB IX (Bundesteilhabegesetz). Die gesetzlichen Krankenkassen sind derzeit nicht für die Kostenübernahme einer psychotherapeutischen Behandlung der Kernsymptomatik zuständig, da nicht von einer Heilung durch diese ausgegangen wird (siehe Kapitel 31.1). Leistungen der Diagnosestellung, Fallführung inklusive Verlaufsuntersuchungen, medizinische Rehabilitation (z.B. Frühförderung, Logopädie und Ergotherapie), medikamentöse Behandlung sowie Behandlung von begleitenden psychischen Störungen werden von den Krankenkassen übernommen.

Empfehlungen der S3-Leitlinien zur Therapie der Autismus-Spektrum-Störung (DGKJP & DGPPN, 2021)

Die aktuellen S3-Leitlinien zur Therapie empfehlen grundsätzlich verhaltenstherapeutisch-übende Verfahren, da hier ein hoher Evidenzgrad gegeben ist. Je nach Altersgruppe werden unterschiedliche Behandlungsschwerpunkte empfohlen: Während im frühen Kindesalter die Förderung von Sprache und entsprechenden kommunikativen Vorläuferfertigkeiten Hauptziel der meisten Interventionen ist, spielt im Jugend- und Erwachsenenalter neben der Förderung alltagspraktischer sozial-kommunikativer Funktionen zunehmend auch die Behandlung manifester begleitender Störungen eine Rolle. Die Leitlinien differenzieren zwischen Empfehlungen für Menschen mit Autismus mit bzw. ohne kognitive Beeinträchtigung und weisen darauf hin, dass eine sorgfältige Therapieplanung und ein qualifiziertes Fallmanagement essenziell sind, um bestmögliche Ergebnisse zu erzielen.

Als handlungsleitend in der Versorgung können gemäß Leitlinien folgende Elemente gelten:

- Diagnostik durch eine spezialisierte Einrichtung,
- Festlegung von klar formulierten und konkreten Therapiezielen,
- Koordination, Vernetzung und Abstimmung aller notwendigen Interventionen durch eine approbierte Fachkraft,
- enge Begleitung in Übergangsphasen (z.B. Einschulung, Schulabschluss, Ausbildungsstart, Berufseinstieg, Auszug aus dem Elternhaus),
- regelmäßige Verlaufsdiagnostik,
- therapeutische Maßnahmen in strukturiertem Setting,
- enger Einbezug der primären Bezugspersonen und des Umfelds,
- Einsatz evidenzbasierter psychosozialer Therapien, d.h. verhaltenstherapeutisch-übende Verfahren, die an die Fertigkeiten und den individuellen Entwicklungsstand angepasst werden.

Zur *Behandlung der Kernsymptomatik* sind früh einsetzende, individualisierte, entwicklungsorientierte, verhaltenstherapeutisch basierte Therapien geeignet, die mit dem Kind arbeiten, aber auch die Eltern bzw. primären Bezugspersonen anleiten. Für jüngere Kinder liegt beispielsweise ein deutsches Konzept vor (Teufel et al., 2017). Für ältere Kinder und Jugendliche haben sich verhaltenstherapeutische Gruppeninterventionen zur Milderung der Kernsymptomatik als wirksam erwiesen (Cholemkery & Freitag, 2014; Freitag et al., 2016). Die Basis dieser Interventionen bilden Trainings sozialer Kompetenzen, angepasst an die Autismus-spezifischen Defizite. Im Fokus stehen z.B. Kommunikationsfertigkeiten und Emotionserkennung. Bei einschränkenden repetitiven Verhaltensweisen und/oder sensorischen Auffälligkeiten sowie zur Förderung alltagspraktischer Fertigkeiten sollten individuell angepasste verhaltenstherapeutische Verfahren zum Abbau unerwünschter und zum Aufbau erwünschter Verhaltensweisen angewandt werden (z.B. Alltagsstrukturierung, visuelle Unterstützung durch Bilder und Symbolisierungen von Alltagshandlungen, Löschen durch Ignorieren, Exposition). Erwachsene können im Einzel- und im Gruppensetting behandelt werden, nach Möglichkeit sollte auch hier der Fokus auf übende, verhaltensorientierte Elemente im Gruppensetting liegen (Gawronski et al., 2012).

Bei der Behandlung von begleitenden Störungen im psychotherapeutischen Setting sind folgende Aspekte von Bedeutung: In Bezug auf die *psychotherapeutische Beziehungsgestaltung* weisen einige Ergebnisse darauf hin, dass ein stabiles therapeutisches Bündnis einen Einfluss auf den Therapieerfolg hat (Albaum et al., 2020; Brewe et al., 2021; Klebanoff et al., 2019). Dieses sollte unter Beachtung spezifischer Besonderheiten, die sich aus der Kernsymptomatik ergeben, gestaltet werden. Die folgenden Aspekte können dabei hilfreich sein: Direkte und eindeutige Kommunikation ohne Metaphern und Ironie; Berücksichtigung der reduzierten Wechselseitigkeit im Gespräch sowie des eingeengten Fokus auf stereotype Interessen oder repetitive Verhaltensweisen; Einordnung von eventuell unangemessenem Verhalten als zur Kernsymptomatik gehörige Beeinträchtigungen; Anpassung der Erwartungen bezüglich z.B. Transferleistungen und Generalisierung; Berücksichtigung von Defiziten in der Perspektivübernahme, der sozialen Motivation und Emotionsregulation. In der *Therapieplanung* sollte zunächst eine detaillierte und klare

Zielformulierung unter Einbezug des:der Patient:in und des aktuellen sozialen Lebenskontexts erstellt werden (siehe Kapitel 17). Die Vermittlung störungsspezifischen Wissens im Sinne einer Psychoedukation bezüglich aller Symptome einschließlich prädisponierender, auslösender und aufrechterhaltender Faktoren ist entscheidender Bestandteil der Behandlung und bildet die Basis für ein individuelles Störungsmodell. Die *Therapiedurchführung* weicht – unter Beachtung der erwähnten Aspekte – im Weiteren nicht von einer leitliniengetreuen Behandlung der jeweiligen Symptomatik ab. Folgende Methoden haben sich beispielsweise bei der kognitiv-behavioralen Behandlung von begleitenden Ängsten als wirksam erwiesen: Psychoedukation zu Angststörungen, Diskussion über die eigenen Ängste mit individuellem Störungsmodell, Erarbeiten von konkreten Umgangsweisen und konkreten Expositionsübungen, die in Hausaufgaben geübt werden. Außerdem können Elemente aus der Akzeptanz- und Commitment-Therapie sowie Entspannungstechniken eingesetzt werden. Zur Behandlung von oppositionellen Störungen beinhalten verhaltenstherapeutische Elterntrainings folgende Komponenten: Vermittlung präventiver Maßnahmen (z. B. Visualisierungen), positive Verstärkung, Strategien für Compliance, Förderung von kommunikativen und adaptiven Fertigkeiten, Strategien zum Umgang mit Problemverhalten.

31.2.6 Pharmakotherapie und sonstige somatische Behandlungsverfahren

Es gibt aktuell keine medikamentöse Therapie, die zu einer Verbesserung der Kernsymptomatik führt. Begleiterkrankungen können jedoch medikamentös behandelt werden (siehe Kapitel 24). Bei stark ausgeprägten stereotypen und repetitiven Verhaltensweisen sowie aggressiven Impulsdurchbrüchen kann eine befristete Gabe von Antipsychotika ergänzend zu psychosozialen Interventionen (auch Elterntrainings) in Betracht gezogen werden (Fung et al., 2016). Für andere Stoffgruppen besteht keine oder ungenügende Evidenz. Zusätzlich vorliegende Symptome einer einfachen Aktivitäts- und Aufmerksamkeitsstörung können häufig mit Erfolg medikamentös behandelt werden. Zudem kann die Wirksamkeit von gruppentherapeutischen Interventionen durch die medikamentöse Behandlung einer begleitenden Aufmerksamkeitsstörung, starker stereotyper und repetitiver, oppositioneller, aggressiver, ängstlicher oder depressiver Verhaltensweisen verbessert werden (DGKJP & DGPPN, 2021).

31.2.7 Empirische Absicherung

Eine ausführliche Darstellung randomisiert-kontrollierter Studien und Metaanalysen zu verschiedenen Interventionen zur Behandlung der Kernsymptomatik bei Autismus findet sich in der S3-Leitlinie (DGKJP & DGPPN, 2021). Insbesondere für Therapien im Kleinkind- und Vorschulalter liegen Evidenzen für individualisierte, entwicklungsorientierte, verhaltenstherapeutisch basierte Therapien mit dem Kind einschließlich der Anleitung der primären Bezugspersonen durch ausgebildete Therapeut:innen vor (z. B. zum Training von sozialer Reziprozität und elterlicher Synchronizität; Metaanalysen: z. B. Bottema-Beutel, 2016; Murza et al., 2016; Reichow et al., 2018). Die Kognitive Verhaltenstherapie zur Verbesserung der Emotionsregulation hat sich bei Kindern als wirksam erwiesen (Scarpa & Reyes, 2011; Weiss et al., 2018). Für Schulkinder, Jugendliche und Erwachsene haben sich Trainings sozialer Kompetenzen und kognitive Trainings als effektiv erwiesen (Metaanalysen: Bishop-Fitzpatrick et al., 2013; Gates et al., 2017; Reichow et al., 2012). Zur Behandlung von begleitenden Störungen liegt ebenfalls empirische Evidenz für die Wirksamkeit von verhaltenstherapeutischen Interventionen vor, z. B. zur Behandlung von expansiven Verhaltensweisen mittels Elterntraining (Postorino et al., 2017). Gleiches gilt für die pharmakologische Behandlung von Komorbidität (Fung et al., 2016; Sturman et al., 2017).

Literatur

Albaum, C., Tablon, P., Roudbarani, F. & Weiss, J. A. (2020). Predictors and outcomes associated with therapeutic alliance in cognitive behaviour therapy for children with autism. *Autism, 24*(1), 211–220. https://doi.org/10.1177/1362361319849985

Baio, J., Wiggins, L., Christensen, D. L., Maenner, M. J., Daniels, J., Warren, Z. et al. (2018). Prevalence of autism spectrum disorder among children aged 8 years. Morbidity and Mortality Weekly Report. *Surveillance Summaries, 67*(6), 1–23.

Bishop-Fitzpatrick, L., Minshew, N. J. & Eack, S. M. (2013). A systematic review of psychosocial interventions for adults with autism spectrum disorders. *Journal of Autism & Developmental Disorders, 43*(3), 687–694. https://doi.org/10.1007/s10803-012-1615-8

Blanchard, A., Chihuri, S., DiGuiseppi, C. G. & Li, G. (2021). Risk of self-harm in children and adults with autism spectrum disorder: A systematic review and meta-analysis. *JAMA Network Open, 4*(10), e2130272. https://doi.org/10.1001/jamanetworkopen.2021.30272

Bölte, S. & Poustka, F. (2006). *Fragebogen zur Sozialen Kommunikation – Autismus-Screening (FSK)*. Bern: Huber.

Bölte, S., Rühl, D., Schmötzer, G. & Poustka, F. (2006). *ADI-R – Diagnostisches Interview für Autismus – Revidiert*. Bern: Huber.

Booth, R. D. L. & Happé, F. G. E. (2018). Evidence of reduced global processing in autism spectrum disorder. *Journal of Autism & Developmental Disorders, 48*(4), 1397–1408. https://doi.org/10.1007/s10803-016-2724-6

Bottema-Beutel, K. (2016). Associations between joint attention and language in autism spectrum disorder and typical development: A systematic review and meta-regression analysis. *Autism research, 9*(10), 1021–1035. https://doi.org/10.1002/aur.1624

Brewe, A. M., Mazefsky, C. A. & White, S. W. (2021). Therapeutic alliance formation for adolescents and young adults with autism: Relation to treatment outcomes and client characteristics. *Journal of Autism & Developmental Disorders, 51*(5), 1446–1457. https://doi.org/10.1007/s10803-020-04623-z

Cholemkery, H. & Freitag, C. (2014). *Soziales Kompetenztraining für Kinder und Jugendliche mit Autismus-Spektrum-Störungen*. Weinheim: Beltz.

Christensen, D. L., Maenner, M. J., Bilder, D., Constantino, J. N., Daniels, J., Durkin, M. S. et al. (2019). Prevalence and characteristics of autism spectrum disorder among children aged 4 years. Morbidity and Mortality Weekly Report. *Surveillance Summaries, 68*(2), 1–19.

Clements, C. C., Zoltowski, A. R., Yankowitz, L. D., Yerys, B. E., Schultz, R. T. & Herrington, J. D. (2018). Evaluation of the social motivation hypothesis of autism: A systematic review and meta-analysis. *JAMA psychiatry, 75*(8), 797–808. https://doi.org/10.1001/jamapsychiatry.2018.1100

de la Torre-Ubieta, L., Won, H., Stein, J.L. & Geschwind, D.H. (2016). Advancing the understanding of autism disease mechanisms through genetics. *Nature Medicine, 22*(4), 345–361. https://doi.org/10.1038/nm.4071

Deutsche Gesellschaft für Kinder- und Jugendpsychiatrie, Psychosomatik und Psychotherapie (DGKJP) & Deutsche Gesellschaft für Psychiatrie und Psychotherapie, Psychosomatik und Nervenheilkunde (DGPPN). (Hrsg.). (2015). *Autismus-Spektrum-Störungen im Kindes-, Jugend- und Erwachsenenalter – Teil 1: Diagnostik. Interdisziplinäre S3-Leitlinie der DGKJP und der DGPPN sowie der beteiligten Fachgesellschaften, Berufsverbände und Patientenorganisationen.* Verfügbar unter: https://www.awmf.org/leitlinien/detail/ll/028-018.html

Deutsche Gesellschaft für Kinder- und Jugendpsychiatrie, Psychosomatik und Psychotherapie (DGKJP) & Deutsche Gesellschaft für Psychiatrie und Psychotherapie, Psychosomatik und Nervenheilkunde (DGPPN) (Hrsg.). (2021). *Autismus-Spektrum-Störungen im Kindes-, Jugend- und Erwachsenenalter – Teil 2: Therapie Interdisziplinäre S3-Leitlinie der DGKJP und der DGPPN sowie der beteiligten Fachgesellschaften, Berufsverbände und Patientenorganisationen.* Verfügbar unter: https://www.awmf.org/leitlinien/detail/ll/028-047.html

Elsabbagh, M. & Johnson, M.H. (2016). Autism and the social brain: The first-year puzzle. *Biological Psychiatry, 80*(2), 94–99. https://doi.org/10.1016/j.biopsych.2016.02.019

Finch, T.L., Mackintosh, J., Petrou, A., McConachie, H., Le Couteur, A., Garland, D. & Parr, J.R. (2022). „We couldn't think in the box if we tried. We can't even find the damn box": A qualitative study of the lived experiences of autistic adults and relatives of autistic adults. *PLoS ONE, 17*(3), e0264932. https://doi.org/10.1371/journal.pone.0264932

Fombonne, E. (2003). The prevalence of autism. *Jama, 289*(1), 87–89.

Fombonne, E. (2018). Editorial: The rising prevalence of autism. *Journal of Child Psychology & Psychiatry & Allied Disciplines, 59*(7), 717–720. https://doi.org/10.1111/jcpp.12941

Freitag, C.M., Jensen, K., Elsuni, L., Sachse, M., Herpertz-Dahlmann, B., Schulte-Ruther, M. et al. (2016). Group-based cognitive behavioural psychotherapy for children and adolescents with ASD: The randomized, multicentre, controlled SOSTA-net trial. *Journal of Child Psychology & Psychiatry & Allied Disciplines, 57*(5), 596–605. https://doi.org/10.1111/jcpp.12509

Fung, L.K., Mahajan, R., Nozzolillo, A., Bernal, P., Krasner, A., Jo, B. et al. (2016). Pharmacologic treatment of severe irritability and problem behaviors in autism: A systematic review and meta-analysis. *Pediatrics, 137*(Suppl. 2), S124–S135. https://doi.org/10.1542/peds.2015-2851K

Gates, J.A., Kang, E. & Lerner, M.D. (2017). Efficacy of group social skills interventions for youth with autism spectrum disorder: A systematic review and meta-analysis. *Clinical Psychology Review, 52,* 164–181. https://doi.org/10.1016/j.cpr.2017.01.006

Gawronski, A., Pfeiffer, K. & Vogeley, K. (2012). *Hochfunktionaler Autismus im Erwachsenenalter: Verhaltenstherapeutisches Gruppenmanual.* Weinheim: Beltz.

Green, J. (2019). Editorial Perspective: Delivering autism intervention through development. *Journal of Child Psychology & Psychiatry & Allied Disciplines, 60*(12), 1353–1356. https://doi.org/10.1111/jcpp.13110

Haker, H., Schneebeli, M. & Stephan, K.E. (2016). Can Bayesian theories of autism spectrum disorder help improve clinical practice? *Frontiers in psychiatry Frontiers Research Foundation, 7,* 107. https://doi.org/10.3389/fpsyt.2016.00107

Happe, F. & Frith, U. (2020). Annual research review: Looking back to look forward – changes in the concept of autism and implications for future research. *Journal of Child Psychology & Psychiatry & Allied Disciplines, 61*(3), 218–232. https://doi.org/10.1111/jcpp.13176

Hoover, D.W. & Kaufman, J. (2018). Adverse childhood experiences in children with autism spectrum disorder. *Current Opinion in Psychiatry, 31*(2), 128–132. https://doi.org/10.1097/YCO.0000000000000390

Hossain, M.M., Khan, N., Sultana, A., Ma, P., McKyer, E.L.J., Ahmed, H.U. et al. (2020). Prevalence of comorbid psychiatric disorders among people with autism spectrum disorder: An umbrella review of systematic reviews and meta-analyses. *Psychiatry Research, 287,* 112922. https://doi.org/10.31124/advance.11497014.v1

Howlin, P. & Magiati, I. (2017). Autism spectrum disorder: Outcomes in adulthood. *Current Opinion in Psychiatry, 30*(2), 69–76. https://doi.org/10.1097/YCO.0000000000000308

Kamp-Becker, I. & Bölte, S. (2021). *Autismus.* München: Ernst Reinhardt Verlag. https://doi.org/10.36198/9783838556246

Kamp-Becker, I., Mattejat, F., Wolf-Ostermann, K. & Remschmidt, H. (2005). Die Marburger Beurteilungsskala zum Asperger-Syndrom (MBAS) – Ein Screening-Verfahren für autistische Störungen auf hohem Funktionsniveau. *Zeitschrift für Kinder- und Jugendpsychiatrie und Psychotherapie, 33*(1), 15–26.

Kana, R.K., Maximo, J.O., Williams, D.L., Keller, T.A., Schipul, S.E., Cherkassky, V.L. et al. (2015). Aberrant functioning of the theory-of-mind network in children and adolescents with autism. *Molecular Autism, 6,* 59. https://doi.org/10.1186/s13229-015-0052-x

Klebanoff, S.M., Rosenau, K.A. & Wood, J.J. (2019). The therapeutic alliance in cognitive-behavioral therapy for school-aged children with autism and clinical anxiety. *Autism, 23*(8), 2031–2042. https://doi.org/10.1177/1362361319841197

Loomes, R., Hull, L. & Mandy, W.P.L. (2017). What is the male-to-female ratio in autism spectrum disorder? A systematic review and meta-analysis. *Journal of the American Academy of Child & Adolescent Psychiatry, 56*(6), 466–474.

Lord, C., Brugha, T.S., Charman, T., Cusack, J., Dumas, G., Frazier, T. et al. (2020). Autism spectrum disorder. *Nature Reviews, 6*(1), 5. https://doi.org/10.1038/s41572-019-0138-4

Lord, C., Petkova, E., Hus, V., Gan, W., Lu, F., Martin, D.M. et al. (2012). A multisite study of the clinical diagnosis of different autism spectrum disorders. *Archives of General Psychiatry, 69*(3), 306–313. https://doi.org/10.1001/archgenpsychiatry.2011.148

Lukito, S., Jones, C.R.G., Pickles, A., Baird, G., Happé, F., Charman, T. & Simonoff, E. (2017). Specificity of executive function and theory of mind performance in relation to attention-deficit/hyperactivity symptoms in autism spectrum disorders. *Molecular Autism, 8,* 60. https://doi.org/10.1186/s13229-017-0177-1

Murza, K.A., Schwartz, J.B., Hahs-Vaughn, D.L. & Nye, C. (2016). Joint attention interventions for children with autism spectrum disorder: A systematic review and meta-analysis. *International Journal of Language & Communication Disorders, 51*(3), 236–251. https://doi.org/10.1111/1460-6984.12212

Postorino, V., Sharp, W.G., McCracken, C.E., Bearss, K., Burrell, T.L., Evans, A.N. et al. (2017). A systematic review and meta-analysis of parent training for disruptive behavior in children with autism spectrum disorder. *Clinical Child & Family Psychology Review, 20*(4), 391–402. https://doi.org/10.1007/s10567-017-0237-2

Poustka, L., Rühl, D., Feineis-Matthews, S., Bölte, S., Poustka, F. & Hartung, M. (2015). *ADOS- 2: Diagnostische Beobachtungsskala für Autistische Störungen* – 1. Bern: Huber.

Reichow, B., Hume, K., Barton, E.E. & Boyd, B.A. (2018). Early intensive behavioral intervention (EIBI) for young children with autism spectrum disorders (ASD). *Cochrane Database of Systematic Reviews, 5,* CD009260. https://doi.org/10.1002/14651858.CD009260.pub3

Reichow, B., Steiner, A.M. & Volkmar, F.R. (2012). Social skills groups for people aged 6 to 21 with autism spectrum disorders (ASD). *Cochrane Database of Systematic Reviews* (7), CD008511. https://doi.org/10.1002/14651858.CD008511.pub2

Roy, D. & Uddin, L.Q. (2021). Atypical core-periphery brain dynamics in autism. *Network Neuroscience, 5*(2), 295–321. https://doi.org/10.1162/netn_a_00181

Scarpa, A. & Reyes, N.M. (2011). Improving emotion regulation with CBT in young children with high functioning autism spectrum disorders: A pilot study. *Behavioural & Cognitive Psychotherapy, 39*(4), 495–500. https://doi.org/10.1017/S1352465811000063

Sturman, N., Deckx, L. & van Driel, M.L. (2017). Methylphenidate for children and adolescents with autism spectrum disorder. *Cochrane Database of Systematic Reviews, 11*(11), CD011144. https://doi.org/10.1002/14651858.CD011144.pub2

Tager-Flusberg, H. & Kasari, C. (2013). Minimally verbal school-aged children with autism spectrum disorder: The neglected end of the spectrum. *Autism research, 6*(6), 468–478. https://doi.org/10.1002/aur.1329

Teufel, K., Wilker, C., Valerian, J. & Freitag, C.M. (2017). *A-FFIP – Autismusspezifische Therapie im Vorschulalter*. Berlin: Springer. https://doi.org/10.1007/978-3-662-50500-7

Tick, B., Bolton, P., Happé, F., Rutter, M. & Rijsdijk, F. (2016). Heritability of autism spectrum disorders: A meta-analysis of twin studies. *Journal of Child Psychology & Psychiatry & Allied Disciplines, 57*(5), 585–595. https://doi.org/10.1111/jcpp.12499

Weiss, J.A., Thomson, K., Burnham Riosa, P., Albaum, C., Chan, V., Maughan, A. et al. (2018). A randomized waitlist-controlled trial of cognitive behavior therapy to improve emotion regulation in children with autism. *Journal of Child Psychology & Psychiatry & Allied Disciplines, 59*(11), 1180–1191. https://doi.org/10.1111/jcpp.12915

Zeidan, J., Fombonne, E., Scorah, J., Ibrahim, A., Durkin, M.S., Saxena, S. et al. (2022). Global prevalence of autism: A systematic review update. *Autism research, 15*(5), 778–790. https://doi.org/10.1002/aur.2696

32 Verhaltens- und emotionale Störungen mit Beginn in Kindheit und Jugend

32.1 Aufmerksamkeitsdefizit-/Hyperaktivitätsstörung

Hanna Christiansen

Inhaltsübersicht

32.1.1 Klinische Merkmale

Die Kernsymptome der Aufmerksamkeitsdefizit-/Hyperaktivitätsstörung (ADHS) sind Unaufmerksamkeit, Hyperaktivität und Impulsivität, die in einem altersuntypischen Ausmaß über mindestens sechs Monate in verschiedenen Lebensbereichen (z. B. zu Hause und in der Schule bzw. im Kindergarten) vor dem zwölften Lebensjahr aufgetreten sein müssen und mit einer klinisch bedeutsamen Beeinträchtigung einhergehen (ICD-11: WHO, 2018; DSM-5: APA, 2013). Nach der ICD-10 (Dilling et al., 2015) müssen die Symptome vor dem sechsten Lebensjahr aufgetreten sein und sowohl Kriterien der Unaufmerksamkeit (mindestens sechs), der Hyperaktivität (mindestens drei) und Impulsivität (mindestens eins) erfüllt sein. Insofern ist die ICD-10 strenger bei der Diagnose als die ICD-11 und das DSM-5.

Die folgenden zwei Fallbeispiele veranschaulichen die große Heterogenität der Symptomatik. Obschon die Diagnostik nach wie vor klassifikatorisch erfolgt, besteht Konsens, dass die Symptome dimensional verteilt sind und von einem Kontinuum der Symptomausprägung ausgegangen werden muss. Üblich ist, dass zur Einschätzung des Kontinuums ein Prozentrang von 85 oder ein Wert von 1.5 Standardabweichungen über dem Mittelwert einer klinisch bedeutsamen Ausprägung entspricht.

Fallbeispiel: Aufmerksamkeitsstörung ohne Hyperaktivität (F98.80)

Pauline ist acht Jahre alt und geht in die dritte Klasse einer Grundschule. Im Kindergarten war sie immer ein sehr ruhiges, verträumtes Kind, das allerdings dadurch auffiel, dass ständig Sachen verloren gingen oder verschwunden waren, wie Mützen, Schals, Handschuhe, Sportschläppchen, Stifte etc. Die Einschulung verlief ohne Probleme und Pauline ist in die Klassengemeinschaft sozial gut integriert. Mit Beginn der dritten Klasse und der Vergabe von Noten zeigen sich allerdings zunehmend Leistungsschwierigkeiten, die die Eltern sehr besorgen und weswegen sie nun schon mehrfach Kontakt zur Klassenlehrerin gesucht haben. Bei den Gesprächen wird deutlich, dass Pauline häufig nicht richtig zuhört, aus dem Fenster schaut und verträumt ist, sodass sie die Aufgaben im Unterricht nicht mitbekommt und oftmals auch nicht die Hausaufgaben aufschreibt. Letzteres ist meist kein größeres Problem, da Pauline im schulischen Ganztag die Hausaufgaben in der Betreuung macht und ihre Freundinnen ihr die Aufgaben sagen können. Allerdings braucht Pauline sehr lange für die Aufgaben, wird in der Regel nicht fertig, vergisst aber, zu Hause die übrigen Aufgaben zu bearbeiten, sodass sie häufig mit unvollständigen Hausaufgaben in die Schule geht. Dies hat dazu geführt, dass sie in allen Fächern auf vier steht und nun einen großen Druck von ihren Eltern und der Lehrerin erlebt, die den Übergang auf die weiterführende Schule als gefährdet ansehen.

Fallbeispiel: Einfache Aktivitäts- und Aufmerksamkeitsstörung (F90.0)

Mustafa ist fünf Jahre alt, als sich die Eltern erstmals mit ihm in der Kinder- und Jugendlichenpsychotherapie-Ambulanz vorstellen. Im Kindergarten geht er über Tische und Bänke, ist kaum zu bändigen und springt bei den Mahlzeiten ständig auf und läuft herum. Auf Ansprachen reagiert er kaum. Er ist der Clown des Kindergartens und wird durch das Lachen der anderen Kinder angefeuert, extremes Verhalten zu zeigen. So springt er z. B. vom Klettergerüst und macht andere waghalsige Dinge. Sozial ist er dabei gut integriert. Die Mutter berichtet, dass er kaum Schlaf brauche, abends schlecht zur Ruhe käme und morgens schon wieder früh wach sei. Vorlesen klappe gar nicht, da Mustafas Aufmerksamkeitsspanne extrem kurz sei, nicht einmal ein Pixibuch könne sie vorlesen, ohne dass er aufspringe und weggehe. Aufgrund des hohen Bewegungsdrangs sei Mustafa in einer Kindersportgruppe und falle dadurch auf, dass er immer an seine Belastungsgrenze gehe, z.B. 20 Liegestütze hintereinander mache. Die Eltern und der Kindergarten machen sich große Sorgen, insbesondere mit Blick auf die anstehende Einschulung, da Mustafa zunehmend auch oppositionelles Verhalten zeigt.

32.1.2 Klassifikation und Diagnostik

Tabelle 32.1 fasst die Kriterien nach ICD-10, ICD-11 und DSM-5 zusammen. ICD-11 und DSM-5 haben eine hohe Übereinstimmung der Kriterien, wohingegen die ICD-10 sehr viel strenger ist, da das Alterskriterium für die Erstmanifestation der Symptome unter sechs Jahren liegt und aus allen drei Kernbereichen Symptome erfüllt sein müssen, um eine ADHS-Diagnose zu vergeben. Entsprechend fallen Prävalenzschätzungen nach ICD-10 geringer aus als nach DSM-5 oder ICD-11.

Differenzialdiagnostisch ist zu beachten, dass sowohl das DSM-5 als auch die ICD-11 im Unterschied zur ICD-10 keine Ausschlusskriterien mehr aufweisen, die ICD-11 aber sehr ausführlich darauf hinweist, welche Störungsbilder u.U. ähnliche Symptome aufweisen können und somit abgeklärt werden müssen. Auf somatischer Ebene können verschiedene Beeinträchtigungen, z.B. Epilepsie oder Hyperthyreose, ebenfalls zu Symptomen führen, die einer ADHS ähneln. Für diese Fälle ist ein umfassendes medizinisches Konsil einzuholen.

Nach ICD-10, ICD-11 und DSM-5 müssen für *Unaufmerksamkeit* Symptome aus den folgenden drei Bereichen erfüllt sein:

- *Schwierigkeiten, die Aufmerksamkeit aufrechtzuerhalten,* bei Aufgaben mit geringem Stimulations- oder belohnendem Charakter; geringe Aufmerksamkeit für Details, viele Flüchtigkeitsfehler; Aufgaben werden nicht beendet.
- *Leichte Ablenkbarkeit* durch externe Stimuli oder Gedanken: Betroffene scheinen nicht zuzuhören, tagträumen oder sind abwesend.
- *Verliert viel bzw. ist vergesslich* bei alltäglichen Aktivitäten: Schwierigkeiten, sich an Dinge zu erinnern, zu planen, zu organisieren.

Für *Hyperaktivität/Impulsivität* zeigen sich nach ICD-10, ICD-11 und DSM-5 Symptome in den folgenden vier Bereichen:

- *Exzessive motorische Aktivität:* Betroffene stehen auf, wenn Sitzenbleiben erwartet wird; erhöhte Zappeligkeit, nicht stillsitzen können, Gefühl der inneren Unruhe.
- *Schwierigkeiten, sich ruhig zu beschäftigen;* Betroffene reden zu viel.
- *Herausplatzen mit Antworten, nicht abwarten können:* andere werden unterbrochen, in ihren Aktivitäten gestört, Regeln werden nicht eingehalten.
- *Tendenz zu sofortigen Reaktionen:* Betroffene handeln, ohne nachzudenken, und gehen dadurch Risiken ein.

Die ICD-10 fordert aus allen drei Kernbereichen Symptome für die Diagnose (siehe Tabelle 32.1), bei Erfüllen der Kriterien kann die Diagnose einer einfachen Aktivitäts- und Aufmerksamkeitsstörung (F90.0) vergeben werden. Sind zusätzlich Kriterien einer Störung des Sozialverhaltens erfüllt, kann die Diagnose einer Hyperkinetischen Störung des Sozialverhaltens (F90.1) vergeben werden. ICD-11 und DSM-5 differenzieren hingegen das kombinierte Erscheinungsbild mit Beeinträchtigungen durch die drei Kernsymptome; sowie das vorwiegend unaufmerksame und vorwiegend hyperaktiv-impulsive Erscheinungsbild, wofür dann nur Beeinträchtigungen aus dem jeweils dominanten Bereich vorhanden sein müssen und keine oder nur wenige aus dem anderen. Diese Differenzierung wird in der ICD-10 nicht vorgenommen, stattdessen kann bei einer Dominanz von Unaufmerksamkeitssymptomen die Diagnose einer Aufmerksamkeitsstörung ohne Hyperaktivität (F98.80) vergeben werden. Ab dem Jugendalter reichen für DSM-5 und ICD-11 fünf erfüllte Kriterien aus einem der Bereiche, um die entsprechende Diagnose zu vergeben. Zudem wurden die Kriterien für Jugendliche und Erwachsene im DSM-5 und ICD-11 so angepasst, dass sie für die Lebensumstände dieser Altersgruppen besser passen. Weiterhin kann der Schweregrad (leicht, moderat, schwer) kodiert werden. Die ICD-11 spezifiziert Störungsbilder mit angrenzender Symptomatologie, wie z.B. Intelligenzminderungen, Autismus-Spektrum-Störungen, Lernstörungen, motorische Koordinationsstörung, Angststörungen, explosive Störungen, Störung mit oppositionellem Trotzverhalten und Störung des Sozialverhaltens, Persönlichkeitsstörungen und Substanzgebrauchsstörungen. Diese sind kein Ausschlusskriterium, aber die Kernsymptome der ADHS müssen unabhängig vom Vorliegen dieser Störungen zu klinisch bedeutsamen Beeinträchtigungen führen.

Diagnostikinstrumente

Der diagnostische Goldstandard basiert auf der Durchführung eines strukturierten klinischen Interviews zur Erfassung der Kriterien (siehe Kapitel 8) sowie dem Einsatz von Fragebögen zur Einschätzung der situationsübergreifenden Symptomatik (In-Albon et al., 2020; siehe Tabelle 32.2). Im Sinne der multimodalen Erfassung sollten Verfahren für die Betroffenen selbst, ihre relevanten Bezugspersonen und Lehrkräfte zur Anwendung kommen. Im Sinne einer multimethodalen Diagnostik sind neuropsychologische Verfahren von Vorteil,

Tabelle 32.1: Kennwerte für die Diagnose einer ADHS nach den verschiedenen Klassifikationssystemen

Kriterium	DSM-5	ICD-10	ICD-11
Kernsymptome	• Unaufmerksamkeit (UA; mind. 6 von 9 Kriterien für Diagnose) • Hyperaktivität/Impulsivität (H/I; mind. 6 von 9 Kriterien für Diagnose)	• Unaufmerksamkeit (UA; mind. 6 Kriterien) • Hyperaktivität (HY; mind. 3 Kriterien) • Impulsivität (IM; mind. 1 Kriterium)	• Unaufmerksamkeit • Hyperaktivität/Impulsivität • Keine Spezifikation mehr einer bestimmten Anzahl von Kriterien; stattdessen Feststellung, dass die Symptome über die Zeit variieren können und die Beeinträchtigung durch die Symptome zentral ist
Zeit	Mind. 6 Monate	Mind. 6 Monate	Mind. 6 Monate
Alter	Vor 12. Lebensjahr; ab 17. Lebensjahr nur noch 5 von 9 Kriterien aus den Bereichen UA und H/I gefordert	Vor dem 6. Lebensjahr	Vor 12. Lebensjahr
Beeinträchtigung	Alters- und intelligenzuntypische Beeinträchtigung durch die Kernsymptome in mehr als einem Lebensbereich (z. B. Kindergarten/Schule, zu Hause)		
Schweregrad	Spezifizierung in leicht, mittel, schwer	–	Spezifizierung in leicht, mittel, schwer
Komorbidität/ Differenzial-diagnostik	Autismus-Spektrum-Störungen kein Ausschlusskriterium mehr	Ausschlusskriterien: • Affektive Störungen (F30–F39) • Angststörungen (F41.-; F93.0) • Schizophrenie (F20.-) • Tiefgreifende Entwicklungsstörungen	Spezifikation der folgenden angrenzenden Störungen zur Differenzialdiagnose: • Kognitive Beeinträchtigungen • Autismus-Spektrum-Störung • Teilleistungsstörungen • Motorische Entwicklungsstörung • Affektive und Angststörungen • Intermittierende Explosive Störung • Störung des Sozialverhaltens mit oppositionellem Trotzverhalten • Persönlichkeitsstörungen • Substanzgebrauchsstörungen • Störungen der Aufmerksamkeit aufgrund anderer medizinischer Probleme

die die Symptomatik objektiv erfassen (siehe Tabelle 32.2). Für das Erwachsenenalter zeigt sich ein substanzieller Anteil an Personen, die Symptome vortäuschen, z. B., um Vergünstigungen im Sinne von Nachteilsausgleich (z. B. Zeitverlängerung bei Klausuren, Berufsunfähigkeitsrente etc.) oder Behandlungen zu erhalten, sodass Symptom- und Beschwerdevalidierungsverfahren zur Einschätzung genutzt werden sollten (Hirsch et al., 2022; Hirsch & Christiansen, 2018; siehe Kapitel 46).

32.1.3 Epidemiologie

Das Geschlechterverhältnis (Jungen : Mädchen) liegt bei ADHS bei ca. 2:1 (Faraone et al., 2021; Posner et al., 2020); im Erwachsenenalter ist dieser Unterschied etwas geringer. Es gibt auch Hinweise, dass die ADHS-Symptome bei Jungen und Mädchen nahezu gleichverteilt sind, wenn die Unaufmerksamkeit bei den Mädchen stärker gewichtet wird (Göbel et al., 2018). Nach verschiedenen internationalen (Meta-)Analysen und Daten aus Süd- und Nordamerika, Europa, Ozeanien, Asien, Afrika und dem Nahen Osten liegt die mittlere Punktprävalenz der ADHS bei ca. 5 % für Kinder/Jugendliche und 2.5 % für Erwachsene, bei hoher Stabilität von 1985 bis 2012 (Faraone et al., 2021; Posner et al., 2020; siehe Tabelle 32.3). Dabei zeigt sich die Prävalenz unabhängig von geografischen Regionen, allerdings abhängig von der jeweils angewandten Methode, z. B. den verwendeten Erhebungsinstrumenten (geringere Prävalenzen nach strukturierten klinischen Interviews), den Urteilenden (Eltern und Lehrkräfte alleine oder in Kombination), der Stichprobengröße, dem sozioökonomischen Status (in niedrigeren sozialen Schichten ist die Prävalenz höher; Göbel et al., 2018), und den verwendeten diagnostischen Kriterien (Posner et al., 2020). Zur 12-Monats-Prävalenz wie auch zu den unterschiedlichen Erscheinungsbildern liegen kaum Studien vor. Nach einem Review von Wittchen et al. (2011) liegt diese bei ca. 5 % für Kinder zwischen 6 und 17 Jahren, wobei das Geschlechterverhältnis 3:1 beträgt. Für Erwachsene ist die Prävalenz in dem Review nicht ausgewiesen, ebenfalls nicht die verschiedenen Erscheinungsbilder (Wittchen et al., 2011).

Tabelle 32.2: Diagnostische Instrumente zur Erfassung der ADHS-Symptome

Verfahren	Beschreibung	Altersbereich	Version
Strukturierte klinische Interviews			
DIVA Vol 2.0 (http://www.divacenter.eu/DIVA.aspx)	Das Diagnostische Interview für ADHS bei Erwachsenen (DIVA) basiert auf den DSM-5-Kriterien und ist ein strukturiertes Interview für ADHS im Erwachsenenalter. Um die Beurteilung der DSM-5-Kriterien im Kindes- und Jugendalter zu vereinfachen, beinhaltet das Interview konkrete und realistische Beispiele bzgl. des aktuellen Verhaltens und des Verhaltens des:der Patient:in in der Kindheit. Zusätzlich werden Beispiele charakteristischer Funktionsbeeinträchtigungen aus folgenden fünf Alltagsbereichen gegeben, die mit den ADHS-Symptomen zusammenhängen: Arbeit und Ausbildung, Beziehungen und Familienleben, soziale Kontakte, Freizeit und Hobby, Selbstvertrauen und Selbstbild.	Ab 17 Jahren	Fremdbeurteilung
Fragebögen			
Conners Early Childhood Skalen (Conners EC; Harbarth et al., 2018)	Die Conners EC sind ein klinisches Fragebogenverfahren zur Erfassung von klinisch-psychologischen Verhaltensproblemen sowie von Entwicklungsmeilensteinen im Vorschulalter. Die Inhaltsskalen geben einen Überblick über das Verhalten des Kindes hinsichtlich häufig auftretender Verhaltensauffälligkeiten (Unaufmerksamkeit/Hyperaktivität, Feindseliges/Aggressives Verhalten, Soziales Funktionsniveau/Atypisches Verhalten, Ängstlichkeit, Stimmung und Affekt, Physische Symptome wie Schmerzen und Schlafprobleme). Die Skalen zu den Entwicklungsmeilensteinen geben einen Überblick über adaptive, kommunikative, motorische und vorschulische Fertigkeiten sowie das Spielverhalten. Die Validitätsskalen erlauben eine Überprüfung der Antwortmuster des Beurteilers hinsichtlich Inkonsistenz und Verzerrungstendenzen.	2–6 Jahre	Eltern- und Erzieherurteil
Conners-3 zur Erfassung von ADHS, komorbiden Störungen des Sozialverhaltens/Oppositionelle Störungen (Lidzba et al., 2013)	Bei den Conners-Skalen handelt es sich um Selbst- und Fremdeinschätzungsfragebögen zur Beschreibung und Abklärung einer ADHS und möglicher komorbider Störungen.	6–18 Jahre	Eltern-, Lehrkraft- und Selbsturteil
Conners Adult ADHD Rating Scales (CAARS; Christiansen et al., 2014)	Die CAARS sind ein klinisches Fragebogenverfahren zur Beurteilung von Aufmerksamkeitsstörungen bei Erwachsenen. Die Inhaltsskalen (Unaufmerksamkeit/Gedächtnisprobleme, Hyperaktivität/motorische Unruhe, Impulsivität/emotionale Labilität und Selbstkonzeptprobleme) erfassen die aktuelle adulte Symptomatik und beinhalten auch für das Erwachsenenalter spezifische Symptome und Einschränkungen. Die Items von drei weiteren Skalen erfragen die DSM-Kriterien der ADHS (Unaufmerksamkeitssymptome, Hyperaktivitäts-/Impulsivitätssymptome, Gesamtsymptomatik der ADHS).	Ab 18 Jahren	Selbst- und Fremdurteil
Strengths and Weaknesses of Attention-Deficit/Hyperactivity Symptoms and Normal-behaviors (SWAN) scale (Brites et al., 2015)	30 Items, die die gesamte Verhaltensspannbreite erfassen und nicht nur pathologische Symptome. Es werden Verhaltenscharakteristika erfasst, die repräsentativ für Aufmerksamkeitsfertigkeiten, impulsives Verhalten und Aktivität der Bevölkerung sind. Urteilende sollen die Fertigkeiten im Vergleich zu anderen Kindern gleichen Alters/Geschlechts beurteilen.	Kinder unter 18 Jahren	Fremdbeurteilung durch Bezugspersonen

Tabelle 32.2: Fortsetzung

Verfahren	Beschreibung	Altersbereich	Version
Fremd- und Selbstbeurteilung ADHS (FBB-ADHS-V, SBB-ADHS; Döpfner & Görtz-Dorten, 2017)	Der FBB-ADHS-V sowie der SBB-ADHS sind Bestandteil des Diagnostik-Systems für psychische Störungen nach ICD-10 und DSM-5 (DISYPS-III). Sie erfassen die Symptomkriterien nach ICD-10 und DSM-5.	Kinder und Jugendliche	Selbsturteil, Urteil der Eltern, Lehrkräfte und Erzieher:innen
Diagnose-Checkliste ADHS (DCL-ADHS) aus DISYPS-III (Döpfner & Görtz-Dorten, 2017)	DISYPS-III ist die überarbeitete Version von DISYPS-II und dient der Erfassung der häufigsten psychischen Störungen bei Kindern und Jugendlichen. Die Instrumente des DISYPS-II wurden aktualisiert und an das DSM-5 angepasst.	Kinder und Jugendliche im Alter von 4–18 Jahren (ADHS ab 3 Jahren) in der Fremdbeurteilung und im Alter von 11–18 Jahren in der Selbstbeurteilung	Selbst- und Fremdbeurteilung
Neuropsychologische Verfahren			
Quantified Behavior Test (QbTest; Reh et al., 2015; Hirsch & Christiansen, 2017)	Der QbTest ist ein Testverfahren zur objektiven Erfassung der Kernsymptome Unaufmerksamkeit, Hyperaktivität und Impulsivität	Version für Kinder zwischen 6 und 12 Jahren und Version für Patient:innen ab 12 Jahre	Computergestütztes Testverfahren
Testbatterie zur Aufmerksamkeitsprüfung (TAP; Zimmermann & Fimm, n.d) https://www.psytest.net/de/testbatterien/tap/zielsetzung	Die TAP ist eine Sammlung unterschiedlicher Testverfahren, mit denen verschiedene Teilaspekte der Aufmerksamkeit differenziert erfasst werden können. Damit verbundene Aspekte der visuellen Wahrnehmung werden ebenfalls abgedeckt.	Je nach Testversion für 6- bis 18-Jährige und 19- bis 89-Jährige	Computergestütztes Testverfahren
Amsterdamer Kurzzeitgedächtnistest (AKGT; Schmand & Lindeboom, 2005)	Der Test kann bei Jugendlichen und Erwachsenen mit Gedächtnis- und Konzentrationsstörungen angewendet werden. Der Test kann im Rahmen der Diagnostik einen Beitrag leisten, wenn Patient:innen Gedächtnis- und Konzentrationsstörungen schildern, und gleichzeitig aber die Möglichkeit in Betracht zu ziehen ist, dass die Beschwerden übertrieben oder vorgetäuscht werden.	keine Angaben	Die Aufgaben werden computergestützt präsentiert, die Durchführung erfolgt jedoch durch einen:eine Testleiter:in und nicht eigenständig.
Beschwerdevalidierung			
Groninger Effort Test (GET; Fuermeier et al., n.d.)	Der GET identifiziert unglaubwürdige Leistungen im Rahmen einer Diagnostik und erfasst die Aufmerksamkeit einer Testperson.	Einsatz ab 17 Jahren möglich	Computergestütztes Testverfahren

Tabelle 32.3: Prävalenz der ADHS für das Kindes- und Erwachsenenalter

Lebenszeitprävalenz	Erwachsene: 2.5 % (95 % CI 2.1–3.1)
	Kinder: 5.29 % (95 % CI 5.01–5.56)
12-Monats-Prävalenz	5 % (Spanne: 1.0–17.8 %)

Anmerkung: CI = confidence interval (Konfidenzintervall)

Obschon sich die Symptomatik im Erwachsenenalter verändert und insbesondere die beobachtbare motorische Unruhe eher einem inneren Unruhegefühl weicht, persistiert das Vollbild der ADHS bei ca. 15 % der Betroffenen und 40 bis 60 % gehören zur Gruppe partiell remittierter Patient:innen (Fischer & Barkley, 2007; Posner et al., 2020). Prädiktiv für die Persistenz der Störung ist die Schwere der Symptomatik zu Beginn sowie eine elterliche psychische Erkrankung (Roy et al., 2016). Des Weiteren kann die Symptomatik z. T. im Verlauf der Jahre stark fluktuieren, sodass beispielsweise die Diagnosekriterien in einem Jahr nicht erfüllt sind, in einem späteren aber schon, bei allerdings durchgehend bestehender klinisch bedeutsamer Beeinträchtigung (Lahey et al., 2005). Zudem ist die Prävalenz für das Erwachsenenalter höher als erwartet, was für neu hinzukommende Fälle im Entwicklungsverlauf spricht, z. B. einem adoleszenten Subtyp, wie in prospektiven Studien gezeigt werden konnte (Posner et al., 2020).

32.1.4 Störungsmodelle

Hinsichtlich der Ätiologie gilt ein genetischer Effekt als gesichert (Posner et al., 2020; Faraone et al., 2021). In verschiedenen Studien zeigen sich kleine polygenetische Effekte, die in Interaktion mit der Umwelt eine relevante Rolle spielen (Homberg et al., 2016). Bedeutsame Umweltkorrelate zeigen sich insbesondere für den Zusammenhang von Bleikonzentrationen im Blut mit Unaufmerksamkeit. Auch zeigen sich Zusammenhänge zwischen ADHS und Frühgeburtlichkeit, niedrigem Geburtsgewicht sowie Risikofaktoren und Stress in der Schwangerschaft (u. a. Adipositas, Hypothyreose, Präeklampsie, vorangegangene Fehlgeburten) sowie aversiven psychosozialen Bedingungen, so wie sie auch schon in den 1960er Jahren von Rutter (1980) identifiziert wurden: niedriges Einkommen bzw. niedriger sozioökonomischer Status, außerfamiliäre Unterbringung (in Heim oder Pflegefamilie), elterliche Kriminalität, elterliche psychische Erkrankung und Partnerschaftskonflikte (Faraone et al., 2021; Göbel et al., 2018; siehe Kasten). Diese Faktoren sind bedeutsam, aber nicht spezifisch für ADHS, da sie auch auf eine Vielzahl anderer psychischer Störungen zutreffen (siehe Abbildung 32.1).

Bei ADHS bestehen – wie bei vielen anderen psychischen Störungen – Defizite in der Selbstregulation. Unter Selbstregulation wird die Fähigkeit verstanden, das eigene Verhalten so zu steuern, dass ein angestrebter Zielzustand erreicht wird, und umfasst damit außer der Verhaltensregulation auch die Regulation von Gedanken und Gefühlen (Inzlicht et al., 2021).

Aufgrund der heterogenen phänotypischen Symptomatik der ADHS (z. B. die unterschiedlichen Erscheinungsbilder) wurden unterschiedliche Modelle zur Erklärung von Defiziten der Selbstregulation bei ADHS aufgestellt, die zum einen an den beeinträchtigten exekutiven Funktionen ansetzen, z. B. Defizite der Daueraufmerksamkeit und Inhibition (Barkley, 1997) oder Defizite im Arbeitsgedächtnis (Baddeley, 1992), und zum anderen an veränderten Belohnungsprozessen (Sagvolden et al., 2005) oder Verzögerungsaversion (Sonuga-Barke, 2003). So präferieren Kinder mit ADHS schnelle, kleine Belohnungen gegenüber größeren, späteren und zeigen eine Abneigung gegenüber zeitlicher Verzögerung, z. B. fällt es ihnen schwer abzuwarten, bis sie an die Reihe kommen.

Risikofaktoren der ADHS

- Genetik
- Umweltgifte (z. B. Blei)
- Frühgeburtlichkeit
- Niedriges Geburtsgewicht
- Belastungen in der Schwangerschaft (u. a. Adipositas, Hypothyreose, Präeklampsie, vorangegangene Fehlgeburten)
- Psychosoziale Faktoren (u. a. Kriminalität der Eltern, beengter Wohnraum, psychische Erkrankung der Eltern, niedriger sozioökonomischer Status)

32.1.4.1 Kognitiv-energetisches Modell (KEM)

Das KEM (Sergeant, 2000; Sergeant, 2005) postuliert, dass ADHS-Symptome aufgrund von Regulationsschwierigkeiten kognitiv-energetischer Faktoren bestehen. Nach dem KEM wird die Effizienz der Informationsverarbeitung durch das Zusammenspiel dreier Ebenen bestimmt: (1) computationale Mechanismen der Aufmerksamkeit, (2) Zustandsfaktoren (state) und (3) exekutive Funktionen.

Bei ADHS sind Beeinträchtigungen auf allen drei Ebenen anzutreffen. Aufmerksamkeit und Reaktionsfähigkeit (motorische Aktivierung) sind eine Reaktion auf sich verändernde Umweltanforderungen. Die optimale Performanz bei einer Aufgabe wird sowohl durch die kognitive Kapazität beeinflusst als auch durch Erregung und Aktivierung sowie durch das Ausmaß, in dem Veränderungen der energetischen Faktoren kontrolliert werden können. Auf Ebene 1 findet die basale Informationsverarbeitung statt (Stimulus-Enkodierung, die zentrale Verarbeitung durch Suche und Entscheidung sowie die motorische Reaktion auf den Stimulus); auf Ebene 2 sind die energetischen Ressourcen lokalisiert (Erregung, Anstrengung, Aktivierung), und auf Ebene 3 erfolgt der exekutive Kontrollprozess (Planung, Beobachtung, Fehleridentifikation und -kontrolle). Das Modell nimmt eine interaktive Verarbeitung auf diesen drei Ebenen an, die in Wechselwirkung zueinanderstehen (siehe Abbildung 32.2). Zum Beispiel muss ein Kind im Unterricht die Frage der Lehrkraft zunächst verstehen (Enkodierung), dann überlegt das Kind, ob es eine Antwort weiß (Suche) und sich melden möchte (Entschei-

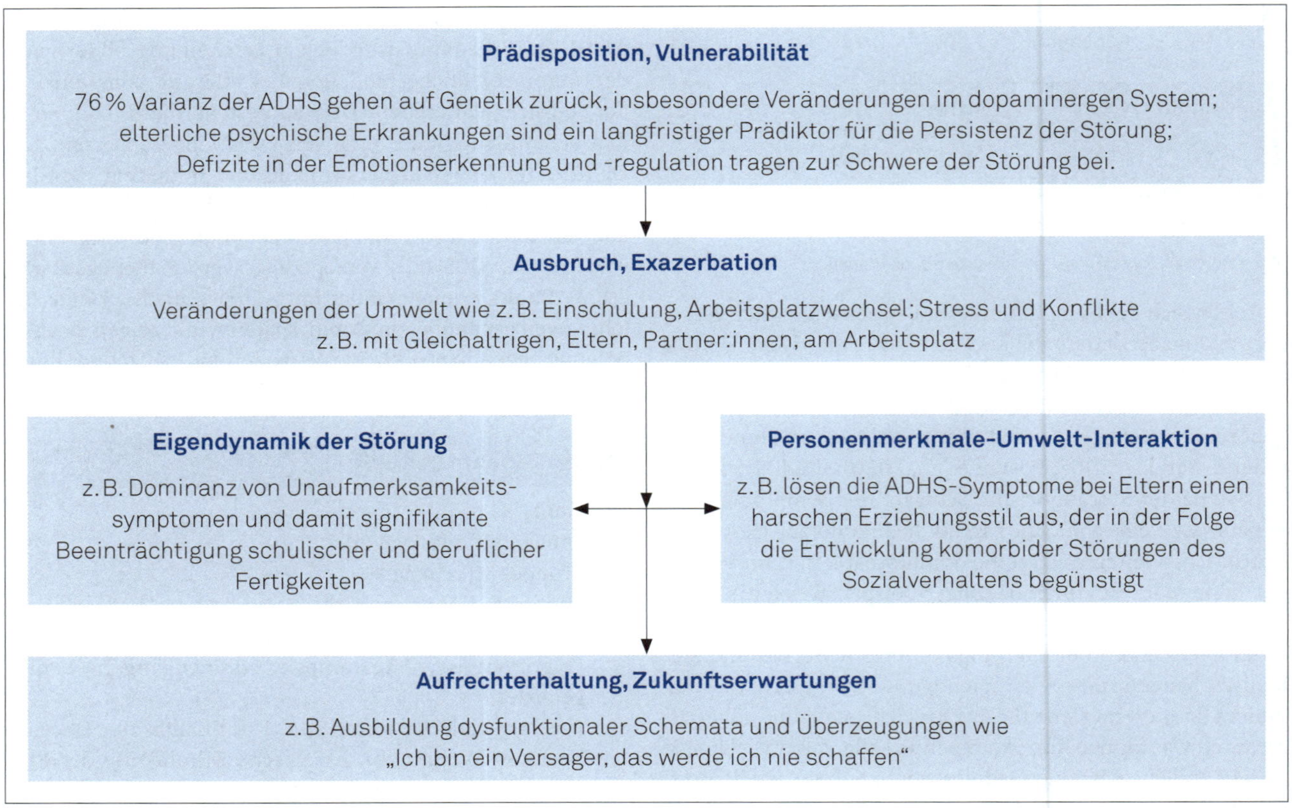

Abbildung 32.1: Ätiologisches Modell der ADHS

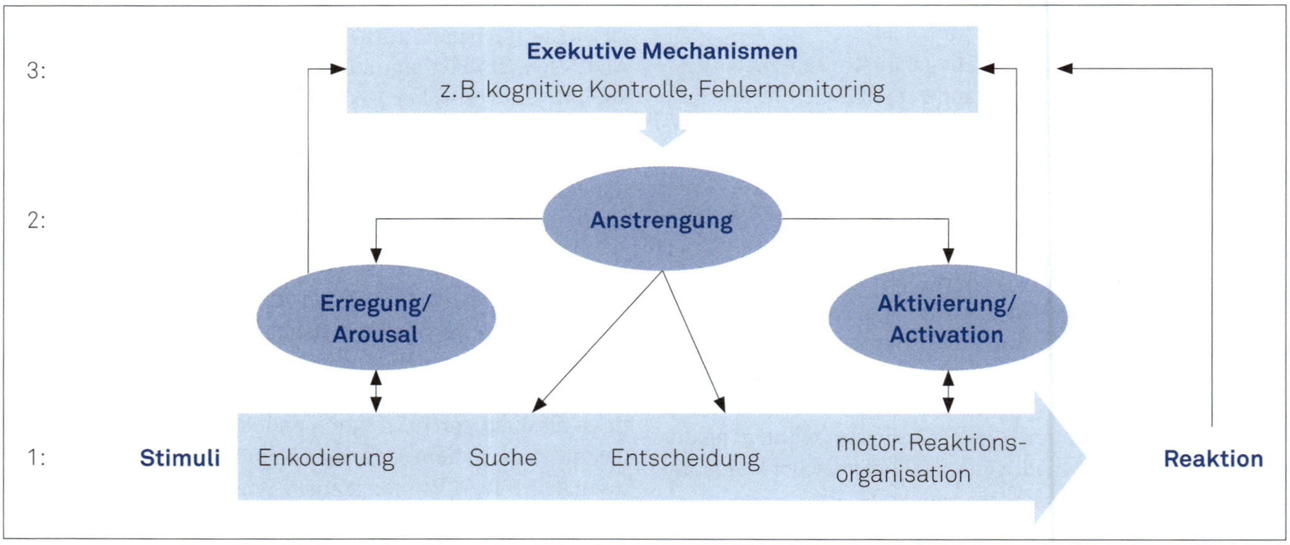

Abbildung 32.2: Kognitiv-energetisches Modell nach Sergeant (2000)

dung), bevor es sich dann tatsächlich meldet (Reaktion). Für die Suche ist eine entsprechende Erregung, d. h. Aufmerksamkeitslenkung auf relevante Stimuli, in diesem Fall die Frage der Lehrkraft, notwendig. Dann erfolgt Anstrengung für Suche und Entscheidung und am Ende steht die Aktivierung. Suche und Entscheidung werden von den exekutiven Funktionen gesteuert. Die drei Ebenen laufen dabei parallel und nicht zeitlich sequenziell ab.

32.1.4.2 Das Zwei-Pfad-Modell

Das Zwei-Pfad-Modell (dual-pathway model; Sonuga-Barke, 2003) nimmt an, dass Beeinträchtigungen der Selbstregulation auf einer *reduzierten inhibitorischen Kontrolle* (Pfad der exekutiven Dysfunktionen; Albrecht, Rothenberger et al., 2008; Albrecht, Brandeis et al., 2008; Albrecht et al., 2005) und auf *Verzögerungsaversion* basieren (motivationaler Pfad). Einige

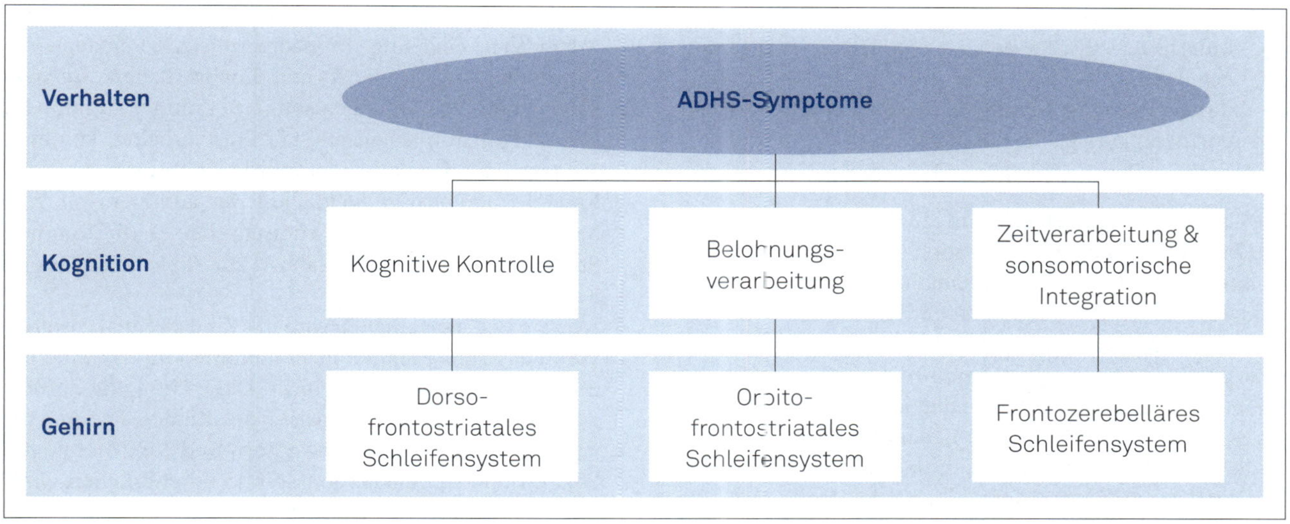

Abbildung 32.3: Drei-Pfad-Modell nach Sonuga-Barke (2003), Sonuga-Barke et al. (2010) und Durston et al. (2011)

Studien legen eine Unabhängigkeit der Pfade nahe (Solanto et al., 2001) wie auch eine Bevorzugung schneller, kleiner Belohnungen statt späterer großer für Kinder mit ADHS (Marco et al., 2009). Dieses Zwei-Pfad-Modell wurde um einen dritten Pfad, die Verhaltenssteuerung, erweitert (triple pathway model; Sonuga-Barke et al., 2010; Durston et al., 2011; siehe Abbildung 32.3). Für die drei Pfade werden jeweils distinkte neurophysiologische Regelkreise angenommen: der dorsofrontostriatale (exekutive Funktionen), der orbitofrontostriatale (Verzögerungsaversion) sowie der frontozerebelläre (zeitbezogene Informationsverarbeitung, z.B. Antizipation von Zeitintervallen, Zeitwahrnehmung).

Innerhalb der Gruppe von ADHS-Betroffenen zeigt sich allerdings eine ausgeprägte Varianz der individuellen exekutiven Beeinträchtigungen (siehe Kasten). Einige zeigen ein durchgängiges Muster beeinträchtigter exekutiver Funktionen, andere nur in einigen Bereichen (z.B. Arbeitsgedächtnis), aber nicht in anderen (z.B. Inhibitionsfähigkeit). Manche Patient:innen zeigen auch überhaupt keine exekutiven Beeinträchtigungen. Klinisch präsentieren sich ADHS-Symptome v.a. bei langen und langweiligen Aufgaben, wobei sich ähnlich zu den exekutiven Funktionen (siehe Kapitel 33.4) Unterschiede in der Motivation der Betroffenen zeigen sowie unterschiedliche Reaktionen auf positive und negative Verstärkung (Posner et al., 2020).

Assoziierte kognitive Domänen der ADHS

- *Erregung:* Handlungsvorbereitung oder Verhaltensaktivierung
- *Exekutive Funktionen:* breiter Bereich höherer kognitiver Prozesse, einschließlich Entscheidungsfindung, Planung und Arbeitsgedächtnis
- *Verhaltensinhibition:* Fähigkeit, eine Reaktion oder einen Handlungsdrang zurückzuhalten, zugunsten anderer, oftmals stärker automatisierter Reaktionen
- *Motivation:* Verfolgung von Zielen mit hohem persönlichem Wert
- *Kognitive Flexibilität:* Veränderung von Verhaltensmustern, um auf neue Umweltanforderungen zu reagieren (z.B. Anpassung an neue Regeln oder Erwartungen)
- *Arbeitsgedächtnis:* Kurzzeitgedächtnis für mentale Informationsverarbeitung (z.B. Kopfrechnen); oftmals als ein Bereich exekutiver Funktionen angesehen

32.1.5 Psychotherapie

Empfehlungen der S3-Leitlinien zur Therapie der Aufmerksamkeitsdefizit-/Hyperaktivitätsstörung (DGKJP, DGPPN & DGSPJ, 2017)

- Psychoedukation soll mit allen Patient:innen und Eltern/Angehörigen durchgeführt werden.
- Nichtpharmakologische Interventionen werden insbesondere für das Vorschulalter (drei bis sechs Jahre) sowie für Kinder im Schulalter und Jugendliche bei leichter bis moderater Funktionseinschränkung empfohlen.
- Präventiv sollten insbesondere im Vorschulalter Eltern- und Erziehertrainings zum Einsatz kommen, auch wenn die Kriterien einer ADHS-Diagnose noch nicht voll erfüllt sind. Insbesondere sollte eine Stärkung des Erziehungsverhaltens zur Durchbrechung dysfunktionaler Interaktionen erfolgen.
- Kindzentrierte Interventionen im Vorschulalter können ergänzend indiziert sein, jedoch ist die Evidenzlage dafür nicht ausreichend.
- Eine kognitiv-behaviorale Behandlung im Schul- und Jugendalter sollte breit angelegt sein und auch komorbide Störungen behandeln sowie die Verbesserung so-

zialer Kompetenzen und Beziehungen zu Gleichaltrigen fördern. Bewährt haben sich z. B. Selbstmanagementtechniken.
- Für das Erwachsenenalter wird eine Kognitive Verhaltenstherapie (KVT) empfohlen.

Die Therapie soll auf einem individuellen multimodalen Ansatz basieren und eine Kombination verschiedener individuell angepasster Behandlungskomponenten umfassen (multimodale Therapie). Psychotherapeutisch werden verhaltenstherapeutische Interventionen im Einzel- und Gruppensetting einschließlich Elterntrainings und Interventionen in der relevanten Lebensumwelt (z. B. in der Schule) empfohlen (Zentrales ADHS-Netz, 2016). Eine Behandlungssuche zu ADHS in der Datenbank PracticeWise[1], der größten bestehenden Metaanalyse zu Interventionen im Kindes- und Jugendalter, die alle evidenzbasierten Interventionen für psychische Störungen dieser Altersgruppe enthält und zweimal pro Jahr aktualisiert wird, liefert für die Altersgruppe 2 bis 21 Jahre insgesamt 89 Behandlungsprotokolle, die in 77 Studien publiziert wurden und eine mindestens gute Evidenz aufweisen. Tabelle 32.4 fasst die häufigsten evidenzbasierten Behandlungsfamilien mit den einzelnen Interventionselementen, Settings und Formaten zusammen. Am häufigsten kommen Elterntrainings zur Anwendung (Mingebach et al., 2018), gefolgt von individuellen Interventionen wie Biofeedback und kognitiven Trainings.

32.1.5.1 Elterntrainings

Typische Interventionselemente der Behandlungsfamilie *Elterntrainings* sind:

- Eins-zu-eins-Zeit mit den Kindern, um die Eltern-Kind-Beziehung, die durch die ADHS-Symptome oftmals beeinträchtigt ist, zu fördern.

1 siehe https://www.practicewise.com

- Aufstellung von klaren Verhaltensregeln (5 +/– 2 Regeln), gekoppelt an eindeutige Konsequenzen (z. B. Punktepläne).
- Unterscheidung von Start- und Stoppverhalten. *Startverhalten:* alles, was anfangen soll, z. B. Zimmer aufräumen, Hausaufgaben machen etc. Für Startverhalten kommen Strategien für den Verhaltensaufbau zur Anwendung (siehe Kapitel 18). *Stoppverhalten:* alles, was aufhören soll, z. B. hauen, schlagen, maulen, rumschreien. Dafür kommen Strategien zum Verhaltensabbau zur Anwendung (siehe Kapitel 18).
- Auszeit: Bei Fehlverhalten wird das Kind zweimal gewarnt. Wenn das Fehlverhalten nicht aufhört, wird das Kind bei der „3" in die Auszeit geschickt. Diese beträgt in der Regel eine Minute pro Lebensjahr des Kindes. Die Auszeit ist dafür gedacht, dass sich Eltern und Kind beruhigen können und die Eskalationsspirale durchbrochen wird. Nach der Auszeit kann das Kind wieder aus seinem Zimmer kommen und es wird nicht über das Fehlverhalten gesprochen. Eine Thematisierung von Fehlverhalten sollte zu einem anderen Zeitpunkt in einem ruhigen Rahmen erfolgen und kann z. B. mit einem Punkteplan gekoppelt werden (Response-Cost-Plan; bei Auftreten von Fehlverhalten werden Punkte abgezogen).

Eine gute Übersicht mit kurzen Videos zu häufigen Interventionselementen aus Elterntrainings findet sich unter www.familienunterdruck.de. In einigen neueren Elterntrainings sind Elemente zur Emotionsregulation enthalten, da sich diese bei Patient:innen mit ADHS oftmals als beeinträchtigt erweist und als Facette der Selbstregulation ein zentrales Behandlungsziel darstellt (Lauth & Schlottke, 2019).

32.1.5.2 Schulische Interventionen

Schulische Interventionen, wie z. B. Kontingenzmanagement, wurden selten untersucht (Dort, Strelow, French et al., 2020; Dort, Strelow, Schwinger et al., 2020), zeigen aber in den vorliegenden Studien und auch nach Metaanalysen eine sehr gute Effektivität (Gaastra et al., 2016).

Tabelle 32.4: Evidenzbasierte Behandlungsfamilien und Behandlungselemente mit den häufigsten Settings und Formaten zur Behandlung der ADHS

Häufigste Behandlungsfamilien	Häufigste Interventionen	Setting	Format
• Elterntrainings • Biofeedback • Kognitives Training • Kontingenzmanagement • Selbstverbalisation • Verhaltenstherapie • Kognitive Verhaltenstherapie • Bewegung/Sport	• Psychoedukation der Bezugspersonen • Belohnungspläne • Lob durch relevante Bezugspersonen • Verhaltensbeobachtungen • Problemlösetraining • Anweisungen • Lob/Belohnungen im therapeutischen Setting • Stimuluskontrolle • Auszeit • Differenzielle Verstärkung positiven Verhaltens • Schulische Unterstützung • Aufrechterhaltung/Rückfallprophylaxe • Modelllernen • Zielsetzung	• Klinik • Schule • Zu Hause • Gemeinde • Tageseinrichtung • Krankenhaus • Tagesklinik	• Patient:in allein • Elterngruppe • Gruppe von Patient:innen • Eltern und Kind • Andere Formate • Elternteil

32.1.5.3 Häufige Behandlungselemente

Das am häufigsten eingesetzte Behandlungselement ist Psychoedukation für die Bezugspersonen, gefolgt von Belohnungsplänen, Lob und Verhaltenssteuerung – also klassische Elemente der Verhaltenstherapie (siehe Kapitel 18). Beim Selbstmanagementtraining lernen die Kinder zum Beispiel, planvoll und langsam vorzugehen. Dafür werden Modelllernen, innerer Monolog und Selbstlob eingesetzt (siehe Kasten).

Selbstinstruktionen

1. Halt, Stopp, was ist meine Aufgabe?
2. Kenne ich etwas Ähnliches?
3. Ich mache mir einen Plan.
4. Langsam und bedacht.
5. Halt, Stopp, überprüfen.
6. Das habe ich gut gemacht.

Auf diese Weise wird das Arbeitstempo verlangsamt und Flüchtigkeitsfehler werden reduziert.

Zur Wirksamkeit von systemischer Therapie und tiefenpsychologisch fundierten Verfahren liegen nur wenige Studien vor, sodass diese aktuell keine Berücksichtigung in den Leitlinienempfehlungen finden. Einzelne Ansätze haben sich in ersten Studien als potenziell wirksam erwiesen (Weinblatt, 2018; Schorr-Sapir et al., 2022).

Insgesamt mangelt es an Psychotherapieforschung zu ADHS. Wie oben ausgeführt, sind Faktoren wie Verzögerungsaversion, veränderte Belohnungsprozesse und die Bevorzugung schneller, kleiner Belohnungen gegenüber größeren, späteren bei ADHS relevant, wurden aber bislang in der Psychotherapie nicht systematisch untersucht, sodass nur auf globaler Ebene Aussagen zu den einzelnen Wirkmechanismen möglich sind.

32.1.5.4 Behandlungsangebote für Jugendliche und Erwachsene

Die Evidenzbasierung therapeutischer Maßnahmen bei ADHS nimmt ab dem Jugendalter drastisch ab. So liefert die PracticeWise-Literaturrecherche (siehe S. 614) für die Altersgruppe der 14-Jährigen nur noch zehn Studienprotokolle, die in neun Studien publiziert wurden. Dabei werden in 30 % der Protokolle mit guter Evidenz kognitive Trainings durchgeführt, gefolgt von 20 %, die Biofeedback anwenden; nur in 10 % der Protokolle kommt Verhaltenstherapie zur Anwendung. Die dominierenden Behandlungselemente für Jugendliche sind Psychoedukation der Bezugspersonen (50 %), Belohnungen (40 %), schulische Unterstützung und Verhaltensrückmeldungen (jeweils 30 %).

Für Erwachsene wird eine Kombination aus Psychoedukation, Psychotherapie und Medikation empfohlen (Kooij et al., 2010; Kooij et al., 2019). Hinsichtlich der Psychotherapie haben sich verschiedene Therapieansätze, wie z. B. Kognitive Verhaltenstherapie (siehe Kapitel 18), aber auch dialektisch-behaviorale (siehe Kapitel 30.1), metakognitive, achtsamkeitsbasierte und emotionsfokussierte Ansätze als wirksam erwiesen (Christiansen & Philipsen, 2021).

32.1.6 Pharmakotherapie und sonstige somatische Behandlungsverfahren

Nach der AWMF-S3-Leitlinie (DGKJP, DGPPN & DGSPJ, 2017) gelten zur pharmakologischen Behandlung der ADHS folgende Empfehlungen:

Empfehlungen der S3-Leitlinie ADHS (DGKJP, DGPPN & DGSPJ, 2017)

- Pharmakologische Interventionen sollten durch entsprechende Fachärzt:innen durchgeführt werden.
- Zur Behandlung empfohlen werden Psychostimulanzien (Methylphenidat, Amphetamin und Lisdexamfetamin) sowie Atomoxetin und Guanfacin.
- Pharmakologische Interventionen sollen bei schwerer Symptomatik, krisenhafter Zuspitzung oder unzureichender Wirkung nichtpharmakologischer Interventionen zum Einsatz kommen.

Zur medikamentösen Behandlung der ADHS werden (Psycho-)Stimulanzien und Nicht-Stimulanzien eingesetzt (siehe Tabelle 32.5 und Kapitel 24). Erstmals 1930 zur Behandlung von Kindern genutzt, sind Psychostimulanzien auch heute noch die häufigste Intervention zur Behandlung einer ADHS. Methylphenidat blockiert präsynaptische Dopamin- und Norepinephrin-Transporter und erhöht so die Katecholamin-Transmission. Amphetamine inhibieren ebenfalls beide Transporter, erhöhen aber außerdem den präsynaptischen Dopaminabfluss. Der postulierte Mechanismus, dass bei ADHS ein Dopaminungleichgewicht vorliegt, ist allerdings in Studien bislang nicht gesichert. Zur Wirksamkeit einer Behandlung mit Psychostimulanzien liegen vor allem Studien zu den kurzfristigen Effekten (im Schnitt drei Monate) vor, die in moderaten bis großen Effekten bei Kindern und moderaten Effekten bei Erwachsenen bestehen. Die Nebenwirkungen sind bei den Stimulanzien für Kinder und Erwachsene ähnlich, v. a. Appetitverlust, Schlafstörungen, trockener Mund, Übelkeit. Bei Kindern treten sie etwas häufiger auf. Nach den Leitlinien von NICE sollte Methylphenidat frühestens bei Kindern älter als fünf Jahre verabreicht werden (NICE, 2018).

Eine langanhaltende Behandlung mit Stimulanzien kann bei Kindern zu einer Reduktion des Größenwachstums (1 bis 3 cm) führen. Diese Effekte können aber durch Auslasszeiten (zeitweises Absetzen der Stimulanzien), z. B. während der Schulferien, reduziert werden. Nicht-Stimulanzien resultieren in geringeren Ansprechraten und Effekten und werden v. a. bei Nicht-Ansprechen auf Stimulanzien eingesetzt (Medikamente der zweiten Wahl; Posner et al., 2020). Kritik an einer Pharmakotherapie kommt v. a. aus Studien, die auf fehlende Langzeitdaten sowie eine extrem hohe Indus-

Tabelle 32.5: Pharmakologische Substanzen zur Behandlung der ADHS nach Wirkdauer, Dosis und Verabreichungsform

Substanz/Wirkdauer			Dosis (mg)	Verabreichungsform
Stimulanzien	Methylphenidat (kurzwirksam; Wirkdauer 4 Std.)	Methylphenidat, sofortige Freisetzung	10–60	Tablette
		Methylphenidat, orale Lösung	10–60	Flüssigkeit
		Dexmethylphenidat, sofortige Freisetzung	2.5–20	Tablette
	Methylphenidat (intermediäre Freisetzung; Wirkdauer 6–8 Std.)	Methylphenidathydrochlorid, anhaltende Freisetzung	10–60	Tablette
		Methylphenidat, langwirksam	10–60	Kapsel; Inhalt kann auf weiches Essen gestreut werden
	Methylphenidat (langwirksam, Wirkdauer 8–12 Std.)	Dexmethylphenidat, verlängerte Freisetzung	5–30	Kapsel; Inhalt kann auf weiches Essen gestreut werden
		Methylphenidat, orale Lösung, verlängerte Freisetzung	20–60	Flüssigkeit oder Kautablette
		Methylphenidat, osmotische Freisetzung	18–54 für Kinder 18–72 für Erwachsene	Tablette; osmotische Freisetzung orales System
		Methylphenidat, transdermale Freisetzung	10–30	Pflaster
		Methylphenidathydrochlorid, verlängerte Freisetzung	10–60	Kapsel; Inhalt kann auf weiches Essen gestreut werden
	Amphetamine (kurzwirksam; Wirkdauer 4–6 Std.)	Dextroamphetamine	5–40	Tablette und Flüssigkeit
		Dextroamphetamine-Amphetamine	5–30	Tablette
	Amphetamine (langwirksam; Wirkdauer 8–12 Std.)	Dextroamphetamine-Amphetamine, verlängerte Freisetzung	5–30	Kapsel; Inhalt kann auf weiches Essen gestreut werden
		Dextroamphetamine, anhaltende Freisetzung	5–40	Kapsel
		Liscexamfetamin	10–70	Kapsel; Inhalt kann in Flüssigkeit gelöst werden
Nicht-Stimulanzien	(Wirkdauer 24 Std.)	Atomoxetin	0.5–1.4 mg/kg; max. 100 mg	Kapsel
		Guanfacine, verlängerte Freisetzung	1–4	Tablette
		Clonidin, verlängerte Freisetzung	0.1–0.4	Tablette

trieabhängigkeit der Studien hinweisen (Storebø et al., 2015). Außerhalb von randomisierten klinischen Studien zeigt sich zudem eine geringe Behandlungsadhärenz, insbesondere bei Adoleszenten, und die wenigen vorhandenen Langzeitstudien zeigen nur geringe Effekte auf akademische Leistungen, die generelle Produktivität sowie das soziale Funktionsniveau und die klinisch bedeutsame Beeinträchtigung (Posner et al., 2020).

Eine generelle Kritik an der AWMF-S3-Leitlinie ist, dass die Therapie der ADHS primär pharmakologisch erfolgt und Verschreibungsraten kontinuierlich steigen (Christiansen & Stöhr, 2019). Dieser Anstieg wurde auch durch den Gemeinsamen Bundesausschuss (G-BA) kritisch gesehen, sodass Modifikationen der Arzneimittelrichtlinien im Hinblick auf eine restriktivere Verordnung von Psychostimulanzien zur Behandlung bei Kindern und Jugendlichen angestrebt wurden (Göbel et al., 2018; siehe Kasten).

Stellungnahme des Gemeinsamen Bundesausschusses (G-BA)[1]

„Der Gemeinsame Bundesausschuss (G-BA) als oberstes Beschlussgremium der Gemeinsamen Selbstverwaltung hat im September 2010 eine Änderung seiner Arzneimittel-Richtlinie beschlossen. Die Diagnose einer ADHS muss danach künftig noch umfassender als bisher gestellt werden und die Verordnung von Methylphenidat-haltigen Arzneimitteln darf nur noch von Spezialisten für Verhaltensstörungen bei Kindern und Jugendlichen erfolgen. Zudem muss die Therapie regelmäßig unterbrochen werden, um ihre Auswirkungen auf den Gesundheitszustand der behandelten Patienten beurteilen zu können."

Obschon eine Behandlung mit Psychostimulanzien sehr effektiv sein kann (van der Oord et al., 2008), ist sie nicht immer die individuell wirksamste Behandlungsform, da Non-Responder-Raten bei ca. 30 % liegen (Lofthouse et al., 2012) und unerwünschte Arzneimittelwirkungen wie Schlafstörungen und Appetitverlust häufig berichtet werden (Graham et al., 2011). Zudem werden die langfristigen medikamentösen Effekte bislang noch kontrovers diskutiert und sind nicht ausreichend gesichert. Verbesserungen nach Absetzen der Psychostimulanzien sind häufig nicht anhaltend (Molina et al., 2009).

32.1.7 Empirische Absicherung

In einem aktuellen Umbrella-Review, das als Meta-Metaanalyse alle aktuellen Metaanalysen zu ADHS zusammenfasst, konnten insgesamt 16 Metaanalysen zu Interventionen für Kinder mit ADHS identifiziert werden (Türk et al., 2023). Anlass für diese Arbeit war, dass die Schlussfolgerungen der bestehenden Metaanalysen erheblich variieren, sodass mit diesem Umbrella-Review die aktuelle Evidenz synthetisiert und die Effekte in einer Meta-Metaanalyse zusammengefasst wurden. Als Hauptergebnismaß wurde die Reduktion der ADHS-Symptomschwere (Unterschied zwischen aktiver Interventions- und Kontrollgruppe) nach Eltern-, Lehrkraft- oder Selbsturteil verwendet. Die Ergebnisse der Meta-Metaanalyse zu Prä-Post-Daten resultieren in signifikanten moderaten Effekten für eine pharmakologische Behandlung nach Elternurteil (SMD = 0.67, 95 % CI 0.60 bis 0.74)[2] und Lehrkrafturteil (SMD = 0.68, 95 % CI 0.54 bis 0.82). Für psychologische Interventionen zeigen sich ebenfalls signifikante Effekte im Elternurteil (SMD = 0.42, 95 % CI 0.33 bis 0.51) und Lehrkrafturteil (SMD = 0.25, 95 % CI 0.12 bis 0.38), die allerdings klein ausfallen. Für die Kombinationstherapie (Pharmako- und Psychotherapie) konnten keine Effekte berechnet werden, da keine ausreichende Anzahl an Metaanalysen vorliegt. Ein großes Manko ist, dass in den Studien die Selbstauskunft der Kinder nicht erhoben wird, sodass Einschätzungen nach Selbsturteil nicht vorliegen.

Keine der inkludierten Metaanalysen fokussierte Jugendliche, d. h. Kinder im Alter von zwölf Jahren und älter. Der Altersdurchschnitt lag bei elf Jahren. Der Anteil männlicher Studienteilnehmender liegt über alle Metaanalysen hinweg bei über 90 %, wobei es Hinweise gibt, dass sich bei stärkerer Berücksichtigung der Unaufmerksamkeit das Geschlechterverhältnis stark angleicht (Göbel et al., 2018) und Studien zeigen, dass es einen Falsch-Positiv-Bias zu Ungunsten der Jungen gibt (Bruchmüller et al., 2012; Beheshti et al., 2021), sodass Studienergebnisse, die nicht auf einer sehr sorgsamen Diagnostik basieren, verzerrt sein können. Zwar zeigen die bestehenden Metaanalysen keine Zusammenhänge zwischen Interventionserfolg und Geschlecht, allerdings wurden solche Zusammenhänge aufgrund mangelnder Teststärke bislang auch nicht systematisch untersucht.

Komorbide Störungen sind bei ADHS die Regel, insbesondere weitere externalisierende Störungen (z. B. Störungen des Sozialverhaltens, oppositionelles Trotzverhalten; siehe Kapitel 32.2). In der Meta-Metaanalyse wurden in 71 % der verwendeten Metaanalysen komorbide Störungen berichtet, allerdings wurden diese nicht hinsichtlich ihres Einflusses auf die Behandlungseffektivität spezifiziert. Da insbesondere Lehrkräfte Störungen des Sozialverhaltens oftmals als ADHS-Symptome einschätzen, kann es bei undifferenzierter Betrachtung der verschiedenen Symptome zu einer Verzerrung der Effekte kommen.

In 70 % der inkludierten Metaanalysen erhielten die Patient:innen zusätzlich zur Psychotherapie eine medikamentöse Behandlung, sodass unklar ist, welche Effekte auf Medikation und welche auf die Psychotherapie zurückgehen. Hier sind Studien zu fordern, die alleinige Psychotherapie, Psychotherapie plus Verum und Psychotherapie plus Placebo un-

1 Siehe https://www.bundesgesundheitsministerium.de/themen/praevention/kindergesundheit/aufmerksamkeitsdefizitsyndrom.html)

2 SMD = Standardized Mean Difference bzw. Standardisierte Mittelwertdifferenz; CI = confidence interval (Konfidenzintervall).

tersuchen, um Aufschluss über die differenziellen Effekte zu erhalten. Studien, die psychologische Interventionen in Kombination mit einem Placebo untersuchen, fehlen bislang, wären allerdings von großem Interesse, da sich sowohl im Eltern- als auch im Lehrkrafturteil signifikante Placeboeffekte für die Einschätzung der ADHS-Kernsymptomatik zeigen (Cohen et al., 2018; Fageera et al., 2018).

Die inkludierten Metaanalysen subsumieren die ADHS-Kernsymptome unter Variablen wie „ADHS-Gesamt", sodass Effekte für die einzelnen Kernsymptome nicht einschätzbar sind. Zudem werden weitere bedeutsame Variablen, wie z. B. Schulerfolg, akademische Fertigkeiten, Beziehungen zu Gleichaltrigen etc., die aber für die klinische Beeinträchtigung zentral sind (Emser & Christiansen, 2021), meist nicht berichtet oder untersucht. Eine aktuelle Studie zeigt für die Verbesserung des akademischen Erfolgs größere Erfolge für die nicht pharmakologisch behandelte Gruppe und für die Kombinationsgruppe die größten Effekte (Arnold et al., 2020).

In vielen Publikationen, auf denen die Metaanalysen basieren, wurden als Einschlussmaß Werte aus Fragebögen, wie z. B. dem Strength and Difficulties Questionnaire (SDQ) oder der Child Behavior Checklist (CBCL), verwendet. Dabei handelt es sich jedoch um Screening-Instrumente, deren Ergebnisse nicht mit einer klinischen Diagnostik vergleichbar sind, die mit strukturierten Interviews die Kriterien berücksichtigt (Weber et al., 2020).

Von den 16 in die Meta-Metaanalyse eingeschlossenen Studien berichten nur drei über langfristige Effekte der psychologischen Interventionen. Allerdings zeigt z. B. das 24- und 36-Monats-Follow-up der Multimodal Treatment of ADHD (MTA) Study, dass Patient:innen, die über diese Zeit Medikamente nahmen, schlechtere Werte auf der Swanson, Nolan and Pelham Rating Scale (SNAP; Brites et al., 2015; misst 18 ADHS-Symptome nach Eltern- und Lehrkrafturteil) als unmedizierte Kinder zeigten (Arnold et al., 2020).

Metaanalysen sind immer mit dem „Garbage-in-garbage-out"-Problem konfrontiert – wenn die Primärstudien schlecht sind, verzerren diese die Ergebnisse der Metaanalyse. Etwa 25 % der inkludierten Metaanalysen berichteten keine Qualitätsratings der Studien. Die Qualität der inkludierten Metaanalysen lag zwischen 27.5 und 49.5 Punkten, mit einem Mittelwert von 40. Keine der Studien erzielte den maximal möglichen Wert von 54 Punkten, um die im PRISMA-Statement (Page et al., 2021) formulierten Kriterien voll zu erfüllen.

Fazit: Es mangelt an guten psychotherapeutischen Studien zu ADHS, die systematisch auf den vorliegenden Befunden aufbauen, Mechanismen adressieren (z. B. Verzögerungsaversion, veränderte Belohnungsmechanismen), Komorbidität und Geschlecht als moderierende Faktoren untersuchen, Effekte systematisch augmentieren (z. B. durch Gabe eines Placebos) und Selbsteinschätzungen der Betroffenen sowie weitere klinisch relevante Variablen (z. B. soziale Beziehungen, schulische Fertigkeiten) im Längsschnitt (z. B. als 12-, 36- und 48-Monats-Follow-up) erfassen.

Literatur

Albrecht, B., Banaschewski, T., Brandeis, D., Heinrich, H. & Rothenberger, A. (2005). Response inhibition deficits in externalizing child psychiatric disorders: An ERP-study with the stop-task. *Behavioral and Brain Functions, 1,* 22. https://doi.org/10.1186/1744-9081-1-22

Albrecht, B., Brandeis, D., Uebel, H., Heinrich, H., Mueller, U. C., Hasselhorn, M. et al. (2008). Action monitoring in boys with attention-deficit/hyperactivity disorder, their nonaffected siblings, and normal control subjects: Evidence for an endophenotype. *Biological Psychiatry, 64*(7), 615–625. https://doi.org/10.1016/j.biopsych.2007.12.016

Albrecht, B., Rothenberger, A., Sergeant, J., Tannock, R., Uebel, H. & Banaschewski, T. (2008). Interference control in attention-deficit/hyperactivity disorder: Differential Stroop effects for colour-naming versus counting. *Journal of Neural Transmission (Vienna), 115*(2), 241–247. https://doi.org/10.1007/s00702-007-0818-1

American Psychiatric Association. (2013). *Diagnostic and statistical manual of mental disorders, fifth edition (DSM-*5). Arlington: American Psychiatric Association. https://doi.org/10.1176/appi.books.9780890425596

Arnold, L. E., Hodgkins, P., Kahle, J., Madhoo, M. & Kewley, G. (2020). Long-term outcomes of ADHD: Academic achievement and performance. *Journal of Attention Disorders, 24*(1), 73–85. https://doi.org/10.1177/1087054714566076

Baddeley, A. (1992). Working memory. *Science, 255*(5044), 556–559.

Barkley, R. A. (1997). Behavioral inhibition, sustained attention, and executive functions: Constructing a unifying theory of ADHD. *Psychological Bulletin, 121*(1), 65–94. https://doi.org/10.1037/0033-2909.121.1.65

Beheshti, A., Chavanon, M.-L., Schneider, S. & Christiansen, H. (2021). ADHD overdiagnosis and the role of patient gender among Iranian psychiatrists. *BMC Psychiatry, 21*(1), 514. https://doi.org/10.1186/s12888-021-03525-3

Brites, C., Salgado-Azoni, C. A., Ferreira, T. L., Lima, R. F. & Ciasca, S. M. (2015). Development and applications of the SWAN rating scale for assessment of attention deficit hyperactivity disorder: A literature review. *Brazilian Journal of Medical and Biological Research, 48*(11), 965–972. https://doi.org/10.1590/1414-431x20154528

Bruchmüller, K., Margraf, J. & Schneider, S. (2012). Is ADHD diagnosed in accord with diagnostic criteria? Overdiagnosis and influence of client gender on diagnosis. *Journal of Consulting and Clinical Psychology, 80*(1), 128–138. https://doi.org/10.1037/a0026582

Christiansen, H., Hirsch, O., Abdel-Hamid, M. & Kis, B. (2014). *Conners Skalen zu Aufmerksamkeit und Verhalten für Erwachsene. Deutsche Adaptation der Conners Adult ADHD Rating Scales (CAARS) von C. Keith Conners, Drew Erhardt und Elizabeth Sparrow.* Bern: Hogrefe.

Christiansen, H. & Philipsen, A. (2021). Aufmerksamkeitsdefizit-/Hyperaktivitätsstörungen im Kindes- und Erwachsenenalter. In W. Rief, E. Schramm & B. Strauss (Hrsg.), *Psychotherapie. Ein kompetenzorientiertes Lehrbuch* (S. 323–332). München: Elsevier.

Christiansen, H. & Stöhr, O. (2019). Ein Diskussionsbeitrag zu den AWMF-ADHS-Leitlinien. *Verhaltenstherapie mit Kindern und Jugendlichen, Zeitschrift für die psychosoziale Praxis, 2,* 127–132.

Cohen, A., Plonsky-Toder, M. & Tirosh, E. (2018). The short-term placebo response in children with attention-deficit hyperactivity disorder (ADHD). *Journal of Child Neurology, 33*(5), 340–346. https://doi.org/10.1177/0883073818756403

Deutsche Gesellschaft für Kinder- und Jugendpsychiatrie, Psychosomatik und Psychotherapie e. V. (DGKJP), Deutsche Gesellschaft für Psychiatrie und Psychotherapie, Psychosomatik und Nervenheilkunde e. V. (DGPPN) & Deutsche Gesellschaft für Sozialpädiatrie und Jugendmedizin e. V. (DGSPJ). (2017). *Langfassung der Leitlinie ADHS bei Kindern, Jugendlichen und Erwachsenen* (Registernummer 028-045). Verfügbar unter: https://register.awmf.org/de/leitlinien/detail/028-045

Dilling, H., Mombour, W. & Schmidt, M. H. (Hrsg.). (2015). *Internationale Klassifikation psychischer Störungen. ICD-10 Kapitel V (F) klinisch-diagnostische Leitlinien* (10. Aufl.). Bern: Hogrefe.

Döpfner, M. & Görtz-Dorten, A. (2017). *Diagnostik-System für psychische Störungen nach ICD-10 und DSM-5 für Kinder und Jugendliche – III*. Bern: Hogrefe.

Dort, M., Strelow, A.E., French, B., Groom, M., Luman, M., Thorell, L.B. et al. (2020). Bibliometric review: Classroom management in ADHD – Is there a communication gap concerning knowledge between the scientific fields psychiatry/psychology and education? *Sustainability, 12*(17), 6826. https://doi.org/10.3390/su12176826

Dort, M., Strelow, A.E., Schwinger, M. & Christiansen, H. (2020). Working with children with ADHD – A latent profile analysis of teachers' and psychotherapists' attitudes. *Sustainability, 12*(22), 9691. https://doi.org/10.3390/su12229691

Durston, S., van Belle, J. & de Zeeuw, P. (2011). Differentiating frontostriatal and fronto-cerebellar circuits in attention-deficit/hyperactivity disorder. *Biological Psychiatry, 69*(12), 1178–1184. https://doi.org/10.1016/j.biopsych.2010.07.037

Emser, T.S. & Christiansen, H. (2021). Perceived social support in children and adolescents with ADHD. *Research in Developmental Disabilities, 111,* 103863. https://doi.org/10.1016/j.ridd.2021.103863

Fageera, W., Traicu, A., Sengupta, S.M., Fortier, M.-E., Choudhry, Z., Labbe, A. et al. (2018). Placebo response and its determinants in children with ADHD across multiple observers and settings: A randomized clinical trial. *International Journal of Methods in Psychiatric Research, 27*(1). https://doi.org/10.1002/mpr.1572

Faraone, S.V., Banaschewski, T., Coghill, D., Zheng, Y., Biederman, J., Bellgrove, M.A. et al. (2021). The World Federation of ADHD international consensus statement: 208 evidence-based conclusions about the disorder. *Neuroscience and Biobehavioral Reviews, 128,* 789–818. https://doi.org/10.1016/j.neubiorev.2021.01.022

Fischer, M. & Barkley, R.A. (2007). The Persistence of ADHD into adulthood: (Once again) it depends on whom you ask. *The ADHD Report, 15*(4), 7–16. https://doi.org/10.1521/adhd.2007.15.4.7

Fuermeier, A.B.M., Tucha, L., Koerts, J., Aschenbrenner, S. & Tucha, O. (n.d.). *Groningen Effort Test*. Mödling: Schuhfried.

Gaastra, G.F., Groen, Y., Tucha, L. & Tucha, O. (2016). The effects of classroom interventions on off-task and disruptive classroom behavior in children with symptoms of attention-deficit/hyperactivity disorder: A meta-analytic review. *PloS ONE, 11*(2), e0148841. https://doi.org/10.1371/journal.pone.0148841

Göbel, K., Baumgarten, F., Kuntz, B., Hölling, H. & Schlack, R. (2018). ADHD in children and adolescents in Germany. Results of the cross-sectional KiGGS Wave 2 study and trends. *Journal of Health Monitoring, 3*(3), 42–49.

Graham, J., Banaschewski, T., Buitelaar, J., Coghill, D., Danckaerts, M., Dittmann, R.W. et al. (2011). European guidelines on managing adverse effects of medication for ADHD. *European Child & Adolescent Psychiatry, 20*(1), 17–37. https://doi.org/10.1007/s00787-010-0140-6

Harbarth, S., Steinmayr, R., Neidhardt, E. & Christiansen, H. (2018). *CONNERS EC. Conners Skalen zu Aufmerksamkeit, Verhalten und Entwicklungsmeilensteinen im Vorschulalter. Deutschsprachige Adaptation der Conners Early Childhood (Conners EC™) von C. Keith Conners*. Bern: Hogrefe.

Hirsch, O. & Christiansen, H. (2017). Factorial structure and validity of the Quantified Behavior Test Plus (Qb+©). *Assessment, 24*(8), 1037–1049. https://doi.org/10.1177/1073191116638426

Hirsch, O. & Christiansen, H. (2018). Faking ADHD? Symptom validity testing and its relation to self-reported, observer-reported symptoms, and neuropsychological measures of attention in adults with ADHD. *Journal of Attention Disorders, 22*(3), 269–280. https://doi.org/10.1177/1087054715596577

Hirsch, O., Fuermaier, A.B.M., Tucha, O., Albrecht, B., Chavanon, M.-L. & Christiansen, H. (2022). Symptom and performance validity in samples of adults at clinical evaluation of ADHD: A replication study using machine learning algorithms. *Journal of Clinical and Experimental Neuropsychology, 44*(3), 171–184. https://doi.org/10.1080/13803395.2022.2105821

Homberg, J.R., Kyzar, E.J., Scattoni, M.L., Norton, W.H., Pittman, J., Gaikwad, S. et al. (2016). Genetic and environmental modulation of neurodevelopmental disorders: Translational insights from labs to beds. *Brain Research Bulletin, 125,* 79–91. https://doi.org/10.1016/j.brainresbull.2016.04.015

In-Albon, T., Christiansen, H. & Schwenck, C. (2020). *Verhaltenstherapie bei Kindern, Jugendlichen und jungen Erwachsenen. Vom Erstgespräch zur Therapieplanung*. Stuttgart: Kohlhammer. https://doi.org/10.17433/978-3-17-035554-2

Inzlicht, M., Werner, K.M., Briskin, J.L. & Roberts, B.W. (2021). Integrating models of self-regulation. *Annual Review of Psychology, 72,* 319–345. https://doi.org/10.1146/annurev-psych-061020-105721

Kooij, J.J.S., Bejerot, S., Blackwell, A., Caci, H., Casas-Brugué, M., Carpentier, P.J. et al. (2010). European consensus statement on diagnosis and treatment of adult ADHD: The European Network Adult ADHD. *BMC Psychiatry, 10,* 67. https://doi.org/10.1186/1471-244X-10-67

Kooij, J.J.S., Bijlenga, D., Salerno, L., Jaeschke, R., Bitter, I., Balázs, J. et al. (2019). Updated European Consensus Statement on diagnosis and treatment of adult ADHD. *European Psychiatry: The Journal of the Association of European Psychiatrists, 56,* 14–34. https://doi.org/10.1016/j.eurpsy.2018.11.001

Lahey, B.B., Pelham, W.E., Loney, J., Lee, S.S. & Willcutt, E. (2005). Instability of the DSM-IV Subtypes of ADHD from preschool through elementary school. *Archives of General Psychiatry, 62*(8), 896–902. https://doi.org/10.1001/archpsyc.62.8.896

Lauth, G.W. & Schlottke, P.F. (2019). *Training mit aufmerksamkeitsgestörten Kindern* (7., vollst. überarb. Aufl.). Weinheim: Beltz.

Lidzba, K., Christiansen, H. & Drechsler, R. (2013). *Conners-3D: Deutsche Adaptation der Conners 3rd Edition® (Conners 3®)*. Bern: Hogrefe.

Lofthouse, N., Arnold, L.E. & Hurt, E. (2012). Current status of neurofeedback for attention-deficit/hyperactivity disorder. *Current Psychiatry Reports, 14*(5), 536–542. https://doi.org/10.1007/s11920-012-0301-z

Marco, R., Miranda, A., Schlotz, W., Melia, A., Mulligan, A., Müller, U. et al. (2009). Delay and reward choice in ADHD: An experimental test of the role of delay aversion. *Neuropsychology, 23*(3), 367–380. https://doi.org/10.1037/a0014914

Mingebach, T., Kamp-Becker, I., Christiansen, H. & Weber, L. (2018). Meta-meta-analysis on the effectiveness of parent-based interventions for the treatment of child externalizing behavior problems. *PloS ONE, 13*(9), e0202855. https://doi.org/10.1371/journal.pone.0202855

Molina, B.S.G., Hinshaw, S.P., Swanson, J.M., Arnold, L.E., Vitiello, B., Jensen, P.S. et al. (2009). The MTA at 8 years: Prospective follow-up of children treated for combined-type ADHD in a multisite study. *Journal of the American Academy of Child and Adolescent Psychiatry, 48*(5), 484–500. https://doi.org/10.1097/CHI.0b013e31819c23d0

National Institute for Health and Care Excellence (NICE). (2018). *Attention deficit hyperactivity disorder: Diagnosis and management*. Retrieved from https://www.nice.org.uk/guidance/ng87

Page, M.J., McKenzie, J.E., Bossuyt, P.M., Boutron, I., Hoffmann, T.C., Mulrow, C.D. et al. (2021). The PRISMA 2020 statement: An updated guideline for reporting systematic reviews. *BMJ (Clinical research ed.), 372,* n71.

Posner, J., Polanczyk, G.V. & Sonuga-Barke, E. (2020). Attention-deficit hyperactivity disorder. *Lancet (London, England), 395*(10222), 450–462. https://doi.org/10.1016/S0140-6736(19)33004-1

Reh, V., Schmidt, M., Le, L., Schimmelmann, B.G., Hebebrand, J. Rief, W. et al. (2015). Behavioral assessment of core ADHD symptoms using the QbTest. *Journal of Attention Disorders, 19*(12), 1034–1045. https://doi.org/10.1177/1087054712472981

Roy, A., Hechtman, L., Arnold, L.E., Sibley, M.H., Molina, B.S.G., Swanson, J.M et al. (2016). Childhood factors affecting persistence and desistence of attention-deficit/hyperactivity disorder symptoms in adulthood: Results from the MTA. *Journal of the American Academy of Child and Adolescent Psychiatry, 55*(11), 937–944.e4. https://doi.org/10.1016/j.jaac.2016.05.027

Rutter, M. (1980). The long-term effects of early experience. *Developmental Medicine and Child Neurology, 22*(6), 800–815. https://doi.org/10.1111/j.1469-8749.1980.tb03751.x

Sagvolden, T., Johansen, E.B., Aase, H. & Russell, V.A. (2005). A dynamic developmental theory of attention-deficit/hyperactivity disorder (ADHD) predominantly hyperactive/impulsive and combined subtypes. *The Behavioral and Brain Sciences, 28*(3), 397–468. https://doi.org/10.1017/S0140525X05000075

Schmand, B. & Lindeboom, J. (2005). *Amsterdamer Kurzzeitgedächtnistest*. Leiden (NL): PITS.

Schorr-Sapir, I., Gershy, N., Apter, A. & Omer, H. (2022). Parent training in non-violent resistance for children with attention deficit hyperactivity disorder: A controlled outcome study. *European Child & Adolescent Psychiatry, 31*(6), 929–938. https://doi.org/10.1007/s00787-021-01723-8

Sergeant, J. (2000). The cognitive-energetic model: An empirical approach to attention-deficit hyperactivity disorder. *Neuroscience and Biobehavioral Reviews, 24*(1), 7–12. https://doi.org/10.1016/S0149-7634(99)00060-3

Sergeant, J. A. (2005). Modeling attention-deficit/hyperactivity disorder: A critical appraisal of the cognitive-energetic model. *Biological Psychiatry, 57*(11), 1248–1255. https://doi.org/10.1016/j.biopsych.2004.09.010

Solanto, M. V., Abikoff, H., Sonuga-Barke, E., Schachar, R., Logan, G. D., Wigal, T. et al. (2001). The ecological validity of delay aversion and response inhibition as measures of impulsivity in AD/HD: A supplement to the NIMH multimodal treatment study of AD/HD. *Journal of Abnormal Child Psychology, 29*(3), 215–228.

Sonuga-Barke, E., Bitsakou, P. & Thompson, M. (2010). Beyond the dual pathway model: Evidence for the dissociation of timing, inhibitory, and delay-related impairments in attention-deficit/hyperactivity disorder. *Journal of the American Academy of Child and Adolescent Psychiatry, 49*(4), 345–355. https://doi.org/10.1016/j.jaac.2009.12.018

Sonuga-Barke, E. J. S. (2003). The dual pathway model of AD/HD: An elaboration of neuro-developmental characteristics. *Neuroscience and Biobehavioral Reviews, 27*(7), 593–604. https://doi.org/10.1016/j.neubiorev.2003.08.005

Storebø, O. J., Ramstad, E., Krogh, H. B., Nilausen, T. D., Skoog, M., Holmskov, M. et al. (2015). Methylphenidate for children and adolescents with attention deficit hyperactivity disorder (ADHD). *The Cochrane Database of Systematic Reviews, 2015*(11), CD009885. https://doi.org/10.1002/14651858.CD009885.pub2

Türk, S., Korfmacher, A.-K., Gerger, H., van der Oord, S. & Christiansen, H. (2023). *Interventions for ADHD in childhood and adolescence: A systematic umbrella review and meta-meta-analysis, Clinical Psychology Review, 102,* 102271. https://doi.org/10.1016/j.cpr.2023.102271

van der Oord, S., Prins, P. J. M., Oosterlaan, J. & Emmelkamp, P. M. G. (2008). Treatment of attention deficit hyperactivity disorder in children. Predictors of treatment outcome. *European Child & Adolescent Psychiatry, 17*(2), 73–81. https://doi.org/10.1007/s00787-007-0638-8

Weber, L., Christiansen, H. & Chavanon, M. L. (2020). Diagnoseerhebung mit strukturiertem Interview: Übereinstimmung von klinischem Urteil und Kinder-DIPS. *Verhaltenstherapie, 30*(4), 281–292. https://doi.org/10.1159/000505301

Weinblatt, U. (2018). Elterliche Präsenz – Nonviolent Resistance (NVR) Elterncoaching. In K. von Sydow & U. Borst (Hrsg.), *Systemische Therapie in der Praxis* (S. 880–890). Weinheim: Beltz.

Wittchen, H.-U., Jacobi, F., Rehm, J., Gustavsson, A., Svensson, M., Jönsson, B. et al. (2011). The size and burden of mental disorders and other disorders of the brain in Europe 2010. *European Neuropsychopharmacology: The Journal of the European College of Neuropsychopharmacology, 21*(9), 655–679. https://doi.org/10.1016/j.euroneuro.2011.07.018

World Health Organization (WHO). (2018). *International classification of diseases 11th Revision*. Retrieved from https://icd.who.int

Zentrales ADHS-Netz. (2016). *Eckpunkte zur Versorgung von Kindern, Jugendlichen und Erwachsenen mit Aufmerksamkeitsdefizit-/Hyperaktivitätsstörung (ADHS) in Deutschland*. Verfügbar unter: https://www.bundesgesundheitsministerium.de/fileadmin/Dateien/3_Downloads/A/ADHS/Eckpunkte_ADHS_2016.pdf

Zimmermann, P. & Fimm, B. (n. d.). *TAP – Testbatterie zur Aufmerksamkeitsprüfung. PSYTEST*. Verfügbar unter: https://www.psytest.net/de/testbatterien/tap/zielsetzung

32.2 Störung des Sozialverhaltens

Anja Görtz-Dorten, Leonie Hofmann, Svenja Taubner & Manfred Döpfner

Inhaltsübersicht

32.2.1 Klinische Merkmale

Störungen des Sozialverhaltens sind gekennzeichnet durch oppositionelle, aggressive oder auch dissoziale Verhaltensweisen, die wiederholt und anhaltend auftreten und dabei altersentsprechende Normen und Regeln verletzen. Darunter fallen einerseits stark ausgeprägtes, unangemessenes Verweigerungsverhalten, häufig gezeigt gegenüber Erwachsenen, und andererseits verbale sowie körperliche Aggression gegenüber Menschen oder Gegenständen. Darüber hinaus kann dissoziales Verhalten bis hin zur Delinquenz auftreten, das offen oder auch verdeckt die Rechte anderer Menschen verletzt. Dazu zählen unter anderem Schulschwänzen und Stehlen.

Fallbeispiel: Nils

Auf Anraten der Klassenlehrerin wird der neunjährige Nils in einer ambulanten Praxis vorgestellt. Beim Erstgespräch berichten seine Eltern, dass Nils in der Schule häufig in Konflikte mit anderen Kindern gerate, dabei andere schubse oder trete. Er fühle sich schnell provoziert und sehe im Nachhinein den eigenen Anteil am Konflikt nicht ein. Die Kinder in seiner Klasse wollen in der Pause nicht mehr mit ihm spielen. Im Unterricht habe er Schwierigkeiten, sich an die Klassenregeln zu halten, reagiere verweigernd bei Aufforderungen und werde schnell wütend. Zuletzt habe er in einem Wutanfall sein Mäppchen in Richtung einer Lehrerin geworfen und habe daraufhin von der Schule abgeholt werden müssen. Zu Hause halte Nils sich kaum an Regeln, elterliche Grenzsetzungen führten ebenfalls häufig zu Wutanfällen mit Schreien und Treten gegen Gegenstände. Da es in der Vergangenheit auch im Freizeitbereich zu körperlichen Auseinandersetzungen mit anderen Kindern gekommen sei, vermeiden es seine Eltern inzwischen, Spielverabredungen wahrzunehmen.

32.2.2 Klassifikation und Diagnostik

Die ICD-10 unterscheidet in den Kapiteln F90 bis F92 zwischen sieben verschiedenen Subtypen unter der Gesamtkategorie Störung des Sozialverhaltens (SSV; siehe Tabelle 32.6).

Für eine Diagnose im Bereich SSV müssen mehrere Symptome im Bereich oppositionelles und/oder aggressiv-dissoziales Verhalten gegeben sein, die mindestens über einen Zeitraum von sechs Monaten persistieren. Je nach Schwerpunkt der Symptomatik im Bereich (A) oppositionelles und/oder (B) aggressiv-dissoziales Verhalten wird die Diagnose einer SSV mit oppositionellem und aufsässigem Verhalten oder einer SSV im engeren Sinne vergeben. Einen Überblick über die Symptomkriterien nach ICD-10 gibt Tabelle 32.7.

Insgesamt überschneidet sich die ICD-10 in ihren Diagnosekriterien von oppositionellen, aggressiven und dissozialen Verhaltensstörungen mit dem DSM-5 und der ICD-11. Die Diagnosesysteme unterscheiden sich jedoch auch in relevanten Facetten.

Alle drei Systeme beinhalten oppositionelle Verhaltensstörungen sowie Störungen des Sozialverhaltens im engeren Sinne. In der ICD-10 sind diese Subtypen einer Gesamtkategorie Störungen des Sozialverhaltens untergeordnet und werden anhand Symptomatik, Umgebung, beeinträchtigten sozialen Lebensbereichen und komorbiden Störungen differenziert. Dagegen existieren im DSM-5 und in der ICD-11 separate Störungskategorien für oppositionelle und aggressiv-dissoziale Verhaltensstörungen.

Die ICD-10 bietet zudem die Möglichkeit, eine kombinierte Diagnose einer SSV mit hyperkinetischen Störungen oder mit emotionalen Störungen zu vergeben. Diese Diagnosen werden indessen in der ICD-11, wie schon im DSM-5, getrennt voneinander gestellt.

Tabelle 32.6: Störungen des Sozialverhaltens nach ICD-10 (WHO, 2015)

Auf den familiären Rahmen beschränkte Störung des Sozialverhaltens (F91.0)	Aggressiv-dissoziales Verhalten, das völlig auf den häuslichen Rahmen oder die Interaktion mit Familienmitgliedern beschränkt ist und oppositionelles oder trotziges Verhalten übersteigt.
Störung des Sozialverhaltens bei fehlenden sozialen Bindungen (F91.1)	Aggressiv-dissoziales Verhalten, das mit einer andauernden Beeinträchtigung der Beziehungen des Kindes zu anderen Personen einhergeht (insbesondere zur Gleichaltrigengruppe).
Störung des Sozialverhaltens bei vorhandenen sozialen Bindungen (F91.2)	Aggressiv-dissoziales Verhalten, das mit guter sozialer Einbindung in die Altersgruppe einhergeht.
Störung des Sozialverhaltens mit oppositionellem, aufsässigem Verhalten (F91.3)	Ungehorsames und trotziges Verhalten bei Fehlen schwerer dissozialer oder aggressiver Verhaltensweisen, das typischerweise vor dem neunten Lebensjahr auftritt.
Sonstige bzw. nicht näher bezeichnete Störung des Sozialverhaltens (F91.8/F91.9)	Störungstyp, bei dem die Kriterien einer Störung des Sozialverhaltens erfüllt werden, eine Zuordnung zu einer Subgruppe aber nicht möglich ist.
Kombinierte Störung des Sozialverhaltens und der Emotionen (F92)	Störung des Sozialverhaltens, die in Kombination mit einer emotionalen Störung (z. B. depressive Störungen oder Angststörungen) auftritt.
Hyperkinetische Störung des Sozialverhaltens (F90.1)	Störung des Sozialverhaltens, die in Kombination mit einer Aktivitäts- und Aufmerksamkeitsstörung auftritt.

Tabelle 32.7: Symptomkriterien nach ICD-10 (WHO, 2016)

A. Oppositionelles Verhalten	Wutausbrüche, Reizbarkeit, ärgerliche Stimmung, Streit mit Erwachsenen, widersetzt sich Anweisungen, verärgert andere, beschuldigt andere, Gehässigkeit
B. Aggressiv-dissoziales Verhalten	Körperlich aggressiv, bedroht andere, Tierquälerei, Lügen, Diebstahl, Waffengebrauch, körperlich grausam, Raub, sexuelle Nötigung, Brandstiftung, Zerstörung von Eigentum, Einbruch, nachts wegbleiben, Weglaufen, Schule schwänzen

In der ICD-11 können außerdem Störungen mit oppositionellem und aufsässigem Verhalten weiter spezifiziert werden, und es kann festgelegt werden, ob zusätzlich chronische Reizbarkeit und Ärger und/oder reduzierte prosoziale Emotionalität vorliegen. Im DSM-5 kann reduzierte prosoziale Emotionalität ebenfalls zusätzlich kodiert werden, während chronische Reizbarkeit und Ärger in die eigenständige Diagnose einer Disruptiven Affektregulationsstörung eingehen. Zudem wird in der ICD-11 und DSM-5 eine SSV nach Subtyp mit Beginn in der Kindheit vom Subtyp mit Beginn im Jugendalter unterschieden, während die anderen Subtypen aus der ICD-10 in der ICD-11 aufgegeben werden. Auch hier wird reduzierte prosoziale Emotionalität als zusätzliche Spezifikation angeboten. Diese zusätzlichen Spezifikationen finden sich nicht in der ICD-10, können aber aufschlussreich in Bezug auf die Prognose und den Behandlungserfolg sein.

Die oben beschriebenen oppositionellen, aggressiven und dissozialen Verhaltensweisen und die damit verbundenen sozialen Schwierigkeiten können nicht nur bei einer SSV auftreten, sondern auch Symptome und Begleiterscheinung anderer psychischer Störungen sein, wobei dann jedoch auch Kernsymptome dieser anderen Störungen vorliegen müssen. Allerdings können die meisten der in Tabelle 32.8 aufgeführten ICD-10-Diagnosen auch komorbid auftreten. Die häufigste Komorbidität der SSV sind hyperkinetische Störungen. Bei Jugendlichen treten geschlechtsspezifisch variierend bei Jungen eher Substanzmissbrauch (siehe Kapitel 25) und bei Mädchen eher Borderline-Persönlichkeitsstörungen auf (Freitag et al., 2018; siehe Kapitel 30.1). Die deutlichen und häufigen Komorbiditäten sowie die Heterogenität der Störungsgruppe können auf ein Klassifikationsproblem hinweisen (Taubner et al., 2023).

Für die Diagnostik von Störungen des Sozialverhaltens wird der Einsatz evidenzbasierter, reliabler und valider Verfahren empfohlen. Tabelle 32.9 gibt einen Überblick über geeignete diagnostische Instrumente.

32.2.3 Epidemiologie

Oppositionelle und aggressive Verhaltensprobleme entwickeln sich häufig bereits in der frühen Kindheit und manifestieren sich durch Faktoren wie inkonsistente Erziehung sowie Misserfolge in der Schule und in Freundschaften (Döpfner et al., 2019). Oppositionelle Störungen gelten dabei als Vorläufer für späteres aggressiv-dissoziales Verhalten und können sich im Erwachsenenalter bis hin zu einer dissozialen Persönlichkeitsstörung entwickeln (Moffitt et al., 2008). Oppositionelle

Tabelle 32.8: Differenzialdiagnostische Abgrenzung nach ICD-10 und DSM-5

Hyperkinetische Störungen	Verweigerung bei anstrengenden oder anspruchsvollen Aufgaben kann auftreten, jedoch eher nicht bei nicht leistungsbezogenen Anforderungen.
Disruptive Affekt-regulationsstörung	Eigenständige Störung nach DSM-5. Wutausbrüche sind in Schweregrad, Häufigkeit und Chronizität jedoch deutlich heftiger.
Umschriebene Entwicklungsstörungen	Können mit (schulischer) Überforderung und Verweigerungsverhalten einhergehen.
Intelligenzminderung	Kann mit (schulischer) Überforderung und Verweigerungsverhalten einhergehen. Durch eine verminderte Impulskontrolle können zudem aggressive Durchbrüche auftreten. Um eine SSV zu diagnostizieren, sollte die Symptomatik im Vergleich zu Kindern mit gleichem Intelligenzniveau deutlich stärker ausgeprägt sein.
Autismus-Spektrum-Störungen	Aggressive Verhaltensweisen treten gehäuft auf. Wenn diese unmittelbar mit der autistischen Symptomatik in Verbindung gebracht werden können (z.B. bei Unterbrechung von Stereotypien), sollte keine SSV diagnostiziert werden.
Bindungsstörungen	Aggressives Verhalten kann auftreten. Zusätzlich sind eingeschränkte Bindungserfahrungen in den ersten fünf Lebensjahren und spezifische Auffälligkeiten im Bindungsverhalten Voraussetzung.
Depressive Störungen	Gereizte Stimmung oder auch aggressive Verhaltensweisen können auftreten.
Bipolare Störungen	Reizbarkeit, Aggression und Probleme im Sozialverhalten können auftreten, jedoch nur im Rahmen der affektiven Störung.
Angststörungen	Aggressive Reaktionen in angstauslösenden Situationen sind möglich. Außerhalb ängstigender Situationen tritt dieses Verhalten allerdings nicht auf.
Störungen mit Substanzmissbrauch	Aggressive Symptome, beispielsweise unter direktem Einfluss von Substanzen oder bei Entzugserscheinungen, können auftreten.
Anpassungsstörungen	Oppositionelle, aggressive oder dissoziale Verhaltensweisen treten in Verbindung mit einer psychosozialen Belastung auf und müssen innerhalb eines Monats nach Beginn dieser Belastung einsetzen. Sind alle Kriterien für eine SSV erfüllt, sollte auch bei anhaltender Belastung eine SSV diagnostiziert werden.
Posttraumatische Belastungsstörungen	Reizbarkeit und Wutausbrüche können auftreten. Zusätzlich müssen jedoch neben einem außergewöhnlich belastenden, traumatischen Lebensereignis Symptome des Wiedererlebens in Flashbacks oder auch Träumen vorliegen.
Dissoziale Persönlichkeitsstörung	Werden die Symptomkriterien für eine dissoziale Persönlichkeitsstörung erfüllt, wird diese Diagnose ab dem Alter von 18 Jahren vergeben.
Borderline-Persönlichkeitsstörung	Besonders beim Subtypus einer impulsiven Borderline-Persönlichkeitsstörung kann es zu wutgeleitetem und fremdaggressivem Verhalten kommen sowie zu anderen impulsiven Verhaltensweisen, die ebenfalls dissozial sein können (z.B. Diebstahl). Neben Wut und aggressivem Verhalten müssen zusätzlich Symptome wie Dissoziation, Identitätsstörung, Angst vor dem Verlassen-Werden, Selbstverletzungen und Gefühle der inneren Leere vorliegen.

Tabelle 32.9: Störungsspezifische Diagnostikinstrumente

Instrument	**Beschreibung**
Diagnose-Checkliste für Störungen des Sozialverhaltens (DCL-SSV), Interviewleitfaden für externale Störungen (ILF-EXTERNAL; Döpfner & Görtz-Dorten, 2017; Görtz-Dorten & Döpfner, 2020)	Klinische Beurteilung auf Basis der Exploration des Kindes/Jugendlichen, Eltern und/oder Pädagog:innen (4 bis 18 Jahre). Erfassung aller Kriterien für die Diagnose einer Störung des Sozialverhaltens nach ICD-10 und DSM-5.
Fremdbeurteilungsbogen und Selbstbeurteilungsbogen für Störungen des Sozialverhaltens (FBB SSV und SBB SSV; Döpfner & Görtz-Dorten, 2017)	Fragebogen zur Fremdbeurteilung für Eltern oder Pädagog:innen (4 bis 18 Jahre) und zur Selbstbeurteilung für Jugendliche (11 bis 18 Jahre). Erfassung der Symptomkriterien nach ICD-10 und DSM-5 einschließlich begrenzter prosozialer Emotionalität und Kriterien der disruptiven Affektregulationsstörung nach DSM-5 sowie prosoziales Verhalten.

Tabelle 32.9: Fortsetzung

Instrument	Beschreibung
Fragebogen zum aggressiven Verhalten (FAVK-F/FAVK-S; Görtz-Dorten & Döpfner, 2010)	Fragebogen zur Fremdbeurteilung für Eltern oder Pädagog:innen (4 bis 14 Jahre) und zur Selbstbeurteilung für Kinder und Jugendliche (9 bis 14 Jahre). Erfassung der auslösenden und aufrechterhaltenden Komponenten aggressiven Verhaltens.
Youth Psychopathic Traits Inventory-Short Version (YPI-S; Köhler et al., 2010)	Fragebogen zur Selbstbeurteilung für Jugendliche und junge Erwachsene (12 bis 25 Jahre). Erfasst Psychopathie in 10 Subskalen.

Tabelle 32.10: Epidemiologische Angaben

Prävalenz international	Störung mit Oppositionellem Trotzverhalten: 1–11 % Störungen des Sozialverhaltens: 2–10 % (APA, 2018)
Prävalenz Deutschland	Störungen des Sozialverhaltens: 7.6 % (95 % KI: 6.5–8.7; Klasen et al., 2016) Erhöhte Prävalenzen liegen bei niedrigem sozioökonomischen Status vor (11.3 % bei niedrigem und 5.7 % bei hohem; Ravens-Sieberer et al., 2007).
Geschlechterverhältnis	Bei jüngeren Kindern mit oppositionellem Trotzverhalten sind Jungen mit etwa 2 : 1 stärker vertreten als Mädchen. Bei Jugendlichen mit Störungen des Sozialverhaltens steigt dieses Verhältnis auf 3 : 1 bis 7 : 1 (Scott, 2015).
Ersterkrankungsalter	Auftreten erster oppositioneller Verhaltensweisen üblicherweise im Vorschulalter oder in der mittleren Kindheit. Auftreten von Störungen des Sozialverhaltens im Vorschulalter möglich, meist aber im mittleren Kindes- und Jugendalter (APA, 2018), wobei gemäß DSM 5 zwischen einem Beginn in der Kindheit und im Jugendalter unterschieden wird.

Anmerkung: KI = Konfidenzintervall

und aggressive Verhaltensprobleme zeigen sich häufig sehr stabil und können mit einer ungünstigen psychosozialen Entwicklung in Verbindung gebracht werden. Langzeitstudien unterscheiden zwischen Kindern und Jugendlichen mit einem frühen Beginn der Symptomatik, bei denen die Symptome persistieren und die schwerwiegende Langzeitverläufe aufweisen (life-course-persistent), und solchen mit Beginn der Symptomatik im Jugendalter und ohne Chronifizierung (adolescence-limited). Zudem existiert eine Gruppe, bei der sich die Symptomatik trotz frühem Onset nur im Kindesalter zeigt und deren Prognose deutlich günstiger ausfällt (Bevilacqua et al., 2018). Tabelle 32.10 gibt eine Übersicht zu relevanten epidemiologischen Angaben.

32.2.4 Störungsmodelle

Erklärungsansätze für die Ätiologie von oppositionellen und aggressiven Verhaltensweisen beziehen in einem klassischen biopsychosozialen Störungsmodell verschiedene Einflüsse auf körperlicher, psychischer und sozialer Ebene mit ein. Eine Übersicht über spezifische Einflussfaktoren, die die Entwicklung von Aggression begünstigen, gibt Tabelle 32.11.

Tabelle 32.11: Biopsychosoziale Einflussfaktoren im Rahmen der Aggressionsentwicklung (nach Petermann et al., 2016)

Biologische Einflüsse	• Belastungen während der Schwangerschaft (z. B. Infektionen, intrauterine Mangelernährung, Unfälle, Schockerlebnisse) • Einnahme von Alkohol, Drogen, Nikotin und Medikamenten während der Schwangerschaft • Geburtskomplikationen • niedriges Geburtsgewicht • männliches Geschlecht • neurologisch mitbedingte Erregbarkeit und Irritabilität • niedrige Cortisolwerte • niedriges Aktivitätsniveau (z. B. niedrige Herzfrequenzrate) • reduzierte Serotoninaktivität
Psychische Einflüsse	• schwieriges Temperament im Kleinkindalter • niedrige Intelligenz • unzureichende Impulskontrolle und Emotionsregulation • überzogene Selbsteinschätzung • verzerrte sozial-kognitive Informationsverarbeitung • unzureichendes Einfühlungsvermögen

Tabelle 32.11: Fortsetzung

Soziale Einflüsse	• unsichere Bindung (im Kleinkindalter) • erpresserisch-eskalierende Bindung (im Vorschulalter) • mangelnde Aufsicht durch die Eltern • unzureichende Erziehungskompetenz der Eltern • negative Erziehungspraktiken (vor allem strafendes und misshandelndes Disziplinierungsverhalten) • unzureichende emotionale Unterstützung und Akzeptanz gegenüber dem Kind • erpresserische Eltern-Kind-Interaktion • Charakteristiken der Eltern (z. B. mangelnde gegenseitige soziale Unterstützung, Ehekonflikte, Depression der Mutter, kriminelles Verhalten, Alkoholismus) • familiäre Stressbelastung (z. B. alleinerziehendes Elternteil, beengte Wohnverhältnisse, geringes Familieneinkommen) • körperliche Misshandlung (z. B. durch die Eltern) • soziale Ablehnung durch Gleichaltrige • negative Einflüsse Gleichaltriger (in Zusammenhang mit Substanzmissbrauch)

32.2.4.1 Kognitiv-behaviorales Störungsmodell

Görtz-Dorten und Döpfner (2019) benennen folgende Prozesse, die nach kognitiv-behavioraler Theorie bei der Auslösung und Aufrechterhaltung aggressiven Verhaltens beteiligt sein können:

Störungen sozialer Kognitionen und sozialer Problemlöseprozesse umfassen Störungen in der sozial-kognitiven Informationsverarbeitung, also aller psychischen Prozesse von der Wahrnehmung einer sozialen Situation bis hin zur Handlungsausführung. Auch allgemeine Überzeugungen, Einstellungen und Schemata können betroffen und beteiligt sein (z. B. „Ich muss immer der Stärkste sein!" oder „Jeder kann ein Feind sein, ich darf niemandem vertrauen!"). Kinder mit aggressivem Verhalten fokussieren sich verstärkt auf provozierende Reize anderer, fühlen sich schnell provoziert und ungerecht behandelt und schieben bei Konflikten die Schuld häufig auf andere (Dodge & Schwartz, 1997; Görtz-Dorten & Döpfner, 2010).

Störungen der Emotionsverarbeitung können beim Erkennen und Regulieren eigener Gefühle auftreten. Kinder mit einer mangelnden Impulskontrolle haben häufig ein intensives Empfinden von Ärgergefühlen und schaffen es nicht, aggressive Impulse angemessen zu hemmen. Zudem kann das Hineinversetzen in andere, um deren Gedanken, Motive und Emotionen nachzuvollziehen sowie Empathie zu entwickeln, gestört sein. Kinder und Jugendliche mit reduzierter prosozialer Emotionalität sind gekennzeichnet durch Emotionslosigkeit oder Gefühlskälte und setzen Aggression oft eher instrumentell sowie proaktiv zu ihrem Vorteil ein (DGKJP, 2016).

Störungen von Verhaltensfertigkeiten liegen vor, wenn es Kindern und Jugendlichen nicht aufgrund von Störungen der sozial-kognitiven oder der emotionalen Verarbeitung, sondern aufgrund mangelnder sozialer Verhaltensfertigkeiten nicht gelingt, Konflikte sozial kompetent zu lösen.

Störungen sozialer Interaktionen liegen vor, wenn Interaktionspartner:innen die Entwicklung von aggressivem Verhalten begünstigen, indem sie diese Handlungen erleichtern oder unterstützen und so aufrechterhalten. Beispielsweise können Bezugspersonen als aggressive Modelle dienen oder durch fehlende soziale Regeln sowie inkonsequentes Erziehungsverhalten zu aggressivem Verhalten der Kinder beitragen. Häufig treten diese Störungen der sozialen Interaktion zunächst in der Familie auf, können sich aber auch in anderen Kontexten wie Kindergarten und Schule sowie im Freundeskreis manifestieren. Diese Prozesse werden in sogenannten Teufelskreismodellen beschrieben (Görtz-Dorten & Döpfner, 2019).

32.2.4.2 Psychodynamisches Erklärungsmodell

Das psychodynamische Störungsmodell der SSV stellt Mentalisierungsdefizite und damit eng verknüpft niedriges epistemisches Vertrauen ins Zentrum der Störung (siehe Kapitel 3 und 6; Taubner et al., 2023). Mentalisieren ist eine wichtige Fähigkeit für die gelingende Interaktion mit anderen: um sich mit anderen emotional verbunden zu fühlen, Rücksicht auf die eigenen Bedürfnisse wie auch die anderer zu nehmen und die für gewöhnlich hoch komplexe zwischenmenschliche Kommunikation einzuordnen. Epistemisches Vertrauen bezeichnet die Offenheit oder Verschlossenheit, in sozialen Kontexten neues Wissen aufzunehmen. Aggressivität wird als eine angeborene Verhaltensfähigkeit angesehen, die im Rahmen einer kulturellen Anpassungsleistung im Verlauf der ersten Lebensjahre verlernt werden muss. Dieser Lernprozess scheitert, wenn frühe Bindungsbeziehungen disruptiv und brutalisiert sind (Fonagy & Luyten, 2018). Frühe frustrierende und besonders aversive Erfahrungen können dazu beitragen, dass Kinder lernen, den Absichten anderer gegenüber misstrauisch zu sein, weil sie anstelle einer Stressregulation beispielsweise Bedrohung durch primäre Bezugspersonen erfuhren. Chronische Verzerrungen im Mentalisieren führen dazu, dass die Betroffenen sich schneller angegriffen, beschämt oder provoziert fühlen, und das eigene aggressive Verhalten als berechtigte Verteidigung empfinden. Wenn das Mentalisieren anderer Personen reduziert ist, wird nicht auf negative soziale Signale wie Angst oder Schmerz beim Gegenüber reagiert. Reduzierte Mentalisierung hängt ebenfalls mit einer verminderten Urheberschaft zusammen, was dazu führt, dass weniger emotional getragene Verantwortung für das eigene Verhalten übernommen werden kann. Bei Kindern und Jugendlichen mit SSV ist davon auszugehen, dass nur wenig psychischer Puffer zwischen einer Situation, die eine emotionale Anspannung auslöst, und dem Erreichen eines kognitiv-emotionalen Schaltpunkts besteht. Das Erreichen des Schaltpunkts ist dadurch gekennzeichnet, dass ein Rückgriff auf basale Verteidigungsstrategien wie Kampf, Flucht oder Einfrieren erfolgt.

Epistemisches Misstrauen in der interpersonellen Kommunikation führt einerseits dazu, dass andere nicht als hilfreiche Quelle relevanter Informationen wahrgenommen werden; andererseits gehen Jugendliche mit SSV nicht davon aus, dass die anderen *ihren* Informationen vertrauen: Sie gehen also davon aus, bei anderen durch Worte nichts bewirken zu können, es sei denn, sie zwingen sie durch aggressives Verhalten, was somit als kontrollierende Kommunikation verstanden werden kann. Dabei ist auch davon auszugehen, dass ein niedriges epistemisches Vertrauen dazu führt, dass es den Betroffenen nicht wichtig ist, vertrauenswürdig zu erscheinen (Talia et al., 2021). Die Hauptabwehr- oder Bewältigungsform für unerträgliche Gefühle und Selbstzustände wird bei der SSV als Externalisierung verstanden, die dazu führt, dass der andere als Container für die schwierigen Gefühle genutzt wird. Das bedeutet, dass andere z. B. beschämt oder geängstigt werden, was die externalisierende Person dann beruhigt: „Der andere hat das schlimme Gefühl und nicht ich!" So kann paradoxerweise eine Beruhigung stattfinden, wenn der andere Angst bekommt, da dies beweist, dass der:die Jugendliche hier nicht mehr das Opfer ist – im Gegensatz zu früher (Taubner et al., 2019).

32.2.4.3 Neurobiologische Faktoren

Neurobiologische Einflüsse können sowohl auf genetischer, neurochemischer, neuro- und psychophysiologischer als auch auf neuroanatomischer Ebene identifiziert werden (Görtz-Dorten, Döpfner & Banaschewski, 2022).

Zwillingsstudien weisen darauf hin, dass etwa 50 % der Varianz von aggressivem Verhalten auf genetische Einflüsse zurückgeführt werden können. Verschiedene Kandidatengene, die mit aggressivem Verhalten assoziiert sein könnten, wurden in Studien identifiziert. Bei der Regulation von Aggression sind zudem das Sexualhormon Testosteron und Glucocorticoide, vornehmlich Cortisol, involviert. Auf psychophysiologischer Ebene lassen sich Kinder mit aggressivem Verhalten durch ein niedrigeres Aktivitätsniveau, zum Beispiel eine verringerte Herzschlagfrequenz im Ruhezustand und nach Stress beschreiben. Zudem können auch neuronal diverse funktionelle strukturelle Defizite vorliegen und dabei vor allem den präfrontalen Kortex, die Amygdala und das Striatum oder deren Verbindungen betreffen.

32.2.5 Psychotherapie

Empfehlungen der S3-Leitlinien zur Therapie der Störungen des Sozialverhaltens (DGKJP, 2016)

Die S3-Leitlinien empfehlen, zur Diagnostik von Störungen des Sozialverhaltens standardisierte und strukturierte Verfahren zu verwenden (DGKJP, 2016; siehe Tabelle 32.9 auf S. 623).

Zur Behandlung von Störungen des Sozialverhaltens empfehlen die S3-Leitlinien den Einsatz von patient:innen-, eltern- und kindertagesstätten- bzw. schulzentrierten Interventionen (DGKJP, 2016). Behandlungsprogramme beziehen sich auf Modelle der sozialen Lerntheorie sowie auf kognitiv-behaviorale, systemische und psychodynamische Ansätze.

Direkt an Kinder und Jugendliche mit SSV gerichtete Interventionen sind vor allem bei Konflikten mit Gleichaltrigen indiziert oder wenn Verhaltensprobleme durch Störungen der sozial-kognitiven Informationsverarbeitung, der Affekt- und Impulskontrolle oder durch Defizite sozialer Fertigkeiten mitverursacht sind. Sie können im Einzel- oder auch Gruppensetting durchgeführt werden. Soziale Kompetenztrainings sowie Trainings zur sozial-kognitiven Problemlösung sollen dabei helfen, dass Kinder und Jugendliche neue Handlungsstrategien und Lösungen für den Umgang mit zwischenmenschlichen Konflikten erwerben, die Konsequenzen eigener Handlungen, aber auch die Erwartungen und Intentionen von anderen Menschen verstehen lernen (Lochmann & Dodge, 1994). Zusätzlich werden dysfunktionale Kognitionen und Überzeugungen hinterfragt und modifiziert. Zeigen Kinder und Jugendliche sozial inkompetentes Verhalten bezüglich der Aufnahme und Aufrechterhaltung sozialer Kontakte oder der Lösung von Konflikten, ist ein Einüben kompetenter Verhaltensweisen im Rahmen sozialer Kompetenztrainings angezeigt (Görtz-Dorten & Döpfner, 2019). Dafür werden vorwiegend Rollenspiele verwendet. Zudem werden verschiedene weitere Methoden wie Verstärkung sozial kompetenten Verhaltens und Lernen am Modell eingesetzt (Büch, 2020).

In der Arbeit mit Eltern betroffener Kinder sollen die Erziehungsberechtigten dazu angeleitet werden, oppositionelle und aggressive Verhaltensweisen des Kindes zu beeinflussen, indem das elterliche Erziehungsverhalten modifiziert und Verhaltens- sowie Kontingenzmanagementstrategien (z. B. Loben angemessenen Verhaltens, Einführung von Token-Systemen) vermittelt werden (Görtz-Dorten, 2020).

Wenn sich Verhaltensprobleme im Kindergarten oder in der Schule manifestieren, sind auch in diesem Kontext Interventionen indiziert. Präventionsprogramme können dabei auf Gruppen- bzw. Klassenebene eingesetzt werden, um Gruppenregeln einzuführen und die sozialen Kompetenzen aller Kinder und Jugendlichen zu trainieren (DGKJP, 2016). Angelehnt an die Elternarbeit sollten pädagogische Fachkräfte und Lehrkräfte beraten und geschult werden, die Verhaltensprobleme besser zu verstehen und angemessen auf diese zu reagieren.

Wenn sich die Symptomatik der Kinder und Jugendlichen in mehreren Lebensbereichen zeigt, sollen diese im Rahmen multimodaler Interventionen aufgegriffen werden. Die Behandlung der verschiedenen betroffenen Ebenen und Kontexte erfolgt dabei aufeinander abgestimmt (DGKJP, 2016).

In den letzten Jahren wurden störungsspezifische Behandlungsansätze für die SSV bei Jugendlichen auf Grundlage evidenzbasierter Ansätze für die Behandlung von Persönlichkeitsstörungen weiterentwickelt, wie z. B. die Mentalisierungsbasierte Therapie mit Einzel- und Familiensitzungen (Hauschild et al., 2022) und gruppenbasierte Interventionen auf Grundlage der Dialektisch-Behavioralen Therapie im Programm START NOW (Kersten et al., 2016).

Es existieren zudem zwei manualisierte evidenzbasierte systemisch-behaviorale Ansätze zur Behandlung von Jugendlichen mit dissozialen Störungen: die Multidimensionale Familientherapie (MDFT; Gantner & Liddle, 2018) und die Multisystemische Therapie (MST; Henggeler et al., 2012a; siehe auch Kapitel 4 und 20). Auch wenn in der klinischen Praxis Unterschiede bestehen, so haben die MDFT und die MST beide Wurzeln in der strukturell-strategischen Familientherapie sowie behavioralen Konzepten und sind einer empirischen Forschungstradition verpflichtet. Beide Ansätze arbeiten auf unterschiedlichen Ebenen wie dem Erleben und Verhalten des:der Jugendlichen, dem Erziehungsverhalten der Eltern, den familiären Beziehungen und der Kommunikation und dem „größeren" sozialen Umfeld (Gantner & Liddle, 2018; Rhiner, 2018; Spohr et al., 2011).

Beispielhaft sei die Veränderungstheorie der von Henggeler und seinem Team entwickelten MST dargestellt (siehe Abbildung 32.4): Es wird angenommen, dass (Problem-)Verhalten von verschiedenen unabhängigen Risikofaktoren (Subsystemen) und ihrem Zusammenspiel bestimmt wird, dass aber die Eltern (bzw. die Sorgeberechtigten) die Schlüssel zur Umsetzung von Veränderungen sind. Weiterhin wird angenommen, dass wenn die Ressourcen der Eltern sich verbessern, die Interaktion zwischen Eltern und anderen Risikosystemen angeregt wird, z. B. der Kontakt mit prosozialen Peers und verbesserte Absprachen mit Klassenlehrer:innen (Henggeler et al., 2012b).

32.2.6 Pharmakotherapie

Zusätzlich zu psychotherapeutischen Interventionen kann eine Psychopharmakotherapie erfolgen, wenn die Symptomatik besonders stark ausgeprägt ist oder nichtmedikamentöse Interventionen unzureichend sind (DGKJP, 2016). Eine medikamentöse Behandlung sollte jedoch nicht routinemäßig oder alleinstehend erfolgen. In Deutschland liegt bisher keine behördliche Zulassung für eine Substanz zur Behandlung von Störungen des Sozialverhaltens bei Kindern und Jugendlichen vor. Gelegentlich werden – je nach zusätzlicher Symptomatik – Psychostimulanzien (bei ADHS), Serotonin-Wiederaufnahmehemmer (bei Depression) oder Risperidon (als Kurzzeittherapie bei affektiver Dysregulation) empfohlen (DGKJP, 2016).

32.2.7 Empirische Absicherung

Zur Wirksamkeit von Interventionen, die sich direkt an Patient:innen richten, liegt vor allem zu kognitiv-behavioralen Therapien und Gruppenformaten Evidenz vor. Die Effektstärke liegt nach Metaanalysen im kleinen bis mittleren Bereich (National Institute for Health and Care Excellence [NICE], 2013; Smeets et al., 2015). Metaanalysen weisen zudem auf die Wirksamkeit von präventiv eingesetzten Interventionen auf delinquentes und antisoziales Verhalten hin (z. B. Beelmann & Lösel, 2021).

Entsprechende deutschsprachige Manuale, die in der S3-Leitlinie als gut evaluiert empfohlen werden (DGKJP, 2016), sind das *Therapieprogramm für Kinder mit aggressivem Verhalten* (Görtz-Dorten & Döpfner, 2019), das *Verhaltenstherapeutische Intensivtraining zur Reduktion von Aggression* (Grasmann & Stadler, 2009) und das *Präventionsprogramm Prosoziales Verhalten lernen, „Ich bleibe cool"* (Roth & Reichle, 2008). Auch für das *Soziale computerunterstützte Training für Kinder mit aggressivem Verhalten* (Görtz-Dorten & Döpfner, 2016) liegen mittlerweile ausreichend Wirksamkeitsnachweise vor (Goertz-Dorten et al., 2019; Goertz-Dorten et al., 2022).

Die Wirksamkeit von elternzentrierten Interventionen, die im Einzel- oder auch Gruppenformat erfolgen, ist in vielzähligen Studien belegt. Nach Metaanalysen liegt deren Effekt auf die Symptomatik des Kindes oder elternbezogene Variablen wie Erziehungsverhalten meist im moderaten Bereich (Mingebach et al., 2018; Weber et al., 2019). Deren Einsatz zeigt sich zudem auch bei Eltern von Pflegekindern wirksam (Solomon et al., 2017). Insbesondere bei jüngeren Kindern werden elternzentrierte Interventionen angeraten (Gatti et al., 2019).

Als sehr gut evaluiert empfiehlt die S3-Leitlinie (DGKJP, 2016) zur Prävention von aggressiven Verhaltensweisen das Elterntraining *Triple P* (Sanders et al., 2006) und das *Präventionsprogramm für Expansives Problemverhalten* (Plück et al., 2008; siehe Kapitel 43). Darüber hinaus werden das klinische *Therapieprogramm für Kinder mit hyperkinetischem und oppositionellem Problemverhalten* (Döpfner et al., 2019) und das Selbsthilfeprogramm *Wackelpeter & Trotzkopf* (Döpfner & Schürmann, 2017) als gut evaluiert eingeschätzt.

Interventionen auf Schulebene beziehen als Präventionsprogramme häufig die ganze Klasse mit ein. Deren Wirksamkeit wird von Reviews und Metaanalysen als im kleinen Bereich liegend eingeordnet (Veenman et al., 2018; Waschbusch et al., 2019). Der Fokus der Programme liegt dabei häufig auf kognitiv-behavioralen Methoden. Auch für Kinder und Jugendliche, die bereits auffällig geworden sind, liegen Wirksam-

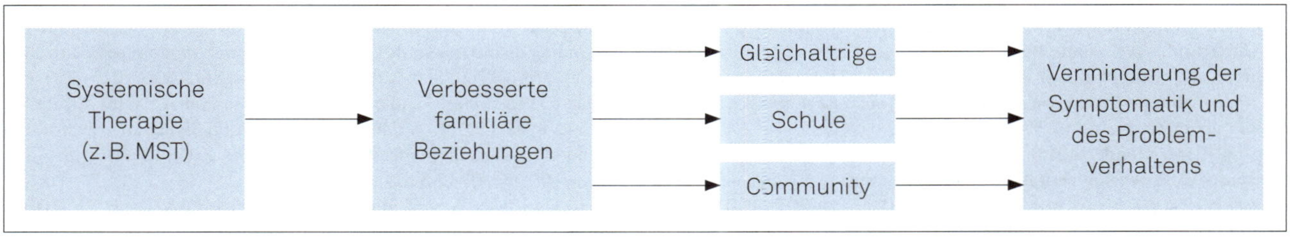

Abbildung 32.4: Veränderungstheorie der MST (angelehnt an Henggeler et al., 2012b)

keitsnachweise für Gruppen- und Individualpräventionsprogramme vor (Candelaria et al., 2012; Stoltz et al., 2012).

Als indiziertes Präventionsprogramm wird von den deutschen Leitlinien (DGKJP, 2016) das Gruppentraining für Erzieher:innen aus dem *Präventionsprogramm für Expansives Problemverhalten* (Plück et al., 2008) als sehr gut evaluiert empfohlen.

Die Wirksamkeit multimodaler Interventionen der Systemischen Therapie, wie der MST und der MDFT, liegt nach Metaanalysen im Vergleich zu anderen Interventionen im kleinen bis moderaten Bereich (van der Pol et al., 2017; van der Stouwe et al., 2014). Diese Ansätze sind für Jugendliche mit schwerwiegenden Verhaltensproblemen wie Delinquenz und Substanzmissbrauch geeignet. Eine aktuelle Metaanalyse weist jedoch auf die unterschiedliche Qualität vorhandener Studien und die damit verbundene inkonsistente Evidenz bzgl. der MST hin (Littell et al., 2021).

Literatur

American Psychiatric Association. (2018). *Diagnostisches und Statistisches Manual Psychischer Störungen DSM-5®* (deutsche Ausgabe herausgegeben von P. Falkai und H.-U. Wittchen, mitherausgegeben von M. Döpfner et al.). Göttingen: Hogrefe.

Beelmann, A. & Lösel, F. (2021). A comprehensive meta-analysis of randomized evaluations of the effect of child social skills training on antisocial development. *Journal of Developmental and Life-Course Criminology, 7*(1), 41–65. https://doi.org/10.1007/s40865-020-00142-8

Bevilacqua, L., Hale, D., Barker, E.D. & Viner, R. (2018). Conduct problems trajectories and psychosocial outcomes: A systematic review and meta-analysis. *European Child & Adolescent Psychiatry, 27*(10), 1239–1260. https://doi.org/10.1007/s00787-017-1053-4

Büch, H. (2020). Soziale Kompetenztrainings. In M. Döpfner, M. Hautzinger & M. Linden (Hrsg.), *Verhaltenstherapiemanual: Kinder und Jugendliche* (S. 171–175). Berlin: Springer.

Candelaria, A.M., Fedewa, A.L. & Ahn, S. (2012). The effects of anger management on children's social and emotional outcomes: A meta-analysis. *School Psychology International, 33*(6), 596–614. https://doi.org/10.1177/0143034312454360

Deutsche Gesellschaft für Kinder- und Jugendpsychiatrie Psychosomatik und Psychotherapie (DGKJP). (2016). *Langfassung der evidenz- und konsensbasierten Leitlinie (S3). Störungen des Sozialverhaltens: Empfehlungen zur Versorgung und Behandlung* (Registernummer 028-020). Verfügbar unter: https://register.awmf.org/de/leitlinien/detail/028-020

Dodge, K.A. & Schwartz, D. (1997). Social information processing mechanisms in aggressive behavior. In D.M. Stoff, J. Breiling & J.D. Maser (Eds.), *Handbook of antisocial behavior* (pp. 171–180). Hoboken, NJ: John Wiley & Sons Inc.

Döpfner, M. & Görtz-Dorten, A. (2017). *Diagnostik-System für psychische Störungen nach ICD-10 und DSM-5 für Kinder- und Jugendliche (DISYPS-III)*. Göttingen: Hogrefe.

Döpfner, M. & Schürmann, S. (2017). *Wackelpeter & Trotzkopf. Hilfen für Eltern bei hyperkinetischem und oppositionellem Verhalten* (5., aktualisierte Aufl.). Weinheim: Beltz.

Döpfner, M., Schürmann, S. & Frölich, J. (2019). *Therapieprogramm für Kinder mit hyperkinetischem und oppositionellem Problemverhalten (THOP)* (6., überarbeitete Aufl.). Weinheim: Beltz.

Fonagy, P. & Luyten, P. (2018). Conduct problems in youth and the RDoC approach: A developmental, evolutionary-based view. *Clinical Psychology Review, 64*, 57–76. https://doi.org/10.1016/j.cpr.2017.08.010

Freitag, C.M., Konrad, K., Stadler, C., De Brito, S.A., Popma, A., Herpertz, S.C. et al. (2018). Conduct disorder in adolescent females: Current state of research and study design of the FemNAT-CD consortium. *European Child & Adolescent Psychiatry, 27*(9), 1077–1093. https://doi.org/10.1007/s00787-018-1172-6

Gantner, A. & Liddle, H.A. (2018). Multidimensionale Familientherapie (MDFT). In K. von Sydow & U. Borst (Hrsg.), *Systemische Therapie in der Praxis* (S. 856–860). Weinheim: Beltz.

Gatti, U., Grattagliano, I. & Rocca, G. (2019). Evidence-based psychosocial treatments of conduct problems in children and adolescents: An overview. *Psychiatry, Psychology and Law, 26*(2), 171–193. https://doi.org/10.1080/13218719.2018.1485523

Goertz-Dorten, A., Benesch, C., Berk-Pawlitzek, E., Faber, M., Hautmann, C., Hellmich, M. et al. (2019). Efficacy of individualized social competence training for children with oppositional defiant disorders/conduct disorders: A randomized controlled trial with an active control group. *European Child & Adolescent Psychiatry, 28*(2), 165–175. https://doi.org/10.1007/s00787-018-1144-x

Goertz-Dorten, A., Dose, C., Hofmann, L., Katzmann, J., Groth, M., Detering, K. et al. (2022). Effects of computer-assisted social skills training in children with disruptive behavior disorders: A randomized controlled trial. *Journal of the American Academy of Child & Adolescent Psychiatry, 61*(1). 1329–1340. https://doi.org/10.1016/j.jaac.2022.03.027

Görtz-Dorten, A. (2020). Oppositionelle und aggressiv-dissoziale Störungen. In M. Döpfner, M. Hautzinger & M. Linden (Hrsg.), *Verhaltenstherapiemanual: Kinder und Jugendliche* (S. 225–228). Berlin: Springer.

Görtz-Dorten, A. & Döpfner, M. (2010). *Fragebogen zum aggressiven Verhalten von Kindern: FAVK*. Göttingen: Hogrefe.

Görtz-Dorten, A. & Döpfner, M. (2016). *Soziales computerunterstütztes Training für Kinder mit aggressivem Verhalten (ScouT)*. Göttingen: Hogrefe. https://doi.org/10.1026/02574-000

Görtz-Dorten, A. & Döpfner, M. (2019). *Therapieprogramm für Kinder mit aggressivem Verhalten (THAV)* (2., überarbeitete Aufl.). Göttingen: Hogrefe. https://doi.org/10.1026/02891-000

Görtz-Dorten, A. & Döpfner, M. (2020). *Interviewleitfäden zum Diagnostik-System für psychische Störungen für Kinder-und Jugendliche (DISYPS-ILF)*. Göttingen: Hogrefe.

Görtz-Dorten, A., Döpfner, M. & Banaschweski, T. (2022). Störungen des Sozialverhaltens. In J. Fegert, F. Resch, P. Plener, M. Kaess, M. Döpfner, K. Konrad & T. Legenbauer (Hrsg.), *Psychiatrie und Psychotherapie des Kindes- und Jugendalters* (S. 1–24). Berlin: Springer.

Grasmann, D. & Stadler, C. (2009). *Verhaltenstherapeutisches Intensivtraining zur Reduktion von Aggression*. Wien: Springer. https://doi.org/10.1007/978-3-211-79900-0

Hauschild, S., Kasper, L., Volkert, J., Sobanski, E. & Taubner, S. (2022). Mentalization-based treatment for adolescents with conduct disorder (MBT-CD): A feasibility study. *European Child & Adolescent Psychiatry, 32*(12), 2611–2622.

Henggeler, S.W., Schoenwald, S.K., Borduin, C.M., Rowland, M.D. & Cunningham, P.B. (2012a). *Multisystemische Therapie bei dissozialem Verhalten von Kindern und Jugendlichen*. Berlin: Springer. https://doi.org/10.1007/978-3-642-20147-9

Henggeler, S.W., Schoenwald, S.K., Borduin, C.M., Rowland, M.D. & Cunningham, P.B. (2012b). Die Veränderungstheorie der Multisystemischen Therapie. In S.W. Henggeler, S.K. Schoenwald, C.M. Borduin, M.D. Rowland & P.B. Cunningham (Hrsg.), *Multisystemische Therapie bei dissozialem Verhalten von Kindern und Jugendlichen* (S. 1–10). Berlin: Springer. https://doi.org/10.1007/978-3-642-20147-9_1

Kersten, L., Prätzlich, M., Mannstadt, S., Ackermann, K., Kohls, G., Oldenhof, H. et al. (2016). START NOW – A comprehensive skills training programme for female adolescents with oppositional defiant and conduct disorders: Study protocol for a cluster-randomised controlled trial. *Trials, 17*(1), 568. https://doi.org/10.1186/s13063-016-1705-6

Klasen, F., Petermann, F., Meyrose, A.-K., Barkmann, C., Otto, C., Haller, A.-C. et al. (2016). Verlauf psychischer Auffälligkeiten von Kindern und Jugendlichen. *Kindheit und Entwicklung, 25*(1), 10–20. https://doi.org/10.1026/0942-5403/a000184

Köhler, D., Kuska, S.K., Schmeck, K., Hinrichs, G. & Fegert, J. (2010). Deutsche Version des Youth-Psychopathic-Traits-Inventory (YPI). In C. Barkmann, M. Schulte-Markwort & E. Brähler (Hrsg.), *Klinisch-psy-*

chiatrische Ratingskalen für das Kindes- und Jugendalter (S. 478–482). Göttingen: Hogrefe.

Littell, J.H., Pigott, T.D., Nilsen, K.H., Green, S.J. & Montgomery, O.L.K. (2021). Multisystemic Therapy® for social, emotional, and behavioural problems in youth age 10 to 17: An updated systematic review and meta-analysis. *Campbell Systematic Reviews, 17*(4), e1158. https://doi.org/10.1002/cl2.1158

Lochman, J.E. & Dodge, K.A. (1994). Social-cognitive processes of severely violent, moderately aggressive, and nonaggressive boys. *Journal of Consulting and Clinical Psychology, 62*(2), 366–374. https://doi.org/10.1037/0022-006X.62.2.366

Mingebach, T., Kamp-Becker, I., Christiansen, H. & Weber, L. (2018). Meta-meta-analysis on the effectiveness of parent-based interventions for the treatment of child externalizing behavior problems. *PLOS ONE, 13*(9), e0202855. https://doi.org/10.1371/journal.pone.0202855

Moffitt, T.E., Arseneault, L., Jaffee, S.R., Kim-Cohen, J., Koenen, K.C., Odgers, C.L. et al. (2008). Research Review: DSM-V conduct disorder: Research needs for an evidence base. *Journal of Child Psychology and Psychiatry, 49*(1), 3–33. https://doi.org/10.1111/j.1469-7610.2007.01823.x

National Institute for Health and Care Excellence. (2013). *Antisocial Behaviour and conduct disorders in children and young people: Recognition, intervention and management. Leicester (UK): The British Psychological Society and The Royal College of Psychiatrists.* Retrieved from http://guidance.nice.org.uk/CG158

Petermann, F., Döpfner, M. & Görtz-Dorten, A. (2016). *Aggressiv-oppositionelles Verhalten im Kindesalter* (Bd. 3). Göttingen: Hogrefe.

Plück, J., Wieczorrek, E., Wolff Metternich, T. & Döpfner, M. (2008). *Präventionsprogramm für Expansives Problemverhalten (PEP). Ein Manual für Eltern- und Erziehergruppen.* Göttingen: Hogrefe.

Ravens-Sieberer, U., Wille, N., Bettge, S. & Erhart, M. (2007). Psychische Gesundheit von Kindern und Jugendlichen in Deutschland. *Bundesgesundheitsblatt – Gesundheitsforschung – Gesundheitsschutz, 50*(5), 871–878. https://doi.org/10.1007/s00103-007-0250-6

Rhiner, B. (2018). Multisystemische Therapie (MST). In K. von Sydow & U. Borst (Hrsg.), *Systemische Therapie in der Praxis* (S. 862–872). Weinheim: Beltz.

Roth, I. & Reichle, B. (2008). *Prosoziales Verhalten lernen: „Ich bleibe cool!" – ein Trainingsprogramm für die Grundschule.* Weinheim: Beltz.

Sanders, M.R., Markie-Dadds, C. & Turner, K.M. (2006). *Trainermanual für das Triple P Einzeltraining.* Münster: Verlag für Psychotherapie.

Scott, S. (2015). Oppositional and conduct disorders. In A. Thapar, D. Pine, J. Leckman, S. Scott, M. Snowling & E. Taylor (Eds.), *Rutter's Child and Adolescent Psychiatry* (Vol. 6, pp. 911–930). New York: Wiley Blackwell.

Smeets, K.C., Leeijen, A.A.M., van der Molen, M.J., Scheepers, F.E., Buitelaar, J.K. & Rommelse, N.N.J. (2015). Treatment moderators of cognitive behavior therapy to reduce aggressive behavior: A meta-analysis. *European Child & Adolescent Psychiatry, 24*(3), 255–264. https://doi.org/10.1007/s00787-014-0592-1

Solomon, D.T., Niec, L.N. & Schoonover, C.E. (2017). The impact of Foster Parent Training on parenting skills and child disruptive behavior: A meta-analysis. *Child Maltreatment, 22*(1), 3–13. https://doi.org/10.1177/1077559516679514

Spohr, B., Gantner, A., Bobbink, J.A. & Liddle, H.A. (2011). *Multidimensionale Familientherapie: Jugendliche bei Drogenmissbrauch und Verhaltensproblemen wirksam behandeln.* Göttingen: Vandenhoeck & Ruprecht.

Stoltz, S., van Londen, M., Deković, M., de Castro, B.O. & Prinzie, P. (2012). Effectiveness of individually delivered indicated school-based interventions on externalizing behavior. *International Journal of Behavioral Development, 36*(5), 381–388. https://doi.org/10.1177/0165025412450525

Talia, A., Duschinsky, R., Mazzarella, D., Hauschild, S. & Taubner, S. (2021). Epistemic trust and the emergence of conduct problems: Aggression in the service of communication. *Frontiers in Psychiatry, 12,* 710011. https://doi.org/10.3389/fpsyt.2021.710011

Taubner, S., Gablonski, T.-C. & Fonagy, P. (2019). Conduct Disorder. In A.W. Bateman & P. Fonagy (Eds.), *Handbook of Mentalizing in Mental Health Practice – Second Edition* (Vol. 2, pp. 301–322). Washington, DC: American Psychiatric Association Publishing.

Taubner, S., Kasper, L. & Hauschild, S. (2023). *Mentalisierungsbasierte Therapie für Störungen des Sozialverhaltens.* Göttingen: Hogrefe.

van der Pol, T.M., Hoeve, M., Noom, M.J., Stams, G.J.J.M., Doreleijers, T.A.H., van Domburgh, L. et al. (2017). Research Review: The effectiveness of multidimensional family therapy in treating adolescents with multiple behavior problems – A meta-analysis. *Journal of Child Psychology and Psychiatry, 58*(5), 532–545. https://doi.org/10.1111/jcpp.12685

van der Stouwe, T., Asscher, J.J., Stams, G.J.J.M., Deković, M. & van der Laan, P.H. (2014). The effectiveness of Multisystemic Therapy (MST): A meta-analysis. *Clinical Psychology Review, 34*(6), 468–481. https://doi.org/10.1016/j.cpr.2014.06.006

Veenman, B., Luman, M. & Oosterlaan, J. (2018). Efficacy of behavioral classroom programs in primary school. A meta-analysis focusing on randomized controlled trials. *PLOS ONE, 13*(10).

Waschbusch D.A., Breaux, R.P. & Babinski, D.E. (2019). School-based interventions for aggression and defiance in youth: A framework for evidence-based practice. *School Mental Health, 11*(1), 92–105. https://doi.org/10.1007/s12310-018-9269-0

Weber, L., Kamp-Becker, I., Christiansen, H. & Mingebach, T. (2019). Treatment of child externalizing behavior problems: A comprehensive review and meta-meta-analysis on effects of parent-based interventions on parental characteristics. *European Child & Adolescent Psychiatry, 28*(8), 1025–1036. https://doi.org/10.1007/s00787-018-1175-3

Weltgesundheitsorganisation. (2015). *Internationale Klassifikation psychischer Störungen: ICD-10 Kapitel V(F), klinisch-diagnostische Leitlinien* (Bd. 10). Bern: Hogrefe.

Weltgesundheitsorganisation. (2016). *Internationale Klassifikation psychischer Störungen: ICD 10, Kapitel V (F) Diagnostische Kriterien für Forschung und Praxis* (Bd. 6). Bern: Huber.

32.3 Tic-Störungen

Katrin Woitecki

Inhaltsübersicht

32.3.1 Klinische Merkmale

Die Leitsymptome einer Tic-Störung sind Tic-Symptome. Ein Tic ist eine unwillkürliche, meist schnell und abrupt einschießende Bewegung oder Lautäußerung. Tics können verschiedene Merkmale aufweisen und in ihrer Komplexität, Intensität, Häufigkeit und Dauer sehr stark variieren. Auch können sich Tics bei Betroffenen immer wieder verändern und es kann neben sehr intensiven Tic-Phasen auch zu Phasen mit wenigen Tics kommen. Grundsätzlich wird zwischen motorischen und vokalen Tics unterschieden sowie zwischen einfachen und komplexen Tics. Einfache motorische Tics sind beispielsweise Augenblinzeln oder Kopfrucken. Komplexe motorische Tics sind Bewegungsabläufe, bei denen eine Vielzahl von Muskeln beteiligt ist, wie beispielsweise Armschleudern oder Hüpfen. Unter einer *Echopraxie* wird das Nachahmen von Bewegungen anderer gefasst, die *Kopropraxie* bezeichnet obszöne Bewegungen (z.B. Zeigen des Mittelfingers). Einfache vokale Tics sind leichte Lautäußerungen oder beispielsweise husten oder schniefen. Komplexe Vokalisationen hingegen umfassen das Äußern von Worten oder Sätzen. Hierbei werden folgende Besonderheiten unterschieden: *Palilalie* bezeichnet das Wiederholen eigener Lautäußerungen, *Echolalie* das Wiederholen von Lautäußerungen anderer Personen und *Koprolalie* das Äußern von obszönen Worten (z.B. „Ficken", „Arsch"). In der Regel treten zu Beginn einer Tic-Störung einfache motorische Tics auf. Im weiteren Verlauf bilden sich dann komplexere Tics sowie vokale Tics aus. Betroffene berichten häufig von einem sogenannten sensomotorischen Vorgefühl, welches kurz vor der Tic-Ausführung zu spüren ist. Hierbei handelt es sich um ein meist unangenehmes Gefühl, häufig als stechend oder kribbelnd beschrieben, welches von Betroffenen in verschiedenen Körperregionen, meist eher rumpfnah lokalisiert wird.

Fallbeispiel: Tim

Tim (9;10 Jahre) und seine Eltern berichten im ersten Termin, dass vor etwa zwei Jahren plötzlich ein Augenzwinkern aufgetreten sei. Eine organische Abklärung beim Kinderarzt sei ohne Befund gewesen. Dieses trete mehrmals am Tag auf und Tim könne es nicht kontrollieren. Nach etwa einem halben Jahr seien ein „Mundaufreißen" und „Gesichtverziehen" hinzugekommen. Seit ungefähr drei Monaten würde Tim immer wieder „Ah"-Geräusche machen und müsse den Kopf in den Nacken werfen. Dies sei sehr auffallend und störe ihn zunehmend. Oftmals werde er auch darauf angesprochen. Auch habe er hierdurch Kopf- und Nackenschmerzen. Er berichtet, dass er es manchmal vorher merken würde, dass gleich ein Tic komme. Aufhalten könne er diesen aber nicht. Vor allem in Situationen, die für ihn stressig seien, würden die Tics vermehrt auftreten. Beim Musikhören sei es weniger.

32.3.2 Klassifikation und Diagnostik

Nach ICD-10 (WHO, 1992) werden Tics als unwillkürliche, rasche, wiederholte, nichtrhythmische Bewegung meist umschriebener Muskelgruppen oder eine Lautproduktion, die plötzlich einsetzt und keinem erkennbaren Zweck dient, beschrieben. Es werden hierbei drei Hauptdiagnosen unterschieden (siehe Tabelle 32.12).

Für die Klassifikation nach ICD-10 ist es zunächst wichtig, dass die ersten Tic-Symptome vor dem 18. Lebensjahr aufgetreten sein müssen. Die Tic-Störung ist deshalb im Bereich der psychischen Störungen des Kindes- und Jugendalters angesiedelt. Im nächsten Schritt muss immer geprüft werden, über welchen Zeitraum Tic-Symptome schon vorhanden sind. Hierbei ist wichtig, ob ein Zeitkriterium von 12 Monaten über- oder unterschritten wird. Die Tics können sich verändern oder abwechseln, es ist nicht gefordert, dass ein Tic durchgehend vorhanden sein muss. Als weiteres zentrales Merkmal ist die Unterteilung wichtig, ob Tic-Symptome nur aus dem motorischen Bereich vorliegen oder ob auch Tic-Symptome aus dem vokalen Bereich vorhanden sind. Hierbei müssen die Tics aus beiden Bereichen nicht zeitgleich auftreten.

Tabelle 32.12: Klassifikation der Tic-Störung nach ICD-10

Diagnose ICD-10	ICD-10-Ziffer	Wichtigste Kriterien
Vorübergehende Tic-Störung des Kindesalters	F95.0	• Bestehen von Tics seit mindestens vier Wochen, jedoch weniger als ein Jahr • Vorliegen von motorischen und/oder vokalen Tics • Erste Tics vor dem 18. Lebensjahr aufgetreten
Chronische motorische oder vokale Tic-Störung	F95.1	• Tics halten länger als 12 Monate an • Motorische *oder* vokale Tics (nicht beide gemeinsam) treten auf • In der Anamnese kein Tourette-Syndrom (siehe nachfolgende Zeile) • Erste Tics vor dem 18. Lebensjahr aufgetreten
Kombinierte vokale und multiple motorische Tics (Tourette-Syndrom)	F95.2	• Tics halten länger als 12 Monate an • Multiple motorische *und* ein oder mehrere vokale Tics treten auf (nicht notwendigerweise ununterbrochen und zeitgleich) • Erste Tics vor dem 18. Lebensjahr aufgetreten
Sonstige bzw. nicht näher bezeichnete Tic-Störung	F95.8/F95.9	• Erfüllt nicht die Kriterien der vorgenannten Störungen

Die Klassifikation nach DSM-5 (APA, 2018) ist weitestgehend gleich und die Unterteilung in die einzelnen Diagnosen ebenfalls. Das Zeitkriterium ist im DSM-5 im Vergleich zur ICD-10 insofern etwas deutlicher beschrieben, als die Tics in ihrer Häufigkeit zu- und abnehmen können, sie jedoch seit Beginn des ersten Tics für mehr als ein Jahr fortbestehen müssen. Die Zu- und Abnahme von Tic-Symptomen innerhalb der Tic-Störung ist für deren Verlauf charakteristisch, was im DSM-5 deutlicher herausgestellt wird. Darüber hinaus nimmt das DSM-5 die Dauer Tic-freier Zeiträume (Remissionen) heraus (dagegen ICD-10: Tics treten viele Male am Tag auf, fast jeden Tag länger als ein Jahr ohne Remission, die länger als zwei Monate dauert) und hält die Häufigkeitsbeschreibung globaler (Tics können in ihrer Häufigkeit zu- und abnehmen).

Die entscheidendste Änderung der ICD-11 ist die Zuordnung der Tic-Störungen nicht mehr zu den psychischen Störungen, sondern zu den Bewegungsstörungen im Bereich der Erkrankungen des Nervensystems (8A05; WHO, 2018). Darüber hinaus können neben der primären Tic-Störung auch sekundäre Tic-Störungen klassifiziert werden, welche durch eine vorhergehende Infektion (z. B. postvirale Enzephalitis) oder andere Erkrankungen ausgelöst werden. Bislang wurden unter der Diagnoseziffer F95.1 sowohl chronisch motorische als auch chronisch vokale Tic-Störungen klassifiziert. In der ICD-11 werden hierfür zwei getrennte Diagnosen eingeführt, um diese besser unterscheiden zu können. Die kategoriale Einteilung nach motorischen und/oder vokalen Tics, die die Diagnose maßgeblich mitbestimmt, wurde aber trotz anhaltender kritischer Diskussion beibehalten. Viele Forschende sehen die Tic-Störungen zunehmend als ein Störungskontinuum an, welches sich jedoch nicht durch die Diagnosen der Klassifikationsschemata ICD und DSM abbilden lässt (Roessner et al., 2014).

Differenzialdiagnostisch sollten im psychotherapeutischen Bereich verschiedene andere Störungen abgegrenzt werden (siehe Tabelle 32.13).

Zur Diagnostik empfiehlt es sich, neben einer umfangreichen Exploration die in Tabelle 32.14 dargestellten Verfahren einzusetzen. Für die aufgeführten Fragebögen gibt es orientierende Einschätzungen und Normierungen.

In jedem Fall sollte immer eine klinische Beobachtung vorliegen. Sofern sich die Tic-Symptome nicht im diagnostischen Kontext unmittelbar zeigen, ist es ratsam, sich eine aussagekräftige Videoaufnahme anzusehen.

32.3.3 Epidemiologie

In Tabelle 32.15 finden sich Angaben zur Prävalenz. Diese schwanken mitunter sehr stark, je nach Methodik der einzelnen Studien.

32.3.4 Störungsmodelle

Die Entstehung einer Tic-Störung lässt sich multifaktoriell darstellen. Genetische Faktoren spielen hierbei eine Rolle, wobei bislang kein eindeutiges Gen identifiziert werden konnte, sodass angenommen wird, dass das Risiko für die Entwicklung einer Tic-Störung aus einer Kombination unterschiedlicher Gene beeinflusst wird, welche bei den einzelnen Betroffenen sehr unterschiedlich ausfallen kann und sich auch in der Allgemeinbevölkerung findet (Davis et al., 2013).

Psychosoziale Faktoren haben v. a. einen modulierenden Einfluss auf den Verlauf und die Ausprägung der Tic-Symptomatik. Viele Betroffene berichten, dass Tics vor allem in Stresssituationen zunehmen, in für sie entspannten Situationen hingegen eher abnehmen.

32.3.4.1 Psychologische Faktoren

Betroffene berichten häufig von einem sogenannten unangenehmen sensomotorischen Vorgefühl oder einer Empfindung. Aufgrund verminderter motorischer Inhibitionsmöglichkei-

Tabelle 32.13: Differenzialdiagnosen

Aufmerksamkeitsdefizit-/Hyperaktivitätsstörung (ADHS)	Vor allem die Abgrenzung der motorischen Unruhe kann mitunter nicht ganz einfach sein. Sehr starke motorische Unruhe im Rahmen einer ADHS kann als Tic-Bewegung fehlinterpretiert werden (z.B. sich immer wieder ins Gesicht fassen). Können Betroffene ihre Tics unterdrücken, geht dies mitunter mit einer erhöhten motorischen Unruhe einher, die wiederum als motorische Unruhe einer ADHS fehlinterpretiert werden kann. Wichtig ist daher, den Ablauf der „motorischen Unruhe" genauer zu betrachten. Sind Bewegungsmuster plötzlich einschießend und verlaufen immer nach einem wiederkehrenden Muster oder handelt es sich um eher variable und eher in für die Betroffenen langweiligen Situationen sich langsam aufbauende Bewegungen? Auch die Aufmerksamkeitsleistung kann v.a. bei einer Tic-Unterdrückung vermindert sein und somit als Unaufmerksamkeit im Rahmen einer ADHS fehlinterpretiert werden. Hierbei ist wichtig zu prüfen, in welchen Situationen Tics vermehrt oder vermindert auftreten sowie ob und wie Betroffene ihre Tics unterdrücken.
Zwangsstörung	Tic- und Zwangssymptome können mitunter sehr ähnlich aussehen. Meist hat die Ausübung einer Zwangshandlung jedoch die Funktion, Angst oder Ekel bei der betroffenen Person zu minimieren. Tics sind eher unwillkürlich und dienen keinem weiteren Zweck für Betroffene. Eine Zwangshandlung ist hingegen immer intendiert, auch wenn jüngere Betroffene dies nicht so deutlich äußern können. Erste Tic-Symptome treten meist im Grundschulalter auf, Zwänge hingegen nach dem Grundschulalter.
Autismus	Besonders gezeigte Stereotypien – ob im Rahmen eines Autismus oder im Rahmen von stereotypen Bewegungsstörungen – lassen sich mitunter nicht immer leicht von Tic-Symptomen unterscheiden. Stereotypien sehen meist etwas harmonischer in der Bewegung aus und werden eher beabsichtigt ausgeführt. Meist sind sie lustbetont oder haben einen selbstregulativen Charakter. In der Regel berichten Betroffene von keinem Vorgefühl. Stereotypien treten meist bereits im Kleinkindalter auf.
Trichotillomanie	Das Ausreißen von Haaren (Leitsymptom der Trichotillomanie) kann wie eine repetitive Tic-Bewegung aussehen. Jedoch sind Tics selten nur auf einen spezifischen Bereich begrenzt und das Ausreißen der Haare im Rahmen einer Trichotillomanie geht ebenfalls häufig mit einer lustvollen Befriedigung oder aber einer Entspannung einher. Das Haareausreißen tritt darüber hinaus eher in eingegrenzten Situationen auf und ist in der Bewegung nicht abrupt einschießend.

Tabelle 32.14: Diagnostikinstrumente

Instrument	Beschreibung
Diagnose-Checkliste für Tic-Störungen (DCL-TIC in DISYPS III; Döpfner & Görtz-Dorten, 2017)	Klinische Beurteilung, welche sowohl als Explorationshilfe für die aktuelle und frühere Symptomatik als auch für die Beurteilung der Tic-Symptome während der Untersuchungssituation anhand von mehreren Skalen genutzt werden kann.
Selbst-, Eltern- und Lehrkrafturteil nach DISYPS III (FBB/SBB-TIC; Döpfner & Görtz-Dorten, 2017)	Erfasst das Vorhandensein, die Auftretenshäufigkeit und Intensität unterschiedlicher Tic-Symptome anhand von 13 Items sowie die Beeinträchtigung und Kontrollierbarkeit. Im Selbsturteil wird darüber hinaus das Vorgefühl erfragt.
Yale-Global-Tic-Severity-Scale (YGTSS; Leckman et al., 1989)	International und in Forschungsstudien häufig eingesetztes halbstrukturiertes klinisches Instrument. Anhand einer Explorationshilfe wird das Auftreten motorischer und vokaler Tics beurteilt. Darüber hinaus werden die Frequenz, Intensität, Komplexität und Interferenz sowie die Beeinträchtigung erfasst.

Tabelle 32.15: Epidemiologische Angaben

Prävalenz vorübergehender Tics	4 bis 12 % der Kinder im Grundschulalter weisen zumindest vorübergehend leichte Tics auf.
Prävalenz der chronischen Tic-Störung	Über alle Altersgruppen hinweg: 3 bis 4 %
Prävalenz des Tourette-Syndroms	Knapp 1 % (0.05 bis 3.0 %; Robertson, 2008)
Geschlechterverhältnis	Tic-Störungen treten familiär gehäuft auf und Jungen beziehungsweise Männer sind etwa 3- bis 4-mal häufiger betroffen als Mädchen beziehungsweise Frauen (Döpfner et al., 2010; Knight et al., 2012).
Ersterkrankungsalter	6 bis 7 Jahre
(Unbehandelter) Verlauf	Zunahme der Tics in der Pubertät; Abnahme im frühen Erwachsenenalter; insgesamt starke inter- und intraindividuelle Schwankungen; Kinder und Jugendliche sind etwa 10-mal häufiger als Erwachsene von Tic-Störungen betroffen (Leckman, 2003).
Komorbiditäten	ADHS (54 %) und Zwangsstörungen (50 %), affektive Störungen, Ängste und Störungen des Sozialverhaltens (je etwa 30 %) sowie Ausscheidungsstörungen (16 %; Hirschtritt et al., 2015).

ten gelingt es den Betroffenen nicht, die Tic-Reaktion zu unterdrücken oder zu kontrollieren, wodurch es zu einer Tic-Ausführung kommt. Durch die Tic-Ausführung lässt dieses unangenehme Vorgefühl vorübergehend nach oder verschwindet gänzlich für kurze Zeit. Dies ist aus psychologischer Sicht einer der aufrechterhaltenden Faktoren. Es handelt sich – unter lerntheoretischer Perspektive – hierbei um eine kurzfristige negative Verstärkung, da ein unangenehmer Reiz vorübergehend reduziert wird (siehe Kapitel 2). Kurzfristig ist die Tic-Ausführung für den Körper eine erfolgreiche Möglichkeit, diese unangenehme Anspannungsempfindung zu minimieren (₵–). Langfristig zeigen sich eher negative Konsequenzen wie Schmerzen, negative Rückmeldungen der Umwelt, negatives Selbstkonzept und Schamgefühle, die dann mitunter in Folgestörungen wie Depression, Angststörungen oder sozialem Rückzug münden können. Darüber hinaus führen diese negativen Konsequenzen meist zu zusätzlichem Stress- und Anspannungserleben (C–). Abbildung 32.5 skizziert diesen Erklärungsansatz.

32.3.4.2 Biologische Faktoren

Bei der Entstehung der Tic-Störung spielen neurobiologische Komponenten eine wichtige Rolle. Ein Funktionsdefizit im sensomotorischen kortiko-striato-pallido-thalamo-kortikalen Regelkreis wird angenommen (z. B. Moll et al., 2006; Worbe et al., 2015). Dabei handelt es sich somit um einen Regelkreis, der den Kortex, die Basalganglien sowie den Thalamus einschließt und u. a. an der Handlungs- und Bewegungssteuerung beteiligt ist. Man geht davon aus, dass primär eine Überaktivität im dopaminergen System besteht (Basalganglien und präfrontaler Kortex). Hierbei spielt eine erhöhte dopaminerge Aktivität im Striatum eine wichtige Rolle und es kommt zu einer subkortikalen Störung der Eigenhemmung und der automatischen Bewegungskontrolle (Leckman et al., 2006; Rothenberger et al., 2008). Durch die dopaminerge Überstimulation und dadurch bedingte verringerte motorische modulatorische Hemmung kommt es zur unwillkürlichen Induzierung von sensomotorischen Phänomenen und motorischen Bewegungsprogrammen, die sich klinisch als Tics zeigen.

Aufgrund der Tic-reduzierenden Wirkung von Dopaminrezeptor-Antagonisten wird angenommen, dass neurochemisch eine Überempfindlichkeit der Dopaminrezeptoren sowie eine erhöhte Anzahl von präsynaptischen Dopamintransportern zugrunde liegen könnte (Singer, 2013). Auch das Serotonin-System spielt eine Rolle, hier wird eher von einer Minderfunktion ausgegangen (Müller-Vahl et al., 2005).

32.3.5 Psychotherapie

Derzeit gibt es keine deutschen S3-Leitlinien zur Behandlung von Tic-Störungen. Daher werden an dieser Stelle die europäischen (Andrén et al., 2021), kanadischen (Steeves et al., 2012) sowie amerikanischen (Pringsheim et al., 2019) Leitlinien dargestellt.

Empfehlungen zur Therapie von Tic-Störungen (Andrén et al., 2021; Steeves et al., 2012; Pringsheim et al., 2019)

Allen Leitlinien ist gemeinsam, dass als psychotherapeutische Intervention der ersten Wahl das sogenannte Habit Reversal Training (HRT; übersetzt „Training der Reaktionsumkehr bzw. der Gegenbewegung“) als symptomzentrierte Intervention zum Einsatz kommen sollte. Das Habit Reversal Training wird nach den evidenzbasierten Kriterien der „American Psychological Association's Division 12 Task Force“ als „well-established treatment“ (Cook & Blacher, 2007) eingestuft.

Im Rahmen der Therapieplanung sollte nach Erstellen eines individuellen Störungskonzeptes und der Psychoedukation abgewogen werden, inwieweit symptomaufrechterhaltende Belastungen vermindert werden sollten oder im ersten Schritt ressourcenaktivierende Schritte eingeleitet werden sollten (siehe Kapitel 17.2 und 18).

Der erste Schritt der symptomzentrierten Arbeit an den einzelnen Tic-Symptomen nach dem *Habit Reversal Training*

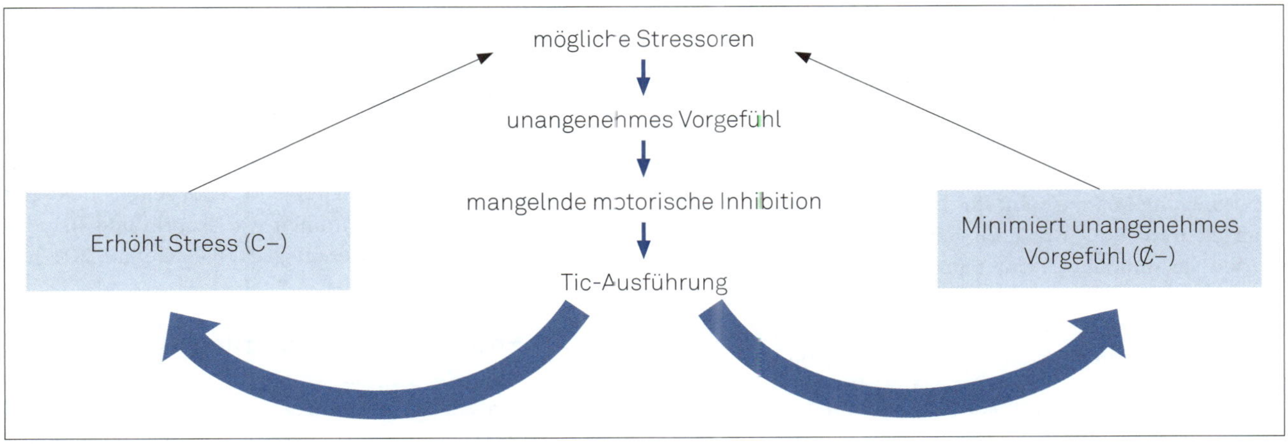

Abbildung 32.5: Störungsmodell

(erstmalig beschrieben durch Azrin und Nunn, 1973) ist das Selbstwahrnehmungstraining. Hierbei werden Patient:innen für den Tic-Ablauf sowie dessen Beeinflussbarkeit durch innere und äußere Reize sensibilisiert. Zunächst wird der Ablauf der einzelnen Tic-Symptome, meist mithilfe eines Spiegels, detailliert beschrieben. Das Wahrnehmen von An- und Entspannung von Muskelgruppen verbessert nicht nur die Selbstwahrnehmung, sondern gibt auch erste Hinweise für die Ausgestaltung der möglichen Gegenbewegung. Daran anschließend wird das Training der Reaktionserkennung durchgeführt. Patient:innen bekommen die Aufgabe, nach jeder Ausführung eines Tics ein besprochenes Signal zu zeigen. Hierdurch erfolgt die unmittelbare Rückmeldung, dass die Tic-Ausführung selbst bemerkt wurde. Bleibt nach einer Tic-Ausführung das Signal aus, so wird dieses zur Verbesserung der Selbstwahrnehmung von therapeutischer Seite oder aber durch Bezugspersonen gegeben. Ziel ist es, dass die betroffene Person circa 80 % der eigenen Tics eigenständig unmittelbar nach Ausführung zurückmeldet. Daran anschließend wird das unangenehme Vorgefühl näher beschrieben. Im Rahmen des Trainings der Wahrnehmung früher Zeichen eines Tics sollen die Betroffenen erlernen, das vereinbarte Signal bereits bei Bemerken des Vorgefühls zu geben. Zeitlich gesehen wird das Signal somit vor der eigentlichen Tic-Ausführung gesetzt. Erst wenn auch hier zuverlässig die eigenen Tics eigenständig vor ihrer Ausführung bemerkt werden, sollte mit dem Training der Reaktionserkennung begonnen werden. Neben diesen Beobachtungsaufgaben sollten immer auch situative Veränderungen mit einbezogen werden, indem Situationen, in denen Tics seltener auftreten, gezielt in den Alltag eingebaut werden und Situationen, in denen Tics vermehrt auftreten, möglichst verändert werden.

Beim Training der Reaktionsumkehr erlernen Patient:innen, eine Gegenbewegung einzuüben. Diese sollte bestimmte Merkmale aufweisen. Unter anderem sollte sie nach Möglichkeit dem Tic entgegengerichtet sein, ein bis zwei Minuten aufrechterhalten werden können und unauffälliger als der Tic selbst sein. In der Regel wird die isometrische Anspannung der Antagonisten, der jeweiligen Muskelgegenspieler, gewählt. Bei vokalen Tics ist es meist ein bestimmtes Atemmuster; eine entspannte Bauchatmung mit gegenläufigem Atemmuster zu der Tic-Ausführung wird in der Regel favorisiert. Patient:innen sollen immer dann, wenn sie das unangenehme Vorgefühl wahrnehmen, ihre Gegenbewegung einsetzen, um hierdurch die Tic-Ausführung unmöglich zu machen. Das Anspannungsgefühl wird durch die Ausführung der Gegenbewegung kontrolliert abgeführt. Beispiele einer Gegenbewegung können sein: für den Tic Kopfzurückwerfen – Kinn leicht Richtung Brust bringen und den Nacken strecken; für den Tic Mundaufreißen – Lippen aufeinanderpressen und durch die Nase atmen. Nähere Ausführungen und Materialien zu den einzelnen Interventionen lassen sich dem Therapieprogramm THICS (Woitecki & Döpfner, 2015) entnehmen.

Neben den beiden symptomzentrierten Komponenten benennen Azrin und Nunn (1973) darüber hinaus noch die Komponenten Entspannungstraining, Kontingenzmanagement und Generalisierungstraining (siehe Kapitel 18). Im Rahmen des Entspannungstrainings erlernen die Betroffenen generelle Methoden zur Stress- und Anspannungsreduktion, die auch teilweise zu einer verbesserten Körperwahrnehmung führen können. Empfohlen wird hier besonders die Progressive Muskelrelaxation nach Jacobsen, in der Betroffene üben, bestimmte Muskelgruppen für einige Sekunden anzuspannen und zu halten, um diese danach bewusst zu lösen. Das Kontingenzmanagement dient der positiven Verstärkung einzelner Behandlungsschritte sowie der Förderung der Behandlungsmotivation der Betroffenen. Über soziale Verstärkung und Anerkennung durch den:die Therapeut:in sowie die Bezugspersonen werden die Patient:innen in ihren Übungen verstärkt. Sollte dies zur Behandlungsmotivation nicht ausreichend sein, so können gezielt Verstärkerpläne eingesetzt werden. Mithilfe des Generalisierungstrainings sollen die im therapeutischen Kontext erlernten Strategien auf das natürliche soziale Umfeld übertragen werden. Hierzu sollten konkrete Hilfestellungen zur Umsetzung in den Alltag erarbeitet werden (z. B. Erinnerungshilfen, Unterstützung durch Eltern in der Einübung) oder auch Methoden des Onlinecoachings, mit deren Hilfe einzelne Therapieinterventionen zu Hause oder in Situationen mit vermehrten Tics via Video durchgeführt werden können (siehe Viefhaus et al., 2021).

Ziel der Interventionen ist eine Tic-Minimierung sowie eine Erhöhung der Kontrollierbarkeit der Tics. In erster Linie wird mit den Betroffenen selbst gearbeitet. Hierbei sind die zentralen Interventionen im Erwachsenen- und Kinderbereich vergleichbar.

Interventionen aus dem tiefenpsychologischen Bereich oder dem systemischen Bereich werden zur symptomzentrierten Behandlung der Tic-Störung nicht empfohlen, da es keine aussagekräftigen Studien gibt, die eine Verminderung von Tic-Symptomen mittels Interventionen aus diesem Bereich darlegen können (Andrén et al., 2021).

32.3.6 Pharmakotherapie

Bei schweren Tic-Störungen kann eine medikamentöse Therapie indiziert sein. Mit Verweis auf die europäischen Leitlinien wird für Europa als erste Wahl das Neuroleptikum Aripiprazol empfohlen (Roessner et al., 2022). Ziel der Interventionen ist auch hier eine Tic-Minimierung. Als wirksam haben sich Dopaminrezeptor-Antagonisten erwiesen. Haloperidol ist in Deutschland das einzige zugelassene Medikament, welches im Kindes- und Jugendalter jedoch nur selten eingesetzt wird. Neben Aripiprazol kommen v. a. Tiaprid und Risperidon zum Einsatz (Rössner et al., 2011; Sallee et al., 2017).

32.3.7 Empirische Absicherung

Eine Metaanalyse von McGuire et al. (2014) zeigt mittlere bis große Effekte für das Habit Reversal Training im Vergleich zu Kontrollgruppen. Eine Reduktion der Tic-Symptomatik liegt in den meisten Studien im Mittel bei etwa 30 %. Eine Vergleichsstudie von Rizzo et al. (2018), die in einer randomisierten Kontrollgruppenstudie (N = 110: Verhaltenstherapie $n=25$, Psychoedukation $n=24$, Pharmakotherapie $n=50$) mit 8- bis 17-jährigen Proband:innen die Wirksamkeit von Verhaltenstherapie (VT: HRT oder Exposition mit Reaktionsmanagement; zweimal 90 Minuten und achtmal 60 Minuten), Psychoedukation (PE: zweimal 90 Minuten und achtmal 60 Minuten) und Pharmakotherapie (PT: 1. Risperidon [0.5 bis 2 mg], 2. Aripiprazol [2.5 bis 10 mg]; 3. Pimozid [2 bis 5 mg]), untersuchten, konnten zeigen, dass VT und PT zu einer signifikanten Reduktion der Tic-Symptomatik und Verbesserung der Lebensqualität führen, es jedoch keinen Unterschied zwischen beiden Gruppen gibt. Piacentini et al. (2010) verglichen in der bislang größten Studie mit 126 Kindern und Jugendlichen (Altersspanne: 9 bis 17 Jahre) HRT sowie ergänzende funktionelle Interventionen im Rahmen von entweder acht Sitzungen HRT (n=61, Experimentalgruppe) mit einer allgemeinen Psychoedukation sowie supportiven Psychotherapie (n=65, Kontrollgruppe) hinsichtlich der Effekte auf die Tic-Symptomatik. In der HRT-Gruppe kam es zu einem signifikant stärkeren Rückgang der Symptomatik. Im deutschsprachigen Raum konnten Woitecki und Döpfner (2011) sowie Viefhaus et al. (2020) anhand eines Eigenkontrollgruppen-Designs Veränderungen der Tic-Symptome im Verlauf der Therapie mit dem Therapieprogramm THICS zeigen. Mittlerweile gibt es immer mehr Hinweise, dass das Habit Reversal Training auch in Gruppentherapien sowie unterstützend durch Online-Coaching in Live-Videositzungen umgesetzt werden kann, wodurch sich Ressourcen insgesamt noch besser einsetzen lassen.

Literatur

American Psychiatric Association. (2018). *Diagnostisches und Statistisches Manual Psychischer Störungen, DSM-5®* (deutsche Ausgabe herausgegeben von P. Falkai und H.-U. Wittchen, mitherausgegeben von M. Döpfner et al., 2., korr. Aufl.). Göttingen: Hogrefe.

Andrén, P., Jakubovski, E., Murphy, T. L., Woitecki, K., Tárnok, Z., Zimmerman-Brenner, S. et al. (2021). European clinical guidelines for Tourette syndrome and other tic disorders—version 2.0. Part II: Psychological interventions. *European Child & Adolescent Psychiatry, 31,* 403–423.

Azrin, N. H. & Nunn, R. G. (1973). Habit-reversal: A method of eliminating nervous habits and tics. *Behaviour Research and Therapy, 11*(4), 619–628. https://doi.org/10.1016/0005-7967(73)90119-8

Cook, C. R. & Blacher, J. (2007). Evidence-based psychosocial treatments for tic disorders. *Clinical Psychology: Science and Practice, 14*(3), 252–267. https://doi.org/10.1111/j.1468-2850.2007.00085.x

Davis, L. K., Yu, D., Keenan, C. L., Gamazon, E. R., Konkashbaev, A. I., Derks, E. M. et al. (2013). Partitioning the heritability of Tourette syndrome and obsessive compulsive disorder reveals differences in genetic architecture. *PLoS Genet, 9*(10), e1003864. https://doi.org/10.1371/journal.pgen.1003864

Döpfner, M. & Görtz-Dorten, A. (2017). *DISYPS-III: Diagnostik-System für psychische Störungen im Kindes- und Jugendalter nach ICD-10 und DSM 5.* Göttingen: Hogrefe.

Döpfner, M., Rössner, V., Woitecki, K. & Rothenberger, A. (2010). *Tic-Störungen.* Göttingen: Hogrefe.

Hirschtritt, M. E., Lee, P. C., Pauls, D. L., Dion, Y., Grados, M. A., Illmann, C. et al. (2015). Lifetime prevalence, age of risk, and genetic relationships of comorbid psychiatric disorders in Tourette syndrome. *JAMA Psychiatry, 72*(4), 325–333. https://doi.org/10.1001/jamapsychiatry.2014.2650

Knight, T., Steeves, T., Day, L., Lowerison, M., Jette, N. & Pringsheim, T. (2012). Prevalence of tic disorders: A systematic review and meta-analysis. *Pediatric Neurology, 47*(2), 77–90. https://doi.org/10.1016/j.pediatrneurol.2012.05.002

Leckman, J. F. (2003). Phenomenology of tics and natural history of tic disorders. *Brain and Development, 25*(1), 24–29. https://doi.org/10.1016/S0387-7604(03)90004-0

Leckman, J. F., Riddle, M. A., Hardin, M. T., Ort, S. I., Swartz, K. L., Stevenson, J. et al. (1989). *Yale Global Tic Severity Scale* (VGTSS). *APA PsycTests* https://doi.org/10.1037/t31310-000

Leckman, J. F., Vaccarino, F. M., Kalanithi, P. S. & Rothenberger, A. (2006). Annotation: Tourette syndrome: A relentless drumbeat-driven by misguided brain oscillations. *Journal of Child Psychology and Psychiatry, 47*(6), 537–550. https://doi.org/10.1111/j.1469-7610.2006.01620.x

McGuire, J. F., Piacentini, J., Brennan, E. A., Lewin, A. B., Murphy, T. K., Small, B. J. et al. (2014). A meta-analysis of behavior therapy for Tourette Syndrome. *Journal of Psychiatric Research, 50,* 106–112. https://doi.org/10.1016/j.jpsychires.2013.12.009

Moll, G. H., Heinrich, H., Gevensleben, H. & Rothenberger, A. (2006). Tic distribution and inhibitory processes in the sensorimotor circuit during adolescence: A cross-sectional TMS study. *Neuroscience Letters, 403*(1), 96–99. https://doi.org/10.1016/j.neulet.2006.04.021

Müller-Vahl, K. R., Meyer, G. J., Knapp, W. H., Emrich, H. M., Gielow, P., Brücke, T. et al. (2005). Serotonin transporter binding in Tourette syndrome. *Neuroscience Letters, 385*(2), 120–125. https://doi.org/10.1016/j.neulet.2005.05.031

Piacentini, J., Woods, D. W., Scahill, L., Wilhelm, S., Peterson, A. L., Chang, S. et al. (2010). Behavior therapy for children with tourette disorder: A randomized controlled trial. *JAMA, 303*(19), 1929–1937. https://doi.org/10.1001/jama.2010.607

Pringsheim, T., Okun, M. S., Muller-Vahl, K., Martino, D., Jankovic, J., Cavanna, A. E. et al. (2019). Practice guideline recommendations summary: Treatment of tics in people with Tourette syndrome and chronic tic disorders. *Neurology, 92*(19), 896–906. https://doi.org/10.1212/WNL.0000000000007466

Rizzo, R., Pellico, A., Silvestri, P. R., Chiarotti, F. & Cardona, F. (2018). A randomized controlled trial comparing behavioral, educational, and pharmacological treatments in youths with chronic tic disorder or Tourette syndrome. *Frontiers in Psychiatry, 9,* 100. https://doi.org/10.3389/fpsyt.2018.00100

Robertson, M. M. (2008). The prevalence and epidemiology of Gilles de la Tourette syndrome. Part 1: The epidemiological and prevalence studies. *Journal of Psychosomatic Research, 65,* 461–72. https://doi.org/10.1016/j.jpsychores.2008.03.006

Roessner, V., Eichele, H., Stern, J. S., Skov, L., Rizzo, R., Mol Debes, N. et al. (2022). European clinical guidelines for Tourette syndrome and other tic disorders—version 2.0. Part III: pharmacological treatment. *European Child & Adolescent Psychiatry, 31,* 425–441.

Roessner, V., Ludolph, A. G., Müller-Vahl, K., Neuner, I., Rothenberger, A., Woitecki, K. et al. (2014). DSM-5 Kommentar: Tourette Syndrom und andere Tic-Störungen im DSM-5. *Zeitschrift für Kinder- und Jugendpsychiatrie und Psychotherapie, 42,* 129–134. https://doi.org/10.1024/1422-4917/a000280

Rössner, V., Plessen, K. J., Rothenberger, A., Ludolph, A. G., Rizzo, R., Skov, L. et al. (2011). European clinical guidelines for Tourette syndrome and other tic disorders. Part II: Pharmacological treatment. *European Child & Adolescent Psychiatry, 20*(4), 173–196. https://doi.org/10.1007/s00787-011-0165-5

Rothenberger, A., Banaschewski, T. & Rössner, V. (2008). Tic-Störungen. In B. Herpertz-Dahlmann, F. Resch, M. Schulte-Markwort & A. Warnke (Hrsg.), *Entwicklungspsychiatrie* (S. 694–718). Stuttgart: Schattauer.

Singer, H. S. (2013). The neurochemistry of Tourette syndrome. In D. Martino & J. F. Leckman (Hrsg.), *Tourette Syndrome* (S. 276–300). New York: Oxford University Press.

Sallee, F. R., Kohegyi, E., Zhao, J., McQuade, R., Cox, K., Sanchez, R. et al. (2017). Randomized, double-blind, placebo-controlled trial demonstrates the efficacy and safety of oral aripiprazole for the treatment of Tourette's disorder in children and adolescents. *Journal of Child and Adolescent Psychopharmacology, 27*(9), 771–781. https://doi.org/10.1089/cap.2016.0026

Steeves, T., McKinlay, B. D., Gorman, D., Billinghurst, L., Day, L., Carroll, A. et al. (2012). Canadian guidelines for the evidence-based treatment of tic disorders: Behavioural therapy, deep brain stimulation, and transcranial magnetic stimulation. *The Canadian Journal of Psychiatry, 57*(3), 144–151. https://doi.org/10.1177/070674371205700303

Viefhaus, P., Adam, J., Goletz, H., Woitecki, K. & Döpfner, M. (2021). Implementation and evaluation of therapeutic online coaching using habit reversal training in children with Tourette's disorder – a pilot study. *Frontiers in Psychology, 12,* 780539. https://doi.org/10.3389/fpsyg.2021.780539

Viefhaus, P., Feldhausen, M., Görtz-Dorten, A., Volk, H., Döpfner, M. & Woitecki, K. (2020). Efficacy of Habit Reversal Training in children with chronic tic disorders: A within-subject analysis. *Behavior Modification, 44*(1), 114–136. https://doi.org/10.1177/0145445518796203

Woitecki, K. & Döpfner, M. (2011). Die Wirksamkeit der Reaktionsumkehr-Behandlung bei Kindern und Jugendlichen mit Tic- und Tourette-Störungen – eine Pilotstudie. *Zeitschrift für Kinder- und Jugendpsychiatrie und Psychotherapie, 39*(6), 387–397. https://doi.org/10.1024/1422-4917/a000137

Woitecki, K. & Döpfner, M. (2015). *Therapieprogramm für Kinder und Jugendliche mit Tic-Störungen (THICS).* Göttingen: Hogrefe.

Worbe, Y., Marrakchi-Kacem, L., Lecomte, S., Valabregue, R., Poupon, F., Guevara, P. et al. (2015). Altered structural connectivity of cortico-striato-pallido-thalamic networks in Gilles de la Tourette syndrome. *Brain, 138*(2), 472–482. https://doi.org/10.1093/brain/awu311

World Health Organization. (1992). *The ICD-10 classification of mental and behavioural disorders: Clinical descriptions and diagnostic guidelines.* Geneva: World Health Organization.

World Health Organization. (2018). *International classification of diseases, 11th revision.* Retrieved from https://icd.who.int/browse11/l-m/en

32.4 Ausscheidungsstörungen

Monika Equit

Inhaltsübersicht

32.4.1 Klinische Merkmale

Ausscheidungsstörungen lassen sich in drei Subgruppen unterteilen: Bei der *Enuresis nocturna* (EN) kommt es zum Einnässen im Schlaf, bei der *Funktionellen Harninkontinenz* (FHI) zum Harnabgang tagsüber und bei der *Stuhlinkontinenz/Enkopresis* zum Einkoten bzw. zum Absetzen von Stuhlgang an dafür nicht vorgesehenen Stellen. Bei allen drei Störungsgruppen können wiederum Subgruppen unterschieden werden.

Fallbeispiel: Leon

Leon (6 Jahre) nässe nachts immer noch drei- bis viermal pro Woche ein, er sei nachts noch nie über einen längeren Zeitraum trocken gewesen. Leon werde nicht wach, wenn er eingenässt habe. Zusätzlich nässe Leon auch tagsüber täglich ein- bis zweimal ein. Manchmal sei die Unterhose nur wenig nass, manchmal nässe er auch große Mengen ein. Er gehe ca. drei- bis viermal pro Tag zur Toilette. Vor allem in Spielsituationen oder vor dem Fernseher komme es zum Einnässen. Außerdem kote er zwei- bis dreimal pro Woche ein. Er setze ca. dreimal pro Woche Stuhlgang auf der Toilette ab und habe dabei Schmerzen.

32.4.2 Klassifikation und Diagnostik

Gemäß ICD-10 (WHO, 2015) bezeichnet „Enuresis" einen unwillkürlichen Harnabgang bei Kindern ab einem Alter von fünf Jahren (siehe Tabelle 32.16).

Tabelle 32.16: Klassifikation der Enuresis nach ICD-10

Beschreibung	Wiederholter willkürlicher/unwillkürlicher Harnabgang
Häufigkeit	< 7 Jahre: mindestens zweimal pro Monat ≥ 7 Jahre: mindestens einmal pro Monat
Dauer	≥ 3 Monate
Alter	Chronologisches und geistiges Alter: ≥ 5 Jahre
Ausschluss	Nicht als Folge epileptischer Anfälle, nicht neurologisch/anatomisch bedingt, keine Folge einer anderen nicht psychiatrischen, medizinischen Erkrankung
Subformen	F98.0 Nicht-organische Enuresis F98.00 Enuresis nocturna: im Schlaf F98.01 Enuresis diurna: im Wachzustand F98.02 Enuresis nocturna und diurna: Kombination der obigen Subformen

Die Klassifikation nach DSM-5 (APA, 2013) ist ähnlich. ICD-10 und DSM-5 unterscheiden sich jedoch in Bezug auf die Häufigkeit des Einnässens: Während nach ICD-10 das Einnässen bei Kindern unter sieben Jahren mindestens zweimal pro Monat und bei Kindern ab sieben Jahren mindestens einmal pro Monat auftreten muss, wird nach DSM-5 Einnässen ab einer Häufigkeit von mindestens zweimal pro Woche diagnostiziert.

Die Unterscheidung der ICD-10 zwischen *Enuresis diurna* und *Enuresis nocturna* entspricht nicht dem wissenschaftlichen Standard. Stattdessen sollte eine Differenzierung der Subtypen nach der Klassifikation der International Children's Continence Society (ICCS; Austin et al., 2016) erfolgen, nach der sowohl bei der EN als auch der FHI mehrere Subtypen unterschieden werden. Diese Differenzierung wird nachfolgend dargestellt.

32.4.2.1 Enuresis nocturna

Enuresis nocturna (EN) kann in vier Subtypen unterteilt werden (Austin et al., 2014; siehe Tabelle), je nachdem, ob das längste trockene Intervall kürzer oder länger als sechs Monate war und ob Blasenfunktionsstörungen (d. h. Zeichen von Drang, Aufschub, Einnässen etc.) tagsüber vorliegen.

Tabelle 32.17: Subtypen der EN

	Längstes trockenes Intervall < 6 Monate	Längstes trockenes Intervall ≥ 6 Monate
Keine Blasenfunktionsstörung tagsüber	Primäre monosymptomatische Enuresis nocturna (PMEN)	Sekundäre monosymptomatische Enuresis nocturna (SMEN)
Blasenfunktionsstörung tagsüber	Primäre nicht monosymptomatische Enuresis nocturna (PNMEN)	Sekundäre nicht monosymptomatische Enuresis nocturna (SNMEN)

32.4.2.2 Funktionelle Harninkontinenz

Einnässen tagsüber wird als Funktionelle Harninkontinenz (FHI) bezeichnet, sofern keine organischen Ursachen vorliegen. Hier werden drei häufige Subformen differenziert (DGKJP & DGKJ, 2021):

1. Bei der *Dranginkontinenz* gehen die Kinder häufig zum Wasserlassen zur Toilette (mindestens siebenmal pro Tag), verspüren einen plötzlich auftretenden Harndrang, setzen Haltemanöver ein und nässen meist kleine Urinmengen ein.
2. Bei der *FHI bei Miktionsaufschub* gehen die Kinder selten zur Toilette (höchstens fünfmal pro Tag), zögern die Miktion (Wasserlassen) in bestimmten Situationen hinaus, setzen Haltemanöver ein und nässen meist große Mengen ein.
3. Die *Detrusor-Sphinkter-Dyskoordination* ist eine Störung in der Entleerungsphase, bei der die Koordination des Blasenhohlmuskels (Detrusors) und des Schließmuskels (Sphinkters) gestört ist. Während der Miktion kontrahiert der Schließmuskel, sodass der Blasenhohlmuskel gegen den Widerstand des Sphinkters drücken muss. Dies führt zu einem unterbrochenen Harnstrahl. Die Kinder müssen häufig pressen, um Urin abzusetzen.

32.4.2.3 Enkopresis

Gemäß ICD-10 (WHO, 2015) bezeichnet „Enkopresis" ein wiederholtes willkürliches oder unwillkürliches Absetzen von Stuhl an nicht dafür vorgesehenen Stellen bei Kindern ab vier Jahren nach Ausschluss organischer Ursachen (siehe Tabelle 32.18). Es muss mit einer Frequenz von mindestens einmal pro Monat über mindestens sechs (ICD-10) bzw. drei (DSM-5) aufeinanderfolgende Monate auftreten. Im DSM-5 (APA, 2013) werden abweichend von der ICD-10-Klassifikation die beiden Subformen Enkopresis *mit* Obstipation und Überlaufinkontinenz (Hinweise auf Verstopfung) und Enkopresis *ohne* Obstipation und Überlaufinkontinenz (keine Hinweise auf Verstopfung) differenziert.

Tabelle 32.18: Klassifikation der Enkopresis nach ICD-10

Beschreibung	Wiederholtes willkürliches/unwillkürliches Absetzen von Faeces (Kot) an dafür nicht vorgesehenen Stellen
Häufigkeit	≥ einmal pro Monat
Dauer	≥ 6 Monate
Alter	Chronologisches und geistiges Alter: ≥ 4 Jahre
Ausschluss	Organische Krankheit
Subformen	F98.1 Nicht-organische Enkopresis F98.10 mangelnde Entwicklung der physiologischen Darmkontrolle F98.11 Absetzen von Faeces an unpassenden Stellen bei adäquater physiologischer Darmkontrolle F98.12 Einkoten mit sehr flüssigen Faeces (Überlaufeinkoten bei Retention)

Auch hier sind die Subtypen unzureichend operationalisiert, sodass eine Orientierung an den DSM-5- bzw. an den ROME-IV-Kriterien für funktionelle gastrointestinale Störungen des Kindesalters (Hyams et al., 2016) erfolgen sollte.

Bei der *Enkopresis mit Obstipation* setzen die Kinder selten (< dreimal pro Woche) große Mengen von Stuhlgang mit wässriger bis harter Konsistenz ab. Die Frequenz des Einkotens ist unterschiedlich. Die Defäkationen sind oft schmerzhaft. Die Kinder berichten häufig von Bauchschmerzen und reduziertem Appetit. Bei der körperlichen Untersuchung sind Kotballen tastbar und bei der Sonografie zeigt sich ein erweiterter Rektumdurchmesser.

Bei der *Enkopresis ohne Obstipation* koten die Kinder ein, ohne dass Zeichen einer Obstipation vorliegen. Die Frequenz des Einkotens ist seltener als bei der Enkopresis mit Obstipation. Der Stuhlgang erfolgt regelmäßig, es werden keine Bauchschmerzen oder Schmerzen bei der Defäkation beklagt. Es sind keine Kotballen tastbar, der Rektumdurchmesser ist unauffällig.

Auch in der ICD-11 (WHO, 2019) bleibt die Klassifikation der Ausscheidungsstörungen unzureichend. Enuresis wird unter 6C00 und Enkopresis unter 6C001 klassifiziert. Bei beiden Störungen entfällt der Begriff „nichtorganisch". Es wird weiterhin zwischen *Enuresis nocturna, Enuresis diurna* und *Enuresis nocturna und diurna* unterschieden, nicht jedoch zwischen Enuresis nocturna (EN) und Funktioneller Harninkontinenz und den dazugehörigen Subtypen. In der allgemeinen Beschreibung der EN erfolgt die Differenzierung der primären und sekundären EN, jedoch ohne Verschlüsselung. Bei der Enkopresis entfällt die Differenzierung in Subtypen vollständig.

32.4.2.4 Differenzialdiagnostik

Differenzialdiagnostisch müssen funktionelle Ausscheidungsstörungen von organisch bedingten Störungen (z. B. Verengung des Harnleiters, Spina bifida) abgegrenzt werden, die ebenfalls zum Einnässen bzw. Einkoten führen können. Eine orientierende körperliche Untersuchung sowie Sonografie der harnableitenden Organe und des Rektums ist daher zur Diagnosestellung unerlässlich. Eine differenzierte Auflistung organischer Differenzialdiagnosen findet sich bei (DGKJP & DGKJ, 2021; GPGE & DGKJP, 2022).

32.4.2.5 Diagnostikinstrumente

Zur Unterstützung der diagnostischen Einordnung können die in Tabelle 32.19 dargestellten Fragebögen und Skalen genutzt werden. Die aufgeführten Fragebögen sind nicht normiert. Sie können jedoch zur Unterstützung der Anamneseerhebung und der Einordnung des entsprechenden Subtyps genutzt werden. Alle störungsspezifischen Fragebögen bzw. Protokolle finden sich im Anhang der Leitlinien (DGKJP & DGKJ, 2021; GPGE & DGKJP, 2022).

32.4.3 Epidemiologie

Prävalenzangaben zu Ausscheidungsstörungen variieren zum Teil erheblich, was vor allem in den unterschiedlichen Diagnosekriterien (Häufigkeit, Zeitraum) in der ICD-10 und dem DSM-5 begründet liegt (siehe Tabelle 32.20). In einer aktuellen Querschnittsuntersuchung mit sechsjährigen Kindern, die eingeschult wurden, lag die Gesamtprävalenz, an irgendeiner Ausscheidungsstörung (EN, FHI, Enkopresis) zu leiden, bei 14.1 % (Hussong et al., 2022).

32.4.4 Störungsmodelle

Im Folgenden werden für die verschiedenen Ausscheidungsstörungen jeweils die relevanten Störungsmodelle bzw. ätiologischen Faktoren dargestellt.

32.4.4.1 Enuresis nocturna

Die Pathogenese der EN ist überwiegend genetisch bedingt. Die Auftretenswahrscheinlichkeit einer EN beträgt 44 %, wenn ein Elternteil, bzw. 77 %, wenn beide Elternteile bereits von EN betroffen waren. Auch Zwillingsstudien zeigen eine erhöhte Konkordanz der EN bei eineiigen Zwillingen (46 bis 68 %) im Vergleich zu zweieiigen Zwillingen (19 % vs. 36 %). Als Genorte wurden die Chromosomen 4, 8, 12, 13 und 22 lokalisiert (von Gontard et al., 2001). Es wird eine Reifungsverzögerung unterschiedlicher Bereiche und Funktionen des Zentralen Nervensystems (vor allem des Hirnstamms) angenommen, die für die Steuerung der Blasenentleerung verantwortlich sind. Dies zeigt sich vor allem in drei Pathomechanismen:

1. Kinder mit EN schlafen sehr tief und weisen eine erschwerte Erweckbarkeit bei voller Blase auf (Nevéus et al., 2000).
2. Zusätzlich wird der Blasenentleerungsreflex bei gefüllter Blase im Schlaf nicht ausreichend gehemmt (Nevéus et al., 2000).
3. Eine Subgruppe von Kindern mit EN weist eine erhöhte Urinbildung nachts und eine Verschiebung des Tag-Nacht-Rhythmus in der Ausschüttung des antidiuretischen Hormons auf.

Bei kontinenten Kindern ist die Ausschüttung des antidiuretischen Hormons nachts erhöht, wodurch der Urin konzentriert und die Urinmenge reduziert wird. Ist dieser Rhythmus

Tabelle 32.19: Diagnostikinstrumente

Instrument	Beschreibung
Anamnesefragebogen über Enuresis/Harninkontinenz	Anamnesefragebogen zu Toiletten- und Trinkverhalten, Einnässen, Einkoten, Screening begleitender/komorbider psychischer Störungen und Symptome sowie bisherige Behandlungsversuche
48-Stunden-Trink-Miktionsprotokoll	Beobachtungsprotokoll, in dem an zwei aufeinanderfolgenden Tagen die Trink- und Urinmenge gemessen und protokolliert werden
14-Tage-Protokoll zum Einnässen/Einkoten	Beobachtungsprotokoll, in dem neben der Harninkontinenz tagsüber und nachts auch die Häufigkeit der Darmentleerung, Stuhlschmieren oder Einkoten dokumentiert werden sollen. Mithilfe von Strichlisten werden die Ereignisse über 14 Tage protokolliert.
z. B. Child Behavior Checklist (CBCL; Arbeitsgruppe Deutsche Child Behavior Checklist, 1998)	Fremdbeurteilungsfragebogen zum Screening psychischer Symptome

gestört, wird nachts eine ähnlich große Menge an Urin gebildet wie tagsüber, die die Blasenkapazität überschreitet, wodurch es dann zum Einnässen kommt (Nevéus et al., 2000). Dieser Mechanismus ist jedoch nur in Kombination mit der erschwerten Erweckbarkeit relevant.

Während der Einfluss genetischer Faktoren bei der primären monosymptomatischen EN am größten und Umwelteinflüsse am geringsten sind, spielen insbesondere bei der sekundären EN und bei nicht monosymptomatischen Subformen der EN auch psychische und psychosoziale Faktoren eine Rolle (von Gontard et al., 2011). Kritische Lebensereignisse (z. B. Schuleintritt, Trennung der Eltern) können auslösend für Rückfälle nach bereits erreichter Trockenheit sein (Järvelin et al., 1990).

32.4.4.2 Funktionelle Harninkontinenz

Es existiert kein einheitliches Störungsmodell der FHI, stattdessen sind je nach Subform unterschiedliche ätiologische Faktoren bedeutsam.

Die *Dranginkontinenz* ist genetisch determiniert. Es kommt auch schon bei sehr geringer Füllmenge der Blase zu unwillkürlichen Kontraktionen des Blasenhohlmuskels, wodurch die Wahrnehmung entsteht, die Blase sei voll und müsse entleert werden. Die Hemmung des Detrusors wird zentral gesteuert und ist bei dieser Form des Einnässens noch nicht ausgereift (Franco, 2007). Als Genort wurde das Chromosom 17 identifiziert (Eiberg et al., 2001).

Die *FHI bei Miktionsaufschub* ist eine erlernte Störung der Blasenfunktion, bei der Kinder die Miktion so lange hinauszögern (häufig aus Angst, etwas zu verpassen), bis es zum Einnässen kommt (von Gontard et al., 2016).

Die Pathogenese der *Detrusor-Sphinkter-Dyskoordination* ist nicht vollständig geklärt. Am ehesten wird hier ebenfalls von einem erlernten Fehlverhalten ausgegangen (Clothier & Wright, 2018). Sie entwickelt sich meist aus einer Dranginkontinenz oder einer FHI bei Miktionsaufschub (Tarcan et al., 2019).

32.4.4.3 Enkopresis

Bei der *Enkopresis mit und ohne Obstipation* wird von einer multifaktoriellen Ätiologie, bestehend aus genetischen, physiologischen und psychosozialen Faktoren, ausgegangen (Koppen et al., 2016), wobei die Ätiologie der Enkopresis ohne Obstipation relativ unklar bleibt (Bongers et al., 2007).

Kinder, bei denen ein oder beide Elternteile ebenfalls von Enkopresis und/oder Obstipation betroffen waren, haben ein deutlich höheres Risiko für eine Enkopresis und/oder Obstipation als Kinder, deren Eltern nicht davon betroffen waren (Bellman, 1966; Loening-Baucke, 1997; Peeters et al., 2011). Zwillingsstudien zeigen außerdem eine vierfach höhere Konkordanzrate für Obstipation bei monozygoten im Vergleich zu dizygoten Zwillingen (70 % vs. 18 %; Bakwin & Davidson, 1971).

Neben der genetischen Disposition spielen insbesondere bei der Enkopresis mit Obstipation physiologische Faktoren eine Rolle. Häufig beginnt diese Subform mit einer akuten Obstipation, die durch unterschiedliche Faktoren ausgelöst werden kann (z. B. Ernährungsumstellung, psychische Faktoren) und dazu führt, dass die Darmentleerung (Defäkation) schmerzhaft ist. Aus Angst vor Schmerzen bei weiteren Defäkationen wird der Stuhlgang durch Anspannung des äußeren Schließmuskels, der Beckenboden- und Gesäßmuskulatur zurückge-

Tabelle 32.20: Epidemiologische Angaben

	Enuresis nocturna	Funktionelle Harninkontinenz (FHI)	Enkopresis
Gesamtprävalenz	• 11.9 % der 6-Jährigen (Hussong et al., 2022) • ca. 10 % (7 bis 13 %) der 7-Jährigen (Buckley et al., 2010) • 3.1 % (1.7 bis 4.7 %) der 11- bis 14-Jährigen (Buckley et al., 2010)	• 3.1 % der 6-Jährigen (Hussong et al., 2022) • 2.5 % der 7-Jährigen • 0.5 % der 11- bis 13-Jährigen (Hellström et al., 1990, 1995)	• 1.8 % der 6-Jährigen (Hussong et al., 2022)
Geschlechterverhältnis (Jungen : Mädchen)	2 : 1 (Wright, 2015; Buckley et al., 2010; Ferrara et al., 2020)	1 : 1.5 (Wright et al., 2015; von Gontard, 2018)	1.5–3.5 : 1 (Rajindrajith et al., 2010; Wright et al., 2015)
Komorbidität psychischer Störungen	20 bis 30 % der Kinder mit nicht monosymptomatischer EN leiden an klinisch relevanten psychischen Symptomen (externalisierende Störungen häufiger als internalisierende Störungen; Joinson, Heron, von Gontard et al., 2006; Joinson et al., 2007; von Gontard et al., 2015).	20 bis 30 % der Kinder mit FHI leiden an klinisch relevanten psychischen Symptomen (vor allem externalisierende Störungen; vor allem sind Kinder mit FHI bei Miktionsaufschub betroffen; Joinson, Heron, von Gontard et al., 2006; Joinson et al., 2007; von Gontard et al., 2015).	30 bis 50 % der Kinder mit Enkopresis leiden an klinisch relevanten psychischen Symptomen (externalisierende und internalisierende Störungen etwa gleich häufig; Joinson, Heron, Butler et al., 2006; von Gontard et al., 2015).

halten. Hierdurch entsteht eine Stuhlansammlung (Retention) im Enddarm, ein Megakolon (akute Erweiterung des Kolons, d.h. Dickdarms) entsteht und die Eigenaktivität des Darms nimmt ab. Durch den Verbleib der Stuhlmassen im Dickdarm wird vermehrt Wasser resorbiert, sodass der Stuhlgang härter wird. Zwischen den alten, verhärteten Stuhlmassen tritt neu gebildeter, sehr weicher oder flüssiger Stuhlgang durch, was zum Einkoten führt (Cox et al., 1998). Bei der Enkopresis ohne Obstipation spielen diese Faktoren hingegen keine Rolle.

Weitere relevante Faktoren bei der Entstehung der Enkopresis können psychosoziale Faktoren, Sauberkeitserziehung, Ernährung und Bewegung sein. Studien und systematische Übersichtsarbeiten belegen eine Assoziation zwischen psychosozialen Risikofaktoren (z.B. Trennung der Eltern, Schulwechsel) und den Subtypen der Enkopresis (Rajindrajith et al., 2010, 2016). Zudem können eine ballaststoffarme Ernährung bzw. die erhöhte Aufnahme von fett-, kohlenhydrat- und zuckerhaltigen Nahrungsmitteln und mangelnde Bewegung die Entwicklung einer Obstipation begünstigen (Park et al., 2016).

32.4.5 Psychotherapie

Die psychotherapeutischen Methoden zur Behandlung von Ausscheidungsstörungen entstammen der Kognitiven Verhaltenstherapie (siehe Kapitel 2 und 18). Andere nicht verhaltenstherapeutische Verfahren sind bei Ausscheidungsstörungen bisher nicht hinreichend erforscht (DGKJP & DGKJ, 2021; GPGE & DGKJP, 2022).

Die Bestimmung des Subtyps des Einnässens oder Einkotens ist zur effektiven Behandlung von Ausscheidungsstörungen von zentraler Bedeutung. Liegen mehrere Ausscheidungsstörungen vor, muss folgende Behandlungsreihenfolge beachtet werden: Zunächst erfolgt die Behandlung des Einkotens und der Obstipation. Oftmals wird damit bereits eine Reduktion des Einnässens tagsüber erreicht (Borch et al., 2013). Dann erfolgt die Behandlung des Einnässens tagsüber, die sich wiederum positiv auf das nächtliche Einnässen auswirken kann. Erst danach wird das nächtliche Einnässen behandelt. Auch bei der nicht monosymptomatischen EN ohne Einnässen tagsüber müssen zunächst die Auffälligkeiten tagsüber behandelt werden.

Zur Beibehaltung der Übersicht wird in der folgenden Darstellung jedoch die Reihenfolge EN, FHI und Enkopresis beibehalten.

32.4.5.1 Enuresis nocturna

Leitlinienempfehlung zur Therapie einer Enuresis nocturna (S2k-Leitlinie; DGKJP & DGKJ, 2021)

Bei allen Formen der Enuresis und der Funktionellen Harninkontinenz wird die Durchführung einer Standard-Urotherapie (bestehend aus Psychoedukation, Wahrnehmungstraining etc.) empfohlen. Bei der EN soll darüber hinaus die Registrierung trockener und nasser Nächte anhand eines Plans erfolgen. Im Anschluss wird die Anwendung der Apparativen Verhaltenstherapie (AVT) empfohlen.

Bei EN und FHI wird als Grundlage jeder Therapie der Einsatz einer Standard-Urotherapie empfohlen (Nieuwhof-Leppink et al., 2021). Zentraler Bestandteil ist die Psychoedukation zu den Themenbereichen Trink- und Ernährungsverhalten, Miktionsverhalten, Dokumentation, Wahrnehmung von Blasenfüllung und Harndrang sowie Motivation und Entmystifizierung (Austin et al., 2014). Anschließend erfolgt die Dokumentation trockener und nasser Nächte in einem Plan (z.B. im Sonne-Wolken-Kalender). Führt diese Dokumentation nach vier Wochen nicht bereits zu einer deutlichen Reduktion der nassen Nächte, erfolgt die Behandlung mit AVT (bzw. Desmopressin; siehe Kapitel 32.4.6).

Bei der AVT reagieren tragbare Klingelgeräte auf Feuchtigkeit und wecken das Kind, sobald es nachts einnässt. Die Eltern unterstützen das Kind beim Wachwerden, beim anschließenden Toilettengang, beim Umziehen etc. und protokollieren den Therapieverlauf in einem Protokollbogen (DGKJP & DGKJ, 2021). Bei 14 aufeinanderfolgenden trockenen Nächten ist der Initialerfolg erreicht. Die AVT sollte maximal 16 Wochen lang durchgeführt werden. Wurde bis dahin keine nächtliche Trockenheit erreicht, kann nach einer Pause ein erneuter Versuch unternommen werden. Zur Motivationssteigerung kann die AVT mit Verstärkerplänen kombiniert werden. Das Kind sollte für Mitarbeit, nicht jedoch für trockene Nächte belohnt werden.

32.4.5.2 Funktionelle Harninkontinenz

Leitlinienempfehlung zur Therapie der Dranginkontinenz (S2k-Leitlinie; DGKJP & DGKJ, 2021)

Bei der Dranginkontinenz soll zunächst die Standard-Urotherapie durchgeführt werden. Ist sie nicht ausreichend, wird eine Pharmakotherapie mit Anticholinergika empfohlen. Alternativ oder ergänzend zur Pharmakotherapie (siehe Kapitel 32.4.6) sollte eine Behandlung mit transkutaner elektrischer Nervenstimulation (TENS) angeboten werden.

Bei der *Dranginkontinenz* erfolgt im Rahmen der Standard-Urotherapie zunächst die Psychoedukation zu sinnvollem Trink- und Miktionsverhalten (sieben Miktionen pro Tag) und die Schulung der Kinder, den Harndrang wahrzunehmen, keine Haltemanöver einzusetzen, sondern zur Toilette zu gehen. Die Kinder protokollieren außerdem jede Miktion in einem Plan. Es werden unterschiedliche Zeichen für trockene oder nasse Hosen beim Toilettengang eingezeichnet. Durch dieses Aufmerksamkeits- und Wahrnehmungstraining kommt es bei ca. einem Drittel der Kinder zu einem Rückgang des

Einnässens. Das Training kann mit Verstärkerplänen für Mitarbeit und/oder mit programmierten Uhren zur Erinnerung an regelmäßige Toilettengänge (ca. alle zwei Stunden) kombiniert werden (Hagstroem et al., 2010). Wichtig ist, dass die Kinder bei Harndrang sofort zur Toilette gehen und keine Haltemanöver durchführen.

Bei der Behandlung mit transkutaner elektrischer Nervenstimulation (TENS) werden afferente Nerven im Sakralbereich stimuliert, was vermutlich zu einer Dämpfung des Miktionsreflexes führt (Wright & Haddad, 2017). Der genaue Wirkmechanismus ist jedoch bislang ungeklärt. Hierbei werden zwei Elektroden parasakral bei S2–3 (also am Rücken neben der unteren Wirbelsäule) aufgeklebt. TENS sollte täglich ca. 30 Minuten durchgeführt werden.

Leitlinienempfehlung zur Therapie der Funktionellen Harninkontinenz (S2k-Leitlinie; DGKJP & DGKJ, 2021)

Bei FHI mit Miktionsaufschub wird die Durchführung einer intensivierten Standard-Urotherapie empfohlen.

Zur Behandlung der *FHI bei Miktionsaufschub* steht die Standard-Urotherapie im Vordergrund. Diese enthält Psychoedukation zu regelmäßigem Trink- und Miktionsverhalten. Zur Steigerung der Miktionsfrequenz werden die Kinder angeleitet, fünf- bis siebenmal pro Tag zur Toilette zu gehen (ggf. ebenfalls unterstützt durch programmierte Uhren/Handys). Die Kinder protokollieren dies in einem Plan, in dem Platz für sieben Miktionen ist (unterschiedliche Symbole für Miktionen mit trockener und nasser Hose). Zur Steigerung der Compliance kann die Planführung mit Verstärkersystemen kombiniert werden.

Leitlinienempfehlung zur Therapie der Detrusor-Sphinkter-Dyskoordination (S2k-Leitlinie; DGKJP & DGKJ, 2021)

Zur Behandlung der *Detrusor-Sphinkter-Dyskoordination* wird neben der Durchführung der Standard-Urotherapie eine Biofeedback-Behandlung empfohlen.

Im Rahmen der Standard-Urotherapie zur Behandlung der *Detrusor-Sphinkter-Dyskoordination* werden die Kinder vor allem zur entspannten Miktion und vollständigen Blasenentleerung angeleitet. Des Weiteren werden die Kinder in einer besseren Blasen- und Beckenbodenwahrnehmung geschult. Von besonderer Bedeutung ist hier das Biofeedback-Training (Nieuwhof-Leppink et al., 2021), bei dem durch Klebeelektroden die Aktivität der Beckenbodenmuskulatur via akustische und optische Signale rückgemeldet wird. Die Kinder werden angeleitet, die Muskulatur bewusst anzuspannen und zu entspannen mit dem Ziel, eine entspannte und koordinierte Miktion zu erreichen.

32.4.5.3 Enkopresis

Leitlinienempfehlung (S2k-Leitlinie; GPGE & DGKJP, 2022)

Zur Behandlung der Enkopresis mit Obstipation wird eine Psychoedukation zu den Themen ballaststoffreiche Ernährung, Trinkmenge und Bewegung empfohlen. Bei Enkopresis mit und ohne Obstipation sollte ein Toilettentraining durchgeführt werden. Die empfohlene Pharmakotherapie bei Enkopresis mit Obstipation wird in Kapitel 32.4.6.3 dargestellt.

Bei der *Enkopresis mit Obstipation* sollten Eltern und Kinder gezielt zu einer ballaststoffreichen Ernährung, ausreichender Trinkmenge und Bewegung beraten werden. Sowohl bei der *Enkopresis mit* als auch bei der *Enkopresis ohne Obstipation* liegt der verhaltenstherapeutische Behandlungsschwerpunkt neben der Psychoedukation (zu gesunder Ernährung, Trinkverhalten, Bewegung) auf dem Toilettentraining. Die Kinder werden angehalten, dreimal täglich nach den Hauptmahlzeiten für fünf bis zehn Minuten in entspannter Position (ggf. mit Fußhocker) auf der Toilette zu sitzen (und ggf. Stuhlgang abzusetzen). Zur angenehmen Gestaltung der Toilettenzeiten dürfen sich die Kinder auf der Toilette beschäftigen (z. B. Hörspiel hören, ein Elternteil liest eine Geschichte vor, Tablet spielen). Die Eltern protokollieren das Toilettentraining. Auch hier können zur Verbesserung der Mitarbeit Verstärkersysteme eingesetzt werden. Ziel des Toilettentrainings ist die Regulierung des Stuhlverhaltens. Hier wird der Darmentleerungsreflex genutzt, der nach den Mahlzeiten am aktivsten ist.

32.4.6 Pharmakotherapie

Eine Pharmakotherapie kann bei den folgenden Ausscheidungsstörungen sinnvoll sein: Enuresis nocturna, Dranginkontinenz und Enkopresis mit Obstipationen. Bei allen anderen Subformen ist sie nicht indiziert.

32.4.6.1 Enuresis nocturna

Leitlinienempfehlung zur Pharmakotherapie bei Enuresis nocturna (S2k-Leitlinie; DGKJP & DGKJ, 2021)

Zur Behandlung der Enuresis nocturna kann alternativ zur Behandlung mit AVT die Behandlung mit Desmopressin angeboten werden, wenn die Voraussetzungen für eine AVT nicht erfüllt sind oder mit AVT kein Behandlungserfolg erzielt werden konnte.

Die Behandlung mit Desmopressin kann dann indiziert sein, wenn AVT nicht erfolgreich war, wenn andere Aspekte gegen eine Behandlung mit AVT sprechen (z. B. korrekte Durchführung der AVT aufgrund familiärer Situation nicht gegeben) oder wenn kurzfristig eine nächtliche Trockenheit erreicht werden muss (z.B. aufgrund einer bevorstehenden Klassenfahrt). Desmopressin hemmt die nächtliche Urinproduktion. Die Behandlung mit Desmopressin ist bei Kindern, die generell auf die Medikation ansprechen, kurzfristig sehr erfolgreich, mittel- und langfristig kommt es nach Absetzen der Medikation jedoch häufig wieder zum Einnässen (Glazener et al., 2004).

32.4.6.2 Funktionelle Harninkontinenz

Beim Einnässen tags ist der Einsatz einer Medikation lediglich bei der Dranginkontinenz sinnvoll.

Leitlinienempfehlung zur Pharmakotherapie bei Dranginkontinenz (S2k-Leitlinie; DGKJP & DGKJ, 2021)

Zur Behandlung der Dranginkontinenz soll – falls die alleinige Behandlung mit Urotherapie nicht erfolgreich ist – eine Pharmakotherapie mit Anticholinergika durchgeführt werden. Mittel der ersten Wahl stellt dabei Propiverin dar.

Führt der Einsatz der in Kapitel 32.4.5.2 genannten urotherapeutischen Maßnahmen nicht zum Erfolg, sollte zusätzlich die Behandlung mit einem Anticholinergikum (Propiverin; 2. Wahl: Oxybutinin) erfolgen. Durch das Anticholinergikum wird der Blasenhohlmuskel gedämpft und entspannt. So wird eine normale Blasenfüllung möglich, da es zu weniger spontanen Detrusorkontraktionen kommt.

32.4.6.3 Enkopresis

Bei der Behandlung der Enkopresis *ohne* Obstipation ist keine medikamentöse Behandlung indiziert. Bei Enkopresis *mit* Obstipation werden folgende Empfehlungen gegeben:

Leitlinienempfehlung zur Pharmakotherapie bei Enkopresis mit Obstipation (S2k-Leitlinie; GPGE & DGKJP, 2022)

Zur Behandlung der Enkopresis mit Obstipation bzw. reiner Obstipation wird eine Desimpaktion (initiale Stuhlentleerung) oral mit Polyethylenglykol (PEG; Macrogol) empfohlen. Falls dies oral nicht möglich ist, wird die Desimpaktion mit Klistieren empfohlen. Zur daran anschließenden Erhaltungstherapie wird die Weiterbehandlung mit Polyethylenglykol (PEG; Macrogol) nach individuellem Dosierungsschema empfohlen.

Bei der Enkopresis mit Obstipation müssen zunächst die großen angestauten Stuhlmengen im Enddarm entfernt werden (Desimpaktion). Dies kann oral mit einem hochdosierten Laxanz (Polyethylenglykol) oder rektal mit einem Klistier erfolgen (Hyams et al., 2016). Im Anschluss erfolgt die Erhaltungstherapie mit oralen Laxanzien und Toilettentraining, wodurch der Stuhlgang weich gehalten werden soll. Genaue Dosierungsschemata sowohl für die Desimpaktion als auch für die Erhaltungstherapie finden sich bei GPGE und DGKJP (2022).

32.4.7 Empirische Absicherung

32.4.7.1 Enuresis nocturna

Aktuelle Übersichtsarbeiten und Metaanalysen zur Behandlung der Enuresis nocturna zeigen, dass die Behandlung mit AVT keiner anderen Behandlung überlegen ist. Die Effektivität der Behandlung mit AVT im Vergleich zu Pharmakotherapie mit Desmopressin scheint vergleichbar zu sein, wobei die Abbruchraten während der Behandlung sowie die Rückfälle nach der Behandlung mit AVT geringer sind (Song et al., 2019; Caldwell et al., 2020; Moretti et al., 2022). Die Aussagekraft der Arbeiten ist jedoch aufgrund der geringen methodischen Qualität der eingeschlossenen Studien (fehlende Randomisierung, geringe statistische Power) eingeschränkt.

32.4.7.2 Funktionelle Harninkontinenz

Gemäß einer Metaanalyse (Schäfer et al., 2018) wird Urotherapie als effektiv in der Behandlung der FHI bewertet. Buckley et al. (2019) schlussfolgern in einem Übersichtsartikel, dass zur Behandlung der FHI der Einsatz von Uhren, die an Toilettengänge erinnern, Biofeedback und TENS erfolgversprechend ist, dass aufgrund der eingeschränkten methodischen Qualität der Studien jedoch keine abschließenden Empfehlungen gegeben werden können. Für die Behandlung der *Dranginkontinenz* zeigen Noh et al. (2019) in ihrer Übersichtsarbeit eine signifikante Erhöhung des Blasenvolumens unter dem Einsatz von Oxybutinin oder anderen Anticholinergika. Die Symptomatik der *FHI mit Miktionsaufschub* wird durch den Einsatz von Erinnerungsuhren an Toilettengänge verbessert, wenngleich dadurch keine vollständige Trockenheit erreicht werden kann (Caldwell et al., 2022). Im Vergleich zur ausschließlichen Behandlung mit Standard-Urotherapie ist die Behandlung mit Biofeedback bei der *Detrusor-Sphinkter-Dyskoordination* effektiver (Qi et al., 2022).

32.4.7.3 Enkopresis

Rajindrajith et al. (2021) fassen zusammen, dass Toilettentraining das Kernelement in der Behandlung der Enkopresis darstellt. Bei Enkopresis mit Obstipation sollte dies mit dem Einsatz von Laxanzien und einer ausführlichen Beratung zu Ernährung und Trinken kombiniert werden.

Literatur

American Psychiatric Association (APA). (2013). *Diagnostic and statistical manual of mental disorders* (5th ed.). Arlington: American Psychiatric Association. https://doi.org/10.1176/appi.books.9780890425596

Arbeitsgruppe Deutsche Child Behavior Checklist. (1998). *Elternfragebogen über das Verhalten von Kindern und Jugendlichen. Deutsche Bearbeitung der Child Behavior Checklist (CBCL/4-18). Einführung und Anleitung zur Handauswertung* (2. Aufl. mit deutschen Normen). Köln: Arbeitsgruppe Kinder-, Jugend-, und Familiendiagnostik.

Austin, P.F, Bauer, S.B., Bower, W., Chase, J., Franco, I., Hoebeke, P. et al. (2014). The standardization of terminology of lower urinary tract function in children and adolescents: Update report from the Standardization Committee of the International Children's Continence Society. *The Journal of Urology, 191*(6), 1863–1865. https://doi.org/10.1016/j.juro.2014.01.110

Austin, P.F., Bauer, S.B., Bower, W., Chase, J., Franco, I., Hoebeke, P. et al. (2016). The standardization of terminology of lower urinary tract function in children and adolescents: Update report from the standardization committee of the International Children's Continence Society. *Neurourology and Urodynamics, 35*(4), 471–481. https://doi.org/10.1002/nau.22751

Bakwin, H. & Davidson, M. (1971). Constipation in twins. *American Journal of Diseases of Children, 121*(2), 179–181.

Bellman, M. (1966). Studies on encopresis. *Acta Paediatrica Scandinavia* (Suppl. 170), 1+.

Bongers, M.E.J., Tabbers, M.M. & Benninga, M.A. (2007). Functional nonretentice fecal incontinence in children. *Journal of Pediatric Gastroenterology and Nutrition, 44,* 5–13. https://doi.org/10.1097/01.mpg.0000252187.12793.0a

Borch, L., Hagstroem, S., Bower, W.F., Siggaard Rittig, C. & Rittig, S. (2013). Bladder and bowel dysfunction and the resolution of urinary incontinence with successful management of bowel symptoms in children. *Acta Paediatrica, 102,* e215–e220. https://doi.org/10.1111/apa.12158

Buckley, B.S., Lapitan, M.C.M. *& Epidemiology Committee of the Fourth International Consultation on Incontinence, Paris,* 2008. (2010). Prevalence of Urinary Incontinence in Men, Women, and Children—Current Evidence: Findings of the Fourth International Consultation on Incontinence. *Urology, 76*(2), 265–270. https://doi.org/10.1016/j.urology.2009.11.078

Buckley, B.S., Sanders, C.D., Spineli, L., Deng, Q. & Kwong, J.S. (2019). Conservative interventions for treating functional daytime urinary incontinence in children. *Cochrane Database of Systematic Reviews, 9.* https://doi.org/10.1002/14651858.CD012367.pub2

Caldwell, P.H., Codarini, M., Stewart, F., Hahn, D. & Sureshkumar, P. (2020). Alarm interventions for nocturnal enuresis in children. *Cochrane Database of Systematic Reviews, 5,* CD002911.

Caldwell, P.H.Y., Kerr, M., Hamilton, S., Teixeira-Pinto, A. & Craig, J.C. (2022). An alarm watch for daytime urinary incontinence: A randomized controlled trial. *Pediatrics, 149*(1), e2021053863. https://doi.org/10.1542/peds.2021-053863

Clothier, J.C. & Wright, A.J. (2018). Dysfunctional voiding: The importance of non-invasive urodynamics in diagnosis and treatment. *Pediatric Nephrology, 33*(3), 381–394. https://doi.org/10.1007/s00467-017-3679-3

Cox, D.J., Sutphen, J., Borowitz, S., Kovatchev, B. & Ling, W. (1998). Contribution of behavior therapy and biofeedback to laxative therapy in the treatment of pediatric encopresis. *Annals of Behavioral Medicine, 20*(2), 70–76. https://doi.org/10.1007/BF02884451

Deutsche Gesellschaft für Kinder- und Jugendpsychiatrie, Psychosomatik und Psychotherapie (DGKJP) & Deutsche Gesellschaft für Kinder- und Jugendmedizin (DGKJ). (2021). *Interdisziplinäre S2k-Leitlinie: Enuresis und nicht-organische (funktionelle) Harninkontinenz bei Kindern und Jugendlichen.* Verfügbar unter: https://www.awmf.org/leitlinien/detail/ll/028-026.html

Eiberg, H., Schaumburg, H.L., von Gontard, A. & Rittig, S. (2001). Linkage study in a large Danish four generation family with urge incontinence and nocturnal enuresis. *Journal of Urology, 166,* 2401–2403. https://doi.org/10.1016/S0022-5347(05)65601-7

Ferrara, P., Franceschini, G., Bianchi Di Castelbianco, F., Bombace, R., Villani, A. & Corsello, G. (2020). Epidemiology of enuresis: A large number of children at risk of low regard. *Italian Journal of Pediatrics, 46*(1), 1–5. https://doi.org/10.1186/s13052-020-00896-3

Franco, I. (2007). Overactive bladder in children. Part 1: Pathophysiology. *The Journal of Urology, 178*(3), 761–768.

Gesellschaft für Pädiatrische Gastroenterologie und Ernährung (GPGE) & Deutsche Gesellschaft für Kinder- und Jugendpsychiatrie, Psychosomatik und Psychotherapie (DGKJP). (2022). *S2k-Leitlinie: Funktionelle (nicht-organische) Obstipation und Stuhlinkontinenz im Kindes- und Jugendalter.* Verfügbar unter: https://www.awmf.org/leitlinien/detail/ll/068-019.html

Glazener, C.M., Evans, J.H.C. & Peto, R.E. (2004). Complex behavioural and educational interventions for nocturnal enuresis in children. *Cochrane Database of Systematic Reviews,* CD004668. https://doi.org/10.1002/14651858.CD003637.pub2

Gontard, A. von (2018). *Enuresis.* Göttingen: Hogrefe. https://doi.org/10.1026/02934-000

Gontard, A. von, Baeyens, D., Van Hoecke, E., Warzak, W.J. & Bachmann, C. (2011). Psychological and psychiatric issues in urinary and fecal incontinence. *Journal of Urology, 185*(4), 1432–1437. https://doi.org/10.1016/j.juro.2010.11.051

Gontard, A. von, Niemczyk, J., Wagner, C. & Equit, M. (2016). Voiding postponement in children—A systematic review. *European Child & Adolescent Psychiatry, 25*(8), 809–820. https://doi.org/10.1007/s00787-015-0814-1

Gontard, A. von, Niemczyk, J., Weber, M. & Equit, M. (2015). Specific behavioral comorbidity in a large sample of children with functional incontinence: Report of 1,001 cases. *Neurourology and Urodynamics, 34*(8), 763–768. https://doi.org/10.1002/nau.22651

Gontard, A. von, Schaumburg, H., Hollmann, E., Eiberg, H. & Rittig, S. (2001). The Genetics of Enuresis: A review. *Journal of Urology, 166*(6), 2438–2443. https://doi.org/10.1016/S0022-5347(05)65611-X

Hagstroem, S., Rittig, S., Kamperis, K. & Djurhuus, J.C. (2010). Timer watch assisted urotherapy in children: A randomized controlled trial. *Journal of Urology, 184,* 1482–1488. https://doi.org/10.1016/j.juro.2010.06.024

Hellström, A.L., Hanson, E., Hansson, S., Hjälmås, K. & Jodal, U. (1990). Micturition habits and incontinence in 7-year-old Swedish school entrants. *European journal of pediatrics, 149*(6), 434–437. https://doi.org/10.1007/BF02009667

Hellström, A.L., Hanson, E., Hansson, S., Hjälmäs, K. & Jodal, U. (1995). Micturition habits and incontinence at age 17—reinvestigation of a cohort studied at age 7. *British Journal of Urology, 76*(2), 231–234. https://doi.org/10.1111/j.1464-410X.1995.tb07681.x

Hussong, J., Greiner, M., Schiedermaier, U., Mattheus, H. & von Gontard, A. (2022). Anxiety disorders, depression and incontinence in preschool children—A population-based study. *Neurourology and Urodynamics, 41*(8), 1800–1808. https://doi.org/10.1002/nau.25025

Hyams, J.S., Di Lorenzo, C., Saps, M., Shulman, R.J., Staiano, A. & van Tilburg, M. (2016). Childhood functional gastrointestinal disorders: Child/adolescent. *Gastroenterology, 150*(6), 1456–1468. https://doi.org/10.1053/j.gastro.2016.02.015

Järvelin, M.R., Moilanen, I., Vikeväinen-Tervonen, L. & Huttunen, N.-P. (1990). Life changes and protective capacities in enuretic and non-enuretic children. *Journal of Child Psychology and Psychiatry, 31,* 763–774. https://doi.org/10.1111/j.1469-7610.1990.tb00816.x

Joinson, C., Heron, J., Butler, U., Gontard, A. von & the ALSPAC Study Team. (2006). Psychological differences between children with and without soiling problems. *Pediatrics, 117*(5), 1575–1584. https://doi.org/10.1542/peds.2005-1773

Joinson, C., Heron, J., Emond, A. & Butler, R. (2007). Psychological problems in children with bedwetting and combined (day and night) wetting: A UK population-based study. *Journal of Pediatric Psychology, 32*(5), 605–616. https://doi.org/10.1093/jpepsy/jsl039

Joinson, C., Heron, J., Gontard, A. von & the ALSPAC Study Team. (2006). Psychological problems in children with daytime wetting. *Pediatrics, 118*(5), 1985–1993. https://doi.org/10.1542/peds.2006-0894

Koppen, I., Gontard, A. von, Chase, J., Cooper, C., Rittig, C., Bauer, S. et al. (2016). Management of functional non-retentive fecal incontinence in children: Recommendations from the International Children's Continence Society. *Journal of Pediatric Urology, 12*(1), 56–64. https://doi.org/10.1016/j.jpurol.2015.09.008

Loening-Baucke, V. (1997). Fecal incontinence in children. *American Family Physician, 55*(6), 2229–2238.

Moretti, E., Barbosa, L., da Silva, I.B., de Lima, A.M.J. & Lemos, A. (2022). What do cochrane systematic reviews say about interventions for enuresis in children and adolescents? An overview of systematic reviews. *Journal of Pediatric Urology, 18*(4), 415–445. https://doi.org/10.1016/j.jpurol.2022.05.012

Nevéus, T., Läckgren, G., Tuvemo, T., Hetta, J., Hjälmås, K. & Stenberg, A. (2000). Enuresis – background and treatment. *Scandinavian Journal of Urology & Nephrology Supplement, 34*(206), 1–44. https://doi.org/10.1080/003655900750169257

Nieuwhof-Leppink, A.J., Hussong, J., Chase, J., Larsson, J., Renson, C., Hoebeke, P. et al. (2021). Definitions, indications and practice of urotherapy in children and adolescents: – A standardization document of the International Children's Continence Society (ICCS). *Journal of Pediatric Urology, 17*(2), 172–181. https://doi.org/10.1016/j.jpurol.2020.11.006

Noh, J.-W., Lee, B. & Kim, J.H. (2019). Efficacy and safety of anticholinergics for children or adolescents with idiopathic overactive bladder: Systematic review and meta-analysis. *International Urology and Nephrology, 51*(9), 1459–1471. https://doi.org/10.1007/s11255-019-02209-y

Park, M., Bang, Y.G. & Cho, K.Y. (2016). Risk factors for functional constipation in young children attending daycare centers. *Journal of Korean medical science, 31*(8), 1262. https://doi.org/10.3346/jkms.2016.31.8.1262

Peeters, B., Benninga, M.A. & Hennekam, R.C. (2011). Childhood constipation: An overview of genetic studies and associated syndromes. *Best Practice & Research Clinical Gastroenterology, 25*(1), 73–88. https://doi.org/10.1016/j.bpg.2010.12.005

Qi, W., Zhou, Y., Zhong, M., Lv, G., Li, R., Wang, W. et al. (2022). The effect of biofeedback treatment for children with non-neurogenic voiding dysfunction: A systematic review and meta-analysis. *Neurourology and Urodynamics, 41*(4), 868–883. https://doi.org/10.1002/nau.24886

Rajindrajith, S., Devanarayana, N.M. & Benninga, M.A. (2010). Constipation-associated and nonretentive fecal incontinence in children and adolescents: An epidemiological survey in Sri Lanka. *Journal of Pediatric Gastroenterology and Nutrition, 51*(4), 472–476. https://doi.org/10.1097/MPG.0b013e3181d33b7d

Rajindrajith, S., Devanarayana, N.M. & Benninga, M.A. (2016). Fecal incontinence in adolescents is associated with child abuse, somatization, and poor health-related quality of life. *Journal of Pediatric Gastroenterology and Nutrition, 62*(5), 698–703. https://doi.org/10.1097/MPG.0000000000001006

Rajindrajith, S., Devanarayana, N.M., Thapar, N. & Benninga, M.A. (2021). Functional fecal incontinence in children: Epidemiology, pathophysiology, evaluation, and management. *Journal of Pediatric Gastroenterology & Nutrition, 72*(6), 794–801. https://doi.org/10.1097/MPG.0000000000003056

Schäfer, S.K., Niemczyk, J., Gontard, A. von, Pospeschill, M., Becker, N. & Equit, M. (2018). Standard urotherapy as first-line intervention for daytime incontinence: A meta-analysis. *European Child & Adolescent Psychiatry, 27*(8), 949–964. https://doi.org/10.1007/s00787-017-1051-6

Song, P., Huang, C., Wang, Y., Wang, Q., Zhu, W., Yue, Y. et al. (2019). Comparison of desmopressin, alarm, desmopressin plus alarm, and desmopressin plus anticholinergic agents in the management of paediatric monosymptomatic nocturnal enuresis: A network meta-analysis. *BJU International, 123*(3), 388–400. https://doi.org/10.1111/bju.14539

Tarcan, T., Gontard, A. von, Apostolidis, A., Mosiello, G. & Abrams, P. (2019). Can we improve our management of dysfunctional voiding in children and adults: International Consultation on Incontinence Research Society; ICI-RS2018? *Neurourology and Urodynamics, 38*(Suppl. 5), S82–S89. https://doi.org/10.1002/nau.24088

World Health Organization (WHO). (2015). *The ICD-10 classification of mental and behavioural disorders*. Geneva: World Health Organization.

World Health Organization. (2019). *ICD-11 coding tool mortality and morbidity statistics (MMS)*. Retrieved from https://icd.who.int/ct11/icd11_mms/en/release

Wright, A.J. (2015). The epidemiology of childhood incontinence. In I. Franco, P. Austin, S. Bauer, A. von Gontard & Y. Homsy (Hrsg.), *Pediatric incontinence: Evaluation and clinical management* (pp. 37–60). Oxford: Wiley Blackwell.

Wright, A.J. & Haddad, M. (2017). Electroneurostimulation for the management of bladder bowel dysfunction in childhood. *European Journal of Paediatric Neurology, 21*(1), 67–74. https://doi.org/10.1016/j.ejpn.2016.05.012

32.5 Regulationsstörungen in der frühen Kindheit

Anna K. Georg, Josephine Kliewer-Neumann & Svenja Taubner

Inhaltsübersicht

32.5.1 Klinische Merkmale

Die Kernmerkmale von Regulationsstörungen der frühen Kindheit sind außergewöhnliche Schwierigkeiten des Kindes, sein Verhalten und die physiologischen, sensorischen, aufmerksamkeitsbezogenen, motorischen oder affektiven Prozesse in Interaktionskontexten angemessen zu regulieren (Schmidt & Poustka, 2007). Aufseiten der Eltern bestehen oft eine Überlastung und eine Unsicherheit, angemessen für das Kind sorgen zu können. Oftmals liegen dysfunktionale Interaktionsmuster im direkten Umgang mit den Verhaltensauffälligkeiten des Kindes vor. Diese drei klinischen Merkmale – die Verhaltensregulationsproblematik des Kindes, die Belastung der Eltern und die dysfunktionale Interaktion – werden als „Symptomtrias" der Regulationsstörungen bezeichnet (Papoušek et al., 2004). In der Folge wird die Entwicklung der kindlichen Selbstregulation gehemmt, wie beispielsweise selbst in den Schlaf zu finden, was wiederum zur Aufrechterhaltung der Störungen oder auch Ausbreitung auf andere Verhaltensbereiche beitragen kann.

Es werden drei distinkte Störungsbilder frühkindlicher Regulationsstörungen unterschieden: *exzessives Schreien, Ein- oder Durchschlafstörungen* und *Fütterstörungen*. Frühere Definitionen frühkindlicher Regulationsstörungen umfassten zusätzlich Störungen der sensorischen Reizverarbeitung (De Gangi et al., 2000). Da in der aktuellen Literatur unter Regulationsstörungen typischerweise Verhaltensauffälligkeiten in den Bereichen Schreien, Schlafen und Füttern/Essen gefasst werden (z. B. Popp et al., 2016), begrenzen wir uns auf diese Störungsbereiche.

Die Störungsbilder sind oft charakteristisch für die entsprechende Entwicklungsphase und können sich im Entwicklungsverlauf abwechseln.

Fallbeispiel: Tom

Die Mutter des acht Monate alten Tom berichtet von starkem und unstillbarem Schreien ihres Sohnes. Tom weine tagsüber viel und komme trotz häufiger Beruhigungsangebote der Mutter nicht zur Ruhe. Tagsüber schlafe er ausschließlich während langer Spaziergänge im Kinderwagen. Seit ein paar Wochen wache Tom nachts alle ein bis zwei Stunden quengelnd auf. Nachts lasse er sich nur durch Stillen beruhigen. Teilweise gelinge aber auch das nicht, sodass er regelmäßig bis zu einer Stunde nachts wach sei, bis er wieder einschlafe. Zum Einschlafen am Abend stille die Mutter ihn ebenso. Wenn Tom tagsüber unruhig wirke, biete sie als erstes die Brust an. Die Mutter fühle sich erschöpft und in einem andauernden Zustand der Anspannung. Sie finde selbst kaum zur Ruhe. Das Schreien von Tom versetze sie in Hilflosigkeit. Die Schwangerschaft sei durch Ängste geprägt gewesen, Tom – genauso wie ihr erstes Kind – bereits in der Schwangerschaft zu verlieren. Die erste Woche nach der Geburt habe Tom viel geschlafen, danach habe er häufig und langanhaltend geschrien. Das Schreien habe sich seit ein paar Wochen deutlich zugespitzt. Zuvor war der Vater von Tom in Elternzeit gewesen und sie hätten sich während des Tages gegenseitig besser unterstützen können. Die Mutter äußert Sorgen, Toms Schlafprobleme könnten sich negativ auf seine Hirnentwicklung auswirken.

Fallbeispiel: Mia

Die 15 Monate alte Mia habe seit der Beikosteinführung im Alter von sechs Monaten kein Interesse am Essen gezeigt. Auch nach Entwöhnen der Flaschenmahlzeiten habe sich keine Veränderung eingestellt. Die Eltern berichten, Mia esse nur ausgewählte, gut bekannte Lebensmittel und wirklich gerne esse sie eigentlich nur Joghurt und Toastbrot. Obst, Gemüse oder unbekannte Lebensmittel verweigere sie konsequent. Bei gemeinsamen Mahlzeiten hätten die Eltern alles probiert, um Mia dazu anzuhalten, mehr zu essen, seien jedoch gescheitert. Dementsprechend angespannt sei die Stimmung bei gemeinsamen Mahlzeiten und die Eltern seien zunehmend dazu übergegangen, keine festen, gemeinsamen Essenszeiten mehr zu planen. Mia esse meist am besten, wenn sie abgelenkt sei, und so böten ihr die Eltern im Tagesverlauf und beim Fernsehen immer wieder Snacks an, um sicherzustellen, dass Mia überhaupt etwas esse. Mia sei seit ihrer Geburt ein zierliches Kind gewesen, dessen Gewicht ca. bei der 15. Altersperzentile läge. Der Kinderarzt habe körperliche Ursachen für Mias eingeschränktes Essverhalten ausgeschlossen. Die Eltern seien ratlos und machten sich große Sorgen, Mia könne unterernährt sein.

32.5.2 Klassifikation und Diagnostik

Die Klassifikationssysteme DSM-5 und ICD-10 bzw. ICD-11 bilden Regulationsstörungen durch eine fehlende Berücksichtigung des frühkindlichen Alters nicht adäquat ab. Beispielsweise können nach dem DSM-5 Ein- oder Durchschlafstörungen als Insomnie und Fütterstörungen als nicht näher bezeichnete Fütter- oder Essstörung verschlüsselt werden, während eine exzessive Schreistörung nicht beschrieben wird. In der ICD-11 wird erstmals exzessives Schreien als eigenständige Diagnose aufgeführt. Zudem werden verschiedene Arten der Fütterstörung differenziert. In der Praxis wird empfohlen, das Diagnostic Classification System 0–5 (DC:0–5; ZERO TO THREE, 2016) ergänzend zu DSM und ICD zu verwenden (siehe Kapitel 34).

Das DC:0–5 ist ein multiaxiales System zur Klassifikation von Störungen im Altersbereich von null bis fünf Lebensjahren. Das Klassifikationssystem wurde in Ergänzung zu den Diagnosesystemen ICD und DSM entwickelt, um speziell Auffälligkeiten des Baby- und Kleinkindalters spezifischer abbilden zu können. Das DC:0–5 beschreibt Schlaf-, Schrei- und Essstörungen in distinkten klinischen Störungen auf Achse I (siehe Tabelle 32.21).

Bei allen in Tabelle 32.21 beschriebenen Störungen gilt zudem folgendes Kriterium: Die Symptome oder die elterliche Reaktion, um mit jenen umzugehen, beeinträchtigen das Funktionsniveau von Säugling/Kleinkind bzw. der Familie in einer oder mehreren der folgenden Arten:

1. verursachen Stress und Leid beim Kind;
2. beeinträchtigen die Beziehungen des Kindes;
3. beeinträchtigen die Teilnahme des Säuglings/Kleinkindes an entwicklungsbedingt erwarteten Aktivitäten oder Routinen;
4. beeinträchtigen die Teilnahme der Familie an alltäglichen Aktivitäten oder Routinen; oder
5. beeinträchtigen die Fähigkeit des Säuglings/Kleinkindes, neue Fertigkeiten zu lernen und zu entwickeln oder beeinträchtigen den Entwicklungsfortschritt.

Tabelle 32.21: Diagnostische Kriterien einer Schlaf-, Schrei- oder Essstörung nach DC:0–5 (Achse I)

Einschlafstörungen	A. Dauer des Einschlafens von 30 Minuten an den meisten Nächten während einer Woche. B. Die Schlafprobleme werden nicht besser durch ein anderes Symptom oder eine andere Störung beschrieben. C. Mindestalter des Säuglings/Kleinkindes: Sechs Lebensmonate. D. Mindestdauer der Symptomatik: Vier Wochen.
Durchschlafstörung	A. Mehrfaches oder längeres Erwachen, bei dem sich das Kind meldet, in den meisten Nächten. B. Die Schlafprobleme werden nicht besser durch eine andere Störung, medizinische Probleme oder medikamentöse Nebenwirkungen beschrieben. C. Mindestalter des Säuglings/Kleinkindes: Sechs Lebensmonate. D. Mindestdauer der Symptomatik: Vier Wochen.
Exzessive Schreistörung	A. Das Kind schreit an mindestens drei Stunden am Tag, an drei oder mehr Tagen pro Woche seit mindestens drei Wochen (Wessel-Regel). B. Das Schreien wird nicht besser durch medizinische Erkrankungen erklärt.
Essstörung mit Einschränkung der Nahrungsaufnahme	A. Das Kind isst durchgängig weniger als für sein Alter angemessen. B. Der Säugling bzw. das Kleinkind zeigt eine oder mehrere unangemessene Essgewohnheiten (z. B. anhaltendes fehlendes Interesse an Essen, ängstliches Vermeiden des Essens, Regulationsschwierigkeiten während des Fütterns, selektives Essverhalten, Probleme beim Umstellen der Nahrung). C. Möglicherweise folgt der Säugling bzw. das Kleinkind nicht den altersentsprechenden Wachstumsverläufen. D. Das unangemessene Essverhalten wird nicht besser durch medizinische Probleme oder medikamentöse Nebenwirkungen beschrieben. E. Mindestdauer der Symptomatik: Vier Wochen.
Andere Schlaf-, Ess- und Schreistörungen der Frühen Kindheit	A. Eines oder mehrere Symptome einer Schlaf-, Ess- und Schreistörung liegen vor, aber es werden nicht die vollen Kriterien für eine Störung erfüllt.

Tabelle 32.22: Diagnostikinstrumente

Instrument	Beschreibung
Baby-DIPS (Schneider & Wolke, 2007; Schneider et al., 2022)	Strukturiertes Interview zur Erfassung von Regulationsproblemen bei Säuglingen und Kleinkindern von 0 bis 6 Jahren. Fragen orientiert an diagnostischen Kriterien aus DC:0–5, ICD-10 und DSM-5 (siehe Kapitel 8).
Fragebogen zum Schreien, Füttern und Schlafen (Groß et al., 2013)	Fragebogen zur kindlichen Regulationssymptomatik in den Bereichen Schreien, Schlafen und Füttern. Berücksichtigt auch die elterliche Belastung und dysfunktionale Co-Regulation.
Schrei-, Schlaf- und Füttertagebuch (Papoušek et al., 2004)	Verhaltensbeobachtung der Eltern an vier aufeinanderfolgenden Tagen und Nächten, Beurteilung von Unruhe, Schreien, Schlafen, Füttern im 15-Minuten-Takt.
Elternbelastungsinventar (EBI; dt. Version: Tröster, 2011)	Fragebogen zur elterlichen Belastung im Zusammenhang mit der Erziehung, Betreuung und Versorgung des Kindes.
Parent-Infant Relationship Global Assessment (PIR-GAS, DC:0–3R; ZERO TO THREE, 2005)	10-stufige Skala zur klinischen Einschätzung der Beziehungsqualität zwischen Bezugsperson und Kind.
Münchner Klinische Kommunikationsskala (MKK; Papoušek, 1996)	Beurteilung der Eltern-Kind-Kommunikation in den ersten sechs Lebensmonaten anhand standardisierter Videoaufnahmen.

Differenzialdiagnostisch ist bei Regulationsstörungen eine organische Erkrankung auszuschließen. Besonders bei Fütterstörungen ist eine intensive pädiatrische Diagnostik notwendig. Aber auch bei Schrei- oder Schlafstörungen können organische Grunderkrankungen wie beispielsweise neurologische Erkrankungen oder gastro-ösophageale Reflexerkrankungen vorliegen, weshalb diese ausgeschlossen werden müssen.

Die Diagnosestellung kann durch Elterninterviews und den Einsatz von Fragebögen und Tagebuchmethoden unterstützt werden. Dem Verständnis der Symptomtrias folgend sind auch die elterliche Belastung und damit in Verbindung stehende Risikofaktoren in den Blick zu nehmen. Eine Erfassung der elterlichen Psychopathologie ist wichtig für ein Verständnis der Störungsdynamik, aber auch, um möglicherweise additiv eine Einzelbehandlung des Elternteils zu empfehlen. Geeignete Methoden zur Erfassung der Eltern-, Kind- und Interaktionsmerkmale werden in Tabelle 32.22 beschrieben.

32.5.3 Epidemiologie

In einer dänischen Kohortenstudie (Skovgaard et al., 2007) fand sich bei Kindern im Alter zwischen 17 und 19 Lebensmonaten eine Prävalenz von 11 % für Regulationsstörungen, Schlaf- oder Fütterstörungen nach dem Klassifikationssystem DC:0–3[1] (ZERO TO THREE, 1994). In Stichproben, die eine Behandlung in Anspruch nahmen, waren Regulations-, Schlaf- und Fütterstörungen unter den häufigsten Diagnosen bei 0- bis 3-Jährigen (Emde & Wise, 2003). Die Prävalenzen unterscheiden sich im Studienvergleich, was unter anderem auf verschiedene Altersgruppen, Populationen und Untersuchungsmethoden zurückgeführt wird (Skovgaard, 2010).

Die Prävalenz der Diagnose einer exzessiven Schreistörung liegt laut einer Übersichtsarbeit bei 5 bis 19 % (Lucassen et al., 2001). Aufgrund einer hohen Rate an Spontanremissionen in den ersten neun Lebenswochen und einer schlechteren Prognose bei einer Symptomatik über den dritten Lebensmonat hinaus wird empfohlen, die Diagnose ab einem Alter von drei Lebensmonaten zu vergeben (Wolke et al., 2017).

Bezüglich der Schlafsymptomatik berichteten 25 % der Familien in einer internetgestützten Befragung von Schlafproblematiken (Sadeh et al., 2009), davon definierten 2 % die Schwierigkeit als schwerwiegend. Auch bezüglich der Schlafproblematik zeigt sich eine Abhängigkeit vom Alter: Eine Längsschnittstudie zeigte, dass die Prävalenz von Schlafproblemen in der frühen Kindheit am höchsten war (17 %), während sie in der mittleren Kindheit abnahm (8 %; Williamson et al., 2019).

Pädiatrisch diagnostizierte Fütter- und Essstörungen in den USA waren im Alter bis zu fünf Lebensjahren mit einer Prävalenz von 27 bis 44 % im Vergleich zu älteren Kindern am weitesten verbreitet. Besonders betroffen war der Altersbereich 2 bis 12 Lebensmonate (Kovacic et al., 2021).

In vielen Fällen treten die Störungen der unterschiedlichen Verhaltensbereiche gemeinsam oder zeitlich nacheinander auf. Beispielsweise bestanden bei Säuglingen/Kleinkindern mit exzessivem Schreien zusätzlich bei 77 % Schlafprobleme und bei 34 % Fütterprobleme (Papoušek & von Hofacker, 1998). Zudem können die Störungen das unmittelbare Risiko für das Wohl des Kindes erhöhen: Das Vorliegen einer Regulationsstörung erhöhte das Risiko für eine Beziehungsstörung

1 Das mittlerweile durch das DC:0–5 überholte Diagnostische Klassifikationssystem DC:0–3 definierte Regulationsstörungen als konstitutionelle und reifungsbedingte Muster und Schwierigkeiten der Regulation von physiologischen, sensorischen, aufmerksamkeitsbezogenen, motorischen oder affektiven Prozessen, die dazu beitragen, einen ruhigen, aufmerksamen oder affektiv positiven Zustand zu organisieren (ZERO TO THREE, 1994).

zwischen Eltern und Kind um das 6.3-Fache (Skovgaard, 2010) und exzessives Schreien war ein Risikofaktor für Kindesmisshandlungen (Reijneveld et al., 2004). Aufgrund der unterschiedlichen Störungsbilder und Untersuchungsmethoden ist eine zusammenfassende Aussage zu geschlechtsbedingten Unterschieden der Prävalenzen erschwert.

Studien zu Regulationsproblemen weisen auf die moderate bis hohe Persistenz der Störungen hin. Beispielsweise wurden beim Vorliegen von Regulationsproblemen bei etwa 20 % der Kinder auch ein Jahr später noch Regulationsprobleme identifiziert (Briggs-Gowan et al., 2006). Verschiedene Faktoren nehmen Einfluss auf den Verlauf, wie beispielsweise komorbide Regulationsprobleme, Stressfaktoren in der Familie, elterliche Belastung oder dysfunktionales elterliches Interaktionsverhalten (Briggs-Gowan et al., 2006; Mathiesen & Sanson, 2000; Touchette et al., 2009). Zudem können persistierende Regulationsstörungen Schrittmacher für psychopathologische Entwicklungen im Kindes-, Jugend- und Erwachsenenalter sein (z. B. Galling et al., 2022). Die Behandlung von Regulationsstörungen stellt somit auch eine präventive Maßnahme für die psychosoziale Kindliche Entwicklung dar.

32.5.4 Störungsmodelle

Für die frühkindlichen Regulationsstörungen wird allgemein ein multifaktorielles und transaktionales Störungsmodell angenommen (Papoušek & Papoušek, 1990; Sadeh & Anders, 1993).

32.5.4.1 Transaktionales Entwicklungssystemmodell

Transaktionale Störungsmodelle frühkindlicher Regulationsstörungen beschreiben die komplexen Zusammenhänge zwischen Kind und Eltern in Bezug auf beteiligte Entwicklungsprozesse und Mechanismen. Den Ausgangspunkt der Überlegungen bildet die Annahme, dass die Fähigkeit des Kindes zur Selbstregulation und Bewältigung von anstehenden Anpassungs- und Entwicklungsaufgaben interindividuell variiert. In sogenannten *Engelskreisen* der Abstimmung zwischen Eltern und Kind bieten Eltern ein passendes *co-regulatives* Angebot im Umgang mit den Entwicklungs- und regulativen Aufgaben des Kindes. Das Konzept der *intuitiven Elternkompetenzen* geht davon aus, dass alle Eltern mit Verhaltensdispositionen ausgestattet sind, die es ihnen ermöglichen, ihr Verhalten auf die Bedürfnisse des Kindes abzustimmen. Die erfolgreiche Regulation des Kindes bestärkt Eltern in ihren Kompetenzen. Beispielsweise lässt sich ein schreiendes und angespanntes Baby durch die sanfte Stimme der Bezugsperson beruhigen, schmiegt sich an die Bezugsperson an und schläft ein. Dies löst bei der Bezugsperson ein Gefühl von Sicherheit und Selbstvertrauen in ihre elterlichen Fähigkeiten aus. Das Kind lernt derweil, wie Beruhigung funktioniert und kann diese Erfahrung verinnerlichen.

Bei der Genese der Regulationsstörungen treten sich negativ bedingende Dynamiken in Form eines *Teufelskreises* auf. In diesem Fall können Eltern weniger gut auf ihre intuitiven Kompetenzen zurückgreifen. Durch eine anhaltende Dysregulation des Kindes und das wiederholte Erleben von Unsicherheit und Hilflosigkeit im Umgang damit erleben sich die Eltern überfordert. Selbstzweifel, Versagens- und Schuldgefühle können entstehen sowie Stress- und Anpassungsreaktionen durch die anhaltende psychophysiologische Belastungssituation. In dieser negativen Spirale gelingt eine sensitive co-regulative Unterstützung des Kindes immer weniger. Es resultieren dysfunktionale Interaktionsmuster, die nicht zu einer erfolgreichen Regulation beitragen, sondern im Gegenteil, die Anspannung von Kind und Eltern weiter verstärken. Beispielsweise reagieren Eltern auf das anhaltende Schreien des Babys mit Hilflosigkeit und eigener innerer Anspannung. Durch viele Lagewechsel und hektisches Schaukeln des Kindes auf dem Schoß beruhigt es sich nicht nachhaltig. Dies verstärkt bei der Bezugsperson das Gefühl, es nicht richtig zu machen, und wirkt sich negativ auf die Entwicklung der kindlichen Selbstregulation aus. Wechselseitige negative Kontingenzen tragen zu Kreisläufen einer *negativen Gegenseitigkeit* bei und halten die Störungen des Kindes aufrecht.

Die Modelle gehen von einer Vielzahl von Risikofaktoren aus, die vom Kind oder den Eltern ausgehen und in komplexer Art und Weise zusammenwirken.

Risikofaktoren aufseiten des Kindes. Aufseiten des Kindes können prä- und perinatale Risiken, eine Frühgeburt, akute und chronische somatische Erkrankungen, Unreife und konstitutionelle Faktoren sowie Temperamentsfaktoren zu Schwierigkeiten in der Selbstregulation führen. Kinder zeigen ab der Geburt unterschiedliche Schwellen der Reizwahrnehmung und präferieren verschiedene Formen der Reizregulation. Bei Kindern mit Regulationsstörungen lagen besonders hohe Raten von Extremausprägungen im Temperamentsmerkmal Unruhe (Papoušek et al., 2004) und niedrige neurologische Schwellen der Reizwahrnehmung (McGeorge et al., 2015) vor. Bei einem frühgeborenen Kind ist nicht nur das Risiko für die Entwicklung einer Regulationsstörung erhöht (Bilgin & Wolke, 2017), sondern es besteht auch ein erhöhtes Risiko für eine Störung der sensorischen Reizverarbeitung (Niutanen et al., 2020).

Risikofaktoren aufseiten der Eltern. Risikofaktoren aufseiten der Eltern sind prä-, peri- und postnatale Anpassungsprobleme und physische, psychische und soziale Einflüsse. Psychische Belastungen und Erkrankungen von Eltern können eine Regulationsstörung mitbedingen: Eine mütterliche Depression oder Angsterkrankung gelten als prospektive Risikofaktoren (z. B. Martini et al., 2017). Paarkonflikte, mangelnde soziale Unterstützung und biografische Belastungen traten vermehrt in Stichproben mit Regulationsstörungen auf (Papoušek & von Hofacker, 1998).

Höhere elterliche Selbstwirksamkeit ist ein protektiver Faktor für die Entwicklung einer Regulationsstörung (Martini et al., 2017). Bei Regulationsstörungen war eine höhere Selbstwirksamkeit ein Prädiktor für niedrigere elterliche Belastung, während niedrige Selbstwirksamkeit in Verbindung mit einem hohen Ausmaß täglichen Schreiens des Kindes assoziiert war (Georg et al., 2021).

Dysfunktionale Eltern-Kind-Interaktion. Ein Hauptmerkmal der Eltern-Kind-Interaktion bei Regulationsstörungen ist die fehlende Abstimmung des elterlichen Verhaltens auf die kindlichen Signale. Demnach liegt vermehrt über- oder unterregulierendes Verhalten vor, beispielsweise wird das Baby mit Angeboten stimuliert, obwohl es den Blick abwendet (Papoušek & von Hofacker, 1998). Spezifische interaktive Verhaltensweisen wie, das Kind nicht allein einschlafen zu lassen oder es während der Nacht außerhalb des Bettes zu beruhigen, sind mit mehr Schlafschwierigkeiten verbunden (Touchette et al., 2009). Außerhalb der betroffenen Interaktionsbereiche ist nicht unbedingt mit dysfunktionalen Eltern-Kind-Interaktionen zu rechnen. Beispielsweise waren Mütter in einer Stichprobe mit Kindern mit Schlafstörungen ähnlich feinfühlig in der Fütterinteraktion wie eine unbelastete Kontrollgruppe (Millikovsky-Ayalon et al., 2015).

32.5.4.2 Kognitiv-behaviorales Verständnis

Aus verhaltenstherapeutischer Perspektive lassen sich die beschriebenen Faktoren zur Entstehung und Aufrechterhaltung frühkindlicher Regulationsstörungen auch mithilfe des SORKC-Modells einordnen (siehe Kapitel 2). Als situative Faktoren sind hierbei die genannten Elternvariablen, wie (fehlende) Sensitivität im Umgang mit kindlichen Signalen, (soziale) Ressourcen oder die eigene psychische Verfassung relevant. Der Organismusvariable lassen sich Temperamentsmerkmale des Kindes, die entwicklungspsychologische Reife und Responsivität in Bezug auf Umgebungsreize zuordnen. Das kindliche Weinen kann so als konditionierter Stimulus elterlichen Stress und Anspannung auslösen. Auch die gedankliche Konfrontation mit dem Problem kann zunehmend als Auslöser für eine respondente Stressreaktion aufseiten der Eltern fungieren. Bei den belasteten Eltern stabilisieren sich dysfunktionale Kognitionen (z. B. „Ich bin nicht in der Lage, mein Kind zu verstehen“, „Egal was ich mache, es nützt eh nichts“) und auf physiologischer Ebene kann es zu Anspannungs- und Stressreaktionen (wie erhöhtem Muskeltonus, beschleunigtem Puls, Schwitzen) kommen. In der Folge sind betroffene Eltern, auch durch belastungsbedingte erhöhte Selbstaufmerksamkeit, weniger gut in der Lage, die Signale des Kindes zu deuten und sensitiv darauf zu reagieren. Im Sinne eines Aufschaukelungsprozesses wächst die elterliche innere Anspannung und es wird ein frustrierender Ausgang der Situation erwartet. Da das Kind zum einen die erhöhte elterliche Erregung spürt und zum anderen nicht die passende Reaktion auf seinen Bedürfnisausdruck erfährt, kommt es zu keiner Beruhigung, möglicherweise sogar zu einer Verstärkung des Problemverhaltens. Dies verstärkt die Besorgnis und Belastung der Eltern weiter. Ungünstige Regulationsstrategien, wie mit intensiven Reizen abzulenken (z. B. durch Medien oder hochsensorisches Spielzeug), können kurzfristig hilfreich sein und durch den kurzzeitigen Belastungsrückgang negativ verstärkend wirken. Gleichzeitig wird mittelfristig die Entwicklung einer stimmigen Eltern-Kind-Interaktion im Sinne der positiven Gegenseitigkeit gestört und die Problematik aufrechterhalten.

32.5.4.3 Tiefenpsychologisches Verständnis

In psychodynamischen Theorien werden die Regulationssymptome des Kindes im Kontext der Eltern-Kind-Beziehung verstanden (Fraiberg, Adelson & Shapiro, 1980). Die meisten Konzepte gehen davon aus, dass unbewusste motivationale Konflikte der Eltern oder Einschränkungen deren psychischer Kapazitäten, insbesondere der elterlichen Mentalisierungsfähigkeit (siehe Kasten), zur Entstehung und Aufrechterhaltung von Regulationsstörungen beitragen (Cierpka et al., 2007).

Elterliches Mentalisieren

„Elterliches Mentalisieren“ bezeichnet die Fähigkeit von Eltern, das Verhalten ihres Kindes hinsichtlich seiner mentalen Zustände und ihrer eigenen zu verstehen (Slade, 2005). Der reflexive Prozess ermöglicht es, dass Eltern Intentionen, Bedürfnisse, Wünsche und Gefühle hinter dem Verhalten ihres Kindes erkennen sowie über ihre eigenen Erfahrungen und deren Beeinflussung und Veränderung durch die Interaktionen mit dem Kind reflektieren.

Beispielsweise kann ein Individuations-Abhängigkeits-Konflikt der Mutter mitursächlich dafür sein, dass sie ihrem zweijährigen Kind in der abendlichen Einschlafsituation immer die Brust anbietet, dem Kind keinerlei Frustrationen zumutet und somit die Entwicklung kindlicher Selbstregulation des Einschlafens unterbindet. In diesem Beispiel könnte es sein, dass sich die Mutter vor einer Auseinandersetzung mit der kindlichen Autonomieentwicklung und damit verbundenen Gefühlen von Einsamkeit und Verlust schützt. Ebenso können gravierende Einschränkungen des elterlichen Mentalisierens zu verzerrten Wahrnehmungen und Interpretationen kindlichen Verhaltens führen. Hoch ausgeprägtes elterliches Mentalisieren steht in Verbindung mit feinfühligerem Interaktionsverhalten (McMahon & Bernier, 2017), während Mentalisierungseinschränkungen mit weniger ausdauerndem Trostverhalten bei kindlichem Schreien einhergeht (Rutherford et al., 2015). Eltern von Kindern mit Regulationsstörungen zeigen mehr Schwierigkeiten damit, sich in die mentalen Zustände ihres Kindes hineinzuversetzen, und eine Tendenz dazu, kindliches Verhalten mit negativen Absichten zu erklären (Georg et al., 2018).

32.5.4.4 Systemisches Verständnis

Das systemische Verständnis von Regulationsstörungen konzentriert sich auf zirkuläre Wechselwirkungen zwischen Eltern und Kind sowie dem weiteren soziokulturellen Kontext (Borke & Gernhardt, 2015). Hierbei ist nicht zentral, ob beispielsweise die Überlastungsreaktion der Mutter zur Unruhe des Kindes geführt hat oder andersherum die Unruhe des Kindes zu einer Überlastung der Mutter beitrug. Vielmehr wird davon ausgegangen, dass diese Prozesse parallel ablaufen und vermutlich zur Stabilisierung der Störung beitragen, während alternative Lösungen für die Eltern zunehmend schwerer wahrnehmbar sind. Der Phase des Übergangs hin zu einer Familie wird – besonders beim ersten Kind – eine wichtige Rolle hinsichtlich einer reduzierten Bereitschaft der Beteiligten zugesprochen, die einmal stabilisierten Muster anzupassen. Weiterhin wird dem sozialen Kontext des gesamten Familiensystems und der erweiterten Familie eine große Rolle bei der Entstehung und der Behandlung der Störungen zugesprochen. Folgerichtig werden die Erziehungs- und Entwicklungsvorstellungen beider Eltern und auch der Großelterngeneration als relevant für die Entstehung oder Aufrechterhaltung der Regulationsstörung des Kindes verstanden und in den Beratungs- oder Therapieprozess einbezogen (Borke & Eickhorst, 2008).

32.5.5 Psychotherapie

Für leichter ausgeprägte Symptomatiken sind laut der aktuell in Überarbeitung befindlichen AWMF-Leitlinien (DGKJP, 2013) Diagnostik, Elternberatung und Psychoedukation ausreichend. Die Beratung soll Eltern helfen, mit den Schlaf-, Fütter- und Verhaltensproblemen ihres Kindes umzugehen, ihr Kind besser zu verstehen und mit ihm zu interagieren und schließlich, Umwelteinflüsse so zu verändern, dass sie besser zum Kind passen. Die Beratung soll entwicklungsorientiert stattfinden und Eltern beispielsweise darin unterstützen, die Bedürfnisse und die Kompetenzen ihres Kindes besser einschätzen zu können und adäquate Umgangsformen mit dem Kind zu finden. Begleitend kann eine heilpädagogische Frühförderung, Ergotherapie oder Logopädie (z. B. bei einer Fütterstörung zum Training der Mundmotorik) indiziert sein. Bei einer schwereren Symptomatik oder einer stärker belasteten Eltern-Kind-Beziehung wird eine Eltern-Kind-Psychotherapie empfohlen. Insbesondere bei schweren Fütterstörungen ist dabei eine ärztliche Mitbehandlung und ggf. ein stationäres Setting mit multiprofessioneller Behandlung indiziert. Diese Aufteilung ist vor dem Hintergrund klinischer Erfahrungen sinnvoll, konnte jedoch aufgrund einer nicht ausreichend guten Validität des Konstruktes der Regulationsstörungen und weniger Therapiestudien in dem Bereich nicht mit hoher Sicherheit empfohlen werden (DGKJP, 2013). Es bestehen keine empirischen Wirksamkeitsnachweise für pharmakologische Behandlungsansätze. Im Folgenden werden die Behandlungskonzepte aus den verschiedenen Therapieschulen skizziert.

32.5.5.1 Kognitiv-Verhaltenstherapeutische Behandlung

Nach ausführlicher Anamneseerhebung ist das elterliche Erklärungsmodell zu erfassen. Mittels problemspezifischer Psychoedukation sollen die Eltern zunächst in die Lage versetzt werden, das kindliche Verhalten vor seinem entwicklungspsychologischen Hintergrund zu verstehen. Dysfunktionale Grundannahmen der Eltern bezüglich des Problemverhaltens und der elterlichen Kompetenz im Umgang damit sollen identifiziert und umstrukturiert werden. Vor diesem Hintergrund werden hilfreiche Routinen und funktionale Eltern-Kind-Interaktionen erarbeitet. Des Weiteren werden die Eltern unterstützt, kurz- und mittelfristige Entlastungsmöglichkeiten in ihrem Alltag herauszustellen und in ihren Alltag zu integrieren.

In Bezug auf das *exzessive Schreien* sollen in der Psychoedukation verschiedene Funktionen des Schreiens des Säuglings thematisiert werden. Ein Grundverständnis über Anpassungsprobleme als mögliche Folge von kognitiver Unreife soll vermittelt werden. Eltern sollen in die Lage versetzt werden, die Signale ihres Kindes in Bezug auf Müdigkeit oder Überreizung frühzeitig zu erkennen und passend darauf zu reagieren. Durch Schaffung einer regelmäßigen Alltagsstruktur sollen feste Ruhephasen in den Tagesablauf integriert werden und Übermüdung und Überreizung vermieden werden.

Auch in Bezug auf die Psychoedukation über *frühkindliches Schlafverhalten* ist das Schaffen realistischer Erwartungen im Abgleich mit dem psychologischen und physiologischen Entwicklungsstand des Kindes zentral. Es findet eine Aufklärung über dysfunktionale und funktionale Einschlafrituale statt. Eltern sollen in die Lage versetzt werden, die eigenen Strategien bezüglich der Konsequenzen für das Schlafverhalten des Kindes zu hinterfragen und darin unterstützt werden, positive Schlafroutinen und eine reizarme, entspannte und sichere Einschlafsituation zu schaffen. Ungünstige Interaktionsmuster, die ursächlich für die Schlafprobleme sind, sollen so erkannt und überwunden werden. Schlarb et al. (2011) haben unter Nutzung dieser Elemente ein evidenzgeprüftes Gruppenprogramm veröffentlicht. Sollte sich über die Psychoedukation und Umstrukturierung der Schlafroutinen keine Verbesserung einstellen, besteht bei Kindern ab dem zweiten Lebensjahr die Möglichkeit, ein Schlaftraining durchzuführen. Es wurden unterschiedliche Programme entwickelt, die auf Extinktion nach Ferber (1990) basieren. Gemeinsames Element aller Programme ist, dass das Kind nach dem Einschlafritual wach ins Bett gelegt wird und die Eltern den Raum verlassen, mit dem Ziel, dass das Kind selbstgesteuert einschläft. Die Dauer und Häufigkeit, in der die Eltern das Kind bei Rufen oder Schreien beruhigen und Rückversicherung anbieten, variiert je nach Programm. Das gemeinsame Ziel besteht darin, zu viele Interaktionsangebote und Wechsel seitens der Eltern, die das Einschlafen eher stören, zu unterbinden, einen ritualisierten, vorhersehbaren Ablauf zu gestalten und somit Eltern und Kinder zu entlasten.

Die psychotherapeutische Beratung bezüglich *Fütterstörungen* umfasst die Erarbeitung geeigneter Essroutinen. Neben Ort und Zeit sind hierbei auch Stimuluskontrolle und elterliche Haltung zentral (z. B. mithilfe von Essregeln; siehe hierzu Bernard-Bonnin, 2006). Die Eltern sollen befähigt werden, eine Atmosphäre zu schaffen, in der das Kind eingeladen ist, ohne Druck und Zwang neue Esserfahrungen zu machen. Gleichzeitig sollten möglichst wenig Ablenkungen durch Medien oder Spielzeug vorhanden sein und die Mahlzeiten in ihrer Dauer orientiert an den Entwicklungsstand des Kindes zeitlich begrenzt sein. Darüber hinaus haben sich verschiedene verhaltenstherapeutische Techniken wie systematische

Desensibilisierung durch wiederholte Darbietung, Stimulus-Fading und -Shaping (siehe Kapitel 18) als wirksam gezeigt (Wolke, 2000).

32.5.5.2 Tiefenpsychologische Behandlung

Die psychodynamische Säuglings-/Kleinkind-Eltern-Psychotherapie (SKEPT) setzt an elterlichen Beziehungsrepräsentanzen an und versucht das verinnerlichte Bild des Kindes, das durch eigene Bindungserfahrungen geprägt sein kann, mit der aktuellen Beziehung zum Kind in Verbindung zu setzen (Barlow et al., 2015). Die Behandlung findet mit einer oder beiden Bezugspersonen und dem Kind statt. Die hier dargestellte Behandlung basiert auf dem Fokuskonzept des Manuals zur psychoanalytischen Behandlung von Regulationsstörungen (Cierpka et al., 2007). Die Behandlung zielt darauf ab, Eltern in ihren Kompetenzen zu unterstützen, die überwältigenden Affekte des Kindes auszuhalten, seine psychologischen und physischen Bedürfnisse zu verstehen, sich bereitwillig an seine Perspektive anzupassen und die äußere Welt angemessen zu verändern (Cierpka et al., 2017). Die grundlegende therapeutische Haltung ist wertschätzend, unterstützend und ressourcenorientiert. Für die Ausrichtung der Behandlung wird eine psychodynamische Diagnostik vorgenommen. Diese umfasst eine Einschätzung möglicher unbewusster Konflikte und des Strukturniveaus der Eltern sowie der Qualität der Triangulierung, d.h. die Fähigkeit, in der Beziehung zu einem Menschen eine dritte Person (z.B. den Vater) zuzulassen und zu integrieren. Diagnostische Informationen werden der Eltern-Kind-Interaktion, den elterlichen Bedeutungszuschreibungen des kindlichen Verhaltens sowie dem Übertragungsgeschehen der Triade von Eltern, Säugling/Kleinkind und Therapeut:in entnommen. Auf diese Diagnostik aufbauend werden zwei Behandlungsfokusse unterschieden, der Konfliktfokus und der Strukturfokus, die auch gemischt werden können.

Strukturfokus. Beim Strukturfokus werden zeitlich überdauernde Einschränkungen des psychischen Strukturniveaus des Elternteils festgestellt (siehe Kapitel 3). Häufig berichten diese Eltern von frühen traumatischen Störungen und Entbehrungen in Beziehungserfahrungen, die zu strukturellen Einschränkungen in den Ich-Leistungen, der Beziehungsgestaltung und der Selbstwahrnehmung geführt haben. Für die Eltern-Kind-Interaktion ist dies insofern schwierig, da kindliche Affektzustände von den Eltern möglicherweise nicht korrekt wahrgenommen werden und nicht angemessen reguliert werden. Die Behandlung ist stützend und zielt darauf ab, die elterliche Selbstregulation zu fördern und die elterliche Mentalisierungsfähigkeit zu verbessern. Spezifische Interventionen gelten der realistischen Wahrnehmung von sich selbst und dem Kind, was beispielsweise mittels des gemeinsamen Betrachtens von Videosequenzen über Eltern-Kind-Interaktionen oder über die direkte Beobachtung in der Behandlungssituation erarbeitet wird. Eigene Emotionsregulationsstrategien in schwierigen Situationen mit dem Kind werden thematisiert. Auch die Unterstützung der elterlichen Selbstregulation durch äußere Beziehungsressourcen ist Teil der strukturstärkenden Arbeit.

Konfliktfokus. Zeitlich überdauernde, unbewusste Konflikte und neurotische Verarbeitungsweisen stehen bei der Arbeit mit dem Konfliktfokus im Mittelpunkt (siehe Kapitel 3). Unterschieden werden ein aktualkonflikthaftes Geschehen im Sinne der Mutterschaftskonstellation (Stern, 1998), kollusive Paardynamiken und transgenerationale Delegationsprozesse. Beim Konfliktfokus wird eine aufdeckend-deutende Behandlung durchgeführt mit dem Ziel, ein Verstehen der Eltern-Kind-Beziehungsproblematik zu ermöglichen. Mittels deutender Interventionen werden die Konfliktdynamik und die damit einhergehenden Affekte mobilisiert und bearbeitet. Elterliche Bewältigungsversuche und dahinterliegende Motive und Befürchtungen sollen verstehbar werden. Durch die veränderte Wahrnehmung von Konflikten ist oft eine andere Kontaktgestaltung zum Kind möglich. Auf dieser Basis werden gemeinsam adaptivere Bewältigungsversuche auf der Verhaltensebene entwickelt.

Die Behandlung wurde für vier Sitzungen manualisiert (Cierpka et al., 2017). Es ist empfehlenswert, eingangs Eltern ausführlich über das therapeutische Setting und die Arbeitsweise aufzuklären (Georg, Dewett & Taubner, 2022), sodass auch die Anamnese von und die Arbeit mit biografischen Informationen für Eltern in der Bedeutung erschlossen werden können. Besonders in der ersten Sitzung werden entwicklungspsychologische und störungsspezifische Informationen an die Eltern weitergegeben. Basierend auf der psychodynamischen Diagnostik wird im Rahmen einer Fallkonferenz oder Supervision ein Behandlungsfokus festgelegt. In der zweiten Sitzung findet eine vertiefte Arbeit an den elterlichen Repräsentanzen statt, während in der dritten Sitzung die vertiefte interaktionszentrierte Arbeit vorgenommen wird. In der vierten und letzten Sitzung wird das Erreichte zusammengefasst und das möglicherweise noch Offenstehende angesprochen sowie ein guter Abschied angestrebt.

32.5.5.3 Systemische Zugänge

Systemische Konzepte der Behandlung von Regulationsstörungen setzen an verschiedenen gleichberechtigten Interventionsebenen an (Borke & Gernhardt, 2015). Ziel ist es, leidvolle Interaktionsmuster zu verändern, was nur im Rahmen einer sicheren therapeutischen Beziehung gelingen kann (Borke & Eickhorst, 2008). Zentral ist es, das Leiden der Betroffenen ernst zu nehmen, aber auch zu normalisieren, dass bei vielen Säuglingen bzw. Kleinkindern zeitweise Probleme mit Schlafen, Schreien oder Essen bestehen. Hier ist Psychoedukation hilfreich, z.B. ein Hinweis auf das Buch „Babyjahre" (Largo, 2019), das empirisch begründet und anschaulich darstellt, dass sich gesunde Babys hochgradig in ihrem Schlaf-, Schrei- und Essverhalten unterscheiden. Darüber hinaus werden Informationen zur Eltern-Kind-Interaktion erfragt und diese direkt beobachtet. Es wird von Anfang an angestrebt, beide Elternteile einzubeziehen sowie auch die Sichtweisen weiterer Systemmitglieder zu erkunden (z.B., was die Großeltern über die Lage denken; Borke & Eickhorst, 2008). Hilfreich ist auch der Einsatz von Videos, sowohl im Therapieraum als auch zu Hause, und das

Besprechen der Interaktionssequenzen mit einem Fokus auf Ressourcen. Zentral ist es auch, zu klären, welche Unterstützung Eltern haben und wie sie mehr Unterstützung finden können. Beispielsweise kann eine Entlastung der Bezugsperson durch die Installation praktischer Hilfen zu Hause dazu führen, dass die Mutter sich ruhiger fühlt und gelassener mit ihrem Kind umgeht, und dann auch der Säugling ruhiger wird und sich schneller von der Bezugsperson beruhigen lässt. Insofern werden flexibel entwicklungsinformierte und verhaltensorientierte Interventionen wie Videofeedback oder die Etablierung von Schlafrhythmen oder Entspannungsübungen für Eltern umgesetzt, die dem Ziel dienen, der Bezugsperson eine neue Sichtweise auf die Problematik oder funktionalere Interaktionen zu ermöglichen (Borke & Eickhorst, 2008).

Mit beiden Elternteilen wird erarbeitet, welche Ziele sie für ihr Kind verfolgen, welche Erziehungs- und Entwicklungsvorstellungen sie haben, wie sie diese umsetzen und wie ihre persönliche Sicht auf ihre Rolle als Mutter bzw. Vater und ihr Verständnis des kindlichen Problemverhaltens ist. Ebenso können die verinnerlichten Sichtweisen der erweiterten Familie einbezogen werden, sofern sie das Narrativ bedeutsam prägen (z. B. mithilfe von zirkulären Fragen, durch welche die Sichtweisen Abwesender einbezogen werden können; siehe Kapitel 20). Es kann zudem auch hilfreich sein, nicht nur im Mehrpersonensetting zu arbeiten, sondern auch Einzelgespräche mit den Bezugspersonen zu führen.

32.5.6 Empirische Absicherung

Frühkindliche Regulationsstörungen lassen sich durch verschiedene psychotherapeutische Ansätze wirksam behandeln. Gleichzeitig sind die methodischen Ansätze noch in der Entwicklung und die Behandlungsempfehlungen sind teils nicht in höchster Evidenzstufe empirisch abgesichert.

In Bezug auf das exzessive Schreien konnte in mehreren randomisiert-kontrollierten Studien gezeigt werden, dass Elternberatung zu Alltagsroutinen oder geeigneten Beruhigungsstrategien zu einer Reduktion der Symptomatik führt, wobei die Evidenz bislang als begrenzt einzuschätzen ist (Gordon et al., 2019; Hjern et al., 2020). Bezüglich der Schlafstörungen konnte die Wirksamkeit kognitiv-verhaltenstherapeutischer Interventionen belegt werden. So wurde die Verbesserung des kindlichen Schlafes im Sinne von weniger nächtlichem Erwachen und längeren Schlafphasen durch Psychoedukation, Schlafroutinen und graduierte Extinktion nachgewiesen (Field, 2017). Laut einer Übersichtsarbeit zu Schlafstörungsbehandlungen sollen zukünftige Studien die Langzeiteffekte solcher Interventionen und negative Effekte von Extinktion adressieren (Reuter et al., 2020). Die Empfehlungen zur kognitiv-behavioralen Therapie bei Fütterstörungen basieren teilweise auf Einzelfall- oder nicht randomisierten klinischen Studien. Dabei bestehen für die Wirksamkeit einzelner Therapieinterventionen, wie Exposition zur Vermeidungsreduktion und Verstärkung erwünschten Essverhaltens, empirische Belege (Morris et al., 2017).

Randomisiert-kontrollierte Studien zu psychodynamischen SKEPT zeigten Effekte wie beispielsweise eine Abnahme der kindlichen Symptomatik (Robert-Tissot et al., 1996; Cohen et al., 2002) und eine Zunahme der Eltern-Kind-Beziehungsqualität (Salomonsson & Sandell, 2011). In einer Metaanalyse zeigten sich SKEPT-Behandlungen hinsichtlich der kindlichen Bindungssicherheit als wirksam, wobei es einer weiteren Überprüfung für die Zielgruppe der von Regulationsstörung Betroffenen bedurfte (Barlow et al., 2015). In einer randomisiert-kontrollierten Studie zur Behandlung frühkindlicher Regulationsstörungen war SKEPT der pädiatrischen Regelbehandlung hinsichtlich der kindlichen Regulationssymptomatik in den Bereichen Schreien, Schlafen und Füttern und der Durchschlafstörungen überlegen (Georg et al., 2021; Georg, Moessner & Taubner, 2022).

Obschon die oben genannten Interventionen im weiteren Sinne systemisch sind, da sie Familienmitglieder (die Eltern) in die Therapie des Kindes einbeziehen (Carr, 2009) und teilweise auch triadisch (für beide Elternteile) angeboten werden, bestehen bislang keine Wirksamkeitsnachweise für im engeren Sinne systemische Therapien zur Behandlung von Regulationsstörungen.

Literatur

Barlow, J., Bennett, C., Midgley, N., Larkin, S.K. & Wei, Y. (2015). Parent-infant psychotherapy for improving parental and infant mental health. *Cochrane Database of Systematic Reviews, 1*(1), CD010534.

Bernard-Bonnin, A.C. (2006). Feeding problems of infants and toddlers. *Canadian Family Physician, 52*(10), 1247–1251.

Bilgin, A. & Wolke, D. (2017). Development of comorbid crying, sleeping, feeding problems across infancy: Neurodevelopmental vulnerability and parenting. *Early Human Development, 109,* 37–43. https://doi.org/10.1016/j.earlhumdev.2017.04.002

Borke, J. & Eickhorst, A. (2008). *Systemische Entwicklungsberatung in der frühen Kindheit.* Wien: Facultas. https://doi.org/10.36198/9783838531410

Borke, J. & Gernhardt, A. (2015). Therapie und Beratung von Familien mit Babys und Kleinkindern: Eine systemisch-entwicklungspsychologische Perspektive. In E. Hanswille (Hrsg.), *Handbuch systemische Kinder- und Jugendlichenpsychotherapie* (S. 99–108). Göttingen: Vandenhoeck & Ruprecht. https://doi.org/10.13109/9783666401954.99

Briggs-Gowan, M.J., Carter, A.S., Bosson-Heenan, J., Guyer, A.E. & Horwitz, S.M. (2006). Are infant-toddler social-emotional and behavioral problems transient? *Journal of the American Academy of Child & Adolescent Psychiatry, 45*(7), 849–858. https://doi.org/10.1097/01.chi.0000220849.48650.59

Carr, A. (2009). The effectiveness of family therapy and systemic interventions for child-focused problems. *Journal of Family Therapy, 31*(1), 3–45. https://doi.org/10.1111/j.1467-6427.2008.00451.x

Cierpka, M., Hirschmüller, B., Israel, A., Jahn-Jokschies, G., Kalckreuth, B. von, Knott, M. et al. (2007). Manual zur psychoanalytischen Behandlung von Regulationsstörungen, psychischen und psychosomatischen Störungen bei Säuglingen und Kleinkindern unter Verwendung des Fokuskonzeptes. In M. Cierpka & E. Windaus (Hrsg.), *Psychoanalytische Säuglings-Kleinkind-Eltern-Psychotherapie* (S. 87–214). Frankfurt am Main: Brandes & Apsel.

Cierpka, M., Scholtes-Spang, K., Kress, S. & Georg, A.K. (2017). Manualisierte psychoanalytische Fokalpsychotherapie der frühkindlichen Regulationsstörungen. *Kinderanalyse, 25*(3), 231–263. https://doi.org/10.21706/ka-25-3-231

Cohen, N.J., Lojkasek, M., Muir, E., Muir, R. & Parker, C.J. (2002). Six-month follow-up of the mother-infant psychotherapies: Convergence of therapeutic outcomes. *Infant Mental Health Journal, 23,* 361–380. https://doi.org/10.1002/imhj.10023

DeGangi, G.A., Breinbauer, C., Roosevelt, J.D., Porges, S. & Greenspan, S. (2000). Prediction of childhood problems at three years in children experiencing disorders of regulation during infancy. *Infant Mental Health Journal, 21*(3), 156–175.

Deutschen Gesellschaft für Kinder- und Jugendpsychiatrie, Psychosomatik und Psychotherapie (DGKJP). (2013). *Leitlinien zu psychischen Störungen im Säuglings-, Kleinkind- und Vorschulalter (S2k) (Registernummer 028/041).* Verfügbar unter: https://register.awmf.org/de/leitlinien/detail/028-041#anmeldung

Emde, R.N. & Wise, B.K. (2003). The cup is half full: Initial clinical trials of DC:0–3 and a recommendation for revision. *Infant Mental Health Journal, 24*(4), 437–446. https://doi.org/10.1002/imhj.10067

Ferber R. (1990). Sleep disorders in childhood and adolescence. Introduction. *Pediatrician, 17*(1), 2–4.

Field, T. (2017). Infant sleep problems and interventions: A review. *Infant Behavior and Development, 47,* 40–53. https://doi.org/10.1016/j.infbeh.2017.02.002

Fraiberg, S., Adelson, E. & Shapiro, V. (1980). Ghosts in the nursery: A psychoanalytic approach to the problem of impaired infant-mother relationships. *Journal of the American Academy of Child Psychiatry, 14,* 3. (Original veröffentlicht 1975)

Galling, B., Brauer, H., Struck, P., Krogmann, A., Gross-Hemmi, M., Prehn-Kristensen, A. & Mudra, S. (2022). The impact of crying, sleeping and eating problems in infants on childhood behavioral outcomes: A meta-analysis. *Frontiers Child and Adolescent Psychiatry, 1:*1099406. https://doi.org/10.3389/frcha.2022.1099406

Georg, A.K., Cierpka, M., Schröder-Pfeifer, P., Kress, S. & Taubner, S. (2021). The efficacy of brief parent-infant psychotherapy for treating early regulatory disorders: A randomized controlled trial. *Journal of the American Academy of Child and Adolescent Psychiatry, 60*(6), 723–733. https://doi.org/10.1016/j.jaac.2020.06.016

Georg, A.K., Dewett, P. & Taubner, S. (2022). Learning from mothers who received focused parent-infant psychotherapy for the treatment of their child's regulatory disorders. *Psychotherapy Research, 32(6)* 1–15. https://doi.org/10.1080/10503307.2021.2023778

Georg, A.K., Moessner, M. & Taubner, S. (2022). Stability of improvements: Follow-up data on focused parent-infant psychotherapy (fPIP) for treating regulatory disorders in infancy. *European Journal of Child and Adolescent Psychiatry, 32,* 2379–2383. https://doi.org/10.1007/s00787-022-02057-9

Georg, A., Schröder, P., Cierpka, M. & Taubner, S. (2018). Elterliche Mentalisierungsfähigkeit und der Zusammenhang mit elterlicher Belastung bei frühkindlichen Regulationsstörungen [Parental reflective functioning and its relation to parenting stress in a sample with early regulatory disorders]. *Praxis der Kinderpsychologie und Kinderpsychiatrie, 67*(5), 421–442. https://doi.org/10.13109/prkk.2018.67.5.421

Gordon, M., Gohil, J. & Banks, S. (2019). Parent programmes for managing infantile colic (Review). *Cochrane Database of Systematic Reviews, 12,* CD012459. https://doi.org/10.1002/14651858.CD012459.pub2

Groß, S., Reck, C., Thiel-Bonney, C. & Cierpka, M. (2013). Empirische Grundlagen des Fragebogens zum Schreien, Füttern und Schlafen (SFS). *Praxis der Kinderpsychologie und Kinderpsychiatrie, 62,* 327–347. https://doi.org/10.13109/prkk.2013.62.5.327

Hjern, A., Lindblom, K., Reuter, A. & Silfverdal, S.A. (2020). A systematic review of prevention and treatment of infantile colic. *Acta Paediatrica, 109*(9), 1733–1744. https://doi.org/10.1111/apa.15247

Kovacic, K., Rein, L.E., Szabo, A., Kommareddy, S., Bhagavatula, P. & Goday, P.S. (2021). Pediatric Feeding Disorder: A Nationwide Prevalence Study. *The Journal of Pediatrics, 228,* 126–131.e3. https://doi.org/10.1016/j.jpeds.2020.07.047

Largo, R. (2019). *Babyjahre: Entwicklung und Erziehung in den ersten vier Jahren* (6. Aufl.). München: Piper.

Lucassen, P.L.B.J., Assendelft, W.J.J., Van Eijk, J.T.M., Gubbels, J.W., Douwes, A.C. & Van Geldrop, W.J. (2001). Systematic review of the occurrence of infantile colic in the community. *Archives of Disease in Childhood, 84*(5), 398–403. https://doi.org/10.1136/adc.84.5.398

Mathiesen, K.S. & Sanson, A. (2000). Dimensions of early childhood behavior problems: Stability and predictors of change from 18 to 30 months. *Journal of Abnormal Child Psychology, 28*(1), 15–31. https://doi.org/10.1023/A:1005165916906

Martini, J., Petzoldt, J., Knappe, S., Garthus-Niegel, S., Asselmann, E. & Wittchen, H.U. (2017). Infant, maternal, and familial predictors and correlates of regulatory problems in early infancy: The differential role of infant temperament and maternal anxiety and depression. *Early Human Development, 115,* 23–31. https://doi.org/10.1016/j.earlhumdev.2017.08.005

McGeorge, K., Milne, L., Cotton, L. & Whelan, T. (2015). Effects of infant and maternal sensory processing on infant fussing, crying, and sleep. *Infant Mental Health Journal, 36*(3), 275–286. https://doi.org/10.1002/imhj.21510

McMahon, C.A. & Bernier, A. (2017). Twenty years of research on parental mind-mindedness: Empirical findings, theoretical and methodological challenges, and new directions. *Developmental Review, 46,* 54–80. https://doi.org/10.1016/j.dr.2017.07.001

Millikovsky-Ayalon, M., Atzaba-Poria, N. & Meiri, G. (2015). The role of the father in child sleep disturbance: Child, parent, and parent-child relationship. *Infant Mental Health Journal, 36*(1), 114–127. https://doi.org/10.1002/imhj.21491

Morris, N., Knight, R.M., Bruni, T., Sayers, L. & Drayton, A. (2017). Feeding Disorders. *Child & Adolescent Psychiatric Clinic, 26,* 571–586. https://doi.org/10.1016/j.chc.2017.02.011

Niutanen, U., Harra, T., Lano, A. & Metsäranta, M. (2020). Systematic review of sensory processing in preterm children reveals abnormal sensory modulation, somatosensory processing and sensory-based motor processing. *Acta Paediatrica, 109*(1), 45–55. https://doi.org/10.1111/apa.14953

Papoušek, M. (1996). Die intuitive elterliche Kompetenz in der vorsprachlichen Kommunikation als Ansatz zur Diagnostik von präverbalen Kommunikations- und Beziehungsstörungen. *Kindheit und Entwicklung, 5*(4), 140–146.

Papoušek, M., Schieche, M. & Wurmser, H. (2004). *Regulationsstörungen der frühen Kindheit. Frühe Risiken und Hilfen im Entwicklungskontext der Eltern-Kind-Beziehungen.* Bern: Huber.

Papoušek, M. & Papoušek, H. (1990). Excessive infant crying and intuitive parental care: Buffering support and its failures in parent-infant interaction. *Early Child Development and Care, 65*(1), 117–126. https://doi.org/10.1080/0300443900650114

Papoušek, M. & Hofacker, N. von (1998). Persistent crying in early infancy: A non-trivial condition of risk for the developing mother-infant relationship. *Child: Care, Health and Development, 24*(5), 395–424. https://doi.org/10.1046/j.1365-2214.2002.00091.x

Popp, L., Fuths, S., Seehagen, S., Bolten, M., Gross-Hemmi, M., Wolke, D. & Schneider, S. (2016). Inter-rater reliability and acceptance of the structured diagnostic interview for regulatory problems in infancy. *Child and Adolescent Psychiatry and Mental Health, 10,* 21. https://doi.org/10.1186/s13034-016-0107-6

Reijneveld, S.A., van der Wal, M.F., Brugman, E., Hira Sing, R.A. & Verloove-Vanhorick, S.P. (2004). Infant crying and abuse. *The Lancet, 364,* 1340–1342. https://doi.org/10.1016/S0140-6736(04)17191-2

Reuter, A., Silfverdal, S.A., Lindblom, K. & Hjern, A. (2020). A systematic review of prevention and treatment of infant behavioural sleep problems. *Acta Paediatrica, 109*(9), 1717–1732. https://doi.org/10.1111/apa.15182

Robert-Tissot, C., Cramer, B., Stern, D.N., Serpa, S.R., Bachmann, J.-P., Palacio-Espasa, F. et al. (1996). Outcome evaluation in brief mother-infant psychotherapies: Report on 75 cases. *Infant Mental Health Journal, 17,* 97–114. https://doi.org/10.1002/(SICI)1097-0355(199622)17:2<97::AID-IMHJ1>3.0.CO;2-Y

Rutherford, H.J., Booth, C.R., Luyten, P., Bridgett, D.J. & Mayes, L.C. (2015). Investigating the association between parental reflective functioning and distress tolerance in motherhood. *Infant Behavior & Development, 40,* 54–63. https://doi.org/10.1016/j.infbeh.2015.04.005

Sadeh, A. & Anders, T.F. (1993). Infant sleep problems: Origins, assessment, interventions. *Infant Mental Health Journal, 14*(1), 17–34. https://doi.org/10.1002/1097-0355(199321)14:1<17::AID-IMHJ2280140103>3.0.CO;2-Q

Sadeh, A.V.I., Mindell, J.A., Luedtke, K. & Wiegand, B. (2009). Sleep and sleep ecology in the first 3 years: A web-based study. *Journal of Sleep Research, 18*(1), 60–73. https://doi.org/10.1111/j.1365-2869.2008.00699.x

Salomonsson, B. & Sandell, R.A. (2011). Randomized controlled trial of mother-infant psychoanalytic treatment: I. Outcomes on self-report questionnaires and external ratings. *Infant Mental Health Journal, 32,* 207–231. https://doi.org/10.1002/imhj.20291

Schlarb, A.A., Brandhorst, I. & Hautzinger, M. (2011). Mini-KiSS – ein multimodales Gruppentherapieprogramm für Eltern von Kleinkindern mit Schlafstörungen. *Zeitschrift für Kinder- und Jugendpsychiatrie und Psychotherapie, 39*(3), 197–206. https://doi.org/10.1024/1422-4917/a000106

Schmidt, M.H. & Poustka, F. (Hrsg.). (2007). *Leitlinien zur Diagnostik und Therapie von psychischen Störungen im Säuglings-, Kindes- und Jugendalter* (Band 3). Köln: Deutscher Ärzte Verlag.

Schneider, S. & Wolke, D. (2007). *Baby-DIPS: Diagnostisches Interview bei psychischen Störungen im Säuglings- und Kleinkindalter.* Bochum: Ruhr-Universität Bochum.

Schneider, S., Wolke, D., Popp, L. & Brachel, R. von (2022). *Kleinkind-DIPS. Interviewleitfaden – Elternversion.* Unveröffentlichtes Manuskript, Ruhr-Universität Bochum.

Skovgaard, A.M. (2010). Mental health problems and psychopathology in infancy and early childhood. *Danish Medical Bulletin, 57*(10), B4193.

Skovgaard, A.M., Houmann, T., Christiansen, E., Landorph, S., Jørgensen, T., CCC 2000 Study Group et al. (2007). The prevalence of mental health problems in children 1½ years of age – The Copenhagen Child Cohort 2000. *Journal of Child Psychology and Psychiatry, 48*(1), 62–70. https://doi.org/10.1111/j.1469-7610.2006.01659.x

Slade, A. (2005). Parental reflective functioning: An introduction. *Attachment & Human Development, 7*(3), 269–281.

Stern, D.N. (1998). *Die Mutterschaftskonstellation: Eine vergleichende Darstellung verschiedener Formen der Mutter-Kind-Psychotherapie.* Stuttgart: Klett-Cotta.

Touchette, É., Petit, D., Tremblay, R.E. & Montplaisir, J.Y. (2009). Risk factors and consequences of early childhood dyssomnias: New perspectives. *Sleep Medicine Reviews, 13*(5), 355–361. https://doi.org/10.1016/j.smrv.2008.12.001

Tröster, H. (2011). *EBI. Eltern-Belastungs-Inventar. Deutsche Version des Parenting stress index (PSI) von R.R. Abidin.* Göttingen: Hogrefe.

Williamson, A.A., Mindell, J.A., Hiscock, H. & Quach, J. (2019). Child sleep behaviors and sleep problems from infancy to school-age. *Sleep Medicine, 63,* 5–8. https://doi.org/10.1016/j.sleep.2019.05.003

Wolke, D. (2000). Fütterungsprobleme bei Säuglingen und Kleinkindern. *Verhaltenstherapie, 10,* 76–87. https://doi.org/10.1159/000030730

Wolke, D., Bilgin, A. & Samara, M. (2017). Systematic review and meta-analysis: Fussing and crying durations and prevalence of colic in infants. *The Journal of Pediatrics, 185,* 55–61.e4. https://doi.org/10.1016/j.jpeds.2017.02.020

ZERO TO THREE: National Center for Infants, Toddlers, and Families. (1994). *Diagnostic Classification: 0–3. Diagnostic Classification of Mental Health and Developmental Disorders of Infancy and Early Childhood (DC:0-3).* Arlington: National Center for Clinical Infant Programs.

ZERO TO THREE: National Center for Infants, Toddlers, and Families. (2005). *Diagnostic Classification of Mental Health and Developmental Disorders of Infancy and Early Childhood. Revised Edition (DC:0-3R).* Washington, D.C.: ZERO TO THREE Press.

ZERO TO THREE: National Center for Infants, Toddlers, and Families. (2016). *Diagnostic Classification of Mental Health and Developmental Disorders of Infancy and Early Childhood (DC:0-5).* Washington, D.C.: ZERO TO THREE Press.

33 Neurokognitive Störungen – eine Einführung

Patrizia Thoma

Definition

Erkrankungen oder Verletzungen, die das Gehirn direkt (z. B. nach einem Schlaganfall oder im Fall einer neurodegenerativen Erkrankung) oder sekundär (z. B. eine hypoxische Hirnschädigung nach einem Herzstillstand) betreffen, können auf kognitiver, behavioraler, motivationaler und emotionaler Ebene vielfältige Veränderungen nach sich ziehen. Diese werden in der ICD-10 (WHO, 1992) im Kapitel F0 (Organische, einschließlich symptomatischer psychischer Störungen) behandelt. Während kognitive Beeinträchtigungen bei vielen psychischen Erkrankungen begleitend vorkommen, stellen sie bei den im Kapitel F0 verschlüsselten Diagnosen meist das Hauptmerkmal dar. Sowohl das DSM-5 (APA, 2013) als auch die ICD-11 (WHO, 2018) sprechen in diesem Zusammenhang treffend von „Neurokognitiven Störungen", ein Begriff, der auch in den Kapiteln 33.1 bis 33.6 verwendet wird. Im Gegensatz zu Störungen, die seit der Geburt oder frühester Kindheit als Entwicklungsstörungen einzuordnen sind, fallen unter die Neurokognitiven Störungen ausschließlich erworbene Störungen, die einen Rückgang eines einmal erreichten, kognitiven Leistungsniveaus mit sich bringen. Eine Sonderstellung kommt ihnen im Vergleich zu anderen psychischen Erkrankungen auch insofern zu, als für sie in der Regel eine zugrunde liegende Ätiopathologie identifiziert werden kann, z. B. ein Schädel-Hirn-Trauma (SHT) oder ein Hirntumor. Zu betonen ist, dass trotz der Bezeichnung „Neurokognitive Störungen" keineswegs ausschließlich kognitive Störungen unter diese Kategorie fallen, sondern auch emotionale und Verhaltensstörungen. Sowohl die veränderte kognitive Leistungsfähigkeit als auch eine veränderte Selbst- und Fremdwahrnehmung des eigenen Verhaltens können sich wiederum negativ auf Selbstwert und Stimmung auswirken und somit v. a. auch mit affektiven und angstbezogenen Störungen einhergehen.

Die diagnostischen Kategorien im Kapitel F0 der ICD-10 variieren recht unsystematisch, z. B. zwischen Syndromen, die zahlreiche beeinträchtigte neurokognitive Funktionsbereiche umfassen (z. B. F00 bis F03: Demenzen, F06: Sonstige psychische Störungen) und Syndromen, die sich auf einen bestimmten Funktionsbereich fokussieren (z. B. F04: Organisches amnestisches Syndrom). Auch werden vereinzelt sehr spezifische ätiologische Ursachen mit den Diagnosen verknüpft (z. B. F07.1: Postenzephalitisches Syndrom), die jedoch mit einer Konstellation sehr unspezifischer Symptome (z. B. Unwohlsein, Reizbarkeit, kognitive Verschlechterung) einhergehen.

In den folgenden Kapiteln werden daher zum einen die am häufigsten beeinträchtigten neurokognitiven Funktionsbereiche im Einzelnen beschrieben, einschließlich des spezifischen Vorgehens in Diagnostik und Therapie (siehe Kapitel 33.1 bis 33.5), zum anderen werden neurodegenerative Erkrankungen vorgestellt, die mit einem umfassenden und progredienten Abbau in den verschiedenen kognitiven und affektiven Domänen einhergehen (siehe Kapitel 33.6). Aus Platzgründen kann in diesem Werk ausschließlich auf die wichtigsten neuropsychologischen Störungsbereiche (Sprache, Aufmerksamkeit, Gedächtnis, Exekutive Funktionen sowie Persönlichkeits- und Verhaltensänderungen) differenziert eingegangen werden. Es sei jedoch an dieser Stelle bereits darauf verwiesen, dass Kenntnisse der Diagnostik und Behandlung assoziierter Störungen der sensorischen Verarbeitung in verschiedenen Modalitäten sowie auch Beeinträchtigungen der Raumkognition und Motorik für die spätere berufliche Praxis im Bereich der Klinischen Neuropsychologie ebenfalls eine sehr wichtige Rolle spielen. Die folgenden Abschnitte sollen dazu genutzt werden, für die neurokognitiven Störungen einige im Hinblick auf die ätiologische Einordnung, Diagnostik und Therapie übergreifende Prinzipien einleitend vorzustellen.

Klassifikation

Das Kapitel F0 der ICD-10 definiert die im Kasten dargestellten diagnostischen Kategorien. Auf gegebenenfalls relevante Unterkategorien wird in den Kapiteln 33.1 bis 33.6 eingegangen.

Relevante diagnostische Kategorien im Kapitel „F0 – Organische, einschließlich symptomatischer psychischer Störungen" der ICD-10

- F00 Demenz bei Alzheimer-Krankheit
- F01 Vaskuläre Demenz
- F02 Demenz bei sonstigen andernorts klassifizierten Krankheiten
- F03 Nicht näher bezeichnete Demenz
- F04 Organisches amnestisches Syndrom, nicht durch Alkohol oder sonstige psychotrope Substanzen bedingt
- F05 Delir, nicht durch Alkohol oder sonstige psychotrope Substanzen bedingt
- F06 Sonstige psychische Störungen aufgrund einer Schädigung oder Funktionsstörung des Gehirns oder einer körperlichen Krankheit
- F07 Persönlichkeits- und Verhaltensstörungen aufgrund einer Krankheit, Schädigung oder Funktionsstörung des Gehirns
- F09 Nicht näher bezeichnete organische und symptomatische psychische Störung

In der Regel erfordert eine Kodierung aus einem F0-Kapitel einen zusätzlichen Code aus einem anderen ICD-10-Kapitel für die Verschlüsselung der zugrunde liegenden Ätiologie (z.B. Schlaganfall, Schädel-Hirn-Trauma, Alzheimer-Krankheit).

Im DSM-5 wird für die Diagnose einer neurokognitiven Störung zunächst das Vorliegen von Beeinträchtigungen in mindestens einer von sechs definierten neurokognitiven Domänen (siehe Kasten) gefordert, deren inhaltliche Definition und Diagnostik in den Kapiteln 33.1 bis 33.6 näher ausgeführt wird. Es wird dabei zwischen einer leichten und einer schweren Ausprägung unterschieden.

Diagnostik neurokognitiver Störungen nach DSM-5

A. Nachweis der Abnahme kognitiver Leistung relativ zum vorherigen Leistungsniveau in mindestens einer der folgenden *kognitiven Domänen:*
   - Komplexe Aufmerksamkeit,
   - Exekutive Funktion,
   - Lernen und Gedächtnis,
   - Sprache,
   - Perzeptiv-motorische Kognition,
   - Soziale Kognition.

   Die Diagnose wird gestellt auf Basis von
   1. Besorgtheit der betroffenen Personen oder der Einschätzung sachkundiger Dritter *und*
   2. einer objektiven Dokumentation der kognitiven Leistungsabnahme, vorzugsweise durch eine standardisierte neuropsychologische Diagnostik bzw. bei deren Fehlen durch eine sonstige quantifizierbare klinische Bewertung.

B. Einschätzung der Ausprägung der Abnahme kognitiver Leistung:
   Leicht: Die kognitive Abnahme ist als „mäßig" einzustufen und *beeinträchtigt nicht* die Fähigkeit zur selbstständigen Verrichtung von komplexen alltäglichen Aktivitäten (z.B. Bezahlen von Rechnungen oder Einnahme von Medikamenten).
   Schwer: Die kognitive Abnahme ist als „erheblich" einzustufen und *beeinträchtigt* die Fähigkeit zur selbständigen Verrichtung von Alltagsaktivitäten.

C. Die kognitiven Einschränkungen treten nicht ausschließlich im Zusammenhang mit einem Delir auf.

D. Die kognitiven Einschränkungen können nicht besser durch eine andere psychische Störung (z.B. Major Depression) erklärt werden.

Darüber hinaus können in den Zusatzkodierungen die (vermutete) medizinische Ätiologie und das Vorliegen einer Verhaltensstörung berücksichtigt werden (siehe Tabelle 33.1).

Die Diagnosestellung bedarf immer einer umfassenden klinischen Befunderhebung und einer ausführlichen fachärztlichen medizinischen Diagnostik zur Untersuchung der medizinischen Ätiologie. Sowohl die ICD-10 als auch das DSM-5 benennen nur eine Auswahl möglicher medizinischer Ätiologien explizit, darunter die neurodegenerativen Erkrankungen. Die Verschlüsselung weiterer Ätiologien, die kognitive Veränderungen nach sich ziehen können, ist jedoch möglich. Übergreifende Prinzipien neuropsychologischer Diagnostik werden in Kapitel 13 behandelt.

Allgemeine Angaben zu Verlauf und Epidemiologie

Der Verlauf neurokognitiver Erkrankungen kann in Abhängigkeit vom ätiologischen Subtyp erheblich schwanken. Einige Erkrankungen (z.B. Schlaganfälle) beginnen plötzlich und bleiben in der Regel nach anfänglicher Remission rela-

Tabelle 33.1: DSM-5-Zusatzkodierungen für neurokognitive Störungen

Zusatzkodierung	Beschreibung
Medizinischer Code für die assoziierte, ätiologisch für die neurokognitive Störung relevante Erkrankung	• Alzheimer-Erkrankung • Frontotemporale Lobärdegeneration • Lewy-Körper-Demenz • Vaskuläre Erkrankung • Schädel-Hirn-Trauma (SHT) • Substanz-/Medikamentenkonsum • HIV-Infektion • Prionen-Erkrankung • Parkinson-Erkrankung • Huntington-Erkrankung • Anderer Medizinischer Krankheitsfaktor • Multiple Ätiologien • Nicht Näher Bezeichnet
Verhaltensstörung	• *Ohne:* Falls die kognitive Störung nicht mit einer klinisch relevanten Verhaltensstörung einhergeht. • *Mit:* beispielsweise mit psychotischen Symptomen, affektiven Symptomen, Unruhe, Apathie oder anderen Verhaltenssymptomen.

tiv stabil. Andere ätiologische Subtypen können einen fluktuierenden Verlauf oder, im Falle neurodegenerativer Erkrankungen, eine Progression zeigen. Manche (z.B. SHT) treten über die gesamte Lebensspanne auf, andere treten im höheren Lebensalter mit höherer Wahrscheinlichkeit auf (z.B. neurodegenerative Erkrankungen). Neurokognitive Störungen, die in Kindheit und Jugend beginnen, können sich besonders nachteilig auf die Entwicklung auswirken, da die kognitiven Einschränkungen in Phasen auftreten, in denen gleichzeitig normale Schritte der kognitiven Reifung und Entwicklung erst noch vollzogen und abgeschlossen werden müssen und die externen Herausforderungen gerade an exekutive Handlungsanforderungen wachsen (z.B. durch Schuleintritt und Schulübertritte), was den Rückstand zu Gleichaltrigen überproportional vergrößern kann. Bei älteren Personen treten neurokognitive Störungen häufig vor dem Hintergrund internistischer Erkrankungen sowie motorischer und sensorischer Einschränkungen auf, was Diagnostik und Therapie deutlich erschwert (siehe Kapitel 35). Die Neuropsychologische Psychotherapie zeichnet sich dadurch aus, dass sie grundsätzlich lebensspannenübergreifend behandelt. Darüber hinaus können sich geschlechtsspezifische und kulturelle Besonderheiten darauf auswirken, inwiefern eine neurokognitive Erkrankung als solche wahrgenommen wird. Auf diese Aspekte geht u.a. Kapitel 36 näher ein.

Behandlung

Die neuropsychotherapeutische Behandlung neurokognitiver Störungen wird hinsichtlich ihrer übergreifenden Prinzipien in Kapitel 21 und störungsspezifisch in den nachfolgenden Kapiteln 33.1 bis 33.6 skizziert. Außerdem soll an dieser Stelle kurz auf die *International Classification of Functioning, Disability and Health (ICF)* (WHO, 2001) verwiesen werden, die in Kapitel 44 zur psychosomatischen und neuropsychologischen Rehabilitation näher vorgestellt wird und insbesondere, aber nicht ausschließlich in Kliniken für die Diagnostik und Behandlungsplanung herangezogen wird. Auf Basis einer gemäß ICD-10 diagnostizierten Erkrankung oder Gesundheitsstörung, zu denen auch erworbene Hirnerkrankungen zählen, erlaubt die ICF vor dem Hintergrund eines erweiterten biopsychosozialen Modells eine Therapieplanung, die sich an Aspekten der *funktionalen Gesundheit* orientiert. Diese ist als Ergebnis einer Wechselwirkung zu betrachten zwischen einer Person mit einem Gesundheitsproblem gemäß ICD-10 und ihren umweltbezogenen und personenbezogenen Kontextfaktoren und deren Auswirkung auf ihre Körperfunktionen und -strukturen, ihre Aktivitäten und ihre Teilhabe an verschiedenen Lebensbereichen (siehe Abbildung 33.1).

Auf diese Aspekte wird im Einzelnen im Kapitel 44 näher eingegangen – sie werden an dieser Stelle jedoch erwähnt, um vorbereitend auf die störungsspezifischen Kapitel deutlich zu machen, dass eine neuropsychotherapeutische Behandlung keinesfalls eine reine Behandlung beeinträchtigter Testwerte sein sollte, sondern vielmehr die Behandlung eines Individuums vor dem Hintergrund seiner lebensgeschichtlichen Zusammenhänge. Somit können bei gleicher Ätiologie und objektiv gesehen ähnlichen Leistungen in neuropsychologischen Testverfahren (vgl. Kapitel 13) die Therapieziele und -möglichkeiten erheblich schwanken. Die Aufgabe Neuropsychologischer Psychotherapeut:innen besteht darin, die Zusammenhänge zu verstehen und spezifische neuropsychotherapeutische Kenntnisse flexibel und integrativ in die Behandlung einfließen zu lassen.

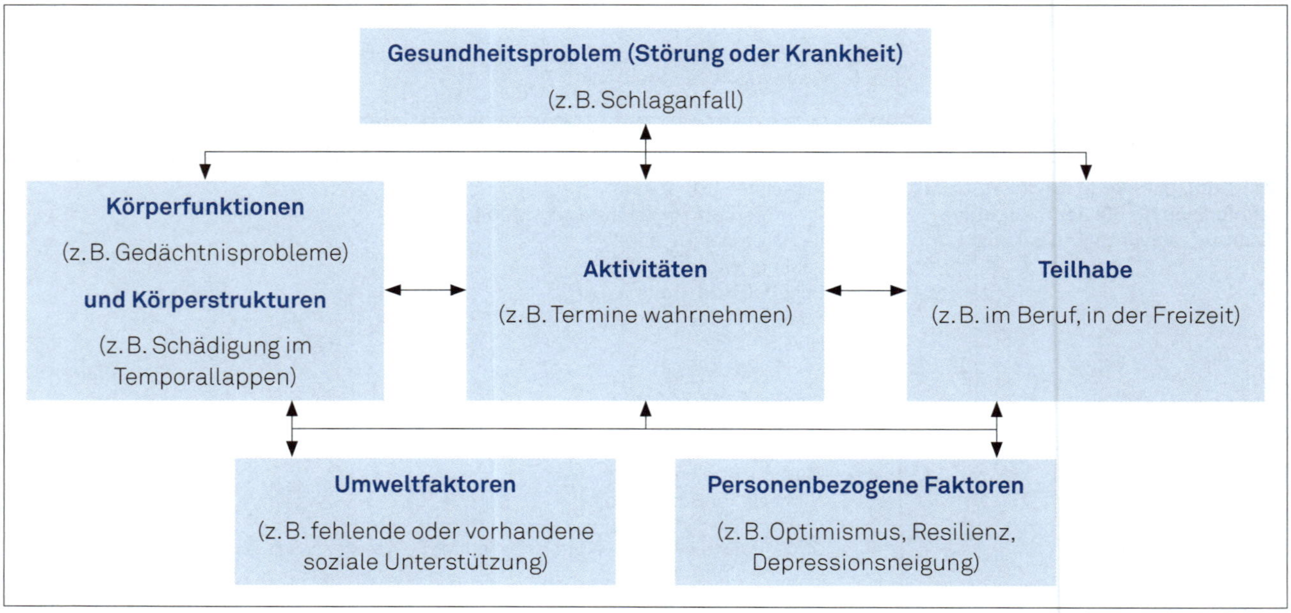

Abbildung 33.1: Biopsychosoziales Modell der ICF

Literatur

American Psychiatric Association (APA). (2013). *Diagnostic and statistical manual of mental disorders, fifth edition*. Arlington: American Psychiatric Association. https://doi.org/10.1176/appi.books.9780890425596

World Health Organization (WHO). (1992). *The ICD-10 classification of mental and behavioural disorders*. Geneva: WHO Press.

World Health Organization (WHO). (2001). *International classification of functioning, disability and health (ICF)*. Geneva: WHO Press.

World Health Organization (WHO). (2018). *International classification of diseases 11th Revision*. Retrieved from https://icd.who.int

33.1 Sprachstörungen und kognitive Kommunikationsstörungen

Julia Büttner-Kunert

Inhaltsübersicht

33.1.1 Klinische Merkmale

Störungen der Sprache und der Kommunikation können bei unterschiedlichen neurokognitiven Erkrankungen auftreten. Hierbei unterscheidet man zwischen Störungen, die direkt sprachstrukturelle Fähigkeiten betreffen, und solchen, die vielmehr für die Organisation und Planung von Kommunikationsprozessen zuständig sind. Die erste Gruppe der Störungen wird als *Aphasien* bezeichnet und die zweite Gruppe als *Kognitive Kommunikationsstörungen* (Cognitive Communication Disorders [CCD]; Büttner & Glindemann, 2019). Aphasien und CCD können bei unterschiedlichen neurologischen bzw. psychischen Erkrankungen auftreten. Da sprechmotorische Störungen und Aphasien weniger in den direkten Behandlungsbereich von (Neuropsychologischen) Psychotherapeut:innen fallen, liegt der Fokus in diesem Kapitel auf CCD. Eine Übersicht über differenzialdiagnostische Aspekte zentralnervös bedingter Kommunikationsstörungen findet sich in Kapitel 33.1.2.

33.1.1.1 Aphasien

Eine *Aphasie* ist eine erworbene Störung sprachlicher Fähigkeiten durch eine Schädigung oder Erkrankung sprachrelevanter kortikaler und subkortikaler Areale, die sich in der sprachdominanten (in etwa 90 % aller Fälle) linken Hirnhemisphäre befinden (Flöel & Stahl, 2019).

Bei Aphasien sind bereits grundlegende sprachstrukturelle Funktionen wie die Lautstruktur von Wörtern (Phonologie), das Verstehen der Bedeutung von Wörtern (Semantik) oder die Grammatik (Morphosyntax) gestört. Aphasische Störungen können in der Sprachproduktion und in der Sprachrezeption vorliegen. Neben der Lautsprache kann auch das Lesen, Schreiben und die Verarbeitung von Zahlwörtern beeinträchtigt sein (Schneider et al., 2021). Traditionell werden aphasische Symptome Standardsyndromen (Broca-Aphasie, Wernicke-Aphasie, amnestische Aphasie und globale Aphasie) oder Nichtstandardsyndromen (Leitungsaphasie, transkortikal-motorische Aphasie, transkortikal-sensorische Aphasie und transkortikal-gemischte Aphasie) zugeordnet (für eine ausführliche Übersicht siehe Flöel & Stahl, 2019).

Fallbeispiel: Broca-Aphasie

Herr R., 47 Jahre (linksseitiger anteriorer Mediateilinfarkt, acht Monate post onset), möchte der Therapeutin erzählen, dass er über das Wochenende zusammen mit seiner Frau (Monika) am Gardasee war. Statt mit grammatisch korrekten Sätzen kann er sich nur agrammatisch und inhaltsarm äußern. Er produziert Ein- bis Zweiwortsätze ohne Flexionsformen, ohne Präpositionen und ohne Vergangenheitsformen. Er kann seine Fehler wahrnehmen, aber auch aufgrund der ausgeprägten lexikalischen Störungen im Wortabruf (Wortfindungsstörungen, Paraphasien) gelingt es ihm nicht, diese unmittelbar und gezielt zu korrigieren: „Ich ... Moni ... Urlaub ... fahren ... Montag ... nein ... Freitag ... nein ... Sams ... Samstag ... Gar ... Gar ... da ... Ga.da.see."

Fallbeispiel: Wernicke-Aphasie

Frau P., 63 Jahre (Ischämie linksseitig, superiorer Temporallappen), versucht im Aachener Aphasie Test ein Bild zu benennen. Sie kann das Zielwort „Staubsauger" nicht abrufen, stattdessen produziert sie Paragrammatismus (scheinbar grammatisch korrekte Konstruktionen) und Jargon (Wortneuschöpfungen). Ihr Sprachverständnis und das Monitoring für die eigenen Fehlbenennungen sind beeinträchtigt, daher gelingt es ihr auch nicht, sich zu korrigieren: „Das ist ein Busein ... ein Formvollerfahrt ... klopfen die voller puller mit den gezweige macht die Mutter."

33.1.1.2 Kognitive Kommunikationsstörungen (Cognitive Communication Disorders)

Cognitive Communication Disorders (CCD) sind Störungen der verbalen und non-verbalen Kommunikationsfähigkeit, ohne dass primär aphasische Symptome vorliegen. In diesen Fällen können Läsionen in (prä-)frontalen und rechtshemisphärischen Hirnarealen zu neurokognitiven Störungen der Kommunikationsfähigkeit führen (Büttner, 2014). Es liegen sprachlich-kommunikative Defizite in der Strukturierung und Organisation von Kommunikationsprozessen vor (Büttner & Glindemann, 2019). Diese resultieren aus einer beeinträchtigten Interaktion kognitiver, linguistischer, behavioraler bzw. psychosozialer Faktoren (Büttner-Kunert et al., 2022; MacDonald, 2017). Bei CCD sind pragmatisch-kommunikative Fähigkeiten und die Effizienz und Präzision der Sprachverarbeitung beeinträchtigt. Mit Pragmatik wird die Fähigkeit bezeichnet, Sprache flexibel in verschiedenen Kontexten und Kommunikationssituationen zu gebrauchen. Dazu zählt z. B. das Verstehen von indirekt gemeinten oder übertragenen Inhalten (z. B. „Es zieht." → „Bitte schließ die Tür!"; „Könnten Sie kurz ein Auge auf meine Tasche haben?" → „Bitte passen Sie auf meine Tasche auf."). CCD können in Abhängigkeit von der Grunderkrankung von Veränderungen in der Persönlichkeit, einer fehlerhaften Impulskontrolle oder Störungen in der Empathiefähigkeit überlagert sein (McDonald et al., 2014; siehe Kapitel 33.5). CCD betreffen daher häufig auch das Kommunikationsverhalten (z. B. Missachten der Bedürfnisse des:der Gesprächspartner:in, verbale Distanzlosigkeit; Regenbrecht et al., 2020).

Fallbeispiel: CCD nach Schädel-Hirn-Trauma (SHT)

Herr S., 47 Jahre, hatte ein Schädel-Hirn-Trauma (SHT) nach einem Sturz aus sechs Metern Höhe bei einem Arbeitsunfall. Das Ereignis liegt bereits 13 Monate zurück. Er beschreibt in einer Therapiestunde seinen Weg zur Arbeit und weicht plötzlich stark vom Thema ab und findet nicht mehr zum eigentlichen Ausgangsthema („Weg zur Arbeit") zurück. Er verliert sich in einer sehr detaillierten Beschreibung der Renovierung seiner Küche und macht hierbei Angaben, die für die Zuhörerin nicht relevant sind.

Herr S.: Also ich nehm die B20 bis Vaterstetten und biege dann im Kreisverkehr links ab. Da ist dann alles wieder da gewesen. Das war faszinierend. Und das war so um Weihnachten. Nach dem Unfall, das heißt 2017. Da bin ich abgeholt worden von meiner Frau und meinem Schwager und da hab ich ... Also 2016 habe ich eine neue Küche eingebaut.

Th.: Okay, wir wollten eigentlich über Ihren Weg zur Arbeit sprechen.

Herr S.: Und da hab ich ein Wasserrohr eingebaut.

Th.: Alles selber eingebaut?

Herr S.: Ja, ich hab halt den Raum hergerichtet.

Th.: Okay.

Herr S.: Und die Küche ist dann geliefert worden, wie ich wieder fertig war. Und da hab ich noch die ganze Küche gewusst, aber nicht mehr was für einen Dunstabzug wir haben. Und dann hab ich nur einen Dunstabzug gesehen. Und dann ist praktisch der ganze Film abgelaufen, wie ich den Aufhänger vom Monteur gekriegt habe, wie ich im Keller runtergegangen bin, mir aus meinen Multiplexplatten einen Untersetzer rausgesprengt, herausgeschraubt, rausgeschnitten hab und dann praktisch gestrichen oder lackiert mit Wachsbeize und dann gebürschtelt hab und mit dem dann aufgebaut, weil ich hab ja praktisch ein Balkenlager.

Im folgenden Kasten werden typische Symptome einer CCD zusammengefasst.

Symptome einer CCD

- Schwierigkeiten beim Sprecherwechsel („ins Wort fallen" oder zu lange Pausen),
- Schwierigkeiten beim Erzählverhalten (kein „roter Faden", falsche kausale Abfolge),
- Probleme bei indirekten und angedeuteten Inhalten (z. B. bei Witz und Ironie, Metaphern),
- falsche Einschätzung des Wissens des:der Gesprächspartner:in,
- reduzierte nonverbale Kommunikation in Gesprächen (Probleme beim angemessenen Einsatz und Verständnis von Mimik, Gestik und Prosodie), zu wenige Wortnennungen, Kategorienfehler und Wiederholungsfehler in Wortflüssigkeitsaufgaben,
- stilistisch inadäquate oder vage Formulierungen (z. B. Umgangssprache in Bewerbungsschreiben),
- Wortfindungsstörungen (v. a. unter Zeitdruck),
- Auffälligkeiten in der Bearbeitungs- bzw. Lesedauer (stark erhöhte oder verkürzte Bearbeitungszeit mit vielen Fehlern, Hängenbleiben an Textpassagen).

33.1.2 Klassifikation und Diagnostik

In der Behandlung von Aphasien und CCD sollten die Diagnosestellung und die Planung der Therapie von sprachtherapeutischen und neuropsychologischen Fachkräften gemeinsam vorgenommen werden. Insbesondere sollte neuropsychologisch der mögliche Beitrag von Störungen in verschiedenen kognitiven Bereichen, wie z. B. Aufmerksamkeit (siehe Kapitel 33.2), Gedächtnis (siehe Kapitel 33.3) oder exekutiven Funktionen (siehe Kapitel 33.4), überprüft werden. So können Schwierigkeiten in diesen Bereichen ebenso dazu führen, dass Betroffene „den Faden verlieren", ihnen Worte nicht einfallen oder sie aufgrund mangelnder Inhibitionsfähigkeit anderen ins Wort fallen. Ebenso können Beeinträchtigungen sozialer Kognitionen (siehe Kapitel 33.5) dazu führen, dass auf intendierte Aussagen eines:einer Gesprächspartner:in nicht eingegangen wird.

In Tabelle 33.2 sind die Indikationsschlüssel für zentrale Störungen des Sprechens, der Sprache und der Kommunikation nach ICD-10 und ICD-11 angeführt. Dabei bestehen – je nach Grunderkrankung – verschiedene Möglichkeiten, die Störungen diagnostisch einzuordnen.

Tabelle 33.2: Sprach- und Kommunikationsstörungen in ICD-10 und ICD-11

Indikation	ICD-10	ICD-11
Aphasie/Dysphasie	• R47.0 Dysphasie und Aphasie	• MA80.0 Aphasie • MA8Y Sonstige näher bezeichnete Symptome mit Beteiligung der Sprache oder der Stimme • MB0Y Sonstige näher bezeichnete Symptome oder klinische Befunde der Sprache oder der Stimme
Kognitive Kommunikationsstörung/ CCD (in Zusammenhang mit spezifischer Ätiologie einer neurokognitiven Störung verschlüsselt, z. B. nach Schädel-Hirn-Trauma oder im Rahmen bestimmter Demenzformen)	• G31.0 Umschriebene Hirnatrophie • R47.8 Sonstige und nicht näher bezeichnete Sprech- und Sprachstörungen	• 6D83 Frontotemporale Demenz (inkl. Primär Progressive Aphasie, logopenische progressive Aphasie) • 6E0Y Sonstige näher bezeichnete neurokognitive Störung • 6D80 Demenz durch Alzheimer-Krankheit • 8E4Y Sonstige näher bezeichnete Krankheit des Nervensystems • 06 Psychische Störung, Verhaltensstörungen oder neuronale Entwicklungsstörungen

Tabelle 33.3: Differenzialdiagnostische Aspekte bezogen auf verschiedene Typen von zentralen Sprachstörungen

	Aphasie	CCD	Alexie	Agraphie
Beschreibung	Störung in der Rezeption und Produktion (mündlich und schriftlich); basale sprachliche Fähigkeiten können bereits gestört sein	Störung der Sprachpragmatik und der Effizienz der Sprachverarbeitung	Isolierte Störungen des Lesens nach dem bereits erfolgten Erwerb von Lesefertigkeiten	Isolierte Störungen des Schreibens nach dem bereits erfolgten Erwerb von Schreibfertigkeiten
Diagnostik	Diagnostik durch sprachsystematische Tests (= Aphasietests)	In Aphasietests meist unauffällig, Diagnostik auf Ebene der Pragmatik und der Textverarbeitung	In Aphasietests unauffällig außer bei Subtests zum Lesen	In Aphasietests unauffällig außer bei Subtests zum Schreiben
Besonderheiten	Kontext erleichtert die Kommunikation	Basale sprachliche Fähigkeiten erhalten	Teilleistung betroffen	Teilleistung betroffen
Verhalten/Leistung in Wortflüssigkeitsmessungen	Wortflüssigkeit stark reduziert	Wortflüssigkeit reduziert, Kategorienfehler möglich	keine Störung der mündlichen Wortflüssigkeit	keine Störung der mündlichen Wortflüssigkeit

Von den Aphasien und den CCD sind isolierte Störungen des Lesens (Alexie) und/oder Schreibens (Agraphie) abzugrenzen, ebenso Störungen der Artikulation (Dysarthrie), der sprechmotorischen Planung (Sprechapraxie) sowie der Stimmgebung (Dysphonie). Differenzialdiagnostische Aspekte (siehe Tabelle 33.3) beziehen sich daher auf die Unterscheidung von primären Störungen der Sprache (Laut- vs. Schriftsprache, Rezeption vs. Produktion) sowie der Pragmatik.

Exemplarisch sind in Tabelle 33.3 die Leistung bzw. das Verhalten in Wortflüssigkeitsaufgaben (fluency paradigma) aufgeführt. Wortflüssigkeitsaufgaben sind in der neuropsychologischen und sprachtherapeutischen Diagnostik weit verbreitet und sehr sensitiv für kognitiv-linguistische Störungen. Aufgrund der vielfältigen kognitiv-linguistischen Prozesse, die bei Wortflüssigkeitsmessungen (z. B. „Nennen Sie Wörter mit ‚M'!", „Nennen Sie Lebensmittel!") aktiviert werden müssen, und der unnatürlichen Aufgabenstellung, liefern diese jedoch wenig spezifische Aussagen über die Ursachen und das Ausmaß von Kommunikationsstörungen.

Nach erworbenen Hirnschädigungen können sowohl Aphasien als auch CCD vorliegen. Dies erschwert eine Differenzialdiagnose. Mögliche neuropsychologische und psychopathologische Begleitstörungen können die Diagnostik und die sprachtherapeutische Behandlung beeinflussen. Diese sind in Tabelle 33.4 aufgeführt.

Neben der Überprüfung von basalen kognitiven und sprachstrukturellen Fähigkeiten sollten zusätzlich spezifische Leistungsüberprüfungen erfolgen. Eine Orientierung, welche

Tabelle 33.4: Neuropsychologische und psychopathologische Begleitstörungen von Aphasien und CCD

Neuropsychologische Probleme[1]	Psychopathologische Probleme
• Hemianopsie (halbseitiger Ausfall des Gesichtsfeldes) • Doppelbilder • Neglect (Vernachlässigung der linken Raum- oder Körperhälfte) • Anosognosie (Verminderte Störungswahrnehmung) • Apraxien (Unfähigkeit, zielgerichtete Bewegungen auszuführen) • Agnosien (Wahrnehmungsstörungen) • Amnesien (Gedächtnisstörungen) • Vigilanzminderung (reduzierte Wachheit) • Aufmerksamkeitsdefizite • Störungen der Affekt- und Impulskontrolle • Störungen der Exekutivfunktionen	• Depressionen („post stroke depression") • Schlafstörungen • Angststörungen • Fatigue (verminderte Belastbarkeit)

Anmerkung: [1] siehe Kapitel 33.2 bis 33.6 für nähere Erläuterungen

Tabelle 33.5: Diagnostikverfahren für Sprach- und Kommunikationsstörungen

Störungsbereich	Diagnostikverfahren
Gesprächsverhalten	• Angehörigenfragebogen zum Kommunikationsverhalten von Schlaganfallpatienten (FKS; Arnold et al., 2012) • La Trobe Communication Questionnaire (LCQ; Douglas et al., 2007; deutschsprachige Übersetzung und Validierung: Büttner-Kunert et al., 2021)
Pragmatik	• Kommunikativ-pragmatisches Screening (KOPS; Glindemann, Zeller & Ziegler, 2018) • MEC-Test (Protocol Montréal d'Évaluation de la Communication; Ska et al., 2016)
Textebene	• MAKRO Screening (Büttner, 2018)
Sprachsystematische Testverfahren/Screenings	• Aachener Aphasie Test (Huber et al., 1983) • Bielefelder Aphasie Screening (BIAS A&R; Richter & Hielscher-Fastabend, 2018) • Dyslexie modellorientiert (DYMO; Schumacher et al., 2020)
Semantik/Lexik	• Bielefelder Wortfindungsscreening (BIWOS; Benassi, 2012) • Nonverbaler Semantiktest (NVST; Hogrefe et al., 2022)

Schritte bei der interdisziplinären Diagnostik berücksichtigt werden müssen, geben Regenbrecht und Guthke (2017). Eine Möglichkeit, um Symptome von CCD in einem Erstgespräch zu erkennen, ist die „Checkliste für Kognitive Kommunikationsstörungen nach Erworbener Hirnschädigung" (CCCABI-DE) von MacDonald (2019).

Für die Diagnostik von CCD und Restaphasien eignen sich Fragebögen zur Selbst- und Fremdeinschätzung, Testverfahren zu pragmatischen und semantisch-lexikalischen Fähigkeiten sowie die Diagnostik auf Textebene. Für die Diagnostik von Aphasien werden sprachsystematische Testverfahren angewandt, die das Verstehen und die Produktion bereits auf Wort- und Satzebene überprüfen. Diese Verfahren sind in Tabelle 33.5 aufgelistet.

33.1.3 Epidemiologie

Zur Epidemiologie von zentralen Sprach- und Kommunikationsstörungen gibt es keine spezifischen Daten. Die derzeit verfügbaren epidemiologischen Daten beziehen sich auf die häufigsten neurologischen Grunderkrankungen, die die jeweilige Kommunikationsstörung bedingen. Mögliche Erkrankungen, die von zentralen Kommunikationsstörungen begleitet werden können, sind:

- Kopfverletzungen (z. B. durch Stürze, Unfälle oder sportbedingte häufige Gehirnerschütterungen),
- zerebrovaskuläre Erkrankungen (z. B. Schlaganfälle oder Hirnblutungen),
- Hirntumore (gutartige oder bösartige Geschwülste im Gehirn, Hirnmetastasen),
- degenerative Erkrankungen des Gehirns (z. B. Parkinson-Syndrome, diverse Demenztypen, Amyotrophe Lateralsklerose, Chorea Huntington),
- entzündliche Erkrankungen (z. B. Multiple Sklerose, Gehirnentzündungen wie beispielsweise die Herpes-Simplex-Enzephalitis),
- psychische Erkrankungen (z. B. Schizophrenie oder Depression; Rosenthal & Hillis, 2012).

Am häufigsten treten Aphasien nach Schlaganfällen auf (ca. 80 %). Verlässliche Zahlen für andere Grunderkrankungen, die eine Aphasie nach sich ziehen können, liegen bislang nicht vor (Flöel & Stahl, 2019). Nach einem Schlaganfall haben initial etwa 30 % der Menschen eine Aphasie, bei ca. 20 % bestehen auch in der chronischen Phase aphasische Defizite (Rubi-Fessen, 2017). Die Prävalenz von CCD nach rechtshemisphärischen Läsionen wird auf ca. 50 % bis 80 % geschätzt. Bei CCD nach SHT wird von 60 bis 80 % ausgegangen (Christman Buckingham & Sneed, 2020). Allerdings basieren diese Zahlen nicht auf großen Stichproben, sodass diese Werte als Trendaussagen aufgefasst werden sollten. Langzeitstudien deuten darauf hin, dass kognitiv-linguistische Defizite auch noch in der chronischen Phase die kommunikative Partizipation und Lebensqualität negativ beeinflussen können (Olver et al., 1996). Erschwerend für die Erstellung von epidemiologischen Daten kommt hinzu, dass Defizite auf Gesprächsebene oder in der Textkompetenz bislang kaum standardmäßig erfasst werden und somit statistisch nicht abgebildet werden (Büttner, 2016). Psychische Erkrankungen gehen nicht mit Aphasien im engeren Sinne einher; sie können jedoch CCD bedingen.

33.1.4 Störungsmodelle

Zentrale Sprach- und Kommunikationsstörungen werden in Modelle zur Sprachverarbeitung eingeordnet, die in ihrer Spezifikation und Ausrichtung für den jeweiligen Typ geeignet sind.

Aphasien werden mithilfe kognitiv-linguistischer Modelle dargestellt, die unterschiedlich strukturiert sind und verschiedene Mechanismen in der Sprachverarbeitung annehmen. Im Prinzip unterscheidet man serielle Modelle (Annahme autonomer Module) und konnektionistische Modelle (Annahme der Interaktion von Komponenten). Eine Kernannahme von autonomen Modellen (z. B. des Logogen-Modells) ist, dass Lesen und Schreiben als eigene Prozesse verstanden werden, die unabhängig von der Lautsprache verarbeitet werden. Konnektionistische Modelle sind bislang wenig in diagnostischen Verfahren berücksichtigt worden, obwohl sie den natürlichen Prozessen der Sprachverarbeitung näherkommen als andere Modellvorstellungen.

Durch die Erkenntnisse neurolinguistischer und psycholinguistischer Studien geht man von hybriden Mechanismen in der Sprachverarbeitung aus. Eines der bekanntesten hybriden Modelle ist das Sprachproduktionsmodell von Levelt (1998). Ganz zentral ist in diesem Modell die Annahme, dass das Ziel der Sprachproduktion in der Realisierung von kommunikativen Intentionen besteht (siehe Abbildung 33.2). Dieses verdeutlicht auch den bereits angesprochenen Beitrag von Gedächtnis und exekutiver Handlungssteuerung. Es besteht aus den im folgenden Kasten beschriebenen Komponenten.

Komponenten des Sprachproduktionsmodells

- **Konzeptualisator.** Erzeugen der Redeabsicht (präverbale Planung) und Übertragung dieser in Sprechakte. Es erfolgt die Sequenzbildung von Sprechakten unter Berücksichtigung des kommunikativen Kontexts. Dies erfordert den Einbezug von Wissensstrukturen aus dem Langzeitgedächtnis (z. B. Skriptwissen, Gesprächskonventionen). Der inkrementelle Prozess der Sprachplanung wird mithilfe von Monitoring kontrolliert. Es erfolgt ein Übertrag von Sprechakten in Propositionen (Bedeutungseinheiten). Diese werden an den Formulator weitergeleitet.
- **Formulator.** Hier erfolgt die grammatische und phonologische Enkodierung. Unter Einbezug der Informationen aus dem Lexikon werden fertige grammatische und phonologische Pläne gebildet und an den Artikulator zur sprechmotorischen Realisierung weitergeleitet.
- **Artikulator.** Vorbereiten und Starten der Sprechmotorik. Muskuläre Ausführung durch den Artikulationsapparat.
- **Lexikon.** Mentales Lexikon, das semantisch-syntaktische Informationen von Bedeutungskonzepten (Lemma) sowie die zugehörige Wortform von Lexikoneinträgen (Lexeme) enthält.

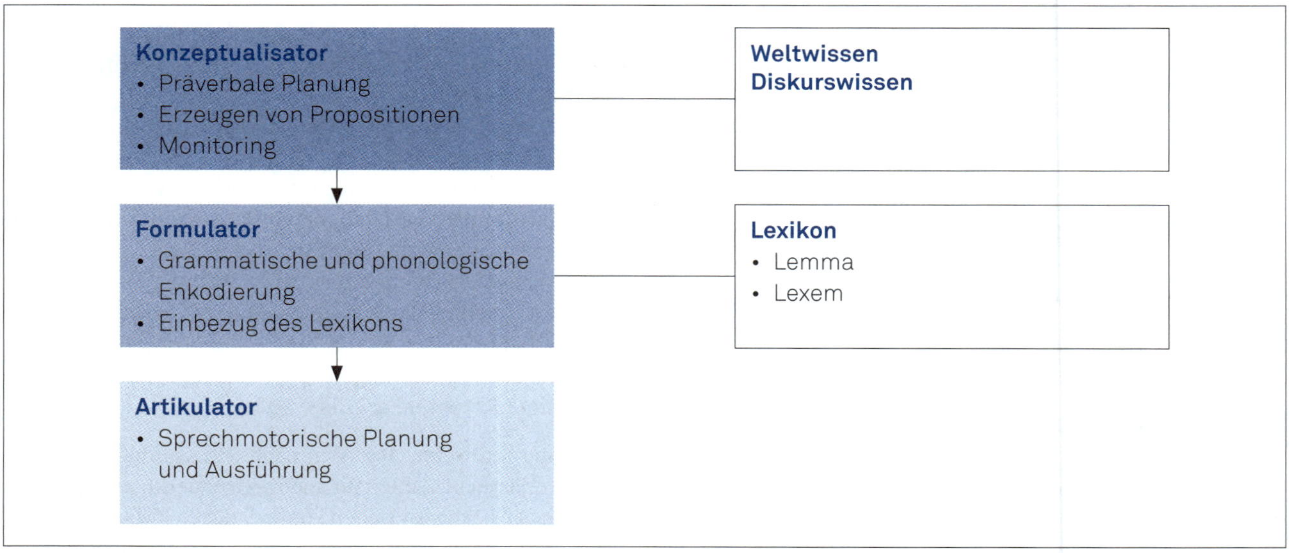

Abbildung 33.2: Sprachproduktionsmodell, stark vereinfacht nach Levelt (1998)

Das Modell von Levelt bietet die Möglichkeit der differenzialdiagnostischen Einordnung. Während man davon ausgeht, dass bei Aphasie die Phase der präverbalen Planung im Konzeptualisator eher ungestört ist, können bei CCD bereits in dieser Phase der Sprachproduktion Störungen vorliegen. Darüber hinaus kann abgebildet werden, wie kognitive Dysfunktionen (z. B. Störungen des Arbeitsgedächtnisses) die Auswahl von Bedeutungskonzepten und die syntaktische Generierung stören, auch wenn keine Aphasie vorliegt.

Bei CCD muss zudem beachtet werden, dass die Symptome sehr heterogen sein können. Sie resultieren aus Wechselwirkungen von Störungen in Sprache, Kognition und Verhalten. In Abbildung 33.3 ist visualisiert, wie sich diese Domänen gegenseitig bedingen. Liegen z. B. Dysfunktionen des Exekutivsystems vor (z. B. durch diffuse Axonschäden und fokale präfrontale Schädigung) kann die Fähigkeit, Bedeutungskonzepte kohärent zueinander in Relation zu setzen, beeinträchtigt sein. Eine Folge können dann soziale, kognitive und kommunikative Störungen sein, z. B. in der Gesprächsorganisation oder der Sinnentnahme aus Texten (Büttner & Glindemann, 2019).

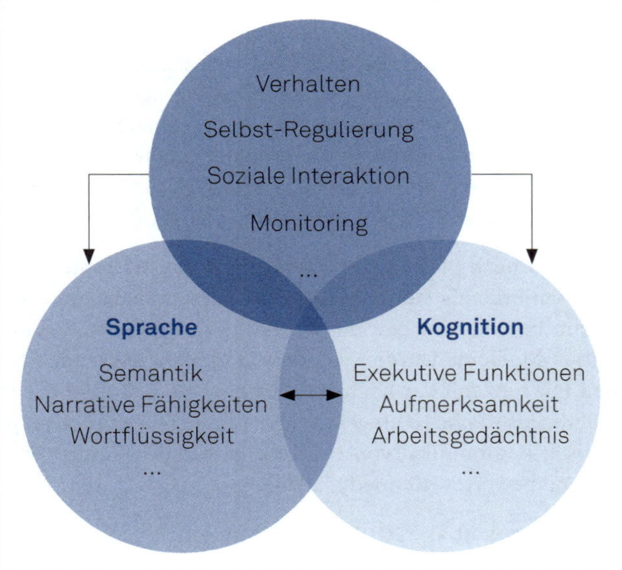

Abbildung 33.3: Kognitive Kommunikationsstörung als ein Resultat gestörter kognitiv-sprachlich-behavioraler Interaktion

33.1.5 Therapie: Interaktion von Sprachtherapie und Neuropsychologischer Psychotherapie

Sprachstörungen wie Aphasien werden klassischerweise in erster Linie von Logopäd:innen therapiert. Treten sie jedoch infolge einer erworbenen Hirnschädigung auf und bestehen durch diese auch kognitive und affektive Veränderungen, wie sie insbesondere bei den CCD begleitend auftreten, kann auch die Indikation für eine neuropsychologische Psychotherapie erfüllt sein (siehe unten). Für die Behandlung von CCD liegen bislang keine spezifischen Leitlinien vor. Die S2k-Leitlinie „Aphasie und Sprechapraxie: Diagnostik und Therapie" wird derzeit von einem interdisziplinären Konsortium überarbeitet und wird voraussichtlich 2024 veröffentlicht. International liegen jedoch durchaus Empfehlungen vor, welche diagnostischen und therapeutischen Verfahren in der Behandlung von Aphasien und Kognitiven Kommunikationsstörungen herangezogen werden sollen (Togher et al., 2014). Diesen zufolge sollte die Rehabilitation von Personen mit kognitiv-kommunikativen Störungen den prämorbiden Kommunikationsstatus berücksichtigen, individuell auf die Bedürfnisse, Ziele und Fähigkeiten der Person abgestimmt sein sowie die Schulung von Kommunikationspartner:innen einschließen (Coaching, Training), um das Generalisieren auf den Alltag zu erleichtern. Dies entspricht den allgemeinen Behandlungsgrundsätzen der Neuropsychologischen Psychotherapie (siehe Kapitel 21). Es gibt starke Evidenz für eine personenzentrierte Behandlung kognitiv-kommunikativer Störungen und den Einsatz von Instruktionsstrategien wie fehlerreduziertes Lernen, metakognitives Strategietraining sowie Gruppentherapie mit Fokus auf Pragmatik und soziale Kompetenz (Togher et al., 2014; Thoma et al., 2023). Dabei handelt es sich z. T. um Gruppenprogramme, die auch für die Behandlung soziokognitiver Störungen bei Menschen mit erworbenen Hirnschädigungen in der Neuropsychologischen Psychotherapie eingesetzt werden (siehe Kapitel 33.5).

Ein Beispiel für fehlerreduziertes Lernen ist die Methode der absteigenden Hilfestellungen (z. B. beim lexikalischen Training bei Wortabrufstörungen). Diese besteht aus mehreren Stufen: In der ersten Stufe wird das Zielwort (z. B. „Kugelschreiber") komplett vorgegeben, in der zweiten Stufe wird der Wortanfang bzw. die erste Silbe als Anlauthilfe durch den:die Therapeut:in genannt („Ku"), in der dritten Stufe wird nur noch ein semantischer Lückensatz („zum Unterschreiben nehme ich einen ...") oder die Vorgabe des definiten Artikels („der ...") vorgegeben. In der letzten Stufe soll der Wortabruf dann ohne Hilfestellung erfolgen. Vorteile des fehlerreduzierten Lernens sind, dass durch diese Lernmethode auch bei reduzierter Frustrationstoleranz oder auch sehr schweren Störungen der Sprachsystematik und/oder des Gedächtnisses Inhalte vermittelt werden können und die Motivation durch „Erfolgserlebnisse" eher beibehalten werden kann als vergleichsweise bei fehlerbehafteten Methoden (Machleb & Seyboth, 2020).

Da sich CCD häufig erst auf pragmatischer Ebene, z. B. im Gesprächsverhalten zeigen, ist es eine diagnostische Herausforderung, den individuellen (prämorbiden) Kommunikationsstil von Veränderungen abzugrenzen. Daher ist hier eine multiperspektivische Herangehensweise indiziert, die sowohl die Sichtweise von Betroffenen als auch von deren Bezugspersonen beinhaltet (Regenbrecht et al., 2020).

Bei einer Aphasie sollte von der Akutphase bis zur chronischen Phase eine hochfrequente Sprachtherapie angeboten werden und dies auch unabhängig vom Schweregrad der sprachlichen Defizite. Inhalte der Therapie werden individuell den Zielsetzungen und Bedürfnissen von Betroffenen angepasst und sollten im Sinne einer kontextsensitiven Rehabilitation aus alltagsnahen Aufgaben (z. B. Training kommunikativer Fähigkeiten beim Arztbesuch oder beim Einkaufen, Einsatz einer elektronischen Kommunikationshilfe) bestehen. Diese können Übungen zum auditiven und visuellen Sprachverständnis beinhalten oder auch Übungen zur Verbesserung der Sprachproduktion (mündlich, schriftlich). Das sprachliche Material wird in Bezug auf die Schwierigkeit im Bearbeiten (z. B. Frequenz der Wörter, syntaktische Komplexität) dem Leistungsstand der Betroffenen angepasst und sukzessive gesteigert. Um eine hohe Übungsfrequenz zu erreichen, wird die Einzeltherapie durch PC-Training, personalisierte Apps (z. B. Neolexon) und Gruppentherapieangebote ergänzt. Die Wirksamkeit der Sprachtherapie ist von der Intensität und Dauer der Behandlung abhängig. Empfohlen werden fünf bis sechs Übungsstunden pro Woche über einen längeren Zeitraum (Flöel & Stahl, 2019).

Für CCD liegen die meisten Therapieansätze für Kommunikationsstörungen nach SHT in der chronischen Phase vor. Hier stehen gruppenbasierte Ansätze für einen positiven Outcome in der sozialen und kommunikativen Teilhabe. Besonders das „soziale Kompetenztraining“ und „pragmatisch-kommunikative“ Ansätze sind zu empfehlen (Cicerone et al., 2011). Bei diesen Trainings erhalten Betroffene ein Feedback zu ihrem Dialogverhalten (z. B. in Bezug auf soziale Angemessenheit, Kohärenz) durch Therapeut:innen oder Peers. Zugleich werden ihnen spezifische Strategien vermittelt, wie sie ihr Kommunikationsverhalten verbessern können. In der Einzeltherapie stehen Inhalte zur Verbesserung der Textebene oder des Wortabrufs im Vordergrund (Büttner & Glindemann, 2019). Einen Schwerpunkt auf Kommunikationstrainings für Menschen mit CCD und deren Angehörige bzw. Bezugspersonen haben die frei zugänglichen Webinare der Universität Sydney (vgl. https://www.youtube.com/channel/UCcp6RVnaffd_GMSjT_l0TTg).

In der Neuropsychologischen Psychotherapie können mithilfe neuropsychologischer Standardinterventionen (siehe Kapitel 21) die kognitiven Beeinträchtigungen (z. B. in den Bereichen Aufmerksamkeit, Gedächtnis, exekutive Funktionen und soziale Kognitionen, siehe Kapitel 33.2 bis 33.5) behandelt werden, die zu den aphasischen Störungen und CCD beitragen. Ebenso können die häufig begleitenden depressiven Störungen und Anpassungsprobleme adressiert werden. Die entsprechenden neuropsychologischen Interventionen werden in den störungsspezifischen Kapiteln näher beschrieben und unterscheiden sich nicht grundsätzlich von der Behandlung von Gedächtnis- und Aufmerksamkeitsstörungen, die isoliert oder im Kontext anderer Störungen auftreten.

33.1.6 Pharmakotherapie und sonstige somatische Behandlungsverfahren

Die Wirksamkeit medikamentöser Therapie bei Aphasie ist in den Leitlinien „Rehabilitation aphasischer Störungen nach Schlaganfall“ der Deutschen Gesellschaft für Neurologie (DGN; erscheint 2024) ausführlich beschrieben. In Kombination mit Sprachtherapie kann eine pharmakologische Therapie die sprachliche Rehabilitation (u. a. verbales Lernen) bei Personen mit Aphasie effektiv unterstützen. Positive Effekte gibt es bei Pirazetam, Donezepil, Bromocriptin und Memantin (Schneider et al., 2021). Ebenso gibt es Belege zur Verbesserung von Sprachtherapie durch nichtinvasive Methoden wie der adjuvanten transkraniellen Gleichstromstimulation. Hierbei wirkt ein schwach elektrischer Strom über Flächenelektroden auf der Kopfhaut auf das Gehirn. Als wirksam gilt v. a. die (anodale) transkranielle Gleichstromstimulation über dem linksseitigen Motorkortex (Meinzer et al., 2016). Die Überprüfung der Größe und Langfristigkeit der Effekte ist Ziel aktueller Studien (z. B. DC TRAIN APHASIA; Stahl et al., 2019).

33.1.7 Empirische Absicherung

Eine randomisiert-kontrollierte Studie (n = 158 Personen mit Aphasie nach Schlaganfall) einer deutschen Forschungsgruppe erbrachte einen entscheidenden Nachweis zur Wirksamkeit von intensiver Sprachtherapie (15 Übungsstunden pro Woche; sprachsystematische, kommunikativ-pragmatische und computergestützte Methoden). Diese sprachlichen Verbesserungen (u. a. in kommunikativ-pragmatischen Fähigkeiten) blieben in einem Follow-up auch sechs Monate nach Ende der Behandlung bestehen (Breitenstein et al., 2017).

Für CCD nach SHT wurden vorrangig in australischen und anglo-amerikanischen Studien Wirksamkeitsnachweise erbracht. In einem Review des American Congress of Rehabilitation Medicine wurden von den 18 eingeschlossenen Studien nur fünf mit der höchsten Evidenz (RCT, Klasse I), die anderen als Klasse III eingestuft. Als Klasse I/Ia wurden pragmatisch-kommunikative Ansätze und soziales Kompetenztraining bewertet (Kennedy, 2014).

Meulenbroek et al. (2019) konnten in einer nach Behandlungszielen und -inhalten strukturierten Metaanalyse herausstellen, dass besonders verhaltenstherapeutische Methoden (Lernen am Modell, Cueing, Feedback, Verstärkung) und kognitiv basierte Methoden (Training der Selbstregulierung, kollaboratives Zielsetzen, Problemlösen oder Förderung der Störungswahrnehmung; siehe Kapitel 33.5) in Therapiestudien zur Verbesserung der sozio-kommunikativen Fähigkeiten eingesetzt werden sollten. Zu positiven Veränderungen im sozialen Kommunikationsverhalten führten auch die Aufklärung und Beratung zu Beeinträchtigungen der sozialen Kommunikation (z. B. TBIconneCT oder TBI Express; Togher et al., 2010).

Der Einbezug von Kommunikationspartner:innen in der Rehabilitation wird sowohl für Menschen mit Aphasie als auch für Menschen mit CCD empfohlen. Hier werden Bezugspersonen in Strategien zur Verständnissicherung und zur Verbesserung des Informationstransfers geschult.

Literatur

Arnold, A., Kärnth, H., Barasch, A., Haase, I., Schilikowski, E. & Pfeiffer, G. (2012). Testgüte eines Angehörigenfragebogens zu den Kommunikationsfertigkeiten nach Schlaganfall (AFKS). *Aphasie und verwandte Gebiete, 31*, 35–50.

Benassi, A. (2012). *BIWOS. Bielefelder Wortfindungsscreening für leichte Aphasien*. Hofheim: NAT-Verlag.

Breitenstein, C., Grewe, T., Flöel, A., Ziegler, W., Springer, L., Martus, P. et al. (2017). Intensive speech and language therapy in patients with chronic aphasia after stroke: A randomised, open-label, blinded-endpoint, controlled trial in a health-care setting. *Lancet (London, England), 389*(10078), 1528–1538.

Büttner, J. (2014). *Sprache und Kognition. Diskurspragmatik und Textverarbeitung bei Exekutivstörungen*. Tübingen: Stauffenburg.

Büttner, J. (2016). Kognitive Kommunikationsstörungen – Aktuelle Ansätze für Diagnostik und Therapie. *Forum Logopädie, 6*(30), 6–15.

Büttner, J. (2018). *MAKRO. Screening zur Verarbeitung der Makrostruktur von Texten bei neurologischen Patienten*. Hofheim: NAT-Verlag.

Büttner, J. & Glindemann, R. (2019). *Kognitive Kommunikationsstörungen*. Göttingen: Hogrefe.

Büttner-Kunert, J., Anzenberger, M., Müller, V.P. & Douglas, J. (2021). Bewertung des Gesprächsverhaltens nach Schädel-Hirn-Trauma mit dem La Trobe Communication Questionnaire (LCQ): Erste Ergebnisse der deutschen Replikationsstudie an neurologisch gesunden Kontrollprobanden. *Sprache – Stimme – Gehör, 45*(02), e7-e15. https://doi.org/10.1055/a-1158-3151

Büttner-Kunert, J., Blöchinger, S., Falkowska, Z., Rieger, T. & Oslmeier, C. (2022). Interaction of discourse processing impairments, communicative participation, and verbal executive functions in people with chronic Traumatic Brain Injury. *Frontiers in psychology, 13*, 892216. https://doi.org/10.3389/fpsyg.2022.892216

Christman Buckingham, S.S. & Sneed, K.E. (2020). Cognitive-Communication Disorder. In J.S. Kreutzer, J. DeLuca & B. Caplan (Eds.), *Encyclopedia of clinical neuropsychology* (pp. 1–8). Cham: Springer International Publishing.

Cicerone, K.D., Langenbahn, D.M., Braden, C., Malec, J.F., Kalmar, K., Fraas, M. et al. (2011). Evidence-based cognitive rehabilitation: Updated review of the literature from 2003 through 2008. *Archives of Physical Medicine and Rehabilitation, 92*(4), 519–530. https://doi.org/10.1016/j.apmr.2010.11.015

Douglas, J.M., Bracy, C.A. & Snow, P.C. (2007). Measuring perceived communicative ability after traumatic brain injury: Reliability and validity of the La Trobe Communication Questionnaire. *Journal of Head Trauma Rehabilitation, 22*(1), 31–38. https://doi.org/10.1097/00001199-200701000-00004

Flöel, A. & Stahl, B. (2019). Aphasie. In H.-C. Diener, H. Steinmetz & O. Kastrup (Hrsg.), *Referenz Neurologie* (S. 1045–1050). Stuttgart: Thieme.

Glindemann, R., Zeller, C. & Ziegler, W. (2018). *Kommunikativ-pragmatisches Screening für Patienten mit Aphasie: Untersuchung verbaler, nonverbaler und kompensatorisch-strategischer Fähigkeiten (KOPS)*. Hofheim: NAT-Verlag.

Hogrefe, K., Glindemann, R. & Ziegler, W. (2022). *Der Nonverbale Semantiktest (NVST)*. Göttingen: Hogrefe.

Huber, W., Poeck, K., Weniger, D. & Willmes, K. (1983). *Aachener Aphasie Test*. Göttingen: Hogrefe.

Kennedy, M. (2014). Evidence-based practice and cognitive rehabilitation therapy. In S. McDonald, L. Togher & C. Code (Eds.), *Social and communication disorders following traumatic brain injury* (2nd ed., pp. 292–306). London: Psychology Press.

Levelt, W.J.M. (1998). *Speaking. From intention to articulation* (5th ed.). Cambridge, MA: MIT Press.

MacDonald, S. (2017). Introducing the model of cognitive-communication competence: A model to guide evidence-based communication interventions after brain injury. *Brain Injury, 31*(13–14), 1760–1780. https://doi.org/10.1080/02699052.2017.1379613

MacDonald, S. (2019). *Checkliste für Kognitive Kommunikationsstörungen nach Erworbener Hirnschädigung (CCCABI-DE)*. Guelph, Ontario, Kanada: CCD Publishing.

Machleb, F. & Seyboth, M. (2020). The influence of errors on naming in aphasia: Insights from a case-series study. *Aphasie und verwandte Gebiete, 48*(2), 30–41.

McDonald, S., Togher, L. & Code, C. (Hrsg.). (2014). *Social and communication disorders following traumatic brain injury* (2nd ed.). London: Psychology Press.

Meinzer, M., Darkow, R., Lindenberg, R. & Flöel, A. (2016). Electrical stimulation of the motor cortex enhances treatment outcome in post-stroke aphasia. *Brain: A Journal of Neurology, 139*(4), 1152–1163. https://doi.org/10.1093/brain/aww002

Meulenbroek, P., Ness, B., Lemoncello, R., Byom, L., MacDonald, S., O'Neil-Pirozzi, T.M. et al. (2019). Social communication following traumatic brain injury part 2: Identifying effective treatment ingredients. *International Journal of Speech-Language Pathology*, 128–142. https://doi.org/10.1080/17549507.2019.1583281

Olver, J., Ponsford, J. & Curran, C. (1996). Outcome following traumatic brain injury: A comparison between 2 and 5 years after injury. *Brain Injury, 10*(11), 841–848. https://doi.org/10.1080/026990596123945

Regenbrecht, F., Glindemann, R. & Büttner-Kunert, J. (2020). Rating-Verfahren in der Therapieplanung bei kognitiven Kommunikationsstörungen. *Sprache – Stimme – Gehör, 44*(02), 78–83. https://doi.org/10.1055/a-1043-7259

Regenbrecht, F. & Guthke, T. (2017). Kognitive Kommunikationsstörungen in der Sprachtherapie und der Neuropsychologie. *Aphasie und verwandte Gebiete, 1*, 16–30.

Richter, K. & Hielscher-Fastabend, M. (2018). *Bielefelder Aphasie Screening Akut und Reha. Zur Diagnostik akuter und postakuter Aphasien (BIAS A&R)*. Hofheim: NAT-Verlag.

Rosenthal, L.S. & Hillis, A.E. (2012). Neuropathologies underlying acquired language disorders. In R.K. Peach & L.P. Shapiro (Eds.), *Cognition and Acquired Language Disorders. An Information Processing Approach* (pp. 37–60). St. Louis, MO: Elsevier. https://doi.org/10.1016/B978-0-323-07201-4.00012-X

Rubi-Fessen, I. (2017). Aphasietherapie. *Neuroreha, 09*(02), 79–82. https://doi.org/10.1055/s-0043-107133

Schneider, B., Wehmeyer, M. & Grötzbach, H. (2021). *Aphasie*. Berlin: Springer. https://doi.org/10.1007/978-3-662-62835-5

Schumacher, R., Ablinger, I. & Burchert, F. (2020). *DYMO. Dyslexie modellorientiert. Ein modellorientiertes Diagnostikinstrument zur Untersuchung erworbener Dyslexien im Deutschen*. Hofheim: NAT-Verlag.

Ska, B., Côté, H., Ferré, P., Joanette, Y., Scherrer, K., Schrott, K. et al. (2016). *MEC Testverfahren. Protocole Montréal d'Evaluation de la Communication*. Köln: ProLog.

Stahl, B., Darkow, R., Podewils, V. von, Meinzer, M., Grittner, U., Reinhold, T. et al. (2019). Transcranial direct current stimulation to enhance training effectiveness in chronic post-stroke aphasia: A randomized controlled trial protocol. *Frontiers in Neurology, 10*, 1089. https://doi.org/10.3389/fneur.2019.01089

Thoma, P., Quinting, J., Jonas, K., Regenbrecht, F., Schumacher, R. & Büttner-Kunert, J. (2023). Kurzfassung und interdisziplinäre Kommentierung der internationalen INCOG-2.0-Leitlinie „Kognitive Kommunikationsstörungen nach Schädelhirntrauma". *Zeitschrift für Neuropsychologie, 34*(4), 211–223. https://doi.org/10.1024/1016-264X/a000383

Togher, L., McDonald, S., Tate, R., Power, E., Ylvisaker, M. & Rietdijk, R. (2010). *TBI Express. A social communication training manual for people with traumatic brain injury (TBI) and their communication partners*. Sydney: Australian Society for the Study of Brain Impairment.

Togher, L., Wiseman-Hakes, C., Douglas, J., Stergiou-Kita, M., Ponsford, J., Teasell, R. et al. (2014). INCOG recommendations for management of cognition following traumatic brain injury, part IV: Cognitive communication. *The Journal of Head Trauma Rehabilitation, 29*(4), 353–368. https://doi.org/10.1097/HTR.0000000000000071

33.2 Aufmerksamkeitsstörungen

Bruno Fimm, Julia Cromberg & Lena Rader

Inhaltsübersicht

33.2.1 Klinische Merkmale

Aufmerksamkeitsstörungen gehören zu den häufigsten neuropsychologischen Beeinträchtigungen nach Hirnschädigung. Diese Beeinträchtigungen können unterschiedliche Aufmerksamkeitsaspekte umfassen und sind abhängig von Ätiologie, Ausmaß und Lokalisation der Hirnfunktionsstörung. Dieses Kapitel enthält eine Übersicht zur Taxonomie der Aufmerksamkeit, zu Störungsbildern anhand von Fallbeispielen, zur Epidemiologie sowie zu diagnostischen und therapeutischen Verfahren.

Fallbeispiel: Geteilte Aufmerksamkeit

Herr K., 63 Jahre, leidet nach einem links-parietookzipitalen Hirntumor und dessen Resektion unter einer mittelgradigen globalen Aphasie (Sprachverständnis sowie -produktion betroffen). Bei diesem Patienten ist die Sprachproduktion nur vereinzelt in Form von Nachsprechen einzelner Wörter möglich, während das Sprachverständnis auf einfacher Satzebene intakt ist. Im Alltag bemerke er zudem insbesondere Konzentrations- und Aufmerksamkeitsprobleme. Er brauche viele Pausen und fühle sich von zu vielen Reizen schnell überfordert. In der Diagnostik mittels der Testbatterie für Aufmerksamkeitsprüfung (TAP) zeigen sich nun, in der frühen chronischen Phase, Alertness in Form der Reaktion auf einen einfachen visuellen Reiz und selektive visuelle Aufmerksamkeit, also die Reaktion auf ausgewählte Reize, während andere ignoriert werden sollen, als unbeeinträchtigt. Bei einer Aufgabe zur geteilten Aufmerksamkeit, in der sowohl visuelle als auch auditive Reize präsentiert werden, gelingt die Aufmerksamkeitsteilung nicht, sodass nahezu alle auditiven Reize ausgelassen werden. Diese hohe Anzahl an Auslassungen tritt nicht auf, wenn ausschließlich die auditiven Reize präsentiert werden, sodass man von einem Defizit der Aufmerksamkeitsteilung ausgehen kann.

33.2.2 Klassifikation und Diagnostik

In der ICD-10 sind Aufmerksamkeitsstörungen nach erworbener Hirnschädigung unter F06.7 und F06.8 verschlüsselt und von Aufmerksamkeitsstörungen durch psychotrope Substanzen oder durch psychische Erkrankungen abzugrenzen. In der ICD-11 und dem DSM-5 sind Aufmerksamkeitsstörungen als ein Symptom der neurokognitiven Störung (siehe Einleitung von Kapitel 33) aufgeführt. Für das Vorliegen einer leichten neurokognitiven Störung wird in der ICD-11 beispielsweise eine Beeinträchtigung in einem oder mehreren der folgenden kognitiven Bereiche vorausgesetzt: Aufmerksamkeit, Exekutivfunktionen, Sprache, Gedächtnis, wahrnehmungsmotorische Fähigkeiten, soziale Kognition.

In der Literatur ist jedoch eine deutlich differenziertere Aufmerksamkeitstaxonomie zu finden als in den genannten Klassifikationssystemen. Im Allgemeinen beschreibt Aufmerksamkeit die Fähigkeit, aus einer Vielzahl von Informationen und Sinneseindrücken jene auszuwählen, die für ein zielgerichtetes Handeln relevant sind. Hierfür wird ein ausreichender Wachheitsgrad über einen kurzen oder längeren Zeitraum benötigt. Diese beiden Aspekte werden als Selektions- und Aktivierungsfunktion von Aufmerksamkeit bezeichnet. Darüber hinaus beschreiben Sturm et al. (2009) fünf Aufmerksamkeitskomponenten:

- Alertness,
- Daueraufmerksamkeit/Vigilanz,
- geteilte Aufmerksamkeit,
- selektive, fokussierte Aufmerksamkeit,
- räumliche Aufmerksamkeit.

Diese können nach van Zomeren und Brouwer (1994) in Intensitäts- und Selektivitätsaspekte unterteilt werden. Abbildung 33.4 (siehe S. 671) zeigt eine Zuordnung der fünf Aufmerksamkeitsaspekte zu Intensität vs. Selektivität, zu funktionellen Netzwerken und damit assoziierten Neurotransmittern.

Tabelle 33.6: Ausgewählte Diagnostikverfahren zur Erfassung von Aufmerksamkeitsstörungen

Aufmerksamkeits-funktion	Diagnostik-verfahren	Untertest	Beschreibung
Alertness	TAP	Alertness	Einfachreaktion auf visuellen Reiz ohne und mit Warnton
Daueraufmerksamkeit	WAF	Daueraufmerksamkeit (WAFV)	Reaktion auf Intensitätsänderungen von visuellen bzw. akustischen Reizen (25 % kritische Trials); 15 bzw. 30 Min.
Vigilanz	WAF	Vigilanz (WAFV)	Reaktion auf selten auftretende Intensitätsveränderungen von visuellen bzw. akustischen Reizen (5 % kritische Trials); 15 bis 30 Min.
Selektive oder fokussierte Aufmerksamkeit	TAP	Go/NoGo	Selektive Reaktion (1) auf einen kritischen von zwei visuellen Reizen, (2) auf zwei kritische von fünf visuellen Reizen
Geteilte Aufmerksamkeit	TAP	Geteilte Aufmerksamkeit I und II (Doppelaufgabe)	Gleichzeitiges Beachten einer visuellen und einer akustischen Reizsequenz, Reaktion auf zuvor definierte kritische Reize im auditiven oder visuellen Kanal
Räumliche Aufmerksamkeit	TAP	Visuelles Scanning	Durchsuchen einer 5 x 5-Reizmatrix nach einem Zielreiz
	WAF	Räumliche Ausrichtung der Aufmerksamkeit (WAFR)	Reaktion auf periphere Zielreize, die valide oder invalide mittels endogenem oder exogenem Warnreiz angekündigt werden

Anmerkungen: TAP: Testbatterie zur Aufmerksamkeitsprüfung (Zimmermann & Fimm, 2017); WAF: Wahrnehmungs- und Aufmerksamkeitsfunktionen (Sturm, 2006)

33.2.2.1 Diagnostikinstrumente

In Tabelle 33.6 sind ausgewählte computergestützte Tests zur Erfassung der verschiedenen Aufmerksamkeitsfunktionen dargestellt. Diese haben den Vorteil, sowohl Reaktionszeiten als auch Fehlerraten unmittelbar zu erfassen.

33.2.2.2 Diagnostik der Fahreignung

Aufmerksamkeit spielt für die Beurteilung der Fahreignung nach Hirnschädigung eine zentrale Rolle und zählt zu den diagnostischen Aufgaben, mit denen Neuropsychologische Psychotherapeut:innen regelmäßig konfrontiert sind. Je nach Lokalisation der Schädigung und resultierender Aufmerksamkeitsstörung kann das Fahrverhalten in spezifischen Verkehrssituationen beeinträchtigt sein. Die Anlage 5 der Fahrerlaubnisverordnung (FeV; Bundesministerium der Justiz, 2010) nennt entsprechend fünf Anforderungen an die psychische Leistungsfähigkeit, die im Rahmen von Fahreignungsuntersuchungen geprüft werden sollen. Dies sind (1) Belastbarkeit, (2) Orientierungsleistung, (3) Konzentrationsleistung, (4) Aufmerksamkeitsleistung und (5) Reaktionsfähigkeit. Die Begutachtungsleitlinien der Bundesanstalt für Straßenwesen (Gräcmann & Albrecht, 2022) beschreiben mögliche Auswirkungen psychischer Leistungsmängel als Erläuterung der fünf genannten Anforderungsbereiche, anhand derer eine mögliche Zuordnung zu den in Abbildung 33.4 (siehe S. 671) genannten Aufmerksamkeitsfunktionen möglich ist. Reaktionsfähigkeit wäre hierbei der Aufmerksamkeitsintensität (Alertness) zuzuordnen, Orientierungsleistung der visuell-räumlichen Aufmerksamkeit, Konzentrationsleistung der fokussierten Aufmerksamkeit, Aufmerksamkeitsleistung der Geteilten Aufmerksamkeit und Belastbarkeit der Daueraufmerksamkeit. Nach § 11 Absatz 9 der Fahrerlaubnisverordnung müssen die zur Fahreignungsbegutachtung eingesetzten Testverfahren „von einer unabhängigen Stelle für die Bestätigung der Eignung der eingesetzten psychologischen Testverfahren und -geräte nach § 71a [FEV] bestätigt worden sein".

Besonders die visuell-räumliche und die geteilte Aufmerksamkeit haben sich neben Verhaltensmaßen wie erhöhter Risikobereitschaft, gestörter Impulskontrolle und Überschätzung der eigenen Fähigkeiten als relevant für die Prognose der Fahreignung erwiesen (Sandness et al., 2022; Fimm et al., 2015). Hierbei ist jedoch zu beachten, dass die Ergebnisse neuropsychologischer Tests allein keine sichere Prognose der Fahrkompetenz ermöglichen und häufig zu einer Unterschätzung der Leistung führen (Niemann & Hartje, 2016). Daher wird bei Zweifeln an der Fahreignung die Durchführung einer Fahrverhaltensprobe empfohlen.

33.2.3 Epidemiologie

In Abhängigkeit von Umfang und Lokalisation der vorhandenen Schädigung können unterschiedliche Muster an Aufmerksamkeitsstörungen auftreten (siehe Kapitel 33.2.4). Deren Prävalenz bei ausgewählten neurologischen Erkrankungen ist in Tabelle 33.7 dargestellt.

Obgleich das vorliegende Kapitel auf Aufmerksamkeitsstörungen nach erworbenen Hirnschädigungen fokussiert, darf nicht außer Acht gelassen werden, dass Aufmerksamkeitsstörungen auch im Rahmen von entwicklungsbedingten (z. B.

Tabelle 33.7: Prävalenz von Aufmerksamkeitsstörungen bei ausgewählten neurologischen Erkrankungen

Syndrom	Prävalenzen
Schlaganfall	• Prävalenzen von Aufmerksamkeitsdefiziten bei Schlaganfallpatient:innen variieren stark: 46 bis 92 % (Spaccavento et al., 2019). • 20 bis 50 % der Patient:innen haben persistierende Beeinträchtigungen der Aufmerksamkeit (Loetscher at al., 2019).
Multiple Sklerose (MS)	• Bei bis zu 25 % der MS-Patient:innen ist die Aufmerksamkeit beeinträchtigt, besonders selektive und geteilte Aufmerksamkeit sind betroffen (Silveira et al., 2019). • Verarbeitungsgeschwindigkeit (processing speed) ist mit 40 bis 50 % Prävalenz die am häufigsten betroffene kognitive Funktion (Silveira et al., 2019). • Fatigue hängt mit 75 bis 85 % Prävalenz (Silveira et al., 2019) ebenfalls eng mit Aufmerksamkeitsfunktionen zusammen.
Schädel-Hirn-Trauma (SHT)	• Bis zu 40 % der Patient:innen mit mittelschwerem bis schwerem SHT zeigen Aufmerksamkeitsdefizite (Grauwmeijer et al., 2018). • In verschiedenen Aufmerksamkeitstests sind 33 bis 55 % der Patient:innen nach fünf Jahren Follow-up noch beeinträchtigt (Millis et al., 2001). • 50 bis 60 % der Patient:innen mit SHT weisen Aufmerksamkeitsdefizite (und Gedächtnisdefizite) auf (Fernández López & Antolí, 2020).
Extrapyramidale Erkrankungen	• Bei Parkinson-Patient:innen mit leichter kognitiver Störung (mild cognitive impairment [MCI]) ist Aufmerksamkeit mit einer Prävalenz von ca. 39 % die Domäne, die am häufigsten betroffen ist (Monastero et al., 2018). • 87 % der Patient:innen mit Parkinson-Demenz zeigen exekutive und Aufmerksamkeitsdefizite. Ca. 40 % der Parkinson-Patient:innen mit MCI weisen exekutive und Aufmerksamkeitsdefizite auf (Wang et al., 2014).
Demenz vom Alzheimer Typ (AD)	• Selektive Aufmerksamkeit, Daueraufmerksamkeit, geteilte Aufmerksamkeit und Aufmerksamkeitsverschiebung sind häufig betroffen (Hennawy et al., 2019). • Bis zu 60 % der AD-Patient:innen zeigen exekutive Dysfunktionen, u. a. gemessen durch Aufgaben zur geteilten Aufmerksamkeit (Nakaaki et al., 2007).

ADHS; siehe Kapitel 32.1) und anderen psychischen Erkrankungen (z. B. Depression; vgl. Keller et al., 2019) auftreten und die Patient:innen belasten können. Aufmerksamkeitsstörungen im Rahmen psychischer Erkrankungen folgen derselben Taxonomie und sind zumindest durch funktionale Veränderungen in den im nächsten Kapitel geschilderten Netzwerken erklärbar, ähnlich wie bei Personen mit erworbenen Hirnschädigungen.

33.2.4 Störungsmodelle

Petersen und Posner (2012) postulieren drei weitgehend distinkte funktionale Netzwerke als Grundlage unterschiedlicher Aufmerksamkeitsfunktionen auf der Basis verschiedener klinischer und Bildgebungsstudien (siehe Abbildung 33.4).

Das *Alertness-Netzwerk* ist überwiegend rechtshemisphärisch repräsentiert. Die Intensität der Aufmerksamkeit wird durch die Aktivität des Locus coeruleus, dem im Hirnstamm lokalisierten Ausgangspunkt der noradrenergen Innervation des Kortex, gesteuert. Die „tonische Alertness" umfasst die Schwankungen der Reaktionsbereitschaft im Tagesverlauf, die „intrinsische Alertness" bezeichnet das Aktivierungsniveau in Erwartung eines Stimulus und die „phasische Alertness" meint die durch einen Warnreiz induzierte kurzfristige Steigerung des Aufmerksamkeitsniveaus. Das *exekutive Aufmerksamkeitsnetz* ist hingegen bilateral lokalisiert und umfasst den anterioren cingulären, den anterioren insulären und den dorsolateralen präfrontalen Kortex (Petersen & Posner, 2012). Beim *Orientierungsnetzwerk* wird zwischen zielgerichteter (Top-down-) und automatischer (Bottom-up-)Aufmerksamkeit differenziert (Corbetta & Shulman, 2002). Die Top-down-Aufmerksamkeit wird über ein bilaterales dorsales Netzwerk moduliert, das vor allem den intraparietalen Sulcus, den superioren parietalen Kortex sowie die frontalen Augenfelder umfasst. Das ventrale frontoparietale Netzwerk, im Wesentlichen bestehend aus dem temporoparietalen Übergangsbereich sowie dem ventrolateralen frontalen Kortex, ist rechts lateralisiert, fungiert als „circuit-breaker" und reguliert die automatische Aufmerksamkeitsausrichtung auf unvorhersagbare, relevante Reize in der Umgebung.

Zusammenfassend lässt sich sagen, dass Aufmerksamkeitsstörungen bei erworbener Hirnschädigung mit der Lokalisation der Hirnschädigung in Verbindung gebracht werden können. Bei einer Beeinträchtigung des überwiegend rechtshemisphärischen Alertness-Netzwerks (z. B. durch einen Schlaganfall) treten beispielsweise meist Beeinträchtigungen der Aufmerksamkeitsaktivierung und -aufrechterhaltung auf. Aufgrund der mehr oder weniger starken Überlagerung der Netzwerke ist jedoch zu beachten, dass auch die dadurch unterstützten Aufmerksamkeitsfunktionen nach Hirnschädigung nicht völlig unabhängig voneinander sind. So können nach erfolgter Hirnschädigung mitunter auch mehrere Netzwerke betroffen sein und somit auch häufig mehrere Arten von Aufmerksam-

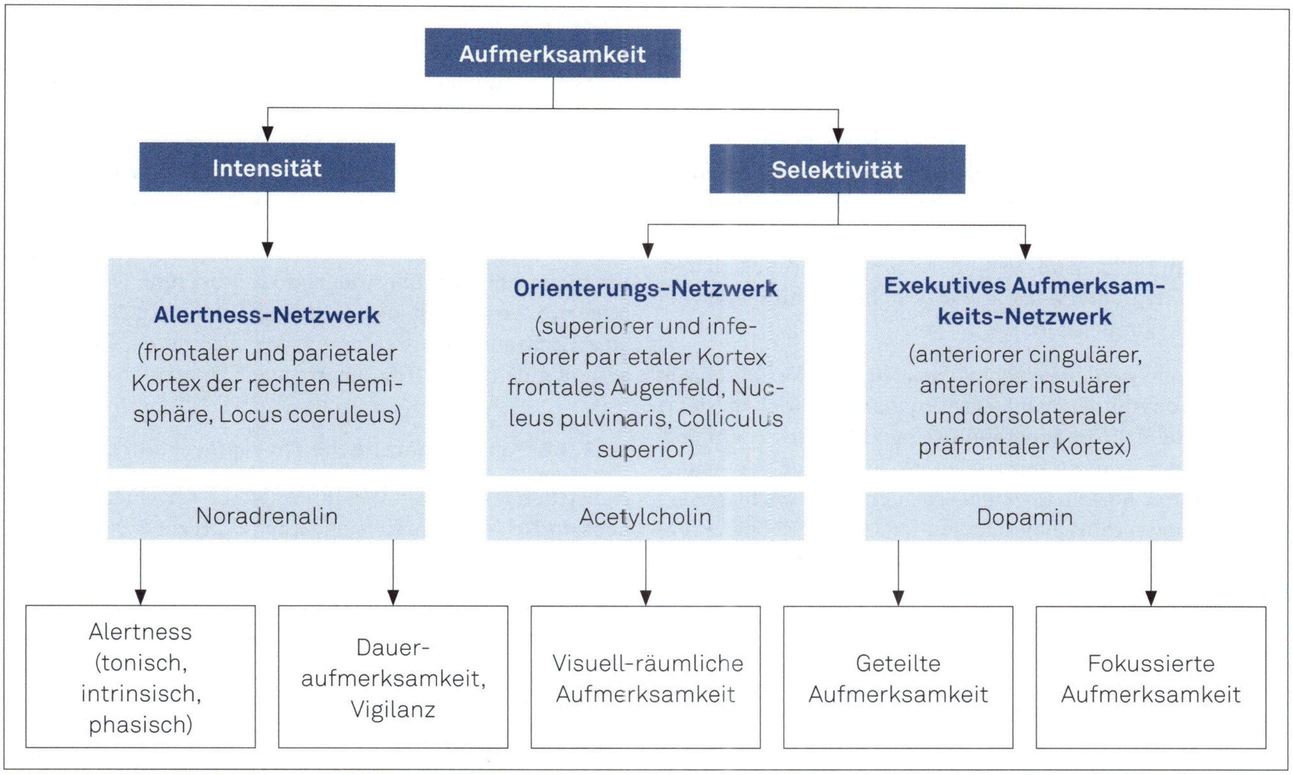

Abbildung 33.4: Integration der Aufmerksamkeitstaxonomie nach van Zomeren und Brouwer (1994; dunkelblau) mit dem Modell der Aufmerksamkeitsnetzwerke nach Petersen und Posner (2012; hellblau) mit Zuordnung der pro Netzwerk besonders relevanten Neurotransmitter (Posner et al., 2019) sowie der jeweils unterstützten Aufmerksamkeitskomponenten nach Sturm et al. (2009; weiß)

keitsbeeinträchtigungen im Alltag auftreten. Darüber hinaus kann eine erhebliche interindividuelle Variabilität in der Größe und Organisation von neuronalen Netzwerken, die vor allem in assoziativen Arealen wie dem posterioren parietalen Kortex zu finden ist, zu unterschiedlichen Symptomausprägungen und Krankheitsverläufen führen (Anderson et al., 2021).

33.2.5 Neuropsychologische Psychotherapie

33.2.5.1 Restitutive Therapieverfahren

Die S2e-Leitlinie „Diagnostik und Therapie von Aufmerksamkeitsstörungen bei neurologischen Erkrankungen" (AWMF-Registernummer: 030/135; Fimm et al., 2023) gibt u. a. folgende Empfehlungen:

Empfehlungen zur Diagnostik und Therapie von Aufmerksamkeitsstörungen bei neurologischen Erkrankungen (Fimm et al., 2023):

- Es sollten mindestens je ein Verfahren zur Aufmerksamkeitsintensität und -selektivität sowie die Untersuchung der räumlichen Ausrichtung bei der neuropsychologischen Diagnostik berücksichtigt werden. Hierfür eignen sich computergestützte Verfahren.
- Eine ausführliche Untersuchung der Aufmerksamkeitsleistung sollte folgende Teilfunktionen umfassen: Alertness, selektive Aufmerksamkeit, visuell-räumliche Aufmerksamkeit, geteilte Aufmerksamkeit, längerfristige Aufmerksamkeitszuwendung (Vigilanz, Daueraufmerksamkeit).
- Die Therapie soll spezifisch auf das jeweilige Aufmerksamkeitsdefizit zugeschnitten sein.
- Bei leichter bis mittlerer Aufmerksamkeitsstörung sollten computergestützte, funktionsorientierte sowie kompensatorische Methoden eingesetzt werden.
- In der postakuten und chronischen Phase der Erkrankung sollte eine Kombination von funktionsorientierter und metakognitiver (u.a. strategieorientierter) neuropsychologischer Aufmerksamkeitstherapie zur Verbesserung der Selbsteinschätzung der Aufmerksamkeit und/oder alltagsbezogener Aktivitäten durchgeführt werden.
- Bei Patient:innen in der postakuten und chronischen Phase der Erkrankung sollte die Therapiefrequenz mindestens 1 bis 2 Termine pro Woche umfassen.

Zur Unterstützung von Aufmerksamkeitsfunktionen können übende Trainings angewendet werden, die meist mit computergestützten Trainingsprogrammen durchgeführt werden.

Ziel dieser Verfahren ist die Wiederherstellung von spezifischen Aufmerksamkeitsfunktionen durch eine Förderung der Neuroplastizität. Die Wirksamkeit von restitutiven Verfahren hängt unter anderem vom Krankheitsstadium der Patient:innen sowie der Therapiefrequenz und -dauer ab (siehe Kapitel 33.2.7). Zusätzlich sollten in der Therapie kompensatorische Strategien zur Bewältigung von Aufmerksamkeitsdefiziten vermittelt werden. Diese Strategien sollen die Patient:innen vor allem im Umgang mit Veränderungen im beruflichen und privaten Alltag unterstützen und bestehende Aufmerksamkeitsdefizite ausgleichen.

Im Folgenden werden verschiedene restitutive Verfahren zur Therapie von Aufmerksamkeitsstörungen beschrieben (siehe auch Kapitel 21). Die Programme CogniPlus, RehaCom und Fresh Minder gehören mit zu den am häufigsten verwendeten Verfahren. Sowohl *CogniPlus* als auch *RehaCom* bieten einen funktionsspezifischen Interventionsansatz. Es liegen verschiedene Trainingsprogramme vor, mit denen einzelne Aufmerksamkeitskomponenten trainiert werden können (siehe Tabelle 33.8). Das Training ist adaptiv und passt sich der Leistungsfähigkeit der Patient:innen an. Das Programm *Fresh Minder* bietet ebenfalls Therapiemodule für unterschiedliche Aufmerksamkeitskomponenten an und ist zusätzlich in einer Version für heimbasiertes Training verfügbar.

Beim computergestützten, restitutiven Aufmerksamkeitstraining sollten einige praktische Faktoren berücksichtigt werden, die den Trainingserfolg beeinflussen können. So ist bei Patient:innen mit Aphasie (siehe Kapitel 33.1) das auditive Instruktionsverständnis nicht immer intakt. Hier sollten die Instruktionen zusätzlich schriftlich vorgegeben oder durch ausreichende Beispiele verdeutlicht werden. Die Trainingssitzungen sollten zudem nicht zu lang andauern und zu einer günstigen Tageszeit erfolgen, damit eine Überlastung verhindert wird und ein konzentriertes Arbeiten möglich ist. Insbesondere bei Patient:innen mit zusätzlicher Fatigue-Symptomatik, also einer raschen Ermüdbarkeit (siehe Kapitel 33.5), gilt es dies zu beachten. Hinzu kommt, dass ein intensives Aufmerksamkeitstraining erst ab der frühen postakuten Krankheitsphase zum Einsatz kommen sollte, da ein ausreichendes Aufmerksamkeitsniveau hierfür gewährleistet sein muss. In der Akutphase wäre einfache kognitive Aktivierung, beispielsweise im Rahmen einer Frührehabilitation, sinnvoller. Trainingserfolge können dann im Anschluss an die Behandlung mittels erneuter Diagnostik überprüft werden. Ob sich diese auch auf die subjektiven Beschwerden der Patient:innen auswirken, kann sich in der Regel jedoch erst bei der Rückkehr in den Alltag zeigen.

Studien mit positivem Therapieeffekt auf Aufmerksamkeitsfunktionen führten überwiegend zwei bis fünf Therapietermine pro Woche (mit jeweils 30 bis 60 Minuten Dauer) über einen Zeitraum von drei bis acht Wochen durch, sodass insgesamt eine höhere Therapiefrequenz zu empfehlen ist.

33.2.5.2 Kompensatorische Therapieverfahren

Neben den restitutiven Verfahren können verschiedene kompensatorische Verfahren (siehe Kapitel 21) zur Rehabilitation von Aufmerksamkeitsstörungen eingesetzt werden.

Das *Attention Process Training* (APT, neueste Version: APT-III; Sohlberg & Mateer, 2010) bietet eine Kombination aus direktem Aufmerksamkeitstraining und metakognitiven Strategien. Mit dem direkten Aufmerksamkeitstraining können die Daueraufmerksamkeit sowie die fokussierte, selektive, geteilte und alternierende Aufmerksamkeit trainiert werden. Die Aufgaben sind hierarchisch aufgebaut und dauern jeweils drei bis fünf Minuten. Das metakognitive Training setzt sich aus Psychoedukation zu den einzelnen Aufmerksamkeitskomponenten sowie einem Coaching zur Nutzung von metakognitiven Strategien zum Umgang mit Aufmerksamkeitsdefiziten zusammen. Die metakognitiven Strategien werden anhand eines Feedbacks zu Ausdauer, Bearbeitungsgeschwindigkeit, Genauigkeit und Fehlermuster nach jeder Aufgabe gemeinsam mit den Patient:innen erarbeitet. Wenn Patient:innen hilfreiche Strategien identifizieren, die ihnen bei der Lösung bestimmter Übungen geholfen haben (z. B. sich selbst und die Umgebung auf die Aufgabe vorbereiten, tiefes Durchatmen und Klärung von Aufgabenanweisungen) werden sie ermutigt, diese weiterhin anzuwenden (Lee et al., 2018). Durch das metakognitive Training soll die Selbsteinschätzung der

Tabelle 33.8: Übersicht über ausgewählte restitutive und computergestützte Trainingsprogramme zur Rehabilitation einzelner Aufmerksamkeitskomponenten

Aufmerksamkeitskomponente	CogniPlus	RehaCom	Fresh Minder
Alertness	ALERT	ALTA	–
Vigilanz, Daueraufmerksamkeit	VIG	SUSA	Buchstabenpaare
Geteilte Aufmerksamkeit	DIVID	GEA2	Ballonjagd, Doppelspiel, Aufgabenwechsel
Selektive Aufmerksamkeit	FOCUS, SELECT	AUFM, REVE	Symbole suchen
Räumliche Aufmerksamkeit	SPACE	–	Perlenfische

Anmerkung: In der Tabelle sind die von den Herstellern genannten Programmtitel dargestellt. Eine ausführlichere Auflistung von Trainingsprogrammen zugeordnet zur Aufmerksamkeitstaxonomie kann im Downloadbereich des Arbeitskreises für Aufmerksamkeit und Gedächtnis der GNP gefunden werden (https://www.gnp.de/arbeitskreise-und-regionalgruppen/ak-aufmerksamkeit-und-gedaechtnis).

eigenen Aufmerksamkeitsleistung und Bemühung verbessert und somit die Motivation gefördert werden. Das APT eignet sich nach aktueller Evidenzlage vor allem für die post-akute Phase (Cicerone et al., 2019).

Ein weiteres kompensatorisches Verfahren ist das *Goal Management Training* (GMT). Das GMT fußt auf der Theorie der anhaltenden Aufmerksamkeit (*Theory of sustained and vigilant attention*; Levine et al., 2011). Es wird angenommen, dass durch eine Aktivierung des rechten frontoparietalen Netzwerks übergeordnete Ziele aktiv im Arbeitsgedächtnis aufrechterhalten werden können. Bei einer Beeinträchtigung dieses Netzwerks können Ablenkungen aus der Umwelt oder Gewohnheiten mit der Durchführung einer zielgerichteten Handlung interferieren. Beim GMT werden metakognitive Strategien (z. B. Förderung der Achtsamkeit; regelmäßige Selbstkontrolle, ob Verhalten noch zielgerichtet ist; sich selbst STOP-Signal setzen, falls dies nicht der Fall ist) vermittelt, die die Patient:innen darin unterstützen sollen, automatisiertes Verhalten zu unterbrechen. Durch willkürlich präsentierte Töne während einer längerfristigen Aufgabenbearbeitung sollen die Patient:innen sukzessive daran herangeführt werden, während einer Aufgabe innezuhalten. Die Töne werden dann im Laufe der Therapie durch self-cueing (z. B. laufendes Verhalten wird gestoppt, um Zielhierarchien zu definieren und Leistung zu überwachen) ersetzt (Levine et al., 2011). Durch ergänzende Achtsamkeitsübungen kann zusätzlich die Fähigkeit verbessert werden, mit der Aufmerksamkeit im „Hier und Jetzt" zu bleiben und das eigene Verhalten, die eigenen Ziele sowie deren Kongruenz zu überwachen.

Das *Time Pressure Management* (TPM; Fasotti et al., 2000) legt den Fokus auf die Vermittlung von planenden, antizipierenden Strategien zum Umgang mit stressigen Situationen. Ziel dieser Strategien ist es, durch vorausschauende Planung Zeitdruck gar nicht erst aufkommen zu lassen. Das Training kann in drei Phasen unterteilt werden: Identifikation des Problems (z. B. Essen kochen), Erarbeitung von Strategien (z. B. ausreichend Zeit einplanen), Transfer der erlernten Strategien auf schwierige Situationen (z. B. Auto fahren bei hohem Verkehrsaufkommen). Die schwierigen Situationen, die während der ersten Phase erarbeitet werden, sollten sich an den Therapiezielen und individuellen Fähigkeiten der Patient:innen orientieren. Ziel des Verfahrens ist es, möglichst viele antizipierende Strategien zu erarbeiten, um herausfordernden Situationen den Zeitdruck zu nehmen (Winkens et al., 2009).

Achtsamkeit fördert die Regulation und Fokussierung der Aufmerksamkeit auf den gegenwärtigen Augenblick. Hierzu können beispielsweise Atemübungen, Entspannungsverfahren (z. B. Progressive Muskelentspannung) oder Yoga genutzt werden. Es wird angenommen, dass eine erfolgreiche Aufmerksamkeitsregulierung ein wichtiger Baustein für die weiteren Wirkfaktoren der Achtsamkeit darstellt, da diese erforderlich ist, um gedanklich bei der Meditation zu bleiben und nicht in Tagträume abzuschweifen (Niraj et al., 2020). In einer Metaanalyse konnte neben einer Verbesserung der Aufmerksamkeit auch eine Verbesserung der Selbstwirksamkeit und depressiven Symptomatik durch eine Stärkung der Achtsamkeit gezeigt werden (Acabchuk et al., 2021).

Abschließend ist anzumerken, dass sich die kompensatorischen Verfahren vor allem für Patient:innen mit leichten bis moderaten kognitiven Beeinträchtigungen eignen, da der Erwerb metakognitiver Strategien eine ausreichende Reflexionsfähigkeit voraussetzt.

Die in diesem Kapitel beschriebenen Strategien sind im folgenden Kasten zusammengefasst.

Kompensatorische Verfahren zur Rehabilitation von Störungen der Aufmerksamkeit

- *Attention Process Training (APT-III) – Metakognitive Strategien*
  - Psychoedukation
  - Feedback zu Ausdauer, Bearbeitungsgeschwindigkeit, Genauigkeit und Fehlermuster nach jeder Aufgabe
  - Gemeinsame Evaluation hilfreicher Strategien zur Aufgabenbearbeitung
- *Goal Management Training*
  - Gesamtziel (z. B. an einer Aufgabe dranbleiben) in Teilziele (z. B. eine ruhige Umgebung schaffen, klaren Zeitrahmen setzen usw.) unterteilen
  - Regelmäßiges Innehalten bei laufender Tätigkeit zur Unterbrechung des „Autopiloten" und übergeordnetes Ziel ins Gedächtnis rufen
  - Monitoring des eigenen Verhaltens, der eigenen Ziele und deren Kongruenz
  - Achtsamkeitstraining zur Fokussierung der Aufmerksamkeit
- *Time Pressure Management*
  - Präventive Strategien (Gibt es zwei oder mehrere Dinge, die ich gleichzeitig erledigen muss? Erstellung eines Plans mit den Dingen, die ich bereits vor der eigentlichen Aufgabe erledigen kann; Erstellung eines Notfallplans, was ich im Falle einer Überforderung durch Zeitdruck tun kann)
  - Management-Strategie (Regelmäßige Nutzung des Plans und Notfallplans)
- *Achtsamkeitstraining*
  - Fokussierung der Aufmerksamkeit auf das „Hier und Jetzt"

Hinsichtlich der Wirksamkeit von *Virtual Reality* (VR) in der Behandlung von Aufmerksamkeitsstörungen zeigen Übersichtsarbeiten heterogene Ergebnisse. Während manche Autor:innen zu dem Schluss kommen, dass VR bei der Behandlung von Aufmerksamkeitsstörungen nicht effektiv ist (Riva et al., 2020), berichten andere durchaus von signifikanten Verbesserungen der Aufmerksamkeitsfunktionen (Maggio et al., 2019). Durch die stimulierende und aktivierende VR-Umgebung können Motivation und Selbstwirksamkeit der Patient:innen gefördert werden, was sich positiv auf die Neuroplastizität auswirkt und zu einer Verbesserung der Aufmerksamkeitsleistung beiträgt (De Luca et al., 2019).

Bei Patient:innen mit Neglect gibt es erfolgsversprechende Studien zur Wirksamkeit von *Neurostimulationsverfahren* (Nyffeler et al., 2019). Bei (nicht räumlichen) Aufmerksamkeitsstörungen ist die Studienlage insgesamt jedoch heterogener. Es gibt vereinzelte Belege für die Wirksamkeit von transkranieller Gleichstromstimulation (tDCS; Boissonnault et al., 2021), insgesamt wird die Evidenz für deren Einsatz zur Behandlung von Aufmerksamkeitsstörungen jedoch als noch nicht ausreichend eingeschätzt (Olgiati & Malhotra, 2022).

33.2.6 Pharmakotherapie

Es liegen mehrere Studien zur Effektivität pharmakologischer Behandlung von Aufmerksamkeitsstörungen vor. Hierbei wurden beispielsweise die für die Behandlung von ADHS gebräuchlichen Substanzen Lisdexamfetamin oder Methylphenidat, die u.a. noradrenerg und dopaminerg wirken, eingesetzt (siehe Kapitel 24 und 32.1). So werden Verbesserungen der Daueraufmerksamkeit, der Reaktionszeit und des Arbeitsgedächtnisses nach Gabe von Lisdexamfetamin bei Patient:innen nach SHT berichtet (Tramontana et al., 2014). Leeman-Markowski et al. (2021) wiederum fanden bei Patient:innen mit Epilepsie nach Gabe von Methylphenidat einen positiven Effekt auf die Aufmerksamkeitsleistung sowie die Lebensqualität der Patient:innen. Gleichwohl kommt ein Cochrane-Review (Dougall et al., 2015) zum Schluss, dass zum aktuellen Zeitpunkt nicht genug Evidenz vorliegt, um von einer positiven Wirkung der pharmakologischen Therapie auf Aufmerksamkeitsleistungen bei Patient:innen auszugehen, die unter einer chronischen, erworbenen Hirnschädigung und kognitiver Beeinträchtigung leiden.

33.2.7 Empirische Absicherung

Insgesamt konnte die Wirksamkeit von funktionsspezifischen Aufmerksamkeitstrainings (z.B. Cerasa et al., 2013; Cho et al., 2015) oder heimbasierten Trainingsprogrammen (Mahncke et al., 2021) in verschiedenen Studien belegt werden. Übersichtsarbeiten belegen die Wirksamkeit von funktionsspezifischen Trainings vor allem im Hinblick auf die geteilte Aufmerksamkeit ($d = 0.67$ [0.35, 0.98]), für andere Aufmerksamkeitsfunktionen werden überwiegend kleine Effekte berichtet (Alertness: $d = 0.14$ [−0.20, 0.48]; selektive Aufmerksamkeit: $d = -0.08$ [−0.35, 0.18]; Daueraufmerksamkeit: $d = 0.39$ [−0.16, 0.94]; Loetscher et al., 2019). Hierbei handelt es sich zudem meist um kurzzeitige Verbesserungen, der Nachweis längerfristiger Effekte steht noch aus. Auch ein Transfer auf andere Aufmerksamkeitsfunktionen und eine Verbesserung der Lebensqualität der Patient:innen konnte noch nicht nachgewiesen werden. Es wird insgesamt empfohlen, die restitutiven Verfahren um kompensatorische (z.B. metakognitive) Strategien zu ergänzen (Roitsch et al., 2019). Verschiedene Befunde bei Patient:innen mit Aufmerksamkeitsstörungen nach SHT legen zudem nahe, dass die Kombination funktionsorientierter Trainingsmethoden der Aufmerksamkeit und strategieorientierter Ansätze besonders erfolgsversprechend ist (u.a. Roitsch et al., 2019; Sigmundsdottir et al., 2016). Die Evidenz für den Einsatz neuerer Verfahren wie VR und Neurostimulation sowie für pharmakologische Therapieansätze bei der Behandlung von Aufmerksamkeitsstörungen ist teilweise vielversprechend, insgesamt jedoch noch nicht ausreichend belegt.

Literatur

Acabchuk, R.L., Brisson, J.M., Park, C.L., Babbott-Bryan, N., Parmelee, O.A. & Johnson, B.T. (2021). Therapeutic effects of meditation, yoga, and mindfulness-based interventions for chronic symptoms of mild traumatic brain injury: A systematic review and meta-analysis. *Applied Psychology: Health and Well-Being, 13*(1), 34–62. https://doi.org/10.1111/aphw.12244

Anderson, K.M., Ge, T., Kong, R., Patrick, L.M., Spreng, R.N., Sabuncu, M.R. et al. (2021). Heritability of individualized cortical network topography. *Proceedings of the National Academy of Sciences, 118*(9), e2016271118. https://doi.org/10.1073/pnas.2016271118

Boissonnault, È., Higgins, J., LaGarde, G., Barthélemy, D., Lamarre, C. & H Dagher, J. (2021). Brain stimulation in attention deficits after traumatic brain injury: A literature review and feasibility study. *Pilot Feasibility Studies, 7*(1), 115. https://doi.org/10.1186/s40814-021-00859-3

Bundesministerium der Justiz. (2010). *Fahrerlaubnis-Verordnung vom 13. Dezember 2010 (BGBl. I S. 1980)* (Zuletzt geändert durch Art. 1 V v. 18.3.2022 I 498). Verfügbar unter: http://www.gesetze-im-internet.de/bundesrecht/fev_2010/gesamt.pdf

Cerasa, A., Gioia, M.C., Valentino, P., Nisticò, R., Chiriaco, C., Pirritano, D. et al. (2013). Computer-assisted cognitive rehabilitation of attention deficits for multiple sclerosis: A randomized trial with fMRI correlates. *Neurorehabilitation and Neural Repair, 27*(4), 284–295. https://doi.org/10.1177/1545968312465194

Cho, H.Y., Kim, K.T. & Jung, J.H. (2015). Effects of computer assisted cognitive rehabilitation on brain wave, memory and attention of stroke patients: A randomized control trial. *Journal of Physical Therapy Science, 27*(4), 1029–1032. https://doi.org/10.1589/jpts.27.1029

Cicerone, K.D., Goldin, Y., Ganci, K., Rosenbaum, A., Wethe, J.V., Langenbahn, D.M. et al. (2019). Evidence-based cognitive rehabilitation: systematic review of the literature from 2009 through 2014. *Archives of Physical Medicine and Rehabilitation, 100*(8), 1515–1533. https://doi.org/10.1016/j.apmr.2019.02.011

Corbetta, M. & Shulman, G.L. (2002). Control of goal-directed and stimulus-driven attention in the brain. *Nature Reviews Neuroscience, 3*(3), 201–215. https://doi.org/10.1038/nrn755

De Luca, R., Maggio, M.G., Maresca, G., Latella, D., Cannavo, A., Sciarrone, F. et al. (2019). Improving cognitive function after traumatic brain injury: A clinical trial on the potential use of the semi-immersive virtual reality. *Behavioural Neurology, 2019*(8), 1–7. https://doi.org/10.1155/2019/9268179

Dougall, D., Poole, N. & Agrawal, N. (2015). Pharmacotherapy for chronic cognitive impairment in traumatic brain injury. *Cochrane Database of Systematic Reviews, 12*, CD009221. https://doi.org/10.1002/14651858.CD009221.pub2

Fasotti, L., Kovacs, F., Eling, P.A.T.M. & Brouwer, W.H. (2000). Time pressure management as a compensatory strategy training after closed head injury. *Neuropsychological Rehabilitation, 10*(1), 47–65. https://doi.org/10.1080/096020100389291

Fernández López, R. & Antolí, A. (2020). Computer-based cognitive interventions in acquired brain injury: A systematic review and meta-analysis of randomized controlled trials. *PLOS ONE, 15*(7), e0235510. https://doi.org/10.1371/journal.pone.0235510

Fimm, B. et al. (2023). Diagnostik und Therapie von Aufmerksamkeitsstörungen bei neurologischen Erkrankungen. S2e-Leitlinie. In: Deutsche Gesellschaft für Neurologie (Hrsg.), *Leitlinien für Diagnostik und Therapie in der Neurologie*. Verfügbar unter: https://dgn.org/leitlinie/

diagnostik-und-therapie-von-aufmerksamkeitsstorungen-bei-neurologischen-erkrankungen

Fimm, B., Blankenheim, A. & Poschadel, S. (2015). *Demenz und Verkehrssicherheit* (Berichte der Bundesanstalt für Straßenwesen, Heft M255). Bremen: Carl Schünemann Verlag.

Gräcmann, N. & Albrecht, M. (2022). *Begutachtungsleitlinien zur Kraftfahreignung* (Stand 01.06.2022; Mensch und Sicherheit, Heft M115). Bundesanstalt für Straßenwesen. Verfügbar unter: https://bast.opus.hbz-nrw.de/opus45-bast/frontdoor/deliver/index/docId/2664/file/Begutachtungsleitlinien+2022.pdf

Grauwmeijer, E., Heijenbrok-Kal, M.H., Peppel, L.D., Hartjes, C.J., Haitsma, I.K., de Koning, I. et al. (2018). Cognition, health-related quality of life, and depression ten years after moderate to severe traumatic brain injury: A prospective cohort study. *Journal of Neurotrauma, 35*(13), 1543–1551. https://doi.org/10.1089/neu.2017.5404

Hennawy, M., Sabovich, S., Liu, C.S., Herrmann, N. & Lanctôt, K.L. (2019). Sleep and Attention in Alzheimer's Disease. *The Yale Journal of Biology and Medicine, 92*(1), 53–61.

Keller, A.S., Leikauf, J.E., Holt-Gosselin, B., Staveland, B.R. & Williams, L.M. (2019). Paying attention to attention in depression. *Translational Psychiatry, 9*(1), 279. https://doi.org/10.1038/s41398-019-0616-1

Lee, J.B., Sohlberg, M.M., Harn, B., Horner, R. & Cherney, L.R. (2018). Attention Process Training-3 to improve reading comprehension in mild aphasia: A single-case experimental design study. *Neuropsychological Rehabilitation, 30*(4), 1–32.

Leeman-Markowski, B.A., Adams, J., Martin, S.P., Devinsky, O. & Meador, K.J. (2021). Methylphenidate for attention problems in epilepsy patients: Safety and efficacy. *Epilepsy & Behavior, 115,* 107627. https://doi.org/10.1016/j.yebeh.2020.107627

Levine, B., Schweizer, T.A., O'Connor, C., Turner, G., Gillingham, S., Stuss, D.T. et al. (2011). Rehabilitation of executive functioning in patients with frontal lobe brain damage with goal management training. *Frontiers Human Neuroscience, 5,* 9. https://doi.org/10.3389/fnhum.2011.00009

Loetscher, T., Potter, K.J., Wong, D. & das Nair, R. (2019). Cognitive rehabilitation for attention deficits following stroke. *Cochrane Database of Systematic Reviews, 2019*(11), CD002842. https://doi.org/10.1002/14651858.CD002842.pub3

Maggio, M.G., De Luca, R., Molonia, F., Porcari, B., Destro, M., Casella, C. et al. (2019). Cognitive rehabilitation in patients with traumatic brain injury: A narrative review on the emerging use of virtual reality. *Journal of Clinical Neuroscience, 61,* 1–4. https://doi.org/10.1016/j.jocn.2018.12.020

Mahncke, H.W., DeGutis, J., Levin, H., Newsome, M.R., Bell, M.D., Grills, C. et al. (2021). A randomized clinical trial of plasticity-based cognitive training in mild traumatic brain injury. *Brain, 144*(7), 1994–2008. https://doi.org/10.1093/brain/awab202

Millis, S.R., Rosenthal, M., Novack, T.A., Sherer, M., Nick, T.G., Kreutzer, J.S. et al. (2001). Long-term neuropsychological outcome after traumatic brain injury. *The Journal of Head Trauma Rehabilitation, 16*(4), 343–355. https://doi.org/10.1097/00001199-200108000-00005

Monastero, R., Cicero, C.E., Baschi, R., Davì, M., Luca, A., Restivo, V. et al. (2018). Mild cognitive impairment in Parkinson's disease: The Parkinson's disease cognitive study (PACOS). *Journal of Neurology, 265*(5), 1050–1058. https://doi.org/10.1007/s00415-018-8800-4

Nakaaki, S., Murata, Y., Sato, J., Shinagawa, Y., Tatsumi, H., Hirono, N. et al. (2007). Greater impairment of ability in the divided attention task is seen in Alzheimer's disease patients with depression than in those without depression. *Dementia and Geriatric Cognitive Disorders, 23*(4), 231–240. https://doi.org/10.1159/000099633

Niemann, H. & Hartje, W. (2016). *Fahreignung bei neurologischen Erkrankungen.* Göttingen: Hogrefe. https://doi.org/10.1026/02644-000

Niraj, S., Wright, S. & Powell, T. (2020). A qualitative study exploring the experiences of mindfulness training in people with acquired brain injury. *Neuropsychological Rehabilitation, 30*(4), 731–752. https://doi.org/10.1080/09602011.2018.1515086

Nyffeler, T., Vanbellingen, T., Kaufmann, B.C., Pflugshaupt, T., Bauer, D., Frey, J. et al. (2019). Theta burst stimulation in neglect after stroke: Functional outcome and response variability origins. *Brain, 142*(4), 992–1008. https://doi.org/10.1093/brain/awz029

Olgiati, E. & Malhotra, P.A. (2022). Using non-invasive transcranial direct current stimulation for neglect and associated attentional deficits following stroke. *Neuropsychological Rehabilitation, 32*(5), 732–763. https://doi.org/10.1080/09602011.2020.1805335

Petersen, S.E. & Posner, M.I. (2012). The attention system of the human brain: 20 years after. *Annual Review of Neuroscience, 35*(1), 73–89. https://doi.org/10.1146/annurev-neuro-062111-150525

Posner, M.I., Rothbart, M.K. & Ghassemzadeh, H. (2019). Restoring attention networks. *Yale Journal of Biology and Medicine, 92*(1), 139–143. https://www.ncbi.nlm.nih.gov/pubmed/30923481

Riva, G., Mancuso, V., Cavedoni, S. & Stramba-Badiale, C. (2020). Virtual reality in neurorehabilitation: A review of its effects on multiple cognitive domains. *Expert Review of Medical Devices, 17*(10), 1035–1061. https://doi.org/10.1080/17434440.2020.1825939

Roitsch, J., Redman, R., Michalek, A.M.P., Johnson, R.K. & Raymer, A.M. (2019). Quality Appraisal of systematic reviews for behavioral treatments of attention disorders in traumatic brain injury. *Journal of Head Trauma Rehabilitation, 34*(4), E42–E50. https://doi.org/10.1097/HTR.0000000000000444

Sandness, D.J., McCarter, S.J., Dueffert, L.G., Shepard, P.W., Enke, A.M., Fields, J. et al. (2022). Cognition and driving ability in isolated and symptomatic REM sleep behavior disorder. *Sleep, 45*(4), zsab253.

Sigmundsdottir, L., Longley, W.A. & Tate, R.L. (2016). Computerised cognitive training in acquired brain injury: A systematic review of outcomes using the International Classification of Functioning (ICF). *Neuropsychological Rehabilitation, 26*(5–6), 673–741.

Silveira, C., Guedes, R., Maia, D., Curral, R. & Coelho, R. (2019). Neuropsychiatric symptoms of multiple sclerosis: State of the art. *Psychiatry Investigation, 16*(12), 877–888. https://doi.org/10.1093/sleep/zsab253

Sohlberg, M.M. & Mateer, C.A. (2010). *APT-III: Attention process training: A direct attention training program for persons with acquired brain injury.* Youngsville, NC: Lash & Associates Publishing/Training Incorporated.

Spaccavento, S., Marinelli, C.V., Nardulli, R., Macchitella, L., Bivona, U., Piccardi, L. et al. (2019). Attention deficits in stroke patients: The role of lesion characteristics, time from stroke, and concomitant neuropsychological deficits. *Behavioural Neurology, 2019*(1–3), 1–12. https://doi.org/10.1155/2019/7835710

Sturm, W. (2006). *Testhandbuch Wahrnehmungs- und Aufmerksamkeitsfunktionen.* Mödling: Schuhfried.

Sturm, W., George, S., Hildebrandt, H., Reuther, P., Schoof-Tams, K. & Wallesch, C.W. (2009). Leitlinie Diagnostik und Therapie von Aufmerksamkeitsstörungen. *Zeitschrift für Neuropsychologie, 20,* 59–67. https://doi.org/10.1024/1016-264X.20.1.59

Tramontana, M.G., Cowan, R.L., Zald, D., Prokop, J.W. & Guillamondegui, O. (2014). Traumatic brain injury-related attention deficits: Treatment outcomes with lisdexamfetamine dimesylate (Vyvanse). *Brain Injury, 28*(11), 1461–1472. https://doi.org/10.3109/02699052.2014.930179

Van Zomeren, A.H. & Brouwer, W.H. (1994). *Clinical neuropsychology of attention.* Oxford: Oxford University Press.

Wang, Q., Zhang, Z., Li, L., Wen, H. & Xu, Q. (2014). Assessment of cognitive impairment in patients with Parkinson's disease: Prevalence and risk factors. *Clinical Interventions in Aging, 9,* 275–281.

Winkens, I., Van Heugten, C.M., Wade, D.T. & Fasotti, L. (2009). Training patients in Time Pressure Management, a cognitive strategy for mental slowness. *Clinical Rehabilitation, 23*(1), 79–90. https://doi.org/10.1177/0269215508097855

Zimmermann, P. & Fimm, B. (2017). *Testbatterie zur Aufmerksamkeitsprüfung (TAP). Version 2.3.1.* Herzogenrath: Psytest.

33.3 Lern- und Gedächtnisstörungen

Boris Suchan

Inhaltsübersicht

33.3.1 Klinische Merkmale

Gedächtnisstörungen können sowohl vor einer Erkrankung (retrograde Amnesie) als auch nach einer Erkrankung (anterograde Amnesie) erworbene Inhalte betreffen und diese Funktionsbereiche nachhaltig stören. Eine kombinierte Störung beider Bereiche ist ebenfalls möglich. Inwieweit auch das Kurzzeitgedächtnis in seiner Funktionsweise betroffen ist, variiert. Bei Störungen des Langzeitgedächtnisses sind meistens Phänomene wie eine Dissoziation zwischen betroffenem explizitem Gedächtnis und erhaltenem implizitem Gedächtnis zu beobachten. Das heißt, Fertigkeiten wie beispielsweise Klavierspielen (implizites Gedächtnis) sind intakt, das Neulernen einer Fremdsprache (explizites Gedächtnis) hingegen beeinträchtigt. Manchmal treten sogenannte Konfabulationen auf, d.h. Erinnerungslücken werden größtenteils unbewusst mit falschen Erinnerungen aufgefüllt, weil das Quellengedächtnis („In welchem Kontext habe ich diese Information erworben?") beeinträchtigt ist. Zusätzlich können Gedächtnisstörungen auch bedingt durch Defizite in anderen kognitiven Bereichen, wie den Exekutivfunktionen (siehe Kapitel 33.4) oder Aufmerksamkeitsfunktionen (siehe Kapitel 33.2), auftreten. Eine genaue Differenzialdiagnostik ist daher dringend nötig.

Fallbeispiele

- Herr K. erlitt im Alter von 27 Jahren einen Herzinfarkt. Es kam zu einer länger andauernden Minderversorgung des Gehirns mit Sauerstoff, d.h. zu einer sogenannten Hypoxie. Bis vor seinem Herzinfarkt studierte er erfolgreich Informatik und war dazu auch als Tennisspieler sportlich sehr aktiv. In der ambulanten neuropsychologischen Rehabilitation wurde eine ausgeprägte retrograde Amnesie diagnostiziert, die die meisten Studieninhalte betrifft. Zusätzlich zeigte sich eine anterograde Amnesie.
- Frau S. erlitt einen schweren Schlaganfall. Ihr Gedächtnis ist so stark gestört, dass sie vergessen hat, dass sie geschieden ist, und so vor dem Haus ihres verwunderten Ex-Mannes stand. Trotzdem kann sie weiterhin Klavier spielen, so wie sie es vor dem Schlaganfall getan hat.

33.3.2 Klassifikation und Diagnostik

Eine Gegenüberstellung der Klassifikationen von Gedächtnisstörungen in ICD-10 und ICD-11 findet sich in Tabelle 33.9. Das DSM-5 unterscheidet zwischen Majoren und Minoren Neurokognitiven Störungen, unter die als ein beeinträchtigter Symptombereich auch die Gedächtnisstörungen gefasst werden (siehe auch Einleitung zu Kapitel 33).

In der ICD-10 wird die Amnesie als Störung des Kurz- und Langzeitgedächtnisses definiert. Laut Diagnosekriterien ist dabei die Fähigkeit, neue Informationen zu lernen, gestört. Die Amnesie tritt in Verbindung mit einer zeitlichen Desorientierung auf. Es kann zu sogenannten Konfabulationen (meistens bei einem durch Alkoholabusus bedingten Korsakow-Syndrom) kommen, d.h. dem Neu-Erfinden von Gedächtnisinhalten mit dem unbewussten Ziel, deren Verlust auszugleichen. Bei einer reinen amnestischen Störung sind die intellektuellen Fähigkeiten und die Wahrnehmung erhalten bzw. nicht betroffen.

33.3.3 Diagnostik

Vor dem Beginn einer Therapie sind grundsätzlich alle Gedächtnissysteme in ihrer Funktion zu untersuchen. Klagen Patient:innen oder deren Angehörige über Störungen im Be-

Tabelle 33.9: Diagnostische Einordnung von Gedächtnisstörungen nach ICD-10 und ICD-11

ICD-10	**Organische Ursache bekannt**	• Postenzephalitisches Syndrom (F07.1) • Organisches Psychosyndrom (F07.2) • Andere neurologische Ursache (F06.7) • Durch Alkohol oder andere Substanzen induziert (F1x.6) • Organisch amnestisches Syndrom (F04) • Demenz (F00–F01)
	Keine strukturelle Läsion zu finden	• Funktionelle Amnesie (anterograd/retrograd; R41.1/R41.2) • Depression (F30–39) • Dissoziative Störung (F44)
ICD-11	**Amnestische Störungen**	• Amnestische Störung durch andernorts klassifizierte Krankheiten (6D72.0) • Amnestische Störung durch psychoaktive Substanzen, einschließlich Medikamente (6D72.1) • Amnestische Störung durch multiple ätiologische Faktoren (6D70.2) • Amnestische Störung, sonstige näher bezeichnete Ursache (6D72.Y) • Amnestische Störung, nicht näher bezeichnete oder unbekannte Ursache (6D72.Z)

reich des Gedächtnisses, sollte auf jeden Fall eine entsprechende Diagnostik durchgeführt werden. Beim Vorliegen einer neurologischen Erkrankung mit Schädigungen in den für das Gedächtnis relevanten Strukturen sollte diese Untersuchung auch dann vorgenommen werden, wenn subjektiv keine Gedächtnisprobleme beklagt werden. Zum Themenkomplex Diagnostik und Therapie von Gedächtnisstörungen existieren Leitlinien in der aktuellen Version aus dem Jahre 2020 (AWMF-Leitlinien; Thöne-Otto et al., 2020). In diesen Leitlinien werden *„Soll"-Empfehlungen* (Empfehlungsstärke A) ausgesprochen für Methoden, die von randomisierten kontrollierten Studien von guter methodischer Qualität gestützt werden. *„Sollte"-Empfehlungen* (Empfehlungsstärke B) basieren auf klinischen Studien guter methodischer Qualität, denen kein randomisiertes kontrolliertes Design zugrunde liegt. Berichte oder Meinungen von Expert:innen oder klinische Erfahrungen anerkannter Autor:innen münden bei Fehlen sonstiger wissenschaftlicher Evidenz in *„Kann"-Empfehlungen* (Empfehlungsstärke C).

Screeningverfahren sind laut den genannten Leitlinien (Thöne-Otto et al., 2020) nicht geeignet, leichte bis mittelschwere Gedächtnisstörungen zu detektieren. Bei auffälligen Ergebnissen in einem Screeningverfahren wird empfohlen, eine ausgiebige Gedächtnisdiagnostik durchzuführen (Empfehlungsstärke A). Den später beschriebenen Gedächtnistests und Testbatterien sind Fragen zur Orientierung in Bezug auf verschiedene Bereiche voranzusetzen (siehe Tabelle 33.10).

Expert:innen empfehlen neben der Untersuchung der Orientierung auch die Erfassung der verbalen und figuralen Merkspanne (Kurzzeitgedächtnis) und des Arbeitsgedächtnisses sowie die Verwendung eines Lernparadigmas, d.h. das Lernen einer Wortliste, wie z.B. im Verbalen Lern- und Merkfähigkeitstest (Helmstaedter et al., 2001) oder im California Verbal Learning Test (Niemann et al., 2008), mit wiederholter Darbietung der zu lernenden Wörter. Dabei sollten alle neu erlernten Informationen unmittelbar, aber auch mit einer Verzögerung, d.h. mit einem Intervall (von 20 bis 30 Minuten) zwischen Präsentation und Abfrage getestet werden. Das zu lernende Material sollte sowohl verbaler als auch figuraler Natur sein. Eine weitere sinnvolle Ergänzung stellen Subtests zum prospektiven Gedächtnis dar, wie sie z.B. im Rivermead Behavioural Memory Test (Wilson et al., 1991) oder auch im Inventar zur Gedächtnisdiagnostik (Baller et al., 2006) zu finden sind. Diese gelten als besonders ökologisch valide, da im Alltag der Patient:innen häufig gerade die Schwierigkeit dominiert, sich an Dinge (z.B. Termine) zu erinnern, die in der Zukunft zu erledigen sind.

Tabelle 33.10 stellt für diese – gemäß Leitlinien – zwingend zu prüfenden Bereiche beispielhaft einige der wichtigsten Testverfahren zusammen. Diese Diagnostik sollte auch vor dem Hintergrund möglicher Ressourcen gesehen werden, die für eine Therapie genutzt werden können (z.B., um ein intaktes figurales Gedächtnis zur bildlichen Enkodierung verbal schlecht zu erinnernder Inhalte zu nutzen). Neben den Testergebnissen ist eine Verhaltensbeobachtung zur weiteren Beurteilung der Gedächtnisdefizite wichtig. Hier kann bereits eine erste Einschätzung über die Schwere der Gedächtnisstörung erfolgen. Ebenso können Selbst- und Fremdeinschätzungen durch die Betroffenen und deren Angehörige wichtige Informationen geben, die in manchen Testverfahren so nicht abgebildet werden. Wichtig ist, hierbei den Bezug zu den Gedächtnisstörungen und deren Auswirkungen im Alltag zu erfassen. Nur so kann eine sinnvolle Therapie geplant werden.

Auch wird empfohlen, das Altgedächtnis zu testen. Dies kann über die Abfrage autobiografischer Informationen erfolgen. Wichtig hierbei ist, die Richtigkeit der Informationen durch Angehörige bestätigen zu lassen. Zusätzlich gibt es aber auch spezielle Testverfahren, die die Abfrage berühmter Ereignisse oder Menschen beinhalten, um das semantische Altgedächtnis zu überprüfen. Anzumerken ist natürlich, dass die Ergebnisse eines solchen Tests durch persönliche Interessen und auch den Bildungsstand beeinflusst werden. Ebenso wird empfohlen, beispielsweise berufliches Fachwissen abzufragen.

Tabelle 33.10: AWMF-Leitlinienempfehlungen (Thöne-Otto et al., 2020) für eine grundlegende Gedächtnisdiagnostik

Zu prüfende Gedächtnisfunktion	Subaspekte	Beispielhafte Möglichkeiten der Erfassung
Orientierung	Örtlich-geografische Orientierung	Wo befinden Sie sich gerade?
	Zeitlich-kalendarische Orientierung	Welches Datum, welche ungefähre Uhrzeit haben wir gerade?
	Situative Orientierung	Weshalb sind Sie gerade hier?
	Orientierung zur Person	Wie heißen Sie? Wann wurden Sie geboren? Wo wohnen Sie?
Kurzzeitgedächtnis; Arbeitsgedächtnis	Verbale und figurale Merkspannen	Zahlen und Blockspannen aus der Wechsler Memory Scale – Revised (WMS-R; Härting et al., 2000)
Langzeitgedächtnis; Lernen und Behalten sowie Neugedächtnis	Unmittelbare Reproduktion; verzögerte Wiedergabe; Lernparadigma; verschiedene Abrufmodalitäten (freier Abruf, Abruf mit Hinweis, Wiedererkennen)	Verbaler Lern- und Merkfähigkeitstest (VLMT; Helmstaedter et al., 2001); California Verbal Learning Test (CVLT; Niemann et al., 2008)
Prospektives Gedächtnis	Keine	Subtest Verabredung und Gegenstand aus dem Rivermead Behavioral Memory Test (RBMT; Wilson et al., 1991)

Es existiert eine Reihe von umfassenden Testbatterien zur Gedächtnisdiagnostik, die sich hinsichtlich methodischer Aspekte (z.B. bezüglich vorliegender Parallelversionen für die Verlaufsdiagnostik) und inhaltlicher Aspekte (z.B., ob das prospektive oder das Altgedächtnis miterfasst wird) sowie auch hinsichtlich der Komplexität unterscheiden. Zum Teil gibt es die Möglichkeit, dabei nur einzelne Subtests durchzuführen, für die auch Einzelnormierungen verfügbar sind. In Tabelle 33.11 sind die wichtigsten Testbatterien mit ihren spezifischen Charakteristika zusammengestellt.

Grundsätzlich sind die erhobenen Ergebnisse vor dem Hintergrund der Motivation und Anstrengung der zu untersuchenden Person zu bewerten. Unter Expert:innen besteht Konsens, dass psychometrische Verfahren zur Beschwerdevalidierung genutzt werden sollten (Merten, 2014; siehe auch Kapitel 43).

33.3.4 Differenzialdiagnostik

Gedächtnisleistungen können durch Einschränkungen in weiteren kognitiven Bereichen erheblich mitbeeinflusst werden, dies sollte daher diagnostisch berücksichtigt werden (siehe Kapitel 33.1, 33.2 und 33.4 bis 33.6). Ein Großteil der Patient:innen mit Hirnschädigung hat Aufmerksamkeitsprobleme, die die Gedächtnisleistungen beeinträchtigen können. Funktionen der Wahrnehmung und des Sprachverständnisses sind eine wichtige Voraussetzung für das Erlernen neuer Informationen. Sie sollten im Rahmen der entsprechenden Diagnostik ebenso erfasst werden. Stark reduzierte Kurzzeitgedächtnisspannen können allein schon zum schnellen Vergessen der Instruktionen führen. Zusätzlich können Exekutivfunktionen gestört sein, die ebenfalls einen Einfluss auf die Gedächtnisfunktionen, wie z.B. die Einspeicherung und den gezielten Abruf von Informationen, haben können.

Grundsätzlich sei in diesem Rahmen auch auf die Unterscheidung zwischen kognitiven Einschränkungen im Rahmen einer Demenz (siehe Kapitel 33.6) und einer Depression (siehe Kapitel 27.1) hingewiesen. Da die Gedächtnisprofile einiger älterer Personen auf eine Demenz hindeuten können, diese Symptome aber auch im Rahmen einer Depression (Pseudo-Demenz) zu beobachten sind, ist in solchen Fällen eine ausführliche Differenzialdiagnostik sehr wichtig.

33.3.5 Epidemiologie

Gedächtnisstörungen sind bei vielen verschiedenen Ätiologien zu beobachten. Im neuropsychologischen Kontext sind dies Gedächtnisstörungen nach Schädel-Hirn-Traumata (SHT), Schlaganfällen oder im Rahmen demenzieller Erkrankungen. Von den ca. 200 000 Patient:innen mit SHT pro Jahr entwickeln ca. 50 % eine Gedächtnisstörung (Wallesch, 2013). Ältere Daten zeigen dazu Unterschiede bezüglich der Schwere des SHT: So konnten van Zomeren und van den Burg (1985) zeigen, dass bei 84 % der untersuchten Patient:innen zwei Jahre nach einem schweren SHT die Gedächtnisdefizite den größten Anteil der verbliebenen kognitiven Störungen darstellen. Jourdan et al. (2016) berichten hingegen, dass vier Jahre nach einem SHT Gedächtnisprobleme mit 67 % die mit Abstand am häufigsten aufgetretenen kognitiven Probleme sind. Die Inzidenzraten für Schlaganfälle sind in Deutschland ähnlich hoch wie für SHT. Dabei ist das Geschlechterverhältnis fast ausgeglichen, wobei Frauen im höheren Alter häufiger einen Schlaganfall erleiden als Männer. Gedächtnisstörungen stellen auch nach einem Schlaganfall die häufigsten

Tabelle 33.11: Übersicht über umfassendere Gedächtnistestbatterien und ihre Charakteristika

Testbatterie	Subtests	Besondere Kennzeichen
Wechsler Memory Scale Revised III-r (Härting et al., 2000)	• Information und Orientierung • Figurales Gedächtnis • Logisches Gedächtnis • Visuelle Paarerkennung • Verbale Paarerkennung • Visuelle Wiedergabe • Zahlenspanne • Visuelle Merkspanne	Subtest zur verbalen und visuell-räumlichen Kurzzeit- und Arbeitsgedächtnisspanne Keine Parallelversionen Für mittelschwer beeinträchtigte Patient:innen geeignet
Wechsler Memory Scale IV (Wechsler, 2012)	• Mentale Kontrolle, Kognitives Kurzscreening • Logisches Gedächtnis • Visuelle Paarerkennung • Verbale Paarerkennung • Visuelle Wiedergabe • Muster Positionieren I und II • Räumliche Ergänzung • Symbolfolgen	
Rivermead Behavioural Memory Test (RBMT; Wilson et al., 1991)	Orientierung und Datum; Persönlichen Gegenstand ausleihen; Verabredung treffen; Namen einer Person wiedergeben; Gegenstände wiedererkennen; Gesichter wiedererkennen; Geschichte wiedergeben; Weg merken	4 Parallelversionen 2 Subtests zum prospektiven Gedächtnis Für schwer beeinträchtigte Patient:innen geeignet
Verbaler Lern- und Gedächtnistest (VLMT; Helmstaedter et al., 2001); California Verbal Learning Test (CVLT; Niemann et al., 2008)	Lernen einer Wortliste über fünf Durchgänge; Lernen einer zweiten Wortliste, die nur einmal vorgelesen wird; Freie Wiedergabe der Wörter der ersten Liste (Beim CVLT zusätzliche Abfrage mit Vorgabe von Kategorien); Wiedergabe der ersten Wortliste nach 30 Minuten Intervall (Beim CVLT zusätzliche Abfrage mit Vorgabe von Kategorien); Erkennen der Wörter der ersten Liste aus einer Liste bestehend aus Wörtern der ersten Liste, der zweiten Liste sowie neuen Wörtern	4 Parallelversionen (VLMT) 2 Parallelversionen (CVLT)
Inventar zur Gedächtnisdiagnostik (IGD; Baller et al., 2006)	Modul A: Prospektives Gedächtnis; Zahlenspanne; Verbales Arbeitsgedächtnis; Visuelles Arbeitsgedächtnis; Exekutive Kontrolle; Verbales Lernen; Visuelles Lernen; Paarassoziationslernen; Verzögerte Rekognition: Wortliste; Verzögerte Reproduktion: Text; Verzögerte Rekognition: Figuren; Priming	Test zum semantischen Altgedächtnis und autobiografischen Gedächtnis Für leicht beeinträchtigte Patient:innen geeignet
Lern- und Gedächtnistest 3 (LGT-3; Bäumler, 1974)	Weg auf einem Stadtplan; Türkische Vokabeln; Telefonnummern; Gegenstände; Firmenzeichen; Bau	Hohes Leistungsniveau Keine Parallelversionen

kognitiven Defizite dar. So konnte gezeigt werden, dass drei Monate nach einem Schlaganfall 23 bis 55 % der Patient:innen Gedächtnisdefizite aufweisen, wobei nach einem Jahr nur noch bei 11 bis 31 % der Betroffenen Gedächtnisstörungen zu diagnostizieren sind (Cumming et al., 2013; Snaphaan et al., 2007).

Gedächtnisstörungen sind aber auch bei einer Vielzahl von psychischen Erkrankungen wie Depressionen (siehe Kapitel 27.1), Schizophrenie (siehe Kapitel 26) oder der Posttraumatischen Belastungsstörung (siehe Kapitel 28.7) zu beobachten. Zusätzlich sind Gedächtnisstörungen auch nach Strahlen- oder Chemotherapie im Rahmen von Krebserkrankungen oder bei Schlafstörungen (siehe Kapitel 29.2) zu finden (Bartsch & Falkai, 2014).

Therapien können den Umgang mit den Defiziten und im frühen Stadium teilweise sogar die Gedächtnisdefizite selbst verbessern. Grundsätzlich bedeutet eine Gedächtnisstörung eine bleibende Beeinträchtigung. Inwieweit eine Gedächtnisstörung im Alltag kompensiert werden kann, hängt vom Einzelfall und von der Stärke der Gedächtnisstörung ab.

33.3.6 Störungsmodelle

Das Erarbeiten eines individuellen Störungsmodells setzt die Kenntnis über die verschiedenen Gedächtnissysteme und deren Funktionen bzw. auch über die Interaktion mit anderen kognitiven Funktionen wie Aufmerksamkeitsfunktionen und Exekutivfunktionen voraus.

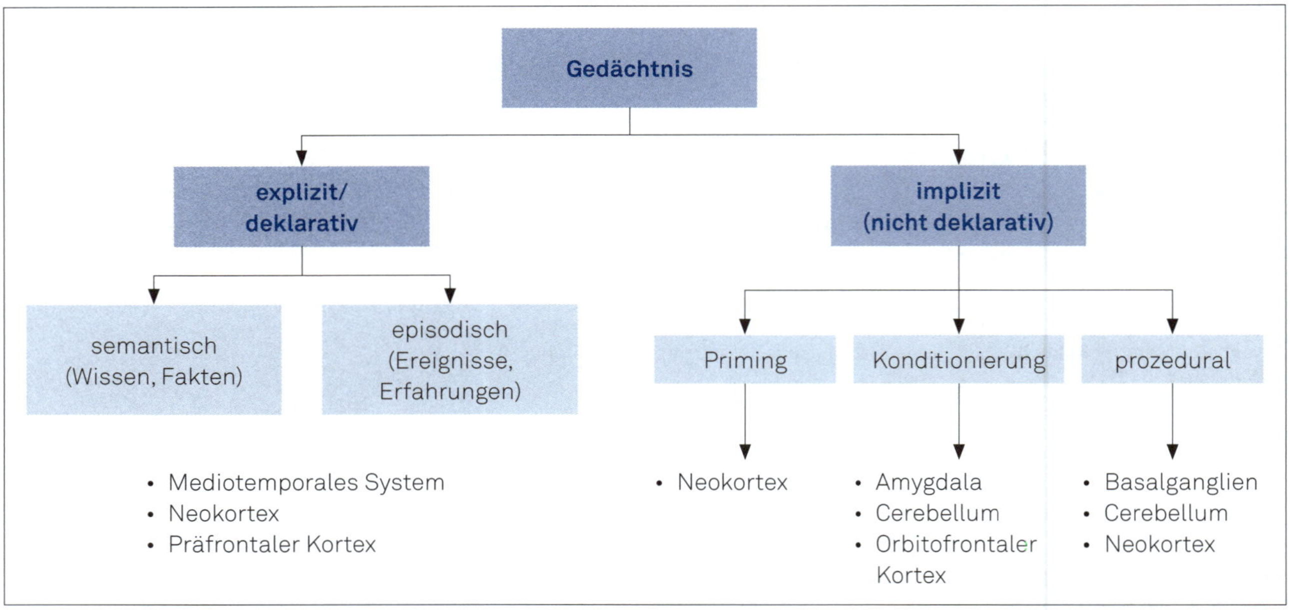

Abbildung 33.5: Schematisches Modell des Langzeitgedächtnisses inkl. seiner Subsysteme und der dazugehörigen neuroanatomischen Strukturen

33.3.6.1 Gedächtnissysteme

Grundsätzlich werden verschiedene Gedächtnissysteme wie das Kurzzeit- und Arbeitsgedächtnis vom Langzeitgedächtnis unterschieden. Das Langzeitgedächtnis wird in das explizite (bzw. deklarative, also bewusst verbalisierbare) und implizite (non-deklarative, nicht verbalisierbare) Gedächtnis unterteilt (siehe Abbildung 33.5). Dabei wird im expliziten Gedächtnis zusätzlich das semantische und episodische Gedächtnis differenziert. Wie die Nomenklatur vermuten lässt, besteht der Unterschied der Systeme in der Dauer der Speicherung, aber auch in den Inhalten. So können bestimmte Informationen nur kurz gespeichert, aber dann auch nach kurzer Zeit wieder vergessen werden. Auf diese Unterscheidungen wird nachfolgend näher eingegangen.

33.3.6.2 Das Kurzzeitgedächtnis und das Arbeitsgedächtnis

Das Kurzzeitgedächtnis speichert Informationen nur über einen kurzen Zeitraum von Sekunden bis zu wenigen Minuten. Baddeley und Hitch (1974) erweiterten den Begriff Kurzzeitgedächtnis durch den Begriff Arbeitsgedächtnis. Die Autoren postulieren einen spezialisierten Speicher für verbales Material (die phonologische Schleife) und einen Speicher für visuell-räumliche Inhalte (den visuell- räumlichen Skizzenblock). Bei entsprechenden Schädigungen dieser Subsysteme kann es sein, dass die Patient:innen Probleme zeigen, sich z.B. Instruktionen zu merken und auch immer wieder nach diesen fragen (wenn die phonologische Schleife betroffen ist). Bei Schädigungen des visuellen Skizzenblocks ist zu erwarten, dass visuelle Eindrücke wie Bilder etc. sehr schnell wieder vergessen werden.

Verwaltet werden diese zwei Speichersysteme von einer zentralen Steuereinheit, der sogenannten zentralen Exekutive, die bei Anforderung die Inhalte der einzelnen Speicher aktiv manipuliert oder aber die Ressourcen beider Subsysteme verwaltet. Im Jahre 2000 wurde dieses Modell durch den episodischen Puffer (episodic buffer) erweitert (Baddeley, 2000). Dieser stellt einen zeitlich limitierten Speicher dar, der als episodischer Zwischenspeicher zwischen dem Kurzzeit- bzw. Arbeitsgedächtnis und dem Langzeitgedächtnis zu sehen ist.

Funktionell neuroanatomisch wird die phonologische Schleife in der linken Hemisphäre lokalisiert, der visuell-räumliche Speicher (Jonides et al., 1993) rechtshemisphärisch. Neben frontalen Arealen sind auch parietale Areale involviert. D'Esposito et al. (1995) konnten zeigen, dass die zentrale Steuereinheit im präfrontalen Kortex zu verorten ist. Später wurde eine zusätzliche Unterscheidung in anteriore und posteriore Areale vorgenommen, wobei anteriore Areale Rehearsal-Prozesse (d.h. ständiges Wiederholen der zu behaltenden Inhalte, wie z.B. eine Telefonnummer, die man aufschreiben möchte) verarbeiten, während posteriore Areale Speicherprozesse steuern (Smith & Jonides, 1999).

33.3.6.3 Das Langzeitgedächtnis

Das Langzeitgedächtnis speichert sowohl Erlebtes als auch das erworbene semantische Wissen über einen längeren Zeitraum, vielleicht sogar das ganze Leben lang. Diese Informationen sind nach der Enkodierung und dem Abspeichern meistens über Jahre hinweg abrufbar. In der Psychotherapie wird in der Regel an den Inhalten des expliziten/deklarativen Langzeitgedächtnisses gearbeitet. Es darf aber nicht davon ausgegangen werden, dass ein Abruf der Informationen mit dem

Abspielen einer DVD zu vergleichen ist. Es ist eher ein rekonstruktiver Prozess, bei dem die Gedächtnisinhalte im Laufe des Lebens immer wieder leicht modifiziert neu abgespeichert werden, nachdem sie abgerufen wurden. Dieser Prozess wird durch Aufmerksamkeitsprozesse und biografisch erworbene Verarbeitungsschemata gesteuert.

33.3.6.4 Das explizite Gedächtnis

Im episodischen Gedächtnis sind Lebensereignisse abgespeichert, wie z. B. der erste Schultag, die Geburt des ersten Kindes oder Ereignisse, die vor einer Woche stattgefunden haben. Neuroanatomisch wird das episodische Gedächtnis mit dem medialen Temporallappen und insbesondere dem Hippocampus in Verbindung gebracht (Squire et al., 2004). Es wird davon ausgegangen, dass die linke Hemisphäre eher auf die Verarbeitung verbaler Informationen und die rechte Hemisphäre auf visuelle und visuell-räumliche Informationen spezialisiert ist. Der Hippocampus ist von verschiedenen kleineren Strukturen umgeben. Vor dem Hippocampus liegt die Amygdala. Um den Hippocampus herum sind Strukturen wie der parahippocampale Kortex, der entorhinale Kortex und der perirhinale Kortex angeordnet, die im Rahmen des Gedächtnisses spezifische Funktionen innehaben (siehe Abbildung 33.6).

Das semantische Gedächtnis ist für die Speicherung und den Abruf gelernter Inhalte verantwortlich (z. B. „Paris ist die Hauptstadt von Frankreich" oder „Das Brandenburger Tor steht in Berlin"). Das semantische Gedächtnis wird im Gegensatz zum episodischen Gedächtnis mit dem vorderen Teil des Temporallappens funktionell neuroanatomisch in Verbindung gebracht (Patterson, Nestor & Rogers, 2007). Zusätzlich werden das prospektive Gedächtnis und das Arbeitsgedächtnis zum expliziten Gedächtnis gezählt.

Neben dem Langzeitgedächtnis ermöglicht das prospektive Gedächtnis das Erinnern zukünftiger Ereignisse, wie z. B. des Zahnarztbesuchs in zwei Tagen. Genaue Definitionen und Erläuterungen zu dieser Form des Gedächtnisses sind bei Ellis (1996) und auch Shum et al. (2002) zu finden.

Zusätzlich ist neben den Strukturen des medialen Temporallappens auch das Frontalhirn an der Einspeicherung in und dem Abruf von Informationen aus dem Langzeitgedächtnis beteiligt.

33.3.6.5 Das implizite Gedächtnis

Basierend auf Arbeiten mit dem Patienten H. M. (Corkin, 2002) entstand die Idee, dass es ein implizites Gedächtnis geben muss, welches uns ermöglicht, ohne bewusste Erinnerung bestimmte neue Inhalte zu erlernen. So konnte gezeigt werden, dass H. M. nach der Entfernung des Hippocampus (beidseitig) eine neue Fertigkeit, in diesem Fall das Nachzeichnen eines Sterns, der nur in einem Spiegel zu sehen ist, lernen konnte. An den Lernvorgang selbst konnte er sich nicht erinnern. Über die Fehleranzahl und die Bearbeitungszeit der Aufgabe konnte aber gezeigt werden, dass er das Nachzeichnen im Spiegel über einen Zeitraum von einem Jahr verbessern konnte. Dieses Beispiel zeigt, dass diese Fertigkeit in seinem prozeduralen Gedächtnis gespeichert war, wobei die Information, dass er diese Aufgabe schon einmal durchgeführt hatte, nicht im episodischen Gedächtnis abgespeichert bzw. daraus abrufbar war. Zusätzlich beinhaltet das implizite Gedächtnis die Funktion des sogenannten Primings. Es handelt sich um eine weitere unbewusste Gedächtnisform, mit deren Hilfe wir einige Inhalte schneller lernen oder erkennen, wenn ein Inhalt zum zweiten Mal gezeigt wird und somit frühere Wahrnehmungseindrücke die spätere Erinnerung an einen Inhalt bahnen. Konditionierung stellt den dritten Pfeiler des impliziten Gedächtnisses dar. Bei der Konditionierung wird die Verbindung von zwei Ereignissen gespeichert (z. B. im Fall von Pawlows Hund das Glockenläuten und die Futtergabe). In Abbildung 33.6 finden sich die neuroanatomischen Zuordnungen zu den verschiedenen Subsystemen des Gedächtnisses.

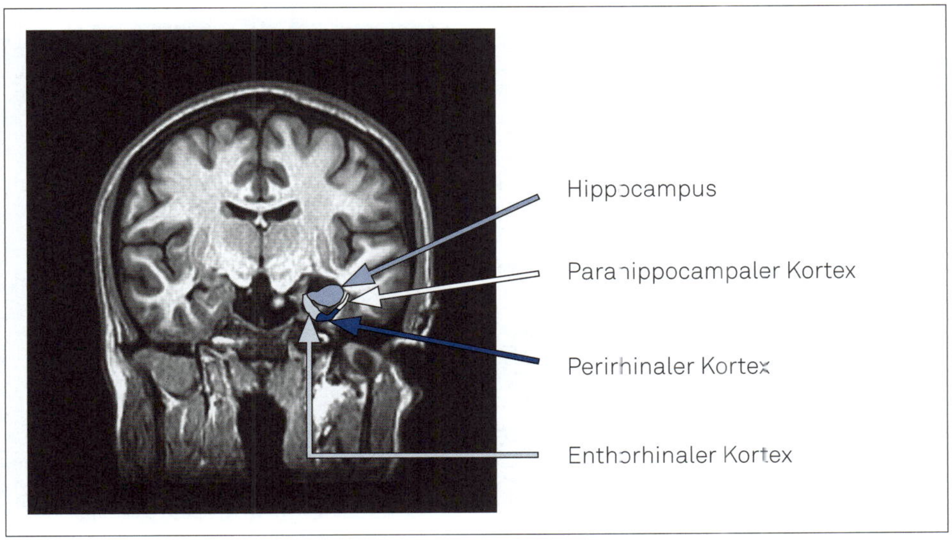

Abbildung 33.6:
Für das explizite (deklarative) Gedächtnis relevante Hirnstrukturen im medialen Temporallappen

33.3.7 Neuropsychologische Psychotherapie

In den aktuellen AWMF-Leitlinien zur Gedächtnistherapie (Thöne-Otto et al., 2020) wird deutlich auf die Notwendigkeit der Erfassung personenbezogener Faktoren für die Therapieplanung hingewiesen: Dazu gehören die prämorbide Persönlichkeit, das Bildungsniveau, aber auch die bisherige Biografie. Ebenso sind die Ansätze aus der Klassifikation zur funktionalen Gesundheit (Welche Beeinträchtigungen sind überhaupt alltagsrelevant?) aus der International Classification of Functioning, Disability and Health (ICF) (siehe Kapitel 44) zu beachten, die für die Therapieplanung und auch die Definition von Therapiezielen von besonderer Wichtigkeit sind. Dieser Ansatz verweist auch deutlich auf die Bedeutung der Lebensqualität der Patient:innen, die durch die Erkrankung oder den Unfall reduziert ist und die auch als Therapieziel sehr wichtig ist.

Jeder Therapie von Gedächtnisstörungen muss eine umfangreiche Diagnostik vorausgehen (siehe Kapitel 33.3.3), die sowohl Schwächen als auch Stärken bzw. Ressourcen erhebt. Hierbei muss aber auch ein möglicher Einfluss von z.B. Aufmerksamkeitsstörungen oder Störungen im Bereich der Exekutivfunktionen diagnostisch und eventuell auch therapeutisch mitberücksichtigt werden. Neben der entsprechenden Diagnostik sind der Alltagsbezug bzw. die Alltagsrelevanz der aufgezeigten Gedächtnisstörungen für die betroffene Person und die daraus abgeleiteten Therapieziele entscheidend. Dabei ist zu klären, in welchen Bereichen die Gedächtnisstörungen den:die Patient:in im Alltag behindern und welche Bereiche, die gestört sind, er:sie bearbeiten bzw. verbessern möchte. Dies kann von Wünschen und Vorstellungen der Angehörigen abweichen. Bei einem fehlenden Störungsbewusstsein (siehe Kapitel 33.5) ist dies zuerst zu therapieren, da sonst nur schwer Konsens über sinnvolle Therapieziele hergestellt werden kann.

Es empfiehlt sich, am Anfang der Therapie zunächst eine Psychoedukation über das Gedächtnis, über Gedächtnisstörungen, die zugrunde liegende Neuroanatomie sowie die Auswirkungen der Störungen auf den Alltag der Betroffenen und Angehörigen durchzuführen. So entwickeln sowohl die Betroffenen als auch Angehörige ein Verständnis für die Störung und können dabei auch einige Probleme im Alltag besser erklären oder verstehen. Ein individuelles Störungsmodell, das bestehende Schwächen, aber auch Stärken integriert, sollte gemeinsam entwickelt werden. Gute Anregungen und Materialien dafür werden in dem Arbeitsbuch von Winson et al. (2020) zur Verfügung gestellt. Zu verstehen, wie das Gedächtnis funktioniert, wann es zu Problemen kommen kann und wie in der entsprechenden Situation damit umgegangen wird, unterstützt nachweislich den Umgang mit Gedächtnisproblemen im Alltag.

In der Rehabilitation wird auch bei Gedächtnisstörungen zuerst auf Restitution (siehe Kapitel 21), d.h. auf die Wiederherstellung der gestörten Gedächtnisfunktionen, gesetzt. Da aber nicht absehbar ist, wie lange dieses Zeitfenster offen ist und welche Veränderungen zu erwarten sind, ist ein schneller Beginn der Therapie mit dem Ziel, die Gedächtnisdefizite zu kompensieren, indiziert. Hierbei empfiehlt es sich, bereits prämorbid genutzte Strategien (z.B. Nutzung eines Kalenders), sofern es solche gab, zu explorieren und diese in die Therapieplanung zu integrieren, damit die Gedächtnisdefizite effektiv kompensiert werden.

Für die Planung einer Therapie der Gedächtnisstörungen geben die AWMF-Leitlinien (Thöne-Otto et al., 2020) einen Entscheidungsbaum (siehe Abbildung 33.7) vor, der als ersten Entscheidungspunkt die Unterscheidung der Gedächtnisstörungen in Bezug auf ihre Schwere empfiehlt. Als zentrales Kriterium wird die Fähigkeit genannt, Informationen nach einem Intervall abrufen zu können oder nicht.

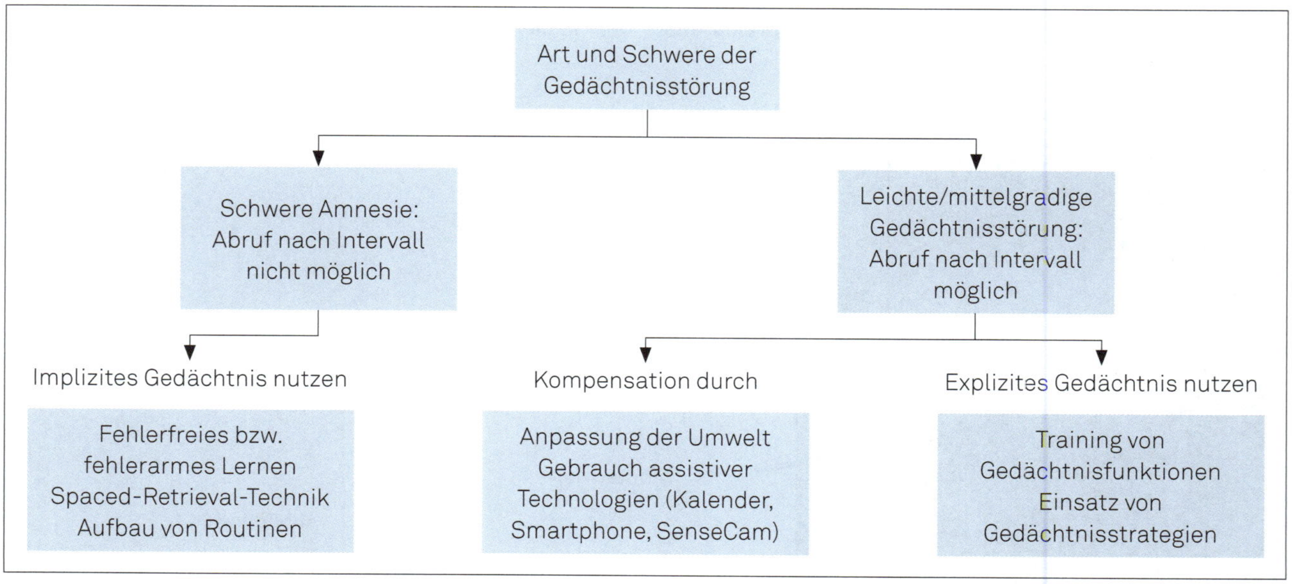

Abbildung 33.7: Entscheidungsbaum für die Wahl therapeutischer Strategien bei Gedächtnisstörungen (in Anlehnung an die AMWF-Leitlinien zur Gedächtnistherapie; Thöne-Otto et al., 2020)

Die entsprechenden therapeutischen Ansätze sind ebenfalls in der Grafik dargestellt. Bei mittelgradigen Gedächtnisstörungen wird der Gebrauch assistiver Technologien, wie die Nutzung eines elektronischen Kalenders (z. B. in einem Smartphone) empfohlen (Empfehlungsstärke A), ebenso die Modifikation der Umwelt (z. B. Gegenstände immer an den gleichen Orten platzieren) sowie auch die Nutzung externer Hilfen. Grundsätzlich ist die Benutzeroberfläche eines Smartphones teilweise sehr überladen mit Icons und auch mit nicht relevanten Programmen. Ansätze zur Vereinfachung der Smartphones für den Einsatz bei Menschen mit neuropsychologischen Beeinträchtigungen sind inzwischen entwickelt und evaluiert worden (Jamieson et al., 2022). Ein Problem für Patient:innen kann dabei das effiziente Nutzen eines solchen Mediums sein, da es für sie schon schwer sein kann, zu entscheiden, welche Informationen wie eingetragen werden sollten, damit sie so viel Inhalt haben, dass entsprechende Aufgaben oder Termine effektiv erinnert werden. Dazu darf das Verwenden eines solchen Kalenders nicht vergessen werden bzw. muss entsprechend automatisiert werden. Ebenso müssen die Patient:innen die entsprechende soziale Kompetenz zeigen, diese externen Hilfen in allen wichtigen und entscheidenden Situationen zu nutzen, ohne sich dafür zu schämen. Die externen Hilfen können auch mit Ausgabegeräten gekoppelt werden, sodass die Patient:innen auch durch einen Ton/ein Signal an einen Termin oder eine Aufgabe erinnert werden können. Dies stellt eine sehr vielfältige Nutzung einer solchen Technik dar, wobei das grundlegende Problem, also der Eintrag der zu erinnernden Informationen, sehr oft durch die Angehörigen vorgenommen bzw. überwacht werden muss. Mit dem Ziel, neue Informationen möglichst gut illustriert aufzuzeichnen, wurde die SenseCam entwickelt. Dabei handelt es sich um eine Kamera, die die Patient:innen am Körper tragen und die eigenständig den ganzen Tag Bilder aus der Perspektive des:der Betroffenen aufnimmt. Obwohl diese Idee sehr nützlich scheint, stellt sie aber auch die Patient:innen und deren Angehörige vor die Herausforderung, aus den vielen Daten die wichtigen herauszusuchen und auch entsprechend zu katalogisieren bzw. abzuspeichern.

Bei starken Gedächtnisstörungen wird empfohlen, die Umwelt, in der die Patient:innen leben, entsprechend an das Gedächtnisprofil anzupassen. Das bedeutet, die Anforderungen deutlich zu reduzieren, Routinen zu erarbeiten, an die sich die Betroffenen gewöhnen (z. B. Schlüssel oder Geldbeutel immer am selben Ort in der Wohnung ablegen), um so die Gedächtnisanforderungen deutlich zu reduzieren. Tafeln mit entsprechend wichtigen Informationen können den Patient:innen auch durch den Alltag helfen und sind dazu immer wieder zu aktualisieren.

Dagegen wird bei leichten Gedächtnisdefiziten explizit das Training von Gedächtnisfunktionen sowie das Nutzen von Gedächtnisstrategien (z. B. bildliches Verknüpfen von verbalen Informationen zu Geschichten; siehe Tabelle 33.12) empfohlen. Dies bedeutet für die Betroffenen, dass sie die Situationen, in denen entsprechende Strategien sinnvoll anwendbar sind, selbstständig einschätzen können und so die Strategien effektiv nutzen können.

Es konnte zusätzlich gezeigt werden, dass wiederholtes erfolgreiches Abrufen von Informationen die Erinnerungen stärkt (Roediger & Butler, 2011). Dies bedeutet, dass Patient:innen selbstständig weiter mit den Therapieinhalten ar-

Tabelle 33.12: Interventionen zur Therapie von Gedächtnisstörungen mit Hinweis auf Empfehlungsstärken (sofern vorhanden; Empfehlungsstärke A zeigt den höchsten Evidenzgrad an)

Fehlerfreies Lernen (Empfehlungsstärke C)	Vermeiden von Fehlern beim Lernen, die Interferenz darstellen, Patient:innen nicht zum Raten auffordern
Elektronische Erinnerungshilfen (Empfehlungsstärke A)	Verwendung von elektronischen Geräten wie Smartphones
Spaced-Retrieval-Technik (Empfehlungsstärke B)	Stetige Verlängerung des Abrufintervalls
Lernen über Assoziationen	Abspeichern neuer Informationen über Assoziationen, d. h. Informationen in bestehende Inhalte einbinden; Einbinden neuer Aktivitäten in bereits bestehende Abläufe
Chunking (Reduktion der zu erinnernden Inhalte)	Zerlegung großer Informationsmengen in kleinere Einheiten
Visualisierung (Mentale Karte/Tafel)	Verwendung einer „mentalen Tafel", d. h. die Patient:innen stellen sich vor, Informationen auf eine mentale Tafel zu schreiben
Rückverfolgung	Suchen eines Gegenstandes (Rückverfolgung der Stationen im häuslichen Alltag)
PQRST-Methode	• *Preview (Vorschau):* Schnelles Überfliegen des Textes mit dem Ziel, einen Überblick über das Thema zu erhalten. • *Question (Frage):* Was steht in dem Text? (Wer? Wie? Wo? Was? Wann? Warum?) • *Read (Lesen):* Den Text aufmerksam lesen, mit dem Ziel, ihn zu verstehen. • *Summary (Zusammenfassung):* Zusammenfassen der wichtigsten Inhalte in eigenen Worten. • *Test (Test):* Überprüfen des Textes und der Gedächtnisinhalte.

beiten sollten, damit die neuen Informationen entsprechend im Gedächtnis gespeichert werden.

Grundsätzlich sind all diese Ansätze geeignet, um mit Gedächtnisproblemen im Alltag umzugehen, sie erfordern aber eine gewisse Disziplin, ein Störungsbewusstsein und den Willen, sich auf sie einzulassen.

33.3.8 Pharmakotherapie und sonstige somatische Behandlungsverfahren

Es wird immer wieder der Einsatz und die Effektivität von Methoden wie der Transkraniellen Magnetstimulation (TMS) oder der Transkraniellen direkten Stromstimulation (tDCS) diskutiert. Die AWMF-Leitlinien (Thöne-Otto et al., 2020) kommen aber insgesamt zu dem Schluss, dass es für Methoden wie die Hirnstimulation (z. B. durch tDCS) und auch für pharmakologische Interventionen (z. B. mit Rivastigmin, einem Antidementivum) keine gesicherten Hinweise auf eine hinreichende Wirksamkeit gibt (keine Empfehlungsstärke). Auch die Effektivität körperlicher Aktivität ist für die Verbesserung von Gedächtnisfunktionen nicht gesichert (Empfehlungsstärke C).

33.3.9 Empirische Absicherung

Tabelle 33.12 stellt die wichtigsten therapeutischen Methoden zum Umgang mit Gedächtnisstörungen dar – wenn vorhanden mit Hinweis auf die Empfehlungsstärke gemäß AMWF-Leitlinien (Thöne-Otto et al., 2020). Trotz teilweise fehlender Empfehlungsstärken, die primär einer unzureichenden Forschungslage geschuldet sind, stellen diese Methoden die gebräuchlichsten Ansätze in der Gedächtnistherapie dar. Sie sollten je nach Vorerfahrung und Problemen bzw. Gedächtnisanforderungen der Patient:innen im Alltag erarbeitet werden.

Die Therapie von Gedächtnisstörungen stellt eine besondere Herausforderung an die Therapeut:innen dar, da nach der kritischen Phase der Restitution je nach Schweregrad der Störung größtenteils kompensatorische, externe Strategien (elektronische Erinnerungshilfen; Empfehlungsstärke A) erarbeitet werden müssen, die den Umgang mit den Gedächtnisstörungen im Alltag so gut wie möglich erleichtern sollen. Trotz fehlender Empfehlungen anderer in diesem Kapitel vorgestellter Ansätze werden diese im therapeutischen Alltag erfolgreich angewendet. Dabei sind die Empfehlungsstärken der Leitlinien für alternative Ansätze, wie z. B. pharmakologische Behandlungen oder tDCS, gering. Allerdings sind trotz der fehlenden Empfehlungen die Ergebnisse von Wilson et al. (1992) zusammenfassend so zu zitieren, dass 60 % der Patient:innen mit Gedächtnisstörungen nach neuropsychologischer Therapie ein selbstständiges Leben führen können.

Literatur

Baddeley, A. D. (2000). The episodic buffer: A new component of working memory? *Trends in Cognitive Sciences, 4*(11), 417–423. https://doi.org/10.1016/S1364-6613(00)01538-2

Baddeley, A. D. & Hitch, G. J. (1974). Working Memory. In G. H. Bower (Ed.), *The Psychology of Learning and Motivation* (pp. 47–90). San Diego: Academic Press.

Baller, G., Brand, M., Kalbe, E. & Kessler, J. (2006). *Inventar zur Gedächtnisdiagnostik*. Göttingen: Hogrefe.

Bäumler, G. (1974). *Lern- und Gedächtnistest*. Göttingen: Hogrefe.

Bartsch, T. & Falkai, P. (2014). *Gedächtnisstörungen: Diagnostik und Rehabilitation*. Berlin: Springer. https://doi.org/10.1007/978-3-642-36993-3

Corkin, S. (2002). What's new with the amnesic patient H. M.? *Nature Reviews Neuroscience, 3*(2), 153–160. https://doi.org/10.1038/nrn726

Cumming, T. B., Marshall, R. S. & Lazar, R. M. (2013). Stroke, cognitive deficits, and rehabilitation: Still an incomplete picture. *International Journal of Stroke, 8*(1), 38–45. https://doi.org/10.1111/j.1747-4949.2012.00972.x

D'Esposito, M., Detre, J. A., Alsop, D. C., Shin, R. K., Atlas, S. & Grossman, M. (1995). The neural basis of the central executive system of working memory. *Nature, 378*, 279–281. https://doi.org/10.1038/378279a0

Ellis, J. (1996). Prospective memory or the realization of delayed intentions: A conceptual framework for research. In M. Brandimonte, G. O. Einstein & M. A. McDaniel (Eds.), *Prospective memory: Theory and applications* (pp. 1–22). Mahwah: Lawrence Erlbaum Associates Publishers.

Härting, C., Markowitsch, H.-J., Neufeld, H., Calabrese, P., Deisinger, K. & Kessler, J. (2000). *Wechsler Gedächtnistest – revidierte Fassung. Deutsche Adaptation der revidierten Gassung der Wechsler Memory Scale-(WMS-R)*. Bern: Huber.

Helmstaedter, C., Lendt, M. & Lux, S. (2001). *Verbaler Lern- und Merkfähigkeitstest (VLMT)*. Weinheim: Beltz.

Jamieson, M., Cullen, B., Lennon, M., Brewster, S. & Evans, J. (2022). Designing ApplTree: Usable scheduling software for people with cognitive impairments. *Disability and Rehabilitation: Assistive Technology, 17*(3), 338–348.

Jonides, J., Smith, E. E., Koeppe, R. A., Awh, E., Minoshima, S. & Mintun, M. A. (1993). Spatial working memory in humans as revealed by PET. *Nature, 363*, 623–625. https://doi.org/10.1038/363623a0

Jourdan, C., Bayen, E., Pradat-Diehl, P., Ghout, I., Darnoux, E., Azerad, S. et al. (2016). A comprehensive picture of 4-year outcome of severe brain injuries. Results from the PariS-TBI study. *Annals of Physical and Rehabilitation Medicine, 59*, 100–106. https://doi.org/10.1016/j.rehab.2015.10.009

Merten, T. (2014). *Beschwerdenvalidierung*. Göttingen: Hogrefe.

Niemann, H., Sturm, W., Thöne-Otto, A. I. T. & Willmes, K. (2008). *California Verbal Learning Test* (deutsche Adaptation). Frankfurt am Main: Pearson.

Patterson, K., Nestor, P. & Rogers, T. (2007). Where do you know what you know? The representation of semantic knowledge in the human brain. *Nature Reviews Neuroscience, 8*, 976–987. https://doi.org/10.1038/nrn2277

Roediger, H. L., III. & Butler, A. C. (2011). The critical role of retrieval practice in long-term retention. *Trends in Cognitive Sciences, 15*(1), 20–27. https://doi.org/10.1016/j.tics.2010.09.003

Shum, D., Fleming, J. M. & Neulinger, K. (2002). Prospective memory and traumatic brain injury: A review. *Brain Impairment, 3*(1), 1–16. https://doi.org/10.1375/brim.3.1.1

Smith, E. E. & Jonides, J. (1999). Storage and executive processes in the frontal lobes. *Science, 283*, 1657–1661. https://doi.org/10.1126/science.283.5408.1657

Snaphaan, L. & de Leeuw, F.-E. (2007). Poststroke memory function in nondemented patients: A systematic review on frequency and neuroimaging correlates. *Stroke, 38*(1), 198–203. https://doi.org/10.1161/01.STR.0000251842.34322.8f

Squire, L. R., Stark, C. E. & Clark, R. E. (2004). The medial temporal lobe. *Annual Review of Neuroscience, 27,* 279–306. https://doi.org/10.1146/annurev.neuro.27.070203.144130

Thöne-Otto, A. et al. (2020). *Diagnostik und Therapie von Gedächtnisstörungen bei neurologischen Erkrankungen* (S2e-Leitlinie, AWMF-Register-Nr. 030-124). Verfügbar unter: https://register.awmf.org/de/leitlinien/detail/030-124

van Zomeren, A. H. & van den Burg, W. (1985). Residual complaints of patients two years after severe head injury. *Journal of Neurology, Neurosurgery, and Psychiatry, 48,* 21–28. https://doi.org/10.1136/jnnp.48.1.21

Wallesch, C. W. (2013). Gedächtnisstörungen nach Schädel-Hirn-Trauma. In T. Bartsch & P. Falkai (Hrsg.), *Gedächtnisstörungen: Diagnostik und Rehabilitation* (S. 178–185). Berlin: Springer.

Wechsler, D (2012). *Wechsler Memory Scale® – Fourth Edition* (deutsche Bearbeitung herausgegeben von A. C. Lepach & F. Petermann). Frankfurt am Main: Pearson.

Wilson, B., Cockburn, J. & Baddeley, A. (1991). *The Rivermead behavioural memory test manual.* Bury St. Edmunds, Suffolk: Thames Valley Test Corporation.

Wilson, B. A. (1992). Recovery and compensatory strategies in head injured memory impaired people several years after insult. *Journal of Neurology, Neurosurgery & Psychiatry, 55*(3), 177–180. https://doi.org/10.1136/jnnp.55.3.177

Winson, R., Wilson, B. A. & Bateman, A. (2020). *Rehabilitation nach Hirnschädigung: Ein Therapiemanual.* Göttingen: Hogrefe. https://doi.org/10.1026/02985-000

33.4 Exekutive Dysfunktionen

Sandra Verena Müller & Tilmann A. Klein

Inhaltsübersicht

33.4.1 Klinische Merkmale

Exekutive Dysfunktionen stellen kein einheitliches Krankheitsbild dar, sondern können als heterogene Symptome beschrieben werden, die infolge verschiedener neurologischer, psychischer oder entwicklungsbedingter Krankheitsbilder auftreten können. Um die Anwendbarkeit im klinischen Kontext zu gewährleisten, sollte der Begriff Exekutivfunktionen (EF) durch weitere Spezifizierungen konkretisiert werden.

EF sind demnach Regulations-, Kontroll- und Überwachungsmechanismen, die ein zielorientiertes und situationsangepasstes Verhalten ermöglichen. In der Regel kommen sie zum Einsatz, wenn ein Abweichen von eingeschliffenen Handlungsroutinen gefordert ist (Müller et al., 2019). Weiterhin werden unter dem Obergriff der EF integrative metakognitive Prozesse gefasst, die zum Erreichen eines definierten Zieles die flexible Koordination mehrerer, heterogener Subprozesse steuern bzw. ohne Vorliegen eines definierten Zieles an der Zielfindung beteiligt sind (Gazzaley & D'Esposito, 2007). Da die einzelnen Komponenten der Exekutivfunktionen voneinander unabhängig sind, können diese auch selektiv beeinträchtigt sein (Müller, 2013).

Fallbeispiel

Eine 23-jährige Frau erleidet auf dem Weg zur Arbeit ein schweres Schädel-Hirn-Trauma (SHT) mit bildmorphologisch nachweisbaren frontalen Kontusionsdefekten, einer Schädigung des Gehirns durch stumpfe äußerliche Gewalt und einer diffusen axonalen Schädigung, einem pathophysiologischen Merkmal, das im Rahmen eines SHT auftreten kann. Nach der Akutbehandlung durchläuft die Patientin sämtliche Phasen der Rehabilitation und kommt ca. sechs Monate nach dem Unfall in die neuropsychologische Behandlung mit dem Ziel, die Möglichkeit einer Wiederaufnahme ihres Studiums zu prüfen. Die Vorbefunde beschreiben, neben leicht verminderten Aufmerksamkeitsleistungen im Sinne geteilter und selektiver Aufmerksamkeit, Schwierigkeiten im Abruf gelernten Materials sowie eine deutlich verminderte Arbeitsgedächtniskapazität. Ferner werden ausgeprägte Defizite im Bereich der Handlungsplanung und -kontrolle bei vermindertem Störungsbewusstsein beschrieben, sodass sie nicht in der Lage ist, für sie schwierige Situationen vorausschauend zu erfassen. Die Eltern der Patientin beschreiben ihre Tochter als vor dem Unfall zielstrebige, ausgeglichene und gut organisierte Studentin, welche aufgrund ihrer hohen sozialen Kompetenz bei ihren Mitstudierenden sehr beliebt gewesen sei. Aktuell lebe ihre Tochter wieder bei ihnen, das Zusammenleben sei jedoch durch die erhöhte Reizbarkeit und Antriebsminderung der Tochter massiv konfliktbelastet. Zudem falle ihnen vorschnelles und distanzgemindertes Verhalten bei ihrer Tochter auf, häufig falle es ihr schwer, die Grenzen ihrer Mitmenschen zu respektieren. Aufgrund dieser Wesensveränderung habe sich der Partner der Patientin bereits von ihr abgewendet. Insgesamt machen sie sich große Sorgen und fühlen sich durch die schwierige Interaktion mit der Tochter massiv belastet.

33.4.2 Klassifikation und Diagnostik

33.4.2.1 Diagnostische Einordnung nach ICD-10

In der ICD-10 gibt es im Abschnitt F0 des Kapitels V mehrere Stellen, an denen sich exekutive Dysfunktionen im Rahmen einer erworbenen Hirnschädigung diagnostisch einordnen lassen. Tabelle 33.13 gibt einen Überblick über die gebräuchlichsten diagnostischen Möglichkeiten, Tabelle 33.14 stellt die für die jeweilige Diagnose notwendigen Kriterien überblicksartig dar.

Mit der Einführung der modifizierten Diagnosesysteme ICD-11 und DSM-5 werden exekutive Störungen unter den „neurokognitiven Störungen" geführt (siehe Kapitel 33).

Tabelle 33.13: Übersicht über diagnostische Möglichkeiten der Einordnung exekutiver Dysfunktionen gemäß ICD-10

F06.7	Leichte kognitive Störung
F06.8	Sonstige andere psychische Störungen aufgrund einer Schädigung oder Funktionsstörung des Gehirns
F07.0	Organische Persönlichkeitsstörung
F07.2	Organisches Psychosyndrom nach Schädel-Hirn-Trauma
F07.8	Sonstige organische Persönlichkeits- und Verhaltensstörungen

Tabelle 33.14: Zusammenfassende Darstellung der diagnostischen Kriterien nach ICD-10

F06 (Allgemeine Kriterien)	• Nachweis/Anamnese einer zerebralen Funktionsstörung • Zusammenhang zwischen zerebraler Funktionsstörung und psychischer Störung inklusive Rückbildung psychischer Störung bei Verbesserung zugrunde liegender Pathologie • Ausschluss von Alternativerklärungen
F06.7	• Allgemeine Kriterien (F06) erfüllt • Vorliegen einer kognitiven Störung (Dauer: mindestens zwei Wochen; Selbst- oder Fremdauskunft), z. B. Verlangsamung bei Problemlösung • Objektivierbare Abweichung in kognitiven Untersuchungen • Ausschluss: Demenz, organisch amnestisches Syndrom, postenzephalitisches Syndrom, organisches Syndrom nach SHT oder Einfluss psychotroper Substanzen
F06.8	• Zum Beispiel vorübergehende oder leichte affektive Zustandsbilder, die nicht die Kriterien einer organischen affektiven Störung erfüllen
F07 (Allgemeine Kriterien)	• Objektiver Nachweis und/oder Anamnese einer zerebralen Krankheit, Schädigung oder Funktionsstörung • Keine Bewusstseinstrübung oder ausgeprägte Gedächtnisdefizite • Keine Anhaltspunkte für Einordnung unter F6 der ICD-10
F07.0	• Allgemeine Kriterien (F07) erfüllt • Mindestens drei der folgenden Kriterien erfüllt (Dauer: sechs oder mehr Monate): a. Unfähigkeit, zielgerichtete Aktivitäten durchzuhalten bzw. Bedürfnisse aufzuschieben b. Emotionale Labilität oder Euphorie und inadäquate Scherzhaftigkeit oder Reizbarkeit oder Apathie c. Ungehemmte Bedürfnisäußerung d. Kognitive Störungen, z. B. Misstrauen oder exzessive Beschäftigung mit einem einzigen Thema e. Veränderte Sprachproduktion und Redefluss f. Verändertes Sexualverhalten
F07.2	• Allgemeine Kriterien (F07) erfüllt • Nachweis eines Schädel-Hirn-Traumas • Mindestens drei der folgenden Merkmale erfüllt: a. Missempfindungen und Schmerzen, Schwindel, Krankheitsgefühl, Erschöpfung, Geräuschempfindlichkeit b. Affektive Veränderungen (Reizbarkeit oder emotionale Labilität) c. Konzentrationsschwierigkeiten, Einschränkungen im geistigen Leistungsvermögen, Gedächtnisstörungen, ohne deutlichen objektiven Nachweis d. Schlafstörungen e. Verminderte Alkoholtoleranz f. Starke Beschäftigung mit oben genannten Symptomen
F07.8	• Kognitive, affektive Persönlichkeits- und Verhaltensstörungen, nicht in F07.0 bis F07.2 enthalten

33.4.2.2 Diagnostik

Die sorgfältige neuropsychologische Diagnostik ist die Basis für eine individuell angepasste Therapie. Eine Diagnostik exekutiver Funktionen sollte erfolgen, wenn Erkrankte entsprechende Defizite zeigen (z. B. reizgesteuertes Verhalten, Stereotypien, Planungs- und Organisationsdefizite), Angehörige über entsprechende Störungen berichten oder es auf Basis der Ätiologie oder des Läsionsmusters Hinweise auf das mögliche Vorliegen exekutiver Einbußen gibt. In der Diagnostik sollten immer alle zur Verfügung stehenden Informationsquellen genutzt werden, wie z. B. auch Verhaltensbeobachtungen des interdisziplinären Teams bzw. der Angehörigen.

Grundsätzlich ist zur Diagnostik von exekutiver Dysfunktion immer der Einsatz mehrerer neuropsychologischer Testverfahren notwendig, da die einzelnen Tests zur Erfassung der EF nur geringe Korrelationen untereinander aufweisen (siehe Tabelle 33.15).

Die Untersuchungssituationen sind häufig gut vorstrukturiert und somit in sich schon geeignet, die Defizite der Betroffenen zu kompensieren. Dies führt zum Vorwurf, exekutive Testverfahren hätten eine mangelnde ökologische Validität. Tatsächlich können im Einzelfall unauffällige Testleistungen trotzdem mit massiven Alltagsbeeinträchtigungen einhergehen, z. B., wenn im Beruf ein hohes Maß an Selbstorganisation gefragt ist. Auch gilt es zu beachten, dass viele Testverfahren im Bereich der EF eine schlechte Test-Retest-Reliabilität aufweisen – für Verlaufsbeurteilungen sind viele Verfahren daher nur eingeschränkt geeignet. Zur Beantwortung der Frage der Fahrtauglichkeit sind unter Umständen auch exekutive Defizite von Bedeutung (vgl. Begutachtungsleitlinien zur Kraftfahreignung).

33.4.2.3 Differenzialdiagnostik

Differenzialdiagnostisch müssen Einschränkungen in benachbarten kognitiven Bereichen abgegrenzt werden. So interagieren Störungen im Bereich der Aufmerksamkeit, der Gedächtnisleistungen sowie des Störungsbewusstseins unter Umständen negativ mit den EF. Hier ist eine präzise Einordnung nötig, um die geeigneten therapeutischen Strategien zu wählen. Auch das prämorbide kognitive Niveau der Patient:innen gilt es zu berücksichtigen. Weiterhin ist das Vorliegen psychopathologisch relevanter Zustände, wie z. B. Depressionen und Antriebsstörungen, ebenso zu prüfen wie das Vorhandensein medikamentöser Einflüsse, da diese ebenfalls das kognitive Funktionsniveau negativ beeinflussen können. Auch basale Voraussetzungen wie ein intaktes Gesichtsfeld müssen bedacht werden. Ebenso muss die differenzialdiagnostische Einordnung von Persönlichkeits- bzw. Wesensveränderung insbesondere im Zusammenhang mit prämorbid bestehenden Persönlichkeitsakzentuierungen bzw. -störungen berücksichtigt werden.

33.4.2.4 Besonderheiten bei Kindern und Jugendlichen

Schädigungen des sich entwickelnden Gehirns sind nicht direkt zu vergleichen mit ähnlich lokalisierten bzw. vom Aus-

Tabelle 33.15: Auflistung wichtiger und weit verbreiteter Verfahren zur Diagnostik exekutiver Teilbereiche

Kognitive Domäne innerhalb der exekutiven Funktionen	Testverfahren (beispielhafte Aufzählung)
Arbeitsgedächtnis und Handlungsüberwachung, Reaktionsinhibition	• Untertest „Arbeitsgedächtnis“ aus der Testbatterie zur Aufmerksamkeitsprüfung (TAP; Zimmermann & Fimm, 2017) • Farbe-Wort-Interferenztest (FWIT) nach Stroop (Bäumler, 1985)
Planerisches und problemlösendes Denken	• Wisconsin Card Sorting Test (WCST; Berg, 1948; Grant & Berg, 1948) • Tower of London (TOL; Shallice, 1982; TL-D; Tucha & Lange, 2004); • Standardisierte Link'sche Probe (SLP; Metzler, 2012; aufgrund der unzureichenden Normierung vor allem im Sinne eines Beobachtungsinstruments zu verwenden) • Handlungsorganisation und Tagesplanung (HOTAP; Menzel-Begemann, 2009)
Kognitive Flexibilität und Flüssigkeit	• Regensburger Wortflüssigkeitstest (RWT; Aschenbrenner et al., 2001) • Ruff Figural Fluency Test (RFFT; Ruff et al., 1987)
Handlungsflexibilität	• Untertest „Reaktionswechsel“ aus der Testbatterie zur Aufmerksamkeitsprüfung (TAP; Zimmermann & Fimm, 2002) • Trail Making Test – B (TMT-B; Reitan, 1956)
Selbstwahrnehmung	• „Fragebogen zum dysexekutiven Syndrom (DEX)“ aus der Behavioral Assessment of the Dysexecutive Syndrome-Testbatterie (BADS; Wilson et al., 1996) • Marburger Kompetenz-Skala (MKS; Gauggel, 1998) • Behavior Rating Inventory of Executive Function (BRIEF; Gioia et al., 2000)
Abgrenzung zu affektiven und motivationalen Störungen, insbesondere zur Apathie	• Neuropsychiatric Inventory (NPI; Cummings et al., 1994) • Beck-Depressionsinventar (BDI; Beck et al., 1961) • Apathie Evaluations Skala (AES; Marin et al., 1991)

maß vergleichbaren Schädigungen des erwachsenen Gehirns. Betrachtet man kognitive Funktionen in ihrer Entwicklung über die Lebensspanne, so wird deutlich, dass exekutive Funktionen sich erst vergleichsweise spät in der individuellen Entwicklung ausbilden. Parallel hierzu findet die Entwicklung zugrunde liegender Hirnareale, wie z.B. des frontalen Kortex, ebenfalls vergleichsweise spät statt (Lidzba et al., 2019). So können Kinder viele Aufgaben, die EF benötigen, noch nicht lösen oder benötigen ein hohes Maß an exekutiver Kontrolle, während im Erwachsenenalter diese Aufgaben als Routine bewältigt werden können. Dies hat unter Umständen zur Folge, dass sich exekutive Defizite im Kindes- und Jugendalter noch nicht objektivieren lassen, da die Kinder die entsprechenden Anforderungen noch nicht bewältigen müssen und somit die entsprechende kognitive Fähigkeit noch nicht entwickelt ist. Im Verlauf der kognitiven Entwicklung, wenn exekutive Fähigkeiten zunehmend an Relevanz gewinnen, können sich relevante Beeinträchtigungen zeigen („growing into their deficit"; Levin, 2012). Beispielsweise kann ein SHT im Kindesalter zunächst scheinbar folgenlos sein und das Kind ohne wesentliche Einschränkungen seine alltäglichen Anforderungen bewältigen lassen. Sobald jedoch Aufgaben mit höheren Freiheitsgraden bzw. mit eigenverantwortlicher Strukturierung zu bewältigen sind, lassen sich unter Umständen exekutive Defizite beobachten, welche auf Substanzdefekte zurückzuführen sind, die durch das zurückliegende SHT entstanden sind.

33.4.3 Epidemiologie

33.4.3.1 Prävalenzraten auf Basis unterschiedlicher Pathomechanismen

Belastbare Zahlen für das Auftreten exekutiver Dysfunktionen liegen kaum vor. Häufig werden die Prävalenzraten der wichtigsten Grunderkrankungen, welche möglicherweise mit exekutiven Defiziten einhergehen, für eine Häufigkeitsschätzung zugrunde gelegt. Es ist dabei wichtig, sich zu vergegenwärtigen, dass exekutive Defizite nach einer Vielzahl unterschiedlicher Hirnläsionen auftreten können. Auch im Rahmen psychischer Erkrankungen ohne erworbene Hirnschädigung, z.B. bei depressiven (siehe Kapitel 27.1) oder psychotischen Erkrankungen (siehe Kapitel 26) treten exekutive Funktionsstörungen auf (Beblo & Lautenbacher, 2006; Lautenbacher & Gauggel, 2010). Eine weitere große Gruppe von Erkrankungen, welche als Basis für exekutive Defizite in Betracht kommen, sind die neurodegenerativen Erkrankungen, wie z.B. die behaviorale Variante der frontotemporalen Demenz oder die Parkinson-Erkrankung (siehe Kapitel 33.6). Godefroy et al. (2018) untersuchten in einer größeren Stichprobe ($N=828$), welche sich aus unterschiedlichen Ätiologien zusammensetzte, die Auftretenswahrscheinlichkeiten für exekutive Defizite. Diese wurden untergliedert in Probleme, bei denen die kognitiven Aspekte im Zentrum stehen, wie Defizite im planerischen Denken, und exekutiv bedingte Verhaltensauffälligkeiten, wie vorschnelles Handeln. Sie fanden dabei die in Tabelle 33.16 dargestellte Häufigkeitsverteilung über unterschiedliche Störungsbilder.

Die Autor:innen betonen, dass zwischen den verschiedenen Ätiologien unterschiedliche Beeinträchtigungsmuster zu beobachten sind. Es müssen zudem eine Reihe modulierender Faktoren berücksichtigt werden, u.a. Lebensalter, Erkrankungsstadium bzw. Zeit seit Schädigung und erhobene exekutive Teilleistung. Weiterhin lassen sich kognitive exekutive Funktionseinschränkungen teilweise noch sehr lange nach einem SHT auch bei einem geringen Schweregrad und ohne entsprechendes bildmorphologisches Korrelat nachweisen (Konrad et al., 2011).

33.4.3.2 Weitere relevante Angaben zu Verlauf und Prognose

Die besondere Bedeutung der Wiederherstellung exekutiver Funktionen ergibt sich aus deren hohem prädiktivem Wert für die funktionelle Erholung sowie die Chancen auf eine erfolgreiche Wiedereingliederung in familiäre, soziale und berufliche Bezüge (Fride et al., 2015) nach einer Hirnschädigung (Lesniak et al., 2008; Liu-Ambrose et al., 2007). Dabei haben insbesondere Verhaltensauffälligkeiten sowie Persönlichkeitsstörungen (siehe Kapitel 33.5) den höchsten

Tabelle 33.16: Darstellung der Häufigkeiten exekutiver Dysfunktionen bei verschiedenen Ätiologien getrennt nach kognitiven Störungen und Verhaltensstörungen (Godefroy et al., 2018)

Ätiologie	Exekutive Dysfunktion mit …	
	… kognitiven Defiziten	… ausgeprägten Verhaltensauffälligkeiten
Schädel-Hirn-Trauma	55 %	69 %
Morbus Parkinson	45 %	65 %
Multiple Sklerose	50 %	63 %
Mild Cognitive Impairment	58 %	59 %
Alzheimer-Demenz	78 %	85 %
Schlaganfall	40 %	40 %

negativen prädiktiven Wert. Auch erschweren die exekutiven Funktionsstörungen Betroffenen, die in der Therapie erarbeiteten Strategien zum Umgang mit verschiedenen Einschränkungen auf den Alltag zu generalisieren. Nach Möglichkeit sollte ein Screening auf exekutive Defizite möglichst frühzeitig erfolgen, um rasch und gezielt intervenieren zu können. Allerdings müssen in der Akutphase die spezifischen Herausforderungen eines unter Umständen deutlich eingeschränkten Störungsbewusstseins, einer Überlagerung durch andere defizitäre Funktionsbereiche sowie einer phasenbedingten raschen Wandelbarkeit des Defizitprofils berücksichtigt werden.

33.4.4 Störungsmodelle unter Einbeziehung neurobiologischer Aspekte

Störungen exekutiver Funktionen können in unterschiedlichen Anteilen relevante kognitive Fähigkeiten bzw. (zwischen-)menschliche Qualitäten betreffen. In der Literatur finden sich mannigfaltige Formen der Untergliederung von Komponenten der EF auf unterschiedlichem Differenzierungsniveau (Müller, 2013; Smith & Jonides, 1999). Störungen der EF wurden in der Vergangenheit mit unterschiedlichen psychologischen Modellen erklärt, z.B. dem Modell eines „Supervisory Attentional Systems“ (SAS) von Norman und Shallice (1980) oder dem „Working Memory“ Modell von Baddeley (1986; siehe Kapitel 33.3).

Keiner der genannten Ansätze ist jedoch in der Lage, die Gesamtheit der exekutiven Defizite zu erklären. Einschränkend ist anzumerken, dass sich die meisten der Modelle lediglich zur Erklärung der kognitiven exekutiven Dysfunktionen eignen, wenngleich auch die Persönlichkeit bzw. Verhaltensaspekte klinisch relevant verändert sein können. Die motivationale, emotionale und affektive Ebene sowie die Verhaltensebene werden bisher nur unzureichend in der Modellbildung berücksichtigt.

Risikofaktoren für Störungsentwicklung

In Abhängigkeit des Läsionsortes oder des betroffenen Netzwerkes kann es zu unterschiedlichen exekutiven Dysfunktionen kommen, die sich teilweise in scheinbar gegenläufigen Defizitprofilen äußern können (Konzept der Positiv- und Negativsymptomatik; siehe Abbildung 33.8). So kann auf der einen Seite ein „Zuviel“ an Verhalten gezeigt werden (erhöhte Flexibilität; Positivsymptome), wie beispielsweise beim Auftreten vorschneller Handlungsweisen, oder aber ein „Zuwenig“ an Verhalten (erhöhte Persistenz; Negativsymptome), wie z.B. beim Auftreten einer Antriebsminderung. Der Beitrag neuronaler Strukturen und somit die Anzahl möglicher Schädigungsmechanismen ist sehr vielgestaltig. Je nach Art, Ausmaß und Lokalisation der Schädigung, bisherigem Rehabilitationsverlauf, möglichen subjektseitigen Bewältigungs- bzw. Kompensationsmechanismen, den Anforderungen des Alltags und der Interaktion mit dem sozialen Umfeld ergeben sich unterschiedliche Defizitmuster (siehe Abbildung 33.8).

33.4.5 Zentrale neurobiologische Modelle

Exekutive Dysfunktionen sind nicht an eine spezifische Ätiologie gebunden, auch wenn sie traditionell mit dem Frontalhirn bzw. frontalen Schädigungen in Verbindung gebracht werden. So können exekutiven Einschränkungen neben Schädigungen des Frontalkortex auch Schädigungen des Parietal- und Temporalkortex, der Basalganglien, des Thalamus, des Cerebellums sowie der Konnektivitäten der Hirnareale untereinander zugrunde liegen (Chung et al., 2014). Selbst wenn keine direkte Schädigung des Frontalhirns vorliegt, kann aufgrund einer Störung fronto-subkortikaler Verbindungen eine exekutive Dysfunktion auftreten. Ähnliches gilt für diffuse Hirnschädigungen. Insbesondere die Basalganglien bilden integrative Netzwerke mit dem präfrontalen Kortex, welche an der Vermittlung exekutiver Kontroll- und Steuerfunktionen beteiligt sind.

33.4.6 Neuropsychologische Psychotherapie

33.4.6.1 Relevante Leitlinienempfehlungen

Der Kasten fasst die wichtigsten Empfehlungen der Leitlinie „Diagnostik und Therapie von exekutiven Dysfunktionen bei neurologischen Erkrankungen“ (Müller et al., 2019) der Arbeitsgemeinschaft der Wissenschaftlichen Medizinischen Fachgesellschaften (AWMF) zusammen.

Die wichtigsten Leitlinienempfehlungen (Müller et al., 2019)

Bei Vorliegen vor allem kognitiver Defizite:
- Individuell angepasstes und adaptives kognitives Training, z.B. für das Arbeitsgedächtnis; teilweise auch domänenübergreifend unter Einbeziehung exekutiver Leistungen
- Training von planerischem Denken bzw. Problemlösestrategien

Bei Vorliegen vor allem von Verhaltensauffälligkeiten bzw. Persönlichkeitsveränderungen:
- Methoden des Zielmanagements
- Ergänzend Methoden und Techniken aus den psychotherapeutischen Standardverfahren

In beiden Fällen:
- Solide und umfangreiche Diagnostik
- Einbezug des sozialen Umfelds von hoher Wichtigkeit

Gemäß der AWMF-Leitlinie ist eine sorgfältige Diagnostik die Voraussetzung der Behandlung exekutiver Dysfunktionen, da die Therapie spezifisch auf das jeweilige Defizit zugeschnitten sein muss. Genauso wichtig ist es, geeignete Therapieziele im Konsens mit den Patient:innen zu entwickeln. Exekutive Dysfunktionen können sich sehr unterschiedlich, teilweise sogar in Form gegensätzlicher Verhaltenstendenzen (siehe Abbildung 33.8), präsentieren. Therapieansätze zur Behandlung

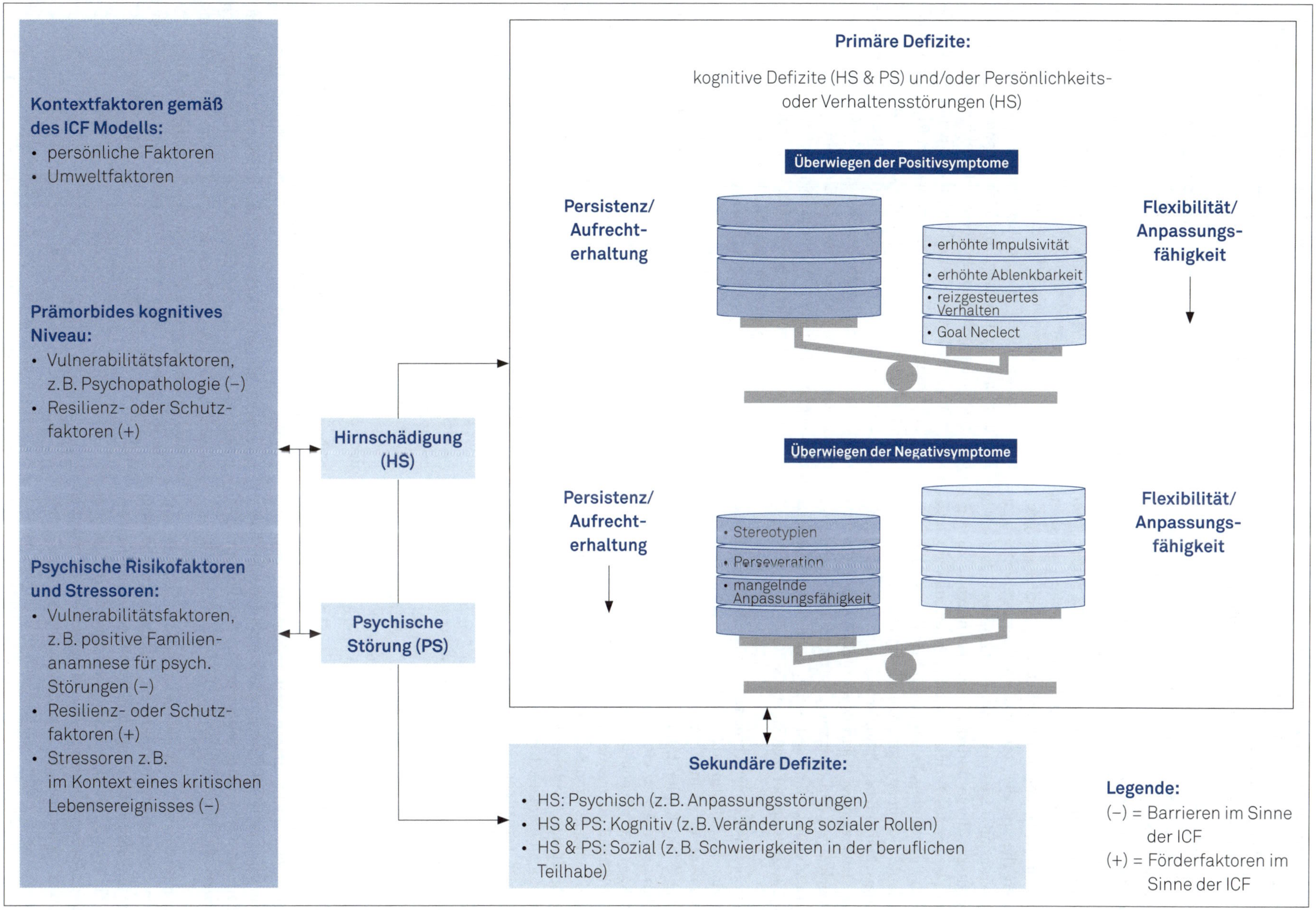

Abbildung 33.8: Schematisches Störungsmodell exekutiver Dysfunktionen auf Basis einer Hirnschädigung oder einer psychischen Störung. Am Beispiel der Verhaltensstörungen wird das Konzept der Positiv- und Negativsymptomatik verdeutlicht (Waagemodell aus Müller, 2016; angelehnt an Müller & Klein, 2024)

exekutiver Dysfunktionen werden üblicherweise unterteilt in kognitiv übende Verfahren, Therapieansätze des Verhaltensmanagements, Therapieansätze der Manipulation und Modifikation der Umwelt und kombinierte Verfahren (siehe Kapitel 21).

Kognitiv übende Verfahren sind durch wiederholtes Üben eines bestimmten Aufgabentyps mit sukzessiv steigendem Schwierigkeitsgrad gekennzeichnet. Bei den kognitiven Therapieansätzen geht es um die Verbesserung der defizitären kognitiven Exekutivfunktionen, wie z.B. der Arbeitsgedächtnisleistung, der Problemlösefähigkeit sowie des planerischen Denkens. Sie sind besonders für Betroffene mit kognitiven Defiziten bei nur geringen Verhaltensauffälligkeiten geeignet. Bei diesen Therapieansätzen ist die Art der Intervention gut strukturierbar, und sie sind sowohl in Gruppen- als auch in Einzelsitzungen durchführbar. Ziel der kognitiven Trainingsverfahren ist gemäß Terminologie der International Classification of Functioning, Disability and Health (ICF) die Veränderung der Körperstrukturen und -funktionen mit ihren physiologischen und psychologischen Funktionen (siehe Kapitel 44). Hier werden durch wiederholtes kognitives Training, welches z.B. ein computergestütztes Training der selektiven Aufmerksamkeit sein kann, neuronale Plastizitätsprozesse angestoßen (Takeuchi et al., 2015).

Die Therapieansätze des Verhaltensmanagements umfassen den Einsatz von Selbstinstruktionstechniken, Selbstwirksamkeitstechniken („self-monitoring") und Ziel-Management-Techniken (siehe Kapitel 18). Diese erfordern ein individuell abgestimmtes Vorgehen, eine längerfristig angelegte und eine regelmäßig stattfindende Betroffenen-Behandelnden-Interaktion. Während die aus der Verhaltenstherapie adaptierten Selbstwirksamkeits- und Selbstinstruktionstechniken besonders geeignet sind für Betroffene mit Verhaltensauffälligkeiten (Abbau problematischer Verhaltensweisen und Aufbau funktionalen Verhaltens), eignen sich die Ziel-Management-Techniken sowohl für Betroffene mit kognitiven Defiziten als auch für solche mit Verhaltensdefiziten. Verfahren des Verhaltensmanagements zielen gemäß der ICF-Terminologie (siehe Einleitung von Kapitel 33 und Kapitel 44) einerseits auf Verbesserungen auf der Ebene der Aktivitäten (z.B. des Planens eines Einkaufs), andererseits auf Verbesserungen auf der Ebene der sozialen und beruflichen Teilhabe ab (z.B. der Fähigkeit, einem Hobby nachzugehen oder eine berufliche Tätigkeit aufzunehmen). Im Fall schwerwiegender Verhaltens- bzw. Persönlichkeitsstörungen infolge einer erworbenen Hirnschädigung sei für die neuropsychologische Therapie zudem auf das Methodenspektrum der Richtlinienverfahren verwiesen (Thöne-Otto et al., 2018).

Therapieansätze der Manipulation und Modifikation der Umwelt kompensieren durch strukturelle und räumliche Veränderung die fehlende Struktur bei den Betroffenen. Zu diesen Ansätzen zählen z.B. Checklisten, Erinnerungsnachrichten oder eine ruhige Arbeitsatmosphäre. Diese Interventionsform wurde für schwer beeinträchtigte Menschen entwickelt, bei denen weder eine kognitive Verbesserung noch eine Verhaltensänderung erwartet wird, sondern eine bessere Bewältigung des Alltags und eine gewisse Selbstständigkeit erzielt werden sollen. Die Manipulation oder Modifikation der Umwelt mithilfe von Kompensationsmitteln und -strategien ist gemäß der ICF-Terminologie eine Veränderung der Umweltfaktoren (z.B. reizarme Umgebungsgestaltung), die mit dem Ziel erfolgt, auf der Aktivitäts- oder Teilhabeebene Handlungsfähigkeit zu erreichen (z.B. Alltagshandlungen zu Ende führen).

33.4.6.2 Besonderheiten der Beziehungsgestaltung

Antriebsminderung und Störungen sozialen Verhaltens können die Betroffenen-Behandelnden-Beziehung belasten und mögliche Therapieerfolge verzögern. Ein zusätzliches Problem stellt das häufig gleichzeitige Vorliegen von exekutiven Dysfunktionen und Anosognosie (siehe Kapitel 33.5) dar. Liegt eine solche mangelnde oder fehlende Krankheitseinsicht vor, ist die Motivation der Erkrankten, kognitiv übende Verfahren durchzuführen oder Anstrengungen in Richtung Verhaltensänderung zu unternehmen, sehr gering. Gleiches gilt für den Einsatz von externen Reizen oder Hilfsmitteln. Bessere Aussichten haben hier die Ansätze des Verhaltensmanagements: Zumindest können einzelne Elemente eingesetzt werden, wie die „Time-out"-Methode, bei der kurzfristig aus der aktuellen Situation herausgegangen wird, oder das „Stopp-Paradigma", bei dem eine laufende Handlung unterbrochen wird, um zu reflektieren, was das aktuelle Ziel ist.

Die Einbeziehung und Aufklärung der Angehörigen oder nahestehenden Menschen in Diagnostik und Therapie spielt bei Störungen der EF eine größere Rolle als bei anderen neuropsychologischen Störungsbildern, da viele der Erkrankten unter mangelnder oder fehlender Krankheitseinsicht leiden. Zudem fallen exekutive Defizite in der gut strukturierten Therapiesituation weniger auf als zu Hause. Viele alltagsrelevante Probleme können in der Therapie nur aufgegriffen werden, wenn die Angehörigen die therapeutischen Fachpersonen über die bestehenden Probleme informieren. Um Missverständnisse und Fehlinterpretationen zu vermeiden, sollten die Behandelnden frühzeitig und regelmäßig das Gespräch mit der erkrankten Person und ihren Angehörigen suchen. Gleiches gilt für die Behandlung im multidisziplinären Team: Auch hier ist ein enger Austausch über Fächergrenzen hinweg zum Wohle der Betroffenen (aber auch des Teams) nötig.

Neben einer Information über zur Grunderkrankung gehörende Symptome sollten die Angehörigen darauf hingewiesen werden, dass die Erkrankten das problematische Verhalten auch nicht mit „ein bisschen gutem Willen" oder durch „Sich-Zusammenreißen" unterdrücken können (Müller, 2009). Auch Störungen der Aktivitätsregulation oder Antriebsminderung können nicht eigenständig von den Betroffenen durch Anstrengung überwunden werden (Thöne-Otto et al., 2018). Zudem liefern die Angehörigen wertvolle Informationen über das prämorbide Niveau der Patient:innen.

33.4.6.3 Therapieplanung

An der Schwelle zur Therapie stellt das Formulieren von Therapiezielen eine besondere Herausforderung dar. Im besten

Falle bauen Ziele auf den Ressourcen der Erkrankten auf. Im Kontext möglicherweise verminderten Störungsbewusstseins bzw. veränderter Persönlichkeitsanteile ist die Zielfindung nicht immer leicht. Wir möchten dennoch ermutigen, hier mit den Betroffenen und den Angehörigen in einen Dialog zu treten, um unter Beachtung der Autonomie des:der Erkrankten eine gemeinsam geteilte Grundlage für die weitere therapeutische Zusammenarbeit zu finden.

33.4.6.4 Therapiedurchführung

Die Therapie exekutiver Dysfunktionen ist mit besonderen Herausforderungen verbunden. Dazu gehören z. B. eine verstärkte Umweltabhängigkeit und Ablenkbarkeit der Erkrankten. Eine Generalisierung des Therapieerfolgs kann nicht generell erwartet werden, da gerade hierfür intakte exekutive Funktionen benötigt werden. Deshalb ist das alltagsnahe, schrittweise Einüben relevanter Verhaltensmuster, das Simulieren von Alltagssituationen in der Therapie oder das direkte Üben der relevanten Aufgabe in der realen Welt notwendig.

33.4.7 Pharmakotherapie und nichtinvasive Stimulationsverfahren

Erstmals finden sich in der aktuellen Leitlinie (Müller et al., 2019) auch systematische Studien zur Pharmakotherapie bei exekutiver Dysfunktion. Aufgrund der unterschiedlichen eingesetzten Substanzen (z. B. L-Deprenyl/Selegelin, Natalizumab oder Rivastigmin; Bartolo et al., 2015; Mattioli et al., 2010; Schmitt et al., 2010) und unterschiedlichen Krankheitsbildern in den verschiedenen Studien kann aktuell jedoch keine Empfehlung für pharmakologische Interventionen ausgesprochen werden. Es liegen auch Arbeiten vor, welche die therapeutische Auswirkung nichtinvasiver Stimulationsverfahren diskutieren. So wird beispielweise der therapeutische Nutzen der repetitiven transkraniellen Magnetstimulation (rTMS; de Boer et al., 2021) diskutiert.

33.4.8 Empirische Absicherung

Der folgende Abschnitt nutzt die in den Leitlinien verwendeten Evidenzkriterien und die darauf basierenden Empfehlungsgrade „soll“ [1], „sollte“ und „kann“ gemäß den AWMF-Kriterien. Allgemein sollen kognitive Therapieansätze bei Vorliegen entsprechender Defizite zum Einsatz kommen. Die Wirksamkeit des Arbeitsgedächtnistrainings und des planerischen Denkens ist gut belegt. Dieses gilt auch für Ansätze des Verhaltensmanagements: Hier ist die Wirksamkeit des „Goal Management Trainings“ (GMT), eines Verfahrens, bei dem komplexe Ziele in Teilziele untergliedert werden und deren Erreichen überprüft wird, besonders gut belegt. Ebenso sollen kombinierte kognitive Trainingsverfahren unter Einschluss des Trainings der EF eingesetzt werden.

Daher ergeben sich laut aktueller AWMF-Leitlinie (Müller et al., 2019) folgende Empfehlungen:

- Kognitiv übende Verfahren allgemein (Empfehlungsstärke A).
- Training des Arbeitsgedächtnisses (Empfehlungsstärke A).
- Therapieansätze zum planerischen Denken (Empfehlungsstärke A).
- Problemlösetraining (Empfehlungsstärke B).
- Kognitives Training mehrerer Funktionsbereiche unter Einschluss der EF (Empfehlungsstärke A).

Diese Verfahren können in Einzel- oder Gruppensitzungen oder am PC durchgeführt werden. Begleitend können Lösungsstrategien erarbeitet und etabliert werden. Eine therapeutische Supervision ist grundsätzlich notwendig, um strukturierend und motivierend eingreifen zu können.

Durch den Einsatz dieser Techniken wird die Wahrscheinlichkeit erhöht, dass Handlungen initiiert oder beendet werden und somit alltägliche Routinen erfolgreich bewältigt werden können. In Anbetracht exekutiver Defizite, die qualitativ im Sinne einer Selbst- und Fremdgefährdung zu diskutieren sind, kann auch über die Einrichtung einer formalen Betreuung nachgedacht werden.

Für Patient:innen, bei denen Verhaltensauffälligkeiten im Vordergrund stehen, haben sich Verhaltensmanagementansätze als wirkungsvoll erwiesen, insbesondere die Methode des Zielmanagements:

- Goal Management Training (GMT; Empfehlungsstärke A).
- Impulskontroll-Trainingsverfahren (Empfehlungsstärke B).

Diese Verfahren sind aufgrund der individuell notwendigen Anpassung an die Symptome der Betroffenen als Einzeltherapie durchzuführen. Alltagsnähe und eine ausreichende zeitliche Dauer der Intervention sind notwendig, um stabile Effekte zu erzielen.

Zu den Ansätzen zur Modifikation und Manipulation der Umwelt lagen im Suchzeitraum der aktuellen Leitlinien wenige Studien mit geringer Evidenzstärke vor, daher kann aktuell keine Empfehlung abgegeben werden.

Ebenso gibt es derzeit keine Empfehlung für Therapieverfahren, bei denen die virtuelle Realität zum Einsatz kommt, um ökologisch validere und besser generalisierbare Behandlungsansätze zu realisieren.

In der aktuellen wissenschaftlichen Auseinandersetzung jenseits der Behandlungsleitlinien stehen nicht nur die Auswirkungen relativ neuartiger Pathologien im Fokus (z. B. Covid-19; Peper & Schott, 2021), sondern es werden auch neue Thera-

1 Gemäß der evidenzbasierten Medizin (EbM) bedeuten „Soll“-Empfehlungen (Empfehlungsstärke A), es liegt zumindest eine randomisierte kontrollierte Studie von insgesamt guter Qualität und Konsistenz vor. „Sollte“-Empfehlungen (Empfehlungsstärke B) bedeuten, dass gut durchgeführte klinische Studien, aber keine randomisierten klinischen Studien vorliegen. „Kann“-Empfehlungen (Empfehlungsstärke C) basieren auf Berichten oder Meinungen von Expert:innen und/oder klinischer Erfahrung anerkannter Autor:innen. Diese Einstufung zeigt an, dass direkt anwendbare klinische Studien von guter Qualität nicht vorhanden oder nicht verfügbar sind.

pieansätze, wie zum Beispiel auf Achtsamkeit basierende Ansätze erprobt (Whitfield et al., 2022). Auch der Einsatz virtueller Realität zur Therapie kognitiver exekutiver Defizite findet zunehmend Beachtung (für einen Überblick siehe Zhang et al., 2021). Zukünftige Studien müssen das therapeutische Potenzial dieser Ansätze noch konsolidieren.

Literatur

Aschenbrenner, A., Tucha, O. & Lange K. (2001). *Regensburger Wortflüssigkeits-Test* (Handanweisung). Göttingen: Hogrefe.

Baddeley, A. (1986). *Working memory*. Oxford: Clarendon Press.

Bartolo, M., Zucchella, C., Capone, A., Sandrini, G. & Pierelli, F. (2015). An explorative study regarding the effect of l-deprenyl on cognitive and functional recovery in patients after stroke. *Journal of the Neurological Sciences, 349*(1–2), 117–123. https://doi.org/10.1016/j.jns.2014.12.039

Bäumler, G. (1985). *Farbe-Wort-Interferenztest (FWIT)*. Göttingen: Hogrefe.

Beblo, T. & Lautenbacher, S. (2006). *Neuropsychologie der Depression*. Göttingen: Hogrefe.

Beck, A.T., Ward, C.H., Mendelson, M., Mock, J. & Erbauch, J. (1961). *Beck Depression Inventory (BDI)* [Database record]. APA PsycTests.

Berg E.A. (1948). A simple objective technique for measuring flexibility in thinking. *Journal of General Psychology, 39*, 15–22. https://doi.org/10.1080/00221309.1948.9918159

Chung, H.J., Weyandt, L.L. & Swentosky, A. (2014). The physiology of executive functioning. In S. Goldstein & J.A. Naglieri (Eds.), Handbook of executive functioning (pp. 13–27). New York: Springer.

Cummings, J., Mega, M., Gray, K., Rosenberg-Thompson, S., Carusi, D.A. & Gornbein, J. (1994). The Neuropsychiatric Inventory: Comprehensive assessment of psychopathology in dementia. *Neurology, 44*, 2308–2314. https://doi.org/10.1212/WNL.44.12.2308

de Boer, N.S., Schluter, R.S., Daams, J.G., van der Werf, Y.D., Goudriaan, A.E. & van Holst, R.J. (2021). The effect of non-invasive brain stimulation on executive functioning in healthy controls: A systematic review and meta-analysis. *Neuroscience & Biobehavioral Reviews, 125*, 122–147. https://doi.org/10.1016/j.neubiorev.2021.01.013

Fride, Y., Adamit, T., Maeir, A., Ben Assayag, E., Bornstein, N.M., Korczyn, A.D. et al. (2015). What are the correlates of cognition and participation to return to work after first ever mild stroke? *Topics in Stroke Rehabilitation, 22*(5), 317–325. https://doi.org/10.1179/1074935714Z.0000000013

Gauggel, S. (1998). *Marburger Kompetenz-Skala (MKS)*. Unveröffentlichtes Manuskript, Universität Marburg, Fachbereich Psychologie.

Gazzaley, A., D'Esposito, M. (2007). Top-down modulation and normal aging. *Annals of the New York Academy of Sciences, 1097*, 67–83. https://doi.org/10.1196/annals.1379.010

Gioia, G.A., Isquith, P.K., Guy, S.C. & Kenworthy, L. (2000). TEST REVIEW Behavior rating inventory of executive function. *Child Neuropsychology, 6*(3), 235–238. https://doi.org/10.1076/chin.6.3.235.3152

Godefroy, O., Martinaud, O., Narme, P., Joseph, P.-A., Mosca, C., Lhommée, E. et al. (2018). Dysexecutive disorders and their diagnosis: A position paper. *Cortex, 109*, 322–335. https://doi.org/10.1016/j.cortex.2018.09.026

Grant, D.A. & Berg, E. (1948). A behavioral analysis of degree of reinforcement and ease of shifting to new responses in Weigl-type card-sorting problem. *Journal of Experimental Psychology, 38*, 404–411. https://doi.org/10.1037/h0059831

Konrad, C., Geburek, A.J., Rist, F., Blumenroth, H., Fischer, B., Husstedt, I. et al. (2011). Long-term cognitive and emotional consequences of mild traumatic brain injury. *Psychological Medicine, 41*(6), 1197–1211. https://doi.org/10.1017/S0033291710001728

Lautenbacher, S. & Gauggel, S. (2010). *Neuropsychologie psychischer Störungen*. Berlin: Springer. https://doi.org/10.1007/978-3-540-72340-0

Lesniak, M., Bak, T., Czepiel, W., Seniow, J. & Czlonkowska, A. (2008). Frequency and prognostic value of cognitive disorders in stroke patients. *Dementia and Geriatric Cognitive Disorders, 26*(4), 356–363. https://doi.org/10.1159/000162262

Levin, H.S. (2012). Long-term intellectual outcome of traumatic brain injury in children: Limits to neuroplasticity of the young brain? *Pediatrics, 129*(2), e494–495. https://doi.org/10.1542/peds.2011-3403

Lidzba, K., Everts, R. & Reuner, G. (2019). *Neuropsychologie bei Kindern und Jugendlichen*. Göttingen: Hogrefe. https://doi.org/10.1026/02835-000

Liu-Ambrose, T., Pang, M.Y. & Eng, J.J. (2007). Executive function is independently associated with performances of balance and mobility in community-dwelling older adults after mild stroke: Implications for falls prevention. *Cerebrovascular Diseases, 23*(2–3), 203–210. https://doi.org/10.1159/000097642

Marin, R.S., Biedrzycki, R.C. & Firinciogullari, S. (1991). Reliability and validity of the apathy evaluation scale. *Psychiatry Research, 38*(2), 143–162. https://doi.org/10.1016/0165-1781(91)90040-V

Mattioli, F., Stampatori, C., Zanotti, D., Parrinello, G. & Capra, R. (2010). Efficacy and specificity of intensive cognitive rehabilitation of attention and executive functions in multiple sclerosis. *Journal of the Neurological Sciences, 288*(1–2), 101–105.

Menzel-Begemann, A. (2009). *Handlungsorganisation und Tagesplanung Testverfahren zur Erfassung der Planungsfähigkeit im Alltag*. Göttingen: Hogrefe.

Metzler, P. (2012). *Standardisierte Link'sche Probe zur Beurteilung exekutiver Funktionen (SLP). Manual* (2., vollständig überarb. Aufl.). Frankfurt: Swets Test Services.

Müller, S.V. (2009). *Störungen der Exekutivfunktionen – wenn die Handlungsplanung zum Problem wird*. Idstein: Schulz-Kirchner Verlag.

Müller, S.V. (2013). *Störungen der Exekutivfunktionen*. Göttingen: Hogrefe.

Müller, S.V. (2016). Therapiemöglichkeiten bei exekutiver Dysfunktion. *Fortschritte der Neurologie Psychiatrie, 84*(09), 542–549. https://doi.org/10.1055/s-0042-114870

Müller, S.V. & Klein, T. (2024). Diagnostik und Therapie exekutiver Dysfunktionen bei neurologischen Erkrankungen. In P. Frommelt, A. Thöne-Otto & H. Grötzbach (Hrsg.), *NeuroRehabilitation* (4. Aufl., S. 365-375). Berlin: Springer. https://doi.org/10.1007/978-3-662-66957-0_23

Müller, S.V., Klein, T., Benke, T., Bohlhalter, S., Hildebrandt, H., Meiling, C. et al. (2019). *S2e-Leitlinie Diagnostik und Therapie von exekutiven Dysfunktionen bei neurologischen Erkrankungen* (AWMF-Register-Nr. 030-125). Verfügbar unter: https://register.awmf.org/de/leitlinien/detail/030-125

Norman, D.A. & Shallice, T. (1986). Attention to action: Willed and automatic control of behaviour. In R.J. Davidson., G.E. Schwartz & D.E. Shapiro (Eds.), *Consciousness and Self-Regulation* (pp. 1–14). New York: Plenum Press. https://doi.org/10.1007/978-1-4757-0629-1_1

Peper, M. & Schott, J. (2021). Neuropsychologische Störungen bei coronavirusassoziierten Erkrankungen. *Zeitschrift für Neuropsychologie, 32*(4), 195–221. https://doi.org/10.1024/1016-264X/a000342

Reitan, R.M. (1956). *Trail making test. Manual for administration, scoring, and interpretation*. Indianapolis, IN: Indiana University Press.

Ruff, R.M., Light, R.H. & Evans, R.W. (1987). The Ruff Figural Fluency Test: A normative study with adults. *Developmental Neuropsychology, 3*, 37–51. https://doi.org/10.1080/87565648709540362

Schmitt, F.A., Farlow, M.R., Meng, X., Tekin, S. & Olin, J.T. (2010). Efficacy of rivastigmine on executive function in patients with Parkinson's disease dementia. *CNS Neuroscience & Therapeutics, 16*(6), 330–336. https://doi.org/10.1111/j.1755-5949.2010.00182.x

Shallice, T. (1982). Specific impairments of planning. Philosophical transactions of the Royal Society of London B. *Biological Sciences, 298*(1089), 199–209.

Smith, E.E. & Jonides, J. (1999). Storage and executive processes in the frontal lobes. *Science, 283*(5408), 1657–1661.

Takeuchi, H., Taki, Y., Sassa, Y., Sekiguchi, A., Nagase, T., Nouchi, R. et al. (2015). The associations between regional gray matter structural changes and changes of cognitive performance in control groups of intervention studies. *Frontiers in Human Neuroscience, 9,* 681. https://doi.org/10.3389/fnhum.2015.00681

Thöne-Otto, A., Schellhorn, A. & Wenz, C. (2018). *Persönlichkeits- und Verhaltensstörungen nach Hirnschädigung.* Göttingen: Hogrefe. https://doi.org/10.1026/02335-000

Tucha, O. & Lange, K.W. (2004). *TL-D. Turm von London – Deutsche Version.* Göttingen: Hogrefe.

Whitfield, T., Barnhofer, T., Acabchuk, R., Cohen, A., Lee, M., Schlosser, M. et al. (2022). The effect of mindfulness-based programs on cognitive function in adults: A systematic review and meta-analysis. *Neuropsychology Review, 32*(3), 677–702. https://doi.org/10.1007/s11065-021-09519-y

Wilson, B.A., Alderman, N., Burgess, P.W., Emslie, H. & Evans, J.J. (1996). *Behavioural assessment of the dysexecutive syndrome.* Flempton, Bury St Edmunds: Thames Valley Test Company.

Zhang, Q., Fu, Y., Lu, Y., Zhang, Y., Huang, Q., Yang, Y. et al. (2021). Impact of virtual reality-based therapies on cognition and mental health of stroke patients: Systematic review and meta-analysis. *Journal of Medical Internet Research, 23*(11), e31007. https://doi.org/10.2196/31007

Zimmermann, P. & Fimm, B. (2017). *Testbatterie zur Aufmerksamkeitsprüfung (TAP)* (Version 2.3.1). Herzogenrath: PSYTEST Verlag.

33.5 Persönlichkeits- und Verhaltensstörungen nach Hirnschädigung

Patrizia Thoma

Inhaltsübersicht

33.5.1 Klinische Merkmale

Nach einer Erkrankung oder Verletzung des Gehirns können neben Beeinträchtigungen der Motorik und der kognitiven Funktionen auch Veränderungen des Verhaltens und Erlebens auftreten, die in manchen Fällen so ausgeprägt sind, dass sogar der Eindruck einer veränderten Persönlichkeit entstehen kann. Die heterogene Symptomatik kann in unterschiedlicher Ausprägung den Antrieb, die Impuls- und Emotionskontrolle sowie die Sozialen Kognitionen und Kompetenzen betreffen. Es kommt auch vor, dass diese und weitere Auffälligkeiten von Betroffenen gar nicht wahrgenommen oder als problematisch bewertet werden, obwohl sie für das Umfeld offensichtlich sind. Häufig wirken sich die verminderte Leistungsfähigkeit und veränderte Lebensumstände nach einer Hirnschädigung negativ auf Selbstwert und Stimmung aus, sodass depressive und angstbezogene Störungen komorbid auftreten.

Fallbeispiele

- Frau G., 49 Jahre alt, wird seit einem Schädel-Hirn-Trauma infolge eines Autounfalls von ihrem Umfeld als verändert wahrgenommen. Ihrer Führungsposition scheint sie trotz des Fehlens offenkundiger kognitiver Beeinträchtigungen nicht mehr gewachsen. Mitarbeitende und Kooperationspartner:innen klagen über chaotische Anweisungen, taktlose Bemerkungen und unvermittelte Wutausbrüche der ehemals besonnenen Frau. In einem Gespräch mit der besorgten Geschäftsleitung stürmt Frau G. weinend mitten aus der Besprechung.
- Herr M., 30 Jahre alt, verbringt nach einem Schlaganfall im Wesentlichen den ganzen Tag auf dem Sofa vor dem Fernseher, sofern er nicht von seiner Frau selbst zu den grundlegendsten Aktivitäten (Duschen, Anziehen) angehalten wird. Das Interesse an seinen Kindern (drei und sieben Jahre alt) scheint der ehemals lebenslustige Familienvater völlig verloren zu haben. Dazu befragt gibt Herr M. an, dass er nach seinem Unfall wieder ganz der „Alte" sei. Lediglich seine Frau habe sich verändert und nörgele häufig an ihm herum.

Nachfolgend werden die verschiedenen Syndrome, die sich unter den organisch bedingten Persönlichkeits- und Verhaltensstörungen differenzieren lassen, hinsichtlich ihrer klinischen Merkmale charakterisiert, bevor auf ihre Klassifikation eingegangen wird.

33.5.1.1 Apathie

Die wichtigsten klinischen Merkmale des Apathiesyndroms finden sich im folgenden Kasten.

Klinische Manifestationen des Apathiesyndroms

Motivational/kognitiv (Kernmerkmale)
- Vermindertes Interesse an Aktivitäten
- Reduzierte Beschäftigung mit zielorientierter Handlungsplanung
- Verminderte Fähigkeit, Handlungen eigenständig zu initiieren und zielgerichtet und ausdauernd zu verfolgen

Affektiv
- Gleichgültigkeit
- Verminderte emotionale Bandbreite und emotionale Reaktivität

Behavioral
- Vermindertes Aktivitätslevel bis hin zur Vernachlässigung körperlicher Hygiene

Das zentrale Merkmal bildet ein vermindertes Aktivitätslevel aufgrund einer reduzierten Fähigkeit, aus eigener Motivation zielgerichtete Handlungen zu initiieren (Worthington & Wood, 2018). Je nach Ausprägungsgrad sind Aktivitäten unter externaler Anleitung möglich. Antriebsstörungen sind auch für depressive Erkrankungen kennzeichnend. Nach Hirnschädigung dominiert jedoch deutlicher der Aspekt der emotionalen Indifferenz, der fehlenden Empathie (siehe unten) und des fehlenden Leidensdrucks und Störungsbewusstseins; kognitiv bestehen eher ein Ideenmangel und eine fehlende Reflexion der aktuellen Situation. Apathie behindert die soziale und berufliche Wiedereingliederung und beeinträchtigt das Outcome, z.B. nach einem Schlaganfall, stärker als depressive Symptome (Lopatkiewicz et al., 2021). Zuweilen leiden die Angehörigen mehr unter der Situation als die Betroffenen. Bei Kindern und Jugendlichen mit Hirnschädigung tritt ein Apathiesyndrom seltener auf (Max et al., 2015).

33.5.1.2 Disinhibition

Die wichtigsten klinischen Merkmale des Disinhibitionssyndroms finden sich im folgenden Kasten.

Klinische Manifestationen des Disinhibitionssyndroms

Motivational/kognitiv
- Verminderte Frustrationstoleranz
- Verminderte Fähigkeit zum Belohnungsaufschub

Affektiv
- Überschießende Wut-/Ärgerreaktionen
- Indifferenz angesichts von Regelverletzungen

Behavioral
- Impulsive, aggressive und/oder (sexuell) enthemmte Verhaltensweisen
- Verletzen sozialer Regeln, situativ unangemessenes Verhalten
- In Abhängigkeit vom Kontext (z.B. nur in Situationen, in denen pflegerische Tätigkeiten anfallen)

Zentral ist die mangelnde Fähigkeit, ungünstige Handlungsimpulse zu unterdrücken. Nicht selten geht dies mit einer erhöhten Reizbarkeit einher, die auch Teil einer begleitend auftretenden Depression oder Anpassungsstörung sein kann. Das Disinhibitionssyndrom kann, je nach Ausprägung, zu massiven Konflikten in der Familie und in der schulischen und beruflichen Wiedereingliederung führen. Bei Kindern und Jugendlichen mit Hirnschädigung treten Disinhibition und Störungen der Emotionskontrolle gehäuft auf (Max et al., 2015).

33.5.1.3 Beeinträchtigung Sozialer Kognitionen

Unter dem Begriff Soziale Kognitionen wird eine Reihe von Fähigkeiten zusammengefasst, die geistige und emotionale Prozesse in sozialen Situationen vermitteln. Der folgende Kasten nennt mögliche klinische Manifestationsformen beeinträchtigter Sozialer Kognitionen, die insbesondere die miteinander interagierenden Ebenen der Emotionserkennung, der emotionalen und kognitiven Perspektivübernahme (Empathie, Theory of Mind) sowie der Fähigkeit, soziale Probleme zu lösen, betreffen. Einschränkungen im Bereich der Sozialen Kognitionen können die gesellschaftliche Teilhabe und Lebensqualität nach Hirnschädigung erheblich einschränken (Maggio et al., 2022).

Klinische Manifestationen beeinträchtigter Sozialer Kognitionen

Beeinträchtigte Emotionserkennung
- Schwierigkeiten, die Gefühle anderer Personen anhand des Gesichtsausdrucks, der Stimme oder der Körperhaltung zu erkennen

Beeinträchtigte Empathie
- Mangelndes Vermögen, sich gedanklich in die Gefühle anderer hineinzuversetzen (kognitive Empathie)
- Unfähigkeit, die Gefühle selbst nachzuempfinden oder angemessen mit eigenen Gefühlen darauf zu reagieren (affektive Empathie)

Beeinträchtigte Theory of Mind
- Schwierigkeiten, die Gedanken, Absichten und Wünsche anderer Menschen nachzuvollziehen, Unfähigkeit zum Perspektivwechsel

Behavioral
- Situativ unangemessenes Sozialverhalten, u.a. dann, wenn schwierige oder unangenehme soziale Situationen zu bewältigen sind (soziales Problemlösen)

Während bei Erwachsenen mit neurologischen Erkrankungen soziokognitive Einschränkungen erst in den letzten Jahren verstärkt Aufmerksamkeit erfahren, wurde die Bedeutung soziokognitiver Veränderungen für die Behandlung in Zusammenhang mit Hirnschädigungen bei Kindern und Jugendlichen schon früher erkannt (On et al., 2022).

33.5.1.4 Veränderte Selbstwahrnehmung

Die Anosognosie beschreibt verschiedene Stufen einer veränderten Selbstwahrnehmung nach Hirnschädigung (siehe Kasten). Treffender wird sie mit dem englischen Begriff der „Unawareness", also des fehlenden Bewusstseins, umschrieben. Das zentrale Phänomen besteht darin, dass die Personen Beeinträchtigungen, die sich nach einer Hirnschädigung ergeben, nicht zu erkennen scheinen (z.B. Lähmungserscheinungen oder einen Neglect, also eine halbseitige Vernachlässigung der meist linken Raum- oder Körperhälfte). Das Phänomen kann von einer Überschätzung der eigenen Leistungsfähigkeit, die insbesondere anfänglich durchaus normal sein kann, bis hin zu einer völligen Verkennung von schwerwiegenden Defiziten reichen. Dies kann situativ schwanken oder selektiv nur einige Bereiche (z.B. das Gedächtnis) betreffen, während für andere Bereiche (z.B. die Motorik) eine realistische Wahrnehmung besteht. Eine Anosognosie kann eine Therapie und auch den Alltag erheblich behindern, insbesondere, wenn aus Sicht der betroffenen Person „alles in bester Ordnung" ist, die fehlende Krankheitswahrnehmung aber zu fremdgefährdendem Verhalten führt, z.B. Autofahren trotz eines schweren Neglects. Der Anosognosie im Kindes- und Jugendalter wird in der Forschung weniger Aufmerksamkeit geschenkt, sie tritt jedoch ebenso auf.

Klinische Manifestationen einer veränderten Selbstwahrnehmung (Anosognosie)

Es können verschiedene Stufen einer Anosognosie differenziert werden:

- *Intellektuelle Awareness:* Bewusstsein darüber, dass ein Problem vorliegt, aber nicht, wann und wo es auftritt.
- *Auftauchende Awareness:* Fähigkeit, das Problem in dem Moment zu erkennen, in dem es auftritt.
- *Antizipatorische Awareness:* Fähigkeit, vorherzusehen, wann Defizite auftreten und entsprechende Bewältigungsstrategien anzuwenden.

Apathie, Disinhibition, beeinträchtigte Soziale Kognitionen und Veränderungen der Selbstwahrnehmung können bei Betroffenen in unterschiedlicher Ausprägung gleichzeitig oder auch isoliert auftreten.

33.5.2 Klassifikation und Diagnostik

In der ICD-10 werden die Persönlichkeits- und Verhaltensstörungen aufgrund einer Krankheit, Schädigung oder Funktionsstörung des Gehirns unter der Ziffer F07 verschlüsselt. In der ICD-11 werden diese künftig, wie aktuell bereits im DSM-5, als eine mögliche Manifestationsform „neurokognitiver Störungen" abgehandelt. Deren Ätiologie kann, wie bei allen neurokognitiven Störungen, vielfältiger Natur sein (siehe Kapitel 33). Die Aufstellung möglicher Unterkategorien in Tabelle 33.17 verdeutlicht, dass in der ICD-10 unsystematisch teils nach Erscheinungsbild (F07.0), teils nach Ätiologie (F07.1, F07.2) kodiert wird.

Tabelle 33.17: Erworbene Persönlichkeits- und Verhaltensstörungen in der ICD-10

F07.0	Organische Persönlichkeitsstörung
F07.1	Postenzephalitisches Syndrom
F07.2	Organisches Psychosyndrom nach Schädel-Hirn-Trauma
F07.8	Sonstige organische Persönlichkeits- und Verhaltensstörung aufgrund einer Krankheit, Schädigung oder Funktionsstörung des Gehirns
F07.9	Nicht näher bezeichnete organische Persönlichkeits- und Verhaltensstörung aufgrund einer Krankheit, Schädigung oder Funktionsstörung des Gehirns

Der folgende Kasten gibt einen detaillierteren Überblick über diagnostische Merkmale erworbener Persönlichkeits- und Verhaltensstörungen nach ICD-10 (F07).

Merkmale erworbener Persönlichkeits- und Verhaltensstörungen nach ICD-10

Die Diagnose einer unter F07 verschlüsselten Verhaltensstörung ist durch eine auffällige Veränderung des prämorbiden Verhaltens charakterisiert. Aus der Vorgeschichte oder anhand anderer Hinweise muss eine Erkrankung, Schädigung oder Funktionsstörung des Gehirns belegt oder auch nur vermutet werden. Zusätzlich müssen mindestens zwei der folgenden Merkmale vorliegen:

1. Überdauernd verminderte Fähigkeit, zielgerichtete Aktivitäten über längere Zeiträume durchzuhalten oder Befriedigungen aufzuschieben.
2. Veränderte Emotionslage und -kontrolle, gekennzeichnet z.B. durch emotionale Labilität, leicht auszulösende Reizbarkeit oder Aggression, unbegründete Euphorie, zuweilen auch Apathie.
3. Äußerung und Ausleben von Bedürfnissen und Impulsen ohne Berücksichtigung von (sozialen) Konsequenzen und Konventionen (z.B. unangemessen sexualisiertes Verhalten, gieriges Essen, Vernachlässigung der Körperpflege).
4. Kognitive Störungen, die sich in Misstrauen, paranoidem Denken oder exzessiver Beschäftigung mit meist einem einzigen, häufig abstrakten Thema äußern.
5. Auffällige Veränderung der Sprachproduktion und des Redeflusses, z.B. in Form von umständlicher oder unscharfer Ausdrucksweise.
6. Veränderungen des Sexualverhaltens (verminderter Sexualtrieb oder Veränderungen der sexuellen Präferenzen).

Die ICD-10 ermöglicht eine grobe klinische Einordnung der unter 33.5.1 beschriebenen Störungsbilder. Das Erscheinungsbild der einzelnen Syndrome und deren Ausprägung müssen jedoch diagnostisch genauer spezifiziert werden, um sinnvolle Behandlungsstrategien ableiten zu können.

Die Diagnosestellung bedarf immer einer umfassenden klinischen *Anamnese* und einer Untersuchung der medizinischen Ätiologie. Die Anamnese sollte möglichst auch eine *Befragung von Personen aus dem sozialen Umfeld* (Angehörige, evtl. Hausärzt:innen) beinhalten sowie eine Sichtung von Unterlagen, die Rückschlüsse auf die prämorbide Persönlichkeit erlauben (z.B. Schul- und Arbeitszeugnisse). Darüber hinaus ist eine *differenzierte Verhaltensbeobachtung und -analyse* (siehe Kapitel 18) durchzuführen, um auslösende und aufrechterhaltende Bedingungen problematischer Verhaltensweisen identifizieren zu können. Verhaltensmessungen (z.B. Schrittzähler bei Antriebsstörungen) erlauben zusätzlich eine Evaluation von Behandlungserfolgen. Einen weiteren diagnostischen Baustein bilden Fragebögen, klinische Interviews und Leistungstests. Einige Verfahren wurden ur-

Tabelle 33.18: Auswahl von Diagnostikinstrumenten zur Einschätzung von organisch bedingten Persönlichkeits- und Verhaltensstörungen

Instrument	Beschreibung
Skala zur Beurteilung von Handlungs-, Planungs- und Problemlösekompetenzen (Gauggel et al., 1998)	Selbsteinschätzung (12 Items) und Fremdeinschätzung (24 Items) von Auffälligkeiten der Planungs- und Handlungskontrolle, der Affektregulation, des Sozialverhaltens und metakognitiver Fähigkeiten (die beiden Letzteren nur in der Fremdeinschätzung)
Dysexecutive Questionnaire (DEX; Wilson et al., 1996; deutsche Fassung: Wilson & Ufer, 2000)	Selbst- und Fremdeinschätzung (je 20 Items) von Auffälligkeiten im Bereich der Impulsivität, Intentionalität, des exekutiven Gedächtnisses, der Affektkontrolle und indirekt der Selbstwahrnehmung
Apathy Evaluation Scale (AES; Marin et al., 1991; deutsche Fassung: Lueken et al., 2006)	Selbst- und Fremdeinschätzung (je 18 Items) von Motivation und Antriebsstörungen im Sinne beobachtbaren Verhaltens, kognitiver Aktivität (Interesse und Ideen) sowie emotionaler Schwingungsfähigkeit.
Saarbrücker Persönlichkeitsfragebogen (Paulus, 2009)	Selbsteinschätzung (16 Items) der kognitiven Empathie (Fantasie, Perspektivübernahme) und affektiven Empathie (empathische Besorgnis, persönliche Betroffenheit); deutsche Normwerte verfügbar unter: https://www.cpaulus.de/files/Normentabellen.pdf
Reading the Mind in the Eyes Test (RMET; Baron-Cohen et al., 2001; deutsche Fassung: Bölte, https://docs.autismresearchcentre.com/tests/EyesTest_German.pdf)	Forced-choice Aufgabe zur Erkennung komplexer Emotionen bzw. kognitiver Empathie anhand von Bildern von 36 Augenpaaren; englische Normwerte verfügbar unter: https://www.frontiersin.org/articles/10.3389/fnagi.2020.607107/full

Tabelle 33.19: Exemplarisch zusammengestellte Prävalenzen von Persönlichkeits- und Verhaltensänderungen

Syndrom	Prävalenzen
Apathie	35 % nach Schlaganfällen, 60 % bei Alzheimer-Demenz (Kos et al., 2016)
Disinhibition	Je nach Definition sehr variabel: bei etwa einem Drittel der Betroffenen nach Schädel-Hirn-Trauma (Osborne-Crowley & McDonald, 2018)
Störungen der Selbstwahrnehmung	Etwa ein Drittel über alle ätiologischen Gruppen hinweg, bei demenziellen Erkrankungen im fortgeschrittenen Stadium höher (Gauggel, 2016)
Störungen der Sozialen Kognition	Häufig nicht hinreichend erfasst, erste Studien weisen auf hohe Prävalenzen hin, bis zu 83 % bei Hirntumoren (Goebel et al., 2018)
Komorbide psychische Erkrankungen	Im ersten Jahr nach Schädel-Hirn-Trauma bei 62 % der Betroffenen, am häufigsten affektive Störungen und Angststörungen (z. B. Posttraumatische Belastungsstörung; Howlett et al., 2022)

sprünglich für die Abklärung spezifischer Krankheitsbilder (z. B. Demenzen) entwickelt. Auch existieren gerade für die Erfassung von Einschränkungen im Bereich der Sozialen Kognitionen bislang wenige klinisch normierte Testverfahren. Die in Tabelle 33.18 präsentierte, aus Platzgründen sehr begrenzte Auswahl von Verfahren konzentriert sich vorwiegend auf solche, die in deutscher Sprache verfügbar sind und die Symptome unabhängig von der neurologischen Ätiologie erfassen.

33.5.3 Epidemiologie

In Tabelle 33.19 finden sich epidemiologische Angaben zum Auftreten von Persönlichkeits- und Verhaltensstörungen nach Hirnschädigung sowie der komorbid auftretenden psychischen Erkrankungen. Die Angaben schwanken, u. a. in Abhängigkeit von den verwendeten Messinstrumenten. Da es keine systematischen Unterschiede in den Prävalenzen der Syndrome in Abhängigkeit von der Ätiologie der Erkrankung gibt, werden beispielhaft Prävalenzen für einige häufige Erkrankungen angegeben.

33.5.4 Störungsmodelle

Ein einheitliches Störungsmodell liegt für die unterschiedlichen Formen, in denen sich Persönlichkeits- und Verhaltensstörungen nach Hirnschädigung manifestieren können, nicht vor. Aus offensichtlichen Gründen spielt das Vorliegen neurobiologischer Faktoren für die Genese eine zentrale Rolle.

33.5.4.1 Apathie

Als ursächlich für das Apathiesyndrom wird eine Schädigung von Hirnstrukturen angenommen, die für die Energetisierung und zielgerichtete Handlungsplanung verantwortlich sind (siehe Tabelle 33.20). Zusätzlich zu den neurobiologischen und daraus resultierenden neurokognitiven Defiziten können Faktoren aufseiten der Patient:innen (z.B. die Ätiologie, fehlende Perspektive im Leben), der Angehörigen (überhöhte Erwartungen, Fehlinterpretation der Apathie als „Unwillen") und der Umwelt (z.B. Über- oder Unterstimulation) zur Ausprägung der Apathie beitragen und gleichzeitig Ansatzpunkte für eine Therapie bieten (Massimo et al., 2018).

33.5.4.2 Disinhibition

Als neurobiologische Ursache für ein Disinhibitionssyndrom gilt eine Beeinträchtigung von Hirnstrukturen, die die adaptive Steuerung des Verhaltens anhand von sozialen Reizen vermitteln (siehe Tabelle 33.20). Als kognitive Mechanismen werden diskutiert: (1) eine beeinträchtigte Fähigkeit, maladaptive Reaktionen zu unterdrücken, (2) beeinträchtigte Soziale Kognitionen, insbesondere eine fehlerhafte Wahrnehmung von emotionalen Gesichtsausdrücken, die als soziale Hinweisreize für unangemessenes Verhalten fungieren, (3) Defizite beim Umkehrlernen, z.B., wenn sich die Bewertung eines Verhaltens in einem neuen situativen Kontext (z.B. zu Hause vs. am Arbeitsplatz) ändert, (4) Einbußen von Wissen über sozial akzeptiertes Verhalten sowie (5) eine beeinträchtigte Selbstwahrnehmung. Am konsistentesten wird die Theorie des beeinträchtigten Umkehrlernens empirisch gestützt (Osborne-Crowley & McDonald, 2018).

33.5.4.3 Beeinträchtigung Sozialer Kognitionen

Hirnstrukturen, die mit Sozialen Kognitionen in Verbindung stehen, sind in Tabelle 33.20 aufgelistet. Die Fähigkeit, die emotionalen Zustände anderer Personen zu erkennen und selbst nachzuvollziehen und daraus angemessene Handlungen abzuleiten, kann auch aufgrund von beeinträchtigten kognitiven Leistungen eingeschränkt sein. Dazu zählen Störungen der Aufmerksamkeit (relevante soziale Signale werden nicht beachtet), des Gedächtnisses (relevante soziale Situationen werden nicht erinnert) und exekutiver Funktionen (die vielfältigen sozialen Informationen können nicht integrativ für eine adaptive Handlungsplanung genutzt werden oder die Umsetzung ist fehlerhaft). Grundsätzlich leisten kognitive und soziokognitive Fähigkeiten einen unabhängigen Beitrag zu den Einschränkungen von Personen mit erworbenen Hirnschädigungen (Cavallo et al., 2022).

33.5.4.4 Veränderte Selbstwahrnehmung

Eine Reihe von Faktoren kann zur Entwicklung einer Anosognosie beitragen, darunter (neuro-)kognitive und psychosoziale Aspekte. So wird angenommen, dass Betroffene infolge der neuronalen Schädigungen (siehe Tabelle 33.20) aufgrund von Beeinträchtigungen des exekutiv gesteuerten Arbeitsgedächtnisses weniger gut dazu in der Lage sind, sich selbst auf den neuesten Stand (z.B. bezüglich veränderter Fähigkeiten) zu bringen. Zusätzlich erschweren Gedächtnisprobleme das Abspeichern von Erfahrungen, die den bisherigen Einschätzungen der eigenen Leistungsfähigkeit widersprechen. Die Anosognosie kann vor diesem Hintergrund auch als Versuch aufgefasst werden, diese selbstwertbedrohlichen Erkenntnisse abzuwehren. Dieses als „defensive denial" bekannte Phänomen ist von der organisch bedingten, verminderten „awareness" abzugrenzen; beide können unabhängig voneinander die Findung eines neuen Selbstbildes nach einer Hirnschädigung erschweren (Ownsworth et al., 2006).

33.5.5 Neuropsychologische Psychotherapie

Es existiert keine eigene Leitlinie für neurologisch bedingte Persönlichkeits- und Verhaltensstörungen. Teilaspekte werden in der AMWF-Leitlinie „Dysexekutive Störungen" (Müller et al., 2019) behandelt.

Tabelle 33.20: Die wichtigsten neurobiologischen Faktoren in Zusammenhang mit Persönlichkeits- und Verhaltensstörungen nach Hirnschädigung

Störung	Zentrale neurobiologische Korrelate
Apathie	Veränderungen in Schaltkreisen, die für die Energetisierung und zielgerichtete Steuerung des Verhaltens zuständig sind (Belohnungssystem): v.a. im anterioren cingulären, orbitofrontalen und dorsolateralen Kortex sowie im ventralen Striatum (Fahed & Steffens, 2021)
Disinhibition	Gestörte Funktion und Struktur des orbitofrontalen Kortex (Osborne-Crowley & McDonald, 2018)
Beeinträchtigte Soziale Kognitionen	Fronto-subkortikale Netzwerke, mit Schlüsselrolle des dorsomedialen Präfrontalkortex, des anterioren cingulären Kortex, temporoparietaler Areale sowie der Amygdala (Adolphs, 2001)
Anosognosie	Frontotemporale Hirnareale, einschließlich des anterioren cingulären Kortex, des medialen Temporallappens und der Insula (Prigatano & Sherer, 2020), abhängig auch von dem Ausmaß der Anosognosie (Terneusen et al., 2023)

Leitlinienempfehlung (S2-Leitlinie, AMWF-Registernummer 030-125; Müller et al., 2019)

Therapieverfahren zur Impulskontrolle bzw. Selbstregulation werden mit Empfehlungsstärke B („Sollte“-Empfehlung, noch keine Bestätigung durch randomisierte kontrollierte Studie) empfohlen. Für Verfahren der Umweltkontrolle liegen zu wenige Befunde vor, sie haben sich jedoch im Alltag bewährt. Für pharmakologische Interventionen kann derzeit ebenfalls keine klare Empfehlung ausgesprochen werden.

Die Neuropsychologische Psychotherapie der Persönlichkeits- und Verhaltensstörungen nach erworbenen Hirnschädigungen erfordert eine integrative und flexible Anwendung störungsspezifischer und -übergreifender Therapiemethoden. Eine strukturierte, an erreichbaren Zielen orientierte (mit dem *SMART-Prinzip* entwickelte) und transparente Vorgehensweise ist besonders wichtig (siehe Kapitel 21); kognitiv-verhaltenstherapeutische Standardinterventionen (siehe Kapitel 18) spielen eine zentrale Rolle. Eine genaue Verhaltensbeobachtung und -analyse nach dem SORKC-Schema (siehe Kapitel 2 und 18) gibt zunächst Aufschluss darüber, in welchen Situationen Problemverhalten auftritt und durch welche Konsequenzen es gesteuert wird (z. B. aggressiv enthemmtes Verhalten nur in Pflegesituationen, apathisches Verhalten nur bei unangenehmen Tätigkeiten). Je nachdem, ob die auslösenden Situationen, die kurzfristigen Konsequenzen oder die zugrunde liegenden Kognitionen und Verhaltensweisen verändert werden sollen, kann auf unterschiedliche Methoden zurückgegriffen werden, zum Beispiel: Umweltkontrolle (z. B. Cueing), Verhaltens-/Kontingenzmanagement (verstärkerbasierte Methoden wie Chaining, Token Economy, Modelling, Time-out und Response-Cost) und/oder Selbstmanagement (z. B. Selbstinstruktionstraining, Umstrukturierung von Kognitionen, Rollenspiele, Soziales Kompetenztraining). Dabei sind sowohl die motivationale Ausgangslage (Therapieauftrag) als auch die kognitiven Voraussetzungen (z. B. Gedächtnisproblematik) zu berücksichtigen und die Auswahl der Therapieziele darauf abzustimmen (Wo sind Erfolge am realistischsten?). Je stärker Selbstmanagement und eine Generalisierung auf Alltagssituationen ohne externale Anleitung angestrebt wird, z. B. im Rahmen einer Veränderung dysfunktionaler Kognitionen („Ich *muss* wieder genauso leistungsfähig werden wie vorher“), desto größer sind die Ansprüche an metakognitive Fähigkeiten (das eigene Denken reflektieren können), Motivation und kognitive Flexibilität. Methoden der Umweltkontrolle bewirken schnelle Änderungen, die jedoch an das steuernde Umfeld gebunden sind – sie bleiben allerdings bei schweren Verhaltensstörungen häufig das einzige verfügbare Mittel. Die Arbeit mit Bezugspersonen nimmt eine wichtige Rolle ein und profitiert von systemtherapeutischen Ansätzen. Den Angehörigen muss u. a. vermittelt werden, dass die Betroffen ihr Verhalten aufgrund der Hirnschädigung nur begrenzt steuern können. Der Einsatz von Selbstmanagementtechniken stößt bei Kindern und Jugendlichen aufgrund noch nicht ausgereifter metakognitiver Fähigkeiten auf zusätzliche Schwierigkeiten.

Nachfolgend werden störungsspezifische Besonderheiten für die Therapie skizziert (Thöne-Otto et al., 2018).

33.5.5.1 Apathie

Die Therapie des organisch bedingten Apathiesyndroms greift wie bei depressiven Antriebsstörungen auf Methoden des gestuften Aktivitätsaufbaus und der Tagesstrukturierung zurück. Bei schweren Ausprägungen muss über Umweltkontrolle und extern gesteuerte Verstärkungspläne das Umfeld so gestaltet werden, dass die Betroffenen durch den Aufforderungscharakter der Umwelt motiviert werden, aktiv zu werden. Die Angehörigen müssen bezüglich des Umgangs mit der Antriebsminderung umfassend beraten werden, um ihren eigenen Leidensdruck zu reduzieren. Studien hoher methodischer Qualität belegen die Wirksamkeit von Techniken des Motivational Interviewing (siehe Kapitel 17.2 und 43) in Kombination mit Verstärkerplänen für die Behandlung von Apathie bei erworbenen Hirnschädigungen (Verberne et al., 2019).

33.5.5.2 Disinhibition

Zur Behandlung von Disinhibition werden verhaltenstherapeutische Methoden wie Umweltkontrolle, Time-out bzw. Kontingenzmanagement und Selbstmanagement eingesetzt (siehe Kapitel 18). Dabei ist es essenziell, die auslösenden Faktoren für das problematische Verhalten zu analysieren. Häufig stellt kognitive oder emotionale Überforderung einen Faktor dar, der situativ modifiziert werden kann. Time-out-Verfahren ermöglichen den Angehörigen oder dem Pflegepersonal, durch einen temporären Entzug von Aufmerksamkeit direkt dem problematischen Verhalten entgegenzuwirken. Selbstmanagement kann darauf beruhen, sich z. B. in auslösenden Situationen mithilfe günstigerer Kognitionen und Selbstinstruktionen zu steuern. Insbesondere die Ansätze der Umweltkontrolle haben sich als effektiv erwiesen, bei gegebener Steuerungsfähigkeit auch die des Selbstmanagements (Verberne et al., 2019). In manchen Fällen kann disinhibiertes Verhalten eigentlich darauf zurückzuführen sein, dass z. B. die Perspektive Dritter missverstanden wird und daraus unangemessener Ärger resultiert. In diesen Fällen ist eine Mitbehandlung von Beeinträchtigungen Sozialer Kognitionen sinnvoll.

33.5.5.3 Soziale Kognitionen

Für die Behandlung von Einschränkungen Sozialer Kognitionen nach Hirnschädigung werden zunehmend Therapien entwickelt, die nicht nur selektiv auf isolierte Komponenten (Emotionserkennung, Perspektivübernahme, Soziales Problemlösen) fokussieren, sondern diese integrativ behandeln. Dazu gehört z. B. das für hirngeschädigte Personen adaptierte Gruppentraining Sozialer Kompetenzen von Schellhorn et al. (2008), das stärker auf die Bedürfnisse hirngeschädigter Patient:innen eingeht als entsprechende Programme für Menschen mit psychischen Erkrankungen. So lernen diese, sozial

Tabelle 33.21: Übersicht über ausgewählte pharmakologische Behandlungsansätze für organisch bedingte Persönlichkeits- und Verhaltensstörungen

Störungen	Pharmakologische Behandlungsansätze
Apathie	Je nach im Vordergrund stehender Problematik (Pagonabarraga et al., 2015): • Emotionale Verflachung und Antriebslosigkeit: Dopaminagonisten wie Bupropion oder Methylphenidat • Mangelnde kognitive Zielgerichtetheit: Acetylcholinesterasehemmer • Bei begleitender Depression: Serotonin-Wiederaufnahmehemmer vermeiden, da diese eher eine Verschlimmerung der Apathie bewirken
Beeinträchtigte Soziale Kognitionen	• Oxytozin, z. B. bei frontotemporaler Demenz (Oliver et al., 2020)
Neuropsychiatrische Veränderungen einschließlich Disinhibition	• Je nach Symptomatik: Antidepressiva, Antikonvulsiva, Antipsychotika, Dopaminagonisten und Cholinesterasehemmer (Rao et al., 2015)

kompetent über „unsichtbare Folgen" ihrer Erkrankung wie beispielsweise Aufmerksamkeitsstörungen zu informieren oder unerwünschte Hilfe oder Bevormundung abzulehnen. Andere Programme arbeiten mit einer Kombination aus computergestützter Therapie und Therapie im Realkontakt (T-ScEmo von Westerhof-Evers et al., 2019) oder rein internetgestützt (Lohaus et al., 2024). Dabei lernen die Betroffenen in einer Mischung aus Psychoedukation und Übungen, anhand bestimmter Hinweisreize Gesichtsausdrücke zu deuten. Außerdem wird vermittelt, wie man anhand von Situationsbeschreibungen kontextuelle Hinweisreize nutzen kann, um zu verstehen, wie andere Menschen empfinden, und ein Problemlöseschema zu entwickeln, um schwierige soziale Situationen adaptiv zu bewältigen.

33.5.5.4 Anosognosie

Eine verbesserte Selbstwahrnehmung, die die eigenen Stärken und Schwächen realistisch und adaptiv integriert, kann gefördert werden, indem den Betroffenen ihre Beeinträchtigungen behutsam bewusst gemacht werden. Dazu sollte engmaschiges Feedback gegeben werden, z. B. unter Verwendung von Videoaufzeichnungen. Die Patient:innen sollen vorab möglichst schriftlich fixierte Selbsteinschätzungen abgeben, wie gut sie die Aufgaben bewältigen werden, und Diskrepanzen zu der tatsächlich erfolgten Leistung erkennen. Dies erfolgt vor dem Hintergrund einer tragfähigen Beziehung und im Rahmen einer empathischen Konfrontation mit den objektiv messbaren Veränderungen. Die Prognose ist umso günstiger, je stärker die Anosognosie durch einen Schutz vor Selbstwertbedrohung bedingt ist und je besser die metakognitiven Fähigkeiten der Betroffenen erhalten sind (für eine ausführliche Beschreibung siehe Gauggel, 2016).

33.5.6 Pharmakotherapie

In Tabelle 33.21 sind pharmakologische Behandlungsansätze für ausgewählte Teilaspekte erworbener Persönlichkeits- und Verhaltensstörungen aufgeführt.

33.5.7 Empirische Absicherung

Die Komplexität von Persönlichkeits- und Verhaltensstörungen nach Hirnschädigung erfordert in der Therapie ein stark individualisiertes Vorgehen unter zusätzlicher Berücksichtigung kognitiver Defizite. Daher sind gut kontrollierte randomisierte Gruppenstudien in diesem Bereich vergleichsweise selten. Für Therapieprogramme, die integrativ u. a. Methoden der Stimuluskontrolle und des Selbstmanagements zur Behandlung von Apathie und Disinhibition unter Einbezug des sozialen Umfeldes einsetzen, wurden auf Basis von Studienübersichten positive klinische Empfehlungen ausgesprochen (Thöne-Otto et al., 2018). Für die spezifische Behandlung von Einschränkungen Sozialer Kognitionen bei Menschen mit Hirnschädigung existieren für computergestützte Therapien mehrere randomisierte kontrollierte Studien mit ermutigender Evidenz (z. B. für Schädel-Hirn-Trauma die Übersicht von Vallat-Azouvi et al., 2019).

Die Evidenzlage für pharmakologische Therapieansätze zur Behandlung organisch bedingter Verhaltensstörungen ist überwiegend unzureichend.

Literatur

Adolphs, R. (2001). The neurobiology of social cognition. *Current Opinion in Neurobiology*, 11, 231–239. https://doi.org/10.1016/S0959-4388(00)00202-6

Baron-Cohen, S., Wheelwright, S., Hill, J., Raste, Y. & Plumb, I. (2001). The „Reading the Mind in the Eyes" Test Revised Version: A study with normal adults, and adults with asperger syndrome or high-functioning autism. *Journal of Child Psychology and Psychiatry, 42*(2), 241–251. https://doi.org/10.1 111/1469-7610.00715

Cavallo, M., Sergi, A. & Pagani, M. (2022). Cognitive and social cognition deficits in Huntington's disease differ between the prodromal and the manifest stages of the condition: A scoping review of recent evidence. *The British Journal of Clinical Psychology, 61*(2), 214–241. https://doi.org/10.1111/bjc.12337

Fahed, M. & Steffens, D. C. (2021). Apathy: Neurobiology, assessment and treatment. *Clinical Psychopharmacology and Neuroscience: The Official*

Scientific Journal of the Korean College of Neuropsychopharmacology, 19(2), 181–189. https://doi.org/10.9758/cpn.2021.19.2.181

Gauggel, S., Deckersbach, T. & Rolko, C. (1998). Entwicklung und erste Evaluation einer Skala zur Beurteilung von Handlungs-, Planungs- und Problemlösestörungen hirngeschädigter Patienten. *Zeitschrift für Neuropsychologie, 9*, 3–17.

Gauggel, S. (2016). *Störungen der Krankheitseinsicht*. Göttingen: Hogrefe. https://doi.org/10.1026/02656-000

Goebel, S., Mehdorn, H.M. & Wiesner, C.D. (2018). Social cognition in patients with intracranial tumors: Do we forget something in the routine neuropsychological examination? *Journal of Neurooncology, 140*(3), 687–696. https://doi.org/10.1007/s11060-018-3000-8

Howlett, J.R., Nelson, L.D. & Stein, M.B. (2022). Mental health consequences of traumatic brain injury. *Biological Psychiatry, 91*(5), 413–420. https://doi.org/10.1016/j.biopsych.2021.09.024

Kos, C., van Tol, M.J., Marsman, J.B., Knegtering, H. & Aleman, A. (2016). Neural correlates of apathy in patients with neurodegenerative disorders, acquired brain injury, and psychiatric disorders. *Neuroscience and Biobehavioral Reviews, 69*, 381–401. https://doi.org/10.1016/j.neubiorev.2016.08.012

Lohaus, T., Reckelkamm, S. & Thoma, P. (2024). Treating social cognition impairment with the online therapy 'SoCoBo': A randomized controlled trial including traumatic brain injury patients. *PloS one, 19*(1), e0294767. https://doi.org/10.1371/journal.pone.0294767

Lopatkiewicz, A.M., Pera, J., Slowik, A. & Dziedzic, T. (2021). Early apathetic, but not depressive, symptoms are associated with poor outcome after stroke. *European Journal of Neurology, 28*(6), 1949–1957. https://doi.org/10.1111/ene.14785

Lueken, U., Seidl, U., Schwarz, M., Völker, L., Naumann, D., Mattes, K. et al. (2006). Die Apathy Evaluation Scale: Erste Ergebnisse zu den psychometrischen Eigenschaften einer deutschsprachigen Übersetzung der Skala. *Fortschritte der Neurologie – Psychiatrie, 74*(12), 714–722. https://doi.org/10.1055/s-2006-932164

Maggio, M.G., Maresca, G., Stagnitti, M.C., Anchesi, S., Casella, C., Pajno, V. et al. (2022). Social cognition in patients with acquired brain lesions: An overview on an under-reported problem. Applied Neuropsychology. *Adult, 29*(3), 419–431. https://doi.org/10.1080/23279095.2020.1753058

Marin, R.S., Biedrzycki, R.C. & Firinciogullari, S. (1991). Reliability and validity of the Apathy Evaluation Scale. *Psychiatry Research, 38*(2), 143–162. https://doi.org/10.1016/0165- 1781(91)90040-v

Massimo, L., Kales, H.C. & Kolanowski, A. (2018). State of the science: Apathy as a model for investigating behavioral and psychological symptoms in dementia. *Journal of the American Geriatrics Society, 66*(Suppl. 1), S4–S12. https://doi.org/10.1111/jgs.15343

Max, J.E., Wilde, E.A., Bigler, E.D., Hanten, G., Dennis, M., Schachar, R.J. et al. (2015). Personality change due to traumatic brain injury in children and adolescents: Neurocognitive correlates. *The Journal of Neuropsychiatry and Clinical Neurosciences, 27*(4), 272–279. https://doi.org/10.1176/appi.neuropsych.15030073

Müller, S.V., Klein, T. Benke, T., Bohlhalter, S., Hildebrandt, H., Meiling, C. et al. (2019). *S2e-Leitlinie Diagnostik und Therapie von exekutiven Dysfunktionen bei neurologischen Erkrankungen* (AWMF-Register-Nr. 030–125). Verfügbar unter: https://register.awmf.org/de/leitlinien/detail/030-125

Oliver, L.D., Stewart, C., Coleman, K., Kryklywy, J.H., Bartha, R., Mitchell, D. & Finger, E.C. (2020). Neural effects of oxytocin and mimicry in frontotemporal dementia: A randomized crossover study. *Neurology, 95*(19), e2635–e2647. https://doi.org/10.1212/WNL.0000000000010933

On, Z.X., Ryan, N.P., Konjarski, M., Catroppa, C. & Stargatt, R. (2022). social cognition in paediatric traumatic brain injury: A systematic review and meta-analysis. *Neuropsychology Review, 32*(1), 127–148. https://doi.org/10.1007/s11065-021-09488-2

Osborne-Crowley, K. & McDonald, S. (2018). A review of social disinhibition after traumatic brain injury. *Journal of Neuropsychology, 12*(2), 176–199. https://doi.org/10.1111/jnp.12113

Ownsworth, T., Clare, L. & Morris, R. (2006). An integrated biopsychosocial approach to understanding awareness deficits in Alzheimer's disease and brain injury. *Neuropsychological Rehabilitation, 16*(4), 415–438. https://doi.org/10.1080/09602010500505641

Pagonabarraga, J., Kulisevsky, J., Strafella, A.P. & Krack, P. (2015). Apathy in Parkinson's disease: Clinical features, neural substrates, diagnosis, and treatment. The Lancet. *Neurology, 14*(5), 518–531. https://doi.org/10.1016/S1474-4422(15)00019-8

Paulus, C. (2009). *Der Saarbrücker Persönlichkeitsfragebogen SPF(IRI) zur Messung von Empathie: Psychometrische Evaluation der deutschen Version des Interpersonal Reactivity Index*. https://doi.org/10.23668/psycharchives.9249

Prigatano, G.P. & Sherer, M. (2020). Impaired self-awareness and denial during the postacute phases after moderate to severe traumatic brain injury. *Frontiers in Psychology, 11*, 1569. https://doi.org/10.3389/fpsyg.2020.01569

Rao, V., Koliatsos, V., Ahmed, F., Lyketsos, C. & Kortte, K. (2015). Neuropsychiatric disturbances associated with traumatic brain injury: A practical approach to evaluation and management. *Seminars in Neurology, 35*(1), 64–82. https://doi.org/10.1055/s-0035-1544241

Schellhorn, A., Bogdan, B. & Pössl, J. (2008). *Soziales Kompetenztraining für Patienten mit erworbener Hirnschädigung. Ein Therapiemanual für die neuropsychologische Rehabilitation*. Dortmund: Borgmann.

Terneusen, A., Winkens, I., van Heugten, C., Stapert, S., Jacobs, H., Ponds, R. et al. (2023). Neural correlates of impaired self-awareness of deficits after acquired brain injury: A systematic review. *Neuropsychology Review, 33*, 222–237. https://doi.org/10.1007/s11065-022-09535-6

Thöne-Otto, A., Schellhorn, A. & Wenz, C. (2018). *Persönlichkeits- und Verhaltensstörungen nach Hirnschädigung*. Göttingen: Hogrefe. https://doi.org/10.1026/02335-000

Vallat-Azouvi, C., Azouvi, P., Le-Bornec, G. & Brunet-Gouet, E. (2019). Treatment of social cognition impairments in patients with traumatic brain injury: A critical review. *Brain Injury, 33*(1), 87–93. https://doi.org/10.1080/02699052.2018.1531309

Verberne, D., Spauwen, P. & van Heugten, C.M. (2019). Psychological interventions for treating neuropsychiatric consequences of acquired brain injury: A systematic review. *Neuropsychological Rehabilitation, 29*(10), 1509–1542. https://doi.org/10.1080/09602011.2018.1433049

Westerhof-Evers, H.J., Visser-Keizer, A.C., Fasotti, L. & Spikman, J.M. (2019). Social cognition and emotion regulation: A multifaceted treatment (T-ScEmo) for patients with traumatic brain injury. *Clinical Rehabilitation, 33*(5), 820–833. https://doi.org/10.1177/0269215519829803

Wilson, B.A., Alderman, N., Burgess, P.W., Emslie, H. & Evans, J.J. (1996). *Behavioural Assessment of the Dysexecutive Syndrome (BADS)*. Bury St. Edmund, UK: Thames Valley Test Company.

Wilson, B.A. & Ufer, K. (Hrsg.). (2000). *BADS: Behavioural assessment of the dysexecutive syndrome* (Deutsche Übertragung.). Bury St. Edmunds: Thames Valley Test Company.

Worthington, A. & Wood, R.L. (2018). Apathy following traumatic brain injury: A review. *Neuropsychologia, 118*, 40–47. https://doi.org/10.1016/j.neuropsychologia.2018.04.012

33.6 Neurodegenerative Erkrankungen

Angelika Thöne-Otto

Inhaltsübersicht

33.6.1 Klinische Merkmale

Fallbeispiel: Herr M.

Herr M., Anfang 60, arbeitet schon viele Jahre in einem Reifendienst. Er hat viel Erfahrung in seinem Beruf, jedoch sind die Anforderungen durch die zunehmende Digitalisierung in der Funktionsweise von Autoreifen in den letzten Jahren erheblich gestiegen. Auch ist seine Arbeit ein typisches Saisongeschäft. Insbesondere im Herbst, wenn der erste Schnee fällt, kommen die Kunden und wollen stets, dass alles möglichst sofort erledigt wird. Seit einiger Zeit merkt er, wie sehr ihn diese Anforderungen unter Druck setzen. Immer wieder passiert es ihm, dass er nicht mehr weiß, was er eigentlich gerade erledigen wollte. Wenn er zurückgeht, fällt es ihm meist wieder ein. Das kostet ihn jedoch sehr viel Zeit. Neulich kam ein Kunde und fragte nach seinem Auto und Herr M. konnte sich überhaupt nicht erinnern, das Auto morgens entgegengenommen zu haben. Die Kollegen und auch seine Frau haben ihn schon auf seine Vergesslichkeit angesprochen. Er selbst dachte, es liege am Stress, und er brauche einfach mal wieder Urlaub. Als er allerdings auf einer Beerdigung war und anschließend fast den Ausgang des Friedhofs nicht wiedergefunden hätte, begann er doch, sich Sorgen zu machen.

Viele neurodegenerative Erkrankungen gehen mit nachlassenden kognitiven Fähigkeiten einher. Diese werden häufig auch als „Demenz" bezeichnet. Dieser Begriff wird sowohl in der Literatur als auch in der ICD-10 und ICD-11 genutzt. Allerdings ist er im Kern seiner Bedeutung („de mens" - lateinisch für „weg von Geist") stigmatisierend und abwertend; das sollte man sich stets bewusst machen und sorgsam mit dem Begriff umgehen. Auch wird diese Bezeichnung sehr unterschiedlich benutzt, was zusätzlich zu Verwirrung führen kann. Daher soll hier zunächst eine begriffliche Klärung erfolgen:

„Demenz" bezeichnet eine schwere neurokognitive Störung, die mindestens zwei kognitive Domänen betrifft. Meist, aber nicht immer, stellen Gedächtnisstörungen das Kardinalsymptom dar (siehe Kasten). Als weitere Domänen, in denen Störungen auftreten können, gelten Aufmerksamkeit, Exekutivfunktionen, Sprache und soziale Kognition. Auf diese neuropsychologischen Funktionsbereiche wird in den Kapiteln 33.1 bis 33.5 näher eingegangen. Darüber hinaus fallen hierunter auch visuell-perzeptive (z. B. Gesichtsfeldausfälle) und visuell-räumliche Störungen (z. B. ein Neglect, also eine halbseitige Vernachlässigung) sowie Apraxien (Störungen des Abrufs von erlernten Bewegungsprogrammen, die sich in Problemen bei der Imitation und Ausführung von Handlungen auf Anweisung manifestieren, z. B. beim Anziehen, Kaffeekochen). Die Beeinträchtigungen müssen in Summe so ausgeprägt sein, dass sie zu relevanten Einschränkungen in Aktivitäten des täglichen Lebens (Activities of Daily Living [ADL]) führen. Sind die Alltagsfunktionen noch weitgehend erhalten, spricht man von leichten kognitiven Störungen (Mild Cognitive Impairment [MCI]).

Allgemeine Demenzkriterien bzw. NIA-AA-Kriterien (National Institute on Aging-Alzheimer's Association Research Framework, Mc Khann et al., 2011)

Kognitive oder verhaltensbezogene Symptome liegen vor, die

1. das Funktionieren bei Alltagsaktivitäten beeinträchtigen,
2. eine Verschlechterung im Vergleich zu einem vorherigen Zustand darstellen,
3. nicht durch ein Delir oder eine psychische Erkrankung erklärbar sind.
4. Die kognitive Störung wird diagnostiziert durch die Kombination aus Eigen- und einer Fremdanamnese und objektiver Bewertung der kognitiven Leistung durch eine kognitive Testung oder eine klinisch-kognitive Untersuchung. Eine neuropsychologische Testung sollte dann durchgeführt werden, wenn die Anamnese und die ko-

gnitive, orientierende klinische Untersuchung nicht ausreichen, um die Diagnose zu stellen.
5. Es müssen mindestens zwei der folgenden Bereiche beeinträchtigt sein:
   a. Gedächtnisfunktion,
   b. Verstehen und Durchführung komplexer Aufgaben, Urteilsfähigkeit,
   c. räumlich-visuelle Funktionen,
   d. Sprachfunktion,
   e. Veränderung im Verhalten („Persönlichkeitsveränderung").

Die Abgrenzung der Demenz zur leichten kognitiven Störung (MCI) ist durch die Beeinträchtigung der Alltagsfunktionen definiert. Die Bewertung der Alltagsbeeinträchtigung ist eine klinische Bewertung, die sich an der individuellen Situation des:der Betroffenen ausrichtet und auf den Angaben dieser Person und einer Bezugsperson fußt.

Die Einteilung des Schweregrades erfolgt unter Berücksichtigung von Selbst- und Fremdeinschätzung sowie der Anamnese, vor allem auf Basis der kognitiven Leistungsfähigkeit. Dabei wird laut Leitlinie (Deuschl et al., 2016) der Schweregrad vor allem anhand des Mini-Mental-Status-Tests (MMST; Folstein et al., 1975), einem Screening-Verfahren zur Demenzabschätzung (siehe Kapitel 33.6.2.1), eingestuft, in dem maximal 30 Punkte erzielt werden können. Dies ist auch international anerkannt. Die S3-Leitlinie Demenzen (Deuschl et al., 2016) schlägt in Anlehnung an das NICE (National Institute for Health and Care Excellence) und das IQWiG (Institut für Qualität und Wirtschaftlichkeit im Gesundheitswesen) folgende Einteilung vor (laut Leitlinie allerdings als Schweregrad-Einteilung der Alzheimer-Krankheit, nicht allgemein der Demenzen):

- MMST 20–26: Leichte Alzheimer-Erkrankung.
- MMST 10–19: Moderate/mittelschwere Alzheimer-Erkrankung.
- MMST <10: Schwere Alzheimer-Erkrankung.

Dabei wird betont, dass die einzelnen Stufen im individuellen Fall nur als Orientierungshilfe dienen und auch eine Zuordnung der Störung zu einem Schweregrad außerhalb dieser Grenzen möglich ist.

Tabelle 33.22 gibt einen Überblick über wichtige Grundbegriffe.

Neben kognitiven Störungen gehen neurodegenerative Erkrankungen oft auch mit Veränderungen im Erleben und Verhalten einher. Depression und Angst sind häufige Begleitsymptome oder können dem Auftreten kognitiver Störungen auch vorangehen. Darüber hinaus sind Veränderungen im Antrieb häufig. Verhaltensänderungen (siehe Kapitel 33.5) können sich einerseits als Apathie zeigen oder auch als reduzierte Impulskontrolle mit erhöhter Sexualität (häufig bei Morbus Parkinson und der behavioralen Variante der Frontotemporalen Demenz). Eine Reihe anderer Verhaltensauffälligkeiten, wie Sammeln bzw. Horten, Veränderungen in Geschmacksvorlieben, Verlust von Empathie etc. können die Erkrankung kennzeichnen. Psychologische Psychotherapeut:innen sind in der Behandlung meist vor allem in der Frühphase eingebunden, wenn es um die diagnostische Abklärung und die Behandlung der Frühsymptome geht. Im weiteren Verlauf und bei schwerer betroffenen Patient:innen tritt die Pflege stärker in den Vordergrund. Die Rolle der Psychotherapie kann dabei die Behandlung und Entlastung der pflegenden Angehörigen oder die Supervision von Pflegekräften sein (siehe Kapitel 35).

33.6.2 Klassifikation und Diagnostik

In der ICD-10 werden Demenzerkrankungen unter F0 Organische, einschließlich symptomatischer psychischer Störungen kodiert und nach ihrer angenommenen Ätiologie differenziert (siehe Tabelle 33.23). Laut ICD-10 ist eine Demenz ein Syndrom als Folge einer meist chronischen oder fortschreitenden Krankheit des Gehirns mit Beeinträchtigungen vieler höherer kortikaler Funktionen, einschließlich Gedächtnis, Denken, Orientierung, Auffassung, Rechnen, Lernfähigkeit, Sprache und Urteilsvermögen. Das Bewusstsein ist nicht getrübt. Die kognitiven Beeinträchtigungen werden gewöhnlich von Veränderungen der emotionalen Kontrolle, des Sozialverhaltens oder der Motivation begleitet, gelegentlich treten diese auch eher

Tabelle 33.22: Grundbegriffe im Kontext Demenz

Begriff	Definition
Demenz	Schwere neurokognitive Störung in mindestens zwei Domänen, die über mehr als sechs Monate anhält. Die Störungen müssen so gravierend sein, dass sie Auswirkungen auf die Aktivitäten des alltäglichen Lebens haben. Der Begriff sagt nichts über die Ätiologie aus. Gedächtnisstörungen sind bei den meisten, jedoch nicht bei allen Demenzerkrankungen das Kardinalsymptom.
Demenzerkrankung	Unscharfer Begriff. Meist impliziert dies eine neurodegenerative Erkrankung, die im Verlauf zu schweren neurokognitiven Störungen führt.
Alzheimer-Krankheit	Die häufigste neurodegenerative Erkrankung, die zu einer Demenz führt. Veränderungen typischer Biomarker im Gehirn sind jedoch bis zu 10 Jahre vor den ersten Symptomen nachweisbar. Biomarkergestützt kann daher die Diagnose Alzheimer-Erkrankung auch unabhängig vom Schweregrad der bestehenden kognitiven Störung gestellt werden. CAVE: Im allgemeinen Sprachgebrauch – auch unter ärztlichen und psychotherapeutischen Fachleuten – werden Demenz und Alzheimer-Krankheit häufig synonym verwendet.

auf. Dieses Syndrom kommt bei Alzheimer-Krankheit, bei zerebrovaskulären Störungen (Durchblutungsstörungen des Gehirns) und bei anderen Zustandsbildern vor, die primär oder sekundär das Gehirn betreffen (Dilling et al., 2015).

Tabelle 33.23: Diagnostische Kategorien im Kapitel F0 in der ICD-10

F0	Organische, einschließlich symptomatischer psychischer Störungen
F00	Demenz bei Alzheimer-Krankheit
F01	Vaskuläre Demenz
F02	Demenz bei sonstigen andernorts klassifizierten Krankheiten
F03	nicht näher bezeichnete Demenz

In der Regel erfordert eine Kodierung aus einem F0-Kapitel einen zusätzlichen Code aus einem anderen ICD-10-Kapitel für die Verschlüsselung der zugrunde liegenden Ätiologie (z.B. G30.0 Alzheimer-Krankheit mit frühem Beginn).

In der ICD-11 werden nach aktuellem Stand (Bundesinstitut für Arzneimittel und Medizinprodukte [BfArM], 2022) die Demenzen unter den Neurokognitiven Störungen im Kapitel 6 Psychische Störungen, Verhaltensstörungen oder neuronale Entwicklungsstörungen kodiert. Unter den Neurokognitiven Störungen werden das Delir (6D70) und die Leichtgradige neurokognitive Störung (6D72) von der Demenz abgegrenzt. Tabelle 33.24 gibt einen Überblick über die in der ICD-11 vorgesehenen ätiologischen Untergliederungen von Demenzerkrankungen.

Tabelle 33.24: Untergliederung von Demenzerkrankungen in der ICD-11 (BfArM, 2022)

6D80	Demenz durch Alzheimer-Krankheit
6D81	Demenz durch zerebrovaskuläre Krankheit
6D82	Demenz durch Lewy-Körper-Krankheit
6D83	Frontotemporale Demenz
6D84	Demenz durch psychoaktive Substanzen einschließlich Medikamente
6D85	Demenz durch andernorts klassifizierte Krankheiten
6D86	Verhaltensstörungen oder psychologische Störungen bei Demenz (Diese Codes sind als ergänzende oder zusätzliche Codes vorgesehen, wenn das Vorhandensein von Verhaltensstörungen oder psychologischen Störungen bei Demenzerkrankungen festgestellt werden soll.)
6D8Y	Demenz, sonstige näher bezeichnete Ursache
6D8Z	Demenz, nicht näher bezeichnete oder unbekannte Ursache

Die Demenz wird im DSM-5 bei den neurokognitiven Störungen kodiert. Auch hier sollte die medizinische Diagnose zusätzlich verschlüsselt werden. Darüber hinaus sollte vermerkt werden, ob die kognitiven Störungen mit bzw. ohne zusätzliche Verhaltensauffälligkeiten auftreten. Eine Übersicht über die Zusatzkodierungen im DSM-5 findet sich in der Einleitung von Kapitel 33.

Inhaltlich kann man die Demenzerkrankungen untergliedern in kortikale und subkortikale Demenzen. Bei den kortikalen Demenzen (z.B. Alzheimer-Erkrankung, posteriore kortikale Atrophie, Frontotemporale Lobärdegeneration) gehen vor allem die Neurone im Kortex zugrunde, mit je nach Lokalisation entsprechender Symptomatik. Zu den subkortikalen Demenzen gehören u.a. das idiopathische Parkinson-Syndrom, atypische Parkinson-Syndrome, Lewy-Körperchen-Demenz und Chorea Huntington. Sie gehen typischerweise mit Bewegungsstörungen einher. Menschen mit vaskulärer Demenz können je nach Lokalisation der Gefäßveränderungen im Gehirn (der Mikro- und Makroangiopathie) sowohl kortikale als auch subkortikale Läsionen (in der weißen Substanz) aufweisen. Die Neurodegeneration erfolgt hier nicht primär, sondern sekundär zur vaskulären Unterversorgung der Areale. Die verschiedenen Demenzformen unterscheiden sich in ihrem Störungsprofil, wie in Tabelle 33.25 dargestellt. Dies stellt allerdings eine idealtypische Unterscheidung dar, in der klinischen Realität gibt es viele Mischformen.

Es gibt auch neurodegenerative Erkrankungen, die bereits im Kindesalter auftreten, schnell progredient sind und meist frühzeitig zum Tode führen. Neben der Alzheimer-Erkrankung, die auch schon sehr früh auftreten kann, sind es oft seltene, häufig genetische Erkrankungen, wie z.B. die sogenannten NCL-Krankheiten (Neuronale Ceroid-Lipofuszinosen), eine heterogene Gruppe bislang noch unheilbarer Stoffwechselkrankheiten, die in unterschiedlichen Formen und Altersstufen auftreten können. Sie gehören zu den lysosomalen Speicherkrankheiten. Daneben führen die ebenfalls in der Regel genetisch bedingten Leukodystrophien, bei denen es durch eine Stoffwechselstörung zur fortschreitenden Degeneration der weißen Substanz, des Myelins, kommt, nach anfänglich gesunder Entwicklung oft bereits im Kindes- und Jugendalter zur Demenz. Mit diesen Erkrankungen werden Psychologische Psychotherapeut:innen möglicherweise in speziellen Beratungszentren für seltene Erkrankungen konfrontiert, z.B. um die Eltern der Kinder oder (noch) nicht erkrankte Geschwister zu beraten.

33.6.2.1 Diagnostikinstrumente

Für das Screening und die neurokognitive Untersuchung stehen eine Reihe psychometrischer Testverfahren zur Verfügung. Hier sollen nur einige häufig verwendete Verfahren aufgeführt werden. Einen umfassenden Überblick gibt das Handbuch neuropsychologischer Testverfahren (Schellig et al., 2023). Tabelle 33.26 präsentiert einen Überblick über die häufigsten Screening-Instrumente.

Tabelle 33.25: Idealtypische Charakterisierung des Störungsprofils verschiedener Demenzerkrankungen im Frühstadium

	Kortikale Demenzen				**Subkortikale Demenzen**		
	Alzheimer-Pathologie		**Frontotemporale Demenzen**				
Erkrankung	**Alzheimer-Erkrankung**	**Posteriore kortikale Atrophie**	**Primärprogressive Aphasien**	**Behaviorale Variante der Frontotemporalen Demenz (bvFTD)**	**Vaskuläre Demenz**	**Parkinson-Syndrom**	**Lewy-Körperchen-Demenz**
Sprache/Sprechen	Anfänglich erschwerte Wortfindung; im Verlauf zunehmend inhaltsleer	o. B., Lesen durch perzeptive und räumliche Defizite erschwert	**Kardinalsymptom** Progrediente Sprachstörung	Anfänglich o. B.	Anfänglich o. B.	Sprechstörungen im Kontext der motorischen Beeinträchtigung	Anfänglich o. B.
Stimmung	Depressiv/dysphorisch; ggf. ängstlich-misstrauisch	Ängstlich, verunsichert	Depressiv, teilweise nivelliert	Nivelliert	Depressiv	Depressiv	Ängstlich/depressiv, teilweise auch Halluzinationen
Verhalten	Apathie, sozialer Rückzug	Unauffällig	Unauffällig, ggf. sekundär sozialer Rückzug oder bei fehlender Störungswahrnehmung können auch Verhaltensauffälligkeiten wie bei der bvFTD auftreten	**Kardinalsymptom** Fehlende Störungswahrnehmung Reizbarkeit, reduzierte Impulskontrolle und Emotionsregulation, Distanzminderung	Verlangsamung, eingeschränkte Flexibilität	Reduzierte Impulskontrolle; reduzierte Handlungsinitiierung	Fluktuierend
Gedächtnis	**Kardinalsymptom**	Anfänglich oft gut erhalten	Anfänglich oft gut erhalten	Anfänglich oft gut erhalten	Beeinträchtigt	Anfänglich leicht, eher sekundär beeinträchtigt	Anfänglich leicht, eher sekundär beeinträchtigt
Aufmerksamkeit	Anfänglich unauffällig	Anfänglich unauffällig	Anfänglich unauffällig	Ggf. erhöhte Ablenkbarkeit; exekutive Aufmerksamkeitskontrolle, sonst unauffällig	Verlangsamung	Verlangsamung („Bradyphrenie“)	**Kardinalsymptom** Stark fluktuierend
Exekutivfunktionen	Reduzierte kognitive Flexibilität	Anfänglich erhalten, Tests ggf. aufgrund von perzeptiven Defiziten auffällig	Anfänglich erhalten, Tests ggf. aufgrund von Sprachstörungen auffällig	Stark beeinträchtigt	Reduzierte kognitive Flexibilität	Beeinträchtigung bereits zu Beginn im Vordergrund	Fluktuierend

Tabelle 33.25: Fortsetzung

	Kortikale Demenzen				Subkortikale Demenzen		
	Alzheimer-Pathologie		Frontotemporale Demenzen				
Erkrankung	**Alzheimer-Erkrankung**	**Posteriore kortikale Atrophie**	**Primärprogressive Aphasien**	**Behaviorale Variante der Frontotemporalen Demenz (bvFTD)**	**Vaskuläre Demenz**	**Parkinson-Syndrom**	**Lewy-Körperchen-Demenz**
Visuo-Perzeption/ Raumkognition	Raumkognition früh auffällig; räumliche Orientierungs-störung	**Kardinalsymptom** Simultanagnosie; Bálint-Syndrom; reduzierte Raum-kognition	Anfänglich unbeeinträchtigt	Anfänglich unbeeinträchtigt	Abhängig vom Läsionsort	Zu Beginn unauffällig	Optische Halluzinationen; visuo-räumliche Aufgaben auffällig
Soziale Kognition	Unklar	Im Kontext der perzeptiven Störungen, schwer untersuchbar	Zu Beginn unbeeinträchtigt, Tests ggf. aufgrund der Sprachstörung beeinträchtigt	**Kardinalsymptom**	Unklar	Unklar	Unklar
Motorik	Anfänglich o.B., im Verlauf ggf. Apraxie	o.B., ggf. kann die Raumkognitions-störung auch die Kinästhetik betreffen	Anfänglich o.B., im Verlauf ggf. Apraxie	o.B.	Abhängig von den Läsionsorten	**Kardinalsymptom** Rigor, Tremor, Akinese; schlafbe-zogene Bewegungs-störungen	Parkinson-ähnlich; Kein Ansprechen auf L-Dopa-therapie; schlafbe-zogene Bewegungs-störungen

Anmerkung: Es handelt sich um eine idealtypische Unterscheidung der verschiedenen Demenzformen, da sich im Verlauf die Symptome immer stärker angleichen und bei schweren Demenzen kaum noch zu unterscheiden sind. Innerhalb der Primärprogressiven Aphasien können nach Gorno-Tempini et al. (2011) Subtypen mit unterschiedlichen sprachlichen Auffälligkeiten und teilweise auch unterschiedlicher Neuropathologie unterschieden werden. Auf differenziertere Ausführungen soll hier jedoch verzichtet werden; o.B. = ohne Beeinträchtigung.

Tabelle 33.26: Neuropsychologische Screeningverfahren

Verfahren	Beschreibung
Mini-Mental-Status-Test (MMST; Folstein et al., 1975)	• Zeitliche und räumliche Orientierung • Merk- und Erinnerungsfähigkeit (Behalten von drei Begriffen) • Aufmerksamkeit (rückwärts zählen; rückwärts buchstabieren) • Sprache und Sprachverständnis, außerdem Lesen, Schreiben • Zeichnen • Rechnen
Montreal Cognitive Assessment (MoCA; www.mocatest.org)	• Gedächtnis/Erinnerung (Wortliste lernen und verzögert abrufen); Orientierung • Sprache (Benennen), • Abstraktion (Gemeinsamkeiten finden) • Exekutivfunktionen (Go/No-Go-Aufgabe, Wortflüssigkeit, Flexibilität) • Visuokonstruktion (Würfel/Uhr zeichnen) • Aufmerksamkeit (Rückwärts zählen, Zahlen nachsprechen)
Demtect (Kessler et al., 2000)	• Verbales Gedächtnis: Wortliste lernen • Zahlen und Zahlwörter umwandeln • Wortflüssigkeit (Supermarktaufgabe) • Aufmerksamkeit: Zahlenfolge rückwärts wiedergeben • Verzögerter Abruf einer Wortliste
Parkinson Neuropsychometrie Dementia Assessment (PANDA; Kalbe et al., 2008)	• Wort-Paar-Assoziationslernen mit unmittelbarem und verzögertem Abruf • Wortflüssigkeit Alternierende Wortgenerierungsaufgabe (Tiere – Möbelstücke) • Raumkognition Mentales Spiegeln • Aufmerksamkeit und Arbeitsgedächtnis (Zahlen ordnen)
Consortium to Establish a Registry for Alzheimer's Disease (CERAD; Berres et al., 2000)	• Demenzscreening mit dem MMST • Sprachliche Leistungen (Boston Naming) • Tempo/Aufmerksamkeit (Trail Making Test [TMT]) • Gedächtnis kurz- und längerfristig und Rekognition (Wortliste: 10 Items; Figurales Gedächtnis) • Exekutivfunktionen (Verbale Flüssigkeit; TMT-B)

33.6.2.2 Differenzialdiagnostik

Wie das Fallbeispiel am Anfang des Kapitels (siehe S. 704) zeigt, treten die Beschwerden in der Regel schleichend auf, und unterscheiden sich zunächst kaum von kognitiven Störungen, die auch gesunde Menschen mit zunehmendem Alter kennen. Die Frage, ob einzelne Symptome das normale Altern, eine leichte kognitive Störung oder schon den Beginn einer neurodegenerativen Erkrankung anzeigen, ist daher häufig nicht leicht zu beantworten. Gerade bei Patient:innen, die noch im Berufsleben stehen, werden kognitive Störungen häufig als Zeichen einer beruflichen Überlastung, als „Burnout" interpretiert. Hinzu kommt, dass es eine Reihe neurodegenerativer Erkrankungen gibt, die mit Veränderungen im Erleben und Verhalten beginnen können. So finden sich als Frühsymptome einer Alzheimer- oder Parkinson-Erkrankung (Leplow & Ringendahl, 2022) nicht selten Depression oder sozialer Rückzug. Bei der Frontotemporalen Demenz vom behavioralen Typus stehen die Verhaltensänderungen per Definition im Vordergrund. Die Lewy-Körperchen-Demenz (Lewy Body Dementia [LBD]) ist durch visuelle Halluzinationen, aber auch durch ausgeprägte emotionale Veränderungen wie Depression oder Angst geprägt, die so belastend sein können, dass sie bis zum Suizid führen.

Unspezifische vegetative Symptome in Kombination mit hohem Stress und Angst sind keine seltene Kombination von Beschwerden, mit denen Patient:innen in der Psychotherapie vorstellig werden. Gerade bei Menschen im mittleren und höheren Alter sollte dabei die Möglichkeit einer vorliegenden neurodegenerativen Erkrankung mitbedacht werden. Die Differenzialdiagnose ist nicht leicht, zumal auch die Häufigkeit depressiver Erkrankungen im Alter ansteigt und depressive Erkrankungen nicht selten mit kognitiven Störungen einhergehen. Im Rahmen der Neuropsychologischen Psychotherapie sollte eine sorgfältige Anamnese und psychometrische Untersuchung der kognitiven, emotionalen und behavioralen Veränderungen und ihres Verlaufes erfolgen, um so anhand des Störungsprofils Hypothesen zur Ätiologie zu formulieren. Häufig lässt sich die Diagnose erst im Verlauf sichern. Im folgenden Kasten sind einige Symptome aufgelistet, die den Verdacht auf eine neurodegenerative Erkrankung nahelegen.

Merkmale, die den Verdacht auf eine neurodegenerative Erkrankung nahelegen

- Sprachstörungen und visuell-räumliche Störungen.
- Gedächtnis- und Aufmerksamkeitsstörungen sind eher unspezifische Merkmale und können auch bei Depression auftreten; Differenzialdiagnostik erforderlich.
- Geruchs- oder Geschmacksverlust.
- Motorische Auffälligkeiten (Tremor, Rigor, erhöhte Sturzneigung) sprechen für eine subkortikale Erkrankung.

- Schlafbezogene Bewegungsstörungen (unruhige Beine, Schlafwandeln, Reden im Schlaf) sprechen für eine subkortikale Erkrankung.
- Apathie und veränderte Impulskontrolle sind wichtige Risikofaktoren für eine neurodegenerative Erkrankung.
- Die Beschwerden werden trotz pharmakologischer und/oder psychotherapeutischer Intervention im Verlauf erkennbar schlechter.

In diesen Fällen sollte stets eine ätiologische Abklärung in einer Klinik für Neurologie oder einer Gedächtnisambulanz erfolgen.

Wird die Diagnose einer neurodegenerativen Erkrankung gestellt, kann dies für die Betroffenen und ihre Angehörigen zu einer depressiven Verarbeitung führen, die im Extremfall zum Suizid führen kann (bekannte Beispiele sind Gunter Sachs und Erich Loest). Alothman et al (2022) fanden, dass das Suizidrisiko bei Menschen unter 65 Jahren in den drei Monaten nach Mitteilung einer Demenzdiagnose um fast 7% erhöht war. Diese Daten zeigen, dass Menschen, die von dieser Erkrankung betroffen sind, insbesondere nach Mitteilung der Diagnose einer besonders intensiven Begleitung bedürfen.

33.6.3 Epidemiologie

Im Jahr 2021 belief sich laut statista.com (Zugriff vom 22.11.2022) in Deutschland die Inzidenzrate von Demenz im Alter von 70 bis 74 Jahren auf rund 0.93 Prozent. Infolge der demografischen Veränderungen kommt es zu weitaus mehr Neuerkrankungen als zu Sterbefällen unter den bereits Erkrankten. Aus diesem Grund nimmt die Zahl der Demenzkranken kontinuierlich zu. Neben der Inzidenz, die die Zahl der Neuerkrankungen angibt, ist die Prävalenz relevant. Demnach leiden zwischen 6 und knapp 9% der Menschen über 65 Jahren an einer Demenzerkrankung (Bickel, 2008). Die häufigste Ursache ist dabei in den westlichen Ländern die Alzheimer-Krankheit, ihr Anteil wird auf mindestens zwei Drittel der Erkrankungen geschätzt, gefolgt von den sogenannten vaskulären Demenzen, bei denen es aufgrund von Schädigungen der Blutgefäße (Mikro- und Makroangiopathie) zu fortschreitenden kognitiven Störungen kommt. Frauen sind häufiger betroffen.

Tabelle 33.27 gibt einen Überblick über die Prävalenz von Demenzen (Anteil der Bevölkerung, der erkrankt ist) in Abhängigkeit vom Alter.

33.6.4 Störungsmodelle

Auch wenn bei den Demenzerkrankungen die Neurodegeneration im Vordergrund steht, spielen neben genetisch prädisponierenden Faktoren weitere, z.T. modifizierbare Variablen eine Rolle hinsichtlich Manifestation und Verlauf.

33.6.4.1 Prädisponierende Faktoren

Den Ausgangspunkt des verhaltensneuropsychologischen Störungsmodells stellt die Neurodegeneration und die dadurch bedingte kognitive Beeinträchtigung einschließlich Veränderung in Erleben und Verhalten dar. Erste kognitive Veränderungen finden sich häufig schon Jahre vor der ersten Diagnosestellung und vor den ersten Symptomen können bereits Biomarker gefunden werden. So ist bekannt, dass Menschen mit einer Mutation des Apolipoprotein E4 (kurz ApoE) ein erhöhtes Risiko für die Alzheimer-Krankheit haben. Diese Variante begünstigt die Ablagerung von β-Amyloid. Jedoch bedeutet ein erhöhtes Risiko noch nicht, dass die Krankheit zum Ausbruch kommt. So ist ein nicht unwesentlicher Teil der ApoE4-Träger:innen nicht dement, und es gibt Menschen, die an der Alzheimer-Krankheit leiden, ohne die Genmutation zu tragen.

Als weiterer wichtiger Faktor werden zunehmend neuroinflammatorische (entzündliche) Prozesse diskutiert (für die Alzheimer-Krankheit siehe Leng & Edison, 2021; für die Fronto-

Tabelle 33.27: Prävalenzrate von Demenzerkrankungen in Prozent nach Alter und Geschlecht 2021 in Europa (veröffentlicht durch Deutsche Alzheimer Gesellschaft, 2022. Statista.com Zugriff vom 22.11.2022)

Altersgruppe	Prävalenz in %		
	Männer	Frauen	Insgesamt
40–59	0.19	0.22	0.21
60–64	0.86	0.99	0.93
65–69	1.65	2.02	1.85
70–74	3.27	4.19	3.79
75–59	6.55	8.45	7.67
80–84	12.20	15.64	14.35
85–90	19.07	24.98	22.96
90 und älter	29.07	39.05	36.32

temporale Demenz siehe Bright et al., 2019; für die Parkinson-Erkrankung siehe Hirsch & Standaert, 2021). Dies zeigt die Verbindung zu psycho-neuro-immunologischen Prozessen, die auch durch das Gesundheitsverhalten einerseits und psychosoziale Stressfaktoren andererseits beeinflusst werden können. Auch in diesem Kontext spielen Lifestyle-Parameter, wie z.B. Fettstoffwechselstörungen, erhöhter Blutdruck, Diabetes Typ 2, Rauchen/Alkoholkonsum, Bewegungsmangel, Adipositas eine zentrale Rolle, sowohl als kardiovaskuläre Risikofaktoren als auch für die Entstehung einer Alzheimer-Erkrankung (Chuang et al., 2016). Neben diesen eher biologischen Faktoren gelten ein stimulierendes psychosoziales Leben, kognitive Aktivität und Selbstwirksamkeit im Beruf als wichtige Faktoren, die die Resilienz gegenüber dem Ausbruch neurodegenerativer Erkrankungen stärken (Fratiglioni et al., 2020). Diese stellen somit wichtige Endpunkte für die Prävention neurodegenerativer Erkrankungen bereits im mittleren Alter dar.

33.6.4.2 Manifestationsphase

Für die Manifestation einer neurodegenerativen Erkrankung scheinen psychische, lifestyle-bezogene, berufliche und körperliche Aspekte eine Rolle zu spielen. Nicht selten führen die Patient:innen „Stress" im Vorfeld der Erkrankung als Faktor an, der dazu geführt hat, dass diskrete kognitive Beeinträchtigungen nicht mehr länger kompensiert werden konnten und zur ärztlichen Vorstellung führen.

Gerade bei älteren Menschen können auch andere Erkrankungen zu einer Verstärkung kognitiver Beeinträchtigung führen. Hierzu gehören z.B. operative Eingriffe (Evered et al., 2017), Schmerzmedikation nach Operation, ein postoperatives Delir oder eine Sepsis.

Eine wichtige modifizierende Variable könnte also chronischer Stress sein. So beschrieben Peavy et al. (2012), dass Patient:innen mit leichten kognitiven Störungen und erhöhtem chronischem Stress (gemessen über den Cortisol-Level) ein höheres Risiko hatten, in das Stadium einer Demenz überzutreten.

33.6.4.3 Aufrechterhaltende Bedingungen

Der wesentliche Faktor für den Verlauf ist die Neurodegeneration, für die es je nach Grunderkrankung verschiedene pharmakologische Behandlungsansätze gibt (z.B. Antidementiva, Dopaminbehandlung bei Parkinson, Kontrolle und Behandlung der kardiovaskulären Risikofaktoren). Eine kausale Therapie fehlt bislang allerdings. Darüber hinaus spielen auch Lernprozesse eine Rolle. Die Sorgen vor den Folgen der Erkrankung sind nicht nur bei den Betroffenen, sondern auch bei den pflegenden Angehörigen groß. In einem systematischen Überblicksartikel von Greenwood et al. (2018) kristallisierten sich Stigmatisierung, finanzielle Herausforderungen durch die Erkrankung und soziale Isolation als die wichtigsten Herausforderungen heraus. Soziale Ausgrenzung erschwert die soziale Teilhabe und kann somit die Folgen der Erkrankung noch verschärfen, z.B. durch mangelnde kognitive und soziale Aktivierung, Verstärkung von Apathie und Depression. Aktive Strategien, um die Inklusion von Menschen mit Demenz zu verbessern, adressieren besonders diese Barriere (Breuer et al., 2022). Nicht zu unterschätzende Faktoren, die die kognitive Störung zusätzlich negativ beeinflussen können, sind eine unzureichende Korrektur nachlassender Wahrnehmung (wie ein nicht korrigierter Katarakt), eine diabetische Retinopathie (Kuźma et al., 2021) oder ein unkorrigierter Hörverlust (Rutherford et al., 2018), wie sie häufig im höheren Alter auftreten. Auch wenn dies nicht primär in das Gebiet der Psychotherapie fällt, sollte in der Psychotherapie älterer Menschen unbedingt für eine ausreichende Korrektur motiviert werden, sofern perzeptuelle Einschränkungen deutlich werden. Abbildung 33.9 fasst die relevanten prädisponierenden, auslösenden und aufrechterhaltenden Faktoren zusammen.

33.6.5 Neuropsychologische Psychotherapie

Psychotherapie bei Menschen mit neurodegenerativen Erkrankungen zielt auf unterschiedliche Aspekte: Die neuropsychologische Behandlung dient der Aufrechterhaltung und Kompensation der kognitiven Beeinträchtigung, gleichzeitig der Förderung der Selbstwirksamkeit und des Selbstwertes. Vor allem sollte ein sozialer Rückzug und die Entwicklung einer Depression (siehe Kapitel 27.1) vermieden werden. Darüber hinaus kann in einer begleitenden, ggf. psychotherapeutisch verordneten Ergotherapie, insbesondere im Hausbesuch der Erhalt von Alltagskompetenz gefördert werden.

Die Leitlinie Demenzen (Deuschl et al., 2016) fasst die psychotherapeutischen Maßnahmen unter den „psychosozialen Interventionen" zusammen. Dabei sind drei wichtige Ziele der Intervention zu unterscheiden:

- Reduzierung bzw. Kompensation der kognitiven Störung,
- Reduzierung von psychischen und Verhaltensänderungen,
- Entlastung der Angehörigen.

Unter kognitiven Verfahren werden Interventionen verstanden, bei denen kognitive Funktionen (Gedächtnis, Aufmerksamkeit, Sprache etc.) aktiviert werden (siehe Kapitel 21).

Kognitive Verfahren gemäß der S3-Leitlinie Demenzen (nach Deuschl et al., 2016)

1. *Kognitives Training:* Durchführung von Übungen zur Verbesserung spezifischer kognitiver Funktionen.
2. *Kognitive Stimulation:* Anregung kognitiver Aktivitäten, z.B. über multisensorische Stimulation oder die Einbindung in Konversation. Diese findet häufig in der Gruppe statt.
3. *Kognitive Rehabilitation:* Kombinationen aus (1) und (2), wobei zusätzlich Strategien zur Kompensation der Alltagsbeeinträchtigungen (z.B. die Nutzung von Notizen, Kalendern etc.) erarbeitet werden.
4. *Realitätsorientierungstraining:* Förderung der Orientierung in Zeit und Raum durch Hinweise und Hilfen.
5. *Reminiszenztherapie/autobiografische Arbeit:* Aktivierung von autobiografischen, insbesondere emotional positiv besetzten Altgedächtnisinhalten.

Prädisponierende Faktoren

- Genetische Disposition und damit einhergehende Neurodegeneration
- Höheres Alter
- Weibliches Geschlecht
- Neuroinflammatorische Prozesse bzw. psychoneuroimmunologische Prozesse
- Lifestyle-Parameter und kardiovaskuläre Risikofaktoren (Fettstoffwechselstörung, erhöhter Blutdruck, Typ 2-Diabetes, Adipositas, Bewegungsmangel)
- Psychische Störungen (Depressivität, Apathie, erhöhte Reizbarkeit bzw. Irritierbarkeit)

Resilienz begünstigende Faktoren

- Ein stimulierendes soziales Leben
- Kognitive Aktivität
- Hohe Selbstwirksamkeit
- Körperliche Aktivität

Manifestationsphase

- In der Regel langsame progrediente Neurodegeneration
- Ggf. erhöhter chronischer Stress als Risikofaktor für den Übergang von leichter kognitiver Störung zur Demenz
- Andere körperliche Erkrankungen (z.B. operative Eingriffe als Auslöser)
- Situativer kognitiver Zustand bei Diagnosestellung (Ggfs. suffiziente Pharmakotherapie, um den Prozess der Neurodegeneration zu verzögern)
- Belastungserleben bei Mitteilung der Diagnose: ggfs. situative Verschlechterung der Stimmung bzw. das kognitiven Status und damit einhergehender sozialer Rückzug

Auslösende und aufrechterhaltende Faktoren

- Beeinträchtigung der Wahrnehmung (nicht ausreichende Korrektur von Sehen und Hören)
- Ungünstige Lernprozesse → Vermeidung kognitiver Anforderungen und sozialer Rückzug ($S \rightarrow R_v$– behavioral = $\not{C}$– aktive Vermeidung)
- Soziale Stigmatisierung und Ausgrenzung der Betroffenen und Angehörigen → erhöhte Belastung der Angehörigen
- Ggf. finanzielle Einbußen durch vorzeitige Berentung oder erhöhten Betreuungsbedarf; Belastung durch erforderliche Beantragung von Sozialleistungen und mangelnde Verfügbarkeit von Unterstützungsmöglichkeiten

Langzeitfolgen

- Vermeidung kognitiver Aktivitäten
- Vermeidung sozialer Aktivitäten
- Weiterer kognitiver Abbau
- Ungünstige Entwicklung psychischer Komorbiditäten

Abbildung 33.9: Biopsychosoziales Störungsmodell

Die Studienlage zu diesen Interventionen ist sehr heterogen, was mit der Vielfalt der durchgeführten Interventionen, unterschiedlichen Schweregraden der demenziellen Erkrankungen sowie der häufig geringen methodischen Studienqualität zusammenhängt. Zusammenfassend kommt die Leitlinie jedoch zu folgendem Ergebnis:

S3-Leitlinie Demenzen (nach Deuschl et al., 2016)

Es gibt Evidenz für die Wirksamkeit von kognitiver Stimulation auf die kognitive Leistung bei Patient:innen mit leichter bis moderater Demenz. Kognitive Stimulation sollte empfohlen werden.

Ebenso können in allen Krankheitsstadien Reminiszenzverfahren zur Anwendung kommen, da diese die kognitive Leistung, Depressivität und lebensqualitätsbezogene Faktoren positiv beeinflussen können. Dabei werden positive Erlebnisse gesammelt und z.B. anhand von Erinnerungsstücken lebensgeschichtlich wichtige Erinnerungen reaktiviert.

Psychotherapie spielt darüber hinaus eine wichtige Rolle für die Unterstützung der Angehörigen (siehe Kapitel 35). Die Förderung der Kompetenz der Angehörigen im Umgang mit psychischen und Verhaltenssymptomen der erkrankten Person zeigt positive Effekte im Allgemeinen und auf die Depressivität der erkrankten Person im Speziellen. Gleichzeitig geht es um die Prävention von Erkrankungen, die durch Pflege und Betreuung hervorgerufen werden. Daher sollten in der Arbeit mit den Angehörigen neben der Wissensvermittlung und dem Aufbau der Pflegekompetenz auch Entlastungsmöglichkeiten für die Angehörigen thematisiert werden. Hierbei haben sich kognitiv-verhaltenstherapeutische Verfahren etabliert. Insbesondere aus der Arbeitsgruppe von Wilz liegen hier hilfreiche Materialien vor (Wilz et al., 2014; Wilz & Pfeiffer, 2019).

Die Studien belegen weiterhin, dass Schulung von Angehörigen und Pflegepersonal den Einsatz von Antipsychotika bei

Verhaltensauffälligkeiten reduzieren kann. Zur Wirksamkeit verhaltensmodifizierender Maßnahmen formuliert die Leitlinie das folgende Statement:

S3-Leitlinie Demenzen: Verhaltensmodifizierende Maßnahmen (Deuschl et al., 2016)

„Zur Prävention und Behandlung von psychischen und Verhaltenssymptomen (herausforderndes Verhalten) bei Demenzerkrankten kann verstehende Diagnostik, validierendes Verhalten und Erinnerungspflege eingesetzt werden. In der akuten Situation können basale bzw. sensorische Stimulation, der Einsatz von Musiktherapie, Snoezelen, körperliche Berührung und körperliche Bewegung wirksam sein. Individuelles Verhaltensmanagement, Angehörigen- und Pflegendenschulungen sowie kognitive Stimulation sind wichtige Elemente bei der Behandlung von psychischen und Verhaltenssymptomen“ (S. 94).

Neben den Verhaltensauffälligkeiten spielt, wie oben bereits erwähnt, die Depression eine zentrale Rolle, da diese mit der kognitiven Leistungsfähigkeit negativ interagiert. Diese kann mit kognitiv-verhaltenstherapeutischen Methoden (siehe Kapitel 18) behandelt werden, wobei der Aktivitätsaufbau im Vordergrund steht. Verwendetes Material muss allerdings an die eingeschränkte kognitive Leistungsfähigkeit angepasst werden. Es liegen zwei Manuale für den Einsatz Kognitiver Verhaltenstherapie für die Behandlung von Menschen mit leichter Alzheimer-Erkrankung vor (Werheid & Thöne-Otto, 2010; Forstmeier & Roth, 2017). Spezifisch für Menschen mit Alzheimer-Erkrankung im Frühstadium entwickelt wurde das KORDIAL-Programm (manualisiert in Werheid & Thöne-Otto, 2010), welches seine antidepressive Wirksamkeit sowohl in der Einzel- (Kurz et al., 2012; Tonga et al., 2021) als auch als Gruppentherapie (Bartels et al., 2022) nachweisen konnte. Als Empfehlung formuliert die Leitlinie:

S3-Leitlinie Demenzen (Deuschl et al., 2016)

„Zur Behandlung depressiver Symptome bei der leichten Demenz können individualisierte patientenbezogene Interventionen, kognitiv-verhaltenstherapeutische Verfahren und strukturierte Freizeitaktivitäten positive Effekte erzielen“ (S. 95).

Systemische Ansätze können in die Arbeit mit Angehörigen gut integriert werden. Spezifisch für die Demenzbehandlung eingesetzte psychodynamische Ansätze sind der Autorin nicht bekannt.

33.6.6 Pharmakotherapie und sonstige somatische Behandlungsverfahren

Bislang liegt keine kausale Pharmakotherapie neurodegenerativer Erkrankungen vor, es werden jedoch sehr viele Forschungsmittel in die Entwicklung entsprechender Medikamente investiert werden, sodass hier auch kontinuierlich mit Updates zu rechnen ist (siehe Kapitel 24). Im Zentrum der Behandlung der Alzheimer-Erkrankung stehen die Acetylcholinesterase-Hemmer (Donezepil, Galantamin sowie Rivastigmin). Sie sind für leichte bis mittelschwere Demenzgrade zugelassen. Die Leitlinie kommt zu folgender Empfehlung:

Leitlinien-Empfehlungen zur Pharmakotherapie (Deuschl et al., 2016)

- Acetylcholinesterase-Hemmer sind wirksam in Hinsicht auf die Fähigkeit zur Verrichtung von Alltagsaktivitäten, auf die Besserung kognitiver Funktionen und auf den ärztlichen Gesamteindruck bei der leichten bis mittelschweren Alzheimer-Demenz, und eine Behandlung wird empfohlen.
- Die Auswahl eines Acetylcholinesterase-Hemmers sollte sich primär am Neben- und Wechselwirkungsprofil orientieren, da keine ausreichenden Hinweise für klinisch relevante Unterschiede in der Wirksamkeit der verfügbaren Substanzen vorliegen.
- Darüber hinaus wird für Patient:innen im fortgeschrittenen Stadium der Demenz die Behandlung mit dem nichtkompetitiven NMDA-Antagonisten Memantin empfohlen.

Neben der Behandlung der Grunderkrankung gibt die S3-Leitlinie Demenzen auch Empfehlungen zur pharmakologischen Therapie von psychischen und Verhaltenssymptomen, und hat ein eigenes Kapitel, in dem einzelne psychische und Verhaltenssymptome und Symptomkomplexe gezielt behandelt werden. Hierzu gehören Depression, Angst, Hyperaktivität, psychotische Symptome, Apathie, Schlafstörungen, Appetit- und Essstörungen (vgl. hierzu auch die jeweiligen Kapitel in Teil III dieses Bandes).

Literatur

Alothman, D., Card, T., Lewis, S., Tyrrell, E., Fogarty, A.W. & Marshall, C.R. (2022). Risk of suicide after dementia diagnosis. *JAMA Neurology, 79*(11), 1148–1154. https://doi.org/10.1001/jamaneurol.2022.3094

Bartels, C., Abdel-Hamid, M., Wiltfang, J., Schneider, A. & Belz, M. (2022). Antidepressant effects of a multimodal group therapy program for mild dementia: A retrospective evaluation of clinical routine data. *Journal of Alzheimer's Disease, 90*(4), 1725–1737. https://doi.org/10.3233/JAD-220578

Berres, M., Monsch, A.U., Bernasconi, F., Thalmann, B. & Stähelin, H.B. (2000). Normal ranges of neuropsychological tests for the diagnosis of Alzheimer's disease. *Studies in Health Technology and Informatics, 77*, 195–199.

Bickel, H. (2008). *Das Wichtigste 1. Die Epidemiologie der Demenz*. Berlin: Deutsche Alzheimergesellschaft e.V. Verfügbar unter: https://alzheimer-mv.de/wp-content/uploads/2018/11/die-epidemiologie-der-demenz.pdf

Bundesinstitut für Arzneimittel und Medizinprodukte. (2022). *ICD-11 in Deutsch – Entwurfsfassung*. Verfügbar unter: https://www.bfarm.de/DE/Kodiersysteme/Klassifikationen/ICD/ICD-11/uebersetzung/_node.html

Breuer, E., Freeman, E., Alladi, S., Breedt, M., Govia, I., López-Ortega, M. et al. (2022). Active inclusion of people living with dementia in planning for dementia care and services in low- and middle-income countries. *Dementia (London, England), 21*(2), 380–395. https://doi.org/10.1177/14713012211041426

Bright, F., Werry, E.L., Dobson-Stone, C., Piguet, O., Ittner, L.M., Halliday, G.M. et al. (2019). Neuroinflammation in frontotemporal dementia. Nature Reviews. *Neurology, 15*(9), 540–555. https://doi.org/10.1038/s41582-019-0231-z

Chuang, Y.F., An, Y., Bilgel, M., Wong, D.F., Troncoso, J.C., O'Brien, R.J. et al. (2016). Midlife adiposity predicts earlier onset of Alzheimer's dementia, neuropathology and presymptomatic cerebral amyloid accumulation. *Molecular Psychiatry, 21*(7), 910–915. https://doi.org/10.1038/mp.2015.129

Deuschl, G., Maier, W. et al. (2016). *S3 Leitlinie Demenzen* (AWMF-Register-Nr. 038-013). Verfügbar unter https://register.awmf.org/de/leitlinien/detail/038-013

Deutsche Alzheimergesellschaft e.V. (2022). *Die Häufigkeit von Demenzerkrankungen (Informationsblatt 1).* Tabelle 1: Prävalenz von Demenz für Europa vom 31.12.2021. https://www.deutsche-alzheimer.de/fileadmin/Alz/pdf/factsheets/infoblatt1_haeufigkeit_demenzerkrankungen_dalzg.pdf (Zugriff vom 18.12.2023).

Dilling, H., Mombour, W. & Schmidt, M.H. (2015). *Internationale Klassifikation psychischer Störungen: ICD-10 Kapitel V – Klinisch-diagnostische Leitlinien.* Bern: Hogrefe.

Evered, L., Scott, D.A. & Silbert, B. (2017). Cognitive decline associated with anesthesia and surgery in the elderly: Does this contribute to dementia prevalence? *Current Opinion in Psychiatry, 30*(3), 220–226. https://doi.org/10.1097/YCO.0000000000000321

Folstein, M.F., Folstein, S.E. & McHugh, P.R. (1975). „Mini-mental state". A practical method for grading the cognitive state of patients for the clinician. *Journal of Psychiatric Research, 12*(3), 189–198. https://doi.org/10.1016/0022-3956(75)90026-6

Forstmeier, S. & Roth, T. (2017). *Kognitive Verhaltenstherapie für Patienten mit leichter Alzheimer-Demenz und ihre Angehörigen.* Heidelberg: Springer.

Fratiglioni, L., Marseglia, A. & Dekhtyar, S. (2020). Ageing without dementia: Can stimulating psychosocial and lifestyle experiences make a difference? The Lancet. *Neurology, 19*(6), 533–543.

Gorno-Tempini, M.L., Hillis, A.E., Weintraub, S., Kertesz, A., Mendez, M., Cappa, S.F. et al. (2011). Classification of primary progressive aphasia and its variants. *Neurology, 76*(11), 1006–1014. https://doi.org/10.1212/WNL.0b013e31821103e6

Greenwood, N., Mezey, G. & Smith, R. (2018). Social exclusion in adult informal carers: A systematic narrative review of the experiences of informal carers of people with dementia and mental illness. *Maturitas, 112,* 39–45. https://doi.org/10.1016/j.maturitas.2018.03.011

Hirsch, E.C. & Standaert, D.G. (2021). Ten unsolved questions about neuroinflammation in Parkinson's disease. *Movement Disorders: Official Journal of the Movement Disorder Society, 36*(1), 16–24. https://doi.org/10.1002/mds.28075

Kalbe, E., Calabrese, P., Kohn, N., Hilker, R., Riedel, O., Wittchen, H.-U. et al. (2008). *Parkinson Neuropsychometric Dementia Assessment (PANDA).* Washington, DC: APA PsycTests.

Kessler, J., Calabrese, P., Kalbe, E. & Berger, F. (2000). DemTect. Ein neues Screening-Verfahren zur Unterstützung der Demenzdiagnostik. *Psycho, 6,* 343–347.

Kurz, A., Thöne-Otto, A., Cramer, B., Egert, S., Frölich, L., Gertz, H.J. et al. (2012). CORDIAL: Cognitive rehabilitation and cognitive-behavioral treatment for early dementia in Alzheimer disease: A multicenter, randomized, controlled trial. *Alzheimer Disease and Associated Disorders, 26*(3), 246–253. https://doi.org/10.1097/WAD.0b013e318231e46e

Kuźma, E., Littlejohns, T.J., Khawaja, A.P., Llewellyn, D.J., Ukoumunne, O.C. & Thiem, U. (2021). Visual impairment, eye diseases, and dementia risk: A systematic review and meta-analysis. *Journal of Alzheimer's Disease, 83*(3), 1073–1087. https://doi.org/10.3233/JAD-210250

Leng, F. & Edison, P. (2021). Neuroinflammation and microglial activation in Alzheimer disease: Where do we go from here? Nature Reviews. *Neurology, 17*(3), 157–172.

Leplow, B. & Ringendahl, H. (2022). *Neuropsychologie des idiopathischen Parkinson-Syndroms.* Göttingen: Hogrefe. https://doi.org/10.1026/02747-000

McKhann, G.M., Knopman, D.S., Chertkow, H., Hyman, B.T., Jack, C.R., Jr, Kawas, C.H. et al. (2011). The diagnosis of dementia due to Alzheimer's disease: Recommendations from the National Institute on Aging – Alzheimer's Association workgroups on diagnostic guidelines for Alzheimer's disease. *Alzheimer's & Dementia, 7*(3), 263–269. https://doi.org/10.1016/j.jalz.2011.03.005

Peavy, G.M., Jacobson, M.W., Salmon, D.P., Gamst, A.C., Patterson, T.L., Goldman, S. et al. (2012). The influence of chronic stress on dementia-related diagnostic change in older adults. *Alzheimer Disease and Associated Disorders, 26*(3), 260–266. https://doi.org/10.1097/WAD.0b013e3182389a9c

Rutherford, B.R., Brewster, K., Golub, J.S., Kim, A.H. & Roose, S.P. (2018). Sensation and psychiatry: Linking age-related hearing loss to late-life depression and cognitive decline. *The American Journal of Psychiatry, 175*(3), 215–224. https://doi.org/10.1176/appi.ajp.2017.17040423

Schellig, D., Heinemann, D., Schächtele, B. & Sturm, W. (2023). *Handbuch neuropsychologischer Testverfahren* (Bd. 4). Göttingen: Hogrefe. https://doi.org/10.1026/02771-000

Statista.com (Zugriff vom 22.11.2022). Inzidenzrate von Demenzerkrankungen. Verfügbar unter: https://de.statista.com/statistik/daten/studie/328783/umfrage/inzidenz-und-inzidenzrate-von-demenzerkrankungen-in-deutschland-nach-altersgruppe

Tonga, J.B., Šaltytė Benth, J., Arnevik, E.A., Werheid, K., Stylianou Korsnes, M. & Ulstein, I.D. (2021). Managing depressive symptoms in people with mild cognitive impairment and mild dementia with a multicomponent psychotherapy intervention: A randomized controlled trial. *International Psychogeriatrics, 33*(3), 217–231. https://doi.org/10.1017/S1041610220000216

Werheid, K. & Thöne-Otto, A. (2010). *Alzheimer-Krankheit. Ein neuropsychologisch-verhaltenstherapeutisches Manual.* Weinheim: Beltz.

Wilz, G. & Pfeiffer, K. (2019). *Pflegende Angehörige.* Göttingen: Hogrefe. https://doi.org/10.1026/02735-000

Wilz, G., Schinköthe, D. & Kalytta, T. (2014). *Therapeutische Unterstützung für pflegende Angehörige von Menschen mit Demenz: Das Tele.TAnDem-Behandlungsprogramm.* Göttingen: Hogrefe. https://doi.org/10.1026/02546-000

Teil IV:
Modifikationen in Abhängigkeit von spezifischen Merkmalen der Patient:innen und des Settings

A. Modifikationen in Abhängigkeit von spezifischen Merkmalen der Patient:innen

34 Besonderheiten bei der Behandlung von Kindern und Jugendlichen

Karen Krause, Sören Friedrich & Svenja Taubner

Inhaltsübersicht

34.1 Einleitung

Seit dem Beginn psychologischer Forschung hat sich das Bild vom Kind grundlegend gewandelt. Während Kinder noch bis ins 19. Jahrhundert wie kleine Erwachsene betrachtet wurden, von denen Ähnliches erwartet wurde wie von Erwachsenen und für die ähnliche Prozesse im Denken und Erleben angenommen wurden, sind heute die Besonderheiten dieser Lebens- und Entwicklungsphase, die es auch im Rahmen klinisch-psychologischer Diagnostik und Behandlung zu berücksichtigen gilt, bekannt: Für das Verständnis mentaler Gesundheit, der Ätiologie und Erscheinungsformen psychischer Störungen sowie deren Behandlung über die Lebensspanne ist fundiertes Grundlagenwissen im Bereich der Entwicklungspsychologie sowie der Entwicklungspsychopathologie unentbehrlich. Erst grundlegendes Wissen über Entwicklungsnormen, Entwicklungsaufgaben und altersabhängige Kompetenzen, deren Entwicklung sowie Variabilität befähigt dazu, im diagnostischen Prozess zwischen Normvarianten des Erlebens und Verhaltens und Störungen mit Krankheitswert und Behandlungsindikation reliabel und valide zu unterscheiden. Gleichzeitig wird noch zu wenig zur Klinischen Psychologie des Kindes- und Jugendalters geforscht, es bestehen noch viele Wissenslücken und es gibt ebenfalls zu wenig Behandlungsangebote. Das vorliegende Kapitel soll verdeutlichen, welche besonderen Aspekte bei der Diagnostik und Behandlung psychischer Störungen im Kindes- und Jugendalter Berücksichtigung finden müssen und dass sich eine frühe Erkennung und Behandlung vor dem Hintergrund entwicklungspsychopathologischer wie auch gesundheitsökonomischer Überlegungen „rechnet". Im Folgenden werden Hinweise zu den Besonderheiten in der Klassifikation psychischer Störungen des Kindes- und Jugendalters gegeben. In diesem Zusammenhang wird auch auf Ergänzungen im diagnostischen Prozess hingewiesen. Abschließend werden Besonderheiten des therapeutischen Vorgehens in dieser Altersphase exemplarisch herausgearbeitet.

34.2 Störungsmodelle und Klassifikation im Kindes- und Jugendalter

Die bekannten Modelle psychischer Störungen lassen sich auch auf das Kindes- und Jugendalter übertragen: Bei einer psychischen Störung handelt es sich um ein Muster von Beschwerden und Auffälligkeiten im Erleben und Verhalten. Diese Störungskonzepte spiegeln sich in den gängigen Klassifikationssystemen psychischer Störungen, also der ICD-10 (WHO, 1992) und im DSM-5 (APA/Falkai et al., 2015), wider. Demnach sind nicht nur psychische Symptome für die Bestimmung, ob eine und welche psychische Störung mit Krankheitswert vorliegt, von Bedeutung, sondern auch deren Häufigkeit, Stärke und Anzahl, die Persistenz über die Zeit, die damit einhergehenden psychosozialen Beeinträchtigungen sowie Leistungseinbußen. Ergänzend müssen jedoch weitere Aspekte für die Störungskonzeption im Kindes- und Jugendalter berücksichtigt werden: Bestimmte Verhaltens- und Erlebensweisen können aufgrund *biologischer, kognitiver, emotionaler und sozialer Entwicklungsveränderungen* in einer Altersstufe noch als normgerecht gewertet werden, während sie zu einem späteren Entwicklungszeitpunkt als abweichend und auffällig im Vergleich zu Kindern der gleichen Altersgruppe gelten und mit Leid und Beeinträchtigung für die betroffene Person selbst oder für das Umfeld verbunden sind. Die Einschätzung der Auffälligkeit als Störung mit Krankheitswert muss also vor dem Hintergrund des Entwicklungsstandes erfolgen. Da die Entwicklung von Kindern und Jugendlichen immer dynamisch ist, erfordert die Beurteilung, ob ein bestimmtes Verhalten oder Erleben noch Normvariante oder bereits behandlungsbedürftig ist, den Vergleich mit der Altersreferenzgruppe. Während ein frühzeitiges Behandlungsangebot sicherstellen kann, dass es dem Kind möglich wird, einen Entwicklungsrückstand gegenüber der Altersreferenzgruppe aufzuholen, ist bei stärkerer und anhaltender Abweichung von einer normalen Entwicklung das Nachholen von Entwicklungsschritten umso schwieriger und mit einem höheren Unterstützungsbedarf verbunden. Im Kindes- und Jugendalter geht es also, anders als bei der Behandlung erwachsener Patient:innen, nicht nur darum, den prämorbiden Status wieder zu erreichen, sondern das Entwicklungspotenzial wiederherzustellen, sodass eine Rückkehr auf einen positiven Entwicklungspfad möglich ist (siehe Kasten).

Trennungsängste

Ängste sind im Kindesalter allgemein weit verbreitet, Trennungsängste des Kleinkindes sind als altersgerecht einzustufen. Das Kind muss bei der Trennung von seiner Bezugsperson zunächst lernen, dass die Bezugsperson nach der Trennung wieder zurückkehrt und dass es sich auch ohne die Bezugsperson wohlfühlen kann. Hier können bei frühen Schwierigkeiten niederschwellige Beratungs- und Unterstützungsangebote hilfreich sein, eine positive Entwicklung zu unterstützen, damit die Entwicklungsaufgabe der Trennung von den Bezugspersonen erfolgreich bewältigt wird. Hält die Trennungsangst aber an, so kann sie die weitere Entwicklung und damit die Bewältigung neuer altersentsprechender Anforderungen behindern (z.B. regelmäßiger Besuch des Kindergartens oder späterer Schulbesuch, Entwickeln und Aufrechterhalten von Freundschaften zu Peers). In diesem Fall ist eine Störung mit Krankheitswert zu diagnostizieren und psychotherapeutische Hilfe zu installieren (siehe Kapitel 28.4).

Nach Steinhausen (2002) liegt eine psychische Störung dann vor, wenn das Erleben und/oder Verhalten des Kindes oder Jugendlichen nicht nur unter Berücksichtigung des Alters, sondern weiterer relevanter Faktoren (z.B. Geschlecht, Erwartungen der Gesellschaft, Art und Ausmaß der Auffälligkeiten) abnormal ist und/oder zu einer Beeinträchtigung führt, etwa durch persönliches Leiden, soziale Einschränkung, Behinderung der Entwicklung oder Auswirkung auf Dritte (z.B. die Eltern).

Viele Störungen im Kindes- und Jugendalter fallen nicht in klar abgegrenzte *Störungskategorien auf der Basis kategorialer Diagnostik*. Vielmehr können Verhaltens- oder Erlebensweisen in ihrer Intensität entweder zu stark (Verhaltensexzesse) oder zu schwach (Verhaltensdefizite) auftreten und bilden somit eine *dimensionale Struktur psychischer Störungen* im Kindes- und Jugendalter ab. Zusammenfassend kann daher für die klinisch-psychologische Diagnostik festgehalten werden, dass sowohl das dimensionale als auch das kategoriale Vorgehen im klinischen Alltag seinen Stellenwert in der Erfassung psychischer Störungen des Kindes- und Jugendalters hat. So können Kinder, für die auf Grundlage kategorialer Diagnostik (noch) keine Diagnose zu stellen ist, dennoch durch ergänzende dimensionale Diagnostik bei erheblichen Beeinträchtigungen bzw. subklinischen Auffälligkeiten im Erleben und Verhalten rechtzeitig identifiziert und entsprechenden niederschwelligen Hilfen zugeführt werden.

Beide gängigen Klassifikationssysteme zur Erfassung psychischer Störungen, die ICD-10 (WHO, 1992) und das DSM-5 (APA/Falkai et al., 2015), weisen eigenständige Kapitel für Störungen mit Beginn in der Kindheit und Jugend auf. In der ICD-10 sind dies Intelligenzminderungsstörungen (F7), Entwicklungsstörungen (F8) sowie Verhaltens- und emotionale Störungen mit Beginn in Kindheit und Jugend (F9). Im DSM-5 fasst das Kapitel „Störungen der neuronalen und mentalen Entwicklung" entsprechend Störungen zusammen, die sich vor Schuleintritt manifestieren. Während bei Kindern und Jugendlichen im Allgemeinen dieselben Diagnosekriterien angewandt werden wie im Erwachsenenalter, werden bei einigen Störungen notwendigerweise Besonderheiten für das Kindes- und Jugendalter spezifiziert. Als Beispiel seien die Besonderheiten traumaassoziierter Symptome der Posttraumatischen Belastungsstörung (PTBS) im Kindesalter benannt (siehe Kapitel 28.7). Das DSM-5 unterscheidet hier zwischen Symptomen für Kinder ab sechs Jahren (z.B. „Traumabezogene Themen oder Aspekte des traumatischen Ereignisses kommen wiederholt im Spielverhalten zum Ausdruck"), für Jugendliche und Erwachsene und schließlich für Kinder mit PTBS unter sechs Jahren (z.B. „Spontane und intrusive Gedanken müssen nicht notwendigerweise belastend wirken, sondern können auch spielerisch reinszeniert werden").

Um die oben beschriebenen Anforderungen an den Entwicklungsaspekt und die Abhängigkeit der Auffälligkeiten von Umgebungsfaktoren bei der Diagnostik psychischer Störungen im Kindes- und Jugendalter anzupassen, erweitern Remschmidt et al. (2017) im Rahmen des „Multiaxialen Klassifikationsschemas für psychische Störungen des Kindes- und Jugendalters" diese kategoriale Diagnostik. Die Klassifikation psychischer Störungen erfolgt hier anhand von sechs Achsen (siehe Kasten).

Achsen des Multiaxialen Klassifikationsschemas für psychische Störungen des Kindes- und Jugendalters (Remschmidt et al., 2017)

- **Achse 1: Klinisch-psychisches Syndrom.** Achse 1 entspricht dem Kapitel F der ICD-10, wobei F7 insgesamt und F8 z.T. ausgenommen sind. (Tiefgreifende Entwicklungsstörungen [F84] werden jedoch auf der Achse 1 kodiert.)

- **Achse 2: Umschriebene Entwicklungsstörungen.** Umschriebene Entwicklungsstörungen (u.a. des Sprechens und der Sprache, schulischer Fertigkeiten sowie motorischer Funktionen) werden auf Achse 2 kodiert (F80 bis F83; siehe auch Kapitel 13).
- **Achse 3: Intelligenzniveau.** Achse 3 beinhaltet das Kapitel F7 der ICD-10 und beschreibt das allgemeine Intelligenzniveau von weit unter- bis weit überdurchschnittlich. Eine valide Einordnung des kognitiven Leistungsniveaus ist erforderlich, um u.a. Über- oder Unterforderungssituationen (z.B. im schulischen Setting) als Grundlage für eine Symptomatik auszuschließen und um das weitere diagnostische Vorgehen und therapeutische Interventionen an das kognitive Niveau der Patient:innen anzupassen.
- **Achse 4: Körperliche Symptomatik.** Kodiert werden auf Achse 4 somatische Besonderheiten und Krankheiten, die mit psychischen Störungen gehäuft zusammen auftreten oder in ursächlichem Zusammenhang mit psychischen Symptomen stehen können (z.B. neurologische Erkrankungen).
- **Achse 5: Assoziierte aktuelle abnorme psychosoziale Umstände.** Nur aktuelle, besondere psychosoziale Belastungsfaktoren, bezogen auf die letzten sechs Monate, sollen auf Achse 5 kodiert werden, wenn sie ätiologisch oder für die Therapieplanung bedeutsam sind (z.B. abnorme intrafamiliäre Beziehungen; eine psychische Störung, abweichendes Verhalten oder Behinderung in der Familie; inadäquate oder verzerrte intrafamiliäre Kommunikation; abnorme Erziehungs- oder unmittelbare Umgebungsbedingungen; akute belastende Lebensereignisse oder gesellschaftliche Belastungsfaktoren).
- **Achse 6: Globalbeurteilung des psychosozialen Funktionsniveaus.** Auf einer Skala von 0 (herausragendes/gutes Funktionsniveau) bis 8 (tiefe und durchgängige Beeinträchtigung) soll das globale, psychosoziale Funktionsniveau infolge der psychischen Beeinträchtigung der Patient:innen zum Diagnosezeitpunkt auf der Achse 6 kodiert werden.

Durch die Einführung der Klassifikation auch von Entwicklungs- (Achse 2) und Umgebungsfaktoren (Achse 5) und die Einführung eines detaillierten Glossars hierzu (Remschmidt et al., 2017), können diese Faktoren bei der Entstehung und Aufrechterhaltung, Behandlungsplanung und Beurteilung von Behandlungseffekten besser Berücksichtigung finden.

Ein erheblicher Teil der Störungen der Säuglings- und Kleinkindphase kann weder im DSM-5 noch in der ICD-10 sensibel abgebildet werden. Dagegen finden insbesondere Entwicklungsauffälligkeiten und Verhaltensprobleme der frühen Kindheit in der aktuellen Version des Klassifikationssystems DC:0–5 (ZERO TO THREE, 2016; von Gontard et al., 2020) eine besondere Berücksichtigung. Auch in der DC:0–5 werden psychische und Entwicklungsstörungen multiaxial kodiert (siehe Kasten).

Kurzbeschreibung der Achsen des Klassifikationssystems DC:0–5 (ZERO TO THREE, 2016)

- **Achse I: Primäre Diagnose.** Die folgenden Störungsbilder werden auf Achse I erfasst: Neurobiologische Entwicklungsstörungen (u.a. Autismus-Spektrum-Störung, Aufmerksamkeitsdefizit-/Hyperaktivitätsstörung [ADHS]), Sensorische Verarbeitungsstörungen, Angststörungen, Affektive Störungen, Zwangsstörungen und verwandte Störungen, Schlaf-, Ess- und Schreistörungen (Regulationsstörungen), Trauma-, Belastungs- und Deprivationsstörungen sowie Beziehungsstörungen.
- **Achse II: Beziehungskontext.** Da in dieser Altersgruppe viele psychische Störungen erst durch Auffälligkeiten der Beziehungs- und Interaktionsmuster beschreibbar und erkennbar werden und somit die Therapie auch auf die Veränderung problematischer Muster mit den primären Bezugspersonen abzielt, kommt der Betonung der Qualität der Beziehungsmuster auf Achse II eine hohe Bedeutung zu. Die Charakteristika des Beziehungskontextes werden als zentraler Bestandteil des diagnostischen Profils für Säuglinge und Kleinkinder verstanden und danach beurteilt, wie sie stärkend, schwächend oder unproblematisch zur Beziehungsqualität beitragen.
- **Achse III: Körperlicher Gesundheitszustand.** Neben pränatalen Faktoren werden auf Achse III akute und chronische medizinische Symptome, zudem Schmerzen und Verletzungen sowie medizinische Prozeduren und Medikationen festgehalten, die den aktuellen Gesundheitszustand beschreiben.
- **Achse IV: Psychosoziale Belastungsfaktoren.** Auf dieser Achse werden anhand einer Stressoren-Checkliste verschiedene Formen und Intensitäten von psychosozialem Stress, das Alter bei Auftreten des Stressfaktors sowie die Schwere und Dauer der Belastungen festgehalten.
- **Achse V: Entwicklungskompetenzen.** In den Domänen Emotionen, Soziale Beziehungen, Sprache, Soziale Kommunikation, Kognition, Motorik und Körperliche Entwicklung werden die Entwicklungskompetenzen in einem integrativen Modell zusammengeführt.

34.3 Entwicklungsepidemiologie psychischer Störungen des Kindes- und Jugendalters

Obwohl manchmal angenommen wird, dass die Kindheit und Jugend eine sorgenfreie Zeit sei, zeigen weltweite Metaanalysen (Polanczyk et al. 2015) sowie auch die Ergebnisse der bundesdeutschen BELLA-Studie (siehe Kasten), dass 13 bis 20% aller Kinder und Jugendlichen bis 17 Jahren Anzeichen einer oder mehrerer psychischer Störungen aufweisen (Ravens-Sieberer et al., 2007, 2015; Klasen et al., 2017).

BELLA-Studie

Zentrale Ergebnisse zur Epidemiologie psychischer Störungen im Kindes- und Jugendalter liefert die BELLA-Studie (Befragung „Seelisches Wohlbefinden und Verhalten"), eine repräsentative bundesweite Längsschnittstudie zur psychischen Gesundheit von Kindern und Jugendlichen. Sie ist eine Teilstudie des großangelegten Kinder- und Jugendgesundheitssurvey (KiGGS) des Robert Koch-Instituts im Auftrag des Bundesministeriums für Gesundheit, welcher verschiedene Gesundheitsaspekte in mehreren aufeinanderfolgenden Befragungen (2003 bis 2017) an rund 3 000 Kindern, Jugendlichen und ihren Eltern erfasst. Im 11-Jahres-Follow-up der BELLA-Studie konnten Gesundheitsdaten von 3 492 Befragten im Alter von 7 bis 31 Jahren erhoben werden (Otto et al., 2021).

Zusammenfassend können folgende Aspekte zur Entwicklungsepidemiologie psychischer Störungen des Kindes- und Jugendalters festgehalten werden:

- 13 bis 20 % aller Kinder und Jugendlichen bis 17 Jahren zeigen Anzeichen einer oder mehrerer psychischer Störungen (Polanczyk et al., 2015; Ravens-Sieberer et al., 2007; Klasen et al., 2017).
- Fast jeder fünfte Minderjährige erkrankt in Deutschland innerhalb eines Jahres an einer psychischen Störung (Barkmann & Schulte-Markwort, 2010).
- Psychische Störungen prägen ein Leben lang und beginnen früh: Mehr als 50 % aller psychischen Störungen treten bereits vor dem 14. Lebensjahr auf, mehr als 75 % der Störungen bis zum Erreichen des 21. Lebensjahres (Kessler et al., 2012).
- Psychische Störungen im Kindes- und Jugendalter sind ein zentraler Schrittmacher psychischer Erkrankungen im Erwachsenenalter: Psychisch kranke Kinder und Jugendliche weisen ein erhöhtes Risiko zu weiterer Psychopathologie im Entwicklungsverlauf auf (Ravens-Sieberer et al., 2007; Klasen et al., 2017).
- Als Ursache schwerer Beeinträchtigung bzw. vorzeitiger Sterblichkeit stehen psychische Störungen im Alter zwischen 5 und 14 Jahren europaweit und in den USA an zweiter Stelle (Baranne & Falissard, 2018).
- Angststörungen zeigen im Kindes- und Jugendalter mit ca. 10 % international die höchste Prävalenz, gefolgt von dissozialen Störungen mit ca. 7.5 % (Ihle & Esser, 2002).
- In der Kindheit und Jugend erstmals aufgetretene psychische Störungen persistieren häufig bis in das Erwachsenenalter (Lambert et al., 2013).
- Die Komorbiditätsraten sind im Kindes- und Jugendalter ähnlich hoch wie im Erwachsenenalter (Ihle & Esser, 2002).
- Bis zum Alter von 13 Jahren weisen Jungen in Deutschland durchgängig höhere Prävalenzen psychischer Störungen auf. Jungen sind deutlich stärker von externalisierenden Störungen betroffen, Mädchen hingegen weisen höhere Raten psychosomatischer Störungen, Essstörungen sowie Angststörungen und Depressionen auf (Ravens-Sieberer et al., 2007; Klasen et al., 2017).
- Entwicklungsstörungen machen bei Kindern bis 4 Jahren einen Anteil von 70 % der psychischen Störungen aus, ab dem Schulalter dominieren ADHS und Störungen des Sozialverhaltens, ab dem Jugendalter nehmen geschlechtsspezifisch unterschiedliche Störungen zu (Greiner et al., 2019).
- Längsschnittstudien zeigen deutlich, dass die Diagnose einer Persönlichkeitsstörung bereits im Jugendalter vergeben werden kann, da die Symptome über die Zeit stabil bleiben und hier störungsspezifische therapeutische Angebote indiziert sind (siehe z.B. S3-Leitlinie Borderline-Persönlichkeitsstörung; DGPPN, 2022).

34.4 Entwicklungspsychopathologie

Kindheit und Jugend prägen ein Leben lang die psychische Entwicklung, und psychische Störungen beginnen früh (Kessler et al., 2012). Sie haben Auswirkungen auf alle Lebensbereiche, besonders im sozialen Leben: Psychisch belastete Kinder und Jugendliche haben oftmals Schwierigkeiten, Freundschaften zu initiieren und zu halten, sind häufig sozial isoliert: Wer im Kindes- oder Jugendalter psychisch erkrankt, ist auch im Erwachsenenalter stärker gefährdet, psychisch zu erkranken oder Folgestörungen zu entwickeln. Für das Verständnis der Entwicklung psychischer Gesundheit oder Erkrankung untersucht die *Entwicklungspsychopathologie,* welchen Einfluss die körperliche, kognitive und soziale Entwicklung hat und wie sich psychische Störungen des Kindes auf seine weitere Entwicklung auswirken (siehe auch Kapitel 6). Dazu werden Forschungsergebnisse und Erkenntnisse der biologischen, psychologischen und soziologischen Disziplinen integriert und zudem der temporäre Aspekt fehlangepassten Verhaltens sowie die Veränderung eines solchen Verhaltens über den Entwicklungsprozess hinweg betont (Kazdin et al., 1997; Petermann & Ulrich, 2019). Psychopathologische Auffälligkeiten sind danach nicht statisch, sondern verändern sich mit der kognitiven und körperlichen Reife der Betroffenen (Klasen et al., 2015). So kann sich beispielsweise eine Angststörung im frühen Kindesalter in trennungsängstlichen Symptomen äußern, im frühen Jugendalter in eine soziale Angststörung übergehen und zu einer Panikstörung im Erwachsenenalter weiterentwickeln. Das entwicklungspsychopathologische Modell erläutert die Kompetenzentwicklung im zeitlichen Verlauf entlang von Entwicklungspfaden und betont die Gen-Umwelt-Interaktion sowie kritische Transitionsstellen für die normative und abweichende Entwicklung. Dabei wird von einem dynamischen Wachstum und Ausbau von Entwicklungskompetenzen mit Schüben und Plateaus ausgegangen, die sich in unregelmäßigen Wachstumskurven zeigen. Entwicklungspunkte, die für die biopsychosoziale Interaktionen von besonderer Bedeutung sind, schaffen wiederum die Voraussetzung für neue Kompetenzen und

Entwicklungsfortschritte. Im Zusammenspiel dieser Prozesse mit weiteren psychosozialen Faktoren (z. B. elterliche Responsivität, Familienklima, erhöhter familiärer Stress) können die Entwicklungsaufgaben mehr oder weniger erfolgreich absolviert werden.

Risikofaktoren. Das Risiko, in der Kindheit und Jugend psychisch zu erkranken, ist somit von vielen Faktoren abhängig, die wiederum miteinander assoziiert sind und sich wechselseitig beeinflussen. *Risikofaktoren* sind in diesem Zusammenhang definiert als Einflussgrößen, die mit einer erhöhten Wahrscheinlichkeit von Entwicklungsabweichungen oder psychischen Störungen einhergehen. Zusammen mit der genetischen und erlernten Veranlagung erhöhen Risikofaktoren die Anfälligkeit für die Entstehung einer psychischen Erkrankung. Als Hauptrisikofaktoren für eine psychische Erkrankung im Kindes- und Jugendalter gelten nach WHO (2004) sowohl eine eigene chronische körperliche Erkrankung, die chronische somatische oder psychische Erkrankung eines Elternteils sowie ein niedriger sozioökonomischer Status. Die Ergebnisse der BELLA-Studie (Ravens-Sieberer et al., 2007, Klasen et al., 2015) weisen für Kinder mit psychischer Erkrankung einen Anteil von 30 % aus, die einen körperlich chronisch erkrankten Elternteil hatten und zu 25 % Familien mit einem niedrigen sozioökonomischen Status entstammten. Die Autor:innen sprechen im Zusammenhang von sozialer Ungleichheit und dem Auftreten psychischer Erkrankung von einem sozialen Gradienten: Kinder aus Familien mit niedrigem sozioökonomischen Status sind deutlich häufiger von psychischen Störungen betroffen als Kinder aus Familien mit mittlerem bis hohem sozioökonomischen Status. Relevant ist, dass mit einem geringen sozioökonomischen Status weitere Risikofaktoren assoziiert sind, beispielsweise elterliche Stressbelastungen (alleinerziehend, finanzielle Sorgen, hohe Arbeitsbelastung) und Familienkonflikte. Mit Blick auf die Anfälligkeit für eine psychische Störung ist nicht nur der Zeitpunkt und die Art, sondern auch die Anzahl der Risikofaktoren, denen das Kind ausgesetzt wird, ausschlaggebend. Nach Rutter (1989) kommt es bei Vorliegen von vier und mehr Faktoren zu einem sprunghaften Anstieg – nämlich um das Zehnfache – des Risikos für Kinder und Jugendliche, psychisch zu erkranken (siehe Tabelle 34.1).

Schutzfaktoren. Gleichzeitig muss das Konzept der *Schutzfaktoren* (Rutter, 1987) mitberücksichtigt werden: Während das Zusammentreffen verschiedener Risikofaktoren die Anfälligkeit erhöht, psychisch zu erkranken, üben Schutzfaktoren ihre kompensierende Wirkung aus, wenn ein Entwicklungsrisiko besteht. Sie haben dann risikomildernde, abpuffernde Wirkung und gehören zu den Ressourcen eines Kindes. Wichtig ist, dass Schutzfaktoren nicht universell wirken, sondern immer auf ein bestimmtes Risiko bezogen sind: So bietet ein hohes Bildungsniveau keinen Schutz vor einer depressiven Entwicklung oder ein gesunder körperlicher Zustand keinen Schutz vor der Entwicklung expansiver Verhaltensprobleme.

Umgebungsbezogene Schutzfaktoren sind auf bestimmte Merkmale der Familie oder primärer Bezugspersonen bezogen wie beispielsweise ein positives Familienklima, familiärer Zusammenhalt, positive Bewältigungsmodelle usw. Beispiele für *kindbezogene Schutzfaktoren* sind angeborene Merkmale wie etwa ein günstiges Temperament, eine hohe Intelligenz oder erworbene Resilienzen. Diese *Resilienzfaktoren* sind zu verstehen als eine erworbene Widerstandsfähigkeit gegenüber dem negativen Einfluss von Risikofaktoren. Sie umfassen somit die Fähigkeit des Kindes, widrigen Umständen mit positiven Bewältigungskompetenzen zu begegnen, also relativ zu den gegebenen Umständen eine gelungene Entwicklung zu erreichen. Beispiele für Resilienzfaktoren sind etwa ein aktives Bewältigungsverhalten, positives Sozialverhalten oder eine positive Selbstwirksamkeitserwartung. Resilienz ist somit kein stabiles Persönlichkeitsmerkmal, sondern variabel im Entwicklungsverlauf und in Abhängigkeit von der Interaktion des Kindes mit seiner Umwelt und aktuellen Anforderungen erworben. Darüber hinaus kann ein Kind für verschiedene Lebensbereiche (Schule, Familie, Freund:innen) unterschiedlich resilient sein. Resilienz hat damit einen zeitlichen sowie einen kontextuellen Bezug. Durch die Entwicklung von Ressourcen kann die Bewältigung von Risiken und widrigen Ereignissen sich schließlich auch positiv auf die weitere Entwicklung auswirken (Petermann & Schmidt, 2006). Eine große Diskrepanz zwischen Risiko- und Schutzfaktoren kann dagegen langfristig Fehlentwicklungen begünstigen, sodass auch zukünftige *Entwicklungsaufgaben* nur unzureichend oder gar nicht bewältigt werden können (Havighurst, 1972). Als

Tabelle 34.1: Relevante Risikofaktoren nach WHO (2004)

Biologische Risikofaktoren	Psychosoziale Risikofaktoren
Genetische Bedingungen	Individuelle Faktoren (z. B. Selbstkonzept, Coping-Strategien, Einsamkeit)
Konstitutionelle Bedingungen (z. B. Geschlecht, Temperament, chronische Müdigkeit, Aufmerksamkeitsdefizite, Leseschwierigkeiten, emotionale Unreife, soziale Defizite)	Familäre psychosoziale Faktoren (z. B. Erziehungsstil/Erziehungsverhalten, Familienklima und -konflikte, elterliche Psychopathologie, familiäre Struktur)
Somatische Faktoren (z. B. körperliche Erkrankungen)	Umweltbezogene Faktoren, wie Belastungen durch Lebensereignisse und traumatische Erfahrungen (z. B. Verluste, Kindesmisshandlung, Vernachlässigung, Belastungen in der außerfamiliären Lebensumwelt wie Mobbing)

Entwicklungsaufgaben werden lebensalterstypische Herausforderungen verstanden, die an ein Individuum im Entwicklungsverlauf gestellt werden. Sie können durch physische Reife, sozialen Druck oder durch selbst gesetzte individuelle Ziele bedingt sein. Durch ihre erfolgreiche Bewältigung werden Fertigkeiten und Kompetenzen erworben, die wiederum die erfolgreiche Bewältigung künftiger Entwicklungsaufgaben unterstützen und die Grundlage für einen angepassten Entwicklungsverlauf und somit für die psychische Gesundheit des Individuums darstellen: Die gelungene Bewältigung einer Entwicklungsaufgabe fördert die erfolgreiche Anpassung an die Herausforderungen kommender Entwicklungsperioden, sodass für die Entstehung psychischer Störungen in diesem Konzept weniger die aktuellen Bedingungen verantwortlich gemacht werden, sondern der Verlauf bisheriger Anpassung und Fehlanpassung gegenüber entwicklungstypischen Herausforderungen. Im Entwicklungsverlauf addieren sich gestörte oder nicht ausreichende Kompetenzen, sodass relativ unscheinbare Störungen der frühen Kindheit im weiteren Entwicklungsverlauf weitreichende Konsequenzen haben können (siehe Kapitel 32.5).

Die Kenntnis von Schutz- und Risikofaktoren und Auffälligkeiten im Entwicklungsverlauf hat für die Prävention und Intervention bei belasteten Kindern und Familien damit eine entscheidende Bedeutung. Wenn bekannt ist, dass bestimmte Merkmale und Eigenschaften des Kindes oder der familiären Umgebung die Bewältigung widriger Umstände unterstützen, müssen diese gezielt gefördert und genutzt werden. Wenn andererseits Ressourcen zur Bewältigung fehlen oder nicht ausreichend vorhanden sind, müssen diese flankierend in der Interventionsplanung berücksichtigt und auf- oder ausgebaut werden. Beispiele wären in diesem Zusammenhang die Förderung der Emotionswahrnehmung und -regulation bei Kindern, um den Umgang mit stressreichen Umgebungen und die Anpassung an schulische Anforderungen zu verbessern, oder die Förderung von sensitivem Verhalten der Bezugspersonen im Rahmen beziehungsorientierter Interventionen, um sozial-emotionalen Fehlentwicklungen des Kleinkindes vorzubeugen (siehe Kapitel 32.5). Auch flankierende Maßnahmen – zum Beispiel im Rahmen der Jugendhilfe – können die psychotherapeutische Behandlungsplanung sinnvoll bereichern, indem diese gezielt eingesetzt werden, um mangelnde Ressourcen auszugleichen und/oder sukzessive aufzubauen (siehe Kapitel 34.6).

Interessant erscheint der Nachweis, dass Dreh- und Angelpunkt der Auswirkungen von Schutz- und Risikofaktoren vor allem die Anfälligkeit für Umwelteinflüsse, eines Traits, ist, wie dies im Konzept der differenziellen Empfänglichkeit ausgeführt wird („differential susceptibility perspective"; Cicchetti, 2016). In Abhängigkeit davon, ob ein Individuum anfälliger ist, auf Umweltreize zu reagieren, wird auch die Reaktionsfähigkeit erhöht sein, und zwar sowohl auf Stressoren und negative Einflüsse als auch auf unterstützende Umweltfaktoren. Übersetzt heißt das auch, dass Personen, die besonders durch ungünstige Einflüsse geschädigt werden, auch diejenigen sind, die besonders von günstigen Einflüssen profitieren können. In der Literatur wird zur Erläuterung dieser Hypothesen metaphorisch von Orchideen- oder Löwenzahnkindern gesprochen (Boyce, 2019). So sind die Orchideenkinder in diesem Vergleich besonders empfänglich für stark belastende, aber gleichzeitig auch für unterstützende Umgebungsfaktoren. Umgekehrt sind sogenannte Löwenzahnkinder in diesem Bild mit einer Robustheit ausgestattet, bei mehr oder weniger günstigen wie auch ungünstigen Bedingungen adäquat zurechtzukommen. Der Ansatz der differenziellen Empfänglichkeit ist als eine Art Ausdifferenzierung oder Ergänzung des Diathese-Stress-Modells zu verstehen. Dieses legt vor allem die individuellen Unterschiede in der Responsivität auf Umweltfaktoren nahe und fokussiert in großen Teilen auf die Variationsbreite der Reaktionen auf kontextuelle Widrigkeiten.

34.5 Diagnostik

Viele Auffälligkeiten im Kindes- und Jugendalter sind Teil einer regelhaften Entwicklung und passager oder als Entwicklungs- und Verhaltensprobleme (z. B. mangelhafte schulische Fortschritte, Verzögerungen im Spracherwerb, Defizite in der sozialen Kompetenz) zu verstehen. Sie sind damit aber schwer von einer psychischen Störung zu unterscheiden. Daher müssen *Entwicklungs- und Leistungstests* unter Umständen Teil einer umfassenden klinisch-psychologischen Untersuchung sein.

Kinder leben im Familienkontext innerhalb eines sozialen Bezugssystems, das großen Einfluss auf die Symptome und das Verhalten des Kindes hat. Dieses kann ein prädisponierender Faktor sein sowie eine auslösende und/oder aufrechterhaltende Wirkung haben. Die *Umgebungsabhängigkeit* bestimmter Symptome macht es also erforderlich, verschiedene Informationsquellen (Kind, Eltern und andere wichtige Bezugspersonen, wie z. B. Lehrkräfte) in den diagnostischen Prozess einzubeziehen, um ein umfassendes Bild des Problemverhaltens auf allen Ebenen (auf der kognitiven, emotionalen, physiologischen und der Verhaltensebene) zu erhalten. Das soziale Bezugssystem (Eltern, Schule, Peers) mit Ressourcen und Belastungen muss im Diagnostikprozess und in der Konzeption der psychischen Störung Berücksichtigung finden. Kinder haben zudem oft noch nicht die sprachlichen oder kognitiven Fähigkeiten, ihre Symptome, Beschwerden und Beeinträchtigungen wahrzunehmen oder genau zu beschreiben. Deshalb muss der Diagnostikprozess verschiedene Perspektiven einnehmen und sowohl das Urteil anderer relevanter Personen, etwa von Eltern und Lehrkräften, als auch das klinische Urteil, sowie neben sprachlichen Explorationswegen auch die Beobachtung miteinschließen. Der Goldstandard ist daher eine *multimodale und multimethodale klinisch psychologische Diagnostik,* damit

- entwicklungsphasentypische Phänomene von Störungen mit Krankheitswert abgegrenzt werden können,
- Berichte des Kindes, der Eltern und anderer relevanter Bezugspersonen zu validen Ergebnissen integriert werden können,
- und die Situationsspezifität von Problemverhalten Berücksichtigung findet.

Das Zusammenfügen diagnostischer Information aus dem Selbstbericht und den Fremdberichten relevanter Bezugspersonen wie Eltern, Lehrkräften, professionellen Bezugspersonen aus Kindergarten oder Jugendhilfe, weiteren Familienangehörigen oder anderen Bezugspersonen, ist eine wichtige Grundlage valider Diagnostik im Kindes- und Jugendalter, umso mehr, je jünger die Patient:innen sind. Dabei sind Diskrepanzen zwischen Selbst- und Fremdurteil eher die Regel als die Ausnahme, da die Sichtweisen auf die vorgestellten Probleme und deren Bewertungen sich meist unterscheiden. Sie müssen um das klinische Urteil ergänzt und zusammenfassend beurteilt werden, um eine reliable und valide Diagnose als Grundlage einer Indikationsstellung und Behandlungsplanung zu erstellen. Da internalisierende Störungen den Bezugspersonen nur schwer zugänglich sind, gilt es bei Unstimmigkeiten zwischen Selbst- und Fremdurteil in der Regel, das Selbsturteil stärker zu gewichten, wohingegen bei externalisierenden Störungsbildern zumeist das Urteil der Bezugspersonen stärkere Beachtung findet, da die Problemeinsicht der Betroffenen häufig eingeschränkt ist. In jedem Fall sollten möglichst immer alle Beteiligten befragt werden und Abweichungen oder Unstimmigkeiten im Gespräch mit den verschiedenen Informant:innen aufgeklärt werden. Weitere Informationsquellen können die Berichte ergänzen und somit die Validität der Diagnostikergebnisse erhöhen. Zudem können Verhaltensbeobachtungen oder weitere Verfahren ergänzend herangezogen werden. In der Diagnostik kommen im Anschluss an die freie Exploration von psychischen Auffälligkeiten, Kompetenzen und Ressourcen zunächst *standardisierte Breitbandverfahren* zum Einsatz, die ein breites Spektrum psychischer Auffälligkeiten abdecken und auch Kompetenzen des Kindes erfassen. Hierzu gehören strukturierte Interviews (z.B. Kinder-DIPS; Schneider et al., 2017; siehe Kapitel 8), Checklisten (z.B. Child Behavior Checklist [CBCL]; Döpfner et al., 2014; Plück et al., 2022) und standardisierte Fragebögen (z.B. Strenghts and Difficulties Questionnaire [SDQ]; Goodman, 1997; siehe Kapitel 10) sowie die Verhaltensbeobachtung. Aufgrund der Überschneidungen bei Symptomen und Symptomkriterien für unterschiedliche Diagnosen und der Häufigkeit von Komorbidität bereits im Kindesalter sichert die Durchführung eines strukturierten Interviews die Objektivität und erhöht die Validität und Reliabilität der Diagnose(n) (Schneider et al., 2009). In einem weiteren Schritt erfolgt der Einsatz *störungsspezifischer Verfahren*. Hier ist im Kindes- und Jugendalter im Besonderen auf den Einsatz altersgerechter Verfahren und auf das Vorliegen altersentsprechender Normierungen zu achten. Beim Einsatz von Selbstbeurteilungsbögen muss das Kind flüssig lesen und die Fragebogenitems auf der Grundlage des individuellen intellektuellen und psychischen Entwicklungsstandes bearbeiten können. Störungsspezifische Verfahren ermöglichen eine effiziente und reliable, dimensionale Einschätzung störungsspezifischer Symptome im zeitlichen Verlauf und sind somit auch relevante Messinstrumente zur Objektivierung von Therapieerfolg für Verlaufs- und Nachuntersuchungen. Sie können im Selbst-, Fremd- und klinischen Urteil eingesetzt werden. Des Weiteren existieren auch verfahrensspezifische Diagnostikinstrumente, wie z.B. die Operationalisierte Psychodynamische Diagnostik für das Kindes- und Jugendalter (OPD-KJ-2; siehe Kapitel 9), das multiaxial aufgebaut ist und neben der symptombezogenen Diagnose die Behandlungsvoraussetzungen, Beziehungsmuster, Konflikte und psychische Struktur altersangepasst erfasst (Arbeitskreis OPD-KJ-2, 2020).

Aufgrund der hohen Prävalenzen traumatischer Erlebnisse in der Kindheit und Jugend soll ein Traumascreening als ein wichtiger Standard jeder Diagnostik im Kindes- und Jugendalter hervorgehoben werden (siehe auch Kapitel 28.7). Die Leistungsdiagnostik zur Erfassung des intellektuellen Leistungsniveaus und kognitiver Defizite (siehe Kapitel 10) sowie ggf. eine differenzierte Erfassung von Teilleistungsstörungen ergänzt die Diagnostik, ebenso wie die medizinische Differenzialdiagnostik zum Ausschluss körperlicher Ursachen. Hier gilt es beispielsweise Störungen sensorischer Fähigkeiten als Erklärung für Problemverhalten auszuschließen. Des Weiteren sollen im Rahmen der Familien- und Interaktionsdiagnostik (siehe Kapitel 11) sowie durch die Exploration weiterer Lebensbereiche des Kindes (Schule, Freizeit) familiäre und weitere psychosoziale Bedingungen erfasst und in die Indikationsstellung und Therapieplanung einbezogen werden. Suizidales Erleben und Verhalten sowie Hinweise auf eine vorliegende Kindeswohlgefährdung müssen im Rahmen klinisch-psychologischer Diagnostik im Kindes- und Jugendalter stets erfasst werden und Hinweisen im Diagnostikprozess sorgfältig nachgegangen werden (siehe Kapitel 14). Entsprechende Auffälligkeiten sind bei der weiteren Therapieplanung und bei den nachfolgenden Interventionen vorrangig zu adressieren. Am Ende der Diagnostik gilt es, die Ergebnisse allen Beteiligten transparent und altersangemessen zu kommunizieren. Einfache, altersangemessene Sprache und Metaphern sowie der Einsatz von Medien (Bücher, Bilderbücher, Cartoons, Filme) können die Vermittlung der Diagnose gerade für junge Kinder erleichtern und auf der Grundlage eines informierten Konsenses die gute Zusammenarbeit im weiteren Therapieverlauf sichern.

34.6 Besonderheiten in der psychotherapeutischen Behandlung im Kindes- und Jugendalter

Das therapeutische Vorgehen entspricht im Jugendalter in weiten Teilen dem Vorgehen in der Erwachsenenpsychotherapie hinsichtlich Gesprächsführung, Motivationsaufbau sowie störungsspezifischer Interventionen. Jedoch gilt vor allem in dieser Altersstufe, dass ein Einbezug der Bezugspersonen sinnvoll und in der Regel erforderlich ist, um den Aspekt der Umgebungsabhängigkeit der Symptomatik hinreichend therapeutisch zu berücksichtigen: Durch den Einbezug von Bezugspersonen (Eltern, Fachkräfte aus Schule, Kindertagesstätte und der Jugendhilfe etc.) können auslösende und aufrechterhaltende Umgebungsfaktoren für die Symptomatik adressiert und ein Transfer der erarbeiteten Inhalte mit dem Bezugssystem in unterschiedliche Kontexte und Lebensbereiche sichergestellt werden. Dies ist umso wichtiger, je jünger die Patient:innen sind (siehe Kapitel 38 und 39). Im frühen Kindesalter können die Eltern (oder andere relevante Bezugspersonen) als Co-Therapeut:innen eingesetzt werden. Die Kognitive Verhaltenstherapie spricht in diesem Zusammenhang von „Billardtherapie“ (Schlarb, 2012), da Interventionen über die Bezugspersonen an das Kind adressiert werden. In der systemischen und psychodynamischen Familientherapie kann das Kind bzw. der:die Jugendliche als Indexpatient:in angesehen werden, wobei die auslösenden und aufrechterhaltenden Probleme im familiären System angesiedelt und auch dort bearbeitet werden können. Gemäß den Psychotherapierichtlinien sind hierzu *Bezugspersonenstunden* verfügbar, die das Kontingent einzeltherapeutischer Sitzungen ergänzen und in der Regel im Verhältnis 1 zu 4 genutzt werden können (siehe Kapitel 16). Für die Einzeltherapiesettings kann je nach Indikation, Störungsbild und Alter der Patient:innen eine Veränderung dieses Verhältnisses beantragt werden. Zusätzliche Bezugspersonenstunden gehen dann auf Kosten des Kontingents an Einzeltherapiestunden. In der systemischen Therapie kann ein Teil oder auch das gesamte Stundenkontingent für die Arbeit im Mehrpersonensetting (z. B. mit der Familie) genutzt werden (siehe Kapitel 38 und 39). Für die psychotherapeutische Arbeit mit jüngeren Patient:innen ist es erforderlich, durch Verwendung nicht sprachlicher Methoden, durch Visualisierungen und Metaphern einen kindgerechten Zugang zu den Therapieinhalten zu ermöglichen. Hierbei kommt dem Spiel als natürliche Lebenswelt und Lernfeld insbesondere jüngerer Kinder eine besondere Bedeutung zu (siehe Kasten).

Spieltherapie

In der *non-direktiven Spieltherapie* übertrug Virginia Axline (1947) die Prinzipien der klientenzentrierten Psychotherapie nach Carl Rogers auf die Arbeit mit Kindern, um geistig-seelisches Wachstum zu fördern und Entwicklungsverzögerungen und -störungen zu überwinden, unter der Annahme, dass das Kind im selbstgewählten, freien Spiel sein seelisches Befinden ausdrücken und verändern kann (siehe Kapitel 5). Während in evidenzbasierten Leitlinien das non-direktive Spiel nicht als Basismethode der Behandlung empfohlen wird, findet das Spiel dennoch unter verschiedenen Zielstellungen in allen psychotherapeutischen Verfahren seine Anwendung, zum Beispiel zur Förderung der Beziehung, zur Motivationssteigerung, zur Psychoedukation, zur Förderung spezifischer Funktionen und Kompetenzen (Aufmerksamkeit, kognitive Flexibilität, Frustrationstoleranz, Regeleinhaltung, soziales Problemlösen usw.), zur Aktualisierung und szenischen Darstellung von Themen, Problemen und Konflikten (als Pendant zur freien Assoziation in den psychodynamischen Therapien) oder auch in systemischen Interventionen wie der Skulpturarbeit (siehe Kapitel 12) oder dem Externalisieren von Symptomen (siehe Kapitel 20).

Auch der Verwendung von Medien (z. B. Bilderbücher, Cartoons, Filme, PC-Spiele, Apps) und dem Einsatz weiterer kreativer und körperbezogener Methoden (Basteln und Gestalten, Malen, Zeichnen und Visualisieren, Singen, Reimen, Bewegen usw.) kommt in der Kinder- und Jugendlichenpsychotherapie eine wichtige Bedeutung zu. Es gilt, die kognitiven und verbalen Kompetenzen zu berücksichtigen und altersgerechte Wege zur Kommunikation, Interaktion und Psychoedukation zu eröffnen und die Therapiemotivation, Krankheitseinsicht sowie den Beziehungsaufbau zu fördern. Wie auch im Erwachsenenalter sollten Ressourcen des Kindes und seines Umfelds erkundet werden. Oftmals kommen Kinder und Jugendliche eher fremdmotiviert in die Therapie und sind unerfahren und unsicher in Bezug auf Ziel und Zweck des therapeutischen Settings. Über die Exploration von Ressourcen kann ein erster positiver Kontakt behutsam hergestellt und somit die Motivation gefördert werden, auch problemorientierte Explorationsgespräche zuzulassen. Auch die Aktivierung bestehender und der Aufbau neuer Ressourcen, sowohl beim Kind als auch im Umfeld des Kindes, stellt einen wichtigen Behandlungsbaustein dar und ist im Besonderen aufgrund der Umgebungsabhängigkeit der Symptomatik in dieser Altersphase bei der Behandlungsplanung zu berücksichtigen. Bei nicht ausreichenden Ressourcen der Umgebung gilt es, den Bedarf genau zu identifizieren und die Bereitschaft für flankierende Maßnahmen neben den psychotherapeutischen Interventionen auch mit dem Bezugssystem zu erarbeiten. Eine enge Zusammenarbeit mit anderen Hilfesystemen (z. B. Schule, Jugendhilfe) ist dazu erforderlich. Beispielhaft können hier Hilfen aufgeführt werden, die die Bezugspersonen direkt adressieren (Psychotherapeutische Hilfen oder Beratungsangebote für Eltern) oder Hilfen, die indirekt über die Bezugspersonen für das Kind wirksam werden, wie beispielsweise Hilfen zur Erziehung (Sozialpädagogische Familienhilfe, Erziehungsbeistandschaft o. Ä.). Andere flankierende Hilfen können das Kind direkt adressieren wie Heilpädagogische Förderung, Sprachtherapie oder Ergotherapie. Im Therapieverlauf sollten diese Hilfen mitgedacht und fortlaufend aufeinander abgestimmt werden, damit Synergieeffekte gewonnen und Hilfeverläufe optimiert werden können. Eine gute Kenntnis und Vernetzung mit der Jugendhilfe und anderen lokalen Hilfesystemen ist daher eine wichtige Basis für den Erfolg einer Kinder- und Jugendlichenpsychotherapie.

34.6.1 Therapieziele und Behandlungsmotivation im Kindes- und Jugendalter

Der Entwicklungsaspekt nimmt auch auf die Therapieziele in der Psychotherapie von Kindern und Jugendlichen Einfluss. So zielen psychotherapeutische Interventionen bei dieser Gruppe von Patient:innen auf Veränderungen ab, die neben der Wiedergewinnung prämorbid bereits bestehender Potenziale auch auf die Wiederherstellung von Entwicklungspotenzial abzielen und gewährleisten sollen, dass nach der Überwindung von Störungen mit Krankheitswert ein normativer Entwicklungspfad wieder aufgenommen und altersangemessene Entwicklungsaufgaben bewältigt werden können. Die psychotherapeutischen Ziele sind damit immer auch in Zusammenhang mit altersentsprechenden Entwicklungsaufgaben zu formulieren und die Behandlungsplanung ist um Interventionen zu ergänzen, die neben der Beseitigung von Symptomen auch die Bewältigung zentraler altersgemäßer Entwicklungsaufgaben unterstützen. So geht es im Jugendalter zum Beispiel um die Autonomieentwicklung als zentrale Entwicklungsaufgabe, ferner um den Aufbau eines Freundeskreises, das Ausfüllen einer Geschlechterrolle, das Entwickeln von beruflichen Perspektiven und einer allgemeinen Zukunftsperspektive. Hier können bei Jugendlichen neben Problemverhaltensweisen unter Umständen auch Kompetenzdefizite die Bewältigung dieser Entwicklungsaufgaben verzögern oder dauerhaft unterbinden. Entsprechend sind daher unter anderem Verhaltenstrainings als zentrale Interventionen in die Behandlungsplanung zu integrieren, um Kompetenzen zu erlangen, die zur Bewältigung der Entwicklungsaufgaben erforderlich oder hilfreich sind (Lern- und Konzentrationstraining, soziales Kompetenztraining etc.) oder aber systemische Interventionen mit einem Fokus auf das Jugendalter (siehe Kapitel 20).

Zentral bei der Entwicklung der Therapieziele ist der Einbezug aller Beteiligter, also der Ziele der Patient:innen und der Bezugssysteme (Eltern, Lehrkräfte usw.). Insbesondere jüngere Kinder kommen oftmals fremdmotiviert und auf Initiative der Eltern oder anderer „Auftraggeber:innen" (z.B. Kindergarten, Schule). So fehlen zunächst oftmals eine intrinsische Motivation und klare Zielvorstellung für die Therapie. Der Zielanalyse und Motivationsförderung kommt in dieser Altersstufe somit eine wichtige Rolle zu. Insbesondere gilt es, Zielkonflikte zwischen den Beteiligten rechtzeitig aufzudecken und gemeinsam konkrete und realistische Ziele zu erarbeiten. Operante Techniken (Therapievertrag) und Kontingenzmanagement als klassische Interventionen der Kognitiven Verhaltenstherapie sowie Motivational Interviewing aus den personenzentrierten Verfahren können hierzu effizient genutzt werden. Eine breite Methodenvielfalt ist erforderlich, um die Beteiligten in den Behandlungsplan zu involvieren und über den Behandlungsverlauf zur Mitarbeit und zur Veränderung zu motivieren. Auch die Motivation der Bezugspersonen gilt es mittels geeigneter Interventionen zu fördern und fortwährend im Blick zu behalten. Da Eltern und andere Bezugspersonen „gatekeeper" in der Zuführung zur Behandlung sind, ist es immer auch Ziel der Motivationsarbeit, dass sich Eltern und andere Bezugspersonen auch als Teil der Lösung verstehen und in den Behandlungsprozess integrieren lassen. Es gilt, das therapeutische Arbeitsbündnis mit Patient:innen und Bezugssystemen sicherzustellen und im Verlauf auch Hindernisse und Störungen durch geeignete Interventionen zu adressieren. Eine altersangepasste Erarbeitung eines individuellen Störungsmodells, das neben den Merkmalen des Kindes auch Faktoren der sozialen Umwelt des Kindes berücksichtigt, und eine transparente Ableitung und Hierarchisierung des psychotherapeutischen Vorgehens entlang der individuellen, gemeinsam erarbeiteten Ziele ist dazu die zentrale Aufgabe der Psychotherapeut:innen, bevor mit Interventionen zur Veränderung der Störungssymptomatik begonnen wird. Im Therapieverlauf gilt es dann, Mitarbeit und Veränderungsbereitschaft dauerhaft zu sichern, auf Störungen zu reagieren und den Behandlungsplan um entsprechende Interventionen zu ergänzen. Der Therapieverlauf sollte im Kindesalter ganz besonders motivierend und altersgerecht gestaltet und an sprachliche, kognitive und soziale Kompetenzen angepasst werden. Dabei geben Rituale und Strukturen, mit denen die Therapiesitzungen je nach Alter und Indikation ausgestaltet werden, Sicherheit, schaffen Transparenz und Vorhersagbarkeit für den Sitzungs- und den Therapieablauf und stellen einen motivierenden Gesamtrahmen dar. Dies kann beispielsweise ein Ruheritual am Anfang der Sitzung oder eine „Spiel- und Spaßzeit" am Sitzungsende sein. Auch Redundanzen, Wiederholungen und Auffrischungen sowie Recherche-, Beobachtungs-, Übungs- und Trainingsaufgaben für die Zeit zwischen den Sitzungen stellen einen wesentlichen Anker dar, das Erarbeitete aus der Sitzung in den Alltag zu transferieren und das Bezugssystem in die Behandlung einzubeziehen. Sie machen das therapeutische Arbeiten bei dieser Altersgruppe zu einer interessanten und kreativen Herausforderung.

34.6.2 Rechtliche Grundlagen und Schnittstellen der Kinder- und Jugendlichenpsychotherapie

Wie bereits deutlich wurde, findet Psychotherapie mit Kindern und Jugendlichen immer in deren sozialen Kontexten statt. Die Berücksichtigung des sozialen Umfeldes der Kinder und Jugendlichen ist selbstverständlich und der explizite oder implizite Einbezug dieser Lebenskontexte in die Psychotherapie mit Kindern und Jugendlichen sollte die Regel sein. Dies stellt einen bedeutsamen Unterschied zur Psychotherapie mit erwachsenen Patient:innen dar (siehe Kapitel 47). Dieser Umstand sowie die rechtliche Verortung der Kinder- und Jugendlichenpsychotherapie im Kontext der elterlichen Erziehungsverantwortung bedingen gewisse rechtliche Besonderheiten für die Behandlung von Kindern und Jugendlichen. Die elterliche Erziehungsverantwortung verpflichtet den Staat, den Eltern Hilfsangebote zu machen, damit sie dieser Verantwortung wieder bzw. besser gerecht werden können, sowie den Kindern und Jugendlichen Hilfsangebote zu machen, die diese (grundsätzlich im Einverständnis mit den Eltern) in Anspruch nehmen können.

Einsichts- und Urteilsfähigkeit. Ein wesentlicher juristischer Aspekt ist die *Einsichts- und Urteilsfähigkeit* von Kindern und Jugendlichen, die mit dem Alter und der Entwicklung kognitiver Funktionen zunimmt. Es kann davon ausgegangen werden, dass mit dem vollendeten 15. Lebensjahr eine ausreichend fortgeschrittene Einsichts- und Urteilsfähigkeit vorliegt. Für eine psychotherapeutische Behandlung bedeutet dies, dass Jugendliche, die die umfassende Bedeutung einer Behandlung einsehen können, über diese selbst entscheiden und somit in diese einwilligen können. Für eine Behandlung ist zudem ein Behandlungsvertrag und somit volle *Geschäftsfähigkeit* (lt. §104–113 BGB) der Patient:innen notwendig. Diese liegt erst mit Vollendung des 18. Lebensjahres vor. Erst ab diesem Alter können uneingeschränkt rechtsverbindliche Willenserklärungen abgegeben und Rechtsgeschäfte (z.B. Verträge) abgeschlossen werden. Unter einem Alter von 18 Jahren benötigen Kinder und Jugendliche eine gesetzliche Vertretung. Alle Entscheidungen werden somit von den Erziehungsberechtigten getroffen.

Bei minderjährigen Patient:innen ergibt sich damit unter Umständen eine Situation aus bestehender Einsichts- und Urteilsfähigkeit (ab dem vollendeten 15. Lebensjahr) und gleichzeitig nicht bestehender voller Geschäftsfähigkeit. Dies hat zur Folge, dass diese sozialversicherten Patient:innen einer Behandlung (auch ohne Einverständnis der Erziehungsberechtigten) zwar zustimmen und in diese einwilligen können, juristisch gesehen jedoch keine Vertragspartner:innen sein können. Ein Rechtsgeschäft, also ein Behandlungsvertrag, kann nur mit den Erziehungsberechtigten abgeschlossen werden.

Ergibt sich die Situation, dass eine Einwilligung in die Behandlung durch die Eltern verweigert wird, so kann nach §1666 BGB das Familiengericht die erforderlichen Maßnahmen anordnen. Getrennt lebende Elternteile, denen die elterliche Sorge gemeinsam zusteht, müssen nach §1687 BGB bezüglich einer Einwilligung in die Behandlung gegenseitiges Einvernehmen herbeiführen. Das bedeutet für Psychotherapeut:innen, dass eine schriftliche Behandlungseinwilligung beider sorgeberechtigter Elternteile vorliegen muss. Sollte ein Elternteil diese verweigern, kann eine Behandlung nicht stattfinden oder muss ausgesetzt werden. In akuten Fällen reicht jedoch für wenige notwendige Termine die Einwilligung eines Elternteils aus (Notvertretungsrecht).

Schweigepflicht. Weitere wichtige Aspekte betreffen die Besonderheiten der *Schweigepflicht* in der Kinder- und Jugendlichenpsychotherapie. Hier gelten ebenfalls die Bestimmungen des Datenschutzes und der Schweigepflicht (siehe Kapitel 47). Ein besonderes Spannungsfeld ergibt sich jedoch aus dem Erziehungsrecht der Eltern (Art. 6 GG und §1626 BGB) und dem Selbstbestimmungsrecht des Kindes oder Jugendlichen (Art. 2 GG). Den Auskunftsanspruch und auch die Erziehungspflichten der sorgeberechtigten Eltern auf der einen Seite und das Recht der Kinder und Jugendlichen auf Selbstbestimmung (auch in Bezug auf den Datenschutz) gilt es abzuwägen. Es muss also offen und transparent dargelegt werden, welche Inhalte wie vertraulich behandelt werden können und dürfen.

Auch hier muss mit Blick auf das Alter der Patient:innen möglichst genau differenziert werden, in welcher Art und Weise Informationen und Inhalte der Psychotherapie an wen weitergegeben werden (dürfen). Das Erziehungsrecht regelt, dass Psychotherapeut:innen bei der Behandlung Minderjähriger grundsätzlich eine Offenbarungspflicht gegenüber den sorgeberechtigten Eltern haben. Mit Beginn des 14. Lebensjahres kann jedoch von einer einsetzenden und zunehmenden Selbstbestimmung ausgegangen werden und Patient:innen haben somit die Möglichkeit, ihr Selbstbestimmungsrecht wahrzunehmen. In bestimmten Fällen kann auch bereits mit jüngerem Alter davon ausgegangen werden. Eltern haben die Pflicht, diese mit dem Heranwachsen zunehmenden Selbstbestimmungsfähigkeiten und -bedürfnisse ihrer Kinder zu berücksichtigen. Für die Schweigepflicht bedeutet dies, dass die Weitergabe von Therapieinhalten an Eltern oder dritte Personen nur noch mit der ausdrücklichen oder konkludenten Einwilligung des:der Jugendlichen zulässig ist. Ausnahmen bestehen bei akuter Eigen- oder Fremdgefährdung, wenn die Weitergabe von Inhalten der Abwendung einer Notsituation dient (siehe Kapitel 14).

Kindeswohlgefährdung. Psychotherapeut:innen sind in der besonderen Situation, dass sie Einblicke in Lebenswelten von Kindern, Jugendlichen und Erwachsenen (Eltern) bekommen, die zuweilen schwierige Lebensbedingungen von Kindern und Jugendlichen offenbaren. Diese können Hinweise auf eine *Kindeswohlgefährdung* geben. Sie können von verschiedenen Umständen oder Faktoren ausgehen (z.B. von der Suchterkrankung oder einer anderen psychischen oder chronischen Erkrankung eines Elternteils, Überlastung des familiären Systems durch Multiproblemlagen, hochstrittige Trennungssituation der Eltern). Dazu zählen emotionale und physische Vernachlässigung sowie sexualisierte, physische und psychische Gewalt. Auch hier sind Psychotherapeut:innen in der Verantwortung, entsprechende Hinweise rechtzeitig zu erkennen, diese klar zu benennen und zeitgerecht im Sinne des Kindeswohles zu agieren und ggf. institutionelle Hilfen zur Abwendung der Kindeswohlgefährdung in Anspruch zu nehmen (siehe Kapitel 14).

Zwangsmaßnahmen. Sollten im Rahmen einer Psychotherapie *Zwangsmaßnahmen* notwendig werden, so gelten folgende rechtliche Rahmenbedingungen und Möglichkeiten (siehe Kapitel 14):

Rechtliche Rahmenbedingungen und Möglichkeiten zum Schutz von Kindern und Jugendlichen

- Eine notwendige Unterbringung zum Schutz der Patient:innen kann nach dem Gesetz über Hilfen und Schutzmaßnahmen bei psychischen Krankheiten (PsychKG) des Bundeslandes erfolgen, wenn eine unmittelbar bevorstehende akute Gefährdung aufgrund einer psychischen Krankheit gegeben ist und die Maßnahme der Gefahrenabwehr (nicht Behandlung) dient. Diese Maßnahme erfordert, dass das zuständige Gericht über die Notwendigkeit der Gefahrenabwehr durch Fachärzt:innen informiert wird und ist auch gegen den Willen der Patient:innen sowie der Sorgeberechtigten möglich.
- Eine Unterbringung kann alternativ über das Sorgerecht (§1631 BGB) bei Zustimmung der Sorgeberechtigten erfolgen. Dieser Weg erfordert eine richterliche Genehmigung nach einem Antrag der Sorgeberechtigten und einer fachärztlichen Stellungnahme beim zuständigen Familiengericht.
- Weiter kann auch eine Inobhutnahme nach §42 SGB VIII durch das Jugendamt mit Unterbringung in einer geeigneten Einrichtung (beispielsweise Wohngruppe

oder Kinder- und Jugendlichenpsychiatrie) erfolgen, wenn das Kind oder der:die Jugendliche darum bittet oder eine dringende Gefahr für das Wohl des Kindes oder des:der Jugendlichen besteht. Diese Maßnahme erfordert das Einverständnis von Patient:innen und/ oder der Sorgeberechtigten und kann auch erfolgen, wenn die Sorgeberechtigten nicht einbezogen werden können, wollen oder diese ablehnen. Dann wird eine familiengerichtliche Entscheidung erforderlich.

Institutionelle Hilfen. Ein weiterer Bereich sind *institutionelle Hilfen für Kinder und Jugendliche*. Diese verschiedenen institutionellen Hilfs- und Unterstützungsangebote, die Kindern und Jugendlichen sowie deren Eltern oder Bezugspersonen zur Verfügung stehen, sind größtenteils im Achten Sozialgesetzbuch – Kinder- und Jugendhilfe – verankert. In § 1 Abs. 1 heißt es hierzu, dass jedes Kind und jeder Jugendliche „ein Recht auf Förderung seiner Entwicklung und auf Erziehung zu einer eigenverantwortlichen und gemeinschaftsfähigen Persönlichkeit hat". Hier sind auch die Hilfen zur Erziehung (HzE) verortet (§§ 27–35 SGB VIII), welche verschiedene Maßnahmen umfassen. Sie umfassen „insbesondere die Gewährung pädagogischer und damit verbundener therapeutischer Leistungen" (§ 27 SGB VIII). Dazu zählen auch psychotherapeutische Leistungen, wenn und solange sie nicht der Krankenbehandlung, sondern der Persönlichkeitsentwicklung dienen. Hilfen zur Erziehung müssen über die Sorgeberechtigten beim zuständigen Jugendamt beantragt werden. Ebenfalls sind im SGB VIII die Voraussetzungen für die Gewährung von Eingliederungshilfe für Kinder und Jugendliche mit seelischer Behinderung (§ 35a) verortet. Die daraus resultierenden Leistungen sind mit entsprechendem Verweis im SGB IX geregelt und gelten für Kinder und Jugendliche mit einer körperlichen, geistigen oder seelischen Behinderung bzw. für Kinder, die von einer solchen Behinderung bedroht sind. Ziel der Eingliederungshilfe ist es, Menschen mit Behinderungen ein möglichst selbstbestimmtes Leben zu ermöglichen. Eingliederungshilfen für Kinder und Jugendliche mit seelischer Behinderung richten sich an Kinder und Jugendliche, die durch psychische Störungen mit Krankheitswert nicht ihrem Alter entsprechend am gesellschaftlichen Leben teilhaben können. Eingliederungshilfen erhalten Kinder, Jugendliche und junge Erwachsene, deren seelische Gesundheit mit hoher Wahrscheinlichkeit länger als sechs Monate von dem für ihr Alter typischen Zustand abweicht und deren Teilnahme am gesellschaftlichen Leben aufgrund der psychischen Belastungen in besonderer Weise beeinträchtigt ist.

34.7 Wissenschaftlich fundierte Leitlinien

Für das Kindes- und Jugendalter liegen für ausgewählte Störungsbilder evidenzbasierte Behandlungsleitlinien vor, beispielsweise für Störungen des Sozialverhaltens (National Institute for Health and Care Excellence [NICE], 2013a), Posttraumatische Belastungsstörung (Rosner et al., 2020) und Depression (NICE, 2013b). Ihre Kenntnis und Anwendung ist die Grundlage einer erfolgreichen psychotherapeutischen Behandlung. Da die Evidenzbasierung psychotherapeutischer Interventionen insbesondere für das junge Kindesalter noch gering ist, sollte bei der Indikationsstellung und Aufklärung jeweils auf die unterschiedliche Stärke der Evidenzbasierung eingegangen und neben der geplanten Therapie auch auf Behandlungsalternativen und Nebenwirkungen hingewiesen werden. Im Verlauf sollte die Behandlung an die Ressourcen und Lebensumstände des Kindes und seines Bezugssystems angepasst werden und sich unter individueller Adaptation an wissenschaftlich evaluierten Manualen orientieren.

34.8 Empirische Absicherung der Kinder- und Jugendlichenpsychotherapie

Der Kenntnisstand zur Wirksamkeit von Psychotherapie mit Kindern und Jugendlichen kann mit dem zur Wirksamkeit psychotherapeutischer Interventionen bei Erwachsenen (noch) nicht mithalten. In ihrer umfassenden Überblicksarbeit untersuchten Weisz et al. (2017) die Ergebnisse von 447 Studien mit mehr als 30 000 Patient:innen im Alter von 4 bis 18 Jahren und konnten für die Kognitive Verhaltenstherapie, abhängig vom spezifischen Krankheitsbild, gute bis sehr gute Wirksamkeit nachweisen. Wichtig ist, dass die Erfolge auch über das Therapieende hinweg anhielten. Während die Therapie von Angststörungen im Kindes- und Jugendalter die mit Abstand erfolgreichste Behandlung ist, schneiden psychotherapeutische Behandlungen bei Depression und Komorbidität erheblich schlechter ab (Weisz et al., 2017). In Bezug auf die psychodynamische Behandlung bei Kindern und Jugendlichen liegen ausreichend randomisiert-kontrollierte Studien vor, die eine Anwendung rechtfertigen. Besonders robust ist die Studienlage in Bezug auf Affektive Störungen, Angststörungen und Zwangsstörungen, Hyperkinetische Störungen und Störungen des Sozialverhaltens und der Emotionen (Rabung et al., 2021). In Bezug auf die wichtigsten Störungen des Kindes- und Jugendalters zeigen systemische Ansätze vielversprechende Evidenzen (Carr, 2019; Retzlaff et al., 2013; von Sydow et al., 2013). Gleichzeitig besteht weiterhin dringender Forschungsbedarf, da sich eine frühe und effiziente Behandlung sowohl aus entwicklungspsychopathologischer als auch aus gesundheitsökonomischer Perspektive „rechnet".

34.9 Ausblick und Zusammenfassung

Im Kindes- und Jugendalter sind psychische Störungen genauso häufig anzutreffen wie bei Erwachsenen. Die Kindheit und Jugend gilt als Hochrisikoperiode für die Erstmanifestation psychischer Erkrankungen. Eine frühe psychische Störung ist ein Schrittmacher für einen dysfunktionalen Entwicklungspfad, verbunden mit einem erhöhten Risiko für psychische Erkrankungen auch im weiteren Lebenslauf. Dennoch steht die Evidenzbasierung psychotherapeutischer Behandlungen in dieser Altersstufe noch in ihren Anfängen. Es ist dringend geboten, Kinder mit psychischen Auffälligkeiten frühzeitig zu identifizieren und evidenzbasierten Hilfen zuzuführen. Dazu ist die Ausweitung der Forschung zur Evidenzbasierung psychotherapeutischer Verfahren und Methoden für diese besonders vulnerable Gruppe eine drängende Aufgabe.

Literatur

American Psychiatric Association (APA)/Falkai, P., Wittchen, H.-U., Döpfner, M. et al. (2015). *Diagnostisches und Statistisches Manual Psychischer Störungen – DSM-5*. Göttingen: Hogrefe.

Arbeitskreis OPD-KJ-2, Resch, F., Romer, G. & Schmeck, K. (2020). *OPD-KJ-2 – Operationalisierte Psychodynamische Diagnostik im Kindes- und Jugendalter, Grundlagen und Manual* (3. Auflage). Bern: Hogrefe.

Axline, V.M. (1947). *Play Therapy – The inner dynamics of childhood*. Boston: Houghton Mifflin.

Baranne, M.L. & Falissard, B. (2018). Global burden of mental disorders among children aged 5–14 years. *Child and Adolescent Psychiatry and Mental Health, 12*(1), 19. https://doi.org/10.1186/s13034-018-0225-4

Barkmann, C. & Schulte-Markwort, M. (2010). Prevalence of emotional and behavioural disorders in German children and adolescents: A meta-analysis. *Journal of Epidemiology and Community Health, 66*(3), 194–203. https://doi.org/10.1136/jech.2009.102467

Boyce, W.T. (2019). *The orchid and the dandelion*. New York: Knopf Doubleday Publishing Group, Penguin Random House.

Carr, A. (2019). Family therapy and systemic interventions for child-focused problems: The current evidence base. *Journal of Family Therapy, 41*(4), 153–213. https://doi.org/10.1111/1467-6427.12226

Cicchetti, D. (2016). *Developmental Psychopathology* (3. Aufl.). Hoboken, New Jersey: Wiley. https://doi.org/10.1002/9781119125556

Deutsche Gesellschaft für Psychiatrie und Psychotherapie, Psychosomatik und Nervenheilkunde e.V. (DGPPN). (2022). *S3-Leitlinie Borderline-Persönlichkeitsstörung*. Verfügbar unter: https://register.awmf.org/de/leitlinien/detail/038-015

Döpfner, M., Plück, J., Kinnen, C. für die Arbeitsgruppe Deutsche Child Behavior Checklist. (2014). *Deutsche Schulalter-Formen der Child Behavior Checklist von Thomas M. Achenbach. Elternfragebogen über das Verhalten von Kindern und Jugendlichen (CBCL/6–18R), Lehrerfragebogen über das Verhalten von Kindern und Jugendlichen (TRF/6–18R), Fragebogen für Jugendliche (YSR/11–18R)*. Göttingen: Hogrefe.

Gontard, A. von, Bolten, M., In-Albon, T., Equit, M. & Hussong, J. (2020). Das DC: 0–5 Klassifikationssystem zur Diagnose von psychischen Störungen bei Säuglingen, Klein- und Vorschulkindern. *Kindheit und Entwicklung, 29*(4), 193–200. https://doi.org/10.1026/0942-5403/a000317

Goodman, R. (1997). The strengths and difficulties questionnaire: A research note. *Journal of Child Psychology and Psychiatry, 38*(5), 581–586. https://doi.org/10.1111/j.1469-7610.1997.tb01545.x

Greiner, W., Batram, M. & Witte, J. (2019). *Gesundheitsversorgung von Kindern und Jugendlichen in Deutschland. Schwerpunkt: Ängste und Depressionen bei Schulkindern* (Beiträge zur Gesundheitsökonomie und Versorgungsforschung, Bd. 31). Heidelberg: medhochzwei.

Havighurst, R.J. (1972). *Developmental task and education* (3rd ed.). New York: Davis McKay.

Ihle, W. & Esser, G. (2002). Epidemiologie psychischer Störungen im Kindes- und Jugendalter: Prävalenz, Verlauf, Komorbidität und Geschlechtsunterschiede. *Psychologische Rundschau, 53*(4), 159–169. https://doi.org/10.1026//0033-3042.53.4.159

Kazdin, A., Kraemer, H.C., Kessler, R.C. & Kupfer, D.J. (1997). Contributions of risk-factor research to developmental psychopathology. *Clinical Psychology Review, 17*(4), 375–406. https://doi.org/10.1016/S0272-7358(97)00012-3

Kessler, R.C., Avenevoli, S., Costello, E.J., Georgiades, K., Green, J.G., Gruber, M.J. et al. (2012). Prevalence, persistence, and sociodemographic correlates of DSM-IV disorders in the National Comorbidity Survey Replication Adolescent Supplement. *Archives of General Psychiatry, 69*(4), 372–380. https://doi.org/10.1001/archgenpsychiatry.2011.160

Klasen, F., Meyrose, A.K., Otto, C. & Reiss, F. (2017). Psychische Auffälligkeiten von Kindern und Jugendlichen in Deutschland. *Monatsschrift Kinderheilkunde, 165,* 402–407. https://doi.org/10.1007/s00112-017-0270-8

Klasen, F., Otto, C., Kriston, L., Patalay, P., Schlack, R., Ravens-Sieberer, U. & BELLA Study Group (2015). Risk and protective factors for the development of depressive symptoms in children and adolescents: Results of the longitudinal BELLA study. *European Child and Adolescent Psychiatry, 24,* 695–703. https://doi.org/10.1007/s00787-014-0637-5

Lambert, M., Bock, T., Naber, D., Löwe, B., Schulte-Markwort, M., Schäfer, I. et al. (2013). Die psychische Gesundheit von Kindern, Jugendlichen und jungen Erwachsenen – Teil 1: Häufigkeit, Störungspersistenz, Belastungsfaktoren, Service-Inanspruchnahme und Behandlungsverzögerung mit Konsequenzen. *Fortschritte der Neurologie Psychiatrie, 81*(11), 614–627. https://doi.org/10.1055/s-0033-1356205

National Institute for Health and Care Excellence (NICE). (2013a). *Antisocial behavior and conduct disorders in children and young people*. London: NICE.

National Institute for Health and Care Excellence (NICE). (2013b). *Depression in children and young people*. London: NICE.

Otto, C., Reiss, F., Voss, C., Wüstner, A., Meyrose, A.-K., Hölling, H. & Ravens-Sieberer, U. (2021). Mental health and well-being from childhood to adulthood: Design, methods and results of the 11-year follow-up of the BELLA study. *European Child and Adolescent Psychiatry, 30,* 1559–1577. https://doi.org/10.1007/s00787-020-01630-4

Petermann, F. & Schmidt, M.H. (2006). Ressourcen – ein Grundbegriff der Entwicklungspsychologie und Entwicklungspsychopathologie? *Kindheit und Entwicklung, 15*(2), 118–127. https://doi.org/10.1026/0942-5403.15.2.118

Petermann, F. & Ulrich, F. (2019). Entwicklungspsychopathologie. In S. Schneider & J. Margraf (Hrsg.), *Lehrbuch der Verhaltenstherapie* (Bd. 3, S. 23–40). Berlin: Springer.

Plück, J., Scholz, K.-K., Döpfner, M., Arbeitsgruppe Deutsche Child Behavior Checklist. (2022). *Elternfragebogen für Klein- und Vorschulkinder, Fragebogen für Erzieherinnen von Klein- und Vorschulkindern (CBCL/1½–5, C-TRF/1½–5)*. Göttingen: Hogrefe.

Polanczyk, G.V., Salum, G.A., Sugaya, L.S., Caye, A. & Rohde, L.A. (2015). Annual research review: A meta-analysis of the worldwide prevalence of mental disorders in children and adolescents. *Journal of Child Psychology and Psychiatry, 56*(3), 345–365. https://doi.org/10.1111/jcpp.12381

Rabung, S., Franjic, C., Stingel, C., Cropp, C., Krischer, M., Kronmüller, K.-T. et al. (2021). Evidenz für psychoanalytisch begründete Verfahren für Kinder und Jugendliche. *Praxis der Kinderpsychologie und Kinderpsychiatrie, 70,* 479–498. https://doi.org/10.13109/prkk.2021.70.6.479

Ravens-Sieberer, U., Otto, C., Kriston, L., Rothenberger, A., Döpfner, M., Herpertz-Dahlmann, B. et al. (2015). The longitudinal BELLA study: Design, methods and first results on the course of mental health problems. *European Child & Adolescent Psychiatry, 24*(6), 651–663. https://doi.org/10.1007/s00787-014-0638-4

Ravens-Sieberer, U., Wille, N., Bettge, S. & Erhart, M. (2007). Psychische Gesundheit von Kindern und Jugendlichen in Deutschland. Ergebnisse aus der BELLA-Studie im Kinder- und Jugendgesundheitssurvey (KiGGS). *Bundesgesundheitsblatt Gesundheitsforschung Gesundheitsschutz, 50*(5–6), 871–887. https://doi.org/10.1007/s00103-007-0250-6

Remschmidt, H., Schmidt, M.H. & Poustka, F. (2017). *Multiaxiales Klassifikationsschema für psychische Störungen des Kindes- und Jugendalters nach ICD-10: Mit einem synoptischen Vergleich von ICD-10 und DSM-5* (7. Aufl.). Bern: Hogrefe. https://doi.org/10.1024/85759-000

Retzlaff, R., Sydow, K. v., Beher, S., Haun, M. & Schweitzer, J. (2013). The efficacy of systemic therapy for internalizing and other disorders of childhood and adolescence: A systematic review of 38 randomized trials. *Family Process, 52*(4), 619–652. (Retzlaff & Sydow share first authorship.) https://doi.org/10.1111/famp.12041

Rosner, R., Gutermann, J., Landolt, M.A., Plener, P. & Steil, R. (2020). Die neue S3-Leitlinie Posttraumatische Belastungsstörung (PTBS). Behandlung der PTBS bei Kindern und Jugendlichen. *Trauma & Gewalt, 14*(2), 132–142. https://doi.org/10.21706/tg-14-2-132

Rutter, M. (1987). Psychosocial resilience and protective mechanisms. *American Journal of Orthopsychiatry, 57*(3), 316–331. https://doi.org/10.1111/j.1939-0025.1987.tb03541.x

Rutter, M. (1989). Isle of Wright revisited: Twenty-five years of child psychiatric epidemiology. *Journal of the American Academy of Child & Adolescent Psychiatry, 28*(5), 633–653. https://doi.org/10.1097/00004583-198909000-00001

Schlarb, A. (2012). *Praxisbuch KVT mit Kindern und Jugendlichen.* Weinheim: Beltz.

Schneider, S., Pflug, V., In-Albon, T. & Margraf, J. (2017). *Kinder-DIPS Open Access: Diagnostisches Interview bei psychischen Störungen im Kindes- und Jugendalter.* Bochum: Forschungs- und Behandlungszentrum für psychische Gesundheit, Ruhr-Universität Bochum. https://doi.org/10.13154/rub.101.90

Schneider, S., Unnewehr, S. & Margraf, J. (2009). *Diagnostisches Interview bei psychischen Störungen im Kindes- und Jugendalter (Kinder-DIPS)* (2. Aufl.). Berlin: Springer.

Steinhausen, H.-C. (2002). *Psychische Störungen bei Kindern und Jugendlichen: Lehrbuch der Kinder- und Jugendpsychiatrie* (5. Aufl.). München: Elsevier Urban & Fischer.

Sydow, K. v., Retzlaff, R., Beher, S., Haun, M. & Schweitzer, J. (2013). The efficacy of systemic therapy for childhood and adolescent externalizing disorders: A systematic review of 47 RCT. *Family Process, 52*(4), 576–618. (Sydow & Retzlaff share first authorship.) https://doi.org/10.1111/famp.12047

Weisz, J.R., Kuppens, S., Ng, M.Y., Eckshtain, D., Ugueto, A.M., Vaughn-Coaxum, R. et al. (2017). What five decades of research tells us about the effects of youth psychological therapy: A multilevel meta-analysis and implications for science and practice. *American Psychologist, 72*(2), 79–117. https://doi.org/10.1037/a0040360

World Health Organization (WHO). (1992). *The ICD-10 classification of mental and behavioural disorders.* Clinical descriptions and diagnostic guidelines. Geneva: WHO Press.

World Health Organisation (WHO). (2004). *Promoting Mental Health: Concepts, emerging evidence, practice: Summary report.* Retrieved from: https://iris.who.int/bitstream/handle/10665/43286/9241562943_eng.pdf?sequence=1

ZERO TO THREE: National Center for Infants, Toddlers, and Families. (2016). *Diagnostic Classification of Mental Health and Developmental Disorders of Infancy and Early Childhood (DC:0-5).* Washington, D.C.: ZERO TO THREE Press.

35 Besonderheiten bei der Behandlung älterer Menschen

Alexandra Wuttke & Mareike C. Hillebrand

Inhaltsübersicht

35.1 Einführung

Prinzipiell können psychische Erkrankungen auch bei Menschen im höheren Lebensalter auftreten. Dabei ist es sowohl möglich, dass Erstmanifestationen von psychischen Erkrankungen auftreten, als auch, dass Rezidive vorbestehender psychischer Erkrankungen erneut auftreten und/oder bis ins hohe Alter persistieren. Schulenübergreifend besteht dabei die Grundhaltung, dass unter Berücksichtigung altersspezifischer Besonderheiten ältere Menschen erfolgreich psychotherapeutisch behandelt werden können (Kessler, 2021). Dies spiegelt die Entwicklung des vergleichsweise jungen Feldes der Alterspsychotherapieforschung wider, welches Adaptionen bestehender psychotherapeutischer Interventionen sowie eigene für ältere Patient:innen entwickelte psychotherapeutische Interventionen erforscht (Hautzinger & Hüll, 2017).

Insgesamt ist davon auszugehen, dass vor dem Hintergrund des demografischen Wandels und der damit einhergehenden steigenden Zahl an Menschen, die das 65. Lebensjahr überschritten haben, der Bedarf an Psychotherapie für diese Altersgruppe steigen wird. Und schon heute sind ältere Menschen Psychotherapie gegenüber offener, als vielmals vermutet wird. Zahlen aus dem Deutschen Depressionsbarometer 2019 zeigen, dass 64 % der über 70-Jährigen eine Psychotherapie in Anspruch nehmen würden, obwohl 71 % aller Befragten glauben, dass Ältere seltener bereit sind, zu Psychotherapeut:innen zu gehen (Stiftung Deutsche Depressionshilfe, 2019). Peters und Lindner (2019) beschreiben dabei, dass das Alter an sich einen Wandel durchläuft und entgegen dem lange angenommenen Defizitmodell des Alters, Alter und Altern heute von einer hohen Dynamik und hohen Variabilität gekennzeichnet sind. In dieser Weise betont Kessler (2021), dass das chronologische Alter an sich kein guter Indikator für die individuelle Gesundheitslage ist, sondern dass die Gruppe der älteren Menschen durch eine große Heterogenität und Variabilität gekennzeichnet ist. Ein 70-Jähriger, der noch sportlich aktiv ist, kann einem multimorbiden, pflegebedürftigen 70-Jährigen gegenüberstehen (siehe Kasten).

Psychische Gesundheit im Alter

Das Wohlbefindensparadox zeigt sich auch im Alter, nämlich als Zunahme des Wohlbefindens mit dem Alter, obwohl das Altern mit mannigfaltigen Verlusterfahrungen (z. B. Abnahme körperlicher und geistiger Leistungsfähigkeit, Ausscheiden aus dem Berufsleben, Trauerfälle) einhergeht (Stone et al., 2010). Eine Erklärung für das Wohlbefindensparadox im Alter bieten der *Positivitätseffekt* (Carstensen & DeLiema, 2018) und die *Sozioemotionale Selektivitätstheorie* (Carstensen et al., 1999). Letztere besagt, dass sich mit begrenztem Zeithorizont Motive und Ziele ändern. Während das Wissensmotiv abnimmt, steigen emotionale Motive. Dies äußert sich darin, dass sich ältere Menschen im Vergleich zu jüngeren Menschen eher positiven Reizen und vertrauten Kontakten zuwenden als neue Kontakte zu suchen. Gesundes Altern spiegelt die Fähigkeit wider, die Phase des Alter(n)s als Phase der Gewinne und Verluste zu konzeptionalisieren (Kessler, 2021), statt gegen das Alter im Sinne eines Anti-Aging anzukämpfen. Zu den Strategien des gesunden Alterns gehören die Entwicklungsprozesse Selektion, Optimierung und Kompensation (SOK-Modell; Baltes & Baltes, 1990). Dies verdeutlichen Baltes und Baltes (1990) am Beispiel des Pianisten Rubinstein, der noch im hohen Alter Weltklassekonzerte spielte. Auf die Frage, wie er dies schaffe, berichtete er, dass er nur noch bestimmte Stücke auswähle (Selektion), diese vermehrt übe (Optimierung) und vor schnellen Passagen bewusst langsamer spiele (Kompensation). Daher sollte das Ziel einer psychotherapeutischen Behandlung älterer Menschen auch immer darin bestehen, diese darin zu begleiten, Ressourcen und Strategien gesunden Alterns zu aktivieren und zu fördern.

35.2 Diagnostik psychischer Erkrankungen im Alter

Das Erkennen und die Diagnostik von psychischen Erkrankungen im Alter sind aufgrund der großen Heterogenität der Verläufe und der Symptome, bei häufig komorbiden somatischen Beschwerden, erschwert. Zudem fehlen in vielen Bereichen alterssensitive Messinstrumente, welche aber wichtig sind, um altersspezifische Unterschiede in der Symptomatik würdigen sowie das Zusammenspiel von körperlichen und psychischen Symptomen richtig einordnen zu können. Die Herausforderung in der Diagnostik besteht folglich nicht nur darin, psychische Symptome zu erkennen, sondern das zunehmend komplexe Zusammenspiel von Körper und Geist im höheren Alter zu erkennen und zu verstehen. Dafür benötigt es eine fächerübergreifende Zusammenarbeit von Hausärzt:innen, Fachärzt:innen und Psychotherapeut:innen.

Die häufigsten psychischen Erkrankungen im Alter sind Depression, Angst und Demenzen, wobei wir im Folgenden auf Depression und Angststörungen gesondert eingehen (siehe hierzu auch den folgenden Kasten). Weitergehende Erläuterungen zu Demenzen finden sich in Kapitel 33.6. Darüber hinaus möchten wir auf eine besonders vulnerable Gruppe näher eingehen, die trotz hoher Belastung häufig übersehen wird: die informell pflegenden Angehörigen.

Psychische Erkrankungen im Alter

Auch wenn Depression, Angststörungen und Demenzen die häufigsten psychischen Erkrankungen bei älteren Menschen darstellen, sei explizit darauf verwiesen, dass auch Schlafstörungen und Schmerzstörungen im Alter häufig auftreten und auch andere psychische Erkrankungen, z. B. Belastungs- und Anpassungsstörungen, Suchterkrankungen, Zwangsstörungen, somatoforme Störungen, dissoziative Störungen sowie Persönlichkeitsstörungen im Alter beobachtet und behandelt werden können. In einschlägigen Lehrbüchern können hierzu Details nachgelesen werden (z. B. zur psychodynamischen Sicht: Heuft et al., 2006; zur kognitiv-verhaltenstherapeutischen Sicht: Maercker, 2015).

35.2.1 Depression im Alter

Eine Depression, die ab dem 65. Lebensjahr auftritt, wird als Altersdepression bezeichnet. Sie wird häufig übersehen, nicht diagnostiziert und folglich auch nicht evidenzbasiert behandelt (Fellgiebel & Hautzinger, 2017). Weyerer (2017) beschreibt, dass Menschen mit Altersdepression das Gesundheitssystem häufig in Anspruch nehmen, wobei eine depressionsspezifische Behandlung allerdings nur eine untergeordnete Rolle spielt.

Eine genaue Einschätzung der Prävalenz ist nicht möglich, da sich die Studien deutlich hinsichtlich Diagnosekriterien, Erhebungsinstrumenten und Stichproben unterscheiden. Basierend auf einer internationalen Metaanalyse berichten Volkert et al. (2013) eine Prävalenzrate von 16.5 % für eine Lebenszeit-Diagnose Major Depression bei Menschen über 65. Hinweise auf die Prävalenzraten der 70- bis 100-Jährigen gibt die Berliner Altersstudie. Linden et al. (1998) berichten eine Prävalenz von 9.1 % für alle nach DSM-III-R spezifizierten depressiven Störungen. Bei Berücksichtigung der subklinischen Depression, die nicht alle diagnostischen Kriterien erfüllt, aber dennoch mit einem hohen Leidensdruck einhergeht, steigt die Prävalenz auf 26.9 %.

Die Symptome können sich dabei deutlich von den Symptomen unterscheiden, die jüngere Menschen berichten (siehe Kapitel 27.1). Denn die Kernsymptome der Depression – wie depressive Stimmung, Freudlosigkeit und Interessenverlust – werden seltener oder gar nicht berichtet. Stattdessen stehen körperliche Beschwerden wie Schwindel, Übelkeit, Schmerzen (Kopf-, Rücken- oder Magenschmerzen), Verdauungsbeschwerden und/oder körperliche Schwäche im Vordergrund (Fellgiebel & Hautzinger, 2017). Auch Berichte über nachlassende geistige Fähigkeiten (Konzentrations- und Gedächtnisstörungen) sowie Unruhe und Schlafstörungen sind weitere häufige Symptome der Altersdepression, können aber auch eigenständige Störungsbilder im Alter sein oder einer Depression vorausgehen.

Die Risikofaktoren für die Entstehung einer Altersdepression können aus einem biopsychosozialen Verständnis heraus betrachtet werden. Auf biologischer Ebene sind Multimorbidität, Multimedikation, Pflegebedürftigkeit sowie Immobilität die stärksten Prädiktoren für die Entwicklung einer Altersdepression (Linden et al., 1998). Zudem ist das Auftreten einer Altersdepression bei anderen körperlichen Erkrankungen besonders hoch, z. B. nach einem Schlaganfall, bei Diabetes (Typ 2) oder bei Herzproblemen (Hautzinger, 2016). Auf psychosozialer Ebene können Umbrüche wie Ende der Erwerbstätigkeit, Anzeichen körperlichen und kognitiven Alterns, Sterbefälle in Familie und Freundeskreis bei fehlenden Ressourcen für deren Bewältigung auch als Auslöser einer Altersdepression identifiziert werden.

Zur Diagnostik stehen altersadaptierte sowie allgemeine Screening- und Diagnoseverfahren in Form von Fragebögen sowohl im Selbst- als auch Fremdbericht zur Verfügung. In einer vergleichenden Zusammenschau ist nach Borovac (2017) vor allem die Geriatrische Depressionsskala (GDS; Gauggel & Birkner, 1999) als altersadaptiertes Screening-Instrument zu empfehlen. Für den deutschsprachigen Raum empfiehlt sich hierfür auch die Depression-im-Alter-Skala (DIA-S; Heidenblut & Zank, 2010). Zur Beurteilung des Schweregrades, Verlaufs und Behandlungsergebnisses sind aber auch die Montgomery-Asberg-Depressions-Skala (MADRS; Schmidtke et al., 1988) oder die allgemeine Depressionsskala (ADS; Hautzinger et al., 2012) geeignet (Borovac, 2017). Zur Verwendung des Beck-Depressions-Inventars (BDI-II; Hautzinger et al., 2009) im Bereich Altersdepression liegen keine ausreichenden Daten vor (Borovac, 2017). Bei der Diagnostik der Altersdepression sollte ein besonderer Fokus auf Suizidalität gelegt werden, denn die höchste Suizidrate haben ältere Männer.

35.2.2 Angststörungen im Alter

Auch wenn das Risiko für eine Erstmanifestation im Alter abnimmt, zählen Angsterkrankungen mit 1.2 bis 15 % in der Allgemeinbevölkerung und 1 bis 28 % in klinischen Stichproben zu den häufigsten psychischen Erkrankungen bei Menschen im höheren Lebensalter (Bryant et al., 2008). Die große Varianz in den Angaben unterschiedlicher Studien ist hier ebenfalls der Verwendung unterschiedlicher Messinstrumente zuzuschreiben, wobei höhere Prävalenzen bei Verwendung von altersspezifischen Messinstrumenten, wie beispielsweise dem Composite International Diagnostic Interview (CIDI65+; Wittchen et al., 2015), berichtet werden (Canuto et al., 2018). Auch bezüglich der Prävalenz der verschiedenen Unterformen von Angsterkrankungen variieren die Angaben deutlich in der Literatur. Die meisten Studien berichten einheitlich, dass generalisierte Angststörungen bei älteren Menschen häufiger auftreten als bei jüngeren Menschen und soziale/spezifische Phobien seltener vorkommen (Lenze & Wetherell, 2011).

Weiterhin ist zu beachten, dass neben den bekannten Angststörungen des Erwachsenenalters auch altersspezifische Ängste (z. B. Sturzangst, Progredienzangst, „dementia worrying") beobachtet werden. So berichten ältere Menschen, häufig auch ohne bisher selbst gestürzt zu sein, von einem aktiven Vermeidungs- und Sicherheitsverhalten im Alltag aufgrund von Sturzangst (Scheffer et al., 2008). Auch Progredienzängste nehmen an Bedeutung im Alter zu. Vor allem Patient:innen mit Krebserkrankungen, Rheuma und Morbus Parkinson berichten häufig von Progredienzängsten. Menschen mit einer Krebserkrankung belasten dabei insbesondere Ängste vor einem Rezidiv, während Menschen mit Morbus Parkinson eher Angst vor einer Überlastung der Familie äußern (Berg et al., 2011). Durch eine verstärkte mediale Berichterstattung ist in den letzten Jahren auch das Phänomen des „dementia worrying" zunehmend beobachtbar. Insbesondere ältere Menschen, welche erste kognitive Einschränkungen bei sich selbst beobachten, leiden unter Ängsten vor einer Demenz (Kessler et al., 2012).

Die ätiologischen Bedingungen für die erstmalige Entstehung von klinisch bedeutsamen Ängsten im höheren Lebensalter sind bisher nicht gut untersucht worden, auch wenn in der Literatur ein ähnliches Modell wie bei Erstmanifestationen von Depressionen im höheren Lebensalter postuliert wird. Lenze und Wetherell (2011) benennen beispielsweise neurobiologische Veränderungen im Alter als Risikofaktoren (z. B. strukturelle und funktionelle Veränderungen der Verbindung des präfrontalen Kortex mit der Amygdala), ebenso das weibliche Geschlecht, einen hohen Neurotizismusscore, körperliche Erkrankungen und dadurch bedingte funktionelle Einschränkungen im Alltag sowie ein geringes Einkommen.

Für die Diagnostik von Sturzangst, „dementia worrying" und auch der Progredienzangst liegen bereits validierte Messinstrumente für den deutschsprachigen Raum vor (siehe Tabelle 35.1, S. 734). Altersspezifische Fragebögen bzw. Screening-Instrumente für Angsterkrankungen nach ICD-10 bzw. DSM-5 sind allerdings rar. Für die Verlaufsmessung bzw. das Screening muss daher überwiegend auf etablierte Fragebögen zurückgegriffen werden, welche nicht spezifisch für hochaltrige Patient:innen entwickelt wurden. Lediglich die Geriatric Anxiety Scale (GAS; Gottschling et al., 2016) und das Composite International Diagnostic Interview (CIDI65+; Wittchen et al., 2015) bieten die Möglichkeit, Angsterkrankungen bei Menschen im höheren Lebensalter adäquat zu beurteilen.

35.2.3 Häufig übersehen: Pflegende Angehörige

In Deutschland leben etwa 5 Millionen pflegebedürftige Menschen (Statistisches Bundesamt, 2021). Diese werden zu 84 % von informell pflegenden Angehörigen zu Hause versorgt. Es sind dabei überwiegend Ehefrauen, die ihre Ehemänner pflegen oder Töchter, die ihre Mütter versorgen. Diesen pflegenden Angehörigen ist gemeinsam, dass sie häufig hoch belastet sind und gleichzeitig ihre eigenen Bedürfnisse und die eigene Selbstfürsorge zurückstellen (Zimmermann et al., 2023). Dadurch laufen sie Gefahr, durch chronischen Stress selbst körperlich und/oder psychisch zu erkranken (Geschke et al., 2020). Insbesondere pflegende Angehörige von Menschen mit Demenz werden dabei sogar als „unsichtbare, zweite Patient:innen" bezeichnet, da sie besonders vulnerabel für die Entwicklung einer Depression sind (Brodaty & Donkin, 2009). Das Ausmaß der Belastung von pflegenden Angehörigen ergibt sich aus einem komplexen Wechselspiel aus Faktoren der pflegenden Angehörigen selbst, der zu pflegenden Personen sowie des Umfelds (Wuttke-Linnemann et al., 2019). Besonders gefährdet sind solche pflegende Angehörige, die sozial isoliert sind und keine Unterstützung (z. B. durch ambulante Pflegedienste, Tagesstätten, Beratungsangebote) annehmen.

Da viele pflegende Angehörige sich gar nicht als pflegende Angehörige sehen, ist es ratsam, dies direkt anzusprechen. Viele definieren Pflege erst ab Unterstützung im körperlichen Bereich und werten die emotionale Fürsorge gar nicht als Pflege. Hier kann es hilfreich sein, alternative Begriffe wie „Kümmerer", „Zugehörige" oder „Fürsorgende" zu wählen und sich einen genauen Überblick über die Situation zu verschaffen (Zimmermann et al., 2023). Gerade wenn Ehepartner:innen pflegen, erschweren häufig neben emotionalen Belastungen (z. B. antizipatorische Trauer) auch interpersonelle Belastungen durch asynchrones Altern die Beziehung zueinander.

Um die Belastung pflegender Angehöriger zu quantifizieren, stehen verschiedene Fragebögen zur Verfügung (siehe Tabelle 35.1). Besonders weit verbreitet ist die Häusliche Pflege-Skala (Gräßel, 2001) sowie das Zarit Burden Interview (Braun et al., 2010). Die Erfassung spezifischer dysfunktionaler Gedanken bei pflegenden Angehörigen von Menschen mit Demenz kann über die Skala zu pflegebezogenen Gedanken (Risch et al., 2023) vorgenommen werden. Auch positive Aspekte der Pflege als Resilienzfaktoren werden verstärkt berücksichtigt. Das FARBE-Instrument (Fragebogen zur Angehörigen-Resilienz und Belastung) ermöglicht es, Stress- und Resilienzfaktoren zueinander in Beziehung zu setzen, um besonders gefährdete pflegende Angehörige frühzeitig zu erkennen (Wuttke-Linnemann et al., 2020). Zudem lassen sich Beratungsthemen und Interventionen aus dem individuellen Beantwortungsmuster ableiten. Der Fragebogen zur Erfassung der aktuellen Ressourcenrealisierung pflegender Angehöriger von Menschen mit Demenz (PRUQ-CD; Töpfer & Wilz, 2018) ermöglicht nicht nur die Evaluierung von Interventionen hinsichtlich positiv formulierter Zielkriterien, sondern kann auch für Untersuchungen zu einem der allgemeinen Wirkfaktoren von Psychotherapie nach Klaus Grawe herangezogen werden (siehe Kapitel 1).

35.3 Psychotherapeutische Behandlung psychischer Erkrankungen im Alter

Die Grundhaltung zum Thema Psychotherapie im Alter, vor allem beim Vorliegen kognitiver Einschränkungen, lautet: Vieles ist möglich, es erfordert nur eine Anpassung (Linnemann & Fellgiebel, 2017). Diese Anpassungen äußern sich in flexibleren Rahmenbedingungen (z. B. Notwendigkeit aufsuchender Behandlungen), in der Berücksichtigung altersspezifischer Themen (z. B. Renteneintritt, körperliches Altern, Pflege und Pflegebedürftigkeit) und in der Erfordernis altersspezifischer psychotherapeutischer Kompetenzen (z. B. zeithistorisches Wissen über Geburtskohorten; Kessler, 2021; Peters & Lindner, 2019; Riehl-Emde, 2014; Zank et al., 2010). Hautzinger und Hüll (2017) beschreiben den aktuellen Status quo in der Psychotherapie mit älteren Menschen schulenübergreifend als „Baukastenprinzip", nach welchem verschiedene Methoden und Techniken pragmatisch und individualisiert an die Bedürfnisse der Patient:innen angepasst werden. Entsprechend sind das Vorgehen und die Fallkonzeption in der Behandlung älterer Menschen nicht fundamental unterschiedlich zum Vorgehen bei jüngeren Patient:innen. Dennoch sollten Psychotherapeut:innen altersspezifische Themen und Besonderheiten kennen und anwenden können, um gegebenenfalls bei Menschen mit Pflegebedarf, Multimorbidität und kognitiven Einschränkungen die Therapie entsprechend personalisieren zu können. Es ist jedoch zu betonen, dass auch reguläre Therapien ohne altersspezifische Anpassungen mit älteren Menschen möglich sind, und dass andersherum auch bei jüngeren Patient:innen Adaptionen der Therapie aufgrund von kognitiven Leistungseinbußen oder Pflegebedürftigkeit möglich sind. Eine pauschale „Ü65-Behandlung" existiert folglich nicht.

Dennoch ist ein Wissen über mögliche altersspezifische Adaptionen in der Psychotherapie mit älteren Menschen unabdingbar. Maercker (2003) betont entsprechend in seinem Rahmenmodell der Alterspsychotherapie, dass in der psychologischen Begleitung älterer Menschen immer zwei Perspektiven zugleich betrachtet werden müssen: die altersbezogene und die störungsspezifische Perspektive. Die altersbezogene Perspektive spiegelt sich unter anderem in der Auswahl therapeutischer Ziele, der Beziehungsgestaltung sowie der Anwendung therapeutischer Methoden wider. Hier beschreibt Maercker (2003) vor allem die Notwendigkeit selektiv optimierter Therapieziele in Anlehnung an das SOK-Modell gesunden Alterns (Selektion, Optimierung und Kompensation). Darüber hinaus ergeben sich aus dem Rahmenmodell Implikationen für die therapeutische Beziehungsgestaltung. Dies betrifft den möglichen Altersunterschied zwischen Patient:in und Therapeut:in sowie die Berücksichtigung der zeithistorischen Perspektive (Maercker, 2003). Gerade beim Vorliegen somatischer Nebendiagnosen ist das Miteinbeziehen von ärztlichem Fachpersonal, Pflegediensten und Angehörigen für den Behandlungserfolg äußerst

Tabelle 35.1: Auswahl altersspezifischer bzw. für ältere Menschen geeigneter psychometrischer Fragebögen

Depression	Angst	Fokus: Pflegende Angehörige
Geriatrische Depressionsskala (GDS; Gauggel & Birkner, 1999)	Geriatric Anxiety Scale (GAS; Gottschling et al., 2016)	Häusliche Pflege-Skala (HPS; Gräßel, 2001)
Montgomery-Asberg-Depressions-Skala (MADRS; Schmidtke et al., 1988)	Sturz-Wirksamkeitsskala (FES-I; Dias et al., 2006)	Zarit Burden Interview (ZBI; Braun et al., 2010)
Depression-im-Alter-Skala (DIA-S; Heidenblut & Zank, 2010)	Dementia Worry Scale (DWS; Kessler et al., 2014)	Skala pflegebezogener Gedanken (CTS; Risch et al., 2023)
Allgemeine Depressionsskala (ADS; Hautzinger et al., 2012)	Progredienzangst-Fragebogen (PA-F; Herschbach et al., 2005)	Fragebogen zur Angehörigen-Resilienz und -Belastung (FARBE; Wuttke-Linnemann et al., 2020)
		Fragebogen zur Erfassung der aktuellen Ressourcenrealisierung pflegender Angehöriger von Menschen mit Demenz (PRUQ-CD; Töpfer & Wilz, 2018)

relevant und in der Regel der größte Unterschied im Vergleich zu Behandlungen von jüngeren Menschen. Diese Aspekte der multiprofessionellen Zusammenarbeit können in der ambulanten Niederlassung als Herausforderung angesehen werden. Entsprechend sind trotz zunehmender Verfügbarkeit altersspezifischer Psychotherapieverfahren und theoretischer Konzepte und Empfehlungen massive Versorgungslücken bei älteren und besonders bei hochaltrigen Menschen identifiziert worden (Kessler, 2021; Peters & Lindner, 2019). Der Anteil von Patient:innen im Alter von über 60 Jahren in ambulanter Psychotherapie liegt bei etwa 5 %, der Anteil hochaltriger Patient:innen sogar bei unter 1 % (Kessler & Tegeler, 2018) – und das, obwohl zunehmend wissenschaftliche Studien die Wirksamkeit von Psychotherapie mit älteren Menschen belegen (Hautzinger & Hüll, 2017).

Zusammenfassend lässt sich festhalten, dass Psychotherapie mit älteren Menschen Besonderheiten aufweisen kann und Psychotherapeut:innen diese in der Behandlung – wenn nötig – berücksichtigen sollten. Basierend auf den einschlägigen Lehrbüchern von Kessler (2021), Peters und Lindner (2019), Riehl-Emde (2014) sowie Zank et al. (2010) bietet Tabelle 35.2 eine Übersicht möglicher Besonderheiten in der Psychotherapie mit älteren Menschen, adaptiert nach dem Lehrbuch von Kessler (2021).

35.3.1 Allgemeine altersspezifische Adaptionen der Richtlinienverfahren

35.3.1.1 Kognitive Verhaltenstherapie (KVT) im Alter

Gerade in der KVT sind störungsspezifische Behandlungsprogramme weitverbreitet, auch für die Behandlung von älteren Menschen (Hautzinger & Hüll, 2017). Leitidee ist hierbei, wie bei jüngeren Patient:innen, zielgruppenspezifisch und individualisiert die Therapieinhalte und den therapeutischen Rahmen an die Bedürfnisse und Kompetenzen der Patient:innen anzupassen. Beispielsweise ist bei der Verhaltensaktivierung in der Arbeit mit pflegebedürftigen, multimorbiden Menschen die Kreativität der Behandelnden gefragt, da durch die körperlichen Einschränkungen der Handlungsspielraum zur Verhaltensaktivierung stark eingeschränkt sein kann und dadurch auch ein kleinschrittigeres Vorgehen erforderlich wird (Kessler, 2021). Die Verhaltensaktivierung ist bei körperlich und/oder kognitiv eingeschränkten älteren Menschen vor allem vor dem Hintergrund sozialer Aktivitäten besonders bedeutsam, da durch die Einschränkungen meistens ein sozialer Rückzug zu beobachten ist (Kessler, 2021). Auch in der kognitiven Therapie können Adaptionen notwendig sein, insbesondere beim Vorliegen von kogniti-

Tabelle 35.2: Mögliche Besonderheiten bei der psychotherapeutischen Arbeit mit älteren Menschen (adaptiert nach Kessler, 2021)

Mögliche Besonderheiten bei der Arbeit mit älteren Menschen aufseiten …		
… der Patient:innen	**… der Therapeut:innen**	**… des Behandlungsumfeldes**
Hohe Variabilität innerhalb der Gruppe älterer Menschen; sehr heterogener Umgang mit den Herausforderungen des Alter(n)s	Reflexion eigener Alter(n)sbilder notwendig	–
Multimorbidität, Pflegebedürftigkeit, Pflege, Immobilität	Sozialrechtliches Grundwissen zu Pflege und Reha notwendig	Zusammenarbeit/Absprachen mit Angehörigen, ärztlichem Fachpersonal, Pflegediensten und anderen Dienstleistenden
Unterschiedliche Geburtskohorten	Zeithistorisches Denken und Reflexion des Altersunterschieds notwendig	–
Kognitive Störungen	Anpassungen des therapeutischen Rahmens (Zeit, Ort, Dauer, Inhalte) notwendig	Einbezug von Angehörigen in die Behandlung; Absprachen mit dem ärztlichen Fachpersonal
Einsamkeit, Altersarmut	Wissen über regionale Hilfs- und Unterstützungsangebote notwendig	Kontakte zu Beratungsstellen, Pflegestützpunkten, regionalen Netzwerken, ehrenamtlichen Helfer:innen, Nachbarschaftshilfe
Eingeschränkte Teilhabemöglichkeiten	Wissen über regionale Angebote notwendig, auch in Bezug auf digitale Teilhabe	Kontakte zu Netzwerken/Sozialdiensten für Teilhabemöglichkeiten für ältere Menschen; Hilfe bei Digitalisierung (Digitalbotschafter:innen)

ven Einschränkungen. Methoden wie die ABC-Technik oder auch der sokratische Dialog (siehe Kapitel 18) sollten dann in ihrer Komplexität je nach Patient:in entsprechend vereinfacht werden. Zudem scheinen ältere Patient:innen mehr von einer hedonistischen Disputation zu profitieren, was sich durch die verstärkte Fokussierung auf die Steigerung des Wohlbefindens und Vermeidung von unangenehmen Gefühlen erklären lässt (Kessler, 2021; Sittler et al., 2022). Zu Expositionstherapien bei der Behandlung von Angststörungen im Alter fassen Forstmeier und Ochel (2022) zusammen, dass sowohl Verfahren in vivo als auch imaginative Expositionsverfahren in der Mehrheit der Studien zu einer Angstreduktion führen. Im Bereich der Behandlung der Posttraumatischen Belastungsstörung liegen vor allem Befunde zu prolongierter Exposition, narrativer Expositionstherapie sowie Lebensrückblicktherapie vor (Forstmeier & Ochel, 2022). Die zentralen Besonderheiten umfassen dabei laut Forstmeier und Ochel (2022) sechs spezifische Bereiche, nämlich die Berücksichtigung körperlicher Veränderungen, veränderte Angstreaktionen im Alter, kognitive Einschränkungen, unterschiedliche Angstinhalte im Alter, altersspezifisches Vermeidungsverhalten und Chronifizierung. Diese münden den Autoren zufolge in vier notwendigen Adaptionen, nämlich (1) einer differenzierten Sicht auf Vermeidungsverhalten (in Abgrenzung zu nachvollziehbarer Vorsicht), (2) der Notwendigkeit, Rücksprache mit Ärzt:innen zu halten, und damit verbunden (3) einem eventuell eher graduierten Vorgehen und (4) einem hohen Maß an Kreativität der Therapeut:innen bei der Durchführung von Expositionstherapien.

35.3.1.2 Psychodynamische Verfahren im Alter

Die psychodynamische Sicht auf das Altern hat sich grundlegend gewandelt. Beschrieb Freud noch, dass Psychotherapie bereits ab einem Alter von 50 Jahren nicht mehr indiziert sei, besteht heute Einigkeit darüber, dass eine psychodynamische Psychotherapie im Alter sinnvoll und wirksam sein kann (Peters & Lindner, 2019). Historisch wurde Altern zwar in einem Defizit- und Regressionsmodell als zweite Kindheit betrachtet (Peters & Lindner, 2019), gleichzeitig beschrieb Freud aber auch die Zeitlosigkeit des Unbewussten (Peters, 2009). Heute überwiegt die Haltung, Altern stattdessen als eine Phase großer Vielfalt und Entwicklungsoffenheit zu betrachten (Peters & Lindner, 2019). Dabei kann von einer lebenslangen Kontinuität der im Zentrum psychodynamischer Psychotherapien stehenden Konflikte ausgegangen werden, die immer wieder hervordrängen und in jedem Lebensabschnitt neue Lösungen verlangen (Peters & Lindner, 2019). Dies betrifft die Triebkonflikte, den Autonomie-Abhängigkeits-Konflikt sowie den narzisstischen Konflikt gleichermaßen (siehe Kapitel 3). Neben diesem primären Fokus auf die Konflikte kommt dem Thema Alter an sich aus psychodynamischer Perspektive ein besonderer zweiter Fokus zu. Denn therapeutisch betont Peters (2009) die Frage, wie das Alter als Thema im Innerseelischen repräsentiert ist. In der psychodynamischen Psychotherapie älterer Menschen wird dabei explizit die Beziehung zwischen Therapeut:in und Patient:in anhand von Übertragung und Gegenübertragung altersspezifisch beschrieben und diskutiert (Heuft et al., 2006). Diese beiden zentralen Übertragungseffekte werden von Heuft (1990) durch die Eigenübertragung ergänzt, die die Auseinandersetzung mit eigenen Altersbildern und dem eigenen Altern nochmal expliziter formuliert.

35.3.1.3 Systemische Therapie

Für ältere Patient:innen können Methoden und Techniken der systemischen Therapie äußerst hilfreich sein, da insbesondere bei auslösenden Faktoren wie Berentung, Verwitwung, Pflegebedürftigkeit das Miteinbeziehen des Systems relevant werden kann. Systemische Therapeut:innen beschreiben altersspezifische Adaptionen häufig vor dem Hintergrund ihrer zugrunde liegenden Weltanschauung: dem sozialen Konstruktivismus, nach welchem die Wirklichkeit eines jeden Menschen vor dem Hintergrund seiner lebensgeschichtlichen Erfahrungen konstruiert wird (Johannsen, 2008). So wird in der Behandlung von älteren Personen vor allem eine gezielte Arbeit *an* und *mit* den Altersbildern aller Beteiligten fokussiert. Alter soll nicht defizitär betrachtet und erörtert werden, sondern als Phase des Wachstums – basierend auf den vielen Erfahrungen, welche man in der Vergangenheit sammeln durfte (Friedrich-Hett, 2007). In der systemischen Arbeit mit Älteren sind die Konstellationen des Systems häufig komplexer als bei jüngeren Menschen, da drei bis vier Generationen beteiligt sein können und Wahlbekanntschaften (Nachbar:innen, Bekannte) zunehmend eine große Rolle im System spielen. Daher müssen Therapeut:innen ein hohes Maß an Kreativität in der Fragetechnik aufweisen, um allen Perspektiven im System offen und wertschätzend begegnen zu können. Ein solides Hintergrundwissen zu zeithistorischen Ereignissen, wie beispielsweise dem Nationalsozialismus und der Zeit der DDR und den damit verbundenen Folgen auf sozialer Ebene, kann ebenfalls hilfreich sein (Johannsen, 2008).

Paartherapie

Allen anerkannten Psychotherapieverfahren in Deutschland ist gemein, dass sie auch für die Paartherapie herangezogen werden können. Auch hier existieren verfahrensübergreifende altersspezifische Adaptionen. Riehl-Emde (2014) bemerkt dabei, dass genauso wie bei jüngeren Paaren auch ältere Paare zunehmend von einer steigenden Heterogenität der Lebensformen berichten (z. B. „grey divorce") und dadurch unterschiedliche Therapieanliegen und -ziele formulieren. Häufige Therapieanliegen bei älteren Paaren sind: Streitigkeiten/Nähe-Distanz-Probleme nach der Pensionierung, Belastung durch Krankheit und Rollenumkehr, Probleme mit Kindern oder Kontaktabbruch zu Enkeln sowie Schwierigkeiten oder Unzufriedenheit mit der gemeinsamen Sexualität (Riehl-Emde, 2014).

35.3.1.4 Altersspezifische Adaptionen der neueren Therapieansätze

Neuere Therapieansätze sind sowohl von Vertreter:innen der psychodynamischen Verfahren als auch von Seiten der Kognitiven Verhaltenstherapie entwickelt worden. Gerade unter dem Stichwort „Dritte Welle“ lassen sich viele Weiterentwicklungen der Kognitiven Verhaltenstherapie subsumieren, wie das Cognitive Behavioral Analysis System of Psychotherapy (CBASP) oder die Schematherapie. Auch wenn diese Ansätze noch jung sind, ist doch die Relevanz altersspezifischer Adaptionen hier bereits erkannt worden. Beispielsweise wird in der Schematherapie nach van Donzel et al. (2021) empfohlen, dass die Erarbeitung positiver anstatt maladaptiver Schemata im höheren Lebensalter fokussiert werden sollte. Beim Einsatz der Stuhlarbeit können bei kognitiven Einschränkungen nur zwei Stühle verwendet werden, um die Komplexität zu reduzieren. Nach Risch und Wilz (2015) ist es in der Akzeptanz- und Commitment-Therapie (ACT) zunächst wichtig, bei älteren Patient:innen mittels Metaphern oder der sogenannten chinesischen Fingerfallenübung die Herangehensweise der wertfreien Betrachtung sowie das für ältere Menschen häufig ungewohnte Konzept „Akzeptanz statt Vermeidung“ zu vermitteln. Auch für das CBASP (siehe Kapitel 27.1), welches für die Behandlung von chronischen Depressionen entwickelt wurde, existiert bereits eine altersspezifische Adaption: CBASP@oldage (Bollmann et al., 2015). Dabei unterscheidet sich der CBASP-spezifische Behandlungsablauf selbst nicht, vielmehr werden für die CBASP-Strategien Modifikationen vorgeschlagen. Hier wird beispielsweise konkret empfohlen, dass bei älteren Patient:innen mit weniger Bezugspersonen und Prägungen als bei jüngeren Patient:innen gearbeitet werden sollte (zwei bis drei anstatt sechs) oder dass bei der Erarbeitung des Kiesler-Kreises aktive Körperübungen zur besseren Verankerung genutzt werden sollen (Bollmann & Brakemeier, 2017). Bei der Situationsanalyse sollte zunächst mit vorgefertigten Beispielen gearbeitet werden, bevor individuelle Situationen analysiert werden. Zudem sollte die Sprache vereinfacht werden (Bollmann & Brakemeier, 2017). Auch im Bereich psychodynamischer Verfahren wurde mit der mentalisierungsbasierten Psychotherapie (MBT) eine neue Therapieform hervorgebracht, welche auch explizit bei älteren Patient:innen Anwendung finden kann (Peters & Lindner, 2019). Dieser auf der Bindungsforschung basierende Therapieansatz ist bei der Arbeit mit älteren Patient:innen besonders relevant, da altersbedingt sozialkognitive Fähigkeiten abnehmen und die MBT genau hier in einem geschützten therapeutischen Rahmen ansetzen kann (Peters & Lindner, 2019).

Im folgenden Kasten wird mit der Lebensrückblicktherapie ein weiteres Therapieangebot beschrieben.

Lebensrückblicktherapie

Mit der Lebensrückblicktherapie (LRT) steht ein eigenes, altersspezifisches Therapieverfahren zur Verfügung. Sie zählt zu den Lebensrückblicksverfahren und ist verwandt mit der Biografiearbeit und Reminiszenzansätzen, unterscheidet sich von diesen allerdings in ihren psychotherapeutischen Ansätzen und Zielen (Maercker & Forstmeier, 2013). Diese Unterschiede gehen vor allem auf den Einbezug von Emotionen, Reflexionen und der Berücksichtigung von positiven und negativen Erinnerungen in der Lebensrückblicktherapie zurück (Maercker & Forstmeier, 2013). Der Lebensrückblick kann in der Behandlung von Depressionen, Ängsten, Traumafolgestörungen, Demenz und Anpassungsstörungen verfahrensübergreifend angewendet werden und kann neben einer Reduktion psychischer Symptome auch zu einer Erhöhung der Selbstwirksamkeit und Ich-Integrität führen (Pinquart & Forstmeier, 2012). Hierbei scheinen Prozesse wie Bilanzierung, Sinnfindung und Gedächtniselaboration eine wichtige Rolle zu spielen (Maercker & Forstmeier, 2013).

Die Lebensrückblicktherapie setzt sich aus drei Phasen zusammen: einer Vorbereitungsphase, einer mittleren Phase und einer Abschlussphase (Maercker & Forstmeier, 2013). Während der mittleren Phase, die den Kernteil bildet, werden in chronologischer Reihenfolge Fragen zu den einzelnen Lebensphasen gestellt, die Erinnerungen anregen sollen. Dafür werden Patient:innen gebeten, Erinnerungsgegenstände (z. B. Fotos, Briefe, Tagebücher) zu den jeweiligen Sitzungen mitzubringen. Dabei wird bewusst sowohl auf positive als auch auf negative Erinnerungen eingegangen (Maercker & Forstmeier, 2013). Ziel ist neben den Schilderungen der Erinnerungen vor allem deren Reflexion. In der Abschlussphase soll die Reflexion dann zu einer Integration und Bilanzierung der Lebenserfahrungen führen. Für ältere Menschen gibt es ein konkretes Gruppenprogramm Lebensrückblicktherapie, bestehend aus zwölf Sitzungen zu dem Thema „Auf der Suche nach Sinn“ (Pot & Asch, 2013). Zudem gibt es spezifische Adaptionen für Menschen mit Demenz, die auf verkürzte Inhalte (z. B. Unterteilung in drei Lebensbereiche: Kindheit, Jugend, Erwachsenenalter) und eine noch explizitere Nutzung von Erinnerungsstützen setzen (Forstmeier & Roth, 2018; Haight & Haight, 2018). Insgesamt entsteht als Resultat aus den Sitzungen ein Lebensbuch, das mit Fotos und anderen Erinnerungshilfen gefüllt wird, die gerne auch durch Einbezug von Angehörigen gesammelt werden können.

35.3.2 Weitere altersspezifische Therapieansätze

Neben den beschriebenen Heuristiken zur Personalisierung der Therapien im höheren Lebensalter existieren auch konkrete altersspezifische Adaptionen für verschiedene Therapieansätze. Drei dieser Interventionsansätze stellen wir im Folgenden näher vor.

Interpersonelle Psychotherapie im Alter (IPT-Late Life). Die Interpersonelle Psychotherapie im Alter (IPT-Late Life; Dykierek et al., 2022) stellt eine altersspezifische Adaption der interpersonellen Psychotherapie dar, die sowohl im Einzel- als auch im Gruppensetting sowie stationär oder ambulant durchgeführt werden kann. Im Unterschied zur IPT bei jüngeren Patient:innen spielen Akzeptanzziele bei den Therapiezielen eine größere Rolle. Zudem werden die Problembereiche der IPT altersspezifisch definiert. Diese an das Alter angepassten Therapieinhalte zeigen sich vor allem im Problembereich Rollenwechsel, wobei das Altern an sich als Rollenwechsel definiert wird. Gerade bei der Bearbeitung dieses Rollenwechsels soll es gelingen, Altern nicht nur als eine Phase des Abbaus und der Verluste zu sehen, sondern auch mögliche Chancen und Gewinne zu identifizieren.

Problem Solving Therapy im Alter (PST). Wissenschaftlich gut belegt ist die Effektivität von Problemlösetherapie bei älteren Menschen, insbesondere mit depressiven Symptomen. Die Problemlösetherapie allgemein versteht sich als eine psychosoziale Intervention der KVT, die zum Ziel hat, den Umgang mit Stressoren im Alltag problemlöseorientiert zu verbessern (Nezu et al., 2013). In Bezug auf PST bei älteren Menschen liegen Wirksamkeitshinweise im Bereich der depressiven Symptomatik in unterschiedlichen Settings (aufsuchend, telefonisch, online) sowie für unterschiedliche Personengruppen (Patient:innen nach Schlaganfall, Schmerzpatient:innen) vor (Kiosses & Alexopoulos, 2014). Gerade im Bereich der Anpassungen an Patient:innen mit kognitiven Einschränkungen wird die Problem Adaptation Therapy (PATH) als Weiterentwicklung der PST beschrieben, die vor allem auf die Emotionsregulation mithilfe von Problemlösestrategien abzielt. Ein besonderer Schwerpunkt liegt dabei auf der Etablierung kompensatorischer Strategien (z.B. Nutzen von Kalendern, Erinnerungen, Notizen) sowie dem Einbezug der Angehörigen (Kiosses et al., 2010).

Kognitive Verhaltenstherapie für pflegende Angehörige von chronisch kranken Menschen (Tele.TAnDem). Gerade für pflegende Angehörige sind (präventive) therapeutische Konzepte notwendig, um psychischen Symptomen vorzubeugen bzw. zu reduzieren und die Lebensqualität während der Pflege aufrechtzuerhalten. Tele.TAnDem (Wilz et al., 2015) ist ein KVT-basierter Interventionsansatz, der ursprünglich für pflegende Angehörige von Menschen mit Demenz entwickelt und in verschiedenen Settings evaluiert wurde (Online: Meichsner et al., 2019; Telefon: Töpfer et al., 2021; Face-to-face: Töpfer et al., 2022; Gruppensetting: Wilz & Kalytta, 2012). Inzwischen ist dieses Interventionskonzept auch für pflegende Angehörige von chronisch kranken Personen allgemein adaptiert worden (Tele.TAnDem+; Pfeiffer et al., 2021). Wesentliche Inhalte von Tele.TAnDem sind die Verbesserung der Akzeptanz der Erkrankung, die Unterstützung bei der Bewältigung von Rollenkonflikten bzw. Rollenneudefinition, die Unterstützung bei der Bewältigung von (antizipatorischer) Trauer, die Verbesserung der Wahrnehmung eigener Bedürfnisse und Grenzen, die Förderung von Selbstfürsorge und die Verbesserung des Stressmanagements sowie der Abbau der Barrieren bei der Inanspruchnahme von (professionellen) Hilfsangeboten. Tele.TAnDem kann innerhalb von zwölf Sitzungen im Einzel- oder Gruppensetting als persönliches Gespräch, telefonisch oder auch online durchgeführt werden. Gerade bei pflegenden Angehörigen, welche durch die Pflegetätigkeit zeitlich und örtlich häufig stark gebunden sind, ist der Bedarf an solchen telemedizinischen Ansätzen besonders groß, und dabei auch effektiv (Wilz, Meichsner et al., 2017; Wilz, Reder et al., 2017).

35.4 Empirische Absicherung

Da das Feld der Alterspsychotherapie relativ jung ist, liegen – im Vergleich zur Psychotherapie bei jüngeren Menschen – weniger empirische Daten zur Wirksamkeit von Psychotherapie im Alter vor. Die Befunde, die vorliegen, stimmen allerdings optimistisch und unterstützen die Haltung, dass ältere Menschen erfolgreich psychotherapeutisch behandelt werden können.

In einer Metaanalyse zeigte sich KVT bei Patient:innen mit Depression altersunabhängig effektiv, d.h. in der Gruppe der älteren Patient:innen war KVT ebenso effektiv wie bei den jüngeren Patient:innen (Werson et al., 2022). Und auch eine Metaanalyse von Cuijpers et al. (2020) konnte keine signifikanten Unterschiede in den Effektstärken zwischen jungen Erwachsenen und älteren Patient:innen bei der psychotherapeutischen Behandlung von Depression finden. Bezüglich der Diagnose einer Demenz weisen sowohl Menschen mit Demenz als auch deren Angehörige erhöhte Raten depressiver Störungen auf, die in den wenigen psychotherapeutischen Studien Hauptzielindikator sind. Hier liegen noch keine metaanalytischen Befunde zur Wirksamkeit von Psychotherapie bei Demenz vor, sondern lediglich vereinzelte Evidenzen. In einem Review fassen Sukhawathanakul et al. (2021) zusammen, dass die meisten psychotherapeutischen Interventionen für Menschen mit Demenz auf KVT-Ansätzen basieren. Eine genauere Untersuchung der spezifischen Elemente und deren Wirksamkeit steht allerdings noch aus (Cheston & Ivanecka, 2017).

Bezüglich der Angststörungen liegen ebenfalls weniger empirische Studien zur Rolle psychotherapeutischer Behandlungsansätze vor. Dies hat sicherlich damit zu tun, dass ältere Patient:innen in der psychotherapeutischen Versorgungslandschaft unterrepräsentiert sind und bei Angstsymptomen in der hausärztlichen Praxis als erste Anlaufstelle häufig eine medikamentöse Behandlung erhalten (Thorp et al., 2009). In einer Metaanalyse beschreiben Thorp et al. (2009), dass Effektstärken von KVT bei Angststörungen im Alter vergleichbar sind mit den Effektstärken bei jüngeren Patient:innen sowie mit der Wirkung pharmakologischer Ansätze. Pinquart und Duberstein (2007) finden sogar eine höhere Effektstärke bei den pharmakologischen Ansätzen, die bei Kontrolle des Placeboeffektes aber verschwindet und dann den Verhaltensansätzen gleichzusetzen ist. Vor dem Hintergrund von Polypharmazie und möglichen Nebenwirkungen psychiatrischer Medikationen bei älteren Menschen muss folglich individuell abgestimmt werden, welche Behandlungsstrategien am erfolgversprechendsten sind.

35.5 Fazit

In der Regel gilt für Psychotherapie mit älteren Menschen dasselbe Prinzip wie für jüngere Menschen: Personalisierung ist der Schlüssel zum Erfolg. Eine pauschale „Ü65-Behandlung" existiert folglich nicht. Das psychotherapeutische Arbeiten mit älteren Menschen ist daher generell nicht anders als mit jüngeren Menschen. Dennoch ist in der Arbeit mit älteren Personen ein zeithistorisches Denken bezüglich der unterschiedlichen Geburtskohorten bei der Personalisierung der Therapie hilfreich. Zusätzlich ist aufgrund des größeren Anteils an Menschen mit zunehmenden und beeinträchtigenden körperlichen Beschwerden, welche auch mit den psychischen Symptomen interagieren, das Wissen um altersspezifische Perspektiven und Prozesse in der Personalisierung der Therapie unabdingbar. Denn unter Berücksichtigung der Besonderheiten, welche auf körperlicher und psychischer Ebene mit dem Alter in der Regel einhergehen, kann Psychotherapie verfahrensübergreifend auch bei älteren und hochaltrigen Personen erfolgreich angewendet werden. Zunehmend belegen wissenschaftliche Studien dies, auch wenn die wissenschaftliche Literatur zu diesem Thema überschaubar ist und erst wenige Studien spezifisch Psychotherapie im Alter untersuchen. Hervorzuheben ist, dass bei der Behandlung von älteren Menschen das soziale Umfeld immer stärker miteinbezogen werden sollte (beispielsweise pflegende Angehörige), dass aber auch die interdisziplinäre Zusammenarbeit mit anderen Professionen bei häufig vorliegender Multimorbidität an Bedeutung für den Therapieerfolg zunimmt. Auch Kenntnisse über sozialrechtliche Grundlagen und Kontakte zu wichtigen Netzwerkpartner:innen in der regionalen Pflegelandschaft können gerade bei pflegebedürftigen Menschen in der Psychotherapie hilfreich sein. Die Besonderheiten in der Arbeit mit älteren Menschen können aber auch als Anreiz für die oft auch bereichernde Arbeit mit älteren Menschen angesehen werden, denn die Beachtung der altersspezifischen Adaptionen ermöglicht die Teilhabe an einem breiten transgenerationalen Erfahrungsschatz.

Literatur

Baltes, P.B. & Baltes, M.M. (1990). Psychological perspectives on successful aging: The model of selective optimization with compensation. In P.B. Baltes & M.M. Baltes (Eds.), *Successful aging: Perspectives from the behavioral sciences* (pp. 1–34). Cambridge: Cambridge University Press. https://doi.org/10.1017/CBO9780511665684.003

Berg, P., Book, K., Dinkel, A., Henrich, G., Marten-Mittag, B., Mertens, D. et al. (2011). Progredienzangst bei chronischen Erkrankungen. *Psychotherapie Psychosomatik Medizinische Psychologie, 61*(1), 32–37. https://doi.org/10.1055/s-0030-1267927

Bollmann, S. & Brakemeier, E. (2017). „Nicht geschimpft ist genug gelobt!" Stationäre Psychotherapie mit dem Cognitive Behavioral Analysis System of Psychotherapy (CBASP) bei einer 81-jährigen chronisch depressiven Patientin. *Psychotherapie im Alter, 14*(1), 65–82. https://doi.org/10.30820/1613-2637-2017-1-65

Bollmann, S., Schuler, M., Haupenthal, S., Zetzsche, T. & Brakemeier, E. (2015). Psychotherapie im Alter. Das Cognitive Behavioral Analysis System of Psychotherapy (CBASP) für chronisch depressive ältere Patienten. *PTT: Persönlichkeitsstörungen Theorie und Therapie, 19*(2), 137–151.

Borovac, I. (2017). Strukturierte Fragebögen. In A. Fellgiebel & M. Hautzinger (Hrsg.), *Altersdepression: Ein interdisziplinäres Handbuch* (S. 27–32). Berlin: Springer. https://doi.org/10.1007/978-3-662-53697-1_4

Braun, M., Scholz, U., Hornung, R. & Martin, M. (2010). Die subjektive Belastung pflegender Ehepartner von Demenzkranken: Hinweise zur Validität der deutschen Version des Zarit Burden Interviews. *Zeitschrift für Gerontologie und Geriatrie, 43*(2), 111–119. https://doi.org/10.1007/s00391-010-0097-6

Brodaty, H. & Donkin, M. (2009). Family caregivers of people with dementia. *Dialogues in Clinical Neuroscience, 11*(2), 217–228. https://doi.org/10.31887/DCNS.2009.11.2/hbrodaty

Bryant, C., Jackson, H. & Ames, D. (2008). The prevalence of anxiety in older adults: Methodological issues and a review of the literature. *Journal of Affective Disorders, 109*(3), 233–250. https://doi.org/10.1016/j.jad.2007.11.008

Canuto, A., Weber, K., Baertschi, M., Andreas, S., Volkert, J., Dehoust, M.C. et al. (2018). Anxiety disorders in old age: Psychiatric comorbidities, quality of life, and prevalence according to age, gender, and country. *American Journal of Geriatric Psychiatry, 26*(2), 174–185. https://doi.org/10.1016/j.jagp.2017.08.015

Carstensen, L.L. & DeLiema, M. (2018). The positivity effect: A negativity bias in youth fades with age. *Current Opinion in Behavioral Sciences, 19*, 7–12. https://doi.org/10.1016/j.cobeha.2017.07.009

Carstensen, L.L., Isaacowitz, D.M. & Charles, S.T. (1999). Taking time seriously. A theory of socioemotional selectivity. *American Psychologist, 54*(3), 165–181. https://doi.org/10.1037/0003-066x.54.3.165

Cheston, R. & Ivanecka, A. (2017). Individual and group psychotherapy with people diagnosed with dementia: A systematic review of the literature. *International Journal of Geriatric Psychiatry, 32*(1), 3–31. https://doi.org/10.1002/gps.4529

Cuijpers, P., Karyotaki, E., Eckshtain, D., Ng, M.Y., Corteselli, K.A., Noma, H. et al. (2020). Psychotherapy for depression across different age groups: A systematic review and meta-analysis. *JAMA Psychiatry, 77*(7), 694–702. https://doi.org/10.1001/jamapsychiatry.2020.0164

Dias, N., Kempen, G.I., Todd, C.J., Beyer, N., Freiberger, E., Piot-Ziegler et al. (2006). Die Deutsche Version der Falls Efficacy Scale-International Version (FES-I). *Zeitschrift für Gerontologie und Geriatrie, 39*, 297–300. https://doi.org/10.1007/s00391-006-0400-8

Dykierek, P., Scheller, E. & Schramm, E. (2022). *Interpersonelle Psychotherapie im Alter (IPT-Late Life): Ein Therapiemanual bei Depression im höheren Lebensalter*. Stuttgart: Kohlhammer. https://doi.org/10.17433/978-3-17-038379-1

Fellgiebel, A. & Hautzinger, M. (2017). *Altersdepression – Ein interdisziplinäres Handbuch*. Berlin: Springer. https://doi.org/10.1007/978-3-662-53697-1

Forstmeier, S. & Ochel, J. (2022). Applying exposure therapy with older adults. In J.A.J. Smits, J. Jacquart, J. Abramowitz, J. Arch & J. Margraf (Eds.), *Clinical guide to exposure therapy* (pp. 239–257). Cham: Springer. https://doi.org/10.1007/978-3-031-04927-9_13

Forstmeier, S. & Roth, T. (2018). Modul 5: Lebensrückblick. In S. Forstmeier & T. Roth (Hrsg.), *Kognitive Verhaltenstherapie für Patienten mit leichter Alzheimer-Demenz und ihre Angehörigen* (S. 65–76). Berlin: Springer.

Friedrich-Hett, T. (2007). *Positives Altern: Neue Perspektiven für Beratung und Therapie älterer Menschen*. Bielefeld: transcript Verlag.

Gauggel, S. & Birkner, B. (1999). Validität und Reliabilität einer deutschen Version der Geriatrischen Depressionsskala (GDS). *Zeitschrift für Klinische Psychologie und Psychotherapie, 28*(1), 18–27. https://doi.org/10.1026//0084-5345.28.1.18

Geschke, K., Wuttke-Linnemann, A. & Fellgiebel, A. (2020). Pflegende Angehörige im Fokus. *Neurotransmitter, 31*(7–8), 24–27. https://doi.org/10.1007/s15016-020-7470-5

Gottschling, J., Segal, D.L., Häusele, C., Spinath, F.M. & Stoll, G. (2016). Assessment of anxiety in older adults: Translation and psychometric evaluation of the German version of the Geriatric Anxiety Scale (GAS). *Journal of Psychopathology and Behavioral Assessment, 38*(1), 136–148. https://doi.org/10.1007/s10862-015-9504-z

Gräßel, E. (2001). *Häusliche Pflege-Skala HPS: Zur Erfassung der subjektiven Belastung bei betreuenden oder pflegenden Personen.* Ebersberg: VLESS Verlag.

Haight, B.K. & Haight, B.S. (2018). Strukturierter Lebensrückblick für Menschen mit Demenz. In A. Maercker & S. Forstmeier (Hrsg.), *Der Lebensrückblick in Beratung und Therapie* (S. 139–158). Berlin: Springer.

Hautzinger, M. (2016). *Depression im Alter – Psychotherapeutische Behandlung für das Einzel- und Gruppensetting* (2. Aufl.). Weinheim: Beltz.

Hautzinger, M., Bailer, M., Hofmeister, D. & Keller, F. (2012). *Allgemeine Depressionsskala.* Göttingen: Hogrefe.

Hautzinger, M. & Hüll, M. (2017). Psychotherapie mit Älteren. *Der Nervenarzt, 88*(11), 1211–1212. https://doi.org/10.1007/s00115-017-0413-0

Hautzinger, M., Keller, F. & Kühner, C. (2009). *BDI-II. Beck-Depressions-Inventar.* (2. Aufl.). Frankfurt am Main: Pearson Assessment.

Heidenblut, S. & Zank, S. (2010). Entwicklung eines neuen Depressionsscreenings für den Einsatz in der Geriatrie. *Zeitschrift für Gerontologie und Geriatrie, 43*(3), 170–176. https://doi.org/10.1007/s00391-009-0067-z

Herschbach, P., Berg, P., Dankert, A., Duran, G., Engst-Hastreiter, U., Waadt, S. et al. (2005). Fear of progression in chronic diseases: Psychometric properties of the Fear of Progression Questionnaire. *Journal of Psychosomatic Research, 58*(6), 505–511. https://doi.org/10.1016/j.jpsychores.2005.02.007

Heuft, G. (1990). Bedarf es eines Konzeptes der Eigenübertragung. *Forum der Psychoanalyse, 6,* 299–315.

Heuft, G., Kruse, A. & Radebold, H. (2006). *Lehrbuch der Gerontopsychosomatik und Alterspsychotherapie.* München: Reinhardt.

Johannsen, J. (2008). Systemische Therapie/Familientherapie mit älteren Menschen. *PiD – Psychotherapie im Dialog, 9*(01), 20–25. https://doi.org/10.1055/s-2007-986373

Kessler, E.-M. (2021). *Psychotherapeutisches Arbeiten mit alten und sehr alten Menschen.* Stuttgart: Kohlhammer. https://doi.org/10.17433/978-3-17-035115-8

Kessler, E.-M., Bowen, C.E., Baer, M., Froelich, L. & Wahl, H.-W. (2012). Dementia worry: A psychological examination of an unexplored phenomenon. *European Journal of Ageing, 9*(4), 275–284. https://doi.org/10.1007/s10433-012-0242-8

Kessler, E.-M., Südhof, J.K. & Frölich, L. (2014). "Dementia worry" in memory clinic patients not diagnosed with organic mental disorder. *International Psychogeriatrics, 26*(6), 1049–1051. https://doi.org/10.1017/S1041610214000349

Kessler, E.-M. & Tegeler, C. (2018). Psychotherapeutisches Arbeiten mit alten und sehr alten Menschen. *Psychotherapeut, 63*(6), 501–518. https://doi.org/10.1007/s00278-018-0315-z

Kiosses, D.N. & Alexopoulos, G.S. (2014). Problem-solving therapy in the elderly. *Current Treatment Options in Psychiatry, 1*(1), 15–26. https://doi.org/10.1007/s40501-013-0003-0

Kiosses, D.N., Arean, P.A., Teri, L. & Alexopoulos, G.S. (2010). Home-delivered problem adaptation therapy (PATH) for depressed, cognitively impaired, disabled elders: A preliminary study. *American Journal of Geriatric Psychiatry, 18*(11), 988–998. https://doi.org/10.1097/JGP.0b013e3181d6947d

Lenze, E.J. & Wetherell, J.L. (2011). A lifespan view of anxiety disorders. *Dialogues in Clinical Neuroscience, 13*(4), 381–399. https://doi.org/10.31887/DCNS.2011.13.4/elenze

Linden, M., Kurtz, G., Baltes, M.M., Geiselmann, B., Lang, F.R., Reischies, F.M. & Helmchen, H. (1998). Depression bei Hochbetagten. Ergebnisse der Berliner Altersstudie. *Der Nervenarzt, 69*(1), 27–37. https://doi.org/10.1007/s001150050235

Linnemann, A. & Fellgiebel, A. (2017). Psychotherapie bei leichter kognitiver Beeinträchtigung und Demenz. *Der Nervenarzt, 88*(11), 1240–1245. https://doi.org/10.1007/s00115-017-0408-x

Maercker, A. (2003). Alterspsychotherapie. *Psychotherapeut, 48,* 132–149. https://doi.org/10.1007/s00278-003-0290-9

Maercker, A. (2015). *Alterspsychologie und klinische Gerontopsychologie.* Berlin: Springer. https://doi.org/10.1007/978-3-642-54723-2

Maercker, A. & Forstmeier, S. (2013). *Der Lebensrückblick in Therapie und Beratung* (1. Aufl.). Berlin: Springer. https://doi.org/10.1007/978-3-642-28199-0

Meichsner, F., Theurer, C. & Wilz, G. (2019). Acceptance and treatment effects of an internet-delivered cognitive-behavioral intervention for family caregivers of people with dementia: A randomized-controlled trial. *Journal of Clinical Psychology, 75*(4), 594–613. https://doi.org/10.1002/jclp.22739

Nezu, A.M., Nezu, C.M. & D'Zurilla, T.J. (2013). *Problem-solving therapy: A treatment manual.* New York: Springer Publishing Company.

Peters, M. (2009). Psychodynamische Psychotherapie im höheren Lebensalter. *Psychotherapie, 14*(2), 267–274.

Peters, M. & Lindner, R. (2019). *Psychodynamische Psychotherapie im Alter: Grundlagen, Störungsbilder und Behandlungsformen.* Stuttgart: Kohlhammer. https://doi.org/10.17433/978-3-17-030604-2

Pfeiffer, K., Theurer, C., Büchele, G., Babac, A., Dick, H., Wilz, G. et al. (2021). Relieving distressed caregivers (ReDiCare study): Study protocol of a randomized pragmatic trial. *BMC Geriatrics, 21*(1), 4. https://doi.org/10.1186/s12877-020-01941-w

Pinquart, M. & Duberstein, P.R. (2007). Treatment of anxiety disorders in older adults: A meta-analytic comparison of behavioral and pharmacological interventions. *American Journal of Geriatric Psychiatry, 15*(8), 639–651. https://doi.org/10.1097/JGP.0b013e31806841c8

Pinquart, M. & Forstmeier, S. (2012). Effects of reminiscence interventions on psychosocial outcomes: A meta-analysis. *Aging & Mental Health, 16*(5), 541–558. https://doi.org/10.1080/13607863.2011.651434

Pot, A.M. & Asch, I. (2013). Lebensrückblick für ältere Erwachsene: Ein gruppentherapeutischer Ansatz. In A. Maercker & S. Forstmeier (Hrsg.), *Der Lebensrückblick in Therapie und Beratung* (S. 171–186). Berlin: Springer.

Riehl-Emde, A. (2014). *Wenn alte Liebe doch mal rostet: Paarberatung und Paartherapie für Ältere.* Stuttgart: Kohlhammer. https://doi.org/10.17433/978-3-17-024276-0

Risch, A.K., Mund, M. & Wilz, G. (2023). The Caregiver Thoughts Scale: An instrument to assess functional and dysfunctional thoughts about caregiving. *Clinical Gerontologist, 46*(4), 585–598. https://doi.org/10.1080/07317115.2022.2153775

Risch, A.K. & Wilz, G. (2015). Angststörungen. In A. Maercker (Hrsg.), *Alterspsychotherapie und klinische Gerontopsychologie* (S. 139–158). Berlin: Springer.

Scheffer, A.C., Schuurmans, M.J., van Dijk, N., van der Hooft, T. & de Rooij, S.E. (2008). Fear of falling: Measurement strategy, prevalence, risk factors and consequences among older persons. *Age and Ageing, 37*(1), 19–24. https://doi.org/10.1093/ageing/afm169

Schmidtke, A., Fleckenstein, P., Moises, W. & Beckmann, H. (1988). Untersuchungen zur Reliabilität und Validität einer deutschen Version der Montgomery-Åsberg Depression-Rating Scale (MADRS). *Schweizer Archiv für Neurologie, Neurochirurgie und Psychiatrie, 139,* 51–65.

Sittler, M.C., Lechner-Meichsner, F., Wilz, G. & Kessler, E.M. (2022). Does age matter? Initial treatment goals of older adults with major depression in outpatient cognitive behavioural therapy. *Clinical Psychology & Psychotherapy, 29*(2), 554–566. https://doi.org/10.1002/cpp.2646

Statistisches Bundesamt. (2021). *Pflege – Deutschlandergebnisse.* Abgerufen unter: https://www.destatis.de/DE/Themen/Gesellschaft-Umwelt/Gesundheit/Pflege/Publikationen/_publikationen-innen-pflegestatistik-deutschland-ergebnisse.html

Stiftung Deutsche Depressionshilfe. (2019). *Deutschland Barometer Depression.* Verfügbar unter: https://www.deutsche-depressionshilfe.de/forschungszentrum/deutschland-barometer/2019

Stone, A.A., Schwartz, J.E., Broderick, J.E. & Deaton, A. (2010). A snapshot of the age distribution of psychological well-being in the United States. *Proceedings of the National Academy of Sciences, 107*(22), 9985–9990. https://doi.org/10.1073/pnas.1003744107

Sukhawathanakul, P., Crizzle, A., Tuokko, H., Naglie, G. & Rapoport, M.J. (2021). Psychotherapeutic interventions for dementia: A systematic review. *Canadian Geriatrics Journal, 24*(3), 222–236. https://doi.org/10.5770/cgj.24.447

Thorp, S.R., Ayers, C.R., Nuevo, R., Stoddard, J.A., Sorrell, J.T. & Wetherell, J.L. (2009). Meta-analysis comparing different behavioral treatments for late-life anxiety. *American Journal of Geriatric Psychiatry, 17*(2), 105–115. https://doi.org/10.1097/JGP.0b013e31818b3f7e

Töpfer, N.F., Sittler, M.C., Lechner-Meichsner, F., Theurer, C. & Wilz, G. (2021). Long-term effects of telephone-based cognitive-behavioral intervention for family caregivers of people with dementia: Findings at 3-year follow-up. *Journal of Consulting and Clinical Psychology, 89*(4), 341–349. https://doi.org/10.1037/ccp0000640

Töpfer, N.F. & Wilz, G. (2018). Tele.TAnDem increases the psychosocial resource utilization of dementia caregivers. *Journal of Gerontopsychology and Geriatric Psychiatry, 31*(4), 173–183. https://doi.org/10.1024/1662-9647/a000197

Töpfer, N.F., Wrede, N. & Wilz, G. (2022). Pragmatic Effectiveness of Face-to-Face Cognitive-Behavioral Therapy for Family Caregivers of People with Dementia. *Clinical Gerontologist,* 1–12 [advance online publication]. https://doi.org/10.1080/07317115.2022.2156828

van Donzel, L., Ouwens, M.A., van Alphen, S.P.J., Bouwmeester, S. & Videler, A.C. (2021). The effectiveness of adapted schema therapy for cluster C personality disorders in older adults – integrating positive schemas. *Contemporary Clinical Trials Communications, 21,* 100715. https://doi.org/10.1016/j.conctc.2021.100715

Volkert, J., Schulz, H., Härter, M., Wlodarczyk, O. & Andreas, S. (2013). The prevalence of mental disorders in older people in Western countries – a meta-analysis. *Ageing Research Reviews, 12*(1), 339–353. https://doi.org/10.1016/j.arr.2012.09.004

Werson, A.D., Meiser-Stedman, R. & Laidlaw, K. (2022). A meta-analysis of CBT efficacy for depression comparing adults and older adults. *Journal of Affective Disorders, 319,* 189–201. https://doi.org/10.1016/j.jad.2022.09.020

Weyerer, S. (2017). Epidemiologie der Altersdepression. In A. Fellgiebel & M. Hautzinger (Hrsg.), Altersdepression. *Ein interdisziplinäres Handbuch* (S. 3–11). Berlin: Springer. https://doi.org/10.1007/978-3-662-53697-1_1

Wilz, G. & Kalytta, T. (2012). Evaluation eines kognitiv-behavioralen Gruppenkonzepts für pflegende Angehörige von Demenzerkrankten. *Psychotherapie Psychosomatik Medizinische Psychologie, 62*(09/10), 359–366. https://doi.org/10.1055/s-0032-1312657

Wilz, G., Meichsner, F. & Soellner, R. (2017). Are psychotherapeutic effects on family caregivers of people with dementia sustainable? Two-year long-term effects of a telephone-based cognitive behavioral intervention. *Aging & Mental Health, 21*(7), 774–781. https://doi.org/10.1080/13607863.2016.1156646

Wilz, G., Reder, M., Meichsner, F. & Soellner, R. (2017). The Tele.TAnDem intervention: Telephone-based CBT for family caregivers of people with dementia. *The Gerontologist, 58*(2), e118–e129. https://doi.org/10.1093/geront/gnx183

Wilz, G., Schinköthe, D. & Kalytta, T. (2015). *Therapeutische Unterstützung für pflegende Angehörige von Menschen mit Demenz: Das Tele.TAnDem-Behandlungsprogramm.* Göttingen: Hogrefe.

Wittchen, H.-U., Strehle, J., Gerschler, A., Volkert, J., Dehoust, M.C., Sehner, S. et al. (2015). Measuring symptoms and diagnosing mental disorders in the elderly community: The test-retest reliability of the CIDI65+. *International Journal of Methods in Psychiatric Research, 24*(2), 116–129. https://doi.org/10.1002/mpr.1455

Wuttke-Linnemann, A., Baake, R. & Fellgiebel, A. (2019). Dyadic wind of change: New approaches to improve biopsychological stress regulation in patients with dementia and their spousal caregivers. *Journal of Alzheimer's Disease, 68*(4), 1325–1337. https://doi.org/10.3233/JAD-181025

Wuttke-Linnemann, A., Halsband, C.-A. & Fellgiebel, A. (2020). *Fragebogen zur Angehörigen-Resilienz und -Belastung (FARBE).* Berlin: Zentrum für Qualität in der Pflege.

Zank, S., Peters, M. & Wilz, G. (2010). *Klinische Psychologie und Psychotherapie des Alters.* Stuttgart: Kohlhammer.

Zimmermann, T., Wuttke-Linnemann, A. & Ditzen, B. (2023). Arbeit mit Angehörigen und Paaren bei ausgewählten psychischen und körperlichen Krankheiten. *Psychotherapie Psychosomatik Medizinische Psychologie, 73*(03/04), 148–158.

36 Kultur- und religionssensible Psychotherapie

Fatma Sürer & Michael Utsch

Inhaltsübersicht

36.1 Einführung

Kultur und Religion formen soziale Realitäten, sind aber auch ein Mittel zur Abgrenzung. Menschen sind durch sie geprägt und verwenden beide als Orientierungssysteme. Kultur, Religion und Spiritualität liefern Modelle zur Erklärung von interindividuellen Unterschieden, sind aber nicht deren Ursache (Dettmers et al., 2002; Pedraza, 2020).

Die klinische Arbeit und Forschung der transkulturellen Psychologie und Psychotherapie haben gezeigt, dass kulturelle und religiöse Faktoren einen Einfluss auf das Erleben, Verhalten und die emotionale Verarbeitung von Krankheiten haben (Mönter et al., 2020). Kulturelle und religiöse Erfahrungen und Erwartungen beeinflussen das Verhalten und die Beziehungen zueinander und prägen auch die psychotherapeutische Beziehung. Was passiert, wenn Menschen in einem bestimmten kulturellen und religiösen Kontext sozialisiert werden und in einen anderen kulturellen und religiösen Kontext, z. B. durch Migration, wechseln? Welche Verhaltensmuster treten auf und welche werden der neuen Umgebung angepasst (Berry, 2002)?

36.2 Definitionen und allgemeine Konzepte

36.2.1 Migration und Kultur

Migration. Deutschland ist durch Migration geprägt. Zwischen 1820 und 1920 haben etwa 6 Millionen Menschen Deutschland verlassen und sind vor allem in die USA ausgewandert. Mit zunehmendem wirtschaftlichem Erfolg ab 1890 gab es mehr Zu- als Auswandernde. In den Nachkriegsjahren nach 1945 wurde ein Zuzug von Geflüchteten und Heimatvertriebenen verzeichnet, deren Zahl Ende der 1940er Jahre abnahm. Der Bedarf an Arbeitskräften stieg vor allem in der Landwirtschaft und der Schwerindustrie an. Durch den wirtschaftlichen Aufschwung in den Nachkriegsjahren nahm die Wachstumsrate zu, sodass die Anwerbung von ausländischen Arbeitskräften 1955 mit Abkommen über die Anwerbung und Vermittlung von Arbeitskräften mit Italien begann. Mit Beginn der 1990er Jahre gab es aufgrund des Kollapses der Sowjetunion einen weiteren Anstieg der Zuwanderung. Auch die Balkankriege und die Menschenrechtssituation in kurdischen Gebieten der Türkei haben die Zuwanderung verstärkt. Seit 2013 sind Menschen aus Syrien (16 %), Rumänien (7 %) und Polen (6 %) eingewandert. Die Einwanderungsquote aus der Ukraine betrug 5 %, wobei die im Jahr 2022 Eingewanderten noch nicht vollständig erfasst wurden. Die Zahl der Eingewanderten stieg aufgrund der hohen Fluchtmigration insbesondere aus der Ukraine, Syrien und Afghanistan um 7.3 % an. Im Jahre 2022 hatten 24.3 % der deutschen Bevölkerung und somit 20.2 Millionen Menschen eine Einwanderungsgeschichte und 28.7 % einen Migrationshintergrund (Statistisches Bundesamt, 2023). Mit anderen Worten: jede:r vierte Einwohner:in Deutschlands.

Definition: Migrationshintergrund

Eine Person hat einen Migrationshintergrund, wenn sie selbst oder mindestens ein Elternteil nicht mit deutscher Staatsangehörigkeit geboren wurde. Im Einzelnen umfasst diese Definition zugewanderte und nicht zugewanderte Ausländer:innen, zugewanderte und nicht zugewanderte Eingebürgerte, (Spät-)Aussiedler:innen sowie die als Deutsche geborenen Nachkommen dieser Gruppen. Mit Zugewanderten sind Personen gemeint, die in Deutschland geboren wurden, aber keine deutsche Staatsbürgerschaft besitzen.

Dieser kurze Überblick über die Zuwanderungsgeschichte Deutschlands zeigt, dass auch in der therapeutischen Arbeit

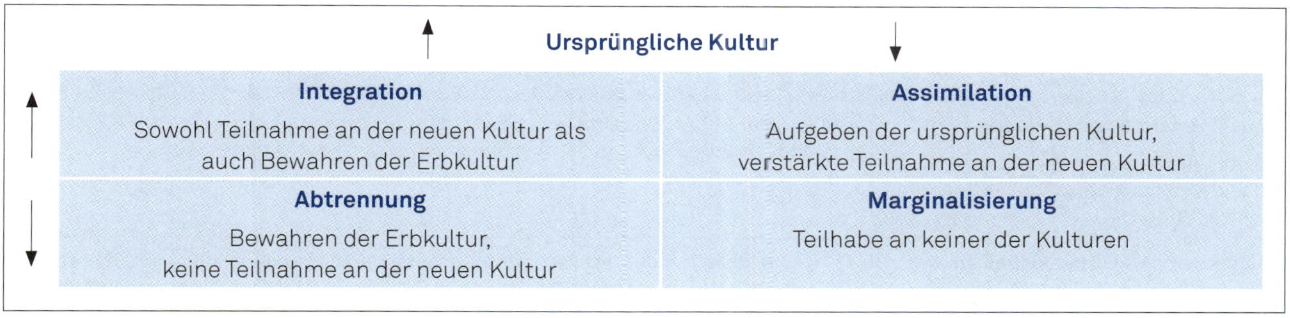
Ursprüngliche Kultur
Integration
Sowohl Teilnahme an der neuen Kultur als auch Bewahren der Erbkultur
Assimilation
Aufgeben der ursprünglichen Kultur, verstärkte Teilnahme an der neuen Kultur
Abtrennung
Bewahren der Erbkultur, keine Teilnahme an der neuen Kultur
Marginalisierung
Teilhabe an keiner der Kulturen

Abbildung 36.1: Verschiedene Strategien der Akkulturation in Zusammenhang mit dem Kontakt zwischen Personengruppen mit unterschiedlichem kulturellem Hintergrund, der Veränderungen der kulturellen Muster einer oder beider Gruppen zur Folge hat

unterschiedliche Ethnien und Kulturen mit unterschiedlichem religiösem Hintergrund zu berücksichtigen sind. Daher ist eine Auseinandersetzung mit Kultur, als wichtige Einflussgröße auf das Erleben und Verhalten sowie die Konfliktbewältigung, unverzichtbar. Die Migration in ein anderes Land bzw. in eine andere Kultur ist häufig mit Trennungs- und Verlusterfahrungen, Heimweh, Auflösung von Familienverbänden, Vereinsamung, Isolation und Rollenverlust bzw. -diffusion sowie unsicheren Zukunftsaussichten verbunden. Die Folgen dieser Migrationserfahrungen können eine psychotherapeutische Behandlung notwendig machen.

Psychotherapierelevante Definitionen von Kultur. Beim Kontakt zwischen Personengruppen mit unterschiedlichem kulturellem Hintergrund werden Veränderungen im kulturellen Muster einer oder beider Gruppen verursacht. Die sogenannte Akkulturation bezeichnet verschiedene Formen des Umgangs mit migrationsspezifischen Aspekten. Es wird dabei zwischen Integration, Assimilation, Abtrennung oder Marginalisierung unterschieden (siehe Abbildung 36.1; Arends-Tóth & Van de Vijver, 2007; Berry, 1997).

Kultur umfasst ein Set von Konstrukten, die als Orientierungssysteme dienen und dabei helfen, sich in der jeweiligen Gesellschaft zurechtzufinden. Kulturelle (und religiöse) Werte, Praktiken und Bräuche werden durch Imitation und Modelllernen adaptiert und auf kollektiver Ebene gefördert. Durch Wiederholung dieser kulturellen Verhaltensweisen wird die eigene kulturelle Identität gebildet (Kitayama & Uskul, 2011). Werte, die z. B. in der hiesigen individualistisch geprägten Weltsicht erlernt werden, können sich von den Werten der Personen aus anderen, z. B. kollektivistisch geprägten, Kulturen unterscheiden (Kirmayer, 2007). Individualismus und Kollektivismus bilden Kulturdimensionen aus einem Modell, das von Hofstede et al. (2017) vorgelegt wurde. Dieses bisher nicht empirisch belegte Modell hilft dabei, Kulturen grob zu unterscheiden und Unterschiede festzustellen. In der klinischen Psychologie beziehen sich die meisten kulturübergreifenden Vergleiche auf Faktoren, die mit dem Krankheitsverhalten zusammenhängen, wie z. B. Etikettierung und vermutete Krankheitsursachen. Eine der Schwierigkeiten in vielen Studien besteht darin, dass das Konzept der Kultur oft als allgemeines Konzept für alle unerklärlichen länderübergreifenden Unterschiede verwendet wird (Dahl, 2004). Diese Kulturdimensionen sind Aspekte, anhand derer eine Kultur mit anderen Kulturen verglichen werden kann.

Ursprünglich wurden vier Kulturdimensionen gefunden, nach denen Länder bewertet werden können (Hofstede et al., 2017): Machtdistanz, Individualismus, Maskulinität und Unsicherheitsvermeidung. Tabelle 36.1 stellt Erläuterungen und Beispiele für diese Begriffe zusammen. Die Dimension *Machtdistanz* bezieht sich auf den Grad der Hierarchie in einem Land, d. h. die kulturelle Toleranz von Hierarchien. Als *Individualismus* wird der Vorrang der Interessen des Einzelnen gegenüber denen der Gruppe bezeichnet. Die Dimension *Unsicherheitsvermeidung* beschreibt den Umgang mit unsicheren Situationen und *Maskulinität* kennzeichnet, inwiefern die männliche Geschlechterrolle in einem Land dominiert. Beispielsweise sind hierarchische Strukturen und eine große Machtdistanz in einigen Kulturen vorherrschend, sodass diese Menschen im therapeutischen Kontext möglicherweise nur Anweisungen befolgen und wenig von sich aus aktiv handeln, was darauf zurückzuführen ist, dass sie einen anderen Führungsstil kennengelernt haben. Im Kollektivismus sind die Menschen in sozialen Gruppen organisiert, deren Wohlergehen höchste Priorität hat. Die Gruppe kann dabei eine Klasse, ein Volk oder jede andere Art von Gemeinschaft sein. Die Interessen des Individuums werden dem untergeordnet. Im Gegensatz dazu stehen im Individualismus das Interesse und die Selbstbestimmung und -verwirklichung des Individuums im Vordergrund. Bei Patient:innen aus kollektivistisch geprägten Kulturen kann eine Erkrankung bedeuten, dass sie sich in einer physischen, psychischen und sozialen Krise befinden und deswegen ganzheitlich betroffen sind, was sich im Ausdruck der erlebten Symptome als ganzheitlich und wenig differenziert äußern kann.

Die Gültigkeit der Kulturdimensionen wurde allerdings von verschiedenen Autor:innen, unter anderem von Minkov et al. (2017), bezweifelt und eine intrakulturelle Variabilität für die vorgestellten Dimensionen vorgeschlagen. Somit können in individualistisch geprägten Gesellschaften beispielsweise durchaus lockere Beziehungen zwischen kleineren Gruppen von Menschen bestehen, in denen jedes Individuum für sich und die direkten Nahestehenden sorgt.

Tabelle 36.1: Kulturdimensionen nach Hofstede et al. (2017)

Dimension	Ausprägungen
Machtdistanz hoch vs. niedrig Beschreibt den Grad der ungleichen Machtverteilung und deren Akzeptanz in einer Kultur.	• Bei einer hohen Machtdistanz werden hierarchische Ordnungen z.B. in Firmen oder Institutionen akzeptiert, bei einer niedrigen Machtdistanz hinterfragt.
Kollektivismus vs. Individualismus Das Kollektiv- oder Individualinteresse dominiert.	• In kollektivistischen Gesellschaften existieren enge Gruppenbildung mit Erwartungshaltung und Verpflichtungen innerhalb der Gruppe. Die Wir-Denkweise und Konformität stehen im Vordergrund. • In individualistisch geprägten Gesellschaften dagegen gibt es eine große individuelle Eigenverantwortung, es existiert ein lockeres Netz sozialer Beziehungen. Die Ich-Denkweise und ein hoher Stellenwert des Individuums sind im Vordergrund.
Unsicherheitsvermeidung hoch vs. niedrig Beschreibt den Umgang mit unsicheren, widersprüchlichen und unbekannten Situationen.	• Bei einer hohen Unsicherheitsvermeidung existiert ein starkes Bedürfnis nach Regeln und Struktur sowie Intoleranz gegenüber unorthodoxem Verhalten. • In Gesellschaften mit einer geringen Unsicherheitsvermeidung dagegen ist das Verhalten durch eine entspannte und offene Haltung gegenüber Neuem und Andersartigem geprägt. Die Menschen haben eine höhere Risikobereitschaft und geringere Prinzipientreue.
Maskulinität vs. Feminität Beschreibt den Einfluss von Geschlechterrollen	• Die Betonung der männlichen Geschlechterrolle (z.B. Leistung, Konkurrenz, Aggressivität, Heroismus, materieller Fokus) prägt die Gesellschaft. • Eine Überschneidung der Geschlechterrollen (z.B. Kooperation, Altruismus, der Ausdruck von Gefühlen und Ganzheitlichkeit) ist möglich.

36.2.2 Religion und Spiritualität als kulturelle Faktoren

Stellenwert von Religion und Spiritualität im kulturellen und zeitlichen Wandel. Einen weiteren migrationsspezifischen Faktor stellt die gesellschaftliche und subjektive Bedeutung, die der Religion zugeschrieben wird, dar. In den säkularisierten Ländern Westeuropas haben religiöse oder spirituelle Werte einen geringeren Stellenwert als in anderen Erdteilen. Aktuelle Erhebungen in Deutschland belegen jedoch, dass spirituelle Bedürfnisse unabhängig von einer religiösen Zugehörigkeit bestehen und ihre Beachtung das seelische Wohlbefinden fördert (Frick et al., 2021). In den letzten Jahrzehnten hat sich die Bedeutung der Religionszugehörigkeit massiv gewandelt. In Westdeutschland gehörten im Jahr 1951 noch 96 % der Bevölkerung einer christlichen Konfession an. Nach der Wiedervereinigung veränderte sich die konfessionelle Struktur der Bundesrepublik Deutschland beträchtlich. Die Flüchtlingswelle der letzten Jahre hat zu einer weiteren Pluralisierung der Weltanschauungen und kulturell-religiösen Praktiken beigetragen. Zunehmend ist ein Patchwork-Glaube vorzufinden, in dem verschiedene religiös-spirituelle Überzeugungen miteinander verwoben sind. Diese Mixtur wird permanent erweitert und verändert – den „spirituellen Wanderer" zeichnet seine „fluide Religiosität" aus (Lüddeckens & Walthert, 2010). Dieser unübersichtlichen Vielfalt entspricht der in Mode gekommene und vage Begriff „Spiritualität". Während in der deutschsprachigen Theologie und Religionswissenschaft verbreitet Skepsis gegenüber Spiritualität als einem wissenschaftlichen Begriff herrscht, hat dieser in der englischsprachigen Literatur einen rasanten Aufstieg erlebt und „Religion" längst in den Hintergrund gedrängt (Utsch & Demmrich, 2023). „Spirituell, aber nicht religiös" ist eine häufig anzutreffende Selbsteinschätzung, auch hierzulande (Wixwat & Saucier, 2021).

In Westeuropa fühlt sich nur noch eine Minderheit einer höheren Macht verpflichtet, die sie durch religiöse Praktiken und Rituale verehrt. In Deutschland rutschte im Jahr 2022 die Zahl der Kirchenmitglieder erstmals unter die 50-Prozent-Marke. Weltweit betrachtet ist das die Ausnahme – global gesehen wachsen die Religionsgemeinschaften. Dennoch schätzen sich nach dem Religionsmonitor 19 % der deutschen Bevölkerung als hochreligiös ein. Dieser Anteil wird vermutlich weiterwachsen, weil auch die überwiegende Mehrheit der Menschen mit Migrationshintergrund religiös geprägt ist. Für viele Asylbewerber:innen bildet ihre Religion eine wichtige Unterstützung dabei, sich fern der Heimat der ungewohnten Umwelt anzunähern. Religion dient ihnen als Identifikationsanker.

In den letzten Jahren ist eine Rückkehr des Religiösen ins öffentliche Bewusstsein festzustellen. Alle bekannten Gesellschaften weisen ein Ensemble von Glaubenssätzen und Annahmen im Sinne religiöser oder spiritueller Überzeugungen auf, die weit über das Leben des Einzelnen hinausweisen. Religiöse und spirituelle Werte bilden eine zentrale Säule der Kultur und sind damit identitätsstiftend. Der Deutsche Kulturrat hat im Jahr 2017 Thesen zur kulturellen Integration einer zunehmend pluralistischen Gesellschaft verabschiedet. Sie beschreiben, wie Religionen wichtige Beiträge zur kulturellen Integration leisten, indem sie etwa durch ihre Wertvorstellungen den Gemeinsinn stärken.

Religiöse und spirituelle Weltanschauungen können vor allem zwei elementare menschliche Fragen beantworten, auf die unsere hochtechnisierte, säkulare Gesellschaft keine Antworten weiß: Wie können wir trotz unserer tief verwurzelten egoistischen und gewalttätigen Impulse harmonisch in Gemeinschaften zusammenleben? Und wie können wir unsere Endlichkeit, das ungerechte Leiden und den Schmerz aushalten, ohne zu verzweifeln? Religion und Spiritualität bieten Sinndeutungen, um bohrende existenzielle Fragen zu beantworten und Traumatisierungen, Krankheiten und Begrenzungen besser zu bewältigen. Kulturell adaptierte Rituale bieten öffentliche Räume, um das Absurde und Tragische des Lebens gemeinschaftlich auszuhalten und Grenzerfahrungen zu integrieren.

Psychotherapierelevante Begriffsdefinitionen von Religion und Spiritualität. Im Hinblick auf die Religionssensibilität in Behandlungen besteht im deutschsprachigen Bereich noch ein großer Nachholbedarf. Besonders durch die Palliativmedizin ist die Bedeutung religiös-spiritueller Bedürfnisse in den letzten beiden Jahrzehnten in den Blick genommen worden. Psychotherapeut:innen sind auf diesem Gebiet häufig unsicher, weil entsprechende Fähigkeiten und Fertigkeiten bisher in der Aus- und Weiterbildung vernachlässigt wurden, wie Befragungen bei Ausbildungsinstituten belegen (Freund & Gross, 2016; Freund et al., 2017). In den USA werden dagegen zahlreiche diesbezügliche Curricula angeboten und religiös-spirituelle Kompetenzen bei Therapeut:innen gezielt geschult (Vieten & Lukoff 2022; Pearce et al., 2019).

Eine verbindliche Leitlinie zum professionellen Umgang mit religiös-spirituellen Bedürfnissen und existenziellen Fragen seitens eines psychotherapeutischen Fachverbandes steht jedoch noch aus. Immerhin hat eine von der Deutschen Gesellschaft für Psychiatrie und Psychotherapie, Psychosomatik und Nervenheilkunde (DGPPN) eingesetzte Arbeitsgruppe ein Positionspapier zum Umgang mit Religiosität und Spiritualität in der Psychotherapie erarbeitet (Utsch et al., 2017). Ausgangspunkt hierfür sind folgende Begriffsdefinitionen:

- „Existenziell" werden (Grenz-)Erfahrungen genannt, die mit Sinnkrisen einhergehen, insbesondere im Kontext von Krankheit und Tod.
- „Religiös" bezieht sich auf eine Glaubensgemeinschaft, die Traditionen, Rituale und heilige Texte teilt (Christentum, Islam, Buddhismus etc.). „Religiosität" meint eine persönliche Praxis von Religion, die über eine rein institutionelle Zugehörigkeit hinausgeht.
- „Spirituell" bezeichnet die persönliche Suche nach etwas Heiligem und die Verbundenheit zu einem größeren Ganzen, die inhaltlich religiös (z. B. „Gott"), kosmisch-esoterisch (z. B. „Energie") oder säkular (z. B. „Natur") gefüllt werden kann.

Für die Weltgesundheitsorganisation ist jede Person spirituell, weil sie sich spätestens angesichts des Todes existenziellen Fragen stellt. Spiritualität wird hier als die Reflexion der Erfahrungen verstanden, die im Umgang mit existenziellen Fragen – Warum ich? Gibt es einen höheren Sinn? Was kommt nach dem Tod? – gemacht werden. Spiritualität dient als anthropologische Kategorie, um die existenzielle Lebenshaltung insbesondere in Grenzsituationen zu beschreiben (Peng-Keller, Winiger & Rauch, 2022).

In der Persönlichkeitsforschung wird Spiritualität als eine anthropologische Konstante untersucht. Es wurde vorgeschlagen, das Fünf-Faktoren-Modell der Persönlichkeit („Big Five") um die sechste Dimension „Spiritualität" zu ergänzen (Piedmont & Wilkins, 2013; Lace et al., 2020). „Spirituelle Transzendenz" bezeichnet die Fähigkeit, sich außerhalb des unmittelbaren Raum- und Zeitempfindens zu begeben und von einer höheren Perspektive aus die Einheit und Verbundenheit allen Lebens wahrzunehmen. Im weiteren Text wird jedoch der Einfachheit halber Religion und Spiritualität synonym verwendet.

Das Konzept Spiritualität beschreibt das Grundbedürfnis nach einer existenziellen Lebenshaltung, menschlichen Grenzsituationen Sinn zu verleihen. Spiritualität kann als die Bezogenheit auf ein größeres Ganzes definiert werden, entweder religiös („Gott"), esoterisch („Energie") oder säkular („Natur"). In seinem religionspsychologischen Klassiker über die Vielfalt religiöser Erfahrung hat William James (1902/2014) schon um die Jahrhundertwende ähnliche Beobachtungen formuliert.

36.3 Psychotherapie unter kultur- und religionssensiblen Aspekten

In den vorherigen Abschnitten wurden die kultur- und religionssensiblen spezifischen Faktoren und deren Einfluss auf unser Erleben und Verhalten dargestellt. Im Folgenden soll nun konkreter beschrieben werden, wie diese in der Psychotherapie berücksichtigt werden können.

Wie bereits erläutert, haben kulturelle und religiöse Prägungen, die das Selbst und das subjektive Erleben und Verhalten beeinflussen, auch Einfluss auf Gesundheits- und Krankheitskonzepte. Das subjektive Erleben von Krankheit und das dadurch ausgelöste hilfesuchende Verhalten sowie die Reaktion der Gesellschaft auf die gezeigten Symptome spiegeln mehr als die rein wissenschaftlichen oder klinischen Kriterien wider. Bei der Bewertung dessen, was von den Patient:innen als krank und als gesundheitsfördernd gesehen wird, kann es Unterschiede zwischen Kulturen und Religionsgemeinschaften geben. Wann etwas ein ernstzunehmendes Krankheitssymptom ist, hängt davon ab, wie häufig es in der Referenzgruppe vorkommt. Ob jemand dafür Hilfe sucht oder nicht und wie ansteckend etwas wahrgenommen wird oder wie sozial erwünscht etwas ist, ist von der Sozialisation abhängig (Angel & Williams, 2013; Brown & Closser, 2016). Ein Gesundheitssystem beinhaltet eine Theorie der Ätiologien, die als Basis für ein Erklärungsmodell für Krankheiten dient, ein Diagnosesystem, das erklärt, was gesund und was pathologisch ist, sowie angemessene Therapiemaßnahmen.

Ein Fallbeispiel soll nachfolgend illustrieren, wie der kulturelle Hintergrund bereits die Interpretation von körperlichen und psychischen Erkrankungen beeinflussen kann (für eine Vertiefung siehe Laabdallaoui & Rüschoff, 2017).

Fallbeispiel

Eine 45-jährige Patientin türkischer Herkunft (keine Berufsausbildung, Hausfrau, Mutter von zwei Kindern) kommt mit einer depressiven Episode in die Behandlung. Die jüngste Tochter ist 12 Jahre alt und leidet unter epileptischen Anfällen. Die Ehe der Patientin ist konflikthaft, der Ehemann hat eine Spielsucht entwickelt, die Familie leidet unter finanziellen Problemen, es kommt oft zu Streitereien mit dem Ehemann. Die Patientin ist davon überzeugt, dass die Anfälle der Tochter eine Strafe Gottes sind, da sie bereits während der Schwangerschaft oft mit dem Ehemann gestritten habe, und hat große Schuldgefühle. Mithilfe von Psychoedukation in einer für die Patientin verständlichen Sprache konnte ein alternatives Erklärungsmodell für die Erkrankung der Tochter und ihre eigenen Beschwerden entwickelt und die Schuldgefühle abgebaut werden.

36.3.1 Kultursensible Aspekte von Psychotherapie

Bei der Diagnostik und Therapie von Menschen mit Migrationsgeschichte sollten verschiedene kulturspezifische und migrationsspezifische Aspekte berücksichtigt werden (siehe Abbildung 36.2; Behrens & Calliess, 2008a, 2008b).

Kulturspezifische Aspekte beziehen sich auf Werte, Verhaltensnormen und Glaubenseinstellungen, die der sozialen Gemeinschaft zugehörig sind, aus der die betreffende Person stammt. Ein innerer Konflikt in Bezug auf diese kulturspezifischen Aspekte zwischen der Herkunfts- und neuen Kultur kann oft der Anlass oder Auslöser für das Aufsuchen einer Behandlung sein. Ethnische Gruppen unterscheiden sich in ihrem Gesundheitserleben, in dem, was sie als Krankheitssymptom bezeichnen, in ihrer Erfahrung von Schmerz bzw. wie sie über Schmerzen und Symptome kommunizieren etc. In der Diagnostik psychischer Erkrankungen ist die Berücksichtigung unterschiedlicher kultureller Bezugsrahmen für eine adäquate Einschätzung der Krankheitswertigkeit unbedingt notwendig. Die unterschiedlichen kulturellen Hintergründe zwischen Behandelnden und Behandelten können außerdem zu Missverständnissen führen, wenn sie von stereotypen Vorstellungen schematisch vereinfacht werden.

Dabei können sich bei Menschen mit Migrationserfahrung migrationsspezifische und kulturspezifische Faktoren in vielfacher Hinsicht wechselseitig beeinflussen. Daher sollten diese Aspekte in ihrer Relevanz für Aufnahmeanlass, Symptomatik und Krankheitsverarbeitung sowie Therapie und Verlauf unterschieden werden. Der Migrationsprozess kann als Belastung oder Ressource erlebt werden. Im Anamnesegespräch sollten diese spezifischen Faktoren abgefragt und die Erwartungen an die Behandlung und die wechselseitigen Rollenerwartungen sowie mögliche bisherige Erfahrungen von Diskriminierung geklärt werden (für eine Übersicht siehe Tabelle 36.2; Behrens & Calliess, 2008a, 2008b).

Eine Möglichkeit, die genannten Faktoren in einem längeren semistrukturierten Interview zu erheben, bietet das Cultural Formulation Interview (CFI), das von der American Psychiatric Association als Ergänzung zum DSM 5 (APA/Falkai et al., 2018) entwickelt wurde und dessen wichtigste Charakteristika in Tabelle 36.3 zusammengefasst sind.

Kultur- und Geschlechterrollen können manchmal ein Hindernis sein, sich in eine Psychotherapie zu begeben. In der Therapie sollte erfasst werden, inwieweit die Patient:innen sich mit der eigenen kulturellen Prägung und der hiesigen Kultur identifizieren. Frauen lernen in bestimmten Kulturen beispielsweise, dass es die Verantwortung einer guten Mutter ist, daheim bei den Kindern zu bleiben. Wenn diese Frauen jedoch in Vollzeit arbeiten müssen oder wollen und eine Kinderbetreuung notwendig ist, fühlen sie sich schuldig und haben Angst, weil sie befürchten, eine schlechte Mutter zu sein.

Migrationsspezifische Faktoren
- Migrationsverlauf
- Ausländergesetze
- Gesellschaftsnormen
- Diskriminierung

Kulturspezifische Faktoren
- Sprache: Kommunikationsschwierigkeiten
- Religion
- Soziale Rolle (Frau/Mann)

Psychologische Dimension
- Familiendynamik
- Emotionen, Entwicklung
- Persönlichkeitsstruktur
- Sinnfragen

Soziale Dimension
- Einkommen
- Beruf: Aufenthalts- und Arbeitsrecht
- Schlechtere Qualifikation
- Werte usw.

Abbildung 36.2: In der Psychotherapie zu berücksichtigende kultur- und migrationsspezifische Faktoren, einschließlich psychologischer und sozialer Aspekte

Tabelle 36.2: Berücksichtigung von Migration und Kultur in der Behandlungsplanung

Faktoren	Fragen
Kulturelle Unterschiede und Prägung durch Migrationserfahrung	• Was ist der aktuelle Anlass für eine Behandlungsaufnahme? • Wie ist der Migrationsstatus? • Wie und wann ist die Migration erfolgt? • Mit wem, in welchem Alter? • Wie ist der Aufenthaltsstatus? • Ist der Aufenthalt in Deutschland dauerhaft oder vorübergehend geplant? • Gibt es wichtige Personen/Familienmitglieder, die auch hier wohnen oder in der Heimat verblieben sind? • Wurden Diskriminierungserfahrungen gemacht? • Gibt es Rückkehrpläne?
Krankheits- und Gesundheitskonzepte	• Welche Vorstellungen von Gesundheit und Krankheit gibt es?
Behandlungserwartungen, Rollenannahmen	• Welche Erwartungen an die Psychotherapie und an den:die Therapeut:in gibt es?

Tabelle 36.3: Das Cultural Formulation Interview (CFI)

Ziel	Einfluss des kulturellen Hintergrundes einer Person auf Schlüsselaspekte des klinischen Erscheinungsbildes und der Behandlung dieser Person erfassen
Fragen und Skalen	16 Fragen, die sich vier Skalen zuordnen lassen: • Kulturelle Definition des Problems • Kulturelle Wahrnehmung der Ursachen des Kontextes und der Unterstützung • Kulturelle Einflussfaktoren auf Selbstbewältigung und frühes Hilfesuchverhalten • Kulturelle Einflussfaktoren auf aktuelles Hilfesuchverhalten
Format	Halbstrukturierter Interviewleitfaden in zwei Spalten: • Linke Spalte: Anweisungen für den:die Interviewer:in • Rechte Spalte: Ziele und zu erfragende Beispiele mit Formulierungshilfen
Verfügbarkeit	Das Interview ist in mehreren Sprachen verfügbar, auf Deutsch unter https://www.hogrefe.com/de/downloads/dsm-5-online-material.

Weibliche Vorbilder können hier in die Therapie eingebunden werden, um zu verdeutlichen, dass es auch andere Lebensweisen gibt (Canales & Lopez, 2013).

36.3.2 Religionssensible Aspekte von Psychotherapie

Für religiös orientierte Menschen ist ihr Glaube ein wichtiger Teil ihres Selbstbildes und ihrer Identität (Utsch & Demmrich, 2023). In der Psychotherapie wird im Unterschied zu religiösen Modellen versucht, das „Selbst" ohne Transzendenzbezug zu „heilen". Jede Psychotherapie basiert auf impliziten Modellen des „Selbst". Deswegen ist es innerhalb der Psychotherapie unerlässlich, auch die religiösen Konzepte der Patient:innen, die deren Verständnis des „Selbst" beeinflussen können, zu kennen. In einem systematischen internationalen Übersichtsartikel haben Forscher:innen die Effekte religiöser und spiritueller Interventionen auf die körperliche Gesundheit und Lebensqualität untersucht. Über 7 000 wissenschaftliche Studien wurden dazu ausgewertet und nach strengsten Kriterien aussortiert, übrig blieben 30 Untersuchungen. Empirisch konnten geringe Vorteile religiös-spiritueller Interventionen im Vergleich zu anderen komplementären Heilbehandlungen festgestellt werden (Gonçalves et al., 2017). Was aus deutscher Sicht mit ihrer stärker säkularen „Brille" verwundern mag: Systematische Metastudien weisen mit empirischer Evidenz auf die Wirksamkeit religionsangepasster Therapiemethoden hin. Religiös-spirituelle Interventionen können offensichtlich bei bestimmten Störungen durchaus nachweisbare Effekte erzielen. Eine methodisch strenge Auswertung von 15 Studien kommt zu dem Schluss, dass Psychotherapie mit integrierter Religiosität bei der Behandlung von Depressionen und Angststörungen mindestens so wirksam ist wie säkulare Formen der gleichen Psychotherapie (Anderson et al., 2015). Die in der Studie untersuchten glaubensbasierten Kognitiven Verhaltenstherapien waren christlich (sechs Studien), muslimisch (fünf Studien), spirituell (zwei Studien), jüdisch und taoistisch (je eine Studie) ausgerichtet. Eine aktuelle Metastudie, in der 97 Einzelstudien ausgewertet wurden, weist auf eine bessere Wirksamkeit von Behandlungen hin, wenn bei gläubigen Patient:innen ihre Religion oder Spiritualität miteinbezogen wird (Captari et al., 2022).

Um überhaupt religionssensibel vorgehen zu können, hat sich eine spirituelle Anamnese in Form des halbstrukturierten Interviewleitfadens „SPIR" (Frick, 2023) bewährt. Dieser beleuchtet unvoreingenommen verschiedene Aspekte des Glaubens (siehe Kasten).

Interviewleitfaden „SPIR"[1] (adaptiert nach Frick et al., 2002; Frick, 2023)

S – Spirituelle und Glaubensüberzeugungen: „Würden Sie sich im weitesten Sinne als gläubigen (religiösen/spirituellen) Menschen betrachten? In wen oder in was setzen Sie Ihre Hoffnung? Woraus schöpfen Sie Kraft? Gibt es etwas, das Ihrem Leben einen Sinn verleiht?"

P – Platz und Einfluss im Leben: „Welche Glaubensüberzeugungen sind für Sie wichtig? Sind die Überzeugungen, von denen Sie gesprochen haben, wichtig für Ihr Leben und für Ihre gegenwärtige Situation? Welchen Einfluss haben diese Überzeugungen darauf, wie Sie mit sich selbst umgehen und in welchem Maß Sie auf Ihre Gesundheit achten? Wie haben Ihre spirituellen und Glaubensüberzeugungen Ihr Verhalten während dieser Erkrankung bestimmt? Welche Rolle spielen Ihre Überzeugungen dabei, dass Sie wieder gesund werden?"

I – Integration in eine spirituelle, religiöse, kirchliche Gemeinschaft bzw. Gruppe: „Gehören Sie zu einer spirituellen oder religiösen Gemeinschaft (Gemeinde, Kirche, spirituelle Gruppe)? Bedeutet dies eine Unterstützung für Sie? Inwiefern? Gibt es eine Person oder Gruppe von Leuten, die Ihnen wirklich viel bedeuten und die wichtig für Sie sind? Wer ist für Sie der:die wichtigste Gesprächspartner:in in Bezug auf spirituelle und Glaubensüberzeugungen?"

R – Rolle des:der Behandler:in: Wie soll er:sie mit spirituellen Erwartungen des:der Patient:in umgehen? „Wie soll ich als Ihr:Ihre Psychotherapeut:in (Ärzt:in, Seelsorger:in etc.) mit diesen Fragen umgehen? Welche Rolle sollen diese Überzeugungen in der therapeutischen Behandlung spielen? Spirituelle und Glaubensfragen sind für Krank- und Gesundsein ein wichtiger Bereich: Haben Sie den Eindruck, dass wir über Ihre Überzeugungen so gesprochen haben, wie Sie es sich wünschen?"

Die Religion der Patient:innen oder der Behandelnden kann auch in der therapeutischen Beziehung eine Rolle spielen. Religionen sind Glaubenssysteme mit einer Reihe von Praktiken und sind mit Traditionen und der Gemeinschaft verbunden. Hier wird vorgegeben, was geglaubt und praktiziert wird, und welche Objekte als heilig angesehen werden. Studien, die die Religiosität von Psychotherapeut:innen und Patient:innen und deren Einfluss auf die Psychotherapie untersucht haben, zeigen, dass die meisten Therapeut:innen es wichtig finden, das Thema Religion bei denjenigen Patient:innen anzusprechen, die sich ausdrücklich zu einer Religion bekennen. Zum Aufbau einer guten therapeutischen Beziehung und als Zeichen der Akzeptanz kann es daher hilfreich sein, darauf hinzuweisen, dass alle Religionen wichtig sind und der:die Therapeut:in bereit ist, sich mit Problemen aus verschiedenen religiösen Blickwinkeln zu befassen.

1 © Frick, Weber und Borasio (2002). Der Abdruck erfolgt mit Genehmigung der Autoren.

36.4 Aspekte der Selbsterfahrung in der kultur- und religionssensiblen Psychotherapie

Viele Psychotherapeut:innen fühlen sich im Hinblick auf existenzielle Themen überfordert, weil sie sich unter Druck setzen, doch eine „Lösung" für diese Fragen zu finden – selbst dann, wenn es gar keine objektive Lösung geben kann. Für einen professionellen Umgang mit den letzten Fragen und spirituellen Krisen ist seitens therapeutisch tätiger Personen die Entwicklung einer authentischen Haltung, auch gegenüber existenziellen und spirituellen Fragen, nötig (Machleidt, 2020). Eine günstige Voraussetzung für interkulturelle Erkundungen sieht der Sozialpsychiater Machleidt dann, wenn Therapeut:innen „Neugier und Interesse daran entwickeln, welche ‚Götter und Geister' sie selbst und die Seelenlandschaften ihrer interkulturellen Patienten bevölkern" (Machleidt, 2020, S. 220). Als erfahrener Supervisor empfiehlt Machleidt (2020) Therapeut:innen, sich eine Reihe von Fragen zu stellen, um „religionsaffine Fremdheitsgefühle zu bewältigen", denen er häufig begegne (Machleidt, 2020, S. 233):

Fragen – Religionsaffine Fremdheitsgefühle bewältigen (Machleidt, 2020, S. 233):

- „Geht es mir darum, Abstand zu religiösen Menschen zu halten, ihre Religion auszublenden, zu ignorieren, die Thematisierung zu vermeiden, ggf. die Flucht vor solchen Themen zu ergreifen?
- Oder erlebe ich auch Neugier auf das Religionsverständnis der anderen, habe ich Interesse und verbinde hilfreiche Einsichten für die Behandlung damit? Idealisiere ich einen anderen, weil er einer bestimmten Religion angehört, zum Beispiel dem Buddhismus, verbinde ich Heilserwartungen mit einer bestimmten Religion, suche ich einen Guru oder versuche ich Abstand zu halten?
- Verstehe ich mein Fremdheitsgefühl zum anderen als ein Kennzeichen meiner Beziehung zu ihm? Mache ich Versuche, Gemeinsamkeiten zu finden und Konsense herzustellen, und führt das zu einem für mich erwünschten Beziehungswandel im Sinne größerer Vertrautheit?
- Oder versuche ich Fremdheit zum Verschwinden zu bringen? Habe ich die (narzisstische) Fantasie, alle Menschen können oder sollten eigentlich so sein oder so werden wie wir (Therapeuten), wie ein „Ab(zieh)bild" unserer selbst"?

Die Urteile von Psychotherapeut:innen und ihr Verhalten gegenüber den Patient:innen werden von Stereotypen beeinflusst, die sie über bestimmte Bevölkerungsgruppen haben. Studien, die diese Voreingenommenheit untersucht haben, konnten zeigen, dass Patient:innen, die gegen traditionelle Geschlechterrollen verstoßen, von Psychotherapeut:innen negativer beurteilt werden als diejenigen, die sich daran halten.

Dieser Effekt wurde bei männlichen und weiblichen Patient:innen nachgewiesen (Mintz & O'Neil, 1990; Wisch & Mahalik, 1999). Psychotherapeut:innen und Patient:innen erlernen in ihrer Sozialisation, die durch den kulturellen Hintergrund zusätzlich moderiert werden kann, geschlechterrollenbezogene Einstellungen und Verhaltensweisen, die den Prozess der Beurteilung, Diagnose und Behandlung der Patient:innen, egal ob traditionell oder nicht, beeinflussen werden. Geschlechterrollenkonflikte entstehen insbesondere dann, wenn starre und restriktive Geschlechterrollen erlernt wurden. Ein Festhalten an starren Geschlechterrollen kann dann zu intra- und interpersonellen Konflikten führen (Mintz & O'Neil, 1990; Wisch & Mahalik, 1999)

In der Psychotherapie sollte immer auf einen Toleranzbereich für religiöse Werte geachtet werden. Die Krankheitsmodelle und Vorgehensweisen der Therapeut:innen und Patient:innen sollten sich nicht widersprechen und es sollte stets eine Einigung in der gegenseitigen Zielsetzung erreicht werden. Auch Psychotherapeut:innen haben ihre eigenen Toleranzbereiche und sollten in Fällen, in denen die unterschiedlichen Überzeugungen nicht überwunden werden können und die therapeutische Abstinenzregel dadurch nicht mehr eingehalten werden kann, dies in der Sitzung mit den Patient:innen oder in der Supervision oder Selbsterfahrung klären. In Fällen, in denen eine Klärung nicht möglich ist, können Therapeut:innen versuchen, einen Kompromiss zur Einigung zu finden oder mögliche Grenzen erarbeiten, um die eigene Objektivität zu wahren (Worthington & Aten, 2009). Es erfordert Verständnis und Toleranzfähigkeit, mit einer praktizierenden tiefreligiösen Person mit einer Angststörung zu arbeiten, bei der der Glaube ein Teil der Störung ist, und die ihren Glauben mit in die Behandlung einbeziehen möchte. In diesem Fall sollten agnostische und atheistische Behandelnde die Grenzen ihrer Toleranz kennen, berücksichtigen und den:die Klient:in ggf. weiterverweisen.

36.5 Sprachliche Aspekte der Psychotherapie im Migrationskontext

Wie die vorherigen Ausführungen deutlich machen, ist im Rahmen der therapeutischen Arbeit mit Migrant:innen eine sensible Anamnese und Exploration der soziokulturellen Situation sowie eine Beurteilung von Bewältigungsstrategien und sozialer Unterstützung unabdingbar. Fehlende Sprachkenntnisse können die Interaktion zwischen Therapeut:innen und Patient:innen ebenfalls erschweren. Bei der Hinzuziehung von Sprachmittler:innen sollte darauf geachtet werden, dass diese professionell geschult sind und wortwörtlich übersetzen. Bei der Auswahl von Dolmetschenden sollten die sprachlichen und ethnischen Zugehörigkeiten vorher geklärt werden, damit in der Therapie keine Vorbehalte entstehen. Beispielsweise könnte es für Patient:innen aus der Ukraine inakzeptabel oder schwierig sein, sich zu öffnen, wenn die dolmetschende Person aus Russland stammt oder umgekehrt. Patient:innen haben das Recht, sich andere Dolmetschende auszusuchen. Auch auf die Passung der Geschlechter sollte geachtet werden. Männer können zögern, ihre ganze Bandbreite an Emotionen zu zeigen, insbesondere gegenüber einem männlichen Therapeuten, aus Angst, als unmännlich zu gelten. Dabei sollte die Sprachmittlung in direkter Rede erfolgen und Zwischenfragen nicht von den Dolmetschenden beantwortet werden. Hilfreich ist es, vor der Untersuchung oder dem Beginn der Therapie mit den Sprachmittler:innen das Vorgehen genau zu besprechen. Es gibt unterschiedliche Arten des Dolmetschens. Beim simultanen Dolmetschen wird eins zu eins übersetzt, was hohe Anforderungen an die Dolmetschenden stellt. Beim bidirektionalen Dolmetschen erfolgt die Übersetzung zeitversetzt und in Abschnitten. Beim Dolmetschen sollten immer kurze Sätze gesprochen werden und auf die Antworten gewartet werden. Die Arbeit mit Sprachmittlung ist zeitintensiver und erfordert mehr Aufmerksamkeit und Anstrengung. Die Sprachmittler:innen können dabei auch als Kulturvermittler:innen dienen, da neben den Sprachschwierigkeiten auch kulturelle Differenzen zwischen Patient:innen und Therapeut:innen überbrückt werden müssen (Schleifer et al., 2015).

Zusammenfassend sollten in der Praxis nach Behrens und Calliess (2008a) folgende Ansatzpunkte berücksichtigt werden: Neben dem Einsatz von vorzugsweise psychologisch geschulten Sprachmittler:innen sollten die kulturell geprägten Krankheitskonzepte, Behandlungserwartungen und die Rollenannahmen gezielt exploriert werden. In der Exploration sollten die migrationsspezifischen Informationen und kulturellen Besonderheiten systematisch erhoben und in die Diagnostik und Behandlungsplanung einbezogen werden. Eine angemessene Berücksichtigung der Migration als eine überdauernde Variable für die Entstehung, den Verlauf und die Therapie der psychischen Erkrankung stellt einen weiteren wichtigen Ansatzpunkt dar. Zuletzt sollte bei Psychotherapeut:innen die Bereitschaft zur offenen und flexiblen Modifikation der therapeutischen Haltung bestehen. Dazu gehören die kulturellen Unterschiede, Prägungen durch Migrationserfahrungen und Irritationen auf beiden Seiten, die im therapeutischen Prozess aufgenommen und bearbeitet werden sollten (Behrens & Calliess, 2008a). Weiterführend befassen sich Schriefers und Hadzic (2018) mit der Umsetzung von Psychotherapie mit geflüchteten Menschen unter Einsatz von Sprachmittler:innen.

Tabelle 36.4 stellt die wichtigsten Aspekte zusammen, die beim Einsatz von Sprachmittler:innen in der Psychotherapie zu beachten sind (vgl. auch von Lersner, 2020).

36.6 Fazit

Psychotherapeut:innen sollten sich neben den fachlichen Kenntnissen unbedingt auch Wissen über die Situation der Migrant:innen im eigenen Land aneignen und damit auseinandersetzen. Sie sollten die Fähigkeit erlernen, sich in Men-

Tabelle 36.4: Zu beachtende Aspekte beim Einsatz von Sprachmittler:innen in der Psychotherapie

Anforderungen an die Sprachmittler:innen	• Gute eigene Sprach- und kulturelle Kompetenz • Belastbarkeit (auch bezogen auf die psychische Belastung durch die zu übersetzenden Inhalte) • Fähigkeit, eine inhaltsgetreue Übersetzung komplexer Sachverhalte zu erstellen • Wahrung der Schweigepflicht • Je nach Inhalt Sachkompetenz bezüglich der klinischen Themen erforderlich, daher ggf. auf Qualifikation der Sprachmittler:innen achten • Wahrung der Neutralität und Allparteilichkeit (daher möglichst keine Angehörigen der Patient:innen)
Aspekte des Ablaufs der Therapiesitzung unter Einbezug von Sprachmittler:innen	Vorab: • Klärung der Notwendigkeit und nötigen Qualfikation der Sprachmittler:innen (z. B. Notwendigkeit einer professionell dolmetschenden Person vs. Möglichkeit, z. B. auf einen:eine Mitarbeiter:in mit gleichem kulturellem Hintergrund und Sprachkompetenz auszuweichen) • Aufklärung der Sprachmittler:innen über Schweigepflichten und Wahrung der Neutralität, Anleitung zu möglichst inhaltsgetreuer Übersetzung • Information über grobe Ziele des Gesprächs und die Rolle, Klärung des Formats: Konsekutivdolmetschen (Redeabschnitte zeitversetzt wiedergeben) Durchführung: • Dem:der Patient:in gegenübersitzen und nicht auf die sprachmittelnde Person fokussieren, häufig Pausen einbauen und auf kurze Sprachsequenzen (zwei bis drei Sätze) achten Nachbesprechung: • Eindrücke der sprachmittelnden Person • Ggf. für psychische Entlastung der Sprachmittler:innen sorgen

schen mit anderen religiösen und kulturellen Hintergründen hineinzuversetzen, diesen ihre Wertschätzung vermitteln und diese Menschen nicht bewerten. Sie sollten Konfliktfähigkeit, Stresstoleranz, Flexibilität und Selbstsicherheit entwickeln und über die eigene Person mit ihren eigenen Werten, Normen und Glaubenssätzen sowie die eigene Rolle in Supervision und Selbsterfahrung reflektieren (Utsch et al., 2017). Nur so können Voreingenommenheiten abgebaut und der eigene Egozentrismus kritisch reflektiert und hinterfragt werden, was zu einem Gelingen einer guten psychotherapeutischen Arbeit beitragen wird.

Literatur

American Psychiatric Association (APA), Falkai, P., Wittchen, H.-U., Döpfner, M. et al. (2018). *Diagnostisches und Statistisches Manual Psychischer Störungen – DSM-5*. Göttingen: Hogrefe.

Anderson, N., Heywood-Everett, S., Siddiqi, N., Wright, J., Meredith, J. & McMillan, D. (2015). Faith-adapted psychological therapies for depression and anxiety: Systematic review and meta-analysis. *Journal of Affective Disorders, 176*, 183–196. https://doi.org/10.1016/j.jad.2015.01.019

Angel, R. J. & Williams, K. (2013). Cultural models of health and illness. In F.A. Paniagua & A.-M. Yamada (Eds.), *Handbook of multicultural mental health: Assessment and treatment of diverse populations* (2nd ed., pp. 49–68). San Diego, CA: Elsevier Academic Press. https://doi.org/10.1016/B978-0-12-394420-7.00003-5

Arends-Tóth, J. & Van de Vijver, F.J.R. (2007). Acculturation attitudes: A comparison of measurement methods. *Journal of Applied Social Psychology, 37*(7), 1462–1488. https://doi.org/10.1111/j.1559-1816.2007.00222.x

Behrens, K. & Calliess, I.T. (2008a). Gleichbehandlung ohne gleiche Behandlung: Zur Notwendigkeit der Modifikation therapeutischer Strategien für die Arbeit mit Migranten. *Fortschritte der Neurologie·Psychiatrie, 76*(12), 725–733. https://doi.org/10.1055/s-2008-1038251

Behrens, K. & Calliess, I.T. (2008b). Migration und Kultur als Determinanten diagnostischer und therapeutischer Prozesse bei seelisch erkrankten Migranten. Eine systematische Differenzierung anhand einer qualitativen Inhaltsanalyse von Behandlungsverläufen. *Psychotherapie, Psychosomatik, Medizinische Psychologie, 58*(3–4), 162–168. https://doi.org/10.1055/s-2008-1067355

Berry, J.W. (1997). Immigration, acculturation, and adaptation. *Applied Psychology, 46*(1), 5–34. https://doi.org/10.1111/j.1464-0597.1997.tb01087.x

Berry, J.W. (2002). *Cross-cultural psychology: Research and applications*. Cambridge: Cambridge University Press.

Brown, P.J. & Closser, S. (2016). *Understanding and applying medical anthropology biosocial and cultural approaches* (3rd ed.). Abingdon: Routledge, Taylor & Francis Group.

Canales, G. & Lopez, S.A. (2013). Gender role conflict and intersecting identities in the assessment and treatment of culturally diverse populations. In F.A. Paniagua & A.-M. Yamada (Eds.), *Handbook of multicultural mental health: Assessment and treatment of diverse populations* (2nd ed., pp. 127–146). San Diego, CA: Elsevier Academic Press. https://doi.org/10.1016/B978-0-12-394420-7.00007-2

Captari, L.E., Sandage, S.J. & Vandiver, R.A. (2022). Spiritually integrated psychotherapies in real-world clinical practice: Synthesizing the literature to identify best practices and future research directions. *Psychotherapy, 59*(3), 307–320. https://doi.org/10.1037/pst0000407

Dahl, S. (2004). *Intercultural research: The current state of knowledge*. Middlesex University Discussion Paper No. 26. https://doi.org/10.2139/ssrn.658202

Dettmers, C., Albrecht, N.J. & Weiller, C. (2002). *Gesundheit – Migration – Krankheit: Sozialmedizinische Probleme und Aufgaben in der Nervenheilkunde*. Bad Honnef: Hippocampus.

Freund, H., Böhringer, S., Utsch, M. & Hauth, I. (2017). Religiosität und Spiritualität in der Facharztweiterbildung. Eine Umfrage bei den Weiterbildungsermächtigten für Psychiatrie und Psychotherapie. *Der Nervenarzt, 89*(5), 539–545. https://doi.org/10.1007/s00115-017-0414-z

Freund, H. & Gross, W. (2016). Sinnfragen und Religiosität/Spiritualität in der Psychotherapeutenausbildung. *Psychotherapeutenjournal, 15*, 133–139.

Frick, E. (2023). Anamnese, spirituelle. *Spiritual Care, 12*(3), 292. https://doi.org/10.1515/spircare-2020-0002

Frick, E., Weber, S. & Borasio, G.D. (2002). *SPIR – Halbstrukturiertes klinisches Interview zur Erhebung einer „spirituellen Anamnese"*. Verfügbar unter: https://ilearn.th-deg.de/pluginfile.php/301716/mod_book/chapter/4781/Leitfaden%20SPIR.pdf

Frick, E., Ziemer, P., Heres, S., Ableidinger, K., Pfitzer, F. & Büssing, A. (2021). Spirituelle Kompetenz in Psychiatrie und Psychotherapie – Hindernisse und Erfolgsfaktoren. *Nervenarzt, 92*(5), 479–486. https://doi.org/10.1007/s00115-020-00975-0

Gonçalves, J. P. B., Lucchetti, G., Menezes, P. R. & Vallada, H. (2017). Complementary religious and spiritual interventions in physical health and quality of life: A systematic review of randomized controlled clinical trials. *PLoS One, 12*(10), e0186539. https://doi.org/10.1371/journal.pone.0186539

Hofstede, G., Hofstede, G. J. & Minkov, M. (2017). *Lokales Denken, globales Handeln: Interkulturelle Zusammenarbeit und globales Management*. München: C. H. Beck.

James, W. (2014). *Die Vielfalt religiöser Erfahrung: Eine Studie über die menschliche Natur* (E. Herms & C. Stahlhut, Übers.). Berlin: Verlag der Weltreligionen. (Original erschienen 1902: The varieties of religious experience: A study in human nature) https://doi.org/10.1037/10004-000

Kirmayer, L. J. (2007). Psychotherapy and the cultural concept of the person. *Transcultural Psychiatry, 44*(2), 232–257. https://doi.org/10.1177/1363461506070794

Kitayama, S. & Uskul, A. K. (2011). Culture, mind, and the brain: Current evidence and future directions. *Annual Review of Psychology, 62,* 419–449. https://doi.org/10.1146/annurev-psych-120709-145357

Laabdallaoui, M. & Rüschoff, I. (2017). *Umgang mit muslimischen Patienten* (2., aktualisierte Aufl.). Köln: Psychiatrie Verlag.

Lace, J. W., Evans, L. N., Merz, Z. C. & Handal, P. J. (2020). Five-factor model personality traits and self-classified religiousness and spirituality. *Journal of Religion and Health, 59*(3), 1344–1369. https://doi.org/10.1007/s10943-019-00847-1

Lersner, U. von (2020). Psychotherapie im interkulturellen Kontext. *Psychotherapeutenjournal, 4,* 366–372.

Lüddeckens, D. & Walthert, R. (Hrsg.). (2010). *Fluide Religion. Neue religiöse Bewegungen im Wandel. Theoretische und empirische Systematisierungen*. Bielefeld: Transcript.

Machleidt, W. (2020). Zur sich wandelnden Identität des Psychiaters/Psychotherapeuten im Kontext kultur- und religionssensibler Behandlungen. In N. Mönter, A. Heinz & M. Utsch (Hrsg.), *Religionssensible Psychotherapie und Psychiatrie* (S. 230–236). Stuttgart: Kohlhammer.

Minkov, M., Dutt, P., Schachner, M., Morales, O., Sanchez, C., Jandosova, J. et al. (2017). A revision of Hofstede's individualism-collectivism dimension. *Cross Cultural & Strategic Management, 24*(3), 386–404. https://doi.org/10.1108/CCSM-11-2016-0197

Mintz, L. B. & O'Neil, J. M. (1990). Gender roles, sex, and the process of psychotherapy: Many questions and few answers. *Journal of Counseling & Development, 68,* 381–387. https://doi.org/10.1002/j.1556-6676.1990.tb02515.x

Mönter, N., Heinz, A. & Utsch, M. (Hrsg.). (2020). *Religionssensible Psychotherapie und Psychiatrie. Basiswissen und Praxis-Erfahrungen*. Stuttgart: Kohlhammer.

Pearce, M. J., Pargament, K. I., Oxhandler, H. K., Vieten, C. & Wong, S. (2019). A novel training program for mental health providers in religious and spiritual competencies. *Spirituality in Clinical Practice, 6*(2), 73–82. https://doi.org/10.1037/scp0000195

Pedraza, O. (2020). Introduction to clinical cultural neuroscience. In O. Pedraza (Ed.), *Clinical cultural neuroscience: An integrative approach to cross-cultural neuropsychology* (pp. 1–31). New York: Oxford University Press.

Peng-Keller, S., Winiger, F. & Rauch, R. (Eds.). (2022). *The spirit of global health. The World Health Organization and the ‚spiritual dimension' of health,* 1946–2021. Oxford: Oxford University Press.

Piedmont, R. A. & Wilkins, T. A. (2013). Spirituality, religiousness, and personality: theoretical foundations and empirical applications. In K. I. Pargament, J. J. Exline & J. W. Jones (Eds.), *APA Handbook of Psychology, Religion and Spirituality* (Vol. 1, pp. 173–186). Washington: APA. https://doi.org/10.1037/14045-009

Schleifer, R., Dittmann, V., Ebner, G., Seifritz, E. & Liebrenz, M. (2015). Einsatz von Dolmetschern im Rahmen der versicherungs-psychiatrischen Begutachtung. *Praxis, 104*(6), 293–300. https://doi.org/10.1024/1661-8157/a001915

Schriefers, S. & Hadzic, E. (2018). *Sprachmittlung in Psychotherapie und Beratung mit geflüchteten Menschen. Wege zur transkulturellen Verständigung*. Göttingen: Vandenhoeck & Ruprecht. https://doi.org/10.13109/9783666453236

Statistisches Bundesamt. (2023). *24,3 % der Bevölkerung hatten 2022 eine Einwanderungsgeschichte. Pressemitteilung Nr. 158 vom 20. April 2023.* Verfügbar unter: https://www.destatis.de/DE/Presse/Pressemitteilungen/2023/04/PD23_158_125.html

Utsch, M. & Demmrich, S. (2023). *Psychologie des Glaubens. Einführung in die Religionspsychologie*. Göttingen: Vandenhoeck & Ruprecht.

Utsch, M., Murken, S., Frick, E., Anderssen-Reuster, U., Gross, W., Schouler-Ocak, M. et al. (2017). Empfehlungen zum Umgang mit Religiosität und Spiritualität in Psychiatrie und Psychotherapie. Positionspapier der DGPPN. *Spiritual Care, 6*(1), 141–146. https://doi.org/10.1515/spircare-2016-0220

Vieten, C. & Lukoff, D. (2022). Spiritual and religious competencies in psychology. *American Psychologist, 77*(1), 26–38. https://doi.org/10.1037/amp0000821

Wisch, A. F. & Mahalik, J. R. (1999). Male therapists' clinical bias: Influence of client gender roles and therapist gender role conflict. *Journal of Counseling Psychology, 46,* 51–60. https://doi.org/10.1037/0022-0167.46.1.51

Wixwat, M. & Saucier, G. (2021). Being spiritual but not religious. *Current Opinion in Psychology, 40,* 121–125. https://doi.org/10.1016/j.copsyc.2020.09.003

Worthington, E. L., Jr. & Aten, J. D. (2009). Psychotherapy with religious and spiritual clients: An introduction. *Journal of Clinical Psychology, 65,* 123–130. https://doi.org/10.1002/jclp.20561

37 Besonderheiten bei der Behandlung von Menschen mit Intelligenzminderung

Annika Kleischmann & Jan Glasenapp

Inhaltsübersicht

37.1 Einführung: Barrierefreie Psychotherapie

Ein bis zwei Prozent der Bevölkerung bzw. knapp 1.5 Millionen Menschen allein in Deutschland haben eine Intelligenzminderung oder, wie oftmals synonym gesagt wird, eine geistige Behinderung, intellektuelle Minderbegabung oder kognitive Beeinträchtigung (Sappok et al., 2017). Mit dem Thema Psychotherapie für Menschen mit Intelligenzminderung (IM) wird im weiten Feld der Psychotherapie eine zentrale Frage berührt: Die Frage der Inklusivität vs. Exklusivität von Psychotherapie.

Wenn Psychotherapie als Verfahren zur Reduzierung psychischen Leidens von Menschen verstanden wird, bedeutet dies für die gestellte Frage:

- Wie offen (oder geschlossen) wird psychisches Leiden gefasst? Wird der Fokus exklusiv auf die das Leiden verursachenden mentalen Prozesse von Wahrnehmung, Informationsverarbeitung, allgemeiner kognitiver und emotionaler Prozesse gelegt, oder inklusiv auf die vielfältigen Wechselwirkungen von biologischen, psychischen und sozialen Wechselwirkungen in der Verursachung des Leidens?
- Wie offen (oder geschlossen) wird das Leiden in Diagnosen und Störungskonzepten beschrieben? Wird die Indikation zur Psychotherapie eher weit oder eng gefasst?
- Wie offen (oder geschlossen) werden die Verfahren der Psychotherapie angewendet? Handelt es sich um geschlossene, spezifische Systeme mit jeweils eigenen Methoden und hierfür erforderlichen Ausbildungen oder um allgemeine Prinzipien?
- Wie offen (oder geschlossen) haben Menschen mit psychischem Leiden Zugang zur Psychotherapie? Auf welche Barrieren stoßen sie bei der Suche nach Psychotherapie und ihrer Nutzung?

Diese Fragen spiegeln sich auch in wesentlichen ethischen Prinzipien psychotherapeutischen Handelns: In dem aus der Medizinethik bekannten Georgetown-Mantra beschreiben Beauchamp und Childress (2019) vier ethische Grundprinzipien, die sich gut im Feld der Psychotherapie anwenden lassen (siehe Kapitel 47) und Bestandteil der Muster-Berufsordnung von Psychotherapeut:innen sind (Bundespsychotherapeutenkammer [BPtK], 2022): Das Prinzip der Achtung von Autonomie und Selbstständigkeit der Patient:innen, das Prinzip der Fürsorge für sie, das Prinzip der Schadensvermeidung und schließlich das Prinzip der sozialen Gerechtigkeit.

Während die ersten drei Prinzipien schon intensiv reflektiert wurden und in das Selbstverständnis von Psychotherapeut:innen eingeflossen sind, ist der Weg hin zu sozialer Gerechtigkeit als hindernisreich anzusehen. Noch kann aus vielfältigen Gründen nicht bestätigt werden, dass Menschen mit vergleichbarem Leiden in vergleichbarer Weise psychotherapeutisch behandelt werden, vielmehr bestehen unterschiedliche Barrieren (Glasenapp, 2015).

In diesem Kapitel werden die Möglichkeiten (und Grenzen) von Psychotherapie für Menschen mit IM vorgestellt, um das Interesse an und die Neugierde auf eine diverse und reizvolle Gruppe von Patient:innen zu wecken, sodass mögliche Barrieren durch exklusive Einstellungen von Behandler:innen abgebaut werden können.

Um hierfür den Bezug zur Praxis herzustellen, wird ein Fallbeispiel aus dem psychotherapeutischen Alltag ausführlich dargestellt. Es wird die Therapie eines Patienten beschrieben, der sich gut artikulieren kann und bei dem sowohl die kognitiven als auch die emotionalen Fähigkeiten nur leicht eingeschränkt sind. Anhand dieses Fallbeispiels lassen sich die Besonderheiten der psychotherapeutischen Behandlung von Menschen mit IM und Anpassungen der Therapiemethoden und -techniken gut verdeutlichen. Selbstverständlich ist Psychotherapie auch bei Personen mit stärkeren Einschränkungen möglich und wirksam.

Fallbeispiel: Herr Karl – Vorstellungsanlass

Herr Karl ist 40 Jahre alt. Er wird telefonisch von seiner Bezugsperson (Assistenz in eigener Häuslichkeit, ehemals ambulant betreutes Wohnen) zur Psychotherapie angemeldet. Auf Wunsch von Herrn Karl kommen sie gemeinsam zur Sprechstunde, die für den Gesundheitsbereich bestellte gesetzliche Betreuerin ist informiert und stimmt der Behandlung zu. Im Kontakt erscheint Herr Karl unsicher, schaut die meiste Zeit zu Boden. Auf Fragen reagiert er mit sichtbarer körperlicher Anspannung, blickt immer wieder den Betreuer an und sagt „Erzähl du". Dieser berichtet, Herr Karl habe sich zurückgezogen. Früher sei er bei Gruppenaktivitäten immer dabei gewesen und habe sich viel unterhalten, heute sei er still. Zudem wirke er häufig traurig oder gereizt. Seit ca. einem Jahr habe Herr Karl einen neuen Gruppenleiter in der Werkstatt für behinderte Menschen (WfbM), mit dem er nicht gut auskomme. Diese Situation würde ihn sehr belasten und er ziehe sich zurück, anstatt seine Position zu vertreten. Während dieser Schilderungen blickt Herr Karl häufiger auf und berichtet auf Nachfrage: „Ich bin nicht so schnell und er sagt immer, ich soll mich beeilen. Ich kann das nicht, sage aber nichts. Ich bin dann ganz ruhig und innen drin ganz wütend. Irgendwann schreie ich dann meine Arbeitskollegen an oder schmeiße was durch die Gegend. Das macht mir Angst, so bin ich sonst nicht." Herr Karl könne sich seine Wut nicht erklären und befürchte irgendwann einen „großen Wutausbruch" zu bekommen. Er ziehe sich an seinem Arbeitsplatz „aus Schutz für die Kollegen" zurück oder bleibe „einfach zu Hause". Seine Partnerin, mit der er seit vielen Jahren zusammenlebe, schreie er auch manchmal an. Das tue ihm „besonders leid". Vor seiner Depression habe er gerne fotografiert, er sagt: „Früher bin ich mit meiner Freundin durch die Stadt gebummelt oder wir haben Gruppenausflüge gemacht". Aktuell „macht nichts mehr Spaß".

Bereits in der Vergangenheit habe es depressive Phasen gegeben. Eine Therapie habe er bisher noch nicht gemacht. Die aktuelle Symptomatik bestehe seit etwa neun Monaten. Vor drei Monaten sei eine medikamentöse Behandlung mit einem Antidepressivum eingeleitet worden.

37.2 Hintergrund: Entwicklungen der Behindertenhilfe

Menschen mit IM suchen psychotherapeutische Hilfen in aller Regel auf, nachdem sie bereits in verschiedenen Formen der Behindertenhilfe eingebunden sind. Um dieser Eingebundenheit besser begegnen zu können, folgen einige Hintergrundinformationen zur Entwicklung der Behindertenhilfe.

Noch vor 50 Jahren lebten die meisten Menschen mit IM fernab der Städte in großen Einrichtungen, die eher Anstalten waren, in denen die Lebensbedingungen gemessen an heutigen Standards menschenunwürdig waren. Die Lebenserwartung lag damals noch deutlich unter dem Durchschnitt der Allgemeinbevölkerung (Dieckmann & Metzler, 2013). Vor 50 Jahren lebten in Deutschland kaum ältere Menschen mit IM, da eine ganze Generation während des Nationalsozialismus getötet worden war. Es gab kaum pädagogische Konzepte und das Stichwort „psychische Erkrankungen" bei Menschen mit IM war genauso wie das Stichwort „Psychotherapie" für diese Personengruppe ein Fremdwort. Noch vor über 30 Jahren konnte Hohn (1989) provokativ fragen: „Zu dumm, um verrückt sein zu dürfen?". Dabei handelte es sich um einen der ersten deutschsprachigen Artikel zum Thema Duale Diagnose, also der gemeinsamen Feststellung der Diagnose einer IM und einer psychischen Störung. Noch heute ist die Abgrenzung schwierig und bestimmte herausfordernde Verhaltensweisen liegen in einer Schnittmenge, in der sie sowohl als Ausdruck der Behinderung als auch als Ausdruck einer psychischen Erkrankung verstanden werden können.

Erste Ansätze der psychotherapeutischen Behandlung entwickelten sich durch engagierte Kolleg:innen in den Behindertenhilfeeinrichtungen, die sich um Adaptionen ihrer ursprünglich erlernten Verfahren bemühten. Dabei gab es von jeher Adaptionen der Verhaltenstherapie (z.B. Thompson & Grabowski, 1976; Braun, 1992), der Psychoanalyse (z.B. Gaedt, 1987) sowie systemisch (z.B. Rotthaus, 1993) und humanistisch (z.B. Badelt, 1994) orientierter Ansätze. Heute gibt es spezialisierte Behandlungszentren und universitäre Abteilungen, die sich der Weiterentwicklung therapeutischer Ansätze für diesen Personenkreis verschrieben haben. In der frühen Phase basierte die Entwicklung entsprechender Adaptionen auf Einzelfallbeschreibungen, erst in den letzten Jahrzehnten kamen quasi-experimentelle Prä-Post-Evaluationen hinzu. Die als Goldstandard der Psychotherapie-Forschung bekannten randomisiert-kontrollierten Studien (RCT) an Vergleichsgruppen stellen die absolute Ausnahme dar.

Heute leben Menschen mit IM in differenzierten Wohnformen in ihren Herkunftsfamilien, in eigener Wohnung und erhalten stundenweise Assistenz, in offenen Wohngemeinschaften, die gemeindeintegriert sind, bis hin zu intensiv betreuten Wohngruppen in großen Einrichtungen. Sie nutzen spezifische Bildungsangebote, besuchen häufig Schulen mit dem Förderschwerpunkt *geistige Entwicklung*, haben eine Tagesstruktur in Fördergruppen, arbeiten in Werkstätten für behinderte

Menschen (WfbM), vielleicht sogar auf dem ersten Arbeitsmarkt. Dabei werden sie von Heilerziehungspfleger:innen, Heilpädagog:innen und vielen weiteren Berufsgruppen begleitet und unterstützt bzw. in ihrer Lebensführung assistiert. Kerngedanken aktueller pädagogischer Konzepte sind demnach die Verbesserung von Teilhabechancen, gesellschaftliche Inklusion und die Erweiterung von Fähigkeiten zur selbstbestimmten Lebensführung.

Einige der wesentlichen Veränderungen der letzten Jahre waren gesetzlicher Natur. 1994 wurde der Artikel 3 des Grundgesetzes um den Satz „Niemand darf wegen seiner Behinderung benachteiligt werden" ergänzt. Die Vereinten Nationen sind zu dem Schluss gekommen, dass die Allgemeine Erklärung der Menschenrechte für Menschen mit Behinderung nicht ausreicht, und haben deshalb eine eigene Menschenrechtskonvention für Menschen mit Behinderung formuliert (UN-Behindertenrechtskonvention [UN-BRK], 2008), deren § 25 den Gesundheitsbereich regelt. Darin heißt es, dass die Vertragsstaaten das Recht von Menschen mit Behinderung auf das erreichbare Höchstmaß an Gesundheit anerkennen ohne Diskriminierung aufgrund von Behinderungen. Weiter erlegen die Vertragsstaaten den Angehörigen der Gesundheitsberufe die Verpflichtung auf, Menschen mit Behinderung eine Versorgung von gleicher Qualität wie die anderer Menschen angedeihen zu lassen. Dies soll erreicht werden, indem sie unter anderem durch Schulungen und den Erlass ethischer Normen für die staatliche und private Gesundheitsversorgung das Bewusstsein für die Menschenrechte, die Würde und die Autonomie von Menschen mit Behinderung schärfen.

2013 formulierte das Bundesministerium für Arbeit und Soziales (BMAS, 2013) in seinem Teilhabebericht, dass es erforderlich sei, die Nutzbarkeit medizinischer Infrastruktur für Menschen mit Beeinträchtigung zu prüfen: „Hierbei geht es nicht nur um Zugangs-, sondern auch um Kommunikationsbarrieren" (S. 21).

Genau dies zeigt eine zentrale Barriere der psychotherapeutischen Versorgung für Menschen mit IM auf (Glasenapp & Schäper, 2016): In einer Befragung von 154 Psychotherapeut:innen in Baden-Württemberg (Kremitzl et al., 2018) gaben weniger als 40 % an, bereits einen Menschen mit IM behandelt zu haben. „Als Gründe für ausbleibende Behandlungen wurden keine Anfragen (82 %), andere Schwerpunktsetzung (41 %), erlebte eingeschränkte eigene Kompetenz (36 %), kein Ausbildungsinhalt und fehlende Kenntnisse (29 %) sowie mangelndes Wissen über Behinderung (29 %) genannt" (S. 139).

Die folgenden Hintergründe zu psychotherapeutisch relevanter Diagnostik und Behandlung für Menschen mit IM wollen einen Beitrag leisten, diesen Informationsbedarf zu decken (siehe auch Landespsychotherapeutenkammer Baden-Württemberg, 2019).

Fallbeispiel: Herr Karl – Lebensgeschichtliche Entwicklung

Herr Karl wuchs als Einzelkind auf. Zwischen den Eltern habe es viele Auseinandersetzungen gegeben. Sie hätten entweder „tagelang nicht miteinander gesprochen" oder „sich angeschrien". Der Patient sei häufig abgewertet worden. Die Eltern hätten seine Behinderung „nicht wahrhaben" wollen und hätten ihn „angetrieben, es doch besser zu machen". Herr Karl habe sich einer Lehrerin anvertraut, sie habe ihn unterstützt, im Alter von 18 Jahren in ein Wohnheim für Menschen mit IM zu ziehen. Durch das Wohntraining habe er sich auf ein selbstständiges Leben vorbereiten können und sei nach fünf Jahren in eine eigene Wohnung gezogen. Anfangs habe er Angst gehabt „zu versagen, aber mithilfe meiner Betreuer hat es gut geklappt". Im Alter von 25 Jahren habe er seine Partnerin kennengelernt und lebe seit 13 Jahren mit ihr zusammen. Das Paar erhalte sechs Stunden wöchentlich Assistenzzeit, während der sie im Haushalt, bei Arztbesuchen und Ämtergängen unterstützt werden. Die Eltern seien vor fünf Jahren kurz nacheinander verstorben: „Da war ich etwas traurig, aber jetzt nicht mehr".

Schulisch-berufliche Anamnese: Herr Karl besuchte eine Förderschule, wofür er von seinen Eltern abgewertet wurde. Anschließend habe er auf dem ersten Arbeitsmarkt in einer Firma ein Praktikum absolviert. Die Arbeit habe ihm zwar Spaß gemacht, aber er habe Schwierigkeiten „mit dem Tempo" gehabt. Er habe sich dann dazu entschieden, in einer Werkstatt für behinderte Menschen (WfbM) im Bereich Lager und Logistik zu arbeiten. Es sei ein „schwerer Schritt" gewesen, er sei einerseits „enttäuscht" von sich, es nicht „geschafft" zu haben. Andererseits „gefällt mir meine Arbeit". Herr Karl habe eine gesetzliche Betreuerin und ambulante Betreuung.

37.3 Diagnostik

Menschen mit IM zeigen mitunter Verhaltensweisen, die für Außenstehende unverständlich sein können. Um ein besseres Verständnis zu erlangen, ist es hilfreich, die kognitiven und emotionalen Fähigkeiten einzuschätzen. Beides dient der Orientierung, wie eine Person ihre Umwelt wahrnimmt, verarbeitet und Probleme bewältigt. In der Diagnostik ist es daher wichtig, sich zunächst einen Überblick über die Art der Behinderung zu verschaffen, die kognitiven Fähigkeiten nach Möglichkeit durch einen Intelligenztest zu erfassen sowie das emotionale Entwicklungsniveau mittels einer entsprechenden Skala zu erheben (siehe Kapitel 10). Im nächsten Schritt ist es angezeigt, Verhaltensstörungen und/oder psychische Störungen zu diagnostizieren (DGKJP, 2021).

37.3.1 Behinderung

Die Weltgesundheitsorganisation beschreibt Behinderung in der Internationalen Klassifikation der Funktionsfähigkeit, Behinderung und Gesundheit (ICF; WHO, 2005; siehe Kapitel 44) als Folge eines komplexen Wechselwirkungsprozesses von Personen- und Umweltfaktoren, der in der Folge differenzierte Auswirkungen auf den interagierenden Ebenen von Funktionsstörungen, Aktivitäten und Teilhabechancen hat. Eine Schädigung des Rückenmarks durch einen Unfall beispielsweise kann zur Einschränkung der Aktivität Gehen führen, die wiederum durch einen Rollstuhl kompensiert werden kann. Wenn dann allerdings räumliche Barrieren die Nutzung öffentlicher Verkehrsmittel, von Gehwegen oder hohen Supermarktregalen in Verbindung mit einer Gehhilfe einschränken, dann zeigt sich Behinderung als sozialer Tatbestand oder, wie die Aktion Mensch in ihren Werbebotschaften formulierte: „Behindert ist man nicht, behindert wird man!"

37.3.2 Intelligenzminderung

Die der Behinderung zugrunde liegenden Schädigungen und Erkrankungen werden ausführlich in der aktuell gültigen Version 10 der ICD (WHO, 2019) beschrieben, darunter im Kapitel F die psychischen Störungen. Die der geistigen Behinderung zugrunde liegende Störung ist die Intelligenzminderung. Im Abschnitt F7 wird diese beschrieben als „ein Zustand von verzögerter oder unvollständiger Entwicklung der geistigen Fähigkeiten; besonders beeinträchtigt sind Fertigkeiten, die sich in der Entwicklungsperiode manifestieren und die zum Intelligenzniveau beitragen, wie Kognition, Sprache, motorische und soziale Fähigkeiten. Eine Intelligenzstörung kann allein oder zusammen mit jeder anderen psychischen oder körperlichen Störung auftreten". In der zukünftigen ICD-11 (WHO, 2022) wird der Begriff der Störung der Intelligenzminderung durch den Begriff der Störung der Intelligenzentwicklung ersetzt. Dabei gilt, dass zur Feststellung der IM ein standardisierter Intelligenztest erforderlich ist. Bei vielen Menschen mit IM, die sich in psychotherapeutische Behandlung begeben, ist dieses Kriterium jedoch nicht erfüllt, sodass die Intelligenzmessung im Rahmen von Eingangsdiagnostik oder probatorischen Sitzungen erfolgt. Im folgenden Kasten werden einige der dafür nutzbaren Intelligenztests (Limberg, 2015; siehe Kapitel 10) beschrieben.

Intelligenzdiagnostik

- **Reynolds Intellectual Assessment Scales and Screening (RIAS).** Die Reynolds Intellectual Assessment Scales and Screening (RIAS; Hagmann-von Arx & Grob, 2014) sind eine deutschsprachige Bearbeitung der Reynolds Intellectual Assessment Scales und des Reynolds Intellectual Screening Test (Reynolds & Kamphaus, 2003). Es ist ein Testverfahren zur Intelligenzeinschätzung von Personen im Altersbereich von 3 bis 99 Jahren. Die RIAS umfassen einen Nonverbalen Intelligenz Index und einen Verbalen Intelligenz Index mit jeweils zwei Untertests. Aufsummiert bilden die T-Werte der vier Untertests den Gesamtintelligenz Index. Die Bearbeitungszeit der vier Untertests beträgt ca. 20 bis 25 Minuten. Zusätzlich kann über zwei Gedächtnisuntertests ein Gesamtgedächtnis Index gebildet werden. Für die Bearbeitung werden ca. 10 bis 15 Minuten benötigt. Bei einem IQ < 40 ist kein differenziertes Ergebnis über den Schweregrad der kognitiven Beeinträchtigungen mehr möglich.
- **Wechsler Adult Intelligence Scale – Forth Edition (WAIS-IV).** Die deutschsprachige Adaptation der Wechsler Adult Intelligence Scale – Forth Edition (Petermann, 2012) ist ein Intelligenztest für Jugendliche und Erwachsene im Altersbereich von 16 bis 90 Jahren. Bei der WAIS-IV handelt es sich um eine Testbatterie, die mithilfe von 10 (bzw. optional 15) Untertests die kognitive Leistungsfähigkeit einer Person abbildet. Die Bearbeitungszeit beträgt ca. 90 Minuten für die 10 Kerntests bzw. ca. 115 Minuten für alle 15 Testbereiche. Die einzelnen Untertests werden den Skalen „Sprachverständnis", „Wahrnehmungsgebundenes logisches Denken", „Arbeitsgedächtnis" und „Verarbeitungsgeschwindigkeit" zugeordnet. Es lassen sich ein allgemeines intellektuelles Niveau, der Gesamt-IQ sowie vier spezifische IQ-Werte bestimmen. Der Gesamt-IQ setzt sich aus diesen vier spezifischen IQ-Werten zusammen. Bei einem IQ < 40 ist kein differenziertes Ergebnis über den Schweregrad der kognitiven Beeinträchtigungen mehr möglich.
- **Snijders-Oomen Non-verbaler Intelligenztest (SON-R 6-40).** Der SON-R 6-40 (Tellegen et al., 2012) ist die Weiterentwicklung des sprachfreien Snijders-Oomen Non-verbaler Intelligenztest (Snijders et al., 2005) und für den Altersbereich von 6 bis 40 Jahren konzipiert. Das Verfahren eignet sich durch seinen sprachfreien Charakter zur Untersuchung von Menschen mit eingeschränktem bzw. nicht vorhandenem Hörvermögen oder Verbalisierungsfähigkeit. Der SON-R 6-40 besteht aus vier Untertests, die das räumliche, schlussfolgernde, abstrakte Denken und die visuomotorischen Fertigkeiten prüfen. Die Bearbeitungsdauer beträgt ca. 50 Minuten. Bei einem IQ < 55 ist kein differenziertes Ergebnis über den Schweregrad der kognitiven Beeinträchtigungen mehr möglich.

Die Schweregradeinteilung erfolgt in der ICD-10 über den IQ in vier Stufen (siehe Tabelle 37.1).

Erwachsene Menschen mit *leichter IM* leben häufig noch in der Herkunftsfamilie oder in offenen Wohnformen beispielsweise in Wohngemeinschaften oder allein in eigener Wohnung und erhalten stundenweise Unterstützung durch die Assistenz in eigener Häuslichkeit (ehemals ambulant betreutes Wohnen). Sie gehen einer Arbeit nach, meistens in einer Werkstatt für behinderte Menschen (WfbM). Sie können sich und ihre Gedanken und Gefühle in aller Regel gut verbal artikulieren, sie realisieren die Folgen ihrer Behinderung und leiden mitunter unter sozialen Vergleichen mit nicht behinderten Menschen.

Erwachsene Menschen mit *mittelgradiger IM* leben häufig in besonderen Wohnformen (ehemals stationäre Einrichtungen oder Wohnheim) der Behindertenhilfe, oftmals in gemeindeintegrierten Wohngruppen. Manche haben Spezialinteressen,

Tabelle 37.1: Schweregrade der Intelligenzminderung nach ICD-10

ICD-10	Schweregrad	IQ	Vergleichbares Entwicklungsalter	Häufigkeit
F70	Leicht	50–69	9 bis unter 12 Jahren	80 %
F71	Mittelgradig	35–49	6 bis unter 9 Jahren	12 %
F72	Schwer	20–34	3 bis unter 6 Jahren	7 %
F73	Schwerst	unter 20	unter 3 Jahren	< 1 %

in denen sie sich sehr gut auskennen, was dazu führen kann, dass intellektuelle Schwierigkeiten in anderen Bereichen überdeckt werden. Sie können in einfachen Worten Interessen und Bedürfnisse verbal artikulieren, stoßen aber beim Erkennen komplizierter Sachverhalte an ihre intellektuellen Grenzen.

Erwachsene Menschen mit *schwerer und schwerster IM* leben zumeist in besonderen Wohnformen der Behindertenhilfe. Sie verfügen oftmals nur über eingeschränkte Möglichkeiten, sich verbal zu artikulieren. Oftmals kommen weitere (körperliche) Einschränkungen hinzu.

Zusätzlich zur Schwere der IM kann in der ICD-10 auf einer vierten Stelle kodiert werden, ob Verhaltensstörungen wie aggressives, impulsives Verhalten, Irritierbarkeit, motorische Unruhe oder regressive Verhaltensweisen auftreten.

37.3.3 Emotionale Entwicklung

Für das Verständnis von Menschen mit IM und in Vorbereitung der Behandlung ist es wichtig, neben ihren kognitiven auch die sozial-emotionalen Fähigkeiten zu berücksichtigen, um mögliche kontextabhängige Über-, aber auch Unterforderungssituationen zu identifizieren. Zur Erhebung der sozial-emotionalen Fertigkeiten gibt es entsprechende Testverfahren (siehe Kasten). Es handelt sich um Fremdbeurteilungsverfahren, bei denen Bezugspersonen befragt werden, wie sich die zu untersuchende Person in verschiedenen Situationen verhält. Das sozial-emotionale Entwicklungsniveau wird in Entwicklungsjahren ausgedrückt und orientiert sich dabei am Erwerb sozial-emotionaler Fertigkeiten typisch entwickelter Kinder.

Instrumente zur Erfassung sozial-emotionaler Fertigkeiten

- **Skala zur Einschätzung des Sozial-Emotionalen Entwicklungsniveaus (SEN).** Die SEN (Hoekmann et al., 2012) ist ein Beurteilungsbogen, der die Bereiche soziale und emotionale Entwicklung in jeweils mehreren Dimensionen erfasst. Der Bereich soziale Entwicklung unterteilt sich in neun Dimensionen: Kontaktaufnahme, soziale Selbstständigkeit, moralische Entwicklung, Impulskontrolle, Ich-Bewusstsein im sozialen Kontext, soziales Einschätzungsvermögen, Sozialverhalten, Umgang mit Vorschriften und Autoritätspersonen sowie soziale Aspekte der sexuellen Entwicklung. Der Bereich emotionale Entwicklung unterteilt sich in sieben Dimensionen: Selbstbild, emotionale Selbstständigkeit, Realitätsbewusstsein, moralische Entwicklung, Ängste, Impulskontrolle und Regulation von Emotionen. Je Bereich sind 76 Items formuliert und nach Entwicklungsaltern von 0 bis 14 Jahren gruppiert, d.h. Items, die für eine bestimmte Altersgruppe charakteristisch sind, sind einem entsprechenden Altersblock zugeordnet.
- **Skala der Emotionalen Entwicklung – Diagnostik (SEED-2).** Die SEED-2 (Sappok et al., 2023) ist die Weiterentwicklung der SEED (Sappok et al., 2018) und ein semistrukturiertes Interview. Sie beruht auf dem Phasenmodell der emotionalen Entwicklung von Došen (2010). Die Ermittlung des emotionalen Entwicklungsniveaus orientiert sich am Erwerb emotionaler Fertigkeiten typisch entwickelter Kinder. In sechs aufeinanderfolgenden Entwicklungsphasen von der Geburt bis zum achtzehnten Lebensjahr werden zunehmend komplexere Fertigkeiten erlernt. In jedem Entwicklungsalter gibt es grundlegende Bedürfnisse und Verhaltensweisen, auf deren Grundlage das beobachtbare Verhalten verständlich wird. Neben emotionalen Aspekten erfasst die SEED-2 auch kognitive, soziale und sensomotorische Bereiche. Diese Aspekte hängen zusammen und führen dazu, dass der Mensch sich weiterentwickeln und an seine Umgebung anpassen kann. Zudem werden in der SEED-2 acht Domänen mit jeweils 30 Items unterschieden: Umgang mit dem eigenen Körper, Umgang mit Bezugspersonen, Umgang mit Umgebungsveränderungen/Objektpermanenz, Emotionsdifferenzierung, Umgang mit Peers (Gleichrangigen), Umgang mit der materiellen Welt, Kommunikation, Affektregulation.

37.3.4 Psychische Störungen

Menschen mit IM haben eine erhöhte Vulnerabilität, sowohl somatisch als auch psychisch zu erkranken (DGKJP, 2021). Die Prävalenz psychischer Störungen bei Menschen mit IM ist als mindestens vergleichbar mit der von Menschen ohne IM anzusehen, vermutlich liegt sie darüber. Es gibt allerdings große Schwankungen in den angegebenen Prävalenzraten, die unter anderem davon abhängen, welche Population untersucht und welche Diagnostikinstrumente eingesetzt wurden, bzw. davon, ob Menschen mit Autismus-Spektrum-Störungen oder Verhaltensstörungen in die Studien einbezogen oder ausgeschlossen werden. Mazza et al. (2020) untersuchen in einer Metaanalyse 22 Studien mit fast 30 000 einbezogenen Personen mit IM. Bei 33.6% dieser Personen liegen jegliche Formen einer psychischen Störung vor. Subgruppenanalysen zeigen ähnliche Ergebnisse für Männer wie Frauen bei einer höheren Prävalenz bei leichter, mittelgradiger und schwerer gegenüber schwerster IM. Die höchsten Prävalenzzahlen ergeben sich für affektive Störungen (6.7%), Angststörungen (5.5%), gefolgt von Schizophrenie (4.8%) und unspezifischen psychotischen Störungen (3.9%) sowie Persönlichkeitsstörungen (2.8%).

Da die Kriterien psychischer Störungen häufig auf geschilderten Symptomen beruhen, die Introspektionsfähigkeiten voraussetzen, z.B. das Beschreiben von Zwangshandlungen zugrunde liegenden Zwangsgedanken, kann es bei Menschen mit IM dazu kommen, dass nicht alle Kriterien einer psychischen Störung mit hinreichender Sicherheit bestätigt werden können („underreporting"; Sovner & Hurley, 1986). Gleichzeitig können die Einschränkungen in Zusammenhang mit der IM dazu führen, dass zugrunde liegende psychische Störungen nicht deutlich werden („overshadowing"; Reiss et al., 1982).

Vor diesem Hintergrund gibt es verschiedene Bemühungen, die Kriterien anzupassen und zu modifizieren, beispielsweise beobachtbaren Verhaltensaspekten mehr Raum zu geben. Entsprechend adaptierte Diagnose-Manuale sind die auf der ICD basierende Diagnostic Criteria for Use with Adults with Learning Disabilities/Mental Retardation (DC-LD; Royal Collage of Psychiatrists, 2001) und das auf dem DSM basierende Diagnostic Manual – Intellectual Disabilities (DM-ID 2; Fletcher et al., 2016).

Darüber hinaus gibt es Ansätze, durch standardisierte Erhebungsinstrumente in strukturierter Weise und mit Einbezug von Beurteilungen Dritter zur Diagnosefeststellung zu kommen, z.B. die auf den ICD-10-Kriterien basierten Psychiatric Assessment Schedules for Adults with Developmental Disabilities (PAS-ADD; Moss, 2012). Zudem wurden störungsspezifische Fragebögen zu Depressionen und Angststörungen entwickelt bzw. adaptiert (Müller et al., 2019; Müller et al., 2023). Vor dem Hintergrund, dass die Behinderung selbst und die ihr zugrunde liegende IM nicht Gegenstand einer kassenfinanzierten Psychotherapie sind, erhält die Feststellung der begleitenden psychischen Störung eine besondere Bedeutung und sollte mit entsprechender Sorgfalt erfolgen. Auch eine Neuropsychologische Psychotherapie kommt bei IM trotz vorliegender kognitiver Einschränkungen nur infrage, wenn zusätzlich eine erworbene, nicht angeborene Hirnschädigung vorliegt. Die Abklärung des Vorliegens einer psychischen Störung beinhaltet neben dem klinischen Eindruck, der sich im unmittelbaren Kontakt ergibt, immer auch die Abklärung somatischer Faktoren und konsiliarische Erörterungen mit mitbehandelnden Ärzt:innen, das Einholen von Einschätzungen der Bezugspersonen in der Herkunftsfamilie und den weiteren Unterstützungssystemen.

Fallbeispiel: Herr Karl – Analyse der kognitiven und emotionalen Fähigkeiten, Feststellung der Diagnose, Problem- und Verhaltensanalyse, Zielklärung

Zur Einschätzung der kognitiven Fähigkeiten wurde die WAIS-IV (Petermann, 2012) durchgeführt. Bei der Betrachtung des Intelligenzprofils fällt auf, dass die einzelnen IQ-Werte streuen. Den höchsten IQ-Wert (73) erlangt Herr Karl im Bereich „Sprachvermögen". Seine Fähigkeiten liegen damit im Bereich einer Lernbehinderung. Er zeigt ein gutes verbales Verständnis und Ausdrucksvermögen. Den niedrigsten IQ-Wert (59) erlangt Herr Karl im Bereich „Verarbeitungsgeschwindigkeit". Dieser Wert liegt im Bereich einer leichten Intelligenzminderung. Dies zeigte sich in in einer verlangsamten mentalen Verarbeitung und Auffassungschwierigkeiten.

Der Gesamt-IQ liegt mit 61 im Bereich einer leichten Intelligenzminderung (F70). Die kognitiven Fähigkeiten sind vergleichbar mit dem Entwicklungsalter von 9 bis unter 12 Jahren. Mit zwei Betreuern wurde eine emotionale Entwicklungsdiagnostik (SEED) durchgeführt. Die einzelnen Domänenwerte bewegten sich zwischen den Phasen 4 („Identifikation", Referenzalter: 4. bis 7. Lebensjahr) und 5 („Realitätsbewusstsein", Referenzalter: 8. bis 12. Lebensjahr). Insgesamt zeigte sich ein eher homogenes Profil der emotionalen Entwicklung mit einem Schwerpunkt in der Phase 5.

Mittels der Hamilton-Depressions-Skala (HAMD; Hamilton & White, 1959) und der Checkliste zur psychiatrischen Beurteilung von Erwachsenen mit Entwicklungsstörungen (PAS-ADD-C; Moss et al., 1998), die auf Grundlage der Befragung des ambulanten Betreuers ausgefüllt wurden, wurde nach ICD-10 eine mittelgradige rezidivierende depressive Episode (F33.1) diagnostiziert (siehe Kapitel 27.1). Aufgrund von Verständnisschwierigkeiten konnte mit Herrn Karl kein strukturiertes Interview zur Diagnostik von Psychischen Störungen wie das SCID oder Mini-DIPS durchgeführt werden (siehe Kapitel 8).

Herr Karl zeigt Symptome auf emotionaler, kognitiver und behavioraler Ebene, darunter: depressive Stimmung, Freudeverlust, Antriebslosigkeit mit sozialem Rückzug, Minderwertigkeitsgefühle und vermindertes Konzentrationsvermögen. Verhaltensdefizite bestehen bei ihm im Hinblick auf die mangelnde Stresstoleranz und Emotionsregulation sowie die reduzierte Problemlösekompetenz im sozialen Bereich. Makroanalytisch traten die Symptome erstmalig aufgrund von Misserfolgserlebnissen während der Schulzeit auf. Sie wurden erneut aktiviert durch den beruflichen Start in der Werkstatt für behinderte Menschen (WfbM) und aktuell durch die Auseinandersetzungen mit dem neuen Gruppenleiter. Lebensgeschichtlich bedeutsam erscheinen besonders die seit der Kindheit erlebten Inkompetenzerfahrungen aufgrund der leichten IM. Die Eltern überforderten den Patienten ständig, werteten ihn aufgrund seiner Behinderung und verstärkt bei Misserfolgen ab, verglichen ihn z.B. mit Nachbarskindern.

Ein Selbstwertgefühl konnte sich nicht entwickeln, er machte die Lernerfahrung „Ich bin nicht gut genug". In der Schule kam es aufgrund der guten Ausdrucksweise des Patienten zur Fehleinschätzung seiner tatsächlichen Fähigkeiten und Schwierigkeiten; es resultierten auch dort Überforderungs- und Misserfolgserlebnisse. Die depressive Stimmung wird durch früh angelegte aufwärts gerichtete Vergleiche aufrechterhalten. Durch Rückzug und soziale Isolation hat der Patient viel Raum für selbstabwertend-dysfunktionale Kognitionen (dysfunktionale Trias), sodass die Symptomatik sich teufelskreisartig verstärkt. Für die Behandlung wurden daraufhin mit Herrn Karl folgende Ziele vereinbart:

- „Ich will wieder was mit meiner Freundin unternehmen und nicht mehr so traurig sein."
- „Ich will keine Angst vor meinem Gruppenleiter haben und wieder richtig arbeiten können."
- „Ich will nicht mehr so wütend werden und meine Freundin und meine Arbeitskollegen nicht mehr anschreien und nichts mehr werfen."

Die Bezugspersonen formulierten folgende Therapieerwartungen:

- „Ich möchte ihn verstehen, um ihm in seiner Depression helfen zu können."
- „Herr Karl soll die Angst vor seinem Chef verlieren."
- „Seine Selbstzweifel sollen weniger werden und er soll sich selber mehr zutrauen."

Folgende Therapieziele wurden gemeinsam mit allen an der Therapie Beteiligten erarbeitet:

- Reduktion der depressiven Symptomatik.
- Erwerb von Beziehungs- und Konfliktfähigkeit.
- Reflexion der eigenen Behinderung und dysfunktionaler Grundannahmen.

37.4 Psychotherapie

Psychotherapie für Menschen mit IM ist in den zurückliegenden Jahren zu einem sich sehr dynamisch entwickelnden Feld geworden (vgl. Hennicke, 2011; Fletcher, 2011). Zur aktuellen Vertiefung psychotherapeutischer Behandlungsmöglichkeiten von Erwachsenen mit IM empfiehlt sich beispielsweise Hermes (2017) und von jungen Menschen Bergmann (2019).

Entsprechend den vielfältigen Entwicklungen können laut Leitlinie alle psychotherapeutischen Verfahren angewendet werden (DGKJP, 2021). Darin werden als grundsätzliche verfahrensübergreifende Empfehlungen unter anderen benannt:

- Prägnante, konkrete und bei Bedarf vereinfachte Vermittlung von Therapieinhalten;
- Handlungsbezogenheit der Interventionen statt Reflexion von Sachverhalten;
- Nutzung von Veranschaulichungshilfen und dem Entwicklungsstand entsprechenden Symbolen;
- Aktivere Rolle und lenkende Funktion der Psychotherapeut:innen;
- Berücksichtigung der individuellen Aufnahmemöglichkeiten der Patient:innen und ein damit verbundener verlangsamter Veränderungsprozess;
- Häufigere Wiederholungen und aktive Unterstützung beim Transfer in den Alltag;
- Reflexion der Gefahr, dass durch die höhere Strukturierung Patient:innen mit IM behindert werden, eigene Bedürfnisse zu explorieren und auszudrücken;
- Förderung der Zusammenarbeit mit Bezugspersonen und gegebenenfalls ihre Beratung.

Aus der verhaltenstherapeutischen Sicht der Autor:innen folgt die Beschreibung von Interventionsmöglichkeiten zu fünf wesentlichen Aspekten, mit denen Psychotherapie und ihr Prozess beschrieben werden kann: Beziehung, Verhalten, Kognitionen, Emotionen und Körper. Diese Aspekte unterliegen unzähligen Wechselwirkungen, dienen jedoch in ihrer Unterscheidung der Beschreibung unterschiedlicher Schwerpunkte in der Therapie (Glasenapp, 2021).

37.4.1 Beziehungs- und interaktionsorientierte Interventionen

Die Beziehung und ihre Gestaltung nimmt in der psychotherapeutischen Behandlung von Menschen mit IM eine herausragende Stellung ein. Hintergrund ist dabei die allgemeine Feststellung, dass psychische Störungen immer auch Beziehungsstörungen sind, was im Speziellen gerade auch für Menschen mit IM zutrifft. Deren Verhaltensstörungen stehen häufig in Zusammenhang mit kommunikativen und interaktionellen Herausforderungen bzw. genauer der Passung von individuellen Bedürfnissen und den Fähigkeiten des Umfeldes, diese Bedürfnisse zu erkennen und zu beantworten.

Insofern gelten zwei Ziele für die psychotherapeutische Arbeit: (1) die Verbesserung der individuellen dialogischen Kompetenzen eines Menschen mit IM und (2) die Verbesserung der dialogischen Kompetenzen der Systeme, in denen dieser Mensch lebt.

Allgemeine Hinweise. Hierfür gelten zunächst allgemeine Hinweise und Empfehlungen wie beispielsweise Vereinfachungen, die Verwendung einer einfachen Sprache (kurze, aktiv formulierte Sätze, keine Fremdwörter oder Metaphern), Visualisierungen und die Verwendung von einfachen Bildern, an die Aufmerksamkeitsspanne angepasste Behandlungszeiten, einen Wechsel an Methoden (vgl. Hurley et al., 1998).

Spiegeln. Als zentrale Interventionsmöglichkeit zur Verbesserung dialogischer Kompetenzen und Beziehungsgestaltung hat sich dabei das Spiegeln erwiesen, das sich entsprechend in zahlreichen Therapieverfahren für Menschen mit und ohne Behinderungen findet (Elbing et al., 1999). Dabei werden die gegebenen Verhaltensweisen des:der Patient:in in respektvoller und mitfühlender Weise wiedergegeben, beispielsweise durch das Imitieren von Gesten, Mimik, Worten, Lauten, Geräuschen.

Einbezug des Umfeldes. Hinsichtlich der systemischen Perspektive und einer Verbesserung der dialogischen Kompetenzen im Lebensumfeld ist zunächst eine Grundregel psychotherapeutischen Arbeitens mit dieser Zielgruppe zu formulieren: Wer die Psychotherapie in Auftrag gibt, ist immer zur Mitarbeit verpflichtet. Da Menschen mit IM zumeist nicht selber die psychotherapeutische Behandlung anfordern, ist das beauftragende Umfeld, seien es Angehörige, gesetzlich Betreuende und/oder Professionelle aus anderen Unterstützungssystemen, in die Behandlung zu integrieren. Dabei ist die konkrete Vorgehensweise mit dem:der Patient:in abzustimmen. In manchen Fällen möchten diese möglicherweise, dass keine Informationen weitergegeben werden, was im Rahmen der gesetzlichen Vorgaben zur Schweige-, aber auch Informationspflicht berücksichtigt werden sollte. In anderen Fällen ist die regelmäßige Information und Aufklärung über wesentliche Erklärungsmodelle der psychischen Störung wie auch hilfreiche Interventionsmöglichkeiten für das Umfeld gewünscht. Darüber hinaus können mit Bezugspersonen Trainings zur Verbesserung der Kommunikation durchgeführt werden, vergleichbar mit Elterntrainings wie die Familienskills in der Dialektisch-Behavioralen Therapie (Trasselli et al., 2022). Der Einbezug von Bezugspersonen ist auch in der Erwachsenenpsychotherapie möglich und zweckmäßig (siehe Kapitel 38), allerdings sollten dabei in aller Regel, anders als bei Bezugspersonen in der Kinder- und Jugendlichenpsychotherapie häufig praktiziert (siehe Kapitel 34), die erwachsenen Patient:innen mit IM eingebunden sein.

37.4.2 Verhaltensorientierte Interventionen

Es gibt mittlerweile eine Fülle an Trainings und Strategien zur Verhaltensänderung, von denen sich viele gut auf die Arbeit mit Menschen mit IM anwenden lassen. Sie basieren allesamt auf lerntheoretischen Überlegungen, z. B. zum Verlust von Verstärkern bei depressiven Störungen oder die Vermeidung aversiver Stimuli und Situationen bei Angststörungen. Die verhaltensorientierten Interventionen lassen sich grob drei Schwerpunkten zuordnen (siehe Kapitel 18):

Aktivitätenaufbau. Beim Aktivitätenaufbau (siehe Kapitel 27.1) geht es darum, angenehme oder besser sinnerfüllte Aktivitäten, die durch die Lebensumstände verschüttet wurden, wieder zu aktivieren und zu fördern. Dabei kann mit Aktivitätenlisten in einfacher Sprache gearbeitet werden oder auch mit sprachfreien und individualisierten Aktivitätenlisten, bei denen diese durch Fotos visualisiert werden. Hilfreiche KVT-Arbeitsmaterialien für die Psychotherapie depressiver Störungen bei Menschen mit IM stellen Erretkamps et al. (2017) zusammen. Als Themen werden Diagnostik, Besonderheiten bei Therapiebeginn und -beendigung, Aktivitätenaufbau, Umgang mit alltäglichen Anforderungen, Arbeit mit Emotionen und Steigerung von Selbstwirksamkeit behandelt. Die teilweise illustrierten und in einfacher Sprache verfassten Arbeits- und Informationsblätter richten sich an Therapeut:innen, Patient:innen und Bezugspersonen.

Exposition. Bei der Exposition geht es darum, sich vermiedenen Herausforderungen zu stellen und diese Fähigkeit dabei zu trainieren. Die Wirksamkeit dieser Intervention setzt eine internale Motivation und damit ein Verständnis voraus, warum es wichtig ist, sich diesen Herausforderungen zu stellen, was bei Menschen mit IM nicht immer gegeben ist. Daher sind in solchen Fällen eher alternative Interventionen zur Angstbewältigung wie beispielsweise die Systematische Desensibilisierung zu wählen, bei der sich den angstauslösenden Reizen sehr langsam, in der Vorstellung und im Wechsel mit Entspannungsübungen gestellt wird (Sappok et al., 2010).

Geeignete Unterlagen für die KVT von Angststörungen bei Menschen mit IM stellen Braun, Helmes und Bengel (2023) zur Verfügung. Die Arbeitsmaterialien richten sich an Therapeut:innen, Patient:innen und Bezugspersonen. Sie sind teilweise illustriert und für die Patient:innen in Leichter Sprache verfasst. Als Themen werden Besonderheiten zu Therapiebeginn und bei Abschluss, Diagnostik, Psychoedukation, Expositionsübungen, Sinnes-, Körperwahrnehmungs- und Achtsamkeitsübungen sowie Soziales Kompetenztraining behandelt.

Skills-Training. Als dritte verhaltensorientierte Strategie ist das aus der Dialektisch-Behavioralen Therapie bekannte Skillstraining zu nennen (Bohus & Wolf-Arehult, 2020; Linehan, 2017) und damit die verhaltenstherapeutische Grundüberzeugung, Kompetenzdefizite durch Verhaltensanalysen zu erkennen und systematisch durch Training und Übung entsprechender Bewältigungsfertigkeiten zu reduzieren. Alle diese verhaltensfokussierten und störungsspezifischen Veränderungsstrategien lassen sich gut auf die Arbeit mit Menschen mit IM übertragen und es liegen eine Reihe an Adaptionen vor (für einen Überblick siehe Glasenapp, 2022). Neben der Nutzung von Arbeitsblättern in einfacher Sprache sind häufige Wiederholungen nötig und eine ständige Förderung von Selbstwirksamkeit hinsichtlich der erarbeiteten Kontrollmöglichkeiten. Hilfreich ist das Fertigkeitentraining DBToP-gB (an der Dialektisch-Behavioralen Therapie orientiertes Programm zur Behandlung emotionaler Instabilität bei Menschen mit geistiger Behinderung; Elstner et al., 2012), das aus den therapeutischen Methoden der DBT nach Linehan (siehe Kapitel 30.1) abgeleitet ist und an die Bedürfnisse von Menschen mit IM angepasst wurde. Das Manual ist erlebnis- und praxisorientiert ausgerichtet und beinhaltet die Module Stresstoleranz, innere Achtsamkeit, Emotionsregulation und interpersonelle Kompetenzen. Die Arbeitsblätter sind überwiegend sprachfrei gehalten und häufig illustriert. Emotionsausdrücke werden beispielsweise mit Fotos von Schauspieler:innen mit IM dargestellt.

37.4.3 Kognitionsorientierte Interventionen

Kognitionsorientierte Interventionen unterliegen bei Menschen mit IM gewissen Limitierungen, die jedoch deren Anwendung nicht grundsätzlich verhindern. Wichtiger ist es, komplexe Zusammenhänge und den Einfluss kognitiver Prozesse darin in einfachen Worten zu vermitteln und geduldig dabei zu bleiben. So sehr negative Bewertungen von Menschen mit IM gegenüber sich selbst, anderen oder der Welt sehr hartnäckig und resistent gegenüber Versuchen, sie zu modifizieren, sein können, genauso hilfreich können einzelne Gedanken werden, die Menschen mit IM für sich nutzen, um Probleme zu lösen.

Verhaltensanalysen. Das verhaltenstherapeutische Rational basiert dabei auf der Analyse von Auslösesituationen, Reaktionen und Konsequenzen, die beispielsweise in Form von Kettenanalysen in einfacher Weise visualisiert werden können. Hierzu steht in der einfachsten Form der Analyse in der Mitte das Kettenglied der (problematischen) Reaktion mit einem vorausgehenden Kettenglied für den Auslöser und einem folgenden Kettenglied für die Konsequenz. In einem ersten Schritt kann diese Analyse je nach intellektueller Analysebereitschaft und zum besseren Verständnis der Komplexität von Problemen um weitere Kettenglieder ergänzt werden. In einem zweiten Schritt können zur Erweiterung der Flexibilität alternative Reaktionen mit ihren jeweiligen Konsequenzen erarbeitet werden (siehe Abbildung 37.1).

Kognitive Umstrukturierung. Kognitive Therapie kann sich sowohl auf die Arbeit mit kognitiven Verzerrungen beziehen (wie beispielsweise Katastrophisieren, emotionales Argumentieren, Generalisieren) als auch auf die Arbeit mit wenig hilfreichen Grundüberzeugungen über sich, andere und die Welt (siehe Kapitel 2). Sowohl kognitive Verzerrungen als auch dysfunktionale Bewertungen finden sich im Denken von Menschen mit IM und ihren Aussagen; insbesondere Menschen mit leichter IM berichten oft von einem sehr negativen Selbstbild und Erwartungen anderen Menschen gegenüber. Diese können im Rahmen kognitiver Interventionen bearbeitet werden (vgl. Sturmey, 2004). Dabei kommt es weniger darauf an, intensive sokratische Dialoge oder hoch intellektuelle Disputationen zu führen, als eine geleitete Entdeckungsreise (Padesky, 2019) zu beginnen, auf der neue Sichtweisen erkannt und genutzt werden können. So können Gedanken und Bewertungen beobachtet und dokumentiert werden, z.B. in einem Erfolgstagebuch, um auf diese Weise eine Sensibilität für selbstverstärkende und behindernde Einstellungen zu erhöhen. Auf diese Weise können leistungsbezogene Attributionen selbstwertförderlicher gestaltet werden, beispielsweise indem Anstrengungsaspekte gegenüber mangelnder Fähigkeit als Ursachenzuschreibungen stärker berücksichtigt und Patient:innen durch Lob für Anstrengung verstärkt werden.

Achtsamkeit üben. Insgesamt darf jedoch nicht vergessen werden, dass Gedanken häufig die Ursache psychischen Leids darstellen und Menschen diese nicht als frei erleben, sondern sich selbst vielmehr als Gefangene ihrer dysfunktionalen und belastenden Gedanken. Viele sind dermaßen mit ihren Gedanken verschmolzen, zum Beispiel hinsichtlich leidvoller Erfahrungen vergangener oder lähmender Sorgen hinsichtlich zukünftiger Ereignisse, dass es dann weniger um eine Modifikation dieser Gedanken geht, als vielmehr darum, die Welt der Gedanken weniger wichtig zu nehmen. Eine wesentliche Übung dazu besteht darin, dem Hier und Jetzt wieder mit einer annehmenden Haltung und Offenheit zu begegnen, also sich in Achtsamkeit (siehe Kapitel 18) zu üben. Mittlerweile liegen eine Reihe an positiven Berichten über die Wirksamkeit von Achtsamkeitsübungen für Menschen mit IM vor (Hwang & Kearney, 2013; Singh et al., 2007).

37.4.4 Emotionsorientierte Interventionen

Da die allermeisten Diagnosen durch mindestens ein emotionales Symptom gekennzeichnet sind, spielt die Fokussierung von Schwierigkeiten der Emotionsregulation sowohl in diagnostischen als auch therapeutischen Prozessen eine wichtige Rolle. Augenfälligstes Merkmal ist dabei die quantitative Dimension als eine zu hohe oder auch zu niedrige Intensität im emotionalen Ausdruck, von emotionaler Impulsivität bis hin zur Unfähigkeit, Gefühle bei sich und anderen wahrzu-

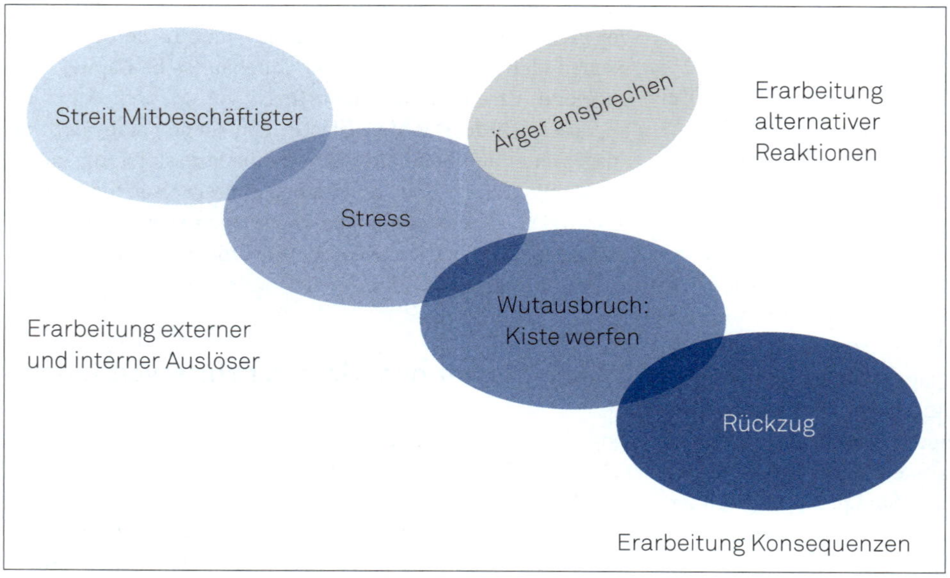

Abbildung 37.1: Exemplarische Darstellung einer vereinfachten Kettenanalyse

nehmen (Alexithymie). Doch auch qualitative Aspekte können eine wichtige Rolle spielen, beispielsweise, wenn bestimmte Emotionsqualitäten aufgrund von ausgrenzenden Lernerfahrungen vermieden werden, obwohl ihr Ausdruck hilfreich wäre. Beispielsweise kann die Grundemotion Wut als sekundäre Emotion andere primäre Emotionen wie Angst und Trauer überdecken. Daher ist es in emotionsorientierten therapeutischen Prozessen nicht nur wichtig, auf die gezeigten Emotionen zu schauen und zu lernen, diese entsprechend der situativen Angemessenheit zu regulieren, sondern auch nicht gezeigte Emotionen im Blick zu haben und deren Ausdruck gegebenenfalls zu fördern.

Validieren. Neben der Achtsamkeit für eigene Emotionen und die anderer Menschen kommt dabei dem Validieren die Hauptaufgabe als therapeutische Strategie zu. Damit Menschen einen annehmenden Umgang mit ihren eigenen Emotionen erlernen können, ist es in der therapeutischen Beziehung wichtig, diese Haltung gespiegelt zu bekommen. Dies erfordert ein therapeutisches Vorgehen, indem Emotionen gesehen werden und in ihrer Sinnhaftigkeit angenommen werden können. Hierzu kann es erforderlich sein, den emotionalen Ausdruck von der begleitenden Handlung zu trennen, z. B. „Es ist okay, wütend zu sein, aber es ist nicht okay, andere Menschen zu schlagen". In einer Psychotherapie können konkrete Umgangsmöglichkeiten zum Regulieren einzelner Emotionen vermittelt und eingeübt werden; dabei besteht die wichtigste Emotionsregulationsstrategie darin, Emotionen zu verbalisieren. In der Arbeit mit Menschen mit IM hat es sich dabei bewährt, ein klares, strukturiertes Vorgehen zu wählen, bei dem die Komplexität an Emotionen auf das Erkennen und Benennen von wenigen Grundemotionen wie beispielsweise Freude, Trauer, Angst und Wut durch Worte und Bilder reduziert wird (siehe beispielsweise Glasenapp, 2016).

37.4.5 Körperorientierte Interventionen

Traditionell gibt es eine Reihe an körperorientierten therapeutischen Ansätzen in der Arbeit mit Menschen mit IM (DGKJP, 2021), die jedoch in der psychotherapeutischen Arbeit eine untergeordnete Rolle spielen und über die keine standardisierten Evaluationsbefunde vorliegen.

Wichtiger erscheint dieser Aspekt in der Berücksichtigung von Wechselwirkungsprozessen zwischen mentalen und somatischen Prozessen. So kann beispielsweise körperlicher Schmerz negative Auswirkungen auf Denken, Fühlen und Handeln haben, so wie Probleme in diesen Bereichen körperlichen Schmerz verstärken können. Gleiches gilt für Schlafstörungen, Essstörungen, sexuelle Funktionsstörungen etc. Daher beinhalten psychotherapeutische Prozesse gerade auch bei Menschen mit IM immer eine Berücksichtigung dieser Wechselwirkungen und die Zusammenarbeit mit somatisch orientierten Behandler:innen, neben Ärzt:innen auch Physiotherapeut:innen, Logopäd:innen und andere Berufsgruppen. Schließlich lassen sich einfache Entspannungsübungen wie Progressive Muskelrelaxation (PMR) gut anwenden.

37.5 Empirische Absicherung

Beail (2016; siehe auch Prout & Browning, 2011; Willner, 2005) bietet einen guten Überblick über die aktuellen Entwicklungen und Adaptionen von psychotherapeutischen Verfahren und beschreibt ihre Evidenzen. Demnach liegen eine Reihe von Befunden zur Wirksamkeit vor, wonach zumindest moderate Effekte erzielt werden können, selbst wenn diese noch nicht ausreichen, um evidenzbasierte Behandlungsentscheidungen zu treffen.

Entsprechend der Leitlinie Intelligenzminderung (DGKJP, 2021) haben sich in vielen Studien besonders verhaltenstherapeutische und psychodynamische Verfahren als wirksam erwiesen:

- Für die psychodynamischen Verfahren werden in der Leitlinie einige Studien benannt, die die Wirksamkeit bei Menschen mit IM nachgewiesen haben, beispielsweise in einer forensischen Gruppe von Patient:innen mit IM eine Verbesserung der Prognose bezüglich Re-Delinquenz nach der Behandlung.
- Für Familientherapie und systemische Verfahren werden einige Studien berichtet, die den Nutzen für Menschen mit IM und ihren sozialen Kontext beschreiben.
- Für die (Kognitive) Verhaltenstherapie wird in der Leitlinie auf zahlreiche Wirksamkeitsstudien verwiesen, darunter mehrere Metaanalysen. Demnach erwies sich diese in verschiedenen Studien als überwiegend sehr effektiv bis effektiv, im Vergleich mit Psychopharmaka als wirksamer, im Vergleich mit anderen Verfahren mit höheren Effektstärken. Es wird aber auch auf die Gefahr unreflektierter Anwendung aversiver Methoden hingewiesen.

Als Ergebnis einer systematischen Literaturrecherche von verhaltenstherapeutischen Interventionen berichten Graser et al. (2021) von deutlich positiven Effekten bei depressiven Symptomen und aggressivem Verhalten sowie von positiven Effekten bei Angstsymptomen und bei Raucherentwöhnung, während die Effekte bei psychotischen Symptomen und bei pathologischem Horten noch als unklar gelten.

Fallbeispiel: Herr Karl – Therapieverlauf

Die Kognitive Verhaltenstherapie wurde ambulant durchgeführt. Das Stundenkontingent umfasste 45 Einzelsitzungen plus zusätzliche 15 Bezugspersonenstunden. Die Sitzungen wurden wöchentlich und gegen Ende in größeren zeitlichen Abständen über einen Zeitraum von zwei Jahren durchgeführt.

Die psychotherapeutischen Interventionen wurden an Herrn Karls kognitive und emotionale Fähigkeiten angepasst, um Überforderungen zu vermeiden.

Beziehungsaufbau. Anfangs stand der Aufbau einer tragfähigen therapeutischen Beziehung im Vordergrund. Durch ein empathisches Vorgehen sowie eine zugewandte und authentische therapeutische Grundhaltung konnte die Basis für den weiteren Therapieverlauf geschaffen werden. Da sich Herr Karl anfänglich zurückhaltend und unsicher im Kontakt zeigte, wurde dabei sehr behutsam vorgegangen. Um die grundlegenden Bedürfnisse des Patienten in der Beziehungsgestaltung berücksichtigen zu können, wurde der emotionale Entwicklungsstand aus der SEED in der Domäne „Umgang mit Bezugspersonen" herangezogen. Herr Karl zeigt in diesem Bereich Verhaltensweisen, die der Phase 5 entsprechen. In dieser Phase stellt die Bezugsperson eine wichtige Identifikationsperson dar, die Selbstbestimmung unterstützt und die Erwachsenenrolle fördern kann. Die Bezugsperson wurde daher zu Beginn der Therapie mit einbezogen und gemeinsam mit Herrn Karl das weitere Vorgehen besprochen. Nach ein paar Sitzungen war diese Unterstützung nicht mehr notwendig.

Psychoedukation. Um die Vorgehensweise den individuellen Fähigkeiten und Bedürfnissen des Patienten anpassen zu können, wurde das Ergebnis aus dem WAIS-IV im Bereich Sprachverständnis herangezogen. Mit einem IQ von 71 liegen die sprachlichen Fähigkeiten im Bereich einer Lernbehinderung. In der SEED wurden die Fähigkeiten in der Domäne „Kommunikation" in Phase 5 eingestuft, was ebenfalls auf gute sprachliche Fähigkeiten hinweist. Zur besseren Verständlichkeit sollten lange, verschachtelte Sätzen vermieden und Zusammenhänge in einfacher Sprache und kurzen, aktiv formulierten Sätzen verdeutlicht werden. Basierend auf den guten sprachlichen Fähigkeiten konnte dem Patienten Störungswissen anhand von Informationsblättern aus den „Therapietools Depression bei Menschen mit geistiger Behinderung" (Erretkamps et al., 2017) vermittelt werden. Besonders wichtig war für Herrn Karl die Symptomliste, die gemeinsam durchgegangen und besprochen wurde. Diese Auflistung ermöglichte ihm, einen Zusammenhang von einzelnen Symptomen zu erkennen und zu verstehen, „dass das alles zur Depression gehört" und dass er sich nicht „anstellt", sondern es sich bei einer Depression um eine behandelbare Erkrankung handelt.

Die Bezugsperson wurde zu einer Sitzung eingeladen. Gemeinsam mit Herrn Karl wurde über die depressive Symptomatik und mögliche Unterstützung bei der Bewältigung gesprochen. Als Informationsquelle über Depression wurde dem Betreuer die Internetseite des Ärztlichen Zentrums für Qualität in der Medizin (ÄZQ) empfohlen[1].

Aktivitätenaufbau. Herr Karl äußerte: „Ich mache nichts, weil mir nichts mehr Spaß macht". Anhand von Abwärts- und Aufwärtsspiralen der Depression wurde die Wichtigkeit des Aktivitätenaufbaus verdeutlicht. Eine an seinen Möglichkeiten adaptierte Liste angenehmer Aktivitäten wurde bearbeitet, indem gemeinsam jede Tätigkeit nach folgenden Aspekten beurteilt wurde: „Was habe ich vor der Depression gerne gemacht?" „Was könnte ich mal ausprobieren?" Die entsprechenden Aktivitäten wurden konkret geplant, ein Tagebuch für diese Aktivitäten eingeführt und die begleitende Stimmungslage mittels Smileys notiert.

Emotionsregulation und interpersonelle Kompetenzen. Zur Verbesserung der Emotionsregulation wurde zunächst die Fähigkeit des Patienten geschult, die eigenen Gefühle wahrzunehmen. Zur Einschätzung der Herangehensweise war das Ergebnis der Domäne „Affektregulation" der SEED wichtig. Herr Karl zeigt in diesem Bereich Verhaltensweisen, die der Phase 4 entsprechen. Demnach können die Selbstregulationsmöglichkeiten durch Anwendung von Skills unterstützt, Verhalten und die daraus entstehenden Folgen reflektiert und alternative Handlungsweisen gefördert werden.

Zu Beginn halfen Übungen zur Körperwahrnehmung, Anspannung und Entspannung wahrzunehmen. Angelehnt an die PMR ballte der Patienten zum Beispiel eine Faust oder biss die Zähne fest aufeinander. Es wurden Stufen zur Einschätzung des Stress- und Anspannungslevels eingeführt. Die Visualisierung der Anspannungsstufen erfolgte mittels der fünfstufigen „Luftballon"-Spannungskurve aus dem DBToP-gB (Elstner et al., 2012). Im nächsten Schritt wurden für die unterschiedlichen Spannungsstufen individuelle Skills erarbeitet (z.B. Übungen aus dem PMR, Igelball, Fahrradfahren). Durch die kleinschrittige Erarbeitung und die häufigen Wiederholungen konnte Herr Karl, zunächst durch Unterstützung des Betreuers und zunehmend eigenständig, die Skills für sich anwenden.

Zur Verbesserung der Kompetenzen in zwischenmenschlichen Beziehungen wurden Rollenspiele (Hinsch & Wittmann, 2010) durchgeführt. Herr Karl zeigte sich anfangs zurückhaltend und unsicher, vergangene Situationen durchzuspielen. Zu Beginn wurden daher Alltagssituation gewählt, die keine Angst auslösten und kreative, stressfreie Umgangsmöglichkeiten durchgespielt. Zunehmend gelangen dann aversivere Situationen (z.B. Aufforderungen des Chefs). Da es Herrn Karl anfangs schwerfiel, neue Verhaltensweisen einzuüben, wurden unterstützende Fragen und entsprechende Möglichkeiten auf einem Flipchart notiert, beispielsweise: „Wie kann ich ihm sagen, dass ich nicht so schnell arbeiten kann?" Gemeinsam mit dem Patienten wurden die Umgangsmöglichkeiten durchgespielt. Diese Rollenspiele halfen Herrn Karl, die erlernten Strategien anschließend in Verhaltensexperimenten in vivo umzusetzen. Zur Unterstützung wurde der Betreuer dazu angeleitet, die neu erlernten Strategien mit dem Patienten zu üben und zu reflektieren.

Reflexion der eigenen Behinderung. Herr Karl wertete sich für seine Behinderung häufig ab. Durch die Exploration seiner dysfunktionalen automatischen Gedanken (z.B. „Ich mache nichts gut genug!") und Grundüberzeugungen (z.B. „Ich bin nicht wichtig!") konnte der Patient für das Erkennen seiner automatisierten Selbstabwertungen sensibilisiert werden. In diesem Zusammenhang wurde

1 Verfügbar unter: https://www.patienten-information.de/kurzinformationen/depression-ratgeber-fuer-angehoerige

viel Raum gelassen, um über die belastenden Erfahrungen von Abwertung und Ablehnung durch die Eltern und spätere Misserfolge in der Schule zu sprechen. Herr Karl wurde angeleitet, (Über-)Generalisierungen zu erkennen, diese infrage zu stellen (z. B. „Stimmt das wirklich, dass ich nichts gut mache, weil ich behindert bin?") und sie zu reduzieren.

Darüber hinaus wurde geübt, die aufkommende Wut auszuhalten und sich selbst unter Einsatz der bekannten Skills wie beispielsweise Fahrradfahren, Übungen aus der PMR oder Musikhören zu beruhigen. Parallel dazu wurde die Methode „Erfolge erinnern" (Erretkamps et al., 2017) genutzt, um die Stärken des Patienten herauszuarbeiten.

Beendigung der Therapie. Zur Reflexion der Therapie wurde notiert, was Herr Karl für sich lernen konnte, was er geschafft hat und was er nach der Therapie weiterverfolgen möchte. Seine Erfolge wurden besonders hervorgehoben, um darüber das Vertrauen des Patienten in seine eigene Leistungsfähigkeit und seine Zuversicht, zukünftige Herausforderungen meistern zu können, zu stärken. Frühwarnzeichen für eine erneute depressive Episode wurden gesammelt. Es war vor allem wichtig, einen „Werkzeugkoffer" zu erstellen, in dem alle hilfreichen Strategien im Umgang mit depressiven Symptomen gesammelt wurden. Der Patient schnitt Bilder seiner Skills aus und klebte diese in die Abbildung eines Koffers (siehe Abbildung 37.2). Gemeinsam mit dem Betreuer wurden sowohl für Herrn Karl als auch für die Bezugsperson Notfallpläne für Krisen erstellt.

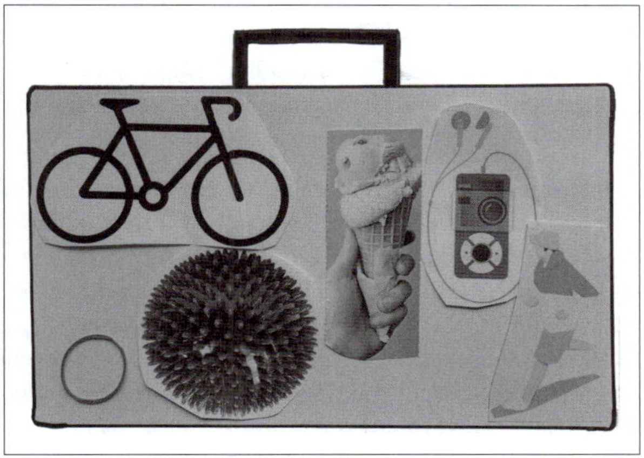

Abbildung 37.2: Notfallkoffer für Herrn Karl

Der Patient konnte sich insgesamt stabilisieren und sein Selbstwert steigerte sich. Er gab an, sich „mehr zu trauen, meine Meinung zu sagen" und zu wissen, „was mir guttut und es zu machen". In der fremdanamnestischen Einschätzung im Rahmen der Post-Testung verringerte sich die depressive Symptomatik (HAMD, PAS-ADD-C). Herr Karl äußerte, „nicht mehr so wütend" zu sein und „wieder Spaß" zu haben. Die begleitende antidepressive Medikation konnte in der Dosierung reduziert werden.

37.6 Hinweise zu berufs- und sozialrechtlichen Rahmenbedingungen

Die Rahmenbedingungen der psychotherapeutischen Behandlung von Menschen mit IM basieren rechtlich im Wesentlichen auf zwei Bereichen, dem Berufsrecht und dem Sozialrecht (siehe Kapitel 47).

37.6.1 Berufsrecht

Das Berufsrecht, insbesondere die Berufsordnung (BO), wird durch die jeweiligen Psychotherapeut:innenkammern der Länder und Stadtstaaten verabschiedet und regelt die Grundlagen der Berufsausübung. Diese sind in aller Regel inklusiv formuliert und grenzen Menschen mit IM nicht aus. Als wesentliche Besonderheiten können herausgestellt werden (entsprechend der Muster-BO der BPtK, 2022):

- **§ 7 Aufklärungspflicht, darin Abs. 3.** „Die Aufklärung hat vor Beginn einer Behandlung in einer auf die Befindlichkeit und Aufnahmefähigkeit des:der Patient:in abgestimmten Form und so rechtzeitig zu erfolgen, dass der:die Patient:in seine:ihre Entscheidung über die Einwilligung wohlüberlegt treffen kann." Dies beinhaltet formal den Einbezug der gesetzlichen Betreuung, sofern bestellt, und gegebenenfalls weiterer Vertrauenspersonen. Inhaltlich ist deutlich zu machen, dass die gegenwärtigen Befunde zur Wirksamkeit von Psychotherapie für Menschen mit IM keine verbindlichen Aussagen zum Behandlungsergebnis zulassen, sodass in aller Regel von einem Behandlungsversuch auszugehen ist.
- **§ 8 Schweigepflicht.** Selbstverständlich gelten die Bestimmungen zur Schweigepflicht auch für Menschen mit IM. Allerdings ist die gesetzliche Betreuung, sofern für den Gesundheitsbereich bestellt, über wesentliche behandlungsrelevante Sachverhalte zu unterrichten, sodass sich hier ein Spannungsfeld ergeben kann, z. B., wenn Angehörige auch die Funktion der gesetzlichen Betreuung übernommen haben und Konflikte bestehen. Beim Einbezug weiterer Bezugspersonen, beispielsweise von Mitarbeiter:innen beteiligter Einrichtungen der Behindertenhilfe, ist in jedem Fall eine Schweigepflichtentbindung einzuholen. Praktisch empfiehlt es sich, Gespräche mit Angehörigen oder pädagogischen Fachkräften in aller Regel nur in Gegenwart der Patient:innen mit IM durchzuführen.
- **§ 13 Umgang mit eingeschränkt einwilligungsfähigen Patient:innen.** In § 13 der Muster-Berufsordnung wird der Umgang mit eingeschränkt einwilligungsfähigen Patient:innen beschrieben. Darin wird geregelt, dass Patient:innen mit gesetzlicher Vertretung nur dann einwilligungsfähig in die Behandlung sind, wenn sie über die „natürliche Einsichtsfähigkeit" verfügen, was mitunter schwer zu bestimmen ist und entsprechend sorgfältig dokumentiert werden sollte. Im Zweifelsfall sollte, wie beschrieben, immer eine Aufklärung der gesetzlichen Betreuung erfol-

gen, deren Einverständnis und Unterschrift auf dem Therapieantrag eingeholt werden. Bei Konflikten zwischen Patient:innen und ihrer gesetzlichen Betreuung sind Psychotherapeut:innen verpflichtet, „insbesondere auf das Patientenwohl zu achten" (Abs. 2).

37.6.2 Sozialrecht

Im Sozialrecht werden die Grundlagen der kassenfinanzierten Psychotherapie beschrieben, hierin geht es um Indikation, Formen der Anwendung und Umfang der Behandlung, beispielsweise in der vom Gemeinsamen Bundesausschuss (G-BA) verabschiedeten Psychotherapie-Richtlinie (2020).

Menschen mit IM werden mittlerweile ausdrücklich in der Psychotherapie-Richtlinie erwähnt und für ihre Behandlung gelten bei Vorliegen einer F7-Diagnose nach ICD-10 erweiterte Kontingente, beispielsweise bei den abzurechnenden Sprechstunden, probatorischen Sitzungen und Einheiten der Rezidivprophylaxe. Darüber hinaus können vergleichbar mit der Behandlung von Kindern und Jugendlichen zusätzliche Einheiten für die Berücksichtigung von wichtigen Bezugspersonen aus dem sozialen Umfeld der Betroffenen beantragt und abgerechnet werden (Glasenapp, 2019). Weiterhin gilt jedoch, dass die Indikation für die ambulante Psychotherapie nicht aus der Störung der intellektuellen Entwicklung resultiert, sondern aus einer weiteren und zusätzlich festzustellenden Diagnose aus dem Indikationskatalog der Richtlinie wie beispielsweise Ängste, Depression und andere Störungen. Daher ist auch bei Anträgen auf Langzeittherapie im Bericht an die Begutachtenden deutlich zu machen, dass nicht die Behinderung psychotherapeutisch behandelt wird, sondern die psychische Störung aus dem Indikationskatalog. In ähnlicher Weise gilt für die Neuropsychologische Psychotherapie, dass sich die Behandlungsindikation nur aufgrund von kognitiv-emotionalen Veränderungen ergeben kann, die aus einer erworbenen Hirnschädigung oder -erkrankung neu resultieren. Es kann darüber hinaus sinnvoll sein, die Motivation und Umstellungsfähigkeit des:der Patient:in ausführlich und anhand von Beispielen zu beschreiben.

37.7 Ausblick

Die Wirksamkeit von Psychotherapie mit Menschen mit IM ist heute unbestritten. Dennoch besteht insgesamt ein Versorgungsengpass, der auch im ambulanten Bereich deutlich wird und entfallen würde, wenn von allen niedergelassenen Psychotherapeut:innen jeder:jede nur einen:eine Patient:in mit IM behandeln würde. Dafür ist es nicht notwendig, neue Techniken zu erlernen oder zu einem:einer Expert:in zu werden. Notwendig sind lediglich Interesse und Neugierde an dieser reizvollen Gruppe von Patient:innen und entsprechende Anpassungen der Methoden. Die Arbeit mit Menschen mit IM ist eine Einladung, das eigene Vorgehen zu entschleunigen, das eigene Denken und Reden auf Einfachheit hin zu überprüfen und die Welt mit anderen Augen zu sehen. Damit unterscheidet sich die Therapie mit Menschen mit IM nicht grundsätzlich von der mit Menschen ohne IM, in beiden Fällen müssen die psychotherapeutischen Methoden an die Fähigkeiten und individuellen Bedürfnisse der Person angepasst werden.

Das Interesse an der Personengruppe wächst sowohl in der Öffentlichkeit als auch in Fachkreisen, und es erscheinen Artikel, Fachbücher und Handbücher für die praktische Arbeit. Die Zahl der Fortbildungsveranstaltungen nimmt zu und vereinzelt berücksichtigen Lehrpläne psychotherapeutischer Ausbildungsinstitute die Arbeit mit Menschen mit IM. Die neue Approbationsordnung und Muster-Weiterbildungsordnung für Psychotherapeut:innen und darin die explizite Berücksichtigung der Psychotherapie für Menschen mit IM stellt dabei einen wichtigen Entwicklungsschritt dar. Es ist zu hoffen, dass allein die Behandlung eines Menschen mit IM während der Ausbildung unter entsprechender Supervision im weiteren Verlauf des Berufslebens die Wahrscheinlichkeit erhöht, weiteren Menschen mit IM Behandlungsmöglichkeiten zu bieten.

Es bedarf jedoch zusätzlicher Fortbildungsmaßnahmen, um zielgruppenspezifisches Wissen, Kompetenzen und Wirksamkeitsüberzeugungen bei Behandler:innen aufzubauen und darüber den Versorgungsengpass weiter abzubauen. Es ist zudem notwendig, finanzielle Anreize zu schaffen, um aufsuchende Arbeit beispielsweise in der Wohnung bzw. Wohneinrichtung oder Werkstatt für behinderte Menschen aufwandsgemäß zu vergüten.

In der Forschung sind weitere Studien über die Wirksamkeit von Interventionen und die Gültigkeit von Diagnosekriterien und -instrumenten erforderlich, um wissenschaftlich fundierte Erkenntnisse und damit auch klinische Leitlinien erstellen zu können. Es bedarf größerer, repräsentativer Stichproben und randomisierter kontrollierter Studien. Auch gibt es nur wenige geeignete Diagnoseinstrumente für diese Zielgruppe.

Ein grundlegendes Ziel in der Gesundheitsversorgung aller Menschen ist es, Psychotherapie als ein offenes, inklusives und barrierefreies System zu etablieren, das zunehmend auch dem ethischen Anspruch nach sozialer Gerechtigkeit entspricht. Um abschließend einen Gedanken von Klaus Grawe aufzugreifen: *„Der die Gemeinschaft am teuersten zu stehen kommende Umgang mit psychischen Störungen ist der gegenwärtige. Die Nicht-Nutzung der besten bestehenden Behandlungsmöglichkeiten führt zu den größten Kosten, nicht deren Nutzung"* (Grawe et al., 1994, S. 681, Hervorhebung im Original). In diesem Sinne ist zu hoffen, dass Menschen mit IM eine bessere Nutzung psychotherapeutischer Behandlungsmöglichkeiten ermöglicht wird.

Literatur

Badelt, I. (1994). Die klientenzentrierte Psychotherapie mit geistig behinderten Menschen. In W. Lotz, U. Koch & B. Stahl (Hrsg.), *Psychotherapeutische Behandlung geistig behinderter Menschen* (S. 141–153). Bern: Huber.

Beail, N. (Ed.). (2016). *Psychological therapies and people who have intellectual disabilities.* Leicester, UK: Division of Clinical Psychology of the British Psychological Society. https://doi.org/10.53841/bpsrep.2016.rep106

Beauchamp, T.L. & Childress, J.F. (2019). *Principles of Biomedical Ethics* (8th ed.). Oxford: University Press.

Bergmann, F. (2019). *Verhaltenstherapie bei jungen Menschen mit kognitiven Einschränkungen.* Weinheim: Beltz.

Bohus, M. & Wolf-Arehult, M. (2020). *Interaktives Skillstraining für Borderline-Patienten: Das Therapeutenmanual* (3. Aufl.). Stuttgart: Schattauer.

Braun, D., Helmes, A. & Bengel, J. (2023). *Therapie-Tools Angst bei Menschen mit geistiger Behinderung.* Weinheim: Beltz.

Braun, R. (1992). *Klassische Verhaltenstherapie bei schwer geistig behinderten Menschen: eine praxisorientierte Darstellung mit Lernkontrollen für ErzieherInnen, KrankenpflegerInnen, PädagogInnen, PsychologInnen und Laien.* Tübingen: dgvt-Verlag.

Bundesministerium für Arbeit und Soziales (BMAS). (2013). *Teilhabebericht der Bundesregierung über die Lebenslagen von Menschen mit Beeinträchtigungen.* Verfügbar unter: https://www.bmas.de/SharedDocs/Downloads/DE/Publikationen/a125-13-teilhabebericht.pdf;jsessionid=7E46F325F8214219CF6E8BD359FE2D0A.delivery2-master?_blob=publicationFile&v=1

Bundespsychotherapeutenkammer (BPtK). (2022). *Muster-Berufsordnung der Psychotherapeut*innen.* Verfügbar unter: https://www.bptk.de/wp-content/uploads/2022/05/Muster-Berufsordnung-der-BPtK.pdf

Deutsche Gesellschaft für Kinder- und Jugendpsychiatrie, Psychosomatik und Psychotherapie (DGKJP). (2021). *S2k Praxisleitlinie Intelligenzminderung* (AWMF-Register Nr. 028-042). Verfügbar unter: https://register.awmf.org/de/leitlinien/detail/028-042

Dieckmann, F. & Metzler, H. (2013). *Alter erleben. Lebensqualität und Lebenserwartung von Menschen mit geistiger Behinderung im Alter. Abschlussbericht.* Stuttgart: KVJS.

Došen, A. (2010). *Psychische Störungen, Verhaltensprobleme und intellektuelle Behinderung: Ein integrativer Ansatz für Kinder und Erwachsene.* Göttingen: Hogrefe.

Elbing, U., Glasenapp, J., Moschner, B. & Rohmann, U.H. (1999). Spiegeln als Mittel der Beziehungsgestaltung in der Therapie für Menschen mit geistiger Behinderung. Ein Überblick. *Geistige Behinderung, 38*(4), 338–347.

Elstner, S., Schade, C. & Diefenbacher, A. (Hrsg.). (2012). *DBToP-gB-Manual für die Gruppenarbeit. An der Dialektisch Behavioralen Therapie orientiertes Programm zur Behandlung Emotionaler Instabilität bei Menschen mit geistiger Behinderung.* Bielefeld: Bethel-Verlag.

Erretkamps, A., Kufner, K., Schmid, S. & Bengel, J. (2017). *Therapie-Tools Depression bei Menschen mit geistiger Behinderung.* Weinheim: Beltz.

Fletcher, R.J. (Ed.). (2011). *Psychotherapy for individuals with intellectual disability.* Kingston: NADD Press.

Fletcher, R.J., Barnhill, J. & Cooper, S.A. (2016). *Diagnostic manual – intellectual disability 2 (DM-ID 2): A textbook of diagnosis of mental disorders in persons with intellectual disability.* Kingston, NY: NADD. (Herausgeber der deutschen Auflage Michalak, J., Graser, J., Kleischmann, A., Troche, S., Willutzki, U.; eingereicht).

Gaedt, C. (Hrsg.). (1987). *Psychotherapie bei geistig Behinderten. Beiträge der psychoanalytischen Entwicklungspsychologie* [Vorträge anlässlich des 2. Neuerkeröder Forums am 04.09.1987]. Sickte-Neuerkerode: Neuerkeröder Anstalten.

Gemeinsamer Bundesausschuss. (2020). *Richtlinie des Gemeinsamen Bundesausschusses über die Durchführung der Psychotherapie (Psychotherapie-Richtlinie).* Verfügbar unter: https://www.g-ba.de/downloads/62-492-2400/PT-RL_2020-11-20_iK-2021-02-18.pdf

Glasenapp, J. (2015). Barrierefreie Psychotherapie – wie allgemein ist die Allgemeine Psychotherapie? *Projekt Psychotherapie, 2,* 15–17.

Glasenapp, J. (2016). *Emotionen als Ressourcen nutzen. Ein Programm in 90 Karten. Für Therapie und Beratung.* Weinheim: Beltz.

Glasenapp, J. (2019). Psychotherapie für Menschen mit geistiger Behinderung. Änderungen der Richtlinie machen den Weg frei zu einer verbesserten Versorgung. *Projekt Psychotherapie, 2,* 12–14.

Glasenapp, J. (2021). *Emotionen als Ressourcen. Manual für Psychotherapie, Coaching und Beratung* (2. Aufl.). Weinheim: Beltz.

Glasenapp, J. (2022). Dialektisch-Behaviorale Therapie (DBT) für Menschen mit kognitiver Beeinträchtigung und Schwierigkeiten der Emotionsregulation. *Teilhabe, 61,* 122–128.

Glasenapp, J. & Schäper, S. (Hrsg.). (2016). *Barrierefreie Psychotherapie. Möglichkeiten und Grenzen der psychotherapeutischen Versorgung von Menschen mit Intelligenzminderung* [Dokumentation der Fachtagung der DGSGB am 11. März 2016 in Kassel. Materialien der DGSGB, Band 37]. Berlin: DGSGB. Verfügbar unter: https://dgsgb.de/index.php?section=Band%2037

Graser, J., Menge, E., Lyons, N., Willutzki, U. & Michalak, J. (2021). Verhaltenstherapie bei Erwachsenen mit intellektueller Beeinträchtigung: Eine systematische Review. *Verhaltenstherapie, 31,* 85–101. https://doi.org/10.1159/000508955

Grawe, K., Donati, R. & Bernauer, F. (1994). *Psychotherapie im Wandel: Von der Konfusion zur Profession.* Göttingen: Hogrefe.

Hagmann-von Arx, P. & Grob, A. (2014). RIAS – Reynolds Intellectual Assessment Scales and Screening. Bern: Hogrefe.

Hamilton, M. & White, J.M. (1959). Clinical syndromes in depressive states. *Journal of Mental Science, 105*(441), 985–998. https://doi.org/10.1192/bjp.105.441.985

Hennicke, K. (Hrsg.). (2011). *Praxis der Psychotherapie bei erwachsenen Menschen mit geistiger Behinderung.* Marburg: Lebenshilfe-Verlag.

Hermes, V. (2017). *Beratung und Therapie bei Erwachsenen mit geistiger Behinderung. Das Praxishandbuch mit systemisch-ressourcenorientiertem Hintergrund.* Bern: Hogrefe. https://doi.org/10.1024/85577-000

Hinsch, R. & Wittmann, S. (2010). *Soziale Kompetenzen kann man lernen* (2. Auf.). Weinheim: Beltz.

Hoekmann, J., Miedema, A., Otten, B. & Gielen, J. (2012). *Skala zur Einschätzung des Sozial-Emotionalen Entwicklungsniveaus (SEN).* Göttingen: Hogrefe.

Hohn, E. (1989). Zu dumm, um verrückt sein zu dürfen? Geistige Behinderung und Psychose. In W. Rotthaus (Hrsg.), *Psychotisches Verhalten Jugendlicher* (S. 150–173). Dortmund: Verlag modernes Lernen.

Hurley, A.D., Tomasulo, D.J. & Pfadt, A.G. (1998). Individual and group psychotherapy approaches for persons with mental retardation and developmental disabilities. *Journal of Developmental and Physical Disabilities, 10*(4), 365–386. https://doi.org/10.1023/A:1021806605662

Hwang, Y.-S. & Kearney, P. (2013). A systematic review of mindfulness intervention for individuals with developmental disabilities: Long-term practice and long lasting effects. *Research in Developmental Disabilities, 34,* 314–326. https://doi.org/10.1016/j.ridd.2012.08.008

Kremitzl, K., Engenhorst, A., Simon, T., Wünsch, A., Straub, R. & Nübling, R. (2018). Zur psychotherapeutischen Versorgung erwachsener Menschen mit Intelligenzminderung in Baden-Württemberg. Eine Befragung Psychologischer Psychotherapeutinnen. *Psychotherapeutenjournal, 17*(2), 135–143.

Landespsychotherapeutenkammer Baden-Württemberg. (2019). *Psychotherapie für Menschen mit intellektueller Entwicklungsstörung (geistiger Behinderung). Fragen & Antworten für interessierte Psychotherapeutinnen und Psychotherapeuten.* Verfügbar unter: https://www.lpk-bw.de/sites/default/files/fachportal/behinderung/20191023-psychotherapie-geistige-behinderung-fragen-antworten-pdf.pdf

Limberg, C. (2015). *Intelligenzdiagnostik bei Menschen mit Intelligenzminderung* (Unveröffentlichte Bachelorarbeit). Albert-Ludwigs-Universität Freiburg.

Linehan, M.M. (2017). *Handbuch der Dialektisch-Behavioralen Therapie zur Behandlung psychischer Störungen. Bd. 1: DBT Skills Training Manual.* München: CIP-Medien.

Mazza, M.G., Rossetti, A., Crespi, G. & Clerici, M. (2020). Prevalence of co-occurring psychiatric disorders in adults and adolescents with intellectual disability. A systematic review and meta-analysis. *Journal of Applied Research in Intellectual Disabilities, 33,* 126–138. https://doi.org/10.1111/jar.12654

Müller, K., Helmes, A., Kleischmann, A., Graser, J. & Bengel, J. (2023). Screening for depression: Psychometric properties of the German version of the Glasgow Depression Scale for people with a learning disability (individual and carer version). *Journal of Applied Research in Intellectual Disabilities* [advanced online publication]. https://doi.org/10.1111/jar.13157

Müller, K., Kufner, K., Prange, K. & Bengel, J. (2019). Screeninginstrument für Angst bei Menschen mit Intelligenzminderung: Deutsche Version der „Glasgow Anxiety Scale for people with an Intellectual Disability" (GAS-ID). *Psychiatrische Praxis, 46*(5), 274–280. https://doi.org/10.1055/a-0843-3373

Moss, S. (2012). The PAS-ADD assessments and their continuing conceptual development. *Advances in Mental Health and Intellectual Disabilities, 6*(1), 5–16. https://doi.org/10.1108/20441281211198817

Moss, S., Prosser, H., Costello, H., Simpson, N., Patel, P., Rowe, S. et al. (1998). Reliability and validity of the PAS-ADD Checklist for detecting psychiatric disorders in adults with intellectual disability. *Journal of Intellectual Disability Research, 42*(2), 173–183. https://doi.org/10.1046/j.1365-2788.1998.00116.x

Padesky, C.A. (2019, Juli). *Action, Dialogue & Discovery: Reflections on Socratic Questioning 25 Years Later.* Vortrag am 18.07.2019 auf dem 9th WCBCT, Berlin.

Prout, H.T. & Browning, B.K. (2011). Psychotherapy with persons with intellectual disabilities: A review of effectiveness research. *Advances in Mental Health and Intellectual Disabilities, 5,* 53–59. https://doi.org/10.1108/20441281111180673

Petermann, F. (2012). *Wechsler Adults Intelligence Scale – Fourth Edition.* Frankfurt: Pearson Assessment.

Reiss, S., Levitan, G.W. & Szyszko, J. (1982). Emotional disturbance and mental retardation: Diagnostic overshadowing. *American Journal of Mental Deficiency, 86*(6), 567–574.

Reynolds, C.R. & Kamphaus, R.W. (2003). *Reynolds Intellectual Assessment Scales and Reynolds Intellectual Screening Test (RIAS).* Odessa, FL: PAR.

Rotthaus, W. (1993). Menschenbild und psychische Krankheit des Geistigbehinderten aus systemischer Sicht. In K. Hennicke & W. Rotthaus (Hrsg.), *Psychotherapie und Geistige Behinderung* (S. 195–203). Dortmund: Bergmann.

Royal Collage of Psychiatrists. (2001). *DC-LD. Diagnostic criteria for psychiatric disorders for use with adults with learning disabilities/mental retardation.* London: Gaskell.

Sappok, T., Diefenbacher, A. & Winterholler, M. (2017). Medizinische Versorgung von Menschen mit Intelligenzminderung. *Deutsches Ärzteblatt, 116,* 809–816.

Sappok, T., Voß, T., Millauer, E., Schade, C. & Diefenbacher, A. (2010). Psychotherapie bei Menschen mit Intelligenzminderung. *Nervenarzt, 81,* 827–836. https://doi.org/10.1007/s00115-009-2917-8

Sappok, T., Zepperitz, S., Barrett, B.F. & Došen, A. (2018). *SEED. Skala der Emotionalen Entwicklung – Diagnostik. Ein Instrument zur Feststellung des emotionalen Entwicklungsstands bei Personen mit intellektueller Entwicklungsstörung.* Bern: Hogrefe.

Sappok, T., Zepperitz, S., Morisse, F., Barrett, B.F. & Došen, A. (2023). *SEED-2. Skala der emotionalen Entwicklung – Diagnostik 2 (SEED-2). Ein Instrument zur Erhebung des emotionalen Entwicklungsstands bei Personen mit einer Störung der Intelligenzentwicklung.* Bern: Hogrefe.

Singh, N.N., Lancioni, G.E., Winton, A.S.W., Adkins, A.D., Singh, J. & Singh, A.N. (2007). Mindfulness training assists individuals with moderate mental retardation to maintain their community placements. *Behavior Modification, 31*(6), 800–814. https://doi.org/10.1177/0145445507300925

Snijders, J.T.H., Tellegen, P.J. & Laros, J.A. (2005). *Snijders-Oomen Non-verbaler Intelligenztest: SON-R 5½-17* (3. Aufl.). Göttingen: Hogrefe.

Sovner, R. & Hurley, A.D. (1986). Four factors affecting the diagnosis of psychiatric disorders in mentally retarded persons. *Psychiatric Aspects of Mental Retardation Reviews, 5,* 45–49.

Sturmey, P. (2004). Cognitive therapy with people with intellectual disabilities: A selective review and critique. *Clinical Psychology & Psychotherapy, 11*(4), 222–232. https://doi.org/10.1002/cpp.409

Tellegen, P.J., Laros, J.A. & Petermann, F. (2012). *Snijders-Oomen Non-verbaler Intelligenztest: SON-R 6–40* (1. Aufl.). Göttingen: Hogrefe.

Thompson, T. & Grabowski, J. (1976). *Verhaltensmodifikation bei Geistigbehinderten.* München: E. Reinhardt.

Trasselli, C., von Auer, A.K. & Gunia, H. (2022). *DBT-Familienskills: Ein Praxisleitfaden.* Göttingen: Hogrefe. https://doi.org/10.1026/03181-000

UN-Behindertenrechtskonvention (UN-BRK). (2008). Gesetz zu dem Übereinkommen der Vereinten Nationen vom 13. Dezember 2006 über die Rechte von Menschen mit Behinderungen. *Bundesgesetzblatt Jahrgang 2008, Teil II, Nr. 35,* 1419–1457.

World Health Organization (WHO). (2005). *Internationale Klassifikation der Funktionsfähigkeit, Behinderung und Gesundheit.* Verfügbar unter: https://www.bfarm.de/DE/Kodiersysteme/Klassifikationen/ICF/_node.html

World Health Organization (WHO). (2019). *Internationale statistische Klassifikation der Krankheiten und verwandter Gesundheitsprobleme* (10. Revision). Verfügbar unter: https://www.dimdi.de/static/de/klassifikationen/icd/icd-10-who/kode-suche/htmlamtl2019/

World Health Organization (WHO). (2022). *ICD-11 in Deutsch – Entwurfsfassung.* Verfügbar unter: https://www.bfarm.de/DE/Kodiersysteme/Klassifikationen/ICD/ICD-11/uebersetzung/_node.html;jsessionid=E768F7B818388B4C7F7D43152C4F7D05.intranet232

Willner, P. (2005). The effectiveness of psychotherapeutic interventions for people with learning disabilities: A critical overview. *Journal of Intellectual Disability Research, 49,* 73–85. https://doi.org/10.1111/j.1365-2788.2005.00633.x

B. Modifikationen in Abhängigkeit von spezifischen Settings

38 Setting-Variationen und Einbezug von Bezugspersonen

Kirsten von Sydow

Inhaltsübersicht

38.1 Rahmenbedingungen und Begriffsklärung

Die *Psychotherapie-Richtlinien* des Gemeinsamen Bundesausschusses (G-BA, 2021) weisen im Kontext der ambulanten krankenkassenfinanzierten Einzeltherapie und der Akutbehandlung darauf hin, dass es „notwendig werden (kann), zur Erreichung eines ausreichenden Behandlungserfolges für die Behandlung der psychischen Störung relevante Bezugspersonen aus dem sozialen Umfeld der Patientin oder des Patienten in die Behandlung einzubeziehen" (§ 9). Das gilt für alle Richtlinienverfahren und auch im Rahmen der Neuropsychologischen Psychotherapie bei der Behandlung von Kindern, Jugendlichen und Erwachsenen. Bei Kindern und Jugendlichen kann die Sprechstunde auch allein mit den Bezugspersonen und ohne das Kind durchgeführt werden (§ 11). Probatorische Sitzungen können bei minderjährigen Patient:innen immer auch mit Bezugspersonen durchgeführt werden, bei Erwachsenen ist das nur in der Systemischen Therapie möglich (als Arbeit im Mehrpersonensetting; § 12). Auch in der Neuropsychologischen Therapie können Bezugspersonen erwachsener Patient:innen explizit in die Diagnostik bzw. Probatorik einbezogen werden.

Etwas verwirrend kann es allerdings sein, dass die Arbeit mit Patient:innen und Bezugspersonen je nach Psychotherapieverfahren unterschiedlich benannt wird (siehe Tabelle 38.1). Generell aber gilt, dass Sitzungen mit Bezugspersonen trotz des höheren Aufwands nicht höher honoriert werden als Einzeltherapie-Sitzungen.

38.2 Regularien für den Einbezug von Bezugspersonen

Während in älteren Versionen der Psychotherapie-Richtlinien der Einbezug von Bezugspersonen noch limitiert auf jede vierte Stunde wurde (G-BA, 2018, § 27.4), ist eine solche Begrenzung in der neuesten Version nicht mehr zu finden. Der Einbezug der Bezugspersonen kann in „der tiefenpsychologisch fundierten Psychotherapie, der Verhaltenstherapie und der Systemischen Therapie [...] auch in Doppelstunden [...] durchgeführt

Tabelle 38.1: Setting-Variationen zwischen Einzeltherapie sowie Therapie mit Familien, Paaren und sonstigen Bezugspersonen

Verfahren	Setting-Variationen		
	Reine Einzeltherapie	Einzeltherapie mit (begrenztem) Einbezug von Bezugspersonen	Durchgängiges Mehrpersonensetting (MPS)
Psychoanalytische Therapie	Ja	Ja	Nein
Tiefenpsychologisch fundierte Therapie	Ja	Ja	Nein
Verhaltenstherapie	Ja	Ja	Nein
Neuropsychologische Therapie	Ja	Ja	Nein
Systemische Therapie	Ja	Ja oder MPS	Ja

werden“. Dadurch reduziert sich das Therapiekontingent entsprechend (G-BA, 2021, § 28). Das Einbeziehen der Bezugspersonen kann auch in Gruppensitzungen erfolgen (siehe Kapitel 39). Für die Durchführung von Sitzungen mit Bezugspersonen wird in den nicht systemischen Verfahren bisher keine zusätzliche paar- bzw. familientherapeutische Qualifikation verlangt (anders als z. B. für die Durchführung von Gruppentherapie). In der Neuropsychologischen Psychotherapie ist der Einbezug von Angehörigen ebenfalls möglich, ohne dass näher spezifiziert wird, in welchem Umfang das erfolgen darf.

38.3 Wechsel zwischen Einzel- und Mehrpersonensetting

Die Arbeit im Mehrpersonensetting (MPS) – also die Behandlung von Patient:innen zusammen mit relevanten Bezugspersonen aus Familie oder sozialem Umfeld – wird in Kapitel 39 beschrieben. Doch tatsächlich kommen die meisten erwachsenen Patient:innen, die sich für eine Systemische Therapie (ST) interessieren, zunächst allein zum Erstgespräch, während Kinder und Jugendliche oft von Bezugspersonen begleitet werden. In der Systemischen Therapie (ST) stellt sich also in allen Behandlungsphasen (Sprechstunde, probatorische Sitzungen, Akutbehandlung, Kurz- und Langzeittherapie) immer (wieder) die Frage, ob und in welchem Umfang Bezugspersonen einbezogen werden sollen. Diese Setting-Frage wird in der ST immer geprüft und mit den Patient:innen (und den Angehörigen) besprochen. ST findet dann real oft in wechselnden Settings statt.

38.4 Indikationen und Kontraindikationen

Tabelle 38.2 gibt einen Überblick über Indikationen und Kontraindikationen für den Einbezug von Bezugspersonen in den nicht systemischen Richtlinientherapien sowie für die Arbeit im Mehrpersonensetting in der Systemischen Therapie. Sie beziehen sich auf Patient:innen aller Altersgruppen – von Kindern bis hin zu Menschen im hohen Alter (Scheib & Wirsching, 2004; Sydow, 2018, 2021).

Daraus ergibt sich, dass in der *Kinder- und Jugendpsychotherapie* der Einbezug von Eltern fast immer indiziert ist, da Minderjährige in großer Abhängigkeit vom sozialen Kontext leben (Schmitt & Weckenmann, 2009). Das muss nicht notwendig durch gemeinsame Gespräche erfolgen – wirksam sind auch getrennte Gespräche, z. B. mit Patient:innen einerseits und Eltern andererseits. Schuldvorwürfe gegenüber Eltern und Kritik an ihnen sollten unbedingt vermieden werden. Darüber hinaus kann auch der Einbezug außerfamiliärer Bezugspersonen hilfreich sein (z. B. Personen aus Schule, Kita, Jugendamt, Justizsystem; Freund:innen).

Der Einbezug von Bezugspersonen variiert auch in Abhängigkeit vom *Therapieverfahren:* In der Systemischen Therapie

Tabelle 38.2: Indikationen und Kontraindikationen für den Einbezug von Bezugspersonen in Einzeltherapien bzw. für die Arbeit im Mehrpersonensetting

Indikationen	• Patient:in und/oder betroffene Bezugspersonen wünschen eine Einbeziehung (und der/die Patient:in ist damit einverstanden). • Zur Informationssammlung (z. B. bzgl. wahrgenommener Symptomatik von Patient:innen, Belastungen der Bezugsperson(en), Familiengeschichte, Sicht der Eltern auf die kindliche Entwicklung des:der Patient:in). • Zur Informationsvermittlung bzw. Psychoedukation (z. B. über die Störung). • Zum Besprechen aktueller Partnerschafts- und Familienkonflikte. • Zum Klären etwaiger Wechselwirkungen zwischen der Symptomatik und den Angehörigen bzw. partnerschaftlichen und familiären Beziehungen (z. B. Verschlimmerungen, die mit der Enge des Kontaktes korrelieren; Belastungen der Angehörigen durch Störungen der Familienmitglieder). • Zur Aktivierung familiärer Ressourcen für die Unterstützung erkrankter Menschen. • Wenn Angehörige einer Einzeltherapie sehr kritisch oder ängstlich gegenüberstehen und Patient:innen deswegen Probleme haben, sich auf die Einzeltherapie einzulassen, oder sogar aufgrund von Loyalitätskonflikten ein Abbruch droht. • Wenn Patient:innen in großer Abhängigkeit von anderen Menschen leben.
Kontraindikationen	• Bei Gewalttätigkeit, emotionalem und sexuellem Missbrauch, sofern diese Probleme durch Täter:innen verleugnet oder bagatellisiert werden. • Bei Bezugssystemen mit sehr destruktiver und entwertender Kommunikation. • Wenn Patient:innen und/oder Angehörige Paar- bzw. Familiengespräche ablehnen. • Wenn Patient:innen mit noch schwacher Abgrenzungs- und Differenzierungsfähigkeit ihren „eigenen Raum“ in der Therapie für sich bewahren wollen. • Bei einer möglichen Überforderung der Familie oder einzelner Angehöriger. • Sofern die Gefahr besteht, dass Angehörige etwas sie selbst Betreffendes erfahren könnten, was sie lieber nicht wissen wollen (z. B. eine genetische Diagnose). • Bei drohender Überforderung der Therapeut:innen, wenn diese nicht hinreichend für die Arbeit mit (schwierigen) Familien bzw. Paaren ausgebildet wurden. • Wenn der Arbeitskontext der Therapeut:innen dieses Vorgehen nicht unterstützt.

wird die Arbeit im Mehrpersonensetting am stärksten umgesetzt (siehe Kapitel 4, 20 und 39), auch in der Verhaltenstherapie von Kindern ist der Einbezug von Eltern und z. T. auch der Schule inzwischen etabliert. In psychodynamischen Kindertherapien variiert die klinische Praxis stärker zwischen reiner Einzeltherapie, Einbezug von Eltern und familientherapeutischer Arbeit (Schmitt & Weckenmann, 2009). In der Neuropsychologischen Psychotherapie ist der Einbezug von Angehörigen umso relevanter, je schwerwiegender die Patient:innen in ihren Alltagsfunktionen eingeschränkt sind und je mehr Unterstützung sie deswegen von den Angehörigen benötigen. Auch ist in solchen Fällen meist das gesamte Familiensystem sehr belastet.

Die *Auswahl der einzubeziehenden Bezugspersonen* orientiert sich an ihrer Relevanz für die Indexpatient:innen, das Problem und mögliche Lösungen. Auch wenn es um (mögliche) Trennungen oder die Entflechtung verstrickter Beziehungen geht, können Angehörigengespräche hilfreich sein (siehe Kapitel 39). Wenn Patient:innen den Einbezug von Bezugspersonen ablehnen, sollten die Hintergründe hinterfragt und exploriert werden – letztlich sollte eine Ablehnung durch erwachsene Patient:innen respektiert werden. Auch Abgrenzung kann ein Zeichen für innerpsychische und interpersonelle Weiterentwicklung sein (Sydow et al., 2007; Sydow & Seiferth, 2015). Bei *unmotivierten Indexpatient:innen* (z. B. mit Substanzstörungen oder Psychosen), die auf Therapie „keine Lust" zu haben scheinen, ist es meist möglich, durch gezielte systemische Interventionen bei den Angehörigen die Kooperationsbereitschaft der Indexpatient:innen zu steigern (Sydow & Borst, 2018). Bei Patient:innen mit Persönlichkeitsstörungen wird der Einbezug der Bezugspersonen inzwischen gemäß den Leitlinien empfohlen, um Störungen in Beziehungen besser begegnen zu können und einer Verschlechterung der Störung präventiv zu begegnen (z. B. bei der Borderline-Persönlichkeitsstörung; DGPPN, 2022).

Wenn Patient:innen unter psychischen Störungen (z. B. Depressionen) sowie unter Partnerschaftsproblemen leiden, gibt es drei therapeutische Optionen – den:die Partner:in mit in die Therapie einzubeziehen, eine ergänzende externe Paartherapie bzw. -beratung zu empfehlen oder die Paarproblematik weiter mit dem:der Patient:in in der Einzeltherapie zu besprechen. Die dritte Option ist nach aktuellem Forschungsstand wahrscheinlich am wenigsten günstig für die Paarbeziehung (Barbato et al., 2018) – die erste und zweite Option ermöglichen eher, etwaige problemverstärkende oder problemreduzierende Aspekte der Partnerschaft direkt zu bearbeiten, sind aber auch komplizierter und risikoreicher (siehe Kapitel 4, 20 und 39). Sofern für Therapeut:innen alle drei Optionen akzeptabel sind, ist die beste Lösung (auch im Sinne des *Patientenrechtegesetzes*), mit den Patient:innen alle drei Optionen zu besprechen und diese (gemeinsam mit ihrem:ihrer Partner:in) entscheiden zu lassen. Bei parallelen Einzel- und Paartherapien sollten alle beteiligten Behandler:innen wissen, welche andere Parallelbehandlung(en) stattfinden, und grundsätzlich damit einverstanden sein. Es muss individuell geklärt werden, ob die Behandlungen unabhängig voneinander laufen sollen oder ob alle Beteiligten (Patient:in, Partner:in, Angehörige usw.) alle involvierten Therapeut:innen und Berater:innen von der Schweigepflicht entbinden wollen – beides hat Vor- und Nachteile (Sydow & Seiferth, 2015; Sydow, 2021).

38.5 Konkretes Vorgehen

Die *Vorbedingungen* für den Einbezug von Bezugspersonen werden meist schon geschaffen, bevor diese an der Therapie teilnehmen. Wesentlich ist das aktive Bemühen um Ressourcenorientierung und „Allparteilichkeit", um das Kennenlernen multipler Perspektiven und um den Aufbau kooperativer Beziehungen, auch gegenüber Abwesenden. Systemische Fragen (z. B. „Wie würde Ihre Frau das Problem schildern?", „Was denkt Ihre Tochter über Ihren Alkoholkonsum?") sind dabei nützlich. Sie helfen, Informationen zu gewinnen, fördern die Mentalisierung (siehe Kapitel 6) und senden implizit die Botschaft, dass dem:der Therapeut:in das Wohlergehen aller am Herzen liegt. Dieses Vorgehen ist jedoch nur sinnvoll, wenn Therapeut:innen sich mit einer solchen eher systemischen Grundhaltung wohlfühlen (siehe Kapitel 4, 20 und 39; Sydow & Seiferth, 2015; Sydow & Borst, 2018). Alternative Ansätze des Einbezugs von Bezugspersonen in der psychodynamischen Kinder- und Jugendpsychotherapie werden von Althoff (2017) beschrieben. Die folgenden Ausführungen orientieren sich eng an Sydow (2021). Der Kasten zeigt, wie ein Gespräch mit Angehörigen bzw. im Mehrpersonensetting vorbereitet werden kann.

Klärung, ob ein Gespräch mit Angehörigen bzw. im Mehrpersonensetting gewünscht wird

- Sofern es indiziert scheint, werden die Patient:innen zunächst darüber informiert, dass Gespräche mit Angehörigen möglich sind.
- Patient:innen wird ggf. der Einbezug von spezifischen Bezugspersonen vorgeschlagen. Dies sollte eher früh in der Therapie geschehen, da es immer schwerer wird, damit anzufangen, je länger rein einzeltherapeutisch gearbeitet wurde. Dabei können konkrete Gesprächsinhalte und -ziele benannt werden (z. B. „Da für Sie Ihre Ehekonflikte eine große Rolle spielen, könnte es hilfreich sein, Ihre Frau mit einzuladen. Was meinen Sie dazu?").
- Die Reaktion des:der Patient:in wird erkundet.
- Bei Ablehnung kann nach Gründen gefragt werden (z. B. „Ich respektiere Ihre Entscheidung, würde sie aber gern besser verstehen. Was spricht dagegen?").

Anschließend ist es wichtig, zwei zentrale Fragen zu explorieren:

- „Falls die andere Person bzw. die anderen Personen tatsächlich kommen würde(n), was könnte schlimmstenfalls passieren?"
- „Und was könnte bestenfalls passieren?"

Bereits die Exploration dieser Fragen enthüllt Beziehungsprobleme und Ressourcen – auch dann, wenn die Angehörigen niemals in vivo einbezogen werden!

Bei Kindern ist der Einbezug der Bezugspersonen in der Regel unverzichtbar (siehe auch Kapitel 34). Bei jugendlichen Patient:innen, die gemeinsame Gespräche ablehnen, können auch getrennte Gespräche mit den Eltern erfolgen. (In solchen Fällen sollten allerdings Fragen zur Schweigepflicht sorgfältig geklärt werden.) Generell kann es hilfreich sein, beruflich bzw. familiär sehr beanspruchten Angehörigen zeitlich entgegenzukommen (z. B. mit einem Abendtermin).

Sind die Eltern minderjähriger Indexpatient:innen zerstritten und leben getrennt, und kommt zunächst nur ein Elternteil, beispielsweise die Mutter, mit in die Therapie, kann die direkte Kontaktaufnahme zum anderen Elternteil, also beispielsweise dem Vater (mit Einwilligung durch Mutter und Kind) manchmal motivierend wirken (z. B. mit einem kurzen Brief mit der Botschaft „Sie sind wichtig für Ihr Kind und ich vermute, dass Ihnen das Wohlergehen Ihres Kindes am Herzen liegt – deshalb wäre es schön, wenn Sie auch zum Gespräch kommen können …"). Das Setting sollte dann so gewählt werden, dass das Kind möglichst wenig durch Konflikte zwischen den Eltern belastet wird (Einzelsitzungen oder Sitzungen mit nur zwei Personen, also mit der Mutter und dem Kind, dem Vater und dem Kind oder mit den Eltern ohne Kind). Ansätze für die Arbeit mit getrennten und „hochstrittigen" Eltern, Patchworkfamilien, schwerkranken und trauernden Eltern finden sich an anderer Stelle (z. B. Haagen, 2018; Pelzer, 2018; Hess & Starke, 2018; siehe auch Borst & Sydow, 2018).

Vor der Durchführung des ersten Gesprächs mit Bezugspersonen müssen *Schweigepflicht*-Fragen geklärt werden. Dazu kann beispielsweise gefragt werden: „Gibt es Informationen, die ich vor Ihrem Partner (Ihren Eltern, Ihren Kinder usw.) nicht erwähnen darf?" Diese Informationen dürfen Therapeut:innen dann bei erwachsenen Patient:innen auch nicht von sich aus enthüllen. Bei Kindern und Jugendlichen ist die Lage komplizierter: Auch hier gilt die Schweigepflicht – aber auch die Pflicht, Eltern über akute Gefahren im Leben des Kindes zu informieren. Insofern sollten Therapeut:innen Kinder und Jugendliche klar vorab informieren, für welche Informationen die Schweigepflicht gilt und was sie ggf. den Eltern mitteilen müssten (z. B. akute Suizidalität von Jugendlichen). Wesentlich ist, dass eine Enttäuschung des Kindes über eine Offenlegung, die als „Verrat" erlebt werden könnte, vermieden wird (siehe Kapitel 14).

Familiengeheimnisse (z. B. aktuelle Außenbeziehung oder sexuelle Missbrauchserfahrungen des:der Patient:in) stellen – zumindest aus systemischer Sicht – keine generelle Kontraindikation für Familiengespräche dar. Es sollte geklärt werden, welchen Stellenwert das Geheimnis hat (z. B. „Was würde es für Ihren Mann bedeuten, wenn er dies erfahren würde? Was könnte schlimmstenfalls passieren?" oder „Was würde es für Ihren Mann bedeuten, wenn er zufällig nach Jahren von diesem Geheimnis erfährt?"). Falls ein Geheimnis für abwesende Angehörige relevant sein könnte, müssen Therapeut:innen entscheiden, ob sie unter diesen Umständen überhaupt Paar- oder Familiengespräche führen wollen (Imber-Black, 1999).

Der folgende Kasten gibt einen Überblick über den möglichen Ablauf eines Angehörigengesprächs (orientiert an Sydow, 2021).

Durchführung des ersten Angehörigengesprächs

- Den Angehörigen danken, dass sie mitgekommen sind.
- Die Angehörigen fragen, was sie über den Vorschlag, mitzukommen, denken.
- Betonen, dass alle Beteiligten auf ihre Grenzen achten sollen und jederzeit das Recht haben, Fragen bzw. Themen zu verweigern. Ein „Nein" ggf. respektieren.
- Fokus des:der Therapeut:in bei der Einladung explizit benennen, z. B.
  - die Sicht des:der Partner:in auf die Partnerschaftsprobleme kennenzulernen,
  - mehr über die Familiengeschichte zu erfahren,
  - den:die Partner:in über die Symptomatik des:der Indexpatient:in informieren (Psychoedukation).
- Fragen, ob Patient:in und Angehörige weitere Anliegen haben, die heute oder später gemeinsam besprochen werden sollen.
- Fragen zum Fokus stellen.
- Am Ende alle Beteiligten fragen, wie das Gespräch für sie war.
- Weitere Angehörigengespräche anbieten, sofern diese erwünscht sind.

In der nächsten Einzelstunde sollte das Angehörigengespräch nachbereitet werden: Indexpatient:innen können nochmals gefragt werden, wie das Gespräch für sie selbst und mutmaßlich für die Angehörigen war (z. B. „Was war neu/interessant/bewegend?", „Was war problematisch/belastend/ungut?", „Wie hat sich das Gespräch auf die Beziehung und das Problem ausgewirkt?").

38.6 Forschungsstand

Während die Arbeit im Mehrpersonensetting zu den Kernkompetenzen systemischer Therapeut:innen gehört (siehe Kapitel 4, 20 und 39), ist das Einbeziehen von Bezugspersonen im Kontext einer Einzeltherapie bei nicht systemisch arbeitenden Therapeut:innen weniger verbreitet, obwohl die Psychotherapie-Richtlinien schon lange dazu ermuntern.

Die Abrechnung von Bezugspersonenstunden wurde in der Therapie mit Erwachsenen lange Zeit fast gar nicht genutzt (der Anteil der Abrechnung von Bezugspersonenstunden liegt in psychodynamischen Psychotherapien bei 0.0 bis 0.1% und in Verhaltenstherapien bei 0.3 bis 1%; Best, 2010). Ursachen könnten fehlende Motivation, theoretische Skepsis, fehlende Kompetenz, „Angst" vor der Arbeit mit Paaren bzw. Familien sein sowie die Befürchtung, von Supervisor:innen oder Psychotherapie-Gutachter:innen dafür „abgestraft" zu werden.

In einer Studie mit Kinder- und Jugendpsychotherapeut:innen in Sachsen mit meist verhaltenstherapeutischer Fachkunde (KVT: 77%; Tiefenpsychologisch fundierte Psychotherapie: 25%, Analytische Psychotherapie: 6%), von denen 32% eine Zusatzausbildung in Systemischer Therapie/Familientherapie hatten, berichteten 95%, dass sie die Eltern einbeziehen – je jünger die Kinder waren, umso häufiger. Das geschah meist im Einzelsetting. Einbezogen wurden meist Mütter, seltener beide Eltern, Väter oder andere Personen. Dem Einbezug der Eltern wurde ein erheblicher Nutzen für Diagnostik und Behandlung zugeschrieben, aber auch ein deutlicher Mehraufwand. Aus Sicht der Befragten könnte der Einbezug der Eltern durch eine höhere Vergütung (52%), mehr Aus- und Fortbildung zum Thema (48%) und mehr Informationen über Wirksamkeitsnachweise (21%) gesteigert werden (Knappe et al., 2013). Eine Analyse der an einer universitären Ausbildungsambulanz durchgeführten Kinder- und Jugendverhaltenstherapien belegt ebenfalls eine hohe Nutzung von eltern- und familienorientierten Interventionen (97%). Personen aus dem Bereich Kindergarten und Schule wurden in 48% der Fälle einbezogen und Helferkonferenzen erfolgten in 9% der Fälle (Walter et al., 2015).

Die Wirksamkeit von Systemischer Therapie im MPS ist empirisch gut belegt (siehe Kapitel 4 und 20), doch es existiert nur wenig Forschung zur Kombination von bzw. zum Wechsel zwischen Einzel- und Paar- bzw. Familiengesprächen. Eine Metaanalyse belegt, dass in der Medizin bei der Versorgung von *Patient:innen mit schweren somatischen Erkrankungen* der Einbezug von Bezugspersonen signifikant positive Effekte hat – nicht nur auf die körperliche (Effektstärke = 0.32) und psychische Gesundheit der erkrankten Person (0.28), sondern auch auf die psychische Gesundheit der Angehörigen (0.35; Hartmann et al., 2010). Daten aus den USA zeigen, dass sowohl Einzeltherapie als auch eine Therapie im Mehrpersonensetting zu deutlichen Kostenreduktionen bei Indexpatient:innen führt, dass eine Familientherapie darüber hinaus aber auch noch Gesundheitskosten bei den Angehörigen senkt (Crane & Christenson, 2012; Sydow, 2015). Bei Patient:innen mit Schizophrenie in den USA spart jede einzelne Familientherapie-Sitzung 568 US-Dollar an weiteren Gesundheitskosten ein (Christenson et al., 2014).

Bei Störungen des Kindes- und Jugendalters zeigt eine Metaanalyse, dass bei depressiven Störungen eine signifikante, wenn auch geringe Überlegenheit von Therapien mit Bezugspersonen verglichen zu Einzeltherapien besteht (Dippel et al., 2022) und dass die elterliche Kontrolle sowie Verbesserungen der Beziehungsqualität zwischen Eltern und Kind zentrale Mediatorvariablen bei der Therapie von externalisierenden Störungen von Jugendlichen sind (Mestre et al., 2022). In Bezug auf kindliche Angststörungen belegt eine Metaanalyse, dass die Effektstärken für „child-focused therapy" bei 0.53 lagen und die für „family-focused therapy" bei 0.63. Allerdings war dieser Unterschied nicht signifikant (In-Albon & Schneider, 2007).

38.7 Ausblick

Alle Therapeut:innen haben ständig mit Beziehungsproblemen ihrer Patient:innen zu tun. Insofern gehören Grundkompetenzen in der Durchführung von Gesprächen mit Patient:innen und Bezugspersonen zur therapeutischen Basisqualifikation. Während in der systemischen Therapieausbildung die Fähigkeit, Gespräche im Mehrpersonensetting zu führen, gezielt trainiert wird (Crane et al., 2010; Sydow et al., 2018), findet dieses Training in der verhaltenstherapeutischen und psychodynamischen Ausbildung bisher nur im Umfang von ca. 10 bis 20 Stunden Unterricht statt. Hier bestehen also noch Aus- und Fortbildungsdefizite. Das Training von Gesprächen im Mehrpersonensetting (Rollenspiele, Einsatz von Schauspiel- und echten Patient:innen, Filmbeispiele, videobasiertes Feedback; siehe auch Borst & Sydow, 2018) sollte mindestens dem Umfang der Zusatzqualifikation für Gruppentherapie entsprechen. Ein solches Training könnte zukünftig auch einen Platz im Psychotherapiestudium finden.

Auch im Bereich der Online-Angebote gibt es neue Entwicklungen, die auf den Einbezug von Angehörigen ausgerichtet sind (z. B. „Familiencoach Depression" für Angehörige von Menschen mit einer Depression; Schramm et al., 2022).

Literatur

Althoff, M. L. (2017). *Die begleitende Psychotherapie der Bezugspersonen. Theorien, Modelle und Behandlungstechnik in der psychodynamischen Psychotherapie*. Stuttgart: Kohlhammer. https://doi.org/10.17433/978-3-17-030163-4

Barbato, A., D'Avanzo, B. & Parabiaghi, A. (2018). Couple therapy for depression. *The Cochrane database of systematic reviews, 6*(6), CD004188. https://doi.org/10.1002/14651858.CD004188.pub3

Best, D. (2010). Kaum Zunahme von Gruppentherapien. *Psychotherapie Aktuell, 1*, 10–12.

Borst, U. & Sydow, K. von (Hrsg.). (2018). *Systemische Therapie in der Praxis* [DVD]. Weinheim: Beltz.

Christenson, J. D., Crane, D. R., Bell, K. M., Beer, A. R. & Hillin, H. H. (2014). Family intervention and health care costs for Kansas Medicaid patients with schizophrenia. *Journal of Marital and Family Therapy, 40*(3), 272–286. https://doi.org/10.1111/jmft.12021

Crane, D. R. & Christenson, J. D. (2012). A summary report of the cost-effectiveness of the profession and practice of marriage and family therapy. *Contemporary Family Therapy, 34*, 204–216. https://doi.org/10.1007/s10591-012-9187-5

Crane, D. R., Shaw, A. L., Christenson, J. D., Larson, J. H., Harper, J. M. & Feinauer, L. L. (2010). Comparison of family therapy educational and experience requirements for licensure or certification in six mental health disciplines. *American Journal of Family Therapy, 38*, 357–373. https://doi.org/10.1080/01926187.2010.513895

Deutsche Gesellschaft für Psychiatrie und Psychotherapie, Psychosomatik und Nervenheilkunde e. V. (DGPPN). (2022). *S3-Leitlinie Borderline-Persönlichkeitsstörung*. Verfügbar unter: https://register.awmf.org/de/leitlinien/detail/038-015

Dippel, N., Szota, K., Cuijpers, P., Christiansen, H. & Brakemeier, E.-L. (2022). Family involvement in psychotherapy for depression in children and adolescents: Systematic review and meta-analysis. *Psychology and Psychotherapy: Theory, Research and Practice, 95*, 656–679. https://doi.org/10.1111/papt.12392

Gemeinsamer Bundesausschuss (G-BA). (2018). *Richtlinie des Gemeinsamen Bundesausschusses über die Durchführung der Psychotherapie (Psychotherapie-Richtlinie)* (Stand: 21.12.2018). Verfügbar unter: https://www.g-ba.de/downloads/62-492-1733/PT-RL_2018-10-18_iK-2018-12-21.pdf

Gemeinsamer Bundesausschuss (G-BA). (2021). *Richtlinie des Gemeinsamen Bundesausschusses über die Durchführung der Psychotherapie (Psychotherapie-Richtlinie)* (in Kraft getreten am 18. Februar 2021). Verfügbar unter: https://www.g-ba.de/downloads/62-492-2400/PT-RL_2020-11-20_iK-2021-02-18.pdf

Haagen, M. (2018). Schwere Erkrankungen, Sterben und Tod im familiären Kontext. In K. v. Sydow & U. Borst (Hrsg.), *Systemische Therapie in der Praxis* (S. 692–702). Weinheim: Beltz.

Hartmann, M., Bäzner, E., Wild, B., Eisler, I. & Herzog, W. (2010). Effects of interventions involving the family in the treatment of adult patients with chronic physical diseases: A meta-analysis. *Psychotherapy and Psychosomatics, 79*(3), 136–148. https://doi.org/10.1159/000286958

Hess, T. & Starke, C. (2018). Patchworkfamilien. In K. v. Sydow & U. Borst (Hrsg.), *Systemische Therapie in der Praxis* (S. 679–691). Weinheim: Beltz.

Imber-Black, E. (1999). *Die Macht des Schweigens: Geheimnisse in der Familie*. Stuttgart: Klett-Cotta.

In-Albon, T. & Schneider, S. (2007). Psychotherapy of childhood anxiety disorders: A meta-analysis. *Psychotherapy and Psychosomatics, 76*(1), 15–24. https://doi.org/10.1159/000096361

Knappe, S., Müller, N. & Härtling, S. (2013). Der Einbezug von Eltern in die ambulante Kinder- und Jugendlichenpsychotherapie. *Psychotherapeutenjournal, 3,* 246–252.

Mestre, J.M., Taubner, S., Mota, C.P., Rangel Henriques, M., Saliba, A., Heinonen, E. et al. (2022). Theories of change and mediators of psychotherapy effectiveness in adolescents with externalising behaviours: A systematic review. *Frontiers in Psychiatry, 12,* 730921. https://doi.org/10.3389/fpsyt.2021.730921

Pelzer, K. (2018). Eltern bleiben bei Trennung und Scheidung. In K. v. Sydow & U. Borst (Hrsg.), *Systemische Therapie in der Praxis* (S. 672–678). Weinheim: Beltz.

Scheib, P. & Wirsching, M. (2004). *Paar- und Familientherapie: Leitlinie und Quellentext*. Stuttgart: Schattauer.

Schmitt, A. & Weckenmann, M.F. (2009). Settingdesign in der (systemischen) Therapie mit Kindern. *Familiendynamik: Systemische Praxis und Forschung, 34*(1), 74–91.

Schramm, E., Breuninger, C., Zehender, N., Hegerl, U., Elsner, A., Maun, A.R. et al. (2022). An online program with individualized vs automated support for significant others of depressed individuals – study protocol of a randomized controlled trial. *BMC Psychiatry, 22,* 511. https://doi.org/10.1186/s12888-022-04035-6

Sydow, K. von (2015). *Systemische Psychotherapie*. München: Ernst Reinhardt.

Sydow, K. von (2018). Indikationen und Kontraindikationen. In K. v. Sydow & U. Borst (Hrsg.), *Systemische Therapie in der Praxis* (S. 134–141). Weinheim: Beltz.

Sydow, K. von (2021). Einbezug von Bezugspersonen. In W. Rief, E. Schramm & B. Strauß (Hrsg.), *Psychologische Psychotherapie – ein kompetenzorientiertes Lehrbuch* (S. 497–505). München: Elsevier Urban & Fischer.

Sydow, K. von, Beher, S., Retzlaff, R. & Schweitzer-Rothers, J. (2007). *Die Wirksamkeit Systemischer Therapie/Familientherapie*. Göttingen: Hogrefe.

Sydow, K. von & Borst, U. (Hrsg.). (2018). *Systemische Therapie in der Praxis*. Weinheim: Beltz.

Sydow, K. von, Borst, U. & Geyerhofer, S. (2018). Aus- und Weiterbildung in Systemischer Therapie an Hochschulen und privaten Instituten. In K. v. Sydow & U. Borst (Hrsg.), *Systemische Therapie in der Praxis* (S. 944–962). Weinheim: Beltz.

Sydow, K. von & Seiferth, A. (2015). *Sexualität in Paarbeziehungen*. Göttingen: Hogrefe.

Walter, D., Dachs, L., Faber, M., Goletz, H., Görtz-Dorten, A., Kinnen, C. et al. (2015). Alltagswirksamkeit ambulanter Verhaltenstherapie von Kindern und Jugendlichen im Urteil der Eltern in einer universitären Ausbildungsambulanz. *Zeitschrift für Klinische Psychologie & Psychotherapie, 44*(3), 169–180. https://doi.org/10.1026/1616-3443/a000321

39 Mehrpersonensetting und Multifamilientherapie

Rüdiger Retzlaff

Inhaltsübersicht

Die Systemische Therapie ist aus der Familientherapie heraus entstanden, ist jedoch nicht gleichzusetzen mit dem Familien- bzw. Paarsetting. Bereits in den 1970er Jahren wurden Konzepte für die systemische Einzel,- Paar- und Gruppentherapie sowie die Multifamilientherapie (MFT) entwickelt (siehe Kapitel 4, 20 und 38).

39.1 Mehrpersonensetting (MPS)

Im Zuge der sozialrechtlichen Anerkennung der Systemischen Therapie durch den Gemeinsamen Bundesausschuss (G-BA) wurde in der Psychotherapie-Richtlinie der Begriff „Mehrpersonensetting" (MPS) eingeführt (G-BA, 2020). Die Arbeit im MPS ist der Systemischen Therapie vorbehalten und wird definiert „als Behandlung der Patientin oder des Patienten zusammen mit relevanten Bezugspersonen aus Familie oder sozialem Umfeld" (§ 4 Abs. 4). Weiter heißt es in den Richtlinien:

> Ein wesentliches Ziel von Systemischer Therapie im Mehrpersonensetting ist die Veränderung von bedeutsamen Beziehungen und Interaktionen (zwischen Patientin oder Patient und Lebenspartnerin oder -partner, der Kernfamilie oder erweiterten Familie, sowie zwischen Patientin oder Patient und den Mitgliedern anderer interpersoneller Systeme), sofern diese für die Entstehung, Aufrechterhaltung oder Behandlung der psychischen Störung von Krankheitswert relevant sind. (G-BA, 2020, § 4 Abs. 4.3)

Eine Herausforderung für die Arbeit im MPS stellt die Komplexität der Gesprächsführung mit mehreren Personen dar (Hanswille, 2014, 2018): Die Zahl der Beziehungen, die beachtet werden müssen, wächst exponentiell mit der Zahl der Anwesenden. Außerdem trifft man auf ein Familiensystem mit einer gemeinsamen Geschichte, und es kann Reizthemen geben, die rasch eingefahrene negative Muster auslösen können.

Das Familiensetting bietet die Chance, Patient:innen unmittelbar im Kontext ihrer sozialen Beziehung zu erleben. Dabei ist es erforderlich, gleichzeitig mit mehreren Personen in einen therapeutischen Prozess einzutreten, Kontakt herzustellen, auf ihre Bedürfnisse und Wünsche einzugehen und ihre Biografien zu beachten. Primär geht es darum, die Familie mit ihrem besonderen Zusammenspiel zu erfassen. Durch die Arbeit im MPS erhält man reichhaltigere Informationen über die Lebenswelt von Patient:innen, hat die Möglichkeit zur direkten Problemaktualisierung und zur unmittelbaren Erarbeitung von Problemlösungen. Die Familie wird primär nicht als Teil des Problems betrachtet, sondern als mögliches Unterstützungsteam.

Die therapeutische Haltung ist geprägt von Wertschätzung gegenüber allen Anwesenden, einer Orientierung an den Ressourcen und der Wahrung einer Allparteilichkeit. Es gibt eine Reihe von Basisfertigkeiten für die Durchführung von Familiengesprächen. Therapeut:innen müssen Mehrpersonengespräche strukturieren können, eine sichere Atmosphäre herstellen und diese affektiv gut rahmen. Man kann eine sternförmige Kommunikation anregen, bei der man aktiv einzelne Personen anspricht, den direkten Austausch zwischen Familienangehörigen fördern und sich stärker zurückhalten. Eine weitere Voraussetzung für gelingende Familiengespräche ist die Fähigkeit, Grenzen zu setzen, ungünstige Muster zu unterbrechen und Gespräche so zu strukturieren, dass sie konstruktiv verlaufen. Die Rolle von Therapeut:innen ist dabei aktiv und direktiv. In der Anfangszeit der systemischen Familientherapie wurden Gespräche vornehmlich mit Co-Therapeut:innen oder einem beobachtenden Team durchgeführt, diese Setting-Besonderheit ist heute aus Kostengründen eher ungebräuchlich.

Bei einer akuten Symptomatik und bei systemischen Therapien mit Kindern und Jugendlichen (Retzlaff, 2021a) haben sich wöchentliche Sitzungsabstände bewährt, bei erwachsenen Patient:innen finden Familiengespräche sonst oft alle 14 Tage statt. Mit Fortschritten in der Behandlung können die Abstände verlängert werden. Bei Patient:innen mit stark chronifizierten Störungen sind größere Abstände zwischen Sitzungen sinnvoll (Selvini Palazzoli et al., 1978). Die Sitzungsdauer liegt oft bei 50 Minuten, bei größeren Familiensystemen sind Doppelstunden vorteilhaft. Mit jüngeren Kindern wird man eher kurze Sitzungen bevorzugen, um ihre Aufmerksamkeit nicht übermäßig zu beanspruchen.

Familiengespräche gliedern sich in eine Anfangsphase, eine Problemphase, eine Zielsetzungsphase und eine Schlussphase (Minuchin et al., 2007). Anhand von Informationen aus dem telefonischen Erstkontakt werden Hypothesen gebildet. In der Anfangsphase geht es um den Beziehungsaufbau zu allen Anwesenden und ein *joining* mit ihnen, also um die Herstellung eines kooperativen Arbeitsbündnisses. Es werden von Anfang an Ressourcen und Kompetenzen erfragt und ein vorschneller Problemfokus wird vermieden. In der Phase der Problemexploration wird erkundet, was Anlass für die Vorstellung in der therapeutischen Praxis ist und welche Beschwerden ggf. bestehen. Mithilfe von zirkulären und anderen systemischen Fragen, Symptomskalierungen sowie Fragen nach der Geschichte des Problems und der Lösungsversuche wird versucht, das Problem einzugrenzen und zu konkretisieren. Gleichzeitig werden die Erklärungsmuster und Zuschreibungen, die jeder Einzelne vornimmt, beachtet und „verflüssigt". In der Phase der Zielklärung wird erkundet, welche Anliegen, Erwartungen und möglicherweise Befürchtungen die Familienangehörigen haben. Die Geschichte der Lösungsversuche verweist auf mögliche kontraproduktive problemerhaltende Lösungsansätze. Im Gespräch haben Therapeut:innen auch Gelegenheit, Interaktions- und Kommunikationsmuster und typische Konfliktmuster zu erleben, die möglicherweise zur Aufrechterhaltung des Problems beitragen. Mit der Technik des *enactments* – sogenannten Problem- und Lösungsinszenierungen – können Patient:innen und Angehörige durch eine Art Live-Coaching unterstützt werden, anders miteinander zu interagieren. In der Schlussphase werden die verschiedenen Sichtweisen auf den Punkt gebracht, offene Fragen benannt und eine gemeinsame Problemdefinition entwickelt. Die gemeinsame Problemdefinition umfasst – in für Klient:innen verständlicher Sprache – eine gemeinsame Einschätzung: Was ist los? Wo kam es zu der gegenwärtigen Situation und den Beschwerden? Was können wir tun, um diese zu überwinden? Der Schlusskommentar am Ende des Gesprächs knüpft an die gemeinsame Problemdefinition an, die als Grundlage für die Durchführung der weiteren Therapie dient. Zum Abschluss werden eine Verabredung für weitere Gespräche getroffen und gegebenenfalls erste Aufgaben mitgegeben.

Therapeut:innen arbeiten in Familiengesprächen auf mehreren Ebenen zugleich. Symptomzentrierte Strategien helfen bei der Überwindung der präsentierten Beschwerden, neben einem problem- und lösungsorientierten Vorgehen werden auch generische Ziele verfolgt: Die Familie soll als unterstützendes Team bei der Überwindung von Symptomen aktiv mitwirken, interpersonelle Grenzen und Rollen und Positionen sollen (alters-)angemessen gestaltet werden, Familienprozesse wie ein angemessener emotionaler Ausdruck, klare offene Kommunikation und der Ausdruck unterschiedlicher Positionen werden gefördert. Es geht um die Aktivierung von sozialer Unterstützung, die (Wieder-)Herstellung der Balance zwischen Geben und Nehmen, um die Stärkung von Bindungsbeziehungen im Sinne einer bezogenen Individuation und die Entwicklung einer konstruktiven Streitkultur. In gemeinsamen Gesprächen werden Klärungs- und Aushandlungsprozesse angeregt, es wird versucht, generationsübergreifende Verstrickungen aufzulösen, problematische individuelle und familiäre Glaubenssysteme aufzulösen und neue Narrative zu entwickeln.

39.1.1 Therapieplanung

Die Therapieplanung orientiert sich an den Grundkonzepten der Systemischen Therapie (siehe Kapitel 4; Sullivan, 1953) und nutzt dabei auch „allgemeine Faktoren" der Paar- und Familientherapie (Sprenkle et al., 2009) sowie wichtige systemische Interventionen und Behandlungstechniken (siehe Kapitel 20; Retzlaff, 2021b). Neben der Veränderung von Bedeutungsgebungen und Interaktionsmustern geht es um einen Wandel des Erlebens, der Veränderungen begünstigt.

Die Behandlung orientiert sich an den verabredeten Therapiezielen und verläuft in Phasen. Ein zu rascher Fokuswechsel ist zu vermeiden. Man beginnt mit der aktuellen Situation und arbeitet zunächst an gegenwärtigen Problemen, blickt zurück in die Vergangenheit, um die Geschichte des Problems und der bisherigen Lösungsversuche zu verstehen, und arbeitet gegen Ende zukunftsorientiert, um ein Anhalten der Therapieeffekte auch nach dem Ende der Behandlung zu fördern.

In der mittleren Phase der Therapie sind ggf. schwierige Muster deutlich geworden, Patient:innen haben gelernt, ihre Erlebens- und Verhaltensmuster zu erkennen und werden ermuntert, die ihnen zur Verfügung stehenden Lösungsmöglichkeiten zu nutzen. In der Regel werden weitere Themen aufgegriffen. Bei einer Stagnation im Therapieprozess wird dies thematisiert, mögliche Gründe erkundet und nach Lösungen gesucht.

Das Therapieende wird eingeleitet, wenn die wichtigsten Therapieziele erreicht sind und erarbeitet wurde, wie mit möglichen Rückschritten umgegangen werden kann. Es ist sinnvoll, auch nach Abklingen von Beschwerden und Symptomen einige Sitzungen als Rückfallprophylaxe für eine weitergehende Stabilisierung zu nutzen.

39.1.2 Herausforderungen für Therapeut:innen

Behandler:innen können durch die Aktivierung eigener persönlicher Themen in Gesprächen belastet werden und sich persönlich verwickeln; dies kann in jedem Setting passieren. Hilfreich sind eine gute Selbstfürsorge, Intervision und Supervision. Eine weitere Herausforderung, die Erfahrung und Expertise benötigt, ist die gekonnte Verbindung von Sitzungen im Einzel-, Familien- und ggf. Paarsetting (siehe Kapitel 38).

Es gibt keine absoluten, sondern lediglich relative Kontraindikationen gegen die systemische Arbeit mit Familien (siehe

Kapitel 38). Generell gilt, dass Patient:innen aus Gesprächen gestärkt hervorgehen und nicht schlechter als zuvor dastehen sollten.

39.1.3 Therapie im MPS mit Paaren

In diesem Kapitel geht es weniger um die Darstellung der klassischen Paartherapie bzw. -beratung, sondern primär um die therapeutische Arbeit mit Paaren, bei denen eine Person krankheitswertige Symptome hat. Als Paar wird behandelt, wer sich als Paar definiert. Die systemische Therapie mit Paaren im Mehrpersonensetting (MPS) wird neben der kommunikationstheoretischen Perspektive besonders durch die lösungsorientierte Therapie, die strukturelle Therapie sowie die kontextuelle Therapie geprägt (Jellouschek, 2005). Außerdem existieren spezifische systemische (bzw. systemisch-integrative) paartherapeutische Manuale wie das *Londoner Manual für Paare mit einem depressiven Partner* oder die *Emotionsfokussierte Paartherapie* (EFT; siehe Kapitel 20). Die therapeutische Herangehensweise ist darauf gerichtet, dysfunktionale Prozesse zu unterbrechen, die zum Entstehen von Symptomen beigetragen haben oder diese aufrechterhalten. Es geht nicht darum, zu schauen, ob und in welcher Weise jemand Schuld für das Auftreten psychischer Beschwerden hat, sondern es wird versucht, dem Paar eine systemische Sichtweise für die Wechselwirkungen zu vermitteln, die um ein Symptom bzw. Problem herum entstanden sind.

Die Vergangenheit des Problems wird als Verstehensbasis genutzt, um zielorientiertes und lösungsorientiertes Handeln zu ermöglichen (Welter-Enderlin & Jellouschek, 2002). Paare werden unterstützt, Schritte in Richtung einer besseren Zukunft zu definieren und umzusetzen.

Fallbeispiel

Ein Paar stellt sich zur Therapie vor: Bei der Frau ist es nach einer Krebserkrankung zu einer depressiven Entwicklung gekommen. Sie hatte sich während und nach der akuten Krankheitsphase von ihrem Mann emotional allein gelassen gefühlt. Das Paar ist anhaltend belastet, weil die nicht verziehene emotionale Verletzung noch immer das Zusammenleben und die Intimität beeinträchtigt, was wiederum die depressive Grundstimmung verstärkt. Patientin und Partner können zu einem Team umgedeutet werden, das gemeinsam an der Lösung der bestehenden Krise arbeitet, indem sie einander anhören, die Erfahrungen und Verletzungen validieren und auf eine Wiedergutmachung oder ein versöhnendes Ritual hinarbeiten.

Neben der Auflösung von Symptomen ist die Arbeit mit Paaren im MPS auch darauf ausgerichtet, positive Veränderungen in der partnerschaftlichen Kommunikation, der Aufgabenverteilung, der Abgrenzung gegenüber der Herkunftsfamilie und der Balance von Geben und Nehmen zu erreichen. Berücksichtigt wird auch das Bedürfnis nach Nähe und Intimität versus Abgrenzung und Autonomie, im Sinne einer bezogenen Individuation (Simon & Stierlin, 1994).

Im Paarkontext wird häufig mit Abständen von zwei bis vier Wochen gearbeitet, meist mit 10 bis 24 Terminen, auch über einen längeren Zeitraum hinweg. Bei einer ausgeprägten interaktionellen Einbettung der Symptomatik sollte vorwiegend das Paarsetting genutzt werden.

Die Paarbeziehung ist eine zentrale Säule des Familienlebens, ihre Qualität ist ein zentrales Moment für das psychische Wohlergehen. Viele therapeutische Themen sind in Verbindung zum Lebenszyklus zu sehen. Paare benötigen ein gewisses Ausmaß an Kohäsion und Stabilität; zu viel Stabilität kann zu Erstarrung führen, zu viel Veränderung zu einer Auflösung der Beziehung.

Im einfachsten Fall werden Partner:innen lediglich eingeladen, um ergänzende Informationen und Einschätzungen der Situation des:der Patient:in zu erhalten. Partner:innen können auch als Unterstützer:innen einbezogen werden, die die therapeutischen Schritte und Bemühungen des:der eigentlichen Patient:in unterstützen, begleiten und fördern. Generell empfiehlt es sich, Partner:innen gleich zu Beginn einer Behandlung einzubeziehen. Versäumt man es, Partner:innen in den ersten drei oder vier Sitzungen einzuladen, werden Therapeut:innen rasch als Verbündete der Patient:innen wahrgenommen.

In anderen Fällen sind die eigentlichen „Kunden“ für eine Therapie die Partner:innen, die sich zum Beispiel wünschen, der:die Patient:in solle abnehmen oder depressive Symptome überwinden; d.h. der Veränderungswunsch kommt von den Partner:innen, nicht von den Patient:innen selbst, die entsprechenden Veränderungsschritten vielleicht sogar noch ambivalent gegenüberstehen. Neben symptomorientierten Vorgehensweisen ist es sinnvoll, auch an weiteren Beziehungsthemen zu arbeiten, jenseits der eigentlichen Symptomatik.

Bei chronischen psychischen und körperlichen Erkrankungen sind Partner:innen manchmal auch diejenigen, die die Pflege leisten, und es ist zu prüfen, wie beide um die Krankheit herum interagieren, ob dies in einer günstigen Weise geschieht oder ob die pflegende Person möglicherweise selbst erschöpft ist (McDaniel et al., 2004).

Zuweilen leiden auch beide Partner:innen unter eigenständigen Symptomen. Beschwerden werden rasch in anhaltende Konflikte eingebaut. Es gibt symmetrisch eskalierende Symptome, bei denen beide Seiten auf ihre enttäuschten Beziehungswünsche mit zunehmenden Beschwerden und Krankheiten reagieren. Vorbestehende partnerschaftliche Konfliktmuster können den Verlauf von Krankheiten und psychischen Beschwerden sowie den Umgang mit diesen beeinflussen und werden leicht zu einem Teil eines Problemmusters.

Ein anderes häufiges Muster von Paaren ist eine komplementäre Beziehungsgestaltung, bei der ein:eine Partner:in sich gewissermaßen hängen lässt und immer stärker mit einer Aggressivität reagiert, und sich der:die andere Partner:in zunehmend bemüht, jedoch eine hilflose Helferrolle einnimmt. Eine Dysbalance in der Partnerschaft kann dazu führen, dass eine Person in der Partnerschaft eine für sie auf Dauer unbefriedigende submissive Position einnimmt, was einen unterschwelligen Groll und Anspannung nach sich ziehen kann, die das Auftreten von psychischen Symptomen begünstigt.

Meist erfolgen Systemische Therapien nicht durchgehend im Mehrpersonen- bzw. Paarsetting; üblich ist eine Kombination von Gesprächen im Mehrpersonen- bzw. Paarsetting sowie Einzelgesprächen (siehe Kapitel 38).

39.1.4 Therapiebeziehung

Eine gute affektive Rahmung der Beziehung zu dem:der Therapeut:in ist Voraussetzung für einen konstruktiven Veränderungsprozess. Im Sinne der Allparteilichkeit sollten Therapeut:innen zu beiden Partner:innen eine ausgewogene Beziehung herstellen und dauerhafte Koalitionen gegen eine der beiden Parteien vermeiden.

Wie in allen systemischen Settings kommt der Klärung von Anliegen bzw. Aufträgen eine entscheidende Bedeutung zu. Wenn eine Person in der Partnerschaft unter psychischen Beschwerden leidet, wird ein zentrales Anliegen sein, diese unter Mitwirkung des:der Partner:in zu überwinden. Bei chronischen Erkrankungen oder Verlusten kann ein Auftrag auch darin bestehen, Wege zu finden, anders oder besser mit diesen Einschränkungen umzugehen. Die Arbeit mit Paaren im MPS verläuft besser, wenn zu beiden Partner:innen eine starke Allianz aufgebaut und strukturiert vorgegangen wird, indem Ziele immer wieder in einem iterativen Prozess mit denen des Paares abgeglichen werden.

Neben der Technik des strukturierten Dialoges ist eine Schlüsseltechnik zur Überwindung von „kalibrierten Schleifen" und Vulnerabilitätskreisläufen (Scheinkman & Dekoven Fishbane, 2006) die Nutzung von *enactments* oder Problem- und Lösungsinszenierungen, bei denen das Paar ein Thema diskutiert und Therapeut:innen sich immer wieder einschalten, um die eine oder andere Person zu coachen, z.B. anders aufzutreten, klarer, verbindlicher zu argumentieren, bis beide zu einem guten Ergebnis kommen. Therapeut:innen unterstützen so Aushandlungs- und Klärungsprozesse, helfen Partner:innen, eigene Muster zu hinterfragen und eigene Einflussmöglichkeiten auf die Beschwerden, aber auch auf eine befriedigende Partnerschaft zu erkennen, sich Handlungsmöglichkeiten zu erschließen und diese umzusetzen (siehe Kasten).

Wichtige Interventionen der systemischen Arbeit im MPS mit Paaren

- Perspektivenwechsel und Mentalisierung ermöglichen, und die Fähigkeit stärken, sich in den:die Partner:in hineinversetzen zu können,
- Aushandlung einer befriedigenden Aufgaben- und Rollenverteilung,
- Einführung von Kommunikationsregeln bei hochkonflikthafter Kommunikation,
- Unterstützung beim Austarieren der Bedürfnisse nach Nähe und Distanz, Intimität, Sexualität,
- Bearbeitung von Themen und Traumatisierungen aus der eigenen Kindheit,
- Unterstützung im Umgang mit der Herkunftsfamilie,
- Versöhnungsarbeit bei emotionalen Verletzungen innerhalb der Partnerschaft, die nicht verziehen werden.

Letztlich geht es darum, als Paar eine gemeinsame neue Geschichte zu entwickeln, sich über die geteilten Werte und über gemeinsame verbindende Erfahrungen, die helfen können, in einer Weise zu leben, die psychische Beschwerden aufhebt, auszutauschen.

39.2 Multifamilientherapie (MFT)

In der Multifamilientherapie (MFT) werden gruppentherapeutische Interventionen (siehe Kapitel 40) und systemische Interventionen verbunden (Asen & Scholz, 2009). In der Psychotherapie-Richtlinie (G-BA, 2020) entspricht eine MFT einer Gruppentherapie im Mehrpersonensetting unter Einbezug von Angehörigen. Wie andere Gruppenbehandlungen kann diese auch kombiniert mit einzeltherapeutischen Sitzungen oder MPS-Sitzungen mit einzelnen Familien bzw. Paaren stattfinden. Überwiegend handelt es sich um Gruppen von Familien, seltener um Gruppen von Paaren, wobei jeweils eine Person ein klinisch relevantes Symptom hat (Asen, 2018; Lemmens et al., 2009). Es wird sowohl symptom- als auch beziehungsorientiert gearbeitet. Viele Gruppen starten zunächst strukturiert und bieten Informationen über den Umgang mit bestimmten Störungsbildern und gehen dann in einen stärker therapeutisch-interaktionellen Prozess über (siehe Kasten).

Ziele der MFT (nach Asen, 2018)

- Förderung von Solidarität: „Wir sind im selben Boot".
- Überwindung von schambedingter Isolation und Stigmatisierung.
- Anregung zu neuen Sichtweisen/Perspektiven.
- Voneinander „Modelllernen".
- Sich in anderen „gespiegelt" sehen.
- Gegenseitige Unterstützung und Rückmeldung.
- Erfahrung, hilfreich statt hilflos zu sein.
- Entdeckung und Erweiterung von eigenen Kompetenzen.
- Experimentieren mit „Pflegefamilien"/Surrogaten.
- Gegenseitig inspirieren und Hoffnung wecken.
- Üben von neuen Verhaltens-/Erziehungsmustern im „Schonraum".
- Stärkung von Selbstreflexion und Offenheit durch „öffentlichen" Austausch.

An ambulanten MFT-Gruppen nehmen in der Regel fünf bis acht Patient:innen, die an ähnlichen Beschwerden leiden, jeweils mit ihren Angehörigen teil (Retzlaff et al., 2008). Eine Sitzung dauert eine bis vier Doppelstunden und findet im ambulanten Setting meist alle zwei bis vier Wochen statt. Die Behandlung erstreckt sich über einen Zeitraum von einigen Wochen bis zu einigen Monaten. Eine tagesklinische MFT kann sich auch über längere Zeiträume erstrecken (Asen, 2018). In der Regel wird mit zwei Therapeut:innen gearbeitet; in MFT-Gruppen, in denen jüngere Kinder anwesend sind, auch zusätzlich mit Unterstützung von Praktikant:innen.

Die Arbeit in Multi-Familiengruppen ermöglicht einen gemeinsamen Erfahrungsaustausch und gegenseitige Unterstützung. Sie hilft bei der Überwindung von krankheitsbedingter sozialer Isolation. Die Begegnung von Familien mit ähnlichen Problemen wirkt einer Stigmatisierung entgegen. Die Arbeit mit Subgruppen (z. B. Geschwister, Partner:innen) ermöglicht das Erleben von gemeinsamer Betroffenheit und führt zu einem tieferen Verständnis der Auswirkungen der Störung. Die Rückmeldungen anderer Teilnehmer:innen und das Spiegeln des eigenen Tuns tragen dazu bei, von einer hilflosen Position zu einer für andere Betroffene hilfreichen Position zu finden. In den MFT-Gruppen entsteht oft eine hohe emotionale Intensität und es wird eine Hoffnung auf Veränderungsmöglichkeiten geweckt – beides sind wichtige Therapiewirkfaktoren.

In der MFT nehmen die Therapeut:innen eine aktive Rolle ein und fördern den Gruppenprozess der Familien. Das Vorgehen ist ausgeprägt ressourcenorientiert, die Familien unterstützen sich gegenseitig in ihrer Entwicklung und übernehmen einen wichtigen Teil des therapeutischen Prozesses.

Therapeut:innen können zentrale Positionen einnehmen und zu den Einzelpersonen und Familien sprechen, sie können einzelne Familien bitten, untereinander ein Thema zu besprechen (z. B. „Wie hat sich die Magersucht auf Ihre Familie ausgewirkt?"), sie können eine Familie bitten, eine andere Familie zu coachen, und dabei selbst als Moderator:in wirken, oder sie können Subsystem-Gruppen anregen (z. B. eine Teilgruppe der Patient:innen, der Partner:innen oder der Geschwister).

Zu den MFT-Interventionen zählen Techniken zur Förderung des Kontaktes der Therapeut:innen mit einzelnen Familien, zwischen den Familien sowie allgemeine Gruppentherapietechniken (z. B. Blitzlicht, Warm-up-Übungen). Weitere Interventionen zielen auf die Bildung und Stärkung sozialer Netzwerke (z. B. Telefon- und E-Mail-Support-Gruppen, „Patenschaften" für andere Patient:innen bzw. Familien). Jugendliche können gebeten werden, mit ihrem Handy Videoaufzeichnungen von Situationen daheim zu machen (z. B. von der Ausführung von Zwangshandlungen) und erhalten hierzu Feedback in der Gruppe. Typische systemische Techniken sind die Rückmeldung zu Interaktionsmustern, die Klärung von Veränderungswünschen, das Hinterfragen eingespielter Muster, ein Rollentausch innerhalb von Familien (z. B. Eltern spielen das an Magersucht erkrankte Kind, die Patient:innen spielen Mütter oder Väter), die Arbeit mit Aufgaben und Externalisierungen, Home-Videos sowie kreative Ausdruckstechniken. Spezifische MFT-Techniken sind das videobasierte Feedback durch andere Familien und der Rollentausch im „Adoptivverfahren", d. h. ein:eine Patient:in mit Magersucht geht für eine bestimmte Zeit in den Kreis einer anderen Familie innerhalb der Gruppe (Asen, 2018).

Literatur

Asen, E. (2018). Multifamilien- und Paargruppentherapien. In K. v. Sydow & U. Borst (Hrsg.), *Systemische Therapie in der Praxis* (S. 385–393). Weinheim: Beltz.

Asen, E. & Scholz, M. (2009). *Praxis der Multifamilientherapie.* Heidelberg: Carl-Auer.

Gemeinsamer Bundesausschuss der Ärzte und Krankenkassen (G-BA). (2020). *Richtlinie des Gemeinsamen Bundesausschusses über die Durchführung der Psychotherapie (Psychotherapie-Richtlinie) in der am 22.11.2019 geänderten Fassung* (in Kraft getreten am 24.1.2020). Verfügbar unter: www.g-ba.de/richtlinien/20/

Hanswille, R. (2014). Familientherapie. In T. Levold & M. Wirsching (Hrsg.), *Systemische Therapie und Beratung – das große Lehrbuch* (S. 189–196). Heidelberg: Carl-Auer.

Hanswille, R. (2018). Familientherapie. In K. v. Sydow & U. Borst (Hrsg.), *Systemische Therapie in der Praxis* (S. 369–379). Weinheim: Beltz.

Jellouschek, H. (2005). *Die Paartherapie.* Stuttgart: Kreuz.

Lemmens, G., Eisler, I., Buysse, A., Heene, E. & Demyttenaere, K. (2009). The effects on mood of adjunctive single-family and multi-family group therapy in the treatment of hospitalized patients with major depression. A 15-month follow-up study. *Psychotherapy and Psychosomatics, 78,* 98–105. https://doi.org/10.1159/000201935

McDaniel, S. H., Campbell, T. L., Hepworth, J. & Lorenz, A. (2004). *Family-oriented primary care.* New York: Springer.

Minuchin, S., Nichols, M. & Lee, W.-Y. (2007). *Assessing families and couples: From symptom to system.* Boston: Allyn & Bacon.

Retzlaff, R. (2021a). *Spiel-Räume. Lehrbuch der systemischen Therapie mit Kindern und Jugendlichen* (8. Aufl.). Stuttgart: Klett-Cotta.

Retzlaff, R. (2021b). *Systemische Therapie- Fallkonzeption, Therapieplanung, Antragsverfahren. Ein praktischer Leitfaden.* Heidelberg: Carl-Auer.

Retzlaff, R., Brazil, S. & Goll-Kopka, A. (2008). Multi-Familientherapie bei Kindern mit Teilleistungsfertigkeiten. *Praxis der Kinderpsychologie und Kinderpsychiatrie, 57,* 346–361.

Scheinkman, M. & Dekoven Fishbane, M. (2006). Der Vulnerabilitätskreislauf: Der Umgang mit Sackgassen in der Paartherapie. *Familiendynamik, 31*(2), 152–179.

Selvini Palazzoli, M., Boscolo, L., Cecchin, G. & Prata, G. (1978). *Paradoxon und Gegenparadoxon.* Stuttgart: Klett-Cotta.

Simon, F. & Stierlin, H. (1994). *Die Sprache der Familientherapie. Ein Vokabular.* Stuttgart: Klett-Cotta.

Sprenkle, D., Davis, S. D. & Lebow, J. (2009). *Common factors in couple and family therapy. the overlooked foundation for effective practice.* New York: Guilford.

Sullivan, H. S. (Ed.). (1953). *The interpersonal theory of psychiatry.* New York: Norton.

Welter-Enderlin, R. & Jellouschek, H. (2002). Systemische Paartherapie – ein integratives Konzept. In M. Wirsching & P. Scheib (Hrsg.), *Paar- und Familientherapie* (S. 199–226). Berlin: Springer.

40 Gruppenpsychotherapie

Bernhard Strauß

Inhaltsübersicht

40.1 „The Future of group psychotherapy is bright“

Die Kapitelüberschrift wurde vom aktuellen Präsidenten der American Group Psychotherapy Association (AGPA) kürzlich benutzt (Burlingame, 2023), um zu prognostizieren, dass das Gruppensetting angesichts überzeugender Forschungsbefunde und wegen seines Potenzials, die psychotherapeutische Versorgung zu verbessern, künftig noch bedeutsamer werden kann. Dieses Setting wurde in der Psychotherapie bereits am Beginn des letzten Jahrhunderts entwickelt und ist mittlerweile in allen Psychotherapieverfahren fest etabliert.

Fallbeispiel

Greta L. ist 24 Jahre alt, studiert und leidet seit längerem unter sozialen Ängsten und depressiven Symptomen, weswegen sie schließlich eine Psychotherapeutin aufsuchte. Nach Vorgesprächen wurde ihr von ihrer Therapeutin vorgeschlagen, doch an einer Gruppentherapie teilzunehmen, da speziell Gretas Befürchtungen bezüglich ihrer Wirkung auf andere Menschen in einer Gruppe bestens bearbeitet, überprüft und korrigiert werden könnten. Nach einigem Zögern, nicht zuletzt aufgrund der damit verbundenen Ängste, konnte Greta motiviert werden, an einer Gruppentherapie gemeinsam mit acht weiteren Personen mit ganz unterschiedlichen Problemen teilzunehmen. Die Probleme dieser anderen Personen wiesen aber durchaus auch Ähnlichkeiten zu den Schwierigkeiten von Greta auf.

Vor ihrer ersten Sitzung wurde sie sorgfältig vorbereitet, auch im Hinblick auf die Frage, was sie denn in einer auf 24 Sitzungen geplanten Gruppenpsychotherapie möglicherweise erreichen kann und auf welchen Annahmen die Therapie basiert. Greta L. wurde von der Gruppe sehr freundlich aufgenommen und erlebte in den 24 Sitzungen unter anderem, dass eine Gruppe den Vorzug hat, dass Einzelne von vielen Seiten Rückmeldungen zu ihrem Verhalten und ihrer Wirkung erhalten und dass sie auch selbst feststellen können, für die anderen wichtig zu sein. Ganz unabhängig von der therapeutischen Heuristik, die in der Gruppe umgesetzt wird, erleben viele Patient:innen positiv, dass sie mit ihrem Problem nicht allein auf der Welt sind, dass andere dieselben oder ähnliche Probleme vielleicht schon bewältigt haben, und können nicht nur bei sozialen Ängsten die Gruppe als ein geschütztes Übungsfeld sehen, das es ermöglicht, auch im Leben außerhalb der Gruppe viel besser zurechtzukommen.

Während in (teil-)stationären Psychotherapien Gruppentherapien ein fester und meist auch zentraler Bestandteil sind, hat der Anteil der Gruppentherapien an den ambulanten (Richtlinien-)Therapien in Deutschland über die letzten Jahrzehnte eher abgenommen. Dies mag einen veränderten Status und Bedeutungsverlust von Gruppen nicht nur im klinischen, sondern auch im außerklinischen und gesellschaftlichen Feld reflektieren (z. B. König, 2011). Eine gewisse Ambivalenz gegenüber Gruppen kann auch durch deren mögliches destruktives Potenzial bedingt sein, das in diversen sozialpsychologischen Studien gezeigt wurde (Strauß, 2021). Viele Patient:innen nennen zunächst auch Befürchtungen gegenüber Gruppen, die aber nicht selten das Resultat von negativen Vorerfahrungen in nicht therapeutischen Gruppen sind (z. B. Bedenken bezüglich der Vertraulichkeit bzw. mangelndem Vertrauen, Angst vor anderen Menschen, Furcht vor einer Belastung durch andere bzw. Angst vor Retraumatisierung).

Wenn es gelingt, diese Befürchtungen zu entkräften, können Patient:innen von Gruppen sehr profitieren, was durch eine sehr positive Befundlage zur Wirkung von Gruppen (siehe Kapitel 40.3) dokumentiert wird. Auch deshalb ist es aktuell gesundheitspolitisch intendiert, Gruppenpsychotherapie zu fördern. Entsprechend wurden in jüngster Zeit einige Reformen in den Psychotherapierichtlinien eingeführt, die durch Entbürokratisierung und Flexibilisierung des Einsatzes von Gruppen die Chance haben, Gruppentherapien auch im ambulanten Rahmen wieder mehr zu verbreiten. Beispielsweise wurde die Vergütung für Gruppentherapie erhöht, die Kombination von Einzel- und Gruppenpsychotherapie wurde deutlich erleichtert und eine „gruppentherapeutische Grundversorgung" sowie probatorische Sitzungen in der Gruppe wurden eingeführt.

Diese Maßnahmen werden auch dazu führen, dass die gruppenpsychotherapeutische Ausbildung verbessert wird. Aktuell umfassen die Anforderungen zum Erwerb der Berechtigung zur Abrechnung von Gruppenpsychotherapie (Fachkunde) neben einer allgemeinen Psychotherapieaus- bzw. -weiterbildung: 80 Stunden Gruppenselbsterfahrung, 48 Stunden Erwerb der Theorie der Gruppenpsychotherapie und Gruppendynamik, kontinuierliche Gruppenbehandlung in dem entsprechenden Vertiefungsverfahren (120 Stunden, auch in mehreren Gruppen möglich) und 40 Stunden Supervision. Diese Elemente werden künftig in alle psychotherapiebezogenen Weiterbildungen integriert sein.

40.2 Wesentliche Komponenten von Gruppenpsychotherapie

Im Kontext systematischer Reviews zur Gruppenpsychotherapie wurde von Burlingame et al. (2013) ein einfaches Modell mit fünf Faktoren entwickelt, von denen anzunehmen ist, dass sie die Ergebnisse von Gruppenpsychotherapie maßgeblich beeinflussen. Es sind dies:

- die formale Veränderungstheorie,
- strukturelle Merkmale der Gruppe,
- die Gruppendynamik,
- Merkmale der Gruppenmitglieder bzw. Patient:innen und
- Merkmale der Leitungsperson bzw. das Leitungsverhalten.

Entlang dieser sicher eng interagierenden Komponenten lassen sich wesentliche Prinzipien der Gruppenpsychotherapie skizzieren.

40.2.1 Gruppenpsychotherapeutische Veränderungstheorien

Unter der „formalen Veränderungstheorie" wird zum einen die zugrunde liegende Therapietheorie (im Sinne des Therapieverfahrens) verstanden. Daneben umfasst die formale Veränderungstheorie auch eine Konzeption zur Nutzung allgemeiner Wirkfaktoren und Prinzipien des Mediums Gruppe, etwa die explizite Berücksichtigung gruppendynamischer und interaktioneller Prozesse. Letzteres war lange eher typisch für Gruppentherapien in der Tradition der Psychoanalyse oder der humanistischen Psychotherapie (Lorentzen, 2022). Nachdem sich die Psychotherapieforschung zur Wirksamkeit von formalen Veränderungstheorien vermehrt in Richtung störungsspezifischer und manualisierter Therapieansätze entwickelt, die in der (Kognitiven) Verhaltenstherapie als Standard gelten, hat sich auch die verhaltenstherapeutische Gruppentherapie in diese Richtung weiterentwickelt (Marwitz, 2016).

In einigen neueren Publikationen wird bezüglich der Gruppenkonzepte eine Differenzierung in wesentliche Ansätze vorgeschlagen (z. B. Marwitz, 2016; Strauß, 2021), nämlich:

- Interaktionsorientierte Gruppenkonzepte (besonders zentral in der psychodynamischen, interpersonellen und humanistischen Psychotherapie), in denen die Interaktion zwischen den Gruppenmitgliedern das zentrale therapeutische Agens darstellt.
- Einzelfallorientierte Gruppenkonzepte (verbreitet in der Verhaltenstherapie, aber auch in der Gestalttherapie und im Psychodrama), bei denen meistens Protagonist:innen bezüglich einer Problemstellung oder -lösung im Vordergrund stehen. Die übrigen Mitglieder sind als Quelle von Feedback und Erfahrungen einbezogen und können von dem Geschehen modellhaft etwas für sich lernen.
- Störungsspezifische Gruppentherapie (typisch für die Verhaltenstherapie, aber auch psychoedukative und neuere psychodynamische Ansätze), in denen – meist manualbasiert – im Hinblick auf spezifische Störungen Informationen vermittelt, Verhaltens- und Problemanalysen durchgeführt und dann ein Fertigkeitentraining, Verhaltensmodifikation und andere Interventionen angewandt werden.
- Einen weiteren gruppentherapeutischen Ansatz stellen – psychoedukativ und/oder systemisch orientierte – Multifamilien- und Multipaargruppen dar, bei denen mehrere Familien jeweils mit einem:einer Indexpatient:in zusammen behandelt werden (siehe Kapitel 39).

Kennzeichnend für sämtliche formale Veränderungstheorien in Gruppen dürfte sein, dass sie allesamt die beispielsweise von MacKenzie (2005) oder Yalom und Leszcz (2021) zusammengefassten allgemeinen Wirkprinzipien gruppentherapeutischen Handelns berücksichtigen (siehe Kapitel 40.2.3).

40.2.2 Struktur und Strukturierung von Gruppen

Zu den strukturellen Voraussetzungen (Rahmen) zählen Merkmale wie die Zusammensetzung der Gruppe, deren Größe und deren Behandlungsfrequenz. Bezüglich der Gruppengröße gibt es verfahrensabhängig unterschiedliche Auffassungen, üblicherweise werden Gruppen mit 6 bis 10 Patient:innen als adäquat gesehen. Im ambulanten Kontext ist es üblich, Gruppensitzungen ein- bis zweimal die Woche abzuhalten. Im stationären Kontext finden im engeren Sinne psychotherapeutische Gruppensitzungen in der Regel mindestens zweimal pro Woche statt und werden dort mit Einzeltherapien kombiniert. Diese Kombination ist formal auch in der Richtlinientherapie im ambulanten Gruppenkontext flexibel möglich (Strauß, 2021). Ein weiterer Strukturaspekt ist die Gruppenform: In geschlossenen Gruppen bleibt die Besetzung der Gruppe vom ersten bis zum letzten Termin konstant, in offenen Gruppen erfolgt ein steter Wechsel. Für Therapiegruppen ist die halb offene Form vermutlich typisch, d.h. im Falle des Abschieds oder Therapieendes eines Mitglieds wird dieses durch eine andere Person ersetzt.

Zu den wesentlichen Strukturaspekten gehört eine adäquate Vorbereitung und Aufklärung, die mittlerweile als das A und O für die adäquate Nutzung des therapeutischen Potenzials einer Gruppe gelten kann (Strauß & Mattke, 2018; siehe Tabelle 40.1). Die Vorbereitung ist in diesem Sinne sowohl auf einzelne Mitglieder als auch auf die Gruppe gerichtet und hat – neben der Schaffung einer Basis für eine gute therapeutische Allianz – einige wesentliche Ziele, wie z.B. die Abstimmung von Behandlungserwartungen, eine Einführung in das Gruppenvorgehen, Rollenvorbereitung, den Aufbau von Fertigkeiten oder eine Einführung in Prozessnormen (Strauß, 2021).

Für die Vorbereitung können begleitende schriftliche Informationen oder auch Informationsvideos genutzt werden. Je nach Zielsetzung und Format der Gruppe kann es sinnvoll sein, Regeln entweder vorzugeben oder diese in der Gruppe zu erarbeiten, wobei insbesondere die Schweigepflicht („Alles bleibt in der Gruppe"), ggf. Regeln für Kommunikation und Feedback (Ich-Botschaften, Stopp-Regeln, Einhaltung des Rahmens) für besonders wichtig erachtet werden (Marwitz, 2016).

40.2.3 Gruppenprozess, Wirkfaktoren und Gruppendynamik

Gruppendynamische Aspekte sind von entscheidender Bedeutung für den Verlauf und damit auch den therapeutischen Nutzen einer Gruppe. In Anlehnung an ein Zitat von Eric Berne (1966), wonach die Kenntnisse der Gruppendynamik für Gruppenleiter:innen ebenso wichtig sind wie die Kenntnisse der Physiologie für Mediziner:innen, unterschieden Burlingame et al. (2008) in einem Modell „anatomische" und „physiologische" Gegebenheiten einer Gruppe bzw. der Gruppendynamik.

Zu den „anatomischen" Strukturen einer Gruppe gehört das, was a priori als struktureller Rahmen gesetzt wird, aber auch strukturelle Aspekte, die sich im Laufe der Gruppentherapie erst entwickeln, wie beispielsweise unterschiedliche Entwicklungsphasen, Normen oder die Bildung von Subgruppen.

Für die Entwicklung von Gruppen gibt es verschiedene Modelle, etwa das *Phasenmodell* von Tuckman (1965), das die Entwicklungsphasen Forming, Storming, Norming, Performing und Adjourning differenziert (siehe Kasten).

Phasenmodell der Gruppenentwicklung (nach Tuckman, 1965)

In der *Forming*-Phase lernen sich die Gruppenmitglieder (GM) kennen, bilden Vertrauen zueinander auf, kommunizieren noch vorsichtig und sind in der Regel akzeptierend gegenüber der Gruppenleitung (GL). *Storming* bezeichnet eine Phase, in der Polarisierungen deutlich werden, Uneinigkeit über das Vorgehen besteht, die zu Konflikten und ggf. auch zu Widerstand gegenüber der GL führen. Daraus resultiert oft eine *Norming*-Phase, gekennzeichnet durch Einigung, verstärktes Wir-Gefühl, Differenzierung von Rollen und wachsendes Vertrauen. All dies ermöglicht *Performing*, d.h. Arbeit an den Zielen der Gruppe, Problemlösungen und gegenseitige Kooperation. In der *Adjourning*-Phase geht es um den Abschied, zunehmende Unabhängigkeit, Auflösung von Rollenstrukturen und Trauer um das Ende der Gruppe.

Normative Dimensionen in Gruppen beziehen sich auf persönliche Merkmale (z.B. Selbstöffnung, emotionaler Ausdruck), interpersonelle Beziehungen (Nähe/Zuneigung, Feindselig-

Tabelle 40.1: Ziele und Maßnahmen zur Vorbereitung auf Gruppentherapien (in Anlehnung an Burlingame et al., 2002; Strauß & Mattke, 2018)

Ziel	Maßnahmen mit Fokus auf das Mitglied	Maßnahmen mit Fokus auf die Gruppe
Abstimmung von Behandlungserwartungen	Klärung von Erwartungen, Mythen individuellen Ängsten und Befürchtungen, Therapiezielklärung	Erklärung der Grundprinzipien der Behandlung, der Arbeitsweise einer Gruppe und der Ziele der Gruppentherapie
Einführung in das Gruppenvorgehen	Individueller Therapievertrag	Festlegung von Gruppenregeln inkl. Kosten, Zeit, Ort, Anwesenheit, Diskretion etc.
Rollenvorbereitung	Persönliche Verantwortung, Experimentieren mit neuen Verhaltensweisen, Antizipation von Problemen	Illustration reziproker Beziehungen auf den verschiedenen Ebenen der Gruppe (Mitglieder, Leitung, Gruppe)
Aufbau von Fertigkeiten	Fokus auf Kognitionen und interpersonellen Fähigkeiten wie Selbstöffnung, Reaktionen auf Feedback	Feedbackregeln und Konfliktbewältigungserfahrungen
Einführung von Prozessnormen	Betrachtung der Folgen von Veränderungen	Bedeutung der Gruppe als Selbstkontrollinstanz

keit/Aggression), Subgruppenbildungen (z.B. Paarbildung), Leitungsstile und das System Gruppe (Grenzen, Engagement, Zugehörigkeitsempfinden, Rückzug; Strauß & Mattke, 2018).

Unter dem Oberbegriff „Physiologie“ sind in dem Modell alle sozialpsychologischen Prozesse subsumiert, die in Gruppen regelhaft zum Tragen kommen, wie beispielsweise die Differenzierung von Rollen, das Entstehen von Konflikten, die Notwendigkeit von deren Lösung, die Themen Macht und Konformität oder die Entwicklung einer sozialen Identität („Groupness“; Stahl, 2017). Für Gruppenleiter:innen ist unter den sozialpsychologischen Prozessen die Kenntnis von Rollen und der Rangdynamik in Gruppen besonders bedeutsam. „Physiologische“ Prozesse, die insbesondere von therapeutischer Relevanz sind, sind die Entwicklung von therapeutischen oder „Wirkfaktoren“ einer Gruppe. Die erstmalig von Corsini und Rosenberg (1955) identifizierten allgemeinen Wirkprinzipien gruppentherapeutischen Handelns oder instrumentelle Gruppenfaktoren sind vermutlich für alle gruppentherapeutischen Ansätze kennzeichnend und potenziell nutz- und förderbar.

In der Literatur werden supportive therapeutische Funktionen unterschieden, über die die Gruppe den einzelnen Mitgliedern das Gefühl gibt, Teil einer Gemeinschaft zu sein. Die Gruppe macht Zugehörigkeit, Altruismus und Hoffnung auf Veränderung erlebbar, Kohäsion kann spürbar werden. Zu den Aspekten der Selbstoffenbarung gehören die Selbstöffnung in der Gruppe und Katharsis als Ausdruck tiefer Emotionen, besonders von Gefühlen, die normalerweise nicht offengelegt werden. Lernprozesse in Gruppen basieren unter anderem auf Anleitung, stellvertretendem (Modell-)Lernen und der Rekapitulation familiärer Beziehungserfahrungen in der Gruppe und insbesondere interpersonellem Lernen (d.h. innerhalb der Gruppe haben die Mitglieder die Möglichkeit, typisches zwischenmenschliches Verhalten zu zeigen, Feedback von anderen Gruppenmitgliedern zu erhalten und neue Strategien auszuprobieren). Interpersonelle Lernprozesse ermöglichen Erkenntnis im Sinne des Herstellens einer Verbindung zwischen Gefühlen, Gedanken sowie Verhaltensweisen und aktuellen oder früheren zwischenmenschlichen Geschehnissen.

Mit Abstand am häufigsten wurde neben der Qualität der Arbeitsbeziehung (Allianz) in der Prozessforschung die Gruppenkohäsion und ihre Bedeutung für das Behandlungsergebnis betrachtet. In einer Metaanalyse fassten Burlingame et al. (2018) 55 Studien zusammen, in denen die gewichtete, aggregierte Korrelation zwischen Kohäsion und Behandlungsergebnis r=.26 betrug, was eine ähnlich moderate Effektstärke reflektiert, wie sie in der Einzeltherapie für den Zusammenhang von therapeutischer Allianz und Ergebnis berichtet wird (siehe Kapitel 15).

40.2.4 Gruppenleitung und gruppentherapeutische Kompetenzen

Zur Gruppenleitung gab es in den letzten Jahren relativ wenig Forschung. Eine sehr praxisrelevante Konzeption der zentralen Funktionen der Gruppenleitung stammt von Lieberman et al. (1973):

- exekutive Funktionen (u.a. Wahrung der Grenzen und Regeln, Strukturierung, Steuerung),
- Fürsorge (u.a. Unterstützung, Ermutigung, Zuspruch, Schaffung eines positiven Klimas),
- emotionale Stimulation (u.a. Förderung von Emotionsausdruck, Selbstoffenbarungen, Modellfunktion),
- Bedeutungszuweisung (u.a. Anbieten von Konzepten für das Verständnis des Erlebten und Erklärung von emotionalem Erleben und Verhalten).

Nach Brabender et al. (2004) lassen sich die spezifischen Basisfertigkeiten von Gruppentherapeut:innen wie folgt differenzieren:

- Die Überzeugung, dass die Gruppentherapie hilfreich und angemessen ist,
- das Schaffen von Erfolgserlebnissen, d.h.
  - positive Erfahrungen der Patient:innen in die Gruppe einbringen,
  - keine Scheu vor Wiederholungen haben,
  - Hoffnung (bei Patient:innen ohne Therapieerfolg) nicht aufgeben,
- die Integration von Außenseiter:innen über direkte Zuwendung,
- die Fähigkeit zur Selbstbeobachtung in der Gruppe,
- die Kenntnis von interpersonalen Validierungsstrategien,
- die Fähigkeit, verschiedene Interaktionsebenen bewusst zu beachten,
- die Fähigkeit, mit Angst und Scham umzugehen,
- Auswahlkompetenz.

40.2.5 Merkmale von Patient:innen

Die Zusammensetzung einer Gruppe und Reflexionen über Merkmale von Patient:innen und deren Einfluss auf den Gruppenprozess sind eng miteinander verknüpft. Empfehlungen für die Indikationsstellung für Gruppenbehandlungen sind kaum evidenzbasiert, sie spiegeln eher klinische Empfehlungen wider (Strauß & Mattke, 2018). Reflektiert werden hier neben der Art der Störung bzw. Diagnose diverse soziografische Merkmale, stabile Persönlichkeitseigenschaften, inklusive der Neigung zu speziellen interpersonalen Mustern (z.B. die „Bereitschaft“, zu einem:einer Außenseiter:in zu werden). Grundsätzlich sollte versucht werden, a priori Außenseiterpositionen zu vermeiden, indem nach Möglichkeit entsprechend dem „Arche-Noah-Prinzip“ mindestens zwei Personen Merkmale aufweisen sollten, die sie vom Rest der Gruppe eher unterscheiden (z.B. Zugehörigkeit zu einer bestimmten Altersgruppe, Schicht, Ethnie).

Letztendlich interagieren Merkmale von Patient:innen mit anderen Aspekten des Modells, insbesondere mit dem therapeutischen Konzept. So gesehen gibt es eigentlich kaum Kontraindikationen für eine Gruppentherapie, solange das gruppentherapeutische Konzept den Bedürfnissen und Möglichkeiten der Patient:innen und deren Störungsdynamik angepasst wird (Brabender et al., 2004). Beispielsweise benötigen Gruppenmitglieder mit strukturellen Einschränkungen und geringer „interpersonaler Orientierung“ in Gruppen sehr viel mehr Unterstützung, Anleitung und Strukturierung durch transparente und präsente Leiter:innen. Dies wird beispielsweise in dem psychodynamischen *Göttinger Modell der Gruppenpsychotherapie* explizit durch unterschiedliche therapeutische Haltungen und Leitungsstile realisiert (Staats et al., 2014). Für strukturell integrierte Personen ist nach diesem Modell eine analytische Gruppe indiziert, in der gemeinsames „Tagträumen“, der Gebrauch von Metaphern und die Aktivierung von Übertragungen angestrebt werden. Strukturell weniger integrierte Personen sollten in einer tiefenpsychologisch fundierten Gruppe behandelt werden, in der in erster Linie die Klarifikation von Konflikten und psychosozialen Kompromissbildungen im Vordergrund steht. Mäßig integrierte Patient:innen werden nach den Prinzipien der psychoanalytisch-interaktionellen Gruppentherapie behandelt, in der Gruppenleiter:innen Hilfs-Ich-Funktionen übernehmen und nicht deuten, sondern eher „antworten“, d.h. sich auch im Hinblick auf emotionale Reaktionen als Modell zur Verfügung stellen. Hier finden sich durchaus Ähnlichkeiten zur mentalisierungsbasierten Therapie (siehe Kapitel 3).

Im Zusammenhang mit Merkmalen von Patient:innen, die von potenziellem Einfluss auf das Behandlungsergebnis sein könnten, lassen sich jüngst etliche Studien identifizieren, die auf Bindungsstile und die Alexithymie (siehe Kapitel 28.9) fokussieren. Ausgehend von der Annahme, dass im Gruppensetting Bedürfnisse nach Zuneigung und Nähe oft manifest werden und von zentraler Bedeutung sind, gibt es zunehmend mehr theoretische Überlegungen bezüglich des bindungsbezogenen Potenzials von therapeutischen Gruppen. Personen, die nicht sicher gebunden sind, greifen in engen Beziehungen, wie sie in der Gruppe entstehen können, auf sekundäre, unsichere Bindungsstrategien zurück (Marmarosh et al., 2013). Auch bei sorgfältiger Auswahl und Zusammenstellung einer Gruppe gibt es immer bestimmte Patient:innen mit „problematischen Verhaltensweisen“. Yalom und Leszcz (2021) beschreiben beispielsweise „Monopolist:innen“, „Schweiger:innen“, „Rationalist:innen“ oder „Hilfeverweiger:innen“, für die einerseits antizipierbare Reaktionen der Gruppe wie auch spezifische Interventionsstrategien (z.B. Begrenzen, Aktivieren, affektive Stimulation oder Herausarbeiten spezifischer Verhaltensmuster) zu reflektieren sind.

40.3 Gruppenpsychotherapieforschung – Gruppe als „Triple-E-Treatment“

Seit den 1970er Jahren gibt es regelmäßige Bestandsaufnahmen der Wirksamkeitsnachweise von Gruppentherapien im *Handbook of Psychotherapy and Behavior Change*. In den jüngsten Zusammenfassungen in diesem Handbuch (Burlingame et al., 2013, 2021) wurden vornehmlich Befunde zu spezifischen Störungsbildern zusammengetragen und im Hinblick auf die Stärke der Evidenz bewertet. Zur Zusammenfassung der Evidenz zur Wirksamkeit von Gruppenpsychotherapie wurden jüngst mehrere systematische Übersichtsarbeiten und Metaanalysen zu verschiedenen Störungsbildern publiziert. In insgesamt 11 von Burlingame und Strauss (2021) zusammengefassten Metaanalysen wurden nur randomisiert-kontrollierte Studien eingeschlossen, die Gruppenpsychotherapie mit unbehandelten Kontrollgruppen oder aktiven Kontrollgruppen wie Einzelpsychotherapie oder Pharmakotherapie verglichen. Insgesamt wurden 329 kontrollierte Studien mit ca. 27 000 Patient:innen untersucht. In den Analysen sind die immer häufiger angebotenen virtuellen Gruppenpsychotherapieangebote jedoch noch nicht enthalten.

Im Vergleich zu unbehandelten (Wartelisten-)Kontrollgruppen zeigten sich große Effektstärken (Hedges' $g \geq 0.80$) zugunsten von Gruppenpsychotherapie etwa für Soziale Angststörung (siehe Kapitel 28.3), Panikstörung (siehe Kapitel 28.1), Generalisierte Angststörung (siehe Kapitel 28.5). Effektstärken im mittleren Bereich (Hedges' $g \geq 0.50$) lagen für Gruppenpsychotherapie bei Posttraumatischer Belastungsstörung (siehe Kapitel 28.7), Patient:innen mit Essstörungen (siehe Kapitel 29.1) und Borderline-Persönlichkeitsstörung (siehe Kapitel 30.1) vor. Für die vergleichende Betrachtung der Wirksamkeit von Gruppenpsychotherapie und Einzelpsychotherapie bzw. Pharmakotherapie konnten über alle Störungsbilder hinweg in den einzelnen Analysen keine signifikanten Unterschiede gefunden werden. Diese Effekte sind zeitlich stabil, auch in den Katamnese-Untersuchungen (bis zu einem Jahr nach Therapieende) zeigte sich kein signifikanter Unterschied zwischen Gruppen- und Einzelpsychotherapie bzw. Pharmakotherapie.

Diese Unterscheidung wurde zusätzlich in einer Metaanalyse von Burlingame et al. (2016) über verschiedene Störungsbilder hinweg überprüft: In 46 Studien mit identischen Behandlungen (d.h. vergleichbaren Behandlungsansätzen im Einzel- und im Gruppensetting) ergab sich ebenso eine Format-Äquivalenz ($g = -0.01$) wie in 21 Studien mit unterschiedlichen Behandlungen ($g = -0.06$). Außerdem fanden sich bei allen Vergleichen keine Unterschiede bezüglich der Akzeptanzraten (d.h. Patient:innen in Gruppen äußern sich genauso zufrieden wie jene in Einzeltherapien), bezüglich der Remissions- und Besserungs- sowie der Abbruchraten. In dieser spezifischen Metaanalyse wurden die Daten von 6 293 Patient:innen berücksichtigt.

Die Ergebnisse haben Yalom und Leszcz (2021) veranlasst, im Zusammenhang mit der Gruppenpsychotherapie von einem „Triple-E-Treatment“ zu sprechen, d.h. von einer Behandlung, die *e*ffektiv ist, äquivalent (*e*quivalent) in der Wirkung zur Einzeltherapie und *e*ffizient, da das Verhältnis von Aufwand und Nutzen vergleichsweise günstig ist. Die Effizienz wurde aktuell in einer US-amerikanischen Modellrechnung von Whittingham et al. (2023) gezeigt: Wenn nur 10 % der nicht erfüllten Psychotherapiewünsche durch Gruppen abgedeckt würden, so die Autor:innen, würden etwa 3.5 Millionen Personen Zugang zu einer Behandlung finden, was wiederum etwa 5 Milliarden Dollar (und 35000 weitere Praxissitze) einsparen würde! Trotz der guten Behandlungsergebnisse nach Gruppentherapien werden Gruppen in diversen Leitlinien noch eher selten empfohlen, was aber vermutlich mit der Latenz zu tun hat, mit der neue Ergebnisse in Leitlinienkontexte rezipiert werden.

40.4 Spezifische Methoden und Materialien für Gruppenpsychotherapeut:innen

Einige Methoden, einschließlich ausführlicher Materialien zur Gruppenvorbereitung (Handouts) sind Bestandteil der sogenannten *CORE-Battery* der *American Group Psychotherapy Association* (AGPA; Strauss et al., 2008). In diesem Manual sind auch Methoden empfohlen, mit denen Gruppentherapien evaluiert werden können, sowie Instrumente zur Prozessbeobachtung. Inzwischen liegt die Materialsammlung in einer aktualisierten Fassung vor (MacNair-Semands & Whittingham, 2023).

Insbesondere aufgrund der großen Bedeutung der Gruppendynamik und der Gruppenprozesse kann es sinnvoll sein, beispielsweise in Fällen der Stagnation von Gruppentherapien, aber auch um gruppendynamische Aspekte zu veranschaulichen, aktivierende Maßnahmen und Übungen einzusetzen, die sich zahlreich sowohl in der Literatur zur Gruppendynamik, aber auch im Kontext teambildender Maßnahmen oder in Trainingskonzepten in der Sportpsychologie finden lassen.

Literatur

Berne, E. (1966). *Principles of group treatment*. Oxford: Oxford University Press.

Brabender, V.E., Fallon, A.E. & Smolar, A.I. (2004). *Essentials of group therapy*. New York: Wiley.

Burlingame, G.M. (2023). The future of group psychotherapy is bright. *International Journal of Group Psychotherapy, 73,* 1–19.

Burlingame, G.M., MacKenzie, K.R. & Strauß, B. (2002). Zum aktuellen Stand der Gruppenpsychotherapieforschung: II. Effekte von Gruppenpsychotherapien als Bestandteil komplexer Behandlungsansätze. *Gruppenpsychotherapie und Gruppendynamik, 38,* 5–32.

Burlingame, G.M., Seebeck, J.D., Janis, R.A., Whitcomb, K.E., Barkowski, S., Rosendahl, J. et al. (2016). Outcome differences between individual and group formats when identical and nonidentical treatments, patients, and doses are compared: A 25-year meta-analytic perspective. *Psychotherapy, 53,* 446–461.

Burlingame, G.M. & Strauss, B. (2021). Efficacy of small group treatments: Foundation for evidence-based practice. In M. Barkham, W. Lutz & L.G. Castonguay (Eds.), *Bergin and Garfield's handbook of psychotherapy and behavior change: 50th anniversary edition* (pp. 583–624). New York: John Wiley & Sons, Inc.

Burlingame, G.M., Strauss, B. & Johnson, J.E. (2008). Gibt es allgemeine Veränderungsmechanismen in Gruppenpsychotherapien? Eine Einführung in ein konzeptuelles Modell. *Gruppenpsychotherapie und Gruppendynamik, 44,* 177–214. https://doi.org/10.13109/grup.2008.44.3.177

Burlingame, G.M., Strauss, B. & Joyce, A. (2013). Change mechanisms and effectiveness of small group treatment. In M.J. Lambert (Ed.), *Bergin and Garfield's handbook of psychotherapy and behavior change* (6th ed., pp. 640–689). New York: John Wiley & Sons, Inc.

Burlingame, G.M., Whitcomb, K.E., Woodland, S.C., Olsen, J.A., Beecher, M. & Gleave, R. (2018). The effects of relationship and progress feedback in group psychotherapy using the Group Questionnaire and Outcome Questionnaire-45: A randomized clinical trial. *Psychotherapy, 55,* 116–131.

Corsini, R.J. & Rosenberg, B. (1955). Mechanisms of group psychotherapy: Processes and dynamics. *Journal of Abnormal Psychology, 51*(3), 406–411. https://doi.org/10.1037/h0048439

König, O. (2011). Vom allmählichen Verschwinden der Gruppenverfahren. *Psychotherapeut, 56*(4), 287–296. https://doi.org/10.1007/s00278-011-0836-1

Lieberman, M.A., Yalom, I.D. & Miles, M.B. (1973). *Encounter groups: First facts*. New York: Basic Books.

Lorentzen, S. (2022). *Focused group analytic psychotherapy*. London: Routledge. https://doi.org/10.4324/9781003216377

MacKenzie, K.R. (2005). *Introduction to time-limited group psychotherapy*. Washington, DC: American Psychiatric Press.

MacNair-Semands, R. & Whittingham, M. (2023). *Group psychotherapy: Assessment and practice*. New York: Routledge.

Marmarosh, C.L., Markin, R.D. & Spiegel, E.B. (2013). *Attachment and group psychotherapy*. Washington, DC: American Psychological Association. https://doi.org/10.1037/14186-000

Marwitz, M. (2016). *Verhaltenstherapeutische Gruppentherapie*. Göttingen: Hogrefe. https://doi.org/10.1026/02480-000

Staats, H., Dally, A. & Bolm, T. (Hrsg.). (2014). *Gruppenpsychotherapie und Gruppenanalyse*. Göttingen: Vandenhoeck & Ruprecht.

Stahl, E. (2017). *Dynamik in Gruppen* (4. Aufl.). Weinheim: Beltz PVU.

Strauß, B. (2021). *Gruppenpsychotherapie*. Stuttgart: Kohlhammer.

Strauß, B. & Mattke, D. (Hrsg.). (2018). *Gruppenpsychotherapie – Lehrbuch für die Praxis* (2. Aufl.). Heidelberg: Springer. https://doi.org/10.1007/978-3-662-54644-4

Strauss, B., Burlingame, G.M. & Bormann, B. (2008). Using the CORE Battery-R in group psychotherapy. *Journal of Clinical Psychology, 64,* 1225–1237. https://doi.org/10.1002/jclp.20535

Tuckman, B.W. (1965). Developmental sequence in small groups. *Psychological Bulletin, 63,* 384–399. https://doi.org/10.1037/h0022100

Whittingham, M., Marmarosh, C.L., Mallow, P. & Scherer, M. (2023). Mental health care equity and access: A group therapy solution. *The American Psychologist, 78*(2), 119–133. https://doi.org/10.1037/amp0001078

Yalom, I.D. & Leszcz, M. (2021). *Theory and practice of group psychotherapy* (6th ed.). New York: Basic Books.

41 Online-Therapie: Digitale Interventionen in der Psychotherapie

Lasse B. Sander & Thomas Berger[1]

Inhaltsübersicht

41.1 Einleitung

Im Zuge der fortschreitenden Digitalisierung beinahe aller Bereiche des gesellschaftlichen Lebens seit Beginn des 21. Jahrhunderts wird auch die psychotherapeutische Behandlung zunehmend durch vielfältige digitale Möglichkeiten ergänzt und erweitert. Dabei zeigen digitale Interventionen großes Potenzial, auch bislang unversorgte Menschen zu erreichen. Nach einer Phase, die vornehmlich von wissenschaftlichen Laborstudien und Pilotprojekten gekennzeichnet war, haben seit Inkrafttreten des Digitale-Versorgung-Gesetzes (DVG) im Dezember 2019 digitale Gesundheitsanwendungen (DiGA) Einzug in die psychotherapeutische Regelversorgung in Deutschland gehalten. Auch weiterhin ist das Feld von einer dynamischen Entwicklung geprägt, die auf Leistungserbringer:innen überfordernd und verunsichernd wirken kann, insbesondere wenn Standards – bezogen auf die Qualität, die Wirksamkeit, die Sicherheit der Patient:innen und den Datenschutz – nicht ausreichend geprüft und überwacht werden.

1 Die Autoren danken Luca Beinhoff für seine Unterstützung bei der Erstellung dieses Manuskripts.

41.2 Digitale Interventionen – Ein Überblick

Das Feld digitaler Interventionen ist vielfältig und reicht von vollständig automatisierten Selbsthilfeinterventionen über die Integration digitaler Inhalte in die klassische psychotherapeutische Behandlung bis hin zur vollständigen Fernbehandlung via Videokonferenz. Den vielfältigen Umsetzungen ist gemein, dass jeweils (meist evidenzbasierte) psychotherapeutische Inhalte und Techniken in den virtuellen Raum verlagert werden. Dies geschieht mit dem Ziel, kognitive und emotionale Lernprozesse zu ermöglichen, Verhaltensänderungen zu initiieren und deren Generalisierung sowie Übertragung in den Alltag zu fördern. Die Forschung zu den Wirkfaktoren von digitalen Interventionen steckt dabei noch in den Kinderschuhen. Neben der Förderung des Selbstmanagements der Patient:innen tragen insbesondere eine menschliche Begleitung sowie Erinnerungs- und Verstärkungsautomatismen zur Steigerung der Wirksamkeit digitaler Interventionen bei.

Digitale Interventionen lassen sich entlang ihrer technischen Realisierung, dem Ausmaß der Automatisierung, ihrer theoretischen Fundierung, ihrem Anwendungsbereich sowie ihrer Zielsetzung klassifizieren.

41.2.1 Technische Realisierung

Technisch können digitale Interventionen sehr unterschiedlich umgesetzt werden. In E-Mail-, Chat- und Videokonferenz-basierten Interventionen bzw. Therapien ändert sich im Vergleich zu Face-to-Face-Therapien das Interaktionsmedium (mit Konsequenzen für den therapeutischen Prozess). In digitalen Interventionen werden zumeist evidenzbasierte psychotherapeutische Inhalte (z.B. Psychoedukation) und Übungen (z.B. Achtsamkeitstraining) innerhalb einer App oder auf einer passwortgeschützten Website in Form von Texten, Audio- und Videodateien sowie interaktiven Elementen bereitgestellt. Im Rahmen von sogenannten *Serious Games* kann dies auch mit spielerischen Elementen aufbereitet werden. In dem Computerspiel „Silver" (www.silvergame.be) lernen Jugendliche beispielsweise Emotionsregulationsstrategien oder den Zusammenhang zwischen Gedanken, Gefühlen und Verhalten kennen. In zunehmendem Maße kommen auch virtuelle Umgebungen *(virtual reality)*, beispielweise zur Reizkonfrontation, zum Einsatz (siehe Kasten).

DiGA: Invirto

Invirto ist eine DiGA für Menschen mit Agoraphobie, Panikstörung oder Sozialer Phobie, welche auf der Kognitiven Verhaltenstherapie mit Expositionstraining basiert (siehe Kapitel 18). Die Expositionen werden mittels einer Virtual-Reality-Brille von zu Hause aus durchgeführt. Begleitet werden die Patient:innen bei der Nutzung der App von Psychotherapeut:innen und Ärzt:innen, wobei drei therapeutische Gespräche vorgesehen sind, in denen zentrale Übungen vorbereitet bzw. nachbesprochen werden. Weiterhin soll eine Begleitung der Patient:innen die Adhärenz verbessern. Durch die Bearbeitung der acht Kurseinheiten soll die Angstsymptomatik und das Vermeidungsverhalten reduziert und die Bewegungsfreiheit im Alltag zurückgewonnen werden. Sowohl die Kosten für die Invirto-App als auch die Kosten für die Invirto-VR-Brille werden bei Verschreibung von gesetzlichen und vielen privaten Krankenkassen vollständig erstattet.

Mit sogenannten *prompts*, d.h. automatisierten Erinnerungen oder Feedbacks, soll die Adhärenz der Teilnehmenden, d.h. die Einhaltung der erlernten Verhaltensänderungen und Therapieziele, gesteigert und die Integration der gelernten Inhalte in den Alltag gefördert werden. Dies kann auch in Form von Ultrakurzübungen *(tiny tasks)* erfolgen, die die Patient:innen auffordern, bestimmte Inhalte der DiGA im Alltag auszuführen. Hierbei werden zunehmend auch sogenannte „just-in-time adaptive interventions" (kurz: JITAIs) untersucht, die automatisiert auf aktive Eingaben (z.B. im Rahmen von ambulanten Assessment-Methoden; siehe Kapitel 10) oder passive Auslesung von Sensordaten von Smartphones oder Wearables (z.B. Armbänder, die einen gestörten Schlafrhythmus aufzeichnen) reagieren und psychotherapeutische Übungen zum optimalen Zeitpunkt vorschlagen (siehe Kasten).

Ultrakurzübungen

Ultrakurzübungen (auch: *tiny tasks, micro-interventions*) sollen die Übertragung therapeutischer Inhalte in den Alltag der Patient:innen fördern.

Beispiel: „Hallo, hier ist Ihr Online-Therapeut: Diese Woche haben Sie beschlossen, Achtsamkeit zu trainieren. Nehmen Sie sich jetzt eine Minute Zeit, um den aktuellen Moment mit allen Sinnen wahrzunehmen."

Solche Übungen können auch mit Smartphones und Wearable-Sensorik gekoppelt werden, um die Übungen zu kritischen Zeitpunkten bereitzustellen. In diesem Fall wird auch von *just-in-time adaptive interventions* (kurz: JITAIs) gesprochen, die auf das individuelle Verhalten von Nutzer:innen adaptiv reagieren. Die beschriebene Achtsamkeitsübung könnte beispielsweise bei einer hohen Pulsfrequenz bei gleichzeitig ausbleibender Bewegungssteigerung ausgelöst werden.

41.2.2 Ausmaß der Automatisierung

Das Ausmaß der Automatisierung von digitalen Interventionen kann stark variieren. E-Mail-, Chat- und Videokonferenzbasierte Interventionen werden in der Regel persönlich von Behandler:innen erbracht. Ein Beispiel hierfür ist der 2020 gegründete „krisenchat", der Kindern und jungen Erwachsenen unter 25 Jahren rund um die Uhr eine psychosoziale Krisenberatung per WhatsApp-Nachricht oder SMS anbietet. Im Gegensatz dazu werden in DiGA therapeutische Inhalte zumeist in Selbsthilfe-Modulen aufbereitet, die von Patient:innen selbstständig bearbeitet werden können. Wissenschaftliche Studien haben dabei gezeigt, dass die Wirksamkeit der Interventionen sowie die Adhärenz der Teilnehmenden von unbegleiteten DiGA im Vergleich zu jenen mit menschlicher Unterstützung niedriger ist. Selbst eine minimale therapeutische Begleitung, bei der die Förderung der Adhärenz, z.B. durch regelmäßige Rückmeldung zu den bearbeiteten Modulen, dem Klären von Verständnisfragen sowie die Motivierung der Teilnehmenden im Vordergrund steht, ist bereits mit einer Steigerung der Effektivität assoziiert.

41.2.3 Theoretische Fundierung

In der Regel werden digitale Interventionen entlang von bestehenden (evidenzbasierten) Behandlungsstrategien bzw. Manualen entworfen. Aufgrund der hohen Strukturiertheit und der Orientierung an definierten Interventionen und Techniken dient die Kognitive Verhaltenstherapie (siehe Kapitel 2) oftmals als Basis. Zunehmende Verbreitung erfahren auch digitale Interventionen, die Verfahren transdiagnostischer Ansätze und der sogenannten „dritten Welle" der Verhaltenstherapie, wie Emotionsfokussierung und Achtsamkeit, integrieren. Im Rahmen von Forschungsprojekten wurde auch das Potenzial von digitalisierten Interventionen basierend auf tiefenpsychologischen Konzepten untersucht (z. B. Fonagy, 2015).

41.2.4 Anwendungsbereich und Zielsetzung

Digitale Interventionen finden von Prävention und Gesundheitsförderung, über die psychotherapeutische Behandlung bis hin zur Nachsorge und Rezidivprophylaxe Anwendung.

Aufgrund ihrer hohen Skalierbarkeit und des niedrigschwelligen, orts- und zeitunabhängigen und relativ anonymen Zugangswegs sind sie optimal für die *Prävention* geeignet (siehe Kapitel 43). In Deutschland sind digitale Präventionskurse via App über den § 20 SGB V (Primäre Prävention und Gesundheitsförderung) erstattungsfähig.

Bezogen auf die *Behandlung* von psychischen Störungen und Belastungen sind digitale Interventionen in Deutschland vorrangig in Kombination mit einer Vor-Ort-Behandlung bei einem:einer Psychotherapeut:in oder Ärzt:in in Form von DiGA verfügbar (siehe Kapitel 41.3.1). DiGA können dabei entweder therapieflankierend *(Blended Care)* oder als primäre Behandlungsform eingesetzt werden. Ziel des *therapieflankierenden Einsatzes* ist die Verbesserung oder Erweiterung der vor Ort stattfindenden psychotherapeutischen Behandlung. Dies kann z. B. eine stärkere Ausrichtung der Behandlung an Behandlungsleitlinien, eine stärkere Integration der erlernten Inhalte in den Alltag der Patient:innen oder zusätzliche Übungseinheiten im Selbstmanagement außerhalb der therapeutischen Sitzungen beinhalten. So kann durch digitale Interventionen ökonomisch eine Erhöhung der Behandlungsintensität erreicht werden. Auch können einzelne Behandlungsbausteine (wie z. B. Schlafhygiene oder Entspannungsübungen) in den virtuellen Raum zur selbstständigen Bearbeitung verlegt werden, um mehr Zeit für die therapeutische Prozessarbeit oder eine höhere Zahl an Patient:innen vor Ort zu gewinnen. Als *primäre Behandlungsform* (auch: Stand-Alone-Behandlung) können DiGA beispielsweise im Rahmen einer ausschließlich hausärztlichen Versorgung, z. B. wenn keine Psychotherapie gewünscht oder verfügbar ist, eingesetzt werden. Zudem können DiGA in *Stepped-Care-Modelle* integriert werden. Bei sogenannten Stepping-up-Modellen (erst digitale Intervention, dann Psychotherapie vor Ort) können DiGA als Behandlungsform mit niedriger Intensität zum Beispiel als Ergänzung des sogenannten beobachtenden Zuwartens *(watchful-waiting)* oder zur Wartezeitüberbrückung einer möglichen späteren regulären Psychotherapie vorgeschaltet sein. Digitale Interventionen finden zudem im Rahmen von Stepping-down-Modellen (erst Psychotherapie vor Ort, dann digitale Intervention) zur *Nachsorge* oder *Rezidivprophylaxe* Anwendung (siehe Kapitel 22). Hier schließt die digitale Intervention an eine abgeschlossene Behandlungsmaßnahme mit höherer Intensität (z. B. stationäre Behandlung oder Psychotherapie) an (siehe Kasten). Auf diese Weise kann über digitale Interventionen, zum Beispiel mittels eines langfristigen Monitorings von Symptomverläufen, die Früherkennung von Rezidiven ermöglicht oder die langfristige Verankerung von erlernten Verhaltensänderungen begünstig werden. In jedem Fall setzt die Verschreibung einer DiGA deren Integration in einen Gesamtbehandlungsplan voraus und Patient:innen sollten nach Beendigung einer DiGA erneut zur Verlaufskontrolle im persönlichen Kontakt gesehen werden (siehe Kapitel 41.3.3).

Prävention und Behandlung von Depressionen in der Nachsorge stationärer Behandlung von Menschen mit chronischen Rückenschmerzen

Chronische Rückenschmerzen und Depressionen gehören zu den Erkrankungen mit der höchsten Krankheitslast sowie den meisten krankheitsbezogenen Fehltagen weltweit. Gleichzeitig sind beide Krankheitsbilder hoch komorbid, was mit erheblichen negativen Konsequenzen für die Behandlung verbunden ist. Eine adäquate Versorgung von Menschen mit komorbiden körperlichen und psychischen Erkrankungen ist aufgrund ihrer Komplexität mit beträchtlichem Aufwand und hohen Kosten verbunden und kann daher in den allermeisten Regionen nur eingeschränkt bereitgestellt werden.

In einer vom Bundesministerium für Bildung und Forschung (BMBF) sowie der Deutschen Forschungsgemeinschaft (DFG) geförderten randomisiert-kontrollierten Studie (RCT) in der Nachsorge einer stationären rehabilitativen Behandlung von Menschen mit chronischen Rückenschmerzen wurde die Wirksamkeit einer digitalen Intervention (eSano Rück-Care) zur Behandlung sowie zur Prävention evaluiert.

Die Intervention bestand aus sechs konsekutiv zu bearbeitenden Modulen, basierend auf kognitiv-verhaltenstherapeutischen Interventionen zur Behandlung von Depressionen. Darüber hinaus enthielt die Intervention drei optionale Module zu gesundem Schlaf, Sexualität und Partnerschaft mit Blick auf chronische Schmerzerkrankungen sowie die Rückkehr zur Arbeit. Zudem sollten zwei sogenannte Booster-Module nach Abschluss der Intervention zur längerfristigen Aufrechterhaltung der Effekte beitragen. Die Intervention beinhaltete Audioelemente, Videos, Texte, interaktive Übungen (inkl. Hausaufgaben) und Berichte von Beispielpatient:innen mit chronischen Rückenschmerzen. Zur Steigerung der Adhärenz konnten die Teilnehmenden sich dafür entscheiden, unterstützende Kurznachrichten auf ihr Mobiltelefon zu erhalten. Außerdem fand eine Begleitung durch geschulte Psycholog:innen statt, welche etwa 60 Minuten pro Behandlungsfall in Anspruch nahm. Sie umfasste halb-standardisierte schriftliche Feedbacks nach der Bearbeitung der Lektionen sowie ein Monitoring der Behandlungsadhärenz.

Die Interventionsgruppen erhielten zusätzlich zur Standardbehandlung (*care as usual;* kurz: CAU) die digitale Intervention zu Behandlung oder Prävention, während die Kontrollgruppe lediglich CAU erhielt. Primäre Zielgrößen der RCTs waren im *Behandlungsarm* die Verbesserung der bestehenden depressiven Symptomatik im Anschluss an die Intervention und im *Präventionsarm* das (Nicht-)Auftreten einer depressiven Episode innerhalb eines Jahres nach Abschluss der Intervention bei zu Studienbeginn depressionsfreien Teilnehmenden.

Das naturalistische Rekrutierungssetting war eingebettet in die Entlassroutine der Patient:innen und führte zu einer bezogen auf Alter, Geschlecht und Bildungshintergrund repräsentativen Stichprobe.

Die Ergebnisse zeigten im *Präventionsarm* sehr gute Effekte in Form einer Reduktion der Ein-Jahres-Inzidenz um rund 50% in der Interventionsgruppe gegenüber der Kontrollgruppe (Hazard Ratio 0.48; 95% CI: 0.28–0.81; $p<.001$). Die Ergebnisse im *Behandlungsarm* zeigten hingegen keine Verbesserungen depressiver Symptomatik gegenüber der Standardbehandlung (β=–0.19; 95% CI: –0.43–0.05).

Diese Studien sind daher ein gutes Beispiel dafür, dass bei der Implementierung digitaler Interventionen genau geprüft werden sollte, welche Intervention in welchem spezifischen Kontext (z.B. Behandlung vs. Prävention) welchen konkreten Nutzen mit sich bringt (Baumeister et al., 2021; Sander, Paganini et al., 2020).

41.3 Anwendung digitaler Gesundheitsanwendungen

41.3.1 DiGA-Verzeichnis und BfArM

DiGA sind vom Bundesinstitut für Arzneimittel und Medizinprodukte (BfArM) zertifizierte und CE-gekennzeichnete Medizinprodukte der Klasse I oder IIa (geringes Risikopotenzial) und sind bei allen gesetzlichen und einigen privaten Krankenkassen vollständig erstattungsfähig. In einem standardisierten Prozess überprüft das BfArM bei DiGA das Vorliegen konkreter Anforderungen bezogen auf Indikation, Wirksamkeit und Sicherheit (siehe Kasten). Bei bestandener Prüfung werden die Programme ins DiGA-Verzeichnis (https://diga.bfarm.de) aufgenommen, wo Behandler:innen und Leistungsempfänger:innen spezifische Informationen nachlesen können. Das allgemeine Praxisbudget wird durch die Verschreibung einer DiGA nicht belastet und die Verordnung und ggf. das Monitoring einer DiGA wird zusätzlich vergütet.

Beachte: Es kann nicht generell davon ausgegangen werden, dass DiGA auf ihre klinische Wirksamkeit ausreichend geprüft wurden, da der vom BfArM geforderte Wirksamkeitsnachweis neben randomisiert-kontrollierten Studien auch durch vergleichende retrospektive Studien sowie Prä-Post-Gruppenvergleiche erfolgen kann, die vom Studiendesign für einen Wirksamkeitsnachweis nicht geeignet sind!

Wesentliche Prüfkriterien für DiGA des BfArM (Quelle: www.bfarm.de)

Indikationsbereich

Die DiGA ...
- unterstützt die Erkennung, Überwachung, Behandlung oder Linderung einer definierten Erkrankung bzw. einer Gruppe von Erkrankungen oder die Erkennung, Behandlung, Linderung oder Kompensierung von Verletzungen oder Behinderungen.

Sicherheit
- Die DiGa ist ein CE-gekennzeichnetes Medizinprodukt der Klasse I oder IIa.
- Die DiGA erfüllt Mindeststandards bezogen auf Sicherheit der Patient:innen und Funktionstauglichkeit.
- Die DiGA erfüllt Standards des Datenschutzes und der Informationssicherheit.
- Es besteht eine hohe Qualität der medizinischen Inhalte, Nutzer:innenfreundlichkeit und Interoperabilität (d.h. Kompatibilität mit angrenzenden Systemen wie der elektronischen Patientenakte, Wearables oder anderen Medizingeräten).

Nutzen
- *Medizinischer Nutzen*
  - Verbesserung des Gesundheitszustandes
  - Verbesserung der Lebensqualität
  - Verkürzung der Krankheitsdauer
  - Verlängerung der Lebenserwartung
- *Für die Patient:innen relevante Verfahrens- und/oder Strukturverbesserung*
  - Steigerung der Adhärenz
  - Ausrichtung der Behandlung an Leitlinien und anerkannten Standards
  - Steigerung der Gesundheitskompetenz
  - Bessere Bewältigung krankheitsbedingter Schwierigkeiten im Alltag
  - Erleichterung des Zugangs zu Versorgung
  - Bessere Koordination von Behandlungsabläufen
  - Reduzierung therapiebedingter Aufwände und Belastungen der Patient:innen oder ihrer Angehörigen

41.3.2 Indikation

Wie jeder anderen Behandlungsmaßnahme liegt auch der Verordnung einer DiGA eine Abwägung von Behandlungsalternativen im jeweiligen Einzelfall zugrunde. Bezogen auf die Rahmenbedingungen ist hierbei zunächst das Vorhandensein der technischen Ausstattung sowie eine ausreichende Medienkompetenz seitens des:der Patient:in abzuklären. Eine Einschätzung der Medienkompetenz kann zum Beispiel anhand der bisherigen Nutzung elektronischer Medien und der ggf. vorhandenen Erfahrung mit Internetprogrammen und Gesundheitsapps (z.B. im Fitnessbereich) erfolgen. Zudem sollte der:die Patient:in bei der Durchführung der DiGA ungestört sein können, ausreichend Sensibilität im Umgang mit den eigenen Daten zeigen und sicher sein, dass kein Zugriff auf E-Mails und ggf. gespeicherte Passwörter durch Dritte (z.B. Familienangehörige) erfolgen kann. Die Indikationsentscheidung erfolgt dann entlang einer Nutzen-Risiko-Abwägung (siehe Kasten).

Nutzen und Risiken digitaler Interventionen

Nutzen

- *Integration in den Alltag der Patient:innen und aktives Nutzen der Zeit zwischen den Präsenzeinheiten:* Den Großteil ihrer Zeit verbringen ambulant versorgte Patient:innen nicht in Therapiegesprächen, sondern in ihrem Alltag. Gleichzeitig ist es für den Behandlungserfolg von zentraler Bedeutung, das in der Therapie Gelernte ins tägliche Leben zu übertragen. Digitale Interventionen unterstützen die Patient:innen mithilfe von online bereitgestellten Inhalten, Tagebüchern, automatisierten Erinnerungen, Ultrakurzübungen und weiteren Ansätzen, die Zeit zwischen den Gesprächsterminen effektiv zu nutzen und sollen so die Wahrscheinlichkeit einer langfristigen Verhaltensänderung erhöhen.
- *Zeitliche und örtliche Flexibilität:* Internetbasierte Verfahren können meist rund um die Uhr und von überall, wo es eine Internetverbindung gibt, in Anspruch genommen werden. Dies ermöglicht es, auch Personen in unterversorgten Regionen sowie Menschen mit Mobilitätseinschränkungen oder sehr vollen Terminkalendern eine evidenzbasierte Behandlung anzubieten. So können digitale Interventionen einen Beitrag dazu leisten, die Versorgungslücke gerade auch im ländlichen Raum zu schließen.
- *Niedrigschwelliger Zugang:* Die Entscheidung, eine ambulante psychotherapeutische Behandlung zu beginnen, kostet viele Menschen große Überwindung oder kann durch andere Hürden erschwert werden. Für die meisten Menschen ist es leichter, eine Chat-Nachricht an ein digitales psychosoziales Beratungsangebot zu schreiben oder sich eine App zur Behandlung von Depression herunterzuladen. Durch positive Erfahrungen mit diesen Interventionen kann dann die Weitervermittlung an Face-to-Face-Behandlungen motiviert und erleichtert werden.
- *Anonymität:* Die Anonymität, die das Internet bietet, erleichtert es vielen Patient:innen, sich selbst zu öffnen, und ermöglicht so die Behandlung von Personen, die sich aufgrund von Schamgefühlen oder Angst vor Stigmatisierung nicht an therapeutische Angebote vor Ort gewandt hätten.
- *Barrierefreiheit:* Der Zugang zu psychosozialer Versorgung ist nicht für alle Bevölkerungsgruppen gleich gegeben. Digitale Interventionen können es ermöglichen, vorhandene Barrieren zu reduzieren. So kann eine regionale Unterversorgung, auch in Bezug auf Therapeut:innen mit spezifischem Wissen zu eher seltenen Störungen, teilweise mit internetbasierten Verfahren kompensiert werden. Darüber hinaus können digitale Interventionen relativ leicht in andere Sprachen übersetzt und kulturell adaptiert werden, sodass z.B. Menschen mit Migrationshintergrund eine auf ihre Bedürfnisse zugeschnittene Unterstützung angeboten werden kann.
- *Steigerung von Selbstmanagement:* Da internetbasierte Verfahren häufig einen Selbsthilfe-Ansatz verfolgen, fördern sie die Eigenverantwortung der Patient:innen und betonen ihr aktives Wirken im Veränderungsprozess. Dies kann das Empowerment und die Selbstwirksamkeit der Patient:innen erhöhen und weitere Ressourcen aktivieren.
- *Qualitätskontrolle:* Es ist bei digitalen Interventionen einfach möglich, die Inhalte und die Evidenzbasierung der Behandlungsmethoden zu überprüfen. So kann aufgrund der oftmals standardisierten Darbietung eine hohe Behandlungsqualität gewährleistet werden.

Risiken

- *Reduzierte Selbstwirksamkeitserwartung bei Non-Respondern:* Da digitale Interventionen, wie jede andere Behandlungsmethode auch, ein gewisses Misserfolgsrisiko bergen, könnte ein ausbleibender oder lediglich geringer Behandlungserfolg die Patient:innen entmutigen und ihre Selbstwirksamkeitserwartung senken.
- *Mögliche Generalisierung eines Misserfolgs auf andere Behandlungen:* Wenn die digitale Intervention zwar konsequent verfolgt wird, aber dennoch erfolglos bleibt, kann es gegebenenfalls zu einer Generalisierung dieser schlechten Erfahrung auf andere psychologische Behandlungsmaßnahmen (wie z.B. einer Face-to-Face-Therapie) kommen.
- *Hohe Anforderungen an Selbststeuerung:* Die selbstständige Bearbeitung der Module kann bei einigen Betroffenen auch zu einer Überforderung führen. Insbesondere bei Patient:innen mit kognitiven Einschränkungen sind internetbasierte Verfahren daher nicht zu empfehlen. Stark impulsive Patient:innen könnten leicht von möglichen technischen Schwierigkeiten überfordert werden.
- *Eingeschränkte Möglichkeit, auf akute Krisen zu reagieren:* Akute psychische Krisen können über eine DiGA nicht erkannt werden. Bei Patient:innen, die ein erhöhtes Risiko für selbstverletzendes Verhalten aufweisen, ist eine ausschließliche Behandlung mit DiGA nicht Mittel erster Wahl (siehe folgenden Kasten).

Merke: Suizidalität

In akuten suizidalen Zuständen ist eine Fernbehandlung nicht indiziert. Im Falle latenter Suizidalität hingegen können digitale Interventionen unter Einhaltung besonderer Sorgfaltspflichten und eines regelmäßigen persönlichen Kontaktes sowie einer besonderen Aufklärung der Betroffenen eine sinnvolle Behandlungsmaßnahme darstellen. Sie sollten dabei jedoch immer in einen Gesamtbehandlungsplan eingebettet sein. DiGA können hier auch als Behandlungsmaßnahme zweiter Wahl Anwendung finden, wenn keine spezialisierte Vor-Ort-Behandlung verfügbar ist oder der:die Patient:in eine Behandlung im persönlichen Kontakt ablehnt, was bei suizidalen Patient:innen eine häufige Barriere darstellt (Bruffaerts et al, 2011).

41.3.3 Aufklärungs- und Sorgfaltspflicht sowie Haftung

Die berufliche Sorgfaltspflicht gilt auch online. Entsprechend geht auch im Falle einer DiGA der Behandlung eine fachgerechte anamnestische Erhebung, Diagnostik und Indikationsstellung *im direkten persönlichen Kontakt* voraus. Eine Diagnosestellung nur per Internet oder schriftlicher Kommunikation ist unzulässig. Zur psychotherapeutischen Sorgfaltspflicht gehört ferner eine Überwachung des Behandlungsverlaufs. Zudem sollte gemeinsam ein Notfallplan erstellt werden, aus dem hervorgeht, wie der:die Psychotherapeut:in im Notfall zu erreichen ist bzw. welches Krankenhaus oder welche Praxis im Falle einer akuten Symptomverschlechterung eine Anlaufstelle sein kann.

Eine ausschließliche Fernbehandlung psychisch kranker Menschen mit erhöhtem Selbstverletzungsrisiko ist mit der beruflichen Sorgfaltspflicht unvereinbar (siehe Merke-Kasten in Kapitel 41.3.2).

Der folgende Kasten enthält eine Checkliste über wichtige Aspekte, die im Rahmen der Aufklärung über die Behandlung mit einer DiGA erwähnt werden sollten. Etwaige Fristen, innerhalb derer auf Eintragungen der Patient:innen reagiert wird, sollten schriftlich festgehalten werden.

Inhalte der Aufklärung

Zweck und Dauer des Einsatzes der DiGA: Welches Ziel innerhalb des Gesamtbehandlungsplans wird mit der digitalen Intervention verfolgt und wie lange wird die Behandlung voraussichtlich dauern?

Konkrete Bestandteile, Interventionen und Therapietechniken, die die jeweilige DiGA enthält: Welche Inhalte und Übungen kommen auf die Patient:innen zu? Welche Therapietechniken (z. B. Verhaltensexperimente oder Virtual-Reality-gestützte Reizkonfrontation) können sie erwarten und basieren diese auf anerkannten Behandlungsempfehlungen?

Anforderungen an den:die Patient:in: Welche Form der Mitarbeit wird von den Patient:innen erwartet (z. B. wie viele Module pro Woche, Umsetzung des Gelernten im Alltag, Dokumentation ihrer Symptomatik)?

Mitwirkung als Leistungserbringer:in: Die therapeutische Begleitung sollte hinsichtlich Kommunikationsmedium (z. B. Face-to-Face oder per E-Mail) und zeitlicher Gestaltung (z. B. wöchentlich, nach jeder beendeten Lektion, innerhalb von x Werktagen) besprochen werden. Auch ist es wichtig, das Verhältnis zwischen der digitalen Intervention und der Arbeit des:der Therapeut:in zu thematisieren. So kann es z. B. sein, dass die eigentlichen therapeutischen Inhalte in der App vermittelt werden und der:die Behandler:in nur der Adhärenzförderung und Klärung von Fragen dient. Eine andere Möglichkeit ist, dass die eigentliche Prozessarbeit in der therapeutischen Behandlung vor Ort stattfindet und die digitale Intervention den Transfer in den Alltag unterstützen soll.

Verhalten in akuten Krisen: Es muss verdeutlicht werden, dass keine unmittelbare Kommunikation gewährleistet ist und dadurch bei akuten Krisen keine schnelle Hilfe garantiert werden kann. Mit Patient:innen mit erhöhtem Selbstverletzungsrisiko sollte, wie in jeder anderen Behandlung auch, ein Notfallplan für akute Krisen erarbeitet werden. Fristen für die ggf. mögliche Kommunikation sollten schriftlich festgehalten werden.

Datensicherheit: Informationen zu Datenschutz und Datensicherheit stimmen die Patient:innen im Rahmen der DiGA-Nutzung zu und diese können jederzeit in der App als auch auf den Seiten des BfArM nachgelesen werden. Es sollte den Patient:innen allerdings vermittelt werden, dass trotz aller Vorkehrung eine absolute Datensicherheit nicht garantiert werden kann. Bei der Nutzung eines privaten Endgerätes sollte außerdem über das Risiko aufgeklärt werden, dass unbefugte Dritte auf die dort gespeicherten Inhalte zugreifen könnten (dies gilt z. B. auch für Lebenspartner:in und Kinder, die denselben Computer nutzen).

Psychotherapeut:innen sind für die Verordnung einer DiGA im selben Rahmen haftbar wie bei jeder anderen Behandlungsmaßnahme auch. Voraussetzung für eine Haftung ist eine fehlerhafte Behandlung oder Aufklärung einerseits, sowie ein daraus entstandener Schaden andererseits. Bezogen auf die vom BfArM geprüften DiGA liegt im Bereich Qualität und Sicherheit die Verantwortung nicht primär bei dem:der Behandler:in. Anders sieht dies bei frei verfügbaren DiGA aus, die z. B. aus kommerziellen App-Stores heruntergeladen wurden. Bei Einbindung solcher Programme in die Behandlung obliegt die Einschätzung eines möglichen Sicherheitsrisikos der behandelnden Person.

41.3.4 Auswahl einer passenden DiGA und Verordnungsprozess

Da aufgrund der in diesem Bereich mangelhaften Prüfkriterien des BfArM nicht von einem Wirksamkeitsnachweis ausgegangen werden kann, sollte sich die Entscheidung für eine bestimmte DiGA vorrangig auf eine klinische Beurteilung der für die Patient:innen relevanten Verfahrens- und Strukturverbesserungen stützen. Hierfür ist es vor der Verordnung unabdingbar, dass der:die Leistungserbringer:in sich einen ei-

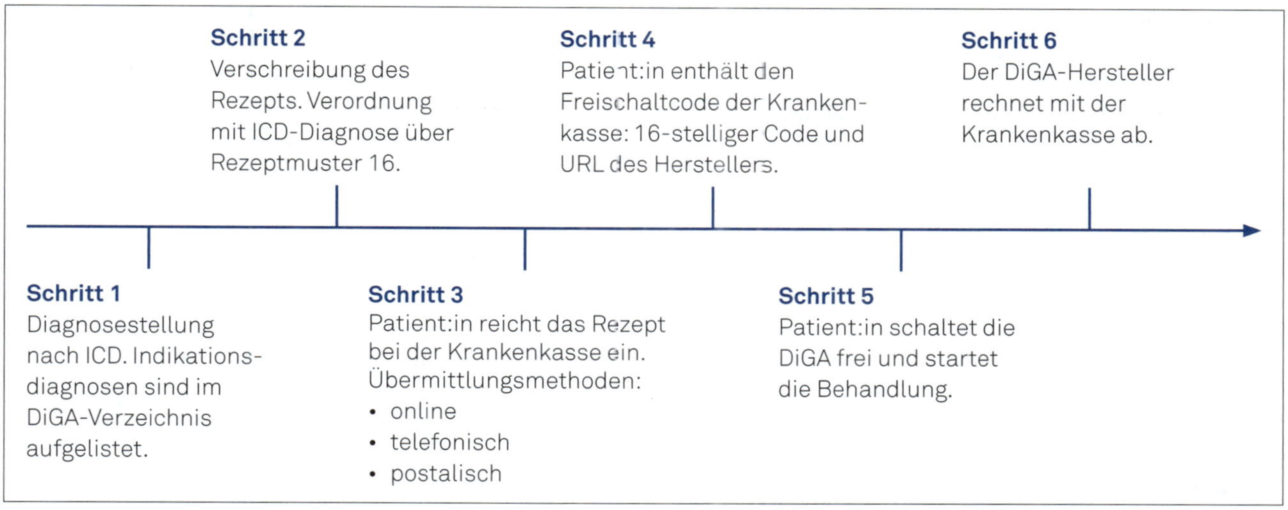

Abbildung 41.1: Verordnungsprozess einer DiGA

genen Eindruck von der zu verschreibenden DiGA gemacht hat, um den Nutzen, bezogen auf den individuellen Behandlungsfall, beurteilen zu können. Dabei sollte auch beurteilt werden, ob der geplante Einsatz der DiGA dem im DiGA-Verzeichnis angegebenen Zweck des Medizinproduktes entspricht und welche Aufgaben der:die Leistungserbringer:in übernehmen muss. Diese sind im DiGA-Verzeichnis gelistet. Zudem sollte die ausgewählte DiGA in einen umfänglichen Behandlungsplan eingebettet sein und zum psychotherapeutischen Vorgehen passen.

Der Verordnungsprozess erfolgt sodann entsprechend des in Abbildung 41.1 skizzierten Vorgehens.

41.3.5 Maßnahmen zur Adhärenzsteigerung

Die ersten Nutzungswochen sind von großer Bedeutung für die Adhärenz aufseiten der Patient:innen innerhalb einer Behandlung mit einer DiGA. Daher sollten der Fortschritt und die Behandlungsadhärenz schon frühzeitig nach der Verordnung mit den Patient:innen besprochen werden, um ggf. Maßnahmen zum Barrieremanagement einzuleiten. Hier können bereits kurze Telefonkontakte zu einer bedeutsamen Verbesserung der Inanspruchnahme führen. Auch eine gemeinsame Einführung in die DiGA innerhalb der Sitzungen vor Ort kann helfen, bei technischen Schwierigkeiten zu unterstützen und die Nutzung der DiGA zu erleichtern. Neben diesen therapeutischen Möglichkeiten können auch die in Kapitel 41.2.1 vorgestellten automatisierten Erinnerungen oder *prompts* die Adhärenz positiv beeinflussen.

41.4 Wirksamkeitsforschung

Die Wirksamkeit digitaler Interventionen wurde in randomisiert-kontrollierten Studien (RCTs) und Metaanalysen für die Behandlung beinahe aller Kategorien psychischer Störungen nachgewiesen. Zudem mehren sich die Befunde zur Wirksamkeit digitaler Interventionen bei der Prävention von psychischen Erkrankungen. Auch bei transdiagnostischen Problembereichen (z.B. Suizidalität oder Schlafstörungen), arbeitsbezogenen Problemlagen sowie der Veränderung von Gesundheitsverhalten deuten RCTs auf eine Wirksamkeit digitaler Interventionen hin.

41.4.1 Begleitete und unbegleitete digitale Selbsthilfeinterventionen

Von den unterschiedlichen Spielarten digitaler Interventionen sind begleitete oder unbegleitete Selbsthilfeprogramme am besten untersucht. Zahlreiche dieser Anwendungen finden als DiGA für unterschiedliche Störungsbereiche Einsatz in der Routineversorgung. Die umfangreichsten Evidenznachweise existieren für Depressionen und Angststörungen und zeigen durchschnittlich mittlere bis große Effektstärken (g=.52 für Depression und g=.80 für Angststörungen; Moshe et al., 2021; Pauley et al., 2021). Allerdings zeigen die Metaanalysen auch eine sehr große statistische Heterogenität, was bedeutet, dass für zahlreiche Interventionen auch keine oder nur eine geringe Wirksamkeit nachgewiesen werden konnte. Als Einflussgrößen werden hier insbesondere die Rolle menschlicher Begleitung (begleitet vs. unbegleitet), die externe Validität (Laborstudien vs. Versorgungsstudien), das Alter der Teilnehmenden (Erwachsene vs. Kinder und Jugendliche) sowie der Zugangsweg (Browser-basiert vs. Smartphone-basiert) diskutiert.

41.4.1.1 Die Rolle menschlicher Begleitung

Das Vorhandensein von jeglicher Form menschlicher Unterstützung ist in den allermeisten Studien mit einem Zuwachs an Wirksamkeit von digitalen Interventionen verbunden. Es gibt Hinweise darauf, dass hier der Behandlungsadhärenz, die ebenfalls durch die menschliche Begleitung gesteigert wird, eine moderierende Rolle zukommt. Die Studienlage zu Dosis-Wirkungs-Zusammenhängen deutet grundsätzlich darauf hin, dass mit wachsender Unterstützungszeit auch die Wirksamkeit steigt. Allerdings lassen sich keine allgemeingültigen Schlüsse darüber ableiten, welches Ausmaß an menschlichem Kontakt im individuellen Behandlungsfall zu optimalen Behandlungsergebnissen führt. Interessant ist, dass die Qualifikation der Person, die die Begleitung durchführt, für die Adhärenz- und Wirksamkeitssteigerung zunächst nachrangig erscheint. Ein rein technischer Support ist allerdings mit einer geringeren Wirksamkeitssteigerung verbunden als eine therapeutische Unterstützung. Im Weiteren scheint der therapeutischen Beziehung auch in digitalen Interventionen eine wichtige Rolle zuzukommen (siehe Kasten).

Therapiebeziehung

Eine häufige Frage ist, ob in digitalen Ansätzen auch eine gute Therapiebeziehung aufgebaut werden kann, und ob dieser eine ähnliche Bedeutung zukommt wie in Face-to-Face-Therapien. Verschiedene Studien zeigen, dass unabhängig vom Kommunikationsmedium nach Einschätzung von Patient:innen im Schnitt eine mit Face-to-Face-Ansätzen vergleichbar gute therapeutische Beziehung zustande kommen kann (Berger, 2017). Im Weiteren fand eine Metaanalyse ähnlich starke Zusammenhänge zwischen der therapeutischen Beziehung und dem Therapieerfolg in internetbasierten Interventionen wie für Face-to-Face-Psychotherapien (Probst et al., 2019).

41.4.1.2 Wirksamkeit in der Routineversorgung

Metaanalysen zeigen, dass die Effekte von digitalen Interventionen in naturalistischen Studien mit erhöhter externer Validität (z.B. in der Routineversorgung; *effectiveness-trials*) deutlich geringer sind als in hoch standardisierten Laborstudien (*efficacy*; Moshe et al., 2021). Auch hier erscheint die geringere Behandlungsadhärenz als effektmoderierende Variable. Die Unterschiede könnten auch auf unterschiedlichen Studienteilnehmenden in den beiden Designs beruhen. In Laborstudien melden sich die Teilnehmenden in der Regel selbst zur Teilnahme an, sind also stärker (intrinsisch) motiviert. Patient:innen in der Routineversorgung sind in der Regel älter, geringer gebildet und leiden häufiger an komplexen, multimorbiden Erkrankungen (Barnett et al., 2012). Zudem zeigt sich in der Regelversorgung oftmals eine Präferenz für Psychotherapie im persönlichen Kontakt (Knowles et al., 2015).

41.4.1.3 Wirksamkeit für Kinder, Jugendliche und ältere Menschen

Aufgrund einer hohen Internetaffinität und des Aufwachsens im „digitalen Zeitalter" werden Kinder und Jugendliche häufig als geeignete Zielgruppe digitaler Interventionen verstanden. Die Studienlage für diese Altersgruppe ist allerdings sehr schwach und konzentriert sich vornehmlich auf Angststörungen und Depression (Domhardt et al., 2020). Metaanalysen zeigen hier eine klare Tendenz zu kleineren Effekten im Vergleich zur Behandlung Erwachsener (Domhardt et al., 2020). Dies gilt allerdings ebenso für die Face-to-Face-Psychotherapie (Cuijpers et al., 2020). Vorliegende Metaanalysen „verschleiern" häufig die wahre Effektgröße von digitalen Interventionen für Kinder und Jugendliche, indem sie auch Studien mit einem Altersbereich bis 25 Jahre (häufig Studierendenpolulationen) einschließen, in der höhere Effektgrößen gefunden wurden. Die Schnelllebigkeit digitaler Trends bei Kindern und Jugendlichen erschwert eine passgenaue Entwicklung und (oft langjährige) Evaluation von digitalen Interventionen für diese Zielgruppe.

Auch bei älteren Personen können digitale Interventionen erfolgreich eingesetzt werden. Wissenschaftliche Studien belegen die Wirksamkeit in dieser Bevölkerungsgruppe. Allerdings sind ältere Menschen nicht immer ausreichend mit der Nutzung neuer Technologien vertraut, was zu Zugangsproblemen führen kann (siehe Kapitel 35). In diesen Fällen sollte für die Einführung der Intervention ausreichend Zeit eingeplant und eine mögliche Unterstützung durch Bezugspersonen in Erwägung gezogen werden.

41.4.1.4 Smartphone-basierte vs. Browser-basierte Programme

Smartphone-basierte Apps können eine Reihe von potenziellen Vorteilen gegenüber Browser-basierten Interventionen bieten. Dazu gehören vor allem ihre Fähigkeit zur aktiven und passiven Erfassung von Echtzeitdaten und die Bereitstellung von „just-in-time adaptive interventions". Eine randomisiert-kontrollierte Studie mit einem direkten Vergleich zwischen einer Smartphone- und einer Browser-vermittelten Intervention (Stolz et al., 2018) sowie einige Metaanalysen zur Wirksamkeit Smartphone-basierter Interventionen deuten auf eine vergleichbare Wirksamkeit von Smartphone- und Browser-basierten Intervention bei der Behandlung von psychischen Störungen hin (Firth et al., 2017; Weisel et al., 2019). Allerdings wurden in den Metaanalysen sehr unterschiedliche Interventionsformate vermischt, die statistische Heterogenität war groß und die Studienqualität oft mangelhaft. Im Vergleich zu Browser-basierten Selbsthilfeprogrammen, bei denen die einzelnen Module oft eineinhalb Stunden Bearbeitungszeit in Anspruch nehmen, werden Apps auf dem Smartphone häufig nur wenige Minuten am Stück verwendet. Entsprechend ist der Umfang vermittelter psychotherapeutischer Inhalte bei Apps meist geringer. Zudem gibt es Hinweise, dass Interventionen, die ausschließlich App-basiert sind, hohe Abbruchquoten aufweisen (Baumel et al., 2017; Larsen et al., 2019; Torous et al., 2019).

41.4.2 Blended Care

Die verzahnte Nutzung digitaler Inhalte mit ärztlichen Konsultationen oder Psychotherapie vor Ort wird Blended Care genannt und ist das anvisierte Anwendungsfeld von DiGAs. Grundsätzlich kommt dieser Ansatz je nach Schwerpunkt einer Selbsthilfeintervention mit sehr intensiver Begleitung oder einer Psychotherapie mit zusätzlicher Selbsthilfeintervention gleich. Die inhaltlichen und technischen Umsetzungsmöglichkeiten sind im Bereich Blended Care sehr vielfältig, was allgemeine Aussagen zu ihrer Wirksamkeit erschwert. Die Studienlage ist überdies noch sehr klein, was auch daran liegt, dass der Nachweis eines zusätzlichen Nutzens einzelner Behandlungselemente enorme Stichprobengrößen erfordert. Erste Studien deuten jedoch auf eine mögliche Erhöhung der Wirksamkeit von Psychotherapie durch eine Erweiterung durch digitale Elemente hin (Berger, 2017; Lindhiem et al., 2015). Eine Alternative zur gleichzeitigen Versorgung mit beiden Behandlungsmodalitäten sind Stepped-Care-Modelle, die ein Nacheinander vorsehen (erst die eine Behandlung, dann die andere). In einer Stepping-up-Integration (erst digitale Intervention, dann Psychotherapie vor Ort) kann durch digitale Interventionen beispielsweise die Wartezeit auf eine Behandlung vor Ort überbrückt werden (Krämer et al., 2021). Ein Problem von Studien in diesem Bereich ist, dass Patient:innen, die sich aktiv für eine Psychotherapie im direkten Kontakt entscheiden und anmelden, häufig keine Präferenz für digitale Behandlungsmöglichkeiten haben. Die Integration von digitalen Elementen im Rahmen von Stepping-down-Ansätzen (vor allem zur Aufrechterhaltung von Therapieerfolgen) wird dagegen weitaus positiver aufgefasst (Hennemann et al., 2018). In Deutschland können DiGA im Rahmen des Entlassmanagements einer stationären Behandlung verordnet werden.

Neben einer Steigerung der Wirksamkeit kann auch die Steigerung der ökonomischen Effizienz ein wichtiges Zielkriterium für die Integration digitaler Interventionen in die Regelversorgung sein. Tatsächlich konnten Studien nachweisen, dass internetbasierte Verfahren die Kosten von psychotherapeutischen Behandlungen bei gleichbleibender Wirksamkeit reduzieren. Dies geschieht insbesondere durch die Reduktion von Präsenzzeiten (Thase et al., 2018).

41.4.3 Digitale Interventionen vs. Psychotherapie im direkten Kontakt

Die Studienlage zum direkten Vergleich von digitalen Interventionen und Face-to-Face-Psychotherapie deutet auf keine Unterschiede in der Wirksamkeit hin (Carlbring et al., 2018). Allerdings existieren bislang kaum Studien mit ausreichend großen Stichprobenumfängen, die eine abschließende Aussage ermöglichen würden. Zudem ist die Behandlungspräferenz der Patient:innen von entscheidender Bedeutung für die Inanspruchnahme und Adhärenz (und somit die Wirksamkeit) einer Behandlungsform. Dieser Grundsatz gilt für digitale Interventionen, Face-to-Face-Psychotherapie und eine medikamentöse Behandlung gleichermaßen. Digitale Interventionen und Vor-Ort-Psychotherapie werden von unterschiedlichen Gruppen von Menschen in Anspruch genommen und beide Behandlungsformen für sich genommen erreichen den überwiegenden Teil von Menschen mit psychischen Erkrankungen selbst dann nicht, wenn ausreichend Versorgungskapazitäten zur Verfügung stehen (Spence et al., 2011).

Diejenigen Personen, für die eine digitale Behandlung den ersten Kontakt mit Psychotherapie überhaupt darstellt, zeigen im Anschluss an die Behandlung ein erhöhtes Inanspruchnahmeverhalten von Psychotherapie im direkten Kontakt, sofern die Symptomatik noch nicht gebessert ist. Auf diese Weise können niedrigschwellige digitale Interventionen als eine Brücke in das Versorgungssystem fungieren.

41.4.4 Unerwünschte Wirkungen

Im Kasten „Nutzen und Risiken digitaler Interventionen" (siehe S. 789) sind mögliche Risiken digitaler Interventionen beschrieben. Bezüglich der Symptomverschlechterung bei Depression konnten zwei umfassende Metaanalysen individueller Teilnehmendendaten ein geringes Risiko im Vergleich zu Kontrollbedingungen nachweisen (Ebert et al., 2016; Karyotaki et al., 2018). Allerdings ist bislang unklar, ob digitale Interventionen im Hinblick auf schwerwiegende unerwünschte Ereignisse (wie z. B. Hospitalisierung oder Suizidversuche) genauso sicher sind wie eine Vor-Ort-Behandlung. Die Tatsache, dass Menschen mit Suizidgedanken aus den allermeisten vorliegenden Studien ausgeschlossen wurden und somit keinerlei Rückschlüsse auf unerwünschte Wirkungen auf schwer belastete Personen möglich sind, erschwert evidenzbasierte Empfehlungen in diesem Bereich (Sander, Gerhardinger et al., 2020). Allerdings ist anzumerken, dass dies auch in gleichem Maße für Studien zu herkömmlicher Psychotherapie gilt.

41.4.5 Ausblick

Die Forschung zu digitalen Interventionen für psychische Störungen hat in den vergangenen zwei Dekaden eine enorme Entwicklung vollzogen. Mit der Einführung von DiGA in das Gesundheitsversorgungssystem folgt Deutschland zudem einer internationalen Entwicklung, die die Möglichkeiten der Digitalisierung für eine Verbesserung der nationalen Gesundheitsversorgung zu nutzen versucht. Trotz dieser erheblichen Dynamik deutet vieles darauf hin, dass wir uns erst am Anfang einer weitreichenden Entwicklung befinden. Große Erwartungen werden dabei in die Innovationen im Bereich maschinellen Lernens und datengestützter Anwendungen gesetzt. Die Möglichkeit zur kontinuierlichen Erfassung hochauflösender digitaler Verhaltensparameter durch Smartphones erscheint dabei als hoffnungsvoll für die Entwicklung datenbasierter Prädiktionsmodelle für psychische Störungen, Entscheidungsunterstützungssystemen *(decision support systems)* sowie *just-in-time adaptive interventions*. Dabei wird die Psychotherapie, wie sie im 20. Jahrhundert entwickelt und angewandt wurde, maßgebliche Veränderungen erfahren. Es liegt in der Verantwortung von Gesundheitspolitik, Gesellschaft, Forschung und Praktiker:innen, diese Entwicklung zum Wohle der Gesundheit des Menschen zu vollziehen.

Literatur

Barnett, K., Mercer, S.W., Norbury, M., Watt, G., Wyke, S. & Guthrie, B. (2012). Epidemiology of multimorbidity and implications for health care, research, and medical education: A cross-sectional study. *The Lancet, 380*(9836), 37–43. https://doi.org/10.1016/S0140-6736(12)60240-2

Baumeister, H., Paganini, S., Sander, L., Lin, J., Schlicker, S., Terhorst, Y. et al. (2021). Effectiveness of a guided internet- and mobile-based intervention for patients with chronic back pain and depression (WARD-BP): A multicenter, pragmatic randomized controlled trial. *Psychotherapy and Psychosomatics, 90*(4), 255–268. https://doi.org/10.1159/000511881

Baumel, A., Faber, K., Mathur, N., Kane, J.M. & Muench, F. (2017). Enlight: A comprehensive quality and therapeutic potential evaluation tool for mobile and web-based eHealth interventions. *Journal of Medical Internet Research, 19*(3), e82. https://doi.org/10.2196/jmir.7270

Berger, T. (2017). The therapeutic alliance in internet interventions: A narrative review and suggestions for future research. *Psychotherapy Research, 27*(5), 511–524. https://doi.org/10.1080/10503307.2015.1119908

Bruffaerts, R., Demyttenaere, K., Hwang, I., Chiu, W.-T., Sampson, N., Kessler, R.C. et al. (2011). Treatment of suicidal people around the world. *British Journal of Psychiatry, 199*(1), 64–70. https://doi.org/10.1192/bjp.bp.110.084129

Carlbring, P., Andersson, G., Cuijpers, P., Riper, H. & Hedman-Lagerlöf, E. (2018). Internet-based vs. face-to-face cognitive behavior therapy for psychiatric and somatic disorders: An updated systematic review and meta-analysis. *Cognitive Behaviour Therapy, 47*(1), 1–18. https://doi.org/10.1080/16506073.2017.1401115

Cuijpers, P., Karyotaki, E., Eckshtain, D., Ng, M.Y., Corteselli, K.A., Noma, H. et al. (2020). Psychotherapy for depression across different age groups: A systematic review and meta-analysis. *JAMA Psychiatry, 77*(7), 694–702. https://doi.org/10.1001/jamapsychiatry.2020.0164

Domhardt, M., Steubl, L. & Baumeister, H. (2020). Internet- and mobile-based interventions for mental and somatic conditions in children and adolescents. A systematic review of meta-analyses. *Zeitschrift für Kinder- und Jugendpsychiatrie und Psychotherapie, 48*(1), 33–46. https://doi.org/10.1024/1422-4917/a000625

Ebert, D.D., Donkin, L., Andersson, G., Andrews, G., Berger, T., Carlbring, P. et al. (2016). Does internet-based guided-self-help for depression cause harm? An individual participant data meta-analysis on deterioration rates and its moderators in randomized controlled trials. *Psychological Medicine, 46*(13), 2679–2693. https://doi.org/10.1017/S0033291716001562

Firth, J., Torous, J., Nicholas, J., Carney, R., Pratap, A., Rosenbaum, S. et al. (2017). The efficacy of smartphone-based mental health interventions for depressive symptoms: A meta-analysis of randomized controlled trials. *World Psychiatry, 16*(3), 287–298. https://doi.org/10.1002/wps.20472

Fonagy, P. (2015). The effectiveness of psychodynamic psychotherapies: An update. *World Psychiatry, 14,* 137–150. https://doi.org/10.1002/wps.20235

Hennemann, S., Farnsteiner, S. & Sander, L. (2018). Internet- and mobile-based aftercare and relapse prevention in mental disorders: A systematic review and recommendations for future research. *Internet Interventions, 14,* 1–17. https://doi.org/10.1016/j.invent.2018.09.001

Karyotaki, E., Kemmeren, L., Riper, H., Twisk, J., Hoogendoorn, A., Kleiboer, A. et al. (2018). Is self-guided internet-based cognitive behavioural therapy (iCBT) harmful? An individual participant data meta-analysis. *Psychological Medicine, 48*(15), 2456–2466. https://doi.org/10.1017/S0033291718000648

Knowles, S.E., Lovell, K., Bower, P., Gilbody, S., Littlewood, E. & Lester, H. (2015). Patient experience of computerised therapy for depression in primary care. *BMJ Open, 5*(11), e008581. https://doi.org/10.1136/bmjopen-2015-008581

Krämer, L.V., Grünzig, S.D., Baumeister, H., Ebert, D.D. & Bengel, J. (2021). Effectiveness of a guided web-based intervention to reduce depressive symptoms before outpatient psychotherapy: A pragmatic randomized controlled trial. *Psychotherapy and Psychosomatics, 90*(4), 233–242. https://doi.org/10.1159/000515625

Larsen, M.E., Huckvale, K., Nicholas, J., Torous, J., Birrell, L., Li, E. & Reda, B. (2019). Using science to sell apps: Evaluation of mental health app store quality claims. *Npj Digital Medicine, 2,* 18. https://doi.org/10.1038/s41746-019-0093-1

Lindhiem, O., Bennett, C.B., Rosen, D. & Silk, J. (2015). Mobile technology boosts the effectiveness of psychotherapy and behavioral interventions: A meta-analysis. *Behavior Modification, 39*(6), 785–804. https://doi.org/10.1177/0145445515595198

Moshe, I., Terhorst, Y., Philippi, P., Domhard, M., Cuijpers, P., Cristea, I. et al. (2021). Digital interventions for the treatment of depression: A meta-analytic review. *Psychological Bulletin, 147*(8), 749–786. https://doi.org/10.1037/bul0000334

Pauley, D., Cuijpers, P., Papola, D., Miguel, C. & Karyotaki, E. (2021). Two decades of digital interventions for anxiety disorders: A systematic review and meta-analysis of treatment effectiveness. *Psychological Medicine, 53*(2), 1–13. https://doi.org/10.1017/S0033291721001999

Probst, G.H., Berger, T. & Flückiger, C. (2019). The alliance-outcome relation in internet-based interventions for psychological disorders: A correlational meta-analysis. *Verhaltenstherapie, 29*(3), 182–195. https://doi.org/10.1159/000501565

Sander, L.B., Gerhardinger, K., Bailey, E., Robinson, J., Lin, J., Cuijpers, P. et al. (2020). Suicide risk management in research on internet-based interventions for depression: A synthesis of the current state and recommendations for future research. *Journal of Affective Disorders, 263,* 676–683. https://doi.org/10.1016/j.jad.2019.11.045

Sander, L.B., Paganini, S., Terhorst, Y., Schlicker, S., Lin, J., Spanhel, K. et al. (2020). Effectiveness of a guided web-based self-help intervention to prevent depression in patients with persistent back pain: The PROD-BP randomized clinical trial. *JAMA Psychiatry, 77*(10), 1001–1011. https://doi.org/10.1001/jamapsychiatry.2020.1021

Spence, J., Titov, N., Solley, K., Dear, B.F., Johnston, L., Wootton, B. et al. (2011). Characteristics and treatment preferences of people with symptoms of posttraumatic stress disorder: An internet survey. *PloS One, 6*(7), e21864. https://doi.org/10.1371/journal.pone.0021864

Stolz, T., Schulz, A., Krieger, T., Vincent, A., Urech, A., Moser, C. et al. (2018). A mobile app for social anxiety disorder: A three-arm randomized controlled trial comparing mobile and PC-based guided self-help interventions. *Journal of Consulting and Clinical Psychology, 86*(6), 493–504. https://doi.org/10.1037/ccp0000301

Thase, M.E., Wright, J.H., Eells, T.D., Barrett, M.S., Wisniewski, S.R., Balasubramani, G.K. et al. (2018). Improving the efficiency of psychotherapy for depression: Computer-assisted versus standard CBT. *The American Journal of Psychiatry, 175*(3), 242–250. https://doi.org/10.1176/appi.ajp.2017.17010089

Torous, J., Lipschitz, J., Ng, M. & Firth, J. (2019). Dropout rates in clinical trials of smartphone apps for depressive symptoms: A systematic review and meta-analysis. *Journal of Affective Disorders, 263,* 413–419. https://doi.org/10.1016/j.jad.2019.11.167

Weisel, K.K., Fuhrmann, L.M., Berking, M., Baumeister, H., Cuijpers, P. & Ebert, D. (2019). Standalone smartphone apps for mental health—a systematic review and meta-analysis. *Npj Digital Medicine, 2,* 118. https://doi.org/10.1038/s41746-019-0188-8

42 Krisenintervention

Tobias Teismann & Heide Glaesmer

Inhaltsübersicht

42.1 Einleitung

Fallbeispiel: Frau B.

Frau B., 34 Jahre alt, kommt in die Krisensprechstunde, nachdem sie zum dritten Mal in Folge eine Fehlgeburt im ersten Schwangerschaftstrimester erlebt hat und sich nunmehr ihr Partner von ihr getrennt habe. Er habe ihre Traurigkeit und ihre „permanente Anspannung“ nicht mehr ertragen können. Sie wisse „nun überhaupt nicht mehr, wie es weitergehen soll“, sie hätten gerade gemeinsam ein Haus gekauft, sie sei finanziell von ihm abhängig und ohne Partner könne sie ihren Kinderwunsch nun „total vergessen“. Frau B. berichtet, dass sie „den ganzen Tag weine“, nicht stillsitzen könne, „nur mit einer Schlaftablette zwei bis drei Stunden schlafe“ und sich von jeglicher Nahrung unmittelbar übergeben müsse. Sie sei ein „psychisches Wrack“ und wisse nicht mehr weiter.

Fallbeispiel: Herr S.

Herr S., 54 Jahre, meldet sich beim Krisendienst, nachdem gegen ihn ein Ermittlungsverfahren eingeleitet worden ist. Er sei seit vielen Jahren bei der Polizei beschäftigt. Im Zuge der Ermittlungen rund um rechtsradikale und verfassungsfeindliche Chatgruppen sei er „aufgeflogen“. Er sei „kein Rechter“, habe aber nie Einspruch gegen die versendeten Inhalte erhoben; manches hätte er eher „als Spaß unter Kollegen“ verstanden. Nun stünde er vor „einem Abgrund“. Er würde sich unendlich schämen, traue sich kaum noch vor die Tür und würde mit niemandem über das Verfahren sprechen. Noch nicht einmal seine Frau wisse von den Ermittlungen gegen ihn. Es gehe ihm so schlecht und er fühle sich „so beschmutzt“ und „angewidert“ von sich selbst, dass er darüber nachdenke, sich selbst zu töten, um „einen Rest an Ehre zu behalten“.

Krisen sind ein unvermeidbarer Teil des Lebens: Todesfälle, Trennungen, schwere Erkrankungen, Arbeitslosigkeit und finanzielle Verluste, Gewalterfahrungen, traumatisierende Erlebnisse, aber auch ungewisse Perspektiven und Rollenwechsel sind letztlich universelle Erlebnisse. Entsprechend kann jeder Mensch einen Punkt erreichen, an dem er oder sie Belastungen nichts mehr entgegenzusetzen hat. Gleichzeitig muss kein Einzelerlebnis eine Krise bedingen: Menschen sind meistens robust und resilient und viele verschiedene Faktoren entscheiden darüber, ob ein Ereignis oder eine Lebenssituation die persönlichen Bewältigungsmöglichkeiten so sehr übersteigt, dass es zur emotionalen Destabilisierung – dem Krisenzustand – kommt (siehe Kasten).

Definition: Krise

Um von einer Krise zu sprechen, müssen drei Aspekte gemeinsam auftreten (Dross, 2001):

1. Die widerfahrenden Ereignisse und Erlebnisse stellen die bisherige Lebensführung infrage oder verunmöglichen sie.
2. Die Situation verlangt nach Lösungen und Umgangsformen, auf die die betroffene Person keinen (unmittelbaren) Zugriff hat.
3. Es tritt ein Zustand massiver psychischer und emotionaler Belastung ein.

Krisen sind demgemäß hochindividuell; weder gibt es Ereignisse, die jederzeit und bei jedem eine Krise verursachen, noch gibt es belastende Ereignisse, die bei niemandem eine Krise bedingen. Vielmehr entscheidet die Bewertung des Erlebten und der eigenen Bewältigungsmöglichkeiten darüber, ob es zur Krise kommt – und dies ganz unabhängig davon, ob Außenstehende das Erlebte (z. B. jugendlichen Liebeskummer oder den Tod eines Haustieres) als krisenwürdig betrachten. Hochindividuell sind auch die Symptome, die im Rahmen einer Krise erlebt werden. Typische Krisenreaktionen umfassen Angst bis hin zu Panik, Verzweiflung, Hilflosigkeit, Trauer, Ruhelosigkeit, Anspannung, Wut, Scham- und Schulderleben, aber auch emotionale Taubheit, Dissoziation, Apathie, anhaltendes Grübeln, Überaktivität sowie Übelkeit, Schlafstörungen, Schreckhaftigkeit und ein verändertes Zeiterleben. Krisensymptome definieren dabei kein spezifisches Störungsbild. In Abhängigkeit vom Belastungsereignis, der Art und Schwere der Symptomatik und dem zeitlichen Verlauf kann jedoch die Diagnose einer Anpassungsstörung (ICD-10: F43.2) oder einer akuten Belastungsstörung (ICD-10: F43.0; vgl. Kapitel 28.7) erwogen werden. Zu bedenken ist immer auch, ob der akute Krisenzustand vergesellschaftet mit einer vorbestehenden psychischen Störung auftritt bzw. eine Verschlimmerung derselben darstellt.

Krisen sind darüber hinaus von psychiatrischen Notfällen zu differenzieren: Bei einer *Krise* bestehen weiterhin „Kommunikationsfähigkeit und Kooperationsbereitschaft, wenngleich das psychische Gleichgewicht sehr labil ist“ (Rupp, 2018, S. 13). Beim *psychiatrischen Notfall* (z.B. akute Unruhe- oder Erregungszustände, delirante Symptome/Verwirrtheitszustände, Katatonie) sind Kommunikationsfähigkeit und Kooperationsfähigkeit nicht mehr gegeben, das psychische Gleichgewicht ist (zwischenzeitlich) verloren gegangen. Betroffene befinden sich in einem psychischen Ausnahmezustand, der direktive Hilfe von außen und unter Umständen eine stationäre Aufnahme erforderlich macht.

Krisen bringen es schlussendlich mit sich, dass ihr Ausgang offen ist. Es kann zu einer positiven Bewältigung kommen, es besteht aber natürlich auch das Risiko des „Scheiterns“: Sozialer Rückzug und Desintegration, Verbitterung, Somatisierung, Suchtentwicklung, psychische Störungen und suizidales Erleben und Verhalten können die Folge sein. Die individuellen Bewältigungsmöglichkeiten hängen dabei einerseits von persönlichen Vorerfahrungen, Einstellungen und Erwartungen der betroffenen Person ab, andererseits aber auch davon, welche sozialen und materiellen Ressourcen bereitstehen und wie weitreichend das Erlebte eine Reorganisation des alltäglichen Lebens erforderlich macht.

Vor diesem Hintergrund besteht das Ziel der Krisenintervention kurzfristig darin, Gefährdungen zu erkennen (siehe Kapitel 14), unmittelbare Bedrohungen für Betroffene und Außenstehende abzuwenden und quälende Symptome zu lindern. Mittelfristig geht es darum, Betroffene dabei zu unterstützen, Selbstvertrauen, Entscheidungs- und Handlungsfähigkeit zurückzuerlangen und alternative Handlungsmöglichkeiten zu erproben (Stein, 2020). Die Mehrzahl der Kriseninterventionen geht dabei außerhalb des professionellen Systems im Verband der Familie, der Schule, des Betriebs oder der Gemeinde

Tabelle 42.1: Merkmale von Krisenintervention

Merkmal	Beschreibung
Rascher Beginn	Krisenintervention dient der Soforthilfe und sollte innerhalb von wenigen Tagen nach Beginn der Krise erfolgen, um einer weitergehenden Verschlimmerung und/oder Chronifizierung zuvorzukommen.
Zeitliche Begrenzung	Krisenintervention ist (in der Regel) auf einen Zeitraum von ca. zwei bis drei Monaten oder vier bis zwölf Sitzungen begrenzt. Die Krisenintervention ist beendet, wenn Betroffene sich und andere nicht mehr gefährden, ausreichend Kontrolle über basale Lebensbedingungen besteht (z.B. Versorgung von Kindern und/oder Haustieren, regelmäßige Nahrungsaufnahme, Begrenzung der Bettliegezeit), eine (initiale) emotionale Stabilisierung erreicht wurde, eine Anbahnung weiterführender Hilfen (z.B. Psychotherapie, Schuldnerberatung, sozialpsychiatrischer Dienst) erfolgt ist bzw. Betroffene sich zu einer eigenständigen Auseinandersetzung mit Problemen in der Lage sehen (Dross, 2001).
Aktiv unterstützendes, pragmatisches, aber auch klärendes Verhalten von Helfer:innen	Krisenintervention umfasst nicht nur psychoedukative und psychotherapeutische Interventionen, sondern unter Umständen auch sozialarbeiterische Unterstützungsangebote (z.B. Termine vereinbaren und zu Terminen begleiten, Post gemeinsam öffnen und durchgehen). Die therapeutische Herangehensweise ist in diesem Sinne weniger „zurückhaltend“ als vielmehr aktiv unterstützend.
Methodenflexibilität	Vor dem Hintergrund der erheblichen Bandbreite an Krisenanlässen und Krisensymptomen beschränkt sich die Krisenintervention nicht auf einzelne psychotherapeutische Methoden und Interventionen; vielmehr kann das gesamte psychotherapeutische Instrumentarium genutzt werden (siehe Kapitel 18, 19 und 20). Die Interventionsplanung erfolgt dabei immer auf Basis einer individuellen Problem- und Zielanalyse. Grundsätzlich ist die Krisenintervention interdisziplinär angelegt, d.h., es werden psychosoziale, psychotherapeutische und medizinische/medikamentöse Interventionen genutzt bzw. Akteur:innen dieser verschiedenen Versorgungsangebote zusammengebracht.
Fokus auf die aktuelle Situation, das aktuelle Erleben bzw. unmittelbare Entlastungs- und Bewältigungsmöglichkeiten	Krisenintervention erfolgt im Hier und Jetzt und ist problem-, ressourcen- und handlungsorientiert. Vergangenheitsorientierte Interventionen, die auf eine biografische Klärung/Aufarbeitung abzielen, sind in aller Regel kein Bestandteil krisentherapeutischen Arbeitens.

effizient vor sich. Grundzüge der professionellen Krisenintervention werden im Folgenden dargestellt. Ein Schwerpunkt wird dabei auf die Auseinandersetzung mit suizidalem Erleben und Verhalten gelegt.

42.2 Merkmale und Maßnahmen der Krisenintervention

Krisenintervention ist durch verschiedene allgemeine Prinzipien gekennzeichnet (siehe Tabelle 42.1), die sie – bei deutlichen Überschneidungen – von anderen Formen der Beratung und Therapie unterscheidet (Sonneck et al., 2012).

Es gibt verschiedene Leitfäden zur Gestaltung von Krisenkontakten. Sonneck et al. (2012) fassen in dem Akronym BELLA generische Aufgaben für akute Krisensituationen zusammen:

- **B:** Beziehung aufbauen,
- **E:** Erfassen der Situation,
- **L:** Linderung von Symptomen,
- **L:** Leute einbeziehen, die unterstützen,
- **A:** Ansatz zur Problembewältigung.

Die einzelnen Schritte des BELLA-Interventionskonzeptes werden im Folgenden beschrieben.

42.2.1 Beziehung aufbauen

Der Aufbau einer vertrauensvollen Beziehung gilt als Voraussetzung und zentraler Wirkfaktor der Krisenintervention und Suizidprävention (Dunster-Page et al., 2017). Die Beziehungsgestaltung im Rahmen der Krisenintervention orientiert sich an den gleichen Prinzipien – Wertschätzung, Empathie, Vertrauen, Professionalität, Komplementarität – wie in der Psychotherapie allgemein (siehe Kapitel 15). Es geht darum, den Patient:innen aufmerksam und einfühlsam zuzuhören und deutlich zu vermitteln, dass ihre Schwierigkeiten gesehen und ernst genommen werden. „Die Würdigung der Krise hat Vorrang vor allen Interventionen, die bei schweren Schädigungen und Verlusten sonst oft wie Bagatellisierungen des Geschehenen wirken“ (Dross, 2001, S. 44). In diesem Sinne geht es darum, das Erleben von Betroffenen zu validieren (z. B. „Ich kann mir gut vorstellen, wie schrecklich das für Sie sein muss“), Reaktionsweisen zu normalisieren (z. B. „In Krisenzeiten ist es absolut normal, sich so zu fühlen“), Ressourcen herauszustellen (z. B. „Toll, wie Sie das in der Situation hinbekommen haben – wie haben Sie das gemacht?“) und etwaigem Resilienzdruck (z. B. „Ich müsste mit der Situation viel besser zurechtkommen – andere kriegen das ja auch hin“) kritisch zu begegnen (z. B. „Die Situation ist einfach schwierig und nichts an Ihnen ist komisch“, „Vielen Menschen geht es in einer solchen Situation so“). In vielen Fällen hilft Betroffenen in der Krise ein aktiv-direktives und damit Halt gebendes Verhalten der Therapeut:innen.

Schlussendlich ist es mit Blick auf die Beziehungsgestaltung wichtig, dass Therapeut:innen klare Hilfen anbieten und keine Versprechungen – beispielsweise in Bezug auf Termine, Erreichbarkeit, Unterstützung – machen, die sie nicht einhalten können.

42.2.2 Erfassen der Situation

Parallel zur Beziehungsgestaltung geht es darum, sich einen Überblick über die Beschwerden und Probleme der Betroffenen, Vorbehandlungen, suizidales Erleben und Verhalten, das Lebensumfeld und die Lebensgrundlagen sowie die Wünsche für die Krisenintervention und die Ressourcen der Betroffenen zu verschaffen (siehe Tabelle 42.2).

Die Abwendung von Selbst- und Fremdgefährdung hat Priorität vor allen anderen therapeutischen Aufgaben. Sollten sich im Gespräch Hinweise auf eine drohende Suizidgefahr und/oder Fremdgefährdung ergeben, so müssen eine weitergehende Abklärung vorgenommen (siehe Kapitel 14) und entsprechende therapeutische Maßnahmen (siehe Kapitel 42.3) umgesetzt werden.

Im Rahmen massiver emotionaler Belastungen kommt es zudem oftmals dazu, dass notwendige Handlungen der Lebensführung nicht mehr ausreichend ausgeführt werden. Hieraus können gravierende Folgeprobleme entstehen, die dann wiederum zu einer weiteren Verschärfung der aktuellen Situation beitragen. Die Sicherung der Lebensbedingungen stellt daher eine weitere prioritär zu behandelnde Aufgabe dar. In diesem Sinne sollten Therapeut:innen sorgfältig prüfen, ob die betroffene Person noch Briefe öffnet, Anfragen von Ämtern, Versicherungen, Vermieter:innen, Arbeitgeber:innen bzw. Ausbilder:innen, Gerichten und Gerichtsvollzieher:innen beantwortet, fällige Rechnungen bezahlt werden, Kinder und Haustiere versorgt und medizinisch notwendige Behandlung wahrgenommen werden.

Wie bereits deutlich geworden sein dürfte, zeichnet sich das krisentherapeutische Handeln weniger durch therapeutische Zurückhaltung als vielmehr durch direkte Unterstützung und stellvertretende Aktivität des:der Therapeut:in aus – natürlich aber nur dann, wenn die betroffenen Patient:innen diese Unterstützung auch tatsächlich brauchen *und* wünschen.

42.2.3 Linderung der Symptomatik

„In einer Krisensituation erwarten die Betroffenen in erster Linie Unterstützung und Verständnis für ihre Gefühle“ (Dross, 2001, S. 38). Es geht therapeutisch daher darum, Möglichkeiten zur emotionalen Entlastung zu bieten, Anteilnahme zu zeigen, Fürsorge zu entwickeln, für Entspannung zu sorgen, Unruhe aufzufangen, Zorn und Wut auszuhalten und geduldig zu bleiben. Orientieren kann man sich darüber hinaus an entsprechenden Leitlinien aus der Notfallpsychologie (siehe Kasten).

Tabelle 42.2: Screening der Beschwerden und Ausgangsbedingungen

Bereich	Beispielfragen
Screening der Probleme und Beschwerden	Was genau ist passiert? Was haben Sie erlebt? Seit wann geht es Ihnen so schlecht? Hat das Ereignis Einfluss auf andere Lebensbereiche?
Symptome/Diagnosen	Unter welchen Symptomen leiden Sie derzeit am meisten? Wie geht es Ihnen körperlich? (Im Gespräch aufmerksam prüfen, ob es Anzeichen oder Hinweise auf eine psychische Störung bzw. schwerwiegende psychopathologische Symptome – Wahn, Halluzination, Bewusstseinseintrübung – gibt.)
Anlass für Krisenintervention	Was hat Sie bewogen, gerade heute zu kommen? Wie sind Sie auf unsere Einrichtung gekommen? Ging der Wunsch, hierher zu kommen, von Ihnen aus, oder hatte jemand anderes die Idee?
Vorbehandlungen	Waren Sie wegen dieser Probleme und Beschwerden bereits woanders, um Hilfe und Unterstützung zu bekommen? Wo? Mit welchem Ergebnis? Waren Sie früher schon e nmal in psychotherapeutischer oder psychiatrischer Behandlung? Was haben Sie selbst getan, um mit der Situation zurechtzukommen? (Hinweisen auf Selbstmedikation mit Alkohol/Drogen/Medikamenten im Gespräch unmittelbar nachgehen.)
Suizidales Erleben und Verhalten	Viele Menschen würden in Ihrer Lebenssituation am Sinn des Lebens zweifeln oder es für das Beste halten, nicht mehr da zu sein. Wie ist das bei Ihnen? Mit all den Widrigkeiten, denen Sie momentan ausgesetzt sind, frage ich mich, ob Sie manchmal lebensmüde Gedanken haben? (Hinweisen auf Suizidalität im Gespräch unmittelbar nachgehen)
Lebenssituation	Wie ist Ihre derzeitige Lebenssituation? Wohnen Sie allein oder mit anderen zusammen? Haben Sie Kinder? Gibt es Personen, die sich in der gegenwärtigen Situation um Sie kümmern? Wer weiß von Ihren aktuellen Problemen? Gehen Sie aktuell einer Arbeit nach? Wie klappt das? Gibt es finanzielle Probleme? Gibt es juristische Auseinandersetzungen? Gibt es (aktuelle) Gewalterfahrungen? (Hinweisen auf eine Gefährdung durch andere Personen unmittelbar nachgehen)
Ziele	Was wäre jetzt wichtig für Sie? Wie kann ich Sie am besten unterstützen? Was würden Sie sich von mir wünschen? Was sollte hier heute passieren, sodass Sie sagen, es hat sich gelohnt, hierhergekommen zu sein?
Ressourcen	Was hat Ihnen bislang dabei geholfen, die Situation zu ertragen? Gibt es Menschen, denen Sie sich momentan nah fühlen? Welcher Umgang tut Ihnen gut, hat Ihnen früher gutgetan? Gibt es Interessen, die Sie – trotz der aktuellen Widrigkeiten – weiterverfolgen? Gibt es Momente/Tätigkeiten, bei denen Sie sich etwas besser fühlen? Was hat Ihnen bei der Bewältigung früherer Krisen gutgetan/geholfen?

Notfallpsychologische Leitlinien (Hausmann, 2005, S. 129)

- Ruhiges und sicheres Auftreten hilft gegen Angst,
- Verlangsamung hilft gegen Übererregung,
- Struktur hilft gegen Chaos,
- rationales Denken hilft gegen überschwemmende Gefühle,
- emotionale Entlastung hilft gegen Frustration und Anspannung,
- Information hilft gegen Kontrollverlust,
- Akzeptanz hilft gegen Entfremdung und Rückzug,
- Handeln hilft gegen Hilflosigkeit.

In Krisensituationen leiden Betroffene zudem unter einer Vielzahl von Symptomen, die entweder zu einer Verschärfung der Krisensituation beitragen oder den Kern der Krise ausmachen. Entsprechend benötigen Patient:innen zum Teil praktische und kurzfristig wirksame Hilfen im Umgang mit diesen Symptomen (siehe Tabelle 42.3). Die Hauptbotschaft, die hierbei vermittelt werden sollte, ist, dass Krisensymptome normal sind, dass sie maximal unangenehm, aber keinesfalls gefährlich sind.

Selbstverständlich können in der Krisensituation keine Interventionen eingesetzt werden, die eines längeren Therapieprozesses bedürfen, d. h. beispielsweise, dass interozeptive Expositionsübungen zur Behandlung von Panikanfällen (siehe Kapitel 28.1) erst im Rahmen einer Psychotherapie, nicht aber bereits in der Krisenintervention eingesetzt werden.

42.2.4 Leute einbeziehen, die unterstützen

In der Krise sind Betroffene in besonderer Weise auf soziale Unterstützung angewiesen. Verschiedene Formen der sozialen Unterstützung lassen sich unterscheiden (siehe Kasten).

Tabelle 42.3: Symptomkontrollstrategien

Symptome	Ad-hoc-Interventionen
Schlafstörungen	Psychoedukation, Regeln zur Schlafhygiene vermitteln, vorübergehend Schlafmedikation nutzen (siehe Kapitel 29.2)
Depersonalisation/Derealisation	Psychoedukation, Stresstoleranzskills (siehe Kapitel 30.1), auf ausreichende tägliche Trink- und Nahrungsmenge achten
Anspannung/Agitiertheit	Psychoedukation, Stresstoleranzskills (siehe Kapitel 30.1), Ablenkung, Entspannungsverfahren, Achtsamkeit
Hyperventilation	Psychoedukation, Atemtraining
Antriebslosigkeit/Rückzug	Psychoedukation, Verhaltensaktivierung (siehe Kapitel 27.1)
Persistierendes Grübeln	Grübelauslöser identifizieren, Ablenkung, Aktivität, Achtsamkeit auf gegenwärtige Sinneseindrücke, Grübelaufschub, Grübelzeiten.

Arten sozialer Unterstützung (Kaluza, 2004)

- *Emotionale Unterstützung:* Nähe, Vertrauen, Halt, Ermutigung und Trost
- *Beratende Unterstützung:* Informationen geben, Probleme besprechen
- *Materielle und praktische Unterstützung:* Unterkunft, Verpflegung, Geld bereitstellen, Betreuungsaufgaben übernehmen
- *Sinnbasierte Unterstützung:* erschüttertes Weltbild thematisieren, spirituelle Begleitung

In der Krise braucht es andere Menschen, um emotionalen Beistand und Beratung zu erhalten, praktische Hilfe bei Problemen und ggf. materielle Hilfe zu bekommen. Während die therapeutische Beziehung bereits als wirksames Mittel gegen Gefühle der sozialen Entfremdung verstanden werden kann, sollten Patient:innen darin unterstützt werden, soziale Unterstützungsangebote wahrzunehmen, soziale Beziehungen zu reaktivieren, ihre eigene Bedeutung für Freund:innen, Bekannte und Familienangehörige zu begreifen und Unterstützungsanfragen auf verschiedene Personen zu verteilen. Es sollte immer erwogen werden, bedeutsame Personen aus dem sozialen Umfeld der Patient:innen aktiv in die Krisensitzungen mit einzubeziehen.

Vor dem Hintergrund, dass Krisenpatient:innen vielfach durch psychische, physische, soziale und ökonomische Probleme belastet sind, geht es schlussendlich auch um den Einbezug bzw. die Förderung der Inanspruchnahme weiterer psychosozialer Dienste. Im Einzelnen kann es darum gehen, Patient:innen über weitere Hilfsmöglichkeiten zu informieren (z. B. Schuldnerberatung, Suchtberatungsstelle, Erziehungsberatung, Steuerhilfevereine, sozialpsychiatrischer Dienst; Psychiater:innen/Neurolog:innen, Tageskliniken, Selbsthilfegruppen, Internetangebote) und die Kontaktaufnahme zu diesen Diensten zu vermitteln oder zu begleiten.

42.2.5 Ansatz zur Problembewältigung finden

Neben dem Management belastender Symptome richtet sich die Krisenintervention an der Zielfrage aus, was getan werden kann, um die aktuelle Lage zu erleichtern (Dross, 2001). In der Krisenintervention werden dabei kurzfristig realisierbare Veränderungen, die die allgemeinen Lebensziele der Person im Blick behalten, verfolgt (siehe auch folgenden Kasten). Im ersten Schritt geht es dabei zumeist um das Sortieren von Problemen. Zu diesem Zweck kann beispielsweise eine Rangfolge der gegenwärtigen Probleme erstellt werden (Was belastet derzeit am meisten? Was ist am ehesten veränderbar?).

Handlungsoptionen sollten dann durchgesprochen und Schritte zur Bewältigung von Problemen sollten unterteilt werden in solche, die sofort umsetzbar sind (Was muss sich als erstes ändern, damit es etwas besser geht?) und solche, die aktuell nicht realisiert werden müssen oder können bzw. die sich auf längere Sicht ändern müssen. Hieraus kann sich auch ein Auftrag für eine längerfristige Psychotherapie ergeben.

Psychologische Erste Hilfe

In verdichteter Form finden sich die Prinzipien der Krisenintervention auch im Bereich der sogenannten psychologischen „Ersten Hilfe“, d. h. der notfallpsychologischen Akutinterventionen bei Opfern von Unfällen, Großschadensereignissen oder Naturkatastrophen. Hausmann (2005) empfiehlt hier, die folgenden Schritte und Handlungsmaximen zu befolgen:

1. **Kontakt herstellen.** Aktiv auf Betroffene zugehen, sich ins Blickfeld stellen, sich mit Namen und Funktion vorstellen *(Sag, dass du da bist, wer du bist und was geschieht!)*, Hilfe anbieten, eventuell vorsichtigen Körperkontakt aufnehmen.
2. **Akuten Zustand erfragen und Orientierung geben.** „Wie geht es Ihnen? Tut Ihnen was weh? Sind Sie verletzt? Was ist passiert?“ *(Sprich und hör zu!)*, alle Fragen von den Betroffenen beantworten lassen, bei aku-

ter Desorientierung: Antworten provozieren, um Betroffene ins Hier und Jetzt zu holen („Wie heißen Sie?“), beruhigende Instruktionen geben („Versuchen Sie, langsam auszuatmen. Ich mache es Ihnen vor“).

3. **Dringende Bedürfnisse bedienen.** Getränk/Decke anbieten, aus dem Gefahrenbereich bringen, gegenüber Schaulustigen abschirmen, Intensität von Sinneseindrücken reduzieren/von extremen Reizen abschirmen, Kontakt zu Angehörigen vermitteln („Soll ich jemanden verständigen?“).

42.3 Umgang mit suizidalem Erleben und Verhalten

Suizidales Erleben und Verhalten – als extreme Zuspitzung des Krisengeschehens – bedarf immer der unmittelbaren und ungeteilten Aufmerksamkeit. Sollten sich im Gespräch Hinweise auf suizidales Erleben und Verhalten ergeben, so sollte dies aktiv und mit klaren Worten angesprochen werden (z. B. „Denken Sie darüber nach, sich das Leben zu nehmen?“, siehe Kapitel 14).

Die Krisenintervention bei suizidalem Erleben und Verhalten lässt sich prototypisch in verschiedene Arbeitsschritte unterteilen (siehe Abbildung 42.1): Zu Beginn des Kontaktes geht es um die Bildung einer tragfähigen therapeutischen Beziehung und um die Risikoabschätzung. In Abhängigkeit von der aktuellen Gefährdungslage geht es sodann darum, Patient:innen zur Reflexion anzuregen, bei ihnen Neugier zu wecken und sie dafür zu gewinnen, ihren Entschluss, sich das Leben zu nehmen, aufzuschieben. Hierzu lassen sich motivationale Strategien genauso nutzen wie Strategien der kognitiven Infragestellung (siehe Kapitel 18). Haben Patient:innen die Entscheidung getroffen, (erst einmal) am Leben bleiben zu wollen, lassen sich verschiedene Strategien zur Förderung von Selbstkontrolle einsetzen, um sie bei der Verfolgung dieses Ziels zu unterstützen. In Abhängigkeit von der Ansprache der Betroffenen auf die verschiedenen Methoden und Strategien muss schließlich über das weitere Behandlungssetting entschieden werden.

Die einzelnen Arbeitsschritte werden im Folgenden dargestellt. Ausführliche Hinweise zur Risikoabschätzung werden in Kapitel 14 gegeben, sodass an dieser Stelle nur kurz hierauf eingegangen werden wird.

42.3.1 Beziehung zu suizidalen Patient:innen aufbauen

Im Umgang mit suizidalen Patient:innen lässt sich die Beziehungsgestaltung mit Blick auf zwei zentrale Aspekte konzeptualisieren: Selbstbestimmung und Fürsorge. Mit Blick auf den Fürsorgeaspekt ist es vor allem wichtig, erreichbar zu sein und sich Betroffenen als verlässliche und unterstützende Partner:innen in der Krise anzubieten. Mit Blick auf die Selbstbestimmung der Betroffenen ist es wichtig, einen bestehenden Todeswunsch empathisch zu validieren (z. B. „In Anbetracht Ihrer derzeitigen Lebenssituation kann ich gut verstehen, dass Sie auch darüber nachdenken, sich das Leben zu nehmen“), Autonomie zu betonen (z. B. „Natürlich entscheiden immer Sie, was genau Sie mir erzählen möchten. Alle Kontrolle liegt daher immer bei Ihnen“), sowie durch einen Fokus auf Ressourcen und Stärken den Patient:innen Selbstwirksamkeitserleben zu ermöglichen.

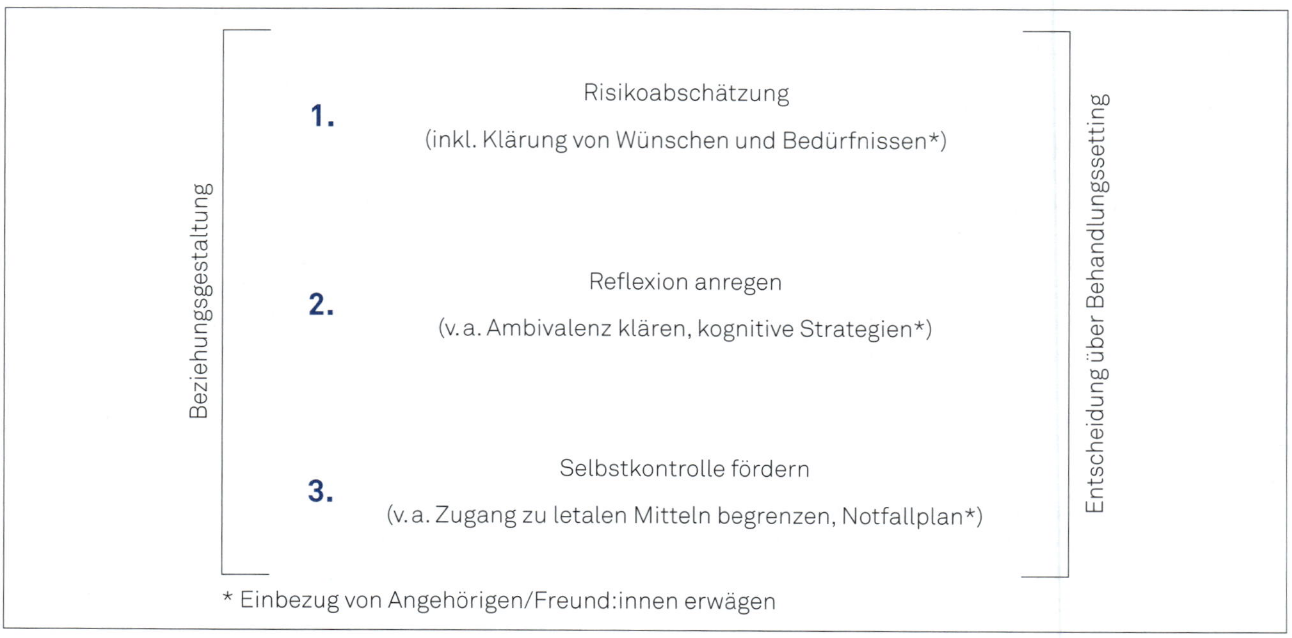

Abbildung 42.1: Heuristisches Phasenmodell im Umgang mit suizidalen Patient:innen (Teismann & Friedrich, 2022, S. 24)

Zu beachten ist schließlich, dass der informierte Konsens auch im Umgang mit suizidalen Patient:innen gilt (BÄK et al., 2022). Im Einzelnen bedeutet dies, dass Patient:innen über die Ergebnisse der Risikoabschätzung, Diagnosen, den Fortgang der Krisenintervention und die Behandlung informiert und behandlungsrelevante Aspekte nicht „geheim gehalten" werden. Den Patient:innen gegenüber wird demgemäß transparent erläutert, unter welchen Bedingungen eine ambulante Behandlung möglich ist und ab wann über eine stationäre Behandlung nachgedacht werden muss.

Im Umgang mit suizidalen Jugendlichen ist es in diesem Rahmen wichtig, früh zu erläutern, wie mit vertraulichen Informationen umgegangen werden wird (z. B. „Ich kann dir versprechen, dass ich alles, was du mir erzählst, vertraulich behandele, d. h. auch, dass ich deinen Eltern nicht alles, was wir hier besprechen, mitteilen werde. Es gibt allerdings Ausnahmen: Wenn ich den Eindruck habe, dass du in erhöhter Gefahr bist, dich zu verletzen oder dir etwas anzutun, dann muss ich deine Eltern informieren").

42.3.2 Risikoabschätzung

Parallel zum Aufbau der therapeutischen Beziehung beginnen Therapeut:innen unmittelbar mit der Risikoabschätzung, d. h. der Einschätzung des aktuellen Ausmaßes suizidalen Erlebens und Verhaltens bzw. der Distanzierungs- und Absprachefähigkeit der Person (siehe Kapitel 14 für eine ausführliche Darstellung). Grundsätzlich muss man sich – wie in Kapitel 14 beschrieben – darüber im Klaren sein, dass eine sichere Risikoabschätzung nicht möglich ist: Weder ist es möglich, suizidales Verhalten vorherzusagen, noch ist es möglich – in ausreichendem Maße – zwischen Hochrisikopatient:innen und Niedrigrisikopatient:innen zu differenzieren (Teismann et al., 2022). Dies bedeutet aber mitnichten, dass auf ein abklärendes Gespräch verzichtet werden könnte – insbesondere auch, da Patient:innen sich dies oft wünschen (Hom et al., 2021). Der Fokus sollte aber weniger auf der Idee liegen, am Ende des Gesprächs eine Kategorisierung vornehmen zu können, als vielmehr auf dem Ziel, herauszufinden, was Betroffene in der Krisensituation benötigen (Was wünscht sich der:die Patient:in von der Behandlung? Welche modifizierbaren Risikofaktoren gibt es? Was braucht der:die Patient:in, um sich sicherer zu fühlen?).

Im Zuge der Risikoabschätzung kann rasch deutlich werden, dass suizidales Erleben entweder so schwach ausgeprägt ist, dass es keiner besonderen therapeutischen Aufmerksamkeit bedarf, oder dass suizidales Erleben im Kontext unzureichender Distanzierungs- und Absprachefähigkeit auftritt, sodass unmittelbar eine geschützte (stationäre) Unterbringung vorbereitet werden muss. In diesen Fällen entfallen die weiteren in Abbildung 42.1 dargestellten Arbeitsschritte. In vielen Fällen bedarf es jedoch einer weitergehenden therapeutischen Auseinandersetzung, um eine Empfehlung bezüglich des weiteren Behandlungssettings aussprechen zu können.

42.3.3 Reflexion anregen

Mit dem Ziel, Patient:innen zu mehr Distanz gegenüber Suizidwünschen zu verhelfen, kann sehr gut auf Strategien und Methoden aus dem *Motivational Interviewing* zurückgegriffen werden (Britton et al, 2011; siehe Kapitel 17.2). Das therapeutische Vorgehen macht sich hierbei zunutze, dass Patient:innen der Möglichkeit eines Suizides in aller Regel ambivalent gegenüberstehen (Harris et al., 2010): Auf der einen Seite gibt es den Wunsch zu sterben und auf der anderen Seite gibt es Wünsche an das Leben und/oder Ängste vor dem Tod. Im Rahmen der Krisenintervention geht es entsprechend darum, diese Ambivalenz für Betroffene spürbar und Gründe, die (immer noch) für das Leben sprechen, wieder erlebbar zu machen. Betroffene sollen erleben, wie ein Suizid mit persönlichen Zielen und Werten in Konflikt steht. Dabei wird versucht, dass die Person selbst – und nicht der:die Therapeut:in – die Gründe vorbringt und vertritt, die für das Leben sprechen („living talk"). Das Gespräch untergliedert sich hierbei in drei Phasen:

Phase 1: Exploration von Gründen für das Sterben. Im ersten Schritt geht es darum, aktuell relevante Gründe für das Sterben zu explorieren (z. B. „Und was ist es eigentlich genau, das Sie im Moment sagen lässt, es ist besser für mich zu sterben? Was für Dinge in Ihrem Leben veranlassen Sie, sich den Tod zu wünschen?"). Die Exploration wird durch offene Fragen, aktives Zuhören und Würdigungen (z. B. „Ich kann mir vorstellen, wie belastend das sein muss") vorangetrieben. Patient:innen muss Zeit gegeben werden, die Gründe für das Sterben genau zu betrachten und darzustellen; vor einer vorschnellen Fokussierung potenziell lebensbejahender Motive sei gewarnt.

Phase 2: Exploration von Gründen für das Leben und gegen das Sterben. In der nächsten Gesprächsphase geht es sodann um die Exploration von (fortbestehenden) Gründen für das Leben bzw. gegen das Sterben (z. B. „Die Tatsache, dass Sie heute hier sind und von Ihren Suizidgedanken berichten, zeigt, dass zumindest ein Teil in Ihnen noch etwas vom Leben möchte: Was könnte das sein? Gibt es einen Teil in Ihnen, der nicht für das Sterben eintritt? Einen Teil, der zweifelt und den noch etwas mit dem Leben verbindet? Gibt es noch Hindernisse auf dem Weg zu einer Selbsttötung?"). Mit dem Ziel, den:die Patient:in darin zu unterstützen, zu einem:einer Fürsprecher:in für das Weiterleben zu werden, sollte die Auseinandersetzung mit lebensbejahenden Aspekten durch aktives Zuhören (z. B. „Für Ihren Sohn ist es wichtig, dass Sie am Leben bleiben!"), Fragen nach konkreten Beispielen (z. B. „Was sind das eigentlich für Dinge, die Sie Ihrem Sohn noch mit auf den Weg geben möchten?") oder mit der Bitte um weitere Aufklärung (z. B. „Was genau befürchten Sie, würde schlimmstenfalls mit Ihrem Hund passieren?") vertieft werden.

Phase 3: Zusammenfassung und Schlüsselfrage. Die dritte Phase beginnt damit, dass Therapeut:innen sämtliche Gründe für das Sterben bzw. für das Leben und gegen das Sterben zusammenfassen (z. B. „Es hört sich so an, als wären Sie zwischen zwei Zuständen hin- und hergerissen. Einerseits ... und gleichzeitig ...“) und eine sogenannte Schlüsselfrage anschließen (z. B. „Wie kann es aus Ihrer Sicht nun weitergehen? Wie wollen Sie mit diesen widersprüchlichen Motiven umgehen?“). Im Erfolgsfall hat sich im Gesprächsverlauf die Überzeugung von „Es ist besser zu sterben“, hin zur Überzeugung „Es könnte besser sein, weiterzuleben“ verschoben. An dieser Stelle können Therapeut:innen beginnen, Informationen zu Behandlungsmöglichkeiten zu geben, und konkrete Vorschläge zur Entschärfung der gegenwärtigen Situation machen. Allerdings darf dies nur entlang der Aufnahmebereitschaft des:der Patient:in erfolgen – es ist also zu vermeiden, dass Patient:innen sich durch die Ratschläge mehr eingeengt als unterstützt fühlen.

Flankierend können in dieser Phase des Gesprächs zudem kognitive Disputationsstrategien eingesetzt werden (siehe Kapitel 18), um die Sinnhaftigkeit einzelner Suizidmotive infrage zu stellen, wie beispielsweise der Überzeugung, dass sich nie etwas ändern wird (z. B. „Woher wissen Sie, dass es so weitergehen wird, dass Sie keine Möglichkeit finden werden, mit diesen Schwierigkeiten besser klarzukommen als früher? Was ist, wenn Ihre Entscheidung, sich das Leben zu nehmen, auf einer Annahme beruht, die falsch ist, wenn es vielleicht gar nicht stimmt, dass alles für immer so bleibt, wie es gerade ist?“) und dass man eine Last für andere ist (z. B. „Welche Personen sind derzeit sehr besorgt um Sie? Wer hat Ihnen gesagt, dass er oder sie nicht will, dass Sie sterben? Haben Sie den Eindruck, dass diese Menschen versuchen würden, Sie von einem Suizid abzuhalten? Wenn ja, warum sollten sie dies tun, wenn sie Sie als eine Last erleben?“).

42.3.4 Förderung der Selbstkontrolle

Strategien zur Förderung der Selbstkontrolle kommen dann zum Einsatz, wenn Patient:innen die Entscheidung, sich das Leben zu nehmen, erst einmal aufgeschoben haben. Sie sollen Patient:innen dabei helfen, den gefassten Entschluss, (erst einmal) am Leben zu bleiben, auch angesichts erneuter suizidaler Zuspitzungen weiter verfolgen zu können.

Zugang zu letalen Suizidmethoden begrenzen. In diversen populationsbezogenen Untersuchungen konnte gezeigt werden, dass die Sicherung von Brücken, die Hausgasentgiftung, die Autoabgasentgiftung, die Verschärfung von Waffengesetzen, das Verbot sowie die Reduktion der Packungsgrößen letaler Medikamente mit einer bedeutsamen Reduktion der methodenspezifischen und der allgemeinen Suizidrate assoziiert sind (Teismann & Glasow, 2021). Um zu verhindern, dass Suizidimpulse spontan und impulsiv in die Tat umgesetzt werden können, sollte im therapeutischen Gespräch daher besprochen werden, wie die Verfügbarkeit potenzieller Suizidmethoden eingeschränkt werden kann (BÄK et al., 2022). Mit allen Betroffenen sollte abgesprochen werden, dass gefährliche Gegenstände (z. B. Rasierklingen, Medikamente, Giftstoffe), von denen Betroffene annehmen, dass sie bei einer Selbsttötung verwendet werden könnten, entweder (1) weggeworfen oder (2) an Freund:innen, Familienmitglieder oder Behandelnde gegeben oder (3) unzugänglich (z. B. in einem Schließfach) aufbewahrt werden. Aufgrund des potenziell bevormundenden Charakters dieser Interventionen sollten entsprechende Absprachen im Sinne des Motivational Interviewing erfolgen (Britton et al., 2016). Dabei ist es ebenfalls hilfreich zu betonen, dass es sich nur um eine vorübergehende Sicherung von Mitteln handelt (Stanley et al., 2020).

Bei suizidalen Kindern und Jugendlichen muss die Absprache durch ein Gespräch mit zentralen Bezugspersonen ergänzt werden. Je jünger die Betroffenen, desto wichtiger ist es, dass Bezugspersonen alle Haushalte, in denen ihre Kinder sich regelmäßig aufhalten – für die Zeit der Krise – weitgehend sichern und vorübergehend stärker kontrollieren, wo und mit wem ihre Kinder Zeit verbringen. Dazu gehören Maßnahmen wie Medikamente, hochprozentigen Alkohol, Putzmittel, Plastiktüten, Messer und Rasierklingen verschlossen aufzubewahren, Fenster und Balkontüren zu verschließen und zeitweilig die Möglichkeit aufzuheben, in Bade-, Schlaf- und Kinderzimmern abzuschließen.

Notfallplan. Als weitere Standardintervention im Umgang mit suizidalen Krisen gilt die Erstellung eines Notfallplans (BÄK et al., 2022), dessen klinischer Nutzen mittlerweile gut belegt ist (Nuij et al., 2021). Bei einem Notfallplan handelt es sich um eine Liste von hierarchisch organisierten Strategien sowie Personen oder Institutionen, die Betroffene im Falle einer suizidalen Krise anwenden bzw. kontaktieren können. Im Notfallplan sollte spezifiziert werden, welche Strategien Betroffene zur Reduktion von Hochstress nutzen können, welche Freund:innen, Verwandte oder Bekannte und welche professionellen Stellen sie in der Notsituation kontaktieren können (siehe Kasten). Es ist wichtig, dass der Notfallplan immer verschriftlicht wird. Hierzu können Smartphone-Apps, wie z. B. die App *Krisenkompass*, oder aber auch Vordrucke (siehe z. B. www.suizidpraevention-dresden.de) verwendet werden.

Elemente eines Notfallplans (Stanley & Brown, 2012)

- **Identifikation von Warnzeichen einer suizidalen Krise.** „Woran werden Sie merken, dass Sie den Notfallplan einsetzen sollten? Was sind Anzeichen dafür, dass es gefährlich für Sie wird?“ (z. B. Agitiertheit, anhaltendes morbides Grübeln, alles beherrschende Hoffnungslosigkeit).
- **Bewältigungsstrategien, die unabhängig von anderen Personen genutzt werden können.** „Was können Sie für sich allein tun, um die Gedanken nicht in die Tat umzusetzen? Was hilft Ihnen dabei, sich zu beruhigen – und sei es auch nur für eine kurze Zeit?“ (z. B. kalt duschen, Lieblingsmusik hören, kochen, joggen, den Hund streicheln, intensive körperliche Stimulation).

- **Personen und soziale Situationen aufsuchen, die einen ablenken.** „Gibt es Personen, die Ihnen dabei helfen können, auf andere Gedanken zu kommen? Sie müssen diesen nichts von Ihren Suizidgedanken erzählen. Gibt es Orte, die Sie aufsuchen können; Orte, die Ihnen ein Gefühl der Sicherheit vermitteln und an denen Sie unter Menschen sind?" (z.B. Cafés, Kirchen, Fitnessstudio, Einkaufszentren, Kino).
- **Personen, die gezielt um Hilfe gebeten werden können.** „Wen von Ihren Freund:innen, Bekannten und Familienmitgliedern können Sie in einer Krisensituation um Hilfe bitten? Wer kann Sie unterstützen und mit wem können Sie über Ihre Schwierigkeiten sprechen?"
- **Kontakte zu professionellen Hilfsstellen.** „An welche Stellen können Sie sich wenden, wenn private Kontakte nicht mehr ausreichen?" (z.B. Haus- und Fachärzt:in, Psychotherapeut:in, Telefonseelsorge, notfallaufnehmende Klinik, Notärzt:in).
- **Den Zugang zu letalen Mitteln begrenzen.** „Wie können Sie sich davor schützen, dass Sie suizidale Impulse spontan in die Tat umsetzen?" (siehe oben).

Im Umgang mit suizidalen Jugendlichen sollte der Notfallplan zunächst mit den Betroffenen entwickelt, dann aber mit den Eltern gemeinsam durchgesprochen werden. Auf diese Weise sind die Eltern zum einen über die Inhalte des Notfallplans informiert und können bei der Umsetzung der Strategien assistieren, zum anderen können sie weitere hilfreiche Strategien und Personen aufführen.

42.3.5 Entscheidung über das Setting

In Abhängigkeit vom Ausmaß des akuten Schweregrades suizidalen Erlebens und Verhaltens, der psychosozialen Lebenssituation des:der Patient:in und der vorhandenen Behandlungsmöglichkeiten muss schließlich über das geeignete weitere Behandlungssetting entschieden werden: ambulant, teilstationär, stationär offen oder stationär geschützt. Falls sich Patient:innen glaubwürdig und sicher von einer Umsetzung suizidaler Gedanken distanzieren können und diesbezüglich absprachefähig erscheinen, kann eine ambulante Weiterbehandlung erfolgen. In dieser Situation sollten allerdings verschiedene Anpassungen der therapeutischen Vorgehensweise erwogen werden: Zum einen sollten die Sitzungsfrequenz erhöht und (außer-)planmäßige Telefonkontakte vereinbart werden. Zum anderen ist es günstig, ärztliche Kolleg:innen und Angehörige von Patient:innen einzubeziehen und Supervision bzw. Intervision in Anspruch zu nehmen. Sollte ein stationärer Aufenthalt von Patient:innen gewünscht bzw. – vor dem Hintergrund fehlender Distanzierungs- und Absprachefähigkeit – unvermeidlich sein, muss ein sicherer Transport organisiert werden. Das entsprechende Vorgehen wird in Kapitel 14 beschrieben.

42.3.6 Psychotherapie suizidaler Patient:innen

Neben den beschriebenen Interventionen und Methoden, die sich sehr spezifisch auf den Umgang mit akuter Suizidalität beziehen, fließen in den Umgang mit suizidalen Personen natürlich auch sämtliche allgemeine Strategien der Krisenintervention – Förderung sozialer Unterstützung, Sicherung der Lebensbedingungen, Management belastender Symptome und Unterstützung bei der Auseinandersetzung mit gegenwärtigen Problemen – ein. Zudem lassen sich flankierend Onlineangebote und telefonische Krisendienste für die Krisenintervention nutzen (siehe Kasten).

Onlineangebote und Krisentelefone

Die Telefonseelsorge (0800 1110111 und 0800 1110222) und die Nummer gegen Kummer (116 111) bieten – neben verschiedenen anderen Anbietern – anonyme und kostenfreie telefonische und chatbasierte Beratung. Es gibt Internetseiten mit psychoedukativen Inhalten (z.B. www.frnd.de), sowie Online-Beratungsangebote (z.B. www.u25-deutschland.de, www.krisenchat.de) Bislang gibt es in Deutschland jedoch keine evaluierten Online-Therapieprogramme für suizidale Personen. Untersuchungen in anderen Ländern verweisen auf den Nutzen entsprechender Programme. Gleichzeitig muss jedoch betont werden, dass die Abbruchquote hoch und die Effektstärken moderat sind (Büscher et al., 2020).

Jenseits der kurzfristigen Krisenintervention empfiehlt sich zudem eine weitere therapeutische Aufarbeitung suizidaler Krisen. Aktuelle Ansätze zur kognitiven Therapie suizidaler Handlungen (Bryan & Rudd, 2018; Wenzel et al., 2009) verstehen sich dabei als Kurzzeittherapien, die in Ergänzung zu anderen Therapien eingesetzt werden können und sich in verschiedene Therapiephasen untergliedern lassen: Zu Behandlungsbeginn geht es darum, die suizidale Krise zu verstehen, Ansatzpunkte für die Behandlung zu identifizieren und krisentherapeutische Strategien zu implementieren, um eine größtmögliche Sicherheit für die Patient:innen herzustellen. Im weiteren Therapieverlauf werden kognitiv-verhaltenstherapeutische Standardmethoden verwendet, um die sogenannten „suicide drivers", d.h. individuell bedeutsame Risikofaktoren für die Entstehung und Aufrechterhaltung suizidaler Krisen, zu modifizieren. Im Einzelnen kann es also darum gehen, dass (1) kognitive Infragestellungsmethoden genutzt werden, um suizidbezogene Annahmen bzw. Vorstellungen (z.B. „Ich bin eine Last für andere", „Ich bin Dreck und verdiene es, zu sterben", „Ich bin für niemanden wichtig") zu modifizieren, (2) Problemlösetrainings verwendet werden, um dem Eindruck der Ausweglosigkeit entgegenzutreten, (3) soziale Ängste und Kompetenzdefizite angegangen werden, um soziales Zugehörigkeitserleben zu fördern, (4) Skills und Achtsamkeit vermittelt werden, um den Umgang mit emotionalem Schmerz zu erleichtern, und (5) Maßnahmen zur Verbesserung des Schlafs und der Entspannungsfähigkeit genutzt werden, um einer weiteren emotionalen Eskalation entgegenzuwirken.

Zumeist werden ein bis zwei Ansatzpunkte ausgewählt, die fokal behandelt werden. Zum Therapieabschluss werden die erworbenen Fertigkeiten im Hinblick auf die Prävention zukünftiger suizidaler Handlungen zusammengefasst und im Rahmen von Bewältigungsimaginationen erprobt, d.h. die Patient:innen werden angeleitet, sich eine zurückliegende und eine antizipierte zukünftige suizidale Krise zu vergegenwärtigen und den Einsatz von Bewältigungsstrategien in der Vorstellung zu erproben. Die Technik dient am Ende der Behandlung sowohl der Konsolidierung der Therapieinhalte als auch zur Kontrolle, ob Patient:innen in der Lage sind, die entwickelten Strategien – zumindest in der Vorstellung – einzusetzen.

Die Effektivität des beschriebenen Vorgehens konnte – für den Erwachsenenbereich – in unabhängigen randomisiert-kontrollierten Studien gezeigt werden (Teismann & Gysin-Maillart, 2022). Für den Kinder- und Jugendbereich finden sich Effektivitätsnachweise – mit Blick auf die Prävention von Suizidversuchen – bislang nur für die Dialektisch-Behaviorale Therapie (siehe Kapitel 30.1). Grundsätzlich muss hervorgehoben werden, dass die Studienlage zu suizidfokussierter Psychotherapie noch unzureichend und von vielen methodischen Mängeln gekennzeichnet ist. Trotz dieser ernstzunehmenden Kritik scheint die suizidfokussierte Psychotherapie dennoch der derzeit aussichtsreichste Kandidat unter den individuumszentrierten Interventionen zu sein: Mit Ausnahme von Lithium konnte bislang für kein Medikament eine antisuizidale Wirkung nachgewiesen werden (siehe Kasten) und andere somatische Behandlungsverfahren (Elektrokrampftherapie, Schlafentzug) wurden zu selten untersucht, um eine Einschätzung vornehmen zu können (BÄK et al., 2022).

Pharmakotherapie suizidaler Patient:innen

Hinsichtlich einer Pharmakotherapie suizidaler Patient:innen lässt sich festhalten, „dass auf einer sehr breiten Basis wissenschaftlich hochqualitativer Erkenntnisse einheitlich gefunden wurde, dass die Einnahme eines Antidepressivums (im Vergleich zu einem Placebo) nicht das Risiko vermindert, dass Patienten einen Suizidversuch unternehmen und hieran eventuell auch versterben“ (Bschor, 2018, S. 103). Entsprechend wird in der Leitlinie Unipolare Depression (BÄK et al., 2022) davon abgeraten, Antidepressiva zur akuten Behandlung suizidalen Erlebens einzusetzen.

Eine signifikante Senkung der Rate von Suiziden und Suizidversuchen konnte hingegen unter einer Lithium- und einer Clozapin-Behandlung nachgewiesen werden (Lorenzen & Bschor, 2021) – entsprechende pharmakologische Behandlungen empfehlen sich jedoch weniger für den Umgang mit akuter Suizidalität als vielmehr für chronisch-suizidales Erleben und Verhalten. Aktuell wird überdies vermehrt die antisuizidale Wirkung des Anästhetikums Ketamin untersucht. Erste Studien verweisen auf einen raschen Rückgang suizidalen Erlebens unter einer Ketamin-Behandlung (Witt et al., 2020). Die aktuelle Studienlage erlaubt aber noch keine sicheren Schlussfolgerungen (Plöderl et al., 2022). Grundsätzlich muss der medikamentösen Behandlung eine sorgfältige Abwägung der Vor- und Nachteile vorausgehen, wie es auch einer engmaschigen Verlaufskontrolle bedarf – nicht zuletzt, da diverse Psychopharmaka als Suizidmittel Verwendung finden können.

Literatur

Britton, P.C., Bryan, C.J. & Valenstein, M. (2016). Motivational Interviewing for means restriction counseling with patients at risk for suicide. *Cognitive and Behavioral Practice, 23,* 51–61. https://doi.org/10.1016/j.cbpra.2014.09.004

Britton, P., Patrick, H., Wenzel, A. & Williams, G. (2011). Integrating motivational interviewing and self-determination theory with cognitive behavioral therapy to prevent suicide. *Cognitive and Behavioral Practice, 18,* 16–27. https://doi.org/10.1016/j.cbpra.2009.06.004

Bryan, C.J. & Rudd, M.D. (2018). *Brief cognitive-behavioral therapy for suicide prevention.* New York: Guilford.

Bschor, T. (2018). *Antidepressiva.* Berlin: Süd-West Verlag.

Bundesärztekammer (BÄK), Kassenärztliche Bundesvereinigung (KBV) & Arbeitsgemeinschaft der Wissenschaftlichen Medizinischen Fachgesellschaften (AWMF). (2022). *Nationale VersorgungsLeitlinie Unipolare Depression.* Verfügbar unter: www.leitlinien.de/depression

Büscher, R., Torok, M., Terhorst, Y. & Sander, L. (2020). Internet-based cognitive behavioral therapy to reduce suicidal ideation: A systematic review and meta-analysis. *JAMA Network Open, 3,* e203933. https://doi.org/10.1001/jamanetworkopen.2020.3933

Dross, M. (2001). *Krisenintervention.* Göttingen: Hogrefe.

Dunster-Page, C., Haddock, G., Wainwright, L. & Berry, K. (2017). The relationship between therapeutic alliance and patient's suicidal thoughts, self-harming behaviours and suicide attempts: A systematic review. *Journal of Affective Disorders, 223,* 165–174. https://doi.org/10.1016/j.jad.2017.07.040

Harris, K.M., McLean, J.P., Sheffield, J. & Jobes, D. (2010). The internal suicide debate hypothesis: Exploring the life versus death struggle. *Suicide and Life-Threatening Behavior, 40,* 181–192. https://doi.org/10.1521/suli.2010.40.2.181

Hausmann, C. (2005). *Handbuch Notfallpsychologie und Traumabewältigung.* Wien: Facultas.

Hom, M.A., Bauer, B.W., Stanley, I.H., Boffa, J.W., Stage, D.L., Capron, D.W. et al. (2021). Suicide attempt survivors' recommendations for improving mental health treatment for attempt survivors. *Psychological Services, 18,* 365–376. https://doi.org/10.1037/ser0000415

Kaluza, G. (2004). *Stressbewältigung.* Berlin: Springer. https://doi.org/10.1007/978-3-662-10093-6

Lorenzen, T. & Bschor, T. (2021). Medikamentöse Behandlung suizidalen Erlebens und Verhaltens. In T. Teismann, T. Forkmann & H. Glaesmer (Hrsg.), *Suizidales Erleben und Verhalten. Ein Handbuch* (S. 174–187). Köln: Psychiatrie-Verlag.

Nuij, C., van Ballegooijen, W., de Beurs, D., Juniar, D., Erlangsen, A., Portzky, G. et al. (2021). Safety planning type interventions for suicide prevention: Meta-analysis. *British Journal of Psychiatry, 219,* 419–426. https://doi.org/10.1192/bjp.2021.50

Plöderl, M., Hengartner, M.P. & Volkmann, C. (2022). Suizidpräventive Effekte von Ketamin und Esketamin. *Nervenheilkunde, 41,* 240–245. https://doi.org/10.1055/a-1761-3192

Rupp, M. (2018). *Psychiatrische Krisenintervention.* Köln: Psychiatrie-Verlag. https://doi.org/10.5771/9783884149430

Sonneck, G., Kapusta, N., Tomandl, G. & Voraccek, M. (2012). *Krisenintervention und Suizidverhütung.* Wien: Facultas.

Stanley, B. & Brown, G.K. (2012). Safety planning intervention: A brief intervention to mitigate suicide risk. *Cognitive and Behavioral Practice, 19,* 256–264. https://doi.org/10.1016/j.cbpra.2011.01.001

Stanley, I.H., Hom, M.A., Sachs-Ericsson, N.J., Gallyer, A.J. & Joiner, T.E. (2020). A pilot randomized clinical trial of a lethal means safety intervention for young adults with firearm familiarity at risk for suicide. *Journal of Consulting and Clinical Psychology, 88,* 372–383. https://doi.org/10.1037/ccp0000481

Stein, C. (2020). *Spannungsfeld der Krisenintervention.* Stuttgart: Kohlhammer. https://doi.org/10.17433/978-3-17-034163-0

Teismann, T. & Friedrich, F. (2022). *Therapie-Tools: Suizidalität und Krisenintervention.* Weinheim: Beltz.

Teismann, T. & Glasow, N. (2021). Means Restriction: Suizidprävention durch Zugangsbeschränkung. In T. Teismann, T. Forkmann & H. Glaesmer (Hrsg.), *Suizidales Erleben und Verhalten. Ein Handbuch.* (S. 212–233). Köln: Psychiatrie-Verlag.

Teismann, T. & Gysin-Maillart, A. (2022). Psychotherapie nach einem Suizidversuch – Evidenzlage und Bewertung. *Bundesgesundheitsblatt, 65,* 40–46. https://doi.org/10.1007/s00103-021-03466-y

Teismann, T., Hilbert, K. & Forkmann, T. (2022). Prädiktion suizidalen Verhaltens: Von der klinischen Urteilsbildung zur künstlichen Intelligenz. *Nervenheilkunde, 41,* 253–257. https://doi.org/10.1055/a-1701-8272

Wenzel, A., Brown, G. & Beck, A.T. (2009). *Cognitive therapy for suicidal patients: Scientific and clinical applications.* Washington, DC: American Psychological Association.

Witt, K., Potts, J., Hubers, A., Grunebaum, M.F., Murrough, J.W., Loo, C. et al. (2020). Ketamine for suicidal ideation in adults with psychiatric disorders: A systematic review and meta-analysis of treatment trials. *The Australian and New Zealand Journal of Psychiatry, 54,* 29–45 https://doi.org/10.1177/0004867419883341.

Teil V:
Prävention und Rehabilitation

43 Prävention

Kurt Hahlweg & Wolfgang Schulz

Inhaltsübersicht

43.1 Prävention und Gesundheitsförderung

Prävention ist neben Therapie und Rehabilitation einer der drei Aufgabenbereiche klinisch-psychologischer Intervention. Die Bezeichnung „Prävention" leitet sich von dem lateinischen Wort „praevenire" ab, was so viel bedeutet wie „zuvorkommen" oder „verhindern". „Prävention" (manchmal auch „Vorbeugung", „Prophylaxe", „Verhütung", „Verhinderung") kann sich dabei auf so unterschiedliche Bereiche beziehen wie die Vorbeugung von Krankheiten, Gewaltprävention, Unfallverhütung, Brandschutz oder auch die Verhinderung von Kriegen. In diesem Kapitel geht es ausschließlich um die Prävention von Krankheiten (siehe Kasten).

Definition: Krankheitsprävention

Leppin (2018) definiert Krankheitsprävention als Versuch, „durch strategische Interventionsmaßnahmen das Auftreten und Fortschreiten spezifischer Krankheiten oder unerwünschter physischer oder psychischer Zustände bei Individuen oder in Populationen zu verhindern oder zu verzögern" (S. 47).

Statt von Prävention wird häufig auch von *Krankheitsprävention* gesprochen (Hurrelmann et al., 2018a). Krankheitsprävention bezieht sich dabei auf *alle* Erkrankungen, im Fokus stehen aber chronische Erkrankungen, wie z. B. Herz- und Gefäßerkrankungen, Diabetes, Adipositas, maligne Neoplasmen, psychosomatische Störungen, Demenz, Suchterkrankungen und psychische Störungen. Der Psychologie und den Verhaltenswissenswissenschaften kommt dabei insofern eine besondere Rolle zu, als Risikofaktoren wie Rauchen, mangelnde Bewegung, ungesunde Ernährungsgewohnheiten, übermäßiger Konsum von Alkohol und Stress sowie ungünstige Lebensbedingungen für die Entstehung und den Verlauf der meisten der oben genannten und anderer chronischer Krankheiten maßgeblich sind. So kamen beispielsweise Li et al. (2014) an einer Stichprobe von 22469 Personen zu dem Ergebnis, dass ein gesunder Lebensstil (Verzicht auf Rauchen, optimaler Body Mass Index [BMI], kein oder mäßiger Alkoholkonsum, geringer Konsum von verarbeitetem rotem Fleisch) die durchschnittliche Lebenserwartung für Männer um 17 Jahre und für Frauen um 14 Jahre erhöht. Krankheitsprävention erfordert die Identifizierung von *Risikofaktoren,* die bei der Entstehung und beim Verlauf von Krankheiten eine empirisch nachgewiesene Rolle spielen (siehe Kasten).

Risikofaktoren (nach Hurrelmann et al., 2018b, S. 26)

1. *Genetische physiologische und psychische Anlagen* (z. B. vererbte Stoffwechselstörungen, angeborene Ängstlichkeit),
2. *Verhaltensdispositionen* (z. B. Rauchen, wenig Bewegung, ungeschützter Geschlechtsverkehr),
3. *Psychische Expositionen* (z. B. hoher beruflicher Alltagsstress, chronische Partnerschaftskonflikte),
4. *Ökologische Expositionen* (z. B. Lärm, hohe Ozonbelastung, Asbestverseuchung).

Von dem Begriff der Prävention ist der Begriff der *Gesundheitsförderung* zu unterscheiden. Darunter versteht man alle Maßnahmen, die dem Aufbau bzw. der Förderung von gesundem Verhalten dienen. Es kann sich dabei um persönliche Anstrengungen, aber auch um gesellschaftliche Maßnahmen handeln. Der Begriff der Gesundheitsförderung wurde 1986 mit der Ottawa-Charta der Weltgesundheitsorganisation (WHO, 1986) in die gesundheitspolitische und -wissenschaftliche Diskussion eingeführt. Während es sich bei diesem Begriff um ein *gesundheitsbezogenes,* also um ein positiv formuliertes Konzept handelt, das auf der Definition der WHO von Gesundheit als vollkommenem körperlichem, seelischem und sozialem Wohlbefinden aufbaut, ist Prävention ein *krankheitsbezogenes,* also ein negativ formuliertes Konzept. Im ersten Fall geht es um die Förderung von gesundem Verhalten *(Empowerment),* im zweiten um Verhindern, Ausschalten oder Beenden von ungesunden Verhaltensweisen. Im Rahmen der Gesundheitsförderung sollen nicht Risikofaktoren verändert oder ausgeschaltet werden, sondern *Schutzfaktoren* und *Ressourcen* gestärkt werden (siehe Kasten).

Schutzfaktoren (nach Hurrelmann et al., 2018b, S. 27)

1. *Soziale und wirtschaftliche Faktoren* (z. B. gute Arbeitsplatzbedingungen; ausreichende finanzielle Ausstattung),
2. *Umweltfaktoren* (z. B. gute Luft- und Wasserqualität, stabile soziale Netzwerke),
3. *Behaviorale und psychische Faktoren* (z. B. angemessene Bewegung, Ernährung, adäquate Stressbewältigung, Selbstwirksamkeit, Optimismus, Resilienz),
4. *Uneingeschränkter Zugang zu gesundheitsrelevanten Leistungen* (z. B. Zugang zu Bildungsangeboten, Freizeitmöglichkeiten, Krankenversorgung, Pflege).

Prävention und Gesundheitsförderung stellen keine Gegensätze dar, sondern stehen in einem komplementären Verhältnis. Beiden gemeinsam ist das Ziel der Verbesserung und Erhaltung der Gesundheit. Sie entstammen allerdings unterschiedlichen Denktraditionen. Während Prävention eng an Epidemiologie und Medizin, insbesondere auch Verhaltensmedizin gebunden ist, steht Gesundheitsförderung eher in Verbindung mit sozialen Bewegungen, zielt auf eine Gestaltung gesundheitsförderlicher Lebensverhältnisse und hat die konkreten Lebenswelten von Menschen im Blick.

Der erwähnte Gesundheitsbegriff der WHO zielt zwar auf eine ganzheitliche Betrachtung des Menschen, ist unseres Erachtens allerdings wenig hilfreich für die Prävention und Gesundheitsförderung. Indem die WHO Gesundheit als vollkommenes körperliches, seelisches und soziales Wohlbefinden definiert, setzt sie als Ziel nicht nur einen unerreichbaren Zustand, gleichsam eine Art Nirwana, und diskriminiert den Zustand der Krankheit, der zu den menschlichen Grunderfahrungen gehört, sondern sie vergisst auch, dass Zustände wie mangelndes Wohlbefinden, Stress und Spannungen Voraussetzungen dafür sind, adaptive Fähigkeiten zu entwickeln. Gesundheit ist deshalb weniger als ein *Zustand,* sondern vielmehr als eine *Fähigkeit* zu begreifen, sich mit sich selbst und der Umwelt in angemessener Weise auseinandersetzen zu können.

43.2 Legitimation und Notwendigkeit von Prävention und Gesundheitsförderung

Das Gesundheitswesen in Deutschland ist traditionell auf die Heilung von Krankheiten ausgerichtet, Kuration und Therapie stehen im Zentrum der Versorgung. Welchen Stellenwert hat Prävention in diesem System? Wie lässt sich der Einsatz präventiver Maßnahmen begründen? Und warum nimmt die Bedeutung von Prävention zu und wird weiter zunehmen? Diese Fragen lassen sich vor dem Hintergrund der Zunahme von chronischen Krankheiten und den explodierenden Gesundheitskosten beantworten. Denn sie zeigen die Grenzen unseres Gesundheitssystems auf.

Die Krankheitsbilder in den westlichen Industrienationen haben sich drastisch verändert. Während zu Beginn dieses Jahrhunderts die Infektionskrankheiten die häufigsten Todesursachen waren, sind heute in Europa multifaktoriell bedingte chronische Erkrankungen wie Herz-Kreislauf-Erkrankungen, Tumorerkrankungen, Diabetes mellitus, Erkrankungen des Bewegungsapparates, chronische Atemwegserkrankungen und psychische Störungen für 86 % aller Todesfälle und 77 % der Krankheitslast verantwortlich (WHO, 2012). Damit tragen sie erheblich zur Beeinträchtigung von Lebensqualität, Arbeitsfähigkeit und Lebenserwartung der Bevölkerung bei (Egger et al., 2017).

Die Risikofaktoren für diese und andere chronische Krankheiten sind eng mit Verhaltensweisen wie Rauchen, mangelnder Bewegung, falschen, zu fettreichen Ernährungsgewohnheiten, übermäßigem Konsum von Alkohol sowie Stress verbunden – sie sind also zumindest theoretisch grundsätzlich vermeidbar. Dieser Zusammenhang von ungesunden Verhaltensweisen und Erkrankungsrisiko konnte in vielen Studien nachgewiesen werden (z. B. Ferrucci et al., 1999; Li et al., 2014).

Chronisch verlaufende psychische Erkrankungen spielen ebenfalls eine große Rolle. In Deutschland sind jedes Jahr etwa 28 % der erwachsenen Bevölkerung von einer psychischen Erkrankung betroffen (Jacobi et al., 2014). Von diesen haben aber nur 19 % einen Kontakt zu einem Leistungsanbieter, unabhängig von der Qualität und dem Umfang der Intervention (Mack et al., 2014). Psychische Erkrankungen zählen in Deutschland nach Herz-Kreislauf-Erkrankungen, bösartigen Neubildungen und muskuloskelettalen Erkrankungen zu den vier wichtigsten Ursachen für den Verlust gesunder Lebensjahre (Plass et al., 2014). Weiterhin haben Menschen mit psychischen Erkrankungen im Vergleich zur Allgemeinbevölkerung eine um 10 Jahre verringerte Lebenserwartung (Schneider et al., 2019; Walker et al., 2015).

Krankheitsprävention ist vor dem Hintergrund der Dominanz chronischer Krankheiten notwendig und ihr Einsatz lässt sich wie folgt begründen bzw. legitimieren (siehe auch Kleiber, 2012):

- Die professionelle Versorgung chronisch kranker Menschen weist erhebliche Lücken auf und kann letztlich *nicht sichergestellt* werden. Mit der zu erwartenden Zunahme chronischer Erkrankungen ist zudem mit einem steigenden Versorgungsbedarf zu rechnen.
- Bei chronischen Erkrankungen gelangen Therapeut:innen an *Grenzen der Machbarkeit;* Erfolge sind begrenzt.
- Prävention ist *wirksam*. In diesem Zusammenhang ist auch zu erwähnen, dass die enormen Zugewinne der Lebenserwartung in den letzten 100 Jahren um ca. 30 Jahre weit weniger auf Fortschritte in der kurativen Medizin zurückzuführen sind als auf verbesserte Hygiene- und soziale Lebensbedingungen und auf höhere Bildung.
- Prävention stellt einen Beitrag zur *Kostensenkung* dar. Schätzungen gehen davon aus, dass durch Prävention ca. 25% der Gesundheitsausgaben eingespart werden könnten (Kleiber, 2012). Dies ist allerdings umstritten, denn eine Lebensverlängerung führt nicht unbedingt zur Kostenreduzierung.
- *Arbeitsunfähigkeit und Frühberentung*. Die Zahl der durch die Krankenkassen zu finanzierenden Arbeitsunfähigkeitstage (AU-Tage) aufgrund von psychischen Störungen hat sich deutlich erhöht. Im Jahr 2000 fielen Arbeitnehmer:innen, die z.B. an einer Depression, Angststörung oder Suchterkrankung litten, bereits mindestens eine Woche länger aus als körperlich kranke Personen. Bis zum Jahr 2017 hat sich dieser Unterschied fast verdreifacht, während die AU-Tage durch körperliche Erkrankungen keine derartigen Steigerungen aufwiesen (Bundespsychotherapeutenkammer, 2021). In den letzten 22 Jahren stieg der Anteil von Personen, die aufgrund psychischer Störungen frühzeitig in Rente gingen, von 18% auf 43% (Deutsche Rentenversicherung Bund, 2021).

Aber das vielleicht wichtigste Argument für Krankheitsprävention besteht in der ethischen Verantwortung der Vermeidung von Leid und Schmerzen. Prävention stellt damit einen Beitrag zur Erhöhung der Lebensqualität dar. Trotz dieser bedeutsamen Argumente spielt im deutschen Gesundheitssystem – wider besseren Wissens – Prävention nur eine marginale Rolle (Plamper et al., 2018), da bisher nur weniger als 4% der Gesundheitsausgaben dafür bereitgestellt wurden. Woran liegt das? Sicher ein Mangel an Theorien, die Tatsache, dass es wenig konkrete Präventionsangebote gibt sowie weiterhin wenig Erfolgsnachweise von Präventionsmaßnahmen (da die Prävention früh ansetzen soll und davon auszugehen ist, dass die Effekte erst sehr spät zu verzeichnen sind; der Zusammenhang zwischen Maßnahme und Erfolg ist somit sehr schwer zu evaluieren) und schließlich zu viele Widerstände gegen Prävention seitens der Erbringer:innen therapeutischer Leistungen und seitens der Zielgruppe (Präventionsmaßnahmen sind unbequem, es besteht eine geringe Motivation der Teilnehmer:innen).

43.3 Formen von Prävention

Generell wird in der Psychologie unter Prävention das Bemühen verstanden, durch gezielte (meist psychologische oder gesellschaftliche) Interventionen eine Senkung der Inzidenzrate (Neuerkrankungsrate) von psychischen Störungen in einer umschriebenen Population zu einem umschriebenen Zeitpunkt und innerhalb eines umschriebenen geografischen Raums zu erreichen. Um erfolgreiche Präventionsarbeit leisten zu können, bedarf es in der Regel der Kenntnis von Risikofaktoren, welche unter bestimmten Bedingungen die Wahrscheinlichkeit der Ausbildung einer Störung begünstigen. Man könnte auch sagen, dass Prävention in der erfolgreichen Beeinflussung von Risikofaktoren besteht, zu einem Zeitpunkt, zu dem noch keine manifesten Symptome feststellbar sind, die sich jedoch einstellen würden, wenn nichts unternommen wird. Dies wiederum setzt ätiologisches Wissen oder ätiologische Hypothesen voraus, die individuumzentriert, umweltzentriert, interaktionistisch oder systemisch fundiert sein können (Becker, 1982, siehe Tabelle 43.1).

Tabelle 43.1: Risikofaktoren: Ansatzpunkte für Prävention (nach Becker, 1982)

Konstitutionelle Vulnerabilität	Eine genetische Disposition zur Entwicklung einer Erkrankung; biologische Konstitution; Geburtstraumata etc.
Stressoren	Anhäufung von Stressoren im Alltag; starke Auswirkung von Makrostressoren im Sinne von kritischen Lebensereignissen (z.B. Tod von Angehörigen, Scheidung, Arbeitslosigkeit, Armut, Aufwachsen in konfliktreichen Familien, häufige Gewalterfahrungen)
Förderliche persönliche Ressourcen	Gut ausgebildete Sozial- und Kommunikationskompetenz, Coping-Fertigkeiten, Kohärenzsinn, Selbstwirksamkeit etc.
Förderliche Umweltressourcen	Ein intaktes und supportives soziales Netzwerk, soziale Einbindung, qualitativ guter Wohn- und Lebensraum, Einkommen etc.

Während *individuumszentrierte Ansätze* den Ansatzpunkt der Prävention bei der Person selbst sehen und psychische Störungen auf biologische, genetische oder lerngeschichtlich im Individuum lokalisierbare Risikofaktoren zurückführen, konzentriert sich eine *umweltzentrierte Prävention* auf die günstige Beeinflussung noxischer (krankheitserzeugender) Bedingungen in der Umwelt (z.B. in der physikalischen Umwelt, der psychosozialen Umwelt, der ökologischen Umwelt usw.). Der *interaktionistische Präventionsansatz* thematisiert die Wichtigkeit beider Risikofaktoren und erkennt an, dass Störungen ein Produkt von Individuum und Umwelt und der Interaktion zwischen beiden sind. Häufig handelt es sich demnach um eine Anpassungsproblematik, d.h., das Individuum ist nicht in der Lage, sich an die Bedingungen der Umwelt störungsfrei anzupassen. Risikopersonen sind gemäß dieser Definition all jene Personen, welche eine höhere Wahrscheinlichkeit einer Maladaptation an die Umweltbedingungen aufweisen (siehe Tabelle 43.1).

43.3.1 Primäre, sekundäre und tertiäre Prävention (Strukturmodell)

In Abhängigkeit vom Zeitpunkt, in dem präventive Maßnahmen in den natürlichen Verlauf von Gesundheit und Krankheit eingreifen, unterscheidet man zwischen primärer, sekundärer und tertiärer Prävention (Caplan, 1964, siehe Tabelle 43.2).

Ziele der *Primären Prävention* sind die Verhinderung des Auftretens psychischer Störungen von vornherein bzw. die Herstellung und Erhaltung seelischer Gesundheit; insgesamt soll die Inzidenzrate reduziert werden.

Ziele der *Sekundären Prävention* sind, eingetretene Störungen frühzeitig zu behandeln und deren Dauer zu verkürzen; insgesamt soll die Prävalenzrate reduziert werden.

Ziele der *Tertiären Prävention* sind die Verhinderung von Verschlechterung der Erkrankung, die Milderung von Spätfolgen und die Verhinderung von Rückfällen.

Die Caplan-Klassifikation ist bereits 1986 von Jamoulle um die *Quartäre Prävention* erweitert worden (Jamoulle, 2015). Menschen können auch „zu häufig“ untersucht und therapiert werden. Dazu zählt z.B. die Verordnung oder Durchführung von diagnostischen Verfahren, die als erste Maßnahme oftmals nicht notwendig sind, wie z.B. Röntgen bei Rückenschmerzen. Durch Überdiagnostik werden Krankheiten bzw. ihre Vorformen diagnostiziert, die bei den Betroffenen keinerlei Beschwerden verursachen würden. Die mögliche Folge: eine unnötige Behandlung (Übertherapie), die zu schwerwiegenden Nebenwirkungen führen kann. Es kann besser sein, Patient:innen darüber aufzuklären, dass Nichtstun oder Abwarten der bessere Weg sein kann und es ein Risiko zur Überdiagnose gibt.

43.3.2 Universelle vs. zielgruppenspezifische Ansätze (Spezifitätsmodell)

Die Taxonomie von Mrazek und Haggerty (1994) unterscheidet weniger nach dem Stadium, wann präventive Interventionen erfolgen (wie dies beispielsweise bei Caplan der Fall ist; siehe Kapitel 43.3.1), sondern stärker nach der Zielgruppe oder den Zielsymptomen, welche Gegenstand der präventiven Bemühungen sind (Heinrichs et al., 2008). Unterschieden wird zwischen universeller (populationsbezogener), selektiver (Risikogruppen, z.B. Kinder alkoholabhängiger Eltern) und indizierter Intervention (riskanter Alkoholkonsum, Alkoholmissbrauch; siehe Tabelle 43.3).

Während *universelle* Präventionsmaßnahmen die Gesamtbevölkerung bzw. große Teile davon erreichen sollen, wendet sich die *selektive* Prävention an Personen mit einem erhöhten Risiko, die aber noch nicht erkrankt sind. *Indizierte* Prävention hingegen zielt auf Personen, die bereits Vorstufen der Erkrankung aufweisen (siehe Tabelle 43.3). Strukturmodell und Spezifitätsmodell stehen nicht in einem logischen Widerspruch zueinander, sie sind vielmehr komplementär.

43.3.3 Verhaltens- und Verhältnisprävention

Im Bereich primärer oder universeller Prävention lassen sich zwei grundsätzliche Ansätze unterscheiden: Maßnahmen der Verhaltensprävention und Maßnahmen der Verhältnisprävention. Die *Verhaltensprävention* bezieht sich unmittelbar auf den einzelnen Menschen und dessen individuelles Gesundheitsverhalten. Hierunter fallen beispielsweise Maßnahmen, welche die eigene Gesundheitskompetenz stärken. Das Ziel dabei ist, Risikofaktoren wie Fehl- oder Mangelernährung,

Tabelle 43.2: Formen der Prävention nach Caplan (1964), ergänzt von Jamoulle (2015) um die quartäre Form

Präventionsformen	Definition	Beispiel
Primäre Prävention	Setzt vor dem Auftreten der Störung ein (eigentliche Prävention); weiter kann darunter auch die Gesundheitsförderung (health, wellness promotion) gefasst werden; Ziel ist die Senkung der *Inzidenzrate*	Auswahl nach Erreichbarkeit und nicht nach Vorliegen von Risikofaktoren; z.B. Impfungen, Aufklärung bzgl. HIV
Sekundäre Prävention	Subgruppen mit einem erhöhten Risiko für die Entwicklung einer bestimmten Krankheit; Ziel ist, solche Personen möglichst früh zu erkennen und das Fortschreiten durch gezielte Behandlungen zu verhindern; Senkung der *Prävalenzrate*	Vorsorgeuntersuchungen zur Krebsfrüherkennung; Gesundheitsuntersuchungen für Kinder (U1–U9); Gezielte Interventionen für Kinder von psychisch erkrankten Eltern, für Kinder aus gewaltgeprägten Familien, für Personen in Therapie
Tertiäre Prävention	Krankheitsfolgen mildern; Rückfall bei schon entstandenen Krankheiten vermeiden; Verschlimmerung der Erkrankung verhindern	Rehabilitation; Kur
Quartäre Prävention	Überdiagnostik, Übertherapie	Nichtstun, Abwarten

Tabelle 43.3: Formen der präventiven Interventionen nach Mrazek und Haggerty (1994)

Formen präventiver Interventionen	Definition	Beispiel
Universell	Richtet sich an alle Mitglieder einer Gemeinschaft (Gesamtbevölkerung, Schulklasse, Betrieb), unabhängig vom Vorhandensein spezifischer Risikofaktoren.	Bevölkerungsweite Anti-Raucher-Spots; AIDS-Aufklärung in den Medien; Scheidungsprävention; Training elterlicher Kompetenz; Prävention depressiver Störungen; Prävention von Diabetes mellitus Typ II
Selektiv	Wird auf Individuen oder Populationssubgruppen angewendet, die aufgrund biopsychosozialer Faktoren ein erhöhtes Risiko für die Entwicklung eines Problems haben, ohne bereits Symptome aufzuweisen.	Präventive Förderung einer bestimmten Risikogruppe durch Zielgruppen-Ansätze wie das Anbieten von Suchtpräventionstrainings bei Kindern suchtkranker Eltern; spezifische Aufklärungskampagnen für sexuell hochaktive Jugendliche und Erwachsene
Indiziert	Richtet sich an Individuen mit erkanntem Risiko für eine Störung, ohne dass diese Personen zurzeit schon alle Kriterien für eine Diagnose erfüllen.	Personen an entsprechende Beratungsstelle schicken; an Fachärzt:innen bzw. Psychotherapeut:innen überweisen

Bewegungsmangel, Rauchen oder übermäßigen Alkoholkonsum zur reduzieren. Individuell psychoedukative Verfahren dominieren hier: personen-, gruppen- und bevölkerungsbezogene Praxisansätze und Kampagnen der Information, Aufklärung, Warnung und Abschreckung, der personalen Beratung, des Verhaltens- und Selbstmanagement-Trainings, der Kompetenzförderung und Stressbewältigung.

Die *Verhältnisprävention* berücksichtigt unter anderem die Lebens-, Freizeit- und Arbeitsverhältnisse. Dazu zählen beispielsweise die Wohnumgebung und auch andere Faktoren, welche die Gesundheit beeinflussen können, wie etwa Einkommen und Bildung (siehe Kasten).

Verfahren der Verhältnisprävention (in Anlehnung an Leppin, 2018)

- *Normativ-regulatorische Verfahren:* Gesetze, Vorschriften, Gebote und Verbote mitsamt Androhung von Sanktionen, z. B. als Rauchverbote, Kontaktbeschränkungen und Abstandsgebote sowie Masken-, Test- und Impfverpflichtungen in der Coronapandemie, Anschnall- und Helmpflicht sowie Promillegrenzen im Straßenverkehr, des Weiteren Schadstoffverordnungen, Vorschriften der Lebensmittelüberwachung, Gesetzgebung zum Gesundheits-, Arbeits- und Jugendschutz.
- *Ökonomische Anreiz- und Sanktionssysteme:* Preisregulierungen, z. B. Verteuerung von gesundheitsschädlichen Produkten wie Tabak und Alkohol durch Steuererhöhungen mit dem Ziel einer Veränderung des Nachfrage- und Konsumverhaltens, Beitragsermäßigungen für Versicherte bei Inanspruchnahme präventiver Angebote oder bei Aufgabe des Rauchens.
- *Materiell-strukturelle Umweltveränderungen und Schaffung von Angebots- und Verfügbarkeitsstrukturen:* Einführung gesunden Essens in Betriebskantinen, Angebote zur Entspannung, Bewegung, Yoga in Gemeinden und lokalen Einrichtungen, Schaffung von Bewegungsparcours oder Fahrradwegen.

43.3.4 Präventionsparadox

Das Präventionsparadox stellt ein grundlegendes Dilemma der universellen (bevölkerungsbezogenen) und der zielgruppenspezifischen (risikogruppenbezogenen) Prävention dar. Das Präventionsparadox äußert sich in zwei reziproken epidemiologischen Tatsachen insbesondere in der Verhaltensprävention bei nicht übertragbaren Erkrankungen (Franzkowiak, 2022b):

1. Präventive Maßnahmen, die für die Bevölkerung und die Gemeinschaft einen hohen Nutzen bringen, bieten dem einzelnen Menschen wenig: Wenn viele Einzelne mit geringem Risiko (z. B. grenzwertiger Bluthochdruck; leicht auffälliger Cholesterinspiegel; leichtes Übergewicht, BMI zwischen 25 und 28; Prä-Diabetes) eine präventive Maßnahme durchführen, nützt diese auch der Gesamtpopulation in der Regel viel. Somit wird bei einer großen Zahl von Menschen die Häufigkeit kardiovaskulärer Krankheitsereignisse oder vorzeitiger Todesfälle langfristig gesenkt. Eine Einzelperson mit leichtem Risiko wird aber nur selten einen direkten Nutzen durch kurz- oder mittelfristige Verbesserungen der Gesundheit oder durch eine Verlängerung ihrer behinderungsfreien Lebenszeit erfahren.
2. Präventive Maßnahmen, die einer kleinen (Risiko-)Gruppe einen hohen Nutzen bringen, haben für große Gruppen und Bevölkerungen einen geringen bis gar keinen (positiven) Nutzen. Bei kleinen Gruppen mit hohem Risiko, z. B. bei klinisch adipösen Menschen oder bei Patient:innen mit manifester Hypertonie, Hypercholesterinämie oder Diabetes mellitus Typ 2 ist der individuelle Gesundheitsgewinn durch Früherkennung, Frühbehandlung und tertiäre Prävention ungleich höher als bei Menschen mit mittlerem und niedrigerem Risiko. Für die Gesamtpopulation ergibt sich kein vergleichbar großer Effekt.

Eine absolute Gegenüberstellung der Idealtypen (Bevölkerungs- und Teilpopulationsstrategie vs. Hoch-Risiko-Strategie) erscheint nach Franzkowiak (2022b) nicht sinnvoll: „Nützlicher ist die Annahme eines Kontinuums, in dem Zwischenstufen zwischen beiden Extremen bestehen – in Abhängigkeit vom jeweiligen Krankheitsrisiko. Daher ist es mittlerweile üblich, im Hoch-Risiko-Strategie-Ansatz zwischen einer Risikogruppenstrategie und einer Hochrisikopersonenstrategie zu differenzieren“ (S. 4).

43.4 Gesetzliche Grundlagen von Prävention

Um den Leitgedanken der Prävention stärker gesellschaftlich zu verankern, wurde 2015 das „Gesetz zur Stärkung der Gesundheitsförderung und der Prävention“ (Präventionsgesetz [PrävG]) verabschiedet (Altgeld, 2018). Das Risiko für das Auftreten von nicht ansteckenden „Volkskrankheiten“ wie Depression, Diabetes, Herz-Kreislauf-Erkrankungen und starkem Übergewicht soll dadurch weiter verringert werden. Das Gesetz schreibt auch die Weiterentwicklung von Früherkennungsuntersuchungen vor. Kernpunkt des Gesetzes ist die Prävention und Gesundheitsförderung in den Lebenswelten, also dort, wo Menschen ihre Zeit verbringen - z. B. in Kindertagesstätten, Schulen, Unternehmen oder Pflegeheimen. Durch eine gesundheitsfördernde und präventive Gestaltung der Lebenswelten lassen sich jene Menschen besser erreichen, die Angebote bislang kaum nutzen.

In § 20 Abs. 4 Nr. 1 des Fünften Sozialgesetzbuches (SGB V) werden für die individuelle, verhaltensbezogene Prävention und die betriebliche Gesundheitsförderung im Leitfaden Prävention die folgenden Handlungsfelder (siehe Tabelle 43.4) und Gesundheitsziele (siehe Tabelle 43.5) beschrieben, die von den Krankenkassen finanziert werden.

Die Mittel im Gesundheitsbereich sind begrenzt, sodass Kosten- und Nutzenbewertungen von Präventionsmaßnahmen eine immer wichtigere Rolle spielen. Plamper et al. (2018) geben eine ausgezeichnete Übersicht zu den Verfahren und Methoden, die zur ökonomischen Evaluation von Präventionsmaßnahmen angewendet werden (z. B. Kosten-Nutzen-Analyse, Kosten-Effektivitäts-Analyse, Kosten-Nutzwert-Analyse). Diese Verfahren und Methoden können dazu beitragen, die zu erwartenden Kosten einer Präventionsmaßnahme abzuschätzen und Kostenträger in ihren Entscheidungen zu unterstützen.

In Deutschland wurden 2017 weniger als 4 % der Gesundheitsausgaben für Prävention und Gesundheitsschutz aufgewendet (Plamper et al., 2018). 2019 gaben die Gesetzlichen Krankenkassen (GKV) für Gesundheitsförderung und Prävention 631 Millionen Euro aus, dies entsprach 8.64 Euro je ver-

Tabelle 43.4: Handlungsfelder und Präventionsprinzipien nach § 20 Abs. 4 Nr. 1 SGB V

Handlungsfeld	Präventionsprinzipien
Bewegungsgewohnheiten	Reduzierung von Bewegungsmangel durch gesundheitssportliche Aktivität, Vorbeugung und Reduzierung spezieller gesundheitlicher Risiken durch geeignete verhaltens- und gesundheitsorientierte Bewegungsprogramme
Ernährung	Vermeidung von Mangel- und Fehlernährung, Vermeidung und Reduktion von Übergewicht
Stressmanagement	Multimodales Stress- und Ressourcenmanagement, Förderung von Entspannung
Suchtmittelkonsum	Förderung des Nichtrauchens, gesundheitsgerechter Umgang mit Alkohol bzw. Reduzierung des Alkoholkonsums

Tabelle 43.5: Spezifische Gesundheitsziele im Bereich der Gesundheitsförderung und Prävention nach § 20 Abs. 3 SGB V

Bereiche	Ziele
Diabetes mellitus Typ II	Erkrankungsrisiko senken, Erkrankte früh erkennen und behandeln
Brustkrebs	Mortalität vermindern, Lebensqualität erhöhen
Rauchen	Tabakkonsum reduzieren
Gesund aufwachsen	Frühe Hilfen, Lebenskompetenz, Bewegung, Ernährung
Gesundheitliche Kompetenz	Souveränität der Patient:innen stärken
Depressive Erkrankungen	Verhindern, früh erkennen, nachhaltig behandeln
Gesund älter werden	Autonomie erhalten (z. B. gesellschaftliche Teilhabe stärken, körperliche Aktivität und Mobilität fördern), gute gesundheitliche, psychosoziale und pflegerische Versorgung*
Alkoholkonsum	Konsum reduzieren

Anmerkung: * Bundesministerium für Gesundheit (2012)

sicherter Person. Im Bereich der individuellen verhaltensbezogenen Prävention förderten sie rund 1.8 Millionen Teilnahmen an Präventionskursen (225 Millionen Euro). Gefördert wurden vor allem Bewegungsangebote (68 %) und Maßnahmen zur Stressbewältigung (29 %; MDS, 2020).

43.5 Handlungsfelder im Bereich der Prävention psychischer Störungen

Der Markt psychologischer präventiver Interventions- und Förderprogramme ist sehr unübersichtlich. Nachfolgend sollen exemplarisch einige präventive Interventions- und Förderprogramme, überwiegend aus dem Bereich primärer Prävention bei Kindern und Jugendlichen, ausführlicher dargestellt werden. Diese Zielgruppe deshalb, da Prävention vor allem dann wirksam und kostengünstig zu sein scheint, je früher sie einsetzt. Dies zeigen insbesondere Studien von James Heckman, Nobelpreisträger für Wirtschaftswissenschaften im Jahr 2000:

> Frühe Erziehung, Lernerfahrungen und körperliche Gesundheit von der Geburt bis zum fünften Lebensjahr haben großen Einfluss auf den gesellschaftlichen Erfolg oder Misserfolg. Der wirtschaftlich optimale Zeitpunkt für die Entwicklung dieser Fähigkeiten und Fertigkeiten liegt in den ersten Lebensjahren, wenn die entwicklungsfördernde Bildung am effektivsten ist. Die Herausforderungen von heute sind immens – Rekordraten bei den Schulabbrechern, ein Mangel an Hochschulabsolventen, steigende Raten von Übergewicht und chronischen Krankheiten, zunehmende Kriminalität und eine wachsende Unterschicht. [...] Die Ergebnisse der Forschung beweisen, dass Förderung und Prävention der frühkindlichen Entwicklung lebenslang andauern und kosteneffizienter sind als spätere Interventionen. Es ist an der Zeit, in vorausschauende Lösungen für künftige Generationen zu investieren, während wir uns weiterhin um die Probleme von heute kümmern. (Heckman et al., 2013)

Das von Lohaus und Domsch (2021) herausgegebene Buch *Psychologische Förder- und Interventionsprogramme für das Kindes- und Jugendalter* bietet eine sehr gute Entscheidungshilfe zur Auswahl geeigneter Programme und Interventionen, da die wichtigsten deutschsprachigen, präventiven Verfahren für alle Problembereiche ausgewählt und beschrieben wurden (siehe Tabelle 43.6). Insgesamt 101 Programme werden nach einem einheitlichen Schema vorgestellt: Auf einen kurzen Steckbrief folgen die Beschreibung der Zielgruppe, der Rahmenbedingungen, des Konzepts und des Ablaufs sowie der Materialien und vor allem der Befunde zur Wirksamkeit. Zentrale Auswahlkriterien für die einbezogenen Programme war das Vorliegen einer deutschsprachigen Dokumentation, insbesondere eines Manuals, da nur dadurch eine problemlose Nutzung im deutschen Sprachraum möglich ist, und dass eine wissenschaftliche Evaluation stattgefunden hat.

Insgesamt ist jedoch zu betonen, dass im deutschsprachigen Raum bezüglich der Wirksamkeit der Programme ein Mangel an systematischen Effektivitätsstudien zu verzeichnen ist. Finden sich Effekte, sind sie meist eher klein bis moderat (Beelmann et al., 2014). Oftmals fehlen Kontrollgruppen, ausreichend große Stichproben und längere Follow-up-Zeiträume – gerade im Präventionsbereich sind aber Nachkontrollen über mehrere Jahre notwendig, um die lebenspraktische Validität der Interventionen zu untermauern. Für weitere Studien wäre auch eine dezidiertere Überprüfung der zugrunde liegenden Wirkmechanismen von Interesse, um eine Aussage darüber treffen zu können, welche Programmelemente bei welchen Kindern effektiv sind (Lohaus & Domsch, 2021).

Tabelle 43.6: Anzahl psychologischer Förder- und Interventionsprogramme für das Kindes- und Jugendalter pro Förderungsbereich (nach Lohaus & Domsch, 2021)

Förderbereich	Ansatzpunkte der Intervention	Anzahl der Programme*
I. Externalisierendes Problemverhalten	Aggression; Bullying; Hyperkinetische Störung	13 (4; 4; 5)
II. Internalisierendes Problemverhalten	Depression; Ängste	11 (6; 5)
III. Lern- und Leistungsverhalten	Sprache; Kognition; Konzentration und Aufmerksamkeit; Lesen und Rechtschreibung; Rechnen; Autismus-Spektrum	22 (3; 3; 5; 3; 4; 4)
IV. Gesundheit, Lebenskompetenzen	Stressbewältigung; Lebenskompetenzen; Soziale Kompetenz; Emotionale Kompetenz; Prävention Substanzmissbrauch; digitale Medienkompetenz Cyberbullying	23 (3; 5; 5; 4; 4; 2)
V. Körperliche Probleme	Gewichtsregulation; Schlafregulation; chronische Erkrankungen	15 (5; 4; 6)
VI. Kritische Lebensereignisse	Psychische Erkrankung eines Elternteils; Tod, Trennung, Scheidung der Eltern; Traumatische Ereignisse	8 (2; 4; 2)
VII. Erziehungskompetenzen	Elterntraining; weitere Bereiche	9 (6; 3)

Anmerkung: *Gesamtanzahl pro Förderbereich und in Klammern Anzahl pro Störung/Problem

43.5.1 Kindesalter

Die Primärprävention im Säuglingsalter bezieht sich vor allem auf Probleme seitens der Mütter, die im Rahmen der Schwangerenberatung und der Vorsorgeuntersuchungen angesprochen werden (z. B. Gefahren mütterlichen Alkoholkonsums und des Rauchens; Betreuung von Frühgeburten; Ernährung des Säuglings und der Mutter). Im *Kindesalter* kommen dann Programme zur Behandlung von kognitiven Entwicklungsdefiziten aufgrund von Sinnesfunktionsstörungen und Maßnahmen zur Förderung bei Entwicklungs-, Lern- und emotionalen Problemen zum Einsatz (Petermann, 2012). Vor allem Elterntrainings gewinnen an Bedeutung, da kindorientierte Programme meist erst ab acht Jahren erfolgversprechend sind.

In westlichen Industriegesellschaften leiden bis zu 20 % der Kinder und Jugendlichen unter psychischen Störungen, die die Betroffenen, deren Familien und deren soziales Umfeld belasten und somit eine hohe gesellschaftliche Relevanz besitzen (siehe Kapitel 34). Die langfristigen negativen Konsequenzen bringen erhebliche gesellschaftliche Kosten mit sich (z. B. direkte Kosten für psychotherapeutische und psychiatrische Interventionen, indirekte Kosten für die oft verminderten Leistungen in Schule und Beruf). Dazu kommt die erhöhte Wahrscheinlichkeit von Delinquenz, Alkohol- und Drogenabhängigkeit und sexuellem Risikoverhalten (O'Connell et al., 2009). Viel zu oft erfolgt aufgrund unzureichender Versorgungsstrukturen keine adäquate Behandlung kindlicher psychischer Störungen. Die Vorbeugung langfristiger Beeinträchtigungen sowie die Etablierung entsprechender Präventionsprogramme, wie z. B. Erziehungskompetenzkurse für Eltern, sollten aus den genannten Gründen Ziel eines jeden Gesundheitssystems sein (Hahlweg & Schulz, 2018).

Die Entstehung von psychischen Problemen im Kindesalter ist multifaktoriell bedingt, d. h., sowohl biologische als auch psychosoziale Risikofaktoren spielen eine wichtige Rolle (O'Connell et al., 2009). Für die Prävention von Verhaltensstörungen im Kindesalter mithilfe von Erziehungskompetenzkursen sind vor allem solche empirisch gesicherten psychologischen Faktoren von entscheidender Bedeutung, die prinzipiell zu verändern sind, wie inkonsistentes und bestrafendes Erziehungsverhalten, negative familiäre Kommunikationsmuster, Partnerschaftskonflikte und psychische Störungen der Eltern (z. B. depressive Störungen oder Alkoholabhängigkeit). Eine Reduktion zumindest der familiären Risikovariablen durch möglichst frühzeitige präventive Interventionen bereits im frühen Kindesalter erscheint dringend geboten: Je früher interveniert wird, desto größer ist auch die Chance, dass sich das Verhalten nicht bereits stabilisiert und chronifiziert hat (Heckman et al., 2013). Als ein Beispiel für ein solches Erziehungskompetenzprogramm soll im Folgenden das Triple P vorgestellt werden (siehe Kapitel 32).

Triple P (Positive Parenting Program). Das Triple P (Sanders et al., 2014) wurde in den 1980er Jahren an der University of Queensland (Australien) unter der Leitung von Matthew Sanders und seiner Arbeitsgruppe entwickelt. Es ist das international am weitesten verbreitete und am umfangreichsten untersuchte Elterntraining. Triple-P-Kurse werden in 58 Ländern genutzt und die notwendigen Materialien sind in 22 Sprachen übersetzt worden. Circa 150 000 Trainer:innen wurden bisher weltweit ausgebildet und pro Jahr nehmen Millionen Familien an einem Triple-P-Kurs teil.

Triple P ist ein präventiv orientiertes Elternprogramm und richtet sich an Eltern von Kindern im Alter von 0 bis 16 Jahren. Im Sinne eines Mehrebenenansatzes werden spezifische Trainingsprogramme entsprechend dem Belastungsgrad der Familie und ihren speziellen Umständen angeboten. Es umfasst fünf Ebenen (Level) der Intervention, auf denen Eltern sich Unterstützung suchen können. Die Ebenen variieren in ihrer Unterstützungsintensität, denn eine der Grundannahmen von Triple P ist, dass nicht jede Familie dasselbe Ausmaß an Unterstützung- und Beratungsbedarf hat. Die Ebenen reichen von Primärprävention durch die breitflächige Streuung von Erziehungsinformationen (Level 1) bis hin zu intensiver Betreuung in indizierten Settings (z. B. bei verhaltensgestörten Kindern).

Triple P wird ferner in Einzel- und Gruppenform angeboten, als Selbsthilfekurs mit oder ohne Trainerkontakte per Telefon offeriert und stellt mehrere spezifische Programme bereit, wie *Stepping Stones Triple P* (für Eltern von Kindern mit einer geistigen Behinderung), *Work Place Triple P* (für Eltern, die sich um eine möglichst reibungslose Vereinbarung von Familie und Beruf kümmern), *Baby Triple P* oder *Lifestyle Triple P* (für Eltern übergewichtiger Kinder).

Die wesentlichen Formate sind: (1) Informationskampagne im Sinne einer Bereitstellung von Informationsmaterial und Kontaktmöglichkeiten mit populationsweiter Verbreitung, (2) individuelle Kurzberatung mit einem oder beiden Elternteilen in vier wöchentlichen Sitzungen à 15 bis 30 Minuten, (3) individuelles Training in Einzel- oder Familiensitzungen mit wöchentlichen Sitzungen à 60 bis 90 Minuten über 8 bis 15 Wochen und (4) Gruppentraining mit fünf bis zwölf Eltern(-paaren) mit vier zweistündigen wöchentlichen Sitzungen sowie mit vier darauffolgenden individuellen Telefonkontakten mit dem:der Trainer:in (von je 20 Minuten). Die Sitzungen werden von lizenzierten regionalen Trainer:innen durchgeführt. Die Koordinierung der Ausbildung der Trainer:innen und die Kursvermittlung erfolgt durch „Triple P Deutschland" (www.triplep.de).

Das Triple P ist ein verhaltensorientiertes Training, welches auf sozialen Lernprinzipien basiert. Die vermittelten Methoden fußen auf sozialen Lernmodellen der Eltern-Kind-Interaktion, wodurch Lernmechanismen zur Entstehung und Aufrechterhaltung dysfunktionaler Verhaltensweisen in der Familie identifiziert werden, sozialen Informationsverarbeitungsmodellen, welche die einflussreiche Rolle elterlicher Kognitionen und Attributionen auf das Erziehungsverhalten betonen sowie Forschung in kindlicher Verhaltenstherapie und -analyse, Entwicklungspsychologie und Psychopathologie, insbesondere im Hinblick auf Vulnerabilitäts- und Resilienzfaktoren für spätere Verhaltensauffälligkeiten.

Es gibt viele schriftliche Materialien (zu erhalten über www.triplep.de). Die „Kleinen Helfer" können auf jeder Ebene zur Unterstützung herangezogen werden oder auf Ebene 1 und 2 auch eigenständig ausgeteilt werden. Es handelt sich dabei um eine Loseblatt-Sammlung, die für verschiedene Altersstufen (Säuglinge [z.B. ständiges Schreien, Fremdeln], Kleinkinder [anderen wehtun, Wutanfälle], Kindergartenkinder [Trennungsängste, Aufräumen], Grundschulkinder [Hausaufgaben, Mobbing] und Teenager [Alkohol, Schule schwänzen]) besonders typische Erziehungsthemen behandeln. Es gibt jeweils zehn bzw. zwölf „Kleine Helfer" pro Altersgruppe. Auch kann Filmmaterial mitbenutzt werden: Ein Beispiel ist die DVD „Überlebenshilfe für Eltern mit Kindern bis 12", die Ideen und Anregungen der Broschüre „Positive Erziehung" anhand von Beispielen illustriert.

Abhängig von der Art des Kurses werden den Eltern begleitende Triple-P-Übungsbücher zur Verfügung gestellt. Beim Selbststudium werden ein entsprechendes Elternbuch oder Videodarstellungen (DVDs) verwendet, zudem stellt Triple P ein umfassendes Online-Angebot zur Verfügung. Bestandteil der Gruppen- und Selbststudienkurse sind in der Regel Telefonkontakte mit dem:der Trainer:in. Trainer:innen verfügen über ein Trainingsmanual (spezifisch für das durchgeführte Level) und entsprechende Medien (DVDs oder Videos). Inzwischen gibt es auch eine Online-Version dieses Elterntrainings, das in einer randomisierten Studie mit Eltern von Kindern mit Problemen im Sozialverhalten auf seine Wirksamkeit geprüft wurde (Turner et al., 2018).

Triple P ist das am umfassendsten evaluierte Elternprogramm, da es die größte Zahl gut kontrollierter Studien in verschiedenen Ländern und Kontexten vorweisen kann. Bisher sind 385 empirische Studien veröffentlich worden, davon 180 randomisiert-kontrollierte Studien (RCTs). Es zeigten sich überwiegend signifikante, kurzfristige (Prä-Post-)Effektstärken für soziales, kognitives und emotionales kindliches Verhalten ($d = 0.47$), elterliches Erziehungsverhalten ($d = 0.58$), elterliche Zufriedenheit ($d = 0.52$), elterliche psychische Belastung ($d = 0.34$) und partnerschaftliche Zufriedenheit ($d = 0.23$; Sanders et al., 2014).

In Deutschland konnten Hinweise darauf gefunden werden, dass das Programm als universell eingesetztes Training bis zu 10 Jahre nach der Intervention noch positive Effekte aufweist (Hahlweg & Schulz, 2018). Ziel der Studie war die Überprüfung der 10-Jahres-Wirksamkeit des Triple-P-Elterntrainingsprogramms als universelle Präventionsmaßnahme aus Mütter-, Väter- und Jugendlichensicht. Zum Prä-Zeitpunkt wurden $N = 477$ Familien über Kindertagesstätten in Braunschweig rekrutiert und zufällig der Kontrollgruppe (KG) oder dem Triple-P-Elterntraining (TP) zugewiesen. 77 % der Familien nahmen das TP-Angebot an (T+), 23 % lehnten eine Teilnahme ab (T–). Die 10-Jahres-Wirksamkeit konnte mit einer multimethodalen diagnostischen Batterie an N = 361 Familien überprüft werden (Rücklauf: 76 %). Ergebnisse: Die differenzielle Analyse der T+, T– und KG ergab aus Sicht der T+-Mütter im Vergleich zur KG eine Reduktion des kindlichen Problemverhaltens und eine Steigerung ihrer Partnerschaftszufriedenheit auf niedrigem Effektstärke-Niveau. In Bezug auf die Prävalenzraten zeigten sich im Vergleich zu Prä nach 10 Jahren bei der T+-Gruppe mit 5 % die geringsten und bei der T--Gruppe die stärksten Zuwächse (33 %). Bei den T+-Vätern hingegen zeigte sich eine Verbesserung ihres Erziehungsverhaltens. Aus Jugendlichensicht ergaben sich keine bedeutsamen Effekte. Die Ergebnisse unterstützen – allerdings nur aus Sicht der T+-Mütter – die langfristige Wirksamkeit des Triple-P-Gruppenprogramms als universelle Maßnahme zur Prävention kindlicher Verhaltensprobleme.

43.5.2 Jugendliche und junge Erwachsene

Präventive Maßnahmen bei Jugendlichen und jungen Erwachsenen setzen vorwiegend bei deren möglichen Risikoverhaltensweisen an (z.B. Drogenkonsum; Alkohol, Rauchen; Suizidprävention; Schwangerschaftsverhütung; sexuell übertragbare Krankheiten; Adipositas; Förderung der Lebenskompetenz). Methodisch kommen hier vor allem Trainings zur Verbesserung der Kommunikation, Stressbewältigung, Problemlösung oder Verbesserung emotionaler Kompetenz zum Einsatz (Petermann, 2012).

LARS & LISA (Lust an realistischer Sicht und Leichtigkeit im sozialen Alltag). Leichte depressive Verstimmungen bis hin zu schweren depressiven Störungen gehören zu den häufigsten psychischen Erkrankungen bei Kindern und Jugendlichen (siehe Kapitel 27.1). Im Vorschulalter sind ca. 1 % der Kinder und im Grundschulalter ca. 2 % betroffen. Aktuell erkranken etwa 9 % aller Jugendlichen zwischen 12 und 17 Jahren an einer Depression (Pössel, 2019). Depressive Störungen greifen stark in den Lebensvollzug ein, beeinträchtigen vor allem die Bereiche Schule und Beruf sowie Sozialkontakte und erhöhen in bedeutsamer Weise das Risiko für suizidale Handlungen. Suizide zählen im Jugendalter zu den häufigsten Todesursachen. Suizidale Gedanken sind ein Symptom der Depression: Bei Jugendlichen besteht bei Depression ein bis zu 20-fach erhöhtes Risiko für suizidales Verhalten (Suizidversuch/vollendeter Suizid). Jungen versterben im Vergleich zu Mädchen dreimal so häufig durch Suizid, Hauptrisikogruppe für Suizidversuche sind hingegen Mädchen und junge Frauen. Neben psychischen Erkrankungen sind ein früherer Suizidversuch, Erfahrungen mit diesem Thema im Freundes- und Familienkreis und negative Lebensereignisse weitere Risikofaktoren für Suizidalität. Die Suizidalität sollte immer ernst genommen und angesprochen werden (Ihle et al., 2012).

Das Trainingsprogramm *LARS & LISA* von Pössel und Hautzinger (2022) ist ein kindzentriertes, universelles Präventionsprogramm für 12- bis 17-jährige Haupt- und Realschüler:innen (vor allem im achten Schuljahr). Das Trainingsprogramm bietet sechs Module (siehe Kasten), in denen verschiedene kognitive und soziale Kompetenzen entwickelt und geübt werden können, die den Jugendlichen helfen sollen, mit den Belastungen des Alltags leichter fertig zu werden. Das Training beinhaltet wissenschaftlich fundierte kognitiv-verhaltenstherapeutische Elemente, die sich im praktischen Kontext bewährt haben.

Module des Trainingsprogramms LARS & LISA (Pössel & Hautzinger, 2022)

1. Das Programm – Ziele und Inhalte
2. Eigene Ziele setzen
3. Wechselwirkung von Gedanken, Gefühlen und Verhalten
4. Realitäts-Check
5. Selbstsicheres Verhalten
6. Kontakt aufnehmen

Ziel ist es, die Lebenskompetenzen zu stärken, Resilienzen und Emotionsregulation zu fördern und dadurch zu einer gelingenden und gesunden Lebensführung von Jugendlichen beizutragen. Primäres Ziel ist es, eine langfristige Verbesserung der psychischen Gesundheit Jugendlicher zu ermöglichen. Das Programm wird in 10 Doppelstunden (à 90 Minuten) mit idealerweise 6 bis 12 Teilnehmenden, einmal pro Woche im Klassenverband in geschlechtshomogenen Gruppen innerhalb des normalen Unterrichtes von geschulten Fachkräften (Lehrkräfte, Psycholog:innen, Sozialpädagog:innen, Pädagog:innen) der Schule durchgeführt. Das Programm wurde in mehreren Kontrollgruppenstudien (RCTs) evaluiert, wobei sich für die Interventionsgruppen im Vergleich zu den Kontrollgruppen niedrigere Depressionsraten auch bis zu einem Jahr nach dem Training zeigten (Pössel, 2019).

43.5.3 Erwachsenenalter

Präventive Interventionen zielen auch auf die Bereiche, die schon oben genannt wurden, wie Drogenkonsum, Rauchen, Stressbewältigung, vor allem am Arbeitsplatz, soziale Kompetenz, Ernährung, Bewegung, Unfallverhütung oder Mutterschaftsvorsorge (Petermann, 2012).

Partnerschaft und Familie sind in diesem Lebensabschnitt von hoher Relevanz für die Lebenszufriedenheit der Familienangehörigen. In allen Umfragen zur Lebenszufriedenheit stehen Partnerschaft und Familie als zentrale Faktoren des Wohlbefindens an erster Stelle, gefolgt von Gesundheit, Beruf oder Einkommen. Jedoch nimmt die Zufriedenheit mit der Beziehung bei vielen Paaren kontinuierlich ab, sodass in der Bundesrepublik Deutschland die Scheidungsrate ca. 40 % beträgt, wobei die Trennungsrate unverheirateter Paare viel höher ist. In der Hälfte der Scheidungen sind minderjährige Kinder betroffen (Hahlweg & Richter, 2010).

Viele von Scheidung oder Trennung betroffene Partner:innen klagen über psychische und physische Störungen, z. B. Abhängigkeitserkrankungen, affektive Störungen, Angststörungen, ungünstigere somatische Krankheitsverläufe, erhöhten Blutdruck sowie koronare Herzerkrankungen. Kinder aus konfliktreichen (Scheidungs-)Familien zeigen im Vergleich zu Kindern aus intakten Familien vielfältige Verhaltensauffälligkeiten, ein geringeres Selbstwertgefühl, Beziehungsprobleme mit Gleichaltrigen und eine schlechtere psychische sowie physische Gesundheit. Diese Auffälligkeiten können bis ins Erwachsenenalter bestehen bleiben und zu weiteren Problemen führen wie zu einem niedrigeren Schul- und Berufsabschluss, häufigerer Straffälligkeit, erhöhtem Alkoholkonsum und einem erhöhten Risiko, später selbst geschieden zu werden (Hahlweg & Richter, 2010).

EPL: Ein Partnerschaftliches Lernprogramm. Die geschilderte Sachlage begründet die Notwendigkeit umfassender präventiver Maßnahmen zur Verringerung von Ehe-, Partnerschafts- und kindlichen psychischen Störungen. Frühzeitige Prävention (wenn das Paar noch glücklich ist oder sich in einem frühen Konfliktstadium befindet) kann eine Möglichkeit sein, diesen ungünstigen Entwicklungen effektiv vorzubeugen. Der EPL-Kurs wurde im Sinne universeller Prävention entwickelt und ist in fünf Einheiten gegliedert, die systematisch aufeinander aufbauen (Job et al., 2014). In den ersten zwei Einheiten steht das Vermitteln und Einüben von neun grundlegenden Kommunikations- und Problemlösefertigkeiten im Mittelpunkt. Anhand von typischen Fehlern werden den Paaren Verhaltensweisen bewusst gemacht, die ihre Kommunikation erschweren könnten. Daraus werden beziehungsfördernde Kommunikationsregeln für die sprechende Person (z. B. „Ich-Sätze", beim Thema bleiben) und für die zuhörende Person (z. B. aufnehmendes Zuhören, Zusammenfassen) abgeleitet und intensiv in Rollenspielen eingeübt (siehe Kapitel 18). Die Teilnehmer:innen lernen im Zweiergespräch mit ihrem:ihrer eigenen Partner:in positive wie negative Gefühle und Wünsche konkret und in angemessener Form zu äußern, Probleme und Meinungsverschiedenheiten in fairer Weise anzugehen und – wenn möglich – zu lösen. In den darauffolgenden Einheiten werden dann die erlernten Fertigkeiten an speziellen Themenkreisen angewandt und eingeübt (siehe Kapitel 18). Im Einzelnen versuchen die Paare, einen ihrer Konflikte zu lösen (dritte Einheit) sowie sich darüber auszutauschen, welche Erwartung sie an ihre Partnerschaft haben (vierte Einheit) und wie sie sich ihre erotische und sexuelle Begegnung vorstellen (fünfte Einheit). Im Zentrum jeder Sitzung steht jeweils das Paargespräch.

Bei Präventionsprogrammen ist vor allem die *Langzeiteffektivität* von großem Interesse. Leider gibt es hier auch international fast keine Studien, da – wenn überhaupt – meist nur Ein-Jahres-Katamnesen durchgeführt wurden. Nur in Deutschland wurden bisher längere Katamnesen von bis zu 25 Jahren durchgeführt. Thurmaier et al. (1999) konnten in einer Fünf-Jahres-Follow-up-Studie an insgesamt 64 Paaren, die am Ehevorbereitungskurs EPL teilgenommen hatten, zeigen, dass die EPL-Paare im Verlauf aller Nacherhebungen mehr positive und weniger negative Kommunikation aufwiesen als die Vergleichspaare (n=32), die entweder eine andere, zeitlich ähnlich aufwändige oder keine Intervention erhielten. Die Partner:innen waren im Mittel 27,5 Jahre alt, kannten sich durchschnittlich 3,5 Jahre und wollten kirchlich heiraten. Nach 25 Jahren wurde eine weitere Katamnese durchgeführt (Engl et al., 2019). Nach fünf und 25 Jahren hatten die EPL-Paare eine signifikant niedrigere Scheidungsrate (4 %/5 %) als die Paare der Vergleichsgruppe (24 %/26 %;

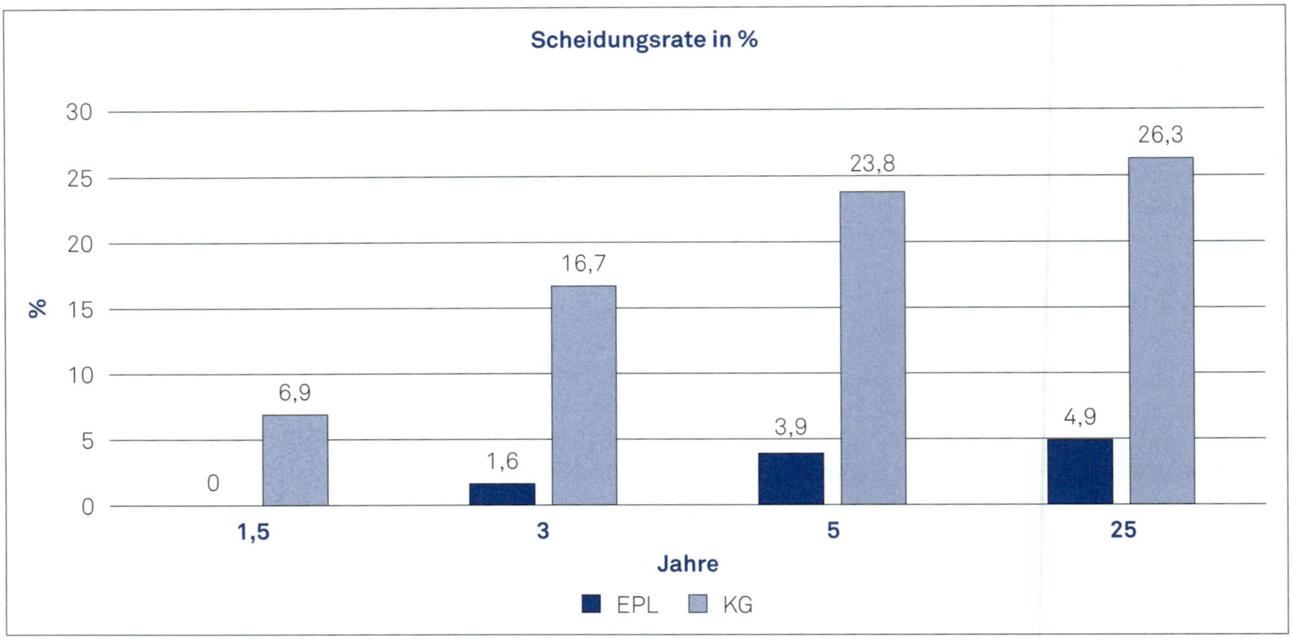

Abbildung 43.1: Scheidungsraten bei Paaren der EPL- und Vergleichsgruppe (KG) in den 1,5-, den 3-, den 5- und 25-Jahres-Nachkontrollen (nach Engl et al., 2019)

siehe Abbildung 43.1). Nach 25 Jahren gaben ca. 60 % der Partner:innen an, die im EPL-Training vermittelten Sprecher:innen- und Zuhörer:innen-Kommunikationsregeln noch oft bzw. sehr oft im Alltag zu benutzen; über 98 % würden das EPL weiterempfehlen.

In einer anderen Studie im Sinne indizierter Prävention wurden $N=67$ Paare mit einer Partnerschaftsdauer von mindestens drei Jahren, von denen 70 % unzufrieden mit ihrer Beziehung waren, zufällig der Teilnahme am EPL oder einer Kontrollgruppe ohne Intervention zugeordnet. Die Teilnehmenden waren im Durchschnitt 48 Jahre alt und seit 10 Jahren verheiratet. In einem 11-Jahres-Follow-up zeigte sich, dass die EPL-Paare eine Scheidungsrate von 26 % aufwiesen, im Unterschied zu 56 % in der Vergleichsgruppe, die die Teilnahme am EPL aus verschiedenen Gründen abgelehnt hatten (Hahlweg & Richter, 2010). In einer weiteren, unkontrollierten Studie an $N=62$ Paaren konnten die Ergebnisse der oben genannten Studie repliziert werden, nach 11 Jahren zeigte sich eine Scheidungsrate von 20 %.

Insgesamt sind die Ergebnisse hinsichtlich der Effektivität des EPL-Trainingsprogramms bezüglich der Reduktion der Scheidungsraten erfolgversprechend. Der Prävention von Partnerschaftsproblemen sollte ein deutlich größerer Stellenwert im Public-Health-Bereich zukommen als dies aktuell der Fall ist.

43.5.4 Höheres Lebensalter

Das Ziel von Präventionsprogrammen im höheren Lebensalter ist vor allem, die funktionelle Unabhängigkeit und aktive Lebensgestaltung zu erhalten, z. B. durch die Förderung körperlicher Aktivität und des Muskelaufbau, durch Sturzprävention, durch die Förderung angemessenen Ernährungsverhaltens sowie durch die Früherkennung von Depression, Krebs, Herz-Kreislauf-Erkrankungen, Diabetes und die Steigerung kognitiver Funktionen in Frühphasen von Demenzerkrankungen (Petermann, 2012).

43.5.5 Generationenübergreifend: Alkoholismus

43.5.5.1 Epidemiologische Daten

Deutschland zählt im internationalen Vergleich zu den Ländern mit einem sehr hohen Alkoholkonsum (Peacock et al., 2018; siehe Kapitel 25). 2019 betrug der durchschnittliche Pro-Kopf-Verbrauch von Reinalkohol im Alter ab 15 Jahren 10.2 Liter (John et al., 2022). In einer in Deutschland durchgeführten repräsentativen Befragung von Personen im Alter von 18 bis 64 Jahren gaben 71 % (also 36.1 Millionen Personen) an, innerhalb der letzten 30 Tage Alkohol getrunken zu haben (Rauschert et al., 2022). 22 % der Alkoholkonsument:innen gaben an, riskante Alkoholmengen zu konsumieren, wobei sich keine signifikanten Unterschiede zwischen Frauen (23 %) und Männern (21 %) zeigten, 33 % berichten von mindestens einer Episode des Rauschtrinkens (Frauen: 23 %, Männer: 42 %; siehe Kapitel 25).

Dieser hohe Alkoholkonsum ist mit einer Vielzahl *gesundheitlicher, sozialer und volkswirtschaftlicher Folgen* verbunden. Betroffen ist dabei nicht nur die trinkende Person selbst (z. B. hohe alkoholbedingte Morbidität und Mortalität), sondern auch das soziale Umfeld (z. B. in Familie, Schule, Beruf und im Straßenverkehr) und der Sozialstaat (z. B. durch Belastungen der Versicherungsträger). Die volkswirtschaftlichen Kosten des (schädlichen) Alkoholkonsums in Deutschland werden aktuell auf 57 Milliarden Euro geschätzt (Effertz, 2020). Um diese gravierenden individuellen und gesellschaftlichen Schäden zu verhindern oder zu reduzieren, sind Präventionsmaßnahmen erforderlich.

43.5.5.2 Richtwerte riskanten Alkoholkonsums

Grundsätzlich gilt, dass das individuelle Risiko, gesundheitliche Schäden zu erleiden oder anderen Leid zuzufügen, mit der Menge des konsumierten Alkohols steigt. Zur Verringerung der Krankheitsrisiken empfiehlt die Deutsche Hauptstelle für Suchtfragen (DHS, 2022) die *Einhaltung der Grenzwerte* für einen risikoarmen Alkoholkonsum (siehe den folgenden Kasten und Tabelle 43.7). Darüber hinaus stellt auch bei geringen durchschnittlichen Alkoholkonsummengen ein mindestens einmal im Monat stattfindendes Rauschtrinken ein erhöhtes Risiko dar (das heißt für Männer 60 g und für Frauen 48 g oder mehr Reinalkohol zu einer Trinkgelegenheit). Die DHS empfiehlt weiterhin an wenigstens zwei bis drei Tagen in der Woche ganz auf Alkohol zu verzichten (DHS, 2022; Kiefer et al., 2022). Umstritten ist, ob derartige Empfehlungen auch zu einer Verminderung des Alkoholkonsums führen (Babor et al., 2005).

Konsumklassen (Kiefer et al., 2022)

- „Risikoarmer Konsum“ (bis 24 g Reinalkohol pro Tag für Männer, bis 12 g pro Tag für Frauen)
- „Riskanter Konsum“ (mehr als 24 g Reinalkohol pro Tag für Männer, mehr als 12 g pro Tag für Frauen)
- „Gefährlicher Konsum“ (mehr als 60 g bis 120 g Reinalkohol pro Tag für Männer, mehr als 40 g bis 80 g pro Tag für Frauen)
- „Hochkonsum“ (mehr als 120 g Reinalkohol pro Tag für Männer, mehr als 80 g pro Tag für Frauen)
- „Episodisches Rauschtrinken“ (Frauen: Konsum von mindestens 4 alkoholischen Getränken von je 12 g Reinalkohol zu einer Trinkgelegenheit; Männer: Konsum von mindestens 5 alkoholischen Getränken von je 12 g Reinalkohol zu einer Trinkgelegenheit)

Tabelle 43.7: Alkoholgehalt von Getränken

Getränkeart	Menge (Liter)	Alkoholgehalt (in %)	Alkoholmenge (in g)
Bier	0.5	ca. 5	ca. 20
Wein	0.2	ca. 12	ca. 20
Sekt	0.1	ca. 12	ca. 10
Likör	0.04	ca. 30	ca. 10
Wodka	0.04	ca. 40	ca. 13

43.5.5.3 Verhaltensprävention

Verhaltensprävention zielt darauf ab, den Einzelnen zu einem geringeren Alkoholkonsum oder einem Verzicht zu bewegen bzw. individuelle Risikofaktoren für einen riskanten und schädlichen Konsum zu reduzieren bzw. ganz auszuschalten.

Als wichtigste Zielgruppe in der Prävention schädlichen Alkoholkonsums gelten Jugendliche, aber auch Kinder und junge Erwachsene. Denn erstens ist der Alkoholkonsum Jugendlicher in Deutschland weit verbreitet. So ergab z. B. die Drogenaffinitätsstudie der Bundeszentrale für gesundheitliche Aufklärung (BZgA) aus dem Jahr 2019, dass 63 % der 12- bis 17-Jährigen bereits Alkohol getrunken haben und 9 % regelmäßig Alkohol konsumieren. Von Rauscherfahrungen innerhalb der letzten 30 Tage berichten 15 % der Jugendlichen, während rund 4 % bereits (für Erwachsene) gesundheitlich riskante Alkoholmengen konsumieren (Orth & Merkel, 2020).

Und zweitens stellt epidemiologischen Studien zufolge das Alter zwischen 15 und Anfang 20 eine *Hochrisikophase* für die Entwicklung einer Alkoholstörung dar. Wer in diesen Lebensjahren sehr viel Alkohol trinkt, hat ein erhöhtes Risiko, später gesundheitliche Folgeerkrankungen und/oder eine Alkoholabhängigkeit zu entwickeln (Wittchen et al., 2008). Des Weiteren steht der Konsum von Alkohol im Jugendalter in Zusammenhang mit gesundheitlichen Risiken sowie Beeinträchtigungen der gesunden Entwicklung des Gehirns (Meruelo et al., 2017). Außerdem ist der Konsum von Alkohol im Jugendalter mit psychischen Beschwerden assoziiert (Brownlie et al., 2019). Soziodemografische Merkmale und Faktoren aus der frühen Kindheit scheinen eine bedeutsame Rolle bezüglich des jugendlichen Konsumverhaltens zu spielen. Familiäre Faktoren (z. B. negative Eltern-Kind-Beziehung), elterliche Faktoren (z. B. Substanzmissbrauch, schlechte Beziehungsqualität) aber auch kindliche Faktoren (z. B. Verhaltensauffälligkeiten) erwiesen sich schon in der frühen Kindheit als potenzielle Risikofaktoren für den späteren Alkohol- und Drogenkonsum (Maggs et al., 2008).

Es gibt eine Vielzahl von Verhaltenspräventionsprogrammen für Kinder, Jugendliche und junge Erwachsene, auch in Deutschland, vor allem *schul- und familienbasierte* Programme, aber auch eine Kombination beider (*multimodale* Programme) sowie Interventionen bei *Studierenden* und bei *Notfallaufnahmen in Kliniken* im Zusammenhang mit einer Alkoholvergiftung (*Komasaufen*; Korczak, 2018; Kraus et al., 2018). Außerdem gibt es viele Initiativen in *Medien*, die von Aufklärungskampagnen und Gegenwerbung über Warnhinweise auf alkoholischen Getränken bis zu Empfehlungen zum risikoarmen Konsum reichen (Babor et al., 2005).

Außerdem wird zwischen Programmen unterschieden, die speziell auf den Alkoholkonsum gerichtet sind *(spezifisch)*, und suchtpräventive Lebenskompetenzprogramme, die die Alkoholthemen nur am Rande oder gar nicht behandeln *(unspezifisch)*. Ziel dieser Programme ist es, Kinder, Jugendliche und junge Erwachsene für das Thema Alkohol zu sensibilisieren, das Einstiegsalter für den Alkoholkonsum zu erhöhen oder auf einen vollständigen Alkoholverzicht hinzuwirken sowie die Entwicklung schädlicher Konsumgewohnheiten zu verhindern. Lebenskompetenzprogramme basieren auf dem Schutz- und Risikofaktorenmodell und versuchen, persönliche und soziale Fähigkeiten als wichtige Schutzfaktoren für schädlichen Alkoholkonsum zu fördern. Inhaltlich geht es um eine Verbesserung der Problemlösefähigkeit, der Förderung von Kreativität und kritischem Denken, der Fähigkeit zur Emotionsregulation und Stressbewältigung sowie Empathie und Kommunikationsfähigkeit. Wichtige Themen gerade auch im Hinblick auf den Alkoholkonsum sind das Widerstehen bei Angeboten in der Werbung sowie der Umgang mit Gruppendruck, z. B. Alkohol bei bestimmten Gelegenheiten zu konsumieren (Bühler, 2016).

Während früher Aufklärung und Abschreckung im Vordergrund standen, stehen heute sozialkognitive und systemische Ansätze, Schutz- und Risikofaktorenmodelle sowie Lebenskompetenz-Ansätze im Vordergrund. Kraus et al. (2018) beschreiben in ihrer „Bestandsaufnahme" 42 schulische Präventionsprogramme, überwiegend aus dem deutschsprachigen Raum. Ausgewählt wurden Programme, die ausreichend dokumentiert und strukturiert waren. Kraus et al. verweisen zunächst auf die Vorteile schulischer Prävention; zum einen haben gleichaltrige Peers eine große Bedeutung für den eigenen Alkoholkonsum, zum anderen sind die Kinder und Jugendlichen in der Schule leicht zu erreichen. Deutlich wird in der Bestandsaufnahme die große Vielfalt der Programme hinsichtlich der theoretischen und konzeptionellen Ausrichtung, der Ziele und Themen, der Altersgruppen, der Dauer insgesamt und einzelner Sitzungen, des Einsatzes von Medien, des Personals, des Settings und der Beteiligung der Eltern sowie der Finanzierung. Allein aus Deutschland werden von ihnen 20 Programme beschrieben: Aktive Teens, Alk Spaß vorbei, ALK-Parcours, BASS, Fit ohne Sprit, Gesunde Schule, IPSY, Klar bleiben, KlarSicht, Klasse2000, Kribbeln, Lieber schlau als blau (siehe Kasten), PEP, REBOUND, Saufen lernen, Sucht-Werkstatt, SuPrA, Tom & Lisa, Was geht, WhatsAlk (für eine ausführliche Beschreibung siehe Kraus et al., 2018).

„Lieber schlau als blau – für Jugendliche. Ein Präventionsprogramm für die Schule" (Lindenmeyer & Rost, 2008)

Im Mittelpunkt steht ein Trinkexperiment, in dem Jugendliche nach entsprechender Vorbereitung unter sicheren Bedingungen die Möglichkeit haben, ihre Annahmen zur Wirkung von Alkohol auf ihre Konzentrationsfähigkeit, ihre Stimmung und ihr Sozialverhalten zu überprüfen.

Zielsetzung: Verantwortungsvoller Umgang mit Alkohol, Sensibilisierung für einen risikoarmen Alkoholkonsum.

Zielgruppe: Idealerweise Jugendliche, die bereits erste Erfahrungen mit Alkohol gesammelt haben.

Alter: ab 14 Jahren. Bei Jugendlichen unter 18 Jahren ist das Einverständnis der Eltern erforderlich.

Multiplikatorenkonzept: Durchführung durch geschulte Lehrkräfte oder andere pädagogische Fachkräfte.

Ablauf:

- *Elternabend* mit Informationen über die Programminhalte und zum Einholen der Zustimmung der Eltern über die Teilnahme ihres Kindes.
- *Vorbereitung:* Befragung der Jugendlichen zum derzeitigen Alkoholkonsum, Durchführung eines Konzentrationstests im nüchternen Zustand, Erfragung der Wirkungserwartung, Besprechung von Einzelheiten zum Trinkexperiment.
- *Durchführung des Trinkexperiments* außerhalb der Schule: die Jugendlichen trinken in einem geschützten Rahmen; Messung des Atemalkoholspiegels, Überprüfung der Auswirkungen des Alkohols auf ihre Konzentrationsfähigkeit und auf ihre Stimmung und ihr Sozialverhalten. Es gelten die gesetzlichen Bestimmungen für das Trinken von Alkohol bei Jugendlichen unter 18 Jahren; Alkoholart und Höchstmengen sind stark limitiert. Das Trinken von Alkohol ist bei Jugendlichen im Alter von 14 und 15 Jahren nur im Beisein der Eltern erlaubt.
- *Auswertung in drei Unterrichtseinheiten (UE):*
  UE1: individuelle Rückmeldung über ihren derzeitigen Umgang mit Alkohol und Rückmeldung über die Ergebnisse des Trinkexperimentes;
  UE2: Erstellung eigener zukünftiger Regeln im Umgang mit Alkohol, eigener Trinknormen;
  UE3: Erarbeiten von Vorsichtsmaßnahmen für kritische Trinksituationen, Umgang mit Gruppendruck;
  Zwischen den Unterrichtseinheiten erhalten die Jugendlichen „Hausaufgaben" mit Information, Übertragung der Informationen auf die eigene Person.
- *Evaluation:* Drei und sechs Monate nach der Teilnahme an dem Programm.

Ergebnisse einer kontrollierten Studie: Die Ergebnisse einer Kontrollgruppenstudie mit Schülerinnen und Schülern der 9. und 10. Klasse ($N = 725$) mit einer Drei- und Sechs-Monats-Katamnese deuten darauf hin, dass das Programm bedeutsame Veränderungen des Alkoholkonsums bewirken kann. Unter den Jugendlichen, die am Programm teilnahmen, gab es einen geringeren Anteil an Rauschtrinker:innen und einen höheren Anteil an Nichttrinker:innen innerhalb der letzten 90 Tage (Lindenmeyer et al., 2014).

Akzeptanz des Programms: Aufgrund von Ängsten und Unsicherheiten hinsichtlich möglicher Haftungsrisiken und Verletzungen der Aufsichtspflichten beim Trinkexperiment erwies es sich als schwierig, Schulen für die Teilnahme zu gewinnen. Im Gegensatz dazu war es relativ einfach, Eltern zur Zustimmung zu dem Programm zu bewegen und die Jugendlichen zur Teilnahme zu motivieren.

Eine Methode, die in vielen Präventionsmaßnahmen zum Einsatz gelangt, auch in schulischen Programmen und bei jungen Erwachsenen, ist das Motivational Interviewing (MI; Miller & Rollnick, 2015; siehe Kapitel 25). Dabei handelt es sich um kurze Interventionen, insbesondere bei Menschen mit Risikofaktoren oder bereits riskantem Alkoholkonsum.

Das Motivational Interviewing basiert auf den Prinzipien der humanistischen Psychologie (siehe Kapitel 5) und hat zum Ziel, Menschen zu motivieren und dabei zu unterstützen, ihr gesundheitsschädliches Verhalten zu ändern. Während das Motivational Interviewing sich in vielen Bereichen des Gesundheitssystems als erfolgreich erwiesen hat (siehe Kapitel 42), sind die Erfolge bei der Alkoholprävention eher gering und nur kurzfristig nachweisbar (Foxcroft et al., 2016; Korczak, 2018).

Es gibt eine Reihe von *Reviews* und *Metaanalysen über die Effektivität* verhaltenspräventiver Programme. So kommen z. B. Babor et al. (2005) aufgrund ihrer umfassenden Übersicht zu „Erziehungs- und Aufklärungssituationen", in der Studien zu Medieninitiativen sowie Programme an Schulen und Hochschulen betrachtet werden, zu der Schlussfolgerung, dass die „Wirksamkeit dieser Programme im besten Fall gering und meist nur von geringer Dauer" ist (S. 216). Die meisten der vorhandenen Programme sind nicht evaluiert, und diejenigen, die evaluiert wurden, erfüllen nicht die methodischen Anforderungen. Trotzdem sind solche Programme weit verbreitet und erfreuen sich großer Beliebtheit. Bei dem Buch von Babor et al. (2005) handelt es sich zwar um einen „Klassiker" der Alkoholprävention mit einem klaren Plädoyer für verhältnispräventive Maßnahmen, allerdings sind in den letzten Jahren vermehrt Effektivitätsstudien erschienen, die zumindest eine gewisse Korrektur seiner Schlussfolgerungen nahelegen.

Korczak (2018) hat 74 *internationale Studien* mit Kindern, Jugendlichen und jungen Erwachsenen (bis 25 Jahre) ausgewertet und kommt zu dem Ergebnis, dass die Programme wirksam sind, allerdings sind die Effekte gering und nur kurzfristig nachweisbar. Der Autor weist auf die zahlreichen Bias und Limitationen hin, die eine Bewertung der Ergebnisse sehr schwierig machen, und kommt abschließend zu einem ernüchternden Fazit: „Bei Betrachtung der erzielten Ergebnisse der Interventionen stellt sich die gesundheitspolitische Frage, ob die erheblichen Aufwendungen vieler Präventionsprogramme die letztlich nur in wenigen Studien zu beobachtenden primären geringen und zumeist kurzfristigen Outcome-Effekte legitimieren" (S. 38).

In einem weiteren Review haben Kraus et al. (2018) 21 *internationale Effektivitätsstudien* zu insgesamt 11 schulischen Programmen ausgewertet. In fast allen Studien konnte die Effektivität zumindest zu einem gewissen Grad und mit Einschränkung auf einzelne Outcome-Merkmale nachgewiesen werden. Auch Kraus et al. (2018) weisen auf eine Vielzahl methodischer Einschränkungen hin.

In einer Metaanalyse zur Wirksamkeit suchtpräventiver schulischer Lebenskompetenzprogramme hat Bühler (2016) 13 kontrollierte (randomisierte und nichtrandomisierte) *Studien aus Deutschland* untersucht. Es handelt sich dabei um acht Programme (die nicht nur den Alkoholkonsum thematisieren, sondern auch den Konsum von Tabak und illegalen Drogen). Für den Alkoholkonsum zeigen sich signifikante Effekte für die Lebenszeitprävalenz und den aktuellen Konsum zum Zeitpunkt nach der Intervention und eine Verringerung des Risikos für einen frühzeitigen Konsum. Es fehlt allerdings der Nachweis langfristiger Effekte. Bühler (2016) schlussfolgert, dass die Lebenskompetenzförderung ein effizientes Instrument einer umfassenderen Präventionsstrategie ist.

Aufgrund der geringen *methodischen Qualität* der meisten Studien ist eine abschließende Bewertung schwierig.

1. Zunächst einmal stellt die große Heterogenität der untersuchten Programme eine erhebliche Einschränkung dar. Gezielte Vergleiche und die Ermittlung von Wirkfaktoren sind damit kaum möglich.
2. Eine weitere große Schwäche besteht darin, dass meist nur Post-Erhebungen stattfanden und keine langfristigen Effekte untersucht wurden. Erforderlich sind Langzeitstudien.

Darüber hinaus bestehen weitere Einschränkungen der Aussagekraft, denn es gibt

3. meist keine repräsentativen Stichproben, was die Generalisierbarkeit der Ergebnisse sehr schwierig macht, geringe externe Validität,
4. meist keine randomisierten Stichproben,
5. hohe Drop-out-Raten,
6. eine Heterogenität bei den Outcome-Variablen,
7. eine geringe Standardisierung der Programme,
8. eine geringe interne Validität aufgrund der meist fehlenden Kontrolle weiterer Wirkfaktoren und
9. einen Mangel an Metaanalysen.

43.5.5.4 Verhältnisprävention

Im Gegensatz zur Verhaltensprävention versucht die *Verhältnisprävention* durch eine Veränderung der gesellschaftlichen Rahmenbedingungen und der Schaffung gesundheitsfördernder Lebens- und Umweltbedingungen riskanten und schädlichen Alkoholkonsum zu reduzieren oder zu beseitigen. Aufgrund des Zusammenhangs zwischen dem Pro-Kopf-Konsum in einer Gesellschaft und dem Anteil stark trinkender Personen bzw. dem Ausmaß alkoholbedingter Erkrankungen ist anzunehmen, dass eine Verringerung des Gesamtkonsums auch zu einem Rückgang der Prävalenz starker Trinker:innen und damit auch zu einem Rückgang alkoholbezogener Schäden führt (Skog, 1985). Nach Babor et al. (2005) sind die folgenden Maßnahmen besonders effektiv:

1. Einschränkung der Verfügbarkeit: gesetzliches Mindestalter für den Kauf alkoholischer Getränke, staatliches Monopol des Einzelhandels, Einschränkung der Verkaufszeiten, Einschränkung der Verkaufsdichte,
2. hohe Alkoholsteuern,
3. Verringerung des Alkoholkonsums im Straßenverkehr: zufällige, verdachtsfreie Blutalkohol- und Atemluftkontrollen, niedrige BAK-Grenzwerte, Führerscheinentzug bei Alkohol am Steuer, niedrige BAK-Grenzen für jugendliche Fahrer:innen („Null-Toleranz") und Stufenfahrerlaubnis für Fahranfänger:innen.

Einschränkung der Verfügbarkeit, Besteuerung und Strafverfolgung sind demnach wirkungsvolle Maßnahmen. Erziehungsprogramme, Konsumempfehlungen und Regulierung des Alkoholkonsums im öffentlichen Raum zeigen demgegenüber nur geringe Effekte. Kurzinterventionen für Menschen mit einem Hochkonsum werden als effektiv bewertet. Zu einem ähnlichen Ergebnis kommt die Weltgesundheitsorganisation (WHO, 2021). Danach sind die drei wirkungsvollsten und kostengünstigsten Maßnahmen zur Prävention und Verringerung von Schäden durch Alkohol *(Best Buys)*:

1. Erhöhung der Steuern auf alkoholische Getränke (Reduktion der Nachfrage),
2. Beschränkung der Verfügbarkeit durch gesetzgeberische Maßnahmen (z.B. Jugendschutzbestimmungen, Beschränkung der Verkaufszeiten),
3. Verbot von Werbung und Marketing (Beeinflussung der Nachfrage).

In der *Oslo Declaration* („Osloer Erklärung") auf der 9. Europäischen Konferenz zur Alkoholpolitik vom 17. Juni 2022 haben eine Reihe europäischer, auch deutscher Organisationen und Verbände einen gemeinsamen Aufruf zu politischen Maßnahmen zur Eindämmung von Alkoholschäden in Form von sieben Forderungen formuliert (Oslo Declaration, 2022). In diesen Forderungen wird u.a. gefordert, die „evidenzbasierten WHO Best Buys und SAFER-Empfehlungen umzusetzen, die sich auf den Preis, die Verfügbarkeit und die Vermarktung von Alkohol konzentrieren" (S. 2). Es bleibt abzuwarten, in welchem Umfang die einzelnen Mitgliedsländer diese Forderungen umsetzen.

Im wissenschaftlichen und politischen Diskurs scheint Einvernehmen darüber zu bestehen, dass verhältnispräventive Maßnahmen den verhaltenspräventiven überlegen sind, sie sind effektiver, kostengünstiger, relativ leicht zu implementieren und gesellschaftlich in weiten Teilen akzeptiert (Babor et al., 2005; Chisholm et al., 2018; Korczak, 2018; Oslo Declaration, 2022). Im Gegensatz zu verhaltenspräventiven Maßnahmen werden diese in Deutschland aber bisher nur sehr zögerlich für die Prävention des Alkoholkonsums eingesetzt (Kraus et al., 2005).

Anzumerken ist allerdings, dass die Wirksamkeit verhältnispräventiver Maßnahmen viel schwerer zu evaluieren ist. Während sich die Effekte verhaltenspräventiver Programme in randomisiert-kontrollierten Studien überprüfen lassen, ist dies für verhältnispräventive Maßnahmen nicht möglich. Politische Maßnahmen lassen sich in einem kontrollierten Experiment kaum überprüfen, denn die vielfältigen Einflussfaktoren lassen sich nicht kontrollieren (Bühler et al., 2021). Häufig werden unkontrollierte Prä-Post-Studien sowie internationale Vergleiche durchgeführt. Damit ist die Aussagekraft derartiger Studien insgesamt stark eingeschränkt. Hinzu kommt, dass sich die Befürworter:innen verhältnispräventiver Maßnahmen in ihrer Bewertung auf ältere Studien berufen. In den letzten Jahren haben sich die Konzepte verhaltenspräventiver Maßnahmen gewandelt, außerdem gibt es eine Reihe neuerer Reviews und Metaanalysen.

43.5.5.5 Fazit

Bei diesen beiden sehr unterschiedlichen Präventionsansätzen – Verhaltensprävention und Verhältnisprävention – handelt es sich nicht um Gegensätze, sondern um sich ergänzende Maßnahmen. Besonders wirkungsvoll zur Verringerung des Alkoholkonsums scheint eine Kombination beider Ansätze zu sein (Schwarz & Goecke, 2021), wobei verhältnispräventive Maßnahmen als eine Voraussetzung für effektive und nachhaltige verhaltenspräventive Maßnahmen angesehen werden (DHS, 2021). So führen z.B. höhere Preise für Alkohol gepaart mit einer restriktiveren Verfügbarkeit von Alkohol zu einer höheren Wirksamkeit von an einzelnen Personen ausgerichteten Maßnahmen.

Präventive Maßnahmen sollten weiterhin über einen längeren Zeitraum und nachhaltig und nicht nur punktuell und projektbezogen angelegt sein sowie evidenzbasiert und kostengünstig. Evidenzbasiert bedeutet, dass die Maßnahmen erstens empirisch überprüft und effektiv sein müssen, zweitens von Expert:innen zur Erreichung der Ziele als sinnvoll angesehen werden und drittens eine breite gesellschaftliche Akzeptanz haben. Weiterhin sollten die Maßnahmen leicht umsetzbar sein.

Der Stand der Forschung zur Prävention riskanten und schädlichen Alkoholkonsums lässt sich wie folgt zusammenfassen:

1. Besteuerung, Einschränkung der Verfügbarkeit und Strafverfolgung sind wirkungsvolle verhältnispräventive Maßnahmen, wobei Preiserhöhungen am effektivsten sind, insbesondere bei Jugendlichen und denjenigen, die häufig Alkohol konsumieren.
2. Verhaltenspräventive Programme, die auch auf eine Stärkung von Lebenskompetenzen abzielen, sollten vermehrt zur Anwendung kommen.
3. Der Einbezug von Peers und Eltern in Programme für Kinder, Jugendliche und junge Erwachsene scheint sich positiv auszuwirken.
4. Die methodische Qualität der Effektivitätsstudien ist gering. Vor allem ist es erforderlich, langfristige Effekte in Langzeitstudien zu untersuchen.

Während Verhaltensprävention vor allem auf Kinder, Jugendliche und junge Erwachsene fokussiert, ist die Zielgruppe verhältnispräventiver Maßnahmen die gesamte Bevölkerung. Eine Bevölkerungsgruppe, deren Alkoholkonsum besonders hoch ist und die eine besondere Vulnerabilität für gesundheitliche Schäden hat, sind ältere Menschen. Diese Gruppe sollte mehr in den Fokus präventiver Maßnahmen rücken (Behrendt, 2020).

Weiterhin gibt es zwei Orte, an denen Menschen mit riskantem Konsum gut zu erreichen sind und für die mittlerweile eine Reihe selektiver und indikativer Präventionsmaßnahmen existieren: am Arbeitsplatz in Betrieben und Verwaltungen (Wienemann & Wartmann, 2021) und in der medizinischen Basisversorgung in Kliniken und in der ambulanten ärztlichen Versorgung (z.B. *Alkohol? Kenn dein Limit;* BZgA, 2021).

Zudem stellt sich die Frage, warum verhältnispräventive Maßnahmen, die doch kostengünstig und leicht umzusetzen wären, so schwer durchsetzbar und sogar unerwünscht sind. Sie schränken zum einen die Freiheit des Menschen ein, enorme Steuereinnahmen würden verloren gehen, außerdem möchten Lobbyist:innen den Status quo aufrechterhalten. Auch ist der Alkoholkonsum fest in unserer Gesellschaft und Kultur integriert.

43.6 Ausblick

Präventiven Maßnahmen und Programmen liegen ein bestimmtes Menschenbild, bestimmte Vorstellung über die Entstehung psychischer und psychosomatischer Störungen und über bestimmte Gütekriterien zugrunde. Grundlage und Schwerpunkt dieses Kapitels war die kognitiv-behaviorale Perspektive (Lerntheorie, kognitive Modelle, Vulnerabilitäts-Stress-Modell, Risiko- und Schutzfaktorenmodell, biopsychosozialer Ansatz; siehe Kapitel 2). Darüber hinaus ist das Kapitel der Evidenzbasierung verpflichtet (Nachweis der Wirksamkeit und Sicherheit präventiver Ansätze). Es gibt auch andere Modelle wie den psychodynamischen (Taubner & Aguilar-Raab, 2022), den systemischen (Hafen, 2005) oder den humanistischen Ansatz (Kriz, 2017), die hier aber nicht dargestellt werden können. Zumindest erwähnt werden soll hier aber das Buch „Psychodynamische Prävention psychischer Störungen" von Taubner und Aguilar-Raab (2022), in dem eine große Anzahl psychodynamisch orientierter Programme vorgestellt wird. Bei diesen Programmen handelt es sich überwiegend um verhaltensorientierte Programme, die zwar die ganze Lebensspanne umfassen, ihren Schwerpunkt aber in den frühen Lebensjahren haben, von einem Angebot für werdende Eltern über Programme, die das Baby- und Krippenalter betreffen, bis hin zu Angeboten für die Vor- und Grundschulzeit. Die Programme fokussieren auf die Verbesserung von psychischen Funktionen und Strukturen (Strukturfokus), auf Inhalte, die als konflikthaft erlebt werden (Konfliktfokus), sowie auf die Vermeidung der Weitergabe von psychischen Problemen der Eltern an ihre Kinder (Transmissionsfokus). Die Wirksamkeit der meisten der dargestellten Programme ist durch quasiexperimentelle und randomisiert-kontrollierte Studien sowie Metaanalysen belegt.

Wie sieht die Zukunft präventiver Maßnahmen aus? Hierzu folgen nun einige abschließende ethische Überlegungen insbesondere für den Bereich *Prävention somatischer Erkrankungen*. In den letzten Jahrzehnten haben sich besonders im medizinischen Bereich die Grenzen zwischen primärer und sekundärer Krankheitsprävention durch zunehmend feinere Diagnosemethoden und die Einführung der präventiven bzw. prädiktiven Gendiagnostik immer mehr verwischt.

Grenzwertabsenkungen. Sehr problematisch sind zunächst einmal die stetigen Grenzwertabsenkungen der *Werte im Normalbereich* zu bewerten, z. B. bei den Hauptrisikofaktoren für chronische Erkrankungen (Übergewicht: BMI; ungünstige Blutfettwerte: LDL-Cholesterin, Triglyzeride; Bluthochdruck). Nach den 2019 verschärften Leitlinien der jeweiligen Fachgesellschaften für normalen Blutdruck (Normotonie: 120 systolisch/80 dyastolisch mmHg) und LDL-Normcholesterin (116 mg/dl) ist weit mehr als die Hälfte der erwachsenen deutschen und europäischen Bevölkerung aus präventivmedizinischer Sicht *risikobehaftet* oder direkt behandlungsbedürftig.

> Damit geht eine ebenso stetige Ausweitung von aus medizinischer Sicht zu beobachtenden und/oder zu behandelnden *Risikopatientinnen und -patienten* einher. Weitgehend unklar sind soziale wie ethische Konsequenzen solcher Pathologisierung und die damit einhergehende Medikalisierung gewöhnlicher Lebensweisen und Lebenserfahrungen durch ausgeweitete Definitionen dessen, was *krank* bedeutet. (Franzkowiak, 2022a, S. 18)

Prädiktive Gendiagnostik. Der heutige Fokus auf verhaltens- und verhältnispräventiver Früherkennung und Frühbehandlung könnte bald von der Suche nach (vermeintlich) riskanten Genotypen und Biomarkern abgelöst werden, denn seit mehr als zwei Jahrzehnten rückt die prädiktive Medizin mit der neuartigen Möglichkeit genetischer Diagnostik in den Vordergrund (Stichwort „Personalisierte Medizin"). Unter prädiktiver genetischer Diagnostik versteht man zum einen die Identifikation von genetischen Krankheitsveranlagungen (Dispositionen), die sich erst später im Leben realisieren. Zum anderen die Anpassung von Behandlungsstrategien und Medikamenten an den molekular definierten Subtyp einer Krankheit und ggf. an den Genotyp von (Gruppen von) Patientinnen (Kollek & Trojan, 2017). Es droht eine Verlagerung von Beratung und Früherkennung in genetische Detektion und entsprechend prekäre Lebensvoraussagen.

> Durch *genetische Prädiktion* entsteht ein neuer Patientenstatus des *potenziell Kranken* mit derzeit unabsehbaren Konsequenzen. Gesundheit wird zukünftig vermutlich individuell wie gesellschaftlich wesentlich an das Wissen um genetisch bedingte Dispositionen gebunden sein. Aufgrund der komplexen Risikostruktur genetischer Informationen treffen molekulare Medizin und *Präzisions-Public Health* auch auf Angst und Skepsis. Ihre zum Großteil probabilistischen, d. h. Wahrscheinlichkeiten abbildenden Ergebnisse und Prognosen, können zur Gefährdung der Privatsphäre und des Rechtes auf informationelle Selbstbestimmung, zu Stigmatisierungen und Diskriminierungen auf unterschiedlichsten Ebenen (Arbeitswelt, soziale und private Lebenssicherung) und gegenüber unterschiedlichsten Gruppen führen (genetisches Screening von Ungeborenen, Träger von *Behinderungs-Markern*). (Franzkowiak, 2022a, S. 19)

Insbesondere zum Thema „Prädiktive Gendiagnostik" erscheint eine verstärkte, breite gesellschaftliche Diskussion unbedingt notwendig.

Literatur

Altgeld, T. (2018). Entstehung und Wirkung des Präventionsgesetzes. In K. Hurrelmann, M. Richter, T. Klotz & S. Stock (Hrsg.), *Referenzwerk Prävention und Gesundheitsförderung* (5. Aufl., S. 465–476). Bern: Hogrefe.

Babor, T., Caetano, R., Casswell, S., Edwards, G., Giesbrecht, N., Graham, K. et al. (2005). *Alkohol: Kein gewöhnliches Konsumgut. Forschung und Alkoholpolitik*. Göttingen: Hogrefe.

Becker, P. (1982). *Psychologie der seelischen Gesundheit. Theorien, Modelle, Diagnostik* (Bd. 1). Göttingen: Hogrefe.

Beelmann, A., Pfost, M. & Schmitt, C. (2014). Prävention und Gesundheitsförderung bei Kindern und Jugendlichen. Eine Meta-Analyse der deutschsprachigen Wirksamkeitsforschung. *Zeitschrift für Gesundheitspsychologie, 22,* 1–14. https://doi.org/10.1026/0943-8149/a000104

Behrendt, S. (2020). Research is needed to understand substance use disorders in old adulthood. *Addiction, 115,* 600–602. https://doi.org/10.1111/add.14811

Brownlie, E., Beitchman, J.H., Chaim, G., Wolfe, D.A., Rush, B. & Henderson, J. (2019). Early adolescent substance use and mental health problems and service utilization in a school-based sample. *Canadian Journal of Psychiatry, 64*(2), 116–125. https://doi.org/10.1177/0706743718784935

Bühler, A. (2016). Meta-Analyse zur Wirksamkeit deutscher suchtpräventiver Lebenskompetenzprogramme. *Kindheit und Entwicklung, 25*(3), 175–188. https://doi.org/10.1026/0942-5403/a000202

Bühler, A., Thrul, J. & Gomes de Matos, E. (2021). Evidenzbasierte Alkoholprävention – Was empfiehlt die Wirksamkeitsforschung? Ergebnisse der BZgA-Expertise zur Suchtprävention 2020. *Bundesgesundheitsblatt, Gesundheitsforschung, Gesundheitsschutz, 64*(6), 737–746. https://doi.org/10.1007/s00103-021-03342-9

Bundesministerium für Gesundheit. (2012). *Nationales Gesundheitsziel Gesund älter werden.* Verfügbar unter: https://www.bundesgesundheitsministerium.de/fileadmin/Dateien/5_Publikationen/Praevention/Broschueren/Broschuere_Nationales_Gesundheitsziel_-_Gesund_aelter_werden.pdf

Bundespsychotherapeutenkammer. (2021). *Arbeitsunfähigkeit und Frührenten aufgrund von psychischen Erkrankungen.* Verfügbar unter: https://www.bptk.de/arbeitsunfaehigkeit-und-fruehrenten-aufgrund-von-psychischen-erkrankungen

Bundeszentrale für gesundheitliche Aufklärung (BZgA). (Hrsg.). (2021). *Alkoholkonsum bei Patientinnen und Patienten ansprechen. Ärztliches Manual zur Prävention und Behandlung von riskantem, schädlichem und abhängigem Konsum.* Verfügbar unter: https://shop.bzga.de/pdf/32021000.pdf

Caplan, G. (1964). *Principles of preventive psychiatry*. New York: Basic Books.

Chisholm, D., Moro, D., Bertram, M., Pretorius, C., Gmel, G., Shield, K. et al. (2018). Are the „Best Buys“ for alcohol control still valid? An update on the comparative cost-effectiveness of alcohol control strategies at the global level. *Journal of Studies on Alcohol and Drugs, 79*(4), 514–522. https://doi.org/10.15288/jsad.2018.79.514

Deutsche Hauptstelle für Suchtfragen. (2021). *Alkoholprävention: Verhaltens- und verhältnispräventive Maßnahmen zusammen denken und auf politischer Ebene konsequent und nachhaltig gestalten, Anhörung im Ausschuss für Gesundheit zum Thema „Alkoholpräventionsstrategie“.* (Stellungnahme der DHS). Verfügbar unter: https://www.dhs.de/fileadmin/user_upload/pdf/dhs-stellungnahmen/Stellungnahme_DHS_Alkoholpraevention_Gesundheitsausschuss.pdf

Deutsche Hauptstelle für Suchtfragen. (2022). *Alkohol – Risiken.* Verfügbar unter: https://www.dhs.de/suechte/alkohol/risiken

Deutsche Rentenversicherung Bund. (2021). *Psychische Erkrankungen häufigste Ursache für Erwerbsminderung.* Verfügbar unter: https://www.deutsche-Rentenversicherung.de/Bund/DE/Presse/Pressemitteilungen/pressemitteilungen_archive/2021/2021_11_30_psych_erkrankungen_erwerbsminderung.html

Effertz, T. (2020). Die volkswirtschaftlichen Kosten von Alkohol- und Tabakkonsum in Deutschland. In Deutsche Hauptstelle für Suchtfragen (Hrsg.), *DHS Jahrbuch Sucht 2020* (S. 225–234). Lengerich: Pabst Science Publishers.

Egger, M., Razum, O. & Rieder, A. (2017). *Public Health Kompakt*. Berlin: De Gruyter. https://doi.org/10.1515/9783110466867

Engl, J., Thurmaier, F. & Hahlweg, K. (2019). Prävention von Scheidung: Ergebnisse einer 25-Jahres Follow-up Studie. *Verhaltenstherapie, 29,* 85–96. https://doi.org/10.1159/000489094

Ferrucci, L., Izmirlian, G., Leveille, S., Phillips, C.L., Corti, M.C., Brock, D.B. et al. (1999). Smoking, physical activity, and active life expectancy. *American Journal of Epidemiology, 149*(7), 645–653. https://doi.org/10.1093/oxfordjournals.aje.a009865

Foxcroft, D.R., Coombes, L., Wood, S., Allen, D., Almeida Santimano, N.M. & Moreira, M.T. (2016). Motivational interviewing for the prevention of alcohol misuse in young adults. *The Cochrane Database of Systematic Reviews, 7*(7), CD007025. https://doi.org/10.1002/14651858.CD007025.pub4

Franzkowiak, P. (2022a). Prävention und Krankheitsprävention. In Bundeszentrale für gesundheitliche Aufklärung (Hrsg.), *Leitbegriffe der Gesundheitsförderung und Prävention. Glossar zu Konzepten, Strategien und Methoden.*

Franzkowiak, P. (2022b). Präventionsparadox. In Bundeszentrale für gesundheitliche Aufklärung (Hrsg.), *Leitbegriffe der Gesundheitsförderung und Prävention. Glossar zu Konzepten, Strategien und Methoden.*

Hahlweg, K. & Richter, D. (2010). Prevention of marital instability and couple distress: Results of an 11-year longitudinal follow-up study. *Behaviour Research Therapy, 48,* 377–383. https://doi.org/10.1016/j.brat.2009.12.010

Hahlweg, K. & Schulz, W. (2018). Universelle Prävention kindlicher Verhaltensstörungen durch Elterntrainings: Wirksamkeit nach 10 Jahren aus Sicht von Müttern, Vätern und Jugendlichen. *Zeitschrift für Klinische Psychologie und Psychotherapie, 47*(1), 1–16. https://doi.org/10.1026/1616-3443/a000462

Hafen, M. (2005). Gemeinsamkeiten und Unterschiede von Prävention und Gesundheitsförderung aus systemischer Sicht. In: *Dokumentation der E & C-Konferenz „Sozialraumorientierte Präventionsarbeit mit Kindern und Jugendlichen in benachteiligenden Stadtteilen“* (S. 6–10). Berlin: Sozialpädagogisches Institut.

Heckman, J.J., Pinto, R. & Savelyev, P.A. (2013). Understanding the mechanisms through which an influential early childhood program boosted adult outcomes. *American Economy Review, 103*(6), 2052–2086. https://doi.org/10.1257/aer.103.6.2052

Heinrichs, N., Bodenmann, G. & Hahlweg, K. (2008). *Prävention bei Paaren und Familien.* Göttingen: Hogrefe.

Hurrelmann, K., Richter, M., Klotz, T. & Stock, S. (Hrsg.). (2018a). *Referenzwerk Prävention und Gesundheitsförderung.* (5. Aufl.). Bern: Hogrefe. https://doi.org/10.1024/85590-000

Hurrelmann, K., Richter, M., Klotz, T. & Stock, S. (2018b). Krankheitsprävention und Gesundheitsförderung. In K. Hurrelmann, M. Richter, T. Klotz & S. Stock (Hrsg.), *Referenzwerk Prävention und Gesundheitsförderung.* (5. Aufl., S. 23–34). Bern: Hogrefe. https://doi.org/10.1024/85590-000

Ihle, W., Groen, G., Walter, D., Esser, G. & Petermann, F. (2012). *Depression.* Göttingen: Hogrefe.

Jacobi, F., Höfler, M., Strehle, J., Mack, S., Gerschler, A., Scholl, L. et al. (2014). Psychische Störungen in der Allgemeinbevölkerung: Studie zur Gesundheit Erwachsener in Deutschland und ihr Zusatzmodul Psychische Gesundheit (DEGS1-MH). *Nervenarzt, 85,* 77–87. https://doi.org/10.1007/s00115-013-3961-y

Jamoulle M. (2015). Quaternary prevention, an answer of family doctors to overmedicalization. *International Journal of Health Policy and Management, 4*(2), 61–64. https://doi.org/10.15171/ijhpm.2015.24

Job, A.-K., Engl, J., Thurmaier, F. & Hahlweg, K. (2014). Das Kommunikationstraining „Ein Partnerschaftliches Lernprogramm EPL“ für Paare – Überblick über den Praxis- und Forschungsstand. *Report Psychologie, 39,* 56–66.

John, U., Hanke, M., Freyer-Adam, J., Baumann, S. & Meyer, C. (2022). Alkohol. In Deutsche Hauptstelle für Suchtfragen (Hrsg.), *DHS Jahrbuch Sucht 2022* (S. 33–51). Lengerich: Pabst Science Publishers.

Kiefer, F., Adon, N., Bischof, G., Fricke, E., Hansjürgens, R., Mueller, S. et al. (2022). *Alkoholabhängigkeit.* Hamm: Deutsche Hauptstelle für Suchtfragen. Verfügbar unter: https://www.dhs.de/fileadmin/user_

upload/pdf/Broschueren/Alkoholabhängigkeit_-_Suchmed._Reihe_Band_1.pdf

Kleiber, D. (2012). Prävention und Gesundheitsförderung. In A. Auckenthaler (Hrsg.), *Kurzlehrbuch Klinische Psychologie und Psychotherapie. Grundlagen, Praxis, Kontext* (S. 120–147). Stuttgart: Thieme.

Kollek, R. & Trojan, A. (2017). *Prädiktive Medizin und individualisierte Medizin.* (Bundeszentrale für gesundheitliche Aufklärung). Verfügbar unter: https://leitbegriffe.bzga.de/alphabetisches-verzeichnis/praediktive-medizin-und-individualisierte-medizin

Korczak, D. (2018). *Systematischer Review zur Prävention des Alkoholmissbrauchs bei Kindern, Jugendlichen und jungen Erwachsenen. Ergebnisbericht.* Berlin: GKV-Spitzenverband. Verfügbar unter: https://gp-f.com/de/pdf/Review_Alkohol_Korczak_2018.pdf

Kraus, L., Bloomfield, K., Bühringer, G., Demmel, R., John, U., Mann, K. et al. (2005). Alkoholpolitische Maßnahmen in Deutschland – Wirklichkeit und Möglichkeiten. In T. Babor, R. Caetano, S. Casswell, G. Edwards, N. Giesbrecht, K. Graham et al., *Alkohol: Kein gewöhnliches Konsumgut. Forschung und Alkoholpolitik* (S. 297–312). Göttingen: Hogrefe.

Kraus, L., Seitz, N.N. & Games de Matos, E. (2018). *Bestandsaufnahme schulbasierter Modelle zur Reduktion oder Verhinderung von riskantem Alkoholkonsum bei Kindern, Jugendlichen und jungen Erwachsenen.* Berlin: GKV-Spitzenverband.

Kriz, J. (2017). *Subjekt und Lebenswelt. Personzentrierte Systemtheorie für Psychotherapie, Beratung und Coaching.* Göttingen: Vandenhoeck & Ruprecht. https://doi.org/10.13109/9783666491634

Leppin, A. (2018). Konzepte und Strategien der Prävention. In K. Hurrelmann, M. Richter, T. Klotz & S. Stock (Hrsg.), *Referenzwerk Prävention und Gesundheitsförderung* (5. Aufl., S. 47–55). Bern: Hogrefe.

Li, K., Hüsing, A. & Kaaks, R. (2014). Lifestyle risk factors and residual life expectancy at age 40: A German cohort study. *BMC Medicine, 12,* 59. https://doi.org/10.1186/1741-7015-12-59

Lindenmeyer, J., Hanewinkel, R. & Morgenstern, M. (2014). Evaluation des Alkoholpräventionsprogramms „Lieber schlau als blau – für Jugendliche“: Ergebnisse einer kontrollierten Studie. *Sucht, 60*(5), 269–277. https://doi.org/10.1024/0939-5911.a000331

Lindenmeyer, J. & Rost, S. (2008). *Lieber schlau als blau – für Jugendliche. Ein Präventionsprogramm für die Schule.* Weinheim: Beltz PVU.

Lohaus, A. & Domsch, H. (Hrsg.). (2021). *Psychologische Förder- und Interventionsprogramme für das Kindes- und Jugendalter* (2. Aufl.). Berlin: Springer. https://doi.org/10.1007/978-3-662-61160-9

Mack, S., Jacobi, F., Gerschler, A. Strehle, J., Höfler, M., Busch, M.A. et al. (2014). Self-reported utilization of mental health services in the adult German population – evidence for unmet needs? Results of the DEGS1-Mental Health Module (DEGS1-MH). *International Journal of Methods in Psychiatric Research, 23,* 289–303. https://doi.org/10.1002/mpr.1438

Maggs, J.L., Patrick, M.E. & Feinstein, L. (2008). Childhood and adolescent predictors of alcohol use and problems in adolescence and adulthood in the National Child Development Study. *Addiction, 103*(Suppl. 1), 7–22. https://doi.org/10.1111/j.1360-0443.2008.02173.x

Medizinischer Dienst des Spitzenverbandes Bund der Krankenkassen (MDS). (2020). *Präventionsbericht 2020.* Essen: MDS.

Meruelo, A.D., Castro, N., Cota, C.I. & Tapert, S.F. (2017). Cannabis and alcohol use, and the developing brain. *Behavioural Brain Research, 325*(Part A), 44–50. https://doi.org/10.1016/j.bbr.2017.02.025

Miller, R.W. & Rollnick, S. (2015). *Motivational Interviewing* (3. Aufl.). Freiburg im Breisgau: Lambertus.

Mrazek, P.J. & Haggerty, R.J. (Eds.). (1994). *Reducing risk for mental disorders: Frontiers for preventive intervention research.* Washington, DC: National Academic Press.

Orth, B. & Merkel, C. (2020). *Die Drogenaffinität Jugendlicher in der Bundesrepublik Deutschland 2019. Rauchen, Alkoholkonsum und Konsum illegaler Drogen: Aktuelle Verbreitung und Trends. BZgA-Forschungsbericht.* Köln: Bundeszentrale für gesundheitliche Aufklärung.

O'Connell, M.E., Boat, T. & Warner, K.E. (2009). *Preventing mental, emotional, and behavioral disorders among young people: Progress and possibilities.* Washington, DC: National Academies Press.

Oslo Declaration (Osloer Erklärung). 9. Europäische Konferenz zur Alkoholpolitik. (2022). Verfügbar unter: https://www.alkoholpolitik.de/dokumente/grundsatzpapiere/europa-und-eu?task=download.send&id=323&catid=26&m=0

Peacock, A., Leung, J., Larney, S., Colledge, S., Hickmann, M., Rehm, J. et al. (2018). Global statistics on alcohol, tobacco and illicit drug use: 2017 status report. *Addiction, 113,* 1905–1926. https://doi.org/10.1111/add.14234

Petermann, F. (2012). Prävention. In W. Lutz, U. Stangier, A. Maercker & F. Petermann (Hrsg.), *Klinische Psychologie – Intervention und Beratung* (S. 137–164). Göttingen: Hogrefe.

Plamper, E., Müller, D., Salomon, S. & Stock, S. (2018). Finanzierung und Kosten von Gesundheitsförderung und Prävention. In K. Hurrelmann, M. Richter, T. Klotz & S. Stock (Hrsg.), *Referenzwerk Prävention und Gesundheitsförderung.* (5. Aufl., S. 489–501). Bern: Hogrefe.

Plass, D., Vos, T., Hornberg, C. Scheidt-Nave, C., Zeeb, H. & Krämer, A. (2014). Entwicklung der Krankheitslast in Deutschland. *Deutsches Ärzteblatt, 111,* 629–638.

Pössel, P. (2019). Depression/Suizidalität. In J. Margraf & S. Schneider (Hrsg.), *Lehrbuch der Verhaltenstherapie. Band 3: Psychologische Therapie bei Indikationen im Kindes- und Jugendalter* (2. Aufl., S. 675–696). Heidelberg: Springer.

Pössel, P. & Hautzinger, M. (2022). *Trainingsprogramm zur Prävention von Depressionen bei Jugendlichen: LARS & LISA: Lust an realistischer Sicht und Leichtigkeit im sozialen Alltag.* Göttingen: Hogrefe.

Rauschert, C., Möckl, J., Seitz, N.-N., Wilms, N., Olderbak, S. & Kraus, L. (2022). Konsum psychoaktiver Substanzen in Deutschland. Ergebnisse des Epidemiologischen Suchtsurvey 2021. *Deutsches Ärzteblatt, 119,* 527–534. https://doi.org/10.1055/s-0042-1755998

Sanders, M.R., Kirby, J.N., Tellegen, C.L. & Day, J.J. (2014). The Triple P – Positive Parenting Program: A systematic review and meta-analysis of a multi-level system of parenting support. *Clinical Psychology Review, 34*(4), 337–357. https://doi.org/10.1016/j.cpr.2014.04.003

Schneider, F., Erhart, M., Hewer, W., Loeffler, L.A. & Jacobi, F. (2019). Mortality and medical comorbidity in the severely mentally ill – German registry study. *Deutsches Ärzteblatt International, 116,* 405–411.

Schwarz, T & Goecke, M. (2021). Die bundesweiten Maßnahmen zur Alkoholprävention der Bundeszentrale für gesundheitliche Aufklärung (BZgA). *Bundesgesundheitsblatt, Gesundheitsforschung, Gesundheitsschutz, 64*(6), 671–678. https://doi.org/10.1007/s00103-021-03333-w

Skog, O.J. (1985). The collectivity of drinking cultures: A theory of the distribution of alcohol consumption. *British Journal of Addiction, 80*(1), 83–99. https://doi.org/10.1111/j.1360-0443.1985.tb05294.x

Taubner, S. & Aguilar-Raab, C. (2022). *Psychodynamische Prävention psychischer Störungen. Eine Begründung und Einführung in die Kernkonzepte und Praxisformate.* Stuttgart: Kohlhammer.

Thurmaier, F., Engl, J. & Hahlweg, K. (1999). Eheglück auf Dauer? Methodik, Inhalte und Effektivität eines präventiven Paarkommunikationstrainings. Ergebnisse nach 5 Jahren. *Zeitschrift Klinische Psychologie Psychotherapie, 28,* 54–62. https://doi.org/10.1026//0084-5345.28.1.54

Turner, K.M.T., Baker, S. & Day, J.J. (2018). Technology-assisted delivery of parenting programs. In M.R. Sanders & T.G. Mazzucchelli (Eds.), *The power of positive parenting. Transforming the lives of children, parents, and communities using the Triple P system* (pp. 295–303). New York: Oxford University Press. https://doi.org/10.1093/med-psych/9780190629069.003.0026

Walker, E.R., McGee, R.E. & Druss, B.G. (2015). Mortality in mental disorders and global disease burden implications: A systematic review and meta-analysis. *JAMA Psychiatry, 72,* 334–341. https://doi.org/10.1001/jamapsychiatry.2014.2502

Wienemann, E. & Wartmann, A. (2021). Alkoholprävention am Arbeitsplatz: Aktuelle Konzepte zur betrieblichen Suchtprävention und Suchthilfe. *Bundesgesundheitsblatt, Gesundheitsforschung, Gesundheitsschutz, 64*(6), 688–696. https://doi.org/10.1007/s00103-021-03337-6

Wittchen, H.-U., Behrendt, S., Höfler, M., Perkonigg, A., Lieb, R., Bühringer, G. et al. (2008). What are the high risk periods for incident substance use and transitions to abuse and dependence? Implications for early intervention and prevention. *International Journal of Methods in Psychiatric Research, 17*(Suppl. 1), 16–29. https://doi.org/10.1002/mpr.254

World Health Organization (WHO). (1986). *Ottawa charta*. Genf: WHO.

World Health Organization (WHO). (2012). *Aktionsplan zur Umsetzung der Europäischen Strategie zur Prävention und Bekämpfung nichtübertragbarer Krankheiten (2012*–2016). (WHO. Regionalbüro für Europa). Verfügbar unter: https://apps.who.int/iris/handle/10665/352661

World Health Organization (WHO). (2021). *New WHO Report: Alcohol best buys with second highest return on investment*. Retrieved from https://movendi.ngo/news/2021/12/14/new-who-report-alcohol-best-buys-with-second-highest-return-on-investment

44 Rehabilitation psychischer und neuropsychologischer Störungen

Dolores Claros-Salinas, Rüdiger Nübling, Udo Kaiser & Jürgen Schmidt

Inhaltsübersicht

44.1 Allgemeine Aspekte der Rehabilitation

44.1.1 Einleitung

„Rehabilitation" (kurz „Reha") bedeutet wörtlich „Wiederherstellung" (von „rehabilitatio") und umfasst medizinische, berufliche und soziale Unterstützungsmaßnahmen. Reha-Maßnahmen sollen Menschen mit Behinderung oder von Behinderung bedrohten Menschen ein möglichst selbstständiges Leben ermöglichen. Der Behindertenbegriff wird hierbei weit gefasst und umfasst auch Personen, die chronisch krank sind, von einer chronischen Erkrankung bedroht sind oder aufgrund eines Arbeitsunfalls oder körperlicher bzw. psychischer Belastungen ihren Beruf nicht mehr ausüben können. Reha-Maßnahmen können deshalb auf den Gesundheitszustand, auf die Wiedereingliederung in das Arbeitsleben oder auf die Teilhabe am gesellschaftlichen Leben fokussieren. In Deutschland hat sich im Rahmen des gegliederten Systems der sozialen Sicherheit – bestehend aus gesetzlicher Kranken-, Renten-, Unfall- und Arbeitslosenversicherung – historisch ein Rehabilitationssystem mit unterschiedlichen Zuständigkeiten entwickelt, welches Menschen mit Behinderung bei der Wiedereingliederung in das berufliche und gesellschaftliche Leben hilft und sie dabei unterstützt, unabhängiger von sozialen Leistungen zu leben (vgl. DVfR[1]). Die gesetzlichen Grundlagen der Rehabilitation finden sich in Deutschland im Sozialgesetzbuch, Neuntes Buch (SGB IX „Rehabilitation und Teilhabe behinderter Menschen") und in Leistungsgesetzen der unterschiedlichen Reha-Träger, die jeweils spezifischere Regelungen zur Reha enthalten. Das übergeordnete Ziel aller Teilhabeleistungen besteht nach § 1 SGB IX darin, die Selbstbestimmung von Menschen mit (drohender) Behinderung und ihre volle, wirksame gleichberechtigte Teilnahme am Leben in der Gesellschaft zu fördern. Die maßgebliche Richtschnur für die Ausgestaltung von Reha und Teilhabe stellt die UN-Behindertenrechtskonvention dar (die seit 2009 in Deutschland ratifiziert ist), nach der Menschen als behindert gelten, „die körperliche, seelische, geistige oder Sinnesbeeinträchtigungen haben, die sie in Wechselwirkung mit einstellungs- und umweltbedingten Barrieren an der gleichberechtigten Teilhabe an der Gesellschaft mit hoher Wahrscheinlichkeit länger als sechs Monate hindern können" (Art. 1)[2]. Wesentlich für dieses Verständnis von Behinderung ist, dass Menschen mit Behinderungen nicht länger als medizinisch defizitäre Personen angesehen werden, für die rehabilitative Fürsorge zu leisten ist, sondern dass ihre Behinderung als Bereicherung menschlicher Vielfalt aufgefasst werden kann, woraus Rechte auf Nicht-Diskriminierung, Selbstbestimmung, Chancengleichheit oder Inklusion folgen. Nach § 1 SGB IX („Selbstbestimmung und Teilhabe am Leben in der Gesellschaft") erhalten Menschen mit Behinderungen oder von Behinderung bedrohte Menschen Leistungen nach SGB IX und den für die Rehabilitationsträger geltenden Leistungsgesetzen. Gemäß § 5 SGB IX zählen zu den Leistungen zur Rehabilitation und Teilhabe Leistungen

1 https://www.dvfr.de/rehabilitation-und-teilhabe/rehabilitation-in-deutschland

2 https://www.behindertenrechtskonvention.info/menschen-mit-behinderungen-3755

zur medizinischen Rehabilitation, zur Teilhabe am Arbeitsleben, unterhaltssichernde und andere ergänzende Leistungen, Leistungen zur Teilhabe an Bildung sowie Leistungen zur sozialen Teilhabe (Leben in der Gemeinschaft). Die Bundesarbeitsgemeinschaft für Rehabilitation (BAR) hat die Aufgabe, die Rehabilitations- und Teilhabeleistungen im Rahmen des geltenden Rechts zu koordinieren und zu fördern. Leistungserbringer sind Rehabilitationsdienste und Rehabilitationseinrichtungen, die mit den Reha-Trägern Verträge abschließen. Nach der BAR kann der Reha-Prozess idealtypisch vereinfacht mit sieben Prozessphasen abgebildet werden, die ineinandergreifen und sich wiederholen können (BAR, 2019):

1. Bedarfserkennung,
2. Zuständigkeitsklärung,
3. Bedarfsermittlung und Bedarfsfeststellung,
4. Teilhabeplanung,
5. Leistungsentscheidung,
6. Durchführung von Leistungen,
7. Aktivitäten zum bzw. nach Ende der Leistung.

Im Mittelpunkt des Reha-Prozesses soll der Mensch stehen, der Prozess ist personenzentriert und damit individuell zu gestalten.

44.1.2 Rehabilitationsträger und Zahlen zur Rehabilitation

Im deutschen Sozialrecht gibt es nach SGB IX mehrere Reha-Träger, die für Leistungen zur Rehabilitation und Teilhabe und deren Finanzierung zuständig sind. Eine kurze Übersicht gibt der folgende Kasten. Die Zuständigkeit hängt im Einzelfall von Faktoren ab, wie z. B. Grund und Ziel der Reha-Maßnahme oder Erwerbstätigkeitsstatus der Betroffenen.

Wichtigste Rehabilitationsträger

- *Träger der gesetzlichen Krankenversicherung (GKV):* Leistungen zur medizinischen Rehabilitation zur Vermeidung, Milderung oder Beseitigung von Pflegebedürftigkeit oder Behinderung (gemäß SGB V) – Grundsatz: „Reha vor und bei Pflege"
- *Bundesagentur für Arbeit:* Leistungen zur Teilhabe am Arbeitsleben zur Förderung der beruflichen Eingliederung behinderter Menschen (gemäß SGB III und SGB II)
- *Träger der gesetzlichen Unfallversicherung:* Leistungen zur Teilhabe nach einem Arbeitsunfall oder bei einer Berufskrankheit (gemäß SGB VII) – Grundsatz: „Prävention vor Reha vor Rente"
- *Träger der gesetzlichen Rentenversicherung (GRV):* Leistungen zur Teilhabe (v. a. Prävention, medizinische Rehabilitation, Teilhabe am Arbeitsleben, Nachsorge), durch die ein vorzeitiges Ausscheiden aus dem Erwerbsleben verhindert oder die dauerhafte berufliche Wiedereingliederung ermöglicht werden soll (gemäß SGB VI) – Grundsatz: „Prävention vor Reha vor Rente"
- *Träger der Eingliederungshilfe:* Besondere Leistungen zur selbstbestimmten Lebensführung für Menschen mit Behinderungen nach dem Eingliederungshilferecht (SGB IX Teil 2)
- *Träger der öffentlichen Jugendhilfe:* Leistungen für behinderte Menschen (gemäß SGB XII und SGB VIII)
- *Träger der Sozialen Entschädigung* (bis Ende 2023 als „Träger der Kriegsopferversorgung und Kriegsopferfürsorge" bezeichnet): Leistungen nach Bundesversorgungsgesetz (BVG)

Für Rehabilitation und Teilhabe werden aktuell jährlich etwa 40 Milliarden Euro aufgewendet[3]. Dabei entfielen über 50 % auf die Eingliederungshilfe, 17 % auf die Gesetzliche Rentenversicherung, 13 % auf die Gesetzliche Unfallversicherung und 8 % auf die Krankenkassen. Im Jahre 2021 gab es in Deutschland insgesamt 1 092 Vorsorge- und Rehabilitationseinrichtungen mit 162 014 Betten und einer Fallzahl von 1 624 140 Rehabilitand:innen[4]. Reha-Kliniken sind eine wichtige Säule in der medizinischen Versorgung in Deutschland.

44.1.3 International Classification of Functioning, Disability and Health (ICF)

Als Teil der WHO-Familie der internationalen gesundheitsrelevanten Klassifikationen stellt die erstmals 2001 vorgestellte Internationale Klassifikation der Funktionsfähigkeit, Behinderung und Gesundheit (ICF) das zentrale konzeptionelle Bezugssystem für die Rehabilitation dar (BAR, 2015, 2016b). Während die ICD (International Statistical Classification of Diseases and Related Health Problems) Krankheiten kodiert, klassifiziert die ICF die Folgen von Krankheiten in Bezug auf Körperfunktionen, Aktivitäten und Teilhabe. ICF basiert auf einem ressourcen- und defizitorientierten Konzept der funktionalen Gesundheit, wobei der zentrale Begriff der Funktionsfähigkeit als Oberbegriff für Körperfunktionen und -strukturen, Aktivitäten und Teilhabe die positiven Aspekte der Interaktion zwischen einer Person mit einem Gesundheitsproblem und den ihr möglichen Aktivitäten des täglichen Lebens bzw. ihrem individuellen Eingebundensein in unterschiedliche Alltagsrollen bezeichnet (Meyer, Bengel & Wirtz, 2022). So kann z. B. eine unfallbedingte Sehbeeinträchtigung zwar als Gesundheitsproblem bezeichnet werden, die Funktionsfähigkeit der betroffenen Person aber durch den Ausgleich einer Sehhilfe und das Eingebundensein in ein berufliches Umfeld mit sozial-kommunikativen Anforderungen weitgehend erhalten sein.

3 https://www.bar-frankfurt.de/service/reha-info-und-newsletter/reha-info-2022/reha-info-012022/traegeruebergreifende-ausgabenstatistik-2022.html

4 https://www.destatis.de/DE/Themen/Gesellschaft-Umwelt/Gesundheit/Vorsorgeeinrichtungen-Rehabilitationseinrichtungen/Tabellen/gd-vorsorge-reha-jahre.html

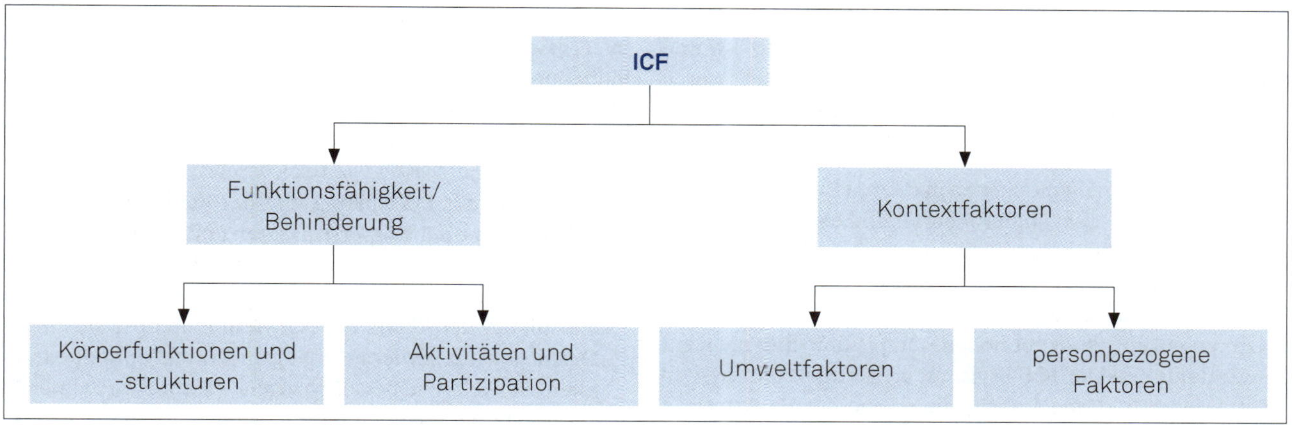

Abbildung 44.1: International Classification of Functioning, Disability and Health (ICF; BAR, 2016b)

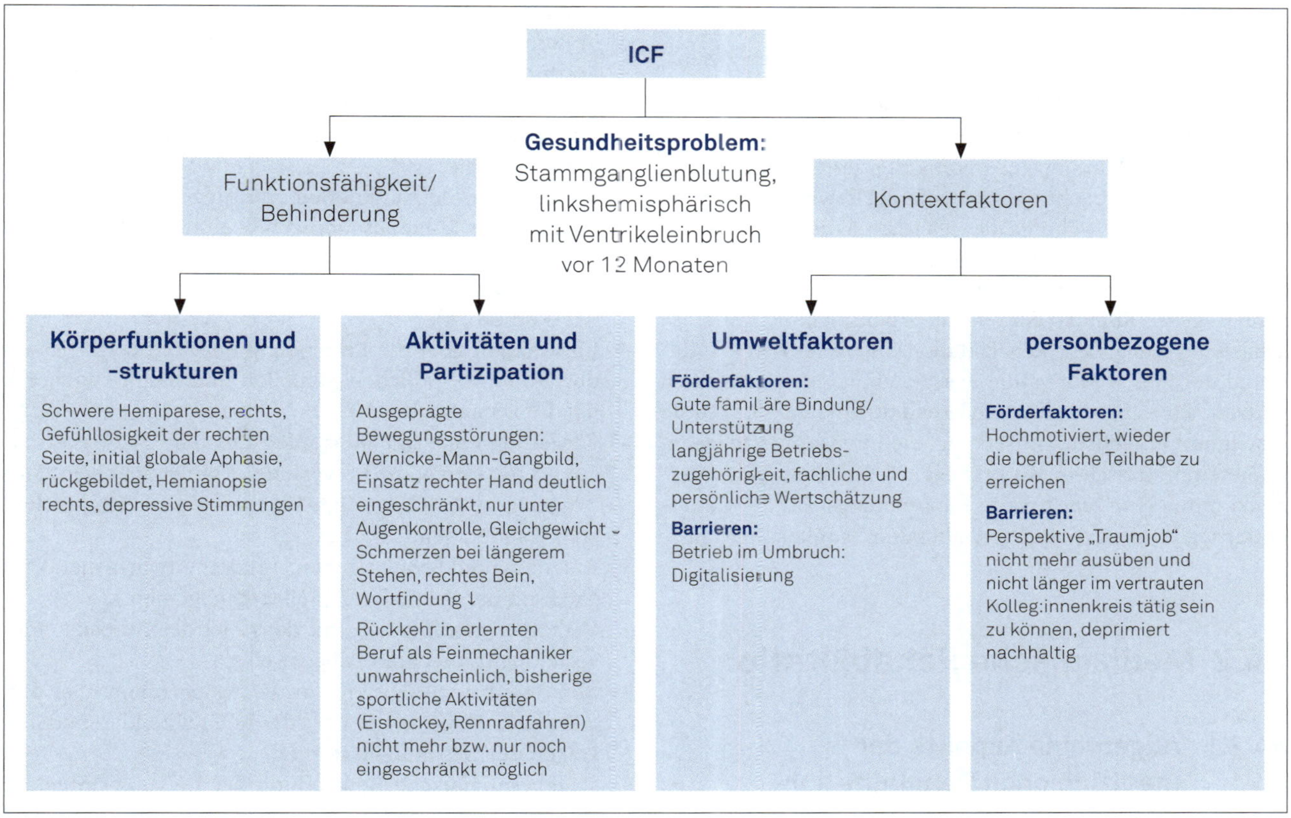

Abbildung 44.2: Fallbeispiel eines 50-jährigen Feinmechanikers (Claros-Salinas, 2023)

Damit stellt die ICF ein biopsychosoziales Modell der Komponenten von Gesundheit zur Verfügung, bei dem zwei Ebenen unterschieden werden (siehe Abbildung 44.1): Komponenten der Funktionsfähigkeit und Behinderung (Körperfunktionen und -strukturen sowie Aktivitäten und Teilhabe bzw. Partizipation) und Komponenten der Kontextfaktoren (Umweltfaktoren und personbezogene Faktoren). Dem Modell zufolge ist die Funktionsfähigkeit eines Menschen eine komplexe Wechselwirkung zwischen Gesundheitsproblem und Kontextfaktoren.

Im Kodiersystem der ICF gliedern sich die Komponenten Körperfunktionen und -strukturen, Aktivitäten und Partizipation (Einbezogensein in eine Lebenssituation, z. B. Familienleben oder Berufs- und Arbeitswelt) und Umweltfaktoren (Familie, Angehörige, berufliches und sozioökonomisches Umfeld etc.) weiter in Kapitel oder Domänen, die wiederum auf bis zu vier hierarchischen Gliederungsebenen einzelne Items mit alphanumerischer Kennzeichnung enthalten, auf die an dieser Stelle aus Platzgründen nicht näher eingegangen werden kann. Die Kontextfaktorenkomponente personbezogene Faktoren (Alter, Geschlecht, ethnische Zugehörigkeit, sozialer Status, Persönlichkeitsmerkmale, Lebensstil und -erfahrung etc.) wurde bislang noch nicht systematisch klassifiziert. Kontextfaktoren können sich positiv oder negativ auf die Partizipation an Lebensbereichen auswirken, als Förderfaktoren oder Barrieren.

Für alle professionellen Gruppen im Gesundheitswesen stellt die ICF eine fach- und länderübergreifend einheitliche Sprache zur Beschreibung der funktionalen Gesundheit zur Verfügung (Bickenbach & Stucki, 2022; Schuntermann, 2020). Im Rehabilitationsalltag kommen die detaillierten ICF-Klassifizierungen aufgrund der hohen Komplexität eher nicht zur Anwendung. Das der ICF zugrunde liegende Begriffssystem eröffnet aber die Möglichkeit, die Ebene der Partizipation und vielfältige Kontextfaktoren systematisch für die Beurteilung der Leistungsfähigkeit von Rehabilitand:innen berücksichtigen zu können (Schuntermann, 2020), und ist gerade für die berufsorientierte und soziale Rehabilitation bereichernd, deren Maßnahmen vor allem auf ein verbessertes Einbezogensein in das berufliche und soziale Leben zielen.

Das in Abbildung 44.2 dargestellte Fallbeispiel eines 50-jährigen Feinmechanikers (Claros-Salinas, 2023), der 12 Monate nach einer Hirnblutung eine berufsorientierte Rehabilitation erhielt, veranschaulicht die durch die ICF erweiterte rehabilitative Perspektive: Während die vielfachen Aktivitätseinschränkungen eine berufliche Teilhabe kaum realistisch erscheinen lassen, konnte durch Berücksichtigung der umwelt- wie personbezogenen Kontextfaktoren eine arbeitsplatzbezogene, abschließend erfolgreiche Rehabilitation eingeleitet werden. Aufgrund der hohen Motivation des Rehabilitanden und durch aktiven Einbezug des wertschätzenden Arbeitgebers wurde eine innerbetriebliche Umsetzung, die Entlastung von bisherigen feinmotorisch-handwerklichen Tätigkeiten und, unterstützt durch eine schrittweise Einarbeitungszeit, die Umorientierung zu einer digital-verwaltenden Tätigkeit erreicht.

44.2 Medizinische Rehabilitation

44.2.1 Allgemeine Aspekte der medizinischen Rehabilitation

Definition und Ziele. Unter medizinischer Rehabilitation (MR) versteht man gesundheitsfördernde Maßnahmen, die sich an die kurative Versorgung anschließen und auf die positive Beeinflussung einer (drohenden) Behinderung einschließlich chronischer Krankheit ausgerichtet sind (vgl. BAR). Nach Maßgabe gesetzlicher Vorgaben (siehe insbesondere SGB V und SGB VI) sollen hierdurch Einschränkungen der Erwerbsfähigkeit und/oder Pflegebedürftigkeit vermieden oder verbessert werden (vgl. BAR). Um diese Ziele zu erreichen, sind gemäß SGB IX vor allem medizinische Leistungen (z. B. ärztliche Behandlung, ggf. Psychotherapie) oder Hilfsmittel, ergänzt durch sogenannte psychosoziale Hilfen (z. B. Hilfen zur Aktivierung von Selbsthilfepotenzialen), einzusetzen. Maßnahmen der MR sind mehrdimensional und inter- bzw. multidisziplinär organisiert. Im Zentrum steht eine individuell geplante therapeutische Arbeit, an der die Rehabilitand:innen aktiv mitwirken sollen. Die Aufgaben der MR werden im Rahmenkonzept der gesetzlichen Rentenversicherung (DRV Bund, 2009) wie folgt beschrieben:

- Diagnostik der Erkrankung und der Funktionsstörungen auf der Ebene der Körperstrukturen und -funktionen (falls noch nicht ausreichend erfolgt oder falls die vorliegenden Befunde nicht mehr aktuell sind), spezielle Leistungsdiagnostik auf der Ebene der Aktivitäten und psychosoziale Diagnostik mit Berücksichtigung individueller Kontextfaktoren (umwelt- und personbezogene Faktoren) im Hinblick auf ihre unterstützende oder Barriere-Wirkung,
- Erstellung eines Rehabilitationsplans, der auf den Ergebnissen der (Verlaufs-)Diagnostik in der Reha-Einrichtung aufbaut und die individuellen Voraussetzungen der Rehabilitand:innen sowie die besonderen Anforderungen an sie in Beruf und Alltag einbezieht (gemäß ICF-Richtlinien),
- Fortführung und ggf. Anpassung der medizinischen Therapie und Durchführung von physikalischen, psychologischen und weiteren Therapieleistungen (z. B. Ergotherapie, Logopädie),
- Training von Restfunktionen und Ausbildung neuer Fertigkeiten zur Kompensation von beeinträchtigten Funktionen und Aktivitäten, Abbau hemmend wirkender und Unterstützung fördernd wirkender Kontextfaktoren (siehe ICF-Kodierung),
- Information über die Erkrankung und ihre Folgen sowie über die erforderlichen aktuellen und langfristigen Behandlungsmaßnahmen,
- Förderung einer angemessenen Einstellung zur Erkrankung bzw. Akzeptanz irreversibler Krankheitsfolgen, Motivierung in Richtung einer Wandlung vom Behandelten zum Handelnden,
- Anleitung und Schulung zum eigenverantwortlichen Umgang mit der Erkrankung (Selbstmanagement),
- Verhaltensmodifikation mit dem Ziel des Aufbaus einer gesundheitsgerechten Lebensweise,
- Beratung bzw. Anleitung von Bezugspersonen über den adäquaten Umgang mit dem:der Rehabilitand:in und den Folgen der Gesundheitsstörung,
- sozialmedizinische Beurteilung der Leistungsfähigkeit des:der Rehabilitand:in,
- Beratung im Hinblick auf die berufliche Tätigkeit und das Alltagsleben,
- Planung und Anregung weiterer Maßnahmen (z. B. Nachsorge, berufliche Reha).

Reha-Maßnahmen müssen beantragt werden. Für eine Bewilligung müssen neben versicherungsrechtlichen Voraussetzungen des zuständigen Reha-Trägers im Regelfall drei Voraussetzungen erfüllt sein (siehe z. B. Cibis et al., 2011):

1. *Rehabilitationsbedürftigkeit* ergibt sich etwa für die GRV je nachdem, inwieweit Versicherte in ihrer Erwerbsfähigkeit erheblich gefährdet oder gemindert sind und ein umfassendes, multimodales, interdisziplinäres Rehabilitations-

konzept im Rahmen von Leistungen zur Teilhabe erforderlich ist, um ein vorzeitiges Ausscheiden aus dem Erwerbsleben zu verhindern bzw. die Eingliederung in das Erwerbsleben möglichst dauerhaft zu erhalten.

2. *Rehabilitationsfähigkeit* setzt aus der Sicht der GRV eine weitgehende körperliche wie psychische Selbstständigkeit in den Aktivitäten des täglichen Lebens und Kooperationsbereitschaft (Reha-Motivation; Nübling et al., 2006) voraus.
3. *Positive Reha-Prognose:* Vor Beginn einer Reha-Maßnahme ist abzuschätzen, ob die Maßnahme den Zustand der betroffenen Person potenziell so weit verbessern kann, dass das jeweilige Rehabilitationsziel erreichbar ist, etwa das Verhindern des vorzeitigen Ausscheidens aus dem Erwerbsleben (→ Träger: GRV) oder die Vermeidung von Pflegebedürftigkeit (→ Träger: GKV). Der zuständige Reha-Träger entscheidet über die Genehmigung der medizinischen Reha sowie über Art, Dauer, Umfang, Beginn und Durchführung der Maßnahme.

Rehabilitationsformen. Die rehabilitative Behandlung kann (voll-)stationär oder teilstationär (ganztägig ambulant) in einer Reha-Klinik, die im Regelfall auf ein spezielles Krankheitsbild bzw. einen Indikationsbereich (z. B. Orthopädie, Onkologie, Kardiologie, Neurologie, Psychosomatik) spezialisiert ist, oder (ganztägig) in ambulanten Reha-Einrichtungen erfolgen (tagsüber Reha, abends Rückkehr in die häusliche Umgebung). Die stationäre Rehabilitation stellt einen Schwerpunkt dar, auf sie entfallen aktuell etwa 80 % aller Maßnahmen der Deutschen Rentenversicherung (DRV). Je nach Krankheitsbild und Alter gibt es zudem spezielle Reha-Formen: Leistungen aufgrund schwerer psychischer Erkrankungen, medizinische Reha bei Alkohol-, Medikamenten- oder Drogenabhängigkeit, die Kinder- und Jugendlichenrehabilitation (Anteil von etwa 3 % der Reha-Leistungen der DRV; DRV Bund, 2021) sowie die mobile geriatrische Rehabilitation.

Innerhalb der medizinischen Reha wird auch unterschieden zwischen:

- *Anschlussrehabilitation* (auch: Anschlussheilbehandlung [AHB]) direkt nach einem Krankenhausaufenthalt, meist nach einer Operation und verordnet durch die behandelnden Krankenhausärzt:innen, Beginn innerhalb von zwei Wochen nach Entlassung aus dem Krankenhaus.
- *Medizinische Rehabilitation* auf Antrag (MRA) oder Heilverfahren (HV). Im Gegensatz zur Anschlussheilbehandlung (AHB) ärztlich verordnet ohne vorherige stationäre Krankenhausbehandlung bei schwerwiegenden und chronischen Erkrankungen oder Behinderungen.
- *Stufenweise Wiedereingliederung* (StW) gemäß § 74 SGB V und § 44 SGB IX für arbeitsunfähige Patient:innen, um nach längerer und gravierender Erkrankung schrittweise die volle Arbeitsbelastung am bisherigen Arbeitsplatz erreichen zu können.
- *Rehabilitationsnachsorge* bei Abschluss der medizinischen Rehabilitation. Ärztlich empfohlene Leistungen, die die Nachhaltigkeit der erreichten körperlichen Verbesserungen sichern sollen.

Indikationsbereiche der medizinischen Rehabilitation. Die häufigsten Indikationen sind Erkrankungen des Bewegungsapparates. Im Jahr 2020 entfielen 42 % aller Reha-Maßnahmen auf diese Erkrankungsgruppe. Die zweitgrößte Indikationsgruppe ist die psychosomatische Reha („psychische Erkrankungen") mit 17 %. Es folgen die Indikationsbereiche Onkologie (15 %), Kardiologie (8 %), Neurologie (6 %) und Abhängigkeitserkrankungen (4 %); 8 % entfallen auf sonstige Indikationen (DRV Bund, 2021).

Qualitätssicherung und Qualitätsmanagement in der Rehabilitation. Qualitätssicherung (QS) und Qualitätsmanagement (QM) sind – auch in der Rehabilitation – wichtige Bereiche, für die häufig Psycholog:innen federführend (mit-) verantwortlich sind bzw. die sie (mit-)gestalten. Seit 2007 müssen stationäre medizinische Rehabilitationseinrichtungen die Einführung und Umsetzung eines anerkannten rehabilitationsspezifischen QM-Systems nachweisen (Schmidt et al., 2015; Farin-Glattacker & Bitzer, 2022). Belegungen der Einrichtungen ohne gültigen Nachweis gibt es seither nicht mehr. Darüber hinaus haben die Träger der gesetzlichen Krankenversicherung und der Deutschen Rentenversicherung jeweils eigene elaborierte QS-Programme entwickelt, zu deren Teilnahme alle federführend belegten Kliniken verpflichtet wurden (Schmidt et al., 2015; Nübling, Kaiser et al., 2018).

Rehabilitationswissenschaft und -forschung. Für die Legitimation und Weiterentwicklung der Rehabilitation ist eine wissenschaftliche Fundierung durch systematische Reha-Forschung essenziell (Bengel & Koch, 2000). Auch in diesem Bereich sind häufig Psycholog:innen bzw. Psychotherapeut:innen – neben Behandlungen – u. a. wegen ihrer guten Methodenausbildung federführend tätig. Allerdings wurde erst nach den Empfehlungen der zur Weiterentwicklung der Rehabilitation Ende der 1980er Jahre eingerichteten Reha-Kommission eine entsprechende Forschungsinfrastruktur auf- und ausgebaut (Verband Deutscher Rentenversicherungsträger [VDR], 1992; Schaub & Schliehe, 1994; Koch et al., 2007). Die Reha-Forschung wird seit 2000 insbesondere von der Deutschen Gesellschaft für Rehabilitationswissenschaften (DGRW; https://www.dgrw-online.de) vertreten, die jährlich zusammen mit der DRV einen großen Fachkongress[5] sowie Fachtagungen durchführt.

44.2.2 Besondere Aspekte der Medizinischen Rehabilitation

Interdisziplinäre Zusammenarbeit und Teamorientierung in der Rehabilitation. Das zugrunde liegende biopsychosoziale Verständnis von Krankheit und Gesundheit mündet konsequenterweise in multimodale Behandlungskonzepte und multiprofessionelle Reha-Teams. Der Teamgedanke ist historisch tief in der Reha verankert, das Reha-Team ist zentra-

5 https://www.deutsche-rentenversicherung.de/DRV/DE/Experten/Reha-Wissenschaften/Wissensaustausch_Veranstaltungen/Reha-Kolloquium/Reha-Kolloquium-alte/alte_kolloquien_index.html

ler Bestandteil des ganzheitlichen Rehabilitationsansatzes (DRV Bund, 2009). Die Qualität der Zusammenarbeit im Reha-Team ist ein wesentliches Kriterium für eine erfolgreiche Reha (Körner, 2022; Kleineke et al., 2015; Nübling, Kriz et al., 2018).

Die Einsatzfelder für Psycholog:innen beschränken sich dabei nicht nur auf psychosomatische Fachkliniken, in denen psychotherapeutische Interventionen und psychosoziale Therapieangebote naturgemäß im Vordergrund stehen, sondern bestehen auch in den somatischen Fachkliniken (z. B. in den Bereichen Herz-Kreislauf-Erkrankungen, Orthopädie, Onkologie und Neurologie) in vielfacher Weise. Eine wesentliche Aufgabe ist die Abklärung psychischer Komorbidität, wie sie bei chronischen Erkrankungen gehäuft auftritt. Weitere Aufgaben, vor allem im Bereich medizinischer und beruflicher Rehabilitation, bestehen in der (Intelligenz-, Leistungs- und Eignungs-)Diagnostik, Beratung, im Training oder in gesundheitsfördernden Schulungen. Da die rehabilitative Versorgung multimodal und multi- bzw. transdisziplinär angelegt ist, kommen auf Psycholog:innen, oft in leitender Funktion, Aufgaben zur Fortbildung des Rehabilitationsteams oder Supervision der eigenen sowie anderer Berufsgruppen zu (siehe auch Bengel & Mittag, 2020; Bengel & Mittag, 2022).

Medizinisch-beruflich orientierte Rehabilitation (MBOR). Die verstärkte Ausrichtung des Reha-Prozesses auf gesundheitsrelevante Faktoren des Arbeitslebens spielt zunehmend eine wichtige Rolle in der medizinischen Reha. Konzeptuell geht es um die Verbesserung erwerbsbezogener Teilhabechancen von Personen mit stark beeinträchtigter Leistungsfähigkeit (Bethge, 2017). Die DRV hat diesen Leitgedanken unter dem Stichwort „Medizinisch-berufliche Orientierung" (MBOR) in die medizinische Reha implementiert. Das aktuelle MBOR-Stufenmodell der DRV (Streibelt & Puhlemann, 2020; DRV, 2019) beschreibt drei Versorgungsstufen, die sich hinsichtlich der Intensität des Angebotes unterscheiden (siehe auch Abbildung 44.3):

- *Stufe A – MBOR-Basisangebot:* Screening, berufsbezogene Motivation, Sozialberatung, psychologische Gruppenangebote (z. B. Stressbewältigung, Entspannung). Diese Angebote richten sich an alle Rehabilitand:innen im erwerbsfähigen Alter.
- *Stufe B – MBOR-Kernmaßnahmen:* Erweiterte berufsbezogene Diagnostik, berufsbezogene psychoedukative Gruppenangebote von Psycholog:innen und dem Sozialdienst, Arbeitsplatztraining.
- *Stufe C – Spezifische MBOR-Maßnahmen:* Zusammenarbeit mit externen Institutionen, externe Belastungserprobung.

Zielgruppe der MBOR-Stufen B und C sind Rehabilitand:innen mit besonderen beruflichen Problemlagen (BBPL). Kriterien für eine BBPL sind neben Alter und Erwerbsstatus eine negative subjektive Erwerbsprognose, lange Arbeitsunfähigkeitszeiten, gesundheitsbezogene Einschränkungen im Beruf oder eine berufsbezogene Therapiemotivation (Bethge et al., 2018). Ein Screening hinsichtlich der Frage, ob eine BBPL vorliegt, kann über einen der drei folgenden Kurzfragebögen erfolgen (siehe Tabelle 44.1).

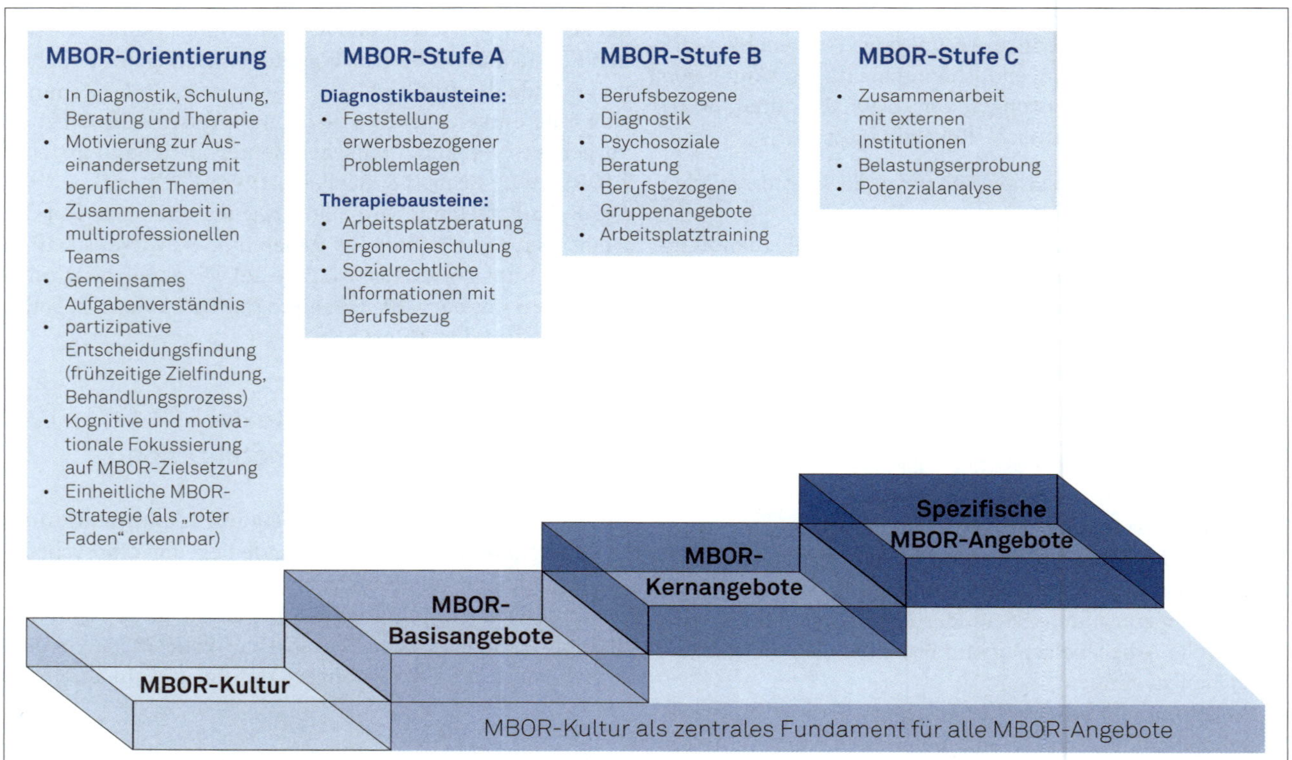

Abbildung 44.3: Stufenmodell MBOR und MBOR-Kultur (Kaiser et al., 2020)

Tabelle 44.1: Kurzfragebögen zur Erfassung besonderer beruflicher Problemlagen (BBPL)

Instrument	Skalen/Ebenen	Itemanzahl
Würzburger Screening (WS; Löffler et al., 2008)	• Berufliche Belastungen (BB) • Subjektive Erwerbsprognose (SE) • Interesse an berufsbezogenen Therapieangeboten (IBT)	9
Screening-Instrument für Beruf und Arbeit in der Rehabilitation (SIBAR; Bürger & Deck, 2009)	• Soziodemografische Daten • Sozialmedizinische Risikofaktoren • Berufliches Belastungserleben • Subjektiver Behandlungsbedarf	11 (Kurzfassung) 28 (Langfassung)
Screening-Instrument zur Feststellung des Bedarfs an medizinisch-beruflich orientierten Maßnahmen bei Patient:innen mit chronischen Erkrankungen (SIMBO-C; Streibelt, 2009)	• Sozialmedizinische Parameter (Erwerbsstatus, Arbeitsfähigkeit, Fehlzeiten im Jahr vor der Maßnahme) • Gesundheitsbezogene Beeinträchtigungen im Beruf • Subjektive berufliche Prognose • Berufsbezogene Therapiemotivation • Alter	7

Diesen drei Screening-Instrumenten ist gemeinsam, dass sie die oben genannten Kriterien über Selbstbeurteilungen der Versicherten erfragen (Lukasczik & Vogel, 2020). Liegt das Ergebnis über einem bestimmten Cut-off-Wert (der für die drei Verfahren unterschiedlich ist), dann wird von einer BBPL ausgegangen und eine MBOR-Maßnahme der Stufen B oder C für indiziert gehalten. Daten aus Studien und Routineerhebungen zeigen,

- dass bei etwa 30 bis 40 % aller Rehabilitand:innen BBPL vorliegen und
- dass die BBPL-Anteile aber je nach Indikation deutlich variieren und in der Psychosomatik und in der Neurologie am höchsten sind (Bethge, 2017; Bethge et al., 2020).

Weitere wichtige berufsbezogene Instrumente, die diagnostisch in der Rehabilitation eingesetzt werden, sind z. B das Instrument Arbeitsbezogenes Verhaltens- und Erlebensmuster (AVEM; Schaarschmidt & Fischer, 2006), der Work Ability Index (WAI; Hasselhorn & Freude, 2007) oder der Fragebogen zur Erfassung der berufsbezogenen Therapiemotivation (FBTM; Zwerenz et al., 2005).

Randomisierte kontrollierte Studien unter optimalen MBOR-Bedingungen belegen, dass Rehabilitand:innen mit BBPL etwa um 20 % höhere Return-to-work-Quoten (RTW-Quoten) erreichen können, wenn sie eine MBOR-Maßnahme erhalten haben, als vergleichbare Rehabilitand:innen ohne MBOR. Weitere Studien zeigen, dass MBOR auch in der realen Reha-Versorgung effektiv ist, allerdings deutlich moderater (Bethge et al., 2018; Bethge, 2017). Wesentliche Voraussetzung für gute Effekte sind die Schaffung einer MBOR-Kultur (siehe Abbildung 44.3) in den Einrichtungen mit einer durchgängigen erwerbsbezogenen Orientierung, funktionierende multiprofessionelle Teams und eine partizipative Einbeziehung von Rehabilitand:innen und Mitarbeitenden bei der Zielfindung und der Ausgestaltung des gesamten Behandlungsprozesses, die richtige Auswahl der MBOR-Teilnehmenden (Vorliegen von BBPL) sowie die ausreichende Intensität der Maßnahmen (MBOR-Dosis; Bethge et al., 2012; Bürger & Nübling, 2015; Kaiser, 2003; Kaiser & Tkacz, 2019; Kaiser et al., 2020). Erste gesundheitsökonomische Modellschätzungen legen einen hohen volkswirtschaftlichen Nutzen von MBOR nahe (Nübling et al., 2023).

Sozialmedizinische Beurteilung. Während des Aufenthaltes und vor allem am Ende der Reha erfolgt bei allen Rehabilitand:innen, die eine Reha-Maßnahme unter Kostenträgerschaft der DRV absolvieren, die *sozialmedizinische Beurteilung* unter Beachtung des gesamten Reha-Prozesses (Weinbrenner et al., 2020). Basierend auf einem positiven und negativen Leistungsbild der Rehabilitand:innen werden Maßnahmen vorgeschlagen, mit denen sich in absehbarer Zeit wieder Arbeitsfähigkeit erreichen lässt (z. B. stufenweise Wiedereingliederung). Falls sich in absehbarer Zeit keine Arbeitsfähigkeit mehr erreichen lässt, können berufsfördernde Maßnahmen geprüft werden (z. B. innerbetriebliche Umsetzung, Umschulung; siehe Kapitel 44.3). Hilfreich kann auch die Einbeziehung des Integrationsfachdienstes bei der beruflichen Reintegration sein (Kraft-Bauersachs & Müller, 2018).

44.2.3 Spezielle Indikationen der Rehabilitation: Psychosomatische Rehabilitation

Zur Bedeutung der Psychosomatischen Rehabilitation im Gesundheitswesen. Die Bedeutung psychischer und psychosomatischer Erkrankungen nimmt kontinuierlich zu. Zwischen 2011 und 2021 stiegen die Arbeitsunfähigkeitstage (AU-Tage) aufgrund dieser Erkrankungen um über 50 %[6]. Eine zentrale Rolle spielt die durchschnittliche AU-Dauer, die bei psychischen Erkrankungen (29.7 Tage) im Vergleich zu somatischen Erkrankungen (z. B. 19.3 Tage bei Herz-Kreislauf-Erkrankun-

6 Fehlzeitenreport 2022 des Wissenschaftlichen Instituts der AOKen: https://www.wido.de/fileadmin/Dateien/Dokumente/Publikationen_Produkte/Buchreihen/Fehlzeitenreport/wido_fzr2022_verantwortung_u_gesundheit_krankheitsbed_fehlzeiten_2021.pdf (Zugriff am 04.01.2023)

gen oder 7.3 Tage bei Atemwegserkrankungen) deutlich länger ist. Die direkten Krankheitskosten lagen 2017 bei 4.8% des Bruttoinlandsprodukts (EU-Durchschnitt: 4.1%; Rabe-Menssen et al., 2021). Seit ca. 20 Jahren sind psychische Erkrankungen auch die häufigste Ursache für Frühberentungen, ihr Anteil an der Anzahl der Erwerbsminderungsrenten liegt aktuell bei ca. 40% (siehe auch Köllner, 2022). Der volkswirtschaftliche Schaden entsteht neben den für die Behandlung nötigen direkten Gesundheitsausgaben auch durch eine geringere Erwerbsbeteiligung und Produktivität der Betroffenen sowie höhere Ausgaben der Sozialsysteme (zu Kosten und Gesundheitsökonomie siehe auch Zielke, 2015).

Die Rehabilitation psychischer und psychosomatischer Erkrankungen (kurz „Psychosomatische Rehabilitation") stellt neben der (ambulanten) psychotherapeutischen, der akutpsychosomatischen sowie der (ambulanten und stationären) psychiatrischen Versorgung eine zentrale Säule in der Behandlung psychisch Erkrankter dar.

Die Entwicklung der Psychosomatischen Rehabilitation wurde unterstützt durch die seit Mitte der 1980er Jahre auch auf der Basis eines „Legitimationsdrucks" entstandene Evaluationsforschung mit Schwerpunkt Ergebnisqualität (Nübling, 1992; Schmidt, 1991; Zielke, 1993), für die ca. 25 Jahre später mit der MESTA-Studie (Steffanowski et al., 2007) eine Metaanalyse über 63 Studien vorgelegt wurde. Im Schnitt ergeben sich mittlere bis hohe Effektstärken, insbesondere z.B. für reduzierte Depressionsmaße in der Gruppe der depressiv erkrankten Rehabilitand:innen sowie – ein wichtiges Ziel der Rehabilitation – hohe (Wieder-)Eingliederungsquoten ins Erwerbsleben *(Return to Work, Stay in Work)*, was sich u.a. auch anhand der in die Rentenversicherung eingezahlten Sozialversicherungsbeiträgen bestätigen ließ (Nübling, Henn et al., 2020). Der über gesundheitsökonomische Modellschätzungen ermittelte Return on Investment (ROI) liegt zwischen 2 und 4.5, d.h. ein in die Psychosomatische Rehabilitation investierter Euro ergibt einen volkswirtschaftlichen Nutzen von 2 bis 4.50 Euro. Inzwischen in größerer Zahl vorliegende weitere Studien bestätigen diese Ergebnisse aus der ersten Phase der Reha-Evaluationsforschung (Nübling, Schmidt et al., 2020).

Zielgruppen (Indikationen und Kontraindikationen). *Hauptindikationen* der psychosomatischen Rehabilitation sind affektive, d.h. insbesondere depressive Störungen (ICD-10: F3) mit ca. 50% sowie neurotische, Belastungs- und somatoforme Störungen (F4) mit ca. 40% (Köllner, 2022). Persönlichkeits- und Verhaltensstörungen (F6) sowie Verhaltensauffälligkeiten mit körperlichen Störungen und Faktoren (z.B. Essstörungen; F5) sind mit jeweils unter 5% vertreten. Für die Indikation zu einer Reha-Maßnahme spielen, wie auch in den anderen Indikationsbereichen der Medizinischen Rehabilitation, die Rehabilitationsbedürftigkeit und -fähigkeit sowie die Reha-Prognose eine zentrale Rolle (siehe S. 832).

Kontraindikationen für die Psychosomatische Rehabilitation sind u.a. Demenzen und hirnorganische Störungen (F0), Abhängigkeit von Alkohol, Opioiden, Cannabinoiden, Sedativa oder Hypnotika, Kokain, Halluzinogenen (F10.2 bis F14.2, F16.2), Substanzmissbrauch ohne Abstinenzwunsch bzw. manifeste Substanzabhängigkeit (F18.2 und F19.2) und Psychotische Störungen (F20 bis F29), daneben Pflegebedürftigkeit, akute Intoxikationen und akute Suizidalität.

Ziele der Psychosomatischen Rehabilitation. Neben den allgemeinen Reha-Zielen (siehe Kapitel 44.2.1) stehen störungsspezifische Ziele im Vordergrund. Diese Ziele sind für die Behandlungsplanung und -steuerung, die Erfolgsbeurteilung, die Orientierung an den Patient:innen, die Transparenz sowie die Qualitätssicherung und -bewertung von Bedeutung. Die Übereinstimmung der Ziele von Patient:innen und Therapeut:innen beeinflusst positiv den Reha-Erfolg, insbesondere den vom Behandelten subjektiv wahrgenommenen. Gemeinsam vereinbarte Ziele machen den Behandlungsprozess individueller, patient:innenzentrierter und partizipativ (Kessemeier et al., 2018; Buchholz & Kohlmann, 2014).

Grundpfeiler der Reha-Zielvereinbarung (nach Specht & Bernhard, 2020) sind

- *Partizipative Entscheidungsfindung und Autonomie:* Die Einbeziehung der Rehabilitand:innen stärkt deren Motivation und Eigenverantwortung.
- *Kommunikation und vertrauensvolle therapeutische Arbeitsbeziehung:* Eine gute individuelle Zielvereinbarung stärkt das therapeutische Arbeitsbündnis.
- *Ganzheitlichkeit:* Rehabilitation ist ein integrierter biopsychosozialer Behandlungsansatz.
- *Teilhabeorientierung und Edukation:* Eine Zielvereinbarung befähigt die Rehabilitand:innen dazu, zu lernen und die Alltagsbewältigung in den Blick zu nehmen.
- *Prozesshaftigkeit und Überprüfbarkeit:* Ziele können im Verlauf angepasst werden und ermöglichen am Ende der Reha eine Erfolgsbeurteilung (Zielerreichung).

Die Formulierung individueller Behandlungsziele ist die Grundlage für die Ausgestaltung des konkreten Therapieplans. Für die Reha-Praxis bedeutet das, Standardisierung (Leitlinien, Trägervorgaben, Therapiepfade) und Individualisierung von Therapie bei begrenzten Ressourcen in ein sinnvolles Gleichgewicht zu bringen. Dies funktioniert dann, wenn Rehabilitand:innen erkennen, dass sie auch selbst Verantwortung für ihre Gesundheit übernehmen, an selbstfürsorglichen Kompetenzen hinzugewinnen und diese in ihren Alltag überführen müssen, um sie dort auf lange Sicht aufrechtzuerhalten. Das werden sie nur tun, wenn sie sich in ihren persönlichen Zielen verstanden und abgeholt fühlen und spürbar geworden ist, dass sich diese Anstrengung lohnt (Specht & Bernhard, 2020).

Diagnostik in der Psychosomatischen Rehabilitation. Für die Rehabilitationsbehandlung bedarf es neben einer sorgfältigen Bewertung vorhandener Befunde aus Vorbehandlungen einer eingehenden Diagnostik vor allem der psychischen Symptome sowie psychosozialen Einflussfaktoren (Bassler et al., 2012). Speziell in der psychosomatischen Rehabilitation wird zu Beginn der Behandlung eine eingehende testpsychologische Diagnostik durchgeführt. Hierbei kommen neben Basis- bzw. Routinedokumentationssystemen verschiedene störungsspezifische Assessments zur Anwendung, wie sie in der ambulanten oder der (teil-)stationären (Akut-)Psychotherapie üblich sind (siehe hierzu z.B. die Übersicht von Bengel et al., 2008). In den speziell für die psychosomatische Rehabilitation entwickelten Dokumentationssystemen werden mit unterschiedlicher Gewichtung neben spezifischen Daten für individuelle Behandlungen (z.B. Therapieplanung, Ergebnismessung im Einzelfall) vor allem auch gruppen- bzw. einrichtungsbezogene Aspekte wie Transparenz und Vergleichbarkeit bezüglich der durchgeführten Therapien, Erstellung von Versorgungsstatistiken, Routineergebnisforschung und Qualitätssicherung erfasst und systematisch ausgewertet (Köllner & Bassler, 2020). Ein Beispiel hierfür ist das Routine-Assessment Psychosomatik (RAP), ein System, das vor allem auf lizenzfreien psychometrischen Tests basiert und sowohl für die Einzeldiagnostik als auch für Fragen der Versorgungs- und/oder Outcome-Forschung genutzt werden kann (Nübling, Schmidt et al., 2018).

Behandlungsangebote der Psychosomatischen Rehabilitation. Das multimodale Behandlungskonzept der Psychosomatischen Rehabilitation wird von einem multiprofessionellen Team getragen, welches in den meisten Kliniken auf einem System der Bezugstherapeut:innen aufbaut (Köllner, 2022; Köllner & Bassler, 2020); das Team setzt sich zusammen aus:

- Ärztlichen und psychologischen Psychotherapeut:innen,
- Ärzt:innen mit somatischem Schwerpunkt,
- Pflegeteam (möglichst mit psychosomatischer Weiterbildung),
- Bewegungs-, Sport- und Physiotherapeut:innen,
- Sozialarbeiter:innen,
- Ergotherapeut:innen,
- künstlerischen Therapeut:innen (z.B. Kunst-, Tanz-, Musiktherapeut:innen).

Neben der ärztlichen Behandlung, die auch die Optimierung der psychopharmakologischen und ggf. auch somatischen Medikation umfasst, erhalten die Rehabilitand:innen in der Regel pro Woche ein Einzelgespräch und drei Einheiten Gruppentherapie durch ärztliche und psychologische Psychotherapeut:innen (Köllner, 2022).

Während Angebote der Physiotherapie einen eher geringen Stellenwert haben, kommt dem regelmäßigen Ausdauertraining durch die Bewegungstherapie ein hoher Stellenwert zu. Hierzu trägt insbesondere der antidepressive Effekt bei, der die Betroffenen zu einem aktiveren Lebensstil motivieren kann. Im Vergleich zur psychosomatischen Krankenhausbehandlung spielt die Schulung der Patient:innen und die Modifikation des Gesundheitsverhaltens eine größere Rolle (Tabakentwöhnung, verhaltensmedizinische Behandlung von Adipositas, Diabetes oder arterieller Hypertonie). Hinzu kommen Sozialberatung und berufsbezogene Therapiebausteine (Köllner & Bassler, 2020; Köllner, 2022).

Für den Reha-Erfolg sind insbesondere die auf die Reha-Dauer zwischen Rehabilitand:in und Reha-Team abgestimmten erreichbaren Ziele, die damit verknüpften Leistungen (Specht & Bernhard, 2020) sowie der Austausch innerhalb des Teams und die Integration der gemeinsamen Erkenntnisse in den therapeutischen Prozess von Bedeutung (Kleineke et al., 2015). In der Entlassungswoche steht der Transfer des in der Rehabilitation Gelernten in den privaten und beruflichen Alltag und ggf. die Organisation der Reha-Nachsorge im Fokus.

Zur Stabilisierung des Reha-Effektes kommt im Übergang von der Rehabilitationsklinik in den ambulanten Bereich der Nachsorge eine entscheidende Bedeutung zu. Die bekannten Probleme durch die langen Wartezeiten auf einen ambulanten Therapieplatz sind weiterhin ungelöst (Bundespsychotherapeutenkammer [BPtK], 2018). Um diese zumindest etwas abzufedern, wurde ein Konzept zur psychosomatischen *Reha-Nachsorge* (Psy-RENA) entwickelt (Langens & Schonnebeck, 2020). Für Patient:innen, die mangels lokaler Angebote oder wegen unregelmäßiger Arbeitszeiten nicht an einer Nachsorgegruppe teilnehmen können, gibt es inzwischen auch von der DRV zugelassene Angebote zur internetgestützten Nachsorge, wie z.B. DE-RENA (Tele-Reha-Nachsorgekonzept für Patient:innen mit depressiven Störungen)[7].

Besonderheiten der MBOR für die Psychosomatik. In der Psychosomatik ist davon auszugehen, dass 30 bis 50 % der Rehabilitand:innen eine besondere berufliche Problemlage (BBPL) aufweisen und eine spezifische medizinisch-beruflich orientierte Rehabilitation (MBOR) benötigen (Bethge, 2017; Adam-Keßler et al., 2020). Die MBOR ist daher ein wichtiger Baustein und integraler Bestandteil des Reha-Konzeptes, dessen Wirksamkeit – mit Einschränkungen – auch für die Psychosomatik nachgewiesen ist (Käfer et al., 2018; Bethge, 2017; Beutel et al., 2005). Im Vergleich zu den somatischen Indikationsgebieten liegen die BBPL in der Psychosomatik sehr häufig im zwischenmenschlich-interaktionellen Bereich (Adam-Keßler et al., 2020; Köllner, 2018):

- interaktionelle Schwierigkeiten, die u.a. als Teamkonflikt oder gar Mobbing-Problematik wahrgenommen werden können,
- motivationale Defizite, die zu einer starken inneren Distanz zur Arbeit mit geringem beruflichem Erfolgserleben im Sinne des AVEM-Risikomusters B „Überforderung und Resignation“ führen können, welches durch reduziertes Arbeitsengagement, einhergehend mit verminderter Belastbarkeit und negativem Lebensgefühl sowie geringer Distanzierungsfähigkeit von der Arbeit bzw. niedriger Zufriedenheit und Wohlbefinden, gekennzeichnet ist (Schaarschmidt & Fischer, 2006),
- Selbstwertprobleme und arbeitsplatzphobische Entwicklungen, die zu einem ausgeprägten Vermeidungsverhalten gegenüber der Arbeit führen,
- dysfunktional gesteigerte Arbeitsmotivation, geringe Selbstfürsorge und Tendenz zur Selbstüberforderung im Sinne des AVEM-Risikomusters A, welches sich durch ein überhöhtes Engagement, das keine gleichermaßen hohe Entsprechung im (eher negativen) Lebensgefühl findet, geringe Distanzierung von der Arbeit und verminderte Widerstandsfähigkeit gegen Belastung auszeichnet (Schaarschmidt & Fischer, 2006),

7 https://de-rena.de

- Folgen von Kränkungserleben oder Traumatisierung am Arbeitsplatz (Anpassungsstörung oder Posttraumatische Belastungsstörung),
- psychosoziale Folgen von Langzeitarbeitslosigkeit und Entwöhnung von der Erwerbstätigkeit,
- manifestes Rentenbegehren.

Die MBOR-Konzepte für die somatische Rehabilitation können nicht vollständig auf die Psychosomatische Rehabilitation übertragen werden (Köllner & Stock-Gissendanner, 2015; Köllner, 2018). Neben der Fokussierung auf den gesamten Reha-Prozess und die frühzeitige Erkennung von BBPL sind vor allem folgende Punkte für die MBOR in der Psychosomatik wichtig, um Indikationen und Kontraindikationen abzuklären (Käfer et al., 2018; Köllner, 2018):

- Körperliche und psychische Einschränkungen von Aktivität und Teilhabe, die in der Rehabilitation gebessert oder kompensiert werden können,
- Analyse der Arbeitsplatzbedingungen (subjektiv und objektiv mit medizinischem und psychotherapeutischem Fokus),
- ergo- und bewegungstherapeutische Diagnostik: besondere Defizite und Ressourcen, spezifischer Trainingsbedarf,
- sozialtherapeutische Diagnostik: soziale Problemlagen, verdeckte Ressourcen, Schulungs-, Beratungs- und Interventionsbedarf (z.B. stufenweise Wiedereingliederung, Leistungen zur Teilhabe am Arbeitsleben [LTA], Einschalten des Integrationsfachdienstes [IFD][8], Kontaktaufnahme mit Arbeitgeber:in oder Betriebsärzt:in),
- Festlegung des „richtigen Zeitpunktes" für MBOR-Maßnahmen (Vermeidung von Überforderung und Destabilisierung),
- gemeinsame Erarbeitung und Festlegung beruflich orientierter Reha-Ziele.

Auf Grundlage dieser Ziele und unter Berücksichtigung der Leistungsvorgaben der DRV Bund (2019) erfolgt die Erarbeitung eines individualisierten MBOR-Programms, welches u.a. die folgenden Elemente enthalten kann:

- Einzeltherapie zur ausführlichen Thematisierung beruflicher Problemlagen zum Aufbau von Rückkehrmotivation an den Arbeitsplatz (zweimal 30 Minuten pro Woche),
- auf den beruflichen Fokus ausgerichtete gruppentherapeutische Angebote (zwei- bis dreimal 90 Minuten pro Woche):
  - indikative Gruppen für bestimmte Störungsbilder oder Problemlagen, z.B. arbeitsbezogene Ängste oder Mobbing-Erleben,
  - verhaltenstherapeutische Problemlösegruppen oder psychodynamisch-interaktionelle Gruppen mit klarer Fokussierung auf die BBPL der Teilnehmer:innen,
  - Kombination von Psychotherapiegruppe mit ergotherapeutischer Projektgruppe als Handlungsraum (Kopka et al., 2009),
  - Gruppen für Rehabilitand:innen aus besonders belasteten Berufsgruppen (z.B. Pflegeberufe; Köllner & Stock-Gissendanner, 2015; Käfer et al., 2018),
- spezifische Trainingsangebote der Spezialtherapeut:innen:
  - berufsbezogenes kognitives Training,
  - Arbeitsplatztraining z.B. für chronische Schmerzpatient:innen, bei arbeitsbezogenen Ängsten oder nach langer AU-Zeit oder Arbeitslosigkeit,
  - Selbstfürsorge im Beruf,
  - Ausstrahlung und Wirkung (Interaktionstraining bei Teamkonflikten),
  - Stressbewältigungstraining,
  - Bewerbungstraining,
- Sozialberatung und Coaching im Einzelsetting,
- Arbeitsplatzerprobung in kooperierenden Betrieben (bei spezieller Indikation),
- Kontaktaufnahme mit Betrieb, Betriebsärzt:in, Integrationsfachdienst oder anderen relevanten Akteuren im Sozialraum der Rehabilitand:innen durch die Bezugstherapeut:innen und/oder Sozialtherapeut:innen der Klinik,
- Vernetzung mit Reha-Nachsorge und LTA, ggf. spezifisches MBOR-Case-Management (Piegza et al., 2013).

44.2.4 Spezielle Indikationen der Rehabilitation: Neurorehabilitation

Die Rehabilitation von neurologisch erkrankten Menschen richtet sich zum einen auf deren gesundheitliche Wiederherstellung nach neurologischen Akutereignissen, etwa zerebrovaskulären Erkrankungen, Schädel-Hirn-Traumata, entzündlichen Prozessen oder Tumorerkrankungen des Zentralen Nervensystems. Bei fortschreitenden Erkrankungen wie etwa der Encephalomyelitis disseminata (Multiple Sklerose [MS]), Morbus Parkinson oder neuromuskulären Krankheitsbildern geht es zum andern um den Erhalt des beeinträchtigten Gesundheitsstatus und die Verhütung weiterer Verschlimmerung.

Die jährliche Neuerkrankungsrate (Inzidenz) pro 100000 Einwohner:innen liegt für Schlaganfälle bei 117 (bei Frauen) und 127 (bei Männern), für MS bei 3.5 bis 5 (Frauen sind etwa doppelt so häufig betroffen wie Männer). Die entsprechende Inzidenzrate für mittelschwere bis schwere SHT liegt bei 13.6 (Männer sind etwa zwei- bis dreimal häufiger betroffen als Frauen). Im Jahre 2017 wurden knapp 195000 medizinisch-neurologische Reha-Verfahren bei einer durchschnittlichen Verweildauer von 30.3 Tagen durchgeführt (Baldauf & Vitols, 2019). Grundsätzlich gelten für die Neurorehabilitation frühzeitig begonnene und langfristig konzipierte, zum Teil in regelmäßigen Intervallen wiederkehrende Behandlungen als erfolgversprechend (Müller & König, 2020).

Dabei werden rehabilitative Therapien nicht nur mit dem – zum Teil nicht erreichbaren – Ziel einer Restitution beeinträchtigter Funktionen eingeleitet, sondern auch frühzeitig mit der Perspektive, verlorene oder beeinträchtigte Fähigkeiten durch kompensatorisches oder adaptives Verhalten auszugleichen (siehe Kapitel 21).

8 https://www.integrationsfachdienst.de

Insgesamt sind funktionsbezogene Therapien als stimulierende, aufgabenspezifische und hochfrequente Trainings- und Übungsmaßnahmen anzulegen. Dies gilt sowohl für motorisch orientierte Behandlungen (Funktionstraining der Bereiche Stehen und Gehen, Arm-/Handfunktion) als auch für sprachlich-kognitive Therapien, z. B. im Bereich Aufmerksamkeit, Gedächtnis, exekutive Funktionen und sprachliche sowie rechnerische Fähigkeiten (siehe Einführung zu Kapitel 33 sowie Kapitel 33.1 bis 33.5).

Psychische Komorbiditäten wie Depression und Angst sind bei neurologisch erkrankten Menschen häufig (siehe Kapitel 33.5). Da sie im Langzeitverlauf zunehmen können und dabei mit bereits erreichten Verbesserungen von Funktionen und sozialer Teilhabe ungünstig interagieren, ist ein frühzeitiges Erkennen und Behandeln eine wichtige neuropsychologische Aufgabe.

Neurologisches Phasenmodell. Mit dem Ziel, neurologisch akut erkrankte Menschen einer frühzeitigen und ihrem jeweiligen Erkrankungsschweregrad angepassten Behandlung zuzuführen, wurde eine Einteilung in sechs Phasen konzipiert (VDR, 1995; BAR, 2016a).

- *Phase A:* Akutmedizinische Behandlung.
- *Phase B:* Patient:innen, die aufgrund ihres schwer beeinträchtigten Gesundheitszustandes und noch mangelnder Kooperationsfähigkeit eine intensivmedizinische Versorgung benötigen.
- *Phase C:* Medizinische Rehabilitation mit höherem pflegerischem Aufwand bei noch geringerer Selbstständigkeit (im Vergleich zur Phase D) der grundsätzlich kommunikations- und interaktionsfähigen Rehabilitand:innen.
- *Phase D:* Medizinische Rehabilitation von Rehabilitand:innen mit weitgehender Selbstständigkeit in den Aktivitäten des täglichen Lebens (*activities of daily life* [ADL]). Zentrale Perspektive: Wiederherstellung der beruflichen Leistungsfähigkeit bei Rehabilitand:innen im erwerbsfähigen Alter.
- *Phase E:* Rehabilitationsleistungen, die als nachgehende oder berufliche Rehabilitation bezeichnet werden.
- *Phase F:* Versorgungsleistungen, die auf eine dauerhafte, betreuend-pflegerische Unterstützung schwer betroffener Patient:innen zielen.

Die Phaseneinteilung von A bis F ist nicht als chronologische Abfolge zu verstehen. Je nach Schweregrad kann etwa nach der Phase A für die Phasen B und C keine Behandlungsnotwendigkeit bestehen und die berufsorientierte Rehabilitation in Phase D unmittelbar anschließen. Für sehr schwer betroffene Menschen, die in Phase B mit ungünstigem Verlauf behandelt werden, kann die pflegerische Phase-F-Betreuung als aktivierende Langzeitpflege unmittelbar folgen.

Berufsorientierte medizinische Neurorehabilitation. Für das Rehabilitationsziel einer beruflichen Wiedereingliederung ergibt sich bei neurologischen Rehabilitand:innen häufig ein besonderer Behandlungsdarf aufgrund der möglichen, vielfältigen und miteinander interagierenden Gesundheitsprobleme der Bereiche Sensomotorik, Kognition, Sprache und Emotion. Faktoren, die den oft langwierigen und komplexen Reintegrationsprozess nachhaltig beeinflussen können (für eine ausführliche Darstellung siehe Claros-Salinas, 2023), sind Alter (jüngere Betroffene kehren häufiger ins Arbeitsleben zurück als ältere) und Schweregrad der Hirnschädigung. Allerdings ist auch bei leichtem Schweregrad die berufliche Teilhabe oft nicht oder nur durch intensive Rehabilitation gerade im Bereich kognitiver Funktionsdefizite zu erreichen. Neben Beeinträchtigungen von Aufmerksamkeit und Gedächtnis erschweren vor allem beeinträchtigte Exekutivfunktionen (z. B. Planen und Organisieren, zielgerichtetes Verhalten und Selbstregulierung) die berufliche Wiedereingliederung. Unabhängig von einzelnen kognitiven Leistungsdefiziten beeinflusst auch kognitive Fatigue bzw. Fatigability als Performanzänderung im Tagesverlauf (siehe Kapitel 33.5) vor allem bei MS-Betroffenen, aber auch bei Schlaganfall- und SHT-Rehabilitand:innen, die berufliche Leistungsfähigkeit.

Unabhängig von hirnschädigungsbezogenen Faktoren können auch ein (niedriger) Bildungsgrad oder der Beschäftigungsstatus (z. B. Arbeitslosigkeit) den Verlauf beruflicher Reintegration (negativ) beeinflussen.

Für eine berufsorientierte Neurorehabilitation folgt daraus, dass diese vielfältigen Einflussfaktoren diagnostisch zu erfassen und gezielt in ein Behandlungskonzept einzubeziehen sind, um in jedem Einzelfall die Rückkehr ins Arbeits- und Berufsleben vorzubereiten und zu unterstützen.

Allerdings zeigen Studien zur Evidenzbasierung berufsorientierter Neurorehabilitation, dass eine ausschließliche Funktionsverbesserung durch Training nicht ausreicht. Vielmehr sind es Rehabilitationsstrategien wie die durchgängige Betreuung durch Fall-Koordinator:innen (Fadyl & McPherson, 2009), die frühzeitige Einbeziehung von Arbeitgeber:innen und die wiederholte Abstimmung aller Beteiligten, der Rehabilitand:innen ebenso wie des Rehabilitationsteams, der Arbeitgeber:innen und – je nach Einzelfall – auch der nächsten Angehörigen, die zu verbesserten Ergebnissen der beruflichen Reintegration führen (Donker-Cools et al., 2016).

Berufsorientierte Diagnostik in der Neurorehabilitation. In der Neurologie weisen annähernd 50 % der Patient:innen im erwerbsfähigen Alter besondere berufliche Problemlagen auf, d. h. eine deutliche Diskrepanz zwischen gemindertem Leistungsvermögen und Arbeitsanforderungen im bisherigen Berufsfeld (MBOR-Anforderungsprofil; DRV Bund, 2019).

Zudem ist bei neurologischen Patient:innen mit persistierenden Funktionsdefiziten von längeren Arbeitsunfähigkeitszeiten und oft anhaltend pessimistischen subjektiven Einschätzungen hinsichtlich der beruflichen Wiedereingliederung auszugehen. Dennoch kann die mittel- bis langfristige berufliche Prognose positiv sein.

Voraussetzung für eine berufsorientierte Diagnostik ist eine umfassende neuropsychologische Funktionsdiagnostik (siehe Kapitel 13). Ergänzend können diagnostische Instrumente angewendet werden, die (1) auf die Bedarfsklärung einer berufsorientierten Neurorehabilitation, (2) auf einen Profilabgleich von beruflichen Anforderungen und aktuellem Leistungsvermögen sowie (3) auf Erhebungen längerfristiger kognitiver Ausdauerleistung gerichtet sind.

1. Durch die Validierung des SIMBO-C (Streibelt, 2009; siehe Kapitel 44.2.2) an neurologischen Rehabilitand:innen (Streibelt & Claros-Salinas, 2016, 2017) liegt ein indikationsspezifisches Screening-Instrument vor, mit dem der Bedarf einer MBOR sowie das Vorliegen einer besonderen beruflichen Problemlage ermittelt und das Risiko abgeschätzt werden kann, dass eine Person im Anschluss an eine Rehabilitation nicht wieder in das Arbeitsleben zurückkehrt. Wie katamnestische Nachbefragungen drei Monate bzw. knapp zwei Jahre nach der Reha zeigten, prognostizierte SIMBO-C kurz- und längerfristige Probleme der beruflichen Wiedereingliederung neurologisch erkrankter Menschen und sagte in 75% der Fälle voraus, dass etwa die Hälfte der Befragten ihre berufliche Teilhabe nicht wieder erreicht hatte.
2. Um die beruflichen Teilhabemöglichkeiten von Rehabilitand:innen nach längerer krankheitsbedingter Pause oder bei zunehmenden Problemen am Arbeitsplatz einschätzen und fördern zu können, ist ein Abgleich des aktuellen Leistungsvermögens der Betroffenen mit deren individuellen Anforderungen am Arbeitsplatz ein gängiges, als *Profiling* bezeichnetes Vorgehen. Für die Neurorehabilitation wurde mit dem Profilabgleich von beruflichen Anforderungen und Leistungsfähigkeit (PAL; Claros-Salinas et al., 2012; Guthke et al., 2012, Claros-Salinas et al., 2016) ein Verfahren entwickelt, bei dem einzelne Arbeitsanforderungen aus neurologisch-neuropsychologischer Perspektive operationalisiert und neben sensomotorischen vor allem kognitive und sprachliche Leistungsaspekte berücksichtigt wurden. Der mit dem PAL mögliche Profilvergleich bezieht nicht nur objektive Daten der therapeutischen Leistungsdiagnostik ein, sondern auch die subjektive Einschätzung der Rehabilitand:innen, die für ihren Arbeitsplatz bewerten, welche Teilanforderungen relevant sind und wie leistungsfähig sie sich jeweils fühlen. Dabei ist dieses Profiling als ein partizipativer Prozess zu verstehen, bei dem Rehabilitand:in und Therapeut:in zunächst unabhängig voneinander berufsbezogene Leistungsressourcen und -defizite einschätzen, um diese gemeinsam in ihrer funktionalen Relevanz für die Bewältigung der Arbeitsplatzanforderungen auszuwerten.
3. Subjektiv berichten neurologisch erkrankte Menschen häufig über eine Abnahme ihrer kognitiven Leistungsfähigkeit im Tagesverlauf. Um diese Form von Belastbarkeitsminderung oder Fatigability (siehe Kapitel 33.5) objektiv (und auch im Vergleich zu Personen ohne neurologische Erkrankung) nachzuvollziehen, werden zirkadiane Ausdauermessungen durchgeführt (Claros-Salinas et al., 2010). Ergibt sich bei der wiederholten Aufmerksamkeitsmessung von Rehabilitand:innen zu unterschiedlichen Tageszeitpunkten, ggf. erweitert durch eingestreute Belastungsbedingungen (Claros-Salinas et al., 2013), eine nachlassende Aufmerksamkeitsleistung, kann diese als Korrelat zu den von Rehabilitand:innen berichteten Phänomenen zunehmender Erschöpfbarkeit oder Nachlassen kognitiver Ausdauer gelten.

Berufsorientierte neurorehabilitative Therapieverfahren. Berufsorientierte Therapieverfahren lassen sich nach folgenden Konzepten unterscheiden:

1. *Integration berufsorientierter Therapieelemente in die klinisch-neuropsychologische Behandlung.* Kombiniert mit Funktionstraining werden berufsorientierte Schulungen angeboten, die in gruppentherapeutischem Austausch etwa den Umgang mit berufsbezogenen Leistungsgrenzen thematisieren und in mehrstündigen Belastungsmodulen berufspraktische Anforderungen stellen (Menzel-Begemann, 2012). Therapieansätze, die vor allem auf eine möglichst frühzeitige Rückkehr an den individuellen Arbeitsplatz abzielen, verfolgen in Einzeltherapien die Erprobung und Förderung beruflicher Leistungsressourcen, etwa in mehrstündigen, klinikinternen Belastungserprobungen, und erarbeiten gemeinsam mit den Rehabilitand:innen, welche berufsrelevanten Kompensations- und Adaptationsstrategien möglich sind. Abschließend wird die (oft stufenweise) Wiedereingliederung an den bisherigen Arbeitsplatz therapeutisch vorbereitet, mit detaillierten Empfehlungen zu zeitlichen und inhaltlichen Belastungsstufen oder entlastenden Arbeitsbedingungen (Claros-Salinas et al., 2012; Claros-Salinas et al., 2016).
2. *Schrittweise berufliche Erprobung der Rehabilitand:innen in der realen Arbeitswelt parallel zu ihrer klinischen Behandlung.* Eine Kombination von neuropsychologischem Training mit außerklinischen Arbeitsversuchen oder externen Belastungserprobungen (meist in kliniknahen, zum Berufsprofil passenden Betrieben), wie sie schon von Ben-Yishay et al. (1987) propagiert wurde, soll den Prozess der Rückkehr in gewohnte berufliche Aufgabenstellungen günstig gestalten oder beschleunigen (Guthke et al., 2012). Allerdings sind hierfür eine einzelfallbasierte therapeutische Vorbereitung und Begleitung notwendig, um die individuellen Arbeitsbedingungen, den angemessenen, nicht verfrühten Zeitpunkt eines Wiedereinstiegs und den belastungsangepassten Umfang von Arbeitszeit zu erheben.
3. *Therapeutische Begleitung in der Phase der Wiedereingliederung.* Eine intensive und längerfristige Begleitung von Menschen nach (schwerem) SHT durch einen Job-Coach sah bereits das US-amerikanische *Supported Employment Model* (Wehman et al., 1990) vor. Der Job-Coach betreut die Betroffenen bei ihrer Wiedereinarbeitung an deren Arbeitsplatz, leitet leistungsverbessernde Trainings an und zeigt Strategien und Techniken auf, um berufsrelevante Funktionsdefizite möglichst auszugleichen. Den Arbeitgeber:innen wird für die Wiedereingliederungsphase garantiert, dass das vereinbarte Aufgabensoll erfüllt wird, woraus auch ein den:die Rehabilitand:in unmittelbar unterstützender Arbeitseinsatz des Job-Coachs folgen kann.
Therapieansätze, die in der Nachfolge des *Supported Employment* entstanden, bezogen sich auf die Notwendigkeit, die durch Fähigkeitsverluste und Leistungsdefizite gekennzeichnete Lebenssituation der Betroffenen gerade im be-

ruflichen Kontext angemessen zu vermitteln: Fallkoordinator:innen, die Rehabilitand:innen von Beginn an und kontinuierlich bei ihrer beruflichen Wiedereingliederung begleiten, klären Arbeitgeber:innen über die krankheitsbedingt veränderten beruflichen Leistungsmöglichkeiten der betroffenen Person auf und schulen Arbeitskolleg:innen darin, wie sie durch Anpassung ihres eigenen Verhaltens oder die Änderung von Arbeitsbedingungen dazu beitragen können, dass Betroffene weiterhin am Arbeitsplatz eingesetzt werden können (z.B. Trexler & Parrott, 2018). Eine Weiterentwicklung fallkoordinativer Therapieansätze findet sich in Studien, in denen schon frühzeitig und wiederkehrend alle Beteiligten, also die Betroffenen, das interdisziplinäre Rehabilitationsteam sowie Arbeitgeber:innen, einbezogen wurden, um gemeinsame Übereinkünfte zu erreichen, wie der Prozess der beruflichen Wiedereingliederung erfolgversprechend zu gestalten sei (Ntsiea et al., 2015).

4. *Langfristige berufstherapeutische Begleitung.* Neurologisch erkrankte Menschen bedürfen oft nicht nur bei der Rückkehr in den Arbeitsprozess therapeutischer Unterstützung, sondern benötigen diese Hilfe auch für das nachhaltige Im-Beruf-Bleiben. In berufsorientierten Rehabilitationsmaßnahmen, die je nach Bedarf in Intervallen erfolgen sollten, ist die Arbeitsplatzsituation der Betroffenen zu analysieren. Zu klären ist, inwieweit berufliche Probleme, die auch in größerem zeitlichem Abstand nach Erkrankungsbeginn auftreten können, auf das Hirnschädigungsereignis, etwa auf persistierende neurokognitive Beeinträchtigungen, auf Verhaltensprobleme oder auf soziale Schwierigkeiten zurückgehen oder eher durch den Kontext Arbeitsplatz, etwa durch Veränderungen der Firmenstruktur, innerbetriebliche Umstellungen von Arbeitsabläufen oder Ähnlichem verursacht sind. Eine neuropsychologische Behandlung kann dabei neurokognitive Trainings einleiten ebenso wie die Erarbeitung berufsrelevanter kompensatorischer Mittel und Strategien oder eine psychotherapeutische Betreuung.

44.3 Allgemeine Aspekte der beruflichen Rehabilitation

In der Beruflichen Rehabilitation geht es sowohl um den Erhalt eines Arbeitsplatzes als auch um berufliche Aus-, Fort- und Weiterbildungen, die neue berufliche Chancen eröffnen (§ 49 SGB IX). Sozialrechtlich stellen berufliche Reha-Maßnahmen sogenannte „Leistungen zur Teilhabe am Arbeitsleben" (LTA) dar (Kapitel 10 SGB IX). Diese können für sich oder auch ergänzend zu einer bereits erfolgten medizinischen Rehabilitation durchgeführt werden. Sie umfassen ggf. auch medizinische, psychologische und pädagogische Hilfen (§ 49 Abs. 5 SGB IX). Eine Übersicht über typische LTA-Leistungen, die sich als wichtige Instrumente zur Integration von Menschen mit gesundheitlichen Beeinträchtigungen etabliert haben, gibt der folgende Kasten.

Beispiele für Leistungen zur beruflichen Teilhabe (DRV Bund, 2018)

- *Maßnahmen zum Erhalt des Arbeitsplatzes:* z.B. Umsetzung im Betrieb, Erhalt technischer Hilfen und persönlicher Hilfsmittel, Arbeitgeberberatungen oder arbeitsplatzbezogene Qualifizierungen.
- *Berufsvorbereitung:* Berufsbezogene Förderlehrgänge bei noch fehlenden Grundkenntnissen für weitere Bildungsmaßnahmen.
- *Berufliche Ausbildung:* Als erste zu einem Abschluss führende berufliche Bildungsmaßnahme, z.B. betriebliche (Lehre) oder überbetriebliche Ausbildung (Fachschule), überbetriebliche Ausbildung in einer besonderen Ausbildungsstätte für behinderte Menschen (z.B. Berufsbildungswerk).
- *Berufliche Anpassung:* Bildungsmaßnahme zur Aktualisierung erworbener beruflicher Kenntnisse und Fähigkeiten, z.B. im Hinblick auf technische Neuentwicklungen, um Arbeitsmarktchancen zu verbessern.
- *Berufliche Weiterbildung:* Berufliche Fortbildungen zur Weiterqualifizierung im bisherigen Beruf, zur Erweiterung vorhandenen beruflichen Wissens mit dem Ziel einer Wiedereingliederung in das gewohnte Arbeitsfeld *oder* berufliche Umschulungen (häufig durchgeführt in Berufsförderungswerken, aber auch an Fachschulen oder in Betrieben) zur Aufnahme einer behindertengerechten Tätigkeit, die ein Neuerlernen beruflicher Kenntnisse und Fähigkeiten voraussetzen und qualifiziert (das heißt durch eine Prüfung der Handwerks- oder Industrie- und Handelskammer) abgeschlossen werden sollten.
- *Unterstützte Beschäftigung:* Bei gesundheitsbedingt erhöhtem Unterstützungsbedarf Möglichkeit einer individuellen, längerfristigen (ein oder zwei Jahre) betrieblichen Qualifizierung mit dem Ziel des Wiedereinstiegs in ein sozialversicherungspflichtiges Beschäftigungsverhältnis (alternativ zu einer Beschäftigung in einer Werkstatt für behinderte Menschen).

LTA-Leistungen zur beruflichen Reha werden in Berufsbildungswerken (BBW), Berufsförderungswerken (BFW) und vergleichbaren Einrichtungen ausgeführt (§ 51 AGB IX). Im Rahmenkonzept der DRV zu LTA-Leistungen werden z.B. Berufliche Trainingszentren (BTZ), Einrichtungen der medizinisch-beruflichen Rehabilitation (Phase II), Reha-Einrichtungen für psychisch kranke und behinderte Menschen (RPK), Werkstätten für behinderte Menschen (WfbM), freie Bildungsträger und Integrationsfachdienste (IFD) genannt.

Von beruflicher Bildung (Qualifizierungsleistungen) unabhängige Leistungen, die sozialrechtlich ebenfalls zum breiten Spektrum „Leistungen zur Teilhabe am Arbeitsleben" gehören, umfassen u.a. KFZ-Hilfe, Arbeitsassistenz, Kosten für Hilfsmittel (z.B. Rollstuhl, Prothese, Hörgerät), Beförderungskosten, Kosten für technische Arbeitshilfen, Wohnungshilfe, Zuschüsse an den:die Arbeitgeber:in, Förderung der

Aufnahme einer selbstständigen Tätigkeit (Gründungszuschuss), Beschäftigung in einer Werkstatt für behinderte Menschen (WfbM).

Die Anforderungen an Einrichtungen für Teilhabeleistungen am Arbeitsleben wurden von der BAR in einer *Gemeinsamen Empfehlung* konkretisiert (BAR, 2022). Hiernach verfügen die Einrichtungen über qualifiziertes, in der Reha und Teilhabe erfahrenes Fachpersonal aus grundsätzlich mehreren Bereichen (Medizin, Psychologie, [Sozial-]Pädagogik, Qualifizierung/Ausbildung, Reha- und Integrationsmanagement; siehe §7 Ziffer 3 in BAR, 2022).

Diagnostische Schwerpunkte der beruflichen Reha sind Potenzialanalyse und Eignungsklärung. Für die Frage beruflicher Eignung ist das individuelle Leistungsvermögen zu beurteilen, zugleich sind aber auch Kontextfaktoren wie persönliche Neigung oder mögliche behinderungsbezogene Auswirkungen für die angestrebte berufliche Tätigkeit zu berücksichtigen. Nicht nur hierbei ist das Gebiet der beruflichen Reha für Psycholog:innen und ggf. auch für Psychotherapeut:innen ein vielseitiges Tätigkeitsfeld (Müller et al., 2007; Bengel & Mittag, 2020; Wolf-Kühn & Morfeld, 2016). Viele arbeiten in BBW und BFW und erfüllen dort wichtige Aufgaben, darunter Diagnostik, Beratung, Schulung und Trainings- und Gesundheitsförderung. Viele der Teilnehmenden haben nicht nur berufliche Probleme, sondern auch psychische Einschränkungen, etwa Burnout oder Depressionen. Rehabilitand:innen, die an einer Umschulungsmaßnahme teilnehmen, sind während der Maßnahme hohen Anforderungen sowie diversen psychischen Belastungsfaktoren ausgesetzt (neue Lebenssituation, Auswirkungen auf die Familie und das soziale Umfeld, körperliche und/oder psychische Erkrankung und deren Folgen). Bei der Bewältigung dieser Herausforderungen stellt der Psychologische Dienst der Einrichtung eine wichtige Hilfe dar. Leistungen von Psycholog:innen können dabei in einer direkten Betreuung (z. B. Eingangsgespräche, Beratungsgespräche und therapeutische Einzelgespräche, Gruppengespräche, Kriseninterventionen) und auch in einer indirekten Betreuung (z. B. Mitarbeit im interdisziplinären Reha-Team, Mitwirkung bei der Erstellung und Umsetzung des Reha-Plans, Kooperation mit externen Therapeut:innen bzw. Therapieeinrichtungen) bestehen.

44.4 Allgemeine Aspekte der sozialen Rehabilitation

Soziale Rehabilitation, sozialrechtlich als *Leistungen zur sozialen Teilhabe* bezeichnet, zielt darauf, Menschen mit Behinderungen eine gleichberechtigte Teilhabe am Leben in der Gemeinschaft zu ermöglichen oder zu erleichtern. Zentral ist die Wiederherstellung einer autonomen Lebensführung, etwa in der eigenen Wohnung, und einer selbstbestimmten Alltagsgestaltung, etwa bei Aktivitäten des täglichen Lebens wie Einkaufen, Treffen mit Freund:innen, Wahrnehmen von Freizeitangeboten. Der folgende Kasten gibt einen Überblick über mögliche Hilfen zur sozialen Teilhabe.

Beispiele für Leistungen zur sozialen Teilhabe (gemäß SGB IX und SGB XII)

- *Erwerb und Erhalt praktischer Kenntnisse und Fähigkeiten:* z. B. Schulung lebenspraktischer Kenntnisse, Vorbereitung auf das Arbeitsleben, Verbesserung der Kommunikation, Blindenschriftlehrgänge.
- *Wohnraum:* z. B. Hilfe bei Beschaffung, Umbau, Ausstattung und Erhalt von Wohnraum, der den besonderen Bedürfnissen von Menschen mit Behinderung entspricht.
- *Assistenz:* z. B. Unterstützung bei der Haushaltsführung (Angebote wie Trainingswohnen, Außenwohngruppe, Intensiv Betreutes Wohnen, Betreutes Wohnen, Ambulant Betreutes Wohnen), der Freizeitgestaltung und der Teilhabe am gemeinschaftlichen und kulturellen Leben.
- *Förderung der Verständigung:* z. B. bei Hörbehinderungen durch Gebärdensprachedolmetscher:innen.
- *Mobilität:* z. B. Beförderung durch einen Fahrdienst, Hilfe zum Erwerb des Führerscheins oder zur Beschaffung eines Fahrzeugs.
- *Hilfsmittel:* z. B. barrierefreie Computer.

Welche Leistungen den Betroffenen in welchem Umfang gewährt werden, wird für jeden Einzelfall in einem Teilhabeplanverfahren bzw. Gesamtplanverfahren geregelt (vgl. Eingliederungshilfe für Menschen mit Behinderungen und Teilhabeplanverfahren).

Literatur

Adam-Keßler, U., Bassler, M., Holtz, M., Köllner, V., Linden, M., Muschalla, B. et al. (2020). Problemfelder in der psychosomatischen Rehabilitation: die ICF-Perspektive. In V. Köllner & M. Bassler (Hrsg.), *Praxishandbuch Psychosomatische Medizin in der Rehabilitation* (S. 303–333). München: Urban & Fischer in Elsevier. https://doi.org/10.1016/B978-3-437-22611-3.00009-2

Baldauf, S. & Vitols, K. (2019). *Branchenanalyse medizinische Rehabilitation: Wirtschaftliche Perspektiven, Arbeitsplätze und Arbeitsbedingungen in medizinischen Rehabilitationseinrichtungen* (No. 160). Working Paper Forschungsförderung. Düsseldorf: Hans-Böckler-Stiftung.

Bassler, M., Watzke, B. & Köllner, V. (2012). Diagnostik in der psychosomatischen Rehabilitation. *PiD – Psychotherapie im Dialog, 13*(01), 72–76. https://doi.org/10.1055/s-0031-1298937

Ben-Yishay, Y., Silver, S. M., Piasetsky, E. & Rattok, J. (1987). Relationship between employability and vocational outcome after intensive holistic cognitive rehabilitation. *The Journal of Head Trauma Rehabilitation, 2*(1), 35–48. https://doi.org/10.1097/00001199-198703000-00007

Bengel, J. & Koch, U. (Hrsg.). (2000). *Grundlagen der Rehabilitationswissenschaften.* Berlin: Springer. https://doi.org/10.1007/978-3-642-57114-5

Bengel, J. & Mittag, O. (Hrsg.). (2020). *Psychologie in der medizinischen Rehabilitation* (2. Aufl.). Berlin: Springer. https://doi.org/10.1007/978-3-662-61170-8

Bengel, J. & Mittag, O. (2022). Perspektive der Psychologie. In T. Meyer, J. Bengel & M. A. Wirtz (Hrsg.), *Lehrbuch Rehabilitationswissenschaften* (S. 188–197). Bern: Hogrefe.

Bengel, J., Wirtz, M. & Zwingmann, C. (Hrsg.). (2008). *Diagnostische Verfahren in der Rehabilitation.* Göttingen: Hogrefe.

Bethge, M. (2017). Medizinisch-beruflich orientierte Rehabilitation. *Rehabilitation, 56*(1), 14–21. https://doi.org/10.1055/s-0042-118579

Bethge, M., Markus, M. & Fauser, D. (2020). Medizinisch-Berufliche orientierte Rehabilitation – ein Update. *Praxis Klinische Verhaltensmedizin und Rehabilitation, 33*(112), 5–13.

Bethge, M., Markus, M., Streibelt, M., Gerlich, C. & Schuler, M. (2018). Implementing the German model of work-related medical rehabilitation: Did the delivered dose of work-related treatment components increase? *Archives of Physical Medicine and Rehabilitation, 99*(12), 2465–2471. https://doi.org/10.1016/j.apmr.2018.06.018

Bethge, M., Schwarz, A., Brandes, I., Löffler, S., Neuderth, S., Vogel, H. et al. (2012). Zugang zur medizinisch-beruflich orientierten Rehabilitation: Ergebnisse der MBOR-Management-Studie. *Physikalische Medizin Rehabilitationsmedizin Kurortmedizin, 22*(04), 221. https://doi.org/10.1055/s-0032-1322805

Beutel, M.E., Zwerenz, R., Bleichner, F., Vorndran, A., Gustson, D. & Knickenberg, R.J. (2005). Vocational training integrated into inpatient psychosomatic rehabilitation – short and long-term results from a controlled study. *Disability and Rehabilitation, 27*(15), 891–900. https://doi.org/10.1080/09638280500030464

Bickenbach, J. & Stucki, G. (2022). Das ICF-Modell der funktionalen Gesundheit. In T. Meyer, J. Bengel & M.A. Wirtz (Hrsg.), *Lehrbuch Rehabilitationswissenschaften* (S. 42–56). Bern: Hogrefe.

Buchholz, I. & Kohlmann, T. (2014). Deskriptoren und Prädiktoren von Reha-Zielen von Patienten in der medizinischen Rehabilitation. *Psychotherapie, Psychosomatik, medizinische Psychologie, 64*(9–10), 364–372. https://doi.org/10.1055/s-0034-1371856

Bundesarbeitsgemeinschaft für Rehabilitation (BAR). (Hrsg.). (2015). *Kurzfassung ICF-Leitfaden 1.* Frankfurt am Main: BAR. Verfügbar unter: https://www.bar-frankfurt.de/fileadmin/dateiliste/_publikationen/reha_grundlagen/pdfs/IK.ICF1Kurz.web.pdf

Bundesarbeitsgemeinschaft für Rehabilitation (BAR). (Hrsg.). (2016a). *20 Jahre neurologisches Phasenmodell: BAR-Symposium 2015.* Frankfurt am Main: BAR.

Bundesarbeitsgemeinschaft für Rehabilitation (BAR). (Hrsg.). (2016b). *ICF-Leitfaden 4.* Frankfurt am Main: BAR.

Bundesarbeitsgemeinschaft für Rehabilitation (BAR). (Hrsg.). (2019). *Gemeinsame Empfehlung „Reha-Prozess".* Frankfurt am Main: BAR. Verfügbar unter: https://www.bar-frankfurt.de/fileadmin/dateiliste/_publikationen/reha_vereinbarungen/pdfs/GEReha-Prozess.BF01.pdf

Bundesarbeitsgemeinschaft für Rehabilitation (BAR). (Hrsg.). (2022). *Gemeinsame Empfehlung „Einrichtungen für Leistungen zur Teilhabe am Arbeitsleben".* Frankfurt am Main: BAR. Verfügbar unter: https://www.bar-frankfurt.de/fileadmin/dateiliste/_publikationen/reha_vereinbarungen/pdfs/GE_LTA_51SGBIX.web.pdf

Bundespsychotherapeutenkammer (BPtK). (2018). *Ein Jahr nach Reform der Psychotherapierichtlinien: Wartezeiten 2018.* Verfügbar unter: https://www.bptk.de/wp-content/uploads/2019/01/20180411_bptk_studie_wartezeiten_2018.pdf

Bürger, W. & Deck, R. (2009). SIBAR – ein kurzes Screening-Instrument zur Messung des Bedarfs an berufsbezogenen Behandlungsangeboten in der medizinischen Rehabilitation. *Rehabilitation, 48*(4), 211–221. https://doi.org/10.1055/s-0029-1231062

Bürger, W. & Nübling, R. (2015). *Förderung individueller erwerbsbezogener Zielorientierung – FieZ. Handbuch für Rehabilitationseinrichtungen.* Speyer: DRV Rheinland-Pfalz.

Cibis, W., Paulus, E.-M., Mai, H. & Gehrke, J. (2011). Die sozialmedizinische Begutachtung. In Deutsche Rentenversicherung Bund (Hrsg.), *Sozialmedizinische Begutachtung für die gesetzliche Rentenversicherung* (S. 77–114). Berlin: Springer.

Claros-Salinas, D. (2023). *Berufliche Teilhabe und Wiedereingliederung in der Neurorehabilitation.* Göttingen: Hogrefe. https://doi.org/10.1026/02325-000

Claros-Salinas, D., Bratzke, D., Greitemann, G., Nickisch, N., Ochs, L. & Schröter, H. (2010). Fatigue-related diurnal variations of cognitive performance in multiple sclerosis and stroke patients. *Journal of the Neurological Sciences, 295*(1), 75–81. https://doi.org/10.1016/j.jns.2010.04.018

Claros-Salinas, D., Čunderlik, C. & Greitemann, G. (2012). Zurück in den Beruf – subjektive und objektive Perspektiven berufsorientierter Neurorehabilitation. *Neurologie & Rehabilitation, 18*(5), 275–290.

Claros-Salinas, D., Dittmer, N., Neumann, M., Sehle, A., Spiteri, S., Willmes, K. et al. (2013). Induction of cognitive fatigue in MS patients through cognitive and physical load. *Neuropsychological Rehabilitation, 23*(2), 182–201. https://doi.org/10.1080/09602011.2012.726925

Claros-Salinas, D., Menzel, C. & Streibelt, M. (2016). MBOR in der Neurologie – Bedarf und Therapiesteuerung. *Neuroreha, 8*(01), 28–34. https://doi.org/10.1055/s-0041-111306

Deutsche Rentenversicherung Bund (DRV Bund). (Hrsg.). (2009). *Rahmenkonzept zur medizinischen Rehabilitation in der gesetzlichen Rentenversicherung.* Berlin: DRV Bund. Verfügbar unter: https://www.deutsche-rentenversicherung.de/SharedDocs/Downloads/DE/Experten/infos_reha_einrichtungen/konzepte_systemfragen/konzepte/rahmenkonzept_medizinische_reha.html

Deutsche Rentenversicherung Bund (DRV Bund). (Hrsg.). (2018). *Leistungen zur Teilhabe am Arbeitsleben (LTA). Rahmenkonzept der Deutschen Rentenversicherung.* Berlin: DRV Bund. Verfügbar unter: https://www.deutsche-rentenversicherung.de/SharedDocs/Downloads/DE/Experten/infos_reha_einrichtungen/konzepte_systemfragen/konzepte/rahmenkonzept_lta_datei.html

Deutsche Rentenversicherung Bund (DRV Bund). (Hrsg.). (2019). *Anforderungsprofil zur Durchführung der Medizinisch-beruflich orientierten Rehabilitation (MBOR) im Auftrag der Deutschen Rentenversicherung.* Berlin: DRV Bund. Verfügbar unter: https://www.deutsche-rentenversicherung.de/SharedDocs/Downloads/DE/Experten/infos_reha_einrichtungen/konzepte_systemfragen/konzepte/MBOR_AP_2019.html

Deutsche Rentenversicherung Bund (DRV Bund). (Hrsg.). (2021). *Reha-Bericht 2021.* Berlin: DRV Bund. Verfügbar unter: https://www.deutsche-rentenversicherung.de/SharedDocs/Downloads/DE/Statistiken-und-Berichte/Berichte/rehabericht_2021.pdf

Donker-Cools, B.H., Daams, J.G., Wind, H. & Frings-Dresen, M.H. (2016). Effective return-to-work interventions after acquired brain injury: A systematic review. *Brain Injury, 30*(2), 113–131. https://doi.org/10.3109/02699052.2015.1090014

Fadyl, J.K. & McPherson, K.M. (2009). Approaches to vocational rehabilitation after traumatic brain injury: a review of the evidence. *The Journal of Head Trauma Rehabilitation, 24*(3), 195–212. https://doi.org/10.1097/HTR.0b013e3181a0d458

Farin-Glattacker, E. & Bitzer, E. (2022). Qualitätssicherung. In T. Meyer, J. Bengel & M.A. Wirtz (Hrsg.), *Lehrbuch Rehabilitationswissenschaften* (S. 638–647). Bern: Hogrefe.

Guthke, T., Jäckle, S. & Claros-Salinas, D. (2012). Eine Pilotstudie zur Evaluation einer neuropsychologischen Berufstherapie. *Neurologie und Rehabilitation, 18*(5), 291–302.

Hasselhorn, H.-M. & Freude, G. (2007). *Der Work Ability Index. Ein Leitfaden.* Bremerhaven: Wirtschaftsverlag NW, Verlag für Neue Wissenschaft GmbH.

Käfer, M., Wittmann, C., Roß, S., Freiberg, A., Lipka-Stöhr, G. & Köllner, V. (2018). Medizinisch-berufliche Rehabilitation in der Psychosomatik. *Ärztliche Psychotherapie, 13*(1), 23–29.

Kaiser, U. (2003). *Aspekte der beruflichen Rehabilitation und deren Umsetzung in Behandlungs- und Beratungskonzepte in der stationären pneumologischen Rehabilitation* (Abschlussbericht). Freiburg/Bad Säckingen: Rehabilitationswissenschaftlicher Forschungsverbund.

Kaiser, U., Nübling, R., Schmidt, J. & Bürger, W. (2020). MBOR-Check-up: Modulare Bewertungsmethoden zur Standortbestimmung und Weiterentwicklung von MBOR-Konzepten in Reha-Kliniken. *Praxis Klinische Verhaltensmedizin und Rehabilitation, 33*(112), 86–102.

Kaiser, U. & Tkacz, L. (2019). Medizinisch-beruflich orientierte Rehabilitation (MBOR) in der Pneumologie. In D-A-CH-AG Pneumologische Rehabilitation, K. Schultz, H. Buhr-Schinner, K. Vonbank, R.H. Zwick, M. Frey & M. Puhan (Hrsg.), *Pneumologische Rehabilitation. Ein Lehr- und Lernbuch für das Reha-Team* (S. 523–540). München-Deisenhofen: Dustri-Verlag Dr. Karl Feistle.

Kessemeier, F., Petermann, F., Stöckler, C., Bassler, M., Pfeiffer, W. & Kobelt, A. (2018). Förderung berufsbezogener Ziele in der psychosomatischen Rehabilitation durch Mentales Kontrastieren und Wenn-Dann-Pläne. *Zeitschrift für Klinische Psychologie und Psychotherapie, 47*(2), 89–100. https://doi.org/10.1026/1616-3443/a000474

Kleineke, V., Stamer, M., Zeisberger, M., Brandes, I. & Meyer, T. (2015). Interdisziplinäre Zusammenarbeit als ein Merkmal erfolgreicher Rehabilitationseinrichtungen – Ergebnisse aus dem MeeR-Projekt. *Die Rehabilitation, 54*(4), 266–272. https://doi.org/10.1055/s-0035-1550000

Koch, U., Lehmann, C. & Morfeld, M. (2007). Bestandsaufnahme und Zukunft der Rehabilitationsforschung in Deutschland 1–4. *Die Rehabilitation, 46*(3), 127–144. https://doi.org/10.1055/s-2007-973827

Köllner, V. (2018). Positionspapier der DGPPR zur Medizinisch-beruflichen Rehabilitation (MBOR) in der Psychosomatik. *Ärztliche Psychotherapie, 13,* 263–265.

Köllner, V. (2022). Psychosomatische Rehabilitation. In T. Meyer, J. Bengel & M.A. Wirtz (Hrsg.), *Lehrbuch Rehabilitationswissenschaften* (S. 685–694). Bern: Hogrefe.

Köllner, V. & Bassler, M. (Hrsg.). (2020). *Praxishandbuch Psychosomatische Medizin in der Rehabilitation*. München: Urban & Fischer in Elsevier.

Köllner, V. & Stock-Gissendanner, S. (2015). Medizinisch-beruflich orientierte Rehabilitation (MBOR) in der Psychosomatik. In G. Schmid-Ott, S. Wiegand-Grefe, C. Jacobi, G.H. Paar, R. Meermann & F. Lamprecht (Hrsg.), *Rehabilitation in der Psychosomatik* (S. 293–305). München: Schattauer.

Kopka, E., Ast, C., Hügel, H. & Köllner, V. (2009). Arbeitsplatzbezogene interaktionelle Therapie (AIT). *Psychotherapie im Dialog, 10*(3), 230–235. https://doi.org/10.1055/s-0029-1223323

Körner, M. (2022). Reha-Team. In T. Meyer, J. Bengel & M.A. Wirtz (Hrsg.), *Lehrbuch Rehabilitationswissenschaften* (S. 84–93). Bern: Hogrefe.

Kraft-Bauersachs, C. & Müller, R.-M. (2018). Einführung in das Thema Berufliche Rehabilitation. *Ärztliche Psychotherapie, 13*(1), 35–38.

Langens, T.A. & Schonnebeck, M. (2020). Psychosomatische Reha-Nachsorge: PsyRENA. *PiD – Psychotherapie im Dialog, 21*(02), 89–92. https://doi.org/10.1055/a-1069-3558

Löffler, S., Wolf, H.D., Vogel, H. (2008). Das Würzburger Screening zur Identifikation von beruflichen Problemlagen – Entwicklung und Validierung. *Gesundheitswesen, 70*(07), A77. https://doi.org/10.1055/s-0028-1086302

Lukasczik, M. & Vogel, H. (2020): Diagnostik beruflicher Belastungen. In: J. Bengel und O. Mittag (Hrsg.), *Psychologie in der medizinischen Rehabilitation* (2. Aufl., S. 59–70). Berlin: Springer.

Menzel-Begemann, A. (2012). *Berufliche Orientierung in der medizinischen Neurorehabilitation: Problemstellung, Intervention, Ergebnisse*. Weinheim: Beltz Juventa.

Meyer, T., Bengel, J. & Wirtz, M.A. (2022). Definitionen der Rehabilitation und zentraler Begriffe. In T. Meyer, J. Bengel & M.A. Wirtz (Hrsg.), *Lehrbuch Rehabilitationswissenschaften* (S. 28–43). Bern: Hogrefe.

Müller, F. & König, E. (2020). Neurologische Rehabilitation. In P. Berlit (Hrsg.), *Klinische Neurologie* (S. 1863–1888). Berlin: Springer.

Müller, S.V., Klaue, U., Specht, A. & Schulz, P. (2007). Neuropsychologie in der beruflichen Rehabilitation: ein neues Interventionsfeld? *Die Rehabilitation, 46*(2), 93–101. https://doi.org/10.1055/s-2007-951806

Ntsiea, M.V., van Aswegen, H., Lord, S. & Olorunju, S. (2015). The effect of a workplace intervention programme on return to work after stroke: A randomised controlled trial. *Clinical Rehabilitation, 29*(7), 663–673. https://doi.org/10.1177/0269215514554241

Nübling, R. (1992). *Psychotherapiemotivation und Krankheitskonzept. Zur Evaluation psychosomatischer Heilverfahren*. Frankfurt am Main: VAS.

Nübling, R., Henn, J., Kaiser, U., Kaluscha, R., Schmidt, J. & Toepler, E. (2020). Medizinisch-beruflich orientierte Rehabilitation (MBOR) und Ergebnisqualität aus Sicht der Rehabilitanden – Ergebnisse aus der Reha-QM-Outcome-Studie II (Requamo II). *Praxis Klinische Verhaltensmedizin und Rehabilitation, 33*(112), 42–58.

Nübling, R., Kaiser, U., Bürger, W., Schmidt, J. & Streibelt, M. (2023). *Kosten und Nutzen der medizinisch beruflich orientierten Rehabilitation (MBOR) bei Muskel-Skelett-Erkrankungen – Gesundheitsökonomische Modellschätzungen aus der Perspektive der Deutschen Rentenversicherung. Rehabilitation* (Manuscript submitted for publication).

Nübling, R., Kaiser, U., Kriz, D. & Schmidt, J. (2018). Bedeutung von Patient Reported Outcomes (PROs) für Qualitätssicherung/Qualitätsmanagement in der medizinischen Rehabilitation – Fortlaufendes Qualitätsmonitoring durch kontinuierliche Rehabilitandenbefragungen. *Praxis Klinische Verhaltensmedizin und Rehabilitation, 31*(103), 182–195.

Nübling, R., Kriz, D., Kaiser, U. & Schmidt, J. (2018). Mitarbeiterbefragungen – Wichtiger Input für das interne Qualitätsmanagement, auch in der Rehabilitation. *Praxis Klinische Verhaltensmedizin und Rehabilitation, 31*(103), 239–250.

Nübling, R., Muthny, F. & Bengel, J. (Hrsg.). (2006). *Reha-Motivation und Behandlungserwartung*. Bern: Huber.

Nübling, R., Schmidt, J., Bassler, M. & Schulz, H. (2020). Evaluation Psychosomatischer Rehabilitation. In V. Köllner & M. Bassler (Hrsg.), *Praxishandbuch Psychosomatische Medizin in der Rehabilitation* (S. 425–437). München: Urban & Fischer in Elsevier.

Nübling, R., Schmidt, J., Kriz, D., Kobelt, A. & Bassler, M. (2018). Routine-Assessment Psychosomatik (RAP) – Konzept, Implementierung und Ergebnisse eines Dokumentationssystems für die psychosomatische Rehabilitation. *Prävention und Rehabilitation, 30*(04), 52–66. https://doi.org/10.5414/PRX0521

Piegza, M., Schwarze, M., Petermann, F. & Kobelt, A. (2013). Fallmanagement als innovativer Ansatz in der medizinisch-psychosomatischen Rehabilitation. *Physikalische Medizin, Rehabilitationsmedizin, Kurortmedizin, 23*(06), 348–352. https://doi.org/10.1055/s-0033-1358743

Rabe-Menssen, C., Dazer, A. & Maaß, E. (2021). *Report Psychotherapie 2021.* Verfügbar unter: https://www.dptv.de/fileadmin/Redaktion/Bilder_und_Dokumente/Wissensdatenbank_oeffentlich/Report_Psychotherapie/DPtV_Report_Psychotherapie_2021.pdf

Schaarschmidt, U. & Fischer, A. (2006). *Arbeitsbezogene Verhaltens- und Erlebensmuster AVEM* (Manual, 3. Aufl.). Frankfurt: Harcourt Test Services.

Schaub, E. & Schliehe, F. (1994). Ergebnisse der Reha-Kommission und ihre Bedeutung für das Qualitätssicherungsprogramm der Rentenversicherung. *Deutsche Rentenversicherung, 49,* 101–110.

Schmidt, J. (1991). *Evaluation einer psychosomatischen Klinik*. Frankfurt am Main: Verlag für Akademische Schriften.

Schmidt, J., Schmid-Ott, G. & Nübling, R. (2015). Qualitätsmanagement und Qualitätssicherung. In G. Schmid-Ott, S. Wiegand-Grefe, C. Jacobi, G.H. Paar, R. Meermann & F. Lamprecht (Hrsg.), *Rehabilitation in der Psychosomatik* (S. 441–472). München: Schattauer.

Schuntermann, M.F. (2020). *Einführung in die ICF. Grundkurs, Übungen, offene Fragen* (5., aktualisierte Aufl.). Landsberg am Lech: ecomed MEDIZIN.

Specht, T. & Bernhard, D. (2020). Reha-Zielvereinbarung. In V. Köllner & M. Bassler (Hrsg.), *Praxishandbuch Psychosomatische Medizin in der Rehabilitation* (S. 160–165). München: Urban & Fischer in Elsevier.

Steffanowski, A., Löschmann, C., Schmidt, J., Wittmann, W.W. & Nübling, R. (2007). *Meta-Analyse der Effekte stationärer psychosomatischer Rehabilitation. Mesta-Studie*. Bern: Huber.

Streibelt, M. (2009). Validität und Reliabilität eines Screening-Instruments zur Erkennung besonderer beruflicher Problemlagen bei chronischen Krankheiten (SIMBO-C). *Die Rehabilitation, 48*(03), 135–144. https://doi.org/10.1055/s-0029-1220742

Streibelt, M. & Claros-Salinas, D. (2016). Konkurrente Validität des SIMBO-C bei neurologischen Patienten in der Rehabilitation der Phase D. *DRV-Schriften, 109,* 221–222.

Streibelt, M. & Claros-Salinas, D. (2017). Nutzen des SIMBO-Screenings bei der Vorhersage der beruflichen Wiedereingliederung bei Personen mit neurologischen Erkrankungen nach der Phase D-Rehabilitation. *DRV-Schriften, 111,* 54–56.

Streibelt, M. & Puhlemann, L. (2020). Das Anforderungsprofil MBOR in der Version 2019. *Praxis Klinische Verhaltensmedizin und Rehabilitation, 33*(112), 14–23.

Trexler, L.E. & Parrott, D.R. (2018). Models of brain injury vocational rehabilitation: The evidence for resource facilitation from efficacy to effectiveness. *Journal of Vocational Rehabilitation, 49*(2), 195–203. https://doi.org/10.3233/JVR-180965

Verband Deutscher Rentenversicherungsträger (VDR). (1992). *Bericht der Reha-Kommission des Verbandes Deutscher Rentenversicherungsträger. Empfehlungen zur Weiterentwicklung der medizinischen Rehabilitation in der gesetzlichen Rentenversicherung; Dezember 1991.* Frankfurt am Main: VDR.

Verband Deutscher Rentenversicherungsträger (VDR). (Hrsg.). (1995). Phaseneinteilung in der neurologischen Rehabilitation. *Rehabilitation, 34,* 119–127.

Wehman, P.H., Kreutzer, J.S., West, M.D., Sherron, P.D., Zasler, N.D., Groah, C.H. et al. (1990). Return to work for persons with traumatic brain injury: A supported employment approach. *Archives of Physical Medicine and Rehabilitation, 17,* 1047–1052.

Weinbrenner, S., Hemmrich, K. & Guldin, B. (2020). Sozialmedizinische Beurteilung. In V. Köllner & M. Bassler (Hrsg.), *Praxishandbuch Psychosomatische Medizin in der Rehabilitation* (S. 193–206). München: Urban & Fischer in Elsevier.

Wolf-Kühn, N. & Morfeld, M. (2016). Psychologie in der Beruflichen Rehabilitation. In N. Wolf-Kühn & M. Morfeld (Hrsg.), *Rehabilitationspsychologie* (S. 69–83). Wiesbaden: Springer Fachmedien.

Zielke, M. (1993). *Wirksamkeit stationärer Verhaltenstherapie.* München: Psychologie-Verl.-Union.

Zielke, M. (2015). Kosten-Nutzen-Relation der psychosomatischen Rehabilitation aus gesundheitsökonomischer Perspektive. In G. Schmid-Ott, S. Wiegand-Grefe, C. Jacobi, G.H. Paar, R. Meermann & F. Lamprecht (Hrsg.), *Rehabilitation in der Psychosomatik* (S. 399–443). München: Schattauer.

Zwerenz, R., Knickenberg, R.J., Schattenburg, L. & Beutel, M.E. (2005). Motivation zur psychosomatisch-psychotherapeutischen Bearbeitung von beruflichen Belastungen – Entwicklung und Validierung eines Fragebogens. *Die Rehabilitation, 44*(1), 14–23 https://doi.org/10.1055/s-2004-834599.

Teil VI: Begutachtung, rechtliche und ethische Rahmenbedingungen

45 Straf- und familienrechtliche Begutachtung

Renate Volbert & Jelena Zumbach

Inhaltsübersicht

45.1 Forensisch-psychologische Begutachtung: Fragestellungen und Zielsetzungen

„Forensisch-psychologische Diagnostik“ bezeichnet die psychologische Diagnostik, die der Vorbereitung rechtlicher Entscheidungen dient. Strafrechtliche Fragestellungen umfassen zum Beispiel die Beurteilung der Voraussetzungen der Schuldfähigkeit von Angeklagten, die prognostische Einschätzung der weiteren Gefährlichkeit oder Rückfälligkeit Straffälliger oder die Beurteilung der Glaubhaftigkeit von Aussagen. In familienrechtlichen Verfahren beziehen sich Gutachtenaufträge hauptsächlich auf Fragestellungen im Zusammenhang mit Regelungen der elterlichen Sorge und des persönlichen Umgangs nach Trennung und Scheidung sowie auf Fragen einer möglichen Kindeswohlgefährdung, die gegebenenfalls den Entzug der elterlichen Sorge bzw. die Herausnahme eines Kindes aus der Familie zur Folge hat.

Die Aufgabe forensischer Sachverständiger besteht darin, aufgrund ihrer besonderen Sachkunde die Sachaufklärung von Gerichten zu unterstützen. Gutachtenaufträge können sich auf die Übermittlung von Erkenntnissen der psychologischen Wissenschaft, auf die Feststellung von Tatsachen, die eine bestimmte Sachkunde erfordert, oder auf individuelle Beurteilungen aufgrund der Erfahrungssätze der Psychologie beziehen (Jessnitzer & Frieling, 1992). In der Mehrzahl werden individualdiagnostische Begutachtungen vorgenommen. Auf der Basis der Kenntnis der Aktenlage werden dabei von Sachverständigen in der Regel eigene Untersuchungen durchgeführt und mit psychologischen Methoden zusätzliche Daten erhoben. Bei der gutachterlichen Beurteilung sind sowohl die mit psychologischen Methoden erhobenen Befunde (sogenannte Befundtatsachen) als auch die Informationen, die aus anderen Quellen bekannt werden (z.B. Akteninhalt oder Beweisaufnahme in der Hauptverhandlung; sogenannte Anknüpfungstatsachen), zu berücksichtigen. Sachverständige sollen Spezialist:innen in einem definierten Sachgebiet sein, die allgemein von einem Angehörigen dieses Berufs erwartete Sachkunde genügt daher in der Regel nicht (Bayerlein et al., 2021).

Forensische Sachverständige sind an ihren Auftrag gebunden und müssen sich auf die Beantwortung der ihnen vom Gericht gestellten Fragen beschränken; Sachverständige dürfen daher nicht eigenmächtig vom gerichtlichen Beschluss abweichen und zu anderen als den ihnen gestellten Gutachtenfragen Stellung beziehen.

Die Rahmenbedingungen, unter denen sich forensisch-psychologische Diagnostik vollzieht, sind zu einem erheblichen Teil durch rechtliche Vorgaben geregelt[1]. Unter anderem ist gesetzlich festgelegt, dass das Gericht[2] den:die Sachverständige auswählt und für Sachverständige eine Pflicht zur Erstattung eines Gutachtens besteht, wenn sie die entsprechende Sachkunde besitzen; von dieser Pflicht kann nur unter bestimmten Bedingungen befreit werden. Umgekehrt müssen Sachverständige im Falle einer Beauftragung zunächst prüfen, ob sie die zur Beantwortung einer spezifischen gutachterlichen Fragestellung erforderliche besondere Sachkunde auch tatsächlich besitzen. Ist das nicht der Fall, darf ein Gutachtenauftrag nicht angenommen werden. Dies ist eine sehr wichtige Aufforderung, denn mit forensisch-psychologischer Sachverständigentätigkeit werden in der Regel rechtliche Entscheidungen vorbereitet, die mit gravierenden Eingriffen in das Leben von Menschen verbunden sind. Umgekehrt können auch Schadenersatzansprüche gegen Personen geltend gemacht werden, die trotz fehlender Sachkunde einen Gutachtenauftrag angenommen und ein mit Mängeln behaftetes Gutachten erstatten (§ 839a Abs. 1 BGB).

Die Tätigkeit von Sachverständigen wird von dem:der auftraggebenden Richter:in angeleitet; die Anleitung bezieht sich auf die Spezifizierung der gutachterlichen Fragestellung und auf das Verschaffen der relevanten Anknüpfungstatsachen. Anknüpfungstatsachen sind Informationen, die nicht von psychologischen Sachverständigen selbst erhoben werden (beispielsweise Aussagen weiterer Zeug:innen, Ergebnisse einer rechtsmedizinischen Untersuchung etwaiger körperlicher Verletzungsspuren etc.). Sachverständige sind bezüglich der Wahl der Methoden und der konkreten Ausgestaltung der Erhebung frei, es muss sich jedoch um innerhalb der Psychologie anerkannte Methoden handeln. Gutachten, die auf nicht anerkannten Methoden oder vom Erkenntnisstand des Fachs nicht gedeckten Schlussfolgerungen basieren, dürfen nicht akzeptiert werden (Hänert, 2014).

Besonders hervorzuheben ist die neutrale Position, die Sachverständige einzunehmen haben; Verstöße gegen die Neutralität können Ablehnungen wegen möglicher Befangenheit zur Folge haben. Dies ist zum Beispiel der Fall, wenn Sachverständige ihre Befugnisse überschreiten.

Beispiel

Ein Sachverständiger war im Rahmen eines Umgangsverfahrens damit beauftragt worden, die Erziehungsfähigkeit der Eltern zu begutachten. Der Sachverständige empfahl dabei den Mitarbeiter:innen des zuständigen Jugendamts, die Dauer der Umgangskontakte zwischen dem betroffenen Kind und dessen Vater zu verkürzen, weil andernfalls eine Überforderung des Kindes zu befürchten sei. Dieser Empfehlung war das Jugendamt nachgekommen. Das Oberlandesgericht Frankfurt am Main stellte fest, dass der Sachverständige damit die ihm durch den Gutachtenauftrag gezogenen Grenzen (Beantwortung von Beweisfragen, die vornehmlich die Erziehungsfähigkeit der Eltern betroffen hätten) offenkundig überschritten und er sich Befugnisse angemaßt habe, die gemäß § 1684 BGB allein dem mit der Regelung des Umgangs befassten Gericht zustünden. Dabei sei es unerheblich, dass der Sachverständige in dem Bestreben gehandelt hat, das betroffene Kind vor weiterem Schaden zu bewahren. Dieses Ziel hätte er dadurch verfolgen können und müssen, dass er das Familiengericht über seine Bedenken informiert hätte. Das Ablehnungsgesuch gegen den Sachverständigen wurde für begründet erklärt (Beschluss vom 10.03.2016–7 WF 15/16).

Vom Diagnostik- und Testkuratorium der Föderation Deutscher Psychologenvereinigungen sind 2017 *fragestellungsübergreifende* Qualitätsstandards veröffentlicht worden, die zum Schutz vor unsachgemäßen Gutachten beitragen (Diagnostik- und Testkuratorium der Föderation Deutscher Psychologenvereinigungen, 2017). Darin wird deutlich, dass sich wissenschaftlich begründete Gutachten in angemessener Planung und Durchführung der Untersuchung mithilfe adäquater Methoden, in der Angemessenheit und Nachvollziehbarkeit der Schlussfolgerungen und in einer transparenten schriftlichen Darstellung der Datenerhebung und der Beurteilung ausdrücken. Bei unzureichender Untersuchungsplanung beobachtet man in Gutachten häufig, dass (routinemäßig) Informationen erhoben werden, deren Beitrag zur Beantwortung der Frage im spezifischen Fall unklar ist, und dass von den umfangreich erhobenen Informationen nur wenige in der Beurteilung benutzt werden. Mindestanforderungen an Gutachten sind nicht mehr gegeben bei einem gutachterlichen Handeln, das potenziell zu ergebnisrelevanten Fehlern führt, sowie bei einer Gutachtendarstellung, die keine Beurteilung erlaubt, ob ergebnisrelevante Fehler gemacht worden sind oder nicht.

45.2 Strafrechtliche Begutachtung

45.2.1 Schuldfähigkeit

45.2.1.1 Grundprinzipien und Fallkonstellationen

Bestrafung setzt nach deutschem Recht nicht nur den Nachweis einer Straftat voraus; es muss vielmehr ein individuelles Verschulden für die Tatbegehung vorwerfbar sein, was impliziert, dass die Person in der Lage gewesen wäre, sich auch gegen die Straftat zu entscheiden und nach dieser Entschei-

1 Rechtliche Regelungen für die Sachverständigentätigkeit finden sich in den §§ 72 bis 85 StPO (Strafprozessordnung) und analog in den §§ 402 bis 414 ZPO (Zivilprozessordnung).

2 Im Strafverfahren kann dies vor Eröffnung des Hauptverfahrens auch durch die Staatsanwaltschaft erfolgen.

dung zu handeln. Das Strafgesetzbuch (StGB) kennt aber eine Reihe von Ausnahmen, bei denen Schuld im strafrechtlichen Sinn trotz Begehung einer Straftat nicht vorliegt. Von besonderer Relevanz für die forensisch-psychologische Sachverständigentätigkeit ist dabei die Frage nach einer etwaig aufgehobenen oder eingeschränkten Schuldfähigkeit aufgrund psychischer Störungen. Die Voraussetzungen, unter denen das Gesetz die Aufhebung (Exkulpation) oder Minderung (Dekulpation) der Schuldfähigkeit wegen psychischer Störungen vorsieht, sind in den §§ 20 und 21 StGB geregelt:

Merke: § 20 StGB Schuldunfähigkeit wegen seelischer Störung

Ohne Schuld handelt, wer bei Begehung der Tat wegen einer krankhaften seelischen Störung, wegen einer tiefgreifenden Bewusstseinsstörung oder wegen einer Intelligenzminderung oder einer schweren anderen seelischen Störung unfähig ist, das Unrecht der Tat einzusehen oder nach dieser Einsicht zu handeln.

Merke: § 21 StGB Verminderte Schuldfähigkeit

Ist die Fähigkeit des Täters, das Unrecht der Tat einzusehen oder nach dieser Einsicht zu handeln, aus einem der in § 20 bezeichneten Gründe bei Begehung der Tat erheblich vermindert, so kann die Strafe nach § 49 Abs. 1 gemildert werden.

Eine Ex- oder Dekulpation ist demnach an zwei Bedingungen geknüpft, nämlich an das Vorliegen wenigstens eines der in § 20 StGB aufgeführten Störungskategorien (sogenannte Eingangsmerkmale) sowie an eine aufgrund dieser Störung aufgehobenen oder erheblich verminderten Einsichts- oder Steuerungsfähigkeit; die Beurteilung der strafrechtlichen Schuldfähigkeit nach §§ 20 und 21 StGB umfasst somit ein zweistufiges Vorgehen. Die §§ 20 und 21 StGB adressieren dabei dieselben psychischen Störungen; die Unterscheidung zwischen Ex- und Dekulpation erfolgt ausschließlich über die auf der zweiten Stufe vorzunehmende Wertung. Wenn bei einer Person eine verminderte Schuldfähigkeit festgestellt wird oder nicht ausgeschlossen werden kann, kann die Strafe nach § 49 Abs. 1 StGB gemildert werden. Handelt jemand im Zustand der Schuldunfähigkeit, kann er für die Handlung nicht bestraft werden. Wenn weitere Voraussetzungen erfüllt sind, kann eine Unterbringung in einem psychiatrischen Krankenhaus (§ 63 StGB) infrage kommen.

45.2.1.2 Diagnostisches Vorgehen

Vorhandensein einer psychischen Störung zum Tatzeitpunkt. Im ersten Schritt geht es um die Frage, ob bei den zu Begutachtenden eine *psychische Störung zum Tatzeitpunkt* vorlag. Es gelten dafür zunächst die allgemeinen Regeln der Diagnostik psychischer Störungen; erwartet wird eine Bezugnahme auf die ICD oder das DSM bzw. eine Erläuterung, wenn von diesen Diagnosesystemen abgewichen wird (Boetticher et al., 2005). Für die weitere Prüfung sind aber nur solche Störungen relevant, die einem der in § 20 StGB genannten vier *Eingangsmerkmale* entsprechen. Bei den Eingangsmerkmalen handelt es sich um Rechtsbegriffe, denen bestimmte Störungsbilder zugeordnet sind.

Unter die *krankhafte seelische Störung* werden Störungen subsumiert, die auf eine körperliche Ursache zurückgehen oder bei denen eine solche Ursache vermutet wird (z. B. psychotische Störungen aus dem schizophrenen Formenkreis, degenerative Hirnerkrankungen oder akute Intoxikationen); die Kategorie der *Intelligenzminderung* bezieht sich auf intellektuelle Beeinträchtigungen ohne bekannte organische Störung. Bei der *schweren anderen seelischen Störung* handelt es sich um eine Sammelkategorie, die psychische Störungen umfasst, die nicht den übrigen Merkmalen zuzuordnen sind. Von forensischer Relevanz sind dabei ausgeprägte Persönlichkeitsstörungen, sexuelle Deviationen und suchtbedingte Persönlichkeitsveränderungen. Nicht alle im Sinne der einschlägigen Diagnosesysteme klinisch bereits als Störung zu klassifizierenden Zustandsbilder erreichen jedoch einen Schweregrad, um sie als Eingangsmerkmal im Sinne der §§ 20 und 21 StGB zu werten. Das Attribut „schwer" im Gesetzestext verweist darauf, dass es sich um Störungen mit einer besonderen Ausprägung handeln muss. Einige Persönlichkeitsstörungen sind bereits mit delinquentem Verhalten eng assoziiert. Für die Antisoziale Persönlichkeitsstörung nach DSM-5 werden beispielsweise „das Versagen, sich in Bezug auf gesetzmäßiges Verhalten gesellschaftlichen Normen anzupassen, was sich in wiederholtem Begehen von Handlungen äußert, die einen Grund zur Festnahme darstellen" sowie „Reizbarkeit und Aggressivität, die sich in wiederholten Schlägereien oder Überfällen äußert" als definierende Kriterien aufgeführt (APA/Falkai et al., 2018, S. 903). Für die Schuldfähigkeitsbegutachtung ist reine Dissozialität von psychopathologischen Störungen zu unterscheiden. Rezidivierende delinquente Verhaltensmuster und antisoziale Verhaltens- und Denkmuster erfüllen nicht die Eingangsvoraussetzungen einer schweren anderen seelischen Störung; sind psychopathologische Symptome führend, die den Affekt, die Impulskontrolle und das interpersonelle Verhalten betreffen, kann die Diagnose im Ausnahmefall für die Beurteilung der Schuldfähigkeit von Bedeutung sein (ausführlich z. B. Dreßing et al., 2020).

Das Merkmal der *tiefgreifenden Bewusstseinsstörung* stellt eine Ausnahme unter den Eingangsmerkmalen des § 20 StGB dar, da es auf psychische Ausnahmezustände bei Personen ohne psychische Störungen abzielt. Forensisch bedeutsam sind dabei vor allem die sogenannten „Affektdelikte", das heißt strafrechtsbedeutsame Handlungen (meist Gewalttaten) von Personen in extremen psychischen Belastungssituationen. Das Adjektiv „tiefgreifend" verweist wiederum darauf, dass das Persönlichkeitsgefüge in schwerwiegender Weise beeinträchtigt sein muss, das heißt, gemeint sind ausschließlich extreme Ausnahmezustände (z. B. Foerster et al., 2020; Saß, 1993).

Bei der Beurteilung und Zuordnung etwaiger Störungsbilder zu einem oder mehreren der Eingangsmerkmale geht es um eine *retrospektive Diagnostik von Zuständen zum Zeitpunkt der fraglichen Tathandlung*. Hier können bei zeitlich begrenzten oder fluktuierenden Störungen diagnostische Schwierigkeiten auftreten, die durch einen etwaigen langen zeitlichen Abstand zwischen Tat und Begutachtung noch verstärkt werden. Für die Beurteilung sind neben den Angaben der zu begutachtenden Personen auch etwaige Zeugenaussagen sowie Ermittlungsergebnisse zum genauen Vortat-, Tat- und Nachtatverhalten bedeutsam, die ggf. Hinweise auf psychopathologische Ausfälle bzw. auf intakte Handlungs- und Kontrollfunktionen geben können (Kröber, 1996).

Auswirkung auf Einsichts- oder Steuerungsfähigkeit. Im zweiten Schritt ist zu prüfen, ob sich die Störung ursächlich auf die *Einsichts- oder Steuerungsfähigkeit* ausgewirkt hat, und ggf., wie schwerwiegend das Ausmaß der Beeinträchtigung war. Die Einsichtsfähigkeit ist dabei im Sinne eines „Wissen-und-verstehen-Könnens" der Unrechtmäßigkeit der Tathandlung als die kognitive Komponente der Schuldfähigkeit konzipiert, die Steuerungsfähigkeit im Sinne eines „Wollen-Könnens" als voluntative Komponente der Fähigkeit zu einsichtsgemäßem Handeln (Wegener, 1992). Konkret geht es um die Einschätzung, ob und inwieweit die festgestellte Störung in der spezifischen Tatsituation einen symptomatischen Einfluss auf die psychischen Steuerungs- und Kontrollfunktionen ausgeübt hat mit der Folge, dass die – vom Gesetzgeber grundsätzlich als gegeben unterstellte – Fähigkeit, die Tathandlung nicht durchzuführen, aufgehoben oder erheblich beeinträchtigt war.

Sachverständige haben somit neben der Diagnose der Störung anhand der vier Eingangsmerkmale des § 20 StGB (krankhafte seelische Störung, tiefgreifende Bewusstseinsstörung, Intelligenzminderung, schwere andere seelische Störung) dem Gericht darzulegen, ob und ggf. in welcher Weise und in welchem Ausmaß aus ihrer fachwissenschaftlichen Sicht die Einsichts- und Steuerungsfähigkeit durch die festgestellte Störung bei der Tat beeinträchtigt war. Die Frage, ob im Einzelfall dabei die Erheblichkeitsschwelle des § 21 StGB oder des § 20 StGB erreicht wird, ist von Gerichten zu entscheiden.

45.2.1.3 Qualitätsanforderungen und Mindeststandards

Von einer interdisziplinären Arbeitsgruppe wurden spezifische *Mindestanforderungen für Schuldfähigkeitsgutachten* formuliert (Boetticher et al., 2005). Im Kern geht es dabei um die Präzisierung der Aufgaben von Sachverständigen, um die Beschreibung von Mindeststandards für die Erhebung und Bewertung der diagnostischen Befundgrundlagen und um die nachvollziehbare Darstellung der gutachterlichen Tätigkeit.

45.2.1.4 Exkurs: Strafrechtliche Verantwortlichkeit Jugendlicher

Neben der Möglichkeit aufgehobener oder eingeschränkter Schuldfähigkeit wegen seelischer Störung sieht das Jugendgerichtsgesetz (JGG) für Personen im Alter zwischen 14 und 17 Jahren auch die Möglichkeit *fehlender strafrechtlicher Verantwortlichkeit aufgrund von Entwicklungsverzögerungen* vor. Im ersten Satz des § 3 JGG heißt es hierzu:

Merke: § 3 JGG Verantwortlichkeit

Ein Jugendlicher ist strafrechtlich verantwortlich, wenn er zur Zeit der Tat nach seiner sittlichen und geistigen Entwicklung reif genug ist, das Unrecht der Tat einzusehen und nach dieser Einsicht zu handeln.

Die Rechtsvorschrift ähnelt somit strukturell dem § 20 StGB; auch hier geht es um die Auswirkungen auf die Einsichts- und Steuerungsfähigkeit. Es besteht jedoch bereits ein grundsätzlicher Unterschied in der Prüfrichtung: Die strafrechtliche Verantwortlichkeit muss ausdrücklich festgestellt werden, es handelt sich nicht wie in den §§ 20 und 21 StGB um die Formulierung eines Ausnahmesachverhalts.

Die Anforderungen an forensische Sachverständige bestehen bei der Frage nach der strafrechtlichen Verantwortungsreife von Jugendlichen zunächst in der Diagnostik ihrer entwicklungsabhängigen kognitiven Kompetenzen sowie ihrer Fähigkeiten zur Bewertung von Handlungen und Sachverhalten nach sittlichen Maßstäben. Darüber hinaus ist einzuschätzen, ob diese Fähigkeiten einen Grad erreicht haben, der es dem:der Jugendlichen prinzipiell ermöglicht hätte, in der gegebenen Tatsituation ein ausreichendes Unrechtsverständnis zu entwickeln und sich gegen die Tathandlung zu entscheiden.

Die Rechtsbegriffe der sittlichen und geistigen Entwicklungsreife im ersten Teil des § 3 JGG sind unbestimmt. Als methodische Orientierungshilfe werden vor allem das Stufenkonzept der Moralentwicklung nach Kohlberg und Modelle der kognitiv-intellektuellen Entwicklung herangezogen (z. B. Hommers, 2014; Schütze & Schmitz, 2003). In Abhängigkeit von den konkreten Umständen eines Tatgeschehens können die für ein normgerechtes Verhalten notwendigen entwicklungsbezogenen Kompetenzen aber stark variieren. Während bei manchen Konstellationen vor allem eine adäquate soziale Wahrnehmungs- und Informationsverarbeitung relevant ist (Lösel & Bliesener, 1997), spielen in anderen Konstellationen wirksame Affektregulation, Handlungsinhibition oder Selbstabgrenzungskompetenzen gegenüber gruppendynamischen Einflüssen eine größere Rolle.

Nicht selten tritt die Frage nach der strafrechtlichen Verantwortlichkeit eines Jugendlichen in Konkurrenz zu den §§ 20 und 21 StGB, da psychische Störungen oft mit Entwicklungsverzögerungen einhergehen. Die Voraussetzungen einer fehlenden strafrechtlichen Verantwortung im Sinne des § 3 JGG sind dann anzunehmen, wenn es sich bei den relevanten Defiziten eher um eine zwar ausgeprägte, aber potenziell noch aufholbare Entwicklungsverzögerung handelt. Liegt dagegen ein nicht oder nur sehr bedingt kompensierbarer störungsbedingter Entwicklungsrückstand vor, ist eher von Voraussetzungen der §§ 20 und 21 StGB auszugehen (Günter, 2020; Volbert & Dahle, 2010).

45.2.2 Rückfall- und Gefährlichkeitsprognose

45.2.2.1 Grundprinzipien und Fallkonstellationen

Wenn kriminalprognostische Einschätzungen als Grundlage für Rechtsentscheidungen von erheblicher Tragweite getroffen werden müssen, sehen Gesetze vielfach die Herbeiziehung forensischer Sachverständiger vor.

Im *Erkenntnisverfahren*[3] ist die Hinzuziehung von Sachverständigen zwingend für die Anordnung freiheitsentziehender Maßregeln (§ 246a StPO). Gutachterlich zu beantworten sind dabei die Fragen, ob aufgrund einer festgestellten schuldmindernden oder schuldausschließenden psychischen Störung (mögliche Unterbringung in einem psychiatrischen Krankenhaus gemäß § 63 StGB), aufgrund eines Hangs zum übermäßigen Konsum berauschender Mittel (mögliche Unterbringung in einer Entziehungsanstalt gemäß § 64 StGB) oder allgemein aufgrund eines Hangs zu erheblichen Straftaten (mögliche Unterbringung in der Sicherungsverwahrung gemäß § 66 StGB) weitere erhebliche Straftaten zu erwarten sind.

Im *Vollstreckungsverfahren*[4] müssen forensische Sachverständige hinzugezogen werden bei der Aussetzung oder Beendigung freiheitsentziehender Maßregeln, der Aussetzung lebenslanger Freiheitsstrafen sowie bei der Aussetzung zeitlich befristeter Freiheitsstrafen in Fällen schwerer Anlassdelikte (Sexual- und Gewaltstraftaten und Verbrechenstatbestände, sofern die Freiheitsstrafe mehr als zwei Jahre beträgt). Die Aussetzung einer freiheitsentziehenden Maßregel zur Bewährung hat gemäß § 67d II StGB zu erfolgen, *„wenn zu erwarten ist, dass der Untergebrachte außerhalb des Maßregelvollzugs keine erheblichen rechtswidrigen Taten mehr begehen wird“.* Hier geht es also um die Frage künftiger *Ungefährlichkeit,* das heißt um eine begründete Annahme, dass zukünftig keine erheblichen Straftaten mehr begangen werden. Bei einer Unterbringung in einem Psychiatrischen Krankenhaus oder in der Sicherungsverwahrung[5] spielen zudem nach einer bestimmten Unterbringungsdauer Verhältnismäßigkeitsgesichtspunkte eine bedeutende Rolle, die eine umgekehrte Formulierung nach sich ziehen. Eine Erledigung der Maßregel erfolgt nach 10 Jahren Unterbringung nur dann nicht, wenn „nicht die Gefahr besteht“, dass weitere erhebliche rechtswidrige Taten verübt werden. Die Erledigung der Maßregel hängt somit ab diesem Zeitpunkt nicht länger von einer positiven Prognose ab (Straftaten werden mit hoher Wahrscheinlichkeit *nicht* begangen = künftige Ungefährlichkeit), sondern die Fortsetzung der Unterbringung ist an eine negative Prognose geknüpft; hier stellt sich also die Frage zukünftiger *Gefährlichkeit,* das heißt, es geht um eine begründete Annahme, dass zukünftig erhebliche Straftaten begangen werden (Boetticher et al., 2019).

3 Im Erkenntnisverfahren geht es darum, eine rechtskräftige Entscheidung über die Frage herbeizuführen, ob sich eine Person strafbar gemacht hat, und ggf. eine Strafe zu verhängen.

4 Das Vollstreckungsverfahren bezeichnet die Phase, in der die verhängten Strafvollstreckungen vollzogen werden.

5 Die Unterbringung in einer Entziehungsanstalt gemäß § 64 StGB darf in der Regel zwei Jahre nicht übersteigen.

Bei Entscheidungen über die vorzeitige Entlassung von Strafgefangenen soll das Gutachten dazu Stellung nehmen, *„ob bei dem Verurteilten keine Gefahr mehr besteht, dass dessen durch die Tat zutage getretene Gefährlichkeit fortbesteht“* (§ 454 II StPO).

Eine interdisziplinäre Arbeitsgruppe hat in den von ihr erarbeiteten Mindestanforderungen für Prognosegutachten (Boetticher et al., 2006; Boetticher et al., 2019) präzisiert, dass bei Gefährlichkeitsprognosen gutachterlich zu folgenden Fragen Stellung genommen werden soll:

1. Wie groß ist die Wahrscheinlichkeit, dass die zu begutachtende Person erneut Straftaten begehen wird?
2. Welcher Art werden diese Straftaten sein, welche Häufigkeit und welchen Schweregrad werden sie haben?
3. Mit welchen Maßnahmen kann das Risiko zukünftiger Straftaten beherrscht oder verringert werden?
4. Welche Umstände können das Risiko von Straftaten steigern?

Erwartet wird bei Entlassungsprognosen also nicht nur eine bloße prognostische Einschätzung der Rückfallrisiken der Proband:innen, sondern auch die Skizzierung hypothetischer Rückfallszenarien sowie Vorschläge für ein mögliches Risikomanagement, mit dem etwaige Restrisiken reduziert bzw. kontrolliert sowie etwaige Rückfallrisikokonstellationen und destabilisierende Entwicklungen rechtzeitig erkannt und ggf. verhindert werden könnten. Man kann argumentieren, dass der Begriff der Kriminalprognose, wenn man ihn als Vorhersage eines spezifischen Ereignisses auffasst, daher im Grunde inadäquat ist und es stattdessen um die Erfassung eines Risikos sowie um die Entwicklung effektiver Strategien zur Minimierung des Risikos geht (Mokros et al., 2020).

45.2.2.2 Diagnostisches Vorgehen

Gefährlichkeitsprognosen lassen sich auf zwei unterschiedlichen methodischen Wegen erzielen. Grundlagen eines dem *nomothetischen* Wissenschaftsmodell verpflichteten methodischen Vorgehens sind empirisch belegte Risiko- und Schutzfaktoren sowie Verfahrensweisen zur Übertragung dieser Prädiktoren auf den Einzelfall. *Idiografische* Prognosemethoden basieren hingegen nicht primär auf einem vorgegebenen, fallunabhängigen Katalog von Prognosekriterien, sondern versuchen die im konkreten Einzelfall relevanten kriminogenen Risiko- und Schutzfaktoren aus ihren spezifischen Gegebenheiten und Entwicklungen heraus zu begründen.

Nomothetische Ansätze. Grob lassen sich zwei Herangehensweisen bei der Entwicklung standardisierter Instrumente differenzieren. Rein statistische Verfahren (sogenannte Verfahren der „zweiten Generation“[6]; Andrews & Bonta, 2010) berücksichtigen wenige und sehr einfach erfassbare Merkmale (z. B. Alter bei Delinquenzbeginn, Anzahl der Vorstrafen etc.), was sie leicht einsetzbar macht; sie können Änderungen der Risikopotenziale – etwa im Zuge einer Behandlungsmaß-

6 Als „erste Generation“ wurde in der forensischen Prognoseforschung ein rein klinisch-intuitives Vorgehen bezeichnet.

nahme – aber nicht abbilden. Standardisierte Prognoseinstrumente der sogenannten „dritten Generation“ beziehen neben den unveränderlichen statischen Merkmalen auch „dynamische“ – das heißt potenziell veränderbare und damit prinzipiell auch behandelbare – Faktoren mit ein. Hierbei handelt es sich teilweise um komplexe Konstrukte, wie zum Beispiel bestimmte Persönlichkeitsstile oder Einstellungsmuster. Neben der Einschätzung des individuellen Rückfallrisikos tragen einige Instrumente auch zur inhaltlichen Identifizierung individuell bedeutsamer dynamischer Risikofaktoren bei und liefern damit Ansatzpunkte für die Erfassung des Behandlungsbedarfs und potenzieller Behandlungsziele.

Es liegt ein recht breit gefächertes und in vielen Fällen auch gut evaluiertes Angebot standardisierter Instrumente vor (Rettenberger & von Franqué, 2013), sodass zwischen Instrumenten gewählt werden kann, die eher der Einschätzung allgemeiner Rückfallrisiken dienen oder spezifischer die Einschätzung von Gewaltpotenzialen oder das einschlägige Rückfallrisiko von Sexualstraftaten erfassen.

Idiografische Ansätze. Im Kern geht es um die Entwicklung eines spezifischen Erklärungsmodells der bisherigen Delinquenz der zu begutachtenden Person auf Basis der biografischen Rekonstruktion, der Untersuchung der strafrechtlichen Vorgeschichte und der kriminalpsychologischen Analyse des Anlassgeschehens. Auf der Basis einer so entwickelten „individuellen Delinquenztheorie“ lassen sich personale Risikofaktoren extrahieren, deren weitere Entwicklung während des Straf- oder Maßregelvollzuges und deren aktueller Ausprägungsgrad zum Beurteilungszeitpunkt systematisch zu untersuchen und einzuschätzen sind, um auf diese Weise das noch verbleibende Risiko sowie ein mögliches Risikomanagement einzuschätzen (für eine genauere Beschreibung des Vorgehens siehe Dahle, 2005, 2006).

Das Modell der idiografischen (Rückfall-)Prognose umfasst im Wesentlichen vier Schritte (Dahle & Schneider-Njepel, 2014):

1. Rekonstruktion der Biografie und der strafrechtlichen Vorgeschichte sowie Tathergangsanalyse mit dem Ziel der Ableitung einer *individuellen Delinquenztheorie* bezüglich des Anlassdelikts und *Identifizierung personaler Risikopotenziale.*
2. Analyse der relevanten Verhaltensmuster seit der letzten Tat mit dem Ziel der Ableitung einer individuellen *Entwicklungstheorie der Persönlichkeit im Hinblick auf die personalen Risiko- und Schutzpotenziale* zur Erfassung der Entwicklungsdynamik dieser Risiko- und Schutzpotenziale.
3. Aktuelle Querschnittsdiagnostik mit dem Ziel der *Feststellung des aktuellen Entwicklungsstandes bezüglich der personalen Risikopotenziale.* Auf dieser Basis erfolgt eine Konkretisierung möglicher hypothetischer Rahmenbedingungen, unter denen eine vergleichbare Handlungsdynamik wie bei der Anlasstat und folglich entsprechende Wiederholungstaten zu befürchten sind, das heißt die *Identifizierung und Explizierung potenzieller situationaler Risikokonstellationen.*
4. Analyse des (Entlassungs-)Umfeldes und der Perspektiven künftiger Lebensgestaltung mit dem Ziel der *Einschätzung der Wahrscheinlichkeit zukünftiger Risikokonstellationen.*

Beide methodische Zugänge haben jeweils spezifische Vorzüge und Begrenzungen. Nomothetische Ansätze bieten die beste Gewähr eines systematischen Gebrauchs empirischen Erfahrungswissens; das idiografische Vorgehen erlaubt die Berücksichtigung individueller Besonderheiten. Da beide Ansätze weitgehend konträre methodenimmanente Stärken und Schwächen aufweisen, empfiehlt es sich, beide Ansätze zu nutzen und im Rahmen einer abschließenden Gesamtbetrachtung die hierdurch jeweils gewonnenen Erkenntnisse zu integrieren, wobei etwaige diskrepante Einschätzungen der sorgfältigen Aufklärung der Gründe bedürfen. Die Zweigleisigkeit des methodischen Herangehens erlaubt es am ehesten, die jeweiligen Vorteile der Ansätze für die Prognose zu nutzen und gleichzeitig ihre methodenspezifischen Grenzen zumindest partiell zu überwinden (Dahle & Lehmann, 2018; Rettenberger, 2018).

45.2.2.3 Qualitätsanforderungen und Mindeststandards

Wie für Schuldfähigkeitsgutachten wurden von einer interdisziplinären Arbeitsgruppe erstmals 2006 *fragestellungsspezifische Mindestanforderungen für Prognosegutachten* formuliert (Boetticher et al., 2006). Diese Empfehlungen wurden vor einiger Zeit überarbeitet und in zwei Teilen publiziert (Boetticher et al., 2019; Kröber et al., 2019). Auch hier geht es im Kern um die Präzisierung der Aufgaben von Prognosesachverständigen und der Beschreibung von Mindeststandards für die von ihnen zu erhebenden diagnostischen Befundgrundlagen und ihre Bewertung.

45.2.3 Aussagepsychologische Begutachtung

45.2.3.1 Grundprinzipien und Fallkonstellationen

Aussagepsychologische Gutachten werden in Strafverfahren vor allem dann in Auftrag gegeben, wenn die belastende Aussage eines möglichen Opfers das einzige Beweismittel darstellt (Aussage-gegen-Aussage-Konstellation) und wenn die Beurteilung der Aussage durch besondere Umstände erschwert ist, zum Beispiel durch ein junges Alter der zu begutachtenden Person, psychische Auffälligkeiten oder durch einen viele Jahre zurückliegenden Tatzeitraum (Pfister, 2008). Aussage-gegen-Aussage-Konstellationen finden sich besonders häufig bei Sexualstraftaten, daher werden aussagepsychologische Gutachten überwiegend, aber nicht ausschließlich in diesem Deliktbereich erstellt.

Die forensisch-psychologische Glaubhaftigkeitsbegutachtung besteht in der systematischen Prüfung der Frage, ob die zu beurteilende Aussage auch anders als auf der Basis eines tatsächlichen Erlebens erklärt werden kann. Wenn die vorhandenen Informationen mit alternativen Erklärungen für das Zustandekommen der Aussage nicht kompatibel und diese somit mit hinreichend hoher Wahrscheinlichkeit zurückzuweisen sind, gilt die Darstellung aus aussagepsychologischer Sicht als belegt.

Die jeweiligen Gegenhypothesen sind fallspezifisch herzuleiten und zu prüfen. Insofern stellt dieser Prozess bereits einen wichtigen Teil der Begutachtung dar (Greuel et al., 1998). Die Gegenhypothesen können prinzipiell unterschieden werden in *Falschbezichtigungshypothesen*, bei denen es um absichtliche Täuschungen geht, und *Suggestionshypothesen*, bei denen vermeintliche, subjektiv für wahr gehaltene Erinnerungen (Scheinerinnerungen), die de facto aber unzutreffend sind, im Fokus stehen (Steller et al., 1993).

45.2.3.2 Diagnostisches Vorgehen

Während lügende Personen sich der Täuschung bewusst sind, sind Personen, die eine Aussage auf der Basis einer Scheinerinnerung machen, subjektiv von ihren Angaben überzeugt. Damit sind zwei unterschiedliche psychologische Ausgangskonstellationen gekennzeichnet, die unterschiedliches methodisches Vorgehen nach sich ziehen.

Differenzierung zwischen wahren Schilderungen und absichtlichen Falschbezichtigungen. Diese erfolgt im Kern anhand eines inhaltsanalytischen Vorgehens, welches von dem Grundgedanken ausgeht, dass erlebnisbasierte gegenüber erfundenen Handlungsschilderungen im intraindividuellen Vergleich eine höhere inhaltliche Qualität aufweisen (sogenannte Undeutsch-Hypothese; Steller, 1989; Undeutsch, 1967).

Dem liegen kognitive Prozesse sowie Prozesse der strategischen Selbstpräsentation zugrunde. Wahraussagende Personen rekonstruieren ihre Berichte aus dem Gedächtnis, ereignisspezifische autobiografische Repräsentationen beinhalten bildhaft vorstellbare Informationen über spezifische raum-zeitlich lokalisierbare Ereignisse (z. B. Conway & Pleydell-Pearce, 2000). In Abhängigkeit von der spezifischen Ausgestaltung des Erlebnisses werden beispielsweise visuelle, olfaktorische und verbale Informationen gespeichert, die im Einzelfall auch ungewöhnlich oder erwartungswidrig sein können. Wenn jemand dagegen einen nicht selbst wahrgenommenen Sachverhalt schildert, steht ihm als Grundlage nur das abstrakte Schemawissen zur Verfügung, welches nicht spezifische, sondern für dieses Ereignis typische Informationen enthält. Hier sind vor allem elementare, direkt zum Handlungsziel hinführende Handlungssequenzen zu erwarten. Die Wahrscheinlichkeit, dass beispielsweise auch nebensächliche Details, abgebrochene Handlungsketten oder unerwartete Komplikationen beschrieben werden, ist gering, da solche Elemente nicht Teil eines entsprechenden Schemas sind (Köhnken, 1990).

Ein weiterer Unterschied betrifft die strategische Selbstpräsentation. Eine lügende Person verfolgt das Ziel, beim Gegenüber einen glaubwürdigen Eindruck zu erzeugen und greift hierfür auf Alltagsvorstellungen darüber zurück, welche Verhaltensweisen, Äußerungen etc. einen solchen Eindruck bewirken und welche umgekehrt zum Verdacht der mangelnden Glaubwürdigkeit führen. Daher werden falsche Aussagen in der Regel nur in geringem Ausmaß Selbstkorrekturen, Zugeben von Erinnerungslücken, Selbstbelastungen o. Ä. enthalten, welche dem Alltagsverständnis entsprechend einer strategischen Selbstpräsentation zuwiderlaufen (Köhnken, 1990; Niehaus 2008b; Maier et al., 2018). Es wird also angenommen, dass das Fehlen solcher Aussageelemente, die der Alltagsvorstellung nach Lügenindikatoren darstellen oder auf Inkompetenz hindeuten, neben dem Fehlen von schemainkonsistenten und -irrelevanten Details zu der geringeren Qualität von erfundenen gegenüber erlebnisbasierten Aussagen beiträgt. Auch eine chronologisch unstrukturierte Darstellung ist als Glaubhaftigkeitsmerkmal anzusehen, weil diese darauf verweist, dass assoziative Erinnerungsprozesse ablaufen und nicht eine durchstrukturierte Aussage vorgetragen wird.

Zur Beschreibung der Aussagequalität hat sich die merkmalsorientierte Inhaltsanalyse etabliert (Niehaus, 2008a; Steller & Köhnken, 1989; Volbert & Steller, 2014), bei der die Aussage hinsichtlich inhaltlicher Qualitätsmerkmale untersucht wird, die die oben referierten Unterschiede aufgreifen. Deren Ergebnisse werden in der Begutachtung mit personalen und situativen Variablen in Beziehung gesetzt, das heißt, die Qualität der Aussage wird auf der Basis der individuellen Kompetenzen, Vorerfahrungen, dispositionellen Besonderheiten unter Beachtung der Aussagebereitschaft und unter Berücksichtigung der relevanten situativen Bedingungen (Komplexität des fraglichen Ereignisses, Art der Befragung) bewertet. Erst ein solcher Qualitäts-Kompetenz-Vergleich (Steller, 2008) ermöglicht eine Schlussfolgerung darüber, ob der:die Aussagende in der Lage gewesen wäre, die vorliegende Aussage zu erfinden (vertiefend siehe Volbert & Steller, 2020).

Differenzierung zwischen wahren und suggerierten Aussagen. Anders als bei der Unterscheidung zwischen erlebnisbasierten und erfundenen Schilderungen liegen keine konsistenten empirischen Belege für qualitative Unterschiede zwischen erlebnisbasierten und suggerierten Aussagen vor. Suggerierte Aussagen können jedoch nur unter spezifischen Bedingungen entstehen und verändern sich in der Regel mit den suggestiven Einflussnahmen. Die Hypothese einer falschen Erinnerung wird daher nicht mithilfe der merkmalsorientierten Inhaltsanalyse geprüft, im Mittelpunkt der aussagepsychologischen Analyse steht hier vielmehr die Rekonstruktion der Aussageentstehung und -entwicklung, um etwaige suggestive Bedingungen zu identifizieren oder auszuschließen (z. B. Greuel et al. 1998; Volbert, 2018; Volbert, Schemmel et al., 2019). Besonders relevant ist die Frage, ob vor der ersten Aussage bereits ein Verdacht bzw. eine Erwartungshaltung vorlag, dass sich ein entsprechendes Ereignis zugetragen habe und ob Maßnahmen zur Abklärung des Verdachts ergebnisoffen durchgeführt wurden oder ob ein bestätigendes Ergebnis gesucht wurde. Für den Prozess der Rekonstruktion der Aussage sind ferner folgende Erkenntnisse über suggestive Prozesse bei *Kindern* und bei *Jugendlichen und Erwachsenen* zu berücksichtigen.

Ausgangspunkt für suggestive Prozesse *bei Kindern* ist in der Regel der Verdacht erwachsener Personen, ein sexueller Missbrauch habe stattgefunden, obwohl das Kind bis dahin selbst keine diesbezüglichen Angaben gemacht hat. Oft werden dabei Verhaltensauffälligkeiten oder -änderungen als Signale für einen erlittenen Missbrauch gedeutet; de facto existiert jedoch kein sexuelles Missbrauchssyndrom, das einen Rückschluss von Symptomen auf einen stattgefundenen Missbrauch erlauben würde (Kendall-Tackett, 2012). Bei suggestiven Verläufen schließt sich eine Befragung von Kindern an, die auf die „Aufdeckung" des Missbrauchs, das heißt auf die Bestätigung des von den Befragenden angenommenen Missbrauchs orientiert ist. Bei den Bemühungen, eine vermeintlich unterstützende Atmosphäre für das Kind zu schaffen, kommt es zur selektiven Verstärkung von Äußerungen, die konsistent mit der Befragendenhypothese sind, entgegengesetzte Angaben werden dagegen nicht weiter beachtet oder diese werden im Sinne der Ausgangshypothese interpretiert.

Werden Kinder, die de facto nicht sexuell missbraucht worden sind, wiederholt zu entsprechenden Erfahrungen befragt und ihre verneinenden Antworten nicht akzeptiert, entsteht für sie eine strukturell unklare Befragungssituation, aus der eine Empfänglichkeit für Suggestionen resultiert. Wenn mögliche Handlungen über einen längeren Zeitraum immer wieder thematisiert werden, können sich im Laufe der Zeit lebhafte Bilder von den möglichen Geschehnissen entwickeln, die für eine tatsächliche Erinnerung gehalten werden können (z. B. Bruck & Ceci, 2012; Steller, 2000).

Fremdsuggestive Prozesse bei *Jugendlichen und Erwachsenen* haben einen ähnlichen Verlauf. Ein wesentlicher Unterschied besteht aber darin, dass bei Kindern meist davon ausgegangen wird, diese seien zu eingeschüchtert oder zu belastet, um über die angenommenen Erfahrungen zu sprechen, während bei Jugendlichen und Erwachsenen häufig davon ausgegangen wird, diese könnten entsprechende Erfahrungen aufgrund von Verdrängung oder Dissoziation aktuell nicht erinnern (Volbert & Dahle, 2010; Volbert 2018). Die Annahme, traumatische Ereignisse könnten regelmäßig nicht oder allenfalls fragmentiert erinnert werden, findet durch empirische Untersuchungen keine systematische Unterstützung. Traumatische Erlebnisse können besonders intrusive Erinnerungen nach sich ziehen und erinnerungsauslösende Reize werden wegen der hohen mit der Erinnerung verbundenen Belastung häufig vermieden, vollständige oder weitgehende Erinnerungsverluste treten als Folge von traumatischen Ereignissen aber auch bei PTBS-Patient:innen in der Regel nicht auf (ausführlich z. B. Ehlers et al., 2022; McNally, 2003).

Annahmen, dass traumatische Erlebnisse regelmäßig nicht erinnert werden können, bilden aber den Hintergrund für suggestive Verläufe bei Jugendlichen oder Erwachsenen. In diesen Fällen wird ausgehend von den skizzierten Prämissen angenommen, Auslöser für eine psychische Symptomatik seien frühere traumatische Erlebnisse, die aktuell der Erinnerung nicht zugänglich seien. Zum Teil erfolgen explizit Ermunterungen, sich auf die Suche nach Erinnerungen an die vermeintlichen Erlebnisse zu machen, in manchen Fällen werden therapeutische Techniken angewandt, die einen solchen „Wiedererinnerungsprozess" befördern sollen. Eine intensive Beschäftigung mit möglichen konkreten Missbrauchserfahrungen kann – ähnlich wie weiter oben für Kinder beschrieben – zu lebhaften mentalen Vorstellungen führen, die nach einiger Zeit aufgrund ihrer Lebhaftigkeit, Vertrautheit und guten Abrufbarkeit für tatsächliche Erinnerungen gehalten werden.

Therapeutische Techniken, mit denen Patient:innen angeregt werden, sich entsprechende fiktive Situationen besonders bildhaft vorzustellen oder in diese hineinzuversetzen, befördern solche Prozesse, weil sie dazu beitragen, mentale Vorstellungen zu generieren, die genuinen Erinnerungen ähneln und somit zu Scheinerinnerungen führen, von denen die Betroffenen subjektiv selbst überzeugt sind (Brewin & Andrews, 2017; Schemmel & Volbert, 2021).

Für die Rekonstruktion der Aussageentstehung und -entwicklung ist folglich besonders relevant, ob und ggf. in welchem Ausmaß sich die zuvor skizzierten suggestiven Bedingungen finden.

Integration der Gesamtbefunde. Eine Orientierung für die Integration der Ergebnisse aller Analysebereiche für die Glaubhaftigkeitsbeurteilung einer konkreten Aussage liefert folgende Leitfrage: Könnte dieser:diese Zeug:in mit den gegebenen individuellen Voraussetzungen unter den gegebenen Befragungsumständen und unter Berücksichtigung der im konkreten Fall möglichen Einflüsse von Dritten diese spezifische Aussage machen, ohne dass sie auf einem realen Erlebnishintergrund basiert (Volbert, 1995)? Lässt sich diese Frage verneinen, gilt die Darstellung im Umkehrschluss aus aussagepsychologischer Sicht als belegt. Lässt sich eine oder lassen sich mehrere alternative Erklärungen nicht ausschließen, ergibt sich daraus umgekehrt aber nicht, dass die Aussage zwingend nicht erlebnisbasiert ist.

45.2.3.3 Qualitätsanforderungen und Mindeststandards

Der 1. Strafsenat des Bundesgerichtshofs hat nach Einholung von zwei wissenschaftlichen Expertisen (Fiedler & Schmid, 1999; Steller & Volbert, 1999) in einem Urteil vom 30. Juli 1999 Mindestanforderungen an Glaubhaftigkeitsbegutachtungen formuliert (BGHSt 45, 164). Neben allgemeinen Anforderungen an Nachvollziehbarkeit und Transparenz wird explizit ein hypothesentestendes Vorgehen und eine argumentative Darlegung, welche Modelle auf der Basis welcher Daten getestet wurden, gefordert (Steller & Volbert, 1999; Volbert, 2012).

45.3 Familienrechtliche Begutachtung

Dettenborn und Walter (2022) definieren als Gegenstand der Familienrechtspsychologie „Erleben und Verhalten beim Auf-

und Abbau familiärer Beziehungen, soweit dabei Konflikte der rechtlichen Einflussnahme bedürfen" (S. 16). Familienrechtliche Verfahren, in denen es zu psychologischen Begutachtungen kommt, betreffen hauptsächlich Fragestellungen bezüglich der elterlichen Sorge, des persönlichen Umgangs und des Entzugs der elterlichen Sorge. Sachverständige haben innerhalb des Verfahrens eine neutrale Rolle, der in der Regel ein rein diagnostischer Auftrag zugrunde liegt. In Einzelfällen kann das Gericht allerdings anordnen, „dass der Sachverständige bei der Erstellung des Gutachtens auch auf die Herstellung des Einvernehmens zwischen den Beteiligten hinwirken soll" (§163 Abs. 2 FamFG), woraus sich auch eine explizit intervenierende Funktion des:der Sachverständigen ergeben kann. Im Rahmen der familienrechtspsychologischen Begutachtung gilt das Prinzip der informierten Einwilligung. Die Teilnahme an der psychologischen Begutachtung ist grundsätzlich freiwillig (Salzgeber, 2020; Schmidt-Atzert & Amelang, 2018).

Der rechtliche Maßstab in allen familienrechtlichen Verfahren ist das *Kindeswohl*, als auslegungsbedürftiger, unbestimmter Rechtsbegriff (§1697a BGB), der im Einzelfall präzisiert werden muss (Balloff, 2022). Der juristische Grundgedanke des Kindeswohls wird in §1 Abs. 1 SGB VIII formuliert: „Jeder junge Mensch hat ein Recht auf Förderung seiner Entwicklung und auf Erziehung zu einer eigenverantwortlichen und gemeinschaftsfähigen Persönlichkeit". Damit rekurrieren juristische Definitionen auf primär psychologische Konstrukte wie die Persönlichkeitsentwicklung eines Kindes oder Jugendlichen. In der deutschsprachigen familienrechtspsychologischen Literatur findet sich eine Definition bzw. Operationalisierung des Kindeswohlbegriffs durch Dettenborn und Walter (2022): Unter familienrechtspsychologischen Aspekten definieren diese das Kindeswohl als „die für die Persönlichkeitsentwicklung eines Kindes oder Jugendlichen unter den gegebenen Umständen optimale Relation zwischen seiner Bedürfnislage und seinen Lebensbedingungen" (S. 75).

45.3.1 Begutachtung bei drohender Kindeswohlgefährdung

Zur Kindeswohlgefährdung kommt es dann, wenn die in diesem Sinne relevanten Entwicklungsbedürfnisse des Kindes nicht mehr ausreichend erfüllt werden. In der Rechtsprechung hat sich die Definition der Kindeswohlgefährdung im Sinne des §1666 BGB als „eine gegenwärtige, und zwar in einem solchen Maß vorhandene Gefahr [...], daß sich bei der weiteren Entwicklung der Dinge eine erhebliche Schädigung des geistigen oder leiblichen Wohls des Kindes mit ziemlicher Sicherheit voraussehen läßt", etabliert (grundlegend: BGH, NJW, 1956, 1434, 1434).

45.3.1.1 Grundprinzipien und Fallkonstellationen

Das folgende Fallbeispiel illustriert ein mögliches Begutachtungsszenario zur Frage einer drohenden Kindeswohlgefährdung:

Fallbeispiel

Felix ist vier Jahre alt, Einzelkind und lebt bei den Eltern. Für seine Mutter (19 Jahre) liegt die Diagnose einer Major Depression vor, es gab zwei stationäre Klinikaufenthalte in der Vergangenheit, aktuell gibt es keine Behandlung. Felix' Eltern haben keine abgeschlossene Berufsausbildung und sind arbeitslos. Die Familie erhält ergänzende Leistungen nach SGB II. Die Beziehung der Eltern ist von vielen Konflikten geprägt. Der Vater (24 Jahre) wurde in der Vergangenheit für eine Sexualstraftat verurteilt. Felix' Mutter schildert eine eigene Überforderung in der Versorgung des Jungen und der Organisation des häuslichen Alltags. Der Vater stellt nach Einschätzung des Jugendamtes die äußere Versorgung hinreichend sicher. Im Rahmen der Entwicklungstestung von Felix zeigte sich eine globale Entwicklungsverzögerung (Prozentrang [PR] < 10), die erheblichsten Auffälligkeiten zeigten sich in den Bereichen rezeptive und expressive Sprache sowie selektive Aufmerksamkeit. Felix' Erzieherin beschreibt, dass er im Kindergarten durch aggressives Verhalten gegenüber anderen Kindern auffalle, er beiße und kratze andere Kinder und lasse sich nur schwer begrenzen.

Die gerichtlichen Fragen an die psychologische Sachverständigenbegutachtung lauten:
1. Ist bereits eine Schädigung des Kindes eingetreten?
2. Besteht gegenwärtig eine Gefahr in solchem Maß, dass sich bei der weiteren Entwicklung eine erhebliche Schädigung mit ziemlicher Sicherheit voraussehen lässt?
3. Von welcher Art, Schwere und Wahrscheinlichkeit sind die befürchteten Beeinträchtigungen des Kindes?
4. Sind die Gefahren für das Kind bei Betreuung allein durch die Eltern so gravierend, dass sie eine Fremdunterbringung rechtfertigen?

Verfahren zum Entzug elterlicher Sorge nach §1666 BGB liegt grundsätzlich die Frage nach einer Kindeswohlgefährdung zugrunde. Es wird die Definition einer Gefährdung des Kindeswohls erforderlich, die Dettenborn und Walter (2022) als „alle Unterlassungen oder Handlungen einer unmittelbaren Bezugsperson, in der Regel des Sorgeberechtigten, die mit hoher Wahrscheinlichkeit zu erheblichen physischen oder psychischen Beeinträchtigungen eines Kindes führen" (S. 298), bestimmen. Regelfälle sind Gewalttätigkeiten, sexueller Missbrauch, seelische Grausamkeit oder Vernachlässigungen des Kindes, die sich unter anderem durch nachhaltige Gleichgültigkeit gegenüber dem Kind, Unzulänglichkeiten in der Pflege, Ernährung, Begleitung, bei den Wohnverhältnissen, der Aufsicht und der Fürsorge für das Kind zeigen kann (Heiß & Castellanos, 2013).

45.3.1.2 Sorgerechtsentzug

Nach §1666 BGB hat das Gericht bei Vorliegen von Kindeswohlgefährdungen erforderliche und geeignete Maßnahmen anzuordnen, die zur Abwendung einer Gefahr für das Kindeswohl geboten sind. Nach den §§1666 und 1666a BGB müssen diese Maßnahmen dem Grundsatz der Verhältnismäßigkeit entsprechen. Das Kind darf von seiner elterlichen Familie nur getrennt werden, wenn mildere Maßnahmen (beispielsweise die Installation einer ambulanten Familienhilfe) die Gefahr nicht abwenden können (§1666a Abs. 1 BGB). Entsprechend ist nicht relevant, ob die Bedürfnisse des Kindes bei einer Fremdunterbringung besser erfüllt würden und eine angemessenere Förderung gewährleistet wäre, solange das Kindeswohl nicht gefährdet ist (Salzgeber, 2020).

45.3.1.3 Rückführung

Befindet sich ein Kind nach gerichtlicher Entscheidung in einer Fremdunterbringung, muss die Maßnahme nach §1696 Abs. 2 BGB wieder aufgehoben werden, „wenn eine Gefahr für das Wohl des Kindes nicht mehr besteht oder die Erforderlichkeit der Maßnahme entfallen ist“. Abhängig von Umfang und Intensität des Eingriffs ist eine Überprüfung nach ein bis drei Jahren als angemessen anzusehen (Heiß & Castellanos, 2013).

45.3.1.4 Umgangsrechtliche Fragen bei drohender Kindeswohlgefährdung

Grundsätzlich wird davon ausgegangen, dass der Umgang mit beiden Elternteilen dem Kindeswohl entspricht, weshalb eine erhebliche Einschränkung oder ein Ausschluss nur gerechtfertigt ist, wenn andernfalls eine Kindeswohlgefährdung bestünde. „Eine Einschränkung oder der Ausschluss des Umgangsrechts kommen [...] dann in Betracht, wenn nach den Umständen des Einzelfalls der Schutz des Kindes dies erfordert, um eine Gefährdung seiner seelischen oder körperlichen Entwicklung abzuwehren“ (BVerfG, 2015, 2561, 2561; BVerfG, NJW, 1971, 1447). Bei Einschränkungen oder Ausschluss von Umgangskontakten dürfen keine milderen, aber ebenso wirksamen Maßnahmen zum Schutz des Kindeswohls bestehen. Darüber hinaus kann nach §1684 Abs. 4 S. 3 BGB angeordnet werden, dass der Umgang nur in Anwesenheit eines mitwirkungsbereiten Dritten stattfinden darf.

45.3.1.5 Diagnostisches Vorgehen

Bezugspunkt der Risikoabwägung aus psychologischer Perspektive sind verschiedene Kindeswohlkriterien (siehe Tabelle 45.1), die sich in eltern- und kindbezogene Kriterien unterteilen lassen (Dettenborn & Walter, 2022; Kindler et al., 2006).

45.3.1.6 Überblick über den psychologisch-diagnostischen Prozess

Das psychologisch-diagnostische Vorgehen im familienrechtlichen Verfahren folgt zwei Prämissen: Zum einen orientiert es sich am Ablauf einer empirisch-wissenschaftlichen Untersuchung und zum anderen erfolgt es multimethodal (d.h., mehrere Arten von Verfahren kommen zum Einsatz; Schmidt-Atzert & Amelang, 2018). Ein hohes Maß an Strukturierung des gutachterlichen Vorgehens mit Blick auf die Einschätzungsaufgabe stellt hierbei eine Schlüsselgröße dar, um ungenügend begründete, unreliable und falsche Einschätzungen zu vermeiden (Chavez & Manley, 2021; Condie, 2003). Der allgemeine Ablauf des diagnostischen Prozesses ist in Abbildung 45.1 dargestellt, wobei es im Einzelfall zu Abweichungen bzw. Anpassungen kommen kann (Kindler, 2006; Salzgeber, 2020; Westhoff & Kluck, 2014).

45.3.1.7 Diagnostische Fragen und Untersuchungsplan

Die Überführung juristischer Fragen, die sich im gerichtlichen Beweisbeschluss zur Auftragserteilung finden, in spezifische psychologisch-diagnostische Fragestellungen muss im Sinne eines empirisch-wissenschaftlichen Vorgehens einzelfallbezogen erfolgen (Beispiele finden sich in Zumbach et al., 2020). Spezifische fallbezogene Vorinformationen sollten immer berücksichtigt werden. Grundsätzlich empfiehlt es sich, der Ableitung psychologischer Fragen die Definition des Kindeswohls zugrunde zu legen und analog zu den Kindeswohlkriterien zwischen kindzentrierten und elternzentrierten Kindeswohlaspekten zu unterscheiden (Kindler, 2006).

In einem nächsten Schritt müssen die konkreten Untersuchungsmethoden festgelegt werden, anhand derer die psychologischen Fragen systematisch beantwortet werden können (für ausführliche Beispiele siehe Zumbach et al., 2020). Unter die wichtigsten, vor dem Hintergrund des aktuellen Kenntnisstandes zur Verfügung stehenden Instrumente für den Einsatz in der familienrechtspsychologischen Begutachtung fallen grundsätzlich:

- diagnostische Interviews, Explorationsgespräche mit Elternteilen und Kind(ern),
- Verhaltensbeobachtung von Elternteilen und Kindern auf Individualebene,
- Interaktionsbeobachtungen des Kindes im Zusammensein mit den Elternteilen (Verfahren zur Beziehungsdiagnostik),
- Verfahren zur Bindungsdiagnostik,

Tabelle 45.1: Kindeswohlkriterien

Kindbezogene Kindeswohlkriterien	Elternbezogene Kindeswohlkriterien
• Personale Dispositionen sowie psychische und Verhaltensauffälligkeiten des Kindes • Beziehungsmerkmale • Bindungsmerkmale • Aussage und Wille des Kindes • Kontinuitätsprinzip	• Personale Dispositionen • Elterliche Erziehungsfähigkeit • Förderungsfähigkeit und -bereitschaft • Kooperations- und Kommunikationsfähigkeit und -bereitschaft • Veränderungsfähigkeit und -bereitschaft

- testdiagnostische Verfahren sowie Fragebogen- und Screeningverfahren mit Elternteilen und Kind(ern),
- Befragung von Fachkräften (Fremdanamnestik) und ggf. Explorationsgespräche mit weiteren Familienangehörigen.

Zur Aufstellung eines systematischen Untersuchungsplans, der sich aus einer fallspezifischen Kombination der benannten Instrumente zusammensetzt, ist es eine notwendige Kompetenzanforderung an psychologische Sachverständige, sowohl den Überblick über die verfügbare Verfahrensbandbreite als auch die einzelnen Verfahren für sich genommen in ihrer Anwendbarkeit und in ihren Grenzen zu kennen und zu beherrschen. Die wichtigsten, vor dem Hintergrund des aktuellen Kenntnisstandes zur Verfügung stehenden Instrumente und ihr Einsatz in der familienrechtspsychologischen Begutachtung werden im Folgenden kurz erläutert.

45.3.1.8 Zentrale diagnostische Bausteine

Diagnostische Interviews. Im Begutachtungskontext liegt das Hauptaugenmerk auf Explorationsgesprächen, die sich auf die Erkundung des subjektiven Lebensraums beziehen (Schmidt-Atzert & Amelang, 2018). Die Explorationsgespräche sollen als halbstandardisierte Interviews durchgeführt werden und sich auf einen fallspezifisch entwickelten Interviewleitfaden stützen, der auch aus offenen Anteilen besteht, sodass auch Raum für narrative Passagen seitens der interviewten Person gelassen wird (ausführlich siehe Zumbach et al., 2020). In Schütt und Zumbach (2019) findet sich ein Vorschlag für einen kriteriengeleiteten Interviewleitfaden für die Elternexploration in Kinderschutzverfahren, der sich an empirisch gestützten Risiko- und Schutzfaktoren orientiert (analog finden sich Vorschläge für kriteriengeleitete Interviewleitfäden für die Elternexploration in Sorge- und Umgangsrechtsverfahren in Chamolly et al., 2023).

Sofern im Einzelfall notwendig, stützt sich die Erhebung von elterlichen psychopathologischen Auffälligkeiten auch auf die in Explorationsgesprächen erhobenen Befunde. Im Einzelfall kann es sich in diesem Zusammenhang zum Beispiel anbieten, im Rahmen der Exploration von Elternteilen standardisierte klinische Interviews (z. B. Strukturiertes Klinisches Interview für DSM-5 Störungen [SCID]; Beesdo-Baum et al., 2019; siehe Kapitel 8) einzusetzen.

In der Durchführung der Explorationsgespräche mit Kindern ist auf eine kindgerechte Gestaltung zu achten (zu Parallelen hinsichtlich der entwicklungsgerechten Befragung von Kindern im Rahmen von Strafverfahren siehe Niehaus et al., 2017). Bestandteil der Exploration von Kindern und Jugendlichen ist in der Regel auch die Diagnostik des Kindeswillens. Im rechtspsychologischen Verständnis lässt sich der Kindeswille als „altersgemäß stabile und autonome Ausrichtung des Kindes auf erstrebte, persönlich bedeutsame Zielzustände" definieren (Dettenborn & Walter, 2022, S. 81). Der Kindeswille gehört jedoch zu den besonders schwierigen Kriterien bei der Beurteilung des Kindeswohls, da die empirische Evidenz zu diesem Konstrukt besonders limitiert ist (für eine vertiefende Diskussion siehe Zumbach et al., 2020; Zumbach, Saini et al., 2021).

Leitfadenbasierte Explorationsgespräche müssen anschließend vor dem Hintergrund der psychologischen Fragestellungen und der entsprechenden Prüfkriterien ausgewertet werden. Darauf gestützt erfolgt eine kriteriengeleitete zusammenfassende Darstellung im Gutachten. Neben der Er-

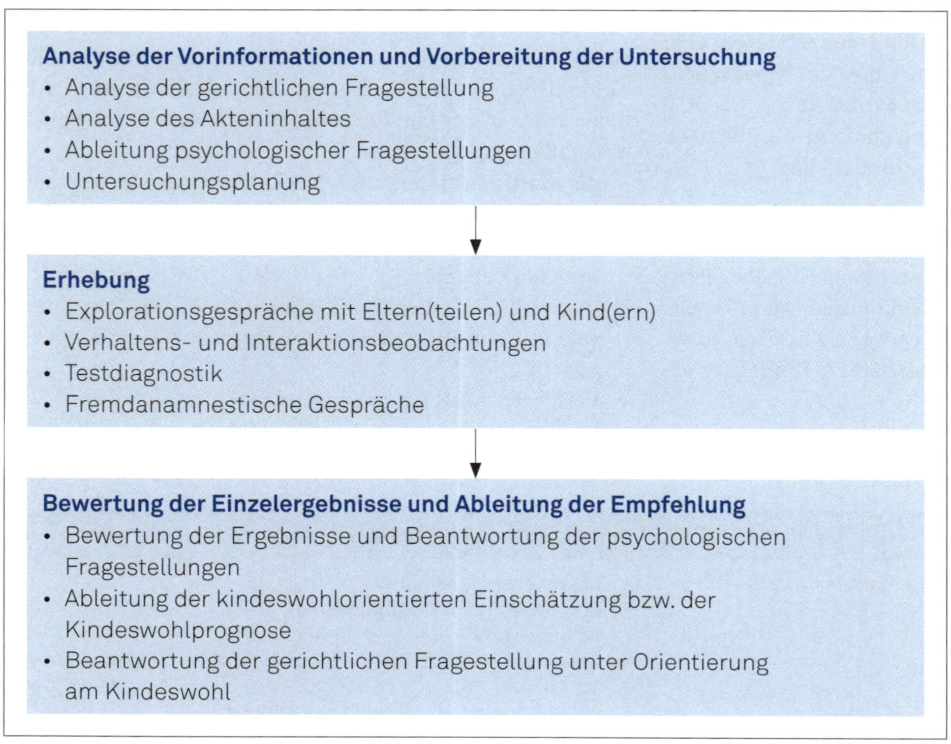

Abbildung 45.1: Ablauf und Bausteine der familienrechtspsychologischen Diagnostik (Zumbach et al., 2020, S. 25)

fassung und Darstellung der wesentlichen Inhalte der Explorationen sollten im Rahmen der Auswertung von Explorationsgesprächen Informationen über den situativen emotionalen Zustand der explorierten Person, das Erleben und Verarbeiten von Situationen, das Auftreten von Abwehrverhalten etc. aufgenommen werden. So sind nicht nur die reinen Antworten relevant, Verhaltensbeobachtungen und psychodynamische Aspekte sind ebenso wesentlich (Zumbach et al., 2020).

Verhaltensbeobachtung. Die Beobachtung von Eltern-Kind-Interaktionen bietet Sachverständigen die Möglichkeit, eine große Informationsmenge zu erfassen, die sich auf verschiedene Konstrukte beziehen kann (Saini & Polak, 2014). Vorab muss daher die Frage geklärt werden, welches Konstrukt mit der Beobachtung einer Interaktionssequenz im Individualfall vor dem Hintergrund der psychologischen Fragestellungen erfasst werden soll. Häufig soll eine Gesamteinschätzung der Beziehungsqualität abgegeben werden (Jacob, 2022). Die zur Verhaltensbeobachtung eingesetzten Situationen im Begutachtungskontext können frei oder strukturiert gestaltet werden. Sie erfolgen meist in Situationen, die von dem:der Sachverständigen geschaffen werden (z. B. in Praxisräumen), können aber auch in der natürlichen Umgebung im Rahmen von Hausbesuchen erfolgen.

Unabhängig davon, ob eine freie oder eine strukturierte Situation beobachtet wurde, ist im Rahmen der Auswertung von Verhaltensbeobachtungen sowohl auf Individual- als auch auf Interaktionsebene ein strukturiertes und kriteriengeleitetes Vorgehen unverzichtbar. In der psychologischen Literatur existiert eine große Anzahl an Kategoriensystemen, die darauf abzielen, die Auswertung von Interaktionsbeobachtungen zwischen Kindern und Eltern zu strukturieren bzw. zu standardisieren und somit die Beobachterübereinstimmung zu erhöhen (Übersichten finden sich z. B. bei Jacob, 2022; Müller et al., 2018). Die Verfahren sind jedoch in ihrer inhaltlichen und definitorischen Ausrichtung oft sehr heterogen und zeigen ein sehr unterschiedliches Ausmaß an theoretischer Referenzierung sowie an wissenschaftlicher Evaluation. Es existieren bis dato keine eindeutigen Empfehlungen, welche interaktionsdiagnostischen Instrumente für die familienrechtspsychologische Begutachtung eingesetzt werden sollten. Für eine systematische Übersicht und Diskussion des Einsatzes von spezifischen Instrumenten und ihren Einsatz in der familienrechtspsychologischen Begutachtung siehe Zumbach et al. (2020) sowie Zumbach, Oster et al. (2021).

Wenn die Bindungsmuster des Kindes den Bezugspersonen gegenüber von Interesse sind (z. B. im Rahmen psychologischer oder gerichtlicher Fragestellungen), so sollte das mithilfe von bindungsdiagnostischen Verfahren untersucht werden, die sich mitunter des Diagnostikums der Verhaltensbeobachtung bedienen (siehe Kapitel 10). Die Auswahl des jeweils genutzten bindungsdiagnostischen Verfahrens orientiert sich am Alter des Kindes und der psychometrischen Güte des Verfahrens. Manche bindungsdiagnostischen Verfahren erfordern eine intensive Schulung für die Datenerhebung und Datenanalyse. Den aktuellen Stand der Debatte um den Einsatz von Bindungsdiagnostik in der familienrechtspsychologischen Begutachtung beschreiben Forslund et al. (2022).

Testdiagnostik. Generell gilt für den Einsatz psychologischer Testdiagnostik in der familienrechtlichen Begutachtung, dass die Auswahl kriteriengeleitet unter Orientierung an den psychologischen Fragestellungen erfolgen muss. Es existiert kein einheitlicher Standard für den Einsatz von Testverfahren in der familienrechtspsychologischen Begutachtung. Viel spricht jedoch für einen systematischen Einsatz von Testverfahren in der Begutachtungspraxis, um Konstrukte multimethodal zu beleuchten.

Psychometrische Testverfahren können dann eingesetzt werden, wenn die für die Begutachtung entwickelten psychologischen Fragestellungen auf die Messung von Konstrukten abzielen, für die spezifische Tests vorliegen (z. B. sozial-emotionaler Entwicklungsstand). Dies ist jedoch bis dato nur für eine beschränkte Anzahl an familienrechtspsychologisch relevanten Konstrukten der Fall (Hommers & Steinmetz-Zubovic, 2013; Salzgeber, 2020). Darüber hinaus stellt sich teilweise die Frage der Validität existierender Verfahren für die Anwendungssituation der Begutachtung, unter Berücksichtigung der Relation des individuellen Testwerts zu den verfügbaren Normierungs- und Validierungsstichproben (Kindler, 2018). Eine Übersicht über psychometrische Verfahren, die für den familienrechtspsychologischen Begutachtungskontext relevante Konstrukte bei Eltern und Kindern messen und die in der Begutachtungspraxis Anwendung finden, einschließlich Hinweisen auf ihre psychometrische Güte und Normierung, findet sich in Zumbach et al. (2020), Fragebögen und Ratingverfahren zur Diagnostik familiärer Beziehungen werden in Kapitel 10 dargestellt.

Fremdanamnestik. Informationen, die durch Sachverständige von weiteren beteiligten Fachpersonen (z. B. Jugendamt, Verfahrensbeistandschaft, Familienhilfe, Lehrkräfte, Erzieher:innen, Kinderärzt:innen, Psychotherapeut:innen etc.) eingeholt werden, sind eigenständige Informationsquellen und können zur Ergänzung oder Validierung der eigenen Ergebnisse herangezogen werden. Hierfür müssen personenbezogene Schweigepflichtentbindungen vorab eingeholt werden. Gespräche mit Dritten sollten ebenfalls kriterienorientiert erfolgen, gegebenenfalls können auch standardisierte Screening-Instrumente eingesetzt werden.

Das Einholen von Beobachtungen durch weitere Familienangehörige (z. B. Großeltern, neue Lebenspartner:innen, nicht im Begutachtungsauftrag benannte [Halb-]Geschwister) kann erforderlich sein, wenn diese auf Beobachtungen beruhende Daten liefern, die hinsichtlich der Prüfkriterien relevant sind (z. B. Beobachtungen über kindliche Verhaltensweisen, den kindlichen Entwicklungsverlauf etc.). Auch hier sind konkrete, prüfkriterienbasierte Explorationsleitfäden zu entwickeln und einzusetzen.

45.3.1.9 Bewertung, Integration der diagnostischen Einzelbefunde und Kindeswohlprognose

Die Untersuchungsergebnisse werden verdichtet, auf Grundlage wissenschaftlicher Erkenntnisse interpretiert und genutzt, um die psychologischen Ausgangsfragestellungen zu beantworten. Aufgrund der Fülle der erhobenen Daten ließe sich grundsätzlich eine Vielzahl an psychologischen Interpretationen treffen (z.B. aus entwicklungspsychologischer, psychodynamischer oder systemischer Perspektive). Zentral ist daher die Orientierung und Strukturierung der Interpretationsleistung an den fallspezifischen psychologischen Fragestellungen aus rechtspsychologischer Perspektive. Analog zu den psychologischen Fragestellungen bietet es sich an, die Bewertung der Untersuchungsergebnisse in kindzentrierte und elternzentrierte Kindeswohlaspekte zu untergliedern und zunächst jedes Prüfkriterium in sich geschlossen zu bewerten. Die Einschätzung der aktuellen psychischen Befindlichkeit des Kindes sollte hierbei übergeordnet erfolgen und übergreifender Bezugspunkt für die anschließende Bewertung der einzelnen rechtspsychologischen Kriterien sein (so gibt auch die Rechtslage eine potenzielle Schädigung des Kindes als übergeordnetes Prüfkriterium vor).

Am Ende des Gutachtens müssen die im Einzelnen bewerteten Prüfkriterien gewichtet und zueinander in Bezug gestellt werden. Dies mündet in die Ableitung der kindeswohlorientierten Einschätzung bzw. in die Ableitung der Kindeswohlprognose. Abschließend werden die gerichtlichen Fragestellungen beantwortet. Die hierfür erforderliche Gegenüberstellung der kindlichen (Grund-)Bedürfnisse und der spezifischen Entwicklungserfordernisse einerseits mit Merkmalen des Elternverhaltens in ihren Auswirkungen auf die Befriedigung der kindlichen (Grund-)Bedürfnisse andererseits impliziert immer zunächst eine querschnittsdiagnostische Analyse. Im nächsten Schritt wird zur Beantwortung der gängigen richterlichen Fragestellungen auf Basis der Querschnittsdiagnostik eine Wahrscheinlichkeitsaussage über zu erwartende kindliche Entwicklungsverläufe in Abhängigkeit vom Elternverhalten und somit eine Verhaltensprognose erwartet. Genauer wird eine zweigeteilte Prognose erwartet: (1) eine auf die Zukunft gerichtete Wahrscheinlichkeitsbestimmung über künftiges Elternverhalten bzw. dessen Veränderung durch Interventionsmaßnahmen (wobei dies sowohl aktive als auch unterlassende Verhaltensweisen umfassen kann) und (2) eine auf die Zukunft gerichtete Wahrscheinlichkeitsbestimmung über die Entwicklung des Kindes unter den durch das Elternverhalten bestimmten Bedingungen. Dabei ist zudem die Interaktion zwischen kindbezogenen und elternbezogenen Variablen zu berücksichtigen. Es gilt, Eltern, Kind und Familie in ihrer Interaktion zu erfassen und dabei systematisch relevante Risiko- und Schutzfaktoren sowie Veränderungspotenzial von Interventionen zu berücksichtigen (Zumbach et al., 2020).

Die zukunftsbezogene Einschätzung seitens der Sachverständigen beinhaltet auch immer eine Berücksichtigung und ggf. Empfehlung über Hilfemaßnahmen, die den Eltern oder dem Kind zur Verfügung gestellt werden sollten. Die abschließende Empfehlung von Sachverständigen an das Gericht darf sich nicht auf den normativen Bereich erstrecken. Ob die rechtliche Eingriffsschwelle überschritten ist und Eingriffe in das elterliche Sorgerecht vorgenommen werden, ist eine normativ-rechtliche und damit notwendig auch eine gerichtliche Entscheidung.

45.3.2 Begutachtung in sorge- und umgangsrechtlichen Fragen nach Elterntrennungen

Das folgende Fallbeispiel demonstriert ein mögliches Begutachtungsszenario in einem sorge- und umgangsrechtlichen Verfahren:

> **Fallbeispiel**
>
> Die Schwestern Tanja und Marlies, 11 und 13 Jahre alt, leben bei der Mutter. Die Eltern haben sich vor drei Jahren getrennt. Die Eltern haben das gemeinsame Sorgerecht inne. Die Kinder verbringen aktuell jedes zweite Wochenende beim Vater. Die Mutter lebt in einer neuen Partnerschaft, der Partner ist vor wenigen Monaten in den mütterlichen Haushalt eingezogen. Seitdem gibt es immer wieder eskalierende Konflikte zwischen den Eltern, betreffend die Gesundheitsversorgung der älteren Tochter (Aufnahme einer Psychotherapie aufgrund von selbstverletzendem Verhalten) und die Schulwahl für die jüngere Tochter (Gymnasium vs. Realschule). Der Vater beantragt nun bei Gericht eine Ausweitung der Umgangskontakte, die Kinder sollen wochenweise jeweils in seinem und im Haushalt der Mutter leben (Einrichtung eines Wechselmodells). Die Mutter reagiert mit einem Gegenantrag auf Übertragung der alleinigen elterlichen Sorge und begründet dies mit der Verweigerungshaltung des Vaters in gesundheitlichen und schulischen Angelegenheiten die Töchter betreffend. Die gerichtliche Frage an die psychologische Sachverständigenbegutachtung lautet: Welche Sorge- und Umgangsregelung entspricht dem Kindeswohl von Tanja und Marlies am besten?

In Verfahren zur Verteilung der elterlichen Sorge stellt sich in der Regel die Frage, welche Regelung dem Kindeswohl am besten dient, im Sinne einer „günstigen Relation zwischen den Bedürfnissen und Lebensbedingungen [des Kindes]“ (Dettenborn & Walter, 2022, S. 75). Im Unterschied zu Fragen nach drohender Kindeswohlgefährdung und deren Abwendung geht es in sorge- und umgangsrechtlichen Verfahren in der Regel um Fragen nach einer besten oder besseren Entwicklungsmöglichkeit des Kindes (Dettenborn & Walter, 2022). Aus psychologisch-diagnostischer Perspektive mündet dies zum Beispiel in die Frage nach einer besseren Passung der kindlichen Entwicklungserfordernisse (inkl. individueller Auffälligkeiten und Ressourcen) mit dem Erziehungsverhalten des jeweiligen Elternteils sowie der äußeren Versorgungsmöglichkeit (inkl. Kontinuitätsaspekte).

45.3.2.1 Grundprinzipien und Fallkonstellationen

Die §§ 1626 Abs. 1 und 1631 BGB regeln die Grundsätze der Personen- und Vermögenssorge für Kinder, die den verheirateten Eltern gemeinsam obliegt oder die durch Sorgeerklärungen nicht verheirateter Eltern begründet wird. Vor allem Fragen der Regelung der Personensorge können zum Anlass für psychologische Gutachten werden. Im Regelfall ist davon auszugehen, dass eine bestehende gemeinsame elterliche Sorge nach Trennung oder Scheidung erhalten bleibt. Dies gilt auch für nicht verheiratete Eltern, bei denen eine gemeinsame Sorgeerklärung besteht. In diesem Fall ist eine psychologische Begutachtung üblicherweise nicht zu erwarten. Sofern allerdings ein oder beide Elternteile einen Antrag auf die Übertragung des alleinigen Sorgerechts nach § 1671 BGB stellen, können Fragen zum Kindeswohl entstehen, die ein psychologisches Sachverständigengutachten erforderlich machen. Es gilt der Grundsatz des geringstmöglichen Eingriffs. Sofern dem Kindeswohl durch die Übertragung von Teilbereichen des Sorgerechts entsprochen werden kann, ist eine gänzliche Sorgerechtsübertragung auf einen Elternteil zu vermeiden (Salzgeber, 2020).

Das Umgangsrecht ergibt sich aus § 1684 Abs. 1 BGB für das Kind, wie auch für beide Elternteile, wobei die Eltern zum Umgang nicht nur berechtigt, sondern auch verpflichtet sind. Nach der Rechtsprechung des Bundesverfassungsgerichts steht das „Umgangsrecht der Eltern unter dem Schutz des Art. 6 Abs. 2 Satz 1 GG. Es ermöglicht dem umgangsberechtigten Elternteil, sich von dem körperlichen und geistigen Befinden des Kindes und seiner Entwicklung fortlaufend persönlich zu überzeugen, die verwandtschaftlichen Beziehungen zu ihm aufrechtzuerhalten, einer Entfremdung vorzubeugen und dem Liebesbedürfnis Rechnung zu tragen.“ (BVerfG, 2015, 2561, 2561; BVerfG, NJW, 1971, 1447; BVerfG, NJW, 1983, 2491).

45.3.2.2 Sorgerechtliche Fragen nach Elterntrennung

Bezugspunkt der kindeswohlzentrierten Abwägung bei sorgerechtlichen Verfahren zur Übertragung von Teilbereichen oder der vollständigen alleinigen Sorge sind die Sorgerechtskriterien (siehe Tabelle 45.2), die sich in eltern- und kindbezogene Kriterien unterteilen lassen (Dettenborn & Walter, 2022; Heiß & Castellanos, 2013). Die aktuelle Debatte um das Sorgerechtskriterium der Bindungstoleranz beschreiben Kindler und Salzgeber (2023).

45.3.2.3 Umgangsrechtliche Fragen nach Elterntrennung

Bezugspunkt der Abwägung in umgangsrechtlichen Fragen sind in der wissenschaftlichen Literatur vorgeschlagene umgangsrelevante Kriterien (siehe Tabelle 45.3), die sich ebenfalls in eltern- und kindbezogene Kriterien unterteilen lassen (Balloff, 2022; Dettenborn & Walter, 2022).

45.3.2.4 Diagnostisches Vorgehen

Das diagnostische Vorgehen entspricht im Wesentlichen den im Rahmen von Begutachtungen bei drohender Kindeswohlgefährdung beschriebenen Schritten, weshalb an dieser Stelle auf eine ausführliche Darstellung verzichtet wird. Analog zu dem in Kapitel 45.3.1.5 beschriebenen Ablauf müssen ebenfalls fallspezifische psychologische Fragestellungen generiert werden, die in der Ableitung eines Untersuchungsplans für den gegebenen Fall münden. Die einzelnen diagnostischen Bausteine, auf die sich der Untersuchungsplan stützt, setzen sich ebenfalls grundsätzlich aus diagnostischen Interviews, Verhaltens- und Interaktionsbeobachtungen, Verfahren zur Bindungsdiagnostik, testdiagnostischen Verfahren sowie Fragebogen- und Screeningverfahren und der Befragung von Fachkräften und ggf. weiteren Familienangehörigen zusam-

Tabelle 45.2: Sorgerechtskriterien

Kindbezogene Sorgerechtskriterien	Elternbezogene Sorgerechtskriterien
• Beziehungsmerkmale des Kindes zu den Bezugspersonen (Eltern, Geschwister, andere Bezugspersonen) • Bindungsmerkmale • Wille des Kindes • Kontinuitätsprinzip	• Elterliche Erziehungsfähigkeit • Förderungsprinzip • Kooperations- und Kommunikationsfähigkeit und -bereitschaft • Bindungstoleranz der Elternteile

Tabelle 45.3: Umgangsrelevante Kriterien

Kindbezogene umgangsrelevante Kriterien	Elternbezogene umgangsrelevante Kriterien
• Beziehungsmerkmale des Kindes zu den Elternteilen (umgangssuchender Elternteil sowie betreuender Elternteil) • Bindungsmerkmale des Kindes zu den Elternteilen (umgangssuchender Elternteil sowie betreuender Elternteil) • Stressressourcen des Kindes • Kindeswille in Bezug auf den Umgang	• Fähigkeit und Bereitschaft des getrenntlebenden Elternteils zur kindgemäßen Kontaktgestaltung (Umgangs- und Betreuungskompetenz) • Vorliegen bzw. Risiko kindeswohlgefährdender Verhaltensweisen (z. B. Gewalt zwischen den Eltern, physische oder psychische Misshandlung des Kindes, sexueller Missbrauch) • Konfliktniveau in der elterlichen Beziehung • Bindungstoleranz der Eltern

men. Eine detaillierte Beschreibung des psychologisch-diagnostischen Vorgehen in sorge- und umgangsrechtlichen Verfahren findet sich in Zumbach et al. (2020).

45.3.2.5 Bewertung, Integration der diagnostischen Einzelbefunde und Ableitung der kindeswohlorientierten Empfehlung

Die Ableitung der kindeswohlorientierten Einschätzung in sorge- und umgangsrechtlichen Fragestellungen basiert ebenfalls darauf, die einzelnen Prüfkriterien zu gewichten und zueinander in Bezug zu stellen. Dies beinhaltet die Gegenüberstellung der kindlichen (Grund-)Bedürfnisse und der spezifischen Entwicklungserfordernisse mit Merkmalen des jeweiligen Elternverhaltens in ihren Auswirkungen hierauf. Insbesondere die individuellen Bedürfnisse des jeweiligen Kindes müssen herausgestellt und zu den Möglichkeiten und Fähigkeiten beider Eltern in Bezug gesetzt werden.

Bei der Ableitung einer kindeswohlorientierten Einschätzung in sorgerechtlichen Fragestellungen liegt der Prognosegedanke über künftige kindliche Entwicklungsverläufe sowie über künftiges Elternverhalten nicht gänzlich fern, ist aber weniger evident als in Kinderschutzverfahren. Es geht weniger um die Identifikation von Risikokonstellationen zur Vorhersage des Eintritts schädlicher Outcomes als vielmehr um das Abwägen von Regelungsoptionen, die grundsätzlich jeweils eine mindestens durchschnittliche kindliche Entwicklung zulassen. Es muss daher kein Grenzwert zur Legitimation eines staatlichen Eingriffs zum Zwecke des Schutzes bestimmt werden, sondern es geht letztlich um die Befähigung der Eltern zur eigenen Verantwortungsübernahme hinsichtlich der Handlungskonsequenzen. Dies beinhaltet auch oftmals, Eltern für die kindlichen Bedürfnisse zu sensibilisieren (Zumbach et al., 2020).

Somit lässt sich hinsichtlich der Systematik für die Ableitung der kindeswohlorientierten Einschätzung in sorge- und umgangsrechtlichen Fragestellungen übergreifend nur herausstellen, dass der gründlichen Ableitung und vor allem auch Darlegung der kindlichen Entwicklungserfordernisse, die die Anpassung des Kindes bzw. der Kinder in der Situation nach der Trennung bestimmen, eine sehr hohe Bedeutung zukommt (Drozd et al., 2016). In manchen Fällen ist keine Passung der kindlichen Bedürfnisse mit dem Erziehungsverhalten eines Elternteils eindeutig besser oder schlechter, was auch entsprechend transparent dargelegt werden muss. In Umgangsfragen basieren Ableitungen grundsätzlich auch auf Überlegungen zur Passung zwischen den individuellen Bedürfnissen des jeweiligen Kindes und Merkmalen des Elternverhaltens in ihren Auswirkungen hierauf, die in Einzelfallabwägungen münden (Zumbach et al., 2020).

Die Gewichtung der Sorgerechtskriterien bzw. der umgangsrelevanten Kriterien und die Prüfung der Passung kindlicher (Grund-)Bedürfnisse mit dem elterlichen Verhalten muss unter Berücksichtigung empirischer Befunde und ihrer Grenzen erfolgen. Um die Fragestellungen der Familiengerichte in sorge- und umgangsrechtlichen Verfahren beantworten zu können, sind umfangreiche inhaltliche Kenntnisse aus ganz unterschiedlichen Forschungsbereichen notwendig. Diese betreffen allgemeine Kenntnisse über die Auswirkungen von Trennung und Scheidung unter unterschiedlichen Rahmenbedingungen und beziehen sich oft auf die Kooperation zwischen Elternteilen und die Wahl des Betreuungsmodells, oder auch auf die Spezifik von Hochkonflikthaftigkeit. Übersichten finden sich beispielsweise in dem Herausgeberwerk von Volbert, Huber et al. (2019).

Auch für die Ableitung der kindeswohlorientierten Einschätzung in sorge- und umgangsrechtlichen Verfahren gilt, dass die Empfehlungen von Sachverständigen sich nicht auf den normativen Bereich erstrecken sollen. Ob Eingriffsschwellen in Sorge- oder Umgangsrechtsbereiche überschritten werden, ist eine normativ-juristische Frage und damit obliegt sie auch einer gerichtlichen Entscheidung.

45.3.3 Qualitätsanforderungen und Mindeststandards

Von der „Arbeitsgruppe Familienrechtliche Gutachten" wurden 2015 Mindestanforderungen an die Qualität von Sachverständigengutachten im Kindschaftsrecht herausgegeben, die seit September 2019 in aktualisierter Fassung (in zweiter Auflage) vorliegen. Die Empfehlungen wurden von Vertreter:innen juristischer, psychologischer und medizinischer Fachverbände, der Bundesrechtsanwalts- und der Bundespsychotherapeutenkammer erarbeitet und fachlich durch das Bundesministerium der Justiz und für Verbraucherschutz begleitet (Arbeitsgruppe Familienrechtliche Gutachten, 2019). Mit dem Gesetz zur Änderung des Sachverständigenrechts wurden 2016 erstmals berufliche Qualifikationsanforderungen an Sachverständige in Kindschaftssachen festgelegt.

Literatur

American Psychiatric Association (APA)/Falkai, P., Wittchen, H.-U., Döpfner, M. et al. (2018). *Diagnostisches und Statistisches Manual Psychischer Störungen – DSM-5*. Göttingen: Hogrefe.

Andrews, D.A. & Bonta, J. (2010). *The psychology of criminal conduct* (5th ed.). Albany, NY: LexisNexis, Anderson Publishing.

Arbeitsgruppe Familienrechtliche Gutachten. (2019). *Mindestanforderungen an die Qualität von Sachverständigengutachten im Kindschaftsrecht* (2. Aufl.). Berlin: Deutscher Psychologen Verlag.

Balloff, R. (2022). *Kinder vor dem Familiengericht. Praxishandbuch zum Schutz des Kindeswohls unter rechtlichen, psychologischen und pädagogischen Aspekten* (4. Aufl.). Baden-Baden: Nomos. https://doi.org/10.5771/9783748926184

Bayerlein, W., Bleutge, K. & Roeßner, W. (2021). *Praxishandbuch Sachverständigenrecht* (6. Aufl.). München: C.H. Beck.

Beesdo-Baum, K., Zaudig, M. & Wittchen, H.-U. (Hrsg.). (2019). Strukturiertes Klinisches Interview für DSM-5-Störungen – Klinische Version (Deutsche Bearbeitung des Structured Clinical Interview for DSM-5 Disorders – Clinical Version von Michael B. First, Janet B.W. Williams, Rhonda S. Karg und Robert L. Spitzer). Göttingen: Hogrefe.

Boetticher, A., Koller, M., Böhm, K.M., Brettel, H., Dölling, D., Höffler, K. et al. (2019). Empfehlungen für Prognosegutachten: Rechtliche Rahmenbedingungen für Prognosen im Strafverfahren. *Forensische*

Psychiatrie, Psychologie, Kriminologie, 13(4), 305–333. https://doi.org/10.1007/s11757-019-00557-0

Boetticher, A., Kröber, H.-L., Müller-Isberner, R., Böhm, K.M., Müller-Metz, R. & Wolf, T. (2006). Mindestanforderungen für Prognosegutachten. *Neue Zeitschrift für Strafrecht, 26,* 537–544.

Boetticher, A., Nedopil, N., Bosinski, H.A.G. & Saß, H. (2005). Mindestanforderungen für Schuldfähigkeitsgutachten. *Neue Zeitschrift für Strafrecht, 25,* 57–62.

Brewin, C.R. & Andrews, B. (2017). Creating memories for false autobiographical events in childhood: A systematic review. *Applied Cognitive Psychology, 31*(1), 2–23. https://doi.org/10.1002/acp.3220

Bruck, M. & Ceci, S.J. (2012). Forensic developmental psychology in the courtroom. In D. Faust (Ed.), *Coping with psychiatric and psychological testimony: Based on the original work by Jay Ziskin* (6th ed., pp. 723–736). Oxford: Oxford University Press.

Chamolly, L., Schubert, A., Zumbach-Basu, J. & Bodansky, A. (2023). Interview for Two – Leitfadenvorschläge für die Elternexploration im familiengerichtlichen Begutachtungskontext der Lebensmittelpunkt- und Umgangsfragestellung. *Praxis der Rechtspsychologie, 33*(1), 97–120. https://doi.org/10.51625/pdr20230105

Chavez, D. & Manley, J. (2021). Child maltreatment parental assessments. In H.V. Hall (Ed.), *Forensic psychology and neuropsychology for criminal and civil cases* (pp. 605–638). Milton: Taylor & Francis Group.

Condie, L.O. (2003). *Parenting evaluations for the court. Care and protection matters.* New York: Springer. https://doi.org/10.1007/b100505

Conway, M.A. & Pleydell-Pearce, C.W. (2000). The construction of autobiographical memories in the self-memory system. *Psychological Review, 107,* 261–288. https://doi.org/10.1037/0033-295X.107.2.261

Dahle, K.-P. (2005). *Psychologische Kriminalprognose: Wege zu einer integrativen Methodik für die Beurteilung der Rückfallwahrscheinlichkeit von Strafgefangenen.* Herbolzheim: Centaurus.

Dahle, K.-P. (2006). Grundlagen und Methoden der Kriminalprognose. In H.-L. Kröber, D. Dölling, N. Leygraf & H. Saß (Hrsg.), *Handbuch der Forensischen Psychiatrie. Band 3: Psychiatrische Kriminalprognose und Kriminaltherapie* (S. 69–172). Heidelberg: Steinkopff. https://doi.org/10.1007/3-7985-1633-2_1

Dahle, K.-P. & Lehmann, R.J.B. (2018). Zum prognostischen Mehrwert einer integrativen nomothetisch-idiografischen kriminalpsychologischen Prognosebeurteilung – Eine empirische Untersuchung an männlichen Gewalt- und Sexualstraftätern. *Forensische Psychiatrie, Psychologie, Kriminologie, 12*(1), 37–50. https://doi.org/10.1007/s11757-017-0462-z

Dahle, K.-P. & Schneider-Njepel, V. (2014). Rückfall- und Gefährlichkeitsprognose bei Rechtsbrechern. In T. Bliesener, F. Lösel & G. Köhnken (Hrsg.), *Lehrbuch Rechtspsychologie* (S. 422–445). Bern: Huber.

Dettenborn, H. & Walter, E. (2022). *Familienrechtspsychologie* (4. Aufl.). München: Ernst Reinhardt. https://doi.org/10.36198/9783838588117

Diagnostik- und Testkuratorium der Föderation Deutscher Psychologenvereinigungen. (2017). *Qualitätsstandards für psychologische Gutachten.* Verfügbar unter: https://psychologie.de/wp-content/uploads/GA_Standards_DTK_10_Sep_2017_Final.pdf

Dreßing, H., Mokros, A. & Habermeyer, E. (2020). Persönlichkeitsstörungen. In H. Dreßing & E. Habermeyer (Hrsg.), *Psychiatrische Begutachtung* (7. Aufl., S. 319–335). München: Elsevier.

Drozd, L., Saini, M. & Olesen, N. (2016). *Parenting plan evaluations* (2nd ed.). Oxford: Oxford University Press. https://doi.org/10.1093/med:psych/9780199396580.001.0001

Ehlers, A., Ehring, T., Wittekind, E. & Kleim, B. (2022). Information processing in posttraumatic stress disorder. In J.G. Beck & D.M. Sloan (Eds.), *The Oxford handbook of traumatic stress disorders* (pp. 367–414). New York: Oxford University Press.

Fiedler, K. & Schmid, J. (1999). Gutachten über Methodik für Psychologische Glaubwürdigkeitsgutachten. Wissenschaftliches Gutachten für den Bundesgerichtshof. *Praxis der Rechtspsychologie, 9*(2), 5–45.

Foerster, K., Bork, S. & Vernzlaff, U. (2020). Die „tiefgreifende Bewusstseinsstörung" und andere affektive Ausnahmezustände. In H. Dreßing & E. Habermeyer (Hrsg.), *Psychiatrische Begutachtung* (7. Aufl., S. 285–295). München: Elsevier.

Forslund, T., Granqvist, P., van IJzendoorn, M., Sagi-Schwartz, A. Glaser, D., Steele, M. et al. (2022) Attachment goes to court: Child protection and custody issues. *Attachment & Human Development, 24,* 1–52. https://doi.org/10.1080/14616734.2020.1840762

Greuel, L., Offe, S., Fabian, A., Wetzels, P., Fabian, T., Offe, H. et al. (1998). *Glaubhaftigkeit der Zeugenaussage.* Weinheim: Beltz PVU.

Günter, M. (2020). Strafrechtliche Begutachtung von Jugendlichen und Heranwachsenden. In H. Dreßing & E. Habermeyer (Hrsg.), *Psychiatrische Begutachtung* (7. Aufl., S. 643–670). München: Elsevier.

Hänert, P. (2014). Rechte und Pflichten des psychologischen Sachverständigen und allgemeine Grundlagen der Begutachtung. In T. Bliesener, F. Lösel & G. Köhnken (Hrsg.), *Lehrbuch der Rechtspsychologie* (S. 271–287). Bern: Huber.

Heiß, H. & Castellanos, H.A. (2013). *Gemeinsame Sorge und Kindeswohl nach neuem Recht.* Baden-Baden: Nomos.

Hommers, W. (2014). Strafrechtliche Verantwortungsreife. In T. Bliesener, F. Lösel & G. Köhnken (Hrsg.), *Lehrbuch der Rechtspsychologie* (S. 369–390). Bern: Huber.

Hommers, W. & Steinmetz-Zubovic, M. (2013). Zu Weiterentwicklungen in der familienrechtspsychologischen Testdiagnostik. *Praxis der Rechtspsychologie, 23,* 312–326.

Jacob, A. (2022). *Interaktionsbeobachtung von Eltern und Kind* (3. Aufl.). Stuttgart: Kohlhammer. https://doi.org/10.17433/978-3-17-041449-5

Jessnitzer, K. & Frieling, G. (1992). *Der gerichtliche Sachverständige. Ein Handbuch für die Praxis.* Köln: Heymanns.

Kendall-Tackett, K. (2012). The long-term health effects of child sexual abuse. In P. Goodyear-Brown (Ed.), *Handbook of child sexual abuse: Identification, assessment, and treatment* (pp. 49–67). Hoboken: John Wiley & Sons Inc.

Kindler, H. (2006). Welche Einschätzungsaufgaben stellen sich in Gefährdungsfällen? In H. Kindler, S. Lillig, H. Blüml, T. Meysen & A. Werner (Hrsg.), *Handbuch Kindeswohlgefährdung nach §1666 BGB und Allgemeiner Sozialer Dienst (ASD)* (S. 59-1–59-8). München: Deutsches Jugendinstitut e.V.

Kindler, H. (2018). Operationalisierungen von Kindeswohl und Kindeswohlgefährdung in den Sozial- und Humanwissenschaften. In H. Katzenstein, K. Lohse, G. Schindler & L. Schönecker (Hrsg.), *Das Recht als Partner der Fachlichkeit in der Kinder- und Jugendhilfe* (S. 181–224). Baden-Baden: Nomos. https://doi.org/10.5771/9783845295589-179

Kindler, H., Lillig, S., Blüml, H., Meysen, T. & Werner, A. (Hrsg.). (2006). *Handbuch Kindeswohlgefährdung nach §1666 BGB und Allgemeiner Sozialer Dienst (ASD).* München: Deutsches Jugendinstitut e.V.

Kindler, H. & Salzgeber, J. (2023). Elterliche Kooperation und Bindungstoleranz als Kriterien in der Familienrechtspsychologie. *Praxis der Rechtspsychologie, 33*(1), 41–60. https://doi.org/10.51625/pdr20230102

Köhnken, G. (1990). *Glaubwürdigkeit. Untersuchungen zu einem psychologischen Konstrukt.* München: Psychologie Verlags Union.

Kröber, H.-L. (1996). Kriterien verminderter Schuldfähigkeit nach Alkoholkonsum. *Neue Zeitschrift für Strafrecht, 16,* 569–596.

Kröber, H.-L., Brettel, H., Rettenberger, M. & Stübner, S. (2019). Empfehlungen für Prognosegutachten: Erfahrungswissenschaftliche Empfehlungen für kriminalprognostische Gutachten. *Forensische Psychiatrie, Psychologie, Kriminologie, 13*(4), 334–342. https://doi.org/10.1007/s11757-019-00558-z

Lösel, F. & Bliesener, T. (1997). Zur Altersgrenze strafrechtlicher Verantwortlichkeit aus psychologischer Sicht. *DVJJ-Journal, 8,* 387–395.

Maier, B.G., Niehaus, S., Wachholz, S. & Volbert, R. (2018). The strategic meaning of CBCA criteria from the perspective of deceivers. *Frontiers in Psychology, 9,* 855. https://doi.org/10.3389/fpsyg.2018.00855

McNally, R.J. (2003). *Remembering trauma.* Cambridge: Belknap Press/Harvard University Press.

Mokros, A., Dreßing, H. & Habermeyer, E. (2020). Die Begutachtung der Kriminalprognose (Risikobeurteilung und -handhabung). In H. Dreßing & E. Habermeyer (Hrsg.), *Psychiatrische Begutachtung* (S. 459–485). München: Elsevier.

Müller, J.M., Hoffmann, V.A. & Wonner, L.I. (2018). Systematisches Review zu den inhaltlichen Aspekten bei der Beurteilung einer Eltern-

bzw. Mutter-Kind-Interaktion auf der Basis deutschsprachiger Verfahren. *ZPID PsychArchives.*

Niehaus, S. (2008a). Merkmalsorientierte Inhaltsanalyse. In R. Volbert & M. Steller (Hrsg.), *Handbuch der Rechtspsychologie* (S. 311–321). Göttingen: Hogrefe.

Niehaus, S. (2008b). Täuschungsstrategien von Kindern, Jugendlichen und Erwachsenen. *Forensische Psychiatrie, Psychologie, Kriminologie, 2*(1), 46–56. https://doi.org/10.1007/s11757-008-0059-7

Niehaus, S., Volbert, R. & Fegert, J. (2017). *Entwicklungsgerechte Befragung von Kindern in Strafverfahren.* Berlin: Springer. https://doi.org/10.1007/978-3-662-53863-0

Pfister, W. (2008). Was ist seit BGHSt 45, 164 geschehen? Ein Überblick über die neuere Rechtsprechung des Bundesgerichtshofs zur Beurteilung der Glaubhaftigkeit von Zeugenaussagen. *Forensische Psychiatrie, Psychologie, Kriminologie, 2*(1), 3–11. https://doi.org/10.1007/s11757-008-0054-z

Rettenberger, M. (2018). Intuitive, klinisch-idiographische und statistische Kriminalprognosen im Vergleich – die Überlegenheit wissenschaftlich strukturierten Vorgehens. *Forensische Psychiatrie, Psychologie, Kriminologie, 12*(1), 28–36. https://doi.org/10.1007/s11757-017-0463-y

Rettenberger, M. & Franqué, F. (2013). *Handbuch kriminalprognostischer Verfahren.* Göttingen: Hogrefe.

Saini, M. & Polak, S. (2014). The ecological validity of parent-child observations: A review of empirical evidence related to custody evaluations. *Journal of Child Custody, 11,* 181–201. https://doi.org/10.1080/15379418.2014.953661

Salzgeber, J. (2020). *Familienpsychologische Gutachten. Rechtliche Vorgaben und sachverständiges Vorgehen.* München: C.H. Beck.

Saß, H. (Hrsg.). (1993). *Affektdelikte.* Berlin: Springer. https://doi.org/10.1007/978-3-642-78514-6

Schemmel, J. & Volbert, R. (2021). Therapie oder Glaubhaftigkeit? Psychotherapeutische Behandlung bei laufenden Strafverfahren. *Report Psychologie, 46*(10), 14–24.

Schmidt-Atzert, L. & Amelang, M. (2018). *Psychologische Diagnostik* (5. Aufl.). Berlin: Springer.

Schütt, S. & Zumbach, J. (2019). Impulse aus der kriminalprognostischen Begutachtung für die Kindeswohlprognose im Familienrecht: Entwicklung eines Interviewleitfadens für die Elternexploration im Begutachtungskontext. *Rechtspsychologie, 5,* 160–177. https://doi.org/10.5771/2365-1083-2019-2-160

Schütze, G. & Schmitz, G. (2003). Strafrechtliche Verantwortlichkeit, Strafreife und schädliche Neigungen. In R. Lempp, G. Schütze & G. Köhnken (Hrsg.), *Forensische Psychiatrie und Psychologie des Kindes- und Jugendalters* (S. 147–155). Heidelberg: Steinkopff. https://doi.org/10.1007/978-3-642-57383-5_14

Steller, M. (1989). Recent developments in statement analysis. In J.C. Yuille (Hrsg.), *Credibility assessment* (S. 135–154). Dordrecht: Kluwer Academic/Plenum Publishers.

Steller, M. (2000). Forensische Aussagepsychologie als angewandte Entwicklungs- und Kognitionspsychologie. Kritik suggestiver Aufdeckungsarbeit am Beispiel einer kindlichen Zeugin aus den Wormser Massenprozessen. *Praxis der Rechtspsychologie, 10*(Sonderheft 1), 9–27.

Steller, M. (2008). Glaubhaftigkeitsbegutachtung. In R. Volbert & M. Steller (Hrsg.), *Handbuch der Rechtspsychologie* (S. 300–310). Göttingen: Hogrefe.

Steller, M. & Köhnken, G. (1989). Criteria-based statement analysis. Credibility assessment of children's statements in sexual abuse cases. In D.C. Raskin (Ed.), *Psychological methods for investigation and evidence* (pp. 217–245). New York: Springer.

Steller, M. & Volbert, R. (1999). Forensisch-aussagepsychologische Begutachtung (Glaubwürdigkeitsbegutachtung). Wissenschaftliches Gutachten für den Bundesgerichtshof. *Praxis der Rechtspsychologie, 9*(2), 46–112.

Steller, M., Volbert, R. & Wellershaus, P. (1993). Zur Beurteilung von Zeugenaussagen: Aussagepsychologische Konstrukte und methodische Strategien. In L. Montada (Hrsg.), *Bericht über den 38. Kongreß der Deutschen Gesellschaft für Psychologie in Trier 1992* (S. 367–376). Göttingen: Hogrefe.

Undeutsch, U. (1967). Beurteilung der Glaubhaftigkeit von Zeugenaussagen. In U. Undeutsch (Hrsg.), *Handbuch der Rechtspsychologie* (Bd. 11, S. 26–181). Göttingen: Hogrefe.

Volbert, R. (1995). Glaubwürdigkeitsbegutachtung bei Verdacht auf sexuellen Missbrauch. *Zeitschrift für Kinder- und Jugendpsychiatrie, 23,* 20–26.

Volbert, R. (2012). Qualitätssicherung in der Glaubhaftigkeitsbeurteilung: Ein Urteil, methodenkritische Stellungnahmen und andere Versuche. *Forensische Psychiatrie, Psychologie, Kriminologie, 6*(4), 250–257. https://doi.org/10.1007/s11757-012-0183-2

Volbert, R. (2018). Scheinerinnerungen von Erwachsenen an traumatische Erlebnisse und deren Prüfung im Rahmen der Glaubhaftigkeitsbegutachtung: Eine rein traumatologische Perspektive ist irreführend. *Praxis der Rechtspsychologie, 28*(1), 61–95.

Volbert, R. & Dahle, K.-P. (2010). *Forensisch-psychologische Diagnostik im Strafverfahren.* Göttingen: Hogrefe.

Volbert, R., Huber, A., Jacob, A. & Kannegießer, A. (2019). *Empirische Grundlagen der familienrechtlichen Begutachtung. Familienpsychologische Grundlagen fundiert vorbereiten.* Göttingen: Hogrefe. https://doi.org/10.1026/02882-000

Volbert, R., Schemmel, J. & Tamm, A. (2019). Die aussagepsychologische Begutachtung: Eine verengte Perspektive? *Forensische Psychiatrie, Psychologie, Kriminologie, 13*(2), 108–124. https://doi.org/10.1007/s11757-019-00528-5

Volbert, R. & Steller, M. (2014). Is this testimony truthful, fabricated, or based on false memory? Credibility assessment 25 years after Steller and Köhnken (1989). *European Psychologist, 19*(3), 207–220. https://doi.org/10.1027/1016-9040/a000200

Volbert, R. & Steller, M. (2020). Die Begutachtung der Glaubhaftigkeit. In H. Dreßing & E. Habermeyer (Hrsg.), *Psychiatrische Begutachtung* (7. Aufl., S. 757–792). München: Elsevier.

Wegener, H. (1992). *Einführung in die Forensische Psychologie* (2. Aufl.). Darmstadt: Wissenschaftliche Buchgesellschaft.

Westhoff, K. & Kluck, M.-L. (2014). *Psychologische Gutachten schreiben und beurteilen* (6. Aufl.). Berlin: Springer. https://doi.org/10.1007/978-3-642-35354-3

Zumbach, J., Lübbehüsen, B., Volbert, R. & Wetzels, P. (2020). *Psychologische Diagnostik in familienrechtlichen Verfahren.* Göttingen: Hogrefe. https://doi.org/10.1026/03023-000

Zumbach, J., Oster, A., Rademacher, A. & Koglin, U. (2021). Behavior observation in child maltreatment risk evaluation: A systematic review on observational coding systems. *Journal of Child and Family Studies, 31*(1), 545–562.

Zumbach, J., Saini, M. & Koglin, U. (2021). Children's strategies for giving voice to needs consistent with the UN Convention on the Rights of the Child (UNCRC). *Family Court Review, 59,* 309–323. https://doi.org/10.1111/fcre.12517

46 Begutachtung von Fähigkeitsbeeinträchtigungen bei psychischen und neuropsychologischen Störungsbildern

Steffen Aschenbrenner & Anne Drengner[1]

Inhaltsübersicht

46.1 Einleitung

Unter den psychiatrischen und neurologischen Fragestellungen bei Begutachtungen gewinnt die Frage nach der Quantifizierung von Leistungseinschränkungen (negatives Leistungsvermögen) und/oder erhaltenen Fähigkeiten (positives Leistungsvermögen) zunehmend an Bedeutung. Dies folgt dem Ansatz, dass nicht die Erkrankung selbst, sondern deren Auswirkungen auf die individuelle Erlebens- und Gestaltungsfähigkeit bzw. Teilhabe der Betroffenen die Grundlage für Rechtsansprüche darstellt. Die Quantifizierung solcher Fähigkeitseinschränkungen fällt in die (neuro-)psychologische Kompetenz und wird häufig in Form eines neuropsychologischen oder fachpsychologischen Zusatzgutachtens in Auftrag gegeben. Zusatzgutachten stellen inhaltlich und juristisch eigenständige Gutachten dar (siehe Kasten). Sie werden in verschiedenen Fachgebieten erstellt; ein:eine Hauptgutachter:in integriert dann die Einschätzungen verschiedener Fachgebiete.

Zusatzgutachten

- stellen eine eigenständige Leistung mit eigenständiger Urteilsbildung auf einem spezifischen Fachgebiet dar,
- basieren auf der Aktenlage, Exploration, Verhaltensbeobachtung und Schlussfolgerungen aus testpsychologischen Untersuchungen, Beschwerdenvalidierung (siehe Kapitel 46.6) sowie ggf. Fremdanamnese,
- sind keine Zuarbeiten zum Hauptgutachten,
- unterliegen dem Urheberrecht nach § 2 Abs.1 Nr.1 UrhG,
- sind eigenständig zu honorieren.

Es besteht die Pflicht zur persönlichen Leistungserbringung durch die Gutachtenden. Dabei muss die zu begutachtende Person persönlich gesehen werden. Eine Ausnahme bilden per definitionem „Gutachten nach Aktenlage", diese sind ohne persönlichen Kontakt zu erbringen.

Teilaspekte der Begutachtung dürfen jedoch delegiert werden. Dazu gehören die Aufbereitung der Aktenlage, die Vorformulierung des Gutachtens sowie Schreibarbeiten. Die Durchführung von testpsychologischen Untersuchungen darf nur dann delegiert werden, wenn durch qualifiziertes Personal eine angemessene Verhaltensbeobachtung sichergestellt werden kann.

Die Exploration ist als wesentlicher Teil des Begutachtungsprozesses von dem:der Gutachter:in selbst zu erbringen. Alle Auswertungen, Einschätzungen, Bewertungen oder Befunde einschließlich der abschließenden Formulierung des Gutach-

1 Die Autor:innen bedanken sich ausdrücklich ganz herzlich bei den Mitgliedern des Arbeitskreises „Neuropsychologische Begutachtung" der Gesellschaft für Neuropsychologie, die im Rahmen der Entwicklung neuer Leitlinien den Autor:innen wertvolle Hinweise, Anregungen und Kommentare gegeben haben. Ohne die konstruktive Diskussion im Arbeitskreis wäre dieses Kapitel nicht entstanden. Wir danken: Jutta Billino, Eva-Maria Müller, Fatma Sürer, Sarah Weber, Oliver John, Gordon Krahl, Ludger Neumann-Zielke und Martin Peper.

tens liegen in der eigenständigen Verantwortung der das Gutachten erstattenden Person.

Grundlage einer Begutachtung ist das unstrittige Fachwissen des aktuellen wissenschaftlichen Kenntnisstandes. Dieses entspricht dem Wissen, welches in Lehrbüchern, Übersichtsarbeiten, Metaanalysen, Leitlinien der Arbeitsgemeinschaft der Wissenschaftlichen Medizinischen Fachgesellschaften e. V. (AWMF) oder einzelner Fachgesellschaften konsolidiert ist. Gutachterliche Stellungnahmen auf der Basis von Einzelmeinungen sind nicht zulässig. Sind einzelne Aspekte der Begutachtung wissenschaftlich umstritten oder ist noch kein gesichertes Wissen vorhanden (wie z. B. Anfang 2021 zu den langfristigen Folgen einer COVID-19-Erkrankung), ist dies kenntlich zu machen. In diesem Fall soll sich auf der Grundlage von allgemeiner Fachkenntnis und klinischer Erfahrung geäußert werden.

Der:die Sachverständige hat Befunde zu erheben und in Verbindung mit dem Aktenmaterial die Entscheidungsgrundlage der Auftraggebenden vorzubereiten. Gutachter:innen dürfen die Entscheidung der Auftraggebenden nicht vorwegnehmen und sollten ihre Meinung diesbezüglich deshalb den Proband:innen in der Begutachtung nicht mitteilen.

46.2 Typische Fragestellungen und Rechtsgebiete

Der Gutachtenauftrag muss eine klar formulierte Fragestellung beinhalten. Diese kann von einem institutionellen Auftraggeber vorgegeben werden oder nach Rücksprache mit den Auftraggebenden von einem:einer Hauptgutachter:in auf spezifische Fragen zum (neuro-)psychologischen Fachgebiet eingegrenzt werden. Fähigkeitsgutachten werden in verschiedenen Rechtsgebieten in Auftrag gegeben (siehe Tabelle 46.1). Daraus ergeben sich juristische und formale Aspekte, die die Begutachtenden neben dem Einbringen ihrer fachspezifischen Kompetenzen beachten müssen. Üblicherweise erheben Begutachtende fachspezifische Befunde und berücksichtigen diese in ihren Auswirkungen. Welche Symptome, Auswirkungen und Aktivitätseinschränkungen berücksichtigt werden dürfen, ist durch den Rechtskontext definiert: So dürfen beispielsweise psychische Störungen bei Schadensansprüchen der privaten Unfallversicherung nicht berücksichtigt werden. Bei der Beurteilung des Grades der Behinderung (GdB) sind Aktivitäts- und Teilhabeeinschränkungen des gesamten Lebens (persönlich, sozial, beruflich) zu würdigen, bei der Beurteilung des Grades der Erwerbsminderung jedoch nur die beruflichen Aktivitäts- und Teilhabeeinschränkungen. Auch die Höhe der Bewertung und die Art der Klassifikation oder Grundlagen der Zusammenhangsbewertung von Unfallfolgen unterscheiden sich je nach Rechtskontext. Im Gutachten muss deshalb klar erkennbar sein, in welchem Rechtsgebiet das Gutachten erstellt wird und dass sich der:die Begutachtende mit den Ausführungen sicher im richtigen Rechtskontext bewegt.

Es darf nur zu Fragen innerhalb des gestellten Gutachtenauftrags Stellung genommen werden, der Auftrag darf nicht eigenständig erweitert werden. Durch die Beantwortung der Fragen soll eine sachgerechte Entscheidung seitens der Auftraggebenden ermöglicht werden.

Man unterscheidet finale und kausale Fragestellungen. Bei *finalen Fragestellungen* soll der zu einem Zeitpunkt vorliegende Gesundheitszustand bewertet werden (z. B. Rentengutachten, Berufsunfähigkeitsgutachten). Bei *kausalen Fragestellungen* soll neben der Feststellung der Gesundheitsstörungen auch deren Zusammenhang mit einem bestimmten (Unfall-)Ereignis geklärt werden. Die Klärung des Kausalzusammenhangs ist oft strittig und erfordert deshalb besondere Umsicht und Sorgfalt.

46.3 Formale Aspekte der Begutachtung

46.3.1 Vor der Begutachtung

Bereits vor dem Begutachtungstermin sind einige formale Aspekte zu beachten. Es sollte bereits vor Annahme des Gut-

Tabelle 46.1: Beispiele für typische Fragestellungen von Fähigkeitsbegutachtungen in verschiedenen Rechtsgebieten

Rechtsgebiet	Auftraggebende	Fragestellung
Sozialrecht	Deutsche Rentenversicherung Sozialgerichte	Minderung des beruflichen Leistungsvermögens zur Klärung des Anspruchs auf Erwerbsminderungsrente
	Sozialgerichte	Höhe des Grades der Behinderung (GdB)
	Gesetzliche Unfallversicherung Sozialgerichte	Minderung der Erwerbsfähigkeit (MdE) nach Arbeitsunfällen oder bei Berufskrankheit
Verwaltungsrecht	Landratsamt Private Auftraggeber	Fahreignung bei Erkrankungen
Zivilrecht	Private Unfallversicherung	Folgen eines Unfalls
	Private Berufsunfähigkeitsversicherung	Leistungsvermögen bei der konkret zuletzt ausgeübten Tätigkeit

achtens geprüft werden, ob die Fragen verständlich, vollständig, eindeutig und angemessen sind und der:die Gutachter:in für die Beantwortung der Fragen geeignet (d.h. sachverständig) ist. Ist dies nicht der Fall, ist vor Annahme des Gutachtens um eine Präzisierung der Fragen zu bitten oder das Gutachten abzulehnen. Nach Bestätigung des Eingangs der Aktenlage ist diese grob zu sichten und zu prüfen, ob zur Beantwortung des Gutachtenauftrags alle notwendigen medizinischen Befunde vorliegen. Gegebenenfalls sind diese beim Auftraggeber anzufordern. Die Einladung zum Begutachtungstermin sollte schriftlich erfolgen, dabei sind Anreisezeiten zu berücksichtigen und auch ein Hinweis auf die zu erwartende Dauer der Begutachtung sollte enthalten sein. In speziellen Fällen (z.B. bei Zweifeln an der Fahreignung, vermuteter verminderter Belastungsfähigkeit oder Fatigue) ist eine Begleitperson zu empfehlen, um eine sichere An- und Abreise zu gewährleisten. Auch der Hinweis auf das Mitbringen des Personalausweises zur Identifikation, einer Seh- oder Hörhilfe, die Notwendigkeit der Bestätigung des Begutachtungstermins und eine nochmalige telefonische Erinnerung an den Termin haben sich in der Praxis als nützlich erwiesen.

Geprüft werden muss, ob ein:eine Dolmetscher:in für die Begutachtung herangezogen werden muss, um eine valide Bearbeitung des Gutachtenauftrags zu ermöglichen. Hierfür sind professionelle, amtlich beeidigte Dolmetschende heranzuziehen, die vom Auftraggebenden bestellt werden müssen. Eine Übersetzung durch Angehörige oder Bekannte, wie oft von den zu Begutachtenden gewünscht, ist nicht zu empfehlen (siehe Kapitel 46.3.2).

Die Zusendung eines biografischen Fragebogens, der ausgefüllt zum Begutachtungstermin mitgebracht werden muss, kann hilfreich sein, um die Exploration während der Begutachtung zeitökonomisch und zielgerichtet zu gestalten. Eine Nutzung der Informationen aus dem Fragebogen ohne Prüfung bzw. Nachfragen in der Begutachtungssituation ist jedoch nicht zulässig. Die Aktenlage muss vor dem Untersuchungstermin vollständig zur Kenntnis genommen werden. Dies ermöglicht die Vorbereitung gutachterlicher Strategien, wie zum Beispiel eine Untersuchungsplanung. Zudem hat es sich in der Praxis bewährt, bereits vor dem Begutachtungstermin mit der Erstellung des Gutachtens zu beginnen und die Aktenlage bereits final aufzubereiten. Dies ermöglicht eine zeitnahe Erstellung des Gutachtens nach dem Termin und gibt eine bessere Orientierung während der Exploration.

46.3.2 Während der Begutachtung

Beginn und Ende der Begutachtung sind exakt zu dokumentieren. Erkenntnisse, die außerhalb dieses Zeitraumes gewonnen werden (z.B. durch Beobachtungen auf dem Parkplatz während des eigenen Heimweges), dürfen nicht in die Begutachtung einfließen und können nachteilig als Befangenheit ausgelegt werden. Eigene Ermittlungen – wie zum Beispiel in den sozialen Medien zur Prüfung der Angaben zum Freizeitverhalten – sind nicht zulässig.

Zu Beginn ist der wichtigste Aspekt das Herstellen einer angenehmen und tragfähigen Arbeitsatmosphäre. Eine Information über den Ablauf der Begutachtung kann der zu begutachtenden Person erste Unsicherheiten nehmen und Kontrolle geben. In der komplexen Gutachtensituation kommt es möglicherweise zu Zielkonflikten, die einer validen Erfüllung des Gutachtenauftrags entgegenstehen. Die zu begutachtende Person befindet sich meist in einer äußeren Anreizkonstellation, für deren Erfüllung der Begutachtungstermin eine besondere Bedeutung hat. Sie ist geprägt von dem legitimen Wunsch, die eigene Krankheitsgeschichte und das eigene Leiden umfassend darzustellen. Dabei kann es zu Verdeutlichungen (das heißt bedeutsam verzerrten Symptom- und Beschwerdendarstellungen) durch den:die Proband:in kommen, die bei der Bewertung des Beschwerdevortrags zu berücksichtigen sind. Vorerfahrungen mit früheren Begutachtungen beeinflussen möglicherweise die Erwartungen und das Auftreten und sind deshalb zu erfragen. Die Vermeidung von Scham-, Schuld- und Minderwertigkeitsgefühlen prägen ebenfalls oft die Begutachtungssituation und sollten durch ein wertschätzendes, Sicherheit herstellendes Beziehungsangebot begleitet werden.

Zudem sind formale Aspekte wie Prüfung der Identität, Entbindung von der Schweigepflicht und Aufklärung über den Begutachtungsauftrag zu beachten. Zum Gutachtenauftrag gehört meist auch die Prüfung der Validität der geltend gemachten Beschwerden und der erhobenen testpsychologischen Befunde. Zu Beginn der Begutachtung ist eine Aufklärung über diesen Teil des Gutachtenauftrags aus Gründen der Fairness zu empfehlen.

Eine Teilnahme von Begleitpersonen (Nachbar:innen, Familienangehörige) an der Begutachtung ist abhängig vom Rechtsgebiet, wird uneinheitlich geregelt und bedarf einer individuellen Klärung. Einerseits wird argumentiert, dass zur Unterstützung der Proband:innen eine Teilnahme zulässig sei (z.B. Hansen, 2014). Andererseits verändert die Teilnahme von Begleitpersonen das Aussageverhalten. Gründe hierfür liegen meist in nicht unmittelbar erkennbaren innerpsychischen Motiven wie Selbstwertstabilisierung oder der Vermeidung von unangenehmen Gefühlen wie Schuld oder Scham oder in datenschutzrechtlichen Aspekten. Zum Beispiel könnten im Rahmen der Begutachtung nahe Angehörige von Infektionskrankheiten erfahren, die die zu begutachtende Person bisher nicht offengelegt hat. Formal korrekt wäre, sich in jedem Fall die Zustimmung des:der Auftraggebenden und des:der zu Begutachtenden einzuholen, um Begleitpersonen zuzulassen. Von ersterer kann man in den meisten psychologischen Begutachtungen auch stillschweigend ausgehen (Ausnahme: Strafrecht).

Auf jeden Fall sollte sichergestellt werden, dass sich die Begleitpersonen im Hintergrund halten, und die Ansprache des:der Gutachter:in immer zunächst auf die Proband:innen fokussiert. Gerade bei schwer betroffenen hirngeschädigten

Patient:innen können die Angaben der Angehörigen eine hilfreiche Informationsquelle sein, dürfen aber nicht dazu führen, dass der:die Proband:in nicht ausreichend befragt wird. Die Äußerungen von Begleitpersonen sind im Gutachten explizit kenntlich zu machen. Da auch Begleitpersonen inneren oder äußeren Anreizsituationen unterliegen können, sind auch diese Angaben einer konsequenten Beschwerdenvalidierung zu unterziehen.

Nach Begrüßung und Klärung der formalen Aspekte erfolgen in der Regel die Anamnese, die Exploration und die testpsychologischen Untersuchungen. Am Ende der Begutachtung ist sicherzustellen, dass der:die Proband:in psychisch stabil und formalgedanklich geordnet die Heimreise antreten kann. Strittig ist, ob der:die Proband:in über kritische Befunde aufgeklärt werden muss. So kann dies in der Praxis oft ohne Zeitdruck im Nachgang des Begutachtungstermins in Abwägung aller relevanter Rechtsgüter (z.B. Schweigepflicht, Gefährdungsrisiko besonders schutzbedürftiger Personen) und in Rücksprache mit den Auftraggebenden geklärt werden, weil eine konkret erkennbare Gefahrenlage meist nicht vorliegt.

Der Aufbau eines Gutachtens ist in Tabelle 46.2 dargestellt.

46.4 Besonderheiten der gutachterlichen Anamnese, Exploration und Verhaltensbeobachtung

Die Anamnese stellt einen wichtigen Aspekt der Begutachtung dar. Sie soll Vorerkrankungen, Krankheitsverlauf, bisherige Behandlungen und deren Wirkungen (erwünscht und unerwünscht), Medikamente und andere Substanzen, den schulischen und beruflichen Werdegang sowie wichtige biografische Ereignisse beinhalten. Sie dient neben der Erhebung objektiver Informationen zum Abgleich mit den aus den Akten gewonnenen Informationen im Wesentlichen auch der Wahrnehmung des subjektiven Erlebens der Proband:innen. Die Kenntnis des subjektiven Erlebens und des individuellen Störungs- und Verursachungsmodells sind unabdingbare Voraussetzungen zur Beurteilung der Ressourcen und Hemmnisse bei der zumutbaren Überwindung von Funktionseinschränkungen.

Die Exploration zielt auf die aktuellen Symptome und die (daraus folgenden) Funktions- und Aktivitätseinschränkungen im Alltag. Psychische Symptome und neuropsychologische

Tabelle 46.2: Formaler Gutachtenaufbau

Gutachtenkopf	Adresse, Absender:in, Aktenzeichen, Hauptgutachter:in, Auftragsdatum, Erstellungsdatum
Fragestellung	Fachgebiet und Fragestellung knapp eingrenzen
Anknüpfungstatsachen	Aktenlage (möglichst vor der Begutachtung erfassen) mit Quellenangaben; relevante Befunde (Diagnosen, Medikation, Verlauf, Behandlungen, sozialmedizinische Einschätzungen)
Anamnese, Exploration	Symptome, Aktivitätseinschränkungen, Krankheitsverlauf, Behandlungen, Biografisches, Soziales, Berufliches, ggf. alternative Verursachungen
Psychometrische Verfahren	Rohwert, Testergebnis, verwendete Norm, Interpretationsregeln
Beschwerdenvalidierung	Auf mehreren Ebenen
Neuropsychologischer Befund	Nach gesicherter Überzeugung, in welchem Ausmaß, Integration aller Datenquellen
Psychologischer Befund	Nach gesicherter Überzeugung, in welchem Ausmaß, Integration aller Datenquellen
Diagnosen	Nach ICD, ggf. zusätzlich DSM, ggf. ausführliche differenzialdiagnostische Überlegungen
Zusammenfassende Beurteilung	Würdigung des Befundes unter Bezug auf die Aktenlage, Verhaltensbeobachtung und Befunde; Einschätzung des prämorbiden Funktionsniveaus; Validierung der Symptome; Diagnosen; Verbindung von Symptomen und Aktivitäts- und Teilhabestörungen (siehe Kapitel 44) unter Berücksichtigung der Kompensation mit zumutbarer Willensanspannung; willentliche Steuerung der Beschwerden und Funktionseinschränkungen; umfassende Kausalitätsbewertungen; Einschätzung der Leistungsfähigkeit mit Bezug auf die im spezifischen Rechtskontext gültigen Bewertungsmaßstäbe (GdB, MdE, Invalidität, Arbeits- oder Leistungsfähigkeit in Stunden etc.); ausführliche Begründung von Abweichungen zu Vorgutachten
Fragen beantworten	Fragen ausschreiben, Beantwortung kurz und eindeutig; Wiederholungen sind zulässig, keine Verweise
Erklärung und Unterschrift	Unparteiisch nach bestem Wissen und Gewissen, in persönlicher Kenntnis, namentliche Information über Beteiligung anderer, Umfang der Beteiligung, evtl. Hinweis auf Urheberrecht
Literatur	Nur, wenn extra Literaturrecherche notwendig war und wenn die Fragestellung nicht durch fachspezifisches Allgemeinwissen beantwortet werden konnte

Symptome sind stets strukturiert zu erheben. Es ist zu betonen, dass auch bei psychischen Störungen neuropsychologische Symptome vorliegen und persistieren können, die die psychosoziale Funktionsfähigkeit erheblich einschränken (z. B. Aschenbrenner & Weisbrod, 2021). Für die psychischen Symptome empfiehlt sich eine Exploration nach dem AMDP-System (Arbeitsgemeinschaft für Methodik und Dokumentation in der Psychiatrie; www.amdp.de). Eine Exploration von Fähigkeitseinschränkungen sollte mindestens die Bereiche Orientierung, Wahrnehmung, Aufmerksamkeit, Gedächtnis, Exekutivfunktionen, Affektivität, Kommunikation und Sozialverhalten umfassen. Anlassbezogen sind weitere psychische und neuropsychologische Symptome zu explorieren.

Krankheitssymptome allein bedingen nicht zwangsläufig Funktions- und Aktivitätseinschränkungen. Deshalb ist besonderes Augenmerk auf die Exploration dieser zu lenken. Zu beachten ist auch, dass die Exploration der Symptome so detailliert sein sollte, dass eine sichere Beurteilung der Frage möglich ist, ob aufgrund der Intensität, Konstellation und Anzahl der geltend gemachten Beschwerden diese einer medizinischen Diagnose nach der ICD zugeordnet werden können. Dies ist deshalb von Bedeutung, da nur krankheitsbedingte Behinderungen und Aktivitätseinschränkungen zu einem Rechtsanspruch führen, nicht aber diejenigen, die durch die persönlichen Lebensziele, das Alter, kulturelle Aspekte oder sozioökonomische Rahmenbedingungen verursacht sind. Für eine gelungene Exploration gilt die strukturierte Erhebung eines Tagesablaufs inzwischen als unabdingbar. Die explizite Nachfrage nach Unterschieden zwischen der Bewältigung von Freizeitaktivitäten und beruflichen Anforderungen gilt heute als Standard. Dabei ist zu unterscheiden, ob Freizeitaktivitäten krankheitsbedingt oder durch eine altersentsprechende oder durch andere Lebensumstände bedingte Umorientierung aufgegeben wurden („Ich kann nicht mehr klettern wegen meines Neglects" vs. „Ich gehe nicht mehr klettern, weil ich durch meine Gewichtszunahme mein Leistungslevel nicht mehr halten kann").

Die Exploration aktueller subjektiver Beschwerden ist eine wesentliche Informationsquelle im Begutachtungskontext. Dabei ist darauf zu achten, dass diese als subjektive Äußerungen wahrgenommen und gewürdigt werden. Sie sollten nur nach kritischer Bewertung in das Urteil der begutachtenden Person einfließen. Subjektive Beschwerdeschilderungen können ein Kriterium für die Auswahl der testpsychologischen Verfahren sein. Dabei ist zu beachten, dass subjektive Wahrnehmung und Testergebnisse nicht hoch miteinander korrelieren (z. B. Schwert et al., 2018). Testergebnisse bilden das Leistungsvermögen unter optimalen Rahmenbedingungen ab, valide subjektive Äußerungen hingegen das Leistungsvermögen unter alltäglichen Bedingungen. Je nach Einzelfall sollten beide Informationsquellen entsprechend gewichtet werden.

Die Exploration des Erlebens der testpsychologischen Leistungssituation ist ebenfalls ein wichtiger Aspekt. Dadurch können Erkenntnisse über funktionale und/oder dysfunktionale Anpassungsmechanismen und Kompensationsstrategien gewonnen werden. Zur Beurteilung einer potenziellen Belastungsminderung oder Fatigue spielen diese subjektiven Angaben eine wichtige Rolle.

Zu beachten ist, dass bestimmte psychische und/oder neuropsychologische Symptome ausschließlich oder überwiegend dem inneren Erleben zugänglich sind und deshalb nur über die subjektiven Berichte gutachterlich gewürdigt werden können (z. B. Kopfdruck, Fatigue, Akkommodationsstörungen, Antriebshemmung, Ambivalenz, Schuldgefühle).

Die Verhaltensbeobachtung ist eine weitere Ebene des gutachterlichen Erkenntnisgewinns. Hier sollten alle Informationen integriert werden, die tatsächlich von außen objektiv

Tabelle 46.3: Aspekte der gutachterlichen Verhaltensbeobachtung

Bereich	Beispiele
Instruktionsverständnis	Kann Aufgabenstellung nicht wiederholen
Impulsivität	Wird laut, fegt Sachen vom Tisch, steht auf
Arbeitstempo	Verlangsamung
Ein- und Umstellungsfähigkeit	Kehrt in verbalen Äußerungen zu früheren Aufgaben oder Themen zurück
Motivation	Verdrehen der Augen; Körperhaltung; Zuwendung zur Aufgabe; Mimik, Gestik
Psychomotorik	Zunehmende motorische Unruhe; Stöhnen, Klagen; Dauer des Sitzens oder des Bearbeitens am PC; spontane Äußerungen
Kommunikation und Interaktion	Turn-Taking (Sprecherwechsel); Theory of Mind (Fähigkeit, sich und anderen mentale Zustände zuzuschreiben); sprachsystematische Auffälligkeiten (z. B. Sprunghaftigkeit); spontane Äußerungen
Schmerzverhalten	Spontane Mimik und Gestik; Stöhnen
Belastbarkeit	Spontane Änderungen der Körperhaltung; Schweißausbrüche; Gähnen

beobachtbar sind (siehe Tabelle 46.3). Voreilige Schlussfolgerungen und Interpretationen sind an dieser Stelle der Begutachtung nicht zulässig.

46.5 Testpsychologische Besonderheiten

In der gutachterlichen Situation gelten die gleichen Regeln wie im klinischen Setting. Dennoch ist einiges zusätzlich zu beachten. Ein wesentlicher Faktor ist hier die begrenzte Zeit bzw. die Dauer der Begutachtung. Für Begutachtungen von Fähigkeitseinschränkungen dürfte nur in Ausnahmefällen mehr als ein halber Tag Untersuchungszeit veranschlagt werden.

Die Auswahl der einzusetzenden Verfahren orientiert sich zunächst an der Fragestellung. Aus dieser leitet sich ein Anforderungskontext ab. Bezieht sich die Fragestellung auf die Leistungsfähigkeit in einer konkreten beruflichen Tätigkeit, sind die kognitiven und psychischen Anforderungen dieser Tätigkeit zu definieren. Bezieht sich die Fragestellung aber beispielsweise auf die Höhe des Grades der Behinderung (GdB), sind auch Erwartungen und Rollenanforderungen zu definieren, die das gesamte alltägliche Leben der Proband:innen (also z.B. Bewältigung des Haushaltes, Freizeitaktivitäten, soziale Beziehungen etc.) tangieren. Für diese sind die notwendigen neuro-, sozio- und metakognitiven Fähigkeiten zu definieren, die zur Bewältigung der Anforderungen notwendig sind. Diese sind dann mit geeigneten Testverfahren zu operationalisieren. Die Auswahl der Testverfahren sollte sich neben dem Anforderungsprofil auch an dem durch die Krankheit oder Hirnverletzung zu erwartenden Störungsprofil orientieren (z.B. Prüfung der Arbeitsgedächtnisleistungen nach präfrontaler dorsolateraler Läsion, Prüfung der Lern- und Gedächtnisleistungen nach hypoxischer Hirnschädigung). Verwendete Testverfahren sollen publiziert, also den gesamten Fachkreisen zugänglich sein. Die Verfahren sollen Testgütekriterien ausreichend erfüllen.

Psychologische Leistungstests sind standardisierte Verfahren, die auf der Basis psychologischer Theorien und Modelle entwickelt wurden und eine standardisierte Messung kognitiver Funktionen gestatten (siehe Kapitel 10 und 13). Sie prüfen anhand empirischer Normwerte mithilfe speziell entwickelter und geprüfter Testaufgaben die zu messende Eigenschaft (z.B. Intelligenz, Aufmerksamkeit, Lernen und Behalten, exekutive und visuell-räumliche Funktionen). Screening-Instrumente erfüllen diese Anforderungen meist nicht und sind für Begutachtungen deshalb nicht geeignet. Psychologische Leistungstests sollen nur von Personen durchgeführt werden, die hierfür speziell qualifiziert sind.

Die psychologische Testuntersuchung dient auch der „Belastungserprobung“, in der die Auseinandersetzung der Proband:innen mit Leistungsanforderungen sowie Veränderungen der Belastbarkeit im Untersuchungsverlauf direkt beobachtbar sind. Testergebnisse sind in besonderer Weise von der Mitwirkung und Anstrengungsbereitschaft des:der Proband:in abhängig. Wo diese nicht gegeben ist, kann ein Testprofil nicht zum Nachweis von Funktionsstörungen herangezogen werden. Im gutachterlichen Kontext ist die Gültigkeit der Testergebnisse durch geeignete Strategien der Beschwerdenvalidierung zu sichern. Der Einsatz kognitiver Beschwerdenvalidierungsverfahren ist dringend zu empfehlen (siehe Kapitel 46.6).

Beim Einsatz psychologischer Leistungstests sollen die jeweils aktuellen Versionen verwendet werden, die über eine hinreichend adäquate Normierung verfügen. Je nach Fragestellung und Untersuchungskontext sind hierbei unterschiedliche Normen zu berücksichtigen. Für den Bereich der Fahreignung (siehe Kapitel 33.2) hat der Gesetzgeber klar geregelt, dass altersunabhängige Normen verwendet werden müssen. Die Verwendung altersunabhängiger Normen bietet sich nach Einschätzung der Autor:innen auch für die Bewertung der Berufsunfähigkeit im Bereich der privaten Berufsunfähigkeitsversicherung an, da es sich hier um eine kriteriumsbasierte, finale Entscheidung handelt. Im Bereich der privaten und gesetzlichen Unfallversicherungen, der gesetzlichen Rentenversicherung und des Schwerbehindertenrechts sollen altersbedingte Leistungsveränderungen nicht berücksichtigt werden. Dies bedeutet, dass sich hier der Einsatz von altersnormierten Verfahren empfiehlt, da diese die altersbedingten Veränderungen durch die Normierung ausgleichen. Gesetzliche Regelungen und fachliche Empfehlungen hierzu sind den Autor:innen jedoch nicht bekannt. Eine Diskussion hierüber wird aktuell im Rahmen der Erarbeitung neuer Leitlinien geführt, eine Entscheidung steht derzeit noch aus.

Verfahren mit hoher Reliabilität und Validität sollen bei der Testauswahl bevorzugt berücksichtigt werden. Vorerfahrungen mit Diagnostikverfahren aus der bisherigen klinischen Behandlung oder Vorbegutachtungen bedürfen einer individuellen Betrachtung. Dabei kann es hilfreich sein, schon bekannte Verfahren erneut einzusetzen, um einen Symptomverlauf exakt bewerten zu können. Selbstverständlich muss dies gegenüber potenziellen Lerneffekten abgewogen werden (siehe Kapitel 10).

Die Indikation für eine (neuro-)psychologische Leistungsdiagnostik ist im Kontext der Begutachtung psychischer Störungen und psychosomatischer Erkrankungen dort zu sehen, wo eine differenzierte Beurteilung der kognitiven Leistungsfähigkeit im Alltag und/oder am Arbeitsplatz und/oder im Rahmen der Beschwerdenvalidierung erforderlich ist. Alle wesentlichen neuropsychologischen Bereiche sollen untersucht werden. Vorschläge hierzu sind in Tabelle 46.4 dargestellt. Aktuelle Leitlinienempfehlungen zu den einzelnen neuropsychologischen Funktionsbereichen sind zu berücksichtigen. Abweichungen von diesem Vorgehen sollten im Einzelfall begründet werden. Beim Einsatz von Fragebögen ist zu berücksichtigen, dass diese eine Selbsteinschätzung oder Fremdbeurteilung darstellen, die durch die Begutachtenden zu einem Befund validiert werden müssen. Eine unmittelbare, ungeprüfte Übernahme von Fragebogendaten und Testergebnissen in den Befund stellt einen groben gutachterlichen Fehler dar.

46.6 Beschwerdenvalidierung

Mittlerweile hat sich der Begriff Beschwerdenvalidität über das neuropsychologische Fachgebiet hinaus im gesamten Bereich der Medizin etabliert. Die meisten Expert:innen verstehen hierunter „die Glaubhaftigkeit oder den Grad an Vertrauen, den ein Untersucher der Aufrichtigkeit einer Beschwerdenschilderung und der Gültigkeit der Symptomdarstellung durch eine untersuchte Person im klinischen oder gutachtlichen Kontext entgegenbringen kann“ (Merten, 2023, S. 15). In psychologischen Testuntersuchungen wird damit die Gültigkeit des ermittelten Testprofils in dem Sinne verstanden, als dass dieses die tatsächlichen Leistungsvoraussetzungen der Testperson adäquat widerspiegelt oder etwa als Resultat einer suboptimalen Testmotivation, welches als ungültig zurückzuweisen ist (Merten, 2020). Der Prozess, der zu Aussagen über die Beschwerdenvalidität führt, wird als Beschwerdenvalidierung bezeichnet.

Aggravation ist die verstärkte Darstellung, Übertreibung, Überhöhung, Ausweitung oder zeitliche Ausdehnung von Gesundheitsbeschwerden oder Leistungsminderungen. *Simulation* ist die bewusste, gezielte Vortäuschung von Gesundheitsstörungen oder Funktionseinschränkungen. Falls Aggravation oder Simulation festgestellt werden, sollten diese konkret für die Befundebene, auf der sie festgestellt wurden, beschrieben werden, Generalisierungen auf andere Befundebenen sind zu vermeiden. So könnte eine untersuchte Person kognitiven Defizite stärker darstellen als diese tatsächlich sind. Das bedeutet aber nicht automatisch, dass dies auch für die beklagten Schmerzen zutrifft. Diese Frage würde dann erst in einer Konsistenz- und Plausibilitätsprüfung unter Einschluss sämtlicher medizinischer Aspekte geschlussfolgert werden können, die eine entsprechende Schmerzstörung in den Fokus nimmt.

Eine umfassende Beschwerdenvalidierung sollte die psychischen oder neuropsychologischen Symptome, die Stimmigkeit des Krankheitsverlaufs, Funktionseinschränkungen und Behandlungsversuche und -ergebnisse einbeziehen (siehe Tabelle 46.5). Im Gutachtenkontext ist mit einer signifikanten Basisrate von Proband:innen zu rechnen, die negative Antwortverzerrungen vermuten lassen (einen Überblick gibt Merten, 2014). Eine Überprüfung dieser sollte im Rahmen einer umfassenden Konsistenz- und Plausibilitätsprüfung erfolgen und muss verschiedene Strategien enthalten. Diese Überprüfung muss transparent dargestellt werden, wissenschaftlich fundiert sein und stets innerhalb einer Befundebene und übergreifend über die verschiedenen Befundebenen erfolgen. Eine Reduktion dieser Prüfung auf einzelne Ebenen oder Testverfahren ist nicht statthaft und stellt einen groben fachlichen Fehler dar.

Eine weitere, typische Ebene der Beschwerdenvalidierung stellt die Bestimmung des Medikamentenspiegels zum Nachweis der als eingenommen angegebenen Medikamente dar (siehe Kapitel 24). Dies muss ggf. im Rahmen einer ärztlichen Zusatzuntersuchung in Auftrag gegeben werden.

Bei der Erfassung von kognitiven Defiziten sollten kognitive Beschwerdenvalidierungstests (Performance Validity Tests [PVT]) eingesetzt werden, genauso wie eine Validierung der Beschwerdenschilderung durch Symptomvalidierungstests (Symptom Validity Tests [SVT]) erfolgen sollte. Wie oben schon dargestellt, sollten PVT und SVT nur im Rahmen der

Tabelle 46.4: Wesentliche neuropsychologische Funktionsbereiche

Funktionsbereiche	Mögliche Teilfunktion
Aufmerksamkeit	Alertness, selektive Aufmerksamkeit, geteilte Aufmerksamkeit
Gedächtnis	Lernfähigkeit (verbal vs. nonverbal), verzögerter Abruf
Exekutivfunktionen	Planungsfähigkeit, Inhibition, Flexibilität, Monitoring/Arbeitsgedächtnis, Awareness
Räumliche Funktionen	Visuo-Konstruktion
Wahrnehmung	Visuell (Gesichtsfeld, Neglect), akustisch
Affektive Symptome	U. a. Ängste, Stimmung
Soziale Kognition	Emotionswahrnehmung und -regulation, soziale Schemata, Attributionsmuster, Theory of Mind
Hirnorganische Persönlichkeits-symptome und Verhaltensstörungen	Reizbarkeit und reduzierte Impulskontrolle, mangelnde Introspektion, Apathie, Verletzen sozialer Regeln, gestörte Kommunikation
Beschwerdenvalidierung	Psychologische und kognitive Beschwerdenvalidierung
Sprache	Sprachverständnis und -produktion
Prämorbides Leistungsvermögen	Schulabschluss, bisherige Tätigkeit

Tabelle 46.5: Ebenen der psychologischen Beschwerdenvalidierung

Ebene	Mögliche Prüfungen
Aktenlage	• Konsistenz bisheriger Befunde aus Untersuchungen und Begutachtungen • Sind Befunde, Diagnosen und Leistungsbeurteilungen aus den festgestellten Symptomen ableitbar?
Bisheriger Krankheitsverlauf	• Stimmigkeit • Diskrepanz zwischen Schwere der Symptome und Inanspruchnahme von Therapien • Fehlende Wirksamkeit etablierter Therapien
Beschwerdenschilderung der zu begutachtenden Person	• Widersprüche innerhalb der Schilderung und/oder zu früheren Angaben gemäß Aktenlage • Schilderung untypischer Beschwerden, in untypischer Symptomkonstellation oder Intensität • Ungenauigkeiten • Inkonsistenzen zum psychosozialen Funktionsniveau bei der Alltagsbewältigung • Diskrepanzen zwischen der subjektiv geschilderten Intensität der Beschwerden und der Vagheit der Beschwerden
Verhalten in der klinischen Untersuchung	• Konsistenz von geschilderten und beobachtbaren Beschwerden
Neuropsychologisches Testprofil	• Konsistenzen innerhalb der neuropsychologischen Testergebnisse • In klinische Verfahren eingebettete Indikatoren zur Beschwerdenvalidierung • Konsistenz des Ausprägungsgrades des Profils zur psychosozialen Alltagsbewältigung • Ausprägungsgrad des Profils passend zur hirnstrukturellen Schädigung bzw. zum sonstigem Krankheitsverlauf • Erhöhte Variabilität • Extrem unwahrscheinliche Testergebnisse
Selbstbeurteilungsskalen	• Inkonsistenz hoher Symptomlast zum psychosozialen Funktionsniveau bei der Alltagsbewältigung • Abwesenheit von erwartbaren Beschwerden • Antworttendenzen zur Mitte oder zum Extrem
Fragebogenbasierte Beschwerdenvalidierung (SVT)	• Mithilfe spezifischer Interviews oder Fragebögen
Kognitive Beschwerdenvalidierung (PVT)	• Mithilfe spezifisch entwickelter Leistungstests

anderen Testverfahren und Befundebenen interpretiert werden und niemals für sich alleinstehend. Bei auffälligen Ergebnissen ist zu prüfen, ob diese nicht durch tatsächlich vorhandene Krankheitssymptome oder durch Lern- und Entwicklungsstörungen bedingt sind (D-Kriterium nach Slick et al., 1999; Sherman et al., 2020). Falls Auffälligkeiten vorliegen, können zwei Ausprägungen unterschieden werden: zum einen die Unterschreitung der Ratewahrscheinlichkeit, zum anderen die Über- oder Unterschreitung eines Grenzwertes. Nur Ersteres gilt als eindeutiges Zeichen einer bewussten negativen Antwortverzerrung. Die Unterschreitung eines Grenzwertes führt in der Regel zur Annahme einer negativen Antwortverzerrung. Von der Annahme einer negativen Antwortverzerrung unmittelbar auf eine Manipulationstendenz zu schlussfolgern, stellt einen groben fachlichen Fehler dar, eine solche Schlussfolgerung darf nur im Rahmen einer Konsistenz- und Plausibilitätsprüfung erfolgen.

Es gibt unterschiedliche Ansichten darüber, ob die verwendeten PVT und SVT im Gutachten benannt und die Ergebnisse differenziert dargestellt werden sollten. Das Risiko einer „Enttarnung" der Verfahren und einer gezielten Vorbereitung durch Proband:innen scheint erhöht, sodass lange Zeit vermieden wurde, diese Verfahren offenzulegen. Deswegen wird auch in diesem Kapitel auf die konkrete Nennung von PVT und SVT verzichtet. Ein Überblick findet sich zum Beispiel bei Merten (2023).

Manche Autor:innen empfehlen, die Verfahren zu benennen, Ergebnisse konkret darzustellen, die Verfahren jedoch nicht näher zu beschreiben. Inzwischen existiert jedoch eine gewisse Menge an Buchpublikationen, in denen die gängigsten Verfahren beschrieben sind, die auch entsprechend interessierten Proband:innen zugänglich und verstehbar sind. Bei hinreichendem Engagement sind damit die Verfahren enttarnbar. Eine durch Schulung erworbene oder fachliche Expertise ist jedoch kein Garant dafür, dass die Verfahren nicht dennoch invalide Befunde mit hoher Sensitivität und Spezifität aufzeigen können (Fuermaier et al., 2016).

Falls Inkonsistenzen identifiziert werden, müssen diese aufgezeigt und ausführlich diskutiert werden. Kernstück einer Beschwerdenvalidierung ist die abschließende, integrierende Konsistenz- und Plausibilitätsprüfung. Für eine solche Konsistenz- und Plausibilitätsprüfung gibt es wesentliche Voraussetzungen, die erfüllt sein müssen, damit Fehler minimiert werden und eine hohe Transparenz hergestellt werden kann. Neben einem spezifischen neuroanatomischen und psychologischen Störungswissen und einer genauen Kenntnis von Grenzen und Fehlerquellen diagnostischer Strategien und psychometrischer Verfahren sind eine präzise und nachvollziehbare Verhaltensbeobachtung, eine genaue Kenntnis der Aktenlage, aber auch eine möglichst vorurteilsfreie Wahrnehmung und Bewertung des subjektiven Erlebens der Begutachtungs- und Leistungssituation sowie eine vertrauensvolle empathische Beziehungsgestaltung die Grundlage für eine genaue Analyse der Motivationslage.

Wesentlich für die Konsistenz- und Plausibilitätsprüfung erscheint, dass die Authentizität nur ein Teilaspekt ist, und dass der Sinn einer solchen Prüfung immer die Überprüfung eines neuropsychologischen oder psychischen Störungsbildes ist. So wäre es möglich, dass trotz erheblicher Antwortverzerrungen ein Störungsbild plausibel erscheint, weil die Motivationsschwankungen Teil der zu erwartenden Funktionsstörung sein könnten, wie dies etwa bei einer schweren hirnorganischen Wesensänderung mit Impulskontrollstörung oder Antriebsstörung der Fall sein könnte.

Neben der Annahme einer Aggravation oder Simulation sollten Alternativerklärungen für unverhältnismäßig schlechte Testleistungen oder ungewöhnliche psychische Symptomkonstellationen geprüft werden (Merten, 2023). Dabei sind beispielsweise folgende Fragen hilfreich:

- Liegt eine Störung bzw. eine Symptomatik vor, die eine alternative Erklärung für die Ergebnisse liefert? Beispiele sind: Demenzielle Syndrome, schwere amnestische Syndrome, Intelligenzminderung, mittelschwere und schwere aphasische Störungen, mittelschwere und schwere Störungen visuell-räumlicher Funktionen, mittelschwere und schwere dysexekutive Syndrome, schwerste depressive Störung (z. B. bei depressiver Agitation oder Stupor), akute Psychosen oder Psychosen mit ausgeprägter Minussymptomatik, ausgeprägte Lesestörung, Analphabetismus.
- Bestehen ausreichende Deutschkenntnisse, um Fragebögen und/oder Testanweisungen sicher verstehen und beantworten zu können?
- Gibt es manifeste Hinweise auf eine starke organische Wesensänderung/Impulskontrollstörung, die auch eine Motivationsschwankung zur Folge haben könnte?
- Formuliert die untersuchte Person gezielt, dass sie keine Motivation zur Bearbeitung hat, weil sie z. B. keinen Sinn darin sieht oder durch zahlreiche Vorbegutachtungen resigniert ist?
- Gibt es Hinweise auf eine schwere psychiatrische Erkrankung, wie eine Persönlichkeitsstörung, die ebenfalls Motivationsschwankungen erklären könnte?
- Liegt eine dissoziative Störung vor?
- Liegen Entwicklungsstörungen vor?
- Hat die untersuchte Testperson unangenehme Erfahrungen mit Vorgutachten gemacht, die die Bereitschaft beeinflussen, Symptome stärker darzustellen?
- Gab bzw. gibt es Frustrationserlebnisse während früherer oder aktueller Begutachtungen?
- Erlebt die untersuchte Person intensive Affekte, wie z. B. Ärger oder Langeweile?
- Strebt die untersuchte Person nach Wiedergutmachung, Anerkennung oder Fürsorge?

Das Ergebnis der Konsistenz- und Plausibilitätsprüfung sollte verständlich formuliert werden. Dabei sollte darauf geachtet werden, mit welcher Sicherheit entsprechende Aussagen gemacht werden können. Offene Fragen sollten formuliert werden und ggf. können Vorschläge für die Klärung dieser offenen Fragen gemacht werden (z. B. das Hinzuziehen von älteren Befunden, Untersuchungen auf anderen Fachgebieten, muttersprachliche Exploration etc.).

Es ist nicht gerechtfertigt, aus früheren Feststellungen einer Verdeutlichung ein erhöhtes Risiko für die aktuelle Begutachtung abzuleiten. Verdeutlichungen (also bedeutsam verzerrte Symptom- oder Beschwerdedarstellungen) sind keine überdauernden Persönlichkeits- oder Charaktermerkmale, sondern anreiz- und kontextabhängig. Deshalb ist der Aufbau einer vorurteilsfreien Beziehung zur untersuchten Person die Grundlage einer validen Befunderhebung. Der:die Gutachter:in muss die Beziehung so gestalten, dass Fehler minimiert werden und das Vertrauen zur begutachtenden Person in dem Prozess der Begutachtung möglichst hoch ist. Von Proband:innen immer wieder berichtete Fragebogenerhebungen im Wartezimmer nach zweiminütiger Begrüßung durch Begutachtende stehen dem zum Beispiel entgegen. Wichtig ist, vor der Untersuchung darüber aufzuklären, dass eine gute Leistungsmotivation wesentlich für die Beantwortung der Gutachtenfragen des Auftraggebenden ist und dass Strategien eingesetzt werden, um diese zu überprüfen. Die Aufklärung sollte so gestaltet werden, dass Proband:innen zur Mitarbeit motiviert werden.

Auch Proband:innen haben im Bestreben einer möglichst fairen Bewertung ein Interesse an einer gelungenen Beziehung zu der Person, die das Gutachten erstattet (siehe Beispieldialog). Um bei einem „impression management“ (z. B.: „Sie sind der erste Gutachter, der sich wirklich Zeit nimmt. Bei Ihnen fühle ich mich gleich wohl“) abstinent zu bleiben, gilt es, sich möglicher Beurteilungsfehler (z. B. Rosenthal-Effekt, Halo-Effekt) ebenso bewusst zu sein wie eigener Persönlichkeitsakzentuierungen.

Beispieldialog: Beziehungsaufbau

Untersucher: „Sie wissen, dass wir uns hier zu einer Begutachtung treffen?“
Probandin: „... Ja.“
U.: „Sie sind vermutlich angespannt und verunsichert. Wissen Sie, was nun auf Sie zukommt? Wissen Sie, welche Fragen in dem Gutachten beantwortet werden sollen?“
P.: „... nicht so genau ...“
U.: „Dann werde ich Ihnen das in aller Ruhe erklären ... Die Musterversicherung hat mich beauftragt,

festzustellen, welche kognitiven Folgen der Unfall am 27. Januar 2023 bedingt hat. Es ist in Ihrem Interesse, dass wir beide das ganz genau feststellen können. Dazu ist Ihre Mitarbeit erforderlich. Verstehen Sie das?“

P.: „Ja.“

U.: „Dies bedeutet, dass Sie meine Fragen so genau wie möglich beantworten sollten. Bei Leistungstests sollten Sie Ihr Bestmögliches geben, damit ein genaues, differenziertes Leistungsbild erfasst werden kann. Ich werde bei dem Gutachten auch Strategien anwenden, die prüfen, ob ein authentisches Beschwerde- und Leistungsbild vorliegt.“

[...]

U.: „Könnten Sie bitte die eben besprochenen Inhalte nochmals kurz zusammenfassen?“

[...]

U.: „Haben Sie dazu noch Fragen?“

Nicht nur, aber besonders bei Proband:innen mit verletzungs- oder krankheitsbedingten Funktionsstörungen des Gehirns ist auch die Klärung von Dissimulation bedeutsam (siehe Kapitel 33.5). Unter *Dissimulation* versteht man die Verkleinerung, Verniedlichung, Bagatellisierung oder Verleugnung von Beschwerden und/oder Gesundheitsstörungen.

Verletzungen des Gehirns können mit einer verminderten Selbstwahrnehmung einhergehen. Typische Beispiele hierfür sind Anosognosien, eine Unawareness bei Patient:innen mit Neglect oder ein reduziertes Selbstmonitoring nach frontalen Läsionen. Die fehlende Wahrnehmung der eigenen Symptome und der damit verbundenen Schwierigkeiten führt zu einer reduzierten spontanen Schilderung dieser in der Begutachtungssituation. Seltener zu beobachten ist, dass aufgrund eines hirnorganisch bedingten Interessenverlustes oder einer Apathie vorhandene Symptome zwar wahrgenommen, aber nicht berichtet werden. Eine explizite Exploration von erwartbaren Symptomen und eine Fremdanamnese (ggf. nach Zustimmung des Auftraggebers) können dann zur erhöhten Validität der gutachterlichen Symptomerhebung beitragen.

Von den Gutachtenden wird das innere Motiv der Vermeidung von Scham während der Begutachtungssituation häufig übersehen. Ebenso wie die Vermeidung von Selbstwertbeschädigungen können diese innerpsychischen Motive eine reduzierte Schilderung von Symptomen bedingen. Insbesondere bei traumatisierten Proband:innen ist ein intrapsychisches Vermeidungsmotiv (auch Vermeidung von Ekel, Schuld oder Hyperanspannung) zu erwarten (siehe Kapitel 28.7). Bei traumatisierten Proband:innen empfiehlt es sich, sich explizit auf die Erhebung der zur Beantwortung der Fragestellung notwendigen Symptome und ihrer Auswirkungen zu beschränken. Meist ist es angemessen, diese Proband:innen zu einem zweiten Begutachtungstermin einzuladen. Insbesondere ist zu empfehlen, die Erhebung von traumabezogenen Symptomen und Einschränkungen von der Erhebung psychometrischer Testdaten zu trennen, um deren Validität nicht zu gefährden.

Entsteht während der Begutachtung der Verdacht auf eine Verdeutlichung, ist der zu begutachtenden Person weiterhin freundlich und wertschätzend zu begegnen. Alle weiteren Interventionen sollen mit dem Ziel vereinbar sein, möglichst viele authentische Informationen zur Beantwortung der Fragestellung zu gewinnen. Dabei kann es im Einzelfall hilfreich sein, wiederholt auf die Notwendigkeit der Mitarbeit hinzuweisen oder besonders auffällige Befunde oder Symptomdarstellungen zu benennen, um so die Möglichkeit einer näheren Erläuterung oder Korrektur zu geben.

Für die eigene, gelassene und distanzierte Haltung hilfreich erscheint die Überlegung, dass jede willentliche Verdeutlichung von Seiten der Proband:innen letztlich dem Ziel dient, eigenen Gewinn durch minimalen Aufwand zu maximieren, eine typisch menschliche und im evolutionären Kontext betrachtet auch eine meist sehr nützliche Strategie.

46.7 Vom Symptom zur Leistungsbeurteilung

Wie kognitive und psychische Symptome im Hinblick auf die Einschränkungen der Teilhabe zu bewerten sind, ist in jedem Einzelfall individuell abzuwägen. Diese Abwägung stellt eine der wesentlichen gutachterlichen Leistungen dar, die Gutachtende aufgrund der spezifischen Fachkompetenz zu erbringen haben. Allgemeine Bewertungsrichtlinien, wie sie in der Gutachtenliteratur beschrieben werden, sind deshalb oft vage formuliert und können nur einen Orientierungsrahmen vorgeben. In Abhängigkeit vom Rechtskontext werden hier meist in Tabellenform grobe Orientierungen für die gutachterliche Bewertung kognitiver Störungen gegeben (Widder & Gaidzik, 2018).

Voraussetzung für die Bewertung von Aktivitätseinschränkungen ist ein gesicherter psychologischer und/oder neuropsychologischer Befund. Nach der Symptomerhebung und -validierung sollten deshalb im Befund alle festgestellten Symptome explizit festgehalten werden, wenn sie nach gesicherter Überzeugung des:der Gutachter:in vorliegen. Entsprechend eindeutig und umfassend ist der Befund zu formulieren. Es empfiehlt sich deshalb, zu allen typischerweise in Verbindung mit der Erkrankung erwartbaren Symptomen im Befund Stellung zu nehmen. Die Dokumentation von nicht vorhandenen Symptomen erleichtert es nachzuvollziehen, dass sich der:die Gutachter:in mit diesen auseinandergesetzt hat. Der psychische Befund sollte sich in Formulierung, Struktur und Inhalt an das AMDP-System anlehnen, welches störungsübergreifend wesentliche psychische Symptome erfasst (AMDP, 2023).

Ergänzend zum psychischen Befund muss ein neuropsychologischer Befund erstellt werden, wenn dieser entsprechend der Fragestellung erhoben werden muss. Auch hier muss auf Vollständigkeit geachtet werden (siehe Tabelle 46.4, S. 873). Ein neuropsychologischer Befund stellt die Zusammenfassung derjenigen Symptome dar, die nach gesicherter Überzeugung der das Gutachten erstattenden Person tatsächlich vorliegen oder nicht vorliegen. Er ist aus den verschiedenen Informationsebenen wie subjektiven Angaben, Verhaltensbeobachtung, Testergebnissen, allgemeinen Krankheitscharakteristika, bildgebenden Daten und ggf. Fremdanamnese zu erstellen. Widersprüchliche Befunde aus den verschiedenen Informationsebenen sind zu berücksichtigen und zu einer einheitlichen, in sich widerspruchsfreien Befundfeststellung zu integrieren. Unschärfen oder Spekulationen sind zu vermeiden (z. B. „scheint vorzuliegen", „könnte sein" oder auch „der Proband berichtete ..., jedoch ..."). Bei der Interpretation und Gewichtung der Testbefunde sind deren Unschärfe durch unzureichende Reliabilität und daraus folgende Konfidenzintervalle, Stichprobenfehler der Normierungsstichprobe und Validitätsprobleme zu berücksichtigen.

Eine Schwierigkeit bei der Befunderstellung stellen invalide, nicht authentische Selbstbeschreibungen und Testergebnisse dar. Hier sollte sich der:die Gutachter:in eine Meinung bilden, ob die nichtauthentischen Informationsebenen bei der Befunderstellung verwendet werden können oder nicht. Auch „eine nachgewiesene Aggravation schließt die Notwendigkeit für den (explizit zu führenden) Nachweis eines realen Kerns an Funktions- oder Gesundheitsstörungen keineswegs aus, aber eine Aggravation kann einen solchen Nachweis auch komplett verhindern" (Merten, 2023, S. 29). Gegebenenfalls ist ein Gutachten zu erstellen, in welchem auf die invalide(n) Informationsebene(n) verzichtet werden muss. Innerhalb einer Informationsebene Differenzierungen zu treffen, welche Informationen oder Testergebnisse glaubhaft und authentisch sind und welche nicht, ist sachlich meist nicht zu begründen und oft spekulativ. Wird dies innerhalb des Gutachtens dennoch angenommen, ist dies nachvollziehbar zu begründen, damit das Gutachten mit der notwendigen Rechtssicherheit erstellt werden kann.

Aus den Befunden sind Diagnosen abzuleiten. Jede Diagnose muss aus dem Befund nachvollziehbar sein und sich an den aktuellen Diagnosekriterien der ICD orientieren. Ergänzend kann es – in Abstimmung mit dem Auftraggeber – in begründeten Einzelfällen hilfreich sein, die Diagnose nach dem aktuellen DSM zu kodieren, wenn diese dem Zustandsbild besser gerecht wird.

Im Anschluss ist darzustellen, welche krankhaften Symptome welche konkreten Aktivitäts- und Teilhabestörungen bedingen. Dies sollte differenziert, transparent, nachvollziehbar, plausibel und orientiert an der International Classification of Functioning, Disability and Health (ICF; siehe Kapitel 44) erfolgen.

Für die Beurteilung durch psychische Symptome bedingter Aktivitäts- und Teilhabestörungen hat sich das MINI-ICF-APP (Linden et al., 2015; siehe Kasten) bewährt und inzwischen eine weite Verbreitung gefunden. In diesem werden verschiedene Fähigkeitsdimensionen auf einer fünfstufigen Skala für einen spezifischen Kontext bewertet.

Dimensionen des MINI-ICF-APP (Linden et al., 2015)

- Anpassung an Regeln und Routinen
- Planung und Strukturierung von Aufgaben
- Flexibilität und Umstellungsfähigkeit
- Anwendung fachlicher Kompetenzen
- Entscheidungs- und Urteilsfähigkeit
- Durchhaltefähigkeit
- Selbstbehauptungsfähigkeit
- Kontaktfähigkeit zu Dritten
- Gruppenfähigkeit
- Familiäre bzw. intime Beziehungen
- Spontan-Aktivitäten
- Selbstpflege
- Verkehrsfähigkeit

Für die Beurteilung der kognitiven Symptome existiert solch ein publiziertes, allgemein akzeptiertes Beurteilungssystem noch nicht. Frei et al. (2016) haben für die Schweiz ein Vorgehen vorgeschlagen, welches sich im Wesentlichen an der Anzahl und Schwere der kognitiven Störungen, die über Standardabweichungen vom Erwartungswert definiert werden, orientiert. Es stellt demnach einen symptomorientierten Bewertungsmaßstab dar, der die aus den Symptomen folgenden individuellen Teilhabeeinschränkungen noch nicht explizit berücksichtigt.

Die Autor:innen schlagen deshalb eine Erweiterung des Konzepts von Frei et al. (2016) vor. Das Konzept orientiert sich am MINI-ICF-APP und passt es für kognitive Störungen an (siehe Kasten).

Standardisiertes Bewertungsschema für kognitiv bedingte Aktivitätsstörungen („MINI-ICF-KOG")

1. Anforderungskontext definieren
2. Anforderungskontext analysieren
3. Kognitive Mindestanforderungen definieren
4. Befundprüfung
5. Prüfung der Aktivitäten
6. Bewertung der Teilhabefähigkeit
7. Teilhabefähigkeit definieren

MINI-ICF-KOG 1: Anforderungskontext definieren. Je nach der Fragestellung und dem Rechtsgebiet ist der Referenzkontext der gutachterlichen Bewertung zu definieren. Dieser könnte zum Beispiel die Bedingungen des allgemeinen Arbeitsmarktes (verminderte Erwerbsfähigkeit) oder die konkret ausgeübte Berufstätigkeit (private Berufsunfähigkeitsversicherung) sein.

MINI-ICF-KOG 2: Anforderungskontext analysieren. Vorab zu definieren ist, welche kognitiven Fähigkeiten notwendig sind, um im zu beurteilenden Teilhabekontext eigenen Bedürfnissen und Erwartungen sowie den Rollenanforderungen Dritter gerecht werden zu können. Es ist davon auszugehen, dass eine gewisse Anzahl von kognitiven Fähigkeiten in jedem Kontext eine Rolle spielen (Aufmerksamkeitsfunktionen), die in spezifischen, meist beruflichen Referenzkontexten um spezifische Kompetenzen ergänzt werden sollten (z. B. räumlich-konstruktive Fähigkeiten für Schreiner:innen).

MINI-ICF-KOG 3: Kognitive Mindestanforderungen definieren. Unmittelbar auf Schritt 2 aufbauend ist zu definieren, in welchem Ausmaß kognitive Störungen im Anforderungskontext relevant sind. Sind hierfür gegebenenfalls andere höhere Anforderungen an spezifische kognitive Fähigkeiten zu stellen? Diese sind anhand von Kriterien und Normwerten exakt zu definieren und zu begründen (z. B. hohe Anforderungen an die geteilte Aufmerksamkeit bei einer Grundschullehrerin, Prozentrang [PR] = 50 als Kriterium für die Berufsfähigkeit). Zudem muss die Entscheidung getroffen werden, welche Referenznormen anzusetzen sind. In diesem Schritt sind auch Entscheidungen zu treffen, welche Testverfahren zum Einsatz kommen sollen.

MINI-ICF-KOG 4: Befundprüfung. Zu klären ist, ob der erhobene Befund in sich authentisch und zwischen den Befundebenen widerspruchsfrei und damit aussagekräftig und verwertbar ist, um Entscheidungen hinsichtlich Aktivitätseinschränkungen mit hinreichender Sicherheit treffen zu können.

MINI-ICF-KOG 5: Prüfung der Aktivitäten. Zu bewerten ist, welche der in der Exploration erhobenen Aktivitätseinschränkungen durch welche krankheitsbedingten kognitiven Beeinträchtigungen gemindert sind. Diese sollten entsprechend der Dimensionen des MINI-ICF-APP kategorisiert werden. Grundlage der Bewertung sind die definierten Anforderungskriterien und Kausalitätsabwägungen. Eine Einschränkung von Aktivitäten, die den persönlichen Lebensumständen oder Lebenszielen geschuldet sind, sind nicht zu berücksichtigen. Es sind nur krankheitsbedingte Aktivitätseinschränkungen einzuschließen. Dabei ist eine mögliche Kumulation von kognitiven, sprachlichen, motorischen und psychischen Symptomen zu würdigen. Ebenfalls ist eine mögliche Kompensation von Symptomen unter Berücksichtigung von individuellen Ressourcen und sozialer Unterstützung zu beachten und zu gewichten. Die Überwindung von Krankheitssymptomen kann nur mit zumutbarer Willensanspannung erfolgen. Dabei ist anzunehmen, dass schwere kognitive Symptome mit einer Abweichung von zwei Standardabweichungen unter dem Erwartungswert in der Regel nicht dauerhaft ohne Gefährdung der körperlichen und psychischen Gesundheit zumutbar überwunden werden können.

Die Schwere sollte für jede Aktivitätseinschränkung entsprechend den Vorgaben des Mini-ICF-APP in fünf Abstufungen (keine, leicht, mäßig, erheblich oder voll ausgeprägte Beeinträchtigung) klassifiziert werden.

Mini-ICF-KOG 6: Bewertung der Teilhabefähigkeit. In diesem Schritt soll formal festgestellt werden, wie hoch die Teilhabeeinschränkung in der Gesamtschau der Schwere der für den Kontext relevanten Aktivitätseinschränkungen zu bewerten ist. Die Abwägung soll nicht technisch anhand eines Mittelwerts erfolgen, sondern besonders relevante Aktivitätseinschränkungen auch zentral berücksichtigen. Der Abwägungsprozess ist transparent und nachvollziehbar darzulegen.

Mini-ICF-KOG 7: Definition der Teilhabefähigkeit. Die festgestellte Leistungseinschränkung ist nun im entsprechenden Rechtskontext zu verorten. Für typische Fragestellungen psychologischer Gutachten sollen hier nun die entsprechenden Regeln überblicksartig skizziert werden.

46.7.1 Berufsunfähigkeit

Psychologische und/oder neuropsychologische Begutachtungen sollen für private Versicherungen oft die Frage nach der Berufsunfähigkeit beantworten. Die konkreten Kriterien sind in den Verträgen der Versicherungen mit den Versicherten geregelt. Häufig ist jedoch vereinbart, dass die Berufsunfähigkeit dann eintritt, wenn die zuletzt ausgeübte Tätigkeit dauerhaft zu weniger als 50 % noch ausgeübt werden kann. „Dauerhaft" ist dabei meist als Zeitraum von mindestens sechs Monaten definiert.

Für die Beantwortung der Fragestellung muss sich das Gutachten demnach mit der konkreten, zuletzt ausgeübten Tätigkeit – so wie sie tatsächlich ausgeübt wurde – auseinandersetzen. Arbeitsvertragliche Regelungen spielen in diesem Kontext keine Rolle. Die konkret ausgeübte Tätigkeit erheben die Versicherungen meist selbst von den Versicherten und stellen diese mit dem Gutachtenauftrag in Form einer prozentualen Auflistung von Teiltätigkeiten zur Verfügung. Teilweise sind auch Arbeitsplatzbeschreibungen von Vorgesetzten enthalten. Bei Unklarheiten kann die Erhebung oder Prüfung der zuletzt ausgeübten Tätigkeit auch Teil des Gutachtenauftrags sein. Ist dies der Fall, kann es hilfreich sein, sich über das allgemeine Anforderungsprofil des Berufs zur informieren, zum Beispiel bei der Agentur für Arbeit. In jedem Fall sind jedoch die individuellen Tätigkeitsanforderungen zu explorieren, um das psychische und kognitive Anforderungsprofil definieren zu können, dessen Kenntnis die Voraussetzung für die Beantwortung der Fragestellung ist. Im Gutachten sind also all diejenigen Symptome, Ressourcen und Funktionseinschränkungen zu erheben, die für die jeweiligen Teiltätigkeiten relevant sind. Für jede Teiltätigkeit kommt der:die Gutachter:in nach fachlicher Abwägung und freier Meinungsbildung zu einer Einschätzung, zu wie viel Prozent die Teiltätigkeit eingeschränkt ist. Im Anschluss wird dann über alle Teiltätigkeiten ein gewichteter Mittelwert der Einschränkungen gebildet. Entsprechend den Versicherungsbedingungen ist dann bei Überschreiten des Grenzwertes (meist 50 %) das Vorliegen einer Berufsunfähigkeit anzunehmen. Die Feststellung derselben trifft dann jedoch die Versicherung. Ist eine Teiltätigkeit derart zentral, dass ohne diese die zuletzt ausgeübte Tätigkeit undenkbar ist, dann kann auch die Einschränkung dieser einzelnen Teiltätigkeit unabhängig von Grenzwerten zur Annahme einer Berufsunfähigkeit führen. Im Rahmen (neuro-)psychologischen Fragestellungen ist das jedoch nur äußerst selten der Fall.

46.7.2 Erwerbsminderung im Rahmen der gesetzlichen Rentenversicherung

Eine Erwerbsminderung liegt dann vor, wenn eine Person aufgrund einer dauerhaften psychischen oder körperlichen Erkrankung oder Behinderung nicht mehr oder nur noch teilweise arbeiten kann. Kann die Arbeitsfähigkeit auch durch Rehabilitationsmaßnahmen nicht wiederhergestellt werden und kann die betroffene Person weniger als drei Stunden pro Tag arbeiten, so sichert die volle Erwerbsminderungsrente den Lebensunterhalt. Eine teilweise Erwerbsminderung tritt ein, wenn eine Person wegen Krankheit oder Behinderung noch mindestens drei, aber nicht mehr sechs Stunden täglich arbeiten kann. Die Rente ergänzt dann die Einkünfte aus einer Teilzeitbeschäftigung. Bezugskontext ist hier in der Regel nicht die zuletzt ausgeübte Tätigkeit, sondern die üblichen Bedingungen des allgemeinen Arbeitsmarkts (Sonderregelungen bestehen für Jahrgänge bis 1961).

Daneben müssen jedoch auch noch versicherungsrechtliche Voraussetzungen vorliegen. Der:die Antragsteller:in muss mindestens fünf Jahre lang gesetzlich rentenversichert sein. In den fünf Jahren vor Eintritt der Erwerbsminderungsrente müssen drei Jahre lang Pflichtbeiträge gezahlt worden sein.

Der Begriff des allgemeinen Arbeitsmarkts ist so zu verstehen, dass er jede nur denkbare Erwerbstätigkeit außerhalb einer beschützenden Einrichtung umfasst, für die auf dem Arbeitsmarkt Angebot und Nachfrage besteht, unabhängig von ihrer qualitativen Einordnung, also auch Erwerbstätigkeiten unterhalb der aktuellen Qualifikation. Allerdings sind nur solche Tätigkeiten in Betracht zu ziehen, die auf dem allgemeinen Arbeitsmarkt üblich sind.

Der allgemeine Arbeitsmarkt beinhaltet sowohl alle abhängigen Beschäftigungen als auch selbstständige Tätigkeiten. Er umfasst also jede nur denkbare Tätigkeit, die es gegenwärtig in der Bundesrepublik Deutschland tatsächlich gibt. Dies gilt daher auch für die körperlich leichtesten und geistig einfachsten Tätigkeiten. Der allgemeine Arbeitsmarkt ist zudem durch seine sogenannten üblichen Bedingungen näher bestimmt. Zu den üblichen Bedingungen gehören die Wegefähigkeit, die Lage und Verteilung der Arbeitszeit sowie die Fähigkeit, eine Tätigkeit mit einer gewissen Regelmäßigkeit ausüben zu können (DRV Bund, 2021).

Für die Beantwortung der Fragestellung muss sich das Gutachten demnach mit den körperlich leichtesten und geistig einfachsten Tätigkeiten sowie den üblichen Bedingungen auseinandersetzen.

46.7.3 Grad der Behinderung

Menschen mit Behinderungen sind Menschen, die körperliche, seelische, geistige oder Sinnesbeeinträchtigungen haben, die sie in Wechselwirkung mit einstellungs- und umweltbedingten Barrieren an der gleichberechtigten Teilhabe an der Gesellschaft mit hoher Wahrscheinlichkeit länger als sechs Monate hindern. Es besteht demnach eine Beeinträchtigung (nach SGB IX), wenn der Körper- und Gesundheitszustand von dem für das Lebensalter typischen Zustand abweicht. Dabei beziffert der Grad der Behinderung (GdB) die Schwere einer Behinderung. Er ist das Maß für die körperlichen, geistigen, seelischen und sozialen Auswirkungen einer Funktionsbeeinträchtigung aufgrund eines Gesundheitsschadens. Der Gesamt-GdB kann zwischen 20 und 100 variieren. Er wird in Zehnerschritten gestaffelt. Ab einem GdB von 50 spricht man von einer Schwerbehinderung. Der GdB wird nicht in Prozent angegeben. Der anzusetzende GdB ist in der GdB-Tabelle nach der Versorgungsmedizin-Verordnung (VersMedV) geregelt, die regelmäßig aktualisiert wird und im Internet frei verfügbar ist. Bewertungskontext ist die Teilhabe in der Gesellschaft, das heißt, dieser umfasst alle Bereiche des Lebens. Für die einzelnen Schädigungen werden Teil-GdB gebildet. So ist beispielsweise für Hirnschäden mit kognitiven Leistungsstörungen bei leichter Ausprägung ein GdB von 30 bis 40, bei mittelgradiger Ausprägung ein GdB von 50 bis 80 und bei schwerer Ausprägung ein GdB von 90 bis 100 anzusetzen. Leichtere psychovegetative oder psychische Störungen bedingen einen GdB von 0 bis 20; stärker behindernde Störungen mit wesentlicher Einschränkung der Erlebnis- und Gestaltungsfähigkeit einen GdB von 30 bis 40. Schwere Störungen bedingen mit mittelgradigen sozialen Anpassungsschwierigkeiten einen GdB von 50 bis 70 sowie bei schweren sozialen Anpassungsschwierigkeiten einen GdB von 80 und höher. Teil-GdB werden nicht addiert, sondern zu einem Gesamt-GdB integriert. Ein Teil-GdB von 10 bleibt ohne Einfluss auf den Gesamt-GdB. Teil-GdB von 20 führen sehr häufig nicht zu einer Zunahme des Gesamt-GdB, insbesondere ab einem GdB von 50. Teil-GdB von 30 und höher führen regelhaft zu einer Steigerung des Gesamt-GdB.

Des Weiteren gibt es Merkzeichen, die auf einen besonders notwendigen Ausgleich hinweisen. Diese setzen in der Regel eine schwere Erkrankung und damit einhergehende deutliche Hindernisse zur Teilhabe voraus. Das Vorliegen oder Nicht-Vorliegen der Voraussetzungen hierfür ist meist unstrittig, sodass diese Fragestellung in (neuro-)psychologischen Begutachtungen sehr selten zu klären ist.

46.7.4 Private Unfallversicherung

Für die private Unfallversicherung sind meist die Folgen eines Unfalls gutachterlich zu bewerten. Wichtig ist, dass psychische Unfallfolgen, wie zum Beispiel posttraumatische Belastungsstörungen (siehe Kapitel 28.7), in der privaten Unfallversicherung nicht mitversichert werden. Private Unfallversicherungen geben demnach eher Gutachten zur Beurteilung der neuropsychologischen Folgen einer unfallbedingten Hirnverletzung in Auftrag. Der Bewertungsmaßstab hierfür ist nicht klar definiert. Für die Bewertung einer körperlichen Schädigung sind Invaliditätsgrade der sogenannten Gliedertaxe definiert. In der Gliedertaxe sind kognitive Schädigungen jedoch nicht berücksichtigt. Deshalb ist es üblich, die Bewertung von neuropsychologischen Unfallfolgen äquivalent zur Bewertung des Grades der Behinderung (GdB) vorzunehmen.

Für die Begutachtung für die private Unfallversicherung ergeben sich einige Herausforderungen, deren Bewältigung stets gründlich und nachvollziehbar zu dokumentieren sind.

Zum einen sind hirnorganisch bedingte psychische Störungen, wie zum Beispiel eine Affektlabilität, von den nicht versicherten reaktiven psychischen Störungen abzugrenzen. Dies setzt eine gute Expertise bei hirnorganisch bedingten Persönlichkeits- und Verhaltensänderungen voraus (siehe Kapitel 33.5) und gelingt meist nur mithilfe einer sehr ausführlichen klinischen Exploration. Testverfahren oder Fragebögen, die das Vorhandensein von Störungen lediglich bestätigen, können an dieser Stelle die eigene sorgfältige Abwägung und Meinungsbildung nicht wesentlich unterstützen.

Des Weiteren müssen Schädigungsereignis, Erstschaden und neuropsychologische Störungen im juristischen Vollbeweis gesichert sein. Der juristische Vollbeweis formuliert den für das praktische Leben brauchbaren Grad an Gewissheit, der Zweifeln Schweigen gebietet, ohne diese gänzlich auszuschließen. Gerade bei leichten Schädel-Hirn-Traumata (SHT) kann dies bei unauffälliger Bildgebung eine große Herausforderung sein. Keinesfalls darf beim Vorliegen von kognitiven Störungen „rückwärts" und unkritisch auf ein stattgefundenes Schädel-Hirn-Trauma geschlossen werden. Da gerade bei leichten SHT eine erhöhte Häufigkeit von Verdeutlichungstendenzen diskutiert wird (Mittenberg et al., 2002), ist das neuropsychologische Vorgehen in Fachkreisen immer wieder Gegenstand intensiver Diskussionen mit heftigen emotionalen Polarisierungen. Für den konkreten Einzelfall in der Begutachtung ist es nützlich, ganz gezielt in den Akten und in der Exploration nach initialen klinischen Symptomen eines SHT (wie Bewusstlosigkeit, Amnesie, Übelkeit, Erbrechen, Doppelbilder etc.) zu suchen und diese kritisch auf Authentizität zu prüfen.

Nach Feststellung des Erstschadens ist der Zusammenhang kausal vorhandener kognitiver Störungen mit dem Unfallereignis zu prüfen. Die Schadensersatzpflicht tritt demnach ein, wenn das einen Schaden verursachende Ereignis im Allgemeinen und nicht nur unter besonders ungewöhnlichen Umständen einen Schaden herbeiführt (Adäquanztheorie des Zivilrechts). Diese Kausalitätsprüfung muss umfassend, differenziert und sorgfältig geschehen, allgemeine Pauschalurteile sind nicht zulässig. Undifferenzierte Stellungnahmen wie: „Alle kognitiven Störungen sind auf das Unfallereignis vom 11.11.2011 zurückzuführen", stellen einen groben Fehler dar. Vielmehr ist differenziert darzustellen, dass das Unfallereignis mit einem Erstschaden *geeignet* war, die tatsächlich vorhandenen kognitiven Störungen zu bedingen. Alternative Ursachen der kognitiven und hirnorganischen affektiven Symptome sind zu erheben und abzuwägen. Nur diejenigen neuropsychologischen Störungen, die tatsächlich mit dem Unfall in einen Kausalitätszusammenhang gestellt werden können, sind in ihren Auswirkungen dann zu berücksichtigen und zu bewerten.

46.7.5 Gesetzliche Unfallversicherung: Minderung der Erwerbsfähigkeit

Eine Minderung der Erwerbsfähigkeit (MdE) setzt immer eine Regelwidrigkeit gegenüber dem Gesundheitszustand voraus, der für das betreffende Lebensalter typisch wäre, wobei jegliche Veränderungen des psychischen und physischen Gesundheitszustands betrachtet werden. Zu beachten ist dabei auch, dass die gesundheitlichen Schäden nicht nur vorübergehend sein dürfen, sondern (nach SGB VII) über einen Zeitraum von mindestens sechs Monaten andauern müssen.

Die MdE wird stets nur auf Schädigungsfolgen bezogen, also auf Folgen, die aufgrund eines Arbeitsunfalls oder einer Berufskrankheit eingetreten sind. Die Beurteilung einer MdE ist immer unabhängig vom ausgeübten beziehungsweise angestrebten Beruf zu treffen. Bei der Beurteilung der MdE kommen nur gesundheitliche Störungen in Betracht, die auch tatsächlich vorhanden sind. Die MdE kann von 10 bis 100 vom Hundert (v. H.) variieren. Eine MdE von 10 v. H. führt jedoch nicht zu Leistungsansprüchen.

Analog zum Vorgehen in der privaten Unfallversicherung müssen Schädigungsereignis, Erstschaden und (neuro-)psychologische Störungen im juristischen Vollbeweis gesichert sein. Zwei wesentliche Unterschiede ergeben sich zur privaten Unfallversicherung: Erstens sind im Bereich der Gesetzlichen Unfallversicherung (GUV) psychische Folgeschäden mitversichert und zweites gilt ein strengerer Beweismaßstab für die Kausalitätsbeurteilung. Im Bereich der GUV kommt die Theorie der wesentlichen Bedingung zur Anwendung. Dies bedeutet, dass unter Abwägung aller Umstände das Unfallereignis wesentlich zur Entstehung der Unfallfolgen oder der Verschlimmerung bestehender Symptome beigetragen haben muss. Diese umfassende Kausalitätsabwägung stellt eine der größten Herausforderungen dar und sollte sorgfältig und differenziert erfolgen. Damit dies gelingen kann, müssen alle internistischen, neurologischen und psychologischen Vorerkrankungen sorgfältig exploriert und im Hinblick auf das Fortbestehen von psychischen oder neuropsychologischen Symptomen bewertet werden. Früher erworbene Hirnverletzungen sind ebenfalls einzubeziehen. Hierfür ist es notwendig, den Krankheitsverlauf der Vorerkrankungen genau zu explorieren sowie deren Auswirkungen auf das psychosoziale Aktivitäts- und Funktionsniveau genau zu prüfen. Nur die

Auswirkungen derjenigen Symptome, die durch den Unfall (oder die Berufskrankheit) neu aufgetreten sind oder sich verschlechtert haben, sind in die MdE einzubeziehen. Eine besondere Schwierigkeit ergibt sich zudem in der rückwirkenden Bewertung der MdE, da nach dem Unfall aufgetretene Ereignisse den Gesundheitsschaden mitbedingt haben können und deshalb kritisch zu würdigen sind. Kausalitätsbeurteilungen im Rahmen der gesetzlichen Unfallversicherung sind ein hochkomplexer Prozess, an dieser Stelle sei auf weiterführende Ausführungen hierzu in der umfangreichen Gutachtenliteratur (z. B. Widder & Gaidzik, 2018; Mehrtens et al., 2016) verwiesen.

Für die Bestimmung der MdE finden sich, ähnlich dem GdB, publizierte tabellarische Bewertungsmaßstäbe. Die MdE ist niedriger anzusetzen als der GdB, da sich die Minderung der Erwerbstätigkeit (MdE) nur auf die Teilhabe am allgemeinen Erwerbsleben bezieht. Dieser juristisch begründete Sachverhalt ist für viele Menschen in einer Begutachtung nicht nachvollziehbar und führt häufig zu Missverständnissen und Kränkungen, die möglicherweise bei einer Folgebegutachtung zu ausgeprägtem Misstrauen durch den zu Begutachtenden führen können.

46.8 Prognosen und Empfehlungen

Die meisten gutachterlichen Aufträge enthalten Fragen zur Prognose und zu Therapieempfehlungen. Zur Beantwortung dieser Fragen sind der bisherige Verlauf der körperlichen oder psychischen Grunderkrankungen, der Komorbiditäten, der Symptome, aber auch die Krankheitseinsicht, das Krankheitsgefühl oder das Störungsmodell der Proband:innen einzubeziehen. Ebenfalls ist die Gewichtung des Verlaufs der bisherigen Therapie, der Therapieadhärenz, sonstiger Überwindbarkeitsanstrengungen sowie der sozialen Unterstützung von Bedeutung. Auch die erhaltenen kognitiven und mentalen Fähigkeitsressourcen sowie sonstige Aspekte der Resilienz spielen eine bedeutsame Rolle.

Therapieempfehlungen sollten zwingend den zu erwartenden Verlauf der Grunderkrankungen berücksichtigen, insbesondere wenn dieser chronisch oder mit ungünstiger Prognose ist. Empfehlungen sollten sich nicht nur auf medizinisch-therapeutische Aspekte beziehen, sondern können auch rehabilitative Maßnahmen oder strukturelle Hilfen wie die Einbeziehung des Integrationsfachdienstes umfassen.

46.9 Fallstricke

Begutachtungen sind ein komplexer Prozess und Entscheidungsgänge sind oft von einer inneren fachlichen Logik geleitet. In Gutachten sind deshalb oft formale Fehler enthalten, die die Verwertbarkeit des Gutachtens einschränken. Einzelne Auftraggebende geben deshalb inzwischen Rückmeldungen zur Verwertbarkeit des Gutachtens. Einige typische Fallstricke und Fehler sind an dieser Stelle deshalb kurz genannt.

- **Fehlende Konsistenz im Gutachten.** Aktenlage, Verhaltensbeobachtungen, Symptome, Befunde oder Diagnosen werden in der abschließenden Beurteilung vergessen, nicht ausreichend berücksichtigt oder widersprechen sich.
- **Verwechslung von Rechtsgebieten.** Verschiedene Rechtsgebiete bedingen unterschiedliche Begrifflichkeiten, haben unterschiedliche Bewertungsmaßstäbe oder unterschiedliche Beweisregeln bei Zusammenhangsfragen. Verwechslungen machen das Gutachten formal wertlos.
- **Unkritische Übernahme von Selbstauskünften.** Fragebogendaten oder Selbstauskünfte dürfen nicht unkritisch übernommen werden. Nur wenn der:die Gutachter:in sich diese nach kritischer Würdigung zu eigen macht und in einem Befund darstellt, ist die Voraussetzung für eine weitere Würdigung dieser geschaffen.
- **Polemische Entwertungen von Vorgutachten.** Bei der Sichtung der Aktenlage entsteht nicht selten eine Unzufriedenheit mit der Methodik der vorangegangenen Begutachtungen. Gerade bei neuropsychologischen Fragestellungen werden von fachfremden Ärzt:innen oft unzulässige Schlussfolgerungen gezogen. Es gilt, sich sachlich mit den Vorgutachten auseinanderzusetzen, ohne Gefahr zu laufen, die eigene Unabhängigkeit und Unbefangenheit zu gefährden, die sonst formal zur Nichtverwertbarkeit des Gutachtens führen können.
- **Nichtwürdigung alternativer Verursachungen.** Bei Kausalitätsgutachten sind alle potenziellen Verursachungen der Symptome ausführlich zu explorieren und gegeneinander abzuwägen. Vorschnelle einseitige Schlussfolgerungen ohne Darstellung des Abwägungsprozesses führen zur eingeschränkten Verwertbarkeit.

46.10 Praxishinweise

Der Standard der Gutachtenerstellung ist ein sich verändernder Prozess, der durch fachliche Entwicklungen, die aktuelle Rechtsprechung, individuelle richterliche Entscheidungen und bundeslandspezifische Besonderheiten geprägt ist. Es empfiehlt sich, mit regional tätigen, erfahrenen Gutachter:innen in den Austausch zu treten.

Zudem gilt: Gutachten sollen sich an Leitlinien orientieren, die jederzeit aktualisiert werden können. Vor der Erstellung eines Gutachtens empfiehlt es sich, sich über die aktuellen Leitlinienempfehlungen der Fachverbände und der Arbeitsgemeinschaft der Wissenschaftlichen Medizinischen Fachgesellschaften e. V. (AWMF) zu informieren. Die Checkliste im folgenden Kasten bietet eine Orientierung für die praktische Umsetzung.

Checkliste: (Neuro-)psychologisches Gutachten

Vor der Begutachtung

Auftraggebende (Rechtsgebiet):		
Eigenes Fachgebiet	☐ ja	☐ nein → *ablehnen*
Art des Gutachtens	☐ final	☐ kausal
Fragestellung klar und adäquat?	☐ ja	☐ nein → *präzisieren lassen*
Hinderungsgründe (z. B. Fachgebiet, Patient:in bekannt)?	☐ ja → *ablehnen*	☐ nein
Dolmetscher:in notwendig?	☐ ja → *über Auftraggeber*	☐ nein
Zusatzgutachten nötig?	☐ ja → *beantragen*	☐ nein
Kostenzusage vorhanden?	☐ ja	☐ nein → *klären*
Fristgemäße Erstellung möglich?	☐ ja → *Einbestellung ggf. mit biografischem Fragebogen*	☐ nein → *Fristverlängerung oder Ablehnung*
Vorbefunde vollständig?	☐ ja	☐ nein → *über Auftraggeber nachfordern*
Fremdanamnese sinnvoll/zulässig?	☐ ja → *ggf. mit Auftraggeber klären*	☐ nein

Während der Begutachtung

☐ Untersuchung (Zeit, Ort, Pausen, ggf. Zeitpunkt diagnostischer Verfahren notieren)
☐ Identitätsprüfung (z. B. Personalausweisnummer)
☐ Aufklärung (Mitwirkungspflicht, Schweigepflichtentbindung, Gutachtenauftrag, Beschwerdenvalidierung, Gutachtenablauf)
☐ Anamnese (biografisch, sozial, beruflich, Krankheitsanamnese, bei Kausalitätsgutachten: alternative Verursachungen der Beschwerden)
☐ Exploration (freie Symptom- und Aktivitätsschilderungen, Psychopathologie, Neuropsychologie, Störungsmodell, Barrieren und Förderfaktoren, Veränderungsmotivation und -fähigkeit, Funktions- und Teilhabebeeinträchtigungen, Tagesablauf, Ereignisse unmittelbar vor der Begutachtung [Schlafstörung, akuter Infekt etc.])
☐ Medikation erfragen (insbesondere zentral wirksame Medikation, Zeitpunkt der letzten Einnahme)
☐ Verhaltensbeobachtung (keine Interpretationen)
☐ Testdiagnostik (umfassende, hypothesengeleitete Planung)
☐ Psychometrische Befunde (standardisierte Testverfahren und Fragebögen)
☐ Beschwerdenvalidierung (Konsistenz und Plausibilität des Beschwerdevortrags, Verhaltensbeobachtung während Exploration und Leistungsdiagnostik, spezifische Validierungsverfahren)
☐ Verabschiedung (Nachfrage: Wurden alle relevanten Themen angesprochen? Kann der:die Proband:in die Heimreise sicher und geordnet antreten? Ggf. Anwesenheitsbestätigungen ausstellen)

Nach der Begutachtung

☐ Befundauswertung (ggf. Nachforderung von Vorbefunden)
☐ Gutachtenformulierung (zeitnah)
☐ Gutachtenversand, ggf. Aktenrückgabe (per Einschreiben)
☐ Rechnungsstellung (bei Gerichtsgutachten bis maximal drei Monate nach Gutachtenerstellung)
☐ Datenablage (Aufbewahrungsfrist 10 Jahre)

Literatur

Arbeitsgemeinschaft für Methodik und Dokumentation (AMDP). (2023). *Das AMDP-System. Manual zur Dokumentation des psychischen Befundes in Psychiatrie, Psychotherapie und Psychosomatik*. Göttingen: Hogrefe.

Aschenbrenner, S. & Weisbrod, M. (2021). Neuropsychologische Symptome bei psychischen Erkrankungen. *Psychotherapie im Dialog, 04*(22), 60–64. https://doi.org/10.1055/a-1215-2682

Deutsche Rentenversicherung Bund (DRV Bund). (2021). *Sozialmedizinisches Glossar der Deutschen Rentenversicherung* (DRV-Schriften, Bd. 81). Frankfurt am Main: Zarbock.

Frei, A., Balzer, C., Gysi, F., Leros, J., Plohmann, A. & Steiger, G. (2016). Kriterien zur Bestimmung des Schweregrades einer neuro-psychologischen Störung sowie Zuordnungen zur Funktions- und Arbeitsfähigkeit. *Zeitschrift für Neuropsychologie, 27*(2), 107–119. https://doi.org/10.1024/1016-264X/a000177

Fuermaier, A. B., Tucha, O., Koerts, J., Grabski, M., Lange, K. W., Weisbrod, M. et al. (2016). The development of an embedded figures test for the detection of feigned attention deficit hyperactivity disorder in adulthood. *PloS one, 11*(10), e0164297. https://doi.org/10.1371/journal.pone.0164297

Hansen, H. G. (2014). *Recht auf Anwesenheit von Begleitpersonen bei Begutachtung?* (Forum C – Nr. 8/2014). Verfügbar unter: https://www.reha-recht.de/fileadmin/download/foren/c/2014/C8-2014_Recht_auf_Anwesenheit_von_Begleitpersonen_bei_Begutachtung.pdf

Linden, M., Baron, S. & Muschalla, B. (2015). *MINI-ICF-APP. Mini-ICF-Rating für Aktivitäts- und Partizipationsbeeinträchtigungen bei psychischen Erkrankungen*. Bern: Hogrefe.

Mehrtens, G., Valentin, H. & Schönberger, A. (2016). *Arbeitsunfall und Berufskrankheit: Rechtliche und medizinische Grundlagen für Gutachter, Sozialverwaltung, Berater und Gerichte*. Berlin: Erich Schmidt Verlag.

Merten, T. (2014). *Beschwerdenvalidierung*. Göttingen: Hogrefe.

Merten, T. (2020). Beschwerdenvalidität. In Wirtz, M. A. (Hrsg.), *Dorsch – Lexikon der Psychologie* (19. Aufl.). Bern: Hogrefe.

Merten, T. (2023). *Beschwerdenvalidierung in der Begutachtung, Klinik und Rehabilitation*. Göttingen: Hogrefe. https://doi.org/10.1026/03180-000

Mittenberg, W., Patton, C., Canyock, E.M. & Condit, D.C. (2002). Base rates of malingering and symptom exaggeration. *Journal of Clinical and Experimental Neuropsychology, 24,* 1094–1102. https://doi.org/10.1076/jcen.24.8.1094.8379

Schwert, C., Stohrer, M., Aschenbrenner, S., Weisbrod, M. & Schroeder, A. (2018). Biased neurocognitive self-perception in depressive and in healthy persons. *Journal of Affective Disorders, 232,* 96–102. https://doi.org/10.1016/j.jad.2018.02.031

Slick, D.J., Sherman, E.M.S. & Iverson, G. L (1999). Diagnostic criteria for malingered neurocognitive dysfunction: Proposed standards for clinical practice and research. *The Clinical Neuropsychologist, 13,* 545–561. https://doi.org/10.1076/1385-4046(199911)13:04;1-Y;FT545

Sherman, E.M., Slick, D.J. & Iverson, G.L. (2020). Multidimensional malingering criteria for neuropsychological assessment: A 20-year update of the malingered neuropsychological dysfunction criteria. *Archives of Clinical Neuropsychology, 35,* 735–764. https://doi.org/10.1093/arclin/acaa019

Widder, B. & Gaidzik, P.W. (Hrsg.). (2018). *Neurowissenschaftliche Begutachtung.* Stuttgart: Thieme.

47 Rechtliche und ethische Rahmenbedingungen

Johannes Lindenmeyer

Inhaltsübersicht

47.1 Allgemeine Relevanz

Obwohl Psychotherapie in Literatur und Spielfilmen schon immer als potenziell gefährlich beschrieben wurde (Sydow & Reimer, 1998), wurden negative Auswirkungen der Psychotherapie in der Fachwelt lange Zeit nicht thematisiert. Erst durch die Sensibilisierung für sexuelle Übergriffe durch Psychotherapeut:innen einerseits und die Aufwertung der Psychotherapie als Heilberuf mit Approbation andererseits wurden ab den 1980er Jahren zunehmend Gesetze, Richtlinien und Ordnungen entwickelt, die als verbindliche Grundlage für gutes psychotherapeutisches Handeln gelten. Parallel dazu erfuhr die Sicherheit von Patient:innen in der Medizin immer mehr Beachtung, Datenschutzbestimmungen wurden verschärft und die Rechte von Patient:innen wurden gesetzlich gestärkt, was auch für die Psychotherapie gilt (siehe Kasten). Insofern sind ethische und berufsrechtliche Fragen auch immer stärker in den Fokus der psychotherapeutischen Aus- und Weiterbildung gerückt.

Sicherheit von Patient:innen (WHO, 2009)

Die Sicherheit von Patient:innen besteht in der Abwesenheit von unerwünschten Ereignissen (Schäden, die auf der Behandlung und nicht auf der Erkrankung beruhen). Im Einzelnen wird hierbei unterschieden zwischen:

- vermeidbaren, unerwünschten Ereignissen,
- kritischen Ereignissen (können zu Schaden führen),
- Fehlern/Abweichungen von Norm/Plan (können zu unerwünschtem Ereignis führen),
- Beinahe-Schaden, Fehlern ohne Schaden (hätten zu einem Schaden führen können).

In der psychotherapeutischen Approbationsordnung besteht eine begriffliche Unschärfe, weil hier unter Sicherheit von Patient:innen auch die Vermeidung von Eigen- und Fremdgefährdung gefasst wird, unabhängig davon, ob diese durch die Behandlung oder eher die Störung bedingt sind. Außerdem ist zu beachten, dass die in der Psychotherapieforschung in jüngster Zeit verstärkt untersuchten subjektiv unerwünschten Nebenwirkungen von Psychotherapie aus Sicht der Patient:innen nicht automatisch mit einer unzureichenden Sicherheit der Patient:innen gleichzusetzen sind.

47.2 Richtlinien und gesetzliche Vorschriften

Grundsätzlich ist zwischen Berufsrecht und Sozialrecht zu unterscheiden:

- Das *Berufsrecht* betrifft die Befugnis, aufgrund der Approbation eigenverantwortlich psychotherapeutisch tätig zu werden. Es umfasst das Psychotherapeutengesetz (PsychThG), das Länderheilberufegesetz und die Kammersatzungen.
- Das *Sozialrecht* betrifft die Zulassung zu einer eigenen vertragspsychotherapeutischen Praxis für gesetzlich Versicherte (GKV-Patient:innen) aufgrund der Fachkunde in einem psychotherapeutischen Richtlinienverfahren nach Abschluss einer fünfjährigen Weiterbildung. Es umfasst die Sozialgesetzbücher (SGB I, V und X) und die Psychotherapie-Richtlinie.

Außerdem unterliegen Psychotherapeut:innen dem allgemeinen bürgerlichen Recht, dem Strafgesetzbuch und den Datenschutzgesetzen. Die wichtigsten gesetzlichen Grundlagen und Bestimmungen für die Ausübung von Psychotherapie fin-

Tabelle 47.1: Gesetzliche Grundlagen und berufsrechtliche Richtlinien

Gesetzliche Grundlagen	Geltungsbereich	Zentrale Inhalte	Ahndung	Quelle
Berufsordnung (BO)	Alle Psychotherapeut:innen eines Bundeslandes	30 Paragrafen u.a. zu Sorgfaltspflichten, Abstinenz, Aufklärungspflicht, Schweigepflicht, Dokumentations- und Aufbewahrungspflicht	Berufsrechtliches Verfahren bis hin zum Verlust der Approbation	Website der jeweiligen Landespsychotherapeutenkammern
Datenschutz-Grundverordnung (DS-GVO)	Alle ambulanten und stationären Behandlungseinrichtungen	99 Artikel zur Verarbeitung personenbezogener Daten (u.a. Informationspflicht, Recht auf Auskunft, Korrektur, Löschung, und Sperrung) sowie Offenbarungsbefugnisse	Hohe Geldbußen, zivilrechtliche Haftung	https://dsgvo-gesetz.de
Bundesdatenschutzgesetz (BDSG)	Alle ambulanten und stationären Behandlungseinrichtungen	Ergänzung der europäischen DS-GVO für Deutschland	Hohe Geldbußen, zivilrechtliche Haftung	https://www.gesetze-im-internet.de
Psychotherapie-Richtlinie (PTRL)	Ambulante Psychotherapie zulasten der gesetzlichen Krankenkassen	Zulässige Indikationen und Psychotherapieverfahren	Verlust von Vergütungsanspruch	https://www.g-ba.de/richtlinien/20/
Patientenrechtegesetz (PatRG) §§ 630a–h des Bürgerlichen Gesetzbuches (BGB)	Alle ambulanten und stationären Behandlungsformen	U. a. Informations-, Aufklärungs- und Dokumentationspflicht, Erfordernis der Einwilligung der Patient:innen und Einsichtsrecht in Patientenakte	Beweisumkehr: Was nicht dokumentiert ist, hat nicht stattgefunden; Verlust der Approbation	https://www.gesetze-im-internet.de/bgb/__630c.html
Schweigepflicht gemäß § 203 Strafgesetzbuch (StGB)	Alle ambulanten und stationären Behandlungsformen	U. a. Schutz vor Verletzung von Privatgeheimnissen, Offenbarungsbefugnisse und -pflichten, Zeugnisverweigerungsrecht	Geld- oder Freiheitsstrafe, zivilrechtliche Haftung	https://www.gesetze-im-internet.de/stgb/__203.html
Psychisch-Kranken-Gesetz (PsychKG)	Zwangsmaßnahmen im Gesundheitswesen	Hilfen und Schutzmaßnahmen, Vollzug gerichtlich angeordneter Unterbringung für psychisch kranke und seelisch behinderte Menschen	Gerichtliche Ahndung, Verlust der Approbation	Webseiten der Bundesländer
Forschungsrichtlinien	Psychologische Forschung	U. a. Aufklärung, Einwilligung, ethische Grundsätze	Gerichtliche Ahndung und ehrengerichtliche Verfolgung durch DGPs	https://www.dgps.de/die-dgps/aufgaben-und-ziele/berufsethische-richtlinien/
Behandlungsleitlinien (LL)	Störungsspezifische Psychotherapie	Evidenzbasierte Behandlungsempfehlungen	Keine bei begründeter Abweichung, ansonsten zivilrechtliche Haftung	https://www.awmf.org/leitlinien/aktuelle-leitlinien.html

den sich in Tabelle 47.1. Da diese regelmäßig überarbeitet bzw. reformiert werden, ist immer die aktuelle Version auf der jeweils angegebenen Website gültig.

Zu beachten ist, dass BO und PsychKG in Deutschland jeweils auf Landesebene verabschiedet werden und somit bundesweit leicht differieren können.

47.3 Ethische Grundlagen

Nicht jede psychotherapeutische Einzelfallsituation lässt sich in Gesetze oder Richtlinien fassen, die es stur einzuhalten gilt. Nicht selten bestehen vielmehr Konflikte zwischen verschiedenen Regelungen oder es bleibt im therapeutischen Ermessen, welche Regelung nun in welcher Konsequenz anzuwenden ist. Die Ethiklehre dient der Qualifizierung dieser Güterabwägung im konkreten Einzelfall (siehe Kasten).

Definition von Ethik (Trachsel et al., 2018)

- Ethik ist die wissenschaftlich-systematische Auseinandersetzung mit moralischen Werthaltungen und gesellschaftlichen Normen („Was ist richtig?“, „Was ist falsch?“).
- Ethik ist nicht selbst eine Moral, vielmehr ist die Moral ihr Untersuchungsgegenstand.
- Es gibt mehrere Theorien der Ethik, die teilweise in einem Spannungsverhältnis zueinanderstehen.

Von Beauchamp und Childress (2013) wurde eine Behandlungsethik mit vier zu beachtenden Prinzipien entwickelt, die international Einzug in die ärztlichen und psychotherapeutischen Berufsordnungen gefunden hat:

- Respekt vor der Autonomie der Patient:innen,
- Nicht schaden (primum non nocere),
- Fürsorge bzw. Wohltun (benefice),
- Gerechtigkeit.

So einleuchtend diese vier Prinzipien auf den ersten Blick erscheinen, die Schwierigkeit im psychotherapeutischen Behandlungsalltag besteht häufig darin, dass sie im konkreten Einzelfall im Widerspruch zueinanderstehen können. Immer dann ist eine begründete ethische Abwägung und Entscheidung unter Berücksichtigung der relevanten Richtlinien und Gesetze erforderlich.

47.4 Psychotherapie ohne Diagnose?

Psychotherapeut:innen verspüren häufig den starken Impuls, unglücklichen Menschen spontan helfen zu wollen. Andererseits gibt es wichtige Gründe für die Einhaltung der psychotherapeutischen Grundsatzregel: Ohne Diagnose keine Behandlung.

Beispiel

Sie arbeiten als niedergelassener Psychotherapeut bzw. niedergelassene Psychotherapeutin mit Kassensitz. Sie haben eine Patientin, die aufgrund von Partnerschaftskonflikten unbedingt eine Psychotherapie machen möchte, da sie sehr unglücklich sei und niemanden habe, mit dem sie sich aussprechen könne. Während der Sitzungen bricht sie wiederholt in Tränen aus. Im Rahmen der psychotherapeutischen Sprechstunde können Sie aber keine psychische Störung feststellen, die eine Diagnose rechtfertigen würde. Es gibt auch keine Hinweise auf Eigengefährdung oder darauf, dass sie von ihrem Partner misshandelt wird. *Sollte der Patientin eine ambulante Psychotherapie angeboten werden?*

Welche Richtlinien und Gesetze sind zu beachten? § 2, § 3, § 10 und § 27 der PTRL besagen, dass eine ambulante Psychotherapie zulasten der gesetzlichen Krankenkassen nur durchgeführt werden darf, wenn bestimmte diagnostizierte seelische Krankheiten nach ICD-10 bzw. ICD-11 vorliegen. Dies ist in diesem Fall nicht gegeben. In § 27 der PTRL wird ausdrücklich darauf hingewiesen, dass Partnerschaftsprobleme allein keine Indikation für eine ambulante Psychotherapie zulasten der gesetzlichen Krankenkassen darstellen. Laut § 11 der PTRL ist eine Beratung und ggf. psychotherapeutische Kurzintervention der Patientin im Rahmen der psychotherapeutischen Sprechstunde auch ohne Vorliegen einer Diagnose nach ICD-10 bzw. ICD-11 mit maximal sechs Terminen und insgesamt 150 Minuten zur unmittelbaren psychischen Entlastung und Information über geeignete professionelle Paarberatung bzw. -therapie möglich.

Laut § 3 Abs. 4 der BO sind Psychotherapeut:innen, wenn sie eine Behandlung ablehnen, verpflichtet, mit dem:der Patient:in alternative Beratungs- und Behandlungsangebote zu erörtern.

Ethische Abwägung und therapeutischer Lösungsansatz. Unabhängig von allen ethischen Erwägungen ist es entsprechend der PTRL nicht möglich, der Patientin eine ambulante Psychotherapie zulasten der gesetzlichen Krankenkassen anzubieten, da sich keinerlei Hinweis auf eine psychische Störung ergeben hat und Partnerschaftsprobleme ausdrücklich keine Indikation hierfür darstellen. Der Patientin eine Gefälligkeitsdiagnose zu vergeben, um doch eine Psychotherapie zu ermöglichen, verbietet sich aus ethischen Gründen, weil der fragliche Nutzen einer Einzeltherapie bei Partnerschaftsstörungen in keinem Verhältnis zum möglichen Schaden durch Fremdstigmatisierung (negative berufliche oder soziale Konsequenzen) oder Selbststigmatisierung (Verringerung der Selbstwirksamkeit) durch eine psychische Diagnose steht. Außerdem würde dies einen ungerechten Ressourcenverbrauch von Psychotherapie zulasten von tatsächlich bedürftigen Patient:innen bedeuten. Aus denselben Gründen wäre es ethisch fragwürdig, der Patientin eine ambulante Psychotherapie als Selbstzahlerin anzubieten. Da keine Hinweise auf Selbstgefährdung oder Misshandlungen vorliegen, sind von psychotherapeutischer Seite schließlich keine unmittelbaren Maßnahmen zur Gefahrenabwehr erforderlich.

Dagegen wäre die Patientin gemäß dem ethischen Prinzip der Fürsorge bzw. des Wohltuns innerhalb des in der PTRL genannten Sprechstundenkontingents emotional zu stabilisieren und mit ihr zu erörtern, welche anderen Kontakt- und Aussprachemöglichkeiten zu ihrer Entlastung infrage kämen. Insbesondere könnte eine Paarberatung bzw. eine kostenpflichtige Paartherapie sehr hilfreich sein.

47.5 Therapiezielbestimmung

Einerseits stellt es fast schon einen kategorischen Imperativ der Psychotherapie dar, die Autonomie von Patient:innen vor dem Hintergrund eines Wertepluralismus durch selbstbestimmte Therapieziele zu fördern, zumal selbstgewählte Therapieziele eher zu Therapieerfolgen führen. Andererseits können diesem Anspruch eine Gefährdung der Sicherheit des:der Patient:in, unzureichende Therapieerfolgsaussichten, negative Auswirkungen auf andere Personen, gesellschaftliche Aufträge und moralische Grenzen der Therapeut:innen entgegenstehen. Verschärft wird der ethische Konflikt, wenn die Selbstbestimmung der Patient:innen störungsbedingt eingeschränkt ist. Schließlich entsteht ein besonderer ethischer Konflikt in der Behandlung von Kindern und Jugendlichen, wenn die Betroffenen und ihre Eltern unterschiedliche Therapieziele haben.

Beispiel

Sie arbeiten als Psychotherapeut:in in einer abstinenzorientierten Suchtklinik. Ein seit ca. 15 Jahren alkoholabhängiger Patient, der schon einige Entzugsbehandlungen hinter sich hat, erklärt zu Beginn der stationären Therapie, er wolle mit dem Trinken einfach nicht aufhören. Sie sollten ihm stattdessen dabei helfen, künftig etwas weniger Alkohol zu trinken, dann komme er schon klar. Er habe gehört, dafür gäbe es auch Pillen. Der Patient ist langzeitarbeitslos und hat keine Partnerschaft. *Gehen Sie auf den Wunsch des Patienten ein?*

Welche Richtlinien und Gesetze sind zu beachten? Nach § 1 (1) der BO haben Psychotherapeut:innen die Heilkunde unter Berücksichtigung der aktuellen wissenschaftlichen Standards auszuüben. In diesem Fall bedeutet das eine Beachtung der aktuellen Leitlinien für alkoholbezogene Störungen (DG-Sucht & DGPPN, 2020). Entsprechend der Leitlinien sollte bei arbeitslosen Patient:innen ohne soziales Stützsystem mit schwerer Alkoholabhängigkeit versucht werden, sie für die Teilnahme an einer abstinenzorientierten, stationären Entwöhnungsbehandlung zu motivieren. Falls der:die Patient:in diese weiterhin ablehnt, wäre eine Behandlung zur Konsumreduktion im ambulanten Setting mit Unterstützung geeigneter Medikation entsprechend der Leitlinien möglich.

Wird eine Behandlung bei fortbestehender Indikation beendet, so besteht nach § 5 der BO die Verpflichtung, Patient:innen bei der Suche nach Behandlungsalternativen zu unterstützen. Der Patient wäre somit über die Möglichkeiten und Erfolgsaussichten aufzuklären, im Rahmen ambulanter Suchtberatung mit medikamentöser Unterstützung eine Konsumreduktion zu erreichen.

Nach § 5 (4) der BO sind Psychotherapeut:innen gehalten, eine Behandlung zu beenden, wenn diese keinen Erfolg erwarten lässt. Sie haben dies den Patient:innen zu erläutern und das weitere Vorgehen mit ihnen zu erörtern. Wenn es somit im Rahmen der Behandlung nicht gelingt, diesen Patient:innen für das Therapieziel Abstinenz und ein psychotherapeutisches Behandlungsverständnis anstelle einer Medikamentenorientierung zu gewinnen, dann wäre die Behandlung in einer abstinenzorientierten Einrichtung zu beenden, da diese nicht zur Konsumreduktion verhilft.

Die Aufklärungspflicht in § 7 der BO schreibt vor, den Patienten vor dem Beginn der eigentlichen Behandlung darüber aufzuklären, warum eine abstinenzorientierte, stationäre Behandlung in seinem Fall besonders indiziert und erfolgsversprechend ist, dass diese aber nicht geeignet ist, ihm bei der angestrebten Konsumreduktion zu helfen und dass hierbei auch keine entsprechenden Medikamente verabreicht werden können. Gleichzeitig ist er über die Möglichkeit, Erfolgsaussichten und Risiken einer ambulanten Behandlung zur Konsumreduktion mit medikamentöser Unterstützung aufzuklären.

Ethische Abwägung und therapeutischer Lösungsansatz. Dem Patienten steht es grundsätzlich frei, sein Therapieziel zu wählen. Innerhalb einer stationären, abstinenzorientierten Klinik ist eine medikamentengestützte Konsumreduktion aber nicht möglich. Dies stellt zwar eine schwere Einschränkung der Autonomie dar, ist aber leitlinienkonform (DG-Sucht & DGPPN, 2020) aufgrund der Prinzipien der Fürsorge bzw. des Wohltuns, der Schadenabwendung und der Gerechtigkeit ethisch durchaus zu rechtfertigen. Insbesondere würde sich der Alkoholkonsum des Patienten während abstinenzorientierter Therapie negativ auf die Behandlung von anderen Patient:innen auswirken.

Dem Patienten steht es frei, die Therapie abzubrechen und in eine ambulante Behandlung zu wechseln. Diese hat aber in seinem Fall (mangelndes Stützsystem, Arbeitslosigkeit, erfolglose Behandlungsversuche in der Vergangenheit) weniger Erfolgschancen, außerdem ist die Entscheidungsautonomie des Patienten in mehreren Aspekten eingeschränkt (mangelnde Verhaltenskontrolle, unzureichendes Wissen über Suchtmechanismen). Von daher wäre aus ethischer Sicht therapeutisch zu versuchen, ihn zu einem probeweisen Aufenthalt in der Klinik zu motivieren, damit er mit therapeutischer Unterstützung eine weisere Entscheidung treffen kann, um mögliche Schäden an sich und anderen durch ein Fortbestehen der Sucht zu verhindern. Falls er dies nicht will, müsste er entsprechend der BO über die ambulanten Behandlungsoptionen und ihre in seinem Fall eingeschränkten Erfolgsaussichten informiert werden. Die stationäre Behandlung wäre in diesem Fall mangels Erfolgsaussicht entsprechend § 5 (4) der BO aktiv zu beenden, da die Behandlung eines nicht motivierten Patienten zulasten der Behandlungskapazität für andere, motivierte Patient:innen gehen würde.

47.6 Informed Consent (Aufklärung)

Die BO § 7 und das PRG § 630a sehen zwingend eine ausführliche Aufklärung von Patient:innen über Art, Sitzungsdauer und Sitzungsfrequenz, voraussichtliche Gesamtdauer, Durchführung, Honorarregelungen, zu erwartende Folgen und Risiken der Maßnahme sowie ihre Notwendigkeit, Dringlichkeit, Eignung und Erfolgsaussichten vor Behandlungsbeginn vor (siehe Kapitel 17.1). Bei der Aufklärung ist auf Alternativen zur Maßnahme hinzuweisen, wenn mehrere psychotherapeutisch gleichermaßen indizierte und übliche Methoden zu wesentlich unterschiedlichen Belastungen, Risiken und Heilungschancen führen können. Die Aufklärung ist nur entbehrlich, wenn

- Patient:innen ausdrücklich darauf verzichtet haben,
- die psychotherapeutische Maßnahme unaufschiebbar ist (z.B. bei akuter Eigen- oder Fremdgefährdung),
- Patient:innen nicht einwilligungsfähig sind (z.B. bei einem Alter unter 14 Jahren – dann aber sollten die Eltern entsprechend aufgeklärt werden – oder aufgrund ihrer Erkrankung).

Zu beachten ist, dass diese Aufklärung immer mündlich, individuell und direkt durch die Psychotherapeut:innen selbst zu erfolgen hat. Lediglich zur Unterstützung und Dokumentation hat die Kassenärztliche Bundesvereinigung für die ambulante Psychotherapie Formblätter PTV 10 und 11 (KBV, 2020a, 2020b) entwickelt. Es liegt dabei in der alleinigen Verantwortung der Psychotherapeut:innen, dass die Aufklärung tatsächlich vollständig sowie dem sprachlichen und intellektuellen Niveau der Patient:innen angepasst verständlich erfolgt ist (siehe Kapitel 37).

Ethische Konflikte können sich dadurch ergeben, dass die Einwilligungsfähigkeit kein objektives Merkmal der Patient:innen darstellt, sondern Patient:innen von Behandelnden zugeschrieben wird. Außerdem besteht eine erhebliche Informationsasymmetrie zwischen Therapeut:innen und ihren Patient:innen dergestalt, dass die Patient:innen auf das angewiesen sind, was die Therapeut:innen ihnen vermitteln. Und schließlich vermitteln Therapeut:innen bei der Aufklärung der Patient:innen nicht nur überprüfbare Fakten, sondern versuchen immer auch die Patient:innen für psychotherapeutische Modelle zu gewinnen, die therapieschulenspezifisch bestimmte Aspekte der Wirklichkeit akzentuieren und demgegenüber andere eher unberücksichtigt lassen. Das ethische Problem besteht dabei darin, dass mit der Aufklärung bereits therapeutisch agiert wird, bevor die Patient:innen einer Therapie formal zugestimmt haben.

Beispiel

Sie haben im Rahmen der probatorischen Sitzungen bei einer Patientin eine schwere Agoraphobie diagnostiziert: Die Patientin traut sich nach einem plötzlich aufgetretenen Panikanfall fast gar nicht mehr aus dem Haus und droht nunmehr dadurch, ihre Arbeit zu verlieren. Sie befürchtet, dass sie an einem Panikanfall sterben könnte. Sie halten eine massierte Expositionsbehandlung in vivo für indiziert und besonders erfolgversprechend. Wie Sie wissen, ist hierbei für den Therapieerfolg entscheidend, dass die Patientin auch bei starker Angst so lange die Übungssituation nicht verlassen kann, bis die Angst weitgehend abgeklungen ist. *Es geht nun also um die Aufklärung der Patientin.*

Welche Richtlinien und Gesetze sind zu beachten? § 3 Abs. 6 der BO und § 3 der PRL verpflichten dazu, dass wissenschaftlich begründete Psychotherapie anzuwenden ist. Entsprechend sollten die Leitlinien für Agoraphobie (DGPM, 2021) beachtet werden, wonach eine massierte Expositionsbehandlung in vivo die größte Erfolgsaussicht bei einer Agoraphobie mit Panikstörung hat (siehe Kapitel 28.1).

Gemäß der Aufklärungspflicht (§ 7 BO) ist die Patientin aber auch über die verschiedenen anderen Therapieoptionen der Leitlinien aufzuklären. Bezüglich der Expositionsbehandlung ist sie insbesondere darüber aufzuklären, warum hier ein Verbleib in der Situation für den Therapieerfolg entscheidend ist, dass dabei aber erhebliche psychische und körperliche Belastungen auftreten können. Die Patientin ist darüber zu informieren, dass die Dauer der Expositionsübungen vorab nicht genau kalkuliert werden kann. Außerdem sind die möglichen Eigenkosten bei den Expositionsübungen bei Aufsuchen von geeigneten Örtlichkeiten außerhalb des Therapieraums zu erwähnen. Es ist therapeutisch sicherzustellen, dass die Patientin dies alles verstanden hat, Gelegenheit zu Nachfragen und ausreichend Bedenkzeit hatte. Es bedarf abschließend eines expliziten und dokumentierten Einverständnisses der Patientin mit dieser Therapieform und der damit verbundenen vorübergehend erheblichen Autonomieeinschränkung.

Ethische Abwägung und therapeutischer Lösungsansatz. Die Patientin ist über alle Behandlungsoptionen, also auch eine pharmakologische Behandlung bzw. andere Richtlinienverfahren, zu informieren. Angesichts der Überlegenheit der Expositionsbehandlung sowie der schweren sozialen Einschränkung der Patientin und des drohenden Arbeitsplatzverlustes ist es nach dem ethischen Prinzip der Fürsorge bzw. des Wohltuns allerdings therapeutisch geboten, die Patientin nach Möglichkeit für diese Behandlungsform zu gewinnen.

Die mit einer Expositionsbehandlung in vivo einhergehende erhebliche Autonomiebeschränkung und Risiken fallen dagegen weniger ins Gewicht, weil sie durch folgende Maßnahmen verringert werden können:

- Durch eine ärztliche Untersuchung kann ausgeschlossen werden, dass die Patientin durch die Expositionsübung körperlich gefährdet wird.
- Durch die vorgeschriebene Vorabaufklärung der Patientin über die Wirkprinzipien und konkreten Einzelheiten der Expositionsbehandlung einschließlich der therapeutischen Notwendigkeit, in der Angstsituation trotz starker Angst gehalten zu werden, kann die Autonomie der Patientin gestärkt werden, eine wohlüberlegte, eigenständige Entscheidung über ihre Therapieform zu treffen.
- Um die Autonomie weiter zu bestärken, wäre der Patientin eine Bedenkzeit von mehreren Tagen einzuräumen.

47.7 Interessenskonflikte

Patient:innen und Therapeut:innen stehen sich nicht allein gegenüber, sondern sind beide in einen sozialen Kontext eingebettet:

- Patient:innen haben nichttherapeutische Interessen,
- Therapeut:innen haben Eigeninteressen,
- das soziale Umfeld von beiden hat Interessen.

Oftmals stehen die verschiedenen Zielsetzungen der Beteiligten in einem Spannungsverhältnis:

- *Loyalitätskonflikte:* Hier besteht ein Spannungsverhältnis zwischen primären professionell-ethischen Zielsetzungen der Therapeut:innen gegenüber verschiedenen Personen bzw. Institutionen zum Beispiel bei der Behandlung von Paaren oder Familien oder der Einbeziehung von Angehörigen in die Psychotherapie. Loyalitätskonflikte können auch entstehen, wenn Psychotherapeut:innen gleichzeitig die Partner:innen, Familienangehörige oder enge Bezugspersonen ihrer Patient:innen behandeln. Und schließlich sind Loyalitätskonflikte fast unvermeidlich, wenn Psychotherapeut:innen Gutachten über ihre Patient:innen erstellen, da sie ja zu einem Ergebnis kommen könnten, das sich nachteilig für ihre Patient:innen auswirkt.
- *Interessenskonflikte:* Es besteht ein Spannungsverhältnis zwischen primären professionell-ethischen Zielsetzungen und sekundären Interessen der psychotherapeutischen Behandelnden oder Forschenden (z.B. Geld oder Reputation). Ein wichtiger Aspekt sind hierbei sogenannte Mehrfachbeziehungen, wenn Psychotherapeut:innen Beziehungen persönlicher, finanzieller oder geschäftlicher Art zu Verwandten oder nahestehenden Personen ihrer Patient:innen haben oder in naher Zukunft haben werden. Wichtig ist, dass nicht zwischen einem potenziellen und einem tatsächlichen Interessenskonflikt unterschieden wird. Allerdings kann im Einzelfall sehr wohl die Schwere eines Interessenskonflikts nach der Schwere des potenziellen Schadens für die Patient:innen, der Wahrscheinlichkeit einer tatsächlichen Beeinflussung durch sekundäre Interessen, der Größe ihres Nutzens für die Psychotherapeut:innen sowie der Einsicht und Besonnenheit der Psychotherapeut:innen abgewogen werden.

Im konkreten Einzelfall ist immer eine sorgfältige ethische Abwägung zwischen den zwei prinzipiellen Möglichkeiten des Umgangs mit Loyalitäts- und Interessenskonflikten im Rahmen von psychotherapeutischer Behandlung oder Forschung vorzunehmen:

- Unterlassung oder Abbruch der Behandlung bzw. Forschung unter Beachtung der dadurch entstehenden Folgen für die Betroffenen,
- transparente Offenlegung der Loyalitäts- bzw. Interessenskonflikte unter Beachtung der möglicherweise eingeschränkten Entscheidungsfähigkeit der Betroffenen.

Beispiel

Bei der Anamnese im Rahmen der probatorischen Sitzungen einer ambulanten Richtlinienpsychotherapie erfahren Sie, dass Ihr Patient der Arbeitgeber Ihres Partners ist. Der Patient weiß davon allerdings nichts, da Sie und Ihr Partner verschiedene Nachnamen haben. Ihr Partner weiß umgekehrt auch nichts davon. *Können Sie den Patienten behandeln?*

Welche Richtlinien und Gesetze sind zu beachten? § 5 Abs. 8 der BO (Sorgfaltspflichten) erlaubt zwar prinzipiell eine Psychotherapie trotz gegebener Mehrfachbeziehung. Verlangt wird aber eine vorherige gründliche Abwägung der möglichen Risiken durch die Behandelnden. Zu beachten ist, dass Psychotherapeut:innen die alleinige Verantwortung für die Durchführung der Behandlung trotz Mehrfachbeziehung tragen. Es ist somit nicht ausreichend, einfach nur Patient:innen darüber entscheiden zu lassen.

§ 6 Abs. 2 der BO (Abstinenz) besagt, dass Psychotherapeut:innen die Vertrauensbeziehung zu Patient:innen nicht zur Befriedigung eigener Interessen und Bedürfnisse missbrauchen dürfen. Im konkreten Fall wäre eine Behandlung nur statthaft, wenn der:die Therapeut:in dies für sich sicher ausschließen kann

§ 8 Abs. 1 der BO (Schweigepflicht) untersagt es Therapeut:innen, ihrem:ihrer Partner:in etwas aus der Therapie zu berichten. Sie dürften ihm:ihr nicht einmal erzählen, dass sein:ihr Chef bei ihnen in psychotherapeutischer Behandlung ist.

Falls der:die Psychotherapeut:in eine Psychotherapie trotz der Mehrfachbeziehung für möglich hält, gebietet es die in § 7 Abs. 2 der BO geregelte Aufklärungspflicht, den Patienten vor Behandlungsbeginn über den Interessenskonflikt und damit verbundene Risiken sowie mögliche Alternativen aufzuklären, damit er entscheiden kann, ob er unter diesen Umständen eine Behandlung antreten will.

Ethische Abwägung und therapeutischer Lösungsansatz. Selbst wenn es dem:der Psychotherapeut:in möglich sein sollte, trotz der Mehrfachbeziehung dem Patienten unvoreingenommen und ohne jedes Eigeninteresse zu begegnen, und selbst wenn dies auch im Falle von Arbeitskonflikten zwischen Partner:in und Patient gelingt, drohen erhebliche Schadensrisiken im Falle einer Psychotherapie:

- Die Wahrscheinlichkeit ist groß, dass der:die Partner:in des:der Therapeut:in zufällig erfährt, dass sein:ihr Chef in Psychotherapie ist, dadurch könnte massiver Schaden für den Patienten entstehen. Außerdem drohen vielfältige Verwicklungen, wenn sich alle drei zufällig in der Öffentlichkeit oder bei Betriebsfeiern etc. begegnen.
- Wenn aus diesem Grund sowohl der Patient als auch – mit Einverständnis des Patienten – der:die Partner:in des:der Therapeut:in über die Mehrfachbeziehung informiert werden, besteht die Gefahr, dass der Patient sich künftig sowohl gegenüber seinem:seiner Mitarbeiter:in als auch gegenüber dem:der Therapeut:in befangen fühlt. Letzteres könnte einen Therapieerfolg infrage stellen.

Solange eine andere Therapiemöglichkeit für den Patienten gefunden werden kann, wäre somit aus ethischer Sicht in diesem Fall wegen der massiven Schadensrisiken von einer Psychotherapie abzuraten.

Dies sollte von dem:der Therapeut:in entschieden und nicht allein dem Patienten nach Darlegung des Interessenskonflikts zur Entscheidung überlassen werden: Zum einen kann der Patient die drohenden Risiken durch die Mehrfachbeziehung nicht wirklich einschätzen, zum anderen müsste ihm hierfür der genaue Interessenskonflikt im Detail offenbart werden, was wiederum verschiedene negative Verwicklungen auslösen könnte. Bei einer Ablehnung der Therapie durch den:die Therapeut:in wäre dagegen die allgemeine Begründung ohne weitere Konkretisierung ausreichend, dass ein Interessenskonflikt besteht.

47.8 Kulturelle Differenzen

In multikulturellen Gesellschaften sind Psychotherapien mit unterschiedlichem kulturellem Hintergrund bzw. sexueller Orientierung zwischen Patient:innen und Behandelnden häufig (siehe Kapitel 36). Dazu wird in der BO festgeschrieben, dass Psychotherapeut:innen die Würde ihrer Patient:innen zu achten haben, unabhängig insbesondere von Geschlecht, Alter, sexueller Orientierung, sozialer Stellung, Nationalität, ethnischer Herkunft, Religion oder politischer Überzeugung. Dies erfordert behandlungsspezifische sogenannte interkulturelle Kompetenz sowie Sensibilität für institutionelle, unbeabsichtigte und kulturelle (Mikro-)Diskriminierung.

Ein ethisches Dilemma ergibt sich im Behandlungsalltag oftmals dadurch, dass verschiedene Kulturen unterschiedliche Normen vertreten (Hofstede, 2017):

- *Individualismus* (liberale Gesellschaften in Westeuropa und Nordamerika, rechteorientiert). Das Individuum steht im Zentrum, zentrale Normen sind Selbstbestimmung und Selbstverantwortung.
- *Kollektivismus* (asiatische/afrikanische Kulturen, pflichtorientiert). Hier steht das Funktionieren und Wohlergehen der Gesamtgruppe (Großfamilie) im Zentrum.

Popper (1992) spricht in diesem Zusammenhang vom sogenannten „Paradox der uneingeschränkten Toleranz“, das darin besteht, dass es durch Toleranz in offenen Gesellschaften gegenüber intoleranten Personen oder Kulturen zu einem Verschwinden von Toleranz kommen kann. Beispiele hierfür sind:

- Patient:innen missachten zentrale Werte offener Gesellschaften (z. B. hinsichtlich Ehe, Erziehung, Berufswahl),
- Patient:innen äußern sich rassistisch oder sexistisch,
- Patient:innen diskriminieren andere Personen.

In diesen Fällen besteht die Notwendigkeit des therapeutischen Mittelwegs, einerseits ggf. von offenen Gesellschaften abweichende Normen und Kulturen von Patient:innen zu tolerieren und andererseits die Normen einer offenen Gesellschaft allgemein zu vertreten.

> **Beispiel**
>
> Eine erwachsene, junge türkische Patientin erscheint wegen schwerer Depression gemeinsam mit ihren beiden Eltern zum Erstgespräch in einer psychotherapeutischen Praxis. Auf die Frage des Therapeuten, ob sie denn will, dass ihre Eltern bei dem Erstgespräch zugegen sind, schaut die Patientin betreten zu Boden. Ihr Vater erklärt, dass es selbstverständlich der Wunsch der Tochter sei, dass die Eltern dabei sind. Der Therapeut drängt darauf, dass er die Patientin kurz allein sprechen darf, um mit ihr diesen Punkt zu klären. Darauf verlassen alle den Raum und kommen nie wieder. *Hat der Therapeut richtig gehandelt?*

Welche Richtlinien und Gesetze sind zu beachten? Die in § 3 der BO geforderte Achtung der Würde verpflichtet den Psychotherapeuten in diesem Fall, einerseits den kulturellen Hintergrund der Familie zu respektieren und sich ihm anpassen. Gleichzeitig hat er aber darauf zu achten, dass die Patientin nicht wegen ihres kulturellen oder familiären Hintergrunds als Frau in ihren Rechten beeinträchtigt wird.

§ 8 der BO zur Schweigepflicht, § 7 der BO zur Aufklärungspflicht und § 630d des PatRG machen eine explizite Zustimmung der Patientin zur Teilnahme ihrer Eltern an der Therapie erforderlich. Ist diese Zustimmung gegeben, dann erlauben § 9 der BO und die PRL eine Einbeziehung der Eltern in die ambulante Psychotherapie, wenn dies zur Erzielung des Therapieerfolges notwendig ist.

Ethische Abwägung und therapeutischer Lösungsansatz. Der Therapeut handelt zwar entsprechend der BO und des PatRG, indem er auf einer autonomen Einwilligung der Patientin als Voraussetzung für die Teilnahme der Eltern besteht. Diese ist in Gegenwart der Eltern ganz offensichtlich nicht gegeben. Allerdings wird der Patientin durch einen Therapieabbruch angesichts der Schwere ihrer Symptomatik sehr schwerer Schaden zugefügt. Möglicherweise entscheiden die Eltern aufgrund dieser Erfahrung, dass ihre Tochter niemals eine Psychotherapie erhalten soll. Von daher wäre es nach dem ethischen Prinzip der Fürsorge bzw. des Wohltuns geboten, die Autonomie der Patientin vorübergehend hintanzustellen und zunächst die Eltern, insbesondere den Vater, in ihrem Rollenverständnis zu würdigen und um Schilderung der Situation der Tochter zu bitten. Im Anschluss könnten beide um Erlaubnis gebeten werden, nunmehr die Tochter entsprechend den psychotherapeutischen Richtlinien in Deutschland allein zu untersuchen, um dann nach Ende der probatorischen Sitzungen gemeinsam über das weitere Vorgehen zu beraten. Mit Einverständnis der Patientin könnten dann die Eltern auch im Rahmen der ambulanten Psychotherapie immer wieder mit einbezogen werden. Auf diese Weise könnte eine Balance zwischen dem Selbstbestimmungsrecht der Patientin und den kulturellen Werten ihrer Familie geschaffen werden. Dies ist auch deshalb bedeutsam, weil die Patientin weiterhin in ihrer Familie leben wird.

47.9 Schweigepflicht

Patient:innen befinden sich in einer starken Ambivalenz bzgl. ihrer Offenheit in einer psychotherapeutischen Beziehung. Einerseits haben sie ein starkes Bedürfnis nach Verständnis und Unterstützung, andererseits haben sie große Angst vor Ablehnung und negativen Folgen, wenn sie sich einer anderen Person anvertrauen. Angesichts ihrer besonderen psychischen Vulnerabilität sowie der Tatsache, dass die meisten Informationen in einer Psychotherapie dem sozialen Umfeld der Patient:innen nicht bekannt sind und besonders schwerwiegende negative Auswirkungen bei ihrem Bekanntwerden drohen, unterliegen Psychotherapeut:innen einer strengen Schweigepflicht (§ 8 der BO). Diese umfasst auch alle Aufzeichnungen, die entsprechend den Bestimmungen der DS-GVO vor fremdem Zugriff sicher verwahrt werden müssen.

In psychotherapeutischen Einrichtungen ist eine Teamarbeit nur möglich, wenn die Schweigepflicht innerhalb des Teams nicht besteht. Allerdings setzt dies voraus, dass alle Beteiligten vorab schriftlich zur Verschwiegenheit gegenüber Außenstehenden verpflichtet wurden. Über diesen Umstand müssen Patient:innen zu Behandlungsbeginn aufgeklärt werden. Darüber hinaus sind externe Supervision und Austausch mit Kolleg:innen ohne explizites Einverständnis der Patient:innen nur unter vollkommener Wahrung der Anonymität möglich.

Zu beachten ist, dass dies von therapeutischer Seite auch gegenüber eigenen Bezugspersonen gilt, da diese nicht der Schweigepflicht unterliegen. Zwar geben ca. 96 % aller Psychotherapeut:innen an, dass sie ihren Bezugspersonen über ihren Behandlungsalltag zum Stressabbau, zur Hilfestellung oder für Ratschläge berichten (Boudreaux, 2001). Dies darf aber bestenfalls nur vollkommen anonymisiert geschehen.

Allerdings ist die therapeutische Vertraulichkeit nicht absolut, sondern aufgrund gesetzlicher Bestimmungen eingeschränkt (Gerlach & Lindenmeyer, 2014). Hierbei wird im StGB § 34 unterschieden zwischen:

- *Offenbarungsbefugnis* (sogenannter rechtfertigender Notstand). Sie gilt bei einer (unbedingt schriftlich) vorliegenden Schweigepflichtentbindung durch Patient:innen, bei Eigen- oder Fremdgefährdung der Patient:innen (z. B. Suizidalität, mangelnde Fahrtüchtigkeit), wenn höhere Rechtsgüter betroffen sind (z. B. Straftaten) und bei bestimmten Informationswünschen von Sozialversicherungsträgern jeweils nach gründlicher Abwägung im Einzelfall. Eine Offenbarung ist hierbei auch bei schweren Straftaten nicht verpflichtend, wenn Psychotherapeut:innen sich ernsthaft bemüht haben, den:die Täter:in abzuhalten oder den Taterfolg abzuwenden. In jedem Fall sind die Abwägung und Entscheidung bzw. Abwendungsversuche sofort zu dokumentieren.
- *Offenbarungspflicht*. Sie besteht ausschließlich bei im StGB § 139 definierten *drohenden* Straftaten bzw. Gefahren: Kriegsverbrechen, Geiselnahme, Mord und Totschlag, Völkermord, Verbrechen gegen die Menschlichkeit, erpresserischer Menschenraub und ein Angriff durch eine terroristische Vereinigung. Neu hinzugekommen sind die Abwehr der Übertragung von Krankheiten nach der Epidemien- und Infektionsschutzgesetzgebung sowie Kindeswohlgefährdung nach § 8a SGB VIII. Es ist dabei unerheblich, ob es sich um drohende Straftaten bzw. Gefahren handelt, die von Patient:innen unmittelbar oder von Dritten ausgehen, oder auch nur um drohende Straftaten bzw. Gefahren, von denen Patient:innen gehört haben. In all diesen Fällen hat die Verhinderung der Straftat absoluten Vorrang vor der Aufrechterhaltung der therapeutischen Beziehung. Es besteht dabei keine Verpflichtung zur Offenheit gegenüber Patient:innen. Ganz im Gegenteil kann sogar eine Täuschung der Patient:innen zur Vereitelung der Straftat erforderlich sein. Keine Offenbarungspflicht herrscht dagegen bei bereits begangenen Straftaten.

Zu beachten ist die Besonderheit, dass bei vorliegender Schweigepflichtentbindung durch die Patient:innen vor Gericht für Psychotherapeut:innen nach § 53 der Strafprozessordnung eine vollumfängliche Aussagepflicht über alle Inhalte der Therapie besteht. Aus diesem Grund sind Gutachten im Rahmen eines Gerichtsverfahrens nach § 27 der BO in der Regel abzulehnen bzw. Patient:innen von einer Schweigepflichtentbindung abzuraten. Dagegen sind Gutachtenaufträge von Sozialversicherungsträgern bzw. privaten Krankenversicherungen bei vorliegender Schweigepflichtentbindung durch Patient:innen verpflichtend (sogenannte Nebenpflicht in der BO).

Ein besonderes ethisches Dilemma ergibt sich bei der Behandlung von Kindern: Einerseits gilt die therapeutische Schweigepflicht bei Minderjährigen auch gegenüber den Eltern, die somit ohne Zustimmung der Patient:innen nicht über Therapieinhalte informiert werden dürfen. Andererseits kann es ethisch zum Wohle von Minderjährigen und zur Unterstützung ihres Therapieerfolgs durchaus geboten sein, therapeutisch auf unreife Abschottungswünsche gegenüber den Eltern einzuwirken.

> **Beispiel**
>
> Sie behandeln einen Patienten stationär wegen seiner Alkoholabhängigkeit. Der Patient hat Ihnen keine Schweigepflichtentbindung gegenüber seinen Angehörigen gegeben. Eines Tages ruft die Ehefrau des Patienten bei Ihnen an. Sie ist Ihnen von dem gemeinsamen Aufnahmegespräch in der Klinik bekannt. Noch bevor Sie etwas sagen können, berichtet sie für Sie überraschend, dass er wieder heimlich trinke und daher die Therapie vollkommen nutzlos sei. Sie bittet Sie, dem Patienten unter keinen Umständen etwas über Ihren Anruf zu sagen, sie habe das nur Ihnen als Therapeut im Vertrauen gesagt. *Dürfen Sie den Patienten informieren?*

Welche Richtlinien und Gesetze sind zu beachten? Zu berücksichtigen ist zunächst der § 8 der BO zur Schweigepflicht. Da keine entsprechende Schweigepflichtentbindung vorliegt, darf mit der Ehefrau nicht über Therapieinhalte gesprochen werden. Die therapeutische Schweigepflicht besteht jedoch nicht hinsichtlich der Ehefrau, d. h. der Patient darf über den Anruf auch gegen ihren ausdrücklichen Willen informiert werden.

Auch der § 5 der BO zu Sorgfaltspflichten ist hier zu beachten. Eine Behandlung ist bei fehlendem therapeutischem Vertrauensverhältnis bzw. fehlendem zu erwartendem Therapieerfolg zu beenden. In diesem Fall ist von therapeutischer Seite zu klären, ob tatsächlich ein Rückfall stattgefunden hat. Falls eine Wiederherstellung des gestörten Vertrauensverhältnisses nicht gelingt und kein aussichtsreicher Behandlungsansatz gefunden werden kann, wäre die Behandlung zu beenden.

Ethische Abwägung und therapeutischer Lösungsansatz. Ein vom Patienten nicht gemeldeter Rückfall würde eine schwere Krise in der therapeutischen Beziehung darstellen, dies würde auf die Wirkungslosigkeit der bisherigen Therapie hinweisen und könnte für den Patienten schwerwiegende Nachteile haben. Entsprechend den ethischen Prinzipien der Fürsorge bzw. des Wohltuns und des Nicht-Schadens ist es daher vorrangig geboten, entgegen dem Wunsch der Ehefrau ihren Anruf in der nächsten Sitzung gleich zu Beginn von therapeutischer Seite aus anzusprechen, um eine Überwindung der therapeutischen Beziehungskrise und des Rückfalls anzustreben. Dabei kann der Patient dann selbst entscheiden, ob er die Behandlung weiterführen will, was seine Autonomie stärken würde.

Ein Zuwarten von therapeutischer Seite, ob der Patient seinen Rückfall doch noch von selbst anspricht, wäre dagegen aus ethischer Sicht nicht zu empfehlen: Es könnte durch den nicht sofort gestoppten Rückfall erheblicher Schaden für den Patienten selbst oder andere Personen entstehen. Zum anderen würde die therapeutische Beziehung durch den unausgesprochenen Rückfallverdacht weiter beschädigt. Dies würde auch geschehen, wenn der Patient im Nachhinein erfahren würde, dass der:die Therapeut:in schon vor einiger Zeit von der Ehefrau über den Rückfall informiert wurde, dies aber ihm gegenüber verheimlicht hat.

Eine Information des Patienten entgegen dem Wunsch der Ehefrau ist rechtlich möglich, da keine therapeutische Schweigepflicht hinsichtlich der Informationen vonseiten der Ehefrau besteht. Auch die dabei drohende Verstimmung des Patienten sowie eine mögliche Konflikteskalation zwischen dem Patienten und seiner Ehefrau wären kein Hinderungsgrund, weil sie ja beide therapeutisch angegangen und abgemildert werden könnten.

Im weiteren Therapieverlauf wäre günstig, den Patienten und die Ehefrau für gemeinsame Therapiesitzungen zu gewinnen, um den durch den Rückfall bewirkten Vertrauensbruch zwischen beiden zu überwinden und sie gleichzeitig für gemeinsame Rückfallpräventionsmaßnahmen zu gewinnen.

Dagegen wäre es aus ethischer Sicht keine gute Option, der Ehefrau zu raten, ihren Rückfallverdacht selbst gegenüber ihrem Mann anzusprechen und ihm von ihrem Anruf bei dem:der Therapeut:in zu berichten. Dies könnte zu heftigen Auseinandersetzungen zwischen den Eheleuten führen und bewirken, dass der Patient der weiteren Therapie beschämt oder wütend fernbleibt.

47.10 Dokumentation und Datenschutz

§ 9 der BO verpflichtet Psychotherapeut:innen, zeitnah eine Patientenakte in Papierform oder elektronisch zu führen und diese 10 Jahre lang sicher aufzubewahren. In der DS-GVO wird ausgeführt, dass hierfür eine Aufklärung (Art. 13), aber keine Einwilligung der Patient:innen erforderlich ist (Art. 5). In § 38 der PRL wird ergänzt, dass auch alle Aufklärungen und Einwilligungen der Patient:innen zu dokumentieren und zu archivieren sind. Je nachdem dient die Psychotherapiedokumentation der Qualitätssicherung (Ist-Soll-Vergleich), der Transparenz gegenüber Patient:innen, der Kooperation mit anderen Behandelnden (intern und extern), der Rechtfertigung bzw. Abrechnung (Arbeitgeber:in, Justiz, Kostenträger) und der Supervision bzw. Aus- oder Weiterbildung. Inhaltlich umfasst sie im Einzelnen:

- *Basisdokumentation* (aktuelle Beschwerden, Überweisungskontext, störungsbezogene Anamnese, Sozialanamnese, Berufsanamnese, Teilhabeeinschränkungen, Vorbehandlungen),
- *Diagnostikergebnisse* (Fragebogen, Testungen, Vorbefunde),
- *Verlaufsdokumentation* (Therapieziele, Vereinbarungen, Stundenprotokolle, Krisen und Rückfälle, Verlaufsdiagnostik, Therapieaufgaben),
- *Ergebnisdokumentation* (Abschlussdiagnostik, Bilanzierung durch Patient:in und Therapeut:in, Prognose, Empfehlungen, Nachsorge, Katamnese).

Aus haftungsrechtlichen Gründen empfiehlt die Bundespsychotherapeutenkammer im Rahmen jeder psychotherapeutischen Sitzung folgende Punkte zu dokumentieren (BPtK, 2020):

- *Administrativ:* Datum mit Beginn und Ende bzw. Dauer der Sitzung, Behandlungsform, Nummer der Sitzung, ggf. weitere Teilnehmer:innen, ggf. abweichenden Sitzungsort.
- *Inhaltlich:* Durchgeführte Interventionen und deren Ergebnisse, inhaltliche und verfahrensbezogene Beschreibung des Therapiegeschehens, Dokumentation relevanter Änderungen im psychischen Befund (z. B. Suizidalität), ggf. Veränderungen in der Behandlungsentwicklung (z. B. Motivation, bedeutsame Ereignisse außerhalb der Therapie, Probleme in der Umsetzung der Behandlung, Rückschritte, Stagnation, Fortschritte).

Zu beachten ist, dass, wenn Patient:innen eine Löschung ihrer Behandlungsdaten mit Verweis auf die DS-GVO verlangen, diese aufgrund der Aufbewahrungspflicht nicht möglich ist, sondern lediglich eine Sperrung der Daten erfolgen kann. Dadurch sind die Daten für die Mitarbeitenden nicht mehr zugänglich.

Wegen mangelnder Datensicherheit verbietet es sich für Psychotherapeut:innen, Patientenakten aus der Einrichtung heraus nach Hause mitzunehmen oder mit Patient:innen via E-Mail, WhatsApp oder andere unverschlüsselte Dienste zu kommunizieren. Bei einer Online-Therapie sind ausschließlich von der Bundespsychotherapeutenkammer zertifizierte Programme zu benutzen.

Beispiel

Sie befinden sich in Therapieweiterbildung und führen Psychotherapien unter engmaschiger Supervision durch.

Angesichts der schweren Persönlichkeitsstörung eines Patienten ist Ihr Supervisor davon überzeugt, dass in diesem Fall unbedingt Videoaufnahmen der Einzeltherapiesitzungen gemacht werden sollten, weil Sie nur auf diese Weise ausreichend im Umgang mit dem stark gestörten Interaktionsverhalten des Patienten unterstützt werden können. Der Patient möchte aber keine Videoaufnahmen, weil er sich dadurch unwohl fühlen würde. *Können Sie auf die Videoaufnahme verzichten?*

Welche Richtlinien und Gesetze sind zu beachten? Nach § 5 Abs. 3 der BO (Sorgfaltspflichten) dürfen Psychotherapeut:innen keine Behandlung durchführen, wenn sie für die konkrete Aufgabe nicht befähigt oder ausgebildet sind. In diesem Fall bedeutet das angesichts der schweren Persönlichkeitsstörung, dass die Therapie durch einen:eine Therapeut:in in Weiterbildung nur entsprechend der vom Supervisor gemachten Vorgabe einer Videoaufnahme durchgeführt werden darf.

§ 7 der BO verpflichtet Psychotherapeut:innen, Patient:innen vor jeder Behandlung unter anderem über mögliche Behandlungsrisiken und die Rahmenbedingungen aufzuklären. In diesem Fall bedeutet dies, dass der Patient über die Tatsache der Weiterbildungsbehandlung mit erforderlicher Video-Supervision vorab informiert werden muss.

§ 8 der BO (Schweigepflicht) sowie Art. 9 der DS-GVO machen deutlich, dass eine Videoaufnahme sowie das gemeinsame Anschauen der Videoaufnahme nur mit ausdrücklicher und schriftlicher Zustimmung des Patienten erfolgen darf. Dabei ist der Patient über die Aufbewahrungsdauer und begrenzte Zugänglichkeit der Aufnahme sowie sein Recht auf Löschung der Aufnahme zu informieren.

Ethische Abwägung und therapeutischer Lösungsansatz. Hier besteht ein ethischer Konflikt zwischen dem Selbstbestimmungsrecht des Patienten und der therapeutischen Sorgfaltspflicht. Der Patient hat einerseits das Recht, die Videoaufnahme abzulehnen, aufgrund der Sorgfaltspflicht darf die Behandlung aber in diesem Fall nur mit Video-Supervision durchgeführt werden. Hier zählt die Auffassung des approbierten Supervisors.

Da die Entscheidungsfähigkeit des Patienten hinsichtlich einer Videoaufnahme durch seine Persönlichkeitsstörung möglicherweise eingeschränkt ist und er die Nützlichkeit einer Videoaufnahme nicht selbst erkennen kann, sollte der Patient nicht einfach vor die Wahl gestellt werden, der Videoaufnahme zuzustimmen oder sich um einen andere Therapiemöglichkeit zu bemühen. Entsprechend dem ethischen Prinzip der Fürsorge bzw. des Wohltuns sollte vielmehr therapeutisch versucht werden, den Patienten durch ein motivorientierendes Gesprächsverhalten zu einer Zustimmung zur Videoaufnahme zu bewegen. Gelingt dies nicht, so ist die Entscheidung des Patienten zu akzeptieren, und er ist bei der Suche nach einem:einer anderen Therpeut:in zu unterstützen.

47.11 Akteneinsicht

Das Recht auf Akteneinsicht wurde im Verlauf der letzten Jahrzehnte immer mehr gestärkt und 2013 in § 630 des PatRG dahingehend geregelt, dass der Schutz oder die Interessen der Therapeut:innen hinter den Rechten der Patient:innen zurückstehen. Entsprechend ist auch in § 11 des PatRG geregelt, dass Patient:innen auf Verlangen alle sie betreffenden Dokumente unverzüglich einsehen können und ihnen Kopien hiervon auszuhändigen sind. Hierzu zählen explizit auch persönliche Eindrücke und subjektive Wahrnehmungen der Psychotherapeut:innen. Die Einsicht kann nur dann im Einzelfall ganz oder teilweise verweigert werden, wenn dies Patient:innen gesundheitlich massiv gefährden würde, den Therapeut:innen unmittelbar Gefahr dadurch droht oder wenn erhebliche Rechte Dritter betroffen sind. Zu beachten ist, dass im Sterbefall die Erben bei Geltendmachung vermögensrechtlicher Anliegen sowie die Angehörigen bei Geltendmachung immaterieller Interessen ein Einsichtsrecht haben, wenn dem nicht der ausdrückliche oder mutmaßliche Wille der Patient:innen entgegensteht.

Außerdem dürfen Aus- und Weiterbildungsunterlagen getrennt von der Patientenakte geführt werden. Für sie besteht kein Einsichtsrecht der Patient:innen. Der Name der Patient:innen ist dabei immer durch eine Chiffre zu ersetzen.

Beispiel

Eine ehemalige Patientin bittet Sie um Aushändigung des sehr ausführlichen therapeutischen Entlassungsberichts, weil sie ihn bei der Führerscheinstelle vorlegen möchte, um ihren Führerschein wiederzubekommen. Sie befürchten, dass die Inhalte des Entlassungsberichts sich hierauf eher nachteilig auswirken könnten. Außerdem befürchten Sie, dass der Bericht bei der Patientin zu Hause in falsche Hände geraten könnte. *Sollen Sie den Entlassungsbericht aushändigen?*

Welche Richtlinien und Gesetze sind zu beachten? Die in § 11 der BO (Einsicht in Behandlungsdokumentationen) genannten Ausnahmen sind in diesem Fall nicht gegeben. Der Patientin ist der Bericht somit auf Verlangen auszuhändigen.

Ethische Abwägung und therapeutischer Lösungsansatz. Die von dem:der Psychotherapeut:in befürchteten Nachteile sind nicht so gravierend (Nichtwiedererlangung des Führerscheins) bzw. so sicher (Bericht gerät in falsche Hände), dass nach der BO die Option besteht, die Autonomie der Patientin einzuschränken und den Bericht nicht auszuhändigen oder ihr gar die Einsicht zu verweigern.

Andererseits ist die Patientin aber in ihrer autonomen Entscheidung eingeschränkt, weil sie nicht weiß, was in dem Bericht steht, dies möglicherweise auch nicht richtig einordnen und damit die möglichen Schäden und Nachteile bei der Führerscheinstelle bzw. die Folgen, falls der Bericht zu Hause in falsche Hände gerät, nicht angemessen abschätzen kann. Außerdem könnte sie durch das Lesen des Berichts verunsichert werden. Von daher gebietet es das ethische Prinzip der Fürsorge bzw. des Wohltuns, der Patientin anzubieten, ihr den Bericht zu erläutern, und sie über die Risiken aufzuklären, bevor sie eine endgültige Entscheidung trifft. Ihr wäre dabei abzuraten, den Bericht bei der Führerscheinstelle vorzulegen. Zumindest sollte ihr angeboten werden, den Bericht direkt an die Führerscheinstelle zu senden, damit er bei ihr zu Hause nicht in falsche Hände fallen kann.

47.12 Behandlungsfehler

5 bis 10 % aller Psychotherapiepatient:innen klagen über unerwünschte Therapieeffekte in Form einer Verschlechterung ihrer Symptomatik, mangelnder Empathie der Behandelnden und unethischen Verhaltens (Farquharson, 2020). Entsprechend zielen viele Bestimmungen in der Berufsordnung (u.a. zur Sorgfaltspflicht, Abstinenz) darauf ab, Behandlungsfehler zu vermeiden. Außerdem verpflichtet § 5 der BO Psychotherapeut:innen zur Beachtung eigener Grenzen, indem sie nur Behandlungen durchführen dürfen, für die sie qualifiziert sind, und auch nur Patient:innen behandeln dürfen, mit deren Störung sie vertraut sind. Andernfalls haben sie andere Behandelnde hinzuzuziehen. Lediglich bei sogenannten seltenen Erkrankungen und nicht gegebenen Behandlungsalternativen sind hiervon Ausnahmen möglich.

Für die Vermeidung von Behandlungsfehlern ist allerdings nicht nur die prinzipielle Fähigkeit von Psychotherapeut:innen entscheidend, sondern immer ihre tatsächliche professionelle Performanz in einer konkreten Behandlungssituation, die durch Stress, Zeitdruck, psychische oder körperliche Befindlichkeit und schließlich die Interaktion mit Patient:innen situativ beeinträchtigt sein kann. Keith-Spiegel (2014) listet eine Reihe sogenannter Frühwarnzeichen für eine eingeschränkte psychotherapeutische Kompetenz auf:

- persönliche Lebenskrisen von Therapeut:innen,
- Schwierigkeiten, sich auf Patient:innen zu konzentrieren,
- Auslassen persönlicher Frustration an Patient:innen,
- Stress oder Erschöpfung von Therapeut:innen,
- Absagen oder Verkürzen von Therapiesitzungen wegen körperlicher Probleme,
- substanzbezogene Probleme von Therapeut:innen,
- Nichtinanspruchnahme von Supervision und Fortbildung.

Prinzipiell sind drei Arten von psychotherapeutischen Behandlungsfehlern zu unterscheiden:

- *Technische Fehler*, zum Beispiel eine Behandlung nach Vorlieben anstelle von Evidenz, das Ignorieren eigener Grenzen oder ein fehlendes Timing innerhalb der Behandlung,
- *Einschätzungsfehler*, zum Beispiel hinsichtlich Selbst- bzw. Fremdgefährdung oder bestimmter Diagnosen,
- *moralische Fehler* (Unaufrichtigkeit, Abschieben von Schuld und Verantwortung, Bagatellisieren von Fehlern).

Oftmals sind die nachteiligen Auswirkungen nicht so sehr vom Behandlungsfehler an sich, sondern von der Art und Weise bestimmt, wie Psychotherapeut:innen mit diesen Fehlern umgehen. Vor allem eine unterlassene Korrektur verschlimmert in der Regel die negativen Auswirkungen. Dabei unterschätzen viele Psychotherapeut:innen das Risiko, das von eigenen körperlichen und psychischen Gesundheitseinschränkungen für ihre Patient:innen ausgeht. Entsprechend wird in § 17 der BO festgehalten, dass Psychotherapeut:innen ihre Pflicht zur Kollegialität nicht verletzen, wenn sie bei Vorliegen eines begründeten Verdachts die Landespsychotherapeutenkammer (LPtK) auf einen möglichen Verstoß eines:einer Kolleg:in gegen die Berufsordnung hinweisen.

Beispiel

Sie bekommen von zwei Patientinnen unabhängig voneinander erzählt, dass ein bestimmter niedergelassener psychotherapeutischer Kollege während der Therapie nach Alkohol gerochen habe und außerdem immer wieder kurzfristig Termine abgesagt habe. Als Sie ihn vorsichtig daraufhin ansprechen, weist er dies empört von sich. *Was werden Sie tun?*

Welche Richtlinien und Gesetze sind zu beachten? Nach § 30 Abs. 2 der BO wären die Alkoholintoxikation und das wiederholte Absagen von Behandlungsstunden ohne Begründung eine Pflichtverletzung bei der Ausübung von Psychotherapie. Nach § 17 Abs. 3 der BO dürfen sich Psychotherapeut:innen in kollegialer Weise auf Vorschriften der Berufsordnung aufmerksam machen. Es war somit korrekt, den Kollegen auf die Vorwürfe der Patientinnen anzusprechen. Außerdem wäre es Psychotherapeut:innen in diesem Fall erlaubt, den Kollegen bei der entsprechenden LPtK zu melden. § 8 der BO (Schweigepflicht) untersagt es in diesem Fall, dem Kollegen oder der LPtK den Namen der Patientinnen ohne deren Einverständnis weiterzugeben.

Ethische Abwägung und therapeutischer Lösungsansatz. Die ethischen Überlegungen gelten vorrangig in Bezug auf die beiden Patientinnen bzw. weitere und künftige Patient:innen des Kollegen und erst in zweiter Linie auf ihn selbst. Es geht um die Wahrung ihrer Autonomie sowie um die psychotherapeutische Fürsorgepflicht ihnen gegenüber. Während eine Alkoholintoxikation des Kollegen während der Psychotherapie bzw. eine dahinterstehende Alkoholproblematik eine erhebliche Gefährdung seiner Patient:innen darstellt, stellt für ihn eine Meldung bei der LPtK keinen wesentlichen Schaden dar, diese würde den Fall nur prüfen. Insofern erscheint eine Meldung an die LPtK gerechtfertigt.

Die Tatsache, dass gleichlautende Vorwürfe von zwei Patientinnen unabhängig voneinander erhoben wurden, kann als Indiz für ihre Glaubwürdigkeit gewertet werden. Darüber hinaus ist es eindeutig nicht therapeutische Aufgabe, die Fakten weiter zu klären, nachdem der Kollege den Hinweis von sich gewiesen hat. Insbesondere gibt es kein Mandat, Erkundigungen über ihn einzuziehen. Ganz im Gegenteil könnte dies Schäden für ihn bewirken und ist ausschließlich die Aufgabe der LPtK.

Allerdings sollte mit den Patientinnen erörtert werden, was passiert ist und wie sie zu ihren Schlussfolgerungen gekommen sind, um zu entscheiden, ob die Anschuldigungen der Patientinnen stichhaltig genug für eine Meldung bei der LPtK sind. Denn möglicherweise ist die Urteilsfähigkeit der Patientinnen in der Bewertung der Vorkommnisse durch Konflikte mit dem Kollegen eingeschränkt (Ärger über ausgefallene Stunden oder andere inhaltliche Uneinigkeit). Von einer Meldung könnte auch nicht allein deswegen abgesehen werden, dass der Kollege Einsicht zeigt und Besserung gelobt. Entscheidend ist allein das künftige Risiko für Patient:innen und das kann nur die LPtK abklären und bewerten.

Schließlich wäre mit den Patientinnen therapeutisch abzuwägen, ob eine Fortführung ihrer Therapie bei dem Kollegen angesichts der Vorfälle sinnvoll ist oder ein Wechsel zu einem:einer anderen Therapeut:in anzuraten ist. Denn ganz offensichtlich hat ein erheblicher Vertrauensschaden in der therapeutischen Beziehung stattgefunden, der den Erfolg einer Weiterbehandlung dieser Patientinnen bei dem Kollegen infrage stellt.

47.13 Körperliche Berührung

Im Unterschied zu einer medizinischen Behandlung beinhaltet eine Psychotherapie nicht die „Überlassung" von Körperteilen zur Behandlung. Insofern bedarf es einer ethischen Bestimmung der körperlichen Grenzen zwischen Patient:innen und Psychotherapeut:innen. Einerseits könnten körperliche Berührungen den therapeutischen Prozess stören, sexuelle Gefühle und Gedanken bei Patient:innen und Therapeut:innen hervorrufen und schließlich die Grenze zu einer persönlichen Beziehung verwischen. Andererseits könnten sie in der Tradition des Handauflegens eine Ansprache auf anderer Ebene ermöglichen, beruhigen, trösten und therapeutisch wertvolle Bindung fördern.

Tatsächlich geben 87% aller Therapeut:innen an, ihre Patient:innen über einen Handschlag hinaus zu berühren (Tirnauer et al., 1996). Andererseits ist diesbezüglich mit der gesellschaftlichen Sensibilisierung für sexuelle Übergriffe eine Abnahme der Häufigkeit zu verzeichnen (Stenzel & Rupert, 2004).

Mögliche Voraussetzungen für eine therapeutisch angemessene Berührung könnten beispielsweise ein klares, nachvollziehbares Therapierational, die Berücksichtigung der Bedürfnisse der Patient:innen, die Einbeziehung störungsspezifischer Überlegungen, die Berücksichtigung kontextueller Aspekte, Schulung, Selbsterfahrung und Supervision sowie die Erlaubnis der Patient:innen sein. Allerdings ist zu betonen, dass die Verantwortung für ein berufsethisch einwandfreies Vorgehen allein der:die behandelnde Psychotherapeut:in trägt.

Ein besonderes ethisches Dilemma ergibt sich bei der Behandlung von Kindern: Einerseits ist hier die besondere Schutzbedürftigkeit vor jeglichen Übergriffen durch Erwachsene zu beachten, andererseits haben Kinder mehr körperliche Kommunikation, ein In-den-Arm-Nehmen oder „Drücken" sind durchaus alltäglich. Außerdem ist oftmals ein aktives Unterbinden von Gewalttätigkeit erforderlich.

Eine besondere Zurückhaltung von körperlicher Berührung ist bei Borderline-Patient:innen, sexuell traumatisierten Patient:innen und kultureller Grenzüberschreitung geboten. Indikatoren für eine unangemessene körperliche Berührung wären, wenn Therapeut:innen ein unterschiedliches körperliches Berührungsmuster gegenüber weiblichen und männlichen Patient:innen aufweisen, wenn diese den Bedürfnissen der Patient:innen nicht entsprechen, eine sexuelle Anziehung zwischen Patient:innen und ihren Therapeut:innen besteht oder noch in derselben Therapiesitzung sexuelle Themen besprochen werden.

> **Beispiel**
>
> Ein männlicher Therapeut befindet sich in einer Einzeltherapiesitzung mit einer jungen Borderline-Patientin. Sie ist vollkommen aufgelöst, weil sie sich von einem männlichen Mitpatienten zurückgewiesen fühlt. Sie sitzt vornübergebeugt, schluchzt heftig und wiederholt immer wieder vor sich hin: „Kein Mensch mag mich, ich bin verlassen und verkauft". Mehrere Versuche des Therapeuten, die Patientin anzusprechen und auf sich und die Gegenwart zu lenken, scheitern. Sie hört und sieht nicht hin. Schließlich berührt der Therapeut sie ganz kurz am Unterarm. Die Patientin zuckt sofort heftig zurück und starrt ihn erschreckt an. *War die körperliche Berührung gerechtfertigt?*

Welche Richtlinien und Gesetze sind zu beachten? Nach § 6 der BO (Abstinenz) sind Psychotherapeut:innen verpflichtet, ihre Beziehungen zu Patient:innen und deren Bezugspersonen professionell zu gestalten und dabei jederzeit die besondere Verantwortung gegenüber ihren Patient:innen zu berücksichtigen. Insbesondere darf die Vertrauensbeziehung zu Patient:innen nicht zur Befriedigung eigener Interessen und Bedürfnisse missbraucht werden. Jeglicher sexueller Kontakt von Psychotherapeut:innen zu ihren Patient:innen ist unzulässig.

Nach § 7 der BO (Aufklärungspflicht) sind Patient:innen über alle Psychotherapiemaßnahmen vorab aufzuklären, damit sie ihre informierte Einwilligung wohlüberlegt geben können. Da dies in diesem Fall nicht vorab erfolgt ist, wäre zumindest jetzt mit der Patientin für künftige Situationen einvernehmlich auszuhandeln, ob der Therapeut sie künftig wieder kurz am Unterarm berühren darf, wenn er sie bei starker emotionaler Erregung anders nicht erreichen kann.

Ethische Abwägung und therapeutischer Lösungsansatz. Das größte Risiko ist in diesem Fall, dass die Patientin infolge traumatischer Vorbelastungen die körperliche Berührung insbesondere durch einen Mann als Übergriff erlebt, der traumatische Erinnerungen wachruft. Andererseits handelt es sich lediglich um eine kurze Berührung am Unterarm, die die Bewegungsfreiheit der Patientin nicht einschränkt und keinen sexuellen Charakter hat. Außerdem kann die Erschütterung durch die körperliche Berührung therapeutisch besprochen werden, sodass Missverständnisse etc. ausgeräumt und Assoziationen bearbeitet werden können. Trotzdem bleibt es eine vorher nicht abgesprochene Therapiemaßnahme, die einer expliziten, starken Begründung bedarf, um gerechtfertigt zu sein. Diese ist gegeben, weil die Patientin für den Therapeuten nicht mehr erreichbar war und sich immer mehr in eine störungsspezifische Abwärtsspirale hineinsteigerte. Es ist für die Behandlung der Borderline-Störung essenziell, dass die Patientin lernt, solche dysfunktionalen Automatismen auf objektiv eher geringfügige Kränkungen zu unterbrechen. Genau dies ist durch die kurze Berührung sofort gelungen. Von daher war sie in dieser Form und diesem Moment ethisch vertretbar.

Im Sinne des ethischen Prinzips der Fürsorge bzw. des Wohltuns kommt es allerdings darauf an, das Erschrecken der Patientin über die körperliche Berührung zu validieren und die therapeutischen Beweggründe hierfür zu erläutern. Dabei würde die Autonomie der Patientin dadurch gestärkt werden, dass sie entscheiden kann, ob eine körperliche Berührung durch den Therapeuten in einer ähnlich gelagerten Situation künftig erfolgen darf oder nicht.

47.14 Sexuelle Kontakte

Obwohl das Verbot sexueller Kontakte zu Patient:innen bereits im Hippokratischen Eid 2500 v. Chr. enthalten war, war dieses Thema in der Psychotherapie bis Ende der 1960er Jahre weitgehend tabuisiert, Berichten von Patient:innen wurde meist kein Glaube geschenkt. Erst 1975 kam es erstmalig zu einer Verurteilung eines Therapeuten. Seither ist eine zunehmende Sensibilisierung für die verheerende Schädigung der betroffenen Patient:innen und eine entsprechende Verschärfung der Gesetze und Richtlinien zu verzeichnen.

In § 6 der BO (Abstinenz) wird jeglicher sexueller Kontakt von Psychotherapeut:innen zu ihren Patient:innen als unzulässig erklärt. Das heißt, hier gibt es keinerlei Ermessensspielraum im Einzelfall. Vielmehr wird jeder sexuelle Kontakt als sexueller Missbrauch und damit meldepflichtiges Offizialdelikt eingestuft, für das Psychotherapeut:innen die alleinige Verantwortung tragen, unabhängig davon, ob sie die Patient:innen ernsthaft lieben oder ob die Initiative ursprünglich von den Patient:innen ausgegangen ist. Zu beachten ist, dass auch entsprechende E-Mails, Briefe, Anrufe oder das Versenden von Fotos sexuelle Handlungen darstellen können.

So eindeutig die Abstinenzbestimmungen sind, im Behandlungsalltag ergeben sich trotzdem eine Reihe ethischer Konflikte angesichts der Tatsache, dass bis zu 90 % aller Therapeut:innen angeben, wiederholt eine sexuelle Anziehung oder persönliche Zuneigung zwischen sich und Patient:innen erlebt zu haben (Giovazolias & Davis, 2001):

- *Offene Aussprache.* Einerseits kann es innerhalb einer Psychotherapie sehr wichtig sein, offen zu thematisieren, was Patient:innen an Gefühlen in Therapeut:innen auslösen. Außerdem ist eine Aussprache unvermeidlich, wenn Patient:innen ihre persönliche Zuneigung gegenüber Therapeut:innen offenbaren. Andererseits kann eine Aussprache über sexuelle Regungen von Therapeut:innen eine Überforderung der Patient:innen darstellen, die Patient:innen in ihrer Auseinandersetzung mit ihren eigenen Problematik stören oder von ihnen als sexuelle Belästigung, sexuelle Einladung oder gar Unterdrucksetzung erlebt werden.
- *Fortsetzung der Behandlung.* In jedem Einzelfall muss entschieden werden, ob die Psychotherapie überhaupt fortgesetzt werden kann oder die Bedürfnisse nach einer privaten Beziehung und sexueller Nähe hierfür zu groß sind.
- *Abstinenzgebot nach Behandlungsende.* Auch nach Verstreichen der in der Berufsordnung geforderten Mindestzeitspanne von einem Jahr nach Beendigung einer Psychotherapie ist individuell zu prüfen, ob aufgrund eines fortbestehenden Machtgefälles zwischen Patient:innen und Therapeut:innen oder anhaltender Vulnerabilität der Patient:innen das Eingehen einer privaten oder sexuellen Beziehung zwischen beiden schädlich für die Patient:innen ist. Hierbei könnten unter anderem der Zeitraum seit Behandlungsende, die Art, Dauer und Intensität der Behandlung, die Umstände der Behandlungsbeendigung, die Lebensgeschichte der Patient:innen und Therapeut:innen, der aktuelle psychische Zustand der Patient:innen sowie die Frage, ob eine mögliche Beziehung schon während der Behandlung angedeutet wurde, wichtige Gesichtspunkte darstellen.

Auch hier ist zu betonen, dass die Abwägung ausschließlich in der Verantwortung der Therapeut:innen liegt und nicht von der Einschätzung oder den Wünschen der Patient:innen abhängig gemacht werden kann. Weil es in diesen Fällen für Therapeut:innen nicht immer leicht ist, sich über sich selbst Klarheit zu verschaffen, ist dringend die Einholung von kollegialem Rat oder Supervision anzuraten. Keith-Spiegel (2014) hat eine Reihe sogenannter Frühwarnzeichen formuliert, die Therapeut:innen auf ihre emotionale Verstrickung gegenüber Patient:innen aufmerksam machen können:

- Tagträume, Patient:innen unter anderen Bedingungen kennengelernt zu haben,
- Interaktion mit Patient:innen ist nicht auf Therapieziele beschränkt,
- mit Patient:innen flirten,
- sich für Therapiesitzung mit bestimmten Patient:innen besonders zurechtmachen,
- Bedürfnis, Patient:innen zu berühren,
- Tagträume, eine sexuelle Beziehung mit Patient:innen zu haben.

Beispiel

Ein junger Mann sucht wegen Schlafstörungen und Appetitverlust eine ambulante Psychotherapeutin auf, da er aufgrund mehrerer schwerer Depressionen in seiner Herkunftsfamilie bei sich den Beginn einer Depression befürchtet. Innerhalb von drei probatorischen Sitzungen ergibt sich allerdings kein Hinweis auf eine Depression. Die Therapeutin gibt ihm innerhalb der Sitzungen einige Hinweise zur besseren psychischen Bewältigung seiner angespannten beruflichen Situation. Danach wird die Behandlung beendet, der Patient gibt an, dass die Therapeutin ihm sehr geholfen habe.

Drei Jahre später treffen beide zufällig bei einem Konzert aufeinander und haben sofort eine sehr angeregte Unterhaltung. Am nächsten Tag ruft er die Therapeutin an und fragt, ob sie sich privat verabreden können. Sie fühlt sich zu ihm sehr hingezogen. *Kann die Therapeutin ihn treffen?*

Welche Richtlinien und Gesetze sind zu beachten? Nach § 6 der BO wäre die Aufnahme einer Beziehung prinzipiell gestattet, weil die Behandlung schon deutlich über ein Jahr zurückliegt. Nach § 6 der BO trägt allein die Therapeutin die Verantwortung für diese Entscheidung und ist verpflichtet, vorab gewissenhaft zu prüfen, ob dem Patienten irgendwelcher Schaden durch das Eingehen einer Beziehung drohen könnte. Ihre eigenen Wünsche und Bedürfnisse dürfen dabei nicht im Vordergrund stehen.

Nach § 8 der BO gilt die Schweigepflicht der Therapeutin über das Therapieende hinaus. Ohne Entbindung durch den Patienten kann sie somit Außenstehenden nicht erzählen, wie sie den Patienten kennengelernt hat. Nach § 9 der BO ist die Therapeutin verpflichtet, die Akten des Patienten insgesamt 10 Jahre lang aufzubewahren.

Ethische Abwägung und therapeutischer Lösungsansatz. Angesichts der Tatsache, dass die Behandlung drei Jahre zurückliegt, es sich damals lediglich um drei probatorische Sitzungen handelte und bei dem Patienten keine psychische Störung festgestellt wurde, droht kein großer Schaden für den Patienten, wenn die Therapeutin eine persönliche Beziehung mit ihm eingeht. Dafür spricht auch, dass damals keine persönlichen Gefühle zwischen beiden entstanden waren und die Begegnung nunmehr rein zufällig war.

Entscheidend ist aber, dass die Therapeutin diese Überlegungen für sich selbst anstellt und verantwortet. Hierbei hat sie auch an die möglichen Verwicklungen und Belastungen in einer Beziehung zu denken, die sich aus ihrer Pflicht zur Aufbewahrung der Patientenakte für weitere sieben Jahre und der Einhaltung der Schweigepflicht gegenüber Außenstehenden ergeben könnten. Gemäß dem ethischen Prinzip der Fürsorge bzw. des Wohltuns wären diese Punkte vor einem weiteren privaten Treffen mit dem Patienten zu besprechen, damit er für sich entscheiden kann, ob er unter diesen Umständen eine engere Beziehung eingehen will. Hierbei könnte die Therapeutin auch erklären, dass sie ihrerseits nur dann eine Beziehung eingehen würde, wenn er ihr erlaubt, ihrem sozialen Umfeld über ihr ursprüngliches Kennenlernen im Rahmen einer Psychotherapie zu berichten.

47.15 Zwangsmaßnahmen

Unter Zwangsmaßnahmen versteht man die Durchführung einer medizinisch-therapeutischen Maßnahme gegen den selbstbestimmten Willen oder den Widerstand von Patient:innen. Der Wille kann durch aktuelle Willensäußerung oder als vorausverfügter oder mutmaßlicher Wille erkennbar sein. Der Widerstand kann durch verbale bzw. nonverbale Ablehnung oder durch aktive Abwehr zum Ausdruck kommen.

Bei allen Zwangsmaßnahmen wird die Autonomie der Patient:innen mit der Begründung eingeschränkt, dass es ihnen nur dadurch entweder besser geht oder schwerwiegender Schaden abgewendet wird:

- *Schwacher Paternalismus:* Patient:innen schaden sich unfreiwillig.
- *Starker Paternalismus:* Maßnahmen gegen erklärten Patientenwillen.

Bei der ethischen Abwägung können folgende Fragen leitend sein:

- *Problemdefinition:* Besteht Eigen- oder Fremdgefährdung?
- *Eignung und Erforderlichkeit:* Erscheint Zwangsmaßnahme geeignet, zwingend nötig und verhältnismäßig?
- *Alternativen:* Gibt es Alternativen?
- *Betroffene:* Können die Präferenzen der Betroffenen berücksichtigt werden?
- *Information:* Wurden die Betroffenen über ihre Rechte informiert?

In den länderspezifischen PsychKG werden im Einzelnen folgende Formen von Zwangsmaßnahmen unterschieden:

- *Einstweilige Unterbringung* gemäß § 12. Die Betroffenen erhalten Gelegenheit, eine Person ihres Vertrauens zu benachrichtigen. Sie sind unverzüglich, spätestens binnen 24 Stunden, richterlich anzuhören.
- *Zurückhaltung* gemäß § 14. Es ist unverzüglich ein Antrag auf Anordnung der Unterbringung bei dem zuständigen Gericht zu stellen.
- *Zwangsbehandlung* gemäß § 18 zur Wiederherstellung der Einsichtsfähigkeit oder zur Abwehr von Selbstgefährdung. Sie ist nur erlaubt, wenn keine wirksame, die Behandlung untersagende Patientenverfügung der untergebrachten Person vorliegt.
- *Besondere Sicherheitsmaßnahmen* gemäß § 21. Beispiele: Beschränkung des Aufenthalts im Freien, Unterbringung in einem besonders gesicherten Raum ohne gefährdende Gegenstände (Absonderung), körperliche Durchsuchung, Fixierung, Ruhigstellung durch Medikamente, Einschränkung der Privatsphäre durch Überwachung oder Wegnahme schädlicher Genussmittel.

In allen Fällen gilt, dass Psycholog:innen außer bei unmittelbarer Gefahr im Verzug keine unmittelbaren Zwangsmaßnahmen anordnen bzw. durchführen dürfen. Sie müssen aber in bestimmten Fällen die Personen bzw. Institutionen (z.B. Ärzt:innen, medizinische Dienste, Polizei oder Ordnungsämter) informieren bzw. hinzuziehen, die Zwangsmaßnahmen einleiten können.

> **Beispiel**
>
> Sie arbeiten in einer psychiatrischen Klinik. Ein Suchtpatient kommt stark angetrunken in Ihr Büro. Er torkelt, als er sich abstützen will, fällt eine Vase herunter, was er gar nicht bemerkt. Mit schwerer Zunge erklärt er Ihnen, dass er rückfällig geworden sei und sich sehr stark dafür schäme. Daher wolle er auch die Klinik sofort mit seinem Auto verlassen. Auf Ihren Einwand, dass er viel zu betrunken sei, um Auto zu fahren, erklärt er milde lächelnd, dass er in seinem Leben schon mit sehr viel mehr Alkohol Auto gefahren sei. *Können Sie ihn fahren lassen?*

Welche Richtlinien und Gesetze sind zu beachten? Angesichts der deutlich sichtbaren motorischen Ausfälle des alkoholisierten Patienten berechtigt § 21 des PsychKG (zu besonderen Sicherheitsmaßnahmen), ihn gegen seinen Willen davon abzuhalten, mit dem Auto die Klinik zu verlassen. Das Risiko einer Selbst- und Fremdgefährdung ist allerdings nicht so groß, dass eine Zurückhaltung des Patienten in der Klinik gegen seinen Willen nach § 14 PsychKG gerechtfertigt wäre. Wenn Ärzt:innen nicht schnell genug hinzugezogen werden können, dann dürfte die Entwendung des Schlüssels wegen Gefahr im Verzug nach § 21 des PsychKG durch Psychotherapeut:innen erfolgen.

Ethische Abwägung und therapeutischer Lösungsansatz. Angesichts ihrer starken Autonomieeinschränkung und der Gefahr einer Verletzung des Patienten sollte eine körperliche Zwangsmaßnahme nach Möglichkeit vermieden werden. Da der Patient ansprechbar ist, sollte ihm nach dem ethischen Prinzip der Fürsorge bzw. des Wohltuns ein Verbleib in der Klinik zur Ausnüchterung vorgeschlagen werden, damit er danach über sein weiteres Vorgehen beraten kann (Stärkung der Autonomie des Patienten). Hierbei sollte auch aktiv für einen Verbleib in der Klinik zur Rückfallbearbeitung geworben werden.

Nur wenn der Patient hierauf nicht eingeht, sollte ihm verdeutlicht werden, dass die Steuerung eines PKWs in seinem alkoholisierten Zustand angesichts der enormen Risiken einer Selbst- und Fremdgefährdung nicht tolerierbar ist (ethisches Prinzip des Nicht-Schadens). Auch hier sollte nach dem ethischen Prinzip der Fürsorge bzw. des Wohltuns zunächst nach gemeinsamen Auswegen (z.B. Abholung durch Angehörige, Nutzung eines Taxis etc.) gesucht werden.

Nur wenn all dies erfolglos ist, wäre eine gewaltsame Abnahme des Autoschlüssels aufgrund der massiven Selbst- und Fremdgefährdung gerechtfertigt, da der Patient diese im intoxikierten Zustand offensichtlich nicht mehr angemessen beurteilen kann.

47.16 Konklusion

Die Beispiele in diesem Kapitel sollten verdeutlichen, warum es in der Psychotherapie so bedeutsam ist, sich explizit mit ethischen Dilemmata auseinanderzusetzen und anstelle eines automatischen Helferimpulses eine umsichtige und gewissenhafte Abwägung der therapeutischen Optionen – gegebenenfalls unter Hinzuziehung von kollegialem Rat – durchzuführen. Außerdem sollte verdeutlicht werden, dass eine Einhaltung aller Richtlinien oder gesetzlichen Vorschriften nicht immer einfach ist, da diese oft in Widerspruch zueinanderstehen. Manchmal sind auch verschiedene Vorgehensweisen gleichermaßen zulässig. Entscheidend ist daher die ethische Begründung.

Literatur

Beauchamp, T.L. & Childress, J.F. (2013). *Principles of biomedical ethics* (7th ed.). New York: Oxford University Press.

Boudreaux, C.T. (2001). *Psychologist disclosures of client information to significant others* (Unpublished doctoral dissertation). University of Minnesota.

Bundespsychotherapeutenkammer (BPtK). (2020). *Empfehlungen der BPtK für die Dokumentation psychotherapeutischer Behandlungen in der psychotherapeutischen Versorgung.* Verfügbar unter: https://www.bptk.de/wp-content/uploads/2020/11/Empfehlungen-der-BPtK-fuer-die-Dokumentation-psychotherapeutischer-Behandlungen-in-der-psychotherapeutischen-Versorgung.pdf https://doi.org/10.17147/asu-2012-8987

Deutsche Gesellschaft für Psychosomatische Medizin und Ärztliche Psychotherapie e.V. (DGPM). (2021). *S3-Leitlinie Behandlung von Angststörungen* (Version 2). Verfügbar unter: https://www.awmf.org/leitlinien/detail/ll/051-028.html

Deutsche Gesellschaft für Suchtforschung und Suchttherapie e.V. (DG-Sucht) & Deutsche Gesellschaft für Psychiatrie und Psychotherapie, Psychosomatik und Nervenheilkunde e.V. (DGPPN). (2020). *S3-Leitlinie Screening, Diagnose und Behandlung alkoholbezogener Störungen* (Version 2). Verfügbar unter: https://www.awmf.org/leitlinien/detail/ll/076-001.html

Farquharson, L. (2020). Adverse effects of psychological therapies. In R. Tribe & J. Morrissey (Eds.), *The handbook of professional ethical and research practice for psychologists, counsellors, psychotherapists and psychiatrists* (pp. 129–140). New York: Routledge.

Gerlach, H. & Lindenmeyer, J. (2014). Das Geständnis: Vorgehen bei der Ankündigung oder Geständnis einer Straftat. In H. Stavemann (Hrsg.), *KVT-Praxis. Strategien und Leitfäden für die kognitive Verhaltenstherapie* (3. Aufl., S. 467–485). Weinheim: Beltz PVU.

Giovazolias, T. & Davis, P. (2001). How common is sexual attraction towards clients? The experiences of sexual attraction of counselling psychologists toward their clients and its impact on the therapeutic process. *Counselling Psychology Quarterly, 14,* 281–286. https://doi.org/10.1080/09515070110100974

Hofstede, G. (2017). *Lokales Denken, globales Handeln. Interkulturelle Zusammenarbeit und globales Management* (6. Aufl.). München: C.H. Beck.

Kassenärztliche Bundesvereinigung (KBV). (2020a). *Information für Patientinnen und Patienten.* Verfügbar unter: https://www.kbv.de/media/sp/02_Mustersammlung_PT.pdf

Kassenärztliche Bundesvereinigung (KBV). (2020b). *Ihre individuelle Information zur Psychotherapeutischen Sprechstunde.* Verfügbar unter: https://www.kbv.de/media/sp/02_Mustersammlung_PT.pdf

Keith-Spiegel, P. (2014). *Red flags in psychotherapy: Stories of ethics complaints and resolutions.* New York: Routledge.

Popper, K. (1992). *Die offene Gesellschaft und ihre Feinde*. München: UTB.

Stenzel, C.L. & Rupert, P.A. (2004). Psychologist's use of touch in individual psychotherapy. *Psychotherapy: Theory, Research, Practice and Training, 41,* 332–345. https://doi.org/10.1037/0033-3204.41.3.332

Sydow, K. von & Reimer, C. (1998). Attitudes towards psychotherapists, psychologists, psychiatrists, and psychoanalysts. A meta-content-analysis of 60 studies published between 1948 and 1995. *American Journal of Psychotherapy, 52*(4), 463–488.

Tirnauer, L., Smith, E. & Foster, P. (1996). The American Academy of Psychotherapists research committee survey of members. *Voices, 32*(2), 87–94.

Trachsel, M., Gaab, J. & Biller-Andorno, N. (2018). *Psychotherapie-Ethik*. Göttingen: Hogrefe. https://doi.org/10.1026/02841-000

World Health Organization (WHO). (2009). *Conceptual framework for the international classification for patient safety* (Version 1.1). Retrieved from https://apps.who.int/iris/handle/10665/70882

Anhang

Lernkontrollfragen – Hinweise zu den Online-Materialien

Zusätzlich zu diesem Buch stehen Lernkontrollfragen – inklusive Antworten – zu den Kapiteln des Buches zur Verfügung. Sie können diese Prüfungsfragen über unsere Internetseite abrufen und ausdrucken. Nutzen Sie dazu bitte den Link hgf.io/download und melden Sie sich nach den dort beschriebenen Schritten an. Wenn Sie nach der Registrierung den Code **B-8AU69L** unter „Mein Konto → Zusatzmaterialien" im Eingabefeld einfügen, werden Sie automatisch in den Downloadbereich weitergeleitet und können die Online-Materialien zum Buch ausdrucken bzw. herunterladen. Um die Materialien dauerhaft im direkten Zugriff zu haben, empfehlen wir Ihnen, sich die gesamten Materialien herunterzuladen und auf dem eigenen Rechner zu speichern.

Folgende Materialien stehen zum Download bereit:
- Lernkontrollfragen
- Lösungen

Die Autor:innen des Bandes

Dr. Steffen Aschenbrenner
Aschenbrenner und Drengner
Praxengemeinschaft für Psychotherapie und Neuropsychologie
Zellerstraße 5
76744 Wörth am Rhein
aschenbrenner@psychotherapie-woerth.de

Prof. Dr. Eni Becker
Radboud University
Behavioural Science Institute
Clinical Psychology
Thomas van Aquinostraat 4
6525 GD Nijmegen
Niederlande
eni.becker@ru.nl

Prof. Dr. Dr. Klaus M. Beier
Charité – Universitätsmedizin Berlin,
corporate member of Freie Universität Berlin and Humboldt-Universität zu Berlin
Institut für Sexualwissenschaft und Sexualmedizin
Luisenstraße 57
10117 Berlin
klaus.beier@charite.de

Prof. Dr. Thomas Berger
Universität Bern
Institut für Psychologie
Fabrikstrasse 8
3012 Bern
Schweiz
thomas.berger@unibe.de

Prof. Dr. Manfred Beutel
Universitätsmedizin der Johannes Gutenberg-Universität Mainz
Klinik und Poliklinik für Psychosomatische Medizin und Psychotherapie
Untere Zahlbacher Straße 8
55131 Mainz
sekretariate-pt@unimedizin-mainz.de

Dr. Gaby Michaela Bleichhardt
Philipps-Universität Marburg
Klinische Psychologie und Psychotherapie
Gutenbergstraße 18
35032 Marburg
gaby.bleichhardt@staff.uni-marburg.de

M. Sc. Gabriel Bonnin
Ruhr-Universität Bochum
Forschungs- und Behandlungszentrum für psychische Gesundheit (FBZ)
Massenbergstraße 9–13
44787 Bochum
gabriel.bonnin@rub.de

Prof. Dr. Ronald Bottlender
LWL-Kliniken Lippstadt und Warstein
Franz-Hegemann-Str. 23
59581 Warstein
ronald.bottlender@lwl.org

Dr. Ruth von Brachel
Ruhr-Universität Bochum
Forschungs- und Behandlungszentrum für psychische Gesundheit (FBZ)
Massenbergstraße 9–13
44787 Bochum
ruth.vonbrachel@rub.de

PD Dr. Julia Büttner-Kunert
Ludwig-Maximilians-Universität München
Department I – Germanistik, Komparatistik, Nordistik, Deutsch als Fremdsprache
Deutsche Philologie
Schellingstraße 3 RG
80799 München
Julia.Buettner@germanistik.uni-muenchen.de

Prof. Dr. Hanna Christiansen
Philipps-Universität Marburg
Klinische Kinder- und Jugendpsychologie
Gutenbergstraße 18
35032 Marburg
christih@staff.uni-marburg.de

Dr. Dolores Claros-Salinas
Münzgasse 12
78462 Konstanz
dclarossalinas@aol.com

M. Sc. Julia Cromberg
Uniklinik RWTH Aachen
Klinik für Neurologie
Pauwelsstraße 30
52074 Aachen
jcromberg@ukaachen.de

Dr. phil. Carola Cropp
Universität Kassel
Institut für Psychologie
Holländische Straße 36–38
34127 Kassel
cropp@uni-kassel.de

Prof. Dr. Beate Ditzen
Universitätsklinikum Heidelberg
Institut für Medizinische Psychologie
Bergheimer Straße 20
69115 Heidelberg
beate.ditzen@med.uni-heidelberg.de

Prof. Dr. Manfred Döpfner
AKiP Ausbildungsinstitut für Kinder- und Jugendlichenpsychotherapie an der Uniklinik Köln
Pohligstraße 9
50969 Köln
manfred.doepfner@uk-koeln.de

Dipl.-Psych. Anne Drengner
Aschenbrenner und Drengner
Praxengemeinschaft für Psychotherapie und Neuropsychologie
Zellerstraße 5
76744 Wörth am Rhein
drengner@psychotherapie-woerth.de

Prof. (apl.) Dr. Monika Equit
Universität des Saarlandes
Abteilung Klinische Psychologie und Psychotherapie
Campus A1 3
66123 Saarbrücken
monika.equit@uni-saarland.de

Dr. Andrea Ertle
Humboldt-Universität zu Berlin
Institut für Psychologie
AE Psychotherapie
Rudower Chaussee 18
12489 Berlin
andrea.ertle@hu-berlin.de

PD Dr. Bruno Fimm
Uniklinik RWTH Aachen
Klinik für Neurologie
Pauwelsstraße 30
52074 Aachen
bfimm@ukaachen.de

Prof. Dr. Thomas Forkmann
Universität Duisburg-Essen
Fakultät für Bildungswissenschaften
Institut für Psychologie
Abteilung für Klinische Psychologie und Psychotherapie
Universitätsstraße 2
45141 Essen
thomas.forkmann@uni-due.de

M. A. Sören Friedrich
Ruhr-Universität Bochum
Forschungs- und Behandlungszentrum für psychische Gesundheit (FBZ)
Massenbergstraße 9–13
44787 Bochum
soeren.friedrich@rub.de

Dr. Christina Gallinat
Universitätsklinikum Heidelberg
Institut für Psychosoziale Prävention
Bergheimer Straße 54
69115 Heidelberg
Christina.Gallinat@med.uni-heidelberg.de

Dr. Anna K. Georg
Universitätsklinikum Heidelberg
Institut für Psychosoziale Prävention
Bergheimer Straße 54
69115 Heidelberg
anna.georg@med.uni-heidelberg.de

Prof. Dr. Heide Glaesmer
Universität Leipzig
Abteilung für Medizinische Psychologie und Medizinische Soziologie
Philipp-Rosenthal-Straße 55
04103 Leipzig
heide.glaesmer@medizin.uni-leipzig.de

Dr. Jan Glasenapp
Praxis für Psychotherapie
Schwerzerallee 22
73525 Schwäbisch Gmünd
praxis@therapie-und-beratung.de

Prof. Dr. Anja Görtz-Dorten
AKiP Ausbildungsinstitut für Kinder- und Jugendlichenpsychotherapie an der Uniklinik Köln
Pohligstraße 9
50969 Köln
anja.goertz-dorten@uk-koeln.de

Prof. Dr. Kurt Hahlweg
Schwäbische Straße 7
10781 Berlin
k.hahlweg@tu-bs.de

Dr. phil. Sophie Hauschild
Universitätsklinikum Heidelberg
Institut für Psychosoziale Prävention
Bergheimer Straße 54
69115 Heidelberg
sophie.hauschild@med.uni-heidelberg.de

Prof. Dr. Martin Hautzinger
Universität Tübingen
Fachbereich Psychologie
Abteilung für Klinische Psychologie und Psychotherapie
Schleichstraße 4
72076 Tübingen
hautzinger@uni-tuebingen.de

Prof. Dr. Mark Helle
Hochschule Magdeburg-Stendal
Fachbereich Angewandte Humanwissenschaften
Osterburger Straße 25
39576 Hansestadt Stendal
mark.helle@h2.de

Dr. Miriam Henkel
Universität Kassel
Institut für Psychologie
Holländische Straße 36–38
34127 Kassel
miriam.henkel@uni-kassel.de

Dr. phil. Mareike Hillebrand
Universität Ulm
Abteilung Molekulare Psychologie
Helmholtzstraße 8/1
89081 Ulm
mareike.hillebrand@uni-ulm.de

M. Sc. Leonie Hofmann
AKiP Ausbildungsinstitut für Kinder- und Jugendlichenpsychotherapie an der Uniklinik Köln
Pohligstraße 9
50969 Köln
leonie.hofmann@uk-koeln.de

Dr. Julia Holl
Universität Heidelberg
Psychologisches Institut
Hauptstraße 47–51
69117 Heidelberg
julia.holl@psychologie.uni-heidelberg.de

Dr. Katrin Hötzel
Ruhr-Universität Bochum
Forschungs- und Behandlungszentrum für psychische Gesundheit (FBZ)
Massenbergstraße 9–13
44787 Bochum
katrin.hoetzel@rub.de

Prof. Dr. Jürgen Hoyer
Technische Universität Dresden
Institut für Klinische Psychologie und Psychotherapie
Hohe Straße 53
01187 Dresden
juergen.hoyer@tu-dresden.de

Dr. Udo Kaiser
GfQG – Gesellschaft für Qualität im Gesundheitswesen
Wendtstraße 1
76185 Karlsruhe
kaiser@gfqg.de

Prof. Dr. Inge Kamp-Becker
Philipps-Universität Marburg
Klinik für Kinder- und Jugendpsychiatrie, Psychosomatik und Psychotherapie
Schützenstraße 45
35039 Marburg
kampbeck@meduni-marburg.de

Prof. Dr. Aleksandra Kaurin
Bergische Universität Wuppertal
Klinische Kinder- und Jugendpsychologie und Psychotherapie
Gaußstraße 20
42119 Wuppertal
kaurin@uni-wuppertal.de

Prof. Dr. Peter Kirsch
Zentralinstitut für Seelische Gesundheit (ZI)
Abteilung für Klinische Psychologie
J 5
68159 Mannheim
peter.kirsch@zi-mannheim.de

PD Dr. Tilmann A. Klein
Otto-von-Guericke-Universität Magdeburg
Vertretungsprofessur „Klinische Psychologie“
Universitätsplatz 2
39106 Magdeburg
tilmann.klein@ovgu.de

Dipl.-Psych. Annika Kleischmann
Universität Witten-Herdecke
Fakultät für Gesundheit
Department für Psychologie und Psychotherapie
Zentrum für Psychische Gesundheit und Psychotherapie
Alfred-Herrhausen-Straße 44
58455 Witten
annika.kleischmann@uni-wh.de

Dr. Josephine Kliewer-Neumann
Ruhr-Universität Bochum
Forschungs- und Behandlungszentrum für psychische Gesundheit (FBZ)
Massenbergstraße 9–13
44787 Bochum
josephine.kliewer@rub.de

Dipl.-Psych. Karen Krause
Ruhr-Universität Bochum
Forschungs- und Behandlungszentrum für psychische Gesundheit (FBZ)
Massenbergstraße 9–13
44787 Bochum
karen.krause@rub.de

M. Sc. Svea Kröber
Ruhr-Universität Bochum
Forschungs- und Behandlungszentrum für psychische Gesundheit (FBZ)
Massenbergstraße 9–13
44787 Bochum
svea.kroeber@rub.de

Dr. Anika Langmann
Philipps-Universität Marburg
Klinik für Kinder- und Jugendpsychiatrie
Schützenstr. 49
35039 Marburg
langmann@uni-marburg.de

Prof. Dr. Johannes Lindenmeyer
Medizinische Hochschule Brandenburg (MHB)
salus klinik Lindow
Straße nach Gühlen 10
16835 Lindow
lindenmeyer@salus-lindow.de

M.Sc. Michael Lippert
Ruhr-Universität Bochum
Forschungs- und Behandlungszentrum für psychische Gesundheit (FBZ)
Massenbergstraße 9–13
44787 Bochum
michael.lippert@rub.de

Prof. Dr. Wolfgang Lutz
Universität Trier
Klinische Psychologie und Psychotherapie
Am Wissenschaftspark 25 + 27
54296 Trier
lutzw@uni-trier.de

Ph.D. Thomas D. Meyer
McGovern Medical School
Faillace Department of Psychiatry & Behavioral Sciences
1941 East Rd (BBSB 3118)
Houston TX 77054
USA
thomas.d.meyer@uth.tmc.edu

Prof. Dr. Sandra Verena Müller
Ostfalia Hochschule für angewandte Wissenschaften – Hochschule Braunschweig/Wolfenbüttel
Fakultät Soziale Arbeit
Salzdahlumer Straße 46–48
38302 Wolfenbüttel
s-v.mueller@ostfalia.de

Dr. Rüdiger Nübling
GfQG – Gesellschaft für Qualität im Gesundheitswesen
Wendtstraße 1
76185 Karlsruhe
nuebling@gfqg.de

Dr. Wilhelm F. Preuss
Platanenallee 4A
22529 Hamburg
willpreuss@gmail.com

M. Sc. Lena Rader
Uniklinik RWTH Aachen
Institut für Medizinische Psychologie und Medizinische Soziologie
Pauwelsstraße 19
52074 Aachen
lrader@ukaachen.de

Prof. Dr. Babette Renneberg
Freie Universität Berlin
Klinische Psychologie und Psychotherapie
Habelschwerdter Allee 45
14195 Berlin
b.renneberg@fu-berlin.de

Dr. sc. hum. Rüdiger Retzlaff
Helm Stierlin Institut
Schloss Wolfsbrunnenweg 29
69118 Heidelberg
info@ruediger-retzlaff.de

Dr. Lasse B. Sander
Albert-Ludwigs-Universität Freiburg
Medizinische Fakultät
Institut für Medizinische Psychologie und Medizinische Soziologie
Hebelstraße 29
79104 Freiburg
lasse.sander@mps.uni-freiburg.de

Prof. Dr. Henning Schauenburg
Heidelberger Institut für Psychotherapie
Vossstraße 9
69115 Heidelberg
henning.schauenburg@gmail.com

Dr. Jürgen Schmidt
GfQG – Gesellschaft für Qualität im Gesundheitswesen
Wendtstraße 1
76185 Karlsruhe
schmidt@gfqg.de

Prof. Dr. Stefanie J. Schmidt
Universität Bern
Institut für Psychologie
Abt. Klinische Psychologie des Kindes- und Jugendalters
Fabrikstrasse 8
3012 Bern
Schweiz
stefanie.schmidt@unibe.ch

Prof. Dr. Gerd Schulte-Körne
Klinik und Poliklinik für Kinder- und Jugendpsychiatrie
Psychosomatik und Psychotherapie
Campus Innenstadt
Nußbaumstraße 5a
80336 München
KJP@med.uni-muenchen.de

Prof. Dr. Wolfgang Schulz
Technische Universität Braunschweig
Institut für Psychologie
Abteilung für Klinische Psychologie, Psychotherapie und Diagnostik
Humboldtstraße 33
38106 Braunschweig
wolfgang.schulz@tu-bs.de

Dr. Brian Schwartz
Universität Trier
Klinische Psychologie und Psychotherapie
Am Wissenschaftspark 25 + 27
54296 Trier
schwartzb@uni-trier.de

Katharina Sommer, M. Sc.
Ruhr-Universität Bochum
Forschungs- und Behandlungszentrum für psychische Gesundheit (FBZ)
Massenbergstraße 9–13
44787 Bochum
katharina.sommer@rub.de

Prof. Dr. Dr. Kai Spiegelhalder
Universitätsklinikum Freiburg
Klinik für Psychiatrie und Psychotherapie
Hauptstraße 5
79104 Freiburg
kai.spiegelhalder@uniklinik-freiburg.de

Dipl.-Psych. Jutta Stoffers-Winterling
Universitätsmedizin Mainz
Klinik für Psychiatrie und Psychotherapie
Untere Zahlbacher Straße 8
55131 Mainz
j.stoffers-winterling@uni-mainz.de

Prof. Dr. Timo Storck
Psychologische Hochschule Berlin
AG Klinische Psychologie und Psychotherapie
Am Köllnischen Park 2
10179 Berlin
t.storck@phb.de

Prof. Dr. Bernhard Strauß
Universitätsklinikum Jena
Institut für Psychosoziale Medizin
Psychotherapie und Psychoonkologie
Stoystraße 3
07740 Jena
bernhard.strauss@med.uni-jena.de

Dr. Sanna Stroth
Philipps Universität Marburg
Klinik für Kinder- und Jugendpsychiatrie,
Psychosomatik und Psychotherapie
Schützenstraße 45
35039 Marburg
stroth@uni-marburg.de

PD Dr. Claudia Subic-Wrana
Praxis für Psychotherapie
Lenauplatz 12
50825 Köln
praxiscsw@yahoo.com

Prof. Dr. Boris Suchan
Ruhr-Universität Bochum
Neuropsychologisches Therapie Centrum
Universitätsstraße 150
44801 Bochum
boris.suchan@rub.de

Dr. Fatma Sürer
Praxis für Neuropsychologie und Psychotherapie
Kidlerstr. 2
81371 München
suerer@neuropsychologie-suerer.de

Prof. Dr. phil. Kirsten von Sydow
Department für Psychologie
Professur für Klinische Psychologie & Psychotherapie,
Schwerpunkt Systemische Psychotherapie
MSH Medical School Hamburg
Am Kaiserkai 1
20457 Hamburg
kirsten.von-sydow@medicalschool-hamburg.de

Prof. Dr. Svenja Taubner
Universitätsklinikum Heidelberg
Institut für Psychosoziale Prävention und Psychotherapie
Zentrum für Psychosoziale Medizin
Bergheimer Straße 54
69115 Heidelberg
svenja.taubner@med.uni-heidelberg.de

Prof. Dr. Tobias Teismann
Ruhr-Universität Bochum
Forschungs- und Behandlungszentrum für psychische Gesundheit (FBZ)
Massenbergstraße 9–13
44787 Bochum
tobias.teismann@ruhr-uni-bochum.de

Prof. Dr. Patrizia Thoma
Ruhr-Universität Bochum
Neuropsychologisches Therapie Centrum
Universitätsstraße 150
44801 Bochum
patrizia.thoma@rub.de

Dr. Angelika Thöne-Otto
Universitätsklinikum Leipzig
Medizinische Fakultät
Klinik für Kognitive Neurologie
MPI für Kognitions- und Neurowissenschaften
Abteilung Neurologie
Liebigstraße 16
04103 Leipzig
angelika.thoene@medizin.uni-leipzig.de

Prof. Dr. Michael Utsch
Praxis für Psychotherapie
Schönhauser Allee 134a
10437 Berlin
praxis.utsch@gmail.com

PD Dr. Julia Velten
Ruhr-Universität Bochum
Forschungs- und Behandlungszentrum für psychische Gesundheit (FBZ)
Massenbergstraße 9–13
44787 Bochum
julia.velten@rub.de

Prof. Dr. Renate Volbert
Psychologische Hochschule Berlin
Am Köllnischen Park 2
10179 Berlin
r.volbert@phb.de

PD Dr. André Wannemüller
Ruhr-Universität Bochum
Forschungs- und Behandlungszentrum für psychische Gesundheit (FBZ)
Massenbergstraße 9–13
44787 Bochum
andre.wannemueller@rub.de

M. Sc. Cara L. Wicher
Bergische Universität Wuppertal
Klinische Kinder- und Jugendpsychologie und Psychotherapie
Gaußstraße 20
42119 Wuppertal
wicher@uni-wuppertal.de

Prof. Dr. Ulrike Willutzki
Universität Witten-Herdecke
Lehrstuhl für Klinische Psychologie und Psychotherapie
Alfred-Herrhausen-Straße 50
58448 Witten
ulrike.willutzki@uni-wh.de

Prof. Dr. Michael Witthöft
Johannes Gutenberg-Universität Mainz
Psychologisches Institut
Abteilung für Klinische Psychologie, Psychotherapie und Experimentelle Psychopathologie
Wallstraße 3
55122 Mainz
witthoef@uni-mainz.de

Dr. rer. medic. Katrin Woitecki
AKiP Ausbildungsinstitut für Kinder- und Jugendlichenpsychotherapie an der Uniklinik Köln
Pohligstraße 9
50969 Köln
katrin.woitecki@uk-koeln.de

Prof. Dr. Alexandra Wuttke
Universitätsklinikum Würzburg
Zentrum für Psychische Gesundheit
Klinik und Poliklinik für Psychiatrie, Psychosomatik und Psychotherapie
Margarete-Höppel-Platz 1
97080 Würzburg
wuttke_a@ukw.de

Prof. Dr. Almut Zeeck
Universitätsklinikum Freiburg
Klinik für Psychosomatische Medizin und Psychotherapie
Department für Psychische Erkrankungen
Hauptstraße 8
79104 Freiburg
almut.zeeck@uniklinik-freiburg.de

Prof. Dr. Jelena Zumbach
Psychologische Hochschule Berlin
Am Köllnischen Park 2
10179 Berlin
j.zumbach@phb.de

Sachregister

Q

R